协和医考

全国临床执业医师资格考试应试题库与解析（上册）

临床执业医师资格考试专家组　编

·医学综合·

习　题

中国协和医科大学出版社
北　京

图书在版编目（CIP）数据

2024 全国临床执业医师资格考试应试题库与解析：上、下册 / 临床执业医师资格考试专家组编. —北京：中国协和医科大学出版社，2023. 10

（协和医考）

ISBN 978-7-5679-2283-9

Ⅰ. ①2… Ⅱ. ①临… Ⅲ. ①临床医学-资格考试-题解 Ⅳ. ①R4-44

中国国家版本馆 CIP 数据核字（2023）第 194225 号

协和医考

2024 全国临床执业医师资格考试应试题库与解析

（上、下册）

编　　者：临床执业医师资格考试专家组
策划编辑：魏亚萌
责任编辑：魏亚萌
封面设计：邱晓俐
责任校对：张　麓
责任印制：张　岱

出版发行：中国协和医科大学出版社
（北京市东城区东单三条 9 号　邮编 100730　电话 010-65260431）
网　　址：www. pumcp. com
经　　销：新华书店总店北京发行所
印　　刷：三河市龙大印装有限公司

开　　本：850mm×1168mm　1/16
印　　张：83. 25
字　　数：2570 千字
版　　次：2023 年 10 月第 1 版
印　　次：2023 年 10 月第 1 次印刷
定　　价：214. 00 元（上、下册）

ISBN 978-7-5679-2283-9

编者名单

编者（按姓氏笔画排序）

于 萍	于占革	于红丽	于晓光	马 宁	马丽娜	王 巨
王 玥	王 欣	王 艳	王文波	王竹颖	王丽华	王丽敏
王秀宏	王玲弟	王俊玲	王雪峰	车承红	牛春峰	尹 梅
孔英君	艾 静	石 琨	石作为	石秋萍	卢方浩	田淑君
田静岩	史也夫	史立军	付 锦	白云龙	丛 丽	兰英华
匡洪宇	朴贤美	毕郑钢	曲书强	吕 振	吕雪莹	朱雨岚
乔正学	乔国芬	任 欢	任立红	庄如锦	刘 平	刘 岩
刘 洋	刘 艳	刘 锐	刘宇鹏	刘连新	刘美娜	刘晓玲
刘梅梅	刘慧珍	刘鑫妍	闫冠韫	闫晓波	闫朝岐	闫景龙
许进力	孙 兰	孙 备	孙 勇	孙 辉	孙全胜	孙庆峰
孙宇辉	孙国栋	苏 杭	杜秀敏	李 勇	李 耘	李 莉
李 晖	李 峰	李 辉	李 强	李凤兰	李为民	李用国
李佩玲	李宝馨	李春媚	李昭柱	李艳波	李冀宏	杨卫良
杨幼林	杨成林	杨秀贤	杨树才	杨艳杰	吴 铮	邱晓慧
谷东方	邹朝霞	辛 凤	宋 光	宋科官	宋雪佳	初文峰
张 妍	张 荣	张 雪	张 颖	张 歆	张一梅	张凤民
张凤蕴	张伟辉	张宗峰	张思佳	张震宇	陆晓峰	陈 力
陈 鹤	陈丽丽	陈国林	陈学青	陈莉丽	陈晓红	陈敬绵
岳凤莲	金凤奎	金永华	金丽娟	金承洛	金晓明	周 晋
周宏博	周毅成	单宏丽	赵瑞波	赵霁阳	郝艳秋	胡韶山
钟照华	段秀庆	禹 亮	侯静波	姜爱民	袁 杰	聂英坤
夏 炎	顾良军	徐 柏	徐红薇	徐保峰	徐洪雨	栾 颖
高 旭	高 翔	高力军	高晓华	高善玲	郭劲松	唐立勇
陶永红	陶雨春	曹 杨	曹 佳	龚冬梅	崔岚巍	梁庆成
董 芬	董德利	韩志刚	富东旭	谢良军	靳占峰	靖雪妍
蔡本志	裴春颖	潘 琦	霍 蓉	戴吉成		

出版说明

我国执业医师资格考试已经进入第25个年头，这项政策对于加强我国医师队伍建设，提高执业医师的综合素质，保护医师合法权益，规范医师管理制度，完善医师培养制度，发挥了积极的作用。

为帮助考生在繁忙的临床实践期间更有效地复习，更方便地了解与掌握执业医师资格考试的要求，提高考生分析问题、解决问题的能力，从而顺利通过考试，中国协和医科大学出版社推出了“协和医考”系列丛书。25年来，中国协和医科大学出版社在本套丛书的出版过程中，以及每年与广大考生读者反馈交流的工作中，摸索出了我国执业医师资格考试的基本规律，积累了丰富的出版应试丛书的经验，为考生提供了不同层次、不同阶段和不同需求的应试参考书。

本套丛书由中国协和医科大学出版社组织相关专业专家编写，并邀请了专职从事执业医师资格考试研究的培训专家进行审定。内容紧扣最新版《医师资格考试大纲》，以规划教材为基础，以临床能力为重点，侧重于理论与实践的综合运用。本套丛书品类齐全，从应试指导、核心考点精讲，到各类习题集和模拟试卷等，能够满足广大考生复习考试的需要。

“当医生就当好医生，当好医生就读协和医书”，拥有25年执业医师资格考试用书出版经验的中国协和医科大学出版社为全国争当好医生的读者，提供这套全面、准确、实用的应试丛书。我们期望能够对广大考生顺利通过执业医师资格考试有所助益，为我国医学教育及医学事业的发展作出积极的贡献。丛书内容如有不当之处，欢迎各位考生和同仁批评指正。如有关于丛书内容及考试的相关问题，请扫描下方二维码，有专属微信客服为你解答。

前　言

医师资格考试分为实践技能考试和医学综合笔试两大部分，实践技能考试在每年6月进行，医学综合笔试于8月下旬进行；考试时间为2天，分4个单元，每单元考试时间均为2.5小时。

本书包括A型题和B型题，其中A_1型题为单句型最佳选择题；A_2型题为病例摘要型最佳选择题；A_3型题为病例组型最佳选择题；A_4型题为病例串型最佳选择题；B_1型题为标准配伍题。广大考生可根据这套习题进行练习，熟悉题型，了解考试的范围及深度。

本书在编写的过程中，力求覆盖大纲中的所有考点，并使试题的难度与实际考试中的难度保持一致，以方便考生掌握最全面的复习要点、难点。同时，试题编写了详细解析，以利于考生理解、记忆，更好地掌握考点，仅对于一些概念性、数字性等记忆性题目未做解析。另外，同一单元内在前面A_1或A_2型题中曾对某一考点做过解析，后面其他类型题中，若再次出现相同或相似考点，即未再赘述。参编人员均为医科大学任教教师及临床高年资医师，具有丰富的理论知识和扎实的临床实践经验。希望考生在复习时，先做题，再看参考答案与解析，必要时查阅《2024全国临床执业医师资格考试应试指导》。

医学在不断地发展与进步，执业医师资格考试水平也在不断地提高，我们编写的习题质量也需要不断地改进。由于题量大，时间有限，难免有疏漏之处，欢迎广大考生提出宝贵意见。最后，预祝阅读本套丛书的读者通过努力取得优异成绩，成为合格的执业医师！

编　者

2023年7月

目　录

上册（习题）

第一部分　基础医学综合

第二部分 医学人文综合

第三部分 预防医学综合

第四部分 临床医学综合

下册（答案与解析）

第一部分 基础医学综合

第二部分 医学人文综合

第三部分 预防医学综合

第四部分 临床医学综合

第一部分

基础医学综合

第一篇 解 剖 学

第一章 运动系统

【A_1 型题】

1. 人体特有的关节运动是
   A. 拇指的对掌运动
   B. 髋关节的旋转运动
   C. 踝关节跖屈
   D. 寰枕关节的旋转
   E. 脊柱的侧屈
2. 关节囊内有韧带的是
   A. 髋关节
   B. 胸锁关节
   C. 肘关节
   D. 肩关节
   E. 踝关节
3. 肱骨和股骨有共同名称的结构
   A. 外科颈
   B. 内上髁
   C. 外侧髁
   D. 收肌结节
   E. 耳状面
4. 在直立姿势时，不能借助重力引流的鼻窦是
   A. 额窦
   B. 蝶窦
   C. 上颌窦
   D. 筛窦前组
   E. 筛窦后组
5. 不能做推车运动是由于哪块肌肉麻痹所致
   A. 肩胛提肌
   B. 胸小肌
   C. 前锯肌
   D. 菱形肌
   E. 斜方肌
6. 肌肉的辅助结构不包括
   A. 浅筋膜
   B. 深筋膜
   C. 腱划
   D. 滑膜囊
   E. 腱鞘
7. 使下颌骨上提和向前的肌肉是
   A. 翼外肌
   B. 二腹肌
   C. 翼内肌
   D. 咬肌
   E. 颞肌
8. 使肩胛骨运动最主要的肌肉是
   A. 背阔肌
   B. 三角肌
   C. 斜方肌
   D. 冈上肌
   E. 喙肱肌
9. 关于骨骼肌的叙述，正确的是
   A. 属于平滑肌
   B. 属于随意肌
   C. 主要由肌腹和深筋膜构成
   D. 辅助结构有腱膜
   E. 肌都有一个起点和一个止点
10. 关于四边孔的叙述，下列哪些是正确的
    A. 上界是大圆肌
    B. 下界为小圆肌
    C. 外侧界为肱三头肌长头
    D. 有腋神经和旋肱后血管通过
    E. 有旋肩胛血管通过
11. 计数肋骨的骨性标志是
    A. 锁骨
    B. 颈静脉切迹
    C. 剑突
    D. 胸骨角
    E. 肋角
12. 关于钩椎关节的叙述，正确的是
    A. 位于第 3~7 颈椎
    B. 椎体钩是颈椎两侧缘向上的突起
    C. 又称 Luschka 关节
    D. 骨质增生可使椎间孔狭窄
    E. 上述全对
13. 关于膈的裂孔的叙述，正确的是
    A. 主动脉裂孔位置最高
    B. 食管裂孔位置最低
    C. 腔静脉裂孔位于中心腱
    D. 胸导管通过食管裂孔
    E. 迷走神经通过主动脉裂孔
14. 胫骨下端骨性结构有
    A. 内踝、腓切迹和距骨关节面
    B. 外踝和腓切迹
    C. 腓关节面、外踝和腓切迹
    D. 腓关节面和内踝
    E. 内踝、腓切迹和胫骨粗隆
15. 不能用于计数肋骨和椎骨的结构是
    A. 肩胛骨下角
    B. 第 7 颈椎棘突
    C. 胸骨角
    D. 肋弓
    E. 上述结构都能

16. 骶管麻醉的穿刺部位应以何为标志
A. 骶前孔
B. 骶后孔
C. 骶管裂孔
D. 骶角
E. 骶岬
17. 下列属于联合关节的是
A. 颞下颌关节
B. 胸锁关节
C. 肩关节
D. 骶髂关节
E. 肘关节
18. 参与颅前窝组成的骨为
A. 额骨、顶骨、颞骨
B. 筛骨、犁骨、蝶骨
C. 筛骨、额骨、蝶骨
D. 蝶骨、枕骨、颧骨
E. 筛骨、顶骨、额骨
19. 最强大的伸髋关节的肌是
A. 半膜肌
B. 半腱肌
C. 股二头肌
D. 臀大肌
E. 臀中肌
20. 同时具有伸肘、伸腕和伸指作用的肌是
A. 拇长伸肌
B. 指伸肌
C. 桡侧腕长伸肌
D. 桡侧腕短伸肌
E. 尺侧腕伸肌
21. 通过腕管的结构是
A. 指深屈肌腱
B. 掌长肌腱
C. 拇短屈肌腱
D. 拇长屈肌腱
E. 桡神经
22. 下列各骨中，不属于短骨的是
A. 三角骨
B. 豌豆骨
C. 筛骨
D. 距骨
E. 跟骨
23. 在胸廓上容易摸到的体表标志是
A. 腰椎棘突
B. 锁骨
C. 颈静脉切迹
D. 第7颈椎棘突
E. 上述都对

【A_2型题】

24. 女性，78岁。跌倒时左肩部着地受伤。既往脑梗死病史8年，遗留左侧肢体偏瘫。查体：左肩部肿痛，活动受限。X线片检查示左肱骨大结节与肱骨干交界处可见多个骨碎块，对位线尚可，略有侧方移位。首选治疗方法是
A. 耻骨鹰嘴外展位骨牵引
B. 手法复位，外固定
C. 切开复位内固定
D. 三角巾悬吊、对症治疗
E. 小夹板固定、皮牵引
25. 男性，18岁。车祸致右膝关节及小腿损伤，伤后即出现足跖屈、内翻、内收功能障碍，足底感觉消失。最有可能损伤的神经是
A. 腓总神经
B. 胫神经
C. 股神经
D. 腓肠神经
E. 足底内侧神经
26. 女性，36岁。1小时前右上臂被重物坠落砸伤，局部肿胀畸形，X片提示肱骨中下段粉碎性骨折，查体时应注意
A. 有无伸肘功能障碍
B. 有无屈肘功能障碍
C. 有无伸腕功能障碍
D. 有无屈腕功能障碍
E. 有无拇指对掌功能障碍
27. 一名左肘部外伤的8岁女孩，1小时前左手掌着地跌伤，伤后左肘部明显肿胀，尺骨鹰嘴后突，肘关节活动受限，脉搏触不清。医生考虑可能是肱骨髁上骨折（伸直型）或肘关节后脱位。鉴别诊断最重要的体征依据是
A. 尺骨鹰嘴后突程度
B. 肿胀程度
C. 关节活动受限情况
D. 桡动脉搏动情况
E. 肘后三角关系的变化

第二章 消化系统

【A_1型题】

1. 阑尾根部的体表投影是
A. 脐与右髂前上棘连线的中、外1/3交点处
B. 脐与右髂前上棘连线的中、内1/3交点处
C. 两侧髂前上棘连线的中点处
D. 两侧髂结节连线的中、右1/3交点处
E. 脐与右髂前下棘连线的中、外1/3交点处
2. 下消化道是从哪到哪的部位
A. 从口腔到咽
B. 从口腔到食管
C. 从空肠到肛管
D. 从口腔到胃
E. 从口腔到回肠
3. 关于直肠的叙述，下列哪项是错误的
A. 上端平第2骶椎平面
B. 最上方的直肠横襞距肛门11cm
C. 骶曲凸向后
D. 会阴曲凸向前
E. 直肠的横襞是由黏膜及环

行肌构成

4. 关于肝膈面的叙述，下列哪项是正确的
   A. 前部被肝圆韧带分为肝左叶和肝右叶
   B. 后部没有腹膜被覆的部分称肝裸区
   C. 裸区的右侧有腔静脉沟
   D. 左三角韧带连于镰状韧带左侧
   E. 右三角韧带连于镰状韧带右侧
5. 关于阑尾的叙述，下列哪项是正确的
   A. 根部连于盲肠的前外侧壁
   B. 根部有3条结肠带集中
   C. 阑尾开口于盲肠的前外侧壁
   D. 位置以回肠前位和盲肠下位为多见
   E. 为腹膜外位器官
6. 关于胰管的叙述，下列哪项是错误的
   A. 位于胰的实质内
   B. 从胰尾经胰体走向胰头
   C. 贴近胰的后面
   D. 副胰管与胰管从头到尾平行走向
   E. 副胰管与胰管汇合处形成壶腹
7. 关于食管的叙述，下列哪项是正确的
   A. 上端相当于第7颈椎下缘
   B. 下端相当于第10胸椎水平
   C. 分为颈部、胸部和腹部
   D. 颈部下端平对第1气管软骨环的下缘
   E. 食管肌层上1/3和中1/3均为骨骼肌
8. 关于牙的排列和种类的叙述，下列哪项是错误的
   A. 根据形态和功能，恒牙分为切牙、尖牙、前磨牙和磨牙
   B. 乳牙有磨牙，无前磨牙
   C. 乳牙共20个，3岁出齐
   D. 恒牙出齐有32个
   E. 以罗马数字标记恒牙
9. 肝圆韧带是
   A. 脐静脉闭锁后所形成的结构
   B. 静脉导管闭锁后所形成的结构
   C. 脐动脉闭锁后所形成的结构
   D. 动脉导管闭锁后所形成的结构
   E. 位于左纵沟后部的结构
10. 关于肝的体表投影，叙述正确的是
   A. 上界与膈穹隆一致
   B. 在右锁骨中线处肝上界平第4肋
   C. 在左锁骨中线处肝上界平第4肋
   D. 在前正中线处，肝上界平胸骨体中点
   E. 3岁以下幼儿肝下缘均低于左、右肋弓
11. 下列哪项关于舌的形态的叙述不正确
   A. 舌分舌体和舌根二部分
   B. 舌尖占舌的前2/3
   C. 舌体与舌根以界沟为界
   D. 界沟尖端有舌盲孔
   E. 舌盲孔是甲状舌管的遗迹
12. 关于咽的叙述，下列哪项是正确的
   A. 只是消化道的一部分
   B. 是漏斗形的平滑肌管道
   C. 位于第1~7颈椎前方
   D. 上附着颅底，下续连食管
   E. 前壁和后壁都不完整
13. 关于乙状结肠的叙述，下列哪项是正确的
   A. 上段有系膜，下段无系膜
   B. 全长呈“乙”字形弯曲
   C. 上端自界限平面开始
   D. 下端至第2骶椎水平续直肠
   E. 系膜根连于骶骨和尾骨的前面
14. 消化腺包括
   A. 肝、胰、大唾液腺
   B. 肝、胰、脾
   C. 肝、胰、大唾液腺及消化管壁内的小腺体
   D. 肝、胰、胆囊
   E. 肝、脾、胃腺及肠腺
15. 关于肝总管的叙述，下列哪项是错误的
   A. 是由肝左管和肝右管汇合而成
   B. 长2~4cm
   C. 走行在肝十二指肠韧带
   D. 参与围成胆囊三角
   E. 开口于十二指肠大乳头
16. 关于肝的位置，叙述正确的是
   A. 右叶位于右季肋区，而尾状叶位于左季肋区
   B. 位于左、右肋弓间的肝，直接接触腹前壁
   C. 腹中线上有胆囊底的体表投影
   D. 肝都被胸廓所掩盖
   E. 通常右肋弓下缘可触及肝
17. 关于肛管的叙述，下列哪项是错误的
   A. 上界为直肠穿过盆膈的平面
   B. 下端终止于肛门
   C. 肛柱下端的陷凹称肛窦
   D. 内面有6~10条肛柱
   E. 肛柱下端之间有肛瓣相连
18. 关于牙的构造，下列哪项是正确的
   A. 牙髓只位于牙冠腔内
   B. 牙周组织由牙周膜、牙槽骨和牙龈构成
   C. 牙组织由牙质、牙釉质和牙骨质组成
   D. 牙釉质的外面有牙质
   E. 牙骨质的外面包有牙质
19. 关于肝内管道的叙述，下列哪项是正确的
   A. 有4套管道，形成2个系统

B. 肝门静脉是单独的系统
C. 肝固有动脉、肝静脉及肝管三者组成 Glisson 系统
D. 肝管是单独的系统
E. 肝门静脉、肝门动脉及肝静脉组成 Glisson 系统

20. 关于回肠的叙述，下列哪项是正确的
A. 位于腹腔左下部
B. 占空回肠全长的 2/5
C. 黏膜内不含淋巴滤泡
D. 直血管较空肠长
E. 动脉弓级数比空肠多

21. 关于盲肠的叙述，下列哪项是正确的
A. 属于腹膜外位器官
B. 无结肠袋、结肠带和肠脂垂
C. 右侧与回肠末端相连
D. 以回盲瓣与升结肠分界
E. 前外侧有阑尾孔开口

22. 肝外胆道不包括
A. 肝左管
B. 肝右管
C. 胆囊管
D. 胰管
E. 肝总管

23. 关于胃的叙述，下列哪项是正确的
A. 大部分位于右季肋区
B. 贲门位于第 11 胸椎右侧
C. 幽门位于第 1 腰椎左侧
D. 胃底与膈和脾相邻
E. 前壁在右侧与肝左叶贴近

24. 关于肛直肠环的叙述，下列哪项是错误的
A. 位于肛管周围
B. 由横纹肌构成
C. 依位置分浅环和深环
D. 有肛提肌参与组成
E. 受躯体神经支配

25. 关于胆囊的叙述，下列哪项是正确的
A. 可分泌部分胆汁
B. 位于肝的胆囊窝内
C. 分底、体、颈 3 部
D. 正常大小的胆囊不露出肝下缘
E. 胆囊体的螺旋襞常为胆结石的嵌顿部位

26. 关于肝脏面的分叶，叙述正确的是
A. 方叶位于肝门的后方
B. 尾状叶位于肝门的前方
C. 肝圆韧带与胆囊窝之间的是方叶
D. 腔静脉沟与肝圆韧带之间的是尾状叶
E. 右叶位于肝圆韧带裂与静脉韧带裂的左侧

27. 关于大肠的叙述，下列哪项是正确的
A. 都有结肠带、结肠袋和肠脂垂
B. 包括盲肠、阑尾、结肠、直肠和肛管
C. 结肠带在阑尾根部移行为阑尾的外膜
D. 回盲瓣是大肠的起始部
E. 乙状结肠的结肠袋不明显

28. 关于食管第二个狭窄的叙述，下列哪项是正确的
A. 位于气管杈平面上方 2cm
B. 右主支气管跨过其前方
C. 距中切牙 15cm
D. 相当于胸骨角平面
E. 相当于第 5 胸椎体下缘

29. 关于三对大唾液腺位置的叙述，下列哪项是正确的
A. 下颌下腺位于舌下襞内
B. 舌下腺位于下颌体和二腹肌之间
C. 腮腺全部位于咬肌的浅面
D. 腮腺浅部上达颧弓，下至下颌角，前至咬肌后 1/3 的前面
E. 腮腺深部深入颞下窝内

30. 关于鼻咽的叙述，下列哪项是错误的
A. 介于颅底与软腭之间
B. 顶后壁的黏膜下有咽扁桃体
C. 两侧壁有咽鼓管咽口
D. 上壁前部有咽扁桃体
E. 咽鼓管圆枕与咽后壁之间有咽隐窝

31. 肛管内面纵行的黏膜皱襞称
A. 肛梳
B. 肛管
C. 肛柱
D. 肛瓣
E. 肛窦

32. 关于十二指肠的叙述，下列哪项是错误的
A. 近幽门约 3.5cm 的一段肠管称十二指肠球
B. 分上部、降部、水平部和升部
C. 呈“C”形包绕胰头
D. 十二指肠降部左侧紧贴胰头
E. 升部在移行为空肠处形成十二指肠空肠曲

33. 关于胆总管的叙述，下列哪项是错误的
A. 起自肝总管和胆囊管的汇合点
B. 向下与胰管汇合
C. 开口于十二指肠大乳头
D. 起始段位于十二指肠上部的上方
E. 下行至十二指肠水平部后方

34. 下列诸肌中，何者一侧收缩时使舌尖伸向对侧
A. 颏舌肌
B. 舌的纵肌
C. 腭舌肌
D. 舌骨舌肌
E. 茎突舌肌

35. 关于齿状线的叙述，下列哪项是正确的
A. 是肛窦之间的连线
B. 是静脉和淋巴回流的分界线
C. 齿状线以上的黏膜来源于外胚层
D. 齿状线下方的是肛门外括

约肌
E. 齿状线以下的肠管是由内脏神经支配的
36. 关于回盲瓣的叙述，下列哪项是错误的
A. 纵行肌增厚形成的
B. 阻止小肠内容物过快地流入大肠
C. 防止盲肠内容物逆流回小肠
D. 是上、下两片半月形的皱襞
E. 回肠末端突入盲肠形成
37. 关于肝的毗邻的叙述，下列哪项是正确的
A. 右叶的脏面与胃前壁相邻
B. 近肝门处邻接十二指肠上曲
C. 左叶脏面邻接结肠左曲
D. 左叶后部邻接左肾
E. 右叶后部邻接结肠右曲
38. 关于舌肌的叙述，下列哪项是正确的
A. 舌内肌为平滑肌
B. 舌内肌纤维有 3 种方向
C. 舌外肌收缩时可使舌缩短、变窄或变薄
D. 颏舌肌是强有力的舌内肌
E. 舌内肌受内脏神经支配
39. 不含味蕾的结构是
A. 丝状乳头
B. 菌状乳头
C. 叶状乳头
D. 轮廓乳头
E. 软腭、会厌的黏膜内
40. 关于牙的形态的叙述，下列哪项是正确的
A. 分为牙冠、牙颈、牙体和牙根四部分
B. 前磨牙有 2 个牙根
C. 下颌磨牙有 3 个牙根
D. 牙根管与牙冠腔合称牙腔
E. 磨牙的牙冠呈方圆形，上面有两个小结节
41. 关于空肠的叙述，下列哪项是正确的
A. 占据腹腔右上部
B. 占空、回肠全长的 3/5
C. 有肠系膜连于腹后壁
D. 空肠黏膜无环状襞
E. 动脉弓级数比回肠多
42. 关于胃的叙述，下列哪项是正确的
A. 贲门部与其他部分的分界肉眼可见
B. 胃底是指角切迹平面以上的部分
C. 幽门部位于胃底与幽门之间
D. 幽门部又可分幽门窦和幽门管两部分
E. 胃的近端接食管，是胃的入口，称幽门

第三章　呼吸系统

【A_1 型题】

1. 成对的喉软骨是
A. 环状软骨
B. 杓状软骨
C. 甲状软骨
D. 会厌软骨
E. 鼻中隔软骨
2. 喉软骨间的连接不包括
A. 环甲关节
B. 环杓关节
C. 甲状舌骨膜
D. 方形膜
E. 弹性圆锥
3. 关于支气管肺段的叙述，下列哪项是正确的
A. 由肺间质构成
B. 包括 1 个肺段支气管及其所属的肺组织
C. 右肺有 8 个支气管肺段
D. 肺段支气管阻塞不影响肺段的呼吸功能
E. 每个肺叶的数目相同
4. 上呼吸道是指
A. 鼻和咽两部分
B. 鼻、咽和喉三部分
C. 鼻至气管的一段
D. 鼻至主气管的一段
E. 喉至肺叶气管的一段
5. 关于喉腔的叙述，下列哪项是错误的
A. 经喉口与喉咽相通
B. 经咽口与鼻咽相通
C. 分为喉前庭、喉中间腔和声门下腔
D. 喉前庭指喉口至前庭裂平面的部分
E. 声门裂平面以下称声门下腔
6. 关于上颌窦的叙述，下列哪项是正确的
A. 上壁为额骨的眶板
B. 底壁常低于鼻腔的底部
C. 前壁为眶的下壁
D. 后壁薄、与颞下窝相邻
E. 外侧壁为上颌磨牙的根部
7. 关于鼻旁窦的开口，下列哪项是正确的
A. 上颌窦开口于上鼻道
B. 额窦开口于上鼻道的半月裂孔
C. 后筛窦开口于中鼻道
D. 前、中筛窦开口于筛漏斗
E. 蝶窦开口于蝶筛隐窝
8. 肺间质的组成不包括
A. 肺血管
B. 结缔组织
C. 淋巴管
D. 肺泡
E. 神经
9. 鼻旁窦不包括
A. 上颌窦
B. 额窦
C. 乳突窦
D. 筛窦
E. 蝶窦

10. 关于胸膜的叙述，下列哪项是错误的
A. 分为脏胸膜和壁胸膜
B. 脏胸膜被覆于肺的表面
C. 脏胸膜与肺表面不易分离
D. 左、右胸膜腔不连通
E. 胸膜腔内是正压

11. 壁胸膜的分部不包括
A. 肋胸膜
B. 膈胸膜
C. 纵隔胸膜
D. 肺胸膜
E. 胸膜顶

12. 前庭韧带是指
A. 连于甲状软骨与舌骨之间的膜
B. 连于甲状软骨前角与杓状软骨声带突之间的膜
C. 方形膜的下缘游离
D. 喉黏膜由喉腔侧壁突入腔内的皱襞
E. 张于甲状软骨下缘于环状软骨弓上缘之间

13. 关于肺的外形，下列哪项是错误的
A. 分一尖、一底、两面、三缘
B. 纵隔面中部有一椭圆形的凹陷，称肺门
C. 左肺门上方有主动脉弓，后方有胸主动脉
D. 肺尖高度与锁骨一致
E. 右肺门后方有食管压迹，上方有奇静脉沟

14. 关于胸膜的叙述，下列哪项是正确的
A. 两侧均起自胸膜顶
B. 右侧经第5胸肋关节处移行于胸膜下界
C. 左侧经第5肋软骨后方移行于胸膜下界
D. 在锁骨中线与第7肋相交
E. 在腋中线与第9肋相交

15. 关于纵隔的叙述，下列哪些是错误的
A. 前界为胸肋关节
B. 后界为脊柱胸段
C. 两侧界为纵隔胸膜
D. 上达胸廓上口
E. 下至膈

16. 关于肺的叙述，下列哪项是错误的
A. 右肺较宽短
B. 左肺分为2叶
C. 肺根内，自前向后依次为：上肺静脉、肺动脉、主支气管
D. 右肺根自上而下为：肺静脉、上叶支气管、肺动脉
E. 左肺根自上而下为：肺动脉、左主支气管、下肺静脉

17. 左肺上叶没有
A. 尖段
B. 后段
C. 前段
D. 外侧段
E. 下舌段

18. 关于鼻黏膜的叙述，下列哪项是正确的
A. 鼻中隔的黏膜称呼吸区
B. 鼻甲的黏膜称嗅区
C. 呼吸区鼻黏膜内有丰富的鼻腺
D. 鼻甲黏膜内有丰富的嗅细胞
E. 嗅区有丰富的海绵丛

19. 关于气管软骨环的叙述，下列哪项是正确的
A. 数目不少于20个
B. 气管的前壁缺少软骨
C. 缺少软骨的部分由膜壁封闭
D. 气管切开术通常在第6气管软骨环以下进行
E. 甲状腺峡部多位于第4~6气管软骨环前方

20. 关于胸膜隐窝的叙述，下列哪项是错误的
A. 深吸气时肺缘不能充满的胸膜腔称胸膜隐窝
B. 有肋纵隔隐窝
C. 有肋膈隐窝
D. 有肺胸膜隐窝
E. 肋膈隐窝的位置最低

21. 关于气管的叙述，下列哪项是错误的
A. 上接环状软骨
B. 在第3、4胸椎椎体之间分叉
C. 分叉处称气管杈
D. 气管杈内面有气管隆嵴
E. 分为颈、胸两部分

22. 关于鼻腔外侧壁的形态，下列哪项是错误的
A. 有上、中、下3个鼻甲
B. 中鼻甲下面是中鼻道
C. 中鼻道中部有半月裂孔
D. 半月裂孔前端有筛漏斗
E. 中鼻道后部有鼻泪管开口

第四章 泌尿系统

【A_1 型题】

1. 关于膀胱的叙述，下列哪项是正确的
A. 空虚时呈圆锥形
B. 各部之间分界明确
C. 上面宽阔称膀胱底
D. 围绕尿道内口变细的部分为膀胱颈
E. 膀胱颈与膀胱底之间的部分称膀胱体

2. 关于肾的结构的叙述，下列哪项是正确的
A. 肾实质分为肾皮质、肾髓质和肾窦

B. 肾髓质由肾锥体和肾柱构成
C. 肾髓质富含血管，新鲜标本呈红褐色
D. 肾锥体尖朝向皮质
E. 肾窦内包含肾小盏、肾大盏、肾盂、神经、血管和脂肪组织等

3. 肾位于
A. 腹膜腔上部
B. 腹膜腔下部
C. 结肠上区
D. 结肠下区
E. 腹膜后间隙

4. 肾的形态描述，何者错误
A. 形似蚕豆的实质器官
B. 肾门是肾血管、淋巴管、神经和肾盂出入的部位
C. 出入肾门的结构总称为肾蒂
D. 肾蒂的排列关系自上而下依次为肾静脉、肾动脉、肾盂
E. 右侧肾蒂较左侧的短

5. 下列各结构何者不位于右肾前面
A. 右肾上腺
B. 十二指肠
C. 空肠
D. 结肠
E. 肝

6. 男性左肾的位置为
A. 上端距中线 5.5cm
B. 下端距中线的距离为 4.0cm
C. 上端平第 12 胸椎上缘
D. 上端平第 3 腰椎下缘
E. 与右肾等高

7. 女性膀胱后方有
A. 直肠
B. 阴道和子宫
C. 回肠
D. 乙状结肠
E. 卵巢悬韧带

8. 女性尿道后方邻
A. 直肠
B. 子宫
C. 膀胱底
D. 阴道
E. 肛管

9. 膀胱空虚时，膀胱尖位于
A. 耻骨联合上缘以下
B. 坐骨支平面
C. 坐骨棘平面
D. 坐骨结节平面
E. 尾骨尖平面

10. 下列关于输尿管的描述，哪项是正确的
A. 为一对细长肌性管道，管径约 1.0cm
B. 管壁的构成为骨骼肌，可随意收缩
C. 管壁的构成为平滑肌，可节律性蠕动
D. 起自肾门，终于膀胱
E. 为一对细长的纤维管道，管径 0.5~0.7cm

11. 输尿管可分为
A. 腹段、壁内段、膀胱段
B. 近段、中段、远段
C. 腹段、盆段、膀胱段
D. 腹段、盆段、壁内段
E. 上段、中段、下段

12. 输尿管的第一处狭窄位于
A. 在肾门处与第一腰椎平齐
B. 在肾盂与输尿管移行处
C. 在与髂血管交叉处
D. 斜穿膀胱壁处
E. 在与腹主动脉交叉处

13. 肾区位于
A. 腰大肌外侧缘与第 12 肋之间的部位
B. 腰方肌与第 12 肋之间的部位
C. 竖脊肌外侧缘与第 12 肋之间的部位
D. 竖脊肌外侧缘与第 11 肋之间的部位
E. 竖脊肌内侧缘与第 12 肋之间的部位

14. 肾的被膜由外向内依次为
A. 肾纤维囊、肾脂肪囊、肾筋膜
B. 肾筋膜、肾脂肪囊、肾纤维囊
C. 肾纤维囊、肾筋膜、肾脂肪囊
D. 肾脂肪囊、肾纤维囊、肾脂肪囊
E. 肾筋膜、肾纤维囊、肾筋膜

第五章　生殖系统

【A_1 型题】

1. 下列结构中，位于精索最内部的是
A. 射精管
B. 输精管
C. 提睾肌
D. 精索内筋膜
E. 精索外筋膜

2. 关于阴囊的叙述，下列哪项是错误的
A. 为一筋膜囊袋
B. 皮肤薄而柔软
C. 色素沉着明显
D. 肉膜是阴囊的浅筋膜
E. 肉膜在正中线向深部发出阴囊中隔，将阴囊腔分为左、右两部

3. 关于子宫峡的叙述，下列哪项是正确的
A. 位于子宫体与子宫颈口之间
B. 长约 3cm
C. 妊娠期间伸展变长，形成子宫下段
D. 妊娠末期长约 18cm
E. 妊娠末期该部变厚

4. 盆膈裂孔是
A. 两侧盆膈上筋膜之间的裂孔
B. 两侧盆膈下筋膜之间的裂孔
C. 两侧肛提肌前内侧缘之间的裂孔
D. 两侧尿生殖膈之间的裂孔
E. 两侧尾骨肌之间的裂孔

5. 直肠子宫陷凹的腹膜转折处在
A. 平子宫峡
B. 子宫口
C. 阴道后穹隆上面
D. 子宫颈管上口
E. 子宫体

6. 关于男性尿道的说法，错误的是
A. 有排尿和排精功能
B. 有三处狭窄
C. 自然悬垂时有两个弯曲
D. 平均长 16~22cm
E. 两个弯曲是耻骨上弯和耻骨下弯

7. 关于会阴的叙述，下列哪项是正确的
A. 前方为耻骨联合上缘
B. 后方为骶尾联合
C. 两侧界前部为耻骨上、下支
D. 两侧界后部为坐骨支和坐骨结节
E. 呈菱形

8. 关于子宫圆韧带的叙述，下列哪项是正确的
A. 由腹膜构成
B. 起于子宫颈
C. 经过腹股沟管
D. 止于耻骨联合
E. 是维持子宫颈位置的重要结构

9. 关于坐骨直肠窝的叙述，下列哪项是正确的
A. 位于坐骨体与肛门之间
B. 为底朝后的锥形
C. 外侧壁为肛提肌
D. 前界为骶棘韧带
E. 后界为臀大肌下缘

10. 关于附睾头的叙述，下列哪项是正确的
A. 为精曲小管盘曲而成
B. 为精直小管盘曲而成
C. 为附睾管盘曲而成
D. 为睾丸输出小管盘曲而成
E. 为睾丸网盘曲而成

11. 关于卵巢悬韧带的叙述，下列哪项是正确的
A. 由结缔组织构成
B. 起于下腰椎
C. 止于卵巢下端
D. 含卵巢血管、淋巴管、神经丛、结缔组织和平滑肌纤维
E. 是寻找输尿管的标志

12. 乳腺手术切口方向应为
A. 水平方向
B. 垂直方向
C. 环行
D. 菱形
E. 以乳头为中心呈放射状

13. 子宫颈下端平
A. 耻骨联合上缘
B. 耻骨联合下缘
C. 坐骨棘平面稍上方
D. 骶骨岬
E. 坐骨结节

14. 关于会阴浅筋膜的叙述，下列哪项是正确的
A. 为会阴部浅筋膜的浅层
B. 向后附于骶结节韧带
C. 向两侧附于坐骨结节
D. 向前上方与腹壁浅筋膜的深层相续
E. 向下与睾丸鞘膜相续

15. 尿生殖膈的构成为
A. 盆膈下筋膜、尿生殖膈上筋膜及其间的会阴深横肌和尿道括约肌
B. 尿生殖膈下筋膜、Colles筋膜及其间的会阴浅横肌和尿道括约肌
C. 尿生殖膈上、下筋膜及其间的会阴深横肌和尿道括约肌
D. 盆膈上、下筋膜及其间的肛提肌、尾骨肌、尿道括约肌
E. 尿生殖膈下筋膜、Colles筋膜及其间的会阴深横肌和尿道括约肌

16. 尿生殖三角与肛门三角的分界为
A. 两坐骨支中点的连线
B. 两坐骨结节中点的连线
C. 两坐骨结节前缘的连线
D. 两坐骨结节后缘的连线
E. 两坐骨棘的连线

17. 乳房悬韧带是
A. 乳腺表面发出的纤维束，连于胸小肌
B. 乳腺表面发出的纤维束，连于皮肤和乳头
C. 乳腺表面发出的纤维束，连于胸大肌
D. 乳腺表面发出的纤维束，连于胸廓
E. 乳腺表面发出的纤维束，连于第2~4肋

18. 子宫为
A. 壁薄腔大的膜性器官
B. 壁厚腔大的肌性器官
C. 壁厚腔小的肌性器官
D. 壁薄腔小的肌性器官
E. 壁厚腔小的膜性器官

19. 子宫阔韧带的作用为
A. 维持子宫前倾
B. 维持子宫前屈
C. 维持子宫颈的正常位置
D. 限制子宫向两侧移动
E. 限制子宫向下移动

20. 输卵管结扎多在
A. 输卵管子宫部
B. 输卵管峡
C. 输卵管壶腹
D. 输卵管漏斗
E. 输卵管腹腔口

21. 卵巢内侧邻
A. 膀胱
B. 子宫

C. 小肠
D. 直肠
E. 阴道

22. 前列腺排泄管开口于
A. 射精管
B. 尿道球部
C. 尿道膜部
D. 尿道前列腺部的后壁
E. 尿道海绵体部

23. 关于尿道海绵体的叙述，下列哪项是正确的
A. 为两端粗、中间细的圆柱体
B. 前端膨大为阴茎头
C. 后端膨大为尿道球
D. 尿道外口开口于其前端
E. 后端左右分开，称为阴茎脚

24. 关于输精管的末端，下列哪项是正确的
A. 扩大成输精管壶腹
B. 变细，与精囊的排泄管汇合成射精管
C. 有输尿管由其前方跨过
D. 有输尿管由其后方跨过
E. 有睾丸动脉与之伴行

25. 关于前列腺的叙述，下列哪项是正确的
A. 为成对器官
B. 中间有尿道通过，为中空性器官
C. 有腺组织和肌组织构成
D. 上端横径约 2cm
E. 前后径约 4cm

26. 结扎输精管常在
A. 睾丸部
B. 皮下精索部
C. 腹股沟管部
D. 盆部
E. 输精管壶腹部

27. 男性尿道可分为
A. 前列腺部、膜部、阴茎部
B. 前列腺部、膜部、尿道球部
C. 前列腺部、膜部、海绵体部
D. 前列腺部、膜部、后尿道
E. 前尿道、膜部、海绵体部

28. 关于子宫主韧带的叙述，下列哪项是正确的
A. 位于子宫体两侧
B. 有子宫阔韧带被覆
C. 是从子宫体两侧延至盆壁的韧带
D. 又称子宫颈旁组织
E. 是维持子宫前倾前屈位的重要结构

第六章 腹 膜

【A_1 型题】

1. 关于腹膜的叙述，正确的是
A. 覆于所有腹腔脏器的外表面
B. 覆于腹、盆腔脏器表面的腹膜部分
C. 与脏器实质疏松贴附
D. 与壁腹膜结构上存在较大差异
E. 与壁腹膜无联系

2. 肝十二指肠韧带游离缘内主要结构的排列
A. 右前方为门静脉，左前方为肝固有动脉，两者后方为胆总管
B. 右前方为胆总管，左前方为肝固有动脉，两者后方为门静脉
C. 右前方为胆总管，左前方为门静脉，两者后方为肝固有动脉
D. 右前方为肝固有动脉，左前方为门静脉，两者后方为胆总管
E. 前方为门静脉，左前方为胆总管，两者后方为肝固有动脉

3. 大网膜的主要作用
A. 保护空回肠和横结肠
B. 固定空回肠和横结肠
C. 限制空回肠和横结肠的运动
D. 限制腹膜腔内炎症的扩散
E. 用作供体血管

4. 女性腹膜腔最低点是
A. 膀胱上窝
B. 直肠膀胱陷凹
C. 膀胱子宫陷凹
D. 直肠子宫陷凹
E. 股凹

5. 下列器官属于腹膜内位器官的是
A. 食管
B. 输尿管
C. 十二指肠水平部
D. 输卵管
E. 降结肠

6. 小网膜游离缘后方为
A. 下腔静脉
B. 腹主动脉
C. 脊柱
D. 肝门静脉
E. 网膜孔

7. 关于网膜囊的叙述，正确的是
A. 由脏腹膜围成
B. 位于肝的前方
C. 内含胃及胃床
D. 下端有网膜孔
E. 借网膜孔与腹膜腔其余部分相通

8. 属腹膜间位器官的是
A. 乙状结肠
B. 横结肠
C. 肾
D. 升结肠
E. 胰

9. 关于胃后壁穿孔的叙述，正确的是
A. 常弥散至整个腹膜腔
B. 常局限于右肝下间隙
C. 常局限于左肝下前间隙
D. 常局限于左肝下后间隙

E. 常局限于肝肾隐窝

10. 必须经腹膜腔才能手术的脏器是
A. 膀胱
B. 子宫
C. 脾
D. 肾
E. 直肠

11. 属腹膜外位器官的是
A. 阑尾
B. 升结肠
C. 直肠上段
D. 十二指肠降部
E. 卵巢

12. 关于脾胃韧带，下列哪项是正确的
A. 连于胃大弯和脾门之间
B. 为单层腹膜结构
C. 含胃左血管
D. 含胃网膜左血管起始段
E. 含脾动、静脉

第七章 脉管系统

【A_1 型题】

1. 腹股沟浅淋巴结沿下列哪个结构排列
A. 股静脉
B. 大隐静脉末端
C. 腹股沟韧带下方
D. 股深静脉
E. 腹壁下静脉

2. 直肠齿状线以下的淋巴管注入
A. 腰淋巴结
B. 直肠旁淋巴结
C. 肠系膜下淋巴结
D. 腹股沟深淋巴结
E. 腹股沟浅淋巴结

3. 左心室侧壁梗死常由
A. 前室间支闭塞引起
B. 后室间支闭塞引起
C. 左室后支闭塞引起
D. 旋支闭塞引起
E. 动脉圆锥支闭塞引起

4. 有关心的静脉，以下哪项是错误的
A. 心大静脉与前室间支伴行
B. 心中静脉与后室间支伴行
C. 心小静脉在冠状沟内与右冠状动脉伴行
D. 心前静脉起于右心室前壁
E. 心的所有静脉均注入冠状窦

5. 关于房间隔和室间隔的描述，哪句是错误的
A. 室间隔分肌部和膜部
B. 卵圆窝是房间隔缺损的好发部位
C. 在卵圆窝处，房间隔最薄
D. 膜部是室间隔缺损的好发部位
E. 膜部缺乏心内膜

6. 关于肝门静脉的叙述，下列哪项是正确的
A. 位于网膜内
B. 是肝血液供应的唯一来源
C. 收集消化管的血液
D. 直接注入下腔静脉
E. 属支起端和分支末端均为毛细血管

7. 在肝十二指肠韧带内行经的有
A. 肝静脉
B. 肝门静脉
C. 肠系膜上静脉
D. 胃左静脉
E. 脾静脉

8. 颞区硬脑膜外血肿的出血多来自
A. 下矢状窦
B. 颞深动脉
C. 大脑前动脉
D. 大脑中动脉
E. 脑膜中动脉

9. 关于翼丛的叙述，下列哪项是正确的
A. 位于翼腭窝内
B. 经腭大孔可到口腔
C. 是沟通颅内、外静脉的静脉丛
D. 是三叉神经形成的神经丛
E. 是交感、副交感神经丛

10. 后壁心肌梗死及房室传导阻滞，累及的血管是
A. 左冠状动脉主干
B. 前室间支
C. 左旋支
D. 后室间支
E. 右冠状动脉主干

11. 关于大隐静脉的叙述，下列哪项是正确的
A. 起于足背静脉网外侧部
B. 伴腓肠神经走行
C. 经踝关节前方
D. 经内踝前方
E. 经耻骨结节内下方注入股静脉

12. 窦房结位于
A. 上腔静脉与右心耳的心内膜深面
B. 上腔静脉与右心耳的心外膜深面
C. 上腔静脉与肺静脉之间的心外膜深面
D. 冠状窦口后方的心内膜深面
E. 冠状窦与右心房之间的心外膜深面

13. 面动脉的压迫止血点通常在
A. 咬肌前缘与下颌骨下缘交点处
B. 咬肌后缘与下颌角处
C. 鼻翼外侧
D. 口角外侧
E. 颧弓后缘

14. 心室舒张时，防止血液逆向流动的装置有
A. 二尖瓣、三尖瓣
B. 主动脉瓣、二尖瓣
C. 主动脉瓣、三尖瓣
D. 主动脉瓣、肺动脉瓣
E. 肺动脉瓣、三尖瓣

15. 关于心尖的叙述，下列哪项是正确的
A. 朝向左后上方
B. 朝向右前下方
C. 位于左侧第 5 肋间隙，左锁骨中线内侧 1～2cm
D. 位于右侧第 5 肋间隙，右锁骨中线内侧 1～2cm
E. 朝向左后下方

16. 关于毛细淋巴管的叙述，哪项是错的
A. 常与毛细血管伴行
B. 起于组织间隙内
C. 管腔粗细一致、均匀
D. 管壁由单层内皮细胞构成
E. 管壁通透性大于毛细血管

17. 胃左动脉和肝固有动脉之间的联系主要通过
A. 胃右动脉
B. 左结肠动脉
C. 右结肠动脉
D. 胃短动脉
E. 胃十二指肠动脉

18. 有关胸腺的描述，正确的是
A. 位于前纵隔内
B. 位于上纵隔内
C. 属于造血器官
D. 婴幼儿时相对体积最小
E. 青春期时的相对体积最大

19. 肠系膜上动脉起始部闭塞，不出现血运障碍的部位是
A. 十二指肠和胰
B. 阑尾
C. 升结肠和横结肠
D. 降结肠和乙状结肠
E. 空肠和回肠

20. 构成心左缘的是
A. 左心房和左心室
B. 左心房和左心耳
C. 左心室和左心耳
D. 左心房和肺静脉
E. 以上全不是

21. 心结缔组织支架
A. 指由致密结缔组织构成的纤维三角
B. 左纤维三角又称中心纤维体
C. 左纤维三角位于主动脉左瓣环与二尖瓣环之间
D. 房室束穿过左纤维三角
E. 中心纤维体病变可影响房室结功能而产生房室传导束阻滞

22. 胎儿左心房除接受肺的血液外，还接受来自何处的血液
A. 动脉导管
B. 冠状窦
C. 右心房
D. 静脉窦
E. 冠状动脉

第八章　感　觉　器

【A_1 型题】

1. 关于中耳的叙述，下列哪项是正确的
A. 向内与内耳道相连通
B. 向外与外耳道相连通
C. 向后经乳突窦与乳突小房连通
D. 向前借咽鼓管半管与口咽部相通
E. 以上都不是

2. 关于泪囊的叙述，下列哪项是错误的
A. 为一膜性囊
B. 上部为盲端
C. 下部移行于鼻泪管
D. 泪囊内的负压是靠眼外肌的牵拉形成的
E. 其功能是接纳泪液

3. 关于咽鼓管的叙述，下列哪项是错误的
A. 分骨部和肌部
B. 连通咽腔和鼓室
C. 骨部位于颞骨岩部
D. 咽鼓管咽口平对下鼻甲后方
E. 幼儿的咽鼓管较成人短而平

4. 关于鼓室内侧壁的叙述，下列哪些是正确的
A. 中部是隆凸称岬
B. 封闭前庭窗的是第二鼓膜
C. 镫骨底封闭蜗窝
D. 岬的深面有面神经通过
E. 以上都不是

5. 听觉感受器位于
A. 球囊斑
B. 椭圆囊斑
C. 听小骨
D. 螺旋器
E. 壶腹嵴

6. 关于结膜的叙述，下列哪项是正确的
A. 是眼球壁的一部分
B. 覆盖于角膜的称睑结膜
C. 紧贴眼睑后面的称睑结膜
D. 富有神经末梢，但无血管分布
E. 有血管，但无神经末梢

7. 关于鼓膜的叙述，下列哪项是正确的
A. 是外耳道与面神经管之间的隔膜
B. 是外耳道与内耳道之间的隔膜
C. 其上部为紧张部，下部为松弛部
D. 其凹面对向中耳，中心为鼓膜脐
E. 其位置倾斜，面转向前下方与头部的矢状面约成 45°角

8. 眼球外膜的结构包括
A. 角膜
B. 虹膜
C. 脉络膜
D. 结膜
E. 视网膜

9. 关于晶状体的叙述，下列哪项

是错误的
A. 以睫状小带与睫状体相连
B. 呈双凸透镜状
C. 无色透明，具有弹性
D. 不含血管，有丰富的神经末梢
E. 为眼球屈光系统的主要装置

10. 关于视网膜的叙述，下列哪项是正确的
A. 盲部紧贴脉络膜内面
B. 色素部紧贴血管膜外面
C. 生理盲点位于盲部
D. 内层为神经部
E. 中央凹位于视神经盘内侧

11. 眼球的折光装置不包括
A. 角膜
B. 巩膜
C. 房水
D. 晶状体
E. 玻璃体

12. 关于房水的叙述，下列哪项是正确的
A. 由睫状体产生，无屈光作用
B. 具有营养角膜、晶状体和视网膜的作用
C. 自眼球后房经瞳孔到达前房入巩膜静脉窦
D. 借睫状体后静脉汇入眼静脉
E. 以上都不是

13. 上斜肌的作用为
A. 使瞳孔转向外方
B. 使瞳孔转向内方
C. 使瞳孔转向外上方
D. 使瞳孔转向外下方
E. 使瞳孔转向上方

14. 眼球中膜的结构包括
A. 巩膜
B. 睫状体
C. 视网膜
D. 角膜
E. 色素层

第九章 神经系统

【A_1型题】

1. 与端脑相连的脑神经是
A. 动眼神经
B. 滑车神经
C. 嗅神经
D. 视神经
E. 无上述神经

2. 臂丛在颈部与何肌相邻
A. 肩胛舌骨肌上腹
B. 前斜角肌
C. 胸骨舌骨肌
D. 茎突舌骨肌
E. 后斜角肌

3. 控制泪腺分泌的纤维发自
A. 上泌涎核
B. 下泌涎核
C. 孤束核
D. 疑核
E. 迷走神经背核

4. 下丘脑沟位于
A. 下丘脑内侧面
B. 下丘脑腹侧面
C. 下丘脑与背侧丘脑之间的内侧面
D. 下丘脑与底丘脑之间的内侧面
E. 下丘脑与后丘脑之间的内侧面

5. 关于基底核的叙述，下列哪项是正确的
A. 又称纹状体
B. 尾状核形成侧脑室前角的内侧壁
C. 尾状核与背侧丘脑以髓纹相隔
D. 杏仁体位于海马旁回钩内，与尾状核尾相连结
E. 屏状核与岛叶皮质之间为外囊纤维

6. 关于脊髓的叙述，下列哪项是正确的
A. 与混合性脊神经直接相连
B. 在第1~2腰椎间做腰椎穿刺时可能被损伤
C. 发出全部7对颈神经
D. 脊髓圆锥平第3腰椎体
E. 前正中沟有脊神经前根附着

7. 下列哪项不属于锥体外系
A. 红核脊髓束
B. 前庭脊髓束
C. 顶盖脊髓束
D. 皮质脊髓前束
E. 网状脊髓束

8. 下列哪项不是额叶的功能
A. 躯体感觉
B. 躯体运动
C. 发音
D. 语言
E. 高级思维

9. 右侧中央前回中部损伤可引起
A. 左侧半身瘫痪
B. 左侧上肢瘫痪
C. 右侧上肢瘫痪
D. 左睑以下面肌瘫痪
E. 右睑以下面肌瘫痪

10. 传导躯体、四肢浅感觉传导通路的纤维交叉部位位于
A. 脊髓
B. 延髓
C. 脑桥
D. 中脑
E. 间脑

11. 脊髓第2~4胸节白质前连合损伤将导致
A. 第2肋平面附近对称性带状区痛、温觉丧失
B. 将导致胸骨角水平以下躯干和下肢浅感觉全部丧失
C. 将导致锁骨水平以下躯干和下肢痛、温觉全部丧失
D. 将导致乳头至剑突平面对称性带状区痛、温觉丧失

E. 将导致乳头水平以下躯干和下肢痛、温觉全部丧失

12. 关于纹状体的叙述，下列哪项是正确的
A. 新纹状体是尾状核，旧纹状体是豆状核
B. 震颤麻痹病变在纹状体
C. 是锥体系的重要组成部分
D. 包括豆状核和尾状核
E. 与黑质之间只有单向联系

13. 通过海绵窦内与颈动脉伴行的神经是
A. 动眼神经
B. 滑车神经
C. 上颌神经
D. 展神经
E. 眼神经

14. 瞳孔对光反射中枢位于
A. 下丘
B. 外侧膝状体
C. 中脑顶盖前区
D. 间脑
E. 底丘脑

15. 副交感神经的低级中枢位于
A. 间脑和骶 2~4 脊髓节
B. 脑干和胸 1~腰 2 脊髓节
C. 脑干和骶 2~4 脊髓节
D. 间脑和胸 1~腰 2 脊髓节
E. 以上都不是

16. 关于膈神经的叙述，下列哪项是正确的
A. 起自颈 4~6 神经前支
B. 为运动性神经
C. 行走于椎前筋膜前方
D. 在前斜角肌前方下行
E. 只支配膈肌

17. 硬脊膜外隙与颅内
A. 硬脑膜外隙相通
B. 蛛网膜下隙相通
C. 硬膜下隙相通
D. 脚间池相通
E. 以上都不是

18. 下述有关脊髓的描述，哪项是错误的
A. 脊髓颈段和上胸段的后索可分成薄束和楔束
B. 颈和腰骶膨大内灰质柱最粗大
C. 骶段内灰质比白质的含量大
D. 颈段的特点是体积较大和白质较多
E. 全部胸、腰段都有侧角

19. 切断脊髓侧索，可导致切断部位以下
A. 同侧随意运动丧失及对侧痛、温觉障碍
B. 对侧随意运动丧失及对侧痛、温觉障碍
C. 同侧随意运动丧失及同侧痛、温觉障碍
D. 同侧粗触觉及本体感觉丧失
E. 无明显运动和感觉障碍

20. 关于坐骨神经的叙述，下列哪项是错误的
A. 在股二头肌长头深面下降
B. 在腘窝分为胫神经和腓总神经
C. 支配股后三肌
D. 支配臀大肌
E. 受损伤后伸髋力、屈膝力弱

21. 右侧内囊后肢受损可出现
A. 嗅觉丧失
B. 同侧四肢麻痹和躯体感觉丧失
C. 双眼右侧偏盲
D. 对侧痛、温觉丧失而精细触觉存在
E. 右耳听觉丧失

22. 关于脊髓丘脑束的叙述，下列哪项是正确的
A. 由胸核内神经元轴突组成
B. 由脊神经节神经元中枢突组成
C. 纤维在延髓下部交叉
D. 终止于大脑皮质第Ⅰ躯体感觉区
E. 与对侧躯干和四肢痛、温、粗触觉传导有关

23. 下列核团中哪一个具有运动功能
A. 背侧丘脑前核群
B. 背侧丘脑内侧核群
C. 背侧丘脑腹外侧核
D. 杏仁体
E. 以上都不是

24. 关于隐神经的叙述，下列哪项是错误的
A. 在膝部穿出深筋膜
B. 全程与大隐静脉伴行
C. 是股神经的皮支
D. 分布至足内侧皮肤
E. 分布至小腿内侧皮肤

25. 在行程中贴近肱骨的神经是
A. 正中神经、尺神经和桡神经
B. 腋神经、尺神经和桡神经
C. 正中神经、尺神经和腋神经
D. 腋神经、肌皮神经和尺神经
E. 正中神经、尺神经和肌皮神经

26. 关于顶盖脊髓束的叙述，下列哪项是正确的
A. 起自上丘
B. 起自下丘
C. 行于脊髓侧索
D. 与视觉反射无关
E. 与瞳孔对光反射有关

27. 管理头、面部皮肤感觉的神经是
A. 面神经
B. 颈丛分支
C. 三叉神经
D. 动眼神经
E. 嗅神经

28. 损伤副神经主干结果为
A. 伤侧肩下垂，面转向伤侧
B. 伤侧肩下垂，面转向健侧
C. 健侧肩下垂，面转向伤侧
D. 健侧肩下垂，面转向健侧
E. 胸锁乳突肌瘫痪，斜方肌正常

29. 内脏大神经主要终于
A. 肠系膜上神经节

B. 主动脉肾神经节
C. 奇神经节
D. 腹腔神经节
E. 肠系膜下神经节

30. 下列哪个相应名称是正确的
A. 豆状核=壳+尾状核
B. 新纹状体=苍白球+壳
C. 新纹状体=尾状核+苍白球
D. 旧纹状体=尾状核
E. 旧纹状体=苍白球

31. 关于椎动脉的叙述，下列哪项是正确的
A. 起自腋动脉第一段
B. 穿第1~6颈椎横突孔
C. 经椎间孔入颅
D. 主要营养脊髓、小脑、间脑、脑干和大脑后1/3
E. 主要营养脑干、小脑和大脑前2/3

32. 顶盖前区参与
A. 痛觉反射
B. 听觉反射
C. 角膜反射
D. 触觉反射
E. 瞳孔对光反射

33. 关于外侧丘系的叙述，下列哪项是正确的
A. 发自前庭神经核
B. 终于上丘
C. 终于红核
D. 终于下丘
E. 传导头颈部本体感觉

34. 至躯干、四肢血管的交感神经节后纤维的胞体位于
A. 全部交感神经节
B. 全部椎旁神经节
C. 全部椎前神经节
D. 胸、腰部的椎旁神经节
E. 胸腰部的椎旁神经节和椎前神经节

35. 下列关于硬脑膜窦的叙述，正确的是
A. 上矢状窦位于大脑镰下缘，汇入窦汇
B. 直窦由岩上窦和岩下窦汇合而成
C. 下矢状窦直接汇入颈内动脉
D. 其窦壁富含平滑肌
E. 海绵窦位于蝶鞍两侧，之间有海绵间窦交通

36. 脑干内特殊内脏运动核有
A. 三叉神经脑桥核
B. 舌下神经核
C. 齿状核
D. 面神经核
E. 动眼神经副核

37. 组成小脑上脚的纤维，自小脑齿状核至
A. 红核和背侧丘脑前核群
B. 红核和背侧丘脑腹后外侧核
C. 红核和背侧丘脑腹外侧核
D. 红核和脑干网状结构
E. 红核和前庭神经核

38. 下列哪项不是延髓的结构
A. 锥体
B. 后正中沟
C. 薄束结节
D. 面神经丘
E. 舌下神经三角

39. 通过小脑幕切迹的是
A. 小脑
B. 间脑
C. 中脑
D. 脑桥
E. 延髓

40. 接受双侧皮质核束支配的是
A. 表情肌、咀嚼肌、眼外肌、腭肌和咽喉肌
B. 额肌、眼轮匝肌、咀嚼肌、眼外肌、腭肌和咽喉肌
C. 额肌、眼轮匝肌、咀嚼肌、眼外肌、腭肌、咽喉肌和膈肌
D. 额肌、眼轮匝肌、咀嚼肌、眼外肌、腭肌、咽喉肌、膈肌和舌肌
E. 表情肌、咀嚼肌、眼外肌、腭肌、咽喉肌、膈肌和舌肌

41. 背侧丘脑腹后内侧核接受的纤维来自
A. 三叉丘系
B. 内侧丘系
C. 脊髓丘脑束
D. 听辐射
E. 视辐射

42. 大脑脚底内走行纤维有
A. 内侧丘系
B. 外侧丘系
C. 锥体系纤维束
D. 脊髓丘系
E. 三叉丘系

43. 关于嗅神经的叙述，下列哪项是正确的
A. 由鼻腔嗅区嗅黏膜内双极细胞的中枢突形成
B. 通过筛板的是2极纤维
C. 嗅丝分布于嗅区、上鼻甲以上和鼻中隔上1/3黏膜上皮表面
D. 嗅神经胞体位于嗅球内
E. 嗅丝是嗅球发出的周围突

44. 左腰交感神经干的叙述，下列哪项是正确的
A. 有3个交感神经节
B. 行走于左腰大肌内侧缘
C. 位于腹主动脉的右侧
D. 借白交通支和灰交通支与腰神经相连
E. 只分布于结肠左曲以上的消化管及盆腔脏器

45. 下列哪项不是基底动脉的分支
A. 小脑上动脉
B. 脉络丛前动脉
C. 迷路动脉
D. 大脑后动脉
E. 小脑下前动脉

46. 视觉反射中枢
A. 距状沟两侧
B. 外侧膝状体
C. 顶盖前区
D. 中脑上丘
E. 角回

47. 供应顶枕沟以前的大脑半球

内侧面的动脉是
A. 大脑中动脉
B. 大脑后动脉
C. 大脑前动脉
D. 小脑上动脉
E. 脉络丛前动脉

48. 下列哪一结构损伤，症状发生于病灶的同侧
A. 内侧丘系
B. 三叉丘系
C. 薄束、楔束
D. 脊髓丘脑束
E. 内囊后肢

49. 椎管内穿刺时脑脊液流出，表示穿刺针到达
A. 硬膜外隙
B. 硬膜下隙
C. 蛛网膜下隙
D. 软脊膜下面
E. 以上都不是

50. 关于一侧延髓病变的叙述，下列哪项是错误的
A. 可能导致双侧肢体同时瘫痪
B. 可能导致双侧肢体意识性本体感觉消失
C. 不会导致对侧躯干、四肢浅感觉丧失或减退
D. 可能导致头面部某些肌肉瘫痪并萎缩
E. 可导致双侧面部不同范围的痛觉障碍

51. 躯干、四肢意识性深部感觉传导路的第二级神经元胞体位于
A. 脊髓后角固有核
B. 脊髓中间内侧核
C. 延髓的薄束核和楔束核
D. 丘脑腹后外侧核
E. 丘脑腹后内侧核

52. 关于脑脊液的叙述，下列哪项是正确的
A. 仅由侧脑室脉络丛产生
B. 经外侧孔流入第三脑室
C. 经第四脑室正中孔和室间孔流入蛛网膜下腔
D. 经蛛网膜（颗）粒渗透至硬脑膜静脉窦
E. 除大脑外，其余中枢神经均浸泡于脑脊液中

53. 左侧小脑幕切迹疝出现左侧瞳孔散大的原因是
A. 压迫动眼神经核
B. 压迫动眼神经
C. 压迫锥体束
D. 压迫中脑的皮质核束
E. 压迫动眼神经副核

54. 组成边缘系统的结构是
A. 海马、齿状回、隔区
B. 海马结构、海马旁回、扣带回
C. 海马旁回、扣带回、杏仁体
D. 海马结构、下丘脑、背侧丘脑前核群
E. 以上都是

55. 关于交感神经椎旁神经节的叙述，下列哪项是错误的
A. 位于脊柱旁交感神经干上
B. 神经节数目除颈、尾部外，均与胸腰椎骨数相同或近似
C. 节内为多极神经元
D. 交感神经节后纤维都起自这些节内的神经元
E. 尾部有1个奇节

56. 蛛网膜下隙下端形成的终池止于
A. 第12胸椎
B. 第2腰椎
C. 第3~4腰椎之间
D. 第2骶椎水平
E. 尾骨尖

57. 脑干网状结构的功能不包括
A. 上行激动系统
B. 心血管运动中枢
C. 呼吸中枢
D. 调节骨骼肌运动
E. 特异性感觉中继功能

58. 脊髓颈5~胸1节段左侧半损伤将导致
A. 左侧上、下肢软瘫，腱反射消失
B. 右侧上、下肢硬瘫，腱反射亢进
C. 左侧上肢软瘫，左下肢硬瘫
D. 右侧躯干、四肢损伤平面以下本体感觉消失
E. 以上都不是

59. 与神经内分泌最密切相关的神经核
A. 乳头体核
B. 底丘脑核
C. 下丘脑室旁核
D. 板内核
E. 缰核

60. 关于大脑皮质功能定位区的描述，哪项错误
A. 嗅觉区在海马旁回钩附近
B. 听区在颞横回
C. 手的躯体运动在中央前回下部
D. 脚的躯体运动在中央旁小叶前部
E. 书写中枢在额中回后部

61. 不属于副交感核的脑神经核是
A. 上泌涎核
B. 下泌涎核
C. 孤束核
D. 迷走神经背核
E. 动眼神经副核

62. 何处损伤可伤及脊髓骶段
A. 第1腰椎
B. 第2腰椎
C. 第5腰椎
D. 第1、2骶椎
E. 第3腰椎

63. 关于脊髓后索受损的患者，下列叙述哪项正确
A. 患者闭眼时不能确定各关节位置
B. 患者闭眼时仍能确定各关节位置
C. 受损对侧肢体的运动功能丧失
D. 受损对侧肢体有痛觉障碍
E. 患者无明显感觉及运动

障碍

64. 左侧内囊膝部损伤时，面肌瘫痪的部位是
A. 左侧眼裂以下
B. 右侧全部面肌
C. 左侧全部面肌
D. 右侧眼裂以上
E. 右侧眼裂以下

65. 关于第三脑室的描述，不正确的是
A. 处于正中矢状位
B. 前界为终板
C. 其脉络丛与双侧侧脑室脉络丛相续
D. 顶有胼胝体和穹隆形成
E. 底由视交叉、漏斗、灰结节和乳头体形成

66. 下列关于小脑功能的叙述，正确的是
A. 古小脑通过与前庭核的联系，维持身体姿势平衡
B. 旧小脑主要与协调随意运动有关
C. 新小脑主要与调节肌张力有关
D. 旧小脑病变，表现为小脑共济失调
E. 古小脑病变，表现为共济失调，如跨越步态

67. 右侧喉返神经损伤将会引起
A. 右侧环甲肌瘫痪
B. 甲状腺感觉障碍
C. 喉前庭感觉消失
D. 可能出现声门关闭不全
E. 吞咽时喉不能上提

68. 支配下颌下腺的交感神经节前纤维的换元部位是
A. 耳神经节
B. 睫状神经节
C. 下颌下神经节
D. 翼腭神经节
E. 颈上神经节

69. 关于红核的叙述，下列哪项是正确的
A. 位于中脑下丘平面
B. 只接受对侧小脑的传入纤维
C. 与小脑之间有往返的纤维联系
D. 发出红核脊髓束交叉后至于对侧前角运动细胞
E. 对支配伸肌的前角运动神经元有兴奋作用

70. 关于大脑动脉环的描述，何者错误
A. 颈内动脉可发出大脑前、中动脉
B. 前交通动脉（支）连结两侧大脑前动脉
C. 基底动脉可发出左、右大脑后动脉
D. 大脑中动脉发后交通动脉（支）与大脑后动脉吻合
E. 大脑动脉环环绕视交叉、灰结节和乳头体

71. 上泌涎核发出纤维参与组成
A. 舌咽神经
B. 面神经
C. 迷走神经
D. 动眼神经
E. 副神经

72. 关于内侧丘系的叙述，哪项正确
A. 纤维来自同侧的薄束核和楔束核
B. 终于背侧丘脑内侧核群
C. 行经斜方体外侧与斜方体有纤维联系
D. 最后经内囊终于中央后回
E. 是精细触觉和意识性深部感觉传导路的二级束

73. 尾状核、豆状核和内囊等结构的血液供应，主要来自
A. 颈内动脉的直接分支
B. 大脑动脉环的直接分支
C. 大脑中动脉的直接分支
D. 大脑后动脉的直接分支
E. 基底动脉的直接分支

74. 关于脊神经的叙述，下列哪项是正确的
A. 由前、后支会合组成
B. 含有躯体感觉和躯体运动2种纤维组成
C. 含有4种纤维成分
D. 共有30对脊神经
E. 大部分为混合性神经

75. 面神经核
A. 接受对侧皮质脊髓束的纤维
B. 接受对侧皮质核束的纤维
C. 接受双侧皮质核束的纤维
D. 支配面部上肌群仅接受对侧皮质核束纤维
E. 支配面部上肌群接受双侧皮质核束纤维

76. 光照左眼，左眼瞳孔缩小，右眼瞳孔不缩小，考虑病变在
A. 左顶盖前区
B. 右动眼神经
C. 右视神经
D. 右视束
E. 右外侧膝状体

【A_2 型题】

77. 男性，35 岁。车祸致腰背部受伤，腰部活动明显受限，双下肢出现弛缓性瘫痪，大小便失禁。伤后 1 小时双下肢感觉、运动功能好转。最可能的诊断是
A. 马尾神经损伤
B. 脊髓挫伤
C. 脊髓受压
D. 脊髓震荡
E. 脊髓出血

78. 男性，18 岁。车祸致伤右膝关节及小腿，伤后即出现足跖屈、内翻、内收功能障碍，足底感觉消失。最有可能损伤的神经是
A. 腓总神经
B. 胫神经
C. 股神经
D. 腓肠神经
E. 足底内侧神经

79. 男性，70 岁。左侧下颌部阵发性抽搐剧痛 3 天，不能吃饭。查体：双额纹对等，闭目

有力，面部感觉对称存在。诊断为
A. 右面神经麻痹
B. 偏头痛
C. 左三叉神经痛
D. 右三叉神经痛
E. 左面神经麻痹

第十章　内分泌系统

【A_1 型题】

1. 关于垂体的叙述，下列哪项是正确的
A. 位于颅中窝的垂体窝内
B. 分前叶和后叶两部分
C. 借漏斗连于底丘脑
D. 分远侧部、结节部和中间部
E. 主要由后叶产生激素

2. 关于肾上腺的叙述，下列哪项是正确的
A. 与肾共同包在肾筋膜内
B. 左侧呈三角形
C. 右侧呈半月形
D. 位于壁腹膜的前方
E. 腺组织外无被膜包被

3. 关于内分泌腺的叙述，下列哪项是错误的
A. 有导管
B. 无导管
C. 血管少
D. 体积大
E. 血流快

4. 关于甲状旁腺的叙述，下列哪项是正确的
A. 共有 4 对，为甲状腺旁边的腺体
B. 其分泌的激素不足易患糖尿病
C. 共 2 对，均贴附于甲状腺侧叶的后面
D. 其形状为锥形，呈棕黑色
E. 以上都不是

5. 内分泌器官有
A. 性腺、甲状腺、腮腺、肾上腺、松果体和胰腺
B. 垂体、舌下腺、甲状旁腺、性腺、睾丸和松果体
C. 胰、卵巢、睾丸、胸腺、甲状腺和甲状旁腺
D. 垂体、甲状腺、甲状旁腺、肾上腺和松果体
E. 下颌下腺、肾上腺、松果体、前列腺和胸腺

6. 关于甲状腺的叙述，下列哪项是正确的
A. 甲状腺侧叶后方平对第 4~6 颈椎前方
B. 甲状腺侧叶上平甲状软骨中点
C. 甲状腺侧叶下平第 5 气管软骨的前外侧
D. 甲状腺峡位于第 2~4 气管软骨环的前方
E. 以上全不对

第二篇　生物化学

第一章　蛋白质的结构与功能

【A_1 型题】

1. 胰岛素分子中A链和B链之间的交联是靠
   A. 盐键
   B. 疏水键
   C. 氢键
   D. 二硫键
   E. 范德华力
2. 关于蛋白质α-螺旋的叙述，错误的是
   A. 链内氢键稳定其结构
   B. 有些侧链R基团不利于α-螺旋的形成
   C. 是二级结构的形式之一
   D. 一般蛋白质分子结构中都含有α-螺旋
   E. 链内疏水作用稳定其结构
3. 蛋白质二级结构中，α-螺旋一圈相当于氨基酸残基的数目是
   A. 2.5个
   B. 3个
   C. 3.6个
   D. 4个
   E. 5个
4. 变性蛋白质的主要特点是
   A. 不易被蛋白酶水解
   B. 分子量降低
   C. 溶解性增加
   D. 生物学活性丧失
   E. 共价键被破坏
5. 下列有关蛋白质的叙述哪项不正确
   A. 蛋白质分子都具有一级结构
   B. 蛋白质的二级结构是指多肽链的局部构象
   C. 蛋白质的三级结构是整条肽链的空间结构
   D. 蛋白质分子都具有四级结构
   E. 蛋白质四级结构中亚基的种类和数量均不固定
6. 蛋白质生物学价值的高低主要取决于
   A. 所含氨基酸的数量
   B. 表观消化率
   C. 含量
   D. 真消化率
   E. 所含必需氨基酸的含量和比值
7. 谷类和豆类食物的营养互补氨基酸是
   A. 赖氨酸和色氨酸
   B. 赖氨酸和酪氨酸
   C. 赖氨酸和丙氨酸
   D. 赖氨酸和谷氨酸
   E. 赖氨酸和甘氨酸
8. 下列有关Mb（肌红蛋白）的叙述哪项不正确
   A. Mb由一条多肽链和一个血红素结合而成
   B. Mb具有8段α-螺旋结构
   C. 大部分疏水基团位于Mb球状结构的外部
   D. 血红素靠近F8组氨基酸残基附近
   E. O_2 是结合在血红素的 Fe^{2+} 上
9. 促进Hb转变为 HbO_2 的因素是
   A. CO_2 分压增高
   B. 氧分压增高
   C. 血液［H^+］增高
   D. 温度增加
   E. 血液pH下降
10. 将骨骼肌中生成的氨转运至肝的主要氨基酸是
    A. 脯氨酸
    B. 丙氨酸
    C. 缬氨酸
    D. 亮氨酸
    E. 甘氨酸
11. 多肽链中肽键的本质是
    A. 磷酸二酯键
    B. 二硫键
    C. 糖苷键
    D. 酰胺键
    E. 疏水键
12. 具有蛋白质四级结构的蛋白质分子，在一级结构分析时发现
    A. 具有一个以上N端和C端
    B. 只有一个N端和C端
    C. 具有一个N端和几个C端
    D. 具有一个C端和几个N端
    E. 一定有二硫键存在
13. 属于亚氨基酸的是
    A. 脯氨酸
    B. 组氨酸
    C. 甘氨酸
    D. 色氨酸
    E. 赖氨酸
14. 下列有关Hb的叙述哪项不正确
    A. Hb是一条多肽链和一个血红素结合而成，其氧解离曲线是直角曲线
    B. Hb是 $\alpha_2\beta_2$ 四聚体，所以一分子Hb可结合四分子氧
    C. Hb各亚基携带 O_2 时，具有正协同效应
    D. O_2 是结合在血红素的 Fe^{2+} 上
    E. 大部分亲水基团位于Hb分子的表面
15. 蛋白质分子一定具有

A. α-螺旋
B. β-折叠
C. 三级结构
D. 四级结构
E. 亚基

16. 一个蛋白质与它的配体（或其他蛋白质）结合后，蛋白质的构象发生变化，使它更适合于功能需要，这种变化称为
A. 协同效应
B. 化学修饰
C. 激活效应
D. 共价修饰
E. 别构效应

17. 关于肽的叙述，错误的是
A. 2个以上氨基酸借肽键连接而成的化合物
B. 组成肽的氨基酸分子都不完整
C. 多肽与蛋白质分子之间无明确的分界线
D. 肽没有氨基末端和羧基末端
E. 肽分为寡肽和多肽

18. HbA的α亚基与O_2结合后产生变构效应，从而
A. 促进α亚基与O_2结合，抑制β亚基与O_2结合
B. 抑制α亚基与O_2结合，促进β亚基与O_2结合
C. 促进其他亚基与O_2结合
D. 促进α亚基与O_2结合，同时促进β亚基与CO_2结合
E. 抑制其他亚基与O_2结合

19. 维系蛋白质分子中，α-螺旋的化学键是
A. 盐键
B. 疏水键
C. 氢键
D. 肽键
E. 二硫键

20. 关于蛋白质二级结构的叙述，正确的是
A. 氨基酸的排列顺序
B. 每一氨基酸侧链的空间构象
C. 局部主链的空间构象
D. 亚基间相对的空间位置
E. 每一原子的相对空间位置

21. 不存在于人体蛋白质分子中的氨基酸是
A. 半胱氨酸
B. 赖氨酸
C. 鸟氨酸
D. 脯氨酸
E. 组氨酸

22. Hb中一个亚基与其配体（O_2）结合后，促使其构象发生变化，从而影响此寡聚体与另一亚基与配体的结合能力，此现象称为
A. 协同效应
B. 共价修饰
C. 化学修饰
D. 激活效应
E. 别构效应

23. 具有四级结构的蛋白质的特征是
A. 分子中含有辅基
B. 胰岛素具有四级结构
C. 每条多肽链都具有独立的生物学活性
D. 依赖肽键维系四级结构的稳定性
E. 由两条或两条以上具有三级结构的多肽链组成

24. 含巯基的氨基酸是
A. 蛋氨酸
B. 丝氨酸
C. 半胱氨酸
D. 脯氨酸
E. 鸟氨酸

25. 对蛋白质变性的描述正确的是
A. 变性蛋白质的溶液黏度下降
B. 变性的蛋白质不易被消化
C. 蛋白质沉淀不一定就是变性
D. 蛋白质变性后容易形成结晶
E. 蛋白质变性不涉及二硫键破坏

26. 维系蛋白质一级结构的主要化学键是
A. 范德华力
B. 二硫键
C. 氢键
D. 离子键
E. 肽键

【B_1型题】

（27~30题共用备选答案）
A. 构象改变
B. 亚基聚合
C. 肽键断裂
D. 二硫键形成
E. 蛋白质聚集

27. 蛋白质协同效应发生时可出现
28. 蛋白质一级结构被破坏时出现
29. 在一级结构基础上形成蛋白质三级结构时可伴有
30. 蛋白质四级结构形成时出现

（31~32题共用备选答案）
A. 一级结构破坏
B. 二级结构破坏
C. 三级结构破坏
D. 四级结构破坏
E. 空间结构破坏

31. 亚基解聚时
32. 蛋白酶水解时

（33~36题共用备选答案）
A. β-折叠
B. 氨基酸侧链基团
C. 亚基
D. 氨基酸排列顺序
E. 氢键

33. 蛋白质主链构象之一是
34. 蛋白质一级结构是
35. 蛋白质二级结构是
36. 别构蛋白质常具有

（37~39题共用备选答案）
A. 氢键、盐键、疏水键和二硫键
B. S形
C. 加热
D. 双曲线

E. α-螺旋

37. 肌红蛋白分子中主要的二维结构是

38. 血红蛋白的氧解离曲线是

39. 蛋白质分子三级结构的稳定因素是

（40~42题共用备选答案）

A. 蛋白质一级结构

B. 蛋白质二级结构

C. 蛋白质三级结构

D. 蛋白质四级结构

E. 单个亚基结构

40. 不属于空间结构的是

41. 整条肽链中全部氨基酸残基的相对空间位置即是

42. 蛋白质变性时，不受影响的结构是

第二章　核酸的结构与功能

【A_1型题】

1. 有关DNA碱基组成规律的叙述，错误的是

A. 属于不同种属

B. 嘌呤与嘧啶分子相等

C. 与遗传特性有关

D. 主要由腺嘌呤组成

E. 不受年龄与营养状态影响

2. 在DNA和RNA分子中

A. 核糖和碱基都相同

B. 核糖和碱基都不同

C. 核糖不同而碱基相同

D. 核糖相同而碱基不相同

E. 核糖不同而部分碱基不同

3. tRNA含有

A. 3′-CCA-OH

B. 帽子 m^7 Gppp

C. 密码子

D. 3′-末端的多聚腺苷酸结构

E. 大、小两个亚基

4. 在DNA双螺旋中，两链间碱基配对形成氢键，其配对关系是

A. T ═A C≡G

B. G≡A C≡T

C. U ═A C≡G

D. U ═T T ═A

E. C ═U G≡A

5. 细胞内含量最丰富的RNA是

A. miRNA

B. mRNA

C. tRNA

D. rRNA

E. hnRNA

6. RNA是

A. 脱氧核糖核苷

B. 脱氧核糖核酸

C. 核糖核酸

D. 脱氧核糖核苷酸

E. 核糖核苷酸

7. 维系DNA双链间碱基配对的化学键是

A. 肽键

B. 氢键

C. 糖苷键

D. 疏水键

E. 磷酸二酯键

8. 有关mRNA结构的叙述，正确的是

A. 5′端有多聚腺苷酸帽子结构

B. 3′端有甲基化鸟嘌呤尾结构

C. 链的二级结构为单链卷曲和单链螺旋

D. 链的局部可形成双链结构

E. 三个相连核苷酸组成一个反密码子

9. 核酸对紫外线的最大吸收峰是

A. 220nm

B. 230nm

C. 240nm

D. 250nm

E. 260nm

10. 下列哪种核苷酸不是RNA的组分

A. TMP

B. CMP

C. GMP

D. UMP

E. AMP

11. 下列哪种脱氧核苷酸不是DNA的组分

A. dTMP

B. dCMP

C. dGMP

D. dUMP

E. dAMP

12. 自然界游离（或自由）核苷酸中磷酸最常见的是与戊糖（核糖或脱氧核糖）的哪个碳原子形成酯键

A. C 1′

B. C 2′

C. C 3′

D. C 4′

E. C 5′

13. 真核细胞染色质的基本组成单位是核小体。在核小体中

A. rRNA与组蛋白八聚体相结合

B. rRNA与蛋白因子结合成核糖体

C. 组蛋白 H_1、H_2、H_3 和 H_4 各两分子形成八聚体

D. 组蛋白 H_2A、H_2B、H_3 和 H_4 各两分子形成八聚体

E. 非组蛋白 H_2A、H_2B、H_3 和 H_4 各两分子形成八聚体

14. 有关DNA双螺旋结构的叙述，错误的是

A. DNA双螺旋是核酸二级结构的重要形式

B. DNA双螺旋由两条以脱氧核糖、磷酸作骨架的双链组成

C. DNA双螺旋以右手螺旋的方式围绕同一轴有规律地盘旋

D. 两股单链从5′至3′端走向

在空间排列相同
E. 两碱基之间的氢键是维持双螺旋横向稳定的主要化学键
15. 核酸中含量相对恒定的元素是
A. 氧
B. 氮
C. 氢
D. 碳
E. 磷
16. 已知某双链DNA的一条链中A=30%、G=24%，其互补链的碱基组成，正确的是
A. T和C 46%
B. A和T 46%
C. A和G 54%
D. T和G 46%
E. T和C 54%
17. 下列关于核酶描述正确的是
A. 一种小分子量的核蛋白
B. 具有催化作用的小RNA
C. 特异性的DNA片段
D. DNA复制的辅酶
E. 转运氨基酸
18. 有关RNA的叙述，错误的是
A. tRNA是氨基酸的载体
B. hnRNA主要存在于胞质
C. rRNA参与核蛋白体组成
D. mRNA具有多聚A尾结构
E. mRNA分子中含有遗传密码
19. 关于tRNA的描述，哪一项是正确的
A. 5′端是CCA
B. tRNA是由10^3核苷酸组成
C. tRNA的二级结构是二叶草型
D. tRNA富有稀有碱基和核苷
E. 在其DHU环中有反密码子
20. 真核生物的核糖体中rRNA包括
A. 5S、16S和23S rRNA
B. 5S、5.8S、18S和28S rRNA
C. 5.8S、16S、18S和23S rRNA
D. 5S、16S、18S和5.8S rRNA
E. 5S、5.8S和28S rRNA
21. mRNA的5′-端“帽子”结构是
A. GPPPmG结构
B. 多聚A结构
C. hnRNA
D. 假尿嘧啶核苷
E. CCA-OH结构
22. 下列有关RNA的叙述哪项不正确
A. RNA分子也有双螺旋结构
B. tRNA是分子量最小的RNA
C. 胸腺嘧啶是RNA的特有碱基
D. rRNA参与核蛋白体的组成
E. mRNA是生物合成多肽链的直接模板
23. DNA碱基组成的规律是
A. [A]=[C]; [T]=[G]
B. [A]+[T]=[C]+[G]
C. [A]=[T]; [C]=[G]
D. ([A]+[T])/([C]+[G])=1
E. [A]=[G]; [T]=[C]
24. 组成核酸的基本结构单位是
A. 碱基和核糖
B. 核糖和磷酸
C. 核苷酸
D. 脱氧核苷和碱基
E. 核苷和碱基

【B_1型题】

(25~29题共用备选答案)
A. 不同的核酸链经变性处理，它们之间形成局部的双链
B. 一小段核苷酸聚合体的单链，用放射性核素或生物素来标记其末端或全链
C. 运输氨基酸
D. 单股DNA恢复成双股DNA
E. 50%双链DNA变性时的温度
25. tRNA的功能是
26. Tm值是指
27. DNA复性是指
28. 核酸杂交是指
29. 核酸探针是指
(30~32题共用备选答案)
A. 核苷酸在核酸长链上的排列顺序
B. tRNA的三叶草结构
C. DNA的双螺旋结构
D. DNA的超螺旋结构
E. DNA的核小体结构
30. 属于核酸一级结构的描述是
31. 属于核糖核酸二级结构的描述是
32. 属于真核生物染色质结构单位的是

第三章 酶

【A_1型题】

1. 有关变构调节（或变构酶）的叙述，哪项不正确
A. 催化部位与别构部位位于同一亚基
B. 都含有一个以上的亚基
C. 动力学曲线呈S形曲线
D. 变构调节可有效地和及时地适应环境的变化
E. 该调节可调节整个代谢通路
2. 关于酶的正确叙述是
A. 不能在胞外发挥作用
B. 大多数酶的化学本质是

核酸
C. 能改变反应的平衡点
D. 能大大降低反应的活化能
E. 与底物结合都具有绝对特异性

3. 辅酶含有维生素PP的是
A. FAD
B. $NADP^+$
C. CoQ
D. FMN
E. FH_4

4. 常见酶催化基团有
A. 羧基、羰基、醛基、酮基
B. 羧基、羟基、氨基、巯基
C. 羧基、羰基、酮基、酰基
D. 亚氨基、羧基、巯基、羟基
E. 羟基、羰基、羧基、醛基

5. 有关结合酶概念正确的是
A. 酶蛋白决定反应性质
B. 辅酶与酶蛋白结合才具有酶活性
C. 辅酶决定酶的专一性
D. 酶与辅酶多以共价键结合
E. 体内大多数脂溶性维生素转变为辅酶

6. 关于共价修饰调节的叙述正确的是
A. 代谢物作用于酶的别位，引起酶构象改变
B. 该酶在细胞内合成或初分泌时，没有酶活性
C. 该酶是在其他酶作用下，某些特殊基团进行可逆共价修饰
D. 调节过程无逐级放大作用
E. 共价修饰消耗ATP多，不是经济有效方式

7. 下列有关 K_m 值的叙述，哪项错误
A. K_m 值是酶的特征性常数
B. K_m 值是达到最大反应速度一半时的底物浓度
C. 它与酶对底物的亲和力有关
D. K_m 值最大的底物，是酶的最适底物
E. 同一酶作用于不同底物，则有不同的 K_m 值

8. 磷酸吡哆醛作为辅酶参与的反应是
A. 转甲基反应
B. 过氧化反应
C. 磷酸化反应
D. 转氨基反应
E. 酰基化反应

9. 有关酶竞争性抑制剂特点的叙述，错误的是
A. 抑制剂与底物结构相似
B. 抑制剂与底物竞争酶分子中的底物结合
C. 当抑制剂存在时，K_m 值变大
D. 抑制剂恒定时，增加底物浓度，能达到最大反应速度
E. 抑制剂与酶分子共价结合

10. 含有核黄素的辅酶是
A. FMN
B. HS-CoA
C. NAD^+
D. $NADP^+$
E. CoQ

11. 关于同工酶的叙述哪项正确
A. 酶分子的一级结构相同
B. 催化的化学反应相同
C. 各同工酶 K_m 相同
D. 同工酶的生物学功能可有差异
E. 同工酶的理化性质相同

12. 下列有关 V_{max} 的叙述中，哪项正确
A. V_{max} 是酶完全被底物饱和时的反应速度
B. 竞争性抑制时 V_{max} 减少
C. 非竞争抑制时 V_{max} 增加
D. 反竞争抑制时 V_{max} 增加
E. V_{max} 与底物浓度无关

13. 有关酶原激活的概念，正确的是
A. 初分泌的酶原即有酶活性
B. 酶原转变为酶是可逆反应过程
C. 无活性酶原转变为有活性酶
D. 酶原激活无重要生理意义
E. 酶原激活是酶原蛋白质变性

14. 关于关键酶的叙述正确的是
A. 其催化活性在酶体系中最低
B. 常为酶体系中间反应的酶
C. 多催化可逆反应
D. 该酶活性调节不改变整个反应体系的反应速度
E. 反应体系起始物常可调节关键酶

15. 辅酶在酶促反应中的作用是
A. 起运载体的作用
B. 维持酶的空间构象
C. 参加活性中心的组成
D. 促进中间复合物形成
E. 提供必需基团

16. 当 K_m 等于0.5［S］时，反应速度为最大速度的
A. 1/3
B. 1/2
C. 2/3
D. 3/5
E. 3/4

17. 辅酶和辅基的差别在于
A. 辅酶为小分子有机物，辅基常为无机物
B. 辅酶与酶共价结合，辅基则不是
C. 经透析方法可使辅酶与酶蛋白分离，辅基则不能
D. 辅酶参与酶反应，辅基则不参与
E. 辅酶含有维生素成分，辅基则不含

18. 在底物足量时，生理条件下决定酶促反应速度的是
A. 酶含量
B. 钠离子浓度
C. 温度
D. 酸碱
E. 辅酶含量

19. 下列关于酶结构与功能的叙述，正确的是
A. 酶只在体内发挥作用
B. 酶的催化作用与温度无关
C. 酶能改变反应的平衡点
D. 酶能大大降低反应的活化能
E. 酶的催化作用不受调控

【B_1 型题】

（20~21 题共用备选答案）
A. K_m 减小，V_{max} 减小
B. K_m 增大，V_{max} 增大
C. K_m 减小，V_{max} 增大
D. K_m 增大，V_{max} 不变
E. K_m 不变，V_{max} 减小
20. 竞争性抑制作用的特点是
21. 非竞争性抑制作用的特点是
（22~25 题共用备选答案）
A. 底物浓度
B. 酶浓度
C. 激活剂
D. pH
E. 抑制剂
22. 影响酶与底物解离的是
23. 能使酶活性增加的是
24. 酶被底物饱和时，反应速度与之成正比的是
25. 可与酶的必需基团结合，影响酶活性的是
（26~28 题共用备选答案）
A. 胃蛋白酶原
B. 胰淀粉酶
C. 辅脂酶
D. 胰蛋白酶原
E. 糜蛋白酶原
26. 盐酸可激活的消化酶或酶原是
27. 肠激酶可激活的消化酶或酶原是
28. 胰蛋白酶可激活的消化酶或酶原是

第四章　糖　代　谢

【A_1 型题】

1. 下述正常人摄取糖类过多时的几种代谢途径中，哪一项是错误的
A. 糖转变为甘油
B. 糖转变为蛋白质
C. 糖转变为脂肪酸
D. 糖氧化分解成 CO_2，H_2O
E. 糖转变成糖原
2. 线粒体中丙酮酸彻底氧化发生
A. 3 次脱羧，5 次脱氢
B. 2 次脱羧，5 次脱氢
C. 4 次脱羧，6 次脱氢
D. 3 次脱羧，7 次脱氢
E. 4 次脱羧，6 次脱氢
3. 参与三羧酸循环的酶的正确叙述是
A. 主要位于线粒体外膜
B. Ca^{2+}可抑制其活性
C. 当 $NADH/NAD^+$ 比值增高时活性较高
D. 氧化磷酸化的速率可调节其活性
E. 当血糖较低时，活性较低
4. 不参与三羧酸循环的化合物是
A. 柠檬酸
B. 草酰乙酸
C. 丙二酸
D. α-酮戊二酸
E. 琥珀酸
5. 下述有关糖异生途径关键酶的叙述中，哪项错误
A. 丙酮酸羧化酶
B. 丙酮酸激酶
C. PEP 羧激酶
D. 果糖双磷酸酶-1
E. 葡萄糖-6-磷酸酶
6. 一分子葡萄糖彻底氧化分解能生成多少 ATP
A. 22 或 20
B. 26 或 24
C. 32 或 30
D. 34 或 32
E. 38 或 36
7. 下述丙酮酸脱氢酶复合体组成中辅酶，不包括哪种
A. TPP
B. FAD
C. NAD
D. HSCoA
E. NADP
8. 属于糖酵解途径关键酶的是
A. 6-磷酸葡萄糖酶
B. 丙酮酸激酶
C. 柠檬酸合酶
D. 苹果酸脱氢酶
E. 6-磷酸葡萄糖脱氢酶
9. 关于己糖激酶叙述正确的是
A. 己糖激酶又称为葡萄糖激酶
B. 它催化的反应基本上是可逆的
C. 使葡萄糖活化以便参加反应
D. 催化反应生成 6-磷酸果酸
E. 是酵解途径的唯一的关键酶
10. 糖原分子中一个葡萄糖单位经糖酵解途径分解成乳酸时能产生多少分子 ATP
A. 1
B. 2
C. 3
D. 4
E. 5
11. 有关乳酸循环的描述，错误的是
A. 可防止乳酸在体内堆积
B. 最终从尿中排出乳酸
C. 使肌肉中的乳酸进入肝脏异生成葡萄糖
D. 可防止酸中毒
E. 使能源物质避免损失
12. 下述糖异生的生理意义中哪项错误
A. 维持血糖浓度恒定

B. 补充肝糖原
C. 调节酸碱平衡
D. 防止乳酸酸中毒
E. 蛋白质合成加强

13. 含有高能磷酸键的糖代谢中间产物是
A. 6-磷酸果糖
B. 磷酸烯醇式丙酮酸
C. 3-磷酸甘油醛
D. 磷酸二羟丙酮
E. 6-磷酸葡萄糖

14. 磷酸戊糖途径的主要产物之一是
A. NADPH
B. FMN
C. CoQ
D. cAMP
E. ATP

15. 关于三羧酸循环的叙述，错误的是
A. 是糖、脂、蛋白质三大营养素分解的共同途径
B. 三羧酸循环还有合成功能，提供小分子原料
C. 生糖氨基酸须经三羧酸循环的环节转变成糖
D. 氧化 1 分子乙酰 CoA 时，可提供 4 对氢原子
E. 三羧酸循环也是营养素生成乙酰 CoA 的途径

16. 在酵解过程中催化产生 NADH 和消耗无机磷酸的酶是
A. 乳酸脱氢酶
B. 3-磷酸甘油醛脱氢酶
C. 醛缩酶
D. 丙酮酸激酶
E. 烯醇化酶

17. 短期饥饿时，血糖浓度的维持主要靠
A. 肌糖原分解
B. 肝糖原分解
C. 酮体转变成糖
D. 糖异生作用
E. 组织中葡萄糖的利用

18. 不能补充血糖的生化过程是
A. 肌糖原分解
B. 肝糖原分解
C. 糖类食物消化吸收
D. 糖异生作用
E. 肾小管上皮细胞的重吸收作用

19. 关于糖异生的生理意义的叙述，错误的是
A. 防止乳酸中毒
B. 促进氨基酸转变成糖
C. 促进肌肉中糖的消耗
D. 补充血液葡萄糖
E. 促进甘油的代谢

20. 关于磷酸化酶的叙述，错误的是
A. 有 a、b 两种活性形式
B. 两型可以互相转变
C. 磷酸化酶-a 无活性
D. 酶活性受激素调控
E. 是糖原分解的关键酶

21. 不能作为糖异生原料的是
A. 乳酸
B. 生糖氨基酸
C. 乙酰 CoA
D. α-酮戊二酸
E. 甘油

22. 酵解过程中可被别构调节的限速酶是
A. 3-磷酸甘油醛脱氢酶
B. 6-磷酸果糖激酶
C. 乳酸脱氢酶
D. 醛缩酶
E. 磷酸己糖异构酶

23. 位于糖酵解、糖异生、磷酸戊糖途径，糖原合成及分解各代谢途径交汇点上的化合物是
A. 6-磷酸葡萄糖
B. 1-磷酸葡萄糖
C. 1, 6-二磷酸果糖
D. 6-磷酸果糖
E. 3-磷酸甘油醛

24. 正常血糖水平时，葡萄糖虽然易透过肝细胞膜，但是葡萄糖主要在肝外各组织中被利用，其原因是
A. 各组织中均含有已糖激酶
B. 因血糖为正常水平
C. 肝中葡萄糖激酶 K_m 比已糖激酶高
D. 已糖激酶受产物的反馈抑制
E. 肝中存在抑制葡萄糖转变或利用的因子

25. 有关糖酵解途径的生理意义叙述中错误的是
A. 成熟红细胞 ATP 是由糖酵解提供
B. 缺氧性疾病，由于酵解减少，易产生代谢性碱中毒
C. 神经细胞、骨髓等糖酵解旺盛
D. 糖酵解可迅速提供 ATP
E. 肌肉剧烈运动时，其能量由糖酵解供给

26. 糖酵解的关键酶是
A. 丙酮酸羧化酶
B. 已糖激酶
C. 果糖二磷酸酶
D. 葡萄糖-6-磷酸酶
E. 磷酸化酶

27. 乳酸循环所需的 NADH 主要来自
A. 三羧酸循环过程中产生的 NADH
B. 脂酸 β 氧化过程中产生的 NADH
C. 糖酵解过程中 3-磷酸甘油醛脱氢产生的 NADH
D. 磷酸戊糖途径产生的 NADPH 经转氢生成的 NADH
E. 谷氨酸脱氢产生的 NADH

28. 肝糖原合成中葡萄糖载体是
A. CDP
B. ADP
C. UDP
D. TDP
E. GDP

29. 进行底物水平磷酸化的反应是
A. 葡萄糖→6-磷酸葡萄糖
B. 6-磷酸果糖→1, 6-二磷酸果糖
C. 3-磷酸甘油醛→1, 3-二磷

酸甘油酸

D. 琥珀酰 CoA→琥珀酸

E. 丙酮酸→乙酰 CoA

30. 能降低血糖水平的激素是

A. 胰岛素

B. 胰高血糖素

C. 糖皮质激素

D. 肾上腺素

E. 生长激素

【B_1 型题】

（31~34 题共用备选答案）

A. 磷酸果糖激酶 2

B. 3-磷酸甘油醛脱氢酶

C. 丙酮酸激酶

D. 6-磷酸葡萄糖脱氢酶

E. 果糖双磷酸酶-1

31. 糖酵解糖异生共同需要

32. 仅糖异生需要的是

33. 仅糖酵解需要的是

34. 仅磷酸戊糖途径需要的

（35~38 题共用备选答案）

A. 葡萄糖-6-磷酸酶

B. 磷酸烯醇式丙酮酸羧激酶

C. 异柠檬酸脱氢酶

D. 苹果酸脱氢酶

E. 己糖激酶

35. 糖酵解中催化不可逆反应的酶有

36. 糖异生途径的限速酶是

37. 调节三羧酸循环的最重要的酶是

38. 肝糖原可以补充血糖的原因是肝脏有

第五章　生物氧化

【A_1 型题】

1. 细胞色素氧化酶（aa3）中除含铁卟啉外还含有

A. Mn

B. Zn

C. Co

D. Mg

E. Cu

2. 线粒体内膜两侧形成质子梯度的能量来源是

A. 磷酸肌酸水解

B. ATP 水解

C. 磷酸烯醇式丙酮酸

D. 电子传递链在传递电子时所释放的能量

E. 各种三磷酸核苷酸

3. CO 和氰化物中毒致死的原因是

A. 抑制 CytC 中 Fe^{3+}

B. 抑制 Cytaa3 中 Fe^{3+}

C. 抑制 Cytb 中 Fe^{3+}

D. 抑制血红蛋白中 Fe^{3+}

E. 抑制 Cytc1 中 Fe^{3+}

4. 氧化磷酸化的解偶联剂是

A. CO

B. CN

C. 寡霉素

D. 鱼藤酮

E. 2, 4-二硝基酚

5. 饥饿时分解代谢可产生酮体的物质是

A. 维生素

B. 脂肪酸

C. 核苷酸

D. 葡萄糖

E. 氨基酸

6. 通常，生物氧化是指生物体内

A. 脱氢反应

B. 营养物氧化成 H_2O 和 CO_2 的过程

C. 加氧反应

D. 与氧分子结合的反应

E. 释出电子的反应

7. 1 克分子琥珀酸脱氢生成延胡索酸时，脱下的一对氢原子经过呼吸链氧化生成水，同时生成多少克分子 ATP

A. 1. 5

B. 2

C. 2. 5

D. 3

E. 5

8. 在胞质中进行的和能量代谢有关的代谢是

A. 三羧酸循环

B. 脂肪酸氧化

C. 电子传递

D. 糖酵解

E. 氧化磷酸化

9. 能使氧化磷酸化减慢的物质是

A. ATP

B. ADP

C. CoASH

D. 还原当量

E. 琥珀酸

10. 体内常见的高能磷酸化合物是因为其磷酸脂键水解时释放能量（kJ/mol）为

A. >11

B. >16

C. >21

D. >26

E. >31

11. 体内两条电子传递链分别以不同递氢体起始，经呼吸链最后将电子传递给氧，生成水。这两条电子传递链的交叉点是

A. CytB

B. FAD

C. FMN

D. CytC

E. CoQ

12. 苹果酸穿梭作用的生理意义是

A. 将草酰乙酸带入线粒体彻底氧化

B. 维持线粒体内外有机酸的平衡

C. 将胞液中 NADH+H^+ 的 2H 带入线粒体内

D. 为三羧酸循环提供足够的草酰乙酸

E. 进行谷氨酸草酰乙酸转氨

基作用

13. 电子传递中生成 ATP 的三个部位是
   A. FMN→CoQ，Cytb→CytC，Cytaa3→O_2
   B. FMN→CoQ，CoQ→Cytb，Cytaa3→O_2
   C. NADH → FMN，CoQ → Cytb，Cytaa3→O_2
   D. FAD→CoQ，Cytb→CytC，Cytaa3→O_2
   E. FAD→CytB，Cytb→CytC，Cytaa3→O_2
14. 有关 ATP 合成机制的叙述正确的是
   A. 除 α、β 亚基外，其他亚基有 ATP 结合部位
   B. 在 ATP 合酶 F_1 部分进行
   C. F_0 部分仅起固定 F_1 部分作用
   D. F_1α、β 亚基构成质子通道
   E. H^+自由透过线粒体内膜
15. 体育运动消耗大量 ATP 时
   A. ADP 减少，ATP/ADP 比值增大，呼吸加快
   B. ADP 磷酸化，维持 ATP/ADP 比值不变
   C. ADP 增加，ATP/ADP 比值下降，呼吸加快
   D. ADP 减少，ATP/ADP 比值恢复
   E. 以上都不对
16. 体内肌肉能量的储存形式是
   A. CTP
   B. ATP
   C. 磷酸肌酸
   D. 磷酸烯醇或丙酮酸
   E. 所有的三磷酸核苷酸
17. 有关 P/O 比值的叙述正确的是
   A. 是指每消耗 1mol 氧分子所消耗的无机磷的摩尔数
   B. 是指每消耗 1mol 氧分子所消耗的 ATP 的摩尔数
   C. 是指每消耗 1mol 氧原子所消耗的无机磷的摩尔数
   D. P/O 比值不能反映物质氧化时生成 ATP 的数目
   E. P/O 比值反映物质氧化时所产生的 NAD^+数目
18. 电子传递的递氢体有五种类型，它们按一定顺序进行电子传递，正确的是
   A. 辅酶Ⅰ→黄素蛋白→铁硫蛋白→泛醌→细胞色素
   B. 黄素蛋白→辅酶Ⅰ→铁硫蛋白→泛醌→细胞色素
   C. 辅酶→泛醌→黄素蛋白→铁硫蛋白→细胞色素
   D. 辅酶Ⅰ→泛醌→铁硫蛋白→黄素蛋白→细胞色素
   E. 铁硫蛋白→黄素蛋白→辅酶Ⅰ→泛醌→细胞色素
19. 有关还原当量的穿梭叙述错误的是
   A. 2H 经苹果酸穿梭在线粒体内生成 3 分子 ATP
   B. 2H 经 α 磷酸甘油穿梭在线粒体内生成 2 分子 ATP
   C. 胞液生成的 NADH 只能进线粒体才能氧化成水
   D. 2H 经穿梭作用进入线粒体需消耗 ATP
   E. NADH 不能自由通过线粒体内膜

【B_1 型题】

（20～23 题共用备选答案）
   A. 1.5 分子 ATP
   B. 2.5 分子 ATP
   C. 2 分子 ATP
   D. 3 分子 ATP
   E. 5 分子 ATP
20. 还原当量经琥珀酸氧化呼吸链可得
21. 还原当量经 NAD 氧化呼吸链可得
22. 胞质 NADH 经苹果酸穿梭机制可得
23. 胞质 NADH 经 α 磷酸甘油穿梭机制可得

（24～25 题共用备选答案）
   A. 能量的贮存与利用
   B. 乳酸脱氢酶催化的反应
   C. CO 对电子传递的影响
   D. $2H^+$与 $1/2O_2$的结合
   E. 氧化与磷酸化的偶联
24. 与 ADP 和 ATP 相互转变相关的过程是
25. 与 ATP 生成有关的主要过程是

（26～28 题共用备选答案）
   A. 异柠檬酸脱氢酶、α 酮戊二酸脱氢酶
   B. 柠檬酸合成酶、琥珀酸脱氢酶
   C. 柠檬酸合成酶
   D. 琥珀酸合成酶
   E. 苹果酸脱氢酶
26. 在三羧酸循环中既是催化不可逆反应的酶，又是调节点的是
27. 在三羧酸环中是催化不可逆反应的酶，但不是调节点的是
28. 催化三羧酸循环第一步反应的酶是

（29～32 题共用备选答案）
   A. 线粒体外膜
   B. 线粒体内膜
   C. 线粒体膜间腔
   D. 线粒体基质
   E. 线粒体内膜 F_1F_0 复合体
29. 三羧酸循环的酶位于
30. 呼吸链多数成分位于
31. ATP 合成部位在
32. 脂肪酸的 β 氧化在

（33～34 题共用备选答案）
   A. 糖原分解
   B. 糖原合成
   C. 丙酮酸羧化
   D. 黄嘌呤氧化
   E. 乙酰 CoA 缩合
33. 生成酮体的中间反应是
34. 三羧酸循环中草酰乙酸的来源是

第六章　脂质代谢

【A_1 型题】

1. 食物脂肪消化吸收后进入血液的主要方式是
   A. 甘油及 FA
   B. DG 及 FA
   C. MG 及 FA
   D. CM
   E. TG
2. 现代医学研究认为属于必需脂肪酸是
   A. 亚油酸、亚麻酸
   B. 油酸、亚麻酸、花生四烯酸
   C. 亚油酸、软脂酸、花生四烯酸
   D. 亚麻酸、硬脂酸、亚油酸
   E. 亚麻酸、亚油酸、软脂酸
3. 甘油磷脂合成最活跃的下列组织是
   A. 肺
   B. 脑
   C. 骨
   D. 肝
   E. 肌肉
4. FA 由血液中何种物质运输
   A. CM
   B. LDL
   C. HDL
   D. 清蛋白
   E. 球蛋白
5. 体内脂肪大量动员时，肝内生成的乙酰辅酶 A 可生成
   A. 葡萄糖
   B. 二氧化碳和水
   C. 胆固醇
   D. 草酰乙酸
   E. 酮体
6. 不参与甘油三酯合成的化合物是
   A. 磷脂酸
   B. DG
   C. 脂酰 CoA
   D. α-磷酸甘油
   E. CDPDG
7. 某脂肪酰 CoA（20∶0）经 β 氧化可分解为 10mol 乙酰 CoA，此时可形成 ATP 的摩尔数为
   A. 15
   B. 25
   C. 36
   D. 45
   E. 60
8. 酮体包括
   A. 草酰乙酸、β 羟丁酸、丙酮
   B. 乙酰乙酸、β 羟丁酸、丙酮酸
   C. 乙酰乙酸、γ 羟丁酸、丙酮
   D. 乙酰乙酸、β 羟丁酸、丙酮
   E. 乙酰丙酸、β 羟丁酸、丙酮
9. 胆固醇不能转化成
   A. 胆汁酸
   B. 维生素 D_3
   C. 睾酮
   D. 雌二醇
   E. 胆红素
10. 胆固醇合成的主要场所是
   A. 肾
   B. 肝
   C. 小肠
   D. 脑
   E. 胆
11. 合成 VLDL 的主要场所是
   A. 脂肪组织
   B. 肾
   C. 肝
   D. 小肠黏膜
   E. 血浆
12. 脂酰 CoA 经 β 氧化的酶促反应顺序为
   A. 加水、脱氢、再脱氢、硫解
   B. 脱氢、加水、再脱氢、硫解
   C. 脱氢、硫解、再脱氢、加水
   D. 硫解、脱氢、加水、再脱氢
   E. 加水、硫解、再脱氢、脱氢
13. 合成胆固醇的限速酶是
   A. HMGCoA 合成酶
   B. HMGCoA 裂解酶
   C. HMGCoA 还原酶
   D. 鲨烯环氧酶
   E. 甲羟戊酸激酶
14. 导致脂肪肝的主要原因是
   A. 肝内脂肪合成过多
   B. 肝内脂肪分解过多
   C. 肝内脂肪运出障碍
   D. 食入脂肪过多
   E. 食入糖类过多
15. 有关柠檬酸-丙酮酸循环的叙述，哪项不正确
   A. 提供 NADH
   B. 提供 NADPH
   C. 使乙酰 CoA 进入胞液
   D. 参与 TAC 的部分反应
   E. 消耗 ATP
16. 下列物质中参加胆固醇酯化成胆固醇酯过程的是
   A. LCAT
   B. LDL
   C. LPL
   D. LDH
   E. HMG-CoA 还原酶
17. 下列哪种物质不是甘油磷脂的成分
   A. 胆碱
   B. 乙醇胺
   C. 肌醇
   D. 丝氨酸
   E. 神经鞘氨醇
18. 脂肪动员的关键酶是
   A. 脂蛋白脂肪酶

B. 甘油一酯酶
C. 甘油二酯酶
D. 甘油三酯酶
E. 激素敏感性甘油三酯酶

19. 下述哪种物质是体内合成胆碱的原料
A. 肌醇
B. 苏氨酸
C. 丝氨酸
D. 甘氨酸
E. 核酸

20. 胆固醇体内代谢的主要去路是在肝中转化为
A. 乙酰 CoA
B. NADPH
C. 维生素 D
D. 类固醇
E. 胆汁酸

21. 肝脏在脂肪代谢中产生过多酮体主要由于
A. 肝功能不好
B. 肝中脂肪代谢障碍
C. 脂肪转运障碍
D. 脂肪摄食过多
E. 糖的供应不足或利用障碍

22. 脂肪酸 β 氧化发生部位是
A. 胞液
B. 线粒体
C. 内质网
D. 胞液和线粒体
E. 胞液和内质网

23. 脂肪酸合成过程中，脂酰基的载体是
A. CoA
B. 肉碱
C. ACP
D. 丙二酰 CoA
E. 草酰乙酸

24. 何种情况下机体由脂肪提供能量
A. 长期饥饿
B. 空腹
C. 进餐后
D. 剧烈运动
E. 安静状态

25. 不能利用脂肪酸的组织是
A. 肝脏
B. 肾脏
C. 肌肉
D. 脑组织
E. 心肌

26. 控制长链脂肪酰基进入线粒体氧化的关键因素是
A. ATP 水平
B. 肉碱脂酰转移酶的活性
C. 脂酰 CoA 合成酶的活性
D. 脂酰 CoA 的水平
E. 脂酰 CoA 脱氢酶的活性

27. 关于酮体的描述错误的是
A. 酮体包括乙酰乙酸、β 羟丁酸和丙酮
B. 合成原料是丙酮酸氧化生成的乙酰 CoA
C. 只能在肝的线粒体内生成
D. 酮体只能在肝外组织氧化
E. 酮体是肝输出能量的一种形式

28. 组成卵磷脂分子的成分有
A. 乙醇胺
B. 胆碱
C. 肌醇
D. 丝氨酸
E. 甘氨酸

29. 乙酰 CoA 是在线粒体内产生的，而 FA 及 Ch 是在胞液内以乙酰 CoA 为原料进行合成的，乙酰 CoA 通过下列哪种机制由线粒体进入胞液中
A. 乳酸循环
B. 柠檬酸-丙酮酸循环
C. 鸟氨酸循环
D. 三羧酸循环
E. 丙氨酸-葡萄糖循环

30. 脑组织在正常情况下主要利用葡萄糖供能，只有在下述哪种情况下脑组织主要利用酮体
A. 剧烈运动
B. 空腹
C. 短期饥饿
D. 长期饥饿
E. 轻型糖尿病

31. 合成脂肪酸的乙酰 CoA 主要来自
A. 糖的分解代谢
B. 脂肪酸的分解代谢
C. 胆固醇的分解代谢
D. 生糖氨基酸的分解代谢
E. 生酮氨基酸的分解代谢

32. 酮体不能在肝中氧化是因为肝中缺乏下列哪种酶
A. HMGCoA 合成酶
B. HMGCoA 还原酶
C. HMGCoA 裂解酶
D. 琥珀酰 CoA 转硫酶
E. 琥珀酸脱氢酶

33. 体内脂肪酸合成的主要原料是
A. NADPH 和乙酰 CoA
B. NADH 和乙酰 CoA
C. NADPH 和丙二酰 CoA
D. NADPH 和乙酰乙酸
E. NADH 和丙二酰 CoA

34. 肝中乙酰 CoA 不能来自下列哪些物质
A. 脂肪酸
B. α-磷酸甘油
C. 葡萄糖
D. 甘油
E. 酮体

35. 关于脂肪酸 β 氧化的叙述，错误的是
A. 酶系存在于线粒体中
B. 不发生脱水反应
C. 需要 FAD 及 NAD^+ 为受氢体
D. 脂肪酸的活化是必要的步骤
E. 每进行一次 β 氧化产生 2 分子乙酰 CoA

36. 胆固醇在体内的主要生理功能是
A. 影响基因表达
B. 合成磷脂的前体
C. 控制胆汁分泌
D. 影响胆汁分泌
E. 构成细胞膜

37. 胆固醇体内合成的原料是
A. 胆汁酸盐和磷脂酰胆碱

B. 17 羟类固醇和 17 酮类固醇
C. 胆汁酸和维生素 D 等
D. 乙酰 CoA 和 NADPH
E. 胆汁酸

38. 脂肪酸合成的原料乙酰 CoA 从线粒体转移至胞液的途径是
A. 三羧酸循环
B. 乳酸循环
C. 糖醛酸循环
D. 柠檬酸-丙酮酸循环
E. 丙氨酸-葡萄糖循环

39. 乙酰 CoA 不能转变为下列哪种物质
A. 丙二酰 CoA
B. 胆固醇
C. 乙酰乙酸
D. 丙酮酸
E. 脂肪酸

【B_1 型题】

（40~42 题共用备选答案）
A. HMG-CoA 合成酶
B. HMG-CoA 还原酶
C. 琥珀酰 CoA 转硫酶
D. 乙酰 CoA 羧化酶
E. 己糖激酶

40. 合成酮体的关键酶是
41. 酮体利用的关键酶是
42. 合成 FA 的关键酶是

（43~47 题共用备选答案）
A. 贮能和供能
B. 磷脂、胆固醇和不饱和脂肪酸
C. 前列腺素、血栓噁烷及白三烯
D. 胆汁酸盐、辅脂酶与胰脂酶
E. 小肠

43. 生物膜组成成分是
44. 脂肪的主要生理功用是
45. 多不饱和脂酸的重要衍生物是
46. 脂肪乳化主要物质是
47. 乳糜微粒生成部位是

（48~50 题共用备选答案）
A. β-羟丁酸
B. β-羟脂酰 CoA
C. HMG-CoA
D. 磷酸二羟丙酮
E. 琥珀酰 CoA

48. 胆固醇和酮体合成的中间产物是
49. 酮体氧化和三羧酸循环中共需的物质是
50. 甘油和糖分解代谢的共同中间产物是

（51~55 题共用备选答案）
A. 运送内源性 TG
B. 运送内源性 Ch
C. 运送外源性 TG
D. 蛋白质含量最高
E. 与冠状动脉粥样硬化的发生率呈负相关

51. VLDL
52. CM
53. LDL
54. HDL
55. HDL2

（56~58 题共用备选答案）
A. 胞质
B. 线粒体
C. 微粒体
D. 溶酶体
E. 内质网

56. 丙酮酸脱氢酶系存在于
57. 脂肪酸 β-氧化酶系存在于
58. 脂肪酸合成酶系存在于

第七章　氨基酸代谢

【A_1 型题】

1. 体内某些胺类在生长旺盛组织（胚胎、肿瘤）中含量较高，它是调节细胞生长的重要物质，该胺是
A. 牛磺酸
B. 多胺
C. 组胺
D. γ-氨基丁酸
E. 5-羟色胺

2. 肌肉中最主要的脱氨基方式是
A. 嘌呤核苷酸循环
B. 加水脱氨基作用
C. 氨基移换作用
D. D-氨基酸氧化脱氨基作用
E. L-谷氨酸氧化脱氨基作用

3. 巨幼红细胞贫血患者，如用维生素 B_{12} 治疗常表现疗效良好，其原因可能是维生素 B_{12} 促进下述哪种 FH_4 的重新利用
A. N_5N_{10}-CH-FH_4 中的 FH_4
B. N_5N_{10}-CH_2-FH_4 中的 FH_4
C. N_5-CH_3-FH_4 中的 FH_4
D. N_{10}-CHO-FH_4 中的 FH_4
E. N_5-CHNH-FH_4 中的 FH_4

4. 下述有关糖、脂肪、蛋白质互变的叙述中，哪项错误
A. 蛋白质可转变为糖
B. 脂肪可转变为蛋白质
C. 糖可转变为脂肪
D. 葡萄糖可转变为非必需氨基酸的碳架部分
E. 脂肪中甘油可转变为糖

5. 蛋白质生理价值大小主要取决于
A. 氨基酸种类
B. 氨基酸数量
C. 必需氨基酸数量
D. 必需氨基酸种类
E. 必需氨基酸数量、种类及比例

6. NH_3 生成尿素通过
A. 柠檬酸循环
B. 嘌呤循环
C. 鸟氨酸循环
D. 丙酮酸循环
E. 核苷酸循环

7. 关于鸟氨酸循环的叙述，正确的是
A. 鸟氨酸循环直接从鸟氨酸

与氨结合生成瓜氨酸开始
B. 鸟氨酸循环从氨基甲酰磷酸合成开始
C. 每经历1次鸟氨酸循环消耗1分子氨
D. 每经历1次鸟氨酸循环消耗2分子ATP
E. 鸟氨酸循环主要在肝内进行

8. CPSⅠ和CPSⅡ均催化氨基甲酰磷酸的合成，而生成的氨基甲酰磷酸可参与尿素和嘧啶核苷酸合成，下述有关其叙述中哪项正确
A. CPSⅠ参与嘧啶核苷酸合成
B. CPSⅡ参与尿素的合成
C. N乙酰谷氨酸是CPSⅠ的别构激活剂
D. N乙酰谷氨酸是CPSⅡ的别构抑制剂
E. CPSⅠ可作为细胞增生的指标，CPSⅡ可作为肝细胞分化指标

9. 体内氨的主要去路是
A. 合成谷氨酰胺
B. 合成尿素
C. 生成铵盐
D. 生成非必需氨基酸
E. 参与嘌呤、嘧啶合成

10. 下列哪种氨基酸是生酮氨基酸
A. 谷氨酸
B. 酪氨酸
C. 亮氨酸
D. 甘氨酸
E. 蛋氨酸

11. 下列氨基酸中不属于必需氨基酸的是
A. 缬氨酸
B. 苏氨酸
C. 赖氨酸
D. 蛋氨酸
E. 谷氨酸

12. 肌酸的合成原料是
A. 精氨酸和瓜氨酸
B. 精氨酸、甘氨酸和蛋氨酸
C. 精氨酸和鸟氨酸
D. 鸟氨酸和甘氨酸
E. 鸟氨酸和瓜氨酸

13. 下列哪种氨基酸中能转化生成儿茶酚胺
A. 天冬氨酸
B. 色氨酸
C. 酪氨酸
D. 脯氨酸
E. 蛋氨酸

14. 蛋白质腐败作用的主要产物是
A. 氨、胺类
B. 胺类、硫化氢
C. 吲哚、氨
D. 苯酚、胺类
E. 硫化氢

15. 蛋白质合成后经化学修饰的氨基酸是
A. 半胱氨酸
B. 羟脯氨酸
C. 甲硫（蛋）氨酸
D. 丝氨酸
E. 酪氨酸

16. 人体内合成尿素的主要脏器是
A. 脑
B. 肌组织
C. 肾
D. 肝
E. 心

17. 体内NH_3的主要来源是
A. 肠道吸收
B. 肾脏产氨
C. 氨基酸脱氨基
D. 胺分解
E. 碱基分解

18. 下述哪种酶缺乏可致白化病
A. 酪氨酸转氨酶
B. 苯丙氨酸转氨酶
C. 苯丙酮酸羟化酶
D. 酪氨酸羟化酶
E. 酪氨酸酶

【B_1型题】

（19~20题共用备选答案）
A. 丙氨酸和谷氨酰胺
B. 谷氨酸和丙氨酸
C. 瓜氨酸和精氨酸
D. 半胱氨酸和瓜氨酸
E. 组氨酸和赖氨酸

19. 氨在血液中的主要运输形式是
20. 氨在肝中合成尿素的主要中间物质是

（21~24题共用备选答案）
A. 鸟氨酸
B. 谷氨酸
C. 组氨酸
D. 色氨酸
E. 苏氨酸

21. 组胺的前体是
22. γ-氨基丁酸的前体是
23. 精脒、精胺的前体是
24. 5羟色胺的前体是

（25~28题共用备选答案）
A. 甲硫氨酸循环
B. 嘌呤核苷酸循环
C. γ谷氨酰基循环
D. 鸟氨酸循环
E. 丙氨酸-葡萄糖循环

25. SAM生成过程是
26. 氨基酸的吸收通过
27. NH_3由肌肉向肝中运输是通过
28. 骨骼与心肌细胞中的脱氨基方式是

（29~32题共用备选答案）
A. 维生素B_1
B. 维生素B_6
C. 维生素PP
D. 叶酸
E. 泛酸

29. 参与一碳单位代谢的维生素是
30. 参与氧化脱氨的维生素是
31. 参与转氨基的维生素是
32. 参与辅酶A组成的维生素是

第八章 核苷酸代谢

【A_1 型题】

1. 嘌呤碱在体内分解的终产物是
   A. 次黄嘌呤
   B. 黄嘌呤
   C. 别嘌呤醇
   D. 氨、CO_2 和有机酸
   E. 尿酸
2. 嘧啶核苷酸补救途径的主要酶是
   A. 尿苷激酶
   B. 嘧啶磷酸核糖转移酶
   C. 胸苷激酶
   D. 胞苷激酶
   E. 氨基甲酰磷酸合成酶
3. 嘌呤核苷酸从头合成途径首先合成的是
   A. XMP
   B. IMP
   C. GMP
   D. AMP
   E. CMP
4. 嘧啶从头合成途径首先合成的核苷酸为
   A. UDP
   B. CDP
   C. TMP
   D. UMP
   E. CMP
5. 嘌呤核苷酸从头合成的原料不包括
   A. R-5′-P
   B. 一碳单位
   C. 天冬氨酸、甘氨酸
   D. Gln、CO_2
   E. S 腺苷蛋氨酸
6. 阿糖胞苷抗肿瘤作用的机制是抑制
   A. IMP 生成 GMP
   B. UTP 生成 CTP
   C. IMP 生成 AMP
   D. CDP 生成 dCDP
   E. Dump 生成 dTMP
7. 氨甲蝶呤可用于治疗白血病的原因是其可以直接
   A. 抑制二氢叶酸还原酶
   B. 抑制 DNA 的合成酶系的活性
   C. 抑制蛋白质的分解代谢
   D. 阻断蛋白质的合成代谢
   E. 破坏 DNA 的分子结构
8. 合成 IMP 和 UMP 的共同原料是
   A. 天冬酰胺
   B. 天冬氨酸
   C. 甘氨酸
   D. 甲硫氨酸
   E. 一碳单位
9. 嘌呤环中的 N7 来源于
   A. AlA
   B. Asp
   C. Gln
   D. Glu
   E. Gly
10. 体内 dTMP 合成的直接前体是
    A. dUMP
    B. TMP
    C. UDP
    D. UMP
    E. dCMP
11. 细胞内含量较多的核苷酸是
    A. 5′-ATP
    B. 3′-ATP
    C. 3′-dATP
    D. 5′-UTP
    E. 5′-dUTP
12. 别嘌呤醇治疗痛风的机制是该药抑制
    A. 黄嘌呤氧化酶
    B. 腺苷脱氨酸
    C. 尿酸氧化酶
    D. 鸟嘌呤脱氢酶
    E. 黄嘌呤脱氢酶
13. 当放射性核素 ^{14}C、^{15}N 同时标记的天冬氨酸进入动物体内时，有部分化合物将存在标记原子。下列哪种化合物可能同时存在 ^{15}N、^{14}C
    A. 尿素
    B. 肾上腺素
    C. AMP
    D. UMP
    E. 肌酸
14. 5-FU 是哪种碱基的类似物
    A. A
    B. U
    C. C
    D. G
    E. T
15. 痛风症是因为血中某种物质在关节、软组织处沉积，其成分为
    A. 尿酸
    B. 尿素
    C. 胆固醇
    D. 黄嘌呤
    E. 次黄嘌呤
16. 不属于嘌呤核苷酸从头合成直接原料的是
    A. CO_2
    B. 甘氨酸
    C. 谷氨酸
    D. 天冬氨酸
    E. 一碳单位
17. 胸腺嘧啶在体内合成时甲基来自
    A. N^{10}-甲酰四氢叶酸
    B. 胆碱
    C. N^5, N^{10}-甲烯四氢叶酸
    D. S 腺苷甲硫氨酸
    E. 肉碱
18. 嘌呤碱基的 C8 来自
    A. N_5—CH—NH—FH_4
    B. N_5—CH_3—FH_4
    C. N_{10}—CHO—FH_4
    D. N_5，N_{10}—CH_2—FH_4
    E. N_5，N_{10}═CH—FH_4
19. 6-巯基嘌呤、8-氮杂鸟嘌呤具有抗肿瘤作用的可能机制是

A. 抑制嘌呤的补救合成
B. 抑制 RNA 聚合酶
C. 抑制 DNA 聚合酶
D. 碱基错配
E. 抑制蛋白质合成酶

20. 氮杂丝氨酸能干扰或阻断核苷酸合成是因为其化学结构类似于
A. 丝氨酸
B. 谷氨酸
C. 天冬氨酸
D. 谷氨酰胺
E. 天冬酰胺

21. 嘧啶环中的两个氮原子是来自于
A. 谷氨酰胺和氮
B. 谷氨酰胺和天冬酰胺
C. 谷氨酰胺和氨甲酰磷酸
D. 天冬酰胺和氨甲酰磷酸
E. 天门冬氨酸和氨甲酰磷酸

22. 体内嘧啶核苷酸合成的原料是
A. 甘氨酸＋氨基甲酰磷酸+PRPP
B. 谷氨酸＋氨基甲酰磷酸+PRPP
C. 谷氨酰胺＋氨基甲酰磷酸+PRPP
D. 天冬氨酸＋氨基甲酰磷酸+PRPP
E. 精氨酸＋氨基甲酰磷酸+PRPP

23. 动物体内嘧啶代谢的终产物不包括
A. NH_3
B. CO_2
C. 尿酸
D. β-丙氨酸
E. β-氨基异丁酸

【A_2 型题】

24. 有患者血中尿酸含量>80 mg/L，经临床别嘌呤醇治疗后尿酸降为50mg/L，患者尿液中可能出现哪种化合物
A. 尿黑酸
B. 别嘌呤核苷酸
C. 牛磺酸
D. 多巴胺
E. 精胺、精脒

25. 男性，51 岁。近 3 年来出现关节炎症状和尿路结石，进食肉类食物时，病情加重。该患者发生的疾病涉及的代谢途径是
A. 糖代谢
B. 脂代谢
C. 嘌呤核苷酸代谢
D. 嘧啶核苷酸代谢
E. 氨基酸代谢

【B_1 型题】

（26～29 题共用备选答案）
A. ATP
B. CTP
C. GTP
D. UTP
E. TTP

26. 细胞内合成氨基酰 tRNA 时消耗
27. 合成磷脂时，除消耗 ATP 外，还消耗
28. 糖原合成时形成活化的葡萄糖时消耗
29. 形成 3′,5′环化鸟苷酸时需要

（30～32 题共用备选答案）
A. 8 氮杂鸟嘌呤
B. 氨甲蝶呤
C. 阿糖胞苷
D. 5-氟尿嘧啶
E. 别嘌呤醇

30. 叶酸类似物抗代谢药物是
31. 抑制 CDP 还原成 dCDP 的药物是
32. 为次黄嘌呤类似物的药物是

（33～35 题共用备选答案）
A. 尿酸
B. 尿囊素
C. 尿囊酸
D. 尿素
E. β 氨基异丁酸

33. 精氨酸可分解产生
34. 黄嘌呤氧化酶的产物为
35. 嘧啶分解可产生

（36～38 题共用备选答案）
A. 次黄嘌呤（I）
B. 黄嘌呤（X）
C. 腺嘌呤（A）
D. 胸腺嘧啶（T）
E. 尿嘧啶（U）

36. 通常不存在于 RNA 中的碱基是
37. 6MP 的结构类似物是
38. 直接分解产生尿酸的是

第九章　遗传信息的传递

【A_1 型题】

1. 最可能的致死性突变为缺失或插入一个核苷酸，其机制为
A. 碱基转换
B. 碱基颠换
C. 移码突变
D. 无义突变
E. 自发性转换突变

2. 原核生物参与转录起始的酶是
A. 解链酶
B. 引物酶
C. RNA 聚合酶Ⅲ
D. RNA 聚合酶全酶
E. RNA 聚合酶核心酶

3. 引起着色性干皮病的原因是
A. DNA 上 TT 二聚体的切除修复系统有缺陷

B. 细胞膜通透性缺陷引起迅速失水
C. 紫外线照射诱导了有毒性的前病毒
D. 温度敏感性转移酶失活
E. 维生素 B_1 缺乏

4. 利用电子显微镜观察原核生物和真核生物 DNA 复制过程，都能看到伸展成叉状的复制现象，其可能的原因是
A. DNA 双链被解链酶解开
B. 拓扑酶发挥作用形成中间体
C. 有多个复制起始点
D. 冈崎片段连接时的中间体
E. 单向复制所致

5. 着色性干皮病的分子基础是
A. Na^+泵激活引起细胞失水
B. 温度敏感性转移酶类失活
C. 紫外线照射损伤 DNA 修复
D. 利用维生素 A 的酶被光破坏
E. DNA 损伤修复所需的核酸内切酶缺乏

6. 进行 DNA 复制实验时，保留全部 DNA 复制体系成分，但以 DNA 聚合酶Ⅱ代替 DNA 连接酶，试分析可能会出现什么后果
A. DNA 高度缠绕，无法作为模板
B. DNA 被分解成无数片段
C. 无 RNA 引物，复制无法进行
D. 随从链的复制无法完成
E. 冈崎片段生成过量

7. 真核生物中 tRNA 和 5S rRNA 的转录由下列哪种酶催化
A. RNA 聚合酶Ⅰ
B. 反转录酶
C. RNA 聚合酶Ⅱ
D. RNA 聚合酶全酶
E. RNA 聚合酶Ⅲ

8. 识别转录起始点的是
A. ρ 因子
B. 核心酶
C. 聚合酶 α 亚基
D. σ 因子
E. DnaB 蛋白

9. 可承载生物遗传信息的分子结构是
A. 氨基酸的侧链基团
B. 多不饱和脂肪酸的双键位置
C. 胆固醇的侧链碳原子
D. 脂蛋白的脂质组成
E. 核酸的核苷酸序列

10. 合成 DNA 的原料是
A. dAMP、dGMP、dCMP、dTMP
B. dADP、dGDP、dCDP、dTDP
C. dATP、dGTP、dCTP、dTTP
D. AMP、GMP、CMP、TMP
E. ADP、GDP、CDP、TDP

11. DNA 复制过程中，母链遗传信息必须准确地传到子链，即复制的保真性，下列哪种情况可造成复制的失真
A. A T、G C 配对
B. DNA 聚合酶选择配对碱基
C. DNA 聚合酶即时校读
D. DNA 聚合酶依赖模板
E. DNA 聚合酶Ⅲ缺乏 ε 亚基

12. 关于紫外光照射引起 DNA 分子形成的 TT 二聚体，下列叙述哪项正确
A. 并不终止复制
B. 由光修复酶断裂两个胸腺嘧啶形成的二聚体
C. 由胸腺嘧啶二聚体酶所催化
D. 由两股互补核苷酸链上胸腺嘧啶之间形成共价键
E. 框移码突变阅读

13. DNA 上某段碱基顺序为 5′-ATCGGC-3′，其互补链的碱基顺序是
A. 5′-ATCGGC-3′
B. 5′-TAGCCG-3′
C. 5′-GCCGAT-3′
D. 5′-UAGCCG-3′
E. 5′-GCCGAU-3′

14. 催化以 RNA 为模板合成 DNA 的酶是
A. 反转录酶
B. 引物酶
C. DNA 聚合酶
D. RNA 聚合酶
E. 拓扑异构酶

15. 可引起读码框移位的突变是
A. 转换
B. 颠换
C. 点突变
D. 缺失终止密码子
E. 插入 10 个核苷酸

16. 在 DNA 复制中 RNA 引物的功能（作用）是
A. 使 DNA 聚合酶活化并使 DNA 双链解开
B. 提供 5′末端作为合成新 DNA 链的起点
C. 提供 5′末端作为合成新 RNA 链的起点
D. 提供 3′-OH 末端作为合成新 DNA 链的起点
E. 提供 3′-OH 末端作为合成新 RNA 链的起点

17. 真核细胞 DNA 前导链合成的主要复制酶是
A. DNA 聚合酶 δ
B. DNA 聚合酶 β
C. DNA 聚合酶 γ
D. DNA 聚合酶 α
E. DNA 聚合酶 ε

18. DNA 以半保留复制方式进行复制，一完全被放射性核素标记的 DNA 分子置于无放射性标记的溶液中复制两代，其放射性状况如何
A. 4 个分子的 DNA 均有放射性
B. 仅 2 个分子的 DNA 有放射性
C. 4 个分子的 DNA 均无放射性
D. 4 个分子的 DNA 双链中仅其一条链有放射性
E. 以上都不是

19. DNA 上某段碱基顺序为 5′-

ATCGTTA-3′，其互补链相对应的mRNA碱基顺序是
A. 5′-TAGCAAT-3′
B. 5′-AUGCGUUA-3′
C. 5′-AUCGUUA-3′
D. 3′-UAGCAAU-5′
E. 5′-ATCGTTA-3′

20. 冈崎片段的生成是由于
A. 真核生物有多个复制起始点
B. 拓扑酶的作用
C. RNA引物合成不足
D. 随从链的复制与解链方向相反
E. DNA连接酶缺失

21. 参与DNA复制的物质不包括
A. DNA聚合酶
B. 解链酶、拓扑酶
C. 模板、引物
D. 光修复酶
E. 单链DNA结合蛋白

22. 在真核生物中，经RNA聚合酶Ⅱ催化产生的转录产物是
A. mRNA
B. 18S rRNA
C. 28S rRNA
D. tRNA
E. 全部RNA

23. 下列哪种疾病与DNA修复过程缺陷有关
A. 痛风
B. 黄疸
C. 蚕豆病
D. 着色性干皮病
E. 卟啉病

24. DNA复制时，以序列5′-TAGA-3′为模板合成的互补结构是
A. 5′-TCTA-3′
B. 5′-TAGA-3′
C. 5′-ATCT-3′
D. 5′-AUCU-3′
E. 5′-UCUA-3′

25. 哺乳动物细胞中DNA紫外线损伤最主要的修复酶是
A. DNA聚合酶α
B. DNA聚合酶β
C. DNA聚合酶γ
D. DNA聚合酶δ
E. DNA聚合酶ε

26. DNA连接酶的作用正确的是
A. 不参与DNA复制
B. 能去除引物，填补空缺
C. 合成冈崎片段
D. 不参与DNA复制
E. 连接DNA双链中单链缺口的两个末端

27. 镰状细胞贫血是因为血红蛋白β链基因上哪种突变引起的
A. 点突变
B. 插入
C. 缺失
D. 倒位
E. 移码突变

28. 真核生物染色体DNA复制特点，错误的是
A. 冈崎片段较短
B. 复制呈半不连续性
C. 只需DNA聚合酶α、β参与
D. 可有多个复制起始点
E. 为半保留复制

29. 关于DNA聚合酶的叙述，错误的是
A. 需模板DNA
B. 需引物RNA
C. 延伸方向为5′→3′
D. 以NTP为原料
E. 具有3′→5′外切酶活性

30. DNA连接酶的催化作用在于
A. 解开超螺旋
B. 解开双螺旋
C. 合成引物RNA
D. 连接DNA链3′OH末端与另一DNA链的5′P末端
E. 连接DNA与RNA分子

31. 下列关于RNA分子中“帽子”的叙述哪一项是正确的
A. 可使tRNA进行加工过程
B. 存在于tRNA的3′端
C. 是由多聚A组成
D. 存在于真核细胞的mRNA 5′端
E. 用于校正原核细胞mRNA翻译中的错误

32. 关于原核RNA聚合酶叙述，正确的是
A. 原核RNA聚合酶有3种
B. 由4个亚基组成的复合物
C. 全酶中包括一个σ因子
D. 全酶中包括两个β因子
E. 全酶中包括一个α因子

33. 关于真核细胞DNA聚合酶α活性的叙述，下列哪项正确
A. 合成前导链
B. 具有核酸酶活性
C. 具有引物酶活性，它能合成10个核苷酸左右的RNA
D. 底物是NTP
E. 是线粒体内DNA复制的主要酶

第十章 蛋白质生物合成

【A_1型题】

1. 干扰素抑制翻译过程是作用于
A. IF-1
B. eEF-2
C. eIF-2
D. eEF-1
E. IF-3

2. 关于蛋白质合成的错误叙述是
A. 20种氨基酸都有相应的密码
B. 氨基酸以氨基与tRNA共

价相连
   C. 氨基酸与 tRNA3′端连接
   D. 核糖体是蛋白质翻译的场所
   E. mRNA 是多肽合成的直接模板
3. 干扰素诱导生成的寡核苷酸是
   A. 2′-5′G
   B. 3′-5′G
   C. 2′-5′A
   D. 3′-5′U
   E. 2′-5′C
4. 氨基酰 tRNA 合成酶的特点正确的是
   A. 存在于细胞核中
   B. 催化反应需 GTP
   C. 对氨基酸、tRNA 都有专一性
   D. 直接生成甲酰蛋氨酰 tRNA
   E. 只对氨基酸有绝对专一性
5. 关于白喉毒素，错误的是
   A. 对原核生物有剧毒
   B. 是一种毒素蛋白
   C. 干扰蛋白质生物合成
   D. 是一种修饰酶
   E. 极低剂量即发生效应
6. 一个 tRNA 反密码子为 5′IGC 3′，它可以识别的密码是
   A. 5′GCA 3′
   B. 5′GCG 3′
   C. 5′CCG 3′
   D. 5′ACG 3′
   E. 5′UCG 3′
7. 蛋白质分子中氨基酸的排列顺序决定因素是
   A. 氨基酸的种类
   B. tRNA
   C. 转肽酶
   D. mRNA 分子中单核苷酸的排列顺序
   E. 核糖体
8. 合成蛋白质肽链的直接模板是
   A. DNA
   B. mRNA
   C. tRNA
   D. rRNA
   E. hnRNA

【B_1 型题】

（9～10 题共用备选答案）
   A. 丝氨酸
   B. 羟脯氨酸
   C. 胱氨酸
   D. 蛋氨酸
   E. 苏氨酸
9. 肽链合成后经羟化生成的是
10. 由两个半胱氨酸的 SH 基氧化生成的是

（11～13 题共用备选答案）
   A. 摆动性
   B. 通用性
   C. 连续性
   D. 简并性
   E. 特异性
11. tRNA 反密码第 1 位上的 I 与 mRNA 密码第 3 位上的 A、C、U 均可配对，属于
12. UGC、UGU 可编码半胱氨酸属于密码的
13. mRNA 碱基插入或缺失可造成框移突变由于密码的

（14～17 题共用备选答案）
   A. 蛋白激酶
   B. 磷酸酶
   C. GTP 酶活性
   D. 信号肽酶
   E. 氨基酰-RNA 合成酶
14. 分泌蛋白所需的酶是
15. 氨基酸活化所需的酶是
16. 多肽链合成后加工所需的酶是
17. 蛋白质合成的启动和肽链延长都需要的是

第十一章　基因表达调控

【A_1 型题】

1. 关于“基因表达”的叙述，错误的是
   A. 所有基因表达都经历转录和翻译过程
   B. 某些基因表达经历转录和翻译过程
   C. 某些基因表达产物是蛋白质分子
   D. 某些基因表达产物不是蛋白质分子
   E. 某些基因表达产物是 RNA 分子
2. 启动子是指
   A. DNA 分子中能转录的序列
   B. 与 RNA 聚合酶结合的 DNA 序列
   C. 与阻遏蛋白结合的 DNA 序列
   D. 有转录终止信号的序列
   E. 与顺式作用元件结合的序列
3. 反式作用因子的确切定义是指
   A. 调控任意基因转录的某一基因编码蛋白质
   B. 调控另一基因转录的某一基因编码蛋白质
   C. 具有转录调节功能的各种蛋白质因子
   D. 具有翻译调节功能的各种蛋白质因子
   E. 具有基因表达调控功能的各种核因子
4. cAMP 对转录进行调控，必须先与
   A. CAP 结合，形成 cAMP-CAP 复合物
   B. RNA 聚合酶结合，从而促进该酶与启动子结合
   C. G 蛋白结合
   D. 受体结合
   E. 操纵基因结合
5. 以下关于增强子的叙述错误是
   A. 增强子决定基因表达的组

织特异性
B. 增强子是远离启动子的顺式作用元件
C. 增强子作用无方向性
D. 增强子在基因的上游或下游均对基因的转录有增强作用
E. 增强子只在个别真核生物中存在，无普遍性

6. 下列哪种结构是操纵子所没有的
A. 启动子
B. 调控基因
C. 结构基因
D. 操纵基因
E. 5′帽子结构

7. RNA 聚合酶Ⅱ（TFⅡ）中能与 TATA 盒直接结合的是
A. TFⅡA
B. TFⅡB
C. TFⅡD
D. TFⅡE
E. TFⅡF

8. 基因表达中的诱导现象是指
A. 阻遏物的生成
B. 细菌利用葡萄糖作碳源
C. 细菌不用乳糖作碳源
D. 由底物的存在引起代谢底物的酶的合成
E. 低等生物可以无限制地利用营养物

9. 关于 TFⅡD 的叙述，下列哪项正确
A. 是唯一能与 TATA 盒结合的转录因子
B. 能促进 RNApolⅡ与启动子结合
C. 具有 ATP 酶活性
D. 能解开 DNA 双链
E. 抑制 DNA 基因转录

10. 关于操纵基因的叙述，下列哪项正确
A. 与阻遏蛋白结合的部位
B. 与 RNA 聚合酶结合的部位
C. 属于结构基因的一部分
D. 具有转录活性
E. 是结构基因的转录产物

11. 关于乳糖操纵子的叙述，下列哪项正确
A. 属于可诱导型调控
B. 属于可阻遏型调控
C. 结构基因产物抑制分解代谢
D. 结构基因产物与分解代谢无关
E. 受代谢终产物抑制

12. 增强子的作用是
A. 促进结构基因转录
B. 抑制结构基因转录
C. 抑制阻遏蛋白
D. 抑制操纵基因表达
E. 抑制启动子

13. 关于启动子的叙述下列哪项正确
A. 开始被翻译的 DNA 序列
B. 开始转录生成 mRNA 的 DNA 序列
C. 开始结合 RNA 聚合酶的 DNA 序列
D. 阻遏蛋白结合的 DNA 序列
E. 产生阻遏物的基因

14. RNA 聚合酶结合于操纵子的位置是
A. 结构基因起始区
B. CAP 结合位点
C. 调节基因
D. 启动序列
E. 操纵序列

15. 基因表达调控最重要的环节是
A. 基因转录
B. DNA 合成
C. 转录后加工
D. 蛋白质合成
E. 蛋白质合成后加工

16. 增强子的作用特点是
A. 只作用于真核细胞中
B. 有固定的部位，必须在启动子上游
C. 有严格的专一性
D. 无须与蛋白质因子结合就能增强转录作用
E. 作用无方向性

17. 在亮氨酸拉链中，每隔多少个氨基酸出现 1 个亮氨酸
A. 7 个
B. 3.6 个
C. 9 个
D. 12 个
E. 7.2 个

18. 与 DNA 结合并阻止转录进行的蛋白质称为
A. 正调控蛋白
B. 反式作用因子
C. 诱导物
D. 阻遏物
E. 分解代谢基因活化蛋白

19. cAMP 对转录起始的调控是
A. 单独与操纵基因结合，封闭其基因表达
B. 以 cAMP-CAP 复合物与操纵基因结合，使该基因开放
C. 与 RNApolⅡ结合，促进酶的活性
D. 与阻遏蛋白结合，去阻遏作用
E. 与增强子结合，促进转录

20. 基因表达调控的主要环节是
A. 基因扩增
B. 转录起始
C. 转录后加工
D. 翻译起始
E. 翻译后加工

21. 一个操纵子通常含有
A. 一个启动序列和一个编码基因
B. 一个启动序列和数个编码基因
C. 数个启动序列和一个编码基因
D. 数个启动序列和数个编码基因
E. 两个启动序列和数个编码基因

【B_1 型题】

（22～23 题共用备选答案）

A. 顺式作用元件

B. 反式作用元件

C. 顺式作用因子

D. 反式作用因子

E. 顺/反式作用元件

22. 对自身基因转录具有调控作用的 DNA 序列是

23. 特定基因编码、调控另一基因转录激活的转录因子是

（24～26 题共用备选答案）

A. 操纵子

B. 启动子

C. 增强子

D. 沉默子

E. 衰减子

24. 大多数原核生物基因转录调控机制是

25. 激活真核基因组织特异性转录所必需的是

26. 包含有 RNA 聚合酶识别位点的是

（27～28 题共用备选答案）

A. 辅阻遏蛋白

B. TFⅡB

C. CAP

D. 乳糖

E. 抑制基因

27. 可使阻遏蛋白变构并促进其与操纵基因结合的是

28. 参与操纵子正调控的蛋白质因子是

（29～30 题共用备选答案）

A. TATA 盒

B. 增强子结合蛋白

C. 操纵子

D. 酪氨酸蛋白激酶

E. RNA 聚合酶Ⅱ

29. 属于反式作用因子的是

30. 属于顺式元件的是

（31～32 题共用备选答案）

A. 乳糖

B. 葡萄糖

C. cAMP

D. 色氨酸

E. 阿拉伯糖

31. 能与阻遏蛋白结合，使操纵基因开放的是

32. 与分解代谢基因活化蛋白（CAP）结合生成复合物的是

（33～35 题共用备选答案）

A. 阻遏蛋白

B. TFⅡB

C. CAP

D. 乳糖

E. 结构基因

33. 属于基本转录因子的是

34. 诱导操纵子表达的是

35. 含有几个可转录的编码基因序列的是

第十二章 信号转导

【A_1 型题】

1. 某蛋白分子具有以下特点：①为三聚体（α、β、γ）；②有激活型和抑制型两种；③αGTP 为其活化形式；④具有潜在的 GTP 酶活性。该蛋白最有可能

A. 属于 CAM

B. 属于胰岛素受体

C. 属于 PKA

D. 活化后调节 AC 活性

E. 活化后调节 PKC 活性

2. 下列哪项不符合 G 蛋白的特点

A. 又称鸟苷三磷酸结合蛋白

B. 由 α、β、γ 三种亚基组成

C. α 亚基能与 GTP、GDP 结合

D. α 亚基具有 GTP 酶活性

E. βγ 结合松弛

3. 蛋白激酶的作用是使

A. 蛋白质水解

B. 蛋白质磷酸化

C. 蛋白质脱磷酸

D. 酶降解失活

E. 蛋白质合成

4. 哪项不是受体与配体结合的特点

A. 高度专一性

B. 高度亲和力

C. 可饱和性

D. 不可逆性

E. 非共价键结合

5. 不直接被胞内第二信使调节的蛋白激酶是

A. PKA

B. PKC

C. PKG

D. TPK

E. Ca^{2+}-CaM 激酶

6. 有关类固醇激素作用方式的叙述，正确的是

A. 激素可进入核内，直接促进转录

B. 激素与受体结合后激活 G 蛋白

C. 激素-受体复合物激活热休克蛋白

D. 激素与受体结合后促进受体解聚

E. 其受体具有转录因子功能

7. 激素的第二信使不包括

A. PIP_2

B. cAMP

C. DG

D. Ca^{2+}

E. IP_3

8. 与 G 蛋白偶联的受体是

A. 环状受体

B. 跨膜受体

C. 催化性受体

D. 细胞核内受体

E. 胞质内受体

9. cAMP 蛋白激酶 A 途径和 DG 蛋白激酶 C 途径的共同特点是

A. 由 G 蛋白介导

B. Ca^{2+} 可激活激酶

C. 磷脂酰丝氨酸可激活激酶
D. 钙泵可拮抗激酶活性
E. cAMP和DG均为小分子，故都可在胞液内自由扩散

10. 关于第二信使甘油二酯的叙述，下列哪项正确
A. 由甘油三酯水解而成
B. 进入胞质，起第二信使的作用
C. 只能由磷脂酰肌醇-4, 5-二磷酸水解生成
D. 可提高PKC对Ca^{2+}的敏感性，激活PKC
E. 只参与腺体的分泌

11. 受体的特异性取决于
A. 活性中心的构象和活性基团
B. 结合域的构象和活性基团
C. 细胞膜的构象和活性基团
D. 信息传导部分的构象和活性基团
E. G蛋白的构象和活性基团

12. 通过细胞膜受体发挥作用的激素是
A. 雌激素
B. 孕激素
C. 糖皮质激素
D. 甲状腺素
E. 胰岛素

13. 依赖cAMP的蛋白激酶是
A. 受体型TPK
B. 非受体型TPK
C. PKC
D. PKA
E. PKG

14. 1, 4, 5-三磷酸肌醇（IP_3）可以
A. 促进甘油二酯生成
B. 使细胞膜钙泵活性增强
C. 促进内质网中Ca^{2+}释放至胞液
D. 促进Ca^{2+}与CAM结合
E. 促进Ca^{2+}与蛋白激酶C结合

15. cAMP可以别构激活的酶是
A. 蛋白酶
B. 蛋白激酶
C. 磷蛋白磷酸酶
D. 还原酶
E. 转肽酶

16. 神经递质、激素和细胞因子可通过下列哪条共同途径传递信息
A. 形成动作电位
B. 使离子通道开放
C. 与受体结合
D. 通过胞饮进入细胞
E. 使离子通道关闭

17. 激活的PKC能磷酸化的氨基酸残基是
A. 酪氨酸/丝氨酸
B. 酪氨酸/苏氨酸
C. 丝氨酸/苏氨酸
D. 丝氨酸/组氨酸
E. 苏氨酸/组氨酸

18. 下列哪种物质不属于第二信使
A. cAMP
B. Ca^{2+}
C. cGMP
D. IP_3
E. 乙酰胆碱

19. IP_3受体位于
A. 质膜
B. 高尔基体
C. 内质网
D. 溶酶体
E. 核糖体

【B_1型题】

（20~21题共用备选答案）
A. 神经递质
B. 旁分泌的激素
C. 自分泌的激素
D. 细胞因子
E. 谷胱甘肽

20. 胰岛D细胞分泌的生长抑素是

21. EGF是

（22~23题共用备选答案）
A. 使α亚基与效应蛋白解离
B. 具蛋白激酶A活性
C. 具蛋白激酶C活性
D. 具酪氨酸蛋白激酶活性
E. 可激活腺苷酸环化酶

22. G蛋白游离的α亚基GTP

23. G蛋白结合GDP后

（24~25题共用备选答案）
A. 胰高血糖素
B. 胰岛素
C. 盐皮质激素
D. 肾上腺素
E. 促性腺激素

24. 抑制腺苷酸环化酶，激活磷酸二酯酶的激素是

25. 能透过细胞膜并与细胞内受体结合的激素是

（26~28题共用备选答案）
A. DG
B. Na^+-K^+-ATP酶
C. 线粒体内膜嵴
D. FF_0复合体
E. GLUT4

26. ATP合酶

27. 第二信使

28. 不依赖Na^+的转运葡萄糖载体

（29~30题共用备选答案）
A. cAMP
B. cGMP
C. 磷脂酰丝氨酸
D. IP_3
E. GSH

29. 激活蛋白激酶A需

30. 激活蛋白激酶C需

（31~32题共用备选答案）
A. IRS 1
B. cGMP
C. IP_3
D. DG
E. 神经生长因子

31. Ca^{2+}钙调蛋白激酶途径可被上述哪种物质激活

32. PKC可被上述哪种物质激活

（33~35题共用备选答案）
A. 细胞膜
B. 细胞液
C. 细胞核
D. 线粒体
E. 内质网

33. 腺苷酸环化酶位于
34. 细胞内 Ca^{2+} 贮存于
35. 性激素受体位于
（36~37 题共用备选答案）
A. CAMP
B. CGMP
C. IP_3
D. DG
E. PIP_2
36. 可促进内质网释出 Ca^{2+} 的是
37. 可直接激活蛋白激酶 C 的是

第十三章 重组 DNA 技术

【A_1 型题】

1. 限制性内切酶是一种
A. 核酸特异的内切酶
B. DNA 特异的内切酶
C. DNA 序列特异的内切酶
D. RNA 特异的内切酶
E. RNA 序列特异的内切酶
2. 有关理想质粒载体的特点，正确的是
A. 为线性单链 DNA
B. 含有多种限制酶的单一切点
C. 含有同一限制酶的多个切点
D. 其复制受宿主控制
E. 不含耐药基因
3. 基因工程的基本过程不包括
A. 载体和目的基因的分离
B. 限制性内切酶的切割
C. DNA 重组体的形成及转化
D. 蛋白质空间结构的测定
E. 重组体的筛选与鉴定
4. 实验室内常用的连接外源性 DNA 载体的酶是
A. Taq 酶
B. T_4DNA 连接酶
C. DNA 聚合酶Ⅰ
D. DNA 聚合酶Ⅱ
E. DNA 聚合酶Ⅲ
5. 关于重组 DNA 技术的叙述，错误的是
A. 质粒、噬菌体可作为载体
B. 限制性内切酶是主要工具酶之一
C. 重组 DNA 由载体 DNA 和目标 DNA 组成
D. 重组 DNA 分子经转化或转染可进入宿主细胞
E. 进入细胞内的重组 DNA 均可表达目标蛋白
6. 关于质粒的叙述，下列哪项错误
A. 大小约为数千个碱基对
B. 是双链的线性分子
C. 存在于大多数细菌的胞质中
D. 易从一个细菌转移入另一个细菌
E. 常带抗药基因
7. 下列哪项不是限制性内切酶识别序列的特点
A. 特异性很高
B. 常由 4~6 个核苷酸组成
C. 一般具有回文结构
D. 少数内切酶识别序列中的碱基可以有规律地替换
E. 限制性内切酶的切口均是黏性末端
8. 基因重组不包括
A. 转化
B. 整合
C. 转染
D. 转导
E. 转位
9. 重组 DNA 的连接方式不包括
A. 黏性末端连接
B. 平头末端连接
C. 黏性末端与平头末端连接
D. DNA 连接子技术
E. DNA 适配子技术
10. 关于基因治疗的叙述，正确的是
A. 输入干细胞
B. 注射多肽药物
C. 注射细胞因子
D. 注射动物提取的核酸
E. 输入导入了相应外源基因的细胞

【B_1 型题】

（11~13 题共用备选答案）
A. Northern 印迹杂交
B. 亲和层析
C. Southern 印迹杂交
D. Western 印迹杂交
E. 离子交换层析
11. 用来鉴定蛋白质的技术是
12. 用来鉴定 RNA 的技术是
13. 用来鉴定 DNA 的技术是
（14~15 题共用备选答案）
A. 大肠埃希菌 DNA 聚合酶Ⅰ
B. 大肠埃希菌 DNA 聚合酶Ⅱ
C. 大肠埃希菌 DNA 聚合酶Ⅰ大片段
D. 大肠埃希菌 DNA 聚合酶Ⅲ
E. 水生菌 YT 1 菌株的 DNA 聚合酶
14. KlenowDNA 聚合酶是
15. TaqDNA 聚合酶是
（16~18 题共用备选答案）
A. 96℃
B. 85℃
C. 72℃
D. 62℃
E. 55℃
16. PCR 变性温度一般为
17. PCR 引物退火温度一般为
18. PCR 引物延伸温度一般为

第十四章　癌基因与抑癌基因

【A_1 型题】

1. 关于病毒癌基因的叙述，正确的是
A. 主要存在于 DNA 病毒基因组中
B. 最初在劳氏（Rous）肉瘤病毒中发现
C. 不能使培养细胞癌变
D. 又称原癌基因
E. 由病毒自身基因突变而来

2. 关于抑癌基因的叙述，下列哪项正确
A. 发出抗细胞增生信号
B. 与癌基因表达无关
C. 缺失对细胞的增生、分化无影响
D. 不存在于人类正常细胞
E. 肿瘤细胞出现时才进行表达

3. 关于癌基因的叙述，错误的是
A. 是细胞增生的正调节基因
B. 可诱导细胞凋亡
C. 能在体外引起细胞转化
D. 能在体内诱发肿瘤
E. 包括病毒癌基因和细胞癌基因

4. 属于抑癌基因的是
A. Rb
B. ras
C. myc
D. erb-2
E. sis

5. 关于原癌基因的叙述，下列哪项错误
A. 正常细胞无此基因
B. 基因突变可激活原癌基因表达
C. 正常细胞均有原癌基因
D. 病毒感染可使该基因活化表达
E. 多种理化因素可活化此基因表达

6. 生长因子受体不具备下列哪项结构特点
A. 是跨膜糖蛋白
B. 胞外部分构成结合域
C. 跨膜段由 20 多个疏水氨基酸组成
D. 胞内部分有较多可以被磷酸化的酪氨酸残基
E. 酪氨酸残基磷酸化后形成与 G 蛋白的结合位点

7. 下列哪种因素可能使癌基因活化
A. 癌基因发生点突变
B. 正常基因不表达
C. 正常基因表达减弱
D. 抑癌基因表达增强
E. 细胞分化增加

【B_1 型题】

（8~10 题共用备选答案）
A. 出现新的原癌基因产物
B. 病毒基因组 LTR 插入细胞原癌基因
C. 原癌基因内单个碱基的替换
D. 原癌基因拷贝数增加
E. 原癌基因移至强启动子附近

8. 获得启动子和增强子
9. 原癌基因扩增
10. 点突变

第十五章　血 液 生 化

【A_1 型题】

1. 正常人体的血液总量约占体重的
A. 45%
B. 16%
C. 10%
D. 8%
E. 6%

2. 血液内存在的下列物质中，不属于代谢终产物的是
A. 尿素
B. 尿酸
C. 肌酐
D. 二氧化碳
E. 丙酮酸

3. 血浆蛋白质中含量最多的是
A. 清蛋白
B. α_1-球蛋白
C. α_2-球蛋白
D. β-球蛋白
E. γ-球蛋白

4. 血红素合成的限速酶是
A. ALA 脱水酶
B. ALA 合酶
C. 尿卟啉原Ⅰ合成酶
D. 血红素合成酶
E. 尿卟啉原Ⅲ合成酶

5. 清蛋白产生的胶体渗透压占血浆胶体总渗透压的
A. 55%~60%
B. 60%~65%
C. 65%~70%
D. 70%~75%
E. 75%~80%

6. 血液非蛋白氮中含量最多的物质是
A. 肌酐
B. 肌酸
C. 蛋白质
D. 尿酸
E. 尿素

7. 关于血红蛋白合成的叙述，正确的是
A. 以甘氨酸、天冬氨酸为

原料
B. 只有在成熟红细胞才能进行
C. 与珠蛋白合成无关
D. 受肾分泌的促红细胞生成素调节
E. 合成全过程仅受 ALA 合酶的调节

8. 干扰血红素合成的物质是
A. 维生素 C
B. 铅
C. 氨基酸
D. Fe^{2+}
E. 葡萄糖

9. 长期饥饿状态下，在血浆中含量明显减少的蛋白是
A. α_1 球蛋白
B. α_2 球蛋白
C. β 球蛋白
D. γ 球蛋白
E. 清蛋白

10. 成熟红细胞产生的 $NADPH^+ + H^+$ 的主要功能是
A. 参与脂肪合成
B. 提供能量
C. 促进胆固醇的合成
D. 使 GSSG 还原为 GSH
E. 参与合成氨基酸

11. 在血浆内含有的下列物质中，肝脏不能合成的是
A. 白蛋白
B. 免疫球蛋白
C. 凝血酶原
D. 高密度脂蛋白
E. 纤维蛋白原

【B_1 型题】

（12~14 题共用备选答案）
A. 水解乙酰胆碱
B. 抑制凝血酶
C. 特异地与球蛋白结合
D. 专与血红素结合
E. 属抗体

12. 胆碱酯酶
13. 免疫球蛋白
14. 抗凝血酶 Ⅲ

（15~18 题共用备选答案）
A. 糖酵解
B. 糖的有氧氧化
C. 磷酸戊糖途径
D. 2′3′-BPG 旁路
E. 糖醛酸途径

15. 红细胞唯一的能量来源是
16. 红细胞中 NADPH 的来源是
17. 成熟红细胞中不存在
18. 其产物的功能是调节 Hb 的运氧功能

第十六章 肝 生 化

【A_1 型题】

1. 下列哪一种物质的合成过程仅在肝脏中进行
A. 尿素
B. 糖原
C. 血浆蛋白
D. 脂肪酸
E. 胆固醇

2. 发生在肝生化转化第二阶段的是
A. 葡糖醛酸结合反应
B. 氧化反应
C. 还原反应
D. 水解反应
E. 脂化反应

3. 生物转化过程最重要的方式是
A. 使毒物的毒性降低
B. 使药物失效
C. 使生物活性物质灭活
D. 使某些药物药效更强或毒性增加
E. 使非营养物质极性增强，利于排泄

4. 在生物转化中最常见的一种结合物是
A. 乙酰基
B. 甲基
C. 谷胱甘肽
D. 葡糖醛酸
E. 硫酸

5. 胆汁酸合成的关键酶是
A. 3α 羟化酶
B. 6α 羟化酶
C. 5α 羟化酶
D. 4α 羟化酶
E. 7α 羟化酶

6. 下列哪种胆汁酸是初级胆汁酸
A. 甘氨石胆酸
B. 甘氨胆酸
C. 牛磺脱氧胆酸
D. 牛磺石胆酸
E. 甘氨脱氧胆酸

7. 胆汁中含量最多的有机成分是
A. 胆色素
B. 胆汁酸
C. 胆固醇
D. 磷脂
E. 黏蛋白

8. 血中哪一种胆红素增加会在尿中出现胆红素
A. 非结合胆红素
B. 结合胆红素
C. 肝前胆红素
D. 间接反应胆红素
E. 与白蛋白结合的胆红素

9. 下列化合物哪一个不是胆色素
A. 血红素
B. 胆绿素
C. 胆红素
D. 胆素原族
E. 胆素族

10. 下列哪种情况尿中胆素原族排泄量减少
A. 肝功能轻度损伤
B. 肠道阻塞
C. 溶血
D. 碱中毒
E. 胆道阻塞

11. 溶血性黄疸时，下列哪项不存在
A. 血中游离胆红素增加

B. 粪胆素原增加
C. 尿胆素原增加
D. 尿中出现胆红素
E. 粪便颜色加深

12. 食用新鲜蚕豆发生溶血性黄疸，患者缺陷的酶是
A. 3-磷酸甘油醛脱氢酶
B. 异柠檬酸脱氢酶
C. 琥珀酸脱氢酶
D. 葡萄糖-6-磷酸脱氢酶
E. 葡萄糖酸-6-磷酸脱氢酶

13. 有关肝细胞性黄疸患者血、尿中胆红素变化的描述，错误的是
A. 血清间接胆红素含量升高
B. 血清总胆红素含量升高
C. 血清直接胆红素含量升高
D. 直接胆红素含量低于间接胆红素
E. 尿胆红素阴性

【B_1 型题】

（14～17题共用备选答案）
A. 硫酸胆红素
B. 胆红素白蛋白
C. 胆红素配体蛋白
D. 胆红素葡糖醛酸酯
E. 胆素原族

14. 胆红素在血内运输形式是
15. 胆红素在肝细胞内存在形式是
16. 胆红素自肝脏排出主要形式是
17. 肠道重吸收的胆色素是

第十七章 维生素

【A_1 型题】

1. 维生素A存在于自然界黄、红色植物中，最主要的是
A. α胡萝卜素
B. 视黄醇
C. 视黄酸
D. β胡萝卜素
E. γ胡萝卜素

2. 维生素D的主要生化作用是
A. 促进 Ca^{2+}、P的吸收
B. 促进 K^+、Na^+的排泄
C. 促进 Ca^{2+}、P的排泄
D. 降低血钙、磷浓度
E. 促进胃对 Ca^{2+}、P的吸收

3. 维生素K缺乏时发生
A. 贫血
B. 溶血
C. 红细胞增多症
D. 血友病
E. 维生素K依赖性凝血因子缺乏

4. 维生素C缺乏时可患
A. 坏血病
B. 败血症
C. 白血病
D. 痛风
E. 贫血症

5. 下列中哪种维生素是重要的天然抗氧化剂
A. 核黄素
B. 维生素D
C. 维生素E
D. 硫胺素
E. 维生素K

6. 维生素 B_1 缺乏时出现的消化道蠕动慢、消化液分泌少、食欲缺乏等症状，是因为维生素 B_1 能够
A. 抑制胆碱酯酶的活性
B. 抑制乙酸胆碱的活性
C. 提高胃蛋白酶的活性
D. 提高胰蛋白酶的活性
E. 促进胃蛋白酶原的激活

7. 维生素 B_2 的活性形式是
A. FMN和FAD
B. NAD^+
C. 核黄素
D. $NADH+H^+$
E. $FMNH_2$ 和 $FADH_2$

8. 维生素A缺乏时可能发生
A. 夜盲症
B. 色盲症
C. 白内障
D. 软骨病
E. 白化病

9. 维生素D缺乏时可能发生
A. 佝偻病
B. 呆小症
C. 痛风症
D. 夜盲症
E. 肾结石

【A_2 型题】

10. 男性，65岁。间断腹胀、上腹隐痛25年。胃镜检查显示：胃体黏膜变薄，血管透见，皱襞稀疏。患者可能缺乏的维生素是
A. 维生素 B_4
B. 维生素C
C. 维生素 B_{12}
D. 维生素 B_2
E. 维生素D

【B_1 型题】

（11～15题共用备选答案）
A. 维生素 B_1
B. 维生素K
C. 维生素C
D. 维生素D
E. 维生素E

11. 有抗不孕作用的是
12. 在体内可促进凝血酶原合成的是
13. 在肝内参与胆固醇转变为胆汁酸的是
14. 谷氨酸残基γ-羧化酶的辅酶是
15. 类固醇的衍生物是

第三篇　生　理　学

第一章　绪　论

【A_1 型题】

1. 正常成年人体液总量约占体重的多少
   A. 30%
   B. 40%
   C. 50%
   D. 60%
   E. 70%
2. 下列参与体液调节过程的化学物质来源，正确的是
   A. 胰岛素
   B. 肾上腺素
   C. 5-羟色胺
   D. 腺苷
   E. 以上均正确
3. 下列属于负反馈的是
   A. 排尿反射
   B. 体温调节
   C. 血液凝固
   D. 排便反射
   E. 分娩

第二章　细胞的基本功能

【A_1 型题】

1. 用力牵拉肌肉时，肌张力突然降低的原因是
   A. 拮抗肌抑制
   B. 腱器官兴奋
   C. 骨骼肌疲劳
   D. 肌梭抑制
   E. 协同肌兴奋
2. 兴奋性突触后电位是指突触后膜出现
   A. 极化
   B. 去极化
   C. 超极化
   D. 反极化
   E. 复极化
3. 细胞外液中的葡萄糖进入一般细胞的过程属于
   A. 单纯扩散
   B. 易化扩散
   C. 主动转运
   D. 入胞式物质转运
   E. 受体介导式入胞
4. 静息电位接近于
   A. 钠平衡电位
   B. 钾平衡电位
   C. 钠平衡电位与钾平衡电位之和
   D. 钠平衡电位与钾平衡电位之差
   E. 锋电位与超射之差
5. 由载体介导的易化扩散发生饱和现象的机制是
   A. 跨膜电位梯度降低
   B. 跨膜浓度梯度降低
   C. 载体特异性较差
   D. 载体转运达极限
   E. 物质转运能量不足
6. 阈电位是
   A. 造成膜对 K^+ 通透性突然增大的临界膜电位
   B. 造成膜对 K^+ 通透性突然减小的临界膜电位
   C. 造成膜对 Na^+ 通透性突然增大的临界膜电位
   D. 造成膜对 Na^+ 通透性突然减小的临界膜电位
   E. 超极化到刚引起动作电位时的临界膜电位
7. 动作电位是可兴奋细胞兴奋的标志。动作电位的大小
   A. 不随细胞种类而异
   B. 具有全或无性质
   C. 随刺激强度增加而改变
   D. 相当于 K^+ 平衡电位
   E. 随传导距离而改变
8. 关于骨骼肌兴奋－收缩偶联，哪项错误
   A. 电兴奋通过横管系统传向肌细胞深部
   B. 横管膜产生动作电位
   C. 终末池中 Ca^{2+} 逆浓度差进入肌质中
   D. 纵管终末池对 Ca^{2+} 通透性升高
   E. Ca^{2+} 到达肌丝区，触发肌丝滑行
9. 神经纤维动作电位的幅度接近于
   A. 钾平衡电位
   B. 钠平衡电位
   C. 静息电位绝对值与局部电位之和
   D. 静息电位绝对值与钠平衡电位之差
   E. 静息电位绝对值与钠平衡电位之和
10. 兴奋性是机体或组织对刺激
    A. 发生应激的特性
    B. 发生反应的特性
    C. 产生适应的特性
    D. 引起反射的特性
    E. 引起内环境稳态的特性
11. 影响神经纤维动作电位幅度

的主要因素是
A. 刺激强度
B. 刺激持续时间
C. 阈电位水平
D. 细胞内外 Na^+浓度
E. 神经纤维直径

12. 当低温、缺氧或代谢障碍等因素影响 Na^+-K^+活动时，可使细胞的
A. 静息电位增大，动作电位幅度减小
B. 静息电位减小，动作电位幅度增大
C. 静息电位增大，动作电位幅度增大
D. 静息电位减小，动作电位幅度减小
E. 静息电位和动作电位幅度均不变

13. 在神经纤维动作电位的去极相，哪种离子通透性最大
A. Na^+
B. K^+
C. Ca^{2+}
D. Mg^{2+}
E. Cl^-

14. 在骨骼肌兴奋-收缩偶联中起关键作用的离子是
A. Na^+
B. K^+
C. Ca^{2+}
D. Mg^{2+}
E. Cl^-

15. 主动转运是人体最重要的转运形式。下列哪项不是主动转运的特点
A. 逆浓度梯度进行
B. 消耗 ATP
C. 需要载体蛋白帮助
D. 主要转运离子
E. 逆电位梯度进行

16. 神经-骨骼肌接头处的兴奋传递物质是
A. 肾上腺素
B. 去甲肾上腺素
C. GABA
D. 乙酰胆碱
E. 5-羟色胺

17. 神经、肌肉和腺体受到阈刺激时产生反应的共同表现是
A. 收缩
B. 神经冲动
C. 动作电位
D. 感受器电位
E. 突触后电位

18. 动作电位沿神经纤维到达神经肌接头时，使终板膜产生终板电位，然后在什么部位引发动作电位
A. 肌细胞膜
B. 接头后膜
C. 横管膜
D. 三联管膜
E. 终板膜

19. 关于 Na^+泵生理作用的描述，不正确的是
A. Na^+泵活动使膜内外 Na^+、K^+呈均匀分布
B. 将 Na^+移出膜外，将 K^+移入膜内
C. 建立势能储备，为某些营养物质吸收创造条件
D. 细胞外高 Na^+可维持细胞内外正常渗透压
E. 细胞内高 K^+保证许多细胞代谢反应进行

20. 神经纤维的跨膜电位从+30mV 变为-70mV 的过程是
A. 极化
B. 去极化
C. 超极化
D. 反极化
E. 复极化

21. 在神经-肌接头化学传递中，消除乙酰胆碱的酶是
A. 磷酸二酯酶
B. 腺苷酸环化酶
C. 胆碱酯酶
D. ATP 酶
E. 单胺氧化酶

22. 组织兴奋性周期性变化中哪期的兴奋性最低
A. 绝对不应期
B. 相对不应期
C. 超常期
D. 低常期
E. 静息期

23. 下列关于有髓神经纤维跳跃传导的叙述，哪项错误
A. 以相邻郎飞结间形成局部电流进行传导
B. 传导速度比无髓纤维快得多
C. 离子跨膜移动总数多，耗能多
D. 双向传导
E. 不衰减传导

24. 兴奋-收缩偶联的结构基础是
A. 肌质网
B. 终末池
C. 纵管
D. 横管
E. 三联管

【B_1 型题】

（25~27 题共用备选答案）
A. K^+内流
B. Cl^-内流
C. Na^+内流
D. K^+外流
E. Ca^{2+}内流

25. 神经细胞动作电位上升支是由于
26. 骨骼肌细胞动作电位下降支是由于
27. 动作电位到达运动神经末梢时引起

（28~32 题共用备选答案）
A. 极化
B. 去极化
C. 复极化
D. 超极化
E. 反极化

28. 细胞受刺激兴奋时，膜内电位负值减小称为
29. 膜内电位负值增大时称为
30. 安静时细胞两侧存在着电位差的状态称为

31. 动作电位产生过程中，K^+外流增多，出现

32. 动作电位产生过程中，膜内电位由负变正称为

第三章　血　液

【A_1型题】

1. 血浆晶体渗透压降低时可引起
   A. 红细胞膨胀和破裂
   B. 红细胞萎缩
   C. 组织液增多
   D. 组织液减少
   E. 尿少
2. 血浆胶体渗透压的生理作用是
   A. 调节细胞内外水的交换
   B. 调节血管内外水的交换
   C. 维持细胞正常体积
   D. 维持细胞正常形态
   E. 决定血浆总渗透压
3. 组织液与血浆成分的主要区别在于
   A. Na^+
   B. K^+
   C. Cl^-
   D. 蛋白质
   E. 无机酸
4. 血清与血浆的主要不同点是前者不含
   A. 钙离子
   B. 球蛋白
   C. 清蛋白
   D. 凝集素
   E. 纤维蛋白原和凝血因子
5. 血清与血浆的最主要区别在于血清缺乏
   A. 纤维蛋白
   B. 纤维蛋白原
   C. 血小板
   D. Ca^{2+}
   E. 凝血因子
6. 血浆中含量最多、缓冲能力最强的缓冲体系是
   A. Na^+-Pr/H-Pr
   B. Na_2HPO_4/NaH_2PO_4
   C. $NaHCO_3/H_2CO_3$
   D. K_2HPO_4/KH_2PO_4
   E. $KHCO_3/H_2CO_3$
7. 红细胞的主要功能是
   A. 缓冲温度
   B. 运输激素
   C. 运输O_2和CO_2
   D. 使血液呈红色
   E. 提供铁
8. 中性粒细胞的主要功能是
   A. 产生抗体
   B. 参与止血
   C. 释放细胞毒素
   D. 吞噬异物
   E. 释放组胺
9. 60kg 体重的正常成年人的血量为
   A. 2.8~4.0L
   B. 4.2~4.8L
   C. 5.0~7.0L
   D. 7.0~8.0L
   E. 10.0~20.0L
10. 形成血浆胶体渗透压的主要物质是
    A. NaCl
    B. 清蛋白
    C. 球蛋白
    D. 纤维蛋白
    E. 血红蛋白
11. 红细胞生成的基本原料是
    A. 铁和维生素B_{12}
    B. 叶酸和维生素B_{12}
    C. 叶酸和蛋白质
    D. 维生素B_{12}和蛋白质
    E. 铁和蛋白质
12. 正常人的血浆渗透压约为
    A. 200mmol/L
    B. 250mmol/L
    C. 300mmol/L
    D. 350mmol/L
    E. 400mmol/L
13. 正常人的血浆 pH 为
    A. 6.8~7.0
    B. 7.0±0.05
    C. 7.2±0.05
    D. 7.0~7.4
    E. 7.4±0.05
14. 产生促红细胞生成素的主要部位是
    A. 骨髓
    B. 肝
    C. 脾
    D. 肾
    E. 垂体
15. 最能反映血液中红细胞和血浆相对数量变化的是
    A. 血液黏滞性
    B. 血细胞比容
    C. 血浆渗透压
    D. 血液比重
    E. 血红蛋白量
16. 通常所说的血型指
    A. 红细胞膜上的受体类型
    B. 红细胞表面特异凝集原的类型
    C. 红细胞表面特异凝集素的类型
    D. 血浆中特异凝集素的类型
    E. 血浆中特异凝集原的类型
17. O 型血的红细胞膜上含有
    A. A 抗原
    B. B 抗原
    C. O 抗原
    D. H 抗原
    E. D 抗原
18. 输血时主要考虑
    A. 给血者红细胞不被受血者细胞所凝集
    B. 给血者红细胞不被受血者血清所凝集
    C. 给血者血浆不使受血者血浆发生凝集
    D. 给血者血浆不使受血者红细胞凝集

E. 受血者红细胞不与其血浆发生凝集

19. 若将红细胞沉降率增快患者的红细胞置于正常人血浆中，其红细胞沉降的速度将
A. 增快
B. 下降
C. 正常
D. 无变化
E. 以上都不是

【A_2 型题】

20. 已知受血者为A型血，在交叉配血试验中，主侧不凝集，次侧凝集，给血者血型应该是
A. A型
B. B型
C. O型
D. AB型
E. O型、B型都可能

21. 某人红细胞与B型血的血清发生凝集，其血清与B型血的红细胞不凝集，此人的血型可能是
A. A_1型
B. B型
C. AB型
D. O型
E. A_2型

22. 某人血浆中含有抗A、抗B凝集素，则此人的血型可能是
A. A_1型
B. B型
C. AB型
D. A_2B型
E. O型

【B_1 型题】

（23~24题共用备选答案）
A. 细胞外液
B. 细胞内液
C. 细胞内液和细胞外液
D. 血浆
E. 组织液

23. 体液是指
24. 内环境是指

（25~26题共用备选答案）
A. 葡萄糖
B. Na^+
C. 纤维蛋白
D. 球蛋白
E. 清蛋白

25. 血浆胶体渗透压最主要来自血浆的
26. 血浆晶体渗透压主要来自血浆的

（27~28题共用备选答案）
A. $(4\sim10)\times10^9/L$
B. $(100\sim300)\times10^9/L$
C. $(1.0\sim3.0)\times10^{12}/L$
D. $(3.8\sim4.6)\times10^{12}/L$
E. $(4.5\sim5.5)\times10^{12}/L$

27. 正常人安静时血液中的白细胞计数是
28. 正常成年女性红细胞计数是

（29~30题共用备选答案）
A. 20%~35%
B. 37%~48%
C. 40%~50%
D. 50%~60%
E. 60%~70%

29. 正常成年男性血细胞比容是
30. 正常成年女性血细胞比容是

（31~33题共用备选答案）
A. 红细胞膜上含A凝集原、血清中含抗A凝集素
B. 红细胞膜上含B凝集原、血清中含抗B凝集素
C. 红细胞膜上含A凝集原、血清中含抗B凝集素
D. 红细胞膜上含B凝集原、血清中含抗A凝集素
E. 红细胞膜上同时含有A和B两种凝集原，血清中无凝集素

31. A型血
32. B型血
33. AB型血

第四章 血液循环

【A_1 型题】

1. 在影响动脉血压的诸因素中，搏出量增多而其他因素不变时，脉压增大的主要原因是
A. 收缩压、舒张压均降低
B. 收缩压、舒张压均升高
C. 收缩压升高，舒张压降低
D. 收缩压降低，舒张压变化不大
E. 收缩压升高，舒张压变化不大

2. 心动周期的等容收缩期时
A. 心房压<心室压
B. 心房压>心室压
C. 主动脉压<心室压
D. 心房压>动脉压
E. 主动脉压=心室压

3. 主动脉瓣关闭发生于
A. 快速射血期开始时
B. 快速充盈期开始时
C. 等容舒张期开始时
D. 等容收缩期开始时
E. 减慢充盈期开始时

4. 一般情况下，影响舒张压最主要的因素是
A. 每搏输出量
B. 心率
C. 大动脉管壁弹性
D. 外周阻力
E. 循环血量

5. 心室肌细胞动作电位2期复极的离子基础是
A. Na^+内流、K^+外流
B. K^+外流、Cl^-内流
C. K^+外流、Ca^{2+}内流
D. Na^+外流、K^+内流
E. K^+内流、Ca^{2+}内流

6. 心室肌细胞动作电位1期复极

主要是由于

A. K^+外流

B. Cl^-内流

C. Na^+内流

D. Ca^{2+}内流

E. K^+内流

7. 决定和影响传导性的主要因素是

A. 0期去极速度和幅度

B. 4期自动去极速度

C. 阈电位水平

D. 最大复极电位水平

E. 平台期时程

8. 自律细胞与非自律细胞的区别是

A. 1期去极的快慢

B. 1期复极的快慢

C. 2期复极的快慢

D. 3期复极的快慢

E. 4期自动去极的有无

9. 窦房结是心脏正常起搏点的原因是

A. 静息电位仅-70mV

B. 阈电位为-40mV

C. 0期去极速度快

D. 没有明显的平台期

E. 4期去极速率快

10. 用于分析比较不同个体心功能的常用指标是

A. 每分输出量

B. 心指数

C. 射血分数

D. 心脏做功量

E. 心力贮备

11. 一般情况下，收缩压的高低主要反映

A. 心脏每搏输出量

B. 外周阻力

C. 心率

D. 主动脉管壁弹性

E. 循环血量

12. 房室瓣关闭主要是由于

A. 心房收缩

B. 心室收缩

C. 乳头肌收缩

D. 房-室压差下降

E. 心房压力下降

13. 由平卧位突然站立，静脉回心血量减少，每搏输出量减少、动脉血压降低，是由于下列哪项引起

A. 等长调节

B. 异长调节

C. 心室后负荷增大

D. 心交感神经兴奋

E. 心迷走神经兴奋

14. 心室期前收缩后出现代偿间歇的原因是

A. 期前兴奋有自己的有效不应期

B. 窦房结少产生一次兴奋

C. 期前收缩的舒张期长

D. 心肌细胞需要充分恢复

E. 期前兴奋落于有效不应期内

15. 引起心室肌细胞动作电位0期除极的主要离子是

A. Na^+

B. Cl^-

C. Ca^{2+}

D. K^+

E. Mg^{2+}

16. 心排血量是

A. 心脏每搏动一次所泵出的血量

B. 左、右心室输出的总血液量

C. 每分钟左心室所泵出的血量

D. 心房进入心室的血量

E. 每分钟两心房进入心室的血量

17. 关于心排血量的叙述错误的是

A. 左心室大于右心室

B. 等于搏出量乘以心率

C. 动脉血压可影响心排血量

D. 随机体代谢需要而增加

E. 与静脉回心血量保持动态平衡

18. 心室肌的后负荷指

A. 舒张末期容积

B. 射血期心室内压

C. 等容收缩期心室内压

D. 大动脉血压

E. 右心房压力

19. 心室肌细胞动作电位的锋电位由哪部分形成

A. 0期去极和4期自动去极

B. 1期复极和2期复极

C. 0期去极和1期复极

D. 2期复极和3期复极

E. 0期去极至3期复极

20. 心室肌细胞动作电位的主要特征是

A. 0期除极迅速

B. 1期复极化快

C. 有缓慢的2期平台

D. 有快速的3期复极化

E. 有4期自动除极

21. 下列哪种情况下，可使心排血量增加

A. 心迷走神经兴奋时

B. 颈动脉窦压力升高时

C. 动脉血压升高时

D. 使用去甲肾上腺素时

E. 使用肾上腺素时

22. 心室肌的初长可用下列何者来间接表示

A. 等容收缩期容积或压力

B. 等容舒张期容积或压力

C. 舒张末期容积或压力

D. 舒张末期主动脉压

E. 快速充盈期容积或压力

23. 动脉血压升高时能引起

A. 窦神经传入冲动增加

B. 主动脉神经传入冲动减少

C. 心迷走中枢兴奋

D. 交感缩血管中枢兴奋

E. 心交感中枢兴奋

24. 衡量自律性高低的指标是

A. 阈强度

B. 兴奋性

C. 不应期

D. 4期自动去极速度

E. 绝对不应期

25. 心室肌细胞动作电位各时期的跨膜电位变化不包括

A. 0期去极

B. 1 期复极
C. 2 期平台期
D. 3 期复极
E. 4 期自动去极

26. 儿茶酚胺对心肌细胞的作用主要是
A. 增加 K^+通道的通透性
B. 增加 Na^+通道的通透性
C. 增加 Ca^{2+}和 K^+的通透性
D. 降低 K^+通道的通透性
E. 增加 Ca^{2+}通道的通透性

27. 心迷走神经末梢释放的递质作用于心肌细胞膜上的受体是
A. N 受体
B. M 受体
C. α 受体
D. $β_1$受体
E. $β_2$受体

28. 心指数是指下列哪项计算的心排血量
A. 单位体重
B. 单位年龄
C. 单位身高
D. 单位体表面积
E. 单位能量代谢率

29. 在等容舒张期，心脏各瓣膜的功能状态是
A. 房室瓣关闭，动脉瓣开放
B. 房室瓣开放，动脉瓣关闭
C. 房室瓣关闭，动脉瓣关闭
D. 房室瓣开放，动脉瓣开放
E. 二尖瓣关闭，三尖瓣开放

30. 动物实验时，暂时夹闭双侧颈总动脉可使
A. 压力感受器传入冲动增多
B. 颈动脉体受刺激减弱
C. 迷走神经中枢兴奋
D. 交感中枢和交感缩血管中枢抑制
E. 血压升高

31. 体循环中血流阻力主要来自
A. 小动脉
B. 微动脉
C. 小动脉和微动脉
D. 微静脉
E. 静脉

32. 心肌细胞可分为快反应细胞和慢反应细胞，主要是根据动作电位的
A. 0 期去极速度
B. 1 期复极速度
C. 平台期复极速度
D. 3 期复极速度
E. 4 期自动去极速度

33. 心室肌有效不应期的长短主要取决于
A. 动作电位 0 期去极的速度
B. 动作电位 1 期的长短
C. 动作电位 2 期的长短
D. 动作电位 3 期的长短
E. 阈电位水平的高低

34. 在心动周期中，占时间最长的是
A. 心房收缩期
B. 等容收缩期
C. 等容舒张期
D. 充盈期
E. 射血期

35. 心动周期中左心室容积最大的时期是
A. 快速射血期末
B. 快速充盈期末
C. 减慢充盈期末
D. 减慢射血期末
E. 心房收缩期末

36. 心脏正常起搏点位于
A. 窦房结
B. 房室交界区
C. 心房
D. 心室末梢浦肯野纤维网
E. 心室

37. 主动脉瓣关闭主要由于
A. 乳头肌收缩
B. 瓣膜肌收缩
C. 心房肌收缩
D. 心室肌收缩
E. 心室舒张引起室内压下降

38. 心迷走神经末梢释放的递质是
A. 肾上腺素
B. 去甲肾上腺素
C. 胆碱
D. 乙酰胆碱
E. 组胺

39. 心室肌细胞有效不应期相当于
A. 收缩期
B. 舒张期
C. 收缩期+舒张早期
D. 收缩期+舒张期
E. 舒张晚期

40. 心室肌细胞不具有哪种生理特性
A. 兴奋性
B. 自律性
C. 传导性
D. 收缩性
E. 有效不应期长

41. 减压反射的生理意义是
A. 减弱心血管的活动
B. 降低动脉血压
C. 是动脉血压的负反馈调节
D. 是动脉血压的自身调节
E. 维持动脉血压相对稳定

42. 肾上腺素不具有下列哪种作用
A. 心肌收缩力增强
B. 心率加快
C. 内脏、皮肤血管收缩
D. 骨骼肌血管舒张
E. 组织液生成减少

43. 心室肌细胞动作电位复极期内，只有强刺激才能引起兴奋的那段时间称作
A. 有效不应期
B. 相对不应期
C. 超常期
D. 低常期
E. 绝对不应期

44. 心肌不产生完全强直收缩的原因是心肌
A. 为功能合胞体
B. 有自律性
C. 肌质网不发达
D. 呈全或无收缩
E. 有效不应期特别长

45. 窦房结细胞动作电位 0 期去极的离子基础是
A. Ca^{2+}内流
B. Na^+内流
C. K^+内流

D. Ca^{+}外流
E. K^{+}外流

46. 心肌兴奋性变化的特点是
A. 绝对不应期短
B. 有效不应期特别长
C. 相对不应期短
D. 超常期特别长
E. 低常期特别长

47. 心肌的异长调节是改变何种因素来调节心脏泵血功能的
A. 肌质游离 Ca^{2+} 浓度
B. 肌小节的初长度
C. 心肌收缩能力
D. 横桥连结数目
E. 横桥 ATP 酶活性

48. 当正常人心率超过 180 次/分时，心排血量减少的原因主要是以下哪一时相缩短
A. 心房收缩期
B. 等容收缩期
C. 减慢射血相
D. 快速充盈相
E. 减慢充盈相

【A_2 型题】

49. 男性，65 岁。急性前壁心肌梗死 3 小时。既往有高血压、糖尿病病史。平时血压（140～150）/（70～80）mmHg。查体：血压 90/70mmHg，双肺呼吸音清，心率 85 次/分，律齐。该患者血压降低的最可能原因是
A. 外周阻力降低
B. 心率降低
C. 主动脉壁硬化
D. 心脏每搏输出量降低
E. 大动脉弹性降低

【B_1 型题】

（50～52 题共用备选答案）
A. 收缩压升高，舒张压降低
B. 主要为舒张压升高
C. 主要为收缩压升高
D. 收缩压与舒张压均升高
E. 收缩压降低，舒张压升高

50. 严重甲状腺功能亢进症患者的动脉血压变化特点是
51. 正常老年人动脉血压的生理性变化特点是
52. 以小动脉硬化为主的患者动脉血压变化特点是

（53～54 题共用备选答案）
A. 等容收缩期
B. 快速射血期
C. 减慢射血期
D. 等容舒张期
E. 快速充盈期

53. 左心室压上升速率最快是在
54. 左心室压下降速率最快是在

（55～58 题共用备选答案）
A. Na^{+}内流
B. K^{+}外流
C. Cl^{-}内流
D. Ca^{2+}内流
E. Ca^{2+}外流

55. 心室肌细胞静息电位的形成是由于
56. 心肌快反应细胞动作电位 0 期去极化的形成是由于
57. 心肌慢反应细胞动作电位 0 期去极化的形成是由于
58. 心肌细胞动作电位 1 期复极的形成是由于

（59～60 题共用备选答案）
A. 快反应自律细胞
B. 慢反应自律细胞
C. 快反应非自律细胞
D. 慢反应非自律细胞
E. 过渡细胞

59. 心室肌细胞属于
60. 窦房结 P 细胞属于

（61～64 题共用备选答案）
A. 收缩压
B. 舒张压
C. 脉压
D. 平均动脉压
E. 循环系统平均充盈压

61. 在一个心动周期中，主动脉血压达到的最高值称为
62. 在一个心动周期中，主动脉血压达到的最低值称为
63. 一个心动周期中的血压波动范围称为
64. 血液循环停止后血液对血管壁的侧压称为

（65～67 题共用备选答案）
A. 收缩压升高
B. 舒张压升高
C. 收缩压和舒张压升高幅度相同
D. 收缩压降低，舒张压升高
E. 收缩压升高，舒张压降低

65. 外周阻力和心率不变而每搏输出量增大时
66. 每搏输出量和外周阻力不变而心率加快时
67. 老年人动脉硬化时

（68～70 题共用备选答案）
A. Ca^{2+}内流
B. Cl^{-}内流
C. Na^{+}泵离子流
D. Na^{+}内流
E. K^{+}外流

68. 心室肌细胞 1 期动作电位的主要离子流是
69. 心室肌细胞 3 期动作电位的主要离子流是
70. 心室肌细胞 4 期动作电位的主要离子流是

第五章 呼 吸

【A_1 型题】

1. $PaCO_2$ 升高时引起呼吸加深加快，接受刺激的主要部位是
   A. 主动脉体和颈动脉体
   B. 颈动脉体和主动脉弓
   C. 颈动脉窦和主动脉体
   D. 主动脉弓和颈动脉窦
   E. 中枢化学感受器
2. 外呼吸指
   A. 肺与血液的气体交换
   B. 外界环境与气道间气体交换
   C. 肺毛细血管血液与外界环境间气体交换
   D. 外界 O_2 进入肺的过程
   E. 体内 CO_2 出肺的过程
3. 肺换气时气体通过的部位是
   A. 支气管
   B. 细支气管
   C. 肺泡壁
   D. 肺泡小管
   E. 呼吸膜
4. 肺通气的原动力是
   A. 呼吸运动
   B. 胸内压的变化
   C. 肋间内肌与外肌的收缩
   D. 胸内压与肺内压之差
   E. 肺内压与大气压之差
5. 每分钟肺泡通气量等于
   A. 潮气量×呼吸频率
   B. 肺通气量的1/2
   C. (潮气量-生理无效腔)×呼吸频率
   D. 功能余气量
   E. (肺通气量-生理无效腔)×呼吸 频率
6. 肺泡内压在下列哪一呼吸时相中与大气压相等
   A. 呼气初与呼气末
   B. 吸气初与吸气末
   C. 吸气初与呼气末
   D. 吸气末与呼气末
   E. 吸气初与呼气初
7. CO_2 在血液中运输的主要形式是
   A. 和水结合形成碳酸
   B. 形成碳酸氢盐
   C. 形成一氧化碳血红蛋白
   D. 形成氨基甲酸血红蛋白
   E. 物理溶解
8. O_2在血液中主要是和哪种蛋白结合来运输的
   A. 血浆蛋白
   B. 清蛋白
   C. 肌红蛋白
   D. 血红蛋白
   E. 纤维蛋白
9. 正常成人时间肺活量第1秒末呼出气量占肺活量的百分比是
   A. 60%
   B. 63%
   C. 80%
   D. 96%
   E. 99%
10. 最大吸气后，从肺内所能呼出的最大气量称为
   A. 肺总量
   B. 深吸气量
   C. 补呼气量
   D. 时间肺活量
   E. 肺活量
11. 决定每分钟肺泡通气量的因素是
   A. 呼吸频率与无效腔的大小
   B. 余气量的多少
   C. 肺活量
   D. 潮气量的大小
   E. 呼吸频率，潮气量与无效腔的大小
12. 正常成年人安静时的肺通气/血流比值为
   A. 0.048
   B. 0.084
   C. 0.24
   D. 0.48
   E. 0.84
13. 有关胸内压的叙述，错误的是
   A. 一般情况下是负压
   B. 胸内压 = 肺内压 - 肺回缩力
   C. 胸内负压有利于静脉回流
   D. 使肺维持一定的扩张程度
   E. 产生气胸时负压增大
14. 维持胸膜腔内负压的必要条件是
   A. 呼吸道存在阻力
   B. 胸膜腔密闭
   C. 胸膜腔内有少量浆液
   D. 肺内压低于大气压
   E. 吸气肌收缩
15. 体内 CO_2分压最高的部位是
   A. 动脉血
   B. 静脉血
   C. 毛细血管血液
   D. 组织液
   E. 细胞内液
16. 让受试者先用力作深吸气，然后以最快的速度尽力呼出气体，分别测量第1、2、3秒末的呼出气量，计算其占肺活量的百分数，分别称为第1、2、3秒的
   A. 肺活量
   B. 用力肺活量
   C. 用力呼气量
   D. 深吸气量
   E. 最大通气量
17. 呼吸频率从12次/分增加到24次/分，潮气量从500ml减少到250ml，则
   A. 肺通气量增加
   B. 肺泡通气量增加
   C. 肺泡通气量不变
   D. 肺通气量减少
   E. 肺泡通气量减少
18. 设某人的肺通气量为7500ml/min，呼吸频率为

20 次/分，无效腔容量为 125ml，每分肺血流量为 5L，它的通气/血流比值应是
A. 0.7
B. 0.8
C. 0.9
D. 1.0
E. 1.1

19. 决定肺部气体交换方向的最主要因素是
A. 气体溶解度
B. 气体分压差
C. 气体分子量大小
D. 呼吸膜通透性
E. 气体和血红蛋白的亲和力

20. 肺的通气/血流比值反映肺部气体交换时气泵和血泵的匹配情况。如果通气/血流比值增大，说明出现
A. 肺内气体交换障碍
B. 解剖无效腔增大
C. 肺泡无效腔增大
D. 解剖动静脉短路
E. 功能性动静脉短路

21. 下列有关肺泡表面活性物质生理作用的叙述，哪项错误
A. 降低肺泡表面张力
B. 稳定肺泡内压
C. 维持肺泡于适当的扩张状态
D. 维持肺的回缩力
E. 阻止血管内水分滤入肺泡

22. 关于胸膜腔负压生理意义的叙述，错误的是
A. 保持肺的扩张状态
B. 有利于静脉回流
C. 维持正常肺通气
D. 使中心静脉压升高
E. 胸膜腔负压消失可导致肺塌陷

【A_2 型题】

23. 女，20 岁。咳嗽、胸闷 1 周。查体：右下肺呼吸音消失。胸部 X 线片示右侧大量胸腔积液。该患者肺通气功能检查最不可能出现的结果是
A. 一秒量下降
B. 用力肺活量下降
C. 残气量下降
D. 肺总量下降
E. 一秒率下降

【B_1 型题】

（24~26 题共用备选答案）
A. 肺泡表面活性物质
B. 肺泡表面液体薄层
C. 肺泡上皮细胞
D. 间质
E. 毛细血管基膜和内皮细胞

24. 肺泡表面张力来自
25. 肺泡Ⅱ型上皮细胞分泌
26. 气体交换时肺泡内氧首先通过

（27~28 题共用备选答案）
A. 潮气量
B. 肺活量
C. 时间肺活量
D. 通气/血流比值
E. 肺扩散容量

27. 测定肺换气效率较好指标是
28. 测定肺通气效率较好指标是

（29~32 题共用备选答案）
A. 余气量
B. 肺活量
C. 功能余气量
D. 用力肺活量
E. 肺泡通气量

29. 呼吸肌完全松弛时的肺容量等于
30. 每分钟吸入肺泡的新鲜空气量是
31. 用力最大吸气，尽力、快速呼气所能呼出的气体量
32. 对肺泡气中的 O_2 和 CO_2 分压变化起缓冲作用的是

第六章 消化和吸收

【A_1 型题】

1. 关于胃酸的生理作用，下列哪项错误
A. 激活胃蛋白酶原，提供酸性环境
B. 使食物中的蛋白变性，易于分解
C. 杀菌
D. 促进维生素 B_{12} 吸收
E. 盐酸进入小肠，促进胰液、胆汁等的分泌

2. 促进胃排空的主要因素是
A. 大量食物入胃的机械和化学刺激
B. 十二指肠内的酸性刺激
C. 十二指肠内的脂肪增加
D. 十二指肠内的渗透压增高
E. 食糜进入十二指肠的机械和化学刺激

3. 关于胃液分泌的描述错误的是
A. 壁细胞分泌盐酸
B. 主细胞分泌胃蛋白酶
C. 黏液细胞分泌糖蛋白
D. 幽门腺分泌糖蛋白
E. 内因子是壁细胞分泌的

4. 分泌促胃液素的主要部位是
A. 胃体
B. 胃窦和十二指肠
C. 十二指肠
D. 空肠
E. 回肠

5. 胆汁中与消化有关最重要的物质是
A. 消化酶
B. 胆盐
C. 卵磷脂
D. 胆色素
E. 脂肪酸

6. 能促进维生素 B_{12} 吸收的物质是
A. 胃蛋白酶
B. HCl

C. 碳酸氢盐
D. 内因子
E. 黏液

7. 消化吸收最主要的部位是
A. 胃
B. 十二指肠
C. 小肠
D. 大肠
E. 食管

8. 下列食物在胃中排空速度由快到慢依次是
A. 蛋白质、脂肪、糖
B. 脂肪、糖、蛋白质
C. 糖、蛋白质、脂肪
D. 蛋白质、糖、脂肪
E. 糖、脂肪、蛋白质

9. 下列备选答案中胆汁中不含有的物质是
A. 消化酶
B. 胆盐
C. 卵磷脂
D. 胆色素
E. 胆固醇

10. 对于保护胃黏膜具有重要作用的物质基础是
A. 胃蛋白酶
B. 内因子
C. 水分
D. 黏液-碳酸氢盐屏障
E. 无机离子

11. 泌酸腺壁细胞可分泌
A. 内因子
B. 胃蛋白酶
C. 促胃液素
D. 缩胆囊素
E. 抑胃肽

12. 在所有的消化液中最重要的是
A. 唾液
B. 胃液
C. 胆汁
D. 胰液
E. 小肠液

13. 调节胰液分泌的神经体液因素不包括
A. 迷走神经兴奋
B. 促胃液素
C. 促胰液素
D. 支配胰的内脏大神经
E. 血管活性肠肽

14. 小肠特有的以环行肌舒缩为主的节律性运动形式是
A. 蠕动
B. 蠕动冲
C. 紧张性收缩
D. 分节运动
E. 容受性舒张

15. 交感神经对胃肠运动与分泌的作用是
A. 胃肠运动增强，分泌抑制
B. 胃肠运动及分泌均抑制
C. 胃肠运动及分泌均增强
D. 胃肠运动抑制，分泌增强
E. 胃肠内的括约肌抑制

16. 支配消化道的副交感神经兴奋时，下述哪一种活动不增强
A. 胃液分泌
B. 胰液分泌
C. 胃运动
D. 小肠运动
E. 支配消化道的交感神经活动

17. 行胃大部切除的患者不会发生的功能变化是
A. 胃蛋白酶原的分泌减少
B. 胰液中 HCO_3^- 分泌减少
C. 铁的吸收减少
D. 食物蛋白的消化减弱
E. 维生素 B_{12} 的吸收减少

18. 胃液中激活胃蛋白酶原、促进铁的吸收的成分是
A. HCl
B. 内因子
C. 黏液
D. 碳酸氢盐
E. 维生素 B_{12}

19. 小肠是吸收的最主要部位。这主要与小肠的哪项特点有关
A. 长度长
B. 肠壁厚
C. 通透性高
D. 面积大
E. 消化酶多

20. 以下哪一项不是促胃液素的主要生理功能
A. 促进胃酸分泌
B. 刺激消化道黏膜生长
C. 促进胃肠运动
D. 抑制食管-胃括约肌
E. 提高幽门泵的活动

【B_1 型题】

（21~22 题共用备选答案）
A. 胃
B. 十二指肠
C. 空肠
D. 回肠
E. 结肠

21. 胆盐的主要吸收部位是
22. 维生素 B_{12} 的主要吸收部位是

（23~25 题共用备选答案）
A. 壁细胞分泌
B. 主细胞分泌
C. S 细胞分泌
D. I 细胞分泌
E. G 细胞分泌

23. 内因子由
24. 盐酸由
25. 胃蛋白酶原由

（26~28 题共用备选答案）
A. 水少，盐和酶多
B. 水多，盐和酶少
C. 水少，酶少，盐多
D. 水多，盐多，酶少
E. 水少，盐少，酶多

26. 迷走神经兴奋引起胰液分泌特点是
27. 促胰液素引起胰液分泌特点是
28. 缩胆囊素引起胰液分泌特点是

（29~30 题共用备选答案）
A. 唾液
B. 胃液
C. 胆汁
D. 胰液
E. 小肠液

29. 含消化酶种类最多的消化液是
30. 对脂肪消化力最强的是

第七章　能量代谢和体温

【A_1 型题】

1. 发挥体温调定点作用的中枢部位在
   A. 脑干网状结构
   B. 下丘脑弓状核
   C. 丘脑特异感觉接替核
   D. 视前区-下丘脑前部
   E. 延髓下部薄、楔束核
2. 人体的主要散热部位是
   A. 皮肤
   B. 呼吸道
   C. 消化道
   D. 肺循环
   E. 泌尿道
3. 在常温下，机体散热的主要机制是
   A. 辐射
   B. 蒸发
   C. 出汗
   D. 不感蒸发
   E. 传导
4. 寒冷时，机体增加产热量的主要方式是
   A. 寒战
   B. 甲状腺素释放量增加
   C. 肾上腺素释放量增加
   D. 去甲肾上腺素释放量增加
   E. 球管平衡
5. 剧烈运动状态，产热量最多的组织是
   A. 脑和脊髓
   B. 内脏
   C. 骨骼肌
   D. 甲状腺
   E. 肾上腺
6. 体温昼夜变化的特点是
   A. 昼夜间呈现周期性波动
   B. 清晨及午后体温均较高
   C. 傍晚体温最低
   D. 波动幅度在2℃以上
   E. 体温波动与生物钟无关
7. 炎热环境中（30℃以上），机体维持体热平衡是通过
   A. 增加有效辐射面积
   B. 增加皮肤与环境之间的温度差
   C. 交感神经紧张性增加
   D. 发汗及增加皮肤血流量
   E. 发汗及减少皮肤血流量
8. 正常人的腋窝温、口腔温和直肠温按温度由高至低排列顺序为
   A. 口腔温，腋窝温，直肠温
   B. 腋窝温，口腔温，直肠温
   C. 口腔温，直肠温，腋窝温
   D. 直肠温，腋窝温，口腔温
   E. 直肠温，口腔温，腋窝温
9. 影响皮肤辐射散热的主要因素是
   A. 环境温度
   B. 皮肤温度
   C. 机体与环境之间的温差
   D. 风速
   E. 环境的湿度
10. 体温调节中枢主要位于
    A. 脊髓
    B. 延髓
    C. 丘脑下部
    D. 小脑
    E. 大脑皮质
11. 某患者突起畏寒、寒战，体温39℃，这种体温升高是由于
    A. 产热中枢抑制
    B. 散热中枢兴奋
    C. 皮肤血管收缩
    D. 调定点上调
    E. 体温调节功能障碍
12. 下列哪项不影响体温的生理变动
    A. 昼夜变动
    B. 性别差异
    C. 情绪变化
    D. 年龄差异
    E. 体重差异
13. 下列哪种激素不增加机体产热
    A. 甲状腺激素
    B. 孕激素
    C. 雌激素
    D. 肾上腺素
    E. 去甲肾上腺素
14. 基础代谢率低于正常范围的疾患是
    A. 中暑
    B. 垂体性肥胖症
    C. 库欣综合征
    D. 糖尿病
    E. 白血病
15. 临床上测定基础代谢率，主要用来判断哪个器官的功能
    A. 甲状腺
    B. 肾上腺
    C. 胰腺
    D. 心脏
    E. 肝脏
16. 基础代谢率的正常范围是不超过正常平均值的
    A. ±5%～±10%
    B. 0～±5%
    C. ±10%～±15%
    D. ±20%～±30%
    E. ±30%～±40%

【B_1 型题】

（17～19题共用备选答案）
A. 辐射散热
B. 对流散热
C. 传导散热
D. 蒸发散热
E. 传导和蒸发散热

17. 给高热患者使用冰帽的散热方式属于
18. 用酒精给高热患者擦浴的散热方式属于
19. 通过游泳使机体散热的方式属于

（20～21题共用备选答案）
A. 身高
B. 体重

C. 体表面积
D. 心排血量
E. 年龄
20. 与基础代谢率成正比的是
21. 与基础代谢率几乎呈反比的是

第八章　尿的生成和排出

【A_1型题】

1. 大量出汗时尿量减少，主要原因是
A. 血浆胶体渗透压升高，导致肾小球滤过减少
B. 血浆晶体渗透压升高，引起ADH分泌增多
C. 肾素-血管紧张素系统活动增强，可引起醛固酮分泌增多
D. 交感神经兴奋，引起肾小球滤过减少
E. 血容量减少，导致肾小球滤过减小
2. 肾功能的重要生理意义是
A. 排泄代谢终产物
B. 调节水、盐代谢
C. 维持酸碱平衡
D. 产生生物活性物质
E. 维持机体内环境相对稳定
3. 正常情况下不能通过肾小球滤过膜的物质是
A. Na^+
B. 氨基酸
C. 甘露醇
D. 葡萄糖
E. 血浆清蛋白
4. 正常终尿约占肾小球超滤液量的
A. 1%
B. 5%
C. 10%
D. 15%
E. 20%
5. 下列情况中，能引起肾小球滤过率减少的是
A. 血浆胶体渗透压减低
B. 血浆胶体渗透压升高
C. 血浆晶体渗透压降低
D. 血浆晶体渗透压升高
E. 肾小球毛细血管血压升高
6. 原尿的成分
A. 和终尿近似
B. 比终尿多葡萄糖
C. 比终尿多Na^+、K^+
D. 比血浆少葡萄糖
E. 比血浆少蛋白质
7. 滤过分数指
A. 肾小球滤过率/肾血浆流量
B. 肾血浆流量/肾血流量
C. 肾血流量/肾血浆流量
D. 肾小球滤过率/肾血流量
E. 肾血流量/心排血量
8. 肾小球滤过率指
A. 每侧肾脏每分钟生成的原尿量
B. 每分钟两肾生成的超滤液量
C. 每分钟两肾生成的尿的总量
D. 每分钟每侧肾脏通过的血浆量
E. 每分钟每侧肾脏的血浆滤过量
9. 正常成年人的肾小球滤过率约为
A. 100ml/min
B. 125ml/min
C. 250ml/min
D. 1L/min
E. 180L/min
10. 各段肾小管比较，重吸收量居首位的是
A. 近球小管
B. 髓袢降支细段
C. 髓袢升支细段
D. 远曲小管
E. 集合管
11. 葡萄糖重吸收的部位主要在
A. 近球小管
B. 髓袢细段
C. 远曲小管和集合管
D. 髓袢降支粗段
E. 髓袢升支粗段
12. 水重吸收的量最多的部位是
A. 肾小囊
B. 近球小管
C. 髓袢
D. 远曲小管
E. 集合管
13. 决定尿量多少最关键的部位是
A. 肾小囊
B. 近曲小管
C. 髓袢升支
D. 髓袢降支
E. 远曲小管和集合管
14. 大量饮水引起尿量增多，主要是由于
A. ADH分泌减少
B. 滤过率增加
C. 醛固酮分泌减少
D. 肾素分泌减少
E. 肾血流量下降
15. ADH主要由何处合成
A. 腺垂体
B. 神经垂体
C. 下丘脑视上核
D. 下丘脑室旁核
E. 肾脏
16. ADH释放的有效刺激主要是
A. 血浆晶体渗透压降低
B. 血浆晶体渗透压升高
C. 血浆胶体渗透压升高
D. 血浆胶体渗透压降低
E. 循环血量增加
17. ADH可以调节
A. 近曲小管对水的重吸收
B. 髓袢降支粗段对水的重吸收
C. 髓袢细段对水的重吸收
D. 髓袢升支粗段对水的重

吸收
E. 远曲小管和集合管对水的重吸收
18. 患者经抗肿瘤治疗后尿检发现大量葡萄糖和氨基酸，推测其肾单位受损部位是
A. 近端小管
B. 集合管
C. 肾小球
D. 远端小管
E. 髓袢升支粗段
19. 与肾小球滤过作用无关的因素是
A. 肾血浆流量
B. 有效滤过压
C. 滤过膜面积
D. 滤过通透性
E. 肾髓质渗透压梯度
20. 下列哪项与尿的生成过程无关
A. 肾小球的滤过
B. 肾小管与集合管的重吸收
C. 肾小管与集合管的排泄
D. 肾小管与集合管的分泌
E. 输尿管的蠕动
21. 动脉血压在多大范围内变动时，肾小球毛细血管压和肾血流量保持相对恒定
A. 40～100 mmHg
B. 50～140 mmHg
C. 60～120 mmHg
D. 80～180 mmHg
E. 180～220 mmHg

【B_1 型题】

（22～25 题共用备选答案）
A. 100ml/24h 以下
B. 100～500ml/24h
C. 1000～2000ml/24h
D. 2000～2500ml/24h
E. 2500ml/24h 以上
22. 正常人尿量为
23. 多尿指尿量长期保持在
24. 少尿指尿量为
25. 无尿指尿量为
（26～28 题共用备选答案）
A. 水利尿
B. 渗透性利尿
C. 尿崩症
D. 尿失禁
E. 尿潴留
26. 一次饮大量清水导致尿量增多称
27. 静脉滴注甘露醇引起
28. 糖尿病患者多尿属于
（29～30 题共用备选答案）
A. 近端小管
B. 髓袢降支细段
C. 髓袢升支细段
D. 髓袢升支粗段
E. 远曲小管和集合管
29. 小管液重吸收率与肾小球滤过率具有等比关系的部位是
30. 水的重吸收量不多但可被调节的部位是
（31～35 题共用备选答案）
A. 主动重吸收
B. 被动重吸收
C. 主动重吸收+被动重吸收
D. 直接重吸收
E. 间接重吸收
31. 肾小管对水的重吸收属于
32. 肾小管对 Cl^- 的重吸收属于
33. 肾小管对 Na^+ 的重吸收属于
34. 肾小管对 K^+ 的重吸收属于
35. 肾小管对葡萄糖和氨基酸的重吸收属于

第九章　神经系统的功能

【A_1 型题】

1. 优势半球是指
A. 体积较大的一侧半球
B. 运动发达的一侧半球
C. 与语言功能相关的一侧半球
D. 右侧半球
E. 与思维逻辑相关的一侧半球
2. 维持躯体姿势的最基本方式是
A. 屈肌反射
B. 对侧伸肌反射
C. 腱反射
D. 肌紧张反射
E. 翻正反射
3. 快速牵拉肌肉时发生的牵张反射是使
A. 受牵拉的肌肉发生收缩
B. 同一关节的协同肌抑制
C. 同一关节的拮抗肌兴奋
D. 其他关节的肌肉也收缩
E. 伸肌和屈肌同时收缩
4. 反射弧中，哪个环节最易疲劳
A. 中枢
B. 感受器
C. 效应器
D. 传入神经纤维
E. 传出神经纤维
5. 屈肌反射和腱反射
A. 感受器相同
B. 引起反射的刺激的性质相同
C. 前者的效应器为屈肌，后者主要为伸肌
D. 都是短暂的反射活动
E. 都能引起肢体的位相性运动
6. 在突触传递过程中，引起递质释放的关键因素是
A. 兴奋传到神经末梢
B. 突触前膜发生去极化
C. Ca^{2+}进入突触前末梢
D. 前膜内轴浆黏度的高低
E. 前膜内侧负电位的大小
7. 支配心脏的交感神经所释放的递质是
A. 肾上腺素
B. 去甲肾上腺素
C. 多巴胺
D. GABA

E. 乙酰胆碱

8. 交感神经节后纤维释放的递质是
A. ACh
B. NE
C. 5-HT
D. DA
E. 多数为 NE，少数为 ACh

9. 儿茶酚胺类递质包括
A. 肾上腺素和去甲肾上腺素
B. 肾上腺素、去甲肾上腺素和 5-羟色胺
C. 肾上腺素、去甲肾上腺素和多巴胺
D. 肾上腺素和多巴胺
E. 多巴胺和 5-羟色胺

10. 下列哪项属于胆碱受体
A. M、α
B. M、β
C. M、α_1 和 β_1
D. M、α_2、β_2
E. M、N_1 和 N_2

11. 兴奋性突触后电位是由于突触后膜提高了对下列哪些离子的通透性而引起的
A. Cl^-、Na^+，尤其是 Cl^-
B. Na^+、K^+，尤其是 Na^+
C. K^+、Na^+，尤其是 K^+
D. Ca^{2+}、Na^+，尤其是 Ca^{2+}
E. Ca^{2+}、Na^+，尤其是 Na^+

12. 条件反射的特点是
A. 先天遗传而获得
B. 一种初级的神经活动
C. 种族共有的反射
D. 后天训练而建立
E. 反射弧固定不变

13. 人类区别于动物的最主要特征是
A. 能形成条件反射
B. 有学习和记忆能力
C. 有第一信号系统
D. 有第一和第二信号系统
E. 对环境适应能力大

14. 人类小脑后叶中间带区受损时所特有的症状是
A. 肌张力降低
B. 腱反射增强
C. 静止性震颤
D. 意向性震颤
E. 眼震颤

15. 神经系统实现其调节功能的基本方式是
A. 正反馈与负反馈
B. 兴奋和抑制
C. 感受和处理信息
D. 条件反射与非条件反射
E. 记忆和思维

16. 特异性投射系统的特点是
A. 弥散投射到大脑皮质广泛区域
B. 点对点投射到大脑皮质特定区域
C. 上行激活系统是其主要结构
D. 改变大脑皮质兴奋状态是其主要功能
E. 对催眠药和麻醉药敏感

17. 关于儿茶酚胺与 α 受体结合后产生的效应，下列哪项错误
A. 血管收缩
B. 妊娠子宫收缩
C. 扩瞳肌收缩
D. 小肠平滑肌收缩
E. 竖毛肌收缩

18. 突触前抑制的特点是
A. 突触前膜超极化
B. 潜伏期长，持续时间长
C. 突触前轴突末梢释放抑制性递质
D. 突触后膜的兴奋性降低
E. 通过轴突-树突突触结构的活动来实现

19. 脊休克产生的原因是
A. 损伤性刺激对脊髓的抑制作用
B. 脊髓中的反射中枢被破坏
C. 脊髓失去了高位中枢的调节作用
D. 血压下降使脊髓缺血
E. 躯体感觉传入冲动受阻

20. 躯体运动神经末梢释放的递质是
A. 乙酰胆碱
B. 多巴胺
C. 去甲肾上腺素
D. 甘氨酸
E. 肾上腺素

21. 在完整的动物机体建立条件反射的关键步骤是
A. 存在无关刺激
B. 没有干扰刺激
C. 存在非条件刺激
D. 无关刺激与非条件刺激在时间上多次结合
E. 非条件刺激出现在无关刺激之前

22. 突触后电位包括兴奋性突触后电位和抑制性突触后电位。关于突触后电位的特征，下列哪项是错误的
A. 电位大小随刺激的强度改变
B. 有时间总和
C. 有空间总和
D. 是“全或无”的
E. 以电紧张方式扩布

23. 下列哪项属于副交感神经的作用
A. 瞳孔扩大
B. 糖原分解增加
C. 逼尿肌收缩
D. 骨骼肌血管舒张
E. 消化道括约肌收缩

24. 中枢神经系统内，兴奋的化学传递特征中，下列哪项是错误
A. 单向传递
B. 中枢延搁
C. 总和
D. 兴奋节律不变
E. 易受内环境条件改变的影响

25. 下列哪项不属于小脑的功能
A. 调节内脏活动
B. 维持身体平衡
C. 维持姿势
D. 协调随意运动
E. 调节肌紧张

26. 丘脑的非特异性投射系统的主要作用是
A. 引起触觉
B. 调节内脏活动

C. 引起牵涉痛
D. 维持睡眠状态
E. 维持大脑皮质的兴奋状态

27. 突触前抑制的产生是由于
A. 突触前轴突末梢超极化
B. 突触前轴突末梢去极化
C. 突触后膜的兴奋性发生改变
D. 突触前轴突末梢释放抑制性递质
E. 突触后神经元超极化

28. 脊髓突然被横断后，断面以下脊髓所支配的骨骼肌的紧张度
A. 增强，但能恢复正常
B. 降低，能恢复但与正常不同
C. 降低，但能恢复正常
D. 增强，但不能恢复正常
E. 基本不变

29. 突触后膜对哪些离子通透性增加引起抑制性突触后电位
A. K^+、Cl^-，尤其是K^+
B. Na^+、Cl^-，尤其是Na^+
C. K^+、Cl^-，尤其是Cl^-
D. Ca^{2+}、Cl^-，尤其是Ca^{2+}
E. Na^+、Cl^-，尤其是Cl^-

30. 去甲肾上腺素对心血管的作用主要是
A. 舒张血管
B. 升高血压
C. 心率加快
D. 强心
E. 增大脉压

31. 在整个反射弧中，最易出现疲劳的部位是
A. 感受器
B. 传入神经元
C. 反射中枢中的突触
D. 传出神经元
E. 效应器

32. 人类左侧大脑皮层在语言功能上占优势的现象是
A. 完全由遗传因素决定的
B. 2 岁前就已建立的
C. 与后天生活实践无关的
D. 出生前就已建立的
E. 与习惯用右手劳动有关的

33. 谈论梅子时引起唾液分泌是
A. 交感神经兴奋所致
B. 副交感神经兴奋所致
C. 第一信号系统的活动
D. 第二信号系统的活动
E. 非条件反射

【B_1 型题】

（34~39 题共用备选答案）
A. α 受体
B. β 受体
C. β_2受体
D. M 受体
E. N_1受体

34. 副交感神经节细胞膜上的受体为
35. 导致内脏血管收缩的肾上腺素受体为
36. 导致支气管平滑肌舒张的肾上腺素受体为
37. 导致冠状血管收缩的肾上腺素受体为
38. 受交感神经支配的汗腺上的受体为
39. 导致心肌收缩加强的肾上腺素受体为

（40~42 题共用备选答案）
A. 与身体平衡功能有关
B. 与调节肌紧张有关
C. 与调节随意运动有关
D. 与内脏运动有关
E. 与内脏感觉有关

40. 新小脑（皮质小脑）主要
41. 古小脑（前庭小脑）主要
42. 旧小脑（脊髓小脑）主要

（43~45 题共用备选答案）
A. 翻正反射
B. 防御反射
C. 牵张反射
D. 状态反射
E. 对侧伸肌反射

43. 腱反射是
44. 肌紧张是
45. 屈肌反射是

（46~48 题共用备选答案）
A. 去甲肾上腺素
B. 肾上腺素
C. 乙酰胆碱
D. 多巴胺
E. GABA

46. 心迷走神经末梢释放的递质是
47. 心交感神经末梢释放的递质是
48. 躯体运动神经释放的递质是

（49~53 题共用备选答案）
A. 六烃季铵
B. 十烃季铵
C. 筒箭毒
D. 酚妥拉明
E. 普萘洛尔

49. α 受体阻断药是
50. β 受体阻断药是
51. N_1受体阻断药是
52. N_2受体阻断药是
53. N 受体阻断药是

第十章 内 分 泌

【A_1 型题】

1. 因分泌不足而引起呆小症的激素是
A. 胰岛素
B. 生长激素
C. 生长抑素
D. 甲状旁腺素
E. 甲状腺素

2. 人幼年时缺乏哪种激素可导致侏儒症
A. 甲状腺激素

B. 生长激素
C. 胰岛素
D. 催乳素
E. 维生素 D_3

3. 下列关于甲状腺激素的作用，哪项错误
A. 增加组织耗氧量，促进产热
B. 促进婴幼儿脑和骨的发育
C. 引起黏液水肿
D. 增加糖原分解和糖异生
E. 提高神经系统的兴奋性

4. 下列含碘酪氨酸衍生物中哪种生物活性最强
A. T_4
B. γT_3
C. T_3
D. MIT
E. DIT

5. 对脑和长骨的发育最为重要的激素是
A. 生长素
B. 性激素
C. 促甲状腺激素
D. 甲状腺激素
E. 维生素 D_3

6. 影响神经系统发育最重要的激素
A. 生长素
B. 甲状腺激素
C. 糖皮质激素
D. 胰岛素
E. 性激素

7. 使血糖含量降低的激素是
A. 甲状腺激素
B. 胰高血糖素
C. 肾上腺素
D. 糖皮质激素
E. 胰岛素

8. 刺激胰岛素分泌的最主要因素是
A. 迷走神经兴奋
B. 促胃液素释放
C. 胰升糖素释放
D. 血糖浓度升高
E. 血糖浓度降低

9. 下列哪种激素不是由腺垂体合成、分泌的
A. 促甲状腺激素
B. 生长素
C. 缩宫素
D. 促肾上腺皮质激素
E. 黄体生成素

10. 关于糖皮质激素的作用，下列哪项错误
A. 不参与应激
B. 促进肝外组织蛋白分解
C. 促进糖异生
D. 促进肾保钠、保水
E. 减少外周组织对葡萄糖的利用

11. 长期大量使用糖皮质激素时会出现
A. 血中 ACTH 含量升高
B. 血中 ACTH 含量降低
C. 血中 ACTH 含量不变
D. 血中 ACTH 含量先降低后升高
E. 血中 ACTH 含量时高时低

12. 下列哪项不是生长素对机体的作用
A. 促进骨骼和肌肉生长
B. 促进蛋白质合成
C. 抑制糖利用，升高血糖
D. 加速脂肪氧化
E. 促进神经系统发育

13. 机体受刺激而发生应激反应的系统是
A. 交感-肾上腺髓质系统
B. 迷走-胰岛素系统
C. 下丘脑-神经垂体系统
D. 下丘脑腺垂体-甲状腺轴
E. 下丘脑-腺垂体-肾上腺皮质轴

14. 检测血液中哪种物质的浓度最能反映甲状腺功能
A. 促甲状腺激素
B. 结合型甲状腺激素
C. 游离型甲状腺激素
D. 甲状腺结合球蛋白
E. 甲状腺球蛋白

15. 肾上腺皮质功能不足的患者，需要补充哪种激素以缓解症状
A. 胰岛素
B. 胰高血糖素
C. 醛固酮
D. 肾上腺素
E. 糖皮质激素

16. 应激反应时血中明显增多的激素是
A. 皮质醇
B. 醛固酮
C. 胰岛素
D. 抗利尿激素
E. 雄激素

【B_1 型题】

（17~21 题共用备选答案）
A. 呆小症
B. 巨人症
C. 侏儒症
D. 库欣（Cushing）综合征
E. 艾迪生（Addison）病

17. 幼年期生长素过多会出现
18. 幼年期生长素过少会出现
19. 幼年期甲状腺激素不足会出现
20. 肾上腺皮质功能低下会出现
21. 肾上腺皮质功能亢进会出现

第十一章 生　　殖

【A_1 型题】

1. 下列哪个组织中不能合成雌激素
A. 卵巢
B. 子宫
C. 胎盘
D. 黄体
E. 肾上腺皮质

2. 在月经周期中，引起排卵主要的直接作用激素是
   A. 卵泡刺激素
   B. 黄体生成素
   C. 孕激素
   D. 雌激素
   E. HCG
3. 月经的发生是由于
   A. 雌激素急剧减少
   B. 孕激素急剧减少
   C. 雌激素与孕激素都急剧减少
   D. 前列腺素 $F_{2\alpha}$减少
   E. 缩宫素急剧减少
4. 关于孕激素作用的叙述下列哪项错误
   A. 刺激子宫内膜呈增生期变化
   B. 使子宫肌活动减弱
   C. 降低母体免疫排斥反应
   D. 刺激乳腺腺泡的发育
   E. 促进能量代谢，有产热作用
5. 绒毛膜促性腺激素的作用是
   A. 在妊娠 8~10 周内维持妊娠
   B. 在妊娠 8~10 周后继续维持妊娠
   C. 增加淋巴细胞的活动达到“安胎”效应
   D. 抑制黄体分泌孕酮
   E. 降低母体利用糖，将葡萄糖转给胎儿
6. 女性的基础体温在排卵后可升高。这种基础体温的升高与哪种激素有关
   A. 孕激素
   B. 雌激素
   C. 甲状腺素
   D. 黄体生成素
   E. 卵泡刺激素
7. 血中哪种激素出现高峰可作为排卵的标志
   A. 催乳素
   B. 卵泡刺激素
   C. 黄体生成素
   D. 催乳素释放因子
   E. 催乳素释放抑制因子
8. 男性性腺分泌的激素是
   A. 肽类激素
   B. 氨基酸
   C. 糖蛋白
   D. 儿茶酚胺
   E. 类固醇激素
9. 睾丸间质细胞的主要生理功能是
   A. 营养和支持生殖细胞
   B. 产生精子
   C. 分泌雄激素
   D. 促进精子成熟
   E. 起血睾屏障作用
10. 关于雌激素的生理作用，错误的是
   A. 促进子宫发育
   B. 促进水和钠的排泄
   C. 促进输卵管发育
   D. 促进骨钙沉积
   E. 促进阴道上皮细胞增生

【B_1 型题】

（11~12 题共用备选答案）
   A. 睾丸
   B. 肾上腺皮质
   C. 卵巢
   D. 胎盘
   E. 垂体
11. 月经期妇女血中雌、孕激素主要来源于
12. 绒毛膜促性腺激素来源于

第四篇 医学微生物学

第一章 微生物的基本概念

【A_1 型题】

1. 属于真核细胞型微生物的是
   A. 铜绿假单胞菌
   B. 衣原体
   C. 白假丝酵母菌
   D. 立克次体
   E. 肺炎支原体
2. 不属于原核细胞型微生物的是
   A. 细菌
   B. 病毒
   C. 支原体
   D. 立克次体
   E. 衣原体
3. 属于非细胞型微生物的是
   A. 钩端螺旋体
   B. 人类免疫缺陷病毒
   C. 沙眼衣原体
   D. 霍乱弧菌
   E. 白假丝酵母菌

第二章 细菌的形态与结构

【A_1 型题】

1. 测量细菌常用的单位是
   A. mm
   B. μm
   C. nm
   D. pm
   E. A
2. 关于细菌细胞结构叙述错误的是
   A. 细胞壁均有肽聚糖
   B. 有70S核糖体
   C. 核有完整的核膜和核仁
   D. L型细菌无细胞壁
   E. 中介体多见于G^+菌
3. 青霉素抗菌作用的机制是
   A. 干扰细菌细胞壁的合成
   B. 干扰细菌细胞蛋白质的合成
   C. 破坏细菌细胞膜的通透性
   D. 破坏细菌细胞核酸的代谢
   E. 干扰细菌胞质颗粒的形成
4. L型细菌缺失哪一种结构
   A. 细胞质
   B. 细胞膜
   C. 细胞核质
   D. 细胞壁
   E. 核糖体
5. 革兰阴性菌的细胞壁肽聚糖缺少的成分是
   A. 聚糖骨架
   B. β-1, 4糖苷键
   C. 四肽侧链
   D. 五肽交联桥
   E. N-乙酰葡糖胺和N-乙酰胞壁酸
6. 关于革兰染色，叙述错误的是
   A. 革兰阳性菌染成深紫色
   B. 染色顺序为结晶紫→95%酒精→碘液→稀释复红
   C. 革兰阴性菌染成红色
   D. 具有鉴别细菌意义
   E. 具有指导选择抗菌药物的意义
7. 革兰阳性细菌不具备的成分是
   A. 肽聚糖
   B. 脂多糖
   C. 磷壁酸
   D. N-乙酰胞壁酸
   E. N-乙酰葡糖胺
8. 溶菌酶溶菌作用的机制是
   A. 裂解细胞壁聚糖骨架上的β1, 4-糖苷键
   B. 抑制细胞壁肽聚糖上四肽侧链与五肽桥的交联
   C. 抑制细菌mRNA表达
   D. 抑制细菌DNA转录
   E. 破坏细胞壁上的磷壁酸
9. 细菌细胞壁特有的成分是
   A. 肽聚糖
   B. 外膜
   C. 脂蛋白
   D. 脂多糖
   E. 类脂A

【B_1 型题】

（10~17题共用备选答案）
   A. 荚膜
   B. 芽孢
   C. 鞭毛
   D. 菌毛
   E. 异染颗粒
10. 与细菌运动有关的是
11. 白喉棒状杆菌具有
12. 肺炎链球菌可形成
13. 志贺菌具有
14. 评价消毒灭菌是否彻底的指标是破坏
15. 与细菌黏附宿主细胞有关的是
16. 与细菌抵抗吞噬有关的是
17. 对外界抵抗力最强的是

第三章 细菌的生理

【A_1 型题】

1. 下列除哪项外，均为细菌生长繁殖的条件
   A. 营养物质
   B. 酸碱度
   C. 温度
   D. 气体环境
   E. 溶解度
2. 下列哪个是耐盐细菌
   A. 痢疾志贺菌
   B. 破伤风梭菌
   C. 副溶血性弧菌
   D. 白喉棒状杆菌
   E. 结核分枝杆菌
3. 细菌个体的繁殖方式是
   A. 有性繁殖
   B. 菌丝断裂
   C. 细胞出芽
   D. 无性二分裂
   E. 核酸复制
4. 大肠埃希菌分裂一代需要的时间大约是
   A. 18 小时
   B. 20 分钟
   C. 72 小时
   D. 60 分钟
   E. 20 秒
5. 单个细菌在固体培养基上的生长现象是形成
   A. 菌苔
   B. 菌团
   C. 菌落
   D. 菌膜
   E. 菌丝
6. 半固体培养基便于观察细菌是否有下列哪种结构
   A. 菌毛
   B. 鞭毛
   C. 荚膜
   D. 芽孢
   E. 磷壁酸
7. 液体培养基的主要用途是
   A. 分离单个菌落
   B. 鉴别菌种
   C. 观察细菌运动能力
   D. 增菌
   E. 检测细菌毒素
8. 破伤风梭菌属于
   A. 专性需氧菌
   B. 专性厌氧菌
   C. 兼性厌氧菌
   D. 微需氧菌
   E. 微需二氧化碳
9. 吲哚试验阳性的细菌是因为该菌能分解
   A. 葡萄糖产酸
   B. 色氨酸产生吲哚
   C. 胱氨酸生成硫化氢
   D. 枸橼酸盐生成碳酸盐
   E. 丙酮酸产生乙酰甲基甲醇
10. 不是细菌合成代谢产物的是
    A. 内毒素
    B. 外毒素
    C. 类毒素
    D. 色素
    E. 侵袭性酶类
11. 在细菌生长过程中，细菌生长最快，生物学性状最典型的阶段是
    A. 迟缓期
    B. 对数期
    C. 减数期
    D. 稳定期
    E. 衰退期

第四章 消毒与灭菌

【A_1 型题】

1. 杀死包括芽孢在内所有微生物的方法称为
   A. 消毒
   B. 无菌
   C. 防腐
   D. 灭菌
   E. 抑菌
2. 关于高压蒸汽灭菌法，不正确的描述是
   A. 灭菌效果最可靠
   B. 适用于耐高温和耐湿物品的灭菌
   C. 可杀灭包括细菌芽孢在内的所有微生物
   D. 通常灭菌压力为 2.05 kg/cm^2
   E. 通常灭菌温度为 121.3℃
3. 高压蒸汽灭菌法通常在 103.4kPa（1.05kg/cm^2）的压力下维持时间为
   A. 1~5 分钟
   B. 6~10 分钟
   C. 15~20 分钟
   D. 30~40 分钟
   E. 55~60 分钟
4. 饮用水及游泳池消毒用
   A. 0.05%~1%苯扎溴铵（新洁尔灭）
   B. 75%酒精
   C. 0.05%~1%度米芬
   D. 0.2~0.5μg/L 氯
   E. 0.1%~0.5%过氧乙酸
5. 下列消毒灭菌法哪种是错误的
   A. 牛奶—巴氏消毒
   B. 排泄物—漂白粉
   C. 玻璃器材—流通蒸汽法
   D. 含糖培养基—间歇灭菌法
   E. 人或动物血清—滤过除菌
6. 具有杀菌作用的紫外线波长是
   A. 50~90nm
   B. 100~140nm
   C. 150~190nm
   D. 200~300nm

E. 400～490nm

7. 滤过除菌常用的滤板孔径是
A. 0.22～0.45μm
B. 0.50～0.75μm
C. 0.80～0.95μm
D. 1～5μm
E. 5～10μm

8. 新生儿预防淋病奈瑟菌所致脓漏眼的常用消毒剂是
A. 2%～4%甲紫
B. 0.1%高锰酸钾
C. 2%红汞
D. 1%硝酸银
E. 2%碘伏

【B_1 型题】

（9～13 题共用备选答案）
A. 高压蒸汽灭菌
B. 干烤
C. 滤过除菌
D. 紫外线
E. 煮沸消毒

9. 手术间的消毒宜采用
10. 动物免疫血清的除菌宜采用
11. 手术用金属器械宜采用
12. 玻璃器皿采用
13. 饮水消毒用

第五章 噬 菌 体

【A_1 型题】

1. 噬菌体在分类上属于
A. 细菌
B. 病毒
C. 原虫
D. 支原体
E. 真菌

2. 关于噬菌体生物性状叙述错误的是
A. 能通过细菌滤器
B. 不具有抗原性
C. 主要成分是核酸和蛋白质
D. 必须在活菌内寄生
E. 具有严格的宿主特异性

【B_1 型题】

（3～6 题共用备选答案）
A. 温和噬菌体
B. 毒性噬菌体
C. 前噬菌体
D. 溶原性细菌
E. L 型细菌

3. 整合在细菌染色体上的噬菌体的核酸是
4. 带有前噬菌体的细菌称为
5. 能产生溶原状态的噬菌体称为
6. 使相应细菌裂解的噬菌体称为

第六章 细菌的遗传与变异

【A_1 型题】

1. 与接合有关的细菌结构是
A. 微绒毛
B. 普通菌毛
C. 性菌毛
D. 鞭毛
E. 纤毛

2. 细菌“核质以外的遗传物质”是指
A. mRNA
B. 核蛋白体
C. 质粒
D. 异染颗粒
E. 性菌毛

3. 耐药质粒的组成部分是
A. RTF（耐药传递因子）与 F 因子
B. RTF 与耐药（γ）决定因子
C. γ 决定因子与 gAl 基因
D. γ 决定因子与 Bio 基因
E. γ 决定因子与 F 因子

【B_1 型题】

（4～8 题共用备选答案）
A. F 质粒
B. R 质粒
C. Vi 质粒
D. Col 质粒
E. γ 决定因子

4. 耐药性质粒是
5. 决定细菌性别的是
6. 产生大肠菌素的质粒是
7. 与细菌毒力有关的质粒是
8. 决定细菌耐药性的基因是

（9～14 题共用备选答案）
A. 转化
B. 转导
C. 溶原性转换
D. 接合
E. 原生质体融合

9. 以温和噬菌体为载体，受体菌获供体菌遗传物质而获得新的性状称为
10. 细菌 DNA 直接进入受体菌，称为
11. 供体菌通过性菌毛将遗传物质转移给受体菌，称为
12. 细菌因其基因组上整合有前噬菌体而获新的性状称为
13. 失去细胞壁的细菌发生融合，获得多种类型重组融合体，称为
14. 不产毒素的白喉棒状杆菌被β-棒状杆菌噬菌体感染时则变成产毒白喉棒状杆菌，是发生

（15～18 题共用备选答案）
A. 染色体
B. 质粒
C. 毒力岛
D. 转座子
E. 前噬菌体

15. 携带细菌绝大多数遗传信息，决定细菌基因型的是

16. 可通过接合方式传递的是

17. 整合在宿主菌染色体上的是

18. 能在细菌遗传物质间自行移动的是

第七章　细菌的感染与免疫

【A_1 型题】

1. 不能产生肠毒素的细菌是
   A. 白喉棒状杆菌
   B. 霍乱弧菌
   C. 肠产毒性大肠埃希菌
   D. 产气荚膜梭菌
   E. 金黄色葡萄球菌
2. 内毒素的主要成分是
   A. 肽聚糖
   B. 蛋白质
   C. 脂蛋白
   D. 核酸
   E. 脂多糖
3. 引起菌群失调症的原因是
   A. 正常菌群的遗传特性明显改变
   B. 正常菌群的耐药性明显改变
   C. 正常菌群的增殖方式明显改变
   D. 正常菌群的组成和数量明显改变
   E. 大量使用生态制剂
4. 哪项不是机会致病菌产生的因素
   A. 寄生部位改变
   B. 全身免疫功能低下
   C. 局部免疫功能低下
   D. 菌群失调
   E. 药物治疗
5. 关于致病菌致病因素的描述，错误的是
   A. 黏附因子与致病有关
   B. 荚膜、微荚膜与致病有关
   C. 细菌的胞外酶可致病
   D. 内、外毒素与致病有关
   E. 细菌侵入数量与致病无密切关系
6. 化脓性细菌侵入血流并生长繁殖称为
   A. 败血症
   B. 毒血症
   C. 菌血症
   D. 脓毒血症
   E. 病毒血症
7. 关于细菌内毒素的描述，不正确的是
   A. 由革兰阴性菌裂解产生
   B. 化学成分为脂多糖
   C. 毒性较弱且无特异性
   D. 耐热，160℃，2～4 小时才被破坏
   E. 抗原性强，经甲醛处理可制成类毒素
8. 下列细菌中哪种最常引起医院感染
   A. 伤寒沙门菌
   B. 结核分枝杆菌
   C. 耐药性金黄色葡萄球菌
   D. 乙型溶血性链球菌
   E. 变形杆菌
9. 不是细菌侵袭性酶的是
   A. 血浆凝固酶
   B. 透明质酸酶
   C. 链激酶（SK）
   D. 链道酶（SD）
   E. 溶菌酶
10. 关于外毒素的叙述，哪项错误
    A. 化学成分是蛋白质
    B. 毒性作用强，对组织有选择性
    C. 受甲醛处理形成类毒素
    D. 毒性部分是类脂 A
    E. 多由革兰阳性菌产生，不耐热
11. 在感染过程的 5 种结局中最不常见的表现是
    A. 病原体被清除
    B. 隐性感染
    C. 显性感染
    D. 病原携带状态
    E. 不感染

【B_1 型题】

（12～16 题共用备选答案）
A. 内毒素
B. 肠毒素
C. 神经毒素
D. 细胞毒素
E. 红疹毒素

12. 破伤风梭菌产生
13. 伤寒沙门菌产生
14. 金黄色葡萄球菌产生
15. 白喉棒状杆菌产生
16. A 族链球菌产生

（17～21 题共用备选答案）
A. 败血症
B. 毒血症
C. 内毒素血症
D. 脓毒血症
E. 菌血症

17. 病原菌在局部繁殖，毒素入血称为
18. 细菌大量入血并繁殖，称为
19. 化脓菌入血大量繁殖并扩散到其他器官引起新化脓灶，称为
20. 革兰阴性菌入血引起中毒症状，称为
21. 病原菌经局部入血，但未在其中繁殖称为

第八章 细菌感染的检查方法与防治原则

【A_1型题】

1. 诊断下列疾病，采用的血清学诊断方法，下列哪项错误
   A. 伤寒——肥达反应
   B. 风湿热——抗“O”试验（ASO试验）
   C. 斑疹伤寒——外斐反应
   D. 支原体肺炎——冷凝集试验
   E. 结核——结核菌素试验
2. 机体抗外毒素的免疫主要依靠
   A. 激活的巨噬细胞分泌的蛋白酶类
   B. IgG、IgM抗体
   C. 辅助T细胞
   D. 靶细胞表面毒素受体被修饰
   E. 细胞毒性T细胞
3. 均可用抗毒素进行紧急预防的疾病是
   A. 破伤风与结核病
   B. 肠热症与波状热
   C. 白喉与痢疾
   D. 白喉与破伤风
   E. 猩红热与风湿热
4. 不属分离鉴定细菌程序的是
   A. 细菌分离培养
   B. 直接形态学检查
   C. 生化反应
   D. 抗原和毒力检测
   E. 血清中特异抗体检测
5. 适宜卡介苗（BCG）接种的主要对象是
   A. 结核性脑膜炎患者
   B. 结核菌素试验阳性者
   C. 严重的结核病患者
   D. 新生儿以及结核菌素试验阴性的儿童
   E. 细胞免疫功能低下者

【B_1型题】

（6~9题共用备选答案）
   A. 活疫菌
   B. 死疫菌
   C. 类毒素
   D. 抗毒素
   E. 转移因子
6. BCG属于
7. 预防伤寒用
8. 白喉治疗用
9. 预防破伤风用

（10~13题共用备选答案）
   A. 隐性或显性感染
   B. 通过胎盘获得母体的抗体
   C. 接种疫苗
   D. 注射抗毒素
   E. 注射类毒素
10. 属于自然被动免疫是
11. 属于自然主动免疫是
12. 人工被动免疫是
13. 预防结核用

第九章 病原性球菌

【A_1型题】

1. 不是由A族溶血性链球菌引起的疾病是
   A. 亚急性细菌性心内膜炎
   B. 猩红热
   C. 风湿热
   D. 急性肾小球肾炎
   E. 蜂窝织炎
2. 可引起毒性休克综合征的细菌是
   A. 肺炎链球菌
   B. 金黄色葡萄球菌
   C. 铜绿假单胞菌
   D. 脑膜炎奈瑟菌
   E. 甲型溶血性链球菌
3. 肺炎链球菌的主要致病因素是
   A. C反应蛋白
   B. 自溶酶
   C. 荚膜
   D. 外毒素
   E. 内毒素
4. 不是鉴定金黄色葡萄球菌的依据为
   A. 葡萄状排列的革兰阳性球菌
   B. 产生金黄色色素
   C. 血平板出现透明溶血环
   D. 血浆凝固酶阳性
   E. 发酵菊糖
5. 链激酶、链道酶、透明质酸酶产自下列哪种细菌
   A. 沙门菌
   B. 肺炎链球菌
   C. 淋病奈瑟菌
   D. A族链球菌
   E. 金黄色葡萄球菌
6. 鉴别肺炎链球菌与甲型链球菌的试验是
   A. 胆汁溶菌试验和菊糖发酵试验
   B. 胆汁溶菌试验和甘露醇发酵试验
   C. 血浆凝固酶试验和甘露醇发酵试验
   D. 血浆凝固酶试验和菊糖发酵试验
   E. 乳糖发酵试验和蔗糖发酵试验
7. SPA存在于下列哪种细菌
   A. 表皮葡萄球菌
   B. 腐生葡萄球菌
   C. 金黄色葡萄球菌
   D. 乙型溶血性链球菌

E. 甲型链球菌

8. 对淋病奈瑟菌（淋球菌）的叙述，唯一正确的是
A. 主要经呼吸道传播
B. 为革兰阳性球菌
C. 人是淋菌的唯一宿主
D. 淋菌可产生自溶酶
E. 大多无荚膜和菌毛

9. 对淋病奈瑟菌叙述错误的是
A. 为革兰阴性双球菌
B. 菌毛为主要致病物质
C. 分离培养用巧克力血琼脂平板
D. 可引起淋病和新生儿脓漏眼
E. 抵抗力强

10. 病原菌与其传播途径组合错误的是
A. 淋病奈瑟菌——性传播
B. 伤寒沙门菌——消化道传播
C. 引起猩红热的A族链球菌——血行传播
D. 脑膜炎奈瑟菌——呼吸道传播
E. 肺炎链球菌——呼吸道传播

【A_2 型题】

11. 男性，70岁。高热、咳嗽、咳脓血痰1周。既往糖尿病病史10年。查体：T 39.5℃，精神差，双肺底可闻及湿啰音。胸部X线片见双下肺斑片状影，多发小气囊腔。血WBC 18.2×10^9/L，N 0.92。该患者最可能感染的病原体是
A. 肺炎克雷伯菌
B. 肺炎链球菌
C. 军团菌
D. 肺炎支原体
E. 金黄色葡萄球菌

12. 男，13岁，学生。持续畏寒、发热1周，神志不清半天。病前有右足刺伤史。查体：T 39.5℃，P 123次/分，BP 65/45mmHg，右足跟部红肿。血常规：WBC 24.3×10^9/L，N 0.89，L 0.11。导致本病最可能的病原体是
A. 真菌
B. 革兰阳性菌
C. 革兰阴性菌
D. 病毒
E. 寄生虫

13. 某单位发生了症状以呕吐为主、腹泻为次的食物中毒，防疫站检查食品等未培养出肠道致病菌，而在炊事员手上查出了化脓感染灶，试问致病菌可能是哪种
A. 鼠伤寒沙门菌
B. 产气荚膜梭菌
C. 金黄色葡萄球菌
D. 肠炎杆菌
E. 副溶血弧菌

14. 李某，11岁，因发热、水肿、血尿入院，自幼时常咽喉痛、发热，曾因心脏杂音卧床1个月。入院前3周又因咽痛发热而注射青霉素数日，症状消失，但入院前3日又突发高热、血尿、眼睑水肿。入院查体体温39℃，血压稍高，心脏有二级以上收缩期杂音。实验室检查结果：尿红细胞满视野，颗粒管型3~5个/视野，ASO抗体85单位，可疑疾病是
A. 急性肾小球肾炎
B. 急性肾盂肾炎
C. 急性尿路感染
D. 亚急性细菌性心内膜炎
E. 风湿热

15. 20岁某青年摘除扁桃体后，发热，出现心力衰竭。采血培养细菌，血平板有草绿色溶血环的小菌落形成。涂片染色为革兰阳性链状排列球菌，诊断为甲型溶血性链球菌引起的心内膜炎。试问下列菌中还有哪种菌能形成草绿色溶血环菌落
A. 金黄色葡萄球菌
B. 表皮葡萄球菌
C. 乙型溶血性链球菌
D. 丙型链球菌
E. 肺炎链球菌

16. 一男青年发热、休克。3日前开始头痛入院，当日意识不清，昏迷，体温41℃，血压70/30mmHg，躯干皮肤出现红色斑点。用药后血压仍继续下降，第3天死亡。血培养发现革兰阴性双肾状球菌生长。请问导致感染的病原菌最可能是
A. 乙型溶血性链球菌
B. 脑膜炎奈瑟菌
C. 肠侵袭性大肠埃希菌
D. 肺炎链球菌
E. 金黄色葡萄球菌

17. 一新生儿暴发脓毒血症，脓液标本经涂片革兰染色镜检发现葡萄球菌。试问为确定该菌是否有致病力，应检查哪一种酶
A. 凝固酶
B. 触酶
C. DNA酶
D. 尿素酶
E. 卵磷脂酶

18. 女性，70岁。因尿路感染于10天前开始服用氨苄青霉素。现出现腹泻。取便标本，培养出大量革兰阳性葡萄球菌。试问腹泻发生机制是
A. 菌群失调
B. 肠毒素使腺苷环化酶活性增加
C. 细菌侵袭肠黏膜所致
D. 内毒素作用于肠黏膜
E. 肠蠕动加快

19. 男性，24岁。有不洁性接触史，因近2日尿急、尿频、排尿刺痛而来院就诊。查体尿道口有白色脓性分泌物。分泌物涂片染色，镜下见到革兰阴性成双排列的球菌，试问，该患感染

可能是由下述哪种细菌引起
A. 肺炎链球菌
B. 淋病奈瑟菌
C. 葡萄球菌
D. 链球菌
E. 脑膜炎奈瑟菌

第十章 肠道杆菌

【A_1 型题】

1. 伤寒发病2周，微生物学检查分离培养时常采取的标本是
A. 骨髓
B. 血液
C. 尿
D. 便
E. 十二指肠液

2. 引起急性出血性结肠炎的病原体是
A. 志贺菌
B. 伤寒沙门菌
C. 新型肠道病毒70型
D. 大肠埃希菌O157：H7型
E. 轮状病毒A组

3. 引起出血性结肠炎和溶血性尿毒综合征的病原菌是
A. 肠产毒型大肠埃希菌（ETEC）
B. 肠出血型大肠埃希菌（EHEC）
C. 肠致病性大肠埃希菌（EPEC）
D. 肠侵袭性大肠埃希菌（EIEC）
E. 肠集聚型大肠埃希菌（EAEC）

4. 能引起食物中毒的细菌是
A. 霍乱弧菌
B. 大肠埃希菌
C. 铜绿假单胞菌
D. 副溶血弧菌
E. 志贺菌

5. 对肠道杆菌的共同特性叙述错误的是
A. 均为革兰阴性杆菌
B. 均为机会致病菌
C. 鉴别依据生化反应
D. 鉴别依据抗原构造
E. 均含有菌体（O）抗原

6. 在鉴别肠道致病菌和非致病菌的单糖发酵试验中，具有鉴别意义的单糖是
A. 葡萄糖
B. 麦芽糖
C. 蔗糖
D. 菊糖
E. 乳糖

【A_2 型题】

7. 患者张某，疑似伤寒入院，2次取血做肥达反应的结果：入院后第4天结果，TH 1：80，TO 1：80，TA、TB、TC 1：40；入院后第12天，TH、TO 1：320，TA、TB、TC 1：40，可诊断为
A. 伤寒
B. 甲型副伤寒
C. 乙型副伤寒
D. 沙门菌早期感染
E. 回忆反应

8. 女性，40岁。右上腹胀痛伴畏寒、发热2天，巩膜黄染1天。查体：T 39℃，P 100次/分，右上腹部压痛、反跳痛及肌紧张明显，肝区叩击痛阳性。血WBC 18.2×10^9/L，N 0.85。B超示胆囊及胆总管结石，该患者最可能感染的致病菌是
A. 大肠埃希菌
B. 甲型溶血性链球菌
C. 铜绿假单胞菌
D. 肺炎链球菌
E. 金黄色葡萄球菌

9. 某患者因近3日腹泻、腹痛前来就诊。自述有里急后重感，便内有脓血，疑似痢疾。试问如进一步确诊进行微生物学检查时，一般不做哪些检查
A. 血清学鉴定
B. 生化反应
C. 直接涂片革兰染色查形态
D. 免疫荧光菌球试验
E. 检测细菌核酸

第十一章 弧菌

【A_1 型题】

1. 关于霍乱弧菌的生物学性状，错误的描述是
A. 增菌培养基通常为碱性蛋白胨水
B. 有菌毛和单鞭毛
C. 悬滴观察呈“穿梭”样运动
D. 可形成芽孢
E. 革兰染色为阴性

2. 霍乱弧菌的致病因素不包括
A. 鞭毛
B. 菌毛
C. 荚膜
D. 肠毒素
E. 内毒素

【A_2 型题】

3. 从东南亚入境一男子，3天前因突然剧烈呕吐、腹泻而入院。腹泻物呈米泔水样，便检发现穿梭状运动的细菌，请问致病菌可能是

A. 副溶血弧菌
B. 肠炎杆菌
C. 鼠伤寒沙门菌
D. 产气荚膜梭菌
E. 霍乱弧菌

第十二章　厌氧性细菌

【A₁ 型题】

1. 不是产气荚膜梭菌致病物质的是
   A. 卵磷脂酶
   B. 胶原酶
   C. 透明质酸酶
   D. 肠毒素
   E. 内毒素
2. 不是肉毒梭菌特点的是
   A. 芽孢位于菌体次极端，菌体呈网球拍状
   B. 严格厌氧
   C. 致病物质主要是肉毒毒素
   D. 引起疾病主要是化脓性感染
   E. 肉毒毒素作用机制是阻止神经组织释放乙酰胆碱
3. 鉴定破伤风梭菌有无致病性最可靠依据是
   A. 革兰阳性杆菌
   B. 菌体顶端有圆形芽孢
   C. 产生痉挛毒素
   D. 专性厌氧
   E. 有周鞭毛
4. 排除无芽孢厌氧菌的依据是
   A. 机体多个部位的脓肿
   B. 血性分泌物，恶臭或有气体
   C. 分泌物直接涂片可见细菌
   D. 在普通肉汤培养基中呈表面生长
   E. 在血平板中长出微小菌落
5. 与长期使用抗生素引起的假膜性肠炎有关的细菌是
   A. 大肠埃希菌
   B. 肺炎链球菌
   C. 耶尔森菌
   D. 艰难梭菌
   E. 金黄色葡萄球菌

【A₂ 型题】

6. 某妇女下腹部疼痛，阴道有大量黄色、无血、无气味的分泌物，1 周前曾做过经阴道结扎术。检查时，从阴道后穹隆穿刺有 20ml 带血、恶臭的脓性物，厌氧培养出革兰阴性杆菌。请问该化脓感染的病原体可能是下列哪项
   A. 大肠埃希菌
   B. 铜绿假单胞菌
   C. 变形杆菌
   D. 脆弱类杆菌
   E. 肉毒梭菌
7. 王某，48 岁，建筑工人。因牙关紧闭、四肢痉挛而入院。8 天前，右脚被铁钉扎伤，伤口深，但几日后自愈。5 日后，右腿有些麻木和疼痛，咀嚼不便，吞咽困难，最后全身抽搐，四肢痉挛。入院诊断为破伤风，请问下述哪项是最佳治疗原则
   A. 注射青霉素
   B. 注射破伤风抗毒素和青霉素
   C. 注射破伤风抗毒素和百白破疫苗
   D. 注射破伤风抗毒素
   E. 注射百白破疫苗和青霉素

第十三章　分 枝 杆 菌

【A₁ 型题】

1. 不是分枝杆菌特性的是
   A. 生长慢并有分枝生长的趋势
   B. 抗酸染色阳性
   C. 专性厌氧
   D. 营养要求高
   E. 毒力和耐药性均可发生变异
2. 对确定结核分枝杆菌感染最有价值的检查是
   A. 血清结核分枝杆菌抗体
   B. γ-干扰素释放试验
   C. 痰结核分枝杆菌 PCR
   D. 痰结核分枝杆菌培养
   E. PPD 试验
3. 结核分枝杆菌化学组成最显著的特点是含有大量的
   A. 蛋白质
   B. 脂类
   C. 多糖
   D. RNA
   E. 磷壁酸
4. 关于麻风分枝杆菌叙述错误的是
   A. 主要经破损皮肤或黏膜进入机体
   B. 抗麻风免疫主要是细胞免疫
   C. 抗酸阳性、细长略带弯曲的细菌
   D. 可在体外用人工培养基培养
   E. 根据临床表现多分为瘤型和结核样型

【A₂ 型题】

5. 一名未接种过卡介苗的健康中年人，做结核菌素试验是阳性，下列哪项解释不正确
   A. 需要接种卡介苗

B. 不需要接种卡介苗
C. 对结核病有免疫力
D. 细胞免疫功能正常
E. 感染过结核分枝杆菌

6. 一男性患者1个月前感到疲劳、食欲缺乏、发热、咳嗽、痰带血丝，取痰进行抗酸染色，镜下见到红色细长弯曲、分枝的杆菌，试问该细菌最有可能是何种细菌
A. 白喉棒状杆菌
B. 肺炎克雷伯菌
C. 炭疽芽孢杆菌
D. 结核分枝杆菌
E. 流感嗜血杆菌

7. 某女青年因咳嗽、发热就诊。拍胸片发现右肺有片状阴影，结核菌素试验红肿直径大于2.0cm，试问该患者可能是
A. 机体对结核无免疫能力
B. 结核病恢复期
C. 结核病活动期
D. 注射过卡介苗
E. 结核病早期

8. 20岁男性患者咳嗽数周。1个月前开始感到疲劳，食欲缺乏，发热2周后咳嗽、痰中带血丝，体重减轻。体温38℃，非急性面容，右上肺有啰音，WBC 11×10^9/L，多形核63%。临床怀疑患肺结核，取痰做下列处置，哪项是错误的
A. 做结核菌素试验
B. 痰浓缩集菌涂片进行抗酸染色
C. PCR查结核分枝杆菌核酸
D. 痰结核分枝杆菌培养
E. 痰培养物接种豚鼠进行动物实验

第十四章　动物源性细菌

【A_1型题】

1. 关于炭疽芽孢杆菌叙述错误的是
A. 竹节状排列革兰阳性大杆菌
B. 无氧条件下易形成芽孢
C. 荚膜和外毒素是重要毒力因素
D. 无鞭毛，无动力
E. 有毒株产生荚膜

2. 对布鲁菌叙述错误的是
A. 是波浪热的病原体
B. 分6个生物种，我国流行羊、牛、猪3种
C. 为革兰阳性小杆菌
D. 重要抗原是M抗原和A抗原
E. 主要通过接触经呼吸道、皮肤等途径传播

3. 下述不是鼠疫耶尔森菌特点的是
A. 两端浓染革兰阴性短杆菌
B. 不能在人工培养基上生长
C. 致病物质主要是鼠疫毒素
D. 以鼠蚤为媒介由鼠传染给人
E. 临床类型分腺鼠疫、败血症鼠疫和肺鼠疫等

第十五章　其他细菌

【A_1型题】

1. 细菌与所致疾病组合错误的是
A. 铜绿假单胞菌——烧伤感染
B. 幽门螺杆菌——慢性胃炎
C. 军团菌——军团菌病
D. 百日咳鲍特菌——百日咳
E. 流感嗜血杆菌——流感流行

2. 与胃MALT淋巴瘤发病相关的病原体是
A. EBV
B. HIV
C. HBV
D. CMV
E. Hp

3. 所产毒素与噬菌体有关的细菌是
A. 产气荚膜杆菌
B. 破伤风梭菌
C. 白喉棒状杆菌
D. 霍乱弧菌
E. 大肠埃希菌

4. 确定白喉棒状杆菌是否产生毒素的依据是
A. 奈瑟染色有异染颗粒
B. 吕氏斜面快速长出灰白菌落
C. 亚碲酸钾平板呈黑色菌落
D. 锡克试验
E. Elek平板试验

5. 下列哪项，不是白喉棒状杆菌的特性
A. 形态特征是有异染颗粒
B. 产生外毒素可引起心肌炎
C. 用抗毒素可以进行紧急预防
D. 常引起口腔白斑
E. 只有携带β棒状杆菌噬菌体的白喉棒状杆菌才能产生外毒素

【A_2型题】

6. 女性，41岁。上腹胀痛10余年。常伴胃灼热，多在餐后约1小时发作，1～2小时可自行缓解。秋冬及冬春季症状明显。胃镜下黏膜活检组织Worthin-Starry银染色阳性，提示细菌感染。这种致病菌的特点不

包括
A. 革兰染色阳性
B. 至少需用质子泵抑制剂加两种抗生素治疗
C. 尿素酶试验阳性
D. 培养时需要加入5%~10%羊血或马血
E. 培养3~7日可见针尖大小的菌落

7. 某幼儿园小朋友，3岁，因发热、咽痛、呼吸困难入院。查体：体温38.5℃、咽部及扁桃体有一层灰白色膜。心率103次/分。实验室检查：白细胞23×10^9/L，初诊为白喉，试问正确治疗原则是
A. 注射白喉抗毒素
B. 注射丙种球蛋白及青霉素
C. 注射白喉抗毒素及抗生素
D. 注射白喉类毒素及抗生素
E. 注射青霉素或红霉素

8. 某幼儿园小班发现一患白喉的小朋友，试问对同班小朋友应采取什么紧急预防措施
A. 注射白喉类毒素
B. 注射百白破三联疫苗
C. 注射白喉抗毒素
D. 注射丙种球蛋白
E. 注射抗生素

第十六章 放 线 菌

【A_1型题】

在放线菌感染的病灶组织及脓样物质中，肉眼可见硫磺样颗粒，其实质是
A. 异染颗粒
B. 在组织中形成的菌落
C. 包涵体
D. 质粒
E. 孢子

第十七章 支 原 体

【A_1型题】

1. 关于支原体的性状，哪项错误
A. 呈多形态性，培养形成“油煎蛋样”菌落
B. 是能在无生命培养基中生长繁殖的最小微生物
C. 对青霉素敏感
D. 培养支原体的pH不低于7.0
E. 没有细胞壁

2. 支原体不同于L型细菌的是
A. 缺乏细胞壁
B. 具有DNA和RNA两种核酸
C. 可通过细菌滤器
D. 培养时形成油煎蛋样菌落
E. 形态结构不因有无青霉素等诱因而改变

3. 引起人类原发性非典型肺炎的病原体是
A. 肺炎链球菌
B. 肺炎支原体
C. 嗜肺军团菌
D. 冠状病毒
E. 溶脲脲原体

第十八章 立克次体

【A_1型题】

1. 关于立克次体的特点，哪项错误
A. 有多种形态，二分裂繁殖
B. 专性细胞内寄生
C. 以节肢动物为传播媒介
D. 可引起人畜共患疾病
E. 对抗生素不敏感

2. 可代替立克次体为抗原进行外斐反应的细菌是
A. 大肠埃希菌
B. 痢疾杆菌
C. 变形杆菌
D. 铜绿假单胞菌
E. 百日咳鲍特菌

3. 普氏立克次体主要引起哪种疾病
A. 肠伤寒
B. 流行性斑疹伤寒
C. Q热
D. 地方性斑疹伤寒
E. 恙虫病

【A_2型题】

4. 某患者有丛林接触史，突然高热，用变形杆菌OX_k株作抗原与患者血清进行定量凝集反应，抗体效价为1∶320，该患者可能患何种疾病
A. Q热
B. 伤寒病
C. 流行性斑疹伤寒
D. 恙虫病
E. 地方性斑疹伤寒

5. 某患者有野外操作史，2周后突发高热、头痛、皮疹，用变形杆菌OX_{19}株作抗原与患者血清进行外斐反应，抗体效价为1∶320，初步诊断地方性斑疹伤寒，试问是通过哪种媒介传播的

A. 鼠蚤
B. 虱
C. 恙螨
D. 蚊
E. 蜱

6. 某患者有丛林接触史，突发高热，用变形杆菌 OX_{19} 与患者血清进行外斐反应，抗体效价为 1：320，该患者可能的印象诊断是
A. 流行性乙型脑炎
B. 肠伤寒
C. 森林脑炎
D. 恙虫病
E. 斑疹伤寒

【B_1 型题】

（7~9 题共用备选答案）
A. 蜱
B. 虱
C. 蚊
D. 蚤
E. 螨

7. 流行性斑疹伤寒的传播媒介是
8. 地方性斑疹伤寒的传播媒介是
9. Q 热在动物间的传播媒介是

第十九章 衣 原 体

【A_1 型题】

1. 衣原体不同于其他细菌的性状是
A. 含有两种核酸
B. 具有胞壁酸
C. 二分裂方式增殖
D. 专性细胞内寄生
E. 对抗生素敏感

2. 衣原体与病毒的不同点是
A. 可用鸡胚接种进行培养
B. 可通过细菌滤器
C. 专性细胞内寄生
D. 可在感染细胞中形成包涵体
E. 对抗生素敏感

3. 下述疾病中，哪项不是衣原体引起的
A. 大叶性肺炎
B. 非淋菌性泌尿生殖道感染
C. 沙眼
D. 性病淋巴肉芽肿
E. 急性呼吸道感染

【B_1 型题】

（4~6 题共用备选答案）
A. 始体
B. 原体
C. 内氏小体
D. 革兰阳性圆形体
E. 革兰阴性圆形体

4. 衣原体细胞外的感染型是
5. 衣原体在细胞内的繁殖型是
6. 革兰染色后镜检衣原体的形态是

第二十章 螺 旋 体

【A_1 型题】

1. 常用于检查血液和组织中的梅毒螺旋体的染色方法是
A. 革兰染色法
B. 抗酸染色法
C. 墨汁染色法
D. 镀银染色法
E. 鞭毛染色法

2. 伯氏疏螺旋体主要引起哪种疾病
A. 回归热
B. 狂犬病
C. 莱姆病
D. 波浪热
E. 钩体病

【A_2 型题】

3. 一名耕种水稻的农民，突然出现高热、乏力，伴有腓肠肌疼痛和眼结膜出血、淋巴结肿大，进而出现黄疸。该患者可能是哪种微生物感染
A. 霍乱弧菌
B. 钩端螺旋体
C. 梅毒螺旋体
D. 甲型肝炎病毒
E. 伯氏疏螺旋体

4. 某患者，突然出现高热、乏力，伴有腓肠肌疼痛、眼结膜出血以及淋巴结肿大。印象诊断是钩体病。该病原体的主要传染源和储存宿主是
A. 鼠和犬
B. 猪和犬
C. 鼠和猪
D. 牛和马
E. 羊和牛

5. 男性，有不洁性交史，2 月前出现生殖器皮肤的无痛性溃疡，1 个月后自然愈合，近日出现全身皮肤红疹，伴有淋巴结肿大。该患者可能患有何病
A. 猩红热
B. 麻疹
C. 性病淋巴肉芽肿
D. 风疹
E. 梅毒

第二十一章　真　　菌

【A_1 型题】

1. 培养真菌常用的培养基是
   A. 巧克力培养基
   B. 伊红-亚甲蓝培养基
   C. 亚碲酸钾培养基
   D. 沙保培养基
   E. 疱肉培养基
2. 取皮肤癣症皮屑处理后镜下鉴别真菌主要观察的是
   A. 芽孢
   B. 菌丝与孢子
   C. 假菌丝
   D. 荚膜
   E. 细胞壁结构
3. 真菌不能引起的疾病是
   A. 外源性感染
   B. 内源性感染
   C. 潜伏感染
   D. 变态反应
   E. 毒素中毒
4. 引起鹅口疮的病原体是
   A. 絮状表皮癣菌
   B. 石膏样小孢子菌
   C. 口腔链球菌
   D. 白假丝酵母菌
   E. 口腔螺旋体
5. 关于白假丝酵母菌的特点，哪项错误
   A. 属机会致病菌
   B. 培养呈类酵母型菌落
   C. 可引起皮肤和黏膜感染
   D. 可引起全身脏器感染
   E. 对青霉素、链霉素敏感
6. 关于新型隐球菌的特点，哪项错误
   A. 多数是外源性感染
   B. 主要经消化道传播
   C. 菌体外有肥厚的荚膜
   D. 主要存在土壤和鸽粪中
   E. 最易侵犯中枢神经系统
7. 新型隐球菌引起的主要疾病是
   A. 慢性脑膜炎
   B. 流行性脑脊髓膜炎
   C. 流行性乙型脑炎
   D. 鹅口疮
   E. 原发性非典型肺炎
8. 新型隐球菌的主要传播方式是
   A. 患者—咳痰—飞沫传播
   B. 鸽子—粪便—呼吸道传播
   C. 患者—粪便—消化道传播
   D. 患者—粪便—呼吸道传播
   E. 人虱—粪便—破损皮肤传播
9. 真菌的繁殖器官是
   A. 芽孢
   B. 菌丝体
   C. 芽管
   D. 菌丝
   E. 孢子
10. 培养真菌最适宜的 pH 是
    A. 1~2
    B. 3~4
    C. 5~6
    D. 7~8
    E. 9~10
11. 培养真菌的最适宜温度是
    A. 4~9℃
    B. 10~15℃
    C. 16~21℃
    D. 22~28℃
    E. 29~37℃

【A_2 型题】

12. 成年已婚女性患者，行阴道分泌物检查。标本涂片镜检可见圆形或卵圆形菌体，革兰染色阳性，从菌体上有芽管伸出，但不与菌体脱离，形成假菌丝；将标本接种至玉米粉培养基上，可长出厚膜孢子，此微生物可能是
    A. 葡萄球菌
    B. 链球菌
    C. 白假丝酵母菌
    D. 放线菌
    E. 毛癣菌
13. 成年男性患者，使用抗结核药物治疗肺结核数月，1 周前出现头部持续性疼痛，3 天前出现发热达 38℃左右，今日头痛加重，出现昏迷，检查可见颈强。脑脊液轻度混浊，白细胞数为 12×10^9/L，以淋巴细胞为多见，总蛋白 1.5g/L（标准值为 0.15~0.45g/L），集菌涂片镜检可见有芽生孢子和厚荚膜的菌体。除外结核性脑膜炎，最可能的诊断是
    A. 白假丝酵母菌性脑膜炎
    B. 新型隐球菌性脑膜炎
    C. 流行性脑脊髓膜炎
    D. 金黄色葡萄球菌性脑膜炎
    E. 钩端螺旋体性脑膜炎
14. 某患者，疑为新型隐球菌性脑膜炎，最有意义的快速诊断方法是，采集脑脊液，离心沉渣后，进行
    A. 钩端螺旋体培养
    B. 新型隐球菌培养
    C. 白假丝酵母菌培养
    D. 涂片后革兰染色
    E. 涂片后墨汁染色
15. 某患者，放疗数周后出现中枢神经刺激症状，伴发热 38℃，颈强。查脑脊液轻度混浊，淋巴细胞增多，蛋白含量增多。若疑脑脊液中可能存在真菌病原体进行分离培养时，最好使用哪种培养基
    A. 血液琼脂培养基
    B. 巧克力琼脂培养基
    C. 沙保培养基
    D. 亚碲酸钾培养基
    E. 蛋白胨血清培养基
16. 患艾滋病女性患者，出现严重的肺炎，痰涂片发现有孢子存在，试问最有可能的病原体是哪种

A. 曲霉菌
B. 新型隐球菌
C. 毛霉菌
D. 卡氏肺孢子菌
E. 小孢子癣菌

第二十二章 病毒的基本性状

【A_1 型题】

1. 仅含一种类型核酸的病原体是
   A. 沙眼衣原体
   B. 结核分枝杆菌
   C. 衣氏放线菌
   D. 单纯疱疹病毒
   E. 白假丝酵母菌
2. 属于非细胞型微生物的是
   A. 柯萨奇病毒
   B. 钩端螺旋体
   C. 肺炎支原体
   D. 白假丝酵母菌
   E. 沙眼衣原体
3. 决定病毒传染性的主要结构是
   A. 衣壳
   B. 核酸
   C. 包膜
   D. 刺突
   E. 子粒
4. 不是病毒衣壳主要功能的是
   A. 保护病毒核酸
   B. 具有抗原性
   C. 决定病毒复制、遗传特性
   D. 参与感染过程
   E. 无包膜病毒衣壳可与细胞表面受体结合
5. 下列哪种不属病毒结构对称型
   A. 螺旋对称型
   B. 有包膜20面体立体对称型
   C. 无包膜20面体立体对称型
   D. 复合对称型
   E. 球形对称型
6. 病毒复制周期的步骤不包括
   A. 吸附与穿入
   B. 脱壳
   C. 生物合成
   D. 扩散
   E. 装配与释放
7. 对病毒生物学性状的描述，不正确的是
   A. 描述病毒大小的单位是纳米（nm）
   B. 含有DNA和RNA两种核酸
   C. 以复制方式增殖
   D. 必须寄生于活细胞内
   E. 属于非细胞型微生物

【B_1 型题】

（8~10题共用备选答案）
A. 干扰素
B. 乙醚
C. 青霉素
D. −70℃
E. 紫外线
8. 灭活病毒无效的因素是
9. 最易破坏病毒包膜的因素是
10. 可长期保存病毒的因素是

第二十三章 病毒的感染和免疫

【A_1 型题】

1. 不能经虫媒传播感染的病毒是
   A. 乙型脑炎病毒
   B. 森林脑炎病毒
   C. 登革热病毒
   D. 狂犬病病毒
   E. 黄热病病毒
2. 罕见经输血传播的病毒是
   A. 乙型肝炎病毒
   B. 人免疫缺陷病毒
   C. 乙型脑炎病毒
   D. 丙型肝炎病毒
   E. 巨细胞病毒
3. 不发生垂直传播的病毒是
   A. 风疹病毒
   B. 巨细胞病毒
   C. 乙型肝炎病毒
   D. 人免疫缺陷病毒
   E. 脊髓灰质炎病毒
4. 常见的可引起先天性婴儿畸形的病毒是
   A. 风疹病毒
   B. 麻疹病毒
   C. 狂犬病毒
   D. 脊髓灰质炎病毒
   E. EB病毒
5. 关于病毒与肿瘤发生的关系，哪项组合是错误的
   A. EB病毒——鼻咽癌
   B. 汉坦病毒——肺癌
   C. 乙型肝炎病毒——原发性肝癌
   D. 人乳头瘤病毒——子宫颈癌
   E. 人嗜T细胞病毒——成人T细胞白血病
6. 最易形成潜伏感染的病毒是
   A. 麻疹病毒
   B. 流感病毒
   C. 狂犬病
   D. 脊髓灰质炎
   E. 水痘-带状疱疹病毒
7. 哪项不是病毒感染对宿主细胞的直接作用
   A. 杀细胞感染
   B. 细胞融合
   C. 病毒与宿主细胞基因组整合
   D. 形成包涵体
   E. 产生超敏反应

8. 不属病毒感染类型的是
A. 慢性病毒感染
B. 慢发病毒感染
C. 潜伏性感染
D. 败血症
E. 隐性感染
9. 关于干扰素的特性，哪项错误
A. 具有抗肿瘤、免疫调节作用
B. 具有种属特异性
C. 具有直接杀灭病毒作用
D. 具有广谱抗病毒作用
E. 属于非特异性免疫因素
10. 干扰素（IFN）抗病毒的作用机制是
A. 干扰病毒的吸附
B. 干扰病毒的穿入
C. 直接干扰病毒 mRNA 的转录
D. 诱导邻近细胞产生抗病毒蛋白
E. 干扰病毒的释放
11. 不是中和抗体抗病毒的作用机制是
A. 阻止病毒吸附和侵入易感细胞
B. 与病毒形成免疫复合物易被吞噬
C. 阻止无包膜病毒脱壳
D. 与病毒表面抗原结合，激活补体，使细胞溶解
E. 活化杀伤 T 细胞（CTL）释放淋巴因子

【B_1 型题】

（12～15 题共用备选答案）
A. 人类免疫缺陷病毒（HIV）
B. 乙型肝炎病毒（HBV）
C. 甲型肝炎病毒（HAV）
D. 单纯疱疹病毒（HSV）
E. 人乳头瘤病毒（HPV）
12. 主要经消化道传播的病原体是
13. 最易形成慢发病毒感染的病原体是
14. 最易形成潜伏感染的病原体是
15. 最易形成慢性感染的病原体是

第二十四章　病毒感染的检查方法和防治原则

【A_1 型题】

1. 不适用于培养病毒的方法是
A. 适龄鸡胚接种
B. 传代细胞培养
C. 组织器官培养
D. 易感动物接种
E. 人工合成培基
2. 不能用于检测抗病毒抗体的方法是
A. ELISA
B. 中和试验
C. 红细胞凝集试验
D. 血凝抑制试验
E. 补体结合试验
3. 为预防风疹和先天性风疹综合征，禁忌接种风疹减毒活疫苗的人群是
A. 育龄期女青年
B. 结婚登记时的女青年
C. 注射过抗风疹人血清免疫球蛋白孕妇
D. 妊娠妇女（孕妇）
E. 1 岁以上的少年儿童
4. 用活疫苗进行预防接种，可有效控制的病毒性疾病是
A. 狂犬病
B. 脊髓灰质炎
C. 艾滋病（AIDS）
D. 乙型肝炎
E. 流行性乙型脑炎
5. 对病毒性感染进行血清学诊断时，双份血清抗体效价至少增高几倍时，才有诊断意义
A. 2 倍
B. 4 倍
C. 8 倍
D. 16 倍
E. 32 倍
6. 检测病毒病进行微生物学检查时，不是标本采集原则的是
A. 无菌操作
B. 发病早期采集
C. 采集病变部位标本
D. 查抗体时，采早期血清即可
E. 尽快送检，暂保存时放-70℃

第二十五章　呼吸道病毒

【A_1 型题】

1. 关于流感病毒的特点，哪项错误
A. 是有包膜病毒
B. 具有神经氨酸酶（NA）刺突
C. 不易发生抗原性变异
D. 具有分节段的 RNA 和核蛋白（NP）
E. 具有血凝素 HA 刺突
2. 区分流感病毒亚型的依据是
A. RNA+NA
B. RNA+HA
C. NA+NP
D. HA+NP
E. HA+NA
3. 进行流感病毒的血清学诊断最常用的方法是
A. 抗体中和试验
B. 补体结合试验

C. 红细胞凝集试验
D. 血凝抑制试验
E. 荧光抗体试验

4. 甲型流感病毒最容易发生变异的成分是
A. 包膜脂类
B. 神经氨酸酶和血凝素
C. 衣壳蛋白
D. 基质蛋白
E. 核蛋白

5. 引起亚急性硬化性全脑炎（SSPE）的病原体是
A. 风疹病毒
B. 麻疹病毒
C. 轮状病毒
D. 腮腺炎病毒
E. 流感病毒

6. 关于腺病毒所致疾病，哪项错误
A. 病毒性肺炎
B. 流行性角结膜炎
C. 咽结膜热
D. 先天性畸形
E. 婴幼儿胃肠炎

【A_2 型题】

7. 25 岁女性，妊娠 24 周，昨夜发热，今朝颜面部及周身出现皮疹，查体皮疹为粟粒大红色丘疹，两侧耳后可触及数个淋巴结，风疹病毒抗体效价为 1∶8，进而最合适的处置方法是
A. 给予抗生素进行治疗
B. 注射免疫球蛋白制剂
C. 给予干扰素进行治疗
D. 立即采取终止妊娠措施
E. 2 周后再检查抗体效价

8. 某幼儿园 2 岁女孩，突然因高热、上呼吸道卡他症状，继而出现全身红色皮疹而入院。印象诊断是麻疹。试问对接触过的幼儿应注射
A. 麻疹疫苗
B. 丙种球蛋白
C. 干扰素
D. 青霉素
E. 类毒素

第二十六章 胃肠道病毒

【A_1 型题】

1. 关于脊髓灰质炎病毒，哪项错误
A. 主要经粪口途径传播
B. 为无包膜 DNA 病毒，分为Ⅰ型、Ⅱ型、Ⅲ型
C. 各型病毒的中和抗体无交叉保护反应
D. 主要感染脊髓前角运动神经细胞
E. 口服减毒活疫苗可进行预防

2. 最易引起病毒性心肌炎的病毒是
A. 脊髓灰质炎病毒
B. 柯萨奇病毒 A 组
C. 柯萨奇病毒 B 组
D. 埃可病毒
E. 肠道病毒 70 型

3. 不属于轮状病毒特点的是
A. 为 RNA 病毒，含 11 个片段
B. 电镜下可见车轮状形态
C. 主要经粪口途径传播
D. 可引起急性出血性结膜炎
E. 可引起婴幼儿腹泻

4. 脊髓灰质炎、甲型肝炎等病毒的结构组成是
A. 核酸和刺突
B. 衣壳和包膜
C. 基质蛋白和衣壳
D. 核酸和包膜
E. 核酸和衣壳

5. 关于脊髓灰质炎减毒活疫苗，哪项错误
A. 可刺激肠黏膜产生 sIgA
B. 可刺激机体产生血清 IgM、IgG
C. 秋冬季节服用效果最佳
D. 避免各型疫苗间的干扰
E. 可在室温下长期保存

第二十七章 肝炎病毒

【A_1 型题】

1. 不属于甲型肝炎病毒特点的是
A. 属于无包膜小 RNA 病毒
B. 主要经粪-口传播
C. 预后不良可诱发肝癌
D. 病后可获持久免疫
E. 可用灭活或减毒活疫苗预防

2. 关于 HBV 抗原-抗体的检测，哪项错误
A. 用于乙型肝炎的诊断
B. 用于筛选合格的献血员
C. 选择治疗用药的参考
D. 判断乙型肝炎的预后
E. 调查人群的免疫水平

3. 对乙肝病毒表面抗原叙述错误的是
A. 3 种 HBV 颗粒均含有 HBsAg
B. 检出 HBeAg 表示体内有病毒复制
C. 仅有携带者能检出 HBsAg
D. 检出抗-HBs 表示已获免疫力
E. 抗-HBc IgM 阳性表示体内有 HBV 复制、有传染性

4. 孕妇 HBeAg（+），对其新生儿最好应注射
A. 丙种球蛋白

B. HBIg + 乙型肝炎疫苗
C. 干扰素
D. 胎盘球蛋白
E. 乙型肝炎疫苗

5. 关于乙型肝炎病毒特征叙述错误的是
A. 电镜下可见 3 种颗粒形态
B. 完整病毒称为 Dane 颗粒
C. 对理化因素抵抗力很强
D. 主要经血液或注射传播
E. 有包膜 RNA 病毒

6. 属于缺陷病毒的是
A. HAV
B. HBV
C. HCV
D. HDV
E. HEV

7. 关于肝炎病毒与传播途径的组合，哪项错误
A. HAV——消化道传播
B. HBV——输血和注射
C. HCV——输血和注射
D. HDV——输血和注射
E. HEV——输血和注射

【A_2 型题】

8. 20 岁男性，喜食毛蚶，1 周前突然发病，有畏寒，发热，全身乏力，食欲缺乏，厌油腻，肝区疼痛，尿色渐加深至浓茶状。实验室检查抗-HAV 阳性。近日体温降低，巩膜和皮肤出现黄疸，最可能的印象诊断是
A. 甲型肝炎
B. 乙型肝炎
C. 丙型肝炎
D. 丁型肝炎
E. 戊型肝炎

9. 一男性青年，突发高热、黄疸伴肝区痛、厌油，实验室检查 ALT 升高，抗-HAV 阳性，印象诊断为急性黄疸性肝炎。该病主要的传播方式是
A. 呼吸道传播
B. 消化道传播
C. 泌尿道传播
D. 经虫媒传播
E. 经输血传播

10. 某护士在给一位乙型肝炎病毒（HBV）携带者注射时，不慎被患者用过的针头刺伤手指。为预防乙型肝炎病毒感染，应首先采取的措施是
A. 注射抗生素
B. 注射丙种球蛋白
C. 注射乙型肝炎疫苗
D. 注射 HBIg
E. 注射 α 干扰素

11. 某患者外科手术时输血 500ml，近日出现黄疸，并伴肝区痛，食欲缺乏，厌油腻等症状。查抗-HCV IgM（+），最可能的印象诊断是
A. 甲型肝炎
B. 乙型肝炎
C. 丙型肝炎
D. 丁型肝炎
E. 戊型肝炎

12. 某患者，有输血史，近日体检发现血液 HCV-RNA（+）和抗-HCV IgM（+），最积极有效地处置方法是
A. 卧床休息
B. 注射抗生素
C. 注射丙种球蛋白
D. 注射干扰素
E. 接种疫苗

13. 一男性手术时曾输血 800ml，1 个月后出现恶心、呕吐、黄疸等症状，怀疑为输血后肝炎，进行实验室确诊首先应检查的是
A. 抗-HAV
B. 抗-HCV
C. 抗-HDV
D. 抗-HEV
E. 抗-CMV

14. 某患者，患乙型肝炎多年，近日病情加重，形成暴发性肝炎，试问该患者可能是合并哪种病毒的重叠感染
A. HAV
B. HCV
C. HDV
D. HEV
E. CMV

【B_1 型题】

（15~16 题共用备选答案）
A. HAV
B. HBV
C. HCV
D. HDV
E. HEV

15. 属于 DNA 病毒的是
16. Dane 颗粒是哪种病毒的完整颗粒

（17~18 题共用备选答案）
A. 抗-HBs
B. 抗-HDV
C. 抗-HBe
D. 抗-HBc IgM
E. 抗-HBc IgG

17. 乙型肝炎的保护性抗体是
18. 提示体内乙型肝炎病毒处于复制状态的抗体是

第二十八章　黄　病　毒

【A_1 型题】

1. 关于流行性乙型脑炎病毒，哪项错误
A. 蚊是传播媒介
B. 猪是扩增宿主
C. 多为隐性感染
D. 为 DNA 病毒
E. 病毒外层有包膜

2. 流行性乙型脑炎（简称乙脑）的主要传染源是
   A. 猪
   B. 乙脑病毒携带者
   C. 乙脑患者
   D. 蚊虫
   E. 野鼠
3. 关于登革病毒叙述错误的是
   A. 属于无包膜RNA病毒
   B. 以蚊为传播媒介
   C. 引起登革热
   D. 临床表现形式有登革热、登革出血热、登革热-休克综合征3种
   E. 机体感染后以体液免疫为主
4. 均以节肢动物为媒介的组合，哪项错误
   A. 乙型脑炎病毒，登革病毒
   B. 乙型脑炎病毒，麻疹病毒
   C. 登革病毒，斑疹伤寒立克次体
   D. 登革病毒，恙虫病立克次体
   E. 乙型脑炎病毒，Q热柯克斯体

【B_1型题】

（5~7题共用备选答案）
   A. 蚊
   B. 人虱
   C. 鼠蚤
   D. 恙螨
   E. 蜱
5. 登革热的传播媒介是
6. 地方性斑疹伤寒的传播媒介是
7. 流行性斑疹伤寒的传播媒介是

第二十九章　出血热病毒

【A_1型题】

1. 关于汉坦病毒的特性，哪项错误
   A. 为有包膜的DNA病毒
   B. 黑线姬鼠为主要传染源
   C. 经呼吸道和消化道传播
   D. 病后可获得牢固的免疫力
   E. 中和试验可将汉坦病毒分为6个血清型
2. 汉坦病毒主要引起的疾病是
   A. Q热
   B. 恙虫病
   C. 肾综合征出血热
   D. 流行性乙型脑炎
   E. 森林脑炎

第三十章　疱疹病毒

【A_2型题】

1. 48岁女性，近日自觉背部沿肋间皮肤灼痛，进而出现红疹、疱疹、串连成带状。幼儿时患过水痘。最可能的印象诊断是
   A. 肾综合征出血热
   B. 带状疱疹
   C. 流行性斑疹伤寒
   D. 风疹
   E. 输血后单核细胞增多症
2. 某患者，发热39℃，脾肝大，颈部淋巴结可触及。血常规白细胞增多，异型淋巴细胞可检出。印象诊断是传染性单核细胞增多症，引起该病的病原体是
   A. 腺病毒
   B. 丙型肝炎病毒
   C. 风疹病毒
   D. 巨细胞病毒
   E. EB病毒

【B_1型题】

（3~8题共用备选答案）
   A. HSV-1
   B. HSV-2
   C. VZV
   D. CMV
   E. EBV
3. 引起水痘-带状疱疹的病原体是
4. 与鼻咽癌的发生有关的是
5. 感染可引起巨细胞包涵体病的病原体是
6. 引起口唇疱疹的病原体是
7. 常引起生殖器疱疹的病原体是
8. 常引起角膜结膜炎的病原体是

第三十一章　逆转录病毒

【A_1型题】

1. 关于逆转录病毒的性状，哪项错误
   A. 均含有反转录酶
   B. 均侵犯$CD4^+$细胞
   C. 有包膜DNA病毒
   D. 复制时先形成RNA：DNA中间体
   E. 基因组易发生变异
2. 关于人类免疫缺陷病毒（HIV）的特点，哪项错误

A. 传染源是HIV携带者和AIDS患者
B. 引起人类艾滋病
C. 可通过性行为传播
D. 不能经胎盘传播
E. 可通过输血传播

3. AIDS的临床表现不包括
A. 隐性感染
B. 原发急性感染
C. 无症状潜伏感染
D. AIDS相关综合征
E. 典型AIDS

【A_2型题】

4. 男性，26岁。有不洁性交史和吸毒史，近半年来出现体重下降、腹泻、发热，反复出现口腔真菌感染，初诊为AIDS。确诊时需要参考的主要检测指标是
A. HIV相应的抗原
B. HIV相应的抗体
C. AIDS患者的补体
D. HIV相关的$CD8^+$细胞
E. HIV相关的$CD4^+$细胞

5. 成年男性，体检用ELISA试验发现血液中HIV抗体阳性。确认实验用
A. PCR法查DNA
B. 分离培养病毒
C. 检测病毒抗原
D. 蛋白印迹（Western blotting）
E. RT-PCR查RNA

6. 某HIV感染者，近日出现继发感染、衰竭、免疫缺陷等AIDS症状，入院治疗。目前认为最有效的治疗方案是
A. 蛋白酶抑制剂
B. 核苷类逆转录酶抑制剂
C. 鸡尾酒疗法（联合用药疗法）
D. 非核苷类逆转录酶抑制剂
E. 脱氧鸟苷单一用药疗法

7. 成年男性患者，被确诊为HIV感染者，消瘦、衰竭、经常发生肺感染，造成免疫低下机制主要是
A. 神经胶质细胞减少
B. 树突状细胞减少
C. 吞噬细胞被破坏
D. 中和抗体保护作用低
E. $CD4^+T$细胞大量被破坏

第三十二章 其他病毒

【A_1型题】

1. 关于狂犬病病毒的特点，哪项错误
A. 患病动物是传染源
B. 病毒只有一个血清型
C. 狂犬咬伤后100%发病
D. 可发生毒力变异
E. 可用病毒固定毒株制备疫苗进行预防

2. 引起尖锐湿疣的病原体是
A. 人免疫缺陷病毒（HIV）
B. 人乳头瘤病毒（HPV）
C. EB病毒（EBV）
D. 水痘带状疱疹病毒（VZV）
E. 巨细胞病毒（CMV）

【B_1型题】

（3~5题共用备选答案）
A. 人乳头瘤状病毒
B. 森林脑炎病毒
C. 巨细胞病毒
D. 狂犬病病毒
E. 柯萨奇病毒

3. 与子宫颈癌的发生有关的是
4. 感染神经细胞可形成内氏小体的是
5. 外形为子弹状，有包膜的RNA病毒是

第三十三章 朊 粒

1. 不是朊粒主要特点的是
A. 引起人和动物中枢神经退化性病变
B. 不含有RNA
C. 是蛋白酶抗性蛋白
D. 仅含DNA
E. 具有传染性

2. 引起疯牛病和人类克-雅病、库鲁病等的病原体是
A. 病毒（virus）
B. 类病毒（viroid）
C. 拟病毒（virusoid）
D. 朊粒（prion）
E. 衣原体（chlamydia）

第五篇　医学免疫学

第一章　绪　　论

【A_1 型题】

1. 免疫是指
   A. 机体识别、排除抗原性异物的功能
   B. 机体清除和杀伤自身突变细胞的功能
   C. 机体抗感染的功能
   D. 机体清除自身衰老、死亡细胞的功能
   E. 机体对病原微生物的防御能力
2. 适应性免疫应答的特点不具有
   A. 特异性
   B. 非特异性
   C. 多样性
   D. 记忆性
   E. 耐受性
3. 免疫系统的三大功能为
   A. 免疫防御、免疫应答、免疫记忆
   B. 免疫应答、免疫记忆、免疫监视
   C. 免疫防御、免疫记忆、免疫监视
   D. 免疫应答、免疫监视、免疫自身稳定
   E. 免疫防御、免疫监视、免疫自身稳定
4. 免疫监视功能低下时，易发生
   A. 超敏反应
   B. 肿瘤
   C. 自身免疫病
   D. 移植排斥反应
   E. 免疫缺陷病
5. 介导适应性体液免疫应答的细胞是
   A. 单核细胞
   B. 巨噬细胞
   C. 中性粒细胞
   D. T，B淋巴细胞
   E. 自然杀伤细胞
6. 属于固有免疫应答的细胞是
   A. T淋巴细胞
   B. B淋巴细胞
   C. NK细胞
   D. 脂肪细胞
   E. 上皮细胞
7. 提出克隆选择学说的学者是
   A. Ehrlich
   B. Behring
   C. Burnet
   D. Landsteiner
   E. 北里
8. 免疫系统不包括
   A. 免疫组织
   B. 免疫器官
   C. 免疫细胞
   D. 免疫分子
   E. 免疫应答

第二章　抗　　原

【A_1 型题】

1. 完全抗原是指
   A. 只有免疫原性，无抗原性
   B. 只有抗原性，无免疫原性
   C. 既无免疫原性，又无抗原性
   D. 既有免疫原性，又有抗原性
   E. 不能激发细胞免疫应答
2. TD-Ag的叙述哪项是错误的
   A. 大多数为蛋白质
   B. 可诱导体液免疫和细胞免疫
   C. 可刺激产生IgG型抗体
   D. 有免疫记忆
   E. 大多数为多糖物质
3. 抗原性是指抗原能够
   A. 刺激机体发生免疫应答的性能
   B. 与相应抗体特异性结合，发生免疫反应的性能
   C. 刺激机体产生抗体的性能
   D. 与相应免疫应答产物特异性结合，发生免疫反应的性能
   E. 与致敏淋巴细胞特异性结合，发生免疫反应的性能
4. 抗原的免疫原性是指能够刺激机体的免疫系统发生免疫应答
   A. 产生抗体的能力
   B. 产生致敏淋巴细胞的能力
   C. 产生抗体或致敏淋巴细胞的能力
   D. 与相应抗体特异性结合的能力
   E. 与相应致敏淋巴细胞特异性结合的能力
5. 激活B细胞产生抗体过程中依赖T细胞的辅助的抗原称为
   A. 完全抗原
   B. 半抗原
   C. TI-Ag
   D. TD-Ag
   E. 共同抗原
6. 存在于抗原分子表面的，决定抗原特异性的特殊的化学基团称之为

A. 表位
B. 异嗜性抗原
C. 抗原结合价
D. 类属抗原
E. Forssman 抗原

7. 马血清抗毒素是
A. 是抗体，不是抗原
B. 是抗原，不是抗体
C. 即是抗体，又是异种抗原
D. 即非抗原，又非抗体
E. 是异嗜性抗原

8. 有关 T 细胞表位描述错误的是
A. 由 TCR 识别
B. 无须 MHC 分子的提呈
C. 多为线性表位
D. 可存在于抗原分子的任意部位
E. 化学性质多为肽类分子

9. 属于 TI-Ag 的物质有
A. 病原微生物
B. 肺炎链球菌荚膜多糖
C. 血细胞
D. 血清蛋白
E. 外毒素

10. 含有相同或相似抗原表位的不同抗原称为
A. 共同抗原
B. 异嗜性抗原
C. 同种异型抗原
D. 自身抗原
E. 独特型抗原

11. 佐剂的功能不包括
A. 作用于 T 细胞抗原受体
B. 激活抗原提呈细胞
C. 延长抗原的体内滞留时间
D. 改变免疫应答的类型
E. 增强免疫应答

12. 关于超抗原的性质，哪项错误
A. 无严格的 MHC 限制性
B. 无须 APC 加工可直接刺激 T 细胞
C. 与 MHCⅡ分子的非多态区结合
D. 参与某些病理生理过程
E. 一种超抗原只可活化少数 T 细胞克隆

13. 关于抗原，下列哪项组合是错误的
A. 半抗原——青霉素
B. 自身抗原——HLA 抗原
C. 异种抗原——病原微生物
D. 细胞质抗原——线粒体抗原
E. 异嗜性抗原——Forssman 抗原

【A_2 型题】

14. 20 世纪，Forssman 用豚鼠的肝、脾、肾上腺制备的生理盐水悬液注射家兔，得到抗体，除与相应的抗原反应外，还可使绵羊 RBC 发生凝集，出现这一现象是因为
A. 可能绵羊 RBC 发生了自身凝集
B. 豚鼠与绵羊间有完全相同的血型抗原
C. 豚鼠脏器与绵羊 RBC 间有共同抗原决定簇
D. 豚鼠脏器在制备过程中抗原结构发生了改变
E. 体外实验中，绵羊 RBC 的抗原性发生了改变

【B_1 型题】

（15～19 题共用备选答案）
A. 异种抗原
B. 同种异型抗原
C. 异嗜性抗原
D. 自身抗原
E. 肿瘤相关抗原

15. AFP 是
16. ABO 血型抗原是
17. 眼晶状体
18. 大肠埃希菌与人结肠黏膜的共同抗原是
19. 异种动物血清是

（20～21 题共用备选答案）
A. 半抗原
B. 变应原
C. 耐受原
D. 超抗原
E. 丝裂原

20. 能诱导超敏反应的抗原称为
21. 可诱导机体产生免疫耐受的抗原称为

（22～25 题共用备选答案）
A. TI-Ag
B. 超抗原
C. 自身抗原
D. 同种异型抗原
E. 半抗原

22. 肺炎链球菌荚膜多糖是
23. HLA 抗原是
24. 青霉素是
25. 金黄色葡萄球菌肠毒素是

第三章　免疫器官

【A_1 型题】

1. 动物新生期切除胸腺的后果是
A. 细胞免疫功能缺陷，体液免疫功能正常
B. 细胞免疫功能正常，体液免疫功能缺陷
C. 细胞和体液免疫功能均不受影响
D. 细胞免疫功能缺陷，体液免疫功能受损
E. 机体造血和免疫功能均有损害

2. 机体受外源抗原刺激后，发生免疫应答的部位是
A. 骨髓
B. 淋巴结
C. 胸腺

D. 腔上囊
E. 外周血

【B_1 型题】

（3~5 题共用备选答案）

A. 骨髓
B. 淋巴结
C. 胸腺
D. 外周免疫器官
E. 脾

3. B 细胞发育成熟的场所是
4. 免疫应答发生的基地是
5. T、B 细胞定居、分化和增生的场所是

第四章　免疫细胞

【A_1 型题】

1. 以下哪种分子不存在于 T 细胞表面
A. CD2
B. CD3
C. mIg
D. TCR
E. CD28

2. 与 B7 结合抑制 T 细胞活化的是
A. CD2
B. CD40L
C. ICOS
D. CTLA-4
E. CD28

3. B 细胞产生的抗体
A. 中和细菌外毒素
B. 具有调理作用
C. 阻断病原体与靶细胞结合
D. ADCC 作用
E. 通过补体的旁路途径发挥溶细胞或溶菌作用

4. CD3 和 CD4 分子存在于
A. 所有外周淋巴细胞
B. 所有外周 T 细胞
C. Th1 和 Th2
D. Treg 和 Tc
E. Th1 和 Tc

5. 对 B1 细胞描述错误的是
A. 出现较早
B. 不能自我更新
C. 表达 CD5 分子
D. 主要针对碳水化合物产生较强应答
E. 产生抗体无须 Th 细胞辅助

6. NK 细胞表面没有
A. $CD16^+$
B. $CD56^+$
C. mIg^-
D. TCR^-
E. CKR

7. 有特异性抗原受体的细胞是
A. B 淋巴细胞
B. 浆细胞
C. 巨噬细胞
D. NK 细胞
E. 单核细胞

8. B 细胞表面最重要的标志为
A. mIg
B. FcγR
C. CD40
D. CD5
E. CD80

9. 对 CD1 分子描述错误的是
A. 提呈外源性脂类抗原
B. 是一类 MHC Ⅰ类样分子
C. 不能提呈自身脂类抗原
D. 有 CD1a-e5 个成员
E. 主要将脂类抗原提呈给 NKT 细胞

10. 调节性 T 细胞（Treg）不表达
A. CD79a
B. CD3
C. CD25
D. TCR
E. Foxp3

11. 在免疫应答过程中，巨噬细胞
A. 产生抗体
B. 表达 TCR
C. 产生细胞因子
D. 表达 CD3 分子
E. 发生基因重排

12. 不属于识别 HLA Ⅰ类分子的 NK 细胞受体是
A. KIR2DL
B. KIR3DL
C. CD94/NKG2A
D. CD94/NKG2C
E. NKG2D

13. T 细胞在胸腺中发育不需要的因素是
A. 胸腺微环境的作用
B. 受体基因重排
C. 神经内分泌的作用
D. 阳性和阴性选择
E. 骨髓微环境的作用

14. 在 T 细胞活化中发挥重要作用的分子是
A. CTLA-4
B. CD28
C. PD-1
D. CD2
E. CD40L

15. Th2 细胞不分泌
A. IL-2
B. IL-5
C. IL-4
D. IL-10
E. IL-13

16. T 细胞不具有的受体是
A. E 受体
B. 抗原受体
C. 丝裂原受体
D. CKR
E. Fc 受体

17. MΦ（巨噬细胞）不表达
A. C3b 受体
B. 细胞因子受体
C. IgG Fc 受体
D. MHC Ⅱ分子
E. mIg

18. Ii 链的主要功能是

A. 促进 MHC Ⅱ类分子 α 链与 β 链组装和折叠
B. 促进 MHC Ⅱ类分子二聚体形成
C. 位于粗面内质网膜上
D. 促进 MHC Ⅱ类分子在粗面内质网内与其他内源性多肽结合
E. 促进 MHC Ⅱ类分子二聚体在细胞内的转运

19. 成熟 DC 最重要的功能是
A. 摄取抗原
B. 维持和诱导免疫耐受
C. 免疫调节作用
D. 抗原提呈与免疫激活作用
E. 加工抗原

20. 对 NK 细胞描述错误的是
A. 活化后表达 Fas
B. 可直接杀伤某些肿瘤细胞
C. 可间接杀伤某些病毒感染细胞
D. 分泌 TNF-α
E. 具有免疫调节作用

21. 具有特异性杀伤作用的细胞是
A. B 细胞
B. 中性粒细胞
C. NK 细胞
D. CTL 细胞
E. LAK 细胞

22. 能够产生抗体的细胞是
A. T 细胞
B. 未活化的 B 细胞
C. 浆细胞
D. NK 细胞
E. B 细胞

23. 以下受体-协同刺激分子的结合哪项错误
A. CD28 与 CD80
B. CD40L 与 CD40
C. CD2 与 LFA-3
D. CD4-MHC Ⅱ
E. CD8-MHC Ⅱ

24. 在提呈低浓度抗原方面发挥重要作用的 APC 是
A. MΦ
B. DC
C. B
D. 嗜酸性粒细胞
E. 成纤维细胞

25. $CD4^+$ T 细胞的主要功能是
A. 特异性杀伤作用
B. 吞噬作用
C. 辅助作用
D. 抑制作用
E. 抗原提呈作用

26. APC 不包括
A. B 细胞
B. MΦ
C. 树突状细胞
D. 内皮细胞
E. 粒细胞

27. TAP
A. 参与外源性抗原的提呈
B. 参与内源性抗原的提呈
C. 位于内体膜上
D. 为同源二聚体分子
E. 对多肽进行被动转运

28. 对 B 细胞共受体描述错误的是
A. 由 CD19、CD21 和 CD81 组成
B. 可与 C3d 结合
C. 提高 B 细胞对抗原刺激的敏感性
D. 与 EB 病毒选择性感染 B 细胞有关
E. 可减弱 B 细胞活化信号的转导

29. 关于 NK 细胞正确的叙述是
A. 发现具有特异性抗原识别受体
B. 具有 MHC 的限制性
C. 具有 ADCC 效应
D. 分泌 IL-10
E. 具有抗体产生作用

【B_1 型题】

（30~33 题共用备选答案）
A. MΦ
B. T 细胞
C. B 细胞
D. NK 细胞
E. 嗜碱性粒细胞

30. 直接参与Ⅰ型超敏反应的是
31. 活化为浆细胞产生抗体的是
32. 具有吞噬和抗原提呈作用的是
33. 具有 CD3 分子表面抗原的是

（34~37 题共用备选答案）
A. Tc
B. Treg
C. Th
D. Th1
E. Th2

34. 对体液免疫起辅助作用
35. 起免疫应答负调节作用的是
36. 分泌 IL-2、IFN-γ 的是
37. 具有细胞毒作用的是

（38~40 题共用备选答案）
A. TCR-CD3 复合物
B. mIg
C. FcR
D. C3bR
E. BCR 复合物

38. 识别抗原，并把识别信号传递到 T 细胞内的是
39. 与补体 C3b 相结合的是
40. 识别抗原，并把识别信号传递到 B 细胞的是

（41~43 题共用备选答案）
A. MHC Ⅰ类分子途径
B. MHC Ⅱ类分子途径
C. 非经典的抗原提呈途径
D. 脂类抗原的 CD1 分子提呈途径
E. 经典的抗原提呈途径

41. 外源性抗原提呈途径是
42. 内源性抗原提呈途径是
43. MHC 分子对抗原的交叉提呈是

第五章　免疫球蛋白

【A_1 型题】

1. 独特型抗原决定簇的氨基酸差异主要在
   A. 恒定区
   B. 铰链区
   C. 可变区
   D. 超变区
   E. 补体结合区
2. 以下哪种不是单克隆抗体的特点
   A. 识别一种抗原表位
   B. 制备成本高
   C. 纯度高
   D. 效价高
   E. 特异性强
3. 浆细胞主要存在于
   A. 胸腺
   B. 外周血
   C. 脾及淋巴结
   D. 黏膜相关的淋巴细胞
   E. 骨髓
4. 免疫球蛋白不具有的作用是
   A. 中和外毒素
   B. 激活补体经典途径
   C. 调理作用
   D. 介导 ADCC 作用
   E. 参与Ⅳ型超敏反应
5. 具有亲细胞作用的抗体是
   A. IgM
   B. IgD
   C. IgE
   D. IgG
   E. IgA
6. 类毒素刺激机体后产生的特异性免疫应答物质是
   A. 干扰素
   B. 抗毒素
   C. 补体
   D. 乙型溶素
   E. 细胞因子
7. 免疫球蛋白的基本结构是
   A. 由 4 条相同的重链组成
   B. 由 4 条相同的轻链组成
   C. 由二硫键相连的 4 条肽链组成
   D. 由二硫键相连的 2 条肽链组成
   E. 由 J 键连接的 5 条肽链组成
8. IgG 不含的功能区是
   A. VH
   B. VL
   C. CH_1
   D. CH_2
   E. CH_4
9. 抗体与抗原结合的部位是
   A. VL 和 VH 区
   B. CH_1 区
   C. CH_3 区
   D. CD_4 区
   E. 铰链区
10. 抗体分子的抗原结合部位是
    A. Fc 段
    B. Fab 段
    C. 铰链区
    D. 轻链 C 末端
    E. 重链 C 末端
11. 免疫球蛋白的超变区在
    A. Fab
    B. Fc
    C. 铰链区
    D. CH_1 区
    E. CH_2 区
12. IgG 通过胎盘主要决定于哪一部位
    A. Fab 段
    B. CH_2 区
    C. F（ab）2′
    D. Fc 段
    E. 铰链区
13. 天然血型抗体是
    A. IgA
    B. IgM
    C. IgG
    D. IgE
    E. IgD
14. IgE 与 IgG 功能区不同，因为 IgE 有
    A. V 区
    B. CH_1
    C. CH_2
    D. CH_3
    E. CH_4
15. 具有补体 C1q 结合点的 Ig 是
    A. IgE 和 IgD
    B. IgA 和 IgG
    C. IgM 和 IgA
    D. IgG 和 IgM
    E. IgM 和 IgE
16. Ig 分成 κ、λ 两个型，其依据是
    A. 重链
    B. 轻链
    C. 可变区
    D. 恒定区
    E. 铰链区
17. IgG 的生物学作用之一是
    A. 与 Ag 结合后激活补体
    B. 不能透过胎盘
    C. 与 Ag 作用后，体内最先出现
    D. 是分泌液中主要的保护性抗体
    E. 参与Ⅰ型超敏反应
18. 无铰链区的免疫球蛋白是
    A. IgG、IgD
    B. IgA、IgG
    C. IgG、IgE
    D. IgM、IgE
    E. IgM、IgD
19. 五聚体 IgM 一般只有几个结合点可结合抗原
    A. 1 个
    B. 2 个
    C. 4 个
    D. 5 个
    E. 10 个
20. 关于 IgE 下列哪项错误

A. IgE 的 H 链有 4 个 CH 区
B. 是正常人血清含量最少的 Ig
C. IgE 无铰链区
D. 寄生虫感染使 IgE 水平降低
E. 在个体发育过程中开始合成时间较晚

21. 有关免疫球蛋白和抗体的说法，正确的是
A. 免疫球蛋白就是抗体、二者具有相同的含义
B. 免疫球蛋白均为抗体，抗体不一定都是免疫球蛋白
C. 免疫球蛋白与抗体不同，二者也不相关
D. 抗体均为免疫球蛋白，而免疫球蛋白并不一定都是抗体
E. 抗体和免疫球蛋白只存在于血液和体液中，二者均具有免疫功能

22. 介导 NK 细胞、巨噬细胞、中性粒细胞发挥 ADCC 效应的 Ig 主要是
A. IgA
B. IgM
C. IgD
D. IgG
E. IgE

23. 新生儿早期患呼吸道感染的可能原因是
A. 补体成分缺陷
B. 先天免疫缺陷
C. 皮肤黏膜天然屏障差
D. sIgA 合成不足
E. 呼吸道发育不良

24. 免疫调理作用最强的 Ig 是
A. IgG
B. IgM
C. IgA
D. IgD
E. IgE

【B_1 型题】

（25～27 题共用备选答案）
A. IgG
B. IgA
C. IgM
D. IgD
E. IgE

25. 唯一通过胎盘的 Ig 是
26. 参与Ⅰ型超敏反应的 Ig 是
27. 在进化过程中出现最早的 Ig 是

（28～30 题共用备选答案）
A. IgG
B. IgA
C. IgM
D. IgD
E. IgE

28. 胚胎时期起重要防御作用的 Ig 是
29. 含量最少的 Ig 是
30. 含量最多的 Ig 是

（31～33 题共用备选答案）
A. 2Fab 段+Fc 段
B. F（ab′）2 +pFC′
C. 铰链区
D. 可变区
E. 稳定区

31. 胃蛋白酶水解的片段是
32. 木瓜酶水解的片段是
33. 蛋白酶作用的部位是

（34～37 题共用备选答案）
A. V 区
B. C 区
C. 铰链区
D. 重链
E. 轻链

34. 决定 Ig 类和亚类的部位
35. 决定 Ig 型和亚型的部位
36. 决定 Ig 独特型的部位
37. 与立体构型改变有关的部位

第六章 补体系统

【A_1 型题】

1. 补体膜攻击复合物是
A. C3b
B. C5b
C. C5b6789n
D. C5b678
E. C5b67

2. 参与替代途径激活补体的物质是
A. IgG
B. IgM
C. IgD
D. LPS
E. MBL

3. 关于补体的正确叙述是
A. 是一组具有酶促反应活性的脂类物质
B. 主要由活化的淋巴细胞产生
C. 参与免疫病理反应
D. 对热稳定
E. 血清中 C1 含量最高

4. 血清中含量最高的补体成分是
A. C1
B. C2
C. C3
D. C4
E. C5

5. 多数补体成分灭活的标准温度和时间是
A. 0℃，24 小时
B. 4℃，2 小时
C. 37℃，30 分钟
D. 56℃，30 分钟
E. 100℃，15 分钟

6. 在经典、替代两个途径中均起作用的补体成分是
A. C1q
B. C1s
C. C1r
D. C2
E. C3

7. 补体经典途径反应的次序是
A. C1→C2→C3……→C9

B. C1—C3 → C2 → C4 ……→C9
C. C1 → C2 → C3 → C5 ……→C9
D. C1 → C4 → C2 → C3 → C5 ……→C9
E. C3→C5→C6……→C9

8. 关于 MBL 途径正确的是
A. 是最早被发现的补体激活途径
B. 活化过程需要 B 因子参与
C. 需要抗原抗体复合物的参与
D. 形成的膜攻击复合物同经典途径相同
E. 不形成经典途径的 C5 转化酶

9. 补体系统在激活后可以
A. 诱导免疫耐受
B. 抑制变态反应
C. 结合细胞毒性 T 细胞
D. 启动抗体的类别转换
E. 裂解细菌

【B_1 型题】

（10～14 题共用备选答案）
A. S 蛋白
B. IgM 与抗原结合形成的复合物
C. P 因子
D. MBL
E. DAF

10. 稳定旁路途径 C3 转化酶的是
11. 桥连 C1q，启动补体经典途径活化的是
12. 与细菌表面甘露糖残基结合，启动 MBL 途径的是
13. 抑制膜攻击复合物形成的是
14. 抑制经典途径和替代途径 C3 转化酶和 C5 转化酶形成与活性的是

（15～18 题共用备选答案）
A. C3bB
B. CR
C. Ⅰ因子
D. C4b2a
E. C5b6789n

15. MBL 途径的 C3 转化酶是
16. 在 D 因子作用下被分解的是
17. 膜攻击复合体是
18. 能够裂解 C4b 的因子是

（19～22 题共用备选答案）
A. C5a
B. Clq
C. C3
D. Ⅰ因子
E. H 因子

19. 具有过敏毒素作用的是
20. 具有趋化作用的是
21. 由 C4a2b 活化的成分是
22. 具有和 Ig 的 Fc 段结合位点的是

（23～27 题共用备选答案）
A. C4b2a
B. C3bBb
C. C5a
D. C4b
E. C5b6789n

23. 替代途径的 C3 转化酶是
24. 经典途径的 C3 转化酶是
25. 趋化因子是
26. 膜攻击复合体是
27. CR1 的配体是

（28～30 题共用备选答案）
A. Ag-Ab 复合物
B. C3b
C. MBL
D. MASP
E. 酵母多糖类

28. 经典途径的激活物质是
29. 旁路途径的激活物质是
30. 甘露糖结合凝集素途径的激活物是

第七章　细胞因子及受体

【A_1 型题】

1. 诱导 IgE 产生的主要细胞因子是
A. IL-1
B. IL-2
C. IL-4
D. IL-3
E. IL-6

2. IL-1 的主要产生细胞是
A. T 细胞
B. 巨噬细胞
C. B 细胞
D. NK 细胞
E. 中性粒细胞

3. 属于细胞因子的物质是
A. 植物血凝素
B. 干扰素
C. 调理素
D. 乙型溶素
E. 胸腺素

4. 产生 IL-2 的细胞是
A. MΦ
B. T 细胞
C. B 细胞
D. NK 细胞
E. 中性粒细胞

5. IL-1 的功能不包括
A. 促进 T 细胞的增生
B. 激活单核-吞噬细胞
C. 大量 IL-1 进入血流能诱导急性期蛋白
D. 抑制 NK 细胞
E. 可作为内源性致热原

6. 属于趋化因子 CXC 亚家族的代表成员是
A. IL-2
B. IL-4
C. IL-6
D. IL-8
E. IL-12

7. 能杀伤细胞的细胞因子是
A. IL-2
B. TNF-α
C. 干扰素

D. IL-4
E. IL-1

8. T 细胞产生的细胞因子不包括
A. IL-1
B. IL-2
C. IL-3
D. IL-4
E. IL-6

9. 被 FDA 批准用于治疗乙肝的细胞因子是
A. IFN-α
B. G-CSF
C. IFN-γ
D. TNF
E. IL-2

10. 下列哪项不是细胞因子的生物学功能
A. 调节固有免疫应答
B. 调节适应性免疫应答
C. 刺激造血细胞生成
D. 细胞毒效应
E. 特异性结合抗原

【B_1 型题】

（11~13 题共用备选答案）
A. IL-1
B. IL-2
C. IL-8
D. IL-5
E. IL-6

11. MΦ 产生的能活化 T 细胞的是
12. T 产生的能活化 T、B、MΦ 的是
13. 对中性粒细胞有趋化作用的是

（14~15 题共用备选答案）
A. IL-5
B. IL-4
C. IFN-γ
D. TNF-α
E. IL-8

14. 可促进人类 IgE 类抗体转换的是
15. 可抑制 Th0 细胞向 Th2 细胞转化的是

（16~18 题共用备选答案）
A. 细胞因子的多效性
B. 细胞因子的重叠性
C. 细胞因子的拮抗性
D. 细胞因子的协同性
E. 细胞因子的特异性

16. 一种细胞因子作用于多种靶细胞，产生多种生物学效应为
17. 几种不同的细胞因子作用于同一种靶细胞为
18. 一种细胞因子能强化另一种细胞因子的功能

第八章　白细胞分化抗原和黏附分子

【A_1 型题】

1. 以下哪种不是免疫细胞表面的功能分子
A. TCR
B. BCR
C. FcR
D. GVHR
E. CR

2. 只有 T 细胞才具有的表面标志为
A. 识别抗原受体
B. CR3
C. 细胞因子受体
D. CD3 分子
E. 有丝分裂原受体

3. 参与 B 细胞活化的 CD 分子是
A. CD3
B. CD4
C. CD40
D. CD8
E. CD28

4. 属于 B 细胞的表面标志为
A. CD3
B. CD4
C. CD8
D. mIg
E. CD56

5. 以下哪种不是黏附分子家族
A. 整合素家族
B. 选择素家族
C. 免疫球蛋白超家族
D. 钙黏蛋白家族
E. 钙调蛋白家族

6. 下列哪种不是黏附分子的功能
A. 细胞活化增生
B. 肿瘤转移
C. 补体活化
D. 炎症及凝血
E. 淋巴细胞归巢

7. 不属于 T 细胞-APC 识别刺激信号的黏附分子是
A. CD4-MHCⅡ类分子
B. CD8-MHCⅠ类分子
C. CD19/CD21/CD81 复合体-C3d
D. CD28-CD80/CD86
E. LFA1-ICAM1

8. 对 B 细胞分化成熟和抗体产生起重要作用的协同刺激信号是
A. CD40-CD40L
B. CD80-CD28
C. CD86-CD28
D. ICAM-1-LFA-1
E. B7. 1-CTLA-4

【B_1 型题】

（9~11 题共用备选答案）
A. CD
B. CAM
C. CR1
D. CKR
E. FcR

9. 具有抑制补体活化作用的是
10. 白细胞分化成熟不同阶段的所表达的细胞表面标志是
11. 在细胞间或细胞与基质间起黏附作用的是

第九章 主要组织相容性复合体

【A_1 型题】

1. 人类 MHC 定位于
   A. 第 7 号染色体上
   B. 第 5 号染色体上
   C. 第 6 号染色体上
   D. 第 13 号染色体上
   E. 第 2 号染色体上
2. 关于 HLA-Ⅱ类分子，正确的是
   A. 由 α 链和 β_2m 链组成
   B. 提呈外源性抗原
   C. 分布在所有有核细胞的表面
   D. 由 HLA-A、B、C 等基因编码
   E. 可与 CD8 分子结合
3. HLA 复合体不编码
   A. HLA-Ⅰ类分子的 α 链
   B. HIA-Ⅰ类分子的 β_2m 链
   C. HLA-Ⅱ类分子的 α 链
   D. HLA-Ⅱ类分子的 β 链
   E. B 因子
4. HLA Ⅰ类抗原不在下列哪一种细胞表面表达
   A. 淋巴细胞
   B. 成熟红细胞
   C. 巨噬细胞
   D. 网织红细胞
   E. 粒细胞
5. 下列哪种不是 HLA 复合体的遗传特征
   A. 多基因性
   B. 基因常需要重组
   C. 共显性遗传
   D. 单元型遗传
   E. 连锁不平衡
6. 受 MHC 限制的是
   A. CTL 杀伤病毒感染细胞
   B. NK 细胞杀伤肿瘤细胞
   C. 巨噬细胞吞噬细菌
   D. 抗体结合病毒
   E. 树突状细胞摄取抗原
7. HLA-B27 阳性相关的疾病是
   A. 类风湿关节炎
   B. 系统性红斑狼疮
   C. 强直性脊柱炎
   D. 肾小球性肾炎
   E. 胰岛素依赖型糖尿病

第十章 免疫应答

【A_1 型题】

1. $CD4^+$Th 细胞活化的第一信号是
   A. 表达 IL-12、IL-2、IL-4 的受体
   B. TCR 识别肽 Ag MHC Ⅱ类分子复合物
   C. $CD4^+$Th 与 APC 间黏附分子的作用
   D. IL-12 作用
   E. IL-1 的作用
2. B1 细胞所不具备的抗体应答特点是
   A. 识别并结合多糖抗原而被激活
   B. 接受抗原刺激后，相应抗体可在 48h 内产生
   C. 产生的抗体以 IgM 为主
   D. 产生的抗体以 IgG 为主
   E. 不产生免疫记忆
3. 下列抗原属内源性 Ag 的是
   A. 菌体 Ag
   B. 细菌的外毒素
   C. 病毒感染细胞合成的病毒蛋白
   D. 异种动物血清
   E. 红细胞的 Rh 抗原
4. 在 IgA、IgM、IgG、IgE 及 IgD 中 IgE 主要的抗体效应是
   A. 中和作用
   B. 调理作用
   C. 裂解细胞作用
   D. ADCC
   E. 参与Ⅰ型超敏反应
5. 对 Igα/Igβ 描述正确的是
   A. 与 mIg 组成 BCR 复合物
   B. 胞质区有 ITAM
   C. 可传导第一活化信号进入 B 细胞
   D. 上列 A 和 B 两项
   E. 上列 A、B 和 C 三项
6. 向 T 细胞提供第二活化信号的重要共刺激分子是
   A. CD28/B7
   B. CD40/CTLA-4
   C. CD4/MHC Ⅱ类分子
   D. CD8/MHC Ⅰ类分子
   E. LFA-1/ICAM-1
7. 淋巴细胞活化过程中需要黏附分子的辅佐，其中协助 Th 活化 B 细胞的是
   A. CD2/LFA3
   B. CD40/CD40L
   C. LFA-1/ICAM-1
   D. CD4/MHC Ⅱ类分子
   E. CD8/MHC Ⅰ类分子
8. 患者感染病原微生物后，血清中最早出现的特异性免疫球蛋白是
   A. IgD
   B. IgM
   C. IgE
   D. IgG
   E. IgA
9. 再次应答最主要的特点是
   A. 潜伏期长
   B. IgG 大量产生
   C. IgM 产生量大
   D. IgG 与 IgM 的产生量相似

E. IgG 的亲和力没变化

10. $CD8^+$T 细胞活化的协同刺激信号是
A. IL-1 受体的表达
B. IL-2 的作用
C. IL-5 的作用
D. TCR 识别 Ag 肽-MHCⅡ类分子复合物
E. $CD8^+$T 细胞与 APC 间黏附分子及协同刺激分子的作用

11. Th1 细胞激活 MΦ 可通过
A. 诱生 IFN-γ 激活 MΦ
B. CD40L 与 MΦ 表面的 CD40 分子结合向 MΦ 提供激活信号
C. 与 MΦ 提呈的特异性抗原结合可诱导 MΦ 激活
D. 上列 A 和 B 两项
E. 上列 A、B 和 C 三项

12. TCR 识别 Ag 后向细胞传递信息的分子是
A. CD2
B. CD3
C. CD4
D. CD8
E. CD28

13. 提呈可溶性 Ag 最有效的 APC 是
A. MΦ
B. 朗格汉斯细胞
C. DC
D. 并指状细胞
E. B 细胞

14. B 细胞活化过程中的第一信号是
A. BCR 识别 Ag
B. IL-1 的作用
C. 识别 MHC 分子
D. IL-2 受体的产生
E. 黏附分子受体与配体的相互作用

15. $CD8^+$T 细胞活化的第一信号是
A. TCR 识别 Ag 肽－自身 MHCⅠ类分子复合物
B. 协同刺激因子在靶细胞表面的表达
C. 表达 IL-2 受体
D. 表达 IFN-γ 受体
E. 受 IL-12 和 IFN-γ 的作用

16. 在 Ab 产生的一般规律中，初次应答产生最早，具有早期诊断价值的 Ig 是
A. IgG
B. IgM
C. sIgA
D. IgE
E. IgD

17. 未成熟 B 细胞表达的抗体是
A. IgM
B. IgM、IgD
C. IgG
D. IgA
E. IgE

18. 早期固有免疫应答发生于
A. 感染 4 小时内
B. 感染后 4~24 小时
C. 感染后 24~48 小时
D. 感染后 4~96 小时
E. 感染 96 小时后

19. 下列哪一项不属于细胞免疫效应
A. 抗肿瘤
B. 抗病毒
C. 引起同种移植物的排斥
D. 发生 ADCC
E. 引起 DTH

20. T 细胞介导的免疫应答包括的几个阶段是
A. T 细胞特异性识别抗原阶段
B. T 细胞活化、增殖和分化阶段
C. 效应 T 细胞的产生及效应阶段
D. 上列 A 和 B 两项
E. 上列 A、B 和 C 三项

21. CTL 在抗感染中主要抵御的细菌是
A. 布鲁菌
B. 肺炎链球菌
C. 破伤风梭菌
D. 乙型链球菌
E. 金黄色葡萄球菌

22. 固有免疫细胞不具备的应答特点是
A. 直接识别病原体 PAMP
B. 识别结合相应配体后，立即产生免疫应答
C. 经克隆扩增和分化后，迅速产生免疫效应
D. 没有免疫记忆功能，不能引起再次应答
E. 免疫应答维持时间较短

23. $CD4^+$Th1 细胞诱导的炎症中最主要的效应细胞是
A. 活化的 MΦ
B. T 细胞
C. B 细胞
D. NK 细胞
E. 中性粒细胞

24. 激活的 CTL 使靶细胞裂解的主要因素是
A. 颗粒酶
B. IL-12
C. 穿孔素+颗粒酶+FasL
D. IFN-γ
E. Fas

25. $CD4^+$Th1 细胞诱导的炎症中直接造成细胞浸润的主要细胞因子是
A. IFN-γ
B. TNF+IFN-γ+IL-2
C. IL-4
D. IL-12
E. IL-8

26. 肺炎链球菌荚膜多糖免疫家兔出现的情况是
A. 诱导细胞免疫和体液免疫
B. 产生大量的 IgG
C. 产生大量的 IgM
D. 可发生再次应答
E. 发生迟发型超敏反应炎症

27. 初次应答最主要的特点是
A. IgG 大量产生
B. IgG 产生的快
C. IgG 和 IgM 同时产生
D. IgM 产生的快

E. IgG的亲和力强

28. APC提呈外源性Ag的正确描述是
A. 外源性Ag可在局部或局部引流至淋巴组织接触APC
B. 外源性Ag首先被APC摄取、加工和处理
C. 外源性Ag通常被APC以抗原肽-MHC Ⅰ类分子复合物形式提呈给$CD8^+$T细胞识别
D. 上列A和B两项
E. 上列A、B和C三项

29. 内源性Ag诱导的免疫应答中，需识别MHC Ⅰ类分子，这种细胞是
A. Th1
B. Th2
C. MΦ
D. $CD8^+$T
E. 嗜碱性粒细胞

30. 可负向调节T细胞活化的配对分子是
A. CD28/B7
B. CTLA-4/B7
C. LFA-1/ICAM-1
D. 上列A和B两项
E. 上列A、B和C三项

【B_1型题】

（31~34题共用备选答案）
A. 对TI-Ag应答
B. ADCC
C. 对TD-Ag应答
D. 分泌细胞因子的作用
E. 特异性杀伤作用

31. B1细胞具有
32. CTL细胞具有
33. NK细胞具有
34. T、B细胞具有

（35~38题共用备选答案）
A. Ab中和作用
B. 调理作用
C. 裂解细胞作用
D. ADCC
E. 引起Ⅰ型变态反应

35. IgE具有
36. 中性粒细胞具有
37. 抗病毒感染具有
38. NK细胞具有

（39~41题共用备选答案）
A. Th1
B. Th2
C. CTL细胞
D. NK细胞
E. MΦ

39. 产生IL-2的是
40. 产生IL-4的是
41. 有提呈Ag作用的是

（42~46题共用备选答案）
A. 中和作用
B. 免疫调节作用
C. 传导活化信号作用
D. 趋化作用
E. 引起DTH作用

42. C5a是
43. CD3分子具有
44. Th1具有
45. IFN-γ具有
46. 抗毒素具有

（47~49题共用备选答案）
A. KIR2DL
B. NKp46
C. TCR
D. MBL
E. CEA

47. 可传递抑制信号的是
48. 可结合抗原的是
49. 可激活补体的是

第十一章　黏膜免疫

【A_1型题】

1. 分布于黏膜系统的淋巴组织约占机体淋巴组织的
A. 90%
B. 70%
C. 50%
D. 40%
E. 30%

2. 对于M细胞描述错误的是
A. 呈穹隆状
B. 可摄取肠腔内抗原性异物
C. 可转运抗原
D. 是专职APC细胞
E. 包绕着T细胞、B细胞、MΦ和DC

3. 不属于韦氏环结构的是
A. 咽扁桃体
B. 颌下淋巴结
C. 腭扁桃体
D. 舌扁桃体
E. 鼻后部其他淋巴组织

4. 参与再循环的淋巴细胞主要是
A. 成熟T细胞
B. 成熟B细胞
C. 不成熟T细胞
D. 不成熟B细胞
E. 记忆性B细胞

5. 不属于黏膜相关淋巴组织的是
A. 扁桃体
B. 支气管相关淋巴组织
C. M细胞
D. 脾
E. 小肠派氏集合淋巴结

6. 黏膜免疫系统B细胞产生的抗体主要是
A. IgG
B. IgM
C. IgD
D. sIgA
E. IgA

【B_1型题】

（7~9题共用备选答案）
A. sIgA
B. IgG
C. IgE
D. IgM

E. IgD

7. 在黏膜局部抗感染免疫防御中发挥关键作用的是

8. 在机体抗感染中发挥主要作用的是

9. 经过口服抗原导致全身免疫耐受的是

（10~11 题共用备选答案）

A. CD34

B. L-selectin

C. CD19

D. CD56

E. ICOS

10. 在 HEV 内皮细胞表面的是

11. 在初始 T 细胞表面的是

第十二章 免疫耐受

【A_1 型题】

1. 关于免疫耐受，错误的是

A. 多次注射耐受原可延长免疫耐受状态

B. 静脉注射抗原易诱导免疫耐受

C. 聚合的蛋白抗原易诱导免疫耐受

D. 遗传背景与免疫耐受相关

E. 克隆清除是形成免疫耐受的机制之一

2. 关于免疫耐受的叙述哪项是正确的

A. 产生免疫耐受后对各种抗原均不感受

B. 免疫耐受无记忆性

C. 免疫耐受就是免疫抑制

D. 产生自身耐受是自身免疫病的起因

E. 对病毒感染免疫耐受的机体易发生该病毒的疾病

3. 关于抗原因素对免疫耐受形式哪项是正确的

A. 抗原的持续存在是维持免疫耐受的重要条件

B. 耐受原多为大分子颗粒性物质

C. 抗原有多种不同的决定簇易形成耐受

D. 抗原经皮下或肌内注射易形成耐受

E. TD-Ag 无论多少剂量均不易引起 T 细胞耐受

4. 关于 T 细胞、B 细胞免疫耐受的特点正确的叙述是

A. 诱导 T 细胞耐受所需时间长，B 细胞短

B. 诱导 T 细胞耐受维持时间短，B 细胞长

C. 高剂量 TD-Ag 不能使 T、B 细胞产生耐受

D. 低剂量 TD-Ag 仅能使 T 细胞产生耐受，不能使 B 细胞产生耐受

E. 低剂量的 TI-Ag 能使 T、B 细胞均产生耐受

5. 不属于免疫耐受机制的是

A. 克隆消除

B. 胸腺内阴性选择

C. T 细胞克隆无能

D. 免疫抑制

E. B 细胞克隆无能

6. 注射大剂量 Ag 形成免疫耐受是由于

A. Ab 形成速度慢，而代谢速度过快所致

B. Ab 过剩，多余的 Ag 中和了抗体

C. 产生无功能抗体

D. 浆细胞麻痹

E. B 细胞分化增生受到抑制

7. 诱导免疫耐受的方法是

A. 切除成年动物的胸腺

B. 切除成年动物的脾脏

C. 注射佐剂

D. 注射极大量 Ag

E. 注射有丝分裂素和 Ag

8. 最容易诱导免疫耐受的细胞是

A. B 细胞

B. MΦ

C. 单核细胞

D. T 细胞

E. NK 细胞

9. 形成低带免疫耐受的细胞是

A. B 细胞

B. T 细胞

C. T、B 细胞

D. 单核细胞

E. NK 细胞

10. 形成高带免疫耐受的细胞是

A. B 细胞

B. T 细胞

C. T 和 B 细胞

D. 单核细胞

E. NK 细胞

【A_2 型题】

11. 一存活多年的同种异体肾移植接受者的体内虽有供体 HLA 人抗原表达却未发生明显的排斥反应，其原因可能是

A. 受者的免疫细胞功能活跃

B. 移植物的免疫细胞功能活跃

C. 移植物已失去了免疫原性

D. 受者对移植物发生了免疫耐受

E. 移植物对受者发生了免疫耐受

【B_1 型题】

（12~15 题共用备选答案）

A. 引起 T 细胞免疫耐受

B. 引起 B 细胞免疫耐受

C. 引起 T、B 细胞免疫耐受

D. 不引起免疫耐受

E. 引起免疫抑制

12. 高剂量 TD-Ag

13. 低剂量 TD-Ag

14. 高剂量 TI-Ag

15. 低剂量 TI-Ag

（16~19 题共用备选答案）

A. 免疫调理

B. 免疫抑制
C. 免疫调节
D. 建立免疫耐受
E. 打破免疫耐受
16. 脱敏治疗是
17. 治疗肿瘤是
18. 促进巨噬细胞吞噬是
19. 先天免疫缺陷是

第十三章　抗感染免疫

【A_1 型题】

1. 关于抗感染免疫的叙述，下列错误的是
   A. 完整的皮肤与黏膜屏障是抗感染的第一道防线
   B. 吞噬细胞和体液中的杀菌物质是抗感染的第二道防线
   C. 体液免疫主要针对胞外寄生菌的感染
   D. 细胞免疫主要针对胞内寄生菌的感染
   E. 抗体与细菌结合可直接杀死病原菌
2. 与内源性抗原提呈密切相关的分子是
   A. MHCⅠ类分子
   B. MHCⅡ类分子
   C. FcγR
   D. mIg
   E. C3 bR
3. 与外源性抗原提呈密切相关的分子是
   A. MHCⅠ类分子
   B. MHCⅡ类分子
   C. FcγR
   D. mIg
   E. C3bR
4. 巨噬细胞主要是通过以下哪种方式摄入和消化细菌的
   A. 胞饮作用
   B. 受体介导的胞吞作用
   C. 膜泡运输的方式
   D. 巨吞饮作用
   E. 吞噬作用
5. 抗原提呈细胞所不具备的作用是
   A. 促进T细胞表达特异性抗原受体
   B. 降解抗原为小分子肽段
   C. 使MHC分子与抗原肽结合
   D. 将抗原肽：MHC复合物提呈给T细胞
   E. 为T细胞活化提供第二信号
6. 具有非特异性杀伤作用的细胞是
   A. Th细胞
   B. CTL细胞
   C. TCRαβT细胞
   D. NK细胞
   E. Ts细胞
7. 参与特异性抗细胞外病原体感染的主要免疫效应成分是
   A. CTL
   B. Th1
   C. 巨噬细胞
   D. Ig
   E. NK细胞
8. NK细胞通过ADCC作用杀伤靶细胞需要
   A. 补体
   B. 抗体
   C. 细胞因子
   D. MHC分子
   E. TCR
9. 迟发型超敏性炎症发生中，下列哪种细胞因子能活化巨噬细胞
   A. IFN-γ
   B. TNF
   C. TGF-β
   D. LT
   E. IL-10
10. 关于免疫应答，下列哪项错误
    A. 对TD抗原的应答都产生记忆细胞
    B. 对TD抗原的应答都需APC处理和提呈抗原
    C. 都产生效应产物
    D. 效应产物的作用均是特异的
    E. 都能形成免疫耐受
11. 下列哪项不属于体液免疫的效应作用
    A. 调理作用
    B. ADCC
    C. DTH反应
    D. 中和作用
    E. CDC
12. 关于APC处理提呈抗原，下列哪项错误
    A. 外源性抗原经APC处理。形成多肽-MHC Ⅱ类分子复合物提呈给$CD4^+$ TH细胞
    B. Bm将抗原肽-MHC Ⅱ类分子复合物提呈给TH细胞
    C. 类脂与CD1结合，由APC提呈
    D. TAP参与外源性和内源性抗原的处理
    E. 内源性抗原经APC处理，形成多肽-MHC Ⅰ类分子复合物提呈给$CD8^+$T细胞
13. 参与特异性抗细胞内病原体感染的主要免疫效应细胞是
    A. 巨噬细胞
    B. Th2
    C. CTL
    D. B细胞
    E. NK细胞
14. 类毒素的性质是
    A. 有免疫原性，有毒性
    B. 无免疫原性，无毒性
    C. 有免疫原性，无毒性
    D. 有毒性，无免疫原性
    E. 有变应原性，有毒性

15. 交叉反应是由于两种不同的抗原分子中具有
A. 构象决定簇
B. 不同的抗原决定簇
C. 功能性决定簇
D. 共同抗原决定簇
E. 连续性决定簇

16. 病毒在下列哪种情况下可脱离免疫逃逸状态
A. 病毒基因高频突变
B. 病毒急性感染期
C. 免疫抑制
D. 分子模拟
E. 干扰抗原提呈

【B_1 型题】

（17~21 题共用备选答案）
A. 中性粒细胞
B. 红细胞
C. NK 细胞
D. 巨噬细胞
E. 嗜碱性粒细胞

17. 具有非特异性吞噬杀伤和抗原提呈作用的细胞是
18. 来源于淋巴样前体细胞的细胞是
19. 在急性炎症中起关键作用的细胞是
20. 能够引起急性变态反应的细胞是
21. 具有清除血液循环中免疫复合物功能的细胞是

（22~26 题共用备选答案）
A. 自身抗原
B. 同种异型抗原
C. 超抗原
D. 独特型抗原
E. 异嗜性抗原

22. 在某些情况下，能刺激机体产生免疫应答的自身物质是
23. 只需极低浓度既可激活多克隆 T 细胞的物质是
24. 一类与种属无关的存在人、动物和微生物之间的共同抗原是
25. 存在于 TCR 或 BCR 可变区的抗原决定簇是
26. ABO 血型抗原属于

第十四章　超敏反应

【A_1 型题】

1. 能释放组胺引起哮喘等超敏反应的是
A. 嗜碱性粒细胞
B. 淋巴细胞
C. 单核细胞
D. 嗜酸性粒细胞
E. 中性粒细胞

2. 不参与Ⅰ型超敏反应的细胞是
A. 嗜碱性粒细胞
B. 肥大细胞
C. 浆细胞
D. 中性粒细胞
E. 嗜酸性粒细胞

3. 不参与Ⅰ型超敏反应的介质或细胞因子是
A. 组胺
B. LTs
C. PAF
D. PGD_2
E. IFN-γ

4. 支气管哮喘中起主要作用的 Ig 是
A. IgG
B. IgM
C. sIgA
D. IgE
E. IgD

5. 关于超敏反应正确理解是
A. 不出现组织细胞损伤
B. 机体反应性处于低状态
C. 不是特异性的
D. 属于正常免疫应答
E. 属于异常免疫应答

6. 参与Ⅰ型超敏反应的最重要的 Ig 是
A. IgG
B. IgM
C. sIgA
D. IgE
E. IgD

7. 与 IgE 具有亲和性的细胞是
A. 嗜酸性粒细胞和中性粒细胞
B. 毛细血管基底膜细胞
C. MΦ 细胞
D. 嗜碱性粒细胞及肥大细胞
E. NK 细胞

8. 参与Ⅰ型超敏反应的主要细胞是
A. 肥大细胞
B. 致敏 T 细胞
C. CTL 细胞
D. NK 细胞
E. 中性粒细胞

9. 在Ⅰ型超敏反应中起负反馈调节作用的细胞是
A. 肥大细胞
B. 嗜酸性粒细胞
C. Th2 细胞
D. 中性粒细胞
E. 嗜碱性粒细胞

10. 诱导支气管平滑肌强烈而持久地收缩的介质是
A. 白三烯
B. 组胺
C. 激肽类物质
D. PGD_2
E. C3a

11. 属于Ⅰ型超敏反应的疾病是
A. 血清病
B. 过敏性休克
C. 免疫复合物性肾小球肾炎
D. 类风湿关节炎
E. 感染性迟发型超敏反应

12. 介导Ⅳ型超敏反应的免疫细胞是

A. T 细胞
B. B 细胞
C. 嗜酸性粒细胞
D. 肥大细胞
E. 中性粒细胞

13. 如遇一位异种动物血清过敏者（仍需注破伤风抗毒素）应当如何处理
A. 停止注射
B. 用色甘酸钠后再注射
C. 少量多次注射
D. 一次性皮下注射
E. 与肾上腺素同时注射

14. 补体、中性粒细胞、血小板共同参与的超敏反应类型是
A. Ⅰ型
B. Ⅱ型
C. Ⅲ型
D. Ⅳ型
E. Ⅱ型和Ⅲ型

15. 有补体参与的变态反应性疾病是
A. 支气管哮喘
B. 青霉素引起的休克
C. 粒细胞减少症
D. 剥脱性皮炎
E. 荨麻疹

16. 属于Ⅱ型超敏反应的疾病是
A. 血小板减少性紫癜
B. 血清病
C. SLE
D. 过敏性鼻炎
E. 荨麻疹

17. Ⅱ型超敏反应
A. 由 IgG 介导
B. 属迟发型超敏反应
C. 与 NK 细胞无关
D. 与巨噬细胞无关
E. 不破坏细胞

18. 属于Ⅲ型超敏反应性疾病的是
A. 过敏性溶血性贫血
B. 血清病
C. 过敏性鼻炎
D. 结核
E. 青霉素引起的过敏性休克

19. 有关血清病的正确叙述是
A. 免疫复合物沉积于毛细血管基底膜
B. 补体含量增加
C. ADCC 作用破坏靶细胞
D. 症状局限在淋巴结
E. 补体一般不参与致局部病理损伤

20. 与免疫复合物型超敏反应有关的疾病是
A. 新生儿溶血症
B. 链球菌感染后肾小球肾炎
C. Goodpasture 综合征
D. 血细胞减少症
E. Graves 病

21. Ⅲ型超敏反应的启动因素是
A. 细胞因子
B. 免疫球蛋白
C. 免疫复合物
D. 单核-吞噬细胞
E. 淋巴毒素

【A_2 型题】

22. 某血管活性物质的作用是刺激支气管平滑肌强烈持久性地收缩，也有使毛细血管通透性增强和促进内分泌的作用。该物质应该是
A. 血小板活化因子
B. 组胺
C. 白三烯
D. 前列腺素
E. 激肽

23. 注射青霉素引起过敏性休克，血压下降，是由血管活性物质引起的生物学效应。这种休克的发生是由哪种效应所致
A. 支气管平滑肌收缩
B. 腺体分泌增加
C. 毛细血管扩张
D. 血管通透性增加
E. 以上全部是

24. 一开放性外伤患者，急需注射破伤风抗毒素血清，皮试发现过敏。需采用的主要防治措施是
A. 色甘酸钠阻止肥大细胞脱颗粒
B. 生物活性介质拮抗剂——苯海拉明
C. 肾上腺素
D. 异种免疫血清脱敏疗法
E. 特异性变应原脱敏疗法

25. 患者体内有维生素 B_{12} 辅助因子的抗体，此抗体可使肠道维生素 B_{12} 吸收障碍。该种贫血属于
A. ABO 血型不符
B. 新生儿溶血症
C. 自身免疫性溶血性贫血
D. 恶性贫血
E. 药物过敏性溶血性贫血

26. 糖尿病患者由于反复注射胰岛素，在注射局部出现红肿、出血、坏死等剧烈的炎症。应是
A. 类风湿关节炎
B. 类 Arthus 反应
C. 血清病
D. 免疫复合物型肾小球性肾炎
E. SLE

27. 使用化妆品后 24 小时出现面部水肿，渗出、痒痛。应属于
A. Ⅰ型变态反应
B. Ⅱ型变态反应
C. Ⅲ型变态反应
D. Ⅳ型变态反应
E. 以上都不是

【B_1 型题】

（28～32 题共用备选答案）
A. 引起Ⅰ型超敏反应
B. 引起Ⅱ型超敏反应
C. 引起Ⅲ型超敏反应
D. 引起Ⅳ型超敏反应
E. 是Ⅰ型超敏反应的介质

28. 花粉
29. ABO 抗原
30. 中等大小可溶性复合物
31. 组胺
32. 结核菌

（33～39 题共用备选答案）
A. 属Ⅰ型超敏反应性疾病
B. 属Ⅱ型超敏反应性疾病
C. 属Ⅲ型超敏反应性疾病
D. 属Ⅳ型超敏反应性疾病
E. 不属于超敏反应性疾病
33. 结核病
34. 移植物急性排斥
35. 青霉素过敏性休克
36. 药物过敏性血小板减少症紫癜
37. 血清病
38. 自身免疫性溶血性贫血
39. 类风湿关节炎
（40～42 题共用备选答案）
A. IL-4、IL-13
B. C3a、C5a
C. IL-2、IFN、TNF
D. MΦ、NK 细胞
E. γδT 细胞，B1 细胞
40. 参与Ⅰ型超敏反应的是
41. 参与 Ⅳ 型超敏反应的是
42. 参与 Ⅲ 型超敏反应的是

第十五章　自身免疫和自身免疫病

【A_1 型题】

1. 自身免疫病最重要的基本特征是
A. 患者血中可测得高效价的自身抗体和/或针对自身 Ag 的致敏淋巴细胞
B. 自身抗体或致敏淋巴细胞造成组织损伤或功能障碍
C. 病情转归与自身免疫反应强度有关
D. 反复发作或慢性迁延
E. 有遗传倾向
2. 属于器官特异性自身免疫病的是
A. SLE
B. 全身性硬皮病
C. 多发性肌炎
D. 干燥综合征（Sjogren syndrom）
E. 甲状腺功能亢进症（Graves 病）
3. 属于器官非特异性自身免疫性疾病的是
A. 重症肌无力
B. 类风湿关节炎
C. 1 型糖尿病
D. 甲状腺功能亢进症（Graves 病）
E. 桥本甲状腺炎（慢性甲状腺炎）
4. Graves 病患者血清中的促甲状腺素受体的抗体主要是
A. IgG
B. IgA
C. IgE
D. IgM
E. IgD
5. 风湿性心脏病的发病机制主要与下列哪一项有关
A. 自身抗原的改变
B. 分子模拟
C. 表位扩展
D. 免疫忽视的打破
E. 免疫隔离部位抗原的释放
6. 自身免疫病是由于哪一项免疫功能损害所致
A. 免疫调节
B. 免疫监视
C. 免疫防御
D. 免疫自稳
E. 抗原提呈
7. 下列属于自身免疫反应直接引起组织损伤的机制是
A. T 细胞杀伤
B. 自身抗原的改变
C. 隐蔽抗原的释放
D. 表位扩展
E. 分子模拟
8. 重症肌无力的自身抗原是
A. 平滑肌
B. 乙酰胆碱受体
C. 胰岛素受体
D. 细胞核
E. 血小板

【A_2 型题】

9. 一患者由于眼外伤，眼球球体受到严重破坏，可能发生交感性眼炎。其原因应属于
A. 隐蔽 Ag 的释放
B. 自身抗原发生改变
C. 交叉抗原的出现
D. 多克隆刺激
E. 自身反应性淋巴细胞克隆再现

【B_1 型题】

（10～11 题共用备选答案）
A. 慢性甲状腺炎
B. Graves 病
C. SLE
D. 类风湿关节炎
E. 重症肌无力
10. 属于甲状腺功能减退的疾病
11. 几乎全身多脏器均可受累的疾病
（12～13 题共用备选答案）
A. 抗 Sm 抗体
B. 抗 dsDNA 抗体
C. 抗 SSA 抗体
D. 抗心磷脂抗体
E. 抗核抗体
12. 与系统性红斑狼疮病情活动相关的抗体是
13. 与血栓形成、血小板减少和习惯性流产相关的抗体是

第十六章 免疫缺陷病

【A_1 型题】

1. 下列中不属于免疫缺陷病共同特点的是
   A. 好发恶性肿瘤
   B. 反复感染
   C. 常患心血管病
   D. 多伴有自身免疫病
   E. 多有遗传倾向性
2. 原发性免疫缺陷易出现的主要疾病是
   A. 自身免疫性疾病
   B. 肿瘤
   C. 白血病
   D. 艾滋病
   E. 反复感染
3. X连锁无丙种球蛋白血症是属于
   A. T细胞缺陷
   B. 联合免疫缺陷
   C. 吞噬细胞缺陷
   D. 补体系统缺陷
   E. B细胞缺陷病
4. HIV造成机体免疫功能损害主要侵犯的细胞是
   A. $CD4^+T$淋巴细胞
   B. $CD8^+T$淋巴细胞
   C. B淋巴细胞
   D. NK细胞
   E. 浆细胞
5. 与获得性免疫缺陷发生无关的因素是
   A. 肿瘤放疗和化疗
   B. 病毒感染
   C. 长期使用免疫抑制剂
   D. 重度营养不良
   E. 胸腺发育不全
6. 选择性IgA缺陷症是属于
   A. B细胞缺陷病
   B. T细胞缺陷病
   C. T细胞、B细胞联合免疫缺陷病
   D. 吞噬细胞缺陷
   E. 补体系统缺陷
7. 确诊原发性免疫缺陷最重要的指标是
   A. 白细胞计数和分类
   B. 各类Ig的检测
   C. T细胞、B细胞及吞噬细胞的功能检测
   D. 检测相关基因的缺陷
   E. 补体成分的检测
8. 属于继发性免疫缺陷病的是
   A. X连锁低丙球蛋白血症
   B. DiGeorge综合征
   C. 慢性肉芽肿瘤
   D. AIDS
   E. 白细胞黏附缺陷
9. 慢性肉芽肿发病的原因是
   A. T细胞功能缺陷
   B. 联合免疫缺陷
   C. B细胞功能缺陷
   D. 补体系统缺陷
   E. 吞噬细胞功能缺陷
10. AIDS的主要传播途径是
    A. 性接触、呼吸道传播、消化道传播
    B. 性接触、垂直传播、血液传播
    C. 性接触、血液传播、呼吸道传播
    D. 性接触、消化道传播、血液传播
    E. 性接触、垂直传播、呼吸道传播
11. 临床常用的对抗-HIV抗体进行初筛的检查方法是
    A. 免疫荧光法
    B. 放射免疫测定
    C. 免疫PCR
    D. 免疫印迹法
    E. ELISA法

【A_2 型题】

12. 一男孩出生后8个月发病。反复感染，淋巴组织中查不到mIg阳性细胞，无生发中心，扁桃体小，血清中IgG、IgA、IgD含量极低，T细胞功能正常。该疾病是
    A. Bruton症（X性连锁无丙种球蛋白血症）
    B. X性连锁高IgM综合征
    C. Ig重链缺乏
    D. 婴儿暂时性低丙种球蛋白血症
    E. 选择性IgA缺陷
13. 一患儿患病，本病的特点是：①全身组织发育不良。②易发生反复感染。③易发生GVHR。④易发生自身免疫病或肿瘤。该病是
    A. DiGeorge（先天性胸腺发育不全）
    B. SCID（重症联合免疫缺陷病）
    C. Wiskott Aldrich综合征
    D. 共济失调-毛细血管扩张症
    E. 慢性肉芽肿病

【B_1 型题】

（14~16题共用备选答案）
A. 慢性肉芽肿
B. DiGeorge综合征
C. Bruton病
D. SCID
E. 补体系统缺陷

14. 属于吞噬细胞缺陷病
15. 属于T细胞缺陷病
16. 属于B细胞缺陷病

第十七章 肿瘤免疫

【A_1 型题】

1. 特异性杀伤肿瘤的细胞是
   A. CTL
   B. NK
   C. MΦ
   D. LAK
   E. 中性粒细胞
2. 关于肿瘤抗原的正确叙述是
   A. TAA 诱导的免疫应答具有典型的特异性和记忆性
   B. TSA 不能成为抗体识别和清除恶变细胞的抗原成分
   C. TAA 被宿主识别的过程具有 MHC 限制性
   D. TSA 抗原性较弱，难以刺激机体产生抗肿瘤免疫应答
   E. TSA 是肿瘤免疫诊断及治疗的有效靶点
3. 化学因素诱发的肿瘤抗原的特点是
   A. 特异性高，抗原性强
   B. 特异性高，抗原性弱
   C. 特异性低，抗原性强
   D. 特异性低，抗原性弱
   E. 多具有共同性表达
4. 关于肿瘤免疫的正确描述是
   A. 肿瘤抗原只存在于细胞表面
   B. 血清中抗甲胎蛋白抗体水平增高有助于原发性肝癌诊断
   C. 血清中癌胚抗原水平增高有助于结肠癌诊断
   D. 同种类型的肿瘤表达的肿瘤抗原相同
   E. HIV 与成人 T 淋巴细胞白血病的发病有关
5. NK 细胞杀伤肿瘤细胞是通过
   A. 特异性地识别肿瘤细胞表面的 MHC Ⅰ类分子
   B. 将肿瘤细胞内化杀伤
   C. 释放穿孔素
   D. 释放 TNF-β
   E. 释放 IFN-α
6. 在细胞介导的抗肿瘤免疫中，下述正确的是
   A. $CD8^+$CTL 是抗肿瘤免疫的主要效应细胞
   B. CTL 杀伤肿瘤细胞不受 MHC 限制
   C. 用巨噬细胞抑制剂可抑制机体内肿瘤生长
   D. 中性粒细胞可特异地杀伤人体内多种肿瘤
   E. NK 细胞通过表面的 IgE Fc 段受体与瘤细胞上的抗体结合发挥 ADCC 效应
7. 正确描述肿瘤免疫逃逸机制的是
   A. 肿瘤细胞 MHC Ⅱ类分子表达下降或缺失
   B. 肿瘤细胞可产生杀伤性物质
   C. 肿瘤细胞表面共刺激分子表达水平降低
   D. 肿瘤细胞在遗传上稳定，不易产生变异
   E. 肿瘤细胞表达大量 Fas
8. 关于肿瘤免疫反应描述正确的是
   A. 体液免疫在抗肿瘤免疫中起主要作用
   B. 细胞免疫在抗肿瘤免疫中起主要作用
   C. 静止的与活化的 MΦ 均能杀伤肿瘤细胞
   D. 诊断主要依赖于肿瘤的特异性抗原的检测
   E. 临床使用细胞因子治疗肿瘤效果显著
9. 与肿瘤免疫逃逸无关的因素是
   A. 肿瘤细胞缺乏共刺激信号
   B. 肿瘤细胞 MHC 分子表达下调
   C. 不能诱导有效抗体应答
   D. 肿瘤相关抗原免疫原性弱
   E. 肿瘤细胞分泌抑制性细胞因子
10. 属于主动免疫治疗肿瘤的方法是
    A. BCG 注射
    B. 抗原性疫苗的输入
    C. IL-2 的注射
    D. 抗肿瘤导向治疗
    E. LAK 的输入
11. 肿瘤治疗不包括
    A. 主动免疫治疗
    B. 非特异性免疫治疗
    C. 抗肿瘤导向治疗
    D. 血浆置换
    E. 过继免疫治疗
12. 某一细胞群体杀伤肿瘤细胞机制为：①通过其 Ag 受体识别肿瘤细胞特异 Ag，在 Th 辅助下直接杀伤肿瘤细胞。②该细胞活化后，分泌 IFN-γ、TNF-β 等细胞因子间接杀伤肿瘤细胞，该细胞是
    A. MΦ
    B. NK
    C. CTL
    D. LAK
    E. TIL
13. 某一细胞群体杀伤肿瘤细胞机制为：①释放溶酶体酶直接杀伤。②ADCC 效应。③分泌 TNF 等细胞因子。该细胞是
    A. MΦ
    B. NK
    C. Tc
    D. LAK
    E. TIL
14. 将细胞因子基因导入体内，使之发挥免疫调节作用。通过直接抑制肿瘤细胞生长或间接激活抗肿瘤免疫功能等机制达到治疗肿瘤目的的方法是

A. 基因治疗
B. 过继免疫治疗
C. 主动特异性免疫治疗
D. 免疫导向治疗
E. 以上都不是

【B_1 型题】

（15~18 题共用备选答案）
A. 血 CA19-9 升高
B. 血 PSA 升高
C. 血 CEA 升高
D. 血 AFP 升高
E. 血酸性磷酸酶升高

15. 结肠直肠癌患者
16. 胰腺癌患者
17. 原发性肝癌患者
18. 前列腺癌患者

（19~22 题共用备选答案）
A. EBV
B. 人乳头瘤病毒
C. 乙型肝炎病毒
D. HIV
E. 人嗜 T 淋巴细胞病毒-1

19. 与原发性肝癌有关
20. 与 B 淋巴细胞瘤发生有关
21. 与成人 T 淋巴细胞白血病发生有关
22. 与人宫颈癌发生有关

第十八章　移植免疫

【A_1 型题】

1. 与急性同种异基因移植物排斥关系最密切的细胞是
   A. NK 细胞
   B. B 细胞
   C. $CD4^+$T 细胞
   D. 肥大细胞
   E. 嗜酸性粒细胞
2. 引起移植排斥反应最重要的抗原是
   A. Rh 血型抗原
   B. ABO 血型抗原
   C. 异嗜性抗原
   D. HLA 抗原
   E. 变应原
3. 下列叙述中错误的是
   A. 超急排斥一般在移植 24 小时内发生，多由 ABO 血型或 MHC Ⅰ类分子的抗体引起
   B. 急性排斥发生在移植后数天或数月，主要由细胞免疫介导
   C. 慢性排斥发生在移植后数月或数年
   D. HVGR 是骨髓移植的主要障碍
   E. GVHR 是移植物中的免疫细胞对宿主成分的免疫应答
4. 成人器官移植中常发生 GVHR 的是
   A. 骨髓移植
   B. 肾移植
   C. 心脏移植
   D. 胸腺移植
   E. 皮肤移植
5. 一般在移植的数天或数月后发生，主要由细胞免疫应答引起，移植物的主要病理变化是实质细胞的坏死。这种移植排斥反应的类型是
   A. 超急排斥
   B. 急性排斥
   C. 慢性排斥
   D. GVHR
   E. 以上都不是

【A_2 型题】

6. 男，46 岁。确诊急性白血病 1 年，拟行异基因造血干细胞移植。有利于提高移植物存活率最重要的措施是
   A. 输注间充质干细胞
   B. HLA 配型相同
   C. 适时应用免疫抑制药物
   D. 血型相同
   E. 输注血液制品前辐照

【B_1 型题】

（7~8 题共用备选答案）
A. 移植物供血不足
B. 受者体内有抗供者组织抗原的抗体
C. MHC 不相配
D. 受者免疫功能紊乱
E. 受者体内有自身反应性 T 细胞

7. 无血缘关系的同种器官移植时，发生排斥反应的主要原因是
8. 异种移植时发生超急性排斥反应的机制是

第十九章　免疫学检测技术

【A_1 型题】

1. 抗原抗体反应的特异性主要依赖于
   A. 抗原的相对分子质量
   B. 抗体的电荷
   C. 抗原和抗体的浓度
   D. 抗原和抗体的构象
   E. 免疫球蛋白的类别

2. 在抗原抗体反应中，下述哪项错误
   A. 抗原抗体特异性结合
   B. 抗原抗体结合稳定、不可逆
   C. 抗原抗体按一定比例结合
   D. 反应受酸碱度影响
   E. 反应受温度影响
3. 检测 Ig 和补体的含量可采用
   A. 双向琼脂扩散
   B. 单向琼脂扩散
   C. 直接凝集实验
   D. 间接凝集实验
   E. 协同凝集实验
4. 属于直接凝集反应的是
   A. 肥达反应
   B. 单向琼脂扩散
   C. 双向琼脂扩散
   D. 对流免疫电泳
   E. 抗“O”试验
5. 应用酶联免疫法检测抗破伤风类毒素抗体，加底物显色后，所测定颜色的光密度值
   A. 同患者血清中特异性抗体的浓度成正比
   B. 同固相上结合的抗原成正比
   C. 同患者血清中特异性抗体的浓度成反比
   D. 同酶标记的抗体浓度成正比
   E. 同酶底物的浓度成正比
6. 检测 IgE 含量常用的简单方法是
   A. 凝集反应
   B. 单向琼脂扩散
   C. ELISA
   D. 免疫电泳
   E. 免疫荧光法
7. 标记技术中最敏感的方法是
   A. 荧光标记法
   B. 酶标记法
   C. 放射性核素标记法
   D. 化学发光测定法
   E. 胶体金标记法
8. 用于吞噬细胞吞噬功能测定的实验是
   A. ^{3}H-TdR 掺入法
   B. ELISA
   C. 免疫 PCR
   D. MTT 法
   E. 硝基四氮唑蓝还原试验
9. 细胞增生程度除用^{3}H-TdR 掺入法外，还可应用的检测方法是
   A. 乳酸脱氢酶释放法
   B. MTT 法
   C. ELISA 法
   D. 溶血空斑试验
   E. ELISOP 法
10. 属于迟发型超敏反应的试验是
   A. 库姆试验
   B. 抗毒素血清皮试
   C. 青霉素皮试
   D. OT 试验（结核菌素试验）
   E. 普鲁卡因皮试
11. 测定蛋白样品中某种相对分子质量的蛋白选用最佳的方法是
   A. 免疫 PCR
   B. ELISA 法
   C. 蛋白印迹试验（Western blotting）
   D. 斑点杂交
   E. Southern blotting
12. 用于检测 CTL 杀伤活性的常用实验是
   A. 免疫电泳
   B. 流式细胞术
   C. 乳酸脱氢酶释放法
   D. 溶血空斑试验
   E. ELISA
13. 常用于外周血 T 细胞亚群检测的方法是
   A. 流式细胞术
   B. MTT 法
   C. 细胞毒试验
   D. 凝集反应
   E. 沉淀反应
14. 细胞水平检测抗体形成能力的方法是
   A. Coombs 试验
   B. E 花环试验
   C. 凝集反应
   D. 淋巴细胞转化试验
   E. 溶血空斑试验
15. 测定 ABO 血型常用的方法是
   A. 玻片凝集法
   B. 间接凝集法
   C. 单扩散
   D. 试管凝集法
   E. 间接凝集抑制法

【B_1 型题】

（16～17 题共用备选答案）
   A. 皮肤迟发型超敏反应
   B. 血清谷丙转氨酶测定
   C. 血清免疫球蛋白测定
   D. 血清 β 微球蛋白测定
   E. 硝基四氮唑蓝还原试验
16. 体液免疫测定是指
17. 细胞免疫测定是指

（18～21 题共用备选答案）
   A. 免疫荧光法
   B. 免疫胶体金技术
   C. 对流免疫电泳
   D. ELISA
   E. 放射免疫测定法
18. 检查血清中抗核抗体的方法是
19. 检查血清中 Ig 各组分含量的方法是
20. 检查激素、药物等微量物质的方法是
21. 早孕快速检测技术的原理是

第二十章　免疫学防治

【A_1 型题】

1. 以下哪种是人工主动免疫
   A. 给机体注射抗毒素
   B. 给机体注射类毒素
   C. 给机体注射丙种球蛋白
   D. 给机体注射细胞因子
   E. 给机体注射胎盘球蛋白
2. 以下哪种是人工被动免疫
   A. 注射菌苗
   B. 口服脊髓灰质炎糖丸
   C. 接种 BCG
   D. 注射免疫球蛋白
   E. 注射类毒素
3. 下列哪种不是疫苗
   A. 亚单位疫苗
   B. 基因工程疫苗
   C. 合成肽疫苗
   D. 人免疫球蛋白制剂
   E. DNA 疫苗
4. 下列哪种属于自然被动免疫
   A. 注射丙种球蛋白
   B. 注射抗毒素血清
   C. 经胎盘从母体得到的抗体
   D. 接种类毒素产生的抗体
   E. 接种疫苗产生的抗体
5. 下列哪种是死疫苗
   A. BCG
   B. 小儿麻痹糖丸
   C. 麻疹疫苗
   D. 鼠疫疫苗
   E. 伤寒疫苗
6. 下列哪种搭配是正确的
   A. 隐性感染——自然被动免疫
   B. 接种疫苗——人工主动免疫
   C. 接种类毒素——人工被动免疫
   D. 注射抗毒素——人工主动免疫
   E. 从初乳中获得 sIgA——人工被动免疫
7. 密切接触白喉患者的儿童应给予的免疫措施是
   A. 白喉类毒素
   B. BCG
   C. 白喉抗毒素
   D. 丙种球蛋白
   E. 胎盘球蛋白
8. 下列哪种是减毒活疫苗
   A. 鼠疫菌苗
   B. 伤寒菌苗
   C. 百日咳菌苗
   D. 类毒素
   E. 森林脑炎疫苗

【B_1 型题】

（9~13 题共用备选答案）
   A. 应用生物应答调节剂进行免疫治疗
   B. 应用细胞因子拮抗剂的治疗
   C. 应用细胞因子的治疗
   D. 过继免疫治疗
   E. 应用抗体进行免疫治疗
9. 用自体 LAK、TIL 细胞治疗恶性肿瘤为
10. 用抗 TNF 单抗治疗类风湿关节炎为
11. 用卡介苗辅助治疗膀胱癌为
12. 注射破伤风抗毒素血清治疗破伤风为
13. 用 IFN-α 治疗毛细胞白血病

（14~15 题共用备选答案）
   A. 左旋咪唑
   B. 环磷酰胺
   C. 卡介苗
   D. FK-506
   E. 胸腺素
14. 具有免疫增强疗效的化学制剂是
15. 具有免疫抑制疗效的微生物制剂是

（16~18 题共用备选答案）
   A. 灭活疫苗
   B. 减毒活疫苗
   C. 类毒素疫苗
   D. 基因工程疫苗
   E. DNA 疫苗
16. 卡介苗属于
17. 狂犬疫苗属于
18. 重组乙型肝炎病毒表面抗原属于

第六篇　病　理　学

第一章　细胞、组织的适应、损伤和修复

【A_1 型题】

1. 完成瘢痕修复的物质基础是
   A. 上皮组织
   B. 肉芽组织
   C. 毛细血管网
   D. 纤维蛋白网架
   E. 炎性渗出物
2. 细胞质内出现大小不等、圆形均质红染物质的病变，见于
   A. 纤维化肾小球
   B. 纤维瘢痕组织
   C. 高血压病时细动脉
   D. 动脉粥样硬化的纤维斑块
   E. 慢性肾小球肾炎时的肾小管
3. 下列器官坏死，哪一种属于液化性坏死
   A. 心脏
   B. 肾
   C. 肝
   D. 脾
   E. 脑
4. 下列哪一项不属于化生
   A. 慢性萎缩性胃炎时胃黏膜内出现肠上皮
   B. 食管黏膜内出现灶状胃黏膜组织
   C. 骨化性肌炎时大量成纤维细胞增生并可见骨组织
   D. 慢性膀胱炎时可见移行上皮变为鳞状上皮
   E. 胆石症时胆囊黏膜出现鳞状上皮
5. 下列因素可使肝细胞内载脂蛋白减少，应除外的是
   A. 缺氧
   B. 严重感染
   C. 营养不良
   D. 急性增生性肾小球肾炎
   E. 糖尿病
6. 细胞水肿的发生机制主要与下列哪种细胞器的功能障碍有关
   A. 高尔基体
   B. 内质网
   C. 溶酶体
   D. 线粒体
   E. 核糖体
7. 死后组织自溶与生前组织坏死区别的主要病变依据是
   A. 组织轮廓存在的情况
   B. 细胞核溶解消失情况
   C. 胞质结构崩解情况
   D. 胞内氧化酶丧失情况
   E. 病变周围有无炎症反应
8. 纤维素样坏死，常见于哪些组织
   A. 肌肉组织
   B. 结缔组织
   C. 骨组织
   D. 神经组织
   E. 脂肪组织
9. 最易发生脂肪变性的器官是
   A. 心脏
   B. 肺
   C. 肝
   D. 脾
   E. 肾
10. 萎缩的心肌细胞内可出现
   A. 胆红素
   B. 脂褐素
   C. 含铁血黄素
   D. 黑色素
   E. 炭末
11. 引起虎斑心的病变，属于下列哪一项变性
   A. 水样变性
   B. 脂肪变性
   C. 黏液变性
   D. 玻璃变性
   E. 坏死
12. 关于萎缩，下列哪项正确
   A. 凡是比正常小的器官、组织、细胞均可称为萎缩
   B. 缺氧及血供断绝均可引起
   C. 细胞内线粒体变小，数目不减少
   D. 萎缩组织细胞不消失
   E. 间质不减少，有时反而增生
13. 气球样变性的细胞最常见于
   A. 心
   B. 肝
   C. 脾
   D. 肺
   E. 脑
14. 下列哪种组织细胞再生力最强
   A. 骨组织
   B. 神经节细胞
   C. 软骨组织
   D. 心肌
   E. 神经胶质细胞
15. 下列哪项不属于细胞和组织的适应性反应
   A. 肥大
   B. 增生
   C. 萎缩
   D. 变性
   E. 化生
16. 下列哪一个脏器通常不发生凝固性坏死
   A. 肾
   B. 脑
   C. 肠
   D. 子宫
   E. 肺
17. 下列哪种病变不属于机化

A. 坏死组织由肉芽组织取代
B. 大叶性肺炎合并肺肉质变
C. 闭塞性心包炎
D. 脾梗死瘢痕灶
E. 疖破溃后由周围组织修补

18. 干酪样坏死的本质是
A. 纤维蛋白样坏死
B. 脂肪坏死
C. 干性坏疽
D. 液化性坏死
E. 彻底的凝固性坏死

19. 肉眼观察不能确定的坏死类型是
A. 凝固性坏死
B. 液化性坏死
C. 纤维素样坏死
D. 脂肪坏死
E. 干酪样坏死

20. Mallory 小体的本质是
A. 肝细胞内玻璃样变性
B. 肾小管上皮细胞内玻璃样变性
C. 锥体细胞内嗜酸小体
D. 浆细胞内免疫球蛋白体形成小体
E. 肝细胞凋亡小体

21. 关于细胞水肿下列叙述中哪项不正确
A. 细胞膜受损钠泵功能障碍所致
B. 胞质疏松并透明
C. 胞核淡染或稍大
D. 属于可恢复性病变
E. 继续发展，可形成玻璃样变

22. 组织和细胞损伤后，周围细胞增殖、修复的过程是
A. 增生
B. 再生
C. 化生
D. 肥大
E. 机化

23. 细胞坏死镜下主要形态学标志是
A. 核浓缩，核膜破裂，胞质浓缩
B. 核溶解，胞质浓缩，核膜破裂
C. 核破裂，胞质浓缩，胞核破裂
D. 核浓缩，核碎裂，核溶解
E. 核碎裂，胞质浓缩，核膜破裂

24. 关于干性坏疽的叙述，下列哪项正确
A. 发生机制为动脉闭塞而静脉回流受阻
B. 腐败菌感染一般较重
C. 全身中毒症状重
D. 坏死区与周围组织没有界线
E. 多见于四肢末端

25. 下列哪一项不属于肉芽组织的功能
A. 抗感染
B. 保护创面
C. 填补伤口
D. 机化凝血块
E. 伤口收缩

26. 由纤维包裹所致的病变是
A. 肺结核瘤
B. 梗死瘢痕
C. 硅沉着病结节
D. 动脉瘤
E. 纤维瘤

27. 坏死组织经腐败菌作用后常可发生
A. 脓肿
B. 空洞
C. 梗死
D. 坏疽
E. 栓塞

28. 下列病变中属于不可逆性改变的是
A. 细胞水肿
B. 线粒体膜破裂
C. 核碎裂
D. 线粒体肿胀
E. 粗面内质网脱颗粒

29. 下列哪项不是引起脂肪变性的原因
A. 四氯化碳中毒
B. 缺氧
C. 饥饿
D. 败血症
E. 食过多蛋白

30. 单个细胞或小团细胞的死亡称为
A. 坏死
B. 坏疽
C. 凋亡
D. 液化
E. 化生

31. 关于细胞凋亡，下列叙述中哪项不正确
A. 凋亡见于许多生理和病理过程
B. 发生单个细胞死亡或小灶状细胞死亡
C. 凋亡不引起炎症反应
D. 可见凋亡小体形成
E. 凋亡是由酶解作用所致

32. 化生不可能发生于
A. 肾盂黏膜
B. 结缔组织
C. 神经纤维
D. 子宫颈黏膜
E. 支气管黏膜

33. 湿性坏疽的叙述，下列哪项不正确
A. 常见于肺、肠和子宫等内脏器官
B. 坏死组织与周围组织分界不清
C. 由于动脉阻塞，静脉回流正常引起
D. 坏死组织内有大量腐败菌繁殖
E. 全身中毒症状重

34. 结缔组织玻璃样变不可能发生于下列哪种疾病
A. 结核的小干酪样坏死灶
B. 纤维素性心外膜炎
C. 硅沉着病
D. 皮肤瘢痕
E. 动脉粥样硬化症

35. 下列器官常呈结节性增生，应除外

A. 胸腺
B. 甲状腺
C. 乳腺
D. 前列腺
E. 肾上腺

36. 细胞质嗜酸性坏死最常见于
A. 脑梗死
B. 肺梗死
C. 病毒性肝炎
D. 脾梗死
E. 肾梗死

37. 肉芽组织主要由下列哪项组成
A. 成纤维细胞、新生毛细血管和炎性细胞
B. 成纤维细胞、新生毛细血管和巨噬细胞
C. 纤维细胞、炎性细胞和新生毛细血管
D. 炎性细胞和成纤维细胞
E. 新生毛细血管和巨噬细胞

38. 下列病变哪一项是正确的
A. 慢性肝淤血早期，脂肪变性主要位于肝小叶中心区
B. 磷中毒时肝脂肪变性主要位于小叶中心区
C. 白喉杆菌外毒素引起心肌脂肪变性，乳头肌常呈红黄相间
D. 贫血时心肌脂肪变呈弥漫分布
E. 脂性肾病时，远曲小管上皮脂肪变性最明显

【A_2 型题】

39. 有一中年女性患者，患慢性肾小球肾炎，近年来症状加重，出现少尿、夜尿以及贫血等表现，此患者肾脏会出现何种改变
A. 肾脏体积增大，质地韧
B. 肾脏体积缩小，质地软
C. 肾脏萎缩，颜色红
D. 肾脏萎缩，质地硬
E. 以上都不是

40. 有一名学生，咽痛、高热数天，尿蛋白（+），此时患者的肾脏最会出现什么样病变
A. 近曲小管上皮细胞混浊、肿胀
B. 肾小管上皮细胞脂肪变性
C. 肾小球纤维素样变性
D. 肾小球入球动脉玻璃样变
E. 肾小管上皮坏死

41. 男性，28岁。食欲缺乏，厌油腻，肝稍大，肝区疼痛，临床诊断为急性普通性肝炎，此时患者肝出现的主要病变为
A. 肝细胞气球样变
B. 肝细胞脂肪性变
C. 肝细胞透明变
D. 肝细胞碎屑坏死
E. 肝细胞片状坏死

42. 有一患者长期饮酒，而后出现肝区疼痛，该患者肝脏的主要病变最可能是哪一项
A. 肝细胞嗜酸性变
B. 肝细胞脂肪变性
C. 肝窦内皮增生
D. 肝细胞水样变性
E. 肝小动脉透明变性

43. 良性高血压病患者，如长期没有得到控制后，该患者全身血管会出现的主要病变是
A. 大动脉硬化
B. 中等动脉硬化
C. 小动脉黏液样变
D. 细小动脉玻璃样变
E. 细动脉脂质沉积

44. 有一名老年患者，诊断动脉粥样硬化症十几年，曾出现跛行，左下肢第一足趾逐渐变黑而疼痛，此足趾病变可能为
A. 贫血性梗死
B. 出血性梗死
C. 干性坏疽
D. 气性坏疽
E. 黑色素瘤

45. 有一名长期吸烟的患者，经常咳嗽，现以肺部感染入院，做痰涂片检查，发现脱落的气管黏膜上皮中有鳞状上皮，但细胞无明显异型性，此现象为
A. 气管黏膜上皮鳞状化生
B. 痰中混有食管上皮
C. 痰中混有口腔上皮
D. 气管黏膜上皮不典型增生
E. 气管黏膜上皮间变

46. 有一名患者经常胃痛，钡透发现幽门区有一约1.5cm的缺损，临床诊断为慢性胃溃疡，溃疡处镜下可能见到何种主要病变
A. 病变区有肉芽组织长入
B. 病变区有钙化
C. 病变区有骨化
D. 病变区有平滑肌增生
E. 病变区有血管增生

【B_1 型题】

（47~54题共用备选答案）
A. 干酪样坏死
B. 脂肪坏死
C. 坏疽
D. 玻璃样变
E. 液化性坏死

47. 急性胰腺炎
48. 淋巴结结核
49. 产后子宫内膜炎
50. 乙型脑炎
51. 恶性高血压病细小动脉
52. 典型结核结节中心可见
53. 高血压腔隙性脑梗死
54. 肝脓肿

（55~59题共用备选答案）
A. 细胞水肿
B. 脂肪变性
C. 结缔组织玻璃样变
D. 血管壁玻璃样变
E. 细胞内玻璃样变

55. 磷中毒时肝细胞可出现
56. 高血压病肾小球细动脉管壁增厚
57. 动脉粥样硬化的纤维斑块为
58. 酒精性肝病时肝细胞可出现
59. 败血症时肝细胞可出现

（60~63题共用备选答案）
A. 化生
B. 机化
C. 分化
D. 再生
E. 增生
60. 同一胚层分化成熟组织转化另一种成熟组织的过程
61. 肉芽组织取代坏死组织、血栓以及渗出物的过程
62. 组织细胞从胚胎期不成熟细胞到正常成熟细胞的生长发育过程
63. 组织损伤后，由其邻近的健康细胞分裂增生完成修复的过程

（64~65题共用备选答案）
A. 肝细胞体积增大，胞质内大小不等的空泡，苏丹Ⅲ（+）
B. 肝细胞体积增大，胞质疏松，淡染，透明度增加
C. 肝细胞体积缩小，胞质疏松，透明度增加
D. 肝细胞轮廓可见，胞核浓缩、核膜消失
E. 肝细胞体积增大，双核，核仁明显
64. 肝细胞水肿的病理变化是
65. 肝细胞脂肪变的病理变化是

第二章 局部血液循环障碍

【A_1型题】

1. 淤血器官的形态特征是
A. 色暗红，体积增大，切面湿润，功能增强，温度降低
B. 色暗红，体积缩小，切面干燥，功能增强，温度降低
C. 色暗红，体积增大，切面湿润，功能减退，温度降低
D. 色鲜红，体积增大，切面干燥，功能减退，温度降低
E. 色鲜红，体积缩小，切面湿润，功能增强，温度降低
2. 下列心脏病很少引起肺淤血的是
A. 高血压性心脏病
B. 肺源性心脏病
C. 风湿性心脏病二尖瓣狭窄
D. 梅毒性心脏病
E. 冠心病
3. 关于严重肺淤血的叙述，下列哪项错误
A. 肺泡腔内有水肿液
B. 可见心力衰竭细胞
C. 可发生漏出性出血
D. 肺泡壁毛细血管扩张充血
E. 肺泡腔内见有白细胞和纤维蛋白
4. 急性肺淤血时，肺泡腔内的主要成分是
A. 水肿液
B. 纤维蛋白
C. 炎细胞
D. 红细胞
E. 心力衰竭细胞
5. 心力衰竭细胞是
A. 肺褐色硬化内含铁血黄素的嗜酸性粒细胞
B. 肺褐色硬化内含铁血黄素的淋巴细胞
C. 肺褐色硬化内含铁血黄素的中性粒细胞
D. 肺褐色硬化内含铁血黄素的巨噬细胞
E. 肺褐色硬化内含铁血黄素的嗜碱性粒细胞
6. 引起肺褐色硬化的最常见疾病是
A. 二尖瓣狭窄
B. 肺动脉瓣狭窄
C. 三尖瓣狭窄
D. 主动脉瓣闭锁不全
E. 肺动脉栓塞
7. 有关肝淤血时，下列哪项不正确
A. 中央静脉扩张
B. 肝细胞萎缩
C. 肝细胞脂肪变性
D. 肝血窦扩张
E. 小叶间静脉扩张、肝血窦狭窄
8. 槟榔肝的典型病变是
A. 肝小叶结构破坏
B. 肝细胞萎缩
C. 肝细胞坏死
D. 门静脉分支扩张淤血
E. 肝血窦扩张淤血，肝细胞脂肪变性
9. 淤血不会引起
A. 水肿
B. 血栓形成
C. 变性、坏死
D. 纤维组织增生
E. 实质细胞增生
10. 在活体的心脏或血管内，血液发生凝固或血液中某些有形成分互相聚集形成的固体质块是
A. 血栓
B. 栓塞
C. 淤血
D. 凝血
E. 栓子
11. 混合血栓通常见于
A. 静脉血栓尾部
B. 心瓣膜闭锁缘
C. 毛细血管内
D. 静脉血栓体部
E. 静脉血栓头部
12. 白色血栓形成的主要成分是
A. 纤维素
B. 中性粒细胞
C. 血小板
D. 单核细胞

E. 红细胞
13. 血栓头部一般属于
A. 白色血栓
B. 红色血栓
C. 透明血栓
D. 混合血栓
E. 延续性血栓
14. 透明血栓见于
A. 混合血栓的尾
B. 白血栓
C. 混合血栓的头
D. 红血栓
E. DIC
15. 腹部大手术后好发血栓的部位是
A. 门静脉
B. 颈静脉
C. 肾动脉
D. 冠状动脉
E. 下肢静脉
16. 血栓转归中不会发生的是
A. 钙化
B. 溶解
C. 化生
D. 机化
E. 造成栓塞
17. 下列哪种因素不会导致血栓形成
A. 血小板数量增多
B. 心血管内膜损伤
C. 血流缓慢
D. 癌细胞崩解产物
E. 纤维蛋白溶解酶增多
18. 活体内异常物体沿血流运行阻塞相应血管的过程称
A. 梗死
B. 栓塞
C. 血栓机化
D. 栓子
E. 血栓形成
19. 肺动脉及其分支栓塞的栓子来源于
A. 二尖瓣的疣状血栓
B. 主动脉瓣的赘生物
C. 下肢膝关节以上的深部静脉
D. 动脉及左心房的血栓
E. 左心室附壁血栓
20. 肺动脉栓塞引起猝死的原因不包括哪一项
A. 肺动脉痉挛
B. 支气管动脉痉挛
C. 支气管痉挛
D. 肺出血性梗死
E. 冠状动脉痉挛
21. 下列哪种情况不易发生气体栓塞
A. 颈部外伤和手术
B. 胸部外伤和手术
C. 锁骨下静脉外伤
D. 胎盘早期剥离
E. 大隐静脉插管输液
22. 脂肪栓塞患者死亡原因常见于下列哪一种情况
A. 急性右心衰竭
B. 急性左心衰竭
C. 肾衰竭
D. 脑出血
E. 心肌梗死
23. 羊水栓塞时，病理诊断的主要依据是
A. 肺小动脉和毛细血管内有羊水成分
B. 微血管内透明血栓
C. 肺泡腔内有角化上皮和胎粪小体等
D. 肺水肿和出血
E. 肺透明膜形成
24. 股骨骨折后因处理不当，大量脂肪滴进入血液，该脂肪栓子常栓塞于
A. 肺静脉及其分支
B. 左心房
C. 左心室
D. 主动脉分支
E. 肺动脉及其分支
25. 易发生贫血性梗死的器官是
A. 心、脑、肠
B. 肾、肠、脑
C. 心、脾、脑
D. 脾、心、肺
E. 肾、心、肺
26. 下列有关梗死叙述中，哪项不正确
A. 双重血液循环的器官不易发生梗死
B. 全身血液循环状态对梗死发生无影响
C. 动脉痉挛促进梗死发生
D. 有效的侧支循环的建立可防止梗死发生
E. 梗死多由动脉阻塞引起
27. 出血性梗死常发生于
A. 肾、肠
B. 脾、肺
C. 肺、肠
D. 心、肠
E. 肾、心
28. 下列哪个器官的梗死灶常为地图形
A. 肺
B. 心脏
C. 肝
D. 脾
E. 肠管

【A_2 型题】

29. 一患者主诉心悸、气促，两下肢水肿。查体：颈静脉怒张，心尖区可闻及舒张期杂音，肝肋缘下 3cm，轻度压痛，AFP 正常。患者的肝脏最可能出现下列哪一种病变
A. 肝细胞癌
B. 慢性肝淤血
C. 肝脂肪变性
D. 慢性肝炎
E. 肝硬化
30. 有一患者患风湿性心脏病，二尖瓣狭窄合并关闭不全 5 年。如果对该患者做肺脏活检，在光镜下可能出现下列哪项病变
A. 肺泡壁毛细血管扩张充血
B. 肺泡腔内有红细胞
C. 肺泡腔内有心力衰竭细胞
D. 肺泡腔内有蛋白性液体
E. 以上各项病变都可出现
31. 有一位女教师，下肢静脉曲

张，术中见静脉腔内有多个褐色物，堵塞管腔。该褐色物最可能是下列哪种病变
A. 静脉内血凝块
B. 静脉内血栓
C. 静脉内血栓栓子
D. 静脉内瘤栓
E. 静脉石

32. 女性，56岁。因车祸右膝关节严重损伤，5天后在手术过程中，患者突然呼吸困难，血压下降，经积极抢救无效，患者呼吸、心搏骤停死亡。尸检发现右侧肺动脉及深部大隐静脉内有残留血栓。其最可能的死因是
A. 肺动脉血栓栓塞
B. 急性心肌梗死
C. 麻醉意外
D. 大叶性肺炎
E. 败血症

33. 24岁男性患者。车祸时发生右股骨粉碎性及开放性骨折，在送往医院途中，该患者出现面部青紫、呼吸困难、口吐白沫而亡。其最可能的死因是
A. 心肌梗死
B. 气体栓塞
C. 脂肪栓塞
D. 脑出血
E. 气胸

34. 有一年轻妇女，在分娩过程中突然呼吸困难、口唇及四肢末端发绀，抢救无效死亡。尸检肺血管内有角化上皮等物。此患者死因是下列哪一种
A. 血栓栓塞
B. 气体栓塞
C. 脂肪栓塞
D. 羊水栓塞
E. 瘤细胞栓塞

35. 一患儿，腹部剧烈疼痛，伴恶心、呕吐，以急腹症入院。术中见肠套叠，肠管暗红，表面无光泽，该处可见纤维素样物附着。该肠管可能发生下列哪种病变
A. 静脉淤血
B. 动脉充血
C. 肠管梗死
D. 急性肠炎
E. 肠管化脓

36. 有一老人与人争吵厮打后，入院检查过程中突然出现口唇发绀，四肢凉，血压下降而死亡，尸检发现，冠状动脉Ⅳ级狭窄，心肌变软。其死亡原因最可能是下列哪一项
A. 心肌梗死
B. 脑出血
C. 动脉瘤破裂
D. 肺动脉栓塞
E. 心力衰竭

【B_1型题】

（37~41题共用备选答案）
A. 心房颤动时脑软化
B. 肝硬化时食管静脉曲张
C. 雷诺病
D. 槟榔肝
E. 急性阑尾炎

37. 栓塞
38. 充血
39. 淤血
40. 局部贫血
41. 侧支循环建立

（42~46题共用备选答案）
A. 梗死灶地图形
B. 梗死灶锥体形
C. 梗死灶节段状
D. 梗死灶发生液化
E. 梗死灶发生出血

42. 心肌梗死
43. 肺梗死
44 脾梗死
45. 肾梗死
46. 脑梗死

第三章 炎 症

【A_1型题】

1. 不属于肉芽肿性炎的疾病是
A. 梅毒
B. 结核病
C. 血吸虫病
D. 伤寒
E. 淋病

2. 关于炎症的叙述，正确的是
A. 炎症反应均对机体有利
B. 任何机体均可发生炎症
C. 炎症是一种防御反应
D. 损伤必然导致炎症
E. 炎症是活体组织的损伤反应

3. 创伤的基本病变反应是
A. 血管反应
B. 细胞和体液反应
C. 抗体和抗原反应
D. 炎症反应
E. 形成瘢痕

4. 判断体腔积液是渗出液还是漏出液的主要依据是
A. 积液数量多少
B. 积液的颜色
C. 纤维蛋白含量多少
D. 积液的成分
E. 有无静脉回流受阻

5. 血小板激活因子的作用不包括
A. 促进白细胞吞噬
B. 激活血小板
C. 对白细胞有趋化作用
D. 促进白细胞聚集和黏着
E. 使血管通透性增加

6. 炎症的变质是指病灶局部实质细胞发生
A. 增生和变性
B. 萎缩和坏死
C. 增生和坏死

D. 变性和坏死
E. 萎缩和变性

7. 下列哪项属于体液来源的炎症介质
A. 前列腺素
B. 缓激肽
C. IL-8
D. 5-羟色胺
E. 组胺

8. 下列哪项不属于渗出性炎
A. 出血性炎
B. 卡他性炎
C. 肉芽肿性炎
D. 化脓性炎
E. 浆液性炎

9. 既能使血管壁通透性升高，又对白细胞有趋化作用的炎症介质是
A. C5a
B. 组胺
C. IL-8
D. C3a
E. P 物质

10. 关于纤维素性炎的描述，错误的是
A. 常发生于浆膜、黏膜和肺
B. 浆膜的纤维素性炎易导致浆膜粘连
C. 心外膜的纤维素性炎常形成绒毛心
D. 肺的纤维素性炎不会导致机化
E. 常伴中性粒细胞浸润

11. 浆液性炎时，其浆液内所含蛋白主要是
A. 纤维蛋白
B. 球蛋白
C. 清蛋白
D. 脂蛋白
E. 补体

12. 炎性充血主要是指
A. 动脉扩张，局部组织含血量增多
B. 静脉回流障碍，组织含血量增多
C. 炎区微循环内血量增多
D. 炎区小血管破裂
E. 炎区组织间隙中血量增多

13. 发生急性炎症的组织内浸润细胞主要是
A. 淋巴细胞
B. 浆细胞
C. 巨噬细胞
D. 中性粒细胞
E. 嗜酸性粒细胞

14. 组胺主要来源于
A. 巨噬细胞
B. 血管内皮细胞
C. 嗜酸性粒细胞
D. 肥大细胞
E. 淋巴细胞

15. 炎症细胞自血管内游出，在组织内做定向运动的现象称
A. 炎性浸润
B. 炎性渗出
C. 炎性漏出
D. 趋化作用
E. 阿米巴样运动

16. 下列哪种炎症介质具有趋化作用
A. 组胺
B. C5a
C. C3b
D. 缓激肽
E. 活性氧代谢产物

17. 关于脓肿的叙述，下列哪项正确
A. 有大量中性粒细胞浸润
B. 是弥漫性化脓性炎
C. 是局限性化脓性炎
D. 一定有脓腔形成
E. 局部有肉芽组织增生

18. 慢性炎症中较常见的炎细胞是
A. 中性粒细胞
B. 嗜碱性粒细胞
C. 嗜酸性粒细胞
D. 单核细胞
E. 肥大细胞

19. 类上皮细胞来源于
A. 成纤维细胞
B. 中性粒细胞
C. 巨噬细胞
D. 浆细胞
E. 淋巴细胞

20. 关于慢性肉芽肿性炎描述，错误的是
A. 指肉芽组织增生形成的结节状病灶
B. 病灶呈结节状，境界清楚
C. 结核病为肉芽肿性炎
D. 肉芽肿性炎是一种特殊性增生性炎
E. 梅毒为肉芽肿性炎

21. 感染性肉芽肿的特征性细胞成分是
A. 嗜酸性粒细胞及浆细胞
B. 淋巴细胞及巨噬细胞
C. 单核-吞噬细胞及中性粒细胞
D. 多核巨细胞及上皮样细胞
E. 异物巨细胞及淋巴细胞

22. 炎性肉芽肿中主要炎细胞是
A. 肥大细胞
B. 浆细胞
C. 淋巴细胞
D. 成纤维细胞
E. 单核-吞噬细胞

23. 不属于肉芽肿性炎病变的是
A. 伤寒小结
B. 结核结节
C. 肺肉质变
D. 慢性虫卵结节
E. AsChoff 小体

24. 下列哪种细胞不是通过阿米巴样运动离开血管腔的
A. 中性粒细胞
B. 嗜酸性粒细胞
C. 红细胞
D. 淋巴细胞
E. 单核细胞

【A_2 型题】

25. 女性，30 岁。腹痛、腹泻伴里急后重 3 天。最初为稀便，2 天后为黏液脓血便，偶见片状灰白色膜状物排出。此病变最可能的炎症类型是
A. 浆液性炎

B. 化脓性炎
C. 变质性炎
D. 纤维素性炎
E. 出血性炎

26. 有一名患者，2天前突然感冒，发热、寒战、呼吸困难，今天咳嗽，痰为红色带铁锈样外观，叩诊肺有一大叶实变。该患者病变性质可能为何种病变
A. 化脓性炎
B. 浆液性炎
C. 出血性炎
D. 纤维素性炎
E. 肺脓肿

27. 有一名患者尸检发现脑膜充血、水肿，在蛛网膜下隙内见到黄白色脓样渗出物。此脑属于何种病变
A. 脑脓肿
B. 化脓性脑膜炎
C. 结核性脑膜炎
D. 浆液性脑膜炎
E. 乙型脑炎

28. 有一名患者的阑尾切除，做病理切片检查，发现阑尾各层均有中性粒细胞浸润，血管明显充血。其诊断是
A. 单纯性阑尾炎
B. 蜂窝织炎性阑尾炎
C. 坏疽性阑尾炎
D. 阑尾类癌
E. 以上都不是

29. 病理检查一小儿肺脏切面时，两肺各叶均有大小不等的实变病灶，而且下叶为重呈灰白色或灰黄色，病灶边界不清。其病变应属于何种疾病
A. 大叶性肺炎
B. 不典型肺炎
C. 小叶性肺炎
D. 干酪样肺炎
E. 病毒性肺炎

30. 尸检发现肾脏肿大，包膜易剥，表面光滑，呈红色，可见小出血点，切面皮质增厚，皮髓分界尚清。该肾病变最可能是何种炎症
A. 变质性炎
B. 渗出性炎
C. 出血性炎
D. 增生性炎
E. 纤维素性炎

31. 病理解剖一女尸，发现一侧肾体积较小，表面不光滑，有数个大小不一、不规则瘢痕，切面瘢痕处质地较硬，肾盂黏膜增厚等改变。该肾最可能的病理诊断是
A. 动脉粥样硬化梗死瘢痕
B. 慢性肾炎
C. 慢性肾盂肾炎
D. 高血压固缩肾
E. 以上都不是

【B_1 型题】

（32~36题共用备选答案）
A. 以血浆渗出为主的炎症
B. 以纤维蛋白渗出为主的炎症
C. 以疏松组织内广泛中性粒细胞的浸润为主的炎症
D. 以局限性化脓为主的炎症
E. 以中性粒细胞浸润为主的炎症

32. 烧、烫伤的水疱
33. 丹毒是
34. 脓肿是
35. 白喉是
36. 急性炎症是

（37~41题共用备选答案）
A. 具有两端开口的病理性通道
B. 只有一端开口的盲管
C. 表面或黏膜上皮坏死脱落形成较深缺损
D. 单个毛囊发生的化脓性炎
E. 多个毛囊发生的化脓性炎

37. 溃疡
38. 窦道
39. 疖肿
40. 痈肿
41. 瘘管

第四章 肿 瘤

【A_1 型题】

1. 最常引起血道转移的癌是
A. 甲状腺乳头状癌
B. 子宫绒毛膜癌
C. 直肠未分化癌
D. 肺鳞状细胞癌
E. 乳腺浸润性导管癌

2. 属于上皮组织发生的肿瘤是
A. 淋巴管瘤
B. 血管瘤
C. 乳头状瘤
D. 平滑肌瘤
E. 脂肪瘤

3. “癌症”是指
A. 所有恶性肿瘤的统称
B. 所有肿瘤的统称
C. 癌肉瘤的统称
D. 上皮组织发生的恶性肿瘤的统称
E. 间叶组织发生的恶性肿瘤的统称

4. 交界性肿瘤是
A. 混合性肿瘤
B. 癌前病变
C. 良性瘤局部恶性变
D. 分化好的恶性肿瘤
E. 组织形态和生物学行为介于良恶性肿瘤之间

5. 非间叶组织来源的肿瘤是
A. 乳头状瘤
B. 血管瘤
C. 淋巴管瘤
D. 脂肪瘤
E. 平滑肌瘤

6. 良性肿瘤的异型性主要表现在

A. 瘤细胞核的多形性
B. 肿瘤组织结构紊乱
C. 瘤细胞的多形性
D. 核质比例增大
E. 可见核分裂象

7. 对肿瘤的描述，错误的是
A. 癌比肉瘤多见
B. 肉瘤多发生于青年人
C. 癌的淋巴道转移比肉瘤多见
D. 称瘤的都属良性
E. 恶性肿瘤多呈浸润性生长

8. 属于良性肿瘤的是
A. 神经母细胞瘤
B. 骨母细胞瘤
C. 肾母细胞瘤
D. 视网膜母细胞瘤
E. 髓母细胞瘤

9. 恶性肿瘤的主要特征是
A. 核形态不规则，大小不一
B. 核分裂象多见
C. 胞质嗜碱性
D. 血管丰富
E. 浸润性生长和转移

10. 黑色素瘤是
A. 原位癌
B. 良性肿瘤
C. 恶性肿瘤
D. 交界性肿瘤
E. 瘤样病变

11. 肿瘤的间质主要指
A. 血管
B. 淋巴管
C. 纤维结缔组织
D. 血管及结缔组织
E. 网状支架

12. 成熟畸胎瘤是
A. 交界性肿瘤
B. 良性肿瘤
C. 原位癌
D. 恶性肿瘤
E. 瘤样病变

13. 临床检查肿瘤患者的局部淋巴结，其目的是
A. 确定肿瘤的良恶性
B. 鉴别肿瘤或炎症
C. 了解是否有淋巴道转移
D. 明确有无多发性肿瘤
E. 了解是否存在淋巴瘤

14. 不能依靠脱落细胞学方法进行肿瘤诊断的部位是
A. 支气管
B. 食管
C. 阴道
D. 结肠
E. 膀胱

15. 区别癌与肉瘤的主要依据是
A. 浸润性生长，无包膜
B. 异型性明显，有核分裂象
C. 通过血道转移
D. 组织来源
E. 肿瘤体积巨大

16. 诊断肉瘤的主要形态依据是
A. 包膜消失
B. 浸润性生长
C. 瘤细胞异型性明显
D. 瘤细胞弥漫分布与间质分界不清
E. 瘤巨细胞多

17. 淋巴结内转移癌首先见于
A. 淋巴结门
B. 淋巴结中央窦
C. 淋巴结边缘窦
D. 淋巴滤泡
E. 淋巴结被膜

18. 锁骨上淋巴结转移癌的原发部位最常见于
A. 甲状腺
B. 食管
C. 乳腺
D. 胃
E. 肝

19. 癌的肉眼形态，可能性最大的是
A. 结节状
B. 绒毛状
C. 乳头状
D. 火山口状溃疡
E. 肿块状

20. 癌细胞团中有较多癌珠存在，可诊断为
A. 低分化鳞状细胞癌
B. 高分化鳞状细胞癌
C. 高分化腺癌
D. 低分化腺癌
E. 未分化癌

21. 原位癌与浸润癌的主要区别是
A. 肿瘤大小
B. 边界清晰程度
C. 基膜是否受侵犯
D. 淋巴管有无瘤栓
E. 是否浸润血管

22. 大肠癌最好发的部位是
A. 直肠
B. 降结肠
C. 乙状结肠
D. 升结肠
E. 横结肠

23. 胃肠道恶性肿瘤多转移至
A. 肝
B. 肺
C. 骨
D. 脑
E. 肾

24. 恶性肿瘤向邻近器官侵犯的主要方式为
A. 直接蔓延
B. 淋巴道转移
C. 血道转移
D. 种植转移
E. 接触播散

25. 诊断恶性肿瘤的主要依据是
A. 肿瘤迅速增大
B. 肿瘤局部疼痛
C. 瘤细胞出现明显异型性
D. 所属淋巴结肿大
E. 机体明显消瘦

26. 含有两个以上胚层组织成分的肿瘤称为
A. 混合瘤
B. 畸胎瘤
C. 胚胎瘤
D. 错构瘤
E. 癌肉瘤

27. 原位癌指
A. 异型增生细胞累及上皮全层，侵破基膜
B. 异型增生细胞累及上皮层

的下 1/3
C. 上皮细胞异乎常态的增生
D. 异型增生细胞累及上皮层的下 2/3
E. 异型增生细胞累及上皮全层，未突破基膜

28. 不属于影响肿瘤发生发展的内在因素是
A. HPV16、HPV18
B. p53
C. 遗传因素
D. 细胞免疫
E. 先天性免疫缺陷病

29. 下列不属于抑癌基因的是
A. p53
B. p16
C. ras
D. APC
E. BRCA-2

30. 良性肿瘤的异型性主要表现在
A. 瘤细胞的多形性
B. 瘤细胞核的多形性
C. 组织结构极性消失
D. 病理性核分裂象
E. 核质比值明显增大

31. 属于良性肿瘤的是
A. 黑色素瘤
B. 淋巴瘤
C. 神经鞘瘤
D. 肾母细胞瘤
E. 精原细胞瘤

【A_2 型题】

32. 女性，60 岁。右颈淋巴结肿大 3 个月，蚕豆大小。其可能性最小的病变是
A. 转移癌
B. 淋巴结反应性增生
C. 恶性淋巴瘤
D. 淋巴结结核
E. 转移性肉瘤

33. 患儿，男，2 岁。腹膜后肿块 5 个月，直径 3cm，病理诊断为恶性肿瘤。最可能的肿瘤是
A. 错构瘤
B. 神经鞘膜瘤
C. 神经母细胞瘤
D. 囊性畸胎瘤
E. 平滑肌肉瘤

34. 有一名男性患者，手术切除皮下结节状肿物，有完整包膜，切面为灰白色、有纹理，质地硬韧。镜下见呈束状排列的胶原纤维走行交错，细胞核多为梭形，但无异型性表现。此瘤可诊断为
A. 瘤样纤维组织增生
B. 纤维瘤
C. 平滑肌瘤
D. 纤维组织细胞瘤
E. 纤维肉瘤

35. 手术见肝有一肿物，无明显境界，颜色暗红，切开呈筛孔状结构，有许多红褐色液体流出。取材镜检，见多量管腔，管壁厚薄不均，并扩张迂曲，管腔内有多量红细胞。此瘤可诊断为
A. 血管瘤
B. 海绵状血管瘤
C. 毛细血管瘤
D. 淋巴管瘤
E. 囊状水瘤

36. 有一名男性患者，胃部患有肿瘤，经手术切除，见胃黏膜完好，胃壁肿物境界清，有包膜，大小如鸡蛋，镜下瘤细胞为梭形，胞质红染，胞核呈杆状，瘤细胞排成束状，局部有栅状结构。此瘤可诊断为
A. 纤维瘤
B. 瘤样纤维组织增生
C. 平滑肌瘤
D. 平滑肌肉瘤
E. 纤维肉瘤

37. 一淋巴结做病理切片检查，淋巴结内见成团的异型细胞，并有病理性核分裂象和角化珠形成。应诊断为
A. 淋巴结结核
B. 淋巴结慢性炎症
C. 淋巴结转移性腺癌
D. 恶性淋巴瘤
E. 淋巴结转移性鳞癌

【B_1 型题】

（38~40 题共用备选答案）
A. 交界性肿瘤
B. 早期癌
C. 良性肿瘤
D. 恶性肿瘤
E. 癌前病变

38. 直、结肠家族性多发性腺瘤性息肉属于
39. 仅浸润黏膜层及黏膜下层的胃肠道癌称
40. 未成熟型畸胎瘤属于

（41~42 题共用备选答案）
A. EB 病毒
B. 人乳头瘤病毒
C. 乙型肝炎病毒
D. HIV
E. 柯萨奇病毒

41. 与鼻咽癌发生有关的病毒是
42. 与宫颈癌发病有关的病毒是

（43~46 题共用备选答案）
A. 印戒细胞
B. Reed-Sternberg 细胞
C. 透明细胞
D. 组织细胞
E. 嗜银细胞

43. 霍奇金淋巴瘤可出现
44. 肾细胞癌可出现
45. 纤维组织细胞瘤可出现
46. 阑尾类癌来自

第五章 心血管系统疾病

【A_1 型题】

1. 高血压病脑出血破裂的血管最常见于
   A. 大脑中动脉
   B. 大脑基底动脉
   C. 豆纹动脉
   D. 内囊动脉
   E. 大脑前动脉
2. 高血压病脑出血最常见的部位是
   A. 豆状核和丘脑
   B. 内囊和基底节
   C. 蛛网膜下隙
   D. 侧脑室
   E. 大脑髓质
3. 恶性高血压病的肾脏特征性病变是
   A. 肾小球纤维化
   B. 肾细动脉壁纤维素样坏死
   C. 肾小叶间动脉内膜增厚
   D. 肾小球毛细血管内血栓形成
   E. 肾小管上皮变性
4. 高血压病时，细动脉硬化的病理改变是细动脉壁
   A. 纤维化
   B. 水肿
   C. 玻璃样变性
   D. 纤维素样坏死
   E. 脂质沉着
5. 关于动脉粥样硬化的叙述，错误的是
   A. 病变多位于主动脉各分支开口处
   B. 可引起夹层动脉瘤
   C. 胸主动脉病变最重
   D. 病变可继发钙化、出血
   E. 可继发血栓形成
6. 粥样斑块内通常不具有的成分是
   A. 苏丹Ⅲ染色阳性物质
   B. 中性粒细胞
   C. 纤维组织增生伴有透明变性
   D. 泡沫细胞
   E. 无定形坏死物质
7. 冠状动脉粥样硬化的好发部位是
   A. 左旋支
   B. 左前降支
   C. 右冠状动脉后降支
   D. 右冠状动脉主干
   E. 左冠状动脉主干
8. 动脉粥样硬化的好发部位是
   A. 腹主动脉
   B. 冠状动脉
   C. 肾动脉
   D. 脑动脉
   E. 四肢动脉
9. 与动脉粥样硬化发病关系最密切的因素是
   A. 高脂血症
   B. 吸烟
   C. 高血压
   D. 遗传因素
   E. 肥胖
10. 关于动脉粥样硬化早期病变叙述，正确的是
   A. 中膜平滑肌细胞迁入内膜
   B. 平滑肌细胞产生胶原
   C. 纤维帽形成
   D. 钙化
   E. 血液中的单核细胞侵入内膜
11. 有关心肌梗死下列错误的是
   A. 多为透壁性心肌梗死
   B. 可仅累及心内膜下心肌
   C. 是一种出血性梗死
   D. 心脏破裂多在梗死后1~2周内发生
   E. 心包炎多在心梗后3天左右出现
12. 肾表面出现多个宽大、边缘不整齐、切面呈楔形的瘢痕见于
   A. 慢性肾小球肾炎
   B. 慢性肾盂肾炎
   C. 高血压病
   D. 肾动脉粥样硬化
   E. 多发性肾梗死
13. 心肌梗死室壁瘤形成最多发生在
   A. 左心室侧壁
   B. 室间隔
   C. 右心室
   D. 左心室前壁近心尖处
   E. 左心室后壁
14. 风湿性心脏病最常受累的瓣膜是
   A. 二尖瓣
   B. 三尖瓣
   C. 主动脉瓣
   D. 肺动脉瓣
   E. 二尖瓣和主动脉瓣
15. 风湿性心肌炎具有特征性诊断意义的病变是
   A. 心肌变性、坏死
   B. 纤维素大量渗出
   C. 心肌间质水肿
   D. 心肌血管扩张和充血
   E. 心肌间质阿少夫小体形成
16. 急性风湿病最常见致死原因是
   A. 风湿性心内膜炎
   B. 风湿性心肌炎
   C. 风湿性心外膜炎
   D. 风湿性动脉炎
   E. 风湿性冠状动脉炎
17. 风湿性心肌炎病变主要累及
   A. 心肌细胞
   B. 心肌间质的结缔组织
   C. 心肌间质的小血管
   D. 心肌间质的神经组织
   E. 心肌间质的嗜银纤维
18. 风湿病心脏受累时，Mccallum斑常见于
   A. 右房前壁
   B. 左房后壁
   C. 右房后壁

D. 左房前壁
E. 左室后壁

19. 疣性风湿性心内膜炎时，赘生物常见部位是
A. 二尖瓣的心室面
B. 二尖瓣的闭锁缘
C. 二尖瓣的游离缘
D. 二尖瓣的腱索处
E. 左室乳头肌腱索附着处

20. 对人体造成最严重后果的风湿病变发生在
A. 脑
B. 血管
C. 心脏
D. 肺
E. 皮肤

21. 慢性风湿性瓣膜病中联合瓣膜病变常发生于
A. 二尖瓣和三尖瓣
B. 二尖瓣和主动脉瓣
C. 三尖瓣和主动脉瓣
D. 三尖瓣和肺动脉瓣
E. 主动脉瓣和肺动脉瓣

22. 关于风湿病的描述，错误的是
A. 属于变态反应性炎症
B. 发病与溶血性链球菌感染有关
C. 以心脏病变的后果最严重
D. 风湿性关节炎常可以导致关节畸形
E. 皮下结节和环形红斑有助于临床诊断

23. 单纯性二尖瓣狭窄时，首先发生代偿性肥大和扩张的是
A. 左心室
B. 右心室
C. 左心房
D. 左房、左室同时发生
E. 左房、右室同时发生

24. 亚急性感染性心内膜炎最好发于
A. 风湿性心内膜炎的瓣膜
B. 先心病的瓣膜
C. 梅毒性主动脉炎受累的主动脉瓣膜
D. 动脉粥样硬化受累的主动脉瓣膜
E. 无损伤的瓣膜

25. 引起亚急性感染性心内膜炎的最常见病原体是
A. 铜绿假单胞菌
B. 大肠埃希菌
C. 甲型溶血性链球菌
D. 乙型溶血性链球菌
E. 肠球菌

26. 与亚急性感染性心内膜炎无关的病变是
A. 脾大
B. 皮肤环形红斑
C. 肾梗死
D. 心瓣膜赘生物
E. 皮肤黏膜出血点

【A_2 型题】

27. 一例无主女尸。剖检发现死者两肾体积对称性缩小，重量减轻各为100g，质地硬，皮质变薄，表面呈细颗粒状。肾切片观察，均有细动脉透明变性，肾小球纤维化等改变。此患者生前可能患的疾病是
A. 慢性肾盂肾炎
B. 良性高血压病
C. 急性肾小球肾炎
D. 急性药物性间质性肾炎
E. 急性肾盂肾炎

28. 有一名中年妇女，患高血压病，心前区不适感，与其丈夫吵架后，出现头痛晕厥，急送医院途中死亡，家属拒绝解剖。引起患者死亡的可能性最大的病变是
A. 心肌梗死
B. 胰腺炎
C. 脑出血
D. 中毒
E. 心力衰竭

29. 有一名患者近年来劳累时，心前区经常疼痛，并向左肩部放射，因病情不缓解，住院治疗。入院后病情逐渐加重，心电图显示系统性心肌缺血，血中CPK增高，夜间突然死亡。该患者死亡原因最可能是
A. 冠心病合并心肌梗死
B. 心肌硬化合并心衰
C. 心肌病合并心衰
D. 高血压心脏病合并心衰
E. 心肌炎合并心衰

30. 有一名年轻妇女，主诉劳动后出现心悸、气促，3年前患有风湿性关节炎。查体，慢性病容，半卧位，四肢末端及口唇发绀，心尖区可闻及舒张期杂音，双肺水泡音。根据上述资料。本患者所患的疾病是
A. 风湿性心脏病伴二尖瓣狭窄和左心衰竭
B. 风湿性心脏病伴二尖瓣狭窄
C. 主动脉关闭不全
D. 先心病伴心衰
E. 冠心病伴心衰

31. 有一名患者曾患游走性四肢大关节炎数年，近半年来心悸、气促、口唇发绀，近1个月双下肢水肿。查体颈静脉怒张，肝大，右肋缘下3cm，二尖瓣听诊区可闻及双期杂音。本患者的正确诊断应为
A. 风湿性心瓣膜病二尖瓣狭窄
B. 二尖瓣关闭不全
C. 二尖瓣狭窄和关闭不全
D. 二尖瓣狭窄和关闭不全合并全心衰
E. 心力衰竭

32. 有一名患者，心悸、气促，有风湿病史，近半年症状加重。查体左心界扩大，心率120次/分，胸骨左缘2~3肋间可闻及舒张期杂音，脉为水冲脉。该患者的疾病最大可能是
A. 风湿性心脏病二尖瓣关闭不全
B. 风湿性心脏病主动脉瓣狭窄

C. 风湿性心脏病主动脉瓣关闭不全
D. 风湿性心脏病二尖瓣狭窄
E. 风湿性心脏病三尖瓣狭窄

33. 有一名农村年轻妇女，婚后出现心悸2年。1个月前牙痛拔牙后，开始发热，全身乏力。检查，皮肤有出血点，脾大，心尖区可闻及双期杂音。本患者最大可能的疾病是
A. 风湿病活动期
B. 肺部轻微感染
C. 亚急性感染性心内膜炎
D. 风湿性心瓣膜病
E. 流行性出血热

34. 有一名男性患者，40岁，长时间不规则低热，最近出现脾区疼痛，有轻度贫血。查体二尖瓣区可闻及收缩期杂音，主动脉听诊区有舒张期杂音，但心律齐，心率100次/分。某日患者出现右半身瘫。本患者最大可能诊断为
A. 上呼吸道感染
B. 亚急性细菌性心内膜炎合并左侧脑栓塞
C. 暂时性脑缺血发作
D. 蛛网膜下腔出血
E. 左侧内囊区出血

35. 有一个心脏标本，肉眼观察，见二尖瓣增厚变硬，瓣膜联合处粘连，主动脉瓣见一处瓣膜穿孔，另一瓣膜上有息肉状较大赘生物，灰褐色，左室乳头肌表面附有小的赘生物。此标本疾病是
A. 风湿性联合瓣膜病
B. 风湿性联合瓣膜病合并亚急性感染性内膜炎
C. 主动脉梅毒累及瓣膜合并亚急性感染性心内膜炎
D. 先心病伴有瓣膜损伤合并亚急性感染性心内膜炎
E. 主动脉粥样硬化累及瓣膜合并亚急性感染性内膜炎

36. 有一名来自城市患者的心脏标本，肉眼观察，心脏明显增大呈球形，心腔扩张，乳头肌、肉柱扁平，细看心室壁可见灰色小的瘢痕，有附壁血栓。请分析此心脏病标本病变最可能是
A. 扩张型心肌病
B. 限制型心肌病
C. 慢性克山病
D. 风湿性心脏病
E. 高血压心脏病

37. 有一名患者年轻时患过风湿性关节炎，后又患肾炎数年，而且反复发作，病情加重。近来出现头晕、头痛、多尿以及夜尿等症状，查体呈慢性病容，皮肤有尿素霜，心前区可听到心包摩擦音，尿蛋白（++），NPN增高。本患者的心包摩擦音产生原因可能是
A. 风湿性心外膜炎
B. 尿毒症性心外膜炎
C. 结核性心外膜炎
D. 感染性心外膜炎
E. 毛霉菌性心外膜炎

【B_1型题】

（38~42题共用备选答案）
A. 球形心
B. 靴形心
C. 梨形心
D. 绒毛心
E. 虎斑心

38. 高血压病
39. 扩张型心肌病
40. 风湿性心外膜炎
41. 贫血
42. 二尖瓣狭窄

（43~46题共用备选答案）
A. 夹层动脉瘤
B. 多发性微小动脉瘤
C. 真性动脉瘤
D. 假性动脉瘤
E. 梭形动脉瘤

43. 高血压病
44. 动脉粥样溃疡
45. 梅毒性主动脉炎
46. 血管壁外伤

（47~49题共用备选答案）
A. 风湿性心肌炎
B. 高血压
C. 亚急性感染性心内膜炎
D. 动脉粥样硬化
E. 系统性红斑狼疮

47. 向心性肥大
48. 阿少夫小体
49. 败血症

第六章　呼吸系统疾病

【A_1型题】

1. 易并发肺肉质变的肺部疾病是
A. 肺梗死
B. 间质性肺炎
C. 大叶性肺炎
D. 小叶性肺炎
E. 急性呼吸窘迫综合征

2. 慢性支气管炎的病变不包括下列哪项
A. 黏膜上皮鳞化
B. 支气管腺体和杯状细胞增生
C. 支气管内有多量泡沫细胞
D. 支气管壁有大量慢性炎症细胞浸润
E. 支气管软骨变性、萎缩

3. 慢性支气管炎最常见的并发症是
A. 肺炎
B. 支气管扩张

C. 肺气肿
D. 肺脓肿
E. 肺肉质变

4. 肺癌的肉眼所见不包括
A. 肺门巨大肿块
B. 肺膜下界限清晰球形结节
C. 散在两肺多发结节
D. 整个大叶实变
E. 厚壁空洞形成

5. 细支气管不完全阻塞所致的阻塞性通气障碍可造成
A. 肺不张
B. 肺纤维化
C. 支气管扩张
D. 气胸
E. 肺气肿

6. 慢性支气管炎患者咳痰的病变基础是
A. 黏膜上皮细胞变性、坏死、脱落
B. 管壁充血、水肿
C. 黏膜上皮纤毛倒伏、脱失
D. 细支气管周围炎
E. 黏液腺肥大、增生，分泌亢进，浆液腺黏液化

7. 慢性支气管炎患者发生通气和换气功能障碍的病变基础是
A. 支气管平滑肌萎缩
B. 支气管软骨萎缩，纤维化
C. 支气管管壁钙化
D. 黏膜腺体增生
E. 细支气管炎及细支气管周围炎

8. 下列哪一项符合硅肺的特点
A. 吸入的二氧化硅尘粒越大，密度越高致病力越强
B. 早期病变出现于两肺下叶和背部
C. 硅结节早期是一种肉芽肿性病变
D. 硅肺性空洞是合并肺结核的结果
E. 1～2μm 的尘粒引起的病变轻微

9. 慢性支气管炎所致的肺气肿通常属于
A. 腺泡中央型肺气肿
B. 全腺泡型肺气肿
C. 腺泡周围型肺气肿
D. 代偿性肺气肿
E. 老年性肺气肿

10. 硅沉着病分期主要依据
A. 矽结节大小、数量和分布
B. 肺间质纤维化程度
C. 肺气肿程度
D. 胸膜增厚程度
E. 肺的重量、体积增加的程度

11. 有关大叶性肺炎的描述，下列哪项错误
A. 肺泡腔内有细菌
B. 肺泡腔内大量红细胞及白细胞
C. 肺泡壁充血腔内有渗出液
D. 肺泡壁结构破坏
E. 肺泡腔内纤维素可被机化

12. 大叶性肺炎属于哪种炎症
A. 卡他性炎
B. 纤维素性炎
C. 化脓性炎
D. 出血性炎
E. 浆液性炎

13. 最易发生肺肉质变的疾病是
A. 肺不张
B. 肺脓肿
C. 大叶性肺炎
D. 间质性肺炎
E. 小叶性肺炎

14. 关于大叶性肺炎，下列哪项错误
A. 主要是由肺炎链球菌引起
B. 造成整个大叶破坏
C. 纤维素性炎
D. 咳铁锈色痰
E. 多见于青壮年

15. 大叶性肺炎时肺肉质变的发生主要是由于
A. 纤维素渗出太多
B. 病变范围广
C. 肺组织破坏严重
D. 细菌毒力过强
E. 中性粒细胞渗出过少，释放的蛋白酶量不足

16. 大叶性肺炎不会发生的合并症是
A. 胸膜炎
B. 脓气胸
C. 败血症
D. 肺褐色硬化
E. 脓毒败血症

17. 铁锈色痰常见于大叶性肺炎的
A. 充血水肿期
B. 红色肝样变期
C. 灰色肝样变期
D. 溶解消散期
E. 中毒性休克

18. 大叶性肺炎患者出现明显发绀等缺氧症状时，其病变基础是
A. 合并肺肉质变
B. 充血水肿期
C. 红色肝样变期
D. 灰色肝样变期
E. 溶解消散期

19. 下列哪项不符合小叶性肺炎
A. 可导致支气管扩张
B. 易出现并发症
C. 支气管淋巴结急性炎
D. 融合性病灶易发展为肺肉质变
E. 属于化脓性炎

20. 小叶性肺炎属于何种炎症
A. 化脓性炎
B. 浆液性炎
C. 纤维素性炎
D. 出血性炎
E. 卡他性炎

21. 慢性支气管炎黏膜上皮容易发生并可癌变的化生是
A. 黏液腺化生
B. 鳞状上皮化生
C. 肠上皮化生
D. 移行上皮化生
E. 杯状细胞化生

22. 下列哪项与小叶性肺炎不符
A. 病变多局限于一个小叶
B. 属于化脓性炎
C. 常是某些疾病的并发症

D. 多发生在小儿及老人
E. 可并发呼吸及心力衰竭

23. 硅沉着病的病变特点是
A. 矽结节形成
B. 肺纤维化
C. 胸膜肥厚
D. 小气管炎症
E. 支气管扩张

24. 不符合硅沉着病病变的是
A. 矽结节中央部常发生坏死和钙化
B. 早期形成细胞性矽结节
C. 晚期形成纤维性矽结节
D. 胸膜纤维化
E. 肺门淋巴结矽结节形成最早

25. 早期矽结节中的细胞是
A. 淋巴细胞
B. 单核细胞
C. 巨噬细胞
D. 嗜酸性粒细胞
E. 成纤维细胞

26. 硅沉着病早期病变表现在
A. 两肺上叶
B. 两肺下叶
C. 左肺中叶
D. 肺门淋巴结
E. 胸膜

27. 硅沉着病最常见的合并症是
A. 肺心病
B. 肺脓肿
C. 肺癌
D. 胸膜间皮瘤
E. 肺结核病

28. 中央型肺癌的特点不包括下列哪项
A. 起源于段以上支气管
B. 位于肺门部
C. 较易被纤维支气管镜发现
D. 多属于细支气管肺泡癌
E. 巨大癌肿围绕支气管

29. 新生儿呼吸窘迫综合征的主要病变特征是
A. 肺淤血水肿
B. 羊水吸入
C. 肺不张
D. 肺透明膜形成
E. 毛细血管内微血栓形成

【A_2 型题】

30. 男性，72 岁。干咳、痰中带血丝 5 个月，有吸烟史。查体：左胸部饱满，左胸腔穿刺抽出血性胸腔积液 300ml，X 线显示左肺下叶周边区见一 3cm×4.5cm 大小，边界毛糙的致密阴影，其诊断最可能为
A. 肺结核
B. 肺脓肿
C. 支气管扩张
D. 周围型肺癌
E. 硅沉着病（硅肺）

31. 一名男性患者，慢性咳嗽、咳痰 20 余年，痰多呈白色黏液样，有时为黄脓痰，近半年来咳痰偶带血丝，气促不能平卧，桶状胸，近日腹部膨隆，腹水（+）。应诊断为
A. 慢性支气管炎
B. 慢性支气管炎，肺气肿，肺心病
C. 慢性支气管炎，支气管扩张，肺气肿，肺心病
D. 慢性支气管炎，肺癌，肺气肿，肺心病
E. 慢性支气管炎，肺炎，肺气肿，肺心病

32. 一名成年男性患者，气促、呼吸困难，心浊音界缩小，肝浊音界下降，近日出现头痛、烦躁不安、昏迷。最大可能是
A. 脑出血
B. 肺心病
C. 脑栓塞
D. 精神异常
E. 肺气肿并发肺性脑病

33. 一名成年女性患者，咳嗽、咳痰伴喘息，每年持续 3 个月，连续 5 年发病。其原因最可能是
A. 急性肾炎
B. 硅沉着病
C. 急性呼吸窘迫综合征
D. 慢性支气管炎
E. 二尖瓣狭窄致右心衰竭

34. 一名青年男性患者，发热、胸痛、咳红褐色痰、呼吸困难。X 线检查：右肺上叶大片致密阴影，边界模糊。该患者最可能的诊断是
A. 肺结核
B. 病毒性肺炎
C. 干酪样肺炎
D. 大叶性肺炎
E. 小叶性肺炎

35. 一名男性患者，35 岁，3 天前受寒后头痛、畏寒，继而高热、咳嗽、咳铁锈色痰，左侧胸痛，气促不能平卧。X 线检查：左肺下叶可见大片阴影。应诊断为
A. 肺转移瘤
B. 肺出血肾炎综合征
C. 肺癌继发感染
D. 大叶性肺炎
E. 支气管扩张症

36. 一名婴儿出现发热、咳嗽、咳痰、气喘。胸透见双肺下叶散在分布着边界不清的阴影。最可能患的是
A. 大叶性肺炎
B. 干酪样肺炎
C. 间质性肺炎
D. 小叶性肺炎
E. 肺脓肿

37. 肺组织切片检查，光镜下见细支气管上皮脱落，腔内及周围肺泡腔内亦有多少不等的脓性渗出物。应诊断为
A. 慢性肺淤血
B. 大叶性肺炎灰色肝变期
C. 小叶性肺炎
D. 大叶性肺炎溶解消散期
E. 肺结核变质渗出期

38. 一名老年男性患者，尸检见肺组织内有同心圆排列的玻璃样变的胶原纤维、类上皮细

胞、多核巨细胞及淋巴细胞构成的结节。该患者最后诊断为
A. 肺结核
B. 硅沉着病
C. 肺纤维化
D. 石棉肺
E. 硅沉着病合并结核病

39. 男性，53岁。咳嗽，痰带血。胸片纵隔阴影增宽，有占位性病变。支气管镜取材活检，见支气管黏膜鳞状上皮化生，部分细胞异型性明显，有间桥，并见病理性核分裂象。该患者的正确诊断是
A. 腺癌
B. 鳞状上皮化生，重度不典型增生
C. 鳞状细胞癌
D. 小细胞癌
E. 大细胞癌

【B_1型题】

（40~42题共用备选答案）
A. 中央型多见
B. 周围型多见
C. 弥漫型多见
D. 发生于Ⅰ型肺泡上皮细胞
E. 发生于胸膜

40. 肺小细胞癌
41. 肺泡细胞癌
42. 肺腺癌

（43~46题共用备选答案）
A. 纤维素性炎
B. 化脓性炎
C. 肉芽肿性炎
D. 浆液性炎
E. 一般慢性炎

43. 小叶性肺炎属于
44. 大叶性肺炎属于
45. 慢性支气管炎属于
46. 肺硅沉着病属于

（47~48题共用备选答案）
A. 肺肉质变
B. 肺脓肿
C. 早期肺门淋巴结病变
D. 肺空洞形成
E. 蜂窝肺

47. 硅沉着病可出现
48. 大叶性肺炎渗出物清除不完全时可并发

（49~52题共用备选答案）
A. 纤维支气管镜活体病理检查
B. Kulchitsky细胞
C. 支气管腺体
D. 主支气管黏膜鳞状上皮化生
E. 小支气管黏膜上皮

49. 肺鳞状细胞癌主要起源于
50. 肺腺癌主要起源于
51. 小细胞癌起源于
52. 肺癌早期诊断最有价值的是

第七章 消化系统疾病

【A_1型题】

1. 槟榔肝的典型病变是
A. 肝小叶结构破坏
B. 肝细胞萎缩
C. 肝细胞坏死
D. 门静脉分支扩张淤血
E. 肝血窦扩张淤血，肝细胞脂肪变性

2. 慢性消化性溃疡最好发的部位是
A. 胃贲门部
B. 胃体部
C. 胃幽门小弯侧
D. 十二指肠球部
E. 十二指肠下段

3. 慢性胃溃疡病变部位最常见于
A. 胃前壁
B. 胃后壁
C. 胃小弯近幽门窦部
D. 胃大弯近幽门部
E. 胃体部

4. 胃溃疡最少见的并发症是
A. 癌变
B. 呕血
C. 幽门梗阻
D. 穿孔
E. 黑粪

5. 关于十二指肠溃疡，下列哪项错误
A. 比胃溃疡浅
B. 比胃溃疡小
C. 比胃溃疡易穿孔
D. 易癌变
E. 易引起腹膜炎

6. 关于乙型病毒性肝炎的肝细胞基本病变，下列哪项错误
A. 气球样变
B. 嗜酸性变
C. 脂肪变性
D. 肝细胞再生
E. 嗜酸性坏死

7. 肝细胞呈碎片状坏死及桥接坏死主要见于
A. 急性重型肝炎
B. 亚急性重型肝炎
C. 轻度慢性肝炎
D. 重度慢性肝炎
E. 急性普通型肝炎

8. 关于慢性胃溃疡下列错误的是
A. 溃疡可达肌层
B. 溃疡位于胃小弯近幽门处
C. 溃疡直径多大于2.5cm
D. 溃疡边缘整齐
E. 溃疡周围黏膜皱襞放射状

9. 下列哪型肝炎的肝脏重量减轻最明显
A. 急性普通型肝炎
B. 急性重型肝炎
C. 亚急性重症肝炎
D. 轻度慢性肝炎
E. 重度慢性肝炎

10. 重度慢性乙型病毒性肝炎时，肝细胞质出现磨玻璃样改变的原因是
A. 细胞内蛋白质凝集

B. 线粒体肿胀
C. 滑面内质网内有大量HBsAg
D. 粗面内质网内有大量HBsAg
E. 细胞器的变性

11. 我国门脉性肝硬化的常见原因是
A. 营养缺乏
B. 酒精中毒
C. 急性普通型病毒性肝炎
D. 重度慢性病毒性肝炎
E. 药物中毒

12. 下列哪项不是肝硬化出血的原因
A. 侧支循环形成后常引起呕血、便血导致大量血小板丢失
B. 骨髓造血小板功能下降
C. 肝合成凝血物质功能下降
D. 脾大，脾功能亢进
E. 胃肠淤血，对维生素K的吸收功能减弱

13. 下列哪项是肝硬化产生蜘蛛痣的原因
A. 肝功能不全，凝血机制障碍
B. 毛细血管内压升高
C. 雌激素增多或灭活减少
D. 侧支循环形成
E. 毛细血管壁通透性增强

14. 急性普通型肝炎，肝坏死的类型为
A. 碎片状坏死
B. 大片坏死
C. 桥接坏死
D. 点状坏死
E. 灶状坏死

15. 下列胃癌组织学类型中，哪种分化最好
A. 管状腺癌
B. 乳头状癌
C. 胶样癌
D. 黏液癌
E. 印戒细胞癌

16. 下列哪型肝炎易发展为坏死后性肝硬化
A. 急性普通型
B. 急性重型
C. 亚急性重型
D. 慢性持续性
E. 慢性活动型

17. 除哪项外均为中、晚期食管癌的大体分型
A. 蕈伞型
B. 溃疡型
C. 平坦型
D. 髓质型
E. 缩窄型

18. 肝硬化门静脉压升高不包括
A. 腹水
B. 脾大
C. 肝性脑病
D. 静脉曲张
E. 胃肠淤血

19. 局限于黏膜及黏膜下层的胃癌是
A. 原位癌
B. 浸润型癌
C. 早期癌
D. 进展期癌
E. 晚期癌

20. 下列有关食管癌的叙述，哪项错误
A. 鳞状细胞癌多见
B. 可发生原位癌
C. 与亚硝胺有关
D. 食管上段最常见
E. 早期食管癌可通过食管镜活检确诊

21. 结肠癌最常转移的器官是
A. 心
B. 肺
C. 肝
D. 骨
E. 脑

22. 急性糜烂性胃炎的确诊应依据
A. X线胃肠钡餐检查
B. 胃液分析
C. 上消化道出血的临床表现
D. 急诊胃镜检查
E. 腹部B超检查

23. 胃癌最主要的转移途径是
A. 直接蔓延
B. 淋巴道转移
C. 血行转移
D. 种植转移
E. 消化道内转移

24. 关于食管癌正确的是
A. 多见于食管下段
B. 腺癌最多见
C. 早期有吞咽困难
D. 早期即有血道转移
E. 腺癌的发生与Barrett食管有关

25. 早期胃癌最常见的肉眼类型是
A. 表浅隆起型
B. 表浅凹陷型
C. 表浅平坦型
D. 隆起型
E. 凹陷型

26. 早期胃癌的概念是
A. 肿块直径在2cm以下
B. 只限于黏膜层
C. 未侵袭肌层
D. 无淋巴结转移
E. 无远隔淋巴结转移

27. 胃癌主要起源于
A. 主细胞
B. 幽门腺上皮细胞
C. 腺颈部干细胞
D. 壁细胞和主细胞
E. 间质原始干细胞

28. 胃癌最好发的部位是
A. 幽门管
B. 胃窦大弯侧
C. 胃体大弯侧
D. 胃窦小弯侧
E. 贲门小弯侧

29. 大肠癌的好发部位依次为
A. 直肠、乙状结肠、降结肠、横结肠、升结肠、盲肠
B. 直肠、乙状结肠、升结肠、横结肠、盲肠、降结肠
C. 直肠、乙状结肠、盲肠、升结肠、横结肠、降结肠

D. 升结肠、横结肠、盲肠、乙状结肠、直肠
E. 盲肠、升结肠、横结肠、乙状结肠、直肠

30. 原发性肝癌是指
A. 肝细胞发生的癌
B. 胆管上皮发生的癌
C. 肝细胞和肝内胆管上皮发生的癌
D. 肝细胞和胆管上皮发生的癌
E. 库普弗细胞的恶性肿瘤

【A_2 型题】

31. 男性，75岁。反复上腹痛30余年，消瘦、黑便3个月。10余年前胃镜检查诊断为“慢性萎缩性胃炎”。本次胃镜检查示：胃皱襞减少，黏膜不平、黏膜下血管透见，胃窦可见直径2cm深溃疡，周边隆起。溃疡周边活检病理学检查，最不可能出现的病理改变是
A. 胃窦黏膜异型增生
B. 胃体黏膜主细胞数量减少
C. 胃体黏膜壁细胞数量增加
D. 胃腺癌
E. 胃窦黏膜肠上皮化生

32. 男性，56岁。上腹部胀痛不适10年，常于进食后半小时加重，可自行缓解。近3个月来体重减轻5kg，胃镜检查示胃小弯侧直径3cm溃疡病灶，取活组织标本行病理检查。能够诊断溃疡病灶属恶性的病理形态学依据是
A. 胞质黏液明显增多
B. 胞质出现空泡
C. 核仁清楚
D. 细胞异型性明显
E. 细胞核大小一致

33. 男性，78岁。间断餐后上腹痛伴嗳气40年，无反酸，曾行胃镜及病理检查提示重度萎缩性胃炎。近期出现乏力及消瘦。胃镜发现胃角巨大溃疡，周边不规则隆起，中心有较大血凝块附着，其余部位无出血病变。行手术治疗。术后病理最可能为
A. 胃结核
B. 胃癌
C. 胃溃疡
D. 胃淋巴瘤
E. 胃间质瘤

34. 肝体积明显缩小，外观黄绿色，表面呈结节状，光镜下见肝细胞大片坏死，同时可见肝细胞再生结节，明显淤胆，大量炎症细胞浸润，结节间纤维组织及小胆管明显增生。根据上述病变应诊断为
A. 急性黄疸性普通型肝炎
B. 重度慢性肝炎
C. 急性重型肝炎
D. 亚急性重型肝炎
E. 门脉性肝硬化

35. 肝体积轻度肿大，镜下见肝细胞疏松化，气球样变，易见碎片状及桥接坏死及肝细胞的结节状再生，有的肝小叶正常结构被增生的结缔组织分割而破坏。上述病变属于哪型病毒性肝炎
A. 急性普通型
B. 轻度慢性
C. 重度慢性
D. 急性重型
E. 亚急性重型

36. 男性，40岁。既往患过病毒性肝炎，因车祸脾破裂手术。术中见脾肿大为正常的2.5倍，肝稍大，表面不平，可见多个结节。镜检：此结节肝细胞核质比例大于正常，可见双核，核仁明显，部分肝小叶中央静脉偏左或缺如，假小叶间隔内见淋巴细胞浸润。此肝脏病变是
A. 结节性肝硬化
B. 肝硬化合并肝癌
C. 重度慢性肝炎
D. 肝血吸虫病
E. 肝棘球蚴病

37. 男性，45岁。6年来经常腹胀，下肢水肿，面部有蜘蛛痣，腹水（+），肝未触及，脾肋缘下1cm。应诊断为
A. 慢性肝炎
B. 慢性肝淤血
C. 酒精性肝炎
D. 门脉性肝硬化
E. 肝癌

38. 胃窦部有一圆形溃疡，直径2cm，溃疡较浅，边缘不整齐，外形火山口状。其诊断最可能为
A. 急性胃溃疡
B. 胃溃疡病
C. 应激性溃疡
D. 早期凹陷型胃癌
E. 溃疡型胃癌

39. 一名患者做钡剂胃透检查，见胃壁僵硬胃腔变小，黏膜皱襞大部消失。应诊断为
A. 浅表扩散性胃癌
B. 弥漫浸润型胃癌
C. 局限浸润型胃癌
D. 溃疡型胃癌
E. 隆起型胃癌

40. 男性，55岁。6年前诊断为肝硬化，近日来进行性消瘦，面色污秽，皮肤黄染，肝区疼痛，肝剑突下5cm，质硬，表面可触及大结节，有腹水，下肢水肿。应诊断为
A. 原发性肝癌
B. 门脉性肝硬化
C. 坏死后性肝硬化
D. 肝硬化合并肝癌
E. 胆汁性肝硬化

41. 肿大的肝脏弥漫分布无数小结节，直径0.1～0.5cm，散在分布较大结节，最大直径6cm。镜检：假小叶形成，大型结节无包膜，由多角形，胞

质丰富，核大深染的细胞组成，呈小梁状或巢状排列，其间有血窦。正确的病理诊断是
A. 结节型肝硬化
B. 结节型肝癌
C. 肝细胞癌，结节型肝硬化
D. 坏死后性肝硬化，肝癌
E. 胆汁性肝硬化，肝癌

【B_1 型题】

（42~44 题共用备选答案）
A. 上腹部有规律性疼痛
B. 幽门梗阻
C. 粪潜血试验阳性
D. 慢性穿孔
E. 癌变
42. 消化性溃疡底部与周围器官粘连
43. 胃溃疡边缘黏膜上皮增生并有明显的异型性改变
44. 胃溃疡表面毛细血管壁坏死破裂

（45~47 题共用备选答案）
A. 点状坏死
B. 桥接坏死
C. 溶解坏死
D. 嗜酸性坏死
E. 大片状坏死
45. 急性重型肝炎
46. 中、重度慢性肝炎
47. 急性普通型肝炎

第八章　淋巴造血系统疾病

【A_1 型题】

1. 霍奇金淋巴瘤最重要的具有诊断意义的病变是
A. 小核裂细胞
B. 大核裂细胞
C. 陷窝细胞
D. 霍奇金细胞
E. R-S 细胞
2. 下述哪个是 T 淋巴细胞来源的恶性肿瘤
A. 多发性骨髓瘤
B. 霍奇金淋巴瘤
C. 蕈样真菌病
D. 伯基特淋巴瘤
E. 恶性组织细胞增生症
3. 霍奇金淋巴瘤的特点
A. 首先累及深部淋巴结
B. 多处淋巴结同时发生
C. 病变先从一个淋巴结开始，逐渐向远处扩散
D. 细胞单一性
E. 以上都不是
4. 多发生于女性青年的霍奇金淋巴瘤是
A. 结节硬化型
B. 淋巴细胞为主型
C. 混合细胞型
D. 淋巴细胞消减型
E. 弥漫纤维化型
5. 霍奇金淋巴瘤最常发生的部位是
A. 腹股沟淋巴结
B. 腋下淋巴结
C. 腹膜后淋巴结
D. 纵隔淋巴结
E. 颈部淋巴结
6. 儿童常见的非霍奇金淋巴瘤是
A. 小细胞性淋巴瘤
B. 滤泡型淋巴瘤
C. 弥漫大 B 细胞淋巴瘤
D. Burkitt 淋巴瘤
E. T 免疫母细胞性淋巴瘤
7. 滤泡型淋巴瘤受累淋巴结最常见的部位是
A. 纵隔
B. 腋窝
C. 腹膜后
D. 颈部
E. 腹股沟部

【B_1 型题】

（8~11 题共用备选答案）
A. T 细胞性淋巴瘤
B. 霍奇金淋巴瘤
C. B 细胞性淋巴瘤
D. 组织细胞性淋巴瘤
E. Burkitt 淋巴瘤
8. 最常见的淋巴瘤是
9. 镜影细胞作为重要诊断依据的疾病是
10. 非霍奇金淋巴瘤中很少见的类型是
11. 以“满天星”图像为特点的疾病是

（12~15 题共用备选答案）
A. 免疫母细胞
B. 陷窝细胞
C.“爆米花”细胞
D. 典型的 R-S 细胞
E. 多形性 R-S 细胞
12. 结节硬化型霍奇金淋巴瘤有较多的
13. 混合细胞型霍奇金淋巴瘤有较多的
14. 淋巴细胞减少型霍奇金淋巴瘤有多数
15. 淋巴细胞为主型霍奇金淋巴瘤较多见

第九章 泌尿系统疾病

【A_1 型题】

1. 下列哪项不是肾病综合征的临床表现
   A. 高脂血症
   B. 蛋白尿
   C. 血尿
   D. 水肿
   E. 低蛋白血症
2. 急性肾炎患者的尿沉渣中不应见到的成分是
   A. 上皮细胞
   B. 脓细胞
   C. 红细胞
   D. 管型
   E. 蛋白质
3. 急进性肾小球肾炎最具特征的病变是
   A. 基膜增厚
   B. 肾小球血管袢坏死
   C. 肾血管内膜纤维化
   D. 大量新月体形成
   E. 肾间质炎细胞浸润
4. 引起成年人肾病综合征最常见的肾炎是
   A. 膜性肾炎
   B. 新月体性肾炎
   C. 链球菌感染后肾炎
   D. 局灶性节段性肾小球硬化
   E. 硬化性肾炎
5. 系膜增生性肾小球肾炎的主要病变是
   A. 内皮细胞增生和系膜基质增多
   B. 系膜细胞增生和系膜基质增多
   C. 系膜硬化
   D. 肾小球脏层基膜增厚
   E. 肾小球局灶性硬化
6. 与免疫复合物无关的肾小球肾炎是
   A. 膜性肾炎
   B. 新月体性肾炎
   C. 脂性肾病
   D. 急性弥漫增生性肾炎
   E. 膜性增生性肾炎
7. 急性链球菌感染后肾小球肾炎属于
   A. 新月体性肾炎
   B. 弥漫性毛细血管内增生性肾炎
   C. 膜性增生性肾炎
   D. 轻微病变性肾炎
   E. 膜性肾炎
8. 弥漫性硬化性肾小球肾炎的肾脏表现为
   A. 大红肾
   B. 颗粒性固缩肾
   C. 大白肾
   D. 蚤咬肾
   E. 大瘢痕性固缩肾
9. 新月体性肾炎的主要病变是
   A. 血管内皮细胞坏死
   B. 毛细血管纤维素样坏死
   C. 中性粒细胞的渗出
   D. 单核细胞的渗出
   E. 球囊壁层上皮细胞增生
10. 急性弥漫性增生性肾小球肾炎特点是
    A. 弥漫性系膜细胞和基质增生
    B. 基膜和上皮细胞间有驼峰状或小丘状致密物质沉积
    C. 弥漫性肾小球内大量新月体或环状体形成
    D. 电镜下呈弥漫性肾小球脏层上皮细胞足突消失
    E. 是肾病综合征的重要原因
11. 弥漫性膜性增生性肾小球肾炎时，增生的细胞主要是
    A. 肾小球脏层细胞和中性粒细胞
    B. 肾小球壁层细胞和系膜细胞
    C. 肾小球系膜细胞和基质
    D. 肾小球的系膜细胞和系膜基质高度增生
    E. 肾小球各种细胞均有较明显增生
12. 微小病变性肾小球病电镜下特征性病变是
    A. 系膜细胞增生
    B. 系膜内见致密沉积物
    C. 脏层上皮细胞足突消失融合
    D. 肾小球基膜增厚
    E. 肾小球毛细血管基膜上皮细胞下见致密沉积物
13. 局灶性节段性肾小球肾炎的主要病变特点是
    A. 肾小球毛细血管内血栓形成
    B. 肾小球毛细血管呈节段性坏死
    C. 局灶性肾小球内毛细血管呈节段性硬化
    D. 肾小球毛细血管丛呈节段性系膜基质增多
    E. 肾小球局灶性新月体形成
14. 膜性肾炎早期常见的临床表现是
    A. 肾病综合征
    B. 血尿
    C. 高血压
    D. 管型尿
    E. 氮质血症
15. IgA 肾病最显著的特点是
    A. 系膜区大量的 IgA 沉积
    B. 复发性血尿
    C. 弥漫性系膜增生
    D. 主要表现为肾病综合征
    E. 呈膜性肾炎病变
16. 脂性肾病光镜下的特点是
    A. 肾小球系膜区增宽
    B. 肾小管上皮细胞空泡变
    C. 肾小球毛细血管基膜与球囊壁粘连
    D. 肾小球无明显变化
    E. 肾小球球囊壁增厚

17. 膜性肾炎的光镜病变特点是
  A. 肾小球毛细血管内皮细胞增生
  B. 系膜细胞和基质增生
  C. 肾小球毛细血管壁弥漫性增厚
  D. 肾小球壁层上皮细胞增生
  E. 脏层上皮细胞足突消失或融合
18. 晚期慢性肾小球肾炎最主要的改变是
  A. 肾小球纤维化，玻璃样变
  B. 肾小球萎缩
  C. 肾小球节段性玻璃样变
  D. 肾小球肥大
  E. 脏层上皮细胞增生
19. 慢性硬化性肾炎时尿的主要改变是
  A. 血尿
  B. 蛋白尿
  C. 管型尿
  D. 少尿、无尿
  E. 多尿、夜尿
20. 膜性肾病Ⅱ期典型六胺银特染的特点是
  A. 肾小球毛细血管壁出现多轨样
  B. 肾小球毛细血管壁出现双轨样
  C. 肾小球毛细血管壁出现蜂窝样
  D. 肾小球毛细血管壁出现钉状突或梳状突
  E. 肾小球毛细血管壁出现均质性增厚
21. 膜增生性肾小球肾炎六胺银特染的特点是
  A. 肾小球毛细血管壁出现双轨样或多轨样
  B. 肾小球毛细血管壁出现钉状突或梳状突
  C. 肾小球出现硬化样
  D. 肾小球毛细血管壁出现均质性增厚
  E. 肾小球球囊壁增厚
22. IgA 肾病一般不表现为
  A. 脂性肾病
  B. 局灶性肾小球硬化
  C. 膜增生性肾小球肾炎
  D. 系膜增生性肾小球肾炎
  E. 新月体肾小球肾炎
23. 儿童肾病综合征最常见的原因是
  A. 弥漫性毛细血管内增生性肾小球肾炎
  B. 弥漫性毛细血管外增生性肾小球肾炎
  C. 膜性肾病
  D. 脂性肾病
  E. IgA 肾病
24. 电镜下脂性肾病最常见的变化是
  A. 肾小球脏层上皮细胞足突融合消失
  B. 肾小球脏层上皮细胞内见大量脂滴
  C. 肾小球的系膜细胞增生
  D. 肾小球的系膜基质增生
  E. 肾小球毛细血管内皮细胞增生
25. 慢性肾盂肾炎时，肾小管内特征性的管型是
  A. 胶样管型
  B. 透明管型
  C. 细胞管型
  D. 颗粒管型
  E. 色素管型
26. 慢性肾盂肾炎与慢性硬化性肾炎光镜下病变主要的区别是
  A. 肾小球代偿性肥大
  B. 肾小球球囊周围纤维化
  C. 肾小动脉硬化
  D. 肾小管扩张
  E. 肾间质纤维化
27. 慢性肾盂肾炎的主要病变特点是
  A. 呈颗粒性固缩肾
  B. 肾间质充血、水肿、大量中性粒细胞浸润
  C. 肾小球纤维化
  D. 肾小动脉壁常有纤维素样坏死
  E. 肾脏有凹陷性不正形瘢痕，肾盂肾盏变形
28. 慢性肾盂肾炎肾脏变形，是因为
  A. 肾小球萎缩
  B. 肾小管萎缩
  C. 肾间质大量炎细胞浸润
  D. 慢性间质性炎症、纤维化和瘢痕形成所致
  E. 大量的透明管型
29. 慢性肾盂肾炎的肾呈现
  A. 凹陷性瘢痕伴脓肿形成
  B. 颗粒性固缩肾
  C. 蚤咬肾
  D. 大白肾
  E. 大红肾
30. 肾盂肾炎最常见的病原体是
  A. 产气荚膜梭菌
  B. 变形杆菌
  C. 大肠埃希菌
  D. 葡萄球菌
  E. 链球菌
31. 下列符合慢性肾盂肾炎临床症状的是
  A. 急性肾炎综合征
  B. 慢性肾炎综合征
  C. 肾病综合征
  D. 蛋白尿、脓尿、菌尿
  E. 蛋白尿、血尿、管型

【A_2 型题】

32. 患儿 1 个月前患急性扁桃体炎治愈，近来面部水肿，尿量减少。尿检查蛋白（++），少量红细胞及管型。血压轻度增高。治疗 2 个月后痊愈。考虑是哪型肾炎及少尿的机制是
  A. 快速进行性肾炎，大量新月体阻塞肾球囊引起少尿
  B. 弥漫性毛细血管内增生性肾炎，肾小球内皮细胞及系膜细胞增生挤压毛细血管引起少尿
  C. 弥漫性毛细血管内增生性肾炎，肾小管重吸收功能亢进引起少尿

D. 弥漫性新月体性肾炎，系膜和内皮及上皮细胞增生引起少尿
E. IgA 肾病，由于肾小球系膜增生引起少尿

33. 患儿，5 岁。半年来全身逐渐水肿，食欲缺乏，有时恶心呕吐，尿少。查：尿蛋白（++），血浆蛋白减少为 15g/L，血胆固醇升高为 13mmol/L。此病例临床表现属于
A. 急性肾炎综合征
B. 快速进行性肾炎综合征
C. 肾病综合征
D. 慢性肾炎综合征
E. 肺出血-肾炎综合征

34. 患儿，6 岁。临床表现为肾病综合征，肾穿刺活检光镜下肾小球无明显变化，肾小管上皮细胞内有大量脂质沉积。此肾炎属于
A. IgA 肾病
B. 系膜增生性肾炎
C. 新月体性肾炎
D. 微小病变性肾小球病
E. 膜性增生性肾炎

35. 男性，28 岁。面部及下肢水肿，尿蛋白（++），血压 150/100mmHg。肾穿刺活检：肾小球体积增大，电镜下见脏层上皮与基膜之间有驼峰样致密沉积物。本例肾炎属于
A. 膜性肾炎
B. 膜性增生性肾炎
C. 弥漫性增生性肾小球肾炎
D. 轻微病变型肾炎
E. IgA 肾病

36. 男性，43 岁。临床表现为肾病综合征。肾活检光镜下肾小球毛细血管基膜呈弥漫性增厚，免疫荧光可见不典型的钉突样改变。电镜下应
A. 基膜的外侧、上皮细胞下和基底膜内可见大量的电子致密沉积物
B. 基膜无电子致密沉积物
C. 基膜的内皮细胞下可见致密沉积物
D. 基膜的外侧、上皮细胞下可见驼峰状电子致密沉积物
E. 系膜区内有电子致密沉积物

37. 成年男性患者，临床表现为肾病综合征，血液检查：血清补体降低。肾活检光镜改变最大可能是
A. 肾小球无明显改变
B. 肾小球毛细血管壁明显增厚
C. 增生的系膜组织向周围毛细血管延伸
D. 毛细血管内皮细胞和系膜细胞增生
E. 肾小球内大量新月体形成

38. 成年男性，B 超双肾明显缩小，皮质明显变薄。病理诊断最大可能是
A. 慢性肾盂肾炎
B. 膜性肾炎
C. 膜性增生性肾炎
D. 慢性硬化性肾炎
E. IgA 肾病

39. 成年女性，临床表现为肾病综合征，肾穿刺活检，银染色见肾小球基膜呈车轨状。最大可能是
A. 膜性肾炎
B. 膜性增生性肾炎
C. 肺出血-肾炎综合征
D. 系膜增生性肾炎
E. 慢性硬化性肾炎

40. 老年女性患者，20 年前曾发热、腰痛、尿频。现多尿，血压明显升高，并出现氮质血症。16 年前诊断为 IgA 肾病。目前，肾脏 B 超检查可能出现的改变
A. 肾脏无明显变化
B. 肾盂积水
C. 肾脏体积增大
D. 颗粒性固缩肾
E. 肾脏体积缩小

41. 女性，56 岁。患高血压病、冠心病，死于急性心肌梗死。尸检发现两肾大小不等，右侧肾稍大，表面光滑，切面皮髓质分界清楚。左肾明显缩小，表面高低不平，有不规则的凹陷性瘢痕，切面皮髓界限不清，有的肾乳头萎缩，肾盂变形，黏膜粗糙。此肾的病变属于何种疾病
A. 高血压固缩肾
B. 动脉粥样硬化性固缩肾
C. 动脉栓塞后肾硬化
D. 慢性肾盂肾炎
E. 左肾先天发育不全

【B_1 型题】

（42~44 题共用备选答案）
A. 肾脏肿大，被膜易剥离，表面苍白，切面髓质呈片状出血
B. 肾脏肿大，被膜易剥离，表面苍白无光泽，切面膨出，边缘外翻
C. 肾脏肿大，被膜易剥离，表面呈红色，切面皮质略厚
D. 肾脏缩小，被膜不易剥离，表面呈细颗粒状，切面见小动脉哆开
E. 肾脏缩小，被膜不易剥离，表面有凹陷性瘢痕，切面皮髓界限不清

42. 急性肾小球肾炎
43. 慢性硬化性肾小球肾炎
44. 慢性肾盂肾炎

（45~48 题共用备选答案）
A. 新月体性肾炎
B. 膜性肾炎
C. 膜性增生性肾炎（Ⅰ型）
D. 轻微病变性肾炎
E. 膜性增生性肾炎（Ⅱ型）

45. 基膜呈虫蚀状

46. 基膜无明显变化
47. 基膜有钉状突起
48. 基膜局灶性破裂或缺损

（49～52 题共用备选答案）
A. 少尿，水肿，高血压
B. 多尿，夜尿，低比重尿
C. 脓尿
D. 无痛性血尿
E. 肾病综合征

49. 弥漫性膜性肾炎
50. 急性肾盂肾炎
51. 慢性弥漫性硬化性肾炎
52. 弥漫性毛细血管内增生性肾炎

（53～55 题共用备选答案）
A. 脂性肾病
B. 肾盂积水
C. 弥漫性硬化性肾小球肾炎
D. 弥漫性毛细血管内增生性肾小球肾炎
E. 尿毒症

53. 肾体积缩小，弥漫性细颗粒状，色苍白
54. 尿比重固定在 1.010 左右
55. 蚤咬肾

（56～59 题共用备选答案）
A. 大红肾
B. 大白肾
C. 颗粒性固缩肾
D. 囊状肾
E. 肾萎缩并高度变形

56. 慢性肾小球肾炎
57. 毛细血管内增生性肾小球肾炎
58. 膜性肾病
59. 慢性肾盂肾炎

第十章　内分泌系统疾病

【A_1 型题】

1. 甲状腺癌最常见的类型是
A. 髓样癌
B. 未分化癌
C. 透明细胞癌
D. 滤泡癌
E. 乳头状癌

2. 最常出现砂粒体的甲状腺癌是
A. 滤泡性甲状腺癌
B. 乳头状甲状腺癌
C. 髓样癌
D. 未分化癌
E. 鳞状细胞癌

3. 从滤泡旁细胞发生的甲状腺癌是
A. 乳头状腺癌
B. 滤泡性腺癌
C. 髓样癌
D. 小细胞型未分化癌
E. 大细胞型未分化癌

4. 分泌降钙素的甲状腺癌是
A. 乳头状腺癌
B. 滤泡性腺癌
C. 髓样癌
D. 小细胞型未分化癌
E. 大细胞型未分化癌

5. 甲状腺乳头状癌的病理组织学特点是
A. 癌细胞大小不一，可见奇异的巨核细胞
B. 乳头分支多，被覆上皮细胞核呈毛玻璃样
C. 癌细胞圆形或多边形，分泌降钙素
D. 滤泡上皮具有不同程度的异型性，浸润被膜和血管
E. 滤泡大小不一，间质增生形成间隔

6. 甲状腺髓样癌是一种
A. 交界性肿瘤
B. 单纯癌
C. 未分化癌
D. 原位癌
E. 神经内分泌肿瘤

7. 非毒性甲状腺肿胶质贮积期的主要病变是
A. 甲状腺不均匀肿大
B. 滤泡高度扩张，内含大量的胶质，上皮细胞扁平
C. 滤泡上皮高柱状，间质充血
D. 甲状腺形成结节
E. 滤泡上皮明显增生，呈立方状，伴小滤泡形成

8. 甲状腺腺瘤和结节性甲状腺肿的主要区别是
A. 发病年龄和性别不同
B. 结节的数目不同
C. 滤泡肿有无胶质
D. 滤泡的直径增大，胶质有吸收
E. 有无完整的包膜，瘤内组织结构是否一致

9. 颈部淋巴结转移的肿瘤灶中可见胶质成分，考虑的原发灶是
A. 鼻咽癌
B. 腮腺癌
C. 乳腺癌
D. 甲状腺癌
E. 肺小细胞癌

10. 糖尿病主要的临床表现是
A. 血糖正常，尿糖增高
B. 血糖增高，尿糖增高
C. 血糖降低，尿糖正常
D. 血糖降低，尿糖增高
E. 血糖增高，尿糖正常

11. 导致 2 型糖尿病最重要的因素是
A. 肥胖
B. 肝脂肪变性
C. 肾功能不全
D. 垂体疾病
E. 脂肪和蛋白质代谢异常

12. 下列哪项不符合 2 型糖尿病
A. 成年发病，起病较轻，发病缓慢
B. 无抗胰岛细胞抗体
C. 胰岛数目正常或轻度减少
D. 血胰岛素水平明显降低
E. 肥胖者多见

13. 下列哪项不是 1 型糖尿病的

特点
A. 多发生于成年，发病缓慢
B. 胰岛B细胞明显减少
C. 是自身免疫性疾病
D. 血中胰岛素明显降低
E. 治疗依赖胰岛素

【A_2型题】

14. 女性，43岁。一次体检彩超发现甲状腺有3个结节，最大的结节直径约1.3cm×1.5cm，与周围组织无粘连、无疼痛，无咳嗽、无吞咽困难等。血清T_3和T_4值正常，血清甲状腺球蛋白（Tg）水平增高。术后病理诊断可能是
A. 亚急性甲状腺炎
B. 慢性甲状腺炎
C. 结节性甲状腺肿
D. 毒性甲状腺肿
E. 急性甲状腺炎

15. 患儿，女，11岁。因一次感冒而出现多尿、口渴或多饮症状，时常伴有乏力、头痛和食欲缺乏。临床检查：血糖增高，尿酮体强阳性。该患者可能患有的疾病是
A. 重感冒
B. 消化不良
C. 肾小球疾病
D. 1型糖尿病
E. 2型糖尿病

16. 男性，58岁。有13年糖尿病的病史。近5年来，血压有些增高，临床诊断为临界高血压（145/90mmHg）。最近体检发现尿中有蛋白，但无水肿及肾功能改变。此患者目前可能患有
A. 糖尿病肾病
B. 肾病综合征
C. 肾小球肾炎
D. 尿路感染
E. 2型糖尿病

17. 男性，55岁。近段时间里，时常出现上腹不适或隐痛、胀痛，就诊前突发持续性剧烈腹痛，不能平卧，伴有恶心、呕吐。检查发现巩膜黄染，血中淀粉酶增高。高度怀疑如下哪种疾病
A. 急性腹膜炎
B. 十二指肠溃疡穿孔
C. 胃癌
D. 肝癌
E. 胰头癌

【B_1型题】

（18～21题共用备选答案）
A. 砂粒体
B. 淀粉样物质
C. 滤泡高度扩张，内含大量的胶质
D. 滤泡增生，无胶质成分
E. 瘤细胞侵入被膜和血管
18. 结节性甲状腺肿胶质期
19. 结节性甲状腺肿增生期
20. 乳头状甲状腺癌
21. 滤泡状甲状腺癌

（22～25题共用备选答案）
A. 产生降钙素
B. 胰岛素绝对分泌不足
C. 胰岛素相对分泌不足
D. 缺碘
E. 基础代谢率亢进
22. 髓样癌
23. 非毒性甲状腺肿
24. 1型糖尿病
25. 2型糖尿病

第十一章　乳腺及生殖系统疾病

【A_1型题】

1. 乳腺癌的癌前病变是
A. 纤维腺癌
B. 纤维囊性乳腺病伴不典型增生
C. 硬化性乳腺病
D. 乳腺导管上皮大汗腺样化生
E. 乳腺结构不良

2. 乳腺癌的起源部位主要是
A. 导管上皮
B. 腺泡上皮
C. 真皮汗腺上皮
D. 纤维囊性乳腺病
E. 纤维腺瘤

3. 乳腺癌最常见的发生部位是
A. 外上象限
B. 外下象限
C. 内上象限
D. 内下象限
E. 乳头部

4. 乳腺癌最易发生转移的是
A. 导管内癌
B. 筛状癌
C. 髓样癌
D. 硬癌
E. 黏液癌

5. 乳腺橘皮样外观最常见于
A. 导管内原位癌
B. 小叶原位癌
C. 浸润性导管癌
D. 浸润性小叶癌
E. 黏液癌

6. 乳腺导管内癌的主要特点是
A. 癌细胞穿过基膜3mm
B. 癌细胞未穿破基膜
C. 易发生淋巴道转移
D. 多发生坏死
E. 以上都不是

7. 关于乳腺粉刺样癌正确的描述是
A. 乳头皮肤发生的癌
B. 小叶原位癌
C. 导管内原位癌
D. 早期导管浸润性癌
E. 早期小叶浸润性癌

8. 子宫颈癌好发部位是

A. 子宫颈管
B. 子宫颈内口
C. 子宫颈外口
D. 子宫颈前唇
E. 子宫颈后唇

9. 宫颈癌最常见的转移途径是
A. 直接蔓延
B. 子宫颈旁淋巴结
C. 血道
D. 腹腔淋巴结
E. 种植性转移

10. 关于子宫颈鳞癌发生发展过程下列哪项正确
A. 上皮增生—原位癌—浸润癌
B. 早期浸润癌—原位癌—浸润癌
C. 上皮不典型增生—早期浸润癌—浸润癌
D. 原位癌—早期浸润癌—浸润癌
E. 上皮不典型增生—原位癌—早期浸润癌—浸润癌

11. 子宫颈原位癌累及腺体是指
A. 子宫颈腺体充满癌细胞
B. 子宫颈表面发生的原位癌影响腺体分泌排出
C. 子宫颈表面和腺体先后发生了原位癌，并侵及腺体周围间质
D. 子宫颈原位癌突破基膜侵及腺体
E. 子宫颈原位癌沿基膜伸入腺体内致腺管上皮为癌细胞所取代，腺体基底膜完整

12. 早期浸润性宫颈癌是指宫颈上皮癌变，癌组织
A. 达基膜
B. 已延伸至宫颈腺体
C. 累及宫体内膜腺体
D. 穿透基膜，深度<5mm
E. 累及腺体穿透基膜至浅肌层

13. 诊断早期宫颈癌最可靠的依据是
A. 有接触性出血史
B. 阴道镜检查
C. 盆腔检查
D. 宫颈细胞学检查
E. 宫颈病理切片检查

14. 子宫颈原位癌与不典型增生的鉴别主要在于原位癌
A. 细胞排列极向消失
B. 细胞具有异型性
C. 细胞增生活跃、层数增多
D. 增生的细胞表层角化不全
E. 累及上皮全层

15. 下列子宫平滑肌瘤的病理变化，正确的是
A. 肉眼上多数肿瘤发生于子宫肌层
B. 肿瘤表面光滑，界清，无包膜
C. 可出现均质的透明、黏液变性或钙化
D. 镜下瘤细胞胞质红染，核呈长杆状，核分裂象少见
E. 以上均对

16. 关于下列 CIN 的描述，错误的是
A. CIN 属于癌前病变
B. CIN 属于早期癌
C. CIN Ⅲ级即原位癌
D. CIN Ⅰ级等于不典型增生Ⅰ级
E. CIN Ⅱ级等于不典型增生Ⅱ级

17. 在子宫腔内见到的水泡状物是
A. 绒毛膜癌
B. 子宫内膜癌
C. 葡萄胎
D. 侵袭性葡萄胎
E. 胎盘部位滋养细胞肿瘤

18. 下列哪项不符合葡萄胎的特点
A. 绒毛间质水肿，血管消失
B. 绒毛滋养层上皮细胞明显增生
C. 无胎动及胎心音
D. 子宫体积比正常妊娠月份大
E. 绒毛膜促性腺激素分泌减少

19. 侵蚀性葡萄胎与葡萄胎的主要区别是
A. 绒毛消失
B. 可见水肿绒毛
C. 滋养细胞增生
D. 绒毛侵犯子宫壁深部肌层
E. 绒毛间质血管消失

20. 绒毛膜癌最常转移的器官是
A. 脑
B. 肝
C. 肺
D. 骨
E. 肾上腺

21. 侵蚀性葡萄胎与绒毛膜癌主要的区别是
A. 阴道转移结节
B. 浸润肌层
C. 细胞异型性
D. 有绒毛结构
E. 出血坏死

22. 下列哪项不是绒毛膜癌的病理学特点
A. 是滋养层细胞发生的肿瘤，主要继发于葡萄胎
B. 肿瘤细胞一般不侵入子宫肌层
C. 肿瘤组织易产生出血、坏死
D. 肿瘤组织虽有间质，但不形成绒毛结构
E. 易侵入血管，多为血行转移

23. 下列关于前列腺增生症错误的是
A. 肉眼观呈结节状增大
B. 由纤维、平滑肌和腺体组成
C. 多发生在前列腺的中央区和移行区
D. 前列腺增生很容易发生恶变
E. 可发生尿潴留和膀胱扩张

24. 前列腺癌的血道转移主要转移至哪个部位
A. 肺

B. 肝
C. 骨
D. 胃
E. 肾

【A_2 型题】

25. 患者，成年女性。半年前发现左乳外上象限有一无痛性肿块，近期生长快，直径约5cm。术后病理检查：肿物色灰白，质脆，界限不清。镜下瘤细胞排列成实性团片状，瘤细胞量与间质量大致相等，瘤细胞异型性明显，呈浸润性生长。病理诊断应为
A. 恶性淋巴瘤
B. 乳腺粉刺样癌
C. 乳腺硬癌
D. 乳腺不典型髓样癌
E. 乳腺单纯癌

26. 一患者切除子宫做病理检查，光镜下见子宫壁深肌层内有大量异型的滋养层细胞浸润，并有绒毛结构。应诊断为
A. 水泡状胎块
B. 子宫内膜癌
C. 侵蚀性葡萄胎
D. 绒毛膜癌
E. 子宫颈癌

27. 女性，52岁。阴道不规则出血，阴道镜检查见子宫颈有菜花样肿物，表面出血坏死。最可能的诊断是
A. 宫颈炎症
B. 宫颈息肉
C. 宫颈癌
D. 宫颈囊肿
E. 宫颈肥大

28. 青年女性，闭经3个月，阴道不规律出血，血块中夹有水泡。检查发现子宫体积大，阴道壁有暗紫色结节、出血、坏死。最大可能是
A. 宫外孕
B. 葡萄状肉瘤
C. 葡萄胎
D. 侵蚀性葡萄胎
E. 绒毛膜癌

29. 中年女性，1年前有流产史。现阴道流血不止，严重贫血外观，子宫体积增大。近来咳嗽、咯血。最可能的诊断是
A. 肺癌
B. 肺结核
C. 子宫绒毛膜癌
D. 葡萄胎
E. 子宫内膜癌

30. 中年女性，因阴道时常出现异常分泌物而就诊。阴道镜检查发现子宫颈外口处有一0.8cm大小的结节，表面发白。活检病理诊断为重度不典型增生。其光镜下的特点是
A. 细胞具有异型性
B. 表层细胞完全角化
C. 异型性的细胞占上皮全层的1/3以下
D. 异型性的细胞占上皮全层的1/3~2/3
E. 异型性的细胞累及上皮全层

31. 女性，46岁。主诉有阴道不规则流血及分泌物带血等症状，妇科检查见子宫颈外口肥厚，活检病理诊断为鳞状细胞癌。光镜下见部分癌细胞已突破基膜达2.5cm。分析属下列哪一型
A. 原位癌
B. CIN Ⅲ级
C. 浸润性癌
D. 早期浸润癌
E. 内生浸润性癌

32. 老年女性，右侧乳腺近乳头3.5cm的左外侧有一肿块，质地稍硬，活动欠佳。病检见导管上皮有明显的异型性，腔内可见黏液成分。属下列哪一型
A. 黏液癌
B. 腺样囊泡癌
C. 导管内癌
D. 浸润性导管癌
E. 鳞状细胞癌

33. 中年女性，左侧乳腺外上限触及一2.5cm×3.2cm大小肿块，病检诊断为浸润性导管癌。术后医生需要检测ER（雌激素受体）和PE（孕激素受体）的值。其意义是什么
A. 判断预后
B. 激素治疗
C. 预防复发
D. 判断有无淋巴结转移
E. 以上都不是

【B_1 型题】

（34~37题共用备选答案）
A. 癌前病变
B. 原位癌
C. 良性增生
D. 浸润性癌
E. 炎症

34. 乳腺导管内癌属于
35. 宫颈鳞状上皮重度不典型增生属于
36. 宫颈息肉属于
37. 乳腺实性癌属于

（38~40题共用备选答案）
A. 绒毛高度扩张、水肿
B. 滋养层上皮高度增生、呈铺石状
C. 绒毛侵入肌层
D. 胎盘早期死亡
E. 滋养层上皮细胞无明显变化

38. 葡萄胎
39. 侵蚀性葡萄胎
40. 绒毛膜癌

（41~44题共用备选答案）
A. 癌细胞未侵袭基膜
B. 导管内癌腔内充满大量坏死组织
C. 癌细胞三五成串地浸润间质内
D. 癌组织间含有大量的黏液
E. 癌细胞分泌胶质样成分

41. 粉刺样癌
42. 硬癌
43. 腺样囊泡癌
44. 导管内癌

第十二章　常见传染病及寄生虫病

【A_1 型题】

1. 血吸虫虫卵引起的病变主要发生在
   A. 大肠壁和肝脏
   B. 肠系膜静脉
   C. 门静脉
   D. 肺和肠
   E. 肝和脾
2. 关于暴发型流脑，下述哪项错误
   A. 高热、头痛伴呕吐
   B. 常见周围循环衰竭
   C. 皮肤黏膜广泛瘀点、瘀斑
   D. 蜘蛛膜下隙大量脓细胞
   E. 双侧肾上腺出血
3. 肠道血吸虫病一般不发生
   A. 肠黏膜溃疡
   B. 肠黏膜息肉
   C. 肠腔梗阻
   D. 肠壁有虫卵结节形成
   E. 肠出血、肠穿孔
4. 结核病的变态反应属于哪型
   A. Ⅰ型
   B. Ⅱ型
   C. Ⅲ型
   D. Ⅳ型
   E. Ⅴ型
5. 细菌性痢疾所致肠道溃疡的形态是
   A. 溃疡长轴与肠长轴垂直
   B. 溃疡长轴与肠长轴平行
   C. 溃疡呈地图状
   D. 溃疡呈烧瓶状
   E. 溃疡边缘堤状隆起
6. 继发性肺结核的主要感染方式是
   A. 消化道感染
   B. 呼吸道感染
   C. 皮肤感染
   D. 内源性再感染
   E. 泌尿道感染
7. 嗜神经细胞现象是指
   A. 少突胶质细胞环绕神经元
   B. 神经细胞吞噬崩解的脂质
   C. 胶质细胞增生取代死亡的神经元
   D. 小胶质细胞、巨噬细胞包围吞噬死亡的神经元
   E. 中性粒细胞吞噬死亡的神经元
8. 下列叙述与慢性血吸虫病不符的是
   A. 多发性小息肉
   B. 可发生腺癌
   C. 乙状结肠与直肠病变最重
   D. 肠腔狭窄、肠梗阻
   E. 溃疡可引起肠穿孔
9. 我国流行的血吸虫病由何种血吸虫感染引起
   A. 曼氏血吸虫
   B. 包氏毛毕血吸虫
   C. 埃氏血吸虫
   D. 日本血吸虫
   E. 土耳其斯坦东毕血吸虫
10. “驼背”是一种脊柱畸形，多由下列哪种病变引起
   A. 放线菌
   B. 脊髓炎
   C. 脊柱肿瘤
   D. 脊柱外伤
   E. 脊柱结核
11. 影响结核病发生发展最重要的因素是
   A. 感染数量多的结核分枝杆菌
   B. 感染毒力强的结核分枝杆菌
   C. 菌量及毒力大小和机体的反应性
   D. 机体免疫功能较弱
   E. 机体变态反应强烈
12. 日本血吸虫病引起肝硬化为
   A. 门脉性肝硬化
   B. 胆汁性肝硬化
   C. 坏死后性肝硬化
   D. 淤血性肝硬化
   E. 干线性肝硬化
13. 形成卫星现象的细胞是
   A. 小胶质细胞
   B. 星形胶质细胞
   C. 少突胶质细胞
   D. 室管膜细胞
   E. 神经细胞
14. 结核病是一种慢性传染病，与其慢性过程有关的物质是
   A. 毒素
   B. 菌体蛋白
   C. 菌体多糖
   D. 菌体脂质
   E. 代谢产物
15. 中毒性痢疾最严重的病变是
   A. 结肠的病变
   B. 肺水肿
   C. 肾上腺皮质出血
   D. DIC
   E. 脑水肿
16. 流行性脑脊髓膜炎时，脓液主要聚集于
   A. 软脑膜与脑皮质之间的腔隙
   B. 蛛网膜与软脑膜之间的腔隙
   C. 蛛网膜与硬脑膜之间的腔隙
   D. 蛛网膜本身的疏松纤维组织间
   E. 软脑膜本身的疏松纤维组织间
17. 人体消灭结核分枝杆菌主要依靠
   A. 巨噬细胞
   B. 中性粒细胞

C. 浆细胞
D. 淋巴细胞
E. 嗜酸性粒细胞

18. 伤寒带菌者的细菌一般存在于
A. 小肠
B. 结肠
C. 胆囊
D. 肝
E. 脾

19. 下列除哪项外都符合流行性乙型脑炎
A. 病毒引起的急性传染病
B. 也称日本夏季脑炎
C. 以蚊虫为传播媒介
D. 脑组织以渗出性病变为主
E. 病变以大脑皮质、基底节、视丘最为严重

20. 血吸虫病急性虫卵结节的叙述，错误的是
A. 结节中有抗原抗体复合物
B. 未成熟虫卵病变较轻
C. 结节中见有大量脓细胞
D. 肉眼呈灰黄色、局限性结节状病灶
E. 结节后期有肉芽组织增生

21. 结核结节中最具有诊断意义的细胞成分是
A. 朗格汉斯细胞和淋巴细胞
B. 朗格汉斯细胞和上皮样细胞
C. 淋巴细胞和上皮样细胞
D. 上皮样细胞和异物巨细胞
E. 异物巨细胞和成纤维细胞

22. 肺外结核病最常引起的形态改变是
A. 直肠息肉形成
B. 脾脏白色锥形病灶
C. 回盲部肠腔狭窄
D. 胃壁溃疡形成
E. 肺褐色硬化

23. 伤寒患者肥达反应阳性出现在病程的
A. 第1周以后
B. 第2周以后
C. 第3周以后
D. 第4周以后
E. 第5周以后

24. 结核病的细胞免疫，哪种细胞起主要作用
A. B淋巴细胞
B. T淋巴细胞
C. 巨噬细胞
D. 中性粒细胞
E. 嗜酸性粒细胞

25. 除外下列哪项均为乙型脑炎的病变
A. 血管套形成
B. 小脓肿形成
C. 软化灶形成
D. 神经细胞变性坏死
E. 胶质细胞增生

26. 继发性肺结核的病变特点是
A. 易发生干酪样坏死，不形成结核结节
B. 病变在肺内主要经受侵的支气管播散
C. 肺门淋巴结常有明显的干酪样坏死
D. 空洞的形成比原发性肺结核病少见
E. 肺内病变多位于下叶

27. 细菌性痢疾的好发部位是
A. 回肠
B. 回盲部
C. 直肠和乙状结肠
D. 降结肠
E. 升结肠

28. 血吸虫虫卵引起的变态反应主要是
A. Ⅰ型
B. Ⅱ型
C. Ⅲ型
D. Ⅳ型
E. 体液反应

29. 关于原发性肺结核下列哪项正确
A. 仅发生于儿童
B. 常见的死因是结核性脑膜炎
C. 主要经支气管播散
D. 不经治疗难以痊愈
E. 急性全身播散性结核病不如继发性结核病常见

30. 大量结核分枝杆菌进入胸导管后易发生
A. 全身粟粒性结核
B. 粟粒性肺结核
C. 结核性胸膜炎
D. 骨结核
E. 肾结核

31. 女性生殖系统结核病最常见的是
A. 子宫颈结核
B. 子宫内膜结核
C. 阴道结核
D. 卵巢结核
E. 输卵管结核

32. 伤寒病主要累及
A. 呼吸系统
B. 消化系统
C. 循环系统
D. 泌尿系统
E. 单核-吞噬细胞系统

33. 原发性肺结核病的肺内原发灶常位于
A. 肺尖
B. 上叶下部近胸膜处
C. 肺门
D. 肺膈面
E. 胸膜面

34. 下列哪种病变中不存在结核分枝杆菌
A. 纤维干酪样病灶
B. 钙化灶
C. 典型的结核结节
D. 病灶纤维化
E. 干酪样坏死病灶

35. 伤寒最严重的并发症是
A. 中毒性脑病
B. 肠穿孔
C. 急性胆囊炎
D. 肠出血
E. 肺炎

36. 下列哪种情况下发生以增生为主的结核病变
A. 变态反应强
B. 免疫力弱
C. 结核分枝杆菌量多

D. 机体抵抗力比较强
E. 结核分枝杆菌毒力强

37. 伤寒并发肠穿孔多发生于
A. 第1周
B. 第2周
C. 第3周
D. 第4周
E. 第5周

38. 下述关于流行性脑脊髓膜炎的描写，哪项错误
A. 脑脊液中糖含量降低
B. 血性脑脊液
C. 脑膜刺激征
D. 颅内压升高症状
E. 皮肤黏膜瘀点、瘀斑

39. 胶质瘢痕是由哪种细胞形成的
A. 成纤维细胞
B. 原浆型星形细胞
C. 纤维型星形细胞
D. 少突胶质细胞
E. 小胶质细胞

40. 细菌性痢疾一般是何种性质的炎症
A. 浆液性炎
B. 纤维素性炎
C. 化脓性炎
D. 增生性炎
E. 出血性炎

41. 关于继发性肺结核病下列哪项正确
A. 病变在肺内无一定好发部位
B. 肺门淋巴结常有明显的结核病变
C. 不经治疗多数能自然痊愈
D. 不易有空洞形成
E. 咯血是常见的死亡原因之一

42. 关于中毒性细菌性痢疾的叙述正确的是
A. 黏液脓血便
B. 滤泡性肠炎
C. 有严重脱水表现
D. 多由毒力强的志贺菌引起
E. 集合淋巴小结内见巨噬细胞增生

43. 成人肺结核临床最常见的类型是
A. 局灶性肺结核
B. 干酪样肺炎
C. 浸润性肺结核
D. 肺结核球
E. 慢性纤维空洞性肺结核

44. 流行性乙型脑炎，病变最轻的部位是
A. 脊髓
B. 延髓
C. 脑桥
D. 基底核
E. 小脑

45. 男性生殖系统结核中，有明显临床症状的主要是
A. 附睾结核
B. 睾丸结核
C. 精囊结核
D. 前列腺结核
E. 输精管结核

46. 干酪样肺炎通常是由急慢性结核性空洞内的细菌通过哪个途径播散所致
A. 支气管
B. 胸膜腔
C. 肺动脉
D. 肺静脉
E. 肺门淋巴结

47. 流行性乙型脑炎不具有的改变是
A. 血管周围淋巴细胞浸润和血管套形成
B. 筛网状软化灶和脑水肿
C. 蛛网膜下隙以中性粒细胞为主的炎性渗出
D. 胶质结节形成
E. 神经细胞变性、坏死，出现噬神经细胞和卫星现象

48. 结核基本病变转归中，最好的方式是
A. 吸收、消散
B. 纤维化
C. 纤维包裹和钙化
D. 病灶扩大
E. 溶解播散

49. 伤寒细胞是由下列哪种细胞吞噬伤寒杆菌、淋巴细胞和红细胞等而形成的
A. 上皮样细胞
B. 中性粒细胞
C. 多核巨噬细胞
D. 巨噬细胞
E. NK 细胞

50. 肠血吸虫病病变最显著的部位是
A. 降结肠和横结肠
B. 乙状结肠和直肠
C. 横结肠和升结肠
D. 回盲部
E. 盲肠和升结肠

51. 导致血吸虫性肝硬化的是其
A. 毛蚴
B. 童虫
C. 尾蚴
D. 虫卵
E. 成虫

52. 急性细菌性痢疾患者的里急后重症状的根本原因是
A. 肠蠕动增强
B. 肠痉挛
C. 肠扭转
D. 肠壁溃疡
E. 炎症刺激直肠壁内的神经末梢及肛门括约肌

53. 伤寒的主要病变特点是
A. 皮肤玫瑰疹
B. 肠道病变
C. 脾大
D. 外周血中性粒细胞减少
E. 全身单核-吞噬细胞系统增生

54. 可引起人类血吸虫病感染的主要是
A. 毛蚴
B. 胞蚴
C. 尾蚴
D. 虫卵
E. 成虫

55. 结核病的基本病变属于
A. 急性增生性炎
B. 纤维素性炎

C. 化脓性炎
D. 变质性炎
E. 特殊性炎

56. 伤寒杆菌的致病作用主要依赖于
A. 外毒素
B. 内毒素
C. Vi抗原
D. O抗原
E. H抗原

57. Widal反应在临床用于辅助诊断
A. 伤寒
B. 结核
C. 梅毒
D. 麻风
E. 钩端螺旋体病

58. 中毒性痢疾最多见于
A. 2~7岁儿童
B. 7~10岁儿童
C. 20~30岁青年
D. 30岁以上壮年
E. 老年人

59. 急性痢疾典型的肠道病变是
A. 卡他性炎
B. 假膜性炎
C. 化脓性炎
D. 浆液性炎
E. 出血坏死性炎

【A_2型题】

60. 女性童尸，尸检见双肺重量增加，充血，密布灰白色粟粒大小结节，微隆起于切面。病理诊断是
A. 间质性肺炎
B. 麻疹性肺炎
C. 粟粒性肺结核
D. 小叶性肺炎
E. 葡萄球菌性肺炎

61. 尸检发现患儿两肺密布灰白色粟粒大小结节，同时肝、脾、肾亦见同样病变，脑底脑膜渗出物呈磨玻璃样外观。指出结核分枝杆菌从何处入血播散引起上述病变
A. 无名静脉
B. 肺原发灶
C. 上腔静脉
D. 颈内静脉
E. 下腔静脉

62. 患儿，5岁。近来活动减少，乏力、食欲缺乏、盗汗。胸透见右肺上叶下部片状阴影，右肺门淋巴结肿大。应考虑诊断为
A. 小叶性肺炎
B. 原发性肺结核病
C. 支原体肺炎
D. 病毒性肺炎
E. 干酪样肺炎

63. 女孩，4岁。发热、呕吐1周，双眼呆滞1天。查体：消瘦明显，颈项强直。经治疗无效死亡。尸体解剖见脑膜血管扩张淤血，脑底蛛网膜下腔见灰白色胶样渗出物聚集，以脑桥、脚间池、视神经交叉处最明显，并见灰白色粟粒大小结节弥漫分布。镜下见渗出物中有淋巴细胞、单核细胞、纤维素细胞、纤维素及炎性肉芽肿。最可能的诊断是
A. 真菌性脑膜炎
B. 化脓性脑脊髓膜炎
C. 流行性乙型脑炎
D. 多发性脑脓肿
E. 结核性脑膜炎

64. 一位患者患病已3周，有持续性高热、心搏过缓、腹胀、腹泻并见出血，因中毒性休克死亡。尸检发现，泛发性腹膜炎，回肠末端见一穿孔，回肠孤立和集合淋巴结肿胀、坏死、溃疡。脾大。应诊断为
A. 细菌性痢疾
B. 阿米巴痢疾
C. 肠伤寒
D. 肠结核
E. 急性坏死性肠炎

65. 一位血吸虫肝硬化患者，无黄疸，也无蜘蛛痣。肝肋缘下1cm，质硬，表面无明显结节；脾大，下缘平脐、质硬。经常有鼻出血及牙龈皮肤黏膜出血。出血的机制是
A. 凝血因子Ⅶ合成减少
B. 纤维蛋白原减少
C. 凝血因子Ⅹ减少
D. 脾功能亢进破坏血小板
E. 凝血酶原减少

66. 患者发热、无力、食欲缺乏、腹痛，以左下腹明显。腹泻早期稀便，大便次数增多后转为黏液脓血便，并有里急后重。应诊断为
A. 急性胃肠炎
B. 急性细菌性痢疾
C. 肠伤寒
D. 食物中毒
E. 肠阿米巴痢疾

67. 患儿，5岁。无明显原因体温升高，达39℃，伴头痛，恶心、呕吐，很快出现嗜睡，浅昏迷。医师检查发现颈部强直，伴肢体痉挛和抽搐。脑脊液：外观无色透明或微混。血象：白细胞计数升高。该患儿可能患有
A. 乙型脑炎
B. 重感冒
C. 中毒性痢疾
D. 结核性脑膜炎
E. 化脓性脑膜炎

68. 男性，22岁。近几天来感觉胸闷、胸痛，而症状逐渐加重，胸部叩诊呈浊音，听诊时语颤和呼吸音减弱。X线检查发现胸腔有积液。该患者可能患有
A. 恶性胸膜瘤
B. 急性胸膜炎
C. 结核性胸膜炎
D. 化脓性胸膜炎
E. 肺癌致胸腔积液

69. 男性，62岁。体检X线检查发现，右肺上叶有一个3.5cm

大小的病灶，CT 进一步检查发现内有小空洞，边缘光滑，外周有斑片状阴影。问病史，该患者在年轻时期曾患过肺结核，此时的病灶可能是
A. 炎性假瘤
B. 结核球
C. 肺癌
D. 硅沉着病（硅肺）
E. 转移瘤

【B_1 型题】

（70~73 题共用备选答案）
A. 变质性炎症
B. 浆液性炎症
C. 纤维素性炎症
D. 蜂窝织炎症
E. 化脓性炎症
70. 阿米巴肝脓肿属于
71. 乙型脑炎属于
72. 渗出性结核性胸膜炎属于
73. 细菌性痢疾属于
（74~76 题共用备选答案）
A. 毛蚴
B. 尾蚴
C. 童虫
D. 成虫
E. 虫卵
74. 血吸虫侵入人体的阶段是
75. 引起人体病变较轻的阶段是
76. 引起人体病变最重要的阶段是
（77~80 题共用备选答案）
A. 原发性肺结核
B. 局灶肺结核
C. 结核球
D. 浸润性肺结核
E. 干酪样肺炎
77. 右肺尖有一厚壁空洞，右肺上叶及右肺下叶大部分肺组织实变，在渗出的基础上大面积呈干酪样坏死属于
78. 位于肺尖呈结节状，病变是以增生为主属于
79. 病变以渗出为主，X 线见锁骨下区有边缘不清的云雾状阴影属于
80. 直径 4.5cm 圆形，界限清楚结节，切面为纤维包囊，其内尚见少许干酪样坏死灶属于
（81~84 题共用备选答案）
A. 肺炎
B. 皮炎
C. 胆管炎
D. 嗜酸性脓肿和假结核结节
E. 肠系膜静脉及门静脉炎
81. 血吸虫之虫卵可引起
82. 血吸虫之尾蚴可引起
83. 血吸虫之童虫可引起
84. 血吸虫之成虫可引起
（85~88 题共用备选答案）
A. X 线示肺门哑铃状阴影
B. X 线示边缘模糊的云雾状阴影
C. X 线示肺尖部单个结节状病灶
D. X 线示肺上叶 2~5cm 的孤立结节，周围毛刺灶状
E. X 线示肺内多个空洞，壁较厚
85. 局灶型肺结核
86. 浸润性肺结核
87. 纤维空洞型肺结核
88. 肺原发复合征
（89~92 题共用备选答案）
A. 乙状结肠、直肠
B. 回肠末端
C. 直肠
D. 盲肠、升结肠
E. 回盲部
89. 肠结核的好发部位
90. 肠伤寒的好发部位
91. 细菌痢疾的好发部位
92. 大肠癌的好发部位
（93~97 题共用备选答案）
A. 可合并中毒性休克
B. 可合并 DIC
C. 可合并支气管肺炎
D. 可合并病毒血症
E. 类白血病血象
93. 败血症
94. 伤寒病
95. 细菌性痢疾
96. 流行性乙型脑炎
97. 全身粟粒性结核病

第十三章 艾滋病、性传播疾病

【A_1 型题】

1. 常见于艾滋病的肿瘤是
A. 恶性纤维组织细胞癌
B. 卡波西（Kaposi）肉瘤
C. 横纹肌肉瘤
D. 平滑肌肉瘤
E. 滑膜肉瘤
2. 我国最常见的性病是
A. 尖锐湿疣
B. 淋病
C. 艾滋病
D. 梅毒
E. 软下疳
3. 梅毒引起的心血管病变主要见于
A. 主动脉
B. 冠状动脉
C. 肾动脉
D. 颈总动脉
E. 肺动脉
4. 梅毒是由哪种病原体引起的
A. 真菌
B. 病毒
C. 螺旋体
D. 衣原体
E. 支原体
5. 淋病是何种类型的炎症
A. 急性化脓性炎症
B. 慢性化脓性炎症
C. 急性变质性炎症
D. 出血性炎

E. 浆液性炎

6. 淋病的病变主要累及
A. 心血管系统
B. 呼吸系统
C. 消化系统
D. 泌尿生殖系统
E. 神经系统

7. 尖锐湿疣是由何种病毒引起的性传播性疾病
A. HIV
B. EBV
C. HBV
D. HEV
E. HPV

8. 下列关于AIDS的叙述错误的是
A. AIDS的潜伏期长
B. AIDS是由HIV感染所引起的
C. HIV是一种反转录病毒
D. AIDS可通过游泳和公共洗浴感染
E. AIDS常伴有肿瘤的发生

9. AIDS常并发何种肿瘤
A. 纤维瘤
B. 纤维肉瘤
C. Kaposi肉瘤
D. 上皮肿瘤
E. 间皮瘤

10. 梅毒特征性的病理变化是
A. 形成肿瘤
B. 组织坏死
C. 树胶肿
D. 大量巨噬细胞
E. 大量中性粒细胞

【A_2型题】

11. 男性，46岁。偶发腹股沟淋巴结肿大，无压痛。近段时间出现全身乏力，食欲缺乏，时有头晕、头痛症状，口腔易溃疡。追问病史和发病前接触史，曾到娱乐场所有过性接触。血常规：白细胞计数减少。免疫学检查：T细胞计数明显下降。高度怀疑
A. 淋巴瘤
B. 白血病
C. 恶性肿瘤
D. AIDS
E. 真菌病

12. 男性，23岁。近几天来时常出现尿痛、尿频，最近几天发现尿道口流出白色黏液样脓性物，时有排尿困难。检查发现前列腺肿大，有压痛。该患者可能患有
A. 尿道炎
B. 尿路感染
C. 前列腺炎
D. 前列腺增生
E. 淋病

13. 女性，38岁。会阴处皮肤发白，表面有散在小而尖的突起4~5个，呈疣状，顶端有溃疡，触之易出血。活检光镜下可见，角质层过度增生，棘细胞层增厚，其内可见凹空细胞。病理诊断为
A. 外阴营养不良
B. 外阴白斑
C. 尖锐湿疣
D. 外阴息肉
E. 外阴慢性炎症

【B_1型题】

（14~17题共用备选答案）
A. 淋球菌所引起的
B. 单纯疱疹病毒感染所引起的
C. HPV感染所引起的
D. HIV感染所引起的
E. 梅毒螺旋体所引起的

14. AIDS是由
15. 尖锐湿疣是由
16. 淋病是由
17. 梅毒是由

（18~21题共用备选答案）
A. 病变部位急性化脓性炎症
B. 形成树胶肿
C. 表皮呈疣状或乳头状增生
D. 淋巴细胞和单核细胞增生
E. 形成恶性肿瘤

18. 梅毒特征性病理变化是
19. 尖锐湿疣特征性病理变化是
20. 淋病特征性病理变化是
21. AIDS主要病理变化特点是

第七篇　病理生理学

第一章　疾病概论

【A_1型题】

1. 疾病是指
   A. 机体不适
   B. 机体不健康
   C. 疾病是机体在一定的条件下受病因损害作用后产生的一个损伤与抗损伤斗争的有规律的过程
   D. 机体对外界环境的协调发生障碍，有异常活动
   E. 在致病因素的作用下，机体的不良状态
2. 下列关于疾病条件的叙述哪项错误
   A. 条件是指在疾病原因作用下，对疾病发生和发展有影响的因素
   B. 条件包括机体条件、自然条件和社会条件等
   C. 对某一疾病是条件的因素，可能是对另一疾病的原因
   D. 疾病的发生中条件是必不可少的
   E. 有的条件可以促进疾病的发生，有的则延缓疾病的发生
3. 死亡的标志是
   A. 脑死亡
   B. 心搏停止
   C. 呼吸停止
   D. 瞳孔散大
   E. 脑电波处于零电位
4. 健康是指
   A. 没有疾病
   B. 内环境稳定
   C. 既无疾病，身体和精神也健康
   D. 有强壮的体魄
   E. 有健全的精神状态
5. 细菌性痢疾发生的原因为
   A. 饮食不洁
   B. 抵抗力低下
   C. 营养不良
   D. 痢疾杆菌感染
   E. 脓血黏液便
6. 疾病发生的基本机制是指
   A. 神经机制
   B. 体液机制
   C. 组织细胞机制
   D. 分子机制
   E. 参与很多疾病发病的共同机制

【B_1型题】

（7~11题共用备选答案）
   A. 病理反应
   B. 病理状态
   C. 疾病
   D. 病理反射
   E. 病理过程
7. 发热属于
8. 炎性渗出属于
9. 瘢痕形成属于
10. 大叶性肺炎属于
11. 巴宾斯基征呈阳性属于

（12~16题共用备选答案）
   A. 血浆蛋白或细胞蛋白的缺陷
   B. 交感神经兴奋
   C. 甲状腺激素分泌过多
   D. 膜功能障碍
   E. 交感肾上腺髓质系统活动增强
12. 疾病发生的分子机制，如
13. 疾病发生的细胞机制，如
14. 疾病发生的神经机制，如
15. 疾病发生的体液机制，如
16. 疾病发生的神经-体液机制，如

（17~21题共用备选答案）
   A. 先天性心脏病
   B. 1型糖尿病
   C. 艾滋病
   D. 过敏性休克
   E. 类风湿关节炎
17. 属于过敏性疾病的是
18. 属于先天性疾病的是
19. 属于遗传性疾病的是
20. 属于免疫缺陷性疾病的是
21. 属于自身免疫性疾病的是

第二章　水、电解质代谢紊乱

【A_1型题】

1. 正常成人（男性）的体液总量约占体重的
   A. 40%
   B. 50%
   C. 60%
   D. 70%
   E. 80%
2. 正常成人血浆约占体重的
   A. 4%
   B. 5%

C. 6%
D. 7%
E. 8%

3. 血浆中含量最多的阴离子是
A. HCO_3^-
B. HPO_4^{2-}
C. SO_4^{2-}
D. Cl^-
E. 蛋白质

4. Na^+成为细胞外液主要阳离子依靠
A. 扩散
B. 吞饮
C. 钠通道开放
D. 膜上ATP酶
E. 膜上钠-钾泵

5. 低渗性脱水患者体液丢失的特点是
A. 细胞内液无丢失，仅丢失细胞外液
B. 细胞内液无丢失，仅丢失血浆
C. 细胞内液无丢失，仅丢失组织间液
D. 细胞外液无丢失，仅丢失细胞内液
E. 细胞内液和外液均明显丢失

6. 哪类水、电解质失衡最容易发生休克
A. 低渗性脱水
B. 高渗性脱水
C. 等渗性脱水
D. 水中毒
E. 低钾血症

7. 高钠血症是指血清钠浓度大于
A. 120mmol/L
B. 130mmol/L
C. 140mmol/L
D. 150mmol/L
E. 160mmol/L

8. 低容量性高钠血症见于
A. 原发性高钠血症
B. 高渗性脱水
C. 原发性醛固酮增多症
D. Cushing综合征
E. Addison病

9. 高渗性脱水患者血浆渗透压是
A. >250mmol/L
B. >270mmol/L
C. >290mmol/L
D. >310mmol/L
E. >320mmol/L

10. 低钾血症是指血清钾浓度低于：
A. 1.5mmol/L
B. 2.5mmol/L
C. 3.5mmol/L
D. 4.5mmol/L
E. 5.5mmol/L

11. 低钾血症患者可出现
A. 反常性酸性尿
B. 反常性碱性尿
C. 中性尿
D. 正常性酸性尿
E. 正常性碱性尿

12. “水肿”是指
A. 体内液体过多
B. 细胞内液过多
C. 血管外液过多
D. 血管内液过多
E. 组织间隙或体腔中液体过多

13. 影响血浆胶体渗透压最重要的蛋白是
A. 清蛋白
B. 球蛋白
C. 纤维蛋白原
D. 凝血酶原
E. 珠蛋白

14. 在机体各器官组织中，抗水肿能力最强的组织是
A. 脑组织
B. 心组织
C. 肺组织
D. 肝组织
E. 肾组织

15. 正常机体内水、电解质的动态平衡主要是通过什么的作用来调节
A. 神经系统
B. 内分泌系统
C. 神经-内分泌系统
D. 肾
E. 肠胃道

【B_1型题】

（16～19题共用备选答案）
A. 水肿部位不随体位改变而改变，压之不凹陷
B. 全身性水肿不明显，但常有腹水
C. 水肿先出现于身体低垂部位，随体位改变而移动
D. 水肿一般先出现于面部和眼睑，严重时波及全身
E. 早期颜面水肿，下肢皮肤有凹陷性水肿或仅有紧张感

16. 肾源性水肿
17. 心源性水肿
18. 肝源性水肿
19. 特发性水肿

（20～22题共用备选答案）
A. 静息电位（负值）↑，阈电位不变，静息电位与阈电位差值↑
B. 静息电位（负值）↓，阈电位不变，静息电位与阈电位差值↓
C. 静息电位（负值）↓↓，阈电位不变，静息电位与阈电位差值↓↓
D. 静息电位（负值）不变，阈电位↓，静息电位与阈电位差值↓
E. 静息电位（负值）↓，阈电位↓，静息电位与阈电位差值不变

20. 急性低钾血症对神经肌肉组织电生理的影响是
21. 轻度高钾血症对神经肌肉组织电生理的影响是
22. 重度高钾血症对神经肌肉组织电生理的影响是

第三章　酸碱平衡和酸碱平衡紊乱

【A_1型题】

1. 反映血浆中实际 HCO_3^- 量的指标为
   A. $PaCO_2$
   B. SB
   C. AB
   D. BB
   E. BE
2. AB 和 SB 值均高于正常，且 AB>SB，表明可能有
   A. AG（阴离子间隙）正常型代谢性酸中毒
   B. AG 增高型代谢性酸中毒
   C. 呼吸性酸中毒
   D. 呼吸性碱中毒
   E. 混合性碱中毒
3. AG 增高反映体内发生了
   A. 高氯血性代谢性酸中毒
   B. 正氯血性代谢性酸中毒
   C. 代谢性碱中毒
   D. 呼吸性酸中毒
   E. 呼吸性碱中毒
4. 血气分析仪的离子选择电极直接测定酸碱指标中的二个变量是
   A. pH 和 HCO_3^-
   B. HCO_3^- 和 $PaCO_2$
   C. pH 和 $PaCO_2$
   D. pH 和 PaO_2
   E. PaO_2 和 HCO_3^-
5. 从动脉抽取血样后，如不与大气隔绝，下列哪项指标测定结果将受影响
   A. SB
   B. AB
   C. BE
   D. BB
   E. Na^+
6. 急性代谢性酸中毒时，机体最主要的代偿方式是
   A. 血液的缓冲
   B. 呼吸代偿
   C. 细胞内外离子交换
   D. 肾脏代偿
   E. 骨骼代偿
7. AG 正常型代谢性酸中毒常见于
   A. 缺氧
   B. 饥饿
   C. 摄入大量 NH_4Cl
   D. 严重肾衰竭
   E. 摄入大量水杨酸制剂
8. 下列哪项不是呼吸性酸中毒的病因
   A. 呼吸中枢及呼吸肌麻痹
   B. 气道阻塞
   C. 肺部疾患通气障碍
   D. 肺泡弥散障碍
   E. 通风不良
9. 慢性呼吸性酸中毒时，机体代偿的主要方式是
   A. 血液的缓冲
   B. 呼吸代偿
   C. 组织细胞对酸碱平衡的调节
   D. 肾脏代偿
   E. 骨骼代偿
10. 下列哪一项混合性酸碱失衡不可能出现
    A. 代谢性酸中毒合并代谢性碱中毒
    B. 呼吸性酸中毒合并呼吸性碱中毒
    C. 代谢性酸中毒合并呼吸性碱中毒
    D. 代谢性酸中毒合并呼吸性酸中毒
    E. 代谢性碱中毒合并呼吸性碱中毒

【A_2型题】

11. 某糖尿病患者，血气分析结果如下：pH 7.30，$PaCO_2$ 4.5kPa（34mmHg），HCO_3^- 16mmol/L，血 Na^+ 142mmol/L，Cl^- 104mmol/L，血清 K^+ 4.5mmol/L，应诊断为
    A. AG 正常型代谢性酸中毒
    B. AG 增高型代谢性酸中毒
    C. AG 增高型代谢性酸中毒合并代谢性碱中毒
    D. AG 正常型代谢性酸中毒合并呼吸性碱中毒
    E. 酸碱平衡正常
12. 某溃疡病并发幽门梗阻患者，因反复呕吐入院，血气分析结果如下：pH 7.49，$PaCO_2$ 6.4kPa（48mmHg），HCO_3^- 36mmol/L，该患者酸碱失衡的类型是
    A. 代谢性酸中毒
    B. 代谢性碱中毒
    C. 呼吸性酸中毒
    D. 呼吸性碱中毒
    E. 混合型酸碱中毒

【B_1型题】

（13～16 题共用备选答案）
A. 代谢性酸中毒合并呼吸性酸中毒
B. 代谢性碱中毒合并呼吸性碱中毒
C. 呼吸性酸中毒合并代谢性碱中毒
D. 呼吸性碱中毒合并代谢性酸中毒
E. 代谢性酸中毒合并代谢性碱中毒

13. 高热时伴有剧烈呕吐可发生
14. 肺源性心脏病患者使用髓袢类利尿药可引起
15. 肺阻塞性疾病伴有休克可引起
16. 糖尿病患者伴有剧烈呕吐可引起

（17～18 题共用备选答案）
A. 兴奋
B. 抑制
C. 正常

D. 先兴奋后抑制
E. 先抑制后兴奋

17. 酸中毒时中枢神经系统状态是

18. 碱中毒时中枢神经系统状态是

第四章 缺 氧

【A_1 型题】

1. 缺氧的概念是
A. 组织得不到充足的氧或不能充分利用氧
B. 吸入气体氧分压低
C. 血液中氧分压降低
D. 血液中氧含量降低
E. 血液中氧容量降低

2. 影响动脉血氧分压的因素是
A. 吸入气体的氧分压、外呼吸功能和动-静脉分流
B. 吸入气体的氧分压
C. 外呼吸功能
D. 血红蛋白的性质
E. 血液中血红蛋白含量

3. 血液性缺氧的血氧指标特殊变化是
A. 动脉血氧分压正常
B. 动脉血氧含量下降
C. 动脉血氧饱和度正常
D. 血氧容量降低
E. 动-静脉氧含量差下降

4. 最能反映组织中毒性缺氧的指标是
A. 血氧容量正常
B. 动脉血氧分压降低
C. 动脉血氧含量降低
D. 静脉血氧含量增大
E. 动-静脉血氧含量差增大

5. 有关血氧指标的叙述，下列哪项不全面
A. 血氧容量的影响因素是血红蛋白的性质和血红蛋白含量
B. 血氧饱和度的影响因素是血氧分压
C. 血氧含量的影响因素是血红蛋白的性质和血红蛋白含量
D. 动-静脉血氧含量差的影响因素是组织的耗氧量
E. 动脉血氧分压的影响因素是吸入气体的氧分压、外呼吸功能和动-静脉分流

6. 临床常见的缺氧是
A. 低张性缺氧
B. 血液性缺氧
C. 循环性缺氧
D. 组织性缺氧
E. 混合性缺氧

7. 低张性缺氧时，动脉血氧分压低至多少才会引起组织缺氧
A. 12.0kPa（90mmHg）
B. 10.7kPa（80mmHg）
C. 9.3kPa（70mmHg）
D. 8.0kPa（60mmHg）
E. 6.7kPa（50mmHg）

8. 下列哪种原因引起的缺氧往往无发绀
A. 呼吸功能不全
B. 组织用氧障碍
C. 心力衰竭
D. 静脉血掺杂
E. 窒息

9. 缺氧引起呼吸系统的变化，下列哪项是错误的
A. 低张性缺氧时，呼吸可加深加快
B. 血液性缺氧时，呼吸一般不加深加快
C. 慢性乏氧性缺氧时，呼吸加深加快不明显
D. 急性乏氧性缺氧时，PaO_2 要降低至 8kPa（60mmHg）以下，呼吸才会发生加深加快
E. 乏氧性缺氧越严重，呼吸加深加快越明显

10. 急性缺氧引起下列血管的效应是
A. 冠脉收缩、脑血管收缩、肺血管扩张
B. 冠脉扩张、脑血管收缩、肺血管扩张
C. 冠脉扩张、脑血管收缩、肺血管扩张
D. 冠脉扩张、脑血管扩张、肺血管收缩
E. 冠脉收缩、脑血管收缩、肺血管收缩

11. 严重缺氧导致细胞损伤时，细胞内外离子浓度的变化是
A. 细胞内 Na^+ 升高
B. 细胞外 K^+ 降低
C. 细胞内 Ca^{2+} 降低
D. 细胞外 H^+ 降低
E. 以上都不是

12. 支气管哮喘引起的缺氧中下列哪项血氧指标变化不存在
A. 动脉血氧分压降低
B. 动脉血氧含量降低
C. 动脉血氧饱和度正常
D. 动-静脉氧差减小
E. 静脉血氧分压降低

【B_1 型题】

（13～17 题共用备选答案）
A. PaO_2 和 CO_{2max}
B. 血中 Hb 的质和量
C. PaO_2
D. PaO_2 和血流量
E. PAO_2（肺泡气氧分压）和肺换气功能

13. 组织供氧量取决于
14. 血氧容量（CO_{2max}）取决于
15. 动脉血氧含量（CaO_2）取决于
16. 动脉血氧分压（PaO_2）取决于
17. 动脉血氧饱和度（SaO_2）取决于

（18~25 题共用备选答案）
A. 低张性缺氧
B. 血液性缺氧
C. 循环性缺氧
D. 组织性缺氧
E. 低张性缺氧和循环性缺氧
18. CO 中毒可引起
19. 左心衰竭可引起
20. 氰化物中毒可引起
21. 烧伤性休克可引起
22. 血红蛋白病可引起
23. 过氯酸盐中毒可引起
24. 失血性休克可引起
25. 支气管肺炎（无其他合并症）可引起

第五章　发　　热

【A_1 型题】

1. 有关发热的叙述，下列哪项正确
A. 体温超过正常值 0.5℃
B. 产热过程超过散热过程
C. 是临床上常见疾病
D. 体温调节中枢调定点上移引起
E. 体温调节中枢调节功能障碍引起
2. 人体最重要的散热途径是
A. 出汗
B. 皮肤
C. 尿
D. 粪
E. 肌肉
3. 炎热环境中皮肤散热的主要形式是通过
A. 出汗
B. 对流
C. 血流
D. 传导
E. 辐射
4. 感染性发热见于
A. 药物性荨麻疹
B. 血清病
C. 血浆中本胆烷醇酮增高
D. 恶性淋巴瘤
E. 支原体侵入
5. 下述哪种物质属内生致热原
A. 革兰阳性细菌产生的外毒素
B. 革兰阴性细菌产生的内毒素
C. 体内的抗原抗体复合物
D. 体内肾上腺皮质激素代谢产物本胆烷醇酮
E. 吞噬细胞被激活后释放的致热原
6. 寒战是由于
A. 全身性骨骼肌不随意的周期性收缩
B. 全身性骨骼肌不随意的僵直性收缩
C. 下肢骨骼肌不随意的周期性收缩
D. 全身皮肤的竖毛肌周期性收缩
E. 全身皮肤的竖毛肌不随意收缩
7. 在发热寒战期动脉血压可
A. 无变化
B. 明显下降
C. 轻度下降
D. 明显上升
E. 轻度上升
8. 发热时体温每升高 1℃，物质代谢率一般可提高
A. 1%
B. 10%
C. 13%
D. 33%
E. 66%

【B_1 型题】

（9~14 题共用备选答案）
A. 红疹毒素
B. 内生致热原
C. 本胆烷醇酮
D. 内毒素
E. 抗原-抗体复合物
9. 输液反应引起发热的原因是
10. 恶性肿瘤引起发热的原因是
11. 变态反应引起发热的原因是
12. 注射青霉素引起发热的原因是
13. 严重肝脏疾病引起发热的原因是
14. A 族溶血性链球菌感染引起发热的原因是

（15~17 题共用备选答案）
A. 产热大于散热
B. 产热不变
C. 散热大于产热
D. 散热不变
E. 产热与散热在较高水平上保持相对平衡
15. 体温上升期热代谢的特点是
16. 体温高峰期热代谢的特点是
17. 体温下降期热代谢的特点是

（18~19 题共用备选答案）
A. 大脑皮质
B. 海马
C. 脊髓
D. 中杏仁核
E. 视前区-下丘脑前部
18. 体温正调节中枢位于
19. 体温负调节中枢位于

第六章　应　　激

【A₁型题】

1. 应激是指机体在受到各种内外环境因素刺激时所出现的
A. 特异性全身反应
B. 非特异性全身反应
C. 生理性全身反应
D. 损害性全身反应
E. 代偿性全身反应

2. 全身适应综合征（GAS）的抵抗期，体内起主要作用的激素是
A. 胰岛素
B. 高血糖素
C. 垂体加压素
D. 醛固酮
E. 糖皮质激素

3. 应激时交感神经-肾上腺髓质反应中下列哪项既具有防御意义又具有不利影响
A. 心率加快、心收缩力加强
B. 血液重新分布
C. 支气管扩张
D. 促进糖原分解、升高血糖
E. 儿茶酚胺增多

4. 应激时糖皮质激素不具有下列哪种作用
A. 促进蛋白质分解
B. 促进脂肪动员
C. 稳定溶酶体膜
D. 降低血糖
E. 维持心血管对儿茶酚胺的反应性

5. 一般在应激时体内分泌减少的内分泌激素是
A. 抗利尿激素
B. 胰高血糖素
C. 胰岛素
D. 糖皮质激素
E. 催乳素

6. 能作为应激源的是
A. 噪声
B. 器官功能障碍
C. 社会环境因素
D. 精神因素
E. 以上都是

7. 下列关于热休克蛋白的描述哪个错误
A. 亦称应激蛋白
B. 可由各种应激源诱导生成
C. 可为细胞的结构蛋白
D. 属分泌型蛋白
E. 具有“分子伴娘”功能

8. 急性期反应蛋白中具有清除异物和坏死组织作用的蛋白是
A. 铜蓝蛋白
B. 结合珠蛋白
C. 补体
D. C反应蛋白
E. 蛋白酶抑制剂

9. 下列哪个为应激性疾病
A. 原发性高血压
B. 应激性溃疡
C. 动脉粥样硬化
D. 支气管哮喘
E. 溃疡性结肠炎

10. 应激性溃疡形成的最基本条件是
A. 胆汁反流
B. 酸中毒
C. 胃黏膜缺血
D. 胃腔内 H^+ 向黏膜内的反向弥散
E. 碱中毒

11. 应激时免疫系统参与对神经内分泌的调控是通过
A. 感知病毒等非识别刺激
B. 通过免疫防御反应清除有害刺激
C. 免疫细胞可产生各种神经内分泌激素
D. 激素进入体循环，产生内分泌激素样作用
E. 以上都对

12. 应激时影响情绪反应的主要结构基础是
A. 大脑皮质
B. 大脑边缘系统
C. 下丘脑
D. 中脑
E. 间脑

【B₁型题】

（13~20题共用备选答案）
A. 儿茶酚胺
B. 胰岛素
C. 热休克蛋白
D. 胰高血糖素
E. 糖皮质激素

13. 应激时体内分泌减少的激素是
14. 应激时体内分泌增加最多的激素是
15. 应激反应中对炎症反应起抑制作用的激素是
16. 应激反应中对免疫起抑制作用最主要的激素是
17. 全身适应综合征的抵抗期体内起主要作用的激素是
18. 可以增强机体对应激源抵抗力的是
19. 可以引起心率加快的是
20. 全身适应综合征的警觉期体内起主要作用的激素是

（21~24题共用备选答案）
A. C-反应蛋白
B. 铜蓝蛋白
C. 运铁蛋白
D. 纤维连接蛋白
E. 血清淀粉样蛋白

21. 能清除自由基的是
22. 能激活补体系统的是
23. 在应激反应时减少的是
24. 在应激反应时增加最多的急性期蛋白是

第七章　缺血-再灌注损伤

【A_1 型题】

1. 缺血-再灌注损伤是指
   A. 缺血后恢复血流灌注引起的后果
   B. 缺血后恢复血流灌注引起的组织损伤
   C. 无钙后再用含钙溶液灌注引起钙超载
   D. 缺氧后再用富含氧溶液灌流引起的组织损伤
   E. 以上都不是
2. 钙反常发生的钙超载损伤与
   A. 无钙期引起钙泵功能障碍有关
   B. 细胞膜通透性增高有关
   C. 复钙期钙浓度过高有关
   D. 细胞膜外板和糖被膜的分离有关
   E. 缺氧后再给氧有关
3. 再灌注损伤可见于
   A. 心
   B. 脑
   C. 肾
   D. 肠
   E. 各种不同组织器官
4. 心脏缺血-再灌注损伤时血浆内乳酸脱氢酶（LDH）和肌酸磷酸激酶（CPK）含量变化是
   A. 增加
   B. 降低
   C. 先增加后降低
   D. 先降低后增加
   E. 不变
5. 黄嘌呤脱氢酶转化为黄嘌呤氧化酶需要有
   A. 镁依赖性蛋白水解酶
   B. 锌依赖性蛋白水解酶
   C. 钙依赖性蛋白水解酶
   D. 钼依赖性蛋白水解酶
   E. 铜依赖性蛋白水解酶
6. 自由基攻击的细胞成分不包括
   A. 膜脂质
   B. 蛋白质
   C. DNA
   D. 电解质
   E. 线粒体
7. 下述哪点不是细胞凋亡的形态学特征
   A. 有凋亡小体
   B. 细胞皱缩
   C. 核固缩
   D. 脂膜相对完整
   E. 细胞结构全面溶解
8. 下述有关前列环素的描述，哪点不正确
   A. 主要由血管内皮合成
   B. 具有扩血管作用
   C. 可抑制血小板聚集
   D. 可促进无复流现象的发生
   E. 属于组织源性炎症介质

【B_1 型题】

（9~13 题共用备选答案）
   A. $O_2^{\cdot-}$
   B. OH·
   C. H_2O_2
   D. O_2
   E. LOO·
9. 二甲基亚砜能消除
10. 过氧化氢酶能消除
11. β-胡萝卜素能消除
12. 超氧化物歧化酶能消除
13. 半衰期最长的氧自由基是

（14~18 题共用备选答案）
   A. 黄嘌呤
   B. 次黄嘌呤
   C. 尿酸
   D. 黄嘌呤氧化酶（XO）
   E. 黄嘌呤脱氢酶（XD）
14. 黄嘌呤氧化酶的前体是
15. $O_2^{\cdot-}$ 形成的主要催化酶是
16. 黄嘌呤氧化酶催化黄嘌呤可生成
17. 黄嘌呤氧化酶的作用底物除了黄嘌呤还有
18. 次黄嘌呤在黄嘌呤氧化酶催化下可直接生成

第八章　休　　克

【A_1 型题】

1. 休克概念是
   A. 休克是剧烈的震荡或打击
   B. 休克是急性外周动脉紧张度不足所致的周围循环衰竭
   C. 休克是一种综合征，临床表现为脸色苍白、四肢发凉、出冷汗、脉搏细速、尿量减少及血压降低
   D. 休克是微循环障碍、重要脏器的灌流不足和细胞功能代谢障碍的全身性危重的病理过程
   E. 休克是机体对外来强烈刺激调节能力的丧失
2. 成年人急性失血多少才能引起失血性休克
   A. 1000ml
   B. 1500ml
   C. 2000ml
   D. 2500ml
   E. 3000ml
3. 下列哪类不属于低血容量性休克的原因
   A. 失血

B. 烧伤
C. 挤压伤
D. 感染
E. 脱水

4. 高排低阻型休克最常见于下列哪类休克
A. 失血性休克
B. 烧伤性休克
C. 心源性休克
D. 感染性休克
E. 创伤性休克

5. 正常微循环的血流调节主要与
A. 交感神经的支配有关
B. 毛细血管前括约肌自身节律性舒缩有关
C. 局部体液因素有关
D. 全身体液因素有关
E. 毛细血管内皮细胞收缩有关

6. 休克时血压下降的主要发病机制是
A. 心功能不全
B. 外周动脉紧张度不足
C. 交感神经过度兴奋后衰竭
D. 血液中儿茶酚胺过低
E. 微循环淤滞，组织灌流不足

7. 休克Ⅰ期（微循环缺血期）微循环的变化下列哪项错误
A. 微动脉收缩
B. 后微动脉收缩
C. 毛细血管前括约肌收缩
D. 动静脉吻合支收缩
E. 微静脉收缩

8. 长期大量使用升压药治疗休克可加重休克的原因是
A. 机体对升压药物耐受性增强
B. 血管平滑肌对升压药物失去反应
C. 机体交感神经系统已处于衰竭
D. 升压药使微循环障碍加重
E. 机体丧失应激反应的能力

9. 休克Ⅱ期（微循环淤血期）微循环灌流的特点是
A. 少灌少流，灌少于流
B. 少灌多流，灌少于流
C. 灌而少流，灌大于流
D. 多灌多流，灌大于流
E. 多灌多流，灌少于流

10. 休克时钠泵运转失灵的机制是
A. 磷酸化酶的活性加强
B. 己糖激酶活性加强
C. 无氧酵解显著增强，乳酸生成增多
D. 有氧氧化减弱，使ATP生成显著减少
E. 糖原分解加强而耗竭

11. 休克时最常出现的酸碱失衡是
A. 代谢性碱中毒
B. 呼吸性酸中毒
C. AG正常型代谢性酸中毒
D. AG增高型代谢性酸中毒
E. 呼吸性酸中毒

12. 应用糖皮质激素治疗休克的主要机制是
A. 疏通微循环，扩张小血管
B. 稳定细胞膜和细胞器
C. 阻断儿茶酚胺的有害作用
D. 增强肝脏的解毒功能
E. 加强心肌收缩力

13. 失血性休克早期时，最易受损的器官是
A. 心脏
B. 脑
C. 肾
D. 肺
E. 肝

14. 诊断休克时发生急性肾衰竭的最主要的依据是
A. 少尿
B. 氮质血症
C. 多尿
D. 肾性高血压
E. 肾性贫血

【B_1型题】

（15~19题共用备选答案）
A. 过敏性休克
B. 感染性休克
C. 神经源性休克
D. 心源性休克
E. 低血容量性休克

15. 严重腹泻可发生
16. 心肌梗死可发生
17. 变态反应过发生
18. 剧烈疼痛可发生
19. 败血症可发生

（20~23题共用备选答案）
A. 扩张血管，增强心肌收缩力
B. 扩张血管，抑制血小板聚集
C. 收缩血管，增强心肌收缩力
D. 收缩血管，抑制心肌收缩力
E. 收缩血管，促进血小板聚集

20. 儿茶酚胺可
21. 前列环素可
22. 血栓素A_2可
23. 心肌抑制因子可

（24~26题共用备选答案）
A. 内毒素的作用
B. 自身输液
C. 血栓形成
D. 心肌损害
E. 内皮素的作用

24. 休克微循环缺血性缺氧期的机制为
25. 休克微循环淤血性缺血期的机制为
26. 休克微循环衰竭期的机制为

第九章 凝血与抗凝血平衡紊乱

【A_1 型题】

1. 弥散性血管内凝血（DIC）最主要的病理特征是
   A. 微循环中形成广泛的微血栓
   B. 凝血酶增加
   C. 纤溶过程亢进
   D. 凝血物质大量消耗
   E. 溶血性贫血
2. DIC 时血液凝固障碍表现为
   A. 血液凝固性增高
   B. 纤溶活性增高
   C. 先低凝后转为高凝
   D. 先高凝后转为低凝
   E. 高凝和低凝同时发生
3. 在 DIC 的原发病中，下列哪种疾病最常见
   A. 胎盘早期剥离
   B. 外伤
   C. 过敏性疾病
   D. 组织损伤
   E. 感染性疾病
4. 妊娠末期的产科意外容易诱发 DIC，主要是由于
   A. 单核吞噬细胞系统功能低下
   B. 血液处于高凝状态
   C. 微循环血流淤滞
   D. 纤溶系统活性增高
   E. 血中促凝物质含量增加
5. 急性胰腺炎时诱发 DIC 的机制与下列哪项有关
   A. 大量胰蛋白酶入血激活凝血酶原
   B. 大量组织凝血活酶入血
   C. 引起血管内皮广泛损伤
   D. 发热和粒细胞破坏增多
   E. 单核吞噬细胞系统功能障碍
6. 下列哪项是导致 DIC 发病的关键环节
   A. 凝血因子Ⅻ的激活
   B. 组织凝血因子大量入血
   C. 凝血酶大量激活
   D. 纤溶酶原激活物的生成
   E. 凝血因子Ⅴ的激活
7. 下列诸因素中哪项是引起 DIC 晚期出血的主要原因
   A. 纤维蛋白原减少
   B. 凝血酶减少
   C. 血管通透性增高
   D. 血小板减少
   E. 继发性纤溶功能亢进
8. 下列哪项实验项目属于 DIC 的筛选实验内容
   A. 血块溶解实验
   B. 血浆 FgDP 测定
   C. 凝血酶时间
   D. 部分凝血活酶时间
   E. 凝血酶原时间
9. 下列哪种是导致 DIC 患者出血的主要原因
   A. 肝脏合成凝血因子障碍
   B. 凝血物质被大量消耗
   C. 凝血因子Ⅻ被激活
   D. 抗凝血酶物质增加
   E. 血管通透性增高

【B_1 型题】

（10~14 题共用备选答案）

A. 凝血因子Ⅻ激活
B. 大量膜磷脂促凝
C. 组织因子大量入血
D. 其他促凝物质入血
E. 清除凝血物质的功能受损

10. 宫内死胎引起 DIC，主要是通过
11. 异型输血引起 DIC，主要是通过
12. 重度休克引起 DIC，主要是通过
13. 急性胰腺炎引起 DIC，主要是通过
14. 单核吞噬细胞系统功能障碍诱发 DIC，主要是通过

（15~17 题共用备选答案）

A. 凝血时间缩短
B. 纤维蛋白原含量减少
C. “3P” 试验呈阳性
D. FDP 含量减少
E. 凝血酶原时间延长

15. DIC 高凝期有
16. DIC 消耗性低凝期有
17. DIC 继发性纤溶亢进期有

（18~20 题共用备选答案）

A. 轻度 DIC
B. 重度 DIC
C. 急性 DIC
D. 慢性 DIC
E. 亚急性 DIC

18. 代偿型 DIC 见于
19. 失代偿型 DIC 见于
20. 过度代偿型 DIC 见于

第十章 心功能不全

【A_1 型题】

1. 下列哪项最符合心功能不全的概念
   A. 心脏每搏输出量降低
   B. 静脉回心血量超过心排血量
   C. 心排血量不能满足机体的需要

D. 心功能障碍引起大小循环充血
E. 伴有肺水肿或肝脾肿大和下肢水肿的综合征

2. 下列哪一种疾病伴有左心室前负荷明显加重
A. 主动脉瓣关闭不全
B. 心肌梗死
C. 高血压病
D. 心肌炎
E. 肥厚型心肌病

3. 容量负荷过重损害心功能的机制中，下列哪一项不可能
A. 容易发生心室过度扩张
B. 心室壁静息张力增加
C. 心肌氧耗量增加
D. 心排血量增加
E. 呼吸困难

4. 关于高排出量型心力衰竭下列哪项概念错误
A. 心排血量比心力衰竭前有所降低
B. 心排血量可稍高于正常水平
C. 外周血管扩张
D. 回心血量增多
E. 动静脉血氧含量差增大

5. 下列疾病中哪一种会出现低排出量型心力衰竭
A. 贫血
B. 维生素 B_1 缺乏症
C. 甲状腺功能亢进症
D. 高血压性心脏病
E. 动静脉瘘

6. 急性心力衰竭时下列哪项代偿方式不可能发生
A. 心率加快
B. 心脏紧张源性扩张
C. 交感神经兴奋
D. 心肌肥大
E. 血液重新分配

7. 下列疾病中最易发生向心性肥大的疾病是
A. 甲亢症
B. 严重贫血
C. 维生素 B_1 缺乏症
D. 高血压病
E. 主动脉瓣关闭不全

8. 心脏向心性肥大的本质是
A. 心肌细胞增生
B. 肌节的并联性增生
C. 肌节的串联性增生
D. 心肌纤维长度加大
E. 以上都不是

9. 下列病种中最易发生离心性肥大的疾病是
A. 高血压病
B. 主动脉瓣关闭不全
C. 主动脉瓣狭窄
D. 肺动脉高压
E. 以上都不是

10. 心肌肥大不平衡生长的器官水平特征是
A. 单位重量肥大心肌的毛细血管数目减少
B. 整个心脏重量的增长超过了心脏交感神经轴突的生长
C. 支配心脏的交感神经生长过快
D. 心肌细胞体积的增长过快
E. 心脏各部位不均匀生长

11. 肥大心肌细胞的表面相对不足的主要危害是
A. 影响细胞的进一步增大
B. 影响细胞的分裂成熟
C. 影响细胞吸收营养物质
D. 影响细胞氧供
E. 影响细胞转运离子的能力

12. 心肌肥大不平衡生长的细胞学特征是
A. 心肌细胞体积过度增大
B. 心肌细胞重量增加
C. 心肌细胞表面积增加
D. 心肌细胞表面积相对不足
E. 心肌细胞表面积和重量之比增大

13. 低排出量型心力衰竭时下列哪种变化不可能发生
A. 外周血管阻力降低
B. 心肌收缩力减弱
C. 心室残余血量增多
D. 循环时间延长
E. 休息时心率加快

14. 在同等条件下比较左心衰竭和右心衰竭，右心衰竭使心排血量减少更为显著，是因为
A. 肺循环有较大的顺应性
B. 体循环有较大的顺应性
C. 左心射血阻力较大
D. 右心射血阻力较小
E. 右心回心血量较多

15. 左心衰竭患者出现右心衰竭时表现出
A. 肺淤血继续存在
B. 肺水肿继续存在
C. 肺淤血减轻
D. 肺淤血合并体循环淤血
E. 肺循环和体循环都恢复正常

【B_1 型题】

（16~19 题共用备选答案）
A. 心肌能量生成障碍
B. 心肌顺应性降低
C. 心肌收缩蛋白破坏
D. 心肌能量贮存障碍
E. 心肌兴奋-收缩偶联障碍

16. 心肌梗死引起心肌收缩能力降低，主要因为
17. 维生素 B_1 缺乏引起心肌收缩能力降低，主要因为
18. 高血压性心脏病引起心肌收缩能力降低，主要因为
19. 急性心肌炎主要引起

（20~23 题共用备选答案）
A. 主动脉血压
B. 左心室舒张末期压力
C. 肺动脉血压
D. 中心静脉压
E. 右心室舒张末期压力

20. 能反映左心室前负荷的是
21. 能反映左心室后负荷的是
22. 能反映右心室前负荷的是
23. 能反映右心室后负荷的是

（24~27 题共用备选答案）
A. 肺动脉瓣狭窄
B. 肺动脉瓣关闭不全

C. 主动脉瓣狭窄
D. 主动脉瓣关闭不全
E. 心室间隔缺损

24. 上述病变中，可产生右心室容量负荷过度的是
25. 上述病变中，可产生左心室容量负荷过度的是
26. 上述病变中，可产生右心室压力负荷过度的是
27. 上述病变中，可产生左心室压力负荷过度的是

第十一章　呼吸功能不全

【A_1 型题】

1. 呼吸衰竭通常是指
A. 内呼吸功能障碍
B. 外呼吸功能严重障碍
C. 血液携带、运输氧障碍
D. 二氧化碳排出功能障碍
E. 呼吸系统病变造成机体缺氧

2. 呼吸衰竭最常见的病因是
A. 上呼吸道急性感染
B. 炎症使中央气道狭窄、阻塞
C. 过量麻醉药、镇静药应用
D. 肺栓塞
E. 慢性阻塞性肺疾患

3. 限制性通气不足是由于
A. 中央呼吸道阻塞
B. 外周呼吸道阻塞
C. 肺泡膜面积减小，膜厚度增加
D. 肺泡扩张受限制
E. 肺泡通气血流比例失调

4. 阻塞性通气不足是由于
A. 肺顺应性降低
B. 肺泡通气血流比例失调
C. 非弹性阻力增加
D. 肺泡扩张受限制
E. 肺循环短路增加

5. 以下哪项原因可以引起阻塞性通气不足
A. 气管痉挛收缩
B. 呼吸肌活动障碍
C. 严重的胸廓畸形
D. 肺泡表面活性物质减少
E. 肺叶切除

6. 重度慢性Ⅱ型呼吸衰竭患者通气冲动主要来自
A. 肺牵张感受器
B. 中枢化学感受器
C. 肺-毛细血管旁感受器（J感受器）
D. 颈动脉体化学感受器
E. 主动脉体化学感受器

7. 肺泡膜病变发生呼吸衰竭的主要机制是
A. 肺泡膜厚度增加
B. 肺泡膜面积减少
C. 肺泡通气血流比例失调
D. 呼吸功及耗能增加
E. 血液与肺泡接触时间过短

8. 一般情况下，下列哪项血气变化不会出现在肺弥散障碍时
A. PaO_2 降低
B. $PaCO_2$ 降低
C. PaO_2 降低伴 $PaCO_2$ 升高
D. $PaCO_2$ 正常
E. PaO_2 降低伴 $PaCO_2$ 正常

9. 呼吸衰竭导致右心衰竭的机制主要是
A. 外周血管扩张、阻力降低，静脉回流量增加
B. 慢性缺氧所致血量增多
C. 血液黏滞性增高
D. 肺泡气氧分压降低引起肺血管收缩
E. 肺小动脉壁增厚、管腔狭窄

10. 急性Ⅱ型呼吸衰竭患者血液中二氧化碳增高主要表现为
A. 溶解的二氧化碳增加
B. 碳酸增加
C. 氨基甲酸血红蛋白增加
D. 血浆重碳酸盐增加
E. 红细胞内重碳酸盐增加

11. 中枢神经系统出现不可逆性损害的 PaO_2 值为
A. PaO_2 3.0kPa（60mmHg）
B. PaO_2 6.7kPa（50mmHg）
C. PaO_2 5.3kPa（40mmHg）
D. PaO_2 4.0kPa（30mmHg）
E. PaO_2 2.7kPa（20mmHg）

12. 呼吸衰竭发生肾功能不全的最重要机制是
A. 缺氧直接损伤肾脏功能
B. 反射性肾血管收缩
C. 并发心功能不全
D. 并发 DIC
E. 并发休克

13. 肺源性心脏病的主要发病机制是
A. 用力呼气使胸内压升高，影响心脏舒张功能
B. 用力吸气使胸内压降低，使心脏外负压增加，增加右心收缩负荷
C. 缺氧、酸中毒导致肺小动脉收缩
D. 血液黏度增加
E. 肺毛细血管床大量破坏

14. Ⅱ型呼吸衰竭在导致肺性脑病的发生中起主要作用的是
A. 缺氧使脑血管扩张
B. 缺氧导致脑细胞酸中毒
C. 缺氧导致血管内皮细胞通透性升高形成脑间质水肿
D. 二氧化碳分压升高导致脑血流量增高和脑细胞酸中毒
E. 缺氧使细胞内 ATP 生成减少，影响 Na^+-K^+泵功能

15. 有缺氧伴 CO_2 潴留的呼吸衰竭患者不能进行高浓度吸氧，是因为
A. 诱发肺不张
B. 会消除外周化学感受器的兴奋性

C. 会引起氧中毒
D. 会使二氧化碳排除过快
E. 以上都不是

【B_1 型题】

（16~20题共用备选答案）
A. 限制性通气不足
B. 阻塞性通气不足
C. 功能性分流增加
D. 解剖性分流增加
E. 弥散障碍
16. 肺部肿瘤压迫气道可引起
17. 脑外伤可引起
18. 大叶性肺炎早期可引起
19. 肺泡毛细血管扩张可引起
20. 肺内动静脉短路大量开放可引起

（21~24题共用备选答案）
A. $PaCO_2\uparrow$
B. $PaO_2\downarrow$
C. $PaO_2\downarrow$，$PaCO_2$ 正常或↓
D. $PaO_2\downarrow$，$PaCO_2\uparrow$
21. 通气障碍时
22. 换气障碍时
23. 肺弥散功能障碍时
24. 肺泡通气与肺血流比例失调时

第十二章　肝功能不全

【A_1 型题】

1. 肝性脑病的正确概念应是
A. 肝脏疾病并发脑部疾病
B. 肝功能衰竭并发脑水肿
C. 肝功能衰竭所致的昏迷
D. 肝功能衰竭所致的精神紊乱性疾病
E. 肝功能衰竭所致的精神神经综合征
2. 外源性肝性脑病是指
A. 门-体型脑病
B. 肝细胞广泛坏死时出现的脑病
C. 急性暴发性肝功能衰竭引起的脑病
D. 肝胆病患引起的脑病
E. 反复发作的精神紊乱
3. 内源性肝性脑病是指
A. 门脉性肝硬化引起的脑病
B. 晚期血吸虫病引起的脑病
C. 肝细胞广泛坏死引起的脑病
D. 肝胆疾患引起的脑病
E. 以上都不是
4. 急性肝性脑病的常见原因是
A. 严重肝功能障碍的肝硬化
B. 门脉侧支循环的肝硬化
C. 广泛门脉侧支循环的肝硬化
D. 外科门-体分流术后的肝硬化
E. 暴发性病毒性肝炎
5. 严重肝脏病时氨清除不足的主要原因是
A. 谷氨酰胺合成障碍
B. 尿素合成障碍
C. 不能以酰胺形式储存于肾小管上皮细胞内
D. 谷氨酸合成障碍
E. 丙氨酸合成障碍
6. 血氨升高引起肝性脑病的机制是
A. 影响大脑皮质的兴奋传导过程
B. 使乙酰胆碱产生过多
C. 干扰脑细胞的能量代谢
D. 使脑干网状结构不能正常活动
E. 使去甲肾上腺素作用减弱
7. 假性神经递质的毒性作用是
A. 取代正常递质
B. 干扰去甲肾上腺素和多巴胺的功能
C. 阻碍三羧酸循环
D. 抑制糖酵解
E. 引起碱中毒
8. 急性肝功能不全常见于
A. 门脉性肝硬化
B. 晚期血吸虫病
C. 肝细胞广泛性坏死
D. 肝胆疾患
E. 以上都不是

【B_1 型题】

（9~13题共用备选答案）
A. 免疫功能障碍
B. 合成功能障碍
C. 解毒功能障碍
D. 凝血功能障碍
E. 分泌功能障碍
9. 肝性脑病是因为肝脏
10. 肝病并发感染是因为肝脏
11. 肝性水肿出现钠、水潴留，是因为肝脏
12. 肝病出现肠源性内毒素血症，是因为肝脏
13. 肝病易发生黄疸或肝内胆汁淤积是因为肝脏

（14~17题共用备选答案）
A. 感染
B. 消化道出血
C. 便秘
D. 腹水
E. 镇静药和麻醉剂使用不当
14. 上述诱发肝性脑病的因素中，最常见的是
15. 使肠内毒素物质生成、吸收增多，诱发肝性脑病是由于
16. 导致组织蛋白分解增强，氨生成增多，诱发肝性脑病是由于
17. 引起门脉血管扩张、肝组织缺血加重，诱发肝性脑病是由于

第十三章　肾功能不全

【A_1 型题】

1. 肾前性急性肾功能不全（ARI）的病因是
   A. 严重的低钾血症
   B. 急性肾小球肾炎
   C. 严重感染
   D. 前列腺增生
   E. 高胆红素血症
2. ARI 初期的主要发病机制是
   A. 肾小管原尿反流
   B. 肾小管阻塞
   C. 肾缺血
   D. 毛细血管内凝血
   E. 肾小管上皮细胞坏死
3. 慢性肾功能不全（CRI）最常见的病因是
   A. 肾小动脉硬化症
   B. 慢性肾盂肾炎
   C. 尿路慢性梗死
   D. 慢性肾小球肾炎
   E. 肾结核
4. CRI 时出血倾向主要是由于
   A. 红细胞脆性增加
   B. 血小板数量减少
   C. 血小板功能异常
   D. 促红素生成减少
   E. 铁的再利用障碍
5. ARI 多尿期的多尿发生机制是
   A. 肾小球滤过功能障碍
   B. 新生肾小管功能不成熟
   C. 近曲小管功能障碍
   D. 远曲小管功能障碍
   E. 原尿回漏减少
6. ARI 少尿期最严重的并发症是
   A. 代谢性酸中毒
   B. 水中毒
   C. 氮质血症
   D. 高镁血症
   E. 高钾血症
7. CRI 时，血磷增高可引起
   A. ATP 生成减少
   B. PTH 减少
   C. 肠道吸收钙减少
   D. 红细胞内 2, 3-DPG 减少
   E. 血红蛋白氧离曲线左移
8. CRI 时钙、磷代谢障碍表现为
   A. 血磷降低，血钙升高
   B. 血磷正常，血钙升高
   C. 血磷正常，血钙降低
   D. 血磷升高，血钙降低
   E. 血磷降低，血钙降低
9. 非少尿型 ARI 尿量相对较多的机制是
   A. 尿浓缩稀释功能障碍
   B. 尿浓缩功能障碍
   C. 尿稀释功能障碍
   D. GFR 下降
   E. 渗透性利尿
10. 肾缺血和肾中毒对肾小管上皮细胞的损伤多表现为
    A. 肾小管细胞坏死
    B. 肾小管形态、结构的病理变化
    C. 肾小管上皮细胞增生障碍
    D. 肾小管上皮细胞修复障碍
    E. 肾小管上皮细胞功能紊乱
11. ARI 时，肾毒性损伤的特点是
    A. 肾小管各段均可受累
    B. 并非每个肾单位都受累
    C. 肾上皮细胞与基底膜均受累
    D. 主要损伤近球小管，基底膜可完整
    E. 主要是由于肾持续缺血
12. CRI 时，快速纠正酸中毒产生手足抽搐的原因是
    A. 血磷升高
    B. 促进 Ca^{2+} 在肠道内形成磷酸钙
    C. 损伤肠黏膜，影响钙吸收
    D. 抑制骨钙脱落
    E. 钙解离度降低

【B_1 型题】

（13~17 题共用备选答案）
A. 慢性肾衰竭
B. 肾功能改善
C. 肾前性急性肾衰竭
D. 肾性急性肾衰竭
E. 肾后性急性肾衰竭

13. 休克早期能引起
14. 休克晚期能引起
15. 前列腺增生能引起
16. 慢性肾盂肾炎能引起
17. 肌内注射升汞过量能引起

（18~21 题共用备选答案）
A. 肾动脉硬化
B. 肾盂肾炎
C. 肾肿瘤
D. 急性肾小球肾炎
E. 重金属所致肾功能不全

18. 以肾小球损害为主的疾病是
19. 以肾小管损害为主的疾病是
20. 以肾间质损害为主的疾病是
21. 以肾血管损害为主的疾病是

（22~23 题共用备选答案）
A. 透明管型
B. 蜡样管型
C. 上皮细胞管型
D. 白细胞管型
E. 红细胞管型

22. 正常人尿中偶见
23. 慢性肾功能不全尿毒症时尿中常见

第八篇 药 理 学

第一章 药物效应动力学

【A_1 型题】

1. 治疗指数是指
   A. 比值越大就越不安全
   B. ED_{50}/LD_{50}
   C. ED_{50}/TD_{50}
   D. 比值越大，药物毒性越大
   E. LD_{50}/ED_{50}
2. 受体激动药的特点是
   A. 与受体有亲和力，有内在活性
   B. 与受体有亲和力，无内在活性
   C. 与受体无亲和力，有内在活性
   D. 与受体有亲和力，有弱的内在活性
   E. 与受体有弱亲和力，有强的内在活性
3. 受体阻断药的特点是
   A. 与受体有亲和力，有内在活性
   B. 与受体有亲和力，无内在活性
   C. 与受体无亲和力，有内在活性
   D. 与受体有亲和力，有弱的内在活性
   E. 与受体有弱亲和力，有强的内在活性
4. 半数有效量（ED_{50}）是
   A. 引起50%动物死亡的剂量
   B. 引起50%动物中毒的剂量
   C. 引起50%动物产生阳性反应的剂量
   D. 和50%受体结合的剂量
   E. 达到50%有效血药浓度的剂量
5. 下列哪个参数最能表示药物的安全性
   A. 最小有效量
   B. 极量
   C. 半数致死量
   D. 半数有效量
   E. 治疗指数
6. 药物的副反应是
   A. 药物本身固有的
   B. 较严重的药物不良反应
   C. 剂量过大时产生的不良反应
   D. 药物作用选择性
   E. 与药物治疗目的有关的效应
7. 药物不良反应
   A. 一般都很严重
   B. 发生在大剂量情况下
   C. 产生原因与药物作用的选择性高有关
   D. 可发生在治疗剂量
   E. 只是一种变态反应

【B_1 型题】

（8~12题共用备选答案）
A. 在剂量过大或药物在体内蓄积过多时发生的不良反应
B. 停药后血药浓度已降至阈浓度以下时残存的药理效应
C. 突然停药后原有疾病加剧
D. 反应性质与药物原有效应无关，用药理拮抗药解救无效
E. 一类先天遗传异常所致的反应

8. 停药反应是指
9. 变态反应是指
10. 毒性反应是指
11. 后遗效应是指
12. 特异质反应是指

第二章 药物代谢动力学

【A_1 型题】

1. 药物的生物利用度是指
   A. 药物经胃肠道进入门脉的分量
   B. 药物能吸收进入体循环的分量
   C. 药物吸收后达到作用点的分量
   D. 药物吸收后进入体内的相对速度
   E. 药物吸收进入体循环的相对分量和速度
2. 影响生物利用度较大的因素是
   A. 给药次数
   B. 给药时间
   C. 给药剂量
   D. 给药途径
   E. 年龄
3. 某弱酸性药物的pKa是3.4，在血浆中的解离百分率约为
   A. 1%
   B. 10%
   C. 90%
   D. 99%
   E. 99.99%
4. 硝酸甘油口服，经门静脉入

肝，在进入体循环的药量约10%，这说明该药
A. 活性低
B. 效能低
C. 首过消除显著
D. 排泄快
E. 首过消除不显著，排泄慢
5. 首过消除最显著的给药途径是
A. 舌下给药
B. 吸入给药
C. 静脉给药
D. 皮下给药
E. 口服给药
6. 影响药物转运的因素不包括
A. 药物的脂溶性
B. 药物的解离度
C. 体液的 pH
D. 胎盘屏障
E. 血脑屏障
7. 用药的间隔时间主要取决于
A. 药物与血浆蛋白的结合率
B. 药物的吸收速度
C. 药物的排泄速度
D. 药物的消除速度
E. 药物的分布速度
8. 易透过血脑屏障的药物具有特点为
A. 与血浆蛋白结合率高
B. 相对分子质量大
C. 极性大
D. 脂溶度高
E. 脂溶性低
9. 某药的消除符合一级动力学，其 $t_{1/2}$ 为 4 小时，在定时定量给药后，需经多少小时才能达到稳态血药浓度
A. 约 10 小时
B. 约 20 小时
C. 约 30 小时
D. 约 40 小时
E. 约 50 小时
10. 按一级动力学消除的药物的特点是
A. 药物的半衰期随剂量而改变
B. 并非为大多数药物的消除方式
C. 单位时间内实际消除的药量递减
D. 酶学中的米-曼公式与动力学公式相似
E. 以固定的间隔给药，体内血药浓度难以达到稳态

【B_1 型题】

（11~13 题共用备选答案）
A. 半衰期
B. 清除率
C. 消除速率常数
D. 零级动力学消除
E. 一级动力学消除
11. 单位时间内消除恒定的量是
12. $t_{1/2}$恒定的是
13. 单位时间内药物按一定比率消除是

第三章　胆碱受体激动药

【A_1 型题】

1. 毛果芸香碱（匹鲁卡品）对眼的作用表现为
A. 降低眼压、扩瞳、调节痉挛
B. 降低眼压、缩瞳、调节麻痹
C. 降低眼压、缩瞳、调节痉挛
D. 升高眼压、扩瞳、调节痉挛
E. 升高眼压、缩瞳、调节痉挛
2. 毛果芸香碱临床上主要用于治疗
A. 重症肌无力
B. 青光眼
C. 术后腹胀气
D. 房室传导阻滞
E. 有机磷农药中毒
3. 支配虹膜环形肌的是
A. N 受体
B. M 受体
C. α 受体
D. β 受体
E. 多巴胺受体
4. 毛果芸香碱对眼的调节作用是
A. 睫状肌松弛，悬韧带拉紧，晶状体变扁平
B. 睫状肌松弛，悬韧带放松，晶状体变凸
C. 睫状肌收缩，悬韧带拉紧，晶状体变凸
D. 睫状肌收缩，悬韧带拉紧，晶状体变扁平
E. 睫状肌收缩，悬韧带放松，晶状体变凸

第四章　抗胆碱酯酶药和胆碱酯酶复活药

【A_1 型题】

1. 新斯的明最强的作用是
A. 兴奋胃肠道平滑肌
B. 兴奋膀胱平滑肌
C. 缩小瞳孔
D. 兴奋骨骼肌
E. 增加腺体分泌
2. 新斯的明的药理作用是
A. 激活胆碱酯酶
B. 激动 M 受体
C. 抑制胆碱酯酶

D. 阻断M受体
E. 激动N受体
3. 有机磷农药中毒的机制是
A. 抑制磷酸二酯酶
B. 抑制单胺氧化酶
C. 抑制胆碱酯酶
D. 抑制腺苷酸环化酶
E. 直接激动胆碱受体
4. 下列哪个药物属于胆碱酯酶复活药
A. 新斯的明
B. 碘解磷定
C. 毒扁豆碱
D. 安贝氯铵
E. 阿托品
5. 美曲膦酯（敌百虫）口服中毒不能用下列哪种溶液洗胃
A. 高锰酸钾溶液
B. 生理盐水
C. 饮用水
D. 碳酸氢钠溶液
E. 醋酸溶液
6. 有机磷酸酯类急性中毒表现为
A. 腺体分泌减少、胃肠平滑肌兴奋
B. 膀胱逼尿肌松弛、呼吸肌麻痹
C. 支气管平滑肌松弛、唾液腺分泌增加
D. 神经节兴奋、心血管作用复杂
E. 脑内乙酰胆碱水平下降、瞳孔扩大
7. 有机磷酸酯类中毒症状中，不属于M样症状的是
A. 瞳孔缩小
B. 流涎流泪
C. 腹痛腹泻
D. 小便失禁
E. 肌肉震颤
8. 治疗重症肌无力首选
A. 毛果芸香碱
B. 乙酰胆碱
C. 毒扁豆碱
D. 新斯的明
E. 肾上腺素

【A_2型题】

9. 男性，60岁。诊断为重症肌无力。治疗过程中出现呼吸困难、多汗、流涎、瞳孔缩小，可能的原因是
A. 胆碱能系统亢进
B. 5-HT系统亢进
C. 肾上腺素能系统抑制
D. 胆碱能系统抑制
E. 肾上腺素能系统抑制

第五章　M胆碱受体阻断药

【A_1型题】

1. 阿托品对哪种平滑肌的松弛作用最强
A. 胃肠道
B. 胆管
C. 支气管
D. 输尿管
E. 幽门括约肌
2. 阿托品禁用于
A. 胃痉挛
B. 虹膜睫状体炎
C. 青光眼
D. 胆绞痛
E. 缓慢型心律失常
3. 阿托品不能引起
A. 心率加快
B. 眼内压下降
C. 口干
D. 视物模糊
E. 扩瞳
4. 阿托品抗休克的主要机制是
A. 加快心率，增加排出量
B. 扩张支气管，改善缺氧状态
C. 扩张血管，改善微循环
D. 兴奋中枢，改善呼吸
E. 收缩血管，升高血压
5. 阿托品中毒时可用下列何药治疗
A. 毛果芸香碱
B. 酚妥拉明
C. 东莨菪碱
D. 后马托品
E. 山莨菪碱
6. 阿托品用于治疗
A. 心源性休克
B. 过敏性休克
C. 失血性休克
D. 感染中毒性休克
E. 神经源性休克

第六章　肾上腺素受体激动药

【A_1型题】

1. 明显舒张肾血管，增加肾血流的药是
A. 肾上腺素
B. 异丙肾上腺素
C. 麻黄碱
D. 多巴胺
E. 去甲肾上腺素
2. 青霉素类引起的过敏性休克首选
A. 去甲肾上腺素
B. 异丙肾上腺素
C. 肾上腺素
D. 多巴胺
E. 麻黄碱
3. 休克和急性肾衰竭最好选用
A. 多巴胺

B. 多巴酚丁胺
C. 肾上腺素
D. 间羟胺
E. 阿托品

4. 治疗心搏骤停宜首选
A. 静脉滴注去甲肾上腺素
B. 舌下含异丙肾上腺素
C. 静脉滴注地高辛
D. 肌内注射尼可刹米
E. 心内注射肾上腺素

5. 治疗严重房室传导阻滞宜选用
A. 肾上腺素
B. 去甲肾上腺素
C. 异丙肾上腺素
D. 阿托品
E. 氨茶碱

6. 多巴胺药理作用不包括
A. 减少肾血流量，使尿量减少
B. 对血管平滑肌 β_2 受体作用很弱
C. 直接激动心脏 β_1 受体
D. 激动血管平滑肌多巴胺受体
E. 间接促进去甲肾上腺素释放

7. 多巴胺舒张肾血管是由于
A. 激动 β 受体
B. 阻断 α 受体
C. 激动 M 胆碱受体
D. 激动多巴胺受体
E. 使组胺释放

8. 急性肾衰竭时，可用何药与利尿药配伍来增加尿量
A. 多巴胺
B. 麻黄碱
C. 去甲肾上腺素
D. 异丙肾上腺素
E. 肾上腺素

9. 肾上腺素与异丙肾上腺素共同的适应证是
A. 过敏性休克
B. 房室传导阻滞
C. 与局麻药配伍，延长局麻药的作用时间
D. 支气管哮喘
E. 局部止血

10. 为了延长局麻药的局麻作用和减少不良反应，可加用
A. 肾上腺素
B. 异丙肾上腺素
C. 多巴胺
D. 去甲肾上腺素
E. 麻黄碱

11. 下列哪个药物不宜做肌内注射
A. 肾上腺素
B. 去甲肾上腺素
C. 异丙肾上腺素
D. 间羟胺
E. 麻黄碱

【A_2 型题】

12. 女性，25 岁。因心脏手术，术中麻醉药过量，患者出现呼吸、心搏骤停，此时除进行人工呼吸及心脏按压外，应采取哪项急救措施
A. 静脉注射毛花苷 C
B. 静脉滴注去甲肾上腺素
C. 心内注射阿托品
D. 心内注射肾上腺素
E. 静脉注射异丙肾上腺素

13. 男性，18 岁。因寒战、发热、咽痛来诊。经检查：体温 39℃，双侧扁桃体肿大 Ⅱ 度，诊断为急性扁桃体炎，决定用青霉素。青霉素皮试（-）。但注射青霉素后，患者突感头晕、恶心、呕吐，全身湿冷，面色苍白，血压已测不到。此时该用何药抢救
A. 去甲肾上腺素
B. 多巴胺
C. 肾上腺素
D. 间羟胺
E. 山莨菪碱

14. 男性，37 岁。在心脏手术过程中，患者心电图表明：突然发生三度房室传导阻滞。此时该用何药作紧急处置
A. 静脉注射阿托品
B. 静脉滴注异丙肾上腺素
C. 静脉注射肾上腺素
D. 静脉滴注山莨菪碱
E. 静脉滴注去甲肾上腺素

15. 女性，15 岁。因突发寒战、高热、呕吐入院。经检查：血压 70/40mmHg，脑膜刺激征阳性，WBC 25×10^9/L，中性粒细胞 0.90，脑脊液涂片发现革兰阴性双球菌。患者四肢厥冷，口唇发绀，面色苍白，确诊后，立即给青霉素抗感染。此外还应给哪种药治疗
A. 肾上腺素
B. 多巴胺
C. 去甲肾上腺素
D. 阿托品
E. 东莨菪碱

【B_1 型题】

（16～18 题共用备选答案）
A. α 受体
B. β_1 受体
C. β_2 受体
D. M 受体
E. N_2 受体

16. 激动时引起支气管平滑肌松弛的是
17. 激动时使血管平滑肌收缩的是
18. 激动时使骨骼肌收缩的是

第七章　肾上腺素受体阻断药

【A_1型题】

1. 外周血管痉挛性疾病可选用
   A. 山莨菪碱
   B. 异丙肾上腺素
   C. 酚妥拉明
   D. 普萘洛尔
   E. 间羟胺
2. 下列哪个药物能诱发支气管哮喘
   A. 酚妥拉明
   B. 普萘洛尔
   C. 酚苄明
   D. 洛贝林
   E. 阿托品
3. 能翻转肾上腺素升压作用的药物是
   A. M受体阻断药
   B. N受体阻断药
   C. β受体阻断药
   D. α受体阻断药
   E. H_1受体阻断药
4. β受体阻断药
   A. 可使心率加快、心排血量增加
   B. 有时可诱发或加重哮喘发作
   C. 促进脂肪分解
   D. 促进肾素分泌
   E. 升高眼压
5. 下面哪种情况禁用β受体阻断药
   A. 心绞痛
   B. 快速性心律失常
   C. 高血压
   D. 房室传导阻滞
   E. 甲状腺功能亢进
6. 普萘洛尔没有下列哪种作用
   A. 减弱心肌收缩力
   B. 松弛支气管平滑肌
   C. 收缩血管
   D. 降低心肌耗氧量
   E. 减少肾素释放
7. 下列β受体阻断药中哪个兼有α受体阻断作用
   A. 普萘洛尔
   B. 美托洛尔
   C. 拉贝洛尔
   D. 噻吗洛尔
   E. 吲哚洛尔
8. 关于普萘洛尔的叙述，哪项正确
   A. 口服难吸收，生物利用度低
   B. 选择性阻断β_1受体
   C. 有内在拟交感活性
   D. 可用于哮喘病患者
   E. 对β_1、β_2受体无选择性
9. 普萘洛尔阻断突触前膜上的β受体，可引起
   A. 去甲肾上腺素释放减少
   B. 去甲肾上腺素释放增加
   C. 去甲肾上腺素释放无变化
   D. 心率增加
   E. 外周血管收缩
10. 下列哪项不是普萘洛尔的作用
   A. 内在拟交感活性
   B. 抗血小板聚集作用
   C. 降低眼内压作用
   D. 减少肾素释放
   E. 抑制脂肪分解
11. 下列哪项不是β受体阻断药的适应证
   A. 高血压
   B. 甲状腺功能亢进
   C. 窦性心动过速
   D. 心绞痛
   E. 支气管哮喘

【B_1型题】

（12~14题共用备选答案）
   A. 普萘洛尔
   B. 拉贝洛尔
   C. 阿托品
   D. 酚妥拉明
   E. 美托洛尔
12. 选择性阻断β_1受体的是
13. 既阻断β_1又阻断β_2受体的是
14. 既阻断β受体又阻断α受体的是

第八章　局部麻醉药

【A_1型题】

1. 局麻药引起局麻作用的电生理学机制是
   A. 促进Na^+内流
   B. 阻止Na^+内流
   C. 促进Ca^{2+}内流
   D. 阻止Ca^{2+}内流
   E. 阻止K^+外流
2. 丁卡因
   A. 可用于浸润麻醉
   B. 脂溶性低
   C. 穿透力弱
   D. 作用较普鲁卡因弱
   E. 可用于表面麻醉
3. 毒性最大的局麻药是
   A. 普鲁卡因
   B. 利多卡因
   C. 丁卡因
   D. 丁哌卡因
   E. 依替卡因
4. 局麻作用起效快、作用强维持时间长且安全范围大的药物是
   A. 普鲁卡因
   B. 利多卡因
   C. 丁卡因
   D. 丁哌卡因
   E. 依替卡因

5. 普鲁卡因不宜用于哪种麻醉
   A. 表面麻醉
   B. 浸润麻醉
   C. 传导麻醉
   D. 硬膜外麻醉
   E. 蛛网膜下腔麻醉

第九章　镇静催眠药

【A_1型题】

1. 地西泮抗焦虑的主要作用部位是
   A. 边缘系统
   B. 大脑皮质
   C. 黑质-纹状体
   D. 下丘脑
   E. 脑干网状结构
2. 关于地西泮的叙述，哪项错误
   A. 肌内注射吸收慢而不规则
   B. 口服治疗量对呼吸和循环影响小
   C. 较大剂量易引起全身麻醉
   D. 可用于治疗癫痫持续状态
   E. 其代谢产物也有生物活性
3. 苯二氮䓬类药物的作用机制是
   A. 直接和 GABA 受体结合，增加 GABA 神经元的功能
   B. 与苯二氮䓬受体结合，生成新的抑制性蛋白起作用
   C. 不通过受体，直接抑制中枢神经系统的功能
   D. 与其受体结合后促进 GABA 与相应受体结合，增加 Cl^-通道开放频率
   E. 与其受体结合后促进 GABA 与相应受体结合，增加 Cl^-通道开放的时间
4. 兼有镇静、催眠、抗惊厥、抗癫痫作用的药物是
   A. 苯妥英钠
   B. 地西泮
   C. 水合氯醛
   D. 扑米酮
   E. 司可巴比妥
5. 苯二氮䓬类药物作用特点为
   A. 对快动眼睡眠时相影响大
   B. 没有抗惊厥作用
   C. 没有抗焦虑作用
   D. 无停药反跳
   E. 可缩短睡眠诱导时间

第十章　抗癫痫药和抗惊厥药

【A_1型题】

1. 癫痫复杂部分性发作的首选药物是
   A. 地西泮
   B. 扑米酮
   C. 丙戊酸钠
   D. 卡马西平
   E. 苯巴比妥
2. 下列哪种药物属于广谱抗癫痫药物
   A. 苯巴比妥
   B. 苯妥英钠
   C. 丙戊酸钠
   D. 硝西泮
   E. 乙琥胺
3. 苯二氮䓬类药物的作用特点是
   A. 作用部位主要在脑干网状结构
   B. 对大脑损伤引起的肌肉僵直无作用
   C. 小剂量药物无抗焦虑作用
   D. 停药后代偿性反跳较明显
   E. 对快动眼睡眠时相影响较小
4. 关于苯二氮䓬类药物的叙述，哪项错误
   A. 是最常用的镇静催眠药
   B. 治疗焦虑症有效
   C. 可用于小儿高热惊厥
   D. 可用于心脏电复律前给药
   E. 长期用药不产生耐受性和依赖性
5. 三叉神经痛首选
   A. 氯硝西泮
   B. 苯妥英钠
   C. 卡马西平
   D. 氯丙嗪
   E. 丙米嗪
6. 对癫痫小发作疗效最好的药物是
   A. 乙琥胺
   B. 卡马西平
   C. 丙戊酸钠
   D. 地西泮
   E. 扑米酮
7. 治疗癫痫持续状态的首选药物是
   A. 苯妥英钠
   B. 苯巴比妥钠
   C. 硫喷妥钠
   D. 地西泮
   E. 水合氯醛

【A_2型题】

8. 一位临产孕妇，突感头痛，恶心，相继发生抽搐，查血压为160/100mmHg，下肢水肿。对此患者最适用哪种抗惊厥药
   A. 地西泮
   B. 水合氯醛
   C. 苯巴比妥钠
   D. 硫酸镁
   E. 硫喷妥钠
9. 一名癫痫大发作的患者，因服用过量的苯巴比妥而引起昏迷，呼吸微弱，送医院急救。不该采取哪项措施
   A. 人工呼吸
   B. 静脉滴注呋塞米
   C. 静脉滴注碳酸氢钠
   D. 静脉滴注氯化铵

E. 静脉滴注贝美格

【B₁型题】

（10~12题共用备选答案）
A. 乙琥胺
B. 苯妥英钠
C. 地西泮
D. 丙戊酸钠
E. 硫酸镁

10. 对各型癫痫都有效的药物是
11. 能诱导肝药酶加速自身代谢的药物是
12. 对癫痫小发作最好选用

第十一章 抗帕金森病药

【A_1型题】

1. 增加左旋多巴疗效，减少不良反应的药物是
A. 卡比多巴
B. 维生素B_6
C. 利血平
D. 苯海索
E. 苯乙肼
2. 用左旋多巴或M受体阻断药治疗震颤麻痹（帕金森病），不能缓解的症状是
A. 肌肉强直
B. 随意运动减少
C. 动作缓慢
D. 面部表情呆板
E. 静止性震颤
3. 苯海索治疗帕金森病的作用机制是
A. 中枢抗胆碱作用
B. 激活多巴胺受体
C. 减少多巴胺降解
D. 抑制多巴胺再摄取
E. 提高脑内多巴胺浓度
4. 左旋多巴抗帕金森病的作用机制是
A. 在外周脱羧变成多巴胺起作用
B. 促进脑内多巴胺能神经释放递质起作用
C. 进入脑后脱羧生成多巴胺起作用
D. 在脑内直接激动多巴胺受体
E. 在脑内抑制多巴胺再摄取
5. 对苯海索的叙述，哪项错误
A. 阻断中枢胆碱受体
B. 对帕金森病疗效不如左旋多巴
C. 对氯丙嗪引起的震颤麻痹无效
D. 对僵直和运动困难疗效差
E. 外周抗胆碱作用比阿托品弱

【A_2型题】

6. 男性，45岁。因患严重精神分裂症，用氯丙嗪治疗，两年来用的氯丙嗪量逐渐增加至600mg/d，才能较满意的控制症状，但近日出现肌肉震颤、动作迟缓、流涎等症状。对此，应选何药纠正
A. 苯海索
B. 左旋多巴
C. 金刚烷胺
D. 地西泮
E. 溴隐亭

第十二章 抗精神失常药

【A_1型题】

1. 属于心境稳定剂的药物是
A. 碳酸锂
B. 氢氧化铝
C. 硫酸镁
D. 苯妥英钠
E. 氟哌啶醇
2. 关于氯丙嗪的应用，哪项错误
A. 人工冬眠疗法
B. 精神分裂症
C. 药物引起的呕吐
D. 晕动病引起的呕吐
E. 躁狂症
3. 对氯丙嗪叙述错误的是
A. 对刺激前庭引起的呕吐有效
B. 可使正常人体温下降
C. 可加强苯二氮䓬类药物的催眠作用
D. 可阻断脑内多巴胺受体
E. 可抑制糖皮质激素的分泌
4. 长期应用氯丙嗪的患者停药后可出现
A. 帕金森综合征
B. 静坐不能
C. 迟发性运动障碍
D. 急性肌张力障碍
E. 直立性低血压
5. 氯丙嗪引起的血压下降不能用哪种药纠正
A. 甲氧明
B. 肾上腺素
C. 去氧肾上腺素
D. 去甲肾上腺素
E. 间羟胺
6. 氯丙嗪抗精神病的作用机制是阻断
A. 中枢α肾上腺素受体
B. 中枢β肾上腺素受体
C. 中脑边缘系和中脑皮质通路D_2受体
D. 黑质－纹状体通路中的5-HT_1受体
E. 结节漏斗通路的D_2受体

7. 氯丙嗪引起锥体外系反应是由于阻断
   A. 结节漏斗通路中的 D_2 受体
   B. 黑质－纹状体通路中的 D_2 受体
   C. 中脑边缘系中的 D_2 受体
   D. 中脑皮质通路中的 D_2 受体
   E. 中枢 M 胆碱受体
8. 米帕明（丙米嗪）抗抑郁症的机制是
   A. 促进脑内 NA 和 5-HT 释放
   B. 抑制脑内 NA 和 5-HT 释放
   C. 促进脑内 NA 和 5-HT 再摄取
   D. 抑制脑内 NA 和 5-HT 再摄取
   E. 激活脑内 D_2 受体
9. 氯丙嗪引起的低血压状态应选用
   A. 多巴胺
   B. 肾上腺素
   C. 麻黄碱
   D. 异丙肾上腺素
   E. 去甲肾上腺素
10. 碳酸锂中毒的早期症状为
   A. 厌食、恶心、呕吐等胃肠道反应
   B. 震颤、共济失调
   C. 发热、定向障碍
   D. 癫痫大发作
   E. 下肢水肿、多尿
11. 其他药物治疗无效的精神病例可选用
   A. 氯氮平
   B. 氟奋乃静
   C. 三氟拉嗪
   D. 氯丙嗪
   E. 硫利达嗪
12. 治疗精神分裂症的首选药物是
   A. 氯氮平
   B. 三氟拉嗪
   C. 氟哌啶醇
   D. 地西泮
   E. 氯普噻吨

【B_1 型题】

（13～14 题共用备选答案）
   A. 碳酸锂
   B. 丙米嗪
   C. 氯丙嗪
   D. 奋乃静
   E. 五氟利多
13. 躁狂症首选
14. 抑郁症首选

（15～17 题共用备选答案）
   A. 对心肌有奎尼丁样作用
   B. 使突触间隙的 NA 浓度下降
   C. 阻断 N 胆碱受体
   D. 阻断 D_2 样受体
   E. 阻断中枢 5-HT 受体
15. 氯丙嗪作用机制为
16. 丙米嗪的作用有
17. 碳酸锂作用机制为

第十三章　镇　痛　药

【A_1 型题】

1. 吗啡对中枢神经系统的作用是
   A. 镇痛，镇静，催眠，呼吸抑制，镇吐
   B. 镇痛，镇静，镇咳，缩瞳，致吐
   C. 镇痛，镇静，镇咳，呼吸兴奋
   D. 镇痛，镇静，镇吐，呼吸抑制
   E. 镇痛，镇静，扩瞳，呼吸抑制
2. 吗啡镇痛作用机制是
   A. 阻断脑室、导水管周围灰质的阿片受体
   B. 激动脑室、导水管周围灰质的阿片受体
   C. 抑制前列腺素合成，降低对致痛物质的敏感性
   D. 阻断大脑边缘系统的阿片受体
   E. 激动中脑盖前核的阿片受体
3. 吗啡禁用于
   A. 分娩镇痛
   B. 胃肠绞痛
   C. 肾绞痛
   D. 晚期癌痛
   E. 心肌梗死剧痛
4. 吗啡的适应证为
   A. 颅脑外伤疼痛
   B. 诊断未明急腹症疼痛
   C. 哺乳期妇女镇痛
   D. 分娩镇痛
   E. 急性严重创伤、烧伤所致疼痛
5. 心源性哮喘宜选用
   A. 肾上腺素
   B. 去甲肾上腺素
   C. 异丙肾上腺素
   D. 哌替啶
   E. 多巴胺
6. 下列叙述中，错误的是
   A. 可待因的镇咳作用比吗啡强
   B. 纳洛酮是阿片受体阻断药
   C. 喷他佐辛久用不易成瘾
   D. 吗啡是阿片受体激动药
   E. 吗啡和哌替啶都能用于心源性哮喘
7. 哌替啶不能单独治疗胆绞痛的原因是
   A. 对胆道平滑肌无作用
   B. 引起胆道括约肌的痉挛
   C. 易成瘾
   D. 抑制呼吸
   E. 镇痛强度不如吗啡
8. 广泛地应用于治疗海洛因成瘾的药物是
   A. 吗啡
   B. 美沙酮
   C. 哌替啶

D. 纳曲酮
E. 曲马朵

9. 成瘾性最小的镇痛药是
A. 吗啡
B. 芬太尼
C. 哌替啶
D. 喷他佐辛
E. 美沙酮

10. 不属于哌替啶适应证的是
A. 术后镇痛
B. 人工冬眠
C. 支气管哮喘
D. 麻醉前给药
E. 心源性哮喘

11. 吗啡禁用于分娩镇痛，是由于
A. 可致新生儿便秘
B. 易产生成瘾性
C. 易在新生儿体内蓄积
D. 镇痛效果差
E. 可抑制新生儿呼吸

【A_2 型题】

12. 男性，56 岁。有急性心肌梗死病史，经治疗好转后，停药月余，昨夜突发剧咳而憋醒，不能平卧，咳粉红色泡沫样痰，烦躁不安。心率 130 次/分，血压 21.3/12.6kPa（160/95mmHg），两肺有小水泡音。诊断为急性左心衰竭、心源性哮喘。问用哪种药物治疗最适宜
A. 阿托品
B. 吗啡
C. 去甲肾上腺素
D. 卡托普利
E. 纳洛酮

【B_1 型题】

（13~14 题共用备选答案）
A. 喷他佐辛
B. 罗通定
C. 曲马朵
D. 芬太尼
E. 纳洛酮

13. 阿片受体阻断药是
14. 镇痛作用最强的是

第十四章　解热镇痛抗炎药

【A_1 型题】

1. 解热镇痛抗炎药的作用机制是
A. 直接抑制中枢神经系统
B. 直接抑制 PG 的生物效应
C. 抑制 PG 的生物合成
D. 减少 PG 的分解代谢
E. 减少缓激肽分解代谢

2. 胃溃疡患者宜选用哪种解热镇痛药
A. 对乙酰氨基酚
B. 吲哚美辛
C. 保泰松
D. 吡罗昔康
E. 布洛芬

3. 小剂量阿司匹林预防血栓形成的机制是
A. 抑制磷脂酶
B. 抑制 TXA_2 的合成
C. 减少 PGI_2 的合成
D. 抑制凝血酶原
E. 减少花生四烯酸的合成

4. 阿司匹林没有哪种作用
A. 抑制环加氧酶
B. 抗炎抗风湿
C. 抑制 PG 合成，易造成胃黏膜损伤
D. 高剂量时才能抑制血小板聚集
E. 高剂量时也能抑制 PGI_2 的合成

5. 对解热镇痛抗炎药的正确叙述是
A. 对各种疼痛都有效
B. 镇痛的作用部位主要在中枢
C. 对各种炎症都有效
D. 解热、镇痛和抗炎作用与抑制 PG 合成有关
E. 抑制缓激肽的生物合成

6. 抑制 PG 合成酶作用最强的药物是
A. 阿司匹林
B. 吲哚美辛
C. 保泰松
D. 对乙酰氨基酚
E. 布洛芬

7. 解热镇痛作用强而抗炎作用很弱的药物是
A. 吲哚美辛
B. 吡罗昔康
C. 布洛芬
D. 双氯芬酸
E. 对乙酰氨基酚

8. 不用于治疗风湿性关节炎的药物是
A. 阿司匹林
B. 对乙酰氨基酚
C. 羟基保泰松
D. 吲哚美辛
E. 舒林酸

9. 哪一项不是阿司匹林的不良反应
A. 胃黏膜糜烂及出血
B. 出血时间延长
C. 溶血性贫血
D. 诱发哮喘
E. 血管神经性水肿

10. 可引起水杨酸反应的药物是
A. 阿司匹林
B. 非那西丁
C. 保泰松
D. 对乙酰氨基酚
E. 羟基保泰松

【A_2 型题】

11. 男性，42 岁。有胃溃疡病史。近日发现手指关节肿胀、疼痛，早晨起床后感到指关节明显僵硬，活动后减轻。经实验室检查后确诊为类风湿关节

炎。应选用哪种药物治疗
A. 阿司匹林
B. 对乙酰氨基酚
C. 布洛芬
D. 吗啡
E. 吡罗昔康

12. 女孩，12 岁。3 周前患急性扁桃体炎。突然出现窦性心动过速，心搏微弱，心尖区有收缩期吹风样杂音。实验室检查有链球菌感染。确诊为急性风湿热，除用青霉素控制链球菌感染外，应选哪种药治疗
A. 阿司匹林
B. 布洛芬
C. 对乙酰氨基酚
D. 保泰松
E. 吲哚美辛

13. 女性，32 岁。因气候突变，感到头痛、鼻塞，体温 37.2℃，自认为感冒，便服阿司匹林 1 片，30min 后突感不适，呼吸困难、大汗。产生这些症状的原因是
A. 阿司匹林过量
B. 冷空气对呼吸道的刺激
C. 阿司匹林增加 TXA_2 生成
D. 阿司匹林抑制 PGI_2 的合成
E. 阿司匹林抑制 PG 合成，使白三烯增多

第十五章　钙通道阻滞药

【A_1 型题】

1. 对心肌收缩力抑制作用最强的钙通道阻滞药是
A. 尼莫地平
B. 尼群地平
C. 硝苯地平
D. 地尔硫䓬
E. 维拉帕米

2. 对脑血管具有较强扩张作用的钙通道阻滞药是
A. 维拉帕米
B. 硝苯地平
C. 尼莫地平
D. 地尔硫䓬
E. 戈洛帕米

3. 血浆半衰期最长钙通道阻滞药是
A. 硝苯地平
B. 尼卡地平
C. 氨氯地平
D. 尼索地平
E. 尼群地平

4. 维拉帕米对哪种心律失常疗效最好
A. 房室传导阻滞
B. 室性心动过速
C. 室性期前收缩
D. 阵发性室上性心动过速
E. 强心苷过量的心律失常

5. 阵发性室上性心动过速首选
A. 维拉帕米
B. 硝苯地平
C. 尼卡地平
D. 尼索地平
E. 地尔硫䓬

6. 属于苯烷胺类选择性钙通道阻滞药是
A. 硝苯地平
B. 维拉帕米
C. 普尼拉明
D. 哌克昔林
E. 氟桂利嗪

7. 选择性钙通道阻滞药是
A. 氟桂利嗪
B. 普尼拉明
C. 哌克昔林
D. 硝苯地平
E. 桂利嗪

8. 关于维拉帕米的叙述，哪项错误
A. 可用于治疗心绞痛
B. 可用于治疗高血压
C. 可用于治疗阵发性室上性心动过速
D. 禁用于有传导阻滞的患者
E. 禁用于心房颤动的患者

9. 关于硝苯地平，哪项错误
A. 是二氢吡啶类钙通道阻滞药
B. 口服吸收迅速而完全
C. 主要的不良反应是低血压
D. 可用于治疗心律失常
E. 可用于治疗高血压和心绞痛

10. 关于维拉帕米，哪项错误
A. 是治疗阵发性室上性心动过速的首选药
B. 对肥厚型心肌病无效
C. 能改善心室的舒张功能
D. 禁用于严重心衰的患者
E. 能增加缺血心肌的冠脉流量

【A_2 型题】

11. 男性，62 岁。因房颤入院，用地高辛后心室率得到控制，并以 0.5 mg/d 地高辛维持。因患者有心绞痛病史，为预防心绞痛而用一种抗心绞痛的药物，用药期间患者出现传导阻滞，你认为最可能是合并应用了哪种药物
A. 硝酸甘油
B. 硝苯地平
C. 维拉帕米
D. 硝酸异山梨酯
E. 美托洛尔

12. 男性，58 岁。因 2 天前突然严重头痛、恶心、呕吐伴有颈项强直而入院，穿刺检查证明颅内压增高。除一般治疗外，为防治脑血管痉挛，宜选用
A. 硝苯地平
B. 维拉帕米
C. 地尔硫䓬

D. 尼卡地平
E. 氟桂利嗪

【B_1 型题】

（13~16 题共用备选答案）

A. 氟桂利嗪
B. 硝苯地平
C. 地尔硫䓬
D. 维拉帕米
E. 氨氯地平

13. 选择性舒张脑血管的药物是
14. $t_{1/2}$最长的药物是
15. 易引起反射性交感神经兴奋、心率加快的药物是
16. 非选择性的钙通道阻滞药是

第十六章　抗心律失常药

【A_1 型题】

1. 治疗阵发性室上性心动过速的首选药是
   A. 奎尼丁
   B. 苯妥英钠
   C. 维拉帕米
   D. 普萘洛尔
   E. 利多卡因
2. 治疗地高辛引起的室性早搏（期前收缩）的首选药是
   A. 奎尼丁
   B. 苯妥英钠
   C. 利多卡因
   D. 胺碘酮
   E. 普鲁卡因胺
3. 治疗急性心肌梗死引起的室性心动过速的首选药是
   A. 奎尼丁
   B. 普鲁卡因胺
   C. 普萘洛尔
   D. 利多卡因
   E. 维拉帕米
4. 哪种药物对心房颤动无效
   A. 奎尼丁
   B. 地高辛
   C. 普萘洛尔
   D. 胺碘酮
   E. 利多卡因
5. 对地高辛引起的窦性心动过缓和轻度房室传导阻滞最好选用
   A. 阿托品
   B. 异丙肾上腺素
   C. 苯妥英钠
   D. 肾上腺素
   E. 氯化钾
6. 奎尼丁最严重的不良反应是
   A. 金鸡纳反应
   B. 药热，血小板减少
   C. 奎尼丁晕厥
   D. 胃肠道反应
   E. 心室率加快
7. 胺碘酮
   A. 延长 APD，阻滞 Na^+内流
   B. 缩短 APD，阻滞 Na^+内流
   C. 延长 ERP，促进 K^+外流
   D. 缩短 APD，阻断 β 受体
   E. 缩短 ERP，阻断 α 受体
8. 利多卡因对哪种心律失常无效
   A. 心室颤动
   B. 室性期前收缩
   C. 室上性心动过速
   D. 强心苷引起的室性心律失常
   E. 心肌梗死所致的室性早搏
9. 关于普萘洛尔抗心律失常的机制，哪项错误
   A. 阻断心肌 β 受体
   B. 降低窦房结的自律性
   C. 降低浦肯野纤维的自律性
   D. 治疗量就延长浦肯野纤维的有效不应期
   E. 延长房室结的有效不应期
10. 关于利多卡因的抗心律失常作用，哪项错误
   A. 是窄谱抗心律失常药
   B. 能缩短浦肯野纤维的动作电位时程和有效不应期
   C. 对传导速度的作用，受细胞外液 K^+浓度的影响
   D. 对心肌的直接作用是抑 Na^+内流，促 K^+外流
   E. 治疗剂量就能降低窦房结的自律性
11. 与胺碘酮延长心室肌 APD 作用机制有关的主要离子通道是
   A. 钠通道
   B. 钙通道
   C. 镁通道
   D. 氯通道
   E. 钾通道
12. 抗心律失常谱广而 $t_{1/2}$ 长的药物是
   A. 奎尼丁
   B. 普萘洛尔
   C. 胺碘酮
   D. 普罗帕酮
   E. 普鲁卡因胺
13. 阵发性室上性心动过速并发变异型心绞痛，宜采用下述何种药物治疗
   A. 维拉帕米
   B. 利多卡因
   C. 普鲁卡因胺
   D. 奎尼丁
   E. 普萘洛尔

【A_2 型题】

14. 女性，54 岁。有甲亢病史，近日因过劳和精神刺激而出现失眠、心悸、胸闷。体检见心率 160 次/分，心电有明显的心肌缺血改变、窦性心律不齐。此时最好选用
   A. 胺碘酮
   B. 奎尼丁
   C. 普鲁卡因胺
   D. 普萘洛尔
   E. 利多卡因
15. 男性，42 岁。因心悸、胸闷 5 天入院，心电图显示频发性室性期前收缩，宜选用哪种抗心律失常药
   A. 胺碘酮

B. 索他洛尔
C. 美西律
D. 奎尼丁
E. 普罗帕酮

16. 女性，45 岁。有心肌缺血病史，经治疗后几年来一直健康。近日突然出现心悸、气促，数分钟后自然缓解，每日发作数次，发作时常伴有心绞痛症状。经心电图检查认为阵发性室上性心动过速，此时最好选用
A. 普鲁卡因胺
B. 硝苯地平
C. 维拉帕米
D. 索他洛尔
E. 普罗帕酮

【B_1 型题】

（17~19 题共用备选答案）
A. 奎尼丁
B. 普鲁卡因胺
C. 利多卡因
D. 胺碘酮
E. 维拉帕米

17. 可影响甲状腺功能的药物是
18. 可引起肺纤维化的药物是
19. 长期用药可引起全身红斑狼疮样综合征的药物是

第十七章 治疗充血性心力衰竭的药物

【A_1 型题】

1. 强心苷对哪种心衰的疗效最好
A. 肺源性心脏病引起
B. 严重二尖瓣狭窄引起的
C. 甲状腺功能亢进引起的
D. 严重贫血引起的
E. 高血压或瓣膜病引起的

2. 地高辛的 $t_{1/2}=33h$，按每日给予治疗量，问血药浓度何时达到稳态
A. 3 天
B. 6 天
C. 9 天
D. 12 天
E. 15 天

3. 关于强心苷，哪项错误
A. 有正性肌力作用
B. 有正性心肌传导功能
C. 有负性频率作用
D. 安全范围小
E. 用于治疗心衰，也可治疗室上性心动过速

4. 对地高辛过量中毒引起的心动过速，哪一项是不应采取的措施
A. 用呋塞米加速排出
B. 停药
C. 给氯化钾
D. 给苯妥英钠
E. 给地高辛的特异性抗体

5. 强心苷心肌毒性的发生机制是
A. 激活心脏细胞膜 Na^+-K^+-ATP 酶
B. 抑制心肌细胞膜 Na^+-K^+-ATP 酶
C. 增加心肌细胞中的 K^+
D. 增加心肌细胞中的 Ca^{2+}
E. 增加心肌细胞中的 Na^+

6. 地高辛治疗心房颤动的主要作用是
A. 缩短心房有效不应期
B. 抑制窦房结
C. 减慢房室传导
D. 降低浦肯野纤维的自律性
E. 直接降低心房的兴奋性

7. 强心苷引起的房室传导阻滞最好选用
A. 异丙肾上腺素
B. 氯化钾
C. 肾上腺素
D. 阿托品
E. 苯妥英钠

8. 哪种药物能防止和逆转慢性心功能不全的心室肥厚并能降低病死率
A. 地高辛
B. 米力农
C. 氢氯噻嗪
D. 硝普钠
E. 卡托普利

9. 能扩张小动脉、小静脉，作用强大而短暂，可用于治疗慢性心功不全急性发作的扩血管药是
A. 硝酸甘油
B. 肼屈嗪
C. 硝普钠
D. 硝苯地平
E. 哌唑嗪

10. 强心苷对下列哪种原因所致的慢性心功能不全疗效较好
A. 甲状腺功能亢进
B. 维生素 B_1 缺乏
C. 肺源性心脏病
D. 心力衰竭伴房颤
E. 缩窄性心包炎

11. 下列哪种药物能增加地高辛的血药浓度
A. 奎尼丁
B. 利多卡因
C. 苯妥英钠
D. 氯化钾
E. 呋塞米

【A_2 型题】

12. 男性，59 岁。约有 10 年高血压病史，经强心、利尿治疗好转，但近日病情加重，出现心悸、气促、下肢水肿加重。诊断为原发性高血压、慢性心功能不全、心肌肥大，最好加用哪种药物继续治疗
A. 卡托普利
B. 硝苯地平
C. 肼屈嗪
D. 哌唑嗪
E. 氨茶碱

13. 女性，54 岁。患风湿性二尖

瓣关闭不全多年，用地高辛和氢氯噻嗪维持疗效。但近日呼吸困难加重，夜间频繁发作，心悸，两肺满肺野湿啰音。经检查左室舒张期充盈压明显升高。除上述药物外，该加用哪种药物进行治疗

A. 米力农
B. 多巴胺
C. 硝普钠
D. 氨力农
E. 卡托普利

14. 女性，56岁。因风湿性心脏病给予地高辛0.5mg/d，连续治疗1个月后病情好转，但患者出现恶心、呕吐，黄视等症状。经检查：心电图示P-P间期和P-R间期延长，地高辛血浓度为3.2ng/ml。诊断为地高辛中毒。除立即停药外，还应采用什么药治疗

A. 苯妥英钠
B. 利多卡因
C. 普萘洛尔
D. 钾盐
E. 阿托品

【B_1型题】

（15~17题共用备选答案）

A. 地高辛
B. 氨茶碱
C. 卡托普利
D. 肼屈嗪
E. 硝普钠

15. 具有抑制磷酸二酯酶，扩张血管和正性肌力作用的药物是
16. 具有血管紧张素Ⅰ转换酶抑制作用，能防止和逆转心室肥厚的药物是
17. 扩张小动脉、小静脉，作用强大、快速短的扩血管药物是

（18~22题共用备选答案）

A. 地高辛
B. 米力农
C. 卡维地洛
D. 硝普钠
E. 多巴酚丁胺

18. 抑制 Na^+-K^+-ATP 酶，使心肌细胞内 Ca^{2+}增加的药物是
19. 抑制磷酸二酯酶Ⅲ，提高细胞内cAMP含量，增加心肌细胞内 Ca^{2+}浓度的药物是
20. 扩张小动脉和小静脉，降低心脏的前、后负荷的药物是
21. 激动心脏β受体，增强心肌收缩力，增加心排血量的药物是
22. 阻断心脏的β受体，拮抗交感神经对心脏的作用的药物是

第十八章　抗心绞痛药

【A_1型题】

1. 普萘洛尔与硝酸酯类合用治疗心绞痛的协同作用是

A. 保护缺血心肌细胞
B. 降低心肌耗氧量
C. 增加心室容积
D. 加强心肌收缩力
E. 松弛血管平滑肌

2. 硝酸甘油舒张血管平滑肌的机制是

A. 激活腺苷酸环化酶，增加cAMP
B. 直接作用于血管平滑肌
C. 激动 β_2受体
D. 体内代谢生成NO
E. 阻断 Ca^{2+}通道

3. 硝酸甘油为临床常用抗心绞痛药物，常与β受体阻断药合用，其重要理由为

A. 二者均可使心率减慢
B. 在心室压力改变方面可相互拮抗
C. 二者均可使心室容积减小
D. 二者均可使心肌收缩减弱
E. 二者均可使心肌氧耗量下降，有协同作用

4. 变异性心绞痛患者首选药物是

A. 胺碘酮
B. 卡托普利
C. 利多卡因
D. 硝苯地平
E. 普萘洛尔

5. 关于普萘洛尔抗心绞痛方面，哪项错误

A. 对变异性心绞痛效果好
B. 与硝酸甘油合用效果好
C. 对兼有高血压的效果好
D. 久用后不宜突然停药
E. 对稳定型和不稳定型的都有效

6. 治疗稳定型心绞痛首选

A. 尼莫地平
B. 硝苯地平
C. 氨氯地平
D. 地尔硫䓬
E. 尼群地平

【A_2型题】

7. 男性，58岁。患高血压性心脏病数年，有时因激动或过劳而发生心绞痛，最初经休息后尚可自行缓解，几天之后心绞痛加重并有心律失常。此时合理的治疗方案是

A. 硝酸甘油+硝酸异山梨酯
B. 普萘洛尔+维拉帕米
C. 地尔硫䓬+普萘洛尔
D. 硝酸甘油+普萘洛尔
E. 地尔硫䓬+维拉帕米

【B_1型题】

（8~9题共用备选答案）

A. 硝酸甘油
B. 普萘洛尔
C. 地尔硫䓬
D. 硝苯地平
E. 维拉帕米

8. 连续应用最易产生耐受性的药

物是

9. 不宜用于变异型心绞痛的药物是

第十九章　调血脂药与抗动脉粥样硬化药

【A_1 型题】

1. 降低总胆固醇和低密度脂蛋白最明显的药物是
   A. 烟酸
   B. 多烯脂肪酸
   C. 普罗布考
   D. 乐伐他汀
   E. 非诺贝特
2. 下列属于酰基辅酶A胆固醇酰基转移酶抑制药的是
   A. 甲亚油酰胺
   B. 烟酸
   C. 考来替泊
   D. 辛伐他汀
   E. 维生素E
3. HMG-CoA还原酶抑制药的药理作用是
   A. 抑制体内胆固醇氧化酶
   B. 阻断HMG-CoA转化为甲羟戊酸
   C. 使肝脏LDL受体表达减弱
   D. 具有促进细胞分裂作用
   E. 具有增强细胞免疫作用
4. 影响胆固醇吸收的药物是
   A. 考来烯胺
   B. 烟酸
   C. 多烯脂肪酸
   D. 低分子量肝素
   E. 普罗布考
5. 通过抗氧化作用而发挥抗动脉粥样硬化作用的药物是
   A. 考来烯胺
   B. 乐伐他汀
   C. 烟酸
   D. 非诺贝特
   E. 普罗布考

【B_1 型题】

（6~8题共用备选答案）
   A. 考来烯胺
   B. 烟酸
   C. 非诺贝特
   D. 洛伐他汀
   E. 普罗布考
6. HMG-CoA还原酶抑制药是
7. 具有抗氧化作用的药物是
8. 抑制胆固醇合成的药物是

第二十章　抗高血压药

【A_1 型题】

1. 糖尿病、高血压伴有肾功能不全者最好选用
   A. 氢氯噻嗪
   B. 利血平
   C. 卡托普利
   D. 胍乙啶
   E. 哌唑嗪
2. 患隐性糖尿病的高血压患者，不宜选用
   A. 利血平
   B. 氢氯噻嗪
   C. 硝普钠
   D. 卡托普利
   E. 硝苯地平
3. 具有抗心律失常、抗高血压及抗心绞痛作用的药物是
   A. 可乐定
   B. 普萘洛尔
   C. 利多卡因
   D. 硝酸甘油
   E. 氢氯噻嗪
4. 哌唑嗪的不良反应可表现为
   A. 低血钾
   B. 消化性溃疡
   C. 水钠潴留
   D. 粒细胞减少
   E. 首剂低血压
5. 能防止，甚至逆转血管壁增厚和心肌肥大的抗高血压药是
   A. 利尿降压药
   B. β受体阻断药
   C. 钙离子通道阻滞药
   D. 血管紧张素转换酶抑制药
   E. α受体阻断药
6. 哪类降压药兼有改善肾功能、心功能，逆转心脏肥大，并能明显降低病死率
   A. 可乐定等中枢性降压药
   B. 钙通道阻滞药
   C. 血管紧张素转换酶抑制药
   D. 利尿降压药
   E. 神经节阻断药
7. 关于普萘洛尔，哪项错误
   A. 阻断突触前膜$β_2$受体减少去甲肾上腺素释放
   B. 减少肾素的释放
   C. 长期用药一旦病情好转应立即停药
   D. 生物利用度个体差异大
   E. 能诱发支气管哮喘
8. 卡托普利常见的不良反应是
   A. 直立性低血压
   B. 刺激性干咳
   C. 多毛
   D. 阳痿
   E. 反射性心率加快
9. ATⅡ受体抑制药是
   A. 尼群地平
   B. 硝苯地平
   C. 氨氯地平
   D. 尼莫地平
   E. 氯沙坦
10. 利尿药初期降压机制可能是
   A. 降低血管对缩血管剂的反应性
   B. 增加血管对扩血管剂的反应性

C. 降低动脉壁细胞的 Na^+ 含量
D. 排钠利尿，降低胞外液及血容量
E. 诱导动脉壁产生扩血管物质

11. 抗高血压药最合理的联合是
A. 氢氯噻嗪+硝苯地平+普萘洛尔
B. 氢氯噻嗪+拉贝洛尔+普萘洛尔
C. 肼屈嗪+地尔硫草+普萘洛尔
D. 肼屈嗪+哌唑嗪+普萘洛尔
E. 硝苯地平+哌唑嗪+可乐定

12. 使用利尿药后期的降压机制是
A. 排 Na^+ 利尿，降低血容量
B. 降低血浆肾素活性
C. 增加血浆肾素活性
D. 减少细胞内 Na^+，降低血管对缩血管物质的反应性
E. 抑制醛固酮的分泌

13. 关于硝普钠，哪项错误
A. 对小动脉和小静脉有同等的舒张作用
B. 适用于治疗高血压危象和高血压脑病
C. 也可用于治疗难治性心衰
D. 连续应用数日后体内可能有 SCN^- 蓄积
E. 降压作用迅速而持久

14. 便秘发生率最高的降压药是
A. 氢氯噻嗪
B. 维拉帕米
C. 氯沙坦
D. 普萘洛尔
E. 卡托普利

15. 关于卡托普利，下列哪种说法错误
A. 降低外周血管阻力
B. 可用于治疗心衰
C. 与利尿药合用可加强其作用
D. 可增加体内醛固酮水平
E. 双侧肾动脉狭窄的患者忌用

16. 卡托普利的作用原理是
A. 降低肾素活性
B. 抑制血管紧张素转换酶
C. 减少血管紧张素Ⅰ的生成
D. 抑制β羟化酶
E. 阻断血管紧张素受体

17. 降低肾素活性最明显的药物是
A. 氢氯噻嗪
B. 可乐定
C. 肼屈嗪
D. 普萘洛尔
E. 利血平

【A_2 型题】

18. 女性，66岁。乏力1个月。既往高血压病史4年。查体：BP 150/70mmHg，心率67次/分，律齐。腹软，腹部未闻及血管杂音。实验室检查：血钾2.9mmol/L，血肾素水平降低，醛固酮水平增高。CT示左侧肾上腺增生。该患者的最适宜降压药物是
A. 呋塞米
B. 螺内酯
C. 氢氯噻嗪
D. 普萘洛尔
E. 美托洛尔

19. 男性，65岁。高血压病史18年，近日有时夜间出现胸闷，并有频发的阵发性室上性心动过速。此时宜选用
A. 硝苯地平
B. 普萘洛尔
C. 普罗帕酮
D. 维拉帕米
E. 卡托普利

20. 男性，54岁。有糖尿病史，近几年因工作紧张患高血压，血压160/100mmHg。最好选用哪种降压药
A. 氢氯噻嗪
B. 可乐定
C. 氯沙坦
D. 普萘洛尔
E. 利血平

21. 女性，56岁。头痛、头晕2个月，并有时心悸。经检查：血压180/110mmHg，并有窦性心动过速。最好选用哪种治疗方案
A. 氢氯噻嗪+普萘洛尔
B. 氢氯噻嗪+可乐定
C. 硝苯地平+肼屈嗪
D. 硝苯地平+哌唑嗪
E. 卡托普利+肼屈嗪

【B_1 型题】

（22～23题共用备选答案）
A. 利尿药
B. α受体阻断药
C. β受体阻断药
D. 二氢吡啶类钙通道阻滞药
E. 血管紧张素转换酶抑制药

22. 妊娠患者最不宜选用的降压药为
23. 哮喘患者最不宜选用的降压药为

第二十一章　利尿药与脱水药

【A_1 型题】

1. 静脉注入甘露醇后尿量增多的原因是
   A. 小管液渗透压升高，水和 KCl 的重吸收增加
   B. 小管液渗透压升高，水和 NaCl 的重吸收增加
   C. 小管液渗透压升高，水和 NaCl 的重吸收减少
   D. 小管液渗透压降低，水和 KCl 的重吸收减少
   E. 小管液渗透压降低，水和 NaCl 的重吸收增加
2. 下列关于甘露醇的叙述不正确的是
   A. 脱水需静脉给药
   B. 体内不被代谢
   C. 不易通过毛细血管
   D. 提高血浆渗透压
   E. 易被肾小管重吸收
3. 关于噻嗪类利尿药，哪项是错误的
   A. 有降血压作用
   B. 利尿作用不受肾小球滤过作用的影响
   C. 能升高血糖
   D. 能升高血浆尿酸浓度
   E. 能抑制碳酸酐酶
4. 伴有糖尿病的水肿患者，不宜选用
   A. 氢氯噻嗪
   B. 吲达帕胺
   C. 氨苯蝶啶
   D. 螺内酯
   E. 乙酰唑胺
5. 氨苯蝶啶作用的特点是
   A. 产生低氯碱血症
   B. 具有抗醛固酮作用
   C. 产生高血糖反应
   D. 产生高钾血症
   E. 产生低血钠症
6. 最易引起电解质紊乱的药物是
   A. 氢氯噻嗪
   B. 螺内酯
   C. 呋塞米
   D. 氨苯蝶啶
   E. 乙酰唑胺
7. 长期应用易使血钾升高的药物
   A. 呋塞米
   B. 布美他尼（丁苯氧酸）
   C. 依他尼酸（利尿酸）
   D. 螺内酯
   E. 氢氯噻嗪
8. 可引起男子乳房女性化和妇女多毛症的药物是
   A. 甘露醇
   B. 螺内酯
   C. 呋塞米
   D. 糖皮质激素
   E. 氢氯噻嗪
9. 最适于治疗肺水肿的药物是
   A. 呋塞米
   B. 氢氯噻嗪
   C. 氨苯蝶啶
   D. 螺内酯
   E. 乙酰唑胺
10. 脑压过高，为预防脑疝最好选用
   A. 呋塞米
   B. 阿米洛利
   C. 螺内酯
   D. 乙酰唑胺
   E. 甘露醇

【A_2 型题】

11. 男性，34 岁，建筑工人。一次事故严重外伤，大量出血，血压下降、少尿，经抢救低血压和血容量已纠正后，尿量仍很少。为避免肾衰竭的进展，应给哪种药物
   A. 氢氯噻嗪
   B. 呋塞米
   C. 螺内酯
   D. 氨苯蝶啶
   E. 卡托普利
12. 女性，40 岁。因风湿性心脏病出现心衰，心功能Ⅱ级，并有下肢水肿；经地高辛治疗后，心功能有改善，但水肿不见好转。检查发现：血浆醛固酮水平高。此时最好选用
   A. 呋塞米
   B. 氢氯噻嗪
   C. 螺内酯
   D. 布美他尼
   E. 氨苯蝶啶
13. 某心源性水肿患者，用地高辛和氢氯噻嗪治疗，2 周后患者出现多源性室性期前收缩。其主要原因是
   A. 低血钾
   B. 低血钙
   C. 低血钠
   D. 高血镁
   E. 低氯碱血症

【B_1 型题】

（14~16 题共用备选答案）
A. 氢氯噻嗪
B. 呋塞米
C. 氨苯蝶啶
D. 螺内酯
E. 阿米洛利

14. 对抗醛固酮作用的药物是
15. 发挥作用最慢的利尿药是
16. 作基础降压药宜选

第二十二章 作用于血液及造血器官的药物

【A_1 型题】

1. 肝素抗凝作用的主要机制是
   A. 直接灭活凝血因子
   B. 激活血浆中的AT-Ⅲ
   C. 与血浆中Ca^{2+}结合
   D. 激活纤溶酶原活性
   E. 抑制肝脏合成凝血因子
2. 哪种药物对抗肝素过量的自发性出血最有效
   A. 维生素K
   B. 维生素C
   C. 垂体后叶激素
   D. 鱼精蛋白
   E. 右旋糖酐
3. 抗凝血酶 Ⅲ 的作用是
   A. 封闭凝血因子活性中心
   B. 抑制PG
   C. 抑制血小板聚集
   D. 抑制TXA形成
   E. 增加溶解
4. 关于肝素，哪项错误
   A. 肝素过量能引起骨质疏松
   B. 肝素不能口服
   C. 肝素是通过抗凝血酶Ⅲ起作用
   D. 肝素用量越大，其抗凝活性$t_{1/2}$越长
   E. 肝素只在体外有抗凝血作用
5. 双香豆素的抗凝血机制是
   A. 能对抗凝血因子ⅡA、ⅦA、ⅨA、ⅩA的作用
   B. 影响凝血因子Ⅱ、Ⅶ、Ⅸ、Ⅹ的活化
   C. 加速ATⅢ对凝血因子的灭活作用
   D. 激活纤溶酶
   E. 抑制血小板的聚集反应
6. 关于香豆素类抗凝血药，哪项错误
   A. 发挥作用慢，维持时间长
   B. 维生素K能对抗其抗凝血作用
   C. 体内外都有抗凝血作用
   D. 口服就有抗凝血作用
   E. 华法林的作用比双香豆素出现作用快，维持时间短
7. 为失血性休克扩充血容量宜选用
   A. 硫酸亚铁
   B. 叶酸
   C. 维生素B_{12}
   D. 右旋糖酐
   E. 红细胞生成素
8. 具有体内、外抗凝血作用的药物是
   A. 肝素
   B. 阿司匹林
   C. 香豆素类
   D. 链激酶
   E. 右旋糖酐
9. 双香豆素过量引起的出血可用
   A. 硫酸鱼精蛋白
   B. 叶酸
   C. 维生素K
   D. 尿激酶
   E. 维生素B_{12}
10. 可减弱香豆素类药物抗凝血作用的药物是
    A. 甲苯磺丁脲
    B. 奎尼丁
    C. 阿司匹林
    D. 苯巴比妥
    E. 羟基保泰松
11. 链激酶属于
    A. 促凝血药
    B. 纤维蛋白溶解药
    C. 抗贫血药
    D. 抗血小板药
    E. 补血药

【B_1 型题】

（12~14题共用备选答案）
A. 氨甲苯酸
B. 链激酶
C. 组织纤溶酶原激活因子
D. 双嘧达莫
E. 华法林

12. 抗纤维蛋白溶解药是
13. 对血栓部位有一定选择性的溶栓药是
14. 使cAMP升高抑制血小板聚集药物是

（15~19题共用备选答案）
A. 铁剂
B. 叶酸
C. 维生素B_{12}
D. 维生素K
E. 肝素

15. 长期缓慢失血致贫血用
16. 预防新生儿出血用
17. 恶性贫血用
18. 巨幼红细胞性贫血用
19. 香豆素类过量中毒选用

第二十三章 组胺受体阻断药

【A_1 型题】

1. H_1受体阻断药对哪种病最有效
   A. 支气管哮喘
   B. 皮肤黏膜过敏症状
   C. 血清病高热
   D. 过敏性休克
   E. 过敏性紫癜
2. 对异丙嗪，哪项错误
   A. 是H_1受体阻断药
   B. 有明显的中枢抑制作用
   C. 能抑制胃酸分泌

D. 有抗过敏作用
E. 有镇吐作用

3. 对苯海拉明，哪项错误
A. 可用于失眠的患者
B. 可用于治疗荨麻疹
C. 是H_1受体阻断药
D. 可治疗胃和十二指肠溃疡
E. 可治疗过敏性鼻炎

4. 对雷尼替丁，哪项错误
A. 可用于治疗皮肤黏膜过敏症
B. 是H_2受体阻断药
C. 可用于治疗胃和十二指肠溃疡
D. 对反流性胃炎也有效
E. 长期用药引起性激素失调

5. 关于雷尼替丁，哪项错误
A. 是H_2受体阻断药
B. 抑制胃酸分泌作用比西咪替丁强
C. 也能中和胃酸，减轻对溃疡面的刺激
D. 肝功能不良者$t_{1/2}$明显延长
E. 对基础胃酸和夜间胃酸分泌都抑制

6. 几乎无中枢神经抑制作用的H_1受体阻断药是
A. 苯海拉明
B. 异丙嗪
C. 氯雷他定
D. 氯苯那敏
E. 以上都不是

第二十四章　作用于呼吸系统的药物

【A_1型题】

1. 关于平喘药物的作用，哪项错误
A. 稳定肥大细胞膜
B. β_2受体激动
C. 磷酸二酯酶抑制
D. M受体阻断
E. H_2受体阻断

2. 对β_2受体有选择性激动作用的平喘药是
A. 茶碱
B. 肾上腺素
C. 沙丁胺醇
D. 色甘酸钠
E. 异丙肾上腺素

3. 关于平喘药的叙述哪项错误
A. 肾上腺素也能收缩支气管黏膜的血管，有助于平喘
B. 沙丁胺醇是β_2受体激动药
C. 异丙肾上腺素主要缺点是心率加快
D. 阿托品可用于哮喘发作
E. 色甘酸钠只能预防哮喘发作

4. 急性哮喘发作首选
A. 色甘酸钠吸入
B. 氨茶碱口服
C. 沙丁胺醇吸入
D. 麻黄碱口服
E. 倍氯米松口服

5. 主要用于预防Ⅰ型变态反应所致哮喘的药物是
A. 氨茶碱
B. 肾上腺素
C. 特布他林
D. 色甘酸钠
E. 异丙肾上腺素

6. 色甘酸钠的作用机制是
A. 能对抗胆碱等过敏介质的作用
B. 直接松弛支气管平滑肌
C. 抑制肥大细胞脱颗粒反应
D. 促进儿茶酚胺释放
E. 阻断M受体

7. 氨茶碱的主要平喘机制为
A. 直接舒张支气管
B. 抑制磷酸二酯酶
C. 激活鸟苷酸环化酶
D. 抑制腺苷酸环化酶
E. 促进肾上腺素的释放

第二十五章　作用于消化系统的药物

【A_1型题】

1. 抑制胃酸分泌作用最强的是
A. 西咪替丁
B. 雷尼替丁
C. 奥美拉唑
D. 哌仑西平
E. 丙谷胺

2. 兼具抗幽门螺杆菌作用的抗酸药是
A. 氢氧化铝
B. 米索前列醇
C. 西咪替丁
D. 哌仑西平
E. 奥美拉唑

3. 奥美拉唑抑制胃酸分泌的机制是
A. 阻断H_2受体
B. 抑制胃壁细胞H^+泵的功能
C. 阻断M受体
D. 阻断促胃液素（胃泌素）受体
E. 直接抑制胃酸分泌

4. 关于奥美拉唑，哪项错误
A. 是目前抑制胃酸分泌作用最强的
B. 抑制胃壁细胞H^+泵作用
C. 也能使促胃液素分泌增加
D. 是H_2受体阻断药
E. 对消化性溃疡和反流性食管炎效果好

5. 哪项不是奥美拉唑的不良反应
A. 口干、恶心
B. 头晕、失眠
C. 胃黏膜出血
D. 外周神经炎

E. 男性乳房女性化

【A_2 型题】

6. 男性，22岁。饥饿性上腹痛伴反酸1月余。2小时前呕吐咖啡色液体1次，量约200ml。近期体重无明显变化。否认慢性肝病史。查体：贫血貌，腹软，上腹部压痛，无反跳痛，肝脾肋下未触及。最合适的药物是
A. 垂体后叶激素
B. 凝血酶
C. 氨甲环酸
D. 奥美拉唑
E. 法莫替丁

第二十六章 肾上腺皮质激素类药物

【A_1 型题】

1. 不属于糖皮质激素类药物抗休克作用机制的是
A. 中和细菌外毒素
B. 抑制炎性细胞因子释放
C. 稳定溶酶体膜
D. 扩张痉挛收缩的血管
E. 增强心肌收缩力
2. 长期应用糖皮质激素后，突然停药所产生的反跳现象是由于患者
A. 对糖皮质激素产生耐药性
B. 对糖皮质激素产生了依赖或病情未能完全控制
C. 肾上腺皮质功能亢进
D. 肾上腺皮质功能减退
E. ACTH分泌减少
3. 糖皮质激素不具有哪种药理作用
A. 快速强大的抗炎作用
B. 抑制细胞免疫和体液免疫
C. 提高机体对细菌内毒素的耐受力
D. 提高机体对细菌外毒素的耐受力
E. 增加血中白细胞数量，但却抑制其功能
4. 糖皮质激素类药物可用于治疗
A. 原发性血小板增多症
B. 急性淋巴细胞白血病
C. 慢性粒细胞白血病
D. 真性红细胞增多症
E. 骨质疏松
5. 关于糖皮质激素的应用，下列哪项错误
A. 水痘和带状疱疹
B. 风湿性和类风湿关节炎
C. 血小板减少症和再生障碍性贫血
D. 过敏性休克和心源性休克
E. 中毒性肺炎，重症伤寒和急性粟粒性肺结核
6. 严重肝功能不全的患者不宜用
A. 氢化可的松
B. 甲泼尼松龙
C. 泼尼松龙
D. 泼尼松
E. 地塞米松
7. 长期大量应用糖皮质激素可引起哪种不良反应
A. 高血钾
B. 低血压
C. 低血糖
D. 高血钙
E. 水、钠潴留
8. 关于糖皮质激素抗炎作用的正确叙述是
A. 对抗各种原因，如物理、生物等引起的炎症
B. 能提高机体的防御功能
C. 促进创口愈合
D. 抑制病原体生长
E. 直接杀灭病原体
9. 水钠潴留作用最弱的糖皮质激素是
A. 泼尼松
B. 泼尼松龙
C. 甲泼尼龙
D. 地塞米松
E. 氢化可的松
10. 一般说来，下列哪项不是糖皮质激素的禁忌证
A. 急性粟粒性肺结核
B. 糖尿病
C. 水痘
D. 活动性消化性溃疡病
E. 孕妇

【A_2 型题】

11. 男性，60岁。患风湿性关节炎，口服泼尼松和多种非甾体抗炎药5个月，近日突发自发性胫骨骨折。其原因可能与哪种药物有关
A. 阿司匹林
B. 吲哚美辛
C. 布洛芬
D. 泼尼松
E. 保泰松
12. 女性，25岁。平素易患咽炎、扁桃体炎，近来不规则低热3个月，膝、踝关节红肿、热、痛明显，小腿有散在红斑，心肺（-），白细胞计数增多，患慢性迁延性肝炎多年。不宜选用的药物是
A. 氢化可的松
B. 泼尼松
C. 泼尼松龙
D. 阿司匹林
E. 布洛芬

【B_1 型题】

（13~14题共用备选答案）
A. 米托坦
B. 地塞米松
C. 可的松
D. 氟轻松
E. 甲泼尼松

13. 全身用药抗炎作用最强，作用

持续时间最长的糖皮质激素是

14. 不能作全身应用，而只能外用的糖皮质激素是

第二十七章　甲状腺激素及抗甲状腺药

【A_1 型题】

1. 甲状腺激素不具哪项药理作用
   A. 维持生长发育
   B. 增强心脏对儿茶酚胺的敏感性
   C. 维持血液系统功能正常
   D. 维持神经系统功能
   E. 促进代谢
2. 治疗黏液性水肿的药物是
   A. 甲硫氧嘧啶
   B. 甲巯咪唑
   C. 碘制剂
   D. 甲状腺素
   E. 卡比马唑
3. 关于 T_3 和 T_4，下列叙述正确的是
   A. T_3 的血浆蛋白结合率高于 T_4
   B. T_3 起效快，作用强
   C. T_3 起效慢，作用持久
   D. T_3 起效快，作用持久
   E. T_3 起效慢，作用弱
4. 能抑制甲状腺素合成，又抑制外周组织中 T_4 变为 T_3，还抑制免疫球蛋白生成的药物是
   A. 碘化物
   B. 甲巯咪唑
   C. 丙硫氧嘧啶
   D. 卡比马唑
   E. 普萘洛尔
5. 不宜用作甲亢常规治疗的药物是
   A. 碘化物
   B. 甲硫氧嘧啶
   C. 丙硫氧嘧啶
   D. 甲巯咪唑
   E. 卡比马唑
6. 青少年甲亢患者，内科常规治疗药物为
   A. 丙硫氧嘧啶
   B. 普萘洛尔
   C. 甲状腺素
   D. ^{131}I
   E. 碘化钾
7. 能明显缓解甲亢患者交感神经兴奋症状，并能抑制 T_4 变为 T_3，但不引起粒细胞缺乏的药物是
   A. 普萘洛尔
   B. 甲硫氧嘧啶
   C. 丙硫氧嘧啶
   D. 甲巯咪唑
   E. 卡比马唑

【A_2 型题】

8. 患者，女性，43 岁。患甲亢 3 年，需行甲状腺部分切除术。正确的术前准备是
   A. 术前两周给丙硫氧嘧啶+普萘洛尔
   B. 术前两周给丙硫氧嘧啶+小剂量碘剂
   C. 术前两周给丙硫氧嘧啶+大剂量碘剂
   D. 术前两周给丙硫氧嘧啶
   E. 术前两周给卡比马唑

【B_1 型题】

（9~10 题共用备选答案）
   A. 甲硫氧嘧啶
   B. 丙硫氧嘧啶
   C. 甲状腺素
   D. ^{131}I
   E. 甲巯咪唑
9. 单纯性甲状腺肿选用
10. 甲亢危象选用

（11~12 题共用备选答案）
   A. 诱发心绞痛
   B. 粒细胞缺乏
   C. 甲状腺功能减退
   D. 血管神经性水肿
   E. 肝功能不良
11. 硫脲类的主要不良反应是
12. ^{131}I 的主要不良反应是

第二十八章　胰岛素及口服降血糖药

【A_1 型题】

1. 关于胰岛素的作用下列哪项错误
   A. 促进脂肪合成，抑制脂肪分解
   B. 抑制蛋白质合成，抑制氨基酸进入细胞
   C. 促进葡萄糖利用，抑制糖原分解和产生
   D. 促进钾进入细胞，降低血钾
   E. 促进蛋白质合成及氨基酸转运
2. 下述哪种糖尿病不需首选胰岛素
   A. 幼年重型糖尿病
   B. 合并严重感染的糖尿病
   C. 轻型糖尿病
   D. 需作手术的糖尿病患者
   E. 合并妊娠的糖尿病患者
3. 下述不良反应哪项是胰岛素不具有的
   A. 过敏
   B. 低血糖
   C. 急性抵抗
   D. 慢性抵抗

E. 肝损伤

4. 有严重肝病的糖尿病患者禁用哪种降血糖药
A. 氯磺丙脲
B. 甲苯磺丁脲
C. 苯乙双胍（苯乙福明）
D. 胰岛素
E. 二甲双胍（甲福明）

5. 磺酰脲类药物药理作用为
A. 可使电压依赖性钾通道开放
B. 可促进胰岛素释放而降血糖
C. 不改变体内胰高血糖素水平
D. 可使电压依赖性钠通道开放
E. 能抑制抗利尿激素的分泌

6. 有降血糖及抗利尿作用的药物是
A. 甲苯磺丁脲
B. 氯磺丙脲
C. 格列齐特
D. 二甲双胍
E. 苯乙双胍

7. 引起胰岛素抵抗性的诱因，哪项错误
A. 严重创伤
B. 酮症酸中毒
C. 并发感染
D. 手术
E. 暴饮暴食

8. 下列何种降血糖药易引起乳酸血症
A. 正规胰岛素
B. 阿卡波糖
C. 格列本脲
D. 甲苯磺丁脲
E. 苯乙双胍

9. 不促进胰岛素释放，不加重肥胖的降糖药为
A. 二甲双胍
B. 甲苯磺丁脲
C. 格列本脲
D. 格列吡嗪
E. 氯磺丙脲

10. 对切除胰腺或重度糖尿病患者无效的降糖药为
A. 阿卡波糖
B. 格列齐特
C. 二甲双胍
D. 苯乙双胍
E. 珠蛋白锌胰岛素

【A_2 型题】

11. 男性，53岁。2型糖尿病，控制饮食无效，体重超重，过度肥胖。选用下列哪种降糖药为最佳
A. 格列齐特
B. 格列本脲
C. 甲苯磺丁脲
D. 格列吡嗪
E. 二甲双胍

【B_1 型题】

（12~13题共用备选答案）
A. 胰岛素
B. 格列本脲
C. 吡格列酮
D. 二甲双胍
E. 阿卡波糖

12. 主要减少肝糖输出的药物是
13. 属于过氧化物酶增殖体活化因子受体γ激动药的是

【A_3/A_4 型题】

（14~15题共用题干）

男性，40岁。体检发现空腹血糖升高2个月。2次查空腹血糖分别为7.8mmol/L、7.4mmol/L，无口干、多饮、多食、多尿、体重下降。查体：身高170cm，体重90kg，BMI 31.1，余无异常。实验室检查：HbA1c 7.8%。

14. 该患者首选的治疗药物是
A. 胰岛素
B. 阿卡波糖
C. 二甲双胍
D. 格列本脲
E. 罗格列酮

15. 药物治疗2个月后，空腹血糖降至6.2mmol/L，餐后2小时血糖9~10mmol/L，拟采用药物联合治疗，首选的治疗药物是
A. 阿卡波糖
B. 二甲双胍
C. 格列本脲
D. 罗格列酮
E. 胰岛素

第二十九章　子宫平滑肌兴奋药

【A_1 型题】

1. 对子宫体和子宫颈兴奋作用最快最强的药物是
A. 麦角新碱
B. 麦角胺
C. 麦角毒
D. 缩宫素
E. 垂体后叶激素

2. 缩宫素兴奋子宫的作用特点是
A. 收缩血管、升高血压
B. 小剂量引起子宫强直性收缩
C. 小剂量引起宫底收缩、宫颈松弛
D. 大剂量引起宫底松弛、宫颈收缩
E. 妊娠早期对药物的敏感性增强

3. 可用于流产的药物是
A. 缩宫素
B. 麦角新碱
C. 垂体后叶激素
D. 利托君

E. 地诺前列酮

4. 大剂量缩宫素禁用于催产是因为
A. 患者血压升高
B. 患者冠状血管收缩
C. 子宫无收缩
D. 子宫强直性收缩
E. 子宫底部肌肉节律性收缩

5. 大剂量或久用会损伤血管内皮细胞的药物是
A. 益母草
B. 缩宫素
C. 麦角胺
D. 麦角新碱
E. 前列腺素 E

6. 麦角新碱不用于催产或引产的原因是
A. 作用弱
B. 起效缓慢
C. 子宫敏感性低
D. 使血压下降
E. 使宫颈宫体都强烈收缩

【B_1 型题】

（7~9 题共用备选答案）
A. 促进排乳
B. 收缩脑血管
C. 中枢抑制作用
D. 抗利尿作用和收缩血管作用
E. 对子宫体和子宫颈均有兴奋作用

7. 麦角胺的显著作用是
8. 缩宫素的作用是
9. 垂体后叶激素的作用是

（10~12 题共用备选答案）
A. 缩宫素
B. 麦角新碱
C. 麦角碱
D. 麦角胺
E. 垂体后叶激素

10. 肺结核咯血可用
11. 较大剂量可用于产后止血的是
12. 治疗尿崩症可用

（13~15 题共用备选答案）
A. 缩宫素
B. 麦角胺
C. 麦角毒
D. 利托君
E. 前列腺素 E_2

13. 防止早产应选用
14. 小剂量促进催产的是
15. 引产抗早孕应选用

第三十章 β-内酰胺类抗生素

【A_1 型题】

1. 关于 β-内酰类抗生素抗菌作用机制的描述哪项错误
A. 抑制菌细胞壁黏肽合成酶
B. 触发细菌的自溶酶活性
C. 抑制细菌的自溶酶活性
D. 阻碍菌细胞壁黏肽合成
E. 菌体膨胀变形

2. 哪项不是对 β-内酰胺类抗生素产生耐药的原因
A. 细菌产生 β-内酰胺酶
B. PBPs 与抗生素亲和力降低
C. PBPs 数量减少
D. 菌细胞壁或外膜的通透性发生改变
E. 细菌缺少自溶酶

3. 对青霉素 G 最敏感的病原体是
A. 立克次体
B. 钩端螺旋体
C. 衣原体
D. 支原体
E. 真菌

4. 青霉素 G 最适于治疗
A. 伤寒、副伤寒
B. 肺炎杆菌性肺炎
C. 布鲁菌病
D. 溶血性链球菌感染
E. 细菌性痢疾

5. 对幽门螺杆菌有强杀菌作用的是
A. 阿莫西林
B. 青霉素 G
C. 红霉素
D. 奥美拉唑
E. 氨苄西林

6. 不属于青霉素 G 不良反应的是
A. 过敏性休克
B. 荨麻疹
C. 用药局部红肿
D. 听力减退
E. 赫氏反应

7. 肾功能不良的患者禁用
A. 青霉素 G
B. 耐酶青霉素类
C. 广谱青霉素
D. 第一代头孢菌素
E. 第三代头孢菌素

8. 抗铜绿假单胞菌作用最强的头孢菌素是
A. 头孢氨苄
B. 头孢他啶
C. 头孢孟多
D. 头孢噻吩
E. 头孢乙腈

9. 哪种疾病用青霉素治疗可引起赫氏反应
A. 流行性脑脊髓膜炎
B. 甲型溶血性链球菌性心内膜炎
C. 大叶性肺炎
D. 气性坏疽
E. 梅毒

10. 克拉维酸因具哪种特点可与阿莫西林配伍应用
A. 抗菌谱广
B. 是广谱 β-内酰胺酶抑制剂
C. 与阿莫西林竞争肾小管分泌
D. 使阿莫西林口服吸收更好
E. 使阿莫西林毒性降低

11. 第三代头孢菌素的特点是
A. 主要用于轻、中度呼吸道和尿路感染

B. 对革兰阴性菌有较强的作用
C. 对β-内酰胺酶的稳定性较第一、二代头孢菌素低
D. 对肾脏毒性较第一、二代头孢菌素大
E. 对组织穿透力弱

第三十一章　大环内酯类及林可霉素类抗生素

【A_1 型题】

1. 克林霉素的抗菌谱不包括
   A. 立克次体
   B. 放线杆菌
   C. 脆弱拟杆菌
   D. 金黄色葡萄球菌
   E. 产气荚膜杆菌
2. 大环内酯类对下述哪类细菌无效
   A. G^+菌
   B. G^-球菌
   C. 大肠埃希菌、变形杆菌
   D. 军团菌
   E. 衣原体、支原体
3. 可以治疗军团菌、支原体、衣原体的药物是
   A. 人工合成类
   B. 氨基糖苷类抗生素
   C. 四环素类
   D. 大环内酯类
   E. 头孢类
4. 肺部支原体感染用
   A. 阿莫西林
   B. 红霉素
   C. 头孢曲松
   D. 林可霉素
   E. 万古霉素
5. 红霉素最主要的临床用途是
   A. 耐青霉素的金葡菌感染
   B. 脑膜炎双球菌引起的流脑
   C. 淋球菌引起的淋病
   D. 梅毒螺旋体引起的梅毒
   E. 布鲁菌病

【A_2 型题】

6. 患儿，男，2岁。高热、呼吸困难，双肺散在小水泡音，诊断为支气管肺炎，青霉素试敏(+)。宜用
   A. 氯霉素
   B. 四环素
   C. 头孢唑林
   D. 磺胺嘧啶
   E. 红霉素

第三十二章　氨基糖苷类抗生素

【A_1 型题】

1. 氨基糖苷类药物在体内分布浓度较高的部位是
   A. 细胞内液
   B. 血液
   C. 耳蜗内淋巴液
   D. 脑脊液
   E. 结核病灶的空洞中
2. 首选链霉素的疾病是
   A. 鼠疫
   B. 布鲁菌病
   C. 甲型溶血性链球菌性心内膜炎
   D. 浸润性肺结核
   E. 立克次体病
3. 耳、肾毒性最大的氨基糖苷类抗生素是
   A. 卡那霉素
   B. 庆大霉素
   C. 西索米星
   D. 奈替米星
   E. 新霉素
4. 耳、肾毒性最低的氨基糖苷类药物是
   A. 卡那霉素
   B. 庆大霉素
   C. 西索米星
   D. 奈替米星
   E. 新霉素

【A_2 型题】

5. 女性，25岁。不明原因发热2个月入院。贫血貌，杵状指，皮肤黏膜有多处小出血点。入院时，三尖瓣区有Ⅲ级吹风样杂音，近日消失，脾大，有压痛，血液培养为甲型溶血性链球菌。拟用青霉素G和下列之一药合用宜选用
   A. 链霉素
   B. 阿米卡星
   C. 奈替米星
   D. 红霉素
   E. 羧苄西林
6. 男性，32岁。有免疫缺陷，近期高热，诊断为革兰阴性杆菌败血症。宜选用
   A. 红霉素
   B. 氨苄青霉素
   C. 阿米卡星+头孢曲松
   D. 链霉素
   E. 多黏菌素

【B_1 型题】

（7~10题共用备选答案）
   A. 增加肾毒性
   B. 增加耳毒性
   C. 延缓耐药性产生
   D. 增强抗菌范围
   E. 增加神经-肌肉接头阻滞
7. 氨基糖苷类抗生素+呋塞米
8. 氨基糖苷类抗生素+骨骼肌松弛药
9. 庆大霉素+多黏菌素
10. 链霉素+异烟肼

第三十三章　四环素类

【A_1 型题】

1. 立克次体感染宜选
   A. 链霉素
   B. 四环素
   C. 磺胺嘧啶
   D. 阿奇霉素
   E. 多黏菌素

【A_2 型题】

2. 患者，男性，40岁。慢性肾炎合并胆囊炎宜用
   A. 四环素
   B. 头孢唑林
   C. 多西环素
   D. 庆大霉素
   E. 多黏菌素
3. 患者，男性，70岁。高热，畏寒，剧烈头痛入院，用青霉素无效，发病第5天，除面部外于胸肩等处出现鲜红色斑丘疹，于内衣见有虱虮，发病10天，外斐反应效价：1：400。诊断为斑疹伤寒宜选用
   A. 庆大霉素
   B. 磺胺嘧啶
   C. 头孢他啶
   D. 链霉素
   E. 多西环素

【B_1 型题】

（4~5题共用备选答案）
A. 氯霉素
B. 多西环素
C. 土霉素
D. 四环素
E. 米诺环素
4. 抗菌活性强，可产生前庭反应的药物是
5. 能引起骨、牙发育障碍的药物是

第三十四章　人工合成的抗菌药

【A_1 型题】

1. 喹诺酮类抗菌药抑制
   A. 细菌二氢叶酸合成酶
   B. 细菌二氢叶酸还原酶
   C. 细菌RNA多聚酶
   D. 细胞依赖于DNA的RNA多聚酶
   E. 细菌DNA回旋酶
2. 服用磺胺类药物加服 $NaHCO_3$ 的目的是
   A. 增强抗菌疗效
   B. 加快药物吸收速度
   C. 防止变态反应
   D. 防止药物排泄过快而影响疗效
   E. 使尿偏碱性，增加药物的溶解度
3. 甲氧苄啶与磺胺甲噁唑组成复方新诺明的理论基础是
   A. 促进吸收
   B. 促进分布
   C. 减慢排泄
   D. 升高血药浓度
   E. 两药的药代动力学相似，发挥协同抗菌作用
4. 影响胎儿和婴儿软骨发育，孕妇及哺乳妇女不宜用的药物是
   A. 四环素类
   B. 喹诺酮类
   C. 磺胺类
   D. 硝基呋喃类
   E. TMP
5. 磺胺药抗菌机制是
   A. 抑制DNA螺旋酶
   B. 抑制二氢叶酸还原酶
   C. 抑制二氢蝶酸合酶
   D. 改变膜通透性
   E. 抑制分枝菌酸合成
6. 适用于烧伤面铜绿假单胞菌感染的药物是
   A. 磺胺醋酰
   B. 磺胺嘧啶银盐
   C. 氯霉素
   D. 林可霉素
   E. 利福平

【B_1 型题】

（7~10题共用备选答案）
A. 甲氧苄啶
B. 磺胺多辛
C. 呋喃唑酮
D. 磺胺嘧啶
E. 环丙沙星
7. 抗菌增效剂是
8. 口服难吸收，用于肠道感染的药物是
9. 预防流脑首选药是
10. 对铜绿假单胞菌有良好抗菌活性的药物是

第三十五章　抗真菌药和抗病毒药

【A_1 型题】

1. 艾滋病患者隐球菌性脑膜炎首选
   A. 灰黄霉素
   B. 两性霉素
   C. 酮康唑
   D. 氟康唑
   E. 制霉菌素

2. 不良反应最小，可进入脑脊液的咪唑类抗真菌药是
   A. 克霉唑
   B. 咪康唑
   C. 酮康唑
   D. 氟康唑
   E. 氟胞嘧啶
3. 毒性大，仅局部应用的抗病毒药是
   A. 金刚烷胺
   B. 利巴韦林
   C. 阿昔洛韦
   D. 阿糖胞苷
   E. 碘苷

【A_2 型题】

4. 患者，男性，60 岁。糖尿病合并皮肤感染。长期服用四环素，近来咽部出现白色薄膜，消化不良，腹泻，疑白念珠菌病。宜用
   A. 灰黄霉素
   B. 制霉菌素
   C. 两性霉素 B
   D. 阿昔洛韦
   E. 利巴韦林

第三十六章 抗结核病药

【A_1 型题】

1. 各类型的结核病首选药是
   A. 链霉素
   B. 利福平
   C. 异烟肼
   D. 乙胺丁醇
   E. 吡嗪酰胺
2. 抗结核作用强，且对金黄色葡萄球菌有效的药物是
   A. 利福平
   B. 对氨基水杨酸
   C. 吡嗪酰胺
   D. 链霉素
   E. 乙胺丁醇
3. 可治疗麻风并具有广谱抗菌作用的是
   A. 链霉素
   B. 乙胺丁醇
   C. 异烟肼
   D. 氯喹
   E. 利福平
4. 用异烟肼时合用维生素 B_6 的目的是
   A. 增强疗效
   B. 延缓耐药性
   C. 中枢抑制
   D. 降低对神经的毒性
   E. 促进吸收

【A_2 型题】

5. 某糖尿病患者伴有浸润性肺结核，应用甲苯磺丁脲、利福平、链霉素，用抗结核药两月后，尿糖加重并出现肝功能不良。其原因是
   A. 甲苯磺丁脲有肝毒性
   B. 患者又患了肝炎
   C. 利福平诱导肝药酶且有肝损害
   D. 链霉素的肾毒性
   E. 以上都不是
6. 结核性腹膜炎患者，在抗结核治疗中出现失眠、神经错乱，可能由如下哪种药引起
   A. 利福平
   B. PAS
   C. 乙胺丁醇
   D. 吡嗪酰胺
   E. 异烟肼

【B_1 型题】

（7~10 题共用备选答案）
   A. 可引起外周神经炎
   B. 可引起视神经炎
   C. 有流感样症状
   D. 可引起耳鸣，耳聋
   E. 可引起关节疼痛
7. 异烟肼
8. 利福平
9. 乙胺丁醇
10. 链霉素

第三十七章 抗疟药

【A_1 型题】

1. 关于抗疟药，下列哪项叙述正确
   A. 氯喹对阿米巴痢疾有效
   B. 氯喹可根治间日疟
   C. 青蒿素治疗疟疾易复发
   D. 伯氨喹可用作疟疾病因性预防
   E. 乙胺嘧啶能引起急性溶血贫血
2. 进入疟区时，作为病因性预防的常规用药是
   A. 伯氨喹
   B. 氯喹
   C. 乙胺嘧啶
   D. 磺胺多辛
   E. 奎宁
3. 对奎宁的叙述哪项错误
   A. 最早用于治疗疟疾的药物
   B. 对红细胞内期滋养体有杀灭作用
   C. 主要用于耐氯喹或耐多药的恶性疟
   D. 每周服药一次，用于病因性预防
   E. 可出现心肌抑制作用

【A_2 型题】

4. 某疟疾病患者突然出现昏迷，给予二盐酸奎宁静脉滴注抢救，抢救过程中，患者又出现寒战、高热、血红蛋白尿。应改下列哪药继续抢救
   A. 氯喹
   B. 甲氟喹
   C. 伯氨喹
   D. 乙胺嘧啶
   E. 青蒿素

【B_1 型题】

（5~8 题共用备选答案）
   A. 氯喹
   B. 奎宁
   C. 伯氨喹
   D. 乙胺嘧啶
   E. 甲氟喹

5. 疗效高、生效快、控制疟疾症状首选
6. 可根治间日疟和控制疟疾的传播药物是
7. 可用于治疗阿米巴肝脓肿的药物是
8. 可引起巨幼红细胞贫血的药物是

第三十八章 抗恶性肿瘤药

【A_1 型题】

1. 氨甲蝶呤的抗肿瘤作用机制主要是抑制
   A. DNA 回旋酶
   B. DNA 多聚酶
   C. 拓扑异构酶
   D. 二氢叶酸合成酶
   E. 二氢叶酸还原酶
2. 主要作用于 M 期的抗癌药
   A. 氟尿嘧啶
   B. 长春新碱
   C. 环磷酰胺
   D. 泼尼松龙
   E. 柔红霉素
3. 环磷酰胺在体内转化为活性最强的代谢物是
   A. 卡莫司汀
   B. 磷酸酰胺
   C. 磷酰胺
   D. 丙烯醛
   E. 异环磷酰胺
4. 最容易引起出血性膀胱炎的抗癌药物是
   A. 5-氟尿嘧啶
   B. 环磷酰胺
   C. 博来霉素
   D. 阿霉素（多柔比星）
   E. 紫杉醇
5. 5-氟尿嘧啶最常见的不良反应是
   A. 呼吸道反应
   B. 变态反应
   C. 急性小脑综合征
   D. 消化道反应
   E. 肝肾损害
6. 在体外没有抗癌作用的抗癌药物是
   A. 阿糖胞苷
   B. 阿霉素（多柔比星）
   C. 环磷酰胺
   D. 卡莫司汀
   E. 长春碱
7. 放线菌素抗肿瘤作用机制是
   A. 引起 DNA 链间交联，妨碍双链拆开
   B. 插入 DNA 双链，破坏模板作用
   C. 抑制细胞 DNA 聚合酶活性
   D. 抑制细胞 RNA 聚合酶活性
   E. 抑制蛋白质生物合成
8. 氨甲蝶呤抗肿瘤的主要机制是
   A. 抑制二氢叶酸合成酶
   B. 抑制二氢叶酸还原酶
   C. 破坏 DNA 结构和功能
   D. 嵌入 DNA 干扰转录 RNA
   E. 干扰蛋白质合成
9. 羟基脲的抗肿瘤作用机制是
   A. 抑制二氢叶酸还原酶
   B. 阻止嘧啶核苷酸生成
   C. 阻止嘌呤核苷酸生成
   D. 抑制核苷酸还原酶
   E. 抑制 DNA 多聚酶
10. 环磷酰胺对何种肿瘤疗效最显著
   A. 卵巢癌
   B. 急性淋巴细胞性白血病
   C. 肺癌
   D. 多发性骨髓瘤
   E. 恶性淋巴瘤

第二部分

医学人文综合

第九篇　医学心理学

第一章　医学心理学总论

【A_1 型题】

1. 医学心理学的基本观点不包括
   A. 认知评价的观点
   B. 心身统一的观点
   C. 道德约束的观点
   D. 情绪影响的观点
   E. 主动适应与调节的观点
2. 生物-心理-社会医学模式认为
   A. 心身是统一的
   B. 心理对健康和疾病有能动作用
   C. 心理因素、社会因素和生物因素都影响人体健康和疾病的发生
   D. 在健康和疾病问题上应将人视为一个整体
   E. 以上都是
3. 医学心理学的研究对象为
   A. 人类心理活动的规律
   B. 人类行为的科学发展
   C. 疾病发生发展的规律
   D. 影响健康的有关心理问题和行为
   E. 疾病预防和治疗的原则
4. 不属于医学心理学相关学科的是
   A. 健康心理学
   B. 变态心理学
   C. 神经心理学
   D. 药物心理学
   E. 教育心理学
5. 《黄帝内经》提出的“天人合一”“形神合一”的心理学观点属于医学心理学发展的哪一阶段
   A. 神灵医学心理学时代
   B. 哲学医学心理学时代
   C. 科学医学心理学时代
   D. 现代医学心理学时代
   E. 以上都不是
6. 医学心理学研究任务不包括
   A. 研究心理因素对人体健康的影响及其机制
   B. 研究个性的形成和发展
   C. 研究自我调节对防病、治病和康复的作用
   D. 研究疾病过程中的心理反应
   E. 研究心理因素在疾病发展过程中的作用

【B_1 型题】

（7～8 题共用备选答案）
   A. 调查法
   B. 临床观察法
   C. 个案法
   D. 实验法
   E. 心理测验法
7. 通过交谈或问卷的方法了解一些人对某一事件的感受、态度和行为，在医学心理学的研究方法中属于
8. 通过严格控制条件，研究行为或活动条件与心理的因果关系，在医学心理学的研究方法中属于

第二章　医学心理学基础

【A_1 型题】

1. 顺利完成各种活动所必备的基本能力是
   A. 语言能力
   B. 想象能力
   C. 辨别能力
   D. 特殊能力
   E. 一般能力
2. 不属于性格特征的是
   A. 对现实的态度特征
   B. 意志特征
   C. 情绪特征
   D. 应激特征
   E. 智力特征
3. 人类心理过程的认识过程不包括
   A. 感觉
   B. 信念
   C. 记忆
   D. 思维
   E. 想象
4. A 型行为性格与下列哪项疾病有关
   A. 溃疡病
   B. 风心病
   C. 冠心病
   D. 癌症

E. 神经症

5. 按照需要起源，可把需要分为
A. 生理性需要和社会性需要
B. 生理性需要和心理性需要
C. 自然需要和精神需要
D. 物质需要和精神需要
E. 物质需要和心理需要

6. 自觉地确定目的，并根据目的支配自己的行为，克服困难以实现目的的心理过程是
A. 认识
B. 意志
C. 情感
D. 感知
E. 思维

7. 动机产生的 2 个条件是
A. 需要和目的
B. 需求和目标
C. 诱因和目的
D. 需要和诱因
E. 意志和目的

8. 艾森克认为人格的维度有
A. 情绪性维度、气质性维度和稳定性维度
B. 情绪性维度、内外向维度和精神质维度
C. 气质性维度、内外向维度和稳定性维度
D. 理智性维度、情绪性维度和意志性维度
E. 理智性维度、内外向维度和精神质维度

9. "感时花溅泪，恨别鸟惊心"，这种情绪状态是
A. 心境
B. 激情
C. 应激
D. 美感
E. 悲哀

10. 与肿瘤有密切关系的行为是
A. A 型
B. B 型
C. C 型
D. D 型
E. E 型

11. 知觉是人脑对客观事物
A. 个别属性的反映
B. 整体属性的反映
C. 本质属性的反映
D. 特殊属性的反映
E. 发展属性的反映

12. 与情绪形成有关的 3 个要素是
A. 环境、心境、生理变化
B. 情景、心境、条件反射
C. 情景、刺激、生理过程
D. 认知、反应、结果评价
E. 情景、认知、生理状况

13. 既想参赛锻炼自己，又怕成绩不好被人讥笑，此时的动机冲突是
A. 双趋冲突
B. 双避冲突
C. 趋避冲突
D. 双重趋避冲突
E. 多重趋避冲突

14. 情绪是与何种需要相联系的
A. 生理需要
B. 交际需要
C. 认知需要
D. 安全需要
E. 自我实现需要

15. 胆汁质气质的人，其高级神经活动类型属于
A. 强、均衡而灵活的活泼型
B. 强、均衡而不灵活的安静型
C. 强、不均衡而灵活的兴奋型
D. 弱、不均衡、不灵活的抑制型
E. 弱、均衡、灵活的灵活型

16. 反映直接作用于感觉器官的客观事物的个别属性的心理过程是
A. 感觉
B. 知觉
C. 记忆
D. 思维
E. 想象

17. 人格核心是
A. 气质
B. 能力
C. 性格
D. 需要
E. 动机

18. "想象"这种心理活动属于
A. 情感过程
B. 意志过程
C. 意识过程
D. 个性特征
E. 认识过程

19. 已获得的知识、技能和方法对解决新问题会产生影响的心理现象称为
A. 功能固着
B. 暗示
C. 迁移
D. 保持
E. 创造

20. 卡特尔认为人格是由什么构成的
A. 人格因素
B. 人格特征
C. 根源特质
D. 表面特质
E. 人格特质

21. 情绪可通过哪些系统的生理反应对人体的健康产生影响
A. 呼吸系统、循环系统和泌尿系统
B. 神经系统、循环系统和泌尿系统
C. 呼吸系统、循环系统和免疫系统
D. 神经系统、内分泌系统和免疫系统
E. 呼吸系统、内分泌系统和免疫系统

22. 情感对于情绪来说具有的特点是
A. 强烈而冲动
B. 伴有明显的行为变化
C. 伴有明显的生理变化
D. 稳定而深刻
E. 带有明显的情境性

23. 心理过程包括哪 3 个过程
A. 气质、性格和能力
B. 动力、活动和评价

C. 认识、情感和意志
D. 认识、人格和活动
E. 动力、情绪和意志

【A_2 型题】

24. 汽车正在行驶中，一名儿童突然冲向马路对面。司机急刹车，汽车在发出刺耳的刹车声后停住，儿童在车前的半米处跑过。这时司机顿感心搏加快、头上冒汗、手足无力。这种情绪状态是
A. 心境
B. 激情
C. 情感
D. 应激
E. 情操

【A_3/A_4 型题】

（25~26 题共用题干）

《红楼梦》中的林黛玉，其动作稳定缓慢，观察事物细致入微，敏感多疑，孤独多虑，情感体验深刻且持久。

25. 林黛玉的气质类型属于
A. 多血质
B. 黏液质
C. 胆汁质
D. 抑郁质
E. 兴奋质

26. 根据巴甫洛夫高级神经活动类型学说，林黛玉的神经活动类型属于
A. 抑制型
B. 兴奋型
C. 活泼型
D. 安静型
E. 均衡型

【B_1 型题】

（27~29 题共用备选答案）
A. 自觉性
B. 果断性
C. 坚韧性
D. 自制性
E. 独立性

27. 意志行动中善于控制自己的行动，约束自己言行的心理品质是意志的
28. 办事见异思迁，虎头蛇尾的人，其意志活动缺乏
29. 执拗和一意孤行的人，其意志活动缺乏

（30~31 题共用备选答案）
A. 生理需要
B. 安全需要
C. 爱与被爱的需要
D. 尊重的需要
E. 自我实现的需要

30. 马斯洛需要层次论中最高层次需要是
31. 发挥自己的潜能，实现自己的理想与抱负的需要是

（32~34 题共用备选答案）
A. 双趋冲突
B. 双避冲突
C. 趋避冲突
D. 双重趋避冲突
E. 双趋双避冲突

32. “前有狼，后有虎”，这种动机冲突是
33. “鱼与熊掌不可兼得”，这种动机冲突是
34. “想吃糖，又怕胖”，这种动机冲突是

第三章　心理健康

【A_1 型题】

1. 心理卫生又称为
A. 心理健康
B. 心理和谐
C. 心理宽容
D. 心理调节
E. 心理平衡

2. 心理健康标准不包括
A. 人格健全
B. 思想内容健康
C. 情绪乐观稳定
D. 行为和生活方式健康
E. 智力正常

3. 心理卫生应从何时抓起
A. 胎儿期
B. 新生儿期
C. 乳儿期
D. 婴儿期
E. 幼儿期

4. 智力发展的关键期在
A. 3 岁前
B. 4 岁前
C. 5 岁前
D. 6 岁前
E. 7 岁前

5. 不属于青少年心理健康教育主要内容的是
A. 性生理、性心理、性道德教育
B. 世界观、价值观、人生观教育
C. 友谊观和恋爱观教育
D. 学习策略和方法的教育
E. 自我意识形成教育

6. 同时能刺激多种感官的游戏或运动，叫做
A. 感觉运动训练
B. 体育活动训练
C. 人格发展训练
D. 自制能力训练
E. 感觉整合训练

7. 青春期自我意识中的主要矛盾不包括
A. 理想与现实
B. 学习与恋爱
C. 本我与超我
D. 独立与依赖
E. 交往与封闭

【B_1 型题】

（8~9 题共用备选答案）
A. 0~1 岁
B. 1~3 岁

C. 3~7 岁
D. 7~11 岁
E. 11~14 岁

8. 人格发展关键期是

9. 语言发展关键期是

第四章　心理应激与心身疾病

【A_1 型题】

1. 心身疾病是
   A. 心理社会因素在病因上起主导作用的躯体疾病
   B. 由心理社会因素引起的精神疾病
   C. 由心理社会因素引起的器官系统的功能性改变
   D. 由心理社会因素引起的神经症
   E. 由心理社会因素引起的生理反应
2. 心身疾病的界定条件是
   A. 在发病的原因中心理社会因素是重要的因素
   B. 具有由心理因素引起的躯体症状
   C. 具有明显的器质性病理改变或病理生理变化
   D. 不是神经症和精神病
   E. 以上都是
3. 与心身疾病的诊断无关的是
   A. 根据临床症状、体征和特殊检查明确器质性改变
   B. 疾病的发生有相平行的心理社会因素
   C. 排除神经症和精神疾病
   D. 单纯的生物医学疗法收效甚微
   E. 由某种躯体疾病引发心理障碍
4. 按照心身医学的观点，下列疾病中属于心身疾病的是
   A. 精神分裂症
   B. 抑郁症
   C. 消化性溃疡
   D. 大叶性肺炎
   E. 精神发育迟滞
5. 关于心身关系，你认为最正确的是
   A. 心身二元论
   B. 心身统一论
   C. 神灵支配论
   D. 心身还原论
   E. 心身平行论
6. 应激的概念可理解为
   A. 外界刺激和环境要求
   B. 对外界刺激和环境要求的反应
   C. 对环境不适应或适应的反应
   D. 对环境要求与应付能力评估后的状态
   E. 内外刺激因素
7. 在相同应激源作用下而产生不同的应激反应，其主要原因是个体的
   A. 体质不同
   B. 认知评价不同
   C. 敏感强度不同
   D. 反应强度不同
   E. 文化程度不同
8. 人们在遇到压力、痛苦、困境时，引起自杀的主要原因是
   A. 逃避应激源
   B. 排除应激源
   C. 难以应对应激源
   D. 没意识到应激源
   E. 想超越应激源
9. 不影响个体对应激的认知评价的是
   A. 人格特征
   B. 生活经历
   C. 应激源性质
   D. 对应激源的敏感度
   E. 当时个体的身心状态
10. 不应列为心理应激对健康有消极影响的是
    A. 使已有的疾病加重
    B. 适应性调整，恢复内稳态
    C. 使原有的疾病复发
    D. 损害适应能力，引发心身症状
    E. 与其他因素共同影响引发新的疾病
11. 下列生活事件中，属于正性生活事件的是
    A. 夫妻分居
    B. 结婚
    C. 坐牢
    D. 子女离家
    E. 改行
12. 面对威胁性的应激源，通过各种适当的心理和行为对策来消除或缓解个体的紧张状态，称之为
    A. 激励
    B. 解脱
    C. 回避
    D. 应对
    E. 超脱
13. 人生会受到无数应激源的作用，只有那些对人有意义的刺激物才能引起心理应激反应，这些事物是否对人有意义，很大程度上取决于
    A. 应激源的强度
    B. 应激源的性质
    C. 应激源的数量
    D. 人的认知评价
    E. 人的智力水平
14. 患者在患病后变得以自我为中心、兴趣狭窄、依赖性增强，并过分关注自己的机体功能，这种心理反应属于
    A. 感情淡漠
    B. 焦虑增强
    C. 行为退化
    D. 猜疑加重
    E. 情绪低落
15. 使用 Holmes Rahe 的社会再适应量表测量某人的生活事件，

LCU总分为250，预示以后两年内患心身疾病的概率为
A. 无可能性
B. 30%
C. 50%
D. 70%
E. 100%

【A_3/A_4型题】

（16~18题共用题干）
男性，某省厅干部。平时不嗜烟酒，生活规律；但性情急躁，易激动，工作认真，争强好胜，雄心勃勃。1年前单位减员时调入某厂工作，常因小事上火，发脾气。3日前因心绞痛入院，诊断为冠心病。

16. 患病前患者的人格类型是
A. A型
B. B型
C. C型
D. AB混合型
E. BC混合型

17. 发病的明显原因是
A. 物理性因素
B. 化学性因素
C. 生物性因素
D. 心理社会因素
E. 以上都是

18. 对于患者应采取哪种干预措施
A. 认知疗法
B. 药物疗法
C. 生物反馈疗法
D. 放松疗法
E. 以上都是

（19~22题共用题干）
女性，55岁。丧偶8年，现独居，嗜烟酒，不爱运动。平时性情抑郁，过分容忍，办事无主见，常顺从于别人。1月前行胃癌切除，术中及术后情绪低落，兴趣下降，常独自流泪，有轻生之念。

19. 患者病前的行为特征为
A. A型
B. B型
C. C型
D. 混合型
E. 以上都不是

20. 患者术后的情绪反应属于
A. 焦虑
B. 抑郁
C. 恐惧
D. 痛苦
E. 内疚

21. 患者患胃癌的主要原因为
A. 生活事件
B. 易感性人格特征
C. 情绪因素
D. 不良生活习惯
E. 以上都是

22. 对这种患者临床上应采取哪种措施
A. 支持性心理治疗
B. 认知疗法
C. 精神分析疗法
D. 药物治疗
E. 以上都是

【B_1型题】

（23~24题共用备选答案）
A. 躯体性应激源
B. 心理性应激源
C. 社会性应激源
D. 职业性应激源
E. 文化性应激源

23. 个体的强烈需求或过高的期望属于
24. 语言、风俗习惯的改变属于

（25~26题共用备选答案）
A. 应激的行为反应
B. 应激的情绪反应
C. 应激的生理反应
D. 应激的防御反应
E. 以上都不是

25. 一个家庭关系紧张的人，尽可能缩短在家逗留的时间，变成一个“工作迷”，这一现象是
26. 一位外科手术前的患者，坐卧不安，眉头紧锁，小动作多，这一现象是

（27~28题共用备选答案）
A. 分散对消极应激源的注意
B. 努力忘却消极应激源的情景状态
C. 增加对威胁情境的回避能力
D. 利用各种放松技术
E. 锻炼意志

27. 有效应对应激的评价调整方法是
28. 应对应激以减轻紧张的措施是

（29~30题共用备选答案）
A. 培养健全人格，锻炼应对能力，获取社会支持
B. 药物治疗
C. 病情变化与心理社会因素有关
D. 心身相结合的原则
E. 心理治疗

29. 心身疾病的治疗原则是
30. 心身疾病的诊断原则之一是

第五章 心理评估

【A_1型题】

1. 心理测验按组织方式进行分类的是
A. 个别测验、团体测验
B. 文字测验、非文字测验
C. 问卷法、操作法、投射法
D. 调查法、观察法、会谈法
E. 智力测验、人格测验、特殊能力测验

2. 临床心理评估是心理治疗和心理咨询的

A. 前提
B. 依据
C. 效果判定
D. 效果评价
E. 以上都是

3. 心理测量的误差主要来源有
A. 施测条件
B. 主试者素质
C. 应试者动机
D. 应试者生理状态
E. 以上都是

4. 心理测验工作应遵守的原则为
A. 真诚、中立、回避
B. 自强、自立、自省
C. 信度、效度、常模
D. 客观、保密、标准化
E. 自主、学习、实效

5. 智商 IQ 的结果“高于平常”，是指其分数为
A. 70~79
B. 80~89
C. 90~109
D. 110~119
E. 120~129

6. 洛夏测验作为一种心理测验，其所用的方法是
A. 投射法
B. 问卷法
C. 作业法
D. 观察法
E. 会谈法

7. “比奈-西蒙量表”属于一种
A. 智力测验
B. 人格测验
C. 神经心理测验
D. 评定量表
E. 投射测验

8. IQ=[13(X-M)/S]+100 称为
A. 比率智商
B. 离差智商
C. 百分位智商
D. 中位数智商
E. 人格智商

9. 目前我国最常用的智力量表是
A. 斯坦福-比纳智力量表
B. 洛奇-桑代克智力量表
C. 韦克斯勒智力量表
D. 瑟斯顿智力量表
E. 勒特国际操作量表

10. 艾森克人格问卷的量表中，代表情绪稳定性特征的是
A. E
B. N
C. P
D. L
E. 以上都不是

11. 用 16 种人格因素测验量表（16PF）测验某人的人格特征，这一方法是依据
A. 弗洛伊德人格理论
B. 卡特尔人格理论
C. 艾森克人格理论
D. 斯金纳人格理论
E. 罗杰斯人格理论

12. 明尼苏达多相人格调查表（MMPI）最初是根据什么需要编制的
A. 心理学应用
B. 职业选择
C. 临床医学
D. 人类学研究
E. 精神病临床

13. 投射性测验的理论基础是
A. 精神分析理论
B. 行为主义理论
C. 人本主义理论
D. 认知理论
E. 心理生理学理论

14. 心理评估常用的方法不包括
A. 会谈法
B. 调查法
C. 实验法
D. 作品分析法
E. 心理测验法

15. 依据心理学的理论和方法对人的心理品质及水平作出的鉴定称为
A. 心理诊断
B. 心理测量
C. 心理测验
D. 心理调查
E. 心理评估

16. 使用明尼苏达多相人格调查表（MMPI）测查某人的人格特征，并计算各人格因子得分，这是
A. 心理评估
B. 心理测量
C. 心理测验
D. 心理诊断
E. 以上都不是

17. 一位心理学专家为了对一名 3 岁幼儿作心理评估，去孩子所在的幼儿园观看该幼儿在游戏中的表现，这种心理评估的方法是
A. 现状调查法
B. 自由式会谈法
C. 控制观察法
D. 自然观察法
E. 心理测验法

18. 在心理评估中，向被试者呈现一幅简单的几何图形，并要求被试者临摹，以观察其视觉空间能力，这种方法属于
A. 作业法
B. 会谈法
C. 问卷法
D. 投射法
E. 观察法

19. 智商同为 85，其一是山区农民，结合他受教育程度和所处环境，考虑其智力基本正常；其二是某大学教授，结合其他表现，考虑有大脑退行性改变的可能，这是遵循心理测验的
A. 标准化原则
B. 保密性原则
C. 客观性原则
D. 统一性原则
E. 以上都不是

【B_1 型题】

（20~23 题共用备选答案）
A. 人格测验问卷
B. 智力测验
C. 人格投射测验
D. 评定量表

E. 神经心理学测验
20. 语言知觉测验属于
21. 主题统觉测验属于
22. 明尼苏达多相人格调查表属于
23. SCL-90属于

第六章 心理治疗与心理咨询

【A₁型题】

1. 替代学习疗法属于
   A. 询者中心疗法
   B. 精神分析疗法
   C. 行为疗法
   D. 认知疗法
   E. 生物反馈疗法
2. 人本主义疗法有以下特点，但应除外
   A. 以询者为中心
   B. 放松训练
   C. 把心理治疗看成一个转变过程
   D. 非指令性治疗的技巧
   E. 言语操作性条件试验
3. 心理治疗医生是否成熟称职的重要条件以及心理治疗成败的关键是
   A. 医生的技术水平
   B. 心理治疗实施的计划性
   C. 是否坚持保密原则
   D. 建立良好的医患关系
   E. 治疗方法的灵活性
4. 不论进行何种心理治疗，治疗者均应遵守以下原则，但除外
   A. 真诚原则
   B. 保密原则
   C. 耐心原则
   D. 中立与回避原则
   E. 标准化原则
5. 心身疾病的治疗原则，不包括
   A. 药物缓解症状
   B. 自我心理调节
   C. 矫正不良习惯
   D. 不间断发泄
   E. 心理护理
6. 下列不属于行为疗法的是
   A. 系统脱敏
   B. 厌恶疗法
   C. 冲击疗法
   D. 自由联想
   E. 前提控制
7. 为保证材料真实，也为了维护心理治疗本身的声誉及权威性，因此心理治疗要坚持
   A. 真诚原则
   B. 耐心原则
   C. 保密原则
   D. 中立原则
   E. 回避原则
8. 属于精神分析疗法的是
   A. 系统脱敏
   B. 厌恶疗法
   C. 自由联想
   D. 森田疗法
   E. 催眠疗法
9. 一般问题解决模式包含发现问题、分析问题、提出假设、实践和检验假设的几个要素，那么心理治疗过程中哪个阶段相当于提出假设
   A. 问题探索阶段
   B. 分析认识阶段
   C. 治疗行动阶段
   D. 结束巩固阶段
   E. 以上都不是
10. 心理咨询的对象大多数是
    A. 精神病患者
    B. 躯体疾病患者
    C. 心理异常的患者
    D. 人格障碍者
    E. 心理异常的正常人
11. 心理咨询的基本手段不包括
    A. 宣泄
    B. 领悟
    C. 帮助选择和决定
    D. 强化自我控制
    E. 增强自信心
12. 心理治疗和心理咨询本质上是相同的，但也有下列差别，应除外
    A. 工作任务不同
    B. 工作时间长短不同
    C. 对象和情境不同
    D. 身份和工作方式不同
    E. 解决问题的性质和内容不同
13. 在人本主义治疗技术中最重要的是
    A. 表达
    B. 分析
    C. 指导
    D. 同情
    E. 倾听
14. 对恋物癖者电击的方法属于
    A. 家庭脱敏
    B. 冲击疗法
    C. 厌恶疗法
    D. 松弛疗法
    E. 自由联想
15. 应用心理学的方法影响或改变患者的感受、认识、情感和行为，调整个体与环境之间的平衡，称之为
    A. 心理诊断
    B. 心理治疗
    C. 心理卫生
    D. 心理咨询
    E. 心理适应

【A₂型题】

16. 某电视台编辑求助于一家心理治疗中心，希望在该电视台上播放韦氏智力测验的具体内容，以引起公众对心理学的兴趣，但被心理中心的工作人员婉言拒绝，该工作人员遵循的原则是
    A. 回避原则
    B. 保密原则
    C. 客观原则
    D. 标准化原则

E. 稳定性原则

17. 女性，19岁。因急性白血病接受骨髓移植治疗，术后被安置于无菌病房中。根据病情，需限制亲属探视，在此期间患者常常出现心情烦躁、不安。针对此情况，心理治疗师指导其采用冥想结合深呼吸的方法来改善自己的情绪，这种应对方式属于
A. 自我调节放松
B. 调整认知评价
C. 取得社会支持
D. 消除应激来源
E. 心理防御机制

18. 女性，22岁。每逢路过商店时就会有被售货员怀疑偷窃的想法，无法自制，十分痛苦。遂到心理门诊寻求帮助。心理治疗师指导其每当出现该想法时就用力拉弹手腕上的橡皮筋，使其产生疼痛。从而逐步消除强迫症状。这种治疗方法属于
A. 厌恶疗法
B. 冲击疗法
C. 代币疗法
D. 习惯转换法
E. 系统脱敏疗法

19. 一位来访者单位的同事，要求了解当事人心理治疗的情况，心理治疗师婉言谢绝，这是因为
A. 出于对来访者的尊重
B. 保持客观中立的立场
C. 不认识来访者的同事
D. 心理治疗的关系限定原则
E. 心理治疗的保密原则

20. 提出治疗过程要信任和依靠来访者自身的潜力，而不是依靠治疗师的指导性工作的心理学派观点是
A. 精神分析
B. 行为主义
C. 人本主义
D. 认知心理
E. 折衷主义

【A_3/A_4型题】

（21～23题共用题干）

女大学生，19岁。病前有强迫性人格特征，在一次动物实验中，因抓大白鼠的方法不对而被鼠咬，引起焦虑和恐惧发作。而后表现为见鼠就惊叫、害怕、心搏剧烈，发展到有人谈到鼠也出现焦虑、紧张、出汗症状。患者主动求医，要求治疗。

21. 对这位患者心理评估的最佳方法是
A. 调查法
B. 观察法
C. 会谈法
D. 作品分析法
E. 心理测验法

22. 根据临床表现，应诊断为
A. 焦虑性神经症
B. 疑病性神经症
C. 恐怖性神经症
D. 抑郁性神经症
E. 强迫性神经症

23. 心理治疗方法应首选
A. 自由联想疗法
B. 厌恶疗法
C. 奖励方法
D. 系统脱敏疗法
E. 生物反馈疗法

（24～27题共用题干）

女性，35岁，某大学教师。3个月前因出国问题与领导争吵，而后逐渐表现出情绪低落、兴趣减退，对未来悲观失望，认为领导和同事都疏远她，常有怨天尤人的表现；能主动求医，接触良好。

24. 针对此例，在心理评估上宜采用
A. 调查法
B. 观察法
C. 会谈法
D. 作品分析法
E. 心理测验法

25. 其主要的情绪反应是
A. 焦虑
B. 恐惧
C. 愤怒
D. 抑郁
E. 痛苦

26. 最合适的干预办法是
A. 门诊精神科治疗
B. 精神病院住院治疗
C. 门诊心理治疗
D. 门诊心理咨询
E. 家庭或社会心理治疗

27. 初次接触首选的手段是
A. 宣泄
B. 领悟
C. 强化控制
D. 增强自信心
E. 以上都不是

【B_1型题】

（28～30题共用备选答案）
A. 自由联想疗法
B. 森田疗法
C. 询者中心疗法
D. 系统脱敏疗法
E. 支持疗法

28. 以精神分析理论为基础的疗法是

29. 以行为主义理论为基础的疗法是

30. 以人本主义理论为基础的疗法是

第七章 医患关系与医患沟通

【A_1 型题】

1. 医患沟通中的非语言沟通形式不包括
   A. 身段姿态
   B. 引导话题
   C. 人际距离
   D. 目光接触
   E. 面部表情
2. 共同参与型的医患关系模式最适合于
   A. 急性患者
   B. 绝症患者
   C. 慢性患者
   D. 重症患者
   E. 精神病患者
3. 医师的临床知识和技能×患者的依从性，等于
   A. 治疗效果
   B. 技术交往
   C. 非技术交往
   D. 言语交往
   E. 非言语交往
4. 医生与患者的交谈原则应具有
   A. 情绪性
   B. 针对性
   C. 广泛性
   D. 指令性
   E. 隐蔽性

【A_2 型题】

5. 男性，55岁，机关干部。患胃溃疡多年，本次因胃出血入院，手术治疗后，病情平稳。此时，医患关系模式为
   A. 共同参与型
   B. 指导-合作型
   C. 被动-主动型
   D. 主动-主动型
   E. 主动-被动型

【B_1 型题】

（6~7题共用备选答案）
   A. 主动-被动型
   B. 指导-合作型
   C. 共同参与型
   D. 强制-被动型
   E. 指导-参与型
6. 一个昏迷患者被送到医院，医生对他进行处理，这种医患关系属于
7. 医生劝患者“你应该参加一些晨间锻炼”，这种医患关系属于

第八章 患者的心理问题

【A_1 型题】

1. 不属于患者权利的内容是
   A. 受到社会尊重和理解
   B. 遵守医疗部门规章制度
   C. 享受医疗服务
   D. 保守个人秘密
   E. 免除或部分免除病前社会责任
2. 根据求医的决定权，可将求医行为分成
   A. 主动型、参与型、强制型
   B. 主动型、指导型、合作型
   C. 主动型、被动型、强制型
   D. 参与型、指导型、合作型
   E. 参与型、被动型、强制型
3. 不影响患者行为的因素是
   A. 患者的经济状况
   B. 季节因素
   C. 年龄
   D. 对疾病的认识水平
   E. 文化教育程序
4. 由患者的家长、家属或他人作出求医决定的求医类型是
   A. 主动型
   B. 被动型
   C. 强制型
   D. 顾虑型
   E. 合作型
5. 在患者常见的心理问题中，常表现为行为与年龄、社会角色不相符合，像回到婴儿时期，此患者的心理状态被称为
   A. 焦虑
   B. 回避
   C. 猜疑
   D. 愤怒
   E. 退化

【A_2 型题】

6. 张某是某医院的主管护师，在平常工作中，十分重视对患者的心理护理，能根据不同患者的不同心理问题制订相应的计划进行干预，其心理护理所遵循的原则是
   A. 启迪性原则
   B. 针对性原则
   C. 自我管理原则
   D. 稳定性原则
   E. 保密性原则
7. 男性，55岁，工程师。因膀胱癌入院准备接受手术治疗。在术前准备期间，患者一方面希望尽快恢复健康而配合各种检查和治疗，另一方面又担心自己主持的工程项目出问题而自行离院回单位开会。这种患者角色的状态属于
   A. 角色行为适应
   B. 角色行为强化
   C. 角色行为异常
   D. 角色行为冲突
   E. 角色行为缺如

【B_1 型题】

（8~10 题共用备选答案）

A. 角色行为缺如
B. 角色行为冲突
C. 角色行为减退
D. 角色行为强化
E. 角色行为异常

8. 期望继续享有患者角色所获得的利益，是患者角色的

9. 否认自己有病，不及时就医是患者角色的

10. 不把自己当患者，仍坚持带病工作是患者角色的

（11~12 题共用备选答案）

A. 主动型
B. 被动型
C. 强制型
D. 参与型
E. 合作型

11. 昏迷患者的求医行为属于

12. 儿童患者的求医行为属于

第十篇　医学伦理学

第一章　伦理学与医学伦理学

【A_1型题】

1. 医学伦理学的特征之一是
   A. 灵活性
   B. 实践性
   C. 集体性
   D. 组织性
   E. 随机性

2. 对医术与医德之间关系错误的理解是
   A. “医乃仁术”
   B. 有能力做的就应该去做
   C. “大医精诚”
   D. 临床医学决策同时也是伦理决策
   E. 前沿医学技术应用于临床必须有医德参与

3. 能反映医学本质特征的是
   A. 人才
   B. 技术
   C. 设备
   D. 管理
   E. 道德

4. “医乃仁术”指医学伦理学是
   A. 医学的本质特征
   B. 医学活动中的一般现象
   C. 医学的非本质要求
   D. 医学的个别性质
   E. 个别医务人员的追求

5. 生物-心理-社会医学模式建立在20世纪的
   A. 50年代
   B. 60年代
   C. 70年代
   D. 80年代
   E. 90年代

6. 关于生物-心理-社会医学模式，下列提法中错误的是
   A. 人们关于健康和疾病的基本观点
   B. 21世纪建立起来的一种全新医学模式
   C. 临床实践活动和医学科学研究的指导思想
   D. 在更高层次上实现了对人的尊重
   E. 不仅重视人的生物生存状态，而且更加重视人的社会生存状态

7. 医学模式转变对医师提出的根本性医学伦理学要求是
   A. 学习伦理学
   B. 学习生命价值论
   C. 学习公益理论
   D. 更加关注处于社会关系中的、作为一个整体的患者的人文方面
   E. 注重改变传统的医学道德观念

8. 在医学伦理学任务的提法中，错误的是
   A. 为医学的发展导向
   B. 反映社会对医学的需求
   C. 为符合医学道德的行为辩护
   D. 制定与预防、诊断、治疗相对应的伦理准则
   E. 在医患关系中，只是竭力维护患者的权益

9. 高科技应用在医学中所产生的伦理负效应主要表现为下列现象，但应除外的是
   A. 诊治依赖高科技手段
   B. 高技术低情感
   C. 高技术手段集中于“三级医院”中
   D. 滥用高科技手段，造成看病贵
   E. 医患关系的“物化”趋势

10. 高科技应用在医学中所带来的医学难题是
   A. 布局不合理
   B. “植物人”的治疗决策
   C. 卫生资源浪费严重
   D. 其使用背离医学目的
   E. 影响医学人才全面发展

11. 在高科技时代强调医学伦理教育的必要性，最主要的原因在于医学高新技术
   A. 给患者带来了福音
   B. 促进了医学发展
   C. 应用中的双重效应提出了新的医德要求
   D. 在西方被严重滥用的教训
   E. 应用中出现了许多医德两难选择问题

12. 医学伦理学的研究对象，除外以下
   A. 医际之间的关系
   B. 医务人员和社会的关系
   C. 政府行政部门之间的关系
   D. 医务人员和医学科学发展之间的关系
   E. 医务人员和患者的关系

13. 《希波克拉底誓言》的内容不涵盖以下哪一点
   A. 为病家保密
   B. 强调医生的品德修养
   C. 尊重同道
   D. 要有好的仪表和作用
   E. 为病家谋利益

14. 提出“人命至重，有贵千金，一方济之，德逾于此”观点的是
   A. 李时珍
   B. 张仲景
   C. 华佗

D. 孙思邈
E. 扁鹊

15. 目前我国医学伦理学主要的研究方向是
A. 公民道德问题
B. 临床医学问题
C. 公共道德的学说和体系
D. 生命科学的发展
E. 医学实践中的道德问题

【A_2 型题】

16. 德国一位女牙医助理马里翁在一次车祸中受重伤，送到医院后被判定为脑死亡，后来的全面检查表明：当时该"患者"腹中4个月的胎儿完全正常，如果"患者"凭借现代医术使植物人状态长期维持下去，就可以保证胎儿发育成熟，直至出生；如果让"患者"体面地死去，就必须撤掉生命维持系统。这个难题，要求医学服务认真解决
A. 医学中能不能做与伦理上应不应做的矛盾
B. 临床诊断技术的问题
C. 临床治疗技术的问题
D. 服务态度的问题
E. 医药卫生资源宏观分配的矛盾

17. 一年轻人在打羽毛球时自己的球拍把额头碰破了一块皮，到某医院就医。接诊医生查看后，问明患者属公费医疗，于是开出了CT检查单。查后结果为阴性。此类现象产生的根源是
A. 医生诊断水平不高
B. 医生对高新技术手段过度迷信
C. 市场经济对医学服务的负面影响
D. 生物医学模式对医生的负面影响
E. 医院管理不到位

18. 女性，59岁。因患肝硬化腹水，出现肝性脑病，多次昏迷，处于濒死状态。其子在得知母亲已治愈无望时，向主管医师提出书面请求：为其母实施"安乐死"，以尽快解除患者濒死前的剧痛。在家属再三请求之下，主管医师下了医嘱，先后两次注射复方冬眠灵175mg，患者安静地死去。之后，主管医师及患者的儿子2人均以故意杀人罪被起诉立案，后经市人民法院多次公开审理及诉讼后，才宣告主管医师无罪释放。从医学伦理方面对该医师所作所为的正确评价是
A. 完全正确，其选择在医学上有充分依据
B. 完全错误，医师实行安乐死与杀人无异
C. 法律允许，但在伦理上是成问题的
D. 法律允许，在伦理上也是说得通的
E. 没有处理好医学决策与伦理判断之间的矛盾，是有着严重的伦理问题的

【A_3/A_4 型题】

（19~21题共用题干）

陕西某高校一位副教授因高热住进职工医院，经B超、CT、抽血及抽骨髓化验等检查后，难以确诊。医生恐延误病情，于是给予高级抗生素治疗，但病情不好转。第16天，该院请某市医院会诊，仍依据上述检查结果而诊断为病毒性感冒，给予相应治疗后仍无济于事。患者在这两家医院里诊治达20多天，花费近万元，仍无明确诊断。后来，医院只好请西安医大第一附属医院某教授会诊。该教授并未盲目用理化检验手段，而是仔细问诊查体，当在患者身上发现了3个极易被忽视的小红点时，病情很快得到确诊：原来是患者在不久前游览西双版纳时被蚊虫叮咬，导致斑疹伤寒。确诊后，患者家属遵医嘱到药店花1.2元钱买了20片四环素，患者口服后痊愈

19. 前两家医院的医生出现误诊误治的原因是
A. 服务态度不好
B. 过分依赖技术手段
C. 患者病情太复杂
D. 诊断仪器不够档次
E. 医生学术水平太低

20. 某教授能为患者很快确诊的根本原因是
A. 对患者负责
B. 医术高明
C. 患者病情十分简单
D. 前两家医院为他提供了充分的检查结果数据
E. 正确看待诊疗仪器的作用，不盲目偏信仪器

21. 医疗仪器，尤其是高科技手段大量进入临床，要求临床医师注意防范的伦理问题应除外
A. 盲目购进，不能充分利用
B. 仪器检查代替医师问诊
C. 仪器检查代替医师查体
D. 仪器检查代替医德、责任心
E. 滥开检查单，不能合理利用

（22~24题共用题干）

美国一女性患者，患有严重的脑综合征、压疮、心脏病、糖尿病等，对环境没有感觉，只有原始的脑功能，有自主呼吸，没有认识、行为能力，且无改善的希望，住院不久即插入鼻饲管以维持生命。她的监护人要求取走鼻饲管，被主管医师拒绝，监护人向法院起诉要求强迫取走，法院同意并下令取走；但受理上诉的法院否定了这个决定，认为中止喂饲就是杀人。3年后，女患者死亡，她的鼻饲管仍保留着。

22. 从医学伦理学角度说，此案例

反映出的突出问题应除外
A. 临床医学决策同时也是伦理判断
B. 医学上可能做的，不一定在伦理上是应该做的
C. 市场经济对医学实践的正、负效应并存
D. 生命神圣论与生命质量论的冲突
E. 传统医德规范与现代医德观念的矛盾

23. 主管医师拒绝患者监护人的请求，其理由是：医疗行为必须体现
A. 医乃仁术
B. 生命神圣
C. 不伤害原则
D. 尊重患者自主原则
E. 以上都是

24. 对主管医师行为的正确伦理评价是
A. 完全正确
B. 完全错误
C. 基本上错误，侵犯了患者家属自主权
D. 基本上正确，但应弄清患者本人意愿，彻底维护患者权益
E. 以上都不是

（25~26题共用题干）

凌晨，一位被汽车撞成重伤的少校军官被一位好心的老工人用三轮车送到某市医院急诊室。值班医师问刚刚苏醒过来的少校："带钱了吗？"少校摇了摇头，又赶紧吃力地说："我是现役军人，能报销……"话未说完又昏迷过去。医生给当地部队打电话，未能搞清伤者身份，于是睡觉去了。到早晨交接班时，发现少校军官已死于候诊室外长椅上。事后，某报记者走访了当事医师。他很委屈地说："我多倒霉呀！白受了个处分。半夜里，他既没钱又没有伴，我怎么能相信他的话呢？医院里患者住院一分钱不交就溜走的还少吗？你去试试，不先交钱就给你看病的医院有哪家？"

25. 该值班医师出现过错的根源在于
A. 没有正确处理好市场经济带来的负效应问题
B. 没有正确处理好能不能做与应该不应该做的矛盾
C. 没有正确适应医学模式转变的要求
D. 没有正确适应高科技应用于医学的要求
E. 以上都不是

26. 医师在接诊此类患者时的最佳伦理选择应该是
A. 恪守先交钱，然后给予检查、处置、收入院、抢救的规定
B. 先积极抢救，然后再恰当解决收费问题
C. 只管抢救，收费是别人的事
D. 把棘手患者推给上级医生
E. 以上都不对

【B_1型题】

（27~29题共用备选答案）
A. 不仅关心患者的躯体，而且关心患者的心理
B. 注意克服物化趋势
C. 维护和尊重患者的知情同意权
D. 正确处理同行关系
E. 不能以医谋私

27. 由生物医学模式转到生物心理社会医学模式，要求临床医师
28. 为克服市场经济对医学服务产生的负面效应，要求临床医师
29. 为克服高科技应用于医学服务所产生的负面影响，要求临床医师

第二章 医学伦理的原则与规范

【A_1型题】

1. 不属于我国社会主义医学伦理学基本原则内容的一项是
A. 中西医并重
B. 防病治病
C. 救死扶伤
D. 实行社会主义人道主义
E. 全心全意为人民身心健康服务

2. 医师义务和权利不包括
A. 承诺治疗效果
B. 保证患者平等医疗权
C. 保障患者医疗权利的实现
D. 促进患者身心健康
E. 履行自己的职责

3. 保守医疗秘密之两方面的内容是指
A. 为患者保密与对患者保密
B. 为患者保密与对患者家属保密
C. 为患者家属保密与对患者保密
D. 为患者家属保密与对患者家属保密
E. 为医院保密与对同事保密

4. 保密原则的具体要求在必要时可以除外
A. 保护患者隐私
B. 保护家庭隐私
C. 告知家属必要信息
D. 不公开患者提出保密的不良诊断
E. 不公开患者提出保密的预后判断

5. 治疗要获得患者的知情同意，其实质是
A. 尊重患者自主性
B. 尊重患者社会地位

C. 尊重患者人格尊严
D. 患者不会作出错误决定
E. 患者提出的要求总是合理的

6. 关于患者的道德权利，下述提法中正确的是
A. 患者都享有稀有卫生资源分配的权利
B. 患者都有要求开假休息的权利
C. 医师在任何情况下都不能超越患者要求保密的权利
D. 患者被免除社会责任的权利是随意的
E. 知情同意是患者自主权的具体形式

7. 现代的医生义务强调的是
A. 对患者负责任
B. 对集体负责任
C. 对集体和社会负责任
D. 对患者和社会负责任
E. 对社会负责任

8. 医疗审慎的积极作用的突出表现应该是
A. 有利于保护医生的利益
B. 有利于保护医院的利益
C. 有利于医疗质量的提高
D. 有利于保护医学的发展
E. 有利于保护医际的和谐

9. 医疗机构从业人员的执业价值目标是
A. 廉洁行医
B. 人道行医
C. 对患者一视同仁
D. 为患者保守秘密
E. 为人民健康服务

10. 为了切实做到尊重患者自主性或决定，医生向患者提供信息时要避免
A. 理解
B. 诱导
C. 适量
D. 适度
E. 开导

11. 在医务人员的行为中，不符合有利原则的是
A. 与解除患者的疾苦有关
B. 可能解除患者的疾苦
C. 使患者受益且产生的副作用很小
D. 使患者受益，但却给别人造成了较大的伤害
E. 在人体实验中，可能使受试者暂不得益，但却使社会、后代受益很大

12. 我国社会主义医学伦理学基本原则提出的时间是
A. 1949 年
B. 1954 年
C. 1965 年
D. 1981 年
E. 1996 年

13. 患者不能拒绝
A. 治疗
B. 公开病情
C. 手术
D. 实验
E. 遵守医院制度

14. 患者的权利受到关注的社会背景是
A. 人的权利意识、参与意识增强和对人的本质的进一步认识
B. 医患间医学知识的差距逐渐缩小
C. 对人的本质有了进一步认识
D. 意识到医源性疾病的危害
E. 世界性的医患关系冷漠化

15. 在处理保守医密与讲真话二者关系时应该对
A. 慢性病患者保密，不讲疾病实情
B. 传染病患者保密，不讲疾病实情
C. 妇科病患者保密，不讲疾病实情
D. 晚期癌症患者保密，不讲疾病实情
E. 早期癌症患者保密，不讲疾病实情

16. 关于医德情感，正确的说法是
A. 它与医德义务无关
B. 它以医务人员个人的需要为前提
C. 它应能满足患者的一切需要
D. 它是医务人员的盲目冲动
E. 它是医务人员内心体验的自然流露

17. 在保护患者隐私时应考虑除外
A. 患者不愿让他人知道的变态心理，要求绝对保密
B. 患者不愿让他人知道的个人行为，要求绝对保密
C. 患者不愿让他人知道的家庭生活，要求绝对保密
D. 患者不愿让他人知道的不良诊断，要求绝对保密
E. 患者不愿让他人知道的艾滋病病情，要求绝对保密

18. 对尊重患者自主权的正确理解是
A. 必须听从有地位的患者的决定
B. 此准则适用于所有患者
C. 此准则适用于患者的所有自我决定
D. 医生的任何干预都是不道德的
E. 承认患者有权根据自身状况作出理性决定

19. 尊重患者自主性或决定，在患者坚持己见时，可能要求医生
A. 放弃自己的责任
B. 听命于患者
C. 无须具体分析
D. 必要时限制患者自主性
E. 不伤害患者

20. 关于医务人员决策权的下述认识和做法中，正确的是
A. 需要根据患者的意见，开具诊断书
B. 需要用强制的方法干涉某些患者嗜酒的不良行为
C. 如何运用药物治疗可以不必考虑患者的意见
D. 是住院治疗还是门诊治

疗，由医者最后决策
E. 拒绝为因酒精中毒而不听劝告者就医

21. 对患者自主与医生做主之间关系的正确理解是
A. 患者自主与医生做主是对立的
B. 患者自主与医生做主不是对立的
C. 强调患者自主，也充分看到医生做主的存在价值
D. 强调医生决定，兼顾患者自主
E. 强调患者自主，目的在于减轻医生的责任

22. 治疗要获得患者的知情同意，其道德价值应除外
A. 维持社会公正
B. 保护患者自主权
C. 解脱医生责任
D. 协调医患关系
E. 保证医疗质量

23. 在卫生资源分配上，形式公正是根据每个人
A. 都享有公平分配的权利
B. 实际的需要
C. 能力的大小
D. 社会贡献的多少
E. 在家庭中的角色地位

24. 某患者要做腰穿检查，有恐惧感。从医德要求考虑，临床医生应向患者做的主要工作是
A. 要得到患者知情同意
B. 告知做腰穿的必要性，嘱患者配合
C. 告知做腰穿时应注意的事项
D. 因诊断需要，先动员，后检查
E. 动员家属做患者思想工作

25.《医疗机构从业人员行为规范》是哪一年颁布的
A. 2011 年
B. 2012 年
C. 2013 年
D. 2014 年
E. 2015 年

26. 欧美医学伦理学（生命伦理学）四原则不包含
A. 不伤害
B. 有利
C. 尊重
D. 胆识
E. 公正

27. 反映医患之间权利关系的正确观点是：强调维护
A. 医生的权利
B. 医院院长的权利
C. 护士的权利
D. 患者的权利
E. 家属的权利

28. 手术治疗中一般患者知情权不包括
A. 有权自主选择
B. 有同意的合法权利
C. 有明确决定的理解力
D. 有家属代为决定的权利
E. 有作出决定的认知力

29. 医务人员在确定辅助检查项目后，必须做到
A. 只要检查目的明确，无须说服解释
B. 使患者知情同意，要告知患者（或家属），尊重被检者
C. 只要有益于治疗，医生可以作出决定
D. 向患者解释清楚检查的危险性
E. 因治病需要，无须向患者说明检查项目的经济负担

30. “健康所系，性命相托”这一提法出自
A. 1991 年《中国医学生誓词》
B. 2000 年《中国医学生誓词》
C. 1996 年《临床医师公约》
D. 2002 年《临床医师公约》
E. 1999 年《中华人民共和国执业医师法》

31. 按情感内容从低层次到高层次、理性成分从小到大排列的医德情感序列是
A. 责任感-同情感-事业感
B. 责任感-事业感-同情感
C. 同情感-责任感-事业感
D. 同情感-事业感-责任感
E. 事业感-同情感-责任感

32. 患者权利应除外
A. 基本医疗权
B. 自我决定权
C. 知情同意权
D. 要求保密权
E. 保管病志权

33. 公正不仅指形式上的类似，更强调公正的
A. 本质
B. 内容
C. 基础
D. 内涵
E. 意义

34.《中华人民共和国医师法》第二十三条规定的医师的法律义务同时也是其基本的道德义务，这些义务应除外的是
A. 遵循临床诊疗指南，遵守临床技术操作规范和医学伦理规范等
B. 尊重、关心、爱护患者，依法保护患者隐私和个人信息
C. 维护医院形象，关心医院创收，积极推进公立医院营利性、市场化改革
D. 努力钻研业务，更新知识，提高医学专业技术能力和水平，提升医疗卫生服务质量
E. 宣传推广与岗位相适应的健康科普知识，对患者及公众进行健康教育和健康指导

35. 医师行使道德权利的特点之一是
A. 强制性
B. 自主性

C. 冲动性
D. 组织性
E. 集体性

36. 下列做法中不违背医学伦理学无伤害（不伤害）原则的是
A. 因急于手术抢救患者，未由家属或患者签手术同意书
B. 发生故意伤害
C. 造成本可避免的残疾
D. 造成本可避免的患者自杀
E. 造成本可避免的人格伤害

37. 公平合理分配卫生资源在微观方面的根据应除外
A. 预防与治疗的合理关系
B. 患者的年龄
C. 治疗成功的可能
D. 患者的潜在贡献
E. 科研价值

38. 以下哪点不是患者的义务
A. 如实提供病情和有关信息
B. 避免将疾病传播他人
C. 尊重医师和他们的劳动
D. 不可以拒绝医学科研试验
E. 在医师指导下对治疗作出负责的决定并与医师合作执行

39. 医学伦理学尊重原则应除外的内容是
A. 公平分配卫生资源
B. 尊重患者及家属的自主性或决定
C. 尊重患者的知情同意权
D. 保守患者的秘密
E. 保护患者的隐私

40. 对待患者知情同意权的做法中，错误的是
A. 婴幼儿可以由监护人决定
B. 对某些特殊急诊抢救视为例外
C. 无家属承诺，即使患者本人知情同意也不能给予手术治疗
D. 做到充分知情
E. 做到有效同意

41. 保密的重要性可除外哪一项
A. 不引起医患矛盾
B. 不危害他人及社会
C. 不引起患者家庭纠纷
D. 不导致患者自残等后果
E. 不引起对患者的歧视

42. 关于医患双方权利与义务的下述口号和做法中，不可取的是
A. 医者不是上帝
B. 患者是上帝
C. 把维护患者正当权利放在第一位
D. 医者的正当权益也必须得到保证
E. 患者的权利往往意味着医者的义务

43. 关于医德规范，下列提法中错误的是
A. 调节医务人员人际关系的出发点和根本准则
B. 医务人员行为的具体医德标准
C. 社会对医务人员行为的基本要求
D. 医德原则的具体体现和补充
E. 把医德理想变成医德实践的中间环节

44. 下列有关医疗保密的描述明显有误的是
A. 医疗保密在医疗实践中具有特殊重要的作用
B. 孙思邈《大医精诚》中曾明确提及
C. 医学伦理中最古老的医德范畴
D.《希波克拉底誓言》中曾明确提及
E. 若不保密可能造成对患者的歧视

45. 医学伦理学原则中的最高层次是
A. 不伤害患者
B. 有利于患者
C. 全心全意为人民身心健康服务
D. 尊重患者的自主性
E. 公正地对待患者

46. 保守患者的秘密，其实质是（或体现了什么原则）
A. 尊重患者自主
B. 不伤害患者自尊
C. 保护患者隐私
D. 医患双方平等
E. 人权高于一切

47. 医德规范的本质是指
A. 医疗卫生行政官员对医务人员提出的基本道德要求
B. 医务人员对自己提出的基本道德要求
C. 患者对医务人员提出的基本道德要求
D. 医务人员在医学活动中的道德行为和道德关系普遍规律的反应
E. 患者在医学活动中的道德行为和道德关系普遍规律的反应

48. 医师可以行使特殊的干涉权的是
A. 对需要隔离的传染病患者拒绝隔离的
B. 在教学医院内住院的患者拒绝接受医学生实习
C. 在有科研任务的医院内住院的患者拒绝作为受试者
D. 门诊就医的患者拒绝按医师开出的特殊检查项目进行检查
E. 门诊就医的患者拒绝向医师吐露与疾病有关的隐私

49. 关于医务人员的同情感，错误的是
A. 它是医务人员发自内心的情感
B. 它是促使医务人员为患者服务的原始动力
C. 它是医德情感内容中低层次的情感
D. 它是责任感的基础
E. 它比责任感具有较大的稳

定性

50. 关于患者享有平等医疗权利的表述中，错误的是
A. 公民享有生命健康权
B. 对所有患者都应一视同仁
C. 患者的需求应得到完全满足
D. 患者享有的医疗保健权在实现时是受条件限制的
E. 应满足患者的合理需求

51. 最先提出“不伤害原则”的西方医学家是
A. 希波克拉底
B. 盖仑
C. 维萨里
D. 白求恩
E. 桑德斯

52. 患者义务应除外
A. 完全听从医师安排
B. 如实提供病情信息
C. 认真执行医嘱
D. 不将疾病传播他人
E. 尊重医师及其劳动

53. 一足部患有严重溃疡的糖尿病患者，经治疗病情未减轻，且有发生败血症的危险，此时为保证患者的生命而需要对患者截肢。这里包含的冲突是
A. 有利原则与公正原则的冲突
B. 有利原则与尊重原则的冲突
C. 不伤害原则与有利原则的冲突
D. 不伤害原则与公正原则的冲突
E. 不伤害原则与尊重原则的冲突

54. 对患者不会造成伤害的是
A. 医务人员的知识和技能低下
B. 医务人员的行为疏忽和粗枝大叶
C. 医务人员强迫患者接受检查和治疗
D. 医务人员对患者呼叫或提问置之不理
E. 医务人员为治疗疾病适当地限制或约束患者的自由

55. 医疗审慎的内容应除外
A. 医生在医疗各个环节始终做到慎言
B. 医生在医疗各个环节始终做到慎行
C. 医生在医疗各个环节始终做到自我保护
D. 医生在医疗各个环节始终做到精益求精
E. 医生在医疗各个环节始终做到认真负责

56. 医学伦理学最古老、最有生命力的医德范畴是
A. 医疗保密
B. 医疗公正
C. 医疗权利
D. 医疗荣誉
E. 医疗义务

57. 对医德良心的不正确理解是
A. 医德良心是医务人员对患者履行义务的道德责任感
B. 医德良心是医务人员对患者履行义务的自我评估能力
C. 医德良心是医务人员医德情感的深化
D. 医德良心是医务人员天生的对患者的行善之心
E. 医德良心是医务人员在医疗活动中养成的自律机制

58. 关于医德良心，下述提法中错误的是
A. 医德良心是对道德情感的深化
B. 医德良心是对道德责任的自觉认识
C. 医德良心在行为前具有指导作用
D. 医德良心在行为中具有监督作用
E. 医德良心在行为后具有社会评价作用

【A_2 型题】

59. 某患者，因医生开药少而且便宜，所以对医生有意见，诊治医生在对患者作解释时，以下哪一点是不当的
A. 对症下药
B. 合理配伍
C. 节约费用
D. 医生权力有限
E. 遵守医疗报销制度

60. 一名因车祸受重伤的男子被送去医院急救，因没带押金，医生拒绝为患者办理住院手续，当患者家属拿来钱时，已错过了抢救最佳时机，患者死亡。本案例违背了患者权利的哪一点
A. 享有自主权
B. 享有知情同意权
C. 享有保密和隐私权
D. 享有基本的医疗权
E. 享有参与治疗权

61. 一位50多岁男患者，患慢支肺气肿多年，某日上午因用力咳嗽，突感胸痛、气促，立即被送到医院急诊科。体检发现：血压100/70mmHg，呼吸120次/分，烦躁，唇、指发绀，气管明显偏左，右侧胸廓饱满，叩诊鼓音，呼吸音明显减弱。拟诊右侧气胸，未作相应处理，即送放射科作胸透。透视完后患者出现潮式呼吸，未及抢救就死亡了。为防止类似现象，应该
A. 充分检查，明确诊断，不伤害患者
B. 依据症状，请相关医生会诊作决策，不伤害患者
C. 当机立断，审慎地作出诊断并给以处置性穿刺，有利患者
D. 迅速判断并确定恰当目标，作出恰当的医疗决策，有利患者

E. 先行观察，再作处理，有利患者

62. 一位3岁病儿患急性菌痢住进医院，经治疗本已好转，行将出院。其父母觉得小儿虚弱，要求输血。碍于情面，医生同意了。可护士为了快点交班，提议给予静脉推注输血。当时病儿哭闹，医护齐动手给他输血过程中，病儿突发心搏骤停死亡。此案例中医护人员的伦理过错是

A. 无知，无原则，违背了有利患者的原则
B. 无知，无原则，违背了人道主义原则
C. 曲解家属自主权，违反操作规程，违背了有利患者的原则
D. 曲解家属自主权，违反操作规程，违背了不伤害患者的原则
E. 曲解家属自主权，违反操作规程，违背了人道主义原则

63. 某中年男患者因心脏病发作被送到急诊室，症状及检查结果均明确提示心肌梗死。患者很清醒，但拒绝住院，坚持要回家。此时医生应该

A. 尊重患者自主权，自己无任何责任，同意他回家
B. 尊重患者自主权，但应尽力劝导患者住院，无效时办好相关手续
C. 尊重患者自主权，但应尽力劝导患者住院，无效时行使干涉权
D. 行使医生自主权，为治救患者，强行把患者留在医院
E. 行使家长权，为治病救人，强行把患者留在医院

64. 某年轻女患者因患左侧乳腺癌住院行根治术。术中同时为右侧乳房一个不明显硬结也作了常规的冷冻病理切片，结果提示：右侧乳房小肿块部分癌变。此时，医生的最佳伦理选择是

A. 依人道原则，立即行右乳大部分切除术
B. 依救死扶伤原则，立即行右乳大部分切除术
C. 依有利原则，立即行右乳根治术
D. 依知情同意原则，立即行右乳根治术
E. 依知情同意原则，立即行右乳大部分切除术

65. 某肝癌患者病情已到晚期，处于极度痛苦之中，自认为是肝硬化，寄希望于治疗，病情进展和疼痛发作时，多次要求医生给以明确说法和治疗措施。此时，医生最佳的伦理选择应该是

A. 正确对待保密与讲真话的关系，经家属同意后告知实情，重点减轻病痛
B. 恪守保密原则，继续隐瞒病情，直至患者病死
C. 遵循患者自主原则，全面满足患者要求
D. 依据知情同意原则，应该告知患者所有信息
E. 依据有利原则，劝导患者试用一些民间土方

66. 据报道，现在有些医院已采取了一些隔离措施，使体格检查置于一个相对封闭的环境中，以免受检患者曝光于众人面前。更确切地说这些措施反映了医院和医生哪一种医德意识

A. 服务意识
B. 管理意识
C. 保护患者隐私意识
D. 有利于患者的意识
E. 热爱医学事业的意识

67. 女性，55岁。20年来因丈夫有外遇，夫妻感情不佳，总想离婚，但舍不得孩子，又怕丢面子，来到心理咨询门诊，想咨询离婚还是不离婚好。此时心理咨询师应注意采用的原则是

A. 回避原则
B. 中立原则
C. 耐心原则
D. 综合原则
E. 灵活原则

68. 一位妇产科病房的患者，手术后腹胀，哭闹着要找科主任给她看看。主任来后，经仔细查看，发现患者只是心理上有些问题，于是说了一些安慰她的话，患者便安静下来了。有同事见了不以为然地说，这也值得主任来管？主任说："难道当主任的就非得看什么大病吗？""有些劳动是平凡的，好像毋须一顾，但是，它的精神是神圣的，一个人没有这种神圣的感觉，他就不会每件事都那么仔细、耐心地去作。"这充分体现了

A. 传统医学观、不伤害原则、同情美德
B. 现代医学观、不伤害原则、同情美德
C. 现代医学观、公正原则、正直美德
D. 传统医学观、公正原则、正直美德
E. 以上都不是

69. 某心理咨询师，在某超级市场遇见一位他的患者也正与其熟人在一起购物，这位治疗师故意未理睬他的患者，因为他遵循的一个心理治疗的原则是

A. 真诚原则
B. 保密原则
C. 中立原则
D. 回避原则
E. 灵活原则

70. 某医师在为患者施行右侧乳房肿瘤摘除术时，发现左侧乳

房也有肿瘤，当即进行活检，确诊为乳腺病。医师判断将来可能癌变，未征求患者意见，同时切除了左侧乳房。医师的这种做法，违背了患者权利的哪一点

A. 平等的医疗权
B. 保密权
C. 隐私权
D. 知情同意权
E. 获得信息权

71. 女性，40 岁。企图自杀，服用大量巴比妥致严重中毒，送来医院时，呼吸已经停止。马上对患者进行洗胃，无效。在没有其他对抗措施的条件下，采用了在当时还没有推广的人工肾透析治疗法进行抢救，收到了很好的疗效。为了抢救患者，采用了治疗性试验。对此做法，下面说法错误的是

A. 动机是好的，但得失结果一时难以下结论
B. 是符合医学道德的医学行为
C. 即使是抢救成功，也不合乎道德规范
D. 即使不幸造成死亡或伤残，也不能逆推动机不好
E. 本案例医生的选择是正确的

【A_3/A_4 型题】

（72~74 题共用题干）

某患者夜间突发急腹症被送到某医院看急诊，初诊为急性胆囊炎。负责医生因自己年轻，怕担风险，未作任何处理，即让家属把患者送到 20 里外的中心医院就诊，延误了治疗时间，致使患者胆囊穿孔、中毒性休克。后虽经抢救挽救了生命，但医药费用去 2 万多元。

72. 对该医生的正确伦理评价是

A. 没有什么问题，不想接诊的患者就可以让他转诊
B. 没有什么问题，风险太大时首先要保护好自己
C. 没有什么问题，当时情况可以转诊
D. 错误，违反首诊负责制要求，给患者造成严重伤害
E. 错误，没有把这件事报告给院长，擅自决定转诊

73. 对该医生的行为进行伦理评价时，应该主要考虑的是：是否做到了

A. 有利原则中的努力使患者受益的要求
B. 有利原则中的努力预防难以避免的伤害
C. 有利原则中的对利害全面权衡，选择受益最大、伤害最小的行动方案
D. 不伤害原则中的不应发生有意的伤害
E. 不伤害原则中的不给患者造成本可避免的各种损害

74. 当事医生在为自己的作为作伦理反思和辩护时，下列看法中不能成立的是

A. 过分审慎，胆识不足
B. 疑难杂症，难以应付
C. 对病情凶险估计不够，缺乏急救意识
D. 习惯做法，转诊是向患者负责
E. 以上都不是

（75~77 题共用题干）

男性，65 岁。患胃癌 4 年，晚期，已失去手术治疗价值，生命垂危。家属再三恳求医生，希望能满足患者心理上的渴求，收他入院。医生出于“人道”，将他破格地收入院。究竟该不该收治这个患者。

75. 按医院的职能和任务要求，下列哪点是不对的

A. 医院担负治病救人的任务，应该收治这个患者
B. 医院对所有患者都应一视同仁
C. 治愈率、床位周转率是考核医院效益的指标，因而不能收治晚期癌症患者
D. 患者家属已同意支付医药费，对医院经济利益无影响
E. 在医院内，患者有安全感，心理状态好

76. 从患者的权利分析，应该收治的理由是

A. 解除疾病痛苦是患者的基本需要
B. 患者有权享有必要的、合理的、基本的诊治护理权利
C. 人类的生存权利是平等的，因而医疗保健的享有权也是平等的
D. 对待各种疾病的患者，应一视同仁
E. 以上都是

77. 从医务人员的义务出发，下列除外哪点都是应该收治的

A. 医务人员有诊治患者的责任
B. 医务人员有解除患者痛苦的责任
C. 医务人员应无条件忠实于患者利益的责任
D. 晚期癌症，治好无望，不收也是符合医德要求的
E. 对治疗无望的临危患者，应收入医院进行治疗，目的是尊重人的生命价值

（78~79 题共用题干）

有一年轻男性患者，在得知自己患了黄疸性肝炎以后，很恐惧，怕女朋友离开他，怕同车间的伙伴疏远他，所以十分恳切地请求医师替他保密。医师看他很值得同情，就决定替他保守这个秘密，但要求他抓紧治疗，不要耽误了病情。

78. 医师的这种做法

A. 基本是对的

B. 全部是对的
C. 是错误的
D. 应该得到表扬，因为他很好地处理了矛盾
E. 以上答案均不对

79. 医师的正确做法是
A. 完全替患者保密，把他留在医院治疗
B. 完全替患者保密，给他开一些对症的药，让他在家治疗，以免别人知道
C. 应该拒绝保密，拒绝给他治疗，以免被传染
D. 介绍他去别的医院
E. 适当保密，让他住院隔离治疗

（80~81 题共用题干）

女孩，11 岁。患甲状腺癌，并有颈淋巴结转移。医生告诉患儿母亲，女孩需做甲状腺癌根治术，按常规手术后要造成颈部塌陷变形、肩下垂，身体的外观和功能都要受到一定损害。当患儿母亲听到要造成这些后遗症后，断然拒绝治疗，带孩子出院。过了不久，患儿家属考虑到癌症将危及患者的生命，故再次来到医院，要求给予治疗，并请求医生尽可能不给孩子留下终身伤残的痛苦。医生经过再三考虑，决定打破常规，采用一种新的术式，既收到治疗效果，又使女孩子保留外形美观，功能不受破坏。患者及家属同意做此手术，尽管这种术式的治疗效果当时尚不能肯定。手术进行得很顺利，随访远期疗效也很好。

80. 在该事例中，涉及了患者权利的哪一项
A. 享有基本的医疗权
B. 享有自我决定权
C. 享有自我选择权
D. 享有知情同意权
E. 以上都是

81. 下面说法，哪一点是错误的
A. 患者应该在医师指导下对治疗作出负责的决定并与医师合作执行
B. 既要为患者考虑眼前疗效，又考虑远期疗效
C. 医生不可以强求患者做不同意做的手术
D. 医生打破常规，采用治疗效果不肯定的术式的做法是不可取的
E. 医生为患者着想、勇担风险是值得赞扬的

（82~83 题共用题干）

男性，23 岁。被确诊为再生障碍性贫血而住入某院。患者认为“再障”是不治之症而拒绝一切治疗措施，甚至摔碎注射器。医务人员始终保持积极、耐心、和蔼的态度，一方面反复开导，讲解有关知识，陈述利害关系；另一方面精心治疗，获得患者信任。在患者主动配合下，通过中西医结合治疗，使患者好转出院。这个患者出院至今已生存 20 余年，并建立了幸福的家庭。

82. 在这个患者的治疗中，哪一点最能体现医师的美德
A. 重人贵于重病
B. 推动自己，促进和维护患者利益
C. 医师的工作是崇高、繁重、有风险的工作
D. “仁者爱人”包括利人、关怀人
E. 以上各点都符合医师的美德

83. 在这个患者的治愈过程中，以下哪点说法不够准确
A. 患者不仅有受动的一面，更有能动的一面
B. 医务人员通过教育和疏导，使患者的顽固拒医行为改变为积极求医行为，使患者消极悲观态度改变为积极乐观态度，是诊治成功的关键
C. 打动患者心灵，改变患者态度，是医务人员的道德责任
D. 医务人员的权威性是至高无上的
E. 把患者的思想工作放在首位是正确的

【B_1 型题】

（84~86 题共用备选答案）
A. 医师检查患者时，由于消毒观念不强，造成交叉感染
B. 医师满足患者的一切保密要求
C. 妊娠危及母亲的生命时，医师给予引产
D. 医师对患者的呼叫或提问给予应答
E. 医师的行为使某个患者受益，但却损害了别的患者的利益

84. 属于医师违背不伤害原则的是
85. 属于医师违背有利原则的是
86. 属于医师违背尊重原则的是

（87~89 题共用备选答案）
A. 医生为患者选用疗效相当但价格低廉的药物
B. 医生为患者提供完全、真实的信息，供其选择表态
C. 医生使用艾滋病患者病情资料时，应作隐去姓名等处理
D. 医生诊断时应考虑患者的各方面因素
E. 医生治疗时应努力使患者受益

87. 最能体现不伤害原则的是
88. 最能体现保护患者隐私准则的是
89. 最能体现知情同意准则的是

（90~91 题共用备选答案）
A. 患者的权利
B. 患者的义务
C. 医生的权利
D. 医生的义务
E. 患者和医生共同的义务

90. 详细向患者讲清配合治疗的必要性，以获得患者与医师的合作是
91. 患者对经治医生不满意时，可以重新选择医生属于
（92~94题共用备选答案）
A. 有利、公正
B. 权利、义务
C. 廉洁奉公
D. 医乃仁术
E. 等价交换
92. 属于医学伦理学基本范畴的是
93. 属于医学伦理学基本原则的是
94. 属于医学伦理学基本规范的是
（95~97题共用备选答案）
A. 具有独立作出诊断和治疗的权利以及特殊干涉权
B. 对患者义务和对社会义务的统一
C. 绝对干涉权
D. 保持和恢复健康，积极配合医疗，支持医学科学研究
E. 支持医学科学研究
95. 医生的权利是
96. 医务人员的道德义务是
97. 患者道德义务是

第三章 医疗人际关系伦理

【A_1型题】

1. 医患之间的契约关系取决于
A. 双方是陌生人
B. 双方是熟人
C. 双方地位有差别
D. 双方都有独立人格
E. 双方构成供求关系
2. 最能反映医患关系性质的是医务人员与患者之间的
A. 信托关系
B. 陌生人之间的关系
C. 主动-被动关系
D. 类似父（母）子间的关系
E. 商品关系
3. 患者的自主性取决于
A. 医患之间的契约关系
B. 医患之间的经济关系
C. 医患之间的政治关系
D. 医患之间的亲疏关系
E. 医患之间的工作关系
4. 体现医患之间契约关系的有下列做法，但应除外
A. 患者挂号看病
B. 医生向患者作出应有承诺
C. 先收费用然后给予检查处置
D. 先签写手术协议书然后实施手术
E. 患者被迫送红包时保证不给医生宣扬
5. 医患双方都具有独立人格，要求医师做到
A. 不伤害患者
B. 从各方面关心患者
C. “患者是上帝”
D. 平等对待患者
E. 关心患者心理需求
6. 维护医患之间相互信任的关系，应除外
A. 主动赢得患者信任
B. 珍惜患者的信任
C. 对患者所提要求言听计从
D. 努力消除误解
E. 对患者出现的疑虑尽量澄清
7. 在医患交往中，强调维护患者权益取决于
A. 患者在信托关系中居于弱势地位
B. 患者在信托关系中有明确要求
C. 患者在信托关系中居于强者地位
D. 医师对患者的承诺
E. 医师对患者的关心
8. 对医患之间信托关系的正确理解是
A. 陌生人关系
B. 不同于一般陌生人关系
C. 类似于陌生人关系
D. “父子关系”
E. 主动-被动关系
9. 医患之间信托关系的非陌生人关系特征，要求医师特别注意
A. 使用文明语言
B. 平等对待患者
C. 保守患者秘密
D. 遵守规章制度
E. 恪守医德职责
10. 构成医患信托关系的根本前提是
A. 患者求医行为中包含对医师的信任
B. 患者在医患交往中处于被动地位
C. 医师是“仁者”
D. 现代医学服务是完全可以信赖的
E. 医患交往中加入一些特殊因素
11. 对于长期慢性病患者，宜采取的医患关系模式是
A. 主动-被动型
B. 被动-主动型
C. 指导-合作型
D. 共同参与型
E. 合作-指导型
12. 患者家属加入医患关系中带来的负面效应是
A. 加重了医务人员的责任
B. 增加了对医务人员的监督
C. 有时会损害患者正当权益
D. 出现了从属关系
E. 加大了社会意义
13. 最应具备公正廉洁医德素质的是
A. 医院后勤保障人员
B. 医疗资源的管理和分配者
C. 妇产科医师
D. 内科医师
E. 临床护士

14. 不属于医疗资源管理和分配道德准则的是
A. 平等交往，患者利益中心
B. 医患利益兼顾，患者群体利益第一
C. 防治结合，预防为主
D. 经济效益与社会效益统一，社会效益第一
E. 投入与效益并重，提高效率优先

15. 正确处理医务人员之间关系的意义应除外
A. 有利于医学事业发展
B. 有利于医院集体力量发挥
C. 有利于医务人员成才
D. 有利于建立和谐医患关系
E. 有利于内部共同创收

16. 医务人员应共同遵守的道德原则以及建立良好医际关系的思想基础是
A. 患者利益至上
B. 医生利益至上
C. 医院利益至上
D. 社会利益至上
E. 以上都不是

17. 不利于医院整体效应发挥的是群体间的
A. 互补
B. 师承
C. 控制
D. 离心
E. 合作

18. 医务人员相互合作的基础和前提是
A. 医务人员彼此独立
B. 医务人员彼此信任
C. 医务人员彼此照顾
D. 医务人员服从院长
E. 护士高度尊重医生

19. 医务人员共同的首要义务和天职是
A. 维护患者的利益和社会公益
B. 维护医务人员和医院的声誉
C. 维护医务人员和医院的经济效益
D. 维护医务人员和医院的自身利益
E. 维护医务人员之间、医院间的和谐

20. 在医务人员之间人际关系的特点中，“比、学、赶、超”体现的是
A. 平等性
B. 协作性
C. 互助性
D. 竞争性
E. 同一性

【A_2 型题】

21. 某女患者头痛数月，遇上感和月经来潮时疼痛加重，于是出于彻底检查的目的来院坚决要求作 CT 检查，被医师拒绝。医师开出脑电图检查单和请耳鼻喉科会诊单。患者大为不满。为形成正常医患关系，该医师应该
A. 维持契约关系，完全按患者要求办，开单作 CT 检查
B. 维持契约关系，坚决按医生意见办，脑电图检查后再定
C. 维持契约信托关系，说服患者先行体格检查再定
D. 维持信托关系，对不信赖者拒绝接诊
E. 维持信托关系，先查 CT 和脑电图、进行会诊，然后查体

【A_3/A_4 型题】

（22~23 题共用题干）

某地一位司机在车祸中受重伤，被同行的人送到附近一家医院抢救。经查：患者多发性骨折，多脏器破裂，如不及时手术，就会使患者死亡。手术需要亲属签协议书。可患者的同行者谁也不敢代替家属签名。这时，主刀医师的上级医生签了协议书，表示承担责任。经过医务人员的全力抢救，患者脱险。

22. 对该上级医生的做法作出的正确伦理评价应该是
A. 正确，医生在医患关系中居主导地位，最有权力决策
B. 正确，权威医生在任何时候都可以代替患者做主
C. 正确，医生既已受到患者信托，必要时必须承担责任
D. 错误，未经家属委托
E. 错误，医生本人和医院承担的风险太大

23. 该上级医生作出自己的选择之伦理依据是
A. 医患之间契约关系中医师有独立人格
B. 医患之间契约关系中患者自愿进入
C. 医患之间信托关系中患者处于弱势地位
D. 医患之间信托关系中双方不是陌生人关系
E. 医患之间信托关系中患者对医师信任无疑

【B_1 型题】

（24~26 题共用备选答案）
A. 双方冲突型
B. 患者主导型
C. 主动-被动型
D. 指导-合作型
E. 共同参与型

24. 一般来说，医患之间信托-契约关系所倡导的医患交往模式是

25. 一般来说，使医患之间信托-契约关系能够得到理想体现的是

26. 对婴幼儿、处于休克状态需要急救等患者适用的模式是

（27~29 题共用备选答案）
A. 全面系统，认真细致

B. 综合分析，切忌片面
C. 全神贯注，语言得当
D. 合理配伍，细致观察
E. 精诚团结，密切协作

27. 手术中的道德要求最主要的是
28. 询问病史的道德要求最主要的是
29. 体格检查的道德要求最主要的是

第四章　临床诊疗伦理

【A_1 型题】

1. 临床工作的道德特点
   A. 发挥医务人员主导性的同时，关注疾病，注意与患者沟通，调动患者的主体性
   B. 与患者的沟通比关注疾病本身更重要
   C. 注重患者的主诉是诊断疾病的主要条件
   D. 维护患者利益，但患者利益要先服从社会效益
   E. 开展躯体疾病服务的同时，还要注重经济效益和社会效益
2. 既要维护患者利益，又要兼顾社会公益的具体表现
   A. 尊重患者的知情同意权，但要控制患者选择的权利
   B. 一视同仁地对待各种患者
   C. 对特殊的精神病患者和意识模糊的患者，服务可以滞后一般患者
   D. 敢于批评有损患者利益的现象，但不宜采取行动抵制，要用温和的方式保护患者的生命与健康
   E. 对因病态心理支配有过激行为的患者，应尽快联系公安人员处理，使之远离医院
3. 临床诊治工作的基本道德原则不包括的内容
   A. 及时原则
   B. 准确原则
   C. 主体诱导原则
   D. 自主择优原则
   E. 有效原则
4. 以下不是对急危重患者抢救工作中的道德要求的是
   A. 树立时间就是生命的诊疗观
   B. 在诊疗一般患者时，不能立即放弃去抢救生命危机的患者
   C. 在诊疗行为上作出迅速快捷的反应，采取各项措施
   D. 对患者的要求，耐心作出应答
   E. 勤奋主动地做好治疗工作
5. 临床诊疗工作中的有效原则，要求医务人员应做到
   A. 学习和掌握偏方等诊疗手段
   B. 认真实施有效治疗
   C. 治疗中若出现偏差，自己知道就行了
   D. 根据患者自我判断诊断治疗效果
   E. 医疗操作常规根据患者情况不同可以进行修改
6. 以下哪项不是在诊疗过程中，医务人员对患者的自主权主要体现
   A. 为患者自主选择提供充分条件
   B. 医生的诊疗措施与患者自主选择发生矛盾时，应遵循医生选择的对策
   C. 正确对待患者的拒绝
   D. 耐心说服患者不合理的要求
   E. 患者拒绝诊疗措施时，要对患者自主选择能力进行判断，确定患者拒绝是否有效
7. 医生在询问病史时应遵循的道德要求是
   A. 举止热情、态度亲如兄弟
   B. 全神贯注、语言得当
   C. 医生在询问病史过程中，不能发出惊叹、惋惜等语言
   D. 主导谈话，引导患者说出自己想听的内容
   E. 反复提问，尽量使用专业性术语
8. 临床医生在药物治疗中应遵循的道德要求是
   A. 对症下药，剂量尽可能大
   B. 尽量开价格较高、质量较好药物
   C. 严守法规，接受监督
   D. 为满足部分患者要求，可开大处方药
   E. 合理配伍，以“多头堵”“大包围”为原则
9. 临床手术与麻醉的特点不包括
   A. 损伤的必然性
   B. 技术的复杂性
   C. 患者的被动性及术前的焦虑心理
   D. 患者或家属的多项要求
   E. 过程中的风险性
10. 临床术前准备的道德要求不包括
   A. 严密观察、提前处理
   B. 认真操作、一丝不苟
   C. 手术过程告知患者进展情况
   D. 以主刀医生为主导，协作人员不得发表意见
   E. 麻醉医生只需做好麻醉工作，术中不得与手术人员交谈
11. 手术治疗后的道德要求，错误的表述是
   A. 认真书写手术记录
   B. 加强术后观察

C. 客观地介绍手术和非手术治疗的各种可能性
D. 防止各种并发症的发生
E. 若有异常情况发生，及时处理

12. 抢救危重患者工作的特殊性，不包括
A. 病情变化急骤，带有突发性
B. 病情严重，救治难度大
C. 病情复杂，工作量大
D. 家属焦躁情绪易发，易造成医患关系紧张
E. 情况变化多端，难以预测

13. 急危重患者在抢救中的道德要求不包括
A. 要争分夺秒，积极抢救患者
B. 要满腔热忱，重视心理治疗
C. 不承担风险，凡事必须患者或患者家属知情同意
D. 全面考虑，维护社会公益
E. 要加强业务学习，提高抢救成功率

14. 心理治疗应遵循的道德要求
A. 掌握和运用心理治疗的知识、技巧去开导患者
B. 要用焦虑、热切的心态去影响患者
C. 医务人员必须把自己的情感加在解决患者问题中
D. 医疗情况下患者的秘密和隐私权无须保护
E. 无须回答患者问题

15. 医技工作的特点不包括
A. 科室的专业性
B. 服务的广泛性
C. 与临床科室的协同性
D. 设备的使用与管理的一体性
E. 自身防护与社会防护的独立性

16. 以下哪项符合检验科和病理科人员的道德要求
A. 要有严谨的科学作风
B. 要有实事求是的态度
C. 不能涂改、谎报结果
D. 要有急患者所急的态度
E. 以上都对

【B_1 型题】

（17~19 题共用备选答案）
A. 以健康、稳定的情绪影响患者
B. 勇担风险，团结协作
C. 掌握手术指征，动机纯正
D. 减轻痛苦，加速康复
E. 对症下药，剂量安全

17. 手术后治疗的伦理要求是
18. 心理治疗的伦理要求是
19. 临床急救的伦理要求是

第五章 临终关怀与死亡伦理

【A_1 型题】

1. 实施脑死亡标准的直接伦理目的是
A. 节约卫生资源
B. 尊重患者死亡的权利
C. 减轻家属的身心痛苦
D. 维护死者的尊严
E. 促进人体器官移植

2. 下述临终关怀的特点中，正确的是
A. 临终关怀的主要对象为临床患者
B. 临终关怀应积极治疗，不惜一切代价挽救生命
C. 临终关怀应积极治疗，努力延长患者生存时间
D. 临终关怀应提供家庭式的爱抚与关怀
E. 临终关怀由临床医务人员实施，不应吸纳非专业人员参与

3. 临终关怀的伦理意义表现在
A. 它有利于建立和谐社会
B. 它体现生命神圣、质量和价值的统一
C. 它理解临终患者的需求
D. 它维护临终患者的生命尊严
E. 它同情和关心临终患者的家属

4. 临终关怀的根本目的是
A. 节约卫生资源
B. 减轻家庭的经济负担
C. 提高临终患者的生存质量
D. 缩短患者的生存时间
E. 防止患者自杀

5. 脑死亡标准由美国哈佛大学医学院特设委员会首先提出的时间是
A. 1958 年
B. 1968 年
C. 1978 年
D. 1988 年
E. 1998 年

6. 关于脑死亡的哈佛标准有 4 个具体基本标准。下列中不属于这四个具体基本标准的是
A. 大脑皮质功能不可逆丧失
B. 对外部刺激和内部需要无接受性和反应性
C. 自主的肌肉运动和自主的呼吸消失
D. 诱导反射消失
E. 脑电图示脑电波平直

7. 在美国，有 40 个州通过了《死亡权利法案》的时间是
A. 1947 年
B. 1957 年
C. 1967 年
D. 1977 年
E. 1987 年

【A_2 型题】

8. 李某（殁年 73 岁）与邓某是母子关系。二十年来邓某赡养

母亲一贯孝顺。2011年，长期卧病在床、不堪病痛折磨的李某请求邓某为其购买农药服食以结束自己生命，后被告人邓某同意，到一农药店购得农药两瓶，将农药勾兑后给李某饮用。李某喝下农药后即中毒身亡。法院判决认为，被告人明知农药具有毒性，仍帮助母亲饮用导致其死亡，构成故意杀人罪，依法应予惩处。但考虑到被告人的犯罪行为发生于家庭直系亲属之间，且是被害人在患病情况下请求而造成，念及被告人二十年来赡养母亲的一贯孝顺表现，其犯罪动机有值得宽宥之处，决定对被告人从轻处罚，判处有期徒刑三年，缓刑四年。法院的“缓刑四年”的判决可能主要基于以下考虑：

A. 邓某的行为是变相杀人
B. 人有生的权利，任何情况下都不能主动促其死亡
C. 只有法律部门才能依法结束一个人的生命
D. 邓某的行为可能使李某错过继续治疗得以恢复的机会
E. 李某的行为在某种程度上有利于邓某的自身利益

【B_1型题】

（9~10题共用备选答案）

A. 有利于科学地确定死亡，真正维护人的生命
B. 有利于医生对患者积极抢救还是放弃治疗进行正确抉择
C. 有利于节约医疗卫生资源
D. 有利于公正分配卫生资源
E. 有利于器官移植的开展

9. 上述关于执行脑死亡标准的伦理意义的提法中，最具有说服力的是
10. 上述关于执行脑死亡标准的伦理意义的提法中，最易引发争执的是

第六章 公共卫生伦理与健康伦理

【A_1型题】

1. 公共卫生是研究
   A. 疾病发生发展转归过程和专门规律的科学
   B. 预防疾病性质、任务、方法和规律的专门科学
   C. 疾病在人群的流行和采取有效措施
   D. 疾病发生和消除疾病直接或间接因素
   E. 对已发生的疾病的治疗和控制的科学
2. 以下不是公共卫生工作的主要特点的是
   A. 价值导向的超前性，服务对象的整体性，研究方法的独特性
   B. 工作效率的紧迫性、时效性，工作过程的长期性和艰巨性
   C. 工作效果评价的滞后性、效益影像的深远性
   D. 社会效益、经济效益的可观性
   E. 以上均不是
3. 公共卫生工作中存在的主要问题不包括
   A. 医学教育体制原因，使防和治产生“裂痕”
   B. 医学工作的分工，有部分预防工作者，没有向其他专业方向延伸
   C. 受科学发展所限制，使公共卫生、预防医学伦理原则、环境污染、食品研究、健康教育等伦理研究滞后
   D. 我国人口众多，东西部经济发展不平衡，预防工作人员及经费不足，影响预防工作有效开展
   E. 环境污染、食品安全和健康教育中的伦理问题越来越突出
4. 不属于公共卫生伦理要求的是
   A. 爱岗敬业，宣传大卫生观，言传身教
   B. 改善工作和学习环境，严把防疫和食品卫生观
   C. 严格监管，控制污染，保护生态环境，促进社会文明，科学严谨，实事求是，信息透明公开
   D. 防疫工作者有权在疫区切断传染病传播途径的各种措施
   E. 提高社区服务水平，保障妇女儿童和老年人权益
5. 关于大卫生观的基本思想正确的是
   A. 着眼于大卫生系统的动态性与开放性和科学协调管理
   B. 强调政府主导和全权管理
   C. 以“健康为人人，人人为健康”和实现高级卫生保健、重点在城市为主要内容
   D. 实现初级卫生保健，先城镇，后农村，逐步实现
   E. 实现人人享有绝对健康的目标
6. 大卫生观包括的主要内容是
   A. 卫生事业结构简单，是一种刚起步的社会性事业
   B. 生物、心理、社会医学模式的确立给人类健康事业

带来全方位的影响
C. 重点是社会环境的完美化
D. 基础医学、临床医学、预防医学三大学科的基本内容
E. 保障人类健康仅取决于医学发展

7. 关于提高社区服务水平不正确的是
A. 努力实现发展社区卫生服务，应对老龄化、城市化的战略举措
B. 承担医疗任务，负责预防保健工作
C. 改善社区的医疗卫生条件，为老、弱、病、残、少儿妇女的保健尽职尽责
D. 改革城市卫生服务体系，积极发展高端医疗卫生服务决策
E. 加强城市社区卫生人才队伍建设

8. 预防医学控制疾病发生两大关口是
A. 防疫和食品卫生
B. 管理与监督
C. 卫生知识的宣传与检查
D. 对传染病、地方病、流行病进行调查与隔离
E. 及时上报与及时隔离传染病

9. 以下不属于公共卫生应遵守的行为准则的是
A. 尊重社会个人权利的方式，促进社会人群健康
B. 对公共卫生政策、方案、优先性提出评价，并把社会各种取向整合起来
C. 制定方案和政策，有效促进自然和社会环境的改善和实施
D. 公共卫生机构应当保护那些给个人和社会带来伤害的信息
E. 所有纳税的公民才有权取得健康资源

10. 世界卫生组织提出的初级卫生保健的基本内容不包括
A. 对重要保健问题进行宣传教育；开展包括计划生育在内的妇幼工作
B. 促进食品合理营养，保障安全用水供应；保障基本药物
C. 对传染病开展预防接种，预防和治疗地方病、常见病和外伤
D. 初级卫生保健的伦理审查工作
E. 采取基本公共卫生措施，保护精神健康

11. 落实初级卫生保健，以下不是政府的伦理责任的是
A. 加强健康教育
B. 创建公众健康良好的生存环境
C. 公正、合理地分配卫生资源
D. 实施初级卫生保健的各项政策和具体措施
E. 促进人人维护健康

12. 基层工作者的行为规范不包括
A. 尊重患者人格，开展人性化服务和连续性服务
B. 言传身教，以身作则，做好宣传工作，落实各项公共卫生措施；做到分工协作，认真履行自己职责
C. 勤俭节约卫生资源
D. 树立新的卫生管理道德理念，完善为基层群众服务的三级医疗预防体系
E. 把维护所有人群的健康权益放在首位道德观

13. 以下健康教育的主要任务正确的是
A. 建立或促进个人和社会对预防疾病和促进健康的大局观和全局责任感
B. 促进个体和社会作出决策，选择自己最喜欢的健康行为
C. 有效地促进全社会都来关心健康以及疾病预防问题
D. 对卫生专业人员及有关人员进行健康教育原则及实践方面的培训
E. 对老年人进行急救培训，减少突发疾病死亡率

14. 健康教育的意义不包括
A. 提高全人类整体的身体素质
B. 消除或降低危险因素，降低发病率、伤残率、死亡率
C. 提高生活和生命质量，并对教育效果作出评价
D. 改善、达到、维持和促进个体和社会健康的一种有效手段
E. 帮助人们建立和选择健康的生活方式

15. 人类生态环境的危机主要表现
A. 社会环境的污染
B. 自然资源和生态环境的破坏
C. 人类生存环境的破坏，引发经济危机
D. 生态环境的危机，影响农业的发展
E. 自然资源的破坏性开采，引发经济危机

16. 保护生态环境的道德规范不包括
A. 热爱大自然，与自然为友
B. 优化生产方式，防止环境污染
C. 对保护有关生态环境的各种设施人人有责
D. 发展科学技术，合理利用自然资源，节约资源消费，生活方式实现生态化
E. 爱惜动植物，保护生态平衡

17. 以下哪项不是人类生态环境保护的道德原则
A. 尊重自然的道德原则
B. 合理利用资源的道德原则

C. 系统综合和同步效应的道德原则
D. 本系统本单位制定运筹规划、落实措施的道德原则
E. 面向未来的道德原则

18. 医务人员在环境保护中，道德责任的表现
A. 自觉遵守刑事、民事法规
B. 加强对社会性污染的监测、管理的道德责任
C. 坚持眼前利益服从长远利益，物质与精神同步建设的道德责任
D. 适当允许先生产后污染治理、实现环境与经济同步发展的道德责任
E. 少数服从多数利益，认真履行环境道德的社会责任

19. 下列哪项提及关于健康权利的概念：“人人有权享受为维持他本人和家属的健康和福利所需的生活水准，包括食物、衣着、住房、医疗和必要的社会服务；在遭到失业、疾病、残疾、守寡、衰老或在其他不能控制的情况下丧失谋生能力时，有权享受保障。”
A.《世界人权宣言》
B.《中华人民共和国宪法》
C.《经济、社会和文化国际权利公约》
D.《代达罗斯》
E.《正义论》

第七章 医学科研伦理

【A_1型题】

1. 对涉及人的生物医学研究进行伦理审查的根本目的是
A. 保护受试者的尊严和权利
B. 确保医学研究的规范性
C. 保护受试者的经济利益
D. 维护研究机构的科研利益
E. 尊重研究者的基本权利

2. 关于涉及人的生物医学研究的国际性著名文件是
A.《夏威夷宣言》
B.《赫尔辛基宣言》
C.《希波克拉底誓言》
D.《东京宣言》
E.《悉尼宣言》

3. 医学科学研究的作用也有双向性，表现在
A. 防病与治病
B. 基础医学与临床医学
C. 造福人类与危害人类
D. 社会医学与医学社会学
E. 医学科学与医学道德

4. 在临床医学研究开始之前，必须要把研究方案提交到哪个部门进行审查
A. 医院党委
B. 科研处
C. 科研评定委员会
D. 伦理委员会
E. 患者所在病房的领导

5. 在临床医学研究中要求对资料保密，以下哪一点是不属于该范畴的
A. 对研究资料严加保密
B. 对研究成果严加保密
C. 医师与患者之间的保密
D. 研究者与受试者之间的保密
E. 对患者姓名做保密处理

6. 在临床医学研究中，对待受试者的正确做法是
A. 对受试者的负担不可以过分强调
B. 对受试者的受益要放在首要位置考虑
C. 对受试者的负担和受益要公平分配
D. 需要特别关照参加试验的重点人群的利益
E. 对参加试验的弱势人群的权益可以不必太考虑

7. 在临床医学研究中必须尊重受试者的知情同意权，下面做法中错误的是
A. 必须获得受试者的知情同意
B. 无行为能力者需获得代理同意
C. 获得同意前需要用受试者能够理解的语言向受试者提供基本的信息
D. 禁止用欺骗的手法获得受试者同意
E. 可以利诱受试者，让他同意

8. 在临床医学研究中应切实保护受试者的利益，下列除外哪一项均对
A. 实验研究前必须经过动物实验
B. 实验研究前必须制定严密科学的计划
C. 实验研究前必须有严格的审批监督程序
D. 实验研究前必须详细了解患者身心情况
E. 实验研究结束后必须作出科学报告

9. 在临床医学研究中，可以获得意外损伤赔偿的是
A. 可预见的不良反应可以获得赔偿
B. 死亡者家属有权获得赔偿
C. 因参加试验而意外受损伤者有权力要求获得高额赔偿
D. 死亡者家属是无权力要求获得赔偿的
E. 对可预见的不良反应可以酌情给予赔偿

【A_2型题】

10. 某医学院曾收治3例分别在院外接受过试验性肝穿刺引起急性腹膜炎的患者。术中医生

在抽出脓液 5~10ml 后，即拔除穿刺针，术后未作常规处理，2 小时后呈急腹症症状。结果 2 例治愈，1 例死亡。对试验性肝穿刺的下列说法中错误的是
A. 肝穿刺应该由有训练的医生进行，一定要避免盲目性和危险性
B. 不论穿刺动机如何，只要造成事故，它的价值就是负价值
C. 只要动机是好的，虽然是事故，它也有一定的正价值
D. 医学研究的试验设计必须严密
E. 试验前必须经有关专家审定是否符合科学要求

【A_3/A_4 型题】

（11~14 题共用题干）

某研究者，为了验证氯霉素对伤寒的疗效，在 408 例伤寒患者中进行对照试验，其中 251 例用氯霉素治疗，其余 157 例不用。结果使用组 251 人中死亡 20 人，死亡率 7.07%，未用组 157 人中死亡 36 人，病死率 22.8%，已有结论被亲自证实。

11. 下面哪种说法是错误的
A. 涉及人的生物医学研究在临床医学中的价值和道德意义是无可非议的
B. 无道德代价的试验，在医学科学方面并非都能做到
C. 在临床医学研究中使用安慰剂是心理试验，但要付出道德代价
D. 无道德代价的试验，在医学科学方面是可以全部做到的
E. 安慰剂虽没有药理作用，但确有一定的效果
12. 在临床医学研究中，对受试者应该做到的是
A. 以科学利益放在第一位，患者利益放在第二位
B. 危重患者和病情发展变化快的患者不应使用安慰剂
C. 在医学研究中，即使患者病情恶化也不可以中断实验
D. 为了更好地获得试验数据，可以对患者说谎，可以不解答患者的疑问
E. 在医学研究中，不必一味坚持知情同意
13. 在本案例中，下面说法除外哪一点都是对的
A. 侵犯了受试者的权利
B. 具体试验安排不对
C. 医学试验目的是对的
D. 试验代价太大
E. 本试验是不可取的
14. 在涉及人的生物医学研究中使用对照组、安慰剂和“双盲法”
A. 是对患者的一种欺骗
B. 是违背人道主义原则的
C. 是违背知情同意原则的
D. 以征服疾病为目标，为发展医学的需要，严格控制在不损害患者利益的范围之内使用这一方法，是合乎医学道德的
E. 是医学科研中经过考验的正确方法，可以在人体试验中无条件使用

（15~16 题共用题干）

某中学生，15 岁。经骨髓穿刺检查诊断为“急性淋巴细胞白血病”，给以常规治疗，症状无缓解。医生告诉家长，此病目前尚无理想的治疗方法，医院正在尝试使用一种疗效不肯定、有一定风险的药物。其家长表示愿意做这种试验性治疗。但没有履行书面承诺手续。治疗 2 天后，患者病重，抢救无效，死亡。此后，家属否认曾同意这种治疗方案，称是“拿患者做试验”，要追究医生责任，于是造成医疗纠纷。

15. 就本案分析，医生作出选择的伦理依据是
A. 研究目的是正确的
B. 符合知情同意的原则
C. 符合受试者利益的原则
D. 治疗期间，医生是积极负责的
E. 以上各点都符合临床医学研究原则，没有错误
16. 患者家属称本案是“拿患者作试验”并告上法庭，理由如下，但其真实的思想是
A. 家长没有书面承诺，说明对该方案有保留意见
B. 抢救不够及时，拖延了时间
C. 家长没签字，医生必须承担患儿死亡的责任
D. 要求减免住院费用
E. 医生所做的试验缺乏临床数据积累

【B_1 型题】

（17~18 题共用备选答案）

A. 代理同意
B. 知情同意
C. 不同意
D. 诱导同意
E. 有效同意

17. 在临床医学研究前，对有行为能力的患者要获得他的同意，这属于
18. 在临床医学研究前，对无行为能力的患者要获得他家属的同意，这属于

第八章　医学新技术研究与应用伦理

【A_1 型题】

1. 生命伦理学诞生于
   A. 19 世纪 50、60 年代美国
   B. 19 世纪 50、60 年代日本
   C. 20 世纪 50、60 年代美国
   D. 20 世纪 50、60 年代日本
   E. 20 世纪 80、90 年代中国
2. 人类辅助生殖技术带来的伦理问题应除外
   A. 人类辅助生殖技术所生的孩子，其众多父母如何定位
   B. 代孕技术可否允许使用
   C. 精子、卵子、胚胎可否商品化
   D. 有严重遗传病的新生儿可否实施安乐死
   E. 非婚单身女性可否使用相应技术生育孩子
3. 不符合我国人类精子库管理伦理原则要求的是
   A. 捐精行为应完全自愿
   B. 捐精者应与精子库的医务人员保持互盲
   C. 捐精者有权知道捐精的用途
   D. 捐精者有权随时停止捐精
   E. 禁止同一捐精者的精子使 5 名以上妇女受孕
4. 在我国实施人类辅助生殖技术，下列违背卫生部门制定的伦理原则的是
   A. 使用捐赠的精子
   B. 使用捐赠的卵子
   C. 实施亲属代孕
   D. 实施卵胞浆内单精注射
   E. 使用捐赠的胚胎
5. 世界上第一个安乐死合法化的国家是
   A. 澳大利亚
   B. 挪威
   C. 比利时
   D. 新西兰
   E. 荷兰
6. 1986 年国际移植学会发布的“分配尸体器官的准则”不包含的内容是
   A. 将所收集的捐赠器官给以最佳利用
   B. 依医学标准将器官给予最适合移植的患者
   C. 必须经由国家或地区的器官分配网分配器官
   D. 参与移植的医生不应从事该类宣传
   E. 不可付钱给捐赠者，但补偿其因手术和住院等所付出的开支和损失是可以的
7. 对参加器官移植的医师，应该特别强调的道德责任可除外
   A. 对本人供职的医院，大力宣传器官移植优势，塑造医院良好形象
   B. 对活体器官捐赠者，必须在严格坚持各项标准的情况下摘取器官
   C. 对尸体器官捐赠者，坚持亲属知情同意、死亡判断准确无误
   D. 对器官分配，尽量体现社会公正
   E. 对接受者，坚持正确的医疗动机并尽量保证手术成功
8. 基因诊断及治疗所带来的伦理问题应除外
   A. 胎儿生命权与父母选择权可能出现冲突
   B. 人类遗传物质的纯洁性、神圣性是否受到了亵渎
   C. 诊断及治疗时导入的基因如何正确表达
   D. 对个体和人类社会是否安全
   E. 生殖细胞的基因治疗是否可行
9. 基因诊断及治疗的伦理原则应除外
   A. 尊重患者的原则
   B. 知情同意的原则
   C. 有益于患者的原则
   D. 保守秘密的原则
   E. 创新至上的原则
10. 目前，关于人类胚胎干细胞研究和应用中道德争议的焦点问题是
    A. 人类胚胎干细胞的功能到底如何
    B. 人类胚胎是否是生命、是否应该得到尊重
    C. 人类胚胎发育阶段如何划分
    D. 人类胚胎干细胞是否可以商品化
    E. 人类胚胎是否可以克隆
11. 我国对克隆技术是否应该用于人类的立场是
    A. 允许治疗性克隆，不允许生殖性克隆
    B. 不允许治疗性克隆，允许生殖性克隆
    C. 允许一切克隆
    D. 不允许一切克隆
    E. 以上都不是
12. 人类胚胎干细胞研究和应用的伦理准则应除外
    A. 尊重的准则
    B. 知情同意的准则
    C. 研究无禁区的准则
    D. 安全有效的准则
    E. 防止商品化的准则

【B_1 型题】

（13~15题共用备选答案）

A. 医务人员对捐赠精子、卵子、胚胎者，须告知其有关权利、义务等事宜

B. 医务人员与捐赠精子、卵子、胚胎者保持互盲，与受方夫妇及出生的后代保持互盲

C. 医务人员不得对单身女性实施人工辅助生殖技术，不得对任何人实施代孕技术

D. 医务人员不得将人工辅助生殖技术应用于有可能自然生育的夫妇

E. 医务人员运用人工辅助生殖技术应接受医学伦理委员会的审查监督

13. 充分体现实施人类辅助生殖技术的知情同意伦理原则的是

14. 充分体现实施人类辅助生殖技术的维护社会公益原则的是

15. 充分体现实施人类辅助生殖技术的严防商品化原则的是

第九章　医务人员医学伦理素质的养成

【A_1 型题】

1. 医学道德评价的方式包括
   A. 医德原则、医德规范、医德范畴
   B. 医德原则、医德规范、内心信念
   C. 社会舆论、传统习俗、医德范畴
   D. 社会舆论、传统习俗、内心信念
   E. 社会舆论、医德原则、内心信念

2. 医德修养要坚持
   A. 集体性
   B. 组织性
   C. 实践性
   D. 强制性
   E. 机动性

3. 对医德修养的意义的正确表述是
   A. 使医务人员养成良好的医德品质和人格，使医疗卫生单位形成良好形象，在医疗竞争中立于不败之地
   B. 使医务人员养成良好的医德品质和人格，使医疗卫生单位形成良好的医德医风，从而促进社会精神文明
   C. 使医务人员和医疗卫生单位树立良好的形象，从而促进社会精神文明
   D. 使医务人员和医疗卫生单位树立良好的形象，在医疗竞争中立于不败之地
   E. 使医务人员养成良好的医德品质和人格，使医疗卫生单位形成良好的医德医风，在医疗竞争中立于不败之地

4. 医德修养的主要内容是指
   A. 卫生部长提出的要求
   B. 医院院长提出的要求
   C. 患者提出的要求
   D. 新闻媒体提出的要求
   E. 医德原则、规范提出的要求

5. 医德修养的根本途径和方法是
   A. 学习医德理论知识
   B. 在医疗卫生保健实践中修养
   C. 有的放矢
   D. 持之以恒
   E. 追求慎独

6. 依评价主体的不同，医德评价可分为两种，它们是
   A. 患者评价和家属评价
   B. 院长评价和同事评价
   C. 社会评价和自我评价
   D. 外在评价和自我评价
   E. 社会评价和内在评价

7. 医德评价的意义应除外
   A. 医务人员满足自我心理需求的手段
   B. 医务人员行为的监视器和调节器
   C. 维护医德原则的重要保障
   D. 维护医德规范的重要保障
   E. 使医德原则、规范转化为医德行为的中介和桥梁

8. 医学道德评价的首要标准是：是否有利于
   A. 医疗机构的发展
   B. 患者疾病的缓解和康复
   C. 人类生存和环境保护及改善
   D. 医务人员社会地位的提升
   E. 医学科学发展和社会进步

9. 医德评价应坚持依据的辩证统一是指
   A. 动机与目的、效果与手段的统一
   B. 动机与效果、目的与手段的统一
   C. 动机与手段、目的与效果的统一
   D. 目的与效果、目的与手段的统一
   E. 目的与动机、动机与效果的统一

10. 在进行医德评价时，应防止的“四种片面依据论”不是指
   A. 唯意志论
   B. 唯动机论
   C. 唯效果论
   D. 唯目的论
   E. 唯手段论

11. 在医德评价中，自我评价方式及主观评价力量是指
   A. 社会舆论
   B. 传统习俗

C. 内心信念
D. 患者评议
E. 院内评价

12. 对三种医德评价方式相互关系的正确理解是
A. 相辅相成、互相补充
B. 完全一致、可以替代
C. 互相冲突、都不可信
D. 比较混乱、说不清楚
E. 以上都不是

13. 以下哪一点不是社会舆论的特点
A. 传播具有广泛性
B. 对行为具有约束性
C. 具有一定的群众性
D. 具有自发性
E. 具有深刻性

14. 依据医学目的所选择的医疗手段，必须遵循一些原则，以下哪一点是不对的
A. 社会性原则
B. 一致性原则
C. 突发性原则
D. 优化性原则
E. 有效性原则

15. 以下哪一点是属于最优化原则的内容
A. 时间最早
B. 痛苦最少
C. 没有副作用
D. 知情同意
E. 保守秘密

第十一篇　卫 生 法 规

第一章　卫生法基础知识

【A1 型题】

1. 以下关于卫生法的分类，正确的是
   A. 公共卫生法
   B. 医疗法和药事法
   C. 中医药法
   D. 医疗保障法
   E. 以上均正确
2. 我国卫生法的立法依据是
   A.《中华人民共和国宪法》
   B.《中华人民共和国刑法》
   C.《中华人民共和国传染病防治法》
   D.《中华人民共和国食品卫生法》
   E.《中华人民共和国医师法》
3. 卫生法律文件的效力范围为
   A. 只包括时间效力
   B. 只包括空间效力
   C. 只包括对人的效力
   D. 不包括空间效力
   E. 包括时间效力、空间效力和对人的效力
4. 以下我国卫生法的表现形式，错误的是
   A. 宪法
   B. 卫生法律、法规、规章
   C. 卫生标准
   D. 政府红头文件
   E. 卫生国际条约
5. 卫生法的执法范围包括有
   A. 行政许可
   B. 行政强制
   C. 行政处罚
   D. 行政复议
   E. 以上均是

第二章　传染病防治法

【A1 型题】

1. 患有以下哪种传染病的患者，不需要予以隔离治疗
   A. 鼠疫
   B. 艾滋病
   C. 霍乱
   D. 肺炭疽
   E. 人感染高致病性禽流感
2. 以下关于传染病监测的说法错误的是
   A. 国家、省级疾病预防控制机构负责对传染病发生、流行以及分布进行监测
   B. 国家、省级疾病预防控制机构负责对重大传染病流行趋势进行预测
   C. 县级疾病预防控制机构负责传染病预防控制规划、方案的落实
   D. 市级疾病预防控制机构负责本地区疫情和突发公共卫生事件监测、报告
   E. 省级疾病预防控制机构负责开展流行病学调查和常见病原微生物检测
3. 根据《中华人民共和国传染病防治法》的规定，以下哪项不属于医疗机构的职责
   A. 传染病病例报告
   B. 传染病医疗救治
   C. 对拒绝隔离的患者采取强制隔离措施
   D. 防止医源性感染
   E. 防止院内感染
4. 以下哪个部门有权决定增加或减少丙类传染病病种
   A. 国务院
   B. 国务院卫生行政部门
   C. 省级人民政府
   D. 省级人民政府卫生行政部门
   E. 人大及其常委会
5. 甲类传染病的报告时限是
   A. 2 小时
   B. 6 小时
   C. 12 小时
   D. 24 小时
   E. 48 小时
6. 以下哪个部门负责定期公布全国传染病疫情
   A. 国务院
   B. 国务院卫生行政部门
   C. 省级以上人民政府
   D. 省级以上人民政府卫生行政部门
   E. 县级以上人民政府
7. 属于乙类传染病的是
   A. 鼠疫
   B. 霍乱
   C. 麻疹
   D. 丝虫病
   E. 黑热病
8. 肺结核的报告时限是
   A. 2 小时
   B. 6 小时
   C. 12 小时
   D. 24 小时
   E. 48 小时

9. 有权增加或减少乙类传染病病种的部门是
   A. 国务院
   B. 国务院卫生行政部门
   C. 县级以上地方政府
   D. 县级以上卫生行政部门
   E. 省、自治区、直辖市人民政府
10. 传染病患者、病原携带者和疑似传染病患者合法权益保护中说法错误的是
   A. 国家和社会应当关心、帮助传染病患者、病原携带者和疑似传染病患者，使其得到及时救治
   B. 任何单位和个人不得歧视传染病患者、病原携带者和疑似传染病患者
   C. 传染病患者、病原携带者和疑似传染病患者，在治愈前不得从事法律、行政法规和国务院卫生行政部门规定禁止从事的易使该传染病扩散的工作
   D. 传染病患者、病原携带者和疑似传染病患者，在排除传染病嫌疑前不得从事法律、行政法规和国务院卫生行政部门规定禁止从事的易使该传染病扩散的工作
   E. 传染病患者、病原携带者和疑似传染病患者，不得从事法律、行政法规和国务院劳动保障部门规定禁止从事的易使该传染病扩散的工作
11. 县级以上人民政府有关部门发现传染病疫情时，应当及时通报的部门是
   A. 上级人民政府
   B. 省级以上人民政府
   C. 国务院
   D. 省级以上人民政府卫生行政部门
   E. 同级人民政府卫生行政部门
12. 某机构想保藏鼠疫的菌种，请问需要经过哪个部门的批准
   A. 县级以上人民政府
   B. 县级以上人民政府卫生行政部门
   C. 省级以上人民政府
   D. 省级以上人民政府卫生行政部门
   E. 国务院
13. 以下属于乙类传染病的一组是
   A. 鼠疫、霍乱
   B. 麻疹、人感染高致病性禽流感
   C. 艾滋病、风疹
   D. 人感染高致病性禽流感、黑热病
   E. 麻风、艾滋病
14. 医疗机构开展医疗救治的管理性规定说法错误的是
   A. 医疗机构应当对传染病患者或者疑似传染病患者提供医疗救护、现场救援和接诊治疗
   B. 医疗机构应当对传染病患者或者疑似传染病患者书写病历记录以及其他有关资料，并妥善保管
   C. 医疗机构不具备相应救治能力的，应当将患者及其原始病历记录一并转至具备相应救治能力的医疗机构
   D. 医疗机构应当实行传染病预检、分诊制度
   E. 医疗机构应当对传染病患者、疑似传染病患者，应当引导至相对隔离的分诊点进行初诊
15. 传染病预防接种中说法错误的是
   A. 国家实行有计划的预防接种制度
   B. 国务院卫生行政部门和省、自治区、直辖市人民政府卫生行政部门，根据传染病预防、控制的需要，制定传染病预防接种规划并组织实施
   C. 用于预防接种的疫苗必须符合省级质量标准，接种实行免费
   D. 国家对儿童实行预防接种证制度
   E. 医疗机构、疾病预防控制机构与儿童的监护人应当相互配合，保证儿童及时接受预防接种
16. 医务人员未按照规定报告传染病疫情，或者隐瞒、谎报、缓报传染病疫情的，根据情节轻重，可以给予以下处罚，其中不正确的是
   A. 警告
   B. 开除
   C. 吊销执业证书
   D. 罚款
   E. 撤职
17. 现行的《传染病防治法》施行的时间是
   A. 2004 年 8 月 28 日
   B. 2004 年 12 月 1 日
   C. 2005 年 8 月 28 日
   D. 2005 年 12 月 1 日
   E. 2013 年 6 月 29 日
18. 在传染病疫情控制时，医疗机构的职责中错误的是
   A. 对本单位内被传染病病原体污染的场所，依法实施消毒和无害化处理
   B. 对甲类传染病患者的密切接触者，在指定场所进行医学观察
   C. 对所有传染病患者给予隔离治疗
   D. 对拒绝隔离治疗的甲类传染病患者，由公安部门协助医疗机构采取强制隔离措施
   E. 对甲类传染病患者，确诊前在指定场所单独隔离治疗

19. 传染病预警制度说法错误的是
A. 国务院卫生行政部门建立传染病预警制度
B. 国务院卫生行政部门根据传染病发生、流行趋势的预测，及时发出传染病预警，根据情况予以公布
C. 省、自治区、直辖市人民政府根据传染病发生、流行趋势的预测，及时发出传染病预警
D. 传染病预警由国务院卫生行政部门根据情况予以公布
E. 传染病预警由省、自治区、直辖市人民政府根据情况予以公布

20. 县级以上地方人民政府接到下一级人民政府关于需要采取传染病紧急控制措施的报告后，应在多长时间内作出决定
A. 6小时
B. 12小时
C. 24小时
D. 36小时
E. 48小时

21. 有权增加甲类传染病病种的部门是
A. 国务院
B. 卫健委
C. 县级以上地方政府
D. 县级以上卫生行政部门
E. 省、自治区、直辖市人民政府

22. 甲类、乙类传染病暴发、流行时，关于宣布疫区的说法正确的是
A. 县级以上地方人民政府卫生行政部门可以宣布本行政区为疫区
B. 县级地方人民政府可以自行决定宣布本行政区为疫区
C. 国务院可以决定并宣布跨省、自治区、直辖市的疫区
D. 省级人民政府卫生行政部门可以宣布本行政区为疫区
E. 国家疾病预防控制中心可以宣布跨省、自治区、直辖市的疫区

23. 以下哪项不属于疾病预防控制机构在传染病预防与控制中的职责
A. 开展传染病的监测工作
B. 疫区的封锁
C. 对重大传染病流行趋势进行预测
D. 进入现场采样
E. 组织实施免疫规划

24. 解放军卫生主管部门发现传染病疫情时，应通报的部门是
A. 所在地县级以上人民政府卫生行政部门
B. 所在地县级以上人民政府
C. 省级人民政府卫生行政部门
D. 省级人民政府
E. 国务院卫生行政部门

25. 应当及时互相通报动物间和人间发生的人畜共患传染病疫情以及相关信息的两个部门是
A. 县级以上人民政府和疾病预防控制机构
B. 县级以上人民政府卫生行政部门和动物防疫部门
C. 省级以上人民政府卫生行政部门与疾病预防控制机构
D. 动物防疫机构和疾病预防控制机构
E. 毗邻的以及相关地方人民政府卫生行政部门

26. 疾病预防控制机构在传染病的预防与控制中，不具有的职责是
A. 组织实施免疫规划
B. 开展健康教育、咨询
C. 进行流行病学调查
D. 疫区的宣布
E. 进入现场采样

27. 以下哪个部门应当加强和完善传染病医疗救治服务网络的建设，指定具备传染病救治条件和能力的医疗机构承担传染病救治任务，或者根据传染病救治需要设置传染病医院
A. 县级以上人民政府
B. 省级以上人民政府
C. 县级以上人民政府卫生行政部门
D. 省级以上人民政府卫生行政部门
E. 国务院卫生行政部门

28. 属于丙类传染病的是
A. 风疹
B. 麻疹
C. 副伤寒
D. 百日咳
E. 白喉

【A_2型题】

29. 某实验室想保藏霍乱的菌种进行实验研究，需要经过哪个部门的批准
A. 县级以上人民政府卫生行政部门
B. 县级以上人民政府
C. 省级以上人民政府卫生行政部门
D. 省级以上人民政府
E. 国务院

30. 某医生发现一例霍乱患者，应该在几小时内报告至疾病预防控制机构
A. 2小时
B. 6小时
C. 12小时
D. 24小时
E. 48小时

31. 某医疗机构发现一例严重急性呼吸综合征患者，该医疗机构应该在多长时间内向疾病预防控制机构报告
A. 2小时

B. 6小时
C. 12小时
D. 24小时
E. 48小时

32. 甲省和乙省同时暴发了传染病疫情，有权宣布这两个省为疫区的是哪个部门
A. 国务院
B. 国务院卫生行政部门
C. 国家疾病预防控制中心
D. 省级卫生行政部门
E. 省级疾病预防控制中心

【B_1 型题】

（33~34题共用备选答案）
A. 鼠疫
B. 严重急性呼吸综合征
C. 肺结核
D. 艾滋病
E. 麻疹

33. 属于甲类传染病的是
34. 需要按照甲类传染病进行管理的是

（35~36题共用备选答案）
A. 医疗机构
B. 疾病预防控制机构
C. 各级人民政府卫生行政部门
D. 卫生监督机构
E. 各级人民政府

35. 当传染病暴发流行时，可以采取停工、停业、停课等措施的是
36. 对重大传染病流行趋势进行预测、预警的是

第三章　职业病防治法

【A_1 型题】

1. 职业病是指
A. 劳动者在职业活动中，因接触粉尘、放射性物质和其他有毒、有害物质等因素而引起的疾病
B. 用人单位的劳动者，因接触粉尘、放射性物质和其他有毒、有害物质等因素而引起的疾病
C. 用人单位的劳动者在职业活动中，因接触粉尘、放射性物质和其他有毒、有害物质等因素而引起的疾病
D. 劳动者从事特定职业或者接触特定职业危害因素而引起的疾病
E. 用人单位的劳动者从事特定职业或者接触特定职业危害因素而引起的疾病

2. 职业病防治工作应坚持以下方针
A. 预防为主、防治结合
B. 分类管理、综合治理
C. 预防为主、综合治理
D. 防治结合、综合治理
E. 预防为主、分类管理

3. 设立产生职业病危害的用人单位，其工作场所还应当符合下列职业卫生要求，但除外
A. 职业病危害因素的强度或者浓度符合国家职业卫生标准
B. 有与职业病危害防护相适应的设施
C. 生产布局合理，符合有害与无害作业分开的原则
D. 制定职业病防治计划和实施方案
E. 设备、工具、用具等设施符合保护劳动者生理，心理健康的要求

4. 职业病诊断应当由以下哪类机构承担
A. 省级以上人民政府卫生行政部门批准的医疗卫生机构
B. 县级以上人民政府卫生行政部门批准的医疗卫生机构
C. 省级以上人民政府卫生行政部门指定的医疗卫生机构
D. 县级以上人民政府卫生行政部门指定的医疗卫生机构
E. 省级以上人民政府卫生行政部门批准的卫生防疫机构

5. 劳动者可以在以下机构进行职业病诊断
A. 用人单位所在地的医疗卫生机构
B. 本人居住地的医疗卫生机构
C. 用人单位所在地或者本人居住地依法承担职业病诊断的医疗卫生机构
D. 用人单位所在地或者本人居住地依法承担职业病诊断的医疗卫生防疫机构
E. 用人单位所在地依法承担职业病诊断的疾病防治机构

6. 职业病诊断应当综合分析下列因素，但除外
A. 患者的职业史
B. 职业病危害接触史
C. 职业病现场危害调查与评价
D. 临床表现以及辅助检查结果
E. 患者的家族遗传病史

7. 承担职业病诊断的机构进行职业病诊断时，应当组织几名取得职业病诊断资格的执业医师集体诊断
A. 2名
B. 3名
C. 2名以上
D. 3名以上

E. 4名以上

8. 职业病诊断证明书的有效条件是
 A. 由医师签署并盖章
 B. 由参与诊断的医师签署并盖章
 C. 由参与诊断的医师共同签署，并经医疗卫生机构盖章
 D. 由参与诊断的医师签署，并经承担职业病诊断的医疗卫生机构审核盖章
 E. 由参与诊断的医师共同签署，并经承担职业病诊断的医疗卫生机构审核盖章

9. 用人单位和医疗卫生机构发现职业病患者或者疑似职业病患者时，应当及时向哪部门报告
 A. 卫生行政部门
 B. 劳动保障行政部门
 C. 所在地卫生行政部门
 D. 所在地劳动保障行政部门
 E. 省级以上卫生行政部门

10. 当事人对职业病诊断有异议的，可以向哪个机构申请鉴定
 A. 所在地地方人民政府卫生行政部门
 B. 所在地地方人民政府劳动保障行政部门
 C. 作出诊断的医疗卫生机构所在地地方人民政府卫生行政部门
 D. 作出诊断的医疗卫生机构所在地地方人民政府劳动保障行政部门
 E. 作出诊断的医疗卫生机构所在地的县级以上地方人民政府

11. 职业病诊断鉴定费用由谁来承担
 A. 用人单位
 B. 政府
 C. 申请鉴定人
 D. 用人单位和职业病患者共同
 E. 职业病患者

12. 职业病诊断鉴定委员会组成人员应当遵守以下要求，但除外
 A. 客观、公正地进行诊断鉴定
 B. 不得私下接触当事人
 C. 不得收取当事人的财物或者其他好处
 D. 与当事人有利害关系的，应当回避
 E. 应当实行封闭式诊断鉴定

13. 用人单位应当履行下列责任，但除外
 A. 在疑似职业病患者诊断或者医学观察期间，不得解除或者终止与其订立的劳动合同
 B. 承担疑似职业病患者在诊断，医学观察期间的费用
 C. 对不适宜连续从事原工作的职业病患者，应当调离原岗位，并妥善安置
 D. 应当按照国家有关规定，安排职业病患者进行治疗、康复和定期检查
 E. 组织控制职业病危害事故现场

14. 卫生行政部门履行监督检查职责时，有权采取下列措施，但不包括
 A. 进入被检查单位了解情况，调查取证
 B. 进入职业病危害现场，了解情况，调查取证
 C. 查阅或者复制与违反职业病防治法律、法规的行为有关的资料
 D. 责令违反职业病防治法律，法规的单位和个人停止违法所为
 E. 责令暂停导致职业病危害事故的作业

15. 发生职业病危害事故或者有证据证明危害状态可能导致职业病危害事故发生时，卫生行政部门可以采取下列临时控制措施，但不包括
 A. 责令暂停导致职业病危害事故的作业
 B. 封存造成职业病危害事故的材料和设备
 C. 封存可能导致职业病危害事故发生的材料和设备
 D. 组织，控制职业病危害事故现场
 E. 责令用人单位人停业整顿

16. 职业卫生监督执法人员履行职责时，不得有下列行为，但除外
 A. 泄露用人单位和秘密
 B. 出示监督执法证件
 C. 对不符合法定条件的，发给建设项目有关证明文件资质证明文件或者予以批准
 D. 对已经取得有关证明文件的，不履行监督检查职责
 E. 发现用人单位存在职业病危害的，可能造成职业病危害事故，不及时依法采取控制措施

17. 建设单位有下列违法行为之一的，应承担相应法律责任，但不包括
 A. 未按照规定进行职业病危害预评价或者未提交职业病危害预评价报告，或者职业病危害预评价未经卫生行政部门审核同意，擅自开工的
 B. 建设项目的职业病防护设施未按照规定与主体工程同时投入生产和使用的
 C. 职业病危害严重的建设项目，其职业病防护设施设计不符合国家职业卫生标准如卫生要求施工的
 D. 未按照规定对职业病防护施进行职业病危害控制效果评价，未经卫生行政部门验收或者验收不合格，擅自投入使用的

E. 未按照规定公布有关职业病防治的规章制度，操作规程，职业病危害事故应急救援措施的

18. 用人单位有下列哪种情节严重的行为，卫生行政部门可以责令停止产业职业病危害的作业
A. 订立或者变更劳动合同时，未告知劳动者职业病危害真实情况的
B. 未按照规定及时，如实向卫生行政部门申报产生职业病危害的项目的
C. 工作场所职业病危害因素的强度或者浓度超过国家职业卫生标准
D. 未按照规定报告职业病，疑似职业病的
E. 拒不承担疑似职业病患者在诊断、医学观察期间的费用的

19. 医疗卫生机构未经批准擅自从事职业病诊断的，由卫生行政部门责令立即停止违法行为，没收违法所得。违法所得不足五千元的，并处多少罚款
A. 违法所得的二倍以上十倍以下
B. 五千元以上五万元以下
C. 违法所得的二倍以上五倍以下
D. 五千元以上二万元以下
E. 三千元以上五万元以下

20. 国家实行以下下列哪项制度
A. 职业卫生监督制度
B. 职业卫生监督管理制度
C. 职业病危害项目申报制度
D. 职业病防治责任制度
E. 职业病危害预评价报告制度

【B_1型题】

（21~23题共用备选答案）
A. 发现疑似职业病患者时，应当告知劳动者本人并及时通知用人单位
B. 承担疑似职业病患者在诊断，医学观察期间的费用
C. 客观、公正地进行诊断鉴定
D. 签署职业病诊断证明书
E. 依法享受国家规定的职业病待遇

21. 医疗卫生机构
22. 用人单位
23. 职业病患者

（24~26题共用备选答案）
A. 指用人单位的劳动者在职业活动中，因接触粉尘，放射性物质和其他有毒、有害物质等因素而引起的疾病
B. 指对从事职业活动的劳动者可能导致职业病的各种危害
C. 职业活动中存在的各种有害的化学、物理、生物因素以及在作业过程中产生的其他职业有害因素
D. 指劳动者从事特定职业或者接种，特定职业病危害因素时，比一般职业人群更易于遭受职业病危害和罹患职业病或者可能导致原有自身疾病病情加重，或者在从事作业过程中诱发可能导致对他人生命健康构成危险的疾病的个人特殊生理或者病理状态
E. 统一负责全国职业病防治的监督管理工作

24. 职业病
25. 职业病危害
26. 职业禁忌

第四章　突发公共卫生事件应急条例

【A_1型题】

1. 监测机构发现突发公共卫生事件，向所在地县级人民政府卫生行政部门报告的时限是
A. 1小时
B. 2小时
C. 3小时
D. 4小时
E. 6小时

2. 下列事件不属于突发公共卫生事件的是
A. 突然发生的造成社会公众健康损害的食物中毒
B. 突然发生的造成社会公众健康严重损害的重大传染病疫情
C. 突然发生的造成社会公众健康严重损害的群体性不明原因疾病
D. 突然发生的可能造成社会公众健康严重损害的重大传染病疫情
E. 突然发生的可能造成社会公众健康严重损害的群体性不明原因疾病

3.《突发公共卫生事件应急条例》规定，医疗卫生机构应当对传染病做到
A. 早发现、早观察、早隔离、早治疗
B. 早发现、早观察、早治疗、早康复
C. 早发现、早报告、早隔离、早治疗
D. 早发现、早报告、早隔离、早康复
E. 早预防、早发现、早治疗、早康复

4. 对流动人口中的严重急性呼吸综合征患者、疑似患者处理的原则是

A. 就地控制、就地治疗、就地康复
B. 就地隔离、就地治疗、就地康复
C. 就地控制、就地观察、就地治疗
D. 就地隔离、就地观察、就地治疗
E. 就地观察、就地治疗、就地康复

5. 依据《突发公共卫生事件应急条例》的规定，建立重大、紧急疫情信息报告系统的机构是
A. 国务院
B. 国务院卫生行政部门
C. 省、自治区、直辖市人民政府
D. 省、自治区、直辖市人民政府卫生行政部门
E. 国务院办公厅

6. 国务院卫生行政部门对可能造成重大社会影响的突发事件，应当何时内向国务院报告
A. 1 小时
B. 2 小时
C. 3 小时
D. 4 小时
E. 立即

7. 下列情形中不属于县级突发事件监测机构应当在发现后 2 小时内向县级人民政府卫生行政部门报告的事件的是
A. 发生传染病暴发、流行的
B. 可能发生传染病暴发、流行的
C. 发生食物和职业中毒事件的
D. 发生不明原因的群体性疾病的
E. 发生传染病菌种、毒种丢失的

8. 突发事件发生后，应当及时向毗邻省、自治区、直辖市人民政府卫生行政部门通报的机构是
A. 国务院
B. 国务院卫生行政部门
C. 突发事件发生地的省、自治区、直辖市人民政府
D. 突发事件发生地的省、自治区、直辖市人民政府卫生行政部门
E. 国务院办公厅

【A_2 型题】

9. 2015 年，某省人民政府接到该省某市发生不明原因的群体性疾病的报告，此时省级人民政府应当在
A. 1 小时内向国务院卫生行政主管部门报告
B. 2 小时内向国务院卫生行政部门报告
C. 3 小时内向国务院卫生行政部门报告
D. 4 小时内向国务院卫生行政部门报告
E. 5 小时内向国务院卫生行政部门报告

10. 2014 年 5 月，某省突然发生传染病的流行，此时负责向社会发布突发事件信息的机构是
A. 国务院
B. 国务院卫生行政部门
C. 突发事件发生地的省、自治区、直辖市人民政府
D. 突发事件发生地的省、自治区、直辖市人民政府卫生行政部门
E. 国务院办公厅

【A_3/A_4 型题】

（11~13 题共用题干）

2016 年，某省内某县医疗机构发现该县发生重大食物中毒事件。

11. 此时该医疗机构应当在几小时内向所在县级人民政府卫生行政部门报告
A. 1 小时
B. 2 小时
C. 3 小时
D. 4 小时
E. 5 小时

12. 该县人民政府卫生行政部门应当在几小时内向本级人民政府报告
A. 1 小时
B. 2 小时
C. 3 小时
D. 4 小时
E. 5 小时

13. 该县级人民政府卫生行政部门在接到医疗机构的报告后，应做到下列事项，除外
A. 向本级人民政府报告
B. 立即组织力量对报告事项调查核实、确证
C. 采取必要的控制措施
D. 及时报告调查情况
E. 向毗邻的省市人民政府卫生行政部门通报

【B_1 型题】

（14~16 题共用备选答案）
A. 1 小时内
B. 2 小时内
C. 3 小时内
D. 4 小时内
E. 立即

14. 省、自治区、直辖市人民政府应当在接到发生或可能发生重大职业中毒事件的报告后何时向国务院卫生行政部门报告
15. 县级人民政府应当在接到发生传染病流行的报告后何时向市级人民政府或者上一级人民政府报告
16. 国务院卫生行政部门对可能造成重大社会影响的突发事件，应当何时向国务院报告

第五章　疫苗流通和预防接种管理条例

【A_1型题】

1. 疫苗批发企业未依照规定建立并保存疫苗销售或者购销记录的
   A. 给予警告，责令限期改正；逾期不改正的，责令停产、停业整顿，并处5000元以上2万元以下的罚款；情节严重的，吊销许可证
   B. 依法予以取缔，没收违法生产、销售的药品和违法所得，并处违法生产、销售的药品（包括已售出的和未售出的药品）货值金额2倍以上5倍以下的罚款；情节严重的，吊销《药品生产许可证》
   C. 责令改正，给予警告；情节严重的，吊销《药品生产许可证》
   D. 责令改正，给予警告；情节严重的，吊销《药品经营许可证》
   E. 依法予以取缔，没收违法生产、销售的药品和违法所得，并处违法生产、销售的药品（包括已售出的和未售出的药品）货值金额2倍以上5倍以下的罚款；构成犯罪的，依法追究刑事责任
2. 依照《疫苗流通和预防接种管理条例》的规定接到质量可疑疫苗报告的卫生主管部门应
   A. 依法移交卫生行政部门
   B. 组织接种单位销毁
   C. 依法查封、扣押
   D. 采取应急处置措施
   E. 立即停止销售
3. 疫苗批发企业可以向疾病预防控制机构、接种单位、其他疫苗批发企业销售
   A. 第一类疫苗
   B. 第二类疫苗
   C. 第三类疫苗
   D. 第四类疫苗
   E. 第五类疫苗
4. 需要在省、自治区、直辖市行政区域全部范围内进行群体性预防接种的，应当
   A. 由国务院卫生主管部门决定，并报国务院备案
   B. 由国务院卫生主管部门决定
   C. 由省、自治区、直辖市人民政府卫生主管部门报经本级人民政府决定，并向国务院卫生主管部门备案
   D. 由省、自治区、直辖市人民政府卫生主管部门决定，并向国务院卫生主管部门备案
   E. 报经本级人民政府决定，并向省、自治区、直辖市人民政府卫生主管部门备案
5. 根据国家制定的免疫程序、疫苗使用指导原则，结合本行政区域的传染病流行情况，制定本行政区域的接种方案
   A. 国务院卫生主管部门
   B. 国务院药品监督管理部门
   C. 省、自治区、直辖市人民政府卫生主管部门
   D. 省、自治区、直辖市人民政府药品监督管理部门
   E. 各级疾病预防控制机构
6. 制定、公布预防接种工作规范，并根据疫苗的国家标准，结合传染病流行病学调查信息，制定、公布纳入国家免疫规划疫苗的免疫程序和其他疫苗的免疫程序或者使用指导原则
   A. 国务院卫生主管部门
   B. 国务院药品监督管理部门
   C. 省、自治区、直辖市人民政府卫生主管部门
   D. 省、自治区、直辖市人民政府药品监督管理部门
   E. 各级疾病预防控制机构
7. 疫苗生产企业未依照规定建立并保存疫苗销售或者购销记录的
   A. 给予警告，责令限期改正；逾期不改正的，责令停产、停业整顿，并处5000元以上2万元以下的罚款；情节严重的，吊销许可证
   B. 依法予以取缔，没收违法生产、销售的药品和违法所得，并处违法生产、销售的药品（包括已售出的和未售出的药品）货值金额2倍以上5倍以下的罚款；情节严重的，吊销《药品生产许可证》
   C. 责令改正，给予警告；情节严重的，吊销《药品生产许可证》
   D. 责令改正，给予警告；情节严重的，吊销《药品经营许可证》
   E. 依法予以取缔，没收违法生产、销售的药品和违法所得，并处违法生产、销售的药品（包括已售出的和未售出的药品）货值金额2倍以上5倍以下的罚款；构成犯罪的，依法追究刑事责任
8. 由公民自费并且自愿受种的其他疫苗
   A. 第一类疫苗
   B. 第二类疫苗
   C. 第三类疫苗

D. 第四类疫苗
E. 第五类疫苗

9. 根据《疫苗流通和预防接种管理条例》，疫苗批发企业从疫苗生产企业购进疫苗时，应索取的有效证明文件是
A. 药品检验机构依法签发的生物制品每批检验合格和审核批准证明复印件，并加盖生产企业印章
B. 药品检验机构依法签发的生物制品检验合格或审核批准证明复印件，并加盖生产企业印章
C. 药品检验机构依法签发的生物制品检验合格或审核批准证明复印件，并加盖药品检验机构印章
D. 省级药品监督管理部门签发的生物制品审核批准证明复印件，并加盖生产企业印章
E. 市级药品监督管理部门签发的生物制品审核批准证明复印件，并加盖生产企业印章

10. 县级疾病预防控制机构可以
A. 向疾病预防控制机构销售第二类疫苗
B. 向个体诊所销售第二类疫苗
C. 向接种单位销售第二类疫苗
D. 向其他疫苗批发企业销售第二类疫苗
E. 向定点零售企业销售第二类疫苗

11. 医疗卫生人员在实施接种前应做哪些工作不包括
A. 医疗卫生人员发现预防接种异常反应、疑似预防接种异常反应或者接到相关报告的，应当依照预防接种工作规范及时处理，并立即报告所在地的疾病预防控制机构
B. 对符合接种条件的受种者实施接种，并依照国务院卫生主管部门的规定，填写并保存接种记录
C. 告知受种者或者其监护人所接种疫苗的品种、作用、禁忌、不良反应以及注意事项
D. 询问受种者的健康状况以及是否有接种禁忌等情况，并如实记录告知和询问情况
E. 对于因有接种禁忌而不能接种的受种者，医疗卫生人员应当对受种者或者其监护人提出医学建议

12. 根据传染病监测和预警信息，为了预防、控制传染病的暴发、流行，需要在本行政区域内部分地区进行群体性预防接种的，应当
A. 由国务院卫生主管部门决定，并报国务院备案
B. 由国务院卫生主管部门决定
C. 由省、自治区、直辖市人民政府卫生主管部门报经本级人民政府决定，并向国务院卫生主管部门备案
D. 由省、自治区、直辖市人民政府卫生主管部门决定，并向国务院卫生主管部门备案
E. 报经本级人民政府决定，并向省、自治区、直辖市人民政府卫生主管部门备案

13. 疫苗生产企业、疫苗批发企业向疾病预防控制机构、接种单位、疫苗批发企业以外的单位或者个人销售第二类疫苗的
A. 依法予以取缔，没收违法生产、销售的疫苗和违法所得，并处违法生产、销售的疫苗货值金额2倍以上5倍以下的罚款，构成犯罪的，依法追究刑事责任
B. 由药品监督管理部门没收违法销售的疫苗，并处违法销售的疫苗货值金额2倍以上5倍以下的罚款；有违法所得的，没收违法所得；情节严重的，依法吊销疫苗生产资格、疫苗经营资格
C. 责令改正，给予警告；情节严重的，吊销《药品经营许可证》
D. 给予警告，责令限期改正；逾期不改正的，责令停产、停业整顿，并处5000元以上2万元以下的罚款；情节严重的，吊销《药品生产许可证》
E. 给予警告，责令限期改正；逾期不改正的，责令停产、停业整顿，并处、5000元以上2万元以下的罚款；情节严重的，吊销《药品经营许可证》

14. 县级疾病预防控制机构可以向接种单位供应
A. 第一类疫苗
B. 第二类疫苗
C. 第三类疫苗
D. 第四类疫苗
E. 第五类疫苗

15. 根据国家免疫规划或者接种方案，开展与预防接种相关的宣传、培训、技术指导、监测、评价、流行病学调查、应急处置等工作，并依照规定做好记录
A. 国务院卫生主管部门
B. 国务院药品监督管理部门
C. 省、自治区、直辖市人民政府卫生主管部门
D. 省、自治区、直辖市人民政府药品监督管理部门
E. 各级疾病预防控制机构

16. 根据《疫苗流通和预防接种管理条例》可以向省级疾病预防控制机构供应第一类疫苗的是
A. 定点药品零售企业
B. 疫苗药品批发企业
C. 县级疾病预防控制机构
D. 设区的市级以上疾病预防控制机构
E. 国家疾病预防控制机构

17. 各级疾病预防控制机构依照各自职责，根据国家免疫规划或者接种方案，应开展与预防接种相关的工作，以下说法错误的是
A. 宣传、培训
B. 技术指导，监测、评价
C. 流行病学调查
D. 应急处置
E. 依照省级以上卫生主管部门的规定作好记录

18. 依照《疫苗流通和预防接种管理条例》的规定接到质量可疑疫苗报告的药品监督管理部门应
A. 依法移交卫生行政部门
B. 组织接种单位销毁
C. 依法查封、扣押
D. 采取应急处置措施
E. 立即停止销售

19. 我国的疫苗分为几类
A. 二类
B. 三类
C. 四类
D. 五类
E. 六类

20. 需要在全国范围或者跨省、自治区、直辖市范围内进行群体性预防接种的，应当
A. 由国务院卫生主管部门决定，并报国务院备案
B. 由国务院卫生主管部门决定
C. 由省、自治区、直辖市人民政府卫生主管部门报经本级人民政府决定，并向国务院卫生主管部门备案
D. 由省、自治区、直辖市人民政府卫生主管部门决定，并向国务院卫生主管部门备案
E、报经本级人民政府决定，并向省、自治区、直辖市人民政府卫生主管部门备案

21. 根据《疫苗流通和预防接种管理条例》可以向接种单位、其他疫苗批发企业销售第二类疫苗的是
A. 定点药品零售企业
B. 疫苗药品批发企业
C. 县级疾病预防控制机构
D. 设区的市级以上疾病预防控制机构
E. 国家疾病预防控制机构

22. 疫苗接种单位的管理说法错误的是
A. 接种单位应当具有医疗机构执业许可证件；具有经过县级人民政府卫生主管部门组织的预防接种专业培训并考核合格的执业医师、执业助理医师、护士或者乡村医生
B. 接种单位应当承担责任区域内的预防接种工作，并接受所在地的市级疾病预防控制机构的技术指导
C. 接种单位接收第一类疫苗或者购进第二类疫苗，应当建立并保存真实、完整的接收、购进记录
D. 接种单位接种疫苗，应当遵守预防接种工作规范、免疫程序、疫苗使用指导原则和接种方案，并在其接种场所的显著位置公示第一类疫苗的品种和接种方法
E. 接种单位接种第一类疫苗不得收取任何费用。接种单位接种第二类疫苗可以收取服务费、接种耗材费，具体收费标准由所在地的省、自治区、直辖市人民政府价格主管部门核定

23. 关于第一类疫苗说法错误的是
A. 是指政府免费向公民提供，公民应当依照政府的规定受种的疫苗
B. 包括国家免疫规划确定的疫苗
C. 省、自治区、直辖市人民政府在执行国家免疫规划时增加的疫苗
D. 省级以上人民政府或者其卫生主管部门组织的应急接种或者群体性预防接种所使用的疫苗
E. 县级以上人民政府卫生主管部门组织的应急接种或者群体性预防接种所使用的疫苗

24. 疫苗批发企业从不具有疫苗经营资格的单位或者个人购进第二类疫苗
A. 依法予以取缔，没收违法生产、销售的疫苗和违法所得，并处违法生产、销售的疫苗货值金额2倍以上5倍以下的罚款，构成犯罪的，依法追究刑事责任
B. 由药品监督管理部门没收违法销售的疫苗，并处违法销售的疫苗货值金额2倍以上5倍以下的罚款；有违法所得的，没收违法所得；情节严重的，依法吊销疫苗生产资格、疫苗经营资格
C. 责令改正，给予警告；情节严重的，吊销《药品经营许可证》
D. 给予警告，责令限期改正；逾期不改正的，责令停产、停业整顿，并处

5000元以上2万元以下的罚款；情节严重的，吊销《药品生产许可证》
E. 给予警告，责令限期改正；逾期不改正的，责令停产、停业整顿，并处5000元以上2万元以下的罚款；情节严重的，吊销《药品经营许可证》

25. 根据《疫苗流通和预防接种管理条例》不得从事疫苗经营活动的是
A. 定点药品零售企业
B. 疫苗药品批发企业
C. 县级疾病预防控制机构
D. 设区的市级以上疾病预防控制机构
E. 国家疾病预防控制机构

26. 儿童预防接种的管理说法错误的是
A. 国家对儿童实行预防接种证制度。在儿童出生后1个月内，其监护人应当到儿童居住地承担预防接种工作的接种单位为其办理预防接种证
B. 接种单位对儿童实施接种时，应当查验预防接种证，并作好记录
C. 儿童离开原居住地期间，由现居住地承担预防接种工作的接种单位负责对其实施接种
D. 预防接种证的格式由县级以上人民政府卫生主管部门制定
E. 儿童入托、入学时，托幼机构、学校应当查验预防接种证，发现未依照国家免疫规划受种的儿童，应当向所在地的县级疾病预防控制机构或者儿童居住地承担预防接种工作的接种单位报告，并配合疾病预防控制机构或者接种单位督促其监护人在儿童入托、入学后及时到接种单位补种

27. 接种单位应当具备的条件不包括
A. 具有疫苗使用许可证
B. 具有医疗机构执业许可证件
C. 具有冷藏保管制度
D. 具有符合疫苗储存、运输管理规范的冷藏设施、设备
E. 具有经过县级人民政府卫生主管部门组织的预防接种专业培训并考核合格的执业医师、执业助理医师、护士或者乡村医生

28.《疫苗流通和预防接种管理条例》规定，第二类疫苗是
A. 国家免疫规划确定的疫苗
B. 政府免费向公民提供，公民应当依照政府的规定受种的疫苗
C. 省、自治区、直辖市人民政府在执行国家免疫规划时增加的疫苗
D. 由公民自费并且自愿受种的其他疫苗
E. 县级以上人民政府或者其卫生主管部门组织的应急接种所使用的疫苗

29. 下列关于疫苗的说法，错误的是
A. 第一类疫苗不得向个人供应
B. 疫苗批发企业在销售疫苗时，应当提供由生产企业出具的生物制品每批检验合格证明复印件，并加盖企业印章
C. 疫苗批发企业经营进口疫苗的，应当提供进口药品通关单复印件，并加盖企业印章
D. 疾病预防控制机构、接种单位在接收或者购进疫苗时，应索取证明文件，并保存至超过疫苗有效期2年备查
E. 设区的市级以上疾病预防控制机构不得直接向接种单位供应第二类疫苗

30. 根据《疫苗流通和预防接种管理条例》，第一类疫苗是指
A. 县级以上药品监督管理部门组织的应急接种所使用的疫苗
B. 县级以上药品监督管理部门组织的群体性预防接种所使用的疫苗
C. 基层人民政府组织的群体性预防接种所使用的疫苗
D. 由公民自费并且自愿受种的疫苗
E. 政府免费向公民提供，公民应当依照政府的规定受种的疫苗

31. 不具有疫苗经营资格的单位或者个人经营疫苗的
A. 依法予以取缔，没收违法生产、销售的疫苗和违法所得，并处违法生产、销售的疫苗货值金额2倍以上5倍以下的罚款，构成犯罪的，依法追究刑事责任
B. 由药品监督管理部门没收违法销售的疫苗，并处违法销售的疫苗货值金额2倍以上5倍以下的罚款；有违法所得的，没收违法所得；情节严重的，依法吊销疫苗生产资格、疫苗经营资格
C. 责令改正，给予警告；情节严重的，吊销《药品经营许可证》
D. 给予警告，责令限期改正；逾期不改正的，责令停产、停业整顿，并处5000元以上2万元以下的罚款；情节严重的，吊销《药品生产许可证》

E. 给予警告，责令限期改正；逾期不改正的，责令停产、停业整顿，并处5000元以上2万元以下的罚款；情节严重的，吊销《药品经营许可证》

第六章 艾滋病防治条例

【A_1型题】

1. 下列关于艾滋病防治工作原则的表述不正确的是
   A. 坚持预防为主、防治结合的方针
   B. 建立政府组织领导、部门各负其责、全社会共同参与的机制
   C. 加强宣传教育
   D. 采取行为干预和关怀救助等措施
   E. 坚持预防为主、治疗为辅的方针
2.《艾滋病防治条例》规定，任何单位和个人不得歧视下列对象，除外
   A. 人类免疫缺陷病毒感染者
   B. 艾滋病患者
   C. 人类免疫缺陷病毒感染者的家属
   D. 艾滋病患者的家属
   E. 以上都不是
3.《艾滋病防治条例》中的不歧视规定的内容不包括
   A. 任何单位和个人不得歧视人类免疫缺陷病毒感染者及其家属
   B. 任何单位和个人不得歧视疑似人类免疫缺陷病毒感染者及其家属
   C. 艾滋病患者及其家属享有的婚姻、就业、就医、入学等合法权益受法律保护
   D. 人类免疫缺陷病毒感染者及其家属享有的婚姻、就业、就医、入学等合法权益受法律保护
   E. 任何单位和个人不得歧视艾滋病患者及其家属
4. 艾滋病防治的行为干预措施不包括
   A. 早期发现感染者和有助于危险行为改变的自愿咨询检测措施
   B. 规范、方便的性病诊疗措施
   C. 未经同意公布艾滋病患者的病情以引起社会对艾滋病的重视和关注
   D. 针对母婴传播艾滋病的抗病毒药物预防和人工代乳品喂养措施
   E. 健康教育措施
5. 艾滋病检测的对象不包括
   A. 人体血液
   B. 人体体液
   C. 组织器官
   D. 血液衍生物
   E. 以上都不是
6.《艾滋病防治条例》正式实施的时间是
   A. 2006年3月1日
   B. 2006年6月1日
   C. 2007年3月1日
   D. 2007年6月1日
   E. 2008年3月1日
7. 国家建立健全
   A. 艾滋病检测网络
   B. 艾滋病监测网络
   C. 艾滋病防治网络
   D. 艾滋病咨询网络
   E. 艾滋病宣传教育网络
8. 制定国家艾滋病监测规划和方案的机构是
   A. 卫健委
   B. 国务院
   C. 全国人民代表大会
   D. 国务院办公厅
   E. 全国人大常委会
9. 根据国家艾滋病监测规划和方案，制定本行政区域的艾滋病监测计划和工作方案的机构是
   A. 省、自治区、直辖市人民政府
   B. 省、自治区、直辖市人民政府卫生行政部门
   C. 省、自治区、直辖市人民代表大会
   D. 省、自治区、直辖市人大常委会
   E. 省、自治区、直辖市疾病预防控制机构
10. 出入境检验检疫机构负责对出入境人员进行艾滋病
   A. 检测
   B. 宣传教育
   C. 监测
   D. 调查
   E. 咨询
11. 依据《艾滋病防治条例》的规定，具体从事本行政区域内艾滋病监测的机构是
   A. 政府卫生行政部门
   B. 政府
   C. 医疗机构
   D. 疾病预防控制机构
   E. 艾滋病防治机构
12. 国家对艾滋病进行一系列行为干预措施，下列属于《艾滋病防治条例》规定的干预措施的是
   A. 强制咨询和强制检测制度
   B. 强制咨询和自愿检测制度
   C. 自愿咨询和强制检测制度
   D. 自愿咨询和自愿检测制度
   E. 强制检测制度
13. 县级以上地方人民政府卫生行政部门指定的医疗卫生机构，为自愿接受艾滋病咨询、检测的人员提供

A. 有偿的咨询
B. 有偿的初筛检测
C. 免费的咨询和免费的初筛检测
D. 免费的咨询和有偿的初筛检测
E. 有偿的咨询和免费的初筛检测

14. 依据《艾滋病防治条例》的规定，为自愿接受艾滋病咨询的人员免费提供咨询服务的机构是
A. 县级以上地方人民政府卫生行政部门指定的疾病预防控制机构
B. 省级以上地方人民政府卫生行政部门指定的疾病预防控制机构
C. 省级以上地方人民政府卫生行政部门指定的医疗卫生机构
D. 县级以上地方人民政府卫生行政部门指定的医疗卫生机构
E. 县级以上疾病预防控制机构指定的医疗卫生机构

15. 对确诊的儿童人类免疫缺陷病毒感染者，医疗机构的工作人员应当将其感染的事实
A. 告知本人
B. 告知本人和其监护人
C. 告知其监护人
D. 告知本人或其监护人
E. 以上都不是

【A_2 型题】

16. 王某，35 岁。有长期的吸毒史，因为和他人共用同一针头注射而感染了艾滋病。王某住所地的疾病预防控制机构欲以真实姓名公布他的相关病情和有关资料，以引起社会对艾滋病防治工作的关注，此时，应当得到谁的同意
A. 王某本人
B. 王某的父母
C. 王某的配偶
D. 王某的单位
E. 王某所在地的卫生行政部门

17. 张某，在校大学生，经医疗机构确诊为人类免疫缺陷病毒感染者，依据《艾滋病防治条例》的规定，医疗机构的工作人员应当将其感染的事实告知
A. 张某的父母
B. 张某本人
C. 医疗机构的负责人
D. 医疗机构所在地的卫生行政部门
E. 张某所在的学校

【A_3/A_4 型题】

（18~19 题共用题干）

赵某因为输血不幸成为一名人类免疫缺陷病毒感染者，现在妊娠 3 个月。赵某到其住所地的妇幼保健院进行正常的产前检查，医生钱某接待了她。

18. 医生钱某的下列做法不正确的是
A. 为赵某提供预防艾滋病母婴传播的咨询
B. 为赵某提供产前的指导
C. 为赵某提供治疗服务
D. 为赵某提供检测
E. 向医疗机构负责人请示后决定是否为该孕妇提供服务

19. 假设钱某在听到赵某说她是一名人类免疫缺陷病毒感染者后，就拒绝为赵某进行相关的产前检查服务，此时卫生行政部门应当作出的处罚是
A. 对钱某所在的医院通报批评，给予警告
B. 对妇幼保健院罚款 500 元
C. 吊销钱某的执业医师证书
D. 追究钱某的刑事责任
E. 开除钱某

【B_1 型题】

（20~22 题共用备选答案）
A. 由县级以上人民政府卫生行政部门责令限期改正，通报批评，给予警告
B. 对负有责任的主管人员和其他直接责任人员依法给予降级、撤职、开除的处分，并可以依法吊销有关机构或者责任人员的执业许可证
C. 罚款
D. 依法追究刑事责任
E. 依照传染病防治法的规定予以处罚

20. 医疗机构对临时应急采集的血液未进行艾滋病检测，造成患者多人感染艾滋病严重后果的
21. 医疗机构的医生将艾滋病检测阳性的血液用于临床，造成艾滋病传播，构成犯罪的
22. 医疗机构未对人类免疫缺陷病毒感染者或者艾滋病患者进行医学随访的

第七章　母婴保健法及其实施办法

【A_1 型题】

1. 母婴保健工作方针不包括
A. 母婴保健工作以保健为中心
B. 保障母亲和婴儿健康，提高出生人口素质
C. 以保障生殖健康为目的
D. 实行保健和临床相结合

E. 面向群体、面向基层和预防为主

2. 母婴保健技术服务不包括
 A. 有关母婴保健的科普宣传、教育和咨询
 B. 婚前医学检查
 C. 产前诊断和遗传病诊断
 D. 分娩期产后恢复
 E. 新生儿疾病筛查

3.《中华人民共和国母婴保健法》规定，对于依法接受终止妊娠或者结扎手术的，应当给予
 A. 有偿服务
 B. 免费服务
 C. 酌情收费服务
 D. 酌情减半收费服务
 E. 酌情免费服务

4. 根据《中华人民共和国母婴保健法》的规定，不属于孕产期保健内容的是
 A. 母婴保健指导
 B. 孕妇、产妇保健
 C. 胎儿保健
 D. 男女双方精神病检查
 E. 新生儿保健

5. 婚前医学检查服务的内容是指
 A. 进行性卫生知识、生育知识的教育
 B. 进行遗传病知识的教育
 C. 对有关婚配问题提供医学意见
 D. 对有关生育健康问题提供医学意见
 E. 对严重遗传疾病、指定传染病和有关精神病的检查

6. 属于《中华人民共和国母婴保健法》规定可以申请医学技术鉴定的是
 A. 对孕妇、产妇保健服务有异议的
 B. 对婚前医学检查结果有异议的
 C. 对婚前卫生咨询有异议的
 D. 对孕产期保健服务有异议的
 E. 对医学指导意见有异议的

7. 关于母婴保健医学技术鉴定的规定，不正确的是
 A. 对婚前医学检查有异议的，可以申请进行母婴保健医学技术鉴定
 B. 母婴保健医学技术鉴定委员会委员由卫生行政部门提名
 C. 母婴保健医学技术鉴定组织为母婴保健医学技术鉴定委员会
 D. 母婴保健医学技术鉴定委员会分为省、市、县三级
 E. 母婴保健医学技术鉴定委员会的成员必须具有主任医师的专业技术职务

8. 以下关于母婴保健医学技术鉴定的说法，错误的是
 A. 母婴保健医学技术鉴定委员会成员须由卫生行政部门提名
 B. 母婴保健医学技术鉴定的人员要具有较为丰富临床实践经验和相关的学科理论知识
 C. 医学技术鉴定时，与当事人有利害关系，可能影响公正鉴定的人员应回避
 D. 母婴保健医学技术鉴定委员会分为省、市两级
 E. 对婚前医学检查或遗传病诊断有异议的，由母婴保健医学技术鉴定委员会鉴定

9. 从事以下哪种工作的医务人员，须经过省、自治区、直辖市人民政府卫生行政部门的考核，并取得相应的合格证书
 A. 婚前医学检查
 B. 施行结扎手术
 C. 遗传病诊断
 D. 终止妊娠手术
 E. 从事家庭接生

10. 医疗、保健机构或者人员未取得母婴保健技术许可，擅自从事母婴保健技术的，由卫生行政部门给予
 A. 警告，责令停止违法行为
 B. 没收违法所得
 C. 违法所得5000元以上的，并处违法所得3倍以上5倍以下的罚款
 D. 没有违法所得或违法所得不足5000元的，并处5000元以上2万元以下的罚款
 E. 以上均是

【A_2型题】

11. 公卫医师何某在取得执业医师资格证书和执业许可证后的1年里，擅自从事婚前医学检查、遗传病诊断和产前诊断，虽经卫生行政部门制止，仍不改正，并又实施终止妊娠手术。依据《中华人民共和国母婴保健法》的规定，可以给予何种行政处罚
 A. 处以罚款
 B. 没收违法所得
 C. 没收非法财物
 D. 吊销执业许可证
 E. 行政拘留

12. 1994年，某地农村产妇产下一女婴。由于第三产程子宫收缩无力，产妇的胎盘迟迟未娩出。此时，无证个体医师王某，在一不消毒，二不戴消毒手套的情况下，将手伸进子宫，误认为还有一胎儿未娩出而向外猛拉子宫，当场造成产妇大出血死亡。根据相关法律规定，应依照该法追究王某的法律责任，其法律责任不包括
 A. 责令改正
 B. 予以取缔
 C. 没收违法所得及其药品、器械
 D. 赔偿责任
 E. 刑事责任

【B_1型题】

（13~15题共用备选答案）
 A. 严重遗传性疾病

B. 孕妇患有传染病
C. 对生育保健问题提供医学意见
D. 为胎儿生长发育进行监护
E. 医师发现或怀疑胎儿异常
13. 属于婚前医学检查的是
14. 属于胎儿保健的是
15. 需要对孕妇进行产前诊断的是

第八章 献 血 法

【A1 型题】

1. 根据《中华人民共和国献血法》，医疗机构用于临床的血液应当符合
   A. 行业规定标准
   B. 地方规定标准
   C. 血站规定标准
   D. 国家规定标准
   E. 省级卫生行政部门规定标准
2. 国家鼓励下列人员率先献血
   A. 工人
   B. 农民
   C. 知识分子
   D. 现役军人
   E. 中等学校在校学生
3. 为保障公民临床急救用血的需要，国家提倡并指导择期手术的患者
   A. 率先献血
   B. 互助献血
   C. 自愿献血
   D. 自身储血
   E. 同型输血
4. 献血者两次采血的间隔时间不得少于
   A. 2 个月
   B. 3 个月
   C. 4 个月
   D. 5 个月
   E. 6 个月
5. 血站对献血者每次采集血液一般量是多少毫升，最多量不得超过
   A. 100 毫升，200 毫升
   B. 200 毫升，300 毫升
   C. 200 毫升，400 毫升
   D. 100 毫升，400 毫升
   E. 200 毫升，500 毫升
6.《中华人民共和国献血法》的施行日期是
   A. 1999 年 10 月 1 日
   B. 1998 年 10 月 1 日
   C. 1997 年 12 月 29 日
   D. 1998 年 12 月 29 日
   E. 2000 年 10 月 1 日
7. 医务人员违反献血法规定，将不符合国家规定标准的血液用于患者的可能承担以下法律责任，除了
   A. 由县级以上卫生行政部门责令改正
   B. 由县级以上卫生行政部门处以罚款
   C. 给患者健康造成损害的，应当依法赔偿
   D. 对直接负责的主管人员，依法给予行政处分
   E. 构成犯罪的，依法追究刑事责任

【A2 型题】

8. 某镇卫生院 3 名医务人员违反《中华人民共和国献血法》规定，将不符合国家规定标准的血液用于患者。由于患者家属及时发现，经治医生采取果断措施，幸好未给受血者健康造成损害。根据《中华人民共和国献血法》规定，当地卫生局应对 3 名医务人员给予的行政处理是
   A. 责令改正
   B. 警告
   C. 罚款 1 万元以下
   D. 暂停执业活动 6 个月以上 1 年以下
   E. 吊销医师执业证书
9. "献血大王"刘某，在过去的 7 年间，献血总量已达 5600ml。快满 50 周岁的刘某告诉记者，如果身体一直保持健康状态，他满 55 周岁以前，还可争取无偿献血
   A. 7 次
   B. 8 次
   C. 9 次
   D. 10 次
   E. 11 次
10. 某村发生一起民居垮塌事故，重伤者 9 人，急送乡卫生院抢救。市中心血站根据该院用血要求，急送一批无偿献血的血液到该院。抢救结束后，尚余 900ml 血液，该院却将它出售给另一医疗机构。根据《中华人民共和国献血法》规定，对于乡卫生院的这一违法行为，县卫生局除了应当没收其违法所得外，还可以对其处以罚款
    A. 10 万元以下
    B. 5 万元以下
    C. 3 万元以下
    D. 1 万元以下
    E. 5000 元以下
11. 甲医院是某市三级甲等医疗机构，下列是甲医疗机构用血的一些做法，除了哪项外都符合献血法的规定
    A. 甲医疗机构在供血充足的情况下将无偿献血者的血液出售给血液制品生产单位
    B. 甲医疗机构积极推行按血液成分针对医疗实际需要输血
    C. 甲医疗机构对临床用血进行核查，将不符合国家规

定标准的血液弃之不用
D. 甲医疗机构制定临床用血计划，并由市卫健委指定的血站供给
E. 甲医疗机构临床用血的包装、储存、运输符合国家规定的卫生标准和要求

【B₁ 型题】

（12~14 题共用备选答案）

A. 有偿献血制度
B. 无偿义务献血制度
C. 18~55 周岁健康公民自愿献血
D. 18~50 周岁健康公民自愿献血
E. 国家工作人员、现役军人和高等学校在校学生率先献血

12. 国家实行
13. 国家提倡
14. 国家鼓励

第九章　执业医师法

【A₁ 型题】

1. 医师在执业活动中违反技术操作规范，造成严重后果的，给予警告或者责令暂停执业活动
   A. 3 个月~6 个月
   B. 6 个月至 1 年
   C. 6 个月至 1 年半
   D. 1 年~1 年半
   E. 1 年~2 年
2. 以下关于医师资格考试制度的说法错误的是
   A. 医师资格考试分为执业医师考试和执业助理医师考试
   B. 医师资格考试每年举行一次
   C. 考试方式分为实践技能考试和医学综合笔试
   D. 实行国家统一考试
   E. 考试类别分为临床、中医和公共卫生三类
3. 根据《中华人民共和国医师法》规定，以下可以进行医师执业注册的是
   A. 不具有完全民事行为能力的
   B. 刑事处罚执行完毕三年的
   C. 处于甲类、乙类传染病传染期的
   D. 受吊销医师执业证书一年的
   E. 重新申请注册，经卫生行政部门指定机构考核不合格的
4. 以下属于医师在执业活动中，依法享有权利的是
   A. 宣传普及卫生保健知识
   B. 尊重患者隐私权
   C. 人格尊严、人身安全不受侵犯
   D. 努力钻研业务，及时更新知识
   E. 爱岗敬业，努力工作
5. 医师考核不合格者，县级以上人民政府卫生行政部门可以责令其暂停执业活动
   A. 1~2 个月
   B. 1~3 个月
   C. 3~6 个月
   D. 6~12 个月
   E. 12 个月以上
6. 管理本行政区域医师工作的机构是
   A. 县级以上人民政府劳动人事部门
   B. 县级以上人民政府工商行政部门
   C. 县级以上人民政府卫生行政部门
   D. 医师协会
   E. 县级以上人民政府
7. 医师在执业活动中发生医疗事故不按规定报告的，应承担的法律责任是
   A. 行政罚款
   B. 暂停 1 至 6 个月的执业活动
   C. 暂停 6 至 12 个月的执业活动
   D. 吊销执业证书
   E. 以上都不是
8. 申请个体行医的，需经执业医师注册后在医疗、预防、保健机构中执业满
   A. 1 年
   B. 2 年
   C. 3 年
   D. 4 年
   E. 5 年
9. 以下情形中不予医师执业注册的是
   A. 受过刑事处罚的
   B. 受刑事处罚，自刑罚执行完毕之日起至申请注册之日止不满 3 年的
   C. 不具有完全民事行为能力的
   D. 受过吊销医师执业证书行政处罚的
   E. 受吊销医师执业证书行政处罚，自处罚之日起至申请注册之日止不满 3 年的
10. 参加执业医师资格考试，需具有高等学校医学专业本科以上学历，并在执业医师指导下，在医疗、预防、保健机构中试用期满
   A. 6 个月

B. 18个月
C. 1年
D. 2年
E. 3年

11. 受理医师执业注册申请的卫生行政部门对不符合条件不予注册的，书面通知申请人并说明理由，期限是自收到申请之日起
A. 10日内
B. 15日内
C. 30日内
D. 60日内
E. 90日内

12. 医师注册后应当由卫生行政部门注销注册的情形是
A. 受罚款行政处罚的
B. 受警告行政处罚的
C. 受责令暂停6个月执业活动行政处罚的
D. 中止医师执业活动满1年的
E. 受吊销执业证书行政处罚的

13. 医师注册后，以下哪种情形不需要注销注册
A. 死亡的
B. 受到警告行政处罚的
C. 被宣告失踪的
D. 受吊销医师执业证书行政处罚的
E. 中止医师执业活动满2年的

14. 受理执业医师注册申请的卫生行政部门，对申请人提交的申请材料进行审核的期限是，自收到注册申请之日起
A. 7日内
B. 10日内
C. 15日内
D. 30日内
E. 60日内

15.《中华人民共和国医师法》适用于
A. 依法取得执业医师资格的人
B. 依法取得执业医师资格或者执业助理医师资格的专业医务人员
C. 依法取得执业医师资格或者执业助理医师资格，在医疗机构中执业的专业医务人员
D. 依法取得执业医师资格或者执业助理医师资格，经注册在医疗机构中执业的专业医务人员
E. 依法取得执业医师资格或者执业助理医师资格，经注册在医疗、预防、保健机构中执业的专业医务人员

16. 对医师的业务水平、工作成绩和职业道德状况，依法享有定期考核权的单位是
A. 县级以上人民政府
B. 县级以上人民政府卫生行政部门
C. 县级以上人民政府卫生行政部门委托的机构或组织
D. 医师所在地的医学会或者医师学会
E. 医师所在的医疗、预防、保健机构

17. 具有中等专业学校医学专业学历，在医疗、预防、保健机构中工作满几年可以参加执业医师资格考试
A. 1年
B. 2年
C. 3年
D. 4年
E. 5年

18. 获得执业医师资格或执业助理医师资格后，应在几年内注册
A. 半年
B. 1年
C. 2年
D. 3年
E. 5年

19. 被注销注册，收回医师执业证书的当事人有异议的，依法申请复议或者起诉的期限是自收到注销注册通知之日起
A. 7日内
B. 10日内
C. 15日内
D. 20日内
E. 30日内

20. 医师使用的药品、消毒药剂和医疗器械应当是
A. 所在医疗单位允许使用的
B. 正式生产的
C. 有经营权的单位销售的
D. 经临床证明可以使用的
E. 经国家有关部门批准使用的

21. 经国家执业医师资格考试，取得执业医师资格的，可以申请注册，受理机构是
A. 县级以上人民政府卫生行政部门
B. 县级以上人民政府
C. 省（自治区）级以上人民政府卫生行政部门
D. 省（自治区）级以上人民政府
E. 医师协会

22. 取得执业助理医师资格考试证书后，具有高等学校医学专科学历，在医疗、预防、保健机构中工作满几年可以参加执业医师资格考试
A. 1年
B. 2年
C. 3年
D. 4年
E. 5年

【A_2 型题】

23. 张某没有上过任何层次的医学专业学校，以下哪种情形下，他不可以参加执业医师资格考试或执业助理医师资格考试
A. 以师承方式学习传统医学满3年，经县级以上卫生

行政部门确定的传统医学专业组织考核合格并推荐
B. 以师承方式学习传统医学满3年，经医疗、预防、保健机构考核合格并推荐
C. 在执业医师指导下，在医疗、预防、保健机构中试用期满3年
D. 经多年实践医术确有专长，经县以上卫生行政部门确定的传统医学专业组织考核合格并推荐
E. 经多年实践医术确有专长，经医疗、预防、保健机构考核合格并推荐

24. 某医院未经批准新设医疗美容科，从外地聘请了一位退休外科医师担任主治医师，该院行为的性质属于
A. 非法行医
B. 超范围执业
C. 正常医疗行为
D. 特殊情况
E. 开展新技术

25. 医生甲因犯罪被判处有期徒刑2年，2007年9月20日被捕，2009年9月20日释放，医生甲从哪日起可以重新申请执业注册
A. 1999年9月21日
B. 2000年3月21日
C. 2000年9月21日
D. 2001年3月21日
E. 2011年9月21日

26. 医生甲因病休息1年多，医生乙因医院效益不好也在家闲了不满2年，医生丙出去参与经营未从事医疗活动2年多，医生丁承包医院的第二门诊近3年。上述人员中，属于应当注销注册，收回医师执业证书的是
A. 医生甲
B. 医生乙
C. 医生丙
D. 医生丁
E. 以上都不是

27. 某厂医院医生甲从2008年10月起，离开医院岗位为工厂从事推销工作。若甲至2010年10月10日仍不回岗位，其所在医院向准予甲注册的卫生行政部门报告的期限是
A. 7日内
B. 10日内
C. 15日内
D. 30日内
E. 60日内

28. 黄某，2013年11月因医疗事故受到吊销医师执业证书的行政处罚，2014年11月向当地卫生行政部门申请重新注册。卫生行政部门经过审查，决定对黄某不予注册，理由是自处罚决定之日起至申请注册之日止不满
A. 1年
B. 2年
C. 3年
D. 4年
E. 5年

【A_3/A_4型题】

（29~30题共用题干）

医生白某因挪用公款用于个人经营，被判有期徒刑1年。

29. 白某被判刑后
A. 其执业可以不受限制
B. 在监管部门规定范围内执业
C. 暂停执业活动2年
D. 服刑期满可再执业
E. 终止医师执业活动

30. 白某对关于其执业问题的决定有异议，可申请复议或向法院起诉，期限是自收到通知之日起
A. 5日内
B. 7日内
C. 10日内
D. 15日内
E. 30日内

（31~32题共用题干）

医生刘某看药品经营能挣钱，便与院领导拉关系，请假离岗搞药品销售近三年。

31. 对刘某离岗2年以上的行为，医院应当报告准予注册的卫生行政部门，期限是
A. 离岗满2年的10日内
B. 离岗满2年的15日内
C. 离岗满2年的30日内
D. 离岗满2年后3个月内
E. 离岗近3年的当时

32. 医院未按规定履行报告职责，若导致严重后果，由卫生行政部门给予警告，并对该机构的行政负责人给予
A. 行政处分
B. 行政罚款
C. 注销注册
D. 吊销执业证书
E. 以上都不是

【B_1型题】

（33~35题共用备选答案）
A. 从事医师执业活动
B. 中止医师执业活动
C. 申请执业医师注册
D. 不予医师执业注册
E. 注销执业医师注册

33. 取得医师资格的可以
34. 受吊销医师执业证书行政处罚，自处罚之日起不满2年的
35. 医师注册后受吊销医师执业证书行政处罚的

（36~38题共用备选答案）
A. 医师可以对所在机构的医疗、预防、保健工作和卫生行政部门的工作提出意见和建议，依法参加所在机构的民主管理
B. 对医学专业技术有重大突破，作出显著贡献的医师，应当给予表彰或者奖励
C. 对急危患者，医师应当采取紧急措施及时进行诊

治，不得拒绝急救处置
D. 医师应当关心、爱护、尊重患者，保护患者的隐私
E. 对考核不合格的医师，可以责令其接受培训和继续医学教育

36. 属于医师执业权利的是
37. 属于医师执业义务的是
38. 属于医师执业规则的是

第十章　侵权责任法（医疗损害责任）

【A_1 型题】

1. 医疗损害责任的赔偿主体，说法正确的是
   A. 患者在诊疗活动中受到损害，医务人员有过错的，由医务人员承担赔偿责任
   B. 患者在诊疗活动中受到损害，医疗机构无过错的，也应适当承担民事赔偿比例
   C. 患者在诊疗活动中受到损害，医务人员无过错的，也应适当承担民事赔偿比例
   D. 患者在诊疗活动中受到损害，医疗机构及其医务人员有过错的，由医疗机构和医务人员承担连带赔偿责任
   E. 患者在诊疗活动中受到损害，医疗机构及其医务人员有过错的，由医疗机构承担赔偿责任
2. 患者有损害，不是推定医疗机构有过错的法定情形的是
   A. 违反法律、行政法规、规章以及其他有关诊疗规范的规定
   B. 隐匿与纠纷有关的病历资料
   C. 拒绝提供与纠纷有关的病历资料
   D. 伪造、篡改、销毁病历资料
   E. 医疗事故造成患者死亡的
3. 患者有损害，医疗机构不承担赔偿责任的情形，不是法律明文规定的是
   A. 患者不配合医疗机构进行符合诊疗规范的诊疗
   B. 患者的近亲属不配合医疗机构进行符合诊疗规范的诊疗
   C. 医务人员在抢救生命垂危的患者等紧急情况下已经尽到合理诊疗义务
   D. 医务人员无明显医疗过错
   E. 限于当时的医疗水平难以诊疗
4. 医疗机构承担的义务及赔偿责任的情形，说法不准确的是
   A. 医务人员在诊疗活动中应当向患者说明病情和医疗措施。医务人员未尽到说明义务，造成患者损害的，医疗机构应当承担赔偿责任
   B. 医务人员在诊疗活动中未尽到与当时的医疗水平相应的诊疗义务，造成患者损害的医疗机构应当承担赔偿责任
   C. 医疗机构及其医务人员应当对患者的隐私保密。泄露患者隐私或者未经患者同意公开其病历资料，应当承担侵权责任
   D. 需要实施手术、特殊检查、特殊治疗的，医务人员应当及时向患者说明医疗风险、替代医疗方案等情况，并取得其书面同意
   E. 不宜向患者说明的，应当向患者的近亲属说明，并取得其书面同意
5. 紧急情况实施相应医疗措施的条件和程序，说法准确的是
   A. 因抢救生命垂危的患者，经医疗机构负责人批准，可以立即实施相应的医疗措施
   B. 需要实施手术、特殊检查、特殊治疗的，不能取得患者或者其近亲属意见的，经医疗机构负责人批准，可以立即实施相应的医疗措施
   C. 因抢救生命垂危的患者，经医疗机构授权的负责人批准，可以立即实施相应的医疗措施
   D. 因紧急情况，经医疗机构负责人或者授权的负责人批准，可以立即实施相应的医疗措施
   E. 因抢救生命垂危的患者等紧急情况，不能取得患者或者其近亲属意见的，经医疗机构负责人或者授权的负责人批准，可以立即实施相应的医疗措施
6. 不是侵权责任法规定的关于医疗机构及其医务人员填写与保管病历资料的是
   A. 住院志、医嘱单、检验报告
   B. 手术及麻醉记录
   C. 病理资料、护理记录
   D. 医疗费用
   E. 会诊意见

第十一章　精神卫生法

【A₁型题】

1. 精神卫生工作的方针、原则和管理机制说法有误的是
   A. 精神卫生工作实行预防为主的方针
   B. 坚持预防和治疗相结合的原则
   C. 实行政府组织领导、部门各负其责
   D. 实行家庭和单位尽力尽责、全社会共同参与
   E. 实行综合管理机制
2. 精神障碍患者合法权益保护说法有误的是
   A. 精神障碍患者的人格尊严、人身和财产安全不受侵犯
   B. 精神障碍患者的教育、劳动、医疗以及从国家和社会获得物质帮助等方面的合法权益受法律保护
   C. 有关单位和个人应当对精神障碍患者的姓名、肖像、住址、工作单位、病历资料以及其他可能推断出其身份的信息完全保密，不得泄露
   D. 全社会应当尊重、理解、关爱精神障碍患者
   E. 精神障碍患者的监护人应当履行监护职责，维护精神障碍患者的合法权益
3. 开展精神障碍诊断、治疗活动应当具备的条件说法有误的是
   A. 有与从事的精神障碍诊断、治疗相适应的主任医师
   B. 有与从事的精神障碍诊断、治疗相适应的护士
   C. 有满足开展精神障碍诊断、治疗需要的设施和设备
   D. 有完善的精神障碍诊断、治疗管理制度和质量监控制度
   E. 从事精神障碍诊断、治疗的专科医疗机构还应当配备从事心理治疗的人员
4. 精神障碍诊断、治疗的原则说法有误的是
   A. 应当遵循维护患者合法权益的原则
   B. 应当遵循尊重患者人格尊严的原则
   C. 保障患者在现有条件下获得良好的精神卫生服务
   D. 精神障碍分类、诊断标准和治疗规范，由国务院卫生行政部门组织制定
   E. 精神障碍分类、诊断标准和治疗规范，由省级以上卫生行政部门组织制定
5. 精神障碍的诊断说法有误的是
   A. 诊断应当以精神健康状况为依据。除法律另有规定外，不得违背本人意志进行确定其是否患有精神障碍的医学检查
   B. 除个人自行到医疗机构进行精神障碍诊断外，疑似精神障碍患者的近亲属可以将其送往医疗机构进行精神障碍诊断。对查找不到近亲属的流浪乞讨疑似精神障碍患者，由当地人民政府按照职责分工，帮助送往医疗机构进行精神障碍诊断
   C. 疑似精神障碍患者发生伤害自身、危害他人安全的行为，或者有伤害自身、危害他人安全的危险的，其近亲属、所在单位、当地公安机关应当立即采取措施予以制止，并将其送往医疗机构进行精神障碍诊断
   D. 医疗机构接到送诊的疑似精神障碍患者，不得拒绝为其作出诊断
   E. 精神障碍的诊断应当由精神科执业医师作出
6. 精神障碍患者的病例资料及保管说法有误的是
   A. 医疗机构及其医务人员应当在病历资料中如实记录精神障碍患者的病情、治疗措施、用药情况、实施约束、隔离措施等内容
   B. 医疗机构及其医务人员应当如实告知患者或者其监护人
   C. 患者及其监护人可以查阅、复制病历资料
   D. 患者查阅、复制可能对其治疗产生不利影响的不得查阅复制病历资料
   E. 病历资料保存期限不得少于二十年
7. 医疗机构擅自从事精神障碍诊断、治疗的法律责任说法有误的是
   A. 不符合本法规定条件的医疗机构擅自从事精神障碍诊断、治疗的，由县级以上人民政府卫生行政部门责令停止相关诊疗活动
   B. 不符合本法规定条件的医疗机构擅自从事精神障碍诊断、治疗的，由县级以上人民政府卫生行政部门给予警告，并处五千元以上一万元以下罚款
   C. 不符合本法规定条件的医疗机构擅自从事精神障碍诊断、治疗，有违法所得的没收违法所得
   D. 对直接负责的主管人员和

其他直接责任人员依法给予或者责令给予降低岗位等级或者吊销其执业证书
E. 对有关医务人员，吊销其执业证书

8. 医疗机构及其工作人员实行某些行为，由县级以上人民政府卫生行政部门责令改正，对直接负责的主管人员和其他直接责任人员依法给予或者责令给予降低岗位等级或者撤职的处分；对有关医务人员，暂停六个月以上一年以下执业活动；情节严重的，给予或者责令给予开除的处分，并吊销有关医务人员的执业证书，不属于规定行为的是
A. 违反本法规定实施约束、隔离等保护性医疗措施的
B. 违反本法规定，强迫精神障碍患者劳动的
C. 违反本法规定对精神障碍患者实施外科手术或者实验性临床医疗的
D. 违反本法规定，侵害精神障碍患者的通讯和会见探访者等权利的
E. 违反本法规定，错误诊断精神障碍患者的

第十二章　医疗机构管理条例及其实施细则

【A_1 型题】

1. 医疗机构服务宗旨是
A. 救死扶伤，积极完成基本公共卫生服务工作
B. 促进医疗卫生事业的发展，保障公民健康
C. 以人为本，尽职敬业，服务于社会大众
D. 医疗机构以救死扶伤，防病治病，为公民的健康服务为宗旨
E. 提供公共卫生、基本医疗服务、基本医疗保障

2. 医疗机构的执业登记
A. 医疗机构的执业登记，由批准其设置的省、自治区、直辖市人民政府卫生行政部门办理
B. 按照国家统一规划的医疗机构设置的医疗机构的执业登记，由所在地的省、自治区、直辖市人民政府卫生行政部门办理
C. 机关、企业和事业单位设置的为内部职工服务的门诊部、诊所、卫生所（室）的执业登记，由所在地的市级人民政府卫生行政部门办理
D. 医疗机构的执业登记，由市级人民政府卫生行政部门办理
E. 国家统一规划的医疗机构设置的医疗机构的执业登记，由批准其设置的人民政府卫生行政部门办理

3. 医疗机构应当于校验期满前几个月向登记机关申请办理校验手续
A. 1 个月
B. 2 个月
C. 3 个月
D. 4 个月
E. 5 个月

4. 不属于卫生行政部门对医疗机构诊疗活动超出登记范围的处罚
A. 没收非法所得
B. 警告
C. 责令其改正
D. 情节严重的，吊销其《医疗机构执业许可证》
E. 可以根据情节处以 3000 元以下的罚款

5. 未经批准擅自开办医疗机构行医的，承担以下法律责任，除了
A. 警告
B. 没收其违法所得及其药品器械，并处 10 万元以下罚款
C. 对医师吊销执业证书
D. 给患者造成损害的，承担赔偿责任
E. 构成犯罪的，追究刑事责任

6. 关于医师的职业规则，以下说法错误的是
A. 应当使用经国家有关部门批准使用的药品、消毒药剂和医疗器械
B. 发现患者非正常死亡时，应按有关规定向有关部门报告
C. 医师不得进行实验性临床医疗
D. 不得出具与自己执业范围无关的医学证明文件
E. 医师不得隐匿、伪造或销毁医学文书及有关资料

7. 床位在 100 张以上的医疗机构，其《医疗机构许可证》多长时间校验一次
A. 1 年
B. 2 年
C. 3 年
D. 4 年
E. 5 年

8. 床位不满 100 张的医疗机构，其《医疗机构许可证》多长时间校验一次
A. 1 年
B. 2 年
C. 3 年
D. 4 年
E. 5 年

9. 任何单位或个人开展医疗活动，必须依法取得

A.《设置医疗机构批准书》
B.《设置医疗机构备案回执》
C.《医疗机构执业许可证》
D.《医疗机构校验申请书》
E.《医疗机构申请变更登记注册书》

10. 未经医师（士）亲自诊查患者或亲自接产，医疗机构不得出具以下证明文件，除了
A. 疾病诊断书
B. 健康证明书
C. 死产报告书
D. 死亡证明书
E. 医疗纠纷分析证言

11. 按诊疗同意制度，无法取得患者意见又无家属或者关系人在场，或者遇到其他特殊情况时，处理措施是
A. 可以由经治医师决定施行
B. 可以由经治医师与其他医生商量后决定施行
C. 经治医师提出处置方案后，由无利害关系的人2人以上在场见证情况下施行
D. 经治医师提出处置方案，取得医疗机构负责人批准后施行
E. 经治医师决定，其他医护人员在场见证情况下施行

【B_1型题】

（12~14题共用备选答案）
A. 批准其设置的人民政府卫生行政部门
B. 所在地的省、自治区、直辖市人民政府卫生行政部门
C. 所在地的县级人民政府卫生行政部门
D. 批准其设置的人民政府
E. 所在地的地市级人民政府卫生行政部门

12. 医疗机构执业登记的办理部门
13. 按照国家统一规划的医疗机构设置的医疗机构的执业登记办理部门
14. 机关、企业和事业单位设置的为内部职工服务的门诊部、诊所、卫生所（室）执业登记的办理部门

（15~17题共用备选答案）
A. 可以根据情节处以1万元以下的罚款
B. 可以处以5000元以下的罚款
C. 可以处以3000元以下的罚款
D. 可以处以1000元以下的罚款
E. 可以处以2000元以下的罚款

15. 未取得《医疗机构执业许可证》擅自执业的
16. 出卖、转让、出借《医疗机构执业许可证》的
17. 诊疗活动超出登记范围的

第十三章　医疗事故处理条例

【A_1型题】

1. 不属于卫生行政部门对重大医疗过失行为报告处理的是
A. 责令医疗机构及时采取必要的医疗救治措施
B. 责令医疗机构及时防止损害后果扩大
C. 卫生行政部门应当组织调查，判定是否属于医疗事故
D. 卫生行政部门根据医疗事故性质，可交由医学会或人民法院处理
E. 对不能判定是否属于医疗事故的，应当依有关规定交由负责医疗事故技术鉴定工作的医学会组织鉴定

2. 卫生行政部门收到负责组织医疗事故技术鉴定工作的医学会出具的医疗事故技术鉴定书后的工作不包括
A. 审核参加鉴定的人员资格
B. 审核参加鉴定的人员的专业类别
C. 审核鉴定程序
D. 对鉴定书进行形式审查
E. 组织调查，听取医疗事故争议双方当事人的意见

3. 关于医疗事故构成要件的说法不准确的是
A. 主体是医疗机构及其医务人员
B. 行为具有违法性
C. 过失行为与损害后果存在因果关系
D. 一定是由于过于自信造成的
E. 发生在医疗活动过程中

4.《医疗事故处理条例》规定，造成患者轻度残疾，器官组织损伤导致一般功能障碍的，属于几级医疗事故
A. 一级甲等
B. 一级乙等
C. 二级
D. 三级
E. 四级

5.《医疗事故处理条例》规定，造成患者中度残疾，器官组织损伤，导致严重功能障碍的，属于几级医疗事故
A. 一级甲等
B. 一级乙等
C. 二级
D. 三级
E. 四级

6. 因为抢救危急患者，未能及时书写病历的，有关医务人员应在抢救结束后几小时内据实补

记，并加以注明
A. 2 小时
B. 6 小时
C. 12 小时
D. 24 小时
E. 48 小时

7. 发生医疗事故争议时，关于病历资料和现场实物的处理，做法不正确的是
A. 疑似输液引起不良后果的，医患双方应当共同对现场实物进行封存
B. 封存的病历资料必须是原件
C. 封存的病历资料和实物由医疗机构保管
D. 封存的现场实物需要检验的，由医患双方共同指定的依法具有检验资格的检验机构进行检验
E. 医疗机构应妥善保管病历资料

8. 对患者死因有异议的，应在 48 小时内进行尸检，具备冷冻条件的可以延长至
A. 3 天
B. 4 天
C. 5 天
D. 6 天
E. 7 天

9. 患者死亡，医患双方当事人不能确定死因的，应当在患者死亡后多长时间内进行尸检
A. 12 小时
B. 24 小时
C. 48 小时
D. 72 小时
E. 7 天

10. 疑似输血引起的不良后果的，医患双方应当共同对现场实物进行封存，封存的现场实物应由
A. 患者保管
B. 医疗机构保管
C. 患者和医疗机构共同委托的第三人保管
D. 患者和医疗机构任何一方均可以保管
E. 医疗机构所在地的卫生行政部门保管

11. 医疗事故的技术鉴定应由
A. 医师协会负责
B. 医学会负责
C. 医疗事故技术鉴定专家组负责
D. 卫生行政部门负责
E. 法院负责

12. 医学会应当自受理医疗事故技术鉴定之日起，几日内通知医疗事故争议双方当事人提交进行医疗事故技术鉴定所需的材料
A. 1 日
B. 2 日
C. 5 日
D. 7 日
E. 10 日

13.《医疗事故处理条例》规定，医疗机构发生下列重大医疗过失行为，应当在 12 小时内向所在地卫生行政部门报告，这些重大医疗过失行为不包括
A. 因医疗过失导致患者死亡的
B. 可能为二级医疗事故的
C. 可能为三级医疗事故的
D. 可能为一级医疗事故的
E. 因医疗过失导致 3 人以上人身损害后果的

14. 医务人员在医疗活动中发生医疗事故的，应向哪个单位或部门报告
A. 所在科室负责人
B. 所在地卫生行政部门
C. 所在地检察机关
D. 当地医师协会
E. 所在地医学会

15. 当事人自知道或应当知道其身体健康受到损害之日起，应当在多长时间内向卫生行政部门提出医疗事故争议处理申请
A. 1 年
B. 2 年
C. 3 年
D. 4 年
E. 5 年

16. 某医疗机构向县卫生局报告，该机构可能发生了二级以上的医疗事故，该卫生局应在多长时间内移送至上级卫生行政部门
A. 1 日
B. 5 日
C. 7 日
D. 15 日
E. 30 日

17. 卫生行政部门收到医疗事故争议处理申请进行审查并作出是否受理决定的期限是
A. 5 日
B. 7 日
C. 10 日
D. 15 日
E. 30 日

【A_2 型题】

18. 某患者死亡后，家属对其死因有异议，向县卫生局提出医疗事故争议处理申请。该卫生局应在多长时间内移送至上级卫生行政部门
A. 1 日内
B. 3 日内
C. 7 日内
D. 15 日内
E. 30 日内

19. 内科医生王某，在春节回家探亲的火车上遇到一位产妇临产，因火车上无其他医务人员，王某遂协助产妇分娩。在分娩过程中，因牵拉过度，导致新生儿左上肢臂丛神经损伤。王某行为的性质
A. 属于违规操作，构成医疗事故
B. 属于非法行医，不属于医疗事故

C. 属于超范围执业，构成医疗事故
D. 属于见义勇为，不构成医疗事故
E. 造成了不良后果，属于医疗事故

20. 青年李某，右下腹疼痛难忍，到医院就诊。经医师检查、检验，当即诊断为急性阑尾炎，遂对其实施阑尾切除术。手术情况正常，但拆线时发现伤口愈合欠佳，有淡黄色液体渗出。手术医师告知，此系缝合切口的羊肠线不为李某人体组织吸收所致，在临床中少见。经过近1个月的继续治疗，李某获得痊愈。依据《医疗事故处理条例》的规定，李某被拖延近1个月后才得以痊愈这一客观后果，应当属于
A. 二级医疗事故
B. 三级医疗事故
C. 四级医疗事故
D. 因患者体质特殊而发生的医疗意外
E. 因不可抗力而造成的不良后果

【B_1 型题】

（21~23 题共用备选答案）
A. 责令暂停6个月以上1年以下执业活动
B. 吊销执业证书
C. 追究刑事责任
D. 罚款
E. 承担赔偿责任

21. 造成医疗事故，情节严重的
22. 隐匿、伪造或者擅自销毁医学文书及有关资料，构成犯罪的
23. 擅自开办医疗机构行医给患者造成损害的

（24~25 题共用备选答案）
A. 暂停执业活动3个月至6个月
B. 暂停执业活动6个月至1年
C. 给予行政处分
D. 吊销医师执业证书
E. 追究刑事责任

24. 未经患者或其家属同意，对患者进行试验性治疗的，由卫生行政部门给予的处理是
25. 不按规定使用麻醉药品、精神药物，情节严重的，由卫生行政部门给予的处理是

第十四章　人体器官移植条例

【A_1 型题】

1. 以下适用《人体器官移植条例》的是
A. 人体细胞移植
B. 角膜移植
C. 骨髓移植
D. 人体器官移植
E. 以上都适用

2. 申请人体器官移植手术患者排序原则
A. 应当符合医疗需要，统一领导、集中管理的原则
B. 应当符合医疗需要，就近原则
C. 应当符合伦理、人体器官管理技术规范原则
D. 应当符合医疗需要，遵循公平、公正和公开的原则
E. 应当符合自愿、无偿原则

3. 人体器官捐献应当遵循的原则是
A. 自愿、有偿
B. 自愿、科学
C. 自愿、合理补偿
D. 捐献、自愿捐献
E. 自愿、无偿

4. 捐献人体器官的条件说法错误的是
A. 捐献人体器官的公民应当具有完全民事行为能力
B. 公民捐献其人体器官应当有书面形式的捐献意愿，对已经表示捐献其人体器官的意愿，有权予以撤销
C. 公民生前表示不同意捐献其人体器官的，任何组织或者个人不得捐献、摘取该公民的人体器官
D. 公民生前未表示不同意捐献其人体器官的，该公民死亡后，其配偶、成年子女、父母可以以书面形式共同表示同意捐献该公民人体器官的意愿
E. 公民生前未表示不同意捐献其人体器官的，该公民死亡后，其配偶、成年子女、父母均可以以书面形式表示同意捐献该公民人体器官的意愿

5. 活体器官捐献人的年龄条件
A. 任何组织或者个人不得摘取未满12周岁公民的活体器官用于移植
B. 任何组织或者个人不得摘取未满14周岁公民的活体器官用于移植
C. 任何组织或者个人不得摘取未满15周岁公民的活体器官用于移植
D. 任何组织或者个人不得摘取未满16周岁公民的活体器官用于移植
E. 任何组织或者个人不得摘取未满18周岁公民的活体器官用于移植

6. 活体器官的接受人不包括
A. 活体器官捐献人的配偶
B. 直系血亲
C. 三代以内旁系血亲
D. 有证据证明与活体器官捐

献人存在因帮扶等形成亲情关系的人

E. 活体器官捐献人只要自愿即可捐献给予任何人

7. 违反《人体器官移植条例》规定，有权对买卖人体器官或者从事与买卖人体器官有关活动进行处理的机构是

A. 设区的市级以上地方人民政府卫生主管部门

B. 县级人民政府卫生主管部门

C. 省级人民政府卫生主管部门

D. 公安部门

E. 人民法院

8. 体器官移植诊疗科目登记和条件说法错误的是

A. 医疗机构从事人体器官移植，应当依照《医疗机构管理条例》的规定，向所在地省、自治区、直辖市人民政府卫生主管部门申请办理人体器官移植诊疗科目登记

B. 医疗机构从事人体器官移植，应当有与从事人体器官移植相适应的执业医师和其他医务人员

C. 医疗机构从事人体器官移植，应当有满足人体器官移植所需要的设备、设施

D. 医疗机构从事人体器官移植，应当有由医学、法学、伦理学等方面专家组成的人体器官移植技术临床应用与伦理委员会，该委员会中从事人体器官移植的医学专家不能超过委员人数的1/3

E. 省、自治区、直辖市人民政府卫生主管部门应当及时公布已经办理人体器官移植诊疗科目登记的医疗机构名单

9. 人体器官移植的伦理审查说法错误的是

A. 在摘取活体器官前或者尸体器官捐献人死亡前，负责人体器官移植的执业医师应当向所在医疗机构的人体器官移植技术临床应用与伦理委员会提出摘取人体器官审查申请

B. 人体器官移植技术临床应用与伦理委员会不同意摘取人体器官的，医疗机构不得作出摘取人体器官的决定，医务人员不得摘取人体器官

C. 人体器官移植技术临床应用与伦理委员会收到摘取人体器官审查申请后，应当对人体器官捐献人的捐献意愿是否真实进行审查，并出具同意或者不同意的书面意见

D. 人体器官移植技术临床应用与伦理委员会收到摘取人体器官审查申请后，应当对有无买卖或者变相买卖人体器官的情形进行审查，并出具同意或者不同意的书面意见

E. 经1/2以上委员同意，人体器官移植技术临床应用与伦理委员会方可出具同意摘取人体器官的书面意见

10. 取活体器官应当履行的义务说法错误的是

A. 向活体器官捐献人说明器官摘取手术的风险、术后注意事项、可能发生的并发症及其预防措施等

B. 与活体器官捐献人签署知情同意书

C. 查验活体器官捐献人同意捐献其器官的书面意愿、活体器官捐献人与接受人存在规定关系的证明材料

D. 确认不会损害活体器官捐献人正常的生理功能

E. 从事人体器官移植的医疗机构应当保存活体器官捐献人的医学资料，并进行随访

11. 摘取尸体器官的要求说法错误的是

A. 摘取尸体器官，应当在依法判定尸体器官捐献人死亡后进行

B. 从事人体器官移植的医务人员不得参与捐献人的死亡判定

C. 从事人体器官移植的医疗机构及其医务人员应当尊重死者的尊严

D. 对摘取器官完毕的尸体，应当进行符合伦理原则的医学处理

E. 摘取后，应当尽量完整恢复尸体原貌

12. 人体器官移植中医疗机构的法律责任说法错误的是

A. 买卖人体器官或者从事与买卖人体器官有关活动的，由设区的市级以上地方人民政府卫生主管部门依照职责分工没收违法所得，并处交易额8倍以上10倍以下的罚款

B. 医疗机构参与上述活动的，还应当对负有责任的主管人员和其他直接责任人员依法给予处分，并由原登记部门撤销该医疗机构人体器官移植诊疗科目登记，该医疗机构3年内不得再申请人体器官移植诊疗科目登记；医务人员参与上述活动的，由原发证部门吊销其执业证书

C. 医疗机构未办理人体器官移植诊疗科目登记，擅自从事人体器官移植的，依照《医疗机构管理条例》的规定予以处罚

D. 不再具备人体器官移植条件，仍从事人体器官移植的医疗机构，对负有责任的主管人员和其他直接责任人员依法给予处分；情节严重的，由原登记部门撤销该医疗机构人体器官移植诊疗科目登记，该医疗机构3年内不得再申请人体器官移植诊疗科目登记

E. 医疗机构未定期将实施人体器官移植的情况向所在地设区的市级以上地方人民政府卫生主管部门报告的，由所在地卫生主管部门责令限期改正；逾期不改正的，对负有责任的主管人员和其他直接责任人员依法给予处分

13. 人体器官移植中医务人员的法律责任说法错误的是

A. 医务人员未经人体器官移植技术临床应用与伦理委员会审查同意摘取人体器官的，依法给予处分

B. 医务人员摘取活体器官前未依照规定履行说明、查验、确认义务，情节严重的，由县级以上地方人民政府卫生主管部门依照职责分工暂停其6个月以上1年以下执业活动

C. 医务人员对摘取器官完毕的尸体未进行符合伦理原则的医学处理，恢复尸体原貌，情节特别严重的，由原发证部门吊销其执业证书

D. 医务人员未经人体器官移植技术临床应用与伦理委员会审查同意摘取人体器官，情节严重的，由所在地省、自治区、直辖市人民政府卫生主管部门依照职责分工暂停其6个月以上1年以下执业活动

E. 从事人体器官移植的医务人员违反人体器官移植条例规定，泄露人体器官捐献人、接受人或者申请人体器官移植手术患者个人资料的，依照《中华人民共和国医师法》或者国家有关护士管理的规定予以处罚

第十五章　放射诊疗管理规定

【A₁型题】

1. 放射诊疗工作按照诊疗风险和技术难易程度管理分为四类，不属于的是

A. 放射治疗

B. 医学影像学

C. 核医学

D. 介入放射学

E. X射线影像诊断

2. 医疗机构开展放射诊疗工作，应当具备的条件说法不准确的是

A. 具有经核准登记的医学影像科诊疗科目

B. 具有符合国家相关标准和规定的放射诊疗场所和配套设施

C. 具有质量控制与安全防护专（兼）职管理人员和管理制度，并配备必要的防护用品和监测仪器

D. 产生放射性废气、废液、固体废物的，具有污染物排放处理能力和应急监测方案

E. 具有放射事件应急处理预案

3. 医疗机构配备并使用安全防护装置、辐射检测仪器和个人防护用品的要求，说法不准确的是

A. 放射治疗场所应当按照相应标准设置多重安全联锁系统、剂量监测系统、影像监控、对讲装置和固定式剂量监测报警装置

B. 放射治疗场所应当按照相应标准设置配备放疗剂量仪、剂量扫描装置和个人剂量报警仪

C. 开展核医学工作的，设有专门的放射性同位素分装、注射、储存场所，放射性废物屏蔽设备和存放场所

D. 开展核医学工作的配备活度计、放射性表面污染监测仪

E. 介入放射学与其他X射线影像诊断工作场所可以为工作人员配备防护用品，也可以为受检者配备个人防护用品

4. 放射性同位素和放射性废物设备和场所警示标识的设置，说法错误的是

A. 装有放射性同位素和放射性废物的设备、容器，设有电离辐射标识

B. 放射性同位素和放射性废物储存场所，设有电离辐射警告标识及必要的文字说明

C. 放射诊疗工作场所的入口处，设有电离辐射警告标识

D. 放射诊疗工作场所应当按照有关标准的要求分为控制区、监督区

E. 放射诊疗工作场所在监督区进出口及其他适当位

置，设有电离辐射警告标识和工作指示灯

5. 新安装、维修或更换重要部件后的放射诊疗设备和检测仪表，应当经何部门对其进行检测，合格后方可启用
   A. 国务院卫生行政部门
   B. 省级以上人民政府卫生行政部门
   C. 县级以上人民政府卫生行政部门
   D. 省级以上卫生行政部门资质认证的检测机构
   E. 国务院卫生行政部门资质认证的检测机构

6. 放射诊疗设备和检测仪表，定期进行稳定性检测、校正和维护保养，由省级以上卫生行政部门资质认证的检测机构每年至少进行几次状态检测
   A. 1
   B. 2
   C. 3
   D. 4
   E. 6

7. 以下针对放射诊疗场所防护要求说法错误的是
   A. 医疗机构应当定期对放射诊疗工作场所、放射性同位素储存场所和防护设施进行放射防护检测，保证辐射水平符合有关规定或者标准
   B. 医疗机构应当定期对放射诊疗工作场所进行放射防护检测，保证辐射水平符合有关规定或者标准
   C. 医疗机构应当定期对防护设施进行放射防护检测，保证辐射水平符合有关规定或者标准
   D. 放射性同位素如必须与腐蚀性物品同库储存；储存场所应当采取有效的防泄漏分隔等措施，并安装必要的报警装置
   E. 放射性同位素储存场所应当有专人负责，有完善的存入、领取、归还登记和检查的制度，做到交接严格，检查及时，账目清楚，账物相符，记录资料完整

8. 针对放射诊疗工作人员的防护要求是
   A. 放射诊疗工作人员应当按照有关规定穿戴防护服
   B. 放射诊疗工作人员应当按照有关规定按时进行健康检查
   C. 放射诊疗工作人员应当按照有关规定自建健康档案
   D. 放射诊疗工作人员应当按照有关规定购买防护用品
   E. 放射诊疗工作人员应当按照有关规定佩戴个人剂量计

9. 不是针对患者和受检者的防护要求的是
   A. 放射诊疗工作人员对患者和受检者进行医疗照射时，应当遵守医疗照射正当化和放射防护最优化的原则
   B. 有明确的医疗目的，严格控制受照剂量
   C. 对邻近照射野的敏感器官和组织进行屏蔽防护
   D. 在实施放射诊断检查前应当对不同检查方法进行利弊分析，在保证诊断效果的前提下，优先采用对人体健康影响较小的诊断技术
   E. 事先告知患者和受检者辐射对健康的影响

10. 放射诊断检查的原则和实施说法错误的是
   A. 严格执行检查资料的登记、保存、提取和借阅制度，不得因资料管理、受检者转诊等原因使受检者接受不必要的重复照射
   B. 不得将核素显像检查和X射线胸部检查列入对婴幼儿及少年儿童体检的常规检查项目
   C. 对育龄妇女腹部或骨盆进行核素显像检查或X射线检查前，应问明是否妊娠；非特殊需要，对受孕后7周至15周的育龄妇女，不得进行下腹部放射影像检查
   D. 应当尽量以胸部荧光透视检查为主
   E. 实施放射性药物给药和X射线照射操作时，应当禁止非受检者进入操作现场；因患者病情需要其他人员陪检时，应当对陪检者采取防护措施

11. 医疗机构开展放射治疗的实施要求错误的是
   A. 对体外远距离放射治疗，放射诊疗工作人员在进入治疗室前，应首先检查操作控制台的源位显示，确认放射线束或放射源处于关闭位时，方可进入
   B. 对近距离放射治疗，放射诊疗工作人员应当佩戴防护手套直接拿取放射源，对接受敷贴治疗的患者采取安全护理，防止放射源被患者带走或丢失
   C. 在实施永久性籽粒插植治疗时，放射诊疗工作人员应随时清点所使用的放射性籽粒，防止在操作过程中遗失；放射性籽粒植入后，必须进行医学影像学检查，确认植入部位和放射性籽粒的数量
   D. 治疗过程中，治疗现场至少应有2名放射诊疗工作人员，并密切注视治疗装置的显示及患者情况，及

时解决治疗中出现的问题；严禁其他无关人员进入治疗场所

E. 放射诊疗工作人员应当验证治疗计划的执行情况，发现偏离计划现象时，应当及时采取补救措施并向本科室负责人或者本机构负责医疗质量控制的部门报告

12. 医疗机构未取得放射诊疗许可从事放射诊疗工作的，由县级以上卫生行政部门给予警告、责令限期改正，并可以根据情节处以多少元以下的罚款；情节严重的，吊销其《医疗机构执业许可证》

A. 2000元

B. 3000元

C. 5000元

D. 1万元

E. 2万元

13. 医疗机构使用不具备相应资质的人员从事放射诊疗工作的，由县级以上卫生行政部门责令限期改正，并可以处以多少元以下的罚款；情节严重的，吊销其《医疗机构执业许可证》

A. 2000元

B. 3000元

C. 5000元

D. 1万元

E. 2万元

14. 医疗机构购置、使用不合格或国家有关部门规定淘汰的放射诊疗设备的，由县级以上卫生行政部门给予警告，责令限期改正；并可处多少元以下的罚款

A. 2000元

B. 3000元

C. 5000元

D. 1万元

E. 2万元

第十六章　处方管理办法

【A_1型题】

1. 医师处方权的取得一般是经过

A. 医师执业注册

B. 医院考核合格

C. 医师资格考试合格

D. 卫生行政部门授予

E. 医师协会专业培训考核合格

2. 哪个机构负责全国处方的开具、调剂、保管等相关工作

A. 国务院

B. 国务院卫生主管部门

C. 国务院药品监督管理部门

D. 国务院疾病预防控制机构

E. 国务院办公厅

3. 下列符合处方书写规则的是

A. 患者一般情况、临床诊断与病历记载不一致

B. 药品用法中写明“遵医嘱”

C. 西药和中药饮片开具在一张处方上

D. 开具处方后的空白处划一斜线以示处方完毕

E. 处方存在修改现象，在修改处签名但没有注明修改日期

4. 下列不符合处方书写规则的是

A. 西药和中成药开具在一张处方上

B. 中药饮片处方的书写，一般应当按照“君、臣、佐、使”的顺序排列

C. 处方有修改，并且在修改处签名并注明修改日期

D. 患者年龄填写的是虚岁

E. 西药和中药饮片分别开具处方

5. 下列关于药品剂量与数量的说法正确的是

A. 药品剂量与数量用阿拉伯数字书写

B. 中药饮片以袋为单位

C. 片剂以袋为单位

D. 胶囊剂以丸为单位

E. 颗粒剂以粒为单位

6. 下列关于处方权的说法正确的是

A. 试用期人员开具的处方一律无效

B. 进修医师在进修的医疗机构不可能获得处方权

C. 执业助理医师开具的处方一律无效

D. 医师取得麻醉药品处方权后可以为自己开具该类药品处方

E. 经注册的执业医师在执业地点取得处方权

7. 下列关于麻醉药品处方权的说法错误的是

A. 执业医师获得麻醉药品处方权之前必须经过麻醉药品使用知识和规范化管理的培训

B. 执业医师经考核合格后才能取得麻醉药品的处方权

C. 执业医师取得麻醉药品处方权后，方可在本机构开具麻醉药品处方

D. 执业医师取得麻醉药品处方权后，不得为自己开具该类药品处方

E. 执业医师不需考核，只要注册就可以具有麻醉药品的处方权

8.《处方管理办法》规定，医疗机构应当按照经药品监督管理部门批准并公布的药品通用名称购进药品。同一通用名称药品的品种、注射剂型和口服剂型各不得超过

A. 1种

B. 2种
C. 3种
D. 4种
E. 5种

9. 处方开具当日有效，特殊情况下需延长有效期的，由开具处方的医师注明有效期限，但有效期最长不得超过
A. 1天
B. 2天
C. 3天
D. 4天
E. 5天

10. 处方一般不得超过几日用量
A. 1日
B. 3日
C. 5日
D. 7日
E. 10日

11. 急诊处方一般不得超过几日用量
A. 1日
B. 3日
C. 5日
D. 7日
E. 10日

12. 下列符合医师开具处方要求的是
A. 医师利用计算机开具、传递普通处方时，应当同时打印出纸质处方，其格式与手写处方一致
B. 急诊处方一般不超过5日用量
C. 为住院患者开具的麻醉药品处方最长不超过3日
D. 为门（急）诊癌症疼痛患者和中、重度慢性疼痛患者开具的麻醉药品、第一类精神药品注射剂，每张处方不得超过5日常用量
E. 第二类精神药品一般每张处方不得超过15日常用量

13. 医疗机构限制处方权后，对仍连续几次以上出现超常处方且无正当理由的医师，进行的处罚是取消其处方权
A. 1次
B. 2次
C. 3次
D. 4次
E. 5次

【A_2型题】

14. 张某是某市中医院的一名注册执业医师，具有处方权，现在他开具了以下处方，其中符合《处方管理办法》规定的是
A. 在一张处方上开具了两名患者的用药
B. 处方上药品用法上写的是“自用”
C. 将中药饮片和中成药开具在一张处方上
D. 在一张处方上开具了六种中成药
E. 患者年龄填写的是实足年龄

15. 李某2008年毕业于省医科大学，毕业后就职于A市某三级甲等医院，现在正处于试用期，关于李某处方权的说法正确的是
A. 李某在试用期不可能获得处方权
B. 李某开具的处方经所在执业地点执业医师签名或加盖专用签章后方有效
C. 李某开具的处方有效，不需其他条件
D. 李某开具的处方应当经所在医疗机构有处方权的执业医师审核、并签名或加盖专用签章后方有效
E. 李某开具的处方经所在执业地点执业医师签名后方有效

16. 钱某是吉林省某医疗机构的执业医师，其在3个月内出现超常处方4次，经过调查没有正当理由，此时钱某所在的医疗机构对钱某的处罚应当是
A. 罚款
B. 罚款，限制其处方权
C. 警告
D. 警告，限制其处方权
E. 吊销执业医师资格证书

17. 李某是糖尿病患者，甲医疗机构为其开具了治疗糖尿病的药品处方，乙医疗机构是该处方药品的调剂机构，此时处方应由谁妥善保存
A. 甲医疗机构
B. 乙医疗机构
C. 患者本人
D. 患者本人或者其近亲属
E. 甲乙医疗机构共同保管

18. 周某是甲医疗机构的执业医师，不按照《处方管理办法》的规定为患者开具处方药品，结果患者服用后造成肝脏不可逆性损伤的严重后果，此时应当对周某进行的处罚是
A. 给予警告
B. 责令暂停执业活动8个月
C. 罚款
D. 责令暂停执业活动1年
E. 吊销执业证书

【A_3/A_4型题】

（19~21题共用题干）

孙某是一肝癌晚期患者，现到其住所地的某医疗机构门诊就诊，要求长期使用麻醉药品。

19. 此时应当由谁亲自诊查患者并建立相应的病历
A. 主治医师
B. 主任医师
C. 治疗医师
D. 住院医师
E. 首诊医师

20. 假设该医师为其建立了病历资料，该病历资料中关于孙某诊断证明的复印件应当是由哪一级医院开具的
A. 一级以上医院

B. 二级以上医院
C. 三级以上医院
D. 接诊的医院
E. 以上都不是

21. 该医疗机构应当要求孙某多长时间复诊或者随诊一次
A. 1个月
B. 2个月
C. 3个月
D. 4个月
E. 6个月

【B_1型题】

（22~24题共用备选答案）
A. 1日
B. 2日
C. 3日
D. 5日
E. 7日

22. 为门诊中度疼痛患者开具的麻醉药品处方，每张处方不得超过几日常用量
23. 第二类精神药品一般每张处方不得超过几日常用量
24. 为住院患者开具的麻醉药品处方为几日常用量

（25~27题共用备选答案）
A. 1年
B. 2年
C. 3年
D. 4年
E. 5年

25. 依据《处方管理办法》的规定，第一类精神药品处方的保存期限为
26. 依据《处方管理办法》的规定，第二类精神药品处方的保存期限为
27. 依据《处方管理办法》的规定，儿科处方的保存期限为

第十七章　抗菌药物临床应用管理办法

【A_1型题】

1. 抗菌药物临床应用的原则
A. 提高疗效，降低不良反应
B. 安全、有效、经济
C. 分级管理，控制价格
D. 明确治疗目的，规范化治疗
E. 剂型适宜，价格合理，公平获得

2. 抗菌药物临床应用的分级管理说法错误的是
A. 非限制使用级抗菌药物是指经长期临床应用证明安全、有效，对细菌耐药性影响较小，价格相对较低的抗菌药物
B. 特殊使用级抗菌药物是指具有明显或者严重不良反应，不宜随意使用的抗菌药物
C. 限制使用级抗菌药物是指经长期临床应用证明安全、有效，对细菌耐药性影响较大的抗菌药物
D. 限制使用级抗菌药物是指经长期临床应用证明安全、有效，价格相对较高的抗菌药物
E. 抗菌药物分级管理目录由各省级卫生行政部门制定，报卫健委审批通过

3. 医疗机构遴选和新引进抗菌药物品种，应当由临床科室提交申请报告，经哪个单位提出意见后，由抗菌药物管理工作组审议
A. 药剂部门
B. 临床药学部门
C. 药品供应部门
D. 药学部门
E. 药品调剂部门

4. 抗菌药物管理工作组多少以上成员审议同意，并经药事管理与药物治疗学委员会多少以上委员审核同意后方可列入采购供应目录
A. 1/3，2/3
B. 1/2，2/3
C. 2/3，2/3
D. 60%，80%
E. 50%，80%

5. 抗菌药物品种或者品规存在安全隐患、疗效不确定、耐药率高、性价比差或者违规使用等情况的，临床科室、药学部门、抗菌药物管理工作组可以提出清退或者更换意见。清退意见经抗菌药物管理工作组多少以上成员同意后执行
A. 1/3
B. 2/3
C. 1/2
D. 60%
E. 80%

6. 清退或者更换的抗菌药物品种或者品规原则上多长时间内不得重新进入本机构抗菌药物供应目录
A. 6个月
B. 12个月
C. 2年
D. 3年
E. 5年

7. 医疗机构应当对抗菌药物临床应用异常情况开展调查并处理，不是规定药物的是
A. 使用量异常增长的抗菌药物
B. 半年内使用量始终居于前列的抗菌药物
C. 经常超适应证、超剂量使用的抗菌药物
D. 企业违规销售的抗菌药物
E. 发生过严重不良事件的抗菌药物

8. 不属于抗菌药物临床应用知识

和规范化管理培训和考核内容的是
A.《中华人民共和国药品管理法》《中华人民共和国医师法》《抗菌药物临床应用管理办法》《处方管理办法》《医疗机构药事管理规定》《抗菌药物临床应用指导原则》《国家基本药物处方集》《中国国家处方集》和《医院处方点评管理规范（试行）》等相关法律、法规、规章和规范性文件
B. 抗菌药物临床应用及管理制度
C. 常用抗菌药物的药理学特点与注意事项
D. 常见细菌的耐药趋势与控制方法
E. 抗菌药物预防感染的指证

9. 具有何种等级的医师，可授予特殊使用级抗菌药物处方权
A. 副主任医师
B. 主任医师
C. 主治医师
D. 高级专业技术职务任职资格
E. 中级以上专业技术职务任职资格

10. 具有何种等级的医师，可授予限制使用级抗菌药物处方权
A. 副主任医师
B. 主任医师
C. 主治医师
D. 高级专业技术职务任职资格
E. 中级以上专业技术职务任职资格

11. 可授予非限制使用级抗菌药物处方权的医生，不包括
A. 乡村医生
B. 在乡、民族乡、镇的医疗机构独立从事一般执业活动的执业助理医师
C. 在村医疗机构独立从事一般执业活动的执业助理医师
D. 具有初级专业技术职务任职资格的医师
E. 中级以上专业技术职务任职资格

12. 几级以上医院应当定期对医师和药师进行抗菌药物临床应用知识和规范化管理的培训。医师经本机构培训并考核合格后，方可获得相应的处方权
A. 一级
B. 一级乙等
C. 二级
D. 二级乙等
E. 三级乙等

13. 规定医院以外的其他医疗机构中，依法享有处方权的医师、乡村医生和从事处方调剂工作的药师，由什么部门组织相关培训、考核。经考核合格的，授予相应的抗菌药物处方权或者抗菌药物调剂资格
A. 县级以上地方卫生部门培训中心
B. 省级以上地方卫生部门培训中心
C. 省级以上地方卫生行政部门
D. 市级以上地方卫生行政部门
E. 县级以上地方卫生行政部门

14. 特殊使用级抗菌药物会诊人员由具有高级专业技术职务任职资格的医师、药师或具有高级专业技术职务任职资格的抗菌药物专业临床药师担任。以下不是应用管理规定的科室是
A. 感染性疾病科
B. 呼吸科
C. 重症医学科
D. 微生物检验科
E. 泌尿科

15. 因抢救生命垂危的患者等紧急情况，医师可以越级使用抗菌药物。越级使用抗菌药物应当详细记录用药指证，补办越级使用抗菌药物必要手续的规定时间是
A. 3 日
B. 2 日
C. 72 小时
D. 48 小时
E. 24 小时

16. 医疗机构抗菌药物管理机构应当定期组织相关专业技术人员对抗菌药物处方、医嘱实施点评，点评结果的作用是
A. 对医务人员合理用药知识培训和教育的依据
B. 是对医院及科室药事管理、处方管理、临床用药管理考察的依据
C. 是科学抽样、制定细则、及时公示、奖惩制度的依据
D. 作为医师定期考核、临床科室和医务人员绩效考核依据
E. 重点抽查外科、内科、儿科、妇产科、急诊科等临床科室专项点评的依据

17. 医疗机构应当对出现抗菌药物超常处方多少次以上且无正当理由的医师提出警告，限制其特殊使用级和限制使用级抗菌药物处方权
A. 1 次
B. 2 次
C. 3 次
D. 5 次
E. 10 次

18. 取消医师抗菌药物处方权的情形不包括
A. 开具抗菌药物处方牟取不正当利益的
B. 抗菌药物考核不合格的

C. 限制处方权后，因特殊原因理由出现超常处方
D. 未按照规定开具抗菌药物处方，造成严重后果的
E. 未按照规定使用抗菌药物，造成严重后果的

19. 医疗机构的负责人、药品采购人员、医师等有关人员索取、收受药品生产企业、药品经营企业或者其代理人给予的财物或者通过开具抗菌药物牟取不正当利益的，由何部门依据国家有关法律法规进行处理
A. 地方人民法院
B. 地方人民检察院
C. 县级以上人民政府
D. 县级以上地方卫生行政部门
E. 省级以上地方卫生行政部门

【B_1 型题】

（20~23 题共用备选答案）
医疗机构应当开展细菌耐药监测工作，建立细菌耐药预警机制，主要目标细菌耐药率超过多少抗菌药物
A. 30%
B. 40%
C. 50%
D. 60%
E. 75%

20. 应当及时将预警信息通报本机构医务人员
21. 应当慎重经验用药
22. 应当参照药敏试验结果选用
23. 应当暂停针对此目标细菌的临床应用，根据追踪细菌耐药监测结果，再决定是否恢复临床应用

第十八章　医疗机构临床用血管理办法

【A_1 型题】

1. 加强医疗机构临床用血管理的目的
A. 推进临床科学合理用血
B. 保护血液资源
C. 保障临床用血安全和医疗质量
D. 以上都是
E. 以上都不是

2. 医疗机构临床用血管理职责说法错误的是
A. 医疗机构应当加强组织管理，明确岗位职责，健全管理制度
B. 医疗机构临床用血管理委员会为临床用血管理第一责任人
C. 二级以上医院和妇幼保健院应当设立临床用血管理委员会
D. 临床用血管理委员会负责本机构临床合理用血管理工作
E. 临床用血管理委员会主任委员由院长或者分管医疗的副院长担任

3. 临床用血管理委员会或者临床用血管理工作组应当履行职责说法错误的是
A. 认真贯彻临床用血管理相关法律、法规、规章、技术规范和标准，根据省级卫生行政部门核发的临床用血管理的规章制度监督实施
B. 评估确定临床用血的重点科室、关键环节和流程
C. 定期监测、分析和评估临床用血情况，开展临床用血质量评价工作，提高临床合理用血水平
D. 分析临床用血不良事件，提出处理和改进措施
E. 指导并推动开展自体输血等血液保护及输血新技术

4. 不属于临床用血管理办法规定对临床用血管理的医务人员职责的是
A. 认真执行临床输血技术规范
B. 严格掌握临床输血适应证
C. 根据患者病情和实验室检测指标
D. 对输血指证进行综合评估
E. 正确应用成熟的临床输血技术和血液保护技术

5. 临床用血申请说法错误的是
A. 医疗机构应当建立临床用血申请管理制度
B. 同一患者一天申请备血量少于 800 毫升的，由具有中级以上专业技术职务任职资格的医师提出申请，上级医师核准签发后，方可备血
C. 同一患者一天申请备血量在 800 毫升至 1600 毫升的，由具有中级以上专业技术职务任职资格的医师提出申请，经上级医师审核，科室主任核准签发后，方可备血
D. 同一患者一天申请备血量达到或超过 1600 毫升的，由具有中级以上专业技术职务任职资格的医师提出申请，科室主任核准签发后，报医务部门批准，方可备血
E. 急救用血程序需严格参照执行

6. 医疗机构应当制订应急用血工作预案。为保证应急用血，医疗机构可以临时采集血液，但必须同时相关条件，以下说法错误的是

A. 危及患者生命，急需输血
B. 所在地血站无法及时提供血液，且无法及时从其他医疗机构调剂血液，而其他医疗措施不能替代输血治疗
C. 具备开展交叉配血及乙型肝炎病毒表面抗原、丙型肝炎病毒抗体、人类免疫缺陷病毒抗体和梅毒螺旋体抗体的检测能力
D. 遵守采供血相关操作规程和技术标准
E. 医疗机构应当在临时采集血液后7日内将情况报告县级以上人民政府卫生行政部门

7. 医疗机构临床用血医学文书管理，以下说法正确的是
A. 应当建立临床用血医学文书管理制度
B. 确保临床用血信息客观真实、完整、可追溯
C. 医师应当将患者输血适应证的评估、输血过程和输血后疗效评价情况记入病历
D. 临床输血治疗知情同意书、输血记录单等随病历保存
E. 以上皆正确

8. 医疗机构未拟定临床用血计划或者一年内未对计划实施情况进行评估和考核的法律责任说法错误的是
A. 由县级以上人民政府卫生行政部门责令限期改正
B. 逾期不改的，进行通报批评，并予以警告
C. 对负有责任的主管人员和其他直接责任人员依法给予处分
D. 情节严重或者造成严重后果的，可处3万元以下的罚款
E. 由县级以上地方人民政府卫生行政部门给予警告，并处3万元以下罚款

9. 医疗机构未设立临床用血管理委员会或者工作组的法律责任说法错误的是
A. 由县级以上人民政府卫生行政部门责令限期改正
B. 逾期不改的，进行通报批评，并予以警告
C. 对负有责任的主管人员和其他直接责任人员依法给予处分
D. 由县级以上地方人民政府卫生行政部门给予警告，并处3万元以下罚款
E. 情节严重或者造成严重后果的，可处3万元以下的罚款

10. 医疗机构使用未经卫生行政部门指定的血站供应的血液的法律责任
A. 由县级以上人民政府卫生行政部门责令限期改正
B. 逾期不改的，进行通报批评，并予以警告
C. 对负有责任的主管人员和其他直接责任人员依法给予处分
D. 由县级以上地方人民政府卫生行政部门给予警告，并处3万元以下罚款
E. 情节严重或者造成严重后果的，可处3万元以下的罚款

第十九章　药品管理法及其实施条例

【A_1 型题】

1. 下列关于药品含义的表述不正确的是
A. 药品用于预防、治疗、诊断人的疾病
B. 药品有目的地调节人的生理功能
C. 中药材、中药饮片、中成药、化学原料药属于药品
D. 药品包括抗生素、生化药品、放射性药品
E. 血液、疫苗、血液制品和诊断药品属于药品

2. 国家实行特殊管理的药品不包括
A. 麻醉药品
B. 疫苗
C. 精神药品
D. 医疗用毒性药品
E. 放射性药品

3. 下列按照劣药论处的是
A. 国务院药品监督管理部门规定禁止使用的药品
B. 变质的药品
C. 未注明有效期的药品
D. 所标明的功能超出规定范围的药品
E. 被污染的药品

4. 下列按照假药论处的是
A. 超过有效期的药品
B. 所标明的适应证超出规定范围的药品
C. 更改有效期的药品
D. 药品成分的含量不符合国家药品标准的药品
E. 未注明有效期的药品

5. 下列关于假药的说法不正确的是
A. 药品成分的含量不符合国家药品标准的为假药
B. 药品所含成分与国家药品标准规定的成分不符的为假药
C. 以非药品冒充药品的为假药
D. 以他种药品冒充此种药品的为假药

E. 国务院药品监督管理部门规定禁止使用的药品按照假药论处
6. 下列关于劣药的说法不正确的是
A. 药品成分的含量不符合国家药品标准的为劣药
B. 药品所含成分与国家药品标准规定的成分不符的为劣药
C. 不注明生产批号的药品按照劣药论处
D. 更改生产批号的药品按照劣药论处
E. 直接接触药品的包装材料和容器未经批准的药品按照劣药论处
7. 下列关于非处方药的描述，错误的是
A. 需要凭执业医师和执业助理医师处方
B. 由国务院药品监督管理部门公布
C. 不需要凭执业医师和执业助理医师处方
D. 消费者可自行判断、购买和使用
E. 根据其安全性，分为甲类非处方药和乙类非处方药
8. 医疗机构的负责人在药品购销中暗地收受回扣或者其他利益，依法对其给予处分的机关是
A. 卫生行政部门
B. 药品监督管理部门
C. 工商行政管理部门
D. 劳动保障行政部门
E. 中医药管理部门
9. 医疗机构的负责人收受药品经营企业代理人给予的财物或者其他利益，应承担的法律责任中不包括
A. 卫生行政部门或者本单位给予处分
B. 赔礼道歉
C. 情节严重的，由卫生行政部门吊销医师执业证书
D. 没收违法所得
E. 构成犯罪的，依法追究刑事责任
10. 药品的生产企业给予使用其药品的医疗机构的负责人、医师等有关人员以财物，情节严重的，应当由哪个机构吊销其《药品生产许可证》
A. 卫生行政部门
B. 药品监督管理部门
C. 工商行政管理部门
D. 劳动保障行政部门
E. 药品的生产企业所在地的人民政府

【A_2 型题】

11. 甲市某药品经营企业为了使自己经营的药品顺利进入该市某三级甲等医院，就给予该医疗机构的相关人员人民币3万元，后被人举报，此时工商行政管理部门对该药品经营企业的行政处罚措施不能是
A. 罚款5万元
B. 罚款10万元
C. 罚款5000元
D. 没收违法所得
E. 罚款20万元
12. M药厂销售代表在和某医院几名医师达成协议后，医师在开处方时使用M药厂生产的产品，并按使用量的多少收受了药厂给予的提成。事情曝光以后，对M药厂按《中华人民共和国药品管理法》的有关规定处理；对于医师的错误行为，有权决定给予没收违法所得的部门是
A. 药品监督管理部门
B. 工商行政管理部门
C. 医师协会
D. 消费者权益保护协会
E. 卫生行政部门

【B_1 型题】

（13～16题共用备选答案）
A. 由工商行政管理部门处1万元以上20万元以下的罚款
B. 卫生行政部门或单位给予处分
C. 工商行政部门吊销其营业执照
D. 医疗机构依法承担赔偿
E. 工商行政部门吊销其《药品经营许可证》
13. 医疗机构违反法律规定，给药品使用者造成损害的
14. 医疗机构在药品购销中暗地给予、收受回扣或者其他利益的
15. 药品经营企业的代理人给予使用其药品的医疗机构的医师财物且情节严重的，除了对该药品经营企业罚款外，还可以对该药品经营企业
16. 医疗机构的负责人收受药品经营企业代理人的财物，但是不构成犯罪的，对该负责人

第二十章 麻醉药品和精神药品管理条例

【A_1 型题】

1. 精神药品处方的保存期限至少为
A. 1年
B. 2年
C. 3年
D. 4年
E. 5年

2. 下列关于精神药品的表述不正确的是
   A. 精神药品是指列入精神药品目录的药品
   B. 精神药品分为第一类精神药品和第二类精神药品
   C. 精神药品也包括列入精神药品目录的其他物质
   D. 精神药品分为第一类精神药品、第二类精神药品、第三类精神药品
   E. 精神药品的进出口应当按照有关法律规定办理
3. 麻醉药品和精神药品目录由哪个或哪几个机构或部门制定、调整并公布
   A. 国务院药品监督管理部门
   B. 国务院药品监督管理部门会同国务院公安部门
   C. 国务院药品监督管理部门会同国务院卫生主管部门
   D. 国务院药品监督管理部门会同国务院公安部门、国务院卫生主管部门
   E. 国务院卫生主管部门
4. 药品生产企业需要以第二类精神药品为原料生产普通药品，应当将年度需求计划报哪个部门
   A. 所在地省、自治区、直辖市人民政府药品监督管理部门
   B. 国务院药品监督管理部门
   C. 所在地省、自治区、直辖市人民政府卫生行政部门
   D. 所在地省、自治区、直辖市人民政府
   E. 国务院
5. 食品、食品添加剂、化妆品、油漆等非药品生产企业需要使用咖啡因作为原料的，应当经哪个部门批准，向定点批发企业或者定点生产企业购买
   A. 所在地省、自治区、直辖市人民政府药品监督管理部门
   B. 国务院药品监督管理部门
   C. 所在地省、自治区、直辖市人民政府卫生行政部门
   D. 所在地省、自治区、直辖市人民政府
   E. 国务院
6. 授予执业医师麻醉药品和第一类精神药品处方资格的机构是
   A. 执业医师所在的医疗机构
   B. 执业医师所在地的县级以上卫生行政部门
   C. 执业医师所在地的省、自治区、直辖市人民政府卫生行政部门
   D. 执业医师所在地的省、自治区、直辖市人民政府
   E. 国务院卫生行政部门
7. 执业医师应当使用专用处方开具麻醉药品和精神药品，单张处方的最大用量应当符合哪个部门的规定
   A. 省、自治区、直辖市人民政府药品监督管理部门
   B. 国务院药品监督管理部门
   C. 省、自治区、直辖市人民政府卫生行政部门
   D. 国务院卫生主管部门
   E. 国务院
8. 医疗机构应当对麻醉药品处方进行专册登记，加强管理。按照《麻醉药品和精神药品管理条例》的规定，麻醉药品处方至少保存
   A. 1 年
   B. 2 年
   C. 3 年
   D. 4 年
   E. 5 年

【A_2 型题】

9. 某省甲企业是一知名的药品生产企业，其开发研制出一种普通新药，并且经过了批准获得了生产资格。但是该新药必须以第一类精神药品为原料才能生产，此时甲企业必须经哪个机构批准后才能向定点生产企业购买
   A. 国务院
   B. 所在地省、自治区、直辖市人民政府
   C. 国务院药品监督管理部门
   D. 国务院卫生行政部门
   E. 所在地省、自治区、直辖市人民政府药品监督管理部门
10. 某省医科大学为了科学研究需要使用麻醉药品的标准品和对照品，现在已经通过所在地省人民政府药品监督管理部门的批准，下一步是购买该麻醉药品的标准品和对照品。按照《中华人民共和国药品管理法》的规定，该医科大学应当向哪个机构批准的单位购买
   A. 国务院
   B. 所在地省、自治区、直辖市人民政府
   C. 国务院药品监督管理部门
   D. 国务院卫生行政部门
   E. 所在地省、自治区、直辖市人民政府药品监督管理部门
11. 哈尔滨市某医疗机构需要使用第一类精神药品，经哈尔滨市卫生局批准取得第一类精神药品购用印鉴卡，此时，哈尔滨市卫生局应当将取得印鉴卡的医疗机构情况抄送
   A. 哈尔滨市药品监督管理部门
   B. 黑龙江省人民政府卫生行政部门
   C. 国务院药品监督管理部门
   D. 国务院卫生行政部门
   E. 黑龙江省人民政府药品监督管理部门

第二十一章　药品不良反应报告和监测管理办法

【A_1 型题】

1.《药品不良反应报告和监测管理办法》是自什么时间起开始施行的
A. 2011 年 5 月 4 日
B. 2011 年 7 月 1 日
C. 2011 年 7 月 4 日
D. 2012 年 7 月 1 日
E. 2010 年 5 月 4 日

2. 药品经营企业和医疗机构必须经常考察本单位所生产、经营、使用的药品质量、疗效和反应。发现可能与用药有关的严重不良反应，必须及时向
A. 当地省、自治区、直辖市人民政府报告
B. 当地省、自治区、直辖市人民政府药品监督管理部门报告
C. 当地省、自治区、直辖市人民政府卫生行政部门报告
D. 当地省、自治区、直辖市人民政府药品监督管理部门和卫生行政部门报告
E. 当地省、自治区、直辖市人民政府和药品监督管理部门报告

【A_3/A_4 型题】

（3~4 题共用题干）

甲省某医疗机构在临床上确认多例因使用某种注射液发生严重药品不良反应的病例。

3. 此时有权采取停止生产、销售、使用该注射液的紧急控制措施的机构是
A. 甲省人民政府
B. 甲省人民政府卫生行政部门
C. 甲省人民政府药品监督管理部门
D. 甲省人民政府药品监督管理部门和卫生行政部门
E. 甲省人民政府和甲省人民政府药品监督管理部门

4. 对该注射液国务院或者省、自治区、直辖市人民政府的药品监督管理部门应当在几日内组织鉴定
A. 3 日
B. 5 日
C. 7 日
D. 9 日
E. 15 日

第三部分

预防医学综合

第十二篇　预防医学

第一章　绪　论

【A_1型题】

1. 预防医学的特点不包括
   A. 着重于个体治疗
   B. 研究方法上注重微观和宏观结合
   C. 研究对象包括个体和群体
   D. 以环境、人群为研究重点
   E. 着重于疾病预防
2. 预防医学研究的主要内容是
   A. 人群的健康状况
   B. 环境因素的生物学效应
   C. 改善生活、生产环境，增进人群健康
   D. 人类疾病的预防措施
   E. 人群中疾病发生发展的规律和影响健康的各种因素
3. 预防医学是研究
   A. 人体健康与环境的关系
   B. 个体与群体的健康
   C. 人群的健康
   D. 社会环境与健康的关系
   E. 健康和无症状患者
4. 健康生态模型是
   A. 环境-人类
   B. 环境-人群-健康
   C. 环境-生物
   D. 环境-生物-健康
   E. 环境-健康
5. WHO 给健康下的定义是
   A. 无病就是健康
   B. 身体各器官结构完好，功能正常
   C. 没有疾病，身体又不虚弱
   D. 身体、心理和社会适应的完好状态，而不仅仅是没有疾病和虚弱
   E. 身体强壮，精神饱满
6. 以下哪项不属于影响健康的主要因素
   A. 环境因素
   B. 行为生活方式
   C. 医疗卫生服务
   D. 生物学因素
   E. 精神心理因素
7. 在疾病三级预防中，第一级预防的重点是
   A. 避免接触致病因素，提高机体抗病能力
   B. 寻找病因，及早诊断
   C. 早期发现和诊断敏感个体
   D. 对患者及早诊疗，促进康复
   E. 针对病因不明难以觉察预料的疾病
8. 预防疾病最有效的措施是
   A. 针对致病因素所采取的预防措施
   B. 改善环境措施
   C. 增进人体健康的措施
   D. 预防接种，提高人群免疫水平
   E. 增强自我保健意识

第二章　医学统计学方法

【A_1型题】

1. 来自同一总体的两样本，下列哪个指标小的样本均数估计总体均数时更可靠
   A. $S_{\bar{X}}$
   B. CV
   C. S
   D. $t_{0.05}$
   E. X
2. 秩和检验的优点是
   A. 犯判断错误概率小
   B. 不拘于分布类型
   C. 适用于两组均数的比较
   D. 适用于两个率的比较
   E. 充分利用样本信息
3. 小样本随机抽样中较准确而且便于实行的方法是
   A. 单纯随机抽样
   B. 机械抽样
   C. 分层抽样
   D. 整群抽样
   E. 分层加整群
4. 两组呈正态分布的数值变量资料，但均数相差悬殊，若比较离散趋势，最好选用的指标为
   A. 全距
   B. 四分位数间距
   C. 方差

D. 标准差
E. 变异系数
5. 统计学数据具有的特性是
A. 稳定性
B. 可加性
C. 主观性
D. 变异性
E. 可靠性
6. 测量某医学指标，得到500个性质相同且近似服从正态分布的实验数据可求得算术平均数（$\bar{x}$），标准差（S）和标准误（$S_{\bar{x}}$）。区间［$\bar{x}-1.96S$，$\bar{x}+1.96S$］所代表的含义为
A. 是样本均数（$\bar{x}$）的95%可信区间
B. 是总体均数（μ）的95%可信区间
C. 是该医学指标的95%正常值范围
D. 是该医学指标的99%正常值范围
E. 是总体均数（μ）的99%可信区间
7. 完全随机设计的单因素方差分析中，$F_{处理}>P_{0.05(\nu_1,\nu_2)}$，则统计推论是
A. 各总体均数都不相等
B. 各总体均数不全相等
C. 各样本均数都不相等
D. 各总体均数相等
E. 各总体方差不全相等
8. 相对数的使用注意事项中，以下错误的是
A. 不要混淆构成比和率
B. 分母不宜过小
C. 关于率的比较均需做标准化
D. 注意资料的可比性
E. 需考虑抽样误差
9. 已知$Y \sim N(\mu, \sigma^2)$，则Y在区间［$\mu-1.96\sigma$，$\mu+1.96\sigma$］的概率为
A. 0.95
B. 0.05
C. 0.01
D. 0.99
E. 0.90
10. 在完全随机设计的方差分析中，必然有
A. $SS_{组内}<SS_{组间}$
B. $MS_{组间}<MS_{组内}$
C. $SS_{总}=SS_{组间}+SS_{组内}$
D. $MS_{总}=MS_{组间}+MS_{组内}$
E. $MS_{组间}>MS_{组内}$
11. 若不知总体标准差，反映均数抽样误差大小的指标，用
A. S
B. $S_{\bar{X}}$
C. S_p
D. σ_p
E. σ_π
12. 经过统计得到$\chi^2>\chi^2_{(0.05)}$结果，正确的结论是
A. $P=0.05$，拒绝H_0，差异有统计学意义
B. $P>0.05$，接受H_0的可能性较大
C. $P=0.05$，接受H_0，差异无统计学意义
D. $P<0.05$，拒绝H_0，差异有统计学意义
E. $P>0.05$，接受H_0，差异无统计学意义
13. 多组资料的秩和检验，哪种情况下H值近似χ^2分布
A. 组数≥3，同时例数≥5
B. 组数≥3，同时例数≥6
C. 组数≥5，同时例数≥5
D. 组数≥3，例数无限制
E. 以上均不对
14. 可以全面描述正态分布资料特征的两个指标是
A. 均数和中位数
B. 均数和标准差
C. 均数和极差
D. 中位数和方差
E. 几何均数和标准差
15. 四组等级资料比较宜采用
A. t检验
B. χ^2检验
C. 秩和检验
D. Z检验
E. t'检验
16. 成组设计的方差分析中，若处理因素无作用，则理论上
A. $F>1$
B. $F<1$
C. $F=0$
D. $F=1$
E. 以上均正确
17. 下列有关概率与频率，说法正确的是
A. 概率常用符号M表示
B. 频率常用符号P表示
C. 概率是描述某随机事件发生可能性大小的指标
D. 概率就是频率
E. 概率的取值范围介于-1和+1之间
18. 配对比较的秩和检验，若检验假设零假设成立，则
A. 正秩和与负秩和相差不会很大
B. 正秩和与负秩和可能相差很大
C. 正秩和的绝对值大于负秩和的绝对值
D. 正秩和的绝对值小于负秩和的绝对值
E. 差值为正的秩和与差值为负的秩和肯定相等
19. 在实际工作，样本率的抽样误差的大小用
A. $\sigma_P=\sqrt{\frac{\pi(\pi-1)}{n}}$
B. $S_P=\sqrt{\frac{p(1-p)}{n}}$
C. $S_{\bar{X}}=\frac{S}{\sqrt{n}}$
D. $\sigma_X=\frac{\sigma}{\sqrt{n}}$
E. $X^2=\sum\frac{(A-T)^2}{T}$
20. 统计工作的步骤不包括
A. 统计设计
B. 搜集资料

C. 分析资料
D. 整理资料
E. 题目的制定

21. 从一个呈正态分布的总体中随机抽样，$X \neq \mu$，该差别被称为
A. 系统误差
B. 个体差异
C. 过失误差
D. 抽样误差
E. 测量误差

22. 假设检验是为了
A. 研究总体指标的变化
B. 研究样本指标的变化
C. 排除主观因素对抽样的影响
D. 排除抽样误差的影响
E. 排除系统误差的影响

23. 成组设计两样本比较的秩和检验中，描述不正确的是
A. 将两组数据统一由小到大编秩
B. 遇有相同数据，若在同一组，按顺序编秩
C. 遇有相同数据，若在不同组，按顺序编秩
D. 遇有相同数据，若在不同组，取其平均秩次
E. 以样本例数较小组的秩和查T界值表

24. 进行直线回归分析时首先应
A. 计算截距
B. 计算回归系数
C. 绘制散点图
D. 对回归系数进行假设检验
E. 判断回归系数的正、负

25. 正态分布的数值变量，两组资料的比较，检验统计量的计算用
A. $(\bar{x}-\mu)/\sigma$
B. $(\bar{x}-\mu)/\sigma_{\bar{x}}$
C. $(\bar{x}-\mu)/S_{\bar{x}}$
D. $(D-\mu)/S_D$
E. $(\bar{x}_1-\bar{X}_2)/S_{\bar{x}_1-\bar{x}_2}$

26. 在随机区组设计的方差分析中，通常不考虑
A. 区组因素的作用
B. 研究因素与区组因素的交互作用
C. 变异的分解
D. 研究因素的作用
E. 以上都不对

27. 分析胎儿不同出生体重和围产儿死亡率之间是否有关，可以选用的统计方法是
A. t 检验
B. F 检验
C. χ^2 检验
D. 相关分析
E. 秩和检验

28. 用某种新疗法治疗某病患者41人，治疗结果如下

治疗结果	治愈	显效	好转	恶化	死亡
治疗人数	8人	23人	6人	3人	1人

该资料的类型是：
A. 等级资料
B. 圆形资料
C. 计数资料
D. 计量资料
E. 数据资料

29. 两样本均数比较，需检验 H_0：$\mu_1=\mu_2$ 是否成立，可考虑用
A. 方差分析
B. t 检验
C. Z 检验
D. χ^2 检验
E. A，B，C，三种均可

30. 两个正态双变量资料，自变量记为 X，因变量记为 Y，进行回归分析，回归系数为0.2，经统计学检验，$P<0.05$，则
A. X 增大一个单位，Y 增大0.2个单位
B. X 增大一个单位，Y 减少0.05个单位
C. X 增大一个单位，Y 增大0.05个单位
D. X 增大一个单位，Y 减少0.2个单位
E. X 增大一个单位，Y 减少或增大0.2个单位都有可能

31. 同一批资料对回归系数 β 和相关系数 r 作假设检验，其结论是
A. 是相同的
B. 是不同的
C. 不一定相同
D. 肯定不同
E. r 为负，β 为正

32. 直线回归与相关可用于研究变量间是否存在
A. 函数关系
B. 因果关系
C. 线性关系
D. 曲线关系
E. 伴随关系

33. 两样本秩和检验的零假设是
A. 两样本秩和相等
B. 两总体分布相同
C. 两样本分布相同
D. 两总体秩和相等
E. 两总体分布无关

34. Ⅰ类错误的大小可以用哪种指标表示
A. β
B. 检验水准 α
C. 概率值P
D. $1-\alpha$
E. $1-\beta$

35. n 足够大，P 不接近于0或1，样本率与总体率比较，统计量 U 为
A. $|P-\pi|/S_P$
B. $|P_1-P_2|/\sigma_P$
C. $|P_1-P_2|/S_P$
D. $|P-\pi|/\sigma$
E. $|P-\pi|/\sigma_P$

【A_2 型题】

36. 根据一项包括50例病例和50例对照的检查结果，两组关于可能病因因素分布的差异没有统计学意义，可以据此得出结论
A. 这个差异可能是抽样误差

所致

B. 该因素与疾病可能有联系

C. 这个差异临床上可能是显著的

D. 病例和对照组的可比性已被证实

E. 观察者或调查者的偏性已被消除

37. 有8个某种传染病患者，他们的潜伏期分别为：12、11、21、8、12、5、4、13，其中位数是

A. 12

B. 11.5

C. 10

D. 8

E. 9.5

38. 某市8岁正常男孩体重有95%的人在18.39~29.45kg，其标准差是

A. 2.14kg

B. 5.14kg

C. 2.82kg

D. 0.95kg

E. 无法计算

39. 8名高血压患者用药治疗后舒张压下降数为（mmHg）：8、20、-4、16、12、20、10、10，经t检验结论为（$t_{(0.05,7)}$ = 1.895）

A. t = 5.15，P < 0.05

B. t = 4.19，P < 0.05

C. t = 0.92，P > 0.05

D. t = 1.67，P > 0.05

E. t = 3.62，P < 0.05

40. 对10名25岁以上的山区健康男子测量脉搏次数（次/分），用t检验与全国正常男子资料进行比较，按α = 0.05的检验水准，自由度为

A. ν = 9

B. ν = 19

C. ν = 8

D. ν = 20

E. ν = 18

41. 某地两种疗法的治愈率的情况如表所示

病情	甲疗法			乙疗法		
	病例数	治愈数	%	病例数	治愈数	%
轻型	40	36	90.0	60	54	90.0
重型	60	42	70.0	40	28	70.0
合计	100	78	78.0	100	82	82.0

据此资料可得出的结论是

A. 甲疗法治愈率为78%，乙为82%，故乙好

B. 甲疗法治愈的例数少，所以甲不如乙

C. 甲疗法治愈的重型患者多，故甲好

D. 乙疗法治疗的轻型患者，故乙不如甲

E. 甲、乙两种疗法治愈率相同

42. 为比较工人、干部中高血压患者所占比例是否不同，进行了χ^2检验，算得χ^2值为9.56，查表得$\chi^2_{(0.05,1)}$ = 3.84，应得出的结论是

A. 接受$\pi_1 = \pi_2$

B. 拒绝$\pi_1 = \pi_2$

C. 接受$\pi_1 > \pi_2$

D. 拒绝$\pi_1 > \pi_2$

E. 拒绝$\mu_1 = \mu_2$

43. 某医院用国产雷尼替丁治疗十二指肠球部溃疡，用西咪替丁为对照，观察6周有如下结论：雷尼替丁治疗62人，治愈44人，西咪替丁治疗78人，治愈38人。用什么样方法得出两种药物疗效相同或不同的结论

A. 计算两药物的治愈率直接比较

B. 进行率的标准化处理

C. 用四格表的χ^2检验

D. 用四格表的校正χ^2检验

E. 用配对资料的检验

44. 某医师随机抽取性别、病情严重程度等条件相近的红斑狼疮患者28例，随机等分为两个治疗组。一个疗程后检测dsDNA抗体滴度（倒数）资料如下

抗体滴度（倒数）	甲组	乙组
阴性	1	1
10	1	-
40	1	2
60	2	-
80	1	-
120	1	5
320	1	-
480	1	2
560	2	2
1240	1	2
1240~	2	-

该资料分析可选用

A. χ^2检验

B. 秩和检验

C. 方差分析

D. Z检验

E. t检验

45. 通过对10名20岁男青年身高（cm）与前臂与（cm）研究：求出离均差平方和$\sum(x-\bar{x})^2$ = 962.5；$\sum(y-\bar{y})^2$ = 78.4；离均差积和$\sum(x-\bar{x})(y-\bar{y})$ = 226。相关系数的值为

A. r = 0.8227

B. r = 0.8127

C. r = 0.9562

D. r = 0.7489

E. r = 0.8331

【A_3/A_4型题】

（46~47题共用题干）

在科研工作过程中，从统计学角度

46. 不属于搜集资料过程的是

A. 数据录入

B. 实验

C. 专题调查

D. 统计报表

E. 医生的工作记录

47. 分析资料包括

A. 统计描述与统计推断

B. 设计、分析

C. 随机、均衡

D. 讨论

E. 数据整理和分析

（48~49 题共用题干）

为研究 45 岁以上男性体重指数（BMI）≥25 者糖尿病患病率是否高于体重指数<25 的人群，某医师将资料汇总如下表

体重指数	检测人数	糖尿病患者患病率（%）
BMI>25	2110	226（10.71）
BMI<25	7440	310（4.17）

48. 统计学检验的检验假设（无效假设）和选择假设分别是

A. H_0：P1 ＝ P2，H_1：P1 ≠ P2

B. H_0：P1 ＝ P2，H_1：P1 < P2

C. H_0：$\pi 1=\pi 2$，H_1：$\pi 1 \neq \pi 2$

D. H_0：$\pi 1=\pi 2$，H_1：$\pi 1<\pi 2$

E. H_0：$\pi 1=\pi 2$，H_1：$\pi 1>\pi 2$

49. 经 u 检验，若 u 值等于 2.95，则 P

A. >0.05

B. >0.03

C. >0.02

D. >0.01

E. <0.01

（50~51 题共用题干）

某医生比较甲、乙两疗法对某病的效果，结果如下表

疗法	治疗人数	痊愈人数
甲	33	26
乙	38	36
合计	71	62

50. 应选择的指标是

A. 治愈率

B. 构成比

C. 等级指标

D. 定性指标

E. 定量指标

51. 选择的假设检验是

A. F 检验

B. 配对 χ^2 检验

C. t 检验

D. 四格表 χ^2 检验

E. 行×列表 χ^2 检验

【B_1 型题】

（52~54 题共用备选答案）

A. 圆图

B. 直方图

C. 直条图

D. 线图

E. 数点图

52. 用于描述连续型变量资料频率分布的统计图是

53. 可用于描述两连续型变量之间相关关系的统计图是

54. 描述事物内部各组成部分所占比重宜使用

（55~57 题共用备选答案）

A. 算术均数表示其平均水平

B. 中位数表示其平均水平

C. 几何均数表示其平均水平

D. 众数表示其平均水平

E. 百分位数表示其平均水平

55. 血清抗体滴度资料最常以

56. 血红蛋白含量最常以

57. 食物中毒的潜伏期最常以

（58~60 题共用备选答案）

A. $t=\dfrac{|X-\mu|}{\dfrac{S}{\sqrt{n}}}$

B. $t=\dfrac{|\bar{d}|}{S_{\bar{d}}}$

C. $t=\dfrac{|\bar{X}_1-\bar{X}_2|}{\sqrt{S_c^2(\dfrac{n_1+n_2}{n_1 n_2})}}$

D. $u=\dfrac{|\bar{X}_1-\bar{X}_2|}{\sqrt{\dfrac{S_1^2}{n_1}+\dfrac{S_2^2}{n_2}}}$

E. $t'=\dfrac{|\bar{X}_1-\bar{X}_2|}{\sqrt{\dfrac{S_1^2}{n_1}+\dfrac{S_2^2}{n_2}}}$

58. 作两个小样本均数的假设检验用

59. 作两个大样本均数的比较用

60. 配对计量资料的假设检验用

（61~63 题共用备选答案）

A. 表示某病发生严重程度

B. 反映两个指标的相对关系

C. 反映某病在各疾病中所占的位次

D. 反映同种病不同时间动态变化情况

E. 反映同种病不同地区的严重情况

61. 发病率

62. 构成比

63. 相对比

（64~66 题共用备选答案）

A. $\chi^2=\dfrac{(ad-bc)^2 n}{(a+b)(c+d)(a+c)(b+d)}$

B. $\chi^2=\dfrac{\left(|ad-bc|-\dfrac{n}{2}\right)^2 n}{(a+b)(c+d)(a+c)(b+d)}$

C. $\chi^2=\dfrac{(b-c)^2}{(b+c)}$

D. $\chi^2=n\left(\sum\dfrac{A^2}{n_{行}n_{列}}-1\right)$

E. $P=\dfrac{(a+b)(b+d)(a+c)(c+d)}{abcd}$

64. 在四格表的 χ^2 检验中，若 1≤T<5 且 n≥40 时应选用

65. 在四格表的 χ^2 检验中，若 T<1 或 n<40 时应选用

66. 行×列表的 χ^2 检验应选用

（67~70 题共用备选答案）

A. $r=\dfrac{\sum(x-\bar{x})(y-\bar{y})}{\sqrt{\sum(x-\bar{x})^2\sum(y-\bar{y})^2}}$

B. $t=\dfrac{r-0}{s_r}$

C. $\hat{y}=a+bx$

D. $b=\dfrac{\sum(x-\bar{x})(y-\bar{y})}{\sum(x-\bar{x})^2}$

E. $F=\dfrac{MS_{回}}{MS_{剩}}$

67. 计算相关系数用

68. 计算回归系数用

69. 作相关系数检验用

70. 作回归系数检验用

第三章　流行病学原理和方法

【A_1 型题】

1. 适合做大规模筛检的疾病是
   A. 原位子宫颈癌
   B. 艾滋病
   C. 麻疹
   D. 流行性感冒
   E. 全民检查 HBsAg
2. 衡量某病和某暴露因素间联系强度的最佳指标是
   A. 暴露者的发病率
   B. 暴露者的死亡率
   C. 暴露者的致残率
   D. 相对危险度
   E. 特异危险度
3. 在病例对照研究中，估计某因素与疾病的联系程度，应计算
   A. RR
   B. RR－1
   C. OR
   D. OR－1
   E. P_1-P_0
4. 筛检试验的特异度是指
   A. 筛检试验阴性者患病的可能性
   B. 实际有病，筛检试验被确定为有病的百分比
   C. 实际有病，筛检试验被确定为无病的百分比
   D. 实际无病，根据筛检试验被确定为无病的百分比
   E. 实际无病，根据筛检试验被确定为有病的百分比
5. 不属于筛检试验评价指标的是
   A. 可靠性
   B. 正常值
   C. 收获量和筛检费用
   D. 真实性
   E. 预测值
6. 现代病因的概念是
   A. 使人们患病概率增加的因素
   B. 使人们死亡概率增加的因素
   C. 使人们发病概率增加的因素
   D. 使人们伤残概率增加的因素
   E. 使人们病死概率增加的因素
7. 衡量人群中在短时间内新发病例的频率，采用的指标为
   A. 罹患率
   B. 发病率
   C. 患病率
   D. 感染率
   E. 发病比
8. 临床医生进行社区诊断时最常使用的流行病学调查方法是
   A. 暴发调查
   B. 现况调查
   C. 个案调查
   D. 问卷调查
   E. 典型调查
9. 试验研究中对照组与实验组发病率之比，为
   A. 有效率
   B. 治愈率
   C. 生存率
   D. 保护率
   E. 效果指标
10. 用样本均数估计总体均数的可靠性大小时所用指标是
    A. σ
    B. S
    C. R
    D. CV
    E. $S_{\bar{X}}$
11. 诊断试验主要用于，除了
    A. 疾病诊断
    B. 疾病随访
    C. 防残延寿
    D. 疗效考核
    E. 药物毒副作用监测
12. 反映疾病疗效的指标不包括
    A. 治愈率
    B. 发病率
    C. 生存率
    D. 有效率
    E. 感染率
13. 反映疾病严重程度的指标是
    A. 发病率
    B. 死亡率
    C. 感染率
    D. 病死率
    E. 生存率
14. 制定医学参考值不必备下列哪项
    A. 选用适当的计算方法
    B. 选定适当的百分界值
    C. 确定样本足够量的正常人
    D. 确定指标的单侧或双侧界值
    E. 算出抽样误差
15. 如果孕妇在孕期暴露于某因素与婴儿畸形的相对危险度是5，意味着
    A. 暴露组孕妇生畸形儿的危险是非暴露组的4倍
    B. 暴露组孕妇生畸形儿的危险是非暴露组的5倍
    C. 暴露组孕妇生畸形儿的危险比非暴露组大6倍
    D. 暴露组孕妇生畸形儿的危险是非暴露组的6倍
    E. 暴露组孕妇生畸形儿的危险比非暴露组大5倍

16. 属于实验设计原则的是
A. 随机化原则
B. 任意原则
C. 一次性原则
D. 配伍原则
E. 以上都不是

17. 实验效果的主要评价指标不包括
A. 有效率
B. 符合率
C. 生存率
D. 保护率
E. 治愈率

18. 根据有无暴露某因素史分组的研究是
A. 现况研究
B. 病例对照研究
C. 队列研究
D. 实验流行病学研究
E. 临床试验

19. 不属于临床试验的设计原则
A. 对照原则
B. 随机原则
C. 重复原则
D. 编码原则
E. 盲法原则

20. 为尽量发现患者，在制订筛选方法标准过程中，常采用
A. 提高方法的灵敏度
B. 提高方法的特异度
C. 降低假阳性率
D. 提高假阴性率
E. 使假阴性率与假阳性率接近

21. 实际有病，用该诊断标准正确判定为阳性的能力称
A. 特异度
B. 阳性结果的预测值
C. 变异度
D. 阴性结果的预测值
E. 灵敏度

22. 病例对照研究中，选择偏倚不包括
A. 入院率偏倚
B. 回忆偏倚
C. 检出症候偏倚
D. 无应答偏倚
E. 错误分类偏倚

23. 流行病学中与发病相关的常用指标除了发病率外还包括
A. 死亡率、续发率
B. 死亡率、流行率
C. 罹患率、患病率
D. 病死率、流行率
E. 死亡率、病死率

24. 不属于变异指标的是
A. 中位数
B. 标准差
C. 全距
D. 四分位数间距
E. 变异系数

25. 不属于病例对照研究特点的是
A. 属于观察性研究
B. 设立对照组
C. 可计算发病率
D. 观察方向是“因”到“果”
E. 回顾性

26. 衡量某疾病的原因归因于暴露某危险因素程度的最好指标是
A. 归因危险度百分比
B. 归因危险度
C. 人群归因危险度
D. 人群归因危险度百分比
E. 相对危险度

27. 关于定群研究的描述错误的是
A. 包括前瞻性研究
B. 将特定人群按是否暴露于某因素分组
C. 要计算发病率或死亡率
D. 不进行组间差异的统计学检验
E. 要追溯到过去某时期的暴露史

28. 下列哪项不是表示疾病流行强度的指标
A. 暴发
B. 流行
C. 散发
D. 短期波动
E. 大流行

29. 推论病因与疾病因果关联的标准，错误的是
A. 关联的强度
B. 关联的时间性
C. 关联的特异性
D. 关联的可重复性
E. 关联的地区性

30. 在进行乳腺癌病因的病例对照研究时，最理想的病例是
A. 一个地区肿瘤发病监测系统登记的所有乳腺癌患者
B. 一个地区多所医院新诊断的乳腺癌患者
C. 一所肿瘤专科医院收治的所有乳腺癌患者
D. 一个地区肿瘤死亡监测系统登记的所有乳腺癌患者
E. 一个地区多所医院诊断的所有乳腺癌患者

31. 现况调查研究的目的不包括
A. 描述疾病和健康状况
B. 观察某疗法的远期疗效
C. 描述疾病的人群分布
D. 描述某种因素与疾病之间的关系
E. 进行疾病监测，早期发现患者

32. 统计研究设计按照对研究对象是否进行干预分为调查设计和
A. 总体设计
B. 样本设计
C. 随机设计
D. 研究设计
E. 实验设计

33. 计算多个率的平均率时，应
A. 按求中位数的方法求平均值
B. 以总的实际数值为依据求平均值
C. 将各个率直接相加求平均值
D. 先标化，再计算
E. 以上都不是

34. 适于用中位数与四分位数间

距描述的资料是
A. 偏态分布资料
B. 对称分布资料
C. 负偏态分布资料
D. 正态分布资料
E. 正偏态分布资料

35. 某医师欲采用横断面调查研究的方法，调查高血压病在人群中的分布情况，选择最合适的指标为
A. 病死率
B. 发病率
C. 死亡率
D. 患病率
E. 二代发病率

【A_2 型题】

36. 为了解5年内城市人口高血压的患病情况，随机抽取城市人口的15%进行调查，为防止调查产生偏性，下列措施不正确的是
A. 应反复多次对调查人群观察、测量
B. 对5年内死亡的调查人群的成员，应追踪其死亡是否与高血压有关
C. 对于那些检查血压时不肯合作的人，应以较合作的人代替
D. 应当使用统一的血压计
E. 对5年期间调查人群中搬出该城市的那部分人，应尽量查明新地址，继续测量他们的血压变化情况

37. 选定有特定疾病的人群组与未患这种疾病的对照组，比较两组人群过去暴露于某种可能危险因素的比例，分析暴露于该因素是否与疾病有关，该研究为
A. 现况调查研究
B. 病例对照研究
C. 队列研究
D. 实验性研究
E. 理论性研究

38. 在800名病例与800名对照的病例对照研究中，有300名病例和100名对照有暴露史，OR值应为
A. 1.4
B. 2.3
C. 4.2
D. 无法计算
E. 5

39. 对某地25～30岁妇女进行一项研究发现：在服用口服避孕药者中，宫颈癌年发病率为6/10万，而未服用者为3/10万。据此认为服用口服避孕药是引起宫颈癌的危险因素，此结论
A. 不正确，因为没有做统计学性检验
B. 不正确，因为没有进行年龄标化
C. 正确
D. 不正确，因为此研究无法确定暴露与发病的时间关系
E. 不正确，因为没有区分新病例与现患病例

40. 为研究职业接触放射性物质与骨瘤发生的关系，某人选取1000名接触放射性物质的女职工和1000名电话员作为研究对象，观察1950～1980年间的骨瘤发生率，结果接触放射性物质的女工中有20例骨瘤患者，而电话员中仅有4例，这种研究属于
A. 横断面研究
B. 实验研究
C. 队列研究
D. 临床研究
E. 病例对照研究

41. 一种筛检乳腺癌的试验用于研究经病理检查证实患有乳腺癌的400例妇女和未患乳腺癌的400名妇女，结果患癌组有100例阳性，未患癌组有50例阳性，该试验能将实际无病判定为阴性的能力是
A. 100/300＝0.33
B. 100/400＝0.25
C. 100/150＝0.67
D. 50/400＝0.125
E. 350/400＝0.87

【A_3/A_4 型题】

（42～43题共用题干）

某医生开展一项科研工作，按统计工作步骤进行。

42. 不属于搜集资料的内容是
A. 录入计算机
B. 实验
C. 专题调查
D. 统计报表
E. 医疗卫生工作记录

43. 分析资料包括
A. 对照、重复
B. 描述、推断
C. 随机、均衡
D. 计算、讨论
E. 归纳、整理

（44～46题共用题干）

某小学有大批的学生发生不明原因的腹泻，为了寻找病因及流行的线索。

44. 首先应进行的研究是
A. 病例对照研究
B. 队列研究
C. 临床试验研究
D. 理论流行病学研究
E. 现况调查研究

45. 通过第一步的研究，结果提示大批学生的腹泻可能与饮用了某厂生产的饮料有关，下一步最好采取
A. 病例对照研究
B. 临床试验研究
C. 现况调查研究
D. 理论流行病学研究
E. 队列研究

46. 若证实导致这次腹泻的病因，应进行

A. 临床试验
B. 实验室检查
C. 病例调查
D. 队列研究
E. 理论流行病学研究

（47～49 题共用题干）

用钼靶 X 线片检查方法做乳腺癌的筛检试验，分别检查了 100 名经活检确诊为乳腺癌的妇女和 100 名未患乳腺癌的妇女，结果如下表

筛检结果	活检确诊结果		合计
	乳腺癌	非乳腺癌	
阳性	64	16	80
阴性	36	84	120
合计	100	100	200

47. 此项筛检试验中灵敏度为
A. 84%
B. 16%
C. 36%
D. 64%
E. 74%

48. 此项筛检试验中特异度为
A. 16%
B. 84%
C. 74%
D. 64%
E. 36%

49. 此项筛检试验的粗一致率为
A. 16%
B. 84%
C. 74%
D. 64%
E. 36%

（50～52 题共用题干）

用尿糖定性试验检查糖尿病患者和正常成年人各 500 名，结果糖尿病患者中有 300 例阳性，200 例阴性，正常成年人有 50 例阳性，450 例阴性。

50. 尿糖定性试验筛检糖尿病的灵敏度为
A. 200/500×100/100＝40%
B. 300/500×100/100＝60%
C. 50/500×100/100＝10%
D. 450/500×100/100＝90%
E. 100/500×100/100＝20%

51. 如果某人尿糖定性试验阳性，其患有糖尿病的可能性为
A. 300/350×100/100＝85. 71%
B. 200/450×100/100＝44. 44%
C. 450/500×100/100＝90%
D. 200/500×100/100＝40%
E. 300/500×100/100＝60%

52. 如果某人尿糖定性试验阴性，你认为排除其患有糖尿病的把握为
A. 50/450×100/100＝11. 11%
B. 200/450×100/100＝44. 44%
C. 450/500×100/100＝90%
D. 400/550×100/100＝81. 82%
E. 450/650×100/100＝53. 85%

【B_1 型题】

（53～54 题共用备选答案）

A. 病死数合计/患者合计×100/100
B. 各科病死数/各科患者数×100/100
C. 各科病死数/总人口数×100/100
D. 各科患者数/患者总数×100/100
E. 各科病死数/病死总数×100/100

现有某医院各科患者与死亡资料，如下表

科别	外科	内科	传染科	合计
患者数	1500	500	400	2400
病死数	180	20	24	224

53. 各科患者构成比为
54. 各科病死率为

（55～56 题共用备选答案）

A. 生存率
B. 婴儿死亡率
C. 发病率
D. 治愈率
E. 患病率

55. 评价远期疗效常用的指标是
56. 某时点内受检人群中流行某种疾病的频率是

（57～59 题共用备选答案）

A. 假阴性率
B. 灵敏度
C. 特异度
D. 预测值
E. 正确指数

57. 真阴性率又称
58. 公式［A（A+C）］×100%计算的是
59. 公式［C（A+C）］×100%计算的是

（60～62 题共用备选答案）

A. 诊断试验
B. 队列研究
C. 筛检
D. 病例对照研究
E. 现况研究

60. 由果追因的研究属于
61. 由因到果的研究属于
62. 确定小学生身高、体重正常值属于

（63～64 题共用备选答案）

A. 实际有病，试验阴性
B. 实际无病，试验阳性
C. 实际有病，试验阳性
D. 实际无病，试验阴性
E. 试验阳性，实际有病的可能

63. 漏诊率是指
64. 阳性预测值是指

（65～66 题共用备选答案）

A. 双盲
B. 单盲
C. 样本含量
D. 三盲
E. 随机分组

65. 目的是平衡实验组和对照组混杂因素的是
66. 包括连续变量和非连续变量样本大小的估计是

第四章 临床预防服务

【A_1 型题】

1. 国家出台禁止在公共场所吸烟的有关规定主要保护的是
   A. 吸烟者
   B. 不吸烟者
   C. 吸烟场所
   D. 普通人群
   E. 敏感人群
2. 吸烟是当今世界上最可预防的
   A. 行为
   B. 习惯
   C. 早亡
   D. 定型
   E. 成瘾
3. 突发公共卫生事件是指下列哪类突然发生，造成或者可能造成社会公众健康损害的事件
   A. 甲类或乙类传染病流行
   B. 重大传染病疫情、群体性不明原因疾病、重大和职业中毒以及其他严重影响公众健康的事件
   C. 环境污染
   D. 寄生虫病疫情
   E. 水灾、地震等严重危害公众生命财产安全的自然灾害
4. 遵医行为属于
   A. 医疗行为
   B. 治疗行为
   C. 保护行为
   D. 预防行为
   E. 健康行为
5. 对健康影响作用越来越大的因素是
   A. 卫生服务
   B. 自然环境
   C. 生物学
   D. 行为与生活方式
   E. 社会环境
6. “世界无烟日”是每年的
   A. 4月7日
   B. 5月31日
   C. 9月30日
   D. 6月26日
   E. 10月31日
7. 健康教育的目标是
   A. 改变不健康的观念
   B. 增强健康意识
   C. 传播健康知识
   D. 建立健康行为
   E. 促进健康
8. 烟草烟雾中主要有毒有害物质有一氧化碳、尼古丁和
   A. 芳香烃
   B. 烟焦油
   C. 黄曲霉毒素
   D. 氮氧化物
   E. 酚类化合物
9. 流感病毒自1918年发生几次大的变异，引起世界性大的变异，这种变异属于
   A. 耐药性变异
   B. 抗原性变异
   C. 毒力变异
   D. 病种变异
   E. 杂交变异
10. 食用过量可引起中毒的维生素是
   A. 维生素PP
   B. 维生素B_2
   C. 维生素C
   D. 维生素A
   E. 维生素B_6
11. 人的不健康行为也是后天习得的
   A. 生理行为
   B. 本能行为
   C. 社会行为
   D. 先天行为
   E. 规范行为
12. 在三级预防观念上，健康促进更注重的是
   A. 一级预防
   B. 二级预防
   C. 三级预防
   D. 超前预防
   E. 干预预防
13. 5A戒烟法的第四步重点放在
   A. 识别戒烟愿望
   B. 建议戒烟者戒烟
   C. 帮助制定戒烟计划
   D. 劝阻吸烟者戒烟
   E. 准备戒烟方案
14. 健康咨询的成功与否很大程度上取决于
   A. 咨询者对咨询对象施加影响
   B. 咨询者发挥主体作用
   C. 咨询者的交流技巧
   D. 咨询对象可以有意见
   E. 咨询者遵守职业道德
15. 一吸烟者已经戒烟1个月，其在行为阶段变化模式中所处的阶段是
   A. 无意图
   B. 意图
   C. 准备
   D. 行动
   E. 维持
16. 很多人尝试戒烟，但终因不相信自己有能力戒烟而失败，说明
   A. 提示因素少
   B. 自我效能低
   C. 意愿不坚决
   D. 行为改变难
   E. 效果不肯定
17. 社会认知理论中的观察学习概念是
   A. 在观察者观察其他人的行动及别人因此得到强化的情景下发生的
   B. 是个体对执行并坚持某一行为活动的能力的自信
   C. 个人身体之外的能影响个体行为的所有客观因素的总称

D. 个体、个体的行为及行为所处环境之间不断进行的、持续的相互作用
E. 发现和学习新事实，新思想、向支持健康行为方面努力

18. 属于卫生服务利用行为的是
A. 合理营养
B. 平衡膳食
C. 适量运动
D. 免疫接种
E. 积极休息

19. 健康促进被认为主要的是一种
A. 理想
B. 战略
C. 方式
D. 手段
E. 干预

20.《渥太华宣言》中确定了健康促进的基本策略有倡导、增权和
A. 教育
B. 传播
C. 协调
D. 干预
E. 动员

21. 健康管理的首要步骤一般是
A. 收集健康信息
B. 健康维护计划的实施
C. 人群的健康体检
D. 健康维护计划的制订
E. 疾病危险度评估

22. 一吸烟者已经成功戒烟 8 个月，这一阶段的主要目标是
A. 继续提供治疗指导
B. 维持成果防止复吸
C. 讨论防止复吸方案
D. 支持自我行为控制
E. 减少诱惑减轻痛苦

23. 营养是
A. 多摄入各种有利于健康的食物
B. 机体从外界摄取食物为满足自身的生理需要
C. 为了健康和生长发育而从外界获取能量的过程
D. 机体摄取、消化、吸收、利用食物中的营养物质以满足机体生理需要的生物学过程
E. 合理膳食，提高机体的免疫力

24. 5A 戒烟法中第一步是
A. 评估
B. 计划
C. 建议
D. 帮助
E. 询问

25. 平衡膳食属于
A. 生理行为
B. 本能行为
C. 社会行为
D. 先天行为
E. 规范行为

26. 烟草中能导致成瘾的物质是
A. 尼古丁
B. 烟焦油
C. 重金属
D. 醛酸类
E. 吲哚吡啶

27. 在影响健康的因素中，占比例最高的是
A. 生物遗传
B. 行为生活方式
C. 自然气候
D. 医疗卫生保健
E. 社会环境

28. 国家颁布的与流行病学有关的防治法有
A. 糖尿病防治法
B. 艾滋病防治法
C. 心血管病防治法
D. 传染病防治法
E. 肿瘤防治法

29. 健康促进的基本内涵除了个体和群体的行为改变外，还包括
A. 政策行为的改变
B. 环境支持的改变
C. 经济法规的改变
D. 社区环境的改变
E. 自然环境的改变

30. 下列各类疾病中，主要应采取第一级预防的是
A. 职业病
B. 冠心病
C. 糖尿病
D. 高血压
E. 病因不明，难以觉察预料的疾病

31. 静坐生活方式的最直接后果是引起
A. 肥胖
B. 胆固醇升高
C. 血压升高
D. 血糖升高
E. 体重增加

32. 在影响健康的因素中，最容易发生变化的因素是
A. 生物遗传
B. 行为生活方式
C. 自然气候
D. 医疗卫生保健
E. 社会环境

33. 健康教育的核心问题促使个体或群体改变
A. 不健康的观念
B. 不健康的行为
C. 危害健康意识
D. 不良习惯
E. 促进健康的行为

34. 成功戒烟 10 个月的男性，虽然最近情绪压抑但坚持不吸烟，其在行为阶段变化模式中所处的阶段是
A. 意图
B. 打算
C. 准备
D. 行动
E. 维持

35. 健康信念理论模式核心概念是相关疾病
A. 危险性的知觉
B. 威胁知觉和行为评估
C. 易感性认知
D. 后果严重性认识
E. 行为改变的障碍

36. 体力活动标准是指成人在一

周的每一天或绝大部分天内都应累计中等强度的体力活动达
A. 20分钟
B. 30分钟
C. 40分钟
D. 50分钟
E. 60分钟

37. 针对不愿意戒烟者的快速干预策略可归纳为
A. 5C
B. 5P
C. 5R
D. 5E
E. 5D

38. 营养素是
A. 富含蛋白质、脂肪等一类化合物
B. 是人类为生存、健康而从外界摄取的食物
C. 无机盐、维生素等营养物质的总称
D. 富含碳水化合物、蛋白质、脂肪等机体需要的营养物质
E. 食物中所含的营养成分

39. 社会认知理论中的自我效能概念是
A. 在观察者观察别人的行动及别人因此得到强化的情景下发生的
B. 是个体对执行并坚持某特定行为并克服困难的信心
C. 个人身体之外的能影响个体行为的所有客观因素的总称
D. 个体、个体的行为及行为所处环境之间不断进行的、持续的相互作用
E. 一个人对执行某一特定行为的自我调节能力

40. 属于静坐生活方式的是在休闲时间内经常
A. 跳舞
B. 快速走
C. 骑自行车
D. 看足球电视
E. 慢跑

41. 健康相关行为是指任何与
A. 疾病和康复有关的行为
B. 增进健康和疾病预防有关的行为
C. 预防和控制有关的行为
D. 促进健康有关的行为
E. 危害健康有关的行为

42. 目前临床常用的戒烟药物包括
A. 去甲替林
B. 可乐定
C. 肾上腺素
D. 阿司匹林
E. 尼古丁贴片

43. 不属于健康促进活动领域的是
A. 创造健康支持环境
B. 发挥社区资源
C. 发展个人技能
D. 调整卫生服务方向
E. 增强社区能力

44. 静坐生活方式同时又进食高脂肪膳食，最直接的后果是引起
A. 肥胖
B. 胆固醇升高
C. 血压升高
D. 血糖升高
E. 体重增加

45. 咨询者既要注意咨询对象的名誉，也要保护其隐私权说的是
A. 如实信赖原则
B. 整体性原则
C. 发展性原则
D. 保密性原则
E. 预防性原则

46. 行为改变阶段模式很快被广泛应用于
A. 戒烟
B. 减肥
C. 降血压
D. 降血糖
E. 安全带使用

47. 就我国目前控烟现状看，若想达到全面控烟的效果必须采取的措施是
A. 健康教育
B. 社会动员
C. 大众宣传
D. 综合干预
E. 发展个人技能

48. 若以控制体重为目的，从事静坐职业者每天至少需要进行的体力活动分钟数为
A. 20
B. 30
C. 40
D. 50
E. 60

49. 烟草依赖被世界卫生组织明确界定为
A. 呼吸系统疾病
B. 慢性流行病
C. 神经精神疾病
D. 精神神经疾病
E. 成瘾性疾病

50. 社会认知理论的代表人物是
A. 斯金纳
B. 班杜拉
C. 马斯洛
D. 弗洛伊德
E. 华生

51. 属于体力活动的是
A. 上网
B. 看电影
C. 骑自行车
D. 看足球电视
E. 织毛衣

52. 根据我国居民膳食习惯能量的主要来源是
A. 蛋类
B. 肉类
C. 粮食
D. 肉类和粮食
E. 肉类和蛋类

53. 烟草中主要的致癌物质是
A. 尼古丁
B. 烟焦油
C. 重金属
D. 醛酸类
E. 吲哚吡啶

54. 动脉粥样硬化性心脏病患者的膳食原则不包括
A. 供给充足的微量营养素和膳食纤维
B. 提高植物性蛋白的摄入，少吃甜食
C. 限制脂肪、胆固醇的摄入
D. 食盐摄入在6~10g
E. 限制总能量摄入，保持理想体重

55. 针对目前不愿意戒烟人的干预目的是
A. 提高戒烟动机
B. 预防复吸
C. 促进戒烟速度
D. 发展个人技能
E. 增强社区行动

56. 人类行为可分为本能行为和
A. 外显行为
B. 社会行为
C. 生物行为
D. 遗传行为
E. 能动行为

57. 国外研究证实，健康生活方式能较大幅度的提高
A. 传染病
B. 文明病
C. 期望寿命
D. 意外伤害
E. 心血管病

58. 健康促进的基本内涵包括了
A. 知识传播与发展个人技能
B. 行为改变和社会环境改变
C. 健康教育与环境支持改变
D. 健康教育与经济环境改变
E. 发挥健康潜能与政策改变

59. 健康促进的核心策略是
A. 增加赋权
B. 部门协调
C. 个人参与
D. 宣传倡导
E. 鼓动传播

60. 健康教育是
A. 注重知识传播和信息扩散
B. 重点在态度和信念的转变
C. 针对“知-信-行”改变的一系列活动
D. 注重社会动员、倡导和协调工作
E. 注重提供政策和环境支持

61. 很多人感到了“吸烟的危害”，但对戒烟顾虑多，这在健康信念模式反映的是
A. 感知到严重性
B. 知觉到易感性
C. 知觉到改变的好处
D. 感知到改变的障碍
E. 知觉到改变的效果

62. 过去6个月内已经作出了行为改变，属于行为改变阶段模式中的
A. 无意图阶段
B. 有意图阶段
C. 准备阶段
D. 行动阶段
E. 维持阶段

63. 不属于健康行为的是
A. 系安全带
B. 平衡膳食
C. 定期体检
D. 久坐不起
E. 积极休息

64. 临床预防服务的对象是
A. 遗传病患者
B. 病房患者
C. 健康人
D. 传染病患者
E. 慢性病患者

65. 在影响健康的因素中，最活跃的因素是
A. 生物遗传
B. 行为生活方式
C. 自然气候
D. 医疗卫生保健
E. 社会环境

66. 戒烟干预最有效的措施是
A. 常规行为疗法
B. 尼古丁替代疗法
C. 药物疗法
D. 心理支持疗法
E. 综合性干预

67. 以下各项中不适合采取第一级预防的是
A. 糖尿病
B. 病因不明的疾病
C. 脑卒中
D. 心血管疾病
E. 职业病

68. 政府出资在社区安装各种运动器材属于健康促进活动领域的
A. 发展个人技能
B. 创造健康支持环境
C. 开发社区资源
D. 增强社区能力
E. 社区健康干预

69. 静坐生活方式同时又进食高脂肪膳食，最终导致的常见疾病是
A. 消化道溃疡
B. 胆固醇升高
C. 血压升高
D. 冠心病
E. 体重增加

70. 人们对于自己患某种疾病可能性的认识是
A. 知觉到危险性
B. 知觉到严重性
C. 知觉到易感性
D. 后果严重性认识
E. 行为改变的障碍

71. 人在后天习得的行为都具有
A. 先天属性
B. 客观属性
C. 社会属性
D. 自然属性
E. 学习属性

72. 与地方病发生有关的因素是
A. 病区中的生物因素
B. 病区中的气温
C. 病区中的空气
D. 病区中的降雨量
E. 病区中的气候

73. 适量运动行为属于
A. 生理行为
B. 本能行为
C. 社会行为
D. 先天行为

E. 规范行为

74. 人群易感性升高的主要因素是
A. 免疫接种
B. 新生儿增加
C. 隐性感染
D. 非易感人群迁入
E. 传染病流行

75. 健康咨询的5A模式的第一步是
A. 咨询者对咨询对象的诊断
B. 咨询对象倾诉自己的感受
C. 咨询者评估咨询对象的问题
D. 咨询者明确咨询目标
E. 咨询者制定咨询方案

76. 流行过程是指
A. 疫源地的改变过程
B. 病原体的改变场所过程
C. 患者的改变场所过程
D. 携带者的改变场所过程
E. 医院改变场所的过程

77. 合理营养就是
A. 平衡而全面的营养
B. 合理烹调加工，减少营养素的损失
C. 合理烹调加工，提高食物的消化率
D. 食品多样化，感观性状良好，促进食欲
E. 摄取食物的种类越多越好

78. 在明确患者的戒烟愿望后，对有意戒烟者可以进行5A戒烟法的
A. 提供戒烟帮助
B. 建议戒烟者戒烟
C. 安排戒烟计划
D. 制定戒烟日期
E. 准备戒烟方案

79. 社会认知理论中的相互决定论概念是
A. 在观察者观察别人的行动及别人因此得到强化的情景下发生的
B. 是个体对执行并坚持某一行为活动的能力的自信
C. 个人身体之外的能影响个体行为的所有客观因素的总称
D. 在个体、行为及环境三者之间的、动态的相互作用
E. 发现和学习新事实、新思想，向支持健康行为方面努力

80. 健康教育实质是一种
A. 技能干预
B. 环境干预
C. 行为选择
D. 行为干预
E. 政策干预

81. 开展医院内感染的预防关键是一级预防，与一级预防有关的措施是
A. 对院内感染的患者开展合理治疗
B. 开展院内感染发病率监测
C. 建立健全院内感染的规章制度
D. 提高早期诊断院内感染的能力
E. 对感染患者采用流行病学调查追踪感染来源

82. 人们对于某种疾病严重性的看法是
A. 知觉到危险性
B. 知觉到严重性
C. 知觉到易感性
D. 后果严重性认识
E. 行为改变的障碍

83. 人的健康行为属于
A. 生理行为
B. 本能行为
C. 社会行为
D. 先天行为
E. 规范行为

84. 属于静坐生活方式干预的行为与社会策略及措施是
A. 宣传鼓励人们爬楼梯的信息
B. 宣传运动好处的信息
C. 学校体育课程
D. 创造便于居民体力活动的场所
E. 提供体育运动的设施

85. 我国正常成人蛋白质的推荐摄入量（RNI）为
A. 0.4~1克/千克体重
B. 0.6~1克/千克体重
C. 0.8~1克/千克体重
D. 1克/千克体重
E. 1~1.2克/千克体重

86. 不属于健康行为的是
A. 合理营养
B. 平衡膳食
C. 适量运动
D. 吸烟行为
E. 积极休息

87. 属于不健康行为的是
A. 吃糖
B. 饮酒
C. 吸烟
D. 吃盐
E. 上网

【A_2型题】

88. 某患者主诉多汗，临床检查甲状腺弥漫性肿大，临床医生诊断患者可能患有的营养缺乏病是
A. 锌缺乏病
B. 脚气病
C. 坏血病
D. 碘缺乏病
E. 缺铁性贫血

89. 某糖尿病患者为了控制血糖，在医生的建议下准备和营养师一起制订一份饮食计划。患者家属表示积极配合，本人能了解饮食控制的好处，但总认为无法管住自己，计划难以实施。对于这样患者的干预重点是
A. 培养行为能力
B. 提供社会支持
C. 提高自我效能
D. 提高结果预期
E. 建立支持性环境

【A_3/A_4 型题】

（90~91 题共用题干）

某医师开展心血管疾病的危险因素调查。

90. 不属于个体因素的危险因素是
  A. 遗传
  B. 生活方式
  C. 生物因素
  D. 肥胖
  E. 吸烟
91. 不属于环境因素的危险因素是
  A. 微量元素
  B. 病毒感染
  C. 社会心理因素
  D. 寒冷
  E. 年龄

（92~93 题共用题干）

研究传染病的传播途径，有利于追踪传染源，控制传染病的发生。

92. 通过粪-口传播的传染病有
  A. 甲肝
  B. 乙肝
  C. 丙肝
  D. 丁肝
  E. 庚肝
93. 经过蚊虫叮咬传播的传染病有
  A. SARS
  B. 鼠疫
  C. 森林脑炎
  D. 禽流感
  E. 猪链球菌病

（94~96 题共用题干）

某女性，45 岁，体检结果显示：体重 68kg，身高 160cm，甘油三酯 4.5mmol/L（参考值 0.56 ~ 1.7mmol/L），胆固醇 5.1mmol/L（参考值 2.33 ~ 5.7mmol/L），血压 180/100mmHg。

94. 此女性的 BMI 值为
  A. ≥28.0
  B. 24.0~27.9
  C. 18.5~23.9
  D. 18.0~18.4
  E. <18.5
95. 此女性的营养状况应判断为
  A. 肥胖
  B. 消瘦
  C. 超重
  D. 正常
  E. 严重肥胖
96. 饮食治疗时应注意严格控制
  A. 胆固醇的摄入
  B. 蛋白质的摄入
  C. 胆固醇和脂肪的摄入
  D. 高糖类食物的摄入
  E. 总热能和脂肪的摄入

（97~99 题共用题干）

某患者，身高明显低于同龄人。临床检查可见骨骺端膨大，肋及肋软骨交界处可见圆形隆起，从上至下如串珠样突起。

97. 该患者可能是那一种营养缺乏病
  A. 佝偻病
  B. 锌缺乏病
  C. 坏血病
  D. 缺铁性贫血
  E. 克山病
98. 该营养素的主要食物来源是
  A. 蔬菜类
  B. 动物肝脏
  C. 奶及奶制品
  D. 水果类
  E. 薯类
99. 要对该患者进一步确诊应做的检查是
  A. 血清锌
  B. 血中硒含量
  C. 尿负荷试验
  D. 血清钙
  E. 血红蛋白

【B_1 型题】

（100~102 题共用备选答案）
  A. 社会动员
  B. 健康促进
  C. 卫生宣传
  D. 爱国卫生运动
  E. 健康教育

100. 注重行为改变的是
101. 注重环境改变的是
102. 包含环境支持的是

（103~105 题共用备选答案）
  A. 饮酒
  B. 定期体检
  C. 静坐生活方式
  D. 跑步
  E. 吃甜食

103. 属于健康行为的是
104. 属于不健康的行为是
105. 被称为健康行为的是

（106~107 题共用备选答案）
  A.《中华人民共和国食品安全法》
  B.《烟草控制框架公约》
  C.《中国公民健康素养 66 条》（试行）
  D.《国家突发公共卫生事件应急预案》2006.2.26
  E.《突发急性传染病预防控制战略》2007.6.20

106. 第一部具有法律约束力的公共卫生方面的国际多边公约是
107. 2006 年 1 月 9 日在我国生效的是

（108~110 题共用备选答案）
  A. 减少被动吸烟的策略与措施
  B. 减少新吸烟者的策略与措施
  C. 适合社区吸烟的策略与措施
  D. 适合于卫生保健系统水平上开展戒烟的系统策略及措施
  E. 临床场所医生日常诊疗时的戒烟策略及措施

108. 提高烟草制品的价格属于
109. 制定公共场所禁烟的规定属于
110. 医院应把识别烟草使用情况纳入常规诊疗属于

（111~114 题共用备选答案）
  A. 通过观察其他人的行为和结果而成自己行为的过程

B. 能增强或降低个人行为再发生可能性的
C. 对特定行为的价值判断
D. 个人对执行某一特定行为的自信心
E. 对朝向目标的行为或行为实施的个人调节

111. 社会认知理论的期望概念是
112. 社会认知理论的观察学习概念是
113. 社会认知理论的强化概念是
114. 社会认知理论的自我控制概念是

（115～118题共用备选答案）
A. 自我效能
B. 行为与生活方式
C. 发展个人能力
D. 健康相关行为
E. 社会认知理论

115. 与增进健康或疾病预防有关的行为是
116. 在影响人群健康的因素中作用越来越大的因素是
117. 社会认知理论的核心内容是
118. 属于健康促进活动领域之一的是

（119～123题共用备选答案）
A. 坏血病
B. 夜盲症
C. 缺铁性贫血
D. 脚气病
E. 佝偻病

119. 长期阳光照射不足，造成维生素D缺乏的疾病是
120. 长期缺铁引起的疾病是
121. 长期缺乏维生素A引起的疾病是
122. 长期缺乏维生素B_1引起的疾病是
123. 长期缺乏维生素C引起的疾病

（124～127题共用备选答案）
A. 粮谷类
B. 动物肝脏
C. 猕猴桃
D. 奶及奶制品
E. 马铃薯

124. 富含维生素A的食物是
125. 富含维生素C的食物是
126. 富含钙的食物是
127. 富含铁的食物是

（128～130题共用备选答案）
A. 摄入氮－粪氮/摄入氮×100%
B. 摄入氮－（粪氮－粪内源氮）/摄入量×100%
C. 生物学价值×消化率
D. 吸收氮－（尿氮＋尿内源氮）/吸收氮×100%
E. 储留氮/吸收氮×100

128. 食物蛋白质的真消化率
129. 食物蛋白质的表观消化率
130. 蛋白质的生物学价值

（131～133题共用备选答案）
A. 动物肝脏
B. 奶及奶制品
C. 蔬菜、水果
D. 豆制品
E. 粮谷类

131. 富含优质蛋白的食品是
132. 我国居民膳食中，热能的主要食物来源是
133. 膳食纤维主要食物来源是

第五章 社区公共卫生

【A_1型题】

1. 铅及其化合物主要以下列哪种形式进入人体
A. 烟
B. 蒸气
C. 雾
D. 粉尘、烟或蒸气
E. 以上都不是

2. 关于我国肺癌发病主要趋势的描述，正确的是
A. 发病率和死亡率呈上升趋势
B. 发病率和死亡率呈下降趋势
C. 城乡间没有差距
D. 东北向南、由东向西逐步上升的趋势
E. 女性高于男性

3. 室内空气中甲醛主要来源于
A. 室外空气污染
B. 家具及室内装饰材料
C. 生活炉灶、烹调加工的废气
D. 机体代谢废物
E. 以上都不是

4. 将卫生效果转换成货币量度之间进行的比较分析属于
A. 效果评价
B. 效率评价
C. 效益评价
D. 影响评价
E. 适宜度评价

5. 构成传染过程必须具备的因素是
A. 病原体、易感机体
B. 传染源、传播途径、易感人群
C. 患者、污染物、易感者
D. 寄生虫、中间宿主、终末宿主
E. 病原体微生物、媒介、宿主

6. 防止职业病发生的根本措施是
A. 加强健康教育
B. 做好卫生保健工作
C. 加强毒物的安全保护工作
D. 合理使用个体防护用品
E. 将生产环境有害因素浓度或强度控制在职业接触限值以下

7. 使亚铁血红蛋白转化为高铁血红蛋白，造成机体组织缺氧的食物中毒是

A. 毒草中毒
B. 河豚中毒
C. 组胺中毒
D. 亚硝酸盐中毒
E. 瘦肉精中毒

8. 苯急性中毒作用主要影响
A. 消化系统
B. 造血系统
C. 呼吸系统
D. 内分泌系统
E. 中枢神经系统

9. 传染源是指
A. 体内有病原体的人
B. 体内有病原体的人和动物
C. 体内有病原体繁殖的人和动物
D. 体内有病原体繁殖并能排出病原体的人和动物
E. 能排出病原体的人和动物

10. 职业卫生的主要任务是
A. 提高劳动卫生科学水平
B. 积极防治职业病
C. 识别、评价和控制不良劳动条件中的职业性有害因素
D. 提高经济水平
E. 提高劳动生产率

11. 现行我国计划免疫工作（儿童基础免疫）规定接种的疫苗是
A. 卡介苗、百白破、麻疹疫苗、脊髓灰质炎疫苗、乙肝疫苗
B. 麻疹疫苗、卡介苗、百白破、乙肝疫苗、流行性乙型脑炎疫苗、流行性腮腺炎疫苗
C. 乙肝疫苗、卡介苗、麻疹疫苗、流行性乙型脑炎疫苗、
D. 卡介苗、麻疹疫苗、脊髓灰质炎疫苗、百日咳疫苗、流行性脑脊髓膜炎疫苗
E. 卡介苗、百白破、乙肝疫苗、脊髓灰质炎疫苗、流行性腮腺炎疫苗

12. 不属于毒蕈中毒类型的是
A. 胃肠炎型
B. 溶血型
C. 神经精神型
D. 类伤寒型
E. 脏器损害型

13. 下列不属于项目结果评价的是
A. 效果评价
B. 效率评价
C. 效益评价
D. 影响评价
E. 适宜度评价

14. 引起介水传染病的污染是
A. 物理性污染
B. 化学性污染
C. 放射性污染
D. 生物性污染
E. 热污染

15. 铅引起机体的主要早期变化之一是
A. 小血管痉挛
B. 卟啉代谢障碍
C. 对神经鞘细胞作用
D. 大脑神经细胞变性
E. δ-氨基-γ-酮戊酸的分解增加

16. 产生温室效应的主要物质是
A. NO_2
B. CO_2
C. N_2O
D. CO
E. SO_2

17. 沙门菌属食物中毒致病性较强的病原菌是
A. 肠炎、猪霍乱、鸭沙门菌
B. 猪伤寒、鼠伤寒、肠炎沙门菌
C. 猪伤寒、火鸡、鸭沙门菌
D. 牛伤寒、肠炎沙门菌、鼠伤寒沙门菌
E. 猪霍乱、鼠伤寒、肠炎沙门菌

18. 以下是食物中毒的主要预防措施，但不包括
A. 注意卫生，防止食品污染
B. 低温保藏，控制细菌繁殖及毒素形成
C. 对从业人员进行预防接种
D. 食用前彻底加热杀死病原体及破坏毒素
E. 加强食品的卫生管理，严格执行卫生法规及管理条例

19. 环境中有害物质按其属性可分为
A. 物理性、化学性、放射性
B. 生物性、化学性、放射性
C. 化学性、物理性、生物性
D. 有机污染物、无机污染物、致癌物
E. 有机污染物、无机污染物、内分泌干扰物

20. 环境污染物危险度评价中暴露评价可估计出人群对某些化学物的
A. 暴露的频率
B. 暴露的强度
C. 暴露持续的时间
D. 以上都是
E. 以上都不是

21. 传播途径是指
A. 传染病在群体或个体间的传播
B. 病原体更换宿主在外界环境下所经历的过程
C. 病原体侵入机体，与机体相互作用相互斗争的过程
D. 传染病在人群中发生的过程
E. 病原体由母亲到后代间的传播

22. 河豚毒素的主要毒作用是
A. 引起血压下降
B. 引起脑神经损伤
C. 引起体温下降
D. 抑制咳嗽反射
E. 阻断神经肌肉间的传导引起随意肌进行性麻痹

23. 下列说法正确的是
A. 剂量反应关系是针对群体
B. 剂量效应关系是针对群体

C. 剂量反应关系是针对个体
D. 剂量效应关系是针对个体
E. 以上说法都不对
24. 对卫生问题解决程度或达到计划预期目标的实际程度进行的评价属于
A. 效果评价
B. 效率评价
C. 效益评价
D. 影响评价
E. 适宜度评价
25. 健康监护的内容，不包括
A. 健康状况分析
B. 定期体检
C. 劳动能力鉴定
D. 职业流行病学调查
E. 建立健康监护档案
26. 不属于环境污染引起的疾病是
A. 地方病
B. 传染病
C. 食物中毒
D. 职业病
E. 以上都不是
27. 下列属于自然灾害的有
A. 地震、火山
B. 核反应堆泄漏
C. 战乱
D. 森林脑炎
E. 食物中毒
28. “早发现、早诊断、早治疗”属于
A. 一级预防
B. 二级预防
C. 三级预防
D. 四级预防
E. 五级预防
29. 关于大气二次污染物的说法，不正确的是
A. 光化学烟雾是二次污染物
B. 沉降的污染物因刮风再次进入大气是二次污染物
C. 与一次污染物的化学性质不同的新污染物
D. 经化学或光学作用生成
E. 毒性比一次污染物更大
30. 硅肺最常见和最重要的并发症是
A. 支气管炎
B. 肺结核
C. 肺癌
D. 肺心病
E. 肺气肿
31. 劳动过程中的有害因素，不包括
A. 不合理的生产工艺
B. 使用不合理的工具
C. 劳动制度不合理
D. 精神性职业紧张
E. 劳动强度过大
32. 关于健康监护的论述，错误的是
A. 通过健康监护评价劳动条件是否符合卫生标准
B. 通过各种健康检查和分析掌握职工健康状况
C. 是早期发现健康损害的重要手段
D. 就业前和定期健康检查是健康监护的基本内容之一
E. 目的在于及时发现健康损害，以便采取措施
33. 硅肺病理形态分型中没有以下哪一型
A. 结节型
B. 砂粒型
C. 弥漫间质纤维化型
D. 团块型
E. 矽性蛋白沉积型
34. 进入空气中毒物浓度很高的生产场所时应使用
A. 防毒口罩
B. 防护服
C. 隔离式防毒面具
D. 过滤式防毒面具
E. 涂防护油膏
35. 慢性汞中毒的三大主要临床症状为
A. 脑衰弱综合征、口腔-牙龈炎、腐蚀性胃肠炎
B. 震颤、口腔-牙龈炎、脑衰弱综合征
C. 口腔-牙龈炎、间质性肺炎、皮炎
D. 间质性肺炎、肾炎、皮炎
E. 震颤、肾炎、口腔-牙龈炎
36. 关于参与性观察的特点，描述最恰当的是
A. 结果可以重复
B. 结果可以外推
C. 能够翔实准确地获得第一手资料
D. 需要的时间短
E. 结果不受主观因素影响
37. 以下属于社区二级预防服务的是
A. 婚姻咨询
B. 体检
C. 健康教育
D. 预防接种
E. 脑卒中患者康复训练
38. 与社区公共卫生实施原则不相符的是
A. 以健康为中心
B. 以人群为对象
C. 以需求为导向
D. 以卫生部门为主
E. 人人参与
39. 恶性肿瘤的主要危险因素是
A. 吸烟、环境污染、病毒感染
B. 吸烟、糖尿病、高血压
C. 吸烟、肥胖、高血压
D. 吸烟、高血压、高血脂
E. 不合理饮食、肥胖、高血压
40. 决定粉尘对机体作用性质的主要因素是
A. 粉尘的化学成分
B. 接触浓度
C. 接触时间
D. 粉尘的分散度
E. 粉尘的类型
41. 食物中毒具有以下特征除了
A. 突然暴发，易集体发病
B. 临床表现相似，多以胃肠道症状为主
C. 人与人之间具有传染性

D. 人与人之间无传染性
E. 发病者与某种食物有确切的关系

42. 农业生产中主要职业危害不包括
A. 化肥中毒
B. 谷物粉尘引起的肺部疾患
C. 矽尘引起的肺部疾患
D. 窖内气体中毒
E. 农药中毒

43. 细菌性食物中毒的治疗原则不包括
A. 迅速排出毒物（催吐、洗胃）
B. 对症治疗
C. 治疗腹痛腹泻，纠正酸中毒
D. 细菌性食物中毒的患者均可用抗生素
E. 特殊治疗

44. 定性研究方法常用于
A. 推断事物的总体特征
B. 研究事物的结果
C. 快速评估
D. 检验问卷的信度与效度
E. 样本量较大时

45. 属于《疫苗流通和预防接种管理条例》规定的预防接种异常反应情形是
A. 疫苗质量不合格给受种者造成的损害
B. 心理因素发生的群体心因性反应
C. 与受种者疾病偶合出现的损害
D. 接种医生违反接种程序造成的损害
E. 实施规范接种后造成受种者的损害

46. 为评价某种一级预防措施控制冠心病发病的效果，最适合的研究方法是
A. 前瞻性队列研究
B. 回顾性队列研究
C. 临床试验
D. 社区干预实验
E. 横断面研究

47. 生物标志物分为
A. 接触性生物标志物和易感性生物标志物
B. 易感性生物标志物和效应性生物标志物
C. 接触性生物标志物和易感性生物标志物和效应性生物标志物
D. 接触性生物标志物和效应性生物标志物
E. 以上都不是

48. 关于职业病特点错误的是
A. 病因明确
B. 存在剂量－反应关系
C. 病因大多数可定量测定
D. 病变程度均与有害因素作用强度有关
E. 病变早期处理预后较好

49. 下列哪条不符合经空气传播的特点
A. 易感人群的多少是决定流行强度的重要因素之一
B. 在未经免疫的人群中，发病呈周期性升高
C. 在交通不便的山区发病呈典型的周期性现象
D. 在未经免疫预防的城市人群中，常在儿童期被感染
E. 具有冬春季节升高的现象

50. 对社区诊断描述正确的是
A. 个体水平上的疾病判断
B. 依据的是症状、体征和实验室检查结果
C. 理论基础是临床专业知识
D. 通常采用的是流行病学方法
E. 是一种在疾病发生后的诊断

51. 镉在体内主要的蓄积部位是
A. 骨髓、肾脏
B. 神经组织和消化道
C. 肺部和肝脏
D. 肝脏和肾脏
E. 脑和肾脏

52. 在社区预防服务项目正式实施之前，对项目可行性和影响因素进行的评价属于
A. 适宜度评价
B. 过程评价
C. 进度评价
D. 效果评价
E. 影响评价

53. 下列哪项不是社区诊断的步骤
A. 确定所需要的信息
B. 收集信息
C. 分析信息
D. 社区诊断报告
E. 社区综合防治策略与措施

54. 矽尘作业指
A. 接触含游离 SiO_2 的粉尘作业
B. 接触含结合型 SiO_2 的粉尘作业
C. 接触含游离 SiO_2 10%以上的粉尘作业
D. 接触含游离 SiO_2 30%以上的粉尘作业
E. 接触含游离 SiO_2 50%以上的粉尘作业

55. 对社区预防服务的特点描述最恰当的是
A. 以疾病为中心
B. 以患者为中心
C. 以人的健康为中心
D. 以三级预防为主，一、二级预防服务为辅
E. 以医院内服务为基础

56. 发生光化学烟雾事件的主要污染物是
A. SO_2 和颗粒物
B. SO_2 和 NO_X
C. 颗粒物和烃类
D. 烃类和 NO_X
E. 烃类和 SO_2

57. 以下属于社区一级预防服务的是
A. 高血压患者管理
B. 脑卒中患者康复
C. 糖尿病患者饮食控制
D. 计划免疫接种
E. 筛查鉴定

58. 以下属于社区三级预防服务的是
A. 家庭康复
B. 高血压患者管理
C. 糖尿病患者饮食控制
D. 优生保健
E. 筛查鉴定

59. 下列哪项不是社区诊断的基本内容
A. 确定社区的主要卫生问题
B. 确定社区的主要危险因素
C. 找出社区的高危人群
D. 了解社区资源
E. 社区卫生人才的培养

60. 社区动员的根本目的描述最恰当的是
A. 提高健康水平
B. 提高知晓率
C. 提高群众参与性
D. 找出社区主要卫生问题
E. 确定社区卫生资源

61. 对社区预防服务项目在项目实施地区的可持续性进行评价属于
A. 效果评价
B. 效率评价
C. 效益评价
D. 影响评价
E. 适宜度评价

62. 对个别深入访谈描述正确的是
A. 属于结构式访谈
B. 灵活性较小
C. 对访谈员要求不高
D. 结果可以外推
E. 一般只能在小样本人群中进行

63. 对细菌性食物中毒的诊断原则是
A. 发病季节都在9月份，并与食用某种食物有确切关系
B. 潜伏期在10~20小时，发病都在夏秋季节
C. 有明显的发病季节，同一时间集中发病，并能找到引起食物中毒的食品，其动物实验阳性，并有细菌和血清血检测结果
D. 可疑食物经动物实验阴性，并有细菌和血清学检验结果
E. 有明显的发病季节，同一时间大量患者发病，并有传染性

64. 急性苯中毒主要损害
A. 中枢神经系统
B. 循环系统
C. 血液系统
D. 泌尿系统
E. 呼吸系统

65. 从防治心血管疾病出发，对高危人群最行之有效的是哪一项
A. 定期体格检查
B. 药物治疗措施
C. 改变不良饮食行为生活方式
D. 戒烟
E. 锻炼身体

66. 当体内缺乏下列哪些物质时可增加镉在胃肠道的吸收
A. 铜、锌、铁
B. 钙、镁、铜、锌
C. 铁、钙、蛋白质、锌
D. 蛋白质、脂肪、维生素
E. 脂肪酸、蛋白质、碳水化合物

67. 下列哪项不是2型糖尿病可能的危险因素
A. 遗传作用
B. A型性格
C. 缺少运动
D. 高能饮食
E. 胰岛素抵抗

68. 在孕期或分娩期，病原体从母体传给子代称为
A. 血源性传播
B. 遗传性传播
C. 交叉传播
D. 水平传播
E. 垂直传播

69. 铅主要蓄积在
A. 肾脏
B. 肝脏
C. 肺脏
D. 脾脏
E. 骨骼

70. 慢性铅中毒主要引起
A. 正常细胞性贫血
B. 小细胞低色素性贫血
C. 大细胞性贫血
D. 再生障碍性贫血
E. 巨幼红细胞性贫血

71. 关于专题小组访谈，描述正确的是
A. 是一种定量研究的方法
B. 需要的时间长、费用高
C. 用于快速需求评估
D. 适合讨论非常敏感的主题
E. 不需要主持人

72. 我国目前开展社区预防服务被认为最有效的服务单位是
A. 个人
B. 家庭
C. 人群
D. 社区
E. 疾病人群

73. 不属于突发公共卫生事件主要特征的是
A. 时间分布各异
B. 地点分布各异
C. 有后期效应
D. 突发公共卫生事件的发生一般是难以预测的
E. 具有绝对性

74. 决定粉尘粒子在呼吸道阻留部位的主要因素是
A. 尘粒的直径
B. 粉尘的水溶性
C. 粉尘的脂溶性
D. 浓度
E. 尘粒比重

75. 在临床上，化学性肺水肿主要分为哪几期
A. 急性期、慢性期、肺水肿期
B. 刺激期、肺水肿期、恢复期

C. 潜伏期、肺水肿期、痊愈期
D. 刺激期、潜伏期、肺水肿期、痊愈期
E. 刺激期、潜伏期、肺水肿期、恢复期

76. 热射病的主要发病机制为
A. 大量出汗导致血容量不足
B. 机体脱水后补充大量淡水
C. 机体蓄热导致中枢体温调节功能障碍
D. 外周血管扩张致脑供血不足
E. 头部受强热辐射直接照射致脑组织水肿

77. 接触砷可引起
A. 皮肤癌、膀胱癌
B. 皮肤癌、肺癌
C. 肝癌、肺癌
D. 胃癌、膀胱癌
E. 肺癌、胃癌

78. 最常见的食物中毒是
A. 真菌性食物中毒
B. 化学性食物中毒
C. 有毒动植物食物中毒
D. 细菌性食物中毒
E. 原因不明的食物中毒

79. 人类活动所造成的环境污染的主要来源是
A. 生产性污染、生活性污染、森林大火
B. 农业性污染、生活性污染、交通运输工具
C. 生产性污染、生活性污染、交通运输工具
D. 生产性污染、生活性污染、地震
E. 工业性污染、生活性污染、交通运输工具

80. 目前认为1型糖尿病的发生主要与哪项因素有关
A. 体力活动不足
B. 肥胖或超重
C. 遗传因素
D. 早期营养
E. 高能饮食

81. 食物中毒的概念是指
A. 暴饮暴食造成的胃肠功能紊乱
B. 食物被有毒物质污染，食用后引起的中毒
C. 食用被细菌病毒污染的食品而引起的急性中毒
D. 吃了某种食物引起的变态反应疾病
E. 摄入了含有生物性、化学性有毒有害食品，或将有毒有害的物质当作食品摄入后所出现的非传染性的急性、亚急性疾病。

82. 硅沉着病（硅肺）的特征性病理改变是
A. 矽结节
B. 肺间质纤维化
C. 圆形小阴影
D. 肺泡结构破坏
E. 肺脏体积增大、含气量减少

83. 对卫生服务量与质的变化（产出）与项目实施所投入的资源之间的比较评价属于
A. 效果评价
B. 效率评价
C. 效益评价
D. 影响评价
E. 适宜度评价

84. 目前我国发展社区卫生服务的基本原则描述最恰当的是
A. 以政府为领导
B. 经济效益为中心
C. 疾病治疗为主
D. 以市场化为主导
E. 以区域卫生规划为指导

85. 确定对某传染病接触者留验检疫或医学观察的主要依据是该传染病的
A. 临床症状期
B. 病原携带期
C. 传染期
D. 恢复期
E. 潜伏期

86. 属于电离辐射的物理因素是
A. 可见光
B. X射线
C. 激光
D. 射频辐射
E. 紫外线

87. 体内锰的主要排出途径是
A. 泌尿系统
B. 唾液腺
C. 汗腺
D. 消化道
E. 乳腺

88. 下列哪种不是炭疽的临床分型
A. 皮肤型
B. 肺型
C. 肾型
D. 脑模型
E. 肠型

89. 肿瘤的一级预防是指
A. 要求对癌症患者提供规范化的诊疗方案和康复指导
B. 应用遗传易感基因寻找生物标志物，计算个体危险度
C. 用常用的方法进行筛检，发现和防治高危人群，根治癌前病变
D. 根据目前对恶性肿瘤病因学和自然史的认识、结合机体的调节功能和代偿状况，采取相应措施，提高机体防癌能力，防患于未然
E. 提高癌症患者的治愈率、生存率和生存质量

90. 为降低肺癌的死亡专率，下列哪项措施是首先应采取的
A. 改进肺癌筛检方法
B. 加强推行禁烟运动
C. 提高肺癌治疗效果
D. 控制大气污染
E. 提倡合理营养

91. 下列哪项不属于生产和工艺流程中产生的有害因素
A. 一氧化碳
B. 噪声
C. 矽尘

D. 厂房建设或布置不合理
E. 低气压

【A_2 型题】

92. 某生产氯气的工厂，由于管道溢漏，致使当地主导风向下风侧居民出现头痛、头晕、恶心、呕吐等症状，此种现象应判断为
A. 排放事故
B. 大气污染事件
C. 急性中毒
D. 职业病
E. 中毒危害

93. 某地某年8月发生了一起由食用蛋、奶糖制作雪糕而引起的食物中毒，症状为腹痛，腹泻，大便如水样黄绿色便，少数患者有脓血便，部分患者体温为38~39℃，多数人潜伏期为12~24小时，你认为最可能是哪种食物中毒
A. 葡萄球菌肠毒素中毒
B. 副溶血性弧菌食物中毒
C. 变形杆菌食物中毒
D. 沙门菌属食物中毒
E. 肉毒毒素中毒

94. 蓄电池制造工，男，41岁，从事工作以来出现头痛、头晕、肌肉关节酸痛，继而发展到四肢末端呈手套和袜套样的感觉减退，其原因可能是
A. 汞中毒
B. 急性铅中毒
C. 慢性铅中毒
D. 镉中毒
E. 铬中毒

95. 某诊室血压计摔破，汞溅落到地面，造成污染，请问应当采用何种方法来消除该诊室空气中的汞
A. 清扫地面
B. 降低室内空气温度
C. 工作人员戴口罩
D. 用碘按 $1g/m^3$ 浓度加热熏蒸
E. 戴防毒口罩

96. 某男，33岁，热水瓶厂喷漆工，近五年来常感头昏乏力，失眠，多梦，牙龈出血，皮下偶可见到紫癜，其可能与接触何种毒物有关
A. CS_2
B. CCl_4
C. 正己烷
D. 二甲苯
E. 苯

97. 某男性炉前工，在一个无通风设备的环境中连续工作4h，出现剧烈的头痛、头晕、四肢无力，有轻度的意识障碍，但无昏迷。引起该患者出现上述表现的毒物最可能是
A. H_2S
B. NO_2
C. CS_2
D. CO
E. SO_2

98. 南方某村，居民以玉米为主食。某年秋天突然有10余人出现发热、呕吐、食欲缺乏、黄疸，随后出现腹水、水肿，因抢救及时未出现死亡病例。经医生诊断排除传染性肝炎，分析原因与居民主食玉米有关，该情况最可能是
A. 污水灌田引起玉米中镉超标
B. 玉米中有农药残留
C. 玉米晾晒过程被多环芳烃污染
D. 玉米中混进了有毒植物种子
E. 玉米被黄曲霉毒素污染

99. 在对某工厂职业人群进行体检时，发现某种常见病的发病率明显高于一般人群，此种疾病很可能是
A. 职业病
B. 传染病
C. 工作有关疾病
D. 公害病
E. 以上都不是

100. 女性，32岁，某温度计厂烘表工，近4年来常感头痛、头晕、心烦、易怒、记忆力明显下降，近1年来出现手指震颤，在做精细活时尤为明显。其最可能接触的职业性有害因素是
A. 铅
B. 苯
C. 锰
D. 汞
E. 锌

【A_3/A_4 型题】

（101~104题共用题干）

某县人口50万，约80%居民以河水为饮用水，该县设有一传染病科的综合医院，其污水未经处理直接排入河水中。该县1986年1~11月份伤寒发病人数达1063例，超过该县历史（1958~1985年）同期发病人数的6.9倍。初步调查，发现患者集中于河水排污口的下游地带。这一地区居民饮用河水者的伤寒发病率为6.5%，而饮用地下水者的伤寒发病率为0.62%。

101. 根据上述资料，可初步判定伤寒患者突然大幅度增多的最可能原因是
A. 工业用水管线泄漏，工业废水污染了水源
B. 医院污水污染了水源
C. 供水过程中有被投毒的可能
D. 供水设施和净化消毒措施未能正常运转
E. 以上都不是

102. 介水传染病的流行特点不包括
A. 水源一次污染可出现暴发流行
B. 绝大多数患者都有饮用同一水源的历史
C. 病例分布与供水范围一致

D. 控制水源污染可控制疾病流行
E. 人与人之间有传染

103. 控制疫情蔓延最有效的措施是
A. 隔离伤寒患者
B. 停止供水
C. 对饮用水迅速采取氯化消毒
D. 迅速切断污染源
E. 加强饮用水的净化

104. 此种情况下最适宜的饮用水消毒方法是
A. 过量氯消毒法
B. 常量氯消毒法
C. 二氧化氯消毒法
D. 持续氯消毒法
E. 碘消毒法

（105~106 题共用题干）

一食堂，就餐者用餐 1 小时后，陆续出现唇、指甲以及全身皮肤青紫等症状

105. 根据中毒症状，中毒的原因最可能是
A. 钡盐中毒
B. 赤霉病毒中毒
C. 磷化锌中毒
D. 亚硝酸盐中毒
E. 黄变米中毒

106. 你采取何种措施进行急救
A. 洗胃、导泻
B. 洗胃、导泻、灌肠
C. 静脉注射维生素 C
D. 静脉注射亚甲蓝
E. 洗胃，灌肠，导泻，静脉注射维生素 C 和亚甲蓝

（107~109 题共用题干）

某造纸厂的工人在修复已停产 1 个多月的贮浆池时，管道破裂，纸浆从管内喷出，停泵以后，工人李某顺着梯子到池内修理，突然摔倒在池内，张某认为李某是触电，切断电源后下去抢救，也摔倒在池内。经分析认为有毒物，随即用送风机送风，然后其他三人陆续进入池内，三人出现咽部发苦发辣，呼吸困难，相继摔倒在池内。

107. 使 6 人昏倒的池内毒物最可能是
A. HCN
B. CO
C. CO_2
D. H_2S
E. Na_2S

108. 抢救患者时应佩戴
A. 口罩
B. 防毒口罩
C. 过滤式防毒面具
D. 防护服
E. 供氧式防毒面具

109. 预防此类中毒，重要的是应对工人进行
A. 安全卫生知识教育
B. 上岗前健康检查
C. 定期健康检查
D. 普查
E. 健康监护

（110~111 题共用题干）

某农药厂灌装车间发生 5 位工人集体中毒事件，主要临床表现为：眼痛、流泪、手部有瘙痒、烧灼等异常感觉；2 例严重病例有呼吸困难、流涎、腹痛和轻度意识障碍。现场调查结果：车间无通风排毒设备，工人均未戴防护手套和口罩，中午均在食堂集体就餐。

110. 最可能的中毒原因是
A. 有机磷农药
B. 氨基甲酸酯类农药
C. 拟除虫菊酯类农药
D. 有机氯与拟除虫菊酯混配农药
E. 化学性食物中毒

111. 应采取的治疗措施是
A. 阿托品
B. 胆碱酯酶复能剂
C. 对症治疗
D. 阿托品加胆碱酯酶复能剂
E. 阿托品加胆碱酯酶复能剂加对症治疗

【A_4 型题】

男性，40 岁，某印刷厂工人。因持续性腹绞痛，阵发性加剧而入院。患者自诉近五年来经常有腹绞痛发作，部位多在脐周，发作时尚能坚持工作。但近一年来，腹痛发作频繁，发作时大汗淋漓，面色苍白，在地上打滚，并伴有头痛、头昏、乏力、关节酸痛。查体：一般情况尚可，体温正常，面色苍白，牙龈有色素沉着，眼底动脉痉挛，腹部平软，肝脾未扪及，肠鸣音正常，诊断为慢性铅中毒。

112. 患者从事的工种最可能是
A. 检字
B. 印刷
C. 浇板
D. 仓库保管
E. 以上都不是

113. 对此患者，首选的解毒剂是
A. 二巯丁二钠
B. 依地酸二钠钙
C. 巯乙胺
D. 二巯基丙磺酸钠
E. 二巯丙醇

114. 下列哪项不是其实验室的诊断指标
A. 血、尿铅
B. 尿 ALA
C. 白细胞计数
D. 尿粪卟啉
E. 诊断性驱铅试验

115. 该毒物对机体影响的早期变化是
A. 周围血中出现幼稚红细胞
B. 卟啉代谢的障碍
C. 小血管的痉挛
D. 牙龈的色素沉着
E. 精神障碍

116. 经治疗出院后应
A. 原则上调离铅作业
B. 视情况调离铅作业
C. 必须调离铅作业
D. 经治疗后可恢复原工作，

不必调离铅作业

E. 密切观察，3~6个月复查一次

117. 对职业性铅中毒的预防措施最有效的是

A. 上岗前健康检查

B. 消除和控制生产环境中铅的浓度

C. 合理使用防毒用具

D. 加强健康教育

E. 加强健康监护

【B_1型题】

（118~119题共用备选答案）

A. 急性中毒

B. 慢性中毒

C. 致癌作用

D. 致畸作用

E. 致突变作用

118. 水俣病属于

119. 光化学烟雾属于

（120~122题共用备选答案）

A. 肉制品，剩米饭

B. 鱼虾蟹贝类等

C. 禽蛋类

D. 面包，面条等食品

E. 臭豆腐，豆酱等

120. 沙门菌属食物中毒的好发食品是

121. 副溶血性弧菌食物中毒好发食品是

122. 葡萄球菌食物中毒的好发食品是

（123~125题共用备选答案）

A. 呼吸数频，面色苍白

B. 共济失调，全身麻痹瘫痪

C. 视物模糊，眼睑下垂，复视

D. 呕吐，腹痛，腹泻，绿色水样便

E. 酒醉步，自主神经功能紊乱

123. 河豚毒素中毒的主要临床表现

124. 内毒毒素中毒的主要临床表现

125. 沙门菌属食物中毒的主要临床表现

（126~128题共用备选答案）

A. 阿托品

B. 胆碱酯酶复能剂

C. 对症治疗

D. 阿托品加对症治疗

E. 阿托品加胆碱酯酶复能剂加对症治疗

126. 治疗大多数品种的有机磷农药中毒采用

127. 治疗氨基甲酸酯类农药中毒一般使用

128. 治疗拟除虫菊酯类农药中毒采用

（129~132题共用备选答案）

A. 短时间暴露于强噪声，使听阈上升10~15dB，脱离噪声接触后数分钟内即可恢复正常

B. 较长时间暴露于强噪声，致使听阈上升超过15~30dB，脱离后需数小时至几十小时才能恢复

C. 长期在强噪声环境中导致听力曲线在3000~6000Hz范围内出现“V型”下陷，双耳平均听力下降26~70dB

D. 长期接触强噪声引起听力曲线从低频到高频呈斜形逐步下降，双耳平均听力下降>70dB

E. 听力曲线各频段以同等程度水平下移

129. 听觉疲劳指

130. 听力损失指

131. 听觉适应指

132. 噪声聋指

（133~135题共用备选答案）

A. 骨骼

B. 肾脏

C. 肝脏

D. 骨髓

E. 神经组织

133. 铅的主要蓄积部位是

134. 苯的主要蓄积部位是

135. 汞的主要蓄积部位是

（136~138题共用备选答案）

A. 滑囊炎

B. 造血系统损害

C. 神经系统的损害

D. 呼吸系统损害

E. 泌尿系统损害

136. 长期接触铅可引起

137. 煤矿井下工人可引起

138. 长期接触苯可引起

第六章 卫生服务体系与卫生管理

【A_1型题】

1. 卫生服务的需要主要取决于消费者的

A. 实际支付能力

B. 购买愿望

C. 购买愿望和支付能力

D. 自身健康状况

E. 健康状况和购买愿望

2. 以下不是WHO归纳的卫生系统功能的是

A. 公平对待所有人

B. 满足人群非卫生服务的期望

C. 卫生服务提供

D. 满足人群的所有卫生期望

E. 通过提供卫生服务来促进、恢复和维护健康

3. 卫生服务组织不包括

A. 医疗机构

B. 群众性卫生组织

C. 疾病预防控制中心
D. 医疗保险公司
E. 预防保健机构

4. 不属于营利性医疗机构的是
A. 中外合作医疗机构
B. 股份制医院
C. 私人医院
D. 私人诊所
E. 疾病预防控制中心

5. 21 世纪人人享有卫生保健的总目标中不包括
A. 提高平均期望寿命
B. 提高生活质量
C. 卫生系统的可持续发展
D. 提供免费服务
E. 改善国家内部和国际健康公平性

6. 下列不属于社会卫生策略与措施的是
A. 社区卫生服务
B. 供应安全饮用水
C. 医疗技术措施
D. 合理配置卫生资源
E. 突发公共卫生应急机制

7. 我国新时期卫生工作方针的战略重点是
A. 农村卫生
B. 依靠科技与教育
C. 为人民健康服务
D. 动员全社会参与
E. 农村卫生、预防保健和中医药

8. 只针对医疗费用进行补偿的保险是
A. 健康保险
B. 基本医疗保险
C. 广义的医疗保险
D. 狭义的医疗保险
E. 补充医疗保险

9. 以下不是疾病风险特点的是
A. 影响因素的复杂性
B. 补偿方式的不确定性
C. 稳定性
D. 社会性
E. 群体性

10. 以下不是社会医疗保险基本性质的是
A. 福利性
B. 强制性
C. 经济性
D. 公益性
E. 营利性

11. 以下不是社会医疗保险特征的是
A. 对象的普遍性
B. 涉及面的广泛性和复杂性
C. 赔付的长期性
D. 补偿形式的特殊性
E. 费用测算的复杂性

12. 我国目前的医疗保险模式属于
A. 商业医疗保险
B. 社会医疗保险
C. 国家医疗保险
D. 储蓄医疗保险
E. 企业医疗保险

13. 以下不属于预付制支付方式的是
A. 按项目付费
B. 按床日付费
C. 按服务人次付费
D. 按人头付费
E. 按病种付费

14. 以下不是社会医疗保险需方费用支付方式的是
A. 起付线方式
B. 共同付费方式
C. 最高限额方式
D. 混合支付方式
E. 按床日付费方式

15. 实现人人享有健康这一全球策略目标的重要手段是
A. 社区卫生服务
B. 初级卫生保健
C. 合作医疗
D. 国际合作
E. 消除贫困

16. 为了实现 21 世纪人人享有卫生保健，世界卫生组织建议的行动纲领中不包括
A. 与贫困作斗争
B. 在所有的环境中促进健康
C. 部门协调
D. 将卫生列入可持续发展规划
E. 加快建立市场经济的卫生服务体系

17. 下列哪项不是初级卫生保健的基本任务
A. 消除贫困
B. 促进健康
C. 预防
D. 治疗
E. 康复

18. 下列哪项是新时期中国的卫生工作方针
A. 城乡并重
B. 医疗为主
C. 西医为重点
D. 依靠卫生部门
E. 全社会参与

19. 新时期卫生与健康工作方针是
A. 以人民健康为中心
B. 坚持以基层为重点，以改革创新为动力
C. 预防为主，中西医并重
D. 把健康融入所以政策，人民共建共享
E. 以上均是

20. 建设健康中国的战略主题是
A. 共建共享，全民健康
B. 普及健康生活
C. 完善健康保障
D. 发展健康产业
E. 优化健康服务

21. 新修订的《国际卫生条例》生效日期是
A. 2003 年 5 月 1 日
B. 2003 年 6 月 15 日
C. 2005 年 6 月 15 日
D. 2007 年 5 月 1 日
E. 2007 年 6 月 15 日

22.《国际卫生条例》要求每个国家对可能构成国际关注的突发公共卫生事件的所有事件在评估之后多长时间内应向世界卫生组织通报
A. 12 小时
B. 24 小时

C. 36小时
D. 48小时
E. 72小时

【B_1型题】

（23~26题共用备选答案）
A. 国家医疗保险
B. 社会医疗保险
C. 商业医疗保险
D. 储蓄医疗保险
E. 企业医疗保险

23. 医疗保险基金由国家财政支出，纳入国家预算的保险模式是
24. 通过市场机制来筹集费用和提供服务的保险模式是
25. 通过立法强制劳方或劳资双方缴费，以雇员的名义建立保健储蓄账户的保险模式是
26. 通过国家立法形式强制实施，主要由雇主和雇员缴纳保费的保险模式是

（27~30题共用备选答案）
A. 美国
B. 德国
C. 英国
D. 新加坡
E. 马来西亚

27. 商业医疗保险的典型国家是
28. 储蓄医疗保险的典型国家是
29. 国家医疗保险的典型国家是
30. 社会医疗保险的典型国家是

（31~35题共用备选答案）
A. 按病种付费
B. 按床日付费
C. 按服务人次付费
D. 按人头付费
E. 总额付费

31. 制定每一门诊人次或者每一住院人次的费用支付标准的付费方式是
32. 预先确定每一住院床日的费用支付标准的付费方式是
33. 按疾病诊断分类及轻重程度预先确定费用支付标准的付费方式是
34. 预先确定医院服务的参保对象和每个人的支付标准的付费方式是
35. 预先确定每个医院由医疗保险机构支付医疗费用的年度总预算额的付费方式是

第四部分

临床医学综合

第十三篇 呼 吸 系 统

第一章 慢性阻塞性肺疾病

【A_1 型题】

1. 慢性阻塞性肺疾病最主要的病理生理特征是
   A. 气道结构重塑
   B. 肺泡通气量下降
   C. 持续性气流受限
   D. 肺泡弹性回缩力减退
   E. 明显的肺外效应
2. 以下哪一项肺功能测定在吸入支气管扩张剂后可确定为不完全可逆性气流受限
   A. $FEV_1/FVC < 70\%$，$FEV_1 > 60\%$预计值
   B. $FEV_1/FVC > 70\%$，$FEV_1 < 80\%$预计值
   C. $FEV_1/FVC < 70\%$，$FEV_1 < 80\%$预计值
   D. $FEV_1/FVC < 80\%$，$FEV_1 < 70\%$预计值
   E. $FEV_1/FVC < 60\%$，$FEV_1 < 60\%$预计值
3. 慢性阻塞性肺疾病最早出现的变化是
   A. 胸部X线显示肺动脉段略突出
   B. 心电图显示电轴右偏
   C. 心界缩小
   D. 动脉血CO_2分压升高
   E. 第一秒用力呼气容积占预计值百分比（FEV_1 占预计值%）降低
4. 在慢性气道阻塞的患者中最常见的肺气肿病理类型为
   A. 全小叶型
   B. 小叶中央型
   C. 混合型
   D. 旁间隔型
   E. 间质型
5. 对年老体弱、痰量较多且无力咳痰的慢性阻塞性肺疾病患者，不宜使用的药物为
   A. 氧氟沙星
   B. 溴己新
   C. 羧甲司坦
   D. 氨溴索
   E. 可待因
6. 慢性阻塞性肺疾病的酶系统改变，下面哪一项是正确的
   A. α_1-抗胰蛋白酶减少
   B. 腺苷酸环化酶增多
   C. 真性胆碱酯酶活性正常
   D. 磷酸二酯酶减少
   E. 蛋白分解酶减少
7. 对慢性阻塞性肺疾病不正确的描述是
   A. 是一组气流受限为特征的肺部疾病
   B. 呈进行性发展
   C. 不可以预防
   D. 主要累及肺部
   E. 可以引起肺外各器官的损害
8. 诊断慢性支气管炎的主要依据是
   A. 病史和症状
   B. 阳性体征
   C. 胸部X线检查
   D. 心电图改变
   E. 肺功能检查
9. 慢性阻塞性肺疾病与支气管哮喘最重要的区别是
   A. 治疗需应用支气管扩张剂
   B. 气流受限多为不完全可逆
   C. 胸部X线肺纹理增强
   D. 听诊双肺可闻及干啰音
   E. 多发生肺源性心脏病伴心脏功能衰竭
10. 慢性阻塞性肺疾病的临床分期是
    A. 急性加重期、稳定期
    B. 急性加重期、临床缓解期、活动期
    C. 急性加重期、慢性迁延期、临床缓解期
    D. 活动期、稳定期、迁延期
    E. 代偿期、失代偿期、间歇期
11. 慢性阻塞性肺疾病的家庭氧疗指征及方法不正确的是
    A. $PaO_2 \leq 55mmHg$ 或 $SaO_2 \leq 88\%$，有或没有高碳酸血症
    B. PaO_2 55 ~ 60mmHg 或 $SaO_2 < 89\%$，并有肺动脉高压、心力衰竭水肿或红细胞增多症
    C. 吸氧时间>15 小时/天
    D. 使静息状态下 $PaO_2 \geq 60mmHg$ 或 SaO_2 升至 90%
    E. 呼吸衰竭无论有无高碳酸血症吸氧浓度均可>35%

12. 慢性阻塞性肺疾病常见的并发症不包括
A. 慢性肺源性心脏病
B. 自发性气胸
C. 右心功能不全
D. 支气管扩张
E. 慢性呼吸衰竭

13. 下列哪项不是慢性阻塞性肺疾病的X线表现
A. 早期可无异常
B. 两肺纹理增粗、紊乱
C. 两肺多发性空洞
D. 两肺透明度增加
E. 横膈低平

14. 慢性支气管炎与支气管扩张的主要鉴别点是
A. 咯血
B. 杵状指
C. 脓性痰
D. 肺部高分辨CT示支气管呈囊柱状扩张
E. 固定性湿啰音

15. 慢性支气管炎早期最可能发生的肺功能改变是
A. 第一秒用力呼气量（FEV_1）降低
B. 总肺活量（TLC）升高
C. 用力呼气量（PEF）降低
D. 小气道功能异常
E. 残气量（RV）升高

16. 慢性阻塞性肺疾病包括
A. 慢性支气管炎、肺气肿、囊性肺纤维化
B. 具有气流受限特征的所有慢性肺疾病
C. 具有持续气流受限的慢性支气管炎和/或肺气肿
D. 已知病因并有气流受限的一些疾病，如闭塞性细支气管炎
E. 所有慢性支气管炎，支气管哮喘和肺气肿

17. 有气流受限的肺气肿是
A. 代偿性肺气肿
B. 老年性肺气肿
C. 先天性肺气肿
D. 慢性支气管炎并发肺气肿
E. 旁间隔肺气肿

18. 慢性阻塞性肺疾病最常见的病因是
A. 支气管哮喘
B. 支气管扩张
C. 慢性支气管炎和阻塞性肺气肿
D. 重症肺结核
E. 尘肺

19. 慢性阻塞性肺疾病发生单纯低氧血症最重要的机制是
A. 肺泡通气量下降
B. 通气/血流比例失调
C. 弥散功能障碍
D. 肺内分流
E. 膈肌疲劳

20. 慢性支气管炎急性加重期及缓解期的治疗不恰当的为
A. 应长期连续应用抗生素，以求彻底治愈
B. 急性感染控制后，及时停用抗生素
C. 长期应用抗生素易致二重感染和细菌耐药
D. 缓解期患者应避免有害气体和有害颗粒吸入
E. 缓解期可试用免疫调节剂

21. 全小叶型阻塞性肺气肿的病理特点是
A. 扩张部位在一、二、三级呼吸性细支气管
B. 扩张的部位在所有呼吸性细支气管及其远端气腔
C. 扩张部位在肺泡管、肺泡囊、肺泡
D. 扩张部位在肺泡囊及肺泡
E. 扩张部位仅限于肺泡

22. 慢性阻塞性肺疾病标志性症状是
A. 慢性咳嗽
B. 咳痰
C. 气促或呼吸困难
D. 喘息和胸闷
E. 体重下降

23. 慢性支气管炎急性加重期的治疗，最主要的措施是
A. 镇咳祛痰
B. 控制感染
C. 解痉平喘
D. 菌苗注射
E. 吸氧补液

24. 慢性支气管炎早期肺部X线表现是
A. 两肺纹理粗、紊乱，呈网状阴影
B. 无特殊征象
C. 肺透明度增加
D. 膈肌下降
E. 胸廓扩张，肋间隙增宽

25. 慢性支气管炎的诊断标准是
A. 咳嗽、咳痰或伴喘息反复发作2年以上
B. 咳嗽、咳痰或伴喘息反复发作，每年至少3个月，并持续2年或以上者，排除其他慢性气道疾病
C. 咳嗽、咳痰伴喘息3个月以上
D. 长期有咳嗽、咳痰伴喘息经一般内科治疗不愈者
E. 以上都不是

26. 肺气肿的病理分型是
A. 小叶中央型、全小叶型、周围型
B. 弥漫型、局限型、混合型
C. 间质型、代偿型、局灶型
D. 小叶中央型、全小叶型、混合型
E. 小叶中央型、全小叶型、旁间隔型

27. 与慢性支气管炎发病有关的最常见的细菌为
A. 流感嗜血杆菌、肺炎链球菌、甲型链球菌、葡萄球菌
B. 肺炎链球菌、流感嗜血杆菌、卡他莫拉菌、葡萄球菌
C. 肺炎链球菌、奈瑟球菌、流感嗜血杆菌、乙型溶血性链球菌

D. 肺炎链球菌、甲型链球菌、流感嗜血杆菌、大肠埃希菌

E. 金黄色葡萄球菌、铜绿假单胞菌、大肠埃希菌、厌氧菌

28. 诊断慢性阻塞性肺疾病的必备条件是

A. 肺总量（TLC）增高

B. 功能残气量（FRC）增高

C. 持续气流受限

D. 一氧化碳弥散量与肺泡通气量比值（DL_{CO}/VA）下降

E. 吸入支气管扩张剂后第一秒用力呼气量与最大肺活量的比值（FEV_1/FVC）>70%

29. 慢性阻塞性肺疾病的分级不正确的是吸入支气管舒张剂后

A. 0 级：$FEV_1/FVC > 70\%$，$FEV_1 \geq 80\%$预计值

B. 1 级：$FEV_1/FVC < 70\%$，$FEV_1 \geq 80\%$预计值

C. 2 级：$FEV_1/FVC < 70\%$，$50\% \leq FEV_1 < 80\%$预计值

D. 3 级：$FEV_1/FVC < 70\%$，$30\% \leq FEV_1 < 50\%$预计值

E. 4 级：极重度：$FEV_1/FVC < 70\%$，$FEV_1 < 30\%$预计值

30. 小气道的概念是

A. 内径<2μm

B. 内径<1mm

C. 外径<2mm

D. 内径<2mm

E. 外径<2μm

31. 慢性支气管炎伴小气道阻塞时最早出现的肺功能改变是

A. 第一秒用力呼气量（FEV_1）降低（<预计值 80%）

B. 最大呼气流速-容量曲线降低

C. 第一秒用力呼气量与最大肺活量的比值（FEV_1/FVC）<70%

D. 残气量与总肺活量的比值（RV/TLC）明显升高

E. 最大呼气流量（PEF）明显降低

32. 慢性支气管炎急性发作期最常见的表现为

A. 中性粒细胞增多

B. 嗜酸性粒细胞增多

C. 咳嗽、咳痰、喘息突然加重

D. 高热不退

E. 大咯血

33. 小叶中央型肺气肿的病理改变的特点是

A. 二级呼吸性细支气管扩张，外周正常

B. 终末细支气管以下结构全部扩张

C. 肺泡管、肺泡囊、肺泡扩张

D. 肺小叶和肺泡囊扩张

E. 呼吸性细支气管破坏，肺泡破裂

34. 在慢性支气管炎导致肺气肿过程中最早出现的是

A. 闭合容积增大

B. 残气量增多

C. 动态肺顺应性增加

D. 二氧化碳分压增高

E. 最大通气量降低

35. 下列各项肺功检查结果，哪项与慢性阻塞性肺疾病不符合

A. 吸入支气管扩张剂后第1秒用力呼气容积占预计值百分比（FEV_1 占预计值%）<80%

B. 残气容积与总肺活量的比值（RV/TLC）>40%

C. 吸入支气管扩张剂后第1秒用力呼气量容积与最大肺活量的比值（FEV_1/FVC）<70%

D. 肺活量（FVC）降低

E. 流速-容量曲线大致正常

36. 与慢性支气管炎发病有关的最常见的病毒为

A. 鼻病毒、流感病毒、腺病毒、呼吸道合胞病毒

B. 腺病毒、冠状病毒、副流感病毒、呼吸道合胞病毒

C. 鼻病毒、疱疹病毒、腺病毒、呼吸道合胞病毒

D. 副流感病毒、鼻病毒、腺病毒、麻疹病毒

E. 呼吸道合胞病毒、鼻病毒、风疹病毒、腺病毒

37. 下列哪项不符合慢性支气管炎咳痰特点

A. 多为白色黏痰

B. 可为浆液泡沫痰

C. 偶有痰中带血

D. 夜间排痰较多

E. 急性加重期常为黏液脓痰

【A_2 型题】

38. 女性，63 岁。经常在冬季和季节转变时咳嗽，咳痰史 8 年，近 3 年来活动时气促，近 2 天因受凉咳嗽，气促加重，咳黄痰。查体：双肺散在干、湿啰音，心率 100 次/分。下列哪项治疗措施是最重要的

A. 持续低流量吸氧

B. 使用氨茶碱等平喘药

C. 选用氨溴索等祛痰药

D. 超声雾化吸入

E. 选用有效抗生素

39. 男性，60 岁。慢性咳嗽 11 年，近 5 年出现活动后气促。查体：双肺可闻广泛哮鸣音，双肺下野可闻湿啰音，胸片示肺纹理增强，最可能的诊断是

A. 支气管哮喘

B. 支气管肺癌

C. 支气管扩张

D. 慢性阻塞性肺疾病

E. 肺间质纤维化

40. 男性，63 岁。吸烟 40 年。反复咳嗽、咳白色泡沫痰 20 余

年，气促10年，近2天因受寒后出现发热伴咳黄脓痰，气喘不能平卧。查体：双肺语颤减弱，可闻及散在干、湿啰音，心界缩小，心率110次/分。肺功能示吸入支气管扩张剂后$FEV_1/FVC<70\%$，$FEV_1<60\%$预计值。该患者最可能的诊断是

A. 慢性支气管炎急性加重期
B. 支气管哮喘
C. 支气管扩张
D. 肺结核
E. 慢性阻塞性肺疾病急性加重期

41. 男性，62岁。吸烟3年，咳嗽、咳痰6年余，近1年来出现喘息，时轻时重。查体：双肺散在干、湿啰音及哮鸣音。痰涂片见大量中性粒细胞。其诊断下列哪项可能性最大

A. 慢性支气管炎
B. 支气管哮喘
C. 肺间质纤维化
D. 支气管扩张症
E. 支气管肺癌

42. 男性，58岁。慢性咳嗽、咳痰10余年。测VC为预计值的85%，FEV_1/FVC为52%。此肺功能改变可能是

A. 正常
B. 限制性通气功能障碍
C. 阻塞性通气功能障碍
D. 混合性通气功能障碍
E. V/Q比例失调

43. 男性，53岁。咳嗽、咳痰8年，肺功能测定为阻塞性通气功能障碍。下列哪项是错误的

A. 肺活量减低
B. 残气量增加
C. 第1秒用力呼气量减低
D. 残气容积占肺总量的百分比降低
E. 最大呼气中期流速减低

44. 男性，61岁。慢性咳嗽、咳痰史5年，近1周发生反复咯血，每天100ml以上，该患者可能合并了

A. 肺间质纤维化
B. 肺气肿
C. 肺心病
D. 严重肺部疾病，如肿瘤
E. 气胸

45. X线胸片透亮度增加，肺纹理增粗，膈肌降低，肋骨走行平举，肋间隙扩大，肺功能为阻塞性通气功能障碍，肺部有散在湿啰音，诊断可能为

A. 双侧肺大疱
B. 双侧自发性气胸
C. 支气管哮喘
D. 慢性阻塞性肺疾病
E. 肺囊肿

46. 男性，50岁。慢性阻塞性肺疾病病史6年，1小时前突然呼吸困难加重，右侧胸痛，大汗，发绀。首先考虑诊断

A. 干性胸膜炎
B. 急性心肌梗死
C. 自发性气胸
D. 细菌性肺炎
E. 急性肺栓塞

47. 男性，68岁。慢性咳嗽12年，活动后气促3年，下列哪项对诊断慢性阻塞性肺疾病最有价值

A. PaO_2降低
B. $FEV_1/FVC<80\%$
C. FEV_1占预计值百分比<80%
D. $FEV_1/FVC<70\%$
E. 最大呼气中期流速降低

48. 男性，54岁。慢性咳嗽、咳痰10年，气促3年，逐渐加重。X线胸片示肋间隙增宽，两肺透亮度增加，右上圆形透亮区，两下肺纹理增粗、紊乱。诊断应先考虑

A. 支气管哮喘
B. 自发性气胸
C. 支气管扩张
D. 慢性阻塞性肺疾病
E. 慢性支气管炎

49. 男性，60岁。咳嗽5年，呼吸困难加重7天，桶状胸。X线示：肺透过度增强，肋间隙增宽，横膈下降。肺功能：RV/TLC=40%，FEV_1占预计值50%，$FEV_1/FVC\%$为55%。该患者最恰当的诊断为

A. 代偿性肺气肿
B. 老年性肺气肿
C. 慢性阻塞性肺疾病
D. 间质性肺气肿
E. 旁间隔性肺气肿

【A_3/A_4型题】

（50~51题共用题干）

男性，52岁。吸烟30年，咳嗽、咳痰8年，冬重夏轻。3天来咳嗽加重，咳黄痰伴喘息。查体：双肺干湿啰音，心脏正常。WBC $11\times10^9/L$，胸部X线片正常。

50. 给该患者下一完整的正确诊断是

A. 支气管哮喘发作期
B. 支气管哮喘缓解期
C. 慢性支气管炎急性加重期
D. 慢性支气管炎缓解期
E. 支气管扩张继发感染

51. 此患者早期最可能发生下列哪项肺功能改变

A. FEV_1降低
B. RV升高
C. FVC降低
D. MMFR降低
E. TCL升高

（52~54题共用题干）

男性，67岁。慢性咳嗽、咳痰20余年，活动后气促4年。查体：双肺散在干、湿啰音，心脏正常。血WBC $9.0\times10^9/L$，胸片双肺中下叶纹理增强。

52. 此患者最可能的诊断是

A. 支气管哮喘
B. 支气管扩张
C. 慢性阻塞性肺疾病

D. 细菌性肺炎
E. 支气管内膜结核

53. 该患者做胸部X线检查目的是
A. 确定诊断
B. 了解病情变化
C. 帮助判定预后
D. 疗效的客观指标
E. 鉴别诊断和确定有无并发症

54. 该患者最主要的治疗措施是
A. 应用支气管扩张剂
B. 应用糖皮质激素
C. 低流量吸氧
D. 控制感染
E. 中药治疗

（55~59题共用题干）

女性，60岁。吸烟35年。反复咳嗽、咳痰25年，心悸、气促、下肢间歇水肿3年，病情加重伴畏寒发热1周入院。查体：体温38℃，呼吸急促，口唇发绀，颈静脉充盈，双肺叩诊过清音，中下肺湿啰音，心率110次/分，心律齐，无杂音，双下肢轻度水肿。

55. 该病例最适当的诊断应为
A. 慢性支气管炎
B. 慢性阻塞性肺疾病
C. 慢性阻塞性肺疾病+慢性肺源性心脏病
D. 慢性阻塞性肺疾病+冠心病
E. 慢性阻塞性肺疾病+心肌病

56. 为明确诊断首选的检查是
A. 肺功能测定
B. 心电图检查
C. 动脉血气分析
D. 痰培养及药敏试验
E. 血胆固醇和甘油三酯测定

57. 主要治疗措施应为
A. 控制感染与改善呼吸功能
B. 祛痰与镇咳
C. 解痉与平喘
D. 低浓度持续吸氧
E. 给予利尿药和强心剂

58. 假设该病例呼吸困难突然进一步加重，右肺呼吸音明显较前减弱，应立即进行的检查是
A. 胸部X线片
B. 心电图
C. 动脉血气分析
D. 肺功能
E. 胸腔B超

59. 假设病情仍继续恶化，出现昏睡或昏迷，血气分析 PaO_2 50mmHg、$PaCO_2$ 80mmHg，此时首先考虑的并发症为
A. ARDS
B. 脑出血
C. 肺性脑病
D. 感染中毒性脑病
E. 脑栓塞

（60~62题共用题干）

男性，50岁。咳嗽、咳痰史10余年，每年持续3个月以上，活动后气促2年，病情加重3天，呼吸困难。查体：双肺叩诊过清音，听诊双肺干、湿啰音。

60. 该患者的诊断应首先考虑
A. 慢性支气管炎急性加重期
B. 慢性阻塞性肺疾病急性加重期
C. 支气管哮喘急性发作期
D. 慢性支气管炎缓解期
E. 慢性阻塞性肺疾病缓解期

61. 为明确诊断应做下列哪项检查
A. 胸部X线片
B. 痰细菌学检查
C. 肺功能测定
D. 血常规检查
E. 血肝肾功能检查

62. 该患者主要的治疗是
A. 应用抗生素
B. 镇咳祛痰
C. 吸氧
D. 雾化吸入
E. β_2受体激动药

（63~65题共用题干）

男性，48岁。慢性咳嗽史10年，咳少量黏痰，活动后气促4年，突然呼吸困难2小时。查体：口唇发绀，呼吸急促，桶状胸，左侧叩诊鼓音，右肺呼吸音弱，左肺呼吸音消失，无干湿啰音。

63. 该患者诊断应考虑
A. 慢性阻塞性肺疾病并发左侧自发性气胸
B. 慢性阻塞性肺疾病
C. 慢性支气管炎
D. 急性左心力衰竭
E. 支气管哮喘急性加重期

64. 该患者急需做的检查是
A. 胸部X线检查
B. 肺功能检查
C. 血常规
D. 血气分析
E. 心脏彩超

65. 确诊后最重要的处置是
A. 吸氧
B. 抗生素应用
C. 支气管扩张剂应用
D. 胸腔排气
E. 呋塞米静脉注射

【B_1型题】

（66~69题共用备选答案）
A. 支气管哮喘
B. 支气管扩张症
C. 慢性阻塞性肺疾病
D. 支气管肺癌
E. 肺间质纤维化

66. 两肺散在湿啰音、伴哮鸣音及呼气延长
67. 固定性湿啰音
68. 普遍性哮鸣音，呼气延长
69. 局限性吸气性哮鸣音

第二章 肺动脉高压与慢性肺源性心脏病

【A_1 型题】

1. 引起继发性肺动脉高压最常见的疾病是
   A. 慢性阻塞性肺疾病
   B. 结缔组织病
   C. 肺结核
   D. 肺血栓栓塞
   E. 间质性肺炎
2. 慢性肺源性心脏病常见的原因疾病是
   A. 肺脓肿
   B. Ⅳ型肺结核
   C. 脊柱严重畸形
   D. 支气管扩张症
   E. 慢性阻塞性肺疾病
3. 导致慢性阻塞性肺疾病和慢性肺源性心脏病占第一位的原因是
   A. Ⅳ型肺结核
   B. 尘肺
   C. 支气管哮喘
   D. 弥漫性支气管扩张
   E. 以上都不是
4. 慢性肺源性心脏病形成肺动脉高压的主要因素是
   A. 支气管感染
   B. 毛细血管床减少
   C. 缺 O_2 使肺小动脉收缩、痉挛
   D. 肺静脉压增高
   E. 肺小血管炎
5. 在肺源性心脏病肺动脉高压的原因中最重要的因素是
   A. 解剖因素
   B. 功能因素
   C. 血容量增多
   D. 血黏度增加
   E. 以上都不是
6. 慢性肺源性心脏病的发病中哪一项与形成肺动脉高压无直接关系
   A. 缺 O_2 使平滑肌细胞膜对 Ca^{2+} 通透性增加
   B. CO_2 潴留使 pH 下降
   C. 继发性红细胞增多，使血液黏稠度增加
   D. 痰栓使细小支气管阻塞
   E. 肺间质性炎症引起肺小动脉炎
7. 肺动脉高压的诊断标准是右心导管测量
   A. 海平面、静息状态下肺动脉平均压>$20cmH_2O$
   B. 运动后肺动脉平均压>$20cmH_2O$
   C. 海平面、静息状态下肺动脉平均压≥$25cmH_2O$
   D. 运动后肺动脉平均压>25mmHg
   E. 运动后肺动脉平均压=$20cmH_2O$
8. 肺源性心脏病时最常见的心脏改变是
   A. 右心房肥大
   B. 左心房肥大
   C. 右心室肥大
   D. 左心室肥大
   E. 左心房+左心室肥大
9. 下列有关肺源性心脏病和心力衰竭的说法哪项是错误的
   A. 肺源性心脏病者肺动脉压均超过正常范围
   B. 以右心力衰竭为主
   C. 少数患者也可见左心力衰竭
   D. 反复肺部感染，细菌毒素对心肌的毒性作用可促进心力衰竭
   E. 心肌缺氧，乳酸堆积，高能磷酸键合成降低，使心肌功能受损
10. 肺源性心脏病肺动脉高压形成的多项因素中，经治疗后明显降低肺动脉压的是
    A. 慢性支气管炎所致血管炎
    B. 缺氧和高碳酸血症致肺血管收缩
    C. 肺气肿压迫肺毛细血管
    D. 慢性缺氧所致肺血管重建
    E. 肺泡壁破裂所致肺循环阻力增大
11. 慢性肺源性心脏病肺、心功能代偿期不具有的体征是
    A. 肺气肿征
    B. $P_2>A_2$
    C. 颈静脉充盈
    D. 剑突下心脏收缩期搏动
    E. 右心室奔马律
12. 慢性肺源性心脏病肺心功能代偿期的表现中，下述哪项是错误的
    A. 肺动脉第二音亢进提示肺动脉高压
    B. 干、湿啰音提示支气管内有感染
    C. 三尖瓣区听到收缩期杂音提示右心肥厚
    D. 剑突下出现心脏收缩期搏动提示左心肥厚
    E. 颈静脉充盈提示胸腔内压升高，并非都有心力衰竭
13. 典型慢性肺心病 X 线所见以下哪项是错误的
    A. 肺气肿征
    B. 右下肺动脉横径<15mm
    C. 肺动脉段高度≥3mm
    D. 肺动脉圆锥显著凸出
    E. 右心室增大征
14. 早期慢性肺源性心脏病的诊断依据是
    A. 长期肺、支气管疾病史
    B. 发绀
    C. 双肺干、湿啰音
    D. 肺动脉高压及右心室增大征象
    E. 高碳酸血症
15. 判断慢性肺源性心脏病心力衰竭，在下列各项中无意义

的是
A. 下肢水肿
B. 缺氧与高碳酸血症
C. 剑突下可闻及收缩期杂音
D. 颈静脉充盈与右肋下肝大
E. 发绀

16. 下列哪项超声心动图检查结果不支持肺源性心脏病的诊断
A. 右室流出道内径≥30mm
B. 右室前壁厚度≥5mm
C. 右心室内径≥20mm
D. 左、右心室内径的比值>2
E. 右肺动脉内径≥18mm

17. 下列哪项不能作为肺源性心脏病的诊断依据
A. 肺动脉瓣第二心音亢进
B. 剑突下心脏收缩期搏动
C. 肝肋下3cm
D. 肝颈静脉回流征阳性
E. 双下肢水肿

18. 下列哪项是降低肺源性心脏病肺动脉高压的首选治疗是
A. 氧疗
B. 支气管扩张剂
C. 利尿药
D. 呼吸兴奋剂
E. 强心剂

19. 慢性肺源性心脏病呼吸性酸中毒最有效的治疗措施是
A. 输碳酸氢钠
B. 应用抗生素
C. 改善呼吸功能
D. 应用强心剂
E. 应用利尿药

20. 慢性肺源性心脏病肺心功能失代偿期关键性的治疗是正确应用
A. 平喘药物
B. 利尿药
C. 祛痰剂
D. 呼吸中枢兴奋剂
E. 抗生素

21. 肺、心功能失代偿的慢性肺源性心脏病患者，下列治疗措施哪项是错误的
A. 持续低流量吸氧
B. 积极控制呼吸道感染
C. 常规应用强心剂
D. 合理选用呼吸兴奋剂
E. 保持呼吸道通畅

22. 最容易发生洋地黄中毒的心脏病是
A. 风湿性心脏病
B. 肺源性心脏病
C. 先天性心脏病
D. 冠状动脉粥样硬化性心脏病
E. 高血压心脏病

23. 慢性肺源性心脏病肺、心功能失代偿期患者应慎重使用的药物是
A. 抗生素
B. 祛痰药
C. 解痉平喘药
D. 呼吸兴奋剂
E. 镇静药

24. 肺源性心脏病肺、心功能失代偿期控制感染时选择抗生素的原则，下列哪项不恰当
A. 参考痰细菌培养及药敏试验
B. 根据患者所在地常见病原菌及药物敏感情况选用抗生素
C. 院外感染多选用抗革兰阳性菌的药物
D. 院内感染多选用抗革兰阴性菌的药物
E. 原则上选用广谱抗生素，尽快控制感染

25. 肺源性心脏病应用血管扩张剂的指征是
A. 心率>120次/分
B. 并发肺性脑病者
C. 呼吸衰竭者
D. 顽固性心力衰竭者
E. 吸氧后水肿不消除者

26. 肺性脑病不能用高浓度吸氧的主要原因是
A. 缺氧不是主要的因素
B. 可引起氧中毒
C. 解除了颈动脉窦的兴奋性
D. 促使二氧化碳排出过快
E. 诱发代谢性碱中毒

27. 苯巴比妥（鲁米那）用于下列哪种疾病是危险的
A. 肺源性心脏病合并肺性脑病
B. 心源性休克
C. 肺脓肿
D. 肺癌
E. 干性胸膜炎

28. 慢性肺源性心脏病患者痰液黏稠，首选的治疗措施是
A. 气管插管
B. 气管切开
C. 肌内注射α糜蛋白酶
D. 雾化吸入
E. 肾上腺皮质激素吸入

29. 关于慢性肺源性心脏病心力衰竭的患者使用利尿药，下列哪项是正确的
A. 出现水肿即可使用
B. 水肿严重者应迅速利尿
C. 宜选用作用温和的利尿药，联合保钾利尿药，小剂量短疗程使用
D. 为避免出现代谢性碱中毒，常用乙酰唑胺
E. 足量，持续使用效果较好

30. 慢性肺源性心脏病并发心律失常最多表现为
A. 室性期前收缩
B. 房性期前收缩
C. 心房扑动
D. 心房颤动
E. 心室颤动

31. 肺源性心脏病并发心律失常最具特征性的类型为
A. 心室颤动
B. 房性期前收缩
C. 紊乱性房性心动过速
D. 紊乱性室性心动过速
E. 阵发性室上性心动过速

32. 慢性肺源性心脏病最常见的酸碱失衡类型是
A. 呼吸性碱中毒
B. 呼吸性酸中毒

C. 代谢性酸中毒
D. 代谢性碱中毒
E. 高 AG 代酸

33. 肺源性心脏病患者出现心室颤动、心搏骤停以致突然死亡最常见的原因是
A. 急性广泛心肌梗死
B. 急性严重心肌缺氧
C. 右心功能不全
D. 左心功能不全
E. 合并脑血管意外

34. 动脉性肺动脉高压不包括
A. 特发性
B. 遗传性
C. 新生儿持续性
D. 疾病相关性
E. 肺发育异常

35. 低氧血症所致肺动脉高压不包括
A. 慢性阻塞性肺疾病
B. 间质性肺疾病
C. 肺动脉近端血栓栓塞
D. 睡眠呼吸障碍
E. 肺泡低通气病变

36. 属于特发性肺动脉高压不常见症状的是
A. 头晕或晕厥
B. 呼吸困难
C. 胸痛
D. 咳痰
E. 咯血

【A_2 型题】

37. 男性，56 岁。肺源性心脏病史 10 年，因有谵语、抽搐，欲使用镇静药，应选下列哪种药物
A. 苯巴比妥
B. 氯丙嗪
C. 异丙嗪
D. 水合氯醛
E. 哌替啶

38. 男性，67 岁，肺源性心脏病急性加重期患者。血气分析：pH 7.25，$PaCO_2$ 70mmHg，HCO_3^- 30mmol/L。对其酸碱失衡的治疗措施应为
A. 静脉滴注 5%碳酸氢钠
B. 静脉滴注盐酸精氨酸
C. 给予利尿药
D. 补充氯化钾
E. 改善通气功能

39. 慢性肺源性心脏病患者人工通气过程中测血气，pH 7.5，$PaCO_2$ 24mmHg，HCO_3^- 20mmol/L。对此患者正确的治疗是
A. 不需处理
B. 加大吸气压力
C. 补充碱性药物
D. 补充酸性药物
E. 减少潮气量

40. 女性，58 岁。肺源性心脏病史 5 年，急性加重 2 天来院，既往无高血压病史。头痛，恶心，烦躁。血压 160/92mmHg，心率 100 次/分，对此患者主要的治疗应是
A. 降压药口服
B. 地西泮静脉注射
C. 改善通气、氧疗
D. 呼吸兴奋剂的使用
E. 甘露醇静脉滴入

41. 某肺源性心脏病患者，经综合治疗一般状况好转，已可在床上活动，今晨出现兴奋躁动。血气分析：$PaCO_2$ 60mmHg，PaO_2 50mmHg，pH 7.5，BE +20mmol/L，血 K^+ 3.2mmol/L，血 Cl^- 64 mmol/L，此患者治疗应采取
A. 补碱性药物
B. 停止吸氧
C. 加大利尿药物剂量
D. 给氯丙嗪
E. 补氯化钾和盐酸精氨酸

42. 女性，52 岁。因肺源性心脏病急性加重住院。查体：双瞳孔不等大，对光反射迟钝，患者呈昏迷状态。对此患者除综合治疗外，目前应给与的主要药物是
A. 氢氯噻嗪
B. 螺内酯
C. 氨苯蝶啶
D. 乙酰磺胺
E. 甘露醇

43. 某肺源性心脏病患者急性加重 2 天入院，神志清楚，PaO_2 30mmHg，$PaCO_2$ 72mmHg，吸入 40% 浓度氧后，测 PaO_2 80mmHg，$PaCO_2$ 98mmHg，出现昏迷，发生上述情况的原因是
A. 气道阻力增加
B. 感染中毒性脑病
C. 心排血量降低
D. 基础代谢率增加
E. 通气受到抑制

44. 男性，67 岁。原有肺源性心脏病，受凉后加重，咳脓性痰，伴发热、烦躁、呼吸困难，入院前 4 小时神志模糊，嗜睡。查体：明显发绀，昏迷，血压 100/60mmHg，无病理反射，可能的并发症是
A. 休克
B. 肺性脑病
C. 弥散性血管内凝血
D. 脑血管意外
E. 消化道出血

45. 男性，65 岁。慢性咳嗽已 20 余年，有肺气肿征，1 周来咳嗽加重，黄痰不易咳出，气促加重。血气分析：pH 7.31，PaO_2 50mmHg，$PaCO_2$ 60mmHg，如何改善缺氧
A. 立即吸入高浓度氧
B. 间歇吸入纯氧
C. 呼气末正压呼吸
D. 持续低浓度给氧
E. 立即用双氧水，静脉内给氧

46. 男性，67 岁。吸烟。家属发现患者呼之不应半小时急送医院。有 COPD 病史 30 余年。查体：BP 150/50mmHg，浅昏迷，球结膜水肿。双肺可闻

及干、湿啰音，$A_2<P_2$。下肢水肿。为明确诊断首选的检查是

A. 动脉血气分析
B. 胸部X线片
C. 超声心动图
D. 动态心电图
E. 肺功能

47. 男性，50岁。患肺源性心脏病4年，住院后10天感染已控制，虽持续使用利尿药，但右心力衰竭症状无改善，应选择的治疗是

A. 不用强心剂
B. 使用毒毛花苷K常规量
C. 使用毛花苷C常规量
D. 使用毒毛花苷K常规负荷量的4/5
E. 使用毛花苷C常规负荷量的1/2

48. 男性，68岁。反复咳嗽、咳痰、气促41年，心悸、水肿5年，近1周来症状加重入院。查体：呼吸急促，双肺可闻及干、湿啰音，P_2亢进，三尖瓣区闻及3/6级收缩期杂音。肝右肋下4cm，压痛(+)，肝颈静脉回流征阳性，下肢水肿。此时首选的治疗是使用

A. 强心剂
B. 利尿药
C. 心血管扩张剂
D. 抗生素
E. 祛痰剂

49. 男性，59岁。咳嗽、咳痰6年，心悸、气促2年。查体：口唇发绀，颈静脉充盈，桶状胸，双下肢轻肿，肝颈静脉回流征阴性，三尖瓣区收缩期杂音，腹水征阴性。血气分析：$PaCO_2$ 56mmHg，PaO_2 49mmHg，pH 7.56，该患者应诊断为

A. 慢性支气管炎
B. 慢性阻塞性肺疾病
C. 慢性阻塞性肺疾病、慢性肺源性心脏病、呼吸衰竭
D. 慢性阻塞性肺疾病、慢性肺心病、心功能失代偿期
E. 慢性阻塞性肺疾病、慢性肺心病、心、肺功能代偿期

50. 女性，65岁。反复咳嗽、咳痰20年，喘憋伴间断下肢水肿10年。查体：BP 145/90 mmHg，双肺可闻及湿啰音。心电图检查见：Ⅱ、Ⅲ导联P波振幅为0.26mV；V_1导联P波直立，振幅为0.2mV；P波宽度均正常。最可能的心电图诊断是

A. 右心房扩大
B. 右心室肥大
C. 左心房扩大
D. 左心室肥大
E. 双心房扩大

51. 男性，48岁。长期咳嗽，咳痰10余年，气促5年。查体：口唇发绀，颈静脉充盈，双肺干、湿啰音，肝肋下0.5cm，下肢轻度水肿。判定患者有无右心衰竭体征的主要依据是

A. 颈静脉充盈
B. 下肢水肿
C. 双肺干、湿啰音
D. 肝脏有无触痛
E. 肝颈静脉回流征阳性

52. 男性，56岁。咳嗽、咳痰10年。查体：桶状胸，双肺湿啰音，剑突下收缩期搏动，三尖瓣区收缩期杂音，肝、脾不大，下肢无水肿，应诊断为

A. 慢性支气管炎
B. 慢性阻塞性肺疾病
C. 慢性阻塞性肺疾病+肺源性心脏病（代偿期）
D. 慢性阻塞性肺疾病+肺源性心脏病伴右心力衰竭
E. 以上都不是

53. 有长期咳嗽史患者，其心电图QRS额面平均电轴≥90°，重度顺时针向转位，$RV_1+SV_5\geq 1.05mV$，PⅡ>0.22mV。最可能的诊断是

A. 阻塞性肺气肿
B. 支气管哮喘
C. 慢性肺源性心脏病
D. 风湿性心脏病二尖瓣狭窄
E. 心房间隔缺损

【A_3/A_4型题】

（54~56题共用题干）

男性，64岁。有肺源性心脏病史5年，经常头痛、头晕，1周来咳嗽加重，咳黄痰，呼吸困难，头痛加重，昨日起嗜睡，谵语。查体：神志不清，颜面水肿，球结膜水肿，口唇发绀，颈静脉充盈，双肺广泛干、湿啰音，肝肋下4cm，腹水征（+），下肢水肿，膝反射减弱，巴宾斯基征（+）。pH 7.20，$PaCO_2$ 100mmHg，PaO_2 40mmHg，HCO_3^- 23 mmol/L，BE −8mmol/L。

54. 该患者神志不清，最可能是由于发生了

A. 高血压脑病
B. 脑梗死
C. 肺性脑病
D. 感染中毒性脑病
E. 以上都不是

55. 患者发生了哪一类型的酸碱平衡失调

A. 失代偿性呼吸性酸中毒
B. 代偿性呼吸性酸中毒
C. 呼吸性酸中毒合并代谢性酸中毒
D. 代谢性酸中毒
E. 呼吸性酸中毒合并代谢性碱中毒

56. 该患者立即应采取的治疗措施是

A. 选用有效抗生素
B. 改善通气和低流量吸氧
C. 使用呼吸兴奋剂

D. 使用降压药
E. 甘露醇静脉滴注
（57~59题共用题干）
女性，56岁。诊断肺源性心脏病3年，2天前受凉后发热，咳嗽、咳痰加重，咳黄痰，呼吸困难不能平卧。查体：明显发绀，颈静脉怒张，双肺广泛散在干湿啰音，心率110次/分，三尖瓣区收缩期杂音，肝肋下3cm，下肢水肿。
57. 该患者病情加重的主要原因是
A. 呼吸道感染
B. 心动过速
C. 严重缺氧
D. 未坚持用洋地黄
E. 肺功能进行性降低
58. 该患者最可能发生的酸碱平衡失调是
A. 呼吸性碱中毒
B. 呼吸性酸中毒
C. 呼吸性酸中毒合并代酸
D. 呼吸性酸中毒合并代碱
E. 代谢性碱中毒
59. 该患者最重要的治疗措施是使用
A. 利尿药
B. 强心剂
C. 呼吸兴奋剂
D. 有效抗生素
E. 血管扩张剂
（60~62题共用题干）
男性，71岁。吸烟。反复咳嗽、咳痰、气促40余年，胸闷、心悸2年，加重伴发热1周，昏睡3小时入院。入院后查体：BP 140/90mmHg，嗜睡状，呼之能应，瞳孔等大等圆，对光反射存在，口唇发绀，双肺可闻及干、湿啰音，心率120次/分，期前收缩3次/分，下肢凹陷性水肿。
60. 该患者最可能的诊断是
A. 冠状动脉硬化性心脏病
B. 慢性肺源性心脏病
C. 风湿性心脏病
D. 原发性心肌病
E. 高血压心脏病
61. 假设上述诊断成立，补充查体时还可出现的最主要体征是
A. 心音强弱快慢不等
B. 心界向左下扩大
C. 心界向左、右两侧扩大
D. 肺动脉瓣区第二心音亢进
E. 心尖区可闻及3/6级粗糙吹风样全收缩期杂音
62. 假设上述诊断成立，其出现昏睡最可能的原因是
A. 代谢性碱中毒
B. 中毒性脑病
C. 肺性脑病
D. 脑梗死
E. 脑出血
（63~64题共用题干）
男性，58岁。患慢性肺源性心脏病，入院后咳嗽、呼吸困难、昏迷，经气管切开后症状好转，4天后咳黄痰增加。WBC $11\times10^9/L$。
63. 该患者入院时可能的并发症是
A. 肺性脑病
B. 脑血管意外
C. 中毒性脑病
D. 休克
E. 以上都不是
64. 患者在气管切开机械通气后，可能出现的酸碱失衡是
A. 呼吸性酸中毒
B. 呼吸性碱中毒
C. 呼吸性酸中毒合并代谢性酸中毒
D. 呼吸性酸中毒合并代谢性碱中毒
E. 代谢性碱中毒

【B_1型题】

（65~69题共用备选答案）
慢性肺心病血气结果如下
A. pH 7.30，$PaCO_2$ 64mmHg，BE +2mmol/L
B. pH 7.20，$PaCO_2$ 90mmHg，EE −10mmol/L
C. pH 7.45，$PaCO_2$ 60mmHg，BE +15mmol/L
D. pH 7.48，$PaCO_2$ 30mmHg，BE −3mmol/L
E. pH 7.38，$PaCO_2$ 54mmHg，BE −4mmol/L
65. 呼吸性碱中毒
66. 代偿性呼吸性酸中毒
67. 呼吸性酸中毒合并代谢性酸中毒
68. 失代偿性呼吸性酸中毒
69. 呼吸性酸中毒合并代谢性碱中毒
（70~71题共用备选答案）
A. 慢性缺氧所致肺血管重建
B. 缺氧性肺血管收缩
C. 支气管肺感染和阻塞
D. 血液黏稠度增加
E. 气道炎症
70. 肺源性心脏病肺动脉高压形成的解剖因素是
71. 肺源性心脏病肺动脉高压形成的功能因素是
（72~75题共用备选答案）
A. 呼吸衰竭经大量利尿药治疗后
B. 应用过量安眠镇静药后
C. CO_2严重潴留气管切开机械通气后
D. 静脉注射氨茶碱后
E. 并发中毒性休克后
72. 容易出现代谢性碱中毒
73. 容易出现代谢性酸中毒
74. 容易出现呼吸性碱中毒
75. 容易出现呼吸性酸中毒

第三章　支气管哮喘

【A_1 型题】

1. 控制支气管哮喘发作最重要的措施是规律使用
   A. 吸入糖皮质激素
   B. 口服糖皮质激素
   C. 长效 β_2 受体激动药
   D. 短效 β_2 受体激动药
   E. 抗组胺药物
2. 引起支气管哮喘发作，释放细胞因子和炎性介质的细胞是
   A. 气道上皮细胞
   B. 肥大细胞
   C. 嗜酸性粒细胞
   D. 肺泡巨噬细胞
   E. 以上都包括
3. 有关支气管哮喘发病机制的描述，不正确的是
   A. 气道慢性炎症是哮喘的本质
   B. 气道高反应性（AHR）者均可诊断哮喘
   C. 变应原进入体内后可释放多种活性介质诱导哮喘发生
   D. 迟发相哮喘反应（LAR）是气道慢性炎症的结果
   E. 神经因素也被认为是哮喘发病的重要环节
4. 关于支气管哮喘症状，下述哪项不正确
   A. 发作性伴有哮鸣音的呼吸困难
   B. 发作性胸闷和咳嗽
   C. 有时咳嗽可为唯一症状
   D. 咳大量黏性脓痰
   E. 在夜间及凌晨发作和加重是其特征之一
5. 关于支气管哮喘体征，下述哪项不正确
   A. 发作时胸部呈过度充气状态
   B. 有广泛的哮鸣音
   C. 吸气音延长
   D. 在严重哮喘时哮鸣音可不出现
   E. 非发作期查体可无异常发现
6. 哮喘发作时，肺通气功能指标中下降最明显的是
   A. 功能余气量
   B. 肺活量
   C. 用力肺活量
   D. 补呼气量
   E. 补吸气量
7. 支气管激发试验不正确的是
   A. 测定气道反应性
   B. 一般适用于通气功能在正常预计值的 70% 以上的患者
   C. FEV_1 下降≥20%，可诊断为激发试验阳性
   D. 通过吸入药物的累积计量和浓度做定量判断
   E. 常用吸入剂为生理盐水
8. 关于支气管哮喘概念的描述，正确的是
   A. 支气管哮喘是一种气道慢性炎症性疾病，临床表现为反复发作的喘息、气促、胸闷或咳嗽等症状，常在夜间和/或清晨发作、加剧，多数患者可自行或经治疗后缓解
   B. 支气管哮喘是支气管黏膜的慢性非特异性炎症，临床表现为反复发作的喘息、气促、胸闷或咳嗽等症状，常在白天发作、加剧，多数患者可自行或经治疗后缓解
   C. 支气管哮喘是多种炎性细胞参与的气道慢性炎症，临床表现为反复发作的喘息、气促、胸闷或咳嗽等症状，常在夜间和/或清晨发作、加剧，多数患者虽经治疗仍不能缓解
   D. 支气管哮喘是支气管黏膜的慢性非特异性炎症，临床表现为持续的喘息、气促、胸闷或咳嗽等症状，多数患者虽经治疗仍不能缓解
   E. 支气管哮喘是只有肥大细胞参与的气道慢性炎症，临床表现为反复发作性的喘息、气促、胸闷或咳嗽等症状，常在夜间和/或清晨发作、加剧，多数患者可自行或经治疗后缓解
9. 典型支气管哮喘发作时最主要的临床表现为
   A. 吸气性呼吸困难，双肺哮鸣音
   B. 呼气性呼吸困难，双肺哮鸣音
   C. 端坐呼吸，两肺密布中小水泡音
   D. 呼气性呼吸困难，两肺散在干湿啰音
   E. 进行性呼吸困难，肺部局限性哮鸣音
10. 支气管哮喘发作时肺部典型体征是
    A. 两肺密布湿啰音
    B. 两肺密布哮鸣音
    C. 干、湿啰音同时存在
    D. 两肺可听到支气管呼吸音
    E. 两肺语颤增强
11. 诊断不典型支气管哮喘的依据是
    A. 血中嗜酸性粒细胞增多
    B. 有阻塞性通气功能障碍
    C. 血清 IgE 升高
    D. 反复发作性呼气性呼吸困难伴哮鸣音
    E. 气道激发试验阳性
12. 下列诊断支气管哮喘的依据

中，哪一项是错误的
A. 有反复发作的支气管哮喘史
B. 发作时有呼气性呼吸困难
C. 肺部满布哮鸣音
D. 支气管扩张药治疗有效
E. 发作性吸气性呼吸困难

13. 支气管哮喘与变态反应性支气管肺曲菌病不同点主要为
A. 有变应原接触史
B. 血中嗜酸性粒细胞增多
C. 喘息
D. 致敏原阳性
E. 胸部X线表现

14. 支气管哮喘与慢性阻塞性肺疾患的鉴别最有价值的是
A. 肺气肿体征
B. 两肺普遍哮鸣音
C. 支气管舒张试验阳性
D. 咳嗽、咳痰、喘息病史
E. 呼气期带喘鸣的呼吸困难

15. 下列何种疾病应用特布他林气雾剂吸入，可使呼吸困难很快改善
A. 急性左心力衰竭
B. 慢性支气管炎
C. 支气管哮喘
D. ARDS
E. 支气管肺癌

16. 在鉴别支气管哮喘与急性左心衰竭时，下列哪项支持后者
A. 两肺布满哮鸣音
B. 咳嗽、咳痰病史
C. 两肺底湿啰音
D. 发热
E. X线胸片：肺纹理增强

17. 支气管哮喘发作时禁用
A. 麻黄素
B. 肾上腺素
C. 吗啡
D. 氨茶碱
E. 特布他林

18. 消除支气管哮喘气道炎症最有效的药物是
A. 糖皮质激素
B. 抗生素
C. 抗组胺药
D. β_2受体激动药
E. 色甘酸钠

19. 有关支气管舒张试验，不正确的是
A. 测定气道可逆性
B. 常用吸入性的沙丁胺醇
C. 阳性为PEF较治疗前≥12%
D. 阳性为FEV_1较用药前增加≥12%
E. 阳性为FEV_1绝对值较用药前增加≥200ml

20. 诊断不典型支气管哮喘至少一项阳性中不包括
A. 支气管激发试验阳性
B. 运动试验阳性
C. 支气管舒张试验阳性
D. 昼夜PEF变异率≥20%
E. IgE升高

21. 支气管哮喘发作时最常见的血气改变是
A. pH上升，PaO_2下降，$PaCO_2$降低
B. pH上升，PaO_2下降，$PaCO_2$上升
C. pH下降，PaO_2下降，$PaCO_2$降低
D. pH下降，PaO_2下降，$PaCO_2$上升
E. pH正常，PaO_2下降，$PaCO_2$上升

22. 支气管哮喘急性发作的严重程度分级不包括
A. 轻度
B. 中度
C. 重度
D. 危重度
E. 极危重度

23. 支气管哮喘非急性发作期的分级不包括
A. 间歇发作
B. 轻度持续
C. 中度持续
D. 重度持续
E. 哮喘持续状态

24. 治疗支气管哮喘最有效的药物是
A. 沙丁胺醇
B. 布地奈德
C. 色甘酸钠
D. 曲尼司特
E. 氨茶碱

25. 氨茶碱的安全有效浓度为
A. 10~20mg/L
B. 25mg/L
C. 25~30mg/L
D. 20~25mg/L
E. 6~15mg/L

26. 判断支气管哮喘控制水平的临床特征是
A. 日间症状
B. 活动受限
C. 夜间症状/憋醒
D. 对缓解药物治疗/急救治疗的需求
E. 以上都包括

27. 治疗支气管哮喘气道慢性炎症的药物不包括
A. 吸入型糖皮质激素
B. 白三烯调节剂
C. 长效β_2受体激动药
D. 短效吸入型抗胆碱药
E. 缓释茶碱

28. 重症支气管哮喘发作时，除吸氧外，应首先采取下列哪项措施
A. 尽可能找出变应原，除去诱因或进行抗原脱敏疗法
B. 采用β_2受体激动药，抗生素和促肾上腺皮质激素
C. 积极应用免疫抑制剂，色甘酸钠，必要时用菌苗疗法
D. 缓解气道阻塞，支气管扩张剂使用，控制感染，纠正水电解质及酸碱平衡失调，应用糖皮质激素
E. 大剂量广谱抗生素及抗原脱敏治疗

29. 治疗支气管哮喘吸入用药的吸入方法有

A. 定量气雾剂
B. 定量气雾剂+储物罐
C. 干粉吸入
D. 雾化吸入
E. 以上都是

30. 治疗支气管哮喘非急性发作期的患者，不正确的是
A. 应进行哮喘知识教育和环境控制、避免诱发因素
B. 任何情况都无须使用速效β_2受体激动药
C. 第四步方案是中或高剂量吸入激素加长效β_2受体激动药+白三烯调节剂
D. 对于未经治疗的持续性哮喘患者初始治疗可选用低剂量吸入激素
E. 初始评估提示哮喘处于严重未控制可选用低剂量吸入激素加长效β_2受体激动药

31. 哮喘严重发作时，下列哪项是通气不足的可靠指标
A. 弥漫性哮鸣音
B. 明显发绀
C. 呼气性呼吸困难
D. $PaO_2<60mmHg$
E. $PaCO_2>50mmHg$

32. 支气管哮喘患者急性发作时，$PaCO_2$逐渐增高表示
A. 没有临床意义
B. 病情好转
C. 病情严重
D. 发作早期
E. 有心血管并发症

【A_2型题】

33. 男性，32岁。发作性咳嗽、喘息8年。查体：两肺呼气性哮鸣音为主，伴两肺少量湿啰音。X线胸片及喉镜检查未见异常。其最可能的诊断是
A. 支气管哮喘
B. 慢性阻塞性肺疾病
C. 急性左心衰竭
D. 气管内肿物
E. 慢性喉炎

34. 男性，60岁。2年来劳累后心悸、气促，并常出现夜间阵发性呼吸困难，不能平卧，咳白色泡沫样痰。查体：心律齐，心率120次/分，双肺哮鸣音及肺底湿啰音。诊断应首先考虑为
A. 支气管哮喘
B. 支气管内膜结核
C. 急性左心衰竭
D. 慢性阻塞性肺疾病
E. 自发性气胸

35. 女性，35岁。支气管哮喘重度发作2天，使用氨茶碱、沙丁胺醇、大剂量激素治疗无效。查体：呼吸浅快，口唇发绀，神志不清，双肺呼吸音较弱。血气分析：PaO_2 50mmHg，$PaCO_2$ 70mmHg。进一步救治措施应为
A. 静脉推注甲泼尼龙
B. 给予高浓度吸氧
C. 静脉滴注5%碳酸氢钠
D. 联合应用抗生素静脉滴注
E. 气管插管，机械通气

36. 应用氨茶碱治疗支气管哮喘，既能使其发挥最好疗效，又不致产生毒性反应的最有效的方法是
A. 缓慢静脉注射
B. 缓慢静脉滴注
C. 口服
D. 与异丙托溴铵合用
E. 血浆药物浓度监测

37. 男性，19岁。喘息半日，每年春秋季有类似发作。查体：体温36.5℃，端坐呼吸，两肺广泛哮鸣音。白细胞$7.6\times10^9/L$，嗜酸性粒细胞0.76。最可能的诊断是
A. 慢性阻塞性肺疾患
B. 支气管哮喘
C. 过敏性肺炎
D. 急性支气管炎
E. 急性左心衰竭

38. 男性，18岁。反复喘息发作2年，常在春季发病，表现为突然发作呼吸困难，每次发作1~2小时，经咳出白色黏痰后症状缓解。血常规：嗜酸性粒细胞增多，IgE增高，X线胸片正常，应诊断为
A. 支气管哮喘
B. 急性左心衰竭
C. 急性间质性肺炎
D. 复发性多软骨炎
E. 慢性支气管炎

39. 男性，65岁。突然呼吸困难、喘息、咳嗽，听诊双肺哮鸣音及湿啰音，心电图示左心室心肌肥厚劳损，应首先考虑下列哪一诊断
A. 支气管哮喘
B. 过敏性肺炎
C. 慢性支气管炎急性加重期
D. 急性左心衰竭
E. 支气管肺癌合并感染

40. 男性，44岁，工人。自诉20年前，不慎感冒而咳嗽、咳痰，1周后发生气促、喘息。以后每逢气候改变或精神激动时，即发生喘息及咳嗽，遇到异味也有阵发性发作，20年来经抗生素治疗无效。查体：桶状胸，两肺散在高调干啰音，心脏无显著改变。原发病考虑
A. 急性支气管炎
B. 慢性支气管炎
C. 过敏性肺炎
D. 支气管哮喘
E. 支气管内膜结核

41. 男性，20岁。因反复喘息而求医，常在春季发病，为突然发作呼吸困难、咳嗽，凌晨加重，咳出白色黏痰后气促减轻，喘息停止。血常规检查嗜酸性粒细胞0.90，IgE增高。X线胸片正常。应首先考虑诊断为
A. 支气管哮喘

B. 慢性支气管炎急性加重
C. 肺嗜酸性粒细胞增多性浸润
D. 药物性肺损伤
E. 急性左心衰竭

42. 支气管哮喘重症发作，PaO_2 60mmHg，$PaCO_2$ 60mmHg，pH 7.34，病情严重的主要根据是
A. 双肺哮鸣音
B. 端坐呼吸
C. 发绀
D. 低氧血症
E. 二氧化碳潴留

43. 男性，58岁。糖尿病10年，近半月夜间阵发性哮喘发作，被迫坐位，气促，10分钟后自行缓解。查体：肥胖，BP 170/110 mmHg，R 25次/分，P 110次/分，两肺底部湿啰音，无哮鸣音。初步诊断为
A. 支气管哮喘
B. 急性左心衰竭
C. 急性支气管炎
D. 肺动脉栓塞
E. 以上都不是

44. 男性，20岁。近1周咳嗽、咳痰，2天来呼吸困难带喘鸣，无发热，大汗，面色苍白，肢凉，脉搏120次/分，血压90/60mmHg，双肺哮鸣音，心脏无杂音，口唇发绀，最可能的诊断是
A. 急性左心衰竭
B. 急性支气管炎
C. 肺炎链球菌肺炎
D. 支气管哮喘急性发作
E. 过敏性肺炎

【A_3/A_4型题】

（45~47题共用题干）

男性，28岁。自12岁起每年春秋季反复出现喘息发作、咳嗽，用抗生素、异丙肾上腺素吸入有效，5天前感冒后又发生喘息，不能平卧。查体：大汗淋漓，发绀，脉搏细速，P 120次/分，BP 160/100 mmHg，T 37.6℃，双肺闻广泛哮鸣音。血气：$PaCO_2$ 50mmHg，PaO_2 50mmHg。WBC $10.1\times10^9/L$。

45. 此患者最可能的诊断是
A. 慢性支气管炎急性加重期
B. 支气管哮喘急性发作期
C. 急性左心衰竭
D. 过敏性肺炎
E. 支气管肺癌

46. 判定该患者病情严重的最主要的指标是
A. 双肺哮鸣音
B. 血压升高
C. 体温升高
D. $PaCO_2$增加
E. 白细胞数增多

47. 该患者应立即采取的治疗措施主要为
A. 低流量吸氧
B. 降压药
C. 支气管扩张药
D. 补液
E. 抗生素

（48~49题共用题干）

女性，30岁。反复发作性呼吸困难、胸闷2年，3天前受寒后咳嗽，咳少量脓痰，接着出现呼吸困难、胸闷，并逐渐加重。查体：无发绀，双肺广泛哮鸣音，肺底部有湿啰音。

48. 最可能的诊断为
A. 支气管内膜结核
B. 支气管哮喘
C. 慢性支气管炎
D. 慢性阻塞性肺疾病
E. 急性左心衰竭

49. 表明气流受限具有可逆性的是
A. 第一秒钟用力呼气容积（FEV_1）占预计值百分比<60%
B. 最大呼气流量（PEF）<60%
C. 吸入沙丁胺醇后FEV_1增加率≥12%
D. 吸入二丙酸倍氯米松后FEV_1增加率≥12%
E. 支气管激发试验阳性

（50~52题共用题干）

男性，42岁。自幼起咳嗽、咳痰、喘息，多为受寒后发作，静脉滴注"青霉素"可缓解，10~20岁无发作，20岁后又有1次大发作，发作时大汗淋漓、全身发绀、端坐不能平卧，肺部可闻及哮鸣音，静脉推注"氨茶碱、地塞米松"可完全缓解。而后反复出现夜间轻微喘息，每周发作3次以上不能入睡，PEF变异率为35%。查体：双肺听诊未闻及干、湿啰音，心率89次/分。

50. 最可能的诊断是
A. 支气管哮喘急性发作期
B. 支气管哮喘慢性持续期
C. 先天性心脏病急性左心衰竭
D. 肺源性心脏病心功能不全
E. 慢性支气管炎急性加重

51. 根据病情程度选择药物治疗最佳方案是
A. 每日吸入氨茶碱+静脉滴注β_2受体激动药
B. 每日雾化吸入β_2受体激动药+静脉滴注氨茶碱
C. 每日雾化吸入抗胆碱药+口服β_2受体激动药
D. 每日吸入糖皮质激素+吸入β_2受体激动药
E. 每日定量吸入糖皮质激素+静脉滴注β_2受体激动药

52. 为了提高疗效，减少复发，教育患者需掌握
A. 正确使用气雾剂的方法
B. 哮喘患者不发作可不用药
C. 抗生素治疗可根治哮喘
D. 哮喘患者不发作不能使用激素
E. 哮喘者需长期规律使用速效β_2受体激动药

（53~55题共用题干）

男性，31岁。咳嗽，呈刺激性，干咳，偶有咳少量黏稠痰，

受寒冷刺激加重，伴气促，每天晚间、清晨均有剧咳而影响睡眠，用过青霉素、氨苄青霉素、头孢菌素和多种祛痰镇咳药症状未能缓解。查体：双肺散在干啰音，心脏正常。胸片：心、肺无异常。WBC 11×10^9/L，FEV_1 占预计值80%。

53. 此患者最可能的诊断是
A. 急性上呼吸道感染
B. 急性支气管炎
C. 支气管内膜结核
D. 支气管哮喘
E. 复发性多软骨炎

54. 对本患者的诊断下列哪项检查价值大
A. 血常规及嗜酸性粒细胞检查
B. 血 IgE 检查
C. 支气管激发试验
D. 纤维支气管镜检查
E. 胸片和 CT 检查

55. 为缓解患者症状，应采用下列哪项治疗方法
A. 可待因+抗生素
B. 祛痰药安普索+抗生素
C. 镇静药地西泮+抗生素
D. 碱性药物+抗生素
E. β_2 受体激动药+糖皮质激素吸入

【B_1 型题】

（56~57 题共用备选答案）
A. 氨茶碱
B. 孟鲁斯特
C. 异丙托溴铵
D. 氟替卡松
E. 酮替芬

56. 白三烯调节剂
57. 吸入型糖皮质激素

（58~61 题共用备选答案）
A. 降低迷走神经兴奋性
B. 激动呼吸道 β_2 受体
C. 拮抗腺苷引起的支气管痉挛
D. 抑制炎性细胞介质释放
E. 激素合成剂

58. 氨茶碱
59. 异丙托溴铵
60. 沙丁胺醇
61. 布地奈德

（62~65 题共用备选答案）
A. 呼气性呼吸困难，双肺普遍哮鸣音
B. 端坐呼吸，咳粉红色泡沫状痰，双肺底水泡音
C. 呼气性呼吸困难，两肺散在干湿啰音
D. 发热，咳嗽，夜间阵发性气促，肺无异常体征
E. 气促或喘鸣，咳嗽，痰中带血

62. 支气管哮喘
63. 急性左心衰竭
64. 慢性支气管炎急性加重
65. 原发性支气管肺癌

第四章 支气管扩张

【A_1 型题】

1. 反复感染的支气管扩张症患者，在抗感染治疗时应覆盖的病原体是
A. 军团菌
B. 金黄色葡萄球菌
C. 肺炎链球菌
D. 白念珠菌
E. 铜绿假单胞菌

2. 支气管肺组织的感染和阻塞所致的支气管扩张症的最常见原因是
A. 肺结核
B. 支气管曲菌感染
C. 婴幼儿麻疹、百日咳、支气管肺炎等感染
D. 肿瘤、异物吸入引起的支气管阻塞
E. 有害气体的吸入损害气道

3. 继发于支气管肺组织炎性病变的支气管扩张多见于
A. 右肺下叶
B. 左肺下叶
C. 右肺中叶
D. 左肺上叶
E. 右肺上叶

4. 目前对支气管扩张最有确诊价值的检查是
A. 胸透
B. 胸部正、侧位片
C. 肺动脉造影术
D. 肺部 HRCT
E. MRPA

5. 支气管扩张症的治疗主要是
A. 手术治疗
B. 气功锻炼
C. 保持呼吸道通畅和控制感染
D. 治疗鼻窦炎和上呼吸道感染
E. 预防应用气管炎菌苗

6. 属于支气管扩张手术治疗禁忌证的是
A. 双下肺均存在局限性支气管扩张病变
B. 合并反复感染
C. 窦性心动过缓，阿托品试验（+）
D. 合并大咯血
E. 合并肺心病

7. 支气管扩张症出现咯血时，一般不主张应用
A. 镇咳药
B. 镇静药
C. 抗生素
D. 止血药
E. 中草药

8. 支气管扩张最有意义的体征是
A. 贫血貌
B. 杵状指
C. 发绀
D. 固定吸气性哮鸣音

E. 局限性固定持久湿啰音

【A_2型题】

9. 女性，40岁。10多年来经常咳嗽，有时咳黄痰，3天前突然咯血约150ml。查体：心肺无明显阳性体征。胸片：双肺下野纹理略增强。考虑诊断可能是
A. 慢性支气管炎
B. 支气管扩张症
C. 支气管内膜结核
D. 支气管肺癌
E. 支气管囊肿继发感染

10. 女性，20岁。自幼咳嗽，经常于感冒后加重，咳大量脓痰，无咯血，考虑诊断为
A. 慢性支气管炎
B. 慢性肺脓肿
C. 支气管扩张症
D. 先天性支气管囊肿
E. 肺气肿继发感染

11. 年轻男患者，反复少量咯血多年，今天突然咯血400～500ml，查体及胸X线片无明显异常，该患最可能的诊断是什么
A. 支气管内膜结核
B. 支气管肺癌
C. 支气管扩张症
D. 急性支气管炎
E. 肺栓塞

12. 男性，60岁。支气管扩张病史20年，突然咯血2天，总量1000ml左右。胸CT示右肺中下叶及左肺下叶呈多发成串囊样改变。下列哪种处置不可取
A. 应用垂体后叶激素
B. 应用高效广谱抗生素
C. 患侧卧位
D. 纤维支气管镜直视下止血
E. 考虑手术治疗

13. 支气管扩张患者清晨突然咯血200ml，中午T 37.4℃，左胸闷，听诊左肺呼吸音减弱，最可能是以下哪种情况
A. 神经过度紧张
B. 肺内继发感染
C. 潜在结核病变播散
D. 血块阻塞气道
E. 心脏方面可能有问题

【A_3/A_4型题】

（14～16题共用题干）

男性，42岁。长期咳嗽、经常咳脓痰15年，经常应用抗生素治疗。发热、咳脓臭痰1周来诊。查体：左肺下背部呼吸音弱，可闻及湿啰音。

14. 考虑诊断可能是
A. 急性肺脓肿
B. 支气管扩张症，继发感染
C. 慢性支气管炎，继发感染
D. 支气管囊肿，继发感染
E. 左下肺炎

15. 治疗药物应选择下列哪项
A. 青霉素
B. 青霉素+复方甘草片
C. 丁胺卡那
D. 哌拉西林/他唑巴坦+丁胺卡那
E. 丁胺卡那+甲硝唑

16. 确诊首选下列哪项检查
A. 胸X线片
B. HRCT
C. 纤维支气管镜
D. 痰细菌培养+药敏
E. 以上都不必做

（17～19题共用题干）

女性，25岁。反复少量咯血多年，今日突然咯血约500ml。查体：心肺未见异常。胸部X线片示双肺下野纹理增粗。

17. 诊断可能是
A. 急性支气管炎
B. 支气管扩张症
C. 支气管内膜结核
D. 支气管肺癌
E. 急性肺梗死

18. 为明确诊断可进一步做下列哪项检查
A. HRCT
B. 肺功能测定
C. 痰细菌培养+药敏
D. 痰抗酸杆菌涂片
E. 纤维支气管镜检查

19. 目前治疗的关键是
A. 保持呼吸道通畅
B. 应用垂体后叶激素
C. 高效广谱抗生素
D. 尽快做胸CT明确出血部位
E. 纤维支气管镜直视下止血

【B_1型题】

（20～23题共用备选答案）
A. 在气候多变的冬、春季节咳嗽、咳痰明显，多为白色黏液痰，听诊双肺可闻及散在干、湿啰音
B. 起病急，有高热、咳嗽、大量脓臭痰；X线检查可见局部浓密炎症阴影，内有空腔液平
C. 常有低热、盗汗、乏力、消瘦症状，干、湿啰音多位于上肺局部
D. 有慢性咳嗽、咳痰、活动时呼吸困难，常伴有慢性鼻窦炎，胸片和胸部CT显示弥漫分布的小结节影
E. 有反复咳脓痰、咯血的病史，可闻及下胸部、背部固定而持久的局限性粗湿啰音

20. 慢性支气管炎
21. 肺脓肿
22. 支气管扩张症
23. 肺结核

第五章　肺　炎

【A_1 型题】

1. 医院获得性肺炎中，病原体进入肺组织引发肺炎最主要的途径是
   A. 飞沫（气溶胶）吸入
   B. 血源性播散
   C. 胃食管反流物误吸
   D. 口咽部分分泌物吸入
   E. 污染空气吸入
2. 有高危因素的医院获得性肺炎患者中，常见的病原体是
   A. 真菌
   B. 病毒
   C. 非典型病原体
   D. 金黄色葡萄球菌
   E. 肺炎克雷伯菌
3. 社区获得性肺炎中，主要病原体最常见的是
   A. 肺炎克雷伯菌
   B. 流感嗜血杆菌
   C. 金黄色葡萄球菌
   D. 肺炎链球菌
   E. 支原体
4. 下列哪种肺炎可呈暴发性流行
   A. 肺炎链球菌肺炎
   B. 肺炎支原体肺炎
   C. 肺炎克雷伯菌肺炎
   D. 严重急性呼吸综合征
   E. 金葡菌肺炎
5. 肺炎链球菌肺炎的抗生素治疗停药指标是
   A. 热退停药
   B. 热退 3 天
   C. 热退 5~7 天
   D. 症状、体征消失
   E. 胸片病变消散
6. 肺炎链球菌的主要致病作用在于
   A. 产生毒素
   B. 产生溶血素
   C. 产生杀白细胞素
   D. 产生组织坏死物质
   E. 荚膜对组织的侵袭力
7. 肺炎链球菌肺炎痊愈后，一般肺部常遗留什么样的病变
   A. 轻微肺纤维化
   B. 局限性肺气肿
   C. 局部机化性肺炎
   D. 小囊肿
   E. 完全吸收不留瘢痕
8. 下列哪项不是促进医院获得性肺炎发病增多的因素
   A. 抗肿瘤化疗
   B. 辅助呼吸
   C. 大量肾上腺皮质激素的应用
   D. 营养良好
   E. 三代头孢菌素的大量应用
9. 下列哪项对肺炎链球菌肺炎的诊断最有价值
   A. 高热、咳铁锈色痰
   B. 白细胞增加，核左移，胞质有中毒颗粒
   C. 胸片大片均匀致密影呈肺叶或肺段分布
   D. 肺部湿啰音
   E. 痰培养肺炎链球菌阳性
10. 肺炎链球菌可引起
    A. 支气管肺炎
    B. 肺脓肿
    C. 大叶性肺炎（即典型肺炎）
    D. 支气管哮喘
    E. 胸膜炎
11. 对耐甲氧西林金葡菌（MRSA）引起的肺炎，首选抗生素是
    A. 青霉素 G
    B. 头孢唑林
    C. 苯唑西林
    D. 万古霉素
    E. 头孢呋辛
12. 关于葡萄球菌肺炎，以下哪项不正确
    A. 重患早期可发生休克
    B. 血浆凝固酶阳性的细菌致病力强
    C. 急骤起病，高热、寒战、胸痛
    D. 大剂量青霉素静脉滴注后，原发病灶一般不需处理
    E. 病情较重，病死率较高
13. 肺炎链球菌肺炎患者若对青霉素过敏，宜选用的有效抗菌药物是
    A. 庆大霉素
    B. 阿米卡星
    C. 链霉素
    D. 左氧氟沙星
    E. 阿莫西林
14. 胸部叩诊音呈浊鼓音可见于
    A. 空洞性肺结核
    B. 肺炎充血期
    C. 胸膜肥厚
    D. 肺气肿
    E. 气胸
15. 肺炎链球菌肺炎合并感染性休克，抗生素治疗哪项不正确
    A. 早期大剂量、联合用药：青霉素+妥布霉素
    B. 静脉滴注给药
    C. 疗程要略长
    D. 可用头孢曲松、头孢拉定
    E. 确定病原菌后应调整用药
16. 肺炎链球菌肺炎应用足量青霉素治疗效果不满意应想到
    A. 选药不当
    B. 用药方法不当，立即将肌内注射改为静脉滴注
    C. 没有联合用药
    D. 诊断是否正确
    E. 是否出现并发症
17. 肺炎链球菌肺炎出现机化性肺炎是由于
    A. 合并混合感染
    B. 合并肺外感染
    C. 没有应用抗生素雾化吸入

D. 肺泡内纤维蛋白没有完全吸收
E. 细菌毒力大

18. 下列哪项是肺炎链球菌肺炎有特殊意义的症状
A. 突然寒战、稽留热
B. 咳嗽、胸痛
C. 气促发绀
D. 咳铁锈色痰
E. 恶心、呕吐、腹胀

19. 肺炎链球菌肺炎治疗的首选抗生素是
A. 红霉素
B. 庆大霉素
C. 氧氟沙星
D. 青霉素G
E. 林可霉素

20. 关于支原体肺炎，以下哪项是错误的
A. 秋、冬季发病多
B. 儿童、青少年多
C. 可引起肺炎性浸润和空洞形成
D. 有咽炎、支气管炎表现
E. 可无明显症状、体征

21. 肺炎支原体肺炎最常见的胸部X线表现是
A. 显示肺部多种形态的浸润影，呈节段性分布，以肺下野为多见
B. 肺叶和小叶实变，叶间隙呈弧形下坠，多发性蜂窝状脓肿形成
C. 肺叶或肺段实变，呈多发性、周围性肺浸润，可伴气囊肿
D. 呈叶、段分布的炎性实变阴影，在实变阴影中可见支气管气道征
E. 病变多在肺上部，呈大片浓密阴影，密度不均，历久不消散，可形成空洞

22. 肺炎伴感染性休克常见于以下肺部炎症，除了
A. 肺炎链球菌肺炎
B. 金黄色葡萄球菌肺炎
C. 克雷伯菌肺炎
D. 铜绿假单胞菌肺炎
E. 支原体肺炎

【A_2型题】

23. 男性，73岁。因脑梗死住院治疗1个月，病情基本稳定。3天前受凉后出现发热，咳嗽，咳红色胶冻性黏痰。查体：T 38.7℃，呼吸急促，口唇发绀，右上肺叩诊浊音，可闻及支气管呼吸音和少量湿啰音。胸部X线片示右上肺大片状阴影，其中可见多个空洞。该患者最可能的诊断是
A. 真菌性肺炎
B. 肺炎链球菌肺炎
C. 肺炎克雷伯菌肺炎
D. 干酪性肺炎
E. 厌氧菌肺炎

24. 女性患者，既往有肾炎史，此次于2天前患肺炎链球菌肺炎。WBC 22×10^9/L，中性粒细胞增多，核左移。尿常规：WBC 1~3/HP，RBC 4~8/HP，蛋白（++），细颗粒管型0~1/HP。以下哪项治疗为宜
A. 红霉素+SMZ-TMP
B. 头孢曲松
C. 青霉素+庆大霉素
D. 青霉素+链霉素
E. 青霉素

25. 女性，32岁。1周前足部有过疖肿，2天前开始发热，头痛伴有高热、寒战，咳脓痰，痰中带血丝，胸痛，听诊两肺呼吸音增强，偶有少量湿啰音。WBC 21×10^9/L，中性粒细胞0.90。胸片两肺散在密度较淡的圆形病变，其中部分病灶有空洞伴液体平面。应考虑为
A. 支气管扩张继发感染
B. 多发性肺囊肿伴感染
C. 肺炎链球菌性肺炎
D. 金黄色葡萄球菌肺炎
E. 肺转移瘤

26. 女性，55岁。既往健康，3周前急性起病，发冷发热，较多量脓血痰，呼吸困难，发绀。体征：右肺叩呈浊音，听诊有水泡音。白细胞 25×10^9/L，中性粒细胞0.92。胸片右下肺大片阴影，边缘不清楚，其中有数个空洞和液平面，伴有局限性液气胸。诊断最可能是
A. 支原体肺炎
B. 过敏性肺炎
C. 病毒性肺炎
D. 肺结核继发感染
E. 金黄色葡萄球菌肺炎

27. 男性，20岁。突然寒战、高热、咳嗽，咳少量黏液痰，时有铁锈色痰，下列哪种疾病可能大
A. 支气管炎
B. 病毒性肺炎
C. 支原体肺炎
D. 肺炎链球菌肺炎
E. 肺炎杆菌肺炎

28. 男性，65岁。诊断肺炎链球菌肺炎，出现呼吸困难、发绀、心悸，心率150次/分，第一心音低钝。肝右肋下3cm，软，压痛（+）。可能为
A. 自发性气胸
B. 呼吸衰竭
C. 肺不张
D. 心力衰竭
E. 休克

29. 女性，19岁，打工者。干咳3个月伴不规则发热，体温波动在37.8~38.5℃，无咯血及关节、肌肉痛，先后多次静脉注射头孢霉素仍未见效，现停经50天。查体：消瘦，双颈部可触及成串小淋巴结，活动，无压痛，右上肺可闻及少量湿啰音。胸片示：右上肺大片密度不均阴影，有小空洞形成。该患者最可能的诊断是

A. 细菌性肺炎
B. 支原体肺炎
C. 变态反应性肺炎
D. 干酪性肺炎
E. 肺脓肿

30. 某肺炎链球菌肺炎患者，胸片示右上肺大片实变阴影。血气分析：pH 7.49，$PaCO_2$ 30 mmHg，PaO_2 66mmHg，BE －2.8 mmol/L。提示
A. 代谢性碱中毒
B. 代谢性酸中毒
C. 呼吸性碱中毒
D. 呼吸性酸中毒+代谢性碱中毒
E. 呼吸性碱中毒+代谢性酸中毒

31. 男性，25 岁，学生。近 2 周来因“备考”较劳累后感觉乏力，今日突发寒战、发热，咳铁锈色痰 1 日而就诊。查体：T 39℃，右上肺可闻及少许湿啰音。WBC 10.8×10^9/L，N 0.85，胸片见右上肺大片状密度均匀增高阴影。最可能的诊断是
A. 右上肺肺炎链球菌肺炎
B. 右上肺干酪性肺炎
C. 右上肺支原体肺炎
D. 右上肺变态反应性肺炎
E. 右上肺癌

32. 男性，40 岁。糖尿病患者，手外伤后 1 周。局部肿胀，跳痛，高热，咳脓性痰伴有右胸痛。查体：手外伤局部脓肿形成。胸片右肺多个液气囊腔。治疗上下列哪项是错误的
A. 青霉素 1000 万单位，每日 2 次静脉滴注
B. 应用胰岛素
C. 手部换药
D. 万古霉素 1 克静脉滴注，每日 2 次
E. 营养支持，对症治疗

33. 男性，20 岁。高热 4 天，咳铁锈色痰。查体：左肺上部叩诊呈实性，呼吸音弱。其胸片表现最大可能是
A. 左上肺纹理增粗
B. 双肺散在片絮状影
C. 左上肺淡片状模糊影
D. 左上肺大片状均匀致密影
E. 左上肺浓淡不均影，可见少许透亮区

34. 女性，17 岁。高热，咳铁锈色痰，右下肺部呼吸音弱。以下哪项不正确
A. 卧床休息支持治疗
B. 首选青霉素
C. 青霉素过敏的选用呼吸喹诺酮类
D. 多重耐药菌株感染可用头孢曲松
E. 不必等待细菌培养结果，立即给予抗生素治疗

35. 女性，18 岁。肺炎链球菌肺炎患者，意识模糊。血气分析：PaO_2 38mmHg，$PaCO_2$ 30mmHg。氧疗时应采用
A. 内给氧
B. 高浓度给氧
C. 持续低流量给氧
D. 鼻导管低浓度给氧
E. 鼻塞低浓度间歇给氧

36. 女性，20 岁。劳累后畏寒、高热，右胸痛。查体：急性病容，口周疱疹，右肺中下部闻及支气管性呼吸音。临床诊断右肺炎，最可能的病原体是
A. 肺炎支原体
B. 肺炎克雷伯菌
C. 肺炎链球菌
D. 肺炎衣原体
E. 金黄色葡萄球菌

37. 男性，51 岁。食管癌术后留置胃管，术后 4 天，发热、咳嗽、气促，痰略呈黄色。查体：右下肺湿啰音。胸片：右肺下叶大片状炎性病变。其最可能的病原体是
A. 金黄色葡萄球菌
B. 铜绿假单胞菌
C. 流感嗜血杆菌
D. 军团菌
E. 肠道革兰阴性杆菌

38. 男性，15 岁。咽痛、咳嗽、乏力 2 周，食欲下降。胸片：左下肺多发斑片浸润影，呈节段性分布。选择用药是
A. 青霉素
B. 红霉素
C. 氧氟沙星
D. 庆大霉素
E. 头孢菌素

【A_3/A_4 型题】

（39~41 题共用题干）

男性，55 岁。因高热 1 天来诊。查体：精神萎靡，四肢末梢凉，T 36.9℃，BP 80/50mmHg，右肺下背部呼吸音弱，闻及湿啰音，右上腹触痛（±）。

39. 考虑诊断可能是
A. 急性胆道感染并感染性休克
B. 肺炎并感染性休克
C. 肝脓肿并感染性休克
D. 右气胸并休克
E. 休克原因待查

40. 即刻要做的是
A. 病情危重向家属交代预后不良
B. 立即静脉滴注高效、广谱低毒抗生素
C. 立即采血验血白细胞和分类、肾功能等
D. 立即补液并静脉滴注血管活性药物
E. 即刻联系做床头 X 线胸片，肝、胆 B 超

41. 应为该患者选用哪类抗生素
A. 大环内酯类
B. 氨基糖苷类+大环内酯类
C. 氟喹诺酮类
D. 三代头孢菌素＋大环内

酯类

E. 氨基糖苷类+青霉素

（42~44 题共用题干）

40 岁农民，诊断左下肺肺炎链球菌肺炎，治疗上该患应用青霉素 800 万单位，每日 3 次静脉滴注，3 天后体温未明显下降，左胸痛加重

42. 你考虑可能为哪种情况

A. 肺炎的诊断有误

B. 肺炎并冠心病

C. 出现肺外感染

D. 用药不当

E. 药品质量差

43. 应当立即做下列哪项工作

A. 痰细菌培养+药敏，以确定诊断

B. 急查心电图，确定是否冠心病

C. 换用其他高档广谱抗生素

D. 做胸部 B 超、心脏彩超，确定有否心包积液、胸腔积液

E. 加用抗革兰阴性杆菌的药物

44. 治疗方面下列哪项有误

A. 青霉素可以继续应用

B. 如能由浆膜腔抽出液体应做细菌培养

C. 浆膜腔冲洗

D. 加用头孢菌素类药物

E. 抗生素疗程 5~7 天

（45~47 题共用题干）

男性，16 岁。低热、咳嗽、咽部不适 2 周。胸部 X 线片示两肺下部网状及按小叶分布的斑片状浸润阴影。血 WBC 10×10^9/L。

45. 患者最可能的诊断是

A. 支原体肺炎

B. 病毒性肺炎

C. 军团菌肺炎

D. 肺炎链球菌肺炎

E. 浸润型肺结核

46. 首选哪项检查以确定诊断

A. 痰细菌培养

B. 痰真菌培养

C. 冷凝集试验

D. 血清抗体测定

E. 痰抗酸杆菌涂片

47. 治疗药物首选

A. 青霉素

B. 红霉素

C. 氟康唑

D. 异烟肼+利福平

E. 利巴韦林（病毒唑）

（48~50 题共用题干）

男性，60 岁。有肺气肿病史，发热、咳嗽 1 周，痰量多而黏稠，脓性。胸片：右上肺大片状阴影内有多个空腔，叶间隙下坠。

48. 最可能的诊断是

A. 肺脓肿

B. 干酪性肺炎

C. 阻塞性肺炎

D. 肺炎克雷伯菌肺炎

E. 金葡菌肺炎

49. 进一步诊断应当首先

A. 血培养

B. 胸 CT

C. 痰细菌培养

D. 痰抗酸杆菌检查

E. 纤维支气管镜检查

50. 治疗上选择

A. 万古霉素

B. 苯唑西林

C. 庆大霉素+利福平

D. 阿米卡星+红霉素

E. 阿米卡星+头孢哌酮

【B_1 型题】

（51~54 题共用备选答案）

A. 青霉素

B. 红霉素

C. 阿米卡星

D. 磺胺类药物

E. 两性霉素

51. 治疗肺炎链球菌肺炎

52. 治疗肺炎支原体肺炎

53. 治疗克雷伯菌肺炎

54. 治疗军团菌肺炎

（55~57 题共用备选答案）

A. 金葡菌肺炎

B. 肺炎链球菌肺炎

C. 克雷伯菌肺炎

D. 病毒性肺炎

E. 肺炎支原体肺炎

55. 最易引起脓气胸的肺炎是

56. X 线阴影具有易变性，易形成单个或多发的液气囊腔

57. 可早期出现循环衰竭的肺炎是

第六章 肺 脓 肿

【A_1 型题】

1. 下列与吸入性肺脓肿发病关系密切的疾病是

A. 支气管扩张

B. 肺结核

C. 牙周疾病

D. 胃食管反流病

E. 肺癌

2. 血源性肺脓肿好发部位最多见于

A. 右上叶后段

B. 左下叶背段

C. 右下叶背段

D. 下叶基底段

E. 两肺外野

3. 急性吸入性肺脓肿的致病细菌多以

A. 金黄色葡萄球菌为主

B. 支原体为主

C. 厌氧菌为主

D. 肺炎链球菌为主

E. 真菌为主

4. 关于吸入性肺脓肿，下列哪一

项是不正确的

A. 多以厌氧菌为主的混合感染

B. 好发于右上叶后段和右或左下叶背段

C. 病灶分布在一侧或两侧，中央有小脓腔和气液平面

D. 病后 10 天咳大量脓痰，且常有恶臭味

E. 有效抗生素治疗，不应少于 8 周

5. 有关吸入性肺脓肿，下列哪项是不正确的

A. 常系吸入口咽分泌物随带的细菌感染所致

B. 为多种化脓性细菌的混合感染

C. 多数为厌氧菌感染

D. 急性病例常有杵状指或肥大性肺性骨关节病

E. 慢性肺脓肿易出现大咯血

6. 血源性肺脓肿最常见的病原菌是

A. 大肠埃希菌

B. 产气荚膜梭菌

C. 肺炎链球菌

D. 金黄色葡萄球菌

E. 乙型溶血性链球菌

7. 肺脓肿早期最易与下列哪种疾病混淆

A. 细菌性肺炎

B. 支气管扩张

C. 空洞型肺结核

D. 肺囊肿并感染

E. 肺梗死

8. 不是肺脓肿手术指征的是

A. 急性肺脓肿

B. 反复大咯血

C. 支气管胸膜瘘

D. 支气管阻塞限制了气道引流

E. 内科积极治疗无效的慢性肺脓肿

9. 诊断急性肺脓肿最有价值的是

A. 畏寒、发热

B. 咳大量脓臭痰

C. 白细胞总数及中性粒细胞增加

D. 痰普通细菌培养阳性

E. 大咯血

10. 急性肺脓肿的治疗原则是

A. 镇咳，祛痰，抗感染

B. 改善通气，纠酸，抗感染

C. 支持疗法，祛痰，抗感染

D. 积极抗感染，辅以体位引流

E. 中西医结合，全身用药及局部用药相结合

11. 急性肺脓肿抗生素治疗的疗程是

A. 4~6 周

B. 6~8 周

C. 8~12 周

D. 12~16 周

E. 16~20 周

12. 治疗急性肺脓肿停用抗生素的指征是

A. 已用抗生素 4 周

B. 临床症状消失

C. 体征恢复正常

D. 胸片示脓肿液平消失

E. X 线片示空洞和炎症消失

13. 治疗脆弱拟杆菌感染所致吸入性肺脓肿首选的抗菌药物是

A. 万古霉素

B. 庆大霉素

C. 青霉素

D. 克林霉素

E. 红霉素

14. 慢性肺脓肿较急性肺脓肿更为常见的体征是

A. 肺部闻及支气管呼吸音

B. 肺部叩诊呈鼓音

C. 肺部呼吸音减弱

D. 肺部闻及湿啰音

E. 杵状指

15. 下列对肺脓肿 X 线胸片的描述，哪一项属于慢性期表现

A. 右肺大片致密影，密度均匀边缘模糊

B. 右肺大片致密影，中心空洞及液平面，外周广泛炎性浸润

C. 右肺结节影像，周围炎性浸润

D. 右肺大片致密影，多个空洞并有液平面

E. 右肺内见有蜂窝状，伴大量纤维化影

【A_2 型题】

16. 肺脓肿患者住院治疗 3 个月，经静脉滴注足量抗生素后，无发热，仍咳痰，咯血，脓腔不缩小。下一步治疗应首先考虑

A. 加大抗生素剂量

B. 加强体位引流

C. 支气管镜冲洗

D. 手术治疗

E. 人工气腹

17. 某患者，3 周前突然畏寒，发热，T 39℃，按肺炎治疗未愈，1 周前开始咳大量脓臭痰，痰培养为脆弱拟杆菌，胸片示右上肺大片致密影及大空洞。不可选用的抗生素是

A. 甲硝唑

B. 克林霉素

C. 青霉素

D. 林可霉素

E. 替硝唑

18. 某患者慢性咳嗽、咳脓痰、反复咯血 10 多年，胸片示支气管呈囊状扩张。近 2 周来高热，脓痰量增多，味臭。胸片示右下肺大片致密阴影，中有空洞及液平面。白细胞 18×10^9/L。诊断是

A. 右下肺炎链球菌肺炎

B. 金黄色葡萄球菌肺炎

C. 支气管扩张，继发肺脓肿

D. 阿米巴肺脓肿

E. 肺结核继发肺脓肿

19. 女性，56 岁。10 天来咳嗽、发热，体温 38℃，自服感冒药不见好转，黄痰逐渐增多，30~50ml/d，偶尔有脓血痰。白细胞 19×10^9/L。胸片见右

肺有大片模糊阴影，其中有一带液平面的薄壁空洞。门诊首先考虑
A. 肺结核
B. 中央型肺癌
C. 支气管肺炎
D. 急性肺脓肿
E. 周围型肺癌

20. 女性，49岁。平素健康，突然畏寒、发热、咳嗽，用青霉素后热不退，10天后咳大量脓臭痰，诊断可能为
A. 肺结核
B. 支气管扩张症
C. 肺炎链球菌肺炎
D. 急性肺脓肿
E. 支气管胸膜瘘

21. 男性，38岁。半月前拔牙，次晨畏寒、发热、咳嗽，痰量逐渐增多，呈脓性有臭味，胸片示左下肺大片阴影，有空洞，最可能的诊断是
A. 左下肺炎
B. 左下肺脓肿
C. 左下肺结核
D. 肺癌
E. 左下肺支气管扩张症

22. 某患者诊断吸入性肺脓肿，经足量多种抗生素治疗4个月，仍有发热，咳脓痰，胸片示空洞壁增厚，周围有明显纤维条索影。进一步治疗应选择
A. 更换广谱抗生素+甲硝唑
B. 体位引流+气管内滴入抗生素
C. 手术切除
D. 纤支镜吸脓引流及局部注药
E. 局部穿刺，脓肿腔内注药

23. 女性，21岁。患红皮病，皮肤瘙痒，近1周来寒战、高热、咳嗽、咯血痰，呼吸急促。查体：两肺散在湿啰音，左下肢皮肤有破口结痂。胸片示双肺外侧散在小片状阴影。WBC 32×10^9/L，中性粒细胞0.90。最可能的诊断是
A. 血源性肺脓肿
B. 血行播散性肺结核
C. 细叶性肺炎
D. 肺转移癌
E. 肺结节病

【A_3/A_4型题】

（24~26题共用题干）

男性，33岁。颜面部疖肿2周，近3天高热，咳嗽，咳血痰，脓性痰少量。查体：双肺散在干、湿啰音。WBC 27×10^9/L，中性粒细胞0.92。

24. 该患者为确定肺部的病变最重要的检查是
A. 胸部X线摄片
B. 血肝功能检查
C. 肾功能检查
D. 放射性核素肺扫描
E. 纤维支气管镜检查

25. 该患者最可能的致病菌是
A. 肺炎链球菌
B. 乙型溶血性链球菌
C. 金黄色葡萄球菌
D. 肺炎克雷伯菌
E. 大肠埃希菌

26. 该患者应选用的抗生素是
A. 链霉素
B. 氟康唑
C. 甲硝唑
D. 万古霉素
E. 克林霉素

（27~29题共用题干）

男性，34岁。突然寒战、高热、咳嗽，2周后咳大量脓臭痰。查体：右肺背侧肩胛下部可闻湿啰音。WBC 21×10^9/L，中性粒细胞0.88。

27. 此患者X线胸片可能出现的变化是
A. 右肺下叶背段均匀一致的片状阴影
B. 右肺下叶背段大片状阴影内可见有液平面空洞
C. 片状阴影内有厚壁空洞，内壁凹凸不平
D. 空洞形成，同侧或对侧有小片状条索状阴影
E. 两肺纹理增强呈卷发状阴影

28. 为了正确使用抗生素要进一步做下述哪项检查
A. 肝功能检查
B. 肾功能检查
C. 尿常规
D. 痰细菌培养及药敏
E. 血钾、钠、氯测定

29. 该患者要立即采取的治疗措施最重要的是
A. 解热镇痛药
B. 祛痰镇咳药
C. 青霉素静脉滴注
D. 卡那霉素
E. 甲硝唑

【B_1型题】

（30~34题共用备选答案）
A. 胸片大片致密影呈肺叶或肺段分布
B. 胸片大片状阴影内有空洞，液平面
C. 胸片有空洞形成，壁较厚，内壁凹凸不平
D. 支气管呈囊状扩张，腔内见气液平面
E. 由肺尖到肺底呈大小、密度和分布均匀的粟粒状阴影

30. 肺炎链球菌肺炎
31. 肺脓肿
32. 肺结核
33. 肺癌
34. 支气管扩张

第七章 肺 结 核

【A_1 型题】

1. 肺结核患者咳痰带血少量，最恰当的处理是
   A. 可待因 0.03g
   B. 垂体后叶激素 5~10 单位
   C. 氨甲苯酸 200mg
   D. 10%葡萄糖酸钙 10ml
   E. 安静休息，避免紧张情绪
2. 肺结核大咯血抢救时需特别注意的是
   A. 血压监测
   B. 测出血时间，预防 DIC
   C. 慎用镇咳、镇静药
   D. 保持呼吸道通畅
   E. 患侧卧位
3. 因结核引起的支气管扩张最好发的部位是
   A. 主支气管
   B. 上叶前段
   C. 上叶尖后段
   D. 下叶基底段
   E. 中叶
4. 继发性肺结核自然演变过程中，下列哪种情况最常见
   A. 急性血行播散
   B. 亚急性血行播散
   C. 干酪性坏死
   D. 空洞形成
   E. 引起胸膜炎
5. 化学药物预防肺结核的适应证，下列哪项是错误的
   A. 开放性肺结核患者家庭中结核菌素试验阳性且与患者密切接触的成员
   B. 结核病房护士，结素试验(+)，咳嗽，发热 1 周
   C. 受结核分枝杆菌感染易发病的高危人群
   D. 非活动性结核病，正在接受大剂量皮质激素治疗者
   E. 右上肺结核稳定 1 年后，接受免疫抑制剂治疗的红斑狼疮患者
6. 关于卡介苗接种，下述哪项是错误的
   A. 对预防成人肺结核效果显著
   B. 对预防结核性脑膜炎有一定作用
   C. 对预防粟粒型肺结核有一定作用
   D. 对新生儿要进行卡介苗接种
   E. 接种方法为皮内接种
7. 关于抗结核药物副作用下列哪条是错误的
   A. 异烟肼：肝功能损害
   B. 利福平：肝功能损害
   C. 吡嗪酰胺：肝功损害、肾功能损害
   D. 链霉素：耳鸣耳聋
   E. 乙胺丁醇：视神经炎
8. 肺结核患者低热持续不退，多提示
   A. 精神紧张
   B. 咯血吸收
   C. 病变播散
   D. 支气管感染
   E. 肺结核并肺癌
9. DOTS 是下列哪一项的英文缩写
   A. 全球肺结核防治规则
   B. 肺结核治疗原则
   C. 全程督导短程化学治疗
   D. 卡介苗接种
   E. 结核菌素试验
10. 浸润性肺结核的好发部位是
    A. 上叶尖后段
    B. 上叶前段
    C. 右中叶
    D. 左舌叶
    E. 下叶基底段
11. 为减少结核病的传播，不提倡患者
    A. 将痰吐在水池中冲净
    B. 将痰吐在纸上直接烧掉
    C. 经常用 5%~10%的来苏刷洗痰盂
    D. 烈日暴晒被褥
    E. 尽量不要到公共场所
12. 下列类型中，哪一项为最常见的继发型肺结核
    A. 原发型肺结核
    B. 血行播散型肺结核
    C. 浸润型肺结核
    D. 纤维空洞性肺结核
    E. 结核性胸膜炎
13. 肺结核患者大咯血时应采取哪种体位
    A. 患侧卧位
    B. 健侧卧位
    C. 坐位
    D. 俯卧位
    E. 仰卧位
14. 左上继发型肺结核患者，痰结核菌阳性，初治可选
    A. 异烟肼 300mg/d，顿服
    B. 待药物试验结果出来后选用药物
    C. 尽早手术
    D. 对氨水杨酸、乙胺丁醇、氧氟沙星
    E. 异烟肼、利福平、吡嗪酰胺、乙胺丁醇
15. 结核病的传染源主要是
    A. 排菌的患者
    B. 所有活动性肺结核患者
    C. 肺内有空洞性病变的患者
    D. 血行播散型肺结核患者
    E. 对抗结核化疗效果不明显的患者
16. 关于原发性肺结核，下列哪项正确
    A. 好发生于双肺锁骨上下
    B. 多发生明显结核中毒症状
    C. 极少发生血行播散
    D. 原发灶及淋巴结不会发生干酪坏死

E. 肺门或纵隔淋巴结结核较原发复合征更为常见

17. 不符合肺结核活动期特点的是
A. 痰涂片找到抗酸杆菌
B. X线胸片病灶扩大
C. 病灶边缘模糊
D. 空洞形成
E. 病灶密度高，边界清楚

18. 因肺结核引起的支气管扩张，湿啰音最常见的部位是
A. 肺底部
B. 肺尖部
C. 腋窝部
D. 肩胛间区
E. 双肺弥漫

19. 下列哪项中的患者，不需要进行抗结核化疗
A. 发热咳嗽1周，胸片正常，结素试验5单位强阳性
B. 胸片示结核病灶正在好转
C. 继发性患者3年中复查5次胸片无变化，近1个月午后发热，乏力
D. 左结核性胸膜炎系统化疗10个月后，胸膜肥厚粘连
E. 女性28岁，咯血20天，胸片正常，痰结核菌涂片(+)

20. 肺结核痰菌阳性患者的短期化疗方案最好的是
A. 异烟肼、链霉素加对氨水杨酸1年
B. 异烟肼、对氨水杨酸加氨硫脲1年
C. 利福平、异烟肼3~5个月，头两个月用链霉素或乙胺丁醇强化
D. 利福平、乙胺丁醇加对氨水杨酸1年
E. 利福平、异烟肼6~9个月，头两个月用乙胺丁醇和吡嗪酰胺强化

21. 胸片可见环形透亮区、肺门上提、肺纹呈垂柳状改变的多为
A. 原发型肺结核
B. 血行播散型肺结核
C. 干酪样肺炎
D. 纤维空洞性肺结核
E. 结核球

22. 诊断肺结核最可靠的依据是
A. 结核中毒症状及明显的呼吸道局部症状
B. 胸片：锁骨上下浸润性病灶及空洞形成
C. 5单位结素试验强阳性
D. 痰中找到结核菌
E. 红细胞沉降率明显增快

23. 控制结核病流行的最根本的措施是
A. 治愈痰涂片阳性患者
B. 普查发现新患者
C. 加强宣传力度
D. 接种卡介苗
E. 预防性化疗

24. 判断肺结核患者有无传染性的主要方法是
A. 做结核菌素试验
B. 查痰结核菌
C. 询问患者有无咯血
D. 检查患者有无发热
E. 拍胸片检查有无空洞

25. 肺结核患者在接受抗结核治疗时，对疗效的考核首先要看
A. 痰菌阴转
B. 症状消失
C. X线空洞闭合，炎性阴影消失
D. 红细胞沉降率正常
E. 血清结核抗体阴性

26. 以下哪种抗结核药物应用于儿童和青少年时，应特别注意严密观察其副作用
A. 异烟肼
B. 利福平
C. 乙胺丁醇
D. 吡嗪酰胺
E. 链霉素

27. 关于结核菌素试验，下述哪项是正确的
A. 检出结核病
B. HIV感染后可强阳性，结核病越重越易呈强阳性
C. Ⅲ型变态反应
D. 检出结核分枝杆菌感染
E. 硬肿直径5~9mm为强阳性反应

28. 关于肺结核治疗效果的评价，以下哪条不正确
A. 结素试验可协助判断病情
B. 临床治愈时，空洞仍可存在
C. 临床治愈时，病灶内仍可残留结核菌
D. 痰菌转阴为考核疗效的主要指标
E. 临床治愈则不再有咯血

29. 肺结核大咯血最危险的并发症是
A. 休克
B. 结核支气管播散
C. 肺不张
D. 窒息
E. 肺部感染

30. 关于结核菌，下列哪项是错误的
A. 生长缓慢
B. 抗酸染色镜检为蓝色细长的杆菌
C. 在阴湿处能生存数月以上
D. 煮沸100℃5分钟能被杀灭
E. 烈日暴晒2小时可被杀灭

31. 对疑诊支气管内膜结核的患者，首选进行下列哪项检查
A. 肺部CT
B. 肺部放射性核素扫描
C. 痰脱落细胞
D. 痰抗酸杆菌涂片
E. 纤维支气管镜

32. 我国的肺结核疫情，下列哪项是错误的
A. 高感染率
B. 高耐药率
C. 高患病率
D. 递降率高
E. 中青年患病多

33. 发现早期肺结核的主要方法是
A. 查痰抗酸杆菌
B. 胸部X线检查
C. 胸部CT检查
D. 红细胞沉降率检查
E. 血清特异性抗体的检查

34. 关于肺结核患者激素的应用，下列哪项是错误的
A. 不能作为肺结核治疗的常规用药
B. 可以胸腔内给药
C. 可以与抗结核药一道发挥有效的协同制菌作用
D. 结核毒性症状减轻后，激素用量递减，至6周可停药
E. 干酪性肺炎患者，抗结核治疗高热不退时，可用激素

35. 急性粟粒型肺结核治疗方案中可选
A. 异烟肼、卡那霉素、吡嗪酰胺
B. 异烟肼、链霉素、卷曲霉素
C. 氨硫脲、乙胺丁醇、对氨水杨酸
D. 利福平、异烟肼、丙硫异烟胺
E. 异烟肼、利福平、吡嗪酰胺、乙胺丁醇

36. 关于痰结核分枝杆菌检查，下列哪项是错误的
A. 涂片法简单敏感
B. 培养法准确可靠，常作为诊断结核病的金标准
C. PCR法不够完善
D. 经纤维电子支气管镜可做刷片
E. 是确诊结核病的主要方法

【A_2型题】

37. 女，23岁，工人。发热、干咳1个月，发病时胸部X线片示肺纹理增多，先后使用“青霉素”“头孢菌素”抗感染治疗半月余症状未见好转。查体：T 39.8℃，消瘦，双侧颈部可触及多个成串小淋巴结，双肺未闻及干湿啰音。PPD试验（-）。胸部X线片示双肺弥漫分布直径约2mm的小结节影。该患者最可能的诊断是
A. 真菌性肺炎
B. 病毒性肺炎
C. 过敏性肺炎
D. 急性粟粒型肺结核
E. 细菌性肺炎

38. 男性，30岁。咳嗽3个月，偶有咳痰带血，乏力，体重下降，无发热。查体：双侧颈淋巴结蚕豆大，稍硬，无触痛；右上肺少许湿啰音。最可能的诊断是
A. 肺癌
B. 肺结核
C. 肺炎
D. 肺脓肿
E. 支气管扩张

39. 某患者在应用异烟肼、链霉素治疗中出现耳鸣、重听，痰菌阳性，治疗方案应改为
A. 异烟肼、利福平、乙胺丁醇、吡嗪酰胺
B. 异烟肼、利福平、卡那霉素
C. 利福平、乙胺丁醇、链霉素
D. 卷曲霉素、氨硫脲
E. 卷曲霉素、异烟肼

40. 男性，50岁。20年前咳嗽、低热，当时胸片示右上肺结核伴空洞，曾长期应用异烟肼、利福平效果不佳，目前右上肺有纤维空洞形成，未见广泛播散病变，痰结核菌阳性，采用哪种治疗方法为好
A. 异烟肼、利福平、乙胺丁醇
B. 卡那霉素、吡嗪酰胺
C. 异烟肼、利福平、吡嗪酰胺
D. 肺叶切除术
E. 异烟肼、氨硫脲

41. 女性，25岁。突然大咯血，已妊娠5个月，胸片示右上肺结核，下列哪种药不能使用
A. 垂体后叶激素
B. 卡巴克络（安络血）
C. 6-氨基己酸
D. 抗血纤溶芳酸
E. 云南白药

42. 男性，60岁。既往高血压6~7年，2年前，曾患脑血栓，现仍有左肢体瘫痪，两天前突然大咯血，今日2小时内咯血约500ml，下列哪种药属于用药禁忌证
A. 氨甲苯酸
B. 卡巴克络（安络血）
C. 垂体后叶激素
D. 2%普鲁卡因
E. 鱼精蛋白

43. 女性，26岁。右上肺结核治愈后1年半，出现右结核性渗出性胸膜炎，治疗应选
A. 异烟肼、链霉素
B. 异烟肼、链霉素、对氨水杨酸
C. 异烟肼、链霉素、青霉素
D. 利福平、对氨水杨酸
E. 利福平、异烟肼、乙胺丁醇

44. 女性，25岁。5年前曾患颈淋巴结结核，5天前过劳后高热，体温39~40℃，弛张热，午后明显，盗汗，厌食，卧床不起，肝脾肋下触及边缘，WBC $11\times10^9/L$，分类正常。胸片：心、肺未见异常。临床诊断最大可能是
A. 败血症
B. 伤寒
C. 急性粟粒型肺结核
D. 急性白血病
E. 急性胆道感染

45. 女性，16岁。低热、咳嗽

1个月。查体：消瘦，右颈部可触及数个绿豆大小淋巴结，稍硬、活动、无压痛，右肺呼吸音稍减弱。胸片见右上钙化灶，右肺门淋巴结肿大。诊断首先考虑的是
A. 原发型肺结核
B. 继发型肺结核
C. 颈部淋巴结炎
D. 右肺癌淋巴转移
E. 结节病

46. 女性，25岁。近2月常有低热、乏力、厌食、干咳、少量咯血、消瘦，用抗生素和镇咳药未见明显效果，胸片未见异常，你的印象诊断是
A. 肺结核
B. 支气管内膜结核
C. 肺泡细胞癌
D. 过敏性肺炎
E. 慢性支气管炎

47. 女性，发热1周，体温38.5~39.5℃，周身不适，近2天轻微咳嗽，无痰。胸部查体无异常体征。腹部查体示：肝大右肋下2cm，脾大左肋下1cm。WBC 7.0×10^9/L，中性粒细胞0.60，淋巴细胞0.40，ESR 70mm/h，痰结核菌涂片（-），血细菌培养（-），肥达反应（-）。胸片两肺可见细小等大均匀分布的粟粒样阴影。诊断最可能是
A. 伤寒
B. 败血症
C. 急性血行播散型肺结核
D. 细支气管-肺泡细胞癌
E. 以上都不是

48. 男性，48岁。5年前曾患肺结核，近两月咳嗽，右胸痛，少量咳痰，间断咳痰带血。痰结核菌3次阴性，胸片无活动性结核病变。进一步应首先检查
A. 胸CT
B. 支气管碘油造影
C. 红细胞沉降率
D. 结核菌素试验
E. 右肺门X线断层

49. 男性，28岁。吸烟。因低热、咳嗽2个月，痰中带血1周来院门诊。查体：T 37.5℃，双侧颈部可触及多个淋巴结，可活动，右上肺可闻及少许湿啰音。胸片示右上肺云雾状阴影。最可能的诊断是
A. 原发型肺结核
B. 右肺炎
C. 继发型肺结核
D. 支气管肺癌
E. 颈淋巴结炎

50. 女性，17岁。近两月胸闷、乏力、咳嗽。查体颈淋巴结肿大，心、肺（-）。胸片：肺门及纵隔淋巴结肿大。WBC 72×10^9/L，结核菌素试验（1∶10000）48小时观察（+++）。诊断应首先考虑
A. 淋巴肉瘤
B. 胸内淋巴结结核
C. 支气管肺癌
D. 淋巴细胞白血病
E. 肺结节病

51. 男性，25岁。发热3天，体温38℃，左胸痛。查体：左胸下部可闻胸膜摩擦音。诊断为
A. 结核性渗出性胸膜炎
B. 肺炎链球菌肺炎
C. 葡萄球菌肺炎
D. 干性胸膜炎
E. 癌性胸膜炎

52. 女性，35岁。过去曾有肺结核史，近2个月咳嗽，无痰，少量间断咯血，乏力。胸片未见活动性结核病变，但痰结核菌两次（+）。进一步应首先检查
A. 胸CT
B. 红细胞沉降率
C. 纤维支气管镜
D. 结核菌素试验
E. 痰脱落细胞

53. 女性，29岁。咳嗽、咯血伴有发热2周。痰抗酸杆菌涂片（+++）。首选哪项治疗方案
A. 异烟肼+利福平+乙胺丁醇9个月
B. 异烟肼+利福平+乙胺丁醇+吡嗪酰胺2个月，继续异烟肼+利福平4个月
C. 对氨基水杨酸+链霉素+利福平2个月，继续异烟肼+利福平4个月
D. 异烟肼+链霉素+对氨水杨酸18个月
E. 异烟肼+利福平+乙胺丁醇6个月

54. 男性，30岁。3月前患胸膜炎。经抽液，异烟肼加利福平、吡嗪酰胺治疗2个月胸腔积液吸收。2周来发热、咳嗽、痰血。X线检查示右上肺浸润性阴影，痰抗酸杆菌阳性。宜用哪种抗结核方案
A. 异烟肼、链霉素、乙胺丁醇
B. 异烟肼、利福平、吡嗪酰胺、链霉素、乙胺丁醇
C. 异烟肼、利福平、乙胺丁醇
D. 异烟肼、利福平、吡嗪酰胺（继续原来方案）
E. 异烟肼、利福平、吡嗪酰胺、氧氟沙星

55. 女性，50岁。糖尿病10年。经常咳嗽半年，无发热。昨日突然咯血2口。胸片右肺上野斑片状影，内有空洞1个，直径1cm左右。最可能是
A. 支气管扩张继发感染
B. 肺囊肿
C. 肺结核
D. 肺癌
E. 肺炎

56. 女性，30岁。咳嗽2周，结核菌素试验1∶2000阳性，则
A. 可排除结核分枝杆菌感染
B. 曾有结核分枝杆菌感染

C. 现正患活动性结核病
D. 需用抗结核药物治疗
E. 需做胸 CT

57. 男性，60 岁。咯血 200ml 后突然窒息，应立即采取的关键措施是
A. 吸氧
B. 输血
C. 静脉推注垂体后叶激素
D. 去除呼吸道梗阻
E. 静脉滴注呼吸兴奋剂

58. 一肺结核患者抗结核治疗 3 个月，出现视力减退，视野缩小，应考虑停用下列哪种药物
A. 异烟肼
B. 利福平
C. 吡嗪酰胺
D. 乙胺丁醇
E. 链霉素

59. 女性，21 岁。因发热、干咳、乏力 20 天，咯血 2 天入院。查体：T 38.5℃，消瘦，右上肺触觉语颤增强、叩诊浊音、可闻及支气管呼吸音。PPD（1 单位）硬结 20mm，表面有水疱。X 线胸片于右上 2~4 前肋处见密度高、浓淡不均阴影。最可能的诊断是
A. 右上肺癌
B. 右上肺结核
C. 右上包裹性积液
D. 右上大叶性肺炎
E. 右上支气管扩张症

60. 女性，40 岁。确诊为继发型肺结核，最重要的治疗是
A. 卧床休息
B. 加强营养
C. 合理化疗
D. 预防咯血
E. 肝脏保护

【A_3/A_4 型题】

（61~63 题共用题干）

男性，30 岁，既往健康。胸片示右上肺结核，痰菌（+），应用常规量异烟肼、利福平、乙胺丁醇口服，链霉素肌内注射，两周后，患者仍有低热、盗汗。

61. 你考虑以下哪种情况
A. 诊断无误
B. 肺内可能合并感染
C. 合并肺外结核
D. 同时患有其他发热性疾病
E. 抗结核药量相对不足

62. 该患者需要进行下列哪项处置
A. 加用糖皮质激素
B. 加大抗结核药物剂量
C. 进行其他疾病相关的检查
D. 继续目前治疗不变
E. 安宫牛黄丸每日一次口服

63. 该患者用药 20 天后，感觉眩晕，你认为应进行下列哪项处置
A. 停用异烟肼
B. 暂停异烟肼、利福平
C. 卧床休息，对症治疗
D. 停链霉素
E. 停乙胺丁醇

（64~66 题共用题干）

男性，50 岁，糖尿病 6 年，发热 3 天，咳痰，少量带血丝。肺部未闻啰音。胸片右肺上野及中野密度较淡浸润影，似有透光区。血 WBC 9.2×10^9/L。

64. 应首先考虑哪项诊断
A. 肺结核
B. 金葡菌肺炎
C. 肺癌
D. 克雷伯菌肺炎
E. 肺囊肿继发感染

65. 下列检查哪项对诊断最有意义
A. 红细胞沉降率
B. 痰细菌培养
C. 痰抗酸杆菌检查
D. 血培养
E. 纤维支气管镜

66. 采取哪项治疗措施
A. 抗结核药+口服降糖药
B. 万古霉素
C. 氨基糖苷类抗生素
D. 抗结核药+胰岛素
E. 广谱抗生素

（67~68 题共用题干）

男性，26 岁。低热、咳嗽 2 周。胸部 X 线片示右下叶背段不规则斑片状阴影及纤维索条影，并有薄壁空洞，未见液平面。

67. 该患者最可能的诊断是
A. 肺癌
B. 肺囊肿继发感染
C. 支气管扩张
D. 肺结核
E. 肺脓肿

68. 为明确诊断应首选的检查是
A. 痰细胞学
B. 痰找结核菌
C. 痰培养+药敏
D. 胸部 CT
E. PPD 皮试

（69~71 题共用题干）

男性，50 岁。喉结核不规则服异烟肼半年，2 周前突发语言不清，右侧肢体肌力下降。胸片示两肺弥漫性小结节影，上中部较多，部分有融合。头 CT 示脑梗死。

69. 诊断首先考虑
A. 血行播散型肺结核
B. 结节病
C. 细支气管肺泡细胞癌
D. 特发性肺含铁血黄素沉着症
E. 肺内转移性癌

70. 选哪项治疗方案
A. 2HRZE/4HR
B. 4HRE/2HE
C. 2HRE/4HR
D. 顺铂+长春碱酰胺
E. 顺铂+异环磷酰胺

71. 患者治疗后出现口周发麻、头晕，应停用
A. 异烟肼
B. 利福平
C. 链霉素
D. 吡嗪酰胺
E. 顺铂

【B_1型题】

（72～76题共用备选答案）

A. 喉、肠结核

B. 脓气胸

C. 肺心病

D. 脑膜结核

E. 支气管扩张症

72. 肺干酪样坏死破溃入胸腔可引起

73. 结核菌进入血液循环可引起

74. 肺结核纤维组织增生可引起

75. 广泛应用抗结核药物以来明显减少的并发症

76. 晚期肺结核可发生

（77～80题共用备选答案）

A. 结核菌抑菌剂

B. 结核菌全杀菌剂

C. 结核菌半杀菌剂

D. 对结核菌无影响

E. 对末梢神经有损害

77. 卡那霉素

78. 吡嗪酰胺

79. 乙胺丁醇

80. 利福平

第八章 肺 癌

【A_1型题】

1. 肺癌较常见的类型是

A. 腺癌

B. 未分化癌

C. 肺泡细胞癌

D. 鳞状细胞癌

E. 小细胞肺癌

2. 下列哪项对肺鳞癌的描述不正确

A. 与吸烟关系密切

B. 常为中心型

C. 生长迅速，病程短

D. 对放疗、化疗较敏感

E. 血行转移发生晚

3. 肺癌的转移方式中，下列何者正确

A. 鳞癌发生血行转移出现早

B. 大细胞癌和转移较小细胞未分化癌早

C. 腺癌早期发生淋巴转移，血行转移较晚

D. 小细胞癌早期出现血行、淋巴转移

E. 淋巴转移只发生在肺癌同侧

4. 早期肺癌，首选的治疗方法是

A. 药物治疗

B. 放射疗法

C. 放疗加化疗

D. 手术切除病肺

E. 免疫疗法

5. 早期中心型肺癌的常见症状是

A. 高热、胸痛

B. 声嘶

C. 上肢及颜面部肿胀

D. 咳嗽、血痰

E. 胸闷、呼吸困难

6. 肺鳞癌首先经

A. 血行转移

B. 淋巴转移

C. 局部浸润

D. 支气管内膜扩散

E. 以上都不正确

7. 对放疗最敏感的肺癌是

A. 小细胞未分化癌

B. 鳞癌

C. 腺癌

D. 肺泡细胞癌

E. 以上均不敏感

8. 放射疗法的禁忌证，下列哪项错误

A. 呈现恶病质者

B. 有广泛转移

C. 高度肺气肿

D. 癌性空洞，肿瘤过大

E. 肺门转移切除未彻底

9. 肺鳞状上皮细胞癌引起支气管阻塞的主要原因是

A. 肿瘤向管腔外生长

B. 支气管肿大淋巴结压迫

C. 肿瘤向管腔内生长

D. 支气管内黏稠分泌物积聚

E. 支气管继发感染

10. 下述哪项X线征象是周围型肺癌的特征

A. 肺段或肺叶的局限性肺气肿

B. 圆形或类圆形肿块呈分叶状，有脐样切迹或有毛刺

C. 阻塞性肺炎

D. 出现囊状空洞或斑片状浸润

E. 可有“S”形的肺不张和密度较高的片状阴影

11. 右肺上叶鳞癌位于支气管开口处，无淋巴结转移，最佳治疗方法是

A. 右肺上叶切除术

B. 右肺上叶袖状切除术

C. 右全肺切除术

D. 放射治疗

E. 化疗加免疫治疗

12. 临床上可引起Horner综合征的肺癌是

A. 中心型肺癌

B. 周围型肺癌

C. 肺上沟瘤

D. 细支气管-肺泡癌

E. 肺转移癌

13. 左肺上叶边缘性肺癌下列哪项检查意义最小

A. 用蓄痰集检法作细胞学检查

B. CT检查

C. 气管镜检查

D. 胸部X线

E. B超引导下经胸壁肿块穿刺活检

【A_2型题】

14. 男性，40岁。20年前患过肺

结核外，平素健康，近3个月来有刺激性咳嗽，痰中偶有血丝，有时发热。X线示：右肺上叶前段有2cm×2.5cm的块状阴影，边缘不整呈分叶状。痰查脱落细胞3次均阴性。诊断首先考虑

A. 肺结核
B. 肺脓肿
C. 肺囊肿
D. 肺癌
E. 肺良性肿瘤

15. 男性，49岁。刺激性咳嗽5个月，视物不清10天。胸片示左肺上叶尖段边缘直径8cm不规则块状阴影。此病变造成的颈交感神经综合征不包括

A. 面部无汗
B. 瞳孔缩小
C. 眼球内陷
D. 声音嘶哑
E. 上眼睑下垂

16. 男性，37岁。右上叶肺癌切除术后24小时，肺癌的非转移性全身症状即逐渐消失。此类症状不包括

A. 骨关节痛
B. 重症肌无力
C. 男性乳腺增大
D. Cushing综合征
E. Horner综合征

17. 男性，29岁。刺激性咳嗽1个月，头痛10天。胸片显示左肺门块状阴影；颅脑CT发现颅内占位性病变。考虑肺癌脑转移，肺内原发癌最可能的病理类型是

A. 鳞癌
B. 腺癌
C. 小细胞癌
D. 大细胞癌
E. 细支气管肺泡癌

18. 关于晚期肺癌压迫侵犯邻近器官、组织或发生远处转移时，下列征象不正确的是

A. 侵犯膈神经，引起同侧膈肌麻痹
B. 侵犯喉返神经，引起声带麻痹，声音嘶哑
C. 肺性肥大性骨关节病
D. 侵犯胸膜，引起胸膜腔积液
E. 侵入纵隔，压迫食管，引起吞咽困难

19. 男性，30岁。低热，咳嗽并痰中偶带血丝20天。胸片显示右肺上叶不张。最可能的诊断是

A. 肺癌
B. 肺脓肿
C. 肺结核球
D. 支气管肺炎
E. 纵隔淋巴肉瘤

20. 男性，65岁。低热，咳嗽并痰中带血丝3个月。胸片显示左肺上叶不张，少量胸膜腔积液。为确诊，进一步检查应首选

A. 胸部CT
B. 剖胸探查
C. 胸腔镜检查
D. 支气管镜检查
E. 经胸壁穿刺活组织检查

21. 男性，35岁。刺激性咳嗽并痰中带血丝6个月。胸片示左肺中央型块影，左肺上叶不张，左胸腔中量积液，右纵隔阴影增宽，轮廓呈波浪形。右侧的病变应考虑是肺癌的

A. 交叉转移
B. 直接扩散
C. 细胞脱落种植
D. 经肺循环血行转移
E. 经体循环血行转移

22. 男性，61岁。右颈部疼痛3个月，逐渐加重，呈持续性，且向右臂放射。查体：眼球内陷，余无异常。X线胸片提示右肺尖胸膜增厚，本例最可能的诊断是

A. 肺结核
B. 胸膜增厚粘连
C. 肺上沟瘤
D. 肺结节病
E. 转移性肺肿瘤

23. 女性，42岁。咳嗽、胸闷、气促4个月。胸片示左肺上叶前段反复出现片状阴影，白细胞10×10^9/L，痰结核菌涂片3次（-），经用青霉素治疗病情好转，但肺部阴影消散不完全，为确定诊断最重要的检查是

A. 痰化脓菌培养及药物敏感试验
B. 继续查痰结核菌
C. 胸部CT检查
D. 纤维支气管镜检查
E. 结核菌素试验

24. 男性，50岁。干咳、痰中带血丝已4月余，最近2周来胸闷、气促，逐渐加重，右前胸胀痛，无发热。2个月前X线胸片示右肺下叶前基底段密度较高片状阴影，现胸片见右侧胸腔大量积液，红细胞沉降率85mm/h，白细胞7.8×10^9/L，纤支镜可见右下叶支气管呈漏斗样狭窄，考虑诊断为

A. 肺结核并结核性胸腔积液
B. 肺癌并发癌性胸腔积液
C. 心力衰竭引起胸腔积液
D. 肺部化脓性炎症并发脓胸
E. 胸膜间皮瘤伴胸腔积液

【A_3/A_4型题】

（25~26题共用题干）

男性，55岁。刺激性咳嗽、痰中带血2周。胸片显示左肺门增大。

25. 最可能的诊断是

A. 肺癌
B. 肺结核
C. 肺良性肿瘤
D. 转移癌
E. 支气管扩张

26. 进一步需做
    A. 纵隔镜检查
    B. 结核菌素试验
    C. 支气管镜检查
    D. 晨痰培养加药敏试验
    E. 放射核素检查

（27～29 题共用题干）

男性，67 岁。咳嗽、痰中带血丝 2 个月，发热 10 天。胸片显示右肺上叶片状阴影，呈肺炎样征象。

27. 为明确诊断，应首选
    A. 胸部 CT
    B. 剖胸探查
    C. 纵隔镜检查
    D. 痰细胞学检查
    E. 经胸壁穿刺活组织检查
28. 患者 1 个月后出现右面部无汗，瞳孔缩小，上睑下垂及眼球内陷。复查胸片显示右胸顶部致密块影，诊断最可能是
    A. 转移性肺癌
    B. 中央型肺癌
    C. 粟粒性肺结核
    D. 纵隔淋巴肉瘤
    E. Pancoast 肿瘤
29. 患者出现的以上症状，是由于肿瘤侵犯或压迫了
    A. 膈神经
    B. 喉返神经
    C. 臂丛神经
    D. 上腔静脉
    E. 颈交感神经

（30～31 题共用题干）

男性，53 岁。右胸不适，咳嗽、咳痰 1 个月余，近 1 周痰中带血，无发热。吸烟 30 年，每日吸烟 16 支。

30. 为明确诊断需做的检查是
    A. 纤支镜检查
    B. X 线检查
    C. 免疫学检查
    D. 胸穿检查
    E. B 超检查
31. 经检查诊断为鳞状细胞癌，治疗为
    A. 化疗
    B. 放疗
    C. 右肺肿块切除术
    D. 化疗加免疫治疗
    E. 放疗加化疗治疗

【B_1 型题】

（32～34 题共用备选答案）

A. 结核菌素试验
B. 痰细胞学检查
C. 支气管镜检查
D. 痰培养加药敏试验
E. 经胸壁穿刺活组织检查

32. 男性，30 岁。低热、乏力、咳嗽、痰中偶带血丝 1 年。胸片显示双肺片状阴影，轮廓模糊。进一步的检查是
33. 男性，30 岁。无吸烟史。高热、胸痛及咳嗽 1 周，咳脓痰 3 天。胸片显示右肺外周圆形肿块，中央薄壁空洞并有液平面。进一步的检查是
34. 男性，50 岁。吸烟史 30 年，刺激性咳嗽、痰中带血丝 3 周，胸片显示右肺门处阴影增大，纵隔增宽，上叶不张。进一步检查是

第九章　肺血栓栓塞症

【A_1 型题】

1. 肺栓塞不包括
    A. 肺血栓栓塞症
    B. 脂肪栓塞综合征
    C. 羊水栓塞
    D. 空气栓塞
    E. 深部静脉血栓形成
2. 肺血栓栓塞症是
    A. 肺栓塞最常见的类型
    B. 来自动脉系统或左心的血栓栓塞肺动脉或其分支
    C. 以呼吸功能亢进为主要临床表现
    D. 有冠状动脉循环功能障碍
    E. 可引起心肌梗死
3. 肺血栓栓塞症危险因素
    A. 和羊水栓塞有一样的危险因素
    B. 包括任何可以导致动脉血液淤滞的因素
    C. 包括原发性和继发性两类
    D. 原发性危险因素由先天发育不良引起
    E. 继发性因素不能单独存在
4. 引起肺血栓栓塞症的血栓几乎不来自
    A. 下腔静脉径路
    B. 上腔静脉径路
    C. 左心腔
    D. 右心腔
    E. 下肢深静脉
5. 肺动脉栓塞更易发生于
    A. 右侧和下肺叶
    B. 左侧和下肺叶
    C. 右侧和上肺叶
    D. 左侧和上肺叶
    E. 全肺
6. 以下哪项对肺血栓栓塞症发病过程和预后没有重要影响
    A. 栓子大小和数量
    B. 是否同时存在其他心肺疾病
    C. 个体反应的差异
    D. 血栓溶解的快慢
    E. 患者的肺活量
7. 以下哪项不是肺血栓栓塞症常见症状
    A. 不明原因呼吸困难
    B. 晕厥
    C. 咳嗽
    D. 心绞痛
    E. 胸痛
8. 以下哪项不是肺血栓栓塞症的

体征
A. 发绀
B. 肺部湿啰音
C. 心动过速
D. 颈静脉充盈或异常波动
E. 频发期前收缩

9. 疑诊肺血栓栓塞症时不需要进行的检查是
A. X线胸片
B. 心电图
C. 肺活检
D. 血浆D-二聚体
E. 下肢深静脉超声

10. 冠心病导致心梗与肺栓塞的区别为
A. 心电图改变
B. 胸闷
C. 胸痛
D. 心电图心肌缺血样改变
E. 心肌酶水平标志性变化

11. 发生肺血栓栓塞时，应首先考虑溶栓的情况是
A. 合并深静脉血栓形成
B. 剧烈胸痛
C. 严重低氧血症
D. 持续低血压
E. 明显咯血

12. 以下哪项不是肺血栓栓塞症溶栓治疗的禁忌证
A. 活动性内出血
B. 肘窝静脉穿刺
C. 预产期3天内
D. 1周内开颅大手术
E. 近期自发性颅内出血

【A_2 型题】

13. 男性，57岁。咳嗽、咯血2天，突发呼吸困难1小时。血D-二聚体明显升高，心电图见 $S_I Q_Ⅲ T_Ⅲ$，确诊为急性肺栓塞，经rt-PA 50mg溶栓治疗后症状改善。此时应采取的治疗措施是
A. 维持rt-PA静脉滴注
B. 口服华法林
C. 口服阿司匹林
D. 皮下注射低分子量肝素
E. 口服氯吡格雷

第十章　呼吸衰竭

【A_1 型题】

1. 呼吸衰竭的动脉血气诊断指标是
A. PaO_2<50mmHg，$PaCO_2$>60mmHg
B. PaO_2<70mmHg，$PaCO_2$>70mmHg
C. PaO_2<60mmHg，$PaCO_2$>50mmHg
D. PaO_2<80mmHg，$PaCO_2$>50mmHg
E. PaO_2<65mmHg，$PaCO_2$>80mmHg

2. 急性呼吸衰竭最主要的临床表现是
A. 呼吸费力伴呼气延长
B. 呼吸频率增快
C. 呼吸困难与发绀
D. 神经精神症状
E. 双肺有大量湿啰音

3. Ⅱ型呼吸衰竭最主要的发生机制是
A. 通气/血流>0.8
B. 通气/血流<0.8
C. 弥散功能障碍
D. 肺动-静脉样分流
E. 肺泡通气不足

4. 引起呼吸衰竭最常见的疾病是
A. 肺结核
B. 肺栓塞
C. 气管异物
D. 膈肌麻痹
E. 慢性阻塞性肺疾病

5. 阻塞性肺疾病呼吸衰竭产生二氧化碳潴留的最主要的机制是
A. 通气不足
B. 通气/血流比例失调
C. 肺动-静脉样分流
D. 弥散障碍
E. 氧耗量增加

6. COPD、慢性肺源性心脏病患者发生Ⅱ型呼吸衰竭时，下列治疗措施中不恰当的是
A. 无创通气
B. 持续高浓度吸氧
C. 静脉滴注糖皮质激素
D. 雾化吸入支气管舒张剂
E. 静脉滴注祛痰药物

7. 肺弥散功能障碍最常出现
A. PaO_2正常，$PaCO_2$上升
B. PaO_2下降，$PaCO_2$上升
C. PaO_2正常，$PaCO_2$上升
D. PaO_2正常，$PaCO_2$下降
E. PaO_2下降，$PaCO_2$正常或下降

8. 下列哪项与呼吸性酸中毒并发代谢性碱中毒无关
A. 使用排钾利尿药
B. 通气功能改善过快
C. 用碱性药物过量
D. 频繁呕吐
E. 高浓度吸氧

9. 肺性脑病与高血压脑病鉴别的主要依据是
A. 气促
B. 头痛
C. 发绀
D. 高血压
E. 昏迷

10. 对Ⅰ型呼吸衰竭患者给予高浓度氧疗仍无效，其原因很可能为
A. 严重肺通气功能障碍
B. 严重肺动-静脉样分流
C. 通气/血流比例增大
D. 肺弥散功能障碍
E. 耗氧量增加

11. 慢性呼吸衰竭用呼吸兴奋剂时的给氧方法是
A. 不必给氧

B. 给高浓度氧（50%以上）
C. 给低浓度氧（25%~30%）
D. 间断给氧
E. 给氧浓度可稍高（40%）

12. 肺性脑病狂躁不安的处理是
A. 必要时可用吗啡、哌替啶
B. 可给大量地西泮
C. 不宜用水合氯醛保留灌肠
D. 可用大量的奋乃静肌内注射
E. 重点改善通气功能

13. 呼吸中枢兴奋剂应用于下述哪种疾病
A. 呼吸性碱中毒
B. 胸外伤引起肺通气量减少
C. 严重脊柱畸形引起呼吸衰竭
D. 急性多发性神经根炎引起呼吸衰竭
E. 慢性肺源性心脏病引起呼吸衰竭

14. 呼吸衰竭可做鼻或口鼻面罩机械通气的患者是
A. 轻中度神志尚清，能配合的患者
B. 病情严重，神志清，不合作的患者
C. 昏迷的患者
D. 呼吸道有大量分泌物的患者
E. 需长期机械通气支持的患者

15. 失代偿性呼酸时，血气分析及血清电解质的改变是
A. $PaCO_2$ 升高、pH 升高、血钾升高
B. $PaCO_2$ 升高、pH 降低、血钾升高
C. $PaCO_2$ 升高、pH 降低、血氯升高
D. $PaCO_2$ 升高、pH 升高、血氯降低
E. $PaCO_2$ 升高、pH 升高、血氯血钾正常

16. 慢性呼吸衰竭时，下列哪项不利于呼吸道通畅
A. 应用糖皮质激素
B. 雾化吸入祛痰剂
C. 大量补液
D. 应用快速利尿药
E. 帮助患者翻身拍背

【A_2 型题】

17. 男性，50 岁。慢性咳嗽20余年，现有呼吸困难、发绀、发热、嗜睡。血气分析：PaO_2 35mmHg，$PaCO_2$ 70mmHg。最合适的诊断是
A. 呼吸衰竭
B. DIC
C. 代谢性酸中毒
D. 肺性脑病
E. 心力衰竭

18. 男性，67 岁。反复咳嗽、咳痰、喘息 5 年，再发加重 1 周。查体：嗜睡，口唇发绀。两肺可闻及哮鸣音和湿啰音，心率 120 次/分。动脉血气分析示：pH 7.10，PaO_2 54mmHg，$PaCO_2$ 103mmHg。该患者发生呼吸衰竭最主要的机制是
A. 胸廓扩张受限
B. 无效腔通气减少
C. 肺泡通气量减少
D. 弥散功能障碍
E. 呼吸中枢抑制

19. 女性，59 岁。患肺源性心脏病，呼吸衰竭，心率 154 次/分，有多发房性期前收缩。血气分析：PaO_2 55mmHg，$PaCO_2$ 75mmHg，pH 7.19。最重要纠正心律失常的措施是
A. 普萘洛尔
B. 维拉帕米
C. 胺碘酮
D. 毛花苷 C
E. 5%碳酸氢钠

20. 某慢性肺源性心脏病患者入院后经抗感染、扩张支气管、静脉滴注呼吸兴奋剂后，查血气：pH 7.48，$PaCO_2$ 61mmHg，HCO_3^- 44mmol/L，BE +9mmol/L。此患者应诊断为
A. 代偿性呼吸性酸中毒
B. 呼吸性酸中毒+代谢性碱中毒
C. 呼吸性酸中毒+代谢性酸中毒
D. 失代偿性呼吸性酸中毒
E. 此血气可能有错误

21. 某慢性呼吸衰竭患者血气分析：pH 7.3，PaO_2 60mmHg，$PaCO_2$ 50mmHg。除改善通气功能外还应选择下列哪种治疗
A. 静脉滴注 5%碳酸氢钠
B. 静脉滴注乳酸钠
C. 静脉滴注三羟甲基氨基甲烷
D. 不给碱性药
E. 静脉滴注乳酸钠

22. 有一慢性肺源性心脏病患者，高热数日，发绀昏迷入院，给大量利尿药、抗生素、激素及吸氧治疗后病情一度好转，后病情突然恶化，谵妄，抽搐。血气变化哪组可能性大

	pH	$PaCO_2$	BE	CO_2CP	K^+	Cl^-
A	正常	↑	+	↑	正常	↓
B	↓	↑	+	↑	↑	↓
C	↓	↑	-	↑	↓	↓
D	正常	↑	+	↑	↓	↓
E	↑	↑	++	↑	↓	↓

23. 女性，58 岁。反复咳嗽、咳痰、喘息 32 年，加重 3 天。查体：桶状胸，双肺满布哮鸣音。血气分析：PaO_2 58mmHg，$PaCO_2$ 55mmHg。此时该患者呼吸功能检查结果最可能的是
A. VC 正常、FEV_1% 正常、RV/TLC<40%
B. VC 降低、FEV_1% 正常、RV/TLC <40%
C. VC 降低、FEV_1% 增加、RV/TLC>40%

D. VC 正常、$FEV_1\%$ 降低、RV/TLC<40%

E. VC 降低、$FEV_1\%$ 降低、RV/TLC>40%

24. 某慢性肺源性心脏病患者意识障碍 2 日入院。血气分析：pH 7.30，PaO_2 40mmHg，BE +6mmol/L，$PaCO_2$ 110mmHg，血尿素氮 6mmol/L，血钠 138mmol/L，血钾 3.8mmol/L，血浆渗透压 280mmol/L。此意识障碍原因为
A. 肾衰竭
B. 低血钠症
C. 低渗血症
D. 低血钾症
E. 肺性脑病

25. 某慢性肺源性心脏病患者，受凉后咳喘加重，咳脓痰，伴发热、烦躁，发绀加重，次日神志模糊，嗜睡，血压 110/60mmHg，无病理反射，最可能的诊断是
A. 肺源性心脏病并感染性休克
B. 肺源性心脏病并肺性脑病
C. 肺源性心脏病并急性脑血管病
D. 肺源性心脏病并 DIC
E. 肺源性心脏病并消化道出血

26. 男性，64 岁。胆结石术后 5 天突发呼吸困难 1 小时，有 COPD 史 20 余年。查体：血压 110/80mmHg，呼吸 35 次/分，端坐呼吸，烦躁不安，大汗，口唇发绀，双肺可闻及湿啰音，心率 120 次/分。该患者呼吸困难最可能的原因是并发
A. 急性呼吸窘迫综合征
B. 急性左心衰竭
C. 继发肺部感染
D. 自发性气胸
E. 右心衰竭

27. 男性，65 岁。COPD 史 30 年，近 3 年来下肢水肿，活动后气促，3 天前受凉后加重，神志恍惚，嗜睡。血气分析：pH 7.15，$PaCO_2$ 80mmHg，PaO_2 45mmHg，BE -10mmol/L，HCO_3^- 20mmol/L。此结果符合
A. 呼吸性酸中毒失代偿期
B. 呼吸性酸中毒代偿期
C. 呼吸性酸中毒+代谢性碱中毒
D. 代谢性碱中毒+代谢性酸中毒
E. 呼吸性酸中毒+代谢性酸中毒

28. 慢性肺源性心脏病患者，血气分析结果：pH 7.43，$PaCO_2$ 73mmHg，BE +21mmol/L，HCO_3^- 46mmol/L。此结果应诊断为
A. 呼吸性酸中毒+代谢性碱中毒
B. 呼吸性碱中毒+代谢性碱中毒
C. 呼吸性酸中毒+代谢性酸中毒
D. 呼吸性碱中毒+代谢性酸中毒
E. 失代偿性代谢性碱中毒

【A_3/A_4 型题】

（29~31 题共用题干）

男性，50 岁。慢性咳嗽 5 年，糖尿病史 2 年。咳喘加重 1 个月，发热 1 周来诊。血气分析：pH 7.25，PaO_2 40mmHg，$PaCO_2$ 85mmHg，BE -10mmol/L。

29. 该患者的诊断是
A. 失代偿性呼吸性酸中毒
B. 呼吸性酸中毒合并代谢性酸中毒
C. 呼吸性酸中毒合并代谢性碱中毒
D. 失代偿性代谢性酸中毒
E. 三重酸碱失衡

30. 该患者吸氧时氧浓度应控制在
A. 20%~25%
B. 25%~30%
C. 30%~40%
D. 40%~50%
E. 50%以上

31. 该患者经抗感染、通畅气道、降血糖、纠酸等综合治疗后，咳喘明显减轻，肺部啰音明显减少，10 天后血气恢复至 pH 7.38、PaO_2 70 mmHg、$PaCO_2$ 48mmHg，但患者仍发热，考虑应首先进行哪项检查
A. 血细菌培养+药敏
B. 痰细菌培养+药敏
C. 胸 CT 检查
D. 胸 X 线片检查
E. 骨髓穿刺检查

（32~36 题共用题干）

男性，60 岁。COPD 病史 20 年，冠心病史 5 年，呼吸困难加重 2 天，意识障碍 1 小时来诊。查体：浅昏迷，呼吸困难，口唇发绀，球结膜轻度水肿，BP 170/110mmHg，双肺散在干啰音，中下部湿啰音，HR 128 次/分，节律不整，肝略大，下肢水肿（±）。

32. 目前考虑主要诊断有
A. 冠心病，心力衰竭，心律失常
B. 高血压病，脑出血
C. 肺源性心脏病并冠心病，呼吸衰竭，肺性脑病
D. 呼吸衰竭，肺性脑病
E. 肺源性心脏病并冠心病，心衰，呼衰，肺性脑病

33. 下列哪项检查对诊断最重要
A. 床头胸片
B. 床头心电监测
C. 血液肾功离子测定
D. 动脉血气分析
E. 头部 CT 检查

34. 该患者抢救中需特别注意的是
A. 通畅呼吸道
B. 大量快速利尿药

C. 迅速纠正心律失常
D. 强心利尿扩血管综合措施
E. 足量的止血药物及脑保护措施

35. 该患者经抢救治疗后意识一度清醒，随即又出现谵语、躁动，可能是以下什么原因
A. 呼吸性酸中毒合并代谢性碱中毒
B. 颅内出现新的出血灶
C. 心衰加重
D. 肺部炎症
E. 血压波动

36. 进一步采取下列哪项措施
A. 地西泮10mg肌内注射
B. 毛花苷C 0.2mg静脉注射
C. 复查头颅CT或采取快速降颅压措施
D. 急查血离子、肾功能、血气
E. 加用广谱高效抗生素及降血压药

【B_1型题】

（37~38题共用备选答案）
A. PaO_2 为 70mmHg，$PaCO_2$ 为45mmHg
B. PaO_2 为 70mmHg，$PaCO_2$ 为40mmHg
C. PaO_2 为 55mmHg，$PaCO_2$ 为55mmHg
D. PaO_2 为 50mmHg，$PaCO_2$ 为40mmHg
E. PaO_2 为 65mmHg，$PaCO_2$ 为40mmHg

37. 符合Ⅰ型呼吸衰竭的动脉血气标准是
38. 符合Ⅱ型呼吸衰竭的动脉血气标准是

第十一章　急性呼吸窘迫综合征与多器官功能障碍综合征

【A_1型题】

1. 多器官功能障碍综合征中常见最先出现的器官功能障碍是
A. 严重急性呼吸综合征
B. PAD
C. 肺血栓栓塞症
D. 急性呼吸窘迫综合征
E. 急性心力衰竭

2. ARDS最有效的治疗措施是
A. 呼气末正压通气
B. 持续高浓度吸氧
C. 持续低浓度吸氧
D. 对症支持
E. 早期应用糖皮质激素

3. 以下不是引起急性呼吸窘迫综合征的常见危险因素的是
A. 吸入性肺损伤
B. 肺挫伤
C. 重症肺炎
D. 心源性休克
E. 重度烧伤

4. 急性呼吸窘迫综合征的主要病理改变是
A. 肺呈肉质变
B. 可见全肺萎缩，重量明显减轻
C. 肺广泛性充血水肿和肺泡内透明膜形成
D. 镜下见血管萎缩、肺间质有炎症细胞浸润
E. 晚期，全部肺泡纤维化

5. 急性呼吸窘迫综合征最早出现的症状是
A. 代谢性酸中毒
B. X线大片状浸润阴影
C. 低氧血症
D. 呼吸加快，并呈进行性加重
E. 粉红色泡沫样痰

6. 急性呼吸窘迫综合征血气分析典型的改变为
A. PaO_2升高，pH升高
B. PaO_2降低，pH降低
C. PaO_2降低，pH升高
D. PaO_2升高，pH降低
E. 以上均不对

7. 急性呼吸窘迫综合征床边肺功能监测结果以下哪项错误
A. 肺顺应性降低
B. 血管外肺水增加
C. 无呼气流速受阻
D. 出现肺内左向右分流
E. 以上都正确

8. 以下不符合急性呼吸窘迫综合征诊断标准的是
A. 明确诱因下2周内出现的急性或进展性呼吸困难
B. 胸部X线平片/胸部CT显示双肺浸润影，不能完全用胸腔积液、肺叶/全肺不张和结节影解释
C. 呼吸衰竭不能完全用心力衰竭和液体负荷过重解释
D. 低氧血症
E. 以上均符合

9. 以下诊断急性呼吸窘迫综合征时无须特别排除的是
A. 大面积肺不张
B. 心源性肺水肿
C. 高原肺水肿
D. 肺癌
E. 弥漫性肺泡出血

10. 以下不属于急性呼吸窘迫综合征治疗原则的是
A. 心力衰竭治疗
B. 治疗原发病
C. 纠正缺氧
D. 机械通气
E. 液体管理

11. 氧疗指
A. 通过增加吸入氧量纠正患者缺氧
B. 通过增加吸入氧浓度纠正患者缺氧
C. 通过减少吸入氧浓度纠正患者氧中毒
D. 通过减少吸入氧量纠正患者氧中毒
E. 以上均不对

12. 建立人工气道的目的不包括
A. 解除气道梗阻
B. 低碳酸血症时正压通气治疗
C. 及时清除呼吸道内分泌物
D. 防止误吸
E. 严重低氧血症正压通气治疗

13. 多器官功能障碍综合征指
A. 一种或多种原因诱发的组织关注不足所导致的临床综合征
B. 机体遭受急性严重感染、严重创伤等，同时或先后出现2个或2个以上器官功能障碍
C. 感染所引起的系统性炎症反应综合征
D. 机体对不同原因的严重损伤产生的系统性炎症反应
E. 以上都不对

第十二章　胸腔积液

【A_1 型题】

1. 感染性胸膜炎最常见的病原菌是
A. 肺炎链球菌
B. 溶血性链球菌
C. 金黄色葡萄球菌
D. 结核分枝杆菌
E. 铜绿假单胞菌

2. 诊断渗出性胸膜炎下列哪项检查最有价值
A. 临床症状和体征
B. 胸部X线检查
C. 超声检查
D. 胸部CT
E. 胸腔穿刺液检查

3. 关于胸膜腔渗出液的叙述，下列哪项不正确
A. 胸液黏蛋白试验（-）
B. 细胞数>500×10^6/L
C. 蛋白含量≥30g/L，胸液/血清比值>0.5
D. 胸液LDH>200U/L，胸液LDH/血液LDH比值>0.6
E. 胸液中葡萄糖含量降低

4. 根据症状和体征提示有胸腔积液时，需确定是否有胸腔积液应首选的检查是
A. 胸片
B. 支气管镜
C. 胸部CT
D. 胸部MRI
E. 血常规

5. 结核性渗出性胸膜炎与癌性胸膜炎最主要的鉴别点是
A. 年龄和临床表现
B. 草黄色渗出液
C. 血性胸腔积液
D. 胸部CT检查
E. 胸腔积液细胞学和细菌学检查

6. 鉴别胸腔积液的性质下列哪项最重要
A. 胸腔积液的蛋白定性检测
B. 胸腔积液的pH测定
C. 胸腔积液常规检查
D. 胸腔积液中胆固醇结晶
E. 胸腔积液中红细胞数

7. 有关糖皮质激素在结核性胸膜炎治疗中的描述，错误的是
A. 可减轻机体的变态反应
B. 可改善结核中毒症状
C. 可作为常规治疗
D. 可导致结核播散
E. 需逐渐减量

8. 大量胸腔积液所致呼吸困难，最有效的治疗措施是
A. 持续吸氧
B. 使用强效利尿药
C. 静脉注射糖皮质激素
D. 立即胸腔穿刺排液
E. 静脉注射氨茶碱

9. 结核性渗出性胸膜炎，胸腔穿刺排液时，下列哪项是错误的
A. 严格无菌操作
B. 抽液不宜过快、过多
C. 每周可以3次
D. 穿刺发生“胸膜反应”不影响继续抽液
E. 抽液后胸腔内可以不用药

10. 对胸腔积液的患者，若作胸腔穿刺发现脓液并有臭味，应对脓液首先做下列哪项检查以确定病因
A. 涂片找癌细胞
B. 结核菌培养
C. 化脓菌培养
D. 厌氧菌培养
E. 真菌涂片及培养

11. 关于结核性胸膜炎特点的描述错误的是
A. 多见于青年人
B. 可出现胸闷、气促
C. 可有结核中毒症状
D. X线胸片可呈肋膈角消失或外高内低影
E. 胸腔积液中ADA多低于45U/L

12. 对结核性渗出性胸膜炎的治疗，下列哪项是最重要的
A. 反复穿刺抽胸腔积液
B. 胸腔内注入氢化可的松
C. 胸腔闭式引流
D. 胸腔内注入抗结核药物
E. 全身使用抗结核药物

13. 脓胸纤维板剥除术的适应证是
A. 病程短的慢性脓胸，纤维板粘连不紧密
B. 急性包裹性脓胸
C. 肺内有病灶，肺不能复张
D. 伴支气管胸膜瘘
E. 病程久，肺有纤维变性

14. 下列疾病中，纵隔向患侧移位的是
A. 急性脓胸
B. 张力性气胸
C. 慢性脓胸
D. 血气胸

E. 进行性血胸

15. 急性脓胸经胸穿刺后，脓汁又迅速增多，其适当的治疗方法是
A. 加大抗生素用量
B. 增加胸穿次数
C. 胸腔闭式引流
D. 全身支持疗法
E. 开胸手术清除脓汁

16. 适宜胸膜内胸廓成形术的脓胸是
A. 病程久，肺有纤维变性的脓胸
B. 急性包裹性脓胸
C. 小儿脓胸
D. 病程短，肺组织无病变的脓胸
E. 以上都不是

17. 诊断急性脓胸最可靠的依据是
A. 高热，胸痛
B. X线所见胸部致密影
C. 白细胞增加
D. 胸穿抽出脓液
E. 抗生素治疗有效

18. 脓胸患者咳出的脓痰与胸穿抽出的脓汁一样，说明合并
A. 肺炎
B. 肺脓肿
C. 肺结核
D. 对抗生素不敏感
E. 支气管胸膜瘘

19. 急性脓胸并发支气管胸膜瘘者，首先选用的治疗，是
A. 胸腔穿刺排脓
B. 胸膜腔闭式引流术
C. 开放引流
D. 瘘口缝合
E. 病肺切除

20. 急性脓胸拔除闭式引流管的主要依据是
A. 体温恢复正常
B. 脓腔消失，肺完全膨胀
C. 白细胞降至正常
D. 脓汁每日少于50ml
E. 呼吸困难消失

21. 脓胸的致病菌多来自
A. 肺部感染
B. 纵隔感染
C. 支气管炎
D. 膈下脓肿
E. 败血症

22. 脓胸多见致病菌
A. 肺炎链球菌
B. 肺炎链球菌和大肠埃希菌
C. 金葡菌和厌氧菌
D. 链球菌和金葡菌
E. 金葡菌和大肠埃希菌

23. 急性脓胸脓汁有恶臭，治疗方法为
A. 应用广谱抗生素
B. 胸穿后注入抗生素
C. 开放引流
D. 闭式引流
E. 纤维板剥脱术

24. 自溃性或外穿性脓胸是指
A. 伴有脓痰者
B. 伴有气管瘘者
C. 伴有食管瘘者
D. 伴有膈下脓肿者
E. 穿破胸壁者

25. 损伤性血胸胸腔内积血不凝固的原因是
A. 多种凝血因子的减少
B. 胸腔内渗出血液稀释
C. 主要是凝血酶原减少
D. 腔静脉出血
E. 肺、心脏、膈活动所起的去纤维蛋白作用

26. 诊断心脏损伤的可靠的依据不包括
A. 心肌酶学检查异常
B. 心电图显示ST段抬高及T波低平
C. 明确的外伤病史
D. 呼吸急促伴有咯血
E. 超声心动图显示心脏结构异常变化

27. 下述哪些情况不适合闭式引流术
A. 开放性或张力性气胸
B. 开胸手术
C. 反复胸穿后肺脏仍不复张
D. 凝固性血胸
E. 需要使用机械通气的气胸

28. 诊断进行性血胸，错误的是
A. Hb、RBC反复测定呈进行性下降
B. 经输血补液血压不回升或回升后又迅速下降
C. 脉快、血压持续下降
D. 胸穿抽不出血，X线示胸膜腔阴影增大
E. 胸腔引流连续3小时总量达200ml

【A_2型题】

29. 男性，52岁。因咳嗽、胸闷、胸部隐痛1周收入院。查体：T 36.5℃，R 24次/分，口唇发绀，右锁骨上可触及一花生米大小的淋巴结，质硬、固定、无压痛，气管向左侧移位，右肺叩诊呈浊音、语颤明显减弱、呼吸音消失。胸液常规示蛋白含量35g/L，WBC 850×10^6/L。细胞学见大量淋巴细胞。LDH 800U/L。最可能的诊断是
A. 右侧大叶性肺炎
B. 右侧结核性胸膜炎
C. 右侧恶性胸腔积液
D. 右侧化脓性胸腔积液
E. 右侧漏出性胸腔积液

30. 胸腔积液患者胸腔积液比重1.017，蛋白定量25g/L，黏蛋白试验阴性，LDH 200U/L，细胞数 100×10^6/L，细菌(-)。首先考虑是哪一种积液
A. 漏出液
B. 渗出液
C. 癌性积液
D. 乳糜性积液
E. 血性积液

31. 女性，24岁。10天前受凉后发热，T 39℃，右胸痛。查体：右胸第三肋间以下叩浊。胸腔积液比重1.020，蛋白31g/L，黏蛋白试验（+），

RBC 6×10^9/L，WBC 530×10^6/L。最可能的诊断是

A. 肺炎链球菌肺炎
B. 葡萄球菌肺炎
C. 结核性胸膜炎
D. 脓胸
E. 胸膜肿瘤

32. 女性，39岁。发热、干咳、胸痛20天，近1周气促。查体：右第二前肋以下叩诊浊音，呼吸音消失，气管左移。胸腔积液：黏蛋白试验（+），蛋白39g/L，细胞总数700×10^6/L，RBC 6×10^9/L，LDH 400U/L。下列哪项是最重要的治疗措施

A. 立即穿刺抽液
B. 使用大量青霉素
C. 使用异烟肼、利福平加吡嗪酰胺
D. 使用地塞米松
E. 使用多柔比星或顺铂胸腔内注入

33. 男性，32岁。既往有类风湿关节炎史，因发热、胸痛、气促逐渐加重半个月入院。胸腔积液为草黄色，黏蛋白试验（+），比重1.024，白细胞300×10^6/L，淋巴细胞0.60，X线胸片示右胸腔中等量积液，右肺门淋巴结略肿大。最可能的诊断是

A. 癌性胸腔积液
B. 风湿性胸膜炎
C. 漏出性胸腔积液
D. 化脓性胸膜炎
E. 结核性渗出性胸膜炎

34. 男性，59岁。咳嗽，左胸痛，气促逐渐加重，低热，无咯血。胸透：左胸腔中等量积液，胸腔积液为血性，为渗出液。为进一步确诊首先做下列哪项检查

A. 胸部CT检查
B. 纤维支气管镜检查
C. 诊断性人工气胸
D. 胸腔积液癌胚抗原测定
E. 胸腔积液脱落细胞检查

35. 男孩，11岁。发热、胸痛、咳嗽约2周，近5天有呼吸困难。体温39℃，脉搏120次/分，呼吸30次/分。胸片：第7后肋高度有液平面，胸穿抽出稀薄脓汁。治疗方法主要是

A. 全身抗生素治疗
B. 全身支持疗法
C. 胸腔闭式引流
D. 胸腔穿刺排脓
E. 胸腔内注入抗生素

36. 男性，19岁。寒战、发热、咳脓痰3天，体温40℃。X线胸片示右肺下叶大片致密影，右胸腔积液。体格检查中不应该有的体征是

A. 气管移向健侧
B. 右胸叩诊浊音
C. 右胸活动度小
D. 右胸肋间隙变窄
E. 右肺呼吸音减弱

37. 幼儿，男，4岁。发热、咳脓痰2周。体温波动于38～39℃。X线胸片示右肺下叶大片致密影，右胸腔积液。最常见的致病菌为

A. 链球菌
B. 厌氧菌
C. 肺炎链球菌
D. 大肠埃希菌
E. 葡萄球菌

38. 女孩，7岁。患肺炎5天后，出现呼吸急促、胸闷等症状。查体：患侧语颤减弱，叩诊呈浊音，听诊呼吸音减弱。胸片示积液征。下列哪项是不正确的

A. 立即进行手术治疗
B. 立即给予吸氧并抽取胸液做细菌培养
C. 反复穿刺排出脓液
D. 脓液多可行胸腔闭式引流
E. 选用有效抗生素

39. 患者，1个月前发热，胸痛，咳嗽，有大量脓痰，经抗感染治疗不见好转，1周前咳嗽加重，并有呼吸困难。胸部X线片见左胸大片状阴影，经胸穿抽出脓汁，反复穿刺排脓不能控制，其治疗应为

A. 抗炎，输血，补液
B. 继续胸穿并注入抗生素
C. 开放引流
D. 纤维板切除术
E. 低位胸腔闭式引流

40. 男性，25岁。伤后12小时，脉搏100次/分，血压16.0/10.7kPa（120/70mmHg），呼吸30次/分，伤侧胸腔有积液征，胸穿抽出血液，静置后血不凝固，主要治疗是

A. 立即开胸手术止血
B. 输血输液
C. 胸腔穿刺排除积血
D. 全身抗生素防治感染
E. 胸腔闭式引流术

41. 右侧血胸患者，急诊入院。查体：脉搏120次/分，血压10.7/6.7kPa（80/50mmHg），气管向左移位，在输血同时，行右胸闭式引流术，第1小时引流量为200ml，第2小时为250ml，第3小时为210ml，血压虽经输血不见回升，此时最有效的处置是

A. 继续输血补液
B. 给止血药
C. 剖胸探查止血
D. 闭式引流加负压吸引
E. 给血管活性药

【A_3/A_4型题】

（42～44题共用题干）

女性，23岁。寒战、高热、咳脓痰2天。查体：体温39.2℃，左肺闻及湿啰音。X线胸片示：左肺下叶大片状致密影，给予抗生素治疗。2天后症状加重，胸痛并呼吸困难，左胸呼吸音降低，

胸片示左侧胸腔积液。

42. 目前考虑为
   A. 重症肺炎
   B. 肺炎合并肺脓肿
   C. 肺炎合并急性脓胸
   D. 肺炎合并反应性胸膜腔积液
   E. 结核性渗出性胸膜腔积液
43. 进一步诊断最有价值的方法是
   A. 胸部CT
   B. 结核菌素试验
   C. 胸部超声检查
   D. 左侧胸膜腔穿刺
   E. 痰细菌培养及药敏试验
44. 在治疗中的错误方法是
   A. 胸膜腔穿刺
   B. 全身支持治疗
   C. 应用广谱抗生素
   D. 胸膜腔闭式引流
   E. 胸膜腔开放引流

（45～47题共用题干）

男性，50岁。胸闷、气促2个月，胸痛20余天，夜间重。查体：颜面及颈部、胸壁略肿胀，胸壁静脉曲张，腋下有一拇指大小的淋巴结，无压痛，活动尚好，心率108次/分，律整，左肺呼吸音消失。

45. 诊断可能为
   A. 冠心病心力衰竭
   B. 冠心病心绞痛
   C. 左自发性气胸
   D. 左结核性胸膜炎
   E. 左癌性胸膜炎
46. 应做下列哪项检查以明确诊断
   A. 胸CT
   B. 胸腔积液脱落细胞检查
   C. 心电图心功能检查
   D. 腋下淋巴结病理检查
   E. 胸腔积液抗酸杆菌涂片
47. 采取哪项措施缓解患者的呼吸困难
   A. 静脉注射快速利尿药
   B. 缓慢静脉注射毛花苷C
   C. 静脉注射激素类药物
   D. 胸穿排液减压
   E. 合理吸氧

（48～50题共用题干）

女性，30岁。发热、乏力1周，呼吸困难2天。查体：T 38.4℃，右肺叩诊浊音，呼吸音消失。

48. 诊断可能是
   A. 右大叶性肺炎
   B. 右干酪性肺炎
   C. 右结核性胸膜炎
   D. 右肺癌、阻塞性肺炎
   E. 右胸膜肥厚粘连
49. 选用下列哪种药物治疗方案
   A. 异烟肼+利福平+乙胺丁醇
   B. 异烟肼+乙胺丁醇+链霉素+泼尼松
   C. 青霉素
   D. 青霉素+丁胺卡那
   E. 抗肿瘤化疗+免疫疗法
50. 拍胸片证实为右胸腔积液，胸穿抽液中该患者突然心悸、出汗、脉细、颜面苍白，应立即让患者平卧给予
   A. 50%葡萄糖静脉注射
   B. 地塞米松20mg加20ml糖静脉注射
   C. 阿托品1mg肌内注射
   D. 肾上腺素0.5mg皮下注射
   E. 毛花苷C 0.2mg加20ml糖静脉注射

（51～52题共用题干）

男性，20岁。右胸刀刺伤2小时就诊。既往体健。查体：T 36.5℃，P 120次/分，R 24次/分，BP 80/60mmHg，面色苍白，皮肤潮湿，右胸腋前线第5肋间2cm伤口，有血液流出，右胸叩诊实音，呼吸音减弱。急行胸腔闭式引流，引流出血性液体约600ml，1小时内又引流出血性液体300ml。

51. 此时首先考虑的诊断是
   A. 凝固性血胸
   B. 创伤性湿肺
   C. 迟发性血胸
   D. 心脏压塞
   E. 进行性血胸
52. 最有效的处置措施是
   A. 气管插管，呼吸机辅助呼吸
   B. 开胸探查
   C. 输液、输血
   D. 镇静、吸氧
   E. 调整引流管位置

【B_1型题】

（53～56题共用备选答案）
   A. 漏出液
   B. 渗出液
   C. 脓性胸液
   D. 血性胸液
   E. 乳糜性胸液

53. 充血性心力衰竭所产生的胸腔积液为
54. 系统性红斑狼疮所产生的胸腔积液为
55. 金黄色葡萄球菌肺炎并发的胸腔积液为
56. 胸导管阻塞或破裂所致的胸腔积液为

（57～58题共用备选答案）
   A. 应用广谱抗生素
   B. 胸膜腔闭式引流
   C. 消除致病原因和脓腔
   D. 胸膜纤维板剥除手术
   E. 彻底排净脓液，使肺早日复张

57. 急性脓胸的治疗原则
58. 慢性脓胸的治疗原则

第十三章　气　　胸

【A_1型题】

1. 开放性气胸的紧急处理原则是
   A. 立即清创胸壁伤口缝合
   B. 立即作胸腔穿刺抽气
   C. 用无菌纱布覆盖包扎伤口
   D. 立即行气管内插管辅助呼吸
   E. 立即作胸腔闭式引流
2. 下列哪种疾病可导致纵隔扑动
   A. 张力性气胸
   B. 闭合性气胸
   C. 多根多处肋骨骨折
   D. 进行性血胸
   E. 肺爆震伤
3. 在张力性气胸的病理生理改变中，下列哪项是错误的
   A. 较大较深的肺裂伤，裂口形成活瓣
   B. 纵隔左右摆动
   C. 严重呼吸循环障碍
   D. 严重皮下气肿形成
   E. 伤侧和健侧肺均被严重挤压
4. 张力性气胸，患者呼吸困难，最重要的治疗措施为
   A. 吸氧
   B. 呼吸机辅助
   C. 立即安放闭式引流管
   D. 开胸手术
   E. 胸腔穿刺抽气
5. 男性，56岁。咳嗽、胸闷、憋气2天，持续不缓解。查体：左侧呼吸运动减低，叩诊呈鼓音，听诊呼吸音消失。胸部X线检查示左侧肺萎陷，胸膜腔有大量积气。对该患者的紧急处理措施是
   A. 呼吸机辅助呼吸
   B. 低流量吸氧
   C. 胸腔闭式引流
   D. 胸腔穿刺排气
   E. 解痉平喘

【B_1型题】

（6~7题共用备选答案）
   A. 严重闭合性气胸
   B. 开放性气胸
   C. 进行性血胸
   D. 非进行性血胸
   E. 闭合性多根处肋骨骨折
6. 应及时开胸探查的是
7. 可出现反常呼吸的是

第十四章　肋骨骨折

【A_1型题】

1. 肋骨骨折时采用胸壁宽胶布条固定以达到制动镇痛目的，下列操作哪一项是错误的
   A. 取宽7~8cm胶布条，长度超过胸廓半径
   B. 嘱伤员做深吸气状态下粘贴固定胶布
   C. 胶布条由后向前粘贴
   D. 胶布依次自下而上粘贴
   E. 上下胶布条重叠1/3
2. 闭合性肋骨骨折时，下列哪项说明肺或支气管有损伤
   A. 伤侧肺呼吸音减低
   B. 伤侧肺有啰音
   C. 伤侧胸内剧痛
   D. 伤侧皮下气肿
   E. 伤侧胸膜腔积液
3. 老年人肋骨骨折，咳嗽时引起胸部剧痛，最好采用
   A. 胸壁胶布固定
   B. 吗啡皮下注射
   C. 口服可待因
   D. 肋间神经阻滞
   E. 肋骨牵引固定
4. 急性胸外伤中开胸手术的指征是
   A. 胸膜腔内进行性出血
   B. 心脏大血管损伤
   C. 严重肺裂伤
   D. 食管破裂
   E. 以上都是

【A_2型题】

5. 外伤患者，右4~6肋骨骨折，呼吸极度困难、发绀，出冷汗。查体：BP 8.7/5.3kPa（65/40 mmHg），右胸廓饱满，右肺呼吸音消失，叩诊鼓音，颈胸部有广泛皮下气肿。处理应首选
   A. 补液输血
   B. 胶布固定胸壁
   C. 胸腔穿刺排气
   D. 立即行开胸手术
   E. 气管插管辅助呼吸

【B_1型题】

（6~7题共用备选答案）
   A. 包扎固定
   B. 牵引固定加闭式引流
   C. 开胸止血加内固定
   D. 肋间神经阻滞
   E. 气管切开辅助呼吸
6. 两侧多根多处肋骨骨折伴大面积胸壁软化致反常呼吸
7. 多根多处肋骨骨折伴胸腔内进行性出血

第十五章 纵隔肿瘤

【A_1型题】

1. 下列不位于纵隔的器官是
A. 胸腺
B. 气管
C. 胸导管
D. 贲门
E. 心脏

2. 胸腺属于哪个纵隔区分的器官
A. 下纵隔
B. 上纵隔
C. 内脏器官纵隔
D. 前纵隔
E. 后纵隔

3. 后纵隔最常见的原发肿瘤是
A. 畸胎瘤
B. 胸腺瘤
C. 神经源性肿瘤
D. 食管囊肿
E. 淋巴瘤

4. 下列哪个纵隔肿瘤首选非手术治疗
A. 胸腺瘤
B. 支气管囊肿
C. 畸胎瘤
D. 淋巴瘤
E. 胸骨后甲状腺肿

【A_2型题】

5. 女性，65岁。发现颈部肿块6年，突然肿块增大并伴有呼吸困难1天。查体：下颈部前方可触及较硬肿物，气管左偏，肿物可随吞咽动作上下活动。CT示前上纵隔至颈根部巨大肿物，其间可见囊实性改变。最大可能的疾病是
A. 胸腺瘤
B. 神经源性肿瘤
C. 巨大食管囊肿
D. 胸骨后甲状腺肿继发肿块内出血
E. 淋巴瘤

6. 男孩，7岁。平素无症状，3日前体检时偶然发现后上纵隔近右侧脊柱旁，椭圆形肿物，大小约3cm×2.5cm。最大可能的疾病是
A. 胸腺瘤
B. 畸胎瘤
C. 胸骨后甲状腺肿
D. 神经源性肿瘤
E. 心包囊肿

7. 男性，23岁。剧烈咳嗽后咳出较多褐色含牙齿样、毛发样物的痰液。急检CT示右前纵隔肿物，内含不规则含气空洞。最大可能的疾病是
A. 胸腺瘤
B. 畸胎瘤破入右肺
C. 巨大食管囊肿
D. 胸骨后甲状腺肿继发肿块内出血
E. 神经源性肿瘤

【A_3/A_4型题】

（8~9题共用题干）

男性，40岁。低热、乏力伴消瘦1个月。查体：右颈部锁骨下淋巴结肿大。CT示中纵隔伴右侧肺门实性肿物，纵隔淋巴结广泛肿大。血常规检查未见异常。

8. 最可能的诊断是
A. 畸胎瘤
B. 支气管囊肿
C. 胸骨后甲状腺肿
D. 食管囊肿
E. 淋巴瘤

9. 确诊的最佳方法是
A. CT引导下细针穿刺活检
B. 颈部淋巴结活检
C. 肺部增强CT
D. 胸部彩超
E. 剖胸探查

【B_1型题】

（10~13题共用备选答案）
A. 后上纵隔
B. 前上纵隔
C. 中纵隔
D. 前下纵隔
E. 后下纵隔

10. 胸骨后甲状腺肿好发于
11. 胸腺瘤
12. 心包囊肿
13. 淋巴瘤

第十四篇　心血管系统

第一章　心力衰竭

【A_1 型题】

1. Killip 分级，心功能Ⅲ级指
   A. 未闻及肺部啰音和第三心音
   B. 肺部有湿啰音，但啰音的范围小于 50% 肺野
   C. 肺部有湿啰音，且啰音的范围大于 50% 肺野（肺水肿）
   D. 肺部可闻及散在的哮鸣音
   E. 血压<70/40mmHg
2. 下列哪项可引起右室压力负荷过重
   A. 三尖瓣关闭不全
   B. 肺动脉瓣关闭不全
   C. 静脉回流量增高
   D. 肺动脉高压
   E. 严重贫血
3. 心力衰竭时下述减轻心脏负荷的治疗措施中，哪一项是不正确的
   A. 根据病情适当安排生活、劳动和休息
   B. 凡是心力衰竭的患者均应卧床休息
   C. 控制钠盐摄入
   D. 合理应用利尿药
   E. 合理应用血管扩张剂
4. 左心衰竭的临床表现主要是由于
   A. 肺淤血、肺水肿所致
   B. 左心室扩大所致
   C. 体循环静脉压增高所致
   D. 肺动脉压增高所致
   E. 心室重塑所致
5. 诊断急性肺水肿最具有特征意义的依据是
   A. 严重的呼吸困难，发绀
   B. 心尖部舒张早期奔马律
   C. 交替脉
   D. 两肺干湿啰音
   E. 严重呼吸困难伴咳粉红色泡沫样痰
6. 老年人伴有心力衰竭的治疗
   A. 不宜选用洋地黄类药物
   B. 洋地黄类药物无效
   C. 需要用较大剂量洋地黄类药物
   D. 洋地黄类药物的剂量应减少
   E. 洋地黄类药物可使病情恶化
7. 下列哪种情况所致的急性左心衰竭禁用洋地黄类药物
   A. 急性广泛心肌梗死 48 小时后
   B. 急性心肌炎
   C. 急进型高血压
   D. 重度二尖瓣狭窄伴窦性心律
   E. 重度二尖瓣狭窄伴快速心率的心房颤动
8. 判定心力衰竭代偿期的主要指标是
   A. 心脏扩大
   B. 心肌肥厚
   C. 心率加快
   D. 心排血量增加甚至接近正常
   E. 回心血量增加
9. 右心衰竭时产生水肿的始动因素是
   A. 毛细血管滤过压增高
   B. 毛细血管通透性增加
   C. 肾小球滤过率下降
   D. 血浆胶体渗透压降低
   E. 淋巴液回流障碍
10. 治疗洋地黄中毒所致的阵发性室性心动过速，最有效的是
    A. 维拉帕米和钾盐
    B. 胺碘酮和钾盐
    C. 苯妥英钠和钾盐
    D. 美西律和钾盐
    E. 奎尼丁和钾盐
11. 单纯左心衰竭的典型体征是
    A. 下垂性对称性水肿
    B. 肝颈静脉回流征阳性
    C. 双肺底闻及湿啰音
    D. 胸腔积液
    E. 颈静脉怒张
12. 对药物治疗无效的反复发作室性心动过速/心室颤动的心力衰竭患者，最适宜的治疗为
    A. 服用阿托品
    B. 植入型心脏转复除颤器
    C. 服用奎尼丁
    D. 安置房室顺序起搏器
    E. 静脉使用维拉帕米
13. 右心衰竭时较早出现的临床表现是
    A. 上腹胀满
    B. 颈静脉充盈和怒张
    C. 肝大
    D. 对称性下肢凹陷性水肿
    E. 腹水
14. 对未经治疗的患者，以下检查项目，哪项结果正常时最有助于排除心力衰竭
    A. 心电图
    B. 胸部 X 线检查
    C. 冠状动脉造影
    D. 血浆心钠肽水平
    E. 血浆肌钙蛋白水平
15. 贫血和甲亢对心脏产生的影响使
    A. 左室压力负荷加重

B. 左室容量负荷加重
C. 右室压力负荷加重
D. 右室容量负荷加重
E. 左、右室容量负荷加重

16. 不是容量负荷过重所致心力衰竭的疾病是
A. 主动脉瓣关闭不全
B. 甲状腺功能减退症
C. 二尖瓣关闭不全
D. 室间隔缺损
E. 动脉导管未闭

17. 左心衰竭与支气管哮喘的主要鉴别点为
A. 夜间呼吸困难
B. 伴咳嗽
C. 咳白色泡沫样痰
D. 坐起时能够缓解呼吸困难
E. 肺部干湿啰音

18. 血管扩张剂治疗心力衰竭的主要作用机制是
A. 增强心肌收缩力
B. 改善心肌供血
C. 降低心脏前、后负荷
D. 降低心肌耗氧量
E. 减慢心率

19. 治疗洋地黄中毒伴缓慢性心律失常时宜选用
A. 利多卡因
B. 阿托品
C. 苯妥英钠
D. 普萘洛尔
E. 呋塞米

20. 肝颈静脉回流征阳性可见于
A. 右心衰竭
B. 感染性休克
C. 乙肝后肝硬化
D. 酒精性肝硬化
E. 急性重症肝炎

21. 心力衰竭并发心房扑动时首选
A. 普萘洛尔
B. 普罗帕酮
C. 奎尼丁
D. 快速洋地黄制剂
E. 胺碘酮

22. 急性左心衰竭，重度呼吸困难，烦躁不安时立即给予
A. 吸氧
B. 地西泮肌内注射
C. 吗啡皮下注射
D. 氨茶碱静脉注射
E. 坐位，两腿下垂以减少静脉回流

23. 心力衰竭患者水肿通常首先出现在
A. 眼睑
B. 双手
C. 颜面
D. 身体最低部位
E. 腹部

24. 下列哪一项与洋地黄中毒无关
A. 恶心、呕吐
B. 右束支传导阻滞
C. 频发室性期前收缩
D. 三度房室传导阻滞
E. 黄视、绿视

【A_2 型题】

25. 男性，60岁。冠心病患者，稍事活动后即可有心悸、气促，根据其临床表现可诊断为
A. 心功能Ⅰ级
B. 心功能Ⅱ级
C. 心功能Ⅲ级
D. 心功能Ⅳ级
E. 心功能0级伴老年性肺气肿

26. 风湿性心脏瓣膜病伴心力衰竭患者，服用地高辛治疗1周，前3日每天服用0.5mg，后4日每天服用0.25mg，现症状体征均明显改善，心率80次/分，心电图示ST段呈鱼钩样改变，目前正确的治疗措施就是
A. 停用地高辛
B. 减少地高辛用量
C. 增加地高辛剂量
D. 继续给予地高辛原剂量
E. 改用每日静脉注射毛花苷C 0.2mg

27. 女性，35岁。患风湿性瓣膜病二尖瓣狭窄及关闭不全，因慢性心力衰竭，每日服用地高辛0.125mg，10天前气促，水肿症状加重，心率120次/分，心律绝对不规则，首选的治疗是
A. 静脉注射毛花苷C
B. 静脉注射呋塞米
C. 直流电同步电复律
D. 静脉滴注氨力农
E. 静脉滴注硝普钠

28. 女性，25岁。突然出现高度呼吸困难，发绀，咳粉红色泡沫样痰。查体：血压80/50mmHg，两肺散在干、湿啰音，心率140次/分，心律绝对不整，心尖部闻及隆隆样舒张中晚期杂音。心电示心房颤动。抢救措施首选
A. 静脉注射呋塞米
B. 静脉滴注硝普钠
C. 静脉注射氨茶碱
D. 皮下注射吗啡
E. 静脉注射毛花苷C

29. 男性，56岁。患高血压性心脏病6年，近1年来，每天从事原有日常活动时出现心悸，气促，休息后好转，判定为
A. 心功能Ⅰ级
B. 心功能Ⅱ级
C. 心功能Ⅲ级
D. 心功能Ⅳ级
E. 以上都不是

30. 男性，28岁。近2年时有夜间阵发性呼吸困难，入院前1天出现气促，咳粉红色泡沫痰。查体：心率130次/分，心尖部可闻及舒张期隆隆样杂音。心电图示窦速。下列哪项治疗措施不宜使用
A. 经酒精湿化吸氧
B. 皮下注射吗啡
C. 静脉注射呋塞米
D. 静脉注射硝酸甘油
E. 静脉注射毛花苷C

31. 患者，50岁。既往史不详，突然发生呼吸困难。查体：满

肺哮鸣音，心率 120 次/分，心脏听诊听不清有无杂音。应首选何药
A. 硝普钠
B. 毛花苷 C
C. 维拉帕米
D. 氨茶碱
E. 普萘洛尔

32. 女性，28 岁。劳累后心悸、气促伴反复咯血 4 年，近来加重，夜间不能平卧。查体：心率 110 次/分，心音强弱不等，节律不整，心尖部舒张期隆隆样杂音，肺底可听到细小水泡音。下列哪项治疗是错误的
A. 静脉滴注低分子右旋糖酐
B. 静脉注射呋塞米
C. 吸氧
D. 口服二硝酸异山梨酯
E. 口服地高辛

33. 男性，68 岁。患急性广泛前壁心肌梗死，入院后常出现夜间阵发性呼吸困难。查体：心率 120 次/分，心尖部闻及舒张早期奔马律，两肺底闻及湿啰音。正确的是急性心肌梗死伴有
A. 支气管哮喘发作
B. 左心衰竭
C. 右心衰竭
D. 左、右心衰竭
E. 急性心脏压塞

34. 一风湿性二尖瓣狭窄患者，近 1 个月呼吸困难不能平卧，间断自服氨茶碱，近日呼吸困难较前减轻，但自觉上腹部胀满，出现颈静脉怒张，肝大，下肢水肿，心率 124 次/分。该患者呼吸困难减轻的最主要原因是
A. 氨茶碱治疗有效
B. 二尖瓣狭窄的程度减轻
C. 在原有左心衰竭的基础上又发生了右心衰竭
D. 合并了二尖瓣关闭不全
E. 合并了主动脉瓣病变

35. 男性，17 岁。诊断为风湿性心肌炎，心功能Ⅲ级，心率 110 次/分。心电图示窦性心动过速，P-R 间期 0.28 秒。对其心力衰竭的治疗最正确的是
A. 不宜用洋地黄
B. 可按常规剂量使用洋地黄
C. 可使用较大剂量洋地黄
D. 应在密切观察下小心使用洋地黄
E. 可根据心率的快慢，调整洋地黄剂量

36. 一名风湿性心脏瓣膜病患者，心率 80 次/分，心律不规整，肝肋下 3.0cm，下肢轻度水肿。优先选用哪一种药物治疗
A. 毛花苷 C 0.8mg，静脉注射
B. 呋塞米 20mg，静脉注射
C. 高流量吸氧
D. 硝普钠 25mg，静脉滴注
E. 地高辛 0.25mg，每日 1 次口服

37. 一名风湿性心脏病二尖瓣狭窄伴快速房颤患者，服用地高辛 0.25mg/d，治疗 1 个月后出现哪种情况需立即停用洋地黄类药物
A. 胸骨左缘 3~4 肋间出现舒张期隆隆样杂音
B. 肺动脉瓣区舒张期吹风样杂音增强
C. 夜间尿量增多
D. 心电示 ST 段呈鱼钩样斜形下移
E. 心率 60 次/分，节律规整

38. 女性，28 岁。风湿性心脏病，二尖瓣狭窄并关闭不全，心悸、气促、下肢水肿，每天服用地高辛 0.25mg，间断服氢氯噻嗪已 2 个月，心电示室性期前收缩，二联律。首选哪种治疗措施
A. 停用地高辛，给钾盐和苯妥英钠
B. 美西律
C. 利多卡因
D. 钾盐
E. 普萘洛尔

39. 男性，32 岁。风心病、心衰用洋地黄和利尿药治疗，出现恶心、食欲缺乏。心电图为室性期前收缩二联律。下列哪一种情况最有可能
A. 心衰加重
B. 低钾血症
C. 风湿活跃
D. 洋地黄中毒
E. 洋地黄剂量不足

【A_3/A_4 型题】

（40~41 题共用题干）

女性，35 岁。既往风湿性关节炎病史 10 年，劳累后心悸、气促 4 年，近来加重，夜间不能平卧。查体：心尖部舒张期隆隆样杂音，肺底可听到细小水泡音，腹胀，双下肢水肿。

40. 该患者的可能诊断为
A. 支气管哮喘
B. 风湿性心脏病二尖瓣狭窄
C. 肺部感染
D. 急性心包炎
E. 风湿性心脏病三尖瓣狭窄

41. 该患者心功能不全的类型为
A. 左心衰竭
B. 右心衰竭
C. 全心衰竭
D. 右心衰竭伴肺感染
E. 左心衰竭伴肾功能不全

（42~43 题共用题干）

女性，31 岁。慢性心房颤动，患者应用洋地黄过程中，心室律突然转为绝对规则，每分钟 52 次。

42. 提示下列哪一种情况发生
A. 心房颤动已转变为窦性心律
B. 已达洋地黄化
C. 为继续使用洋地黄的指征

D. 可能为洋地黄中毒
E. 已转复为心房扑动伴2∶1传导
43. 最有效的治疗措施是
A. 利多卡因
B. 阿托品
C. 苯妥英钠
D. 普萘洛尔
E. 呋塞米
（44～48题共用题干）
男性，65岁。陈旧性广泛前壁心肌梗死7年，活动后胸闷、心悸、气促2年，近1周出现夜间阵发性呼吸困难。查体：端坐呼吸，BP 160/90mmHg，P 120次/分，P_2亢进，心脏各瓣膜区未闻及杂音，双肺底可闻及细湿啰音，双肺散在哮鸣音，腹平软，肝脾肋下未触及，双下肢无水肿。空腹血糖4.2mmol/L。心电图：V_1～V_6导联ST段压低0.05～0.1mV。血清肌钙蛋白正常。
44. 该患者目前最可能的诊断是
A. 气道梗阻
B. 肺动脉栓塞
C. 支气管哮喘
D. 急性心肌梗死
E. 急性左心衰竭
45. 该患者暂不宜立即使用
A. 毛花苷C
B. 卡维地洛
C. 硝普钠
D. 硝酸甘油
E. 呋塞米
46. 该患者心功能分级为
A. Killip分级Ⅱ级
B. Killip分级Ⅲ级
C. Killip分级Ⅳ级
D. NYHA分级Ⅲ级
E. NYHA分级Ⅳ级
47. 该患者血压控制目标至少是
A. 160/90mmHg
B. 150/90mmHg
C. 140/90mmHg
D. 130/90mmHg
E. 130/80mmHg
48. 住院期间测餐后血糖3次，餐后2小时血糖为14.0～16.0 mmol/L，其降压药物宜首选
A. 血管紧张素转换酶抑制药
B. 利尿药
C. α受体阻断药
D. 钙离子通道阻滞药
E. 硝酸酯类药物
（49～51题共用题干）
男性，17岁。心肌炎全心衰竭患者，服用地高辛0.25mg/d，1周后检查心电图出现洋地黄中毒。
49. 其诊断依据可能是
A. ST-T“鱼钩”样下移
B. 房速伴2∶1传导阻滞
C. Q-T间期缩短
D. P-P间期延长
E. 出现U波
50. 最适当的治疗是
A. 停地高辛，改用毛花苷C静脉注射
B. 停地高辛，改用呋塞米静脉注射
C. 停地高辛，改用苯妥英钠静脉注射
D. 停地高辛，改用维拉帕米静脉注射
E. 停地高辛，改用电复律
51. 可能与洋地黄中毒有关的临床表现为
A. 呼吸困难
B. 腹胀
C. 黄视、绿视
D. 咳嗽，咳泡沫样痰
E. 水肿，尿少

【B_1型题】

（52～55题共用备选答案）
A. 右心室容量负荷过重
B. 心脏舒张受限
C. 左心室容量负荷过重
D. 右心室压力负荷过重
E. 急性肺淤血
下列病例发生心力衰竭时属于哪项机制
52. 男性，19岁。自幼有心脏杂音。查体：肺动脉瓣区可触及收缩期震颤，闻及收缩期吹风样杂音Ⅳ级，向左上胸部传导，P_2几乎消失
53. 女性，30岁。原有风心病重度二尖瓣狭窄，因与人争吵，突发气促，咳嗽，咳粉红色泡沫痰，大汗淋漓入院急诊。查体：心率120次/分，律齐，心尖部舒张期杂音，两肺满布哮鸣音及湿啰音
54. 男性，40岁。因胸闷、气促来诊。心脏超声检查示肥厚型心肌病。心室壁明显增厚，心室腔正常
55. 女孩，12岁。自幼发现心脏杂音来诊。体检：胸骨左缘第2肋间收缩期杂音Ⅱ级，呈吹风样，P_2亢进伴分裂，并可闻及收缩期喷射音。心电图示右束支传导阻滞

第二章 心律失常

【A_1型题】

1. 最有助于提示室性心动过速的依据是
A. QRS宽大畸形
B. 心律规则
C. 心室夺获
D. P波消失
E. ST段下斜型压低
2. 下列方法可用于治疗窦性心动过缓，除了
A. 氨茶碱

B. 二羟丙茶碱
C. 阿托品
D. 异丙肾上腺素
E. 人工心脏起搏器
3. 窦性心动过缓，心率不低于50次/分，常采用的措施是
A. 不需治疗
B. 口服麻黄素
C. 皮下注射阿托品
D. 含服异丙肾上腺素
E. 静脉滴注去甲肾上腺素
4. 下列关于正常窦性心律的描述，哪项是错误的
A. 冲动起源于窦房结
B. 频率为60~100次/分
C. P波在Ⅰ、Ⅱ、AVF导联直立，在AVR导联倒置
D. P-R间期为0.12~0.20秒
E. 心律绝对匀齐
5. 对于无器质性心脏病，无症状的室性期前收缩的患者，应采取的治疗是
A. 去除病因和诱因
B. 胺碘酮
C. 维拉帕米
D. 普罗帕酮
E. 美西律
6. 鉴别室速与阵发性室上速最有力的证据是
A. QRS波群宽大畸形的程度
B. 是否存在房室分离
C. 心室率的快慢
D. 静脉应用普罗帕酮是否可终止
E. 对迷走神经刺激的反应
7. 最易引起房颤的疾病是
A. 风湿性心脏病二尖瓣狭窄
B. 冠心病
C. 甲状腺功能亢进性心脏病
D. 高血压性心脏病
E. 缩窄性心包炎
8. 心房颤动时f波的频率为
A. 300~600次/分
B. 250~350次/分
C. 350~600次/分
D. 100~160次/分
E. 250~600次/分
9. 阵发性室上性心动过速发作时，用刺激迷走神经方法治疗，下列哪项不正确
A. 双侧颈动脉窦按摩
B. Valsalva动作
C. 压迫眼球
D. 面部浸于冰水中
E. 刺激悬雍垂
10. 不属于阵发性室上性心动过速临床特点的是
A. 突发突止
B. 心率>150次/分
C. 心律绝对规则
D. 第一心音强弱不等
E. 大部分由折返机制引起
11. 持续性房颤是指心房颤动持续时间
A. 48小时以上
B. 72小时以上
C. 7天以上
D. 3个月以上
E. 1年以上
12. 诊断阵发性室上性心动过速最有意义的是
A. 心率>160次/分
B. 颈动脉窦按摩能增加房室传导阻滞
C. 颈动脉窦按摩使心率突然减慢
D. 颈动脉窦按摩时心率逐渐减慢，停止后心率复原
E. 心律绝对规则
13. 非阵发性交界性心动过速最常见于下述哪一项情况
A. 洋地黄中毒
B. 下壁心肌梗死
C. 心肌炎
D. 内源性儿茶酚胺增加
E. 正常人
14. 急性心肌梗死后窦速伴有室性期前收缩优先使用的抗心律失常药物是
A. 美西律（慢心律）
B. 普鲁帕酮（心律平）
C. 普萘洛尔（心得安）
D. 奎尼丁
E. 维拉帕米
15. 以下哪种情况不适合于应用电击复律治疗
A. 室性心动过速伴有严重血流动力学障碍
B. 急性心肌梗死，合并室性心动过速
C. 扩张型心肌病合并室性心动过速
D. 洋地黄中毒出现室性心动过速
E. 心脏手术过程中出现室性心动过速
16. 转复长Q-T间期所致的尖端扭转型室速的最适宜药物是
A. 肾上腺素
B. 利多卡因
C. 普罗帕酮
D. 硫酸镁
E. 胺碘酮
17. 心室颤动电除颤的正确方法是
A. 必须在心电监测下进行
B. 不能反复多次电除颤
C. 首先需静脉推注地西泮
D. 非同步电除颤
E. 电击能量一般<200J
18. 听诊心率正常而不整齐，可除外
A. 一度房室传导阻滞
B. 心房颤动
C. 室性期前收缩
D. 二度Ⅰ型房室传导阻滞
E. 伴有4∶1和3∶1房室传导阻滞的心房扑动
19. 二度Ⅱ型及三度房室传导阻滞，阻滞部位在双束支，心室率缓慢，曾有Adams Stokes综合征发作，治疗首选
A. 阿托品
B. 麻黄素
C. 异丙肾上腺素
D. 乳酸钠
E. 安置永久性人工心脏起搏器
20. 最易发生房室传导阻滞的心

肌梗死是
A. 前壁心肌梗死
B. 前间壁心肌梗死
C. 广泛前壁心肌梗死
D. 下壁心肌梗死
E. 高侧壁心肌梗死

【A_2 型题】

21. 男性，54岁。头晕、黑曚5年，阵发性心悸3个月。查体：BP 130/90mmHg，双肺无啰音，心率45次/分，节律不齐。Holter：窦性心动过缓（38~60次/分），窦性停搏，频发房性期前收缩，阵发房颤。最适宜的治疗措施为
A. 静脉滴注阿托品
B. 静脉推注毛花苷C
C. 安置永久型人工心脏起搏器
D. 静脉滴注异丙肾上腺素
E. 口服普罗帕酮

22. 女性，64岁。近2年偶有心悸感，无黑曚及晕厥发作，多次查心电均为房颤，心率65~89次/分，关于心律失常需进行如何治疗
A. 口服地高辛
B. 静脉注射毛花苷C
C. 应用胺碘酮复律
D. 安置人工心脏起搏器
E. 以上都不是

23. 男性，35岁。阵发性心悸3年，发作时按摩颈动脉窦心悸可突然终止。发作时心电图示：心室率190次/分，逆行P波，QRS波群形态与时限正常。该患者最可能的诊断是
A. 心房颤动
B. 窦性心动过速
C. 房性期前收缩
D. 阵发性室性心动过速
E. 阵发性室上性心动过速

24. 女性，42岁。诊断风心病，二尖瓣狭窄，快速房颤，应用地高辛0.25mg/d 1个月，心室率突然转为规则，为55次/分，提示
A. 已转为窦性心动过缓
B. 已达到洋地黄化
C. 仍应用洋地黄，给予维持量
D. 可能为洋地黄中毒
E. 转为心房扑动伴有房室传导阻滞

25. 女性，35岁。诊断风心病，重度二尖瓣狭窄，突发心悸，呼吸困难，咳粉红色泡沫痰。查体：BP 90/70mmHg，端坐呼吸，双肺满布湿啰音，心率155次/分，第一心音强弱不等，节律不齐。给予毛花苷C 0.4mg静脉注射，目的是
A. 减慢窦率
B. 增加心肌收缩力
C. 纠正房颤
D. 降低心室自律性
E. 减慢心室率

26. 男性，55岁。诊断冠心病，近2周治疗后心悸，脉律不齐，心电图示窦律78次/分，频发房性期前收缩，短阵房速，除下列哪一药物外，均适用于治疗此心律失常
A. 胺碘酮
B. 利多卡因
C. 普萘洛尔
D. 普罗帕酮
E. 维拉帕米

27. 男性，18岁。既往健康，突发心悸1小时，心率180次/分，心律规整，无杂音，心界正常，首选措施为
A. 毛花苷C静脉注射
B. 普萘洛尔静脉注射
C. 维拉帕米静脉注射
D. 甲氧明静脉注射
E. 刺激迷走神经方法

28. 女性，32岁。风心病二尖瓣狭窄并关闭不全8年，近2周心悸、气促、不能平卧。查体：BP 95/70mmHg，心率170次/分，律齐，心尖部双期杂音，两肺底有湿啰音。心电图：阵发性室上性心动过速。治疗首选
A. 维拉帕米
B. 静脉注射氯化钾
C. 同步电复律
D. 压眼球或颈动脉窦
E. 毛花苷C

29. 男性，30岁。阵发性心悸2年，每次突然发生，持续30分钟至1小时不等。查体：心率200次/分，律齐。心电图：QRS波形正常，P波不能明确查见。诊断为
A. 心房颤动
B. 窦性心动过速
C. 心房扑动
D. 阵发性窦性心动过速
E. 阵发性室上性心动过速

30. 男性，58岁。突发心悸，晕厥。心电图：宽大畸形QRS波群，心动过速，QRS波振幅和波峰方向呈周期性改变，围绕等电位线扭转。诊断为
A. 室上性心动过速伴室内差异性传导
B. 窦性心动过速
C. 阵发性室性心动过速
D. 尖端扭转型室性心动过速
E. 加速性室性自主心律

31. 男性，49岁。患急性前壁心肌梗死，溶栓后1小时突然心悸、晕厥伴抽搐。心电图宽大畸形QRS波，频率166次/分，可见心室夺获，治疗首选
A. 利多卡因静脉注射
B. 体外同步直流电复律
C. 毛花苷C静脉注射
D. 维拉帕米静脉注射
E. 硝酸甘油静脉滴注

32. 男性，19岁。腹泻2周后出现心悸。心电图：频发室性期前收缩。下述哪项不符合室性

期前收缩心电图改变
A. 提前出现宽大畸形的QRS波
B. T波方向与QRS主波方向相反
C. QRS波群前出现倒置P波
D. 代偿间歇完全
E. 室性融合波

33. 男性，78岁。反复晕厥伴抽搐2天，既往无胸痛、发绀、水肿及气促。查体：血压180/80mmHg，心率45次/分，律齐，心尖部第一心音强弱有变化，心底部有二级喷射性杂音。其反复晕厥伴抽搐的原因最可能的是
A. 高血压脑病
B. 窦性心动过缓伴室性期前收缩
C. 完全性房室传导阻滞
D. 二度Ⅰ型房室传导阻滞
E. 阵发性房颤伴部分房室传导阻滞

34. 女性，65岁。急性下壁、正后壁心肌梗死，当晚意识突然丧失，抽搐，心电图发现有窦性停搏和三度房室传导阻滞，此时应首先考虑哪项措施
A. 扩血管药物
B. 异丙肾上腺素
C. 阿托品
D. 抗凝治疗
E. 安装临时起搏器

35. 男性，28岁。病毒性心肌炎，病史1个月。Holter监测结果：夜间出现间歇性二度Ⅰ型房室传导阻滞，心率52次/分，此时的处理是
A. 人工心脏起搏
B. 异丙肾上腺素静脉滴注
C. 继续观察
D. 激素治疗
E. 干扰素治疗

【A_3/A_4 型题】

（36~37题共用题干）

女性，38岁。突发心悸伴烦躁和胸闷30分钟，四肢发凉，曾出现黑矇，收入急诊监护病房。查体：BP 70/50mmHg，心率180次/分，心律绝对不齐，心音强弱不等，心脏各瓣膜区未闻及杂音。心电图提示“预激综合征伴心房颤动”。

36. 该患者最适宜的处理是
A. 静脉注射胺碘酮
B. 静脉注射维拉帕米
C. 电复律
D. 静脉注射毛花苷C
E. 静脉注射普罗帕酮

37. 在诊疗过程中，该患者突然意识丧失，全身青紫，肢体抽搐。血压测不到，心音消失。心电图示QRS-T波完全消失，代之以大小不等及不均齐的低小波。该患者需立即采取的治疗措施是
A. 心室超速起搏治疗
B. 同步直流电转复
C. 非同步直流电除颤
D. 植入永久起搏器
E. 植入临时起搏器

（38~39题共用题干）

女性，38岁。诊断风心病二尖瓣狭窄（中度），突发心悸2天，伴呼吸困难，不能平卧。查体：BP 95/75mmHg，口唇发绀，双肺较多湿啰音，心率150次/分，第一心音强弱不等，节律绝对不规则，心尖部舒张期隆隆样杂音，肝不大，下肢无水肿。

38. 触诊桡动脉搏动最可能有
A. 脉短绌
B. 交替脉
C. 水冲脉
D. 奇脉
E. 以上均不是

39. 首选何种治疗措施
A. 利多卡因静脉注射、静脉滴注
B. 多巴胺静脉滴注
C. 电复律
D. 静脉注射毛花苷C
E. 静脉注射普罗帕酮

（40~41题共用题干）

女性，28岁。阵发性心悸3年，每次突然发生，可自行终止，持续10分钟至3小时不等。查体：甲状腺不大，心界稍大，心率180次/分，律齐，杂音听不清。

40. 为明确诊断应立即做
A. 心电图检查
B. 超声心动图检查
C. 心向量图检查
D. 心脏X线检查
E. T_3、T_4、TSH检查

41. 刺激悬雍垂后，心率突然降至75次/分，停止刺激未再变化，最可能诊断为
A. 阵发性室上性心动过速
B. 窦性心动过速
C. 心房扑动
D. 阵发性室性心动过速
E. 阵发性房颤

（42~43题共用题干）

男性，55岁。诊断冠心病，急性心梗，突感头晕、心悸、胸闷。查体：BP 90/60mmHg，心率170次/分，节律不是绝对匀齐，心尖部第一心音强弱不等。心电图：房率慢于室率，两者无固定关系，QRS波增宽为0.12秒，可见室性融合波。

42. 本病诊断是
A. 多发性室性期前收缩
B. 心房颤动
C. 心房扑动
D. 室上性心动过速
E. 室性心动过速

43. 治疗心律失常首选
A. 利多卡因
B. 维拉帕米
C. 胺碘酮
D. 同步直流电复律
E. 普罗帕酮

（44~45题共用题干）

男性，60岁。急性下壁、正后壁心肌梗死，突发意识丧失、抽搐。查体：BP 85/60mmHg，心率40次/分，心音强弱有变化，律规则。既往患有糖尿病、高血压多年。

44. 其晕厥最可能原因为
A. 心源性休克
B. 三度房室传导阻滞
C. 窦性心动过缓
D. 糖尿病酮症
E. 肺梗死

45. 如心电图示三度房室传导阻滞，阵发性室性心动过速，首选哪项措施
A. 利多卡因
B. 阿托品
C. 电复律
D. 心脏起搏治疗
E. 以上均不是

【B_1型题】

（46~49题共用备选答案）
A. P-P间期逐渐缩短，直至出现长间歇，最长P-P间期小于最短P-P间期的两倍
B. P-R间期逐渐延长，直到P波受阻，QRS波群脱落
C. P-P间期显著延长，长间歇与正常P-P间期无倍数关系
D. P-P间期显著延长，长间歇与正常P-P间期呈倍数关系
E. P-R间期逐渐缩短，直到P波受阻

46. 诊断二度Ⅰ型窦房传导阻滞的是
47. 诊断二度Ⅱ型窦房传导阻滞是
48. 诊断窦性停搏的是
49. 诊断二度Ⅰ型房室传导阻滞的是

（50~53题共用题干）
A. 普罗帕酮静脉注射
B. 毛花苷C静脉注射
C. 电复律
D. 普萘洛尔口服
E. 奎尼丁口服

50. 甲状腺功能亢进，快速房颤，首选
51. 风心病二尖瓣狭窄，快速房颤
52. 预激综合征合并房颤，血流动力学稳定，首选
53. 冠心病，急性心梗，快速房颤，急性左心衰，心源性休克，首选

（54~57题共用题干）
A. 利多卡因
B. 体外同步电直流复律
C. 维拉帕米
D. 毛花苷C
E. 苯妥英钠

54. 阵发性室上性心动过速，首选
55. 洋地黄治疗中出现室性期前收缩二联律，首选
56. 预激综合征合并房颤，血流动力学不稳定，首选
57. 室性心动过速有严重血流动力学障碍，首选

（58~61题共用题干）
A. 异丙肾上腺素
B. 腺苷
C. 肾上腺素
D. 硝苯地平
E. 利多卡因

58. 尖端扭转型室速可选用
59. 阵发性室上性心动过速可选用
60. 室性心动过速可选用
61. 频发室性期前收缩可选用

（62~65题共用题干）
A. 同步直流电复律
B. 非同步直流电除颤
C. 体外反搏术
D. 心脏生理型永久起搏器
E. 以上都不宜应用

62. 急性心肌梗死时发生室颤尽快用
63. 三度房室传导阻滞
64. 室性心动过速药物疗效不满意应及早应用
65. 心室率不快的房颤（1年以上）

第三章 心搏骤停

【A_1型题】

1. 心脏、呼吸骤停紧急处理原则中，哪项是错误的
A. 首先必须心电图确诊，然后处理
B. 迅速有效的人工呼吸
C. 立即进行有效的胸外按压
D. 立即建立静脉通道
E. 根据情况选用合适药物，使心脏复苏

2. 对于电击无效的反复室颤或无脉性室速应
A. 静脉注射利多卡因
B. 心内注射利多卡因
C. 再次电复律
D. 人工心脏起搏
E. 静脉注射肾上腺素

3. 成人心肺复苏的合理顺序是
A. 胸外按压→人工呼吸→开放气道
B. 开放气道→胸外按压→人工呼吸
C. 开放气道→人工呼吸→胸外按压
D. 人工呼吸→胸外按压→开放气道
E. 胸外按压→开放气道→人工呼吸

4. 猝死最常发生于
A. 冠心病
B. 主动脉瓣狭窄

C. 二尖瓣脱垂
D. 肥厚型心肌病
E. 心内膜炎

5. 心搏骤停复苏后最易出现
A. 心肌损伤
B. 肺水肿
C. 肾小管坏死
D. 脑损伤
E. 肝小叶中心坏死

6. 心肺复苏时用药通常首选药物是
A. 异丙肾上腺素
B. 肾上腺素
C. 利多卡因
D. 去甲肾上腺素
E. 阿托品

7. 心搏骤停早期诊断最佳指标是
A. 瞳孔突然明显散大
B. 测不到血压
C. 颈动脉和股动脉搏动消失
D. 呼吸停止
E. 面色苍白和口唇发绀

8. 胸外心脏按压时手掌的正确部位是
A. 左锁中线第四肋间
B. 剑突与胸骨交界处
C. 胸骨下半部，双乳头之间
D. 胸骨左缘第四肋间
E. 心脏前方的胸壁

【A_2 型题】

9. 男性，66 岁，发作性胸痛 1 小时。在问病史过程中突然跌倒，对呼唤和推搡无反应。此时应立即采取的措施是
A. 做超声心动图
B. 送往抢救室
C. 触诊大动脉
D. 做心电图
E. 查看瞳孔

【A_3/A_4 型题】

（10~11 题共用题干）

男性，48 岁。胸痛，气促。心电图诊断：急性心肌梗死（广泛前壁）伴房室传导阻滞。血压 50/40mmHg，临床诊断为心源性休克。

10. 最好的治疗方法是
A. 主动脉内球囊反搏
B. 去甲肾上腺素
C. 异丙肾上腺素
D. 酚妥拉明
E. 多巴胺

11. 患者经抢救后血压上升至 90/60mmHg。今日突然出现胸骨左缘第3~4肋间响亮的 4 级收缩期杂音，伴震颤。最可能诊断为
A. 乳头肌断裂
B. 心房破裂
C. 心室间隔破裂
D. 心室膨胀瘤
E. 左室游离壁破裂

（12~15 题共用题干）

男性，52 岁。阵发性心悸半年，时有胸闷，登 2 楼觉气促 3 个月，下肢水肿 3 天来门诊。心电图示窦性心律，心率 64 次/分，P-R 间期 0.24 秒，伴完全性右束支传导阻滞。诊断为扩张型心肌病，心功能不全。入院后予以洋地黄、利尿药和扩血管药物治疗。第 4 天突然神志不清，抽搐，听诊心音消失，血压为 0mmHg，经救治后神志清醒，心搏恢复，心率 45 次/分，并有频发室性期前收缩。

12. 患者神志不清，抽搐，应考虑为
A. 心源性休克
B. 室颤或无脉性室速
C. 脑栓塞
D. 一过性脑血管痉挛
E. 重度心衰

13. 心电图示三度房室传导阻滞，频发室性期前收缩，其原因考虑与下列哪项有关
A. 洋地黄
B. 利尿药
C. 扩血管药物
D. 心衰加重
E. 疾病的进展

14. 此时处理应
A. 临时心脏起搏下静脉滴注利多卡因
B. 静脉注射普罗帕酮（心律平）
C. 静脉滴注利多卡因
D. 多巴酚丁胺静脉滴注
E. 停用所有药物观察

15. 如果患者神志不清发作时，心电图显示下列哪种情况适宜做电复律治疗
A. 频发性室性期前收缩
B. 短阵成串室速
C. 心房颤动
D. 心房扑动
E. 室扑或室颤

【B_1 型题】

（16~18 题共用备选答案）
A. 肾上腺素（0.5~1.0mg）
B. 阿托品（0.6~2.0mg）
C. 胺碘酮［150~500mg 静脉注射，10mg/(kg·d) 静脉滴注］
D. 10%葡萄糖酸钙 5~10ml 静脉注射
E. 异丙肾上腺素（15~20μg/min）

16. 在心肺复苏期间，对于难治性室速和室颤，建议应用
17. 急性高钾血症引起的顽固性心室颤动，低血钙或应用钙离子通道阻滞药中毒者，可给予
18. 在未建立静脉通道时，若出现缓慢性心律失常，应心内注射

第四章　原发性高血压

【A_1型题】

1. 诊断高血压依据的血压值的测量方法是
   A. 未用降压药的情况下，3次非同日血压值的均值
   B. 未用降压药的情况下，3次同日血压值的均值
   C. 用降压药的情况下，3次非同日血压值的均值
   D. 用降压药的情况下，3次同日血压值的均值
   E. 休息5分钟后测定的血压值
2. 下列各种高血压，哪种最适合β受体阻断药治疗
   A. 高血压伴心功能不全
   B. 高血压伴肾功能不全
   C. 高血压伴支气管哮喘
   D. 高血压伴心动过缓
   E. 高血压伴梗阻性肥厚型心肌病
3. 原发性高血压的主要病理生理是
   A. 心排血量升高
   B. 交感神经兴奋性增加
   C. 肾素分泌过多
   D. 周围血管阻力增加
   E. 血管内皮细胞过多分泌内皮素
4. 1999年世界卫生组织和国际高血压学会（WHO/ISH）制定和修改的新的正常人血压标准为
   A. <120/80mmHg
   B. <130/85mmHg
   C. <139/89mmHg
   D. <140/90mmHg
   E. <160/100mmHg
5. 高血压患者发生胰岛素抵抗时，以下哪项指标判断胰岛素敏感性
   A. 空腹血糖水平
   B. 空腹胰岛素水平
   C. 葡萄糖耐量试验
   D. 餐后血糖水平
   E. 外周血液的糖化血红蛋白
6. 除哪项外，以下均是血管紧张素Ⅱ的功能
   A. 直接使小动脉收缩
   B. 使交感神经发放冲动增加
   C. 刺激肾上腺皮质网状带，使醛固酮分泌增多
   D. 使静脉收缩，回心血流量增多
   E. 增加渴觉，导致饮水行为
7. 高血压合并胰岛素抵抗的患者不会发生以下何项改变
   A. 对胰岛素刺激和葡萄糖吸收抵抗
   B. 高糖血症
   C. 血清低密度脂蛋白与甘油三酯两者均增高
   D. 血胆固醇升高
   E. 高密度脂蛋白升高
8. 关于高血压的流行病学调查，以下哪项因素未确定与发病有关
   A. 年龄
   B. 体重
   C. 钠盐
   D. 吸烟
   E. 饮酒
9. 高血压危险分层标准最主要的依据是
   A. 病程长短
   B. 血压增高速度
   C. 症状轻重
   D. 器官损伤及功能代偿情况
   E. 以上都不是
10. 用于高血压危险分层的并发症不包括以下哪项
    A. 心绞痛
    B. 脑卒中
    C. 视网膜出血、渗出
    D. 血肌酐106μmol/L
    E. 主动脉夹层动脉瘤
11. 高血压危象的发生机制可能为
    A. 机制尚不清楚
    B. 过高血压突破脑血管的自身调节能力，脑灌注过多
    C. 交感神经功能亢进和血循环中儿茶酚胺过多
    D. 先天性血管畸形
    E. 血管肾素活性明显增高
12. 以下何为老年人高血压的最主要特点
    A. 多属轻中型，恶性者罕见
    B. 以纯收缩压升高为多见
    C. 大部分系动脉粥样硬化导致动脉弹性减退
    D. 周围血浆肾素活性降低
    E. 血压波动明显
13. 高血压脑病时最常见的症状是
    A. 一过性脑缺血
    B. 意识丧失，抽搐
    C. 脑出血
    D. 偏瘫，失语
    E. 头痛，头晕
14. 糖尿病合并高血压的患者首选的降压药为
    A. 依那普利
    B. 美托洛尔
    C. 氢氯噻嗪
    D. 特拉唑嗪
    E. 氨氯地平
15. 高血压合并糖尿病患者，血压应控制在
    A. <130/80mmHg
    B. <130/85mmHg
    C. <135/85mmHg
    D. <140/90mmHg
    E. <150/90mmHg
16. 高血压患者，超声心动图示室间隔与左室后壁之比达1∶4，下列何种药物最佳
    A. 氢氯噻嗪
    B. 依那普利
    C. 氨酰心胺
    D. 维拉帕米
    E. 地尔硫䓬
17. 对血压显著增高多年的患者，

应用降压药使血压短时间内骤降至正常水平可以
A. 改善症状
B. 改善心脑肾血液供应
C. 诱发肾功能不全
D. 诱发脑出血
E. 需防冠状动脉血栓形成

18. 根据 WHO 诊断标准，高血压定义为
A. ≥130/85mmHg
B. ≥140/90mmHg
C. ≥150/95mmHg
D. ≥160/100mmHg
E. ≥180/110mmHg

19. 合并冠状动脉痉挛性心绞痛的高血压患者宜首选
A. β 受体阻断药
B. 利尿药
C. 血管紧张素转换酶抑制药
D. 钙离子通道阻滞药
E. α 受体阻断药

20. 合并双侧肾动脉狭窄的高血压患者降压不宜首选
A. 钙离子通道阻滞药
B. 血管紧张素转换酶抑制药
C. 利尿药
D. β 受体阻断药
E. α 受体阻断药

【A_2 型题】

21. 男性，40 岁。陈旧性心肌梗死 3 年，高血压病史 4 年。查体：BP 150/95mmHg，心率 90/分。降压治疗宜首选
A. α 受体阻断药
B. β 受体阻断药
C. 利尿药
D. 二氢吡啶类钙离子通道阻滞药
E. 神经节阻断药

22. 男性，65 岁。测血压经常为 180/120mmHg，同时发现血糖为 8.7mmol/L，血胆固醇 7.2mmol/L，以下何种药物不宜使用
A. 阿替洛尔
B. 卡托普利
C. 哌唑嗪
D. 甲基多巴
E. 尼群地平

23. 女性，76 岁。因反复晕厥伴抽搐半天入院，既往有高血压病史 20 年。查体：血压 200/50mmHg，心率慢，律齐，心尖部第一心音强弱不等，心底部有Ⅱ级喷射样收缩期杂音。此患者反复晕厥、抽搐的原因可能是
A. 高血压危象
B. 高血压脑病
C. 主动脉瓣狭窄
D. 完全性房室传导阻滞心室率过缓，致阿斯征发作
E. 梗阻性肥厚型心肌病

24. 男性，68 岁。查体：心底部有舒张期哈气样杂音，以胸骨右缘第 2 肋间最响，第二心音亢进，血压 170/90mmHg。胸片提示主动脉增宽扭曲，心影靴形。最可能的诊断是
A. 风湿性主动脉瓣关闭不全
B. 先天性心脏病，二叶式主动脉瓣
C. 主动脉粥样硬化，主动脉瓣关闭不全
D. 肺动脉高压，相对肺动脉瓣关闭不全
E. 高血压性心脏病

25. 男性，45 岁。一年前发现血压 170/110mmHg，长期口服氨氯地平等药物治疗，2 个月前诊断为糖尿病，口服降糖药物治疗，目前血压、血糖均在正常范围。该患者高血压诊断正确的是
A. 高血压 3 级，高危
B. 高血压 1 级
C. 高血压 2 级，高危
D. 高血压 3 级，很高危
E. 高血压 2 级，很高危

26. 男性，32 岁。发现血压增高 3 年。近 1 年血压持续为 (170 ~ 200)/(130 ~ 140) mmHg，近 1 周头痛、视物模糊。眼底检查发现视盘水肿，最可能的诊断为
A. 急性视盘病变
B. 脑出血
C. 恶性高血压
D. 脑梗死
E. 高血压脑病

27. 高血压患者，生气后，血压升至 250/120mmHg，发生癫痫样抽搐，呕吐，意识模糊等中枢神经系统功能障碍的表现，脑 CT 未见异常，最可能的诊断是
A. 脑出血
B. 高血压脑病
C. 蛛网膜下腔出血
D. 脑梗死
E. 高血压危象

28. 男性，55 岁。有轻度高血压，伴有心动过速，轻度充血性心衰症状，有哮喘和痛风史，治疗药物首选为
A. α 受体阻断药
B. β 受体阻断药
C. 血管紧张素转换酶抑制药
D. 中枢抗交感神经药
E. 血管收缩剂

29. 男性，50 岁。突发眼底出血 1 小时。高血压病史 10 年。规律服用降压药 1 年，平时血压 140/95 ~ 100mmHg。查体：BP 210/120mmHg，结膜无出血、充血。双肺呼吸音清，心率 90 次/分，律齐，双下肢无水肿。治疗宜首选
A. 口服美托洛尔
B. 静脉滴注硝普钠
C. 口服卡托普利
D. 肌内注射利血平
E. 口服氨氯地平

30. 高血压患者，突然胸闷、气促、咳嗽、不能平卧。查体：血压 180/100mmHg，心尖区舒张期奔马律，心率 120

次/分，两肺底湿啰音。下列哪组治疗最为适宜
A. 地高辛，氢氯噻嗪，美托洛尔
B. 呋塞米，硝酸甘油
C. 毛花苷C，呋塞米，硝普钠
D. 甘露醇、降压灵、地西泮
E. 酚妥拉明，氨茶碱

31. 某患者初测血压为180/110mmHg，应建议在什么时间内随诊处理
A. 2个月
B. 1个月
C. 半年内
D. 立即处理
E. 2周内

32. 男性，60岁。患高血压病多年，1年来血压经常为（170～180）/（110～120）mmHg。X线胸片示左室增大，肺淤血。眼底为高血压3级改变，尿常规正常。诊断为
A. 高血压病1级
B. 高血压病2级
C. 高血压病3级
D. 急性高血压
E. 高血压危象

33. 男性，40岁。近日出现明显头痛、烦躁、心悸、多汗、呕吐、面色苍白、视物模糊，测血压264/126mmHg，其诊断最可能是
A. 高血压脑病
B. 高血压危象
C. 恶性高血压
D. 高血压病2级
E. 高血压病3级

34. 男性，45岁。发现高血压病2年，近日血压170/110mmHg，心率100次/分，血浆肾素增高，首选哪种药物治疗
A. 氢氯噻嗪
B. 硝苯地平
C. 美托洛尔
D. 硝酸甘油
E. 地西泮

35. 某高血压患者，测其血压为220/120mmHg，急起呼吸困难，不能平卧，双肺满布湿啰音，宜选用哪种血管扩张剂治疗
A. 酚妥拉明
B. 卡托普利
C. 硝普钠
D. 硝酸甘油
E. 硝苯地平

【A_3/A_4型题】

（36～38题共用题干）

男性，45岁。经常头痛、头晕近10年，头痛加重2天，伴有恶心、呕吐送往急诊。查体：神志模糊，血压230/120mmHg。尿蛋白（++），尿糖（+）。

36. 最可能的诊断是
A. 糖尿病酮症酸中毒
B. 恶性高血压
C. 高血压危象
D. 肾性高血压
E. 高血压脑病

37. 诊断已成立，其发病机制是
A. 心房利钠因子减少
B. 肾素活性增高
C. 交感神经过度兴奋
D. 周围小动脉痉挛
E. 脑血管自身调节障碍

38. 入院治疗，神志清，但血压仍为202/120mmHg，且气促不能平卧。查体：心率108次/分，期前收缩3次/分，两肺底有湿啰音。此时正确的治疗是
A. 毛花苷C静脉滴注
B. 硝普钠静脉滴注
C. 利多卡因静脉滴注
D. 普罗帕酮静脉注射
E. 快速利尿药静脉注射

（39～41题共用题干）

男性，50岁。有高血压病史5年，因近期未按时服药，近日出现明显头痛、烦躁、心悸多汗、面色苍白、视物模糊，测血压为230/130mmHg。

39. 可能的诊断为
A. 嗜铬细胞瘤
B. 恶性高血压
C. 高血压危象
D. 高血压脑病
E. 高血压肾脏改变

40. 以上临床表现产生的主要原因是
A. 脑血管自身调节障碍
B. 交感神经兴奋及血中儿茶酚胺类物质增多
C. 血循环中醛固酮增多
D. 血循环中皮质醇增多
E. 心房利钠因子减少

41. 此种情况最有效的降压的血管扩张药是
A. 索它洛尔
B. 硝苯地平
C. 卡托普利
D. 硝普钠
E. 哌唑嗪

（42～45题共用题干）

男性，65岁。高血压病史10余年，既往有哮喘病史，昨日突然出现神志不清，左侧肢体瘫痪，测血压200/120mmHg。血糖11.2mmol/L，血胆固醇7.8 mmol/L。

42. 目前患者的主要诊断是
A. 高血压脑病
B. 高血压病1级
C. 高血压病2级
D. 高血压病3级
E. 急性脑血管病

43. 初始阶段降压治疗应将血压降至下列哪种水平为宜
A. 150/90mmHg
B. 180/105mmHg
C. 130/90mmHg
D. 120/85mmHg
E. 170/105mmHg

44. 为何要将血压降至上述水平
A. 防止患者出现血压降低过速的头晕等临床症状
B. 患者平时服用降压药物亦

应控制在此水平
C. 防止重要脏器灌注不足，出现功能障碍
D. 防止出现冠状动脉痉挛
E. 以上都不是
45. 若此患者平素口服降压药，不应选择下列哪种药物
A. 硝苯地平
B. 索他洛尔
C. 卡托普利
D. 哌唑嗪
E. 甲基多巴

【B_1 型题】

（46~49 题共用备选答案）
A. 卡托普利
B. 硝苯地平
C. 氢氯噻嗪
D. 氨甲蝶啶
E. 美托洛尔
46. 可引起心动过缓的降压药是
47. 常致反射性心动过速
48. 常见的不良反应是干咳
49. 可引起低血钾
（50~51 题共用备选答案）
A. 血钾 2.8mmol/L
B. 尿 VMA 增高
C. 血糖 8.6mmol/L
D. 血浆肾素活性增加
E. 血红蛋白 5.6g/L
50. 女性，24 岁。多饮、多尿、乏力，伴血压升高，螺内酯（安体舒通）试验阳性
51. 男性，42 岁。反复水肿，10 年，伴血压升高，尿比重 1.010，血肌酐 485μmol/L
（52~53 题共用备选答案）
A. 普萘洛尔
B. 呋塞米
C. 硝普钠
D. 地尔硫䓬
E. 卡托普利
52. 糖尿病不宜使用
53. 活动性肝病不宜使用

第五章　继发性高血压

【A_1 型题】

1. 高血压伴有低钾血症首先应考虑
A. 皮质醇增多症
B. 原发性醛固酮增多症
C. 嗜铬细胞瘤
D. 继发于慢性肾炎的高血压
E. 肾动脉狭窄
2. 下列哪项检查有助于嗜铬细胞瘤的诊断
A. 尿 VMA 增高
B. 螺内酯试验
C. 地塞米松抑制试验
D. 肾动脉造影
E. 尿浓缩稀释试验
3. 下列哪项是肾动脉狭窄性高血压的特点
A. 上腹部可听到血管杂音
B. 高血压发生于尿蛋白之后
C. 尿中白细胞、脓细胞较多，且有尿频、尿急史
D. 满月脸，多毛
E. 发作时血压骤升伴剧烈头痛、心悸，发作间期血压可正常

【A_2 型题】

4. 男性，26 岁。发现高血压 1 年。查体：双上肢血压 180/100mmHg，双下肢血压 140/80mmHg，BMI 20，腰围 80cm。正力体型，心尖区可闻及 2/6 级收缩期杂音，肩胛间区可闻及血管杂音，余瓣膜区未闻及杂音。该患者最可能的诊断是
A. 嗜铬细胞瘤
B. 皮质醇增多症
C. 原发性醛固酮增多症
D. 主动脉缩窄
E. 肾动脉狭窄
5. 男性，42 岁。高血压 1 年，乏力 1 周。未服药。查体：BP 160/100mmHg，心率 76 次/分，律齐，腹软，全腹叩诊呈鼓音，肠鸣音 1 次/分。实验室检查：血钾 2.9mmol/L。腹部 B 超示左侧肾上腺结节 1.5cm×1.5cm。该患者最有助于明确诊断的检查指标是
A. 血气分析
B. 血促肾上腺皮质激素水平
C. 血浆游离间苄肾上腺素水平
D. 血浆醛固酮/血浆肾素活性比值
E. 血浆肾素水平

【A_3/A_4 型题】

（6~7 题共用题干）
女性，28 岁。发现血压升高 3 年，下肢无力 1 年。无高血压家族史。查体：BP 160/100mmHg，无向心性肥胖，无满月脸和水牛背，未见紫纹，双下肢无水肿。实验室检查：尿比重 1.005，尿 pH 7.0，余正常。血钠 149 mmol/L，血钾 3.1mmol/L，肝肾功能正常。
6. 该患者最可能的诊断是
A. 库欣综合征
B. 嗜铬细胞瘤
C. 1 型糖尿病
D. 原发性醛固酮增多症
E. 慢性肾小球肾炎
7. 患者高血压的特效治疗药物是
A. ARB
B. α 受体阻断药
C. β 受体阻断药
D. ACEI
E. 螺内酯

第六章 冠状动脉性心脏病

【A_1型题】

1. 急性心肌梗死最常见的并发症是
   A. 体循环栓塞
   B. 心肌梗死后综合征
   C. 肺动脉栓塞
   D. 心室膨胀瘤
   E. 心脏乳头肌功能失调或断裂
2. 下列各项临床表现中最不支持心绞痛诊断的是
   A. 疼痛多在睡眠中发生
   B. 含服硝酸甘油，疼痛在3~5分钟内缓解
   C. 疼痛在劳累时发生，运动、情绪激动可诱发
   D. 反复出现的局限性心前区刺痛，每次持续仅2~3秒
   E. 疼痛常在休息时发生，持续可达30分钟以上
3. 关于不稳定型心绞痛治疗中错误的是
   A. 溶栓疗法
   B. 抗凝疗法
   C. 调脂治疗
   D. 冠脉介入疗法
   E. 冠脉旁路移植术
4. 不能用于判断急性ST段抬高型心肌梗死后溶栓成功的临床指标为
   A. 胸痛缓解
   B. 心电图示ST段下降
   C. 频发的室性期前收缩
   D. CK-MB峰值前移
   E. 窦性心动过速
5. 心脏破裂的典型表现是
   A. 低血压，心音消失，无电活动
   B. 血压测不到，心音消失，无电活动
   C. 低血压，心音正常，有电活动
   D. 血压测不到，心音消失，有电活动
   E. 低血压，心音正常，无电活动
6. 急性心肌梗死后心肌坏死组织逐渐纤维化形成瘢痕需要
   A. 2~3周
   B. 4~5周
   C. 6~8周
   D. 9~10周
   E. 11~12周
7. 急性心肌梗死发生后，最早升高的血清心肌酶是
   A. 肌酸磷酸激酶
   B. 天门冬酸氨基转移酶
   C. 乳酸脱氢酶
   D. 肌酸磷酸激酶同工酶
   E. 肌钙蛋白I
8. 下列哪一项不是急性ST段抬高型心肌梗死的并发症
   A. 心脏破裂
   B. 梗死后综合征
   C. 二尖瓣脱垂
   D. 室壁瘤
   E. 主动脉窦瘤破裂
9. 大部分急性ST段抬高型心肌梗死的病因是
   A. 冠状动脉内动脉粥样斑块破裂，血栓形成
   B. 冠状动脉痉挛，血栓形成
   C. 动脉粥样斑块逐渐进展直至完全阻塞冠状动脉管腔
   D. 冠状动脉炎，血栓形成
   E. 冠状动脉栓塞，继发血栓形成
10. 冠心病患者出现心前区收缩期喀喇音及收缩晚期吹风样杂音，是由于
   A. 心力衰竭
   B. 二尖瓣相对性关闭不全
   C. 二尖瓣脱垂
   D. 室间隔穿孔
   E. 心肌硬化
11. 急性ST段抬高型心肌梗死早期最重要的治疗措施是
   A. 抗心绞痛
   B. 消除心律失常
   C. 补充血量
   D. 心肌再灌注
   E. 增加心肌营养
12. 与急性心包炎相鉴别，诊断急性心肌梗死的依据是
   A. 心电图ST段弓背向下抬高
   B. 心电图ST段弓背向上抬高
   C. 无异常Q波
   D. 有心包摩擦音
   E. 持久的心前区疼痛
13. 急性心肌梗死时，特异性最高的血清标志物是
   A. LDH
   B. α-HBDH
   C. SGOT
   D. TnI
   E. CPK
14. 不属于冠心病主要危险因素的是
   A. 吸烟
   B. 高血压
   C. 酗酒
   D. 年龄
   E. 高胆固醇血症
15. 心绞痛的哪一点与急性心肌梗死相同
   A. 心电图ST段抬高
   B. 胸痛不能以硝酸甘油缓解
   C. 剧烈胸痛伴恶心、呕吐和大汗
   D. 胸痛部位
   E. 血压波动
16. 缺血性心脏病最常见的病因是
   A. 主动脉瓣狭窄
   B. 心肌肥厚
   C. 严重贫血
   D. 冠状动脉粥样硬化

E. 主动脉瓣关闭不全

17. 急性心肌梗死症状中最先出现下列哪一项
A. 发热
B. 疼痛
C. 恶心、呕吐
D. 呼吸困难
E. 昏厥

18. 确定冠状动脉狭窄部位和严重程度的最佳检查是
A. 心电图
B. 胸部 X 线检查
C. 超声心动图
D. 动态心电图
E. 冠状动脉造影

19. 急性心肌梗死后最晚恢复正常的心肌坏死标志物是
A. 肌红蛋白
B. 肌酸激酶
C. 肌酸磷酸激酶同工酶
D. 天门冬酸氨基转移酶
E. 肌钙蛋白

20. 急性心肌梗死合并急性病态窦房结综合征常见原因是
A. 右冠状动脉病变
B. 左冠状动脉主干病变
C. 左冠状动脉前壁支
D. 左冠状动脉回旋支
E. 以上都不是

21. 急性 ST 段抬高型心肌梗死时不宜溶栓治疗的情况是指同时伴有
A. 血压 160/100mmHg
B. 6 个月前腔隙性脑梗死
C. 主动脉夹层
D. 2 周前曾行桡动脉穿刺
E. 萎缩性胃炎 1 年

22. 急性心肌梗死后 24 小时内避免使用
A. 洋地黄
B. 罂粟碱
C. 呋塞米
D. 吗啡
E. 哌替啶

23. 缓解急性心肌梗死剧烈疼痛效果最好的是
A. 硝酸甘油
B. 二硝酸异山梨醇
C. 罂粟碱
D. 吗啡
E. 可待因

24. 急性心肌梗死合并休克时禁用
A. 间羟胺
B. 多巴胺
C. 去甲肾上腺素
D. 异丙肾上腺素
E. 硝普钠，多巴胺

25. 严重冠状动脉狭窄是指冠脉狭窄程度达
A. 50%以上
B. 70%以上
C. 80%以上
D. 90%以上
E. 95%以上

26. 诊断冠心病最常用的非创伤性检查方法是
A. 休息时心电图
B. 24 小时动态心电图
C. 心电图运动负荷试验
D. 超声心动图
E. 冠脉 CT 检查

27. 急性心肌梗死与心绞痛的主要鉴别点是
A. 疼痛的部位
B. 疼痛的性质
C. 是否伴有多源性期前收缩
D. 是否伴有 ST 段抬高
E. 肌酸磷酸激酶同工酶升高

28. 心绞痛发作时疼痛的典型部位是
A. 左臂内侧
B. 下颌
C. 心前区
D. 左肩部
E. 胸骨后

29. 急性 ST 段抬高型心肌梗死的超急期心电图改变是
A. ST 段明显抬高
B. 异常宽深的 Q 波
C. T 波高耸
D. T 波倒置
E. R 波降低

【A_2 型题】

30. 男性，65 岁。诊断为急性心梗入院，住院第 3 天患者突然呼吸困难，青紫，神志不清，四肢抽搐，听诊心音消失，颈动脉搏动消失，此时首选
A. 立即做心电图，了解是否停搏或室颤
B. 安置心脏起搏器
C. 心内注射肾上腺素
D. 胸外心脏按压及人工呼吸
E. 静脉注射利多卡因

31. 男性，60 岁。突发性心前区疼痛 2 小时。既往有高脂血症和吸烟史，无高血压和出血性疾病史。查体：BP 150/90 mmHg。双肺呼吸音清，心率 89 次/分，律齐。心电图示 Ⅱ、Ⅲ和 aVF 导致 ST 段下斜型压低 0.2mV，V_1～V_6 导致 ST 段弓背向上抬高 0.3～0.5mV。该患者最关键的治疗是
A. 吸氧
B. 口服硝苯地平控释片
C. 再灌注治疗
D. 口服速效救心丸
E. 口服血管紧张素转换酶抑制药

32. 男性，45 岁。因心前区剧痛 2 小时来急诊，心电图检查结论为后壁心肌梗死。梗死图形应出现在下列哪些导联
A. V_1～V_3
B. V_4～V_6
C. Ⅰ，AVL
D. V_4+V_6及Ⅰ，AVL
E. V_7～V_8

33. 男性，72 岁。因持续性胸痛 6 小时入院。查体：双肺底有少量湿啰音。诊断为急性心肌梗死。该患者心功能分级为
A. NYHA 分级Ⅰ级
B. NYHA 分级Ⅳ级
C. NYHA 分级Ⅱ级

D. Killip 分级Ⅱ级
E. Killip 分级Ⅲ级

34. 急性心梗第2周出现发热和心包摩擦音，红细胞沉降率30mm/h，血白细胞 $6.1 \times 10^9/L$，中性粒细胞0.55，可能是
A. 急性心梗的反应性心包炎
B. 心脏破裂
C. 急性心梗后综合征
D. 伴发病毒性心包炎
E. 室壁瘤

35. 女性，50岁。患心绞痛2年余，因情绪激动突然发作比以前严重的胸痛，疑为急性心肌梗死，以下哪项最有诊断价值
A. ST段明显下移
B. T波明显倒置
C. Q波大于同导联R波1/5
D. 血中肌钙蛋白增高
E. GPT升高

36. 男性，65岁。高血压10年，近半年经常半夜胸闷、胸痛。心电图：$V_1 \sim V_3$导联ST段下移。诊断为
A. 早期左心衰
B. 变异型心绞痛
C. 不稳定型心绞痛
D. 食管裂孔疝
E. 混合型心绞痛

37. 男性，52岁。原有劳力性心绞痛，近2周来每于清晨5时发作，疼痛持续时间较长入院，住院期间发作时心率50次/分，期前收缩4～5次/分，血压95/60mmHg，心电图Ⅱ、Ⅲ、AVF导联ST段抬高，加用硝苯地平后未再发作，应用硝苯地平的机制是
A. 减慢心率，降低心肌耗氧
B. 增快心率，增加心排，改善心肌供血
C. 缓解冠脉痉挛
D. 提高血压，改善心肌灌注
E. 增快心率，消除早搏

38. 男性，70岁。糖尿病10年，以往无心悸、胸痛史，今日早餐后1小时，突然胸闷明显，面色苍白，烦躁，出汗，恐惧感，2小时未缓解。查体：心率100次/分，血压86/70mmHg。最可能的诊断为
A. 糖尿病酮症酸中毒
B. 不典型心绞痛
C. 低血糖
D. 变异型心绞痛
E. 急性心肌梗死

39. 男性，65岁。因胸痛10小时来院急诊，心电图证实为急性前壁心梗，下列哪项检查特异性最高
A. 血清CK-MB增高
B. SGOT增高
C. 红细胞沉降率加快
D. 血清CPK增高
E. 血清LDH增高

40. 女性，62岁。既往有高血压病史。突然呼吸困难，查心电图 V_1、V_2 导联 R>S，V_7、V_8 导联有Q波达0.04秒，CPK 200U，最可能诊断为
A. 下壁心肌梗死
B. 前壁心肌梗死
C. 肺梗死
D. 高侧壁心肌梗死
E. 正后壁心肌梗死

41. 女性，48岁。胸痛部位在乳头外，为刺痛，发作数秒钟，含硝酸甘油1～2秒疼痛即消失，最可能诊断为
A. 心绞痛（不典型）
B. 心脏神经症
C. 变异型心绞痛
D. 稳定型心绞痛
E. 自发型心绞痛

42. 男性，50岁。因发作性胸前区疼痛1个月入院，静息心电图示 V_4、V_5、V_6 导联ST段压低>2mm，T波倒置，行冠脉造影检查各冠脉血管光滑，无狭窄，血流通畅。最可能的诊断是
A. 稳定型心绞痛
B. 不稳定型心绞痛
C. X综合征
D. 变异型心绞痛
E. 心脏神经症

43. 男性，64岁。因急剧胸痛8小时入院，含服硝酸甘油效果不佳，血压168/95mmHg，心率110次/分，伴偶发性室性期前收缩，心电图示胸导T波高尖，哪种治疗效果佳
A. 口服卡托普利
B. 口服地尔硫䓬
C. 静脉注射利多卡因
D. 口服美西律
E. 静脉注射美托洛尔，继以口服

44. 男性，60岁。因发作性胸前区疼痛5年，加重1周入院，近1周无明显诱因突然胸痛，持续时间较久。心电图示ST段压低>1m。生化检查示TC 5.7mmol/L，LDL 2.0mmol/L，TG 3.1mmol/L。最合理的诊断是
A. 冠心病 不稳定型心绞痛 高甘油三酯血症
B. 冠心病 不稳定型心绞痛 高胆固醇血症
C. 冠心病 不稳定型心绞痛 混合性高脂血症
D. 冠心病 不稳定型心绞痛 高低密度脂蛋白血症
E. 冠心病 不稳定型心绞痛 低高密度脂蛋白血症

45. 男性，51岁。急性前壁心肌梗死，起病第2天发生心房颤动。心室率184次/分，血压84/60mmHg，气促、发绀。宜首选哪项治疗措施
A. 静脉注射毛花苷C
B. 同步电击除颤
C. 静脉注射美托洛尔
D. 静脉注射多巴酚丁胺

E. 静脉注射胺碘酮

46. 男性，57 岁。血压 180/105mmHg，胸骨后反复疼痛 3 周，心率 128 次/分，伴房性期前收缩 8 次/分及短暂心房颤动，选哪项治疗效果最佳
A. 口服尼群地平
B. 口服美托洛尔
C. 含服硝苯地平
D. 口服卡托普利
E. 口服硝酸甘油

47. 男性，55 岁。冠心病，发生急性剧烈胸骨后疼痛，血 CPK 明显升高，颈静脉充盈，肝大，血压下降至 80/40mmHg，应诊断为
A. 冠心病心力衰竭型
B. 急性右心梗死
C. 冠心病合并急性心脏压塞
D. 急性前壁心肌梗死伴泵衰竭
E. 急性心肌梗死并室间隔破裂

48. 女性，48 岁。间断发作心前区闷痛 1 个月，常夜间发作。发作时心电图Ⅱ、Ⅲ、AVF 导联 ST 段上抬，考虑为冠心病心绞痛，缓解期治疗最好选用哪种药物
A. 长效硝酸甘油
B. 普萘洛尔
C. 双嘧达莫
D. 异山梨酯
E. 地尔硫䓬

49. 男性，58 岁。3 小时前急起剧烈胸痛，大汗，尿量减少，脉细弱。PCWP 与左室舒张末期压力均明显升高。为早期进行冠脉再灌注，宜首选哪种方法
A. 链激酶溶栓治疗
B. 急诊冠脉旁路移植术
C. 急诊 PCI
D. 大量输液补充血容量
E. 主动脉内气囊反搏

【A_3/A_4 型题】

（50～54 题共用题干）

女性，65 岁。因阵发性胸闷 8 年，持续胸痛 8 小时收入院。入院时血压为 150/90 mmHg，诊断急性前壁心肌梗死。

50. 支持诊断的心电图改变为
A. Ⅱ、Ⅲ、AVF 导联出现异常 Q 波，伴 ST 段弓背向上抬高
B. V_1～V_4 导联出现异常 Q 波伴 ST 段弓背向上抬高
C. Ⅰ、AVL 导联出现肺性 P 波
D. 频发室性期前收缩
E. 三度房室传导阻滞

51. 此时最具特征性的实验室改变是
A. 血清 LDH 上升
B. 血清 AST 上升
C. 血清 ALT 上升
D. 血清 CK-MB 上升
E. 血清肌红蛋白下降

52. 上述患者出现频发室性期前收缩，伴短阵室性心动过速，此时最恰当的处理是
A. 静脉推注毛花苷 C（西地兰）
B. 口服美西律
C. 静脉注射利多卡因
D. 口服普鲁卡因胺
E. 口服妥卡尼

53. 住院第 2 日患者出现胸闷、大汗、面色苍白。查体：心率 126 次/分，律齐，双肺未闻及干湿啰音，血压 90/50mmHg。考虑合并心源性休克。此时不宜使用
A. 主动脉内气囊反搏术
B. 静脉注射呋塞米（速尿）
C. 静脉滴注多巴胺
D. 静脉滴注多巴酚丁胺
E. 皮下注射低分子量肝素

54. 起病 4 周后，患者反复低热，左肺底有湿啰音，心前区闻及心包摩擦音，此时应考虑并发
A. 肺结核
B. 尿毒症
C. 感染性心内膜炎
D. 心肌梗死后综合征
E. 肺栓塞

（55～57 题共用题干）

男性，65 岁。以往有劳力性心绞痛，长期服用硝酸甘油，病情尚稳定，近 1 个月来胸痛又发作，部位于胸骨下段，且多发生在午睡时或晚间入睡后，服硝酸甘油无效，起床站立后可缓解。以往有胆石史但从无发作。

55. 近 1 个月胸痛发作原因应除外下列哪种可能性
A. 不稳定型心绞痛
B. 恶化型劳力性心绞痛
C. 自发性心绞痛
D. 胆心综合征
E. 食管裂孔疝

56. 为了进一步明确诊断应做下列哪项检查
A. 头低脚高位钡餐检查
B. 心电图平板运动试验
C. 口服胆囊造影
D. 冠状动脉造影
E. 核素心肌显像

57. 1 周来患者胸痛，发作在清晨 5 时，且疼痛时间较长，心电图示 V_1～V_3 导联 ST 段抬高，此时诊断应考虑是
A. 不稳定型心绞痛
B. 恶化型劳力性心绞痛
C. 食管裂孔疝
D. 变异型心绞痛
E. 胆结石

（58～59 题共用题干）

男性，45 岁。1 年来反复发作胸骨后疼痛，发作和劳累关系不大，常在面迎冷风疾行时或凌晨 5 时发作。发作时含硝酸甘油可缓解。平时心电图示Ⅱ、Ⅲ、AVF 导联 ST 段水平压低 0.75mm。发作时心电图正常。

58. 最可能的诊断是

A. 劳力性心绞痛
B. 变异型心绞痛
C. 急性心肌梗死极早期
D. 心绞痛合并心包炎
E. 不稳定型心绞痛

59. 以下情况可发生心肌梗死，除了
A. 冠脉内膜下出血使管腔闭塞
B. 冠状动脉持续痉挛使管腔闭塞
C. 原有冠脉病变严重发生室速
D. 已建立充分的侧支循环的冠状动脉分支发生闭塞
E. 患者进食大量脂肪食物后

（60~61题共用题干）

男性，75岁。心绞痛发作持续4小时，含硝酸甘油无效。心电图示Ⅱ、Ⅲ、AVF导联呈弓背样抬高0.6mm，V_1~V_3导联ST段水平样压低0.4mm，偶发室性期前收缩1次，诊断为急性心肌梗死。

60. 最合适的处理是
A. 溶栓治疗
B. 心电监护
C. 静脉注射吗啡
D. 静脉滴注利多卡因
E. 静脉滴注极化液

61. 10小时后出现烦躁不安，血压偏低，心率45次/分，心电示三度房室传导阻滞，频发房性期前收缩，此时治疗应首先
A. 静脉滴注异丙肾上腺素
B. 静脉滴注普罗帕酮
C. 应用升压药
D. 临时心脏起搏
E. 静脉滴注阿托品

【B_1型题】

（62~65题共用备选答案）
A. 非同步直流电除颤
B. 同步直流电复律
C. 心室抑制型按需起搏器临时起搏
D. 体外反搏术
E. 以上都不宜用

62. AMI时发生心室颤动，尽快采用
63. 房室传导阻滞发展到二度或三度时宜用
64. 室性心动过速药物疗效不满意时也应及早用
65. 心室率慢的心房颤动（1年以上）者宜用

第七章　心脏瓣膜病

【A_1型题】

1. 最有助于诊断风湿性心脏病二尖瓣狭窄的体征是
A. Graham-stell杂音
B. 面颊部呈紫红色
C. 心浊音界呈梨形
D. 第二心音亢进
E. 心尖部舒张期隆隆样杂音

2. 临床上可表现为心绞痛的心脏病是
A. 非特异性心肌炎
B. 扩张型心肌病
C. 主动脉瓣狭窄
D. 二尖瓣关闭不全
E. 二尖瓣狭窄

3. 主动脉瓣中度狭窄时瓣口面积为
A. $<1.0cm^2$
B. 1.0~$1.5cm^2$
C. 1.5~$1.75cm^2$
D. 1.76~$2.0cm^2$
E. 2.1~$4.0cm^2$

4. 二尖瓣狭窄右室负荷加大时心电图可见
A. P波增宽>0.12s
B. 电轴右偏或右室肥大
C. PV_1双相波
D. RV_5>2.5mV
E. 左束支传导阻滞

5. 梨形心脏见于
A. 主动脉瓣狭窄
B. 二尖瓣狭窄
C. 肺动脉瓣狭窄
D. 三尖瓣狭窄
E. 动脉导管未闭

6. 二尖瓣关闭不全与二尖瓣脱垂鉴别主要之点是
A. 前者心尖部有全收缩期杂音
B. 前者第一心音减弱
C. 前者第一心音增强
D. 后者少见
E. 后者除收缩期杂音外，心尖区常有收缩中期喀喇音

7. 关于慢性二尖瓣关闭不全的病理生理正确的是
A. 由于二尖瓣反流使左房压迅速升高
B. 肺淤血及肺动脉高压发生较早
C. 左室衰竭发生较晚，发生后则进展迅速
D. 病变主要影响左室，故左房无扩张
E. 由于收缩期室壁张力较二尖瓣狭窄时大，故耗能也较多

8. 二尖瓣关闭不全时可有
A. 心尖区全收缩期杂音，并在吸气时明显增强
B. 心尖内侧的收缩期杂音，向主动脉瓣区传导
C. 心尖区全收缩期杂音，并在收缩晚期增强
D. 心尖区第一心音亢进
E. 常伴有肺动脉瓣相对关闭不全的杂音

9. 二尖瓣关闭不全时后叶损害杂音特点
A. 音调高或粗糙
B. 传至胸骨左缘和心底部

C. 在呼气时增强
D. 伴第一心音减弱
E. 伴第三心音

10. 以下哪项不是二尖瓣球囊成形术的适应证
A. 重度二尖瓣狭窄，心功能三级
B. 瓣叶轻度钙化
C. 外科分离术后再狭窄
D. 合并左房内血栓
E. 合并轻度二尖瓣关闭不全，超声左室 50mm

11. 胸骨左缘第 2 肋间闻及收缩期杂音最常见的器质性病变是
A. 二尖瓣关闭不全
B. 二尖瓣狭窄
C. 房间隔缺损
D. 主动脉瓣关闭不全
E. 室间隔缺损

12. 当风湿性心脏病二尖瓣狭窄程度加重时
A. 心尖部舒张期隆隆样杂音增强，肺动脉第二音减低
B. 心尖部舒张期隆隆样杂音减低，肺动脉第二音减低
C. 心尖部舒张期隆隆样杂音减低，肺动脉第二音增强
D. 心尖部舒张期隆隆样杂音增强，肺动脉第二音增强
E. 心尖部收缩期吹风样杂音和舒张期隆隆样杂音增强

13. 易导致主动脉瓣狭窄患者晕厥的情况为
A. 服用地尔硫䓬
B. 静坐休息
C. 剧烈运动
D. 睡眠
E. 窦性心律，心率 70 次/分

14. 主动脉瓣狭窄引起心功能代偿反应最主要的是
A. 心率加快
B. 左心室肥厚
C. 回心血量增加
D. 左室腔扩大
E. 肾滤过功能减低

15. 心尖部触及舒张期震颤最常见于
A. 二尖瓣狭窄
B. 二尖瓣关闭不全
C. 动脉导管未闭
D. 主动脉瓣狭窄
E. 室间隔缺损

16. 重度主动脉瓣狭窄的跨主动脉瓣平均压力阶差至少应大于
A. 35mmHg
B. 40mmHg
C. 45mmHg
D. 50mmHg
E. 55mmHg

17. 风湿性心瓣膜病中，最易导致心绞痛的类型是
A. 二尖瓣狭窄
B. 二尖瓣关闭不全
C. 三尖瓣狭窄
D. 主动脉瓣狭窄
E. 主动脉瓣关闭不全

18. 最可能引起左心室前负荷增加的是
A. 二尖瓣狭窄
B. 肺动脉瓣狭窄
C. 主动脉瓣关闭不全
D. 主动脉瓣狭窄
E. 体循环动脉高压

19. Austin-Flint 杂音的发生与以下哪项有关
A. 血流加速
B. 肺动脉高压
C. 左房巨大血栓形成
D. 主动脉瓣狭窄
E. 主动脉瓣关闭不全

20. 下列哪项可作为确诊主动脉瓣关闭不全的依据
A. 苍白面容
B. 心尖向左下移位呈抬举样搏动
C. 心尖区低调舒张期杂音
D. 周围血管征
E. 彩色多普勒主动脉瓣心室侧探及舒张期射流

21. 劳累时有心绞痛及晕厥发作的主动脉瓣狭窄患者首选治疗为
A. 静脉滴注硝酸甘油
B. 强心
C. 利尿
D. 主动脉瓣瓣膜置换术
E. 主动脉瓣球囊成形术

22. 风湿性心瓣膜病并发感染性心内膜炎时，最支持感染性内心膜炎诊断的是
A. 体温 38.5℃
B. 胸痛并有胸膜摩擦音
C. 超声心动图显示有赘生物
D. 白细胞增多
E. 心电图 ST-T 改变

【A_2 型题】

23. 女性，55 岁。风湿性心脏瓣膜病二尖瓣狭窄 15 年，心房颤动 1 年，无活动后心悸和气促。无夜间阵发性呼吸困难，既往无高血压、糖尿病、脑血管病病史。超声心动图提示左房内径 5.3cm，患者抗栓治疗的首选药物是
A. 华法林
B. 双嘧达莫
C. 氯吡格雷
D. 阿司匹林
E. 替罗非班

24. 女性，25 岁。心悸气促 5 年，近 2 年加重。查体：心尖区听到舒张期隆隆样杂音，心律不齐。M 型超声心动图示：二尖瓣前叶曲线 EF 斜率降低，A 峰消失，后叶前向运动瓣叶增厚。其诊断为
A. 风心病，二尖瓣狭窄
B. 左房黏液瘤
C. 梗阻性肥厚型心肌病
D. 主动脉瓣关闭不全
E. 室间隔缺损

25. 男性，25 岁。心悸、气促 6 年，近 2 周症状加重，伴下肢水肿。查体：心界向两侧扩大，心尖部有隆隆样舒张中晚期杂音及收缩期 3/6 级吹风样杂音，胸骨左缘第

3肋间有哈气样舒张期杂音，血压145/50mmHg。最可能的诊断是
A. 二尖瓣狭窄合并主动脉瓣关闭不全
B. 二尖瓣狭窄合并肺动脉瓣关闭不全
C. 二尖瓣狭窄合并二尖瓣关闭不全
D. 二尖瓣关闭不全合并主动脉瓣关闭不全
E. 二尖瓣狭窄合并主动脉瓣关闭不全

26. 女性，45岁。气促8年。查体：心率108次/分，节律不整，心脏杂音听不清。超声示：二尖瓣前叶曲线EF斜率降低，A峰消失呈城垛样，后叶前向运动，心电图f波。诊断是
A. 冠心病合并多源性室性早搏
B. 心肌病合并室性心动过速
C. 原因不明的心房颤动
D. 二尖瓣狭窄合并心房颤动
E. 左房黏液瘤合并心房扑动

27. 风心病患者因心衰而用地高辛0.25mg，每日2次，共10天，同时并用氢氯噻嗪，出现心动过速，频发室性期前收缩，血钾3.1mmol/L，正确处理是
A. 继续服用地高辛
B. 停用地高辛，加用毛花苷C
C. 停用地高辛，加用利多卡因
D. 停用地高辛，静脉滴注钾盐，静脉注射利多卡因
E. 停用地高辛，静脉滴注钾盐

28. 女性，23岁。心尖区可闻及收缩中晚期吹风样杂音及喀喇音，超声心动图可见二尖瓣前叶CD段呈吊床样波形，最可能的诊断是
A. 二尖瓣狭窄
B. 二尖瓣关闭不全
C. 主动脉瓣狭窄
D. 主动脉瓣关闭不全
E. 二尖瓣脱垂

29. 风心病联合瓣膜病伴快速型心房颤动3年，地高辛治疗1个月后出现以下哪种情况，需立即停用洋地黄类药物
A. 胸骨左缘3~4肋间出现收缩期吹风样杂音
B. 肺动脉瓣区舒张期吹风样杂音增强
C. 夜间尿量增多
D. 心电图ST段呈斜形下移
E. 心率56次/分，节律规整

30. 风湿性心脏病二尖瓣狭窄与关闭不全患者，用地高辛治疗心力衰竭后基本得到控制，但发生室上性心动过速伴室性早搏，心率155次/分，应及时
A. 停地高辛改用毒毛花苷K
B. 停地高辛，注射呋塞米
C. 停地高辛，应用利多卡因
D. 电复律
E. 减少地高辛用量，加用阿托品

31. 女性，48岁。风湿性心脏瓣膜病10年，喘憋1天。查体：BP 120/70mmHg，端坐位，双肺可闻及湿啰音，心率106次/分，律齐，心尖部可闻及舒张期杂音，双下肢无水肿。缓解该患者喘憋的首选药物为
A. 美托洛尔
B. 胺碘酮
C. 呋塞米
D. 普罗帕酮
E. 地高辛

32. 女性，28岁。患风湿性心脏病二尖瓣狭窄6年，日常活动即出现胸闷、气促，做心脏彩超示重度二尖瓣狭窄。根据其临床表现，心功能为
A. 心功能Ⅰ级
B. 心功能Ⅱ级
C. 心功能Ⅲ级
D. 心功能Ⅳ级
E. 以上都不是

33. 女性，25岁。原有风湿性心瓣膜病主动脉瓣狭窄，近2周乏力不适，不发热。查体：皮肤有少数瘀点，主动脉瓣区有收缩期与舒张期杂音，脾可触及肿大。血红蛋白80g/L，最符合下列哪项疾病
A. 风湿性心脏病心力衰竭
B. 贫血性心脏病
C. 风湿性心肌炎
D. 先天性心脏病主动脉瓣病变
E. 风湿性心脏病并发感染性心内膜炎

34. 男性，45岁。气促20年，两年来常有胸骨后疼痛，胸骨右缘第2肋间可闻及3级收缩期喷射性杂音，该处可以触到收缩期震颤，胸骨左缘第3肋间有舒张期哈气样杂音，诊断是
A. 冠心病合并心绞痛
B. 肺动脉瓣关闭不全
C. 梗阻性肥厚型心肌病
D. 梅毒性心脏病
E. 风湿性主动脉瓣狭窄合并关闭不全

35. 女性，38岁。活动后心悸、气喘1年余。查体轻度贫血，心率快，律整，胸骨右缘第2肋间闻及响亮而粗糙的收缩期杂音（3/6级），首先应想到的疾病为
A. 动脉导管未闭
B. 主动脉瓣关闭不全
C. 二尖瓣关闭不全
D. 室间隔缺损
E. 主动脉瓣狭窄

36. 女性，28岁。既往有关节痛史。劳累后心悸、气促3年，下肢水肿3个月。X线示左右心室扩大，左房增大，食管局

限压迹。血压 130/50mmHg，有枪击音。最可能的诊断

A. 风心病二尖瓣狭窄

B. 风心病二尖瓣狭窄兼关闭不全

C. 风心病二尖瓣狭窄，主动脉瓣关闭不全

D. 风心病主动脉瓣关闭不全

E. 心肌病

37. 女性，60 岁。发现主动脉瓣狭窄 10 年，快走时心前区憋闷 3 年。心电图示左心室肥厚，治疗宜首选

A. 主动脉瓣瓣膜置换术

B. 主动脉瓣球囊成形术

C. 心脏移植

D. 冠状动脉旁路移植术

E. 主动脉瓣修补术

【A_3/A_4 型题】

（38~40 题共用题干）

女性，28 岁。风心病 10 年，心房颤动史 3 年，长期服用地高辛治疗，停经 3 个月，诊为早孕。1 周来恶心、呕吐、食欲缺乏就诊。查体：心脏增大，心率 70 次/分，律不齐，心尖部第一心音减弱，可闻及 3/6 级收缩期杂音，向左腋下传导并可及舒张期杂音。胸骨左缘 2~4 肋间 2/6 级收缩期杂音，P_2 亢进。心电图示心房颤动（Af）、室性期前收缩（VPB）。

38. 本例心脏瓣膜病应诊断为

A. 二尖瓣关闭不全伴相对性二尖瓣狭窄

B. 二尖瓣狭窄兼关闭不全伴肺动脉高压

C. 二尖瓣狭窄伴肺动脉高压

D. 二尖瓣窄漏伴主动脉瓣狭窄

E. 二尖瓣狭窄伴二尖瓣关闭不全

39. 本例恶心、呕吐应考虑是哪种原因

A. 妊娠反应

B. 洋地黄中毒

C. 右心功能不全

D. 洋地黄不足

E. 低血钾

40. 下列哪项表现应与洋地黄中毒无关

A. 恶心，呕吐

B. 右束支传导阻滞

C. 频发室早

D. 三度房室传导阻滞

E. 黄视

（41~42 题共用题干）

女性，70 岁。患风湿性心脏瓣膜病 20 年。因心悸 5 天就诊。查体：自动体位，BP 150/70mmHg，心率 119 次/分，心律绝对不齐，心音强弱不等。心电图示：心房颤动。

41. 为控制该患者的心室率不宜首选

A. 地高辛

B. 美托洛尔

C. 维拉帕米

D. 地尔硫䓬

E. 普罗帕酮

42. 宜首选的抗凝治疗是

A. 华法林

B. 阿司匹林

C. 肝素

D. 尿激酶

E. 复方丹参片

（43~45 题共用题干）

女性，25 岁。风心病主动脉瓣狭窄，近 3 周来乏力不适就诊。查体：皮肤有少量瘀点，主动脉瓣区有收缩期和舒张期杂音，脾可触及。血红蛋白 80g/L。

43. 本例诊断最可能是

A. 风心病心衰

B. 贫血性心脏病

C. 风湿性心肌炎

D. 风心病合并风湿活动

E. 风心病合并感染性心内膜炎

44. 下列哪项实验检查最有助于明确诊断

A. 红细胞沉降率

B. 血细胞分类

C. 血培养

D. C 反应蛋白

E. 抗 O

45. 下列哪项辅助检查最有助于诊断

A. 胸片

B. 超声心动图

C. 心电图

D. 心功能测定

E. 眼底镜检查

（46~48 题共用题干）

男性，34 岁。原有风湿性心脏病 10 年，反复心衰，平时服用地高辛半片，每日 2 次，以及利尿药，近日低热、食欲缺乏、周身酸痛伴气促入院。查体：半卧位，颈静脉充盈，心界扩大，心率 120 次/分，律不齐，S_1 强弱不等，心尖部双期杂音，两肺底少量细湿啰音，肝大肋下两指。X 线示右侧少量胸腔积液。

46. 本例考虑有心力衰竭加重，其诱因首先考虑

A. 呼吸道感染

B. 感染性心内膜炎

C. 风湿活动

D. 洋地黄量不足

E. 本身病变恶化

47. 治疗后胸腔积液消失，能够平卧，食欲仍欠佳，恶心，为除外有否洋地黄中毒，可作哪项处置

A. 尿中地高辛浓度测定

B. 心电 ST 段有无鱼钩改变

C. 血地高辛浓度

D. 停用洋地黄，观察症状有否消失

E. 加用维拉帕米和洋地黄

48. 若血钾 3.9mmol/L，心电图为室速的洋地黄中毒患者，不宜用

A. 利多卡因

B. 苯妥英钠

C. 静脉滴注氯化钾

D. 硫酸镁

E. 同步电复律

（49~52题共用题干）

男性，45岁。诊断风心病二尖瓣病5年。房颤半年，为纠正房颤来院。

49. 首先做超声心动，目的是
A. 有否左室大
B. 有否主动脉瓣病变
C. 有否附壁血栓
D. 有否右室大
E. 有否肺动脉高压

50. 左房内有异常回声下列哪项正确
A. 复律之前3周和复律之后4周应用华法林治疗
B. 复律前应用华法林治疗2周
C. 复律后应用华法林治疗2周
D. 复律前后用阿司匹林和双嘧达莫2周
E. 不需治疗

51. 窦性心律的药物应用多长时间方可减量
A. 3日后
B. 1月后
C. 1~2周后
D. 半年后
E. 1年后

52. 以后维持需多长时间
A. 半年
B. 1年
C. 不需继续应用
D. 长期应用
E. 1年半

（53~55题共用题干）

女性，32岁。反复发热在37.5~38.0℃1个月，伴关节肌肉酸痛。查体：轻度贫血，心界不大，心率90次/分，心尖有收缩期吹风样杂音三级，诊为风心病，二尖瓣关闭不全，发热待查。

53. 入院后首先处理是
A. 第1日间隔1小时抽血1次
B. 尿常规检查有否镜下血尿
C. 抗生素静脉滴注
D. 检查红细胞沉降率，抗O，除外风湿活动
E. B超检查有否脾大

54. 最有助于诊断感染性心内膜炎的检查是
A. 胸部X线摄片
B. 心电图
C. 超声心动图
D. 心血管造影
E. 心脏CT

55. 本例抗生素治疗后体温下降，症状改善，此时抗生素应用疗程是
A. 体温正常后3日可停用抗生素
B. 2周
C. 5个月
D. 4~8周
E. 10个月

（56~58题共用题干）

男性，28岁。心悸、气促10年，胸闷胸痛，活动中晕厥发作，下肢水肿。查体：心脏大，心尖部舒张期杂音，胸骨左缘第2肋间3/6收缩期杂音，肝大，下肢水肿。心电图：Af，超声二尖瓣、主动脉瓣增厚，开放受限。

56. 本例诊断是
A. 感染性心内膜炎心衰
B. 扩张型心肌病
C. 风心病，二尖瓣狭窄并主动脉瓣狭窄
D. 风心病，二尖瓣窄漏并主动脉瓣窄漏
E. 风心病，二尖瓣狭窄并主动脉瓣关闭不全

57. 若考虑外科治疗以下哪项最佳选择
A. 二尖瓣闭式分离，主动脉瓣置换
B. 二尖瓣、主动脉瓣双瓣置换
C. 二尖瓣置换，主动脉瓣扩张
D. 二尖瓣扩张，主动脉瓣置换
E. 单纯二尖瓣置换

58. 该患者胸痛及晕厥的原因是由于
A. 癫痫发作
B. 心肌缺血，心排血量减少
C. 冠脉痉挛
D. 低血糖
E. 自主神经功能紊乱

（59~61题共用题干）

女性，40岁。心悸、气促8年，心前区疼痛，晕厥发作1年。查体：心尖部可及开瓣音及舒张期隆隆样杂音，胸骨左缘3肋间3/6收缩期杂音。X线片左2弓突出，右侧双弧影。心电图：$PTFV_1$异常，双峰P，右室肥大。

59. 明确诊断需做下列哪项检查
A. 运动试验
B. 食管调搏
C. 心肌活检
D. 24小时Holter
E. 超声心动

60. 若考虑行球囊扩张术下列哪项方案是正确的
A. 先扩主动脉瓣其次扩二尖瓣
B. 先扩二尖瓣再扩主动脉瓣
C. 先扩二尖瓣择期扩主动脉瓣
D. 先扩主动脉瓣择期扩二尖瓣
E. 主动脉瓣二尖瓣同时扩

61. 该患者诊断为
A. 风心病，二尖瓣关闭不全并主动脉瓣狭窄
B. 风心病二尖狭窄并主动脉瓣关闭不全
C. 风心病二尖瓣窄漏并主动脉瓣关闭不全
D. 风心病二尖瓣窄漏并主动脉瓣狭窄
E. 风心病二尖瓣狭窄并主动脉瓣狭窄

（62~64题共用题干）

女性，21岁，排球运动员。

近半年体力下降，活动后心悸、气促，心前区不适。查体：身体细高，四肢细长，心脏扩大，主动脉瓣区舒张期叹息样杂音，点头征（+），周围血管征（+），BP 110/40mmHg。超声：主动脉扩张。

62. 最可能的诊断是
  A. 风心病，主动脉瓣关闭不全
  B. 感染性心膜炎
  C. 先心病
  D. 马方综合征
  E. 特发性升主动脉扩张

63. 该患者家庭中可见多人发病，此与下列哪项有密切关系
  A. 风湿活动
  B. 感染
  C. 环境因素
  D. 情绪精神因素
  E. 遗传性结缔组织病

64. 治疗最佳方案
  A. 主动脉瓣修补术
  B. 主动脉瓣置换术
  C. 心脏移植术
  D. 主动脉根部带瓣置换术
  E. 主动脉置换术

（65~67 题共用题干）

男性，23 岁。心悸、气促 4 年，水肿 2 周。查体：BP 110/30mmHg，面色苍白，颈静脉怒张，心界大，心尖部双期杂音，肺动脉瓣区第 2 心音亢进，主动脉瓣区舒张期叹息样杂音，有水冲脉枪击音。超声：二尖瓣增厚，主动脉瓣关闭欠佳有反流。

65. 诊断
  A. 风心病，多瓣膜病变，二尖瓣窄漏并主动脉瓣狭窄
  B. 风心病，多瓣膜病变，二尖瓣狭窄并主动脉瓣狭窄
  C. 风心病，多瓣膜病变，二尖瓣窄漏并主动脉瓣关闭不全
  D. 风心病，多瓣膜病变，二尖瓣关闭不全并主动脉瓣狭窄
  E. 风心病，多瓣膜病变，二尖瓣窄漏并主动脉瓣窄漏

66. 以下哪项指标是手术禁忌证
  A. LVEF>0.2
  B. LVEDD≥60mm
  C. LVEF>0.5
  D. LVEDD≥70mm
  E. LVEDD≥80mm

67. 以下哪项措施不需要
  A. 预防风湿活动
  B. 积极控制感染
  C. 长期服用硝苯地平扩张动脉可使右室容量及重量减少
  D. ACEI 和 β 受体阻断药
  E. 异丙基肾上腺素

【B_1 型题】

（68~70 题共用备选答案）
  A. 二尖瓣口面积（4～6）cm^2
  B. 二尖瓣口面积≥2cm^2
  C. 二尖瓣口面积≤1.0cm^2
  D. 肺毛细血管楔压>30mmHg
  E. 肺毛细血管楔压>20mmHg

68. 肺水肿
69. 肺静脉压增高
70. 二尖瓣重度狭窄

（71~74 题共用备选答案）
  A. 梨形心
  B. 普大型心
  C. 左室增大，主动脉明显扩张
  D. 心室收缩时心房反向膨出
  E. 心影正常或左室，左房轻度增大

71. 主动脉瓣关闭不全
72. 二尖瓣狭窄
73. 二尖瓣关闭不全
74. 主动脉瓣狭窄

（75~79 题共用备选答案）
  A. 心尖区舒张中晚期隆隆样杂音
  B. 心尖区全收缩期吹风样杂音
  C. 胸骨左缘 3 肋间舒张早期哈气样杂音
  D. 胸骨右缘 2 肋间 3 级以上喷射性收缩期杂音
  E. 胸骨左缘功能性收缩期杂音

75. 主动脉瓣狭窄
76. 二尖瓣狭窄
77. 梗阻性肥厚型心肌病
78. 二尖瓣关闭不全
79. 主动脉瓣关闭不全

（80~83 题共用备选答案）
  A. 肝脏收缩期搏动
  B. Graham-StEEll 杂音
  C. Austin-Flint 杂音
  D. 收缩中、晚期喀喇音
  E. 胸骨左缘 2 肋间连续性机器样杂音

80. 动脉导管未闭
81. 梅毒性心脏病
82. 二尖瓣狭窄
83. 二尖瓣脱垂

（84~86 题共用备选答案）
  A. 重搏脉
  B. 奇脉
  C. 交替脉
  D. 水冲脉
  E. 短绌脉

84. 脉压增大时可出现
85. 左室功能不全可出现
86. 心脏压塞可出现

第八章 感染性心内膜炎

【A_1型题】

1. 急性感染性心内膜炎最常见的致病菌是
   A. 甲型溶血性链球菌
   B. 金黄色葡萄球菌
   C. 淋病奈瑟菌
   D. 肺炎链球菌
   E. 肠球菌
2. 亚急性感染性心内膜炎最常见的致病菌是
   A. 甲型溶血性链球菌
   B. 金黄色葡萄球菌
   C. 淋病奈瑟菌
   D. 肺炎链球菌
   E. 肠球菌
3. 下列哪项不是亚急性感染性心内膜炎的临床表现
   A. Roth 点
   B. Janeway 损害
   C. Osler 结
   D. 瘀点
   E. 指和趾甲下线状出血
4. 亚急性感染性心内膜炎最常见于下列哪种器质性心脏病
   A. 先天性心血管病
   B. 风湿性心瓣膜病
   C. 心脏手术后
   D. 梅毒性心脏病
   E. 正常心脏
5. 诊断感染性心内膜炎的最重要方法是
   A. 血培养
   B. 红细胞沉降率
   C. 血常规
   D. 超声心动图
   E. 血清免疫学检查
6. 在病原菌尚未培养出时，治疗亚急性感染性心内膜炎，首选抗生素是
   A. 庆大霉素
   B. 青霉素
   C. 红霉素
   D. 链霉素
   E. 阿米卡星
7. 感染性心内膜炎预后不良因素中最为严重的是
   A. 主动脉瓣损害
   B. 革兰阴性杆菌或真菌致病
   C. 心力衰竭
   D. 肾衰竭
   E. 瓣环或心肌脓肿
8. 关于感染性心内膜炎赘生物存在部位的说法，下列何种说明正确
   A. 见于主动脉瓣关闭不全的瓣叶心室面
   B. 见于室间隔缺损的间隔左心室侧
   C. 见于二尖瓣关闭不全的瓣叶心室面
   D. 见于二尖瓣狭窄的心房面
   E. 以上都不是
9. 下列哪项不是感染性心内膜炎的心脏并发症
   A. 冠心病
   B. 急性心肌梗死
   C. 化脓性心包炎
   D. 心肌脓肿
   E. 心肌炎
10. 下列感染性心内膜炎的抗生素治疗中，错误的是
   A. 早期应用
   B. 小剂量，长程治疗
   C. 静脉用药为主
   D. 急性者应用针对金葡菌、链球菌和革兰阴性杆菌的广谱抗菌治疗
   E. 亚急性者采用针对包括肠球菌在内的链球菌的抗生素
11. 确诊感染性心内膜炎，依照 Duke 诊断标准，主要标准中除了血培养阳性外，还应有
   A. 指甲下裂片状出血
   B. 新出现杂音或杂音较前加重
   C. Janeway 损害
   D. Roth 斑
   E. 转移性脓肿
12. 下列哪一项不是感染性心内膜炎 Duke 诊断标准中次要标准的内容
   A. 发热
   B. 风湿性心脏病
   C. Osler 结节
   D. 脾大
   E. Janeway 损害

【A_2型题】

13. 女性，35 岁。低热 2 月余。风湿性心脏病史 15 年余。查体：BP 110/60mmHg，轻度贫血貌，右手中指和示指各有豌豆大小红色结节 1 个，有触痛。心界扩大，心率 100 次/分，律齐，心尖部可闻及 3/6 级收缩期吹风样杂音及舒张期隆隆样杂音，脾肋下刚触及。该患者最可能出现的情况是
   A. 风湿活动
   B. 自身免疫性溶血性贫血
   C. 感染性心内膜炎
   D. 粟粒性肺结核
   E. 系统性红斑狼疮
14. 女性，24 岁。患风心病 6 年，因不明原因发热 2 周，拟诊合并感染性心内膜炎。关于感染性心内膜炎，下列哪项概念是错误的
   A. 瓣膜狭窄时较关闭不全时多见
   B. 可发生于先天性动脉导管未闭者
   C. 也可发生于原来无基础心脏病者
   D. 可发生于二尖瓣脱垂者
   E. 近年来，非风湿性瓣膜病

的心内膜炎发病率有所提高

15. 在诊断感染性心内膜炎时，下列哪项概念是错误的
   A. 可以有不发热的病例
   B. 脑栓塞罕见
   C. 可发生于主动脉瓣二叶瓣畸形
   D. 房间隔缺损和大室间隔缺损时少见
   E. 可以出现房室传导阻滞的表现
16. 男性，30岁。原有风心病史，因持续性发热，乏力，食欲缺乏来诊。经检查拟诊为亚急性感染性心内膜炎，体格检查时下列哪个体征不可能出现
   A. 蝶形红斑
   B. 瘀点
   C. 心脏杂音无变化
   D. 心率40次/分，心电图示三度房室传导阻滞
   E. 脾大
17. 女性，33岁。因风心病合并感染性心内膜炎收入院，下列哪项处理是错误的
   A. 抽取血培养后开始使用抗生素
   B. 选用杀菌剂
   C. 血培养及药物敏感试验结果检出后调整抗生素种类
   D. 疗程至少4~6周
   E. 积极抗生素治疗情况下持续发热8天以上，需手术治疗
18. 感染性心内膜炎的赘生物，下列哪项说法是错误的
   A. 可引起栓塞
   B. 以在二尖瓣和主动脉瓣上最为常见
   C. 易发生于室缺的左心室心内膜上
   D. 易发生在二尖瓣关闭不全瓣膜的心房面
   E. 赘生物≥10mm时，易发生动脉栓塞

【A_3/A_4型题】

（19~22题共用题干）

女性，32岁。因不明原因发热2周来院门诊。查体：心脏有杂音。拟诊感染性心内膜炎入院。

19. 感染性心内膜炎，最常发生于下 列哪种情况
   A. 心脏正常的吸毒者
   B. 先心病室间隔缺损
   C. 先心病房缺
   D. 肺源性心脏病
   E. 风湿性瓣膜病
20. 关于超声心动图诊断感染性心内膜炎的叙述哪项是正确的
   A. 经胸超声检查可检出90%的赘生物
   B. 超声心动图未发现赘生物时并不能排除感染性心内膜炎
   C. 经食管超声（TTE）可检出<3mm的赘生物，敏感性高达95%以上
   D. 赘生物≥5mm时，易发生动脉栓塞
   E. 感染治愈后，赘生物随即消失
21. 为明确诊断抽血培养的最佳时间是
   A. 先用抗生素3天，体温不退时抽取
   B. 停用原用的抗生素2天后，抽取3~5次血培养
   C. 抗生素应用前，在第一日间隔1小时采血一次，共3次
   D. 原先抗生素可继续应用，抽取3次血培养
   E. 停用抗生素1~2周后抽取血培养3~5次
22. 感染性心内膜炎最常见的并发症是
   A. 心力衰竭
   B. 心肌炎或心包脓肿
   C. 细菌性动脉瘤
   D. 室性心律失常
   E. 脏器栓塞

（23~27题共用题干）

女性，32岁。反复发热，体温在37.5~38.0℃ 1个月，伴关节、肌肉酸痛就诊。查体：轻度贫血，心界不大，心率90次/分，心尖有收缩期吹风样杂音3/6级，并有收缩中期喀喇音。诊断为风湿性心脏病，二尖瓣关闭不全，发热待查。

23. 入院后首先处理是
   A. 1~2天内抽取血培养3~4次
   B. 尿常规检查有否镜下血尿
   C. 抗生素静脉滴注
   D. 检查红细胞沉降率、抗“O”除外风湿活动
   E. B超检查有无脾大
24. 最有助于诊断感染性心内膜炎的辅助检查是
   A. 胸部X线摄片
   B. 心电图
   C. 超声心动图
   D. 心血管造影
   E. 心脏CT
25. 本例拟给予感染性心内膜炎诊断性治疗，对抗生素反应良好，5小时后体温逐渐降至正常，此时抗生素应用疗程是
   A. 体温正常后3小时可停用抗生素
   B. 2周
   C. 5个月
   D. 4~6周
   E. 10个月

【B_1型题】

（26~27题共用备选答案）

   A. 血清AST增高
   B. 脾大
   C. 颜面蝶形红斑
   D. 病理性Q波
   E. 抗“O”升高

26. 亚急性感染性心内膜炎可有
27. 风湿热可以有

第九章 心肌疾病

【A_1 型题】

1. 梗阻性肥厚型心肌病左室流出道狭窄的主要病理基础是
   A. 心肌弥漫性结缔组织增生
   B. 室壁心肌普遍增生肥厚
   C. 二尖瓣收缩期前向运动
   D. 心室内有附壁血栓
   E. 非对称性室间隔肥厚
2. 梗阻性肥厚型心肌病胸骨左缘的收缩期杂音变化下列哪项是正确的
   A. 左室流出道狭窄加重时减轻
   B. 含服硝酸甘油时减轻
   C. 做 Valsalva 动作时增强
   D. 增加心肌收缩力时减轻
   E. 下蹲时增强
3. 梗阻性肥厚型心肌病患者导管检查，具有诊断意义的是
   A. Janeway 现象阳性
   B. Brockenbrough 现象阳性
   C. Roth 试验阳性
   D. Raynaud 现象阳性
   E. Buerger 现象阳性
4. 下列哪种药物可使梗阻性肥厚型心肌病杂音减弱
   A. 硝酸甘油
   B. 地高辛
   C. 异丙肾上腺素
   D. 亚硝酸异戊酯
   E. 普萘洛尔
5. 对诊断梗阻性肥厚型心肌病最有意义的是
   A. 心电图出现深而宽的病理性 Q 波
   B. 胸骨左缘第 3~4 肋间有响亮的收缩期杂音
   C. 用力时心前区闷痛及晕厥史
   D. 超声心动图发现舒张期室间隔左室后壁的厚度之比≥1.3，伴二尖瓣前叶收缩期向前运动
   E. 可闻第三心音及第四心音
6. 属于扩张型心肌病特征的是
   A. 主要表现为舒张功能障碍
   B. 为伴有特异性系统性疾病的心肌病
   C. 心室扩大，室壁运动普遍减弱
   D. 心室充盈受限和舒张期容量下降
   E. 右室心肌被纤维脂肪组织所替代
7. 扩张型心肌病左、右心室同时衰竭时，与临床症状和体征最有关的因素是
   A. 静脉回流增加
   B. 肺淤血
   C. 心排量减少
   D. 心律失常
   E. 心肌缺血
8. 扩张型心肌病最主要的临床表现为
   A. 充血性心力衰竭
   B. 猝死
   C. 栓塞
   D. 食欲缺乏
   E. 肺部感染
9. 扩张型心肌病的主要体征是
   A. 第三心音
   B. 心房颤动
   C. 第三心音奔马律
   D. 呼吸困难
   E. 心界扩大
10. 扩张型心肌病的彻底治疗方法是
    A. 安装 DDD 型起搏器
    B. 休息及使用血管扩张剂
    C. 强心剂
    D. 药物治疗及休息，低盐饮食
    E. 心脏移植术
11. 下列哪项疾病属于获得性心肌病
    A. 扩张型心肌病
    B. 肥厚型心肌病
    C. 限制型心肌病
    D. 围生期心肌病
    E. 梗阻性肥厚型心肌病
12. 心肌炎急性期能确诊的检查是
    A. 心肌活检
    B. 血清检查
    C. 心电图检查
    D. 超声心动图检查
    E. 心肌放射性核素显像法
13. 心肌炎最常见的致病病原微生物为
    A. 柯萨奇 B 组病毒
    B. 腺病毒
    C. 单纯疱疹病毒
    D. 流感病毒
    E. 脊髓灰质炎病毒
14. 下列心肌炎的治疗措施哪项是错误的
    A. 尚无特异性治疗
    B. 出现心力衰竭时使用利尿药、血管扩张剂、ACEI
    C. 出现高度房室传导阻滞时可用临时心脏起搏器
    D. 常规使用糖皮质激素
    E. 出现快速心律失常时使用抗心律失常药物
15. 心肌炎患者最常见的心律失常为
    A. 室性期前收缩及房室传导阻滞
    B. 房性期前收缩
    C. 房颤
    D. 阵发性室上性心动过速
    E. 室内传导阻滞
16. 关于心肌炎的预后哪项是错误的
    A. 急性心肌炎的预后差
    B. 多数可以治愈
    C. 可在短时间内急剧恶化或死亡
    D. 可能转为心肌病

E. 可出现心功能失代偿

17. 男性每日饮酒量超过多少持续5年以上应考虑诊断酒精性心肌病
A. 40g/d
B. 50g/d
C. 60g/d
D. 70g/d
E. 80g/d

18. 体循环或肺循环出现栓塞频率较高的是
A. 酒精性心肌病
B. 肥厚型心肌病
C. 扩张型心肌病
D. 围生期心肌病
E. 病毒性心肌炎

19. 可使肥厚型心肌病杂音减轻的药物是
A. 美托洛尔
B. 呋塞米
C. 多巴胺
D. 地高辛
E. 硝酸甘油

【A_2型题】

20. 男性，35岁。心悸、气促1年，下肢水肿3个月。查体：BP 90/60mmHg，颈静脉怒张，心界向两侧扩大，第一心音减弱，心尖部闻及2/6级收缩期吹风样杂音，移动性浊音阳性，肝大。心电图示左束支传导阻滞。最可能的诊断是
A. 冠心病
B. 心肌炎
C. 风心病二尖瓣关闭不全
D. 扩张型心肌病
E. 心包积液

21. 男性，30岁。活动后心悸、气促3年，腹胀，水肿1个月。查体：心界扩大，心尖部可闻及舒张期奔马律，心音低钝。心电图：低电压，多发多源室性期前收缩。超声心动图：左室内径64mm，呈大心腔小瓣口征，室壁运动减弱。诊断是
A. 风心病联合瓣膜病
B. 冠心病心律失常心衰
C. 扩张型心肌病
D. 心包积液
E. 先心病房缺

22. 女性，36岁。心悸、气促2年，夜间喘憋半年，下肢水肿3个月。查体：心脏大，心音低钝，肝大，下肢水肿。X线片：心影明显增大，心胸比率>60%，肺淤血。心电图示V_1、V_2导联病理性Q波，低电压，ST-T改变。以下检查最有意义的是
A. 脑电图
B. 脑CT
C. 心脏ECT
D. 超声心动
E. 食管钡透

23. 女性，34岁。2年前诊为扩张型心肌病，一直口服药物治疗，症状改善不明显，以下哪种方法可以优先考虑
A. 外科手术修补
B. 主动脉内球囊反搏
C. 心脏移植
D. 搭桥术或打孔灌注术
E. 双腔起搏器

24. 男性，30岁。诊断慢性克山病，频繁室速、室颤发作，电复律多次，活动能力丧失，预期存活时间半年至1年，应考虑哪项治疗措施
A. 安置除颤式起搏器
B. 双腔DDD起搏器
C. 单腔AAI起搏器
D. 单腔VVI起搏器
E. 心脏移植

25. 男性，28岁。活动后心悸、气促、胸闷、乏力3年，1年前于活动中晕厥，以后发作3次。查体：胸骨左缘第3~4肋间闻及3/6级收缩期杂音。X线片示心影轻度增大。心电图：Ⅱ、Ⅲ、AVF导联有Q波。超声：室间隔18mm。诊断是
A. 心肌炎
B. 心包炎
C. 心肌梗死
D. 梗阻性肥厚型心肌病
E. 先心病，室缺

26. 男性，26岁。心悸、气促、胸闷、晕厥。查体：胸骨左缘第3~4肋间可闻及3/6级收缩期杂音。超声：室间隔左室流出道处肥厚。该杂音在以下哪种药物时会增强
A. 普萘洛尔
B. 硝酸甘油
C. 卡托普利
D. 呋塞米
E. 硝苯地平

27. 男性，42岁。心悸、气促，有时心前区疼痛。查体：胸骨左缘第3~4肋间粗糙喷射样收缩期杂音。心电图：V_1~V_3导联T波倒置。超声心动图：室间隔肥厚。该患者易发生
A. 心脏破裂
B. 心包缩窄
C. 感染性心内膜炎
D. 猝死
E. 脑栓塞

28. 男性，42岁。心悸、气促、胸闷、胸痛5年。查体：心前区收缩期杂音。超声心动图：室间隔肥厚。心电图见异常Q波。以下超声所见正确的是
A. 鼓帆征
B. 城垛征
C. 蛙泳征
D. SAM征
E. 钻石征

29. 男性，42岁。运动时胸闷1周。查体：胸骨左缘第3~4肋间可闻及粗糙的喷射性收缩期杂音。心电图示Ⅱ、Ⅲ、AVF导联出现病理性Q

波。超声心动图示室间隔流出道部分向左心室内突出，二尖瓣前叶在收缩期向前方运动。该患者最可能的诊断是

A. 室间隔缺损
B. 风湿性主动脉瓣狭窄
C. 肥厚型心肌病
D. 急性心肌梗死
E. 劳力型心绞痛

30. 男性，16岁。着凉感冒后心悸、气促、乏力、食欲缺乏。查体：心率快，心律不齐，心音低钝，肝大。心电图：ST段抬高。X线片：心影轻大。经治疗无好转，出现阿-斯综合征发作，电复律转复，可能的诊断是

A. 暴发性心肌炎
B. 急性心梗
C. 急性心包炎
D. 急性感染性心内膜炎
E. 急性克山病

31. 男性，18岁。3周前感冒后心悸、气促、胸闷、食欲缺乏。查体：心音低钝，心律不齐。心电图：频发房性期前收缩、室性期前收缩。以下哪项检查对诊断无意义

A. 心肌酶学检查
B. 超声心动图
C. 心内膜心肌活检
D. 血常规
E. 心脏磁共振

32. 女性，22岁。3周前感冒发热后心悸、胸闷，近日出现呼吸困难，水肿。查体：心律不齐。心电图：频发室性期前收缩。为进一步明确诊断，下列哪项检查应做积极考虑

A. 冠脉造影
B. 心肌断层显像
C. 心肌活检
D. 心脏电生理检查
E. 24小时Holter

【A_3/A_4型题】

（33~35题共用题干）

男性，34岁。气促、少尿1周。查体：半坐位，全心扩大，心率134次/分，律不齐，S_1强弱不等，心音低钝，心尖部2/6级收缩期吹风样杂音，两肺湿啰音，肝大，腹水征（+）。超声心动图：全心扩大，室壁运动明显减弱。

33. 为明确诊断应做以下哪项检查

A. 心脏核素扫描
B. 心脏CT
C. 普萘洛尔试验
D. 糖耐量试验
E. 心肌活检

34. 下列哪种药物可首选

A. 维拉帕米
B. 毛花苷C
C. β受体阻断药
D. 普罗帕酮
E. 奎尼丁

35. 右心衰竭和心包积液最可靠的鉴别点是

A. 静脉压增高
B. 肝颈静脉回流征阳性
C. 大量腹水
D. 奇脉
E. 全心扩大

（36~38题共用题干）

男性，48岁。劳累后心悸、气促12年，反复下肢水肿半年，饮酒史20年，饮酒量100g/d以上。查体：颈静脉怒张，心界向两侧扩大，心率快，心音低钝，心尖部2/6收缩期杂音，三尖瓣区2/6收缩期杂音，两肺细小水泡音。心电图：安全性左束支传导阻滞，低电压，ST-T改变。

36. 最可能的诊断是

A. 缺血性心脏病
B. 慢性心肌炎
C. 酒精性心肌病
D. 扩张型心肌病
E. 风湿性心脏病

37. 超声心动检查，下列哪项不符合本病诊断

A. 左室，右室增大
B. 二尖瓣三尖瓣反流
C. 室壁运动减弱
D. IVS：LVPW>1.3：1
E. 大心腔，小瓣口征

38. 下列哪项措施非常重要

A. 戒烟
B. 戒酒
C. 运动
D. 减肥
E. 保证睡眠

（39~41题共用题干）

男性，43岁。活动后胸痛3年，曾诊断为肥厚型心肌病，要求明确诊断就诊。

39. 下列哪项不可能是梗阻性肥厚型心肌病的表现

A. 心绞痛
B. 病理性Q波
C. 晕厥
D. 心尖部可闻及收缩期杂音
E. 含硝酸甘油后胸骨左下缘收缩期杂音减轻

40. 对梗阻性肥厚型心肌病诊断最有意义的是

A. 超声心动图检查示室间隔厚度：左室后壁≥1.3：1，二尖瓣前叶收缩期向前移动
B. 用力后心前区闷痛
C. 站立后易晕厥
D. 胸骨左缘3~4肋间有响亮收缩期杂音
E. 左室流出道存在压力阶差

（41~43题共用题干）

男性，68岁。心悸、气促、腹痛、下肢水肿2周入院，诊断为扩张型心肌病，心功能不全。

41. 在住院治疗过程中出现洋地黄中毒，除停用洋地黄外，出现哪项心电图异常需立即处理

A. 一度房室传导阻滞
B. 非阵发性室性心动过速
C. 窦性心动过缓，心室率

54 次/分
D. 完全性右束支传导阻滞
E. 阵发性室性心动过速

42. 此时应首先采取哪项措施
A. 电复律
B. 维拉帕米静脉注射
C. 利多卡因静脉滴注
D. 食管调搏
E. β 受体阻断药静脉注射

43. 停用洋地黄后心衰仍明显，首选哪种药物以增强心肌收缩力
A. 多巴胺
B. 多巴酚丁胺
C. 异丙肾上腺素
D. 硝普钠
E. ACEI

(44~46 题共用题干)

女性，30 岁。活动后心悸、气促 2 年，夜间阵发性呼吸困难，乏力。查体：心界轻大，心尖部奔马律，2/6 级收缩期杂音，肝大，双下肢水肿。超声心动图：可见大心腔，小瓣口征。心电图 ST-T 改变。

44. 下列哪项检查有确定诊断意义
A. X 线片
B. 心脏 CT
C. 24 小时 Holter
D. 心肌活检
E. 运动负荷试验

45. 治疗不正确的药物是
A. 肾上腺素
B. 利尿药
C. ACEI
D. β 受体阻断药
E. 血管扩张剂

46. 该患者应考虑下列哪项措施
A. DDD 起搏器
B. 冠脉支架术
C. 射频消融术
D. 主动脉内气囊反搏术
E. 心脏移植术

(47~49 题共用题干)

男性，27 岁。心悸、气促、胸闷、胸痛、发作性晕厥。查体：胸骨左缘第 3~4 肋间 3/6 级收缩期杂音。超声心动图：室间隔厚度与左室后壁之比为 1.5 : 1，SAM 征 (+)。

47. 该患者诊断是
A. 先心病室缺
B. 风心病二尖瓣、主动脉瓣病
C. 梗阻性肥厚型心肌病
D. 二尖瓣脱垂
E. 主动脉窦瘤破裂

48. 超声心动图 SAM 征指的是
A. 二尖瓣前叶收缩期前向运动
B. 二尖瓣后叶与前叶同向运动
C. 三尖瓣前叶舒张期向前运动
D. 三尖瓣后叶舒张期向后运动
E. 主动脉瓣收缩期向前运动

49. 肥厚型心肌病的治疗可考虑
A. 安置 DDD 起搏器
B. 射频消融术
C. 狭窄处球囊成形术
D. 冠脉内旋磨支架术
E. 心肌打孔血运重建术

(50~52 题共用题干)

男性，17 岁。着凉感冒后胸闷、气促、恶心、呕吐、心悸、乏力、低热。查体：T 38.1℃，心率快，BP 80/60mmHg，心音低钝。心肌酶升高。心电图：ST 段抬高，低电压

50. 该患者可能的诊断是
A. 急性心包炎
B. 败血症
C. 急性暴发性心肌炎
D. 急性风湿性心脏炎
E. 急性克山病

51. 该患者有发生下列哪项的可能性
A. 大面积心肌梗死
B. 肺栓塞
C. 脑出血
D. 阿-斯综合征发作
E. 心脏破裂穿孔

52. 治疗时不正确的是
A. 安静卧床
B. 避免情绪波动
C. 易消化营养丰富饮食
D. 营养心肌改善心肌代谢稳定心功能
E. 鼓励患者尽快离床活动

(53~55 题共用题干)

女性，23 岁。1 个月前感冒后心悸、胸闷、乏力、食欲缺乏、低热、盗汗。查体：心界不大，心音低，心率快，心律不齐。心电图示：室性期前收缩，短阵室速。

53. 该患者可能的诊断是
A. 急性风湿性心脏炎
B. 急性心包炎
C. 急性心肌梗死
D. 感染性心内膜炎
E. 急性病毒性心肌炎

54. 为明确诊断应做哪项检查
A. 心脏 ECT
B. 心脏磁共振
C. 冠状动脉造影
D. 心肌活检
E. 食管调搏

(55~57 题共用题干)

女性，23 岁。诊断急性病毒性心肌炎，心律失常，三度房室传导阻滞。

55. 下列措施首选哪一项
A. 射频消融术
B. 安置除颤式起搏器
C. 持续静脉滴注阿托品
D. 安置临时心室起搏器
E. 安置埋藏式 DDD 起搏器

56. 对于三度房室传导阻滞的解释是
A. 不能恢复
B. 能够恢复
C. 有可能不恢复
D. 有可能恢复
E. 需要治疗观察

【B₁型题】

（57~58题共用备选答案）

A. 心肌细胞肥大，变性，纤维化

B. 心肌细胞排列紊乱，瘢痕形成，小血管病变

C. 心肌细胞溶解，间质水肿，单核细胞浸润

D. 心肌细胞及间质水肿，纤维化，线粒体变性

E. 心肌变性呈弥漫性，坏死呈灶状分布

57. 肥厚型心肌病

58. 扩张型心肌病

（59~63题共用备选答案）

A. 感染性心内膜炎

B. 急性病毒性心肌炎

C. 急性风湿热

D. 红斑狼疮

E. 肥厚型心肌病

59. 抗“O”滴度超过1∶400

60. CK-MB及TNI升高

61. 遗传因素

62. 免疫指标阳性

63. 血培养细菌阳性

（64~67题共用备选答案）

A. 患者血压明显升高。查体：血压200/130mmHg（26.6/16.9kPa），眼底出血渗出、视盘水肿。实验室报告：肾功能不全

B. 患者血压明显升高，伴有剧烈头痛、呕吐、抽搐

C. 患者平日有心悸、胸痛、劳力时气促、起立或运动时眩晕。查体：胸骨左缘第3~4肋间可闻较粗糙的喷射性收缩期杂音，屏气时杂音增强

D. 患者1周前出现发热，全身无力，现自觉心悸、胸闷。查体：心率120次/分，偶闻室性期前收缩，实验室回报CPK、AST、LDH增高

E. 患者气促，端坐呼吸。查体：心脏扩大，听诊可闻及第三心音奔马律，双下肢水肿，超声心动图：左心室腔明显扩大

64. 扩张型心肌病

65. 有左室流出道梗阻的肥厚型心肌病

66. 病毒性心肌炎

67. 恶性高血压

第十章　急性心包炎

【A₁型题】

1. 关于急性心包炎病因叙述不正确的是

A. 急性心包炎可见于系统性红斑狼疮患者

B. 急性心肌梗死亦可导致急性心包炎

C. 目前肿瘤性心包炎成为最常见的病因

D. 病毒感染可导致急性心包炎

E. 急性心包炎亦可见于尿毒症的患者

2. 急性心包炎心包积液时最突出的症状是

A. 心前区疼痛

B. 发热

C. 呼吸困难

D. 声嘶

E. 吞咽困难

3. 不属于急性心包炎的表现的是

A. 心前区疼痛

B. 呼吸困难

C. 有心包摩擦音

D. 心音增强

E. 颈静脉怒张

4. 下列哪项不是急性心脏压塞的表现

A. 明显心动过速

B. 心前区疼痛

C. 血压下降

D. 静脉压明显上升

E. 脉压变小

5. 对诊断心包积液简单易行，迅速可靠的方法是

A. 心电图

B. 超声心动图

C. 冠状动脉造影

D. 核素心肌显像

E. 心包穿刺

6. 关于X线检查在心包炎诊断价值中的叙述，错误的是

A. 可无异常发现

B. 成人液体量少于250mm，儿童少于150mm时，X线难以检出积液

C. X线检查对急性心包炎有很高的诊断价值

D. 如心包积液较多，可见心影增大

E. 以上均正确

7. 缩窄性心包炎最常见的病因是

A. 结核性心包炎

B. 急性非特异性心包炎

C. 化脓性心包炎

D. 肿瘤性心包炎

E. 心脏损伤后综合征

8. 下列哪一项是心包炎的典型体征

A. Ewarrt征

B. 奇脉

C. 心界扩大

D. 心包摩擦音

E. Kussmaul征

9. 关于心包炎治疗的下列叙述哪项是错误的

A. 患者宜卧床休息

B. 心包穿刺的主要指征是心脏压塞

C. 疼痛时给予镇痛治疗

D. 对其他药物治疗积液吸收

效果不佳的患者，可给予糖皮质激素治疗

E. 有心脏压塞时应立即心包切除

10. 不符合急性心包炎的心电图变化的是

A. 弓背向下型 ST 段抬高

B. T 波平坦或倒置

C. QRS 波呈低电压

D. 电交替

E. 弓背向上的 ST 抬高

11. 提示心包积液的体征是

A. Musset 征

B. 脉短绌

C. Ewart 征

D. Roth 斑

E. Duroziez 征

【A_2 型题】

12. 男性，79 岁。原有慢性支气管炎，肺气肿及慢性肝病史。本次因气促、腹胀、下肢水肿，入院检查，疑有心包疾病，查体发现有腹水，下列查体结果哪项最支持心包疾病引起的腹水

A. 颈静脉怒张

B. 下肢水肿

C. 肝颈静脉回流征（+）

D. 心界叩诊不扩大

E. 肝大

13. 男性，44 岁。因气促伴腹胀半年，近 1 周症状加重入院。查体：气促半卧位，颈静脉怒张，心界不大，心尖搏动不明显。心率 100 次/分，律齐。心音低钝，各瓣膜区无杂音。两肺底有少量湿啰音。腹膨隆，肝肋下 4 指，有压痛，肝颈静脉回流征阳性。腹水征（+），下肢不肿，血压 95/80mmHg，心电图示低电压，胸导 T 波低平。最可能的诊断是

A. 肝硬化腹水

B. 扩张型心肌病

C. 限制型心肌病

D. 缩窄性心包炎

E. 慢性心包炎

14. 男性，46 岁。因心脏进行性扩大 6 年，曾住院诊断为扩张型心肌病，本次因气促加重，水肿明显 1 周来诊，门诊检查后疑有大量心包积液，下列哪项最支持此诊断

A. 吸气时收缩压较呼气时降低 20mmHg

B. 心电图示肢导联低电压

C. 心音弱

D. 心界向两侧扩大

E. 颈静脉怒张

15. 男性，18 岁，不慎被车床击伤左胸部来急诊，检查时高度怀疑有心包积血，此时可能出现下列哪种脉搏

A. 短细脉

B. 交替脉

C. 奇脉

D. 水冲脉

E. 细脉

16. 男性，22 岁。胸痛，同时伴发热、气促。查体：心界明显扩大，心尖搏动位于心浊音界左缘内侧约 2cm，肝肋下 5cm。心电图示窦性心动过速，低电压。最可能的诊断是

A. 急性心肌梗死

B. 急性心包炎

C. 感染性心内膜炎

D. 扩张型心肌病

E. 病毒性心肌炎

17. 男性，38 岁。半月来发热，乏力就诊，无胸痛与关节痛。查体：颈静脉充盈，心界向两侧扩大，心音遥远，心率 103 次/分，肝大。实验室检查血，白细胞计数 10×10^9/L，红细胞沉降率 25mm/h。B 超检查为心包积液，心包穿刺抽出 800ml 浅草黄色液体，光镜检查白细胞 400×10^6/L（$400/mm^3$），中性粒细胞 0.40，淋巴细胞 0.60，心包积液中 ADA 升高，本例心包炎的病因以哪项可能性最大

A. 急性非特异性

B. 肿瘤性

C. 化脓性

D. 结核性

E. 心脏损伤后综合征

18. 女性，23 岁。诉发热伴心前区隐痛数日，吸气时疼痛。查体：体温 39.2℃，血压 107/78mmHg，心率 110 次/分。心电图示：ST 段抬高，呈弓背向下型。最可能的诊断是

A. 肺炎

B. 急性心肌梗死

C. 肺梗死

D. 急性心包炎

E. 急性胸膜炎

19. 女性，23 岁。胸部隐痛 5 日，伴低热，气促。查体：心界明显扩大，心尖搏动位于心浊音界内 2cm，肝于肋下 5cm。心电图示窦性心动过速，低电压，广泛性 T 波低平。本例最可能的诊断为

A. 病毒性心肌炎

B. 感染性心内膜炎

C. 急性心包炎

D. 扩张型心肌病

E. 风湿性心肌炎

20. 男性，45 岁。心前区持续性疼痛 1 周。查体：重病容，体温 38.8℃，血压 100/70mmHg，颈静脉怒张，心界向两侧扩大，心率 120 次/分，心音弱，心律整，无杂音。心电图 Ⅰ、Ⅱ、Ⅲ、AVF、AVL、$V_1 \sim V_5$ 导联，ST 段弓背向下抬高，T 波倒置。最可能的诊断

A. 变异型心绞痛

B. 急性下壁并广泛前壁心肌梗死

C. 中间综合征

D. 急性肺动脉栓塞
E. 急性心包炎

21. 女性，36岁。低热伴胸闷、气促3周入院，经检查拟诊心包积液，下列哪一项体征不符合心包积液
A. 奇脉
B. 心脏向两侧增大
C. 肝大，有压痛
D. 心音遥远
E. 心尖搏动增强

22. 男性，30岁。1个月来发热伴心悸、气促来诊，超声心动图示左室后壁和右心室前壁有2.5~3.0cm液性暗区。此时查体，下列哪项体征是不会存在的
A. 心绝对浊音界向两侧增大
B. 吸气时脉搏增强
C. 背部左肩胛下角呈浊音，左肺可闻及支气管呼吸音
D. 胸骨左缘第3、4肋间可闻及心包叩击音
E. 腹部移动性浊音阳性

【A_3/A_4型题】

（23~25题共用题干）

男性，34岁。劳累后气促1年，近2个月来乏力、食欲缺乏伴腹胀就诊。查体：颈静脉充盈显著，心界轻度增大，心率100次/分，律齐，可闻及舒张早期额外心音，两肺呼吸音清，肝因大量腹水未能扪清，下肢水肿。X线检查示右侧胸腔轻至中度积液，心影呈三角形，搏动减弱，左、右心缘平直，未见心包钙化影。

23. 本例最可能的诊断是
A. 扩张型心肌病
B. 限制型心肌病
C. 风心病
D. 缩窄性心包炎
E. 肝硬化

24. 本例测量血压时，发现吸气时血压下降30mmHg，此现象可见于下列疾患，除了
A. 缩窄性心包炎
B. 大量胸腔积液
C. 支气管哮喘
D. 心脏压塞
E. 右心衰竭

25. 为进一步确诊，应首先做
A. 心电图
B. 胸部X线摄片
C. 超声心动图
D. 心导管检查
E. 心血管造影

（26~29题共用题干）

男性，25岁。主诉心前区疼痛2小时，向左肩放射，吸气时疼痛加重，坐位时减轻，伴有畏寒、发热就诊。查体：血压105/75mmHg，体温38℃，心率110次/分，规则，心脏无杂音，两肺未见异常，有血吸虫病史。心电图示：除AVR与V_1外各导联ST段抬高。

26. 其最可能的诊断是
A. 肺梗死
B. 心肌梗死
C. 急性心包炎
D. 心肌梗死伴继发性心包炎
E. 心肌炎

27. 入院第3天，血压90/75mmHg，颈静脉怒张，气促不能平卧，病情变化应考虑为
A. 再次肺栓塞
B. 心肌梗死扩大范围
C. 心脏压塞
D. 败血症
E. 心脏腱索断裂

28. 此时做X线检查可能显示
A. 左肺野楔状实质性阴影，伴左胸腔积液
B. 正常
C. 肺部无明显充血而心影显著增大
D. 左肺野多发炎症阴影
E. 两侧肺门影增大

29. 本例正确的治疗应是
A. 手术取出肺栓子
B. 冠脉造影伴紧急PTCA
C. 心包穿刺
D. 大剂量抗生素静脉滴注
E. 应用升压药以及强心利尿药

【B_1型题】

（30~32题共用备选答案）
A. 肿瘤性心包炎
B. 结核性心包炎
C. 化脓性心包炎
D. 急性非特异性心包炎
E. 尿毒症性心包炎

30. 常有原发感染病灶，高热，积液性质呈脓性
31. 上呼吸道感染史，胸痛，呼吸时加重，心电图ST段弓背向下型抬高
32. 心包腔内大量血性积液，结核菌素试验阳性

第十一章 心脏压塞

【A_1型题】

1. 下列提示心脏压塞
A. 奇脉
B. 水冲脉
C. 交替脉
D. 升支波脉
E. 脉搏短绌

2. 关于心脏压塞的体征，错误的是
A. 奇脉
B. 颈静脉怒张

C. 呼吸>20 次/分
D. 吸气时收缩压下降>10mmHg
E. 脉压变小，伴明显心动过速

3. 心脏压塞的典型表现是 Beck 三联征，即
A. 奇脉、心音低和动脉压低
B. 奇脉、肝脏肿大和心音低
C. 交替脉、心音低和动脉压低
D. 交替脉、静脉压升高和心音低
E. 静脉压升高、心音低和动脉压低

第十二章　休　克

【A_1 型题】

1. 各类型休克的根本变化是
A. 代谢性酸中毒
B. 脉搏快
C. 尿量少
D. 组织灌注不足
E. 低血压
2. 诊断休克的主要依据是
A. 临床表现
B. 脉率变快
C. 血压下降
D. 动脉氧分压<60mmHg
E. 尿少
3. 决定心肌微循环灌注量的主要因素是
A. 动脉收缩压
B. 动脉舒张压
C. 外周血管阻力
D. 心脏每搏量
E. 心肌收缩力
4. 从病理生理角度看，休克的本质是
A. 低血压
B. 交感-肾上腺系统兴奋
C. 氧供给不足和需求增加
D. 酸中毒
E. 心血管功能紊乱
5. 休克患者早期尿的变化哪项是错的
A. 尿量少
B. 尿比重高
C. 尿钠高
D. 尿 pH 下降
E. 尿钾改变不明显
6. 关于休克代偿期微循环的变化，下列哪项是错误的
A. 动静脉短路开放
B. 直捷通路开放
C. 微动脉收缩
D. 微静脉收缩
E. 毛细血管内血液淤积
7. 血容量不足时中心静脉压往往低于多少（cmH_2O）
A. 14
B. 12
C. 10
D. 8
E. 5
8. 关于休克患者预防急性肾衰的措施，不正确的是
A. 及时纠正低血容量性休克，避免肾缺血
B. 矫治休克时不宜使用易引起肾血管收缩的药物
C. 对有溶血倾向的患者应保持肾小管通畅、碱化尿液，避免肾小管损害
D. 休克合并 DIC 时，要及时应用肝素治疗
E. 患者只要出现尿量减少时，要及时使用利尿药
9. 判断休克已纠正，除血压正常外，尿量每小时至少应稳定在
A. 25ml 以上
B. 30ml 以上
C. 40ml 以上
D. 50ml 以上
E. 60ml 以上
10. 成人每 24 小时排尿量不足多少为无尿
A. 50ml
B. 100ml
C. 110ml
D. 120ml
E. 10ml
11. 对于休克治疗近年强调氧供应和氧消耗超常值的复苏概念，以下哪项标准是正确的
A. DO_2>400ml/（min·m^2）
B. DO_2>500ml/（min·m^2）
C. DO_2>600ml/（min·m^2）
D. VO_2>160ml/（min·m^2）
E. 心脏指数 CI>3.5L/(min·m^2)
12. 循环骤停的临界时间是
A. 1 分钟
B. 2 分钟
C. 4 分钟
D. 8 分钟
E. 10 分钟
13. 决定休克患者补液量最可靠的依据是
A. 血压
B. 尿量
C. 中心静脉压
D. 脉搏
E. 精神状态
14. 休克患者动态监测中心静脉压值为 25cmH_2O，表示
A. 肺梗死
B. 静脉血管床过度收缩
C. 肺循环阻力增加
D. 血容量不足
E. 充血性心力衰竭
15. 休克患者经补液后，血压仍低，中心静脉压不高，5～10 分钟内经静脉注入等渗盐水 250ml，如血压升高，而中心静脉压不变，提示
A. 心功能不全
B. 血容量过多
C. 血容量不足
D. 血管张力过高

E. 以上均不是

16. 休克患者治疗过程中中心静脉压为 $20cmH_2O$，血压为120/80mmHg，处理原则为
A. 适当补液
B. 收缩血管
C. 舒张血管
D. 补液试验
E. 充分补液

【A_3/A_4 型题】

（17～19 题共用题干）

男性，25 岁。背部刀伤，伤口流血 2 小时。查体：神志尚清楚，诉口渴，皮肤苍白，稍冷，脉搏 110 次/分，血压 12/9.33kPa（90/70mmHg），脉压小，表浅静脉塌陷，尿少。

17. 此患者休克达何种程度
A. 中度
B. 轻度
C. 重度
D. 晚期
E. 代偿期

18. 估计此患者失血量约占全身血容量的多少
A. <20%
B. 20%
C. 20%～40%
D. 40%左右
E. 50%左右

19. 应采取何种措施
A. 门诊观察
B. 胸部 X 线摄片
C. 全血细胞计数
D. 测中心静脉压
E. 输血

（20～23 题共用题干）

女性，52 岁。有胆管结石病史，近 2 天来右上腹痛，体温 37.8℃，2 小时前突然畏寒、寒战，体温达 40℃，精神紧张兴奋、口渴、面色苍白、脉搏 98 次/分，有力，血压 14.7/12.8kPa（110/96mmHg），尿量每小时 26ml。

20. 患者处于何种情况
A. 急性胆管炎，无休克
B. 休克代偿期
C. 中度休克
D. 重度休克
E. 高排低阻型休克

21. 下列哪一项不是其微循环变化的特征
A. 微动脉、微静脉收缩
B. 动静脉短路开放
C. 直捷通道开放
D. 组织灌流减少
E. 静脉回心血量减少

22. 为排除发生弥散性血管内凝血的可能，做了多项检查，下列哪项监测检查结果是无意义的
A. 血小板计数低于 $80×10^9/L$
B. 纤维蛋白原少于 1.5g/L 或呈进行性降低
C. 凝血酶原时间较正常延长 3 秒以上
D. 3P（血浆鱼精蛋白副凝）试验阳性
E. 凝血时间明显缩短

23. 下列哪项治疗原则是错误的
A. 积极补充血容量
B. 联合应用抗菌药物
C. 尽早做胆管引流
D. 纠正酸中毒
E. 静脉滴注间羟胺

【B_1 型题】

（24～26 题共用备选答案）
A. 中心静脉压很低，尿量多
B. 中心静脉压偏低，尿量少
C. 中心静脉压偏低，尿量多
D. 中心静脉压偏高，尿量多
E. 中心静脉压很高，尿量少

24. 提示血容量不足
25. 说明液体量已补充足
26. 可能有心功能不全存在

第十三章 周围血管疾病

【A_1 型题】

1. 与原发性下肢静脉曲张发病不相关的是
A. 长期站立
B. 妊娠
C. 慢性腹泻
D. 遗传因素
E. 重体力劳动

2. 形成水冲脉的原因是
A. 脉压增大
B. 收缩压降低
C. 舒张压升高
D. 吸气时右心室充盈压增高
E. 心包内压增加

3. 血栓闭塞性脉管炎的特征是
A. 没有间歇性跛行
B. 游走性血栓性浅静脉炎
C. 累及内脏
D. 肢体皮肤正常
E. 与酒精中毒有关

4. 下肢静脉曲张的主要并发症是
A. 深静脉血栓形成
B. 深静脉瓣功能不全
C. 小腿溃疡
D. 小腿丹毒
E. 足部溃疡

5. 判断血栓闭塞性脉管炎的闭塞部位的准确方法是
A. 肢体位置试验
B. 静脉注射 20% 硫酸镁 10ml
C. 仔细检查肢体各动脉搏动情况
D. 行交感神经阻滞
E. 行动脉造影

6. 下肢静脉曲张患者手术前应做的深静脉通畅试验，又称
A. Trendelenburg 试验

B. Perthes 试验
C. Pratt 试验
D. Buerger 试验
E. Finkelstein 试验

【A_2 型题】

7. 男性，35 岁。稍长距离步行后感右小腿疼痛，肌肉抽搐而跛行，稍休息后症状消失，平时感右足发凉，怕冷，有麻木感。右足背动脉搏动减弱。应考虑
A. 血栓性浅静脉炎
B. 深静脉血栓形成
C. 下肢静脉曲张
D. 血栓闭塞性脉管炎
E. 动脉粥样硬化症

8. 男性，30 岁。右下肢近腘窝处被刀刺伤后出现搏动性肿块，逐渐增大伴右下肢麻木。查体：右下肢苍白，腘窝部搏动性肿块，大小约 5cm×4cm，附近有收缩期杂音。诊断为
A. 腘动脉开放性损伤
B. 腘动脉闭合性损伤
C. 动静脉瘘
D. 腘动脉假性动脉瘤
E. 以上都不是

9. 女性，40 岁，教师。右下肢静脉迂曲扩张 15 年，长期站立有酸胀感，近 2 年右足靴区颜色加深，肿胀，大隐静脉瓣膜功能试验（+），深静脉通畅试验（-），诊断可能是
A. 原发性下肢静脉曲张
B. 原发性下肢深静脉瓣膜功能不全
C. 下肢深静脉血栓形成
D. 动静脉瘘
E. 血栓性浅静脉炎

10. 男性，56 岁。患冠心病多年，3 小时前突然出现双下肢剧烈疼痛，行走困难，局部皮肤苍白。查体：双下肢股动脉搏动消失，双股以下皮温低，肌力 4 级。诊断为
A. 血栓闭塞性脉管炎
B. 髂股动脉栓塞
C. 动脉硬化性动脉闭塞症
D. 糖尿病性动脉闭塞
E. 大动脉炎

11. 女性，28 岁。足月顺产后 2 周开始下床活动，觉左下肢痛，肿胀，左下肢皮肤略发绀，皮温高，表浅静脉曲张，沿左股静脉走行区有明显压痛，应考虑
A. 血栓性股静脉炎
B. 血栓性大隐静脉炎
C. 局限性股深静脉血栓形成
D. 左髂、股静脉血栓形成
E. 以上均不对

【A_3/A_4 型题】

（12～15 题共用题干）

女性，56 岁。右下肢静脉迂曲扩张 20 年，伴下肢酸胀，水肿，活动或抬高患肢减轻，近 2 年右足靴区皮肤发红，时有瘙痒，逐渐加重。查体：右下肢大腿内侧，小腿后迂曲扩张之静脉团，足靴区色素沉着，皮肤变厚。

12. 该患者属于哪一类病变
A. 下肢静脉回流障碍疾病
B. 下肢静脉逆流性疾病
C. 动静脉瘘
D. 静脉瘤
E. 以上均不是

13. 为进一步明确病因应进行哪项检查
A. 下肢皮温测定
B. 下肢静脉压测定
C. 下肢多普勒血流检查
D. 静脉造影（右下肢）
E. 深静脉瓣膜功能试验

14. 为明确手术治疗方法，术前必须进行哪项检查
A. 下肢皮温测定
B. 下肢静脉压测定
C. 下肢多普勒超声检查
D. 右下肢静脉造影
E. 深静脉瓣膜功能试验

15. 该患者可能发生的最严重并发症是
A. 右小腿溃疡
B. 血栓性浅静脉炎
C. 右下肢坏死
D. 溃疡破裂出血
E. 右踝关节强直

【B_1 型题】

（16～17 题共用备选答案）
A. 高位结扎术
B. 静脉剥脱及切除术
C. 筋膜下交通支结扎术
D. 硬化剂注射疗法
E. 忌做有关治疗下肢静脉曲张手术

16. 深部静脉功能试验，提示深静脉阻塞应行

17. 静脉剥脱术后患腿仍有小范围残余曲张静脉应做

第十五篇 消化系统

第一章 食管、胃、十二指肠疾病

【A_1型题】

1. 在消化性溃疡的发病机制中最重要的因素是
   A. 胃蛋白酶
   B. 酒精
   C. 胃酸
   D. 反流的胆汁
   E. 不规则进食
2. 十二指肠溃疡并发急性穿孔，下列哪一项适用于非手术治疗
   A. 顽固性溃疡穿孔
   B. 饮食后穿孔
   C. 单纯性小穿孔
   D. 伴有幽门梗阻
   E. 伴有大出血
3. 十二指肠球部后壁溃疡并发大出血，血管多来自
   A. 胃右动脉
   B. 胃网膜右动脉
   C. 腹腔动脉
   D. 脾动脉的分支
   E. 胰十二指肠上动脉
4. 自身免疫性胃炎的治疗，哪项是正确的
   A. 西咪替丁
   B. 氢氧化铝凝胶
   C. 链霉素口服
   D. 丙谷胺
   E. 恶性贫血时，注射维生素B_{12}
5. 食管癌患者进食呛咳，提示
   A. 癌侵犯吞咽神经
   B. 上段食管癌
   C. 食管气管瘘
   D. 癌肺转移
   E. 伴有气管炎
6. 胃大部切除术治疗十二指肠溃疡的原因是
   A. 切除溃疡病变
   B. 预防癌变
   C. 阻断迷走神经刺激
   D. 降低胃酸分泌
   E. 预防穿孔
7. 胃大弯上部癌肿，淋巴转移主要引流方向的淋巴结群为
   A. 幽门上
   B. 幽门下
   C. 腹腔
   D. 胰脾
   E. 腹主动脉旁
8. 胃迷走神经切断术的基本要求是术后
   A. 神经性胃酸分泌完全消失
   B. 胃蛋白酶分泌完全消失
   C. 胃相所致的胃酸分泌消失
   D. 非壁细胞的分泌完全消失
   E. 肠相所致的胃酸分泌消失
9. 胃溃疡急性穿孔，最理想的治疗方法是
   A. 非手术治疗（包括胃肠减压）
   B. 穿孔修补术
   C. 溃疡楔形切除术
   D. 胃大部切除术
   E. 迷走神经切断和穿孔修补术
10. 关于消化性溃疡下述哪些情况为手术适应证
    A. 上消化道出血
    B. 反复发作的十二指肠球溃疡
    C. 胃溃疡疑癌变
    D. 并幽门不全梗阻
    E. 复合溃疡
11. 胃十二指肠急性穿孔最易形成
    A. 右侧膈下脓肿
    B. 左侧膈下脓肿
    C. 盆腔脓肿
    D. 肠间脓肿
    E. 肝脓肿
12. 关于胃十二指肠大出血，下列哪项正确
    A. 肠鸣音减弱或消失
    B. 可有移动性浊音
    C. 出现休克，说明失血量至少超过1500ml
    D. 胃小弯溃疡出血，常来自胃左、右动脉
    E. 十二指肠后壁出血来自胰十二指肠下动脉
13. 血清壁细胞抗体阳性多见于哪种疾病
    A. 慢性萎缩性胃体胃炎
    B. 慢性萎缩性胃窦胃炎
    C. 胃溃疡
    D. 胃癌
    E. 急性糜烂性胃炎
14. 溃疡病穿孔后，最早出现的体征是
    A. 脉搏增加
    B. 高热
    C. 血压升高
    D. 全腹呈“板状”强直
    E. 膈下游离气体
15. 胃十二指肠急性穿孔施行非手术疗法最关键的治疗措施为
    A. 禁食
    B. 胃肠减压
    C. 补液，输血
    D. 针灸，中药
    E. 选用抗生素
16. 较早出现食管阻塞的食管癌的病理类型常是
    A. 溃疡型
    B. 缩窄型
    C. 蕈伞型

D. 髓质型
E. 癌侵及周围组织

17. 毕Ⅱ式胃大部切除术后碱性反流性胃炎的治疗严重者宜采用
A. 药物治疗
B. 饮食调整
C. 再行胃切除术
D. 胃迷走神经切断
E. 改行空肠Y型吻合术

18. 消化性溃疡所引起的疼痛，以何者最具特征性
A. 中上腹疼痛
B. 饥饿性疼痛
C. 反复发作性疼痛
D. 节律性疼痛
E. 长期疼痛

19. 自身免疫性胃炎的诊断依据是
A. 上腹部疼痛，恶心，呕吐
B. 血清抗壁细胞抗体阳性
C. X线钡餐可见龛影
D. 胃液MAO升高
E. 以上都不是

20. 消化性溃疡在病理上组织损害深达哪一层
A. 黏膜层
B. 黏膜下层
C. 黏膜肌层
D. 肌层
E. 浆膜层

21. 胃炎的急诊胃镜检查应在上消化道出血后
A. 1周内进行
B. 5天内进行
C. 4天内进行
D. 3天内进行
E. 1~2天内进行

22. 常见的食管癌术后并发症
A. 发热
B. 肺感染
C. 脓胸
D. 食管反流
E. 吻合口瘘和吻合口狭窄

23. 不宜用于慢性胃炎治疗的药物是
A. 考来烯胺
B. 解痉药
C. 制酸药
D. 肾上腺糖皮质激素
E. 抗生素

24. 慢性胃炎经检查Hp阳性需选用
A. 质子泵抑制剂
B. 西沙必利
C. 多潘立酮
D. 稀盐酸
E. 铁剂

25. 诊断慢性胃炎最可靠的依据是
A. 慢性上腹部疼痛
B. 胃酸降低
C. X线钡餐检查
D. 胃脱落细胞检查
E. 胃镜检查及胃黏膜活检

26. 非萎缩性胃炎胃镜下可见错误的是
A. 病变多呈弥漫性
B. 黏膜呈红白相间或花斑状
C. 黏液分泌增多
D. 表面常覆盖白色渗出液
E. 黏膜皱襞变平或变细

27. 毕Ⅱ式胃大部分切除术吻合口近端空肠位置必须高于远端空肠是为了避免发生
A. 内疝
B. 食物向近端空肠逆流
C. 吻合口远端空肠梗阻
D. 吻合口梗阻
E. 近端空肠梗阻

28. 胃溃疡最常发生的部位
A. 贲门旁
B. 胃后壁
C. 胃角和胃窦小弯
D. 胃大弯
E. 幽门前壁

29. 慢性胃窦炎发病的病因最重要的是
A. 急性应激性疾病
B. 沙门菌感染
C. 幽门螺杆菌感染
D. 自身免疫
E. 以上都不是

30. 慢性胃炎的特异症状是
A. 进食后中上腹疼痛
B. 饥饿时上腹痛
C. 呕吐苦水
D. 反复上消化道出血
E. 以上都不是

31. 胃癌在下列哪种情况下不能行根治性手术
A. 肝总动脉淋巴结有转移时
B. 腹腔动脉淋巴结有转移时
C. 肝、腹膜、肠系膜广泛转移时
D. 癌浸润到横结肠或脾脏时
E. 肝左外叶局限性癌浸润时

32. 关于消化性溃疡的临床症状不正确的是
A. 胃溃疡多为餐后痛
B. 十二指肠溃疡多为空腹和夜间痛
C. 消化性溃疡患者均有上腹痛
D. 十二指肠溃疡易发展为穿透性溃疡
E. 球后溃疡易发生大出血

33. 胃癌最常发生的转移途径是
A. 直接蔓延
B. 血行转移
C. 种植转移
D. 淋巴转移
E. 沿肠管转移

34. 慢性胃炎，有胆汁反流，治疗上最好用
A. 肾上腺糖皮质激素
B. 生胃酮（甘珀酸）
C. 西咪替丁
D. 硫糖铝
E. 口服链霉素

35. 胃窦部溃疡的最佳手术方式是
A. 胃大部切除胃十二指肠吻合术
B. 胃大部切除胃空肠吻合术
C. 高选择性迷走神经切断术
D. 胃窦切除、选择性迷走神经切断术
E. 迷走神经干切断术

36. 慢性胃炎Hp阳性推崇的治疗是

A. 铋剂+两种抗生素
B. 铋剂+西沙必利
C. 铋剂+硫糖铝
D. 铋剂+稀盐酸
E. 铋剂+胃蛋白酶+西沙必利

37. 胃癌的治疗方法哪项正确
A. 早期化疗
B. 扪到肿块者做全胃切除
C. 化疗+放疗
D. 早期胃癌做胃癌根治术
E. 早期胃癌做胃大部切除术

38. 溃疡病合并瘢痕性幽门梗阻，频繁呕吐，最易出现
A. 代谢性酸中毒
B. 代谢性碱中毒
C. 低镁血症
D. 低钙血症
E. 高渗性脱水

39. 治疗消化性溃疡患者上腹部疼痛效果最好的药物是
A. 黏膜保护剂
B. 质子泵抑制剂
C. H_2受体阻断药
D. 抗酸药
E. 促动力剂

40. 胃术后近端空肠综合征的主要表现为
A. 呕吐胆汁及食物
B. 呕吐大量胆汁
C. 呕吐食物不伴胆汁
D. 上腹部疼痛
E. 黄疸

41. 易发生幽门梗阻的溃疡是
A. 胃窦溃疡
B. 幽门管溃疡
C. 胃角溃疡
D. 球后溃疡
E. 胃多发溃疡

42. 晚期食管癌X线表现
A. 食管呈光滑鸟嘴样狭窄
B. 长的细线状狭窄
C. 光滑的半月形缺损
D. 黏膜断裂或小的充盈缺损
E. 不规则龛影和充盈缺损，管壁僵硬

43. 关于幽门梗阻不正确的是
A. 饭后即引起呕吐
B. 呕吐含酸酵宿食
C. 呕吐后患者较轻松
D. 可出现脱水、酸碱失衡
E. 查体胃区有振水音

44. 慢性胃体炎的主要表现为
A. 血清抗壁细胞抗体阳性
B. 血清内因子抗体阴性
C. 胃液酸度正常
D. 血清促胃液素含量低下
E. 约10%发生癌变

45. 急性糜烂出血性胃炎的常见病因不包括
A. 非甾体抗炎药
B. 脑外伤
C. 酒精
D. 幽门螺杆菌感染
E. 严重烧伤

46. 关于消化性溃疡的治疗，正确的说法是
A. 需长期应用黏膜保护剂以降低溃疡复发率
B. 为降低复发率，需长期服用质子泵抑制剂
C. 只要内镜证实溃疡已经愈合，溃疡就不会复发
D. 根除幽门螺杆菌可以降低溃疡复发率
E. 有消化道出血的溃疡患者必须长期维持治疗

47. 溃疡病外科治疗的理论基础最终在于
A. 消除分泌胃蛋白酶原——主细胞
B. 消除分泌胃酸——壁细胞
C. 消除分泌促胃液素——G细胞
D. 切除溃疡病灶
E. 阻断神经和体液对胃酸的调节

48. 胃溃疡节律性疼痛的特点是
A. 餐后0.5~1小时出现疼痛
B. 空腹痛
C. 餐时痛
D. 夜间痛
E. 餐后3~4小时出现疼痛

49. 十二指肠溃疡伴有幽门不全梗阻者应选择的治疗方法是
A. 胃管减压，输液疗法
B. 胃大部切除术
C. 高选择性迷走神经切断术
D. 选择性迷走神经切断术加幽门成形
E. 胃空肠吻合术

50. 毕Ⅰ式与毕Ⅱ式胃大部分切除术的主要区别是
A. 切断十二指肠
B. 切除胃的多少
C. 胃肠吻合口的部位
D. 近端空肠与胃小弯的关系
E. 结肠前或结肠后胃肠吻合

51. 慢性萎缩性胃炎的病理改变中属癌前病变的是
A. 明显肠上皮化生
B. 异型增生
C. 胃小凹上皮增生
D. 假幽门腺化生
E. 假幽门腺化生伴肠上皮化生

52. 食管癌病理分型，哪项是错误的
A. 缩窄型
B. 蕈伞型
C. 梗阻型
D. 髓质型
E. 溃疡型

53. 食管癌患者有持续性胸背痛，多表示
A. 癌肿部有炎症
B. 癌已侵犯食管外组织
C. 有远处血行转移
D. 癌肿面积大
E. 食管气管瘘

54. 早、中期食管癌常用的手术方法是
A. 食管胃转流术
B. 食管癌切除，用结肠食管重建术
C. 食管癌切除，用胃食管重建术
D. 食管癌切除，用空肠食管重建术

E. 胃造瘘术

55. 胃迷走神经切断术有时加幽门成形术的目的是
A. 进一步降低胃酸
B. 防止术后腹泻
C. 有利于消化功能
D. 减低溃疡复发率
E. 解除胃潴留

56. 胃食管反流病的治疗措施不包括
A. 应用促胃肠动力药
B. 抗酸治疗
C. 高脂肪饮食
D. 减肥
E. 避免饮用咖啡和浓茶

57. 提高早期胃癌诊断率的三项关键性手段是
A. 纤维胃镜检查，胃液细胞学检查，X线钡餐检查
B. 纤维胃镜检查，胃液酸碱度检查，X线钡餐检查
C. 胃液细胞学检查，粪便隐血试验，X线钡餐检查
D. 胃液细胞学检查，粪便隐血试验，纤维胃镜检查
E. 纤维胃镜检查，粪便隐血试验，X线钡餐检查

58. Hp相关性胃炎推崇的治疗方法
A. 单一用药
B. 2种药物联合治疗
C. 3种药物联合治疗
D. 铋剂+对症治疗
E. 铋剂+硫糖铝

59. 食管癌早期诊断简易而有效的方法是
A. X线食管钡透
B. 食管镜检查
C. 带网气囊检查
D. 气管镜检查
E. 放射性核素扫描

60. 胃癌好发于
A. 胃小弯
B. 胃大弯
C. 胃窦
D. 胃底
E. 胃体

61. 消化性溃疡的命名是由于
A. 溃疡影响消化功能
B. 溃疡局限于胃和十二指肠
C. 溃疡由消化道功能穿孔引起
D. 溃疡是由胃酸和胃蛋白酶作用形成
E. 溃疡发生在消化道任何部位

62. 倾倒综合征常发生于
A. 迷走神经干切断术后
B. 毕Ⅰ式胃切除术后
C. 毕Ⅱ式胃切除术后
D. 幽门成形术
E. 高选择性胃迷走神经切断术后

63. 食管癌早期临床表现为
A. 锁骨上窝淋巴结转移
B. 声音嘶哑
C. 持续性背痛
D. 吞咽困难
E. 食管异物感和哽噎感

64. 消化性溃疡的发病机制中，所谓损伤因素主要是指
A. 粗糙食物的损害作用
B. 胃酸/胃蛋白酶的消化作用
C. 反流的胆汁/胰酶的侵袭作用
D. 神经/精神因素的长期作用
E. Hp感染

65. 不属于十二指肠球部溃疡并发症的是
A. 急性穿孔
B. 幽门梗阻
C. 癌变
D. 出血
E. 慢性穿孔

66. 对诊断消化性溃疡穿孔最有价值的临床表现是
A. 突发上腹部剧痛
B. 腹式呼吸消失
C. 上腹部压痛明显
D. 上腹部有反跳痛
E. 肝浊音界消失

67. 胃切除术后呕吐的原因不包括
A. 胃排空延迟
B. 输入段梗阻
C. 吻合口梗阻
D. 输出段梗阻
E. 倾倒综合征

68. 下列术式中哪种最易发生吻合口溃疡
A. 毕Ⅰ式胃切除术
B. 毕Ⅱ式胃切除术
C. 胃空肠吻合术
D. 全胃切除术
E. 选择性迷走神经切断加胃窦切除术

69. 胃穿孔具有特征性的X线影像是
A. 胃泡增大影像
B. 膈下游离气体征象
C. 气液平面像
D. 两侧膈肌升高像
E. 肠管膨胀像

70. 对球后溃疡的正确描述是
A. 多发生在距幽门2～3cm以内
B. 指十二指肠球部后壁溃疡
C. 易并发出血
D. 临床症状多不明显
E. 内科治疗效果好

71. 治疗消化性溃疡的药物中，抑酸最强、疗效最佳的是
A. 西咪替丁
B. 阿托品
C. 硫糖铝
D. 奥美拉唑
E. 胶体次枸橼酸铋（CBS）

72. 胃及十二指肠疾病以出血为主要表现者，其原因鉴别主要依靠
A. 钡餐透视
B. 胃液分析
C. 下胃管
D. 急诊胃镜检查
E. 以上都不是

73. 慢性活动性胃炎最主要的病因是

A. 饮食和环境因素
B. 自身免疫
C. 幽门螺杆菌感染
D. 药物
E. 应激

74. 上消化道大出血最常见的原因是
A. 胃、十二指肠溃疡
B. 门脉高压症
C. 肝内局限性感染，肝脓肿及外伤
D. 出血性胃炎
E. 胃癌

75. 残胃癌发生在胃良性病变施行胃大部切除术后至少
A. 1年
B. 2年
C. 3年
D. 4年
E. 5年

76. 早期胃癌指
A. 局限于胃窦部
B. 局限于黏膜或黏膜下层
C. 直径在2cm以内
D. 尚无淋巴转移
E. 尚未侵及浆膜层

77. 食管癌诊断主要依靠方法
A. X线食管钡透和放射性核素扫描
B. X线食管钡透和食管镜检查
C. 食管镜检查和放射性核素扫描
D. 放射性核素扫描和带网气囊检查
E. 带网气囊检查和食管镜检查

78. 十二指肠后壁溃疡大出血，如果患者条件允许，最好的术式为
A. 高选择性迷走神经切断术
B. 包括溃疡在内的胃大部分切除术
C. 贯穿缝扎出血动脉主干
D. 单纯缝扎出血点
E. 结扎出血点加选择性迷走神经切除加胃窦切除术

79. 初次诊断活动期十二指肠溃疡，下列治疗中最适合的是
A. 联合应用两种黏膜保护剂
B. 促动力剂+H_2受体阻断药
C. 质子泵抑制剂+黏膜保护剂
D. 质子泵抑制剂+两种抗生素
E. 抗酸剂

80. 慢性胃炎常见的症状和体征是
A. 上腹饱胀不适，食后加重
B. 长期上腹痛，进食后缓解
C. 上腹不适，反酸，腹泻
D. 上腹部疼痛，向肩背部放射
E. 贫血，消瘦，上腹部可见胃型

81. 提高胃癌治愈率的关键是
A. 早期诊断
B. 根治性手术
C. 早期应用抗癌药物
D. 术后放疗
E. 综合治疗

82. Hp相关性胃炎需选用
A. 胶体次枸橼酸铋（CBS）
B. 阿托品
C. 多潘立酮（吗丁啉）
D. 甲氧氯普胺
E. 胃蛋白酶

83. 食管癌好发部位是
A. 颈部食管
B. 胸部食管上段
C. 胸部食管中段
D. 胸部食管下段
E. 腹部食管

84. 慢性胃炎活动期判定根据是
A. 胃黏膜有糜烂
B. 胃黏膜出血
C. 胃黏膜中性粒细胞增多
D. 胃黏膜主要呈淋巴细胞、浆细胞浸润
E. 胃黏膜呈红细胞浸润

85. 胃溃疡的特点是
A. 发病年龄较十二指肠溃疡早
B. 好发于胃大弯
C. 基础胃酸高
D. X线钡餐见位于胃腔轮廓内的龛影
E. X线钡餐见凸出于胃轮廓之外的龛影

86. 上消化道出血可表现为呕血或黑粪，最重要取决于
A. 出血的部位
B. 出血的量和速度
C. 病变的性质
D. 凝血机制
E. 胃肠蠕动情况

87. 胃、十二指肠溃疡急性穿孔，最常见于
A. 胃或十二指肠后壁的穿透性溃疡
B. 幽门附近的胃或十二指肠前壁溃疡
C. 胃小弯前壁或十二指肠球部外侧壁溃疡
D. 胃窦部或十二指肠球部内侧壁溃疡
E. 高位胃溃疡或球后壁溃疡

88. 早期食管癌患者治疗，首选是
A. 化学疗法
B. 放射疗法
C. 激光疗法
D. 手术疗法
E. 免疫疗法

89. 因溃疡病做胃大部切除术，适当的胃切除是
A. 30%~40%
B. 40%~50%
C. 50%~60%
D. 60%~70%
E. 70%~80%

90. 能抑制Hp的药物有
A. 硫糖铝
B. 胶体次枸橼酸铋（CBS）
C. 甲氧氯普胺
D. 胃舒平
E. 阿托品

91. 胃大部切除术后吻合口溃疡好发于
A. 吻合口的空肠侧

B. 吻合口的胃侧
C. 胃小弯
D. 近端空肠
E. 远端空肠

92. 空腹痛常见于
A. 胃溃疡
B. 十二指肠球部溃疡
C. 胰腺炎
D. 胆囊炎
E. 溃疡性结肠炎

93. 食管炎与早期食管癌的鉴别，主要方法是
A. 胸骨灼痛
B. 食管钡透黏膜紊乱
C. 脱落细胞检查
D. 免疫诊断方法
E. 试验治疗

94. 瘢痕性幽门梗阻的临床表现，错误的是
A. 呕吐量大，一次可达1000~2000ml
B. 呕吐物多为宿食，有酸臭味，含有胆汁
C. 上腹隆起，可有蠕动波
D. 可有振水音
E. 可有低钾低氯性碱中毒

95. 可适用于各种情况的胃十二指肠溃疡的手术方式是
A. 毕Ⅰ式胃大部切除术
B. 选择性迷走神经切断加引流术
C. 选择性胃迷走神经切断加胃窦切除术
D. 毕Ⅱ式胃大部切除术
E. 高选择性迷走神经切断术

96. 早期食管癌的病变范围是
A. 限于黏膜层或黏膜下层
B. 侵入或侵透肌层
C. 远处淋巴能够转移
D. 其他器官转移
E. 病变长度超过5cm

97. 下述哪种情况应考虑消化性溃疡发生后壁慢性穿孔
A. 突然剧烈腹痛
B. 全腹肌紧张呈板状
C. 膈下游离气体
D. 患者处于休克状态
E. 腹痛顽固而持续

98. 食管癌的典型症状是
A. 胸骨后烧灼感
B. 食管内异物感
C. 咽下食物哽噎感
D. 咽下食物停滞感
E. 进行性吞咽困难

99. 非萎缩性胃炎的病理，下列哪项是错误的
A. 黏膜充血、水肿或伴有渗出液
B. 少数有糜烂及出血
C. 胃腺体部分消失
D. 黏膜有淋巴细胞、中性粒细胞浸润
E. 某些呈疣状胃炎的表现

【A_2 型题】

100. 男性，50岁。咽部异物感1个月，肝炎病史20年。查体：锁骨上未触及肿大淋巴结，肝脾不大。进一步检查，首先应考虑
A. 食管镜
B. 胸部CT
C. 腹部超声
D. 食管X线钡餐透视
E. 带网气囊食管脱落细胞检查

101. 男性，52岁。6个月发现进食哽噎感，其后症状逐渐加重，近3周只能进全流质，体重减轻，体力下降。查体：脉搏80次/分，血压17/12 kPa（127/90mmHg），体温36.5℃，消瘦，颈、锁骨上淋巴结未触及。常规实验室检查正常。食管钡剂造影：于食管中、下段见8cm狭窄，黏膜破坏，其诊断是
A. 贲门失弛缓症
B. 食管良性肿瘤
C. 腐蚀性食管灼伤
D. 食管炎
E. 食管癌

102. 男性，22岁。吞咽不畅，胸骨后沉重不适，症状时轻时重，时有呕吐，吐出食管潴留的食物。病史2年，用药症状无缓解。作食管钡剂造影示食管下端呈鸟嘴样狭窄。该患者诊断是
A. 食管癌
B. 食管良性肿瘤
C. 贲门失弛缓症
D. 食管炎
E. 食管憩室

103. 男性，54岁。进行性吞咽困难已半年。食管钡透见中段食管有6cm长狭窄，管壁僵硬，黏膜破坏。最适宜的治疗方法是
A. 放射疗法
B. 化学疗法
C. 激光疗法
D. 放疗和手术切除
E. 胃造瘘术

104. 男性，55岁。进行性吞咽困难7个月，近20天只能进少量牛奶。查体：明显消瘦，脱水，锁骨上可触及肿大淋巴结。X线食管造影见中下段食管有约8cm狭窄，黏膜不规整，上段食管轻度扩张。其治疗方法是
A. 病变食管切除，食管重建
B. 食管内置管术
C. 放射疗法
D. 放疗后手术切除
E. 胃造瘘术

105. 男性，50岁。吞咽困难6个月。食管X线吞钡检查可出现“半月征”压迹。食管镜检查可见肿瘤表面光滑、活动良好。最可能的诊断是
A. 食管癌
B. 贲门失弛缓症
C. 食管良性肿瘤
D. 食管炎
E. 食管静脉曲张

106. 男性，70岁。吞咽困难3个

月。食管钡透：中段有3cm的不规则食管充盈缺损，取活体组织病检为鳞癌。心电图有ST段下降，T波倒置。肺功能检查提示严重障碍。其治疗方法为

A. 药物疗法
B. 根治性手术切除
C. 姑息性手术
D. 放射治疗
E. 胃造瘘术

107. 男性，40岁。平时喜欢饮热开水及热粥，近5个月有进食困难，并逐渐加重。钡餐检查：食管中段有5cm狭窄，黏膜断裂。最可能的诊断是

A. 食管癌
B. 食管瘢痕性狭窄
C. 食管炎
D. 贲门失弛缓症
E. 食管静脉曲张

108. 一贲门失弛缓症患者，病史10余年，近1月症状加重，反复呕吐。其治疗方法为

A. 少食多餐
B. 饭后散步
C. 应用平滑肌松弛药
D. 扩张疗法
E. 食管下段及贲门肌层切开

109. 下列哪一项不是食管癌手术禁忌证

A. 全身情况差，已呈恶病质
B. 有严重心、肺或肝肾功能不全者
C. 病变侵犯范围大，已有明显外侵及穿孔征象
D. 已有远处转移
E. 病程较长，有梗阻者

110. 男性，35岁。有胃溃疡病史，今日早饭后，突然上腹痛，拒按。查体：腹壁呈板状僵硬。可能为

A. 阑尾炎
B. 胰腺炎
C. 胆囊炎
D. 溃疡穿孔
E. 肠梗阻

111. 女性，47岁。反复右上腹痛3年，向背部放射，3次上消化道出血。BAO为9mmol/L，PAO 30mmol/L。钡透2次十二指肠球及胃无异常。最大可能为

A. 十二指肠球后溃疡
B. 胃泌素瘤
C. 慢性胆囊炎
D. 胃癌
E. 慢性胃炎

112. 男性，59岁。不规则反复上腹痛3年，食欲缺乏。突然呕血3次，每次约300ml，积极治疗24小时不能止血。血压12.3/6.8 kPa（92/52mmHg），脉搏120次/分。进一步治疗宜用哪种措施

A. 注射巴曲酶（立止血）
B. 雷尼替丁静脉滴注
C. 服用去甲肾上腺素
D. 尽快手术
E. 输血输液

113. 男性，40岁。患胃溃疡3年。突然上腹剧痛，面色苍白，出冷汗。查体：全腹压痛、反跳痛、肌紧张。应急诊作哪项检查

A. 胃镜
B. 钡餐透视
C. 立位腹部平片
D. 胸部透视
E. 腹腔试验性穿刺

114. 男性，42岁。胃溃疡史1年。今日突然上腹胀痛难忍。查体：全腹压痛、反跳痛、肌紧张，肝界叩不清，疑有急性穿孔。应做哪项处理最合适

A. 急请外科会诊
B. 立即用促动力药
C. 胃肠钡透
D. 下胃管抽吸有无血液
E. 急查便隐血试验

115. 女性，43岁。患十二指肠球部溃疡24年。近日又有疼痛发作，反酸。下列哪种药物抑酸效果最好

A. 硫糖铝
B. 西咪替丁
C. 法莫替丁
D. 胃舒平
E. 奥美拉唑

116. 女性，39岁。近3年来反复上腹部不适，疼痛，频繁嗳气。钡透和胃镜检查无阳性发现。最可能的是

A. 慢性胃体胃炎
B. 慢性胃窦炎
C. 功能性消化不良
D. 早期胃癌
E. 十二指肠球炎

117. 男性，52岁。患胃溃疡已12年。近2个月又有复发。下列哪项提示有恶变可能

A. 进行性疼痛，消瘦，贫血
B. 食欲缺乏
C. 反酸不明显
D. 嗳气
E. 上腹部压痛

118. 男性，50岁。8年来每于春秋季规律性上腹疼痛，伴反酸、嗳气。近2个月来疼痛规律性消失。胃镜：胃窦小弯侧见一小龛影，胃窦黏膜红白相间，以红为主。其诊断为

A. 胃溃疡并萎缩性胃炎
B. 慢性浅表性胃体炎
C. 慢性浅表性胃窦炎
D. 胃溃疡并慢性非萎缩性胃炎
E. 胃溃疡

119. 男性，40岁。胸痛、反酸、胃灼热、嗳气2个月。胃镜检查食管黏膜未见明显异常。最有助于明确诊断的检查是

A. 上消化道气钡双重造影
B. ^{13}C尿素呼气试验
C. 24小时胃食管pH监测
D. 腹部B超

E. 24 小时心电监测

120. 男性，49 岁。胃溃疡病史 25 年，反复发作，每于抑酸对症治疗好转。2 个月来，又有疼痛发作，经内科治疗 8 周不见好转，且逐渐消瘦。最大可能是
A. 消化性溃疡复发
B. 消化性溃疡癌变
C. 药物抗药，不敏感
D. 复合溃疡
E. 多发溃疡

121. 女性，42 岁。间断性上腹痛 2 年，疼痛多在餐前，进食后缓解。查体：腹平软，剑下偏右压痛。钡透：十二指肠球部变形。此患者最可能是
A. 十二指肠球炎
B. 慢性胃炎
C. 十二指肠球后溃疡
D. 十二指肠球部溃疡
E. 非溃疡性消化不良

122. 男性，47 岁。慢性上腹痛伴腹泻，经系统抗溃疡治疗效果不佳。胃液分析 BAO 为 20 mmol/L，MAO 为 66mmol/L。该患者的诊断为
A. 胃溃疡
B. 十二指肠球溃疡
C. 十二指肠球后溃疡
D. Zollinger-Ellison 综合征
E. 胃癌

123. 男性，35 岁。慢性上腹痛 1 年来出现上消化道出血 1 次，用 H_2 受体阻断药无效。钡透：十二指肠降段多发性溃疡，空腹血清促胃液素测定为 500ng/L。诊断应考虑是
A. 十二指肠球后溃疡
B. 复合性溃疡
C. Zollinger-Elligon 综合征
D. Crohn 病
E. 十二指肠球溃疡活动期

124. 男性，40 岁。间歇性上腹痛 3 年。近日出现呕吐，吐后自觉舒适，吐物有酸臭味。查体：上腹饱满，有振水音。诊断可能为
A. 消化性溃疡并幽门梗阻
B. 十二指肠淤滞症
C. 胃癌
D. 急性胃炎
E. 神经性呕吐

125. 男性，42 岁。胃溃疡史 10 年。近 2 个月上腹疼痛，失去原规律性，伴反酸、嗳气，内科药物治疗疗效不满意。急需下列哪项检查
A. 钡餐检查
B. B 超检查
C. 胃酸测定
D. 便隐血试验
E. 胃镜+活检检查

126. 男性，37 岁。因反复上腹疼痛，做胃镜检查诊断为十二指肠球溃疡，Hp（+）。应选择下列哪组药物治疗最合适
A. 奥美拉唑+CBS+抗生素
B. 奥美拉唑+阿托品
C. 硫糖铝+阿托品+抗生素
D. 前列腺素+硫糖铝
E. 法莫替丁+抗生素

127. 男性，56 岁。患胃溃疡 10 年，近 1 个月又有上腹部疼痛，制酸药治疗效果不明显。钡透：胃腔轮廓之内见直径 2. 0cm 龛影，周围皱襞中断。为进一步确诊应选择哪项检查
A. 再做气钡双重造影
B. 胃镜+活检
C. 癌胚抗原测定
D. 胃酸测定
E. 抗壁细胞抗体阳性

128. 男性，60 岁。近日出现上腹不适，疼痛，进食后加重，消瘦、贫血。应高度警惕的是
A. 消化性溃疡
B. 慢性胃炎
C. 胃癌
D. 肝癌
E. 胰腺炎

129. 男性，50 岁。1 个月上腹胀满不适，餐后稍轻，明显反酸，恶心，呕吐。查体：腹部见蠕动波，触之有振水音。可能为
A. 十二指肠球溃疡并幽门梗阻
B. 胃体溃疡并幽门梗阻
C. 慢性胃体炎并幽门梗阻
D. 慢性胃窦炎并幽门梗阻
E. 胃角溃疡并幽门梗阻

130. 男性，39 岁。已诊断十二指肠球溃疡并幽门梗阻，经内科禁食、胃肠减压、补液等治疗 3 天后缓解。其幽门梗阻的原因可能为
A. 因局部炎症水肿造成幽门梗阻
B. 因瘢痕收缩造成幽门梗阻
C. 因胃癌造成幽门梗阻
D. 因胃内良性肿瘤造成幽门梗阻
E. 因胃外肿块压迫造成幽门梗阻

131. 男性，45 岁。间断上腹痛 3 年，加重 2 个月，胃镜检查发现胃角切迹溃疡，幽门螺杆菌阳性。其治疗方案首选
A. H^+泵抑制剂治疗，6 周复查胃镜
B. 黏膜保护剂治疗，6 周复查胃镜
C. 质子泵抑制剂+黏膜保护剂治疗，4 周复查胃镜
D. 抗幽门螺杆菌治疗+质子泵抑制剂治疗，6 周复查胃镜
E. 抗幽门螺杆菌治疗，2 周复查胃镜

132. 男性，48 岁。1 周来上腹痛、反酸。今日中午疼痛加重，3 小时后呕血约 200ml，呕血

后疼痛减轻。可能是哪种疾病
A. 急性胃炎
B. 慢性胃炎
C. 消化性溃疡
D. 应激性溃疡
E. 肝硬化

133. 男性，55岁。患胃溃疡病史15年，近2个月疼痛复发，经8周内科药物治疗无效，便隐血试验持续阳性。最可能的疾病是
A. 胃溃疡活动
B. 十二指肠球溃疡活动
C. 胃溃疡癌变
D. 慢性胃体炎
E. 慢性胃窦炎

134. 男性，47岁。消化性溃疡史13年，近3个月复发，经2个月内科药物治疗无效。为明确诊断应做哪项检查最有助诊断
A. 反复便隐血试验
B. 胃镜+活检
C. 胃液分析
D. 钡透
E. B超

135. 男性，60岁。近2个月餐后很快上腹痛、反酸，制酸治疗无效，仍嗳气。近1个月反复呕吐，吐物为酸酵性宿食。可能的疾病是
A. 慢性胃体炎幽门梗阻
B. 慢性胃窦炎并幽门梗阻
C. 胃体溃疡并幽门梗阻
D. 幽门管溃疡并幽门梗阻
E. 巨大溃疡

136. 女性，35岁。2个月来每于饭前上腹痛进食缓解、反酸。钡透：十二指肠球变形，局部压痛。考虑可能是什么疾病
A. 胃溃疡
B. 十二指肠球溃疡
C. 十二指肠球后溃疡
D. 复合性溃疡
E. 巨大溃疡

137. 女性，35岁。2个月来每于饭后1小时上腹疼痛。进食不缓解，呕吐后减轻。需做以下哪项检查有助于诊断
A. 胃液分析
B. 胃镜
C. 腹部B超
D. CT
E. 便隐血试验

138. 女性，40岁。3月来饥饿时感上腹痛，进食缓解，有时反酸。查体：剑下偏右压痛。可能的疾病是
A. 胃溃疡
B. 十二指肠球炎
C. 十二指肠溃疡
D. 浅表性胃炎
E. 应激性溃疡

139. 男性，38岁。间歇性上腹痛2年，受凉后加重，嗳气。近2天疼痛加重，突然呕血500ml，继而排黑粪200ml，出血后腹痛缓解。其最可能的出血原因是
A. 胃癌
B. 消化性溃疡
C. 慢性胃炎
D. 急性胃黏膜病变
E. 食管静脉曲张破裂

140. 男性，48岁。周期性上腹痛2年，近1周持续左肋下疼痛，钡透见胃角部龛影，直径1cm；胃酸分泌正常偏低。内科治疗8周后疼痛稍减轻。进一步处理首选
A. 胃镜检查+活检
B. 继续保守治疗，反复查便隐血试验
C. 钡透
D. 继续保守治疗
E. 手术治疗

141. 女性，30岁。反复上腹痛3年，近日腹胀伴呕吐，吐物量多，有隔餐食物。抗酸治疗无效。查体：上腹有振水音。最可能的诊断是
A. 胃黏膜脱垂症
B. 十二指肠淤滞症
C. 消化性溃疡并幽门梗阻
D. 胃癌
E. 胃下垂

142. 男性，30岁。已确诊为十二指肠球溃疡。选择下列哪组药物治疗最合适
A. 奥美拉唑
B. 奥美拉唑+CBS+抗生素
C. 硫糖铝+阿托品
D. 硫糖铝+前列腺素
E. 抗生素

143. 男性，50岁。消瘦、无力3个月，呕吐宿食。X线钡餐见胃小弯侧胃窦部有充盈缺损。最可能诊断为
A. 胃溃疡
B. 十二指肠溃疡
C. 胃癌
D. 胃溃疡并幽门梗阻
E. 胃癌幽门梗阻

144. 男，55岁。胃溃疡病史5年。近1个月来症状加重，2小时前餐后突发上腹部剧痛，并扩散至全腹，诊断为胃溃疡穿孔。最佳的治疗方法是
A. 非手术治疗
B. 穿孔修补术
C. 全胃切除术
D. 胃大部切除术
E. 穿孔修补加选择性迷走神经切断术

145. 男性，40岁。近3日腹胀，呕吐，呕吐物中有宿食。临床诊断首先考虑为
A. 急性胃炎
B. 急性胃扩张
C. 高位小肠梗阻
D. 幽门梗阻
E. 肥大性幽门狭窄

146. 男性，34岁。有多年消化性溃疡病史。近半年来发生瘢痕性幽门梗阻。在出现的临

床特点中，哪项不符合实际情况
A. 呕吐量大，多发生于傍晚
B. 呕吐物中含有食物和胆汁
C. 呕物中有酸臭味和宿食
D. 有胃型和胃蠕动波
E. 消瘦，脱水，低氯低钾性碱中毒

147. 男性，49 岁。胃窦部巨大溃疡直径 2cm，经内科治疗 4 周无效，拟行手术。首选手术方式为
A. 胃大部切除术，Billroth Ⅰ式
B. 胃大部切除术，Billroth Ⅱ式
C. 高选择性迷走神经切断术
D. 全胃切除术
E. 胃楔形切除术

148. 男性，42 岁。上腹隐痛不适，近 1 个多月来逐渐加重，服用制酸剂后有所改善，食欲尚可，粪便隐血（++），胃肠钡餐摄片见胃小弯水平部黏膜纹理紊乱，胃壁僵直不规则。应考虑的诊断是
A. 胃溃疡
B. 胃窦炎
C. 慢性萎缩性胃炎
D. 胃黏膜脱垂
E. 胃癌

149. 男性，38 岁。因十二指肠溃疡大出血急诊行胃大部切除毕Ⅱ式，术后第 5 天突感右上腹剧痛，向右放射，伴高热，呼吸急促，查体右上腹明显压痛，伴肌紧张，未扪及肿块，肝浊音界存在。胸腹透视右膈肌抬高，活动减弱，右肋膈角模糊，膈下未见游离气体。白细胞计数 24×10^9/L。最可能的诊断是
A. 急性胰腺炎
B. 急性胆囊炎
C. 右下肺炎
D. 右膈下感染
E. 十二指肠残端漏

150. 男性，46 岁。胃痛十余年，近半年症状加重持续上腹痛，尚能进食。上腹部偏右可扪及 5cm×6cm 肿块，移动浊音阳性。肛诊检查，直肠前壁触及质坚硬节。临床诊断胃癌，下列哪种治疗是合理的
A. 胃癌根治术
B. 胃大部切除术
C. 姑息性胃癌切除术
D. 胃、空肠吻合术
E. 不宜手术

151. 男性，40 岁。因十二指肠溃疡出血住院抢救，6 小时内已输血 600ml。测血压 10/6kPa，脉率 120 次/分，肠鸣音活跃。此时宜作哪项治疗
A. 输血加西咪替丁静脉滴注
B. 输血加去甲肾上腺素冰盐水口服
C. 输血加垂体后叶激素静脉滴注
D. 输血加胃大部切除术
E. 输血加迷走神经切除术

152. 男性，40 岁。有胃痛史多年，并向腰背部放射，经内科药物治疗效果不显著。经胃镜检查诊断为胃角后壁溃疡，向胰腺穿透，病理检查排除癌肿。首先手术方式
A. 选择性迷走神经切断术
B. 毕Ⅰ式胃大部切除术
C. 毕Ⅱ式胃大部切除术
D. 胃大部切除术，溃疡旷置
E. 胃空肠吻合术

153. 男性，46 岁。上腹部胀痛不适伴呕吐宿食半月余。查体于上腹部可扪及一个 3.5cm×3cm 之肿块，质地偏硬，活动度小。其最可能的诊断为
A. 胰头癌
B. 十二指肠溃疡伴幽门梗阻
C. 胃窦部癌
D. 胃溃疡
E. 萎缩性胃炎

154. 男性，35 岁。已有胃痛史 4 年，以往有黑粪史。4 小时前突发上腹部刀割样疼痛，腹部板样强直。术中证实为十二指肠前壁穿孔，穿孔直径为 0.5cm。你认为哪一种手术方法最理想
A. 穿孔修补术
B. 胃大部切除术，毕Ⅰ式
C. 胃大部切除术，毕Ⅱ式
D. 穿孔修补术加胃、空肠吻合术
E. 穿孔修补术加迷走神经切除术

155. 男性，38 岁。3 日来上腹隐痛，4 小时前突发上腹部剧烈疼痛，持续性无放射，呼吸时加剧，伴恶心。全腹压痛和肌紧张，以上腹部最为明显，肝浊音界缩小，无移动性浊音。应首先考虑
A. 急性胆囊炎
B. 急性胰腺炎
C. 小肠急性扭转
D. 溃疡病急性穿孔
E. 急性阑尾炎

156. 男性，35 岁。因十二指肠溃疡做胃大部切除，毕Ⅱ式。术后第 5 天，突然出现上腹部剧烈疼痛，局部压痛，肌紧张及反跳痛，继而发热 37.8℃。应先考虑
A. 急性胆囊炎
B. 近侧空肠段梗阻
C. 十二指肠残端破裂
D. 内疝
E. 急性小肠梗阻

157. 男性，45 岁。5 年来有上腹部规律性疼痛。近半年来加剧，厌食，消瘦，粪隐血持续阳性。应首先考虑
A. 胃溃疡
B. 胃溃疡恶变
C. 胃溃疡并发出血
D. 胃溃疡伴胃窦炎

E. 慢性萎缩性胃炎

158. 男性，50岁。患十二指肠球部溃疡多年。近2月来，食后上腹胀满，呕吐宿食。体格检查：消瘦，脱水征，上腹稍膨隆，偶见胃型，有振水声，治疗首先选择
A. 使用抗酸、解痉药物治疗
B. 胃肠减压，补液，温氯化钠液洗胃后行胃大部切除术
C. 急诊胃大部切除术
D. 选择性迷走神经切断+幽门成形术
E. 补液，洗胃继续观察

159. 男性，62岁。十二指肠球部溃疡出血，行旷置式胃大部切除术。术后当晚，胃管流出大量鲜血，血压下降，心率加快。出血原因可能是
A. 吻合口出血
B. 小弯侧胃断端出血
C. 旷置的十二指肠溃疡出血
D. 术后残胃出血
E. 血小板减少引起出血

160. 男性，32岁。上腹隐痛半年，无节律性。钡餐检查，见胃角部有2.5cm突出腔外的龛影。近3天来每天排成形黑粪2次，量不多，血压正常，血红蛋白95g/L。最可能的诊断是
A. 慢性浅表性胃炎
B. 十二指肠球部溃疡
C. 胃角溃疡
D. 胃癌
E. 胃黏膜脱垂

161. 女性，40岁。有消化性溃疡病史。今日出现呕血及黑粪。患者出冷汗，脉搏细速，呼吸浅促，血压下降。估计出血量为
A. 400~500ml
B. 500~600ml
C. 600~700ml
D. >800ml
E. 700~800ml

162. 男性，胃大部切除术后4天，毕Ⅱ式。突发右上腹剧痛，右侧腹膜炎体征。白细胞 $11\times10^9/L$。最可能的诊断是
A. 胃肠吻合口破裂
B. 十二指肠残端破裂
C. 急性胆囊炎穿孔
D. 急性胰腺炎
E. 应激性溃疡穿孔

163. 男性，60岁。溃疡穿孔单纯修补术后7天。体温38℃，右上腹痛，肝区叩痛，右肺下野呼吸音弱，X线右膈升高。可能并发
A. 右下肺炎
B. 急性胆囊炎
C. 再穿孔
D. 右膈下脓肿
E. 急性胰腺炎

164. 女性，60岁。反复黑粪，呕吐咖啡色液体1月余，消瘦，腹胀，未触及肿块。血红蛋白50g/L，白细胞 $6.6\times10^9/L$。最大可能是
A. 急性胃炎
B. 慢性胃炎
C. 胃癌
D. 胃溃疡
E. 十二指肠溃疡

165. 男性，45岁。上腹隐痛，便隐血阳性。钡餐见胃窦小弯侧黏膜纹理紊乱，胃壁僵直。首先考虑
A. 慢性胃炎
B. 胃溃疡
C. 胃癌
D. 胃淋巴肉瘤
E. 萎缩性胃炎

166. 男性，30岁。2小时前劳动中突发上腹刀割样疼痛，迅速波及全腹。舟状腹，全腹膜刺激征，肝浊音界不清，肠鸣音消失。诊断是
A. 阑尾穿孔腹膜炎
B. 胃十二指肠溃疡穿孔腹膜炎
C. 胆囊穿孔腹膜炎
D. 绞窄性肠梗阻
E. 急性出血性胰腺炎

167. 男性，35岁。饱食后突发持续性疼痛，扩散至全腹。X线检查膈下新月形气体。诊断为
A. 急性胰腺炎
B. 绞窄性肠梗阻
C. 胃十二指肠溃疡穿孔
D. 急性阑尾炎穿孔
E. 急性化脓性胆管炎

168. 男性，20岁。突发上腹刀割样剧痛，迅速波及全腹，腹呈板状硬，右下腹压痛明显，膈下无游离气体。应考虑为
A. 急性阑尾炎
B. 急性胆囊炎
C. 急性肠扭转
D. 肠伤寒穿孔
E. 溃疡病穿孔

169. 男性，45岁。十二指肠溃疡大出血。6小时内输血900ml，现脉搏110次/分，血压70/50mmHg。宜进行
A. 输血加静脉滴注甲氧明
B. 输血，口服去甲肾上腺素10ml
C. 输血，冰水灌洗胃腔
D. 输血，三腔两囊管压迫止血
E. 输血，急行胃大部切除术

170. 女性，32岁。间歇性上腹不适4年，餐后加重，嗳气。基础胃酸分泌量（BAO）为0，最大胃酸分泌量（MAO）为10mmol/L，壁细胞总数（PCM）为正常的1/4。其最可能的疾病是
A. 慢性非萎缩性胃炎
B. 十二指肠球部溃疡
C. 慢性萎缩性胃炎
D. 胃溃疡
E. 胃癌

171. 男性，40岁。上腹部疼痛

5年，腹胀、食欲缺乏。查体：上腹轻压痛。胃液分析：MAO为3mmol/L。最可能的疾病是
A. 溃疡性胃癌
B. 慢性萎缩性胃炎
C. 慢性非萎缩性胃炎
D. 十二指肠球部溃疡
E. 胃溃疡

172. 男性，54岁。间断上腹不适疼痛4年，餐后加重，嗳气。胃液分析BAO为0，MAO为5mmol/L，胃pH 4.5。最大可能是
A. 慢性非萎缩性胃窦炎
B. 慢性萎缩性胃窦炎
C. 慢性肥厚性胃炎
D. 十二指肠溃疡
E. 十二指肠球后溃疡

173. 女性，31岁。上腹痛2年，疼痛发作与情绪、饮食有关。查体：上腹部轻压痛，胃镜：胃窦皱襞平坦，透见黏膜下血管分布。此病例可诊断为
A. 消化性溃疡
B. 胃黏膜脱垂症
C. 慢性非萎缩性胃炎
D. 胃癌
E. 慢性萎缩性胃炎

174. 男性，52岁。上腹饱胀感5年，嗳气，近2个月加重。查体及钡透未见异常。胃镜活检，炎症细胞浸润及肠上皮活化，未见腺体萎缩。应诊断为
A. 胃黏膜脱垂
B. 慢性非萎缩性胃炎
C. 慢性萎缩性胃炎
D. 早期胃癌
E. 胃神经症

175. 男性，46岁。近2年反复上腹不适，胀痛，嗳气，无反酸。查体：上腹轻压痛，胃镜：胃窦黏膜红白相间，以白为主。可能是下列哪种疾病
A. 慢性非萎缩性胃炎
B. 慢性萎缩性胃体炎
C. 慢性萎缩性胃窦炎
D. 十二指肠球炎
E. 浅表萎缩性胃炎

【A_3/A_4 型题】

（176~177题共用题干）

男性，50岁。吞咽困难3个月，现尚能进半流质食物。查体：锁骨上未触及肿大淋巴结。

176. 最先考虑的诊断是
A. 食管炎
B. 食管癌
C. 食管平滑肌瘤
D. 食管静脉曲张
E. 贲门失弛缓症

177. 首先应选择的检查是
A. 食管镜
B. 胸部X线
C. 食管X线钡餐透视
D. 胸部及纵隔CT
E. 腹部超声和肝功检查

（178~180题共用题干）

男性，65岁。进行性吞咽困难2个月，现仅能进流质食物。查体：消瘦，锁骨上未触及肿大淋巴结。食管X线钡餐透视显示：食管中段黏膜破坏，充盈缺损，管腔狭窄。

178. 进一步检查，应首选
A. 食管镜
B. 食管拉网
C. 放射性核素
D. 胸部及纵隔CT
E. 腹部超声和肝功检查

179. 如患者出现声音嘶哑，提示肿瘤已侵犯
A. 声带
B. 气管隆突
C. 迷走神经
D. 喉返神经
E. 喉上神经

180. 腹部超声检查发现肝内有多发性转移瘤，提示，来自食管癌的
A. 直接浸润
B. 血行转移途径
C. 淋巴转移途径
D. 种植转移途径
E. 消化道黏膜下浸润

（181~183题共用题干）

女性，48岁。胃溃疡史10年，近1年症状加剧，胃纳不佳。胃镜示胃角溃疡，幽门螺杆菌检查阳性。

181. 最有诊断价值的病史是
A. 上腹无规律性痛
B. 饥饿痛为主，进食缓解
C. 午夜痛为主
D. 发作性剧痛
E. 腹痛发生于饭后0.5~1.0小时

182. 鉴别胃良性与恶性溃疡的主要根据是
A. 疼痛程度
B. 全身情况
C. 大便隐血持续阳性
D. 胃镜与钡透检查
E. 内科治疗无效

183. 最佳治疗方案是
A. 羟氨苄青霉素+甲硝唑
B. 多潘立酮（吗丁啉）+羟氨苄青霉素
C. 手术切除
D. PPI+克拉霉素+阿莫西林
E. 生胃酮

（184~186题共用题干）

男性，28岁。十二指肠球溃疡史5年，突感上腹剧痛5小时，继之全腹痛，大汗淋漓。查体：全腹压痛及反跳痛，似有溃疡穿孔可能。

184. 哪项体征最有助于溃疡穿孔的诊断
A. 腹肌紧张
B. 腹叩诊呈鼓音
C. 肝浊音界消失
D. 腹部移动性浊音
E. 肠鸣音消失

185. 急诊应做哪项检查
A. 胃镜

B. X线腹部透视
C. X线胸透
D. 钡透
E. 腹腔穿刺
186. 十二指肠穿孔哪一部位较多见
A. 十二指肠球部小弯侧
B. 十二指肠球部前壁
C. 十二指肠球部后壁
D. 十二指肠降部
E. 十二指肠水平部
（187~188题共用题干）
男性，56岁。患胃溃疡15年，近3个月复发，经8周内科药物治疗无效，便隐血试验持续阳性。
187. 该患者最可能的疾病是
A. 胃溃疡活动
B. 并十二指肠球溃疡
C. 胃溃疡癌变
D. 慢性胃体炎
E. 慢性胃窦炎
188. 该患者做哪项检查有助确诊
A. 胃镜+活检
B. 钡透
C. 腹部平片
D. 胸腹联透
E. 胃液分析
（189~190题共用题干）
男性，32岁。胃溃疡史3年，今突上腹剧痛，面色苍白，大汗。查体：全腹压痛，腹肌紧张。现疑似穿孔。
189. 胃溃疡穿孔在哪一部位多见
A. 胃大弯
B. 胃小弯
C. 胃体
D. 胃窦
E. 胃底部
190. 急性穿孔诊断后几小时内手术治疗效果最好
A. 48小时
B. 12小时
C. 24小时
D. 8小时内
E. 10小时
（191~192题共用题干）
男性，56岁。反复上腹部痛，多在餐后很快发生，不易用制酸剂控制，每于发作时频繁呕吐。
191. 最可能的诊断为
A. 胃角溃疡
B. 十二指肠球溃疡
C. 十二指肠球后溃疡
D. 幽门管溃疡
E. 胃体溃疡
192. 最常采用的治疗方法是
A. 手术
B. 制酸治疗
C. 抗生素治疗
D. 铋剂
E. 联合治疗
（193~194题共用题干）
男性，36岁。患者呕血不止，烦躁，出冷汗。曾有胃溃疡史。
193. 呕血的原因可能为
A. 胃溃疡
B. 十二指肠球溃疡
C. 慢性胃炎
D. 胃癌
E. 十二指肠球炎
194. 应首选哪项处理
A. 静脉滴注止血酶
B. 口服去甲肾上腺素
C. 快速输血
D. 静脉滴注垂体后叶激素
E. 手术治疗
（195~196题共用题干）
男性，36岁。1周来上腹痛，反酸，2小时前疼痛加重，继呕血约200ml，呕血后疼痛减轻。
195. 考虑是哪种疾病
A. 急性胃炎
B. 消化性溃疡
C. 慢性胃炎
D. 胃癌
E. 应激性溃疡
196. 如为确诊出血原因，应立即做哪项检查
A. 紧急胃镜检查
B. 紧急钡透
C. 胃液分析
D. 急查血常规
E. 急查便隐血试验
（197~198题共用题干）
男性，40岁。近5个月来上腹胀痛，反酸，近3月反复呕吐，吐物为酸酵性宿食，按幽门梗阻内科治疗5天后缓解。
197. 幽门梗阻的原因可能为
A. 黏膜炎症、水肿
B. 溃疡愈合瘢痕形成
C. 复合性溃疡
D. 癌变
E. 胃外压性梗阻
198. 如内科治疗1周不见好转，应如何处理
A. 继续胃肠减压，补液
B. 手术治疗
C. 抑酸治疗
D. 抗生素治疗
E. 口服胃黏膜保护剂
（199~201题共用题干）
男性，32岁。饱食后突感右上腹部剧痛，迅速转移到右下腹和下腹部，伴恶心，呕吐不能减轻腹痛。发病6小时来院急诊。查体：痛苦貌，血压12/8kPa（90/60mmHg），脉搏120次/分，全腹肌紧张、压痛、反跳痛，以上腹和右上腹部为著，肠鸣音消失，肝浊音界存在。白细胞16×10^9/L，中性粒细胞0.90。
199. 最可能的诊断是
A. 肠扭转
B. 十二指肠溃疡急性穿孔
C. 急性胆囊炎伴穿孔
D. 急性胰腺炎
E. 阑尾炎穿孔致腹膜炎
200. 为明确诊断首先要进行
A. 血清淀粉酶测定
B. 急诊钡餐造影
C. 急诊静脉胆道造影
D. 腹部立位平片
E. 腹腔穿刺
201. 经检查决定剖腹手术，术前准备中最关键的措施是
A. 禁食
B. 插胃管，胃肠减压

C. 半卧位
D. 应用抗生素
E. 补液，输血

（202～204 题共用题干）

男性，45 岁。患十二指肠溃疡反复出血，行胃大部切除术，毕Ⅱ式。术后第三天诉右上腹剧痛不能忍受，右侧腹部压痛明显，伴肌紧张及反跳痛，右上腹较著。诊为十二指肠残端漏。

202. 此情况多见于
A. 十二指肠巨大溃疡行胃大部切除术后
B. 胃大弯溃疡行胃大部切除术后
C. 胃底贲门溃疡行胃大部切除术后
D. 胃窦溃疡行胃大部切除术后
E. 胃小弯溃疡行胃大部切除术后

203. 产生这一并发症的原因主要是
A. 胃切除过多
B. 十二指肠残端关闭不严
C. 腹腔未放置引流
D. 胃肠减压失效
E. 未加作迷走神经切断

204. 最佳治疗方法
A. 加强抗生素消炎
B. 胃肠减压
C. 手术引流
D. 补液，观察
E. 中药治疗

（205～207 题共用题干）

男性，47 岁。半年前开始出现餐后上腹疼痛，经服用西咪替丁缓解，1 周前又出现此症状，至医院就诊。胃镜发现胃小弯侧溃疡性病变，病理证实良性。

205. 如行 X 线钡透，有何结果
A. 龛影
B. 充盈缺损
C. 胃黏膜紊乱，壁僵直
D. 胃黏膜纹理破坏，中断
E. 小弯侧指状压迹

206. 何种治疗方法为首选
A. 内科治疗
B. 毕Ⅰ式胃大部切除
C. 毕Ⅱ式胃大部切除
D. 迷走神经切断术
E. 近端胃切除

207. 患者术后第 6 天，胃管内流出咖啡色胃液 300ml，最可能是因为
A. 吻合口感染
B. 吻合口瘘
C. 术后正常出血
D. 吻合口部分黏膜坏死脱落
E. 术中止血不确切

（208～210 题共用题干）

男性，62 岁。近 3 个月逐渐出现上腹部不适，进食后饱胀，嗳气。纤维胃镜发现大弯侧胃壁上 1cm 大小块状肿物，与周围组织界限不清，病理回报恶性。

208. 该肿瘤 Borrmann 分型
A. Ⅰ型
B. Ⅱ型
C. Ⅲ型
D. Ⅳ型
E. Ⅴ型

209. 如行根治手术，可以保留的淋巴结为
A. 沿胃小弯淋巴结
B. 肝总动脉周围淋巴结
C. 幽门下区淋巴结
D. 腹主动脉旁淋巴结
E. 贲门左区淋巴结

210. 该疾病治疗最关键是
A. 彻底清除淋巴结
B. 切除范围距肿瘤边缘 6～8cm
C. 术后坚持化疗
D. 早诊早治
E. 设法保留部分胃底

【B_1 型题】

（211～213 题共用备选答案）

A. 溃疡型
B. 缩窄型
C. 髓质型
D. 腔内型
E. 蕈伞型

211. 食管癌癌肿呈环形生长，阻塞症状出现早的是
212. 食管癌癌肿浸润管壁各层及全周，恶性程度高的是
213. 食管癌阻塞症状出现较晚的是

（214～215 题共用备选答案）

A. 24 小时食管 pH 监测
B. 胃镜及活检
C. 食管压力测定
D. 胸部 X 线检查
E. 食管酸滴注试验

214. 诊断胃食管酸反流最适用的辅助检查是
215. 诊断反流性食管炎最可靠的辅助检查是

（216～217 题共用备选答案）

A. 持续性腹痛
B. 疼痛-排便-加重
C. 进食-疼痛-缓解
D. 疼痛-进食-缓解
E. 疼痛-排便-缓解

216. 十二指肠球溃疡腹痛规律是
217. 结核性腹膜炎腹痛规律是

（218～222 题共用备选答案）

A. 硫糖铝
B. 西咪替丁
C. 奥美拉唑
D. 多潘立酮
E. 前列腺素 E_2

218. 促进胃排空，防止胆汁反流
219. 促进黏液分泌及胃黏膜细胞更新
220. 作用于壁细胞 H_2 受体，抑制胃酸及胃蛋白酶分泌
221. 抑制 H^+-K^+-ATP 酶活动
222. 保护胃黏膜

（223～226 题共用备选答案）

A. 胃酸升高
B. 胃酸明显减少
C. 胃酸明显增高
D. 胃酸常减少
E. 胃酸正常或减少

223. 胃泌素瘤

224. 胃溃疡
225. 十二指肠球溃疡
226. 胃癌

（227~233题共用备选答案）
A. 呕吐物为食物，无胆汁
B. 呕吐物为胆汁，无食物
C. 呕吐物既有胆汁，又有食物
D. 呕吐物呈酸臭味，有宿食
E. 无呕吐

227. 急性完全性输入袢梗阻
228. 胃术后近端空肠段综合征
229. 残胃无张力
230. 胃术后近端空肠段逆流
231. 胃术后远端空肠段梗阻
232. 胃术后低血糖综合征
233. 近端空肠内疝形成

（234~236题共用备选答案）
A. 急性完全性输入段梗阻
B. 慢性不完全性输入段梗阻
C. 吻合口梗阻
D. 输出段梗阻
E. 碱性反流性胃炎

234. 胃大部切除术后2年，剑突下持续性疼痛，进食后加重，常有胆汁性呕吐，呕吐后仍有疼痛，抗酸剂无效
235. 胃大部切除术后，餐后20分钟上腹部胀痛，随后呕吐大量胆汁，不含食物，呕吐后症状缓解
236. 胃大部切除术后，餐后上腹部饱胀，伴呕吐物既含胆汁，又有食物

第二章 肝脏疾病

【A_1型题】

1. 对诊断肝硬化最有意义的病理改变是
A. 肝细胞脂肪样变性
B. 汇管区纤维结缔组织增生
C. 假小叶形成
D. 肝细胞坏死
E. 汇管区炎症细胞浸润

2. 有关肝性脑病，正确的治疗是
A. 患者狂躁不安时使用水合氯醛灌肠
B. 肥皂水灌肠清除肠腔积血
C. 静脉使用甲硝唑抑制肠道细菌生长
D. 低蛋白饮食
E. 口服乳果糖

3. 症状出现之前肝性脑病的早期检测方法是
A. 血氨
B. 脑电图
C. 诱发电位
D. 空腹血糖
E. 肝功能

4. 对亚临床肝性脑病最有诊断价值的是
A. 视觉诱发电位
B. 躯体诱发电位
C. 脑电图
D. 简易智力测验
E. 血氨

5. 肝昏迷前期最突出的表现是
A. 表情欣快，昼睡夜醒
B. 精神错乱
C. 肌张力增高
D. 行为异常、吐词不清
E. 意识模糊、扑翼震颤

6. 肝性脑病的处理，无效的措施是
A. 用弱酸液洗肠
B. 中止蛋白质饮食
C. 口服新霉素
D. 静脉滴入多巴胺
E. 静脉滴注精氨酸

7. 肝性昏迷患者出现抽搐时最好选用
A. 氯丙嗪
B. 吗啡
C. 副醛
D. 异丙嗪
E. 硫喷妥钠

8. 预后最差的肝性脑病患者是
A. 肝硬化伴腹水者
B. 暴发性肝炎所致者
C. 诱因明确，且易消除者
D. 肝硬化伴黄疸者
E. 肝硬化伴自发性腹膜炎者

9. 肝性脑病的诱因不包括
A. 消化道出血
B. 高钾性酸中毒
C. 便秘
D. 低血糖
E. 缺氧

10. 肝性脑病前驱期的临床表现有
A. 可有扑翼样震颤
B. 脑电图异常
C. 定向力减退
D. 昏睡
E. 计算力下降

11. 缓慢发生的肝昏迷最早出现的症状为
A. 意识模糊
B. 肝臭
C. 行为异常，欣快
D. 定向力障碍
E. 意识模糊

12. 肝性脑病昏迷期哪项不正确
A. 昏迷
B. 可有抽搐
C. 扑翼样震颤阳性
D. 脑电图异常
E. 反射可消失

13. 肝性脑病的发病机制是
A. 氨中毒
B. 假神经递质
C. 氨硫醇和短链脂肪酸的协同毒性作用
D. 氨基酸代谢不平衡
E. 上述多种因素综合作用所致

14. 最主要产氨场所是
A. 肾脏
B. 肠道

C. 肝脏
D. 大脑
E. 骨骼肌

15. 关于肝昏迷，下述哪项是错误的
A. 血中 NH_3 易入血脑屏障
B. 低钾性碱中毒时 NH_3 易入脑组织
C. 肠道 pH 在 6 以下易使 NH_4^+ 变为 NH_3
D. 肠道 pH 在 5 时 NH_3 不易被吸收
E. 缺氧和高热增加氨的毒性

16. 关于肝性脑病的氨代谢，下述哪项不正确
A. 大多数门腔分流术患者血氨及脑脊液中氨含量都增高
B. 暴发性肝功能衰竭时血氨往往明显增高
C. 动脉血和脑脊液中氨含量明显相关
D. 便秘时会引起血氨增高
E. 结肠呈碱性环境时产氨增多

17. 亚临床肝癌是指
A. 肝细胞 DNA 代谢异常
B. AFP 检出而无任何症状和体征的肝癌
C. B 超检出<2cm 的肝癌
D. CT 检出<2cm 的肝癌
E. 患者仅有肝区疼痛的肝癌

18. 原发性肝癌的临床特点不正确的是
A. 肿块增长迅速，肝包膜被牵拉引起疼痛
B. 门脉内癌栓可导致门脉高压
C. 门脉外癌栓可以产生血管杂音
D. 癌块侵犯肝门胆管引起黄疸
E. 肿瘤生长缓慢，可以无痛

19. 甲胎蛋白的阳性可早于肝癌出现临床症状
A. 2~3 个月
B. 4~5 个月
C. 6~7 个月
D. 8~11 个月
E. 12 个月以上

20. AFP > 200μg/L，排除活动性肝病诊断肝癌的标准为
A. ALT 同步升降持续 1 个月
B. ALT 同步升降持续 2 个月
C. ALT 正常，AFP > 200μg/L 持续 1 个月
D. ALT 正常，AFP > 200μg/L 持续 8 周
E. ALT 正常，AFP > 200μg/L 持续 8 个月

21. 原发性肝癌定位诊断下述哪个方法最敏感
A. X 线肝血管造影
B. CT 肝动脉碘油造影
C. CT 肝动脉造影
D. 放射性核素肝显像
E. X 线门静脉造影

22. 确认原发性肝细胞癌最早指标是
A. 肝脏 B 超
B. 肝脏 CT
C. AFP
D. AP
E. γ-GT

23. 原发性肝细胞性肝癌最理想的肿瘤标志物是
A. AFP
B. GGT2
C. CA19-9
D. CA125
E. CEA

24. 根治原发性肝癌最好的办法是
A. 化学抗癌药物治疗
B. 手术切除治疗
C. 放射治疗
D. 中医治疗
E. 生物和免疫治疗

25. 与原发性肝癌发病最密切的因素是
A. 肝硬化
B. 病毒性肝炎
C. 黄曲霉毒素
D. 饮用水污染
E. 寄生虫

26. 原发性肝癌按大体形态分型下述哪项不正确
A. 巨块型癌直径>10cm
B. 孤立的直径<3cm 的癌结节称为小肝癌
C. 巨块型易发生坏死引起肝破裂
D. 结节型易发生癌结节破裂出血
E. 弥漫型往往因肝功能衰竭而死亡

27. 原发性肝癌肝外血行转移最常见的部位是
A. 脑
B. 骨髓
C. 肺
D. 肾上腺
E. 肾

28. 原发性肝癌经淋巴转移最常见的部位是
A. 锁骨上淋巴结
B. 主动脉旁淋巴结
C. 胰腺旁淋巴结
D. 肝门淋巴结
E. 脾门淋巴结

29. 治疗早期原发性肝癌疗效最好的非手术疗法是
A. 放射治疗
B. 肝动脉栓塞化疗
C. 肝动脉灌注化疗
D. 经皮穿刺酒精注射疗法
E. 生物治疗

30. 除原发性肝癌，哪种疾病能引起 AFP>500μg/L
A. 多囊肝
B. 慢性肝炎
C. 生殖腺胚胎瘤
D. 肾脏胚胎瘤
E. 肝硬化

31. 下列哪项有助于鉴别肝癌和良性活动性肝病
A. HBsAg 阳性
B. AFP 阳性
C. AFP 阴性

D. 肝功能明显损害
E. AFP 和 ALT 动态曲线

32. 对肝癌的临床诊断最具特异性的是
A. 肝区疼痛
B. 进行性肝大，质硬
C. 恶病质
D. 梗阻性黄疸
E. 肺部转移病灶

33. 有关 AFP 升高的临床意义，正确的是
A. AFP > 200μg/L 时可诊断肝细胞癌
B. 肝转移癌患者 AFP 常显著增高
C. 肝功异常伴有 AFP 增高常提示合并肝癌
D. 消化道其他肿瘤 AFP 不会升高
E. 肝细胞癌术后 AFP 又升高提示复发

34. 关于肝硬化自发性腹膜炎，正确的描述是
A. 一般起病急，伴高热、寒战，剧烈腹痛，出现板状腹、反跳痛
B. 致病菌多为金黄色葡萄球菌
C. 易出现顽固性腹水
D. 治疗时应加强利尿治疗
E. 应进行腹水培养，待培养结果出来后有针对性应用抗生素治疗

35. 关于肝硬化腹水形成的因素，不正确的是
A. 门静脉压力增高
B. 原发性醛固酮增多
C. 低清蛋白血症
D. 肝淋巴液生成过多
E. 抗利尿激素分泌过多

36. 肝硬化患者最严重的并发症是
A. 低钠血症
B. 肺部感染
C. 肝肾综合征
D. 自发性腹膜炎
E. 肝性脑病

37. 反映肝纤维化的血清学指标是
A. 胆固醇
B. 乳酸脱氢酶（LDH）
C. γ-谷氨酰转肽酶（γ-GGT）
D. 透明质酸（HA）
E. 胆汁酸

38. 对判断肝硬化患者预后意义不大的指标是
A. 腹水
B. 清蛋白
C. 血清电解质
D. 凝血酶原时间
E. 肝性脑病

39. 对肝硬化有确诊价值的是
A. 肝大质地偏硬
B. 脾肿大
C. 丙种球蛋白升高
D. 肝穿刺活检有假小叶形成
E. 食管吞钡 X 线检查有虫蚀样充盈缺损

40. 我国引起肝硬化的最常见的原因是
A. 酒精中毒
B. 营养障碍
C. 病毒性肝炎
D. 胆汁淤积
E. 循环障碍

41. 肝硬化门脉高压患者，出现全血细胞减少最主要的原因是
A. 营养不良
B. 脾功能亢进
C. 溶血
D. 消化道出血
E. 病毒感染

42. 肝硬化脾大的主要原因是
A. 腹水压迫使脾血回流受阻
B. 门静脉高压
C. 肝动脉压力增高
D. 毒物刺激
E. 肝静脉压力增高

43. 门脉高压的特异性表现是
A. 腹水
B. 脾大
C. 脾功能亢进
D. 侧支循环开放
E. 肝掌，蜘蛛痣

44. 肝硬化失代偿期诊断主要依据是
A. 乏力，食欲缺乏
B. 消瘦
C. 腹胀、腹泻
D. 少量腹水
E. 肝掌

45. 肝硬化失代偿期突出的临床表现是
A. 食管、胃底静脉曲张
B. 全血细胞减少
C. 腹腔内出现漏出液
D. 皮肤色泽变黑
E. 消瘦、贫血、营养不良

46. 肝硬化门静脉高压症最具诊断价值的表现是
A. 腹水
B. 脾肿大，脾功能亢进
C. 腹壁静脉曲张
D. 食管下段、胃底静脉曲张
E. 黄疸

47. 肝硬化并发肝肾综合征是
A. 肝硬化失代偿期合并肾小管坏死
B. 肝硬化失代偿期发生氮质血症及少尿等肾功能损害
C. 肝硬化晚期合并急性肾炎
D. 肝硬化代偿期并慢性肾炎
E. 肝硬化失代偿期并慢性肾炎

48. 肝细胞严重坏死时，肝功能异常主要表现是
A. 血胆红素增高
B. 清球蛋白比例倒置
C. 胆固醇酯降低
D. ALT（GPT）增高
E. AST（GOT）高于 ALT

49. 鉴别肝内胆汁淤滞性黄疸与肝外梗阻性黄疸最确切的方法是
A. 尿三胆测定及总胆红素测定
B. 十二指肠镜逆行胆管造影
C. 碱性磷酸酶测定
D. 氨基比林试验

E. 谷丙转氨酶测定

50. 反映肝储备功能试验的是
A. 血胆红素测定
B. 血清清蛋白测定
C. 吲哚菁绿清除试验
D. ALT 测定
E. 免疫球蛋白测定

51. 肝硬化早期诊断最可靠的方法是
A. 肝功能检查
B. B 型超声
C. 腹腔镜直视下活检
D. CT
E. 食管钡餐透视

52. 肝硬化患者肝功能减退的临床表现不包括
A. 牙龈出血
B. 脾大
C. 黄疸
D. 水肿
E. 肝掌

53. 肝硬化腹水治疗，一般不主张采用
A. 高蛋白饮食
B. 低盐饮食
C. 卧床休息
D. 强烈利尿
E. 腹水浓缩回输

54. 肝硬化患者上消化道出血后，为预防肝性脑病的重要治疗措施为
A. 加强保肝治疗
B. 应用左旋多巴
C. 弱酸溶液洗肠
D. 复方氨基酸静脉滴注
E. 纠正酸碱平衡

55. 肝硬化肝实质损害的最重要依据是
A. 血清胆红素增加
B. 胆固醇降低
C. 清蛋白减少，凝血酶原时间延长
D. 透明质酸增加
E. 血氨升高

56. 对肝硬化诊断最有价值的是
A. 脾大
B. B 超肝内回声粗糙不匀
C. 肝掌，蜘蛛痣
D. 肝功能试验异常
E. 钡透食管下端有蚯蚓状充盈缺损

57. 男性肝硬化患者性欲减退、睾丸萎缩、肝掌的原因是
A. 雄激素过多
B. 肾上腺皮质激素过多
C. 雌激素过多
D. 甲状腺激素过多
E. 醛固酮过多

58. 小结节性肝硬化的特征错误的是
A. 起病多隐匿
B. 进展较缓慢
C. 多由血吸虫病引起
D. 症状不明显
E. 结节大小均匀，最大不超过 1.0cm

59. Child 肝功能分级依据，不包括
A. 血清胆红素值
B. 血清清蛋白值
C. 食管静脉曲张程度
D. 是否有腹水及其程度
E. 营养状态

60. 原发性肝癌早期转移途径为
A. 肺内转移
B. 淋巴转移
C. 直接浸润转移
D. 肝内进行转移
E. 骨转移

61. 对疑有早期原发性肝癌的患者，应首先用哪一种方法检查较好
A. 放射性核素肝扫描
B. 血清甲胎蛋白动态观察检查
C. 肝区超声检查
D. 血清 γ 谷氨酰转肽酶
E. 选择性肝动脉造影

62. 肝癌血行肝外转移最多见于
A. 肾
B. 胰
C. 脑
D. 肺
E. 胃

63. 下列哪些情况适宜做穿刺检查
A. 胆管细胞癌
B. 继发性肝癌
C. 肝包囊虫病
D. 阿米巴肝脓肿
E. 肝细胞癌

64. 细菌性肝脓肿最常见的原因
A. 坏疽性阑尾炎
B. 溃疡性结肠炎
C. 细菌性心内膜炎
D. 胃十二指肠溃疡穿孔
E. 胆道感染

65. 肝脓肿的特点正确的是
A. 细菌性肝脓肿常为单发、较大
B. 阿米巴肝脓肿起病急，伴寒战、高热
C. 阿米巴肝脓肿较少，多为多发性
D. 阿米巴肝脓肿脓液为褐色，无臭味
E. 阿米巴肝脓肿患者粪便中可找到阿米巴原虫

66. 肝蒂内包含的结构不包括
A. 肝动脉
B. 肝静脉
C. 门静脉
D. 淋巴管
E. 神经

67. 细菌性肝脓肿中等大小、位于肝左外叶，主要治疗措施为
A. 全身应用抗生素
B. 输血，应用抗生素
C. 穿刺抽脓，应用抗生素
D. 全身支持疗法，应用抗生素
E. 手术切开引流

68. 原发性肝癌主要应鉴别的疾病是
A. 肝硬化
B. 慢性肝炎
C. 肝内胆管结石
D. 多囊肝
E. 肝肉瘤

69. 目前肝癌早期宜采用哪一种治疗为主
A. 放射疗法
B. 化学疗法
C. 手术切除
D. 中医中药
E. 免疫疗法

70. 门静脉高压症手术治疗最主要的目的是
A. 消除脾功能亢进
B. 治疗食管、胃底静脉破裂出血
C. 降低门静脉压力以减少腹水
D. 增加门静脉向肝灌注血流以减少肝性脑病的发生
E. 治疗门静脉血液淤滞所致的胃黏膜病变

71. Couinaud 分段法将肝脏分为8段，其中尾状叶在
A. Ⅰ段
B. Ⅱ段
C. Ⅲ段
D. Ⅴ段
E. Ⅷ段

72. 门静脉高压症的主要原因是
A. 门静脉主干先天性畸形
B. 肝静脉血栓形成、狭窄
C. 肝段下腔静脉阻塞
D. 肝硬化
E. 各种原因致脾静脉血流量过大

73. 包在肝脏 Glisson 纤维鞘内的管道有
A. 门静脉，肝静脉，肝胆管
B. 肝动脉，门静脉，胆总管
C. 肝动脉，门静脉，肝静脉
D. 肝动脉，肝胆管，门静脉
E. 肝动脉，肝胆管，肝静脉

74. 门静脉的正常压力为
A. 0.2~0.5kPa（2~5cmH_2O）
B. 0.6~1.2kPa（6~12cmH_2O）
C. 1.3~2.4kPa（13~24cmH_2O）
D. 2.5~3.9kPa（25~40cmH_2O）
E. 4.0~5.9kPa（41~60cmH_2O）

75. 正常的中心静脉压为
A. 0.2~0.5kPa（2~5cmH_2O）
B. 0.6~1.2kPa（6~12cmH_2O）
C. 1.3~2.4kPa（13~24cmH_2O）
D. 2.5~3.9kPa（25~40cmH_2O）
E. 4.0~5.9kPa（41~60cmH_2O）

76. 门静脉高压症时受影响最早的侧支血管为
A. 脐静脉
B. 胃食管静脉丛
C. 直肠上静脉
D. 腹膜后静脉
E. 腹壁上静脉

77. 门静脉高压症大出血的特点是
A. 发生急，来势猛，迅速引起休克
B. 发生急，出血量不大
C. 右上腹绞痛后黑粪
D. 剧烈呕吐，呕血及黑粪
E. 只有便血，无呕血

78. 门静脉高压症分流术后，门静脉压力下降最明显，同时肝性脑病发生率最高的术式是
A. 脾肾静脉分流术
B. 门腔静脉分流术
C. 脾腔静脉分流术
D. 肠系膜上、下腔静脉分流术
E. 下腔静脉与肠系膜上静脉之间“桥式”吻合术

79. 门静脉高压症患者，实行分流术，哪一项是正确的
A. 患者有明显黄疸
B. 血清清蛋白低于50g/L时不宜进行
C. 适用于食管、胃底静脉曲张破裂出血的患者
D. 适用于严重腹水患者
E. 术后不会再发生胃底、食管静脉曲张

80. 门静脉高压食管曲张静脉破裂出血最有效的止血方法是
A. 垂体后叶加压素静脉滴注
B. 立即输新鲜全血
C. 应用各种止血药物
D. 三腔管气囊压迫
E. 去甲肾上腺素加入冷盐水口服

81. 门静脉与腔静脉之间的交通支临床上最有重要意义的是
A. 胃底、食管下段的交通支
B. 直肠下段，肛管交通支
C. 腹壁交通支
D. 腹膜后交通支
E. 以上都不是

82. 门腔静脉分流术后发生脑病的原因是
A. 摄入大量蛋白
B. 氨中毒
C. 胃肠道出血
D. 饥饿
E. 以上都是

83. 门脉高压症最主要的原因是
A. 门静脉炎
B. 肝静脉阻塞
C. 肝硬化
D. 门静脉干血栓
E. 多囊肝

【A_2 型题】

84. 肝硬化患者血清免疫学检查，发现免疫球蛋白的 IgM 显著增加，血清抗线粒体抗体强阳性（1∶128）。最可能的诊断是
A. 肝炎后肝硬化
B. 原发性胆汁性肝硬化
C. 酒精性肝硬化
D. 血吸虫性肝硬化
E. 血色病所致肝硬化

85. 男性，38岁。肝硬化病史6年。因上消化道出血不止行 TIPS 治疗后，患者出现睡眠障碍。此时较没有意义的检查方法是
A. 血氨
B. 脑电图
C. 诱发电位
D. 脑 CT
E. 智力测验

86. 患者，48岁，肝硬化病史5年。大量放腹水后出现睡眠障碍，扑翼样震颤。脑电异

常。最可能的诊断是
A. 肝性脑病Ⅰ期
B. 肝性脑病Ⅱ期
C. 肝性脑病Ⅲ期
D. 肝性脑Ⅳ期
E. 亚临床肝性脑病

87. 男性，38 岁。肝硬化病史 2 年。高蛋白饮食后出现睡眠障碍，计算力障碍，脑电异常。下列治疗措施哪种不合适
A. 限制蛋白饮食
B. 弱酸性溶液灌肠
C. 弱碱性溶液灌肠
D. 乳果糖口服
E. 精氨酸滴注

88. 男性，48 岁。肝硬化病史 6 年。1 天前呕血 500ml，出现神志淡漠，吐词不清且较缓慢。下列治疗措施哪种不合适
A. 用酸性溶液灌肠
B. 硫酸镁导泻
C. 甘露醇导泻
D. 肥皂水导泻
E. 支链氨基酸静脉输注

89. 一肝硬化患者，发生睡眠时间倒错，语言不清。检查血钾 3.5mmol/L，血钠 136mmol/L，血氨 90mmol/L，血清 pH 为 7.48。下列药物中首选哪种
A. 谷氨酸钠
B. 谷氨酸钾
C. 精氨酸
D. 左旋多巴
E. 复方氨基酸

90. 急性昏迷患者，轻度黄疸，双侧肢体肌张力对称性增高，瞳孔等大，尿蛋白及糖定性均阴性。下列哪项最可能
A. 肝性昏迷
B. 脑血管意外
C. 安眠药中毒
D. 尿毒症
E. 糖尿病昏迷

91. 男性，46 岁。有腹水，6 天前起出现呕吐、黑粪，经治疗好转。近日来嗜睡、定向障碍。患者可能出现下列哪种情况
A. 贫血
B. 失血性休克
C. 氮质血症
D. 电解质紊乱
E. 肝性脑病

92. 男性，45 岁。因肝硬化（失代偿期）入院。1 天前出现明显呼吸困难。查体：体温正常，双肺呼吸音清。血气分析示低氧血症。抗感染治疗无效。最可能发生的并发症是
A. 肺炎
B. 肝肾综合征
C. 肝肺综合征
D. 支气管哮喘
E. 急性左心衰

93. 男性，42 岁。肝硬化病史 5 年，3 天前呕血 500ml，今日出现淡漠少言，脑电图正常。最可能的
A. 亚临床肝性脑病
B. 肝性脑病Ⅰ期
C. 肝性脑病Ⅱ期
D. 肝性脑病Ⅲ期
E. 肝性脑病Ⅳ期

94. 男性，43 岁。肝硬化病史 3 年，3 天前呕血后出现昏迷，经治疗今日能够回答问题，但不能完成简单的计算。目前可能的诊断是
A. 肝性脑病Ⅳ期
B. 肝性脑病Ⅲ期
C. 肝性脑病Ⅱ期
D. 肝性脑病Ⅰ期
E. 亚临床肝性脑病

95. 肝硬化患者近日发热，全腹压痛，抽出腹水混浊。为有效合理治疗，应尽快采取的措施为
A. 腹水细菌培养
B. 血细菌培养
C. 腹水涂片染色查细菌
D. 腹部平片
E. 抗生素早期联合应用

96. 男性，47 岁。既往有慢性乙型病毒性肝炎病史 10 余年，1 月前出现右上腹隐痛不适。查体：右腹部膨隆，可扪及质地坚硬、表面凹凸不平的肿块，移动性浊音阳性。腹水为血性。最可能的诊断是
A. 肝包虫病
B. 原发性肝癌
C. 肝囊肿
D. 肝脓肿
E. 肝血管瘤

97. 男性，36 岁。腹部胀大，下肢水肿半年，加重 1 个月，近 1 周少尿。查体：颈静脉无怒张，心率 104 次/分，腹水征（+），肝脾未触及。尿常规：蛋白（+），红细胞 0 ~ 1/高倍，白细胞 0 ~ 2/高倍，尿蛋白 1.8g/24h（正常 3 ~ 5g/24h）。血 BUN 16mmol/L。最可能为
A. 慢性肾炎并尿毒症
B. 缩窄性心包炎
C. 肾小球肾病并尿毒症
D. 肝硬化并肾病综合征
E. 慢性充血性心力衰竭

98. 男性，36 岁。肝硬化腹水，尿少，四肢水肿。查体：心率 125 次/分，呼吸 40 次/分，端坐位，有脐疝。治疗中首选
A. 毛花苷 C 静脉注射
B. 氢氯噻嗪口服
C. 放腹水
D. 口服甘露醇
E. 硫酸镁导泻

99. 男性，32 岁。平素健康，昨夜晚饭后感腹胀，2 小时后，呕红色血 200 ~ 400ml，排柏油便 3 次。查体：血压 11/8kPa（83/60mmHg），心率 120 次/分，腹平软无压痛，肝未

触及，脾侧位1.0cm。可能的诊断是
A. 消化性溃疡出血
B. 急性胃黏膜损害
C. 食物中毒
D. 肝硬化并出血
E. 胃癌

100. 男性，45岁。右肋痛3个月，微热，巩膜轻度黄染，肝于吸气时肋下1.0cm，质中等，右膈外侧抬高。B超：肝内大小不等的结节样回声，边缘不整齐。HBsAg（+），甲胎蛋白100μg/L。最大可能的诊断是
A. 乙型肝炎
B. 肝硬化
C. 阿米巴肝脓肿
D. 原发性肝癌
E. 淤胆性肝炎

101. 男性，30岁。腹水患者。查体：腹壁稍紧张，轻压痛，肝脾未触及，无颈静脉怒张，心界不大，心率90次/分，律齐，无杂音，血压15/9kPa，呼吸音正常。Hb 100g/L，白细胞9.8×10^9/L，中性粒细胞0.70，ALT 50U，血总蛋白52g/L，清/球蛋白23/30。腹水常规：浅黄色比重1.018，Revalta（+），细胞数为560×10^6/L，淋巴细胞0.74。诊断最大可能是
A. 肝硬化并肝癌
B. 肝硬化并结核性腹膜炎
C. 肝硬化并自发性腹膜炎
D. 原发性肝脏腹膜转移
E. 腹膜恶性肿瘤

102. 肝硬化腹水患者，近1周发热，腹胀，稍有呼吸困难。腹水较前增长，心率96次/分。最大可能的诊断是
A. 脾周围炎
B. 肝功明显活动
C. 自发性腹膜炎
D. 并心力衰竭
E. 肝癌破裂

103. 男性，68岁。肝右叶巨大肿瘤，腹水征阳性。血清生化检查：清蛋白20g/L，总胆红素60μmol/L。血管造影示：门静脉右支闭塞。最适合的治疗方法为
A. 扩大肝右叶切除术
B. 肝动脉结扎术
C. 全身化疗
D. 肝动脉内抗癌药持续注入法
E. 放射疗法

104. 肝硬化腹水患者，近日发热、腹痛，腹水量增加。腹水常规：利凡他试验（+），比重1.019，蛋白25g/L，细胞数600×10^6/L，多形核细胞0.80。最可能并发
A. 结核性腹膜炎
B. 自发性腹膜炎
C. 原发性肝癌
D. 肝肾综合征
E. 癌性腹膜炎

105. 女性，40岁，9个月来持续黄疸，伴皮肤瘙痒。查体：巩膜、皮肤明显黄染，肝肋下3cm、质硬、光滑，脾大肋下6cm。血清抗线粒体阳性，血胆红素134mmol/L，1分钟胆红素88mmol/L，5′-核苷酸酶升高，ALT 30U，γ-GT 200U，最可能诊断为
A. 慢性活动性肝炎
B. 原发性肝癌
C. 原发性胆汁性肝硬化
D. 肝炎后肝硬化
E. 继发性胆汁性肝硬化

106. 男性，41岁。不规则发热3个月，右肋下胀痛。颈肩部见蜘蛛痣，肝肋下4cm、质硬、轻触痛，脾肋下一指。血白细胞数4.8×10^9/L，中性粒细胞0.60，ALT 60U，γ-GT为400U，AKP 350U（正常35～150U）。最大可能是
A. 肝炎后肝硬化
B. 肝脓肿
C. 慢性活动性肝炎
D. 肝硬化并肝细胞癌
E. 慢性胆囊炎

107. 男性，35岁。腹胀大半年。查体：坐位颈静脉充盈，血压12/8kPa（90/60mmHg），心界不大，心音低沉，心率92次/分，律整无杂音，肺清，腹膨隆，肝肋下5.0cm，脾未触及，全腹无压痛，移动性浊音（+）。腹水比重1.016，血清蛋白23g/L，细胞总数100×10^6/L，中性粒细胞0.50。最可能的诊断是
A. 肝炎后肝硬化
B. 结核性腹膜炎
C. 慢性心力衰竭
D. 缩窄性心包炎
E. 肝硬化并自发性腹膜炎

108. 男性，40岁。晚饭后上腹不适，继而恶心，呕鲜血800ml，排柏油便2次。查体：血压13/9kPa（98/68mmHg），脉搏102次/分，肝未触及，脾肋下2.0cm。有HBsAg（+）史，在输血同时。下列哪项紧急措施最合适
A. 食管静脉硬化治疗
B. 食管静脉套扎治疗
C. 三腔二囊管压迫
D. 紧急胃镜检查
E. 去甲肾上腺素口服

109. 肝硬化腹水患者，大量利尿后。嗜睡、多语，呼吸14次/分，有时四肢抽搐。血pH 7.5，CO_2CP 34mmol/L，HCO_3^- 32mmol/L，BE +5.5mmol/L，尿pH 5.0，$PaCO_2$ 7kPa，血K^+ 3.0mmol/L、Cl^- 90mmol/L、Na^+ 145mmol/L。诊断为
A. 肝硬化并肝性脑病

B. 肝硬化并肝肾综合征
C. 肝硬化并低钾低氯性代谢性碱中毒
D. 肝性脑病并呼吸性碱中毒
E. 肝硬化并酸中毒

110. 男性，45岁。突起寒战、高热、右上腹痛，体温39~40℃，为弛张热，肝大，右上腹触痛伴肌紧张。白细胞计数升高，核左移。胸腹部透视见右膈升高，运动受限。超声示液平，放射性核素扫描见肝占位病变。应先考虑
A. 肝癌
B. 急性肝炎
C. 阿米巴性肝脓肿
D. 细菌性肝脓肿
E. 胆道感染

111. 男性，42岁。慢性肝炎史。近2个月右上腹持续闷痛，低热，消瘦明显。查体：贫血貌，肝于右肋弓下触及边缘、质硬、轻度压痛。Hb 80g/L，AFP（+），便隐血试验阳性。最可能是
A. 慢性胆囊炎急性发作
B. 肝脓肿并胆道出血
C. 阿米巴性肝脓肿
D. 慢性肝炎，肝硬化
E. 晚期肝癌

112. 女性，52岁。B超检查发现肝占位性病变1周，查肝功能正常。下列哪项阳性最有助于诊断原发性肝癌
A. γ-GT
B. AFP
C. MRI
D. CT
E. B超

113. 男性，48岁。右季肋区疼痛半年。CT检查示：肝右叶12cm×10cm肿块，包绕、压迫下腔静脉，肝左叶内多个小的低密度结节。进一步检查确诊为原发性肝癌。考虑的治疗方法不包括
A. 肝动脉结扎术
B. 肝动脉栓塞术
C. 肝动脉灌注化疗
D. 肝移植手术
E. 肝叶切除术

114. 男性，60岁。上腹部隐痛不适3月余，伴食欲缺乏、乏力。查体：腹平坦，无压痛，未及肿块，移动性浊音（-）。B超检查：肝左叶见一直径1.5cm光团。胃镜示胃窦部溃疡病变，组织学检查高分化腺癌。最适宜的治疗方案
A. 化疗
B. 肝动脉插管化疗
C. 胃大部切除加肝左叶切除
D. 免疫治疗
E. 放疗

115. 男性，32岁。右上腹疼痛不适，无畏寒、发热、黄疸，血AFP阳性。B超：肝右叶1.5cm占位病变。最适宜的治疗方法
A. 手术切除
B. 化疗
C. 放疗
D. 免疫治疗
E. 肝移植

116. 男性，60岁。右上腹疼痛伴黄疸3月余。B超检查示肝脏多发性散在性光团，AFP（-），诊断继发性肝癌。其诊断的关键
A. 肝穿刺
B. 找出原发灶
C. CT
D. MRI
E. 肝血管造影

117. 女性，48岁。右上腹痛2年，有时低热，伴脓血便。查体：右肝增大，轻度压痛。X线右膈肌抬高，右胸腔积液较多。B超示：肝右叶巨大液平。放射性核素扫描占位性病变。首先考虑
A. 肝癌
B. 阿米巴性肝脓肿
C. 细菌性肝脓肿
D. 急性肝炎
E. 肝包囊虫病

【A_3/A_4型题】

（118~120题共用题干）

男性，40岁。腹水1个月，6天前反复呕血、黑粪经抢救治疗后好转、稳定，近日来嗜睡、认人不清。

118. 下列哪项诊断最合适
A. 贫血
B. 失血性休克
C. 氮质血症
D. 电解质紊乱
E. 肝性脑病

119. 下列检查哪项对诊断最无帮助
A. 脑电图
B. 扑翼震颤
C. 血氨
D. 诱发电位
E. 脑CT

120. 下列哪项措施最有利于肠道血氨的排出
A. 弱碱性液灌肠
B. 弱酸液灌肠
C. 中性液灌肠
D. 肥皂水灌肠
E. 精氨酸静脉注滴

（121~123题共用题干）

男性，45岁。急性昏迷，轻度黄疸，双侧肢体肌张力对称性增高，瞳孔等大，尿蛋白以及糖定性均阴性，尿酮体阴性。

121. 下述哪项检查最可能出现异常
A. 颅脑CT
B. 腰穿脑脊液常规检查
C. 肾功能
D. 血糖
E. 脑电图

122. 最合适的诊断是
A. 肝性昏迷

B. 脑血管意外
C. 脑炎
D. 尿毒症
E. 糖尿病昏迷

123. 下列措施无效的是
A. 用弱酸液灌肠
B. 中止蛋白质饮食
C. 支链氨基酸静脉滴注
D. 静脉滴入多巴胺
E. 静脉滴注精氨酸

（124～126 题共用题干）

男性，38 岁。肝硬化病史 5 年。近日出现睡眠时间倒错、语言不清。实验室检查：血钾 3.5mmol/L，血钠 136mmol/L，血氨 90mmol/L，血清 pH 7.48。

124. 下列检查哪项可能正常
A. 简易智力测验
B. 脑电图
C. 扑翼样震颤
D. 颅脑 CT
E. 血氨

125. 下列诊断哪项最正确
A. 亚临床肝性脑病
B. 肝性脑病Ⅰ期
C. 肝性脑病Ⅱ期
D. 肝性脑病Ⅲ期
E. 肝性脑病Ⅳ期

126. 下列药物中首选哪种
A. 谷氨酸钠
B. 谷氨酸钾
C. 精氨酸
D. 左旋多巴
E. 复方氨基酸

（127～129 题共用题干）

男性，36 岁。平素健康，单位健康体检时发现 AFP 升高，但 < 500μg/L，肝功能正常，HBsAg（+），HBeAg（+），HBcAb（+）。

127. 下列检查方法哪项为首选
A. 肝脏 B 超
B. 肝脏 CT
C. 肝脏 MRI
D. X 线肝血管造影
E. 1 个月后复查 AFP

128. 下列检查哪项最能发现小病灶
A. 肝脏 B 超
B. 肝脏 CT
C. 肝脏 MRI
D. X 线肝血管造影
E. 放射性核素显像

129. 下列诊断，哪项最可能
A. 慢性迁延性肝炎
B. 慢性活动性肝炎
C. 肝硬化失代偿期
D. 肝癌Ⅱ期
E. 亚临床肝癌

（130～132 题共用题干）

男性，39 岁。近期出现上腹不适、乏力。就医发现 AFP > 500μg/L，B 超检查结果为正常肝脏声像图，查体未见异常。

130. 为明确定位诊断最优选的检查为
A. 反复 B 超检查
B. 肝脏 CT 检查
C. 肝脏 MRI 检查
D. 放射性核素肝显像
E. X 线肝血管造影

131. 初步诊断最可能的是
A. 慢性迁延性肝炎
B. 慢性活动性肝炎
C. 肝硬化失代偿期
D. 亚临床肝癌
E. 肝癌Ⅱ期

132. 下列初步诊断哪项较为合适
A. 肝癌单纯型Ⅰ期
B. 肝癌单纯型Ⅱ期
C. 肝癌硬化型Ⅰ期
D. 肝癌硬化型Ⅱ期
E. 肝癌炎症型Ⅲ期

（133～135 题共用题干）

男性，40 岁。HBsAg（+）30 年，2 个月来发热并右上腹痛。查体：体温 39℃，肝肋下 5cm，中等硬度，表面稍不平，压痛（+）。甲胎蛋白（+）。

133. 为明确诊断下列哪项检查最无价值
A. 腹部 B 超检查
B. 腹部 CT 检查
C. 腹部 MRI 检查
D. X 线肝血管造影
E. 血白细胞计数及分类

134. 预计有价值的检查出现阴性结果何种解释不正确
A. 肝脏 B 超检查阴性（肿物<2cm）
B. 肝脏 CT 检查阴性（肿物直径<2cm）
C. X 线肝血管造影阴性（肿瘤直径<1cm）
D. 放射性核素肝显像阴性（肿物直径<3cm）
E. AFP 阴性（可以否定肝癌）

135. 治疗效果最佳的方法是
A. 手术治疗
B. 放射治疗
C. 化学抗癌药物治疗
D. 生物和免疫治疗
E. 中医治疗

（136～138 题共用题干）

男性，53 岁。肝硬化腹水。近 1 周发热、腹胀，稍有呼吸困难，腹水较前增长，心率 96 次/分，应用呋塞米治疗 2 天后出现沉默寡言、性格改变。

136. 下列检查哪项最可能正常
A. 血钾钠氯离子测定
B. 血氨
C. 脑电图
D. 扑翼样震颤检查
E. 腹水常规

137. 下列异常哪项最不可能包括在内
A. 血钾升高
B. 血氨升高
C. 脑电图正常
D. 扑翼样震颤
E. 腹水常规检查呈渗出性

138. 下列治疗较不合适的是
A. 静脉补钾
B. 抗生素早期，足量联合应用
C. 乳果糖口服

D. 精氨酸静脉滴注
E. 复方氨基酸静脉滴注

（139～141 题共用题干）

男性，48 岁。乙型肝炎病史 10 年。因乏力、低热、腹胀、少尿来院就诊。检查发现巩膜黄染，腹部膨隆，有大量腹水存在。肝略缩小，脾大。超声显像见肝内纤维增生，肝硬化结节形成，门静脉和脾静脉增宽，诊断为肝炎后肝硬化、门脉高压症。

139. 下列哪项指标不能提示肝功能严重损害
A. 清蛋白明显降低
B. 转氨酶明显提高
C. 重度黄疸
D. 大量腹水
E. 扑翼样震颤

140. 对该患者不适当的治疗措施为
A. 卧床休息
B. 忌盐饮食
C. 给予复方氨基酸和清蛋白
D. 合并应用保钾和排钾利尿药
E. 反复多次抽放腹水

141. 如果治疗不当（如上题）可能会出现
A. 上消化道出血
B. 低蛋白血症
C. 肝性脑病
D. 代谢性酸中毒
E. 高钾血症

（142～144 题共用题干）

男性，45 岁。肝硬化大量腹水，呼吸困难，用利尿药后仍尿少，如需放腹水。

142. 第一次单纯放腹水，放多少合适
A. 1000ml
B. 1500～2000ml
C. 2500～3500ml
D. 6000～8000ml
E. <500ml

143. 放腹水加输注清蛋白疗法，每次放多少腹水合适
A. <500ml
B. 1500～2000ml
C. 2500～3500ml
D. 4000～6000ml
E. 6000～8000ml

144. 腹水排放不合适，可能不会引起
A. 肝性脑病
B. 肝肾综合征
C. 低钾性碱中毒
D. 低血容量，乏氧
E. 上消化道出血

（145～147 题共用题干）

男性，40 岁。右上腹胀痛 2 个月。肝肋下 3cm，脾肋下 2cm，移动浊音阳性，HBsAg 阳性，B 超检查见肝右叶有一直径 5cm 占位病变。

145. 最可能的诊断
A. 肝硬化
B. 细菌性肝脓肿
C. 肝血管瘤
D. 肝癌
E. 肝包虫病

146. 最合适的实验室检查
A. AFP
B. γ-GT
C. 血培养
D. 包虫囊液皮试
E. 血清胆红素测定

147. 对该病最有确定诊断意义的检查
A. B 超
B. 腹部 CT
C. X 线检查
D. 肝功能检查
E. 肝穿刺针吸细胞学检查

（148～150 题共用题干）

男性，60 岁。右上腹胀痛 4 个月伴黄疸 1 月余。查体：肝肋下 4cm，剑突下 5cm，质硬，移动性浊音（+）。

148. 最可能的诊断
A. 晚期肝癌
B. 肝硬化
C. 细菌性肝脓肿
D. 胆总管结石
E. 肝炎

149. 可能引起该患者死亡的最少见病因
A. 肝性昏迷
B. 肝癌破裂出血
C. 全身衰竭
D. 上消化道出血
E. 脑转移

150. 与该病最无关的因素是
A. 病毒
B. 射线
C. 真菌
D. 亚硝胺
E. 酒精

（151～153 题共用题干）

男性，35 岁。突发性中上腹痛，1 天后出现下腹部疼痛，特别是右下腹痛，诊断为急性阑尾炎入院，患者入院后拒绝手术治疗，给予庆大霉素等抗感染治疗，两天后热不退，突然出现寒战、高热、黄疸等症状。查体时发现右上腹压痛明显，伴肝大。白细胞数升高。

151. 应考虑
A. 急性胆囊炎
B. 急性传染性肝炎
C. 急性化脓性胆管炎
D. 血源性肝脓肿
E. 膈下感染

152. 治疗方案应首先考虑
A. 加强抗感染并积极处理原发灶
B. 即刻行手术引流
C. 继续补液支持
D. 查各项生化指标并纠正之
E. 强心，消除黄疸药物应用

153. 下列哪种方案不恰当
A. 查 AFP，CEA 排除肝癌可能
B. 行阑尾切除术
C. 加强抗炎药物应用及支持疗法
D. 纠正水、电解质及酸碱失衡

E. 出现休克时先纠正休克，同时抗感染治疗

（154～156题共用题干）

男性，45岁。近2个月出现肝区疼痛，乏力，消瘦明显，消化不良，腹胀，食欲缺乏，无黄疸。查体：肝于右肋下可触及3.0cm，移动性浊音（-）。诊断为肝癌。

154. 对诊断有重要意义的实验室检查

A. 血常规

B. 两对半

C. 肝功能

D. AFP

E. 血浆蛋白测定

155. 诊断价值不大的检查

A. CT

B. B超

C. MRI

D. ERCP

E. ECT

156. 在可能实施的情况下，治疗最有效的方法

A. 手术切除病灶

B. 肝动脉结扎

C. 肝动脉栓塞

D. 化疗

E. ^{60}钴照射

（157～159题共用题干）

男性，50岁。既往有乙型肝炎病史20余年。今晨突然发生呕血，色鲜红，量约1500ml，急至医院就诊。查体：BP 80/50mmHg，P 106次/分，面色苍白，四肢末梢凉，脾于肋缘下5.0cm，触及移动性浊音（+），腹壁可见静脉曲张。至医院后患者又呕血一次，量约300ml。

157. 患者出血原因最可能是

A. 食管胃底静脉曲张破裂

B. 脾功能亢进

C. 脾破裂

D. 胃溃疡出血

E. 肝内胆道出血

158. 不恰当的治疗方法

A. 三腔两囊管压迫

B. 血管升压素静脉滴注

C. 急诊剖腹探查，止血

D. 输血

E. 纤维胃镜介入治疗

159. 下列哪项与患者主要疾病关系不大

A. 食管胃底静脉曲张

B. 腹壁静脉曲张

C. 痔

D. 腹膜后静脉曲张

E. 大隐静脉曲张

【B_1型题】

（160～162题共用备选答案）

A. 乳果糖

B. 左旋多巴

C. 肾上腺皮质激素

D. 溴隐亭

E. 新霉素

160. 补充正常神经递质，竞争性地排斥假神经递质

161. 使肠内酸化减少氨的吸收形成

162. 抑制肠道细菌生长，减少氨的形成

（163～164题共用备选答案）

A. 精氨酸

B. 氯化钾

C. 维生素B_1

D. 左旋酸

E. 高渗糖

163. 肝昏迷出现代谢性碱中毒时宜用

164. 肝昏迷出现脑水肿时用

（165～166题共用备选答案）

A. AFP<20μg/L

B. AFP>500μg持续4周

C. AFP增高多不超过200μg/L

D. AFP>200μg/L

E. AFP>100μg/L

165. 肝细胞癌

166. 胆管细胞癌

（167～168题共用备选答案）

A. 腹水为漏出液

B. 腹水为渗出液

C. 腹水为血液

D. 腹水介于渗出液与漏出液之间

E. 腹水为脓性

167. 肝硬化并自发性腹膜炎

168. 肝硬化腹水

（169～171题共用备选答案）

A. 休息，低盐饮食，限制入水量，补蛋白质，给利尿药

B. 休息，高热量、高蛋白饮食，保肝治疗

C. 休息，高热量限制蛋白质饮食，输入支链氨基酸

D. 休息，禁食，积极补足血容量及采用各种止血措施

E. 休息，控制输液量，纠正电解质紊乱，限制蛋白质

169. 治疗肝硬化肝性脑病

170. 治疗肝硬化腹水

171. 治疗肝硬化并上消化道出血

（172～174题共用备选答案）

A. 肝局部切除

B. 左半肝切除

C. 肝动脉结扎和插管

D. 肿瘤局部无水酒精注射

E. 中医治疗

172. 男性，47岁，明确诊断为肝左外叶肝癌7cm，肝肾功能正常，治疗方案首选

173. 男性，55岁，体格检查发现，肝右叶中央10cm占位，肝肾功能正常，治疗方案首选

174. 男性，33岁，肝癌术后2个月，发现切缘1cm可疑占位，治疗方案首选

第三章　胆道疾病

【A_1 型题】

1. 胆总管的血液供应主要来自
   A. 肝固有动脉
   B. 胆囊动脉
   C. 胃十二指肠动脉
   D. 肝右动脉
   E. 肝左动脉
2. 胆囊动脉多源于
   A. 肝左动脉
   B. 肝固有动脉
   C. 胃十二指肠动脉
   D. 肝右动脉
   E. 胃右动脉
3. 肝外胆道的解剖特点中，下列哪项是错误的
   A. 胆囊管常有变异
   B. 胆囊动脉常有变异
   C. 胆总管末端多与主胰管汇合
   D. Oddi 括约肌由胆胰管壶腹部括约肌构成
   E. 胆囊分为颈、体、底三部分
4. B 型超声对哪种结石诊断准确率高
   A. 胆囊结石
   B. 胆总管结石
   C. 肾结石
   D. 肝内胆管结石
   E. 胰腺结石
5. 对疑有胆结石所致梗阻性黄疸较深者，应选择哪种检查法较合适
   A. 口服胆囊造影
   B. 静脉胆道造影
   C. ERCP
   D. PTC
   E. 气钡对比十二指肠造影
6. 梗阻性黄疸时，B 超显示肝内胆管扩张，胆总管直径 2cm，进一步明确梗阻部位的检查是
   A. 放射性核素胰腺扫描
   B. 低张十二指肠造影
   C. PTC
   D. ERCP
   E. MRI
7. 梗阻性黄疸时，B 超显示胆总管和肝内胆管均不扩张，为明确诊断应选择哪项检查
   A. 放射性核素胰腺扫描
   B. PTC
   C. 低张十二指肠造影
   D. ERCP
   E. CT
8. 关于胆囊结石描述，错误的是
   A. 胆囊结石均有症状
   B. 进食油腻食物后症状加重
   C. 大的单发结石不易发生嵌顿
   D. 结石嵌顿于胆囊壶腹后，导致急性胆囊炎
   E. 胆绞痛向右肩部放射
9. Murphy 征阳性则提示
   A. 细菌性肝脓肿
   B. 急性胆管炎
   C. 肝总管结石
   D. 左肝管结石
   E. 急性胆囊炎
10. 诊断胆囊结石的简单而可靠的方法是
    A. BUS
    B. ERCP
    C. PTC
    D. 口服法胆囊造影
    E. 十二指肠引流术
11. 引起右上腹胆绞痛及黄疸的最常见的原因是
    A. 胆道蛔虫症
    B. 急性胆囊炎
    C. 胆总管结石
    D. 先天性胆总管扩张
    E. 复发性慢性胰腺炎
12. Charcot 三联征最常出现在
    A. 胰头或法特壶腹癌患者
    B. 胆囊结石患者
    C. 肝内胆管结石患者
    D. 胆总管结石患者
    E. 肝门部胆管癌患者
13. 胆管结石和急性胆管炎急性发作的典型症状是
    A. 腹痛、呕吐、寒热
    B. 腹痛、呕吐、黄疸
    C. 腹痛、黄疸、腹泻
    D. 腹痛、腹胀、昏迷
    E. 腹痛、黄疸、寒热
14. 胆道手术时，下述哪项不是胆总管探查的指征
    A. 胆总管、肝总管、肝胆管结石
    B. 黄疸或黄疸病史
    C. 胰头肿大、变硬
    D. 胆总管增厚变粗
    E. 胆囊积液
15. 急性胆囊炎致病菌主要来源于
    A. 肠道逆行入侵胆囊
    B. 淋巴管道
    C. 邻近脏器
    D. 经门静脉
    E. 经胃十二指肠动脉
16. 急性胆囊炎最严重的并发症是
    A. 细菌性肝脓肿
    B. 胆囊积脓
    C. 胆囊坏疽穿孔致胆汁性腹膜炎
    D. 急性胰腺炎
    E. 胆囊十二指肠内瘘
17. 急性梗阻性化脓性胆管炎在我国最常见的原因是
    A. 胆总管结石
    B. 胆总管末端狭窄
    C. 胆道出血继发感染
    D. 胆总管癌
    E. 先天性胆总管扩张症
18. 急性梗阻性化脓性胆管炎，最关键的治疗是
    A. 输液、输血维持有效血容量
    B. 纠正代谢性酸中毒

C. 静脉输入大量抗生素
D. 胆道减压引流解除梗阻
E. 急诊行胆囊切除术

19. 腹腔镜胆囊切除优于开腹胆囊切除不包括
A. 住院时间短
B. 术后疼痛轻
C. 可早期恢复正常活动
D. 腹壁创伤的并发症少
E. 胆管损伤的风险性小

20. 胆道蛔虫症治疗不恰当的是
A. 胆囊切除术
B. 针刺足三里
C. 解痉、利胆、驱虫
D. 胆总管探查取虫、引流
E. 手术后驱虫治疗

21. 肝外胆管癌发生率最高的部位是
A. 左肝管
B. 下段胆管
C. 中段胆管
D. 上段胆管
E. 胆囊管

22. Courvoisier 征阳性的疾病最可能是
A. 胆管上段癌
B. 胆管下端癌
C. 右肝管Ⅱ级支癌
D. 胆囊管癌
E. 胆囊体癌

【A_2 型题】

23. 男性，53 岁。4 年前曾行胆总管切开取石术，现持续黄疸 1 个月。肝大肋下 3cm，血清胆红素为 70μmol/L，BUS 显示胆总管直径 2cm。下述何种检查方法是最优
A. 口服法胆囊造影术
B. 静脉法胆道造影术
C. 低张性十二指肠造影
D. CT
E. PTC

24. 女性，49 岁。于 2 年前曾行胆总管探查取石，T 形管引流术。术后至今先后发作性右上腹绞痛，黄疸 4 次，每次均经消炎疗法而愈。此次又发作性疼痛，黄疸，肝大肋下 2cm，血清胆红素为 20μmol/L，BUS 显示直径为 1.0cm。为进一步诊断应采用何种方法
A. PTC
B. ERCP
C. 低张性十二指肠造影
D. MRI
E. 静脉法胆道造影

25. 男性，15 岁。突发心窝部阵发性钻顶样疼痛 6 小时，疼痛时大汗淋漓，辗转不安，痛止时又平息如常。查体：剑突偏右方有深在压痛，无腹肌紧张及反跳痛。为明确诊断应采取简单安全的方法是
A. B 超
B. 右上腹 X 线平片
C. 测定血清淀粉酶
D. 十二指肠引流液检查
E. ERCP

26. 女性，42 岁。3 年来经常夜间上腹部不适。2 日前进油腻食，突然右上腹部阵发性绞痛伴恶心。入院时体温 38℃，巩膜轻度黄染，右上腹肌紧张，压痛明显，肠鸣音减弱。WBC 16×10^9/L，血清淀粉酶为 128 温氏单位。应首先考虑诊断为何种疾病
A. 急性阑尾炎
B. 急性胰腺炎
C. 溃疡病穿孔
D. 急性化脓性胆囊炎
E. 胆道蛔虫症

27. 女性，60 岁。诊断为急性胆囊炎，经非手术治疗已 5 天。目前仍疼痛加剧，伴高热。右上腹广泛压痛、反跳痛、腹肌紧张，肠音减弱。体温 39℃，白细胞计数 18×10^9/L。应做
A. 胆囊切除术
B. 胆囊切除及胆总管引流
C. 胆囊造瘘及腹腔引流术
D. 胆囊切除及腹腔引流术
E. 胆总管十二指肠引流术

28. 女性，45 岁。突发右上腹及心窝部刀割样绞痛伴阵发性加剧 1 天。发病后 12 小时寒战、高热，巩膜黄染，剑突偏右侧深压痛，右上腹轻度肌紧张，体温 38℃，WBC 14×10^9/L。血清总胆红素 30μmol/L，尿胆原（-），尿胆素（++）。应诊断为
A. 溃疡病穿孔
B. 急性胰腺炎
C. 急性胆囊炎
D. 胆总管结石
E. 急性阑尾炎

29. 女性，43 岁。突发右上腹剧痛并阵发性加剧 3 天，寒战高热，恶心呕吐。查体：全身黄染，体温 39℃，脉搏 120 次/分，血压 80/60mmHg，谵妄，神志不清，剑突偏左腹肌紧张，肝肋下 2cm。WBC 15×10^9/L，中性粒细胞 0.80，血清总胆红素 50μmol/L。本例治疗首选
A. 抗休克，抗感染治疗
B. 胆囊切除，腹腔引流术
C. 胆囊造口术
D. 胆总管减压引流
E. 溃疡病穿孔缝合

30. 女性，43 岁。因右上腹阵发性绞痛，伴恶心、呕吐 4 小时来院。查体：体温 37℃，右上腹深在轻度压痛，无腹肌紧张，Murphy 征阴性。为确诊进一步检查应首选
A. 白细胞计数和分类
B. 腹部 X 线平片
C. BUS
D. 测血清淀粉酶
E. PTC

31. 女性，47 岁。胆囊结石病史 4 年，曾先后发作性胆绞痛

4次，BUS显示胆囊内充满型结石。首选的治疗方法是下列哪一种
A. 口服排石饮液
B. 口服熊去氧胆酸片
C. 口服利胆素片
D. 胆囊切除术
E. 经皮胆镜取石术

32. 男性，47岁。右上腹痛伴有明显黄疸，BUS显示肝外胆管及肝内肝管均不扩张。为确定诊断应选择哪一项检查
A. 核素肝扫描
B. 十二指肠低张造影
C. PTC
D. ERCP
E. MRI

33. 男孩，10岁。突发剑突下阵发性剧烈绞痛3小时，发作时辗转不安，呻吟痛苦，伴恶心呕吐，发作过后如常人。检查无发热、无黄疸，腹平软无明显压痛，白细胞计数正常。应诊断为何病
A. 急性胃炎
B. 急性胆囊炎
C. 肠套叠
D. 胆道蛔虫症
E. 胃溃疡穿孔

34. 男性，60岁。进行性加重的黄疸已1月，伴有上腹部胀痛，恶心呕吐，体重减轻。检查：周身黄染，肝大肋下4cm，可扪及扩大的胆囊，无触痛。Courvoisier征阳性，BUS显示肝外胆管扩张，胰头部无肿块。此患者可诊断为
A. 胆囊癌
B. 胰头癌
C. 幽门管癌
D. 胆管癌
E. 肝细胞癌

35. 男性，43岁。突然右上腹绞痛，并出现寒战、高热，于16小时后出现明显黄疸。查体：意识尚清楚，巩膜及周身黄染，BP 130/70mmHg，体温38.5℃，右上腹轻度压痛。此病最可能为
A. Courvoisier征
B. Murphy征
C. Charcot征
D. Grey-Turner征
E. Reynauld征

36. 男性，52岁。右上腹痛已半年。近半个月出现黄疸，体重下降，食欲缺乏。既往患胆囊结石已5年。查体：巩膜及全身皮肤黄染，右上腹扪及的6cm×6cm肿块，无移动性。BUS显示胆囊部位有一实质性占位病变，并可见强光团及声影。此患者可能的诊断是
A. 胆囊息肉
B. 高位胆管癌
C. 胆囊癌并胆囊结石
D. 充满型胆囊结石
E. 幽门管癌并肝十二指肠韧带淋巴结转移

【A_3/A_4型题】

（37~39题共用题干）

男性，62岁。右上腹阵发性绞痛伴恶心、呕吐20小时，急诊入院，寒战高热，明显黄疸。查体：巩膜及全身皮肤黄染，P 120次/分，T 40℃，BP 90/60mmHg，剑突下压痛，腹肌紧张。WBC $20×10^9/L$。

37. 此患者应诊断为
A. 急性胆源性胰腺炎
B. 肝脓肿
C. 急性化脓性胆囊炎
D. 十二指肠溃疡急性穿孔
E. 急性梗阻性化脓性胆管炎

38. 本例的治疗原则是
A. 大量使用抗生素
B. 胃肠减压，维持水电解质平衡
C. 解痉挛、镇痛
D. 服用大量中药利胆
E. 胆道减压引流，解除梗阻

39. 急诊剖腹探查术，术中见胆总管直径为1.8cm，穿刺有脓性胆汁，P130次/分，BP 50/30mmHg，此时应采用术式
A. 胆囊切除并胆总管切开引流减压
B. 胆囊切除术
C. 胆囊空肠改良式Roux-Y吻合
D. 胆总管空肠Roux-Y吻合
E. 胆总管切开引流减压T管引流

（40~42题共用题干）

女性，49岁。近半年数次发作性右上腹疼痛，恶心呕吐，多为夜间睡眠后发作，并向右肩部放射。查体：肥胖体质，BP 110/80mmHg，P 90次/分，右上腹轻度压痛，无腹肌紧张。

40. 此患者最可能的诊断是
A. 高位急性阑尾炎
B. 胆囊腺瘤性息肉
C. 十二指肠溃疡穿孔
D. 急性胰腺炎
E. 胆囊结石

41. 虽经治疗未缓解，反而持续性疼痛加重，右上腹压痛、反跳痛，腹肌紧张，体温38.5℃，此时可诊断为
A. 急性坏死性胰腺炎
B. 十二指肠溃疡穿孔并弥漫性腹膜炎
C. 胆总管结石
D. 结石性急性坏疽性胆囊炎
E. 急性化脓性胆管炎

42. 病情进一步加重，并出现黄疸，应首先考虑有
A. 急性坏死性胰腺炎
B. 胆囊穿孔性腹膜炎
C. 亚急性肝坏死
D. 胆囊癌侵犯肝总管
E. 胆囊结石进入胆总管并堵塞远端

（43～45题共用题干）

男性，64岁。进行性无痛性黄疸1个月，上腹胀痛，体重减轻。查体：巩膜及周身皮肤黄染，P 90次/分，BP 140/70mmHg。血清总胆红素为70μmol/L，Courvoisier征阳性。

43. 此患者首先考虑诊断为
  A. 中、下段胆管癌
  B. 胆囊癌
  C. 肝门部胆管癌
  D. 胆囊结石
  E. 胆总管结石

44. 为进一步确诊应首先选用
  A. ERCP
  B. PTC
  C. CT
  D. MRI
  E. B超

45. 如为胆管下端癌（下段癌）其治疗是
  A. 胆管局部切除
  B. 胆总管空肠Roux-Y胆道重建术
  C. 胆囊空肠改良式Roux-Y吻合术
  D. 胰十二指肠切除术
  E. 胆囊空肠Roux-Y型吻合术

（46～48题共用题干）

女性，35岁。临床表现为腹痛、寒热、黄疸。

46. 临床上应首先考虑为
  A. 胆囊结石
  B. 壶腹周围癌
  C. 急性化脓性胆囊炎
  D. 肝内胆管结石
  E. 结石阻塞的继发性胆管炎

47. 首选的辅助检查方法是
  A. ERCP
  B. CT
  C. B超
  D. ECT
  E. MRI

48. 进一步的治疗原则是
  A. 胰十二指肠切除术
  B. 减压胆道取石T形管引流
  C. 胆总管空肠Roux-Y吻合术
  D. 胆囊空肠Roux-Y吻合术
  E. 胆囊切除术

【B_1型题】

（49～50题共用备选答案）
  A. 胆道蛔虫症
  B. 急性梗阻性化脓性胆管炎
  C. 肝脓肿
  D. 急性水肿型胰腺炎
  E. 急性化脓性胆囊炎

49. 胆囊结石最常见的并发症是
50. 最易引起感染性休克的疾病

（51～52题共用备选答案）
  A. 急性化脓性胆囊炎
  B. AOSC
  C. 急性出血性坏死性胰腺炎
  D. 急性坏死性小肠炎
  E. 绞窄性小肠梗阻

51. Charcot三联征出现在
52. Murphy征出现在

（53～56题共用备选答案）
  A. 胆囊切除术
  B. 胆囊造口术
  C. ODDi括约肌切开成形术
  D. 胆囊切除加胆管空肠Roux-Y吻合术
  E. 胆囊切除加胆总管探查引流术

53. 胆囊多发性小结石有黄疸史宜采用
54. 慢性胆囊炎合并胆囊积水宜采用
55. 肝内胆管大量泥沙样结石宜采用
56. 胆囊积脓穿孔合并感染性休克宜采用

第四章　胰腺疾病

【A_1型题】

1. 胰头癌所致黄疸患者的尿液实验室检查结果可能是
  A. 尿胆原含量增加
  B. 尿胆红素含量增加
  C. 尿含铁血黄素含量增加
  D. 尿胆原及尿胆红素含量均增加
  E. 尿胆红素阴性

2. 急性胰腺炎不常见的临床表现是
  A. 腹痛
  B. 低血压
  C. 腹泻
  D. 发热
  E. 呕吐

3. 不属于急性胰腺炎局部并发症的是
  A. 胰腺脓肿
  B. 胰腺坏死
  C. 胰腺水肿
  D. 急性胰腺假性囊肿
  E. 胃肠道瘘

4. 急性出血坏死型胰腺炎特征性病变是
  A. 上腹部可触及包块
  B. 脐周及侧腹呈青紫色
  C. 黄疸
  D. 腹痛向腰背部放射
  E. 腹痛持续1周以上

5. 慢性胰腺炎最突出的症状是
  A. 呕吐
  B. 发热
  C. 腹部包块
  D. 便秘
  E. 腹痛

6. 我国急性胰腺炎的主要病因是
  A. 慢性酒精中毒
  B. 胆道疾病
  C. 内分泌与代谢障碍
  D. 胰管阻塞
  E. 手术与创伤

7. 急性胰腺炎的非手术治疗不包括

A. 禁食
B. 补液
C. 吗啡镇痛
D. 抗生素
E. 营养支持

8. 提示急性胰腺炎预后不良反应的指标是
A. 血钙低于 1.5mmol/L
B. 血清淀粉酶超过 500U (Somogyi)
C. 淀粉酶、肌酐清除率比值超过正常 3 倍
D. 血清淀粉酶升高持续不降超过 5 天
E. 血钾、血镁同时降低

9. 急性胰腺炎的创伤因素不包括
A. MRCP
B. 上腹部钝器伤
C. 上腹部穿通伤
D. ERCP
E. 内镜取石

10. 胰液的正常 pH 为
A. 7.4~8.4
B. 6.0~7.4
C. 3.0~5.0
D. 7.0
E. 4.0~6.0

11. 下列说法错误的是
A. A 细胞分泌胰高血糖素
B. B 细胞分泌胰岛素
C. G 细胞分泌促胃液素
D. PP 细胞分泌胰多肽
E. D 细胞分泌 VIP

12. 鉴别水肿型和出血坏死型胰腺炎最有价值的是
A. 上腹剧痛向左腰背部放射
B. 黄疸
C. 发热
D. Cullen 征
E. 呕吐

13. 下列提法正确的是
A. 只有血、尿淀粉酶增高才能诊断急性胰腺炎
B. 血清淀粉酶在 8 小时达峰值
C. 血清淀粉酶超过正常 2 倍可确诊急性胰腺炎
D. 淀粉酶的高低并不一定反映病情的严重程度
E. 尿淀粉酶增高可持续 2~4 周

14. 不属于慢性胰腺炎四联症的是
A. 黄疸
B. 腹痛
C. 体重下降
D. 糖尿病
E. 脂肪泻

15. 我国慢性胰腺炎的主要病因是
A. 胆道疾病
B. 慢性酒精中毒
C. 内分泌与代谢障碍
D. 胰管阻塞
E. 手术与创伤

16. 关于慢性胰腺炎的饮食疗法，不正确的为
A. 低脂饮食
B. 高维生素饮食
C. 低蛋白饮食
D. 按糖尿病要求控制血糖
E. 少食多餐

17. 胰腺疾病与胆道疾病互相关系的解剖基础是
A. 胆总管与胰管有共同通道及出口
B. 胆总管与胰腺紧贴，并位于其后方
C. 胰腺炎胰腺肿大时常能压迫胆总管
D. 均属肝门部器官
E. 均受肝内胆汁分泌压的影响

18. 急性胰腺炎在我国最常见的诱因是
A. 胆道梗阻，胆汁逆流
B. 饮食因素
C. 精神因素
D. 感染
E. 创伤

19. 急性胰腺炎的基本病理改变是
A. 纤维性变
B. 水肿、充血、出血、坏死
C. 假性囊肿
D. 脓肿
E. 萎缩，退化

20. 出血性坏死性胰腺炎病理生理复杂性、严重性最主要的是
A. 上消化道出血
B. 黄疸
C. 呕吐
D. 感染性休克，失血性休克
E. 脓肿形成

21. 急性胰腺炎患者中，呕吐后腹痛可
A. 减轻
B. 缓解
C. 加重
D. 消失
E. 不减轻

22. 急性胰腺炎患者中，血钙低于 1.87mmol/L 常提示
A. 病情严重
B. 血钙降低，四肢抽搐
C. 腹部体征缓解
D. 呕吐加重
E. 胃肠无改变

23. 患急性胰腺炎时，尿淀粉酶与血清淀粉酶增高的关系为
A. 前者与后者同时增高
B. 前者增高先于后者
C. 前者增高迟于后者
D. 前者不增高，后者增高
E. 前者持续增高，后者先高后低

24. 诊断急性胰腺炎的重要依据是
A. 上腹部疼痛
B. 腹胀，排气、排便停止
C. 肠鸣音减弱
D. 血清淀粉酶超过 500U (Somogyi 法)
E. 腹部 X 线平片

25. 患严重急性胰腺炎的患者不需要
A. 抗生素
B. 哌替啶
C. 液体治疗
D. 氯化钠
E. 钙

26. 胰腺癌切除率低的主要原因为

A. 癌直接浸润和转移
B. 癌的恶性程度高
C. 并发胆道疾病
D. 年老，体弱
E. 手术复杂

27. 下列除哪条外均与胰岛细胞瘤有因果关系
A. 精神病发作
B. 精神的衰退
C. 肥胖
D. 库欣（Cushing）综合征
E. 发作性低血糖

28. 胰腺癌最常见的组织类型为
A. 腺泡细胞癌
B. 导管细胞腺癌
C. 多形性腺癌
D. 纤维细胞腺癌
E. 黏液癌

29. 胰腺癌最好发的部位是
A. 胰腺头部
B. 胰腺体部
C. 胰腺尾部
D. 全胰腺
E. 异位胰腺

30. 急性胰腺炎多有
A. 白细胞数升高
B. 血钙值升高
C. 白细胞数减少
D. 磷脂酶值升高
E. 血小板数升高

31. 疑胰腺癌首选的检查方法是
A. MRI
B. B超
C. CT
D. X线气钡双重造影
E. 血尿淀粉酶测定

32. 胆道结石并胰腺炎的治疗
A. 立即手术
B. 作好术前准备后再手术
C. 抗感染，对症处理
D. 非手术治疗不缓解，进一步作手术治疗
E. 中西医结合治疗

33. 急性胰腺炎诊断中，不正确的是
A. 血清淀粉酶在发病后3~12小时开始升高
B. 血清淀粉酶在发病后24~48小时达到高峰
C. 血清淀粉酶值高于128 Winslow单位
D. 血清淀粉酶值高低与病情轻重成正比
E. 尿淀粉酶在发病12~24小时后开始上升

34. 胰腺癌与胆总管结石的主要鉴别点是
A. 进行性黄疸
B. 肝功能改变
C. 淀粉酶改变
D. 胆囊肿大
E. 皮肤瘙痒

35. 胰腺癌最常见的首发症状是
A. 上腹痛和上腹饱胀不适
B. 黄疸
C. 消化道症状
D. 消瘦和乏力
E. 发热

36. 诊断胰岛素瘤的最准确方法是
A. Wipple三联征
B. 血糖空腹时2.2mmol/L以下
C. 葡萄糖耐量试验
D. 饥饿试验
E. 血胰岛素测定

【A_2型题】

37. 男性，46岁。上腹痛10年向腰背部放射。近1年常出现空腹痛、夜间痛。十二指肠镜检查有十二指肠球部溃疡，ERCP见胆管、胰管扩张、扭曲变形。较合适的诊断是
A. 慢性胆囊炎
B. 胆总管结石
C. 十二指肠球部溃疡
D. 慢性胰腺炎
E. 慢性胰腺炎并十二指肠溃疡

38. 男性，51岁。上腹痛10余年。近2年出现腹泻。血糖正常，血清CCK-PZ浓度显著提高，结肠镜检查为正常黏膜像。可能的诊断为
A. 慢性胰腺炎
B. 结肠炎
C. 结肠功能紊乱
D. 隐性糖尿病
E. 慢性肝炎

39. 男性，60岁。上腹痛10余年，向腰背部放射，弯腰可减轻。CT检查可见胰腺缩小，尿PABA排出减少，血糖正常，葡萄糖耐量试验异常。可能的诊断是
A. 胰腺癌
B. 慢性胰腺炎
C. 慢性胆囊炎
D. 隐性糖尿病
E. 慢性胰腺炎并隐性糖尿病

40. 男性，62岁。急性重症胰腺炎患者，于保守治疗中，尿量逐渐减少，无尿2日，出现气促、全身水肿。血压180/92mmHg，心率120次/分，听诊闻及两下肺布满细湿啰音，查血钾6.9mmol/L，BUN 25.2mmol/L，肌酐577μmol/L。目前应采取的最有效治疗手段是
A. 袢利尿药静脉注射
B. 静脉滴注甘露醇利尿
C. 口服甘露醇或硫酸镁导泻
D. 控制入液量，停止补钾
E. 及时紧急透析

41. 男性，35岁。腹痛2天，呕吐、腹胀。检查：血淀粉酶750U（Somogyi法），血压80/50mmHg，脉搏120次/分。最恰当的诊断为
A. 急性肠梗阻伴休克
B. 急性出血坏死型胰腺炎并休克
C. 急性心肌梗死
D. 急性胃炎
E. 幽门不全梗阻

42. 男性，35岁。腹痛12小时，血压80/50mmHg，脉搏120

次/分，血淀粉酶 500U（Soumogyi 法）。下述哪项措施能使 24 小时内死亡危险性下降
A. 尽快静脉补液增加血容量
B. 胃肠减压
C. 尽快应用 H_2 受体阻断药
D. 尽快应用质子泵抑制剂
E. 尽快应用奥曲肽或施他宁

43. 男性，40 岁。上腹疼痛 5 年余，平卧时加重，弯腰可减轻。查体上腹轻度压痛，X 线腹部摄片有胰区钙化。可能的诊断是
A. 慢性胃炎
B. 慢性浅表性胃炎
C. 慢性萎缩性胃炎
D. 慢性胆囊炎
E. 慢性胰腺炎

44. 男性，50 岁。上腹疼痛 7 年余，进高脂餐易出现疼痛，上腹轻压痛。ERCP 显示胰管扭曲变形、结石影。可能的诊断是
A. 慢性胃炎
B. 慢性胰腺炎
C. 慢性胆囊炎
D. 胃肠神经功能紊乱
E. 胰腺癌

45. 男性，35 岁。1 天前饮酒后出现上腹剧烈疼痛，伴恶心、呕吐及腹胀，尿便正常。查体：上腹偏左腹肌紧张，明显压痛。腹部平片膈下未见游离气体。最可能的诊断是
A. 消化性溃疡穿孔
B. 肠梗阻
C. 急性阑尾炎
D. 胆石症
E. 急性胰腺炎

46. 男性，49 岁。4 小时前上腹剧烈疼痛。查体：上腹压痛。为明确诊断，下列检查哪项是不必要的
A. 心电图
B. 血淀粉酶
C. X 线腹部平片
D. 肝胆胰 B 超检查
E. 尿淀粉酶

47. 男性，38 岁。平素身体健康。饮酒后 4 小时出现上腹痛，14 小时后出现呼吸困难，呼吸 40 次/分。最恰当的诊断是
A. 急性胃炎
B. 右叶性肺炎
C. 急性肠梗阻
D. 急性水肿型胰腺炎
E. 急性出血坏死型胰腺炎合并急性呼吸窘迫综合征

48. 男性，36 岁。工作中突然出现右上腹疼痛，12 小时后出现上腹疼痛，腹胀，向腰背部放射，豆油色尿。最可能的诊断是
A. 急性胆囊炎
B. 急性胰腺炎（胆源性）
C. 肾绞痛
D. 高位阑尾穿孔
E. 肠系膜血管栓塞

49. 男性，45 岁。上腹痛 6 小时，腹胀，呕吐。血压 80/50mmHg，脉搏 120 次/分，血淀粉酶 250U（Somogyi 法）。下列判定哪项不合适
A. 急性肠梗阻
B. 急性胰腺炎出血坏死型
C. 消化性溃疡急性穿孔
D. 急性心肌梗死
E. 可排除急性胰腺炎

50. 男性，38 岁。上腹痛 12 小时，腹胀，阑尾切除术后 5 年。查体：上腹压痛，胁腹皮肤呈灰紫色斑。血淀粉酶<500U（Somogyi 法）。最可能的诊断是
A. 急性肠梗阻
B. 急性胰腺炎水肿型
C. 消化性溃疡急性穿孔
D. 急性心肌梗死
E. 急性胰腺炎出血坏死型

51. 男性，35 岁。上腹痛 2 天，呕吐，腹胀，血淀粉酶 750U（Somogyi 法），血压 80/50mmHg，脉搏 120/分，最可能的诊断为
A. 急性肝功能衰竭
B. 急性胰腺炎
C. 急性心肌梗死
D. 急性胃炎
E. 急性肝炎

52. 男性，78 岁。呕吐、腹胀 21 小时，无明显腹痛。查体：腹肌紧张。血淀粉酶 250U（Somogyi 法），血钙 1.7mmol/L。最可能的诊断
A. 急性心肌梗死
B. 急性胰腺炎水肿型
C. 急性胰腺炎出血坏死型
D. 急性肠梗阻
E. 消化性溃疡急性穿孔

53. 男性，35 岁。腹痛、腹胀、呕吐 6 小时。查体：血压 120/80mmHg，呼吸 18 次/分，上腹压痛轻微。血淀粉酶 750U（Somogyi 法）。下列治疗哪项不合适
A. 胃肠减压
B. 禁食
C. 肌内注射阿托品
D. 及早应用肾上腺糖皮质激素
E. 奥美拉唑静脉滴注

54. 男性，50 岁。饮酒后上腹痛，腹胀 8 小时。查体：血压 130/80mmHg，呼吸 18 次/分，上腹明显压痛、肌紧张、反跳痛。血淀粉酶 > 500U（Somogyi 法）单位。下列哪项措施不合适
A. 禁食
B. 胃肠减压
C. 应用质子泵抑制剂静脉滴注
D. 及早应用吗啡镇痛
E. 及早应用奥曲肽静脉滴注

55. 男性，48 岁。餐后上腹胀满，恶心，呕吐，上腹部隆起两周，3 个月前有跌跤上腹部触及台阶史。查体：一般情况好，上腹正中膨隆，可触及一

个15cm×12cm略呈椭圆形稍囊性的肿块，轻度压痛。X线钡餐透明见胃及横结肠均向下移位。诊断应首选考虑

A. 肝囊肿
B. 肠系膜囊肿
C. 腹膜后囊肿
D. 胰腺假性囊肿
E. 胆总管囊肿

56. 男性，35岁。有溃疡病史，酒后突然上腹部剧痛12小时，伴恶心呕吐，多汗口干。查体：体温37.5℃，脉搏120次/分，血压110/70mmHg，肝浊音界下移，右上腹紧张，压痛、反跳痛明显，移动性浊音（+）。血淀粉酶64温氏单位，白细胞14.8×10^9/L，中性粒细胞0.80。诊断为

A. 急性胰腺炎
B. 急性胆囊炎
C. 急性胆管炎
D. 急性梗阻性化脓性胆管炎
E. 溃疡病穿孔

57. 男性，40岁。上腹部隐痛4个月伴嗳气，反酸，尤以进食后为重。查体：消瘦体型，上腹部偏右轻压痛，未见异常，经纤维胃镜下证实胃窦部及十二指肠球部各有直径2.0cm大小溃疡，较深，黏膜皱襞集中。诊断除怀疑消化性溃疡外，还应注意

A. 甲状旁腺功能亢进症
B. 胃癌
C. 胃泌素瘤
D. 胃淋巴瘤
E. 胃类癌

58. 男性，45岁。上腹痛4天伴恶心，呕吐，吐少量胃内容物。查体：上腹部压痛，巩膜可疑黄染，体温38℃，白细胞15×10^9/L。血清淀粉酶值64温氏单位，尿淀粉酶326温氏单位。可考虑为

A. 急性胰腺炎
B. 急性胆囊炎
C. 急性胆管炎
D. 急性肠系膜淋巴结炎
E. 溃疡病穿孔

59. 女性，25岁。暴饮暴食后心窝部突然疼痛，伴恶心呕吐两天。查体：无黄染，体温37.8℃，脉搏90次/分，血压为110/70mmHg，左上腹压痛，轻度肌紧张。白细胞15×10^9/L，血淀粉酶64单位（温氏法），尿淀粉酶256单位（温氏法）。下列哪项处置正确

A. 半流食，针刺疗法
B. 半流食，解痉，助消化药
C. 禁食补液，抗生素注射，解痉，镇痛，抑肽酶
D. 禁食，解痉镇痛，肾上腺皮质激素
E. 手术疗法

60. 男性，35岁。诉乏力、心悸、恍惚、步履不稳已2年，其间先后3次出现精神失常和癫痫样发作，1个月前，因早餐前从事体力劳动，引起四肢抽搐，神志不清。血糖2.0mmol/L，静脉注射50%葡萄糖溶液60ml后，症状缓解。既往无头部外伤史，无其他阳性体征。诊断应考虑为

A. 症状性癫痫
B. 特发性癫痫
C. 胰岛素瘤
D. 饥饿性低血糖
E. 胃泌素瘤

61. 男性，42岁。丰盛酒宴饱餐后，上腹剧痛，伴恶心、呕吐，吐物为胃内容物，吐后腹痛更加剧，如刀割样，注射阿托品后疼痛不止，已6小时。查体：脉搏124次/分，血压80/50mmHg，痛苦容貌，腹胀，全腹肌紧张，压痛及反跳痛，上腹部为重，肠鸣音消失，肝浊音界存在，右下腹穿刺得淡红色血性液体。白细胞12×10^9/L，血清淀粉酶320U（温氏法），血钙1.5mmol/L（6mg/dl）。经3小时治疗观察，病情无好转。诊断应考虑为

A. 溃疡病穿孔，弥漫性腹膜炎
B. 胆囊穿孔，弥漫性腹膜炎
C. 急性胃炎
D. 急性出血坏死性胰腺炎
E. 急性绞窄性肠梗阻

62. 男性，35岁。黄疸已1个月，右上腹轻微胀痛，食欲缺乏，经内科治疗无效。查体：肝大，胆囊增大，血胆红素170μmol/L，AST 470单位，AKP 545单位，AFP>5ng/ml。可能诊断是

A. 黄疸性肝炎
B. 胆总管结石梗阻
C. 肝癌
D. 肝硬化晚期
E. 壶腹周围癌

【A_3/A_4型题】

（63～65题共用题干）

男性，36岁。12小时前工作中突然出现右上腹痛，继之出现豆油色尿。半小时前出现上腹痛向腰背部放射，俯首弯腰可减轻腹痛，血压120/80mmHg，呼吸18次/分。

63. 下列检查哪项可能出现异常且最有意义

A. 心电图
B. 血淀酚酶
C. X线腹部平片
D. 肝脏B超
E. 血脂肪酶

64. 下列诊断哪项可能性最大

A. 急性胆囊炎
B. 急性胰腺炎
C. 肾绞痛
D. 阑尾穿孔

E. 肠系膜血管栓塞

65. 下列哪项治疗措施不合适

A. 禁食

B. 胃肠减压

C. 肌内注射阿托品镇痛

D. 及早应用肾上腺糖皮质激素

E. 奥美拉唑静脉滴注

(66~68 题共用题干)

男性，50 岁。酒后上腹痛、腹胀 8 小时。查体：上腹明显压痛，肌紧张反跳痛，血压 120/80mmHg，脉搏 88 次/分。血淀粉酶>500U（Somogyi 法）。

66. 最可能的诊断是

A. 消化性溃疡急性穿孔

B. 急性胰腺炎

C. 急性肠梗阻

D. 急性心肌梗死

E. 急性胃肠炎

67. 对判定预后有帮助的指标是

A. 血钙低于 1.75mmol/L

B. 血淀粉酶>500U（Somogyi 法）

C. 尿淀粉酶 > 1000U（Somogyi 法）

D. 血清淀粉酶持续升高超过 5 天

E. 血清钾、镁同时降低

68. 下列哪项措施不合适

A. 禁食

B. 胃肠减压

C. 应用质子泵抑制剂静脉滴注

D. 及早应用肾上腺糖皮质激素

E. 及早应用奥曲肽或思他宁静脉滴注

(69~71 题共用题干)

男性，78 岁。呕吐、腹胀 21 小时，无明显腹痛，既往有消化性溃疡病史。查体：上腹压痛，腹肌紧张，血压 80/50mmHg，脉搏 108 次/分。血淀粉酶 250U（Somogyi 法），血钙 1.7mmol/L。

69. 最可能的诊断是

A. 急性心肌梗死

B. 急性胰腺炎水肿型

C. 急性胰腺炎出血坏死型

D. 急性肠梗阻

E. 消化性溃疡急性穿孔

70. 下列治疗措施哪项不正确

A. 禁食

B. 胃肠减压

C. 及早应用奥曲肽或施他宁

D. 应用肾上腺糖皮质激素

E. 静脉补钙有决定性意义

71. 影响预后的因素有

A. 年龄大，低钙血症、休克

B. 年龄大，血淀粉酶非典型增高

C. 低钙血症，红细胞沉降率粉酶<500U（Somogyi 法）

D. 休克，血淀粉酶 < 500U（Somogyi 法）

E. 无明显腹痛，血淀粉酶低于 500U（Somogyi 法）

(72~75 题共用题干)

男性，35 岁。暴饮暴食后心窝部突然疼痛，恶心、呕吐，呕吐物为胃内容物，吐后疼痛不缓解。查体：体温 38.3℃。脉搏 96 次/分，脐周压痛，反跳痛，肌紧张不明显，无移动性浊音，肠鸣音减弱。血 WBC 12.0×10^9/L，中性粒细胞 88%。

72. 诊断怀疑

A. 急性胰腺炎

B. 急性胃肠炎

C. 急性胆囊炎

D. 急性单纯性肠梗阻

E. 急性阑尾炎

73. 为进一步明确诊断需进行以下哪项检查

A. 腹部立位平片

B. 肝胆胰脾彩色超声检查

C. 血、尿淀粉酶测定

D. 心电图

E. 动脉造影

74. 该患者应采取以下哪项治疗方法

A. 流食，中药治疗

B. 半流食，针刺疗法

C. 禁食水，抗生素注射，补液，解痉镇痛

D. 禁食水，解痉镇痛

E. 抗生素，补液治疗

75. 该患者最可能发生以下哪种并发症

A. 胰腺假性囊肿

B. 肠梗阻

C. 肠出血

D. 肠瘘

E. 腹腔脓肿

【B_1 型题】

(76~80 题共用备选答案)

A. 磷脂酶 A

B. 弹力蛋白酶

C. 激肽酶

D. 胰蛋白酶

E. 脂肪酶

76. 参与胰腺及周围脂肪坏死

77. 导致血管扩张和血管壁通透性增加

78. 造成组织坏死与溶血

79. 致使胰腺出血和血栓形成

80. 引起微循环障碍、休克

(81~83 题共用备选答案)

A. 常发生在进油腻食物后

B. 过食、饮酒后发生

C. 腹痛在剧烈活动后发生

D. 持续性腹痛阵发加重

E. 转移性疼痛

81. 急性胆囊炎发病与饮食的关系

82. 急性胰腺炎发病与饮食的关系

83. 胆石症合并胆道感染时腹痛为

(84~86 题共用备选答案)

A. 胆道疾病

B. 过量饮酒

C. 暴饮暴食

D. 高脂血症

E. 十二指肠液反流

84. 我国胰腺炎最常见病因

85. 国外胰腺炎最常见病因

86. 胰腺炎最常见诱因

第五章 肠道疾病

【A₁型题】

1. 肠易激综合征的症状特点是
   A. 腹痛、腹胀等症状与排便无关
   B. 病史较长者会出现营养不良
   C. 精神紧张可使症状加重
   D. 常有便失禁
   E. 夜间入睡后仍会出现腹泻
2. Crohn病最常见的临床表现是
   A. 腹痛、腹泻
   B. 高热
   C. 肠梗阻
   D. 腹部肿块
   E. 肛门直肠周围病变
3. 溃疡型肠结核多见的临床表现是
   A. 黏液脓血便
   B. 鲜血便
   C. 里急后重
   D. 糊样便
   E. 便秘
4. 对肠结核最有诊断价值的检查是
   A. X线钡餐检查发现肠腔狭窄
   B. 结肠镜检查示回盲部炎症
   C. 结肠镜下活检找到干酪性上皮样肉芽肿
   D. 结核菌素试验强阳性
   E. 粪便中查到结核分枝杆菌
5. 溃疡性结肠炎临床表现正确的是
   A. 一般无腹痛
   B. 腹泻和黏液脓血便
   C. 血清 α_2 球蛋白增加
   D. 不会出现肠外表现
   E. 多数伴高热
6. 结肠癌肿块型哪一项错误
   A. 好发于左半结肠
   B. 肿瘤向肠腔内生长，瘤体大
   C. 生长慢、转移晚
   D. 易发生溃烂、出血
   E. 不易引起肠狭窄及梗阻
7. 下列哪种疾病与结肠癌无关
   A. 溃疡型结肠炎
   B. 结肠腺瘤
   C. 家族性息肉病
   D. 增生型肠结核
   E. 结肠血吸虫性肉芽肿
8. 溃疡型结肠炎最严重的并发症是
   A. 结肠假息肉形成
   B. 结肠狭窄
   C. 瘘管形成
   D. 中毒性巨结肠
   E. 肛门直肠周围脓肿
9. 婴儿肠套叠的三大典型临床表现是
   A. 腹痛、血便、腹部肿块
   B. 腹痛、哭闹、腹部肿块
   C. 腹痛、呕吐、腹部肿块
   D. 腹痛、血便、呕吐
   E. 腹痛、腹胀、呕吐
10. 增生型肠结核的最常见症状就是
    A. 腹泻
    B. 便秘
    C. 脓血便
    D. 盗汗
    E. 消瘦
11. 下列哪种疾病与结肠癌关系最密切
    A. 回盲部结核
    B. 家族性结肠息肉病
    C. 溃疡性结肠炎
    D. 血吸虫性肉芽肿
    E. 克罗恩病
12. 结肠Crohn病的首选治疗药物
    A. 甲硝唑
    B. 柳氮磺吡啶
    C. 羟氨苄青霉素
    D. 泼尼松
    E. 硫唑嘌呤
13. 机械性肠梗阻患者，当腹部X线显示下列哪种变化时，应考虑绞窄性肠梗阻的可能
    A. 近段肠管扩张，远端肠管未见气体
    B. 扩张肠段呈阶梯形排列
    C. 孤立性肠段扩张且较固定
    D. 扩张肠段黏膜呈鱼刺状
    E. 大小肠均胀气
14. 下列哪项不是溃疡性结肠炎的手术适应证
    A. 中毒性巨结肠
    B. 肠穿孔
    C. 癌变
    D. 暴发型溃疡性结肠炎
    E. 脓肿和瘘管形成
15. 肠结核最常见的感染途径是
    A. 直接蔓延
    B. 血行播散
    C. 经口感染
    D. 淋巴结扩散
    E. 以上都不是
16. 关于肠扭转的病因哪项是错误的
    A. 肠系膜过长
    B. 肠系膜根部附着过窄
    C. 肠段内重量突然增加
    D. 肠管动力异常
    E. 肠系膜过短
17. 肠梗阻的四大共同表现
    A. 腹痛、肠型、呕吐、便闭
    B. 便闭、呕吐、腹胀、腹痛
    C. 便闭、腹痛、腹胀、肠鸣音亢进
    D. 便闭、腹痛、肠鸣音减弱、腹胀
    E. 腹痛、便闭、肠型、腹胀
18. 单纯性粘连肠梗阻手术指征是
    A. 手术后早期粘连梗阻
    B. 非手术治疗不见好转者
    C. 单纯性粘连肠梗阻，肠鸣音亢进
    D. 粘连性不完全性肠梗阻

E. 广泛粘连性不完全性肠梗阻

19. 关于肠梗阻的论述，下列哪种不正确
A. 绞窄性肠梗阻必然是急性肠梗阻
B. 慢性和不完全性肠梗阻多为单纯性肠梗阻
C. 无机械因素存在的肠梗阻多是动力性肠梗阻
D. 梗阻肠段有血液循环障碍的就是绞窄性肠梗阻
E. 回肠梗阻属于高位肠梗阻

20. 机械性肠梗阻出现的阵发性绞痛的原因是
A. 梗阻近端肠管的膨胀
B. 梗阻近端肠管的阵缩
C. 梗阻肠段神经受压
D. 肠腔渗出液刺激
E. 上述因素都不是

21. 肠梗阻的基础疗法哪项不对
A. 不论需要手术与否均要采用
B. 胃肠减压是治疗肠梗阻重要手段之一
C. 矫正水电解质、酸碱失衡是重要措施
D. 同时需要防治感染和中毒
E. M-A 管作为常规应用

22. 降结肠癌最早常见的临床表现是
A. 贫血，黏液血便
B. 恶心、呕吐
C. 大量频繁腹泻
D. 排便习惯改变
E. 左腹部触及肿块

23. 绞窄性肠梗阻的临床表现哪一项是错误的
A. 有腹膜刺激征
B. 腹痛持续严重无缓解
C. 呕吐血性或棕褐色的液体
D. 肠鸣音极微弱或消失
E. X 线检查见膨胀突出的孤立性肠袢，随时间而改变位置

24. 下列哪项不是溃疡性结肠炎的 X 线表现
A. 肠壁边缘呈锯齿样
B. 结肠袋消失，肠壁变硬
C. 病变部位呈跳跃征象
D. 肠腔见圆或卵圆形充盈缺损
E. 肠管缩短，肠腔变窄，呈铅管状

25. 依据世界卫生组织标准，可确诊为 Crohn 病的是
A. 区域性肠道病变，黏膜呈铺路石样改变
B. 非连续性肠道病变伴纵行溃疡
C. 全层性炎症性肠道疾病伴肿块及狭窄
D. 节段性肠道病变，纵行溃疡
E. 非连续性肠道病变，全层性炎症及非干酪性肉芽肿

26. 克罗恩病的最常见并发症是
A. 中毒性休克
B. 结肠大出血
C. 肠梗阻
D. 急性肠穿孔
E. 癌变

27. 有关糖皮质激素治疗溃疡性结肠炎的说法，正确的是
A. 柳氮磺吡啶治疗无效时应用激素治疗效果亦差
B. 特别适合于重型活动性溃疡性结肠炎
C. 不可用于灌肠治疗
D. 不可与柳氮磺吡啶联合治疗
E. 可以作为试验性治疗用于溃疡性结肠炎的鉴别诊断

28. 溃疡性结肠炎患者容易并发中毒性巨结肠的情况是
A. 重症患者接受激素治疗时
B. 重症患者接受水杨酸柳氮磺吡啶治疗时
C. 重症患者接受胆碱受体阻断药时
D. 重症患者接受抗生素治疗时
E. 重症患者接受全胃肠道外营养治疗时

29. 肠结核最常见的发病部位是
A. 直肠
B. 乙状结肠
C. 回盲部
D. 回肠末段
E. 升结肠

30. 不完全性肠梗阻不同于完全性肠梗
A. 腹胀不显著或无腹胀
B. 腹痛不剧烈或无腹痛
C. 偶见肠型或不见肠型
D. 腹部轻压痛或无压痛
E. 呕吐可有可无，少量排气排便

31. 里急后重症状最常见于
A. Crohn 病
B. 溃疡性结肠炎
C. 溃疡型肠结核
D. 增生型肠结核
E. 血吸虫病

32. 机械性肠梗阻与动力性肠梗阻的主要区别在于早期
A. 有无腹痛、腹胀及肛门停止排便排气
B. 有无绞痛、腹胀和肠鸣音变化
C. 呕吐是否剧烈且频繁
D. 有无休克
E. 有无酸碱失衡、电解质紊乱

33. 依据 WHO 标准可疑诊为 Crohn 病的是
A. 区域性肠道病变，黏膜呈铺路石样改变
B. 非连续性肠道病变，伴纵行溃疡
C. 全层性炎症性肠道病变伴肿块及狭窄
D. 节段性肠道病变，纵行溃疡及全层性炎
E. 非连续性肠道病变，全层性炎及非干酪性肉芽肿

34. 关于肠梗阻哪些是错误的
A. 绞窄性肠梗阻发病突然进

展迅速
B. 绞窄性肠梗阻疼痛持续阵发性加剧无缓解期
C. 绞窄性肠梗阻肠鸣音往往减弱
D. 单纯性肠梗阻反射性呕吐比绞窄性明显
E. 绞窄性肠梗阻原则应早期手术

35. 肠梗阻患者血清钾检测值为2.9mmol/L，临床上一般不表现为
A. 四肢无力
B. ST段降低
C. 皮肤苍白
D. 反常性酸性尿
E. 口苦

36. 重型溃疡性结肠炎首选的药物是
A. 肾上腺糖皮质激素
B. 水杨酸偶氮磺胺吡啶
C. 免疫抑制剂
D. 抗生素
E. 乳酸杆菌制剂

37. 关于溃疡性结肠炎的病理改变错误的是
A. 病变呈广泛浅小溃疡
B. 病变常侵入肌层易出现穿孔及巨结肠
C. 炎症反复发作可形成炎性息肉
D. 病变反复发作可致结肠变形缩短
E. 溃疡性结肠炎可出现癌变

38. 对Crohn病最有诊断意义的病理改变是
A. 肠腺隐窝脓肿
B. 炎性息肉
C. 肠瘘形成
D. 肠壁非干酪性上皮样肉芽肿
E. 肠系膜淋巴结肿大

39. 肠易激综合征的症状特点是
A. 腹痛、腹胀等症状与排便无关
B. 病史较长者会出现营养不良
C. 精神紧张可使症状加重
D. 常有便失禁
E. 夜间入睡后仍会出现腹泻

40. 肠结核腹痛多位于
A. 上腹部
B. 脐周
C. 左下腹
D. 右下腹
E. 全腹部

41. 下列哪项不是溃疡性结肠炎的治疗原则
A. 控制急性发作
B. 缓解病情
C. 减少复发
D. 防止并发症
E. 早期手术切除全结肠可根治本病

42. 肠管无生机的根据哪项不对
A. 肠管无弹性及张力
B. 相应的肠系膜终末小动脉无搏动
C. 肠管的颜色变黑
D. 肠管对刺激有反应，能收缩
E. 肠管无蠕动能力

43. 对溃疡性结肠炎最有价值的诊断方法是
A. 临床表现
B. 便常规
C. X线钡剂灌肠
D. 血清 α_2 球蛋白测定
E. 结肠镜检查

44. 肠结核出现腹部肿块最常见于
A. 溃疡型肠结核并局限性腹膜炎
B. 溃疡型肠结核并肠曲及周围组织粘连
C. 增生型肠结核
D. 溃疡型肠结核同时有女性生殖器结核
E. 溃疡型肠结核同时有肠系膜淋巴结结核

45. 典型溃疡性结肠炎患者粪便的特点是
A. 稀水样便
B. 黏液便
C. 蛋花汤样便
D. 糊状便
E. 黏液脓血便

46. 哪项不是结肠癌的手术禁忌证
A. 全身皮肤，黏膜黄染
B. 中等量以上腹水
C. 左锁骨上淋巴结转移
D. 腹部肿块或出现肠梗阻
E. 广泛肝内转移

47. 克罗恩病的主要手术指征是
A. 营养不良、体重减轻
B. 严重腹泻
C. 持续性粪潜血阳性
D. 疑有恶变
E. 合并结肠息肉

【A_2 型题】

48. 男性，30岁。腹痛1个月，以左下腹疼痛明显，排便后缓解，大便呈稀糊状。查体：左下腹压痛明显。X线及结肠镜检查未见异常。最可能的诊断是
A. 自发性腹膜炎
B. 肠易激综合征
C. 左半结肠癌
D. 功能性消化不良
E. 溃疡性结肠炎

49. 男孩，5岁。因右下腹痛、发热2年加重7天入院，查体及结肠镜检查时发现有肛瘘和肛裂，结肠镜检查盲肠及回肠末端铺路石样改变及纵行溃疡，右下腹包块试穿有脓液吸出。下列治疗方法哪项不合适
A. 卧床休息，支持疗法
B. 腹痛可用阿托品
C. 可给予甲硝唑
D. 应用柳氮磺吡啶
E. 最宜应用肾上腺糖皮质激素

50. 男性，31岁。有胃溃疡穿孔手术史，3天前出现腹胀、腹痛伴呕吐、肛门停止排便排气，经检查诊断为肠梗阻。现

最为重要的是了解梗阻的
A. 原因
B. 部位
C. 程度
D. 发生速度
E. 是否绞窄

51. 男性，25 岁。左下腹痛伴脓血便半个月。查体腹部无异常。首先选用的检查方法是
A. 大便常规菌培养
B. B 超
C. 钡灌肠透视
D. 全胃肠钡剂检查
E. 全结肠镜检查

52. 女性，33 岁。低热、乏力、盗汗伴腹泻、腹痛 2 个月。查体：右下腹有压痛和轻反跳痛。X 线钡餐检查发现回盲部有跳跃征。最有可能的诊断是
A. 肠结核
B. 阿米巴肠炎
C. 结肠癌
D. 克罗恩病
E. 血吸虫病

53. 男性，25 岁。左下腹痛伴脓血便 6 年，查体腹部无异常。首选的检查方法是
A. 便常规+菌培养
B. B 超
C. 钡灌肠透视
D. 全胃肠钡剂检查
E. 全结肠镜检查

54. 女性，26 岁。低热、腹泻 3 个月，大便为糊样，无脓血。近 1 周阵发性脐周痛。查体：右下腹触及 4cm×5cm 包块，质中等，轻触痛，肠鸣音亢进。红细胞沉降率 67mm/h，PPD 皮试强阳性。最可能的疾病是
A. 肠结核
B. 盲肠癌
C. 右侧卵巢囊肿
D. 阑尾炎
E. 阑尾周围脓肿

55. 女性，29 岁。腹胀、便秘 9 个月，乏力，食欲缺乏，消瘦。近 5 个月加重。查体：右下腹触及 4cm×6cm 肿块，质中等，边界不清，轻触痛。最可能的疾病是
A. 阿米巴肉芽肿
B. 增生性肠结核
C. 右半结肠癌
D. 阑尾周围脓肿
E. 右卵巢囊肿

56. 女性，30 岁。腹胀、便秘 6 个月，低热 3 个月。查体：腹软无压痛，肠鸣音活跃。X 线钡透：回盲部充盈缺损。最可能的诊断是
A. 克罗恩病
B. 增生性肠结核
C. 右半结肠炎
D. 慢性阑尾炎
E. 溃疡型肠结核

57. 患者，怀疑肠结核。为进一步确诊，还应做哪项检查有助诊断
A. 纤维结肠镜检查
B. 便细菌检查
C. 便细菌培养
D. 红细胞沉降率
E. 胸片

58. 男性，30 岁。10 年前行阑尾切除术，近期出现腹痛、腹胀，无发热。4 小时前突然出现持续性腹痛，阵发性加剧，口渴，烦躁不安，WBC $12\times10^9/L$。诊断最大可能是
A. 输尿管结石
B. 单纯性机械性肠梗阻
C. 水肿性胰腺炎
D. 胆道蛔虫症
E. 绞窄性肠梗阻

59. 女性，24 岁。经常低热、乏力，腹痛由左侧腹部或脐周开始，阵发性感到腹内窜动，有时可见到腹部有起伏的肿物时隐时现，同时可听到高调肠鸣音，嗳气或排气后腹痛可稍有缓解。最可能的诊断是
A. 克罗恩病
B. 溃疡性结肠炎
C. 肠肿瘤
D. 肠结核
E. 梅克尔（Meckel）憩室炎

60. 男性，36 岁。半年来时有腹泻与便秘，3 个月来腹部有隐痛，近两天大量便鲜血。直肠指诊和腹部触诊没有发现异常，X 线钡透检查见，距肛门约 25cm 处肠腔有约 4.0cm，充盈缺损，近端肠腔有扩张。诊断应考虑为
A. 直肠壶腹癌
B. 升结肠结核
C. 乙状结肠癌
D. 降结肠结核
E. 溃疡性结肠炎

61. 女性，18 岁。因下腹部隐痛月余就诊。低热，腹泻，贫血外观，右下腹触及肿块，压痛明显，白细胞 $10\times10^9/L$，红细胞沉降率 25mm/h，既往有结核病史。X 线腹平片检查，小肠多处小液气平面。钡剂灌肠盲肠充盈缺损，黏膜破坏，阑尾未充盈。为明确诊断进一步检查应做
A. 腹部 B 超
B. 纤维结肠镜
C. 选择性肠系膜血管造影
D. 腹部 CT
E. 放射性核素显像

62. 男性，45 岁。近 3 个月来自觉全身乏力、头晕、低热、腹泻，便无脓血，近 1 周出现腹部阵发性疼痛，3 天未排便，少量排气，既往行阑尾切除术。查体：右下腹可触及肿块压痛明显，肠鸣音亢进。白细胞 $10\times10^9/L$，血红蛋白 80g/L。X 线腹平片见多处液气平面。诊断最大可能是
A. 粘连性肠梗阻

B. 回盲部结核
C. 阑尾残端脓肿
D. 回盲部癌
E. 溃疡性结肠炎

63. 女性，55岁。腹痛、腹胀、呕吐1天。近3个月来有时腹胀，大便带黏液，无血渍。查体：体温36℃，脉搏80次/分，血压14/10kPa（115/75mmHg），腹胀，未见肠型，腹软，右下腹可触及斜行肿块，质韧压痛，腹部透视见有一个液气平面。白细胞$9.5\times10^9/L$，中性粒细胞0.80。可能是
A. 阑尾周围脓肿
B. 回盲部肿瘤
C. 回盲部结核
D. 克罗恩病
E. 回盲部肠套叠

64. 男性，50岁。阵发性腹痛、腹胀，无排便排气5天。2年前有阑尾手术史。查体：腹膨隆，可见肠型，腹软无压痛，肠鸣音亢进。腹部X线平片见中下腹部小肠有数个液气平面，盲肠、升结肠肠腔扩张。下列各病中以哪种可能性最大
A. 机械性肠梗阻
B. 麻痹性肠梗阻
C. 高位小肠梗阻
D. 低位小肠梗阻
E. 绞窄性肠梗阻

65. 成年男性，3个月来有腹胀，有时有腹泻与便秘，大便带黏液，无脓血。查体：腹胀，右下腹可触及条索状肿块，压痛明显，肠鸣音亢进。X线钡剂灌肠见盲肠充盈缺损。诊断的最大可能是
A. 克罗恩病
B. 回盲部结核
C. 回盲部癌
D. 阑尾周围脓肿
E. 以上都不是

66. 男性，60岁。半年来经常便秘，3天前出现腹部持续疼痛，阵发性加剧，呕吐2次系胆汁性液体，约500ml，过去无类似发作史。查体：BP 18/13kPa（135/98mmHg），体温37.5℃，腹胀，右下腹稍压痛，腹软，未触及肿块，肠鸣音亢进。白细胞$9\times10^9/L$。其可能为
A. 急性胃炎
B. 急性胆囊炎
C. 急性胰腺炎
D. 肠梗阻
E. 急性肠扭转

67. 某患者因急性阑尾炎穿孔手术，切除术后6天，腹部胀痛不适，呈持续性，伴恶心呕吐，未排便排气。查体：全腹膨胀，肠鸣音消失。腹部X线平片见小肠及结肠均有多量充气及液气平面。进一步应采取
A. 剖腹探查
B. 全胃肠钡餐透视
C. 胃肠减压支持疗法
D. 腹腔穿刺，灌洗
E. 以上均不合适

68. 男性，36岁。十二指肠溃疡穿孔修补术后5天，腹胀痛不适，恶心，停止排气排便。查体：全腹胀，未见肠型，全腹压痛，尤其以右下腹明显，轻度肌紧张，肠鸣音消失。血常规：白细胞$11\times10^9/L$，中性粒细胞0.86。腹部X线平片示肠腔积气并可见小液气平面。应考虑为
A. 急性阑尾炎
B. 十二指肠溃疡穿孔
C. 粘连性肠梗阻
D. 麻痹性肠梗阻
E. 弥漫性腹膜炎

69. 男性，20岁。餐后搬运重物，突然脐周围剧痛，伴恶心、呕吐，为胃内容物，无血，发病6小时后急诊入院。查体：体温37℃，脉搏120次/分，血压12/8kPa（90/60mmHg），急性病容，大汗淋漓，呼吸急促，心肺未见异常，腹胀，左侧脐旁触及可疑肿块，腹肌紧张，压痛明显，可疑移动性浊音，肝浊音界存在，肠鸣音减弱，直肠指诊未见异常。诊断应考虑为
A. 急性胰腺炎
B. 急性溃疡病穿孔
C. 急性胆囊炎
D. 急性肠扭转
E. 以上都不是

70. 患儿，男，18个月。阵发性哭闹1天，伴有呕吐，呕吐物内有蛔虫，腹痛时右上腹部可触及一肿块，轻压痛，右髂窝空虚，肠鸣音亢进。大便呈果酱样，蛔虫卵阳性。立位腹部X线平片见数个小液气平面。首先应考虑为
A. 肠道蛔虫
B. 蛔虫性肠梗阻
C. 肠套叠
D. 肠肿瘤
E. 肠扭转

71. 男性，18岁。近2周出现持续性低热，头痛不适，四肢酸痛，食欲缺乏。3天前出现腹部胀痛、腹泻，大便呈暗红色，入院前6小时突然出现右下腹剧痛，迅速弥漫至全腹。查体：一般状态差，呈恶病质状态，腹胀、全腹压痛，尤以右下腹明显，肠鸣音消失。白细胞$16\times10^9/L$。X线腹部透视见膈下游离气体。诊断应考虑为
A. 十二指肠溃疡穿孔
B. 肠伤寒穿孔
C. 急性阑尾炎穿孔
D. 美克耳憩室炎穿孔
E. 以上都不是

72. 男性，36岁。1年来反复出现

脓血便，抗生素系统治疗无效。结肠镜检查发现病变位于直肠和乙状结肠，黏膜弥漫性充血水肿，颗粒不平、质脆，血管纹理消失。最可能的诊断是

A. 结肠癌
B. 溃疡性结肠炎
C. 细菌性痢疾
D. 克罗恩病
E. 肠结核

73. 男性，30 岁。近 5 年腹泻，多次细菌培养阴性，结肠镜检查见直肠、乙状结肠黏膜血管纹理模糊，黏膜细颗粒状。Hb 110g/L。下面哪项治疗是适当的

A. 禁食
B. 静脉高营养
C. 输血
D. 肾上腺糖皮质激素
E. 水杨酸制剂

74. 女性，29 岁。反复发作脓血便，伴膝关节疼痛，多次细菌培养阴性。X 线钡剂检查示乙状结肠袋消失，管壁平滑变硬，肠管缩短，肠腔狭窄。下列哪种诊断可能性大

A. Crohn 病
B. 溃疡性结肠炎
C. 结肠过敏
D. 肠结核
E. 慢性细菌性痢疾

75. 女性，33 岁。低热、乏力、盗汗伴腹泻、腹痛 2 个月。查体：右下腹有压痛和轻反跳痛。X 线钡餐检查发现回盲部有跳跃征。最有可能的诊断是

A. 肠结核
B. 阿米巴肠炎
C. 结肠癌
D. 克罗恩病
E. 血吸虫病

76. 女性，25 岁。左下腹痛伴脓血便 8 年，查体腹部无异常。首选的检查方法是

A. 便常规
B. B 超
C. 钡灌肠透视
D. 全胃肠钡剂检查
E. 全结肠镜检查

77. 女性，32 岁。有溃疡性结肠炎病史，3 天前出现脓血便，未行系统治疗。1 天前又出现高热、明显腹胀。查体：腹膨隆，明显压痛和反跳痛，肠鸣音减弱。X 线腹部平片可见结肠扩张，结肠袋形消失。此患者最可能出现的并发症是

A. 结核性腹膜炎
B. 自发性腹膜炎
C. 中毒性巨结肠
D. 肠穿孔
E. 肠梗阻

78. 男性，25 岁。腹泻 5 年，2 次/日，伴里急后重感，偶有便血，无发热，粪细菌培养阴性。肠镜检查：乙状结肠血管纹理不清，黏膜颗粒状，轻触易出血。下列可能的诊断是

A. 肠道功能紊乱
B. 溃疡性结肠炎中度
C. 溃疡性结肠炎轻度
D. 溃疡性结肠炎重度
E. Crohn 病

79. 女性，40 岁。腹泻 7 年，7~8 次/日，便血伴低热。血常规 Hb＜100g/L，红细胞沉降率＞30mm/h。结肠镜检查见乙状结肠多发性散在分布溃疡，边缘不规则。诊断应为

A. 溃疡性结肠炎轻度
B. 溃疡性结肠炎中度
C. 溃疡性结肠炎重度
D. Crohn 病
E. 肠伤寒

80. 女性，42 岁。腹泻 7 年，4~5 次/日，间断便血，有腹痛-便意-便后缓解的规律。曾在某医院诊断为溃疡性结肠炎，本次结肠镜检查：黏膜光滑，血管纹理清晰。诊断应为

A. 肠道功能紊乱
B. 疑诊溃疡性结肠炎
C. 确诊溃疡性结肠炎轻度
D. 确诊溃疡性结肠炎中度
E. Crohn 病

【A_3/A_4 型题】

（81~82 题共用题干）

女性，25 岁。低热、便秘、腹泻交替 3 年。查体：右下腹 5cm×5cm 肿块，质中等，较固定，轻压痛。

81. 最具诊断意义的检查是

A. 红细胞沉降率
B. 血常规
C. 结肠镜检查
D. X 线钡剂透视
E. 诊断性腹腔穿刺

82. 最有可能的诊断是

A. 结肠癌
B. 肠结核
C. 克罗恩病
D. 溃疡性结肠炎
E. 肠血吸虫病

（83~84 题共用题干）

女性，23 岁。有肺结核史。近 2 个月低热，腹泻，糊样便。经肠镜检查确诊为肠结核。

83. 最常见多发的部位为

A. 降结肠
B. 横结肠
C. 小肠
D. 十二指肠
E. 回盲部

84. 化疗中最常见的方案为

A. 异烟肼＋利福平，疗程 6~9 个月
B. 异烟肼+链霉素+对氨基水杨酸，疗程 1~1.5 年
C. 三药联合治疗（异烟肼+利福平+链霉素）
D. 异烟肼

E. 对氨水杨酸+吡嗪酰胺

（85~87题共用题干）

男性，26岁。腹部阵发性胀痛半年余，时重时轻，常因饮食不注意或餐后诱发腹痛加重，有时排便、排气停止，经对症治疗好转，无发热及黄染。既往1年前因腹外伤脾破裂，行脾切除，脾片大网膜移植术。查体：腹胀可见肠型，腹软无压痛，肠鸣音亢进。

85. 下列检查最有意义的是

A. 纤维结肠镜

B. 腹部CT

C. 腹部X线平片

D. 全胃肠钡餐透视

E. 钡剂灌肠

86. 最可能的诊断是

A. 胃炎胃绞痛

B. 粘连性肠梗阻

C. 绞窄性肠梗阻

D. 结肠癌

E. 幽门梗阻

87. 最有效的治疗措施是

A. 禁食、禁水，胃肠减压

B. 低压肥皂水洗肠

C. 饮食疗法

D. 手术探查

E. 以上都不是

（88~90题共用题干）

女性，50岁。腹部阵发性胀痛1天，呕吐胃内容物。近3个月来有时腹胀，大便带黏液无脓血。查体：BP 17/12kPa（130/90mmHg），P 86次/分，腹胀，未见肠型，右下腹触及一斜行肿块，质韧压痛。腹部透视见一个气液平面。白细胞 11×10^9/L，血红蛋白87g/L。

88. 下列检查意义最大的是

A. X线钡餐透视

B. 纤维结肠镜

C. 腹部B超

D. 腹部CT

E. 以上都不是

89. 诊断首先考虑为

A. 阑尾周围脓肿

B. 卵巢囊肿

C. 结肠癌

D. 回盲部结核

E. 回盲部套叠

90. 应采取的治疗措施为

A. 中药治疗

B. B超引导下穿刺

C. 手术治疗

D. 结肠充气复位

E. 对症支持疗法

（91~93题共用题干）

男性，45岁。1周前因急性阑尾炎进行手术治疗时，阑尾系膜出血，缝扎止血时致回肠末段血运障碍，行回肠部分切除吻合术。腹腔引流，间断性引出血性液每日约200ml。查体：腹胀，右侧腹压痛，未触及肿块，肠鸣音弱，BP 120/80mmHg，P 20次/分。白细胞 12×10^9/L，中性粒细胞0.80。

91. 诊断首先应考虑为

A. 粘连性肠梗阻

B. 绞窄性肠梗阻

C. 麻痹性肠梗阻

D. 小肠吻合口狭窄、梗阻

E. 以上都不是

92. 进一步检查首先应选择

A. 腹部X线平片

B. B超

C. CT

D. 钡剂灌肠

E. 腹腔穿刺

93. 应采取主要措施

A. 剖腹探查

B. 支持疗法

C. 腹腔灌洗

D. 肠造口术

E. 以上均不是

（94~96题共用题干）

男性，28岁。黏液脓血便2年，伴里急后重感。查体：一般状态佳，左下腹轻度压痛。

94. 应补充询问下列哪项最无诊断意义

A. 不洁饮食史

B. 精神创伤史

C. 疫水接触史

D. 家族史

E. 盗汗、午后潮热史

95. 进一步做哪项检查最合适

A. 红细胞沉降率

B. α_2 球蛋白测定

C. 粪便检查

D. 结肠镜检查

E. 腹腔镜检查

96. 预期结肠镜检查及病检可能发现的病变有

A. 病变位于回肠、盲肠

B. 黏膜血管模糊，黏膜糜烂，小溃疡，或溃疡较大呈多发性散在分布于直肠和/或乙状结肠

C. 黏膜呈铺路石样改变

D. 匐行沟样纵行溃疡

E. 非干酪性肉芽肿

（97~99题共用题干）

男性，30岁。黏液脓血便2年，下腹轻度疼痛。近日腹痛加重，高热，衰弱。查体：消瘦，体温39℃，心率110次/分，律整，肺部无异常，腹部膨隆，全腹有压痛，肠鸣音消失。

97. 选做下列哪项检查最合适

A. 血细胞计数

B. 红细胞沉降率

C. 心电图

D. 腹部B超

E. 腹部X线平片

98. 不宜做下列哪项检查

A. 血白细胞计数

B. 红细胞沉降率

C. 血清 α_2 球蛋白

D. 钡剂灌肠

E. 腹部B超

99. 最可能的诊断是

A. 肠结核并发肠梗阻

B. 溃疡性结肠炎并发中毒性巨结肠

C. Crohn病

D. 肠痉挛

E. 大肠癌

【B_1 型题】

（100～101 题共用备选答案）

A. 病变多累及回肠末端及邻近结肠
B. 病变多累及直肠及乙状结肠
C. 病变主要累及回盲部
D. 病变主要侵犯横结肠
E. 病变以空肠为主

100. Crohn 病
101. 溃疡结肠炎

（102～103 题共用备选答案）

A. X 线钡剂灌肠示结肠呈铅管样
B. X 线钡餐检查示回肠末端呈线样征
C. X 线钡餐检查示肠黏膜纵行性溃疡，鹅卵石征
D. X 线钡餐透视示盲肠充盈缺损肠腔狭窄
E. X 线钡餐示盲肠运动加速，结肠袋加深，张力增强

102. Crohn 病
103. 溃疡性结肠炎

（104～105 题共用备选答案）

A. 腹泻，便呈糊样
B. 便秘
C. 便血极常见
D. 钡灌肠透视呈铅管征
E. 易并发中毒性巨结肠

104. 溃疡型肠结核常见
105. 增生型肠结核常见

（106～110 题共用备选答案）

A. 腹腔内结核病灶直接蔓延
B. 血行播散
C. 渗出型
D. 粘连型
E. 干酪型

106. 形成结核脓肿
107. 形成窦道及瘘管
108. 可见少量或中等量腹水
109. 结核性腹膜炎主要感染途径
110. 结核性腹膜炎次要感染途径

（111～113 题共用备选答案）

A. 持续性发热 2～3 周，突然右下腹部疼痛，出现弥漫性腹膜炎
B. 发生于 20 岁左右，病史长，腹痛，腹泻，无脓血，有低热，贫血，可出现肠梗阻
C. 多发生于老年人，腹痛，腹胀，便秘与腹泻交替出现，可出现不全肠梗阻
D. 夏秋季多发，多见于儿童、青年，腥臭血便，全身中毒明显，往往有休克
E. 起病急，腹泻，血便或脓血便，腹痛位于左下腹

111. 急性坏死性肠炎
112. 肠结核
113. 肠伤寒穿孔

（114～115 题共用备选答案）

A. 机械性肠梗阻
B. 痉挛性肠梗阻
C. 绞窄性肠梗阻
D. 麻痹性肠梗阻
E. 闭袢性肠梗阻

114. 结肠癌
115. 弥漫性腹膜炎

第六章　阑　尾　炎

【A_1 型题】

1. 急性阑尾炎的体征中最有诊断意义的是
   A. 右腹肌紧张
   B. 转移性腹痛和右下腹部压痛
   C. 右腹 Murphy 征阳性
   D. 腰大肌试验阳性
   E. 闭孔内肌试验阳性
2. 诊断慢性阑尾炎，下列哪一项最重要
   A. 慢性右下腹隐痛史
   B. 有过典型的急性发作病史
   C. 右下腹有轻度压痛
   D. X 线钡餐检查阑尾未显影
   E. 排除阑尾以外疾病的可能
3. 急性阑尾炎最常见的并发症是
   A. 阑尾穿孔腹膜炎
   B. 门静脉炎
   C. 膈下脓肿
   D. 盆腔脓肿
   E. 肠间脓肿
4. 急性阑尾炎穿孔最易形成弥漫性腹膜炎者为
   A. 老年人
   B. 儿童
   C. 孕妇
   D. 慢性阑尾炎急性发作
   E. 全身抵抗力低下者
5. 关于小儿急性阑尾炎，叙述错误的是
   A. 病情发展快且重
   B. 右下腹体征明显
   C. 穿孔率达 30%
   D. 并发症及死亡率较高
   E. 宜早期手术
6. 阑尾残端安全处理的最好方法是
   A. 结扎
   B. 结扎和包埋
   C. 单纯包埋
   D. 挤压
   E. 石炭酸烧灼

【A_2 型题】

7. 成人阑尾切除术后 1 天出现烦躁、剧烈腹痛，心率 112 次/分，血压 90/60mmHg，腹胀，全腹压痛，肠鸣音弱。为除外腹腔内出血，首要的检查是
   A. B 超
   B. CT
   C. MRI

D. 腹腔穿刺
E. 立位腹平片

8. 男性，60岁。2天前上腹持续性胀痛，12小时后右下腹痛，阵发加剧，腹胀。近4年来常有饭前上腹灼痛，常在冬春季发作。查体：38℃，脉搏120次/分，血压150/90mmHg。腹稍胀，满腹有压痛，但右下腹更明显，有肌紧张及反跳痛，肝浊音界存在，肠鸣音未听到。白细胞$13\times10^9/L$，中性粒细胞0.88。右下腹穿刺抽得黄色混浊液2ml，镜检：脓细胞（++）/高倍镜。最可能的诊断是
A. 胃十二指肠溃疡穿孔
B. 阑尾炎穿孔并弥漫性腹膜炎
C. 急性胰腺炎
D. 绞窄性肠梗阻
E. 伤寒肠穿孔

9. 女性，45岁。脐周痛12小时伴恶心，呕吐，吐物为胃内容，量少，2小时前扩散至全腹痛。右下腹部压痛，反跳痛，腹肌紧张，以右下腹为著，结肠充气试验（+），白细胞数$26\times10^9/L$。应考虑
A. 急性胰腺炎
B. 急性胆囊炎
C. 右输尿管结石
D. 右输卵管妊娠破裂
E. 急性阑尾炎穿孔

10. 一患者因化脓性阑尾炎行阑尾切除术，术后3天切口红肿，有脓性分泌物，10天后再次缝合而愈合，切口愈合类型应记为
A. Ⅱ/乙
B. Ⅱ/丙
C. Ⅲ/甲
D. Ⅲ/乙
E. Ⅲ/丙

【A_3/A_4型题】

（11～14题共用题干）

男性，30岁。转移性右下腹痛10小时，并恶心，呕吐，吐物为胃内容，量少。发热，体温约38.2℃，脉搏98次/分，右下腹压痛、反跳痛、肌紧张。WBC $1.2\times10^{10}/L$，中性粒细胞0.90。尿常规WBC 8～10/HP，红细胞2～3/HP。

11. 该患者最可能诊断是
A. 急性胆囊炎
B. 消化性溃疡穿孔
C. 急性化脓性阑尾炎
D. 急性胰腺炎
E. 急性肠梗阻

12. 该患者最佳治疗方法为
A. 观察
B. 急诊行手术治疗
C. 抗炎补液
D. 中药治疗
E. 对症治疗

13. 该患者可能出现的最严重并发症为
A. 门静脉炎
B. 肠梗阻
C. 化脓性腹膜炎
D. 腹腔脓肿
E. 水、电解质紊乱

14. 该患者手术后最常出现的并发症为
A. 肠粘连梗阻
B. 肠瘘
C. 腹腔残余脓肿
D. 腹腔出血
E. 切口感染

【B_1型题】

（15～17题共用备选答案）
A. 急性胆囊炎
B. 急性阑尾炎
C. 胃十二指肠溃疡穿孔
D. 急性胰腺炎
E. 右输尿管结石

15. 转移性右下腹痛
16. 上腹部束带状疼痛，多呈持续性
17. 右腰部阵发性绞痛向会阴部扩散

第七章 直肠肛管疾病

【A_1型题】

1. 肛管和直肠的长度为
A. 8～14cm
B. 15～19cm
C. 20～24cm
D. 25～28cm
E. 29～33cm

2. 肛管的括约肌功能主要依靠哪种结构的作用
A. 外括约肌的深部
B. 内括约肌
C. 肛提肌
D. 肛管直肠环
E. 外括约肌皮下部

3. 肛管直肠周围间隙有几个
A. 2
B. 3
C. 4
D. 5
E. 7

4. 齿状线是直肠肛管的重要分界线，许多解剖结构中，不以齿状线为分界的是
A. 直肠上动脉与直肠下动脉
B. 直肠上静脉丛与直肠下静脉丛
C. 直肠与肛管的淋巴引流
D. 局部的交感、副交感神经与阴部神经
E. 直肠上静脉与直肠下静脉、肛管静脉

5. 直肠肛管交界的齿状线在临床上的重要性是
   A. 齿状线上的直肠有神经反射弧
   B. 齿状线上的直肠易受感染
   C. 齿状线上下血液供应、神经、淋巴引流各异
   D. 齿状线、肛管容易受伤
   E. 齿状线下是外括约肌所在部位
6. 直肠息肉中癌变倾向最大的是
   A. 管状腺瘤
   B. 绒毛状腺瘤
   C. 增生性息肉
   D. 炎性息肉
   E. 幼年性息肉
7. 直肠肛管的检查体位中哪个是不常用的
   A. 胸膝位
   B. 截石位
   C. 蹲位
   D. 右侧卧位
   E. 左侧卧位
8. 乙状结肠扭转最具特征的表现是
   A. 多发于2岁以下的儿童
   B. 经常有腹泻与便秘交替
   C. 腹部X线平片见马蹄状巨大的双充气肠袢
   D. 低压灌肠，往往灌注1000ml，而无法排出
   E. 钡剂灌肠见扭转部位钡剂受阻，"杯口"状
9. 直肠镜、乙状结肠镜、纤维光束结肠镜检查最危险的并发症是
   A. 肛门撕裂引起大便失禁
   B. 引起直肠大出血
   C. 交叉感染及癌细胞种植性转移
   D. 引起直肠穿破
   E. 引起内痔出血
10. 关于肛裂，下列哪一项是错误的
   A. 肛裂是肛管皮肤全层裂开并形成慢性溃疡
   B. 肛裂是肛管皮肤浅层裂开
   C. 肛裂可继发于肛窦炎
   D. 肛裂主要因粪便干燥，用力过猛
   E. 肛管括约肌痉挛致溃疡不易愈合
11. 肛裂常发生在肛管的
   A. 前正中位
   B. 后正中位
   C. 左侧
   D. 右前位
   E. 右后位
12. 大便时和便后肛门剧痛并带少量鲜血的病有
   A. 肛管直肠周围脓肿
   B. 直肠息肉
   C. 肛裂
   D. 混合痔
   E. 血栓性外痔
13. 肛裂"三联征"是指
   A. 内痔，外痔，肛裂
   B. 肛裂，内痔，前哨痔
   C. 内痔，外痔，前哨痔
   D. 肛裂，前哨痔，齿状线上乳头肥大
   E. 肛裂，前哨痔，外痔
14. 肛裂患者肛门疼痛的特点正确的是
   A. 疼痛为隐痛
   B. 排便前出现括约肌挛缩痛
   C. 排便后出现肛门隐痛可延续到数小时
   D. 排便时与排便后疼痛之间有间歇期
   E. 疼痛无规律
15. 肛管直肠周围脓肿常继发于
   A. 肛裂
   B. 肛瘘
   C. 嵌顿性内痔
   D. 肛窦炎
   E. 直肠息肉继发感染
16. 肛管直肠周围脓肿最多见的是
   A. 肛门旁皮下脓肿
   B. 坐骨肛管间隙脓肿
   C. 直肠后间隙脓肿
   D. 骨盆直肠间隙脓肿
   E. 直肠黏膜下脓肿
17. 坐骨直肠间隙脓肿早期切开引流指征
   A. 体温升高
   B. 白细胞数升高
   C. 局部有波动
   D. 局部发红，触痛明显
   E. 伴有排尿困难
18. 肛瘘多由肛门部位哪种手术引起
   A. 内痔注射疗法
   B. 肛裂切除术
   C. 血栓性外痔切开取栓术
   D. 肛周脓肿切开（或穿破）
   E. 内痔环切术
19. 肛瘘的类型颇多，其中常见者为
   A. 全外瘘
   B. 单口外瘘
   C. 复杂性内外瘘
   D. 单纯性内外瘘
   E. 单口内瘘
20. 肛瘘手术治疗中，最重要的是
   A. 麻醉充分
   B. 肛管括约肌松弛
   C. 找出外口
   D. 明确瘘管与括约肌关系
   E. 手术后呈"V"形创面
21. 肛瘘手术中影响手术效果的关键步骤在于
   A. 要广泛切除瘘管周围瘢痕组织
   B. 切除瘘管后应一期缝合
   C. 正确找出内口，据与括约肌关系选择术式
   D. 必须用探针穿入肛管造成内口再切开
   E. 麻醉选择
22. 肛瘘治疗的最佳方法是
   A. 1∶5000高锰酸钾温水坐浴
   B. 挂线疗法
   C. 局部换药治疗
   D. 瘘道搔刮
   E. 使用抗菌药物
23. 混合痔是指

A. 痔与瘘同时存在
B. 两个以上内痔
C. 直肠上下静脉丛彼此相通所形成的痔
D. 内痔与外痔分别在不同位置存在
E. 内痔多发，遍置一周

24. 内痔的常见早期症状是
A. 肛门疼痛
B. 大便时滴血
C. 痔核脱出
D. 黏液血便
E. 肛门周围红肿

25. 关于痔的治疗，哪项是错误的
A. 单纯内痔可用注射疗法
B. 二度内痔可用单纯结扎治疗
C. 嵌顿内痔可先做湿敷再复位
D. 环状内痔可行 PPH 法
E. 外痔可用胶圈套扎法

【A_2 型题】

26. 男性，65 岁。排便不畅 1 个月，便中混有鲜血。对明确诊断最有意义的检查是
A. 腹部 CT
B. 腹部 B 型超声
C. 结肠镜
D. 血 CEA
E. 粪隐血试验

27. 男性，32 岁。肠镜发现距肛门 20cm 左右有一单个基底较宽（<2cm）肠息肉。选用下列哪种治疗最好
A. 圈套器切除
B. 电灼
C. 剖腹息肉单纯切除
D. 部分结肠切除
E. 观察随诊

28. 男性，56 岁。直肠癌，距肛门 5cm，未侵出浆膜，经病理检查回报病理类型为腺癌。应选择哪种治疗
A. Hartmann 手术
B. Dixon 手术
C. Miles 手术
D. 保留肛门，直肠癌切除，腹壁造瘘
E. 姑息乙状结肠造瘘术

29. 女性，47 岁。直肠指诊发现距肛门 7cm 处环形肿物。术中发现肿物巨大，与盆壁及骶部固定。最适宜的手术是
A. 腹会阴联合直肠癌根治术
B. 拉下式直肠癌切除术
C. 经腹直肠癌切除术
D. 乙状结肠造口术
E. 扩大直肠癌根治术

30. 男性，36 岁。畏寒、发热 3 天，觉肛管内胀痛，排尿困难，继之肛周发红，出现压痛区，切开后排出脓汁 60ml。应诊为哪种脓肿
A. 肛门旁皮下脓肿
B. 坐骨肛管间隙脓肿
C. 骨盆直肠间隙脓肿
D. 直肠后间隙脓肿
E. 以上都不是

31. 男性，40 岁。排便后肛门外剧烈疼痛，并出现一触痛性明显的肿块。最可能的诊断是
A. 内痔脱出嵌顿
B. 直肠息肉脱出
C. 肛周脓肿
D. 血栓性外痔
E. 肛裂并前哨痔

32. 女性，39 岁。半年前因肛旁脓肿切开引流，之后局部皮肤反复红肿、破溃、局部痒。应考虑为
A. 肛旁疖肿
B. 肛瘘
C. 混合痔
D. 血栓性外痔
E. 肛旁慢性肉芽肿

33. 一患者，门诊疑为痔、慢性痢疾、结肠炎或直肠癌。要提高诊断率，首先应进行哪项检查
A. 粪便常规检查
B. X 线钡剂灌肠检查
C. 直肠指检
D. X 线钡餐检查
E. 直肠乙状结肠镜检查

34. 一患痔多年的患者突感肛门剧痛，排便、走路，咳嗽时疼痛加剧。检查：肛门部有一圆形肿块突出，与周围分界清楚，触痛。应诊断为
A. 内痔嵌顿
B. 直肠息肉脱出
C. 肛门旁皮下脓肿
D. 外痔血栓形成
E. 外痔合并感染

35. 女性，68 岁。因急性完全性肠梗阻入院，术中见距肛门 10cm 处直肠有一肿块，质硬，诊断直肠癌。最适宜的手术选择为
A. Miles 手术
B. Dixon 手术
C. 拉下式直肠癌手术
D. Hartmann 手术
E. 仅做乙状结肠造口术

36. 男性，40 岁。患直肠癌。B 超见肝左叶孤立转移结节，余无异常。适宜的治疗是
A. 乙状结肠造口术
B. 根治术+肝左叶切除
C. 单纯放疗
D. 单纯化疗
E. Miles 手术

37. 6 岁儿童，大便时常有鲜血染于粪便表面，便后无不适感。最可能的诊断是
A. 内痔
B. 肛裂
C. 慢性肠套叠
D. 肛窦炎
E. 直肠息肉

38. 男性，45 岁。过去 10 年经常大便带血，无其他症状。近 1 年便血加重，便后不适。需立即进行的有效诊断方法是
A. X 线钡剂灌肠检查
B. 直肠指诊
C. 纤维光束结肠镜检查

D. 乙状结肠镜检查
E. 常规体检及实验室检查

39. 男性，25岁。肛门胀痛、排尿困难5天。畏寒，高热，肛门外观无异常。直肠指检：肛管左侧局限性隆起，压痛明显。可诊断为
A. 骨盆直肠间隙脓肿
B. 肠后间隙脓肿
C. 坐骨肛管间隙脓肿
D. 前列腺脓肿
E. 直肠黏膜下脓肿

40. 男性，60岁。患慢性支气管炎多年，经常便秘。近来大便带血，便后觉有肿物自肛门脱出，可以还纳。考虑为
A. 内痔脱出
B. 直肠部分脱出
C. 直肠完全脱出
D. 直肠息肉脱出
E. 环痔

41. 男性，25岁。近3个月经常排便后滴鲜血，量不多。肛门指检无异常发现，肛镜检截石位见3、7点各有一突出肛管内暗红色圆形软结节。诊断为
A. 直肠息肉
B. 肛裂
C. 内痔
D. 肛管癌
E. 慢性痢疾

42. 患儿，便后有出血症状，系鲜血，不与便相混，大便次数及性质尚属正常。首先考虑哪种检查
A. X线钡剂灌肠
B. 肛镜检查
C. 直肠指诊
D. 乙状结肠镜检查
E. 大便常规检查

【A_3/A_4型题】

（43~45题共用题干）

男性，55岁。黏液稀便2个月，脐周及下腹部隐痛不适。腹平软，无压痛及肿块，粪潜血（+）。

43. 应先选择哪种检查
A. 纤维结肠镜检查
B. 乙状结肠镜检查
C. 大便培养
D. 直肠指诊
E. 肛门镜检查

44. 如该患者状态较差，距肛门9cm处的直肠癌，能切除，应选择哪种手术为佳
A. 经腹直肠癌切除，人工肛门，远端封闭
B. 拉下式直肠癌切除术
C. 经腹直肠癌切除术
D. 腹会阴联合直肠癌根治术
E. 乙状结肠造瘘术

45. 如该患者状态佳时，选用哪种手术为佳
A. 经腹直肠癌切除，人工肛门，远端封闭
B. Miles手术
C. 经腹直肠癌切除术
D. 乙状结肠造瘘术
E. 以上都不是

（46~48题共用题干）

女性，54岁。近1个月来排便次数增加，有里急后重感，偶有便血。

46. 此时应考虑何种检查为首选
A. 直肠乙状结肠镜检查
B. X线钡剂灌肠
C. 直肠指诊
D. 肛门镜检查
E. 粪便常规检查

47. 经检查发现距肛门8cm有一质硬菜花状肿块。应首先考虑哪种诊断
A. 直肠息肉
B. 痔
C. 肛裂
D. 肛瘘
E. 直肠癌

48. 如想进一步明确诊断应选择
A. 经肛门取病理检查
B. 手术切除病检
C. 粪便常规
D. 粪便肿瘤细胞检查
E. X线钡剂灌肠检查

（49~50题共用题干）

男性，45岁。排便后痛，昨日突然加剧，肛口可及一肿块，直径1.5cm，紫色，触痛。

49. 应诊断为
A. 直肠癌
B. 直肠息肉脱出
C. 内痔脱出
D. 血栓外痔脱出
E. 肛瘘

50. 应采取哪种治疗最佳
A. 坐浴
B. 封闭
C. 口服药物
D. 注射硬化剂
E. 血栓外痔剥离术

（51~52题共用题干）

男性，50岁。间歇性便血10余年，近1个月持续便血，量多，常呈喷射状，感头晕。肛诊齿状线上黏膜呈较大的串珠形隆起。

51. 应诊断为
A. 外痔
B. 内痔
C. 混合痔
D. 直肠癌
E. 直肠息肉

52. 应选择哪种治疗为佳
A. 注射疗法
B. 冷冻疗法
C. 胶圈套扎疗法
D. 手术切除
E. 坐浴

【B_1型题】

（53~56题共用备选答案）
A. 便血量多而鲜红
B. 便血少而疼痛
C. 便血污秽而腥臭
D. 便血量多而色黑
E. 便污血而疼痛

53. 肛裂

54. 内痔
55. 血栓性外痔
56. 直肠癌

（57~59题共用备选答案）

A. 内痔
B. 肛瘘
C. 外痔
D. 直肠息肉
E. 直肠癌

57. 直肠指检，扪到质软可推动的圆形肿块，指套染有新鲜血迹者应考虑
58. 直肠指检，肠壁上扪到高低不平硬块，肠腔狭窄，指套染有脓血和黏液者应考虑
59. 直肠指检，扪到条索状，伴有轻压痛，挤压时外口有脓性分泌物流出者应考虑

第八章　消化道大出血

【A_1 型题】

1. 确诊消化性溃疡出血最可靠的方法是
A. 胃液分析
B. 钡餐透视
C. 便隐血试验
D. 急诊胃镜检查
E. 询问病史

2. 在确定急性上消化道出血的原因时不合适的检查是
A. 急诊胃镜
B. 急诊X线钡剂造影检查
C. 血常规
D. 肝、肾功能检查
E. 腹部B超

3. 消化性溃疡最常见的并发症是
A. 出血
B. 穿孔
C. 电解质紊乱
D. 癌变
E. 幽门梗阻

4. 下列哪种消化性溃疡最易发生出血
A. 十二指肠球部溃疡
B. 十二指肠球后溃疡
C. 胃小弯溃疡
D. 幽门管溃疡
E. 复合性溃疡

5. 消化性溃疡并上消化道大出血的特点，不正确的是
A. 定有呕血
B. 定有黑粪
C. 呕血常为咖啡色
D. 出血后疼痛减轻
E. 出血后可有发热及氮质血症

6. 对鉴别上下消化道出血有帮助的是
A. 粪潜血阳性
B. 血尿素氮升高
C. 血肌酐升高
D. 血红蛋白下降
E. 血氨升高

7. 消化道大出血是指几小时内出血量多于
A. 500ml
B. 750ml
C. 1000ml
D. 1250ml
E. 1500ml

8. 成人出现便隐血阳性时，消化道出血量至少大于
A. 10ml
B. 9ml
C. 8ml
D. 6ml
E. 5ml

9. 上消化道出血最常见的病因是
A. 消化性溃疡
B. 胆道疾病
C. 急性糜烂性胃炎
D. 贲门黏膜撕裂症
E. 肝硬化食管静脉曲张破裂

10. 上消化道大出血最常见的原因是
A. 门脉高压症
B. 出血性胃炎
C. 胃癌
D. 胃十二指肠溃疡
E. 应激性溃疡

11. 上消化道出血的临床表现为
A. 呕血
B. 呕血与黑粪
C. 呕血、便血、休克
D. 呕血、便血、休克、全身皮肤出血
E. 失血性休克

12. 上消化道出血，可表现为呕血及黑粪，主要取决于
A. 出血的速度和量
B. 出血部位和高低
C. 病变的性质
D. 凝血机制
E. 胃肠蠕动情况

13. 突然呕血1500ml出现休克的患者，在了解一般情况后，首先应
A. 止血药物的应用
B. 静脉补液并作中心静脉压测定
C. 检查出血原因
D. 静脉切开输血
E. 剖腹检查手术

14. 上消化道出血的患者，伴有发热及右上腹痛，应考虑
A. 胃十二指肠溃疡病
B. 门静脉高压症
C. 出血性胃炎
D. 胃癌
E. 胆道出血

15. 患者有上腹痛史，经常黑粪及呕血、反酸，应考虑
A. 胃十二指肠溃疡出血
B. 胃癌出血
C. 食管静脉破裂出血
D. 应激性溃疡出血
E. 胆道出血

16. 对上消化道大出血最有价值的诊断方法是哪项
A. 临床观察判定

B. 吞少量稀钡检查
C. 血细胞比容测定
D. 凝血因子的检查
E. 急诊胃镜检查

17. 关于处理门静脉高压症并发上消化道大出血，哪一项是不恰当的
A. 对有黄疸、腹水患者宜选用脾切除加大网膜腹膜后固定术
B. 对年轻且肝功能良好者，可选用急症分流术
C. 对有黄疸患者，宜行三腔双囊管处理
D. 切开胃前壁，缝扎曲张静脉法止血效果不确切
E. 贲门周围血管离断术，可收到立即止血效果

18. 慢性胃十二指肠溃疡并发大出血，最常见的部位在
A. 胃底部
B. 胃大弯部
C. 胃窦部
D. 十二指肠球前壁
E. 十二指肠球后壁

19. 上消化道大出血，发病急，出血凶猛，易致休克，出血常是
A. 胃小弯溃疡出血
B. 门静脉高压症出血
C. 十二指肠溃疡出血
D. 胃体癌出血
E. 胃黏膜病变出血

【A_2 型题】

20. 男性，41 岁。1 周来反复呕血 3 次，每日黑粪 3~5 次。下列哪项能判断上消化道出血已基本停止
A. 血压、脉搏输血后恢复正常又恶化
B. 红细胞计数、血红蛋白继续下降
C. 由鲜红色血便变成黑粪
D. 血尿素氮持续升高
E. 中心静脉压不稳定

21. 男性，45 岁。呕血不止，烦躁，面色苍白，出冷汗。此时应首先做哪项处理
A. 快速输血
B. 快速补液
C. 口服去甲肾上腺素
D. 肌内注射巴曲酶（立止血）
E. 手术止血

22. 男性，25 岁。晚睡前突然头昏、出冷汗，继呕血约 100ml，2 小时后排黑粪 1 次，约 300ml，立即去医院就诊。此上消化道出血最可能疾病是
A. 急性胃炎
B. 慢性胃炎
C. 消化性溃疡
D. 胃癌
E. 应激性溃疡

23. 男性，30 岁。3 年来间断性上腹痛，多在春秋季发作。近 10 天又有上腹痛，晨呕血 400ml，排柏油便 4 次，自觉头晕、心悸。BP 13/8kPa（98/ 68mmHg），心率 108 次/分，肝脾未触及。HBsAg（+）。可能的诊断为
A. 肝硬化食管静脉曲张破裂出血
B. 消化性溃疡出血
C. 急性胃黏膜损伤
D. 食管贲门黏膜撕裂症
E. 胃癌出血

24. 男性，38 岁。半月来上腹不适疼痛，反酸。2 小时前上腹疼痛加重，继而呕血约 150ml，呕血后疼痛稍缓解。最可能的疾病是
A. 胰腺炎并出血
B. 慢性胃炎
C. 胆囊炎
D. 消化性溃疡
E. 胃癌

25. 男性，40 岁。胃溃疡史 6 年，半年来加重，尤以进食后明显，近 2 天来呕血 2 次，排黑粪 4 次。不宜选择的治疗是
A. 口服去甲肾上腺素止血
B. 三腔双囊管压迫止血
C. 输血补液
D. 禁食
E. 肌内注射巴曲酶（立止血）

26. 男性，32 岁。今日中午突然呕血 150ml，继而排黑粪 2 次，共约 400ml。查体：剑突下轻压痛，肝脾未触及。上消化道出血的原因可能为
A. 应激性溃疡
B. 消化性溃疡
C. 胃癌
D. 慢性胃炎
E. 食管静脉曲张破裂

27. 男性，28 岁。2 天来排柏油样便 8 次，今晨昏倒送医院。以往无上腹痛及肝病史，近期无服药史。查体：BP 80/50 mmHg，脉搏 130 次/分。首选的措施是
A. 口服抑酸药
B. 补充血容量
C. 冰盐水洗胃
D. 口服去甲肾上腺素
E. 内镜下出血

28. 男性，30 岁。长期饮酒，突然呕大量咖啡色胃内容物。查体：脉细速，收缩压 80mmHg，面色苍白，四肢湿冷。急救中应首先
A. 插入三腔双囊管
B. 补充血容量
C. 输血
D. 内镜止血
E. 胃肠减压

29. 女性，36 岁。突然发生右上腹阵发性绞痛，伴发热、寒战，排柏油样便少量。查体：急性病容，巩膜黄染。应考虑是
A. 门静脉高压症
B. 胃十二指肠溃疡
C. 出血性胃炎

D. 胆道出血
E. 应激性溃疡出血

30. 男性，45岁。有慢性肝炎病史。近日呕血3次，约在1500ml以上。查体：脉快，巩膜黄染，腹水征（+）。下列哪项治疗是不正确的
A. 输血
B. 贲门周围血管离断术
C. 补液
D. 止血药物
E. 护肝药物

31. 女性，40岁。因十二指肠溃疡大出血而行手术，术中发现十二指肠溃疡，位置很低，且穿透入胰腺。应采用术式
A. 毕Ⅱ式胃大部切除术
B. 迷走神经切断加幽门成形术
C. 旷置溃疡的胃大部切除术
D. 结扎十二指肠周围血管，旷置溃疡的胃大部切除术
E. 缝扎出血点，结扎胃十二指肠及胰十二指肠动脉，旷置溃疡的胃大部切除术

32. 男性，34岁。因左肱骨及双股骨开放性骨折手术。4天后突发腹胀痛，呕鲜血500ml，上腹部轻压痛。无溃疡病和肝炎史。应考虑为
A. 胃穿孔
B. 出血性胃炎
C. 胃、十二指肠溃疡出血
D. 食管胃底静脉曲张破裂出血
E. 胃底癌出血

33. 男性，40岁。反复呕血1周，每次呕血量约500ml。无溃疡病及肝炎史。为明确出血原因应首先选用何种检查
A. X线钡餐检查
B. 选择性腹腔动脉造影
C. 纤维胃镜
D. 三腔二囊管
E. 血液学检查

34. 女性，32岁。间歇发生呕血1周，每次量300~1000ml，伴有柏油样便1日2次。无溃疡病和肝炎病史。查体：贫血外观，心率100次/分，血压正常。最为可能的病因是
A. 胃、十二指肠溃疡
B. 出血性胃炎
C. 门静脉高压症
D. 肝内胆道感染
E. 胃、十二指肠肿瘤

【A_3/A_4型题】

（35~37题共用题干）

男性，40岁。劳累后突然呕大量咖啡色胃内容物。查体：面色苍白，巩膜轻度黄染，四肢湿冷，脉细速，血压正常。

35. 其出血原因最可能是
A. 胃、十二指肠溃疡病
B. 门静脉高压症
C. 出血性胃炎
D. 胆道出血
E. 胃癌

36. 首选的治疗措施
A. 静脉滴注止血药物
B. 内镜止血
C. 输血
D. 应用三腔二囊管
E. 急诊手术

37. 较为合理的诊断方法
A. 纤维胃镜
B. 上消化道钡透
C. 血管造影
D. 床头腹部B超
E. 床头X线摄片

（38~40题共用题干）

女性，35岁。1周前有上腹部挫伤史，上腹部剧烈阵发性绞痛，发热、寒战，伴少量柏油样大便2天，经非手术治疗，病情缓解。7日后反复且病情恶化。查体：急性病容，巩膜黄染，肝大压痛。

38. 其诊断可能是
A. 出血性胃炎
B. 胆道结石
C. 胆道出血
D. 上消化道出血
E. 门静脉高压症

39. 非手术治疗的首选方法是
A. 输血
B. 静脉滴注止血药
C. 补液
D. 抗生素
E. 护肝药物

40. 目前合理的治疗方法是
A. 手术治疗
B. 增加抗生素的用量
C. 大量输血
D. 应用止血药物
E. 护肝药物

【B_1型题】

（41~42题共用备选答案）

A. 三腔二囊管压迫
B. 胃大部切除
C. 服西咪替丁
D. 肝动脉结扎
E. 高选择迷走神经切除

41. 胃溃疡大出血
42. 应激性溃疡出血

第九章 腹 膜 炎

【A_1型题】

1. 腹膜有多种功能，但下面有一种功能是错误的，请指出
A. 吸收功能
B. 分泌功能
C. 防御功能
D. 免疫功能
E. 修复功能

2. 急性弥漫性腹膜炎最常见的原因是
A. 急性胆囊炎穿孔
B. 胃、十二指肠溃疡穿孔
C. 胆总管结石
D. 肝破裂
E. 肠扭转
3. 急性弥漫性腹膜炎，常见原因中哪项是错误的
A. 急性出血性胰腺炎
B. 急性胃、十二指肠溃疡病穿孔
C. 外伤性空腔脏器穿孔
D. 肝破裂
E. 绞窄性腹外疝
4. 原发性腹膜炎多发生于
A. 老年人
B. 孕妇
C. 10岁以下体弱儿童
D. 从事重体力
E. 慢性咳嗽患者
5. 急性弥漫性腹膜炎伴有气腹最常见于
A. 阑尾炎穿孔
B. 十二指肠后壁损伤
C. 梅克尔憩室穿孔
D. 急性胃、十二指肠溃疡穿孔
E. 外伤性回肠末段穿孔
6. 难以诊断之急性腹膜炎，最有价值的辅助检查是
A. 白细胞计数分类
B. 血尿淀粉酶
C. 直肠指诊
D. 腹部X线平片
E. 腹腔穿刺
7. 诊断化脓性腹膜炎的主要依据是
A. 患者是否有脉快和休克
B. 白细胞计数升高
C. 腹部有无压痛、反跳痛、肌紧张
D. 腹腔穿刺结果
E. 腹部X线摄片结果
8. 急腹症诊断不明的处理中，下列哪一项是错误的
A. 严密观察，定时反复检查
B. 禁用泻药及灌肠
C. 可以适当地用吗啡镇痛
D. 在观察过程中防治休克
E. 应用抗生素，控制感染
9. 有关急性腹膜炎，下列哪项是错误的
A. 有持续性腹痛
B. 恶心，呕吐
C. 腹肌紧张，压痛及反跳痛
D. 有移动性浊音
E. 肠鸣音亢进
10. 急性腹膜炎早期呕吐原因是
A. 胃肠痉挛
B. 肠梗阻
C. 肠麻痹
D. 神经性呕吐
E. 反射性呕吐
11. 继发性腹膜炎不应包括下列哪一项
A. 可发生于腹腔内急性炎症
B. 可发生于肝硬化腹水患者
C. 可发生于腹腔内脏器穿孔
D. 可发生于腹腔内脏器的损伤破裂
E. 可发生于手术污染
12. 在急性腹膜炎的情况下，下列哪一类原因最常引起早期发热
A. 胃、十二指肠溃疡穿孔
B. 急性阑尾炎，胆囊炎穿孔
C. 实质脏器破裂
D. 结肠破裂早期
E. 代谢性酸中毒
13. 急性化脓性腹膜炎的常见病因，下列哪项是错误的
A. 溃疡病急性穿孔
B. 急性阑尾炎穿孔
C. 肠管损伤破裂
D. 直肠下段损伤
E. 腹内脏器炎症的扩散
14. 急性腹膜炎哪项概念是错误的
A. 继发性腹膜炎比原发性腹膜炎多
B. 急性腹膜炎严重者常并发中毒性休克
C. 急性腹膜炎不需一律手术
D. 急性腹膜炎常伴有碱中毒
E. 多数病例可出现麻痹性肠梗阻
15. 急性腹膜炎腹痛的特点
A. 疼痛阵发加剧
B. 患者辗转不安
C. 指不出确切部位
D. 原发病灶处最著
E. 解大便后减轻
16. 原发性腹膜炎与继发性腹膜炎的主要区别点是
A. 是儿童或是成人患者
B. 是第一次发病或多次发病
C. 致病细菌的种类不同
D. 腹腔有无原发病灶
E. 患者全身抵抗力的好坏
17. 结核性腹膜炎的最主要病理类型是
A. 渗出型
B. 粘连型
C. 干酪型
D. 渗出型+粘连型
E. 粘连型+干酪型
18. 结核性腹膜炎起病方式最多见的是
A. 缓慢起病
B. 急骤起病
C. 隐袭，尸检时发现
D. 以急腹症起病
E. 以发热起病
19. 结核性腹膜炎腹水性质最常见的是
A. 漏出液
B. 渗出液
C. 血性
D. 乳糜性
E. 介于渗出与漏出液之间
20. 结核性腹膜炎腹部肿块特点错误的是
A. 大小不定
B. 易推动
C. 边缘不整
D. 表面不平
E. 多有压痛
21. 结核性腹膜炎常见并发症是

A. 急性穿孔
B. 慢性穿孔
C. 便血
D. 腹腔脓肿
E. 肠梗阻

22. 结核性腹膜炎腹水检查的目的是
A. 确定腹水常规性质
B. 腹水浓缩找TB菌
C. 腹水TB菌培养
D. 腹水动物接种
E. 腹水涂片找TB菌

23. 对结核性腹膜炎最有诊断价值的检查是
A. PPD试验
B. 结肠镜检查
C. 红细胞沉降率
D. 腹水常规
E. 腹腔镜检查+腹膜活检

24. 结核性腹膜炎手术指征错误的是
A. 完全性肠梗阻
B. 肠穿孔引起腹膜炎
C. 肠瘘经内科治疗未闭合
D. 不全肠梗阻内科治疗好转
E. 难与急腹症鉴别时，可剖腹检查

【A_2型题】

25. 男性，33岁。腹膜炎手术后6天，体温升至38℃，伴有腹泻、里急后重。下列哪项检查最简便准确
A. 腹部B超
B. X线腹部透视
C. 便常规
D. 直肠指诊
E. 检查腹部切口

26. 患者阑尾炎穿孔腹膜炎24小时，下列处置最关键是
A. 补液，纠正水、电解质紊乱
B. 输血
C. 应用大量有效抗生素
D. 禁食、水，胃肠减压
E. 急诊手术

27. 患者胃十二指肠溃疡穿孔腹膜炎24小时，伴有休克，应选择哪种治疗
A. 积极抗休克，如休克不能纠正，不手术
B. 积极抗休克，休克好转后手术
C. 立即手术
D. 抗休克同时手术
E. 积极抗休克，如休克纠正，则非手术治疗

28. 女性，34岁。上腹痛72小时，右下腹痛12小时，体温37.8℃，术前诊断急性阑尾炎行手术治疗。术中发现阑尾外观无明显异常，右髂窝内有淡黄色混浊液。应考虑原发病为
A. 急性盆腔炎
B. 原发性腹膜炎
C. 阑尾黏膜化脓
D. 右侧尿路结石
E. 十二指肠球部溃疡穿孔

29. 女性，20岁。转移性右下腹痛30小时，伴呕吐、发热。体温38.5℃，下腹部有压痛，右侧为重，并有反跳痛、肌紧张。腹腔穿刺液应为
A. 黄色透明液体
B. 带臭味脓性液
C. 黄色混浊无臭味
D. 浅红色水样液体
E. 暗红色血样液

30. 患者10天前行胃大部切除术。近2天右上腹持续钝痛，呃逆，高热。查体：腹胀，无明显压痛，右季肋有叩击痛，肝浊音界扩大，无黄疸。首先考虑
A. 十二指肠残端瘘
B. 胃肠吻合口瘘
C. 肝脓肿
D. 膈下脓肿
E. 肠间脓肿

31. 男性，22岁。上腹突发刀割样剧痛2小时，全腹压痛，反跳痛，以剑突下为著，肌紧张呈木板状，肠鸣音消失。治疗原则中应不包括
A. 早期注射抗生素
B. 禁食，胃肠减压
C. 术后必须腹腔内放引流条
D. 确诊后可用镇痛药
E. 清除引起腹膜炎的病因

32. 女孩，10岁。1周前患上感，1天来全腹痛。体温38℃，全腹压痛，轻度肌紧张，肠鸣音消失，穿刺腹腔抽出5ml稀薄无臭味脓液。诊断应考虑
A. 消化性溃疡穿孔
B. 胆囊穿孔
C. 原发性腹膜炎
D. 急性胰腺炎
E. 阑尾炎穿孔

33. 女孩，9岁。发热39℃，咳嗽5天，伴腹痛2天，腹胀，有广泛压痛、反跳痛及肌紧张，肠鸣音弱，腹穿抽出稀薄无臭味脓汁。应首先考虑
A. 肠伤寒穿孔
B. 肺脓肿破裂
C. 阑尾穿孔
D. 梅克尔憩室穿孔
E. 原发性腹膜炎

34. 女性，30岁。胃穿孔术后6天，高热呈弛张热，下腹坠胀，大便次数增多，尿频。查体：下腹软，深压痛，未及肿块。最可能的诊断是
A. 急性菌痢
B. 盆腔脓肿
C. 肠间脓肿
D. 急性膀胱炎
E. 急性附件炎

35. 男性，35岁。突然腹痛1小时。肝右肋下2cm、质硬、触痛，脾未及，腹部弥漫性压痛，腹水征阳性。应首先采取的诊断方法是
A. 胸片
B. B超
C. 实验室检查

D. 胃钡餐透视
E. 腹穿抽液检查

36. 女性，55 岁。3 个月来腹胀，食欲缺乏，低热。查体：腹饱满，移动性浊音（+）。抗结核治疗 2 周不见好转，为进一步明确诊断，应做哪项检查
A. 腹水常规
B. 红细胞沉降率
C. 腹腔镜+活检
D. 全胃肠钡透
E. 剖腹探查

37. 女性，24 岁。诊断结核性腹膜炎已 3 年，近 3 月频繁呕吐，右下腹可见肠型。需首选哪种检查
A. 胸透
B. 立位腹平片
C. 钡餐透视
D. 腹腔镜检查
E. 红细胞沉降率

38. 女性，23 岁。腹胀、腹痛 3 个月，近 1 个月发热、盗汗。查体：移动性浊音（+）。腹水常规：比重 1.018，蛋白定量 37g/L，白细胞 $580\times10^6/L$，淋巴细胞 0.80。HBsAg（+），肝功能正常。最可能的疾病是
A. 结核性腹膜炎
B. 肝硬化并自发性腹膜炎
C. 肝硬化并结核性腹膜炎
D. 卵巢囊肿
E. 腹膜癌

39. 女性，24 岁。低热、腹胀 4 个月，消瘦，停经。查体：全腹膨隆，未触及肿块，移动性浊音（+）。腹水检查：比重 1.018，蛋白 37g/L，细胞数 $580\times10^6/L$，淋巴细胞 0.80。最可能的疾病是
A. 肝炎后肝硬化
B. 肝硬化并自发性腹膜炎
C. 肝癌并腹膜转移
D. 结核性腹膜炎
E. 卵巢癌腹膜转移

40. 女性，32 岁。1 个月腹胀、腹痛、低热。查体：腹饱满，全腹轻压痛，移动性浊音（+）。为明确诊断立即检查
A. 肝功能
B. 腹水常规
C. 腹水细菌培养
D. 红细胞沉降率
E. 血常规

41. 女性，32 岁。4 个月腹胀、低热、盗汗。查体：全腹压痛，右上腹可触及不易推动肿块，边不整。近 3 天频繁呕吐，考虑诊断可能是
A. 结核性腹膜炎粘连型
B. 结核性腹膜炎并肠梗阻
C. 结核性腹膜炎并胃炎
D. 结核性腹膜炎并神经性呕吐
E. 结核性腹膜炎并消化性溃疡

42. 女性，24 岁。低热、腹胀 4 个月，消瘦，闭经。查体：移动性浊音（+），腹水为洗肉水样。最可能的疾病是
A. 肝硬化，失代偿
B. 原发性肝癌，腹膜转移
C. 卵巢囊肿
D. 肝硬化并自发性腹膜炎
E. 结核性腹膜炎

43. 女性，26 岁。3 个月来全腹胀，右上腹触及不易推动、边缘不整肿块，有压痛，近 1 个月低热，盗汗不明显。最大可能是
A. 胆囊肿大，伴炎症
B. 肝结核
C. 结核性腹膜炎
D. 肾结核
E. 肾囊肿

44. 女性，28 岁。近 2 个月来腹胀且腹增大。查体：移动性浊音阳性，冲击触诊于脐右下触及边界不清肿块。红细胞沉降率 40mm/h，腹水常规 Rivalta（+），细胞数 $600\times10^6/L$，淋巴细胞 0.60，癌细胞未查到。最大可能的疾病是
A. 腹膜癌
B. 结核性腹膜炎渗出型
C. 结核性腹膜炎粘连型
D. 结核性腹膜炎混合型
E. 卵巢癌并腹膜转移

【A_3/A_4 型题】

（45~47 题共用题干）

男性，29 岁。饱餐后突然发生上腹痛，蔓延至全腹 8 小时，腹痛呈持续性。查体：舟状腹，全腹明显压痛、反跳痛，肝浊音界缩小，移动性浊音阳性，肠鸣音消失。

45. 应考虑为
A. 急性胆囊穿孔腹膜炎
B. 消化性溃疡穿孔腹膜炎
C. 急性阑尾穿孔腹膜炎
D. 重症胰腺炎并感染
E. 急性肠扭转

46. 上述患者最适当的处理是
A. 胃肠减压，使用抗生素
B. 补充血容量
C. 穿刺引流
D. 急诊手术
E. 观察 4~8 小时病情不见好转再手术

47. 如诊断为十二指肠前壁溃疡穿孔，并幽门梗阻，采取手术治疗，选哪种方法最适宜
A. 胃大部切除毕Ⅰ氏
B. 溃疡穿孔修补术
C. 胃大部切除毕Ⅱ氏
D. 旷置性胃大部分切除术
E. 胃大部切除胃空肠吻合术

（48~49 题共用题干）

一名 37 岁已婚农村妇女，2 年来感下腹隐痛不适。12 小时前突起转移性右下腹痛，伴恶心、呕吐、发热。查体：右下腹明显压痛、反跳痛，肌紧张。血常规 WBC $17\times10^9/L$，N 0.88。尿常规无异常。

48. 应诊断为

A. 急性阑尾炎并腹膜炎
B. 胃十二指肠溃疡穿孔腹膜炎
C. 急性胃肠炎
D. 盆腔炎
E. 泌尿系感染

49. 术后4天，下腹坠胀不适，便次增多，里急后重，排尿困难，应考虑
A. 急性胃肠炎
B. 泌尿系感染
C. 急性附件炎
D. 直肠癌
E. 盆腔脓肿

（50~51题共用题干）

男性，38岁。突然上腹剧痛波及全腹，患者面色苍白，出冷汗，全腹压痛、反跳痛、肌紧张。

50. 该患者首选的检查是
A. 腹部CT
B. 腹部X线
C. 血清淀粉酶
D. 尿便常规
E. 血常规

51. 应诊断哪种疾病
A. 急性阑尾炎
B. 急性胆囊炎
C. 急性胃肠炎
D. 急性胰腺炎
E. 胃十二指肠溃疡穿孔腹膜炎

（52~53题共用题干）

女性，20岁。因低热、腹痛就诊。查体：移动性浊音阳性，右下腹及脐下触及不易推动肿块。确诊为结核性腹膜炎。

52. 最常见的并发症为
A. 肠梗阻
B. 慢性穿孔
C. 急性穿孔
D. 消化道出血
E. 腹腔脓肿

53. 什么情况下并用肾上腺糖皮质激素
A. 在抗结核药物治疗前
B. 严重结核毒性症状
C. 停用抗结核药物治疗后
D. 并肠梗阻者
E. 诊断未确定者，可试用看疗效

【B_1型题】

（54~57题共用备选答案）
A. 渗出型
B. 粘连型
C. 干酪型
D. 可确定结核性腹膜炎
E. 对确诊结核性腹膜炎有参考价值

54. 腹水动物接种阳性
55. 腹腔镜+活检
56. 结核性腹膜炎最常见的病理类型
57. 结核性腹膜炎最严重的病理类型

（58~59题共用备选答案）
A. 肝硬化腹水
B. 自发性腹膜炎
C. 结核性腹膜炎
D. 继发性腹膜炎
E. 腹膜间质瘤

58. 腹水中腺苷脱氨酶增高最常见于
59. 血清腹水清蛋白梯度增加最常见于

第十章 腹外疝

【A_1型题】

1. 腹股沟斜疝的特点是
A. 多见于老年
B. 经Hesselbach三角突出
C. 精索在疝囊后方
D. 回纳疝块后压住深环疝块仍可突出
E. 疝囊颈在腹壁下动脉内侧

2. 最容易引起嵌顿的疝是
A. 切口疝
B. 斜疝
C. 脐疝
D. 腹股沟直疝
E. 腹股沟的斜疝

3. 加强腹股沟管前壁的疝修补方法是
A. Bassini法
B. Halsted法
C. Ferguson法
D. McVay法
E. Shouldice法

4. 嵌顿性疝与绞窄性疝的根本区别是
A. 肠壁动脉血流障碍
B. 肠壁静脉血流障碍
C. 疝囊内有渗液积累
D. 疝块迅速增大
E. 发生急性机械性肠梗阻

5. 滑动疝最易发生的部位是
A. 外伤处
B. 小网膜孔
C. 脐血管穿过的脐环
D. 髂窝区后腹膜与后腹壁结合处
E. 愈合不良的手术切口

【A_2型题】

6. 女性，42岁。嵌顿性股疝6小时，经用力按压还纳疝块后2小时，腹部持续性痛伴下腹压痛、肌紧张、反跳痛，肠鸣音消失。此时应考虑
A. 股疝内容物血运不佳
B. 回纳疝内容物为大网膜并坏死
C. 嵌顿疝内容物未完全还纳
D. 肠坏死穿孔腹膜炎
E. 并发附件炎

7. 男性，36岁。右腹股沟肿块10年，可回纳，今晨突然咳嗽后，突然出现肿块增大，局部出现持续性痛，阵发性加重。查体：肿块局部红肿有压痛，

穿出暗红液少许。处理为
A. Ferguson 法
B. Bassini 法
C. Halsted 法
D. 疝成形术
E. 腹部探查肠切除术

8. 患儿，1 岁 3 个月。其母发现其右腹股沟区肿块 3 个月，在哭闹时明显。查体：右腹股沟区肿块约鸽卵大小，压迫内环后肿块不出现。其手术治疗的方法为
A. McVay 法
B. Ferguson 法
C. Halsted 法
D. 疝囊高位结扎法
E. 疝成形术

9. 男性，30 岁。右腹股沟梨形肿块 5 年，时隐时现，逐渐增大，站立时出现，平卧后消失。查体：外环超过一指，压迫内环后肿块不出现。诊断最可能是
A. 先天性睾丸鞘膜积液
B. 精索肿物
C. 精索鞘膜积液
D. 腹股沟斜疝
E. 腹股沟直疝

10. 男性，70 岁。有多年排尿不畅，呈滴沥状，近 2 年双侧腹股沟区出现半圆形肿块，站立时明显，平卧后消失。查体时压迫内环肿块仍出现。诊断为
A. 腹股沟斜疝
B. 腹股沟直疝
C. 股疝
D. 切口疝
E. 巨大疝

【A_3/A_4 型题】

（11～14 题共用题干）

男性，35 岁。右腹股沟肿块 10 年，站立时明显，平卧后消失，有时可降入阴囊，可还纳。查体：右腹股沟肿块，手拳大小还纳腹腔，外环容 3 指，压迫内环后肿块不再出现。

11. 该患者最可能的诊断为
A. 精索鞘膜积液
B. 股疝
C. 腹股沟直疝
D. 腹股沟斜疝
E. 先天性鞘膜积液

12. 该患者最佳手术方式为
A. 疝囊高位结扎
B. 紧缩内环
C. 疝前壁修补术
D. 疝后壁修补术
E. 疝囊高位结扎+紧缩内环+疝后壁修补术

13. 该患者最容易出现的并发症
A. 逆行性嵌顿
B. 急性肠梗阻
C. 感染性休克
D. 嵌顿疝并绞窄性肠梗阻
E. 以上均不是

14. 如上述患者，行 Halsted 修补术，精索的位置是
A. 腹外斜肌腱膜下，腹内斜肌外侧
B. 腹内斜肌下，腹横肌外
C. 皮下，腹外斜肌腱膜外
D. 腹内斜肌内侧，腹膜外
E. 没有改变精索位置

【B_1 型题】

（15～17 题共用备选答案）
A. 未闭的鞘状突为一条细小管道
B. 鞘状突下段闭锁而上段未闭
C. 鞘状突两段闭锁而中段不闭
D. 右侧睾丸下降迟于左侧
E. 腹内斜肌弓状下缘发育不全或位置偏高

15. 腹股沟疝或复发疝的发病机制
16. 右腹沟疝多见的原因
17. 交通性睾丸鞘膜积液

（18～20 题共用备选答案）
A. 小肠
B. 大网膜
C. 乙状结肠和膀胱
D. 盲肠、阑尾和膀胱
E. 乙状结肠和盲肠

18. 难复性疝最常见的疝内容物
19. 最常见的疝内容物
20. 左侧滑动性疝的疝内容物

第十一章　腹部损伤

【A_1 型题】

1. 腹腔空腔脏器损伤的主要临床表现是
A. 腹内出血
B. 腹膜炎
C. 胃肠道症状
D. 全身感染表现
E. 休克

2. 关于结肠损伤的描述，不正确的是
A. 结肠损伤发生率低于小肠损伤
B. 结肠内细菌多，一旦损伤继发腹腔感染较严重
C. 部分结肠位居腹膜后，损伤常导致腹膜后感染
D. 结肠内细菌多，一旦损伤腹膜炎均很早表现出来
E. 腹部闭合损伤中，结肠损伤易漏诊

3. 诊断腹腔内脏损伤最有价值的方法是
A. 超声检查
B. 腹腔穿刺腹腔灌洗术
C. 腹部压痛
D. X 线检查

E. 放射性核素扫描

4. 腹部损伤行腹腔穿刺抽得不凝血液，应考虑诊断为
A. 空腔脏器破裂
B. 实质脏器破裂
C. 后腹膜血肿
D. 误穿入腹腔血管
E. 前腹壁血肿

5. 腹部外伤合并失血性休克，主要处理原则为
A. 快速补充液体
B. 给予大量止血药物
C. 输血以补足血容量
D. 应用大量抗生素控制感染
E. 在积极治疗休克的同时手术探查止血

6. 腹部闭合性损伤诊断的关键在于确定有无
A. 休克
B. 内脏损伤
C. 腹壁损伤
D. 腹膜后血肿
E. 颅脑损伤

7. 腹部闭合性损伤患者，最有价值的症状体征
A. 腹部压痛
B. 腹膜刺激征
C. 肠鸣音亢进
D. 肠鸣音减弱
E. 恶心、呕吐

8. 在诊断闭合性腹部外伤合并内出血中以下哪项最重要
A. 左季肋部挫伤合并肋骨骨折
B. 血红蛋白 80g/L，红细胞 2.5×10^{12}/L
C. 左上腹明显压痛及肌紧张
D. 腹腔穿刺抽出不凝固血液
E. 血压 80/60mmHg，脉搏 110次/分

9. 关于脾破裂以下哪项是不正确的
A. 行脾切除术
B. 行脾缝合修补术
C. 待失血性休克好转后手术
D. 可收集腹腔内出血行自家输血
E. 白细胞计数多升高

10. 关于肝破裂诊断下列哪项是错误的
A. 右上腹外伤
B. 局部疼痛及压痛
C. 血红蛋白值逐渐下降
D. 心率加快
E. 必须等待腹腔穿刺抽出血液

11. 诊断腹部闭合性损伤胃破裂，最有意义的是
A. 白细胞计数及中性粒细胞数增高
B. 腹部肌紧张及反跳痛
C. 有固定压痛点
D. 膈下游离气体
E. 超声测出腹腔内有积液

12. 腹部闭合性损伤患者，腹部X线平片发现腹膜后积气，最可能的损伤部位是
A. 横结肠
B. 乙状结肠
C. 直肠上段
D. 十二指肠球部
E. 十二指肠水平部

13. 回肠小穿孔早期查无腹膜刺激症状，原因为
A. 邻近肠管紧贴穿孔，堵塞穿孔
B. 肠腔空虚内无粪便
C. 机体防御能力强，反应迟钝
D. 肠管痉挛，黏膜外翻，血凝块堵塞
E. 肠麻痹，肠蠕动消失，肠内容物不外漏

14. 腹部外伤伴有内出血休克，最重要的处理原则是
A. 补充液体
B. 给予镇静药
C. 使用血管活性物质
D. 控制感染
E. 及时手术探查

15. 诊断外伤性脾破裂下列哪项最重要
A. 左上腹有外伤史
B. 有早期休克表现
C. 腹部有压痛而且逐渐扩大
D. 有进行性贫血
E. 诊断性腹腔穿刺，有不凝固血液

16. 结肠破裂的诊断，哪项是错误的
A. 结肠损伤比小肠损伤机会少
B. 一部分结肠位于腹膜后，伤后易漏诊
C. 结肠内液体成分少而细菌多，故腹膜炎出现的较早
D. WBC 总数增高
E. Hb，RBC 不一定下降

17. 脾切除的主要适应证是
A. 血液系统疾病
B. 造血系统疾病
C. 外伤性脾破裂
D. 脾脓肿
E. 脾肿瘤

18. 下列情况不需行脾切除术的是
A. 游走脾
B. 脾囊肿
C. 脾肿瘤
D. 脾梗死
E. 脾脓肿

19. 脾切除术的年龄限制为
A. 大于2岁
B. 大于4岁
C. 大于6岁
D. 青春期以后
E. 没有限制

20. 关于脾功能亢进正确的是
A. 主要由于门静脉高压引起代偿性脾大
B. 巨型脾大仅见于血吸虫病性肝硬化
C. 周围血细胞减少是由于脾脏破坏过多所致
D. 临床主要表现为红细胞降低明显
E. 脾切除效果良好，可使周围血液恢复正常

21. 腹部闭合性损伤中，较多见的

实质性脏器损伤为哪一项
A. 肝
B. 肾
C. 脾
D. 胰
E. 肾上腺
22. 外伤性脾下极小裂伤，其最佳手术方式是
A. 脾修补术
B. 脾切除术
C. 脾部分切除术
D. 脾动脉结扎术
E. 明胶海绵堵塞
23. 对某些脾破裂，行裂口修补术及部分脾切除术，是为了
A. 节约时间
B. 保留造血功能不受影响
C. 避免日后可能因免疫低下招致严重感染
D. 脾内贮有血液，避免失血过多
E. 降低手术难度

【A_2 型题】

24. 一患者腹部闭合性损伤，腹痛，烦躁，口渴，血压下降，诊断尚未确定。应给予处理是
A. 吗啡镇痛
B. 给水止渴
C. 苯巴比妥镇静
D. 扶持患者去放射线科透视
E. 以上都不对
25. 一患者第 9、10 肋闭合性骨折，肝破裂。查体：脉搏 106 次/分，血压 90/60mmHg，血红蛋白 9.0g。适当的治疗是
A. 吸氧，输血，观察
B. 抗休克，病情好转后手术
C. 抗休克同时开腹手术
D. 先抗休克 2~3 小时，不好转一面抗休克一面手术
E. 肋骨骨折处封闭及橡皮膏固定后手术
26. 一患者乙状结肠破裂。立位腹部 X 线平片，下列部位出现半月形气影，哪个正确
A. 右侧腹部
B. Douglas 腔
C. 回盲部
D. 膈下
E. 左侧腹
27. 一患者腹部闭合性损伤，未明确诊断时，下述观察、处理哪项是错误的
A. 绝对卧床休息
B. 禁饮食，输液
C. 注射吗啡镇痛
D. 定时测定血压、脉搏
E. 反复检查腹部体征
28. 一患者上腹部汽车撞伤 4 小时，患者面色苍白，四肢厥冷，脉搏 140 次/分，血压 60/40mmHg，全腹轻度压痛、肌紧张及反跳痛。首先应考虑为
A. 胃破裂
B. 十二指肠破裂
C. 肝脾破裂
D. 严重的腹壁软组织损伤
E. 腹膜后血肿
29. 男性，40 岁。胸腹部摔伤，呼吸困难，腹痛，呕吐。查体：血压 90/70mmHg，右肺呼吸音弱，右上腹压痛，腹肌紧张、反跳痛明显，腹部无明显移动性浊音，肠鸣音弱。X 线检查，右侧膈肌升高，活动受限，右 7、8、9 肋骨骨折。诊断
A. 胃破裂
B. 肠破裂
C. 脾破裂
D. 肝破裂
E. 损伤性气胸
30. 男性，30 岁。2 天前左胸被自行车把撞伤。拍胸部正侧位片见左 7、8 肋骨骨折，余未见异常。今日上午下楼梯突然腹痛，面色苍白，急送医院。查体：BP 50/30mmHg，P 140 次/分，弥漫性腹膜炎，腹穿抽出 1ml 不凝血。诊断
A. 上消化道出血
B. 外伤后腹膜后血肿破裂
C. 迟发性脾破裂
D. 虚脱
E. 肝被膜下血肿破裂
31. 患者被汽车撞伤，右上腹剧痛。查体：呼吸 36 次/分，脉搏 100 次/分，BP 90/65 mmHg。诊断不明，禁用
A. 异丙嗪
B. 地西泮
C. 6-氨基己酸
D. 吗啡
E. 苯巴比妥
32. 男性，22 岁。腹部被拳击 2 小时。经查体、实验室检查、X 线腹透及腹腔穿刺未明确诊断。现应如何处理为宜
A. 立即剖腹探查，免于误诊
B. 注射哌替啶镇痛
C. 严密观察腹部体征的变化
D. 多活动，使体征明朗化，便于确诊
E. 禁饮食补液，做好术前准备
33. 一患者腹部闭合性损伤，持续腹痛，血压 80/60mmHg，脉搏 120 次/分，诊断尚未确定。应给予处置是
A. 吗啡镇痛
B. 给水止渴
C. 苯巴比妥镇静
D. 扶持患者去放射科透视
E. 积极补充血容量，抗休克
34. 一体操运动员，练习时翻高低杠折腹，突然上腹疼痛，两小时后疼痛加剧，疼痛主要位于右上腹，且有对应部位背部疼痛，曾有血性呕吐物。X 线检查见腹膜后有气体。应考虑诊断
A. 肝破裂
B. 胆囊破裂
C. 右肾破裂

D. 十二指肠破裂
E. 腹膜后血管破裂

【A_3/A_4型题】

（35~36题共用题干）

男性，24岁。腹部闭合性损伤后2小时。查体：血压120/80mmHg，脉搏96次/分，全腹压痛、反跳痛、肌紧张，移动性浊音不明显，肠鸣音消失。尿无异常。

35. 应诊断为
A. 腹腔内实质脏器损伤
B. 腹腔内空腔脏器损伤
C. 泌尿系损伤
D. 胰腺损伤
E. 肝破裂

36. 应如何处置
A. 立即手术
B. 观察12小时后手术
C. 非手术治疗
D. 抗炎，补液，如血压脉搏异常则手术
E. 补液2000ml后手术

（37~38题共用题干）

一患者被车撞伤4小时，右上腹痛。查体：血压80/60mmHg，脉搏120次/分，右肋部见皮擦伤，右上腹压痛明显，全腹轻度肌紧张，移动性浊音阳性，肠鸣音弱。尿色正常。

37. 应首先进行下列哪项检查
A. 腹部CT
B. 腹部B超
C. 腹部X线
D. 尿常规
E. 腹腔穿刺

38. 应诊断为
A. 肝破裂失血性休克
B. 脾破裂失血性休克
C. 肾破裂失血性休克
D. 胃破裂失血性休克
E. 胰腺破裂失血性休克

【B_1型题】

（39~40题共用备选答案）

A. 左肩放射性痛
B. 尿淀粉酶升高
C. 膈下游离气体
D. 腹膜后积气
E. 腹部外伤后直肠指检指套染血

39. 脾破裂
40. 胃破裂

第十六篇 泌尿系统（含男性生殖系统）

第一章 尿液检查

【A_1 型题】

1. 蛋白质（++++），且以白蛋白为主时提示
   A. 功能性蛋白尿
   B. 肾组织性蛋白尿
   C. 溢出性蛋白尿
   D. 肾小管性蛋白尿
   E. 肾小球性蛋白尿
2. 根据血尿来源不同临床上将血尿分为
   A. 功能性血尿
   B. 器质性血尿
   C. 肉眼血尿，镜下血尿
   D. 原发性血尿，继发性血尿
   E. 肾小球性及非肾小球性血尿
3. 肾小球源性血尿的特点是
   A. 变形红细胞尿
   B. 终末血尿
   C. 尿痛血尿
   D. 初始血尿
   E. 有凝血块的尿
4. 临床上最常出现血尿的疾病是什么
   A. 肾脏的先天畸形
   B. 免疫系统疾病
   C. 系统性红斑狼疮
   D. 糖尿病
   E. 肾小球肾炎
5. 在肾脏疾病中出现血尿的最常见原因是
   A. 多囊肾
   B. 肾结核
   C. 肾小球肾炎
   D. 肾血管病变
   E. 肾挫伤
6. 对鉴别是否肾小球源性血尿最有意义的是
   A. 全程血尿
   B. 合并尿道刺激征
   C. 尿潜血阳性
   D. 肉眼血尿
   E. 变形红细胞尿
7. 下列中哪项属于生理性蛋白尿
   A. 肾淤血产生的蛋白尿
   B. 肾动脉硬化引起的蛋白尿
   C. 体位性蛋白尿
   D. 凝溶性蛋白尿
   E. 血管内溶血引起的血红蛋白尿
8. 蛋白尿的定义是
   A. 成人每日尿蛋白持续超过 50mg
   B. 成人每日尿蛋白持续超过 100mg
   C. 成人每日尿蛋白持续超过 150mg
   D. 成人每日尿蛋白持续超过 200mg
   E. 成人每日尿蛋白持续超过 250mg
9. 根据蛋白尿的发生机制，尿蛋白可分为四类，下列哪一类是错误的
   A. 肾小球性蛋白尿
   B. 肾小管性蛋白尿
   C. 溢出性蛋白尿
   D. 生理性蛋白尿
   E. 组织性蛋白尿
10. 选择性蛋白尿的特点是以
    A. 溶菌酶为主
    B. 白蛋白为主
    C. 本-周蛋白为主
    D. IgA 为主
    E. β_2 微球蛋白为主
11. 大量蛋白尿说明是
    A. 肾小管对蛋白的回收障碍
    B. 肾小球滤过膜改变
    C. 组织性蛋白尿
    D. 溢出性蛋白尿
    E. 功能性蛋白尿
12. 尿中 β_2 微球蛋白增多而血中 β_2 微球蛋白不增多，此时出现的蛋白尿属于
    A. 肾小球性蛋白尿
    B. 溢出性蛋白尿
    C. 分泌性蛋白尿
    D. 肾小管性蛋白尿
    E. 组织性蛋白质
13. 正常尿中偶见什么管型
    A. 透明管型
    B. 白细胞管型
    C. 红细胞管型
    D. 上皮细胞管型
    E. 蜡样管型
14. 关于管型的叙述，正确的是
    A. 红细胞管型，常见于急性肾小球肾炎
    B. 白细胞管型，常见于急性肾损伤
    C. 脂肪管型，常见于肾盂肾炎
    D. 蜡样管型，常见于肾病综合征
    E. 上皮细胞管型，常见于慢性肾炎晚期
15. 区别血尿与血红蛋白尿的主要方法是
    A. 观察血尿颜色
    B. 做尿胆原测验
    C. 做尿潜血试验
    D. 做尿三杯试验
    E. 做尿沉渣镜检
16. 尿中出现蜡样管型见于
    A. 慢性肾小球肾炎
    B. 慢性肾衰竭

C. 急性肾小球肾炎
D. 慢性间质性肾炎
E. 肾肿瘤

【A_2 型题】

17. 男性，25 岁。1 年来反复镜下血尿，相差显微镜检查为变形红细胞，尿蛋白 0.4g/d，无水肿、高血压及肾功能减退。应首先考虑的诊断为
A. 无症状性蛋白尿和/或血尿
B. 急性肾小球肾炎
C. 泌尿系统肿瘤
D. 慢性肾小球肾炎
E. 尿路结石

【B_1 型题】

（18~19 题共用备选答案）
A. <40mg/24h
B. 40~100mg/24h
C. 100~150mg/24h
D. 150mg/24h
E. 3.5g/24h

18. 临床中大量蛋白尿是指尿中排出蛋白超过
19. 蛋白尿是指蛋白质持续超过

（20~23 题共用备选答案）
A. 透明管型
B. 蜡样管型
C. 上皮细胞管型
D. 白细胞管型
E. 红细胞管型

20. 正常人尿中偶见
21. 慢性肾衰竭尿毒症时尿中常见
22. 急性肾盂肾炎时尿中常见
23. 急性肾小球肾炎尿中常见

第二章　肾小球疾病

【A_1 型题】

1. 肾病综合征低蛋白血症的主要原因是
A. 肾小管重吸收蛋白不足
B. 肝脏合成白蛋白不足
C. 血浆蛋白分解代谢增强
D. 肾小球毛细血管壁通透性增强，大量的清蛋白（白蛋白）从尿中丢失
E. 蛋白质摄入不足

2. 肾脏病学临床诊断、治疗及判断预后的重要依据是什么
A. 肾脏功能检查
B. 肾脏 B 型超声检查
C. 血肌酐清除率检查
D. 肾脏静脉造影
E. 肾活检病理检查

3. 急性肾炎尿量甚少时哪种利尿药慎用或不用
A. 氢氯噻嗪
B. 呋塞米
C. 螺内酯
D. 利尿酸钠
E. 利尿合剂

4. 急进性肾炎与急性肾炎的最主要鉴别点为
A. 蛋白尿及血尿的严重程度
B. 有无高血压及心脏并发症
C. 水肿的严重程度
D. 肾功能下降的速度及严重程度
E. 有无前驱链球菌感染的证据

5. 慢性肾炎水肿产生的主要因素是
A. 全身毛细血管通透性增加
B. 肾内分泌前列腺素减少
C. 肾小球超滤及滤过率下降
D. 继发醛固酮分泌增多
E. 抗利尿激素分泌增多

6. 肾病综合征合并脑梗死者，治疗中作用肯定的药物是
A. 阿司匹林
B. 双嘧达莫
C. 低分子量肝素
D. 低分子右旋糖酐
E. 氯吡格雷

7. 急性肾小球肾炎的诊断根据中哪一项是关键
A. 全身水肿
B. 高血压
C. 尿少
D. 血尿及红细胞管型尿
E. 蛋白尿及透明管型尿

8. 关于原发性肾小球疾病的光镜下病理特点，错误的是
A. 膜性肾病为不伴细胞增生的弥漫性肾小球毛细血管基底膜增厚
B. 微小病变无明显异常，电镜下可见上皮细胞肿胀、足突广泛融合
C. 急进性肾小球肾炎是 50% 以上肾小球的肾小囊中有大新月体形成
D. 急性链球菌感染后肾小球肾炎是弥漫增生性肾小球炎症（内皮与系膜细胞增生）
E. 系膜增生性肾小球肾炎是系膜细胞及肾小球基底膜不同程度的弥漫增生

9. 急进性肾小球肾炎主要的病理改变为
A. 弥漫内皮系膜细胞增生性改变
B. 肾小球上皮下驼峰样沉积物
C. IgG 沉积
D. 肾小囊有大量新月体形成
E. 可见白细胞浸润

10. 急性肾小球肾炎水肿的发生机制主要是
A. 肾小球滤过率降低
B. 大量蛋白由尿排出
C. 醛固酮增加造成水、钠潴留
D. 急性心力衰竭
E. 毛细血管壁通透性增加

11. 贫血出现最早的是
A. 微小病变病
B. 膜性肾病
C. 局灶性节段性肾小球硬化
D. 系膜增生性肾炎
E. 系膜毛细血管性肾炎
12. 血中补体水平下降一般不见于
A. 急进性肾小球肾炎
B. 膜性肾病
C. 系膜增生性肾小球肾炎
D. 狼疮肾炎
E. 急性肾小球肾炎
13. 引起急性肾小球肾炎的常见病因是
A. 甲型肝炎病毒感染
B. 乙型肝炎病毒感染
C. 葡萄球菌感染
D. 乙型溶血性链球菌 A 组 12 型感染
E. B 族甲型溶血性链球菌感染
14. 下列关于 IgA 肾病错误的说法是
A. 病理类型主要为系膜增生性肾小球肾炎
B. 确诊有赖于肾活检病理检查
C. 青少年好发
D. 预后良好，很少有肾功能恶化
E. 常在感染后 72 小时以内发作肉眼血尿
15. 急性肾小球肾炎临床表现中消失或恢复正常最慢的是
A. 高血压
B. 水肿
C. 血尿及微量蛋白尿
D. 补体 C3
E. 管型尿
16. 哪一种疾病最适合用肾上腺皮质激素
A. 慢性肾炎
B. 急性肾炎
C. 肾盂肾炎
D. 肾静脉血栓形成
E. 肾病综合征
17. 成年人引起肾性高血压最常见的疾病是
A. 肾动脉狭窄
B. 慢性肾盂肾炎
C. 肾动脉硬化
D. 急性肾小球肾炎
E. 慢性肾小球肾炎
18. 肾病综合征出现大量蛋白尿的主要机制是
A. 肾小球滤过膜内皮窗孔径异常过大
B. 肾小球滤过膜电荷屏障受损
C. 肾小球上皮细胞足突裂隙增大
D. 肾血流量增加
E. 肾静脉回流障碍
19. 下列哪种利尿药可引起代谢性酸中毒
A. 氢氯噻嗪
B. 氨苯蝶啶
C. 呋塞米
D. 乙酰唑胺
E. 甘露醇
20. 临床表现与急性肾小球肾炎不符合的是
A. 链球菌感染后 2 周出现血尿、蛋白尿
B. 病程中出现 C3 下降
C. 高血压持续 2 个月以上
D. 可并发心力衰竭
E. 部分患者可有 ASO 水平升高
21. 有关慢性肾小球肾炎，下列哪一项是正确的
A. 发病与链球菌感染有明确关系
B. 大部分与急性肾小球肾炎之间有确定的因果关系
C. 发病机制的起始因素为免疫介导性炎症
D. 不同的病例其肾小球的病变是相同的
E. 可发生于任何年龄，其中女性居多
22. 急进性肾小球肾炎Ⅰ型患者血浓度常升高的抗体是
A. 抗肾小球基底膜抗体
B. 抗核抗体
C. 抗双链 DNA 抗体
D. 抗中性粒细胞胞质抗体
E. 抗平滑肌抗体
23. 微小病变型肾病综合征最主要的治疗是
A. 正常量优质蛋白低盐饮食
B. 卧床休息
C. 糖皮质激素
D. 利尿药
E. 非激素类免疫抑制剂
24. 不属于原发性肾病综合征常见的病理类型是
A. 微小病变病
B. 系膜增生性肾炎
C. 毛细血管内增生性肾炎
D. 膜性肾病
E. 局灶性节段性肾小球硬化
25. 肾病综合征最常见的并发症是
A. 循环衰竭
B. 肾衰竭
C. 感染
D. 静脉血栓形成
E. 蛋白及脂肪代谢紊乱
26. 下列肾脏病中哪种为抗肾小球基底膜抗体性肾炎
A. 链球菌感染后急性肾炎
B. 膜性病变为主的肾炎
C. 肾小球病变为主的肾炎
D. 肺出血-肾炎综合征
E. 狼疮性肾炎
27. 肾病综合征最重要的诊断依据是
A. 24 小时尿蛋白>3.5g，血浆白蛋白< 30g/L
B. 血浆白蛋白<30g/L，血胆固醇及甘油三酯升高
C. 24 小时尿蛋白>3.5g，双下肢凹陷性水肿
D. 24 小时尿蛋白>3.5g，血胆固醇及甘油三酯升高
E. 血胆固醇及甘油三酯升高，双下肢凹陷性水肿
28. 慢性肾炎治疗的主要目的是

A. 消除蛋白尿
B. 消除血尿
C. 控制感染
D. 应用血小板解聚药
E. 防止或延缓肾衰竭

29. 下列哪项对诊断急性肾小球肾炎最有价值
A. 红细胞沉降率增快
B. 抗“O”增高
C. 尿沉渣可见红细胞管型
D. 血清C3下降
E. 蛋白尿

30. 关于急性肾炎的治疗，错误的是
A. 一般有自愈倾向，可不治疗
B. 对于反复发作的慢性扁桃体炎，待病情稳定后可考虑扁桃体摘除
C. 应常规应用糖皮质激素治疗
D. 有时需急诊透析治疗
E. 应低盐饮食

31. 治疗肾炎水肿时，下列哪一项利尿措施不宜应用
A. 氢氯噻嗪
B. 呋塞米
C. 低分子右旋糖酐
D. 利尿合剂
E. 氨苯蝶啶

32. 急性肾小球肾炎的发病机制是
A. 感染后的免疫反应
B. 感染所致的中毒反应
C. 机体代谢紊乱
D. 病毒对肾脏的损伤
E. 细胞直接对肾脏的损害

33. 慢性肾炎合并高血压、尿毒症，同时有水肿，下列药物应选用
A. 氢氯噻嗪与氨苯蝶啶
B. 甘露醇
C. 氢氯噻嗪
D. 呋塞米
E. 利尿合剂

34. 急性肾小球肾炎的治疗原则是
A. 以休息及对症处置为主
B. 以减轻水肿，利尿为主
C. 以降低血压，应用联合降压药物为主
D. 以止血，治疗血尿为主
E. 以治疗并发症为主

35. 急性肾炎饮食中不限制食盐摄入的时机是
A. 症状消失，红细胞沉降率正常
B. 水肿消退，血压正常
C. 水肿消退，肉眼血尿的消失
D. 镜下血尿消失
E. 血清补体恢复正常

36. 肺出血-肾炎综合征可继发哪型肾炎
A. 急性肾炎
B. 以急性肾炎起病的慢性肾炎
C. 肾病综合征
D. 急进型肾炎
E. 以上都不是

37. 以急性肾炎综合征起病的慢性肾小球肾炎与感染后急性肾小球肾炎的主要鉴别点是
A. 尿中出现红细胞的量多
B. 血压中等度升高
C. 出现明显的水肿
D. 有氮质血症
E. 潜伏期及补体

38. 对激素治疗最为敏感的是
A. 微小病变型
B. 膜性肾病
C. 局灶节段性肾小球硬化
D. 系膜增生性肾炎
E. 系膜毛细血管性肾炎

39. 慢性肾炎高血压的治疗哪项是错误的
A. 力争把血压控制在理想水平：130/80mmHg以下
B. 选择延缓肾功能恶化，具有肾保护作用的降压药
C. 限盐＜3g/d，有钠、水潴留可选用噻嗪类利尿药
D. 可用钙离子通道阻滞药
E. 甘露醇静脉滴注

40. 最常出现中性粒细胞质抗体（ANCA）阳性的肾病是
A. 急进性肾小球肾炎
B. 急性肾小球肾炎
C. 狼疮肾炎
D. 急性间质性肾炎
E. 急性肾小管坏死

41. 属于激素冲击治疗适应证的是
A. 新月体肾炎
B. 毛细血管内增生性肾小球肾炎
C. 系膜增生性肾小球肾炎
D. 局灶节段性肾小球硬化
E. 急性间质性肾炎

42. 慢性肾炎与过敏性紫癜性肾炎的鉴别点是
A. 高血压程度
B. 血尿程度
C. 肾功能损害程度
D. 水肿程度
E. 既往过敏性紫癜史

43. 原发性肾小球疾病的病理分型不包括
A. 轻微肾小球病变
B. 局灶性节段性病变
C. 肾病综合征
D. 膜性肾病
E. 增生性肾炎

44. 为了减缓肾小球硬化的发生，临床上主要注意
A. 低盐饮食、适量蛋白质、高热量、高维生素饮食
B. 适当的休息
C. 高磷饮食
D. 服用利尿药物
E. 高蛋白、高脂肪饮食

45. 肾病综合征患者发生血栓并发症，最常见于
A. 肾静脉
B. 冠状血管
C. 下肢静脉
D. 肺静脉
E. 下腔静脉

46. 关于肾病综合征的治疗下列哪项是错误的
A. 只要血肌酐不升高，应给

予正常量优质蛋白饮食
B. 限制食盐和水的摄入
C. 免疫抑制剂与糖皮质激素可以合用
D. 可应用抑制血小板凝集药物
E. 因血浆胶体渗透压低，尿量虽少也不能用利尿药

47. 急性肾炎，水肿，高血压，并发左心衰竭、肾衰竭时应选
A. 噻嗪类利尿药
B. 氨苯蝶啶
C. 渗透性利尿药
D. 利尿合剂
E. 呋塞米

48. 急性肾小球肾炎与急进性肾小球肾炎临床相似之处为
A. 中度贫血
B. 预后不佳
C. 以急性肾炎综合征起病
D. 肾功能急剧恶化
E. 早期出现急性肾损伤

49. 微小病变型肾病综合征出现大量蛋白尿的主要的机制是
A. 肾小球滤过孔增大
B. 肾小球基膜糖蛋白成分变化，负电荷消失
C. 肾小球上皮细胞足突裂隙增大
D. 肾血流量增加
E. 肾静脉回流障碍

50. IgA肾病的主要诊断依据是
A. 无症状的血尿、蛋白尿
B. 高血压同时伴血尿改变
C. 多次查出IgA升高
D. 起病前有上呼吸道感染
E. 肾活检免疫病理学检查

51. 微小病变型肾病出现大量蛋白尿的主要原因是
A. 肾小球内皮窗孔径增大
B. 肾小球基膜结构的改变
C. 肾小球上皮细胞足突裂隙增宽
D. 电荷屏障遭到破坏
E. 肾小球血流量增大

52. 最终导致肾小球损伤并产生相应的临床症状主要是
A. 循环免疫复合物沉积及原位免疫复合物形成
B. 细胞免疫
C. 免疫反应激活炎症细胞使之释放炎症介质致肾损害
D. 凝血及纤溶系统因子，细胞黏附分子
E. 肾小球固有细胞在特定条件下有致损伤作用

【A_2型题】

53. 男性，17岁。双下肢出血点伴关节痛2周，水肿1周。实验室检查：尿红细胞30～40/HP，尿蛋白4.2g/d，血浆白蛋白28g/L。肾免疫病理示IgA沉积于系膜区。其诊断为
A. 乙肝病毒相关性肾炎
B. 狼疮肾炎
C. IgA肾病
D. 过敏性紫癜肾炎
E. 原发性肾病综合征

54. 女性，18岁。因尿少、水肿、头晕、腰痛半年入院。血压140/100mmHg，血红蛋白120g/L，血白蛋白40g/L，尿蛋白（++），尿白细胞3～4/HP，红细胞10～15/HP，血尿素氮8.3mmol/L，血肌酐178μmol/L。最可能的诊断是
A. 急性肾盂肾炎
B. 急性肾炎
C. 肾病综合征
D. 慢性肾炎
E. 急进性肾炎

55. 男性，30岁。颜面水肿3天，无力。尿量400ml/24h，血压130/80mmHg，血红蛋白130g/L，尿蛋白（+++），尿红细胞20～40/HP，颗粒管型0～2/HP。可能性最大的诊断是
A. 隐匿性肾炎
B. 急进性肾炎
C. 急性肾炎
D. 慢性肾炎
E. 肾盂肾炎

56. 男性，18岁。3周前咽痛，近1周面部水肿、尿少，尿蛋白（++），尿红细胞10～20/HP，红细胞管型0～1/HP，颗粒管型0～1/HP。诊断考虑
A. 急性肾盂肾炎
B. 慢性肾炎急性发作
C. 急性肾炎
D. 隐匿性肾炎
E. 急性前列腺炎

57. 男性，15岁。3周前低热、咽痛，1周来眼睑轻度水肿，1天前突然剧烈头痛，全身抽搐，意识不清，数分钟后清醒。BP 170/100mmHg，尿蛋白（++），可见红细胞管型。最可能的诊断是
A. 高血压合并高血压脑病
B. 慢性肾炎
C. 颅内占位性病变
D. 高血压病
E. 急性肾炎并发高血压脑病

58. 急性肾炎2周，血压160/100mmHg，尿常规示红细胞散在满视野。首先选用
A. 降压对症治疗
B. 应用抗菌药物
C. 应用止血药物治疗
D. 泼尼松
E. 中药治疗

59. 男性，20岁。尿少、水肿、肉眼血尿2周。血压140/90mmHg，尿常规示红细胞满视野，蛋白（++）。首先选用
A. 休息对症治疗
B. 泼尼松
C. 环磷酰胺
D. 氮芥
E. 吲哚美辛

60. 女性，15岁。双下肢及颜面水肿2周，查尿蛋白5.2g/d，尿RBC 0～2/HP，血白蛋白28g/L，Scr 90μmol/L，抗核抗体阴性。应首选的治疗措施是

A. 低分子量肝素抗凝
B. 静脉滴注白蛋白
C. 口服 ACEI 类药物
D. 泼尼松联合环磷酰胺
E. 泼尼松足量、足疗程

61. 男性，20 岁。反复咯血 1 周，进行性少尿 5 天入院，血压 160/100mmHg。尿常规：尿蛋白（+++），红细胞满视野。入院后病情继续恶化，血压升高加重，后出现恶心、呕吐，血尿素氮 172mmol/L。诊断应考虑为
A. 流行性出血热
B. 急性肾炎
C. 慢性肾炎急性发作
D. 过敏性紫癜肾炎
E. 急进型肾炎

62. 女性，25 岁。突起水肿、尿少、血尿即住院治疗，3 周后进入昏迷，尿蛋白（+++），红细胞 10～15/HP，白细胞 1～3/HP，颗粒管型 1～3/HP，BUN 25mmol/L，肾活检大量新月体形成，诊断为
A. 急性肾炎
B. 急进性肾炎
C. 慢性肾炎急性发作
D. 肾病综合征
E. 急性肾盂肾炎

63. 急进性肾炎，不同于急性肾小球肾炎的临床表现主要是
A. 链球菌感染后 4 天内发病
B. 以肉眼血尿为主
C. 有显著高血压及心、脑并发症
D. 对肾上腺皮质激素治疗反应不好
E. 进行性肾功能损伤

64. 男性，25 岁。近年来夜尿增多，偶有水肿。BP 190/110mmHg，血红蛋白 60g/L，尿蛋白（+），尿红细胞 0～1/HP，白细胞 0～1/HP，颗粒管型 1～2/HP，肌酐清除率降低，应诊断为
A. 急性肾炎
B. 急进性肾炎
C. 隐匿性肾炎
D. 慢性肾炎
E. 高血压病肾动脉硬化

65. 男性，23 岁。2 年来实验室检查发现尿蛋白持续为（+）～（++），每当上呼吸道感染或劳累后，尿蛋白可增至（+++），2 天前感冒。尿红细胞 5～10/HP，其诊断最可能为
A. 急性肾炎
B. 隐匿性肾炎
C. 慢性肾炎
D. 慢性肾盂肾炎
E. 肾病综合征

66. 25 岁患者，近日腰痛，双下肢出现凹陷性水肿。尿常规检查示：尿蛋白（+++），红细胞 0～1/HP。血浆蛋白降低，白蛋白>30g/L，胆固醇正常，血肌酐 102μmol/L，应诊断为
A. 慢性肾炎
B. 肾病综合征
C. 急进性肾炎
D. 隐匿性肾炎
E. 以上都不是

67. 某患者，患有慢性肾炎 5 年，近年出现衰弱、无力、尿少，水肿较前加重，并有轻度贫血。血压 160/100mmHg，在下列检查中应首选哪一项
A. 尿浓缩试验
B. PSP 排泄试验
C. 肌酐清除率
D. 血尿素氮浓度
E. 血肌酐浓度

68. 男性，16 岁。近半个月全身水肿，检查尿蛋白（+++），透明管型 2～3/HP，血红蛋白 12g/L，血压正常，24 小时尿蛋白>3.5g，最可能的诊断是
A. 急性肾炎
B. 急进性肾炎
C. 慢性肾炎
D. 肾病综合征
E. 肾盂肾炎

69. 男性，35 岁。因蛋白尿待查入院，24 小时尿蛋白定量 3.8g，血白蛋白 30g/L，肾活检示轻度系膜增生性肾炎。该患者最不易出现的并发症是
A. 感染
B. 肾静脉血栓形成
C. 急性肾损伤
D. 脑卒中
E. 蛋白营养不良

70. 男性，18 岁。水肿，尿蛋白（+++），应用激素治疗中突然出现右下肢疼痛，最可能的原因是
A. 右下肢静脉炎
B. 右下肢血栓形成
C. 肾性骨病
D. 动脉栓塞
E. 高尿酸血症，痛风

71. 女性，15 岁。无原因出现眼睑及下肢水肿。查体：BP 100/70mmHg，心、肺正常。尿蛋白（+++），红细胞 0～1/HP。血浆白蛋白 30g/L。最可能的诊断为
A. 急性肾炎
B. 肾病综合征
C. 慢性肾炎
D. 肾淀粉样变
E. 泌尿系感染

72. 女性，18 岁。水肿、少尿 20 天，近 2 天出现发热，体温达 38℃。查体：BP 120/80mmHg。血红蛋白 110g/L。尿常规示：白细胞 10～15/HP，尿蛋白（+++），红细胞 3～5/HP。最可能的诊断是
A. 肾病综合征合并上呼吸道感染
B. 肾病综合征合并泌尿系统感染
C. 感染所致尿改变
D. 急性肾盂肾炎

E. 急性肾炎合并泌尿系统感染

73. 某患者，全身高度水肿伴有腹水。检查：尿蛋白（+++），24小时尿蛋白>3.5g，合并高脂血症，血浆白蛋白<30g/L。诊断为肾病综合征，其主要依据是
A. 高度水肿伴腹水
B. 尿蛋白（+++）
C. 高脂血症
D. 24小时尿蛋白>3.5g
E. 血浆清蛋白<30g/L

74. 某肾病综合征患者应用泼尼松1mg/(kg·d)治疗1周，临床医生判断此患者对激素治疗有效，主要根据是
A. 患者尿量明显增多，水肿消退
B. 患者食欲增加
C. 患者尿中红细胞减少
D. 血常规示红细胞增加
E. 血钾降低

75. 男性，25岁。肾病综合征患者，血压130/70mmhg，尿蛋白（+++），尿红细胞2~4/HP。应用激素治疗2周突然出现发热及右下肢剧烈疼痛，这时要考虑
A. 全身感染
B. 下肢静脉血栓形成
C. 淋巴管炎
D. 股骨头坏死
E. 下肢静脉栓塞

76. 男性，20岁。水肿已1年，血压正常，尿蛋白（+++），尿红细胞1~3/HP，尿白细胞3~4/HP。下列治疗方法中主要应选用
A. 抗生素
B. 肾上腺皮质激素
C. 静脉滴注白蛋白
D. 静脉滴注必需氨基酸
E. 高蛋白饮食

77. 肾病综合征患者高度水肿，尿量400~500ml/d，持续2周，尿蛋白（++++），血浆白蛋白20g/L，肌酐清除率为100ml/min，本患者的治疗主要是
A. 呋塞米
B. 消炎药
C. 输血浆或白蛋白
D. 肾上腺皮质激素
E. 血液透析

78. 男性，15岁。高度水肿，尿蛋白（+++），管型少许，血白蛋白15g/L，血胆固醇10mmol/L，应用泼尼松治疗4周，尿量增加，水肿消退，尿蛋白（++），此时应用哪项措施
A. 泼尼松原剂量继续治疗
B. 泼尼松开始减量
C. 加用清蛋白、泼尼松减量
D. 加用ACTH、泼尼松减量
E. 加用吲哚美辛、泼尼松减量

79. 男性，24岁。1年前诊断肾病综合征，应用激素治疗4周，尿蛋白转阴后减量，治疗共8周，停药已半年，近1个月来又出现水肿，尿蛋白（+++），应首选应用
A. 泼尼松1mg/kg
B. 甲泼尼龙，冲击治疗
C. 环磷酰胺
D. 吲哚美辛治疗
E. 雷公藤治疗

80. 男性，18岁。诊断肾病综合征，应用激素治疗无效，改用环磷酰胺治疗，总量不超过
A. 4~6g
B. 6~8g
C. 8~12g
D. 12~14g
E. 16g

81. 女性，20岁。水肿、少尿半年。实验室检查：尿蛋白（+++），红细胞2~3/HP，白细胞1~2/HP，血肌酐正常，肾活检病理为微小病变。最主要的治疗是
A. 正常蛋白的低盐饮食
B. 卧床休息
C. 糖皮质激素
D. 利尿药
E. 其他免疫抑制剂

82. 女性，18岁。呼吸道感染2天后出现血尿，同时伴有低热、腰痛，无高血压，住院治疗全身症状好转，但仍有血尿，经肾活检，诊断为IgA肾病，主要依据是
A. 肾小球系膜区有免疫复合物沉积
B. 肾小球系膜区有以IgA为主的颗粒沉积
C. 临床上以低热为主
D. 临床上无诱因的突发血尿
E. 肾小球系膜区有系膜细胞浸润

83. 男性，30岁。临床表现为反复发作性肉眼血尿，在劳累及感染后加重。发作时伴有肌肉发痛，无高血压及肾功能减退，可考虑诊断
A. 急性肾小球肾炎
B. 隐匿性肾炎
C. IgA肾病
D. 慢性肾炎
E. 泌尿系感染

84. 女性，47岁。慢性肾炎病史多年，近2年经常出现双下肢水肿，一直服双嘧达莫（潘生丁）及氢氯噻嗪治疗。近1周感觉腹胀，双下肢无力。首先考虑的是
A. 肾功能严重减退
B. 低钾血症
C. 高血压
D. 酸中毒
E. 药物中毒

【A_3/A_4型题】

（85~86题共用题干）

男性，18岁。双下肢及颜面

水肿1周。尿沉渣镜检：RBC 0～2/HP，尿蛋白定量12.2g/d。血Alb 18g/L，Scr 79μmol/L，ANA（-），乙型肝炎病毒标志物均（-）。

85. 该患者最可能的肾脏病理类型是
A. 毛细血管内增生性肾小球肾炎
B. 微小病变型肾病
C. 局灶节段性肾小球硬化
D. 膜性肾病
E. 膜增生性肾小球肾炎

86. 如果经足量糖皮质激素治疗12周无效，其病理类型最可能是
A. 毛细血管内增生性肾小球肾炎
B. 微小病变性肾病
C. 局灶节段性肾小球硬化
D. 膜性肾病
E. 膜增生性肾小球肾炎

（87～89题共用题干）

女性，18岁。3周前因急性化脓性扁桃体炎发热，治疗后好转，近日来出现眼睑水肿、血压增高、少尿、呼吸困难、不能平卧而就诊。

87. 首先应该选择哪项检查
A. 血常规、尿常规、便常规
B. 血常规，尿常规，血补体C3、补体C4测定
C. 肾脏B超、超声心动图
D. 心电图、血脂分析
E. 血尿蛋白

88. 最可能的诊断是
A. 急性肾小球肾炎合并左心衰竭
B. 急性上呼吸道感染
C. 急性心肌炎并左心衰竭
D. 急进性高血压
E. 急进性肾小球肾炎

89. 血压增高的最可能原因为
A. 原发性高血压病
B. 心功能不全所致
C. 水钠潴留
D. 低蛋白血症
E. 高胆固醇血症

（90～92题共用题干）

一患慢性肾炎5年的患者，长期低盐、低蛋白饮食，乏力、恶心、呕吐20天，血压140/100mmHg，无水肿，血红蛋白60g/L，尿蛋白（+），颗粒管型0～3/HP，血白蛋白30g/L，球蛋白25g/L，血尿素氮20mmol/L，血肌酐1220μmol/L，血钠125mmol/L。

90. 此患者首先采取哪项治疗饮食
A. 蛋白饮食1g/(kg·d)，多给动物蛋白，不限盐
B. 蛋白饮食0.6g/(kg·d)，以动物蛋白为主，限盐
C. 蛋白饮食0.3g/(kg·d)，以植物蛋白为主，不限盐
D. 高蛋白饮食，以植物蛋白为主，限盐
E. 高蛋白饮食，不限盐

91. 同时首先选择下列哪项治疗
A. 降血压
B. 呋塞米100mg，每日1次静脉注射
C. 补充血浆、红细胞
D. 透析治疗
E. 0.85%氯化钠注射液500ml静脉滴注

92. 患者出现贫血的主要原因是
A. 失血
B. 缺铁
C. 低蛋白血症
D. 红细胞生存时间缩短
E. 促红细胞生成因子分泌减少

（93～95题共用题干）

男性，20岁。全身水肿半个月，近日来出现呼吸困难、少尿。检查：BP 140/90mmHg，全身高度水肿，并伴有右侧胸腔及腹水。在外院诊断肾病综合征。

93. 此患者首选治疗药物应是哪一种
A. 阿司匹林
B. 雷公藤多苷
C. 青霉素
D. 双嘧达莫
E. 泼尼松

94. 泼尼松应如何应用
A. 泼尼松10mg，1日3次
B. 泼尼松10mg，1日2次
C. 泼尼松30mg/(kg·d)，1日1次，晨服
D. 泼尼松1mg/(kg·d)，1日1次，晨服
E. 泼尼松1mg/(kg·d)，1日1次，睡前服

95. 泼尼松减量的标准是什么
A. 水肿消退
B. 尿量增加
C. 食欲增加
D. 胸腹水消失
E. 尿蛋白消失

（96～98题共用题干）

男性，35岁。双下肢水肿2周。查体：血压130/80mmHg，双下肢轻度凹陷性水肿。尿常规：蛋白（++++），红细胞(++)。血肌酐122μmol/L，血浆白蛋白28g/L。

96. 为明确诊断，不需要的检查项目是
A. 肾活检
B. 双肾超声
C. 肾CT
D. 尿蛋白定量
E. 血脂

97. 若肾活检示肾小球系膜轻度增生，系膜区可见免疫复合物沉积，最可能的诊断为
A. 系膜增生性肾小球肾炎
B. 系膜毛细血管性肾小球肾炎
C. 微小病变性肾病
D. 局灶节段性肾小球硬化
E. 膜性肾病

98. 若为上述病理类型，首选治疗药物为
A. 环磷酰胺
B. 环孢素A

C. 霉酚酸酯
D. 糖皮质激素
E. 硫唑嘌呤

【B_1 型题】

（99~102 题共用备选答案）
A. 微小病变
B. 毛细血管内增生性肾炎
C. 系膜增生性肾炎
D. 新月体肾炎
E. 系膜毛细血管性肾炎

99. 急性肾炎常见于
100. 急进性肾炎常见于
101. 肾病综合征常见于
102. 慢性肾炎常见于

（103~104 题共用备选答案）
A. 利钠激素增多
B. 甲状旁腺激素增多
C. 运铁蛋白
D. 血磷升高
E. 促红细胞生成因子减少

103. 引起皮肤瘙痒的主要原因是
104. 引起贫血的主要原因是

（105~106 题共用备选答案）
A. 双肾 B 超
B. 双肾 CT
C. 静脉肾盂造影
D. 肾动脉造影
E. 肾活检

105. 慢性肾盂肾炎的主要辅助检查项目应是
106. 肾病综合征的主要辅助检查项目应是

（107~108 题共用备选答案）
A. β 受体阻断药
B. 呋塞米
C. ACE 抑制药类
D. 钙离子通道阻滞药
E. α 受体阻断药

107. 慢性肾小球肾炎，主要原因为水、钠潴留的高血压，治疗可首选
108. 治疗慢性肾小球肾炎，可引起高血钾的药物是

（109~111 题共用备选答案）
A. 肾病综合征对激素高度敏感
B. 肾病综合征对激素敏感
C. 肾病综合征对激素低度敏感
D. 肾病综合征对激素耐药
E. 肾病综合征对激素依赖

109. 用药治疗 2 周尿蛋白阴性见于
110. 用药治疗 4 周尿蛋白减少见于
111. 用药治疗 8 周，尿量增加，尿蛋白减少见于

第三章 尿路感染

【A_1 型题】

1. 无症状性细菌尿最常见的致病菌是
   A. 粪肠球菌
   B. 大肠埃希菌
   C. 葡萄球菌
   D. 铜绿假单胞菌
   E. 变形杆菌
2. 慢性肾盂肾炎患者经系统治疗，尿常规已正常，还应做哪项检查，以判断治疗效果
   A. 定期复查尿常规
   B. 尿白细胞计数
   C. 静脉肾盂造影
   D. 尿细菌培养
   E. 检查肾区有无叩痛
3. 对于一患慢性肾盂肾炎患者，经系统治疗，尿菌已阴性，为防止复发，下列哪项措施是错误的
   A. 停药后，复查尿常规和细菌培养
   B. 尽量避免尿路器械的应用
   C. 多饮水，定时排尿
   D. 与性生活有关的尿感，应于性交后立即排尿
   E. 大剂量抗生素联合应用
4. 对鉴别上、下尿路感染最有意义的是
   A. 中段尿细菌培养阳性
   B. 尿路刺激症状
   C. 畏寒、发热、腰痛
   D. 肾小管浓缩功能正常
   E. 尿中白细胞管型
5. 急性肾盂肾炎的疗程通常是
   A. 1 周
   B. 2 周
   C. 3 周
   D. 4 周
   E. 6 周
6. 不出现管型尿的疾病是
   A. 肾病综合征
   B. 急性肾小球肾炎
   C. 急进性肾小球肾炎
   D. 急性肾盂肾炎
   E. 急性膀胱炎
7. 慢性肾盂肾炎的易感因素有
   A. 胸膜炎
   B. 胃炎
   C. 甲状腺功能亢进
   D. 糖尿病
   E. 药物性皮炎
8. 孕妇患急性肾盂肾炎应首选
   A. 青霉素
   B. 氨苄青霉素
   C. 红霉素
   D. 四环素
   E. 庆大霉素
9. 对诊断慢性肾盂肾炎最有意义的是
   A. 尿频、尿急、尿痛反复发作
   B. 清洁中段尿细菌培养计数>10^5/ml
   C. 畏寒、发热，尿白细胞数增多
   D. 尿亚硝酸盐还原试验阳性
   E. 肾小管功能持续性损害
10. 慢性肾盂肾炎诊断的主要依据是
   A. 影像学检查有局灶粗糙的肾皮质瘢痕，伴有相应的

肾盏变形
B. 反复多次出现尿频、尿急、尿痛
C. 病程在半年以上
D. 尿路有梗阻
E. 腰痛低热

【A_2 型题】

11. 女性，25 岁。出现尿频、尿急、尿痛。实验室检查尿中有白细胞管型 2~3/HP，红细胞 3~ 5/HP，白细胞 10 ~ 15/HP，常见于
A. 膀胱炎
B. 急性肾小球肾炎
C. 慢性肾炎急性发作
D. 尿道炎
E. 肾盂肾炎

12. 女性，24 岁。突然出现尿频、尿痛，进而发热。尿检查：尿蛋白（+），红细胞 5~7/HP，白细胞 20~30/HP，诊断为急性肾盂肾炎，感染途径考虑
A. 血行感染
B. 上行感染
C. 淋巴道感染
D. 直接感染
E. 以上都不是

13. 某女性突然出现尿频、尿急、尿痛，尿常规示白细胞满视野，口服呋喃坦啶后症状好转。最可能的诊断是
A. 肾盂肾炎
B. 尿道感染
C. 膀胱炎
D. 肾结石
E. 肾结核

【A_3/A_4 型题】

（14~16 题共用题干）

女性，36 岁。突然寒战、高热、腰痛并尿频、尿痛 1 周，既往无类似发作史。检查：体温 39.4℃，右侧肾区叩痛阳性。尿蛋白（+），白细胞 20~30/HP，白细胞管型0~2/HP，比重 1.022。

14. 此患者最可能是
A. 感染
B. 肾结石合并泌尿系感染
C. 膀胱炎
D. 急性肾盂肾炎
E. 肾炎合并泌尿系感染

15. 诊断的主要依据是
A. 突然寒战、高热
B. 腰痛
C. 尿频、尿痛
D. 右侧肾区叩击痛（+）
E. 尿蛋白（+）白细胞 20~30/HP，白细胞管型 0~2/HP

16. 为了确定诊断还需要做的最主要的检查是
A. 血 $β_2$ 微球蛋白
B. 尿 $β_2$ 微球蛋白
C. 血 BUN
D. 尿细菌培养
E. 血肌酐

（17~19 题共用题干）

女性，27 岁。产后第 4 天，出现寒战、高热、腰痛，并尿痛、下腹痛、肾区叩击痛、耻骨上压痛（+）。尿常规示白细胞 30/HP，尿蛋白（+）。血常规示 WBC $18×10^9$/L。

17. 首先应考虑产后并发何种疾病
A. 产褥热
B. 败血症
C. 上呼吸道感染
D. 急性肾盂肾炎
E. 急性膀胱炎

18. 应该如何选择用药
A. 先观察体温热型，查出病因后再作处理
B. 暂不用抗生素，待细菌培养结果、药敏结果出来后再用抗生素
C. 治疗应在取尿标本送检后立即进行
D. 首先运用广谱抗生素
E. 抗生素治疗时少饮水

19. 治疗症状不缓解多长时间考虑更换抗生素
A. 72 小时内无效可换药
B. 48 小时内无效可换药
C. 36 小时内无效可换药
D. 24 小时内无效可换药
E. 8 小时内无效可换药

【B_1 型题】

（20~21 题共用备选答案）
A. 尿中细菌表面有无抗体包裹
B. 尿中细菌的血清型
C. 尿原浆型菌株培养
D. 尿细菌培养及菌株培养
E. 尿沉渣涂片找细菌

20. 区别肾盂肾炎的复发还是新的再感染
21. 区别膀胱炎和肾盂肾炎

（22~23 题共用备选答案）
A. 敏感抗生素分组轮流使用
B. 用药后症状消失即停药
C. 用药 72 小时无效应换药，疗程 2 周
D. 用糖皮质激素
E. 应用吲哚美辛

22. 急性肾盂肾炎的治疗应是
23. 慢性肾盂肾炎的治疗应是

第四章　男性生殖系统感染

【A_2 型题】

1. 男性，35 岁。不洁性生活史后 7 天出现尿道口发痒、红肿，随后尿道流出脓性分泌物，可能的诊断为
A. 急性前列腺炎
B. 淋病性尿道炎
C. 急性膀胱炎

D. 尿道炎
E. 梅毒

2. 男性，30岁。尿频，尿不尽感，腰痛。前列腺液内白细胞20/HP，应考虑
A. 慢性前列腺炎
B. 慢性膀胱炎
C. 精囊炎
D. 附睾炎
E. 尿道炎

【A_3/A_4型题】

（3~5题共用题干）

男性，40岁。1个月前行左肾切开取石术，现左腰痛伴畏寒、高热，腰无法伸直。尿液检查：少量蛋白，少许白细胞。

3. 应首先考虑
A. 急性膀胱炎
B. 急性肾盂肾炎
C. 肾周围炎
D. 肾积脓
E. 肾结核

4. 上述病例腹平片可出现哪种征象
A. 左肾轮廓不清
B. 右侧腰大肌阴影模糊
C. 脊柱凸向左侧
D. 右侧横膈活动受限
E. 左侧横膈活动正常

5. 上述病例治疗应首先考虑
A. 抗炎治疗
B. 立即切开引流
C. 局部热敷
D. 局部冷敷
E. 肾囊封闭

第五章　肾　结　核

【A_1型题】

1. 肾结核最常见的临床表现是
A. 血尿、脓尿
B. 尿频、尿急、尿痛
C. 全身结核中毒症状
D. 肾区疼痛
E. 肾区包块

2. 病理改变主要在肾脏，但临床表现主要在膀胱的疾病是
A. 肾结石
B. 肾结核
C. 肾肿瘤
D. 肾积水
E. 多囊肾

3. 肾结核的血尿表现为
A. 全程血尿
B. 间歇性无痛血尿
C. 初始血尿
D. 终末血尿
E. 镜下血尿

4. 肾结核常见晚期并发症是
A. 结核性尿道狭窄
B. 结核性膀胱、阴道瘘
C. 附睾结核
D. 前列腺结核
E. 膀胱挛缩和对侧肾积水

5. 一侧无功能结核肾脏，对侧轻度肾积水，膀胱容量正常，处理方法是
A. 积水侧肾造瘘
B. 暂保守治疗
C. 切除结核无功能肾，观察积水肾进展情况，再决定是否行输尿管膀胱再植
D. 切除无功能肾3~6个月后行积水侧肾造瘘
E. 切除无功能肾3~6个月行积水侧输尿管膀胱再植术

6. 一侧肾下盏结核，充分抗结核治疗后最好的治疗方法是
A. 病灶清除术
B. 肾部分切除术
C. 肾切除术
D. 保守治疗抗结核药物应用
E. 根治性肾切除术

7. 泌尿、男性生殖器结核原发灶多在
A. 肾
B. 输尿管
C. 膀胱
D. 附睾
E. 前列腺

8. 肾结核的原发灶多在
A. 骨关节
B. 淋巴结
C. 肠道
D. 肺
E. 腹腔

9. 肾结核早期唯一严重的阳性发现是
A. 大量血尿
B. 肾区包块
C. 结核中毒症状
D. 尿常规有少量红细胞和脓细胞
E. 肾盂造影有破坏病灶

10. 决定肾结核的治疗方法，除全身情况外主要依据
A. 膀胱刺激症状
B. 血尿程度
C. 尿中找到结核分枝杆菌
D. 膀胱镜检查所见
E. 静脉尿路造影或逆行肾盂造影

11. 肾结核单纯使用抗结核药物的指征是
A. 静脉肾盂造影一侧不显影
B. 静脉肾盂造影一侧广泛破坏
C. 肾盂造影显示病变轻
D. 一侧肾钙化
E. 肾结核并结核性挛缩膀胱

12. 位于肾实质，表浅，不与肾盏、肾盂相通的结核病灶，理想的治疗是
A. 抗结核药物治疗
B. 病灶清除术
C. 患肾切除术
D. 患肾部分切除术

E. 抗结核治疗3~6个月，无效时病灶清除术

13. 确定肾结核下列哪项最可靠
A. 尿中查到红白细胞
B. 附睾有硬结
C. 肺结核同时伴膀胱刺激症状
D. 膀胱镜检查可见膀胱内充血水肿
E. 肾盂造影片可见肾盏“虫蚀”样破坏

14. 肾结核肾切除指征，哪项不对
A. 单肾结核，对侧肾功能正常，肾脏破坏严重且广泛
B. 双肾结核，轻侧能担负起肾功能，严重侧切除
C. 一侧肾结核对侧肾积水，但肾功正常可切除病肾
D. 一侧肾结核合并膀胱挛缩，对侧无积水，可切除病肾
E. 一侧肾结核，对侧肾正常，即使病变轻也可做病肾切除

15. 延误肾结核的诊断原因，哪一项是错误的
A. 满足于膀胱结核的诊断，不追究其继发于肾结核
B. 满足于一般膀胱炎的诊治，不追究其原因
C. 满足于肾积水的诊断，不追究积水原因
D. 满足于附睾结核的诊断，不追究继发肾结核
E. 满足于前列腺结核诊断，不追究其是继发肾结核

16. 肾结核手术治疗原则，哪项不正确
A. 无泌尿、男性生殖系统以外活动病灶存在
B. 有附睾结核存在不切除病肾
C. 手术前足够抗结核药物
D. 手术后足够抗结核药物
E. 术中尽量保存正常肾组织

17. 肾结核患者膀胱镜检中，下列哪项不可见
A. 充血水肿
B. 结核结节
C. 溃疡及瘢痕形成
D. 输尿管可呈“洞穴”状
E. 膀胱内可见乳头状肿物样改变

【A_2型题】

18. 女性，38岁。尿频、尿急、尿痛半年余，抗感染治疗不见好转。IVU示右肾不显影。尿常规：白细胞满视野，红细胞10~20/HP。右肾穿刺造影可见广泛破坏灶，肾盂、肾盏严重积水扩张。诊断右肾结核，应选用哪种治疗最好
A. 继续抗结核治疗
B. 右肾切除术
C. 全身支持疗法+抗结核治疗
D. 术前抗结核药物治疗+右肾切除术
E. 术前抗结核药物治疗+右肾切除术+术后抗结核治疗

19. 男性，32岁。右侧肾结核无功能伴左肾严重积水，膀胱挛缩。血肌酐800μmol/L，血红蛋白82g/L。应选择哪项处理最好
A. 右肾切除术
B. 右肾切除+左肾造瘘术
C. 左肾造瘘术
D. 肠道扩大膀胱术
E. 抗结核治疗同时行左肾尿道改流术

20. 女性，28岁。因左肾结核1年前行左肾切除术，术后应用抗结核药物，尿频不见好转，现每次尿量40ml左右。实验室检查：红细胞沉降率正常，尿镜检白细胞2~3/HP，红细胞0~1/HP，尿抗酸菌2次阳性，IVU示右肾盂肾盏显示有轻度积水，膀胱小而圆形，首选治疗
A. 继续抗结核治疗
B. 右肾造瘘术
C. 右输尿管、皮肤造口术
D. 结肠扩大膀胱术
E. 中药治疗

21. 女性，22岁。尿频、尿急2年，有米汤样尿和终末血尿。尿检：脓细胞（+++），红细胞（+）。尿细菌培养阴性。IVU：左肾未显影，左肾区可见斑片状高密度阴影，右肾盂、肾盏显示光滑，有轻度积水，诊断应为
A. 左肾结核
B. 右肾结核
C. 双肾结核
D. 左输尿管结石肾积水
E. 左肾癌

22. 男性，26岁。右肾结核肾切除术后1年，左肾有中度积水，膀胱容量50ml现尿常规：白细胞3~5/HP，红细胞0~1/HP。尿抗酸菌三次阴性。尿道扩张器对尿道探查，不能扩大，仅能插入8号尿管，如何治疗
A. 左肾造口术
B. 膀胱造瘘术
C. 左输尿管腹壁造口
D. 乙状结肠扩大膀胱术
E. 尿道成形术

23. 女性，29岁。尿频、尿急、尿痛2年余，有终末血尿。尿检：脓细胞（+++），红细胞（++），尿细菌培养阴性。IVU：右肾不显影，左肾上下盏均有“虫蚀”样改变，有轻度积水。血肌酐100μmol/L，血红蛋白110g/L。诊断为双肾结核，该患者应怎样治疗
A. 非手术抗结核治疗
B. 右肾切除，左肾造口
C. 左肾造口
D. 右肾切除

E. 抗结核治疗后右肾切除

24. 男性，25 岁。膀胱刺激征 2 年，一般抗感染无效，且逐渐加重，有米汤尿及终末血尿，现每天排尿 30 余次，考虑下列哪种疾病

A. 慢性肾盂肾炎

B. 慢性前列腺炎

C. 膀胱结石

D. 肾结核

E. 膀胱肿瘤

25. 女性，25 岁。尿频、尿痛 1 周。尿常规：白细胞（+），红细胞（+），抗感染治疗好转。因过去有尿频、尿痛病史，行肾造影找其原因。做 IVU 检查时发现右肾区为一高密度影，其钙化区呈肾脏的轮廓，左肾盂、肾盏显示正常。右肾病变应是

A. 肿瘤钙化

B. 结石

C. 胆囊结石

D. 肾结核自截肾

E. 肠道粪块

26. 女性，25 岁。尿频、尿急、尿痛 3 个月，一般抗生素治疗不见好转，目前每次尿量 30ml。IVU 示右肾未显影，为早期确诊，还应给予哪项检查

A. 尿沉渣查抗酸杆菌

B. 尿结核分枝杆菌培养

C. 尿动物接种

D. 膀胱镜检查

E. 放射性核素肾图

27. 男性，40 岁。左肾切除术 2 年，抗结核治疗后尿频，25 次/天，现恶心、呕吐。B 超见右肾积水。行右肾穿刺造影，可见上段输尿管狭窄。尿常规正常，血肌酐 620 μmol/L。该患者适合于哪项治疗

A. 结肠膀胱扩大术

B. 输尿管狭窄切除对端吻合术

C. 输尿管皮肤造口术

D. 肾造口术

E. 输尿管膀胱吻合术

28. 男性，35 岁。尿频、尿急、尿痛 1 年，有米汤尿史。尿常规：白细胞镜下满视野。IVU：左肾实质内有数个大小不等异常充盈区，肾盂显示不佳，右肾盂、肾盏显示有轻度积水。治疗方法是

A. 左肾部分切除

B. 左肾病灶清除术

C. 右肾造瘘术

D. 左肾切除术

E. 抗结核药物治疗

【A_3/A_4 型题】

（29～31 题共用题干）

女性，24 岁。尿频、尿痛 1 年余，用一般消炎药不见好转，有米汤尿和终末血尿史

29. 根据病史怀疑哪种疾病

A. 膀胱炎

B. 肾结核

C. 膀胱肿瘤并感染

D. 肾盂肾炎

E. 膀胱结石

30. 为了确诊哪样检查意义大

A. 膀胱镜

B. IVU

C. B 超

D. CT

E. 肾图

31. 如确诊为早期肾结核，其治疗应为

A. 病灶清除

B. 肾部分切除

C. 肾切除

D. 抗结核药物治疗

E. 肾造瘘

（32～34 题共用题干）

男性，27 岁。尿频、尿急、尿痛 1 年，一般抗炎治疗无好转，时有低热、无力。尿检：白细胞 20～30/HP，红细胞 5～8/HP。肾图：右肾严重受损，左肾积水，初诊为肾结核。

32. 为了确诊还应做哪项检查意义更大

A. IVU

B. B 超

C. CT

D. 肾动脉造影

E. 血常规

33. 确诊右肾结核、左肾积水，为了治疗哪项检查更好

A. 血肌酐

B. 尿结核菌培养

C. 左肾穿刺造影

D. 右肾穿刺造影

E. 肾扫描

34. 检查结果左肾功能不佳，现最佳治疗是

A. 右肾切除

B. 左肾造瘘

C. 结核药物治疗

D. 右肾切除，左肾造瘘

E. 抗结核治疗+左肾造瘘

【B_1 型题】

（35～38 题共用备选答案）

A. 肾结核的主要临床表现

B. 肾结石的主要临床表现

C. 膀胱癌的主要临床表现

D. Wilms 瘤的主要临床表现

E. 前列腺增生症的主要临床表现

35. 尿频、尿痛、血尿和脓尿为

36. 无痛性肉眼血尿为

37. 老年男性进行性排尿困难为

38. 小儿腹部巨大肿块为

第六章 尿路结石

【A_1型题】

1. 适合体外冲击波碎石治疗的上尿路结石是
   A. 合并出血性疾病
   B. 合并急性尿路感染
   C. 肾盂结石
   D. 结石远端输尿管梗阻
   E. 妊娠期的结石
2. 诊断上尿路结石首选的检查方法是
   A. 腹部平片+静脉尿路造影
   B. 逆行造影
   C. CT
   D. 肾动脉造影
   E. MRI
3. 下面哪种血尿应考虑为上尿路结石
   A. 无痛性血尿
   B. 活动后血尿
   C. 终末血尿
   D. 初期血尿
   E. 血尿伴血块
4. 关于上尿路结石的治疗哪项是不确切的
   A. 结石引起肾病前时应手术
   B. 双侧肾结石应先手术简单安全一侧
   C. 双侧输尿管结石，先取梗阻重一侧
   D. 一侧肾结石一侧输尿管结石，先取输尿管结石
   E. 结石引起梗阻，肾功能严重受损应手术
5. 肾绞痛发作时，首选治疗方法是
   A. 抗感染治疗
   B. 解痉镇痛
   C. 局部热敷
   D. 口服中药
   E. 针灸
6. 对侧肾功能良好的肾结石患者，下列哪种情况可做患侧肾切除
   A. 肾盂结石功能尚好
   B. 肾盏结石
   C. 肾下极多发结石
   D. 鹿角形结石合并肾积水
   E. 肾多发结石合并积水，肾功能丧失
7. 关于泌尿系结石对泌尿系的损害，下列哪项是错误的
   A. 直接损害
   B. 泌尿系梗阻
   C. 泌尿系感染
   D. 恶性变
   E. 诱发憩室
8. 有关上尿路结石的临床表现，下列哪项是错误的
   A. 结石可引起钝痛或酸痛
   B. 结石越大，越易引起疼痛
   C. 可引起肉眼和镜下血尿
   D. 伴感染时可有尿频、尿痛等症状
   E. 双侧或孤立肾上尿路结石完全梗阻可无尿
9. 上尿路结石典型的症状是
   A. 血尿+尿痛
   B. 腰痛+血尿
   C. 腰痛+脓尿
   D. 尿频+血尿
   E. 腰痛+尿痛
10. 右肾结石直径0.6cm，光滑，肾轻度积水，应采取哪种治疗方法
   A. 肾盂切开取石
   B. 肾实质切开取石
   C. 套石术
   D. 非手术治疗
   E. 肾镜取石
11. 肾结石行体外冲击波碎石的主要禁忌证是
   A. 高血压
   B. 糖尿病
   C. 前列腺增生
   D. 结石急性发作
   E. 结石远端尿路梗阻
12. 膀胱结石最佳确诊方法是
   A. 依据典型症状尿流中断
   B. 双合诊检查
   C. 金属尿道探子检查
   D. 腹部平片检查
   E. 膀胱镜检查
13. 膀胱结石直径2cm，尿检白细胞3~5/HP，最佳治疗方法是
   A. 膀胱镜碎石
   B. 膀胱切开取石
   C. 留置导尿消炎后，膀胱切开取石
   D. 体外震波碎石
   E. 药物排石
14. 哪种细菌致尿路感染有利于磷酸盐结石形成
   A. 大肠埃希菌
   B. 变形杆菌
   C. 产气荚膜梭菌
   D. 铜绿假单胞菌
   E. 金黄色葡萄球菌
15. 关于尿路结石预防机制，以下正确的是
   A. 服用维生素B_6以增加尿中草酸盐溶解
   B. 服氧化镁以减少尿中草酸盐排出
   C. 碱化尿液以利于磷酸盐的溶解
   D. 患草酸盐结石应多吃菠菜、西红柿，多吃高蛋白、高糖饮食
   E. 别嘌呤醇可使尿酸形成减少

【A_2型题】

16. 男性，37岁。左肾绞痛3天，经解痉药应用后好转。排泄性尿路造影：双肾显示好，左肾有轻度积水，左输尿管上段有结石1cm×0.8cm。非手术治疗2周，结石下移1cm。该患

者现最佳治疗应是
A. 继续非手术治疗
B. 肾镜取石
C. 体外震波碎石
D. 输尿管镜取石
E. 输尿管切开取石

17. 女性，27 岁。活动后突感右下腹放射痛，伴恶心，1 个月前有同样发作史。查体：右肾区叩痛，腹软，右下腹有深压痛，无肌紧张。尿液检查：白细胞 3~4/HP，红细胞 20~30/HP。腹部平片示右输尿管上段有阴影 0.8cm。B 超示右肾轻度积水。目前最好的治疗方法是
A. 体外震波碎石
B. 输尿管切开取石
C. 肾镜取石
D. 解痉镇痛后体外震波碎石
E. 非手术排石

18. 男性，32 岁。右肾绞痛后尿闭 1 天，腹部平片可见双侧输尿管中部各有结石一枚，约 1cm 大小，左肾内还有鹿角形结石，急诊处理应先采用
A. 服中药排石
B. 中西医结合解痉排石
C. 膀胱镜下输尿管插管引流尿液缓解肾功能损伤
D. 利尿药物应用
E. 立即手术输尿管切开取石

19. 男性，70 岁。排尿困难 2 年，腹部平片提示膀胱区有 2.0cm 椭圆形致密影。典型的临床症状是
A. 膀胱刺激症状
B. 进行性排尿困难
C. 血尿
D. 腰痛、血尿、脓尿
E. 尿流中断，改变体位后好转

20. 男性，25 岁。诊断左肾结核，右输尿管结石，直径 0.8cm。静脉肾盂造影示：左肾未显示，右肾轻度积水，结石下输尿管显示正常。肾功检查正常。宜先行哪种治疗
A. 切除左肾
B. 引流右肾积水
C. 急行右输尿管切开取石
D. 抗结核治疗，等待结石自然排出
E. 抗结核治疗，并输尿管结石体外震波碎石治疗

21. 男性，25 岁。排尿困难，尿流中断，跑动或改变体位姿势后又可排尿。最可能的疾病是
A. 尿道狭窄
B. 神经源性膀胱
C. 前尿道结石
D. 尿道瓣膜
E. 膀胱结石

22. 男性，36 岁。腰痛 2 年，半月前 B 超发现右肾结石 3.0cm，并有右肾中度积水，5 天前感冒发热并右腰痛加重，伴高热、尿频、尿痛。查体：体温 38.5℃，右肾区叩痛明显。尿检：红细胞镜下满视野。肾图示：右肾功能严重受损，左侧正常。B 超示：右肾中度积水，肾盂内透声不好疑感染。右肾穿刺为脓性。其治疗方法是
A. 右肾切除
B. 右肾造瘘
C. 右肾切开取石
D. 继续消炎治疗
E. 体外震波碎石

23. 女性，30 岁。因右肾结石行 ESWL 治疗 3 天后排出结石，2 周复查右肾结石已排净，结石成分分析为磷酸盐结石，预防磷酸盐结石的方法是
A. 口服维生素 B_6 或氧化镁
B. 口服别嘌呤醇
C. 碱化尿液，服卡托普利
D. 碱化尿液，少食动物内脏
E. 控制感染，服氢氧化铝凝胶

24. 男性，42 岁。右腰痛 5 年。查 B 超：右肾中度积水。腹部平片可见右中段输尿管结石 1.2cm。肾盂静脉造影：左肾显示正常，右肾盏显示扩张，肾盂未显示。行右肾穿刺造影示：右肾中度积水，输尿管上段扩张 2cm，结石下输尿管有狭窄。对该患者最好的治疗方法是
A. 右肾盂造瘘
B. 经输尿管镜取石
C. 右输尿管切开取石，输尿管成形术
D. 右肾切除术
E. 继续中、西药排石

25. 男性，45 岁。右腰钝痛 3 年，未经诊治。2 周前 B 超可见右肾区有鹿角结石，直径 2cm，有轻度积水。肾图示：右肾轻度受损。IVU 示：左肾正常，双输尿管正常。应最好采取的治疗方法是
A. 经皮肾镜碎石
B. 体外震波碎石
C. 肾切除术
D. 肾盂切开取石
E. 肾实质切开取石

26. 男性，32 岁。右腰部痛，尿频、尿急、尿痛及向阴茎头放射痛，患者有排石史。查体：右肾叩击痛阳性。尿常规：白细胞 3~5/HP，红细胞 10~20/HP。该患者可诊为泌尿系结石，其结石部位应在
A. 输尿管下段
B. 膀胱内
C. 输尿管间壁段
D. 后尿道
E. 前尿道

【A_3/A_4 型题】

（27~28 题共用题干）

男性，46 岁。左肾区疼痛，间歇性肾绞痛 1 个月。尿常规：红细胞 10~15/HP。B 超可见左肾

轻至中度积水。静脉肾盂造影：左肾中段可见直径1.0cm的结石，其上段输尿管轻度扩张1.2cm，肾盂、肾盏显影好，右肾盂、肾盏显影好。

27. 最佳的治疗方案是
  A. 输尿管切开取石
  B. 输尿管套石术
  C. 左肾造瘘术
  D. 体外震波碎石
  E. 中、西药物排石

28. 配合治疗方法哪项不对
  A. 解痉药黄体酮
  B. 硝苯地平
  C. 多饮水，每天排尿2000ml以上
  D. 每天饮水2000ml以上
  E. 应用排石中药

（29~32题共用题干）

男性，58岁。尿频、排尿困难3年，尿流中断半年，下腹平片及B超可见膀胱区2枚3.0cm×2.5cm×2.5cm和2.5cm×2.0cm×2.0cm结石，上尿路未见异常改变。

29. 治疗后为预防结石，下列措施中哪项不对
  A. 定期X线或B超检查
  B. 大量饮水
  C. 膀胱镜检查
  D. 依结石成分调节饮食
  E. 少吃盐和糖

30. 尿中无感染患者宜采用哪种治疗
  A. 饮用磁化水
  B. 膀胱内碎石术
  C. 膀胱切开取石
  D. 套石术
  E. 药物排石

31. 查尿白细胞高倍视野下满视野，采用哪种方法最佳
  A. 先留置尿管，抗炎后再膀胱切开取石
  B. 立即膀胱切开取石
  C. 膀胱镜碎石
  D. 先留置尿管抗炎后，再碎石
  E. 消炎等非手术治疗

32. 该患者膀胱结石的原因是
  A. 膀胱炎
  B. 前列腺增生症
  C. 膀胱颈硬化
  D. 神经源性膀胱
  E. 前列腺癌

（33~35题共用题干）

男性，35岁。右肾疼痛3天。尿常规：红细胞镜下满视野，白细胞2~3/HP。尿路平片可见右下段输尿管走行区高密度阴影0.6cm。IVU可见右输尿管下段结石，其上输尿管轻度扩张，右肾轻度积水。

33. 输尿管结石绞痛发作时应给予的治疗是
  A. 大量饮水，促使结石排出
  B. 体外震波碎石
  C. 立即手术取石
  D. 输尿管导管套石
  E. 用药物解除绞痛症状

34. 患者中、西药物治疗和大量饮水及活动后绞痛解除，突然出现尿流中断及排尿终末痛，原因是
  A. 急性前列腺炎
  B. 结石在输尿管间壁段
  C. 结石到膀胱
  D. 结石到尿道
  E. 尿道炎

35. 对该患者应采用哪种治疗方法
  A. 膀胱切开取石术
  B. 套石术
  C. 药物排石
  D. 大量饮水等待自然排出
  E. 体外震波碎石

【B_1 型题】

（36~39题共用备选答案）
  A. 氧化镁或维生素B_6
  B. 氯化铵
  C. 碳酸氢钠
  D. 氯化钾
  E. 别嘌呤醇

36. 预防尿酸盐结石可服用
37. 预防磷酸盐结石可服用
38. 减少尿酸形成时可服用
39. 预防草酸盐结石时可服用

第七章 泌尿、男性生殖系统肿瘤

【A_1 型题】

1. 肾盂肿瘤最常见的组织类型是
  A. 鳞状细胞癌
  B. 移行细胞癌
  C. 颗粒细胞癌
  D. 透明细胞癌
  E. 腺癌

2. 一侧肾癌的主要治疗方法是
  A. 肾肿瘤剜除术
  B. 单纯肾切除
  C. 根治性肾切除术
  D. 肾、输尿管全切除
  E. 化疗

3. 哪一种肾肿瘤应做肾、全输尿管和膀胱部分切除
  A. 肾癌
  B. 肾盂癌
  C. 肾错构瘤
  D. 肾胚胎瘤
  E. 肾肉瘤

4. 膀胱乳头状癌Ta期的治疗方法首选
  A. 膀胱全切除术
  B. 膀胱部分切除术
  C. 局部放疗
  D. 膀胱灌注化疗
  E. 经尿道膀胱肿瘤切除术

5. 泌尿男性生殖系统肿瘤中哪个器官最常见
  A. 肾脏
  B. 膀胱

C. 输尿管
D. 睾丸
E. 前列腺

6. 膀胱肿瘤早期症状哪个是正确的
A. 镜下血尿
B. 终末血尿
C. 间歇性无痛性肉眼血尿终末加重
D. 腰痛伴血尿
E. 血尿伴膀胱刺激症状

7. 采用TNM分期标准，膀胱肿瘤浸润浅肌层的分期是
A. T_1期
B. T_{2b}期
C. T_{3a}期
D. T_a期
E. T_{2a}期

8. 膀胱癌最常见的组织类型是
A. 非上皮性肿瘤
B. 鳞状细胞癌
C. 腺癌
D. 绒毛膜上皮癌
E. 移行细胞癌

9. 膀胱癌在病理上最重要的是
A. 组织类型
B. 分化程度
C. 病变部位
D. 浸润深度
E. 生长方式

10. 膀胱左侧壁有带蒂的乳头状肿瘤 1.5cm，最佳的治疗方法是
A. 膀胱部分切除术
B. 膀胱全切除术
C. 膀胱切开肿瘤单纯切除术
D. 经膀胱镜电切术
E. 经尿道灌注抗癌药物治疗

11. 睾丸肿瘤病检后诊为精原细胞瘤，其治疗方法应是
A. 腹股沟淋巴结清除术
B. 后腹膜淋巴结清除术
C. 抗肿瘤药物治疗
D. 深部放射治疗
E. 性激素治疗

12. 阴茎癌最好的预防措施是
A. 每天外阴清洗
B. 治疗包皮龟头炎
C. 包皮环切术
D. 包皮背侧纵切开术
E. 应用抗生素

13. 诊断膀胱癌最主要的检查方法是
A. 尿脱落细胞检查
B. 膀胱镜检查，必要时活检
C. 膀胱双合诊
D. B超
E. 静脉尿路造影

14. 肾胚胎瘤最早出现的症状是
A. 腹痛
B. 血尿
C. 高血压
D. 腹部包块
E. 发热

15. 睾丸肿瘤分型没有哪项
A. 精原细胞瘤
B. 胚胎癌
C. 畸胎癌
D. 畸胎瘤
E. 乳头状癌

【A_2 型题】

16. 男性，58岁。右腰痛2年，无痛性全程肉眼血尿3天。查体：右肾区叩痛，右肾可触及季肋下3指。尿常规：红细胞镜下满视野。肾盂静脉造影可见右肾中盏移位拉长变形。应诊断为
A. 肾癌
B. 肾囊肿
C. 肾结核
D. 肾盂癌
E. 肾胚胎瘤

17. 男性，52岁。间断无痛全程肉眼血尿3个月。查体：肾区无叩痛。尿检：红细胞镜下满视野。膀胱镜未见异常。静脉尿路造影示右肾盂有充盈缺损。首先应考虑诊断为
A. 肾盂肾炎
B. 肾结核
C. 肾结石
D. 肾囊肿
E. 肾盂癌

18. 男性，48岁。间歇性肉眼血尿2个月，消瘦低热，右腰酸痛。查体：体温37℃，脉搏80次/分。白细胞 $12\times10^9/L$，血红蛋白75g/L，血压120/70mmHg，右肾区饱满有触痛。X线平片：右肾外形增大，有点絮状钙化。IVU右肾未显影；肾动脉造影，右肾中下极血管丰富，有肿瘤血管染色。应诊断
A. 右肾结核
B. 右肾积水无功能
C. 右肾囊肿
D. 右肾肿瘤
E. 右肾周围脓肿

19. 患儿，4岁。发现左上腹包块如拳头大小，质硬，可活动，无压痛，排尿正常。应首先考虑
A. 左肾积水
B. 左肾母细胞瘤
C. 脾大
D. 胰腺囊肿
E. 左肾结核

20. 男性，48岁。体检时发现右肾下有2cm×2cm占位病变，IVU尿路造影未见右肾盂、肾盏形态改变；CT可诊断右肾下极恶性肿瘤，左肾形态和功能正常。下列治疗方案哪项正确
A. 根治性右肾切除
B. 右肾切除
C. 右肾部分切除
D. 右肾动脉栓塞
E. 右肾部分切除加放化疗

21. 男性，75岁。进行性排尿困难6个月，直肠指诊发现前列腺右侧有2cm×2cm硬结。1周后行PSA检查为120ng/ml，核素全身骨扫描示骨盆及腰椎系统放射性浓聚

区，诊断为前列腺癌骨转移。对此患者现最适宜的治疗是
A. 根治性前列腺切除+放射治疗
B. 根治性前列腺切除+化疗
C. 根治性前列腺切除+盆腔淋巴结清扫
D. 前列腺切除+综合治疗
E. 双睾丸切除+抗雄性激素药物+放射治疗

22. 男性，62岁。间歇性无痛性肉眼血尿4个月，伴蚯蚓状血块。膀胱镜检查：膀胱内未见肿瘤，见右输尿管口喷血。B超可见右肾轻度积水，下列哪项检查最好
A. CT
B. 磁共振
C. 肾盂镜检查
D. 右肾盂、输尿管逆行造影
E. 右肾穿刺造影

23. 男性，65岁。间歇性无痛性肉眼血尿1年，近2个月左腰痛。膀胱镜检：膀胱内距输尿管口0.5cm，可见2.5cm乳头状肿瘤，无蒂。静脉肾盂造影可见左肾轻度积水，输尿管全段轻度扩张。该患者最佳治疗方案是
A. 膀胱部分切除
B. 膀胱部分切除+输尿管膀胱再植
C. 膀胱全切
D. 经尿道膀胱肿瘤电切术
E. 膀胱切开肿瘤单纯切除术

24. 男性，48岁。间歇性无痛性肉眼血尿3个月。膀胱镜检：膀胱内右输尿管口外方有1.0cm肿瘤，乳头状，有蒂约0.2cm。静脉肾盂造影：双肾及输尿管正常。该患者应采取的最佳治疗方法是
A. 膀胱部分切除
B. 膀胱切开肿瘤单纯切除
C. 经尿道膀胱肿瘤电切术
D. 膀胱部分切除+膀胱输尿管再植术
E. 膀胱内灌注抗肿瘤治疗

25. 男性，47岁。间歇性无痛性肉眼血尿5个月，右腰痛2个月。查膀胱镜检见膀胱三角区多个乳头状肿物，0.5~1.0cm^{2}不等，右输尿管口处有一1.0cm肿物堵塞输尿管口。肾盂造影示右肾积水。既往2年前曾因膀胱癌行膀胱部分切除术。对该患者治疗应采取的最佳方案是
A. 膀胱部分切除
B. 膀胱全切
C. 膀胱切开，肿瘤分别切除
D. 膀胱部分切除，右输尿管膀胱再植
E. 经尿道膀胱肿瘤电切

26. 男性，38岁。间歇性无痛性肉眼血尿4个月。膀胱镜见左输尿管口外上方1cm处有一带蒂的肿瘤约2.5cm，"水草"样改变。静脉肾盂造影示上尿路正常。术中肿瘤注射噻替哌见肿物隆起。该患应采取的最佳方法是
A. 膀胱部分切除
B. 膀胱全切
C. 膀胱肿瘤单纯切除
D. 膀胱部分切除+左输尿管膀胱再植
E. 膀胱肿瘤单纯切除+左输尿管膀胱再植

【A_3/A_4 型题】

（27~29题共用题干）

男性，52岁。间歇性无痛性全程肉眼血尿半年，尿脱落细胞检查可见恶性肿瘤细胞。

27. 该患者的诊断，下述哪个是错误的
A. 前列腺瘤
B. 膀胱癌
C. 输尿管癌
D. 肾盂癌
E. 肾盏癌

28. 为进一步明确诊断，下列哪项检查意义不大
A. B超检查
B. CT检查
C. 膀胱镜检查
D. 尿路造影
E. 肾图

29. 检查后发现该患者上尿路正常，左输尿管口上方0.5cm处有2.0cm×2.0cm基底宽的乳头状肿瘤，应采取的最佳治疗方案是
A. 膀胱部分切除
B. 膀胱部分切除+输尿管、膀胱再植
C. 经尿道膀胱肿瘤切除术
D. 左肾、输尿管及膀胱部分切除
E. 膀胱肿瘤单纯切除术

（30~31题共用题干）

女性，45岁。无痛性肉眼血尿1个月，尿中偶有血块，伴膀胱刺激症状。B超见膀胱右侧壁有一个1cm×2cm软组织影，有蒂。

30. 应考虑的诊断是
A. 膀胱结石
B. 腺性膀胱炎
C. 膀胱异物
D. 膀胱憩室
E. 膀胱肿瘤

31. 为明确诊断，最有价值的检查方法是
A. 尿细胞学检查
B. 盆腔MRI
C. 盆腔CT
D. 膀胱造影
E. 膀胱镜检查+活检

（32~34题共用题干）

男性，66岁。无痛性肉眼血尿伴条状血块2个月，B超可见左肾轻度积水，2次细胞学检查未见癌细胞。

32. 为进一步诊治下列哪项检查最有价值
A. 血尿常规，肝、肾功能

B. 尿路平片和排泄性尿路造影
C. 膀胱镜检查
D. 膀胱造影
E. MRI

33. 若检查发现左肾盂内似有充盈缺损，尿细胞学检查为可疑细胞，进一步选择什么方法检查
A. CT
B. MRI
C. IVU
D. 左肾逆行造影
E. 左肾穿刺造影

34. 确诊为左肾盂癌并轻度肾积水，刷取活组织检查找到癌细胞，下列哪项错误
A. 移行细胞癌
B. 肾盂鳞癌
C. 早期可淋巴结转移
D. 根治性左肾切除
E. 一般不出现血尿

【B_1 型题】

（35~38 题共用备选答案）
A. 肾癌
B. 肾胚胎瘤
C. 膀胱癌
D. 肾囊肿
E. 肾盂癌

35. 成人泌尿系最常见的肿瘤
36. 早期血尿伴条状血块可出现肾绞痛
37. 腹部包块出现最早
38. 根治术中应切除肾脏+全输尿管+部分膀胱

第八章 泌尿系统梗阻

【A_1 型题】

1. 良性前列腺增生最重要的症状是
A. 无痛性肉眼血尿
B. 进行性排尿困难
C. 尿频
D. 尿急
E. 尿痛

2. 腰麻术后出现急性尿潴留，最常用的处理方法是
A. 热敷
B. 耻骨上膀胱穿刺抽取尿液
C. 耻骨上膀胱造瘘
D. 导尿
E. 针灸

3. 前列腺增生症状与哪项无关
A. 梗阻的程度
B. 病变发展的速度
C. 合并膀胱炎症
D. 合并膀胱结石
E. 前列腺增生体积大小

4. 急性尿潴留病因中，属于非机械性梗阻的是
A. 尿道结石
B. 外伤性高位截瘫
C. 尿道断裂
D. 尿道肿瘤
E. 前列腺增生

5. 前列腺增生症，残余尿过多，使膀胱失去收缩能力，膀胱过度膨胀，尿不自主从尿道口溢出，称为
A. 压力性尿失禁
B. 充盈性尿失禁
C. 急迫性尿失禁
D. 真性尿失禁
E. 尿滴沥

6. 前列腺增生症伴尿潴留，首先考虑的处理方法是
A. 导尿一次，拔除导尿管
B. 导尿，并保留导尿管
C. 耻骨上膀胱穿刺排尿
D. 用金属导尿管导尿
E. 急诊行膀胱造瘘

7. 前列腺增生症鉴别诊断下列哪项无意义
A. 前列腺癌和膀胱癌
B. 神经源性膀胱
C. 膀胱颈挛缩
D. 无力性膀胱
E. 尿道狭窄

8. 前列腺增生症手术切除部位应是
A. 受压迫而狭窄的后尿道
B. 全部前列腺
C. 前列腺增生部分
D. 前列腺增生部分和前列腺外科包膜
E. 后尿道和精阜

9. 前列腺增生症与神经源性膀胱鉴别，除了神经源性膀胱有其他相应的神经损害症状外，其他两者区别，前者有
A. 排尿困难
B. 可合并感染
C. 尿潴留
D. 肾积水
E. 可合并结石

10. 急性尿潴留的治疗，哪项是错误的
A. 留置导尿
B. 耻骨上膀胱穿刺抽吸尿液
C. 耻骨上膀胱穿刺造瘘
D. 应用利尿药
E. 耻骨上膀胱切开造瘘

【A_2 型题】

11. 男性，67 岁。渐进性排尿困难 3 年，夜尿 5~6 次。直肠指检：前列腺增生Ⅲ度，光滑，弹性硬，中间沟消失。血肌酐 100μmol/L。B 超：残余尿 200ml，前列腺侧叶增大，中叶无明显增长。心脏、肝功正常。尿常规正常，此患者治疗应采用
A. 经膀胱前列腺切除术
B. 经耻骨后前列腺切除术
C. 膀胱造瘘术

D. 药物治疗
E. 前列腺尿道网状支架

12. 男性，72岁。排尿困难5年，夜尿4～5次。直肠指检可触及前列腺增生Ⅲ度。B超可查残余尿220ml，双肾中度积水。血肌酐360μmol/L。尿常规：白细胞20～30/HP。此患者目前选择哪项治疗方法最佳
A. 经耻骨后前列腺切除术
B. 膀胱造瘘术
C. 留置导尿
D. 药物治疗
E. 经膀胱前列腺切除术

13. 男性，72岁。排尿困难2年，有终末排尿痛，1个月前因尿潴留，留置导尿7天，拔除尿管后仍排尿困难。肛诊前列腺Ⅰ度增生；B超可见中叶向膀胱内突出4cm左右，膀胱内有结石3cm，双肾无积水。心脏、肝功能好。其最佳治疗
A. 耻骨后膀胱外前列腺切除术
B. 经膀胱前列腺切除术
C. 膀胱造瘘
D. 前列腺尿道支架网置入
E. 留置导尿管

14. 男性，68岁。进行性排尿困难5年，夜尿3～5次。近期曾发生急性尿潴留2次，既往体健。心肺功能正常。前列腺Ⅱ度肿大，血清PSA 3.1μg/L，膀胱残余尿80ml，首选的手术方法是
A. 双侧睾丸切除
B. 经会阴前列腺切除
C. 经尿道前列腺切除
D. 耻骨上前列腺切除
E. 耻骨后前列腺切除

15. 男性，78岁。排尿困难2年，曾有尿潴留病史。查体：BP 160/105mmHg。心电图有陈旧性心梗。肛诊：前列腺Ⅰ度增生。B超：双肾正常，前列腺面积18cm^2。尿常规：白细胞3～5/HP。最佳治疗是
A. 经膀胱前列腺切除术
B. 经耻骨后前列腺切除术
C. 膀胱造瘘
D. 经尿道前列腺切除术
E. 药物治疗

16. 男性，68岁。5年来有尿频及排尿困难。查体：BP 160/100mmHg，肛诊查前列腺Ⅲ度大。B超：双肾正常，前列腺28cm^2，残余尿200ml。无心、肺疾病。理想的治疗方法是
A. α受体阻断药
B. 留置导尿
C. 双睾丸切除，膀胱造瘘
D. 前列腺尿道网状支架
E. 前列腺切除术

【A_3/A_4型题】

（17～19题共用题干）

男性，68岁。因患前列腺增生症，排尿困难，需手术治疗。

17. 在前列腺手术指征中，下列哪种情况不是绝对手术指征
A. 膀胱残余超过60ml
B. 有尿潴留史
C. 伴膀胱结石
D. 有下尿路梗阻症状
E. 前列腺明显增大

18. 该患者不需与哪个疾病鉴别
A. 膀胱颈硬化
B. 膀胱炎
C. 前列腺癌
D. 神经源性膀胱
E. 膀胱癌

19. 现患者残余尿200ml，以中叶大为主，心、肺、肾功能好，最好采用哪种治疗
A. 经尿道切除前列腺
B. 药物治疗
C. 膀胱造瘘
D. 热疗
E. 经膀胱耻骨上前列腺切除术

（20～22题共用题干）

男性，63岁。因渐进性排尿困难，夜尿增多就诊，医生询问病史后给患者做检查。

20. 关于直肠指诊，下述哪项不正确
A. 直肠指检在排尿后进行
B. 前列腺位于直肠前壁外
C. 了解肛管括约肌功能
D. 了解前列腺大小、质地、有无结节及中间沟情况
E. 直肠指检前列腺越大梗阻症状越重

21. 该患者需测残余尿，下列方法中哪项损伤小、最简便并可反复测定
A. 排尿后导尿
B. 排尿后B超
C. 膀胱镜检查
D. 膀胱造影
E. 排尿性尿路造影

22. 前列腺增生症的治疗方法很多，下列哪项治疗适合该患者
A. 根据全身情况及梗阻程度及前列腺增生部位选择治疗方法
B. 药物治疗为主
C. 手术并连同前列腺包膜一同切除
D. 经尿道前列腺切除术
E. 激光等热疗治疗无效

【B_1型题】

（23～26题共用备选答案）
A. 结石，损伤，肿瘤或结核
B. 盆腔内疾病
C. 先天性畸形
D. 前列腺增生症
E. 包皮过长

23. 小儿泌尿系梗阻常见原因是
24. 成人泌尿系梗阻常见原因是
25. 妇女泌尿等梗阻常见原因是
26. 老年男性泌尿系梗阻常见原因是

第九章 泌尿系统损伤

【A_1 型题】

1. 男性骨盆骨折合并泌尿系损伤，最常见的损伤部位是
   A. 尿道阴茎部
   B. 尿道膜部
   C. 膀胱颈部
   D. 尿道球部
   E. 尿道前列腺部
2. 对侧肾功正常时损伤肾切除指征是
   A. 肾下极碎裂伤
   B. 肾上极碎裂伤
   C. 肾严重碎裂伤或肾血管撕裂严重
   D. 肾被膜裂伤
   E. 肾损伤
3. 球部尿道损伤后出现严重尿外渗，局部处理方法应是
   A. 局部穿刺抽吸外渗的尿和血液
   B. 局部热敷
   C. 理疗
   D. 尿外渗部位多处切开引流
   E. 消炎预防感染即可
4. 下列哪种症状、体征和检查可确诊为后尿道完全断裂
   A. 会阴部血肿
   B. 下腹及骨盆部皮下瘀斑
   C. 骨盆挤压痛
   D. 插导尿管不能进入膀胱
   E. 尿道造影，见造影剂外溢于后尿道周围未进入膀胱
5. 下列哪种检查，不适合于肾损伤
   A. 大剂量静脉肾盂造影
   B. 逆行尿路造影
   C. B 超检查
   D. CT 检查
   E. 肾动脉造影
6. 肾损伤非手术疗法应除外
   A. 抗休克治疗
   B. 密切观察
   C. 应用止血剂、镇痛和镇静药
   D. 抗感染治疗
   E. 血尿转清后即可下床活动
7. 肾损伤早期手术指征，应除外
   A. 开放性肾损伤
   B. 严重肾裂伤
   C. 肾血管损伤
   D. 合并其他脏器损伤
   E. 已诊肾损伤有休克
8. 肾损伤密切观察过程中哪项不应手术治疗
   A. 抗休克治疗不好转
   B. 观察过程中发现有合并脏器损伤
   C. 血尿越来越重
   D. 血尿仍存在，但血压在上升
   E. 腹部包块越来越大
9. 肾损伤下列哪种情况可有血尿
   A. 肾挫裂伤
   B. 肾血管断裂
   C. 肾盂广泛撕裂
   D. 输尿管断裂
   E. 输尿管血管堵塞
10. 大多数肾损伤采取的治疗方法是
    A. 肾切除术
    B. 部分肾切除术
    C. 肾周引流术
    D. 非手术治疗
    E. 肾修补术
11. 闭合性肾损伤必须绝对卧床休息
    A. 到休克纠正后
    B. 到血尿转清后
    C. 腰部肿块不再增大
    D. 1 周
    E. 2~4 周
12. 肾下极严重裂伤可考虑哪种手术治疗
    A. 肾修补术
    B. 肾部分切除术
    C. 肾周引流
    D. 肾切除术
    E. 肾动脉栓塞后再肾切除术
13. 对肾重度损伤患者施行手术时宜采用的切口是
    A. 经 11 肋间切口
    B. 经 12 肋下切口
    C. 腰背部切口
    D. 经腹切口
    E. 胸、腹联合切口
14. 泌尿系损伤常见的器官是
    A. 阴茎
    B. 尿道
    C. 膀胱
    D. 输尿管
    E. 肾
15. 骑跨伤常造成尿道哪部位损伤
    A. 阴茎部
    B. 球部
    C. 膜部
    D. 前列腺部
    E. 膀胱颈部
16. 骨盆骨折最易损伤的尿道部位
    A. 阴茎部
    B. 球部
    C. 膜部
    D. 前列腺部
    E. 膀胱颈部
17. 球部尿道损伤尿外渗部位
    A. 膀胱周围
    B. 会阴浅袋
    C. 会阴深袋
    D. 阴茎部
    E. 阴囊部
18. 尿道膜部损伤，尿生殖膈未损伤时，尿外渗至
    A. 会阴部
    B. 阴囊部
    C. 阴茎部
    D. 膀胱、前列腺周围
    E. 下腹壁

【A_2型题】

19. 男性，32岁。1小时前从3米高处坠落，左侧腰部受伤，肉眼血尿。查体：BP 60/40mmHg，腹软，无压痛。最可能的诊断是
  A. 输尿管损伤
  B. 膀胱损伤
  C. 肾盂撕裂伤
  D. 肾裂伤
  E. 肾挫伤
20. 男性，25岁。因骑跨伤4小时排尿困难来院。查体：尿道口滴血，会阴青紫，皮下瘀斑。在严密消毒下插入双腔导管流出正常尿液，该患者继续治疗的最佳方案是
  A. 继续留置导尿管2周，以后适当尿道扩张
  B. 继续留置导尿管1周，以后适当尿道扩张
  C. 手术施行尿道修补术
  D. 耻骨上膀胱造瘘
  E. 不留置导尿管，让其自然排尿
21. 男性，23岁。因骑跨伤4小时，排尿通畅但尿道痛。查体：会阴部有青紫瘀斑，无血肿，尿道口有血迹。该患者的治疗方法最好选择
  A. 留置导尿2周
  B. 抗炎对症治疗
  C. 尿道探查
  D. 留置导尿1周
  E. 耻骨上膀胱造瘘
22. 男性，42岁。被车撞伤致骨盆骨折，不能排尿1天。查体：抬入病室，BP 70/50mmHg，P 120次/分。该患者入院后紧急治疗的最好方法是
  A. 尿道会师术
  B. 膀胱造瘘术
  C. 抗休克治疗后膀胱造瘘术
  D. 镇痛、止血、镇静消炎
  E. 尿道缝合术
23. 男性，27岁。因墙倒被压骨盆骨折10小时来院。查体：BP 80/50mmHg，P 110次/分，全身擦皮伤，骨盆处瘀斑重。插入导尿管流出新鲜血性液体400ml，膀胱仍胀满。肛门指检：可触及浮动的前列腺。该患者最佳治疗是
  A. 继续留置导尿管
  B. 立即行膀胱造瘘
  C. 抗休克下观察，如休克很快纠正可做尿道探查，根据情况采取尿道会师或缝合治疗，如休克不易纠正在抗休克下做膀胱造瘘
  D. 抗休克下行膀胱造瘘或尿道缝合
  E. 立即行尿道会师或尿道缝合术
24. 男性，35岁。车从骨盆压过6小时来院。查体：BP 100/70mmHg，P 98次/分，骨盆及下腹瘀斑，下腹及全腹有压痛，右下腹抽吸出血性液体，色淡红，下腹未触及膀胱，直肠指诊前列腺浮动，尿管不能插入膀胱，可诊为后尿道断裂，膀胱破裂。最佳治疗为
  A. 立即膀胱修补和膀胱造瘘
  B. 立即行膀胱修补和尿道会师或尿道缝合
  C. 输血、补液下行膀胱修补
  D. 输血、补液下行膀胱修补，根据情况尿道行会师或缝合术
  E. 输血、补液下行尿道会师或修补术，膀胱留置尿管等待愈合
25. 男性，26岁。骑跨伤后4天，排尿困难，尿道口仍流血。查体：体温38.5℃，阴囊明显肿大，青紫，能触有波动感；下腹可触到胀大膀胱。最佳治疗应是
  A. 立即行双腔尿管导尿并留置
  B. 立即用金属尿管导尿
  C. 立即行尿道修补术
  D. 立即行尿道会师术
  E. 耻骨上膀胱造瘘及引流会阴部积血
26. 男性，30岁。从高处跌下，左腰部着地，伤后腰痛并有肉眼全程血尿，有小血块。查体：BP 110/70mmHg，P 100次/分；左腰部青紫、压痛，腹部无压痛、反跳痛。可初步诊断为
  A. 膀胱损伤
  B. 输尿管损伤
  C. 脾损伤并肾损伤
  D. 肾损伤
  E. 肾挫伤
27. 男性，21岁。骑自行车摔在右腰部，伤后腰部痛，无肉眼血尿。尿常规：红细胞镜下满视野，血压、脉搏正常，右腰部无包块，但有叩击痛。诊断哪种损伤确切
  A. 重度肾损伤
  B. 肾挫伤
  C. 中度肾损伤
  D. 肾血管损伤
  E. 输尿管损伤
28. 男性，28岁。被车撞伤在左腰部，伤后腰部痛，全程血尿伴血块8小时。查体：BP 70/50mmHg，P 120次/分，左腰部包块季肋下5指并触痛，经输血800ml，血压仅上升到80/60mmHg，尿色无改变，左腰部肿块增大。B超为肾裂伤，对侧肾正常。该患者应立即采取的最佳治疗方法是
  A. 快速输血、补液
  B. 经11肋间切口肾切除术
  C. 经腹行肾切除术
  D. 继续输血下经腹行肾切除术
  E. 继续输血下经腹先阻断肾

蒂探查肾脏，根据情况采取肾修补，肾部分切除或肾切除术

29. 男性，36 岁。被车撞在左腰部和上腹部，伤后血尿伴血块，全腹痛 8 小时来院。查体：左腰部触痛，全腹有压痛，左 11 肋骨有骨折，BP 100/70 mmHg，P 92 次/分。以左肾外伤入院，入院后输血 400ml，血尿有所减轻，右下腹抽出不凝血。B 超发现脾有裂伤，左肾裂伤，右肾正常。该患者应立即采取最好治疗方法
A. 经腹探查肾同时探查脾
B. 经 11 肋间探查肾，经腹探查脾
C. 经腹探查脾并经腹行肾切除
D. 行腹腔引流并继续输血
E. 经腹探查脾，先阻断肾蒂后探查肾脏

30. 男性，22 岁。因打架被他人用刀从左腰部刺入体内，伤后血尿、腹痛、伤口流血不止 2 小时来院。查体：BP 100/70mmHg，P 100 次/分，左腰三角处伤口 4cm 长，深度为7~8cm，伤口流出新鲜血，全腹触痛，肌紧张。患者输血、补液后，采取的最佳治疗方案是
A. 腰部切口进入探查肾脏和腹腔脏器
B. 腰部切口进入探查肾脏
C. 经腹切口探查腹腔脏器及阻断肾蒂后探查肾脏
D. 经腹切口探查腹腔脏器及肾脏
E. 输血补液密切观察治疗

31. 男性，46 岁。左腰部撞伤后，即刻面色苍白，脉细弱，BP 70/50mmHg，左腰膨隆，腹平软，无压痛，导出 150ml 淡黄色透明尿液，快速输血 800ml 无好转，诊断哪种损伤较确切
A. 脾破裂
B. 肠破裂
C. 肾重度损伤
D. 肾中度损伤
E. 肾蒂损伤

【A_3/A_4 型题】

（32~35 题共用题干）

男性，32 岁。因汽车从骨盆压过不能排尿 4 小时，抬入诊室。查体：BP 70/50mmHg，P 120 次/分，膀胱位于脐耻之间，小腹及骨盆处皮下淤血，直肠指诊可触及浮动的前列腺。输血、补液后血压上升不明显。

32. 该患者诊断哪种病
A. 球部尿道损伤
B. 骨盆骨折并后尿道损伤
C. 骨盆骨折并膜部尿道损伤
D. 膀胱损伤
E. 前列腺部尿道损伤

33. 该患者尿外渗的部位是
A. 三角韧带内
B. 会阴浅袋
C. 腹壁浅筋膜
D. 腹腔内
E. 膀胱、前列腺周围腹膜外

34. 该患者最好的治疗是
A. 立即高位膀胱造瘘
B. 立即低位膀胱造瘘
C. 留置导尿管
D. 经会阴尿道切开尿道吻合
E. 尿道复位术

35. 该患者术后尿道狭窄再手术的最短时间是
A. 2 周
B. 1 个月
C. 2 个月
D. 3~6 个月
E. 1 年以上

（36~39 题共用题干）

男性，25 岁。下船时，会阴部骑跨在船沿上，立即出现尿道口滴血，之后不能排尿，发生尿潴留。查体发现会阴部、阴茎和阴囊明显肿胀。

36. 对该患者的初步诊断是
A. 前尿道损伤
B. 球部尿道损伤
C. 后尿道损伤
D. 膜部尿道损伤
E. 前列腺部尿道损伤

37. 对该患者诊断考虑为球部尿道断裂，但无尿外渗，应做哪项处理
A. 耻骨上膀胱造瘘
B. 耻骨上膀胱穿刺造瘘
C. 留置导尿
D. 会阴血肿清除+尿道断端吻合
E. 尿道会师术

38. 若患者术后 3 周发生排尿困难，尿线变细，可做哪项处理
A. 尿道扩张
B. 尿道会师术
C. 经会阴部尿道切除吻合
D. 经尿道镜狭窄切除术
E. 膀胱造瘘术

39. 该患者行会阴血肿清除加尿道端端吻合术后 3 周，拔导尿管后能自行排尿，但不久出现手术切口处肿痛，逐渐出现会阴部伤口漏尿，考虑最可能的原因是
A. 吻合口愈合不佳
B. 术后伤口感染
C. 尿道吻合口远端狭窄
D. 尿路感染
E. 合并尿道直肠瘘

【B_1 型题】

（40~43 题共用备选答案）
A. 肾切除术
B. 血管修复术
C. 选择性肾动脉栓塞术
D. 部分肾切除术
E. 肾脏修补术

40. 肾下极严重裂伤可施行
41. 对侧肾良好，伤肾严重肾积水，可施行
42. 对侧肾良好，患侧肾严重碎

裂，可行

43. 对侧肾良好，患侧肾动脉损伤，可施行

第十章 泌尿、男性生殖系统先天性畸形及其他疾病

【A₁ 型题】

1. 关于隐睾的危害，下列哪项是罕见的
   A. 造成不育
   B. 隐睾恶变
   C. 睾丸扭转
   D. 疝气
   E. 造成两性畸形
2. 有关隐睾的治疗，下列哪项是错误的
   A. 内分泌治疗
   B. 隐睾手术一般2岁内进行
   C. 合并斜疝者同时行疝修补术
   D. 如睾丸萎缩或疑有恶变，应予以切除
   E. 隐睾松解牵引固定，可以防止睾丸恶性变
3. 精索静脉曲张的后果是
   A. 睾丸发硬
   B. 睾丸肿胀
   C. 精索水肿
   D. 精索粘连，输精管不通
   E. 影响睾丸生精能力
4. 左侧继发性精索静脉曲张，应考虑的疾病是
   A. 胰腺囊肿
   B. 左肾肿瘤
   C. 左肾囊肿
   D. 嗜铬细胞瘤
   E. 睾丸肿瘤
5. 精索静脉曲张多见于左侧的原因应除外
   A. 左侧垂直进入肾静脉
   B. 左侧受乙状结肠压迫
   C. 肠系膜上动脉和主动脉，在搏动时压迫左肾静脉，影响左精索静脉
   D. 精索静脉周围的结缔组织薄弱，瓣膜功能不全，左侧影响大
   E. 下尿路梗阻时，可发生左精索静脉曲张
6. 下列哪种情况可出现睾丸鞘膜积液
   A. 睾丸肿瘤
   B. 附睾炎
   C. 先天性睾丸发育不全
   D. 睾丸外伤
   E. 以上都不对
7. 单纯性睾丸鞘膜积液最可靠的诊断依据是
   A. 阴囊肿大
   B. 阴囊肿块表面光滑
   C. 阴囊肿块有波动感
   D. 透光试验阳性
   E. 右侧阴囊无睾丸

【A₂ 型题】

8. 男孩，5岁。右侧阴囊包块，卧位不消失，右睾丸未扪及，透光试验阳性，正确诊断是
   A. 右侧斜疝
   B. 精索鞘膜积液
   C. 交通性鞘膜积液
   D. 右睾丸鞘膜积液
   E. 右侧隐睾
9. 男性，29岁。结婚4年不育来就诊。查体：左侧阴囊下垂，左睾丸较右侧小，质地较右侧软，左精索可触及团状肿块。该患者诊断为
   A. 左精索静脉曲张
   B. 左睾丸炎
   C. 左睾丸萎缩
   D. 左精索静脉炎
   E. 左斜疝
10. 男性，2岁。左侧阴囊生后空虚至今。查体：患儿发育正常，左侧阴囊发育不佳，左阴囊内未触及睾丸，左腹股沟管内可触到睾丸，发育不佳，如小指尖大小。应采取什么方法手术
   A. 左睾丸牵引固定术
   B. 右睾丸切除术
   C. 左睾丸牵引固定术，如有斜疝行左斜疝修补术
   D. 等待6~7岁仍不下降至阴囊内再行手术
   E. 绒毛膜促性腺激素治疗
11. 男性，28岁。左阴囊内肿块半年，时有挤压痛，无发热，不影响活动。查体：左阴囊肿大，触之睾丸上部有一鹅卵大小囊性肿块，牵拉睾丸可随之活动，挤压不变小，睾丸可触及正常大小，透光试验阳性，应诊断
   A. 睾丸鞘膜积液
   B. 精索鞘膜积液
   C. 交通性鞘膜积液
   D. 左斜疝
   E. 精液囊肿
12. 男孩，12岁。右阴囊肿大3年，晨起变小，活动后增大。查体：右阴囊肿大，可触及囊性感，挤压时缩小，缩小时可触到睾丸。应诊断为
   A. 右斜疝
   B. 右睾丸鞘膜积液
   C. 右精索鞘膜积液
   D. 右睾丸交通性鞘膜积液
   E. 右精索静脉曲张

【A₃/A₄ 型题】

（13~15题共用题干）

患儿，9个月。右睾丸未下至降阴囊内。查体：右阴囊空虚未触及睾丸，左侧发育正常。

13. 该患儿采取的正确治疗是
   A. 右隐睾牵引
   B. 右睾丸切除
   C. 绒毛膜促性腺激素治疗

D. 等待到1岁仍不下降用绒毛膜促性腺激素治疗
E. 睾酮治疗

14. 若患儿2岁时右睾丸仍未下降，应采取的治疗是
A. 右隐睾牵引
B. 右睾丸切除
C. 睾酮治疗
D. 绒毛膜促性腺激素治疗
E. 观察等待到5岁

15. 该患儿手术中发现右睾丸发育极差如黄豆粒大小，应采取的治疗是
A. 右睾丸切除
B. 右睾丸切除如有斜疝行修补术
C. 右睾丸牵引术+绒毛膜促性腺激素治疗
D. 右睾丸牵引术+睾酮治疗
E. 右睾丸切除+睾酮治疗

第十一章 肾功能不全

【A_1 型题】

1. 鉴别急性与慢性肾衰竭首选的检查是
A. 同位素肾动态显像
B. 内生肌酐清除率
C. 尿钠排泄分数
D. 尿沉渣镜检
E. 肾脏B超

2. 慢性肾衰竭患者贫血的主要原因是
A. 失血
B. 促红细胞生成素减少
C. 缺铁
D. 低蛋白血症
E. 恶心、呕吐

3. 慢性肾衰竭按肾功能损害程度可分为
A. 代偿期、失代偿期、尿毒症期
B. 氮质血症期、尿毒症期
C. 氮质血症期、尿毒症前期、尿毒症期
D. 肾贮备能力下降期；氮质血症期；肾衰竭期；尿毒症期
E. 代偿期、氮质血症期、尿毒症期

4. 慢性肾衰竭恶化的常见诱因，应除外的是
A. 感染、发热
B. 外伤、失血
C. 呕吐伴腹泻
D. 血尿酸或血钙过低
E. 心力衰竭

5. 慢性肾衰竭患者发生纤维性骨炎的主要原因是
A. 尿钙排泄增多
B. 继发性甲状旁腺功能亢进
C. 尿磷排泄减少
D. 营养不良和低蛋白血症
E. 活性维生素

6. 慢性肾衰竭周围神经病变中较明显的症状是
A. 弛缓性瘫痪
B. 震颤
C. 不宁腿综合征
D. 肌无力
E. 偏身瘫痪

7. 慢性肾衰竭患者出现下列检查结果，需要紧急透析治疗的是
A. 血肌酐700μmol/L
B. 血钾6.8mmol/L
C. 血红蛋白72g/L
D. 血钠130mmol/L
E. 血钙1.9mmol/L

8. 典型慢性肾衰竭时的水、电解质紊乱是
A. 代谢性酸中毒、低血钙、高血磷、高血钾
B. 代谢性酸中毒、低血钙、低血磷、高血钾
C. 代谢性酸中毒、低血钙、低血磷、高血钠
D. 代谢性酸中毒、低血钙、低血磷、低血钠
E. 代谢性碱中毒、低血钙、高血磷、高血钾

9. 慢性肾衰竭患者血液系统的临床表现为
A. 小细胞低色素性贫血
B. 白细胞出现中毒颗粒、核左移
C. 血小板异常增多
D. 贫血可为中、重度
E. 促红细胞生成素增加

10. 有关慢性肾衰竭的治疗错误的是
A. 高磷血症——氢氧化铝凝胶
B. 末梢神经炎——肾上腺皮质激素
C. 高钾血症——钠交换树脂
D. 贫血——输浓缩红细胞
E. 充血性心衰——减量应用地高辛

11. 对控制慢性肾脏病变肾功能进行性减退无明确作用的措施是
A. 限制蛋白质的摄入
B. 减少蛋白尿
C. 控制血压
D. 消除水肿
E. 纠正血脂异常

12. 引起慢性肾衰竭的最常见继发性肾脏病是
A. 乙肝相关性肾炎
B. 淀粉样变肾病
C. 糖尿病肾病
D. 良性肾小动脉硬化
E. 系统性红斑狼疮

【A_2 型题】

13. 急性肾损伤（衰竭）、高钾血症患者，心率40次/分，应首先采取的治疗措施是
A. 静脉滴注5%碳酸氢钠
B. 静脉滴注10%葡萄糖+胰

岛素
C. 口服降钾树脂
D. 静脉注射10%葡萄糖酸钙
E. 血液透析

14. 女性，36岁。已诊断肾病综合征，近2日右下肢痛、凉，右足背动脉搏触动不清，趾指皮肤发绀。应首先考虑的并发症是
A. 下尿路感染
B. 右下肢静脉血栓
C. 心源性休克
D. 急性肾衰
E. 右下肢动脉栓塞

15. 男性，40岁。因大量蛋白尿，高度水肿，诊断肾病综合征入院。肾穿活检病理为：微小病变型。即予泼尼松60mg/d口服，症状有所控制。治疗3周后，又出现大量蛋白尿，双下肢水肿加重，肾功能减退。此时首先应考虑
A. 感染
B. 肾静脉血栓形成
C. 加用细胞毒药物
D. 糖皮质激素冲击
E. 急性肾损伤

16. 患者，慢性肾炎5年，近来出现衰弱无力，尿少，水肿较前加重，并有轻度贫血，BP 160/100mmHg，下列检查中哪项最先出现异常
A. 尿浓缩试验
B. PSP排泄试验
C. 肌酐清除率
D. 血尿素氮浓度
E. 血肌酐浓度

17. 男性，42岁。重症胰腺炎行胰腺坏死组织清除，腹腔引流术后4天。查体：R 28次/分，BP 120/90mmHg，心率106次/分。中心静脉压10 cmH_2O。PaO_2 86mmHg。尿量10ml/h，血钾5.6mmol/L。此患者目前的主要问题是
A. 心力衰竭
B. 呼吸衰竭
C. 肾衰竭
D. 血容量不足
E. 弥散性血管性凝血

18. 男性，28岁。血压升高、反复水肿4年，近年齿龈出血，夜尿增多，口渴、气促，血红蛋白60g/L，昨起排稀水及柏油便，逐渐昏迷，半年前患急性肝炎，已愈，为尽快确诊，下列哪项最首选检查
A. 骨髓穿刺涂片
B. 肝功能
C. 血尿素氮
D. 血糖及尿糖
E. 血肌酐测定

19. 男性，26岁。咽痛4天后少尿，水肿加重，出现意识障碍。检查：贫血，呼吸深大，BP 170/110mmHg，全身水肿。尿蛋白（++），BUN 30mmol/L，二氧化碳结合力10mmol/L。诊断为
A. 急性肾小球肾炎，肾衰竭
B. 高血压脑病
C. 急进性肾小球肾炎，肾衰竭
D. 肾病综合征，肾衰竭
E. 慢性肾炎，肾衰竭

20. 尿毒症患者，血压180/120mmHg，贫血外观，全身中度水肿，鼻出血，BUN 50mmol/L，血钾6.17mmol/L，钙2.0mmol/L，CO_2结合力13mmol/L，在纠酸过程中突然手足搐搦，意识清楚，其原因可能是
A. 脑出血
B. 酸中毒引起
C. 高血压引起
D. 尿毒症性脑病
E. 补碱引起

21. 慢性肾炎患者，近来少尿、嗜睡，血压170/110mmHg，血BUN 40mmol/L，CO_2CP 12mmol/L，血 K^+ 7.4mmol/L，心电图：T波高尖。今日突然抽搐，意识丧失，心搏骤停而死亡，其死亡原因是
A. 代谢性酸中毒
B. 高钾血症
C. 尿毒症脑病
D. 心力衰竭
E. 脑出血

22. 患者，恶心、呕吐伴腹泻1个月，有关节炎及肾绞痛史，尿比重1.015，尿蛋白（+），红细胞10～20/HP，血尿素氮20mmol/L，血尿酸739mmol/L，血肌酐560μmol/L，诊断是
A. 狼疮肾炎，尿毒症
B. 痛风肾，肾衰竭
C. 肾结石并尿毒症
D. 肾结核伴尿毒症
E. 肾动脉硬化伴尿毒症

23. 男性，35岁。头晕、乏力，血压160/100mmHg，无水肿，血红蛋白80g/L，尿比重1.012，尿蛋白（+），颗粒管型0~1/HP，血BUN 20mmol/L，可能性最大的诊断是
A. 慢性肾小球肾炎，慢性肾衰竭氮质血症期
B. 高血压病Ⅱ期
C. 慢性肾小球肾炎，慢性肾衰竭尿毒症期
D. 急进性高血压
E. 慢性肾盂肾炎

24. 男性，30岁。慢性肾炎，水肿、少尿1个月，呕吐3天，血压160/90mmHg，双肺底散在水泡音，颈静脉怒张，尿素氮40mmol/L，血钾6.5mmol/L，最宜采用
A. 5%碳酸氢钠
B. 0.9%生理盐水
C. 50%葡萄糖
D. 血液透析
E. 以上都不是

25. 患者，慢性肾炎，肾衰竭病史已数年，因再次出现尿毒症中

毒入院。尿量少，利尿效果不好，出现呼吸困难，肺底少许水泡音，心率120次/分，此时进一步处置是
A. 5%碳酸氢钠
B. 改用利尿合剂
C. 给强心、扩血管药物治疗
D. 吸氧
E. 应用乳酸钠
26. 男性，20岁。反复出现咯血1周，进行性少尿5天，血压160/100mmHg，尿蛋白（+++），红细胞满视野。入院后病情进行性恶化，出现肾衰竭，急需采取的治疗是
A. 止血药物应用
B. 降低血压
C. 纠正酸中毒
D. 应用泼尼松
E. 透析治疗
27. 男性，26岁。上感4天后，出现水肿加重，齿龈出血，呼吸困难不能平卧，检查：BP 230/120mmHg，全身水肿，尿蛋白（++），红细胞8～10/HP，BUN 40mmol/L，血肌酐1300μmol/L，二氧化碳结合力18mmol/L，紧急措施是
A. 静脉滴注抗感染药物
B. 应用止血药物
C. 应用泼尼松治疗感染
D. 应用呋塞米减轻水肿
E. 应用血管扩张药，降压，强心利尿
28. 慢性肾炎、肾衰竭的患者，有高度水肿及轻度左心衰竭，同时又有严重的代谢性酸中毒，应给药物纠正酸中毒最好用
A. 11.2%乳酸钠
B. 10%葡萄糖
C. 10%葡萄糖酸钙
D. 7.28%三羟甲在氨基甲烷
E. 5%碳酸氢钠
29. 一患肾炎5年的患者，近1周来乏力、呼吸深大。查体：双肺无啰音，心率90次/分，应采取下列哪项措施
A. 静脉缓注毛花苷C
B. 静脉注射呋塞米
C. 肌内注射二羟丙茶碱
D. 静脉滴注碳酸氢钠
E. 呼吸中枢兴奋剂
30. 患慢性肾炎10年的患者，近2周来持续性少尿，水肿恶心，伴呼吸困难，BP 180/100mmHg，心率110次/分，两肺底可闻湿啰音，BUN 54mmol/L，二氧化碳结合力15mmol/L，静脉注射呋塞米60mg无效，下列最有效治疗措施
A. 透析疗法
B. 低盐饮食
C. 静脉注射毛花苷C
D. 静脉滴注血管扩张药
E. 加大呋塞米剂量

【A_3/A_4 型题】

（31～33题共用题干）

一昏迷患者，病史不详，呼吸深大。查体：BP 180/120mmHg，颈软无黄疸，心、肺、腹无异常。Hb 70g/L，RBC 1.9×10^{12}/L，尿蛋白（+），比重1.010，沉渣见蜡样管型0～1/HP，RBC 0～1/HP，血氨正常，BUN 20mmol/L，CO_2CP 18mmol/L，血糖4.4mmol/L。
31. 此患者最可能的诊断是
A. 肝昏迷
B. 糖尿病酮症酸中毒
C. 低血糖昏迷
D. 低血压昏迷
E. 尿毒症昏迷
32. 诊断主要根据哪一项
A. 高血压
B. 贫血
C. 尿比重低1.010
D. 二氧化碳结合力降低
E. 尿中蜡样管型及血BUN增高
33. 患者出现昏迷的主要原因是
A. 高血压
B. 贫血
C. 脑水肿
D. BUN增高
E. 酸中毒

（34～36题共用题干）

女性，50岁。因呕吐、腹泻、低热于门诊应用庆大霉素32万U/d，共5天，近日来觉尿量有所减少，为700～800ml/d，伴乏力、头晕。实验室检查：尿蛋白（+），Hb 100g/L，血清钾6.5mmol/L，BUN 33.5mmol/L。血肌酐884μmol/L。
34. 该例最可能的诊断是
A. 庆大霉素导致急性肾损伤
B. 庆大霉素过敏
C. 急性胃肠炎致肾损害
D. 腹泻脱水致急性肾功能异常
E. 急性间质性肾炎
35. 最有助于诊断的进一步检查是
A. 肾脏B超
B. 静脉肾盂造影
C. 放射性核素肾图
D. 肾活检
E. 血气分析
36. 最应采取的治疗手段是
A. 口服离子交换树脂
B. 大剂量呋塞米静脉注射
C. 按3～6g葡萄糖：1U胰岛素比例静脉滴注补液
D. 限制入水量
E. 透析治疗

（37～39题共用题干）

女性，25岁。突然水肿、尿少、血尿，3周后进入昏迷，尿蛋白（+++），RBC 10～15/HP，WBC 1～3/HP，颗粒管型0～3/HP，BP 180/110mmHg，BUN 27mmol/L，急诊入院。
37. 患者入院后各种其他检查没有回报前的紧急措施应采取
A. 止血药物应用
B. 静脉滴注地塞米松

C. 静脉滴注甘露醇
D. 应用呋塞米及降压治疗
E. 抗炎治疗

38. 经治疗患者意识清楚，但BUN进一步升高，血Cr达到1030μmol/L，进一步治疗应采取最有效的措施是
A. 静脉滴注必需氨基酸
B. 加大呋塞米用量
C. 改善肾血流
D. 扩血管药物应用
E. 透析治疗

39. 为了进一步确定诊断应采取有效的检查是
A. 血脂分析，血流动力学
B. 肾脏B超
C. 肾盂造影
D. 尿细菌培养
E. 肾活体组织检查

（40～41题共用题干）
慢性肾炎患者，近来少尿、嗜睡，血压200/140mmHg，血BUN 20mmol/L，血钙2.1mmol/L，心电图示T波高尖，今日突然抽搐，意识丧失

40. 此患者紧急采取的措施是
A. 呋塞米200mg，静脉推注
B. 降压
C. 呼吸中枢兴奋剂
D. 血液透析
E. 强心

41. 采取治疗措施的主要根据是
A. 高血压
B. 少尿
C. 嗜睡
D. BUN增高
E. 血钾增高，有高钾心电图表现

（42～43题共用题干）
男性，28岁。反复眼部水肿10年，近日出现乏力、皮肤苍白、尿少，BP 160/100 mmHg，呼吸困难，两肺底可闻及小水泡音，不能平卧，BUN 30mmol/L，血肌酐1001μmol/L，诊断尿毒症。

42. 目前治疗的主要方法应该采取
A. 应用降压药物降压
B. 呋塞米100mg，每日2次，静脉注射
C. 毛花苷C 0.2mg，每日1次，静脉注射
D. 扩张血管药物同时应用毛花苷C治疗
E. 5% $NAHCO_3$ 60ml，每日1次，静脉注射

43. 尿毒症患者肌酊清除率在10ml/min以下时患者有明显左心衰竭，此时最好的治疗应该是
A. 利尿
B. 强心药物
C. 血管扩张药
D. 降压
E. 透析治疗

（44～46题共用题干）
男性，30岁。水肿、尿少、呕吐2个月，血压180/120mmHg，尿蛋白（+++），红细胞5～8/HP，白细胞8～10/HP，颗粒管型5～10/HP，BUN 29mmol/L，Cr 860 μmol/L，血红细胞12.8×10^{12}/L，该患者诊断慢性肾炎、尿毒症合并泌尿系感染。

44. 诊断慢性肾炎，尿毒症的主要依据是
A. 高血压
B. 水肿
C. 尿少
D. 恶心、呕吐
E. 实验室检查尿蛋白（+++），BUN 29mmol/L，Cr 860μmol/L

45. 慢性肾衰竭尿毒症期血肌酐应该是
A. Cr>707μmol/L
B. Cr>178μmol/L
C. Cr>884μmol/L
D. Cr>278μmol/L
E. Cr>450μmol/L

46. 诊断泌尿系感染的主要依据是
A. 发热
B. 腹痛
C. 尿频、尿急、尿痛
D. 血肌酐升高
E. 尿中WBC 8～10/HP，RBC 5～8/HP

（47～48题共用题干）
男性，25岁。反复间断水肿5年，近日来出现恶心、呕吐、头痛、呼吸困难。查体：BP 240/140mmHg，心前区可听到广泛的心包摩擦音，发热。尿常规示尿比重1.010，Hb 60g/L，BUN 40mmol/L，Cr 1890μmol/L。1年前患者行血液透析治疗，现停止血透1个月。

47. 病情突然加重的原因是
A. 发热
B. 高血压
C. 贫血
D. 劳累
E. 停止血液透析

48. 此患者病情危重的表现是
A. 高血压
B. 心包摩擦音
C. 贫血
D. 少尿
E. 内分泌失调

第十七篇　女性生殖系统

第一章　女性生殖系统解剖

【A_1 型题】

1. 右卵巢动脉是从哪条动脉分支来的
   A. 髂内动脉
   B. 髂外动脉
   C. 肾动脉
   D. 腹主动脉
   E. 髂总动脉
2. 关于子宫的解剖，下述哪项正确
   A. 成年的子宫长 7~8cm，宽 4~5cm，厚 2~3cm
   B. 成年人子宫体与子宫颈的比例为 1∶2
   C. 子宫峡部的黏膜无周期性变化
   D. 子宫颈主要由平滑肌构成
   E. 成年妇女子宫颈管长 4~5cm
3. 维持子宫正常位置的是
   A. 盆底肌肉及筋膜的支托作用
   B. 膀胱和直肠的支托
   C. 子宫韧带和盆底肌肉筋膜的支托
   D. 子宫四对韧带的作用
   E. 腹腔压力作用
4. 关于子宫韧带的解剖，正确的是
   A. 圆韧带起于子宫角，止于腹股沟
   B. 阔韧带富于肌纤维，与子宫体肌纤维相连
   C. 卵巢固有韧带使子宫倾向后方
   D. 主韧带横行于宫颈两侧和骨盆侧壁之间
   E. 子宫动、静脉从阔韧带上部穿过
5. 子宫动脉来自
   A. 髂外动脉
   B. 髂内动脉
   C. 腹主动脉
   D. 臀上动脉
   E. 肾动脉
6. 卵巢表面的组织为
   A. 腹膜
   B. 卵巢白膜
   C. 卵巢皮质
   D. 结缔组织
   E. 生发上皮
7. 左侧卵巢动脉不同于右侧卵巢动脉，还可以来自
   A. 髂外动脉
   B. 髂内动脉
   C. 腹主动脉
   D. 肾动脉
   E. 以上都不是
8. 关于输卵管各部，正确的是
   A. 通入子宫壁内的为间质部
   B. 间质部外侧的为壶腹部
   C. 峡部比间质部的管腔窄
   D. 漏斗部（伞部）为输卵管宽大部分
   E. 以上都不是
9. 子宫峡部是
   A. 子宫颈阴道部
   B. 子宫颈阴道上部
   C. 子宫颈管最狭窄部分
   D. 子宫颈与子宫体之间最狭窄部分
   E. 子宫体最狭窄部分
10. 关于子宫，正确的是
   A. 成年的子宫长 7~8cm，宽 4~5cm，厚 4~5cm
   B. 子宫体与子宫颈的比例，成年人为 1∶2
   C. 子宫体与子宫颈之间形成最狭窄的部分为子宫峡部
   D. 子宫峡部的上端是组织学内口
   E. 已产妇的子宫颈外口是圆形
11. 输卵管的组织解剖及生理作用是
   A. 长 6~8cm
   B. 峡部为输卵管腔最狭窄部
   C. 伞部有“拾卵”作用
   D. 内膜为复层柱状上皮
   E. 输卵管黏膜不受性激素影响
12. 关于女性外生殖器解剖，正确的是
   A. 女性外生殖器即外阴
   B. 女性阴毛分布呈菱形
   C. 双侧小阴唇前端为腹股沟韧带终止点
   D. 前庭大腺开口于阴道内
   E. 阴道前庭为双侧大阴唇之间的菱形区
13. 维持子宫前倾位置的主要韧带是
   A. 阔韧带
   B. 子宫圆韧带
   C. 卵巢固有韧带
   D. 主韧带
   E. 子宫骶骨韧带
14. 髂内动脉前干分支不直接供血的是
   A. 卵巢
   B. 子宫
   C. 阴道
   D. 膀胱
   E. 输卵管
15. 骨盆对角径的正常值是
   A. 9cm

B. 10cm
C. 11cm
D. 12cm
E. 12.5～13cm

16. 下列哪项为骨盆测量的正常值
A. 对角径 10～11cm
B. 坐骨棘间径 9cm
C. 坐骨切迹<2 指
D. 耻骨弓角度 90°
E. 骨盆倾斜度 80°

17. 卵巢囊肿发生蒂扭转时，其蒂的组成是
A. 骨盆漏斗韧带、输卵管、卵巢固有韧带、圆韧带
B. 骨盆漏斗韧带、输卵管、卵巢固有韧带
C. 骨盆漏斗韧带、卵巢韧带、圆韧带
D. 骨盆漏斗韧带、输卵管、圆韧带
E. 输卵管、卵巢韧带

18. 做子宫切除时，下列注意事项哪项是错误的
A. 推离膀胱腹膜反折时，避免损伤膀胱
B. 推离直肠子宫腹膜反折时，避免损伤直肠
C. 切除子宫骶骨韧带时，避免损伤输尿管
D. 切除阔韧带时，避免损伤膀胱
E. 切断子宫动脉时，注意勿损伤输尿管

19. 关于子宫颈的解剖学，下列哪项不正确
A. 子宫颈分为阴道上部和阴道部
B. 宫颈峡部下端是组织学内口
C. 宫颈管黏膜上皮在组织学内口处由柱状上皮变为鳞状上皮
D. 宫颈黏膜上皮有分泌腺液功能
E. 青春期宫颈宫体之比为 1∶2

20. 骨盆底的组成，下列哪项不正确
A. 骨盆底分内、中、外三层，中层又称尿生殖膈
B. 盆膈由肛提肌及其筋膜组成，是支托盆内脏器的最主要成分
C. 尿生殖膈由两层筋膜及一对会阴深横肌组成
D. 骨盆底外层包括肛门外括约肌
E. 会阴体不属盆底组成部分

21. 关于女性外生殖器淋巴引流哪项是正确的
A. 阴蒂周围淋巴汇入腹股沟浅淋巴结
B. 阴道下段淋巴汇入腹股沟深淋巴结
C. 阴道上段和宫颈淋巴汇入腹股沟浅淋巴结
D. 子宫体两侧沿圆韧带汇入腹股沟深淋巴结
E. 子宫体、子宫底、输卵管和卵巢淋巴均汇入腰淋巴结

【A_2 型题】

22. 女性，38 岁。于高处取物时不慎摔下，呈骑跨式，伤及外阴部位，疼痛难忍。外阴血肿最易发生的部位是
A. 大阴唇
B. 小阴唇
C. 阴阜部
D. 阴蒂部
E. 会阴部

【A_3/A_4 型题】

（23～26 题共用题干）

女性，35 岁。G_1P_0，孕 39^{+6}周，上午 6 时起宫缩 32～37 秒/4～5 分，强度（++）～（+++），胎心率 140 次/分，LOA，上午 8 时入院。入院时肛查：宫口开 1cm，先露 S-1；下午 8 时，宫缩 20～25 秒/7～8 分，强度（++）～（+++），宫口开大 8cm，胎心率 155 次/分。阴道检查：坐骨切迹<2 指，骶凹平坦，坐骨结节间径 7.5cm。

23. 可能的诊断是
A. 高龄初产
B. 骨盆入口狭窄
C. 骨盆入口和出口狭窄
D. 出口狭窄
E. 中骨盆和出口狭窄

24. 下列哪项处理不恰当
A. 胎心监测（OCT）
B. 吸氧
C. 静脉滴注缩宫素
D. 重新估计胎儿体重
E. 检查耻骨联合上方是否有压痛

25. 随产程时间延长，下列哪种体征不会出现
A. OCT 提示胎心率减速
B. 羊水清亮
C. 宫缩减弱
D. 胎心突然消失
E. 耻骨联合上方压痛

26. 尽快结束分娩的措施是
A. 急诊剖宫产
B. 胎头吸引术
C. 产钳助产
D. 静待自然分娩
E. 待宫口开全后再讨论分娩方式

【B_1 型题】

（27～29 题共用备选答案）
A. 9cm
B. 10cm
C. 11cm
D. 12cm
E. 12.5～13.0cm

27. 坐骨棘间径平均是
28. 坐骨结节间径是
29. 骨盆对角径是

第二章 女性生殖系统生理

【A_1 型题】

1. 围绝经期的特点中下述哪项是正确的
   A. 围绝经期就是绝经期
   B. 围绝经期卵巢中卵泡已耗尽
   C. 围绝经期是无排卵功血的好发时期
   D. 围绝经期一般是在 55 岁以上
   E. 围绝经期是恶性肿瘤的好发时期
2. 月经周期的长短取决于下列哪项因素
   A. 增生期的长短
   B. 分泌期的长短
   C. 经期的长短
   D. 黄体的寿命
   E. 黄体退化成白体的时间
3. 关于月经的特点下述哪项是正确的
   A. 有排卵才有月经
   B. 排卵发生在两次月经之间
   C. 月经期基础体温是上升的
   D. 排卵发生在下次月经来潮前 14 天
   E. 排卵发生在月经来潮后第 14 天
4. 性激素的合成与分泌，下述哪项是正确的
   A. 孕激素是雌激素和雄激素的前身
   B. 雌酮是雌二醇的前身
   C. 雄激素主要来源于卵巢门
   D. 排卵后的黄体只分泌孕激素
   E. 排卵前卵泡内膜细胞分泌雌激素和少量孕激素
5. 性激素的周期性变化中下述何项是正确的
   A. 孕激素在排卵前有一个低峰，排卵后才有高峰
   B. 雌激素有两个峰值，排卵后的峰值较平坦
   C. 雌、孕激素的峰值在排卵后第 10 天形成
   D. 黄体分泌雌激素和孕激素，如不受精 20 天后退化
   E. 在月经周期中均有较大量的雌孕激素
6. 孕激素的生理作用下述哪项是正确的
   A. 使子宫肌纤维对缩宫素的敏感性增强
   B. 使阴道上皮角化，糖原增加
   C. 单独使子宫内膜呈分泌期变化
   D. 使宫颈口闭合，黏液减少变稠，拉丝度减少
   E. 促进骨中钙的沉积
7. 雌激素的生理作用，下列哪项是正确的
   A. 使宫颈口松弛，黏液分泌增加，稀薄，拉丝度增长
   B. 使子宫肌纤维对缩宫素的敏感性下降
   C. 使阴道上皮细胞脱落
   D. 对下丘脑只有负反馈作用
   E. 可升高胆固醇，不利于冠心病预防
8. 宫颈黏液最丰富、伸展性最大、羊齿状结晶最多出现在正常月经周期中的哪一期
   A. 增生早期
   B. 增生中期
   C. 排卵期
   D. 分泌早期
   E. 分泌中期
9. 不发生周期性变化的组织是
   A. 阴道黏膜上皮
   B. 卵巢生发上皮
   C. 子宫内膜
   D. 宫颈黏膜
   E. 输卵管黏膜
10. 关于激素的代谢下述哪项是正确的
   A. 卵巢主要合成雌二醇和雌酮这两种雌激素
   B. 雌酮是雌二醇的降解产物
   C. 雌三醇由雌酮降解而来
   D. 卵巢分泌的孕激素主要是孕二醇
   E. 孕二醇的降解产物是孕酮
11. 关于性腺轴的描述下列哪项是错误的
   A. FSH 在整个周期中都产生，但在排卵前 1~2 日有峰值
   B. FSH，LH 在下丘脑产生的激素控制
   C. 卵巢周期性变化，直接受到下丘脑和垂体控制
   D. 孕激素在月经周期中出现 2 个峰值，后面峰值较高
   E. 雌激素在月经周期中表现为排卵后的峰值比前面平坦
12. 下述描述哪项是错误的
   A. 月经是子宫内膜周期性变化的临床表现
   B. 子宫内膜的周期性变化受卵巢激素的影响
   C. 卵巢周期性变化直接受垂体、下丘脑的控制
   D. 孕激素对下丘脑产生正、负反馈的作用
   E. 雌激素对下丘脑产生正、负反馈调节
13. 关于卵巢的功能，下述哪项是错误的
   A. 卵巢分泌雌孕激素和雄激素
   B. 新生儿的卵巢内含有 300 多万个原始卵泡
   C. 妇女一生中有 400 个左右卵泡发育成熟而被排出

D. 卵巢每月有数个卵泡发育，但只有一个卵泡发育成熟被排出
E. 青春期有排卵并有月经来潮

14. 关于月经周期中宫颈黏液的变化下列哪项是错误的
A. 雌激素使宫颈黏液分泌量增多，稀薄而透明
B. 孕激素使宫颈黏液分泌量减少，但伸展性增强
C. 雌激素使宫颈黏液拉丝度在10cm以上
D. 孕激素使宫颈黏液中结晶逐渐模糊
E. 排卵期雌激素对宫颈分泌物的影响达高峰

15. 关于子宫内膜在月经周期中的变化，下述哪项是错误的
A. 子宫内膜有功能层和基底层
B. 功能层受卵巢激素影响而呈周期性变化
C. 基底层是孕卵种植的部分
D. 雌激素使子宫内膜呈增生期变化
E. 孕激素使增生期子宫内膜转化为分泌期内膜

16. 关于性激素的作用机制，下述哪项是错误的
A. 雌二醇是雌激素中生物活性最高的一种
B. 雌激素的大部分与血浆蛋白结合，小部分为游离状态并产生生物活性，二者处于动态平衡
C. 雌激素与胞质受体结合后才能发挥生理作用
D. 雌激素使孕激素受体含量升高
E. 孕激素使雌激素受体含量升高

17. 关于雄激素，下述哪项是错误的
A. 肾上腺皮质是产生女性雄激素的主要来源
B. 雄激素是合成雌激素的前体
C. 雄激素不是维持女性生殖功能的激素
D. 雄激素在维持女性阴毛、腋毛中起一定的作用
E. 雄激素在青春期的体格发育过程中有一定影响

18. 月经周期中期能够起正反馈作用的下丘脑-垂体激素为
A. 孕激素
B. 雄激素
C. 雌激素
D. 甲状腺素
E. 促性腺激素

19. 老年期妇女卵巢主要分泌
A. 雌激素
B. 孕激素
C. 雄激素
D. 催乳素
E. 肾上腺皮质激素

20. 促进排卵和黄体生成的激素为
A. FSH
B. PRL
C. LH
D. PG
E. GnRH

【A_2 型题】

21. 女性，27岁。结婚2年未孕（不分居，未避孕），作为了解卵巢功能的一个方法，决定做阴道组织学涂片检查，医生在考虑采样和分析结果时，下列哪项考虑不对
A. 阴道黏膜受雌激素、孕激素的变化而改变
B. 阴道黏膜的变化在阴道中1/3处最明显
C. 排卵前上皮细胞在雌激素作用下增生、角化
D. 排卵前阴道细胞富含糖原，并被阴道杆菌分解而呈酸性
E. 排卵后在孕激素作用下上皮细胞大量脱落

22. 女性，26岁。结婚3年未孕，月经周期正常，做宫颈黏液涂片检查，见大量椭圆体结晶，判断此时应为月经周期的第几天
A. 第3~5天
B. 第10~12天
C. 第14~15天
D. 第18~20天
E. 第22~27天

23. 女性，50岁。月经周期紊乱2年，现停经40天，基础体温单相，宫颈黏液“羊齿”状结晶明显，此时下列哪项为相应的子宫内膜表现
A. 增生期图像
B. 分泌期图像
C. 萎缩图像
D. 分泌早期图像
E. 增生过长图像

【A_3/A_4 型题】

（24~26题共用题干）

女性，45岁。既往月经正常，近1年来经期延长10~15天，量多，此次停经50天后阴道流血20天。血红蛋白80g/L，盆腔检查（-），基础体温单相。

24. 为排除子宫内膜癌应该进行下列哪项辅助检查
A. CA125测定
B. 腹腔镜检查并做活检
C. 分段诊刮并送病理
D. 超声检查
E. 子宫输卵管造影

25. 如通过检查排除子宫内膜癌后，应考虑为
A. 子宫黏膜下肌瘤
B. 子宫内膜炎
C. 子宫内膜息肉
D. 无排卵性功血
E. 排卵性功血

26. 对该患者最佳治疗原则是
A. 雌激素周期疗法，以调整周期
B. 雌-孕激素联合周期治疗

C. 促排卵药以调整周期
D. 促进卵巢功能恢复
E. 止血、调整月经、减少经量

【B_1型题】

（27～29题共用备选答案）

A. 使阴道上皮细胞增生、角化
B. 使阴道上皮细胞脱落加快
C. 促进阴毛与腋毛的生长
D. 直接控制卵巢的周期性变化
E. 刺激泌乳

27. 雄激素
28. 孕激素
29. 雌激素

第三章　妊娠生理

【A_1型题】

1. 妊娠期母体循环血容量达高峰的时期是在妊娠
A. 28～30周
B. 32～34周
C. 36～38周
D. 20～22周
E. 24～26周
2. 女性胎儿卵巢开始分化发育是在妊娠
A. 15～16周
B. 17～18周
C. 9～10周
D. 11～12周
E. 13～14周
3. 妊娠早期卵巢变化的特征是
A. 卵巢不断增大，黄体持续发育
B. 卵巢滤泡囊肿持续存在
C. 双侧卵巢黄体囊肿存在
D. 双侧卵巢妊娠黄体形成
E. 妊娠黄体功能在孕10周后由胎盘取代
4. 妊娠期乳腺的生理变化，下列哪项正确
A. 胎盘分泌雌激素刺激腺泡发育
B. 胎盘分泌孕激素刺激腺管发育
C. 乳腺发育只需催乳素的作用
D. 妊娠期直至胎儿娩出前，挤压乳房不应有乳汁溢出
E. 妊娠晚期无乳汁分泌与母体雌激素、孕激素水平高有关
5. 胎盘合成的激素中，哪一种含有特异性β亚基
A. 胎盘激素
B. 绒毛膜促性腺激素
C. 雌激素
D. 孕激素
E. 绒毛膜促甲状腺素
6. 正常妊娠期间肾功能应有下列哪项变化（较非孕时）
A. 肾血流量增加，肾小球滤过率增加
B. 肾血流量增加，肾小球滤过率不变
C. 肾血流量不变，肾小球滤过率增加
D. 肾血流量不变，肾小球滤过率略降低
E. 肾血流量减少，肾小球滤过率增加
7. 下列哪项不是受精卵着床的必备条件
A. 透明带消失
B. 合体滋养细胞形成
C. 子宫内膜蜕膜变
D. 囊胚和子宫内膜的发育同步
E. 有足量的孕酮支持
8. 下列哪项不是妊娠期子宫变化
A. 妊娠之初，子宫增大以前后径增加为最明显表现
B. 早期妊娠，子宫峡部变软最显著
C. 妊娠后期，子宫大多有不同程度右旋
D. 妊娠中期，子宫肌壁逐渐增厚直至足月
E. 足月妊娠时子宫下段可伸长至7～10cm
9. 关于妊娠子宫血液供应，下列哪项是错误的
A. 随着妊娠进展，子宫动脉及子宫胎盘血管床阻力越来越低
B. 妊娠晚期左侧卧位子宫胎盘血流供应最好
C. 子宫收缩时子宫血流量减少
D. 妊娠期间子宫动脉血流在舒张末期亦不断地向前流
E. 剖宫术前麻醉情况下，由于子宫呈松弛状态，因而子宫血流量并不减少
10. 乳汁形成与分泌的机制，下列哪项是错误的
A. 雌激素促进乳腺管发育，孕激素刺激乳腺泡发育
B. 大量雌激素抑制乳汁生成
C. 催乳素是产后促使乳汁排出的主要激素
D. 大量孕激素抑制乳汁生成
E. 缩宫素是产后促使乳汁排出的主要激素
11. 关于胎儿脐带血管氧含量，下列哪项是错误的
A. 脐静脉含氧量较高
B. 胎儿下腔静脉血为混合血
C. 脐动脉含氧量最高
D. 胎儿主动脉氧含量较少
E. 胎儿肺静脉氧含量较少
12. 下述哪项产生绒毛膜促性腺激素

A. 蜕膜
B. 羊膜
C. 合体滋养细胞
D. 细胞滋养细胞
E. 以上均不是

13. 胎盘的组成为
A. 羊膜、叶状绒毛膜和底蜕膜
B. 羊膜、平滑绒毛膜和包蜕膜
C. 羊膜、叶状绒毛膜和包蜕膜
D. 羊膜、平滑绒毛膜和底蜕膜
E. 羊膜、平滑绒毛膜和真蜕膜

14. 绒毛膜促性腺激素的分泌量达高峰的时间是
A. 停经11~15天
B. 妊娠8~10周
C. 妊娠16周
D. 妊娠32~34周
E. 临产时

15. 垂体分泌的激素在妊娠期增加的有
A. 促性腺激素
B. 垂体催乳素
C. 促甲状腺素
D. 生长素
E. 促肾上腺皮质激素

16. 妊娠后半期羊水的重要来源是
A. 羊膜的透析
B. 胎儿皮肤的透析
C. 胎儿呼吸道黏膜的透析
D. 胎儿尿液
E. 脐带表面的透析

17. 关于妊娠期血液系统的变化，下列哪项是错误的
A. 妊娠期血液处于高凝状态
B. 妊娠期出现血液稀释
C. 孕妇红细胞沉降率减慢
D. 妊娠期纤溶活性降低
E. 妊娠期血容量增加，于第32~34孕周达高峰

18. 胎盘附着部位的子宫内膜完全修复需到产后
A. 3周
B. 4周
C. 5周
D. 6周
E. 8周

19. 关于妊娠期内分泌系统的变化，下列哪项是错误的
A. 脑垂体增加
B. 大量雌激素促使卵泡发育，但无成熟排卵
C. 垂体催乳素随妊娠进展而增加，到分娩前达到高峰
D. 胎盘分泌大量雌激素、孕激素对丘脑下部及脑垂体产生负反馈作用，促性腺激素分泌减少
E. 由于胎盘的功能和胎儿肝脏以及肾上腺的作用使雌三醇大量合成

【A_2型题】

20. 一年轻妇女正常阴道分娩刚结束，检查胎盘和脐带时，应注意符合下列哪种情况才是正常的
A. 1条动脉，1条静脉
B. 1条动脉，2条静脉
C. 2条动脉，1条静脉
D. 2条动脉，2条静脉
E. 以上都不是

21. 女性，26岁。月经规则，周期为28天，末次月经为4月1日，下列哪项是错误的
A. 排卵期约在4月15日
B. 若受孕，孕卵着床时间约在4月18日
C. B超下可能发现妊娠环的最早日期约在5月5日后
D. B超开始能观察到原始胎心搏动的时间在5月20日后
E. 预产期应在1月8日

22. 女性，停经35天，疑为早孕，下列哪项与之不符
A. 胃脘部略胀，乏力
B. 乳房胀感
C. 检查发现子宫偏软略大
D. B超发现子宫增大，以横径增加为主
E. 阴道分泌物增多

【B_1型题】

（23~24题共用备选答案）
A. 黑加征
B. 蜕膜斑
C. Montgomery结节
D. Braxton Hicks收缩
E. 仰卧位低血压综合征

23. 乳头、乳晕着色，乳晕上皮脂腺肥大形成一个个小隆起
24. 孕12~14周起，子宫出现不规则的无痛性收缩

第四章 妊娠诊断

【A_1型题】

1. 胎方位是指
A. 胎儿纵轴与母体纵轴的关系
B. 胎儿顶骨与母体骨盆的关系
C. 最先进入骨盆入口的胎儿部分与母体骨盆的关系
D. 胎儿先露部的指示点与母体骨盆的关系
E. 以上都不是

2. 孕妇出现早孕反应，一般是在停经后的
A. 5周左右
B. 6周左右
C. 7周左右
D. 8周左右

E. 以上都不是

3. 妊娠中晚期，正常胎动每小时
   A. 3~5 次
   B. 5~7 次
   C. 8~10 次
   D. 10~12 次
   E. 以上都不是
4. 头先露中最常见的是
   A. 枕先露
   B. 前囟先露
   C. 额先露
   D. 面先露
   E. 以上都不是
5. 产前检查时，骨盆外测量中最重要的径线是
   A. 骶耻外径
   B. 髂棘间径
   C. 髂嵴间径
   D. 坐骨棘间径
   E. 坐骨结节间径
6. 在孕妇腹壁上听诊，与母体心率一致的音响是
   A. 胎心音
   B. 脐带杂音
   C. 腹主动脉血管杂音
   D. 胎动音
   E. 以上都不对
7. 早期妊娠的确诊依据是
   A. 停经史
   B. 早孕反应
   C. 血 HCG 试验
   D. 黑加征
   E. B 型超声检查
8. 关于胎盘物质交换功能，下述各项中哪项是不正确的
   A. 促进葡萄糖经胎盘的转移
   B. 脂肪酸不能通过胎盘屏障
   C. 胎盘以扩散与主动转运方式吸收营养物质
   D. 胎盘能合成多种激素和酶
   E. 氨基酸在胎儿血中浓度高于母血
9. 下述哪项作为推算预产期的根据最不准确
   A. 早孕反应出现的时间
   B. 末次月经
   C. 手测宫底高度
   D. 胎动开始时间
   E. 体重
10. 哪项诊断不用尿妊娠试验
    A. 早期妊娠
    B. 异位妊娠
    C. 过期妊娠
    D. 先兆流产
    E. 葡萄胎
11. 早孕出现最早及最重要的症状是
    A. 尿频
    B. 恶心、呕吐
    C. 停经史
    D. 腹痛
    E. 乳房胀痛
12. 早期妊娠的诊断，下列哪项最为准确
    A. 停经伴恶心、呕吐
    B. 阴道充血变软，呈紫蓝色
    C. 子宫增大
    D. B 超探及胚芽和胎心管搏动
    E. 自觉胎动
13. Hegar 征是指
    A. 子宫前倾前屈位
    B. 子宫增大变软
    C. 子宫峡部柔软，宫颈与宫体之间似不相连
    D. 子宫颈充血变软，呈紫蓝色
    E. 乳头和乳晕色素加深，乳头周围有多个褐色小结节
14. 初孕妇初感胎动时间一般在
    A. 妊娠 12~16 周
    B. 妊娠 16~18 周
    C. 妊娠 18~20 周
    D. 妊娠 20~22 周
    E. 妊娠 22~26 周
15. 关于检查胎位四步触诊法的描述，下列哪项是错误的
    A. 用以了解子宫的大小、胎先露、胎方位
    B. 第一步，双手置于宫底部，了解宫底高度，并判断是胎头还是胎臀
    C. 第二步，双手分别置于腹部两侧，辨别胎背方向
    D. 第三步，双手置于耻骨联合上方，弄清先露部为头还是臀
    E. 第四步，双手置于胎先露两侧，进一步检查先露部，并确定入盆程度

【A_2 型题】

16. 女性，25 岁。既往月经 5~6/28 天，月经过期 1 周。结婚 6 个月从未用过避孕药，既往月经正常。宫颈软，着色，子宫正常大小，双附件（-）。下列哪项是诊断妊娠的最早方法
    A. B 型超声
    B. 放射免疫测定 β-HCG
    C. 基础体温
    D. 听胎心
    E. 尿 HCG 测定
17. 初孕妇，24 岁。末次月经记不清，行产科检查，量腹围 94cm，宫高 33cm（宫底在脐与剑突之间），胎头入盆，胎心位于脐右下方，其孕周为
    A. 孕 40 周
    B. 孕 28 周
    C. 孕 32 周
    D. 孕 36 周
    E. 孕 24 周
18. 女性，28 岁。初产妇。末次月经 2007 年 4 月 7 日，于 2007 年 11 月 10 日就诊，检查宫底在脐上 3 横指，枕左前位，胎心率正常，现在应是
    A. 妊娠满 30 周，宫底高度符合正常情况
    B. 妊娠满 30 周，宫底高度低于正常
    C. 妊娠满 31 周，宫底高度符合正常情况
    D. 妊娠满 31 周，宫底高度低于正常
    E. 妊娠满 32 周，宫底高度

高于正常

【B_1 型题】

（19~22题共用备选答案）

A. 胎方位
B. 胎先露
C. 胎产式
D. 骨盆轴
E. 胎体轴

19. 胎体纵轴与母体纵轴的关系称为

20. 胎儿先露部指示点与母体骨盆的关系称为

21. 最先进入骨盆入口的胎儿部分为

22. 胎儿通过的骨盆各假想平面中点的连线代表

第五章　产前检查与孕期保健

【A_1 型题】

1. 目前我国采用的围生（产）期是
   A. 妊娠满20周到产后4周
   B. 妊娠满28周到产后1周
   C. 妊娠满20周到产后1周
   D. 妊娠满28周到产后4周
   E. 胚胎形成到产后1周

2. 首次产前检查，下列哪个时间最合适
   A. 妊娠6周
   B. 妊娠12周
   C. 妊娠14周
   D. 妊娠20周
   E. 确诊早孕时

3. 自骶岬上缘中点到耻骨联合下缘的距离是
   A. 骨盆入口前后径
   B. 产科结合径
   C. 真结合径
   D. 对角径（骶耻内径）
   E. 中骨盆前后径

4. 评价胎儿宫内情况最简便有效的方法是
   A. 胎儿电子监护
   B. 羊膜镜检查
   C. 胎动计数
   D. 胎儿影像学监测
   E. 缩宫素激惹试验

5. OCT阳性是指
   A. 宫缩10分钟少于3次
   B. 无晚期减速和明显的变异减速
   C. 有间隙的晚期减速或有明显的变异减速
   D. 超过50%宫缩有晚期减速，即使宫缩频率少于10分钟3次
   E. 每次宫缩持续时间大于90秒，且每次宫缩胎心均减速

6. 足月妊娠时胎心率正常值应是每分钟
   A. 90~130次
   B. 100~140次
   C. 110~150次
   D. 110~160次
   E. 130~170次

7. 正常妊娠38周时的羊水量约为
   A. 500ml
   B. 800ml
   C. 1000ml
   D. 1200ml
   E. 1500ml

8. 关于中期妊娠的诊断与监护，下列哪项是错误的
   A. 从妊娠早期至妊娠中期，胎动逐渐增多
   B. 从妊娠20周左右起孕妇自觉胎动
   C. 妊娠18~20周利用听诊即可听到胎心音
   D. 妊娠20周后可经腹壁触及宫内胎体
   E. 妊娠20~24周时子宫增长速度较快，平均每周增长1.6cm

9. 关于骨盆径线，下述哪项错误
   A. 髂棘间径是两髂前上棘外缘的距离
   B. 骶耻外径<18cm时有可能骨盆入口狭窄
   C. 坐骨结节间径<8cm，表示骨盆出口狭窄
   D. 对角径长度减去1.5~2cm，即为骨盆入口前后径长度
   E. 耻骨弓角度小于80°不正常

10. 下列哪项不属于胎盘功能检查
   A. 孕妇尿雌三醇值
   B. 胎动
   C. 孕妇尿中β-HCG值
   D. 孕妇血清人胎盘生乳素值
   E. 以上均正确

【A_2 型题】

11. 女性，28岁。G_1P_0，末次月经是2013年4月25日，预产期应是
   A. 2014年1月2日
   B. 2014年2月11日
   C. 2014年2月1日
   D. 2014年3月21日
   E. 2014年1月30日

12. 女性，28岁。孕36周，产前检查：子宫呈纵椭圆形，胎先露部较软且不规则，胎心在脐上偏左，本例应诊断为
   A. 枕先露
   B. 臀先露
   C. 面先露
   D. 肩先露
   E. 复合先露

13. 女性，27岁。停经2个月，阴道流血3天，下腹痛1天。检查：子宫增大如鹅蛋大小，宫口闭。下列哪项检查对确诊最有意义
   A. 尿妊娠试验

B. 宫颈黏液检查
C. B型超声
D. 诊断性刮宫
E. 基础体温测定

14. 25岁初产妇，停经20周，不觉胎动。产科检查：宫底高度在脐上2横指，胎方位及胎心不清。监测宫内胎儿情况首选的方法是
A. 腹部X线摄片
B. 胎儿电子监护
C. B型超声检查
D. 测定羊水甲胎蛋白
E. 孕妇尿中β-HCG值

15. 已婚妇女，停经40天。下列哪项结果对诊断早孕无帮助
A. 基础体温双相且高温持续21天不下降
B. 妊娠免疫试验（血β-HCG测定）
C. 超声多普勒检查
D. 乳房变化
E. 尿雌三醇测定

16. 女性，孕36周。产前检查中发现胎儿近3周宫高增长缓慢。下列哪项检查不能反映胎盘功能
A. 胎动计数
B. 雌三醇（E3）测定
C. 尿雌激素/肌酐比值（E/C比）
D. 血清人胎盘生乳素
E. HCG测定

17. 一产妇孕37周，产前检查时出现下列何种情况时，医生正确作出决定还需做进一步检查，因为还不能确定是否有胎儿宫内缺氧（储备能力下降）
A. 12小时胎动计数小于3次
B. 胎动消失
C. 胎动频繁
D. 观察20分钟无胎动
E. 胎动受声振刺激后加强

【B_1型题】

（18~21题共用备选答案）
A. 孕18~24周
B. 孕37周起
C. 孕24~36周
D. 孕30周后
E. 孕16~21周

18. 产前检查应常规每周1次
19. 宜做骨盆径线内测量
20. 胎儿影像学检查筛查脑积水等畸形
21. 抽羊水细胞做染色体分析

第六章　正常分娩

【A_1型题】

1. 下列哪项属于肛查了解的范围
A. 先露的高低
B. 软产道情况
C. 骶耻内径长度
D. 骨产道情况
E. 胎儿大小

2. 关于分娩机转的含义，下列哪项是错误的
A. 下降动作贯穿于俯屈、内旋转、仰伸、复位、外旋转分娩全过程中
B. 胎头进入骨盆入口时以枕下前囟径衔接
C. 俯屈是胎头下降至骨盆轴弯曲处即骨盆底时受肛提肌的阻力而发生的
D. 内旋转是胎头最低的枕部在盆底受肛提肌收缩力而被推向母体前方即后囟门被推移至耻骨的下方
E. 仰伸是在枕骨下部到达耻骨联合下缘时发生的

3. 正常枕先露分娩时，仰伸发生于
A. 胎头拨露时
B. 胎头着冠时
C. 胎头枕骨在耻骨弓后时
D. 胎头枕骨下部达耻骨联合下缘时
E. 胎头后囟在耻骨弓后时

4. 胎头在进行内旋转动作时，除子宫收缩力外，下列哪项为主要参与因素
A. 腹肌收缩力
B. 膈肌收缩力
C. 胎儿胸锁乳突肌收缩力
D. 肛提肌收缩力
E. 会阴深横肌收缩力

5. 产程中胎心监护，下列哪项是错误的
A. 听胎心应在宫缩间歇期，宫缩刚结束时进行
B. 潜伏期应每隔1~2小时听胎心1次
C. 活跃期每15~30分钟听胎心1次
D. 第二产程应每15分钟听胎心1次
E. 每次胎心听诊应听1分钟

6. 进入第二产程的标志是
A. 宫口开全
B. 胎头拨露
C. 产妇屏气，肛门放松
D. 宫缩时会阴膨出，肛门放松
E. 胎先露降至坐骨棘水平

7. 胎儿完成内旋转动作是指
A. 胎头双顶径与母体骨盆入口斜径一致
B. 胎头双顶径与母体骨盆入口横径一致
C. 胎头矢状缝与母体骨盆横径一致
D. 胎头双顶径与母体骨盆出口前后径一致
E. 胎头矢状缝与母体中骨盆出口前后径一致

8. 进入产程中的正常子宫收缩的特征，下列哪项是错误的
A. 是不随意的节律性收缩

B. 宫缩具有对称性
C. 宫缩时子宫底部最强烈，子宫下段收缩最弱
D. 子宫肌纤维在宫缩时变短变宽，间歇时松弛恢复如旧
E. 子宫收缩间隔越来越短，持续时间越来越长

9. 新生儿娩出后首先应
A. 断脐
B. 擦洗新生儿面部
C. 清理呼吸道
D. 刺激新生儿足部
E. 抓紧娩出胎盘及胎膜

10. 单臀先露的两下肢姿势是
A. 髋关节屈曲，膝关节屈曲
B. 髋关节伸直，膝关节伸直
C. 髋关节伸直，膝关节屈曲
D. 髋关节屈曲，膝关节伸直
E. 以上都不是

11. 下列哪项不是决定分娩难易的重要因素
A. 胎方位
B. 胎心率
C. 胎儿大小
D. 骨盆大小
E. 产力强弱

12. 肛查了解胎头下降程度的骨性标志是
A. 骶岬
B. 骶骨
C. 坐骨结节
D. 坐骨棘
E. 坐骨切迹

13. 正常分娩时，胎头俯屈后以哪个周径通过产道
A. 枕下前囟径
B. 枕额径
C. 枕颏径
D. 双顶径
E. 双颞径

14. 临产后的子宫收缩特征错误的是
A. 具有对称性
B. 子宫底部最强烈，下段最弱
C. 子宫肌纤维在宫缩时变宽变短，间歇时恢复如旧
D. 子宫收缩间歇越来越短，持续时间越来越长
E. 不自主的节律性收缩

15. 枕先露肛查胎头下降程度为+2是指
A. 胎头双顶径在坐骨棘平面下2cm
B. 胎头颅骨最低点在坐骨结节平面下2cm
C. 胎头颅骨最低点在坐骨棘平面下2cm
D. 胎头颅骨最低点在坐骨棘平面上2cm
E. 胎头顶骨在坐骨结节平面下2cm

16. 关于正常产道，下列哪项是正确的
A. 中骨盆平面的横径是骨盆各平面最短的横径
B. 骨盆入口平面前后径比横径长
C. 骨盆出口平面横径比前后径长
D. 骨盆轴的上段向下、向后，中段向下，下段向下、向前
E. 骨盆正常倾斜度为70°

17. 分娩过程中，下列哪项是错误的
A. 宫缩时，接产者以手掌向上向内托、压会阴体保护会阴
B. 宫缩时，协助胎头俯屈
C. 待胎儿枕骨下部显露于母体耻骨弓下时，协助胎头仰伸
D. 在宫缩期不屏气情况下娩出胎头较在宫缩间歇期稍向下屏气娩出更利于保护会阴
E. 胎头娩出后仍应注意保护会阴

18. 关于子宫下段，下列哪项是错误的
A. 由子宫峡部形成，非孕时长约1cm
B. 临产后由于子宫收缩极性的缘故，峡部被拉长形成子宫下段
C. 下段为被动扩张段，随产程进展而越来越长越薄，成为软产道的一部分
D. 产程中子宫上下段肌壁厚薄不同，在两者间的子宫内面形成一环状隆起，称生理性缩复环
E. 子宫下段常被产科医师选择为剖宫术子宫切开处

19. 接产要领不包括下列哪项
A. 无菌操作，保护会阴
B. 协助胎头俯屈与仰伸
C. 胎头仰伸时令产妇屏气
D. 必须让产妇与接产者充分合作
E. 让胎头在宫缩间歇缓慢通过阴道口

20. 枕左前位分娩时，胎儿双肩径沿左斜径进入骨盆入口的同时，胎头的动作是
A. 复位
B. 外旋转
C. 仰伸
D. 拨露
E. 着冠

21. 胎头衔接是指
A. 枕骨进入骨盆入口平面
B. 顶骨进入骨盆入口平面
C. 双顶径进入骨盆入口平面
D. 双顶径到达坐骨棘平面
E. 双顶径到达坐骨结节平面

22. 初产妇第一产程活跃期停滞是指进入活跃期后宫口不再扩张超过
A. 1小时
B. 1小时30分钟
C. 2小时
D. 2小时30分钟
E. 4小时

23. 临产后的宫颈变化，正确的是
A. 宫颈管消失过程——先形

成漏斗状，逐渐短缩直至消失
B. 初产妇宫颈管消失与宫口扩张同步进行居多
C. 经产妇宫颈管先消失，宫口后扩张居多
D. 前羊水囊形成使宫口不易扩张
E. 破膜后胎先露部直接压迫宫颈，影响宫口扩张

24. 有关分娩机转的概念中，下列哪项是正确的
A. 俯屈：变枕下前囟径为枕额周径
B. 内旋转：前囟转向母体前方
C. 仰伸：下颏部紧贴胸部
D. 外旋转：胎头枕部在外继续旋转45°以保持胎头与胎肩的垂直关系
E. 衔接：无论初产妇还是经产妇均在临产后衔接

25. 初产妇枕先露时，开始保护会阴的时间是
A. 胎头着冠时
B. 胎头复位时
C. 胎头可见时
D. 胎头拨露使阴唇后联合紧张时
E. 宫口开全时

26. 下列哪个现象不属于临产诊断依据
A. 节律性宫缩
B. 阴道流水
C. 子宫颈管消失
D. 宫口进行性扩张
E. 先露部下降

27. 当决定从阴道手术助产时，为了确诊胎方位，应从哪条颅缝结合囟门检查来做依据
A. 冠状缝
B. 人字缝
C. 矢状缝
D. 额缝
E. 颞缝

28. 下列哪项是正常产褥期的表现
A. 产后24小时体温超过38℃
B. 产后第1天宫底达脐平
C. 产后脉搏一般偏快
D. 产后24小时白细胞应恢复至正常范围
E. 产后2周恶露开始转为浆液性

29. 临产的重要标志是
A. 见红，破膜，规律宫缩
B. 见红，规律宫缩，宫口扩张不明显
C. 见红，先露下降，伴有尿频
D. 规律宫缩，破膜，伴有见红
E. 规律宫缩，逐渐增强，伴随进行性宫颈管消失，宫口扩张和先露下降

30. 临产时，下列哪种可以灌肠
A. 胎膜已破，先露S+1，胎心音正常
B. 阴道出血，量较多
C. 胎头未衔接
D. 胎膜未破，宫口开2cm，先露（+），胎心音正常，血压140/90mmHg
E. 产程顺利，估计1小时内胎儿即可娩出

31. 下列哪项不符合正常胎盘剥离征象
A. 阴道少量流血
B. 宫底向上升达脐上
C. 阴道口外露脐带自行延长
D. 向下压迫宫底脐带延长
E. 在耻骨联合上方轻压子宫下段，脐带不回缩

【A_2型题】

32. 24岁初产妇，妊娠38周，规律宫缩7小时。血压110/70mmHg，骨盆不小，预测胎儿体重为2800g，枕左前位，胎心良。肛查宫口开大4cm，S0。本例正确处置应是
A. 不需干涉产程进展
B. 人工破膜
C. 静脉缓注25%硫酸镁16ml
D. 静脉滴注缩宫素
E. 静脉推注地西泮10mg

33. 一产妇临产8小时，肛查头先露，宫口已开全，先露+4，请问此时产力组成是下列哪种情况
A. 子宫收缩力
B. 子宫收缩力+腹肌收缩力
C. 子宫收缩力+膈肌收缩力
D. 子宫收缩力+腹肌收缩力+膈肌收缩力
E. 子宫收缩力+腹肌收缩力+膈肌收缩力+肛提肌收缩力

34. 初产妇，孕39周，食欲正常，昨晚8时起有腹部阵痛，一夜未睡，今晨就诊，精神疲乏。宫缩10～20秒，间隔10～35分钟，宫缩强度弱。肛查先露头，未入盆，宫口开1指尖，前羊膜囊不明显。骨盆测量无异常，最恰当的处理是
A. 肥皂水灌肠
B. 缩宫素静脉滴注
C. 人工破膜
D. 哌替啶（杜冷丁）100mg肌内注射
E. 补液支持疗法

35. 经产妇，产后第1天，诉下腹痛，有低热，出汗，咽不充血，无恶心、呕吐、腹泻。脐下二横指处触及一硬块上界，白细胞11.0×10^9/L，中性粒细胞0.75，最可能的诊断是
A. 产后子宫内膜炎
B. 子宫肌瘤红色变性
C. 产后宫缩痛
D. 卵巢囊肿扭转
E. 子宫肌炎

36. 临产4小时，宫缩25～35秒，间隔4～5分钟，胎心率150次/分，先露浮，突然阴道流水，色清，宫口开1指，下列哪项处理不当

A. 立即听胎心
B. 记录破膜时间
C. 鼓励产妇在宫缩时，运用腹压力加速产程进展
D. 超过 12 小时尚未分娩，加用抗生素
E. 避免不必要的肛诊及阴道检查

37. 24 岁初产妇，规律宫缩 10 小时，连续观察 2 小时，宫口从 6cm 开大至 7cm，胎头 S+1，胎心率 140 次/分。本例正确的处理是
A. 严密观察产程进展
B. 肌内注射哌替啶（杜冷丁）
C. 静脉注射缩宫素
D. 立即行人工破膜
E. 立即行剖宫产术

38. 经产妇，孕 3 产 2，无难产史，孕 39^{+2}周，3 小时前开始规则宫缩。急诊检查：宫缩持续 45 秒，间隔 3 分钟，胎心率 140次/分，头位，宫口开 4cm，羊膜囊明显膨出，骨盆内诊正常。此时最恰当的处理是
A. 急诊室留观
B. 破膜后住院
C. 立即住院待产
D. 急送产房消毒接生
E. 灌肠以促进产程，减少污染

39. 孕 40 周临产，规则宫缩 12 小时，破膜 10 小时。肛查：宫口开大 5cm，先露+0.5。下列诊断哪项是正确的
A. 胎膜早破
B. 正常潜伏期
C. 正常活跃期
D. 潜伏期延长
E. 第一产程延长

40. 初产妇，足月妊娠，宫口开全 1 小时 30 分尚未分娩。阴道检查：头先露，宫口开全，胎头位于坐骨棘水平下 3cm，枕左横位（LOT），胎膜已破，羊水清，胎心率 145 次/分，估计胎儿重 3200g。本例正确处理应是
A. 行剖宫产术
B. 缩宫素静脉滴注
C. 等待阴道自然分娩
D. 徒手将胎头枕部转向前方，然后阴道分娩
E. 行产钳助产术

【A_3/A_4 型题】

（41～42 题共用题干）

产妇，31 岁。宫口已开全，阴道检查：胎头矢状缝与骨盆横径一致，后囟门在 3 点，前囟门在 9 点。

41. 属于哪种胎位
A. LOT
B. ROT
C. LOA
D. ROA
E. LOP

42. 胎头向哪个方向转动才能娩出
A. 顺时针转 90°
B. 逆时针转 90°
C. 逆时针转 45°
D. 顺时针转 45°
E. 不需转动

（43～45 题共用题干）

产妇，26 岁，临产 17 小时，阴道有少量淡绿色液体流出，宫缩 25 秒/6～8 分，胎心率 162 次/分，肛查宫口开大 2cm，宫颈轻度水肿，S-2。

43. 下列哪项诊断正确
A. 活跃期延长
B. 潜伏期延长
C. 原发性宫缩乏力
D. 胎儿窘迫
E. 头盆不称

44. 根据产妇病情，不应进行哪项处理
A. CST 检查
B. 给产妇吸氧
C. 静脉滴注葡萄糖和维生素 C
D. 静脉推注地西泮 10mg
E. 静脉滴注缩宫素

45. CST 监护出现频繁的晚期减速，胎心率 160 次/分，此时应首选哪项处理
A. 左侧卧位
B. 静脉滴注 50%葡萄糖
C. 剖宫产结束分娩
D. 继续给氧
E. 静脉滴注小剂量缩宫素

（46～47 题共用题干）

女性，31 岁。孕 1 产 0，孕 39^{+1}周，不规则宫缩 2 天，阴道少许血性分泌物。查体：血压 16/10.6kPa（120/80mmHg），宫高 35cm，腹围 100cm，胎心率 158 次/分，宫缩 20 秒/10～15 分，肛查宫口开指尖，NST 出现早期减速。

46. 哪项诊断不正确
A. 胎儿宫内窘迫
B. 胎方位 LOA
C. 活胎巨大儿
D. 先兆临产
E. 宫内足月妊娠

47. 产妇入院经处理后 24 小时，腹阵痛加密，宫缩 35 秒/3～5 分，胎心率 140 次/分，S-1，宫口开 1cm，此时不应采取哪项措施
A. 入产房待产
B. 肥皂水灌肠
C. 每隔 1～2 时听一次胎心音
D. 静脉滴注缩宫素加速产程
E. 每 4 小时做一次肛查

【B_1 型题】

（48～50 题共用备选答案）
A. 妇女型骨盆
B. 均小型骨盆
C. 扁平骨盆
D. 男子型骨盆
E. 类人猿型骨盆

48. 骨盆入口呈长椭圆形，入口前后径大于横径
49. 骨盆入口呈扁椭圆形，入口横

径大于前后径

50. 骨盆入口略呈三角形，坐骨棘突出，耻骨弓较窄

第七章 正常产褥

【A_1 型题】

1. 符合正常产褥期子宫复旧规律的是哪项
   A. 产后 30 天，子宫体恢复正常大小
   B. 产后 4 周时子宫颈完全恢复正常形态
   C. 产后 4 天宫颈内口关闭
   D. 产后子宫底每天下降 3cm
   E. 产后一周，子宫于腹部不可扪及
2. 下列哪项正确地描述了初乳与成熟乳的比较
   A. 初乳及成熟乳中，均含有大量免疫球蛋白 IgA
   B. 初乳中含有较多蛋白质，主要是清蛋白
   C. 初乳中脂肪及糖类含量较高
   D. 初乳持续约 3 天以后，逐渐变为成熟乳汁
   E. 大多数药物不经母血渗入乳汁中
3. 关于恶露，下述哪项不正确
   A. 血性恶露有少量胎膜和坏死蜕膜组织
   B. 浆液性恶露有较多坏死蜕膜组织
   C. 白色恶露中含有细菌
   D. 浆液性恶露持续时间为 1 周
   E. 血性恶露持续时间为 3 日
4. 关于初乳，下列哪项不正确
   A. 呈淡黄色，含有丰富的脂质
   B. 含蛋白质多
   C. 含乳糖较少
   D. 含 β 胡萝卜素多
   E. 含大量免疫抗体，如分泌型 IgA
5. 母乳喂养时，避免母亲乳头皲裂最主要的措施是
   A. 喂哺前消毒乳头
   B. 喂哺后清洗乳头
   C. 苯甲酸雌二醇涂乳头以防皲裂
   D. 让新生儿早吸吮多吸吮母乳
   E. 保持新生儿正确吸吮母乳的姿势
6. 正常产后第 3 天，乳房胀满而痛，无红肿，乳汁少，伴低热。解决方法首选
   A. 芒硝敷乳房
   B. 生麦芽煎汤喝
   C. 用吸奶器吸乳
   D. 让新生儿多吸吮双乳
   E. 少喝汤水
7. 产后第 4 天，双乳房胀，乳汁排流不畅，最常见的原因是
   A. 进食少
   B. 卧床不活动
   C. 未及早按摩，热敷乳房
   D. 未给新生儿早吸吮多吸吮
   E. 乳头凹陷

【B_1 型题】

（8~11 题共用备选答案）
   A. 3~5 日
   B. 1 周
   C. 10 天
   D. 4 周
   E. 6 周
8. 产后胎盘附着处子宫内膜全部修复需
9. 产后子宫颈口完全恢复到正常形态需
10. 产后子宫复旧缩小至降入骨盆腔内时需
11. 轻度会阴撕裂在产后几日能自行愈合

第八章 病理妊娠

【A_1 型题】

1. 妊娠期高血压疾病中，下列哪项不表明需要扩容治疗
   A. 血细胞比容 0.39
   B. 中心静脉压降低
   C. 尿比重 1.025，尿量偏少
   D. 血浆纤维蛋白原增多
   E. 低蛋白性水肿
2. 前置胎盘的正确处理是
   A. 有阴道出血，即终止妊娠
   B. 分娩方式，宫口开，剖宫产
   C. 胎儿死亡，均以阴道分娩
   D. 疑有前置胎盘，肛诊时宜轻柔
   E. 大出血时，可不经阴道检查，做剖宫产
3. 有关死胎的叙述，下列哪项不正确
   A. 胎死宫内约有一半为胎儿缺氧所致
   B. 胎死宫内 3 周以上未娩出可引发血凝障碍
   C. 宫底停止升高是死胎最可靠的诊断依据
   D. 雌激素能提高死胎患者子宫对缩宫素的敏感性
   E. 颅骨重叠或脊柱成角变曲是死胎的征象
4. 输卵管妊娠胚胎死亡的可靠依据是

A. 阴道少量流血
B. 排出蜕膜管型
C. 尿妊娠试验阴性
D. 早孕反应消失
E. 腹痛减轻

5. 完全性前置胎盘不可能发生在下述何种情况
A. 胎位LST，单臀，先露未入盆
B. 胎位RSCP
C. 胎位LOP，胎头未入盆
D. 胎位ROA，先露已衔接
E. 胎位LOT，先露高浮

6. 关于重度妊娠期高血压疾病的治疗，下列哪项不适宜
A. 解痉、镇静、防止抽搐
B. 在解痉的基础上，扩容利尿
C. 适时终止妊娠
D. 严格控制钠盐摄入量，防止水肿加重
E. 扩容剂的选择，胶体溶液优于晶体溶液

7. 阴道大流血、休克，疑为前置胎盘，以下哪一项检查最合适
A. 肛诊
B. 阴道检查
C. 窥器检查
D. 超声胎盘定位
E. 以上均不恰当

8. 停经10周的宫颈妊娠，其最佳处理是
A. 刮宫术后，注射缩宫素
B. 刮宫术后，宫颈塞纱条
C. 必要时输血
D. 术前给予MTX治疗，再予刮宫处理
E. 子宫全切除术

9. 关于流产，下列哪项是正确的
A. 完全流产，有腹痛，宫口松
B. 先兆流产，出血量少，宫口闭
C. 不全流产，宫口闭，出血少
D. 难免流产，宫口闭，出血少
E. 稽留流产，胚胎死亡达4周以上未自然排出

10. 关于母儿血型不合，下述哪项不正确
A. 母儿Rh血型不合时，第一胎时便可发生新生儿溶血症
B. 母儿ABO血型不合时，第一胎便可发生新生儿溶血症
C. 母Rh阳性，父Rh阳性，新生儿一般不会发生溶血
D. 母血型为O，父血型为A或B时，可能发生新生儿溶血
E. 母血型为A，一般不会发生新生儿ABO溶血

11. 决定对重度子痫前期患者实施扩容治疗前，下列何种检查最关键
A. 眼底检查
B. 24小时尿蛋白定量
C. 血浆总蛋白测定
D. 血细胞比容（红细胞压积）
E. 心电图检查

12. 硫酸镁用以治疗妊娠期高血压疾病时，下述哪项不对
A. 最主要用以解痉和降低神经兴奋性，以预防和控制抽搐
B. 24小时硫酸镁总量不得超过10g
C. 尿量少于25ml/h或呼吸<16次/分时停用
D. 膝反射消失者禁用
E. 硫酸镁中毒时，用葡萄糖酸钙缓慢推注治疗

13. 在耻骨联合上方听到胎盘杂音时，胎盘应附着在
A. 子宫底部
B. 子宫上段前壁
C. 子宫上段后壁
D. 子宫下段前壁
E. 子宫下段后壁

14. 关于复发性流产，下列哪项是错误的
A. 每次流产往往发生在相同妊娠月份
B. 临床过程和一般流产相同
C. 自然流产连续发生2次或以上者
D. 病因之一与染色体异常有关
E. 晚期习惯性流产常因宫口松弛引起

15. 关于过期妊娠，下列哪项是正确的
A. 凡预产期超过2周，尚未临产者均为过期妊娠
B. 妊娠过期越久，胎儿体重越大
C. 过期妊娠易发生胎儿窘迫
D. 与孕妇孕激素相对过少有关
E. 过期妊娠孕妇尿中E3水平正常

16. 正常位置胎盘早剥，哪一项是错误的
A. 附着在子宫下段，胎盘发生剥离
B. 妊娠晚期腹痛性阴道流血，首先考虑胎盘早剥
C. 胎盘早剥一旦确诊，应尽快终止妊娠
D. 症状出现争取6小时内结束分娩
E. 重症胎盘早剥可诱发DIC

17. 早期诊断双胎妊娠最可靠的依据是
A. B型超声检查
B. 多普勒胎儿仪检查
C. β-HCG
D. 尿E_3值
E. L/S比值

18. 下列哪项不符合中央性（完全性）前置胎盘的常见临床表现
A. 胎位不正的发生率高
B. 先露高浮
C. 第一次出血多在孕36周

以后

D. 易发生出血性休克

E. 较其他类型前置胎盘易发生胎儿宫内窘迫

19. 妊娠期高血压疾病时24小时尿蛋白定量达到或超过下述何项列为重度子痫前期

A. ≥1.0g/24h

B. 3.0g/24h

C. 5.0g/24h

D. ≥10g/24h

E. ≥15g/24h

20. 硫酸镁治疗妊娠期高血压疾病剂量过大时，最先出现的毒性反应是

A. 头晕，血压过低

B. 呼吸减慢

C. 心率减慢

D. 膝反射减退或消失

E. 尿量过少

21. 急性输卵管妊娠破裂或流产手术应遵循哪项原则

A. 尽快钳夹出血处，切除或保留患侧输卵管

B. 切除子宫

C. 进行对侧输卵管整形术

D. 切除患侧附件

E. 尽量吸出腹腔血液做自体输血

22. 妊娠近足月子痫前期的孕妇，恰当的处理应是

A. 积极治疗，等待产程发动

B. 积极治疗24~48小时，症状无明显改善时应终止妊娠

C. 积极治疗1周后，予以引产

D. 立即引产

E. 立即行剖宫术

23. 关于胎盘早剥哪项是正确的

A. 先期待疗法，后考虑终止妊娠

B. 多无诱因，往往在半夜阴道出血

C. 易发生产后出血，为软产道损伤所致

D. 贫血程度与阴道出血量成正比

E. 胎盘早剥Ⅲ度子宫坚硬，压痛，宫底逐渐升高，胎心不清

24. 前置胎盘病例，仅适用于阴道分娩的是

A. 部分性前置胎盘而胎儿为头位

B. 边缘性前置胎盘而胎儿为头位

C. 部分性前置胎盘而胎儿为臀位

D. 低置胎盘而胎儿为臀位

E. 以上都不是

25. 妊娠晚期出血的处理哪项不对

A. 在排除前置胎盘之前，应禁止肛指检查

B. 有必要用阴道拉钩或窥器协助下窥视宫颈有无息肉或糜烂出血

C. 可以作阴道穹隆触诊，以察觉有否前置胎盘

D. 应常规做B超检查

E. 如胎儿已死，原则上尽量阴道分娩

26. 妊娠早期流产的主要原因是

A. 生殖器官异常

B. 母体全身疾病

C. 遗传基因缺陷

D. 外界不良因素

E. 免疫因素

27. 关于子痫，下述哪项不对

A. 大多数子痫患者抽搐前有头痛、胸闷、视力障碍及呕吐等前驱症状

B. 子痫的发生以产前期为最多见

C. 抽搐频繁，昏迷不醒大多病情严重

D. 终止妊娠是治疗子痫最根本方法，一旦分娩后子痫就不再发生

E. 子痫发作时易致自伤及胎儿窘迫

28. 有助于判断中骨盆狭窄的重要指标是

A. 骶耻外径

B. 髂嵴间径

C. 髂棘间径

D. 坐骨结节间径

E. 坐骨切迹宽度与坐骨棘间径

29. 妊娠晚期心血管系统生理功能变化，错误的是

A. 心率增快而有心悸

B. 心脏容量增加10%左右

C. 叩诊心浊音界稍扩大

D. 心尖部可闻及柔和吹风样收缩期杂音

E. 增大的子宫压迫下腔静脉使血液回流受阻，心搏量减少

30. 有关宫外孕，下述哪项是正确的

A. 以间质部妊娠最常见

B. 一般子宫增大情况与停经天数相符

C. 子宫内膜也发生蜕膜变化

D. 阴道流血多，易致失血性休克

E. 后穹隆穿刺阴性可否定宫外孕

31. 关于自然流产的症状，下列哪项是错误的

A. 妊娠12周后，先阴道流血后腹痛

B. 晚期流产一般出血不多

C. 妊娠8~12周，阴道流血较多

D. 妊娠8周前出血不多

E. 妊娠8周后，不完全流产较多

32. 复发性晚期流产最常见于

A. 先天性卵巢发育异常

B. 妊娠合并卵巢囊肿

C. 子宫解剖异常

D. 孕卵发育异常

E. 黄体发育不健全

33. 胎盘早期剥离的严重并发症是

A. 失血性休克

B. 产后出血

C. 产后感染
D. 凝血功能障碍
E. 子宫卒中

34. 妊娠期高血压疾病的产科处理，下述哪项是错误的
A. 孕<36周，经治疗病情好转而稳定，可继续妊娠
B. 孕28～34周，积极治疗24～48小时病情仍加重，促胎肺成熟后，应考虑终止妊娠
C. 孕37周，经积极治疗24～48小时病情继续恶化，应继续积极治疗至病情稳定后终止妊娠
D. 子痫患者应积极治疗，控制抽搐2小时终止妊娠
E. 引产失败应行剖宫术

35. 下列哪项处理胎盘早剥是错误的
A. 重度胎盘早剥，不能在短时间内结束分娩者剖宫产
B. 发现子宫胎盘卒中，立即行子宫切除术
C. 轻度胎盘早剥，胎儿存活，胎儿宫内窘迫者剖宫产
D. 破膜后产程无进展，孕妇情况恶化，胎儿死亡，亦要行剖宫产
E. 初产妇轻度胎盘早剥，估计短时间能结束分娩者可阴道分娩

36. 关于胎盘早剥时的处理，正确的是
A. 纠正休克，大量补液
B. 确诊为轻型者，可行期待疗法
C. 经阴道分娩者不宜破膜
D. 孕妇情况恶化，不论胎儿是否存活，均应及时行剖宫产术
E. 应用肝素治疗凝血功能障碍

37. 妊娠12周，阴道流血7天，体温38℃，白细胞12×10^9/L，首先处理方法是
A. 立即刮宫后再给抗生素
B. 立即给抗生素后再刮宫
C. 观察阴道出血时再刮宫
D. 立即给麦角注射
E. 保胎治疗

38. 先兆流产与难免流产的主要鉴别要点是
A. 出血时间长短
B. 下腹痛的程度
C. 早孕反应是否存在
D. 宫口开大与否
E. 妊娠试验结果

39. 下列哪项不是稽留流产严重出血的原因
A. 妊娠子宫血运丰富易出血
B. 胎盘机化，粘连宫壁，易致残留
C. 稽留日久，易发生凝血功能障碍
D. 雌激素不足，子宫对缩宫素不敏感，易宫缩不良
E. 胚胎组织粘连宫壁，刮宫易子宫穿孔

40. 关于流产合并感染的处理，下列何项是错误的
A. 立即刮宫以清除宫腔内容物，同时给予广谱抗生素
B. 原则上先给予抗生素控制感染，再行刮宫
C. 出血多者在静脉应用抗生素同时取出宫内大块残留，以减少出血，感染控制后再行清宫术
D. 患者出现感染性休克，应积极抗休克
E. 如出现盆腔脓肿应作切开引流术

41. 关于流产的治疗原则，下列哪项是错误的
A. 难免流产应行刮宫术
B. 不全流产应行刮宫术
C. 患者自述阴道有组织物从阴道内排出，但阴道流血未见减少，应行刮宫术
D. 流产合并感染出血不多，应抗感染及刮宫同时进行
E. 子宫颈内口松弛者，应在妊娠14～18周时行宫颈环扎术

42. 关于羊水过多，下列哪项是错误的
A. 妊娠任何时期内，羊水量超过2000ml为羊水过多
B. 羊水最大暗区（AFD法）>7cm为羊水过多
C. 羊水指数（AFI法）>18cm为羊水过多
D. 羊水过多合并神经管缺损时，羊水中AFP值明显升高
E. 羊水过多不易引起产后出血

43. 最易发生DIC的疾病是
A. 妊娠期高血压疾病
B. 前置胎盘
C. 胎盘早期剥离
D. 死胎
E. 羊水过多症

44. 关于稽留流产的处理，下述何项是错误的
A. 刮宫前先做凝血功能检查，防术时因凝血障碍而大出血
B. 刮宫前必须先用雌激素以提高子宫肌肉对缩宫素的敏感性
C. 刮宫前做好备血、输液准备
D. 力争做到一次刮净，以防因不全而出血
E. 过期流产胎盘机化，术中谨防穿孔

45. 诊断胎盘早剥Ⅲ度的依据，下列哪项是错误的
A. 胎盘异常
B. 胎心听不到
C. 子宫底不断升高
D. 少量阴道流血
E. 子宫常大于孕周

46. 关于难免流产哪项是错误的
A. 阴道流血增加

B. 下腹痛加剧
C. 有部分胎盘嵌顿于宫颈口，部分胎盘排出
D. 宫口开
E. 子宫体与孕周相符或略小于孕周

47. 下列哪种情况不是胎盘早剥Ⅲ度的临床表现
A. 剧烈腹痛后，阴道流血
B. 阴道出血量与全身症状不成正比
C. 子宫底升高
D. 子宫板状
E. 胎位、胎心清晰

48. 下列哪项不符合前置胎盘的表现
A. 先露下降受阻
B. 无痛性阴道流血
C. 子宫下段闻及胎盘血流音
D. 子宫张力较高，胎心音不易闻及
E. 宫底高度与孕周相符

49. 子宫小于孕 3 个月的稽留流产，其处理原则应是
A. 先给予抗生素，后行钳刮术
B. 立即行宫颈扩张及钳刮术
C. 先给予缩宫素，后行钳刮术
D. 先给予雌激素，后行钳刮术
E. 药物引产

50. 下述哪项不一定提示胎儿缺氧
A. 产时胎儿心率异常
B. 胎儿电子监护异常
C. 羊水胎粪污染
D. 胎动异常
E. 酸中毒

51. 输卵管妊娠最常见的部位是
A. 输卵管部
B. 输卵管峡部
C. 输卵管间质部
D. 输卵管间质部与峡部之间
E. 输卵管壶腹部

52. 与过期妊娠无关的是
A. 羊水过多
B. 头盆不称
C. 巨大胎儿
D. 雌、孕激素比例失调
E. 胎儿生长受限

53. 足月妊娠阴道流血的孕妇，为明确前置胎盘诊断，入院后应即行
A. 肛门检查
B. 放射性核素扫描
C. X 线软组织摄影
D. 超声定位
E. 输液，备血，阴道检查

54. 关于流产的定义，下列哪项是正确的
A. 妊娠 < 28 周，胎儿体重<1000g
B. 妊娠 < 20 周，胎儿体重<500g
C. 妊娠 20 ~ 27 周，胎儿体重<500g
D. 妊娠 20 ~ 27 周，胎儿体重<1000g
E. 妊娠 12 ~ 20 周，胎儿体重<500g

55. 妊娠期高血压疾病的诊断方面，下述哪项是正确的
A. 妊娠后期血压有一次在 17.3/12kPa（130/90 mmHg）以上
B. 高血压、水肿、蛋白尿三者具备，为重度子痫前期
C. 重度子痫前期血压必须在 24/14kPa（180/110 mmHg）以上
D. 子痫一般有前驱症状
E. 妊娠期高血压疾病大多有后遗症

56. 初孕妇胎盘早剥Ⅲ度，宫口开大 4cm，最佳的处理方法是
A. 人工破膜加静脉滴注缩宫素
B. 剖宫产
C. 人工破膜加头皮钳牵引
D. 静脉滴注缩宫素
E. 抗休克同时给予抗凝药

57. 关于胎盘早剥的描述，哪项不准确
A. 常发生于妊娠期高血压疾病患者
B. 附着在子宫下段的胎盘发生剥离而引起临床症状
C. 胎盘早剥Ⅲ度提示胎盘剥离面超过 1/2
D. 重型隐性胎盘早剥易诱发 DIC
E. 胎盘早剥一经确诊应迅速结束分娩

58. 中央性前置胎盘大出血的治疗方法哪项是正确的
A. 如为臀位，行足牵引
B. 缩宫素引产
C. 胎头吸引助产
D. 剖宫产
E. 人工破膜，头皮钳牵引压迫止血

59. 输卵管妊娠的特征下列哪项是错误的
A. 输卵管峡部妊娠发生破裂的时间较早
B. 输卵管间质部妊娠破裂时，出血最多，后果最严重
C. 输卵管妊娠中以壶腹部妊娠最多见
D. 妊娠试验常阳性
E. 后穹隆穿刺常可抽得正常可凝血液

60. 羊水过少，哪项是错误的
A. 妊娠晚期，羊水量少于 300ml 为羊水过少
B. 羊水指数法（AFI）以 ≤5cm 作为羊水过少的诊断标准
C. 羊水过少是胎儿宫内发育迟缓的特征之一
D. 常与胎儿畸形无关
E. 产程中常伴有 CST 变异减速的出现

61. 关于早期异位妊娠的诊断下述哪项最重要
A. 病史
B. 腹部检查及阴道检查

C. 后穹隆穿刺
D. HCG 测定
E. 诊刮

62. 异位妊娠是指
A. 受精卵着床于子宫以外
B. 受精卵着床于子宫+附件以外
C. 受精卵着床于子宫体腔以外
D. 受精卵着床于腹腔以外
E. 受精卵着床于宫颈管以外

63. 输卵管妊娠应立即手术治疗的是
A. 阴道持续出血
B. 休克
C. 后穹隆穿刺抽出血液
D. 妊娠试验阳性
E. 一侧附件扪及包块

64. 引起子痫抽搐的主要病理原因是
A. 颅内脑组织散在出血点
B. 颅内小动脉痉挛，脑水肿
C. 血钙低下
D. 代谢性酸中毒
E. 胎盘毒素

65. 双胎妊娠最常见的并发症为
A. 脐带脱垂
B. 产程延长，产后出血
C. 产褥感染
D. 胎头交锁
E. 胎膜早破

66. 输卵管壶腹部妊娠，其多见的结果为
A. 输卵管妊娠流产
B. 输卵管妊娠破裂
C. 胚胎可发育至 3 个月以上
D. 输卵管妊娠中最危险的一种
E. 胚胎死亡吸收

67. 下列何项不是重度子痫前期的标志
A. 血压>21.3/14.7kPa（160/110mmHg）
B. 24 小时尿蛋白定量>5g
C. 头痛，视力障碍
D. 下肢水肿（+++）
E. 持续性上腹部疼痛

68. 关于输卵管妊娠的诊断哪项是错误的
A. 有时没有停经史诊断仍可成立
B. 后穹隆穿刺抽不出血液可排除异位妊娠
C. 阴道有蜕膜管型排出有助诊断
D. 输卵管妊娠破裂常有晕厥与休克
E. 盆腔检查时宫颈可有举痛

69. 下列何种情况与双胎妊娠无关
A. 胎膜早破
B. 早产
C. 羊水过多
D. 胎盘早剥
E. 胎盘功能不全

【A_2 型题】

70. 女性，29 岁。下腹部阵发性疼痛及阴道流血 2 天，停经 48 天。妇科检查：子宫稍大，宫口开大 2cm，胎囊堵塞于宫颈口内。本例最可能的诊断是
A. 难免流产
B. 不全流产
C. 稽留流产
D. 复发流产
E. 先兆流产

71. 女性，25 岁。停经 48 天，1 个月前曾不正规服用过探亲避孕片。现阴道少量出血 5 天，伴腹痛，B 超示宫内早孕，下列哪项为最佳处理方案
A. 注射黄体酮
B. 注射绒毛膜促性腺激素
C. 吸宫术终止妊娠
D. 中药安胎
E. 注射缩宫素

72. 女性，24 岁。妊娠 19 周无胎动，下腹膨隆不明显。检查：宫颈口闭，无血染，子宫 2 个月妊娠大小。B 超示胎心消失，入院后应最重视下列哪项实验室检查
A. 凝血功能检查
B. 肝功能
C. 肌酐
D. 尿蛋白
E. 血红蛋白

73. 初孕妇，28 岁。孕 32 周，因全身水肿及头痛来诊，妊娠前即有面部及下肢水肿。查血压 21.3/14.7kPa（160/110mmHg），尿液检查常规蛋白（+++），可见颗粒管型及红细胞，经治疗孕 37 周自然分娩，产后 6 周，血压降至 17/10kPa（128/75mmHg），尿蛋白（++），水肿（+）。下列诊断以哪种可能性大
A. 子痫前期
B. 妊娠合并肾炎
C. 慢性肾炎基础上并发子痫前期
D. 妊娠合并慢性高血压
E. 原发性高血压基础上并发子痫前期

74. 孕 35 周初孕妇，子痫前期，患者突发腹痛，4 小时后胎心消失，宫底明显升高，子宫强硬、有压痛，宫缩间歇子宫不完全放松，重度贫血貌，阴道少量流血，宫口开 1 指，头先露，下列何项处理最佳
A. 人工破膜后药物引产
B. 滴注缩宫素
C. 注射哌替啶调整宫缩
D. 急诊剖宫产术
E. 宫口开全后行穿颅术

75. 女性，28 岁。停经 38 天，阴道出血 8 天，伴下腹隐痛。检查：宫颈无举痛，宫体略大，质中，附件无明显肿块及压痛，HCG（+），要求人流。人流吸出物见到下列哪一项可排除宫外孕
A. 蜕膜组织
B. 绒毛组织

C. A-S 反应
D. 增生期子宫内膜
E. 分泌期子宫内膜伴蜕膜反应

76. 初孕妇，孕 36 周，早孕时血压 12/8kPa（90/60mmHg），近 1 周来头痛，伴视物不清 1 天，突然全身抽搐 1 次，急诊入院。查神志尚清，血压 17.3/12.0kPa（130/90mmHg），LOA，胎心率 148 次/分，下述处理哪项正确
A. 静脉滴注硫酸镁同时剖宫产
B. 引产
C. 积极治疗，24 小时内行剖宫产
D. 积极控制抽搐，病情控制后 2 小时内终止妊娠
E. 控制抽搐，稳定病情，至孕 37 周终止妊娠

77. 第一胎，停经 37 周，直至 1 周前血压均正常。近 1 周下肢水肿，有头昏，视物模糊症状。血压 21/13.3kPa（154/100 mmHg），尿蛋白（+），尿 E_3 36.44μmol/24h（10.5mg/24h），听胎心音正常，下列处理哪项最合适
A. 积极治疗，38 周时终止妊娠
B. 积极治疗，等待自然分娩
C. 积极治疗 24~48 小时，终止妊娠
D. 立即人工破膜加静脉滴注缩宫素引产
E. 立即剖宫产

78. 初孕妇，孕 38 周，头痛、呕吐伴自觉胎动减少 1 天来院。血压 24/14.4kPa（180/110 mmHg），尿蛋白（++），尿 E_3 20.82μmol/24h（<10mg/24h），胎心 130 次/分，子宫颈管未消失，OCT 呈频繁晚期减速（迟发性减速），血细胞比容 0.41，最适合的处理是
A. 静脉滴注硫酸镁与肼苯达嗪控制病情
B. 硫酸镁+降压+扩容疗法控制病情
C. 积极治疗，48 小时未能控制病情则行剖宫产
D. 破膜+静脉滴注缩宫素引产
E. 积极药物治疗同时立即剖宫产

79. 初孕妇，26 岁。停经 48 日后出现阴道少量流血伴右下腹隐痛。今晨起床时突然右下腹剧痛来院。检查：血压 90/60mmHg，面色苍白，下腹稍膨隆，右下腹压痛明显，肌紧张不明显，叩诊移动性浊音（±）。妇科检查：子宫稍大稍软，右附件区触及有压痛包块。正确诊断应是
A. 输卵管妊娠流产
B. 输卵管间质部妊娠破裂
C. 急性阑尾炎
D. 急性输卵管炎
E. 右侧卵巢肿瘤蒂扭转

80. 女性，30 岁。孕 8 周。近日感小腹痛和阴道流血越来越严重，至今出血已 10 天，为决定妊娠是否再继续，下列何项是首先的辅助诊断
A. 基础体温测定
B. 尿或血 β-HCG 测定
C. B 超检查
D. 甲胎蛋白测定
E. 血 PRL 测定

81. 女性，23 岁。孕 50 天，在外院做人工流产。现术后 8 天，小腹疼痛，阴道流血未止、量中等、有臭味。体温 38℃，血白细胞 1.5×10^9/L，中性粒细胞 0.90，Hb 100g/L。妇科检查：阴道内血性分泌物有臭味，宫体略大，触痛明显，附件略增厚而压痛。下列何项为该妇女最可能的诊断
A. 难免流产
B. 不全流产
C. 流产继发感染
D. 宫外孕继发感染
E. 急性盆腔炎

82. 女性，25 岁。妊娠 20 周，但下腹膨隆不明显，亦无胎动感。检查：宫口闭，无血染，子宫如孕 2 月余大小，不饱满，超声示胎心、胎动消失，对该孕妇作刮宫前最应重视下列何项检查
A. 凝血功能检查
B. 肝功能检查
C. 血常规检查
D. 肾功能检查
E. 子宫肌肉对缩宫素敏感试验

83. 女性，28 岁。停经 30 天后，腹痛伴阴道出血 10 天，量少，今起腹痛加重而就诊。β-HGC（+）。妇科检查：宫颈举痛（+），少许血染，子宫正常大小，附件区触及边界不清之肿块，压痛（+）。考虑最可能是下列何种疾病
A. 难免流产
B. 附件炎
C. 流产继发感染
D. 输卵管妊娠
E. 卵巢囊肿继发感染

84. 子痫前期（重度），血细胞比容 0.41，心率 80 次/分，血红蛋白 110g/L，清蛋白 28g/L，血钾、钠、氯正常，选用下列何种扩容剂较好
A. 低分子右旋糖酐
B. 清蛋白
C. 全血
D. 平衡液
E. 5%葡萄糖液

85. 女性，29 岁。停经 10 周，下腹部阵发性剧痛，阴道流血超过月经量，子宫颈口 1 指松，宫体鸭卵大，处置是
A. 黄体酮保胎
B. 卧床休息，口服苯巴比妥

C. 刮宫术
D. 肌内注射缩宫素
E. 等待自然流产

86. 已婚妇女，21岁。停经80天，阴道少量流血3天，大量流血半天。入院查体：面色苍白，血压80/50mmHg，脉搏120次/分，阴道内有鸭蛋白血块，宫口有组织物堵塞，子宫约50天孕大，两侧附件阴性。应诊断
A. 完全流产
B. 不全流产
C. 稽留流产
D. 难免流产
E. 先兆流产

87. 女性，25岁。婚后2年，漏服避孕药3天后停经50天，妊娠试验阳性，阴道流血1周，略少于月经量，时伴有腹痛，她希望有1个健康的孩子，应选择哪项措施最佳
A. 注射黄体酮保胎
B. 口服大量安宫黄体酮
C. 卧床休息，服用苯巴比妥
D. 行刮宫术
E. 复查妊娠试验

88. 女性，30岁。停经16周，1个多月来有少量阴道出血，检查腹部无明显压痛、反跳痛，子宫颈口未开，子宫增大如孕8周。最可能的诊断为
A. 先兆流产
B. 难免流产
C. 不全流产
D. 完全流产
E. 稽留流产

89. 女性，25岁。停经10周，阴道少量流血1周，大量流血3天，伴下腹胀痛，昨日起有畏寒、发热。查血压80/60mmHg，脉搏120次/分，面色苍白，神清，阴道有活动性流血，子宫如妊娠50天大、软，宫口松，可容1指，宫口外仍有组织堵塞，子宫压痛明显，双侧穹隆未触及肿块，但有压痛。血红蛋白80g/L，白细胞18×10^9/L，中性粒细胞0.85，除立即抗休克抗炎治疗外，应做何恰当处理
A. 立即钳夹出残留之胚胎组织
B. 3天后再行刮宫术
C. 立即行刮宫术
D. 立即静脉滴注缩宫素
E. 静脉滴注止血药

90. 女性，停经5周，子宫稍大、软，附件可触及包块，妊娠试验阳性，宫腔吸出物约5g，下沉于水中。当晚突然下腹撕裂样痛，肛门坠胀感，血压下降，诊断是
A. 子宫内膜炎
B. 子宫穿孔
C. 血液流入腹腔
D. 子宫颈管裂伤
E. 输卵管妊娠破裂

91. 一名患有风心病，心功能Ⅲ级的妇女患右侧输卵管妊娠破裂，手术应行
A. 右附件切除
B. 右附件切除，左侧输卵管结扎
C. 右侧输卵管切除
D. 子宫次全切除加右附件切除
E. 右输卵管切除，左输卵管结扎

92. 初孕妇，确诊为部分性前置胎盘，流血多，BP 90/60mmHg，宫口开大4.0cm，胎头棘下2.0cm，胎心尚好，应在输血的同时行
A. 人工破膜
B. 头皮钳
C. 胎头吸引
D. 剖宫产
E. 臀位时，牵引胎足压迫止血

93. 初孕妇，25岁。孕36周，B超诊断为前置胎盘。阴道流血多，血压80/60 mmHg，宫口开大4.0cm，先露头棘上2.0cm，胎心尚好，最恰当的处理是
A. 人工破膜
B. 剖宫产
C. 头皮钳
D. 产钳
E. 胎头吸引

94. 女性，30岁。孕1产0，孕34周，无原因少量阴道流血半天，不伴腹痛，宫颈着色著，处理为
A. 肛查宫口情况
B. 人工破膜
C. 静脉滴注缩宫素
D. 绝对卧床休息，严密观察
E. 剖腹手术

95. 经产妇，妊娠37周，无原因出现无痛性阴道出血，经卧床休息，给予镇静药未见明显好转，阴道仍有活动性出血，初步诊断为前置胎盘，为了决定分娩方式，拟确定前置胎盘类型，应进行
A. 输液配血行肛门检查
B. 输液配血行阴道检查
C. 超声胎盘定位检查
D. X线软组织检查
E. 放射性核素扫描法

96. 初孕妇，27岁。妊娠39周，枕右前，无明显诱因出现无痛性阴道流血已3天，流血量达400ml，胎心良好，140次/分，无明显宫缩，诊断为前置胎盘。本病例恰当的处理应是
A. 绝对卧床，给镇静药物观察病情变化
B. 立即行人工破膜
C. 静脉滴注缩宫素引产
D. 行剖宫产术
E. 以上都不是

97. 初孕妇，妊娠33周，无痛性阴道少量出血，无贫血外观，血压120/80mmHg，臀位，先露浮，胎心率132次/分，B

超确认为前置胎盘，其处理是
A. 立即剖宫产
B. 输血
C. 人工破膜引产
D. 人工破膜静脉滴注缩宫素
E. 期待疗法

98. 初孕妇，妊娠39周，自述下腹痛及阴道流血已3小时。检查：血压150/100 mmHg，尿蛋白（+++），水肿（++），子宫呈板状硬，胎位扪不清，胎心弱168次/分。本病例应诊断为
A. 不协调性子宫收缩乏力
B. 协调性子宫收缩乏力
C. 胎盘早期剥离
D. 前置胎盘
E. 以上都不是

99. 30岁妇女，第一胎，妊娠34周，原发性高血压合并妊娠期高血压病，3小时前突然腹痛，阴道出血，色鲜红，如月经量。查体：血压70/40mmHg，宫底在脐上2指，子宫硬，肌壁松弛不完全，胎位不清，胎心音消失。宫颈管未消失，宫颈口未开，最恰当的处理是
A. 立即扩张宫口，破膜，缩宫素静脉滴注引产
B. 立即人工破膜，等待自然分娩
C. 以抗休克为主，因死胎，不急于引产
D. 抗休克，尽快剖宫产
E. 立即做B型超声检查

100. 子痫前期患者，用硫酸镁治疗中发现患者呼吸14次/分，膝反射消失，尿量400ml/24h。此时应立即首先给
A. 肌内注射吗啡
B. 吸氧
C. 冬眠合剂全量肌内注射
D. 停用硫酸镁并静脉注射钙剂
E. 静脉注射地西泮

101. 女性，孕34周，血压160/110 mmHg，尿蛋白5g/24h，上腹痛、头晕、视物模糊，应诊断为
A. 妊娠期高血压病
B. 子痫前期
C. 妊娠合并高血压
D. 妊娠合并肝炎
E. 妊娠合并慢性肾炎

102. 初孕妇，妊娠38周，妊娠期高血压病头痛、视物模糊1周，尿蛋白（+++），尿雌三醇5.9mg/24h，胎儿监护结果示胎心晚期减速，此时恰当处理是
A. 改善胎盘功能，维持妊娠
B. 治疗妊娠期高血压病待症状好转后剖宫产
C. 治疗妊娠期高血压病的同时立即剖宫产
D. 缩宫素引产
E. 治疗妊娠期高血压病待病情好转后引产

103. 初孕妇，妊娠36周，血压190/110mmHg，尿蛋白（++），下腹及颜面水肿，今晨起头痛剧烈，伴视物模糊，呕吐，胎位胎心正常，无宫缩，本例最恰当的紧急处理是
A. 立即剖宫产
B. 缩宫素静脉滴注引产
C. 胎头吸引术
D. 人工破膜
E. 解痉、镇静、利尿、降低颅内压

104. 第一胎，停经38周，1月前血压正常，近1周出现下肢水肿，伴头昏、视物模糊，血压160/100mmHg，尿蛋白（++），尿雌三醇10mg/24h，胎心好，产科处理应是
A. 立即行剖宫产
B. 积极治疗1周，考虑终止妊娠
C. 终止妊娠
D. 积极治疗等待自然分娩
E. 立即破膜及静脉滴注缩宫素引产

105. 女性，妊娠36周，突然发生剧烈腹痛，面色苍白，血压降至80/60mmHg，脉弱，腹部检查子宫硬如板状，有压痛，胎位触不清，胎心听不清，确诊为重型胎盘早期剥离。宫口开大1cm，本病例最恰当的处理是
A. 行剖宫产
B. 静脉滴注缩宫素
C. 人工破膜后静脉滴注缩宫素
D. 人工破膜后头皮钳牵引
E. 以上都不是

106. 女性，孕1产0，妊娠35周，因外伤后腹痛，伴少许阴道出血，胎心变快，诊断为胎盘早剥，正确处理是
A. 进行肛查了解宫口开大情况
B. 给镇痛镇静药以减轻症状
C. 立即剖宫产
D. 立即内诊，根据宫口开大情况，进一步决定分娩方式
E. 因孕月小、有胎心，宜尽量等待、保守观察

107. 女性，30岁，G_1P_0。孕37^{+2}周，已确诊为前置胎盘，出血多，血压9.33/6.67kPa（70/50mmHg），宫口开大4cm，胎头棘上2cm，胎心尚好，应选
A. 头皮钳术
B. 人工破膜术
C. 胎头吸引术
D. 剖宫产术
E. 产钳术

108. 女性，27岁，G_1P_0，孕32周，头位。阴道出血3天、量少，无腹痛，胎心正常，无明显宫缩，诊断为前置胎盘，恰当处理是

A. 绝对卧床，给予镇静药，观察病情变化
B. 立即行人工破膜
C. 立即行缩宫素引产，宫口开大后行碎胎术
D. 立即行剖宫产术
E. 立即人工破膜及点滴缩宫素

109. 初孕妇，25岁，停经50天，阵发性腹痛伴阴道流血3天。妇科检查：宫口开大1cm，有羊膜囊堵塞子宫口，子宫孕50天大小。最可能的诊断是
A. 过期流产
B. 先兆流产
C. 难免流产
D. 完全流产
E. 复发性流产

110. 女性，26岁。G_3P_2，停经8周诊断早孕，要求人流。妇科检查：子宫50天妊娠大小，右输卵管增粗，明显压痛。WBC 11.6×10^9/L，N 0.80。下列处理哪项最恰当
A. 立即行吸宫术
B. 抗炎治疗后吸宫流产
C. 抗炎治疗后刮宫流产
D. 不予人流
E. 中药堕胎

111. 女性，30岁。停经46天后，下腹部隐痛半月余，然后阴道持续少量出血3天多，右侧附件触及鸡蛋大韧性包块，考虑为
A. 子宫肌瘤
B. 卵巢囊肿
C. 子宫内膜异位症
D. 陈旧性宫外孕
E. 妊娠黄体

112. 女性，24岁。10天前因停经41天，妊娠试验阳性，行吸宫流产术，今晨突然晕倒在地，体温37.5℃，血压10.0/7.0 kPa（75/52mmHg），脉搏100次/分，下腹压痛及反跳痛明显，外阴少量流血，宫颈举痛明显，宫口闭，子宫稍大、稍软，右侧似有一包块边缘不清，压痛，查WBC 10×10^9/L，N 0.70。最准确的诊断是
A. 流产后右附件炎
B. 人工流产不全
C. 右输卵管妊娠破裂
D. 宫颈粘连
E. 急性阑尾炎

113. 女性，24岁。G_2P_1，孕30周，阴道流血3天，增多2小时，急诊入院，查血压12.0/8.0 kPa（90/60mmHg），脉搏112次/分，宫底剑突下三横指，臀先露，LSA，胎心136次/分，有规则宫缩。为进一步确诊，首选下列哪项检查
A. 肛查
B. 阴道检查
C. B型超声检查
D. 颈管内指诊
E. 腹部平片

114. 妊娠37周患者，早晨醒来时发现躺在血泊中，急诊送入院。查体：血压12.0/8.0kPa（90/60mmHg），脉搏120次/分，神清，宫高37cm，臀先露，高浮，胎心音160次/分，骨盆正常，阴道少量活动性流血。选哪项处理最恰当
A. 人工破膜
B. 期待疗法
C. 在输血输液同时行剖宫产
D. 臀位牵引术
E. 缩宫素滴注引产

115. 初孕妇，孕37周，为羊水过多患者，规律宫缩10小时，破膜后突然剧烈腹痛，少量阴道流血。查体：血压12.0/8.0kPa（90/60mmHg），脉搏110次/分，宫底剑突下一横指，有压痛，胎心胎位不清，宫口开2cm，先露S+1。该例患者最恰当的处理是
A. 头皮钳牵引
B. 静脉滴注缩宫素
C. B超
D. 给抗凝药物
E. 肌内注射哌替啶

116. 第一胎，孕35周，重度子痫前期经治疗24~48小时，无改善。需终止妊娠时，下述哪项检查是不必要的
A. HPL测定
B. E_3测定
C. NST或OCT检查
D. 宫颈黏液检查
E. L/S比值测定

117. 妊娠期高血压病患者，正常分娩胎盘自然娩出时失血不多，产后突然发生面色苍白，血压下降，脉搏细弱，其发病原因不考虑下列哪一项
A. 患者对失血的耐受性降低
B. 孕期长期限盐，引起低钠血症
C. 产后腹压突降，内脏血管扩张，回心血量减少
D. 并发子宫破裂，内出血
E. 产前有血容量偏低，未很好纠正

118. 女性，23岁。停经10周前来就诊，诊断为“难免流产”，下列病史及查体哪项与诊断不符
A. 宫口闭，阴道出血少于经量
B. 宫颈口可见羊膜囊
C. 阴道多量出血伴腹痛
D. 多由先兆流产发展而来
E. 宫口扩张，宫体如孕9周大小

119. 女性，21岁。停经2个月，2天前在外自行堕胎，体温38.8℃，脉搏130次/分，血压正常，白细胞10×10^9/L，中性粒细胞0.90，子宫如孕

2个月大小、软、有压痛，经抗炎治疗，感染未能控制，突然大量阴道出血，下列哪项处理为宜
A. 缩宫素肌内注射
B. 卵圆钳轻取胚胎，术后应用抗生素
C. 抗生素及缩宫素
D. 即刻刮宫除去病灶
E. 抗生素及止血药物

【A_3/A_4 型题】

（120～122题共用题干）
女性，30岁。已婚。平时月经规律。停经40天，右下腹剧痛4小时伴头晕及肛门坠胀感。查体：BP 80/56mmHg，面色苍白，痛苦貌。下腹部压痛及反跳痛（+），尤以右侧为著，肌紧张不明显，移动性浊音（+）。妇科检查：宫颈举痛，宫体稍大，右附件区触及不规则包块，大小约4cm×3cm×3cm，压痛（+）。血红蛋白100g/L。

120. 该患者最可能的诊断是
A. 卵巢滤泡囊肿破裂
B. 卵巢黄体囊肿破裂
C. 卵巢囊肿蒂扭转
D. 输卵管妊娠破裂
E. 卵巢子宫内膜异位囊肿破裂

121. 该患者简单可靠的辅助检查是
A. 腹部X线检查
B. 宫腔镜检查
C. 腹部CT检查
D. 腹腔镜检查
E. 阴道后穹隆穿刺

122. 该患者正确的处理措施是
A. 手术治疗
B. 中药活血化瘀
C. 局部注射氨甲蝶呤
D. 对症处理，严密观察
E. 肌内注射氨甲蝶呤

（123～124题共用题干）
女性，34岁。有连续3次晚期自然流产史，现妊娠4^+月，阴道少量出血、下坠感。检查：阴道少量出血，宫颈口开约2cm，宫体前倾4^+个月妊娠大小，无宫缩，附件（-）。

123. 孕妇最可能的诊断是
A. 不全流产
B. 过期流产
C. 早期流产
D. 复发性（习惯性）流产
E. 完全流产

124. 下列处理哪项最为重要
A. 镇静药
B. 禁止性生活
C. 黄体酮注射
D. 维生素E
E. 宫颈内口环扎术

（125～127题共用题干）
女性，28岁。于妊娠早期有早孕反应，尿HCG阳性。于妊娠17周时感有胎动。B超示单胎，头位，见心脏搏动。现为妊娠26周，近2周来自觉胎动停止，腹部不再增大，来门诊检查。宫底平脐，未闻及胎心，复查B超未见胎心搏动和胎动。

125. 临床诊断是
A. 过期流产
B. 复发性流产
C. 死胎
D. 死产
E. 葡萄胎

126. 最需要的实验室检查是
A. 白细胞计数分类
B. 血糖
C. 凝血功能检查
D. 肝功能
E. 肾功能

127. 实验室检查正常，此时首选的治疗方法应是
A. 钳刮
B. 雌激素+刮宫
C. 雌激素+刮宫+抗感染
D. 中期妊娠引产
E. 肌内注射缩宫素

（128～130题共用题干）
孕2月孕妇，平时体健，昨晚始下腹痛伴出血，量多，今日出血仍多并感头晕、视物模糊，来医院途中昏倒，急救入院。检查：外阴有大量血迹，阴道内积血块，宫颈口开，内可触及软性胚胎组织，宫体2月妊娠大小，面色苍白，血压9.3/7.3kPa（70/50 mmHg），脉搏120次/分。

128. 估计出血量
A. 100ml
B. 200ml
C. 300ml
D. 400ml
E. >500ml

129. 最可能诊断
A. 难免流产伴休克
B. 不全流产伴休克
C. 前置胎盘伴休克
D. 输卵管妊娠伴休克
E. 胎盘早剥伴休克

130. 此时最合适处理是纠正休克的同时给
A. 清宫
B. 缩宫素静脉滴注
C. 维生素K
D. 前列腺素
E. 升压药

（131～133题共用题干）
女性，28岁。诉妊娠4^+个月，昨搬重物后，腰酸、下坠感，今上午下腹始有阵痛，持续加重。半小时前阴道有流液，量较多，湿透内裤，急诊来院

131. 最可能的诊断是
A. 先兆流产
B. 难免流产
C. 不全流产
D. 完全流产
E. 复发性流产

132. 最有助于该诊断的检查是
A. 测宫缩
B. 听胎心
C. 测阴道液体pH
D. 尿HCG定性
E. 血常规

133. 如确诊胎膜已破，此患者最适当处理是
A. 安胎
B. 刮宫
C. 用宫缩药物尽早使胚胎，胎盘组织排出
D. 抗炎
E. 输血

（134~136题共用题干）

女性，28岁。因停经52天，阴道出血1周，诊断先兆流产，入院安胎。次日腹痛伴阴道流血增多，蹲厕时见有组织物排出，阴道出血仍不止，腹痛减轻。

134. 最可能的诊断是
A. 难免流产
B. 不全流产
C. 完全流产
D. 稽留流产
E. 复发性流产

135. 最有助于诊断的检查是
A. B型超声检查
B. 阴道检查子宫大小和宫口扩张情况
C. 血β-HCG定量测定
D. 后穹隆穿刺有不凝血液
E. 阴道检查宫颈举痛

136. 此时最恰当的处理是
A. 清宫
B. B超检查宫腔有无残留胚胎，然后决定处理方案
C. 缩宫素静脉滴注
D. 抗炎+观察
E. 宫腔镜检查

（137~138题共用题干）

女性，32岁。停经56天，3天前开始有少量断续阴道出血，昨日始右下腹轻痛，今晨加重，呕吐2次。妇科检查：子宫口闭，宫颈举痛（+），子宫前倾前屈，较正常稍大、软，子宫右侧可触及拇指大小较软之块物，尿HCG（±），后穹隆穿刺吸出10ml不凝血液。血象：白细胞10×10^9/L，中性粒细胞0.80，血红蛋白75g/L，体温37.5℃，血压10/6 kPa（75/45mmHg）。

137. 最可能的诊断是
A. 不完全流产
B. 右卵巢黄体破裂
C. 右输卵管妊娠
D. 急性附件炎
E. 卵巢囊肿蒂扭转

138. 处理方法下列哪项是正确的
A. 抗休克同时立即手术
B. 白细胞计数较高先用抗生素
C. 次日复验HCG定量
D. 为排除流产可能先刮宫
E. 药物止血

（139~140题共用题干）

女性，36岁。停经106天，尿妊娠试验阳性。妇科检查见阴道有不完全横隔，子宫左前方有15孕周大的圆形肿块，与子宫相连但可分离，B超宫腔内无胚胎，而宫旁肿块内有胚胎图像，手术所见妊娠肿块居于圆韧带附着处的外侧。

139. 最可能诊断是
A. 输卵管间质妊娠
B. 卵巢妊娠
C. 子宫残角妊娠
D. 腹腔妊娠
E. 宫颈妊娠

140. 最合适的处理是
A. 全子宫切除术
B. 切除残角子宫
C. 全子宫切除+双附件切除
D. 残角子宫切除+圆韧带复位
E. 缩宫素静脉滴注

（141~143题共用题干）

孕妇，第一胎孕36周，发现血压升高3周，今晨突然腹痛，诉为持续性，阵发加重，血压20/13kPa（150/98mmHg），心率112次/分，尿蛋白（++），阴道有少量出血。

141. 体格检查最可能发现的子宫体征是
A. 子宫有规则阵发收缩，宫缩间期子宫完全放松
B. 子宫局部隆起似包块状有压痛
C. 子宫上段硬、下段膨隆压痛，交界处有环状凹陷
D. 子宫不规则收缩，较硬，压痛，宫缩间歇不完全放松
E. 子宫柔软，有压痛，无宫缩

142. 此时对诊断最有用的检查是
A. 血红蛋白
B. 白细胞计数+分类
C. 血细胞比容
D. B超
E. 眼底检查

143. 此时最有可能的诊断是
A. 先兆早产
B. 胎盘早剥
C. 先兆子宫破裂
D. 前置胎盘
E. 子宫肌瘤红色变性

（144~146题共用题干）

初产妇，36岁。孕37周。头胀、头痛、下肢水肿已3天，突发持续性剧烈腹痛3小时入院。查体：贫血貌，血压160/110mmHg，脉搏110次/分，宫高37cm，腹围102cm，子宫不放松，压痛可疑，胎位不清，胎心音听不清，肛查时发现阴道少量流血，宫颈管未消失，宫口未开。

144. 下列诊断哪项可排除
A. 孕37周，死胎可能
B. 先兆子痫
C. 高龄初产妇
D. 胎盘早剥
E. 高张性宫缩乏力

145. 为尽快明确诊断，下述何项辅助检查应优先考虑
A. B超
B. 血常规
C. 阴道检查
D. 胎心监护
E. 胎儿生物物理评分

146. 其处理应首先考虑下列何项

A. 25%硫酸镁 5g 静脉滴注
B. 静脉滴注缩宫素引产
C. 剖宫产终止妊娠
D. 等待自然分娩
E. 根据胎儿情况决定分娩方式及终止妊娠时间

（147～149 题共用题干）

29 岁孕妇，妊娠 32 周，3 周内阴道少 量流血 2 次，今凌晨突然阴道流血多于月经量，无腹痛，血压 13.3/10.7kPa（100/80mmHg），脉率 96 次/分，宫高 30cm，腹围 85cm，臀先露，未入盆，胎心音清楚，144 次/分。

147. 应最先考虑的疾病是
A. 早产
B. 前置胎盘
C. 胎盘早期剥离
D. 宫颈息肉
E. 妊娠合并宫颈癌

148. 以下辅助检查中应首选哪一项对确定诊断意义最大
A. 血常规
B. 血小板测定
C. B 超
D. X 线摄片
E. 阴道检查

149. 下述何项处理是错误的
A. 住院观察
B. 绝对卧床休息
C. 配血备用
D. 口服镇静药片
E. 肛指检查

（150～152 题共用题干）

初产妇，孕 37 周，清晨骤醒发现躺在血中，急诊入院。查体：血压 12/8kPa（90/60 mmHg），脉搏 120 次/分，神清，胎心音 160 次/分，阴道少量活动性流血。

150. 其胎方位下述哪种可能性最小
A. LOT，胎头高浮
B. ROA，先露已衔接
C. 臀位
D. 横位
E. ROP，先露未入盆

151. 此时所需的检查不应包括哪一项
A. 血红蛋白+出凝血时间
B. 配血
C. OCT（缩宫素激惹试验）
D. B 超
E. 普鲁卡因皮试

152. 你认为最恰当的处理是
A. 止血、输液，等待足月终止妊娠
B. 争取破膜后头皮钳牵引压迫止血
C. 输血补液，待血压、心率稳定，胎心正常后行剖宫产术
D. 立即备血，急诊剖宫产术
E. 备血或输血情况下根据胎方位及胎产式决定分娩方式

【B_1 型题】

（153～155 题共用备选答案）
A. 2000ml
B. >2000ml
C. 800ml
D. 500ml
E. <300ml

153. 何项为羊水过多
154. 何项为羊水过少
155. 孕足月时正常羊水量约为

（156～158 题共用备选答案）
A. 硫酸镁
B. 缩宫素
C. 麦角新碱
D. 前列腺素
E. 甘露醇

156. 4 小时尿量<100ml 者不用
157. 膝反射消失时禁用
158. 心脏病孕妇产后出血时禁用

（159～160 题共用备选答案）
A. 产后出血
B. 胎盘植入
C. 产褥感染
D. 子宫胎盘卒中
E. 希恩（Sheehan）综合征

159. 与完全性前置胎盘无关
160. 与胎盘早期剥离无关

（161～162 题共用备选答案）
A. 先兆子宫破裂
B. 前置胎盘
C. 胎盘早剥
D. 羊水栓塞
E. 胎盘滞留

161. 孕 37 周，突发持续性剧烈腹痛，伴少量阴道流血，贫血程度与外出血不符
162. 初孕妇，孕 29 周，晨醒发现阴道流血，量多，色鲜，伴心悸

（163～164 题共用备选答案）
A. 胎盘早期剥离和羊水栓塞
B. 双胎
C. 妊娠合并心脏病
D. 前置胎盘
E. 羊水过多

163. 产科领域容易致 DIC 的疾病
164. 妊娠末期无痛性阴道流血应首先考虑

（165～167 题共用备选答案）
A. 流产感染
B. 稽留流产
C. 先兆流产
D. 难免流产
E. 不全流产

165. 停经 3 月余，子宫如妊娠 40 天大小
166. 停经 11 周，少量阴道流血 3 天，子宫符合孕月，宫口未开
167. 停经 3 个月，下腹胀痛，伴中等量阴道流血 1 天，子宫大小如 50 天，宫口松，容 1 指，宫内似有组织可触及

（168～170 题共用备选答案）
A. 易引起 DIC
B. 易引起失血性休克
C. 易引起颈管粘连
D. 易引起迷走神经综合征
E. 最易致肠管损伤

168. 稽留流产
169. 不全流产
170. 人工流产手术中

第九章 妊娠合并内、外科疾病

【A_1 型题】

1. 孕早期心脏病患者，决定是否能继续妊娠的最重要依据是
   A. 心脏病种类
   B. 心脏病变部位
   C. 心功能分级
   D. 症状严重程度
   E. 有否以往生育史
2. 妊娠合并风湿性心脏病，下列哪个体征是早期心衰的可靠诊断依据
   A. 心界扩大
   B. 心尖部闻及Ⅱ级收缩期杂音
   C. 肺底部持续性湿啰音
   D. 休息时心率>110次/分
   E. 下肢凹陷性水肿Ⅰ度
3. 促使心脏病孕妇死亡的主要因素是
   A. 心脏病病程长
   B. 产程中用力过度致心衰
   C. 孕妇年龄大
   D. 心衰与感染
   E. 产后哺乳致心衰
4. 妊娠合并心脏病孕妇分娩期血流动力学变化，下述哪项是错误的
   A. 第一产程，规律宫缩使周围循环阻力增加，回心血量减少
   B. 第二产程，宫缩加上腹压，周围阻力增大
   C. 第二产程，腹压增高使内脏血流涌向心脏，回心血量增加
   D. 第三产程，子宫迅速缩小，腹压减低，大量血液流回内脏血管，回心血量减少
   E. 第三产程，胎儿娩出后子宫胎盘循环停止，大量血液进入体循环，回心血量增加
5. 关于妊娠合并心脏病的处理下列哪项是错误的
   A. 发绀型心脏病患者经手术矫治，心功能改善为Ⅰ~Ⅱ级者，可以妊娠
   B. 早孕期有心衰发作者，应于心衰控制后终止妊娠
   C. 换瓣手术的心脏病妇女，由于凝血功能的特殊要求，不宜妊娠
   D. 单纯因二尖瓣病变而心功能恶化的孕期妇女，可以在孕期做心脏矫治手术后继续妊娠
   E. 心功能Ⅲ级以上者，产后不宜哺乳，应予产褥早期回乳
6. 妊娠合并心脏病者，下列哪项不是早期心衰体征
   A. 轻微活动后有胸闷、气促及心悸感
   B. 休息时心率>110次/分
   C. 休息时呼吸>20次/分
   D. 肺底有湿啰音，咳嗽后消失
   E. 阵发性夜间呼吸困难
7. 心脏病孕妇最容易发生心力衰竭的时期是
   A. 妊娠20~22周
   B. 妊娠24~26周
   C. 妊娠28~30周
   D. 妊娠32~34周
   E. 妊娠36~38周
8. 风湿性心脏病孕妇于分娩时，正确的是
   A. 宫口开全后，鼓励孕妇用力屏气尽快结束分娩
   B. 胎儿娩出后，在腹部放置沙袋加压
   C. 预防产后出血，静脉注射麦角新碱
   D. 产后24小时内行输卵管结扎术
   E. 产后24小时鼓励下床轻微活动，有助于子宫复旧
9. 可以妊娠的心脏病妇女是
   A. 一般体力活动时有心悸和轻度气促
   B. 在活动量少于一般日常体力活动时即感疲劳、心悸、气促
   C. 严重二尖瓣狭窄伴有肺动脉高血压的风湿性心脏病
   D. 风湿性心脏病心率快难于控制者
   E. 伴有严重的内科并发症如慢性肾炎，肺结核等
10. 心脏病产妇胎儿娩出后应立即
    A. 腹部放置沙袋
    B. 静脉注射麦角新碱
    C. 鼓励下床活动
    D. 抗感染
    E. 行绝育手术
11. 病毒性肝炎对妊娠的影响，下述哪项是错误的
    A. 妊娠早期患肝炎致畸发生率高
    B. 妊娠早期患肝炎易发展为急性、亚急性肝炎
    C. 妊娠晚期发病易并发妊娠期高血压疾病
    D. 妊娠中晚期发病易诱发DIC
    E. 妊娠期发生病毒性肝炎致围生（产）儿死亡率高
12. 下述哪项不属乙型病毒性肝炎母婴传播途径
    A. 粪-口传染
    B. 娩出时接触母亲产道分泌液或血液
    C. 母婴垂直传染
    D. 乳汁传染
    E. 密切生活接触传染
13. 重型病毒性肝炎孕妇口服广谱抗生素的主要目的是

A. 控制肝炎发展
B. 清除体内病毒
C. 预防产后出血
D. 防止 DIC
E. 预防肝昏迷

14. 下列哪项是确诊妊娠期病毒性肝炎的根据
A. 蛋白尿和水肿
B. 皮肤瘙痒和黄疸
C. 妊娠晚期上腹部疼痛，吐咖啡样物
D. 黄疸昏迷
E. 血中谷丙转氨酶增高，血清病毒学检测阳性

15. 妊娠晚期及分娩期合并急性病毒性肝炎，对产妇威胁最大的是
A. 易合并妊娠期高血压病
B. 易发展为重型肝炎，孕产妇死亡率高
C. 易发生宫缩乏力产程延长
D. 易发生产后出血 DIC
E. 易发生早产，围产死亡率增加

16. 妊娠合并肝炎，下述处理哪项正确
A. 妊娠早期安胎
B. 妊娠中期需终止妊娠
C. 妊娠晚期及早终止妊娠
D. 终止妊娠前用维生素 K
E. 应以剖宫产终止妊娠

17. 妊娠合并病毒性肝炎，分娩期的处理哪项是错误的
A. 配血、备血
B. 产前注射维生素 K_1，每日 20~40mg
C. 胎肩娩出后立即注射宫缩剂减少产后出血
D. 注意防止发生 DIC
E. 以剖宫产结束分娩为宜

18. 妊娠合并急性病毒性肝炎之处理，下述何项是错误的
A. 妊娠早期治疗后行人工流产以防畸形
B. 中晚期不宜终止妊娠
C. 注意防止妊娠期高血压疾病发生
D. 注意缩短第一、第二产程
E. 应用广谱抗生素预防感染

19. 孕妇在妊娠晚期合并急性病毒性肝炎，应给予重视和积极治疗，主要是因为
A. 容易合并妊娠期高血压疾病及发生子痫
B. 容易发展为重症肝炎，孕产妇死亡率增高
C. 容易发生糖代谢障碍，影响胎儿发育
D. 容易发生早产，胎儿不易存活
E. 容易发生宫缩乏力，致产程延长

20. 病毒性肝炎孕妇，凝血酶原时间延长，在妊娠晚期预防产后出血的主要措施是
A. 立即剖宫产
B. 引产终止妊娠
C. 高蛋白饮食增加营养
D. 用维生素 K、维生素 C
E. 用对羧基苄胺

【A_2 型题】

21. 一风湿性心脏病孕妇，病情稳定，心功能Ⅱ级。临产入待产室，医生在考虑对她的处理时，下列何项不应列入考虑之列
A. 临产即用抗生素，至少维持至产后 1 周
B. 可适当应用镇静药
C. 若非病变需要，不主张常规使用洋地黄预防心衰
D. 产程进展慢，估计有头盆不称可能时，早做剖宫产
E. 产后流血较多时，尽量避免输血

22. 初孕妇，21 岁。妊娠 38 周，双胎妊娠，第二胎儿娩出后 10 分钟，突然多量阴道流血，色暗红。本例阴道流血最可能的原因是
A. 胎盘剥离不全
B. 凝血功能障碍
C. 胎盘植入
D. 子宫收缩乏力
E. 软产道裂伤

【A_3/A_4 型题】

（23~25 题共用题干）

孕妇，32 岁。第二胎，孕 34 周，出现皮肤瘙痒、巩膜发黄 1 周，无其他不适，血压 16/12kPa（120/80mmHg），以往妊娠有同样发作史，产后黄疸自行消退；实验室检查 ALT 140U/L。

23. 下列诊断何项可能性最大
A. 妊娠期高血压病致肝损
B. 急性病毒性肝炎
C. 妊娠急性脂肪肝
D. 妊娠期肝内胆汁淤积症
E. 药物性肝炎

24. 若要明确是否妊娠期肝内胆汁淤积症，下列检查应首选何项
A. 血清总胆红素 +1 分钟胆红素
B. 血胆固醇
C. 血清 TBA
D. 尿胆素
E. 麝香草酚浊度试验

25. 若是传染性乙型肝炎，一般必定有
A. 黄疸
B. ALT 剧烈升高
C. 胆固醇升高
D. 食欲缺乏、恶心、呕吐等消化道症状
E. HBsAg（+）

（26~27 题共用题干）

女性，G_1P_0，孕 32 周，感头昏、乏力及食欲差，半月余。查体：胎位，胎心及骨盆测量均正常。血红蛋白 80g/L，血细胞比容 25%，血清铁 6.3μmol/L。

26. 较准确的诊断是
A. 巨幼红细胞贫血
B. 缺铁性贫血
C. 珠蛋白生成障碍性贫血

D. 再生障碍性贫血
E. 以上都不是

27. 治疗药物应首选
A. 叶酸
B. 硫酸亚铁
C. 少量多次输血
D. 维生素 B_{12}肌内注射
E. 右旋糖酐铁

（28~30题共用题干）

经产妇，31岁。现妊娠35周。查体：BP 120/80mmHg，宫底35cm，胎心率136次/分。空腹血糖 6.2mmol/L，尿糖（+）。2年前因妊娠8个月死胎行引产术。

28. 对该患者最有意义的辅助检查是
A. 葡萄糖耐量试验
B. 血常规
C. 尿常规
D. 尿雌三醇
E. 血生化检查

29. 经控制饮食2周后，空腹血糖 6.1mmol/L，胎心率136次/分，无应激试验无反应型。此时最恰当的措施是
A. 左侧卧位
B. 间断吸氧
C. 自行胎动计数
D. 立即终止妊娠
E. 胎儿生物物理评分

30. 对该产妇分娩的新生儿，不必要的处理是
A. 检测血糖值
B. 按早产儿护理
C. 检测血钙值
D. 定时滴服葡萄糖液
E. 加压吸氧

【B_1型题】

（31~33题共用备选答案）
A. 轻微活动即有胸闷、气促，静息心率114次/分，呼吸22次/分
B. 心悸、气促，心界稍扩大，心尖区可闻及Ⅱ级柔和收缩期杂音
C. 气促、发绀，不能平卧，肺底部持续湿啰音，颈静脉充盈
D. 心悸、气促，心尖区可闻及Ⅲ级收缩期杂音及舒张期杂音
E. 心悸、气促，自幼即发绀，从未参加体力劳动，能平卧，肺无啰音

31. 孕34周，心脏改变
32. 妊娠心力衰竭
33. 妊娠并早期心力衰竭

（34~36题共用备选答案）
A. 严密监护下继续妊娠
B. 立即人工流产
C. 手术助产缩短第二产程
D. 等待自然分娩
E. 剖宫产

34. 某孕妇，38岁，风心病，孕10周，孕前曾心衰1次，现心率100次/分，呼吸18次/分
35. 风心病初孕妇，孕35周，心衰经治疗以后心率降至110次/分，已能平卧，胎心音好
36. 风心病孕妇，孕38周，无心衰及头盆不称，宫口开大10cm，S+3

第十章 遗传咨询、产前筛查、产前诊断

【A_1型题】

1. 以下不是遗传咨询目的是
A. 及时确定遗传性疾病患者
B. 减少遗传病儿出生
C. 控制人口数量
D. 降低遗传性疾病发生率
E. 及时确定遗传性疾病携带者

2. 遗传咨询和产前诊断的对象，不包括以下哪项
A. 不明原因反复自然流产者
B. 既往分娩智力低下或畸形儿者
C. 年龄超过35岁的高龄产妇
D. 既往有流产病史者
E. 孕期接受放射线照射者

3. 以下不是产前筛查常用方法的是
A. 妊娠相关蛋白A（PAPPA）和游离β-HCG
B. AFP、HCG与uE3的检测
C. CA129检测
D. 羊水穿刺
E. 超声检查

4. 以下不是产前诊断常用方法的是
A. 利用B型超声、X线检查、胎儿镜、磁共振等观察胎儿体表畸形
B. 利用羊水、绒毛细胞和胎儿血细胞培养，检测染色体疾病
C. 利用DNA分子杂交、限制性内切酶、聚合酶链反应技术检测DNA
D. 利用羊水、羊水细胞、绒毛细胞或血液，进行蛋白质、酶和代谢产物检测，检测胎儿神经管缺陷、先天性代谢疾病等
E. 利用肾血流量检查、肾小球滤过率检查，检查母体和婴儿肾功能状况

【B_1型题】

（5~7题共用备选答案）
（关于产前诊断的方法）
A. 绒毛活检术
B. 超声影像检查

C. 羊膜腔穿刺术
D. 脐带血穿刺术
E. 孕妇外周血分离胎儿细胞
5. 对胎儿危险性最大的检查手段为
6. 准确检查胎儿心脏有无异常的方法为
7. 最常应用的侵袭性产前诊断技术为

第十一章　异常分娩

【A_1 型题】

1. 关于协调性宫缩乏力正确的是
   A. 宫缩极性正常，对称性正常，收缩力弱
   B. 多数产妇觉持续腹痛，且产程延长
   C. 容易发生胎儿窘迫
   D. 不宜静脉滴注缩宫素
   E. 不易发生胎盘残留
2. 初孕妇临产后胎头仍未入盆，首先应考虑
   A. 羊水过多
   B. 腹壁松弛
   C. 脑积水
   D. 头盆不称
   E. 宫缩乏力
3. 第一产程活跃期是指宫口扩张
   A. 0~3cm
   B. 2~4cm
   C. 3~6cm
   D. 3~9cm
   E. 3~10cm
4. 第一产程活跃期停滞是指宫口不再扩张达
   A. 0.5 小时以上
   B. 1 小时以上
   C. 1.5 小时以上
   D. 4 小时以上
   E. 2.5 小时以上
5. 不协调性子宫收缩乏力，为使其恢复极性，应给予
   A. 剖宫产
   B. 静脉滴注缩宫素
   C. 肌内注射哌替啶
   D. 手术破膜
   E. 以上都不是
6. 协调性子宫收缩乏力。宫口开大 5cm，无头盆不称，正确的处理应是
   A. 人工破膜后缩宫素静脉滴注
   B. 缩宫素静脉滴注
   C. 等待产程自然进展
   D. 缩宫素静脉推注
   E. 剖宫产
7. 关于臀位，下述哪项是正确的
   A. 骶右前位时，胎臀的粗隆间径衔接于骨盆入口左斜径上
   B. 子宫收缩乏力的发生率并不增多
   C. 胎臀已进入盆腔，排出胎便是胎儿窘迫的征象
   D. 产妇于第一产程期间不宜灌肠
   E. 以上都不对
8. 下述情况出现宫缩乏力时，可用缩宫素助产的是
   A. 头盆不称
   B. 子宫不协调收缩
   C. 子宫颈水肿
   D. 协调性宫缩乏力
   E. 迟发性胎心减慢
9. 子宫病理收缩环是指
   A. 子宫上、下段之间形成缩窄环并随宫缩渐次上升
   B. 子宫某部肌肉呈不协调收缩形成环状狭窄
   C. 子宫上下段之间形成环，但不随宫缩而上升
   D. 宫缩时硬，子宫松弛时为软
   E. 常发生于孕期
10. 关于骨盆径线下列哪项是错误的
    A. 对角径小于 11.5cm 为入口前后径狭窄
    B. 坐骨结节间径与后矢状径之和小于 15cm 时为出口狭窄
    C. 坐骨棘间径小于 9cm 为中骨盆狭窄
    D. 测量髂棘间径可以间接推测中骨盆横径
    E. 耻骨弓角度可反映骨盆出口横径之宽度
11. 关于骨盆狭窄的诊断，哪项是错误的
    A. 入口前后径长<10cm 为骨盆入口狭窄
    B. 骨盆各径线比正常值小 1cm 为均小骨盆
    C. 坐骨棘间径 9cm 为中骨盆狭窄
    D. 耻骨弓<80°可能为骨盆出口狭窄
    E. 骨盆出口横径+后矢状径=15cm属于正常范围
12. 坐骨结节间径 7cm，后矢状径 7cm，足月妊娠应采取何种分娩方式
    A. 自然分娩
    B. 会阴侧切
    C. 胎头吸引
    D. 产钳术
    E. 剖宫产
13. 临产后胎头迟迟不入盆，应首先做以下哪种检查
    A. 耻骨弓角度
    B. 坐骨棘间宽度
    C. 坐骨棘突出程度
    D. 坐骨切迹宽度
    E. 对角径
14. 下述哪项不是妇女型骨盆的特点
    A. 入口横径较前后径长
    B. 髂骨翼宽浅
    C. 坐骨棘向内突出
    D. 两侧坐骨棘间径>10cm

E. 耻骨弓较宽
15. 下列哪种情况可以试产
A. 头位，骨盆入口狭窄（相对性）
B. 头位，骨盆出口狭窄
C. 横位，骨盆入口狭窄
D. 臀位，骨盆入口狭窄
E. 臀位，骨盆出口狭窄
16. 持续性枕后位、枕横位时的第二产程处理，正确的是
A. 产程进展缓慢时，应行肛诊检查
B. 如胎头已达坐骨棘平面，用手将胎头转成枕前位或枕后位，再以胎头吸引术或产钳术结合分娩
C. 枕后位娩出时，一般勿须行会阴侧切术
D. 疑有头盆不称时，宜行剖宫产术
E. 以上都不是
17. 妊娠足月胎儿，下列哪种胎位不可能经阴道分娩
A. 横位
B. 枕后位
C. 枕横位
D. 颏前位
E. 臀位
18. 下述哪项是正确的
A. 中骨盆狭窄影响胎头内旋转
B. 枕左后位时，胎头矢状缝在右斜径上，大囟在前小囟在后
C. 单臀分娩时，必须用手堵阴道口
D. 初产妇臀位应于28周前作外倒转术
E. 臀位是剖宫产的绝对指征

【A₂型题】

19. 初产妇，26岁。分娩过程中，宫口开全2小时10分钟，先露S+2，胎位LOT，宫缩强度由强转为中，持续40分钟，宫缩间歇时间由2.5分钟延长为4~5分钟，诊断为第二产程延长。造成这种情况最常见的原因是下列哪一项
A. 宫缩乏力
B. 产妇疲惫
C. 中骨盆平面狭窄
D. 骨盆出口狭窄
E. 胎儿过大
20. 初产妇，妊娠40周，临产10小时，ROA，胎心100次/分，胎儿监护见频繁晚期减速波型。下述哪种情况有条件立即行阴道助产术（产钳或胎头吸引术）
A. 先露+2，宫口开8cm，骨盆内测量无异常
B. 先露-1，宫口开全，阴道检查骨盆无异常，矢状缝已与中骨盆前后径一致，触及大囟门
C. 先露+3，宫口开全，骨盆内测量无异常，但宫缩乏力
D. 先露+1，耻骨联合上方母腹触及胎头较大部分
E. 先露+2，宫口开全，骶骨凹度差，尾骨固定上翘
21. 患者，28岁。妊娠38周，上午9时有规律宫缩而入院。宫缩持续35秒，宫缩间歇3~4分钟，19时宫口开一指，先露S-1，给予缩宫素2.5单位加入静脉滴注，宫缩转为中等强度，宫缩持续40秒，间隔2~3分钟，产妇一般情况好，3小时后宫口开4cm，先露为S-1，此时应如何处理
A. 哌替啶100mg肌内注射使产妇休息
B. 阴道检查，排除骨产道异常后人工破膜
C. 剖宫产
D. 宫颈注射阿托品
E. 5单位缩宫素静脉滴注
22. 初产妇，妊娠40周，产力正常，胎心140次/分，头位，双顶径10cm，先露浮，宫口2cm，对角径11cm，正确处理是
A. 哌替啶肌内注射
B. 葡萄糖静脉滴注
C. 继续观察产程进展
D. 稀释缩宫素静脉滴注
E. 剖宫产
23. 初产妇，35岁。妊娠41周，足先露，宫缩50秒/3~4分，胎心148次/分，先露浮，宫口3cm，胎儿双顶径10cm，测对角径长11cm，最恰当处理是
A. 静脉滴入稀释缩宫素
B. 葡萄糖静脉注射
C. 宫口开全臀助产术
D. 宫口开全臀牵引术
E. 剖宫产
24. 初产妇，妊娠足月。入院时：临产2小时、枕右前、胎心140次/分、宫口开大4cm；4.5小时后再次肛诊检查宫口扩张无进展，本病例恰当的诊断是
A. 潜伏期延长
B. 活跃期延长
C. 活跃期停滞
D. 第二产程延长
E. 第二产程停滞
25. 初产妇，30岁。妊娠40周，胎心158次/分，足先露，宫口开全，破水后脐带脱垂，最恰当处理是
A. 观察经过
B. 臀位助产
C. 立即行臀牵引术
D. 稀释缩宫素静脉滴注
E. 剖宫产
26. 初产妇，妊娠39周，估计胎儿体重3800g，临产10小时入院待产。查体：宫底剑突下1指，枕左前位，胎心150次/分，宫缩强，宫口开大4cm，胎头跨耻征阳性。应采取何项处理

A. 等待自然分娩
B. 观察经过
C. 剖宫产术
D. 缩宫素静脉滴注
E. 三联注射

27. 初产妇，25 岁。妊娠 39 周，临产后产程进展顺利，胎头拨露时，胎心 110 次/分，应采取什么措施
A. 点滴稀释缩宫素
B. 立即剖宫产
C. 吸氧等待自然分娩
D. 会阴侧切，胎头吸引分娩
E. 用胎儿监护仪监测是否缺氧

28. 初产妇，26 岁。孕 1 产 0，妊娠 40 周，阵发性腹痛 6 小时入院。骶耻外径 18cm，坐骨结节间径 8cm，宫高 38cm，腹围 98cm，骶左前，胎心 149 次/分，肛诊检查，宫口扩张 3cm，胎膜未破，足先露，入院后 5 小时宫缩 30 秒/6~7 分，产程无进展，其处理哪项最恰当
A. 静脉滴注缩宫素
B. 温肥皂水灌肠
C. 人工破膜
D. 不需处理，继续观察
E. 剖宫产

【A_3/A_4 型题】

（29~31 题共用题干）

女性，孕 1 产 0，妊娠足月临产 14 小时，宫口开大 7cm，产程进展缓慢，胎心 140~150 次/分，胎头矢状缝与坐骨棘间径一致，枕骨在母体右侧，S+1。

29. 其诊断是
A. 右枕前位
B. 持续性右枕横
C. 持续性左枕后
D. 持续性左枕横
E. 持续性右枕后

30. 上述产妇临产 30 小时，检查：平脐处可见缩复环，子宫下段压痛明显，血尿，胎心听不清，已破膜，羊水混浊，宫口近开全，先露头，S+1。其诊断考虑为
A. 高张性宫缩乏力
B. 胎盘早剥
C. 先兆子宫破裂
D. 子宫破裂
E. 痉挛性狭窄环

31. 下列处理哪项恰当
A. 立即剖宫产
B. 产钳术
C. 胎头吸引器
D. 穿颅术
E. 待其自然分娩

（32~33 题共用题干）

初产妇，26 岁。妊娠足月，临产后宫口已开全 2 小时，阴道检查胎头矢状缝与中骨盆横径一致，小囟门在 3 点处，大囟门在 9 点处。

32. 是下列何种胎位
A. LOT
B. ROT
C. LOA
D. ROA
E. LOP

33. 胎头方位应向哪个方向转动才能正常娩出
A. 逆时针转 90°
B. 顺时针转 90°
C. 逆时针转 45°
D. 顺时针转 45°
E. 不需转动

【B_1 型题】

（34~35 题共用备选答案）
A. 骶耻外径<18cm
B. 粗隆间径和坐骨结节间径过短
C. 出口横径（坐骨结节间径）过短
D. 髂棘间径过短
E. 坐骨结节间径加后矢状径<15cm

34. 骨盆出口狭窄
35. 漏斗型骨盆

（36~40 题共用备选答案）
A. 从规律宫缩开始，经 16 小时宫口扩张至 2cm
B. 初产妇宫口开全 2 小时尚未分娩
C. 宫口在开至 5cm 后，4 小时仍 5cm
D. 8 小时前宫口扩张 3cm，现宫口尚未开全
E. 宫口开全已 1 小时，胎头下降无进展

36. 潜伏期延长
37. 活跃期延长
38. 活跃期停滞
39. 第二产程停滞
40. 第二产程延长

（41~44 题共用备选答案）
A. 低张性宫缩乏力
B. 高张性宫缩乏力
C. 原发性宫缩乏力
D. 继发性宫缩乏力
E. 正常子宫收缩乏力

41. 临产后宫缩一直短而弱，间歇时间长，产程进展慢
42. 产程进展到一定阶段后，宫缩减弱，出现宫缩乏力
43. 子宫收缩保持正常特性，仅间歇长，持续短，弱而无力
44. 子宫收缩失去正常特性，间歇时子宫不放松

（45~46 题共用备选答案）
A. 活跃期延长
B. 活跃期停滞
C. 胎头下降延缓
D. 第二产程停滞
E. 第二产程延长

45. 宫口扩开 9cm，1 小时后儿头下降 0.5cm
46. 初产妇，宫口开 3cm，行人工破膜后 9 小时宫口 9cm

第十二章 分娩期并发症

【A_1 型题】

1. 下列哪项提示胎儿宫内窘迫
   A. 胎心率130次/分
   B. 妊娠近足月时，胎动>20次/24小时
   C. 孕妇尿雌三醇值15mg/24小时
   D. 胎心率100次/分
   E. 雌激素/肌苷（E/C）比值>15
2. 关于产后出血的定义下述哪项是正确的
   A. 分娩过程中出血量超过500ml
   B. 胎盘娩出后24小时内阴道流血量超过500ml
   C. 胎儿娩出后24小时内阴道流血量超过500ml
   D. 产后24小时到产后10天阴道出血超过500ml
   E. 胎儿娩出后，阴道流血超过500ml
3. 羊水栓塞最早出现的症状是
   A. 急性左心衰竭
   B. 急性肝功能衰竭
   C. 急性肾损伤
   D. 急性呼吸衰竭
   E. 急性DIC
4. 下列疾病中哪项不易发生因DIC导致的产后出血
   A. 死胎
   B. 重度妊高征
   C. 羊水栓塞
   D. 过期妊娠
   E. 妊娠合并肝炎
5. 关于产后出血的预防，下列哪项是错误的
   A. 对具有较高产后出血危险的产妇做好及早处理的准备工作如配血
   B. 第一产程要避免产妇过度疲劳
   C. 第二产程时要指导产妇适时、正确地使用腹压
   D. 双胎妊娠，在第一胎肩部娩出后应肌内注射麦角新碱0.2mg
   E. 产后2小时内在产房内观察宫缩及阴道流血情况
6. 下述哪项不是抢救羊水栓塞的措施
   A. 抗循环衰竭
   B. 抗呼吸衰竭
   C. 纠正DIC及继发纤溶
   D. 在第一产程发生者应加强缩宫素应用，促使其尽早分娩
   E. 在第二产程发生者可根据情况经阴道助产
7. 胎儿娩出后4分钟，产妇出现大量阴道流血，最可能的原因是
   A. 阴道静脉破裂
   B. 宫颈裂伤
   C. 子宫收缩乏力
   D. 胎盘部分剥离
   E. 凝血功能障碍
8. 下述何项不是胎儿缺氧的表现
   A. 晚期减速
   B. 胎动计数<10次/12小时
   C. 羊水黄绿色
   D. 胎儿头皮血pH 7.28
   E. CST示早期减速
9. 病理性缩复环最常见于
   A. 高张性宫缩乏力
   B. 妇女型骨盆
   C. 软产道损伤
   D. 头盆不称
   E. 枕后位
10. 胎儿娩出后，随即阴道大量出血，最佳的处理方法是
   A. 立即人工剥离胎盘，并注射宫缩剂
   B. 抽血做交叉配血
   C. 阴道检查有无软产道裂伤
   D. 检查凝血功能
   E. 立即静脉输入生理盐水
11. 臀位妊娠时，胎儿宫内窘迫的诊断依据是
   A. 胎动频，40次/24小时
   B. 破水可见羊水胎粪污染
   C. 胎心监护示“早期减速”
   D. 胎心听诊110~150次/分
   E. 胎动时胎心率加速不明显，基线变异小于3次/分

【A_2 型题】

12. 女性，25岁。妊娠40周，初产妇，规律宫缩1小时来院。入院后查体宫口扩张4cm，宫缩强，半小时后宫口开全，第二产程仅10分钟即顺利娩出一男婴，胎儿娩出后阴道即有鲜红血流出，5分钟后胎盘自然完整娩出，此后出血量仍较多，有血块。此时分析其出血原因最可能为
   A. 子宫收缩乏力
   B. 胎膜残留
   C. 胎盘残留
   D. 宫颈裂伤
   E. 凝血功能障碍
13. 初产妇，21岁。急产分娩一男婴，体重3900g，胎盘娩出后半小时内有较多量间歇性阴道出血，色红，宫底、宫颈及肌肉各注射缩宫素10单位，查看胎盘完整，胎膜有一处见血管中断于胎膜边缘，究其出血原因最可能是
   A. 胎盘剥离不全
   B. 软产道损伤
   C. 胎盘残留
   D. 产后宫缩乏力
   E. 凝血功能障碍
14. 初产妇，妊娠40周，临产6小时，检查宫口开全，先露

头+2，破膜羊水呈绿色混浊，胎心168次/分，胎先露LOA，无头盆不称征象，应选用何种方式分娩较妥

A. 剖宫产
B. 静脉滴注缩宫素
C. 产钳助产
D. 前列腺素催产
E. 等待自然分娩

15. 初产妇，25岁。低位产钳分娩，胎儿娩出后即出现阴道持续流血600ml，色鲜红，血压90/50mmHg，心率100次/分，子宫收缩良，最适宜的处理是

A. 注射缩宫素
B. 注射麦角新碱
C. 输液，配血
D. 开放静脉输液，检查阴道及宫颈，如有裂伤则缝合
E. 仔细检查阴道及宫颈，有裂伤即缝合

16. 患者，26岁。孕1产0，妊娠41周，宫口开大4~5cm时，胎心120次/分，胎心监测示“晚期减速”，胎儿头皮血pH 7.16，最恰当的处理为

A. 产妇左侧卧位，观察产程，等待自然分娩
B. 面罩吸氧提高胎儿血氧供能
C. 静脉推注葡萄糖+维生素C+可拉明，加强胎儿对缺氧的耐受力
D. 立即剖宫产
E. 待宫口开全，阴道助产缩短第二产程

【A_3/A_4型题】

（17~18题共用题干）

初产妇，因第二产程延长，行左侧会阴切开+低位产钳助产，分娩出一体重4000g活男婴，产后2小时主诉伤口疼痛，肛门坠胀并有便意，便常规检验正常。查体：贫血外观，血压90/60mmHg，左侧会阴稍肿，阴道出血不多，宫缩良。

17. 下列哪项诊断可能性最大

A. 菌痢
B. 宫颈撕裂
C. 阴道壁血肿
D. 会阴Ⅲ度撕裂
E. 肠胃炎

18. 首先应做下列哪项处理

A. 宫缩剂
B. 阴道镜检查
C. 肛诊检查
D. 抗炎
E. 止血剂

（19~20题共用题干）

女性，32岁。妊娠40周，妊娠合并子宫肌瘤，阴道分娩。胎盘娩出后阴道出血量多、暗红色。查体：宫底脐上3横指，子宫软，软产道无裂伤，血自宫腔流出，有血块，检查胎盘完整，血压110/90mmHg。

19. 最可能诊断为

A. 子宫收缩乏力
B. 凝血功能障碍
C. 胎盘残留
D. 产道损伤
E. 胎盘粘连

20. 除给予宫缩剂外首先处理的是

A. 止血剂
B. 抗炎
C. 按摩子宫
D. 子宫腔内纱布填塞
E. 髂内动脉结扎

（21~23题共用题干）

经产妇，36岁。妊娠40周，今晨3时突然大量阴道出血，急诊来院。查体：血压120/75mmHg，尿蛋白（-）。腹部检查：宫高35cm，胎头高浮，子宫前壁无压痛。阴道检查：阴道内有大量凝血块，宫口开大一指，先露部未及胎盘组织。

21. 请考虑哪项出血原因

A. 先兆子宫破裂
B. 宫颈裂伤
C. 胎盘早剥
D. 边缘性前置胎盘
E. 正常临产见红

22. 产妇分娩后5分钟突然出现：烦躁不安、寒战、咳嗽、呼吸困难、发绀，血压80/40mmHg，脉细弱，首先应考虑下列何种情况

A. 失血性休克
B. 脑血管意外
C. 羊水栓塞
D. 感染与休克
E. 子宫破裂

23. 即刻应采取的措施中哪一项应除外

A. 加压给氧改善呼吸循环功能
B. 盐酸罂粟碱静脉缓注
C. 抗过敏治疗
D. 抗休克治疗
E. 立即切除子宫

【B_1型题】

（24~25题共用备选答案）

A. 有妊高征病史
B. 突然剧烈腹痛
C. 阴道出血与休克不成正比
D. 呼吸困难、咳嗽、发绀等呼吸衰竭状态
E. 子宫呈板状，胎心消失

24. 与羊水栓塞早期相符的症状是
25. 与Ⅲ度胎盘早剥症状不相符的是

（26~28题共用备选答案）

A. 胎盘残留
B. 胎盘粘连
C. 胎盘剥离不全
D. 胎盘嵌顿
E. 胎盘植入

26. 第三产程中，子宫不协调性收缩可造成
27. 胎盘未剥离时过早挤揉子宫可造成
28. 胎盘与宫壁界限不清

第十三章　产褥期并发症

【A_1型题】

1. 产褥病率的定义是
   A. 指分娩24小时内每小时测体温，测量4次，体温有2次达到或超过38℃
   B. 产褥期内有两次体温达到或超过38℃
   C. 分娩24小时以后的10日内，每日用口表测量体温4次，间隔时间4小时，有2次体温≥38℃
   D. 产后24小时以后1周内用口表每日测量4次体温，有2次达到或超过38℃
   E. 产后24小时以后的1个月内用口表每日测量4次，体温有2次达到或超过38℃
2. 有关产褥感染下列哪项是正确的
   A. 指分娩及产褥期生殖道受病原体侵袭，引起局部和全身感染
   B. 多为单种细菌感染
   C. 凡产褥期体温升高均为生殖器感染所致
   D. 产后未发生产褥感染后，宫腔内培养不出细菌
   E. 以上都不是
3. 关于产褥感染的细菌及病原体，哪项是错误的
   A. 大肠埃希菌是菌血症和感染性休克最常见的病原菌
   B. 金黄色葡萄球菌因能产生青霉素酶，易对青霉素耐药
   C. 支原体和衣原体不是产褥感染的病原体
   D. 厌氧性链球菌与大肠埃希菌混合感染，有异常臭气味
   E. 链球菌产生外毒素与溶组织酶，使其致病力、毒力、播散能力较强，可引起严重感染

【A_2型题】

4. 初产妇，32岁。剖宫产一男活婴，产后1周，寒战、高热、左下肢持续性疼痛1天，恶露量多，头晕、乏力，体温39.5℃，脉搏120次/分，血压110/70mmHg，此患者最可能的诊断是
   A. 子宫肌炎
   B. 盆腔结缔组织炎
   C. 血栓性静脉炎
   D. 盆腔腹膜炎
   E. 败血症
5. 初产妇，26岁。妊娠38周胎膜早破入院，48小时后因持续性枕横位以产钳术助娩一活男婴3300g，术后3天发热达39℃，查体：咽部轻度充血，乳房胀满疼痛，局部皮肤不红，按之无波动感，宫底脐下一横指，宫体有压痛，下腹壁无反跳痛，恶露混浊，稍有异味。该患者最可能的诊断是
   A. 急性子宫内膜炎
   B. 急性子宫内膜炎及肌炎
   C. 上呼吸道感染
   D. 乳腺炎
   E. 盆腔腹膜炎

【A_3/A_4型题】

（6~8题共用题干）

初产妇，37岁。孕1产0，胎膜已破3天，临产2天，自觉胎动消失半天，由乡卫生院转来。查体：体温39.9℃，脉搏124次/分，血压90/60mmHg，胎位LOA，先露头+2，胎心110次/分，胎儿监测提示晚期减速，宫体压痛，尿色清，宫口开张2cm。血分析结果：白细胞2.2×10^9/L，中性粒细胞0.95，淋巴细胞0.50。

6. 下列诊断，哪项是错误的
   A. 高龄初产
   B. 胎膜早破
   C. 产时感染
   D. 先兆子宫破裂
   E. 胎儿宫内窘迫
7. 下列处置哪项是错误的
   A. 吸氧
   B. 静脉抗生素
   C. 高渗葡萄糖+维生素C静脉推注
   D. 静脉注射缩宫素促进阴道分娩
   E. 剖宫产
8. 产后24小时，产妇寒战、高热，体温为41℃，心率140次/分，血压45/15mmHg，腹部压痛、反跳痛阳性，宫体压痛阳性，升压药无效，即刻处理哪项最恰当
   A. 静脉滴注抗生素以抗感染
   B. 使用肾上腺皮质激素以抗休克
   C. 纠正酸中毒和抗感染
   D. 抗休克抗感染同时输注清蛋白
   E. 抗休克抗感染同时行子宫切除术

【B_1型题】

（9~10题共用备选答案）

A. 葡萄球菌
B. 乙型溶血性链球菌
C. 大肠埃希菌
D. 淋球菌
E. 厌氧性链球菌

9. 致病性最强，可产生多种致热外毒素与溶组织酶，导致严重感染
10. 产生内毒素，是菌血症和感染性休克的最常见的病原菌

第十四章　女性生殖系统炎症

【A_1 型题】

1. 正常的阴道菌群中占优势的是
   A. 乳酸杆菌
   B. 棒状埃希菌
   C. 大肠埃希菌
   D. 类杆菌
   E. 梭状杆菌
2. 对细菌性阴道病的治疗，下列哪项是错误的
   A. 甲硝唑是首选药物
   B. 推荐甲硝唑 2g 顿服治疗
   C. 性伴侣不必同时常规治疗
   D. 克林霉素 300mg，每日 2 次，连服 3 日
   E. 治疗后无症状者不需随访
3. 下列哪项与外阴阴道假丝酵母菌病的发病无关
   A. 妊娠
   B. 糖尿病
   C. 甲状腺功能亢进症
   D. 大量使用雌激素
   E. 长期使用抗生素
4. 关于外阴阴道假丝酵母菌病的临床分类，下列哪项是正确的
   A. 根据微生物学分为单纯性 VVC 和复杂性 VVC
   B. 单纯性 VVC 宿主免疫功能正常
   C. 单纯性 VVC 和复杂性 VVC 治疗方案相同，都是全身和局部用药
   D. 妊娠合并 VVC 的治疗同严重 VVC
   E. 复杂性 VVC 的病原体多为白假丝酵母菌
5. 女性生殖道炎症时，以下哪种情况不宜用酸性溶液冲洗阴道
   A. 外阴阴道假丝酵母菌病
   B. 慢性宫颈炎
   C. 滴虫阴道炎
   D. 外阴瘙痒症
   E. 萎缩性阴道炎
6. 关于萎缩性阴道炎的临床表现，下列哪项是错误的
   A. 主要症状为外阴灼热不适、瘙痒
   B. 可有脓血性白带
   C. 可有豆腐渣样分泌物
   D. 阴道上皮皱襞消失、菲薄
   E. 阴道黏膜充血、溃疡
7. 输卵管卵巢囊肿与单纯卵巢囊肿的鉴别，下述哪项是错误的
   A. 解剖部位不同
   B. 病理机制不同，前者是炎症
   C. 前者与子宫关系密切，后者一般不密切
   D. 前者多为双侧，后者多为单侧
   E. 前者壁厚，后者壁薄
8. 对萎缩性阴道炎患者，最恰当的处理措施是
   A. 口服己烯雌酚
   B. 酸性溶液冲洗阴道后置入己烯雌酚软膏
   C. 碱性溶液冲洗阴道后置入己烯雌酚软膏
   D. 碱性溶液冲洗阴道后置入甲硝唑
   E. 酸性溶液冲洗阴道后置入甲硝唑
9. 能够吞噬精子，导致不孕的病原体是
   A. 白假丝酵母菌
   B. 解脲型支原体
   C. 人型支原体
   D. 阴道毛滴虫
   E. 淋病奈瑟菌
10. 维持阴道生态平衡中，哪项起重要作用
   A. 乳酸杆菌、雌激素和孕激素
   B. 乳酸杆菌、雌激素和阴道 pH
   C. 加德纳菌、雌激素和阴道 pH
   D. 雌激素、孕激素和阴道 pH
   E. 乳酸杆菌、糖原和雌激素
11. 关于女性生殖道的自然防御功能，下列哪项是错误的
   A. 两侧大阴唇自然合拢，遮掩阴道口、尿道口
   B. 阴道菌群可抑制其他细菌生长
   C. 子宫内膜周期性剥脱，消除宫腔感染
   D. 输卵管黏膜上皮细胞的纤毛向伞端摆动阻止病原体侵入
   E. 生殖道黏膜有不同数量的淋巴细胞，发挥抗感染作用
12. 盆腔炎性疾病的发病诱因中，下列哪项是错误的
   A. 频繁的性活动、多个性伴侣
   B. 淋病奈瑟菌性宫颈炎
   C. 宫腔内手术操作后感染
   D. 不经常阴道灌洗
   E. 阑尾炎等蔓延至盆腔
13. 绝经后出现血性白带除生殖器恶性肿瘤外，最常见于
   A. 宫颈柱状上皮异位
   B. 宫颈息肉
   C. 宫腔积脓
   D. 萎缩性阴道炎
   E. 外阴阴道假丝酵母菌病
14. 关于宫颈炎症的病原体检测，哪项是错误的
   A. 分泌物淋病奈瑟菌培养为诊断淋病的金标准
   B. 核酸扩增方法诊断淋病奈瑟菌感染敏感性高
   C. 衣原体培养方法简单，为临床常用的方法
   D. 分泌物涂片革兰染色敏感性差

E. 核酸扩增方法诊断衣原体感染敏感性高

15. 以下哪项是盆腔炎性疾病诊断标准的最低标准
A. 宫颈或阴道异常黏液脓性分泌物
B. 腹痛、性生活后加重
C. 宫颈举痛或子宫压痛或附件区压痛
D. 体温超过38℃
E. 红细胞沉降率升高

16. 关于盆腔炎性疾病诊断标准的附加标准，下列哪项是错误的
A. 体温超过38.5℃
B. 宫颈或阴道异常黏液脓性分泌物
C. 血C反应蛋白升高
D. 红细胞沉降率升高
E. 实验室证实的宫颈淋病奈瑟菌或衣原体阳性

17. 关于盆腔炎性疾病诊断标准的特异标准，下列何项是错误的
A. 子宫内膜活检组织学证实子宫内膜炎
B. 阴道超声显示输卵管增粗、积液
C. 磁共振检查显示输卵管、卵巢肿块
D. 腹腔镜检查盆腔积液
E. 腹腔镜检查输卵管壁水肿

18. 以下各项诊断细菌性阴道病，哪一项是错误的
A. 分泌物均质、稀薄、白色
B. 阴道壁水肿、红斑
C. 线索细胞阳性
D. 阴道分泌物pH大于4.5
E. 胺臭味试验阳性

19. 下列何项不是急性盆腔炎性疾病的手术指征
A. 药物治疗48~72小时体温不降，中毒症状加重或肿块增大者
B. 脓肿破裂引起全身中毒症状
C. 脓肿形成，药物治疗病情缓解，肿块局限化，但不消失
D. 药物治疗，病情缓解，双侧附件虽未及肿块，但有增厚感和压痛
E. 病情有所控制，但脓肿形成，并向阴道后穹隆突出

20. 关于急性盆腔炎性疾病的手术治疗，下列哪项是错误的
A. 原则以切除病灶为主
B. 不适合腹腔镜手术
C. 年轻女性尽量保留卵巢功能
D. 可经阴道切开排脓
E. 超声引导下经皮引流术

21. 关于急性宫颈炎，下列哪项是正确的
A. 急性宫颈炎常见病因是淋球菌感染
B. 淋球菌引起的急性宫颈炎侵入较深，通过淋巴管引起蜂窝织炎
C. 链球菌、葡萄球菌引起的急性宫颈炎多见于感染性流产或产褥感染呈浅表扩散
D. 急性宫颈炎的治疗措施是局部用药或冷冻术
E. 急性宫颈炎不伴全身症状

22. 关于宫颈炎的病因，下列哪项是错误的
A. 淋病奈瑟菌感染
B. 沙眼衣原体感染
C. 支原体感染
D. 大肠埃希菌感染
E. 细菌性阴道病

23. 关于盆腔炎的感染途径，下列哪项是正确的
A. 产褥及流产后感染主要是血行性播散
B. 结核性盆腔炎主要是沿黏膜上行性感染
C. 沙眼衣原体是沿生殖器黏膜上行蔓延
D. 阑尾炎等消化道炎症可通过淋巴系统蔓延到内生殖器
E. 淋球菌是通过性接触后先入侵泌尿系统后再蔓延到生殖道

24. 盆腔炎性疾病的病理，下列哪项是正确的
A. 急性子宫内膜炎严重者内膜坏死、脱落形成溃疡
B. 急性盆腔结缔组织炎的病原体通过血液进入盆腔结缔组织
C. 急性卵巢炎很常见
D. 20%~30%输卵管炎可出现肝周围炎
E. 输卵管间质炎导致输卵管堵塞

25. 对于阴道炎的治疗，下列哪项是不恰当的
A. 滴虫阴道炎的治愈标准，是在滴虫转阴后每次月经后复查白带，3次阴性为治愈
B. 外阴阴道假丝酵母菌病反复发作应查尿糖、血糖，以了解是否伴有糖尿病
C. 萎缩性阴道炎的治疗原则是增加阴道抵抗力及抑制细菌生长
D. 阴道炎患者在应用药物控制炎症外，注意个人卫生和公共卫生，防止交叉感染
E. 阴道炎的治疗必须在局部用药外加全身抗炎治疗

26. 下列哪种情况不是急性生殖器炎症后病变
A. 输卵管积水
B. 输卵管卵巢囊肿
C. 卵巢巧克力囊肿
D. 慢性盆腔结缔组织炎
E. 慢性输卵管卵巢炎

27. 下列哪项属于子宫颈炎愈合过程
A. 轻度不典型增生

B. 中度不典型增生
C. 重度不典型增生
D. 非典型鳞状上皮化生
E. 鳞状上皮化生

28. 女性生殖道防御功能中哪项不是阴道的自然防御功能
A. 盆底肌作用，阴道口紧闭
B. 阴道前后壁紧贴，防止外界污染
C. 乳酸杆菌可抑制其他细菌生长
D. 阴道分泌物维持巨噬细胞活性
E. 阴道分泌物中含有乳铁蛋白、溶菌酶

29. 关于萎缩性阴道炎的病因，哪一项是不正确的
A. 雌激素水平降低
B. 阴道上皮细胞内糖原增加
C. 阴道 pH 上升
D. 阴道黏膜萎缩
E. 乳酸杆菌减少

30. 滴虫阴道炎的传播方式不包括
A. 衣物传播
B. 性交传播
C. 公共浴池传播
D. 母婴垂直传播
E. 不洁器械和敷料传播

31. 盆腔炎性疾病后遗症的临床特点不包括
A. 异位妊娠
B. 下腹坠痛
C. 高热
D. 不孕
E. 盆腔炎性疾病反复发作

32. 盆腔炎的合并症或后遗症极少见的是
A. 输卵管卵巢囊肿
B. 输卵管积水
C. 弥漫性腹膜炎
D. 输卵管妊娠
E. 粘连性子宫后屈

【A_2 型题】

33. 女性，32 岁。白带增多，外阴瘙痒，性交后出血 3 天。妇科检查：宫颈、阴道充血，分泌物呈黏液脓性，宫颈黏膜外翻，下列哪项治疗方案最佳
A. 物理疗法
B. 局部活检 + 局部药物腐蚀+全身消炎
C. 抗生素药物治疗
D. 宫颈锥形切除术
E. 局部消炎后，局部活检，若为阴性，则物理疗法

34. 32 岁女性，阴道分泌物增多，外阴瘙痒，性交痛 2 天。妇科检查：阴道后穹隆大量黄色泡沫样分泌物，宫颈草莓样出血斑点。最佳的治疗方案为
A. 口服甲硝唑
B. 甲硝唑泡腾片阴道填塞
C. 口服氟康唑
D. 制霉菌素栓阴道填塞
E. 微波治疗

35. 女性，30 岁。白带增多伴腥臭味 1 个月，妇科检查见阴道分泌物呈稀薄灰白色。镜检发现线索细胞。考虑诊断
A. 滴虫阴道炎
B. 外阴阴道假丝酵母菌病
C. 细菌性阴道病
D. 支原体性阴道炎
E. 衣原体性阴道炎

36. 女性，35 岁。腹痛、腹部肿块伴发热 1 周。不孕症 10 年(原发)。查体：T 38.5℃，消瘦，心肺（-），下腹部可触及质韧肿块，压痛（+），活动欠佳。妇科检查：子宫常大，偏右，于子宫左可及新生儿头大肿块，触痛（+）。曾用抗生素 1 周，体温及症状无缓解，如何处理：
A. 抗生素静脉、肌内同时给药
B. 抗生素应用的同时剖腹探查行脓肿切除或切开引流术
C. 立即剖腹探查
D. 应用退热药（激素等）并手术治疗
E. 经阴道穿刺排脓

37. 女性，30 岁。继发不孕 5 年，经后 4 天突起高热、寒战、下腹痛。右侧甚，血压 110/80 mmHg，P 120 次/分，体温 39℃。白细胞 18×10^9/L，中性粒细胞 0.8。下腹轻压痛。妇科检查：宫颈稍大稍软，有压痛，双侧附件增厚，压痛，诊断为
A. 急性阑尾炎
B. 急性盆腔结缔组织炎
C. 急性盆腔腹膜炎
D. 急性子宫内膜炎
E. 以上均不是

【A_3/A_4 型题】

（38~39 题共用题干）

女性，26 岁。人工流产术后 1 周，发热 5 天，下腹痛 3 天。查体：T 39.2℃，P 105 次/分，BP 105/70mmHg。妇科检查：宫颈脓性分泌物，宫颈举痛（+），子宫正常大小，压痛明显，双附件稍增厚，压痛（+），右侧为重。血 WBC 14×10^9/L，N 0.90。

38. 该患者最可能的诊断为
A. 急性膀胱炎
B. 急性盆腔炎
C. 急性阑尾炎
D. 异位妊娠破裂
E. 流产不全

39. 对治疗最有价值的辅助检查项目是
A. 尿妊娠试验
B. 病原体检查
C. 血常规
D. 盆腔 B 超
E. 尿常规

（40~42 题共用题干）

女性，32 岁。外阴瘙痒伴分泌物增多4~5天。妇科检查：阴道黏膜散在红色斑点，阴道内多量脓性泡沫状分泌物，有臭味。

40. 对此患者进行检查时，不正确操作是
A. 取分泌物前不能做双合诊
B. 取分泌物前先行碱性液体冲洗
C. 取分泌物行悬滴法检查
D. 可疑患者多次悬滴法阴性时做培养
E. 检查标本应注意保暖
41. 此患者确切诊断为
A. 细菌性阴道病
B. 外阴阴道假丝酵母菌病
C. 滴虫阴道炎
D. 淋球菌阴道炎
E. 外阴瘙痒症
42. 此患者治疗应首选
A. 局部用药即可达治愈
B. 全身及局部同时用药效果最佳
C. 使用碱性液冲洗阴道可提高疗效
D. 症状消失复查分泌物转阴即停药
E. 男方不易感染，无须用药治疗

（43~44 题共用题干）

女性，25 岁。人流术后 2 周，腹痛伴高热 3 天，阴道分泌物增多，大便里急后重感。妇科检查：宫颈管内大量脓性分泌物。宫颈举痛。子宫前位、饱满、质中等、活动不良、压痛明显，附件增厚，下腹压痛、反跳痛及肌紧张阳性。查体：体温 38.5℃。

43. 该患者最可能的诊断是
A. 子宫内膜异位症
B. 慢性盆腔炎
C. 急性盆腔腹膜炎
D. 宫腔粘连
E. 生殖器官结核
44. 下一步治疗应选择
A. 手术切除子宫
B. 抗生素口服
C. 抗生素静脉滴注
D. 利福平、异烟肼联合应用 9 个月
E. 链霉素肌内注射半年

【B₁ 型题】

（45~46 题共用备选答案）
A. 急性子宫内膜炎及子宫肌炎
B. 急性输卵管炎、输卵管积脓、输卵管卵巢脓肿
C. 急性盆腔腹膜炎
D. 急性盆腔结缔组织炎
E. 败血症及脓毒血症
45. 腹膜充血水肿，含少量纤维素的渗出液，形成盆腔脏器粘连
46. 盆腔宫旁结缔组织增厚，向两侧盆壁扇形浸润

（47~48 题共用备选答案）
A. 较大子宫壁间肌瘤
B. 输卵管炎症
C. 急性宫颈炎
D. 宫颈原位癌
E. 子宫内膜异位症
47. 女性不孕症最常见的原因是
48. 阴道脓血性分泌物最常见的原因是

（49~50 题共用备选答案）
A. 卵巢囊肿蒂扭转
B. 急性盆腔炎
C. 急性阑尾炎
D. 宫外孕
E. 卵巢巧克力囊肿
49. 高热、腹痛，触诊宫旁两侧片状增厚，拟诊为
50. 经期腹痛，子宫一侧或双侧可及肿物，活动受限，拟诊为

（51~52 题共用备选答案）
A. 滴虫阴道炎
B. 外阴阴道假丝酵母菌病
C. 细菌性阴道病
D. 萎缩性阴道炎
E. 婴幼儿外阴阴道炎
51. 无症状的性伴侣无须治疗
52. 因吞噬精虫可引起不孕

（53~54 题共用备选答案）
A. 滴虫阴道炎
B. 外阴阴道假丝酵母菌病
C. 萎缩性阴道炎
D. 婴幼儿外阴阴道炎
E. 淋球菌阴道炎
53. 妊娠、糖尿病患者及接受大量雌激素治疗者易于发生
54. 白带呈脓性泡沫状，用酸性液体冲洗阴道可提高疗效

（55~56 题共用备选答案）
A. 甲硝唑
B. 土霉素
C. 2%醋酸冲洗
D. 制霉菌素栓剂
E. 5%碳酸氢钠冲洗
55. 外阴瘙痒白带呈泡沫状，阴道黏膜散在红斑点，局部用
56. 外阴瘙痒，白带呈豆渣状，阴道黏膜红肿，局部用

（57~58 题共用备选答案）
A. 高热、子宫两侧压痛明显，白细胞增加
B. 停经，恶心、呕吐，阴道少量出血
C. 痛经逐渐加重，盆腔有肿块
D. 不孕，输卵管碘油造影呈串珠样
E. 阴道大量脓性分泌物，宫颈触血，尿频、尿痛
57. 急性宫颈炎是
58. 急性盆腔炎是

（59~60 题共用备选答案）
A. 直接或间接传播
B. 血液传播
C. 内源性感染
D. 飞沫感染
E. 垂直感染
59. 滴虫阴道炎的主要感染方式是
60. 外阴阴道假丝酵母菌病的主要感染方式是

第十五章　女性生殖器官肿瘤

【A_1 型题】

1. 宫颈锥切标本显微镜下见低分化鳞状细胞癌，间质浸润深度 2mm，宽度 6mm，正确的分期为
   A. ⅠA2 期
   B. ⅠB1 期
   C. ⅠB2 期
   D. ⅡA 期
   E. ⅠA1 期
2. 子宫壁间肌瘤最主要的症状为
   A. 月经不调
   B. 绝经后出血
   C. 经量增多及经期延长
   D. 接触性出血
   E. 不规则阴道出血
3. 浆膜下子宫肌瘤最常见的症状是
   A. 月经量过多
   B. 血性白带
   C. 痛经
   D. 继发性贫血
   E. 下腹包块
4. 关于黏膜下肌瘤的临床表现下列哪项是错误的
   A. 不规则阴道出血
   B. 不孕
   C. 易发生蒂扭转
   D. 白带增多
   E. 子宫呈均匀增大
5. 子宫肌瘤最常见的并发症是
   A. 红色变性
   B. 继发性贫血
   C. 浆膜下肌瘤蒂扭转
   D. 肌瘤压迫输尿管引起肾盂积水
   E. 肌瘤恶变
6. 关于子宫肌瘤，下述哪项是错误的
   A. 黏膜下肌瘤较常发生月经量过多与不规则出血
   B. 浆膜下肌瘤较少出现月经过多
   C. 膀胱充盈时，较大肌瘤可升至腹部，患者因此就医
   D. 较大浆膜下肌瘤可发生蒂扭转
   E. 浆膜下肌瘤最易引起不孕
7. 子宫肌瘤合并妊娠易发生下述哪种变性
   A. 玻璃样变
   B. 囊性变
   C. 坏死感染
   D. 红色变
   E. 肉瘤变
8. 子宫肌瘤短期内迅速增大或伴有阴道出血应考虑
   A. 感染
   B. 囊性变
   C. 红色变性
   D. 脂肪样变
   E. 肉瘤变
9. 关于子宫内膜癌下列哪项是错误的
   A. 子宫内膜发生的癌，绝大多数为腺癌
   B. 为女性生殖道常见三大恶性肿瘤之一
   C. 多见于老年妇女
   D. 占女性生殖道恶性肿瘤的 20%～30%
   E. 在我国其发生率明显下降
10. 下列哪些因素与子宫内膜癌有关
   A. 肥胖
   B. 高血压
   C. 糖尿病
   D. 未婚、少产
   E. 以上都是
11. 宫颈癌与下列哪一因素无关
   A. 慢性宫颈炎
   B. HPV 感染
   C. 性生活过早
   D. 性传播疾病
   E. 多产
12. 子宫内膜癌的癌前病变是
   A. 萎缩型子宫内膜
   B. 增生期子宫内膜过长
   C. 子宫内膜不典型增生
   D. 子宫内膜腺囊型增生
   E. 子宫内膜分泌反应不良
13. 子宫内膜癌镜检分型
   A. 内膜样腺癌
   B. 腺棘癌或鳞腺癌
   C. 浆液性腺癌
   D. 透明细胞癌
   E. 以上都是
14. 早期确诊子宫内膜癌的主要方法是
   A. 诊断性刮宫
   B. 分段诊断性刮宫
   C. 阴道脱落细胞检查
   D. 宫腔冲洗液细胞检查
   E. 宫腔镜
15. 晚期子宫内膜癌患者应选用
   A. 放疗
   B. 化疗
   C. 孕酮类药物治疗
   D. 手术、放疗、药物等综合治疗
   E. 睾丸酮治疗
16. Ⅰ期子宫内膜癌患者的治疗首选
   A. 手术治疗
   B. 化学治疗
   C. 放射治疗
   D. 内分泌治疗
   E. 免疫治疗
17. 关于卵巢肿瘤，下述哪项是正确的
   A. 实质性肿瘤多为恶性
   B. 卵巢恶性肿瘤的分期在手术前确定
   C. 伴有腹水的卵巢肿瘤不适合手术
   D. 无性细胞瘤多发生于更年期
   E. 黏液性囊腺癌对放疗敏感

性高

18. 卵巢恶性肿瘤的特点是
A. 肿瘤生长迅速
B. 常为单侧性
C. 一般状态良好
D. 病程较长
E. 肿瘤表面光滑

19. 能产生胸腔积液的卵巢肿瘤是
A. 黏液性囊腺瘤
B. 浆液性囊腺瘤
C. 子宫内膜样瘤
D. 纤维瘤
E. 透明细胞瘤

20. 卵巢肿瘤蒂扭转的主要症状是
A. 急性腹痛
B. 发热
C. 恶性呕吐
D. 白细胞计数增多
E. 休克

21. 最常用于诊断卵巢肿瘤的辅助手段为下列何项
A. CT 检查
B. B 型超声
C. 腹部平片
D. 腹腔镜检
E. 细胞学检查

22. 最常见的卵巢肿瘤是
A. 浆液性囊腺瘤
B. 黏液性囊腺瘤
C. 畸胎瘤
D. 库肯勃瘤
E. 颗粒细胞瘤

23. 恶性卵巢肿瘤的主要治疗手段为
A. 手术治疗
B. 手术加化疗
C. 手术加放疗
D. 化疗
E. 手术加免疫治疗

24. 良性卵巢肿瘤伴右侧胸腔积液形成可见于
A. 浆液性囊腺瘤
B. 黏液性囊腺瘤
C. 卵泡膜细胞瘤
D. 纤维瘤
E. 皮样囊肿

25. 下列疾病中，哪种不容易发生生殖器异常出血
A. 颗粒细胞瘤
B. 黄体萎缩不全
C. 老年性阴道炎
D. 卵巢纤维瘤
E. 子宫内膜异位症

26. 卵巢的良性肿瘤是
A. 无性细胞瘤
B. 卵泡膜细胞瘤
C. 颗粒细胞瘤
D. 库肯勃瘤
E. 内胚窦瘤

27. 成年人最常见的卵巢癌为
A. 浆液性囊腺癌
B. 黏液性囊腺癌
C. 子宫内膜样癌
D. 透明细胞癌
E. 转移性癌

28. 下列哪种情况不是卵巢良性肿瘤的常见鉴别诊断
A. 卵巢瘤样病变
B. 子宫肌瘤
C. 子宫内膜异位症
D. 妊娠子宫
E. 输卵管卵巢囊肿

29. 卵巢肿瘤最常见的并发症是
A. 恶变
B. 破裂
C. 瘤体内出血
D. 感染
E. 蒂扭转

30. 宫颈癌的病因主要为
A. 初次性生活小于 16 岁、早年分娩、多产
B. 与高危男子（阴茎癌或性伴侣患宫颈癌）性接触
C. 高危型人类乳头状瘤病毒感染
D. 吸烟
E. 以上多种因素的协同作用

31. 子宫颈癌的好发部位是
A. 子宫颈管内
B. 宫颈阴道部
C. 子宫颈阴道上部
D. 鳞-柱状交接部
E. 柱状上皮处

32. 关于宫颈 CINⅢ，下列哪项是错误的
A. 好发部位为子宫颈鳞-柱状交接部
B. 异型细胞不穿透基底膜，限于上皮层，无间质浸润
C. 不能用阴道镜检查来区别镜下早期浸润癌
D. 只包括原位癌，不包括不典型增生
E. 无淋巴结转移

33. 宫颈癌主要转移途径是
A. 血行转移
B. 腹膜播散
C. 直接蔓延和淋巴转移
D. 跳跃转移
E. 以上都是

34. 子宫颈癌的临床分期是根据
A. 有无淋巴结转移
B. 手术后所见修订分期
C. 病理分级
D. 病灶侵犯范围
E. 临床症状的严重程度

35. 发现宫颈癌的最可靠方法是
A. 阴道镜检查
B. 碘试验
C. 宫颈刮片细胞学检查
D. 宫颈和宫颈管活体组织检查
E. 宫颈锥形切除

36. 子宫颈癌的预后主要与哪项因素有关
A. 及时放疗
B. 临床期别、病理类型、有无淋巴结转移
C. 一般状态
D. 是否贫血，能否耐受化疗
E. 以上均不是

37. 下述哪项是早期宫颈癌的症状
A. 阴道大量排液
B. 反复阴道出血
C. 接触性阴道出血
D. 大腿及腰骶部疼痛
E. 恶病质

38. 宫颈癌直接蔓延最常见的方

式有
A. 向下至阴道黏膜
B. 向上至子宫内膜
C. 向前侵犯膀胱
D. 向后侵犯直肠
E. 向左右至主韧带

39. 确诊宫颈癌最可靠的方法是
A. 宫颈刮片细胞学检查
B. 阴道镜检查
C. 碘试验
D. 宫颈及颈管活体组织检查
E. 分段诊刮

40. 醋酸甲羟孕酮治疗子宫内膜癌的每天量通常为
A. 10~50mg
B. 50~100mg
C. 100~200mg
D. 200~400mg
E. 400~600mg

41. 宫颈癌淋巴转移一级组不包括
A. 宫颈旁淋巴
B. 腹主动脉旁淋巴结
C. 闭孔淋巴
D. 髂内淋巴
E. 髂外淋巴

【A_2 型题】

42. 32 岁妇女，不规则阴道出血半年。妇科检查：阴道内可扪及自宫颈口脱出的 4cm×5cm 肿物。最适宜的处理是
A. 推至宫腔内后，立即开腹切除子宫
B. 经阴道摘除送病理检查
C. 抗感染，待其自然还纳
D. 行开腹探查术
E. 行分段诊刮送病理检查

43. 32 岁妇女，孕 3 产 0，自然流产 3 次。B 超：子宫前壁可探及 9cm×12cm×10cm 大小的强回声光团，附件正常。最适宜的治疗方法是
A. 药物保守治疗
B. 肌瘤切除术
C. 子宫全切术
D. 子宫次全切除术
E. 诊断性刮宫

44. 某妇女，30 岁。孕 1 产 0，宫内妊娠 20 周，合并子宫壁间肌瘤。主诉：下腹痛 7 天，合并低热，无阴道流血。WBC 9×10^9/L。最可能的诊断是
A. 子宫肌瘤合并感染
B. 子宫肌瘤红色变性
C. 子宫肌瘤囊性变
D. 子宫肌瘤蒂扭转
E. 妊娠合并阑尾炎

45. 女性，48 岁。白带多，接触性出血半年。妇科检查：宫颈糜烂状，阴道外观正常，子宫正常大小、双侧附件区无明显增厚。首选确诊检查是
A. 宫颈锥切术
B. 宫颈和宫颈管活检
C. 宫颈涂片检查
D. 阴道镜检
E. 宫颈荧光检查

46. 50 岁妇女，细胞学已证实为子宫内膜癌，宫腔长 8cm，宫颈无癌侵犯，腹腔冲洗液无癌细胞，应选用
A. 单纯手术
B. 放疗
C. 化疗
D. 孕激素治疗
E. 放疗+手术

47. 48 岁妇女，绝经 1 年，阴道少许接触性出血。妇科检查：宫颈中度糜烂，宫体大小正常，宫颈刮片二次均为阴性。若进一步确诊，应选下述哪项检查
A. 宫腔镜检查
B. 染色体检查
C. 宫腔冲洗液细胞学检查
D. 分段诊刮
E. 随访

48. 60 岁妇女，绝经 11 年，阴道流血 2 个月，一般状态尚好。妇科检查：子宫约孕 8 周大小，质软。分段诊刮病理报告：子宫内膜癌腺癌累及宫颈。胸片（-），心电图正常，其最佳手术方式是
A. 子宫全切术
B. 子宫全切术 + 双附件切除术
C. 广泛性子宫切除术
D. 广泛性子宫切除术+双侧盆腔淋巴结清扫术
E. 子宫次全切除术

49. 22 岁妇女，婚检发现：子宫后位，大小正常，直肠窝扪及一如孕 2 个月妊娠子宫大小半囊半实包块，活动，无压痛。X 线盆腔检查右侧可见钙化点。下述哪项是正确的
A. 包块可能为恶性
B. 包块通常由单胚层细胞构成
C. 常为双侧
D. 发病高峰年龄是 40 岁
E. 最易发生扭转

50. 38 岁初孕妇，妊娠 2 个月，合并半拳大小的卵巢囊肿，何时可手术治疗
A. 足月时行剖宫产术时同时切除肿瘤
B. 人流后立即手术
C. 立即手术同时作保胎治疗
D. 1 个月后可行手术
E. 产后再考虑手术

51. 28 岁妇女，左下腹肿块多年。妇科检查：子宫正常大小，左侧可触及约 3 个月妊娠子宫大小的囊性肿物，在解大便后突然感到左下腹持续疼痛、拒按。这一征象表明
A. 囊肿破裂
B. 囊肿蒂扭转
C. 囊内感染
D. 囊内出血
E. 恶性变

52. 56 岁妇女，绝经 7 年又出现少量不规则阴道流血，于子宫右侧可触及一能与子宫分开如拳大小的实质性肿物，诊断

性刮宫为子宫内膜呈腺囊型增生，本例最可能的诊断是
A. 卵巢纤维瘤
B. 子宫内膜癌前期病变
C. 卵巢颗粒细胞瘤
D. 卵巢成熟“实性”畸胎瘤
E. 以上都不是

53. 42岁妇女，扪及下腹有肿块半年，并有月经不规则。近3年来，经常感觉胃区不适。妇科检查：子宫正常大小、活动、无压痛，双附件均触及实性包块、呈肾形，约孕2个月子宫大小、活动。其诊断可能是
A. 卵巢颗粒细胞瘤
B. 库肯勃瘤
C. 胚胎性瘤
D. 黄素囊肿
E. 卵巢囊腺瘤

54. 17岁女性，下腹包块2个月，增大迅速。查体：肿物如妊娠3个月大小、质地不均匀、实性。血性腹水，血清AFP测定阳性。最可能诊断是
A. 浆液性囊腺癌
B. 无性细胞瘤
C. 内胚窦瘤
D. 颗粒细胞瘤
E. 黏液性囊腺癌

55. 13岁女孩，右下腹包块3个月，肛诊子宫右侧触及约12cm×10cm×8cm囊性肿物、光滑、活动佳。腹部平片右下腹有3个大小不等钙化点，其诊断是
A. 无性细胞瘤
B. 成熟畸胎瘤
C. 内胚窦瘤
D. 胀大的膀胱
E. 颗粒细胞瘤

56. 48岁妇女，绝经5年，腹胀、腹部长大3个月。妇科检查：宫颈光滑，子宫水平位，稍小于正常，右附件扪及10cm×8cm×6cm大小实质性包块，活动。腹穿抽出清亮腹水。胸片：双侧胸腔少量积液。下述哪种卵巢瘤可能性最大
A. 卵巢纤维瘤
B. 颗粒细胞瘤
C. 内胚窦瘤
D. 库肯勃瘤
E. 浆液性囊腺瘤

57. 51岁妇女，绝经3年，阴道流血3个月，TBS分类为高度鳞状上皮细胞内病变，进一步处理
A. 切除子宫
B. 子宫次广泛切除
C. 阴道镜检查
D. 诊断性刮宫+宫颈活体组织检查
E. 宫颈锥形切除术

58. 40岁妇女，孕5产1，阴道不规则出血达8个月。妇科检查：宫颈肥大，可见凹陷样溃疡，边缘硬。左侧宫颈旁组织厚而硬，双穹（-），宫颈活检为鳞状上皮癌。其分期
A. 宫颈癌ⅡA期
B. 宫颈癌ⅡB期
C. 宫颈癌ⅢA期
D. 宫颈癌ⅢB期
E. 宫颈癌ⅣA期

59. 42岁妇女，阴道不规则出血1年，白带有味。妇科检查：宫颈可见乳头样增生，触及出血，表面多量白色分泌物呈黄绿色，宫旁结节状增厚，未达盆壁，阴道穹隆部硬，可见小溃疡。宫颈活检为鳞状上皮癌，其治疗原则为
A. 全子宫及双附件切除术
B. 子宫根治术+盆腔淋巴结清扫术
C. 放疗+手术治疗
D. 放射治疗
E. 化疗

60. 48岁妇女，绝经1年，阴道少许接触出血。查体：宫体稍小。子宫颈刮片检查2次均阳性，阴道镜下宫颈活检阳性，应选择哪种方法排除子宫颈癌
A. 分段诊刮
B. 随访
C. 染色体检查
D. 子宫颈锥形切除
E. 子宫腔冲洗液诊断

61. 29岁妇女，孕5产0，白带中有血丝，曾患外阴尖锐湿疣，现已治愈。妇科检查：子宫正常大小，子宫活动好，附件（-），双穹隆（-），宫颈刮片检查1次阳性。阴道镜下宫颈活检，CINⅢ，该患者要求保留生育功能，应采取何种治疗方法
A. 了宫全切术
B. 扩大子宫切除术
C. 宫颈锥切术，术后密切定期随访
D. 子宫根治术
E. 子宫根治术+盆腔淋巴结清扫术

62. 50岁妇女，白带带血1月。妇科检查，易出血，子宫大小质地正常，附件正常，阴道镜下多点活检报告为“CINⅢ”其处理下述哪项恰当
A. 子宫全切术
B. 子宫根治术
C. 诊断性刮宫
D. 定期随访
E. 激光治疗

63. 宫颈癌患者，64岁，肥胖，患有高血压、心脏病，不能平卧。查宫颈肥大，结节状，硬，阴道无浸润，子宫正常大小，双附件正常，最佳治疗方案是
A. 广泛性子宫切除+盆腔淋巴结清扫术
B. 次广泛性子宫切除
C. 全子宫切除
D. 放疗
E. 化疗

64. 48岁妇女，孕3产2，接触性

出血3个月，既往有慢性支气管炎病史。妇科检查：较硬，碘试验不着色，阴道穹隆部变硬，子宫正常大小，双附件(-)。X线胸片显示肺动脉段明显突出。心电图显示电轴右偏，室上性心动过速。宫颈活检：宫颈鳞状上皮癌，妇科治疗首选

A. 放疗
B. 子宫根治术
C. 化疗
D. 宫颈锥切
E. 激素治疗

【A_3/A_4型题】

(65~67题共用题干)

女性，65岁。腹胀伴食欲缺乏半年余。查体：腹部膨隆，移动性浊音(+)。妇科检查：宫颈光滑，盆底可触及多个质硬结节。左侧附件区可触及包块，约6cm×5cm大小，呈囊实性，界限不清。

65. 下列对该患者鉴别诊断价值最小的辅助检查是
A. 宫腔镜检查
B. 腹水查癌细胞
C. 消化道内镜检查
D. 血肿瘤标志物检测
E. B超检查

66. 若检查结果示CA125 1260U/ml，最可能的诊断是
A. 生殖器结核
B. 子宫内膜异位症
C. 卵巢上皮性癌
D. 卵巢库肯勃癌
E. 乙状结肠癌转移

67. 该患者手术后首选的治疗是
A. 生物治疗
B. 内分泌治疗
C. 抗结核治疗
D. 化学药物治疗
E. 放射治疗

(68~69题共用题干)

40岁妇女，月经量增多5年，月经周期正常，经量多时如小便样外流。妇科检查：子宫如孕3个月妊娠大小，表面凹凸不平，子宫左侧可扪及鸭卵大小包块，质硬与子宫分不开，无压痛，血红蛋白60g/L。

68. 该妇女患有何种疾病
A. 子宫内膜异位症
B. 卵巢实质性肿瘤
C. 多发性子宫肌瘤
D. 盆腔炎性包块
E. 巧克力囊肿

69. 该妇女应进行的治疗为
A. 药物保守治疗
B. 肌瘤挖除术
C. 单附件切除术
D. 子宫全切术
E. 广泛根治术

(70~73题共用题干)

35岁妇女，孕3产2，普查发现盆腔包块3天就诊，无特殊不适。妇科检查：外阴、阴道(-)，宫颈光滑、大小、质地正常，子宫前位、稍大，右侧扪及一个孕3个月大小包块、有囊性感、活动尚可。

70. 为进一步确诊可行
A. B型超声
B. 红细胞沉降率
C. 腹部平片
D. 乳酸脱氢酶
E. 细胞学检查

71. B超检查发现：子宫正常大小，子宫右侧有一12cm×14cm×9cm大小液性暗区，中有强光团，血清LDH 5.4×10^3U/L，哪项诊断最佳
A. 卵巢畸胎瘤
B. 子宫浆膜下肌瘤
C. 卵巢子宫内膜异位症
D. 卵巢纤维瘤
E. 无性细胞瘤

72. 诊断确定后，患者要求及时治疗，下述哪项治疗最恰当
A. 子宫全切右附件切除术
B. 单纯右侧附件切除术
C. 单纯右侧肿块切除术
D. 右侧肿块切开术
E. 双附件切除术

73. 如果患者卵巢肿瘤合并妊娠时，又需要小孩，其处理原则下述哪项不恰当
A. 宜孕3个月后再手术
B. 3个月内可以短时间观察
C. 孕晚期发现可等足月
D. 如确诊为恶性应及早手术
E. 等到足月临产，即行剖宫产加肿瘤切除

(74~75题共用题干)

49岁妇女，少许接触性出血3个月。妇科检查，宫颈重度糜烂外观，宫体前位，大小正常，宫旁浸润达盆壁，活检报告为鳞癌。

74. 其临床分期为
A. ⅡA期
B. ⅡB期
C. ⅢA期
D. ⅢB期
E. Ⅳ期

75. 最恰当的治疗是
A. 子宫全切术
B. 扩大性子宫全切术
C. 广泛子宫全切术+盆腔淋巴结清扫术
D. 放射治疗
E. 扩大性子宫切除术+盆腔淋巴结清扫术

(76~77题共用题干)

32岁妇女，孕3产2，阴道排液及接触性出血3月。一般状态良好。妇科检查：宫颈轻糜外观，宫体前位，大小正常，活动好，双附件(-)，宫颈活检为，宫颈鳞癌细胞呈泪滴状向间质浸润，深度<3mm，无病灶融合及脉管侵犯。

76. 其诊断应为
A. Ⅳ期
B. ⅠA
C. ⅠB
D. ⅡA
E. ⅢA

77. 应采用何种治疗方法

A. 宫颈锥形切除术
B. 经腹子宫切除术
C. 放射治疗
D. 广泛性子宫切除术+盆腔淋巴结清扫术
E. 子宫切除术

（78~80题共用题干）

45岁妇女，接触性出血1个月，月经规律。妇科检查：宫颈重度糜烂外观，宫体后倾，大小正常，活动好，双附件（-），宫颈细胞学涂片高度可疑，阴道镜下活检报告为癌细胞突破基底膜3~5 mm。

78. 该患者诊断应该是
A. 宫颈原位癌
B. 宫颈癌ⅠA期
C. 宫颈癌ⅠB期
D. ⅡA期
E. ⅢA期

79. 最佳处理是
A. 宫颈锥形切除病灶
B. 子宫全切
C. 扩大全子宫切除术
D. 改良根治性子宫切除术+盆腔淋巴结清除术
E. 激光治疗

80. 若要清扫淋巴结，下列哪组不是清扫范围
A. 髂外
B. 腹股沟浅
C. 髂总
D. 髂内
E. 闭孔

【B_1型题】

（81~84题共用备选答案）
A. 观察
B. 阴式肌瘤剜除术
C. 肌瘤剜除术
D. 子宫全切术
E. 子宫全切+双附件切除术

81. 肌瘤小，无明显症状
82. 肌瘤>3个月妊娠大小，无生育要求
83. 肌瘤有肉瘤变
84. 单个浆膜下肌瘤，要求生育者

（85~88题共用备选答案）
A. ⅢB期
B. Ⅰ期
C. Ⅱ期
D. ⅢA期
E. ⅣA期

关于子宫内膜癌分期
85. 侵犯颈管
86. 局限在子宫体部
87. 侵犯附件
88. 侵犯膀胱

（89~91题共用备选答案）
A. 月经来潮前1周或来潮6~12小时内
B. 立即
C. 先用抗生素控制感染
D. 月经周期第5天
E. 先口服己烯雌酚5天

刮宫时机选择
89. 证实或排除子宫内膜癌
90. 疑为子宫内膜结核
91. 稽留流产

（92~95题共用备选答案）
A. 皮样囊肿
B. 黏液性囊腺瘤
C. 浆液性囊腺瘤
D. 纤维瘤
E. 库肯勃瘤

92. 产生麦格斯综合征
93. 最易发生蒂扭转
94. 其上皮与子宫颈上皮相似，常为多房
95. 其上皮与输卵管黏膜上皮相似，肿瘤常为单房

（96~98题共用备选答案）
A. 淋巴转移和种植
B. 血行转移和淋巴转移
C. 直接蔓延和种植
D. 直接蔓延和淋巴转移
E. 血行转移

96. 子宫颈癌主要播散的方式
97. 卵巢癌主要播散的方式
98. 绒毛膜癌主要播散的方式

（99~100题共用备选答案）
A. 黄体囊肿
B. 黄素囊肿
C. 多囊卵巢
D. 卵巢囊肿
E. 卵泡囊肿

99. 绒毛膜促性腺激素刺激引起
100. 促卵泡素刺激引起

（101~104题共用备选答案）
A. 库肯勃瘤
B. 卵泡膜细胞瘤
C. 卵巢支持细胞－间质细胞瘤
D. 绒毛膜癌
E. 内胚窦瘤

101. 能合成AFP
102. 能分泌HCG
103. 能分泌雄激素
104. 镜下见分泌黏液的印戒样细胞

（105~109题共用备选答案）
A. ⅠA期
B. ⅡA期
C. ⅡB期
D. ⅢA期
E. ⅣA期

宫颈癌临床分期
105. 宫颈癌临床分析有明显宫旁浸润，未达盆壁
106. 镜下早期浸润癌
107. 侵犯阴道上2/3，无宫旁浸润
108. 侵犯阴道下1/3宫旁浸润未达盆壁
109. 侵犯膀胱

（110~111题共用备选答案）
A. 分段诊断性刮宫
B. 诊断性刮宫
C. 阴道镜取材活检
D. 宫颈刮片细胞学检查
E. B型超声显像法

110. 诊断子宫颈癌哪种方法最合适
111. 诊断子宫内膜癌哪种方法最合适

（112~113题共用备选答案）
A. CINⅠ
B. CINⅢ

C. 镜下早浸癌
D. 浸润癌ⅠB期
E. 浸润癌ⅠA2期
112. 根治性子宫切除术+盆腔淋巴结清扫术
113. 改良根治性子宫切除术+盆腔淋巴结清扫术

（114~117题共用备选答案）
A. 宫颈癌
B. 子宫内膜癌
C. 外阴癌
D. 绒毛膜癌
E. 卵巢癌
114. 发病率最高
115. 最难早期发现
116. 化疗效果好
117. 预防措施较得力

第十六章 妊娠滋养细胞疾病

【A_1型题】

1. 关于葡萄胎下述哪项是错误的
A. 葡萄胎患者较早出现妊高征征象
B. 葡萄胎及侵葡多合并黄素囊肿
C. 子宫小于妊娠月份可排除葡萄胎
D. 子宫体积异常增大与妊月不符
E. 阴道出血多发生在停经8~12周
2. 关于滋养细胞肿瘤下述哪项是正确的
A. 侵葡发生于流产、足月产后
B. 绒癌可发生于流产、足月产后
C. 异位妊娠后不可能发生滋养细胞肿瘤
D. 合体细胞性子宫内膜炎是恶性改变
E. 绒癌尿妊娠试验均（+）
3. 下述哪项能否定完全性葡萄胎的诊断
A. 停经后阴道出血
B. 子宫大于妊娠月份
C. 妊娠试验（+）
D. 超声多普勒
E. 卵巢黄素囊肿
4. 下列哪项组合是错误的
A. 子宫内膜异位症——假孕疗法
B. 子宫内膜癌晚期——孕酮治疗
C. 卵巢黄素囊肿——手术切除
D. 子宫内膜萎缩型功血——雌激素治疗
E. 青春期无排卵功血——雌孕激素序贯疗法
5. 绒癌最常见的死亡原因是
A. 肺转移
B. 脑转移
C. 肾转移
D. 肠道转移
E. 肝转移
6. 化疗对下述哪种肿瘤疗效最好
A. 卵巢上皮性癌
B. 子宫内膜癌
C. 绒癌
D. 子宫颈癌
E. 内胚窦瘤
7. 葡萄胎与侵蚀性葡萄胎可靠的鉴别点是
A. 子宫增大的速度
B. 有无黄素囊肿
C. 尿妊娠试验稀释倍数
D. 阴道有无转移病灶
E. 阴道流血量多少
8. 对于葡萄胎的诊断价值最大的是
A. 子宫大于孕月
B. 停经后阴道流血
C. B型超声
D. 妊娠试验
E. 出现妊高征征象
9. 确诊侵蚀性葡萄胎和绒癌主要取决于
A. 距良性葡萄胎后发生时间的长短
B. HCG水平的高低
C. 子宫大小程度不同
D. 有无黄素囊肿
E. 有无绒毛结构
10. 处理葡萄胎时，最常用的方法是
A. 吸刮术清除内容物
B. 利凡诺引产
C. 全子宫切除术
D. 缩宫素引产
E. 预防性化疗
11. 侵蚀性葡萄胎的特点是
A. 水泡样组织局限宫腔
B. 葡萄胎未排出前不会转变为侵葡
C. 可无葡萄胎史
D. 不发生宫旁、肺及阴道转移
E. 水泡状组织侵入子宫肌层
12. 下列各项哪项是错误的
A. 侵蚀性葡萄胎病理检查无绒毛结构
B. 子宫颈息肉极少恶变
C. 子宫脱垂多伴有膀胱膨出
D. 卵巢实质性肿瘤多是恶性
E. 长期用广谱抗生素，易引起真菌性阴道炎
13. 关于葡萄胎随访，下述哪项不需要
A. 定期做阴道细胞学涂片检查
B. 避孕措施不可采取上环
C. 相当时期内指导避孕
D. 定期做HCG定量检查
E. 必要时做胸部X线检查
14. 葡萄胎处理，下述哪项是错误的
A. 一经确诊，应尽快清宫
B. 必要时第2次刮宫

C. 宫腔内刮出物病理检查
D. 术后严密随访至妊娠试验（-）为止
E. 嘱患者术后避孕1年

15. 关于葡萄胎随访概念中，下述哪项是正确的
A. 葡萄胎有50%的恶变率
B. 葡萄胎排出后，基础体温双相，恶变机会很大
C. 葡萄胎排出8周内，妊娠试验持续（+），恶变可能大
D. 葡萄胎排出后持续（+），恶变可能性小
E. 葡萄胎排出后，应随访2年

【A_2型题】

16. 49岁妇女，人工流产后3个月，阴道中等量流血2周。尿妊娠试验（+）。子宫常大、稍软。胸部平片见双肺散在粟粒状阴影，诊断为
A. 葡萄胎
B. 侵蚀性葡萄胎
C. 绒毛膜癌
D. 吸宫不全
E. 合体细胞性子宫内膜炎

17. 42岁妇女，有葡萄胎史。闭经3个月，宫底脐下2指，阴道不规则出血1周，咯血3天。今日突然出现剧烈腹痛，血压下降。查体：腹肌紧张，压痛、反跳痛均（+），有移动性浊音。尿妊娠试验（+）。诊断是
A. 葡萄胎
B. 绒癌穿孔
C. 侵蚀性葡萄胎穿孔
D. 妊娠合并肌瘤红色变性
E. 妊娠合并卵巢囊肿蒂扭转

18. 27岁已婚妇女，停经13周时出现不规则阴道出血，持续10余天，量不多，暗色。妇科检查：子宫新生儿头大，张力较大，两侧附件均可触及手拳大、活动好、光滑的肿物，最可能的诊断为
A. 妊娠合并卵巢囊肿
B. 妊娠合并子宫肌瘤及卵巢囊肿
C. 先兆流产
D. 葡萄胎
E. 双胎妊娠

19. 40岁妇女，近1年来月经欠规则，7~10/40~60天，进行性头痛2个多月，突然偏瘫、失语、抽搐，继之昏迷3小时，5年前患过葡萄胎。妇科检查：子宫较大、稍软，附件正常。下步需行什么检查
A. 脑脊液检查
B. 脑血管造影
C. HCG定量测定+头部CT
D. 宫腔镜
E. 诊刮

20. 患者，26岁。人流术后半年，阴道不规则流血，近1个月开始食欲缺乏、恶心、肝区痛，肝脏超声，见多个异常回声，血HCG明显增高，诊断为绒癌肝转移，其分期为
A. Ⅰ期
B. Ⅱ期
C. Ⅲ期
D. Ⅳ期
E. 分期依据不足

21. 患者，25岁。停经11周，阴道少量流血。妇科检查：子宫底耻上三横指，子宫壁张力较大。B超示宫腔内为落雪状回声，最可能的诊断为
A. 先兆流产
B. 葡萄胎
C. 侵葡
D. 绒癌
E. 难免流产

22. 患者，38岁。10年前曾患葡萄胎，无诱因开始阴道流血，持续2个月，量时多时少。诊刮病理报告结果为：见滋养细胞增生活跃，未见绒毛结构。最可能诊断
A. 绒癌
B. 子宫内膜癌
C. 侵蚀性葡萄胎
D. 功血
E. 子宫肌瘤

23. 停经10周，阴道流血3天，伴轻微下腹痛，首选检查应为
A. HCG定量
B. 尿妊娠试验
C. 腹平片
D. B超
E. 盆腔CT

【A_3/A_4型题】

（24~25题共用题干）

患者，32岁。人流后1年，近日咳嗽，咳血丝痰，肺片示肺多个结节影，血HCG定量明显升高。诊断：绒癌肺转移。

24. 下步治疗为
A. 理疗
B. 抗炎
C. 肺叶切除
D. 放疗
E. 化疗

25. 患者化疗治疗方案首选
A. 5-FU+KSM
B. MTX（氨甲蝶呤）
C. 顺铂
D. 5-FU（5-氟尿嘧啶）
E. KSM（更生霉素）

（26~28题共用题干）

患者，27岁。停经3个月，阴道流血1周，血量不多，伴有轻微腹胀。查体：轻度贫血貌，宫底脐下2指，未闻及胎心音。

26. 下述哪种检查首选
A. 血HCG
B. 尿HCG
C. X线平片
D. B超
E. A超

27. 上述患者诊断为葡萄胎，下步处置应为
A. 葡萄胎清宫术
B. 化疗

C. 缩宫素引产
D. 子宫切除术
E. 利凡诺尔引产

28. 上述患者，术后3个月，仍有阴道流血，子宫大，HCG值无下降，伴有咳嗽，进一步治疗应为
A. 观察经过
B. 化疗
C. 抗结核
D. 抗炎
E. 手术行子宫切除

（29~31题共用题干）

女性，24岁。药物流产后2个月，阴道持续少量流血。查体：肺平片正常，腹软。内诊：阴道无异常所见，子宫前位，正常大小，软，于子宫左侧可及一包块约5cm×4cm×6cm，活动不良，与子宫分不开。

29. 为进一步诊断应行
A. 盆腔CT
B. 胃肠钡透
C. 血HCG+B超
D. 尿妊娠试验
E. 诊刮

30. 该患者诊断绒癌，分期为
A. Ⅰ期
B. Ⅱ期
C. Ⅲ期
D. Ⅳ期
E. 分期依据不足

31. 上述患者的下步治疗应为
A. 剖腹探查行子宫切除
B. 化疗
C. 腹腔镜
D. 二次刮宫
E. 宫腔镜

（32~33题共用题干）

患者，29岁。产后3个月，阴道持续少量流血，近日伴咳嗽，咳血丝痰。检查：子宫正常大小，软，附件正常，血HCG值明显增高。

32. 首先考虑的诊断是
A. 合体细胞性子宫内膜炎
B. 盆腔结核
C. 绒癌
D. 产后子宫复旧不良
E. 子宫肌瘤

33. 该患者下步的诊疗措施
A. 诊刮
B. 化疗
C. 子宫切除
D. 放疗
E. 抗结核治疗

【B_1 型题】

（34~35题共用备选答案）
A. 5-氟尿嘧啶（5-FU）
B. 更生霉素（KSM）
C. 氨甲蝶呤（MTX）
D. 6巯基嘌呤（6 MP）
E. 5-FU+KSM

34. 葡萄胎预防性化疗选用
35. 绒癌肺转移，化疗选用

第十七章 生殖内分泌疾病

【A_1 型题】

1. 下列哪一项属于卵巢性闭经
A. Asherman综合征
B. Sheehan综合征
C. 性腺发育不全综合征
D. 空蝶鞍综合征
E. 多囊卵巢综合征

2. Sheehan综合征最常见的原因是
A. 胎盘早期剥离
B. 输卵管妊娠
C. 前置胎盘
D. 产后失血性休克
E. 不全流产大出血

3. 下列各项中，哪项为子宫性闭经
A. 给予孕酮——有子宫出血
B. 给予孕酮——无子宫出血
C. 雌激素、孕激素序贯用药——有子宫出血
D. 雌激素、孕激素序贯用药——无子宫出血
E. 给予促性腺激素——有子宫出血

4. Asherman综合征是指
A. 先天性染色体异常闭经
B. 闭经溢乳综合征
C. 垂体功能损害所致的闭经
D. 先天性无子宫
E. 子宫内膜损伤，宫腔粘连引起的闭经

5. 继发性闭经中，最为常见的闭经是
A. 下丘脑性闭经
B. 垂体性闭经
C. 卵巢性闭经
D. 子宫性闭经
E. 以上都不是

6. 未婚女青年闭经，检查其卵巢功能简便易行的方法是
A. 阴道脱落细胞检查
B. 基础体温测定
C. 子宫颈黏液检查
D. 子宫内膜活体组织检查
E. 尿中雌孕激素测定

7. 闭经时孕激素试验（+）表示
A. 用孕激素后无撤药性出血
B. 子宫内膜有雌激素影响
C. 病变在子宫内膜
D. 卵巢无性激素分泌
E. 下丘脑-垂体-卵巢轴尚有功能

8. 闭经患者做垂体兴奋试验（+），表示
A. 雌激素水平不足
B. 有排卵
C. Turner综合征
D. 垂体性闭经
E. 下丘脑性闭经

9. 关于闭经的诊断，下列哪项是错误的
A. 孕激素试验（+）——卵巢能分泌雌激素
B. 雌激素试验（-）——原

因在子宫
C. 刮取内膜检查可确定闭经类型
D. 女性第二性征发育良好——原因在子宫
E. 基础体温双相——原因在子宫

10. 多囊卵巢综合征诊断中，下列哪项是错误的
A. 基础体温为单相
B. 经前或月经来潮6小时内诊刮子宫内膜呈增生型改变
C. B超及腹腔镜下见双侧卵巢增大、包膜增厚
D. FSH基值偏低，LH升高，LH/FSH≥2
E. 尿17酮类固醇明显升高

11. 更年期内分泌最早变化的是
A. 卵巢功能衰退
B. 下丘脑功能退化
C. 垂体功能退化
D. 雌激素分泌增多
E. 促性腺激素分泌下降

12. 功能失调性子宫出血是指
A. 生育年龄的子宫异常出血
B. 青春期子宫异常出血
C. 更年期子宫异常出血
D. 生殖器无器质性病变的出血
E. 伴有轻度子宫内膜非特异性炎症的子宫出血

13. 无排卵型功血最常见的症状是
A. 出血时伴有下腹痛
B. 不规则子宫出血
C. 月经周期缩短
D. 经期延长
E. 贫血及全身不适

14. 无排卵型月经的临床诊断及病理特征是
A. 多见于生育年龄妇女
B. 月经量少而持续点滴状出血
C. 基础体温呈单相
D. 内膜腺上皮高柱状，有核下空泡
E. 间质细胞肥大，呈多边形

15. 黄体萎缩不全所致的功血，哪项是错误的
A. 生育年龄妇女居多
B. 月经周期正常而经期延长
C. 阴道脱落细胞检查有助诊断
D. 基础体温双相，但不典型，体温下降延迟
E. 于月经第5天刮宫，见有分泌反应

16. 功能性月经失调促进排卵的最好方法有
A. 人工周期疗法
B. 雌激素周期治疗
C. 氯米芬治疗
D. 黄体生成素释放激素
E. 刮宫

17. 诊断黄体萎缩不全功血的可靠依据是
A. 孕激素分泌量少
B. 月经第5天内膜有分泌反应
C. 雌激素分泌过多
D. 宫颈黏液呈椭圆体型
E. 基础体温呈双相

18. 多囊卵巢综合征的治疗，下列哪项是错误的
A. 一般治疗
B. 药物治疗
C. 手术治疗
D. 改善胰岛素抵抗
E. 对于肥胖型PCOS患者无须控制饮食和体重

19. 无排卵型功血正确的是
A. 子宫内膜为混合型内膜
B. 多发生在青春期和更年期
C. 出血主要由于孕激素撤退
D. 基础体温双相
E. 产后哺乳期为最常见的发生时间

20. 功血患者，40岁，下述哪种变化以手术切除子宫为佳
A. 增生期子宫内膜
B. 萎缩型子宫内膜
C. 子宫内膜复杂型不典型增生
D. 子宫内膜单纯型不典型增生
E. 子宫内膜剥脱不全

21. 下列哪项用孕激素治疗有效
A. 结核性子宫内膜炎
B. 子宫内膜萎缩
C. 子宫内膜对雌激素不起反应
D. 子宫内膜已受雌激素影响者
E. 垂体性闭经

22. 关于排卵型功血，下述哪项正确
A. 多见于青春期、更年期
B. 基础体温呈单相
C. 周期短，规律，经量多少不定
D. 月经中期缺LH高峰
E. 月经前刮宫，内膜无分泌反应

23. 功血最常见于下列哪种情况
A. 服短效避孕药后
B. 人工流产术后
C. 急性子宫内膜炎
D. 颗粒细胞瘤
E. 卵巢性激素对下丘脑、垂体失去正常反馈作用

24. 月经后3～7天，下列哪项检查或治疗不适当
A. 取子宫内膜检查，确定是否有分泌期改变
B. 放置节育器
C. 腹腔镜
D. 剖腹探查术
E. 子宫输卵管造影术

25. 鉴别功血和子宫内膜息肉的最好方法是
A. 阴道脱落细胞检查
B. 基础体温测定
C. 诊刮、内膜活检
D. 子宫、输卵管造影
E. 由病史及妇科检查鉴别

26. 下列哪项应考虑为功血
A. 月经过多+进行性痛经
B. 月经周期紊乱+贫血

C. 月经过多+甲低
D. 月经过多+子宫增大不平
E. 月经不调+卵巢囊肿

【A_2 型题】

27. 黄体功能不足患者，基础体温双相，周期缩短，应给下述何种治疗
A. 雌-孕激素序贯疗法
B. 排卵后黄体酮 10mg/d 10~14 日
C. 低温相时给予绒毛膜促性腺激素（HCG）
D. 低温相时给予雌激素
E. 低温相时给予孕激素

28. 女性，15 岁。月经周期 7~10/15~20 天，量多，此次月经持续 10 余天未净，量多，基础体温单相，采用下列哪种止血较合适
A. 诊断性刮宫
B. 孕激素 20mg/d×5 肌内注射
C. 克罗米酚
D. 大量雌激素止血后逐渐减量，2 周后加用孕激素
E. 止血芳酸

29. 月经不调患者基础体温双相，但高温相持续时间为 10 天，应给治疗是
A. 雌-孕激素序贯疗法
B. 低温相时给予雌激素
C. 低温相时给予 HCG
D. 月经第 5 天给克罗米酚
E. 月经后期给黄体酮肌内注射

30. 患者，25 岁。原发不孕，月经周期不规则，妇科检查正常，基础体温呈单相，诊断为
A. 黄体功能不足
B. 无排卵型功血
C. 子宫内膜不规则脱落
D. 有排卵型功血
E. 排卵型功血，月经过多

31. 患者，30 岁。月经 4~5/24~25 天，习惯性流产 3 次，基础体温呈双相，高温相持续8~10 天，应诊断为
A. 黄体功能不足
B. 子宫内膜不规则脱落
C. 无排卵型功血
D. 有排卵功血，月经过少
E. 正常月经

32. 患者，45 岁。月经 4~9/18~30 天，量多，基础体温呈单相，诊断为
A. 无排卵型功血
B. 黄体功能不足
C. 子宫内膜不规则脱落
D. 先兆流产
E. 正常月经

33. 患者，28 岁。产后 8 个月，月经周期延长，基础体温呈双相，但高温相下降迟缓，诊断为
A. 妊娠
B. 无排卵型功血
C. 黄体功能不足
D. 子宫内膜不规则脱落
E. 稽留流产

34. 患者，30 岁。月经周期 8~10/28 天，基础体温呈双相，但高温相下降迟缓，月经第 5 天刮宫病理应为
A. 变性坏死的子宫内膜
B. 晚期分泌期子宫内膜
C. 增生早期及具有分泌反应的腺体
D. 增生期子宫内膜
E. 蜕膜样组织

35. 患者，37 岁。闭经半年，雌激素试验（+），FSH>40U/L，闭经诊断为
A. 垂体性
B. 卵巢性
C. 子宫性
D. 下丘脑性
E. 肾上腺性

36. 患者，35 岁。继发闭经 1 年，雌激素试验（+），FSH、LH 值均>5U/L，多次重复垂体兴奋试验无反应，闭经的原因在
A. 丘脑下部
B. 卵巢
C. 垂体前叶
D. 子宫
E. 垂体后叶

37. 雌激素试验（+），FSH、LH 均<5U/L，应用何种试验确定病变在垂体或下丘脑
A. 孕激素试验
B. 垂体兴奋试验
C. 雌孕激素测定
D. 甲状腺功能检查
E. 基础体温测定

38. 未婚青年，原发性闭经，第二性征发育正常，孕激素试验（-），下一步应做的检查
A. FSH，LH，PRL 放免测定
B. 垂体兴奋试验
C. 雌激素试验
D. 基础体温测定
E. 宫颈黏液结晶检查

39. 患者，人流后 1 年未见月经来潮，子宫、附件均正常，孕激素试验（-），基础体温双相，人工周期治疗 3 个月仍不见月经，其闭经原因可能是
A. 子宫内膜损伤
B. 卵巢病变
C. 垂体病变
D. 下丘脑病变
E. 高催乳素血症

40. 为确定排卵或黄体功能，应在
A. 月经周期第 5 日刮宫
B. 月经来潮 10~12 小时刮宫
C. 月经中期刮宫
D. 经前期或月经来潮 6 小时内刮宫
E. 月经周期的任何时候刮宫

41. 患者，26 岁。分娩后出现产后出血，现产后 2 年，无月经，伴毛发脱落，最可能为
A. Swyer 综合征
B. Asherman 综合征
C. Sheehan 综合征
D. Turner 综合征
E. Stein-Leventhal 综合征

42. 患者，34岁。继发闭经1年，伴有潮热、出汗、心烦，血FSH＞40U/L，闭经原因可能是
A. 卵巢功能早衰
B. 子宫内膜结核
C. 垂体性闭经
D. 下丘脑性闭经
E. 精神因素

43. 患者，45岁。停经42天开始阴道流血持续2周，基础体温单相，首选的措施是
A. 酚磺乙胺（止血敏）
B. 大量孕激素止血
C. 大量雌激素止血
D. 促排卵
E. 诊刮+病理

【A_3/A_4 型题】

（44～45题共用题干）

女性，18岁。月经不规律2年，阴道大量流血2周，贫血貌。B超示子宫及双侧附件未见异常。血FSH、LH、T、PRL水平正常。

44. 该患者最可能的诊断是
A. 子宫内膜癌
B. 卵巢功能性肿瘤
C. 子宫内膜异位症
D. 功能失调性子宫出血
E. 多囊卵巢综合征

45. 经过治疗止血并撤退性出血后，首选的治疗是
A. 氯米芬促排卵治疗
B. 雌孕激素序贯疗法
C. 雌激素治疗
D. 孕激素治疗
E. 雄激素治疗

（46～48题共用题干）

患者，47岁。近2年月经周期紊乱、血量多，此次又阴道流血20余天，伴头晕、心悸。查体：轻度贫血貌，子宫、附件正常

46. 该患者首先考虑的诊断是
A. 子宫肌瘤
B. 宫颈息肉
C. 无排卵功血
D. 有排卵功血
E. 子宫腺肌症

47. 对上述患者，下步处置应为
A. 止血芳酸
B. 大量雌激素
C. 大剂量雄激素
D. 诊刮
E. 大量孕激素

48. 假如该患者病理结果为子宫内膜重度不典型增生，下一步治疗应为
A. 观察经过
B. 全子宫切除
C. 再次刮宫
D. 放疗
E. 全子宫+双附件+盆腔淋巴结切除

（49～51题共用题干）

25岁已婚妇女，婚后2年不孕，月经尚规律，停经45天后，阴道流血1个月、量少，无腹痛。妇科检查：宫颈充血、较软，子宫稍大、亦较软，附件（-）。宫颈黏液涂片为羊齿状结晶，尿妊娠试验（-）。

49. 应诊断为
A. 宫外孕
B. 稽留流产
C. 葡萄胎
D. 功血
E. 以上都不是

50. 下步的诊疗措施应为
A. 诊刮
B. 黄体酮20mg/d×5肌内注射
C. 避孕药口服
D. 大量雌激素止血
E. 子宫切除

51. 为同时解决不孕问题，同步进行的治疗应为
A. 雌-孕激素合并疗法
B. 克罗米酚50mg/d×5，月经第5天口服
C. HCG于月经来潮前肌内注射
D. 口服避孕药
E. 人工授精

（52～54题共用题干）

患者，37岁。闭经，伴有潮热、易出汗。查体：子宫、附件无异常所见，曾做雌激素试验（+）。

52. 该患者的诊断首先考虑为
A. 子宫性闭经
B. 下丘脑性闭经
C. 垂体性闭经
D. 多囊卵巢综合征
E. 卵巢功能早衰

53. 上述患者实验室检查血的结果应为
A. HCG↑
B. LH、RH↑
C. LH、FSH↑
D. LH、FSH↓
E. E↑

54. 上述患者下一步治疗应为
A. 雌-孕激素序贯
B. 促排卵
C. 大剂量雌激素
D. 大剂量孕激素
E. 雄激素

【B_1 型题】

（55～57题共用备选答案）
A. 经前诊刮子宫内膜分泌不足
B. 经期第5天子宫内膜为混合型
C. 经前诊刮子宫内膜呈增殖期
D. 经前诊刮子宫内膜为分泌期
E. 子宫内膜为蜕膜

55. 子宫内膜不规则脱落
56. 黄体功能不足
57. 无排卵型功血

（58～60题共用备选答案）
A. 宫腔粘连
B. 性染色体异常
C. 39岁绝经
D. 产后出血休克
E. 闭经及乳汁分泌

58. Asherman 综合征

59. Turner 综合征

60. Sheehan 综合征

第十八章 子宫内膜异位症和子宫腺肌病

【A_1 型题】

1. 子宫内膜异位症临床分期的依据是
   A. 彩色超声多普勒检查
   B. 典型病史及妇科检查
   C. 宫腔镜检查
   D. 腹腔镜检查
   E. 血清 CA125 测定
2. 子宫内膜异位症最主要的临床特点是
   A. 腹痛于经期第 1~2 天开始，经血畅后缓解
   B. 下腹两侧疼痛
   C. 经期腹痛伴发热
   D. 经期腹痛伴肛门坠胀感
   E. 痛经是典型症状，逐年加剧
3. 有关子宫腺肌病，下述表达不正确的是
   A. 均合并外在性子宫内膜异位症
   B. 多发生在初产妇
   C. 病灶中子宫内膜对卵巢激素敏感
   D. 假孕疗法无效
   E. 月经量增多，经期延长，继发痛经，子宫均匀增大和质较硬
4. 子宫内膜异位症最主要的临床特点是
   A. 月经失调
   B. 不孕症发生率高达 40%
   C. 痛经和持续性下腹痛
   D. 咯血
   E. 腹痛，腹泻或便秘
5. 子宫内膜异位症痛经的特点是
   A. 痛经发生于月经前期
   B. 痛经发生于月经前，经期加重，经后缓解
   C. 痛经与月经周期无关
   D. 痛经经期较轻微，经后加重
   E. 痛经多为原发性痛经
6. 关于子宫内膜异位症的预防，哪项是禁忌的
   A. 防止经血倒流
   B. 月经期应避免不必要的盆腔检查
   C. 避免手术操作时引起的内膜种植
   D. 人工流产时，不要突然降低负压
   E. 输卵管通液术，应在月经前期进行

【A_2 型题】

7. 女性，41 岁。继发性痛经进行性加重 1 年。妇科检查子宫增大，如 2 个月妊娠大小，质硬，有压痛，双侧附件正常。本例应诊断为
   A. 子宫肥大症
   B. 子宫肌瘤
   C. 子宫内膜癌
   D. 子宫腺肌病
   E. 妊娠子宫
8. 某妇女，38 岁。子宫下段剖宫产术后 10 年，近 4 年痛经，且逐年加剧。妇科检查：子宫活动欠佳，后穹隆可触及多个小结节，其诊断首先考虑为
   A. 慢性盆腔炎
   B. 卵巢癌
   C. 子宫内膜异位症
   D. 子宫腺肌病
   E. 多发性浆膜下肌瘤
9. 33 岁妇女，婚后 7 年未孕，痛经逐年加重。妇科检查：宫底韧带处可触及黄豆大结节 2 个，触痛明显，右侧附件可及一 5cm×6cm 大小包块活动差、半囊半实，最有效的确诊方法是
   A. B 超
   B. 诊断性刮宫
   C. 宫腔镜检查
   D. 腹腔镜+组织病理检查
   E. CA125
10. 29 岁妇女，痛经 3 年，婚后 2 年未孕。妇科检查：子宫鸭卵大、质硬、后位、活动受限，后穹隆可触及多个小结节，未经治疗，应首选哪种治疗方法
    A. 甲基睾丸素长期应用
    B. GnRH-α 治疗
    C. 保留生育功能手术
    D. 克罗米酚
    E. HCG 诱发排卵
11. 40 岁妇女，人工流产术后 10 年未孕，近 3 年来，月经量多，经期腰腹坠痛加重。妇科检查：子宫鹅卵大、球形、硬，附件正常，首选诊断是
    A. 子宫肌瘤
    B. 子宫腺肌病
    C. 盆腔炎性肿物与子宫粘连
    D. Asherman 综合征
    E. 子宫内膜癌

【A_3/A_4 型题】

（12~13 题共用题干）

28 岁妇女，原发不孕进行性痛经 5 年。妇科检查：子宫大小正常、后倾、欠活动，后壁有 2 个黄豆大小痛性结节，左侧附件可扪及直径约 3cm 大小的囊性包块、不活动，右侧附件增厚。

12. 其诊断考虑为
    A. 慢性盆腔炎
    B. 结核性盆腔炎
    C. 子宫内膜异位症
    D. 双侧附件炎性包块
    E. 卵巢恶性肿瘤
13. 其处理应首选

A. 双侧附件切除术
B. 卵巢子宫内膜病灶切除术
C. GnRH-α 治疗
D. 雄激素治疗
E. 根治术

【B_1 型题】

（14～17 题共用备选答案）
A. 高效孕激素疗法
B. 假孕疗法
C. 假绝经疗法
D. 孕激素受体水平拮抗剂
E. 药物性卵巢切除疗法

14. 口服避孕药属于
15. GnRH-α 是哪种疗法的用药
16. 无周期性的低雌激素状态
17. 米非司酮作用机制

（18～20 题共用备选答案）
A. 保留卵巢功能手术
B. 观察
C. 性激素治疗
D. 病灶清除
E. 根治术

子宫内膜异位症患者
18. 病变不严重，症状轻微者
19. 无子女迫切要求生育，病变累及卵巢者
20. 年轻无生育要求

第十九章　盆底功能障碍性及生殖器损伤性疾病

【A_1 型题】

1. 下列哪项损伤与子宫脱垂的发生无关
   A. 主韧带
   B. 子宫骶韧带
   C. 阔韧带
   D. 肛提肌
   E. 卵巢固有韧带
2. 哪一对韧带对防止子宫脱垂最重要
   A. 圆韧带
   B. 骨盆漏斗韧带
   C. 阔韧带
   D. 子宫卵巢韧带
   E. 主韧带
3. 子宫脱垂最主要的病因是
   A. 长期腹压增加
   B. 先天发育异常
   C. 分娩损伤和产褥早期体力劳动
   D. 长期慢性咳嗽
   E. 缺乏雌激素
4. Ⅱ度重型以上子宫脱垂患者的主要临床表现是
   A. 下腹坠胀感
   B. 外阴部有肿物脱出
   C. 排尿困难
   D. 排便困难
   E. 张力性尿失禁
5. 下列疾病，哪一项常与子宫脱垂相混淆
   A. 膀胱膨出
   B. 子宫黏膜下肌瘤或宫颈肌瘤
   C. 单纯阴道前后壁脱垂或阴道壁囊肿
   D. 子宫内翻
   E. 以上都是
6. 患者用力屏气时，子宫颈脱出阴道口外，临床诊断
   A. 膀胱膨出
   B. 子宫脱垂Ⅰ度
   C. 子宫脱垂Ⅱ度轻型
   D. 子宫脱垂Ⅱ度重型
   E. 子宫脱垂Ⅲ度
7. 重度子宫脱垂（Ⅲ度）常伴有
   A. 宫颈溃疡
   B. 膀胱、直肠膨出
   C. 张力性尿失禁
   D. 阴道壁溃疡
   E. 以上都是

【A_2 型题】

8. 一农妇，56 岁。诉阴道一物脱出 3 年。妇科检查：宫颈已脱出至阴道口外，子宫体在阴道内，双附件正常。应该诊断子宫脱垂几度
   A. Ⅰ度轻型
   B. Ⅰ度重型
   C. Ⅱ度轻型
   D. Ⅱ度重型
   E. Ⅲ度
9. 27 岁妇女，无职业。孕 2 产 2，产后阴道脱出一物 2 年，日渐加重而来就诊。一般状态良好。妇科检查：加腹压时见宫颈及部分宫体脱出阴道口外，宫颈长 4cm，阴道前后壁膨出，其处理应是
   A. 使用子宫托
   B. Manchester 手术
   C. 阴式子宫全切+阴道前后壁修补术
   D. 行宫颈部分切除术
   E. 经腹行子宫全切术
10. 59 岁妇女，孕 5 产 4，阴道脱出一物已 4 年。妇科检查：宫颈及宫体全部脱出至阴道口外，阴道前后壁有小溃疡，其最有效的治疗方法
   A. 子宫托
   B. Manchester 手术
   C. 阴式子宫全切术
   D. 阴道前后壁修补术
   E. 经阴道全子宫切除+阴道前后壁修补术
11. 一妇女，78 岁。爱人已故，一般状态差。妇科检查：宫颈光滑，子宫颈和宫体全部脱出阴道口外。细胞涂片未发现变异细胞，其治疗方法应是
   A. 子宫托
   B. Manchester 手术
   C. 阴道纵隔成形术
   D. 阴式子宫全切术
   E. 腹式子宫全切术
12. 某妇女，33 岁。孕 3 产 1，主

诉大便时阴道脱出一物。妇科检查：宫颈外口距阴道口约2cm，宫体及附件正常。该患者的诊断为
A. 单纯阴道脱垂
B. 子宫Ⅰ度脱垂合并膀胱膨出
C. 子宫Ⅱ度脱垂
D. 子宫Ⅱ度脱垂合并膀胱膨出
E. 子宫Ⅰ度脱垂

【B_1型题】

（13~14题共用备选答案）
A. 阴式子宫全切术及前后壁修补术
B. Manchester手术
C. 纯阴道前后壁修补术
D. 阴道纵隔成形术
E. 腹式子宫全切术

关于子宫脱垂的术式选择
13. Ⅱ度、Ⅲ度子宫脱垂并发阴道前后壁膨出
14. Ⅱ度、Ⅲ度子宫脱垂，年轻、宫颈较长，需保留生育功能者

第二十章　不孕症与辅助生殖技术

【A_1型题】

1. 不孕症是指婚后有正常的性生活，未避孕同居时间达下列哪项而未孕者
A. 1年
B. 1年半
C. 2年
D. 3年
E. 4年
2. 不孕患者，检测排卵功能，对诊断关系不大的辅助检查方法为
A. B超检测卵巢排卵
B. 月经周期后半期宫颈黏液检查
C. 肾上腺功能检测
D. 基础体温测定
E. 月经周期前半期子宫内膜活检
3. 女性不孕最常见的因素是
A. 不排卵
B. 输卵管因素
C. 子宫因素
D. 宫颈因素
E. 阴道因素
4. 精子在女性生殖道内，能存活
A. 6小时
B. 12小时
C. 2~3天
D. <24小时
E. 3~5天
5. 排卵后在体内卵子的寿命是
A. 24小时
B. 8小时
C. 2天
D. 3天
E. <8小时
6. 与精子产生无关的因素是
A. 双侧隐睾引起曲细精管萎缩
B. 慢性中毒（吸烟、酗酒）
C. 过度精神紧张
D. 幼年腮腺炎并发睾丸炎
E. 输精管结核
7. 关于精液正常值下述哪项是错误的
A. 精液量为2~6ml，一般3~4ml
B. pH为7.0~7.8
C. 精子密度为（20~200）×10^9/L
D. 精子活率>50%
E. 正常形态精子占40%~60%
8. 下列哪项不属于生殖医学技术
A. 人工周期
B. AID
C. AIH
D. IVF-ET
E. 卵细胞浆内单精子注射
9. 试管婴儿是
A. 人工授精
B. 配子输卵管内移植
C. 宫腔配子移植
D. 体外授精与胚胎移植
E. 胚泡移植
10. 诱发排卵的药物是
A. 氯米酚
B. 绝经促性素（hMG）
C. 黄体生成激素释放激素（LHRH）
D. 溴隐亭
E. 以上都是

【A_2型题】

11. 某妇女，28岁。孕1产0。继发不孕2年，月经5~6天/28~30天。妇科检查：宫颈光滑，宫体大小正常，宫旁左侧及后方有粘连及压痛，右侧附件可及。进一步处理首选
A. 人工周期
B. 全身抗炎治疗
C. 氯米芬
D. 输卵管通液
E. 宫颈扩张
12. 某妇女，30岁。原发不孕3年，月经5~6天/20^+~50^+天，量中等，无痛经，妇科检查未发现特殊异常。进一步检查应首选
A. 输卵管通液
B. B型超声
C. 性交后试验
D. X线腹部平片
E. 经前或见红12小时内诊刮
13. 某妇女，32岁。孕0产0。婚后不孕3年，月经3~5天/20~30天。妇科检查：左侧穹隆稍增厚，余正常。进一步检

查首先考虑
A. 月经前诊断性刮宫
B. 输卵管通液
C. 子宫输卵管造影
D. 宫腔镜
E. 腹腔镜

【A_3/A_4 型题】

（14~15 题共用题干）

某妇女，33 岁。孕 3 产 0，最后一次妊娠至今已 5 年，未采取任何避孕措施。妇科检查：宫体正常大小，双侧附件区压痛明显，可触及不规则片状物。

14. 此患者最可能的诊断是
A. 继发不孕+附件炎
B. 绝对不孕+附件炎
C. 继发不孕
D. 原发不孕
E. 原发不孕+附件炎

15. 此患者的最佳治疗方案是
A. 人工周期
B. 宫颈扩张
C. 全身抗炎治疗+输卵管通液
D. 氯米芬
E. IVF/ET

【B_1 型题】

（16~17 题共用备选答案）

A. 凡婚后未避孕，有正常性生活，同居 1 年以上而未妊娠者
B. 既往从未有过妊娠史，无避孕且未妊娠者
C. 曾有过妊娠而后来未避孕连续 1 年不孕者
D. 夫妇一方在先天或后天解剖生理方面的缺陷，无法纠正而不能妊娠者
E. 夫妇一方因某种原因阻碍受孕，导致暂时不孕，一旦得到纠正仍能受孕者

16. 继发不孕
17. 原发不孕

第二十一章 计划生育

【A_1 型题】

1. 负压吸引术危害最大的并发症是
A. 组织残留
B. 漏吸
C. 误吸
D. 子宫穿孔
E. 感染

2. 人工流产术后 72 小时突然阴道流血，最可能的诊断是
A. 吸宫不全
B. 子宫穿孔
C. 术后感染
D. 羊水栓塞
E. 空气栓塞

3. 宫内节育器的不良反应中不正确的是
A. 月经过多
B. 经期延长、周期中点滴出血
C. 腰酸
D. 下腹坠胀
E. 恶心、呕吐

4. 关于人工流产下述哪项是错误的
A. 人工流产是指妊娠 10~21 周以内用人工方法终止妊娠
B. 妊娠 10 周以内可用吸宫术
C. 妊娠 11~14 周可用钳刮术
D. 体温两次高于 37.5℃，为禁忌证
E. 急性生殖器炎症为手术禁忌

5. 关于输卵管结扎哪项是错误的
A. 结扎部位在输卵管峡部较好
B. 抽心包埋法成功率高
C. 取到输卵管要追溯至伞端再结扎
D. 经阴道手术较复杂，易发生感染
E. 因手术时间短，不必排空膀胱

6. 人工流产最常见的并发症是
A. 吸宫不全
B. 子宫穿孔
C. 漏吸
D. 术后感染
E. 羊水栓塞

7. 我国现在最常用的避孕措施为
A. 避孕套
B. 阴道隔膜
C. 宫内节育器
D. 口服避孕药
E. 安全期避孕

8. 放置宫内节育器应注意事项不包括
A. 术后休息 3 日
B. 术后 2 周禁性交及盆浴
C. 术后月经来潮注意节育器有无脱落
D. 保持外阴部清洁
E. 带铜节育器可放置 5 年

9. 人工流产术中突然头晕、胸闷、血压下降、脉搏变慢，首先考虑
A. 子宫穿孔
B. 人工流产综合征
C. 术中出血
D. 羊水栓塞
E. 空气栓塞

10. 人工流产综合征主要是由于
A. 机械刺激子宫或宫颈引起迷走神经反射
B. 精神过度紧张
C. 术中出血过多
D. 吸宫不全
E. 羊水栓塞

11. 妊娠 16 周，需终止妊娠，最常用的方法是
A. 钳刮术

B. 缩宫素静脉滴注
C. 天花粉肌内注射
D. 负压吸引术
E. 利凡诺尔羊膜腔内注射

12. 宫内节育器并发症不包括
A. 感染
B. 宫内节育器嵌顿或断裂
C. 子宫穿孔
D. 带路妊娠
E. 闭经

13. 为预防人工流产综合征，下列哪项是错误的
A. 操作轻柔
B. 扩张宫颈不可粗暴，要逐步扩张
C. 反复吸刮宫壁
D. 吸宫时掌握适度的负压
E. 术前宫颈管内可放置卡孕栓

14. 人工流产术后12日，仍有较多阴道流血，应首先考虑的是
A. 子宫穿孔
B. 子宫复旧不良
C. 吸宫不全
D. 子宫内膜炎
E. 子宫绒毛膜癌

15. 关于更年期保健内容，下列哪项不正确
A. 防治更年期月经失调
B. 定期接受妇女病普查
C. 更年期保健是指年龄<50岁妇女的保健
D. 合理安排生活注意锻炼身体
E. 进行肛提肌锻炼

16. 关于输卵管结扎术时间选择哪项不正确
A. 非孕妇女月经干净后3~4天
B. 产后48小时内
C. 人工流产术后48小时内
D. 非孕妇女在月经来潮前3~7天
E. 哺乳期排除早期妊娠

17. 关于节育原理，下述哪项是错误的
A. 工具避孕——阻止精卵相遇
B. 宫内节育器——阻止受精卵着床
C. 口服避孕药——抑制排卵，改变宫颈黏液性状
D. 输卵管结扎——阻断精卵相遇
E. 探亲避孕药——防止受精

18. 下述哪项是输卵管结扎的禁忌证
A. 已婚妇女要求绝育
B. 第2次剖宫产时
C. 急性盆腔炎
D. 正常分娩后48小时内
E. 心脏病心功Ⅰ级

【A_2 型题】

19. 女性，26岁。产后42天复查，要求进行避孕指导，现处于哺乳期。查体子宫恢复正常，已排除慢性全身性疾病。不适于该妇女的避孕方式是
A. 阴道套
B. 宫内节育器
C. 复方口服避孕药
D. 长效孕激素避孕针
E. 阴茎套

20. 某患者，人工流产术后，不规则流血15天，药物治疗无效，子宫稍大，软，宫口开大，应考虑
A. 子宫内膜炎
B. 吸宫不全
C. 功血
D. 宫颈粘连
E. 子宫复旧不全

21. 人工流产术后3天微热，下腹坠痛并有血性分泌物，子宫稍大，触痛明显，附件正常，应考虑
A. 吸宫不全
B. 子宫肌炎
C. 子宫颈粘连
D. 子宫复旧不全
E. 宫腔积血

22. 女性，28岁。已婚，生育1子，两地分居，丈夫最近将回家探亲，拟服用探亲片(甲地孕酮)。正确的服药方法是
A. 月经来潮第5天服1片，12天后再服1片
B. 月经周期第5天开始，每晚1片，连服22天
C. 性交前8小时服1片，当晚再服1片，以后每晚1片，每月不少于12片
D. 性交后即服1片，次日晨加服1片
E. 探亲当日中午含服1片，以后每次性交后服1片

23. 45岁女性，患Ⅱ度子宫脱垂伴阴道前后壁明显膨出。2个月前患乙型肝炎住院治疗50天，现来院咨询避孕方法，应选用
A. 宫内节育器
B. 口服避孕药
C. 安全期避孕
D. 外用避孕药膜
E. 男用阴茎套

24. 人工流产手术，患者突然感到头晕、胸闷。检查：脉搏54次/分，血压70/50mmHg，此时应选何种药物
A. 苯巴比妥
B. 哌替啶
C. 异丙嗪
D. 阿托品
E. 50%葡萄糖+维生素C

25. 患者，30岁。孕2产1，月经过少1年，患滴虫性阴道炎，选用何种方法避孕
A. 宫内节育器
B. 安全期避孕
C. 避孕套
D. 阴道隔膜
E. 口服避孕药

26. 42岁女性，患慢性肾炎3年，半年前因早孕行药物流产，现

要求避孕指导。本例最正确的避孕措施应是
A. 安全期避孕
B. 口服短效避孕药
C. 皮下埋植避孕
D. 阴茎套避孕
E. 行输卵管结扎术

27. 女性，30岁，孕5产3，月经3~4/24~34天，量中等，阴道前后壁膨出，宫口松，子宫后位正常大，附件正常，要求避孕，何法最好
A. 阴道隔膜
B. 宫内节育器
C. 口服避孕药
D. 输卵管结扎
E. 安全期避孕

【A_3/A_4型题】

（28~30题共用题干）

患者，24岁。人工流产术后1周，突然阴道流血增多，伴腹痛，无发热。查子宫稍大软，压痛（±），附件正常。

28. 可能的诊断是
A. 漏吸
B. 吸宫不全
C. 子宫内膜炎
D. 子宫穿孔
E. 羊水栓塞

29. 上述病例，为确诊应行的检查是
A. 血HCG
B. 宫腔镜
C. B超
D. 腹平片
E. 子宫造影

30. 该患者诊断为吸宫不全的下一步处置应为
A. 刮宫术
B. 子宫切除
C. 缩宫素肌内注射
D. 益母丸口服
E. 观察经过

（31~33题共用题干）

患者，27岁。早孕7周，行人工流产术中，患者突然恶心，出冷汗。查体：面色苍白，BP 70/50mmHg，P 60次/分。

31. 该患者首先考虑为
A. 子宫穿孔
B. 羊水栓塞
C. 空气栓塞
D. 人工流产综合征
E. 漏吸

32. 该患者下一步处置为
A. 阿托品0.5mg im
B. 异丙嗪25mg im
C. 氯丙嗪25mg im
D. 哌替啶50mg im
E. 哌替啶、异丙嗪半量肌内注射

33. 如何操作能减少上述情况的出现
A. 反复吸刮以防残留
B. 扩张宫颈要轻柔
C. 人工流产手术尽量在孕40天内进行
D. 人工流产手术时负压要大
E. 人工流产手术时要保证足够的手术时间

（34~36题共用题干）

患者，34岁。既往有风心病史，心功能无改变，重复剖宫产术。

34. 术中应选的避孕措施是
A. 上环
B. 输卵管结扎术
C. 口服避孕药
D. 工具避孕
E. 安全期避孕

35. 关于结扎时间的选择哪项正确
A. 二次剖宫产时
B. 剖宫产后1个月
C. 人流术后1周内
D. 月经前3~7天
E. 滞产产后

36. 结扎术中的注意事项哪个不正确
A. 抽心包埋法，成功率高
B. 提出输卵管，追溯到伞端后再结扎
C. 有生殖器感染者不宜手术
D. 经阴道手术操作简单，不易感染
E. 术前排空膀胱

【B_1型题】

（37~40题共用备选答案）
A. 易引起DIC
B. 易引起失血性休克
C. 易引起宫腔粘连
D. 易引起人流综合征
E. 易引起子宫穿孔

37. 人工流产术中反复吸刮宫腔
38. 哺乳期妊娠人流时
39. 人工流产术中过度刺激宫颈
40. 不全流产

第二十二章 妇女保健

【A_1型题】

1. 以下不是各期妇女保健内容的是
A. 青春期保健
B. 中年期保健
C. 生育期保健
D. 围生保健
E. 围绝经期保健

2. 青春期保健的三级预防包括
A. 对女青年疾病的治疗与康复
B. 合理的营养，培养良好的个人生活习惯
C. 减少疾病危险因素
D. 早期发现疾病和行为偏异
E. 适当的体格锻炼和劳动，进行心理卫生和性知识等

的教育

3. 围婚保健包括
   A. 婚前医学检查、婚前卫生指导和婚后婚姻咨询
   B. 婚前精神病学、婚前卫生指导和婚前卫生咨询
   C. 婚前医学检查、围婚期健康教育和婚前卫生咨询
   D. 婚前医学检查、婚前婚姻关系指导和婚前卫生咨询
   E. 婚前遗传检查、婚前心理学指导和婚后婚姻关系咨询

4. 生育期保健一级预防包括
   A. 提高对高危孕产妇的处理水平
   B. 妇女在生育期因孕育或节育导致的各种疾病，能做到早发现早防治，提高防治质量
   C. 降低孕产妇死亡率及围生儿死亡率
   D. 产褥期保健和哺乳期保健
   E. 普及孕产期保健和计划生育技术指导

5. 以下不属于围生保健的是
   A. 孕前期保健
   B. 产时保健
   C. 新生儿保健
   D. 产褥期保健
   E. 孕期保健

6. 以下不属于围绝经期保健的是
   A. 进行肛提肌锻炼，以加强盆底组织的支持力，预防子宫脱垂及张力性尿失禁
   B. 定期体检，接受妇女病及肿瘤普查
   C. 加强身体锻炼，提高自身免疫力
   D. 应避孕至月经停止 12 个月以上
   E. 重视蛋白质、维生素及微量元素的摄入

7. 妇女的老年期保健不包括
   A. 定期体格检查
   B. 防治老年期常见病、多发病
   C. 提高生命质量
   D. 多与子女沟通交流，保持家庭紧密
   E. 加强身体锻炼

8. 妇女保健指标正确的项目是
   A. 孕产妇死亡率＝年内孕产妇死亡数/年内孕产妇数×100%
   B. 产前检查率＝产前检查人数/期内产妇数×100%
   C. 产后访视率＝产后访视人数/期内产妇数×100%
   D. 妇女病普查率＝实查人数/应查人数×100%
   E. 计划生育率＝符合计划生育要求的活胎数/同年活产总数×100%

9. 女性心理保健有几方面问题，不包括
   A. 与月经有关的心理问题
   B. 与分娩有关的心理问题
   C. 与妇科手术有关的心理问题
   D. 与绝经有关的心理问题
   E. 与身体健康有关的心理问题

第十八篇 血液系统

第一章 贫 血

【A_1型题】

1. 正常人消化道内铁吸收效率最高的部位是
   A. 胃
   B. 十二指肠及空肠上部
   C. 空肠
   D. 回肠
   E. 回盲部
2. 根据病因及发病机制贫血可分为
   A. 红细胞生成减少、造血功能不良两类
   B. 红细胞生成减少、造血功能不良及红细胞破坏过多三类
   C. 红细胞生成减少、红细胞破坏过多及失血三类
   D. 红细胞生成减少、溶血，失血，再障及缺铁等五类
   E. 红细胞生成减少、红细胞过度破坏、失血及造血功能不良四类
3. 下列哪项结果诊断缺铁性贫血最有意义
   A. 红细胞平均体积降低
   B. 红细胞平均血红蛋白浓度降低
   C. 红细胞平均直径变小
   D. 血清铁降低
   E. 骨髓象幼红细胞增生活跃
4. 按贫血的病因机制下列哪项组合是错误的
   A. 红细胞破坏过多-慢性感染性贫血
   B. 红细胞生成减少-再生障碍性贫血
   C. 红细胞慢性丢失过多-缺铁性贫血
   D. 骨髓红细胞生成被干扰-伴随白血病的贫血
   E. 造血原料缺乏-巨幼红细胞贫血
5. 外周血反映骨髓幼红细胞增生程度准确的指标是
   A. 血红蛋白和红细胞数
   B. 网织红细胞百分数
   C. 网织红细胞绝对数
   D. 出现有核红细胞
   E. 出现染色质小体
6. 关于再障下列哪项不正确
   A. 骨髓增生低下
   B. 铁剂、叶酸治疗无效
   C. 浆细胞、单核淋巴细胞等非造血细胞增多
   D. 巨核细胞数量减少
   E. 慢性病例，贫血、感染、出血较轻
7. 再障与下列哪种疾病难鉴别
   A. 低增生性白血病
   B. 缺铁性贫血
   C. 脾功能亢进
   D. PNH不发作型
   E. 巨幼细胞贫血
8. 诊断溶血性贫血最可靠的指标是
   A. 网织红细胞明显增高
   B. 尿胆原排泄增加
   C. 尿含铁血黄素阳性
   D. 血清结合珠蛋白降低
   E. 红细胞寿命缩短
9. 血清铁减低，总铁结合力增高及转运铁蛋白饱和度减低见于
   A. 地中海贫血
   B. 感染性贫血
   C. 缺铁性贫血
   D. 再生障碍性贫血
   E. 铁粒幼细胞性贫血
10. 下列溶血性贫血的检查哪组是错误的
    A. 抗人球蛋白试验-自身免疫性溶血性贫血
    B. 酸化血清溶血试验-阵发性睡眠性血红蛋白尿
    C. 红细胞渗透脆性增高-遗传性球形红细胞增多症
    D. 外周血中出现大量靶形红细胞-地中海贫血
    E. 血红蛋白电泳-蚕豆病
11. 早期缺铁性贫血形态学改变为
    A. 小细胞正色素性贫血
    B. 小细胞低色素性贫血
    C. 正细胞正色素性贫血
    D. 大细胞性贫血
    E. 以上全不是
12. 骨髓中不出现幼红细胞的疾病是
    A. 溶血性贫血
    B. 急性失血后贫血
    C. 骨髓纤维化
    D. 低增生性白血病
    E. 再障
13. 再障最主要的诊断依据是
    A. 全血细胞减少，有出血或感染表现
    B. 网织红细胞减少
    C. 骨髓增生不良
    D. 肝、脾淋巴结不肿大
    E. 铁剂叶酸治疗无效
14. 关于溶血性贫血下列哪一项是不正确的
    A. 血清间接胆红素升高
    B. 血清结合珠蛋白升高
    C. 血涂片中出现幼红细胞
    D. 网织红细胞数升高
    E. 红细胞寿命缩短
15. 不属于小细胞性贫血的是

A. 缺铁性贫血
B. 地中海贫血
C. 慢性感染性贫血
D. 铁粒幼细胞性贫血
E. 再生障碍性贫血

16. 治疗缺铁性贫血的主要目的是
A. 血红蛋白恢复正常
B. 血清铁水平恢复正常
C. 补足贮存铁
D. 红细胞水平恢复正常
E. 血清铁和总铁结合力均恢复正常

17. 属于红细胞破坏过多性贫血的是
A. 巨幼细胞贫血
B. 骨髓病性贫血
C. 铁粒幼细胞性贫血
D. 珠蛋白生成障碍性贫血
E. 慢性病性贫血

18. 可出现原位溶血的疾病是
A. 遗传性球形细胞增多症
B. G6PD 缺乏症
C. 骨髓增生异常综合征
D. 异常血红蛋白病
E. 阵发性睡眠性血红蛋白尿

19. 孕期出现巨幼细胞贫血主要是由于缺乏
A. 维生素 B_{12}
B. 叶酸
C. 泛酸
D. 铁
E. 蛋白质

20. 血管内溶血的主要实验室检查为
A. 红细胞及血红蛋白下降
B. 粪胆原排泄增高
C. 血红蛋白尿及含铁血黄素尿阳性
D. 网织红细胞计数增高
E. 骨髓中幼红细胞增生明显

21. 全血细胞减少，骨髓增生低下，造血细胞减少，这样的血象、骨髓象不见于下列哪种疾病
A. 溶血性贫血
B. 低增生性白血病
C. 再障
D. PNH
E. 骨髓纤维化

22. 慢性再生障碍性贫血患者出现酱油色尿，为与 PNH 鉴别，最特异的诊断性检查是
A. 热溶血试验
B. 蔗糖溶血试验
C. 酸溶血试验
D. 荧光斑点试验
E. 抗人球蛋白试验

23. 下列实验室检查结果中，支持再生障碍性贫血的是
A. 外周血出现有核红细胞
B. 外周血淋巴细胞比例减低
C. 中性粒细胞碱性磷酸酶积分减低
D. 骨髓中巨核细胞减低
E. 骨髓中非造血细胞减低

24. 关于溶血性贫血的定义，下列哪一项是正确的
A. 红细胞寿命缩短
B. 红细胞破坏增加
C. 骨髓造血功能亢进
D. 红细胞破坏增加，骨髓能代偿
E. 红细胞破坏增加，超过骨髓代偿能力

25. 口服铁剂治疗有效的缺铁性贫血患者，下列实验室检查最先上升的是
A. 网织红细胞
B. 血红蛋白
C. MCV
D. MCH
E. MCHC

26. 脾切除对以下哪种溶血性贫血疗效最好
A. 自身免疫性溶血性贫血
B. 阵发性睡眠性血红蛋白尿
C. 地中海贫血
D. 遗传性球形红细胞增多症
E. 红细胞 6 磷酸葡萄糖脱氢酶缺乏症

27. 缺铁性贫血的血象特点是
A. RBC 减少比 Hb 减少明显
B. 粒细胞分叶多
C. MCH<32pg
D. 红细胞中央淡染区大
E. 粒细胞左移

28. 急性溶血性贫血或慢性溶血急性发作，与慢性溶血性贫血不同之处为
A. 出现黄疸
B. 出现贫血
C. 出现乏力、头晕
D. 出现高热，休克可伴有血红蛋白尿
E. 出现心率快，气促，心前区杂音

29. 关于贫血的病理生理基础，下列哪项是错误的
A. 红细胞内 2, 3-DPG 含量减少
B. 心脏扩大，脉压加大
C. 性功能减退，月经紊乱
D. ST 段压低，T 波倒置
E. 多尿

30. 再障的病理改变哪项是正确的
A. 全身红髓容量增多
B. 呈离心性损害
C. 组织切片可见造血细胞每平方毫米的数目减少
D. 全身淋巴组织轻度增生
E. 超微结构无明显的异常

31. 诊断慢性血管内溶血的重要依据是
A. 贫血与黄疸
B. 脾大
C. 血红蛋白尿
D. 尿含铁血黄素阳性
E. 粪胆原增加

32. 在下列缺铁性贫血的临床表现中，属于组织缺铁表现的是
A. 头晕
B. 视物模糊
C. 心悸
D. 异食癖
E. 气促

33. 体内缺铁初期的最早、最可靠的诊断依据是
A. 典型的小细胞低色素性贫

血血象
B. 血清总铁结合力增高
C. 血清铁减低
D. 骨髓贮存铁减少或缺乏
E. 血清转运铁蛋白饱和度下降

34. 口服铁剂治疗缺铁性贫血的正规治疗应该是
A. 不间断地服用6~8周
B. 一直服用到血红蛋白达到正常水平
C. 到略低于正常血红蛋白值然后待其自然增长到正常水平
D. 服至血红蛋白高于正常水平，以免复发
E. 血红蛋白达正常后至少持续4~6个月

35. 缺铁性贫血的改变顺序是
A. 低血清铁-骨髓贮存铁减少-贫血
B. 低血清铁-贫血-骨髓贮存铁减少
C. 骨髓贮存铁减少-贫血-低血清铁
D. 贫血-骨髓贮存铁减少-低血清铁
E. 骨髓贮存铁减少-低血清铁-贫血

36. 再障血象及骨髓象特点是
A. 呈全血细胞减少，少数呈两系细胞或血小板减少
B. 细胞大小不等，中心淡染区扩大
C. 可见巨核细胞增多，血片中血小板计数减少，可见畸形血小板
D. 粒细胞停滞于早幼粒阶段，胞质中颗粒粗大
E. 骨髓增生活跃，但巨核细胞减少

37. 用于治疗再生障碍性贫血
A. 切脾术
B. 糖皮质激素
C. 雄激素
D. 右旋糖酐铁注射
E. 输血

38. 缺铁性贫血，铁剂治疗5~10天首先出现的治疗反应是
A. 红细胞总数增高
B. 血清铁增加
C. 骨髓外铁增加
D. 网织红细胞数升高
E. 红细胞平均直径恢复正常

39. 下列哪项不符合再障
A. 发热、贫血、出血倾向
B. 骨髓增生低下
C. 红系、白系及血小板有两系以上减少
D. 无淋巴结肿大
E. 偶见局灶巨核细胞增多

40. 急性重型再障患者发生感染最多见于
A. 皮肤、黏膜
B. 呼吸道
C. 颅内
D. 肛周感染
E. 肠道

41. 属于正常细胞性贫血的是
A. 急性失血性贫血
B. 骨髓增生异常综合征
C. 缺铁性贫血
D. 慢性失血性贫血
E. 铁粒幼细胞性贫血

42. 急性溶血性贫血的开始症状是
A. 腰背及四肢酸痛、头痛、呕吐、寒战、高热等
B. 血红蛋白尿
C. 休克
D. 昏迷
E. 肾衰竭

43. 下列哪种疾病抗人球蛋白试验阳性
A. 6磷酸葡萄糖脱氢酶（G6PD）缺乏症
B. 地中海贫血
C. 遗传性球形细胞增多症
D. 阵发性睡眠性血红蛋白尿
E. 自身免疫性溶血性贫血

44. 溶血性贫血时，能提示骨髓代偿性增生的实验室检查是
A. 骨髓涂片以中幼、晚幼细胞为主
B. 周围血出现破碎红细胞
C. 血清胆红素增高
D. 血清结合珠蛋白降低
E. 尿含铁血黄素试验阳性

45. 有关再生障碍性贫血发病机制的检查结果，错误的是
A. 血清IL-2水平增高
B. 血清TNF水平增高
C. $CD4^+T$细胞增多
D. $CD8^+T$细胞增多
E. $CD25^+T$细胞增多

46. 雄激素治疗再障的机制是
A. 改变骨髓微环境
B. 提高机体抵抗力，减少非造血细胞的数量
C. 直接刺激骨髓干细胞增加，提高内源性EPO生成
D. 稳定内皮细胞，减少出血
E. 兴奋中枢神经改善微环境

47. 关于贮存铁，下列哪项是错误的
A. 以铁蛋白和含铁血黄素形式存在
B. 铁蛋白主要在细胞质中
C. 含铁血黄素可能是变性的铁蛋白
D. 体内铁主要贮存在肝、脾、骨髓
E. 铁蛋白不溶于水，由皮肤细胞代谢

48. 慢性再障的治疗首选
A. 丙酸睾丸酮肌内注射
B. 造血干细胞移植
C. 维生素B_{12}肌内注射
D. 抗胸腺球蛋白
E. 肾上腺糖皮质激素口服

49. 根据国内标准，血红蛋白测定值下列哪项可诊断为贫血
A. 成年男生低于130g/L
B. 成年女性低于110g/L
C. 妊娠期低于105g/L
D. 哺乳期低于115g/L
E. 初生儿至3个月低于150g/L

50. 用于胃切除后引起的缺铁性

贫血

A. 切脾术

B. 糖皮质激素

C. 雄激素

D. 右旋糖酐铁注射

E. 输血

51. 原位溶血时红细胞破坏的部位最主要是在

A. 肝脏

B. 脾脏

C. 血

D. 骨髓

E. 以上都不是

52. 下列结果哪项不符合溶血性贫血

A. 尿中胆红素阴性而尿胆原增多

B. 红细胞减少，网织红细胞数明显增高

C. 红细胞形态可正常，而寿命缩短

D. 骨髓内幼红细胞明显减少

E. 血中胆红素、黄疸指数增高而肝功能正常

53. 下述表现哪项不符合急性溶血性贫血

A. 寒战、高热、腰痛

B. 急性贫血伴黄疸

C. 棕红色乃至酱油色尿

D. 肾衰竭、休克

E. 肺水肿

54. 诊断温抗体型溶血性贫血最重要的实验室检查是

A. Ham 试验

B. Coombs 试验

C. 红细胞渗透脆性试验

D. 免疫球蛋白测定

E. 血红蛋白电泳

55. 贫血伴轻度黄疸最可能的诊断是

A. 再生障碍性贫血

B. 脾功能亢进

C. 特发性血小板减少性紫癜

D. 溶血性贫血

E. 急性白血病

【A_2 型题】

56. 30 岁农民，头昏、乏力，粪中钩虫卵（+++），血红蛋白 60g/L，治疗应是

A. 驱钩虫

B. 驱钩虫+口服铁剂

C. 驱钩虫+注射右旋糖酐铁

D. 输血+注射右旋糖酐铁

E. 口服叶酸或注射维生素 B_{12}

57. 贫血患者血红蛋白 50g/L，血细胞比容 20%，白细胞 $4.8\times10^9/L$，网织红细胞 0.02，红细胞平均体积 76fl，红细胞平均血红蛋白浓度（MCHC）0.24，血小板 $120\times10^9/L$。最可能的诊断是

A. 甲状腺功能减退所致贫血

B. 再生障碍性贫血

C. 溶血性贫血

D. 缺铁性贫血

E. 巨幼红细胞性贫血

58. 贫血患者，实验室检查为小细胞正色素性贫血，伴有慢性下肢溃疡，血清铁 700μg/L，总铁合力 1900μg/L，骨髓外铁（++），诊断为

A. 缺铁性贫血

B. 巨幼红细胞性贫血

C. 失血性贫血

D. 铁粒幼细胞性贫血

E. 慢性感染性贫血

59. 女性，24 岁。贫血 1 年，血红蛋白 80g/L，红细胞 $3.0\times10^{12}/L$，网织红细胞 0.027，白细胞、血小板正常，经用铁剂治疗 7 天后，血红蛋白不升，网织红细胞 0.043，最可靠的诊断是

A. 巨幼红细胞性贫血

B. 缺铁性贫血

C. 铁粒幼细胞性贫血

D. 溶血性贫血

E. 以上都不是

60. 一贫血女性，34 岁。妊娠 6 个月，既往月经过多。实验室检查：血红蛋白 75g/L，红细胞 $3.3\times10^{12}/L$，网织红细胞 0.02，血清铁 460μg/L，总铁结合力 4600μg/L，血清总胆红素 2.0μmol/L。最大可能诊断是

A. 失血性贫血

B. 妊娠期巨幼红细胞贫血

C. 缺铁性贫血

D. 溶血性贫血

E. 铁粒幼细胞性贫血

61. 男性，78 岁。贫血 3 年，伴有压疮，实验室检查为正细胞贫血，血清铁 460μg/L，总铁结合力 210μg/L，骨髓贮存铁（++），应诊断为

A. 再生障碍性贫血

B. 慢性感染性贫血

C. 巨幼红细胞性贫血

D. 缺铁性贫血

E. 铁粒幼细胞性贫血

62. 女性，18 岁。1 年来逐渐面色苍白，无力。检查：血红蛋白 50g/L，白细胞 $5.0\times10^9/L$，血清铁 400μg/L。最可能的诊断是

A. 感染性贫血

B. 巨幼细胞贫血

C. 缺铁性贫血

D. 再生障碍性贫血

E. 溶血性贫血

63. 男性，35 岁。胃区常隐痛 3 年，与饮食有关，间有黑粪。检查：血红蛋白 75g/L，红细胞 $3.1\times10^{12}/L$，白细胞 $5.9\times10^9/L$，血小板 $130\times10^9/L$。患者贫血最大可能是以下哪种

A. 营养不良性贫血

B. 缺铁性贫血

C. 慢性肝病贫血

D. 巨幼细胞贫血

E. 溶血性贫血

64. 青年女性，农民。头昏、心

悸、颜面苍白5年，并感吞咽困难，血红蛋白45g/L，红细胞2.0×10^{12}/L，白细胞及血小板正常，血片见红细胞大小不均，以小细胞为主，中心染色过浅，首选抗贫血制剂为

A. 维生素B_{12}
B. 叶酸
C. 口服铁剂
D. 雄激素
E. 泼尼松

65. 女性，26岁。头晕1年，吞咽困难半年，舌乳头萎缩。血红蛋白50g/L，血小板130×10^9/L，白细胞5.0×10^9/L，中性粒细胞0.70，淋巴细胞0.30，应考虑什么病

A. 食管癌并发贫血
B. 巨幼细胞贫血
C. 缺铁性贫血
D. 铁粒幼细胞性贫血
E. 以上都不是

66. 男性，25岁。半年来苍白无力。血红蛋白70g/L，白细胞、血小板正常，血清铁300μg/L，骨髓铁阴性，诊断缺铁性贫血，经口服铁剂治疗3周后无效。其原因除哪一项外，均有可能

A. 诊断不正确
B. 未按医嘱服药
C. 胃肠吸收障碍
D. 出血不止
E. 存在干扰铁利用的因素

67. 女性，30岁。发热、寒战，轻度黄疸，脾肋下3cm，血红蛋白70g/L，网织红细胞0.09，血清铁1200μg/L，肝功正常，Ham试验阴性，Coombs试验阳性，诊断应考虑为

A. 阵发性寒冷性血红蛋白尿
B. 阵发性睡眠性血红蛋白尿
C. 自身免疫性溶血性贫血
D. 肝炎后合并继发性贫血
E. Evans综合征

68. 男性，38岁。畏寒、发热、寒战、头晕3天。查体：体温38℃，巩膜黄染，肝肋下2.5cm。尿胆原阳性，尿镜下无红细胞，尿隐血阳性，过去有肝炎史，诊断

A. 慢性肝炎急性发作
B. 胆石症
C. 急性黄疸型肝炎
D. 溶血性贫血
E. 以上全不是

69. 男性，26岁。轻度黄疸，肝肋下1.5cm，Hb70g/L，Coombs试验阳性。诊断应先考虑

A. 黄疸性肝炎
B. 早期肝硬化
C. 缺铁性贫血
D. 肝炎合并贫血
E. 自身免疫性溶血性贫血

70. 男性，35岁。半年来逐渐贫血，不发热，无出血症状，尿呈浓茶色，巩膜轻度黄染，肝、脾不大，血红蛋白82g/L，白细胞5.6×10^9/L，血小板93×10^9/L，网织红细胞0.05，为确诊首选哪项检查

A. 骨髓穿刺
B. 血清铁
C. 尿含铁血黄素
D. 抗人球蛋白试验
E. 酸化血清溶血试验

71. 女性，24岁。发热、腰痛3天，体温38.0℃，巩膜黄染，肝肋下1.0cm，脾肋下4cm，尿胆原（++），血清胆红素25μmol/L，血红蛋白80g/L，白细胞13.0×10^9/L，血象可见晚幼红细胞，骨髓增生明显活跃，中晚幼红细胞增多，粒红比0.8∶1。诊断为

A. 急性黄疸型肝炎
B. 慢性肝炎急性发作
C. 急性红白血病
D. 自身免疫性溶血性贫血
E. 巨幼细胞贫血

72. 女性，26岁。畏寒、发热，轻度黄疸，脾肋下2cm，血红蛋白76g/L，白细胞12×10^9/L，血小板150×10^9/L，Coombs试验阳性，Ham试验阴性，诊断为

A. 阵发性睡眠性血红蛋白尿
B. 阵发性寒冷性血红蛋白尿
C. 自身免疫性溶血性贫血
D. 肝炎后合并继发性贫血
E. Evans综合征

73. 男性，自幼常发生黄疸，贫血检查证实为遗传性球形细胞增多症，治疗最好采用

A. 糖皮质激素
B. 反复多次少量输血
C. 脾切除
D. 酌情应用免疫抑制剂
E. 可不必治疗

74. 自身免疫性溶血贫血患者，长期以来反复发生溶血，近1周上呼吸道感染，其后贫血日渐加重，血红蛋白50g/L，网织红细胞0.001，白细胞2.8×10^9/L，分类中性粒细胞0.52，淋巴细胞0.48，骨髓三系细胞增生减低，网状细胞、浆细胞多见，最大可能是

A. 急性溶血状态
B. 脾功能亢进
C. 再障危象
D. 骨髓纤维化
E. 以上均不是

75. 男性，30岁。既往有贫血，2日来突然高热、头痛、呼吸困难，尿量100ml/d，血压12/6kPa（90/45mmHg），血红蛋白40g/L，网织红细胞12%，CO_2CP 17mmol/L，BUN 14mmol/L，其诊断为

A. 感染中毒性休克
B. 慢性肾炎急性发作
C. 感染中毒性肾功不全
D. 急性溶血性贫血伴肾功不全
E. 以上均不可能

76. 男性，20岁。3年来在冬天或

遇冷即出现寒战、腰痛、排酱油色尿，巩膜无黄染，网织红细胞0.065，血红蛋白78g/L，Ham试验阴性，冷、热溶血试验阳性，诊断何病
A. 自身免疫性溶血性贫血
B. 阵发性寒冷性血红蛋白尿
C. 运动性血红蛋白尿
D. 冷凝集素血症
E. 阵发性睡眠性血红蛋白尿

77. 男性，50岁。腰痛2个月，近1周右下肢活动困难，外院诊断坐骨神经痛，查Hb 85g/L，ESR 90mm/h，尿蛋白(++)，该诊断首先考虑
A. 类风湿关节炎
B. 风湿性关节炎
C. 肾肿瘤骨髓转移
D. 慢性肾炎
E. 多发性骨髓瘤

【A_3/A_4 型题】

（78~81题共用题干）

女性，36岁。主诉头晕、乏力，3年来月经量多，浅表淋巴结及肝、脾未触及。血红蛋白58g/L，白细胞8×10^9/L，血小板185×10^9/L，血片可见红细胞中心淡染区扩大，网织红细胞计数0.005。

78. 明确诊断需做的检查应除外哪项
A. 骨髓检查
B. 血清铁和总铁结合力
C. 染色体检查
D. 血清铁蛋白检查
E. MCV、MCH、MCHC

79. 寻找病因应做哪项检查
A. 放射性核素骨扫描
B. 妇科检查
C. ^{51}Cr红细胞半寿期测定
D. 钡剂灌肠
E. 叶酸、维生素B_{12}测定

80. 除治疗病因外，还应采取哪项措施
A. 血浆输注
B. 补充铁剂
C. 大剂量丙球蛋白滴注
D. 维生素B_{12}和叶酸
E. 红细胞集落刺激因子

81. 对上述治疗效果反应最早的指标是
A. 白细胞数量
B. 血红蛋白含量
C. 网织红细胞计数
D. 叶酸，维生素B_{12}含量
E. 铁蛋白浓度

（82~85题共用题干）

女性，18岁。发热、鼻出血、皮肤紫癜2周，舌尖可见血疱，双下肢可见瘀斑，浅表淋巴结及肝、脾未及，胸骨压痛阴性，血红蛋白52g/L，白细胞2.0×10^9/L，分类中性粒细胞0.24，淋巴细胞0.75，嗜碱粒0.01，血小板22×10^9/L，网织红细胞0.001，胸部X线片示右下肺炎。

82. 本例最可能的诊断是
A. 脾功能亢进
B. 再生障碍性贫血
C. 淋巴瘤
D. 慢性粒细胞白血病
E. 多发性骨髓瘤

83. 明确诊断应先做哪一项检查
A. B超
B. 硫酸亚铁或右旋糖酐铁
C. 骨髓检查
D. MRI
E. 放射性核素骨扫描

84. 治疗应积极考虑使用
A. 叶酸，维生素B_{12}
B. 硫酸亚铁或右旋糖酐铁
C. 维生素C，雄激素
D. 同种异基因造血干细胞移植
E. 促红细胞生成素

85. 关于该患者的预后，哪项描述是正确的
A. 不积极治疗多于6~12个月内死亡
B. 较好，生存期长
C. 一般治疗即可缓解症状
D. 骨髓有病态造血者部分可转变为白血病
E. 有染色体异常者预后不良

（86~89题共用题干）

女性，35岁。黄疸、贫血伴关节酸痛3个月。查体：巩膜黄染，脾肋下2cm。血红蛋白58g/L，白细胞5×10^9/L，血小板110×10^9/L，网织红细胞计数0.25，外周血涂片成熟红细胞形态正常，尿隐血试验阴性，无家族史。

86. 最可能的诊断是
A. 急性白血病
B. 急性黄疸性肝炎
C. 肝癌骨髓转移
D. 溶血性贫血
E. 风湿性关节炎

87. 明确诊断应做哪项检查
A. 肝功能
B. Coombs试验
C. CT
D. 免疫球蛋白
E. 骨髓检查

88. 首选哪项治疗措施
A. 脾切除
B. 长春新碱
C. 肾上腺糖皮质激素
D. 环磷酰胺
E. 大剂量丙种球蛋白

89. 经治疗缓解1年后，又出现上述症状，同时采取哪项措施
A. 大剂量丙种球蛋白
B. 脾切除
C. α-干扰素
D. 6-TG
E. ATG

（90~93题共用题干）

男性，29岁。低热、酱油色尿2个月。查体：巩膜黄染，贫血面容，肝、脾不大。血红蛋白73g/L，血小板105×10^9/L，白细胞4.4×10^9/L，网织红细胞计数0.15，尿隐血阴性。

90. 最可能的诊断是
A. 急性早幼粒细胞白血病

伴 DIC
B. 急性红白血病
C. 阵发性睡眠性血红蛋白尿
D. 缺铁性贫血
E. 慢性感染性贫血

91. 为明确诊断应做哪项检查
A. 血红蛋白电泳
B. 骨髓检查
C. Coombs 试验
D. 外周血涂片观察红细胞形态
E. Ham 试验

92. 如需治疗，哪项治疗不宜
A. 洗涤红细胞悬液
B. 输全血或补铁
C. 皮质激素短期应用
D. 维生素 E
E. 雄激素

93. 除以上治疗外还可进行的治疗为
A. 同种异基因造血干细胞移植
B. 化疗
C. 放疗
D. 放疗+化疗
E. 放血疗法

第二章 白 血 病

【A_1 型题】

1. FAB 分类，哪项 POX 反应及非特异酯酶均阴性
A. M_3
B. ALL-L_3
C. M_2
D. M_5
E. M_4

2. 急性白血病发生贫血的最主要因素是
A. 骨髓造血受白血病细胞干扰
B. 脾脏大，破坏红细胞过多
C. 化疗后胃肠功能紊乱，营养缺乏
D. 严重皮肤黏膜及内脏出血
E. 产生抗红细胞抗体

3. 急性白血病出血的主要原因是
A. DIC
B. 血小板减少
C. 纤维蛋白溶解
D. AT-Ⅲ减少
E. 小血管被白血病细胞浸润破坏

4. 易发生 DIC 的白血病是
A. AML-M_1
B. ALL-L_2
C. AML-M_5
D. AML-M_3
E. CML-BC

5. 慢粒患者，WBC 650×10^9/L，巨脾，出现左上腹剧痛，诊断最可能是
A. 急性胰腺炎
B. 肺梗死
C. 心绞痛
D. 脾梗死、脾周围炎
E. 肾结石

6. 对于 AML-M_1 的描述正确的是
A. 骨髓增生活跃，原粒细胞占未分化细胞>90%
B. 最易发生 DIC 及中枢神经系统白血病
C. Ph 染色体多阳性
D. NAP 升高
E. CD19（+），CD33（−），HLA-DR（+）

7. 急性白血病骨髓移植治疗错误的是
A. 应采用 HLA 匹配的同胞异基因骨髓
B. 应在第一次化疗缓解后进行
C. 应及早进行，与年龄性别无关
D. 可选择自体干细胞移植
E. 异基因骨髓移植可能治愈急性白血病

8. 慢粒患者有哪条染色体改变
A. t（15;1）
B. t（9;22）（q34;q11）
C. t（8;14）
D. t（11;8）（q34;q11）
E. 16 号染色体结构异常

9. 易侵犯中枢神经系统的白血病是
A. 急性粒细胞性白血病
B. 急性单核细胞性白血病
C. 急性早幼粒细胞性白血病
D. 急性淋巴细胞性白血病
E. 慢性粒细胞性白血病

10. 下列哪项符合急性淋巴细胞性白血病
A. 为儿童最多见的急性白血病
B. 中枢神经系统白血病少见
C. 化疗效果差
D. 易发生 DIC 出血严重
E. 与 EB 病毒感染有关

11. 下列哪项符合 AML-M_3 的特点
A. 过氧化物酶阴性
B. 无 Auer 小体
C. 非特异酯酶阴性
D. 苏丹黑染色阴性
E. 糖原 PAS 反应（+）或成块或颗粒状

12. 有关白血病的叙述，错误的是
A. Ph 染色体仅见于慢性粒细胞白血病
B. 急性淋巴细胞白血病无 Auer 小体
C. 慢性粒细胞白血病中性粒细胞碱性磷酸酶活性减低
D. 急性粒细胞白血病过氧化物酶染色阳性
E. 红白血病幼红细胞糖原染色呈强阳性

13. 急、慢性白血病鉴别主要依靠
A. 肝、脾、淋巴结肿大
B. 发病急缓，病程长短
C. 骨髓增生程度，粒、红

比值
D. 外周血原始细胞的多少
E. 骨髓原始细胞的多少

14. 下列组合哪项正确
A. 急性淋巴细胞白血病-儿童病例绿色瘤常见
B. 急粒白血病-特异性皮肤损害多见
C. M_3-多伴 DIC
D. 慢淋白血病-多见急变
E. 慢粒白血病-多伴中枢神经系统白血病

15. 慢粒白血病下列哪项错误
A. 晚期骨髓内纤维组织增多
B. 中性粒细胞碱性磷酸酶慢性期增多、急性期下降
C. 骨髓中原始细胞＜10%，而以中晚幼粒细胞为主
D. 血清维生素 B_{12}浓度增高
E. 周围血中中性粒细胞百分数增多

16. 中性粒细胞碱性磷酸酶积分降低多见于
A. 类白血病反应
B. 再生障碍性贫血
C. 慢粒白血病
D. 脾功能亢进
E. 骨髓纤维化

17. 不支持慢性粒细胞白血病加速期的是
A. 外周血中原始粒细胞≥5%
B. 骨髓中原始粒细胞≥10%
C. 外周血嗜碱性粒细胞>20%
D. 不明原因的血小板进行性减少
E. 不明原因的血小板进行性增加

18. 中枢神经系统白血病发病机制是
A. 进入脑组织的白血病细胞对化疗药耐受
B. 化疗方案不彻底，不能杀死白血病细胞
C. 多数化疗药物不能透过血脑屏障
D. 化疗不够早，白血病细胞大量繁殖
E. 患者个体差异

19. NAP 活性明显增高见于
A. 慢粒白血病慢性期
B. 急淋白血病缓解期
C. 恶性淋巴瘤Ⅳ期
D. 类白血病反应
E. 多发性骨髓瘤

20. 支持 CML 急变期的检查结果是
A. 血中原粒细胞>5%
B. 血中原粒＋早幼粒细胞>20%
C. 骨髓中原粒细胞>20%
D. 骨髓中原粒细胞＋早幼粒细胞>40%
E. 骨髓活检显示胶原纤维显著增生

21. 类白血病反应的特点是
A. 外周血白细胞>50×10^9/L
B. 外周血出现幼稚细胞，NAP 活性增高
C. 骨髓中幼稚粒细胞增多
D. 脾脏显著肿大
E. 外周血嗜碱、嗜酸性粒细胞增多

22. 急性白血病诊断的主要依据是
A. 发热、贫血、出血
B. 白细胞计数>50×10^9/L
C. 骨髓增生极度活跃
D. 胸骨压痛（+）
E. 骨髓中原始细胞明显增多

23. 类白血病反应不同于慢粒白血病的主要实验室检查是
A. 外周血出现幼稚细胞
B. 白细胞数目增多
C. NAP 活性增高
D. 血小板和血红蛋白量大多正常
E. 白细胞胞质中有中毒颗粒和空泡

24. 下列哪项组合不正确
A. 急粒白血病——可见 Auer 小体
B. M_3 白血病——t（15：17）
C. 急淋白血病——过氧化物酶阳性
D. 慢粒白血病——NAP 下降
E. 慢淋白血病——以成熟小淋巴细胞为主

25. 治疗中枢神经系统白血病首选药物是
A. 长春新碱
B. 环磷酰胺
C. 三尖杉酯碱
D. 6-巯基嘌呤
E. 氨甲蝶呤

26. 治疗慢性粒细胞白血病慢性期首选的化疗药物是
A. 马利兰（白消安）
B. 羟基脲
C. 靛玉红
D. 美法仑
E. 高三尖杉酯碱

【A_2 型题】

27. 男性，29 岁。高热、咳嗽、咳黄痰 1 周。血白细胞 40×10^9/L。哪项与慢粒白血病不符
A. 外周血有幼稚细胞出现
B. 血小板计数正常或略增多
C. 骨髓中可见大量幼稚细胞及嗜酸、嗜碱性粒细胞
D. NAP 活性增高
E. 骨髓增生极度活跃

28. 男性，病史 2 周，贫血伴周身出血点，浅表淋巴结不肿大，胸骨压痛（+），肝脏轻度肿大，外周血白细胞 25×10^9/L，可见幼稚细胞，血小板 50×10^9/L，血红蛋白 40g/L，该患者最可能的诊断是
A. 败血症
B. 再生障碍性贫血
C. 过敏性紫癜
D. 急性白血病
E. 恶性淋巴瘤

29. 女性，27 岁。发热、鼻出血 7 天，牙龈增生似海绵状，胸

骨压痛明显。血红蛋白60g/L，白细胞42×10^9/L，血小板20×10^9/L。骨髓：原始细胞90%，POX（-），PAS阳性呈粗颗粒状，非特异性酯酶阴性，血清溶菌酶正常。诊断为

A. 急性粒细胞白血病
B. 急性早幼粒细胞白血病
C. 急性单核细胞白血病
D. 急性淋巴细胞白血病
E. 急性红白血病

30. 男性，25岁。发热、牙龈出血、皮肤瘀斑5天，胸骨压痛明显，肝、脾肋下可触及。血红蛋白70g/L，白细胞50×10^9/L，血小板20×10^9/L。骨髓：原始细胞占90%，POX（-），PAS阳性呈粗颗粒状，非特异性酯酶阴性，血清溶菌酶正常。诊断为

A. 急性粒细胞白细胞
B. 急性早幼粒细胞白血病
C. 急性单核细胞白血病
D. 急性淋巴细胞白血病
E. 急性红白血病

31. 慢性粒细胞白血病患者，白细胞计数200×10^9/L，服用大量马利兰后出现趾、指关节肿痛，其原因为

A. 中毒性关节炎
B. 类风湿关节炎
C. 继发性痛风
D. 白血病关节浸润
E. 风湿性关节炎

32. 女性，29岁。贫血、出血、感染，全血细胞减少，外周血未见幼稚细胞，为鉴别低增生性白血病与再生障碍性贫血，应检查

A. 肝脾淋巴结有否肿大
B. 网织红细胞多少
C. 骨髓增生程度及原始细胞多少
D. 皮肤黏膜有无浸润
E. 巨核细胞多少

33. 男性，40岁。发热、皮肤出血点2周。骨髓原始细胞>80%，过氧化物酶（++），Auer小体（+）。最可能的诊断是

A. 急淋白血病
B. 急粒白血病
C. 急性单核细胞白血病
D. 急性红白血病急变
E. 慢粒白血病急变

34. 男性，25岁。急非淋M_2型经DA方案治疗后部分缓解，近日自觉左下肢疼痛，腰椎4~5椎旁压痛（+），直腿抬高试验（+），应如何治疗

A. 腰穿脑脊液检查，鞘内注射MTX
B. 骨科治疗
C. 大剂量化疗
D. 放疗
E. 细胞因子，如IL-2或IFN-α

35. 女性，18岁。发热、咽痛、鼻出血10天，胸骨压痛明显，右下肢皮肤可触及3cm×3cm大小肿块，质硬。外周血红细胞2×10^9/L，血红蛋白60g/L，白细胞2×10^9/L，血小板20×10^9/L，骨髓增生极度活跃，原始细胞80%，部分胞质中可见Auer小体，POX染色弱阳性，PAS染色胞质淡红色，醋酸酚酯酶染色阳性，能被NaF抑制，诊断是

A. 急性粒细胞白血病
B. 急性早幼粒细胞白血病
C. 急性单核细胞白血病
D. 急性红白血病
E. 急性淋巴细胞白血病

36. 女性，20岁。头昏、乏力、鼻出血伴牙龈出血1周。Hb 82g/L，WBC 45×10^9/L，血小板25×10^9/L，骨髓增生极度活跃，原始细胞50%，早幼粒细胞21%，POX强阳性，NAP阴性，非特异性酯酶部分呈阳性反应，不被NaF抑制，确诊急性非淋巴细胞白血病，其FAB分型是

A. M_2
B. M_1
C. M_4
D. M_3
E. M_5

37. 男性，30岁。发热、出血、贫血、齿龈增生，全血细胞减少，骨髓增生极度活跃，原始细胞占85%，过氧化物酶（+），非特异性酯酶（+++），诊断为

A. 急淋L_2型
B. 急粒M_1型
C. 急粒M_5型
D. 急粒M_3型
E. 急粒M_6型

38. 男性，16岁。发热，贫血，出血，肝、脾大，全血细胞减少，骨髓原始细胞占90%，POX（-），非特异性酯酶（-），诊断为

A. 急淋白血病
B. 慢粒白血病
C. 急粒白血病M_3型
D. 慢淋白血病
E. 淋巴瘤

39. 女性，30岁。慢粒病史1年，近1周高热伴脾大平脐。血红蛋白5g/L，白细胞20×10^9/L，分类原粒占30%，中晚幼粒占40%，血小板50×10^9/L。诊断慢粒白血病

A. 急性变
B. 合并感染
C. 合并类白血病反应
D. 合并骨髓纤维
E. 慢性期

40. 女性，20岁。病史10天，发热，贫血，出血，肝、脾轻度大，颈部淋巴结肿大，伴关节痛。血红蛋白60g/L，白细胞35×10^9/L，血小板80×10^9/L，

首先考虑
A. 风湿热
B. 病毒感染
C. 急性白血病
D. 淋巴病
E. SLE

【A_3/A_4 型题】

（41~43 题共用题干）

男性，36 岁。5 天前发热、咽痛，应用抗生素治疗无效，颈部浅表淋巴结肿大，咽部充血。扁桃体Ⅱ度肿大，下肢少许瘀斑。白细胞 $16.6\times10^9/L$，原始细胞 60%，血红蛋白 80g/L，血小板 $34\times10^9/L$。

41. 最可能的诊断是
A. 特发性血小板减少性紫癜
B. 缺铁性贫血
C. 再生障碍性贫血
D. 溶血性贫血
E. 急性白血病

42. 查体中应特别注意的体征是
A. 睑结膜苍白
B. 胸骨压痛
C. 浅表淋巴结肿大
D. 皮肤出血点
E. 心脏杂音

43. 为明确诊断应做的检查是
A. 血小板抗体
B. 血清铁蛋白
C. 骨髓扫描
D. 淋巴结活检
E. 骨髓涂片细胞学检查

（44~46 题共用题干）

男性，20 岁。发热 2 周，体温 38~39℃。检查：皮肤散在紫癜，颈部及腋下可触及 0.5cm×1.5cm 大小淋巴结 5~6 个，脾肋下 3cm。血红蛋白 85g/L，白细胞 $10\times10^9/L$，血小板 $25\times10^9/L$。

44. 对诊断帮助最大的检查是
A. 血细菌培养
B. 白细胞分类
C. 胸部 X 线片
D. 骨髓象检查
E. 血小板抗体测定

45. 此患者在治疗 3 周后，出现高热、头痛、呕吐、Kernig 征（+），应采取的治疗方案是
A. 应用广谱抗生素
B. 链霉素、异烟肼、利福平联合治疗
C. 化疗+鞘内注射 MTX
D. 肾上腺糖皮质激素+头孢菌素
E. 输血小板

46. 此患者在发热、头痛、呕吐第 2 日做脑脊液检查，最可能的发现为
A. 脑脊液中性粒细胞增多
B. 细菌培养阳性
C. 脑脊液发现结核分枝杆菌
D. 脑脊液蛋白量显著增高、糖定量减低
E. 脑脊液白血病细胞增多

（47~50 题共用题干）

男性，30 岁。主诉乏力 3 个月，伴左上腹饱胀感。查体：浅表淋巴结未及，肝未触及，脾肋下 5cm。Hb 90g/L，白细胞 $170\times10^9/L$，血小板 $300\times10^9/L$，原粒 1%，晚幼粒 40%，杆粒 34%，分叶粒 10%，嗜碱性粒细胞 2%，NAP（-）。

47. 如需明确诊断，应先做的检查是
A. 肝脾 B 超
B. 腹部 CT
C. 骨髓检查和活检
D. 红细胞沉降率
E. 蛋白电泳

48. 要进一步检查需做
A. ^{51}铬红细胞半寿命期
B. 染色体
C. MRI
D. 同位素骨扫描
E. 淋巴管造影

49. 治疗最常用的药物是
A. 环磷酰胺
B. 泼尼松
C. 柔红霉素
D. 多柔比星
E. 羟基脲

50. 最有希望达到根治的治疗方法是
A. 同种异基因骨髓移植
B. 脾切除
C. 脾移植
D. 干扰素
E. 维 A 酸

【B_1 型题】

（51~54 题共用备选答案）
A. NAP 强阳性
B. t（9；22）（q34；q11）
C. PAS 阳性
D. 过氧化物酶阳性
E. 非特异性酯酶阳性，能被 NaF 抑制

51. 类白血病反应
52. 急淋白血病
53. 慢性粒细胞白血病
54. 急性单核细胞白血病

（55~58 题共用备选答案）
A. 可见 Auer 小体
B. 红细胞大小不等，中心淡染区扩大
C. 细胞中含粗大嗜天青颗粒比例≥30%
D. 骨髓增生低下，造血细胞减少
E. 红细胞中有染色质小体

55. 再生障碍性贫血
56. 缺铁性贫血
57. 急性粒细胞白血病
58. 急性早幼粒细胞白血病

第三章 骨髓增生异常综合征

【A_1 型题】

1. 骨髓增生异常综合征属于
   A. 红细胞系疾病
   B. 巨核细胞系疾病
   C. 造血干细胞克隆性疾病
   D. 粒细胞系疾病
   E. 浆细胞系疾病
2. 骨髓增生异常综合征的 FAB 分型中不包括
   A. 难治性贫血
   B. 伴环形铁粒幼细胞的难治性贫血
   C. 难治性贫血伴原始细胞增多转变型
   D. 急性单核细胞白血病
   E. 难治性贫血伴原始细胞增多
3. 关于骨髓增生异常综合征的治疗，正确的是
   A. 口服维生素 B_{12} 及叶酸后血象很快恢复
   B. 糖皮质激素治疗 1 个月后血象正常
   C. 化疗疗效好，可根治本病
   D. 可使用全反式维 A 酸和 1,25（OH_2）$_3$ 诱导分化治疗
   E. 多数患者不需输血支持

【A_2 型题】

4. 男性，25 岁。发热、牙龈出血，皮肤瘀斑 1 月余，肝、脾肋下未触及。血红蛋白 70g/L，白细胞 $2.6×10^9$/L，血小板 $20×10^9$/L，诊断需与下列疾病鉴别，除了
   A. 再生障碍性贫血
   B. 阵发性睡眠性血红蛋白尿
   C. 巨幼细胞贫血
   D. 缺铁性贫血
   E. 骨髓增生异常综合征
5. 女性，18 岁。因全血细胞减少，确诊为骨髓增生异常综合征 2 年，可选择的治疗应除外
   A. 支持治疗
   B. 雄激素
   C. 去甲基化药物
   D. 异基因造血干细胞移植
   E. 放疗

【A_3/A_4 型题】

（6~8 题共用题干）

女性，40 岁。贫血病史半年，需间断输血治疗，血清铁蛋白高，外周血中性粒细胞 0.85，血红蛋白 75g/L，MCV 增大，MCH 增高，血小板 $95×10^9$/L。骨髓：增生低下，红系可见大红细胞，畸形红细胞，粒系可见类巨幼变，原始细胞 12%。染色体：46，XX。维生素 B_{12}、叶酸水平正常。

6. 该患者最可能的诊断是
   A. 骨髓纤维化
   B. 低增生急性白血病
   C. MDS-RAEB
   D. 溶血性贫血
   E. 阵发性睡眠性血红蛋白尿
7. 该患者 IPSS 积分为
   A. 0.5 分
   B. 1.0 分
   C. 1.5 分
   D. 4.0 分
   E. 5.5 分
8. 该患者危险度分层为
   A. 非常良好组
   B. 良好组
   C. 中危组
   D. 不良组
   E. 极高不良组

第四章 淋 巴 瘤

【A_1 型题】

1. 属于 T 细胞淋巴瘤的是
   A. 边缘区淋巴瘤
   B. 滤泡性淋巴瘤
   C. 套细胞淋巴瘤
   D. 间变大细胞淋巴瘤
   E. Brukitt 淋巴瘤
2. 对霍奇金淋巴瘤最具诊断意义的细胞是
   A. R-S 细胞
   B. 霍奇金细胞
   C. 陷窝细胞
   D. 多形性瘤细胞
   E. 嗜酸性细胞
3. 非霍奇金淋巴瘤的病理类型中，属于中度恶性的是
   A. 滤泡性小裂细胞型
   B. 小无裂细胞型
   C. 弥漫性小裂细胞型
   D. 免疫母细胞型
   E. 小淋巴细胞型
4. 淋巴瘤最有诊断意义的临床表现是
   A. 肝、脾大
   B. 长期周期性发热
   C. 盗汗、体重减轻
   D. 无痛性淋巴结肿大
   E. 局限性淋巴结肿大并有粘连

【A_2 型题】

5. 男性，40 岁。2 个月来左颈部淋巴结进行性肿大，无痛，周期性发热，消瘦，近 1 周上胸部水肿，颈粗，淋巴结活检有 R-S 细胞，胸片示纵隔有肿块，选择哪种治疗显效最快
   A. MOPP

B. 肾上腺皮质激素加长春新碱
C. 放射治疗
D. 苯丁酸氮芥
E. 多柔比星（阿霉素）

6. 男性，56 岁。左颈淋巴结肿大，伴发热。检查：弥漫性混合性细胞淋巴瘤，左腹股沟淋巴结 2cm×2cm 大小，无压痛，脾肋下 2cm。骨髓：淋巴瘤细胞 0.12。诊断属何期
A. Ⅰ
B. Ⅱ
C. $Ⅲ_E$
D. $Ⅲ_S$
E. Ⅳ

7. 女性，22 岁。右颈部肿块 1 个月，无发热，病理检查为大细胞性淋巴瘤，骨髓活检未见淋巴瘤细胞，应选择哪种治疗方案
A. CHOP
B. 局部照射
C. 全淋巴结照射
D. 化疗+局部放疗
E. 扩大照射

【A_3/A_4 型题】

（8~11 题共用题干）

男性，35 岁。高热，皮肤瘙痒半月，右颈及锁骨上淋巴结肿大，无压痛，互相粘连，血红蛋白 90g/L，白细胞 $10×10^9$/L，中性粒细胞 0.66，淋巴细胞 0.24，骨髓涂片找到 R-S 细胞。

8. 最大可能诊断是
A. 结核性淋巴结炎
B. 慢性淋巴细胞白血病
C. 癌转移
D. 淋巴瘤
E. 风湿性疾病

9. 如需明确诊断首先应做的检查是
A. 肝脾 B 超
B. 腹部或全身 CT
C. 淋巴结活检
D. MRI
E. 中性粒细胞碱性磷酸酶测定

10. 首选的治疗方案是
A. 干扰素
B. 手术治疗
C. 放射治疗
D. 肿瘤坏死因子
E. 放疗+化疗

11. 常用的化疗方案是
A. ABVD
B. VDP
C. 羟基脲
D. 苯丁酸氮芥
E. HA/DA

【B_1 型题】

（12~15 题共用备选答案）
A. CHOP
B. DA
C. 苯丁酸氮芥
D. ABVD
E. 羟基脲

12. 治疗霍奇金淋巴瘤
13. 治疗非霍奇金淋巴瘤
14. 治疗慢性粒细胞白血病
15. 治疗急性非淋巴细胞白血病

（16~17 题共用备选答案）
A. 小无裂细胞型
B. 滤泡性小裂细胞型
C. 弥漫性小裂细胞型
D. 滤泡性大细胞型
E. 弥漫性大细胞型

16. 属于低度恶性淋巴瘤的是
17. 属于高度恶性淋巴瘤的是

第五章　多发性骨髓瘤

【A_1 型题】

1. 下列哪项不是多发性骨髓瘤患者的临床表现
A. 高钙血症
B. 骨痛
C. 高黏滞血症
D. Plummer-Vinson 综合征
E. 淀粉样变

2. 多发性骨髓瘤引起肾损害最常见的原因为
A. 高钙血症
B. 高黏滞血症
C. 淀粉样变性
D. 轻链蛋白沉积于肾小管内
E. 骨髓瘤细胞浸润

3. 多发性骨髓瘤易感染的原因为
A. 肾脏功能损害
B. 正常免疫球蛋白合成受抑制
C. 细胞免疫缺陷
D. 高黏滞血症
E. 淀粉样变

【A_3/A_4 型题】

（4~5 题共用题干）

男性，60 岁。因腰腿痛 2 月余就诊。查体：轻度贫血貌，巩膜、皮肤无黄染，浅表淋巴结未触及肿大，胸骨无压痛，肝、脾肋下未触及，腰椎压痛。血常规示：Hb 85g/L，WBC $3.5×10^9$/L，N 0.63，L 0.37，PLT $150×10^9$/L；红细胞沉降率 105mm/h。尿蛋白（+++）。血生化检查示：A/G = 28/78，BUN 10.8mmol/L，Cr 255μmol/L，电解质正常。肝炎免疫阴性。腰椎摄片示 L_2 压缩性骨折。

4. 诊断首先考虑
A. 结核病
B. 转移癌
C. 多发性骨髓瘤
D. 慢性肾小球肾炎
E. 肝硬化

5. 为明确诊断首先进行的检查是
   A. 肝穿刺活检
   B. 肾穿刺活检
   C. PPD 试验
   D. 骨髓穿刺+血尿蛋白鉴定
   E. 腰椎手术取材活检

【B_1 型题】

（6~7 题共用备选答案）

   A. 单克隆免疫球蛋白常<30g/L
   B. 血清碱性磷酸酶明显升高
   C. M 蛋白为 IgM，常伴有高黏滞血症
   D. 骨髓浆细胞增高<10%，形态正常
   E. 骨髓浆细胞>30%

6. 多发性骨髓瘤
7. 骨转移性肿瘤

第六章　白细胞减少和粒细胞缺乏病

【A_1 型题】

1. 关于粒细胞缺乏症的临床表现，不正确的是
   A. 多表现为原发症状
   B. 2~3 天内发生严重感染
   C. 常见的感染部位是呼吸道、皮肤及泌尿生殖道
   D. 可出现高热、败血症和脓毒血症
   E. 感染的症状和体征非常明显
2. 关于粒细胞缺乏症的治疗，不正确的是
   A. 需住院治疗，争取严密消毒隔离
   B. 注意口腔、鼻咽部清洁卫生
   C. 发生感染应进行理化检查，明确感染性质和部位
   D. 发生轻度感染原因未明时，可不给予抗生素治疗
   E. 严重感染患者可应用 G-CSF

【A_2 型题】

3. 男性，47 岁。因癫痫病长期服用苯妥英钠，近 1 个月来头晕、乏力就诊。查血常规示中性粒细胞 $0.8\times10^9/L$，其中性粒细胞水平为
   A. 轻度减少
   B. 中度减少
   C. 重度减少
   D. 粒细胞缺乏症
   E. 水平正常
4. 女性，37 岁。2 周来头晕、乏力来院急诊。Hb 136g/L，WBC $1.9\times10^9/L$，PLT $260\times10^9/L$。病史中应详细询问
   A. 长期服药情况
   B. 家族史
   C. 营养及饮食情况
   D. 月经史
   E. 消化性溃疡病史

第七章　出血性疾病

【A_1 型题】

1. 特发性血小板减少性紫癜（ITP）主要发病机制是
   A. 脾脏吞噬血小板增多
   B. 骨髓巨核细胞生成减少
   C. 骨髓巨核细胞成熟障碍
   D. 雌激素抑制血小板生成
   E. 有抗血小板抗体
2. ITP 做骨髓检查的主要目的是
   A. 证明有无巨核细胞增生
   B. 证明有无幼稚巨核细胞
   C. 证明有无血小板减少
   D. 排除引起血小板减少的其他疾病
   E. 上述均不是
3. 特发性血小板减少性紫癜较少出现
   A. 肌肉血肿
   B. 鼻出血
   C. 月经过多
   D. 口腔黏膜出血
   E. 皮肤瘀点
4. 关于 ITP 的概念，描述错误的是
   A. 急性型 ITP 与感染因素有关
   B. 血小板寿命缩短
   C. 骨髓巨核细胞总数减少
   D. 临床上是较常见的一种出血性疾病
   E. 急性型 ITP 多见于儿童
5. 能同时启动内源和外源性凝血途径引起 DIC 的是
   A. 羊水栓塞
   B. 急性早幼粒细胞白血病
   C. 广泛创伤
   D. 大型手术
   E. 严重感染
6. 急性型 DIC 高凝期患者的治疗原则，除消除病因、治疗原发病外，应首先考虑
   A. 补充水与电解质
   B. 应用抗血小板药物
   C. 积极抗纤溶治疗
   D. 及早应用肝素
   E. 输注全血或血浆
7. 过敏性紫癜哪种类型最常见

A. 皮肤型
B. 腹型
C. 关节型
D. 肾型
E. 中枢神经系统受累

8. 双下肢对称性紫癜伴荨麻疹者常见于
A. 过敏性紫癜
B. 再生障碍性贫血
C. 激素性紫癜
D. 血小板减少
E. 特发性血小板增多症

9. 不符合关节型过敏性紫癜临床表现的是
A. 关节肿胀
B. 多发生于大关节
C. 部位固定，非游走性
D. 呈反复性发作
E. 不遗留关节畸形

10. 凝血酶原时间（PT）正常见于
A. 维生素 K 缺乏
B. 慢性肝病肝功能失代偿
C. 血友病
D. 口服双香豆素
E. 先天性 V 因子缺乏

11. 属于纤溶异常的实验室检查是
A. 血 vWF 测定
B. 血栓素 B_2 测定
C. 血 FDP 测定
D. 血 TAT 测定
E. 血 PC 测定

【A_2 型题】

12. 男性，19 岁。2 日来出现皮肤紫癜，以下肢为主，两侧对称，颜色鲜红，高出皮肤表面，伴有关节及腹痛，应诊断为
A. 血小板减少性紫癜
B. 过敏性紫癜
C. 急性白血病
D. 急性关节炎
E. 急腹症

13. 男性，34 岁。诊断急粒白血病 M_3，化疗时突发 DIC，并迅速发展到消耗性低凝期，下列检查结果，哪项是不符合的
A. 血小板数明显减少
B. 凝血酶原时间缩短
C. 纤维蛋白原浓度降低
D. 血小板因子 4 水平增高
E. 抗凝血酶Ⅲ水平减低

14. 男性，16 岁。3 天来左膝关节肿胀。自幼于外伤后易出血不止。查体：皮肤黏膜未见出血及紫癜，出血时间为 2 分钟，凝血时间 30 分钟，凝血酶原时间正常，疾病分类应为
A. 纤维蛋白生成障碍
B. 凝血酶生成障碍
C. 血小板异常
D. 凝血活酶生成障碍
E. 血管壁功能异常

15. 女性，20 岁。肢体紫癜反复发作伴月经过多 3 年，肝、脾不大，血小板计数 $100\times10^9/L$，出血时间 3 分钟，凝血时间 7 分钟，束臂试验阳性，血小板聚集功能正常，骨髓象正常，最可能的诊断是
A. 过敏性紫癜
B. 单纯性紫癜
C. 血小板减少性紫癜
D. 因子Ⅺ缺乏症
E. 血管性血友病

16. 女孩，12 岁。鼻出血，躯干及四肢瘀点、瘀斑，发病前 2 周有感冒史，脾不大，血小板 $20\times10^9/L$，出血时间 12 分钟，凝血时间正常，束臂试验阳性，PT 正常，骨髓象增生，巨核细胞增多，幼稚型巨核细胞 40%，产血小板型巨核细胞缺少，诊断为
A. 再生障碍性贫血
B. 急性 ITP
C. 急性白血病
D. 过敏性紫癜
E. 慢性 ITP

【A_3/A_4 型题】

（17~20 题共用题干）

女孩，10 岁。阵发性腹痛、黑粪 2 天，双下肢散在出血点，双膝关节肿胀。查体：腹软，右下腹压痛。血白细胞 $12.5\times10^9/L$，血小板 $200\times10^9/L$，血红蛋白 110g/L。尿常规：蛋白质（+），红细胞（+）/HP，颗粒管型 0~3/HP。

17. 诊断可能是
A. 急性阑尾炎
B. 肠套叠
C. 风湿性关节炎
D. 过敏性紫癜
E. 急性肾小球肾炎

18. 其常见的病因中除了
A. 细菌病毒
B. 食物，如鱼、牛奶
C. 某些药物
D. 寒冷因素
E. 放射性物质

19. 首选治疗措施是
A. 急诊手术
B. 肾上腺皮质激素
C. 抗生素
D. 氯苯那敏
E. 雷尼替丁

20. 如上述治疗无效可合用
A. 环磷酰胺
B. 西咪替丁
C. 维生素 C
D. 输血
E. 阿托品

（21~23 题共用题干）

女性，26 岁。10 天来全身皮肤出血点伴牙龈出血来诊。实验室检查：PLT $35\times10^9/L$，临床诊断为慢性特发性血小板减少性紫癜（ITP）。

21. 支持 ITP 诊断的是
A. 皮肤有略高出皮面的紫癜
B. 面部蝶形红斑
C. 口腔溃疡
D. 下肢肌肉血肿

E. 脾不大

22. 支持ITP诊断的实验室检查是

A. 凝血时间延长

B. 血块收缩良好

C. 抗核抗体阳性

D. 骨髓巨核细胞增多，产板型增多

E. 骨髓巨核细胞增多，幼稚型增多

23. 该患者的首选治疗是

A. 糖皮质激素

B. 脾切除

C. 血小板输注

D. 长春新碱

E. 达那唑

（24～27题共用题干）

女性，26岁。牙龈出血伴月经过多1年。查体：双下肢可见散在出血点及紫癜，肝、脾不大。血红蛋白90g/L，白细胞 $5.5\times10^9/L$，分类正常，血小板 $25\times10^9/L$，尿常规正常。

24. 最可能的诊断为

A. 急性白血病

B. 过敏性紫癜

C. 特发性血小板减少性紫癜

D. 再生障碍性贫血

E. 缺铁性贫血

25. 明确诊断需做

A. 骨髓检查

B. 铁蛋白测定

C. 出血时间

D. Coombs 试验

E. 网织红细胞

26. 首选治疗为

A. 输血小板浓缩液

B. 抗纤溶药物

C. 免疫抑制剂

D. 肾上腺皮质激素

E. 脾切除

27. 如治疗半年无效，可选用下列治疗，除了

A. 脾切除

B. 长春新碱1～2mg/次，每周1次连用4～6周

C. 大剂量丙种球蛋白0.4g/kg，连用5天

D. 血浆置换

E. 骨髓移植

（28～31题共用题干）

男性，68岁。发热伴咳嗽1周，表情淡漠，气促，近2天全身散在出血点及瘀斑，血压8/5.3kPa（60/40mmHg），血红蛋白120g/L，白细胞 $12\times10^9/L$，血小板 $30\times10^9/L$，血涂片可见少量红细胞碎片，凝血酶原时间18秒（对照13秒），骨髓穿刺示增生活跃，巨核细胞多。

28. 患者最可能的诊断是

A. 再生障碍性贫血

B. 急性白血病

C. Evans 综合征

D. DIC

E. 过敏性紫癜

29. 应进一步做哪项检查

A. 血小板功能测定

B. D-二聚体测定或3P试验

C. 造血祖细胞培养

D. 染色体

E. 束臂试验

30. 考虑与肝病有关，还需做

A. 肝脾B超

B. 腹部CT

C. FDP

D. Ⅱ、Ⅶ、Ⅸ、Ⅹ因子测定

E. 肝功能

31. 最合适的治疗方法是

A. CTX+VCR

B. 止血芳酸+大量维生素C

C. 雄激素+抗生素

D. 皮质激素

E. 肝素

【B_1型题】

（32～35题共用备选答案）

A. 消耗性凝血障碍

B. 某些凝血因子合成减少

C. 血管壁变态反应

D. 因子Ⅷ缺乏

E. 抗凝物质合成增多

32. 过敏性紫癜

33. 肝病出血倾向

34. DIC

35. 血友病

（36～37题共用备选答案）

A. 血vWF测定

B. PF3有效性测定

C. 血栓素 B_2 测定

D. 血PC测定

E. 血D-二聚体测定

36. 属于抗凝异常的实验室检查的是

37. 属于纤溶异常的实验室检查是

第八章 输 血

【A_1型题】

1. 最常见的早期输血不良反应是

A. 溶血反应

B. 发热反应

C. 细菌污染反应

D. 出血倾向

E. 酸中毒

2. 不属于输血适应证的是

A. 大量失血

B. 凝血异常

C. 贫血

D. 脓毒症

E. Hb>100g/L

3. 麻醉中的手术患者输入几十毫升血后即出现手术区渗血和低血压，应考虑

A. 出血倾向

B. 变态反应

C. 变态反应

D. 细菌污染反应

E. 溶血反应

4. 不能通过输血传播的病原是
A. 单纯疱疹病毒
B. 梅毒
C. 巨细胞病毒
D. 肝炎病毒
E. HIV

5. 引起输血发热反应，最常见的原因是
A. 细菌污染
B. 致热原
C. 血型不合
D. 红细胞破坏
E. 过敏物质

6. 根据卫生部门输血指南，Hb 大于多少时不需要输血
A. 100g/L
B. 200g/L
C. 250g/L
D. 300g/L
E. 400g/L

7. 库存枸橼酸钠血，一般超过几周不宜再用
A. 3 周
B. 4 周
C. 6 周
D. 8 周
E. 12 周

8. 保证血液安全的前提和基础是
A. 无偿献血
B. 血液检测
C. 成分输血
D. 自身输血
E. 避免不必要的输血

9. 不属于自体输血的禁忌证的是
A. 血液受尿液污染
B. 严重贫血
C. 胸部开放性损伤超过 3 小时
D. 肝功不全
E. 菌血症患者

10. 不属于大量输血的影响的是
A. 低体温
B. 高血钾
C. 酸中毒
D. 低血钙
E. 凝血异常

【A_2 型题】

11. 女性，48 岁。行胃大部分切除术，输血 150ml 后，出现寒战，肌内注射异丙嗪 25mg，继续输血，半小时后，体温 39.7℃，血压 70/60mmHg，脉搏 160 次/分，发绀，意识不清，烦躁不安，可能原因是
A. 输血后出血倾向
B. 发热反应
C. 溶血反应
D. 细菌污染反应
E. 输血传染疟疾

12. 男性，35 岁。体重 80kg，因外伤引起急性失血 2000ml，给予补液扩容、手术止血，继而输血治疗。当开始输血 5 分钟左右时，患者突然寒战、发热、恶心，T 39.5℃，BP 70/50mmHg，尿液呈酱油色。此时该患者出现的输血不良反应可能是
A. 变态反应
B. 输血传播细菌性感染
C. 循环超负荷
D. 非溶血性发热性输血反应
E. 溶血性输血反应

【A_3/A_4 型题】

（13～15 题共用题干）

给一患者输血 20ml，患者感觉头痛、恶心、寒战、呼吸困难、心前区压迫感。

13. 应怀疑发生了
A. 溶血反应
B. 细菌污染反应
C. 变态反应
D. 免疫反应
E. 发热反应

14. 首要治疗措施是
A. 采静脉血观察血浆颜色
B. 测尿血红蛋白
C. 重新实验室检查血型并做交叉配合试验
D. 采血袋内剩余血和患者血做细菌涂片和培养
E. 停止输血，核对受血者和供血者姓名和血型

15. 不属于保护肾功的预防措施的是
A. 酸化尿液
B. 利尿药
C. 血液透析
D. 输注碳酸氢钠
E. 促进血红蛋白结晶溶解

【B_1 型题】

（16～18 题共用备选答案）
A. 短期内大量输入冷藏血
B. 输血速度超过心脏负荷能力
C. 大量输入含枸橼酸钠的血制品
D. 血液受污染
E. 输入受细菌污染的血制品

16. 低体温
17. 循环超负荷
18. 低血钙

第十九篇　代谢、内分泌系统

第一章　内分泌及代谢疾病概述

【A_1型题】

1. 关于激素的生理作用，下述哪一条是错误的
   A. 激素只对具有其受体的靶细胞起作用
   B. 调节机体的新陈代谢，包括消化道和消化腺运动
   C. 调节细胞外液的量和组成成分，维持内环境稳定
   D. 不仅能影响细胞原有的代谢过程，还能创造或产生新的功能或反应
   E. 调节机体的生长发育和生殖功能
2. 与外分泌腺相比，下述哪一点最符合内分泌腺的特征
   A. 腺体组织中血运丰富
   B. 分泌化学物质
   C. 可作用于远部位组织
   D. 为无导管腺体
   E. 可进入血循环
3. 下述哪个器官不属于经典内分泌腺
   A. 甲状腺
   B. 前列腺
   C. 肾上腺
   D. 垂体
   E. 性腺
4. 下列哪个器官不含内分泌组织
   A. 胃肠
   B. 脑
   C. 骨
   D. 心脏
   E. 肾脏
5. 下列哪个激素更符合异位激素的条件
   A. 由膀胱壁间神经节嗜铬细胞分泌的儿茶酚胺
   B. 由肾上腺皮质网状带分泌的睾酮
   C. 由心房细胞分泌的利钠多肽
   D. 由小细胞未分化肺癌分泌的抗利尿激素
   E. 由胰岛细胞分泌的生长抑素
6. 下述哪个激素与细胞膜受体结合后发挥作用
   A. 1, 25-$(OH)_2D_3$
   B. 维A酸
   C. 肽类激素
   D. 甲状腺激素
   E. 类固醇激素
7. 下列哪个因子不属于激素的第二信使
   A. cGMP
   B. Ca^{2+}
   C. DAG
   D. cAMP
   E. Mg^{2+}
8. 关于含氮类激素的作用机制，下述哪一点是错误的
   A. 所有含氮类激素通过与膜受体结合发挥作用
   B. 不同的激素其第二信使也可以不同
   C. 不同的激素可以使同一第二信使升高或降低
   D. 对某种激素而言，其第二信使可以为两种物质
   E. 多肽激素使蛋白质磷酸化或去磷酸化而呈现效应
9. 有高血压的内分泌疾病中，尿儿茶酚胺增多见于
   A. 甲状腺功能亢进症
   B. 库欣综合征
   C. 肢端肥大症
   D. 原发性醛固酮增多症
   E. 嗜铬细胞瘤
10. 神经内分泌组织是指
   A. 腺垂体
   B. 神经垂体
   C. 下丘脑
   D. 垂体门脉系统
   E. 鞍区的颅咽管组织
11. 下述哪一点不符合神经内分泌细胞的特征
   A. 属于一些特化的神经细胞
   B. 可以接受神经冲动
   C. 由轴突释放神经递质
   D. 可以分泌生物活性物质
   E. 释放的激素经血运输后，发挥作用
12. 下述哪种激素是由下丘脑产生的
   A. 催乳素
   B. 黄体生成素
   C. 精氨酸加压素
   D. 促甲状腺激素
   E. 黑色素细胞刺激素
13. 关于抗利尿激素，下述哪点是错误的
   A. 由下丘脑前部视上核和室旁核合成
   B. 沿视上垂体束和视旁垂体束运输
   C. 贮存在垂体后叶
   D. 参与血压，血容量和血浆渗透压的调节
   E. 损伤下丘脑的视上核、室旁核时，可发生特发性尿崩
14. 对内分泌患者的诊断中，首先易于确定的是
   A. 病理诊断
   B. 病因诊断

C. 细胞学诊断
D. 功能诊断
E. 鉴别诊断

15. 鉴别原发性和继发性靶腺功能减低时，最好的方法是下列哪种
A. 代谢状态的测定
B. 靶腺激素的测定
C. 促激素的测定
D. 游离靶腺激素的测定
E. 影像学检查

16. 下述哪两个物质之间不具有反馈关系
A. 甲状旁腺素与钙离子
B. 胰岛素与葡萄糖
C. 加压素与渗透压
D. 胰岛素与胰高血糖素
E. 甲状腺激素与钾离子

17. 下列哪项检查不是内分泌疾病的病因学检查
A. 激素受体抗体的测定
B. 白细胞染色体检查
C. 视野测定
D. HLA 鉴定
E. 激素或受体基因的分析

18. 对功能减退性内分泌疾病应首选下述哪种治疗
A. 病因治疗
B. 替代治疗
C. 对症治疗
D. 支持治疗
E. 放疗及化疗

19. 对内分泌功能亢进的原因，下述哪个是错误的
A. 内分泌腺破坏
B. 多内分泌腺瘤 1 型
C. 激素受体突变
D. 异位内分泌综合征
E. 内分泌肿瘤

【A_2 型题】

20. 30 岁女性，3 年前产一死婴，近 2 年烦渴多饮，日饮水量波动在 1.5~15.0L，夜间饮水量明显少于白天，月经正常，无消瘦或乳房萎缩，入院后对主动限水耐受性好，禁水试验尿比重达 1.018，CT 检查未见垂体或鞍区异常，最可能的诊断是
A. 希恩（Sheehan）综合征
B. 颅咽管瘤
C. 完全性尿崩
D. 部分性尿崩
E. 精神性多饮

21. 14 岁男孩，自幼身材矮小，近 3 年增长<5cm，学习成绩好，就诊查体身高 98cm，童音童貌，外生殖器未发育，睾丸小，骨年龄 9~10 岁，染色体正常，生长激素基础值 1.11μg/L（正常 0~5μg/L），胰岛素低血糖兴奋试验各时间点值均<5μg/L，最可能的诊断是
A. Laron 侏儒
B. 垂体性侏儒
C. 克汀病性侏儒
D. 体质性侏儒
E. 青春期延迟

22. 一位因甲状腺肿就诊的患者，临床有轻度甲低表现，血浆 FT_3、FT_4 均高，TSH 值高，应当首先考虑的诊断是
A. Graves 病
B. 继发性甲亢
C. 外周组织对 T_3、T_4 抵抗
D. TSH 的受体或受体后缺陷
E. 原发性甲低

23. 一例 38 岁女性患者，双肾上腺手术后 5 年，病理为增生，近 3 年消瘦，进行性皮肤色素沉着，头痛伴视力下降，垂体 CT 示蝶鞍明显扩大，初步诊断为 Nelson 综合征，最不符合诊断的检查结果是
A. 血皮质醇高
B. 血 β 促脂素高
C. 血糖低
D. 血 N-POMC 高
E. 血 ACTH 明显升高

【A_3/A_4 型题】

（24~26 题共用题干）

35 岁女性，6 年前分娩时失血过多伴晕厥，产后无乳汁，闭经 2~3 年伴怕冷乏力，体位性头晕，餐前经常手抖，心悸，饥饿感。查体：消瘦，嗓音低哑，毛发稀疏，双乳房萎缩，BP 80/50mmHg。血糖 4.0mmol/L（正常 3.68~6.12mmol/L），血皮质醇、雌二醇均低，FSH、LH 基础值不低。B 超示子宫体积小。

24. 最可能的临床诊断是
A. Addison 病
B. 卵巢功能早衰
C. 原发性性腺功能低减
D. 希恩综合征
E. 黏液性水肿

25. 当进一步鉴别原发性或继发性内分泌功能低减时，下述哪个试验对患者具有危险性
A. TSH 兴奋试验
B. TRH 兴奋试验
C. LRH 兴奋试验
D. CRH 兴奋试验
E. 胰岛素负荷试验

26. 为纠正患者腺体功能低减，下述哪种治疗最为理想
A. 靶腺激素替代
B. 用促激素刺激靶腺
C. 应用促激素释放激素
D. 抑制靶腺激素的拮抗激素
E. 补充靶腺激素所调节的物质

【B_1 型题】

（27~28 题共用备选答案）
A. 用腺体提取的激素对切除该腺体的动物进行替代治疗
B. 分析腺体提取物的有效成分
C. 用相应的激素抗体对恶性肿瘤组织学切片进行免疫化学染色

D. 用核苷酸序列分析技术筛选激素或受体的基因突变
E. 上面叙述都不是
27. 分子内分泌学研究
28. 组织内分泌学研究
（29~32题共用备选答案）
A. 阻碍分泌过多的激素合成
B. 对抗激素对组织器官的作用
C. 利用激素之间生理效应的拮抗作用
D. 利用靶腺激素对促激素的负反馈作用
E. 利用激素之间的允许作用
29. 螺内酯治疗原发性醛固酮增多症
30. 糖皮质激素治疗先天性肾上腺皮质增生
31. 甲巯咪唑治疗甲状腺功能亢进
32. 糖皮质激素配合儿茶酚胺用于升压治疗

第二章 下丘脑-垂体病

【A_1 型题】

1. 生长激素瘤多发生于
A. 下丘脑
B. 腺垂体
C. 神经垂体
D. 脑膜
E. 脑室
2. 偏盲型视野缺损最常见于
A. 糖尿病性视神经盘水肿
B. Graves 病浸润性突眼
C. 嗜铬细胞瘤阵发高血压眼底出血
D. 垂体腺瘤鞍上发展
E. 希恩综合征垂体梗死
3. 在功能性垂体瘤中，最常见的是
A. 生长激素瘤
B. 生长激素催乳素混合瘤
C. 催乳素瘤
D. 促甲状腺素瘤
E. 促肾上腺皮质激素瘤
4. 腺垂体组织受损时，哪项激素缺乏的症状出现最早
A. 促性腺激素
B. 促肾上腺皮质激素
C. 促甲状腺激素
D. 催乳素
E. 生长激素
5. 垂体催乳素腺瘤妇女的高催乳素血症长期不予治疗可发生
A. 高血压
B. 低钾血症
C. 骨质疏松症
D. 低蛋白血症
E. 甲状腺功能减退
6. 腺垂体功能减退症最常见的原因是
A. 希恩综合征
B. 各种垂体肿瘤
C. 原发性空蝶鞍症
D. 糖尿病血管病变
E. 颅内感染后遗症
7. 疑为垂体腺瘤时，定位诊断首选
A. 脑电图
B. CT
C. MRI
D. 放射性核素扫描
E. 脑血管造影
8. 垂体门脉系统损伤时，哪种激素可不减少或升高
A. 促性腺激素
B. 促甲状腺素
C. 催乳素
D. 促肾上腺皮质激素
E. 抗利尿激素
9. 严重的腺垂体功能减退症易发生低血糖，主要是缺乏
A. PRL 及 LH
B. PRL 及 TSH
C. PRL 及 ACTH
D. GH 及 TSH
E. GH 及 ACTH

【A_2 型题】

10. 女性，19岁。因原发性闭经就诊。查体：女性体态，双乳Ⅲ期（乳核大于乳晕），触发泌乳征阳性。实验室检查：血雌二醇正常范围低值，血催乳素水平 210μg/L。垂体CT正常。B超示子宫体积小。最可能的诊断是
A. 子宫源性闭经
B. 卵巢性闭经
C. 下丘脑垂体性闭经
D. 垂体催乳素分泌微腺瘤
E. 以上都不是
11. 女性，30岁。经蝶窦行垂体催乳素瘤手术2个月，放疗后1个月，血催乳素 123μg/L，下述哪种治疗最适合
A. 左旋多巴治疗
B. 溴隐亭治疗
C. 赛庚啶治疗
D. 再次放疗
E. 行经额垂体瘤手术
12. 男性，32岁。头部外伤史2个月，口渴多饮，多尿1月余，尿比重介于 1.000 ~ 1.004，主动限水后尿比重 1.006，伴烦渴恶心，禁水试验后尿比重达 1.008，垂体后叶激素注射后1小时，尿比重达 1.020，最适宜本例治疗的是
A. 精氨酸加压素（aDAVP）
B. 垂体后叶激素
C. 卡马西平
D. 氢氯噻嗪
E. 鞣酸加压素
13. 女性，38岁。10年前分娩后出现无乳、闭经、食欲缺乏、怕冷、面色苍白、毛发脱落。最可能的诊断是
A. 腺垂体功能减退症
B. 原发性甲状腺功能减退症

C. 神经性厌食症
D. 肾上腺皮质功能减退症
E. 卵巢功能早衰症

【A_3/A_4 型题】

（14~15 题共用题干）

男孩，14 岁。因近 5~6 年身材过长，近 2 年头痛、视力下降伴多饮、乏力就诊。查体：身高 194cm。血糖（FBG）10.1mmol/L。蝶鞍矢状位 CT 示垂体增大向鞍上发展，临床诊断：巨人症，垂体生长激素瘤。

14. 下述哪项是错误的
A. 血生长激素升高
B. 馒头餐试验中生长激素不降低
C. 继发性高血糖对胰岛素治疗反应良好
D. 血磷升高
E. TRH 刺激试验中生长激素升高

15. 下述哪种治疗对该患者最适宜
A. 溴隐亭
B. 放疗
C. 经蝶垂体瘤手术
D. 经额垂体瘤手术
E. 经额手术及术后放疗

（16~17 题共用题干）

男性，38 岁。因进行性消瘦伴体位性头晕，饭前经常心悸，手抖就诊，既往结核病史（-）。查体：消瘦，皮肤无色素沉着，BP 78/50mmHg。血糖 3.0mmol/L，抗肾上腺抗体（-），皮质醇 72mmol/L（正常 165 ~ 441 mmol/L）。

16. 本例最可能的诊断是
A. Addison 病
B. 特发性慢性肾上腺皮质功能减低
C. 继发性肾上腺皮质功能减低
D. 低血糖症
E. 库欣综合征

17. 为进一步鉴别原发性或继发性肾上腺皮质功能减低，下述哪种检查最有意义
A. 测血浆肾素、醛固酮
B. 测 24 小时尿 17-羟类固醇
C. 测 24 小时尿游离皮质醇
D. 测 24 小时尿 17-酮类固醇
E. ACTH 刺激试验

（18~20 题共用题干）

女性，28 岁。向心性肥胖，多血质外观，皮肤紫纹，CT 示双侧肾上腺增生，垂体 CT 正常，行一侧肾上腺全切，另一侧 3/4 切除。术后 2 年患者皮肤色素逐渐加深，考虑为 Nelson 综合征。

18. 此时最需要的检查为
A. 肾上腺彩超
B. 肾功测定
C. 肝功测定
D. 垂体 MRI
E. ACTH 兴奋试验

19. 目前根据症状，最不可能出现下述哪项检查结果
A. ACTH 明显升高
B. 血 N-POMC 明显升高
C. 血 β 促脂素明显升高
D. 血皮质醇升高
E. 血钾升高

20. 下述哪种治疗方案是合适的
A. 酮康唑治疗
B. 泼尼松或地塞米松替代治疗
C. 口服溴隐亭治疗
D. 立即行垂体放疗
E. 肾上腺再次手术

【B_1 型题】

（21~22 题共用备选答案）

A. 酮康唑
B. 溴隐亭
C. 链脲佐菌素
D. 螺内酯
E. 地塞米松

21. 治疗库欣综合征宜采用
22. 治疗闭经-溢乳综合征宜用

（23~26 题共用备选答案）

A. 注射加压素后，尿量不减少，尿比重不增加
B. 注射加压素后，尿量减少，尿比重增加
C. 禁水后尿量减少，尿比重增加
D. 多饮，多尿，血糖升高
E. 多饮，多尿，低钾软瘫，血氯高，血 pH 低，尿 pH 7~8

23. 肾小管酸中毒
24. 垂体性尿崩症
25. 糖尿病
26. 肾性尿崩症

第三章　甲状腺疾病

【A_1 型题】

1. 预防甲亢术后甲状腺危象的关键是
A. 防止术中副损伤，操作粗暴
B. 术后加强护理
C. 术时尽量选用全身麻醉
D. 术后应用镇静药
E. 术前使基础代谢率降至正常

2. 甲状腺大部切除术，主要并发症中最危急的是
A. 术后呼吸困难和窒息
B. 喉返神经损伤
C. 手足抽搐
D. 喉上神经损伤
E. 甲状腺危象

3. 下述哪项表现是由 T_3、T_4 分泌增多直接所致
A. 甲状腺肿大

B. 浸润性突眼
C. 心率增快
D. 胫前黏液性水肿
E. 甲状腺血管杂音
4. 关于甲状腺结节的论述，下列哪项是错误的
A. 儿童出现甲状腺结节50%是恶性的
B. 冷结节提示甲状腺癌
C. 热结节常提示为高功能腺瘤
D. 多发结节多为良性病变
E. 多发结节不会恶变
5. 甲状腺功能亢进诊断主要依靠
A. 临床表现
B. 基础代谢率测定
C. 放射性碘摄取试验
D. 甲状腺扫描
E. PBI测定（血清蛋白结合碘）
6. 单纯性甲状腺肿是指
A. 甲状腺弥漫性肿大
B. 甲状腺结节性肿大
C. 吸^{131}I率正常的甲状腺肿大
D. 甲状腺功能正常的甲状腺肿大
E. 慢性甲状腺炎引起的甲状腺肿大
7. 甲状腺功能亢进症术前准备通常不包括
A. T_3、T_4测定
B. 喉镜检查
C. 控制心率
D. 给予氢化可的松
E. 测基础代谢率
8. 预测Graves病停用抗甲状腺药物是否易复发的指标是
A. 甲状腺摄^{131}I率
B. 抗甲状腺抗体
C. TSH、T_3、T_4及FT_3
D. T_4
E. TSAb
9. 对于妊娠女性，可疑甲亢时，下述哪项检查不应该做
A. 甲状腺摄^{131}I率测定
B. FT_3，FT_4
C. TRAb
D. TT_3
E. TSH
10. 鉴别甲状腺单发结节为良性或恶性时，下述哪项最重要
A. 详细的病史
B. 确切的查体
C. ^{131}I扫描
D. 同侧扪到肿大淋巴结
E. 穿刺细胞学检查
11. 预防甲状腺功能减退症黏液性水肿昏迷的关键是
A. 坚持甲状腺素替代治疗
B. 水摄入量不宜过多
C. 禁用镇静、安眠药
D. 增强免疫力
E. 避免过度劳累
12. 关于碘营养状态的描述下列哪项不正确
A. 碘与甲状腺肿的患病率呈现一条U字形曲线
B. 尿碘是监测碘营养水平的公认指标
C. 最适当的碘营养状态是尿碘的中位数达到150~250 μg/L
D. WHO认为碘过量与自身免疫性甲状腺炎和甲状腺功能亢进症发病率升高相关
E. 食盐加碘应该根据地区的自然碘环境有区别的推行
13. 不能列为甲状腺大部切除术适应证的是
A. 继发性甲亢或高功能腺瘤
B. 中度以上的原发性甲亢
C. 青少年甲亢患者
D. 有压迫症状或胸骨后甲状腺肿并发甲亢
E. 抗甲状腺药物或碘治疗复发者
14. Graves病患者血清中可以查到下列哪些抗体
A. TSH受体抗体（TRAb）
B. 甲状腺刺激性抗体（TSAb）
C. TSH结合抑制免疫球蛋白（TBII）
D. 甲状腺过氧化物酶抗体（TPOAb）
E. 以上都是
15. 甲亢患者突然出现下肢不能动，最可能的是下列哪种疾病
A. 重症肌无力
B. 周期性瘫痪
C. 周围神经炎
D. 甲亢性肌病
E. 肌营养不良症
16. 哪一种病理类型的甲状腺癌预后最差
A. 乳头状腺癌
B. 滤泡状腺癌
C. 未分化癌
D. 髓样癌
E. 甲状腺瘤恶变
17. 妊娠早期合并甲亢最有意义的指标是
A. 甲状腺肿大
B. 多食，心率快
C. TT_3、TT_4升高
D. 消瘦
E. FT_3、FT_4升高
18. 甲亢手术，预防术后并发甲状腺危象的关键是
A. 手术切除腺体适当
B. 术中勿过多挤压甲状腺
C. 术中止血彻底
D. 术毕冲洗切口
E. 基础代谢率降到正常范围再进行手术
19. 甲亢治疗方法中，最易引起甲状腺功能减退的是
A. 丙硫氧嘧啶
B. 甲巯咪唑（他巴唑）
C. 放射性^{131}I治疗
D. 手术次全切除甲状腺
E. 复方碘溶液
20. 手术中发现甲状腺病变为单发实质性结节，最好做
A. 结节切除术
B. 腺体大部切除术

C. 全腺叶切除术
D. 腺体大部切除加冰冻切片检查
E. 颈部淋巴结清除术

21. 甲亢时最具有诊断意义的体征是
A. 心率加快，第一心音亢进
B. 弥漫性甲状腺肿伴血管杂音
C. 突眼
D. 脉压增大
E. 心脏增大

22. 在致甲亢的各种病因中，哪种为最多见
A. 甲状腺自主高功能腺瘤
B. Graves 病
C. 甲状腺癌
D. 多结节性甲状腺肿伴甲亢
E. 亚急性甲状腺炎伴甲亢

23. 抗甲状腺药停药的关键指征是
A. T_3、T_4 正常
B. 甲状腺明显缩小，TRAb 转阴
C. TSH 正常
D. rT_3 正常
E. 临床甲亢表现消失

24. 关于甲状腺乳头状癌的描述，正确的是
A. 是罕见的甲状腺肿瘤
B. 多见于中年男性
C. 部分肿瘤可见同心圆的钙盐沉积
D. 较早出现血行转移
E. 恶性程度较高

25. 原发性甲亢是指
A. 甲状腺肿大的同时，出现功能亢进症状
B. 在甲状腺肿的基础上并发功能亢进症状
C. 在结节性甲状腺肿的基础上并发功能亢进症状
D. 自主性甲状腺肿（高功能腺瘤）
E. 先出现甲状腺肿大，后出现甲亢症状

26. 甲状腺肿大并出现 Horner 综合征时，最可能的诊断是
A. 甲状腺功能亢进症
B. 甲状腺腺瘤
C. 甲状腺癌
D. 甲状腺炎
E. 单纯性甲状腺肿

27. 甲亢治疗时粒细胞减少多见于
A. 放射性核素 ^{131}I 治疗
B. 复方碘溶液治疗
C. 抗甲状腺药物治疗
D. 甲状腺次全切除术
E. 甲状腺素治疗

28. 诊断桥本甲状腺炎最有意义的是
A. 甲状腺肿大
B. TPOAb 及 TGAb 滴度显著增高
C. 甲状腺核素扫描见冷结节
D. ^{131}I 摄取率下降
E. FT_3 及 FT_4 下降

29. 对严重浸润性突眼的甲亢患者治疗可用
A. ^{131}I 治疗
B. 甲状腺次全切
C. 复方碘溶液
D. 抗甲状腺药物+糖皮质激素+甲状腺片
E. 抗甲状腺药物治疗

30. 关于甲状腺滤泡状腺癌，正确的是
A. 多见于儿童
B. 生长慢，属低度恶性
C. 来源于滤泡旁降钙素分泌细胞
D. 有侵入血管的倾向
E. 预后优于甲状腺乳头状腺癌

31. 丙硫氧嘧啶治疗甲亢过程中，需停药处理的为
A. 规则用药已 6 个月，甲亢仍未控制
B. T_3、T_4恢复正常
C. 甲状腺较治疗前明显增大
D. 突眼情况加重
E. 血中性粒细胞 $<1.5\times10^9/L$

32. 关于甲状腺乳头状腺癌的特点正确的是
A. 常见于男性
B. 多见于老年人
C. 分化程度低
D. 恶性程度高
E. 最主要为淋巴转移

33. 14 岁初中二年级女学生，患 Graves 病。治疗宜选用
A. 抗甲状腺药物
B. 立即手术治疗
C. ^{131}I 治疗
D. 镇静药
E. 鼓励多食海带

34. 用于鉴别原发性与继发性甲状腺功能减退症的指标是
A. TSH
B. TT_3
C. TT_4
D. FT_3
E. FT_4

35. 确诊甲状腺自主高功能腺瘤，最有意义的检查是
A. TRH 兴奋试验
B. T_3抑制试验
C. 吸 ^{131}I 率
D. 放射性核素扫描
E. 甲状腺 MRI

36. 下述甲状腺疾病中哪一种必须手术
A. 结节性甲状腺肿，并发甲亢
B. 轻度原发性甲状腺功能亢进
C. 青春期甲状腺肿
D. 妊娠早期甲状腺肿
E. 青少年甲亢

37. 关于甲亢患者术前碘准备下列哪项是错误的
A. 抑制蛋白水解酶，减少甲状腺球蛋白分解
B. 抑制甲状腺素的合成
C. 停服碘剂后，甲状腺素大量释放
D. 不准备手术者，不宜服碘
E. 碘剂能减少甲状腺的血流量

38. 下述哪项检查结果不符合 Graves 症的诊断
A. ^{131}I 摄取率 3 小时 4%，24 小时 15%
B. TSAb 阳性
C. TGAb 和 TPOAb 阳性
D. TSH 降低
E. rT_3升高

39. 关于甲状腺髓样癌，论述错误的是
A. 甲状腺髓样癌起源于甲状腺滤泡上皮
B. 髓样癌占甲状腺癌 7%
C. 甲状腺髓样癌的肿瘤标志物是降钙素
D. 手术原则同乳头状腺癌
E. 可兼有淋巴和血行转移

40. 下列哪项不是浸润性突眼的特征
A. 突眼度超过正常上限 4mm
B. 伴眼部异物感、胀痛、复视等症状
C. 病因与交感神经兴奋性增高有关
D. 可以发生在没有甲亢的患者
E. 治疗可以使用糖皮质激素

【A_2 型题】

41. 女性，30 岁。甲状腺右叶包块 3 年，无不适症状，包块增大缓慢。B 超见包块内有点状钙化。行甲状腺右叶和峡部全切，左叶次全切除术。根据术后病理报告判断为预后良好的一种恶性肿瘤，但需终身服用甲状腺片治疗。病理诊断的主要依据是
A. 有复杂分支乳头样结构
B. 可见印戒细胞
C. 癌巢少而间质纤维组织多
D. 含大量黏液
E. 腺腔高度扩张呈囊状

42. 32 岁农村女性，甲亢 6 年，疏于治疗，长期不愈，临床疑诊甲亢心脏病，心功能Ⅱ级，甲状腺Ⅰ度肿大，甲状腺吸碘率 3 小时 68%，24 小时 91%，下列哪项治疗应首先考虑
A. 甲巯咪唑治疗
B. 丙硫氧嘧啶治疗
C. 手术治疗
D. 甲巯咪唑+普萘洛尔治疗
E. ^{131}I 治疗

43. 60 岁甲亢患者，甲状腺Ⅲ度肿大，高代谢症状严重，肝、肾功能正常。首选的治疗措施为
A. 立即手术
B. 立即^{131}I 治疗
C. 复方碘溶液治疗 2 周后手术
D. 抗甲状腺药物控制症状后手术
E. 抗甲状腺药物长期治疗

44. 男性，50 岁。甲亢患者，甲状腺Ⅱ度肿大，有房颤。经丙硫氧嘧啶治疗 3 个月后，甲状腺未缩小，房颤未消失。此病治疗应
A. 继续原有治疗
B. 继续原治疗+普萘洛尔
C. 继续原治疗+地高辛
D. 改用放射性^{131}I 治疗
E. 改用手术治疗

45. 一女性甲亢患者，丙硫氧嘧啶+普萘洛尔治疗 2 个月，T_3、T_4 恢复正常，但甲状腺肿及突眼加重，应加用
A. 普萘洛尔
B. 甲状腺片
C. 复方碘液
D. 再加一种抗甲状腺药
E. 皮质醇

46. 女性，24 岁。因心悸、多食、消瘦，月经量少就诊，经查体及实验室检查确诊为 Graves 病，患者幼年时有哮喘史，下述何种药物应禁忌
A. 甲硫氧嘧啶
B. 甲巯咪唑
C. 卡比马唑
D. 甲状腺素片
E. 普萘洛尔

47. 男性，54 岁。甲亢、房颤史 5 年，药物治疗后 3 年，因消瘦、便频、心前区不适再次就诊。查体：心界扩大，双胫前水肿，心率 120 次/分，节律极不规整。疑为甲亢性心脏病，在诊断时，以下何种试验为禁忌
A. FT_3、FT_4、TSH
B. TSAb
C. 甲状腺吸碘率
D. T_3 抑制试验
E. TRH 兴奋试验

48. 女性，27 岁。右颈部肿物伴低热 2 周，抗生素治疗无效，经查体临床诊断为亚急性甲状腺炎，下列哪项检查结果不支持诊断
A. 红细胞沉降率快
B. FT_3高，TSH 降低
C. FT_3正常，TSH 正常
D. 甲状腺自身抗体阳性
E. 甲状腺摄碘功能增加

49. 女性，28 岁。21 岁时因心悸、怕热、多汗、消瘦就诊，确诊 Graves 病，甲巯咪唑规则治疗 2 年。25 岁时甲亢复发，再次甲巯咪唑治疗，2 个月后甲状腺功能正常，继续治疗一年半停药，最近 2 个月甲亢的症状、体征再现，查血 T_3、T_4 及 TSH 确认为甲亢第 2 次复发。患者结婚 5 年，尚未生育，希望治疗甲亢后妊娠，甲亢的治疗拟
A. 大剂量碘剂
B. 再次甲巯咪唑治疗，疗程延长至 3~4 年
C. 用甲巯咪唑，甲功正常后加用^{131}I 治疗
D. 用甲巯咪唑，甲功正常后行甲状腺大部切除手术
E. 直接行甲状腺大部切除术

50. 女性，30岁。Graves病患者，抗甲状腺药物治疗已2年，是否停药，最有参考意义的指标是
A. 甲状腺摄^{131}I试验
B. 血清反T_3测定
C. 血清FT_3，FT_4测定
D. 血清sTSH的测定
E. TSAb测定

51. 男性，32岁。系甲亢规律药物治疗复发患者，现第二次药物治疗6个月，FT_3，FT_4正常，甲状腺Ⅲ度肿大，TSAb滴度仍高，且较前无明显下降，下一步的治疗应选择
A. 加大抗甲状腺药物剂量
B. 减少抗甲状腺药物剂量
C. 继续目前治疗
D. 手术治疗
E. 除原治疗外，加免疫抑制剂

52. 女性，28岁。Graves病患者，应用国产丙硫氧嘧啶+普萘洛尔治疗2周，患者出现低热，乏力加重，咽痛，白细胞2.7×10^9/L，中性粒细胞1.1×10^9/L，下述哪种处置最为合适
A. 继续现有治疗
B. 改用进口丙硫氧嘧啶
C. 维持现有治疗+升白细胞药
D. 改用放射性核素治疗
E. 停抗甲状腺药，加用升白细胞药，预防治疗感染

53. 女性，45岁。甲亢，^{131}I治疗后出现下列症状，其中哪种不是^{131}I治疗的并发症表现
A. 水肿
B. 甲状腺肿大加重
C. 便秘
D. 打鼾，嗜睡
E. 突眼加重

54. 女性，25岁。无意中发现甲状腺肿块7天，近3天肿块迅速增长，伴有胀痛，甲状腺SPECT检查甲状腺右叶冷结节，应初步诊断为
A. 单纯性甲状腺肿
B. 结节性甲状腺肿
C. 甲状腺腺瘤
D. 甲状腺癌
E. 甲状腺囊腺瘤并发囊内出血

55. 女性，16岁。1个月前出现食量明显增加，不到就餐时间便出现饥饿，近来经常与同学争吵，检查发现右侧甲状腺部有一直径2cm结节，SPECT检查报告为热结节，另一有诊断意义的检查是
A. 心电图检查
B. 血糖测定
C. FT_3，FT_4，TSH测定
D. 血脂检查
E. TGA，MCA测定

56. 女性，40岁。3年来劳累后气促，曾诊为哮喘。X线片示前上纵隔类圆阴影压迫气管，最可能的诊断是
A. 淋巴瘤
B. 神经源性肿瘤
C. 肺癌
D. 胸骨后甲状腺肿
E. 心包囊肿

57. 女性，56岁。近期因心悸、怕冷来诊。查体发现甲状腺Ⅱ度肿大，质韧，心率62次/分。辅助检查提示：FT_3、FT_4正常，TSH 12mIU/L，T-Ch 7.8mmol/L，LDL 5.9mmol/L。下列哪项处置是正确的
A. 使用调脂药物，定期随诊甲状腺功能
B. 应用L-T_4治疗，50μg起始
C. 手术行甲状腺大部分切除术
D. 25μg L-T_4晨起顿服，1个月后复查甲状腺功能
E. 查垂体MRI，明确TSH增高的原因

58. 男性，20岁。被他人发现颈部肿块2天而就诊。体格检查气管右侧可扪及一结节，质硬，可随吞咽上下移动，同侧胸锁乳突肌前缘可扪及2个肿大淋巴结，首先考虑的诊断是
A. 颈淋巴结炎
B. 颈淋巴结结核
C. 恶性淋巴瘤
D. 甲状腺腺瘤
E. 甲状腺癌

59. 男性，40岁。家住山区，发现甲状腺结节20年，因逐渐增大影响呼吸而入院，术中见甲状腺右叶内一大结节，左叶内亦发现2个小结节，术中可诊断为
A. 甲状腺多发腺瘤
B. 结节性甲状腺肿
C. 甲状腺腺瘤
D. 单纯性甲状腺肿
E. 弥漫性甲状腺肿

60. 女性，35岁。1周前曾因咳嗽、低热就诊，诊断为上呼吸道感染，近2天来发现颈部疼痛，波及耳、颞、枕部。查体：甲状腺弥漫性肿大，质硬，压痛，体温38℃。ESR 40mm/h，BMR +20%，碘吸收率2小时5%，24小时20%，甲状腺穿刺可见白细胞浸润和吞有胶体颗粒的巨细胞。此患者的诊断是
A. 轻度甲亢
B. 结节性甲状腺肿
C. 单纯性甲状腺肿
D. 亚急性甲状腺炎
E. 慢性淋巴细胞性甲状腺炎

61. 女性，35岁。因甲状腺肿块在当地行甲状腺肿块切除术后5天，病理学诊断为甲状腺乳头状腺癌Ⅱ级，对该患者的进一步处理是
A. 终身服用甲状腺素片

B. 行放射性外照射
C. 行放射性碘治疗
D. 再次手术，行患侧全切及对侧全切
E. 再次手术，行患侧全切、峡部切除及对侧大部切除

62. 巨大甲状腺肿患者，气管插管全麻下手术，历时 7 小时，术后发现患者烦躁不安，口唇发绀，不能说话，呼吸极度困难，脉搏 130 次/分，血压 21.3/13.3kPa（160/100mmHg），检查切口无肿胀，引流管内仅少许陈旧性血液，此患者的手术并发症是
A. 甲状腺危象
B. 双侧喉上神经损伤
C. 出血致气管受压
D. 喉头水肿
E. 双侧喉返神经损伤

63. 某患者，因巨大结节性甲状腺肿并发甲亢行双侧甲状腺大部切除术，第 3 天清晨，患者突然发生手足疼痛，持续性痉挛，且呼吸困难，其处理应立即
A. 肌内注射地西泮 10mg
B. 气管切开
C. 口服 DT_{10} 10 滴
D. 口服葡萄糖酸钙片 3g
E. 静脉注射 10%氯化钙 15ml

64. 女性，18 岁。甲状腺弥漫性肿大，无突眼，甲状腺摄碘试验：2 小时 25%，24 小时 50%。清晨空腹测定脉搏 70 次/分，血压 16/10kPa（120/80mmHg），SPECT 检查甲状腺无结节，最可能的诊断是
A. 甲状腺功能减退
B. 甲状腺功能亢进
C. 甲状腺炎
D. 单纯性甲状腺肿
E. 结节性甲状腺肿

65. 女性，27 岁。发现甲状腺结节 3 个月，近 1 个月来出现 Horner 综合征，喉镜检查发现右侧声带麻痹。最可能的诊断是
A. 重度甲亢
B. 甲状腺腺瘤并发囊内出血
C. 结节性甲状腺肿恶变
D. 桥本甲状腺炎
E. 甲状腺癌

66. 女性，20 岁。颈前区中线甲状软骨下方可扪及 2cm 直径大小肿块，随吞咽上下移动。^{131}I 扫描示冷结节，B 超示该肿块为实性有包膜。可诊断为
A. 颈淋巴结炎
B. 颏下皮样囊肿
C. 甲状腺腺瘤
D. 甲状腺舌管囊肿
E. 囊状淋巴管瘤

【A_3/A_4 型题】

（67~68 题共用题干）

女性，27 岁。已婚未育。1 年来水肿、怕冷、便秘、记忆力下降。查体：甲状腺Ⅱ度肿大，质地韧，心率 56 次/分，胫前不可凹性水肿。临床诊断为桥本甲状腺炎。

67. 下列哪项检查结果与诊断不相符合
A. 甲状腺功能测定显示 FT_3，FT_4 降低，TSH 增高
B. TPOAb、TGAb 异常增高
C. ^{131}I 摄取率增高
D. 彩超显示甲状腺回声呈网格状
E. 甲状腺细针穿刺示滤泡破坏、淋巴细胞浸润

68. 下述哪项描述是错误的
A. 限制碘摄入量在安全范围内可能有助于阻止疾病进展
B. 甲状腺迅速肿大，伴压迫症状时给予泼尼松30mg/d
C. 给予 L-T_4 可减轻甲状腺肿
D. 立即手术治疗
E. 以上都不对

（69~72 题共用题干）

女性，28 岁。已婚。因消瘦、乏力、多食、心悸 3 个月就诊。近 2 年应用口服避孕药。

69. 下述哪项体征最有诊断意义
A. 心动过速
B. 双手震颤
C. 双眼裂增宽
D. 皮肤潮润
E. 甲状腺Ⅱ度肿大，双上极可闻及血管杂音

70. 哪项检查对患者诊断最有意义
A. TT_3，TT_4，TSH 测定
B. FT_3，FT_4，sTSH 测定
C. 甲状腺吸碘率测定
D. TSH 受体抗体测定
E. TGAb，TPOAb 测定

71. 当临床及实验室检查确诊为 Graves 病后，本例患者应选择哪项治疗
A. 丙硫氧嘧啶治疗
B. 甲巯咪唑治疗
C. 丙硫氧嘧啶治疗+普萘洛尔治疗
D. 过氯酸钾治疗
E. 碳酸钾治疗

72. 患者于抗甲亢药物减药期发生妊娠，希望保胎，哪种治疗措施是正确的
A. 立即行甲状腺手术
B. 继续药物治疗，待妊娠中期行甲状腺手术
C. 放射性核素治疗
D. 加大药物治疗剂量，以防止甲亢加重影响胎儿发育
E. 以上都不对

（73~74 题共用题干）

男性，24 岁。心悸、多食、消瘦、易激动 4 个月。甲状腺Ⅰ度肿大，甲状腺吸碘率 3 小时 60%，24 小时 72%，诊断为 Graves 病。

73. 首选的治疗为下列哪种
A. 丙硫氧嘧啶治疗

B. 过氯酸钾治疗
C. 复方碘溶液治疗
D. 手术治疗
E. ^{131}I 治疗

74. 进一步治疗时，以下哪个方案是错误的
A. 定期随访
B. 定期查 FT_3、FT_4
C. 定期查 WBC+DC
D. 症状消失，甲状腺功能正常时可停药
E. 为了较快的控制症状，可以加用普萘洛尔

（75~77 题共用题干）

女性，46 岁。消瘦，心悸 6 个月，甲状腺Ⅱ度肿大，无触痛，临床诊断为 Graves 病。给予丙硫氧嘧啶（300mg/d）及普萘洛尔治疗 2 周，患者出现怕冷，易困倦，手足发胀，查 FT_3、FT_4低于正常，TSH 高。

75. 此时应考虑的诊断是
A. Graves 病，患者对抗甲状腺药物敏感
B. 碘甲亢，药物性甲低
C. 慢性甲状腺炎伴甲亢（桥本甲亢），药物性甲低
D. 亚急性甲状腺炎伴甲亢，药物性甲低
E. 结节性甲状腺肿伴甲亢，药物性甲低

76. 应首先考虑下列哪项检查
A. TSAb 测定
B. TGAb、TPOAb 测定
C. 复查 FT_3、FT_4、TSH
D. 甲状腺超声检查
E. 甲状腺远红外线扫描

77. 此时应选择的治疗方案是
A. 继续原有治疗
B. 继续原有治疗 + 甲状腺制剂
C. 减少丙硫氧嘧啶和普萘洛尔剂量+甲状腺制剂
D. 停药观察
E. 改用放射性核素治疗或手术治疗

（78~79 题共用题干）

女孩，14 岁。主诉活动后心悸，查甲状腺Ⅰ度肿大，TT_4 为 160.8mmol/L（正常值 51.6~154.8mmol/L），甲状腺吸碘率 3 小时 31.2%，24 小时 67%。既往慢性活动性肝炎史 2 年。

78. 下述哪项检查更有助于诊断
A. TT_3 测定
B. TSAb 测定
C. FT_4 测定
D. rT_3 测定
E. TGAGb，TPOAb 测定

79. 如 FT_3，FT_4，TSH 结果正常，本例应如何治疗
A. 次全甲状腺切除术
B. 放射性碘治疗
C. 放射治疗
D. 抗甲状腺药物治疗
E. 以上都不是

（80~82 题共用题干）

女性，45 岁。诊断为巨大结节性甲状腺肿，在颈丛麻醉下行一侧甲状腺全切，另一侧甲状腺大部切除术，术后第 2 天突然发生窒息，面肌和手足持续性痉挛。

80. 此时首要的处理是
A. 检查引流管通畅与否
B. 拆除颈部切口缝线，检查有否积血
C. 气管切开
D. 立即静脉注射 10% 氯化钙 20ml
E. 立即喉镜检查

81. 进一步的检查是
A. 抽血查血清钙、磷浓度
B. 抽血查 T_3、T_4
C. 抽血查血糖
D. 抽血进行血气分析
E. 抽血查肝功能

82. 预防此种并发症的关键是
A. 结扎、切断甲状腺上动脉应紧贴甲状腺上极
B. 结扎甲状腺下动脉要靠近颈总动脉
C. 保留腺体要适当
D. 术中常规做气管切开
E. 必须保存两叶腺体背面部分

（83~85 题共用题干）

男性，30 岁。右侧甲状腺单发结节，质硬，生长迅速。近 1 周伴声音嘶哑，ECT 示右甲状腺冷结节。

83. 为明确诊断下列哪项检查最有意义
A. 确切的查体
B. 颈部 X 线摄片
C. 穿刺细胞学检查
D. 甲状腺 B 超
E. 甲状腺 CT

84. 如未能确诊，拟行手术，应采用何种术式
A. 结节切除术
B. 患侧腺体全切
C. 颈部淋巴结清除术
D. 患侧腺体大部切除加冰冻切片检查
E. 患侧全切，峡部切除，对侧大部切除

85. 如病理报告为甲状腺乳头状癌，又无远处转移表现应采用何种术式
A. 患侧全切加颈淋巴结清除
B. 患侧全切，峡部切除，对侧大部切除
C. 双侧甲状腺全部切除
D. 患侧腺体大部切除，峡部切除
E. 患侧腺体大部切除加颈淋巴结清除

（86~87 题共用题干）

女性，35 岁。颈部增粗，伴失眠，易激动，食欲亢进半年。查体：甲状腺弥漫性肿大，眼球突出，脉搏 100 次/分，血压 130/80mmHg。CT 示胸骨后甲状腺肿。

86. 为明确诊断抽血测 T_3、T_4和 TSH，预计下列哪项检查结果，与病情最为相符
A. T_3 略增高，T_4 显著增高，

TSH 增高
B. T_3 显著增高，T_4 略为增高，TSH 增高
C. T_3 略增高，T_4 显著增高，TSH 降低
D. T_3 显著增高，T_4 略为增高，TSH 降低
E. T_3、T_4 和 TSH 均显著增高

87. 该患者首选的治疗方法是
A. ^{131}I 治疗
B. 用普萘洛尔治疗
C. 甲状腺大部切除术
D. 抗甲状腺药物治疗
E. 多吃含碘丰富的食物，如海带、紫菜

【B_1 型题】

（88~91 题共用备选答案）
A. 自身免疫性疾病
B. 病毒感染
C. 细菌感染
D. 血钙降低
E. 碘缺乏

88. 亚急性甲状腺炎可能是由于
89. 甲状腺髓样癌可能出现
90. Graves 病是
91. 单纯性甲状腺肿是由于

（92~95 题共用备选答案）
A. 抑制甲状腺激素合成
B. 抑制甲状腺激素释放
C. 抑制甲状腺激素与其受体的结合
D. 抑制外周组织中 5′-脱碘酶，抑制 T_4 向 T_3 的转化
E. 破坏甲状腺腺泡细胞

92. 甲硫氧嘧啶
93. 普萘洛尔
94. 复方碘溶液
95. 放射性^{131}I 治疗

（96~97 题共用备选答案）
A. 白细胞数降低
B. 甲状腺功能减退
C. 术后呼吸困难和窒息
D. 肝功损害
E. 发热

96. Graves 病，手术治疗最严重的并发症是
97. Graves 病，抗甲状腺药物治疗，最常见的并发症是

（98~100 题共用备选答案）
A. 肌无力
B. 干燥综合征
C. 黏液水肿面容
D. 皮肤紫癜
E. 发热伴甲状腺肿痛

98. 与 Graves 病有关的症状为
99. 与桥本病有关的症状为
100. 与亚急性甲状腺炎有关的症状为

第四章　甲状旁腺疾病

【A_1 型题】

1. 原发性甲状旁腺功能亢进症的最常见病因是
A. 增生
B. 腺瘤
C. 炎症
D. 腺癌
E. 家族性多发性内分泌腺瘤病

2. 当血清钙浓度超过多少时，甲状旁腺功能亢进症患者容易出现神经系统症状
A. 1mmol/L
B. 1.25mmol/L
C. 2.25mmol/L
D. 2.75mmol/L
E. 3mmol/L

3. 甲状旁腺功能减退患者血清钙持续低于多少出现 Chvostek 征或 Trousseau 征
A. 1mmol/L
B. 1.25mmol/L
C. 2mmol/L
D. 2.25mmol/L
E. 2.75mmol/L

4. 符合甲状旁腺功能亢进症的实验室检查结果是
A. 高血钙、高血磷和低尿钙
B. 高血钙、低血磷和低尿钙
C. 低血钙、低血磷和高尿钙
D. 高血钙、低血磷和高尿钙
E. 低血钙、高血磷和高尿钙

【A_3/A_4 型题】

（5~7 题共用题干）

女性，53 岁。因骨痛 10 年，加重伴活动受限 1 年入院。查体发现皮肤偏干燥，左颈前触及直径 2cm 包块，质软，无压痛。心率 90 次/分。胸廓挤压痛、脊柱压痛阳性，左第二掌骨骨性隆起。辅助检查：血清钙 3.2mmol/L。

5. 最可能的诊断是
A. 甲状腺功能亢进症
B. 肿瘤骨转移
C. 甲状旁腺功能亢进症
D. 骨质疏松症
E. 骨关节炎

6. 下列哪项检查是确诊依据
A. 血 PTH
B. 骨 X 线片
C. 甲状腺超声
D. 甲状腺功能检查
E. 骨扫描

7. 如 PTH 升高，应首选何种治疗
A. 甲状旁腺手术
B. 双膦酸盐
C. 降钙素
D. 观察
E. 镇痛治疗

【B_1 型题】

（8~9 题共用备选答案）
A. 高血磷、低血钙
B. 低血磷、高血钙
C. 低血磷、低血钙
D. 高尿磷、高尿钙
E. 高血磷、高血钙

8. 甲状旁腺功能亢进症表现为

9. 甲状旁腺功能减退症表现为

第五章 肾上腺疾病

【A_1 型题】

1. 皮质醇增多症特有的临床表现是
   A. 高血压
   B. 皮肤多毛
   C. 骨质疏松
   D. 向心性肥胖
   E. 糖耐量低减
2. Cushing 综合征患者可有红细胞数及血红蛋白增多，原因是
   A. 皮质醇刺激骨髓
   B. 慢性缺氧刺激骨髓代偿性增生
   C. 肾脏促红细胞生成素分泌增多
   D. 肾上腺素分泌增多引起应激性红细胞增多症
   E. 骨髓病变导致克隆性红细胞增多
3. 下列哪一项不是 Cushing 综合征患者发生高血压的原因
   A. 肾素-血管紧张素系统激活
   B. 对血管活性物质加压反应增强，血管舒张系统受抑制
   C. 皮质醇可作用于盐皮质激素受体
   D. Cushing 综合征患者常伴有动脉硬化和肾小动脉硬化
   E. 儿茶酚胺分泌过多
4. 鉴别肾上腺皮质腺瘤与异位 ACTH 综合征最简便的实验室检查是
   A. 血皮质醇测定
   B. 尿 17-羟、17-酮测定
   C. 血 ACTH 测定
   D. 小剂量地塞米松抑制试验
   E. 大剂量地塞米松抑制试验
5. 某患者口唇色素沉着明显，尿 17-羟皮质醇增高，血 ACTH 明显增高，小剂量及大剂量地塞米松均不能抑制。其最可能的病因是
   A. Cushing 综合征
   B. 肾上腺皮质腺瘤
   C. 异位 ACTH 综合征
   D. 肾上腺癌
   E. 长期服用泼尼松者
6. 库欣综合征分泌过多的激素是
   A. 醛固酮
   B. 肾上腺素
   C. 皮质醇
   D. 去甲肾上腺素
   E. 肾素
7. 增生型皮质醇增多症伴垂体微腺瘤，下列治疗方案中应首选
   A. 双肾上腺全切加垂体放疗
   B. 一侧肾上腺全切，一侧大部分切除
   C. 肾上腺次全切除加垂体放疗
   D. 经蝶窦切除垂体微腺瘤
   E. 肾上腺次全切除加神经递质抑制剂
8. 关于肾上腺腺癌，哪项不正确
   A. 可发生低钾性碱中毒
   B. 病程长，发展缓慢
   C. 血中 ACTH 常降低
   D. 女性患者常有明显的男性化
   E. 不被大剂量地塞米松抑制
9. 下列疾病中，早期治疗预后最好的是
   A. 肾上腺皮质增生
   B. 肾上腺皮质腺癌
   C. 异源 ACTH 综合征
   D. 不依赖 ACTH 的双侧小结节增生
   E. 肾上腺皮质腺瘤
10. 关于肾上腺危象，下列哪项是错误的
    A. 是 Addison 病急剧加重的表现
    B. 常发生于感染、创伤等应激情况下
    C. 可出现低血糖和低钠血症
    D. 血钾降低
    E. 可有恶心、脱水和血压降低等表现
11. Addison 病，应用肾上腺皮质激素替代治疗，正确的是
    A. 应终生使用激素替代治疗
    B. 剂量一旦确定，则终生不变
    C. 只有当感染、创伤等应激情况时才应用
    D. 给药途径以肌内注射为主
    E. 合并结核时禁用
12. 原发性慢性肾上腺皮质功能减退症的典型体征是
    A. 皮肤紫纹
    B. 轻度肥胖
    C. 皮肤、黏膜色素沉着
    D. 皮肤多汗及低热
    E. 脉率增快
13. Addison 病，患者每天食盐摄入量不得少于
    A. 50g
    B. 40g
    C. 20～30g
    D. 30～40g
    E. 8～10g
14. 皮质醇增多症最常见的病因为
    A. 肾上腺皮质腺瘤
    B. 垂体 ACTH 分泌过多
    C. 肾上腺皮质腺癌
    D. 异位 ACTH 综合征
    E. 医源性糖皮质激素过多
15. 我国 Addison 病最常见的病因是
    A. 肾上腺结核
    B. 特发性肾上腺萎缩
    C. 恶性肿瘤转移

D. 白血病浸润
E. 淀粉样变

16. 抢救肾上腺危象，下列说法正确的是
A. 立即手术治疗
B. 立即进行病因治疗
C. 静脉滴注糖皮质激素，补充盐水、葡萄糖及治疗存在的应激状态
D. 进行基础治疗
E. 补液治疗

17. 肢体无力、夜尿增多伴低钾血症，高血压，最可能的诊断为
A. 原发性高血压
B. 嗜铬细胞瘤
C. 肾性高血压
D. 原发性醛固酮增多症
E. 库欣病

18. 原发性醛固酮增多症患者出现肌无力的原因是
A. 持续性高血压
B. 血钠潴留过多
C. 持久尿量过多
D. 碱中毒
E. 血钾浓度降低

19. 伴有低血钾的高血压，其病因应首先考虑
A. 皮质醇增多症
B. 原发性醛固酮增多症
C. 嗜铬细胞瘤
D. 慢性肾炎
E. 肾动脉狭窄

20. 嗜铬细胞瘤最常见的发生部位是
A. 肾脏
B. 肾上腺
C. 腹部
D. 胸内
E. 颈部

21. 肾上腺外的嗜铬细胞瘤主要位于
A. 颅内
B. 颈部
C. 胸内
D. 腹主动脉旁
E. 髂窝

22. 下列关于嗜铬细胞瘤的说法不正确的是
A. 多见于男性
B. 大多位于肾上腺的一侧
C. 大多数病例如能及早诊治，可以治愈
D. 肾上腺髓质的嗜铬细胞瘤主要分泌去甲肾上腺素
E. 肾上腺外的嗜铬细胞瘤除主动脉旁嗜铬体所致者外，只产生去甲肾上腺素，不能合成肾上腺素

23. 嗜铬细胞瘤的临床表现主要是由下列哪种物质作用于肾上腺素受体所致
A. 肾上腺髓质素
B. 嗜铬粒蛋白
C. 多种肽类激素
D. 儿茶酚胺
E. 糖皮质激素

24. 嗜铬细胞瘤最主要的症状是
A. 高血压
B. 低血压
C. 心律失常
D. 心衰
E. 肺水肿

25. 嗜铬细胞瘤的特征性临床表现是
A. 持续性高血压
B. 阵发性高血压
C. 持续性低血压
D. 阵发性低血压
E. 高血压与低血压交替出现

26. 嗜铬细胞瘤患者骤发高血压危象时，首选下列哪一项措施控制血压
A. 静脉滴注硝普钠
B. 舌下含服硝苯地平
C. 静脉缓慢推注酚妥拉明
D. 静脉滴注硝酸甘油
E. 静脉注射呋塞米

27. 关于嗜铬细胞瘤阵发性高血压型，下列说法不正确的是
A. 阵发性高血压发作是由于较多的儿茶酚胺间歇地进行血循环所致
B. 可为情绪激动、体位改变、吸烟、创伤、大小便等诱发
C. 发作时间最短者仅数秒钟，一般数分钟，长者可达1～2小时，偶可达24小时以上
D. 一部分患者可发展为持续性高血压伴阵发性加剧
E. 发作时若伴有头痛、心悸、多汗三联症对诊断无重要意义

28. 关于嗜铬细胞瘤持续性高血压型，下列说法不正确的是
A. 容易误诊为原发性高血压病
B. 对常用降压药物效果不佳，但对β受体阻断药最为有效
C. 常伴有交感神经过度兴奋和高代谢
D. 易发生直立性低血压
E. 酚妥拉明试验有助于和原发性高血压病的诊断

29. 关于嗜铬细胞瘤的治疗，下列说法正确的是
A. 大多数嗜铬细胞瘤手术切除并不能得到根治
B. 在手术治疗前，α受体阻断药的应用一般不得少于2周
C. 嗜铬细胞瘤患者有心动过速或心律失常时，首选应用β受体阻断药
D. 嗜铬细胞瘤被切除后发生低血压、周围循环不良时应立即静脉滴注去甲肾上腺素治疗
E. 嗜铬细胞瘤被切除后血压大多数立即恢复正常

【A_2 型题】

30. 男性，22岁。肥胖，皮肤痤疮，血压140/90mmHg，24小时尿17羟为25mg，给予地塞

米松 0.5mg，每 6 小时 1 次，共 2 日，再测尿 17-羟为 6mg/24h。最可能的诊断是
A. 肾上腺皮质增生
B. 肾上腺皮质腺瘤
C. 肾上腺皮质腺癌
D. 异位 ACTH 综合征
E. 单纯性肥胖

31. 女性，26 岁。多血质外观，向心性肥胖，痤疮，下腹及大腿外侧见紫纹，血皮质醇明显升高。为进一步诊断病变部位，哪项检查最有意义
A. 尿 17-羟测定
B. 血 ACTH 测定
C. 尿游离皮质醇测定
D. 小剂量地塞米松抑制试验
E. 垂体 CT

32. 男性，52 岁。因库欣（Cushing）综合征接受一侧肾上腺全切，另一侧次全切手术 5 年，因高血压、低血钾、肥胖再次就诊，临床及实验室诊断为库欣（Cushing）综合征复发。患者有慢性心衰史 2 年，应首先选择的治疗是
A. 再次肾上腺手术
B. 放疗
C. 酮康唑治疗
D. 螺内酯治疗
E. 降压治疗补钾

33. 男性，42 岁。2 年前诊断为原发性慢性肾上腺皮质功能减退症，长期口服氢化可的松（30mg/d）替代治疗。近 2 天发热，体温 38℃，咽痛。目前氢化可的松应
A. 改用等效量的地塞米松
B. 因有感染而暂时停用
C. 剂量减少 1/2
D. 剂量维持不变
E. 剂量增加为 2~3 倍

34. 女性，35 岁。持续性血压升高 2 个月，疑诊嗜铬细胞瘤。下列哪一项检查的敏感性和特异性最高
A. 尿香草基杏仁酸 VMA
B. 尿甲氧基肾上腺素 MN 和甲氧基去甲肾上腺素 NMN
C. 尿皮质醇
D. 尿 17-酮
E. 尿 17-羟

35. 男性，40 岁。阵发性血压高 1 年，经血、尿儿茶酚胺及其代谢物测定和其他相关检查不能完全排除嗜铬细胞瘤的诊断，则下列哪一项有助于进一步的诊断
A. 24 小时动态血压监测
B. 基础代谢率测定
C. 酚妥拉明试验
D. ACTH 兴奋试验
E. 美替拉酮试验

36. 女性，26 岁。妊娠 8 个月，近 1 个月来常于卧位时突发头痛、心悸，多汗，测血压高达 230/140mmHg，坐起后症状可逐渐缓解，血压恢复正常，空腹血糖为 7.8mmol/L，电解质及肝、肾功能正常。则最可能的诊断是
A. 妊娠期高血压疾病
B. 原发性高血压病
C. 原醛症
D. Addison 病
E. 嗜铬细胞瘤

【A_3/A_4 型题】

（37~40 题共用题干）

女性，35 岁。因多食、肥胖、闭经、血糖高 1 年就诊。查体：身高 160cm，体重 75kg，腹部、臀部脂肪堆积，紫纹（+），血压 170/100mmHg。血糖 10.1mmol/L。初诊皮质醇增多症。

37. 下述哪项检查对确诊最有意义
A. 血皮质醇节律测定
B. 24 小时尿游离皮质醇测定
C. 24 小时尿 17-羟，17-酮测定
D. 血 ACTH 测定
E. OGTT

38. 如经上述检查确定了 Cushing 综合征后，为进一步确定是否为 Cushing 病，下述哪项检查没有意义
A. CRF 兴奋试验
B. 小剂量地塞米松抑制试验
C. ACTH 兴奋试验
D. 大剂量地塞米松抑制试验
E. 甲吡酮试验

39. 如垂体 CT 证实鞍内有微腺瘤，应首选下述哪种治疗方案
A. 经额垂体瘤切除术
B. 经蝶垂体瘤切除术
C. 垂体放射治疗
D. 双肾上腺次全切除术
E. 赛庚啶治疗

40. 患者于手术后 1 年随诊，下述哪种情况不支持治疗有效
A. 向心性肥胖减轻
B. 月经恢复
C. 空腹血糖 6.8mmol/L
D. 血压，150/90mmHg
E. 血皮质醇早 8 点 510 nmol/L（正常 165 ~ 441 nmol/L），下午 4 点 480 mmol/L

（41~43 题共用题干）

女性，32 岁。Addison 病患者。以往常用泼尼松替代治疗，近 2 个月午后低热，消瘦，胸片正常，红细胞沉降率 50mm/h，结核抗体试验（+），OT 试验强阳性，ASO 250IU/L，RF（-）。

41. 应考虑其他哪种情况
A. 结核病，非活动期
B. 合并风湿热
C. 活动性结核
D. 合并类风湿
E. 以上都不是

42. 下列哪种治疗是合适的
A. 加抗结核治疗
B. 加免疫抑制剂
C. 加芬必得
D. 普通抗生素
E. 以上都合适

43. 在可能应用的下列哪种药物时，应增加激素替代量，以防止发生 Addison 危象
A. 头孢氨苄
B. 雷公藤
C. 芬必得
D. 利福平
E. 乙胺丁醇

（44~47 题共用题干）

女性，30 岁。主因流涕、咽痛、咳嗽、发热 10 天，昏迷 2 小时收入急诊。患者既往有 Addison 病史。查体：心率 114 次/分，律齐，呼吸 23 次/分，血压 75/55mmHg，双肺呼吸音粗，右下肺可闻及少许湿啰音。

44. 该患者最可能的昏迷原因是
A. 低血糖昏迷
B. 低血压昏迷
C. 肺性脑病
D. 肾上腺皮质功能不全危象
E. 感染性脑病

45. 该患者急需的实验室检查是
A. 胸片
B. 心电图
C. 电解质及血糖
D. 血常规
E. 头颅 CT

46. 抢救患者最需要的治疗是
A. 补充鲜血以升压
B. 激素减量、加大抗生素用量
C. 补充葡萄糖
D. 补充糖皮质激素
E. 补充盐水及糖皮质激素

47. 抢救成功后应告诉患者今后应注意
A. 发热时糖皮质激素加量
B. 发热时大量饮水
C. 低糖饮食
D. 经常应用抗生素预防感染
E. 低钠饮食

【B_1 型题】

（48~49 题共用备选答案）
A. 血皮质醇升高，ACTH 降低
B. 血皮质醇升高，ACTH 也增高
C. 肥胖，皮质醇轻度升高，昼夜节律性存在，血糖高
D. 血皮质醇升高，ACTH 低伴明显低钾碱中毒
E. 血皮质醇升高，ACTH 低，双侧肾上腺萎缩

48. 肾上腺皮质增生
49. 肾上腺皮质腺癌

（50~53 题共用备选答案）
A. 可使肾上腺皮质束状带及网状带萎缩、出血、细胞坏死
B. 能抑制肾上腺皮质 11β-羟化酶，从而抑制皮质醇的合成
C. 能抑制胆固醇转变为孕烯醇酮，使皮质激素合成受阻
D. 可使皮质类固醇产生量减少
E. 抑制 ACTH 分泌

50. 酮康唑
51. 氨鲁米特
52. 美替拉酮
53. 双氯苯二氯乙烷（米托坦）

（54~55 题共用备选答案）
A. 尿游离皮质醇升高
B. 血皮质醇昼夜节律消失
C. 两者均有
D. 两者均无

54. Cushing 综合征
55. 肥胖症

（56~57 题共用备选答案）
A. 皮肤色素加深
B. 皮肤色素变淡
C. 皮肤色素无变化
D. 皮肤色素脱失
E. 皮肤紫纹

56. 原发性慢性肾上腺皮质功能减退症
57. 垂体功能减退所致继发性肾上腺皮质功能减退症

（58~59 题共用备选答案）
A. 基础代谢率增高
B. 甲状腺摄^{131}I 率增高
C. 两者均有
D. 两者均无

58. 嗜铬细胞瘤
59. 甲状腺功能亢进

第六章　糖尿病与低血糖症

【A_1 型题】

1. 2 型糖尿病最常见的死亡原因是
A. 糖尿病高渗状态
B. 糖尿病神经病变
C. 糖尿病酮症酸中毒
D. 心、脑血管并发症
E. 糖尿病肾病

2. 1 型糖尿病与 2 型糖尿病，最主要的区别在于
A. 症状轻重不同
B. 发生酮症酸中毒的倾向不同
C. 对胰岛素的敏感性不同
D. 病因不同
E. 血糖稳定性不同

3. 2 型糖尿病最基本的病理生理改变是
A. 极度肥胖
B. 长期大量摄糖
C. 长期使用糖皮质激素
D. 胰岛素分泌绝对或相对不足及靶组织对胰岛素敏感性降低
E. 老年

4. 血中直接调节胰岛素分泌而且

经常起调节作用的重要因素是
A. 游离脂肪酸
B. 血糖浓度
C. 肾上腺素
D. 胃肠道激素
E. 血酮体浓度

5. 1型糖尿病的主要特点是
A. 多见于40岁以上的成年人
B. 易发生高渗性非酮症性糖尿病昏迷
C. 自身免疫介导的胰岛β细胞破坏
D. 早期常不需要胰岛素治疗
E. 大部分有体重超重或肥胖

6. 升高2型糖尿病患者血中胰高血糖素样肽水平的药物是
A. 二甲双胍
B. 西格列汀
C. 格列本脲
D. 阿卡波糖
E. 吡格列酮

7. 妊娠糖尿病是指
A. 既往有糖尿病的妇女出现妊娠
B. 妊娠过程中初次发生的任何程度的糖耐量异常
C. 妊娠中发现糖尿病，产后复查仍为糖尿病
D. 妊娠中发现糖尿病，产后复查转为正常
E. 以上都是

8. 糖尿病合并妊娠的治疗正确的是
A. 肥胖患者可使用二甲双胍
B. 为保证胎儿发育完善，需保胎到40周分娩
C. 使用胰岛素控制血糖
D. 血糖控制不宜过严以防止低血糖
E. 以上都对

9. 关于糖化血红蛋白正确的是
A. 可以反映12~16周的血糖水平
B. 是葡萄糖与血红蛋白发生的可逆的蛋白糖化反应产物
C. 浓度与血糖升高程度呈负相关
D. 可以作为血糖控制程度的指标
E. 控制的目标值是≤7.5%

10. 糖尿病性血管病变，最具有特征性的是
A. 合并高血压
B. 常伴冠状动脉粥样硬化
C. 微血管病变
D. 周围动脉硬化-下肢坏疽
E. 脑血管病变

11. 1型糖尿病死亡的主要原因是
A. 冠心病
B. 脑血管病
C. 糖尿病肾病
D. 酮症酸中毒
E. 感染性休克

12. 糖尿病眼底病变中，出现哪一种情况最易引起失明
A. 微血管瘤
B. 新生血管破裂
C. 硬性渗出物
D. 软性渗出物
E. 新生血管出血

13. 糖尿病的诊断是糖尿病症状加上随机血糖
A. ≥7.1mmol/L
B. ≥9.1mmol/L
C. ≥10.1mmol/L
D. ≥11.1mmol/L
E. ≥12.1mmol/L

14. 若诊断临床糖尿病，应首先选择下述哪项检查
A. 尿糖
B. 空腹血糖
C. 糖化血红蛋白
D. 口服糖耐量试验
E. 空腹胰岛素测定

15. 判断糖尿病血糖控制程度的指标是
A. 空腹血糖
B. 饭后血糖
C. 糖化血红蛋白
D. 空腹血浆胰岛素含量
E. OGTT

16. 糖尿病饮食治疗下列哪种是正确的
A. 病情轻可以不用饮食治疗
B. 有并发症者不用饮食治疗
C. 用药治疗时，可不用饮食治疗
D. 肥胖者宜给高热量饮食治疗
E. 不论病情轻重都需饮食治疗

17. 关于糖尿病的胰岛素治疗，正确的是
A. 肥胖的糖尿病患者较适宜用胰岛素治疗
B. 1型糖尿病患者可不用胰岛素治疗
C. 清晨高血糖而半夜有饥饿感、出冷汗的糖尿病患者应增加胰岛素剂量
D. 因感染发热而厌食的糖尿病患者应将胰岛素剂量加倍
E. 经一段时间的胰岛素治疗后，可能产生胰岛素抗体

18. 磺脲类药物的主要不良反应是
A. 恶心、呕吐
B. 低血糖反应
C. 肝功能损害
D. 白细胞减少
E. 皮肤瘙痒

19. 依据糖尿病诊断标准，确诊糖尿病选用
A. 全血血糖
B. 血浆血糖
C. 糖化血红蛋白
D. 尿糖定性
E. 24小时尿糖定量

20. 糖尿病酮症酸中毒的临床表现是
A. 原有症状加重或首次出现“三多”伴乏力
B. 食欲缺乏、恶心、呕吐、极度口渴、尿量增多
C. 有代谢性酸中毒症状
D. 严重脱水伴循环衰竭体征

E. 以上都是

21. 糖尿病酮症酸中毒的主要治疗是
A. 中枢兴奋剂，纠正酸中毒
B. 纠正酸中毒，补充体液和电解质
C. 纠正酸中毒，应用胰岛素
D. 补充体液和电解质，应用胰岛素
E. 应用中枢兴奋剂及胰岛素

22. 不宜使用胰岛素的患者为
A. 糖尿病合并肺结核
B. 糖尿病合并急性心肌梗死
C. 糖尿病患者妊娠或分娩
D. 糖尿病患者过度肥胖
E. 糖尿病患者手术、前后

23. 应用胰岛素治疗糖尿病不恰当的方法是
A. 从小剂量开始以避免Somogyi效应
B. 以饮食疗法为基本治疗
C. 1 型糖尿病患者血糖波动大可加用双胍类药物
D. 酮症酸中毒时首选普通胰岛素（RI）
E. 高渗昏迷宜选用鱼精蛋白锌胰岛素（PZI）

24. 碳酸氢钠处理糖尿病酮症酸中毒的指征为
A. 治疗酸中毒的起初 2 小时
B. 出现血钾过高
C. 出现心律紊乱
D. 血 pH<7.1
E. 血 pH<7.3

25. 成人糖尿病酮症酸中毒胰岛素治疗采用
A. 每 4 小时静脉注射 50U 胰岛素
B. 每 4 小时静脉滴注 5～10U RI
C. 每 2 小时静脉滴注 5～10U PZI
D. 每小时静脉滴注 4～6U RI
E. 每小时静脉滴注 5～10U PZI

26. 成人低血糖是指
A. 血糖低于 3.36mmol/L（60mg/dl）（真糖法）
B. 血糖低于 3.08mmol/L（55mg/dl）（真糖法）
C. 血糖低于 2.8mmol/L（50mg/dl）（真糖法）
D. 血糖低于或等于 2.52mmol/L（45mg/dl）（真糖法）
E. 血糖低于或等于 2.24mmol/L（40mg/dl）（真糖法）

27. 关于胰岛素瘤，下列哪项不是该病的特点
A. 低血糖经常出现在空腹或活动后
B. 胰岛素释放指数增加
C. 血糖降至 1.67mmol/L，胰岛素则停止释放
D. 禁食后多在 48 小时出现低血糖
E. 胰高血糖素可诱发低血糖

28. 有关高渗高血糖综合征的论述，正确的是
A. 多见于 1 型糖尿病
B. 一定有重症糖尿病病史
C. 常有明显酸中毒
D. 治疗必须用低渗盐水
E. 多见于老年轻型糖尿病

29. 对于功能性低血糖患者，为减少低血糖发作，下述哪项饮食调整是不对的
A. 少食多餐
B. 进较干食物
C. 高蛋白饮食
D. 减少单糖摄入
E. 低纤维饮食

【A_2 型题】

30. 男性，40 岁。患糖尿病 10 余年，尿蛋白阴性，近 1 个月感下腹部胀，排尿不畅伴尿失禁。B 超显示“膀胱扩大，尿潴留”。其原因应考虑
A. 糖尿病自主神经病变
B. 糖尿病合并泌尿系感染
C. 糖尿病合并慢性前列腺炎
D. 糖尿病肾病
E. 糖尿病合并泌尿系结石

31. 男性，26 岁。明显的“三多一少”症状 10 年，经胰岛素治疗，症状时轻时重，有明显的低血糖症状，近 2 个月眼睑及下肢水肿，乏力，腰痛，BP 160/100mmHg，尿蛋白（++），颗粒管型少许，尿糖（++）。应诊断为
A. 糖尿病肾病
B. 肾动脉硬化
C. 肾盂肾炎
D. 肾炎
E. 胰岛素副作用

32. 男性，45 岁。体胖，平素食欲佳。近 1 个月饮水量逐渐增多，每日 1500ml 左右，尿量多，空腹血糖 6.7mmol/L（120mg/dl），尿糖（+），应做哪些检查来确诊糖尿病
A. 24 小时尿糖定量
B. 24 小时尿 C 肽测定
C. 皮质素葡萄糖耐量试验
D. 葡萄糖耐量试验
E. 24 小时尿糖定量

33. 男性，45 岁。身高 171cm，体重 85kg。口服葡萄糖耐量试验血糖结果：空腹 6.7mmoL/L，1 小时 9.8mmol/L，2 小时 7.0mmol/L。结果符合
A. 正常曲线
B. 空腹血糖受损
C. 糖耐量减低
D. 1 型糖尿病
E. 2 型糖尿病

34. 女性，28 岁。既往无糖尿病病史。妊娠 8 个月，“三多”症状 2 个月。查体：血压 120/80mmHg，甲状腺Ⅰ度肿大，HR 82 次/分，下肢无水肿。实验室检查：空腹血糖 11.7mmol/L，2 小时血糖 16.3mmol/L，尿糖（+++），尿蛋白（+++）。其诊断应

该是
A. 1型糖尿病合并妊娠
B. 2型糖尿病合并妊娠
C. 妊娠糖尿病
D. 糖尿病肾病
E. 继发性糖尿病

35. 男性，65岁。患糖尿病15年，长期应用苯乙双胍。检查结果：浅昏迷，呼吸深大，中度脱水，膝反射极弱，血压80/65mmHg，血糖15 mmol/L，血钠140mmol/L，血钾5.6 mmol/L，CO_2CP 12mmol/L，BUN 15mmol/L，尿糖（+++），尿酮体（+），尿蛋白（++）。最可能的诊断是
A. 糖尿病酮症酸中毒昏迷
B. 非酮症高渗性糖尿病昏迷
C. 乳酸性酸中毒昏迷
D. 糖尿病肾病尿毒症昏迷
E. 脑血管意外所致昏迷

36. 某患者轻度肥胖，空腹血糖5.6mmol/L，口服葡萄糖75g后60分钟血糖达高峰，为11.1mmol/L，2小时值为8.7 mmol/L，3小时为4.6mmol/L，其血浆胰岛素浓度及变化可能是
A. 空腹时100μIU/ml（正常5~24μIU/ml）
B. 空腹时<5μIU/ml
C. 空腹时正常或升高，口服葡萄糖后缓慢升高，达峰延迟，以后下降
D. 空腹时正常，口服葡萄糖后迅速升高，持续时间长，以后下降
E. 空腹时正常，口服葡萄糖后迅速升高，然后逐渐下降

37. 男性，65岁。身高160cm，体重70kg，尿糖（-）。糖耐量试验结果为空腹5.0mmol/L，1小时7.6mmol/L，2小时7.0mmol/L，3小时5.4mmol/L。应考虑为
A. 可诊为糖尿病
B. 可排除糖尿病
C. 糖耐量低减
D. 无临床意义
E. 以上都不是

38. 女性，22岁。患糖尿病7年，一直用胰岛素治疗。1小时前昏迷，检查皮肤湿冷，血压120/80mmHg，BUN 4.3mmol/L，CO_2CP 22.0mmol/L，最可能的诊断是
A. 糖尿病酮症酸中毒昏迷
B. 高渗性非酮症性糖尿病昏迷
C. 乳酸性酸中毒昏迷
D. 低血糖昏迷
E. 脑血管疾病

39. 男性，52岁。确诊2型糖尿病1年，予合理饮食和运动治疗并口服二甲双胍500mg，每日3次。查体：身高173cm，体重78kg，血压130/90 mmHg，心、肺和腹部检查未见异常。复查空腹血糖5.2mmol/L，三餐后2小时血糖分别为11.4mmol/L、13.1 mmol/L和12.6mmoL/L，HbA1c 7.5%，下一步最合理的治疗是
A. 二甲双胍加大剂量
B. 改用胰岛素
C. 改用磺脲类降血糖药
D. 加用磺脲类降血糖药
E. 加用α葡萄糖苷酶抑制剂

40. 女性，27岁。患糖尿病5年，消瘦，血糖常在16.7mmol/L（300mg/dl）以上，易出现酮症，胰岛素释放试验低平型，目前较好的治疗方案是
A. 运动疗法+饮食疗法+胰岛素
B. 饮食疗法+胰岛素
C. 饮食疗法+胰岛素+格列吡嗪
D. 单纯胰岛素治疗
E. 二甲双胍+饮食疗法，必要时加胰岛素

41. 女性，20岁。有明显糖尿病症状，三餐前普通胰岛素早6U，午6U，晚6U，睡前NPH 18U，夜里出现多汗、心悸、手抖，晨起查血糖10.3mmol/L（186mg/dl），应给予
A. 增加晚餐胰岛素用量
B. 增加睡前胰岛素剂量
C. 减少晚餐胰岛素用量
D. 减少早饭前胰岛素剂量
E. 减少睡前胰岛素用量

42. 男性，20岁。1型糖尿病，2天来出现恶心、面潮红、呼吸深快，渐发生神志模糊以至昏迷，最可能的诊断是
A. 乳酸性酸中毒
B. 尿毒症酸中毒
C. 呼吸性酸中毒
D. 糖尿病酮症酸中毒
E. 糖尿病高渗昏迷

43. 男性，59岁。2型糖尿病史16年。二甲双胍0.25g及格列齐特80mg，每日3次，糖尿病控制良好，近2个月感乏力，体重下降4~5kg，血便，肠镜检查发现乙状结肠癌拟行手术治疗。围手术期糖尿病处理
A. 停口服降糖药、减少饮食量
B. 改用长效胰岛素
C. 改用短效及中效胰岛素
D. 胰岛素及胰岛素增敏剂联合治疗
E. 改用葡萄糖苷酶抑制剂

44. 女性，40岁。患糖尿病1年，身高156cm，体重为70kg，无酮症，空腹血糖7.8mmol/L，HbA1c 6.9%，最佳治疗方案是
A. 卧床休息+饮食治疗+二甲双胍
B. 适当运动+饮食治疗

C. 饮食疗法+胰岛素
D. 格列本脲+饮食治疗
E. 二甲双胍+饮食治疗+运动疗法

45. 中年女性，患糖尿病多年，现饮食控制并服用格列本脲治疗中，糖尿病控制良好。近日受凉后出现高热、咳嗽，X线证实为肺内炎症，尿糖（+++），住院治疗。除按照肺炎常规处理处，对糖尿病应如何调整治疗
A. 加强饮食控制，继续服用格列本脲
B. 加大格列本脲用量
C. 改用二甲双胍
D. 格列本脲+二甲双胍
E. 改用胰岛素

46. 女性，24岁。临床诊断糖尿病1型，给予胰岛素治疗后，患者经常于清晨3～4点出现手抖、大汗、饥饿感，空腹血糖11mmol/L，尿糖（++++），尿酮体（++++），夜间尿糖阴性，应采取的措施是
A. 减少晚餐的热量
B. 增加睡前中效胰岛素用量
C. 加用双胍类药物
D. 减少睡前中效胰岛素用量
E. 后夜加餐

47. 男性，45岁。肥胖7年，口渴、多饮2个月，伴经常餐后3～5小时心悸、多汗、饥饿感，进餐后缓解，空腹血糖8.3mmol/L，尿糖（+），最可能的诊断是
A. 胰岛素瘤
B. 胰岛素性低血糖
C. 糖尿病
D. 胰岛细胞增生症
E. 2型糖尿病，反应性低血糖

48. 女性，26岁。1型糖尿病。今日因感冒，食欲缺乏、少食，餐前按常规注射胰岛素，近午时突然心悸、出汗，继而头晕、视物模糊。急诊处理应采用
A. 胰岛素静脉注射
B. 静脉滴注生理盐水
C. 葡萄糖静脉注射
D. 碳酸氢钠注射
E. 急查血糖待结果后处理

49. 女性，26岁。1型糖尿病。中断胰岛素治疗3日突发昏迷，血糖33.3mmol/L，血pH 7.0，尿糖、尿酮强阳性。静脉滴注胰岛素、碳酸氢钠，血糖有所下降，酸中毒改善，一度清醒后又陷于昏迷。此现象可能为
A. 并发脑水肿
B. 并发脑血管意外
C. 并发低血糖
D. 并发尿毒症
E. 并发乳酸性酸中毒

50. 女性，26岁。1型糖尿病。采用强化胰岛素治疗方案，夜间血糖控制良好，无低血糖发生，但清晨空腹血糖仍然较高。原因可能是
A. 糖耐量减低
B. 夜间胰岛素作用不足
C. Somogyi 现象
D. 反应性高血糖
E. 黎明现象

【A_3/A_4 型题】

（51～53题共用题干）

男性，70岁。软弱无力，进食减少，口渴、多尿2周，近2天嗜睡。急诊检查：血压70/50 mmHg，神志蒙眬，皮肤干燥失水，呼吸28次/分，心率108次/分，尿糖（++++），尿酮（±）。既往无糖尿病史。

51. 最可能的诊断是
A. 糖尿病肾病
B. 糖尿病性神经病变
C. 糖尿病酮症酸中毒
D. 糖尿病乳酸性酸中毒
E. 高渗高血糖综合征

52. 为明确诊断，除血糖测定外，首选的检查是
A. 血电解质+BUN、Scr
B. 糖基化血红蛋白+BUN、Scr
C. 血气分析+BUN、Scr
D. 血酮体+血气分析
E. 血乳酸+血气分析

53. 最主要的治疗措施是
A. 抗感染
B. 肾上腺皮质激素
C. 口服降血糖药
D. 小剂量胰岛素及补液
E. 补充碱性药物

（54～56题共用题干）

女性，48岁。近1个月感口渴，饮水量增至每天2000ml。身高156cm，体重71kg，空腹血糖180mg/dl（10.0mmol/L），餐后血糖252mg/dl（14.0mmol/L）。系初次发现血糖高，过去无糖尿病史。

54. 给患者的治疗建议是
A. 饮食及运动治疗
B. 双胍类降血糖药
C. 磺脲类降血糖药
D. α 葡萄糖苷酶抑制剂
E. 胰岛素

55. 按以上建议治疗3个月后空腹血糖163mg/dl（8.6mmol/L），餐后血糖225mg/dl（12.5 mmol/L），进一步治疗建议
A. 氯磺丙脲
B. 格列齐特
C. 二甲双胍
D. 阿卡波糖
E. 正规胰岛素

56. 4年后该患者被发现有浸润型肺结核，降血糖治疗宜
A. 原降血糖药增加剂量
B. 改用降血糖作用更强的口服降血糖药
C. 增加一种口服降血糖药
D. 双胍类、磺脲类、α 葡萄糖苷酶抑制剂联合使用
E. 胰岛素治疗

（57～59题共用题干）

女性，45 岁。肥胖多年，口渴 5 个月，尿糖（+），空腹血糖 7.9mmol/L，餐后 2 小时血糖 12.1mmol/L。

57. 本患者可诊断为
A. 1 型糖尿病
B. 肾性糖尿
C. 食后糖尿
D. 2 型糖尿病
E. 类固醇性糖尿病

58. 本患者应首选下列哪种药物或治疗
A. 双胍类降糖药
B. 磺脲类降糖药
C. 胰岛素
D. 饮食治疗+双胍类降糖药
E. 运动疗法

59. 下述哪一组生化指标，达到糖尿病临床“满意”控制空腹血糖（mmol/L），餐后 2 小时血糖（mmol/L），HbA1c（%）
A. <5.6，<7.2，≤4
B. <6.1，<7.8，≤6.5
C. <7.2，<8.3，≤6
D. <7.8，<8.3，≤8
E. <8.3，<10.0，<10

（60~61 题共用题干）

女性，68 岁。因呕吐、腹泻、意识障碍 2 天入院，既往有糖尿病史，查血糖 44.2mmol/L，疑诊高渗高血糖综合征。

60. 拟用公式计算患者有效渗透压，应进一步检查
A. 中心静脉压
B. 尿比重和尿渗透压
C. 血钾、钠及尿素氮
D. 阴离子间隙
E. 血钾、钠

61. 如患者血钠为 162mmol/L，下述哪个治疗是适宜的
A. 大量低渗盐水，快速静脉滴注
B. 大量等渗盐水静脉滴注
C. 等渗盐水+小剂量胰岛素静脉滴注
D. 低渗盐水+大剂量胰岛素静脉滴注
E. 低渗盐水+小剂量胰岛素静脉滴注

（62~63 题共用题干）

女性，20 岁。1 型糖尿病病史 10 年，平时每日 4 次胰岛素强化治疗。近 2 日发热、咽痛，食欲不佳，摄食少，自行停用胰岛素。晨起家属发现患者答非所问，急诊就诊。查体：T 38.5℃，精神差，轻度脱水貌。实验室检查：血钾 4.8mmol/L，血钠 142 mmol/L，血糖 18.1 mmol/L，尿酮体（+++），血 pH 7.25。尿量 40~50ml/h。

62. 目前该患者合理的胰岛素使用方案是
A. 改用 2 次预混胰岛素皮下注射治疗
B. 恢复 4 次胰岛素皮下注射治疗
C. 静脉小剂量短效胰岛素治疗
D. 使用基础胰岛素皮下注射治疗
E. 静脉大剂量短效胰岛素治疗

63. 关于纠正电解质及酸碱平衡紊乱，应立即采取的治疗措施是
A. 补碱、补钾、补钠治疗
B. 补钾、补钠治疗
C. 补碱、补钠治疗
D. 补钠治疗
E. 补碱、补钾治疗

（64~67 题共用题干）

女性，28 岁。妊娠期体格检查，尿糖（+++），血糖：空腹 7.8mmol/L，随机 16.7mmol/L。

64. 诊断考虑
A. 应激性高血糖
B. 糖尿病
C. 糖耐量减低
D. 反应性高血糖
E. 妊娠糖尿病

65. 治疗主要选择
A. 饮食治疗
B. 体育锻炼
C. 口服降糖药
D. 胰岛素
E. 无须治疗

66. 若该患者已在妊娠晚期，终止妊娠的时期应是
A. 40~42 周
B. 38~40 周
C. 36~38 周
D. 34~36 周
E. 28~32 周

67. 若妊娠结束后 6 周，复查血糖：空腹 4.6mmol/L，餐后 2 小时 8.0mmol/L。诊断考虑
A. IGT
B. IFG
C. GDM
D. MODY1
E. MODY2

（68~72 题共用题干）

男性，26 岁。糖尿病病程 10 年，胰岛素治疗。血糖未监测，时有低血糖症。近 3 个月眼睑及下肢水肿，血糖 300mg/L，尿蛋白（++），WBC 0~3/HP，颗粒管型少许，血尿素氮、肌酐正常。

68. 诊断考虑
A. 胰岛素性水肿
B. 肾动脉硬化
C. 肾盂肾炎
D. 急性肾炎
E. 糖尿病肾病

69. 病期为
A. 高滤过期
B. 间歇性蛋白尿期
C. 微量白蛋白尿期（早期肾病）
D. 临床肾病期
E. 尿毒症期

70. 减轻蛋白尿可选用
A. 利尿药
B. 钙拮抗药
C. β 受体阻断药
D. 血管紧张素转换酶抑制药

E. α_1 受体阻断药

71. 饮食治疗应注意
A. 减少碳水化合物含量
B. 增加脂肪含量
C. 减少蛋白质含量
D. 增加动物蛋白质含量
E. 减少纤维素含量

72. 饮食中蛋白质含量应限制在
A. 1.5~2.0g/(kg·d)
B. 1.2~1.5g/(kg·d)
C. 0.8~1.2g/(kg·d)
D. 0.8g/(kg·d)
E. 0.6g/(kg·d)

【B_1 型题】

（73~75 题共用备选答案）
A. 阿卡波糖
B. 格列吡嗪
C. 格列喹酮
D. 罗格列酮
E. 二甲双胍

73. 使用后可引起水肿
74. 可引起乳酸性酸中毒
75. 可引起排气增多

（76~78 题共用备选答案）
A. 糖尿病合并肾小球硬化症
B. 肾性糖尿
C. 应激性糖尿
D. 糖尿病 1 型
E. 甲状腺功能亢进

76. 血糖升高，尿糖阳性，空腹血浆胰岛素水平明显降低
77. 血糖正常，尿糖（+），OGTT 正常，空腹血浆胰岛素正常
78. 血糖中度以上升高，尿糖阴性，尿蛋白（±），空腹血浆胰岛素水平正常或偏低

（79~81 题共用备选答案）
A. Addison 病
B. 糖原贮积病
C. 肝硬化
D. 胰岛素瘤
E. 2 型糖尿病初期

79. 拮抗胰岛素的激素不足致低血糖
80. 器质性低血糖最常见的原因是
81. 饭后早期胰岛素分泌不足，饭后后期水平居高不下致低血糖

（82~84 题共用备选答案）
A. 库欣综合征
B. Graves 病应用甲巯咪唑治疗
C. 线粒体基因突变糖尿病
D. 青年人中的成年发病型糖尿病
E. 特发性 1 型糖尿病

82. 可引起低血糖
83. 属于常染色体显性遗传病
84. 伴有神经性耳聋

（85~88 题共用备选答案）
A. 结节性肾小球硬化症
B. 弥漫性肾小球硬化症
C. 渗出性病变
D. 尿微量白蛋白排除率 150μg/min
E. 尿蛋白总量 1g/24h

85. 高度特异性的糖尿病肾病病理改变
86. 对肾功能影响最大的病理改变
87. 糖尿病肾病Ⅲ期
88. 临床肾病

第七章 水、电解质代谢和酸碱平衡失调

【A_1 型题】

1. 正常人血中 HCO_3^- 与 H_2CO_3 之比为
A. 10∶1
B. 15∶1
C. 20∶1
D. 25∶1
E. 30∶1

2. 高渗性缺水时，血清 Na^+ 至少高于
A. 145mmol/L
B. 155mmol/L
C. 160mmol/L
D. 165mmol/L
E. 170mmol/L

3. 体液平衡中，细胞外液最重要的阴离子是
A. HCO_3^-
B. HPO_4^{2-}
C. SO_4^{2-}
D. Cl^-
E. 蛋白质

4. 高渗性缺水的早期主要症状是
A. 幻觉
B. 谵妄
C. 恶心
D. 口渴
E. 心悸

5. 代谢性碱中毒常伴发
A. 低钾血症
B. 低钙血症
C. 低钠血症
D. 低磷血症
E. 低镁血症

6. 代谢性酸中毒是
A. 原发性 HCO_3^- 减少
B. 继发性 HCO_3^- 减少
C. 原发性 H_2CO_3 减少
D. 原发性 H_2CO_3 增多
E. 继发性 H_2CO_3 减少

7. 代谢性酸中毒患者一般不表现为
A. 乏力、恶心和呕吐
B. 心率加快，心律失常
C. 呼吸深而快
D. 尿液呈中性
E. 严重者可表现为嗜睡，甚至昏迷

8. 血浆中含量最多的阳离子是
A. Na^+
B. K^+
C. Mg^{2+}
D. Ca^{2+}
E. H^+

9. 高渗性脱水是指
   A. 失水>失钠，细胞外液渗透压>310mOsm/(kg·H_2O)，血清钠>145mmol/L的脱水
   B. 失水>失钠，细胞外液渗透压>280mOsm/(kg·H_2O)，血清钠>135mmol/L的脱水
   C. 失钠>失水，细胞外液渗透压<310mOsm/(kg·H_2O)，血清钠<135mmol/L的脱水
   D. 失钠>失水，细胞外液渗透压<280mOsm/(kg·H_2O)，血清钠，<145mmol/L的脱水
   E. 失钠<失水，细胞外液渗透压=280mOsm/(kg·H_2O)，血清钠=135mmol/L的脱水
10. 患者头晕、乏力、恶心、呕吐，血清 Na^+ 130mmol/L、K^+ 4.5mmol/L，尿比重1.010，是哪种电解质失调
   A. 高渗性缺水
   B. 等渗性缺水
   C. 低渗性缺水
   D. 低钾血症
   E. 高钾血症
11. 患者口渴，尿少，尿中钠高，血清钠>145mmol/L，其水与电解质平衡紊乱的类型是
   A. 等渗性脱水
   B. 水中毒
   C. 高渗性脱水
   D. 水肿
   E. 低渗性脱水
12. 高钾血症时，血清钾高于
   A. 5mmol/L
   B. 4.5mmol/L
   C. 4mmol/L
   D. 5.5mmol/L
   E. 3.5mmol/L
13. 正常血钾值的范围
   A. 2.5~2.8mmol/L
   B. 2.9~3.4mmol/L
   C. 3.5~5.5mmol/L
   D. 5.5~6.5mmol/L
   E. 6.5~7.5mmol/L
14. 静脉补钾速度一般每小时不应超过
   A. 10mmol
   B. 20mmol
   C. 30mmol
   D. 40mmol
   E. 50mmol
15. 低渗性缺水，血清钠往往低于
   A. 155mmol/L
   B. 150mmol/L
   C. 145mmol/L
   D. 130mmol/L
   E. 110mmol/L
16. 低渗性缺水时，一般不出现下列哪项改变
   A. 口渴明显
   B. 恶心、呕吐、肌肉痉挛
   C. 尿比重低
   D. 尿内 Cl^- 很少
   E. 血清 Na^+ 降低
17. 等渗性缺水多发生在
   A. 胃肠液急性丧失
   B. 吞咽困难
   C. 大量出汗
   D. 慢性肠梗阻
   E. 低位小肠瘘
18. 鉴别酸碱失衡的种类，最有价值的测定组合是
   A. 尿液pH和 $PaCO_2$
   B. 动脉血pH和 $PaCO_2$
   C. 静脉血的pH和动脉血pH
   D. 静脉血pH和 HCO_3^-
   E. 动脉血和静脉血 $PaCO_2$
19. 下列哪一项不是低钾血症的原因
   A. 长期使用呋塞米
   B. 代谢性酸中毒
   C. 禁食
   D. 肾上腺皮质功能亢进
   E. 代谢性碱中毒
20. 低钾血症时，心电图表现为
   A. T波低平、Q-T间期缩短
   B. T波高尖、Q-T间期缩短
   C. S-T段压低，T波压低或双相、T波后出现U波
   D. T波高尖、Q-T间期延长
   E. S-T段压低、T波高尖
21. 某患者做消化道手术后禁食一周，仅静脉输入葡萄糖盐水，此患者最容易发生的电解质紊乱是
   A. 低血钠
   B. 低血钙
   C. 低血镁
   D. 低血磷
   E. 低血钾
22. 细胞内的钾转移到细胞外引起高钾血症见于
   A. 碱中毒
   B. 静脉输入大量葡萄糖
   C. 静脉输入大量胰岛素
   D. 溶血性贫血
   E. 静脉输入大量氨基酸
23. 下列哪项不是引起外科手术后低血钾的原因
   A. 术后禁食或食欲缺乏
   B. 胃肠引流
   C. 术后注射大量葡萄糖液
   D. 呕吐
   E. 术后肾衰竭，少尿
24. 高钾血症和低钾血症均可引起
   A. 代谢性酸中毒
   B. 代谢性碱中毒
   C. 肾小管泌氢增加
   D. 心律失常
   E. 肾小管泌钾增加
25. 重度高渗性失水是指失水量达到体重的
   A. 1%~2%
   B. 2%~3%
   C. 3%~4%
   D. 4%~6%
   E. 7%~14%

【A_3/A_4 型题】

（26~28题共用题干）

男性，40岁。体重60kg，因食管癌进食困难1月余。主诉：乏力、极度口渴、尿少而色深。检查：血压、体温均正常，眼窝凹陷、舌干燥、皮肤弹性差。

26. 该患者的水、电解质失衡诊断为
A. 轻度高渗性脱水
B. 中度高渗性脱水
C. 重度高渗性脱水
D. 等渗性脱水
E. 低渗性脱水
27. 该患者当天补充液量约为（不包括当天生理需水量）
A. 500ml
B. 1000ml
C. 3000ml
D. 4000ml
E. 4500ml
28. 补液后口渴减轻，尿量增多，测血清钾浓度为3.1mmol/L，应在尿量达下列哪项指标时补给钾盐
A. 20ml/h
B. 25ml/h
C. 30ml/h
D. 35ml/h
E. 40ml/h
（29~30题共用题干）
男性，50岁。体重50kg，上腹隐痛不适，并不思进食已3个月，胃镜检查证实为胃体癌。实验室检查：血红蛋白80g/L，血浆清蛋白30g/L，血清钠130mmol/L，钾4.5mmol/L，动脉血pH 7.35。
29. 该患者可能存在
A. 高渗性脱水
B. 等渗性脱水
C. 低渗性脱水
D. 高钾血症
E. 稀释性低血钠症
30. 按血清钠浓度和公式计算需补充的钠盐量为
A. 12×50×0.4mmol/L
B. 12×50×0.5mmol/L
C. 12×50×0.6mmol/L
D. 12×50×0.7mmol/L
E. 12×50×0.8mmol/L

【B_1型题】

（31~33题共用备选答案）
A. 急性肠梗阻
B. 感染性休克
C. 肺炎高热
D. 慢性十二指肠瘘
E. 挤压综合征
31. 低渗性脱水的常见病因是
32. 代谢性酸中毒最易发生于
33. 高钾血症的常见病因是
（34~37题共用备选答案）
A. 高渗性脱水
B. 低渗性脱水
C. 等渗性脱水
D. 水中毒
E. 水肿
34. 血钠浓度正常而细胞外液减少见于
35. 血钠浓度增高而细胞内液减少见于
36. 血钠浓度降低而细胞外液减少见于
37. 血钠浓度降低而细胞内、外液均增加见于
（38~41题共用备选答案）
A. 低渗性脱水
B. 高渗性脱水
C. 低钾血症
D. 高钾血症
E. 低镁血症
38. 口服补钾或静脉低浓度、慢速补钾可治疗
39. 补水为主、补钠为辅可治疗
40. 葡萄糖和胰岛素静脉输入可治疗
41. 适量补充盐水以恢复细胞外液渗透压和容量可治疗

第二十篇　神经、精神系统

第一章　神经病学概论

【A_1 型题】

1. 哪种结构与深感觉传导有关
   A. 脊髓丘脑前束
   B. 脊髓丘脑后束
   C. 胶状质
   D. 楔束
   E. 外侧丘束
2. 脊髓前根病损的瘫痪特点是
   A. 单瘫
   B. 节段型分布的弛缓性瘫，伴感觉障碍
   C. 四肢远端肌肉瘫痪
   D. 损伤节段呈弛缓性瘫痪，亦无感觉障碍
   E. 截瘫
3. 假性球麻痹的损害部位为
   A. 舌咽神经和迷走神经
   B. 疑核
   C. 对侧皮质延髓束
   D. 双侧皮质延髓束
   E. 对侧内囊以上运动纤维
4. 脊髓半侧损害感觉障碍表现为
   A. 受损平面以下同侧痛、温觉障碍，对侧深感觉障碍
   B. 受损节段呈节段性痛、温觉障碍，对侧深感觉障碍
   C. 受损平面以下同侧深感觉障碍，对侧痛、温觉障碍
   D. 对侧深感觉障碍
   E. 受损平面以下深、浅感觉障碍
5. 上运动神经元瘫痪的特点，错误的是
   A. 肢体远端肌肉受累较近端重
   B. 上肢伸肌群比屈肌群瘫痪程度重
   C. 上肢屈肌群比伸肌群瘫痪程度重
   D. 手的屈肌比伸肌重
   E. 外旋肌群比内收肌群重
6. 在没有任何外界刺激的情况下，患者感到某些部位有蚁行感、麻木、瘙痒等，而客观检查无感觉障碍，称为
   A. 感觉过敏
   B. 感觉异常
   C. 感觉过度
   D. 感觉倒错
   E. 痛性麻痹
7. 偏盲型视野缺损最常见于
   A. 糖尿病性视神经盘水肿
   B. Graves 病浸润性突眼
   C. 嗜铬细胞瘤阵发高血压眼底出血
   D. 颞叶内侧肿瘤
   E. 垂体瘤卒中
8. 脊髓半侧损害感觉障碍表现为
   A. 受损平面以下同侧痛温觉障碍，对侧深感觉障碍
   B. 受损节段呈节段性痛温觉障碍，对侧深感觉障碍
   C. 受损平面以下同侧深感觉障碍，对侧痛、温觉障碍
   D. 对侧深感觉障碍
   E. 受损平面以下深、浅感觉障碍
9. 下列哪项不符合视盘水肿
   A. 常见于颅内压增高的患者
   B. 眼底检查可见视盘充血，边缘模糊
   C. 眼底检查有时可见视盘周边出血
   D. 早期即可出现视力减退
   E. 晚期可继发视神经萎缩
10. 右侧角膜直接反射存在，间接反射消失，病变在
   A. 右侧三叉神经
   B. 左侧三叉神经
   C. 右侧动眼神经
   D. 左侧动眼神经
   E. 左侧面神经
11. 锥体系统是指
   A. 上运动神经元
   B. 下运动神经元
   C. 小脑皮层细胞
   D. 脊髓后角细胞
   E. 上及下运动神经元
12. 延髓麻痹的主要表现是
   A. 眼球外斜、瞳孔扩大、视物双影和上睑下垂
   B. 伸舌偏斜、视物双影、面部麻木和眩晕耳鸣
   C. 瞳孔缩小、眼球内陷、睑裂变小和面部无汗
   D. 声音嘶哑、饮水反呛、吞咽困难和构音障碍
   E. 额纹消失、闭眼无力、口角下垂和味觉缺失
13. 颈膨大以上损伤的瘫痪表现是
   A. 四肢中枢性瘫
   B. 双上肢周围性瘫，双下肢中枢性瘫
   C. 双下肢周围性瘫
   D. 双下肢中枢性瘫
   E. 四肢周围性瘫
14. 舌咽神经和迷走神经属于哪种类型的神经
   A. 感觉神经
   B. 运动神经
   C. 混合神经，包括感觉，运动和副交感神经
   D. 交感神经
   E. 副交感神经
15. 舌下神经支配的肌肉是
   A. 软腭肌

B. 咽喉肌
C. 同侧舌肌
D. 对侧舌肌
E. 双侧舌肌

16. 下列哪项不属于锥体外系
A. 纹状体
B. 红核
C. 黑质
D. 丘脑底核
E. 内囊

17. 内囊型上运动神经元病变时瘫痪的特点为
A. 可出现一个上肢、下肢或面部的中枢性瘫痪
B. 偏瘫、偏身感觉障碍和偏盲
C. 病变侧脑神经麻痹和对侧肢体中枢性瘫痪
D. 单侧或双侧肢体的瘫痪
E. 节段性、弛缓性瘫痪而无感觉障碍

18. 深感觉障碍不包括
A. 运动觉
B. 位置觉
C. 振动觉
D. 图形觉
E. 以上都不是

19. 以下说法正确的是
A. 苍白球和黑质病变多表现为运动增高
B. 苍白球和黑质病变多表现肌张力减低
C. 尾状核和壳核病变多表现为运动减低
D. 尾状核和壳核病变多表现肌张力增高
E. 丘脑底核病变可发生偏侧投掷运动

20. 哪项可能不是脊髓病变引起的瘫痪
A. 四肢上运动神经元性瘫痪
B. 双下肢上运动神经元性瘫痪
C. 双上肢下运动神经元性瘫痪，双下肢上运动神经元性瘫痪
D. 一侧上、下肢上运动神经元性瘫痪
E. 一侧上肢上运动神经元性瘫痪

21. 面神经支配的肌肉不包括哪一项
A. 咀嚼肌
B. 颈阔肌
C. 镫骨肌
D. 枕肌
E. 眼轮匝肌

22. 表现为行走时两腿分开，步基宽大，站立时向一侧倾倒，行走不稳且向一侧偏斜，此步态为
A. 摇摆步态
B. 跨阈步态
C. 痉挛性截瘫步态
D. 小脑步态
E. 慌张步态

23. 下运动神经元性瘫的肌张力改变的特点是
A. 痉挛性折刀样肌张力增高
B. 强直性铅管样肌张力增高
C. 强直性齿轮样肌张力增高
D. 去脑强直或去皮层强直
E. 肌张力减低

24. 舌下神经核性损害的表现不包括
A. 伸舌偏向患侧
B. 伸舌受限或不能
C. 舌肌萎缩
D. 咽反射减弱或消失
E. 舌肌束颤动

25. 不属于小脑半球病损的表现为
A. 下肢比上肢重
B. 同侧肢体共济失调
C. 远端比近端重
D. 精细动作比粗略动作重
E. 常有水平性也可为旋转性眼球震颤

26. 支配躯干和肢体运动的脊髓束是
A. 红核脊髓束
B. 皮质脊髓束
C. 顶盖脊髓束
D. 前庭脊髓束
E. 网状脊髓束

27. 一侧脊髓丘脑束损害时可出现
A. 对侧上运动神经元瘫痪
B. 对侧下运动神经元瘫痪
C. 对侧深感觉缺失
D. 对侧皮肤痛、温觉减退或缺失
E. 大小便障碍

28. 左侧颈膨大（$C_5 \sim T_2$）病变不出现
A. 左上肢弛缓性瘫，左下肢痉挛性瘫
B. 病变水平以下右侧痛、温觉减退
C. 病变水平以下左侧痛、温觉减退
D. 左上、下肢深感觉减退
E. 左侧瞳孔缩小

29. 脊髓前角细胞病损的瘫痪特点是
A. 单瘫
B. 节段型分布的弛缓性瘫，伴感觉障碍
C. 节段型分布的弛缓性瘫，不伴感觉障碍
D. 四肢远端肌肉瘫痪
E. 截瘫

30. 舌咽神经司职的感觉功能不包括
A. 舌后1/3味觉
B. 咽部感觉
C. 耳后皮肤感觉
D. 鼻黏膜感觉
E. 鼓室黏膜感觉

31. 脊髓哪个部位损害可出现呈节段性下运动神经元性瘫痪
A. 前角
B. 后角
C. 侧索
D. 后索
E. 侧角

32. 一侧面部及对侧躯体痛、温觉缺失的病损部位在
A. 中脑被盖部
B. 脑桥被盖部

C. 脑桥基底部
D. 延髓背外侧部
E. 延髓基底部

33. 内囊受损的感觉障碍特点是
A. 对侧单肢感觉减退或缺失
B. 对侧偏身感觉减退或消失
C. 对侧偏身感觉减退或消失，伴自发性疼痛
D. 对侧偏身感觉减退或消失，伴感觉过度
E. 交叉性感觉减退或缺失

34. 当 $C_5 \sim T_2$ 脊髓前连合受损时可出现
A. 双上肢深浅感觉均减退或消失
B. 双上肢痛、温觉减退或缺失，但触觉及深感觉保留
C. 双上肢及上胸部痛、温觉减退，但触觉深感觉保留
D. 双上肢痛、温觉及触觉缺失，但深感觉保留
E. 双上肢深感觉缺失，但触觉及痛、温觉保留

35. 一侧舌下神经麻痹可来源于何处损害
A. 孤束核
B. 疑核
C. 对侧皮质脑干束
D. 双侧皮质延髓束
E. 同侧皮质延髓束

36. 真性球麻痹的表现不包括
A. 声音嘶哑
B. 饮水呛咳
C. 咀嚼费力
D. 吞咽困难
E. 咽反射消失

37. 一侧瞳孔散大，直接和间接光反射消失，对侧间接光反射正常，病损位于
A. 对侧视神经
B. 同侧视神经
C. 对侧动眼神经
D. 同侧动眼神经
E. 同侧视神经及动眼神经

38. 运动系统不包括
A. 下运动神经元
B. 丘脑
C. 上运动神经元
D. 锥体外系
E. 小脑

39. 面神经中枢性和周围性损伤最重要的区别是
A. 鼻唇沟是否变浅
B. 鼓腮、示齿是否正常
C. 皱眉是否正常，额纹是否对称，眼睑闭合是否正常
D. 咀嚼运动是否正常
E. 是否流口水

40. 不属于小脑性共济失调的表现的是
A. 辨距不良，动作愈接近目标时震颤愈明显
B. 说话缓慢、发音不清和声音断续、顿挫或爆发式
C. 双眼粗大眼震
D. 对侧患肢不同程度的共济失调，闭眼时症状明显
E. 患者站立不稳，步态蹒跚，坐位时将双手和两腿呈外展位分开

41. 不属于上运动神经元瘫痪的特点是
A. 痉挛性瘫
B. 肌张力增高
C. 出现病理反射
D. 弛缓性瘫
E. 腱反射亢进

42. 以下关于视野缺损不正确的病变定位是
A. 一侧视神经病变引起单眼全盲
B. 一侧视束病变引起双颞侧偏盲
C. 一侧枕叶视中枢病变引起双眼同向性偏盲、黄斑回避
D. 颞叶病变引起双眼同向性上象限盲
E. 顶叶病变引起双眼同向性下象限盲

43. 以下哪种神经核与迷走神经功能无关
A. 迷走神经背核
B. 疑核
C. 上涎核
D. 孤束核
E. 三叉神经脊束核

44. 下列有关核上性眼肌麻痹不正确的说法是
A. 双眼可同时受累
B. 无复视
C. 累及内侧纵束
D. 可见于脑出血患者
E. 反射性运动仍保留

45. 真性球麻痹和假性球麻痹的最重要区别是
A. 下颌反射
B. 掌颏反射
C. 伸性足底反射
D. 咽反射
E. 舌肌萎缩

46. 下列哪项不符合一个半综合征的临床表现
A. 患侧眼球不能内收
B. 患侧眼球不能外展
C. 对侧眼球不能外展
D. 对侧眼球不能内收
E. 水平眼震

47. 脊髓横贯性损害引起感觉障碍的特点是
A. 形状不规则的条块状感觉障碍
B. 受损节段平面以下双侧深、浅感觉缺失
C. 受损节段平面以下双侧痛、温觉缺失并伴自发性疼痛
D. 受损节段平面以下双侧感觉异常和感觉过敏
E. 受损节段平面以下痛、温觉缺失而触觉及深感觉保留

48. 右侧同向性偏盲的病损位于
A. 右侧视神经
B. 视交叉
C. 左侧视束
D. 左侧颞叶视辐射
E. 左侧顶叶视辐射

49. 下列哪项不属于锥体束损害的体征
A. Babinski 征
B. Brudzinski 征
C. Oppenheim 征
D. Gordon 征
E. Chaddock 征

50. 下列哪项不符合一侧动眼神经麻痹
A. 上睑下垂，眼球不能向上、下和内侧转动
B. 眼球向对侧、向上、向下注视时出现复视
C. 眼球向外或外下方斜视
D. 瞳孔散大，光反射消失，调节反射存在
E. 瞳孔散大，光反射及调节反射均消失

51. 舌咽神经和迷走神经共有的神经核是
A. 上涎核和下涎核
B. 疑核和孤束核
C. 疑核和迷走神经背核
D. 上涎核和孤束核
E. 下涎核和孤束核

52. 属于下运动神经元瘫痪的是
A. 无病理反射
B. 肌张力增高
C. 腱反射活跃或亢进
D. 浅反射正常
E. 失用性肌萎缩

53. 下列对感觉障碍的判断哪项不正确
A. 周围神经末梢性损害可出现四肢远端对称性手套袜子型深浅感觉障碍
B. 脊髓半侧损害可出现病变平面以下同侧深感觉障碍，对侧痛、温觉障碍
C. 延髓背外侧病损可出现同侧面部及对侧躯体的交叉性感觉障碍
D. 丘脑病损可引起同侧偏身感觉减退或缺失，深感觉障碍重于浅感觉障碍
E. 皮层性感觉障碍主要表现为实体觉、两点辨别觉等

54. 哪项不是上运动神经元瘫痪的特点
A. 腱反射增强
B. 病理反射
C. 肌张力增高
D. 肌萎缩明显
E. 以整个肢体瘫痪为主

55. 下列哪项表述不符合延髓麻痹的概念
A. 真性延髓麻痹是指舌咽、迷走神经麻痹
B. 假性延髓麻痹为双侧皮质脑干束受损所致
C. 真性及假性延髓麻痹均出现饮水呛、吞咽困难及构音障碍
D. 假性延髓麻痹时咽反射消失
E. 真性延髓麻痹可伴舌肌瘫痪、舌肌萎缩和肌束颤动

56. 右侧胸髓损伤的主要表现是
A. 右上下肢痉挛性瘫，左侧半身痛觉障碍
B. 左下肢瘫，右侧损伤平面以下痛、温觉障碍
C. 右下肢瘫及深感觉障碍，左侧损伤平面以下痛、温觉障碍
D. 右下肢膝腱反射消失、Babinski 征（+）
E. 左下肢瘫，右侧损伤平面以下痛、温觉障碍

57. 不属于锥体外系病损表现的是
A. 震颤
B. 舞蹈样运动
C. 手足徐动症
D. 出现病理征
E. 偏身投掷

58. 属于牵涉性疼痛的是
A. 三叉神经痛引起的疼痛
B. 神经根受到肿瘤或椎间盘的压迫
C. 牙痛时，疼痛扩散到其他三叉神经的分支区域
D. 感到被切断的肢体仍然存在，且出现疼痛
E. 胆囊病变可引起右肩痛

59. 支配小腿前腿区域感觉的脊髓节段为
A. $L_1 \sim L_2$
B. $L_2 \sim L_3$
C. $L_3 \sim L_4$
D. $L_4 \sim L_5$
E. $L_5 \sim S_1$

60. 面神经属于哪种类型的神经
A. 感觉神经
B. 混合性神经，主要成分为运动神经
C. 混合性神经包括运动、感觉和副交感神经
D. 交感神经
E. 副交感神经

61. 一侧三叉神经脊束核的病变可表现为
A. 同侧面部痛温觉均障碍
B. 同侧面部洋葱皮样分布分离性痛、温觉障碍
C. 同侧面部洋葱皮样分布痛温觉及触觉障碍
D. 对侧面部洋葱皮样分布痛温觉及触觉障碍
E. 咀嚼无力，下颌反射消失，张口时下颌向同侧偏斜

62. 根性感觉障碍表现的错误表述是
A. 感觉障碍呈节段性分布
B. 可出现分离性感觉障碍
C. 可出现根性痛
D. 症状出现于病变同侧
E. 可见于髓外占位性病变

63. 脊髓病变所致的位置觉及运动觉缺失的病变部位是
A. 红核脊髓束
B. 脊髓小脑束
C. 薄束和楔束
D. 脊髓丘脑束
E. 前庭脊髓束

64. 舌下神经核上性损害时，伸舌偏向
A. 病灶对侧

B. 病灶同侧
C. 无偏斜
D. 伸舌不能
E. 受累颏舌肌对侧

65. 舌咽神经司职的功能不包括
A. 特殊内脏运动
B. 吞咽运动
C. 泪腺分泌
D. 提高咽穹隆
E. 腮腺分泌

66. 下列哪项不符合动眼神经核性麻痹表现
A. 双侧眼球运动障碍
B. 分离性眼肌麻痹
C. 眼轮匝肌麻痹
D. 瞳孔括约肌受累
E. 多伴脑干邻近结构受累

67. 浅感觉检查不应包括
A. 痛觉
B. 冷觉
C. 热觉
D. 振动觉
E. 触觉

68. Hunt 综合征不包括哪种表现
A. Bell 征
B. 舌前 2/3 味觉障碍
C. 泪腺分泌障碍
D. 听力下降
E. 唾液腺分泌障碍

69. 核间性眼肌麻痹的病变部位在
A. 皮质侧视觉中枢
B. 脑桥侧视觉中枢
C. 内侧纵束
D. 外展神经核
E. 动眼神经核

70. 有关阿-罗瞳孔正确的说法是
A. 又称强直性瞳孔
B. 一侧瞳孔散大
C. 对光反射消失，调节反射存在
D. 在暗处强光照射，瞳孔缓慢收缩
E. 可伴有节段性无汗

71. 脑干病损时瘫痪的特点是
A. 完全性均等性偏瘫
B. 单瘫
C. 截瘫
D. 交叉性瘫
E. 伴明显肌肉萎缩

72. 面神经的感觉纤维包括
A. 味觉和痛觉纤维
B. 味觉和一般躯体感觉纤维
C. 面部触觉和痛觉纤维
D. 面部触觉和一般躯体感觉纤维
E. 面部精细触觉和痛温觉纤维

【A_2 型题】

73. 男性，30 岁。突发头痛伴右上睑下垂。查体：右侧瞳孔散大，直接、间接对光反射消失，右侧眼球仅能外展。最可能的病变部位是
A. 右侧面神经
B. 右侧三叉神经
C. 左侧面神经
D. 左侧动眼神经
E. 右侧动眼神经

74. 女性，70 岁。既往高血压病史，晨起发现右眼可外展，伴眼震，左眼不能内收，但双眼会聚正常，此为
A. 后核间性眼肌麻痹
B. 核上性眼肌麻痹
C. 前核间性眼肌麻痹
D. 核性眼肌麻痹
E. 左侧动眼神经麻痹

75. 男性，70 岁。左侧下颌部阵发性抽搐、剧痛 3 天，不能吃饭。查体：双额纹对等，闭目有力，面部感觉对称存在。诊断
A. 右面神经麻痹
B. 偏头痛
C. 左三叉神经痛
D. 右三叉神经痛
E. 左面神经麻痹

76. 女性，62 岁。因口角歪斜 2 日来诊。查体：右眼眼闭合不全，右侧额纹消失，示齿口角左偏。该体征是
A. 中枢性面瘫
B. 周围性面瘫
C. 三叉神经运动支损害
D. 舌咽神经损害
E. 迷走神经损害

77. 患者右上肢深、浅感觉减退，实体觉、皮肤定位觉及两点辨别觉明显障碍，并伴有右上肢发作性感觉异常，其病损部位位于
A. 右侧颈髓后根
B. 右侧颈膨大后角
C. 左侧丘脑
D. 左侧顶叶皮层下白质
E. 左侧顶叶皮层

78. 患者左侧肢体无力 1 年余。查体：左上肢下运动神经元瘫，肌力 4 级，左下肢上运动神经元瘫，肌力 3 级，其病变部位为
A. 右上胸髓部
B. 左上胸髓部
C. 双侧颈膨大部
D. 右侧颈膨大部
E. 左侧颈膨大部

79. 男性，40 岁。扛重物时突然出现颈部疼痛，继之四肢瘫痪。查体：神清，脑神经正常，双上肢弛缓性瘫痪，双下肢痉挛性瘫痪。最可能的病变部位在
A. 脑桥
B. 延髓
C. 高位颈髓
D. 颈膨大
E. 胸髓

80. 患者左下肢无力 3 个月，伴右下半身麻木。查体：右乳头水平以下痛、温觉减退，左膝腱反射亢进，左巴氏征（+），左髂前上棘以下音叉振动觉减退，左足趾位置觉减退病变为
A. 胸髓 4 水平横贯损害
B. 左侧胸髓 4 水平半侧损害
C. 右侧胸髓 4 水平半侧损害
D. 左侧胸髓 4 水平后索损害

E. 右侧胸髓4水平后索损害

81. 男性，90岁。讲话缓慢，走路时两腿分开，向两侧摇摆，睁、闭眼站立均有倾倒现象。病变可能在
A. 小脑
B. 脊髓后索
C. 前庭系统
D. 基底神经节
E. 丘脑

82. 患者肩以下右侧深感觉障碍，左侧痛、温觉障碍，右上肢周围性瘫，右下肢中枢性瘫，其病变位于
A. 右侧上颈髓（$C_2 \sim C_4$）
B. 右侧颈膨大
C. 左侧颈膨大
D. 左侧延髓
E. 左侧上位胸髓

83. 患者，50岁。上运动神经元及感觉完好，但左上腹壁反射消失提示
A. 左侧胸髓3~4节段病损
B. 左侧胸髓5~6节段病损
C. 左侧胸髓7~8节段病损
D. 左侧胸髓9~10节段病损
E. 左侧胸髓11~12节段病损

84. 某患者，上肢屈肌张力高，下肢伸肌张力高，腱反射亢进，浅反射减弱，病理征（+），提示病变部位在
A. 脊神经后根
B. 脊髓前角
C. 脊髓后索
D. 锥体束
E. 锥体外系

85. 男性，30岁。双上肢针刺不知疼痛，热水烫无知觉。查体：双上肢痛、温觉丧失，触觉存在。病变最可能的部位是
A. 脊髓前角
B. 脊髓前角，锥体束
C. 脊髓后索
D. 脊髓前连合
E. 脊髓半侧损害

86. 男性，50岁。近半年自觉四肢麻木。查体：双上肢肘以下、双下肢膝以下各种感觉均缺失。此患者可能是
A. 神经干损伤
B. 多发性神经病
C. 脊髓后角病变
D. 后根受压
E. 横贯性脊髓病变

【A_3/A_4型题】

（87~88题共用题干）

患者，46岁。右下肢麻木，左下肢无力4个月。检查：右腹股沟以下痛觉减退，触觉存在，左下肢音叉振动觉消失，左下肢肌力4及，左膝反射、踝反射亢进，左侧Babinski征（+）。

87. 病变位于
A. 左半T_{10}节段
B. 右半T_{10}节段
C. 左半T_{12}节段
D. 右半T_{12}节段
E. 左半L_1节段

88. 该患者体征为
A. 脊髓横贯损害
B. 脊髓半离断
C. 脊髓后索损害
D. 脊髓前2/3损害
E. 脊髓侧索损害

（89~91题共用题干）

男性，45岁。3个月前觉左季肋部疼痛、咳嗽或喷嚏时加重。4天前出现双下肢无力、麻木，同时排尿困难。查体：双侧肋缘下痛觉减退，双上肢肌力正常，双下肢肌力1级，病理征阳性。

89. 根据病史与检查，此患者最可能是
A. 肌病
B. 周围神经病
C. 神经肌肉接头病
D. 脊髓病
E. 颅内疾病

90. 根据检查所见，说明病变已侵犯
A. 红核脊髓束和皮质脊髓束
B. 脊髓丘脑束和网状脊髓束
C. 皮质脊髓束和脊髓丘脑束
D. 脊髓丘脑束和薄束
E. 顶盖脊髓束和皮质脊髓束

91. 脊髓病损的水平是
A. 颈髓
B. 胸髓
C. 腰髓
D. 骶髓
E. 尾髓

【B_1型题】

（92~95题共用备选答案）
A. 视神经病变
B. 视束病变
C. 视交叉中部病变
D. 视辐射部分病变
E. 枕叶病变

92. 同侧全盲是
93. 对侧同向象限盲是
94. 对侧同向偏盲是
95. 双颞侧偏盲是

（96~98题共用备选答案）
A. Kernig征阳性
B. 分离性感觉障碍
C. Babinski征阳性
D. 共济失调
E. 屈颈试验阳性

96. 小脑病变
97. 颈1~4神经根刺激可能出现的体征是
98. 上运动神经元性瘫

（99~102题共用备选答案）
A. 苍白球黑质
B. 新纹状体
C. 小脑蚓部
D. 左小脑半球
E. 右小脑半球

99. 舞蹈病
100. 静止性震颤
101. 躯干性共济失调
102. 左侧肢体共济失调

（103~107题共用备选答案）
A. 周围神经
B. 脊髓后角细胞

C. 脊神经后根神经节
D. 丘脑腹后外侧核
E. 延髓下部薄束核及楔束核
103. 痛觉传导路第2级神经元
104. 深感觉传导路第2级神经元
105. 痛觉传导路第1级神经元
106. 深感觉传导路第1级神经元
107. 痛觉传导路第3级神经元
(108~110题共用备选答案)
A. 去脑强直
B. 去皮层强直
C. 锥体束受损
D. 锥体外系受损
E. 小脑受损
108. 肌强直，双上肢屈曲，双下肢伸直
109. 四肢肌强直呈“折刀”样阻力
110. 四肢肌强直呈“铅管”样阻力
(111~113题共用备选答案)
A. 节段性分离性感觉障碍，晚期出现括约肌功能障碍
B. 节段性分离性感觉障碍，早期出现括约肌功能障碍
C. 早期有明显的根性疼痛，脑脊液蛋白高，压颈试验通畅
D. 早期有明显的根性疼痛，脑脊液蛋白高，压颈试验完全性梗阻
E. 右下肢深浅感觉障碍
111. 脊髓髓外病变
112. 脊髓髓内病变
113. 大脑病变
(114~116题共用备选答案)
A. 累及脊髓灰质前连合
B. 累及脊髓前角细胞
C. 累及脊髓后根
D. 累及脊髓后索
E. 累及脊髓前索
114. 脊髓空洞症
115. 亚急性联合变性
116. 肌萎缩侧索硬化

第二章 周围神经病

【A_1型题】

1. 急性炎症性脱髓鞘性多发性神经病（吉兰-巴雷综合征）的病因可能是
A. 病毒感染周围神经
B. 病毒感染脊髓
C. 脊髓的自身免疫性炎症
D. 周围神经自身免疫性炎症
E. 细菌感染周围神经
2. 吉兰-巴雷综合征的典型临床表现之一为四肢远端
A. 感觉障碍比运动障碍明显
B. 感觉障碍和运动障碍均十分严重
C. 仅有感觉障碍
D. 疼痛明显
E. 感觉障碍比运动障碍轻
3. 吉兰-巴雷综合征脑脊液蛋白-细胞分离现象出现的时间最多见于
A. 起病后1周内
B. 起病后1~2周
C. 起病后第3周
D. 起病后1个月
E. 起病后2个月
4. 急性吉兰-巴雷综合征，哪种治疗较为适宜
A. 大量抗生素静脉注射
B. 吡啶斯的明口服
C. 大量糖皮质激素
D. 血浆交换疗法
E. 氯化钾口服
5. 原发性与继发性三叉神经痛的鉴别主要依据是
A. 疼痛时间的长短
B. 疼痛发作的频率
C. 有无面部痛觉障碍，角膜反射有无改变
D. 有无触发点或扳机点
E. 疼痛的范围
6. 原发性三叉神经痛的治疗应首选
A. 苯妥英钠
B. 卡马西平
C. 氯硝西泮
D. 纯酒精注射
E. 神经切断术
7. 原发性三叉神经痛不应有的表现
A. 面部发作性剧痛
B. 患侧面部皮肤粗糙
C. 面部痛觉减退
D. 痛性抽搐
E. 有触发点
8. 特发性面神经麻痹不应有的症状是
A. 额纹消失
B. Bell（贝尔）现象
C. 耳后或下颌角后疼痛
D. 舌前1/3味觉障碍
E. 外耳道或鼓膜出现疼痛疱疹

【A_2型题】

9. 男性，20岁。四肢无力4天，无尿便障碍，无发热。查体：四肢肌力3级，四肢远端痛觉减退，腱反射弱，无病理反射。腰椎穿刺结果正常。首先考虑的疾病是
A. 吉兰-巴雷综合征
B. 脊髓灰质炎
C. 周期性瘫痪
D. 急性脊髓炎
E. 重症肌无力
10. 男性，24岁。既往健康，午睡时出现口角歪斜。查体：左额纹浅，Bell征阳性，左鼻唇沟浅，伸舌居中，其他未见异常。应首先采用的治疗是
A. 针灸
B. 糖皮质激素
C. 青霉素

D. 血塞通
E. 维生素

11. 患者左侧面部痛觉减退，左侧直接角膜反射消失，间接角膜反射存在，张口时下颌左偏，病损部位在
A. 左侧三叉神经
B. 右侧三叉神经
C. 左侧面神经
D. 右侧面神经
E. 左侧三叉神经及左侧面神经

【A_3/A_4型题】

（12~14题共用题干）

女性，30岁。既往健康。晨起发病，四肢无力，进行性加重，2天后来诊。查体：脑神经正常，四肢肌力0级，腱反射弱，病理反射阴性，无感觉障碍。

12. 首先应考虑的疾病是
A. 周期性瘫痪
B. 吉兰-巴雷综合征
C. 癔病性瘫痪
D. 急性脊髓炎
E. 重症肌无力

13. 首先应做的检查是
A. 血钾测定
B. 腰椎穿刺检查
C. 头部CT
D. 高位颈椎X线片或MRI
E. 脑电图

14. 以上检查均正常，如何治疗适宜
A. 大量糖皮质激素
B. 大量抗生素
C. 新斯的明口服
D. 暗示心理疗法
E. 血浆交换疗法

（15~16题共用题干）

男性，42岁。近1个月来，在刷牙时常出现右上牙部及右面部疼痛，每次持续5~6秒钟，神经系统检查无阳性体征。

15. 其首先考虑的诊断就是
A. 牙痛
B. 三叉神经痛（第二支）
C. 三叉神经痛（第三支）
D. 鼻窦炎
E. 单纯感觉性发作（癫痫）

16. 应首先做的辅助检查是
A. 头部X线检查
B. 头部CT
C. 牙部X线检查
D. 脑电图
E. 以上都不是

（17~18题共用题干）

男性，54岁。上班时他人发现其口角歪斜，诊断为左侧面神经麻痹。

17. 不应有的体征是
A. 左额纹消失
B. 左眼裂大
C. 左鼻唇沟浅
D. 张口下颌向左偏斜
E. 左口角下垂

18. 本病例治疗时应先用
A. 大量抗生素
B. 皮质激素
C. 针灸
D. 维脑路通
E. 卡马西平

（19~20题共用题干）

女性，85岁。20年来反复发作右面部闪电样疼痛。说话和鼻翼旁触摸诱发疼痛。今年已痛10个月未缓解。诊断为三叉神经痛。

19. 若为原发性三叉神经痛，应具备的条件是
A. 右角膜反射和右面部痛温觉减退
B. 右面部分离性感觉障碍
C. 右角膜反射存在，右面部痛温觉正常
D. 右角膜反射存在，右侧咀嚼肌无力
E. 右角膜反射减退，右侧咀嚼肌无力

20. 若患者用药物镇痛无效，又出现肺气肿，不宜全身麻醉，选择最佳治疗方法为
A. 三叉神经显微血管减压
B. 射频热凝术
C. 三叉神经切断
D. 三叉神经脊髓束切断
E. 枕下开颅三叉神经减压

第三章 脊髓病变

【A_1型题】

1. 腰椎穿刺的禁忌情况是
A. 高热
B. Kernig征阳性
C. Babinski征阳性
D. 癫痫发作后
E. 脊柱结核

【A_2型题】

2. 某建筑工人，从高处坠落，腰背挫伤，双下肢弛缓瘫痪，来院急诊。检查见腰部不能活动，双侧腹股沟以下感觉、运动及反射消失。X线显示胸12椎体压缩性骨折。入院后2小时其双下肢功能逐渐恢复。该患者的脊髓伤可能是
A. 脊髓震荡
B. 脊髓出血
C. 脊髓水肿
D. 脊髓受压
E. 马尾损伤

3. 女性，35岁。5个月来间歇性胸背剧痛。查体：右侧下肢肌力4级伴膝反射、踝反射亢进，

Babinski 征阳性；右踝振动觉消失，左胸 6 下痛温觉消失；余神经系统无异常。胸椎平片无异常。胸段 MRI 结果见下图。可能诊断为

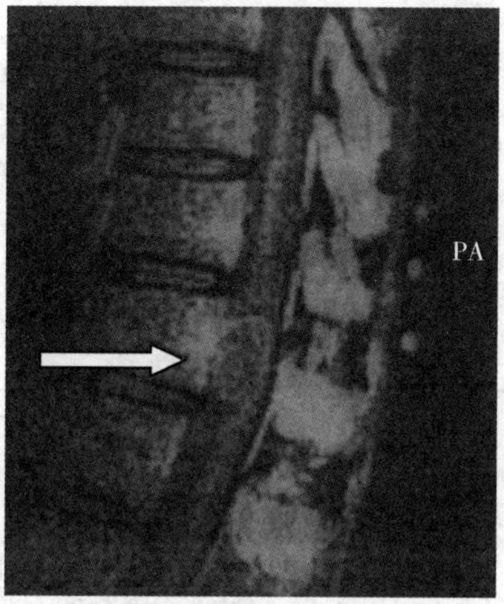

A. 髓内肿瘤
B. 髓外肿瘤
C. 脊髓炎
D. 脊柱转移癌
E. 脊柱结核

【A_3/A_4 型题】

（4~5 题共用题干）

青年男性，2 天来胸背部疼痛，今晨出现双下肢无力，伴二便障碍，查脐以下各种感觉障碍，双下肢肌力 0 级，无病理反射

4. 最可能的诊断是
A. 脊髓出血
B. 脊髓肿瘤
C. 急性脊髓炎
D. 吉兰-巴雷综合征
E. 大脑旁脑膜瘤

5. 首先应做的有诊断意义的检查是
A. 腰穿脑脊液检查
B. 头部 MRI
C. 颈椎 MRI
D. 胸椎 MRI
E. 腰椎 MRI

（6~7 题共用题干）

47 岁的男性，左下肢麻木 2 月余，从下往上发展，近 1 个月出现右下肢无力。查：脑神经及双上肢正常，左腹股沟以下痛温觉减退，右下肢肌力 4 级，右 Babinski 征（+）。

6. 最可能是
A. 脊髓髓内肿瘤
B. 左髓外硬膜内肿瘤
C. 右髓外硬膜内肿瘤
D. 脊柱结核
E. 大脑肿瘤

7. 应首先做的检查是
A. 头部 CT
B. C_5 为中心 X 线片
C. T_4 为中心 X 线片
D. T_7 为中心 X 线片
E. T_9 为中心 X 线片

第四章　颅脑损伤

【A_1 型题】

1. 钝器致成人头皮血肿的打击伤，处理时要重点考虑
A. 及时抽吸血肿或引流
B. 颅骨及脑损伤的可能
C. 局部镇痛或冷敷
D. 血肿位于头皮的层次
E. 血肿的大小及出血量

2. 关于头皮裂伤，下列哪项是错误的
A. 创口有脑组织外溢，须立即缝合头皮，变开放损伤为闭合损伤
B. 处置时着重检查有无颅骨和脑损伤
C. 尽早清创缝合
D. 清创时限放宽至 24 小时
E. 即使创口不大，出血也较多

3. 诊断颅盖骨折通常依据是
A. 头颅 X 线摄片
B. 头皮伤痕
C. 局部触诊闻及骨擦音
D. 剧烈头痛伴呕吐
E. 对侧肢体偏瘫

4. 诊断颅底骨折通常依据是
A. 头颅 X 线摄片
B. 受伤机制
C. 剧烈头痛伴呕吐
D. 临床体征
E. 意识障碍

5. 诊断颅底骨折最确切的依据是
A. 头面部受暴力史
B. 眼睑青紫
C. X 线片示额骨线形骨折
D. 鼻出血
E. 脑脊液鼻漏

6. 关于颅底骨折，下列哪项是错误的
A. 形态多为线形骨折
B. 根据部位可分为三型
C. 若伤及颈动脉，形成海绵窦瘘
D. 可表现为中枢性面瘫
E. X 线片仅显示 30%~50% 的骨折线

7. 下列颅脑损伤最急需处理的是
A. 脑震荡
B. 顶部的凹陷骨折，深度达 1.5cm
C. 颅底骨折引起外耳道出血
D. 开放性颅脑损伤，脑组织外溢
E. 颅内血肿并脑疝形成

8. 下列哪项不是诊断脑震荡的依据
A. 伤后立即出现意识障碍
B. 伤后逆行性遗忘
C. 意识障碍期间可有皮肤苍

白，血压下降，呼吸浅慢
D. 清醒后头痛，恶心，呕吐
E. 脑脊液红细胞阳性

9. 关于弥漫性轴索损伤，下列哪项是错误的
A. 受伤当时立即出现的昏迷时间较长
B. 神志好转后，可因继发脑损伤而再次昏迷
C. 造成广泛的脑皮层损伤
D. 昏迷原因主要是皮层与皮层下中枢失去联系
E. CT可见皮髓质交界处、胼胝体等区域有多个点状出血灶

10. 关于外伤性下视丘损伤，下列哪项是错误的
A. 早期意识障碍
B. 早期锥体束征
C. 高热或低温
D. 消化道出血或穿孔
E. 尿崩症

11. 急性小脑幕上硬膜外血肿，最常见的出血来源是
A. 脑膜中静脉
B. 脑膜中动脉
C. 静脉窦
D. 骨折的板障静脉
E. 脑表面桥静脉

12. 外伤性颅内血肿形成后，其严重性在于
A. 由对冲性脑损伤所致广泛的额颞部受累
B. 血肿位于白质深部
C. 脑膜中动脉受损，出血速度快
D. 引起颅内压增高而导致脑疝
E. 伴发脑水肿程度

13. 抢救颅内血肿患者，最根本措施是
A. 20%甘露醇250ml快速静脉滴注
B. 气管切开，减轻脑水肿
C. 清除血肿
D. 人工冬眠及物理降温
E. 去骨瓣减压

14. 颅前窝骨折最易损伤的脑神经是
A. 嗅神经
B. 面神经
C. 三叉神经
D. 外展神经
E. 滑车神经

15. 颅中窝骨折最易损伤的脑神经是
A. 嗅神经
B. 外展神经
C. 动眼神经
D. 迷走神经
E. 面神经

16. 脑挫裂伤的临床表现中，下列哪项不符合
A. 伤后昏迷持续数小时到数周以上
B. 迟发性瞳孔散大而无脑疝表现
C. 常有生命体征改变
D. 可有肢体瘫痪，失语等
E. 腰椎穿刺脑脊液有血液

17. 急性硬膜外血肿，最具特征性的表现是
A. 中间清醒期
B. 两侧瞳孔不对称
C. 颅骨骨折线跨过脑膜中动脉沟
D. 进行性意识障碍
E. 对侧肢体瘫痪或锥体束征阳性

18. 关于慢性硬膜下血肿，下列哪种说法是错误的
A. 可有精神症状
B. 可有肢体偏瘫
C. 一定有外伤史
D. 多见于中老年
E. 可有颅内压增高症状

19. 外伤后急性脑受压，最可靠的早期临床表现是
A. 血压升高，呼吸脉搏变慢
B. 头痛、呕吐、视盘水肿
C. 头痛、呕吐、进行性意识障碍
D. Cushing 反应
E. 瞳孔由正常变为不等大

20. 外伤性颅内血肿的致命因素是
A. 急性脑受压导致脑疝
B. 脑脊液循环受阻
C. 弥漫性脑水肿
D. 蛛网膜下腔出血
E. 昏迷-肺感染

21. 关于头皮裂伤，错误的是
A. 钝性撞击不会发生裂伤
B. 急救时应立即包扎止血
C. 24小时的裂伤清创后可一期缝合
D. 清创后，采用分层缝合为好
E. 头皮缺损应予修补

22. 处理头部创伤时，必须遵循的外科原则是
A. 头皮下出血点必须一一结扎
B. 尽量切除可能污染的头皮创缘组织
C. 伤口一律全层缝合
D. 大块的头皮缺损只能留作二期处理
E. 清创术应争取在6~8小时内进行，无明显污染时可延长至72小时

23. 开放性颅脑损伤清创中，最主要的处置原则是
A. 清除污染物及异物
B. 充分修剪创缘皮肤
C. 严密缝合或修补硬膜
D. 及时使用广谱抗生素
E. 皮下放置引流

【A_2型题】

24. 男性，50岁。2小时前木棒击伤左颞部，伤后头痛、呕吐，1小时前意识不清。查体：中度昏迷，左瞳孔散大，右侧肢体病理征（+）。诊断考虑为
A. 颅骨凹陷骨折伴脑疝
B. 硬膜下血肿伴脑疝
C. 硬膜外血肿伴脑疝
D. 脑损伤伴脑疝

E. 原发脑干损伤
25. 某患者，脑损伤后 6 小时，意识清，头痛，下列哪项处理原则不可取
A. 意识清，故回家观察
B. 观察意识、瞳孔、生命征等变化
C. 做头颅 CT 检查
D. 对症处置
E. 向家属交代有迟发性颅内血肿可能
26. 男性，20 岁。因交通事故头顶部可见直径 10cm 血肿，意识清楚，恶心、呕吐。急救处置时不正确的措施是
A. 血压、脉搏、呼吸监测
B. 注意意识状态
C. 穿刺抽吸头皮下血肿
D. 给予镇静药
E. 给予脱水剂
27. 颅底骨折患者，合并脑脊液鼻漏，其错误的治疗方法是
A. 肾上腺素纱布填塞鼻腔
B. 抗生素治疗
C. 安静卧床
D. 防止便秘及上呼吸道感染
E. 禁止腰椎穿刺
28. 右顶枕部着地摔伤患者，伤后 2 小时，左侧瞳孔散大，血肿部位是
A. 右顶枕部
B. 右额颞部
C. 左顶枕部
D. 左额颞部
E. 颅后窝
29. 颅底骨折患者，哪项是正确的
A. 血性脑脊液患者，腰椎穿刺放脑脊液
B. 脑脊液耳漏，需尽早修补硬膜漏口
C. 伤后视力减退，超过 1 个月可手术减压
D. 颅底骨折，需手术治疗，以便神经减压
E. 着重观察有无脑损伤，并处理脑脊液漏，神经损伤等
30. 外伤后 4 小时患者，头痛、呕吐，哪项肯定血肿存在
A. 颞部外伤局部有头皮血肿
B. 枕部受伤，有软组织肿胀
C. 伤后立即出现神经功能障碍
D. 意识障碍进行性加深
E. 头颅 CT 检查结果
31. 男性，40 岁。确诊为脑挫裂伤，哪项不是诊断脑挫伤的依据
A. 脑脊液含红细胞
B. 意识障碍超过 30 分钟
C. 可表现局灶脑损伤体征
D. 脑脊液鼻漏
E. CT 有额部点状高密度灶
32. 脑外伤患者，CT 示右颞部梭形高密度影像，脑室中线受压移位，其诊断是
A. 脑挫伤
B. 硬膜下血肿
C. 硬膜外血肿
D. 脑内血肿
E. 高血压脑出血
33. 脑外伤患者，CT 示右额颞顶部新月状高密度影像，其诊断为
A. 急性硬膜外血肿
B. 急性硬膜下血肿
C. 慢性硬膜下血肿
D. 脑内血肿
E. 高血压脑出血
34. 65 岁患者，2 个月前有头外伤史，现头痛，CT 示右额颞顶新月状低密度影像，诊断是
A. 急性硬膜外血肿
B. 急性硬膜下血肿
C. 慢性硬膜下血肿
D. 脑内血肿
E. 高血压脑出血
35. 女性，30 岁。车祸头部受伤患者，深昏迷，刺激有去脑强直发作。CT 未见颅内血肿及脑挫伤，环池未受压。诊断应是
A. 脑震荡
B. 脑挫伤
C. 轴索损伤
D. 脑干损伤
E. 颅底骨折
36. 12 岁男孩，患全头型帽状腱膜下血肿，首选的治疗措施是
A. 加压包扎，静脉滴注止血药物
B. 穿刺抽血，静脉滴注止血药物
C. 待其自行吸收，静脉滴注止血药物
D. 穿刺抽血+加压包扎
E. 切开引流+加压包扎
37. 女性，20 岁。外伤后有血性脑脊液自鼻腔溢出，应采取的处置是
A. 鼻腔填塞压迫止血
B. 鼻腔冲洗
C. 给予抗生素治疗
D. 腰椎穿刺放血性脑脊液
E. 头低位以利引流
38. 对开放性颅脑损伤患者，预防创口和颅内感染的首要措施是
A. 严密观察病情变化
B. 应用广谱抗生素
C. 理疗，改善局部血液循环
D. 加强营养，增强创口愈合能力
E. 早期施清创术
39. 重度颅脑损伤深昏迷患者，维持呼吸道通畅，防止缺氧的最有效方法是
A. 维持吸氧
B. 放置通气道
C. 彻底吸痰
D. 气管插管
E. 给予呼吸兴奋剂
40. 男性，27 岁。头部受伤后立即昏迷，5 分钟后清醒，3 小时后再度昏迷。X 线发现颅骨线状骨折，且骨折线越过脑膜中动脉沟。提示为
A. 脑挫伤
B. 急性硬膜外血肿
C. 急性硬膜下血肿
D. 外伤性脑内血肿

E. 脑水肿

41. 女性，40岁。入院3天，头部受伤后立即昏迷，10分钟后清醒，有呕吐，对受伤情况不能回忆，诊断是
A. 脑震荡
B. 脑挫裂伤
C. 颅内血肿
D. 脑干损伤
E. 脑供血不全

42. 急性硬膜外血肿患者，中间清醒期的长短，主要取决于
A. 原发脑损伤的程度
B. 出血的来源
C. 血肿的部位
D. 血肿形成的速度
E. 血肿的大小

43. 男性，40岁。从汽车上跌下，左枕部着地，出现进行性意识障碍，继以右侧瞳孔散大，诊断是
A. 左顶枕硬膜外血肿
B. 左额颞硬膜外血肿
C. 左额颞硬膜下血肿
D. 右额颞硬膜外血肿
E. 右额颞硬膜下血肿

44. 女性，50岁。头部棍击伤，无昏迷史及意识障碍，无颅骨骨折，1个月后出现颅内压增高症状，最可能为
A. 慢性硬膜外血肿
B. 多发颅内血肿
C. 慢性硬膜下血肿
D. 急性颅内血肿
E. 脑震荡后遗症

45. 女性，30岁。头部受伤后昏迷半小时，清醒后左侧肢体力弱，腰椎穿刺血性脑脊液，以后逐渐好转，最可能为
A. 脑震荡
B. 脑挫伤
C. 急性硬膜外血肿
D. 急性硬膜下血肿
E. 脑内血肿

【A_3/A_4型题】

（46～48题共用题干）

女性，45岁。3小时前车祸头部受伤，伤后立即昏迷，做CT后入院，入院检查中度昏迷，右瞳孔散大，光反射消失，左上下肢肌张力增高，病理征（+），左顶枕有直径4.0cm头皮下血肿，CT示右额颞部高密度新月影像。

46. 诊断是
A. 右额颞脑挫伤，脑疝
B. 右额颞急性硬膜下血肿，脑疝
C. 右额颞急性硬膜外血肿，脑疝
D. 右额颞急性硬膜下积液，脑疝
E. 右额颞脑内血肿，脑疝

47. 出血来源为
A. 脑膜中动脉
B. 脑表面挫伤小动脉
C. 桥静脉
D. 矢状窦
E. 蛛网膜颗粒

48. 最重要治疗是
A. 冬眠物理降温
B. 气管切开
C. 脱水治疗
D. 止血，预防感染治疗
E. 血肿清除术

（49～50题共用题干）

6岁男孩，3天前右额碰在桌子角上，当时能哭，现右额颞部头皮隆起，局部触之有12cm×12cm波动区，无神经系统定位症状，头颅CT片示右额颞头皮肿胀。

49. 诊断是
A. 头皮挫伤
B. 皮下血肿
C. 骨膜下血肿
D. 帽状腱膜下血肿
E. 头皮下积液

50. 处置应该是
A. 加压包扎
B. 局部不作处置
C. 理疗，促其吸收
D. 穿刺抽血+加压包扎
E. 切开引流+加压包扎

（51～53题共用题干）

男性，30岁。车祸致右额颞部着地，伤后意识不清，约半小时后清醒，醒后头痛，有呕吐，3小时后又出现意识障碍，正侧位颅片示右颞线状骨折，骨折线跨过脑膜中动脉沟。CT示右颞梭形高密度影，脑室中线受压移位。入院时右瞳孔散大。

51. 诊断是
A. 右颞硬膜下血肿，脑疝
B. 右颞硬膜外血肿，脑疝
C. 右颞脑挫伤，脑疝
D. 右颞脑内血肿，脑疝
E. 蛛网膜下腔出血，脑疝

52. 首先应采取的措施是
A. 0.4g止血芳酸静脉滴注
B. 20%甘露醇静脉滴注（250ml）
C. 冬眠物理降温
D. 气管切开
E. 血肿清除术

53. 治疗的根本措施是
A. 0.4g止血芳酸静脉滴注
B. 20%甘露醇250ml静脉滴注
C. 冬眠物理降温
D. 气管切开
E. 血肿清除术

（54～56题共用题干）

女性，60岁。2个半月前有车祸头受伤史，当时有一过性意识障碍，伤后头痛，逐渐好转，近半个月又出现头痛，越来越重。头颅CT示右额颞顶低密度新月状影像，脑室中线受压移位。

54. 诊断是
A. 右额颞顶急性硬膜下血肿
B. 右额颞顶慢性硬膜下血肿
C. 右额颞顶急性硬膜外血肿
D. 右额颞顶慢性硬膜外血肿
E. 右额颞顶硬膜下积液

55. 根本治疗是
 A. 冬眠物理降温
 B. 止血治疗
 C. 预防感染
 D. 钻孔冲洗引流术
 E. 血肿清除术

56. 术后哪项处理是错误的
 A. 0.4g 止血芳酸静脉滴注
 B. 20% 甘露醇 250ml 静脉滴注
 C. 给予抗生素预防感染
 D. 支持疗法
 E. 头痛可给予镇痛药物

（57~58 题共用题干）

女性，30 岁。2 小时前车祸致左顶枕部着地，当时有约 10 分钟意识不清，醒后头痛，左耳流血性脑脊液，四肢活动好，病理征（-），头颅 CT 示左顶枕部头皮软组织肿胀。

57. 诊断是
 A. 脑震荡
 B. 脑挫伤，脑脊液耳漏
 C. 颅底骨折，脑脊液耳漏
 D. 颅骨骨折，脑脊液耳漏
 E. 脑干损伤

58. 下列哪项处置是错误的
 A. 卧床休息
 B. 观察病情
 C. 给予止血药物
 D. 给予广谱抗生素
 E. 左外耳道冲洗

（59~61 题共用题干）

16 岁男孩，2 小时前被 3 楼掉下一花盆击伤左顶部，当时有短暂意识障碍，左顶部有 1.5cm 长头皮不全裂伤，局部头皮肿胀，正侧切位颅片示左顶 1.0cm 凹陷骨折，头颅 CT 示左顶凹陷骨折，局部头皮肿胀。

59. 诊断是
 A. 脑震荡
 B. 头皮裂伤
 C. 开放性凹陷性颅骨骨折
 D. 闭合性凹陷性颅骨骨折
 E. 头皮血肿

60. 下列哪项处理是错误的
 A. 不全裂伤头皮有活动出血应止血
 B. 应行凹陷骨折整复
 C. 给予抗生素
 D. 观察有无颅内血肿形成
 E. 加压包扎

61. 凹陷骨折的整复指征，哪项是错误的
 A. 骨折片刺入脑内
 B. 骨折引起瘫痪
 C. 左顶部深 0.6cm
 D. 右顶部深 1.0cm
 E. 左顶部深 1.0cm

【B_1 型题】

（62~65 题共用备选答案）
 A. 伤后无昏迷，3 小时后意识障碍
 B. 伤后啼哭，抽搐
 C. 伤后立即昏迷，伴去脑强直发作
 D. 伤后昏迷，片刻后清醒
 E. 伤后浅昏迷，脑脊液血性

62. 脑震荡
63. 原发性脑干损伤
64. 脑挫伤
65. 急性硬膜外血肿

（66~68 题共用备选答案）
 A. 鼻流血
 B. 双眼睑皮下青紫，逐渐加重
 C. 乳突下或咽后壁黏膜下淤血
 D. 脑脊液耳漏
 E. 颞部头皮肿胀淤血

66. 前颅窝骨折
67. 中颅窝骨折
68. 后颅窝骨折

（69~71 题共用备选答案）
 A. X 线颅片
 B. 脑电图
 C. 脑血管造影
 D. CT
 E. ECT

69. 确定有无颅骨骨折
70. 蛛网膜下腔出血病因诊断
71. 颅内肿瘤的诊断

第五章　脑血管疾病

【A_1 型题】

1. 短暂性脑缺血发作（TIA）应用阿司匹林治疗的目的是
 A. 改善神经功能的缺失
 B. 保护脑细胞
 C. 增加再灌注
 D. 预防复发
 E. 扩张血管

2. 颈内动脉系统短暂性脑缺血发作的症状可有
 A. 阵发性眩晕
 B. 复视
 C. 交叉性瘫痪
 D. 吞咽困难
 E. 运动性失语

3. 跌倒发作是由于
 A. 椎基底动脉系统 TIA
 B. 颈内动脉血栓形成
 C. 大脑前动脉血栓形成
 D. 大脑中动脉血栓形成
 E. 大脑后动脉血栓形成

4. 短暂性脑缺血发作的特点是
 A. 有后遗症
 B. 神经系统局灶体征多在 1 小时内恢复
 C. 神经系统局灶体征数日至 3 周内恢复
 D. 神经系统局灶体征至 3 天内恢复
 E. CT 可见陈旧腔隙梗死

5. 短暂性脑缺血发作，下列哪项是不符合的

A. 发作突然
B. 症状体征持续超过24小时，但在2~3周内完全恢复，不留后遗症
C. 常反复发作
D. 每次发作常涉及相同的某动脉供应的脑功能区
E. 持续时间通常在数分钟或十余分钟

6. 短暂性脑缺血发作每次出现神经系统症状的持续时间不应超过
A. 60秒
B. 60分钟
C. 6小时
D. 12小时
E. 24小时

7. 眩晕是由于
A. 椎基底动脉系统TIA
B. 颈内动脉血栓形成
C. 大脑前动脉血栓形成
D. 大脑中动脉血栓形成
E. 大脑后动脉血栓形成

8. 椎基底动脉系统短暂性脑缺血发作，不出现的症状是
A. 失写
B. 眩晕
C. 构音障碍
D. 复视
E. 交叉瘫

9. 短暂性脑缺血发作的临床表现是
A. 血压突然升高，短暂意识不清，抽搐
B. 眩晕、呕吐、耳鸣持续一至数日
C. 发作性神经系统功能障碍，24小时内完全恢复
D. 昏迷、清醒、再昏迷
E. 一侧轻偏瘫，历时数日渐恢复

10. 短暂性脑缺血发作最适宜的预防治疗是
A. 阿司匹林
B. 低分子右旋糖酐
C. 丙戊酸钠
D. 胞二磷胆碱
E. 降纤酶

11. 短暂性脑缺血发作的常见病因为
A. 脑血管炎
B. 脑血管畸形
C. 脑动脉粥样硬化
D. 脑动脉瘤
E. 脑外伤

12. 颈内动脉系统短暂性脑缺血发作最常见的症状是
A. 对侧上肢或下肢的发作性瘫痪
B. 对侧偏身感觉障碍
C. 失语
D. 同侧单眼失明
E. 同侧上肢或下肢共济失调

13. 下列哪条血管闭塞最易导致偏瘫
A. 小脑下后动脉
B. 大脑中动脉
C. 脊髓前动脉
D. 小脑下前动脉
E. 大脑前动脉

14. 脑血栓形成最常发生于下列哪条动脉
A. 大脑前动脉
B. 颈内动脉
C. 大脑中动脉
D. 大脑后动脉
E. 椎基底动脉

15. 一侧颈内动脉闭塞，可无临床症状，是因为
A. 同侧颈外动脉未闭塞
B. 对侧颈内动脉未闭塞
C. 正常脑底动脉环可迅速建立侧支循环
D. 双侧椎动脉未闭塞
E. 颅内血管变异

16. 脑血栓形成的最常见病因是
A. 高血压
B. 脑动脉粥样硬化
C. 各种脑动脉炎
D. 血压偏低
E. 红细胞增多症

17. 脑梗死临床表现中，不应有的症状或体征是
A. 意识不清
B. 肢体瘫痪
C. 头痛
D. 抽搐
E. 脑膜刺激征

18. 心源性脑栓塞3小时内最宜选用的药物治疗是
A. 罂粟碱
B. 低分子量肝素
C. 尿激酶
D. 降纤酶
E. 阿司匹林

19. 患者有偏瘫、偏身感觉障碍和偏盲，最可能有下述哪条血管闭塞
A. 大脑前动脉
B. 大脑中动脉
C. 大脑后动脉
D. 内听动脉
E. 脊髓前动脉

20. 大脑中动脉皮层支闭塞后引起的对侧偏瘫有什么特点
A. 不伴有脑神经瘫痪
B. 偏瘫以下肢为重
C. 为均等性轻偏瘫
D. 偏瘫以下肢较轻
E. 上下肢均为0级瘫

21. 哪条血管闭塞可引起延髓背外侧综合征
A. 大脑前动脉
B. 大脑中动脉
C. 大脑后动脉
D. 椎动脉或小脑后下动脉
E. 后交通动脉

22. 椎-基底动脉血栓形成不出现以下哪个症状
A. 眩晕
B. 眼球运动障碍
C. 吞咽困难
D. 失语
E. 交叉性瘫痪

23. 对急性脑梗死患者，下列哪种情况不适于溶栓治疗
A. 发病4、5小时以内
B. CT证实无出血灶

C. 患者无出血素质
D. 出凝血时间正常
E. 头部 CT 出现低密度灶

24. 闭锁综合征见于
A. 大脑前动脉闭塞
B. 大脑中动脉闭塞
C. 小脑梗死
D. 双侧脑桥基底部梗死
E. 脊髓前动脉闭塞

25. 脑梗死病灶在 CT 上可出现低密度改变一般多在发病后
A. 3~6 小时
B. 6~8 小时
C. 8~12 小时
D. 12~24 小时
E. 24~48 小时

26. 查体示左侧鼻唇沟浅，两侧额纹对称。眼睑闭合有力，伸舌左偏无肌萎缩，左上、下肢中枢性瘫痪，左侧偏身感觉障碍，左侧同向偏盲。病变部位是
A. 右枕叶皮质
B. 左侧内囊
C. 右侧内囊
D. 左侧脑桥
E. 右侧脑桥

27. 中枢性瘫痪与周围性瘫痪最有肯定意义的鉴别点为
A. 肌肉瘫痪范围的大小与程度
B. 有无肌肉萎缩
C. 肌张力增高或减低
D. 腱反射亢进或减低
E. 有无病理反射

28. 脑栓塞的临床表现中，下述哪项是不正确的
A. 起病多急骤
B. 年龄多较轻
C. 多有脑膜刺激征
D. 常见局限性抽搐、偏瘫、失语
E. 多有风湿性心脏病

29. 脑栓塞的栓子来源最常见于
A. 心源性
B. 动脉粥样硬化性斑块
C. 脂肪栓子
D. 空气栓子
E. 癌细胞栓子

30. 心源性脑栓塞时，栓塞多发生在
A. 大脑前动脉
B. 大脑中动脉
C. 大脑后动脉
D. 椎动脉
E. 基底动脉

31. 脑栓塞的常见病因为
A. 高血压
B. 脑动脉硬化
C. 脑动脉炎
D. 心脏病
E. 长骨骨折

32. 脑出血最常见的部位是
A. 脑室
B. 内囊外侧部
C. 脑叶
D. 脑桥
E. 小脑

33. 高血压脑出血最常出血的动脉是
A. 大脑中动脉
B. 豆纹动脉
C. 大脑前动脉
D. 后交通动脉
E. 大脑后动脉

34. 左侧丘脑出血，直径约 3cm，可出现
A. 双侧中枢性面瘫，右侧中枢性肢体偏瘫
B. 右侧中枢性面瘫，左侧中枢性肢体偏瘫
C. 左侧中枢性面瘫，左侧中枢性肢体偏瘫
D. 左侧中枢性面瘫，右侧中枢性肢体偏瘫
E. 右侧中枢性面瘫，右侧中枢性肢体偏瘫

35. 脑出血最常见的病因为
A. 动静脉畸形
B. 先天性脑动脉瘤
C. 脑淀粉样血管病
D. 高血压
E. 脑动脉粥样硬化

36. 高血压脑出血最常见的诱因是
A. 劳累
B. 外伤
C. 情绪激动或活动过度
D. 感染
E. 寒冷

37. 脑出血患者出现一侧瞳孔大，对光反射消失，考虑为
A. 颞叶钩回疝
B. 丘脑受累
C. 动眼神经麻痹
D. 枕骨大孔疝
E. 出血破入脑室

38. 急性脑血管病伴脑疝形成，最需要的措施是
A. 脑 MRI
B. 脑 CT
C. 腰椎穿刺
D. 静脉滴注甘露醇
E. DSA

39. 高血压脑出血最好发的部位是
A. 小脑
B. 内囊及基底神经节附近
C. 脑室
D. 脑桥
E. 丘脑

40. 脑出血的预后与
A. 部位有关
B. 出血量有关
C. 并发症严重程度有关
D. 出血量、部位有关
E. 以上都是

41. 脑桥出血可出现
A. 中枢性高热
B. 双侧针尖样瞳孔
C. 昏迷
D. 眼球浮动
E. 以上全部体征

42. 脑出血的内科疗法中，最重要的是
A. 降低血压
B. 控制出血
C. 控制脑水肿，预防脑疝
D. 加强护理，注意水与电解质平衡

E. 气管切开，吸氧

43. 脑出血患者CT图像为
A. 起病后即可见低密度异常影
B. 起病24~48小时后可见异常高密度影
C. 起病后即可见高密度异常影
D. 可见脑室扩大
E. 起病后24小时内无改变

44. 脑出血患者死亡的最主要原因是
A. 心律失常
B. 呼吸道感染
C. 休克
D. 心力衰竭
E. 脑疝

45. 蛛网膜下腔出血最可靠的诊断依据是
A. 痫性发作
B. 头痛和呕吐
C. 一侧动眼神经麻痹
D. 脑膜刺激征
E. 均匀一致血性脑脊液

46. 蛛网膜下腔出血的最常见病因是
A. Moyamoya病
B. 脑动脉炎
C. 先天性颅内动脉瘤
D. 颅脑外伤
E. 颅内肿瘤

47. 蛛网膜下腔出血不出现
A. 急骤起病
B. 剧烈头痛、呕吐
C. 脑膜刺激征
D. 血性脑脊液
E. 侧视麻痹

48. 蛛网膜下腔出血最常见的脑神经损害是
A. 动眼神经麻痹
B. 滑车神经麻痹
C. 外展神经麻痹
D. 舌咽神经和迷走神经损害
E. 面神经麻痹

49. 蛛网膜下腔出血不常见的症状是
A. 玻璃体下片块状出血
B. 脑膜刺激征
C. 脑脊液压力增高
D. 偏瘫
E. 剧烈头痛、呕吐

50. 患者的脑脊液呈血性，区分穿刺损伤和蛛网膜下腔出血的根据是
A. 离心后脑脊液上清液的颜色
B. 脑脊液的蛋白定量
C. 脑脊液中的白细胞数
D. 脑脊液中的红细胞数
E. 脑脊液中的糖、氯化物含量

51. 由脑内动脉瘤引起蛛网膜下腔出血伴一侧眼睑下垂。该动脉瘤的部位在
A. 基底动脉
B. 前交通动脉
C. 椎动脉
D. 后交通动脉
E. 大脑中动脉

【A_2型题】

52. 男性，60岁。反复发作性右侧偏盲，无意识丧失，数秒钟后即恢复正常。查体：无偏盲，四肢肌力5级，病理征阴性，其他无异常。头部CT无异常。最可能的诊断是
A. 蛛网膜下腔出血
B. 脑梗死
C. 慢性硬膜外血肿
D. 短暂行脑缺血发作
E. 脑出血

53. 男性，60岁。突发不能说话，右上、下肢无力，约20分钟恢复，反复发作，发作后检查神经系统正常。首先要考虑的诊断是
A. 局限性癫痫
B. 脑栓塞
C. 癔病发作
D. 颈内动脉系统TIA
E. 椎基底动脉系统TIA

54. 男性，58岁。晨起出现右侧偏瘫、言语不清，持续20分钟，头CT检查正常，考虑为
A. 腔隙性脑梗死
B. 短暂性脑缺血发作
C. 高血压脑病
D. 壳核出血
E. 脑栓塞

55. 女性，62岁。晨起出现讲话不清，右侧肢体无力，2天后因病情渐加重就诊。血压14/11kPa（105/83mmHg），意识清，运动性失语，右侧偏瘫，可完全排除的诊断是
A. 脑栓塞
B. 脑血栓形成
C. 短暂性脑缺血发作
D. 脑出血
E. 腔隙性脑梗死

56. 男性，64岁。高血压病史6年，某日晨起出现复视，右侧肢体活动不灵。查体：血压15/12kPa（113/90mmHg），左眼睑下垂，左眼外斜位，左眼球向上下内活动受限，右侧偏瘫，住院2天，无明显好转，初诊最大可能是
A. 脑出血（基底节区）
B. 短暂性脑缺血发作
C. 脑栓塞
D. 椎基底动脉系统血栓形成
E. 颈内动脉系统血栓形成

57. 女性，54岁。脑动脉硬化症病史3年，突感眩晕、呕吐、言语不清。查体：声音嘶哑、吞咽困难、言语含混，左眼裂小、瞳孔小、水平眼震、左面部、右半身痛觉减退，左侧指鼻试验不准。诊断
A. 左侧大脑前动脉血栓形成
B. 右侧颈内动脉血栓形成
C. 左侧颈内动脉血栓形成
D. 右侧小脑后下动脉血栓形成
E. 左侧小脑后下动脉血栓形成

58. 女性，39 岁。既往有风湿性心脏病病史 10 余年。突起口角歪斜，口齿不清，左上肢无力 2 天。最可能的诊断是
A. 脑出血
B. 脑血栓形成
C. 蛛网膜下腔出血
D. 脑栓塞
E. TIA

59. 女性，68 岁。左侧肢体乏力 1 天就诊。查体：神清，左侧中枢性面、舌瘫，左侧肢体肌力 4 级。最有助于鉴别诊断的辅助检查是
A. 心电图
B. 脑脊液检查
C. 头颅 CT
D. 肌电图
E. 脑电图

60. 女性，70 岁。家人早晨 6 时许发现其倒在卫生间外，呼之不应，身旁有呕吐物，急送医院急诊科。查体：深昏迷，左侧瞳孔大于右侧，腱反射消失，病理反射未引出。目前最首要的处理为
A. 给氧
B. 头颅 CT 检查
C. 腰椎穿刺脑脊液检查
D. 降颅压
E. 收住病房

61. 女性，38 岁。洗衣时突发右侧肢体活动不灵。查体：意识清，失语，二尖瓣区可闻双期杂音，心律不齐，右侧偏瘫，上肢重于下肢，偏身痛觉减退。首先考虑的诊断是
A. 脑血栓形成
B. 脑栓塞
C. 脑出血
D. 蛛网膜下腔出血
E. 短暂性脑缺血发作

62. 男性，43 岁。心脏病 20 年，房颤 2 年。1 天前突发意识丧失，四肢抽搐 3 分钟左右，10 分钟后清醒，左侧上下肢不能活动。神清，血压正常，心房颤动。右眼无光感，左上、下肢肌力 0 级，左侧半身感觉丧失，左侧病理征阳性
A. 脑血栓形成
B. 脑出血
C. 短暂性脑缺血发作
D. 脑栓塞
E. 脑膜炎

63. 男性，56 岁。有高血压病史 10 年，急起言语不清，口角歪斜，左侧肢体活动障碍 3 小时。为明确诊断，首选哪项辅助检查
A. 头部 CT 扫描
B. 腰椎穿刺脑脊液检查
C. 脑电图检查
D. TCD 检查
E. 脑干诱发电位

64. 男性，60 岁。活动中突感眩晕、头痛、呕吐、步行不稳，20 分钟后昏迷，呼吸节律不整，诊断脑出血，其部位是
A. 脑颞叶
B. 小脑
C. 脑桥
D. 基底节
E. 脑室

65. 女性，63 岁。3 小时前生气时突然头痛、呕吐和左侧肢体无力，10 分钟后昏迷。检查：血压 210/120mmHg，中昏迷，右鼻唇沟浅，右侧肢体痛刺激无反应，右 Babinski 征 (+)，脑 CT 示右基底节有一直径为 5cm 左右类圆形的高密度影，入院 2 小时后，右瞳孔 5mm，对光反应消失；左瞳孔 2mm，光反应存在。最可能的诊断为
A. 脑出血合并脑疝
B. 脑栓塞合并脑疝
C. 蛛网膜下腔出血
D. 脑血栓形成合并脑疝
E. 脑出血

66. 男性，67 岁。有高血压以及糖尿病史。于入院前一天晨起时突发言语含混，右侧肢体活动不灵，约几分钟缓解。1 天内反复发作 10 余次。该患者最可能的诊断是
A. 右侧大脑中动脉血栓形成
B. 椎基底动脉血栓形成
C. 短暂性脑缺血发作
D. 右基底节出血
E. 蛛网膜下腔出血

67. 男性，62 岁。6 小时前劳动中突然头痛，右侧偏瘫，6 分钟后意识不清，血压 200/110 mmHg。头 CT 示基底节有一类圆形高密度影。不正确的治疗是
A. 抗炎
B. 抗凝治疗
C. 脱水
D. 降血压
E. 止血

68. 男性，66 岁。高血压病史。3 小时前生气后突然头痛、呕吐、右侧肢体活动不灵，5 分钟后患者意识不清。检查：血压 180/120mmHg，中度昏迷，瞳孔 2mm，对光反应存在，右侧鼻唇沟浅，右侧上、下肢痛刺激无反应，右侧病理征阳性。急查脑 CT 见左侧豆状核区有一高密度影，左侧脑室体部有高密度影。来院 2 小时后，瞳孔左侧 5mm，右侧 2mm，对光反应左侧消失，右侧存在。最可能的诊断为
A. 基底节出血
B. 基底节出血，继发性脑室出血
C. 基底节出血，继发性脑室出血，颞叶钩回疝形成
D. 脑梗死，脑疝形成
E. 基底节出血，颞叶钩回疝形成

69. 女性，28 岁。跳舞时突感剧烈头痛、呕吐，检查脑膜刺激

征阳性，无肢体瘫痪。应首先做何种辅助检查来确定诊断

A. 脑电图
B. 经颅多普勒超声
C. 数字减影血管造影
D. 腰椎穿刺
E. 头颅 CT

70. 男性，22岁。3小时前活动时突然感剧烈头痛和呕吐，出现全面性强直-阵挛性癫痫发作一次，脑膜刺激征（+）。最可能的诊断是

A. 蛛网膜下腔出血
B. 脑干出血
C. 小脑出血
D. 癫痫发作
E. 脑膜脑炎

71. 女性，73岁。先天性颅内动脉瘤破裂，造成蛛网膜下腔出血。下列治疗不正确的是

A. 绝对卧床休息4~6周
B. 预防血管痉挛
C. 静脉滴注甘露醇
D. 静脉滴注罂粟碱
E. 预防再出血

【A_3/A_4 型题】

（72~73题共用题干）

男性，62岁。2天前突然右眼黑矇。左侧肢体无力，约10分钟后恢复，今日又有类似发作一次。查体未发现异常。血压18/12kPa（135/90mmHg）。

72. 依据临床表现，病变定位

A. 颈内动脉颅外段
B. 颈内动脉颅内段
C. 大脑中动脉
D. 大脑前动脉
E. 大脑后动脉

73. 诊断为

A. 脑栓塞
B. 脑血栓形成
C. 多发性脑梗死
D. 脑出血
E. 短暂性脑缺血发作

（74~76题共用题干）

女性，70岁。突起右侧肢体麻木、乏力6小时，伴言语不清、流涎、头痛，呕吐一次。既往有高血压史10年，平时坚持服用降压药。查体：嗜睡，右侧鼻唇沟浅，颈软，右侧肢体肌力3级，肌张力低，腱反射减弱，病理反射未引出。

74. 最有助于诊断的检查方法是

A. 头颅 CT
B. 空腹血糖
C. 胸部平片
D. 头颅X线片
E. 脑电图

75. 最可能的诊断是

A. 脑栓塞
B. 脑血栓形成
C. 脑出血
D. 蛛网膜下腔出血
E. 腔隙性脑梗死

76. 当明确诊断后，最主要的处理是

A. 降颅压
B. 扩脑血管
C. 降血糖
D. 抗炎治疗
E. 降血脂

（77~78题共用题干）

女性，38岁。突然右侧偏瘫3小时。查体：失语，双眼向左凝视，右鼻唇沟浅，伸舌偏右，右侧肌张力低，肌力0级，角膜反射右（-），左（+）。腱反射右侧无反应，血压16/10kPa（120/75mmHg），心率100次/分钟。心尖区收缩期伴舒张期杂音Ⅲ级，房颤。

77. 最可能的临床诊断是

A. 左半球出血
B. 左半球脑栓塞
C. 左半球脑血栓形成
D. 左脑桥出血
E. 右脑桥出血

78. 最有助于诊断的辅助检查是

A. 头颅 CT
B. 腰椎穿刺脑脊液检查
C. 心电图
D. 超声心动图
E. 脑电图

（79~81题共用题干）

58岁男性，高血压病史，演讲时突发头痛、呕吐、右侧偏瘫，行头CT检查示左基底节区高密度影。

79. 最可能的诊断是

A. 脑出血
B. 蛛网膜下腔出血
C. 动脉瘤破裂
D. 短暂性脑缺血发作
E. 脑血栓形成

80. 在急诊室检查时患者昏迷，左侧瞳孔大，光反射消失，诊断最可能为

A. 左颞叶钩回疝
B. 右颞叶钩回疝
C. 小脑扁桃体疝
D. 枕骨大孔疝
E. 小脑幕裂孔上疝

81. 此时应迅速给予

A. 止血治疗
B. 降血压治疗
C. 降颅压治疗
D. 维持生命体征
E. 防治血管痉挛

（82~85题共用题干）

男性，42岁。突然出现剧烈头痛、恶心和呕吐8小时，无发热、无高血压病。查体：神清，血压轻度增高。右瞳孔散大，对光反射消失，右上睑下垂，眼球向上、向下、向内运动不能。颈强直，Kernig征（+）。头CT示脑正中裂、大脑外侧裂呈高密度影。

82. 首先考虑的诊断是

A. 脑膜瘤病
B. 脑实质出血
C. 脑膜炎
D. 脑瘤
E. 蛛网膜下腔出血

83. 其受累的脑神经为

A. 右侧动眼神经
B. 右侧外展神经

C. 右侧面神经
D. 右侧三叉神经
E. 右侧视神经
84. 进行脑脊液检查，以下哪项最可能是检查所见
A. 脑脊液出现大量白细胞
B. 脑脊液正常
C. 均匀一致血性脑脊液
D. 洗肉水样脑脊液
E. 脑脊液出现蛋白升高
85. 该病主要的急性并发症是
A. 再出血
B. 脑血管痉挛
C. 急性脑积水
D. 癫痫发作
E. 脑实质出血

【B_1 型题】

（86~90 题共用备选答案）
A. 脑血栓形成
B. 脑出血
C. 蛛网膜下腔出血
D. 脑栓塞
E. 脑膜炎
86. 男性，41 岁。2 小时前突然出现剧烈头痛，伴呕吐，四肢活动好，体温正常，克氏征阳性
87. 男性，61 岁。3 天前睡觉醒后发现视野范围缩小。神志清楚，血压正常，心脏正常，右侧同向性偏盲，言语正常，肢体肌力正常，感觉正常
88. 女性，65 岁。高血压 10 年，糖尿病 8 年，突发右上下肢无力，说话不流利，逐渐加重 2 天。神志清楚，血压正常，混合性失语，右侧鼻唇沟浅，伸舌右偏，脑 CT 未见异常，右上、下肢肌力 0 级，肌张力低，腱反射低下，右下肢病理征阳性
89. 女性，57 岁。高血压 6 年。6 小时前因生气突发头痛，呕吐，右侧肢体不能动，20 分钟后出现意识不清。血压 24/16kPa（180/120mmHg），中度昏迷，双瞳孔 2mm，对光反射存在，右侧鼻唇沟浅。右上、下肢肌力 2 级，右侧膝反射弱，右侧病理征阳性
90. 男性，43 岁。心脏病 20 年，房颤 2 年。1 天前突发意识丧失，四肢抽搐 3 分钟左右，10 分钟后清醒，左侧上下肢不能活动。神清，血压正常，心房颤动。右眼无光感，左上下肢肌力 0 级，左侧半身感觉丧失，左侧病理征阳性
（91~94 题共用备选答案）
A. 大脑中动脉
B. 大脑后动脉
C. 大脑前动脉
D. 椎动脉
E. 基底动脉
91. 供应大脑外侧面血液的血管是
92. 供应枕叶血液的血管是
93. 供应脑桥血液的血管是
94. 供应延髓外侧部血液的血管是
（95~98 题共用备选答案）
A. 椎基底动脉系统 TIA
B. 颈内动脉血栓形成
C. 大脑前动脉血栓形成
D. 大脑中动脉血栓形成
E. 大脑后动脉血栓形成
95. 病灶侧单眼失明
96. 病灶对侧下肢中枢性瘫痪
97. 眩晕
98. 跌倒发作

第六章　颅内肿瘤

【A_1 型题】

1. 颅内动脉瘤的最好发部位是
A. 大脑中动脉
B. 大脑前动脉
C. 椎-基底动脉
D. 海绵窦
E. 颈内动脉系统的分叉部
2. 神经胶质瘤占全部颅内肿瘤的
A. 10%~15%
B. 20%~30%
C. 40%~50%
D. 60%~70%
E. 70%~80%
3. 感觉障碍常见于
A. 额叶肿瘤
B. 颞叶肿瘤
C. 顶叶肿瘤
D. 枕叶肿瘤
E. 小脑肿瘤
4. 精神症状常见于
A. 额叶肿瘤
B. 颞叶肿瘤
C. 顶叶肿瘤
D. 枕叶肿瘤
E. 小脑肿瘤
5. 视野缺损常见于
A. 额叶肿瘤
B. 颞叶浅部肿瘤
C. 顶叶肿瘤
D. 枕叶肿瘤
E. 小脑肿瘤
6. 大脑半球肿瘤的病理学性质主要为
A. 胶质瘤
B. 脑膜瘤
C. 转移瘤
D. 神经鞘瘤
E. 垂体腺瘤
7. 不是大脑半球肿瘤常见的临床表现为
A. 精神症状
B. 癫痫，运动感觉障碍
C. 失语症
D. 视野缺损
E. 闭经泌乳
8. 枕叶肿瘤最常引起的视野损害为
A. 对侧同向性偏盲
B. 同侧同向性偏盲
C. 中央视野缺损

D. 同侧异向性偏盲
E. 同侧同象限性视野缺损

第七章　颅内压增高

【A_1 型题】

1. 诊断颅压高可靠依据是
A. 视盘水肿
B. 剧烈头痛
C. 频繁呕吐
D. 癫痫发作
E. 双外展神经麻痹

2. 急性颅内压增高的典型表现是
A. 剧烈头痛，频繁呕吐
B. Cushing 征
C. 意识障碍加深
D. 去大脑强直发作
E. X 线片示脑回压迹加深

3. 颅压高所致脑神经麻痹容易出现的是
A. 动眼神经
B. 滑车神经
C. 展神经
D. 面神经
E. 听神经

4. 哪一项不是颅内压增高所致头颅 X 线平片特点
A. 颅缝裂开
B. 枕骨大孔扩大
C. 脑回压迹加深
D. 蝶鞍扩大，前后床突骨质吸收
E. 蛛网膜颗粒加深

5. 治疗脑水肿，下列药物哪一种效果较好，最常用
A. 50%葡萄糖
B. 30%尿素
C. 25%山梨醇
D. 20%甘露醇
E. 浓缩血清白蛋白

6. 易早期出现颅压高症状的是
A. 额叶肿瘤
B. 颞叶肿瘤
C. 顶叶肿瘤
D. 枕叶肿瘤
E. 第四脑室肿瘤

7. 处理颅内压增高，哪一项是错误的
A. 频繁呕吐时宜禁食
B. 限制输液量及速度
C. 便秘 4 天以上给予高位、高压灌肠
D. 静脉滴注地塞米松
E. 早期行病因治疗

8. 排除颅内占位病变，哪一项是准确的
A. 无视盘水肿
B. 颅平片无颅内压增高表现
C. 叩诊小儿头颅无破壶音
D. 脑超声中线波无移位
E. CT 扫描无异常改变

9. 颅内压增高的容积代偿（即空间代偿）主要依靠
A. 脑组织的压缩
B. 颅腔的扩大
C. 脑脊液被排出颅外
D. 血压的下降
E. 脑血流量减少

10. 颅内压增高“三主症”包括
A. 偏瘫、偏盲、偏身感觉障碍
B. 头痛、呕吐、偏瘫
C. 头痛、抽搐、意识障碍
D. 头痛、呕吐、视盘水肿
E. 头痛、呕吐、血压增高

11. 关于颅内压增高，下列哪项是错误的
A. 喷射性呕吐多见
B. 后期常伴视力障碍
C. 阵发性头痛是主要症状之一
D. 某些病例可始终不出现“三主症”
E. 在婴幼儿头痛出现较早且较重

12. 视盘水肿在临床诊断颅内病变的意义是
A. 出现视盘水肿，可肯定颅内有占位病变
B. 无视盘水肿，可排除颅内占位病变
C. 视盘水肿，对颅内占位病变性质有鉴别价值
D. 无视盘水肿，可排除颅内压增高
E. 视盘水肿，是颅内压增高的重要体征之一

13. 降低颅内压的最有效易行的方法是
A. 腰椎穿刺大量引流脑脊液
B. 施行人工冬眠物理降温
C. 进行控制性过度换气
D. 使用脱水剂或利尿药
E. 将患者置于高压氧舱内

14. 颅内压增高患者，病情有加重表现，处理的关键措施是
A. 头颅 CT，明确病变的性质和部位
B. 安静卧床，头高 30°
C. 保持大便通畅
D. 20%甘露醇 250ml，1 日 2~4 次，静脉滴注
E. 限制水、盐入量

15. 颅内压增高患者的一般处理中，下列哪项是不正确的
A. 注意观察意识，瞳孔及生命体征的变化
B. 频繁呕吐时，予以禁食，用脱水剂
C. 意识不清且痰多者作气管切开吸痰
D. 做高位灌肠以疏通大便
E. 静脉补液以保持尿量

16. 颅内压增高患者昏迷，治疗呼吸道梗阻最有效的措施是
A. 通过鼻腔口腔导管吸痰
B. 气管插管，呼吸机辅助呼吸
C. 环甲膜穿刺
D. 气管切开

E. 用开口器侧卧位引流

【A_2 型题】

17. 有一患者颅内压增高，其原因不可能的是
A. 颅内新生物生长
B. 脑积水
C. 颅腔内有出血
D. 颅腔内有感染
E. 颅内压的生理调节功能失调

18. 颅内压增高患者，哪项不是其头颅X线平片的改变
A. 颅缝增宽
B. 脑回压迹增多
C. 蝶鞍扩大，前后床突骨质吸收
D. 蛛网膜颗粒压迹扩大
E. 一侧或双侧内听道扩大

19. 颅内压增高患者，持续颅内压增高导致病理生理紊乱，但应除外
A. 脑血管自动调节功能失调
B. 胃肠道出血，溃疡
C. 脑疝形成
D. 肺水肿
E. 早期血压下降，脉搏变快，呼吸增快

【A_3/A_4 型题】

（20~22 题共用题干）

男性，30 岁。病程 4 个月，头痛发病。入院前出现左侧肢体无力和呕吐。入院检查：意识清，眼底视盘水肿，左上下肢肌力 4 级，腱反射活跃，病理征（+）。

20. 诊断是
A. 脑梗死
B. 脑出血
C. 蛛网膜下腔出血
D. 脑水肿
E. 颅内压增高

21. 应采用的检查是
A. X线颅片
B. 脑电图
C. 脑血管造影
D. CT
E. ECT

22. 根本治疗原则是
A. 脱水治疗
B. 给予镇痛药
C. 冬眠物理降温
D. 去病因治疗
E. 去骨开颅减压

（23~24 题共用题干）

男性，40 岁。病程 4 个月，右侧肢体无力发病，逐渐出现头痛和语言笨拙。入院检查眼底视盘水肿，不全运动性失语，右上下肢肌力 4 级，右下肢病理征（+）。

23. 考虑病变部位是
A. 右额部
B. 左额部
C. 右顶部
D. 左顶部
E. 右小脑

24. 采用的辅助检查是
A. X线颅平片
B. 脑电图
C. 脑血管造影
D. CT
E. ECT

第八章 脑 疝

【A_1 型题】

1. 形成脑疝的根本条件是
A. 剧烈头痛，频繁呕吐
B. 过量过快补液
C. 腰椎穿刺放脑脊液
D. 高压灌肠
E. 颅内各分腔压力不均衡

2. 小脑幕裂孔疝致一侧瞳孔散大的原因是
A. 动眼神经核受压
B. 动眼神经受压
C. 疝侧中脑受压
D. 疝侧脑桥受压
E. 疝侧延髓受压

3. 小脑幕切迹疝与枕骨大孔疝根本区别是
A. 剧烈头痛
B. 频繁呕吐
C. 意识障碍发生较早
D. 呼吸骤停发生较早
E. 血压、脉搏、呼吸改变

4. 抢救幕上脑疝时应首选（成人）
A. 气管切开
B. 20% 甘露醇 250ml 快速静脉滴注
C. 尽快行疝侧去骨瓣减压
D. 快速行脑室穿刺外引流
E. 以上全不是

5. 最易形成小脑幕切迹疝的是
A. 额叶肿瘤
B. 颞叶肿瘤
C. 顶叶肿瘤
D. 枕叶肿瘤
E. 小脑肿瘤

6. 哪一项不是小脑幕切迹疝常见的症状
A. 意识障碍
B. 一侧面神经麻痹
C. 一侧动眼神经麻痹
D. 剧烈头痛，频繁呕吐
E. 血压增高

7. 哪一项不是枕骨大孔疝的常见病变
A. 大脑半球肿瘤
B. 小脑半球星形细胞瘤
C. 第四脑室室管膜瘤
D. 听神经瘤
E. 脑干胶质瘤

8. 哪一项不是枕骨大孔疝的常见症状
A. 剧烈头痛，频繁呕吐
B. 颈强
C. 早期出现一侧瞳孔散大
D. 意识障碍
E. 呼吸骤停发生早

9. 枕骨大孔疝常常是由于下列脑组织的哪一部分疝出枕骨大孔
   A. 小脑蚓部
   B. 大脑扣带回
   C. 顶下小叶
   D. 颞叶钩回
   E. 小脑扁桃体
10. 急性颅内压增高，有脑疝征象时，应立即使用的最佳药物是
   A. 25%山梨醇
   B. 20%甘露醇
   C. 50%葡萄糖
   D. 50%甘油
   E. 激素
11. 抢救枕骨大孔疝（脑室系统扩大者）最有效的急救措施是
   A. 20%甘露醇250ml快速静脉滴注
   B. 尽快行开颅减压术
   C. 快速颅内钻孔穿刺脑室额角，行脑脊液外引流术
   D. 快速静脉滴注地塞米松20mg
   E. 高压氧舱治疗
12. 出现颞叶钩回疝时，有定位意义的瞳孔变化是
   A. 患侧瞳孔逐渐扩大
   B. 患侧瞳孔逐渐缩小
   C. 双侧瞳孔散大
   D. 双侧瞳孔缩小
   E. 双侧瞳孔大小多变
13. 小脑幕切迹疝时，疝入小脑幕切迹的组织是
   A. 额叶内侧
   B. 颞叶钩回
   C. 顶下小叶
   D. 枕叶
   E. 小脑扁桃体

【A_2型题】

14. 确诊为小脑幕切迹疝的患者，下列哪些不是常见症状
   A. 剧烈头痛，频繁呕吐
   B. 颈强
   C. 早期出现一侧瞳孔散大
   D. 意识障碍
   E. 呼吸骤停发生早
15. 患者已发生小脑幕切迹疝，颅压急剧增高，病情急转直下，其主要原因是
   A. 中脑受压，脑脊液循环受阻
   B. 严重脑缺氧
   C. 严重脑水肿
   D. 呼吸循环紊乱
   E. 延髓受压
16. 耳源性脑脓肿患者，CT证实为右颞脓肿，脓肿腔直径5.5cm，出现昏迷，右瞳孔散大，采取最佳措施是
   A. 快速静脉滴注甘露醇
   B. 快速静脉滴注甘露醇，并行右颞肌下减压术
   C. 快速静脉滴注甘露醇，并行右颞脓肿穿刺抽脓
   D. 快速静脉滴注甘露醇，并行双侧颞肌下减压术
   E. 立即行脓肿切除术
17. 枕骨大孔疝患者，其诊断要点是
   A. 昏迷，患侧瞳孔散大，对侧肢体偏瘫
   B. 四肢共济障碍
   C. 四肢瘫痪
   D. 去脑强直发作
   E. 呼吸功能障碍早于意识障碍
18. 颅后窝占位患者，发生脑危象时，最快而有效的急救措施是
   A. 静脉快速静脉滴注甘露醇
   B. 尽快切除颅后窝凹占位病变
   C. 立即行颅后窝减压术
   D. 快速行脑室穿刺，脑脊液引流术
   E. 立即行冬眠物理降温治疗
19. 患者患脑肿瘤，已形成枕骨大孔疝，可能是什么肿瘤
   A. 额叶肿瘤
   B. 颞叶肿瘤
   C. 顶叶肿瘤
   D. 枕叶肿瘤
   E. 小脑肿瘤
20. 颅内压增高患者，腰椎穿刺放脑脊液后，突然呼吸停止，其原因是
   A. 小脑扁桃体疝
   B. 颞叶海马钩回疝
   C. 脑室系统出血
   D. 颅内压过低
   E. 脑血管意外
21. 患儿因脑积水颅内压增高，入院后，突然出现剧烈头痛、呕吐后昏迷，此时最有效的措施是
   A. 快速静脉滴注甘露醇
   B. 急行气管切开术
   C. 立即行侧脑室穿刺引流术
   D. 高压氧舱治疗
   E. 急行开颅去骨瓣减压术

【A_3/A_4型题】

（22~24题共用题干）

女性，45岁。车祸头部受伤，伤后即昏迷，1小时后入院时，中度昏迷，右侧瞳孔散大，光反射消失，左上下肢病理征（+）。

22. 首先采取的措施是
   A. 给予止血药物
   B. 20%甘露醇250ml静脉滴注
   C. 给予抗生素预防感染
   D. 地塞米松20mg静脉滴注
   E. 给予呼吸兴奋剂
23. 采取检查为
   A. X线颅片
   B. 脑电图
   C. 脑血管造影
   D. CT
   E. ECT
24. 根本治疗措施为
   A. 冬眠物理降温
   B. 脱水治疗
   C. 止血，预防感染治疗
   D. 气管切开
   E. 血肿清除术

【B_1 型题】

（25~28 题共用备选答案）

A. 头痛、呕吐、视盘水肿
B. 呼吸骤停
C. 昏迷，患侧瞳孔散大，对侧肢体偏瘫
D. 血压升高，脉搏变慢，出现潮式呼吸
E. 烦躁，高热，去脑强直发作

25. 枕骨大孔疝
26. 小脑幕裂孔疝
27. 库欣反应
28. 颅压高三主症

第九章　帕金森病

【A_1 型题】

1. 帕金森病出现临床症状时，纹状体多巴胺浓度一般减少
   A. 10%以上
   B. 20%以上
   C. 30%以上
   D. 50%以上
   E. 80%以上
2. 下述哪项不符合震颤麻痹的症状
   A. 随意运动减少
   B. 静止性震颤
   C. 全身肌肉强直
   D. 体位不稳，走路呈“慌张步态”
   E. 可导致瘫痪
3. 下列哪项不属于锥体外系
   A. 纹状体
   B. 红核
   C. 黑质
   D. 丘脑底核
   E. 内囊
4. 帕金森病患者的震颤多属于
   A. 动作性震颤
   B. 意向性震颤
   C. 姿势性震颤
   D. 静止性震颤
   E. 生理性震颤
5. 帕金森病的主要症状不包括
   A. 肌阵挛
   B. 肌强直
   C. 运动迟缓
   D. 静止性震颤
   E. 姿势步态障碍
6. 接近震颤麻痹病因治疗的药物是
   A. 苯海索（安坦）
   B. 地西泮（安定）
   C. 左旋多巴
   D. 新斯的明
   E. 利血平
7. 震颤麻痹的患者哪类药物禁止使用
   A. 金刚烷胺
   B. 抗胆碱能药物
   C. 单胺氧化酶抑制剂
   D. 多巴胺受体激动药
   E. 吩噻嗪类药物
8. 下述哪项不符合震颤麻痹的表现
   A. 面具脸
   B. 慌张步态
   C. 搓丸样动作
   D. 写字过小征
   E. 动作时震颤加剧
9. 关于帕金森病的三个主要体征，哪项是正确的
   A. 震颤，肌张力增高，慌张步态
   B. 震颤，面具脸，肌张力增高
   C. 动作减少，搓丸样动作，肌张力增高
   D. 震颤，肌张力增高，动作减少
   E. 震颤，面具脸，动作减少
10. 左旋多巴常见的远期并发症有
    A. 剂末现象和“开－关”现象
    B. 症状波动和“开－关”现象
    C. 症状波动和异动症
    D. 症状波动和肌张力障碍
    E. 剂末现象和异动症
11. 震颤麻痹源于什么部位变性
    A. 纹状体
    B. 黑质细胞
    C. 红核
    D. 小脑
    E. 脑干

【A_3/A_4 型题】

（12~14 题共用题干）

男性，58 岁。渐发性双上肢震颤、活动不利半年。既往体健，无慢性疾病史。头颅 MRI 无异常发现。查体：面部表情呆滞，四肢肌张力增高，呈齿轮样，双上肢向前平伸时可见 4~5 次/分的震颤，双手指鼻试验正常。

12. 查体时不可能发现的体征是
    A. 搓丸样动作
    B.“冻结”现象
    C. 写字过小征
    D. 齿轮样强直
    E.“开-关”现象
13. 最可能的发病机制是
    A. 纹状体内多巴胺受体功能增强
    B. 纹状体内 γ-氨基丁酸含量增加
    C. 纹状体内多巴胺含量减少
    D. 纹状体内乙酰胆碱含量增加
    E. 纹状体内乙酰胆碱受体功能减低
14. 首选治疗药物是
    A. 溴隐亭
    B. 左旋多巴
    C. 苯妥英钠
    D. 地西泮
    E. 多巴胺

第十章 阿尔茨海默病

【A_1型题】

1. 下列符合阿尔茨海默病（AD）临床特点的是
   A. 记忆障碍
   B. 视空间障碍
   C. 人格行为改变
   D. 病情进行性发展
   E. 以上均符合
2. 有关阿尔茨海默病的流行病学，以下哪项错误
   A. 年老、痴呆家族史、脑外伤史、抑郁症史、低教育水平等是发病的危险因素
   B. 65岁以上的老年人中AD的患病率约为5%
   C. AD约占老年期痴呆的50%~70%
   D. 80岁以上的患病率可高达30%以上
   E. AD的发病率与年龄呈正相关，女性高于男性
3. 阿尔茨海默患者的首发症状是
   A. 情绪急躁易怒
   B. 近记忆障碍
   C. 性格改变
   D. 空间定向能力受损
   E. 片段的妄想

第十一章 偏 头 痛

【A_1型题】

1. 典型偏头痛的特点是
   A. 紧缩性头痛，伴恶心、呕吐、畏光、畏声，活动后加重
   B. 胀痛，伴恶心、呕吐、畏光、畏声，活动后加重
   C. 胀痛，不伴恶心、呕吐、畏光、畏声，活动后加重
   D. 搏动性头痛，伴恶心、呕吐、畏光、畏声，活动后加重
   E. 搏动性头痛，不伴恶心、呕吐、畏光、畏声，活动后加重
2. 最常见的偏头痛为
   A. 有先兆偏头痛
   B. 偏头痛持续状态
   C. 基底型偏头痛
   D. 偏瘫性偏头痛
   E. 无先兆偏头痛
3. 下面哪种表现属于偏头痛并发症
   A. 视网膜性偏头痛
   B. 先偏瘫，麻木、失语数十分钟后发生头痛
   C. 慢性偏头痛
   D. 眼肌麻痹性偏头痛
   E. 发作迅速，持续1~2小时可完全缓解
4. 偏头痛的防治，下面哪一项不正确
   A. 避免过度疲劳和精神紧张
   B. 不要过饥、过饱
   C. 不饮酒和摄入高脂肪食物
   D. 避免摄入已知激发发作的食物
   E. 发作后可用血管扩张药

【A_2型题】

5. 女性，25岁。头痛3年多，每次头痛前有烦躁不安，视物模糊，头痛发作以右侧为主，并扩展至整个头部，呈搏动性，持续时间约10小时。神经系统检查未见异常，脑电图正常。诊断应考虑
   A. 偏头痛
   B. 三叉神经痛
   C. 颅内占位性病变
   D. 癔病
   E. 癫痫精神运动性发作
6. 年轻女性，反复发作性头痛3年。每次发作前均有2小时左右烦躁，饥饿感，随之自觉出现一眼异彩，持续约30分钟，缓解后出现头痛，并常以眼症状对侧出现。头痛呈钻痛，搏动性，往往有恶心、呕吐，持续4~5小时后进入睡眠可缓解。考虑为
   A. 头痛型癫痫
   B. 丛集性头痛
   C. 紧张型头痛
   D. 低颅压性头痛
   E. 偏头痛
7. 女性，35岁。发作性头痛4年，部位不定，每次持续数小时至1天，发作前视物有模糊暗影，神经系统检查未见明显异常。脑CT未见异常，其母有类似发作史。头痛发作早期的首选药物是
   A. 卡马西平
   B. 麦角胺
   C. 苯噻啶
   D. 阿司匹林
   E. 苯巴比妥

【B_1型题】

（8~11题共用备选答案）
A. 非甾体类抗炎药
B. 发作早期给麦角胺
C. 5-羟色胺受体激动药
D. 氟桂利嗪
E. 皮质激素

8. 不常发作也不很强烈的偏头痛应用
9. 不常发作但很强烈的偏头痛

应用

10. 偏头痛预防性治疗可用

11. 对麦角胺无效的偏头痛可用

第十二章　单纯疱疹性脑炎

【A_1 型题】

1. 单纯疱疹性脑炎脑电图最常见的改变是
   A. 额、顶叶高波幅慢波
   B. 额、颞叶高波幅慢波
   C. 顶、颞叶高波幅慢波
   D. 顶、枕叶高波幅慢波
   E. 各脑叶高波幅尖波
2. 单纯疱疹性脑炎诊断一旦拟定，应立即进行的治疗是
   A. 抗病毒治疗
   B. 脱水治疗
   C. 人血丙种球蛋白治疗
   D. 中医中药治疗
   E. 预防性用药

第十三章　癫　痫

【A_1 型题】

1. 癫痫的表述下列哪项是不正确的
   A. 按病因可分为特发性癫痫、症状性癫痫和隐源性癫痫
   B. 遗传因素和环境因素均可影响痫性发作
   C. 每一癫痫患者只有一种发作类型
   D. 女性患者常在月经期和排卵期发作频繁
   E. 癫痫的临床表现可分痫性发作和癫痫综合征两方面
2. 下列哪项痫性发作的表述是不正确的
   A. 痫性发作可分为部分性发作和全面性发作两个主要类型
   B. 单纯部分性发作的痫性放电起始于脑局部，不伴意识障碍
   C. 全面性发作起始于脑局部，伴意识障碍
   D. 部分性发作的痫性放电起源于一侧脑部
   E. 全面性发作的痫性放电起源于两侧脑部
3. 最需注意与癫痫全面强直-阵挛发作鉴别的疾病是
   A. 破伤风
   B. 舞蹈病
   C. 去大脑强直
   D. 去皮质强直
   E. 癔病
4. 癫痫诊断的有效检查项目是
   A. 头部 CT
   B. 腰椎穿刺
   C. 头部 MRI
   D. 脑电图
   E. 脑血管造影
5. 成人部分性发作的首选治疗药物是
   A. 卡马西平
   B. 丙戊酸钠
   C. 托吡酯
   D. 乙琥胺
   E. 苯巴比妥
6. 癫痫患者服用抗癫痫药切忌
   A. 用药剂量太小
   B. 同时合用两种药
   C. 只在夜间服
   D. 药物价格太高
   E. 突然停药
7. 全面强直-阵挛性发作治疗间突然停药，可引起
   A. 失眠
   B. 精神萎靡
   C. 失神发作
   D. 抗癫痫用药量增加
   E. 癫痫持续状态
8. 治疗癫痫持续状态的首选用药是
   A. 地西泮注射液静脉注射
   B. 10%水合氯醛灌肠
   C. 氯硝西泮静脉注射
   D. 利多卡因静脉滴注
   E. 丙戊酸静脉滴注
9. 阵挛性发作见于
   A. 老年人
   B. 中青年
   C. 学龄儿童
   D. 婴幼儿
   E. 任何年龄
10. 癫痫中应用 PET（正电子发射计算机体层显像）检查的重要目的是
    A. 鉴别癫痫发作与假性癫痫
    B. 癫痫发作形式分类
    C. 鉴别原发和继发性癫痫
    D. 指导药物的选择应用
    E. 癫痫病灶定位
11. 症状性癫痫的定义是指
    A. 临床上不能分类的癫痫
    B. 从婴儿起始的癫痫
    C. 抗癫痫药物无法控制的癫痫
    D. 脑部无病损或代谢异常的癫痫
    E. 脑部有病损或代谢异常的癫痫
12. 临床上癫痫发作与假性癫痫发作的主要鉴别为发作时有
    A. 全身抽搐
    B. 突然跌倒
    C. 呼吸急促，喉中发出叫声
    D. 双手紧握，下肢僵直
    E. 伴瞳孔散大，对光反应

消失

【A_2型题】

13. 男性，39岁，发作时先觉胃部一股气体上升，并有咀嚼、吞咽动作，喃喃自语，走动，似在找东西，呼唤无反应，持续约4分钟。发作类型是
A. 强直-阵挛性发作
B. 失神发作
C. 复杂部分性发作
D. 脑缺血发作
E. 假性发作

14. 8岁智力低下的男孩，发作时出现强烈的点头、屈体样动作，持续此姿势5~8秒，常摔伤头部，伴颜面青紫、瞳孔散大。该患儿的发作类型是
A. 肌阵挛发作
B. 强直性发作
C. 复杂部分性发作
D. 全面强直-阵挛发作
E. 发作性睡病

15. 男性患者，41岁，近半年来反复发生左上肢抽动，每次约半分钟自行缓解。最可能的诊断是
A. 单纯部分性发作
B. 肌阵挛发作
C. 自动症
D. 小舞蹈病
E. 低钙性手足搐搦

16. 男性患者，11岁，在一次考试中突然将手中钢笔掉在地上，两眼向前瞪视，呼之不应，持续数秒钟。事后对上述情况全无记忆，以后反复有类似发作，有时一日犯几次，本患者可诊断为
A. 癔病
B. 失神发作
C. 局限性癫痫
D. 精神运动性发作
E. 肌阵挛发作

17. 患者，30岁，1年来反复出现瞪视不动，意识模糊，奔跑、游走等情况，持续约3分钟后逐渐清醒，事后对行为毫无记忆。最可能的诊断是
A. 精神分裂症
B. Jackson癫痫
C. 癔病
D. 感染性精神病
E. 复杂部分性发作

18. 男性，26岁，突然出现从一侧手指开始的抽动，向腕部、臂部、肩部及半身扩展。最可能的诊断是
A. 全面强直-阵挛发作
B. 精神运动性发作
C. 失神发作
D. Jackson发作
E. 部分性感觉性发作

19. 患者，15岁，3年前开始出现发作性意识丧失，全身抽动，持续4~5分钟后恢复，发作时面色青紫，有时伴尿失禁、舌咬伤，常在夜间睡眠中发作；体格检查及其他各项检查均正常。患者叔父有相同病史，最可能的诊断是
A. 癔病
B. 特发性失神发作
C. 症状性失神发作
D. 特发性全面强直-阵挛发作
E. 症状性全面强直-阵挛发作

【A_3/A_4型题】

（20~21题共用题干）

6岁女童，发作性意识丧失，动作中止，发作中脑电图可见3Hz棘-慢波。智力基本正常。

20. 该患儿的发作类型是：
A. 部分性发作
B. 典型失神发作
C. 非典型失神发作
D. 复杂部分性发作
E. 肌阵挛发作

21. 该患儿的首选治疗药物是：
A. 卡马西平
B. 苯妥英钠
C. 苯巴比妥
D. 托吡酯
E. 丙戊酸钠

（22~24题共用题干）

女性，24岁。2年来有发作性神志丧失，四肢抽搐。服药不规则。今日凌晨开始又有发作，意识一直不清醒。来院后又有一次四肢抽搐发作。

22. 首先应选用的治疗药物是
A. 地西泮10mg静脉注射
B. 苯妥英钠0.25g肌内注射
C. 地西泮20mg肌内注射
D. 副醛5ml灌肠
E. 苯巴比妥0.5g肌内注射

23. 患者目前处于下列哪一种状态
A. 癫痫持续状态
B. 癫痫强直-阵挛发作
C. 单纯部分发作继全面性发作
D. 复杂部分发作继全面性发作
E. 癫痫发作后昏睡期

24. 患者发作控制，清醒后应做何种处理
A. 调换其他抗癫痫药物
B. 询问近期服药情况，嘱正规服药
C. 加大服药剂量，嘱正规服药
D. 加用另一种抗癫痫药物
E. 停药观察1周后再考虑用药

第十四章　神经-肌肉接头与肌肉疾病

【A_1 型题】

1. 重症肌无力最常受累的肌肉是
   A. 四肢肌
   B. 眼外肌
   C. 咽喉肌
   D. 咀嚼肌
   E. 面肌
2. 重症肌无力常与哪种疾病合并存在
   A. 小细胞肺癌
   B. 甲状腺功能亢进
   C. 多发性肌炎
   D. 胸腺肥大或胸腺瘤
   E. 系统性红斑狼疮
3. 有眼睑下垂的重症肌无力患者，还可能有的症状是
   A. 瞳孔散大，光反射消失
   B. 调节反射消失
   C. 眼球向内、上、下运动受限，复视
   D. 眼球震颤
   E. 角结膜反射消失
4. 关于重症肌无力下述哪项是错误的
   A. 临床特征为部分或全身骨骼肌疲劳
   B. 症状常晨轻暮重，重复活动后加重、休息后减轻
   C. 是一种获得性自身免疫性疾病
   D. 胆碱酯酶抑制剂治疗有效
   E. 腾喜龙试验阴性
5. 下列不是诱发重症肌无力患者危象的因素是
   A. 疾病本身的发展
   B. 合并感染、某些药物影响
   C. 妊娠及分娩
   D. 精神创伤、过度疲劳
   E. 饮食不当
6. 重症肌无力的治疗应不包括
   A. 肾上腺皮质激素或其他免疫抑制剂
   B. 胆碱酯酶抑制剂
   C. 胸腺摘除或放射治疗
   D. 口服或静脉补充钾
   E. 血浆置换疗法
7. 对疑诊重症肌无力的患者临床可用下列检查来确诊，除外
   A. 疲劳试验
   B. MRI
   C. 腾喜龙试验
   D. 新斯的明试验
   E. 乙酰胆碱受体抗体滴度测定
8. 重症肌无力患者下列哪块肌肉不受累
   A. 眼外肌
   B. 咀嚼肌
   C. 呼吸肌
   D. 眼内肌
   E. 四肢肌肉
9. 下列不属于周期性瘫痪分型的是
   A. 低钾型周期性瘫痪
   B. 高钾型周期性瘫痪
   C. 正常钾型周期性瘫痪
   D. 混合型周期性瘫痪
   E. 继发性周期性瘫痪
10. 关于低钾型周期性瘫痪叙述不正确的是
   A. 发作性肌无力
   B. 下肢重于上肢
   C. 远端重于近端
   D. 心电图可见 ST 段下降，QRS 波增宽
   E. 最常见的周期性瘫痪
11. 关于周期性瘫痪下列说法正确的是
   A. 血钾正常者服钠后症状可减轻
   B. 所有类型均可出现心电图的改变
   C. 血钾正常者补充钾盐后也可缓解症状
   D. 胰岛素对低钾型周期瘫痪治疗有效
   E. 周期性瘫痪的患者疲劳试验及新斯的明试验为阳性

【A_2 型题】

12. 女性，25 岁。逐渐发生双睑下垂 2 年，晨轻晚重，有时出现复视、眼球活动受限，近日来四肢亦无力，2 日来感冒发热，今日呼吸困难。可能的诊断是
   A. 动眼神经麻痹
   B. 重症肌无力
   C. 急性炎症性脱髓鞘性多发性神经病
   D. 多发性硬化症
   E. 周期性瘫痪
13. 重症肌无力胆碱能危象除维持呼吸外最合理的处理措施是
   A. 增加肌内注射新斯的明
   B. 加用阿托品
   C. 停用胆碱酯酶抑制剂
   D. 停用胆碱酯酶抑制剂加用阿托品
   E. 做 Tensilon 试验
14. 男性，25 岁。近两个月出现双眼睑下垂，吞咽困难，四肢乏力，晨轻暮重。某医院先后给予吡啶斯的明，美斯的明等药物治疗。3 天前自觉呼吸费力，腹痛。入院时呼吸极度困难，出汗，瞳孔缩小，肌肉跳动。处理方面除紧急进行气管切开及人工呼吸外，最主要还应采取
   A. 加大新斯的明
   B. 新斯的明+激素
   C. 新斯的明+阿托品
   D. 停用新斯的明，采用阿托品
   E. 胸腺照射
15. 重症肌无力患者，治疗过程中出现发热 39℃，呼吸急促。

查体：右下肺可闻及细湿啰音。下列哪项处理是错误的
A. 急检血常规
B. 急查血气分析
C. 庆大霉素静脉滴注
D. 急摄胸片
E. 准备气管切开器械

16. 重症肌无力患者，在吡啶斯的明治疗过程中出现呼吸肌无力，血氧分压下降，新斯的明试验（-），阿托品试验（+），以下哪条处理措施是错误的
A. 加大吡啶斯的明剂量
B. 肌内注射阿托品
C. 停用吡啶斯的明
D. 气管切开
E. 吸痰

17. 女性，30岁。右睑轻下垂，复视，咽下困难2年，表现晨轻暮重，经常服用新斯的明治疗。入院前一天症状迅速加重，说话含糊不清，呼吸困难，面色发绀，瞳孔缩小，出汗，流涎，以上最符合下列哪项临床表现
A. 肺内感染
B. 球麻痹
C. 肌无力危象
D. 胆碱能危象
E. 反拗性危象

18. 重症肌无力患者以泼尼松，吡啶斯的明治疗后，症状明显好转，但时有腹痛，腹泻，无发热，大便常规正常。此时最适宜的处理措施为
A. 停用泼尼松
B. 停用吡啶斯的明
C. 口服黄连素
D. 口服阿托品
E. 口服诺氟沙星（氟哌酸）

19. 一重症肌无力患者因肺部感染应用卡那霉素治疗，3天后发生危象，这时首先应
A. 鉴别危象类型，给予针对性治疗
B. 停用卡那霉素
C. 保证呼吸道通畅和正常换气
D. 积极治疗肺部感染
E. 肌内注射阿托品1mg

20. 张某，女性，25岁。3月来四肢无力，于休息后减轻，活动后加重，新斯的明试验阳性（肌无力明显改善）。应给予何药治疗最适宜
A. 钾盐
B. B族维生素
C. 抗胆碱酯酶药物
D. 血管扩张药
E. 左旋多巴

21. 女性，24岁。3个月来感到四肢乏力，晨轻暮重。近2日发热，今日午后无力明显加重，伴有口齿含糊，吞咽困难，呼吸急促，否认肢体酸痛，大小便正常，有甲状腺功能亢进史。血常规：白细胞 1.3×10^9/L。尿常规：蛋白（+），红细胞0~2/Hp，白细胞（++）。动脉血气分析：pH 7.38，$PaCO_2$ 60mmHg，PaO_2 60mmHg。此时下列哪项措施是错误的
A. 静脉滴注地塞米松
B. 血浆置换疗法
C. 气管插管
D. 庆大霉素静脉滴注
E. 抗胆碱酯酶药物

22. 关于重症肌无力危象不正确的是
A. 危象是急骤发生呼吸肌严重无力，以致不能维持换气功能
B. 肌无力危象为疾病发展或服抗胆碱酯酶药物不足所致
C. 胆碱能危象是使用抗胆碱酯酶剂过量所致
D. 反拗危象可用阿托品对抗
E. 判断危象性质，可用腾喜龙试验

23. 男性，23岁。有重症肌无力，服用吡啶斯的明一年骤然发生呼吸肌严重无力，以致不能维持换气功能，下列除外哪项均是及时抢救的措施
A. 静脉注射腾喜龙10mg
B. 保持呼吸道畅通
C. 给予静脉补液，维持水、电解质平衡
D. 需及时行气管切开和人工呼吸
E. 加大吡啶斯的明剂量

24. 女性，30岁。睁眼困难伴复视2年，晨轻暮重，休息后好转。下列检查有助于明确诊断，除外
A. 新斯的明试验
B. 疲劳试验
C. 胸腺CT扫描
D. 乙酰胆碱受体抗体测定
E. 椎管造影

25. 下列疾病的主要治疗，哪项是不正确的
A. 急性面神经炎-泼尼松
B. 三叉神经痛-卡马西平
C. 重症肌无力-新斯的明
D. 脊髓硬膜外脓肿-泼尼松
E. 震颤麻痹-美多巴

26. 女性，27岁。3个月来出现左上睑下垂，继之左眼球活动受限，3周后右上睑也下垂，说话含混不清，症状下午加重，休息后减轻，在住院治疗中病情加重，有明显呼吸困难，瞳孔缩小，唾液增多，肠鸣音亢进，腹痛，出大汗，紧急抢救应首选哪项
A. 静脉注射阿托品并大量静脉补液
B. 立即停用用抗胆碱酯酶药物，静脉补液
C. 立即停用抗胆碱酯酶药物，并静脉注射阿托品
D. 大量静脉补液，补充氯化钾
E. 静脉滴注糖皮质激素

27. 女性，35岁。近两个月来出现右睑下垂，睁眼费力，同时出现双下肢无力，行动不便。症状呈波动性，晨轻暮重，疲劳试验（+），新斯的明试验（+），血清乙酰胆碱受体抗体滴度升高，此患者给予新斯的明和肾上腺皮质激素治疗，效果显著。采用新斯的明治疗的机制是
A. 抑制胸腺增生
B. 抑制胆碱酯酶，增加乙酰胆碱和受体结合的概率
C. 抑制自身免疫反应，减少乙酰胆碱受体抗体的产生
D. 清除血浆内免疫球蛋白及循环免疫复合物
E. 促进乙酰胆碱受体的再生

28. 女性，24岁。因甲亢住院，她还述说她在半月前开始出现双眼睑睁不开，并逐渐出现复视、四肢乏力。体格检查：甲状腺轻度肿大，双眼球略突；眼裂变小，眼球各方向活动受限，以右侧明显，双瞳孔正常大小，对光反射灵敏，四肢肌力Ⅳ级，为了考虑诊断，病史中应要特别补充的是
A. 病前有无上呼吸道感染史
B. 病前有无多饮、多食史
C. 症状有无波动性
D. 有无伴随吞咽困难
E. 有无伴随呼吸困难

29. 男性，16岁。3年来双上睑下垂，视物成双，下午加重，长期服用溴化吡啶斯的明片，症状减轻。但近两天感冒后突发胸闷，今日上午气促，口唇发绀，静脉注射腾喜龙后明显好转。下列处理中，哪项是错误的
A. 保持呼吸道通畅
B. 立即停用抗胆碱酯酶药物
C. 肌内注射新斯的明
D. 气管切开，人工呼吸
E. 静脉补液，维持水、电解质平衡

30. 女性，38岁。1个月来睁眼费劲，复视，1周来喝水呛咳，活动多时症状加重，休息后稍有减轻，一天内症状有波动，最有助于诊断的病史是
A. 有无头痛，呕吐
B. 有无糖尿病史
C. 有无抽搐
D. 有无晨轻暮重
E. 有无高血压史

31. 女性，24岁。眼睑下垂、四肢乏力1年余。1天前在感冒后出现吞咽费力，呼吸困难。体格检查：口唇轻度发绀，双眼睑下垂，眼球各向运动均受限，四肢肌力2～3级，呼吸活动度明显减弱，新斯的明试验（+），应诊断为
A. 吉兰-巴雷综合征
B. 周期性瘫痪
C. 重症肌无力
D. 急性脊髓炎
E. 进行性肌营养不良

32. 女性，40岁。1个月来双眼睑睁开费劲，近1周来“感冒”后出现复视，咀嚼无力，说话含糊不清，喝水有时呛咳。上述症状下午重，休息后减轻，体格检查：双上睑轻度下垂，眼球向各方向运动均受限，瞳孔对光反射正常，说话带鼻音，说话多时更明显，肢体无瘫痪。该患者所患疾病在病理、病因及发病机制上，不正确的提法是
A. 该患者所患疾病是获得性自身免疫性疾病
B. 约2/3患者伴发癌肿
C. 80%以上患者血清中可查到乙酰胆碱受体抗体
D. 病理上有突触间隙增宽，突触后膜皱褶减少
E. 该患者乙酰胆碱的释放量正常，而受体数量减少

33. 35岁女性，反复四肢无力3个月，咳嗽3天。肢体无力在午后和活动后加重，休息后或清晨起床时减轻。体格检查：双肺少量啰音，右侧上睑下垂，双瞳等大，四肢反射正常，感觉正常。肌疲劳试验阳性。以下哪项处理是错误的
A. 溴化新斯的明
B. 肾上腺皮质激素
C. 卡那霉素
D. 硫唑嘌呤
E. 胸腺切除术

34. 女性，30岁。睁眼困难伴复视两年，晨轻暮重，休息后好转。下列检查有助于明确诊断，除外
A. 新斯的明试验
B. 疲劳试验
C. 胸部CT扫描
D. 乙酰胆碱受体抗体测定
E. 椎管造影

35. 30岁女性，因渐进性乏力两个月，视物模糊1周来诊，除长时间向上凝视后表现出非对称性上睑下垂外，体格检查未发现异常，为诊断和估计病情不可做的检查是
A. 肌肉病理
B. 腾喜龙试验
C. 重复电刺激检查
D. 胸部CT
E. 甲状腺功能试验

36. 男性，30岁。反复发作性肢体对称性瘫痪，今晨又出现上述症状。查体：四肢呈弛缓性瘫痪，四肢近端累及更重，肌力2级，无感觉障碍，无大小便障碍。为确诊首选的检查是
A. 疲劳试验
B. 血清钠测定
C. 腰穿检查
D. 肌电图检查
E. 血清钾测定

37. 周期性瘫痪发病时最常见的

临床表现为

A. 对称性四肢弛缓性瘫痪
B. 不对称性四肢弛缓性瘫痪
C. 四肢弛缓性瘫痪+呼吸肌麻痹
D. 四肢弛缓性瘫痪+眼外肌、咽喉肌麻痹
E. 痛性肌痉挛

38. 男性，30岁。晨起时发现四肢无力，不能行走。查体：脑神经反射正常，四肢对称性弛缓性瘫痪，无感觉障碍，二头肌、三头肌及膝反射消失，为明确诊断，最重要的实验室检查是

A. 测空腹血糖
B. 做头部CT扫描
C. 查脑脊液
D. 测血钾
E. 脑电图描记

39. 男性，21岁。近来工作劳累，昨晚入睡前一切正常，今晨发现患者瘫痪在床，四肢均不能活动。既往无类似发作。体格检查：神志清楚，脑神经检查未发现异常，四肢肌力2级，肌张力减低，四肢腱反射引不出，无感觉障碍，如果心电图检查见U波出现，应立即首先选择

A. 静脉滴注葡萄糖
B. 静脉滴注能量合剂
C. 口服或静脉补充钾
D. 肌内注射新斯的明
E. 静脉滴注地塞米松

40. 男性，23岁。日间参加长跑比赛，晚上会餐后入睡，次日晨起四肢无力，行走困难，呈进行性加重，下午则四肢完全不能动。体格检查：四肢肌力0级，腱反射消失，感觉无异常，应首先采取的措施是

A. 脑CT检查
B. 腰椎穿刺检查
C. 脑电图检查
D. 血电解质检查
E. 拍颈椎X线片

41. 出现急性四肢瘫痪的常见疾病，下列哪种是不符合的

A. 脊髓灰质炎
B. 脊髓血管病
C. 吉兰-巴雷综合征
D. 急性脊髓炎
E. 周期性瘫痪

42. 以下哪一条不符合低钾型周期性瘫痪的特征

A. 肢体无力，持续几天或更长时间
B. 心电图见T波倒置，U波出现
C. 可伴有甲状腺功能亢进
D. 可见Gower现象
E. 青壮年男性好发

43. 男性，23岁。昨日参加运动会100米比赛，自觉疲乏，晚间又参加会餐，今晨起双下肢无力，走路需人搀扶，至午后双上肢亦无力，抬举困难，遂来就诊。体格检查：四肢肌力2级，肌张力低，腱反射减弱，血钾2.8mmol/L。应采用下列哪种措施最合适

A. 地塞米松静脉滴注
B. 青霉素400万U静脉滴注
C. 10%氯化钾40ml口服
D. 安替舒通40mg口服
E. 乙酰唑胺250mg口服

44. 男性，25岁。晨起发现四肢不能运动。体格检查：神志清醒，言语正常，四肢肌张力低，肌力1级，感觉无异常，为明确诊断，最重要的辅助检查是

A. 脑电图
B. 肌电图
C. 腰椎穿刺
D. 颈椎CT
E. 血钾

45. 男性，30岁。于昨天早晨出现双侧肢体瘫痪。3年来曾有十几次类似发病，均在2~4天内自愈。体格检查：四肢肌力0级，腱反射消失，Babinski征阴性，深浅感觉均正常。心电图Q-T间期延长，血钾2.2mmol/L，腰椎穿刺正常，以下最不合适的治疗是

A. 口服氯化钾溶液
B. 静脉滴注10%葡萄糖液1000ml
C. 肌内注射维生素B_{12} 1mg
D. 静脉滴注含钾液体
E. 针灸治疗

46. 男性，26岁。半个月前曾因腹泻服用呋喃唑酮（痢特灵）两天。前天下午发觉双下肢无力，昨天步行困难，双上肢亦无力，今天不能步行，双手不能拿东西，伴排尿稍费劲。体格检查：四肢不全瘫痪，上肢肌力2级，下肢肌力1级，感觉正常，腱反射消失，Babinski征双侧阴性。来诊当天入院，此时应先做哪种检查最有利于诊断及鉴别诊断

A. 血钾
B. 颈椎正侧位片
C. 神经传导速度
D. 腰椎穿刺查脑脊液
E. 电变性反应

【A_3/A_4型题】

（47~51题共用题干）

女性，25岁。4个月前开始眼皮睁不起来，视物成双，自觉休息后较好。3个月前感到四肢无力，经中药治疗后病情尚稳定。约5天前感冒后以上症状加重，并出现吞咽困难，饮水呛咳。近2天不能下床，憋气，咳嗽，有痰。来院时体温38℃，神志清醒，嘴唇指甲末梢有发绀，呼吸肌明显无力，痰量不多。

47. 最急需的检查是

A. 腰椎穿刺
B. 血清乙酰胆碱受体抗体测定

C. 血清钾测定
D. 血气分析
E. 肌电图+重复电刺激检查
48. 最急需的适当治疗是
A. 气管插管
B. 气管切开
C. 肌内注射洛贝林
D. 正压人工呼吸
E. 肌内注射新斯的明
49. 重症肌无力被确定，应属于Osserman分型的
A. Ⅰ型
B. Ⅱa型
C. Ⅱb型
D. Ⅲ型
E. Ⅳ型
50. 此患者应用抗生素时首先选择
A. 卡那霉素
B. 青霉素
C. 庆大霉素
D. 链霉素
E. 多黏菌素
51. 为较快使病情缓解稳定，最好的方法是
A. 静脉用大剂量糖皮质激素
B. 胸腺切除
C. 血浆置换
D. 反复肌内注射新斯的明
E. 静脉注射环磷酰胺
(52~55题共用题干)
女性，25岁。2周来感到四肢乏力，晨轻暮重，今天午后明显加重，因口齿含糊，吞咽困难而入院。病后无肢体酸痛，大小便正常，有甲亢病史。
52. 最有助于诊断的治疗是
A. 补钾
B. 大剂量激素
C. 新斯的明
D. 甲巯咪唑
E. 大剂量丙种球蛋白
53. 经一段时间治疗后，病情明显好转。近两天来病情忽又加重。体格检查：呼吸急促、多汗、流涎、双瞳缩小，双肺布满湿啰音。静脉注射腾喜龙后加重。此时的诊断应考虑为
A. 败血症
B. 呼吸衰竭
C. 肌无力危象
D. 胆碱能危象
E. 反拗危象
54. 此时有合并感染应加用的药物是
A. 青霉素类
B. 氨基糖苷类
C. 磺胺类
D. 四环素类
E. 两性霉素类
55. 经1个月治疗，呼吸平稳，肌力恢复，此时可选用的处理是
A. 停用激素
B. 停用抗胆碱酯酶药
C. 加用硫唑嘌呤
D. 加用丙种球蛋白
E. 胸腺切除
(56~58题共用题干)
男性，21岁。冬季户外劳动后，汗多，口干，四肢肌肉发胀，晚上饱餐入睡，晨醒时觉腰背部不适，双下肢无力，2~3小时后截瘫而来急诊室，体格检查：双下肢松弛性瘫，肌力2级，膝腱及跟腱反射消失，病理反射未引出，未见感觉障碍。
56. 为明确诊断应首选哪项检查
A. 腰椎穿刺脑脊液常规检查
B. 脑脊液寡克隆IgG带测定
C. 血清钾测定
D. 血清乙酰胆碱受体抗体测定
E. 血清T_3、T_4测定
57. 最可能的诊断是什么
A. 周期性瘫痪
B. 吉兰-巴雷综合征
C. 急性脊髓炎
D. 重症肌无力
E. 视神经脊髓炎
58. 此时最重要的治疗是
A. 静脉滴注葡萄糖
B. 静脉滴注能量合剂
C. 口服或静脉补充钾
D. 新斯的明肌内注射
E. 静脉滴注地塞米松

【B_1型题】

(59~62题共用备选答案)
A. 乙酰胆碱合成和释放减少
B. 自身抗体破坏而使乙酰胆碱受体数目减少
C. 乙酰胆碱酯酶活力抑制使乙酰胆碱作用过度延长
D. 因缺乏酶或载体不能产生足够的ATP
E. 终板电位下降而引起去极性阻断
59. 氨基糖苷类药物中毒和Lambert-Eaton综合征时肌无力的发病机制是
60. 周期性瘫痪的发病机制是
61. 重症肌无力的发病机制是
62. 线粒体肌病的发病机制是
(63~65题共用备选答案)
A. 补钾疗法
B. 支持疗法
C. 气管切开术
D. 人工辅助呼吸
E. 新斯的明
F　普鲁卡因酰胺
G　苯妥英钠
以上哪种方法适用于下列疾病的治疗
63. 男孩，8岁。步行摇摆，起立困难，进行性加重已2年。体格检查可见肩胛带肌萎缩，腓肠肌假肥大。其兄15岁有类似发病情况，现已卧床不起，其姐18岁，现正常。
64. 女性，26岁。因上眼睑下垂，复视，吞咽困难，全身乏力1年入院。观察中发现晨起症状轻，运动后加重，胸部X线平片未见异常，Tensilon试验(+)。
65. 男性，32岁。发作性全身乏力3年，常于饱餐或饮酒后发病，发作时查血钾为3.0

mmol/L，ECG示有U波出现。

（66~68题共用备选答案）

A. 左旋多巴
B. 免疫抑制剂
C. 新斯的明
D. 钾盐
E. 血管扩张剂

下列病例最适宜的治疗是

66. 女性，33岁。3年前发现双眼失明，3月后双眼视力为0.6。1年前发现走路不稳，治疗后有明显进步。1月来出现双侧上下肢无力。体格检查：双侧原发性视神经萎缩，四肢肌力4级，腱反射亢进，双侧病理反射（+），双侧指鼻试验稍不准，Romberg征（+）。

67. 男性，55岁。四肢发僵1年，行走困难、手颤3个月。体格检查：面部表情少，慌张步态，双手节律性静止性震颤，双上肢及双下肢肌张力呈齿轮样增高，无病理反射。

68. 女性，30岁，3个月来四肢无力，清晨症状较轻，活动后加重，休息后减轻。体格检查：脑神经反射正常，四肢肌力4级，腱反射正常，无病理反射。感觉正常。

（69~71题共用备选答案）

A. 静脉滴注肾上腺皮质激素
B. 抗胆碱酯酶药物
C. 血浆置换疗法
D. 环磷酰胺
E. 胸腺切除

下列疾病最适宜的治疗方法是

69. 急性吉兰-巴雷综合征
70. 多发性硬化复发加重期
71. 重症肌无力

（72~73题共用备选答案）

A. 肾上腺皮质激素
B. 抗胆碱酯酶药物
C. 氯化钾
D. 大量丙种球蛋白注射
E. 抗生素

下列病例最适宜的治疗选择是

72. 男性，24岁。今晨起床时双下肢无力，1小时后双上肢乏力，因病情逐渐加重而入院。2年前曾有类似发作史，2天后自愈。体格检查：四肢肌力1级，肌张力低，腱反射消失，其余神经系统检查无特殊

73. 女性，18岁。2周前受凉后咳嗽，发热。3天前患者四肢乏力、发麻伴口齿不清逐渐加重入院。体格检查：双眼睑闭合不全，Bell征阳性，不能皱额、鼓腮，四肢弛缓性瘫痪，肌力2级。

第十五章　精神障碍

【A_1型题】

1. 关于精神病学的学科地位，以下哪种说法正确
   A. 精神病学是生物医学的分支学科
   B. 精神病学是行为医学的分支学科
   C. 精神病学是社会科学的分支学科
   D. 精神病学是临床医学的分支学科
   E. 精神病学是心理学的分支学科

2. 当前广泛提倡的新的医学模式是
   A. 生物医学模式
   B. 整体平衡模式
   C. 心理社会模式
   D. 生物-心理-社会医学模式
   E. 社会文化模式

3. 下列关于精神活动的说法，哪项是错误的
   A. 精神活动是大脑功能的产物
   B. 精神活动是以客观现实为基础的
   C. 病态精神活动与客观现实脱离，因此与客观现实无关
   D. 精神活动包括认知、情感、意志等过程
   E. 一般认为，人类是具有精神活动的唯一动物

4. 对精神分裂症的研究表明，精神分裂症的阳性症状可能与以下因素有关
   A. 皮层下边缘系统DA功能亢进
   B. 皮层下边缘系统DA功能低下
   C. 5-HT系统功能亢进
   D. 5-HT系统功能低下
   E. 去甲肾上腺素系统功能不足

5. 关于神经系统的可塑性，以下说法哪项不对
   A. 脑的结构与化学活动处于变化之中
   B. 从神经元到神经环路都可能存在
   C. 神经系统可塑性是行为适应性的生理基础
   D. 外周神经和中枢神经系统中都存在
   E. 只存在于机体的发育阶段

6. 有关心身疾病的描述，哪项不对
   A. 也称为心理生理疾病
   B. 是一组与心理紧张有关的躯体疾病
   C. 有器质性病变或确定的病理、生理过程
   D. 冠心病和消化性溃疡不属于心身疾病
   E. 心理社会因素在疾病的发

生、发展、治疗和预后中有相对重要的作用

7. 关于心理、社会因素与疾病的关系，下列说法不正确的是
 A. 可以作为相关因素影响精神障碍的发生、发展
 B. 可以作为原因因素在精神障碍的发病中起重要作用
 C. 可以在躯体疾病的发生、发展中起重要作用
 D. 可以引起心身疾病
 E. 与躯体疾病毫无关系
8. 在各种生物、心理以及社会环境因素的影响下，大脑功能失调，导致以认知、情感、意志和行为等精神活动出现不同程度障碍为临床表现的疾病，称为
 A. 精神分裂症
 B. 情感性精神障碍
 C. 神经症
 D. 心身疾病
 E. 精神疾病
9. 哪项不属于生物精神病学研究的范畴
 A. 社会文化与精神疾病
 B. 精神疾病的神经生化基础
 C. 精神药物治疗学
 D. 精神疾病遗传学
 E. 神经放射学研究精神疾病
10. 感知觉的定义为
 A. 缺乏相应的客观刺激时的感知体验
 B. 客观刺激作用于感觉器官而被意识到的过程
 C. 对客观事物的错误感受
 D. 客观刺激作用于人脑的过程
 E. 对客观事物个别属性的反映
11. 患者将一盏灯看成是一个牛头
 A. 空间知觉障碍
 B. 错觉
 C. 幻视
 D. 妄想
 E. 非真实感
12. 引起错觉的常见因素为
 A. 感觉条件差
 B. 焦虑、紧张等情绪因素
 C. 疲劳
 D. 躯体感染或中毒
 E. 以上都对
13. 患者静脉滴注时将输液管看成是一条蛇是
 A. 感知综合障碍
 B. 虚构
 C. 错觉
 D. 幻觉
 E. 谵妄
14. 幻觉是指
 A. 对客观事物的错误感受
 B. 对客观事物的胡思乱想
 C. 缺乏相应客观刺激时的知觉体验
 D. 客观刺激作用于感觉器官的感知体验
 E. 对外界一般强度的刺激感受性增高，感觉阈值降低
15. 患者在饮食中尝到一种奇怪特殊的味道，实际不存在，属于
 A. 幻嗅
 B. 幻味
 C. 幻触
 D. 错觉
 E. 假性幻觉
16. 不一定有诊断意义的听幻觉为
 A. 争论性幻听
 B. 评论性幻听
 C. 命令性幻听
 D. 原始性幻听
 E. 内容为指责、辱骂的听幻觉
17. 患者坚持不在床上睡，因为他感到床在运动，实际上床是静止的，此症状是
 A. 妄想
 B. 感觉倒错
 C. 非真实感
 D. 幻觉
 E. 空间感知障碍
18. 患者在旷野里听到两个人因为买一件物品而争吵不休，各说各的理，属于
 A. 争论性幻听
 B. 指令性幻听
 C. 命令性幻听
 D. 思维化声
 E. 思维鸣响
19. 患者听到有人斥责、讽刺、辱骂他，有人为他辩护，同情、赞扬他，实际上四处无人，此症状为
 A. 争论性幻听
 B. 评论性幻听
 C. 命令性幻听
 D. 言语运动性幻觉
 E. 读心症
20. 患者看到其父的鼻子变得特别大，眼睛一只大一只小，极不对称，这症状属于
 A. 幻觉
 B. 妄想
 C. 感觉过敏
 D. 错觉
 E. 感知综合障碍
21. 看到周围的楼房、树木、人物变得比正常时大许多的是
 A. 人格解体
 B. 视物显小症
 C. 错觉
 D. 视物显大症
 E. 空间知觉障碍
22. 看到周围的人及动物、树木像木偶戏一样均变小了是
 A. 幻视
 B. 错觉
 C. 人格解体
 D. 视物显大症
 E. 视物显小症
23. 患者看到房屋倾斜，汽车变得扭曲，电线杆像筷子一样细，此种现象是
 A. 非真实感
 B. 感知综合障碍
 C. 错觉
 D. 幻觉
 E. 感觉过敏

24. 患者感到周围环境变得灰蒙蒙一片，没有生气，似乎隔着一层膜，这种症状最可能为
A. 幻觉
B. 交替人格
C. 非真实感
D. 双重人格
E. 意识蒙胧状态

25. 正常思维一般都具有
A. 目的性
B. 连贯性
C. 逻辑性
D. 实践性
E. 以上都对

26. 思维形式障碍不包括
A. 思维散漫
B. 赘述症
C. 被洞悉感
D. 思维中断
E. 思维化声

27. 表现为强迫思维的疾病是
A. 抑郁症
B. Ⅰ型精神分裂症
C. Ⅱ型精神分裂症
D. 强迫性神经症
E. 游离转换障碍

28. 思维迟缓多见于
A. 强迫症
B. 精神分裂症
C. 抑郁症
D. 癔症
E. 癫痫

29. 患者自觉大脑突然涌现出大量不自主的、杂乱无章的陌生思维内容是
A. 强制性思维
B. 思维散漫
C. 强迫性思维
D. 思维奔逸
E. 被洞悉感

30. 思维破裂指
A. 联想过程缺乏一定方向，概念间缺乏内在联系
B. 大脑中反复出现的观念，明知不必要，却摆脱不了，感到非常痛苦
C. 以往经验在记忆中大量脱失
D. 持续地重复某一单调的语句
E. 缺乏事实依据，患者却坚信不疑的病理信念

31. 关于思维奔逸，下列哪种说法正确
A. 是精神分裂症的常见症状
B. 是躁狂症的常见症状
C. 是急性应激障碍的常见症状
D. 是神经衰弱的常见症状
E. 是器质性精神障碍的常见症状

32. 与思维破裂关系最密切的疾病是
A. 精神发育迟滞
B. 癔症
C. 精神分裂症
D. 躁狂症
E. 偏执性精神病

33. 关于思维贫乏的说法，正确的是
A. 患者思维联想松弛，缺乏主题，一个问题与另外一个问题之间缺乏联系
B. 联想数量减少，概念与词汇贫乏
C. 患者意识模糊，说出的话令人难以理解，句子之间缺乏联系，缺乏主题
D. 患者思维联想迂回曲折，枝节较多，对一些细节容易做详细的描述，难以打断及纠正
E. 患者思维过程突然中断，片刻后又重新说话，但所说内容与前面的话题无任何联系。

34. 关于超价观念的叙述不正确的是
A. 常有一定的现实基础
B. 有一定的性格基础
C. 有强烈的情感体验及需要
D. 观念片面而偏激
E. 有逻辑推理错误

35. 妄想的描述正确的是
A. 大量涌现的不自主的观念
B. 不能被说服的病态信念
C. 无法摆脱的重复出现的观念
D. 抽象的概念荒谬地具体化
E. 思维联想连贯性障碍

36. 不属于思维内容障碍的是
A. 思维散漫
B. 被监视感
C. 被洞悉感
D. 被控制感
E. 罪恶妄想

37. 患者感到他的思维或行为被某种神秘的力量或仪器所控制是
A. 被害妄想
B. 疑病妄想
C. 夸大妄想
D. 钟情妄想
E. 物理影响妄想

38. 突然发生，完全不能用患者当时的处境和心理背景来解释的妄想是
A. 继发性妄想
B. 关系妄想
C. 被害妄想
D. 原发性妄想
E. 超价观念

39. 关于妄想以下哪项不正确
A. 妄想都是与事实不相符的信念
B. 妄想是一种病理性的歪曲信念
C. 妄想是可以通过摆事实、讲道理说服的信念
D. 妄想是一种坚信不疑的信念
E. 妄想与患者的文化水平、社会背景相称

40. 下列哪一项不是妄想的特点
A. 无事实根据但坚定不疑相信
B. 内容与个人利益安全密切相关

C. 具有个人特征，不同于集体共有信念
D. 内容受个人经历和时代背景影响
E. 是一种虚幻的知觉体验

41. 患者原先无任何精神异常，某次听广播时突然坚信播音员在说他，而他的生活经历与当时的广播内容并无明显联系。这个患者可能的症状为
A. 听幻觉
B. 原发性妄想
C. 继发性妄想
D. 思维散漫
E. 病理性象征性思维

42. 患者认为自己的血液凝固了，身体干枯了，变成了僵尸。该症状属于
A. 感知综合障碍
B. 错觉
C. 内脏幻觉
D. 妄想
E. 感觉障碍

43. 关于自知力以下哪项正确
A. 自知力就是指病感
B. 自知力是指患者对自己所患精神疾病的认识和判断能力
C. 神经症患者都有充分的自知力
D. 重性精神病患者都没有自知力
E. 有自知力的患者较没有自知力的患者预后好

44. 谵妄状态最常见的症状是
A. 恐怖性错觉、幻觉
B. 自我定向力丧失
C. 情感喜悦
D. 坚定不移的妄想
E. 思维中断

45. 谵妄状态的特点是
A. 有幻觉
B. 有错觉
C. 有定向力障碍
D. 意识障碍
E. 以上都对

46. 注意转移主要见于
A. 精神分裂症
B. 神经衰弱
C. 疑病症
D. 躁狂症
E. 精神发育迟滞

47. 界限性遗忘常见于
A. 脑外伤
B. 颅内器质性疾病
C. 精神分裂症
D. 分离（转换）障碍
E. 情感性精神障碍

48. 记忆障碍在脑器质性精神障碍的早期主要表现为
A. 顺行性遗忘
B. 逆行性遗忘
C. 记忆减退
D. 虚构
E. 错构

49. 关于虚构，下列哪种说法正确
A. 虚构的内容固定不变
B. 虚构的内容经常改变
C. 虚构是病理性谎言
D. 虚构常见于人格障碍
E. 虚构就是错构

50. 易出现逆行性遗忘症状的疾病是
A. 脑外伤
B. 老年性痴呆
C. 焦虑性神经症
D. 精神分裂症
E. 抑郁症

51. 遗忘综合征少见于
A. 慢性酒精中毒
B. 颅脑损伤
C. 脑动脉硬化症
D. 中毒性脑病
E. 精神分裂症

52. 遗忘综合征是
A. 一种广泛性认知功能障碍
B. 一种半侧脑认知功能障碍
C. 一种严重思维障碍
D. 一种选择性或局限性认知功能障碍
E. 由于酒精中毒引起

53. 脑器质性精神障碍的主要特点是
A. 智能障碍
B. 幻觉、妄想
C. 兴奋躁动
D. 沉默孤僻
E. 情绪低落

54. 由于大脑弥漫性器质性损害，导致的智能各个方面障碍为
A. 心因性痴呆
B. 部分性痴呆
C. 全面性痴呆
D. 童样痴呆
E. 假性痴呆

55. 关于痴呆，错误的是
A. 有意识障碍
B. 是全面的智能减退
C. 注意力集中
D. 多有自杀
E. 多有妄想

56. 痴呆综合征一般不出现的精神障碍是
A. 记忆障碍
B. 思维障碍
C. 人格障碍
D. 意识障碍
E. 情绪障碍

57. 关于假性痴呆的说法，哪项不对
A. 常有强烈的精神创伤刺激
B. 可见于癔症及反应性精神障碍
C. 可见于抑郁症
D. 一般预后较好
E. 假性痴呆如不及时治疗常会变成真性痴呆

58. 当谈论振奋人心的事情时，患者却很悲伤；在诉说自己遭受迫害的妄想体验时，患者却津津乐道。这些症状是
A. 情感高涨
B. 欣快感
C. 情感淡漠
D. 情感倒错
E. 真性痴呆

59. 关于病态焦虑的描述，哪项不对

A. 主观感觉紧张不安、顾虑重重
B. 焦虑的对象常为现实中的人和事
C. 可以出现濒死感、失控感及呼吸困难
D. 可见于恐惧症
E. 可以出现自主神经症状

60. 对于木僵的描述哪项是错误的
A. 面无表情
B. 不吃不喝
C. 意识障碍
D. 对刺激无反应
E. 呆坐呆立

61. 无意识障碍而出现言语、动作、情感的抑制
A. 木僵
B. 强制性思维
C. 痴呆
D. 关系妄想
E. 物理影响妄想

62. 木僵通常不会出现在
A. 精神分裂症
B. 抑郁症
C. 反应性精神障碍
D. 脑器质性精神障碍
E. 焦虑症

63. 蜡样屈曲常在什么基础上发生
A. 木僵
B. 违拗症
C. 情感淡漠
D. 情绪不稳
E. 情绪高涨

64. 违拗症多见于
A. 抑郁症
B. 神经衰弱
C. 恐惧症
D. 精神分裂症
E. 强迫症

65. 刻板言语是指
A. 联想过程缺乏一定方向，概念间缺乏内在联系
B. 大脑中反复出现的观念，明知不必要，却摆脱不了，感到非常痛苦
C. 以往经验在记忆中大量脱失
D. 持续地重复某一单调的语句
E. 缺乏事实依据，患者却坚信不疑的病理信念

66. 刻板言语或动作常见于
A. 强迫症
B. 抑郁症
C. 精神分裂症
D. 器质性精神病
E. 癔症

67. 协调性精神运动性兴奋常见于
A. 精神分裂症青春型
B. 躁狂症
C. 精神分裂症紧张型
D. 谵妄状态
E. 药物中毒

68. 意识障碍的重要指标是
A. 反应迟钝
B. 情感淡漠
C. 定向力障碍
D. 记忆力障碍
E. 注意力集中困难

69. 急性中毒性精神障碍最重要的一个临床症状是
A. 兴奋失眠
B. 错觉
C. 烦躁不安
D. 不同程度意识障碍
E. 行为异常

70. 谵妄状态属于下列哪种障碍
A. 情感障碍
B. 思维障碍
C. 行为障碍
D. 记忆障碍
E. 意识障碍

71. 谵妄状态常由下列哪种疾病引起
A. 抑郁症
B. 躁狂症
C. 精神分裂症
D. 感染中毒
E. 癔症

72. 谵妄状态时最多见的幻觉是
A. 听幻觉
B. 视幻觉
C. 味幻觉
D. 触幻觉
E. 嗅幻觉

73. 下列哪种说法正确
A. 谵妄状态患者不会发生冲动或自伤行为
B. 谵妄状态患者的视幻觉多为非恐怖性
C. 谵妄状态患者没有定向力障碍
D. 谵妄状态患者不会产生被害妄想
E. 谵妄状态患者突然变得安静，说明病情可能加剧

74. 朦胧状态的特点，下列哪项是错误的
A. 突然发生，突然清醒
B. 意识范围狭窄
C. 可出现有条理的复杂行为
D. 定向力不全
E. 发作后有回忆

75. 关于蒙眬状态的说法，哪项不正确
A. 注意力一般不受影响
B. 意识清晰度的下降
C. 可有欣快、焦虑等情绪症状
D. 可有片断幻觉、妄想及冲动行为
E. 意识范围狭窄

76. 精神检查的技巧哪项不对
A. 学会观察患者的言行、表情及对外界刺激的反应
B. 耐心倾听患者的表述
C. 有针对性的开放式和封闭式提问
D. 对有妄想的患者及时予以纠正，以免妄想进一步加重
E. 要寻找患者感兴趣的话题作为检查性交谈的切入点

77. 按照等级诊断的观点，诊断时应优先考虑
A. 精神分裂症
B. 情感障碍
C. 脑器质性精神障碍

D. 神经症
E. 人格障碍

78. 有关精神检查的叙述，正确的是
A. 纵向了解患者症状演变的过程
B. 只需检查患者当时的精神状态
C. 无自知力的精神病患者在精神检查中所言均不可信
D. 精神检查时可与患者辩论其症状
E. 检查最好采用一问一答形式

79. 诊断精神障碍最好的办法是
A. 实验室检查
B. 横向的现症精神状况结合纵向的病史材料
C. 既往病史资料
D. 现症精神状况检查
E. 心理测验

80. 开始有关检查性交谈时应注意的问题中哪项不合适
A. 以诚恳、体贴、关心的态度对待患者，让患者情绪放松，消除顾虑
B. 提供安静、不受干扰的交谈环境
C. 请患者就座，倒茶、递烟，取得患者的好感
D. 医生做适当的自我介绍，为医患关系定下一个平等的基调
E. 检查前应对病史有一个大致的了解，以利于询问时有的放矢

81. 对于精神科患者，详细了解患者个人史的目的不包括那一项
A. 有利于纵向比较患者病前与病后的情况
B. 有利于发现患者的某些隐私
C. 有利于家庭治疗的开展
D. 有利于发现某些影响预后的因素或致病的原因
E. 有利于预测预后和确立治疗的目标

82. 以下哪项不是自杀行为的高危因素
A. 严重的抑郁症患者、酒和药物依赖患者
B. 老年男性
C. 支持系统差，社会经济地位低
D. 以往出现过自伤或自杀
E. 文化程度低的患者

【A_2 型题】

83. 男性，18 岁，高三学生。近 1 年来听课注意力不集中，发呆发愣，对周围的人和事漠不关心，时有自语自笑，动作迟缓，吃一顿饭要 1 个多小时。5 天前开始终日卧床，不吃饭，不知上厕所。精神检查：意识清晰，卧床不动不语，针刺其身体无反应。肌张力增高。令患者张嘴，反把嘴闭得更紧，把患者肢体摆成不舒服的姿势，可以保持很久不变，躯体及神经系统检查未见其他异常体征，患者不具有的症状是
A. 情绪低落
B. 情感淡漠
C. 蜡样屈曲
D. 主动违拗
E. 木僵

84. 患者感到脑内有一“智囊团”，该“智囊团”能发声，并经常告诉患者该做什么或不该做什么，这种症状属于
A. 错觉
B. 假性幻觉
C. 思维被插入
D. 思维被广播
E. 被控制感

85. 患者经常感到生殖器痒痛不适，似有小虫子在爬动，经过皮肤科反复检查却未发现任何异常，对于医生的解释患者拒绝接受。这种症状可能是
A. 内脏性幻觉
B. 内感性不适
C. 幻触
D. 错觉
E. 躯体化症状

86. 女性，50 岁。突然听到儿子意外去世，立即不认亲人，看到儿子就在眼前，说：“妈给你弄点好吃的”，随即给做龙虾等，家人劝阻不理睬，两天后突然清楚，病情经过不能完全回忆，该症状是
A. 强迫状态
B. 蒙眬状态
C. 谵妄状态
D. 抑郁状态
E. 幻觉妄想状态

87. 医生问患者：“你住在哪里?”答：“我的眼睛不好，有两个问题我不懂，我参加运动会，但手指不好，明天告诉你。”此患者的症状是
A. 思维中断
B. 思维涌现
C. 思维奔逸
D. 思维破裂
E. 以上都不是

88. 女性，45 岁。3 个月来心情很差，兴趣索然，自觉“高兴不起来”，生不如死，“自己的脑子不灵了”“像是生了锈的机器”，认为自己成了家庭和社会的累赘，“成了废物”，有胸闷、心悸、心悸的症状，自认为有严重心脏病，不能治愈。主动性言语及活动明显减少，生活被动，愿独处。曾多次自杀未遂，睡眠不好，早醒。该患者的症状不包括
A. 疑病观念
B. 思维迟缓
C. 情绪低落
D. 思维云集
E. 意志减退

89. 男性，26 岁。生活懒散，面

无表情，父母来看他，从不称呼父母更无问候言语，只顾埋头吃零食，视父母兄妹如陌生人，该症状是
A. 情感平淡
B. 情感淡漠
C. 情感迟钝
D. 情感低落
E. 情感倒错

90. 男性，35岁。亲属告诉他相依为命的老母亲突然意外去世时，患者哈哈大笑，该症状是
A. 病理性激情
B. 情感高涨
C. 情感脆弱
D. 强制性哭笑
E. 情感倒错

91. 女性，32岁。表现为紧张恐惧，坐立不安，有大祸临头之感，惶惶不可终日，说不清具体原因，属于
A. 焦虑
B. 恐惧
C. 情感爆发
D. 易激惹
E. 情感不稳

92. 男性，17岁。某日上课时听女教师朗诵诗句“伟大的女性引导我们上升”，突然产生该教师是想引诱他，并很快发现老师的目光和表情都是在诱惑他，下课后感到同学们的表情和举止都在暗示他：老师就是对他“有意思”。此症状是
A. 错听
B. 超价观念
C. 原发性妄想
D. 思维逻辑障碍
E. 思维被洞悉感

93. 女性，35岁。医生问患者为什么住院了，患者答道：“我有2个孩子，红桃代表我的心，你放开手，是计算机病毒，保养自己……”此症状属于
A. 思维奔逸
B. 病理性赘述
C. 刻板言语
D. 持续言语
E. 思维破裂

94. 男性，36岁。患者原先无任何精神异常，某次听广播时突然坚信播音员在说他，而他的生活经历与当时的广播内容并无明显联系。这患者可能的症状为
A. 听幻觉
B. 原发性妄想
C. 继发性妄想
D. 思维散漫
E. 病理性象征性思维

95. 男性，50岁。患者15年来，无事实根据的认为单位上下合伙谋害他，反复到各级信访机关及公安局上访告状，劝说无效，该症状为
A. 意志缺乏
B. 意志减退
C. 意志增强
D. 意向倒错
E. 矛盾意向

96. 女性，46岁。情绪低落，对周围一切感到兴趣索然。自觉工作太吃力，一切懒于料理，不参加外界活动，整日卧床少动，该症状为
A. 意志缺乏
B. 意志增强
C. 意志减退
D. 作态
E. 蜡样屈曲

97. 女性，28岁。在被单位辞退后，突然精神失常，阵阵哭笑，检查问：“你今年多大年纪？”答：“3岁。”问：“你在何处工作？”答：“我是幼儿园的小宝宝。”患者的症状属于
A. 虚构
B. 错构
C. 痴呆
D. 谵妄状态
E. 假性痴呆

98. 一酒精中毒患者刚进诊室，看到地上的电风扇说道：“你这小鬼站在这里干什么，还不快走。”此症状是
A. 错觉
B. 幻觉
C. 定向障碍
D. 妄想
E. 感觉障碍

99. 男性，20岁。患者自述两月来脑子里总出现学校校长的半身头像，有时很清晰，有时不清晰，但却不是用眼睛看见的，该症状是
A. 记忆障碍
B. 错觉
C. 假性幻觉
D. 真性幻觉
E. 人格解体

100. 一个患者意识清晰，有嗜酒史，智能相对良好，但有近事记忆障碍及言谈虚构倾向，该患者最可能的综合征是
A. 谵妄综合征
B. 酒中毒性幻觉症
C. 酒中毒性妄想症
D. 痴呆综合征
E. 遗忘综合征

101. 某患者呆坐于一旁，对医生的任何提问均不作回答，医生让其开口喝水时，患者却双唇紧闭，扭头逃避面前的杯子，该患者的症状可能是
A. 缄默症
B. 主动违拗
C. 被动违拗
D. 木僵
E. 作态

102. 男性，38岁。自称有特异功能，看到自己身后站着一个人，并且听到这个人表扬自己的声音，这真是“远在天边，近在脑内”。该症状

属于
A. 定向障碍
B. 幻听
C. 幻视
D. 真性幻觉
E. 假性幻觉

103. 26岁女性，患者称“有时眼前看到彩色光圈和几何图形，耳朵能听到一个乐团演奏肖邦的交响乐”，此症状是
A. 心因性幻觉
B. 真性幻觉
C. 假性幻觉
D. 幻视
E. 幻听

104. 女性，26岁。半年来无原因认为同事指桑骂槐地议论她，街上行人的举动及电视内容都针对她，为之心情烦躁，不敢上班。该患者的精神症状最可能是
A. 被害妄想
B. 情感脆弱
C. 影响妄想
D. 关系妄想
E. 焦虑

105. 男性，26岁。突然大喊大叫：“不得了啦，我爸爸被刺得稀烂，这儿尽是戴铜帽子的人，你们看，他们正在刺我爸爸。”患者异常恐惧，此症状是
A. 幻听
B. 焦虑
C. 思维障碍
D. 假性幻觉
E. 真性幻觉

106. 问患者“你想什么”，患者答“详细地讲就是细菌问题，细菌在我们脑子里有些冲动力，空气不大新鲜，也不奇怪，冻死苍蝇”。该患者的精神症状属于
A. 强迫观念
B. 思维散漫
C. 音联意联
D. 强制性思维
E. 思维奔逸

107. 男性，33岁。最近数月一直耳闻人语声，讲“要抓他”，非常害怕，患者称：“家中有窃听器、摄像机，马路上有人跟踪。”该患者的症状主要是
A. 思维散漫
B. 被害妄想
C. 被控制感
D. 错觉
E. 关系妄想

108. 女性，45岁。3年来经常感到胸前部不适和腹部不适，体内有一种“气”游走不定，怀疑患有“冠心病”和“胃癌”，经心电图、胃镜检查均正常，此症状是
A. 内感性不适
B. 感觉增强
C. 感觉减退
D. 内脏幻觉
E. 人格解体

109. 女性，23岁。近1个月来躺在床上常感到有人在给自己按摩，胃肠内有异物插入，非常难受，有时感到胃中有一个像乒乓球样的东西，该症状是
A. 妄想
B. 错觉
C. 内感性不适
D. 内脏幻觉
E. 感觉倒错

110. 男性，18岁。近半年来一直低头不敢看人，经医生反复询问，答“看很多人脸都像在哈哈镜中的模样，有的很胖，有的很瘦，看上去很可怕”，该症状是
A. 视物变形症
B. 人格解体
C. 空间知觉障碍
D. 感觉倒错
E. 幻觉

111. 女性，19岁。告诉医生“整个世界已经停滞不前，岁月不再流逝，时间过得很慢很慢，真正体会到度日如年的感觉”。此症状是
A. 心因性幻觉
B. 假性幻觉
C. 空间感知综合障碍
D. 时间感知综合障碍
E. 感觉障碍

112. 女性，23岁。问她：“你是哪里人?”患者快速回答说：“我是中国人，祖国在我心中，我三中毕业，到山中去，矿务局山中，我在矿山当会计……人类进入新的历史阶段，新的时代，培养一代新人，我们都是革命接班人……”此症状是
A. 思维不连贯
B. 思维松弛
C. 思维奔逸
D. 思维破碎
E. 思维扩散

113. 男性，28岁。自述脑子空洞洞的，整天什么事也不想，常沉默不语，交谈时词汇量特别少，如问“谁送你来的?”答“父亲”，问“以前做什么工作”，答“不知道”，该症状是
A. 思维迟缓
B. 思维贫乏
C. 思维中断
D. 思维松弛
E. 病理性赘述

114. 男性，56岁。当被问及“上次药吃完了没有?”患者答：“上星期的今天，也就是星期五上午，你给我开了21粒鲁米那和21粒苯妥英钠，我早上吃一粒鲁米那、一粒苯妥英钠，中午也吃……晚上也吃……到今天正好吃完。”此症状是
A. 思维散漫

B. 思维破裂
C. 思维不连贯
D. 诡辩症
E. 病理性赘述

115. 女性，25岁。给丈夫回信："××：你好，冰天雪地，身体好吗？春暖花开了，你应该努力工作，汽车老在公路上……"此患者的症状是
A. 思维破裂
B. 思维黏滞
C. 思维奔逸
D. 思维迟缓
E. 病理性赘述

116. 男性，65岁。脑出血，有意识障碍，不时大喊"床上有毛毛虫，树、生、飞、我写字……塑料盒……一去不复返……"该症状是
A. 思维破碎
B. 思维松弛
C. 思维不连贯
D. 思维中断
E. 思维插入

117. 女性，28岁。机械地重复一句话："我要去北京……我要去北京……我要去北京……"该症状是
A. 刻板言语
B. 重复言语
C. 持续言语
D. 模仿言语
E. 思维不连贯

118. 男孩，14岁。医生问他："你叫什么名字？"答："你叫什么名字？"问："你今年多大？"答："你今年多大？"该症状是
A. 刻板言语
B. 持续言语
C. 模仿言语
D. 重复言语
E. 病理性赘述

119. 医生如询问患者"工作环境如何，是否舒适安全，单位领导和同事是否好相处，同学和邻居对他态度怎么样，是否有人对他有些意见，以前得罪过什么人，这些人现在对他怎么样，是否有故意刁难、非议他的人，领导是否有不点名的批评过他，群众、报纸、广播、电视有无含沙射影的讲他，是否他的一举一动受到某些人的特别注意等问题"。其主要目的是想了解患者有无以下何种症状
A. 幻觉
B. 牵连观念与被害妄想
C. 关系妄想
D. 情绪异常
E. 认知功能损害

【B_1型题】

（120~122题共用备选答案）
A. 多巴胺（DA）
B. 5-羟色胺（5-HT）
C. 去甲肾上腺素（NE）
D. γ-氨基丁酸（GABA）
E. 谷氨酸

120. 精神分裂症阳性症状可能与哪种神经递质功能亢进有关
121. 精神分裂症阴性症状可能与哪种神经递质功能低下有关
122. 抑郁症患者的抑郁心境、食欲缺乏、昼夜节律紊乱、失眠等与哪种神经递质功能低下有关

（123~125题共用备选答案）
A. 谷氨酸
B. 甘氨酸
C. 多巴胺
D. 乙酰胆碱
E. 脑啡肽

123. 属于兴奋性氨基酸的是
124. 属于抑制性氨基酸的是
125. 属于单胺类递质的是

（126~127题共用备选答案）
A. 思维被夺
B. 思维被洞悉
C. 思维贫乏
D. 思维散漫
E. 思维迟缓

126. 患者认真讲了一番话，但周围的医生们都不理解他要说什么问题，该症状为
127. 患者对医生的问题只能在表面上产生反应，缺乏进一步的联想，该症状为

（128~129题共用备选答案）
A. 言语运动性幻觉
B. 被控制感
C. 错觉
D. 听幻觉
E. 似曾相识

128. 患者感到自己的身体不由自主的由外力操纵为
129. 患者在不言不语时自觉和正在说话一样为

（130~131题共用备选答案）
A. 赘述症
B. 持续言语
C. 模仿言语
D. 刻板言语
E. 思维散漫

130. 患者在回答问题时对前一个问题的答案要重复多次才能转入后一个问题。该症状为
131. 患者无目的地模仿别人的言语，该症状为

（132~133题共用备选答案）
A. 强制性思维
B. 思维插入
C. 联想散漫
D. 思维奔逸
E. 强迫思维

132. 患者反复出现一些想法，明知不必要或不合理，但无法控制。该症状为
133. 患者体验到脑内概念不断涌现，一个意念接着一个意念。该症状为

（134~138题共用备选答案）
A. 物理影响妄想
B. 强制性思维
C. 痴呆
D. 关系妄想

E. 木僵
134. 在意识清晰情况下出现全面智能减退为
135. 无意识障碍而出现言语、动作、情感的抑制为
136. 感到自己的思想和行为被一种仪器所控制为
137. 脑内突然涌现大量杂乱无章的联想，无法控制为
138. 认为周围环境中的无关事物和自己有关为
（139~141 题共用备选答案）
A. 情感淡漠
B. 情绪低落
C. 情感高涨
D. 情感不稳
E. 恐惧
139. 属于抑郁症的是
140. 属于精神分裂症的是
141. 属于躁狂症的是
（142~145 题共用备选答案）
A. 童样痴呆
B. 情感高涨
C. 睡眠障碍
D. 强制性哭笑
E. 情感倒错
142. 属于精神分裂症的是
143. 属于脑血管性精神障碍的是
144. 属于躁狂症的是
145. 属于分离障碍的是
（146~147 题共用备选答案）
A. 思维联想内容障碍
B. 思维联想速度障碍
C. 思维联想数量障碍
D. 联想自主性障碍
E. 思维形式障碍
146. 被洞悉感
147. 强制性思维
（148~151 题共用备选答案）
A. 联想过程缺乏一定方向，概念间缺乏内在联系
B. 大脑中反复出现的观念，明知不必要，却摆脱不了，感到非常痛苦
C. 以往经验在记忆中大量脱失
D. 持续地重复某一单调的语句
E. 缺乏事实依据，患者却坚信不疑的病理信念
148. 思维破裂
149. 妄想
150. 刻板言语
151. 强迫思维
（152~154 题共用备选答案）
A. CCMD
B. ICD
C. DSM
D. SSRIs
E. MMPI
152. 中国精神疾病分类与诊断标准
153. 美国精神疾病分类与诊断标准
154. 国际疾病分类与诊断标准
（155~158 题共用备选答案）
A. SCL-90
B. MMPI
C. Hamilton rating scale for depression
D. PANSS
E. MMSE
155. 用于评定不同群体的心理卫生水平
156. 主要用于评定抑郁患者的病情严重程度
157. 用于评定不同类型精神分裂症患者症状存在与否及其严重程度
158. 了解受评者的个性特征，也可以对精神科诊断起到一定的提示

第十六章 脑器质性疾病所致精神障碍

【A_1 型题】

1. 下列哪一项不是脑器质性精神障碍的表现
A. 神经系统阳性体征
B. 脑病的病史
C. 提示脑部疾病的物理实验室检查异常
D. 精神症状
E. 明确的躯体疾病
2. 脑器质性疾病精神症状的有无在于
A. 左侧大脑半球受累
B. 右侧大脑半球受累
C. 双侧大脑半球受累
D. 大脑局部受累
E. 以上各项均可
3. 下列哪项不属于脑器质性精神障碍
A. 脑炎伴发精神障碍
B. 老年痴呆
C. 脑血管病所致精神障碍
D. 躯体疾病所致精神障碍
E. 癫痫伴发精神障碍
4. 不是血管性痴呆和阿尔茨海默病的临床鉴别要点的是
A. 早期人格是否保持良好
B. 病程是否呈波动性
C. 痴呆的严重程度
D. Hachinski 量表评分
E. 是否有高血压史
5. 阿尔茨海默病的早期症状主要为
A. 言语功能障碍
B. 记忆减退
C. 情绪急躁易怒
D. 幻觉
E. 妄想
6. 患者 18 岁以后由于各种原因所致的智能减退，称为
A. 痴呆
B. 遗忘
C. 精神发育迟滞
D. 虚构
E. 记忆减退

7. 关于谵妄，下列哪种说法错误
   A. 患者可发生冲动行为
   B. 患者的视幻觉多为恐怖性
   C. 常有定向障碍
   D. 患者可出现被害妄想
   E. 患者突然变得安静，说明病情好转
8. 关于HIV感染所致精神障碍的说法，哪项不对
   A. HIV感染是一种慢性传染病
   B. HIV直接侵犯中枢神经系统，可引起一系列神经病理学改变
   C. 约10%～20%的艾滋病患者可伴发痴呆
   D. 精神症状表现为认知功能障碍、谵妄、精神病性症状和情感障碍
   E. 如能及时治疗，多数患者可痊愈
9. 老年性痴呆的病理学特征性诊断依据是
   A. 脑神经细胞减少
   B. 脑神经细胞缩小
   C. 老年斑、神经原纤维缠结
   D. 染色体溶解
   E. 胶质细胞增生

【A_2型题】

10. 男性，65岁。近3天夜间行为紊乱，说房间地板上有老鼠、蛇，能看见死人，表情恐怖、紧张，不认识家人；白天较安静，喜卧床，不能回忆夜间行为，能认识家人。头部CT示：顶枕叶片状梗死灶。考虑患者处于
    A. 痴呆状态
    B. 幻觉妄想状态
    C. 抑郁状态
    D. 谵妄状态
    E. 木僵状态
11. 男性，36岁。患者23岁结婚后半年开始怀疑爱人作风不正，常争吵，打爱人，过后又同爱人说："我也不信，就是耳朵里有人说你和别人有两性关系。"一次在田间劳动时突然看到全家人被一起埋在一个大坑里，当天突然将农场一台拖拉机砸毁，过后解释说是听到国家领导人在空中说："快砸。"患者14～15岁时有抽搐发作4～5次，其祖母患癫痫病，体格和神经系统检查正常，脑电各区暴发性尖慢活动，头部CT正常，其诊断是
    A. 癫痫性精神障碍
    B. 精神分裂症
    C. 偏执性精神病
    D. 脑肿瘤所致精神障碍
    E. 脑炎所致精神障碍
12. 男性，35岁。患者1年前头部受外伤，后渐出现性格改变，孤僻、待人冷漠，爱发脾气，自私、不关心家人，该患者考虑诊断为
    A. 躁狂病
    B. 抑郁症
    C. 双相情感障碍
    D. 脑外伤所致精神障碍
    E. 人格改变
13. 男性，22岁。1年来性格变得固执任性，放弃工作而一心钻研数学、哲学，有时突然变得茫然，乱翻床铺，持续时间短暂，过后否认是自己弄的，认为是别人搞得这样，一次回家路上听到母亲在桥上哭，走到桥上又听到母亲在河里哭，于是跳进河里找，被救出，意识恢复后，感到奇怪。患者4岁和16岁时有癫痫发作史。脑电图见阵发性棘慢波，其诊断是
    A. 精神分裂症
    B. 癫痫所致精神障碍
    C. 人格障碍
    D. 偏执性精神病
    E. 脑外伤性精神障碍
14. 王某，男性，49岁。高血压病史10年，近3年来失眠，记忆力减退，工作效率下降，近1年来上述症状加重，言语不清，双手震颤，情绪低落，自责自罪，有时不认识周围人，裸体外跑。查体：眼底动脉细呈铜丝状，双膝腱反射亢进，病理反射未引出，头部CT扫描可见数个小的梗死灶，其诊断最可能是
    A. 早老性痴呆
    B. 抑郁症
    C. 脑血管病所致精神障碍
    D. 人格障碍
    E. 精神分裂症
15. 男性，51岁。5年前患左侧大脑中动脉血栓形成，遗留右半身轻瘫，1年来认为自己患了癌症，到处求医检查均被否定，但患者仍坚信不疑，多次自杀未遂。查体：意识清醒，有命令性幻听、幻嗅、疑病妄想、被害妄想、情感脆弱、记忆力减退、理解力和判断力差，血压180/100mmHg。其诊断最可能是
    A. 精神分裂症
    B. 抑郁症
    C. 早老性痴呆
    D. 人格障碍
    E. 脑血管病所致精神障碍
16. 郭某，女性，24岁。患者13岁时脑外伤昏迷1小时抢救脱险，此后性格有极大变化，易激惹，敏感多疑，20岁结婚后总怀疑丈夫有外遇，凡爱人和女同志接触，即怀疑有不正当关系。因怀疑爱人同事杨某是爱人的情妇，嫉妒不已，让爱人打杨某，遭爱人拒绝，一日发现杨某10岁女儿独自一人，便将其打伤。躯体检查未见异常，其诊断应为
    A. 精神分裂症偏执型

B. 偏执性精神病
C. 躯体疾病所致精神障碍
D. 脑外伤所致精神障碍
E. 人格障碍

17. 男性，21岁，农民。两月来在劳动中有3次突然站立不稳要跌倒，4天前在村里看电影时突然看到身体前方有两个火球，因害怕跑出影院，当天在家突然持木棒将电视砸毁，其妹拦阻时被其咬伤，又用铁锹将邻居家门窗砸碎，被众人扭送公安局，患者过后回忆说："当天回家屋里一群人放火、打仗，以后就什么也不知道了"，脑电图双额前部出现棘波和尖波，躯体检查正常，该患者诊断是
A. 癫痫性精神障碍
B. 精神分裂症
C. 脑外伤性精神障碍
D. 癔症
E. 反应性精神障碍

18. 男性，17岁。近半月低热37.8℃，讲话含糊，情绪易激惹，对父母态度粗暴，有时打骂，胡言乱语，自笑，乱窜病室，抽搐1次，有大小便失禁。躯体检查：体温37.5℃，心率100次/分钟，血压140/90mmHg。下肢肌张力增高，右侧巴氏征（+），克氏征（-）。脑脊液检查：潘式试验阳性，精神检查：意识模糊，表情呆滞，言语减少，偶有一言半语，称父母是"后爹娘"，无故自笑。头部CT正常。脑电图：弥漫性δ波以额颞为主，有阵发性尖波发放。该患者诊断是
A. 病毒性脑炎所致精神障碍
B. 精神分裂症
C. 脑肿瘤所致精神障碍
D. 癔症
E. 癫痫性精神障碍

19. 男性，33岁。1年来反复出现情绪低落，有自杀企图，有时又说："我肯定被人害死"。癫痫大发作一次。神经系统检查：站立不稳，走路跌跌撞撞，右侧上下肢肌张力增高，右侧巴征（+）。精神检查意识清晰，被害妄想，反应迟钝，随地小便，表情呆板。脑脊液压力1.862kPa（190mmH_2O），成分正常。头颅平片：蝶鞍明显扩大，鞍背及后床突已吸收消失。诊断是
A. 抑郁症
B. 精神分裂症
C. 脑炎所致精神障碍
D. 脑肿瘤所致精神障碍
E. 脑血管病所致精神障碍

【A_3/A_4型题】

（20~22题共用题干）

女性，53岁。3个月前在火车上急性起病，突然不认识女儿，恐惧说："头痛，眼前有甲虫飞舞，兴奋，应当杀死她。"耳边听到儿子、女儿说话声，经当地治疗症状消失。1周前当听到儿子死亡的消息复发，症状同前，既往高血压史5年。躯体检查：血压200/90mmHg，神经检查正常。精神检查：意识模糊，恐惧，有幻觉，思维不连贯，智力减退，记忆力差，有时意识清晰，叙述自己儿子已死亡，性格急躁，易激动，血压升高时精神症状加重。

20. 最有意义检查
A. 头部CT
B. 脑电图（EEG）
C. 脑脊液（CSF）检查
D. 人格测定
E. 头部超声

21. 本病例诊断考虑为
A. 脑血管病所致精神障碍
B. 老年性痴呆
C. 反应性精神病
D. 躯体疾病伴发精神障碍
E. 精神分裂症

22. 本病例治疗应采取
A. 抗精神病治疗
B. 治疗血管病
C. 脑血管制剂
D. 脑血管病治疗+抗精神病治疗
E. 心理治疗

（23~25题共用题干）

商某，男性，60岁。半年前因精神因素起病，表现为失眠，好忘事，说话啰唆、重复近4个月，愁眉苦脸，要自杀，少言少语，觉得对不起子女，翻箱倒柜，认错家人，既往高血压，无卒中史，曾诊断为"抑郁症""原发性高血压"，经治疗，一度病情好转，表现为豁然开朗，对往事感到莫明其妙，2天后病情复发。躯体检查：血压160/110mmHg，四肢肌张力增高，双手震颤，无病理反射。精神检查：阵发性意识不清，表情淡漠，缄默违拗，拒饮、拒食，近记忆力明显减退，告诉的事转眼即忘，远记忆尚可，能正确回忆重大生活事件。

23. 下列哪项检查最有意义
A. 地塞米松抑郁试验
B. 测血压心脏功能，心脏X线检查
C. 头颅CT
D. 脑脊液（CSF）
E. 智能测试

24. 最可能诊断是
A. 抑郁症
B. 老年性痴呆
C. 脑血管病所致精神障碍
D. 精神分裂症
E. 反应性木僵

25. 最有效治疗措施为
A. 抗抑郁治疗
B. 抗精神病治疗
C. 心理治疗
D. 脑血管病治疗
E. 按脑血管病所致精神障碍治疗

（26~27题共用题干）

高某，男性，63岁。4年前开始有症状，近1年日益加重，主要表现为不认识女儿，捡废旧物品，出门找不到家，不会穿衣，常呆坐、呆立、呆望，不言不语，对人冷淡，不关心家人。既往有冶游史。躯体神经系统检查：无异常。精神检查：意识清醒，定向障碍，记忆障碍，个位数加法计算正确，两位数加法常错，夜间不眠，到处摸索，说身边有人唱歌内容听不清，流露出悲观情绪，未见自杀行为，生活不能自理。辅助检查：血清和脑脊液梅毒试验阴性，脑脊液检查正常，CT表现为脑萎缩，额颞叶明显。

26. 最可能诊断是
A. 阿尔茨海默病
B. 脑血管性痴呆
C. 脑肿瘤
D. 麻痹性痴呆
E. 正常压力脑积水所致痴呆

27. 目前治疗效果、预后如何
A. 无有效治疗，预后不良
B. 手术治疗预后较好
C. 抗梅毒治疗，预后较好
D. 治疗脑血管病后尚可
E. 脑脊液分流手术，预后尚可

（28～30题共用题干）

男性，22岁。半年前起病，表现：有时头痛、头昏，部位不定，未予处理。话多，要办一个1000人的工厂，要当经理，周游全世界，有好几个女朋友，情绪高涨。诊断躁狂症，经碳酸锂、氯丙嗪治疗后症状消失。神经系统检查无异常，2个月后意识清醒，情感淡漠，话少动作缓慢，不洗澡，不换衣服，记忆力好，无自杀观念，阵发性剧烈头痛，用头撞墙，每次半小时左右，曾癫痫大发作1次，喷射性呕吐1次。神经系统检查：眼底视乳头水肿，右侧肢体肌张力增高，巴氏征阳性，脑电图中度异常，大量病理高波幅θ波，左侧较多，脑超声中线向右移0.3cm。

28. 首先应做哪项检查
A. 头部CT
B. 复查脑电图
C. CSF
D. 抑郁症评定量表
E. 躁狂症评定量表

29. 最可能诊断是
A. 躁狂症
B. 抑郁症
C. 躁狂抑郁症
D. 脑肿瘤所致精神障碍
E. 癫痫所致精神障碍

30. 最有意义治疗措施是
A. 抗躁狂治疗
B. 抗抑郁治疗
C. 抗癫痫治疗
D. 手术治疗
E. 抗精神病治疗

（31～33题共用题干）

男性，43岁。近20年来每年发作一次鬼神附体，以大仙口气说话，要求父亲烧香拜佛，持续数小时后痊愈，一个半月前开始疲乏无力，不认家人，好忘事，小便尿在裤内，右侧轻偏瘫，右手拿不住东西，好跟别人说话。既往史：23岁时有冶游史。神经系统检查：两侧瞳孔不等大，右瞳孔边缘不整齐，左侧椭圆形，右侧瞳孔光反射消失。

31. 哪项检查最有必要
A. 心理测验
B. EEG
C. CSF
D. 血清和脑脊液梅毒试验
E. 头部CT

32. 最可能是哪个诊断
A. 梅毒所致精神障碍
B. 早老性痴呆
C. 精神分裂症
D. 癔症
E. 脑肿瘤

33. 最有效治疗
A. 脑手术
B. 氯丙嗪
C. 大脑代谢剂
D. 心理治疗
E. 青霉素治疗

（34～35题共用题干）

女性，54岁，优秀话务员。近几年怀疑丈夫有外遇，看电视时激动，控制不住，外出走失1周找不到自己家，住在露天场所，公安人员收留将其送回家，吃饭用手抓着吃，记忆力下降，行为幼稚。既往高血压7年，脑梗死后10个月，神经系检查：血压225/110 mmHg，说话口齿不清，右侧下肢轻偏瘫症状，肌张力增高，巴氏征（+）。精神检查：意识清晰，智力减退，个人生活不能自理，有大小便失禁。

34. 最有意义检查是哪项
A. 头部CT
B. EEG
C. CSF
D. 智商测定
E. 脑血流图

35. 该患者考虑诊断为
A. 阿尔茨海默病
B. 血管性痴呆
C. 脑炎所致精神障碍
D. 脑外伤所致精神障碍
E. 颅内肿瘤所致精神障碍

（36～38题共用题干）

男性，48岁。既往有冶游史，25岁时有皮肤损害，31岁时结婚，妻子第2年妊娠流产，3年前因精神因素呈兴奋状态，大声喊叫，焦虑、苦闷、坐立不安，夜间看见一个人腾云驾雾。躯体检查：无显著异常，神经系统检查：右瞳孔缩小，对光反射消失，面神经不全麻痹，手指及眼睑轻微震颤，右上肢霍夫曼征（+）。精神检查：有幻听，"耳边听到滔滔不绝的说话声和粗鲁的谩骂声"，记忆力减退，情绪低落，易激动。

36. 首先应检查哪项
A. 血清和脑脊液梅毒试验
B. 头CT

C. CSF 常规
D. EEG
E. 智商测定

37. 本病例诊断考虑
A. 脑血管病所致精神障碍
B. 梅毒所致精神障碍
C. 早老性痴呆
D. 精神分裂症
E. 抑郁症

38. 本病例治疗
A. 脑血管病治疗
B. 抗梅毒+抗精神病
C. 抗精神病
D. 抗抑郁
E. 按老年痴呆治疗

（39~40 题共用题干）

女性，72 岁，银行职员，高中文化。3 年前开始记忆力下降，逐渐加重，刚吃完饭后就忘记，说没吃饭，记不住孙子的名字，把子女错认为别人，远记忆力尚可，经常吵闹要回原来的家，有时焦虑，简单计算尚可，复杂计算力差，在家乱翻东西，自己存折忘记放在什么地方，找不到认为被女儿偷去了，躯体及神经系统检查无显著异常。

39. 该患者做哪项检查最有诊断意义
A. 头部 CT
B. CSF
C. 脑电图
D. 智商测定
E. 精神症状总体量表

40. 最可能诊断为
A. 老年性痴呆
B. 脑肿瘤
C. 脑血管病
D. 人格改变
E. 抑郁症

（41~43 题共用题干）

高某，女性，40 岁。半月前患“感冒”，头痛、恶心、呕吐两次，发热，当时按“感冒”治疗。此后逐渐出现精神萎靡，疲乏无力，表情淡漠，卧床不起，不食，不语，问话不答，时而独自发笑。既往健康。躯体检查：体温 38.5℃，脉搏 100 次/分钟，呼吸 20 次/分钟，血压 120/70mmHg，急性重症面容，体表消瘦，轻度脱水。神经系统检查：嗜睡状态，右下肢肌张力增高，腱反射亢进，有踝阵挛。精神检查：两眼呆滞，缄默不语，表情淡漠，蜡样屈曲，处于木僵状态。脑电图呈广泛中度异常。

41. 下列哪项检查最有意义
A. CSF
B. CT
C. 血常规，心电图
D. 头颅平片
E. MRI

42. 最可能的诊断是
A. 精神分裂症紧张型
B. 反应性木僵
C. 病毒性脑炎所致精神障碍
D. 脑肿瘤所致精神障碍
E. 抑郁性木僵

43. 最有效的治疗是
A. 抗精神病治疗
B. 心理治疗
C. 抗抑郁治疗
D. 手术治疗
E. 抗病毒+抗精神病治疗

（44~46 题共用题干）

女孩，13 岁。两年前起病，于生气后突然大叫一声，随之倒地呼之不应，牙关紧闭，双眼上视，头颈后仰，四肢抽搐，无大小便失禁，无舌咬伤。发作停止后对整个过程不能回忆，未给予特殊处置，照常上学。2 个月后于夜间入睡后又出现抽搐，有小便失禁。抽搐停止后，突然起床冲出门外，无目的漫游，呼之不应，冲动毁物，持续 2 小时后恢复清醒，对经过全无记忆，此后反复有类似发作，平均每月 3 次。

44. 在以下检查中最可能见到异常的是
A. 心理测试
B. CT
C. MRI
D. EEG
E. 头颅平片

45. 该患者最可能的诊断是
A. 神经症
B. 癔症
C. 急性应激障碍
D. 癫痫
E. 脑肿瘤所致精神障碍

46. 最有效的治疗措施是
A. 心理治疗
B. 氯丙嗪治疗
C. 卡马西平治疗
D. 手术治疗
E. 电休克

第十七章 躯体疾病所致精神障碍

【A_1 型题】

1. 躯体疾病所致精神障碍的精神症状，除了
A. 脑衰弱综合征
B. 急性脑病综合征
C. 精神自动综合征
D. 慢性脑病综合征
E. 情感障碍

2. 躯体疾病所致精神障碍，临床表现的共同特点，不正确的是
A. 精神症状多有“昼轻夜重”的波动性
B. 可表现出急性或慢性脑病综合征
C. 精神症状一般发生在躯体疾病的恢复期
D. 病程及预后取决于原发躯

体疾病的状况与治疗是否得当
E. 具有躯体疾病的临床表现和实验室阳性发现

3. 甲状腺功能减退症（简称甲减）的精神症状很少表现为
A. 情感平淡
B. 情绪低落
C. 精神运动性抑制
D. 精神运动性不安
E. 幻觉妄想

4. 症状性精神病最特征性症状是
A. 幻觉
B. 失语症
C. 不同程度的意识障碍
D. 被害妄想
E. 智能障碍

5. 最常见的急性脑病综合征的意识障碍是
A. 嗜睡
B. 昏睡
C. 昏迷
D. 意识模糊
E. 谵妄状态

6. 关于急性脑病综合征的意识障碍表现，错误的是
A. 错觉
B. 幻觉
C. 被害妄想
D. 关系妄想
E. 逻辑障碍

7. 对躯体疾病所致谵妄状态的处理，不正确的方法是
A. 积极治疗原发疾病
B. 精神症状对症处理
C. 加强护理与支持治疗
D. 环境干预，越安静越好
E. 告知家属相关知识，消除紧张情绪

8. 患者，男性，甲状腺功能减退并伴有幻觉妄想，使用抗精神病药治疗，最好应用以下哪种药物
A. 利培酮
B. 氯丙嗪
C. 多塞平
D. 地西泮
E. 氯氮平

9. 甲状腺功能亢进所致精神障碍主要的表现是
A. 意识混乱
B. 失眠
C. 幻觉
D. 妄想
E. 情绪低落，缺乏主动性

10. 躯体疾病所致的精神障碍的处理原则以下哪项不对
A. 首先必须治疗引起精神障碍的原发躯体疾病
B. 支持疗法包括维持水电解质平衡、充足的营养供应等
C. 护理包括安静、安全的环境和防止意外发生等
D. 对精神症状的控制应遵从大剂量、足疗程的原则
E. 要考虑治疗药物对患者的副作用

【A_2 型题】

11. 女性，34 岁。1 年来，情绪激动、失眠、心悸、疲乏、消瘦、话多、动作多、注意力不集中、突眼，诊断为甲状腺功能亢进所致精神障碍，其治疗原则哪项是错误的
A. 积极治疗原发病
B. 控制甲状腺功能亢进
C. 防止感染
D. 禁用精神药物
E. 心理治疗

12. 女性，42 岁。10 年来，畏寒、少汗、乏力、食欲缺乏、嗓音粗、月经不调、便秘、少言、少动、表情淡漠，近来出现面色苍白蜡黄，眼睑、颊部虚肿、呆钝、愚蠢，一过性幻视，该患者最可能的诊断是
A. 甲状腺功能低下所致精神障碍
B. 甲状腺功能亢进所致精神障碍
C. 肾上腺皮质功能减退所致精神障碍
D. 肾上腺皮质功能亢进所致精神障碍
E. 精神分裂症

13. 女性，46 岁。全身乏力，嗜睡，少言，动作缓慢，畏寒，体温低于正常，皮肤干燥、增厚、粗糙，呈非凹陷性水肿，智力、记忆力减退，听觉减退，步态不稳，共济失调，幻觉、妄想。该患者诊断为甲状腺功能低下所致精神障碍，其治疗措施哪项是错误的
A. 甲状腺素治疗
B. 防止感染
C. 足量抗精神病药物治疗
D. 慎用催眠药
E. 慎用麻醉药

【A_3/A_4 型题】

（14～16 题共用题干）

男性，28 岁。过去 6 个月中主要表现为焦虑，警觉性增高，集中注意的能力降低，易激惹，心悸，食欲增加但体重下降。该患者没有躯体或精神疾病史，没有药物滥用史。精神检查发现患者注意力下降、瞪目凝视、双手细震颤、语速快，焦虑。

14. 下列哪项检查对诊断最有帮助
A. 血常规
B. 尿常规
C. 血糖测定
D. T_3、T_4、TSH 测定
E. ACTH 兴奋试验

15. 该患者最可能的诊断是
A. 糖尿病所致精神障碍
B. 甲状腺功能亢进所致精神障碍
C. 肾上腺皮质功能亢进所致精神障碍
D. 甲状腺功能减退所致精神障碍
E. 肾上腺皮质功能减退所致精神障碍

16. 该患者的治疗可以选择

A. 应用肾上腺皮质激素
B. 甲状腺素
C. 雌激素
D. 手术治疗
E. 降糖药

（17~19 题共用题干）

男性，35 岁。3 年来多尿，口渴，多饮，多食，疲倦无力，注意力不集中，失眠，情绪低落，少言、少动，主动性差，反应迟钝，心烦，紧张。1 周来因兴奋不安、躁动、语无伦次而住院。

17. 下列哪项检查对诊断最有帮助
A. 血常规
B. 尿常规
C. 血糖测定
D. T_3、T_4、TSH 测定
E. ACTH 兴奋试验

18. 该患者最可能的诊断是
A. 糖尿病所致精神障碍
B. 甲状腺功能亢进所致精神障碍
C. 肾上腺皮质功能亢进所致精神障碍
D. 甲状腺功能减退所致精神障碍
E. 肾上腺皮质功能减退所致精神障碍

19. 该患者的治疗原则是
A. 应用肾上腺皮质激素
B. 甲状腺素
C. 雌激素
D. 控制糖尿病
E. 控制精神症状

（20~21 题共用题干）

女性，33 岁。1 年来情绪激动、失眠、心悸、疲乏、消瘦、话多、动作多、注意力不集中、突眼。2 个月来，患者表现为兴奋、躁动，幻听、幻视，被害妄想，关系妄想。

20. 以下哪项检查对诊断最有帮助
A. T_3、T_4、TSH 测定
B. Coombs 试验
C. 抗核抗体
D. 红细胞沉降率
E. 抗“O”

21. 该患者最可能的诊断是
A. 精神分裂症
B. 甲状腺功能亢进所致精神障碍
C. 肾上腺皮质功能亢进所致精神障碍
D. 甲状腺功能减退所致精神障碍
E. 肾上腺皮质功能减退所致精神障碍

第十八章 精神活性物质所致精神障碍

【A_1 型题】

1. 精神活性物质又称为成瘾物质，在哪方面对人类没有作用
A. 情绪
B. 思维
C. 行为
D. 意识状态
E. 提高智力

2. 我国的毒品不包括
A. 阿片类
B. 酒精
C. 大麻
D. 苯丙胺
E. 可卡因

3. 下列物质均为毒品，除外
A. 海洛因
B. 大麻
C. 可卡因
D. 咖啡因
E. 阿片

4. 药物依赖是指
A. 对药物强烈的渴求
B. 对药物的需要
C. 躯体依赖
D. 精神依赖
E. 服药后获得的特殊快感

5. 在引起药瘾的因素中，以下哪项是错误的
A. 药物的可获得性
B. 遗传学因素
C. 人格的易感性
D. 社会文化因素
E. 人主观因素

6. 有关可卡因的叙述不正确的是
A. 具有阿片类的药理作用
B. 有高度精神依赖性
C. 中毒时可出现小人国样幻视
D. 与苯丙胺有类似的药理作用
E. 戒断后不会出现与酒精依赖时相似的躯体表现

7. 有关美沙酮替代治疗，下列叙述不正确的是
A. 替代时间一般不超过 21 天
B. 逐日减量，只减不加
C. 首日剂量为 60~90mg
D. 首日使用剂量可通过观察瞳孔、脉搏、血压及其他戒断症状来判定
E. 减量过程可以先快后慢，限时减完

8. 关于戒断状态一般的表现哪项是错误的
A. 情绪改变
B. 幻觉或错觉
C. 人格改变
D. 判断力增强
E. 失眠

9. 下列不属于阿片类物质的是
A. 海洛因
B. 吗啡
C. 苯丙胺
D. 美沙酮
E. 丁丙诺啡

10. 中枢神经兴奋剂是指以下哪种
A. 哌替啶
B. 司可巴比妥
C. 甲丙氨酯（眠尔通）
D. 可卡因

E. 苯丙胺

11. 导致精神障碍的精神活性物质中哪项是依赖性药物
A. 泼尼松
B. 哌替啶
C. 异烟肼
D. 阿托品
E. 颠茄

12. 下列哪项不是吗啡成瘾的精神症状
A. 痴呆
B. 情绪低落、消沉、易激惹
C. 用成瘾药后情绪高涨、活跃
D. 记忆力下降
E. 人格改变

13. 吗啡和海洛因等短效药物的戒断反应的极期常出现于停药后
A. 8~12 小时
B. 48~72 小时
C. 4~7 天
D. 8~10 天
E. 12~24 小时

14. 关于阿片类物质滥用的认知行为治疗，哪条不是其主要目的
A. 改变导致适应不良行为的认知方式
B. 改变导致吸毒的行为方式
C. 帮助患者应付急性或慢性渴求
D. 提高患者社会技能、强化不吸毒行为
E. 缩短其急性脱毒期的时间

15. 关于阿片类物质依赖的非替代治疗，常用的药物及治疗手段不包括
A. 可乐宁
B. 中草药、针灸
C. 美沙酮
D. 镇静催眠药
E. 莨菪碱类药物

16. 有关酒精的代谢吸收，下面错误的是：
A. 主要在小肠上部吸收
B. 主要代谢场所在肝脏
C. 最终代谢产物是乙酸
D. 代谢中需要一些酶及辅酶参加
E. 参与酒精代谢的是乙醛脱氢酶系统和微粒体乙醇氧化系统

17. 酒精在体内的主要代谢部位是
A. 肝脏
B. 肾脏
C. 脾脏
D. 胃肠道
E. 呼吸道

18. 急性酒中毒不包括以下哪个类型
A. 普通醉酒状态
B. 单纯醉酒
C. 病理性醉酒
D. 复杂性醉酒
E. 酒中毒性脑病

19. 以下哪一项不是酒依赖的特征
A. 强烈的饮酒欲望
B. 耐受性增加
C. 难以控制自己的饮酒行为
D. 无戒断症状
E. 明知饮酒会导致各种不良后果，仍坚持饮用

20. 一般认为，使用成瘾性物质后产生“快感”是由于
A. 突触间隙 DA 减少
B. 突触间隙 DA 增加
C. 突触间隙 NE 减少
D. 突触间隙 NE 增加
E. 突触间隙 5-HT 增加

21. 长期大量饮酒者如突然断酒，震颤谵妄常出现在断酒
A. 48 小时后
B. 24 小时后
C. 12 小时后
D. 72 小时后
E. 8 小时后

22. 在临床上常用来缓解酒精依赖戒断症状的是
A. 大剂量维生素
B. 小剂量抗精神病药物
C. 苯二氮草类
D. 能量合剂
E. 新型抗抑郁药

23. 单纯酒精戒断症状的处理正确的是
A. 一般不需要处理，或使用苯二氮草类药物
B. 常规使用抗精神病药物预防精神症状
C. 一般不需要补充维生素类药物
D. 常规使用抗癫痫药物以预防癫痫发生
E. 应长期使用苯二氮草类药物以防戒断症状反跳

24. 酒精戒断症状不包括哪项
A. 单纯戒断反应
B. 震颤谵妄
C. 酒精性癫痫
D. 酒精性幻觉症、妄想症
E. 人格改变

25. 慢性酒精中毒不包括
A. 依赖综合征
B. 病理性醉酒
C. 酒精中毒性幻觉症
D. 酒精中毒性妄想症
E. 酒精中毒性痴呆

26. 慢性酒精中毒的震颤谵妄的临床表现是
A. 长期饮酒过程中出现的慢性精神症状群
B. 长期饮酒过程中出现的记忆障碍
C. 停酒后缓慢出现的记忆障碍
D. 长期饮酒停酒后出现的急性精神症状群
E. 长期饮酒过程中出现的行为改变

27. 酒精性震颤谵妄为
A. 一次大量饮酒出现的精神障碍
B. 长期饮酒后出现的幻觉妄想状态
C. 慢性酒精中毒突然停饮后出现的急性精神障碍
D. 慢性酒精中毒后出现的 Korsakoff 综合征

E. 慢性酒精中毒后出现的Wernick脑病

28. 下列不符合酒精性震颤谵妄的是
A. 在戒酒后发生
B. 有意识障碍
C. 有大量的感知异常
D. 全身肌肉有粗大的震颤
E. 症状多迁延，可持续数月

29. 下列不属于苯丙胺类兴奋剂的是
A. 安非他明
B. 冰毒
C. 麻黄碱
D. 匹莫林
E. 海洛因

30. 大麻中所含精神活性物质最主要成分是
A. Δ9-四氢大麻酚
B. 咖啡因
C. 海洛因
D. 麻黄碱
E. 多巴胺

【A_2 型题】

31. 男性，40岁。多年饮酒，不饮酒则身体难受、失眠、出汗等。终止饮酒2天后，患者出现激越症状，凭空听到其他患者称他是同性恋，而意识清晰，定向力完整，患者诊断为
A. 精神分裂症
B. 酒精中毒性幻觉症
C. 心因性精神障碍
D. 抑郁症
E. 癫痫性精神障碍

32. 男性，55岁。有长期饮酒史，近期患者出现严重的近记忆力障碍，遗忘、错构、虚构和定向力障碍，此为
A. Wernick 脑病
B. Korsakoff 综合征
C. 精神发育迟滞
D. 老年性痴呆
E. Ganser 综合征

【A_3/A_4 型题】

（33～36题共用题干）

男性，24岁。入院6小时后急起出现头痛、呕吐、腹泻、流泪、流涕、打哈欠、全身骨头痛、坐立不安。

33. 对该患者采集病史时应特别注意询问
A. 头痛史
B. 平时睡眠情况
C. 药物滥用史
D. 吸烟史
E. 呕吐、腹泻的程度

34. 如果患者乞求医生注射哌替啶，其主要目的可能是
A. 镇痛
B. 止呕
C. 镇静
D. 止泻
E. “过瘾”

35. 如果予以盐酸吗啡10mg静脉注射后，所有症状很快缓解甚至消失，则可基本确诊该患者有
A. 可卡因依赖
B. 大麻依赖
C. 巴比妥类依赖
D. 阿片类物质依赖
E. 苯丙胺依赖

36. 怎样才能准确而又方便地识别一个人是否有阿片类物质依赖
A. 询问用药史
B. 威胁要送派出所
C. 由公安审问
D. 予以吗啡注射，看是否出现欣快感
E. 尿毒品检测

【B_1 型题】

A. 巴比妥类
B. 苯丙胺
C. Δ9-四氢大麻酚
D. 丁丙诺啡
E. 丙酮

37. 属于中枢神经系统兴奋剂的是
38. 属于中枢神经系统抑制剂的是
39. 大麻类物质的主要成分是
40. 作用于阿片受体发挥其生物学活性的是

A. 48～72小时
B. 8～12小时
C. 3～8天
D. 48小时左右
E. 12～48小时

41. 酒精依赖患者癫痫发作的时间常在戒断后
42. 酒精依赖患者震颤谵妄常发生在戒断后
43. 海洛因依赖患者出现戒断反应的时间常在戒断后
44. 海洛因依赖患者戒断症状达极期的时间常在戒断后

A. 哌替啶
B. 地西泮
C. 苯丙胺
D. 麦角酸二乙酰胺
E. 尼古丁

45. 属于致幻剂的是
46. 属于兴奋剂的是
47. 属于阿片类的药物是

第十九章　精神分裂症

【A_1 型题】

1. 精神分裂症患者最常见的幻觉是
A. 味幻觉
B. 触幻觉
C. 视幻觉
D. 听幻觉
E. 嗅幻觉

2. 不属于精神分裂症的阳性症状的是
A. 联想散漫

B. 妄想
C. 幻觉
D. 注意力不集中
E. 行为紊乱

3. 关于精神分裂症偏执型，不正确的说法是
A. 临床表现以相对稳定的妄想为主
B. 不常伴幻觉
C. 妄想内容比较荒谬
D. 缓慢发病者多
E. 及时治疗效果好

4. 紧张综合征主要见于
A. 精神分裂症紧张型
B. 精神分裂症青春型
C. 癔症
D. 神经衰弱
E. 躁狂症

【A_2 型题】

5. 男性，23 岁。3 个月前起病，说话语无伦次，常自言自语，说自己是神仙，是伟人，对异性有非分之想，攻击亲人。查体：意识清晰，兴奋躁动，思维破裂，内容离奇，难以理解，认为门外有人要杀他，有一台电脑在影响他的大脑，使大脑在不停地转。躯体及神经系统检查未见显著异常，该患者诊断是
A. 躁狂症
B. 抑郁症
C. 精神分裂症
D. 分离性障碍
E. 神经症

6. 男性，18 岁，高三学生。既往学习成绩一贯优良，品德良好。据父母反映该生近半年来，可能因为学习任务太重，高考压力太大，出现学习成绩明显下降，且变得孤僻不与人交往，对父母态度冷漠又粗暴，失眠，有时自语自笑。精神检查时，该学生回答问题语词单调，对上述表现回答说压力太大、脑子变得空白、听不进老师讲课、记忆力变差，回答时面无表情。该学生最可能的病情诊断是
A. 焦虑症
B. 抑郁症
C. 精神分裂症
D. 神经衰弱
E. 应激相关障碍

7. 女性，29 岁。10 个月前起病，言语错乱，让人难以理解，骂人毁物，逐渐言语活动减少，不能与周围人沟通，近 3 个月来呆坐少语，自笑，认为自己的事别人都能知晓，有人要害自己。查体：意识清晰，目光表情呆滞，耳边有命令性幻听，被害妄想，被洞悉感，有思维中断，躯体及神经系统检查无显著异常，该患者诊断为
A. 抑郁症
B. 精神分裂症
C. 脑肿瘤所致精神障碍
D. 内分泌疾病所致精神障碍
E. 偏执性精神障碍

8. 男性，27 岁。病程 5 年，性格孤僻，不上班，将自己的东西都卖掉，流浪街头，睡门洞，在饭店讨饭吃，时有自言自语，经常呼唤着因病过世的母亲的名字。精神检查：意识清晰，衣着不整，表情淡漠，对人冷淡，常对人冷笑，孤僻离群，时有奇怪想法，如“不能利用出现的一种倾向掩盖另一种倾向”。躯体及神经系统检查无异常，该患者诊断是
A. 分裂性人格
B. 精神分裂症
C. 抑郁症
D. 精神发育迟滞
E. 脑器质性精神障碍

9. 男性，59 岁。病程 3~4 年，主要表现不愿与他人接触，喜独处沉思，自言自语，大吵大闹，无故打人，言语少，情感淡漠，孤僻，赤足露胸，生活懒散，衣着不整，不洗澡，随地大小便，需要什么用手打手势示意，思维贫乏，自发言语杂乱无章。躯体检查、神经系统检查均正常，诊断为
A. 精神分裂症
B. 老年性痴呆
C. 人格改变
D. 脑器质性精神障碍
E. 抑郁症

【A_3/A_4 型题】

（10~12 题共用题干）

男性，30 岁。约 1 年时间孤僻、寡言，近期由于被上级批评后出现失眠，不上班并紧闭门窗，声称有人监视自己，在家中不敢谈话，说家中已被安装窃听器，公安局也要逮捕自己，不吃妻子做的饭，认为妻子已同他人合伙在饭菜中放了毒药，因此殴打妻子。

10. 本病例最可能的诊断是
A. 精神分裂症紧张型
B. 精神分裂症偏执型
C. 抑郁症
D. 反应性精神病
E. 躁狂症

11. 药物治疗应首选
A. 丙米嗪
B. 利培酮
C. 氯硝西泮
D. 碳酸锂
E. 氯丙咪嗪

12. 除药物治疗外要注意的是
A. 说服患者放弃怀疑
B. 外出旅行、疗养
C. 防止发生意外
D. 更换工作单位
E. 请上级、同事改变对患者的态度

（13~15 题共用题干）

女性，35 岁。半年前其母亲突然病故，此后失眠、情绪低沉、不愿与人交往。近 3 个月来独处

时常听见有声音对她讲话，说母亲病故与某人有关，故多次给公安机关写信反映母亲被害之事，后来又感到自己的思维、情感不由自己支配，自己的想法还未说出已人人皆知，常独自哭泣。神经系统检查未见异常，有慢性肝炎病史 3 年，目前肝功 ALT 80U/L。

13. 该患者没有出现的症状是
  A. 被害妄想
  B. 强制性思维
  C. 情感低落
  D. 被洞悉感
  E. 言语性幻听
14. 该患者最可能的诊断是
  A. 抑郁症伴精神病性症状
  B. 反应性精神病
  C. 神经衰弱
  D. 精神分裂症伴抑郁症状
  E. 躯体疾病所致精神障碍
15. 该患者治疗首选的药物是
  A. 氯硝西泮
  B. 氟西汀
  C. 地西泮
  D. 丙米嗪
  E. 利培酮

（16~18 题共用题干）

男性，22 岁，大学二年级学生。近 1 年来听课发愣，不做笔记，时有自语自笑，动作迟缓，吃一顿饭要 1 个多小时，患者 5 天前开始终日卧床，不吃饭，不知上厕所。精神检查：意识清晰，卧床不动不语，针刺其身体无反应，肌张力增高，令患者张嘴，其反把嘴闭得更紧，把患者肢体摆成不舒服的姿势，可以保持很久不变。躯体及神经系统检查无异常。

16. 患者不具备下列哪一项症状
  A. 情绪低落
  B. 情感淡漠
  C. 蜡样屈曲
  D. 违拗
  E. 木僵
17. 该患者的正确诊断是
  A. 抑郁症
  B. 脑炎
  C. 精神发育迟滞
  D. 癔症
  E. 精神分裂症
18. 最有效的治疗措施是
  A. 抗抑郁治疗（阿米替林）
  B. 抗躁狂治疗（碳酸锂）
  C. 抗焦虑治疗（地西泮）
  D. 抗精神病治疗（舒必利）
  E. 应用抗生素（头孢曲松）

第二十章　心境障碍（情感性精神障碍）

【A_1 型题】

1. 有关情感性障碍伴随睡眠障碍的叙述，错误的是
  A. 抑郁症患者常主诉早醒
  B. 双相障碍的抑郁患者可抱怨睡眠过多
  C. 睡眠潜伏期（从入睡到 REM 睡眠的时间）常缩短
  D. 睡眠剥夺可能使抑郁症状有短暂的恢复
  E. 躁狂患者因活动过度，通常需要大量睡眠
2. 心境障碍一般具有以下特点
  A. 发作一次，加重一次，残留阴性症状
  B. 一次发作，永不缓解
  C. 反复发作，从无缓解期
  D. 反复发作，大多数能缓解
  E. 一次发作，终生不发
3. 碳酸锂中毒的早期表现是
  A. 发热、定向障碍
  B. 震颤、共济失调
  C. 厌食、恶心、呕吐等胃肠道反应
  D. 癫痫大发作
  E. 下肢水肿、多尿
4. 关于躁狂发作的临床表现，你认为哪项说法正确
  A. 躁狂发作患者没有幻觉、妄想、思维散漫
  B. 躁狂发作患者都有幻觉、妄想、思维散漫
  C. 部分躁狂发作患者有精神症状，但随情感症状的好转而消失
  D. 部分躁狂发作患者有精神症状，且不随情感症状的好转而消失
  E. 躁狂发作患者的生活、工作和学习常受到病态的明显影响
5. 抑郁发作的生物学特征一般不包括
  A. 情绪呈昼重夜轻的节律改变
  B. 早醒
  C. 便秘
  D. 食欲和性欲减退
  E. 焦虑不安
6. 对轻、中度抑郁发作治疗一般首选
  A. MAOIs
  B. 电休克治疗
  C. SSRIs
  D. 抗精神病药
  E. 锂盐
7. 碳酸锂重度中毒时治疗措施不正确的是
  A. 减少碳酸锂剂量
  B. 停用碳酸锂
  C. 补液
  D. 透析
  E. 利尿
8. 以下哪一类不属于抗抑郁药
  A. 三环类抗抑郁药
  B. 单胺氧化酶抑制剂
  C. 四环类抗抑郁药

D. 苯二氮䓬类
E. SSRI 类

9. 影响抑郁复发的因素除了哪项
A. 维持治疗的药物剂量或时间不足
B. 心理、生理应激
C. 社会适应不良
D. 有心境障碍家族史
E. 抑郁发作时的严重程度

10. 有关心境障碍下列描述不正确的是
A. 躁狂发作多为急性或亚急性起病
B. 发作间歇期一般缓解完全
C. 抑郁发作多慢性起病
D. 一般抑郁发作的发病年龄要晚于躁狂发作
E. 多数预后较好

11. 躁狂发作患者活动增多表现，除了哪项
A. 整日忙碌
B. 好管闲事
C. 引人注意
D. 生活节俭
E. 行为轻浮

12. 躁狂发作患者的躯体症状最不可能是
A. 面色红润
B. 躯体不适
C. 体重减轻
D. 心率加快
E. 便秘

13. 下列关于躁狂发作的描述，哪项不正确
A. 具有感染力
B. 可情绪反应不稳定
C. 注意力增强，持久
D. 病前可有乏力，失眠等症状
E. 起病可急性或亚急性

14. 躁狂发作的典型临床症状是
A. 情感高涨、思维奔逸、活动增多
B. 情感高涨、夸大观念及夸大妄想、活动增多
C. 思维奔逸、活动增多、食欲增加
D. 情感高涨、思维奔逸、睡眠需求减少
E. 思维奔逸、睡眠需求减少、活动增多

15. 抑郁发作时，1 日之内的规律是
A. 晨轻夜重
B. 晨重夜轻
C. 中午起逐渐加重
D. 中午最严重以后减轻
E. 半夜最重

16. 通常三环类抗抑郁药物的每天治疗剂量为
A. 50mg
B. 50～75mg
C. 75～100mg
D. 100～200mg
E. 300～400mg

17. 关于抑郁发作的诊断标准，正确的是
A. 病程应持续 3 个月以上
B. 自责、内疚，但不能达到妄想程度
C. 特征性睡眠障碍为入睡困难
D. 可出现精神运动性激越
E. 严重者可出现思维贫乏

18. 情感性精神障碍的鉴别诊断，不包括下述哪项
A. 精神分裂症
B. 躯体疾病所致精神障碍
C. 药物所致精神障碍
D. 精神发育迟滞
E. 脑器质性精神障碍

19. 诊断抑郁发作的首要症状是
A. 精力明显减退、疲乏
B. 思维困难、联想缓慢
C. 情绪低落、兴趣下降
D. 自卑、自责、自杀观念
E. 失眠、早醒、体重减轻

20. 抑郁发作患者的木僵哪项是错误的
A. 面无表情
B. 不吃不喝
C. 意识障碍
D. 对体内外刺激无反应
E. 呆坐呆立

21. 抑郁发作的核心症状包括
A. 情绪低落，兴趣缺乏，快感缺失
B. 思维迟缓，运动性迟滞，睡眠障碍
C. 自责自罪，自杀行为，焦虑
D. 情绪低落，思维迟缓，运动性迟滞
E. 食欲缺乏，思维迟缓，自责自罪

22. 躁狂发作的基本症状
A. 思维奔逸
B. 活动增多
C. 夸大观念及夸大妄想
D. 情感高涨
E. 睡眠需要减少

23. 抗抑郁药物治疗原则不包括
A. 个体化合理用药
B. 停药时逐渐减量
C. 起始剂量应足量、足疗程
D. 尽可能单一用药
E. 倡导全程治疗

24. 下列哪项不符合躁狂发作的特点
A. 以显著而持久的情感高涨为主要表现
B. 伴有思维奔逸、活动增多等
C. 多数为持续性病程
D. 神经系统及躯体检查一般无阳性发现
E. 有较高的同类疾病的阳性家族史

【A_2 型题】

25. 女性，40 岁。10 年前因胆结石行胆囊切除术，术后病情痊愈。2 年前单位倒闭，患者被安排到另一单位看大门，觉得看大门很没面子，但为生活着想又不得不去上班。1 年前患者出现胆囊区皮肤触摸疼痛、胃胀不适伴阵发性

心悸、胸闷、失眠、心情不好。患者四处求医，反复做腹部 B 超、胃镜、心电图、全套血液生化检查，结果均正常。服过一些药物，病情时好时坏。患者不相信任何检查结果及医生的解释，仍要继续医治。该患者的诊断是
A. 抑郁症
B. 焦虑症
C. 强迫症
D. 胆囊切除术后综合征
E. 躯体形式障碍

26. 女性，30 岁。3 个月来工作较累，近 3 周出现兴趣缺乏，易疲劳，言语少，动作迟缓，自觉脑子笨，没有以前聪明，早醒，食欲缺乏，腹胀，便秘，全身酸痛，有时感心悸、气促。总觉得自己患了不治之症，给家庭带来了许多麻烦。该患者最可能的诊断是
A. 焦虑症
B. 神经衰弱
C. 疑病症
D. 抑郁症
E. 心身疾病

27. 男性，32 岁。近半月来自觉聪明过人，能力非凡，精力旺盛，逢人打招呼，整天喜气洋洋。乱买东西送人，喜欢唱歌、跳舞，喜欢结交朋友，尤其喜欢接近异性。交谈时，滔滔不绝，自觉思维加快，脑子里一个念头接一个念头出现，写文章一挥而就。好管闲事，做事虎头蛇尾，举止轻浮，不顾后果，情绪不稳，常为小事而勃然大怒。该患者最可能的诊断为
A. 精神分裂症
B. 反应性精神障碍
C. 人格障碍
D. 无病
E. 躁狂发作

【A_3/A_4 型题】

（28~31 题共用题干）

男性，26 岁。1 个月来兴高采烈，话多，自觉思维敏捷“脑子特别灵”“自己有超人才能”，整日忙碌不停，精力旺盛，爱表现自己，举止轻浮，好接近异性，食欲亢进，体重减轻，睡眠时间减少，无疲倦感。

28. 其精神症状不包括哪项
A. 心境高涨
B. 思维奔逸
C. 罪恶妄想
D. 夸大妄想
E. 活动增多

29. 该病主要表现为
A. 一般无幻觉
B. 明显的思维联想松散
C. 紊乱性兴奋躁动
D. 协调的精神运动性兴奋
E. 行为轻浮

30. 该患者的典型症状不包括
A. 情感高涨
B. 思维形式障碍
C. 思维内容障碍
D. 活动增多
E. 意志减退

31. 该患者治疗的首选药是
A. 氯氮平
B. 碳酸锂
C. 氯丙嗪
D. 氟哌啶醇
E. 卡马西平

（32~33 题共用题干）

女性，42 岁。2 个月来情绪低落，兴趣索然，自觉“高兴不起来”，生不如死，“自己的脑子不灵了”，“像是生了锈的机器”，认为自己成了家庭和社会的累赘，“成了废物”，有胸闷、心悸、心悸的症状，自认为有严重心脏病，不能治愈。主动性言语及活动明显减少，生活被动，愿独处。曾多次自杀未遂，睡眠不好，早醒。

32. 该患者的精神症状不包括
A. 情绪低落
B. 思维迟缓
C. 自责自罪观念
D. 夸大妄想
E. 意志活动减退

33. 该患者的思维表现不包括
A. 思维云集
B. 思维迟缓
C. 自杀企图
D. 疑病观念
E. 自责自罪观念

34. 该患者首要注意的问题是防止
A. 活动少而引起的合并感染
B. 拒食导致营养不良
C. 自杀行为
D. 冲动伤人
E. 症状波动

（35~38 题共用题干）

女性，20 岁。1 年前升入重点高中，学习比较紧张，又不适应住宿环境，睡眠差，经常睡不着觉。学习能力和学习成绩均下降，压力大，家人发现其“提不起精神”“不如以前活泼”，3 个月前表现出厌学的情绪，脑子反应非常迟钝，上课根本听不懂老师在讲些什么，自卑，自责，觉得自己一无是处，想用死来解脱，用铅笔刀割伤手腕自杀未遂。

35. 该患者最可能的诊断是
A. 焦虑症
B. 神经衰弱
C. 疑病症
D. 抑郁症
E. 心身疾病

36. 该患者治疗首选
A. 电抽搐治疗
B. 心境稳定剂
C. 抗抑郁药物
D. 心理治疗
E. 抗精神病药物

37. 该患者应用一种 SSRIs 类药物足量治疗 1 周无明显效果，下一步该如何治疗
A. 换用另一种 SSRIs 类药物
B. 换用三环类抗抑郁药物

C. 合用两种以上抗抑郁药
D. 继续原药物治疗至足疗程
E. 合用抗精神病药

38. 如患者经过8周治疗后，症状缓解，还需要巩固治疗多长时间
A. 2~3个月
B. 3~4个月
C. 4~6个月
D. 8~9个月
E. 10~12个月

第二十一章 神经症性及分离（转换）性障碍

【A_1型题】

1. 关于神经症性障碍，正确的叙述是
A. 多数伴有人格障碍
B. 多在强烈心理刺激下发病
C. 症状的特异性较差
D. 起病一般较急
E. 患者的社会功能不受影响

2. 焦虑障碍患者不应出现下述哪一条症状
A. 焦虑
B. 紧张
C. 恐惧
D. 幻听
E. 自主神经系统症状

3. 不属于神经衰弱常见症状的是
A. 易兴奋、易疲劳
B. 意志减退
C. 紧张性头痛
D. 情感脆弱
E. 缺乏睡眠感

4. 关于脑衰弱综合征，错误的叙述是
A. 核心症状是易兴奋和易疲劳
B. 睡眠障碍是其常见症状之一
C. 可继发于许多躯体疾病
D. 可见于精神分裂症
E. 对于神经衰弱具有诊断特异性

5. 针对焦虑障碍下列哪一种说法是错误的
A. 焦虑障碍的发作者有遗传基础
B. 焦虑障碍患者运动后血中乳酸较对照组高
C. 焦虑障碍患者有去甲肾上腺素能活动增加
D. 焦虑障碍的发生可能与5-羟色胺功能增高有关
E. 焦虑障碍患者的发病与脑内病毒感染有关

6. 对强迫障碍最有效的是下列哪一种药物
A. 氯氮平
B. 多虑平
C. 阿普唑仑
D. 氯丙嗪
E. 氯米帕明

7. 行为疗法对下列哪种强迫症状有效
A. 强迫性回忆
B. 强迫性穷思竭虑
C. 强迫性对立思维
D. 强迫性仪式动作
E. 强迫性计数

8. 不属于分离性运动和感觉障碍症状的是
A. 分离性遗忘
B. 分离性感觉障碍
C. 分离性运动障碍
D. 癔症球
E. 分离性抽搐

9. 关于分离（转换）性障碍的发病，下列哪种说法不正确
A. 农村人群患病率明显高于城市
B. 女性高于男性
C. 近年有逐渐升高趋势
D. 发病年龄多在16~35岁之间
E. 文化落后地区患病率较高

10. 下列哪一条不属于分离（转换）性障碍患者的常见性格
A. 情感丰富
B. 暗示性高
C. 自我中心
D. 富于幻想
E. 谨小慎微

11. 诊断分离（转换）性障碍最重要的是
A. 症状呈发作性
B. 暗示治疗有效
C. 有癔症性格
D. 排除器质性疾病
E. 有精神刺激

12. 分离性抽搐下列哪项是错误的
A. 发作时无固定先兆
B. 无舌咬伤及尿便失禁
C. 抽搐时间一般比癫痫短
D. 发作时瞳孔不散大
E. 一般无面色发绀

13. 分离（转换）性障碍的临床症状下列哪条不会出现
A. 情感暴发
B. 意识障碍
C. 可有失明症状
D. 运动感觉障碍
E. 智能全面减退

14. 分离（转换）性障碍的主要治疗方法是
A. 心理治疗
B. 电休克治疗
C. 药物治疗
D. 体育锻炼
E. 休息疗养

15. 分离（转换）性障碍患者神经系统检查下列哪条正确
A. 患肢肌张力持续增高
B. 巴宾斯基征阳性
C. 霍夫曼征阳性
D. 单侧瞳孔对光反射消失
E. 一般无神经系统阳性体征

16. 分离（转换）性抽搐和癫痫大发作，下列哪一条不能作为

鉴别要点
A. 夜间入睡后是否有发作
B. 发作时是否有脑电图特征性变化
C. 发作时有无角弓反张
D. 发作时有无尿便失禁
E. 发作时瞳孔是否散大，对光反射是否消失

【A_2 型题】

17. 女性，22 岁。1 年前开始复习准备报考研究生，近半年出现没有精力，反应迟钝，注意力不集中，记忆力差，心情紧张而不能松弛，易激惹，有时感觉头痛、乏力，入睡困难，最近 1 个月加重。最可能的诊断是
A. 抑郁症
B. 焦虑症
C. 恐惧症
D. 强迫症
E. 神经衰弱

18. 男性，40 岁。1 年前提拔到领导岗位，近半年出现脑力活动效率明显下降，该患者易疲劳，有时回忆和联想增多且控制不住，兴奋伴有不快感，但无言语运动增多，易激惹，肢体肌肉酸痛，醒后感到不解乏，不愿上班。该患者最可能是患有
A. 躁狂症
B. 焦虑症
C. 神经衰弱
D. 抑郁症
E. 恐惧症

19. 女性，32 岁。患神经衰弱近 1 年，未治疗，现来诊，应首先选择下列哪种药物治疗
A. 抗焦虑药
B. 营养脑神经药物
C. 抗躁狂药
D. 抗精神病药
E. 催眠药

20. 女性，32 岁。患神经衰弱 3 个月余，未经治疗，主要表现头痛、失眠、脑力疲乏、精神易兴奋，应选择下列哪种药物进行治疗
A. 地西泮
B. 氯氮平
C. 利培酮
D. 喹硫平
E. 氯丙嗪

21. 女性，19 岁。在与同学争吵过程中突然晕倒，呼之不应，推之不动，四肢发硬，僵卧于床，双目紧闭，眼睑颤动，同学急抬入病房，询问家属，患者既往有类似发作史，神经系统检查未见阳性体征。最可能诊断为
A. 恐惧症
B. 焦虑症
C. 人格障碍
D. 抑郁症
E. 分离（转换）性障碍

22. 女性，21 岁。平素感情丰富，好幻想，自幼家里娇惯，4 个月前在与家人发生矛盾后，突然出现夸张行为，有时故作小孩状，不认识家人，用歌谣的形式回答问题，有时自言自语，多是与父母发生矛盾的内容，持续约半小时，后反复发作多次，均有精神诱因。该患者最可能的诊断为
A. 急性应激反应
B. 创伤后应激障碍
C. 恐惧症
D. 分离（转换）性障碍
E. 焦虑症

23. 女性，28 岁。3 个月前因工作失误，造成企业损失，在经理批评其时突然号啕痛哭，时而大笑，大吵大闹，声嘶力竭为自己辩解，撕衣服，以头撞墙，在地上打滚，持续近 1 小时，后肌内注射地西泮 10mg 后稳定，近两日，因家庭问题多次出现上述症状，神经系统检查未见阳性体征。该患者最可能的诊断是
A. 急性应激反应
B. 创伤后应激障碍
C. 人格障碍
D. 恐惧症
E. 分离（转换）性障碍

24. 女性，23 岁。半年前祖父去世送葬，极为悲伤，回家后，自称村里一位已死 2 年的青年男性附在其身上，并以“男青年”的身份和口气与人说话，持续约 4 小时，之后反复发作十几次，均有精神诱因，神经系统检查未见阳性体征。该患者最可能的诊断是
A. 恐惧症
B. 精神分裂症
C. 分离（转换）性障碍
D. 强迫症
E. 焦虑症

25. 男性，24 岁。2 日前因与邻居发生口角，对方用镰刀砍中其右臀部，之后其右下肢马上瘫痪，不能活动，经当地各种方法治疗不能恢复。查体：神经系统无阳性体征，肌电正常，后经暗示疗法恢复运动功能。该患者最可能的诊断是
A. 分离（转换）性障碍
B. 坐骨神经损伤
C. 急性应激障碍
D. 恐惧症
E. 肌肉损伤

26. 女性，16 岁。平素要强，学习成绩好，1 周前上课过程中，老师提问其未能正确回答，受到老师批评，回家后即不能用语言交谈，常用手势或书写表达自己的思想，但患者可以正常咳嗽。查体：唇、舌、腭、声带无任何器质性障碍。该患者最可能的诊断为
A. 急性应激障碍
B. 分离（转换）性障碍

C. 恐惧症
D. 精神分裂症
E. 脑器质性精神障碍

27. 女性，36岁。两周前因与丈夫争吵后，出现左侧身体感觉麻木，自述从头到脚均为左侧身体麻木，以正中为界限，持续存在。查体：左侧头面部及躯干四肢感觉略迟钝，余无阳性体征。头部CT、MRI均未见异常。该患者最可能的诊断是
A. 腔隙性脑梗死
B. 急性应激反应
C. 末梢神经炎
D. 分离（转换）性障碍
E. 疑病症

28. 女性，24岁。2周前夜间路上遇劫，未受外伤，回家后即双目失明，自述只能看到模糊的一片白光，不能看见物体，经眼科检查无器质性疾病证据。该患者最可能的诊断为
A. 脑器质性疾病
B. 急性应激反应
C. 分离（转换）性障碍
D. 精神分裂症
E. 恐惧症

29. 女性，18岁。1个月前上课时学校受流氓骚扰，班内一男同学被打成重伤，患者突然失去听力，对他人问话无反应，持续至今，经检查缺乏器质性耳聋证据，后经暗示治疗，听力恢复正常。该患者最可能的诊断为
A. 脑器质性疾病
B. 急性应激反应
C. 分离（转换）性障碍
D. 精神分裂症
E. 恐惧症

30. 女性，30岁。近3年来常在生气后发生突然倒地，全身僵硬，呈角弓反张，四肢不规则抖动，呼吸急促，呼之不应，表情痛苦，一般持续20~30分钟，发作时无咬伤唇舌，无跌伤，无尿便失禁，神经系统检查无阳性体征。该患者最可能的诊断为
A. 脑器质性疾病
B. 急性应激反应
C. 精神分裂症
D. 焦虑症
E. 分离（转换）性抽搐

【B_1型题】

（31~32题共用备选答案）
A. 分离性抽搐
B. 情感暴发
C. 出神与附体
D. 分离性木僵
E. 分离性感觉障碍

31. 患者在受到精神刺激后出现精神活动全面抑制，很长时间维持固定姿势，不语不动，检查无躯体疾病的证据，数十分钟可自行缓解。再次提到受刺激事件时，可反复发作，考虑诊断可能是
32. 患者发作时肢体不规则抖动，但无意识障碍，无大小便失禁和唇舌咬伤，脑电图未见异常，考虑诊断为

第二十二章　应激相关障碍

【A_1型题】

1. 以下哪一项不是急性应激反应的特征
A. 可出现意识障碍
B. 精神运动性兴奋与抑制
C. 内容常涉及心因与个人经历
D. 病程一般不超过3个月
E. 精神症状的发生与应激事件有时间上的紧密联系

2. 以下哪项不是延迟性心因性反应的特点
A. 应激源往往具有异常惊恐或灾难性质
B. 症状常有晨重夜轻的节律变化
C. 反复重现创伤性体验
D. 持续性的警觉性增高
E. 发病常在遭受创伤后数日至半年内出现

3. 以下哪项不是适应障碍的特征
A. 应激源常为日常生活中的应激性事件
B. 适应能力不良的个体易患
C. 病程一般不超过1年
D. 部分患者可以表现为品行障碍
E. 症状以情绪障碍为主

4. 下列哪项不是创伤后应激障碍的特征性表现
A. 对创伤性事件的重新体验，症状闪回
B. 对创伤性事件持续回避
C. 情感麻痹
D. 警觉性下降
E. 反复出现与事件有关联的梦魇，并产生与当时相似的情感体验

5. 以下哪项一般不是心理应激状态下的情绪特征
A. 情绪不稳、易激惹
B. 表情茫然
C. 激情发作
D. 焦虑不安、慌张恐惧
E. 情感淡漠

6. 急性应激障碍表现的精神病性障碍主要是指
A. 以妄想、严重情感障碍为主
B. 以精神分裂症为主
C. 以神经症状为主
D. 以偏执性妄想为主
E. 以强迫症状为主

7. 可造成创伤后应激障碍的事件中不包括
   A. 战争
   B. 严重事故
   C. 心身疾病
   D. 地震
   E. 被强暴
8. 不属于急性应激障碍治疗干预基本原则的是
   A. 谈话
   B. 及时
   C. 就近
   D. 简洁
   E. 紧扣重点
9. 创伤后应激障碍治疗各个时期最不常见的药物选择是
   A. 抗抑郁药
   B. 抗焦虑药
   C. 锂盐
   D. 镇静药
   E. 抗精神病药
10. 适应障碍的治疗重点应该是
   A. 心理治疗
   B. 抗抑郁药
   C. 认知治疗
   D. 抗焦虑药
   E. 镇静药

【A_2 型题】

11. 男性，30 岁。地震生还后，半年来焦虑万分，睡中经常被逃跑、追踪、地震复现等噩梦所惊醒，有时有发作性惊恐，心悸，气闷，腿软，跌倒，精神崩溃感，大汗淋漓。其最可能的诊断为
   A. 急性应激障碍
   B. 创伤后应激障碍
   C. 适应障碍
   D. 惊恐发作
   E. 焦虑症
12. 男性，33 岁。1 个月前其妻子向法院提出离婚要求，并带女儿离家。经家人调解无效。该男子表现为不与人交往，终日沉默，闭门不出，伴有食欲缺乏、睡眠差。精神检查时尚合作，但不愿交谈，未发现其他精神病症状。该男子最可能的临床诊断是
   A. 急性应激反应
   B. 延迟性应激障碍
   C. 适应障碍
   D. 抑郁症
   E. 焦虑症
13. 女性，18 岁。经历一场重大火灾被人救出后，整日提心吊胆，郁郁寡欢，噩梦缠身，容易激惹，听到消防车的呼啸声就恐慌不安。该患者最恰当的临床判断是
   A. 很可能逐渐演变为精神分裂症
   B. 很可能逐渐演变为抑郁症
   C. 症状能够缓解，但会残留一些症状如幻听
   D. 症状虽可缓解，但复发相当频繁
   E. 预后良好
14. 女性，23 岁。与男友回家途中遭遇车祸，双双被送进医院。其男友不治身亡，而患者本人受轻伤。正在给患者包扎伤口时，患者突然大哭大叫，扯掉绷带，赤脚往诊室外冲，口中不停呼唤男友的名字，行为冲动，表情恐惧。此患者最可能的诊断是
   A. 急性应激障碍
   B. 创伤后应激障碍
   C. 癔症
   D. 病理性激情发作
   E. 躁狂状态

【A_3/A_4 型题】

（15~17 题共用题干）

女性，25 岁。既往无精神病史，听闻其母因急性心梗去世后，不认识家人，反复念叨：“不可能，你们骗我。”

15. 此患者最可能的诊断是
   A. 急性应激障碍
   B. 创伤后应激障碍
   C. 癔症
   D. 病理性激情发作
   E. 躁狂状态
16. 此患者目前的急诊处理措施是
   A. 予以地西泮 10mg 镇静
   B. 予以氯丙嗪 100mg 镇静
   C. 予以支持性心理治疗
   D. 暗示治疗
   E. 碳酸锂治疗
17. 半年后随访该患者，家人反映患者性格有改变，出现易激惹、注意力不集中、发作性哭泣、入睡困难、反复梦见其母、不敢看其母遗像等表现。该患者最可能的诊断是
   A. 创伤后应激障碍
   B. 适应性障碍
   C. 恶劣心境障碍
   D. 恐惧症
   E. 慢性反应性精神病

（18~19 题共用题干）

女性，40 岁。1 年前患者乘坐电梯时，被困在电梯里十几小时后被救。数日后患者开始反复不自主地回忆起被困在电梯里的情景，仿佛又回到当时，感觉非常逼真。内心非常恐惧，伴心悸、出冷汗、面色苍白、全身发冷。每天都在心惊胆战中度过，怕得要死，不愿回忆但控制不住，每次持续半小时以上，每天反复出现 10 余次。睡眠差，经常半夜在噩梦中惊醒。常常一个人发呆，感到自己对任何事情都产生不了兴趣，常常对家人大发脾气。为回避坐电梯，将自家高层住房卖掉。

18. 患者感到“每天都在心惊胆战中度过，怕得要死”。属于什么症状
   A. 警觉性增高
   B. 惊跳反应
   C. 病理性重现
   D. 消极观念
   E. 焦虑

19. 此患者最可能的诊断是
A. 急性应激障碍
B. 创伤后应激障碍
C. 癔症
D. 病理性激情发作
E. 躁狂状态

第二十三章 心理生理障碍

【A_1 型题】

1. 心理因素相关生理障碍又称心身疾病，是指
A. 与心理因素密切相关，以精神症状表现为主的疾病
B. 一个与社会因素密切相关以精神症状表现为主的疾病
C. 一组与心理因素密切相关以躯体症状表现为主的疾病
D. 一组与心理社会因素密切相关，以躯体症状表现为主的疾病
E. 一个与心理社会因素相关以躯体症状表现为主的疾病
2. 心身疾病与下列哪项因素有关
A. 情绪
B. 生活事件
C. 性格
D. 个体素质易感性
E. 以上都是
3. 有关心身疾病的发病机制下述哪项是错误的
A. 情绪为心理因素影响躯体功能的媒介
B. A型性格可能与紧张的发生有关
C. 个体素质易感性与心身疾病无关
D. 生活事件、心理社会因素与心身疾病有关
E. 个体对刺激的评价和应对方式与心身疾病有关
4. 关于神经性厌食的叙述正确的是
A. 多数患者存在体象障碍，即使十分消瘦仍认为自己胖
B. 神经性厌食者因食欲缺乏而不愿进食
C. 神经性厌食患者多知道自己体重过低、进食过少是病态，常主动就医
D. 神经性厌食患者多同时并发抑郁症
E. 神经性厌食患者病前多存在程度不等的内分泌与代谢障碍
5. 对于神经性厌食，下列哪条是错误的
A. 担心发胖而故意节食
B. 绝大多数为青少年女性
C. 常具体象障碍
D. 比平均体重值减轻40%以上
E. 女性闭经，男性性功能减退
6. 治疗神经性厌食的药物首选
A. 抗精神病药
B. 三环类抗抑郁药物
C. 心境稳定剂
D. 抗焦虑药
E. 抗癫痫药
7. 有关失眠症诊断标准，以下哪项正确
A. 每周失眠2次，持续1月以上
B. 每周失眠3次，持续1月以上
C. 每周失眠3次，持续2月以上
D. 每周失眠2次，持续2月以上
E. 每周失眠3次，持续3月以上
8. 神经性厌食患者的性格特征多为
A. 敏感、多疑，自尊心过强
B. 暗示性强
C. 爱表现自己，行为夸张、做作，渴望被别人注意
D. 过分依赖、过分追求完美
E. 极端自私与自我中心，冷酷无情
9. 神经性厌食的治疗措施不包括
A. 心理治疗
B. 躯体支持治疗
C. 电休克治疗
D. 增加体重
E. 可试用抗抑郁药物
10. 关于神经性伏食的临床表现，以下哪一说法是错误的
A. 患者常因食欲差而很少进食，导致明显的体重减轻，或生长发育延迟
B. 患者常存在害怕发胖的观念
C. 部分患者可伴有情绪不稳、焦虑、抑郁、强迫观念等不良情绪体验
D. 常伴有严重的内分泌功能紊乱
E. 有的患者通过运动、引吐、导泻等手段减轻体重
11. 关于神经性贪食的临床表现，以下不正确的是
A. 其主要特征为发作性暴食
B. 患者暴食后感到厌恶、内疚、担忧，有的为此而产生自杀观念和行为
C. 多数患者发作间期食欲正常
D. 患者常采取多种手段，如引吐、导泻、服减肥药等以避免体重增加
E. 多数患者体重明显增加
12. 神经性贪食的诊断依据，不正确的是
A. 发作性不可抗拒的摄食欲望和行为，一次可进食大

量食物，每周至少发作2次，且已至少持续3个月

B. 有担心发胖的恐惧心理

C. 常采取引吐、导泻、禁食等方法，以消除暴食引起肥胖，也可与神经性厌食交替出现

D. 若经常性厌食与间歇性暴食症状交替出现，则应诊断神经性厌食症合并神经性贪食

E. 排除神经系统器质性病变所致暴食及癫痫、精神分裂症等继发的暴食

13. 关于神经性呕吐的描述，不正确的是

A. 一组自发或故意诱发反复呕吐的精神障碍，呕吐物为刚吃进的食物，体重减轻不明显

B. 不影响下次进食的食欲

C. 体重明显减轻

D. 呕吐常与心理社会因素有关

E. 无明显器质性病变为基础

14. 有关嗜睡症，以下哪一说法是不正确的

A. 有时有睡眠发作，但频率不高，患者能有意识的阻止其发生

B. 患者无夜间睡眠时间的减少，但白天睡眠过多

C. 脑器质性疾病或躯体疾病引起的嗜睡不应诊断为嗜睡症

D. 嗜睡症可以采用低剂量精神振奋药治疗

E. 因睡眠不足而出现的睡眠过多，也可以诊断为嗜睡症

15. 关于睡行症，以下哪一项是不对的

A. 睡行症通常发生于入睡后的2~3小时内

B. 每次发作历时数分钟到半小时

C. 事后对发作过程常能回忆

D. 患者发作时呈朦胧状态或中度混浊状态，表现出低水平的注意力、反应性及运动技能。可在室内走动，做一些较复杂的动作

E. 多见于男孩

16. 关于夜惊的说法，以下错误的是

A. 通常发生于睡眠的前1/3阶段

B. 通常发生于非快动眼睡眠时相

C. 一般发作持续1~10分钟

D. 发作后能够清楚地回忆发作时的体验

E. 随着年龄的增长，其发作可以逐渐停止

17. 对于梦魇的叙述，正确的是

A. 焦虑或恐惧所占据的梦境体验

B. 醒后患者不能立即恢复定向力

C. 事后患者不能够详细回忆

D. 梦魇发生在非快动眼睡眠阶段

E. 仅发生于儿童

【A_2 型题】

18. 一患者表现有意过分地限制饮食，有时出现发作性暴食，暴食后自行诱发呕吐，体重明显减轻，伴情绪焦虑、忧郁，该患者最适宜的诊断为

A. 神经性厌食合并神经性贪食

B. 神经性厌食

C. 抑郁症

D. 神经性贪食

E. 神经性呕吐

19. 女性，18岁。近1年来认为自己过胖，每日专注于自己的体重、体型，严格限制每日进食量，偶有贪食情况，但饱餐之后，立即自行呕吐，或服泻剂，现出现畏寒体温偏低，月经停止，比标准体重减轻25%，经各种检查未发现明显异常，既往无躯体疾病病史，该患者最可能的诊断为

A. 甲状腺功能不全

B. 癔症

C. 结核症

D. 神经性厌食

E. 神经性贪食

【A_3/A_4 型题】

（20~21题共用题干）

女性，15岁。因担心体形偏胖，进行节食，并通过自我诱吐及吃泻药以减肥。经过3个月的节食，患者体重明显减轻，由原来的50kg减为30kg，并出现闭经，身体十分衰弱，但患者仍认为自己肥胖并继续控制饮食。入院前5天，患者发热，体温39℃左右，虚弱，拒绝进食，卧床不起，被家人抬送入院求治。既往体健，无其他疾病家族史。查体：体温39.5℃，脉搏112次/分钟，呼吸24次/分钟，血压90/60mmHg。消瘦，营养差，呈恶病质。双肺呼吸音粗，背部有少许湿啰音。心律齐，未闻及杂音。神经系统检查未见异常。精神检查：神志清醒，检查不合作，问话不答。情感淡漠，主动意志减退。实验室检查：WBC $8.5\times10^9/L$，RBC $3.5\times10^{12}/L$，Hb 90g/L，BPC $10\times10^9/L$。

20. 该患者的正确诊断是

A. 抑郁症

B. 焦虑症

C. 神经性厌食

D. 神经性呕吐

E. 神经性贪食

21. 适当的治疗措施不包括

A. 纠正营养不良

B. 镇吐

C. 抗抑郁药

D. 心理治疗

E. 电休克治疗

（22~24题共用题干）

男性，32岁。近2个月上床后近2小时方能入睡，每周3~4次，只能睡眠2~4小时，晨起后感觉疲乏，精神不振，躯体及神经系统检查无异常。

22. 该患者的正确诊断是

A. 睡眠-觉醒节律障碍

B. 失眠症

C. 梦魇

D. 夜惊

E. 睡行症

23. 该病的主要病因是

A. 急性应激

B. 精神疾病引起

C. 药物引起

D. 心理性失眠

E. 酒类依赖的戒断症状

24. 对该病的治疗，下列哪种说法是错误的

A. 强调定时作息

B. 入夜后避免兴奋

C. 入夜后避免用浓茶、咖啡

D. 应该躺着阅读书刊

E. 尽量改善周围环境

第二十一篇 运动系统

第一章 骨折概论

【A_1 型题】

1. 影响骨折愈合的最重要因素是
   A. 软组织损伤
   B. 神经损伤
   C. 静脉血栓
   D. 断端血供
   E. 健康状况
2. 骨折急救时主要应进行
   A. 抗炎治疗
   B. 脱水治疗
   C. 妥善固定
   D. 通报家属
   E. 开放骨折复位
3. 下列哪项骨折，为稳定性骨折
   A. 单一桡骨干的斜形骨折
   B. 股骨干的横形骨折
   C. 伸直型肱骨髁上骨折
   D. 尺、桡骨双骨的青枝骨折
   E. 股骨颈骨折内收型
4. 压缩性骨折，最常发生于
   A. 肱骨头
   B. 股骨头
   C. 脊椎骨
   D. 腕舟状骨
   E. 足舟状骨
5. 最容易引起骨折不连接的移位，是
   A. 成角移位
   B. 侧方移位
   C. 分离移位
   D. 旋转移位
   E. 缩短移位
6. 骨折的特有体征是
   A. 疼痛
   B. 功能障碍
   C. 异常活动
   D. 肿胀
   E. 瘀斑
7. 股骨颈骨折时，股骨头缺血性坏死率最高的是
   A. 完全性股骨头下骨折
   B. 不完全性股骨颈基底骨折
   C. 完全性股骨颈基底骨折
   D. 不完全性经股骨颈骨折
   E. 完全性经股骨颈骨折
8. 骨折临床愈合后，骨痂的改造塑形，取决于
   A. 外固定的牢固性
   B. 肢体活动和负重所形成的应力
   C. 局部血液供应情况
   D. 骨痂的多少
   E. 是否配合治疗
9. 关于骨折的愈合，下列哪项不正确
   A. 多次手法复位，不利于骨折愈合
   B. 切开比手法复位更能增加愈合机会
   C. 骨牵引过度可造成延迟愈合或不愈合
   D. 内固定和外固定不充分不利于愈合
   E. 适当功能锻炼有利于愈合
10. 骨折功能复位标准，正确的说法是
    A. 长骨干横骨折对位至少达3/4
    B. 下肢侧方成角移位不需矫正
    C. 前臂双骨折只需对位良好
    D. 下肢缩短移位成人不超过2cm
    E. 旋转移位必须矫正
11. 骨折患者长期卧床可发生
    A. 脂肪栓塞
    B. 创伤性关节炎
    C. 损伤性骨化
    D. 缺血性骨坏死
    E. 坠积性肺炎
12. 股骨闭合性骨折后，体温可能出现的情况是
    A. 上午正常，下午高热
    B. 通常不超过38℃
    C. 时高时低不规则
    D. 常在38.5℃以上
    E. 一般低于正常
13. 骨折引起脂肪栓塞是由于
    A. 患者肥胖
    B. 脂肪肝
    C. 骨筋膜室压力过高
    D. 创伤的应激作用
    E. 静脉压力增高
14. 骨折后最易发生骨缺血性坏死的部位是
    A. 股骨头
    B. 肱骨头
    C. 桡骨远端
    D. 锁骨远端
    E. 胫骨内髁
15. 不属于骨折治疗原则的做法是
    A. 手术复位小夹板固定
    B. 切开复位钢板内固定
    C. 促进骨折愈合药物治疗
    D. 指导患者做肌肉舒缩锻炼
    E. 骨折复位后施以管型石膏
16. 治疗骨折不可轻易切开复位内固定，最主要的原因是
    A. 易损伤大血管，引起肢体坏死
    B. 损伤神经，引起肢体瘫痪
    C. 术中发生意外
    D. 影响骨折血运，导致延迟愈合或不愈合
    E. 手术后发生感染，形成骨髓炎

17. 股骨干骨转移瘤合并病理性骨折时，为减轻骨折的症状，应采用
A. 皮牵引
B. 患肢抬高，置下肢外展屈曲位
C. 髓内针固定
D. 石膏外固定
E. 夹板固定

18. 下述类型的骨折中，最不稳定的是
A. 嵌插骨折
B. 螺旋形骨折
C. 横形骨折
D. 青枝骨折
E. 裂缝骨折

19. 诊断骨折的主要依据是
A. 病史和体征
B. X线检查结果
C. 肢体功能障碍
D. 肢体较大的血肿
E. 肢体瘀斑

20. 最容易导致上肢缺血性肌挛缩的骨折是
A. 肱骨髁粉碎骨折
B. Colles骨折
C. 尺骨鹰嘴骨折
D. 桡骨小头骨折
E. 肱骨髁上骨折

21. 下述哪条动脉损伤是导致股骨头缺血坏死的主要原因
A. 股骨干滋养动脉
B. 股骨圆韧带小动脉
C. 旋股外侧动脉
D. 旋股内侧动脉
E. 股动脉

22. 运动系统最主要和基本的检查方法是
A. X线
B. CT
C. 物理学
D. B超
E. MRI

23. 开放性骨折体温升高应考虑
A. 感染
B. 疼痛刺激
C. 休克
D. 失血
E. 组织液丢失

24. 属于骨折晚期并发症的是
A. 肝、脾破裂
B. 创伤性关节炎
C. 血管损伤
D. 脂肪栓塞
E. 神经损伤

25. 骨筋膜室综合征晚期的并发症是
A. 缺血性挛缩
B. 缺血性骨坏死
C. 发热
D. 肾功能损伤
E. 慢性骨髓炎

26. 原始骨痂形成需要
A. 1~2周
B. 2~3周
C. 3~4周
D. 4~8周
E. 12~24周

27. 疲劳骨折最易发生的部位是
A. 尺骨与桡骨
B. 第2、3跖骨
C. 胫骨干下1/3
D. 腓骨干上1/3
E. 股骨下端

28. 引起骨筋膜室综合征的主要发病机制
A. 骨筋膜室内压高
B. 细菌繁殖过盛
C. 肌肉痉挛
D. 主要神经损伤
E. 血管内膜损伤

29. 下列哪项不属于原始骨痂形成期范围
A. 内骨痂
B. 外骨痂
C. 环状骨痂
D. 腔内骨痂
E. 应力轴线以外的骨痂逐渐被清除

【A_2型题】

30. 男性，32岁。车祸致左大腿受伤。X线片示坐骨皮质连续性中断。对诊断最有意义的临床表现是
A. 瘀斑
B. 活动受限
C. 压痛
D. 肿胀
E. 反常活动

31. 一名前臂骨折患者，经手法复位，小夹板固定4小时，感觉剧痛，手指麻木、肿胀、活动不灵，其主要原因是
A. 神经损伤
B. 神经受压和静脉受压
C. 动脉受压和静脉受压
D. 静脉受压
E. 动脉损伤

32. 右前臂尺、桡骨开放性骨折，清创后复位，石膏外固定后36小时，患者高热，脉快，白细胞计数明显增高，伤口剧痛，有大量恶臭渗出液，X线片显示皮下有气体，触诊有握雪感，应首先考虑
A. 血肿吸收
B. 组织坏死
C. 伤口严重化脓感染
D. 气性坏疽
E. 骨筋膜室综合征

33. 44岁男性，1年前因胫骨、腓骨骨折，行手法复位，石膏外固定，现检查见骨折处有反常活动，X线显示胫骨上下端髓腔被硬化骨封闭，骨折端有3mm间隙，并向后成角15°，其治疗应采用
A. 手法复位，小夹板固定
B. 手法复位，石膏外固定
C. 切开复位，内固定加外固定
D. 切开复位，外固定
E. 切开复位，植骨、内固定加外固定

34. 女性，50岁。车祸3小时入院。诊断：骨盆骨折，左股骨干骨折及左胫骨开放性骨折。

首先应密切观察的是哪种并发症
A. 休克
B. 泌尿系统感染
C. 创口感染
D. 疼痛
E. 坠积性肺炎

35. 男性，19岁。5小时前摔伤左前臂，来院检查发现前臂肿胀、瘀斑、剧痛，并有缩短成角畸形，诊断首先考虑
A. 前臂软组织挫伤
B. 尺神经损伤
C. 尺骨、桡骨双骨折
D. 桡骨骨折
E. 尺骨骨折

36. 运动员百米赛跑途中突然闻及左膝撕裂声，然后倒地，查体左膝不能主动伸，X线片显示髌骨中段骨折，考虑造成骨折的原因是
A. 直接暴力
B. 间接暴力
C. 病理性骨折
D. 肌肉拉力
E. 积累性劳损

37. 某工地，工人因外伤致股骨干闭合性骨折，在运往医院途中，应该
A. 用木板床运送
B. 置左下肢外展屈曲位
C. 置左下肢内收内旋位
D. 人力牵引置下肢中立位
E. 将左下肢和右下肢捆扎一起

38. 男性，28岁。因外伤造成左肱骨干骨折，来院时检查：上臂较对侧短4cm，有轻度成角畸形，听诊骨传导音明显减弱。骨折的移位是
A. 缩短移位
B. 混合移位
C. 侧方移位
D. 成角移位
E. 分离移位

39. 男性患者，因外伤致股骨内、外髁骨折，关节面不平，相差0.8cm，虽经治疗，骨折移位未见改变，最可能出现的晚期并发症是
A. 骨化性肌炎
B. 压疮
C. 膝关节创伤性关节炎
D. 膝关节僵硬
E. 膝关节外翻畸形

40. 5岁男孩，外伤致肱骨髁上伸直型骨折，经手法复位，石膏外固定，4小时后出现手麻，主动活动障碍，手发凉，此时的治疗，应采取
A. 立即拆除石膏，改用骨牵引治疗
B. 观察2天，视情况采用相应措施
C. 手术探查，手术治疗
D. 应用血管扩张剂
E. 臂丛神经麻醉

41. 胫腓骨中1/3骨折患者，复位后，用长腿石膏管型固定，4个月骨折愈合拆除石膏后，发现膝关节功能发生障碍，其原因是
A. 肌肉萎缩
B. 关节僵硬
C. 关节强直
D. 骨折复位不理想
E. 骨折畸形愈合

42. 男性，45岁。右下肢跛行15年，查体发现胫前肌只有轻度收缩，但不产生运动，其肌力为
A. 0级
B. 1级
C. 2级
D. 3级
E. 4级

43. 男性，15岁。于3小时前干农活时被铡草机绞伤右手，拇指骨折，皮肤及软组织损伤严重，对其正确的做法是
A. 骨折可以暂不处理
B. 清创从浅层到深层进行
C. 清创不用止血带
D. 肌腱神经损伤必须一期修复
E. 清创不迟于24小时

44. 男性，40岁。因外伤性股骨干骨折而入院。入院次日突然出现呼吸困难，继发昏迷，皮下出血，血压10.7/8.0kPa（80/60mmHg），其诊断最可能是
A. 继发感染
B. 大血管破裂
C. 脂肪栓塞
D. 骨筋膜室综合征
E. 骨折断端严重再移位

【A_3/A_4型题】

（45~46题共用题干）

男性，35岁。车祸3小时后来院，一般情况尚好，右小腿中上段皮裂伤14cm，软组织挫伤较重，胫骨骨折端有外露，出血不多。

45. 在进行X线片检查前，应该进行的处理
A. 行简单的外固定及局部包扎
B. 行气压止血带止血
C. 急送手术室
D. 石膏固定
E. 跟骨结节牵引

46. 此时最佳的处理方法是
A. 清创术，骨折复位，外固定支架固定
B. 清创术，骨折复位，钢板内固定
C. 清创术，骨折复位，髓内针内固定
D. 清创术，夹板固定
E. 清创术，石膏管型固定

（47~48题共用题干）

男性，26岁。外伤致肱骨中下1/3骨折，来院检查时发现有垂腕、垂指畸形。

47. 该患者合并哪条神经损伤
A. 尺神经损伤

B. 臂丛神经损伤
C. 正中神经损伤
D. 桡神经损伤
E. 正中、尺神经同时损伤

48. 该患者选择哪种治疗方法痛苦小，稳妥
A. 立即切开复位，内固定
B. 骨牵引治疗
C. 手法复位，夹板固定
D. 手法复位，石膏管型固定
E. 手法复位，上肢悬垂石膏固定，观察2个月，垂腕、垂指无恢复，再行手术治疗

（49~50题共用题干）

男性，45岁。车祸致左小腿持续性疼痛。查体：左小腿肿胀严重，拒按，足背动脉触及不清，足背屈时疼痛剧烈。

49. 可能出现的是
A. 静脉血栓
B. 脂肪栓塞
C. 血管损伤
D. 骨筋膜室综合征
E. 神经损伤

50. 紧急治疗的方法为
A. 制动休息
B. 立即切开复位
C. 切开减压
D. 消肿治疗
E. 观察

【B_1型题】

（51~53题共用备选答案）
A. 粉碎性骨折
B. 病理性骨折
C. 疲劳性骨折
D. 压缩性骨折
E. 撕脱性骨折

51. 肌肉拉力可引起
52. 直接暴力可引起
53. 骨组织疾患可引起

（54~55题共用备选答案）
A. 内骨痂
B. 外骨痂
C. 两者都有
D. 两者全无
E. 纤维组织钙化

54. 膜内化骨
55. 软骨内化骨

（56~57题共用备选答案）
A. 皮肤瘀斑
B. 功能障碍
C. 异常活动
D. 死骨形成
E. 肿胀疼痛

56. 骨折的专有体征是
57. 慢性骨髓炎的表现

第二章　上肢骨折

【A_1型题】

1. 肱骨中下1/3骨折，最易发生的并发症是
A. 肱动脉损伤
B. 正中神经损伤
C. 尺神经损伤
D. 桡神经损伤
E. 肱二头肌断裂伤

2. 肱骨中段骨折，为横形骨折，选择哪种治疗方法为好
A. 骨牵引治疗
B. 髓内针固定
C. 加压钢板固定
D. 普通钢板固定
E. 手法复位，夹板固定

3. 伸直型肱骨髁上骨折的断端最常见的移位方向是
A. 远折端向后移位
B. 近折端向后移位
C. 远折端向前移位
D. 近折端向桡侧移位
E. 近折端向尺侧移位

4. 肱骨上1/3骨折，骨折线在三角肌止点以上，远位骨折段移位，主要是由于
A. 胸大肌牵拉
B. 背阔肌牵拉
C. 大圆肌牵拉
D. 三角肌，喙肱肌，肱二头肌，肱三头肌牵拉
E. 肱桡肌牵拉

5. 伸直型肱骨髁上骨折，常见的并发症是
A. 肱骨下端缺血性坏死
B. 血管、神经损伤
C. 骨折局部感染
D. 脂肪栓塞
E. 损伤性休克

6. 在治疗肱骨髁上骨折时，最应防止出现的畸形是
A. 向前成角畸形
B. 肘内翻畸形
C. 肘外翻畸形
D. 旋转畸形
E. 向后成角畸形

7. 不属于肱骨髁上骨折的临床表现是
A. 肘部疼痛肿胀
B. 肘部皮下瘀斑
C. 肘后三角异常
D. 手部皮肤苍白、皮温较低
E. 前臂缺血性肌坏死

8. 肱骨髁上骨折，有尺侧侧方移位，未能矫正时，最常见的后遗症是
A. 肘关节后脱位
B. 尺神经损伤
C. 肘内翻畸形
D. 肘关节前脱位
E. 前臂缺血性肌挛缩

9. 锁骨骨折可发生的合并损伤是
A. 颈2、3神经根损伤
B. 胸锁乳突肌
C. 副神经损伤
D. 膈神经损伤
E. 臂丛神经损伤

10. 锁骨骨折常用的治疗方法是
A. 切开复位，内固定
B. 手法复位，横8字绷带固定
C. 牵引治疗

D. 手法复位，夹板固定
E. 手法复位，石膏外固定

11. 科雷（Colles）骨折，发生在
A. 桡骨近端
B. 桡骨干
C. 桡骨的任何部位
D. 尺骨的远端
E. 桡骨的远端

12. Colles 骨折，最有诊断意义的体征是
A. 局部肿胀
B. 典型畸形
C. 局部压痛
D. 反常活动
E. 手功能受限

13. Colles 骨折远段的典型移位是
A. 远侧端向尺侧移位
B. 近侧端向背侧移位
C. 远侧端向背侧移位
D. 近侧端向尺侧移位
E. 远侧端向桡侧移位

14. 反科雷（Colles）骨折（Smith 骨折）的典型移位，是
A. 远侧端向掌侧移位
B. 远侧端向尺侧移位
C. 远侧端向桡侧移位
D. 近侧端向掌侧移位
E. 近侧端旋转移位

15. "银叉"畸形见于
A. 尺骨上端骨折
B. 桡骨上端骨折
C. 桡骨下端骨折
D. 尺骨下端骨折
E. 肱骨髁上骨折

【A_2 型题】

16. 男性，32 岁。右上臂摔伤后疼痛，腕不能背伸，上臂中段畸形，异常活动。正确的处理是
A. 手法复位、外固定架固定
B. 手法复位、石膏外固定
C. 切开复位内固定、探查神经
D. 切开复位内固定
E. 手法复位、夹板外固定

17. 老年患者，前臂外伤 25 小时余来诊。查体：体温 37.9℃，前臂畸形，反常活动，创口流血，腕手活动自如。应考虑
A. 桡神经损伤
B. 尺神经损伤
C. 开放性骨折
D. 正中神经损伤
E. 前臂肌腱损伤

18. 患者肱骨中段骨折已 6 个月，局部有异常活动。X 线片显示对位对线良好，但仍有骨折线，骨痂极少，骨端有硬化现象。采用何种治疗为宜
A. 继续小夹板固定
B. 胸肩肱石膏外固定
C. 钢板内固定
D. 植骨+外固定
E. 钢板内固定加植骨加石膏外固定

19. 8 岁男孩，右肘关节外伤，当地拍 X 线片诊断肱骨髁上骨折，经两次手法复位未成功，来院时为伤后 48 小时，查体：右肘关节半屈位，肿胀较重，压痛明显，手指活动障碍，桡动脉搏动弱，手指凉、麻木，应诊断为肱骨髁上骨折合并
A. 广泛软组织挫伤
B. 主要静脉损伤
C. 血管、神经损伤
D. 肌肉断裂伤
E. 正中、尺、桡神经损伤

20. 5 岁女孩，肘关节半屈位跌倒，手掌着地，致肱骨髁上伸直型骨折，远侧骨折断端向后上方与桡侧移位，手法复位时，下列哪项操作是错误的
A. 仰卧，屈肘 50°，前臂置于中立位
B. 拔伸牵引，充分矫正缩短移位与成角移位
C. 充分矫正旋转移位
D. 充分矫正远侧段的向后移位
E. 必须完全矫正桡侧方移位

21. 前臂尺、桡骨双骨折青年患者，经手法复位失败，此时应采取的合理治疗是
A. 小夹板固定，3 周后再手术治疗
B. 石膏管型固定，3 周后再手术治疗
C. 持续骨牵引治疗
D. 手术切开复位内固定加外固定
E. 待骨折愈合后，再行矫形手术

22. 肩部外伤致锁骨骨折患者，检查时发现肩外展、伸肘、屈肘功能及腕、手的功能完全丧失，并有感觉障碍，此患者应选择哪种治疗
A. 早期手术切开复位，内固定，同时探查臂丛神经
B. 手法复位，横 8 字绷带固定
C. 手法复位，石膏外固定
D. 手法复位，夹板固定
E. 牵引复位

23. 外伤致肱骨中下 1/3 骨折合并垂腕、垂指畸形 2 天，该患者最适合哪项治疗
A. 复位后夹板固定
B. 复位后，石膏固定
C. 牵引治疗
D. 手术切开复位，内固定
E. 手法复位后，夹板或石膏固定，观察 2~3 个月，伸腕伸指不见恢复，再手术治疗

24. 男性，28 岁。外伤致肱骨中下 1/3 骨折，伴有桡神经损伤，临床上除骨折体征外，还可出现的体征是
A. 手指不能靠拢
B. 伸指、伸腕功能丧失
C. 屈指、屈腕功能丧失
D. 屈指、伸指功能丧失
E. 伸腕功能存在，伸指功能丧失

25. 男性，40 岁。8 个月前外伤致

肱骨干骨折，行手法复位，夹板外固定治疗，来院检查发现肱骨干骨折部位有反常活动。X线片示骨折线存在，断端有0.3cm的间隙，断端骨髓腔，已封闭硬化。此时应选择哪种治疗

A. 继续夹板固定
B. 手术切除硬化骨，钢板固定，植骨，加牢固的外固定
C. 改为石膏外固定
D. 改为牵引固定
E. 手术切除硬化骨，钢板固定加牢固的外固定

26. 65岁女性，跌倒后右手掌着地，腕部疼痛，肿胀，压痛，无反常活动，但银叉状畸形明显，该患者最可能的诊断是

A. 右腕关节脱位
B. 右舟状骨骨折
C. 右腕Colles（科雷）骨折
D. 尺骨茎突骨折
E. 右腕关节挫伤

27. 老年患者外伤后致桡骨下端（Colles）骨折。骨折对位、对线良好，并有嵌插，该患者应选择哪项治疗

A. 牵引治疗
B. 对症治疗
C. 手术治疗
D. 消肿治疗
E. 夹板固定或石膏固定

【A_3/A_4型题】

（28~29题共用题干）

36岁男性，翻车致肩部外伤，半小时后来院，查左锁骨中外1/3处明显畸形，局部肿胀明显，淤血，桡动脉搏动触不到，手部发凉，皮色苍白，血压80/40mmHg。

28. 该患者应首先做哪项处置

A. 立即拍照X线片
B. 立即做各项实验室检查
C. 做血管造影
D. 立即补液，输血
E. 整复骨折，固定

29. 该患者正确的治疗方法是

A. 手法复位，横8字绷带固定
B. 手法复位，石膏固定
C. 牵引治疗
D. 手术切开复位，内固定探查臂丛神经
E. 立即手术探查受损血管并修复血管，骨折复位内固定，再加适当的外固定

（30~31题共用题干）

青年男性外伤致右肱骨干骨折，折端外露，查体有垂腕、垂指畸形，虎口局部感觉障碍。

30. 该患者的正确诊断是

A. 右肱骨干开放性骨折
B. 右肱骨干开放性骨折伴桡神经损伤
C. 右肱骨干骨折伴桡神经损伤
D. 右肱骨干闭合性骨折
E. 右肱骨干闭合性骨折伴桡神经损伤

31. 该患者正确的治疗方案是

A. 清创缝合，手法复位，内固定
B. 清创后，手法复位，内固定，观察2个月，桡神经功能不恢复，再次手术治疗
C. 清创缝合，手法复位，石膏固定
D. 清创后，手法复位，加压钢板内固定，探查桡神经并修复加外固定
E. 清创缝合，牵引治疗

（32~33题共用题干）

患儿，6岁。跌倒时手掌着地。查体：肘关节半屈状，肘部明显肿胀及压痛，皮下有瘀斑，呈向外突出畸形，桡动脉搏动减弱，肘后三角存在，被动伸指时有剧烈疼痛。

32. 该患者最有可能的诊断是

A. 伸直型肱骨髁上骨折
B. 屈曲型肱骨髁上骨折
C. 肘关节脱位
D. 桡骨小头半脱位
E. 尺骨鹰嘴骨折

33. 该患者正确的治疗方案是

A. 立即切开筋膜减压
B. 尺骨鹰嘴牵引
C. 手法复位，石膏托固定
D. 切开复位，内固定
E. 臂丛神经麻醉或应用血管扩张剂无效后，手术探查肱动脉，同时行骨折复位，内固定

【B_1型题】

（34~36题共用备选答案）

A. 肱骨髁上伸直型骨折
B. 肱骨干骨折
C. 桡骨远端骨折
D. 锁骨骨折
E. 尺骨上1/3骨折

34. 前臂缺血性肌挛缩多见于
35. 桡神经损伤多见于
36. 老年人常见的骨折

第三章 下肢骨折

【A_1型题】

1. 股骨干下1/3骨折时骨折端移位方向是

A. 近折端向前上移位，远折端向前方移位
B. 近折端向前上移位，远折端向后方移位
C. 近折端向后上移位，远折

端向前方移位
D. 近折端向后下移位，远折端向内侧移位
E. 近折端向后下移位，远折端向前方移位

2. 股骨颈内收型骨折是指 Pauwels 角
A. 大于 30°
B. 大于 35°
C. 大于 40°
D. 大于 45°
E. 大于 50°

3. 股骨颈骨折好发于
A. 儿童
B. 青年人
C. 成年人
D. 老年人
E. 无年龄差别

4. 较稳定的股骨颈骨折是
A. 外展型
B. 内收型
C. 粗隆间型
D. 头下型
E. 颈基底部

5. 股骨粗隆间骨折与股骨颈骨折临床主要不同点是
A. 肢体明显短缩
B. 功能严重丧失
C. 肿胀不明显
D. 骨擦音、骨擦感不明显
E. 远端骨折段处于极度外旋位

6. 下肢骨折引起整个肢体外旋 50°位时，最可能的损伤是
A. 股骨颈骨折
B. 股骨粗隆间骨折
C. 股骨干骨折
D. 股骨髁上骨折
E. 髋关节中心型脱位

7. 股骨上 1/3 骨折，近折端的移位方向是
A. 屈曲外展外旋位
B. 屈曲内收内旋位
C. 后伸外展外旋位
D. 后伸外展内旋位
E. 后伸内收内旋位

8. 成人股骨干骨折，并有足背及胫动脉搏动细弱，其首选的治疗方法是
A. 下肢皮牵引
B. 下肢骨牵引
C. 切开复位内固定
D. 手法复位夹板外固定
E. 手法复位石膏外固定

9. 股骨中段骨折后，骨折向外成角，主要是由于
A. 股二头肌的牵拉
B. 半膜肌的牵拉
C. 半腱肌的牵拉
D. 内收肌群的牵拉
E. 缝匠肌的牵拉

10. 成人股骨干骨折患者，切开复位内固定治疗时首选
A. 带锁髓内钉固定
B. 加压钢板螺钉内固定
C. 钢针内固定
D. 张力带钢丝固定
E. 钢丝捆扎固定

11. 右股骨干上 1/3 骨折患者，其牵引治疗时的最好体位是
A. 水平牵引
B. 髋关节前屈位牵引
C. 内收位牵引
D. 外展位牵引
E. 大腿外旋外展，髋屈曲位牵引

12. 2 岁小儿股骨干骨折，最好选用哪种治疗
A. 平衡皮牵引
B. 石膏绷带固定
C. 垂直悬吊皮牵引
D. 胫骨结节牵引
E. 切开复位内固定

13. 胫骨骨折常出现开放性骨折和粉碎性骨折，其主要原因是
A. 局部软组织少且暴力多是直接的
B. 胫骨的脆性较大
C. 暴力间接的通过腓骨传导
D. 因腓骨细小，缺乏对胫骨的支持
E. 胫骨在解剖上多有变异

14. 胫骨中下 1/3 交界处易骨折，其主要原因是
A. 胫骨形状有棱角
B. 负重较大
C. 位于皮下软组织少
D. 易受直接或间接暴力
E. 骨的形态转变移行处

15. 患者外伤致腓骨小头处骨折，伤后患足不能背伸，其原因是
A. 坐骨神经损伤
B. 胫前肌损伤
C. 胫后肌损伤
D. 腓总神经损伤
E. 胫后神经损伤

16. 24 岁男性，因车祸致开放性胫腓骨骨折，4 小时后入院，急诊手术，手术的重点在于
A. 胫腓骨骨折的复位和内固定
B. 胫骨骨折的复位和内固定
C. 腓骨骨折的复位和内固定
D. 彻底清创，确保伤口一期愈合
E. 骨牵引，待伤口二期愈合

【A_2 型题】

17. 女性，70 岁。下台阶时摔伤髋部。查体：右下肢短缩 2cm，足外旋 90°，髋部叩压痛明显，旋转痛阳性，髋部明显肿胀。该患者最可能的诊断是
A. 右股骨干骨折
B. 右髋骨折
C. 右髋脱位
D. 右股骨颈骨折
E. 右粗隆间骨折

18. 60 岁女性，1 年前因股骨颈骨折，行三刃钉固定术，髋活动仍有疼痛。X 线片示股骨头密度增高，纹理不清。应考虑为
A. 化脓性关节炎
B. 创伤性关节炎
C. 股骨头缺血发生坏死
D. 老年性退行性关节炎
E. 关节结核

19. 某老年人跌倒后，右髋疼痛，步行到医院，X线片示外展型嵌插型股骨颈骨折，正确的治疗方法是
A. 持续皮牵引固定6~8周
B. 皮牵引6~8周后，三刃钉内固定
C. 立即手术行三刃钉内固定
D. 髋人字石膏固定
E. 夹板固定

20. 76岁老人，平素健康，跌倒后，致股骨头下型骨折有移位，选择哪种治疗最合适
A. 皮牵引治疗
B. 髋人字石膏固定
C. 骨牵引治疗
D. 股骨粗隆间截骨术
E. 人工股骨头置换术

21. 右大腿被撞伤，下1/3向后成角，局部明显肿胀，不能扪及足背动脉搏动，足趾发凉，最大的可能是
A. 软组织挫伤
B. 血肿
C. 股骨下1/3骨折伴股动脉损伤
D. 股骨下1/3骨折
E. 股动脉损伤

22. 55岁男性，右大腿被汽车撞伤1天，中段明显肿胀，压痛，向外成角畸形，皮温高于对侧，体温38℃，白细胞计数正常，最可能的诊断
A. 右股骨骨髓炎
B. 右大腿软组织化脓感染
C. 右腿血肿
D. 右股骨干中段骨折
E. 右大腿软组织挫伤

23. 25岁男性，右股骨干骨折已1年半，目前仍有短缩畸形和反常活动，X线片示两骨折端已被硬化骨封闭，目前应采取的治疗
A. 手法复位，牵引固定
B. 手法复位，石膏外固定
C. 加强营养，促进骨愈合
D. 加强功能锻炼
E. 手术切除硬化骨，植骨加钢板固定，加牢固外固定

24. 26岁男性，入院前2小时，被他人用斧砍伤致股骨下段骨折。来院查体：足背动脉触不到，足苍白，发凉，血压测不到。正确的诊断是
A. 股骨下段开放性骨折
B. 股骨下段骨折伴休克
C. 股骨下段开放性骨折，股动脉损伤
D. 股骨下段开放性损伤伴股动脉损伤伴休克
E. 股骨下段开放性骨折伴休克

25. 24岁男性，3小时前车祸致左股骨上段骨折，骨端外露，X线片示为小斜折，此时该患者的最佳治疗是
A. 清创缝合，夹板固定
B. 清创，骨折复位，髓内针内固定加外固定
C. 清创缝合，骨折待二期处理
D. 清创缝合，石膏固定
E. 清创缝合，手法复位，夹板固定

26. 胫腓骨骨折，行切开复位钢板内固定，手术结束时，因肿胀重，张力大，闭合创口困难，此时，闭合创口的最佳方法是
A. 尽力直接缝合
B. 暂不缝合，做延期缝合
C. 开放换药，直到愈合
D. 两侧做减张切口，缝合原创口
E. 两侧做减张切口，缝合原创口，减张切口处，游离植皮覆盖

27. 男性青年，因车祸致胫腓骨中上1/3处开放性粉碎性骨折，行彻底清创术，摘除所有的粉碎的骨片，术后行牵引治疗8个月后，骨折仍未愈合，其最可能的原因是
A. 骨折处血液供应差
B. 伤肢固定不确切
C. 清创时摘除了过多的碎骨片
D. 功能锻炼不够
E. 未做内固定

28. 青年男性，骑自行车跌倒，左小腿下1/3腓侧有压痛，局部肿胀，可闻骨擦音，该患者步行到医院，其诊断最大可能是
A. 腓骨闭合性骨折
B. 胫腓骨闭合性双骨折
C. 胫骨骨折
D. 左小腿软组织损伤
E. 左小腿下1/3软组织挫伤

【A_3/A_4 型题】

（29~31题共用题干）

男性，70岁。下楼时不慎摔伤右髋部，查体：右下肢短缩，外旋50°畸形，右髋肿胀不明显，但有叩痛。

29. 该患者最可能的诊断，是
A. 右髋后脱位
B. 右髋前脱位
C. 右股骨颈骨折
D. 右股骨粗隆间骨折
E. 右髋软组织损伤

30. 为证实诊断，首先需要做的检查是
A. 普通X线检查
B. CT检查
C. MRI检查
D. 核素骨扫描
E. 关节造影

31. 该患者最易发生的并发症，是
A. 脂肪栓塞
B. 坐骨神经损伤
C. 髋内翻畸形
D. 股骨头缺血性坏死
E. 髋关节周围创伤性骨化

（32~33题共用题干）

30岁女性，半小时前从高处坠下，右股骨下端肿痛，腹部疼痛。查体：神志淡漠，股骨下端

有成角畸形。

32. 该患者应首先检查哪项
   A. 右股骨下端有无反常活动
   B. 右股骨下端有无骨擦音
   C. 生命体征的检查
   D. 诊断性腹腔穿刺
   E. 检查有无足背动脉搏动

33. 该患者最后诊断为右股骨下1/3斜折，骨盆坐骨支及耻骨支损伤，3天后患者腹部症状消失，生命体征平稳，但出现右足背动脉搏动减弱，足发凉，色苍白，此时应采了哪种治疗
   A. 手法复位，石膏外固定
   B. 切开复位，内固定加探查血管
   C. 手法复位，夹板固定
   D. 探查血管后，石膏外固定
   E. 继续观察

【B_1 型题】

（34~36题共用备选答案）
A. 股骨颈骨折
B. 股骨粗隆间骨折
C. 股骨上1/3骨折
D. 股骨上中段骨折
E. 股骨髁上骨折

34. 骨折近折段外展，外旋屈曲移位
35. 远折段向后倾斜移位
36. 下肢短缩，外展，极度外旋位

（37~38题共用备选答案）
A. 切开复位内固定
B. 闭合复位外固定支架固定
C. 垂直悬吊皮牵引
D. 骨牵引
E. 手法复位，石膏外固定

37. 75岁老人，跌倒手掌着地，致桡骨下端骨折
38. 2岁小儿外伤致股骨干骨折

第四章　脊柱、脊髓损伤和骨盆骨折

【A_1 型题】

1. 脊柱骨折患者在搬运过程中，最正确的体位是
   A. 侧卧位
   B. 仰卧屈曲位
   C. 仰卧过伸位
   D. 俯卧过伸位
   E. 半坐卧位

2. 判断脊柱骨折脱位是否并发脊髓损伤，下列哪项检查最重要
   A. X线摄片
   B. CT
   C. MRI
   D. 神经系统检查
   E. 腰穿做奎肯试验及脑脊液生化检查

3. 对于骨盆骨折合并尿道损伤及失血性休克患者的处理，顺序是
   A. 骨盆骨折-尿道损伤-休克
   B. 休克-尿道损伤-骨盆骨折
   C. 休克-骨盆骨折-尿道损伤
   D. 尿道损伤-休克-骨盆骨折
   E. 同时处理休克和尿道损伤-骨盆骨折

4. 脊柱骨折造成脱位并脊髓半横切损伤，其损伤平面以下的改变是
   A. 双侧肢体完全截瘫
   B. 同侧肢体运动消失，双侧肢体深浅感觉消失
   C. 同侧肢体运动和深感觉消失，对侧肢体痛温觉消失
   D. 同侧肢体运动和痛温觉消失，对侧肢体深感觉消失
   E. 同侧肢体痛温觉消失，对侧肢体运动及深感觉消失

5. 关于脊柱外伤与脊髓损伤的关系的叙述，下列哪项是错误的
   A. 脊髓损伤节段与椎骨受伤平面不一致
   B. 胸椎较固定，所以胸椎骨的脱位多无脊髓损伤
   C. 有的病例表现为明显脊髓损伤，但X线片却无骨折脱位
   D. 屈曲型骨折脱位造成骨髓损伤最多见
   E. 椎管狭窄患者，脊柱创伤更易发生脊髓损伤

6. 骨盆骨折最重要的体征，是
   A. 畸形
   B. 反常活动
   C. 局部压痛及间接挤压痛
   D. 骨擦音及骨擦感
   E. 肿胀及瘀斑

7. 脊柱外伤造成脊髓休克，是由于
   A. 脊髓神经细胞遭受震荡，产生暂性时功能抑制，发生传导障碍
   B. 骨折片刺入脊髓
   C. 因脊髓受血肿等压迫
   D. 外伤后脊髓神经细胞遭破坏
   E. 脊髓上、下行神经传导束断裂

8. 颈椎压缩性骨折最先选择的治疗方法是
   A. 颌枕带牵引
   B. 手法复位，石膏固定
   C. 颈部支具固定
   D. 两桌复位法
   E. 切开复位

9. 骨盆骨折最危险的并发症是
   A. 盆腔内出血
   B. 膀胱破裂
   C. 尿道断裂
   D. 骶丛神经损伤
   E. 直肠损伤

10. 骨盆骨折合并尿道完全断裂，最好的处理是
   A. 采用橡皮导尿管导尿
   B. 采用金属导尿管导尿
   C. 膀胱穿刺
   D. 膀胱造瘘

E. 尿道吻合术

11. 骨盆骨折并腹膜后出血休克，经积极抢救，未见好转时，应立即
A. 结扎髂外动脉
B. 结扎髂内动脉
C. 结扎髂总动脉
D. 结扎髂内髂外动脉
E. 结扎髂内髂外动脉和静脉

12. 双侧耻骨上下支骨折，无明显移位，哪种治疗方法最理想
A. 蛙式石膏固定
B. 仅卧床休养即可
C. 骨盆悬吊牵引
D. 切开复位
E. 手法复位，夹板固定

13. 骨盆环由下列哪些结构构成
A. 髂骨与骶尾骨
B. 耻坐骨与骶尾骨
C. 髋骨与骶尾骨
D. 髋骨与尾骨
E. 耻、坐骨与骶骨

14. 脊髓震荡是指
A. 脊髓受压
B. 脊髓挫伤
C. 脊髓裂伤
D. 脊髓血运障碍
E. 脊髓暂时性功能抑制

15. 齿状突骨折可以分成三型，其中不易愈合的类型包括
A. 第Ⅰ型
B. 第Ⅱ型
C. 第Ⅲ型
D. 第Ⅰ型和第Ⅲ型
E. 均不易愈合

16. 颈椎椎体粉碎性骨折一般多见于
A. C_1、C_2
B. C_3、C_4
C. C_5、C_6
D. C_7
E. C_1、C_2、C_3、C_4

17. 各种较重的脊髓损伤后可立即发生损伤平面以下弛缓性瘫痪，称之为
A. 脊髓断裂
B. 脊髓震荡
C. 脊髓抑制
D. 脊髓休克
E. 中枢控制

18. 关于脊髓损伤并发症的叙述，下列哪项是错误的
A. 下肢瘫痪
B. 呼吸衰竭与呼吸道感染
C. 泌尿生殖道的感染和结石
D. 压疮
E. 体温失调

19. Chance 骨折是指
A. 脊柱楔形压缩性骨折
B. 脊柱前柱和中柱爆破型骨折
C. 脊柱椎体水平撕裂骨折
D. 脊柱屈曲-牵拉型骨折
E. 脊柱骨折伴脱位

20. 脊髓损伤截瘫患者最早可能出现的并发症是
A. 深静脉血栓形成
B. 呼吸衰竭与呼吸道感染
C. 泌尿生殖道的感染和结石
D. 压疮
E. 体温失调

21. 脊髓损伤后发生神经源性休克与脊髓休克的区别是
A. 脊髓损伤后发生损伤平面以下弛缓性瘫痪
B. 几乎在损伤后24~48小时内消退
C. 是生理学上的功能丧失而不是结构上的中断
D. 脊髓损伤导致周围血管张力下降引起的低血压
E. 脊髓损伤后大脑的抑制性反应

22. 脊髓周围哪一韧带断裂容易引起脊髓受压
A. 黄韧带
B. 后纵韧带
C. 棘间韧带
D. 椎旁韧带
E. 寰椎横韧带

23. 脊髓损伤后，跟腱反射消失，膝腱反射正常，可能为脊髓的哪一段损伤
A. S_4 以下
B. S_2 以下
C. L_5 以下
D. L_2 以下
E. T_{12} 以下

24. 脊髓排尿中枢相当于脊椎哪一水平
A. 第1骶椎
B. 尾椎
C. 第12胸椎至第1腰椎
D. 第10胸椎
E. 第9胸椎

25. 发生压疮的主要原因是
A. 脊髓损伤
B. 周围神经损伤
C. 营养不良
D. 周围循环障碍
E. 长期卧床，护理不良

【A_2 型题】

26. 男性，32岁。车祸伤2小时。排尿困难，尿道出血。查体：BP 70/40mmHg，骨盆挤压分离试验阳性，会阴部瘀斑，疼痛明显。B超显示腹膜后血肿。首先应进行的处理是
A. 即刻行尿道会师术
B. 即刻行骨折切开复位内固定
C. 下肢牵引
D. 抗休克治疗
E. 打开后腹膜止血

27. 枢椎齿状突基底部骨折，但无移位，寰椎亦无移位。枕颌吊带牵引2周后，颈痛减轻，活动范围增加。3周后离床活动，6周后颈痛再次加剧，活动明显受限，并逐渐出现四肢无力与瘫痪，这种迟发性瘫痪的原因是
A. 迟发性血肿压迫
B. 椎管内纤维质增生压迫
C. 脊髓血运障碍
D. 黄韧带增厚

E. 寰椎迟发性前脱位

28. 男性，35岁。2个月前由高处跌落，发生第1腰椎压缩性骨折，双下肢不全瘫，CT片显示脊髓被向后突出的第1腰椎后缘骨嵴压迫。此时应采用
A. 自身功能复位
B. 双踝悬吊复位
C. 椎板切除减压术
D. 两桌法复位
E. 椎管侧后方减压术

29. 从马车上摔下，头后枕部着地，颈部活动受限，下颈椎压痛明显，四肢弛缓性瘫，躯干感觉平面在胸骨柄以下，痛、温觉消失，不能自行排尿，诊断首先考虑
A. 颈椎间盘突出症
B. 颈椎骨折脱位并颈髓损伤
C. 颈部软组织损伤
D. 颈椎骨折脱位并臂丛神经与腰骶丛神经损伤
E. 胸椎骨折并脊髓损伤

30. 20岁男性，夜间骑自行车，头朝下跌于壕沟，发生四肢不全瘫。X线片显示齿状突骨折伴半脱位。此时在治疗上最先采取的措施是
A. 石膏领固定
B. 颅骨牵引固定
C. 吊带牵引
D. 环枕固定术
E. 切开复位内固定

31. 女性，20岁。因外伤致第4、5颈椎骨折并发颈髓损伤，四肢呈弛缓性瘫痪，高热40℃，持续数日不降，应采取何种降温方法
A. 口服APC
B. 冬眠疗法
C. 使用抗生素
D. 物理降温
E. 以上都不是

32. 男性，马车翻车时砸伤下腹部。查体：耻骨联合处压痛，挤压试验阳性，膀胱胀满。橡皮导尿管插入一定深度未引出尿液，导尿管尖端见血迹。此时应考虑
A. 导尿管插入深度不足
B. 导尿管插入方法不对
C. 导尿管阻塞
D. 骨盆骨折合并尿道断裂
E. 骨盆骨折合并膀胱损伤

33. 一学生训练时，站立不稳，枕部触及垫上，出现双上肢麻木，活动无力，头稍歪向一侧，不敢活动，估计为何种损伤
A. 寰椎前脱位
B. 寰椎单侧半脱位
C. 枢椎齿状突基底骨折
D. 寰椎后弓骨折
E. 寰椎后脱位

【A_3/A_4 型题】

（34~36题共用题干）

男性，44岁，建筑工人。6小时前不慎从高处坠落摔伤，腰部疼痛，活动受限，不能站立行走。

34. 为明确有无合并神经损伤，最有意义的体格检查是
A. 逐个棘突按压
B. 椎旁肌按压
C. 直腿抬高试验
D. 腰部过伸过屈
E. 上下肢感觉运动

35. 为明确是否有腰椎骨折，首选的影像学检查是
A. B超
B. MRI
C. ECT
D. CT
E. X线片

36. 为明确神经损伤情况，首选的检查是
A. 肌电图
B. CT
C. MRI
D. ECT
E. B超

（37~39题共用题干）

马车从小腹压过，腰与骨盆区疼痛，休克，不能自行排尿，膀胱胀满，直肠指诊，指套上染有血迹。

37. 正确的诊断是
A. 骨盆骨折
B. 骨盆骨折合并休克
C. 骨盆骨折合并休克与尿道损伤
D. 骨盆骨折合并休克，尿道与直肠损伤
E. 骨盆骨折合并膀胱破裂

38. 治疗措施的先后顺序是
A. 抗休克，修复尿道、直肠损伤，处理骨折
B. 修复尿道、直肠损伤，处理骨折，抗休克
C. 抗休克，处理骨折，修复尿道、直肠损伤
D. 处理骨折，抗休克，修复尿道、直肠损伤
E. 处理骨折，修复尿道、直肠损伤，抗休克

39. 休克难以矫正时，应采用的最主要的措施是
A. 加快输血速度
B. 使用升压药物
C. 使用止血药物
D. 结扎髂内动脉
E. 结扎髂外动脉

【B_1 型题】

（40~42题共用备选答案）
A. 立即窒息死亡
B. 四肢全瘫
C. 上肢屈肘动作存在，伸肘及手的功能丧失，下肢瘫
D. 下肢痉挛性瘫
E. 下肢弛缓性瘫

40. 2~3颈椎骨折脱位合并脊髓严重损伤
41. 4~5颈椎骨折脱位合并脊髓损伤
42. 6~7颈椎骨折脱位合并脊髓损伤

第五章 关节脱位与损伤

【A_1 型题】

1. 下述关节脱位的特有体征，哪项是正确的
   A. 肿胀，畸形，功能障碍
   B. 压痛，肿胀，瘀斑
   C. 畸形，异常活动，关节空虚
   D. 畸形，异常活动，弹性固定
   E. 畸形，弹性固定，关节空虚
2. 新鲜肩关节前脱位患者，治疗上首选的方法是
   A. 悬吊牵引
   B. 皮肤牵引
   C. 骨牵引
   D. 手法复位外固定
   E. 手术切开复位内固定
3. 桡骨头半脱位常见发生年龄及常用处理方法是
   A. 5~10 岁小儿，手法复位，三角巾悬吊
   B. 6~8 岁小儿，手法复位，石膏外固定
   C. 10 岁儿童，切开复位内固定
   D. 5 岁以下幼儿，手法复位
   E. 成年人，切开复位内固定
4. 治疗新鲜髋关节后脱位的措施，不应选择
   A. Allis 法手法复位
   B. 复位后持续皮牵引固定于伸直、外展位 3~4 周
   C. 早期进行股四头肌收缩活动及踝部功能锻炼
   D. 伤后 6 个月患肢不能负重，以免股骨头缺血坏死
   E. 即刻手术切开复位
5. 复位方法操作不当会发生股骨头骨折的是
   A. Allis 法
   B. Kocher 法
   C. Bigelow 法
   D. Stimson 法
   E. Hippocrates 法
6. 何谓关节脱位
   A. 关节分离
   B. 关节囊扭伤并断裂
   C. 关节面失去正常对合关系
   D. 关节韧带断裂
   E. 关节出现畸形和弹性固定
7. 何谓开放性脱位
   A. 脱位伴皮肤裂伤
   B. 同时伴关节面骨折
   C. 手术探查时发现关节囊有裂伤
   D. 同时伴关节韧带断裂
   E. 关节腔与外界相通
8. 发生脱位率最高的关节是
   A. 肩关节
   B. 肘关节
   C. 髋关节
   D. 膝关节
   E. 骶髂关节
9. 关节脱位的特有体征
   A. 疼痛与压痛
   B. 反常活动
   C. 运动消失
   D. 关节面外露
   E. 弹性固定
10. 髋关节脱位的最多见类型是
    A. 前脱位
    B. 后脱位
    C. 中心型脱位
    D. 合并髋臼骨折的脱位
    E. 合并股骨头骨折的脱位
11. 肩关节脱位最多见的类型是
    A. 前脱位
    B. 后脱位
    C. 下脱位
    D. 盂上脱位
    E. 中心型脱位
12. 髋关节后脱位复位以下列哪种方法最常用、最简便、最安全
    A. Bigelow 法
    B. Stimson 法
    C. Allis 法
    D. 骨牵引复位
    E. 切开复位
13. 先天性髋关节脱位的病理改变主要为
    A. 髋部肌肉、韧带
    B. 髋臼，股骨头、颈和关节囊
    C. 髋部的神经、血管
    D. 骨盆
    E. 脊柱
14. 肘关节脱位的特有体征是
    A. 肘后三角关系正常
    B. 肘后三角关系异常
    C. 关节处于半伸直位
    D. 以健手托患臂
    E. 肘关节肿胀不能活动
15. 髋关节后脱位的典型畸形是
    A. 屈曲内收内旋
    B. 屈曲内收外旋
    C. 屈曲外展内旋
    D. 屈曲外展外旋
    E. 屈曲外旋
16. 肩关节脱位治疗好转的专有体征是
    A. 疼痛消失
    B. 肿胀消失
    C. Dugas 征阴性
    D. Dugas 征阳性
    E. 可以活动肩关节
17. 新鲜脱位是指
    A. 小于 1 周
    B. 小于 2 周
    C. 小于 3 周
    D. 小于 4 周
    E. 小于 5 周
18. 临床上髋关节后脱位占髋关节脱位的
    A. 35%~45%
    B. 50%~65%
    C. 65%~75%

D. 85%~90%
E. 90%~97%

【A_2 型题】

19. 25岁男性，驾车撞树受伤，伤后右髋关节疼痛剧烈不能活动。查体：患肢短缩，呈屈曲、内收、内旋畸形。应首先考虑的诊断是
A. 股骨颈骨折
B. 股骨干骨折
C. 髋关节后脱位
D. 髋关节前脱位
E. 坐骨神经损伤
20. 3岁患儿上楼梯时，其父向上牵拉右上肢，患儿哭叫，诉肘部疼痛，不肯用右手取物，最可能的诊断是
A. 肘关节脱位
B. 桡骨头骨折
C. 桡骨头半脱位
D. 肌肉牵拉伤
E. 尺骨鹰嘴撕脱伤
21. 跌倒，手掌撑地，肩外展外旋，出现肩痛，肿胀，活动受限。查体：Dugas征阳性。该患者肩部的畸形是
A. 屈曲外展、外旋
B. 屈曲内收、内旋
C. 方肩
D. 肩过度后伸
E. 肩过度膨隆
22. 65岁女性，车祸致右髋部疼痛，畸形。查体见右下肢屈曲内收短缩畸形，右下肢足尖指向左足背。考虑的诊断是
A. 股骨颈骨折
B. 粗隆间骨折
C. 髋关节后脱位
D. 髋关节前脱位
E. 股骨干骨折

【A_3/A_4 型题】

（23~26题共用题干）

患者乘车时，由于急刹车，其右膝前方受到撞击，出现右髋剧痛，髋关节运动障碍，处于屈曲、内收、内旋畸形状态。

23. 应诊断为
A. 股骨颈骨折
B. 股骨粗隆间骨折
C. 股骨粗隆下骨折
D. 髋关节后脱位
E. 髋关节前脱位
24. 可能出现哪些合并损伤
A. 坐骨神经
B. 股神经
C. 闭孔神经
D. 胫神经
E. 腓总神经
25. 应首先选择哪种治疗方法
A. Hippocrates法
B. Kocher法
C. Bigelow法
D. 骨牵引
E. 皮牵引
26. 该患者治疗4周后，自行下地负重行走，正常活动，预计可能发生下列哪一种情况
A. 关节强直
B. 关节周围组织损伤
C. 习惯性关节脱位
D. 股骨头缺血性坏死
E. 髋关节周围创伤性骨化

（27~29题共用题干）

3岁患儿，母亲穿衣时牵拉其左腕，患儿突然大哭，左肘不能活动。

27. 作为接诊医生首先应该做的是
A. 安排拍片
B. 安排实验室检查
C. 安排入院
D. 手法复位
E. 急诊手术
28. 拟诊为
A. 左肘关节脱位
B. 左腕关节脱位
C. 左桡骨头半脱位
D. 左肱骨髁上骨折
E. 左肱骨外髁撕脱性骨折
29. 以下情况表示治疗有效最可能的是
A. 拍片证实骨折复位
B. 患儿停止哭闹敢用手取物
C. 各项实验室检查正常
D. 肿胀消除
E. 肘后三角关系正常

【B_1 型题】

（30~32题共用备选答案）

A. 肩关节脱位
B. 肘关节脱位
C. 髋关节后上脱位
D. 髋关节前下脱位
E. 髋关节中心脱位

30. Dugas征阳性
31. Hippocrates法复位
32. 下肢短缩，髋关节屈曲、内收、内旋畸形

第六章 手外伤及断肢（指）再植

【A_1 型题】

1. 手的肌腱断裂后，出现的体征是
A. 手指的被动活动丧失
B. 局部出现剧烈的疼痛
C. 出现手的成角畸形
D. 手的休息位发生改变
E. 出现侧方摆动
2. 单纯指深屈肌腱断裂后，临床可发生
A. 手指过伸畸形
B. 手指出现锤状指
C. 手指的伸、屈功能丧失
D. 手指屈曲功能丧失

E. 手指远位指间关节屈曲功能丧失

3. Allen 试验是用于检查手的
A. 感觉情况
B. 供血情况
C. 运动情况
D. 发汗情况
E. 皮温情况

4. 手外伤后创口出血，在转送途中，首先采用的止血方法是
A. 手压法
B. 患肢抬高
C. 缚止血带
D. 局部加压包扎
E. 钳夹止血

5. 手外伤治疗的最终目的是
A. 早期彻底清创
B. 一期闭合伤口
C. 骨折解剖复位固定
D. 组织修复
E. 恢复手部功能

6. 右手环指远端缺损骨外露，下列哪种方法不适采用
A. 缩短指骨，缝合皮肤
B. 中厚皮片植皮
C. 带蒂皮瓣移植
D. 邻近皮瓣移植
E. 鱼际皮瓣转移

7. 带蒂皮瓣移植术，适用于下列哪种类型的手外伤
A. 手部有肌腱骨外露及皮肤缺损者
B. 手部皮肤浅度烧伤
C. 手部感染者
D. 手部骨折
E. 手部皮肤单纯缺损伤

8. 关于手部皮肤切割伤的处理，下列哪项不正确
A. 清创术，应在伤后 6~8 小时内进行
B. 最好在止血带下进行清创
C. 切除皮缘宁多勿少，以防感染
D. 创口应力争一期闭合
E. 伤后超过 24 小时，可行二期处理

9. 鼻咽窝的深部组织是
A. 第一掌指关节
B. 大多角骨
C. 腕舟骨
D. 桡侧伸腕肌止点
E. 外展拇短肌止点

10. 屈指肌腱损伤，修复后提倡
A. 固定 3 周后，逐渐练习功能
B. 保护性被动活动
C. 固定 4 周后，开始活动
D. 术后即开始功能练习
E. 固定 2 周后，开始功能练习

11. 关于断肢（指）再植，下列哪项是错误的
A. 断肢平面越近躯干，再植后全身反应越大
B. 断肢平面越低，术后反应越轻
C. 断肢时间越短，术后存活的机会越大
D. 断肢保存良好者，术后存活的可能性大
E. 断肢保存的温度越高，断肢成活的机会越大

12. 关于断肢再植原则，下列哪项是错误的
A. 首先进行彻底的清创
B. 可将骨骼短缩
C. 肌腱常做二期缝合
D. 主要的动、静脉均应做吻合
E. 神经应一期修复

13. 再植的断手，最好的保存方法是
A. 放于无菌生理盐水中
B. 放于林格液中
C. 放于 75% 的酒精溶液中
D. 无菌纱布包裹常温保存
E. 干燥冷藏法保存

14. 断肢再植术中操作，对肢体存活影响最大的因素是
A. 骨支架建立是否牢固
B. 神经缝接的质量
C. 肌腱缝合的质量
D. 皮肤对合的好坏
E. 血管吻合的质量

15. 根据断肢损伤的性质，断肢一般可分为
A. 切割性和撕裂性两大类
B. 完全性与不完全性断肢两大类
C. 撕裂性和辗压性两大类
D. 切割性和辗压性两大类
E. 部分离断和撕裂性离断两大类

16. 断肢再植成功率最高的上臂外伤种类是
A. 被机床压断的上臂
B. 被搅拌机绞断的上臂
C. 被火车辗压断的上臂
D. 被滚动皮带绞断的上臂
E. 被劫匪利刀砍断的上臂

17. 断肢再植术后，血管吻合通畅，患肢（指）的皮温应比健侧
A. 高 1~2℃
B. 高 2~3℃
C. 高 3~4℃
D. 低 1~2℃
E. 一致

18. 成人双手占体表面积的
A. 3%
B. 5%
C. 7%
D. 9%
E. 12%

19. 肌腱损伤近年来缝合方法有所改变，主要是改用显微外科技术，指的是
A. 间断缝合
B. 抽出缝合
C. 双垂直缝合
D. 编织缝合
E. 用 4/0~8/0 的显微缝合线进行缝合

【A_2 型题】

20. 22 岁青年，被电锯伤及右手小鱼际，有 2.0cm×2.5cm 的皮肤缺损，基底未见骨外露和

神经外露，经清洗、消毒、清创后，应采取哪种修复方法
A. 局部皮瓣移植
B. 前臂交叉皮瓣移植
C. 胸、腹部皮瓣移植
D. 游离中厚皮片植皮
E. 吻合血管的游离皮瓣移植

21. 患者右手掌被一薄而窄的铁器插入至第三掌骨，造成中指屈指肌腱及桡侧固有神经损伤，该患者应为
A. 切割伤
B. 刺伤
C. 撕脱伤
D. 压伤
E. 复合伤

22. 24岁男性患者，入院前3小时被他人砍伤右桡骨小头部致桡骨小头完全骨折，该患者最可能伤及
A. 桡神经深支
B. 正中神经
C. 尺神经
D. 桡神经和尺神经
E. 桡神经和正中神经

23. 82岁老人，左环指末节离断伤并环指掌侧面有纵行长约6cm皮裂伤，考虑治疗方法是
A. 指骨短缩，右掌侧面皮肤直接缝合
B. 示指残端做邻指皮瓣，掌侧面皮肤缝合
C. 示指残端做中厚植皮，掌侧面皮肤直接缝合
D. 短缩指骨，缝合皮肤，掌侧面创口做“Z”字形缝合
E. 换药待其自然愈合

24. 25岁男性，2小时前，腕掌侧切割伤，致深、浅屈指肌腱，正中、尺神经，尺、桡动脉损伤，应采用的治疗方法
A. 立即缝合皮肤，其他组织待二期处理
B. 清创后，吻合尺桡动脉，其他组织待二期处理
C. 清创后，吻合尺桡动脉，并一期修复其他组织
D. 清创后，吻合桡动脉，结扎尺动脉，并一期修复其他组织
E. 清创后，结扎尺桡动脉，一期修复其他组织

25. 76岁男性，3小时前因外伤致右手大鱼际、第一掌骨桡侧有5cm×6cm的皮肤缺损，大鱼际肌肉部分挫伤，第一掌骨有1.0cm×0.5cm的骨外露，该患者应采用哪种治疗方法为妥
A. 清创后，并局部软组织覆盖第一掌骨的外露，然后行中厚皮片植皮覆盖创面
B. 清创后，行游离足背皮瓣移植
C. 清创后，行前臂逆行岛状皮瓣移植
D. 清创后，用全厚皮片植皮
E. 清创后，行游离背阔肌皮瓣移植

26. 32岁男性患者，52天前，右前臂因锐器刺伤，经清创缝合，现伤口愈合，但遗有爪形手畸形和骨间肌萎缩，该患者最可能损伤为
A. 正中神经损伤
B. 桡神经损伤
C. 尺神经损伤
D. 骨间肌损伤
E. 正中神经和桡神经损伤

27. 24岁男性，1小时前右手拇指近端被刀完全切断，清创后，应按哪个顺序进行再植手术
A. 吻合动、静脉→固定骨骼→修复肌腱
B. 固定骨骼→修复神经、肌腱
C. 固定骨骼→修复肌腱→吻合动、静脉→修复神经→闭合创口
D. 修复肌腱→固定骨骼→修复神经→吻合动、静脉→闭合创口
E. 修复肌腱、神经→吻合动、静脉→固定骨骼→闭合创口

28. 断指再植术后28小时患者，发现患指指甲发绀，指腹肿胀，毛细血管反应存在，皮温尚正常，其原因可能是
A. 动脉痉挛或栓塞
B. 静脉痉挛或栓塞
C. 再灌注综合征所致
D. 创口有活动性出血
E. 创口感染

29. 21岁男性，右腕完全离断伤，再植术后当天，患者诉说有疼痛，此时应重点观察
A. 疼痛的变化
B. 血压的变化
C. 脉搏的变化
D. 体温的变化
E. 患指血循环的变化

30. 27岁男性，入院前1小时右腕上6cm处被机器绞断，软组织挫伤严重，神经、血管均较骨骼短缩2cm，该患者最好的治疗方案是
A. 清创后，残端缝合
B. 清创后，残端缝合，断肢保存，待二期再植
C. 包扎换药
D. 立即行断肢再植术
E. 清创后，做前臂分叉成形术

31. 某中指离断伤患者，再植术后10小时，发现，患指苍白，皮温低于健侧3℃，经解除包扎、解痉药物等处理，不见好转，此时应采取
A. 抬高患肢，保温
B. 臂丛神经阻滞麻醉
C. 应用抗凝溶栓药物
D. 立即手术探查吻合的血管情况
E. 继续观察

【A_3/A_4 型题】

（32~34题共用题干）

34岁女性，入院2小时左手中指掌指关节处掌面，被宽3cm锐器刺伤，查体发现中指呈伸直位，感觉障碍，手指苍白、发凉，Allen试验阳性。

32. 该患者诊断考虑为
    A. 皮肤裂伤
    B. 手指不全离断伤
    C. 开放性指骨骨折
    D. 手指固有神经损伤
    E. 左手中指屈指肌腱，指两侧固有神经和指动脉开放性损伤
33. 该患者的治疗方案是
    A. 清创后，修复屈指肌腱、神经，吻合动脉，缝合创口
    B. 清创后，修复神经，吻合动脉，肌腱二期修复
    C. 清创后，修复肌腱，吻合动脉，神经二期修复
    D. 清创后，修复肌腱和神经
    E. 清创后，缝合伤口，其他组织二期修复
34. 该患者术后48小时突然出现中指色泽苍白、发凉，皮温较健指低2.5℃，指腹发瘪，此时应采取什么措施
    A. 患肢抬高，保温
    B. 应用镇静，镇痛药
    C. 立即手术探查吻合的指动脉
    D. 臂丛神经麻醉
    E. 应用抗血管痉挛药物

（35~36题共用题干）

青年患者入院前1小时，右肱骨中段被机器绞伤，致上臂仅后侧有宽2cm的皮肤相连，该皮肤有较重的挫伤，其余组织完全离断。

35. 该患者应诊断为
    A. 右肱骨严重的开放性骨折
    B. 右上臂完全离断伤
    C. 右上臂不完全离断伤
    D. 右肱骨开放性骨折伴血管损伤
    E. 右肱骨开放性骨折伴神经损伤
36. 该患者的治疗方案应选择
    A. 清创术，右肱骨内固定术
    B. 清创后，右肱骨内固定，修复损伤的血管
    C. 清创后，右肱骨内固定，修复损伤的神经
    D. 断肢再植术
    E. 清创后，残端缝合

（37~38题共用题干）

该患者术后20小时，发现患手轻度肿胀，指甲略发绀，毛细血管反应存在，针刺指尖部有鲜红的血液溢出，皮温较健侧高0.5℃。

37. 其原因可能是
    A. 静脉栓塞或痉挛
    B. 动脉栓塞或痉挛
    C. 动、静脉同栓塞或痉挛
    D. 属正常现象
    E. 创口部有活动性出血
38. 此时，该患者应如何处理
    A. 解除压迫因素后，采用血管解痉措施，观察1小时后不见好转，手术治疗
    B. 选用有效的抗生素
    C. 理疗，抬高患肢
    D. 拆除缝线止血
    E. 手术切开，取动、静脉血栓

【B_1型题】

（39~41题共用备选答案）

A. 创口无任何规律可循
B. 创口小而深，可损伤深部组织
C. 创口整齐，污染较轻，但出血多
D. 可有皮肤脱套伤，肌腱被拉出，骨骼可能破坏
E. 创口不规则，伴有多发性骨折，和内在肌挫伤

39. 手部开放性损伤中刺伤的特点是
40. 手部开放性损伤中切割伤的特点是
41. 手部开放性损伤中撕脱伤的特点是

（42~44题共用备选答案）

A. 拇指完全离断
B. 老人一指多节段断指
C. 儿童小指完全断指
D. 两处以上的断指
E. 多指断指，仅拇指断指远端无再植条件

42. 千方百计再植
43. 不宜再植
44. 移位再植

第七章　周围神经损伤

【A_1型题】

1. 尺神经损伤的典型体征是
    A. Froment征阳性
    B. 拇指对掌功能受限
    C. 拇指感觉异常
    D. 垂腕
    E. Finkelstein试验阳性
2. 正中神经损伤患者，以下哪种表现说明该患者为肘上损伤
    A. 拇指对掌功能障碍
    B. 拇指和示、中指屈曲功能障碍
    C. 中指近节感觉消失
    D. 示指远节感觉消失
    E. 手的桡侧半感觉障碍
3. 正中神经挤压所致闭合性损伤，应予
    A. 争取行一期修复
    B. 肌腱移位修复
    C. 伤口愈合后尽早手术修复

D. 中医按摩治疗
E. 短期观察，如无恢复表现则应手术探查

4. 以下不是尺神经损伤表现的是
A. Froment 征
B. 手指内收、外展障碍
C. 手部尺侧半和尺侧一个半手指感觉障碍
D. 小指爪形手畸形
E. 拇指感觉消失

5. 桡神经损伤典型畸形是
A. 垂腕
B. "银叉"手
C. 伸直状态
D. "猿"手
E. 爪形手

6. 以下不符合肱骨骨折所致桡神经损伤的是
A. 若判断可能是神经断裂伤或嵌入骨折断端之间时，应立即手术探查
B. 骨折复位固定后，应观察2~3个月
C. 开放性损伤应在骨折复位时同时探查神经并行修复
D. 不可自行恢复
E. 晚期功能不恢复者，可行肌腱移位重建伸腕、伸拇、伸指功能

7. 以下不是坐骨神经损伤表现的是
A. 高位损伤，引起股后部肌肉及小腿和足部所有肌肉全部瘫痪
B. 高位损伤，导致膝关节不能屈、踝关节与足趾运动功能完全丧失，呈足下垂
C. 膝关节呈屈曲状态，行走时呈震颤步态
D. 足部出现神经营养性改变
E. 小腿后外侧和足部感觉丧失

8. 股骨髁上骨折及膝关节脱位易损伤
A. 胫神经
B. 坐骨神经
C. 腓总神经
D. 桡神经
E. 正中神经

9. 腓总神经易损伤部位是
A. 腘部及腓骨小头
B. 股骨髁上
C. 踝关节
D. 肱骨中、下1/3交界处
E. 膝关节

【A_2 型题】

10. 男性，18岁。车祸致伤右膝关节及小腿，伤后即出现足跖屈、内翻、内收功能障碍，足底感觉消失。最有可能损伤的神经是
A. 腓肠神经
B. 足底内侧神经
C. 腓总神经
D. 胫神经
E. 股神经

11. 患者外伤致腓骨小头处骨折，伤后患足不能背屈，其原因是
A. 胫前肌损伤
B. 坐骨神经损伤
C. 胫后肌损伤
D. 腓总神经损伤
E. 胫后神经损伤

【A_3/A_4 型题】

（12~13题共用题干）

男性，26岁。外伤致肱骨中下1/3长斜形骨折，来院检查时发现有垂腕、垂指畸形。

12. 该患者合并哪条神经损伤
A. 尺神经损伤
B. 臂丛神经损伤
C. 正中神经损伤
D. 桡神经损伤
E. 正中、尺神经同时损伤

13. 该患者选择哪种治疗方法痛苦小，稳妥
A. 立即切开复位，内固定，同时探查并修复受损的神经
B. 给予神经营养药
C. 手法复位，小夹板固定，观察
D. 手法复位，U形石膏固定，观察
E. 手法复位，悬垂石膏固定，观察2~3个月。如垂腕、垂指无恢复再行手术治疗

第八章　运动系统慢性损伤

【A_1 型题】

1. 腰椎$_{4\sim5}$或腰$_5$~骶$_1$间盘突出症，出现鞍区麻木及大、小便功能障碍，为突出椎间盘压迫
A. 脊髓腰膨大部
B. 脊髓圆锥
C. 马尾神经
D. 骶$_1$神经根
E. 骶$_2$神经根

2. 腰椎间盘突出症下肢放射痛最常见于
A. 坐骨神经分布区
B. 闭孔神经分布区
C. 阴部神经分布区
D. 股神经分布区
E. 股外侧皮神经分布区

3. 胫骨结节骨软骨病好发年龄是
A. 6~9岁
B. 10~11岁
C. 12~14岁
D. 15~17岁
E. 18~20岁

4. 单节段颈椎间盘突出症压迫颈髓，最佳治疗方法是

A. 非手术治疗
B. 后路减压
C. 前路减压融合术
D. 人工间盘置换术
E. 介入治疗

5. 诊断早期股骨头坏死最敏感的检查是
A. B超
B. MRI
C. 血管造影
D. CT
E. X线

6. 椎动脉型颈椎病最突出的症状是
A. 恶心
B. 猝倒
C. 头痛、眩晕
D. 视物不清
E. 耳鸣、耳聋

7. 关于腰椎间盘突出症体征叙述错误的是
A. 腰椎侧突具有辅助诊断价值
B. 多数患者有不同程度的腰部前屈活动受限
C. 大多数患者在病变间隙的棘突旁有压痛
D. 部分患者有肌力下降
E. 直腿抬高试验及加强试验多为阴性

8. 不符合骨性关节炎特点的是
A. 晨僵
B. 骨擦音
C. 关节肿痛
D. 好发于青壮年人
E. 压痛和被动痛

9. 骨关节炎的病理特点为
A. 滑膜炎
B. 附着点炎
C. 关节软骨变性
D. 小血管炎
E. 关节腔炎症

10. 骨关节炎最常累及的关节是
A. 腕关节，踝关节，远端指间关节
B. 膝关节，肩关节，近端指间关节
C. 腕关节，肘关节，近端指间关节
D. 膝关节，髋关节，远端指间关节
E. 掌指关节，远端指间关节，近端指间关节

11. 类风湿关节炎的诊断标准共计10项，典型病例应具备其中几项
A. 3项
B. 4项
C. 5项
D. 6项
E. 7项

12. 关于肱骨外上髁炎，下列哪项不对
A. 好发于网球运动员
B. 一旦确诊应手术松解
C. 局部封闭常有效
D. 是伸腕伸指肌腱止点处的慢性损伤性炎症
E. 伸腕抗阻力试验（+）

13. 狭窄性腱鞘炎，疗效较好的方法是
A. 理疗
B. 限制活动和石膏固定
C. 理疗加内服药物
D. 伤湿镇痛膏局部贴敷
E. 醋酸泼尼松龙局部封闭

14. 肱骨外上髁炎的病因主要是
A. 急性化脓性感染
B. 结核
C. 类风湿
D. 风湿
E. 慢性损伤

15. 膝关节疾病与有关试验中，下列哪项是错误的
A. 浮髌试验（+）：膝关节积液
B. 前抽屉试验（+）：后交叉韧带断裂
C. 后抽屉试验（+）：后交叉韧带断裂
D. 麦氏（McMmurray）试验（+）：半月板损伤
E. 髌骨摩擦试验（+）：髌骨软骨软化症

16. 肩关节周围炎不正确的治疗方法是
A. 理疗
B. 封闭
C. 按摩
D. 服用非甾体抗炎药
E. 限制肩关节活动

17. 神经根型颈椎病的手术指征是
A. 颈痛伴手麻木
B. 头痛、头晕、眩晕
C. 颈肩痛较重，手握力减退
D. 反复发作，症状严重，长期保守疗法无效
E. X线片有骨棘生成，椎间隙狭窄

18. 腰椎间盘突出症与腰椎管狭窄症临床症状的主要不同点为
A. 腰痛及下肢放射痛的程度
B. 有否间歇性跛行
C. 鞍区感觉改变情况
D. 双下肢无力情况
E. 大、小便是否障碍

19. 肱骨外上髁炎的治疗措施中，下列哪项不妥
A. 理疗
B. 压痛点醋酸泼尼松龙注射
C. 加强腕关节背伸抗阻运动练习
D. 伸肌总腱起点剥离松解术
E. 伸肌总腱起点神经血管束切除结扎术

20. 早期类风湿关节炎，除药物治疗外，还应选择
A. 截骨术
B. 关节清理术
C. 关节成形术
D. 滑膜切除术
E. 钻孔减压术

21. 骨关节炎的病因为
A. 遗传因素
B. 性激素
C. 机械因素
D. 肥胖
E. 以上均是

22. 桡骨茎突狭窄性腱鞘炎，下列哪一体征为阳性
A. Finkelstein
B. Mills
C. Lasegue
D. Thomas
E. Dugas
23. 腰椎间盘突出症，感觉减退出现在外踝部及足背外侧，踝反射减弱或消失，最常受压迫的神经根是
A. 腰$_3$神经根
B. 腰$_4$神经根
C. 腰$_5$神经根
D. 骶$_1$神经根
E. 骶$_2$神经根
24. 以关节活动弹响（骨擦音）为特征性体征的风湿病是
A. 类风湿关节炎
B. 强直性脊柱炎
C. 风湿热关节受累
D. 骨性关节炎
E. 痛风性关节炎
25. 腰椎间盘突出症与腰椎管内肿瘤最有鉴别意义的辅助检查是
A. X线片
B. CT
C. MRI
D. 肌电图
E. 超声
26. 胫骨结节骨软骨病好发年龄是
A. 6~9岁
B. 10~11岁
C. 12~14岁
D. 15~17岁
E. 18~20岁
27. 胫骨结节骨软骨病常用的治疗方法是
A. 局部封闭
B. 手术治疗
C. 针灸
D. 体育锻炼
E. 制动、理疗
28. 治疗髌骨软骨软化症，下列哪项措施应慎用
A. 制动休息
B. 理疗
C. 口服氨糖美辛
D. 关节内注射醋酸泼尼松龙
E. 股四头肌运动练习
29. 神经根型颈椎病最宜采用的治疗方法是
A. 按摩
B. 针灸
C. 牵引
D. 封闭
E. 手术
30. 颈椎病最常见的类型为
A. 神经根型
B. 脊髓型
C. 交感神经型
D. 椎动脉型
E. 混合型
31. 骨关节炎的主要病变是
A. 关节内化脓性感染
B. 关节特异性炎症
C. 关节软骨退行性变和继发性骨质增生
D. 关节骨质疏松
E. 骨与关节慢性疼痛
32. 50岁以上髋关节骨关节炎患者有明显疼痛和运动障碍者，应首选
A. 髋关节融合术
B. 截骨术
C. 人工关节置换术
D. 关节清理术
E. 钻孔减压术
33. 下列哪种情况，不是狭窄性腱鞘炎的体征
A. 弹响指
B. 弹响拇
C. 扳机指
D. 鼓槌指
E. 握拳尺偏试验阳性
34. 治疗成人股骨头缺血性坏死，下列哪项措施应特殊强调
A. 理疗
B. 非甾体类抗炎药
C. 减少负重
D. 高压氧
E. 扩血管药物

【A_2型题】

35. 女性，30岁。右肘关节外侧疼痛半年。查体：右侧Mills征阳性。X线检查未见异常。治疗和预防该病复发的关键是
A. 局部按摩
B. 功能锻炼
C. 早期手术
D. 限制腕关节活动
E. 药物治疗
36. 男性，25岁。喜好网球运动，右肘关节外侧疼痛1个月，加重3天，持物无力，拧毛巾痛。体格检查：除右肘关节外侧局限性压痛外，下列哪项试验最有助于诊断
A. Froment
B. Mills
C. Finkelstein
D. Gaenslen
E. Dugas
37. 14岁男孩，平素喜踢足球，近1周右小腿上端前侧疼痛。查体：右小腿上端前侧隆起，皮肤无红肿发热及静脉怒张，压痛明显。X线片示胫骨结节骨骺增大、致密。应首先考虑的诊断是胫骨结节
A. 撕脱骨折
B. 骨髓炎
C. 骨结核
D. 骨软骨瘤
E. 骨软骨病
38. 男性，20岁，青年工人。抬东西而致腰痛，右下肢亦痛，直腿抬高试验阳性，而加强试验阴性，腰部右侧有压痛，站立时压痛区可触到指肚大之肿块，平卧时即消失，其诊断为
A. 腰椎间盘突出症
B. 肌疝
C. 腰肌筋膜炎
D. 第三腰椎横突综合征

E. 棘间韧带损伤

39. 青年男性患者，腰痛、腰僵硬，逐渐出现驼背，X线片见骶髂关节模糊，间隙消失，可能的诊断是
A. 慢性腰扭伤
B. 腰肌劳损
C. 腰椎结核
D. 腰椎间盘突出症
E. 强直性脊柱炎

40. 14岁男孩，一周前参加足球比赛后，出现右小腿上端前侧疼痛。查体：右小腿上端前侧隆起，皮肤无红肿发热及静脉怒张，压痛明显。X线片示胫骨结节骨骺增大、致密。应首先考虑的诊断是胫骨结节
A. 撕脱骨折
B. 骨髓炎
C. 骨结核
D. 骨软骨瘤
E. 骨软骨病

41. 中年男子，猛抬重物后腰剧痛并向右下肢放射，右足麻木，其诊断最大可能是
A. 腰椎骨折
B. 腰椎滑脱
C. 腰部肌筋膜炎
D. 腰椎间盘突出症
E. 腰扭伤

42. 有一患者伤后表现单侧坐骨神经痛及腰痛，直腿抬高试验及加强试验阳性，脊柱侧弯，踝反射异常，足趾跖屈力减退，此时最可能的诊断为
A. $L_1 \sim L_2$间盘突出
B. $L_2 \sim L_3$间盘突出
C. $L_3 \sim L_4$间盘突出
D. $L_4 \sim L_5$间盘突出
E. $L_5 \sim S_1$ 间盘突出

43. 男性，40岁，车工。因近两个月来经常加班劳动而引起腰背痛及活动障碍，约5日前又扭伤腰部，疼痛加剧，且向右下肢后侧放射，每于弯腰、咳嗽及用力排便时加重，脊髓造影显示$L_{4\sim5}$间盘水平偏右有一圆形压迹，最可能的诊断是
A. 腰部肌筋膜炎
B. 慢性腰部损伤
C. 强直性脊柱炎
D. 劳累性腰痛
E. 腰椎间盘突出症

44. 颈椎病患者，MRI检查见$C_{5\sim6}$间盘突入椎管压迫颈脊髓，保守治疗无效，瘫痪逐渐加重，应选择哪种治疗方案
A. 前路人工椎间盘置换术
B. 后路椎管扩大成形术
C. 后路椎板切除手术
D. 前外侧椎管减压术
E. 前路髓核摘除植骨术

45. 女性，45岁。诉头痛，眩晕，颈侧弯后伸后头晕加重并出现猝倒。肱二头肌腱反射亢进，颈椎斜位片显示钩椎关节增生，过伸过屈位片显示颈$_{5\sim6}$椎间不稳，你认为最大可能是
A. 梅尼埃病
B. 体位性眩晕
C. 脊髓肿瘤
D. 椎动脉型颈椎病
E. 粘连性蛛网膜炎

46. 女性，49岁。颈肩痛5年余，出现四肢麻木、乏力半年，行走时步态不稳，查体见双手尺侧以下皮肤感觉减退，双下肢肌张力增高，肌力3～4级，X线片见颈椎骨质明显退行性改变，其诊断可能为
A. 颈椎增生
B. 神经根型颈椎病
C. 脊髓型颈椎病
D. 交感神经型颈椎病
E. 椎管内肿瘤

47. 男性，50岁。四肢麻木、乏力逐渐加重近2年，1个月前不慎滑倒，当即出现四肢活动障碍。查体：神志清楚，头部活动无明显受限，第2肋以下皮肤痛觉减退，四肢不能主动活动，肌张力增高，病理征（+）。X线片示颈$_{5\sim6}$椎体后缘骨质增生，椎间隙变窄。诊断为
A. 颈椎骨折颈髓损伤
B. 颈椎脱位
C. 脊髓型颈椎病，颈髓损伤
D. 颈椎肿瘤
E. 颈椎结核

48. 女性，40岁。颈肩痛3个月，伴右手麻木，无视物模糊、行走不稳和眩晕。查体：颈部压痛，伴右上肢放射痛，压头试验阳性，右手“虎口区”麻木，右侧伸腕肌肌力减弱，Hoffmann症阳性。考虑颈椎病，最可能的类型是
A. 神经根型
B. 交感神经型
C. 椎动脉型
D. 脊髓型
E. 复合型

【A_3/A_4型题】

（49～51题共用题干）

女性，65岁。绝经10年，无外伤史。主诉腰痛。

49. 其可能的病因为
A. 肾结石
B. 骨质疏松症
C. 椎间盘突出症
D. 骨关节炎
E. 以上均可能

50. 不必要为她所做的辅助检查是
A. 腰椎X线片
B. 腰椎CT
C. 骨密度检测
D. 类风湿因子测定
E. 肾脏B超

51. 若X线检查后确诊为“腰椎骨关节炎”，不应采取的治疗措施为
A. 糖皮质激素静脉注射
B. 非甾体抗炎药治疗

C. 减肥
D. 理疗
E. 卧硬板床，少负重
（52~56题共用题干）
男性，51岁。双下肢乏力半年，右侧明显，近2个月步态不稳，右手不能扣纽扣。无外伤史，无发热。查体：颈背部无明显压痛，两上肢前臂、手及上臂尺侧皮肤感觉减退，躯干部及双下肢感觉减退，四肢肌力减弱，左上肢肌力Ⅲ级，右上肢及双下肢肌力Ⅳ级，肌张力增高，肱二、三头肌反射亢进，双侧膝踝反射亢进，右髌阵挛阳性，双侧巴宾斯基征阳性。
52. 最可能的诊断是
A. 脑卒中
B. 颈椎病
C. 颈椎肿瘤
D. 颈椎结核
E. 颈神经根炎
53. 最有助于鉴别诊断的辅助检查为
A. 颈椎X线片
B. 颈椎X线断层摄片
C. 肌电图
D. 颈椎MRI
E. 全身骨显像
54. 应考虑的治疗是
A. 颈枕吊带牵引
B. 激素治疗
C. 推拿按摩治疗
D. 手术治疗
E. 颈托围领制动
55. 致病因素是
A. 病毒感染
B. 细菌感染
C. 退行性改变
D. 变态反应
E. 高血压
56. 下列哪项对该患者最不利
A. 长时间低头伏案写作
B. 枕头过高
C. 头过度后伸
D. 颈部突然前后摆动
E. 牵引
（57~59题共用题干）
女性，69岁。有长年吸烟史，糖尿病发现10年，双下肢疼痛3个月，有间歇性跛行。
57. 其可能的病因为
A. 腰椎间盘突出症
B. 骨关节炎
C. 腰椎管狭窄症
D. 下肢动脉闭塞性脉管炎
E. C、D均有可能
58. 不必要做的辅助检查是
A. 腰椎MRI
B. 腰椎X线检查
C. 双下肢动脉彩超
D. 血糖
E. 双膝关节X线检查
59. 若影像学检查后，确诊为“腰椎管狭窄症”，不应采取的治疗措施为
A. 卧床休息
B. 硬膜外腔封闭
C. 非甾体抗炎药物
D. 手术治疗
E. 加强腰背肌功能锻炼

【B_1型题】

（60~62题共用备选答案）
A. 抗核抗体检查
B. 类风湿因子测定
C. HLA-B27阳性
D. Heberden结节
E. 血尿酸升高
60. 手骨性关节炎的特征性表现为
61. 90%强直性脊柱炎患者具有的特征为
62. 系统性红斑狼疮的筛选试验为
（63~65题共用备选答案）
A. 肩关节外展受限
B. 肩部疼痛、无活动受限
C. 肘关节外侧疼痛
D. 肘关节活动受限
E. Finkelstein试验阳性
63. 肩关节周围炎
64. 桡骨茎突狭窄性腱鞘炎
65. 肱骨外上髁炎
（66~68题共用备选答案）
A. 间歇性跛行，下肢动脉彩超示动脉无闭塞
B. 下肢直腿抬高试验及加强试验阳性
C. 髋关节外展外旋抗阻力时，下肢放射痛
D. “4”字试验阳性
E. 血尿酸升高
66. 腰椎间盘突出症
67. 股骨头坏死
68. 腰椎管狭窄症

第九章　非化脓性关节炎

【A_1型题】

1. 真正的结缔组织病包括
A. 系统性红斑狼疮（SLE）、类风湿关节炎（RA）、进行性全身性硬皮病（PSS）、多发性肌炎（PM）、结节性多动脉炎（PN）
B. SLE、RA、PSS
C. SLE、RA、PSS、混合性结缔组织病（MCT）
D. 贝切特综合征、干燥综合征
E. SLE、PSS、RA、韦格纳肉芽肿、脂膜炎
2. 除了关节肿胀之外，对类风湿关节炎的诊断最有意义的临床表现是
A. 肘膝部肌腱附着端痛与足跟、足掌痛

B. 晨僵
C. 小腿发现紫红色痛性皮下结节
D. 弥漫性肺间质改变伴肺内结节
E. 双侧渗出性胸腔积液，其糖定量正常

3. 不属于治疗类风湿关节炎的药物是
A. 双氯芬酸钠
B. 青霉素
C. 雷公藤
D. 氨甲蝶呤
E. 泼尼松

4. 关于风湿性疾病的概念下列哪种说法是对的
A. 风湿病就是胶原性疾病
B. 风湿病就是结缔组织病
C. 风湿病只包括风湿热和类风湿关节炎
D. 风湿病、结缔组织病、胶原病均是同范畴的疾病
E. 结缔组织病、胶原病仅是风湿病的一部分，不能互相等同

5. 在风湿性疾病中，下列哪一种肾脏受累较少见
A. 系统性红斑狼疮（SLE）
B. 皮肌炎（DM）
C. 干燥综合征
D. 结节性多动脉炎（PN）
E. 血管炎

6. 按诊断标准，下列哪项不是诊断类风湿关节炎的必备关节表现
A. 3个或3个以上关节肿（≥6周）
B. 对称性关节肿（≥6周）
C. 腕、掌指、近侧指间关节肿（≥6周）
D. 关节畸形
E. 晨僵至少1小时（≥6周）

7. 关于类风湿因子（RF）与类风湿关节炎（RA）的陈述，正确的是
A. RF阳性的患者一定都是RA，而且RA患者RF一定都阳性
B. RF阳性的患者一定都是RA，但是RA患者RF不一定都阳性
C. RF阳性的患者不一定都是RA，但是RA患者RF一定都阳性
D. RF阳性的患者不一定都是RA，而且RA患者RF不一定都阳性
E. 在RA患者中，RF一旦出现就不再发生变化

【A_2型题】

8. 女性，48岁。发热伴对称性多关节肿痛，晨僵3个月，查抗核抗体（ANA）低效价阳性，RF（+），IgG和补体升高。最可能的诊断是
A. 多发性肌炎
B. 系统性红斑狼疮
C. 类风湿关节炎
D. 干燥综合征
E. 混合性结缔组织病

【A_3/A_4型题】

（9~10题共用题干）

女性，40岁。手、膝关节痛1年，RF（+）。见双手多个近指关节肿胀、压痛，双膝关节活动弹响。

9. 患者主要可能诊断
A. 大骨节病
B. 痛风性关节炎
C. 风湿性关节炎
D. 类风湿关节炎
E. 强直性脊柱炎

10. 对主要可能诊断帮助最大的检查是
A. ESR检查
B. 抗Sm抗体
C. 抗SSB抗体
D. 膝关节X线检查
E. 双手X线检查

【B_1型题】

（11~13题共用备选答案）
A. 抗组蛋白抗体
B. 抗Sm抗体
C. 抗SSB抗体
D. 抗Scl-70抗体
E. 抗Jo-1抗体

11. SLE的标志性抗体
12. 干燥综合征的标志性抗体
13. 多发性皮肌炎的特异性抗体

第十章 骨与关节感染

【A_1型题】

1. 急性骨髓炎转为慢性骨髓炎的主要原因是
A. 机体抵抗力低
B. 细菌毒力过于强大
C. 治疗不及时和不恰当
D. 局部血运不好
E. 肢体活动过早

2. 急性血源性骨髓炎最常见的致病菌是
A. 白色葡萄球菌
B. 真菌
C. 溶血性金黄色葡萄球菌
D. 大肠埃希菌
E. 肺炎链球菌

3. 与脊柱结核有关的体格检查方法是
A. 抽屉试验
B. 直腿抬高试验
C. “4”字试验
D. 拾物试验
E. 研磨试验

4. 形成急性血源性骨髓炎大块死

骨的原因主要是
A. 骨膜血管断裂
B. 骨的滋养血管栓塞
C. 脓肿直接破坏骨组织
D. 病理性骨折
E. 机体抵抗力差

5. 儿童期急性骨髓炎脓肿穿破干骺端骨皮质后，可直接进入关节的部位是
A. 胫骨上端
B. 胫骨下端
C. 股骨上端
D. 股骨下端
E. 肱骨上端

6. 小儿股骨上端急性骨髓炎并发化脓性髋关节炎的主要途径，是
A. 血行感染
B. 脓肿穿破骺板进入关节
C. 脓肿穿破干骺端骨皮质进入关节
D. 骨膜下脓肿破入关节
E. 软组织脓肿破入关节

7. 急性骨髓炎，在骨膜下或骨髓内抽得脓液后，最关键的治疗措施是
A. 多次抽脓并注入抗生素
B. 进行脓液细菌培养及药敏试验，根据结果调整用药
C. 联合使用大量抗生素
D. 局部引流
E. 局部固定防止病理性骨折

8. 慢性骨髓炎死骨摘除术指征，是
A. 有死骨、死腔，骨包壳薄弱
B. 发热，局部红肿，有死骨、死腔
C. 开放性骨折感染，骨折尚未愈合，有大块死骨
D. 骨包壳充分形成，有死骨、死腔
E. 死骨分界不清，有死腔与窦道

9. 早期诊断化脓性关节炎，最有确诊价值的检查是
A. X 线照片
B. 红细胞沉降率
C. 血培养
D. 血细胞计数及分类
E. 关节穿刺及关节液检查

10. 化脓性关节炎经穿刺及关节内注入抗生素治疗后，未能控制症状时，应当
A. 调整抗生素种类
B. 调整并加大抗生素全身用量
C. 增加关节穿刺次数
D. 增加关节内抗生素用量
E. 切开引流

11. 化脓性关节炎后期关节已有破坏与增生，强直已不可避免时，最恰当的治疗方法是
A. 避免负重
B. 加强活动
C. 固定于功能位
D. 行关节融合术
E. 物理疗法

12. 化脓性关节炎与关节结核的鉴别，下列哪项最有价值
A. 是否有高热等急性全身表现
B. 局部是否有红肿、疼痛与皮温明显增高
C. 血和关节液的白细胞总数和中性粒细胞增多的程度
D. 浮髌试验阳性
E. 关节液是否培养出革兰阳性球菌

【A_2 型题】

13. 9 岁女患儿，8 天前突发左髋剧痛，左下肢活动受限，伴畏寒，高热，全身不适及食欲缺乏，急重病容，贫血，体温 38.7℃，脉搏 100 次/分，左大腿近端肿胀，皮温升高，但外观无异常，腹股沟韧带中点稍下方深压痛，最可能的诊断是
A. 左髋关节急性风湿性关节炎
B. 左髋关节急性化脓性关节炎
C. 左髋关节结核
D. 左大腿软组织炎症
E. 左股骨近端恶性肿瘤

14. 男性，20 岁。半年前曾患右股骨急性化脓性骨髓炎，经治疗后好转，但局部有窦道形成，常有少许稀黄色脓液流出，近四日窦道口闭合，但出现高热，局部压痛明显，并有红肿。X 线片示有死骨存留，而且包壳形成充分。应立即
A. 窦道切除，一期缝合
B. 骨钻孔手术
C. 死骨摘除，植骨术
D. 切开引流
E. 窦道搔刮术

15. 8 岁男孩，右小腿轻微外伤后寒战发热（39.5℃）5 天，右小腿上端肿胀、剧痛，局部皮温高，肤色正常，白细胞计数 $25\times10^9/L$。X 线片未见明显变化。局部穿刺，针达骨膜下时抽出黄色脓液。首先应考虑为
A. 急性蜂窝织炎
B. 急性化脓性膝关节炎
C. 急性化脓性骨髓炎
D. 滑囊炎感染
E. 胫骨上端单纯骨结核转变为膝关节全关节结核

16. 幼儿，7 岁。骤然起病，恶寒高热 3 周，右小腿肿痛，膝关节活动受限，右小腿弥漫性红肿，广泛压痛，膝关节积液，浮髌试验阳性，关节穿刺为浆液性渗出。X 线片示右胫骨上端骨皮质散在虫蚀样骨破坏，骨膜反应明显。血象：白细胞总数 $15.6\times10^9/L$。分层穿刺见软组织内与骨膜下大量蓄脓，切开引流后体温下降，急性症状消退，其转归是
A. 痊愈
B. 形成慢性骨髓炎
C. 形成硬化性骨髓炎

D. 形成 Brodie 骨脓肿
E. 以上都不是

17. 5 岁男孩，突起高热，畏寒 3 天，伴左膝关节肿、痛就诊。查体：左侧膝关节红肿、压痛，活动时疼痛剧烈，浮髌试验（±）。下列处理哪项欠佳
A. 局部固定
B. 大剂量静脉注射抗生素
C. 关节内注射抗生素
D. 全身支持疗法
E. 立即切开引流

【B_1 型题】

（18~21 题共用备选答案）
A. 关节痛：病情缓慢，肿而不红，穿刺：脓液
B. 关节痛：游走性，轻度红、肿、热，与天气变化有关
C. 关节痛：多发性，有畸形及功能障碍，穿刺液：白细胞数增多，中性粒细胞比例占 75%
D. 关节痛：急性发作，高热、红肿明显，不能活动，白细胞数增多，关节液白细胞甚多，中性粒细胞比例占 90%
E. 关节附近痛，急性发作，高热、红肿不明显，深压痛，不愿意活动关节，白细胞数明显增高

18. 急性化脓性关节炎是
19. 关节结核
20. 类风湿关节炎是
21. 急性骨髓炎

第十一章 骨 肿 瘤

【A_1 型题】

1. 内生性软骨瘤的治疗方案应选择
A. 刮除植入松质骨
B. 肿瘤段切除
C. 必要时可行人工关节置换手术
D. 截肢术
E. 放疗、化疗、手术相结合

2. 骨软骨瘤外科分期属于
A. $G_0\ T_1\ M_1$
B. $G_0\ T_0\ M_0$
C. $G_1\ T_0\ M_1$
D. $G_2\ T_1\ M_0$
E. $G_2\ T_2 M_0$

3. 骨软骨瘤临床表现为
A. 生长较快，伴明显疼痛
B. 肿块明显，并可见其表面静脉怒张
C. X 线检查见骨膜反应
D. 本身可无症状，但压迫周围组织可影响功能
E. 肿块与周围界限不清

4. 骨巨细胞瘤的性质，属于
A. 良性
B. 交界性
C. 恶性
D. 高度恶性
E. 性质不明

5. 骨巨细胞瘤 X 线表现
A. 外生性，可见明显破坏
B. 偏心性，位于骨端，溶骨性破坏
C. 位于干骺端，可见有分隔
D. 骨破坏，可见 Codman 三角
E. 骨性破坏，可见片状钙化

6. 骨巨细胞瘤外科分期，属于
A. $G_0\ T_{1\sim2} M_0$ 1
B. $G_{0\sim1} T_0\ M_0$
C. $G_{0\sim1} T_{0\sim2} M_{0\sim1}$
D. $G_2\ T_0\ M_1$
E. $G_2\ T_0\ M_0$

7. 骨巨细胞瘤治疗方案的确定，取决于
A. X 线表现
B. 临床表现
C. G、T、M 分期
D. 病理检查
E. 放疗后有无恶变

8. 骨肉瘤 X 线片可见病变
A. 发生于骨端
B. 短管状骨多见
C. 可见“日光射线”现象
D. 可为膨胀性生长
E. 与正常组织界限清楚

9. 内生软骨瘤的 X 线表现，是
A. 溶骨性骨破坏
B. 葱皮样骨膜反应
C. 日光放射状骨膜反应
D. 膨胀性低密度区内夹杂钙化斑块
E. 密度增高的肿瘤骨

10. 骨囊肿好发于
A. 长管状骨干骺端
B. 扁骨骨端
C. 长管状骨骨端
D. 短骨骨端
E. 短骨干骺端

11. 单纯使用根治性切除手术治疗骨肉瘤，5 年存活率不高，其主要原因是
A. 早期髓腔内广泛蔓延
B. 早期淋巴管内瘤栓形成
C. 早期血液中发现瘤细胞
D. 早期广泛侵犯软组织
E. 多见于年轻人

【A_2 型题】

12. 38 岁女性，右手中指近节指骨肿、疼痛。查体：右手中指近节指骨膨隆，皮肤颜色正常，轻微压痛，关节运动不受限。诊断可能性最大的是
A. 骨囊肿
B. 内生软骨瘤
C. 骨巨细胞瘤
D. 骨软骨瘤
E. 骨结核

13. 25岁男性，右手中、环指肿胀、疼痛。X片显示中、环指近节指骨膨胀性骨吸收，夹杂钙化斑。诊断内生软骨瘤，施刮除植骨术。术后1年复发，进一步的治疗是
A. 肿瘤段切除，植骨术
B. 肿瘤段切除人工关节置换术
C. 刮除植骨术
D. 截指术
E. 放射治疗

14. 40岁男性，股骨下端疼痛，膝关节活动轻微受限。查体：股骨下端偏外侧局限性隆起，压痛，皮温略高。X线片：股骨外侧髁可见偏心性生长的骨吸收病灶，皮质向外膨隆，变薄，无骨膜反应。诊断为
A. 骨纤维异样增殖症
B. 骨巨细胞瘤
C. 骨嗜酸性肉芽肿
D. 内生软骨瘤
E. 骨囊肿

15. 患者已确诊为骨巨细胞瘤，局部皮肤表浅，静脉怒张，肿胀与压痛均显著，触诊有乒乓球样感觉。X线片：骨皮质已破坏、断裂。病理报告：骨巨细胞瘤Ⅲ级。治疗应选择
A. 截肢术
B. 刮除植骨术
C. 刮除骨水泥充填术
D. 刮除灭活植骨术
E. 刮除灭活骨水泥充填术

16. 16岁男性患者，洗浴时无意中触及右大腿下端内侧硬性突起，无疼痛，膝关节运动良。最可能的诊断是
A. 软骨瘤
B. 骨软骨瘤
C. 骨巨细胞瘤
D. 骨囊肿
E. 骨化性肌炎

17. 20岁男性患者，诊断右股骨下端内侧长蒂状骨软骨瘤，3天前跌倒后，出现局部疼痛，伴膝关节活动轻微受限。其原因是
A. 骨软骨瘤恶变
B. 骨软骨瘤基底部折断
C. 骨软骨瘤周围出现滑囊炎
D. 局部软组织挫伤
E. 骨软骨瘤外层软骨帽损伤

18. 学生，19岁。右股骨下端疼痛3个月，夜间尤甚。查体：右股骨下端偏内侧局限性隆起，皮温略高，皮肤浅静脉怒张，明显压痛，膝关节运动受限。X线片、股骨下端溶骨性骨破坏，可见Codman三角。诊断为
A. 软骨肉瘤
B. 纤维肉瘤
C. 骨肉瘤
D. 骨巨细胞瘤
E. 尤文肉瘤

19. 9岁男孩，右胫骨上端疼痛、肿胀，压痛，关节活动受限。X线片：右胫骨上端偏右骨密度增高，边界不清，有骨膜反应。诊断是
A. 软骨肉瘤
B. 骨巨细胞瘤
C. 骨肉瘤
D. 骨瘤
E. 骨软骨瘤

20. 男性，25岁。股骨下端疼痛2个月，内侧局部肿胀1周，局部明显压痛，无发热，无活动性疼痛，X线片：髁上内侧骨皮质破坏，诊断最可能为
A. 骨结核
B. 良性骨转移
C. 软组织恶性肿瘤
D. 恶性骨肿瘤
E. 转移性肿瘤

21. 男性，19岁。9个月前开始右上臂肿胀、疼痛，诊断为右肱骨上端骨肉瘤，优选的治疗方案是
A. 化疗
B. 化疗加放疗
C. 左肩关节离断术
D. 肿瘤刮除术
E. 术前化疗加根治性手术加术后化疗

【A_3/A_4型题】

（22~24题共用题干）

16岁女孩，左小腿上段肿胀疼痛半年，近1个月来肿胀明显，夜间痛明显。查体：左胫骨上端肿胀严重，压痛明显，浅静脉怒张，扪及一6cm×7cm硬性肿块，固定，边界不清。X线片示左胫骨上段呈虫蚀状溶骨性破坏，骨膜反应明显，可见Codman三角。

22. 最可能的诊断是
A. 左胫骨慢性骨髓炎
B. 左胫骨软骨肉瘤
C. 左胫骨骨巨细胞瘤恶变
D. 左胫骨骨肉瘤
E. 左胫骨骨软骨瘤恶变

23. 在住院行手术治疗前，应常规进行下列哪项检查
A. 淋巴结活检
B. 头颅CT
C. 胃肠道钡餐检查
D. 胸部X线摄片
E. 骨髓穿刺

24. 最佳治疗方案是
A. 单纯化疗
B. 单纯放疗
C. 保肢术，术前术后化疗
D. 刮除植骨术，术前术后化疗
E. 截肢术

（25~27题共用题干）

女性，25岁。左膝外上方逐渐隆起包块伴酸痛半年，X线平片提示左股骨下端外侧有一病灶，边缘膨胀，中央有肥皂泡样改变，无明显的骨膜反应。

25. 其诊断考虑为
A. 骨纤维异样增殖症
B. 骨髓瘤
C. 骨肉瘤
D. 骨巨细胞瘤
E. 骨囊肿
26. 确立诊断，最有力的检查方法是
A. 外周血中碱性磷酸酶检测
B. 局部穿刺活组织检查
C. CT检查
D. 核素骨扫描
E. 外周血白细胞计数和分类
27. 以下准备采用的治疗方案中，哪一个不恰当
A. 病灶刮除，骨水泥填塞
B. 病段骨切除，胫骨翻转植骨膝关节融合
C. 病段骨切除，同种异体半关节移植术
D. 病段骨切除，带血管骨移植
E. 股骨中上1/3截肢，安装义肢
（28~30题共用题干）
女孩，14岁。右小腿酸痛2个月，进行性加重近1周，疼痛难忍，夜间尤其明显，伴发热38℃。体格检查：右胫骨中段膨隆，压痛，局部皮温增高。X线片显示胫骨中段骨质破坏，骨膜呈葱皮样改变。
28. 诊断为尤因肉瘤，主要应与以下哪一种病变相鉴别
A. 骨结核
B. 化脓性骨髓炎
C. 骨囊肿
D. 骨纤维肉瘤
E. 骨纤维异样增殖症
29. 对诊断、鉴别诊断最有价值的是哪一项检查
A. X线平片
B. 核素骨扫描
C. CT
D. 血白细胞计数及分类
E. 组织活检，病理检查
30. 采取哪一种治疗为最佳
A. 化疗药物治疗
B. 放射治疗
C. 截肢+化疗
D. 放射治疗+化疗+截肢
E. 病段切除，灭活再植
（31~34题共用题干）
男性，35岁。右膝关节内侧疼痛、肿胀半年，曾在外院摄X线片，见右胫骨上端内侧有一5cm×4cm大小透光区，中间有肥皂泡样阴影，骨端膨大。近1个月来肿胀明显加重，夜间疼痛难忍，右膝关节活动受限。入院后X线摄片示胫骨上端病变扩大，肥皂泡样阴影消失，呈云雾状阴影，病变侵入软组织。
31. 该患者最可能的诊断是
A. 骨肉瘤
B. 骨软骨瘤恶变
C. 骨囊肿
D. 骨纤维肉瘤
E. 骨巨细胞瘤恶变
32. 下列治疗措施哪项最合适
A. 病灶刮除+植骨
B. 病灶刮除+骨水泥填充
C. 广泛切除+大块骨或假体植入
D. 截肢
E. 放射治疗或化疗
33. 复查时最重要的项目是
A. 血、尿常规
B. 局部与胸部X线检查
C. 局部检查
D. 血碱性磷酸酶测定
E. 尿本周蛋白测定
34. 上述患者若病变处于早期阶段时，治疗应选择
A. 病灶刮除+植骨
B. 病灶不处理，严密观察
C. 瘤段切除，假体植入
D. 瘤段切除，植骨
E. 放射治疗
（35~38题共用题干）
女性，36岁。右股骨上端疼痛20天。查体：右股骨上端肿胀、压痛，右髋关节活动受限。X线片：右股骨颈及转子下溶骨性骨破坏。3年前患乳腺癌，施乳腺癌根治术。局部无复发。
35. 最可能的诊断是
A. 骨肉瘤
B. 软骨肉瘤
C. 纤维肉瘤
D. 骨巨细胞瘤
E. 乳腺癌骨转移
36. 最佳治疗方案
A. 皮牵引，镇痛，化疗
B. 单纯化疗
C. 单纯放疗
D. 瘤段切除，假体置入
E. 瘤段切除，假体置入，化疗
37. 最重要的辅助检查项目是
A. 胸部X线检查
B. 局部CT检查
C. 局部MRI检查
D. 血生化检查
E. 腹部B超检查
38. 拟检查其他部位的骨骼是否有并存的病灶，最重要的检查项目是
A. CT
B. ECT
C. MRI
D. X线断层摄影
E. 骨髓穿刺

【B_1型题】

（39~41题共用备选答案）
A. 局部肿块，无触痛，外伤后始发现
B. 表面静脉怒张
C. 多发生于扁平骨及不规则骨
D. 发病后迅速出现瘫痪
E. 病理性骨折后可自愈
39. 骨软骨瘤可见到
40. 骨囊肿可见到
41. 骨肉瘤可见到
（42~44题共用备选答案）
A. 骨膜反应

B. 骨端膨胀呈肥皂泡样
C. 葱皮样改变
D. 脊椎竹节样改变
E. 死骨形成并有包壳

42. 骨巨细胞瘤
43. 强直性脊柱炎
44. 尤因（Ewing）瘤

（45~46 题共用备选答案）
A. 化疗
B. 放疗
C. 根治性手术
D. 化疗和根治性手术
E. 放疗和根治性手术

45. 骨肉瘤采取的治疗方法是
46. 软骨肉瘤采取的治疗方法是

第二十二篇　风湿免疫性疾病

第一章　风湿性疾病总论

【A₁型题】

1. 风湿性疾病是指
   A. 累及骨、关节及周围软组织的一组疾病
   B. 过敏性疾病
   C. 血白细胞增多的一类疾病
   D. 病毒感染的一类疾病
   E. 血尿酸增高的一组疾病
2. 关于风湿性疾病的临床特点，不正确的是
   A. 病程多呈慢性经过
   B. 临床表现差异很大
   C. 反复发作与缓解交替出现
   D. 免疫学异常表现复杂
   E. 对治疗反应的个体差异不大
3. 晨僵在哪类关节炎中表现最为突出
   A. 骨性关节炎
   B. 类风湿关节炎
   C. 化脓性关节炎
   D. 反应性关节炎
   E. 痛风性关节炎
4. 改变病情抗风湿药，下列哪项是错误的
   A. 氨甲蝶呤
   B. 硫唑嘌呤
   C. 环磷酰胺
   D. 氯喹或羟氯喹
   E. 双氯芬酸（扶他林）
5. 类风湿关节炎的主要病理特点为：
   A. 滑膜炎
   B. 附着点炎
   C. 肌炎
   D. 小血管炎
   E. 关节腔炎症
6. 类风湿关节炎表现下列哪项不常见
   A. 晨僵
   B. 关节肿胀
   C. 关节压痛
   D. 膝关节不能完全伸直
   E. 手的掌指关节有桡侧偏斜
7. 肥胖是下列哪种风湿病的易感因素
   A. 强直性脊柱炎
   B. 骨性关节炎
   C. 类风湿关节炎
   D. 反应性关节炎
   E. 银屑病性关节炎
8. 弥漫性结缔组织病不包括下列哪种疾病
   A. 强直性脊柱炎
   B. 类风湿关节炎
   C. 系统性红斑狼疮
   D. 硬皮病
   E. 血管炎
9. 系统性红斑狼疮的诊断标志抗体是指
   A. ANA
   B. 抗 RNP 抗体
   C. 抗 Sm 抗体
   D. 抗组蛋白抗体
   E. 抗核小体抗体
10. 下列药物哪种为 COX-2 特异性抑制剂
   A. 双氯芬酸钠
   B. 对乙酰氨基酚
   C. 美洛昔康
   D. 塞来昔布
   E. 萘丁美酮

【B₁型题】

（11～13 题共用备选答案）
A. 干燥综合征
B. 系统性红斑狼疮
C. 类风湿关节炎
D. 痛风
E. 骨关节炎

11. 颊部蝶形皮疹及蛋白尿见于
12. 腕关节、掌指关节、近指关节受累见于
13. 大量龋齿提示

第二章　系统性红斑狼疮

【A₁型题】

1. SLE 患者最典型的面部表现
   A. 痤疮
   B. 湿疹
   C. 蝶形红斑
   D. 色素沉着
   E. 紫癜
2. SLE 的疾病活动性有关的免疫学检测指标是
   A. 抗着丝点抗体
   B. 抗双链 DNA 抗体
   C. 抗 Sm 抗体
   D. 抗 SSA 抗体
   E. 抗中性粒细胞胞质抗体
3. 美国风湿病学会 1997 年推荐的 SLE 分类标准中不包括
   A. 盘状红斑
   B. 口腔溃疡
   C. 浆膜炎
   D. 溶血性贫血

E. 抗 Scl-70 阳性
4. 几乎所有 SLE 患者免疫病理检查均可出现病变的脏器是
A. 心脏
B. 肾
C. 肺
D. 肝
E. 胰腺
5. 对 SLE 的诊断最有价值的病理检查是
A. 肾活检
B. 骨髓穿刺检查
C. 肺活检
D. 淋巴结活检
E. 皮肤狼疮带试验
6. 下列哪项不符合 SLE 的血液系统改变
A. 白细胞减少
B. 血小板减少
C. 自身免疫性溶血性贫血
D. 正常细胞性贫血
E. 类白血病样改变
7. 目前治疗 SLE 的最常用的基础药物为
A. 非甾体抗炎药
B. 氯喹或羟氯喹
C. 雷公藤多苷
D. 环磷酰胺
E. 泼尼松
8. 关于 SLE 患者妊娠问题，哪项不正确
A. 易发生流产、早产
B. 应病情稳定，心肾功能正常，方可妊娠
C. 可出现新生儿狼疮
D. 妊娠时可使 SLE 病情恶化
E. 妊娠头 3 个月内可应用免疫抑制剂
9. 治疗Ⅳ型狼疮肾炎常选的免疫抑制剂为
A. 环磷酰胺
B. 氨甲蝶呤
C. 长春新碱
D. 依姆兰
E. 雷公藤

【A_2 型题】

10. 女性，18 岁。发热 1 个月，近 1 周出现面颊对称性红斑、手指关节肿痛。实验室检查：血红蛋白 90g/L，白细胞 3.0×10^9/L，尿蛋白（+++），抗 dsDNA 抗体阳性。应首先考虑诊断
A. 缺铁性贫血
B. 慢性肾炎
C. 类风湿关节炎
D. 系统性红斑狼疮
E. 风湿热

【B_1 型题】

（11～13 题共用备选答案）
A. 面部皮肤对称性红斑
B. 手关节天鹅颈样畸形
C. 口腔、外阴溃疡
D. 眼睑向阳性皮疹
E. 面容刻板、张口困难
11. SLE 可出现
12. 类风湿关节炎可出现
13. 系统性硬化症可出现
（14～17 题共用备选答案）
A. 抗核抗体
B. 抗 Sm 抗体
C. 抗双链 DNA 抗体
D. 抗磷脂抗体
E. 类风湿因子
14. 特异性高，但与 SLE 活动性无关
15. 特异性高，效价随 SLE 病情缓解而下降
16. 哪种抗体阳性的 SLE 患者易形成动、静脉血栓
17. 是 SLE 的标准筛选试验，但特异性低

第三章　类风湿关节炎

【A_1 型题】

1. 类风湿关节炎治疗首选的缓解病情的抗风湿药是
A. 生物制剂
B. 氨甲蝶呤
C. 来氟米特
D. 抗疟药
E. 金制剂
2. 下列哪项不属于类风湿关节炎的关节外表现
A. 腘窝囊肿
B. 发热
C. 皮下结节
D. 贫血
E. 心包炎
3. 下列哪项不属于 Felty 综合征的特点
A. 白细胞减少
B. HLA-B7 阳性
C. 脾肿大
D. 贫血
E. 高滴度类风湿因子

【A_2 型题】

4. 女性，42 岁。双手近端指间关节、掌指关节、腕关节肿痛伴晨僵半年。查血尿酸 430mmol/L，抗 CCP 抗体（+）。X 线片示腕关节骨质疏松，可见个别关节间隙狭窄。最可能的诊断是
A. 强直性脊柱炎
B. 骨关节炎
C. 系统性红斑狼疮
D. 类风湿关节炎
E. 干燥综合征
5. 女性，47 岁。腕关节肿痛 3 个月，掌指关节肿痛 6 周，伴晨僵。下列哪项检查对确定诊断意义最大
A. 抗 CCP 抗体检查
B. 红细胞沉降率检查
C. C 反应蛋白检查
D. 双手 X 线片
E. 类风湿因子检查

【B_1型题】

（6~8题共用备选答案）

A. 布洛芬
B. 双氯芬酸
C. 萘丁美酮
D. 美洛昔康
E. 塞来昔布

6. 属选择性COX-2抑制剂，胃肠道不良反应少
7. 属非选择性COX抑制剂，镇痛作用强
8. 属非选择性COX抑制剂，半衰期长

第四章 脊柱关节炎

【A_1型题】

1. 下列哪种细胞因子对强直性脊柱炎的发病最有意义
   A. TNF-α
   B. IL-10
   C. IL-6
   D. CTLA-4
   E. HLA-B27
2. X线片骶髂关节出现关节侵蚀、间隙变窄或部分融合属
   A. 0级
   B. Ⅰ级
   C. Ⅱ级
   D. Ⅲ级
   E. Ⅳ级

【A_3/A_4型题】

（3~5题共用题干）

女性，30岁。20天前排尿时疼痛，7天前出现左膝肿痛，3天前右腕肿痛，压痛明显。查膝关节积液内WBC 50 000个/ml，HLA-B27阳性。

3. 诊断首先考虑
   A. 强直性脊柱炎
   B. 肠病性关节炎
   C. 反应性关节炎
   D. 感染性关节炎
   E. 类风湿关节炎
4. 可增加检查项目中最有意义的是
   A. 骶髂关节CT
   B. 滑液培养结果为阴性
   C. 抗环瓜氨酸抗体
   D. 类风湿因子阴性
   E. 膝关节MRI可见关节积液
5. 首选的治疗应包括
   A. 氨甲蝶呤
   B. 抗生素
   C. 糖皮质激素
   D. NSAIDs
   E. 生物制剂

【B_1型题】

（6~8题共用备选答案）

A. 强直性脊柱炎
B. 银屑病关节炎
C. 肠病性关节炎
D. 幼年型强直性脊柱炎
E. 反应性关节炎

6. 肯定会累及骶髂关节的是
7. 易发生结膜炎或巩膜炎的是
8. 继发于近期明显感染的是

第五章 痛　风

【A_1型题】

1. 腹部平片不易显影的尿路结石是
   A. 磷酸盐结石
   B. 草酸盐结石
   C. 碳酸盐结石
   D. 尿酸结石
   E. 混合结石
2. 痛风的临床表现有
   A. 尿酸性尿路结石
   B. 痛风石及慢性关节炎
   C. 痛风肾病
   D. 好发于踇趾关节的急性关节炎
   E. 以上均是
3. 富含嘌呤的食物是
   A. 牛奶
   B. 鸡蛋
   C. 动物内脏
   D. 黄瓜
   E. 米饭
4. 痛风性关节炎早期主要病理改变发生在
   A. 软骨下骨组织
   B. 关节软骨
   C. 关节滑膜
   D. 关节周围肌腱韧带
   E. 关节周围皮下软组织

【A_3/A_4型题】

（5~6题共用题干）

男性，45岁。1年前体检发现血尿酸升高，当时无症状，未予重视，平时也不注意饮食控制。患者1日前参加同学聚餐，吃较多海鲜及肉食，并饮啤酒约500ml，晨起感觉右踇趾关节疼痛，局部肿胀、发热。

5. 目前考虑最可能的诊断是
   A. 痛风
   B. 类风湿关节炎
   C. 糖尿病足
   D. 风湿性关节炎
   E. 足部细菌性感染
6. 不恰当的治疗和处理是
   A. 足部制动，抬高患肢
   B. 口服苯溴马隆
   C. 口服秋水仙碱

D. 禁酒
E. 口服吲哚美辛

【B_1 型题】

（7~8 题共用备选答案）
A. 苯溴马隆
B. 秋水仙碱
C. 碳酸氢钠
D. 别嘌醇
E. 糖皮质激素

7. 急性痛风性关节炎期首选药物是

8. 尿酸生成过多的高尿酸血症的首选药物是

第二十三篇　儿科疾病

第一章　绪　论

【A₁型题】

1. 我国将围生（产）期定义为
A. 自妊娠 20 周到生后 7 足天
B. 自妊娠 28 周到生后 7 足天
C. 自妊娠 20 周到生后 14 足天
D. 自妊娠 28 周到生后 14 足天
E. 自妊娠 28 周到生后 28 足天
2. 新生儿期指的是
A. 从孕期 28 周至生后 28 天内
B. 从孕期 28 周至生后 1 个月内
C. 从出生后脐带结扎时起至生后 28 天之前
D. 从出生后脐带结扎时起至生后 30 足天
E. 从出生后脐带结扎时起至生后 1 个月内
3. 婴儿期指的是
A. 从出生到 1 周岁之前
B. 从出生后 28 天到满 1 周岁之前
C. 从出生 1 个月到 1 周岁之前
D. 从 1 周岁到 2 周岁之前
E. 从 1 周岁到 3 周岁之前
4. 幼儿期指的是
A. 生后 28 天到满 2 周岁之前
B. 生后 1 个月到满 2 周岁之前
C. 生后 1 周岁到满 2 周岁之前
D. 生后 1 周岁到满 3 周岁之前
E. 生后 2 周岁到满 3 周岁之前
5. 正常足月儿的皮肤外观特点是
A. 肤色苍白，皮下脂肪丰满
B. 肤色稍黄，皮下脂肪少
C. 肤色红润，皮下脂肪少
D. 肤色红润，皮下脂肪丰满
E. 肤色稍黄，毳毛少

第二章　生长发育

【A₁型题】

1. 小儿体重在 2 岁至青春前期每年增长约
A. 1kg
B. 2kg
C. 3kg
D. 4kg
E. 5kg
2. 小儿前囟闭合的时间在
A. 3~4 个月
B. 4~6 个月
C. 6~12 个月
D. 1~1.5 岁
E. 2 岁
3. 1~2 岁幼儿 1 年中身高增长
A. 5~7cm
B. 7~10cm
C. 10~12cm
D. 12~14cm
E. 13~15cm
4. 乳牙开始萌出的月龄是
A. 3~4 个月
B. 4~10 个月
C. 10~12 个月
D. 12~15 个月
E. 15~18 个月
5. 小儿生长发育的一般规律，不正确的是
A. 由下到上
B. 由近到远
C. 由粗到细
D. 由低级到高级
E. 由简单到复杂
6. 小儿腕部骨化中心出全的年龄是
A. 5 岁
B. 6 岁
C. 8 岁
D. 10 岁
E. 12 岁
7. 1~12 岁小儿体重（kg）计算公式是
A. 年龄（岁）×2+9
B. 年龄（岁）×3+8
C. 年龄（岁）×1+8
D. 年龄（岁）×1+9
E. 年龄（岁）×2+8
8. 小儿在何月龄凯尔尼格征阳性是正常的
A. 3~4 个月前
B. 5~6 个月前
C. 7~8 个月前
D. 9~10 个月前
E. 11~12 个月前
9. 小儿语言发育三个阶段的顺序是
A. 发音、理解、表达
B. 理解、表达、发音
C. 表达、理解、发音

D. 听觉、发音、理解
E. 模仿、表达、理解

10. 小儿前囟闭合延迟见于
A. 脱水
B. 营养不良
C. 头小畸形
D. 甲状腺功能低下
E. 颅压增高

【A_2 型题】

11. 一个健康儿前囟 2.0cm × 2.0cm，体重 7kg，能独坐一会、用手摇玩具，能认识熟人和陌生人，其月龄为
A. 3 个月
B. 6 个月
C. 8 个月
D. 10 个月
E. 12 个月

12. 一个健康儿体重 7.5kg，身长 62cm，会翻身，能独坐很久，不会爬，能无意识发出“爸爸”“妈妈”等复音，能听懂自己的名字，其月龄最可能为
A. 3~4 个月
B. 5 个月
C. 6 个月
D. 7 个月
E. 8 个月

13. 一健康儿前囟约 0.5cm × 0.5cm，出牙 8 个，体重 10kg，开始能独走，能叫出物品名字，指出自己的手、眼，其月龄大约为
A. 6 个月
B. 8 个月
C. 12 个月
D. 16 个月
E. 20 个月

14. 1 岁小儿体格发育正常，体重 9kg，头围 46cm，身高 75cm，其胸围最可能是
A. 32cm
B. 34cm
C. 46cm
D. 48cm
E. 50cm

15. 9 岁男孩，营养发育正常，体重 26kg，身长 133cm，头围 53cm，胸围最可能是
A. 53cm
B. 57cm
C. 61cm
D. 63cm
E. 65cm

16. 女孩，5 岁，营养发育正常，其标准体重、身长最可能为
A. 16kg，100cm
B. 16kg，105cm
C. 18kg，105cm
D. 18kg，110cm
E. 20kg，110cm

17. 4 岁小儿，体重 16kg，身高 105cm，上臂围 13cm，出牙 20 个，考虑为
A. 体重、身高略低
B. 营养不良
C. 肥胖
D. 身材高大
E. 正常范围

【A_3/A_4 型题】

（18~19 题共用题干）

婴儿出生体重 3.5kg，生后吃奶好，现体重仍为 3.5kg。

18. 最可能的年龄是
A. 生后 1 周
B. 生后 2 周
C. 生后 3 周
D. 生后 4 周
E. 生后 5 周

19. 生理性体重下降的范围是
A. 1%~6%
B. 2%~8%
C. 3%~9%
D. 5%~10%
E. 6%~12%

（20~21 题共用题干）

一小儿体重 20kg，身长 110cm，身长之中点位于脐与耻骨联合之间，腕部骨化中心出现 7 个，已出现第一磨牙，未开始换牙

20. 最可能的年龄是
A. 3 岁
B. 4 岁
C. 5 岁
D. 6 岁
E. 7 岁

21. 10 岁小儿腕部骨化中心共有
A. 8 个
B. 9 个
C. 10 个
D. 11 个
E. 12 个

（22~23 题共用题干）

女孩，12 岁。身材矮小，且比例不匀称，伴智力低下，测其身高及坐高。

22. 坐高是指
A. 头顶至耻骨联合上缘的距离
B. 头顶至耻骨联合下缘的距离
C. 头顶至坐骨结节的距离
D. 头顶至耻骨联合中点的距离
E. 头顶至尾骨的距离

23. 测量结果身高为 100cm，坐高为 65cm，诊断为
A. 正常儿童
B. 佝偻病
C. 先天愚型
D. 垂体性侏儒
E. 先天性甲状腺功能减退症

第三章 儿童保健

【A_1型题】

1. 6个月小儿需要接种的疫苗为
   A. 卡介苗、乙肝疫苗、麻疹疫苗、百白破三联针
   B. 乙肝疫苗
   C. 乙肝疫苗、麻疹疫苗、脊髓灰质炎糖丸、乙脑疫苗
   D. 脊髓灰质炎糖丸、百白破三联针、麻疹疫苗、乙脑疫苗
   E. 卡介苗、乙肝疫苗、乙脑疫苗、脊髓灰质炎糖丸
2. 下列何者为卡介苗的初种年龄
   A. 出生时
   B. 1个月
   C. 2个月
   D. 3个月
   E. 4个月
3. 脊髓灰质炎疫苗初种的年龄是
   A. 2个月
   B. 3个月
   C. 4个月
   D. 5个月
   E. 6个月
4. 百白破疫苗的初种年龄是
   A. 2个月
   B. 3个月
   C. 4个月
   D. 5个月
   E. 6个月
5. 卡介苗接种后所致结核菌素阳性反应是指硬结直径
   A. <5mm
   B. 5~9mm，3~5天后反应消失
   C. 10~15mm，1周后留有色素沉着
   D. 15~20mm
   E. >20mm

第四章 营养和营养障碍疾病

【A_1型题】

1. 营养不良患儿皮下脂肪消耗的顺序是
   A. 躯干-臀部-四肢-腹部-面颊
   B. 面颊部-腹部-躯干-臀部-四肢
   C. 腹部-躯干-臀-四肢-面颊
   D. 四肢-躯干-腹部-面颊
   E. 躯干-臀部-腹部-面颊
2. 2岁儿童按供热能计算，三种营养素产能蛋白质、脂肪和糖类之间正确的比例是
   A. 蛋白质占20%，脂肪占30%，糖类占50%
   B. 蛋白质占25%，脂肪占30%，糖类占45%
   C. 蛋白质占20%，脂肪占35%，糖类占45%
   D. 蛋白质占25%，脂肪占35%，糖类占40%
   E. 蛋白质占10%~15%，脂肪占25%~30%，糖类占50%~60%
3. 营养不良最先出现的症状是
   A. 体重不增
   B. 身长低于正常
   C. 皮下脂肪减少或消失
   D. 皮肤干燥，苍白，失去弹性
   E. 肌张力低下，体温偏低，智力迟钝
4. 蛋白质-能量营养不良常见并发的维生素缺乏是
   A. 维生素A
   B. 维生素B_1
   C. 维生素C
   D. 维生素D
   E. 维生素E
5. 母乳喂养优于牛乳在于
   A. 含蛋白质总量高
   B. 含饱和脂肪酸的脂肪较多
   C. 含铁量多
   D. 含乳糖量多
   E. 含钙、磷高
6. 初期佝偻病的主要表现
   A. 骨骼系统改变
   B. 运动系统改变
   C. 语言发育落后
   D. 非特异性神经精神症状
   E. 反复感染
7. 患维生素D缺乏性佝偻病的9~10个月婴儿多见的骨骼改变是
   A. 颅骨软化
   B. 肋骨串珠
   C. 方颅
   D. 鸡胸
   E. 肋膈沟
8. 佝偻病串珠特点哪项是错误的
   A. 好发于1岁左右小儿
   B. 部位在肋骨与肋软骨交界处
   C. 可看到或触及到钝圆形隆起
   D. 骨样组织堆积所致
   E. 以胸骨旁最明显
9. 佝偻病活动早期的治疗，每日给维生素D剂量为
   A. 0.5万~1.0万U
   B. 0.2万~0.4万U
   C. 1万~2万U
   D. 3万~4万U
   E. 5万~6万U
10. 佝偻病激期X线所见为
    A. 骨质密度正常

B. 骨骺软骨变窄
C. 临时骨钙化带模糊、消失
D. 骨骺与干骺端的距离多无变化
E. 骨膜增生

11. 治疗佝偻病激期维生素 D 肌内注射法剂量是
A. 20 万~30 万 U 一次
B. 10 万~20 万 U 一次
C. 30 万~40 万 U 一次
D. 40 万~50 万 U 一次
E. 50 万一次

12. 营养不良中度消瘦的中位数为
A. −1SD
B. −1SD~−2SD
C. −3SD~−4SD
D. −2SD~−3SD
E. −3SD 以下

13. 营养不良皮下脂肪最后消失的部位是
A. 胸部
B. 背部
C. 腹部
D. 面颊部
E. 腰部

14. 人体维生素 D 主要来源于
A. 皮肤合成的内源性 D_3
B. 蛋黄中的维生素 D
C. 猪肝中的维生素 D
D. 人乳中的维生素 D
E. 牛奶中的维生素 D

15. 佝偻病枕秃是由于
A. 多汗，摇头，擦枕
B. 哭闹
C. 结核
D. 血钙降低
E. 颅骨软化

16. 维生素 D 缺乏可靠的早期诊断指标是
A. 血钙降低
B. 血磷降低
C. 血镁降低
D. 血 25-（OH）D_3 降低
E. 血碱性磷酸酶增高

17. 治疗佝偻病活动早期给予维生素 D 口服给药时间
A. 半月后改预防量
B. 1 月后改预防量
C. 2 月后改预防量
D. 3 月后改预防量
E. 4 月后改预防量

18. 佝偻病恢复期长骨 X 线片改善的特点是
A. 骨临时钙化带重新出现
B. 临时钙化带消失
C. 干骺端增宽
D. 骨质稀疏，密度减低
E. 干骺端呈毛刷状

19. 营养性维生素 D 缺乏性手足搐搦症与佝偻病发病机制的不同点在于
A. 钙吸收代谢障碍
B. 磷吸收代谢障碍
C. 甲状旁腺功能不足
D. 维生素 D 缺乏
E. 神经系统兴奋性增高

20. 维生素 D 缺乏性手足搐搦症的隐性体征是
A. 喉痉挛
B. Kernig（克氏）征阳性
C. Brudzinski（克氏）征阳性
D. Trousseau（陶瑟）征阳性
E. Barbinski（巴氏）征阳性

21. 营养性维生素 D 缺乏性手足搐搦症在幼儿及儿童多见的典型表现是
A. 无热惊厥
B. 手足搐搦
C. 喉痉挛
D. 枕秃
E. 肋骨串珠

22. 6 个月小儿，哪种表现最符合营养性维生素 D 缺乏性手足搐搦症
A. 抽风后意识障碍
B. 多发生在清晨空腹时的抽搐
C. 发生在春天无热时的抽搐
D. 磕头样发作性痉挛样抽搐
E. 间歇性抽搐伴有痴呆状态

23. 面神经征检查时叩锤骤击患儿
A. 眼角
B. 颧弓与口角间的面颊部
C. 口角
D. 颧弓与眼角之间面颊部
E. 下颏

24. 营养性维生素 D 缺乏性手足搐搦症的治疗步骤应该是
A. 补钙-止惊-维生素 D
B. 止惊-补钙-维生素 D
C. 维生素 D-止惊-补钙
D. 补钙-维生素 D-止惊
E. 维生素 D-补钙-止惊

25. 营养性维生素 D 缺乏性手足搐搦在痉挛发作时哪项处理最正确
A. 迅速静脉推注甘露醇
B. 立即注射维生素 D
C. 先用镇静药再用钙剂
D. 先立即静脉注射钙剂
E. 保持安静待其自然缓解

26. 营养性维生素 D 缺乏性手足搐搦症钙剂疗法，下述哪项是错误的
A. 10%葡萄糖酸钙 5~10ml
B. 用生理盐水或葡萄糖稀释
C. 缓慢静脉注射
D. 重症者每日注射 2~3 次
E. 连用 5 天后停用

【A_2 型题】

27. 小儿，10 个月。方颅，多汗，胸骨肋膈沟，血钙正常，血磷低。X 线可见骨骺软骨增宽，干骺端临时钙化带模糊，并呈毛刷状改变。诊断为
A. 佝偻病初期
B. 佝偻病激期
C. 佝偻病恢复期
D. 佝偻病后遗症期
E. 先天性佝偻病

28. 小儿，1 岁。可见肋骨串珠，膈肋沟，手镯及脚镯，前囟为 1.5cm × 1.5cm，血钙为 2.25mmol/L，血磷 1.0mmol/L。X 线可见干骺端呈杯口改变，临时钙化带消失。该小儿应诊断为
A. 甲状腺功能低下

B. 软骨营养不良
C. 低血磷抗D佝偻病
D. 维生素D缺乏性佝偻病
E. 维生素D依赖性佝偻病

29. 小儿，8个月。突然抽搐，持续2分钟，发作时意识不清，自行缓解，不伴发热，3天内抽搐4次，醒后活泼如常。血钙1.73mmol/L，血糖4.0mmol/L。可诊断为
A. 低血糖
B. 化脓性脑膜炎
C. 婴儿痉挛症
D. 营养性维生素
D. 维生素D缺乏性手足搐搦症
E. 营养性低镁血症

30. 3个月婴儿，体重5kg，需人工喂养，每日喂8%糖牛奶量应为
A. 400ml
B. 450ml
C. 500ml
D. 650ml
E. 700ml

31. 一女童，体重按同龄正常儿童低中位数-3SD，消瘦中位数-3SD，同时伴有皮肤干燥，肌张力减低应诊断为
A. 营养不良轻度
B. 营养不良中度
C. 营养不良重度
D. 属正常儿童范畴
E. 糖尿病

32. 5个月婴儿，体重6kg，每日需喂8%糖牛奶量及额外供给温水量为
A. 牛奶量为440ml，除牛奶外尚需给水160ml
B. 牛奶量为550ml，水为200ml
C. 牛奶量为600ml，水为300ml
D. 牛奶量为770ml，水为280ml
E. 牛奶量为880ml，水为320ml

33. 3个月婴儿，每日供给的热量为0.42kJ/kg（100kcal/kg），需要蛋白质、脂肪、碳水化合物分别占总热量为
A. 蛋白质35%，脂肪15%，碳水化合物50%
B. 蛋白质15%，脂肪50%，碳水化合物35%
C. 蛋白质10%～15%，脂肪25%～30%，碳水化合物50%～60%
D. 蛋白质50%，脂肪15%，碳水化合物35%
E. 蛋白质35%，脂肪50%，碳水化合物15%

34. 1岁男婴，母乳少，长期以米汤、稀饭喂养，不规律添加辅食，食欲差，精神差，皮下脂肪厚度为0.5cm，诊断为：Ⅰ度营养不良，下面表现哪个最先出现
A. 皮肤干燥
B. 肌张力不低于，肌肉松弛
C. 身高低于正常
D. 皮下脂肪减少
E. 体重不增或减轻

35. 一男婴冬季出生，足月顺产，现已4个月，体重5.8kg，只母乳喂养，未添加辅食，近日来，婴儿多烦躁，易激惹，夜惊，多汗，血钙、血磷、碱性磷酸酶正常，最可能的诊断是
A. 惊吓
B. 营养不良
C. 佝偻病活动期
D. 佝偻病早期
E. 先天性佝偻病

36. 6个月婴儿，半天来突然抽搐3次，抽时双眼上翻，四肢抖动，持续2分钟自然缓解，抽后意识清，吃奶，询问病史，生后人工喂养，近日夜惊多汗。查体：营养中等，枕秃明显，囟门2.5cm×2.5cm，颈软。患儿再度抽搐，最恰当的处理原则
A. 先用维生素D，同时补充钙，再吸氧
B. 先补充钙，同时止惊，吸氧
C. 先补充钙剂及维生素D，然后吸氧，止惊
D. 先补钙，同时吸氧，止惊，然后用维生素D
E. 先止惊及缓慢静脉注射钙剂，后改为口服钙，再用维生素D

37. 一婴儿突发惊厥，无热，反复发作3次，惊厥后意志清醒，活泼如常，患儿为人工喂养，极少户外活动，未服鱼肝油。查体：出牙延迟，郝氏沟明显，方颅。血钙1.0mmol/L，最确切的诊断为
A. 佝偻病早期
B. 佝偻病活动期
C. 营养性维生素D缺乏性手足搐搦症
D. 低血糖症
E. 低血镁症

38. 男婴，8个月。自幼人工喂养，未补充维生素D制剂，近来出现多汗、烦躁、夜惊。查体：方颅，出牙延迟，肋骨串珠。诊断为佝偻病活动期，发病机制下列哪项是错误的
A. 尿磷排出增加
B. 血中钙磷乘积降低
C. 维生素D缺乏
D. 钙、磷在肠道吸收减少
E. 甲状腺代偿功能不足

39. 2月男婴，出生体重3000g，生后即于进乳、进水后出现呕吐，逐渐加重，而入院治疗，患儿食欲强，大便少。查体：体重3kg。血浆总蛋白降低。最易出现的体征
A. 皮下脂肪明显减少
B. 皮肤、巩膜黄染
C. “O”形腿

D. 肋串珠及哈氏沟
E. 双足背水肿

40. 患儿，8个月。诊断为佝偻病活动期，正在治疗时，患儿出现发热、咳嗽，且肺部听诊闻及中小水泡音，此时选择哪种方法治疗佝偻病更好
A. 暂不治疗佝偻病，先治疗肺炎
B. 口服大剂量维生素D，每日2万U，1个月后改预防量口服
C. 肌内注射维生素D_3 60万U，肌内注射1次，同时补钙
D. 肌内注射维生素D_3 30万U，肌内注射1次，3个月后改为预防量
E. 肌内注射维生素D_3 80万U，2次肌内注射

41. 10个月患儿，已在当地医院诊断为佝偻病活动期，给予治疗，效果不好，为进一步判定诊断是否正确，不需要做下列哪些检查
A. 腕部X线摄片
B. 测血清钙、磷
C. 血常规
D. 体格检查
E. 骨密度

42. 患儿，出生7天。近日经常夜惊、多汗，且抽搐2次，停止后意识清醒，进奶好，医生诊断为营养性维生素D缺乏性手足搐搦症。本病不具备以下哪项体征
A. 喉痉挛
B. 全身性抽搐
C. 腓反射阳性
D. 面神经征阳性
E. 婴儿期呈婴儿痉挛性发作

43. 患儿，11月龄。腕部X线片示骨骺端临时钙化带消失，呈杯口状、毛刷状改变。哪一点不是骨样组织堆积所致
A. 手镯
B. 脚镯
C. 方颅
D. 肋骨串珠
E. 肋膈沟

【A_3/A_4型题】

（44~46题共用题干）

男孩，2岁。1岁时患麻疹后食欲差，常有腹泻，身高83cm，体重7600g，面色苍白，皮肤干燥，腹部皮下脂肪0.3cm，心音低钝，脉搏缓慢。

44. 其主要诊断应是
A. 营养性贫血
B. 婴幼儿腹泻
C. 先天性甲状腺功能减低症
D. 蛋白质-能量营养不良
E. 心功能不全

45. 假设该患儿出现哭而少泪，眼球结膜有毕脱斑，则并发有
A. 维生素A缺乏
B. 维生素B_2缺乏
C. 维生素C缺乏
D. 维生素D缺乏
E. 维生素E缺乏

46. 假设此患儿清晨突然面色苍白、体温不升、呼吸暂停、神志不清，最可能的原因是
A. 低钙血症引起的喉痉挛
B. 低钾血症引起的呼吸肌麻痹
C. 自发性低血糖
D. 急性心力衰竭
E. 脱水引起休克

（47~48题共用题干）

4个月女婴，突然惊厥发作，患儿从出生后牛奶喂养，未加辅食，近1日流涕，时有哭闹，但无发热及咳嗽，不呕吐，大小便正常。查体：体温37.8℃，面色灰白，双眼上翻，面部肌肉颤动，四肢抖动，心肺正常，前囟平坦，颈强直（-），枕部有乒乓球感。

47. 该患儿诊断是
A. 高热惊厥
B. 癫痫
C. 脑炎
D. 颅内出血
E. 营养性维生素D缺乏性手足搐搦症

48. 首选的急救措施为
A. 立即给予10%水合氯醛3ml灌肠，然后给予葡萄糖酸钙静脉注射
B. 立即给予维生素D_3 30万U（750μg）肌内注射，然后给予葡萄糖酸钙
C. 立即给予10%葡萄糖酸钙5~10ml，加10%的葡萄糖10~20ml静脉注射
D. 立即选择青霉素静脉滴注，同时给予苯巴比妥肌内注射
E. 20%甘露醇静脉注射0.5~1g/(kg·次)，同时肌内注射苯巴比妥

（49~50题共用题干）

1岁半男婴，为第一胎第一产，足月，出生后母乳喂养，平时体质弱，常患病，如“肺炎”“气管炎”“腹泻”等，一直未添加辅食，近2日呕吐1~2次/日，为胃内容物。查体：精神萎靡，营养状况差，体重5kg，前囟已闭，心肺无异常，皮肤弹性差，皮下脂肪消失，四肢肌张力低下。

49. 该男婴的诊断是
A. 营养不良Ⅰ度
B. 营养不良Ⅱ度
C. 营养不良Ⅲ度
D. 营养不良Ⅲ度，伴重度脱水
E. 营养不良Ⅰ度，伴重度脱水

50. 开始治疗时，下列哪项措施不能用
A. 辅助用苯丙酸诺龙，促进蛋白合成
B. 必要时可采用鼻饲，供给足够的热量
C. 10%~15%的葡萄糖每日10ml/kg供给

D. 每日供给热量 250kJ/kg（60kcal/kg），然后逐渐增加剂量

E. 口服一些消化酶类制剂

（51~53 题共用题干）

8个月女婴，生后一直人工喂养，尚未加辅食，近日时有夜惊多汗，今日突然惊厥发作，四肢抖动，面色苍白，约1分钟自行缓解，抽后玩耍如常，近2日流涕，但无发热及咳嗽。查体：营养发育较差，前囟平坦，方颅，颈强直（-），心、肺正常。

51. 该患儿诊断为

A. 高热惊厥

B. 病毒性脑炎

C. 癫痫

D. 低血糖症

E. 营养性维生素D缺乏性手足搐搦症

52. 若在就诊时再度惊厥发作，急救措施是

A. 立即10%水合氯醛0.5~1.0ml/（kg·次）灌肠，然后给予葡萄糖酸钙静脉注射

B. 立即维生素D_3 30万U肌内注射一次，然后给予葡萄糖酸钙静脉注射

C. 立即10%葡萄糖酸钙5~10ml加入5%葡萄糖10~20ml中静脉注射

D. 立即静脉滴注抗生素，然后肌内注射苯巴比妥

E. 20%甘露醇0.5~1.0g/（kg·次）静脉注射

53. 急需做哪项检查，对诊断最有帮助

A. 血钙，磷，AKP

B. 血常规

C. 脑脊液检查

D. 病毒分离

E. 脑电图

（54~56 题共用题干）

10个月男婴，经常出现夜惊不宁，近1周加重，多汗，烦闹。该患儿生后一直母乳不足，混合喂养，尚未添加辅食，此患儿到门诊就诊。

54. 体格检查最易发现的阳性体征为

A. 皮肤弹性差

B. 皮下脂肪明显减少

C. 查体正常

D. 方颅，前囟大，乳牙未萌出

E. 双下肢瘀点、瘀斑

55. 该患儿最可能的诊断

A. 佝偻病

B. 营养不良

C. 正常儿

D. 上呼吸道感染

E. 消化不良

56. 本病发生的病因，哪些不正确

A. 日光照射不足

B. 维生素D摄入不足

C. 维生素D需要量增加

D. 食物中钙磷含量过低或比例不当

E. 甲状旁腺功能不足

【B_1型题】

（57~60 题共用备选答案）

A. 1000ml

B. 700ml

C. 660ml

D. 500ml

E. 300ml

婴儿每日所需8%的糖牛乳量为

57. 3个月婴儿

58. 5个月婴儿

59. 1个月新生儿

60. 7个月婴儿

（61~64 题共用备选答案）

A. 150ml/kg

B. 125ml/kg

C. 100ml/kg

D. 75ml/kg

E. 40ml/kg

每日所需水分

61. 婴儿

62. 成人

63. 学龄儿

64. 学龄前儿

第五章 新生儿与新生儿疾病

【A_1型题】

1. 诊断新生儿Rh溶血病有确诊价值的试验是

A. 母亲血型

B. 婴儿血型

C. 改良直接抗人球蛋白试验

D. 患儿血清游离抗体试验

E. 血常规检查

2. 新生儿出生3天后出现黄疸者，下列哪项不可能

A. 败血症

B. 新生儿肝炎

C. 胆道闭锁

D. 母乳性黄疸

E. 新生儿溶血病

3. 新生儿生后2~3天出现黄疸者最常见的是

A. 败血症

B. 母乳性黄疸

C. 新生儿肝炎

D. 生理性黄疸

E. 胆道闭锁

4. 足月儿是指

A. 胎龄>28周至<37周的新生儿

B. 胎龄>37周至<40周的新生儿

C. 胎龄≥37周至<42周的新生儿

D. 胎龄≥28周至第37周的新生儿

E. 胎龄>37周至<43周的新生儿

5. 新生儿ABO溶血病最确切的诊断依据为

A. 黄疸出现较早，进展很快
B. 贫血，肝、脾大，网织红细胞增多
C. 母亲的血型为O型，小儿血型为A型或B型
D. 新生儿血清胆红素增高同时，血红蛋白明显下降
E. 抗体释放试验阳性

6. 新生儿早发型败血症的感染途径最常见的是
A. 母亲垂直传播感染胎儿
B. 胎膜早破
C. 产时胎儿通过产道时吸入污染的分泌物
D. 脐带感染
E. 皮肤感染

7. 新生儿病理性黄疸的特点是
A. 生后24小时内出现黄疸
B. 足月儿2周内消退
C. 早产儿3~4周内消退
D. 血清胆红素85～205μmol/L
E. 血清结合胆红素10μmol/L左右

8. 新生儿缺氧缺血性脑病多见于
A. 早产儿
B. 小于胎龄儿
C. 足月儿
D. 低体重儿
E. 足月小样儿

9. 新生儿生理性黄疸，下列哪项是错误的
A. 生后2~3天出现黄疸
B. 一般情况良好
C. 足月儿14天内消退
D. 早产儿4周内消退
E. 血清胆红素<257μmol/L

10. 新生儿是指从出生到生后
A. 14天内的婴儿
B. 28天内的婴儿
C. 30天内的婴儿
D. 32天内的婴儿
E. 60天内的婴儿

11. 引起新生儿败血症的病原菌种类随不同的地区和年代而异，我国一直最常见的是
A. 葡萄球菌
B. 大肠埃希菌
C. B族溶血性链球菌（GBS）
D. 表皮葡萄球菌
E. 铜绿假单胞菌

12. 新生儿胎便的特点下列哪项是错误的
A. 新生儿生后12小时内排出胎便
B. 由肠黏膜脱落的上皮细胞、羊水及消化液组成
C. 墨绿色
D. 约2~3天排完
E. 早产儿胎便排出常延迟

13. 早产儿指
A. 胎龄小于28周的新生儿
B. 胎龄小于37周的新生儿
C. 胎龄20周~第37周的新生儿
D. 胎龄28周~第37周的新生儿
E. 胎龄30周~37周的新生儿

14. 严重新生儿溶血的患儿生后第一天处理哪项是不正确的
A. 蓝光光疗
B. 换血疗法
C. 输白蛋白
D. 尽早输球蛋白
E. 血浆置换

15. 生后24小时内出现黄疸者，应首先考虑
A. 新生儿肝炎
B. 胆道闭锁
C. 新生儿溶血病
D. 败血症
E. 母乳性黄疸

16. 新生儿安静时呼吸频率约为
A. 20次/分
B. 30次/分
C. 40次/分
D. 50次/分
E. 60次/分

17. 治疗新生儿缺氧缺血性脑病控制惊厥首选苯巴比妥，其负荷量为
A. 5mg/kg
B. 10mg/kg
C. 15mg/kg
D. 20mg/kg
E. 25mg/kg

18. 正常足月新生儿
A. 出生体重2000~2499g
B. 出生体重2500~4000g
C. 出生体重2500~3000g
D. 出生体重3000~3999g
E. 出生体重>4000g

19. 正常足月儿生后可抱至母亲处给予吸吮的时间是
A. 生后半小时左右
B. 生后1小时左右
C. 生后2小时左右
D. 生后4小时左右
E. 生后8小时左右

20. 新生儿ABO溶血病需要换血时最适合的血液为
A. O型全血
B. O型红细胞和AB型血浆的混合血
C. O型血浆和AB型红细胞的混合血
D. 与新生儿ABO血型相同的血
E. 与新生儿血型相同的红细胞，与母亲血型相同的血浆

21. 治疗新生儿缺氧缺血性脑病控制惊厥首选
A. 苯巴比妥钠
B. 地西泮
C. 水合氯醛
D. 氯丙嗪
E. 苯妥英钠

22. 新生儿生后
A. 6小时内排出胎便
B. 12小时内排出胎便
C. 18小时内排出胎便
D. 24小时内排出胎便
E. 36小时内排出胎便

23. 新生儿血液中免疫球蛋白从母体通过胎盘获得的是
A. IgA

B. IgD
C. IgG
D. IgM
E. IgE

24. 新生儿早发型败血症是指
A. 生后1天内发病
B. 生后7天内发病
C. 生后7~10天发病
D. 出生7天后发病
E. 出生14天后发病

25. 新生儿每日共需热量约为
A. 209~ 334.4kJ/kg（50 ~ 80kcal/kg）
B. 334.4~376.2kJ/kg（80~90kcal/kg）
C. 376.2~ 418kJ/kg（90 ~ 100kcal/kg）
D. 418~ 502kJ/kg（100 ~ 120kcal/kg）
E. 502~ 534kJ/kg（120 ~ 130kcal/kg）

26. 新生儿消化系统特点中，下列哪项是错误的
A. 胃底发育差，呈水平位
B. 幽门括约肌较发达
C. 食管下部括约肌松弛
D. 能分泌充足的淀粉酶
E. 肠管壁较薄，通透性高

27. 新生儿缺氧缺血性脑病所致颅内出血多见于
A. 早产儿
B. 足月小样儿
C. 巨大儿
D. 适于胎龄儿
E. 足月儿

28. 新生儿窒息复苏时最根本的是
A. 尽量吸尽呼吸道黏液
B. 触觉刺激
C. 复苏器加压给氧
D. 胸外心脏按压
E. 喉镜下经口气管插管

29. 母乳性黄疸出现黄疸的时间
A. 多于生后1天
B. 多于生后2~3天
C. 多于生后3~8天
D. 多于生后10~14天
E. 多于生后1月左右

30. 新生儿ABO血型不合是指
A. 母亲为A型，婴儿是O型
B. 母亲为B型，婴儿是O型
C. 母亲为AB型，婴儿是O型
D. 母亲为O型，婴儿是A或B型
E. 母亲为O型，婴儿是AB型

31. 新生儿溶血病发生胆红素脑病（核黄疸）一般在生后
A. 1~2天
B. 2~3天
C. 3~4天
D. 4~7天
E. 9~14天

32. 下列哪项不是新生儿溶血病光照疗法的指征
A. 血清总胆红素 > 205μmol/L
B. 超低出生体重儿的血清胆红素>85μmol/L
C. 极低出生体重儿的血清胆红素>103μmol/L
D. 血清总胆红素 > 185μmol/L
E. 产前诊断为溶血病生后血清胆红素>85μmol/L

33. 新生儿神经系统反射，下列哪项不正确
A. 觅食反射阳性
B. 吸吮反射阳性
C. 克氏征阳性
D. 拥抱反射阳性
E. 腹壁反射稳定

34. 引起新生儿早发型败血症最常见的病原菌是
A. 表皮葡萄球菌
B. 大肠埃希菌等革兰阴性杆菌
C. 克雷伯菌
D. 铜绿假单细菌
E. 李斯特菌

35. 新生儿初步复苏不包括
A. 保温
B. 摆好体位
C. 清理呼吸道
D. 正压通气
E. 刺激呼吸

36. 判定新生儿轻度窒息是指生后1分钟的Apgar评分为
A. 0~1分
B. 2~3分
C. 4~7分
D. 5~8分
E. 8~10分

37. 足月新生儿血压平均为
A. 50/30mmHg
B. 60/30mmHg
C. 60/40mmHg
D. 70/50mmHg
E. 80/60mmHg

38. 约60%足月儿可于生后
A. 生后1~2天出现黄疸
B. 生后2~3天出现黄疸
C. 生后3~5天出现黄疸
D. 生后5~7天出现黄疸
E. 生后7~9天出现黄疸

【A_2型题】

39. 女婴，出生7天。足月顺产，出生体重3.2kg，母乳喂养，一般情况尚好，但生后第3天面部出现黄染，近2日加重。实验室检查：血红蛋白152g/L，血清总胆红素171μmol/L，直接胆红素17.1μmol/L，其最可能的诊断是
A. 新生儿母乳性黄疸
B. 新生儿败血症
C. 新生儿肝炎
D. 新生儿溶血病
E. 新生儿生理性黄疸

40. 男婴，足月顺产，出生22天，出生体重3100g，生后母乳喂养。第3天出现皮肤黄染，至今黄疸不退。食欲好，体温正常。查体：体重3750g，除皮肤黄染外，无其他异常。血常规及尿常规均正常，血清胆红素

204μmol/L。应如何处理
A. 血培养
B. 测 G6PD 活性
C. 暂停母乳喂养
D. 网织红细胞计数
E. 以上都不是

41. 女婴，足月顺产，生后 15 小时出现黄疸，总胆红素 102μmol/L，第 2、3 天血清胆红素分别为 204μmol/L 和 306μmol/L。为明确诊断，首选哪项检查
A. 血型及血型抗体检查
B. 肝功能检查
C. 红细胞 G6PD 活性测定
D. 血培养及白细胞分类计数
E. 血清甲胎蛋白含量测定

42. 男婴，足月，有宫内窘迫史，羊水Ⅱ度污染，经产钳助产娩出。生后 1 分钟四肢青紫，心率每分钟 95 次，刺激时皱眉，呼吸浅弱，肌张力低，下列哪项措施不正确
A. 擦干，保暖
B. 吸出污染的羊水，保持呼吸道通畅
C. 给氧
D. 注射氨茶碱刺激呼吸
E. 若心率 <60 次/分，进行胸外心脏按压

43. 新生儿生后 1 分钟检查，皮肤苍白，无呼吸和心搏，肌张力松弛，弹足底无反应，其 Apgar 评分为
A. 0 分
B. 1 分
C. 2 分
D. 3 分
E. 4 分

44. 新生儿生后 1 分钟检查，四肢青紫，心率 110 次/分，弹足底有皱眉动作，四肢略屈曲，呼吸不规则，其 Apgar 评分应为
A. 2 分
B. 3 分
C. 4 分
D. 5 分
E. 6 分

45. 足月儿出生 7 天后出现黄疸，下列哪项诊断是不可能的
A. 败血症
B. ABO 溶血病
C. 新生儿肝炎
D. 胆道闭锁
E. 母乳性黄疸

46. 足月儿生后 3 天出现黄疸，母血 AB 型，第 4 天血清胆红素 171μmol/L（10mg/dl）。本例诊断最大可能是
A. ABO 溶血病
B. Rh 溶血病
C. 生理性黄疸
D. 败血症
E. 胆道闭锁

47. 一新生儿，母患糖尿病，胎龄 30 周，剖宫产娩出，生后呼吸困难、呻吟，呈进行性加重，其病因主要是
A. 母亲患糖尿病
B. 胎粪吸入
C. 新生儿肺炎
D. 剖宫产
E. 肺表面活性物质缺乏

48. 患儿日龄 3 天，足月顺产，生后 2 天出现黄疸，迅速加重，一般状态尚好。血清胆红素 298μmol/L，母血 O 型，子血 A 型，抗体释放试验阳性。下列治疗措施哪一项应先考虑
A. 光照疗法
B. 换血疗法
C. 输血浆
D. 纠正酸中毒
E. 口服苯巴比妥

49. 生后两天的新生儿，一般状态良好，但其网织红细胞 5%，血涂片发现计 100 个白细胞，可见大量的有核红细胞和少量幼稚中性粒细胞，提示
A. 新生儿溶血病
B. 髓外造血
C. 先天性营养性贫血
D. 先天性小儿白血病
E. 正常血象

50. 男婴，胎龄 291 天，出生体重 3850g，其体重位于同胎龄平均体重的第 80 百分位，下列诊断哪个是正确而全面的
A. 过期产儿，巨大儿
B. 过期产儿，大于适龄儿
C. 足月儿，适于胎龄儿
D. 足月儿，大于胎龄儿
E. 足月儿，巨大儿

51. 男婴，胎龄 266 天，自然分娩，生后 1 分钟和 5 分钟 Apgar 评分均为 10 分，查体时，下列哪项反射阴性是正常的
A. 拥抱反射
B. 颈肢反射
C. 腹壁反射
D. 觅食反射
E. 握持反射

52. 男婴，娩出 1 分钟时，心率为 104 次/分，呼吸不规则而且慢，四肢活动好，青紫，弹足底有反应，躯干皮肤粉红，Apgar 评分为
A. 9 分
B. 8 分
C. 7 分
D. 6 分
E. 5 分

53. 女婴，胎龄 256 天，生后第 2 天，家长见她每隔 15~20 秒后有 5~8 秒“不呼吸”，但无皮肤颜色及心率改变。应作何处理
A. 给氨茶碱
B. 供氧
C. 给咖啡因
D. 向家长解释
E. 教家长弹足底刺激呼吸

54. 男婴，足月，自然分娩，娩出时脐带绕颈 1 周，1 分钟与 5 分钟 Apgar 评分分别为 3 分、

7分。体格检查：小儿激惹，拥抱反射增强，肌张力高。最可能诊断是
A. 新生儿低血钙
B. 新生儿低血糖
C. 新生儿脑膜炎
D. 室管膜下出血
E. 新生儿缺氧缺血性脑病

55. 女婴，足月顺产，生后8天，母乳喂养，食欲缺乏2天，伴烦躁，呕吐。体格检查：小儿烦躁，皮肤黄染，体温36℃，呼吸45次/分，心率160次/分，血压9.04/6.25kPa（68/47mmHg），血红蛋白120g/L，总胆红素255μmol/L。该患儿最可能的诊断是
A. 宫内感染
B. 新生儿败血症
C. 母婴血型不合溶血病
D. 母乳性黄疸
E. 甲状腺功能减退

56. 男婴，足月，母乳喂养，生后第2天，血清总胆红素289μmol/L，小儿血型A，Rh阳性，母血型O，Rh阳性，小儿血直接抗人球蛋白试验弱阳性，已查血常规及网织红细胞计数。进一步应做何种检查以确诊
A. 血培养
B. 肝功能检查
C. 血涂片看红细胞形态
D. 抗体释放试验
E. 查TORCH抗体

57. 女婴，出生2天。因高胆红素血症做血清学检查，抗人球蛋白试验直接法阳性，抗体释放试验释放出抗E、抗C抗体，其母的Rh血型可能是
A. CCDEE
B. ccDEE
C. CCDee
D. ccDee
E. CcDEe

【A_3/A_4 型题】

（58～59题共用题干）

患儿足月顺产，出生24小时内出现黄疸，嗜睡，吸吮无力，肝脾轻度大。

58. 此患儿诊断最大可能是
A. 生理性黄疸
B. 新生儿肝炎
C. 母乳性黄疸
D. 新生儿溶血症
E. 胆道闭锁

59. 该患儿拟采用光照疗法，光疗副作用不应包括
A. 发热
B. 腹泻
C. 皮疹
D. 核黄素减少
E. 视网膜损伤

（60～62题共用题干）

男婴，孕36周出生，出生体重2000g，生后1天，吸吮欠佳。睾丸未降，皮肤毳毛多。

60. 判断该新生儿应为
A. 足月儿
B. 早产儿
C. 超低出生体重儿
D. 足月小样儿
E. 正常体重儿

61. 该患儿拟补给液体，其需要量为
A. 第1天补液量30～50ml/kg
B. 第1天补液量50～60ml/kg
C. 第1天补液量60～100ml/kg
D. 第1天补液量90～120ml/kg
E. 第1天补液量120～150ml/kg

62. 该患儿如出现黄疸，可持续多久消退
A. 5～7天消退
B. 7～10天消退
C. 1～2周消退
D. 2～3周消退
E. 3～4周消退

（63～65题共用题干）

患儿，男，出生时Apgar评分4分，生后2天，嗜睡，肌张力低，瞳孔缩小，时而出现惊厥。头颅CT扫描可见右颞叶、枕叶密度降低。

63. 该患儿临床诊断最可能为
A. 新生儿窒息
B. 新生儿缺氧缺血性脑病
C. 新生儿蛛网膜下腔出血
D. 新生儿硬膜下出血
E. 胆红素脑病（核黄疸）

64. 控制该患儿的惊厥，应首选
A. 静脉注射地西泮
B. 水合氯醛灌肠
C. 静脉注射甘露醇
D. 肌内注射苯巴比妥钠
E. 静脉注射利尿药

65. 该患儿的支持疗法应采取哪些措施，除了
A. 供氧
B. 纠正酸中毒
C. 纠正低血糖
D. 静脉滴注地塞米松
E. 补液

（66～68题共用题干）

女婴，足月顺产，出生体重3200g。生后第7天黄疸加重。无发热，进乳后有时呕吐，大便浅黄，尿色深黄，肝于肋下可触及3.0cm，3周后黄疸仅略有减轻。

66. 母亲病史中应注意的线索是
A. 孕母的胎次与产次
B. 既往妊娠的流产史或活产儿的黄疸史
C. 孕期感染史
D. 妊娠晚期高血压和水肿情况
E. 孕期营养情况

67. 对此患儿，临床诊断首先应考虑
A. 母乳性黄疸
B. 新生儿溶血症
C. 生理性黄疸
D. 新生儿肝炎
E. 胆道闭锁

68. 首先考虑要做的一项实验室检查是
    A. 血常规，网织红细胞计数
    B. 腹部 B 超
    C. 血培养
    D. 母儿血型鉴定
    E. 肝功能

【B_1 型题】

（69~73 题共用备选答案）
    A. 皮肤发亮，水肿，毳毛多
    B. 皮肤红润，皮下脂肪丰满，毳毛少
    C. 尿苷二磷酸葡糖醛酸基转移酶活性低
    D. 呼吸常不规则，甚至出现呼吸暂停
    E. 男女足月新生儿生后4~7天出现乳腺肿大
69. 新生儿常见的特殊生理状态之一是
70. 早产儿的外观特点之一是
71. 足月儿的外观特点之一是
72. 早产儿的呼吸特点是
73. 新生儿生理性黄疸的主要原因是

第六章 遗传性疾病

【A_1 型题】

1. 21-三体综合征属
    A. 常染色体畸变
    B. 常染色体显性遗传
    C. 常染色体隐性遗传
    D. X 连锁显性遗传
    E. X 连锁隐性遗传
2. D/G 易位型 21-三体综合征最常见的核型是
    A. 46,XY（或 XX），-13，+t(13q21q)
    B. 46,XY（或 XX），-14，+t(14q21q)
    C. 46,XY（或 XX），-15，+t(15q21q)
    D. 46,XY（或 XX），-21，+t(21q21q)
    E. 46,XY（或 XX），-22，+t(21q22q)
3. 21-三体综合征最具有诊断价值的是
    A. 骨骼 X 线检查
    B. 染色体检查
    C. 血清 T_3、T_4 检查
    D. 智力低下
    E. 特殊面容，通贯手
4. D/G 易位型 21-三体综合征的母亲为平衡易位染色体携带者，其核型应为
    A. 46,XX
    B. 46,XX,-14,+t(14q21q)
    C. 45,XX,-14,-21,+t(14q21q)
    D. 46,XX,-21,+t(14q21q)
    E. 45,XX,-21,+t(14q21q)
5. 苯丙酮尿症属
    A. 染色体畸变
    B. 常染色体显性遗传
    C. 常染色体隐性遗传
    D. X 连锁显性遗传
    E. X 连锁隐性遗传
6. 典型的苯丙酮尿症是因肝脏缺乏
    A. 酪氨酸羟化酶
    B. 谷氨酸羟化酶
    C. 苯丙氨酸羟化酶
    D. 二氢生物蝶呤还原酶
    E. 羟苯丙酮酸氧化酶
7. 苯丙酮尿症患儿出现症状通常在
    A. 生后 1~3 个月
    B. 生后 3~6 个月
    C. 生后 6~9 个月
    D. 生后 9~12 个月
    E. 生后 1~3 岁
8. 苯丙酮尿症新生儿筛查采用的是
    A. 尿有机酸分析
    B. 血氨基酸分析
    C. 尿蝶呤分析
    D. 尿三氯化铁试验
    E. 苯丙氨酸浓度测定

【A_2 型题】

9. 男孩，2 岁。因间断性抽搐就诊，不会走路和说话。皮肤色泽浅，可见湿疹，头发较黄，双肺听诊无异常。确诊该病的检查是
    A. 血钙测定
    B. 血氨基酸分析
    C. 尿三氯化铁实验
    D. 血清 T_3，T_4，TSH 测定
    E. 染色体核型分析
10. 女孩，2 岁。因智力低下就诊，查染色体核型为 46,XX,-21，+t（21q21q），其母亲核型为 45,XX,-21,-21,+t(21q21q)。若再生育，其下一代发生本病的风险为
    A. 10%
    B. 25%
    C. 50%
    D. 75%
    E. 100%
11. 患儿，6 岁。精神运动发育明显落后，只会说简单话，两眼外侧上斜，两眼距宽，鼻梁低平，经染色体核型分析，诊断为易位型 21 三体综合征，其母正常，其父为 D/G 易位，家长准备要第二胎来遗传咨询，应告诉再发风险率为
    A. 1%
    B. 4%
    C. 10%
    D. 20%
    E. 100%

12. 男孩，3岁。生后半年发现智能发育落后，反复惊厥，且尿有鼠尿臭味。查体：目光呆滞，毛发棕黄，心、肺正常，四肢肌张力高，膝腱反射亢进。尿三氯化铁试验阳性。该患儿可能诊断为
A. 苯丙酮尿症
B. 半乳糖血下
C. 高精氨酸血症
D. 组氨酸血症
E. 肝糖原累积症
13. 患儿，2岁。生后半年发现尿有霉臭味，且经常呕吐，1岁时发现智力较同龄儿落后，目光呆滞，皮肤白皙，毛发浅黄，下列哪项对该患儿诊断最有帮助
A. 头颅CT
B. 脑电图
C. 染色体核型分析
D. 尿三氯化铁试验
E. 血液T_3、T_4测定
14. 患儿，2岁。生后半年发现智力落后，尿有霉臭味，8个月开始出现癫痫小发作，诊断为典型苯丙酮尿症，给予低苯丙氨酸饮食，血苯丙氨酸浓度理想的控制范围应为
A. 60~120μmol/L
B. 120~240μmol/L
C. 180~360μmol/L
D. 180~480μmol/L
E. 180~600μmol/L

【A_3/A_4型题】

（15~16题共用题干）

患儿，4岁。智能运动发育落后，两眼内侧距离宽，鼻梁低平，双眼外侧上斜，经常伸舌，通贯手。

15. 其最可能的诊断为
A. 先天性甲状腺功能低下
B. 21-三体综合征
C. 苯丙酮尿症
D. 18-三体综合征
E. 黏多糖病
16. 为确定诊断需做下述哪项检查
A. 血清TSH、T_3、T_4测定
B. 尿三氯化铁试验
C. 染色体核型分析
D. 骨龄测定
E. 尿蝶呤分析

（17~18题共用题干）

患儿，1岁。生后半年经常呕吐，且逐渐发现智能及体格发育均低于同龄儿，尿有霉臭味，近1个月经常抽搐发作。查体：表情呆滞，毛发棕黄，面部见湿疹，皮肤白皙，血苯丙氨酸升高。

17. 最可能的诊断为
A. 21-三体综合征
B. 苯丙酮尿症
C. 呆小病
D. 癫痫
E. 佝偻病性手足搐搦症
18. 应采取的措施是
A. 观察，抽搐时给予止抽搐药物
B. 口服甲状腺素片
C. 静脉推注10%葡萄糖酸钙，同时口服维生素D
D. 限制苯丙氨酸摄入量
E. 口服碘化钾

【B_1型题】

（19~20题共用备选答案）

A. 21-三体综合征
B. 18-三体综合征
C. 先天性甲状腺功能减退症
D. 苯丙酮尿症
E. 黏多糖病

19. 患儿，1岁。表情呆滞，眼距宽，眼裂小，鼻梁低平，双眼外侧上斜，通贯手
20. 患儿，1岁。表情呆滞，眼距宽，舌常伸出口外，鼻梁宽平，毛发稀少，面部黏液性水肿，皮肤粗糙，躯干长，四肢短

第七章　风湿免疫性疾病

【A_1型题】

1. 唯一能通过胎盘进入胎儿体内的免疫球蛋白是
A. IgA
B. IgG
C. IgM
D. IgD
E. IgE
2. 小儿体液免疫特点中，下述哪项是错误的
A. 免疫球蛋白包括IgA、IgG、IgM、IgD及IgE 5类
B. IgG在出生日即可达成人水平
C. IgA含量增高揭示有宫内感染可能性
D. 免疫球蛋白大多存在于丙种球蛋白中
E. 小儿体液免疫的发育随年龄增长逐步完善
3. 导致风湿热的病原菌是
A. 金黄色葡萄球菌
B. 肺炎链球菌
C. A族乙型溶血性链球菌
D. 流感嗜血杆菌
E. 大肠埃希菌
4. 确诊风湿热的主要表现哪项是错误的
A. 心脏炎
B. 游走性多发性关节炎
C. 舞蹈病
D. 发热
E. 环形红斑
5. 风湿热心脏炎最常受累的是
A. 心包
B. 左心房内膜
C. 心肌
D. 右心瓣膜

E. 右心房内膜

6. 风湿性心包炎的特点，以下哪项是错误的
A. 心前区疼痛，呼吸困难
B. 早期可听到心包摩擦音
C. 心音遥远少见
D. 发病早期积液量增多
E. X 线检查示心脏搏动减弱

7. 关于风湿热实验室检查结果的判定，下列哪项是错误的
A. 抗链“O”增高，只能说明近期有过链球菌感染
B. 20% 患者抗链“O”不增高
C. 舞蹈病患儿抗链“O”一定增高
D. 红细胞沉降率增快是风湿活动的重要标志
E. C 反应蛋白可提示风湿活动

8. 有关风湿热的预后下述哪项有错误
A. 舞蹈病的预后一般良好
B. 首次发作累及心脏者，预后较差
C. 反复发作累及心脏者预后不良
D. 并发心功能不全者预后不良
E. 伴发心包炎者预后良好

9. 急性风湿热合并心衰的治疗，下列哪一项是错误的
A. 吸氧、低盐饮食
B. 大剂量激素
C. 洋地黄制剂给予足量
D. 利尿药
E. 维持电解质平衡

10. 治疗风湿性心脏炎的首选药是
A. 阿司匹林
B. 维体舒
C. 吲哚美辛（消炎痛）
D. 布洛芬
E. 肾上腺皮质激素

11. 确诊风湿热的次要表现哪一项是错误的
A. 发热
B. 关节酸痛
C. 皮下结节
D. 红细胞沉降率加快
E. 有风湿热既往史

12. 下列哪一项是链球菌感染证据
A. 抗“O”>500U
B. 红细胞沉降率增快
C. CRP 阳性
D. 扁桃体化脓
E. 白细胞数增高

13. 风湿性心脏炎最常见的心电图改变是
A. P-R 间期延长
B. 期前收缩（早搏）
C. 室上性心动过速
D. 右心室肥厚
E. Q-T 间期延长

14. 风湿性关节炎特点中下列哪项是错误的
A. 主要累及大关节
B. 呈游走性和多发性
C. 局部可呈红肿热痛和功能障碍
D. 经治疗后可治愈
E. 但常留有畸形

15. 揭示风湿活动的诊断依据以下哪项是错误的
A. 白细胞计数增加
B. 红细胞沉降率增快
C. CRP 黏蛋白增高
D. α_2 球蛋白增高
E. 黏蛋白增高

16. 风湿性心肌炎的临床表现下列哪项是错误的
A. 出现期前收缩和心动过速
B. 心率增快
C. 心前区第一心音减弱
D. 严重时可出现奔马律
E. 心尖区可听到隆隆样收缩期杂音

17. 风湿性心包炎的特点，以下哪项是错误的
A. 心脏搏动减弱或消失
B. X 线检查心影向两侧扩大，呈烧瓶状
C. 可有心前区疼痛
D. 可于心底部听到心包摩擦音
E. 初次发作的急性期变化是由于瓣膜病变所致

18. 关于风湿热环形红斑的描述，以下哪项是错误的
A. 多见于躯干及四肢屈侧
B. 呈环形或半环形，中心苍白
C. 红斑出现缓慢
D. 数小时或 1~2 天内消失
E. 消退后不留痕迹

19. 风湿性舞蹈病的临床特征中哪一项是错误的
A. 多见于女性患者
B. 以四肢和面部为主的不自主、无目的的快速运动
C. 兴奋和注意力集中时消失
D. 病程呈自限性
E. 其动作入睡后可消失

20. 急性风湿热抗链“O”增高与下降的时间是
A. 链球菌感染后 7 天增高，持续 2 周下降
B. 链球菌感染后 10 天增高，持续 4 周下降
C. 链球菌感染后 1 周增高，持续 2 个月下降
D. 链球菌感染后 4 周增高，持续 2 个月下降
E. 链球菌感染后 2 周增高，持续 1 个月下降

21. 心包炎早期心电图改变错误的是
A. 高电压
B. ST 段抬高（早期）
C. 以后 ST 段下降
D. T 波平坦
E. T 波亦可倒置

22. 风湿热最常见的皮肤损害是
A. 环形红斑
B. 结节性红斑
C. 多形红斑
D. 蝶状红斑
E. 圆形红斑

23. 关于皮下结节的描述以下哪

项是错误的
A. 粟米或豌豆大小，圆形，质硬
B. 分布于肘、腕、踝、膝关节屈侧
C. 见于2%~16%的风湿热患儿
D. 起病数周后出现
E. 2~4周自然消失

24. 急性风湿热青霉素治疗至少需要多长时间
A. 2周
B. 3周
C. 1个月
D. 2个月
E. 10天

25. 治疗风湿热急性期伴有心脏炎的患儿时，下述治疗哪项是错误的
A. 宜绝对卧床休息至急性症状消失，红细胞沉降率接近正常值
B. 如有心衰，待心衰控制后再卧床3~4周
C. 首选阿司匹林治疗
D. 总疗程为2~8周
E. 停药后的反跳现象在2~3天内自动消失

26. 风湿性心脏炎激素治疗的总疗程为
A. 2~4周
B. 4~8周
C. 8~12周
D. 12~24周
E. 半年

27. 急性风湿热不伴有心脏炎的患儿，阿司匹林治疗的总疗程约为
A. 1~3周
B. 4~8周
C. 6~12周
D. 半年
E. 1年

【A_2型题】

28. 女孩，12岁。发热，双膝关节肿痛1个月，心尖区吹风样Ⅱ~Ⅲ级收缩期杂音，红细胞沉降率第1小时50mm/h，心电图：P-R间期0.15秒。可能的诊断是
A. 病毒性心肌炎
B. 风湿热
C. 链球菌感染后状态
D. 贫血
E. 风心病、二尖瓣关闭不全

29. 男孩，8岁。发热1周，体温38~40℃，双膝、双踝关节红肿痛，心悸、气促，静脉滴注抗生素无好转，2周前曾患化脓性扁桃体炎。下述哪项检查不需要做
A. 咽拭子培养
B. ASO、C反应蛋白
C. 红细胞沉降率
D. 血电解质
E. 心电图

30. 女孩，9岁。因患风湿热住院，经治疗后症状、体征消失，出院后要进行预防复发的指导，首选药物及方法是
A. 青霉素，每次60万单位，每日2次，共10天
B. 青霉素，每次60万单位，每日2次，共14天
C. 青霉素，每次60万单位，每日2次，共20天
D. 长效青霉素，每次120万单位，每月1次，共5年
E. 长效青霉素，每次120万单位，每月2次，共5年

31. 患儿，女，6岁。近2周发热，伴肘膝大关节不规则肿痛。查体：发现心音低钝，心率176次/分，肝于右肋下可触及3cm，实验室检查，抗“O”>500U，红细胞沉降率65mm/h，诊断为风湿热，并伴有心功能不全，治疗需给洋地黄制剂，剂量应如何掌握
A. 给一般剂量
B. 给足剂量
C. 给1/3~1/2
D. 给1/4~1/3
E. 给1/4~1/2

32. 患儿，8岁。因发热、关节肿痛而入院，经检查确定为风湿性关节炎。查体时未发现心脏异常，医生嘱其服用阿司匹林，其总疗程一般为
A. 2~4周
B. 3~6周
C. 4~8周
D. 8~12周
E. 10~12周

33. 女孩，9岁。发热2周，大关节肿痛，活动受限1周入院。1个月前曾患化脓性扁桃体炎。查体右肘关节肿痛，局部皮肤潮红、热。血白细胞$12.5\times10^9/L$，中性粒细胞0.80，淋巴细胞0.20，红细胞沉降率90mm/h，ASO 800U，CRP（++），OT（-），心电图、超声心动图、X线胸片均正常，关节X线片是软组织肿胀，关节面正常。以下哪项治疗措施最合适
A. 青霉素+泼尼松
B. 青霉素+阿司匹林
C. 青霉素+泼尼松+阿司匹林
D. 阿司匹林
E. 泼尼松

34. 患儿，女，5岁。近半年反复患咽扁桃体炎，现发热2周，每日热退时，精神状态良好，但面色渐苍白，肘膝关节不固定痛。查体，发现心音低钝，心尖区可听到吹风样收缩期杂音。提示该患儿可能患有
A. 风湿性心肌炎
B. 二尖瓣狭窄
C. 伴有先天性心脏病
D. 发热所致
E. 无临床意义

35. 患儿，女，5岁。因发热10天不退，皮肤出现环形红斑，并伴有肘、膝关节游走性疼痛而

入院，查抗“O”>500U，考虑为风湿热，治疗中给予青霉素静脉滴注，目的是

A. 防止心脏病变
B. 控制皮肤和关节症状
C. 制止风湿的活动
D. 清除链球菌感染病灶
E. 防止感染加重

36. 患儿，男，10岁。发热20余天，伴游走性关节疼痛，查体抗“O”≥500U，临床诊断为风湿性关节炎，引起此病的病原是
A. 肺炎链球菌
B. 腺病毒
C. A族乙型溶血性链球菌
D. 葡萄球菌
E. 肺炎支原体

37. 患儿，4岁。半月前确诊为风湿热，并出现心功不全表现，经治疗，心功能刚刚恢复，该患儿应卧床休息多长时间
A. 心功能恢复再卧床1~2周
B. 心功能恢复再卧床2~3周
C. 心功能恢复再卧床3~4周
D. 心功能恢复再卧床4~5周
E. 心功能恢复再卧床5~6周

38. 患儿，3岁。因发热、四肢关节游走性肿痛而入院。查体发现，心率快，176次/分，心音低钝，颈静脉怒张，肝大。立即进行治疗，下列措施中不正确的是
A. 吸氧
B. 洋地黄制剂
C. 利尿药
D. 维持电解质平衡
E. 阿司匹林

39. 患儿，5岁。半年来不规则发热，游走性大关节疼痛，伴局部红肿。查体可见四肢屈侧有环形红斑，为了明确诊断医生做了一些实验室检查，请找出对诊断没有意义的指标
A. 抗“O”
B. 红细胞沉降率
C. 血常规
D. C反应蛋白
E. 谷草转氨酶

40. 患儿，4岁。近1个月来发热、面色渐苍白、多汗、易疲倦，近几日四肢大关节游走性疼痛，为确定是否为风湿性关节炎，医生做了一些检查，下列哪一项对风湿性的可能有提示作用
A. C反应蛋白
B. 抗“O”
C. 红细胞沉降率
D. 心电图
E. 血常规

41. 患儿，5岁。2个月前确诊为风湿热，近日又开始不规则发热，为了确定是否为风湿活动，医生做了下列一些检查，请找出与风湿活动不相关的指标
A. 红细胞沉降率增快
B. C反应蛋白增高
C. 抗“O”>500U
D. 血常规白细胞数增高，血红蛋白降低
E. 心电P-R间期延长

42. 患儿，6岁。近半个月不规则发热，伴关节肿痛。查体：心率稍增快，心音低钝。心电图可见T波平坦，医院确诊为风湿热，该患儿应首选什么药物治疗
A. 泼尼松
B. 阿司匹林
C. 抗生素
D. ATP、COA、维生素C等
E. 强心药物

【A_3/A_4型题】

（43~45题共用题干）

男孩，1岁。发热8天，皮疹3天入院。外院抗生素治疗7天无效。查体：T 39℃，烦躁不安，全身淡红色斑丘疹，双眼结膜充血，口唇鲜红、干裂，草莓舌；右颈淋巴结蚕豆大，质硬，有压痛；双肺呼吸音粗，心率130次/分，腹软，肝脾无肿大，指、趾端硬性肿胀。实验室检查：血WBC 19×10^9/L，N 0.78，L 0.22，PLT 420×10^9/L，红细胞沉降率120mm/h，血培养（-）。

43. 该患者最可能的诊断为
A. 幼儿急疹
B. 猩红热
C. 咽眼结合膜热
D. 小儿皮肤黏膜淋巴结综合征（川崎病）
E. 麻疹

44. 首选的治疗措施是
A. 丙种球蛋白+糖皮质激素
B. 对症治疗，观察
C. 丙种球蛋白+阿司匹林
D. 阿司匹林+糖皮质激素
E. 青霉素

45. 对预后有重要意义的随访检查项目是
A. ASO、ESR
B. 血常规
C. 心脏彩超
D. 心电图
E. 尿常规

（46~48题共用题干）

患儿，5岁。两周前曾患上感，目前不规则发热，易疲倦，脸色略苍白。查体发现，心率增快，心尖部第一心音减弱，并可闻及早搏。心电图检查：P-R间期延长，ST段下移。实验室检查：C反应蛋白增高。

46. 该患儿的临床诊断最可能是什么
A. 病毒性心肌炎
B. 风湿性心肌炎
C. 风湿性心包炎
D. 结核性心包炎
E. 类风湿性心包炎

47. 下列哪项检查可以帮助确诊
A. 抗透明质酸酶
B. 谷草转氨酶
C. 红细胞沉降率

D. 心脏X线检查
E. 肌酸磷酸激酶

48. 该患儿首选药物是
A. 水杨酸制剂
B. 洋地黄类药物
C. 地塞米松制剂
D. 镇静药
E. 抗生素

【B_1型题】

（49~52题共用备选答案）
A. 6周
B. 2周
C. 4~8周
D. 4周
E. 8~12周

49. 急性风湿热青霉素治疗疗程，不可少于多长时间
50. 急性风湿热伴有心脏炎者，激素治疗总疗程为
51. 无心脏炎的急性风湿热，阿司匹林治疗的总疗程为
52. 预防风湿热复发，长效青霉素肌内注射间隔时间为

（53~56题共用备选答案）
A. 瓣膜病
B. 皮下结节
C. 抗链“O”>500U
D. 红细胞沉降率增快，CRP阳性
E. 心电图可见ST段下移及T波平坦或倒置

53. 属于急性风湿热的主要表现可有
54. 属于急性风湿热风湿活动的证据
55. 属于急性风湿热的次要表现
56. 属于链球菌感染证据

第八章　感染性疾病

【A_1型题】

1. 关于麻疹流行病学下述错误的是
A. 麻疹患者是唯一传染源
B. 出疹前5天至出疹后5天均有传染性
C. 病毒存在于眼结膜、鼻、口咽和气管等分泌物中
D. 通过喷嚏、咳嗽等由飞沫传播
E. 也可通过粪便传播

2. 典型麻疹首先出现皮疹的部位是
A. 面部、颈部
B. 耳后、颈部发际边缘
C. 躯干
D. 四肢
E. 手、足

3. 麻疹的出疹顺序为
A. 面部→躯干→四肢，1日出齐
B. 颈部→四肢→躯干，1日出齐
C. 耳后、颈部发际→面部、躯干、上肢→下肢足部，3日出齐
D. 耳后、颈部发际→面部、躯干、上肢→下肢足部，1日出齐
E. 面部→四肢→躯干，3日出齐

4. 对麻疹前驱期诊断极有帮助的是
A. 低中度发热
B. Koplik斑
C. Pastia线
D. 皮疹
E. 草莓舌

5. 接触麻疹后多长时间行被动免疫可预防麻疹
A. 5天内
B. 7天内
C. 10天内
D. 12天内
E. 14天内

6. 最有效预防麻疹的措施是
A. 应用免疫球蛋白
B. 采用麻疹减毒活疫苗
C. 应用胎盘球蛋白
D. 应用成人血浆
E. 应用维生素A

7. 一般麻疹患儿应隔离至
A. 出疹后3天
B. 出疹后5天
C. 出疹后7天
D. 出疹后10天
E. 出疹后14天

8. 麻疹合并肺炎应隔离至
A. 出疹后3天
B. 出疹后5天
C. 出疹后7天
D. 出疹后10天
E. 出疹后14天

9. 风疹与麻疹的主要鉴别点是
A. 全身症状轻
B. 皮疹为全身性分布
C. 呈充血性斑丘疹
D. 皮疹1日内出齐
E. 外周血白细胞减少

10. 在预防麻疹的被动免疫中，下列哪项正确
A. 在接触麻疹后10天内立即给予免疫血清球蛋白0.25ml/kg可预防发病
B. 在接触麻疹后5天内立即给予免疫血清球蛋白0.25ml/kg可预防发病
C. 在接触麻疹后5天内立即给予免疫血清球蛋白0.05ml/kg可预防发病
D. 在接触麻疹后10天内立即给予免疫血清球蛋白0.05ml/kg可预防发病
E. 以上都不是

11. 麻疹具有传染性的时间是
A. 潜伏期至出疹后5天
B. 潜伏期至出疹后10天
C. 出疹前5天至出疹后5天
D. 接触麻疹后7天至出疹后

10 天
E. 接触麻疹后 5 天至出疹后 5 天

12. 水痘的潜伏期为
A. 2 周左右
B. 5~7 天
C. 3~5 天
D. 1~2 天
E. 3 周左右

13. 典型水痘皮疹的特点中，哪项是错误的
A. 初起于四肢
B. 分批出现的红色斑疹或斑丘疹，并迅速发展成为小水疱
C. 黏膜皮疹可出现在口腔、结膜、生殖器等处
D. 水痘从中心处开始干瘪，迅速结痂
E. 在病症高峰期可见到丘疹、新旧水疱和结痂同时存在

14. 风疹的典型临床表现是
A. 潜伏期 5~7 天
B. 高热
C. 热退后全身出疹
D. 颈后、枕后、耳后淋巴结肿痛
E. 出疹后脱皮

15. 猩红热是由产红疹毒素的何种病原菌引起
A. A 族甲型溶血性链球菌
B. 乙型溶血性链球菌
C. B 族甲型溶血性链球菌
D. B 族乙型溶血性链球菌
E. 金黄色葡萄球菌

【A_2 型题】

16. 2 岁患儿，4 天前发热，流涕、咳嗽，结膜充血，畏光，今晨发现耳后及颈部有淡红色斑丘疹，体温 39℃，两颊黏膜充血，最可能的诊断是
A. 风疹
B. 幼儿急疹
C. 猩红热
D. 肠道病毒感染
E. 麻疹

17. 患儿，1 岁。发热 3 天，流涕、咳嗽，咽部及眼结膜充血，在下眼睑边缘见 Stimson 线，口腔黏膜充血，既往未接种麻疹疫苗，该患儿诊断麻疹，属麻疹病程哪一期
A. 潜伏期
B. 前驱期
C. 卡他期
D. 出疹期
E. 恢复期

18. 1 岁患儿，未接种过麻疹疫苗，于半个月前曾接触过麻疹病儿，近 4 天发热，流涕，打喷嚏，畏光，咳嗽，昨日体温稍降，今日又发热，耳后发际部出现红色斑丘疹，疹间有健康皮肤，周围血白细胞 4.5×10^9/L，最可能的诊断是
A. 猩红热
B. 麻疹
C. 幼儿急疹
D. 风疹
E. 荨麻疹

19. 1 岁患儿，发热、咳嗽、畏光，第 4 天起从耳后开始出现红色斑丘疹，发疹 5 天热仍不退，咳嗽加重，伴喘，口周发绀，鼻翼扇动，肺部有中、小水泡音，心率 180 次/分，肝肋下 3.0cm，诊断为
A. 麻疹并发肺炎
B. 风疹并发肺炎
C. 麻疹并发肺炎、心衰
D. 风疹并发肺炎、心衰
E. 猩红热并发肺炎

20. 患儿，5 岁。平素体质较差，8 个月时曾接种麻疹疫苗，今在幼儿园中接触一麻疹患儿，该小儿应检疫观察多长时间
A. 5 天
B. 7 天
C. 10 天
D. 14 天
E. 21 天

21. 2 岁患儿，发热 1 天出现皮疹，为红色斑丘疹，由面部开始 1 日遍及全身，伴枕部、耳后及颈部淋巴结肿大，诊断最可能为
A. 麻疹
B. 风疹
C. 幼儿急疹
D. 猩红热
E. 荨麻疹

22. 8 个月婴儿，发热，体温高达 39℃，咽红，精神状态尚好，静脉滴注 3 日头孢唑林及双黄连，第 4 天热退，但患儿皮肤出现红色斑丘疹，颈部及躯干明显，既往曾用过头孢唑林，诊断最可能为
A. 麻疹
B. 药疹
C. 风疹
D. 幼儿急疹
E. 荨麻疹

23. 患儿，6 岁。昨日开始发热、咽痛、腹痛，口服速效感冒胶囊热退，今晨又发热。查体：颜面潮红，口周苍白，咽部充血，双扁桃体肿大，躯干皮肤见红色细小丘疹，压之褪色，心肺正常。诊断最可能为
A. 麻疹
B. 风疹
C. 药疹
D. 肠道病毒感染
E. 猩红热

24. 患儿，6 岁。发热 2 天，伴咽痛、皮疹 1 日。查体：体温 38.7℃，咽部充血，草莓舌，面部潮红，躯干部见细小鲜红色充血性皮疹。诊断为猩红热，治疗首选
A. 红霉素
B. 头孢唑林
C. 氯霉素
D. 青霉素

E. 磷霉素

25. 男婴，10个月。4天前发热、流涕、干咳，体温逐渐增高，面、颈部见少许红色斑丘疹，今晨开始四肢厥冷、嗜睡、气促、皮疹消退而来诊。查体：T 40℃，P 169次/分，皮肤呈花斑状，结膜充血，颊黏膜充血、粗糙，隐约可见白色膜状物，心音较弱，两肺散在细湿啰音，肝肋下2cm，脑膜刺激征（-）。下列哪种诊断可能性最大
A. 病毒性肺炎并休克
B. 支气管肺炎并休克
C. 麻疹并肺炎、心力衰竭
D. 金葡菌肺炎、败血症
E. 以上都不是

【A_3/A_4型题】

（26~28题共用题干）

患儿，2岁。1周前无明显诱因发热，流泪、畏光，当地医院疑“上感”给予口服抗生素，4天后患儿病情加重，咳嗽，出现皮疹，今日来我院就诊。查体见皮肤红色斑丘疹，双肺闻及湿啰音，诊断为麻疹合并肺炎。

26. 麻疹出疹的特点是
A. 自耳后，颈部沿发际边缘出疹渐及躯干、四肢，3日出齐
B. 自面部出疹渐及躯干、四肢，1日内遍及全身
C. 红色斑丘疹，颈及躯干部多见，1日出齐，次日消退
D. 皮疹见于颈、胸、腹部，1日内遍及全身，呈弥漫鲜红色
E. 皮疹见于面部、躯干及四肢、形态多样

27. 此患儿应隔离至
A. 出疹后5天
B. 出疹后1周
C. 出疹后10天
D. 出疹后2周
E. 出疹后3周

28. 其表弟未接种麻疹疫苗，与此患儿有接触史，应采取何措施
A. 立即接种麻疹疫苗
B. 立即注射丙种球蛋白
C. 注射青霉素
D. 口服复方新诺明
E. 口服转移因子

（29~31题共用题干）

患儿，4岁。发热3天伴流涕、咳嗽、流泪就诊。查体：T 40℃，球结膜充血，心、肺检查阴性，耳后发际处可见少许红色斑丘疹。

29. 该患儿应考虑为何病
A. 麻疹
B. 风疹
C. 幼儿急疹
D. 猩红热
E. 水痘

30. 为明确诊断，应立即做哪项检查
A. 血常规
B. 用免疫荧光法检查血、尿或鼻咽部分泌物中的病原体
C. 便常规
D. 血清抗体检查
E. 皮疹印片

31. 在患儿的处理中，哪项不正确
A. 烦躁时可用少量镇静药
B. 高热时用少量退热剂
C. 大量抗生素治疗
D. 剧咳时可用镇咳祛痰药
E. 在维生素A缺乏区的患儿应补充维生素A

【B_1型题】

（32~35题共用备选答案）
A. 风疹
B. 麻疹
C. 幼儿急疹
D. 猩红热
E. 荨麻疹

32. 患儿，7个月。发热4天，体温最高为39℃，当地医院诊断为“上感”，静脉滴注3天头孢唑林及利巴韦林，今晨热退，但见面、颈及躯干皮肤有红色斑丘疹

33. 患儿，2岁。4天前开始发热，流涕，打喷嚏，畏光，今日体温升高，且咳嗽，出现皮疹，急来就诊。查体：体温40.5℃，口腔黏膜粗糙，耳后、颈部沿发际边缘见红色斑丘疹，双肺呼吸音粗

34. 患儿，9岁。发热、咽痛1日就诊。查体：体温38.9℃，咽部充血，双扁桃体肿大Ⅱ度，有脓性分泌物，舌红、乳头粗，颈部及躯干见红色鸡皮疹，压之退血，腋窝处明显，心、肺正常

35. 患儿，3岁。上午开始流涕，发热，体温最高38.2℃，在家服用小儿退热药及双黄连口服液，吃晚饭时发现患儿面部有皮疹。查体：精神状态良好，耳后、枕部触及黄豆及花生大小淋巴结，有触痛，面、颈及躯干有红色斑丘疹

第九章 结核病

【A_1型题】

1. 1岁小儿未接种过卡介苗，PPD阳性表示
A. 近2~3周感染结核
B. 体内已有免疫力，不会再感染结核
C. 体内有活动结核
D. 对结核无免疫力，需立即

接种卡介苗
E. 受过结核感染，不一定有活动结核

2. 关于结核病发病机制的描述错误的是
A. 机体受结核菌感染后产生免疫力，同时也产生变态反应
B. 结核的免疫主要是体液免疫
C. 结核变态反应属Ⅳ型变态反应
D. 结核变态反应在一定条件下与免疫是平行一致的
E. 结核变态反应对免疫的影响有双重作用

3. 皮内注入结核菌素后经多长时间观察结果
A. 12~24 小时
B. 24~48 小时
C. 48~72 小时
D. 3~4 天
E. 4~5 天

4. 小儿受结核菌感染多长时间后做 PPD 试验即呈现阳性反应
A. 2~4 周
B. 4~8 周
C. 8~10 周
D. 10~12 周
E. 12~14 周

5. 一般情况下结核菌素何浓度时，PPD 试验结果可作为诊断结核病的重要参考
A. 1 个单位
B. 2 个单位
C. 3 个单位
D. 4 个单位
E. 5 个单位

6. 关于 PPD 试验下列哪项最准确
A. PPD 试验阳性可肯定有结核病
B. 凡是 PPD 试验阴性可除外结核病
C. 卡介苗接种成功 PPD 试验呈强阳性
D. 无症状，仅呈一般阳性反应，表示曾感染过结核分枝杆菌
E. 初次感染结核菌后 2 周，PPD 试验呈阳性

7. 预防哪种传染病对预防结核病有较大意义
A. 猩红热
B. 肝炎
C. 麻疹
D. 菌痢
E. 流脑

8. 抗结核病的首选药和必选药是
A. 异烟肼
B. 利福平
C. 乙胺丁醇
D. 吡嗪酰胺
E. 链霉素

9. 抗结核预防应用的化疗药物是
A. 利福平
B. 异烟肼
C. 链霉素
D. 乙胺丁醇
E. 吡嗪酰胺

10. 结核病预防性化疗的疗程是
A. 3~6 个月
B. 6~9 个月
C. 12~18 个月
D. 18~24 个月
E. 24~30 个月

11. 结核病的主要传染源为
A. 健康带菌者
B. 红细胞沉降率增快者
C. PPD 试验为（++）者
D. 结核菌涂片阳性患者
E. 胸部 X 线片有钙化灶者

12. 小儿时期患结核病最常见的类型为
A. 原发型肺结核
B. 结核性胸膜炎
C. 粟粒性肺结核
D. 结核性脑膜炎
E. 结核性腹膜炎

13. 支气管淋巴结核出现喘鸣是由于
A. 淋巴结压迫气管分叉处
B. 淋巴结压迫支气管使其部分阻塞
C. 淋巴结压迫支气管使其完全阻塞
D. 干酪样物质破入支气管
E. 淋巴结压迫肺动脉

14. 支气管淋巴结结核出现类似百日咳样痉挛性咳嗽是由于
A. 淋巴结压迫肺动脉
B. 淋巴结压迫支气管使其部分阻塞
C. 淋巴结压迫支气管使其完全阻塞
D. 淋巴结压迫气管分叉处
E. 干酪样物质破入支气管

15. 结核性脑膜炎的病理改变最明显处在
A. 大脑
B. 小脑
C. 脑桥
D. 脑顶
E. 脑底

16. 结核性脑膜炎早期的主要症状是
A. 发热
B. 头痛
C. 性格改变
D. 呕吐
E. 便秘

17. 结核性脑膜炎出现脑神经障碍最常见的为
A. 外展神经
B. 面神经
C. 听神经
D. 舌咽神经
E. 迷走神经

18. 婴儿结核性脑膜炎中期的主要特征为
A. 嗜睡或惊厥
B. 脑膜刺激征
C. 喷射性呕吐
D. 前囟膨隆
E. 骨缝闭合延迟

19. 婴儿不典型结核性脑膜炎首发的症状是
A. 急起高热
B. 嗜睡

C. 惊厥
D. 前囟膨隆
E. 喷射性呕吐
20. 下列哪项不是结核性脑膜炎中期临床表现
A. 头痛剧烈
B. 呕吐加重
C. 脑膜刺激征
D. 脑神经障碍
E. 嗜睡、频繁惊厥
21. 结核性脑膜炎最常见的类型是
A. 浆液型
B. 脑底脑膜炎型
C. 脑膜脑炎型
D. 脊髓型
E. 高颅压型
22. 确诊结核性脑膜炎最可靠的依据为
A. PPD 试验阳性
B. 脑膜刺激征阳性
C. 胸部 X 线有原发结核病灶
D. 脑脊液糖和氯化物含量同时减低
E. 脑脊液中有蜘蛛网薄膜形成，取其涂片检菌阳性
23. 结核性脑膜炎典型的脑脊液改变是
A. 压力增高
B. 外观呈磨玻璃样
C. 白细胞增多，分类以淋巴细胞为主
D. 糖及氯化物含量同时减低
E. 蛋白量增高
24. 肾上腺皮质激素治疗结核性脑膜炎的疗程是
A. 2~3 周
B. 3~6 周
C. 6~8 周
D. 8~12 周
E. 3~6 个月

【A_2 型题】

25. 1 岁男孩，阵发性痉挛性咳嗽 20 余日，出生时接种卡介苗，PPD 试验硬结直径 20mm，胸片右肺门淋巴结增大，诊断为
A. 百日咳
B. 百日咳合并肺炎
C. 支气管淋巴结核
D. 原发复合征
E. 支原体肺炎
26. 1 岁小儿，患麻疹后 5 周，低热，食欲缺乏，消瘦，盗汗。查体：两肺无湿啰音。PPD 试验结果为阴性。下述哪项检查最重要
A. 白细胞计数及分类
B. 血培养
C. 红细胞沉降率
D. 胸部 X 线摄片
E. 痰培养
27. 3 岁患儿，半月来低热、盗汗、食欲缺乏、消瘦、胸片诊断为原发复合征，PPD 试验（++），治疗首选的抗结核药物应为
A. 异烟肼+乙胺丁醇
B. 异烟肼+利福平+链霉素
C. 异烟肼+链霉素
D. 异烟肼+利福平
E. 异烟肼
28. 4 岁患儿，近 3 个月低热、乏力，PPD（++），胸片显示有肺门淋巴结增大。治疗首选
A. 异烟肼
B. 异烟肼+利福平
C. 利福平+链霉素
D. 链霉素+乙胺丁醇
E. 利福平
29. 4 岁小儿，近 1 个月低热、乏力、易怒且消瘦。查体：颈部淋巴结肿大，肺部无啰音，肝肋下 1.5cm。结核菌素试验（++）。胸片：右肺可见哑铃状阴影。诊断为
A. 支气管肺炎
B. 支气管淋巴结核
C. 原发复合征
D. 浸润性肺结核
E. 颈部淋巴结核+支气管淋巴结核
30. 2 岁患儿，结核菌素硬结直径 9mm，无临床症状，既往未接种卡介苗，下列哪项处理正确
A. 定期复查结核菌素试验
B. 定期拍胸部 X 线片
C. 应用异烟肼治疗 3~5 个月
D. 应用异烟肼治疗 6 ~ 12 个月
E. 应用异烟肼+利福平治疗 6 个月
31. 男孩，7 岁。因其父母正患活动性肺结核，故来体检，体检时发现患疱疹性结膜炎，心肺听诊未见异常，做 PPD 试验，其浓度应是
A. 0.5 个单位结核菌素
B. 0.1 个单位结核菌素
C. 3 个单位结核菌素
D. 2 个单位结核菌素
E. 1 个单位结核菌素
32. 患儿，4 岁。其母患浸润性肺结核，该患儿近半个月低热，咳嗽，疑为结核病，做 PPD 试验：其硬结直径为 21mm，结果为
A. “-”
B. “+”
C. “++”
D. “+++”
E. “++++”
33. 患儿，2 岁。近 20 天低热、咳嗽、盗汗、乏力。双肺呼吸音粗。胸部 X 线见左肺哑铃“双极影”。下列哪项不是判断活动性肺结核的主要指征
A. 未接种卡介苗，PPD 试验≥20mm
B. 结核中毒症状
C. 红细胞沉降率增快，无其他原因解释
D. 痰液中找到 G^- 杆菌
E. 纤维支气管镜检查有明显支气管结核病变
34. 患儿，4 岁。因乏力、低热、多汗疑结核病，做 PPD 试验，结果为“+++”，其意义恰当的说法是

A. 曾接种卡介苗，人工免疫所致
B. 表示受过结核菌感染
C. 表示体内有新的结核病灶
D. 表示体内有活动性结核病
E. 表示新近有结核菌感染

35. 患儿，2岁。百日咳后持续发热半月余，体温在38℃左右，易倦食欲缺乏，消瘦，近1周头痛，烦躁，时有呕吐。查体：心肺听诊无异常，肝肋下1.0cm，颈强（±）。脑脊液：外观清，蛋白（+），细胞数80×10^6/L，糖2.5mmol/L，氯化物115mmol/L。诊断为
A. 百日咳合并脑炎
B. 中毒性脑病
C. 结核性脑膜炎
D. 病毒性脑膜炎
E. 化脓性脑膜炎

36. 5岁患儿，发热5天，头痛、呕吐3天。查体：心肺无异常，脑膜刺激征阳性。脑脊液：外观透明，细胞数100×10^6/L，蛋白0.8g/L，糖3.0mmol/L，氯化物122mmol/L，脑脊液留置24小时无薄膜形成。诊断为
A. 中毒性脑病
B. 病毒性脑膜炎
C. 结核性脑膜炎
D. 化脓性脑膜炎
E. 新型隐球菌脑膜炎

37. 女婴，1岁。低热10余日，喜哭易怒，嗜睡，有时便秘。查体：前囟膨隆，心肺正常，肝肋下1.5cm，颈软，克氏征阴性，腹壁反射减弱。脑脊液外观磨玻璃样，蛋白（++），细胞数200×10^6/L，糖2.4mmol/L，氯化物107mmol/L。诊断为
A. 结核性脑膜炎
B. 化脓性脑膜炎
C. 中毒性脑病
D. 新型隐球菌脑膜炎
E. 病毒性脑膜炎

38. 患儿，10个月。发热2天，抽搐1次，急诊入院，询问病史，其母患浸润性肺结核。查体：心肺正常，前囟饱满，颈软，肝、脾轻度大。脑脊液外观清，细胞数100×10^6/L，中性粒细胞0.30，淋巴细胞0.70，糖1.1mmol/L，氯化物101mmol/L。首先考虑
A. 高热惊厥
B. 中毒性脑病
C. 结核性脑膜炎
D. 化脓性脑膜炎
E. 病毒性脑膜炎

39. 患儿，15个月。哭闹、烦躁半个月，时有喷射性呕吐。查体：体温37.8℃，心肺正常，前囟隆起，克氏征阴性，膝腱反射亢进。脑脊液：白细胞250×10^6/L，中性粒细胞0.35，淋巴细胞0.65，糖1.5mmol/L，氯化物93mmol/L。PPD试验阴性。胸部X线检查示两肺散在点状阴影。最可能的诊断
A. 病毒性肺炎+病毒性脑膜炎
B. 病毒性肺炎+化脓性脑膜炎
C. 病毒性肺炎+结核性脑膜炎
D. 粟粒性肺结核+结核性脑膜炎
E. 粟粒性肺结核+化脓性脑膜炎

40. 患儿，4岁。发热、呕吐半个月，间断抽搐5天。颈强（+），克氏征阴性。脑脊液：白细胞480×10^6/L，淋巴细胞0.80，中性粒细胞0.20，糖1.2mmol/L，氯化物95mmol/L。诊断为结核性脑膜炎，治疗应选
A. 异烟肼+利福平+链霉素
B. 异烟肼+利福平+泼尼松
C. 异烟肼+利福平+链霉素+泼尼松
D. 异烟肼+利福平+链霉素+乙胺丁醇
E. 异烟肼+利福平+链霉素+吡嗪酰胺+泼尼松

41. 患儿，6岁。低热、乏力半月余，头痛、呕吐1周。查体：精神不振，颈强（+），克氏征（+）。疑结核性脑膜炎，做脑脊液检查，下列哪项检查最具灵敏性和特异性
A. 抗结核抗体
B. 聚合酶链反应（PCR）
C. 脑脊液糖及氯化物测定
D. 脑脊液细胞数及分类
E. 脑脊液淋巴细胞亚群

42. 患儿，4岁。既往接种卡介苗，做PPD试验，以下哪项结果不是接种卡介苗后的反应
A. 硬结直径多为5~9mm
B. 硬结质地较软
C. 硬结边缘不整
D. 试验阳性持续时间较短
E. 阳性反应变化少，无减弱倾向，持续终身

【A_3/A_4型题】

（43~45题共用题干）

患儿，3岁。发热半月余，咳嗽、乏力、消瘦、盗汗。查体：双肺呼吸音粗。X线检查为原发复合征，PPD试验为（+++）。

43. 该病基本病理改变为
A. 肿胀、渗出、增殖
B. 肿胀、渗出、坏死
C. 肿胀、增生、坏死
D. 渗出、增生、坏死
E. 渗出、增生、硬化

44. 该患儿强化阶段治疗选择
A. 异烟肼+利福平
B. 异烟肼+链霉素
C. 异烟肼+利福平+链霉素
D. 异烟肼+利福平+乙胺丁醇
E. 异烟肼+链霉素+乙胺丁醇

45. 该患儿应用异烟肼疗程是
A. 3~6个月

B. 6~9个月
C. 9~12个月
D. 12~18个月
E. 18~24个月
（46~48题共用题干）
女孩，5岁。其母患结核性胸膜炎，故来体检，双肺听诊呼吸音粗，胸部透视未见异常，欲做PPD试验。
46. PPD稀释液0.1ml内含结核菌素单位为
A. 0.1单位
B. 1单位
C. 2单位
D. 5单位
E. 10单位
47. 观测反应结果应在
A. 15分钟
B. 30分钟
C. 12~24小时
D. 24~48小时
E. 48~72小时
48. 该患儿PPD试验结果，硬结直径15mm，为
A. “-”
B. “+”
C. “++”
D. “+++”
E. “++++”
（49~51题共用题干）
女孩，5岁。因间断发热伴痉挛性咳嗽20天来诊。查体：体温38℃，神志清，慢性病容，右眼结膜充血，内眦部有一疱疹，咽部有充血，右颈部可触及豌豆大小淋巴结，无明显压痛，心、肺无异常，肝肋下1.0cm，胸透肺门可见3cm×3cm阴影，外周血白细胞5.6×10^9/L，淋巴细胞0.70。
49. 该患儿最大可能的诊断是
A. 百日咳合并肺炎感染
B. 支原体肺炎
C. 支气管淋巴结结核
D. 真菌性肺炎
E. 肺门淋巴肉瘤
50. 该患儿最佳治疗方案
A. 红霉素
B. 红霉素+氨苄西林
C. 异烟肼+利福平
D. 异烟肼+对氨水杨酸
E. 长春新碱+环磷酰胺+泼尼松
51. 对该患儿的同胞兄弟应采取哪项最佳预防措施
A. 呼吸道隔离
B. 红霉素口服7~10天
C. 异烟肼口服6个月
D. 定期体检，早期发现
E. 尽早接种卡介苗
（52~54题共用题干）
患儿，2岁。低热、盗汗、乏力半个月余，头痛、间断抽搐5天。查体：精神萎靡，颈强，克氏征阳性。胸片正常。PPD试验（+++）。脑脊液细胞数320×10^6/L，中性粒细胞0.40，淋巴细胞0.60，蛋白（+）。诊断为结核性脑膜炎。
52. 该患儿强化治疗应选择
A. 异烟肼+利福平+链霉素+泼尼松
B. 异烟肼+利福平+乙胺丁醇+泼尼松
C. 异烟肼+利福平+吡嗪酰胺+泼尼松
D. 异烟肼+链霉素+吡嗪酰胺+泼尼松
E. 异烟肼+利福平+链霉素+吡嗪酰胺+泼尼松
53. 该患儿应用泼尼松的总疗程是
A. 4~6周
B. 4~8周
C. 6~8周
D. 8~12周
E. 12~16周
54. 应用强的松的目的不是为了
A. 抑制炎症渗出
B. 减轻脑水肿
C. 降低颅内压
D. 防止脑室孔道及颅底部纤维粘连
E. 减轻症状，缩短病程

【B_1型题】

（55~58题共用备选答案）
A. 异烟肼
B. 利福平
C. 乙胺丁醇
D. 链霉素
E. 吡嗪酰胺
55. 大剂量可致神经兴奋、多发性神经炎
56. 不良反应为肝损害，关节痛
57. 不良反应为球后视神经炎
58. 听神经损害，婴儿慎用
（59~60题共用备选答案）
A. 利福平
B. 异烟肼
C. 链霉素
D. 吡嗪酰胺
E. 乙胺丁醇
59. 半杀菌药，能杀死在碱性环境中生长、分裂、繁殖活跃的细胞外的结核菌
60. 半杀菌药，能杀灭在酸性环境中细胞内结核菌及干酪病灶内代谢缓慢的结核菌

第十章　消化系统疾病

【A_1型题】

1. 小儿消化系统解剖特点下列哪项不正确
A. 新生儿贲门括约肌发育不成熟
B. 婴儿胃呈水平位
C. 婴儿幽门括约肌发育不成熟

D. 婴儿肠道相对较长
E. 婴儿肠道固定性较差

2. 婴儿体内含水量较成人相对多，其主要增多部分是
A. 细胞外液
B. 血浆
C. 间质液
D. 细胞内液
E. 脑脊液

3. 引起小儿假膜性小肠炎的最常见的病原是
A. 难辨梭状芽孢杆菌
B. 侵袭性大肠埃希菌
C. 空肠弯曲菌
D. 金葡菌
E. 白念珠菌

4. 不造成肠黏膜损伤的腹泻致病菌是
A. 空肠弯曲菌
B. 耶尔森菌
C. 金葡菌
D. 产毒性大肠埃希菌
E. 侵袭性大肠埃希菌

5. 婴幼儿秋冬季腹泻的最常见病原是
A. 腺病毒
B. 诺沃克病毒
C. 轮状病毒
D. 埃可病毒
E. 柯萨奇病毒

6. 中度脱水的临床表现哪项是不正确的
A. 失水量为体重的5%~10%
B. 皮肤弹性较差
C. 眼窝、前囟明显凹陷
D. 四肢厥冷
E. 尿量明显减少

7. 重度脱水临床表现哪项是错误的
A. 口腔黏膜极干燥
B. 四肢厥冷
C. 失水量为50~100ml/kg
D. 尿量极少或无尿
E. 眼窝和前囟深陷

8. 除哪一项外，均为低渗性脱水的特点
A. 主要是细胞外液减少，重点为低钠血症
B. 多见于营养不良伴腹泻的病儿
C. 易高热、烦渴
D. 易脱水、休克
E. 易嗜睡、昏迷

9. 除哪一项外，均为高渗性脱水的特点
A. 高热、出汗多而饮水不足
B. 烦躁不安、肌张力高、惊厥
C. 细胞内、外液均减少
D. 无明显口渴
E. 可出现脑出血或脑血栓形成

10. 婴儿腹泻重型与轻型的主要区别点是
A. 发热、呕吐
B. 每日大便超过10次
C. 有水、电解质紊乱
D. 大便含黏液、腥臭
E. 镜检有大量脂肪滴

11. 婴儿腹泻重度脱水的主要诊断依据是
A. 眼眶前囟深凹
B. 皮肤弹性极差
C. 哭无泪，尿量极少
D. 精神极度萎靡
E. 外周循环衰竭

12. 中度脱水的临床表现，下列哪项是错误的
A. 精神萎靡或烦躁不安
B. 眼窝及前囟明显凹陷
C. 哭时泪少，尿量明显减少
D. 四肢厥冷，血压下降
E. 皮肤干燥，弹性极差

13. 小儿腹泻轻度酸中毒时，早期诊断的可靠依据是
A. 呕吐、腹泻次数
B. 脱水程度
C. 酸中毒症状
D. 呼吸症状
E. 血气分析

14. 哪一项提示低血钾
A. 神经肌肉兴奋性增加
B. 肠鸣音消失，四肢肌力低下
C. 心音亢进，心率减慢
D. 呼吸深大
E. 肠鸣音亢进

15. 婴儿腹泻治疗原则包括以下内容，哪项除外
A. 调整和适当限制饮食
B. 纠正水、电解质紊乱
C. 加强护理，防止并发症
D. 控制肠道内外感染
E. 长期应用广谱抗生素

16. 婴儿腹泻的饮食治疗，下述哪项不正确
A. 腹泻严重者应禁食
B. 母乳喂养者可继续哺乳，暂停辅食
C. 双糖酶显著缺乏者慎用糖类食品
D. 病毒性肠炎应暂停乳类，改为豆制代乳品
E. 人工喂养者，可给等量米汤或水稀释的牛奶，或脱脂奶

17. 高渗性脱水补液应选择
A. 等张含钠溶液
B. 5%葡萄糖
C. 1/2张含钠液
D. 1/3张含钠液
E. 2/3张含钠液

18. 不能测血钠时补液种类应选择
A. 等张含钠液
B. 2/3张含钠液
C. 1/2张含钠液
D. 1/3张含钠液
E. 1/4张含钠液

19. 小儿腹泻重度脱水，第一天静脉补液总量为（ml/kg）
A. 60~90
B. 90~120
C. 120~150
D. 150~180
E. 180~210

20. 小儿腹泻第一天补液方法，下列哪项是错误的
A. 低渗性脱水用4∶3∶2

溶液

B. 高渗性脱水用3：2：1溶液

C. 等渗性脱水用2：3：1溶液

D. 脱水性质不明用2：3：1溶液

E. 同时见尿补钾4~6天

21. 关于2：3：1含钠液的叙述，下列哪项是错误的

A. 0.9%氯化钠2份

B. 5%葡萄糖3份

C. 1.4%碳酸氢钠1份

D. 1.87%乳酸钠1份

E. 1.2%氯化钾1份

22. 小儿腹泻应用2：1等张含钠液的适应证是

A. 重度或中度脱水有明显周围循环障碍者

B. 中度脱水无循环衰竭者

C. 补充继续损失量

D. 补充生理需要量

E. 高渗性脱水

23. 小儿腹泻脱水无明显循环障碍时，前8~12小时最合适的补液速度［ml/(kg·h)］是

A. 2~4

B. 5~7

C. 8~10

D. 11~13

E. 14~16

24. 小儿腹泻代谢性酸中毒的治疗，下列哪项是错误的

A. 轻症不需要另给碱性溶液

B. 碳酸氢钠为首选药物

C. 碱性溶液需要量可按公式计算

D. 先给总需要量的1/2

E. 1.4%碳酸氢钠每次5ml/kg

25. 小儿腹泻每日补钾量正确的是（mmol/kg）

A. 一般按3~4mmol/kg

B. 缺钾明显者按6~8mmol/kg

C. 轻者按1~2mmol/kg

D. 重者按500mg/kg

E. 极少数病例可按600mg/kg

26. 小儿腹泻中重度脱水伴低血钾时应

A. 立即快速给予补钾

B. 纠正脱水不必补钾

C. 纠正脱水同时以0.5%浓度缓慢补钾

D. 口服氯化钾

E. 纠正酸中毒同时缓慢补钾

27. 小儿腹泻时低钾症状见于血钾（mmol/L）低于

A. 2

B. 2.5

C. 3

D. 3.5

E. 4

28. 小儿腹泻重度低渗性脱水第1天补液，下列哪项最适合

A. 2：1含钠液

B. 2：3：1含钠液

C. 3：2：1含钠液

D. 4：3：2含钠液

E. 2：6：1含钠液

【A_2型题】

29. 女婴，10个月。腹泻每日5~7次，水样便。伴呕吐2次。每日尿量较平日略少些。查体：前囟平，哭有泪。口唇略干，四肢温暖，无腹胀。皮肤弹性尚可。该儿腹泻病情为轻型与重型的区别点主要是

A. 有无发热呕吐

B. 每日大便>10次以上为重型

C. 有无水、电解质紊乱

D. 大便含黏液、血性为重型

E. 镜检有大量脂肪滴为重型

30. 男婴，3个月。母乳喂养，腹泻2个月，大便5~6次/天，稀或糊便，无脓血，食欲好，面有湿疹，体重5.6kg。最可能的诊断是

A. 迁延性腹泻

B. 慢性腹泻

C. 生理性腹泻

D. 饮食性腹泻

E. 感染性腹泻

31. 男婴，11个月。发热咳嗽3~4天，食后呕吐，腹泻5~6次/天，蛋花汤样。T 39.5℃，P 140次/分，R 60次/分，神萎，气促，唇周青紫，口唇干燥，心音略低，两肺底湿啰音，腹部皮肤弹性减退。其酸碱平衡紊乱；血pH 7.24，$PaCO_2$ 60mmHg，SB 24mmol/L，BE -6mmol/L。应考虑

A. 代谢性酸中毒，代偿性

B. 呼吸性酸中毒，代偿性

C. 呼吸性酸中毒，失代偿性

D. 代谢性酸中毒，失代偿性

E. 代谢性合并呼吸性酸中毒

32. 对一例低渗重度脱水患儿进行补液，第1天用4：3：2（2/3）混合液按100~120ml/kg给予（暂先禁食6~8小时）。所用4：3：2液的组成是

A. 4份10%葡萄糖，3份生理盐水，2份1.4%碳酸氢钠

B. 4份生理盐水，3份10%葡萄糖，2份5%碳酸氢钠

C. 4份5%葡萄糖，3份生理盐水，2份5%碳酸氢钠

D. 4份生理盐水，3份5%葡萄糖盐水，2份11.2%乳酸钠

E. 4份生理盐水，3份5%葡萄糖，2份1.4%碳酸氢钠

33. 一腹泻婴儿，体重6kg，中度脱水，血清钠135mmol/L，第1天补液总量为

A. 600~720ml

B. 720~900ml

C. 900~1000ml

D. 900~1080ml

E. 1000~1200ml

34. 婴儿腹泻经第1天补液后脱水症状改善，第2天后的处理应为
A. 停止补液，恢复正常饮食
B. 口服补液，恢复正常饮食
C. 补充累积损失+继续损失量
D. 补充异常的继续损失+生理需要量
E. 仅补充生理需要量+钾盐

35. 男婴，6个月。因呕吐、腹泻3天，加剧1天，尿少来院急诊。体温38℃，眼窝前囟显凹，皮肤弹性较差。血 Na^+ 140mmol/L。动脉血气：pH 7.2，BE −12mmol/L。最适宜处理是
A. 禁食6小时，以后牛奶喂养
B. 静脉注射25%葡萄糖溶液
C. 静脉注射呋塞米（速尿）
D. 2：3：1溶液静脉滴注
E. 1.4%碳酸氢钠静脉滴注

36. 患儿，男，7个月。因腹泻1天，体温39℃，于9月13日入院。查体：精神可，无明显脱水征，咽红。粪便呈蛋花汤样，脂肪球（+）。其引起腹泻的最可能病因是
A. 细菌性痢疾
B. 进食过量或喂养不当
C. 病毒性肠炎
D. 生理性腹泻
E. 致病性大肠埃希菌肠炎

37. 女孩，2岁。发热、腹泻腹痛1天，大便5~6次，黏冻便。镜检示RBC 25/HP，WBC 25~30/HP。下列哪种疾病不考虑
A. 细菌性痢疾
B. 产毒性大肠埃希菌肠炎
C. 空肠弯曲菌肠炎
D. 金黄色葡萄球菌肠炎
E. 侵袭性大肠埃希菌肠炎

38. 男婴，6个月。腹泻2天，稀水样便5~6次/天，量中等，偶吐奶，尿略减少。前囟及眼窝稍凹陷。下列处理哪项不妥
A. 喂母奶，暂停辅食
B. 口服补液盐
C. 给予鞣酸蛋白
D. 加强护理
E. 补充各种维生素

39. 患儿腹泻4天，中度脱水。经2天补液后脱水基本纠正，但仍四肢软，心音稍钝，进食甚少。在整个补液治疗过程中对补钾按以下方案进行。但哪一项是错误的
A. 治疗时注意到给钾前6小时曾排尿
B. 静脉钾盐点滴浓度不超过0.3%
C. 滴注时间不少于6~8小时
D. 脱水纠正后第2天停止补钾
E. 补钾量一般为3~4mmol/(kg·d)

40. 1岁患儿，10月份患腹泻大便呈水样或蛋花汤样，无腥臭味，有少量黏液但无脓血；有脱水征，考虑病原是
A. 致病性大肠埃希菌
B. 金黄色葡萄球菌
C. 白念珠菌
D. 黏附性大肠埃希菌
E. 肠道或呼吸道病毒

41. 8个月女孩，发热、腹泻、轻咳2天入院，大便10余次/日，蛋花汤样。大便镜检：白细胞2~3/HP。大便细菌培养阴性。血常规：WBC为 $7.5\times10^9/L$。除轻度脱水征外，无其他异常。最可能的诊断是
A. 致病性大肠埃希菌肠炎
B. 细菌性痢疾
C. 病毒性肠炎
D. 金葡菌肠炎
E. 真菌性肠炎

42. 3个月婴儿，出生体重2.8kg，母乳喂养，未加辅食，食欲好。大便每日6~8次，为黄色软便，无特殊臭味，经治疗无好转，现在体重5.5kg，体格检查无异常所见。哪一种情况最可能
A. 生理性腹泻
B. 慢性痢疾
C. 迁延型腹泻
D. 真菌性肠炎
E. 肠结核

43. 患儿，6个月。腹泻20余天，每日10余次稀水样便，体重5.3kg，精神萎靡，皮肤弹性极差，前囟及眼窝明显凹陷，四肢凉，血压偏低，口渴轻度，尿量极少，血钠125mmol/L，考虑诊断为
A. 中度等渗脱水
B. 重度等渗脱水
C. 中度低渗脱水
D. 重度低渗脱水
E. 重度高渗脱水

44. 2个月小儿，腹泻2天，大便1日10余次，蛋花汤样，呕吐，尿少，精神萎靡，拒奶、面色苍白、前囟明显凹陷，大便镜检每高倍视野2~3个白细胞，应考虑小儿腹泻伴有
A. 休克
B. 酸中毒
C. 低钾血症
D. 食物中毒
E. 败血症

45. 8个月患儿，腹泻5天，稀水便1日10余次，现烦躁，想喝水，两眼窝下陷，尿减少，体重5.5kg，皮下脂肪0.4cm，足稍凉，二氧化碳结合力为9mmol/L，血钠128mmol/L，本例脱水程度及性质是
A. 轻度脱水，等渗性
B. 轻度脱水，低渗性
C. 中度脱水，等渗性
D. 中度脱水，低渗性
E. 重度脱水，低渗性

46. 6个月患儿，吐泻2天，呼吸46次/分，脉搏124次/分，皮

肤弹性较差，哭时泪少，血钠136mmol/L，血钾4.0mmol/L，二氧化碳结合力14mmol/L，此患儿脱水程度及性质考虑为

A. 轻度脱水，等渗性
B. 轻度脱水，低渗性
C. 中度脱水，低渗性
D. 中度脱水，等渗性
E. 重度脱水，高渗性

47. 8个月男孩，呕吐、腹泻3天，无尿12小时。T 37.8℃，嗜睡与烦躁交替，双眼深陷，口唇干燥，皮肤弹性差，四肢冷，见花纹，脉细弱160次/分，心音低，呼吸深长60次/分，腹部肠鸣音亢进。血常规：Hb 150g/L，WBC 13.0×10^9/L，S 0.40，L 0.60。初步诊断小儿腹泻伴有

A. 重度脱水，代谢性酸中毒
B. 中度低渗性脱水，代谢性酸中毒
C. 重度脱水，低钾血症，代谢性酸中毒
D. 败血症休克，低钾血症，代谢性酸中毒
E. 重度高渗性脱水，代谢性酸中毒

48. 10个月女孩，近1周先吐后泻，大便呈蛋花汤样，腥臭黏液但无脓血。精神萎靡，皮肤弹性较差，眼窝凹陷，唇樱红，呼气深快有丙酮味，尿量明显减少，四肢稍凉，需静脉补液

A. 第1天总量120~150ml/kg
B. 第1天用2/3含钠液
C. 开始的30~60分钟用2∶1等张含钠液60ml
D. 补充累积损失按20ml/(kg·h)
E. 补充氯化钾3%浓度，40ml/(kg·d)

49. 8kg小儿，临床表现重度酸中毒，CO_2CP 8mmol/L，初次为提高CO_2CP达到13mmol/L需补1.4%碳酸氢钠液量是

A. 75ml
B. 100ml
C. 140ml
D. 200ml
E. 250ml

50. 患儿，8个月。腹泻4天，水样便，1日10余次。12小时无尿，呼吸深大，前囟、眼窝明显凹陷，四肢凉，血钠127mmol/L，血钾4mmol/L，血钙9mg%，二氧化碳结合力11.2mmol/L，首批应输入下述哪种混合液

A. 4∶3∶2液（2/3张）
B. 3∶2∶1液（1/2张）
C. 2∶1等张含钠液
D. 1∶2液（1/3）
E. 1∶1液（1/2张）

51. 10kg患儿，腹泻后精神萎靡，皮肤弹性差，四肢稍凉，尿量明显减少，CO_2CP为11.2mmol/L，选用以下哪种混合液最恰当（混合液组成按着生理盐水∶5%葡萄糖∶1.4%碳酸氢钠或1.87%乳酸钠配剂）

A. 3∶3∶1液
B. 2∶3∶1液
C. 4∶3∶2液
D. 2∶2∶1液
E. 2∶6∶1液

52. 14个月男孩，发热、腹泻、呕吐3天入院，精神萎靡，呼吸45次/分，略气促及深长；中度失水征，腹软气胀，余无异常。血钠127mmol/L、钾4mmol/L、氯100mmol/L，CO_2CP 15mmol/L。第1天补液应是

A. 100ml/(kg·d) 1∶1液，不补钾
B. 100ml/(kg·d) 4∶3∶2液，不补钾
C. 150ml/(kg·d) 2∶3∶1液，见尿后补钾
D. 150ml/(kg·d) 4∶3∶2液，见尿后补钾
E. 200ml/(kg·d) 4∶3∶2液，见尿后补钾

53. 1岁小儿，腹泻7天，经第一阶段输液后现已排尿，呼吸渐平稳，脉搏有力，血钠为136mmol/L，CO_2CP为13.6mmol/L，血钾为3.0mmol/L，第二阶段应用哪种液体，继续输给

A. 含0.15%氯化钾的4∶3∶2含钠液
B. 含0.15%氯化钾的生理盐水
C. 含0.15%氯化钾的1∶4含钠液
D. 含0.15%氯化钾的2∶1等张含钠液
E. 含0.15%氯化钾的2∶3∶1含钠液

54. 秋季流行腹泻中，6个月小儿，2天吐泻20余次，精神萎靡，皮肤干燥，弹性较差，眼窝明显凹陷，尿量明显减少，唇干肢冷，血压9.3/5.3kPa，体温36.5℃，恰当补液应为

A. 90ml/(kg·d)
B. 90~120ml/(kg·d)
C. 120~150ml/(kg·d)
D. 150~180ml/(kg·d)
E. >180ml/(kg·d)

55. 6个月患儿，腹泻水样便5天，精神萎靡，眼窝及前囟明显凹陷，四肢稍凉，尿量明显减少，呼吸稍快，血清钠未测，应补给0.9%氯化钠∶5%葡萄糖∶1.87%乳酸钠的溶液的比例的毫升数为

A. 450∶300∶150
B. 400∶300∶200
C. 300∶450∶150
D. 200∶600∶100
E. 400∶600∶200

【A_3/A_4 型题】

（56~58 题共用题干）

男婴，4 个月。体重 5kg，腹泻 3 天，每日 7~8 次，蛋花汤样、无腥臭，奶后呕吐 2 次。面色稍苍白，上腭裂，精神较差，皮肤稍干燥，眼窝、前囟凹陷，皮下脂肪 0.3cm，皮肤弹性较差。哭有泪。四肢末梢较冷，血清钠 128mmol/L。

56. 估计该患儿的脱水程度及性质是
A. 轻度等渗性脱水
B. 中度等渗性脱水
C. 轻度低渗性脱水
D. 中度低渗性脱水
E. 重度低渗性脱水

57. 其第 1 天补液总量应补充每千克为
A. 60~80ml
B. 81~90ml
C. 90~120ml
D. 120~150ml
E. 150~180ml

58. 当患儿痊愈出院时，对家长可作以下指导，哪项除外
A. 继续母乳喂养，避免夏季断乳
B. 先天性畸形（上腭裂）矫治
C. 注意食具、尿布、玩具消毒
D. 加强气候变化时的护理
E. 迅速添加辅食如蛋黄、炼乳

（59~60 题共用题干）

10 个月患儿，轻咳伴发热半天，晚上呕吐 4 次，不久频泻水样便，初色黄后转白，量多黏液少，无腥臭，尿极少，于 10 月底就诊。T 39℃，面色苍白，前囟、眼窝凹陷，哭泪少，咽充血，心肺无异常，腹稍胀，皮肤弹性减退。

59. 最可能诊断是
A. 产毒性大肠埃希菌肠炎
B. 致病性大肠埃希菌肠炎
C. 轮状病毒肠炎
D. 诺沃克病毒肠炎
E. 侵袭性大肠埃希菌肠炎

60. 对该儿下列处理哪项不是必需的
A. 暂禁食 6 小时
B. 口服 ORS
C. 动脉血气分析
D. 血钠钾氯测定
E. 大便镜检和培养

（61~62 题共用题干）

女婴，4 个月。腹泻、中度脱水，经静脉补液后脱水纠正，突然出现精神萎靡、嗜睡、呼吸变浅，心率 140 次/分，心音低钝，腹胀，膝反射未引出。血清钠 145mmol/L、钾 3.2mmol/L。ECG 示窦性心动过速，T 波低平。

61. 最可能的诊断是
A. 败血症
B. 重症肌无力
C. 中毒性心肌炎
D. 低钾血症
E. 中毒性肠麻痹

62. 对患儿应立即给予
A. 血浆 20ml/kg 静脉滴注
B. 10%葡萄糖酸钙 10ml 稀释后静脉注射
C. 10%氯化钾 3~4ml/kg 加入液体中静脉滴注
D. 1.4%碳酸氢钠 20ml/kg 静脉滴注
E. 10%氯化钾 1~2ml/kg 加入液体中静脉滴注

（63~64 题共用题干）

男婴，2 岁。呕吐、腹泻 1 天。突然脐周阵发性腹痛，继恶心、呕吐 3~4 次，大便5~6 次。初蛋花汤样后呈“赤豆汤”血水样便，腥臭，无脓。T 39℃，腹软，稍胀，不固定压痛，无肌紧张，未及包块，皮疹（-）。

63. 可能的诊断是
A. 婴儿腹泻
B. 急性坏死性肠炎
C. 细菌性痢疾
D. 过敏性紫癜
E. 肠套叠

64. 为早期确诊，哪项检查最有价值
A. 血白细胞计数分类
B. 大便常规加隐血试验
C. 大便培养加药敏
D. 动脉血气分析
E. 腹部 X 线片

（65~67 题共用题干）

6 个月患儿，腹泻水样便，每天 10 余次。今日病儿昏睡，呼吸深快，尿量极少。查体：四肢厥冷。二氧化碳结合力为 8mmol/L，血钾为 4.0mmol/L，血钠为 140mmol/L。

65. 最可能的诊断是
A. 重度脱水，酸中毒
B. 中度脱水，酸中毒
C. 重度脱水，低钾血症
D. 中度脱水，低钾血症
E. 重度脱水，酸中毒，低钾血症

66. 该患儿第 1 天补液首选下列哪种液体
A. 2：1 液
B. 4：3：2 含钠液 860ml
C. 2：3：1 含钠液 860ml
D. 2：6：1 含钠液 860ml
E. 5%碳酸氢钠 360ml

67. 该患儿第 1 天补液的总量是
A. 720ml
B. 800ml
C. 880ml
D. 980ml
E. 1080ml

（68~70 题共用题干）

6 个月婴儿，呕吐、腹泻 3 天，排便 10 余次/日，呈蛋花汤样，有腥臭味，尿量极少，皮肤弹性差，前囟、眼窝明显凹陷，四肢厥冷。粪便镜检白细胞偶见。血清钠 135mmol/L。

68. 病原学诊断最可能是

A. 金黄色葡萄球菌肠炎
B. 难辨梭状芽孢杆菌肠炎
C. 空肠弯曲菌肠炎
D. 产毒性大肠埃希菌肠炎
E. 白念珠菌肠炎

69. 脱水的程度和性质为
A. 中度等渗性脱水
B. 中度低渗性脱水
C. 重度等渗性脱水
D. 重度低渗性脱水
E. 重度高渗性脱水

70. 进行补液治疗，首日静脉输液应给予
A. 2∶1 等张含钠液 20ml/kg
B. 2∶1 等张含钠液 100～120 ml/kg
C. 1/2 张含钠液 100～200 ml/kg
D. 2/3 张含钠液 50～100 ml/kg
E. 1/2 张含钠液 50～100 mmHg

（71～74 题共用题干）

6 个月女孩，中度脱水、酸中毒，经纠正酸中毒与补液 12 小时后出现嗜睡，呼吸较前为浅，心音低钝，心率 160 次/分，腹胀，肠鸣音弱，血钠为 135mmol/L。

71. 应考虑
A. 血液低渗所致脑水肿
B. 低镁血症
C. 水中毒
D. 低钾血症
E. 低钙血症

72. 为明确诊断应做的辅助检查是
A. 二氧化碳结合力测定
B. 电解质测定
C. 血渗透压测定
D. 腰穿脑脊液检查
E. 心脏超声心动图

73. 治疗应采取的措施是
A. 继续纠酸
B. 补钠
C. 脱水
D. 补钾
E. 能量合剂

74. 输液的成分是
A. 5%碳酸氢钠 5ml/kg
B. 2∶1 含钠液 20ml/kg
C. 20%甘露醇 5ml/kg
D. 10%氯化钾 3ml/kg
E. 1.6 二磷酸果糖 3ml/kg

【B_1 型题】

（75～79 题共用备选答案）
A. 便色黄或暗绿，有腥臭味
B. 便次较多，发育不受影响
C. 黏液脓血便，常伴有发热
D. 血便或呈“赤豆汤”样便
E. 便泡沫多，含黏液，“豆渣”样

75. 生理性腹泻
76. 侵袭性细菌性肠炎
77. 坏死性肠炎
78. 金葡菌肠炎
79. 白念珠菌肠炎

（80～81 题共用备选答案）
A. 等渗性脱水
B. 低渗性脱水
C. 高渗性脱水
D. 高钾血症
E. 高钙血症

80. 脱水加低钠血症
81. 烦渴、高热、肌张力增高，甚至惊厥

第十一章　呼吸系统疾病

【A_1 型题】

1. 支气管哮喘患儿长期控制治疗首选
A. 糖皮质激素吸入
B. 茶碱类（如氨茶碱）静脉滴注
C. 抗生素静脉滴注
D. β_2 受体激动药吸入
E. M 受体阻断药吸入

2. 引起病毒性肺炎占首位的是
A. 腺病毒
B. 流感病毒
C. 呼吸道合胞病毒
D. 副流感病毒
E. 肠道病毒

3. 小儿肺活量为
A. 30～50ml/kg
B. 50～70ml/kg
C. 70～90ml/kg
D. 90～110ml/kg
E. 110～130ml/kg

4. 支气管肺炎一般用鼻前庭导管氧流量为
A. 0.25～0.5L/min
B. 0.5～1L/min
C. 1～2L/min
D. 2～3L/min
E. 3～4L/min

5. 新生儿呼吸频率是
A. 20～30 次/分
B. 30～40 次/分
C. 40～44 次/分
D. 90～100 次/分
E. 100～110 次/分

6. 急性支气管炎的主要症状是
A. 发热
B. 咳嗽
C. 气促
D. 发绀
E. 吐泻

7. 引起急性上呼吸道感染的主要病原体为
A. 细菌
B. 病毒
C. 真菌
D. 原虫
E. 螺旋体

8. 引起小儿支气管肺炎脓胸的病原菌主要是
A. 肺炎链球菌
B. 链球菌
C. 金黄色葡萄球菌
D. 革兰阴性杆菌

E. 厌氧菌

9. 引起疱疹性咽峡炎的病毒为
A. 合胞病毒
B. 腺病毒
C. 柯萨奇病毒A组
D. 流感病毒
E. 副流感病毒

10. 急性肺炎病程为
A. 1个月内
B. 2个月内
C. 3个月内
D. 4个月内
E. 5个月内

11. 支气管肺炎合并呼吸性酸中毒的原因有
A. CO_2潴留
B. 需氧代谢障碍
C. 高热
D. 饥饿
E. 吐泻

12. 支气管肺炎缺氧明显时，面罩给氧浓度为
A. 40%~50%
B. 50%~60%
C. 60%~70%
D. 70%~80%
E. 30%~40%

13. 6个月以内婴儿无热性支气管肺炎应考虑
A. 葡萄球菌肺炎
B. 合胞病毒肺炎
C. 革兰阴性杆菌肺炎
D. 肺炎支原体肺炎
E. 衣原体肺炎

14. 支气管肺炎一般用鼻前庭导管氧浓度不超过
A. 10%
B. 20%
C. 40%
D. 50%
E. 60%

15. 支气管肺炎缺氧明显者，宜用面罩给氧，氧流量为
A. 1~2L/min
B. 2~4L/min
C. 4~5L/min
D. 5~6L/min
E. 6~7L/min

16. 婴幼儿时期最常见的肺炎是
A. 支气管肺炎
B. 大叶性肺炎
C. 间质性肺炎
D. 毛细支气管肺炎
E. 节段性肺炎

17. 小儿急性毛细支气管肺炎的病原体，常常最主要的是
A. 金黄色葡萄球菌
B. 呼吸道合胞病毒
C. 腺病毒
D. 支原体
E. 肺炎链球菌

18. 支原体肺炎确诊时，最有参考价值的检验是
A. 血常规
B. 血清嗜异凝集反应
C. C反应蛋白
D. 冷凝集试验
E. 血清病毒抗体滴定

19. 支气管肺炎合并心力衰竭时，应立即给予何种处理
A. 立即口服地高辛
B. 立即静脉给予心肌营养剂
C. 立即静脉给予酚妥拉明
D. 立即静脉给予地塞米松
E. 立即静脉给予毒毛K制剂

20. 对于患支原体肺炎的患儿，首选抗生素是
A. 红霉素
B. 青霉素
C. 氨苄青霉素
D. 头孢菌素
E. 庆大霉素

21. 支气管肺炎，患儿停用抗生素的时间是
A. 抗生素用至体温正常后2~3天
B. 抗生素用至体温正常后5~7天
C. 抗生素用至体温正常后7~9天
D. 抗生素用至体温正常后1~2周
E. 抗生素用至体温正常后9~11天

22. 最易合并脓胸的肺炎是
A. 合胞病毒肺炎
B. 金葡菌肺炎
C. 支原体肺炎
D. 腺病毒肺炎
E. 间质性肺炎

23. 支气管肺炎诱发心力衰竭的主要原因是
A. 肺动脉高压，中毒性心肌炎
B. 肺动脉高压，微循环障碍
C. 中毒性心肌炎，代谢性酸中毒
D. 肺动脉高压，代谢性酸中毒
E. 肺动脉高压，呼吸性酸中毒

24. 支原体肺炎X线的特点主要是
A. 内中带，中下野，小点片状阴影
B. 大小不等片状阴影，融合成大病灶
C. 肺纹理增强及肺气肿
D. 两肺下野、中内带出现大小不等的点状或小斑片状影
E. 多发性脓肿、脓胸、脓气胸

25. 金黄色葡萄球菌肺炎，首选的抗生素是
A. 青霉素
B. 红霉素
C. 氨苄青霉素
D. 苯唑西林钠
E. 头孢菌素

26. 小儿肺炎合并脓胸时应给予的最佳治疗是
A. 大剂量有效抗生素治疗
B. 胸腔闭式引流
C. 胸腔穿刺排脓
D. 胸廓成形术治疗
E. 中成药治疗

27. 诊断小儿金黄色葡萄球菌肺

炎，哪项特点最具价值
A. 起病急，全身中毒症状重
B. 白细胞总数高，出现核左移
C. 有猩红热样皮疹
D. 呈弛张热型，有长达2周
E. 易发生脓胸、肺大疱、脓气胸、多发性脓肿

28. 腺病毒肺炎最易出现的并发症是
A. 脓气胸、脓胸
B. 肺大疱
C. 张力性气胸
D. 心力衰竭
E. 肺脓肿

29. 小儿重症肺炎出现腹胀明显，其原因多是
A. 低锌血症
B. 消化不良
C. 中毒性肠麻痹
D. 高钾血症
E. 低钠血症

30. 对于病毒性肺炎早期快速的病原学检查法是
A. 病毒分离及鉴定
B. 冷凝集试验
C. 双份血清抗体测定
D. 免疫荧光法
E. 抗原检测

31. 在哮喘的药物治疗中，以何种为主导
A. β_2受体激动药
B. 糖皮质激素
C. 免疫抑制剂
D. 肥大细胞膜稳定剂
E. 茶碱类药物

32. 关于支气管哮喘的预防不恰当的是
A. 避免接触变应原
B. 清除感染灶
C. 去除各种诱发因素
D. 经激素治疗缓解的患儿不需继续用激素
E. 自我管理教育

33. 下列有关咳嗽变异性哮喘的特点，哪项是不正确的
A. 表现为反复和慢性咳嗽
B. 均有喘息症状
C. 夜间和清晨发作
D. 运动可加重咳嗽
E. 部分患儿最终发展为典型哮喘

34. 下列哪一项不是哮喘的特点
A. 喘息反复发作
B. 发作前可有流涕、打喷嚏和胸闷
C. 病情严重肺部哮鸣音反可消失
D. 一定伴有发热
E. 一、二级亲属中有哮喘病史

35. 下列哪一项不是咳嗽变异性哮喘的诊断依据
A. 咳嗽持续或反复发作>1个月
B. 临床无感染征象，或经较长期抗生素治疗无效
C. 支气管扩张剂可使咳嗽发作缓解
D. 有个人或家族过敏史
E. 常在白天发作，运动后减轻

36. 对哮喘持续状态的处理哪一项是错误的
A. 吸O_2
B. 补液、纠正酸中毒
C. 糖皮质激素类静脉滴注
D. 支气管扩张剂
E. 脱敏疗法

37. 下列哪一种药物不属于支气管扩张剂
A. 沙丁胺醇
B. 喘乐宁
C. 苯妥英钠
D. 异丙托溴铵
E. 肾上腺皮质激素类

【A_2型题】

38. 5个月男孩，发热、咳嗽、喘憋3天。查体：体温37.5℃，呼吸68次/分，呼气性呼吸困难，呼气时有呻吟，伴明显鼻扇及三凹征，满肺喘鸣音，底部有细湿啰音。白细胞7.0×10^9/L，淋巴细胞0.78。本病例诊断最大的可能是
A. 呼吸道合胞病毒肺炎
B. 腺病毒肺炎
C. 葡萄球菌肺炎
D. 革兰阴性杆菌肺炎
E. 肺炎支原体肺炎

39. 6个月女孩，突然出现极度烦躁不安，呼吸困难加重。查体：心率191次/分，呼吸69次/分，精神不振，唇周明显发绀，面色苍白，心音低钝，双肺叩诊正常，可闻及较密集的细湿啰音，肝肋下3.5cm中度硬，本病例诊断最大的可能是
A. 支气管肺炎合并心肌炎
B. 支气管肺炎合并中毒性脑病
C. 支气管肺炎合并心力衰竭
D. 支气管肺炎合并中毒性肠麻痹
E. 支气管肺炎合并DIC

40. 18个月男孩，高热稽留7天，伴咳嗽、呼吸困难。查体：精神不振，面色苍白，气促，心音低钝，心率171次/分，心律不齐，右肺背部叩诊发浊，呼吸音减低，可闻及散在湿啰音，肝肋下1.0cm。心电图显示窦性心动过速，ST段下移1.2，T波平坦。病例诊断最大的可能是
A. 呼吸道合胞病毒肺炎合并心肌炎
B. 腺病毒肺炎合并心肌炎
C. 金葡萄肺炎合并心肌炎
D. 革兰阴性杆菌肺炎合并心肌炎
E. 肺炎支原体肺炎合并心肌炎

41. 2岁女孩，发热、咳嗽、气促1周。查体：精神不振，面色苍白，呼吸困难，皮肤可见荨

麻疹样皮疹，双肺可闻及细湿啰音。X线检查显示：多发性小脓肿、易变。根据本病例诊断最大可能性是
A. 革兰阴性杆菌肺炎
B. 肺炎支原体肺炎
C. 腺病毒肺炎
D. 呼吸道合胞病毒肺炎
E. 金黄色葡萄球菌肺炎

42. 8个月小儿，高热5天伴喘憋，双肺密布哮鸣音，白细胞 8×10^9/L，疑为毛细支气管炎，做病毒抗体测定阳性。该抗体IgG的亚类是
A. IgG1
B. IgG2
C. IgG3
D. IgG4
E. IgG3及IgG4

43. 1岁男孩，发热、咳嗽、气促1周，近1天惊厥4次，意识不清。查体：嗜睡，双眼凝视，球结膜水肿，前囟隆起，双肺散在中细湿啰音，脑膜刺激征阳性，巴氏征阳性。脑脊液除压力增高外，其他均正常。病例诊断最大的可能是
A. 肺炎合并轻度缺氧
B. 肺炎合并结脑
C. 肺炎合并化脑
D. 肺炎合并心衰
E. 肺炎合并脑水肿

44. 5个月男孩，发热、咳嗽、呼吸困难1周。查体：体温37.4℃，呼吸56次/分，心率210次/分，精神不振，唇周发绀，三凹征阳性，双肺满布喘鸣音，叩诊清音，肝肋下4cm，中度硬。胸部X线双肺显示散在的小片状阴影及肺气肿。病例诊断最大的可能是
A. 呼吸道合胞病毒肺炎合并心力衰竭
B. 腺病毒肺炎合并心力衰竭
C. 葡萄球菌肺炎合并心力衰竭
D. 革兰阴性杆菌肺炎合并心力衰竭
E. 肺炎支原体肺炎合并心力衰竭

45. 14个月女孩，稽留高热2周。咳嗽较剧，喘憋和发绀明显，左肺下叩之发浊，听诊呼吸音减弱，腹胀明显，肠鸣音消失。胸部X片：左肺下可见大片状阴影。白细胞 5.3×10^9/L，淋巴细胞0.77。病例诊断最大的可能是
A. 支原体肺炎合并中毒性肠麻痹
B. 革兰阴性杆菌肺炎合并中毒性肠麻痹
C. 葡萄球菌肺炎合并中毒性肠麻痹
D. 革兰阴性杆菌肺炎合并心衰
E. 腺病毒肺炎合并中毒性肠麻痹

46. 1岁半男孩，发热、咳嗽、气促1周，突然呼吸困难加重。查体：体温39.5℃，心率161次/分，呼吸62次/分，左胸部呼吸运动受限，语颤减弱，叩诊浊音，听诊呼吸音消失，腹部平坦，肝肋下1.5cm。病例诊断最大的可能是
A. 肺炎合并心衰
B. 肺炎合并心肌炎
C. 肺炎合并中毒性脑病
D. 肺炎合并脓胸
E. 肺炎合并脓气胸

47. 2岁男孩，发热、咳嗽、气促2周余，近2天呼吸困难突然加重，咳嗽剧烈。查体精神不振，烦躁不安，面色青紫，右肺叩诊上方呈鼓音，下方呈浊音，呼吸音消失，肝肋下1.0cm，病例诊断最大的可能是
A. 肺炎合并心肌炎
B. 肺炎合并脓胸
C. 肺炎合并心衰
D. 肺炎合并脓气胸
E. 肺炎合并DIC

48. 1岁半女孩，咳嗽1周，气促，精神正常，食欲尚可，无明显异物史。查体：体温37.8℃，双肺呼吸音粗糙及有不固定的干、湿啰音。胸部X线显示肺纹理增粗。病例诊断最大的可能是
A. 支气管异物
B. 肺结核
C. 急性支气管炎
D. 支气管炎
E. 哮喘性支气管炎

49. 2岁半男孩，突然起病，高热持续38.5～41.3℃，面色苍白，咳嗽，气促，给青霉素治疗1周疗效不佳。查体：呼吸56次/分钟，心率171次/分。胸部X线示右侧肋膈角变钝，呈一片致密阴影，肋间隙增宽，纵隔及心向左侧移位。病例诊断最大可能是
A. 金葡菌肺炎合并脓胸
B. 金葡菌肺炎合并脓气胸
C. 金葡菌肺炎合并肺大疱
D. 金葡菌肺炎合并肺气肿
E. 肺不张

50. 1岁男孩，高热6天，持续38.5～40.7℃，伴咳嗽、气促。查体：精神不振，面色苍白，呼吸急促，皮肤可见猩红热样皮疹，双肺闻及细湿啰音。X线胸片可见多发性肺脓肿。病例诊断最大可能是
A. 呼吸道合胞病毒肺炎
B. 腺病毒肺炎
C. 金黄色葡萄球菌肺炎
D. 革兰阳性杆菌肺炎
E. 支原体肺炎

51. 4个月女孩，咳嗽、喘憋4天。查体：体温37℃，呼吸70次/分，有明显的鼻扇及三凹征，口唇周围发绀，两肺布满喘鸣音，底部有少许细

湿啰音。胸部 X 线可见肺纹理增强、小片阴影及肺气肿。本病例诊断最大可能是
A. 金葡菌肺炎
B. 革兰阴性杆菌肺炎
C. 肺炎支原体肺炎
D. 腺病毒肺炎
E. 呼吸道合胞病毒肺炎

52. 1 岁男孩，因发热、咳嗽、气促 10 天来诊。查体：体温 38.5～41.2℃，嗜睡，皮肤可见荨麻疹样皮疹，呼吸急促，鼻扇及三凹征阳性，两肺可闻及散在中细湿啰音。实验室检查：白细胞 27×10^9/L，中性粒细胞 0.90。X 线检查：两肺可见小片状阴影。根据病例诊断
A. 葡萄球菌肺炎
B. 腺病毒肺炎
C. 肺炎支原体肺炎
D. 革兰阴性杆菌肺炎
E. 呼吸道合胞病毒肺炎

53. 1 岁男孩，发热 2 天，咳嗽、气喘 1 日，已诊断为支气管肺炎，确诊最主要的体征是
A. 三凹征（+）
B. 双肺闻及细水泡音
C. 呼吸急促
D. 口唇发绀
E. 双肺闻及哮鸣音

54. 6 个月女婴，流涕、咳嗽 3 天，近半天高热，体温 39.4℃，抽搐 1 次约 3 分钟自行缓解。查体：精神萎靡，前囟平，咽充血，双肺未闻及中、小水泡音，脑膜刺激征阴性。血常规示白细胞 5×10^9/L。该患儿的诊断最可能是
A. 肺炎，高热惊厥
B. 上感，高热惊厥
C. 中毒性脑病
D. 手足搐搦症
E. 脑炎

55. 患儿，3 岁。咳嗽 3 天。查体：呼吸急促，三凹征阴性，双肺呼吸音粗，闻少许哮鸣音，心率（律）正常。诊断为急性支气管炎。支气管肺炎与本病的主要区别是
A. 刺激性咳嗽，频繁
B. 喘息
C. 肺部固定湿啰音
D. 口唇发绀
E. 白细胞计数增多，以中性为主

56. 10 岁患儿，干咳 4 天，伴胸痛、发热 3 天，门诊就诊。体温 37.5℃，双肺未闻及中小水泡音。血常规示白细胞 9.0×10^9/L，中性粒细胞 0.65。X 线止位片示右下肺片状阴影。为诊断应首选哪项检查
A. OT 试验
B. ESR
C. 血常规
D. 冷凝集试验
E. 嗜异凝集试验

57. 患儿，7 个月。咳嗽、喘息 3 天。查体：体温 37.0℃，鼻翼扇动，口唇轻度发绀，双肺闻及广泛哮鸣音及少许中小水泡音。临床初步诊断是毛细支气管肺炎。本病最突出的临床特点是
A. 体温一般不超过 38℃
B. 有明显的中毒症状
C. 肺部有明显的湿啰音
D. 突发喘憋、呼吸困难
E. 肺部残留死腔减少

58. 男孩，18 个月。咳嗽 5 天，发热、气喘 1 天。查体：体温 38℃，咽赤（+），呼吸急促，唇轻度发绀。诊断为急性支气管肺炎。对于诊断有利的体征是
A. 呼吸急促，口周发绀
B. 肺间不固定的水泡音及哮鸣音
C. 鼻翼扇动及三凹征阳性，肺部固定中小水泡音
D. 呼气性呼吸困难
E. 三凹征阳性

59. 8 岁女患儿，近 1 周乏力、身体不适、咳嗽剧烈、微热，近 3 天胸痛及头痛、咳嗽加重，影响睡眠。肺部听诊仅在肺下部局限性呼吸音减低。X 线示右肺下部呈云雾状，浸润影。此患儿最应考虑的诊断是
A. 急性支气管肺炎
B. 金黄色葡萄球菌肺炎
C. 病毒性肺炎
D. 支原体肺炎
E. 毛细支气管肺炎

60. 患儿，男，1 岁半。咳嗽、发热 3 天，双肺闻及散在的细湿啰音及广泛呼气时哮鸣音。血常规：白细胞 15×10^9/L，中性粒细胞 0.60。胸部正位片示两下肺散在斑片影。诊断最可能是
A. 合胞病毒肺炎
B. 支气管肺炎
C. 支原体肺炎
D. 腺病毒肺炎
E. 金黄色葡萄球菌肺炎

61. 男孩，6 个月。患肺炎入院第 2 天突然烦躁不安，面色苍白，呼吸增快为 120 次/分，心率 180 次/分，音钝，双肺闻及密集的小水泡音，肝肋下 3cm，心电图示 T 波低平，考虑患儿出现了哪种并发症
A. 肺不张
B. 肺大疱
C. 气胸
D. 脓胸
E. 心力衰竭

62. 女婴，1 岁半。由于皮肤脓疱疹破溃感染后出现咳嗽、弛张热 4 天，喘息 1 日。查体：精神状态极差，呼吸快，右上肺闻及细啰音，右肺叩诊浊音。血常规：白细胞 28×10^9/L，中性粒细胞 0.88。胸片检查

示多发性脓肿。诊断为
A. 支原体肺炎合并胸腔积液
B. 腺病毒肺炎合并胸腔积液
C. 金黄色葡萄球菌肺炎合并脓气胸
D. 金黄色葡萄球菌肺炎合并脓胸
E. 合胞病毒肺炎合并脓胸

63. 小儿，2个月。发热1天，咳嗽3天，有痰咳不出，偶有喘息，哺乳时明显，三凹征(-)，双肺未闻及中、小湿啰音，心脏听诊正常，最可能的诊断是
A. 支气管肺炎
B. 支气管炎
C. 上呼吸道感染
D. 支气管哮喘
E. 支气管扩张

64. 2岁男孩，患肺炎住院期间，突然自觉呼吸困难，全身中毒症状加重，频繁咳嗽不止，血压正常，此患儿出现了哪项并发症
A. 中毒性脑病
B. 支气管扩张
C. DIC
D. 休克
E. 脓胸

65. 患儿，男，1岁。咳嗽持续1个月，近3日突然高热，咳嗽频繁，痰多，患儿按时预防接种，3年前有结核接触史。查体：体温39℃，R 40次/分，面色苍白，心脏正常，右肺底闻及细小水泡音，肝肋下2cm质软。白细胞4.0×10^9/L，淋巴细胞0.65，OT试验阴性，最可能诊断为
A. 支气管炎
B. 支气管肺炎
C. 原发肺结核
D. 粟粒性肺结核
E. 支气管异物

66. 10个月女孩，咳嗽5天，喘4天。查体：T 37℃，鼻扇(+)，双肺闻及哮鸣音及少许水泡音，肝大、质软。血常规：白细胞11×10^9/L。胸部正位片示双肺纹理增强，双肺透过度增加。该患儿初步诊断为
A. 支气管哮喘
B. 喘息性支气管炎
C. 急性支气管炎
D. 急性毛细支气管肺炎
E. 肺炎伴心力衰竭

67. 9个月男孩，咳嗽、喘息3天，呼吸增快，心率142次/分钟，喘憋，闻及两肺广泛哮鸣音，诊断为毛细支气管肺炎。该患儿的治疗加用何种药物对缓解喘憋效果最好
A. 异丙肾上腺素
B. 肾上腺皮质激素
C. 肾上腺素
D. α 糜蛋白酶雾化吸入
E. 氨茶碱

68. 男孩，4岁。近日来咳嗽，少量痰液，昨夜突然出现呼吸困难，大汗，面色发白，肢冷，脉搏120次/分，血压90/60 mmHg，双肺普遍哮鸣音，心脏无杂音，口唇发绀，胸片无异常。最可能的诊断
A. 急性左心衰竭
B. 支气管炎
C. 肺炎链球菌肺炎
D. 支气管哮喘
E. 过敏性肺炎

69. 男孩，9岁。气喘半日，每年春秋季发病，体温36.5℃，两肺有普遍哮鸣音，白细胞7.6×10^9/L，中性粒细胞0.76，诊断可能为
A. 喘息性支气管炎
B. 支气管哮喘
C. 过敏性肺炎
D. 急性支气管炎
E. 支原体肺炎

70. 患儿，8岁。突然出现喘憋、烦躁不安、大汗、不能平卧，既往曾有喘息发作2次。查体：两肺布满哮鸣音。考虑为支气管哮喘，目前治疗首选
A. 糖皮质激素
B. 支气管扩张剂
C. 免疫抑制剂
D. 肥大细胞膜稳定剂
E. 脱敏疗法

71. 女孩，6岁。反复喘息发作2年，近3天又出现喘息发作，双肺广泛哮鸣音，考虑诊断支气管哮喘，此病与过敏性肺炎的不同点主要为
A. 有变应原接触史
B. 血中嗜酸性粒细胞增多
C. 喘息
D. 有致敏原
E. 胸部X线表现

72. 患儿，6岁。近2个月反复出现发作性咳嗽，尤其在夜间或清晨为著，痰少，运动后加重，无发热，一直使用头孢菌素和琥乙红霉素治疗，效果不明显，近日使用沙丁胺醇却有较好疗效，此病该做哪种诊断
A. 呼吸道异物
B. 呼吸道合胞病毒性肺炎
C. 儿童哮喘
D. 支气管炎
E. 咳嗽变异性哮喘

73. 患儿，4岁。突然出现喘憋、烦躁不安、大汗淋漓、不能平卧。曾有毛细支气管肺炎病史。查体：两肺布满哮鸣音，此症状及体位已持续26个小时未缓解。下列治疗措施哪项不正确
A. 吸氧
B. 补液，纠正酸中毒
C. 静脉滴注地塞米松
D. 脱敏疗法
E. 支气管扩张剂

【A_3/A_4型题】

(74~76题共用题干)

7个月女孩，以发热、咳嗽、喘憋6天为主诉入院。入院后第2天患儿突然面色灰白，极度烦躁不安，呼吸明显增快，60次/分，听心音低钝，节律整。心率180次/分，呈奔马律，双肺闻及广泛的水泡音，肝肋下3cm，下肢有水肿。血常规：白细胞55×10^9/L。胸片双肺见小片状影、肺纹理增强、肺气肿。

74. 该患儿最可能的诊断是
A. 支气管肺炎合并心力衰竭
B. 支气管肺炎合并中毒性脑病
C. 支气管肺炎合并休克
D. 支气管肺炎合并肝炎
E. 支气管肺炎合并心肌炎

75. 产生本病并发症的病因是
A. 循环充血和高血压
B. 肺动脉高压合并中毒性心肌炎
C. 心率过快
D. 弥散性血管内凝血
E. 末梢循环衰竭

76. 该并发症的急救措施，首选是
A. 2∶1等张含钠液扩容
B. 能量合剂、丹参等营养心肌
C. 静脉给予毒毛苷K制剂
D. 护肝、保肝
E. 降低脑水肿，营养脑细胞

（77～79题共用题干）

男孩，3岁。发热伴咳嗽3天，加重伴呼吸困难1天。自服抗生素治疗。查体：T 39℃，嗜睡，精神反应差，躯干可见散在脓疱疹，呼吸急促，双肺可闻及散在中、小水泡音。实验室检查：血WBC 18×10^9/L，N 0.85，L 0.12。

77. 该患儿最可能的诊断是
A. 肺炎支原体肺炎
B. 肺炎衣原体肺炎
C. 呼吸道合胞腺病毒肺炎
D. 金黄色葡萄球菌肺炎
E. 腺病毒肺炎

78. 患儿今起病情突然加重，出现高热及呼吸困难加重。查体：T 39.5℃，R 40次/分，烦躁不安，鼻扇，出现三凹征，面色苍白，唇周发绀，心率140次/分，心音有力，律齐，无奔马律，右肺呼吸音减低，肝脾无肿大。可能的并发症是
A. 化脓性脑膜炎
B. 脓胸或脓气胸
C. 中毒性脑病
D. 急性心力衰竭
E. 中毒性心肌炎

79. 进一步的有效治疗措施是
A. 换用其他抗生素+肾上腺皮质激素
B. 换用其他抗生素+胸腔闭式引流
C. 换用其他抗生素+胸腔内注射抗生素
D. 换用其他抗生素
E. 胸腔内注射抗生素

（80～82题共用题干）

男孩，1岁半。发热、咳嗽1周，近3天气促、喘息加重。查体：面色苍白，烦躁，双肺听诊闻及中小水泡音。病史中曾有过皮肤脓疱疹。白细胞19×19^9/L，分叶90%，淋巴细胞10%。

80. 该患儿下述哪项治疗不当
A. 吸氧
B. 用敏感抗生素
C. 支气管解痉剂
D. 保持呼吸道通畅
E. 静脉滴注氢化可的松

81. 患儿用抗生素治疗3天后，突然出现烦躁不安，呼吸困难加重，咳嗽频繁，左肺呼吸音减弱，肺底叩诊呈浊音，此时最重要的治疗是
A. 再加一种抗生素
B. 大流量吸氧
C. 用呼吸机进行辅助治疗
D. 给予镇静药
E. 左胸腔穿刺排脓

82. 该患儿最可能的诊断是
A. 金黄色葡萄球菌肺炎
B. 肺炎链球菌肺炎
C. 腺病毒肺炎
D. 呼吸道合胞病毒肺炎
E. 支原体肺炎

（83～84题共用题干）

患儿，男，8个月。咳嗽、发热1周，喘憋3天，逐渐加重，今日开始嗜睡，抽搐2次，体温不退高达39.5℃。查体：呼吸急促，呼吸56次/分，心率100次/分，双肺广泛的中小水泡音，肝肋下1cm。白细胞4×10^9/L。脑脊液检查：压力升高，糖、氯化物正常，细胞数8×10^6/L，蛋白定性阴性。

83. 此时最首选的紧急措施是
A. 镇静止抽
B. 物理降温+退热剂
C. 应用广谱抗生素
D. 给予毒毛苷K快速洋地黄制剂
E. 静脉给10%葡萄糖酸钙

84. 该患儿最可能的诊断是
A. 腺病毒肺炎合并中毒性脑病
B. 瑞氏综合征
C. 病毒性脑炎
D. 肺炎，高热惊厥
E. 金葡菌肺炎合并中毒脑病

（85～87题共用题干）

患儿，男，7岁。咳嗽1周，喘3天，无发热，门诊就诊。

85. 为证实患肺炎，下列哪项检查最有价值
A. 观察一般状态，生命体征
B. 有无三凹征
C. 肝是否增大
D. 心音是否低钝，有无奔马律
E. 肺部有无水泡音

86. 哪项检查对诊断有帮助
A. 血常规
B. 病毒分离
C. X线正位片

D. 冷凝集试验
E. OT 试验
87. 患儿治疗，哪项不必要
A. 镇咳祛痰
B. 平喘
C. 抗生素
D. 输血
E. 适当镇静
（88~89 题共用题干）
患儿，6 个月。咳喘 3 天入院，下午突然喘憋加重，口唇发绀，鼻翼扇动。查体：呼吸 80 次/分，三凹征阳性，两肺闻及广泛哮鸣音，右肺底闻及少许小水泡音。血白细胞 4.0×10^9/L，淋巴细胞 60%。胸部正位片：少量点片状影及肺气肿。
88. 最可能的诊断是
A. 腺病毒肺炎
B. 肺炎链球菌肺炎
C. 合胞病毒肺炎
D. 金葡菌肺炎
E. 哮喘性支气管炎
89. 该患儿最易出现的并发症是
A. 心力衰竭
B. 脓胸
C. 脓气胸
D. 代谢性酸中毒
E. 中毒性肠麻痹

【B_1 型题】

（90~93 题共用备选答案）
A. 喘憋为突出表现
B. 咳频，喘憋，发绀
C. 常见猩红热样或荨麻疹样皮疹
D. 全身中毒症状明显，重者意识障碍甚至休克
E. 刺激性咳嗽为突出表现
90. 肺炎支原体肺炎
91. 葡萄球菌肺炎
92. 腺病毒肺炎
93. 呼吸道合胞病毒肺炎
（94~96 题共用备选答案）
A. 稽留高热
B. 弛张高热
C. 低热
D. 不发热
E. 热型不定
94. 腺病毒肺炎
95. 肺炎支原体肺炎
96. 葡萄球菌肺炎
（97~100 题共用备选答案）
A. 小片阴影，肺纹理增多，肺气肿多见
B. X 线早于体征，大小不等的片状阴影或融合成大病灶
C. 肺浸润，多发性肺脓肿
D. 多种多样，基本改变为支气管肺炎征象
E. 以肺门阴影增浓为突出
97. 葡萄球菌肺炎
98. 腺病毒肺炎
99. 呼吸道合胞病毒肺炎
100. 肺炎支原体肺炎
（101~103 题共用备选答案）
A. 呼吸道合胞病毒肺炎
B. 葡萄球菌肺炎
C. 革兰阴性杆菌肺炎
D. 腺病毒肺炎
E. 肺炎支原体肺炎
101. 体征以喘鸣音为主的肺炎是
102. 体征以实变为主的肺炎是
103. 多伴稽留高热的肺炎是

第十二章　心血管系统疾病

【A_1 型题】

1. 正常胎儿血液循环中血氧含量最高的部位是
A. 主动脉
B. 肺动脉
C. 左心房
D. 脐静脉
E. 脐动脉
2. 动脉导管解剖上闭合绝大多数发生于
A. 3 个月内
B. 5 个月内
C. 6 个月内
D. 9 个月内
E. 1 岁以内
3. 卵圆孔解剖上关闭的时间为
A. 生后 3 周内
B. 生后 5 周内
C. 生后 8~10 周
D. 生后 3~4 个月
E. 生后 5~7 个月
4. 胎儿血液循环出生后的改变，下列哪项是不正确的
A. 肺小动脉肌层退化
B. 肺循环压力增高
C. 卵圆孔未闭
D. 体循环压力增高
E. 动脉导管闭塞
5. 心脏胚胎发育的关键时期是
A. 第 2~4 周
B. 第 2~8 周
C. 第 3~8 周
D. 第 4~8 周
E. 第 8~12 周
6. 下列有关血压的测定哪一项是错误的
A. 正常情况下，下肢血压高于上肢血压
B. 收缩压高于按公式测算值 20mmHg 为高血压
C. 小儿年龄越小，血压越低
D. 袖带的宽度应为上臂长度的 1/4
E. 一般收缩压低于 75mmHg 为低血压
7. 何组年龄范围内响亮的心脏杂音对诊断先心病最有价值
A. 6 岁以上
B. 5~6 岁
C. 4~5 岁

D. 3岁以后
E. 3岁以前

8. 小儿心脏听诊可闻及生理性杂音，其特点如下，但其中哪一点例外
A. 位于心尖区或肺动脉瓣区
B. 可伴轻度震颤
C. 卧位比坐位清楚
D. 性质柔和，一般为Ⅰ~Ⅱ级
E. 杂音局限不传导

9. 导致右心室舒张期负荷过重的先心病是
A. 室间隔缺损
B. 房间隔缺损
C. 动脉导管未闭
D. 法洛四联症
E. 肺动脉瓣狭窄

10. 肺循环血流量增多，而左心室、主动脉及体循环血流量减少的先心病是
A. 动脉导管未闭
B. 室间隔缺损
C. 房间隔缺损
D. 法洛四联症
E. 肺动脉狭窄

11. 心导管检查平均血氧含量右房高于上下腔静脉的先心病是
A. 房间隔缺损
B. 室间隔缺损
C. 动脉导管未闭
D. 肺动脉狭窄
E. 法洛四联症

12. 心导管检查右心室血氧含量高于右心房的先心病是
A. 房间隔缺损
B. 室间隔缺损
C. 动脉导管未闭
D. 法洛四联症
E. 肺动脉狭窄

13. 第一孔未闭型房间隔缺损的解剖所见，下述哪种是错误的
A. 房间隔下部缺损
B. 缺损口较大
C. 二尖瓣裂
D. 三尖瓣裂
E. 肺动脉瓣裂

14. 肺动脉瓣区第二音亢进和固定分裂多见于
A. 房间隔缺损
B. 室间隔缺损
C. 动脉导管未闭
D. 法洛四联症
E. 肺动脉瓣狭窄

15. 胸部X线检查，肺门舞蹈多见于哪种先心病
A. 房间隔缺损
B. 肺动脉瓣狭窄
C. 动脉导管未闭
D. 法洛四联症
E. 艾森门格综合征

16. 房间隔缺损最常见的类型为
A. 卵圆孔未闭
B. 原发孔缺损
C. 继发孔缺损
D. 原发孔缺损伴二尖瓣裂
E. 继发孔缺损伴部分肺静脉异位引流

17. 第二孔未闭型房间隔缺损血流动力学改变，不应出现的是
A. 左房、左室增大
B. 右房、右室增大
C. 肺循环血流量增多
D. 体循环血流量减少
E. 以上均不是

18. 房间隔缺损患儿于胸骨左缘2、3肋间可闻及收缩期杂音产生的机制是
A. 血流通过缺损口
B. 主动脉瓣相对狭窄
C. 肺动脉瓣相对狭窄
D. 三尖瓣相对狭窄
E. 二尖瓣相对狭窄

19. 膜周部室间隔缺损位于
A. 主动脉下
B. 室间隔膜部、室上嵴上方
C. 室上嵴下方
D. 肺动脉瓣下
E. 主动脉瓣下

20. 室间隔缺损的先天性心脏病的主要杂音是
A. 第2肋间Ⅱ级柔和的收缩期杂音
B. 第4肋间Ⅱ级柔和的舒张期杂音
C. 第2肋间Ⅱ级柔和的舒张期杂音
D. 第4肋间Ⅳ级粗糙的收缩期杂音
E. 第4肋间Ⅳ级粗糙的舒张期杂音

21. 室间隔缺损血流动力学改变首先引起
A. 右心室增大
B. 左心室增大
C. 左心房增大
D. 主动脉扩张
E. 肺动脉扩张

22. 室间隔缺损伴有肺动脉高压时，不应出现的表现是
A. 原有心脏杂音显著增强
B. 右心室显著增大
C. 肺动脉第二音显著亢进
D. X线胸片肺动脉段显著膨出
E. 右心室压力显著升高

23. 室间隔缺损患儿有时出现声音嘶哑，其原因是
A. 扩张的右心房压迫喉返神经
B. 扩张的左心房压迫喉返神经
C. 扩张的主动脉压迫喉返神经
D. 扩张的肺动脉压迫喉返神经
E. 扩张的左、右心房压迫喉返神经

24. 诊断室间隔缺损，下述哪一项不符合
A. 胸骨左缘3、4肋间粗糙收缩期杂音
B. 肺动脉第二音亢进
C. 心电图电轴右偏，不完全性右束支阻滞
D. X线检查示肺门血管增粗，肺野充血
E. 反复患呼吸道感染

25. 下列哪项符合动脉导管未闭的检查所见
A. X线检查示主动脉结小
B. 心电图检查示电轴右偏，右室肥厚
C. 心导管检查示肺动脉血氧含量高于右心室
D. 舒张压正常
E. 奇脉

26. Roger病是指
A. 原发性房间隔缺损
B. 继发性房间隔缺损
C. 小型室间隔缺损
D. 中型室间隔缺损
E. 大型室间隔缺损

27. 动脉导管未闭，在婴幼儿期或形成肺动脉高压或合并心衰时，常见
A. 胸骨左缘第2肋间连续性杂音
B. 胸骨左缘第4肋间连续性杂音
C. 胸骨左缘第4肋间舒张期杂音
D. 胸骨左缘第2肋间收缩期杂音
E. 胸骨左缘第2肋间舒张期杂音

28. 动脉导管未闭时，血液的分流方向是下述哪项
A. 肺动脉→主动脉
B. 主动脉→肺动脉
C. 左室→右室
D. 右房→左房
E. 左房→右房

29. 动脉导管未闭，不应出现下述哪项体征
A. 脉压增宽
B. 胸骨左缘第2肋间连续性杂音
C. 三尖瓣区舒张期杂音
D. 二尖瓣区舒张期杂音
E. 水冲脉

30. 差异性青紫可发生于下述哪种情况下
A. 肺动脉狭窄
B. 法洛四联症
C. 房缺合并肺动脉高压
D. 室缺合并肺动脉高压
E. 动脉导管未闭合并肺动脉高压

31. 法洛四联症，不应存在下述哪种
A. 肺动脉狭窄
B. 右心室肥大
C. 室间隔缺损
D. 主动脉骑跨
E. 动脉血氧饱和度>95%

32. 对法洛四联症为何出现蹲踞现象，下述哪项解释是错误的
A. 下肢血管扭曲
B. 静脉回流减少，心脏负担减轻
C. 右向左分流增加
D. 体循环阻力增加
E. 缓解缺氧症状

33. 先心病X线检查，有肺缺血性改变的是
A. 房间隔缺损
B. 室间隔缺损
C. 动脉导管未闭
D. 法洛四联症
E. 艾森门格综合征

34. 法洛四联症其青紫的轻重和出现的早晚取决于
A. 肺动脉狭窄的程度
B. 室间隔缺损的大小
C. 主动脉骑跨的程度
D. 有无右心室明显增大
E. 以上全是

35. 法洛四联症常见的并发症，下述哪项不正确
A. 脑缺氧发作
B. 脑血栓
C. 脑脓肿
D. 感染性心内膜炎
E. 梗阻型肺动脉高压

36. 关于法洛四联症治疗原则的叙述，以下哪项不正确
A. 防止脱水和并发症
B. 积极防治感染
C. 缺氧发作治疗
D. 纠正酸中毒
E. 本病根治术的死亡率在不断升高

【A_2型题】

37. 女孩，2岁。经常患感冒和肺炎。查体：心前区隆起，无震颤，胸骨左缘第2肋间可闻及Ⅱ级喷射性杂音，$P_2>A_2$伴有固定分裂。心电图显示电轴右偏，V_1呈rsR′波型，RV_1 14mm，PV_1 2mm，P-R间期0.16秒。该患儿考虑何种先心病
A. 房间隔缺损
B. 室间隔缺损
C. 动脉导管未闭
D. 肺动脉狭窄
E. 法洛四联症

38. 6岁女孩，出生后反复患呼吸道感染，平时少活动。查体，无发绀，心前区稍隆起，胸骨左缘3、4肋间Ⅲ级粗糙全收缩杂音，伴震颤，P_2亢进。最可能的诊断是
A. 房间隔缺损
B. 室间隔缺损
C. 动脉导管未闭
D. 法洛四联症
E. 肺动脉狭窄

39. 患儿，6岁。经常咳嗽、气促，不爱玩耍，活动后乏力。查体：发育落后，胸骨左缘2、3肋间闻及Ⅲ级收缩期杂音，无震颤，传导范围小，P_2亢进伴固定分裂。胸片：右房右室增大，肺动脉段突出，肺野充血。最可能的诊断是
A. 房间隔缺损
B. 室间隔缺损
C. 动脉导管未闭
D. 法洛四联症
E. 肺动脉狭窄

40. 女孩，8岁。于4个月前开始不规则发热，体温38～39℃，2个月前出现气促、咳嗽、下

肢水肿，抗结核治疗后无效，1岁时诊断为“先心病”。查体：T 38.5℃，P 114次/分，R 48次/分，颈静脉怒张，心前区隆起，于胸骨左缘2、3肋间可闻及连续杂音，伴震颤，肝肋下4.0cm。尿常规：蛋白（+）。本例应诊断为
A. 先心病（动脉导管未闭）合并心力衰竭
B. 先心病（动脉导管未闭）合并肺炎
C. 先心病（动脉导管未闭）合并肺结核
D. 先心病（动脉导管未闭）合并亚急性感染性心内膜炎
E. 先心病（动脉导管未闭）合并心力衰竭，亚急性感染性心内膜炎

41. 5岁女孩，已确诊房间隔缺损，听诊于胸骨左缘2、3肋间可闻及Ⅲ级收缩期杂音，胸骨左缘下端短促舒张期杂音，肺动脉第二音亢进，提示
A. 产生右向左分流
B. 左向右分流量较大
C. 左向右分流量较小
D. 预兆将发生心力衰竭
E. 合并主动脉瓣关闭不全

42. 2岁小儿，生后4个月出现发绀，哭吵甚，时有抽搐史。查体：发育差，发绀明显，心前区可闻及Ⅲ级左右收缩期的喷射音。胸片示肺门血管影少，右心室增大，心腰凹陷，呈靴形心。此患儿的诊断应是
A. 法洛四联症
B. 动脉导管未闭
C. 肺动脉狭窄
D. 室间隔缺损
E. 房间隔缺损

43. 患儿，10岁。发育正常，无明显症状。听诊于胸骨左缘2、3肋间Ⅱ级收缩期杂音，心电图显示右心室肥厚及不完全性右束支传导阻滞，本例诊断最大可能是
A. 肺动脉狭窄
B. 法洛四联症
C. 室间隔缺损
D. 房间隔缺损
E. 右位心

44. 患儿，6岁。出生后反复呼吸道感染，平时较少活动。查体：无发绀，心前区隆起，于胸骨左缘第3、4肋间闻及Ⅲ级粗糙全收期杂音，有震颤，肺动脉第二音亢进。最可能的诊断是
A. 房间隔缺损
B. 室间隔缺损
C. 法洛四联症
D. 动脉导管未闭
E. 艾森门格综合征

45. 6岁男孩，患先天愚型，消瘦、乏力、气促、多汗。近年来发生青紫。查体：营养发育差，于胸骨右缘3、4肋间闻及粗糙的全收缩期杂音，可触及震颤，肺动脉第二音亢进。X线检查以右室大为主。此例可能的诊断
A. 房间隔缺损
B. Rogers综合征
C. 高位室间隔缺损
D. 艾森门格综合征
E. 动脉导管未闭

46. 患儿，11个月。生后反复患肺炎，2天前开始发热、咳嗽、气促、烦躁不安。查体：口唇发绀，呼吸48次/分钟，心率198次/分钟，心音低钝，胸骨左缘3、4肋间可闻及Ⅲ级收缩期杂音，双肺中、小水泡音，肝肋下3.0cm，双足背轻度水肿。本例可能的诊断
A. 室间隔缺损
B. 室间隔缺损合并肺炎
C. 室间隔缺损合并肺炎和心力衰竭
D. 室间隔缺损合并亚急性细菌性心内膜炎
E. 室间隔缺损合并心力衰竭

47. 患儿，2岁。既往确诊先心病室缺。近1周发热、咳嗽，近3天喘。查体：双肺可闻及中小水泡音，胸骨左缘3、4肋间闻及Ⅲ级收缩期杂音，肝肋下4cm。下述哪项处置是错误的
A. 吸氧
B. 快速洋地黄化
C. 静脉滴注抗生素
D. 应用利尿药
E. 以上均不是

48. 患儿，4岁。自1岁出现口唇青紫，活动后加剧，喜坐少动，胸骨左缘2、3肋间可闻及收缩期杂音，有震颤，动脉血氧饱和度75%。此例可能的诊断是
A. 原发性肺动脉高压症
B. 肺动脉狭窄
C. 艾森门格综合征
D. 较大型室间隔缺损
E. 法洛四联症

49. 4岁男孩，体检时发现胸骨左缘第3、4肋间Ⅳ级粗糙收缩期杂音，肺动脉第二音稍增强，为确诊需进一步做哪一项无创性检查
A. 胸廓X线检查
B. 心血管造影
C. 心导管检查
D. 超声心动图
E. 心电图

50. 4岁女孩，咳嗽、呼吸困难2天入院。查体：口唇微绀，心率130次/分，胸骨左缘第3、4肋间闻及Ⅲ粗糙收缩期杂音，肺动脉第二音稍强，两肺细小水泡音。该患儿诊断是
A. 室间隔缺损并发肺炎
B. 房间隔缺损并发肺炎
C. 动脉导管未闭并发肺炎

D. 法洛四联症并发肺炎
E. 房缺伴肺炎心衰

51. 女孩，6岁。3岁时发现有室间隔缺损，当时未曾手术治疗，最近来门诊检查时发现有显著的肺动脉高压，在这种情况下主要引起哪一方面的改变
A. 肺充血显著
B. 右心房增大
C. 左心房增大
D. 右心室增大
E. 左心室增大

52. 女孩，4岁。因外院诊断为先天性心脏病而来检查：胸骨左缘可闻及响亮而粗糙的全收缩期杂音，肺动脉第二音稍增强。经超声心动图检查诊断为中型室间隔缺损，由于该畸形首先可以引起以下哪一方面的改变
A. 左心室增大
B. 右心室增大
C. 左心房扩大
D. 主动脉扩张
E. 肺动脉扩张

53. 患儿，4岁。消瘦，活动后有气促、心悸。查体：于胸骨左缘第2肋间听到粗糙而响亮的连续性机器杂音。初步诊断为动脉导管未闭。该畸形首先可以引起以下哪一方面的改变
A. 右心室增大
B. 左心房增大
C. 肺动脉扩张
D. 左心室增大
E. 右心房增大

54. 男孩，1岁。生后全身青紫，哭泣后青紫更为明显。心前区隆起，胸骨左缘第2~4肋间听到Ⅱ~Ⅲ级喷射性收缩期杂音。胸片心脏呈靴型，超声心动图检查后诊断为法洛四联症。该畸形首先引起以下哪一方面的改变
A. 左心室收缩期负荷过重
B. 右心室收缩期负荷过重
C. 左心室舒张期负荷过重
D. 右心室舒张期负荷过重
E. 肺动脉负荷过重

55. 患儿，女，2岁半。心前区听到Ⅱ~Ⅲ级收缩期杂音。胸部X线片显示两肺野肺纹理减少。以下哪一种先天性心脏病的可能性最大
A. 房间隔缺损
B. 室间隔缺损
C. 动脉导管未闭
D. 法洛四联症
E. 肺动脉狭窄

56. 男孩，2岁半。患有法洛四联症。每当哭闹后出现呼吸困难，即出现抽搐，这种现象是由于肺动脉漏斗部狭窄的基础上，突然发生该处肌肉的痉挛。出现上述缺氧发作时最有效的抢救措施是
A. 加压面罩吸氧
B. 身体取胸膝位
C. 静脉注射普萘洛尔（心得安）
D. 静脉滴注碳酸氢钠
E. 口服吲哚美辛（消炎痛）

57. 室间隔损、房间隔缺损、动脉导管未闭及法洛四联症，上述的先天性心脏病患儿平时最常见的并发症是
A. 肺炎
B. 脑栓塞
C. 心律失常
D. 喉返神经麻痹
E. 感染性心内膜炎

58. 患儿，1个月。体格检查左侧心前区有Ⅲ~Ⅳ级收缩期粗糙杂音。以后经多方面检查确诊为室间隔缺损。缺损自然闭合一般发生在
A. 生后3个月内
B. 生后5个月内
C. 生后6个月内
D. 生后9个月内
E. 5岁以下

59. 早产儿，胎龄35周，体格检查发现胸骨左缘第2肋间有粗糙响亮的连续性机器样杂音，后经超声心动图检查为动脉导管未闭，可以选用下列哪一种药物治疗使其导管闭合
A. 阿司匹林
B. 吲哚美辛
C. 氨基比林
D. 肾上腺皮质激素
E. 肾上腺素

60. 动脉导管未闭、室间隔缺损、房间隔缺损当有肺动脉高压时，以下哪一项胸部X线摄片时的改变为动脉导管未闭所特有的
A. 肺动脉段突出
B. 肺门血管增粗
C. 肺野充血
D. 主动脉弓有所增大
E. 可有左右心室扩大

61. 男孩，11岁。因体检心脏有杂音而就诊。血压14/10 kPa，胸骨左缘未扪及震颤，在左侧第2肋间闻及Ⅱ~Ⅲ级收缩期喷射性杂音，P_2亢进。胸片示梨形心脏，右心房、右心室增大，肺动脉段饱满，主动脉结小，肺纹理增多。ECG示电轴右偏，V_1呈rsR′型。最可能的诊断是
A. 室间隔缺损
B. 房间隔缺损
C. 动脉导管未闭
D. 法洛四联症
E. 肺动脉狭窄

62. 男孩，5岁半。生后发现心脏杂音。平时易感冒。曾患过肺炎3次，体重16kg，无发绀。体格检查：心前区隆起，胸骨左缘第3肋间可闻及Ⅳ级收缩杂音伴震颤，心尖区Ⅱ级舒张期滚筒样杂音，P2亢进。ECG示电轴不偏，$RV_5+SV_1=46mm+12mm$，$RV_1$24mm。最

可能的初步诊断为
A. 房间隔缺损（第一孔）
B. 房间隔缺损（第二孔）
C. 动脉导管未闭
D. 不典型法洛四联症
E. 室间隔缺损

63. 女孩，5岁。自幼易感冒，生长发育尚可，心前区隆起，肺动脉瓣区有收缩期震颤，P_2亢进。胸骨左缘第2~3肋间闻及Ⅲ~Ⅳ级收缩期、Ⅱ级舒张期杂音，血压12/4kPa（90/30mmHg）。胸片示左右心室肥大（左室为主），肺充血明显，肺动脉段突出，主动脉弓增宽，考虑最可能的诊断为
A. 室间隔缺损
B. 房间隔缺损
C. 动脉导管未闭
D. 肺动脉狭窄
E. 主动脉瓣狭窄伴关闭不全

64. 女孩，6岁。自幼啼哭时唇面青紫，会行走后喜蹲踞。轻度杵状指（趾）。血压12/8kPa。胸骨左缘第2~3肋间可闻及Ⅲ级收缩期杂音伴收缩期震颤，P_2单一感。胸片心脏外形靴状，心腰凹陷，心尖上翘，肺纹理稀少。最可能的诊断为
A. 房间隔缺损伴肺动脉高压
B. 室间隔缺损伴肺动脉高压
C. 动脉导管未闭伴肺动脉高压
D. 法洛四联症
E. 单纯性肺动脉狭窄

【A_3/A_4型题】

（65~67题共用题干）

男孩，1岁。发热伴咳嗽、气促7天。自出生后喂养困难，生长发育落后，多次患肺炎。查体：T 38℃，P 120次/分，R 50次/分；消瘦，呼吸急促，双肺可闻及细湿啰音，胸骨左缘上方闻及粗糙响亮的收缩期杂音；腹软，肝肋下3cm，质中，脾肋下未触及，手指甲床可见毛细血管搏动。

65. 该患儿最可能罹患的心脏病是
A. 动脉导管未闭
B. 房间隔缺损
C. 法对四联症
D. 肺动脉瓣狭窄
E. 室间隔缺损

66. 该患儿手指甲床毛细血管搏动是由于
A. 动脉收缩压降低
B. 动脉舒张压升高
C. 动脉收缩压升高
D. 动脉舒张压降低
E. 肺动脉向主动脉分流

67. 该患儿目前最易发生的并发症是
A. 血栓形成
B. 生长落后
C. 充血性心力衰竭
D. 营养不良
E. 肺动脉瘤样扩张

（68~69题共用题干）

男孩，2岁半。发热、咳嗽3天，气促半天。出生后3个月发现心脏有杂音。曾患肺炎5次，并发心力衰竭1次。体格检查：消瘦，唇周青紫，有轻度鼻扇；体温39℃，心率150次/分，呼吸50次/分；心前区隆起，胸骨左缘第3~4肋间有收缩期震颤伴Ⅲ级全收缩期杂音，广泛传导；两肺背部有细湿啰音；肝肋下2cm。心电图示$RV_5$30mm。胸片示两肺下部有炎性渗出病灶。肺动脉段凸出，左心室扩大，主动脉弓小。

68. 根据以上资料考虑其诊断为
A. 法洛四联症合并肺炎
B. 动脉导管未闭合并心力衰竭
C. 室间隔缺损合并肺炎
D. 房间隔缺损合并肺炎
E. 室间隔缺损合并心力衰竭

69. 入院后给予以下治疗，哪一项是不妥的
A. 氧气吸入
B. 毛花苷C
C. 酚妥拉明
D. 退热药物
E. 头孢拉定

（70~71题共用题干）

患儿，10岁。发育正常，无明显症状。听诊于胸骨左缘2、3肋间Ⅱ级收缩期杂音，心电图显示右心室肥厚及不完全性右束支传导阻滞。

70. 本例可能的诊断是
A. 肺动脉狭窄
B. 法洛四联症
C. 室间隔缺损
D. 房间隔缺损
E. 右位心

71. 为确诊，选用下列哪项无创性检查最好
A. 心电图
B. 超声心动图
C. 多普勒彩色血流显像
D. 心导管检查
E. 心血管造影

（72~74题共用题干）

患儿，4岁。自1岁出现口唇青紫，活动后加剧，喜坐少动，胸骨左缘2、3肋间可闻及收缩期杂音，有震颤，动脉血氧饱和度75%。

72. 此例可能的诊断是
A. 原发性肺动脉高压症
B. 肺动脉狭窄
C. 艾森门格综合征
D. 较大型室间隔缺损
E. 法洛四联症

73. 该患儿X线检查可见心脏呈
A. “靴状”心影
B. 右心房、右心室增大
C. 左心房、左心室增大
D. 右心室、左心房增大
E. 右心室增大，肺动脉突出

74. 该病常见的并发症是
A. 支气管肺炎
B. 肺水肿
C. 充血性心力衰竭
D. 脑脓肿
E. 喉返神经麻痹

（75~77 题共用题干）

女孩，12 岁。经常患感冒和肺炎。查体：心前区隆起，无震颤，胸骨左缘第 2 肋间可闻及Ⅱ级喷射性杂音，$P_2>A_2$ 伴有固定分裂，心电显示电轴右偏，V_1 呈 rsR′波型，RV_1 14mm，PV_1 2mm，P-R 间期 0.16 秒。

75. 该患儿考虑何种先心病
   A. 房间隔缺损
   B. 室间隔缺损
   C. 动脉导管未闭
   D. 肺动脉狭窄
   E. 法洛四联症

76. 该患儿的超声心动图改变是
   A. 左心房、右心房、右心室内径增宽，室间隔活动正常
   B. 右房增大，右室流出道增宽，室间隔与左室后壁呈矛盾运动
   C. 左心房和左心室内径增宽，主动脉内径增宽
   D. 右心室和右心房内径增宽，右心室前壁及室间隔增厚
   E. 主动脉骑跨于室间隔之上，内径增宽

77. 该患儿典型 X 线改变是
   A. 肺动脉段突出，肺门血管影增粗，主动脉影缩小
   B. 肺动脉段突出，肺门血管影增粗，主动脉弓增大
   C. 肺纹理减少，肺野清晰
   D. 肺野呈网状肺纹理
   E. 肺纹理增多，肺充血

（78~80 题共用题干）

6 岁女孩，出生后反复呼吸道感染，平时少活动。查体：无发绀，心前区稍隆起，胸骨左缘 3、4 肋间Ⅲ级粗糙全收缩期杂音、伴震颤。

78. 最可能的诊断是
   A. 房间隔缺损
   B. 室间隔缺损
   C. 动脉导管未闭
   D. 法洛四联症
   E. 肺动脉狭窄

79. 哪一项不是该病常出现的并发症
   A. 肺水肿
   B. 支气管肺炎
   C. 脑血栓
   D. 充血性心力衰竭
   E. 亚急性感染性心内膜炎

80. 该病血流动力学改变首先引起
   A. 右心室增大
   B. 左心室增大
   C. 左心房增大
   D. 主动脉扩张
   E. 肺动脉扩张

【B_1 型题】

（81~84 题共用备选答案）

A. 室间隔缺损
B. 动脉导管未闭合并肺动脉高压
C. 房间隔缺损
D. 法洛四联症
E. 动脉导管未闭

81. X 线检查肺动脉段凹陷见于
82. 周围血管征见于
83. 下半身青紫见于
84. 脑缺氧发作常见于

（85~88 题共用备选答案）

A. 右房、右室大
B. 左室、右室大，左房、右房也大
C. 左房、左室大
D. 左室、右室大
E. 右室大

85. 房间隔缺损超声心动图可见
86. 室间隔缺损超声心动图可见
87. 动脉导管未闭超声心动图可见
88. 肺动脉狭窄超声心动图可见

第十三章　泌尿系统疾病

【A_1 型题】

1. 新生女婴尿道长仅
   A. 0.5cm
   B. 1cm
   C. 1.5cm
   D. 2cm
   E. 2.5cm

2. 小儿肾功能达成人水平的年龄为
   A. 0.5~1 岁
   B. 1~2 岁
   C. 1.5~2 岁
   D. 2~2.5 岁
   E. 2.5~3 岁

3. 小儿可自动控制排尿的年龄约为
   A. 0.5 岁
   B. 1 岁
   C. 3 岁
   D. 2 岁
   E. 2.5 岁

4. 引起急性肾小球肾炎的常见致病菌为
   A. A 族乙型溶血性链球菌
   B. 肺炎链球菌
   C. 葡萄球菌
   D. 甲型溶血性链球菌
   E. B 族乙型溶血性链球菌

5. 急性肾小球肾炎的主要临床表现是
   A. 少尿、水肿、蛋白尿、低蛋白血症
   B. 血尿、蛋白尿、水肿、低蛋白血症
   C. 水肿、少尿、血尿、高血压
   D. 血尿、少尿、水肿、蛋白尿
   E. 水肿、少尿、蛋白尿、高血压

6. 急性肾小球肾炎首先出现水肿的部位常为
   A. 面部
   B. 胫前

C. 双足
D. 眼睑
E. 腹部

7. 急性肾小球肾炎在病程早期突然发生惊厥，应首先考虑
A. 高热惊厥
B. 低钙惊厥
C. 低钠惊厥
D. 低血糖
E. 高血压脑病

8. 急性肾小球肾炎起病常在前驱感染后
A. 1周内
B. 1~3周
C. 3~4周
D. 2~4周
E. 4~5周

9. 急性肾炎严重病例发生的时间多在起病后
A. 1~2天
B. 2周内
C. 3周左右
D. 2~3周
E. 4周左右

10. 关于急性肾炎下列哪项不正确
A. 水肿为最早出现的症状，常呈上行性
B. 起病时几乎都有血尿
C. 起病后头数日有高血压
D. 起病2周内可出现循环充血
E. 病程早期突然抽搐应考虑高血压脑病

11. 关于急性肾炎实验室检查不正确的是
A. 尿沉渣镜检均有红细胞增多
B. 早期尿白细胞可增高，并非感染
C. 常有轻度贫血
D. ASO滴度与肾炎严重程度呈正相关
E. 总补体及C3补体于起病2周内明显下降

12. 诊断小儿肾病综合征的必备条件是
A. 明显水肿及低蛋白血症
B. 明显水肿及大量蛋白尿
C. 明显水肿及高脂血症
D. 大量蛋白尿及高脂血症
E. 大量蛋白尿及低蛋白血症

13. 急性肾炎限盐饮食每日供盐
A. 0.5~1.0g/(kg·d)
B. 60mg/(kg·d)
C. 20~30mg（kg·d）
D. 30~40mg（kg·d）
E. 40~50mg（kg·d）

14. 肾病综合征发病年龄高峰为
A. 婴儿
B. 1~3岁
C. 3~5岁
D. 7~10岁
E. 10~14岁

15. 急性肾炎小儿恢复上学的指标是
A. 血压正常
B. C3补体正常
C. 红细胞沉降率正常
D. 血尿消失
E. Addis计数正常

16. 下列哪项不符合肾病综合征
A. 大量蛋白尿
B. 明显水肿
C. 血胆固醇明显增高
D. 多为非选择性蛋白尿
E. 低蛋白血症

17. 肾病综合征的特征中最主要的是
A. 大量蛋白尿
B. 低蛋白血症
C. 高胆固醇血症
D. 不同程度水肿
E. 红细胞沉降率明显增快

18. 肾炎性肾病不同于单纯性肾病的是
A. 水肿明显
B. 大量蛋白尿
C. 血尿、高血压
D. 胆固醇增高
E. 血浆蛋白降低

19. 肾病综合征首选药物治疗是
A. 青霉素
B. 泼尼松
C. 环磷酰胺
D. 双嘧达莫
E. 吲哚美辛

20. 下列是肾炎性肾病的临床特点，除了
A. 血尿，红细胞>10个/HP（2周内3次离心尿）
B. 持续性氮质血症
C. 持续性高血压
D. 血总补体或C_3反复降低
E. 对激素无效应

21. 治疗急性肾炎错误的是
A. 卧床休息水肿消退，肉眼血尿消失
B. 红细胞沉降率接近正常可恢复上学
C. 尿Addis计数正常才能正常活动
D. 水肿及高血压的患儿应限制钠盐摄入
E. 初期给予青霉素至少2周

22. 治疗原发性肾病综合征错误的是
A. 有高血压和水肿时应低盐饮食
B. 病性缓解后仍要严格限盐
C. 应用激素期间给予钙及维生素D
D. 蛋白质摄入量应每日1.5~2.0g/(kg·d)
E. 严重水肿者给予利尿药

23. 以下是肾病综合征常见的并发症，但除外
A. 感染
B. 电解质紊乱
C. 血栓形成
D. 肾小管功能障碍
E. 营养不良

24. 肾病综合征用激素正规治疗后频繁复发者应选用
A. 中药
B. 免疫抑制剂
C. 肾上腺皮质激素+中药
D. 肾上腺皮质激素+免疫抑制剂

E. 中药+免疫抑制剂

【A_2 型题】

25. 患儿，8 岁。3 周前曾患脓疱病，近 3 天水肿、少尿，肉眼血尿，血压 20/14kPa（150/105mmHg）。尿常规：尿蛋白（+++），有大量红细胞，管型 1～2/HP。抗“O”500U，补体 C3 减少。最可能的诊断是
A. 单纯性肾病
B. 肾炎性肾病
C. 急性肾炎
D. 慢性肾炎
E. IgA 肾病

26. 患儿，7 岁。急性肾炎，血压 19/13kPa（140/100mmHg），水肿明显，尿量明显减少，呼吸困难不能平卧。心率 140 次/分，心音低钝，肝肋下 2cm。X 线胸片：肺纹理增强。该患儿可能出现
A. 肺炎、心衰
B. 高血压脑病
C. 肾衰竭
D. 循环充血
E. 支气管炎

27. 男孩，5 岁。尿少 2 天，晨起眼睑水肿，下肢凹陷性水肿，查尿蛋白（+++），红细胞 0～3/Hp，BP 100/70mmHg。首先考虑的诊断是
A. 肾炎性肾病
B. 单纯性肾病
C. 急进性肾炎
D. 急性肾炎
E. 慢性肾炎

28. 患儿，11 岁。因急性肾炎住院治疗 1 个月，现水肿消退，血压正常，红细胞沉降率 9mm，尿蛋白（±），尿红细胞 2～4/HP，出院后医嘱哪项是合适的
A. 卧床休息 2 周
B. 休学静养
C. 高蛋白低盐饮食
D. 可做户外活动不能上学
E. 可上学不能做剧烈活动

29. 患儿，5 岁。水肿 1 周，加重 2 日，开始为眼睑，渐及全身，自昨日起尿量明显减少，1 日 150～200ml。尿检：蛋白（+），红细胞 20/HP。血压 16/10kPa（120/75mmHg）。治疗应选
A. 口服氢氯噻嗪
B. 静脉注射 50%葡萄糖
C. 静脉注射 20%甘露醇
D. 静脉注射呋塞米
E. 肌内注射利血平

30. 患儿，6 岁。4 天前患上呼吸道感染，今日发现血尿，眼睑无水肿，血压 13/8kPa（100/60mmHg），CH_{50}、C3 均正常，抗“O”200U。尿检：蛋白（+），红细胞 20～30/HP。最可能是
A. 急性肾炎
B. 单纯性肾病
C. 肾炎性肾病
D. 肾盂肾炎
E. 病毒性肾炎

31. 患儿，9 岁。咽痛 2 天后出现颜面及下肢水肿，平素食欲不佳。近 3 年夜尿增多，血压 17/12kPa（130/90mmHg）。尿检：蛋白（+），红细胞 10～15/HP，尿比重 1.010，末梢血红细胞 2.5×10^9/L，血红蛋白 80g/L，尿素氮 9.2mmol/L，最可能的诊断是
A. 急性肾炎伴贫血
B. 慢性肾炎急性发作
C. 肾炎性肾病
D. 肾盂肾炎
E. 以上都不是

32. 患儿，9 岁。水肿、少尿 3 天，头痛、呕吐 1 日，因突然抽搐急来就诊。查体：意识不清，颜面明显水肿，四肢抽搐，血压 22/16kPa（165/120mmHg）。给予紧急处理，错误的是
A. 吸氧
B. 注射地西泮
C. 20%甘露醇滴注
D. 硝普钠静脉滴注
E. 二氮嗪快速静脉推注

33. 患儿，12 岁。水肿、少尿、血尿 1 月余，病情加重 1 周，发病前 10 余日曾患“上感”，近 1 周尿极少，腹胀、乏力、恶心。查体：全身高度水肿，血压 19/15kPa（140/110 mmHg），双肺有湿啰音，血尿素氮 22.8mmol/L。尿常规：红细胞 15～20/HP，蛋白（++），颗粒管型 1～2/HP。血清清蛋白 21g/L，胆固醇 6.9mmol/L。诊断为
A. 急性肾炎
B. 急进性肾炎
C. 单纯性肾病
D. 肾炎性肾病
E. 慢性肾炎

34. 患儿，5 岁。水肿、少尿 4 天。尿检：蛋白（+++），红细胞 0～3/HP，血浆总蛋白 40g/L，白蛋白 20g/L，胆固醇 12mmol/L，尿素氮 4.5mmol/L。本例最可能诊断为
A. 单纯性肾病
B. 肾炎性肾病
C. 急性肾炎
D. 慢性肾炎
E. 尿路感染

35. 患儿，4 岁。诊断为单纯性肾病，泼尼松治疗不规律，反复出现水肿，自病后一直低盐饮食，近日来精神萎靡，嗜睡，且水肿加重，血压 9.3/5.3 kPa（70/40 mmHg），最可能发生
A. 低钙血症
B. 低钠血症
C. 低钾血症
D. 低镁血症

E. 低蛋白血症

36. 患儿，8岁。反复水肿8个月，血压20/13kPa（150/100mmHg），尿常规蛋白（++），红细胞满视野，血浆蛋白15g/L，球蛋白20g/L，胆固醇12.5mmol/L。诊断最可能是
A. 急性肾炎
B. 单纯性肾病
C. 肾炎性肾病
D. 慢性肾炎
E. 急进性肾炎

37. 患儿，3岁。已确诊为单纯性肾病，下列检查除哪项外均符合该诊断
A. 呈选择性蛋白尿
B. 尿24小时定量>50mg/kg
C. 血浆血蛋白明显下降，α_2-球蛋白及γ球蛋白明显下降
D. 血清胆固醇明显增高
E. 红细胞沉降率明显增快

38. 患儿，10岁。反复水肿、少尿1年。查体：四肢明显水肿，呈凹陷性，血压17/12kPa（130/90mmHg），心肺正常，腹软。尿检：蛋白（+++），红细胞15~20/HP，血浆清蛋白23g/L，胆固醇9.2mmol/L。该患儿做肾病理活检可呈以下改变，但除了
A. 微小病变型
B. 系膜增生性
C. 局灶、节段性肾小球硬化
D. 膜性肾病
E. 膜增生性肾炎

39. 患儿，4岁。4天前开始发热、咳嗽，近2日尿少、水肿。查体：体温37.8℃，眼睑及下肢水肿，咽部充血，血压12/8kPa（90/60mmHg），心、肺正常。尿常规：蛋白（++），红细胞5~8/HP。各项血的实验室检查暂未出结果。应给予哪项治疗
A. 低盐高蛋白饮食
B. 给予利尿药物
C. 泼尼松
D. 给予青霉素治疗上呼吸道感染
E. 给予白蛋白

40. 患儿，5岁。水肿、少尿10余日，既往健康。查体：神志清，血压13/9kPa（100/70 mmHg），颜面及四肢凹陷性水肿。尿检：蛋白（+++），红细胞8~10/HP，血浆清蛋白25g/L，胆固醇9mmol/L。治疗应选
A. 泼尼松口服8~12周
B. 泼尼松口服6~9个月
C. 泼尼松+环磷酰胺口服8~12周
D. 静脉注射呋塞米+青霉素
E. 静脉注射呋塞米+苯丁酸氮芥口服8周

41. 患儿，5岁。既往曾患肾病综合征，近5日患水痘，颜面及四肢水肿。查体：体温37.5℃，颜面及四肢明显水肿。血压13/8kPa（100/60mmHg），躯干部皮肤和黏膜见水痘疹及结痂。尿常规：蛋白（+++），红细胞5~8/HP。以下治疗不妥当的是
A. 给予抗生素控制感染
B. 给予利尿药物口服
C. 给予泼尼松口服
D. 给予丙种球蛋白注射
E. 给予减盐饮食

42. 患儿，7岁。水肿1周。查体：全身明显水肿，血压15/10.6kPa（120/80 mmHg）。尿常规：蛋白（+++），红细胞10~15/HP。血白蛋白22g/L，胆固醇7.8mmol/L，诊断为肾病综合征，给予泼尼松1.5~2mg/(kg·d)口服，2周后尿蛋白转阴性，进一步治疗应
A. 停药
B. 继续用原量2周再逐渐减量
C. 继续用原量4周再逐渐减量
D. 继续用原量至8周骤然停药
E. 上述剂量改为隔日晨顿服2~4周减量一次

【A_3/A_4型题】

（43~44题共用题干）

患儿，7岁。3周前曾患上呼吸道感染，3日来眼睑水肿，尿少，有肉眼血尿。查体：咽部不充血，眼睑水肿，血压20/14.7 kPa（150/110mmHg）。尿蛋白（+++），有大量红细胞，抗“O”500U，CH_{50}、C3减少，诊断为急性肾炎。给予利尿、降压治疗同时给予青霉素治疗。

43. 应用青霉素的疗程是多少
A. 3~5天
B. 5~7天
C. 7~10天
D. 10~14天
E. 14~21天

44. 应用青霉素的目的是
A. 控制肾脏炎症
B. 预防肾炎复发
C. 治疗并发症
D. 防止交叉感染
E. 清除体内残存的链球菌

（45~47题共用题干）

患儿，9岁。眼睑水肿4天，近2日加重，水肿渐及全身，尿少，今晨感觉上腹部不适，频咳，气促。查体：体温37.5℃，眼睑及下肢水肿，血压20/13kPa（150/100 mmHg），心率116次/分，心音钝，两肺闻及水泡音，肝肋下2.0cm。尿常规：蛋白（++），红细胞20~30/HP，血尿素氮6mmol/L。

45. 诊断考虑为
A. 急性肾炎伴肺炎
B. 急性肾炎伴肾功能不全

C. 急性肾炎伴循环充血
D. 急性肾炎伴高血压脑病
E. 急性肾炎伴心肌炎

46. 该病急性期应卧床休息至
A. 红细胞沉降率降至正常
B. 抗“O”恢复正常
C. 肉眼血尿消失，血压正常
D. 镜下血尿消失，水肿消退
E. 尿 Addis 计数正常

47. 该患儿应做何处置最适当
A. 限制水、钠摄入
B. 肌内注射利血平
C. 肌内注射呋塞米
D. 快速洋地黄化
E. 静脉滴注硝普钠

（48~50 题共用题干）

患儿，3 岁。眼睑及双下肢明显水肿，少尿 1 周。查体：精神状态尚好，眼睑水肿，双下肢呈凹陷性水肿，血压 12/8kPa（90/60mmHg），心肺正常。尿常规：蛋白（+++），红细胞0~3/HP。血浆总蛋白 45g/L，清蛋白 22g/L，抗“O”正常，C3 补体正常，胆固醇 11.2mmol/L。

48. 该患儿诊断为
A. 急性肾炎
B. 单纯性肾病
C. 肾炎性肾病
D. 急进性肾炎
E. 病毒性肾炎

49. 该患儿病理类型最可能为
A. 微小病变型
B. 系膜增生性
C. 局灶性节段性肾小球硬化
D. 膜性肾病
E. 膜增生性肾炎

（50~53 题共用题干）

男孩，5 岁。水肿伴尿少 3 天。病前 2 天有“上感”史。查体：BP 90/60mmHg，眼睑及颜面水肿，双下肢凹陷性水肿。实验室检查：血浆白蛋白 22g/L，胆固醇 7.2mmol/L，肾功能正常，血 C3 1.25g/L，PPD 试验（-）。尿常规：RBC 10/HP，蛋白（++++）。

50. 该患儿最可能的诊断为
A. IgA 肾病
B. 慢性肾小球肾炎急性发作
C. 原发性单纯型肾病综合征
D. 急性链球菌感染后肾炎
E. 病毒性肾炎

51. 首选的治疗药物是
A. 泼尼松
B. 青霉素
C. 环孢素 A
D. 甲泼尼龙
E. 雷公藤多苷

52. 若住院期间，患儿经限盐并给予大剂量呋塞米治疗后，尿量明显增加，水肿消退，但随后出现精神萎靡、头晕、乏力、恶心、呕吐、尿量明显减少。查体：BP 66/45 mmHg，四肢凉。最可能发生的并发症是
A. 低血容量休克
B. 急性肾衰竭
C. 肾上腺皮质功能不全
D. 电解质紊乱
E. 高血压脑病

53. 若患儿经治疗，尿蛋白转阴 9 个月，已停药。2 周前出现发热、咳嗽，随后出现尿蛋白（+++）、水肿，现已无感染表现。以下治疗措施中错误的是
A. 使用免疫调节剂
B. 抗凝利尿治疗，不必限盐
C. 加用免疫抑制剂治疗
D. 本次治疗可不必使用抗生素
E. 按初次方案重新开始治疗

【B_1 型题】

（54~56 题共用备选答案）
A. 8~12 周
B. 4~6 个月
C. 6~9 个月
D. 9~12 个月
E. 1~1.5 年

54. 肾病综合征激素短程疗法时间为
55. 肾病综合征激素中程疗法时间为
56. 肾病综合征激素长程疗法时间为

（57~59 题共用备选答案）
A. 激素敏感
B. 激素部分敏感
C. 激素耐药
D. 激素依赖
E. 激素高度敏感

57. 激素治疗 8 周，尿蛋白完全转阴性
58. 对激素敏感，但减量或停药 1 个月内复发，重复 2 次以上者
59. 激素治疗 8 周尿蛋白仍>+++

第十四章 血液系统疾病

【A_1 型题】

1. 关于小儿贫血的诊断标准，正确的是
A. 新生儿期血红蛋白<90g/L
B. 1 ~ 4 个月婴儿血红蛋白<100g/L
C. 4 ~ 6 个月婴儿血红蛋白<110g/L
D. 血红蛋白 60 ~ 90g/L 为中度贫血
E. 血红蛋白 < 30g/L 为重度贫血

2. 小儿骨髓外的造血器官是
A. 胆囊

B. 肾上腺
C. 淋巴管
D. 肝脏
E. 盲肠

3. 胚胎造血首先出现在
A. 肝脏
B. 胸腺
C. 卵黄囊
D. 骨髓
E. 淋巴结

4. 正常小儿血象白细胞分类以淋巴细胞占优势的年龄为
A. 生后 7～10 天前及 7～10 岁后
B. 生后 4～6 天前及 4～6 岁后
C. 生后 2～4 天前及 4～6 岁后
D. 1～2 岁
E. 生后 30 天及 20 岁后

5. 婴儿期“生理性贫血”发生在什么时间
A. 生后 15 天～1 个月
B. 生后 1～2 个月
C. 生后 2～3 个月
D. 生后 3～4 个月
E. 生后 4～5 个月

6. 刚出生的新生儿血红蛋白量为
A. 110～170g/L
B. 120～180g/L
C. 130～190g/L
D. 140～210g/L
E. 150～220g/L

7. 1 岁小儿营养性贫血时肝、脾大多由于
A. 感染
B. 铁和维生素 B_{12} 缺乏
C. 营养不良
D. 心力衰竭
E. 骨髓外造血

8. 6个月以后婴儿容易发生营养性缺铁性贫血的主要原因是
A. 先天储铁不足
B. 铁摄入量不足
C. 生长发育快
D. 铁吸收障碍
E. 铁的丢失过多

9. 小儿时期中性粒细胞与淋巴细胞两次比例相等发生在什么时间
A. 1～2 天与 1～2 岁
B. 2～4 天与 2～4 岁
C. 4～6 天与 4～6 岁
D. 6～8 天与 6～8 岁
E. 8～20 天与 8～10 岁

10. 刚出生的新生儿白细胞总数为
A. $(21\sim28)\times10^9/L$
B. $(18\sim25)\times10^9/L$
C. $(15\sim20)\times10^9/L$
D. $(13\sim18)\times10^9/L$
E. $(10\sim15)\times10^9/L$

11. 足月新生儿在生后 4 个月内很少患营养性缺铁性贫血，其原因是
A. 生长发育速度相对较慢
B. 有充足的母乳喂养
C. 铁的排泄量较少
D. 红细胞破坏较少
E. 从母体获得足够的贮存铁

12. 下列哪项是营养性缺铁性贫血的主要原因
A. 生长发育加快
B. 从食物中摄入的铁不足
C. 贮存铁耗尽
D. 铁的消耗过多
E. 造血功能增加

13. 下列贫血表现中哪一项不符合营养性缺铁性贫血
A. 皮肤、黏膜苍白
B. 肝脾轻度肿大
C. 头晕、目眩、耳鸣
D. 肢体震颤
E. 食欲缺乏，常有呕吐、腹泻

14. 营养性缺铁性贫血临床主要特点是
A. 婴幼儿发病率高
B. 为小细胞低色素性贫血
C. 发病缓慢，病程较长
D. 红细胞和血红蛋白均减少
E. 头晕、乏力、目眩、耳鸣

15. 营养性缺铁性贫血的血涂片检查为
A. 红细胞大小不等，以大者为多，中央淡染区不明显
B. 红细胞大小不等，可见异形、靶形红细胞
C. 红细胞大小不等，大者中央淡染区扩大
D. 红细胞大小不等，以小者为多，中央淡染区扩大
E. 红细胞大小不等，染色较深

16. 早期诊断缺铁性贫血最灵敏的指标为
A. 末梢血中红细胞减少
B. 末梢血中血红蛋白减少
C. 红细胞游离原卟啉增高
D. 血清铁减少
E. 血清铁蛋白减低

17. 下列哪一项代表体内贮存铁减少
A. 血清铁减少
B. 血清铁蛋白减低
C. 总铁结合力增高
D. 红细胞原卟啉增高
E. 血象可见血红蛋白降低

18. 下列哪一项改变证实体内红细胞生成所需的铁开始减少
A. 血清铁蛋白减低
B. 血清总铁结合力增高
C. 红细胞游离原卟啉增高
D. 血清铁减少
E. 血象可见血红蛋白降低

19. 营养性缺铁性贫血实验室检查中下述哪项正确
A. 血清铁降低，总铁结合力增高，铁粒幼红细胞增多
B. 血清铁蛋白降低，血清铁降低，总结合力降低
C. 总铁结合力升高，转铁蛋白饱和度降低，血清铁降低
D. 总铁结合力降低，血清铁降低，铁粒幼红细胞减少
E. 红细胞游离原卟啉增高，铁幼粒红细胞增多，血清铁降低

20. 营养性缺铁性贫血实验室检查中下述哪项错误
A. 血清铁蛋白<12μg/L
B. 红细胞游离原卟啉>500μg/L
C. 血清铁<50μg/dl
D. 血清总铁结合力<350μg/dl
E. 骨髓铁粒幼细胞数<15%

21. 营养性缺铁性贫血的确诊，除铁的生化检查外，下列哪一项亦可以协助确诊
A. 喂养史
B. 临床表现
C. 血象特点
D. 骨髓象特点
E. 铁剂治疗有效

22. 营养缺铁性贫血的主要治疗原则是
A. 加强护理，给予铁剂
B. 预防感染，给予铁剂
C. 给予铁剂，必要时输血
D. 去除病因，给予铁剂
E. 给予铁剂同时给予维生素C治疗

23. 缺铁性贫血根治的关键是
A. 铁剂治疗
B. 病因治疗
C. 输血治疗
D. 饮食治疗
E. 预防各种感染

24. 营养性缺铁性贫血在什么情况下可给予输血治疗
A. 重症贫血，伴有呕吐、腹泻
B. 重症贫血，伴有嗜睡或烦躁
C. 重症贫血，伴有头晕、乏力、耳鸣
D. 重症贫血，伴有心率增快
E. 重症贫血，伴有明显感染

25. 营养性缺铁性贫血患儿最适合的治疗应是
A. 餐前服用富马酸铁
B. 餐后服用硫酸亚铁
C. 反复多次少量输血及服用硫酸亚铁
D. 肌内注射右旋糖酐铁及维生素C口服
E. 餐间服用硫酸亚铁及维生素C

26. 铁剂治疗缺铁性贫血时，最早显示疗效的是
A. 血红蛋白及红细胞增多
B. 网织红细胞增多
C. 血清铁增多
D. 口唇色泽开始变红
E. 血小板增多

27. 极重症营养性贫血的患儿，需输红细胞治疗时，其输血量应如何掌握
A. 每次输血1~5ml/kg
B. 每次输血5~10ml/kg
C. 每次输血10~15ml/kg
D. 每次输血15~20ml/kg
E. 应采用等量换血方法

28. 下列哪一项不是营养性巨幼细胞贫血的病因
A. 长期羊奶喂养
B. 严重感染
C. 慢性腹泻
D. 长期服用维生素C
E. 肝脏疾病

29. 下列哪些症状不是营养性巨幼细胞贫血的表现
A. 面色苍黄，疲乏无力
B. 虚胖，毛发稀疏发黄
C. 肝、脾轻度大
D. 异食癖
E. 舌炎、腹泻

30. 营养性巨幼细胞贫血出现精神症状主要由于
A. 缺乏维生素B_{12}
B. 缺乏叶酸
C. 缺乏维生素C
D. 缺乏铁
E. 缺乏四氢叶酸

31. 下列哪一项与营养性巨幼细胞贫血的发病机制无关
A. DNA合成减少
B. 红细胞的分裂增生时间延长
C. 红细胞中血红蛋白合成减少
D. 红细胞的胞体变大，形成巨幼红细胞
E. 巨幼红细胞在骨髓内易遭破坏

32. 维生素B_{12}缺乏性巨幼细胞贫血确诊重要依据是
A. 明显的精神神经症状
B. 典型血象改变
C. 血清叶酸含量降低
D. 血清维生素B_{12}含量降低
E. 典型的骨髓象改变

33. 叶酸缺乏性巨幼细胞贫血的主要诊断依据是
A. 皮肤色黄、虚胖
B. 典型血象改变
C. 血清叶酸含量降低
D. 骨髓中出现巨幼红细胞
E. 毛发稀疏发黄

34. 营养性巨幼细胞贫血的患儿出现精神、神经症状的治疗应是
A. 维生素B_{12}+输血
B. 维生素B_{12}+叶酸
C. 维生素B_{12}+维生素C
D. 维生素B_{12}+铁剂
E. 维生素B_{12}每日1mg，连续肌内注射2周以上

35. 营养性巨幼细胞贫血的患儿，当其无神经系统症状时，首先的治疗药物是
A. 维生素B_{12}+叶酸
B. 叶酸
C. 维生素B_{12}
D. 维生素C
E. 维生素B_6

36. 维生素B_{12}缺乏性巨幼细胞贫血，肌内注射维生素B_{12}的停药指征是
A. 网织红细胞降至正常
B. 临床症状明显好转、血象恢复正常
C. 骨髓象中幼红细胞恢复正常
D. 血清维生素B_{12}含量恢复正常

E. 皮肤黏膜红润

37. 营养性巨幼细胞贫血对治疗最早出现反应的是
A. 网织红细胞增高
B. 红细胞数上升
C. 血红蛋白量增加
D. 骨髓中巨幼红细胞恢复正常
E. 白细胞和血小板恢复正常

38. 维生素 B_{12} 缺乏性巨幼细胞贫血治疗反应恢复最慢的是
A. 贫血外貌
B. 网织红细胞
C. 精神、神经症状
D. 红细胞数
E. 血红蛋白量

39. 维生素 B_{12} 治疗营养性巨幼细胞贫血时，网织红细胞的变化规律是怎样的
A. 2~4 天开始升高，6~7 天达到高峰，2 周降至正常
B. 3~4 天开始升高，7~10 天达到高峰，3 周降至正常
C. 4~5 天开始升高，10~15 天达到高峰，3 周降至正常
D. 6~7 天开始升高，15~20 天达到高峰，4 周降至正常
E. 1 周后开始升高，3 周达到高峰，1 个月恢复正常

40. 治疗初期，由于大量新生红细胞，易引起
A. 低氯
B. 低钾
C. 低钙
D. 高钾
E. 低镁

41. 营养性缺铁贫血临床特征性症状是哪一项
A. 皮肤黏膜苍白
B. 头晕、乏力
C. 肝、脾轻度大
D. 记忆力减退
E. 异食癖

42. 重症营养性缺铁性贫血典型的血象应是
A. 以红细胞减少为主
B. 血红蛋白减少比红细胞减少的更加明显
C. 血红蛋白、红细胞成比例地减少
D. 血红蛋白正常，红细胞减少
E. 血红蛋白减少，红细胞正常

43. 缺铁性贫血实验室检查最灵敏的指标是
A. 血清铁蛋白降低
B. 血清铁降低
C. 红细胞原卟啉增高
D. 总铁结合力增高
E. 红细胞中央淡染区扩大

44. 营养性缺铁性贫血的预防措施是
A. 提倡人工喂养
B. 预防感染
C. 注意饮食卫生
D. 多晒太阳
E. 及时添加含铁丰富的辅食

【A_2 型题】

45. 10 个月男婴，长期腹泻，近 1 个月发现其面色渐发黄，不愿活动，外观虚胖，皮肤散在出血点，头部时而震颤，该患儿血象应是什么改变
A. 红细胞以大者为多，其总数减低>血红蛋白减低
B. 红细胞以大者为多，其总数减低<血红蛋白减低
C. 红细胞以小者为多，其总数减低>血红蛋白减低
D. 红细胞以小者为多，其总数减低<血红蛋白减低
E. 红细胞与血红蛋白成比例减低

46. 18 个月小儿，因长期腹泻入院。查体：患儿面色苍白，表情呆滞，皮肤散在出血点。实验室检查：RBC $2.0\times10^{12}/L$，Hb 90g/L，WBC $3.5\times10^{9}/L$，血清铁 14.32μmol/L（80μg/dl）。此患儿应诊断为
A. 营养性缺铁性贫血
B. 营养性巨幼细胞贫血
C. 再生障碍性贫血
D. 营养性混合性贫血
E. 珠蛋白生成障碍性贫血

47. 12 个月女婴，近日来手足震颤，面色苍黄，智力落后、少哭不笑。查体：皮肤黏膜苍黄，肝脾轻度肿大，踝阵挛（+）。实验室检查：RBC $2.0\times10^{12}/L$，Hb 90g/L，WBC $4\times10^{9}/L$，中性粒细胞分叶过多。其诊断应是
A. 再生障碍性贫血
B. 营养性缺铁性贫血
C. 营养性巨幼细胞贫血
D. 营养性混合性贫血
E. 感染性贫血

48. 9 个月男婴，近 2 个月表情呆滞，活动减少，便稀，呈蛋花汤样便，舌常抖动。查体：面色黄，发黄稀疏，腱反射亢进。实验室检查：RBC $1.5\times10^{12}/L$，Hb 80g/L，WBC $4\times10^{9}/L$。最可能的诊断为
A. 营养性缺铁性贫血
B. 感染性贫血
C. 再生障碍性贫血
D. 营养性巨幼细胞贫血
E. 溶血性贫血

49. 患儿，男，1 岁。因长期腹泻引起营养性缺铁性贫血，近 1 个月来患支气管肺炎，Hb 40g/L，RBC $2.5\times10^{12}/L$，应首先采用哪项治疗措施
A. 硫酸亚铁口服
B. 肌内注射右旋糖酐铁
C. 增加富含铁质的饮食
D. 抗感染治疗
E. 输血

50. 10 个月女婴，单纯母乳喂养，面色渐苍白 2 个月，烦躁，食欲不佳，不愿活动，肝肋下 2cm，脾肋下可触及边缘，Hb 70g/L，RBC $3.6\times10^{12}/L$，

MCV 70fl，MCH 23pg，MCHC 29%，最可能的诊断是
A. 营养性巨幼细胞贫血
B. 营养性缺铁性贫血
C. 再生障碍性贫血
D. 地中海性贫血
E. 铁粒幼红细胞性贫血

51. 14个月男婴，牛奶和稀粥喂养，近2个月腹泻不愈，食欲欠佳，但时而自食墙皮或泥块，皮肤黏膜渐苍白，肝脾轻度肿大，Hb 60g/L，RBC 3.5×10^{12}/L，最可能是
A. 生理性贫血
B. 再生障碍性贫血
C. 营养性缺铁性贫血
D. 地中海性贫血
E. 营养性巨幼细胞贫血

52. 8个月婴儿，因皮肤黏膜苍白，食欲欠佳来诊，查体发现肝脾轻度肿大。实验室检查：Hb 70g/L，RBC 3.5×10^{12}/L，血涂片可见RBC大小不等，以小细胞为主，中心淡染区扩大。最可能是
A. 珠蛋白生成障碍性贫血
B. 再生障碍性贫血
C. 铁粒幼红细胞性贫血
D. 营养性巨幼细胞贫血
E. 营养性缺铁性贫血

53. 患儿，女，10个月。牛奶喂养，未加辅食，近半月患儿皮肤渐苍白，进食少，不愿活动。Hb 100g/L，RBC 3.08×10^{12}/L，为明确贫血的原因，下列哪项检查具有早期诊断价值
A. 骨髓穿刺
B. 红细胞游离原卟啉测定
C. 血清铁测定
D. 血清铁蛋白的测定
E. 总铁结合力测定

54. 患儿，14个月。慢性腹泻2个月，近日发现面色发黄，皮肤散在出血点。查体：心肺正常，肝脾轻度肿大，无震颤。血常规：Hb 90g/L，RBC 2.65×10^{12}/L。要早期诊断，应首先做什么检查
A. 骨髓穿刺
B. MCV、MCH、MCHC
C. 血清维生素B_{12}测定
D. 血涂片：查中性粒细胞分叶过多现象
E. 血清叶酸测定

55. 患儿，1岁。以面色苍白1个月入院。查体：心率138次/分，心尖区闻及Ⅳ级收缩期杂音。血象：Hb 50g/L，RBC 2.54×10^{12}/L。临床诊断为缺铁性贫血。该患儿的贫血程度如何判定
A. 正常血象
B. 轻度贫血
C. 中度贫血
D. 重度贫血
E. 极重度贫血

56. 刚出生的新生儿，尚未哺乳，无黄疸，血象白细胞 20×10^{9}/L，中性粒细胞0.65，淋巴细胞0.35，最大可能是
A. 宫内感染
B. 正常现象
C. 新生儿败血症
D. 先天性白血病
E. 以上都不是

57. 患儿，9个月。一个月前肺炎，治愈后始终不愿进食，仅吃母乳。近半个月，面色渐白，活动减少。血象：RBC 3.05×10^{12}/L，Hb 70g/L，WBC 8×10^{9}/L，PLT 156×10^{9}/L，MCV 72pg，CH 25fl，MCHC 30%。该患儿诊断应考虑为
A. 巨幼细胞贫血
B. 缺铁性贫血
C. 营养性混合性贫血
D. 再生障碍性贫血
E. 急性白血病

58. 患儿，10个月。母乳喂养近1个月面色渐苍白，不愿活动，食欲差。查体发现肝脏增大，于右肋下可触及3cm，心率124次/分，节律不整，心音尚有力。其肝大的原因最大的可能是
A. 心功能不全
B. 急性肝炎
C. 正常现象
D. 骨髓外造血
E. 营养不良

59. 患儿，11个月。近1个月面色渐苍白，该患儿出生时为足月顺产，生长发育正常，未患过任何疾病，母乳喂养，其母孕期和哺乳期身体均健康，该患儿经检查诊断为缺铁性贫血，其缺铁的主要原因是什么
A. 先天储铁不足
B. 铁摄入量不足
C. 生长发育过快
D. 铁吸收障碍
E. 铁丢失过多

60. 患儿，8个月。单纯母乳喂养，近半个月脸色渐苍白，查体，肝脾轻微肿大。血象：Hb 80g/L，RBC 3.06×10^{12}/L，血清铁8.59μmol/L（48μg/dl）。临床确诊为缺铁性贫血，拟给予铁剂治疗，铁剂治疗的注意事项有以下各项，除了
A. 铁剂用量按元素铁计算
B. 铁剂应选用二价铁盐
C. 用药应在两餐之间服用
D. 铁剂治疗的同时给予维生素C口服
E. 口服铁剂1周仍无效者考虑诊断错误

61. 一新生儿，出生36周，体重2kg，家长咨询，生后什么时间给予铁剂预防贫血
A. 生后1个月
B. 生后2个月
C. 生后3个月
D. 生后4个月
E. 生后5个月

62. 患儿，9个月。母乳喂养，其母明显偏食，鱼肉类均不吃，患儿近2个月面色苍黄，呆滞，尚不能独坐。查体：嗜睡，伸手时手颤，心肺正常，肝肋下4cm，脾未触及，膝反射亢进，踝阵挛阴性。血常规：Hb 75g/L，RBC 2.0×10^{12}/L，WBC 3.09×10^{9}/L，PLT 96×10^{9}/L。此患儿诊断可能性最大的是
A. 营养性缺铁性贫血
B. 营养性巨幼细胞贫血
C. 营养性混合性贫血
D. 再生障碍性贫血
E. 急性白血病

63. 一个正常小儿，其血象白细胞分类为：杆状核粒细胞0.01，分叶核粒细胞0.35，淋巴细胞0.6，单核细胞0.02。该小儿的年龄约为
A. 生后1天
B. 生后5天
C. 生后1周岁
D. 生后5周岁
E. 生后8周岁

64. 患儿，8个月。因面色苍白20天入院。查体：贫血外观，肝于右肋下触及2.5cm。血象：Hb 80g/L，RBC 3.08×10^{12}/L。诊断为小细胞低色素性贫血，给予铁剂治疗，如有效，网织红细胞何时可达高峰
A. 2~3天
B. 3~4天
C. 4~5天
D. 5~7天
E. 7~10天

65. 1岁患儿因腹泻就诊。血象：RBC 2.5×10^{12}/L，Hb 90g/L，MCV 99fl，MCH 37pg，MCHC 35%。血涂片嗜多色性和嗜碱色性点彩红细胞易见。其最可能诊断为
A. 营养性缺铁性贫血
B. 再生障碍性贫血
C. 感染性贫血
D. 溶血性贫血
E. 巨幼细胞贫血

66. 1岁男婴，因反复患感染性疾病就诊。实验室检查：RBC 2.6×10^{12}/L，Hb 70g/L，RBC大小不等明显，大细胞中心淡染区扩大。应选用下列哪组药物治疗
A. 铁剂+维生素C+稀盐酸
B. 叶酸+维生素B_{12}+维生素C
C. 维生素B_{12}+维生素C+稀盐酸
D. 叶酸+维生素C+铁剂
E. 叶酸+维生素C+稀盐酸

【A_3/A_4型题】

（67~69题共用题干）

男孩，4岁。一向偏食，不吃鱼、肉、蛋，仅食蔬菜，近日发现面色渐苍白，不愿活动，时而腹泻。查体：心、肺正常，肝脏于肋下触及3cm，脾未及。Hb 60g/L，RBC 2.90×10^{12}/L。血涂片：红细胞大小不等，以小为主，中心淡染区扩大。

67. 该患儿最可能的诊断是
A. 溶血性贫血
B. 再生障碍性贫血
C. 巨幼细胞贫血
D. 缺铁性贫血
E. 营养性混合性贫血

68. 确定此病最灵敏的指标是
A. 血涂片见中性粒细胞多分叶现象
B. 血清铁蛋白测定
C. 骨穿及骨髓象分析
D. MCV、MCH、MCHC
E. 血清维生素B_{12}测定

69. 引起此病的主要病因是什么
A. 长期腹泻
B. 生长发育过快
C. 先天贮备不足
D. 摄入量不足
E. 患有慢性失血性疾病

（70~72题共用题干）

男孩，3岁。偏食，不吃鱼肉类制品，近1个月来，家长发现其脸色渐苍白，自诉全身无力。查体：心尖部可闻及Ⅳ级收缩期杂音，肝于右肋下可触及3.0cm，脾于肋下可触及边缘。Hb 50g/L，RBC 2.95×10^{12}/L，MCV 74fl，MCH 26pg，MCHC 30%，考虑为缺铁性贫血。

70. 铁剂治疗的剂量是多少
A. 元素铁0.5~1.0mg/kg，每日2~3次
B. 元素铁1.0~1.5mg/kg，每日2~3次
C. 元素铁1~2mg/kg，每日2~3次
D. 元素铁1.5~4.0mg/kg，每日3~4次
E. 元素铁2~4mg/kg，每日3~4次

71. 铁剂治疗后，如果有效，首先出现什么变化
A. 红细胞上升
B. 血红蛋白上升
C. 血清铁蛋白上升
D. 网织红细胞上升
E. 总铁结合力升高

72. 铁剂治疗后，Hb恢复正常，还需继续用药多长时间
A. 10天左右
B. 1个月左右
C. 1.5个月左右
D. 2个月左右
E. 半年左右

（73~75题共用题干）

男孩，15个月。单纯母乳喂养，不愿进辅食，其母不吃肉类鱼类食品，近1个月面色渐苍黄，目光呆滞，肝肋下2.5cm，脾未及，伸手时手有震颤，Hb 90g/L，RBC 2.05×10^{12}/L。

73. 该患儿诊断最大可能是什么
A. 营养性缺铁性贫血
B. 混合性贫血
C. 营养性巨幼细胞贫血

D. 再生障碍性贫血
E. 溶血性贫血

74. 要想确诊应做什么检查
A. MCV、MCH、MCHC
B. 血胆红素测定
C. 血清铁蛋白
D. 骨髓穿刺
E. 血清叶酸测定

75. 该患儿未查出病因前的最佳治疗方案是什么
A. 铁剂、维生素 C、维生素 B_{12}
B. 维生素 B_{12}、叶酸
C. 泼尼松、维生素 B_{12}、叶酸、铁剂
D. 给予瘦肉、蛋、肝类
E. 维生素 B_{12}、镇静药、铁剂、维生素 C

（76~78 题共用题干）

女孩，14 个月。仍单纯母乳喂养，不愿进辅食，近 1 个月面色渐苍白，活动少，捡土块吃。血象：Hb 60g/L，RBC 3.05×10^{12}/L，WBC 8×10^{9}/L，PLT 225×10^{9}/L，MCV 74pg，MCH 26fl，MCHC 28%。

76. 该患儿最可能的诊断是
A. 巨幼细胞贫血
B. 再生障碍性贫血
C. 混合性贫血
D. 缺铁性贫血
E. 溶血性贫血

77. 要想进一步确诊，该患儿应做什么检查
A. 血清维生素 B_{12} 测定
B. 血清铁蛋白测定
C. 血清叶酸测定
D. 骨髓穿刺
E. 血涂片检查

78. 该患儿最佳治疗方案是
A. 铁剂加维生素 C
B. 铁剂加维生素 B_{12}
C. 铁剂加叶酸
D. 泼尼松加铁剂
E. 铁剂加输血

【B_1 型题】

（79~81 题共用备选答案）

A. 红细胞游离原卟啉 >500μg/L
B. 血清铁 < 10.74μmol/L（<60μg/dl）
C. 红细胞数和血红蛋白量减低
D. 血清铁蛋白<12μg/L
E. 骨髓象提示增生性贫血

79. 铁减少期实验室的特征性指标
80. 红细胞生成缺铁期的实验室特征性指标
81. 缺铁性贫血期的实验室检查的特征性指标

（82~83 题共用备选答案）

A. Hb>120g/L
B. Hb 90~120g/L
C. Hb 60~90g/L
D. Hb 30~60g/L
E. Hb<30g/L

82. 6 岁小儿轻度贫血的诊断指标是
83. 8 岁小儿重度贫血的诊断指标是

第十五章　神经系统疾病

【A_1 型题】

1. 3 个月内的小儿患化脓性脑膜炎的典型表现是
A. 拒食、吐奶、面色发青灰
B. 嗜睡、凝视、尖叫
C. 惊厥
D. 脑膜刺激征阳性
E. 以上都不是

2. 对脑水肿，何者疗效为佳
A. 可的松
B. 氢化可的松
C. 去氢化可的松
D. 促肾上腺素皮质激素
E. 地塞米松

3. 小儿化脓性脑炎的脑脊液变化为
A. 细胞数增高，蛋白正常，糖降低
B. 细胞数增高，蛋白增高，糖降低
C. 细胞数正常，蛋白正常，糖降低
D. 细胞数增高，蛋白升高，糖升高
E. 细胞数升高，蛋白正常，糖正常

4. 新生儿化脓性脑膜炎，脑膜刺激征不明显的原因是
A. 机体的反应能力差
B. 脑膜炎症不如年长儿严重
C. 颅缝及前囟未闭，对颅内压升高起缓冲作用
D. 颈肌尚不发达
E. 大脑处于抑制状态

5. 在化脓性脑膜炎与病毒脑膜炎在 CSF 检查中有根本区别的项目是
A. 脑脊液透明
B. 脑脊液压力
C. 脑脊液细胞总数
D. 蛋白增高程度
E. 糖减少

6. 6 个月的婴儿患化脓性脑膜炎，疑有硬膜下积液，为明确诊断，首先需做下列哪项检查
A. 做腰穿，观察脑脊液蛋白是否增高
B. 做腰穿，观察脑脊液细胞数升高否
C. 拍摄头骨 X 线平片
D. 头颅超声检查，观察中线有无移位
E. 颅骨透光检查

7. 化脓性脑膜炎合并硬膜下积液的治疗方法是
A. 加大青霉素剂量

B. 加大地塞米松剂量
C. 用甘露醇脱水
D. 应做硬膜下穿刺放液
E. 以上都不是

8. 小儿化脓性脑膜炎合并脑积水原因是
A. 由于炎症累及下丘脑和垂体
B. 由于不规律用药
C. 由于血脑屏障功能差
D. 由于炎性渗出物阻碍脑脊液循环而致
E. 以上都不是

9. 小儿化脓性脑膜炎，最可靠的诊断依据是
A. 脑脊液外观混浊或脓性
B. 脑脊液细胞数显著增加
C. 糖定量降低
D. 脑脊液检菌阳性
E. 脑膜刺激征阳性

10. 化脓性脑膜炎和结核性脑膜炎的主要区别为
A. 病史
B. PPD 试验
C. 胸部 X 线检查
D. 周围血象变化
E. 脑脊液检查

11. 婴幼儿患化脓性脑膜炎时，最常见的病原菌是
A. 大肠埃希菌，金黄色葡萄球菌
B. 肺炎链球菌，流感嗜血杆菌
C. 脑膜炎双球菌，大肠埃希菌
D. 肺炎链球菌，金黄色葡萄球菌
E. 铜绿假单胞菌，乙型溶血性链球菌

12. 新生儿时期最常见的脑膜炎是
A. 病毒性脑膜炎
B. 流行性脑膜炎
C. 大肠埃希菌脑膜炎
D. 流感嗜血杆菌脑膜炎
E. 脑膜炎双球菌脑膜炎

13. 化脓性脑膜炎的致病菌可通过多种途径进入脑膜，以下哪种途径最多见
A. 呼吸道侵入
B. 皮肤黏膜
C. 新生儿脐部
D. 消化道
E. 腰骶部皮肤窦道使脑脊液与外界交通

14. 治疗化脓性脑膜炎，选择易透过血脑屏障的药物，以哪种抗生素为最好
A. 青霉素
B. 氨苄青霉素
C. 庆大霉素
D. 第三代头孢菌素
E. 头孢菌素

15. 脑脊液涂片找病原菌，是诊断小儿化脓性脑膜炎的重要依据，找菌的阳性率不正确是
A. 革兰染色查致病菌简便易行
B. 检出阳性率较细菌培养高
C. 血培养可帮助找到病菌
D. 皮肤瘀斑、瘀点不可能找到细菌
E. 细菌培养阳性者应送药物敏感试验

【A_2 型题】

16. 男孩，10 个月。诊断为流感嗜血杆菌脑膜炎，经抗生素治疗 1 周后，病情好转，体温正常，近 2 天又出现发热、搐搦，前囟饱满、颅缝分离。应首先考虑的诊断是
A. 脑膜炎复发
B. 脑膜炎后遗症
C. 脑脓肿
D. 脑水肿
E. 硬膜下积液

17. 2 岁男孩，因感冒 2 天伴发热来诊。查体：T 39℃，P 130 次/分，神清，咽及右鼓膜中度充血，其余检查正常。在查体中，突然发呆，双眼上翻，出现四肢强直性阵挛性运动，对该患儿首先应该进行
A. 全面查体
B. 保持呼吸道通畅，解痉
C. 腰穿刺术
D. 静脉注射地西泮
E. 以上都不是

18. 8 个月女婴，频繁抽搐，高热 4 天。脑脊液检查：压力升高，外观微混，细胞数 $1200\times10^6/L$，中性粒细胞 0.70，淋巴细胞 0.30，糖 2.2mmol/L，氯化物 100mmol/L。该患儿诊断为脑膜炎，首选的治疗方案是
A. 异烟肼+链霉素
B. 头孢曲松
C. 两性霉素 B
D. 青霉素+庆大霉素
E. 青霉素+氨苄青霉素

19. 9 个月男婴，高热、呕吐 3 日，抽搐 2 次。查体：嗜睡，前囟膨隆，颈强（+）。腰穿脑脊液的外观混浊，白细胞数 $5000\times10^6/L$，蛋白阳性，糖、氯化物正常。大剂量青霉素治疗 5 天后，体温恢复正常，复查脑脊液好转，几天后，再度出现高热，呕吐惊厥，前囟又隆起，应考虑为
A. 化脓性脑炎
B. 结核性脑膜炎
C. 化脓性脑膜炎合并脑脓肿
D. 结核性脑膜炎合并脑积水
E. 化脓性脑膜炎合并硬膜下积液

20. 7 个月婴儿，已患化脑 2 周，经大剂量青霉素加氯霉素静脉滴注治疗，但发热持续不退。查体：嗜睡，前囟膨，颈强直，布氏征（+）。应采取何种措施
A. 加大抗生素剂量
B. 改用其他抗生素
C. 硬膜下穿刺
D. 鞘内注射抗生素
E. 侧脑室穿刺

21. 一男婴，8个月。已发热、惊厥3天，诊断为“化脓性脑膜炎”，下述哪项处理不当
A. 及时退热，控制惊厥发作
B. 及早选用有效抗生素进行治疗
C. 保证足够的热量及液体
D. 急性期可应用激素
E. 必要时抽放脑脊液以降压

22. 7个月女婴，近1周易激惹，烦躁不安，呕吐2次，大便稀，2次/日。查体：嗜睡，前囟膨，有张力，颈强（±），心肺正常，布氏征（+），巴氏征（±）。为明确诊断，应做哪项检查
A. 脑电图
B. 脑CT
C. 脑脊液检查
D. PPD试验
E. X线胸片

23. 男孩，10个月。诊断为化脓性脑膜炎，青霉素加氯霉素治疗10天，病情好转，体温正常，近3天又出现发热、抽搐，前囟饱满，颅缝分离。应首先考虑并发
A. 脑性低钠血症
B. 脑水肿
C. 硬膜下积液
D. 脑室管膜炎
E. 脑积水

24. 男孩，6个月。已诊断为化脓性脑膜炎，近2日，突然烦躁哭闹，头围增大，疑有硬膜下积液，为进一步确诊，应选择哪项检查
A. 腰穿
B. 硬膜下穿刺
C. 眼底检查
D. 头CT
E. 摄颅骨X线片

25. 6个月患儿，发热、咳嗽5天，近1日呕吐，喷射状，抽搐1次，静脉滴注抗生素3天。查体：嗜睡，前囟饱满，两肺闻及少许中小水泡音。X线片：右下肺少许斑片状阴影。血常规：白细胞 $14.8\times10^9/L$，淋巴细胞0.31。脑脊液检查：外观混浊，白细胞 $500\times10^6/L$，蛋白阳性，糖、氯化物均下降。做PPD试验，硬结直径为0.5cm。考虑可能为
A. 结核性脑膜炎
B. 病毒性脑膜炎
C. 肺炎链球菌脑膜炎
D. 流行性乙型脑炎
E. 肺炎，中毒性脑病

26. 女孩，4岁。发热、头痛3天；呕吐2次，喷射状；当天晚上开始抽搐，遂入院。体温39℃，面色较苍白，白细胞 $22\times10^9/L$，中性粒细胞0.88，如果该患儿诊断为化脓性脑膜炎，在查体时最常发现的是
A. 深昏迷，呼吸不规则
B. 瞳孔不等大，对光反应迟钝
C. 颈强存在，神经系统检查有异常
D. 肢体张力增高
E. 血压明显升高

27. 1岁小儿，高热、剧烈呕吐2天入院，经腰穿脑脊液检查，确诊为“化脓性脑膜炎”。近1日昏睡，意识不清，颈强（+），反复抽搐，给予相应处理后，持续高热，并出现双瞳孔不等大，肢体张力增强，进一步紧急处理为
A. 给予退热，止惊
B. 配伍更有效抗生素
C. 给予地塞米松静脉滴注
D. 20%甘露醇脱水
E. 给予呋塞米脱水

28. 8个月男婴，反复2次皮肤脓疱疹，伴发热已5天，近1天呕吐，呈喷射状，且抽搐1次，诊断为化脓性脑膜炎，给大剂量青霉素治疗7天后停药，近几日发现头围增大，前囟门隆起，叩诊头颅呈破壶声，两眼球向下看似落日，应考虑诊断
A. 并发硬膜下积液
B. 并发脑室管膜炎
C. 并发脑积水
D. 并发脑脓肿
E. 发生颅内肿瘤

29. 正常新生儿，足月顺产，无窒息史，第4天突然出现拒乳，体温不升，双眼凝视，前囟膨隆，抽搐1次，颈强不明显，心肺正常，血常规白细胞 $20\times10^9/L$，其致病菌最可能是
A. 金黄色葡萄球菌
B. 肺炎链球菌
C. 流感嗜血杆菌
D. 大肠埃希菌
E. 脑膜炎球菌

【A_3/A_4 型题】

（30~32题共用题干）

男孩，5岁。发热、喷射性呕吐3天，伴剧烈头痛1天，全身性抽搐2次，每次约3分钟缓解，抽后嗜睡。查体：神志恍惚，面色灰白，体温38.8℃。末梢血检查：白细胞数明显升高，以中性粒细胞为主。

30. 若患儿拟诊化脑，最可能见到的体征为
A. 呼吸不规则，深昏迷，对光反射消失
B. 颈强，瞳孔不等大
C. 颈强，神经系统检查有异常
D. 腱反射亢进
E. 四肢瘫软，肌张力低下

31. 为确定诊断为化脓性脑膜炎，最重要的检查是
A. 血常规，白细胞总数和分类
B. 腰穿做脑脊液，常规及生化

C. 腰穿做脑脊液，免疫球蛋白测定
D. 脑电图检查
E. 脑 CT 检查

32. 该患儿疾病的病变部位主要见于
A. 硬脑膜
B. 软脑膜
C. 软脑膜及蛛网膜
D. 大脑皮质
E. 脑室膜

（33~35 题共用题干）
男婴，生后 24 天。近四天哭闹剧烈，拒乳、呕吐 1 天，抽搐 3 次入院。患儿生后无窒息史。查体：体温不升，反应差，消瘦，脐部见少量脓性分泌物，前囟膨满，双眼凝视，心肺正常，脑膜刺激征（-）。

33. 该患儿最可能的诊断是
A. 颅内出血
B. 新生儿缺氧缺血性脑病
C. 化脓性脑膜炎
D. 脑发育不全
E. 低钙惊厥

34. 该患儿最易出现的并发症是
A. 脑积水
B. 智力低下
C. 硬膜下积液
D. 低钙抽搐
E. 脑萎缩

35. 为了明确是否发生了并发症应首选
A. 腰穿，查脑脊液
B. 查瞳孔的大小，做对光反射
C. 叩头颅骨是否有“破壶”音
D. 做颅骨透照检查
E. 血生化检查

【B_1 型题】

（36~38 题共用备选答案）
A. 1 岁之内患儿患化脑易合并
B. 结核性脑膜炎
C. 脑膜炎双球菌脑炎
D. 新生儿化脓性脑膜炎
E. 肺炎链球菌性脑膜炎

36. 硬膜下积液
37. 面神经受损
38. 皮肤瘀斑，涂片检菌阳性

（39~40 题共用备选答案）
A. 糖正常，氯化物升高，蛋白明显下降，细胞数升高，以中性粒细胞为主
B. 糖明显下降，氯化物下降，蛋白明显升高，细胞数升高，以中性粒细胞为主
C. 糖明显下降，氯化物下降，蛋白明显升高，细胞数升高，以淋巴细胞增高为主
D. 细胞数增高，淋巴细胞为主，糖正常，氯化物正常，蛋白升高
E. 糖明显升高，氯化物正常，蛋白正常，细胞数正常

39. 化脓性脑膜炎
40. 病毒性脑膜炎

（41~43 题共用备选答案）
A. 肺炎链球菌脑膜炎
B. 脑膜炎双球菌脑膜炎
C. 金葡菌脑膜炎
D. 流感嗜血杆菌性脑膜炎
E. 结核性脑膜炎

41. 青霉素 30 万 U/(kg · d)
42. 选用青霉素 G，头孢噻肟
43. 萘夫西林，头孢呋辛

第十六章　内分泌系统疾病

【A_1 型题】

1. 先天性甲状腺功能低下分类为
A. 原发性、继发性、散发性
B. 散发性、地方性
C. 碘缺乏性、非碘缺乏性
D. 遗传性、非遗传性
E. 碘缺乏性、非碘缺乏性、混合性

2. 无甲状腺组织的先天性甲状腺功能减低症出现症状的时间是
A. 出生时
B. 婴儿早期
C. 3~6 个月
D. 6~9 个月
E. 9~10 个月

3. 地方性甲状腺功能减低症的原因是
A. 孕妇饮食中缺乏碘
B. 孕妇患甲状腺炎
C. 孕妇血液中有抗体
D. 孕妇服用甲状腺素
E. 孕早期病毒感染

4. 新生儿甲状腺功能减退症下列哪项是错误的
A. 精神及动作反应迟钝
B. 食量少，吞咽缓慢，常腹泻
C. 很少哭吵、声音嘶哑
D. 生理性黄疸时间延长
E. 不爱活动，多睡

5. 新生儿甲状腺功能减退症常见于
A. 早产儿
B. 足月儿
C. 小于胎龄儿
D. 过期产儿
E. 低出生体重儿

6. 多数先天性甲状腺功能减退症患儿出现明显症状的时间是
A. >1 个月
B. >3 个月
C. >6 个月
D. >9 个月
E. >12 个月

7. 先天性甲状腺功能减退症服用甲状腺制剂治疗的时间是
A. 1~2 年

B. 2~4 年
C. 4~6 年
D. 6~8 年
E. 终生

8. 先天性甲状腺功能减退症的新生儿筛查下列哪项是错误的
A. 生后 2~3 天的新生儿
B. 应用干血滴纸片
C. 测 TSH 的浓度
D. TSH>20mU/L 时即可确诊
E. 该方法简便实用

9. 新生儿甲减应在
A. 开始治疗 1~2 周内使血清 T_4 水平上升至正常高限
B. 开始治疗 2~4 周内使血清 T_4 水平上升至正常高限
C. 开始治疗 4~6 周内使血清 T_4 水平上升至正常高限
D. 开始治疗 6~8 周内使血清 T_4 水平上升至正常高限
E. 开始治疗 8~10 周内使血清 T_4 水平上升至正常高限

10. 先天性甲状腺功能减退症用 L-甲状腺片钠治疗，下列错误的是
A. 治疗开始时间越早越好
B. 终生治疗
C. 初始剂量为 8~9μg/d
D. 维持剂量为 8~9μg/(kg·d)
E. 维持量个体差异较大

11. 治疗先天性甲状腺功能减退症用 L-甲状腺片钠治疗开始剂量［μg/(kg·d)］，下列哪项是正确的
A. 11~12
B. 8~9
C. 5~8
D. 2~5
E. 1~3

12. 治疗先天性甲状腺功能减退症，6 个月至 1 岁患儿用 L-甲状腺片钠的维持量［μg/(kg·d)］是多少
A. 16~18
B. 13~16
C. 10~13
D. 8~10
E. 5~8

【A_2 型题】

13. 女婴，生后 30 天。过期产，出生体重 4.5kg，母亲无糖尿病史。生后人工喂养，常鼻塞，时有呼吸困难，吃奶差。哭声弱、反应差、便秘。查体：35℃，呼吸 90 次/分，皮肤轻度黄染。血象：Hb 90g/L，RBC 3.6×10^{12}/L，WBC 11×10^9/L。对该患儿最主要的治疗是
A. 应用抗生素抗感染
B. 保肝、利胆、退黄
C. 不需用药，继续观察
D. 保暖给氧，支持呼吸
E. 服用甲状腺制剂

14. 某地山村，不少小儿生后表现智力低下，对声音无反应，运动障碍，有的皮肤粗糙，身材矮小，四肢粗短。为预防此病，下列措施哪项不正确
A. 给育龄妇女服碘油
B. 孕妇多食含碘食物
C. 给村民发放碘化食盐
D. 改善水源，饮水消毒
E. 给孕妇多食含氟食物

15. 患儿，4 岁。诊断为先天性甲状腺功能减退症，给甲状腺素片治疗，医生嘱咐，出现下列情况考虑为甲状腺素片过量，但哪项除外
A. 食欲欠佳
B. 消瘦
C. 发热
D. 多汗
E. 腹泻

16. 患儿，6 岁。黏液水肿面容，智力低下，口服甲状腺素片治疗 3 个月，病儿近日出现心悸、多汗、性情烦躁、食欲亢进，血压 20/12kPa（150/90mmHg），心率 130 次/分，心尖区Ⅱ级收缩期杂音，该患儿的诊断是
A. 心肌炎
B. 小儿神经症
C. 原发性高血压
D. 糖尿病
E. 甲亢

17. 患儿，1 岁。不会走，不会叫爸爸、妈妈。查体：眼距宽，鼻梁宽平，唇厚，舌大反应差，皮肤粗糙，脐疝，下部量短。为确诊，应做下列哪项检查
A. 腕骨 X 线检查
B. 染色体检查
C. 三氯化铁试验
D. GH 测定
E. T_3、T_4、TSH

18. 患儿，生后 20 天。过期产儿。出生体重 4.2kg，哭声低哑，反应迟钝，食量少，黄疸未退，便秘，腹胀，该患儿最可能的诊断是
A. 甲状腺功能减低症
B. 苯丙酮尿症
C. 唐氏综合征
D. 先天性巨结肠
E. 黏多糖病

19. 女孩，7 个月。因逗笑少，对玩具不感兴趣，矮小，而去医院检查，医生疑为智能低下。对其病因如先天性甲状腺功能低下未能肯定，如需确诊，进一步应做的实验室检查是
A. 干血滴纸片检测 TSH 浓度
B. 测血清 T_4 和 TSH 浓度
C. TRH 刺激试验
D. 腕骨 X 线检查判定骨龄
E. 核素检查（甲状腺 SPECT）

【A_3/A_4 型题】

（20~22 题共用题干）
男婴，生后 40 天。过期产，

出生后第3天出现黄疸，至今尚未完全消退。生后少哭，少动。吃奶尚可，大便2天1次，色黄。腹软较胀，有脐疝，肝肋下2cm。血清总胆红素170μmol/L，结合胆红素 21μmol/L，血红蛋白110g/L，RBC 3.8×10^9/L。

20. 该儿最可能的诊断是
   A. 新生儿肝炎
   B. 先天性胆道闭锁
   C. 先天性甲状腺功能减低症
   D. 败血症
   E. 先天性巨结肠

21. 为确诊，应选择哪项检查
   A. 血清病毒特异抗体检测
   B. 肝胆B超
   C. 血清 T_3、T_4、TSH 检查
   D. 血培养
   E. 钡剂灌肠

22. 应及时给予何种治疗
   A. 保肝利胆类药物
   B. 外科手术
   C. 甲状腺素片口服
   D. 应用有效抗生素
   E. 应用抗病毒药

（23~24题共用题干）

患儿，6个月。因便秘、食欲差、嗜睡、反应迟钝来诊。查体：体温35.5℃，脉搏100次/分，呼吸30次/分，皮肤粗糙，干燥，头大，颈短，眼距宽，鼻梁宽平，腹胀，脐疝。

23. 该患儿的诊断是
   A. 苯丙酮尿症
   B. 唐氏综合征
   C. 甲状腺功能减低症
   D. 黏多糖病
   E. 佝偻病

24. 为明确诊断应做哪项检查
   A. 三氯化铁试验
   B. T_3、T_4、TSH
   C. 染色体检查
   D. 血离子
   E. 代谢病筛查

【B_1型题】

（25~27题共用备选答案）
   A. 先天性甲状腺功能减低症
   B. 佝偻病
   C. 软骨发育不全
   D. 垂体性侏儒症
   E. 先天性巨结肠

25. 智能低下，特殊面容的是
26. 外观矮小，全身比例匀称的是
27. 头大、四肢短小，智能正常的是

（28~30题共用备选答案）
   A. 唐氏综合征
   B. 软骨发育不全
   C. 承霤病
   D. 垂体性侏儒症
   E. 先天性甲状腺功能减低症

28. 有黏液性水肿的是
29. 匀称性矮小的是
30. 尿中黏多糖增高的是

第二十四篇 传染病、性传播疾病

第一章 传染病总论

【A_1 型题】

1. 感染的含义是
   A. 病原体侵入人体的过程
   B. 又称传染，是病原体对人体的一种寄生过程
   C. 病原体侵入人体的一种方式
   D. 人对病原体缺乏抵抗力而发病
   E. 病原体与人体相互作用的过程
2. 病原体进入人体后，是否引起疾病，主要取决于
   A. 病原体的数量
   B. 病原体的毒力
   C. 病原体的致病能力和机体的免疫功能
   D. 病原体的侵袭力
   E. 机体的抵抗能力
3. 潜伏性感染的意义是
   A. 病原体侵入人体后，只引起轻微症状
   B. 病原体与人体相互作用，保持暂时性平衡，当人体防御功能减弱时，可引起疾病
   C. 病原体与人体保持永久平衡，不引起症状
   D. 病原体侵入人体发生免疫反应，不出现症状
   E. 病原体侵入人体，引起免疫反应，不出现症状
4. 病原体侵袭人体后，不出现或仅出现不明显的临床表现，但通过免疫学检查可发现对入侵病原体产生了特异性免疫反应，应称为
   A. 健康携带者
   B. 潜在性感染
   C. 隐性感染
   D. 显性感染
   E. 不典型病例
5. 传染病流行过程的基本条件是
   A. 病原体、人体和它们所处的环境
   B. 病原体、感菌动物、易感人群
   C. 传染源、传播途径、易感人群
   D. 传染源传播途径
   E. 社会环节、自然环节
6. 影响传染病流行过程的因素是
   A. 病原体、人体和环境
   B. 病原体、感菌动物
   C. 传染源、传播途径，易感人群
   D. 社会因素、自然因素
   E. 病原体和环境
7. 感染过程的五种表现在不同传染病中各有侧重，一般最常见的是
   A. 病原体被清除
   B. 隐性感染
   C. 显性感染
   D. 潜伏性感染
   E. 病原携带状态
8. 急性传染病的潜伏期是
   A. 从病原体侵入人体起，至开始出现临床症状为止的时间
   B. 从起病至临床症状明显开始为止的时间
   C. 从病原体侵入到特异性抗体产生的时间
   D. 从起病到特异性抗体产生的时间
   E. 从发热到特异性抗体产生的时间
9. 可通过母婴传播的传染病是
   A. 甲型病毒性肝炎
   B. 艾滋病
   C. 流行性乙型脑炎
   D. 疟疾
   E. 狂犬病
10. 传染病的基本特征为
    A. 有传染源、传播途径、免疫性
    B. 有传染源、传染性、易感人群
    C. 有病原体，有传染性，有流行病学特征，有感染后免疫
    D. 有病原体、流行性、易感性
    E. 有传染性、流行性、免疫性
11. 传染病的诊断依据是
    A. 临床症状、查体及生化检查
    B. 临床资料、流行病学资料、实验室检查
    C. 临床资料、疫苗注射情况、实验室检查
    D. 临床症状、流行病学资料、病原学检查
    E. 流行病学的检查、病原学检查
12. 传染病的治疗原则是
    A. 一般治疗和特效治疗
    B. 治疗、护理和消毒隔离
    C. 病原治疗和消毒隔离
    D. 对症治疗、康复治疗和中药治疗
    E. 病原治疗、康复治疗和中药治疗
13. 传染病的防治原则是

A. 管理传染源，切断传播途径，保护易感人群
B. 切断社会因素和自然因素
C. 管理食物、水源、粪便，消灭蚊蝇
D. 管理水，管理饮食，卫生管理，灭蝇
E. 环境卫生管理，水源、食物管理，灭蝇

14. 下列疾病属于甲类传染病的是
A. 禽流感
B. 伤寒
C. 鼠疫
D. 艾滋病
E. 炭疽

15. 下列疾病不属于乙类传染病的是
A. 风疹
B. 肺炭疽
C. 严重急性呼吸综合征
D. 禽流感
E. 肺结核

【A_2 型题】

16. 男性，30 岁。结核菌素试验 1∶2000弱阳性，而无结核症状、体征及 X 线发现，考虑为
A. 病原携带状态
B. 重复感染
C. 潜在性感染
D. 显性感染
E. 既往有过感染

17. 28 岁男性，持续发热 17 天，伴食欲缺乏，腹泻。查体：脉搏 80 次/分，肝肋下 2cm。血象：白细胞 5×10^9/L，中性粒细胞 0.7。肥达反应“O”1∶160，“H”1∶320，“A”1∶80，“B”1∶40，6 个月前有血吸虫疫水接触史。最可能是
A. 败血症
B. 急性血吸虫病
C. 慢性血吸虫病
D. 伤寒合并血吸虫病
E. 副伤寒甲

18. 女性，29 岁。发病 1 周，巩膜重度黄染，肝界缩小，神志不清，躁动不安，血清总胆红素 310μmol/L，ALT 200 单位，凝血酶原活动度为 19%，最可能的诊断是
A. 急性黄疸型肝炎
B. 亚急性重型肝炎
C. 急性重型肝炎
D. 淤胆型肝炎
E. 中毒性肝炎

19. 6 岁患儿，8 月 1 日突然高热，发病 5 小时后反复抽搐，四肢凉，血压下降，项强（±），血白细胞 21×10^9/L，最可能的诊断为
A. 流行性脑脊髓膜炎
B. 恶性疟疾
C. 流行性乙型脑炎
D. 病毒性脑膜炎
E. 中毒性菌痢

20. 男性，16 岁。无任何不良反应，体检时，发现血清 HBsAg 阳性，转氨酶等其他肝功能检查均正常
A. 既往感染过
B. 显性感染
C. 潜在性感染
D. 病原体携带
E. 重复感染

【A_3/A_4 型题】

（21～22 题共用题干）

男性，32 岁，农民。11 月份来诊，发热 4 天，头痛、腰痛、恶心、呕吐，皮膜，黏膜可见条状出血，神志清，颜面潮红，结膜充血，颈软，心、肺未见异常，腹软，肝未及，肾区有叩痛，血压 100/70mmHg。

21. 为确定临床诊断，应首先做哪项检查
A. 血白细胞计数
B. 胸部 X 线检查
C. 尿常规检查、肾功能检查
D. 出血时间
E. 肥达反应

22. 最有效的治疗措施是
A. 控制输液量，早期利尿
B. 应用平衡盐液，维生素
C. 抗病毒治疗，应用低分子右旋糖酐
D. 应用高渗葡萄糖液
E. 应用高效利尿药

（23～24 题共用题干）

男性，30 岁。持续发热 20 天，伴有周身不适，巩膜轻度黄染，体温 39℃，神志清，表情淡漠，肝肋下 2.0cm，脾肋下 1.0cm。白细胞 3.0×10^9/L，中性粒细胞 0.80，淋巴细胞 0.20。

23. 为明确诊断，应首先做哪项检查
A. 血培养
B. 骨髓培养
C. 肝功能
D. 粪便培养
E. 尿培养

24. 应采取哪项治疗措施最有效
A. 大剂量解热镇痛药
B. 保肝疗法
C. 应用青霉素
D. 应用喹诺酮类药
E. 应用红霉素

【B_1 型题】

（25～27 题共用备选答案）
A. IgA
B. IgE
C. IgG
D. IgM
E. IgD

25. 能通过胎盘，给婴儿提供有效被动免疫的是
26. 在腔道内（呼吸道、消化道、泌尿道）起保护作用的是
27. 主要作用于入侵的原虫和蠕虫的是

第二章 常见传染病

【A_1 型题】

1. 甲型肝炎病程中，传染性最强的阶段是
   A. 潜伏期
   B. 黄疸前期
   C. 黄疸期
   D. 恢复期
   E. 慢性期
2. 流行性脑脊髓膜炎的综合性预防措施正确的是
   A. 早期发现和隔离治疗患者
   B. 对接触者不必给予处置
   C. 流行期间儿童可以到拥挤的公共场所
   D. 密切接触者需观察 3 天
   E. 脑膜炎球菌 A 群多糖体菌苗保护率为 50%
3. 关于慢性肝炎，下列哪项说法是错误的
   A. 病程超过半年
   B. 分为 HBeAg 阳性或阴性慢性乙型肝炎
   C. 分为轻、中、重度
   D. 肝穿组织可见碎屑状及桥状坏死
   E. HBeAg 阴性者不需要抗病毒治疗
4. 钩端螺旋体病确诊后，首选的抗生素是
   A. 青霉素 G
   B. 四环素
   C. 氯霉素
   D. 庆大霉素
   E. 头孢菌素
5. 关于钩端螺旋体的说法，正确的是
   A. 在巧克力培养基上生长良好
   B. 抵抗力很强
   C. 是兼性需氧菌
   D. 是需氧菌
   E. 以上都不是
6. 典型霍乱患者，发病后最先出现的常见症状是
   A. 畏寒、发热
   B. 剧烈腹泻，继之呕吐
   C. 声嘶
   D. 腓肠肌痉挛
   E. 腹部绞痛
7. 肾综合征出血热治疗原则“三早一就”是
   A. 早诊断、早休息、早期就近治疗
   B. 早发现、早诊断、早休息就近治疗
   C. 早休息、早治疗、就近治疗
   D. 早发现、早休息、早期就近治疗
   E. 早治疗、早控制、早期就近治疗
8. 艾滋病患者肺部机会性感染最常见的病原体是
   A. 白念珠菌
   B. 结核分枝杆菌
   C. 疱疹病毒
   D. 巨细胞病毒
   E. 肺孢子菌
9. 钩端螺旋体在我国分布最广的血清型是
   A. 黄疸出血群
   B. 犬群
   C. 波摩那群
   D. 七日群
   E. 流感伤寒群
10. 无黄疸型的钩端螺旋体患者常见死亡原因
    A. 中毒性休克
    B. 急性肺水肿
    C. 肺弥漫性出血型（肺大出血）
    D. 急性肾损伤
    E. 急性心肌损伤
11. 确诊日本血吸虫病的依据为粪便检出活卵或孵出
    A. 尾蚴
    B. 雷蚴
    C. 幼虫
    D. 毛蚴
    E. 成虫
12. 截至 2020 年底，中国有多少人类免疫缺陷病毒感染者
    A. 65 万
    B. 78 万
    C. 85 万
    D. 95 万
    E. 105 万
13. 对肾综合征出血热来说，下列哪项是错的
    A. 是自然疫源性疾病
    B. 野生鼠类是主要传染源
    C. 病原体是 RNA 病毒
    D. 可经呼吸道传播
    E. 每年 7~9 月份为流行高峰
14. 肥达反应阳性率最高的时期是
    A. 病前 1 周
    B. 病后第 3~4 周
    C. 病后第 1 周
    D. 病后第 2 周
    E. 病后第 4~5 周
15. 测定乙型肝炎病毒表面抗原的亚型有助于
    A. 病原学诊断
    B. 流行病学调查
    C. 评定传染性大小
    D. 确定抗病毒治疗措施
    E. 判断预后
16. 重型肝炎和肝硬化时腹水产生的原因，下列哪项是不正确的
    A. 肝细胞合成白蛋白减少
    B. 淋巴液回流障碍
    C. 醛固酮增高
    D. 低钠
    E. 门脉高压
17. 确诊流行性脑脊髓膜炎最可靠的证据是
    A. 高热、头痛、呕吐

B. 脑膜刺激征（+）
C. 皮肤有瘀点及瘀斑
D. 脑脊液符合化脓性脑膜炎改变
E. 以上都不是

18. 钩端螺旋体病洪水型的传染源是
A. 鼠
B. 猪
C. 牛
D. 犬
E. 兔

19. 艾滋病的传染源是
A. 猪
B. 蚊
C. 鼠
D. 人
E. 螨

20. 钩端螺旋体病的主要流行季节是
A. 1~3月
B. 2~5月
C. 3~6月
D. 6~10月
E. 10~12月

21. 肾综合征出血热属于
A. 蚊传性出血热
B. 蜱传性出血热
C. 自然疫源性疾病
D. 动物源性出血热
E. 传播途径不明的出血热

22. 全球流行的HIV主要毒株是
A. HIV-1
B. HIV-2
C. HIV-3
D. HIV-4
E. HIV-5

23. 艾滋病高危人群中哪项错误
A. 50岁以上的人
B. 男同性恋
C. 性乱者
D. 静脉药瘾者
E. 多次输血者

24. 下列哪一项不属于钩端螺旋体病后的并发症
A. 后发热
B. 虹膜睫状体炎
C. 闭塞性脑动脉炎
D. 反应性胸膜炎
E. 肾损害

25. 流脑发生的皮肤瘀点病理基础是
A. 血管脆性增加
B. 广泛血管内凝血
C. 血小板减少，凝血因子消耗
D. 细菌外毒素引起小血管栓塞性炎症
E. 细菌及内毒素引起小血管栓塞性炎症

26. 能使伤寒不断传播或流行的主要传染源是
A. 潜伏期末的患者
B. 伤寒的极期患者
C. 恢复期带菌者
D. 慢性带菌者
E. 缓解期带菌者

27. 伤寒最严重的并发症是
A. 肺炎
B. 肠穿孔
C. 血栓性静脉炎
D. 中毒性心肌炎
E. 肠出血

28. 皮下组织和肌肉的囊尾蚴病可通过下列哪项确诊
A. X线检查
B. 超声
C. 血清特异性猪囊尾蚴抗体
D. 病理切片
E. 外周血象

29. 中毒性菌痢的临床特征哪项除外
A. 急性高热，反复惊厥，昏迷
B. 大便常规检查发现大量炎性细胞
C. 迅速发生休克，呼吸衰竭
D. 腹痛、腹泻明显
E. 脑脊液实验室检查正常

30. 急性肝衰竭最有诊断意义的临床表现是
A. 黄疸加深
B. 肾功能障碍
C. 出血倾向明显
D. 腹水出现
E. 2周内出现肝性脑病

31. 囊尾蚴病的病原体是
A. 绦虫
B. 钩虫
C. 蛔虫
D. 蛲虫
E. 包虫

32. 肾综合征出血热的“三大”主征是
A. 发热、休克、少尿
B. 出血、休克、肾损害
C. 发热、出血、肾损害
D. 发热、出血、“三痛”
E. 休克、少尿、“三痛”

33. 临床上常用于血吸虫病的驱虫药物哪项最常用
A. 吡喹酮
B. 甲苯咪唑
C. 阿苯达唑
D. 硫酸二氯酚
E. 喹诺酮类

34. 下列哪个是间日疟与卵形疟复发的根源
A. 速发型子孢子
B. 迟发型子孢子
C. 速发型裂殖子
D. 迟发型裂殖子
E. 动合子

35. 钩端螺旋体病黄疸出血型的储存宿主主要是
A. 猪
B. 牛
C. 犬
D. 鼠
E. 羊

36. 对曾应用抗生素短期治疗疑诊伤寒的患者，用哪种培养阳性率最高
A. 粪便培养
B. 骨髓培养
C. 血培养
D. 胆汁培养
E. 尿培养

37. 肾综合征出血热潜伏期一般为
A. 3~5 天
B. 1 周
C. 1~2 周
D. 2~3 周
E. 1 个月

38. 对于丙型肝炎下列哪项是不正确的
A. 急性丙型肝炎症状较轻
B. 黄疸型患者仅占 1/3
C. 易转为慢性肝炎
D. HCV 感染主要通过输血获得
E. 肝细胞癌和丙肝病毒感染无关

39. 钩端螺旋体病最常见的临床类型是
A. 单纯型（流感伤寒型）
B. 肺大出血型
C. 黄疸出血型
D. 胸膜炎型
E. 肾衰竭型

40. 治疗重型脑囊尾蚴病的首选药物为
A. 吡喹酮
B. 阿苯达唑
C. 甲硝唑
D. 氯喹
E. 替硝唑

41. 传播途径中哪一项同艾滋病无关
A. 性接触
B. 静脉注射
C. 虫媒
D. 母婴传播
E. 器官移植

42. 霍乱吐泻“米泔水”样物质是由于泻吐物中
A. 含大量黏液
B. 含大量脱落上皮细胞
C. 含大量胃肠黏膜
D. 缺乏胃酸
E. 缺乏胆汁

43. 典型流脑脑膜炎期，脑脊液改变的特点是什么
A. 外观呈黄白色脓样
B. 蛋白质含量升高
C. 细胞数常达每立方毫米数千，分类中性粒细胞和淋巴细胞各半
D. 糖正常或略低
E. 压力正常

44. 伤寒杆菌致病的主要因素是
A. 外毒素
B. 肠毒素
C. 内毒素
D. 细胞毒素
E. 神经毒素

45. 不是肾综合征出血热的主要传播途径的是
A. 呼吸道传播
B. 垂直传播
C. 消化道传播
D. 虫媒传播
E. 与发热期患者接触传播

46. 在我国长江流域，以黑线姬鼠为主要传染源的疾病有
A. 地方性斑疹伤寒
B. 出血热
C. 森林脑炎
D. 钩端螺旋体病
E. 疟疾

47. 重型病毒性肝炎出血的最主要原因是
A. 血小板减少
B. 毛细血管脆性增加
C. 凝血因子合成减少
D. 肝素样物质增多
E. 骨髓造血功能受抑制

48. 痢疾杆菌的致病性主要取决于
A. 内毒素
B. 外毒素
C. 对肠黏膜上皮细胞具有侵袭力
D. 能对抗肠黏膜局部免疫力，分泌性 IgA
E. 有对抗肠黏膜正常菌群的能力

49. 细菌性痢疾的病原体属于
A. 沙门菌属
B. 志贺菌属
C. 弧菌属
D. 螺旋菌属
E. 弯曲菌属

50. 日本血吸虫病最常见的异位损害在肺和哪个部位
A. 肾脏
B. 脑
C. 关节
D. 肌肉
E. 眼睛

51. 下列哪项不是肝性脑病的诱因
A. 大量利尿
B. 肥皂水灌肠
C. 消化道出血
D. 呼吸道感染
E. HBV 大量复制

52. 在我国，钩端螺旋体，菌群毒力最强的是
A. 波摩那群
B. 黄疸出血群
C. 秋季群
D. 流感伤寒群
E. 七日群

53. 我国先后发生多次的流脑的脑膜炎球菌菌群以下列哪群为主
A. A 群
B. B 群
C. C 群
D. D 群
E. E 群

54. 与 HIV 感染进入宿主细胞密切相关的跨膜蛋白是
A. gp17
B. gp36
C. gp41
D. gp104
E. gp120

55. 细菌性痢疾散发流行的主要途径是
A. 井水、池塘或供水系统被污染造成经口感染
B. 集体食堂食物被污染造成经口感染
C. 接触患者的血液经伤口感染
D. 与患者密切接触经呼吸道

传染

E. 健康人的手或蔬菜、瓜果等食物被污染造成经口感染

56. 钩端螺旋体病的早期临床表现是
A. 长期持续高热
B. 发热、咳嗽、咳白色黏痰
C. 发热、头痛、结膜充血、腓肠肌痛
D. 发热、恶心、呕吐、腹痛
E. 发热、咳嗽

57. 流脑的流行病学特点
A. 带菌者是主要传染源
B. 冬春季流行
C. 病菌由飞沫直接经空气传播
D. 9个月至2岁的婴幼儿发病率最高
E. 以上均是

58. 关于肥达反应的描述下列哪项错误
A. 应用伤寒沙门菌"O"与"H"抗原，副伤寒甲、乙、丙的鞭毛抗原（"A、B、C"）等5种抗原，通过凝集反应检测患者血清中相应的抗体
B. 对伤寒与副伤寒有确诊价值
C. 通常在病后1周左右出现抗体
D. 第3~4周的阳性率可达70%以上
E. 10%~30%患者肥达反应始终为阴性

59. 肾综合征出血热早期休克的主要原因是
A. 病毒血症
B. 血浆外渗
C. 心肌损害
D. 微血管痉挛
E. 电解质紊乱

60. 对细菌性痢疾来说哪项是对的
A. 近年来在临床上很少见
B. 潜伏期1~4天
C. 粪便中有大量单核细胞
D. 通常结肠与小肠均有炎症
E. 治疗菌痢，首选氯霉素

61. 钩端螺旋体病的确诊依据
A. 流行病学资料
B. 典型临床表现
C. 血清学检查
D. 血培养
E. 便培养

62. 下列哪个不是感染人类的疟原虫种类
A. 间日疟
B. 三日疟
C. 四日疟
D. 卵形疟
E. 恶性疟

63. 对病毒性肝炎下列哪项是正确的
A. 重型肝炎不会发展为肝硬化
B. 甲型肝炎无慢性带毒状态
C. 慢性肝炎均由乙型肝炎病毒引起
D. 丙型肝炎不会发展成肝硬化
E. 肝细胞癌与慢性乙型肝炎病毒感染无关

64. 钩端螺旋体病犬型的主要储存宿主是
A. 猪
B. 牛
C. 狼
D. 狗
E. 鼠

65. 在暴发型流脑休克型的治疗中，经充分扩容、纠酸治疗无效时，应用血管活性药物可首选
A. 654-2
B. 多巴胺
C. 阿拉明（间羟胺）
D. 苄胺唑啉
E. 异丙基肾上腺素

66. 下列哪项不是肾综合征出血热出血原因
A. 肝素类物质增加
B. 毛细血管损伤
C. 血小板减少
D. 凝血机制障碍
E. 血液浓缩

67. 钩端螺旋体病实验室血清学试验，哪种有较高的特异性和敏感性
A. 显微凝集试验
B. 红细胞凝集试验
C. 补体结合试验
D. 乳胶凝集试验
E. 红细胞溶解试验

68. 对于暴发型流脑休克型治疗哪项是错误的
A. 控制 DIC
B. 控制感染
C. 纠正休克
D. 禁用肾上腺皮质激素
E. 冬眠疗法

69. 霍乱确诊的主要依据是
A. 无痛性腹泻
B. "米泔水"样泻吐物
C. 霍乱血清凝集反应
D. 痛性肌肉痉挛
E. 吐泻物检查霍乱弧菌

70. 钩端螺旋体病的主要传染源是
A. 猪、牛、马
B. 猫、鼠、兔
C. 鸡、鸭、鹅
D. 犬、猫、羊
E. 猪、鼠、犬

71. 慢性肝病时血清球蛋白升高的原因是
A. 白蛋白合成减少
B. 氨基酸吸收障碍
C. 肝脏清除来自门脉的抗原能力下降
D. 体液免疫能力增强
E. 球蛋白破坏减少

72. 伤寒最具特征性的病变部位在
A. 肝、胆囊
B. 回肠下段集合淋巴结与孤立淋巴滤泡
C. 乙状结肠
D. 肠系膜淋巴结
E. 结肠

73. 急性重型肝炎防治肝性脑病措施中，哪项是不正确的
A. 高蛋白饮食
B. 口服乳果糖
C. 给以六合氨基酸
D. 脱水治疗
E. 给予左旋多巴治疗

74. 以下哪项是伤寒的典型临床表现
A. 中长程稽留高热、肝脾肿大、周围血象不高、肥达反应“H”“O”均升高
B. 长程低热，肝脾肿大，周围血象不高，肥达反应阳性
C. 长程弛张热、肝脾不大，周围血象细胞总数、中性粒细胞增多，肥达反应“H”升高
D. 长程间歇高热、肝脾肿大，全血细胞减少，消化道出血
E. 长程间歇寒战、高热、肝脾肿大，周围血象正常，重度贫血，肥达反应阴性

75. 间日疟的典型发作中，不存在
A. 前驱期
B. 寒战期
C. 高热期
D. 大汗期
E. 间歇期

76. 霍乱弧菌的主要致病物质是
A. 霍乱内毒素
B. 霍乱肠毒素
C. 透明质酸酶
D. 腺苷酸环化酶
E. 蛋白水解酶

77. 钩端螺旋体病患者，什么时候在外周血中可找到钩端螺旋体
A. 发病第1周内
B. 发病第2周内
C. 发病第3周内
D. 发病第4周内
E. 发病第5周内

78. 下列各项中，对于中毒性痢疾脑型和乙脑的鉴别最有意义的是
A. 起病急骤
B. 早期休克
C. 高热、昏迷、抽搐
D. 呼吸衰竭
E. 大便检查有无炎性成分

79. 急性病毒性肝炎病程一般为
A. <2个月
B. 2~4个月
C. <5个月
D. <半年
E. >半年

80. 治疗霍乱病严重腓肠肌和腹肌痉挛最主要是
A. 补氯
B. 补磷
C. 补镁
D. 补钾
E. 补钠

81. 细菌性痢疾的传播途径是
A. 消化道
B. 呼吸道
C. 血液
D. 虫媒传播
E. 接触传播

82. 急性肾功不全是哪型钩端螺旋体病的常见死亡原因
A. 单纯型（流感伤寒型）
B. 肺出血型
C. 黄疸出血型
D. 胸膜炎型
E. 以上都不是

83. 孕妇和儿童宜服用哪种抗疟药预防疟疾
A. 氯喹
B. 甲氟喹
C. 乙胺嘧啶
D. 多西环素
E. 阿奇霉素

84. 伤寒病理学的主要特点是
A. 心肌坏死
B. 骨髓受抑制
C. 小血管内皮细胞肿胀
D. 伤寒小结
E. 肝细胞广泛坏死

85. 蚊虫叮咬人体时，随蚊唾液进入人体的是
A. 裂殖体
B. 裂殖子
C. 配子体
D. 动合子
E. 子孢子

86. 急性肝衰竭主要病理变化是
A. 肝内淤胆
B. 肝细胞局灶性坏死
C. 汇管区纤维组织增生
D. 汇管区单核细胞浸润
E. 肝细胞广泛坏死

87. 在疟疾的表现中（典型），下列哪项是错误的
A. 定时发性，周期性寒热，大汗发作
B. 有完全缓解间歇
C. 脾大
D. 白细胞增多，中性粒细胞增多
E. 贫血

88. 下列哪项不是慢性肝炎抗病毒治疗适应证
A. 血清 ALT≥2×ULN，如用干扰素 ALT≤10×ULN
B. HBeAg 阴性
C. HBV-DNA≥10^5 拷贝/ml
D. HCV RNA 阳性
E. TBil≤2×ULN

89. 对乙肝病毒感染具有保护作用的是
A. 抗-HBe
B. 抗-HBs
C. DNA 聚合酶
D. 抗核抗体
E. 抗-HBc

90. 下列哪个不是脑囊尾蚴病的临床类型
A. 皮质型
B. 颅底型
C. 脑炎型
D. 脑室型
E. 混合型

91. 钩端螺旋体病的肺出血型，其出血症状一般常在病程的第

几天
A. 第1~2天
B. 第2~3天
C. 第3~4天
D. 第5~7天
E. 7天以上

92. 为伤寒患者做细菌培养，以下有关不同标本诊断价值的描述，哪一条是不正确的
A. 骨髓培养的阳性率比血培养低
B. 病程第1~2周，血培养的阳性率最高
C. 整个病程中，粪便均可培养出伤寒杆菌，但阳性者不一定都是现症患者
D. 胆汁培养有助于发现带菌者
E. 病程第3~4周，部分患者的尿培养阳性

93. 预防日本血吸虫病的关键是消灭
A. 猪
B. 牛
C. 鼠
D. 羊
E. 钉螺

94. 肾综合征出血热少尿期治疗原则哪一项是错的
A. 稳定内环境
B. 高蛋白饮食
C. 促进利尿
D. 导泻和放血
E. 透析

95. 艾滋病的潜伏期可长达
A. 14年
B. 15年
C. 16年
D. 17年
E. 18年

96. 控制钩端螺旋体病暴发流行的关键性措施是
A. 隔离患者，管理牲畜
B. 消灭鼠类，注射钩端螺旋体菌苗
C. 保护水源和饮食，防止感染
D. 避免用河沟和池塘的污水洗澡
E. 用石灰水改变农田水质后消灭钩端螺旋体

97. 鉴别霍乱的古典生物型和EL-Tor生物型细菌通过
A. 悬滴镜检
B. 涂片染色
C. 霍乱血清凝集反应
D. 霍乱红试验
E. 羊血细胞溶血试验

98. 血清中常规检查检测不到的HBV标志物是
A. HBsAg
B. HBeAg
C. HBcAg
D. 抗-HBe
E. 抗-HBc

99. 最适于治疗伤寒胆囊炎的药物是
A. 复方新诺明
B. 氯霉素
C. 氨苄青霉素
D. 庆大霉素
E. 甲砜霉素

100. 晚期血吸虫病中，最常见的临床类型是
A. 巨脾型
B. 腹水型
C. 侏儒型
D. 脑型
E. 肺型

101. 肾综合征出血热早期出血的原因主要为
A. 弥散性血管内凝血
B. 尿毒症所致凝血障碍
C. 肝素类物质增加
D. 血管脆性增加及血小板减少
E. 凝血因子不足

102. 肾综合征出血热休克期，下列哪种药物不宜首先使用
A. 血管活性药物
B. 碳酸氢钠
C. 低分子右旋醣酐
D. 平衡盐
E. 高渗葡萄糖

103. 流脑的流行病学特点哪项是正确是
A. 人不是唯一的传染源
B. 人群带菌率超过10%提示有发生流行的可能
C. 流行期的带菌群以A群为主
D. 经消化道传播
E. 发病常无明显的季节性

104. 注射青霉素40万U 2小时后，突发寒战、高热，头痛身痛，低血压时，哪种病可能性大
A. 流行性脑脊髓膜炎
B. 败血症
C. 猩红热
D. 回归热
E. 钩端螺旋体病

105. 肝衰竭应用乳果糖的目的是
A. 维持氨基酸的平衡
B. 减少氨从肠道吸收
C. 增加肝脏营养
D. 促进肝细胞再生
E. 恢复正常神经递质

106. 囊尾蚴可以寄生在人体多种器官中，其中以哪个器官病变最为严重
A. 肌肉
B. 关节
C. 肠道
D. 脑
E. 肾

107. 脑水肿多产生在肾综合征出血热哪一病期
A. 发热期
B. 低血压休克期
C. 少尿期
D. 多尿期
E. 恢复期

108. 钩端螺旋体的基本病理变化是
A. 全身毛细血管的感染中毒性损伤
B. 小血管及血管周围炎，细

胞浸润
C. 肺毛细血管出血
D. 急性肾功能不全
E. 弥散性血管内凝血

109. 平原地区间日疟传播的主要媒介是
A. 淡色库蚊
B. 中华按蚊
C. 三带喙库蚊
D. 刺扰伊蚊
E. 微小按蚊

110. 伤寒发病第一周内阳性率最高的检查是
A. 血培养
B. 肥达反应
C. 大便培养
D. 尿培养
E. 补体结合试验

111. 细菌性痢疾的病变部位主要是
A. 乙状结肠、直肠
B. 空肠
C. 十二指肠
D. 回肠
E. 以上都不是

112. 急性戊型肝炎，下列哪项不是其特点
A. 肝内淤胆现象常见
B. 病情较重，尤其重叠感染乙肝病毒
C. 妊娠合并戊型肝炎者死亡率高
D. 易发展成慢性肝炎
E. 经粪-口途径感染

113. 钩端螺旋体可自储存宿主的
A. 粪便排出
B. 飞沫排出
C. 呕吐物中排出
D. 尿液排出
E. 鼻咽部分泌物排出

114. 下列哪种是戊型肝炎病毒的主要传播途径
A. 注射、输血
B. 蚊虫叮咬传播
C. 唾液传播
D. 垂直传播
E. 粪、口传播

115. 下列哪项不是预防囊尾蚴病的措施
A. 避免生吃猪肉
B. 避免生吃鱼虾
C. 避免生吃蔬菜水果
D. 对感染绦虫病的猪进行驱虫治疗
E. 彻底治疗猪带绦虫病患者

116. 日本血吸虫成虫寄生在人体的哪个部位
A. 肝动脉系统
B. 肝静脉系统
C. 门静脉系统
D. 肠壁
E. 肠系膜下静脉

117. 日本血吸虫病的病理改变以肝和哪个部位最显著
A. 胃
B. 结肠
C. 小肠
D. 直肠
E. 阑尾

118. 近年来输血后肝炎主要由哪种病毒引起
A. 甲型肝炎病毒
B. 乙型肝炎病毒
C. 丙型肝炎病毒
D. 戊型肝炎病毒
E. 丁型肝炎病毒

119. 疟疾典型临床发作的机制是由于
A. 疟原虫在肝细胞内增殖
B. 疟原虫在红细胞内增殖
C. 大量裂殖子入血
D. 裂殖子及其代谢产物释放入血
E. 大量配子体入血

120. 区别霍乱与其他细菌引起的腹泻，最主要的鉴别点
A. 流行病学史
B. 有无严重的脱水表现
C. 有无“米泔水”样粪便
D. 有无腹痛及里急后重
E. 细菌学检查结果

121. 伤寒高热对症治疗不宜采用哪项处置
A. 酒精擦浴
B. 大量退热药
C. 温水擦身
D. 降低室温
E. 头放冰袋

122. 日本血吸虫的中间宿主是
A. 川卷螺
B. 豆螺
C. 钉螺
D. 沼螺
E. 扁卷螺

123. 乙型肝炎可以采用下列哪种生物制品人工被动免疫
A. 抗毒素
B. 丙种球蛋白
C. 胎盘球蛋白
D. 特异性高效价免疫球蛋白
E. 乙型肝炎疫苗

124. 钩端螺旋体病凝集溶解试验阳性效价是
A. 1：100
B. 1：200
C. 1：300
D. 1：400
E. 1：800

125. 关于艾滋病的艾滋病期表现，下列哪种是错的
A. 肺孢子菌肺炎
B. 神经系统症状
C. 消化系统症状
D. 免疫缺陷所致肿瘤
E. 顽固休克

126. 中毒型菌痢的发病机制可能是
A. 细菌侵入数量多且毒力强
B. 细菌毒力强
C. 细菌侵入量多
D. 特异性体质对细菌的强烈变态反应
E. 特异性体质对细菌毒素呈强烈变态反应

127. 慢性菌痢的病程应该超过的时间是
A. 1个月
B. 2个月

C. 3个月
D. 半年
E. 1年

128. 肾综合征出血热的传染源主要是
A. 啮齿类
B. 猪
C. 病毒携带者
D. 犬
E. 急性期患者

129. 引起恶性疟发作不规则的主要原因是
A. 恶性疟原虫侵犯各期红细胞
B. 潜伏在肝脏中的裂殖子侵犯红细胞
C. 恶性疟原虫在红细胞内发育时间不一致
D. 黏附在血管内的疟原虫再度侵犯新的红细胞
E. 疟原虫释放毒素

130. 以下哪项不属于霍乱患者泻吐期的临床特点
A. 多数以剧烈腹泻开始，继以呕吐
B. 粪便以黄水便或清水便为多
C. 排便每日数次至10数次或无法计数
D. 多数腹泻伴有里急后重
E. 粪便有鱼腥味，镜检无脓细胞

131. 对染有霍乱弧菌食具的消毒最佳消毒措施是
A. 煮沸
B. 紫外线
C. 2%漂白粉
D. 3%的石炭酸
E. 3%的来苏水

132. 血清酶检测对病毒性肝炎的诊断哪项最为敏感和有意义
A. AST
B. ALT
C. AKP
D. γ-谷氨酰转肽酶
E. 乳酸脱氢酶

133. 可用于流行性乙型脑炎早期诊断的实验室检查是
A. 补体结合试验
B. 血凝抑制试验
C. 中和试验
D. 特异性IgM抗体检测
E. 病毒分离

134. 下列哪项不是肾综合征出血热早期外周血象改变
A. 白细胞计数增高
B. 类白血病样反应
C. 嗜酸性粒细胞减少以至消失
D. 异常淋巴细胞增多
E. 血小板减少

135. 鉴别细菌性痢疾和阿米巴痢疾最可靠的依据是
A. 潜伏期的长短
B. 毒血症状的轻重
C. 大便常规发现红细胞的多少，是否有吞噬细胞或夏-雷结晶
D. 大便检出病原体
E. 抗生素治疗是否有效

136. 对慢性丙型肝炎的治疗，下列哪项不是应用干扰素治疗的目的
A. 抑制或清除血清和组织中HCV
B. 使血清ALT恢复正常
C. 中止或减缓病程，防止肝硬化
D. 改善肝脏组织学病变
E. 消除血清中抗-HCV

137. 下列哪个不是人畜共患病
A. 病毒性肝炎
B. 流行性出血热
C. 日本血吸虫病
D. 囊尾蚴病
E. 钩端螺旋体病

138. 预防和控制伤寒的最主要措施是
A. 疫区消毒
B. 检出带菌者，接触者进行医学观察
C. 切断传播途径
D. 早期隔离和治疗患者
E. 伤寒菌苗预防接种

139. 钩端螺旋体多价疫苗接种后其免疫力可维持
A. 终生免疫
B. 1年以内有效
C. 1~2年有效
D. 2~5年有效
E. 5~10年有效

140. 伤寒发生肝、脾肿大的主要原因是
A. Ⅲ型变态反应
B. 伤寒性肝炎、脾炎
C. Ⅰ型变态反应
D. 全身单核-巨噬细胞系统增生性反应
E. 中毒性肝炎

141. 在全球致死的寄生虫病中，下列哪种排第一位
A. 疟疾
B. 血吸虫病
C. 阿米巴病
D. 黑热病
E. 囊尾蚴病

142. 被乙型肝炎患者血液污染针头刺破皮肤后主要宜采取
A. 局部碘酒、酒精消毒
B. 注射干扰素
C. 注射乙肝疫苗
D. 注射丙球蛋白
E. 注射乙型肝炎免疫球蛋白（HBIg）

143. 下列哪项不是暴发型流脑（休克型）的典型表现
A. 高热，中毒症状重
B. 脑膜刺激征
C. 脑脊液“米汤样”，糖、氯减少
D. 迅速扩大的全身瘀点、瘀斑
E. 血培养脑膜炎球菌阳性

144. 人类免疫缺陷病毒主要侵害人体细胞中的
A. $CD4^+$T淋巴细胞
B. $CD4^-$T淋巴细胞
C. $CD8^+$T淋巴细胞

D. $CD4^-T$ 淋巴细胞
E. B 淋巴细胞

145. 钩端螺旋体病，稻田型的传染源是
A. 鼠
B. 猪
C. 牛
D. 犬
E. 羊

146. 急性肝衰竭与急性妊娠脂肪肝鉴别的主要依据是
A. 孕妇年龄较大
B. 有无抗生素应用史
C. 肝脏有无明显缩小
D. 血糖不降低
E. 虽有严重黄疸而尿中胆红素阴性

147. 日本血吸虫病早期的病理变化主要由下列哪种因素引起
A. 虫卵
B. 毛蚴
C. 母胞蚴
D. 子胞蚴
E. 尾蚴

148. 妊娠期肝炎特点，下列哪项是不正确的
A. 消化道症状明显
B. 产后大出血多见
C. 重型肝炎比例高
D. 病死率高
E. 对胎儿无影响

149. 甲型肝炎病毒具有哪项特点
A. 是脱氧核糖核酸（DNA）病毒
B. 黑猩猩和狨猴易感，但不能传代
C. 甲型肝炎病毒感染后易成慢性携带者
D. 在细胞培养中 HAV 引起细胞病变
E. 只有一个血清型和一个抗原抗体系统

150. 下列检验中对重型肝炎诊断错误的是
A. 血清 ALT 明显升高
B. 血清胆碱酯酶活性明显降低
C. 血清胆固醇明显降低
D. 凝血酶原时间及活动度明显异常
E. 血清胆红素明显升高

151. 我国肾综合征出血热的主要传染源
A. 东方田鼠
B. 小家鼠
C. 黑家鼠
D. 棕背鼠
E. 黑线姬鼠

152. 菌痢流行间歇期间的重要传染源是
A. 急性期患者
B. 轻症患者
C. 重症患者
D. 急性恢复期患者
E. 慢性病患者和带菌者

153. 钩端螺旋体病雨水型的传染源是
A. 鼠、牛
B. 鼠、猪
C. 猪、犬
D. 猪、羊
E. 犬、牛

【A_2 型题】

154. 12 岁女孩，近 10 天来食欲缺乏，恶心、呕吐、乏力、尿色黄来院就诊，病前 4 周曾注射丙种球蛋白 1 支。查体：巩膜黄染，肝肋下 1cm，触痛（+），脾未及。实验室检查：ALT 1000U/L，胆红素 85.5 mmol/L，抗-HAV IgM（-），抗-HAV IgG（+），HBsAg（+），HBeAg（+），抗-HBc IgM（+）。应诊断为
A. 急性甲型肝炎，乙肝病毒携带者
B. 急性乙型肝炎，既往感染过甲型肝炎
C. 急性甲型肝炎、乙型肝炎
D. 被动获得甲肝抗体，急性甲型肝炎，乙肝病毒携带者
E. 被动获得甲肝抗体，急性乙型肝炎

155. 男性，发现乙肝 2 年，出现乏力，腹胀，食欲缺乏，病情不稳定。查体：肝病面容，肝肋下触及 1.0cm，质中等，脾界扩大。血清 ALT 200 U/L，清蛋白 34g/L，球蛋白 37g/L，应诊断为
A. 慢性乙型肝炎，中度
B. 慢性乙型肝炎，重度
C. 慢性肝衰竭
D. 肝硬化
E. 慢性重症肝炎

156. 男性，40 岁。有慢性乙肝、胆囊炎史，因劳累，近 1 周发热，体温 39℃，右季肋区不适，腹胀，下肢水肿，巩膜、皮肤深度黄染，腹水征（+），凝血酶原活动度 30%，应诊断为
A. 肝硬化失代偿
B. 肝硬化自发腹膜炎
C. 慢加急性肝衰竭
D. 淤胆型肝炎
E. 亚急性重型肝炎

157. 女性，25 岁。无慢性肝炎史，妊娠 6 个月，重度乏力、食欲缺乏、腹胀 1 个月，黄疸进行性加深。查体：皮肤、巩膜深度黄染，肝界不缩小，移动性浊音（+）。凝血酶原时间 29 秒（对照 11 秒），最可能的诊断是
A. 急性肝衰竭
B. 亚急性肝衰竭
C. 淤胆型肝炎
D. 急性黄疸型肝炎
E. 妊娠急性脂肪肝

158. 男性，35 岁。病程 2 个月，轻度乏力，腹胀，皮肤瘙痒，粪便颜色变浅，肝肋下触及 2cm。实验室检查结果：ALT、AKP、BIL 均明显升高。肝胆 B 超未见肿瘤、结

石，肝内胆管无扩张。应诊断为
A. 梗阻性黄疸
B. 胆汁性肝硬化
C. 慢性活动性肝炎
D. 淤胆型肝炎
E. 慢性胆囊炎急性发作

159. 患者有肝硬化史，未抗病毒治疗，因劳累受凉后发热5天，黄疸进行性加深，乏力，腹胀，出现腹水，下肢水肿。实验室检查：ALT 200U/L，血清清蛋白28g/L，总胆红素300μmol/L，凝血酶原时间24秒。应诊断为
A. 肝硬化失代偿
B. 急性肝衰竭
C. 亚急性肝衰竭
D. 慢加急性肝衰竭
E. 胆汁性肝硬化

160. 亚急性重型肝炎患者，近2日出现上腹部不适，烧灼感，反酸，继而出现神志不清，躁动，扑翼样震颤（+），此时心率加快，测血氨增高，最可能的原因是
A. 静脉滴注氨基酸所致
B. 离子紊乱所致
C. 胃黏膜病，引起消化道出血，诱致肝性脑病
D. 药物引起精神异常
E. 继发感染，导致病情加重

161. 男性患者，1个月前因外伤手术输血800ml，近1周出现乏力，食欲缺乏，尿色加深。实验室检查肝功能：ALT 500U/L，抗-HCV（+），HCV RNA（+），抗-HBc（+）。诊断应考虑为
A. 急性丙型肝炎，既往有乙肝病毒感染史
B. 慢性丙型肝炎
C. 乙、丙型肝炎病毒合并感染
D. 急性乙、丙型肝炎
E. 急性乙型肝炎

162. 女性，55岁。近20天周身乏力，腹胀，食欲缺乏，尿色深如浓茶。实验室检查：ALT 600U/L，胆红素定量40μmol/L，血清球蛋白45g/L，肝炎病原学阴性，抗核抗体1∶1000（+），类风湿因子（+）。诊断为
A. 急性黄疸型肝炎
B. 慢性肝炎活动
C. 自身免疫性肝炎
D. 胆囊炎
E. 淤胆型肝炎

163. 男性，20岁。发热起病3天后，自行缓解，高度乏力，腹胀，黄疸进行性加深，病程第9天出现躁动，神志不清，重度黄疸，肝界缩小，应诊断为
A. 急性黄疸型肝炎
B. 急性肝衰竭
C. 亚急性肝衰竭
D. 慢性肝衰竭
E. 中毒性肝炎

164. 患者诊为慢性肝衰竭伴腹水，2天以来发热，腹痛，腹泻，全腹有压痛及反跳痛，腹水量增加，患者最可能并发
A. 肠道感染
B. 原发性腹膜炎
C. 胆道感染
D. 阑尾炎
E. 门静脉炎

165. 患者诊断为肝炎后肝硬化失代偿期，3天前开始发热，腹痛，腹泻，全腹有压痛，腹水量增加，应尽快做哪项检查
A. 血培养
B. 便常规及便培养
C. 腹水常规及细菌培养
D. 腹部B超检查
E. 肝胆脾CT检查

166. 男性，17岁。发热38℃，伴乏力、食欲缺乏、恶心、呕吐，3天后体温正常并发现尿色加深，如深茶样，巩膜皮肤中度黄染，诊断应考虑最可能为
A. 急性黄疸型肝炎
B. 急性胆囊炎
C. 胆石症
D. 慢性肝炎活动
E. 淤胆型肝炎

167. 患者，20岁。发热37.5℃，伴周身乏力，食欲缺乏，尿色加深如深茶样。实验室检查肝功能：ALT 500U/L，胆红素80μmol/L，抗-HAV IgM（+），HBsAg（+），抗-HBc IgG（+），抗-HBc IgM（-）。应诊断为
A. 急性甲型黄疸型肝炎
B. 慢性乙型黄疸型肝炎
C. 急性乙型黄疸型肝炎
D. 急性乙型肝炎，既往感染甲肝病毒
E. 急性甲型黄疸型肝炎，乙肝病毒携带

168. 女性，患慢性乙型肝炎10年。实验室检查血：HBsAg（+）、HBeAg（+）、抗-HBc IgG（+）。其3岁女儿体检时血清抗-HBs（+），追问病史，无任何临床症状，未注射乙肝疫苗。患者女儿属于
A. 隐性感染
B. 潜伏性感染
C. 显性感染
D. 病毒携带状态
E. 垂直感染

169. 女性，妊娠6个月，乏力、食欲缺乏、腹胀、上腹部疼痛半个月，皮肤、巩膜黄染进行性加深，肝界缩小，TBil 200μmol/L，ALT 80U/L，尿胆红素阴性，诊断应考虑为
A. 急性肝衰竭
B. 亚急性肝衰竭
C. 妊娠性黄疸
D. 急性黄疸型肝炎

E. 妊娠急性脂肪肝

170. 15岁男性，轻度乏力，腹胀，ALT 350U/L，抗-HAV IgM（+），抗-HBs（+），胆红素定量正常，应诊断为
A. 急性乙型肝炎
B. 急性黄疸型肝炎，甲型
C. 急性无黄疸型肝炎，甲型
D. 甲肝病毒携带者
E. 急性无黄疸型肝炎，甲型、乙肝病毒携带者

171. 慢性乙型肝炎患者，病情稳定，近10天突然出现乏力，腹胀，食欲缺乏。实验室检查肝功能：ALT 300U/L，胆红素56μmol/L，HBsAg（+），抗-HBe（+），抗-HDV IgM（+）。应诊断
A. 慢性乙型肝炎
B. 慢性乙型肝炎重度
C. 肝炎后肝硬化
D. 慢性乙型肝炎重叠丁型肝炎病毒感染
E. 慢性乙、戊型肝炎重叠感染

172. 慢性乙肝患者，发热4天，体温38℃，伴恶心、呕吐，尿色加深。实验室检查：ALT 800U/L，胆红素定量120μmoL/L，抗-HEV IgM（+）。诊断应考虑
A. 慢性乙型肝炎重叠戊型肝炎病毒感染
B. 慢性乙型肝炎重度
C. 慢性乙型肝炎，急性丁型肝炎
D. 慢加急性肝衰竭
E. 亚急性肝衰竭

173. 肝硬化患者，近2天发热，体温38℃，伴腹痛、腹泻、腹胀。查体：肝肋下未及，脾界大，肋下3cm，腹水征（+），下腹部有压痛及反跳痛。首先应做何项检查
A. 血常规，便常规
B. 肝功能实验室检查
C. 血常规，腹水常规
D. 凝血酶原时间
E. 便培养

174. 7月初，6岁小儿突发高热，抽搐，昏迷，脑膜刺激征（±），初步诊为乙脑，首先要和哪种疾病鉴别
A. 中毒性菌痢
B. 流行性脑脊髓膜炎
C. 散发性脑炎
D. 感染中毒性脑病
E. 结核性脑膜炎

175. 女性，35岁。确诊为自身免疫性肝炎，ALT 600U/L，肝炎病毒指标（-），治疗首先考虑应用
A. 保肝药物
B. 胸腺肽
C. 皮质激素
D. 降酶治疗
E. 对症治疗

176. 男性，39岁。发热起病，轻度乏力，腹胀，皮肤、巩膜黄染逐渐加深，持续不退已2个月，皮肤瘙痒，粪便颜色变浅，实验室检查呈梗阻性黄疸表现，PTA 70%，CT检查未见肝外梗阻征象，肝内胆管不扩张，诊断应考虑
A. 急性黄疸型肝炎
B. 亚急性肝衰竭
C. 胆汁性肝硬化
D. 淤胆型肝炎
E. 硬化性胆管炎

177. 慢性乙肝患者，实验室检查乙肝五项指标，HBsAg（+），抗-HBc（+），HBeAg（+），ALT 120U/L，其意义
A. 病毒有复制，肝脏有损伤
B. 病毒无复制，无传染性
C. 有传染性
D. 肝脏有损伤，无传染性
E. 病毒有复制，有传染性，肝脏有损害

178. 慢性丙型肝炎，抗-HCV（+），HCV RNA（+），ALT 120U/L，肝肋下1.0cm，脾界不大，侧卧未触及，此患者根本治疗是
A. 护肝治疗
B. 应用甘利欣降酶
C. 应用促肝细胞生长因子
D. 免疫调节治疗
E. 应用干扰素抗病毒治疗

179. 男性，30岁。自10月30日起出现发热，头痛，皮肤、黏膜出血，3天后出现少尿。血常规：白细胞35×10^9/L。尿常规：尿蛋白（+++）。此时最可能的诊断是
A. 肾小球肾炎
B. 尿毒症
C. 白血病
D. 肾综合征出血热
E. 重感冒

180. 已确诊为肾综合征出血热的患者，突然出现右侧腹部剧痛，并有心率加快，血压下降趋势，其原因最可能
A. 肠出血
B. 胆囊炎
C. 阑尾炎
D. 肾破裂
E. 腹膜炎

181. 肾综合征出血热患者，少尿5天，近日无尿，晨起活动后，右腹部及腰部剧痛，医生高度怀疑其可能肾破裂，哪项检查不合适
A. 肾盂造影
B. 肾B超
C. 肾CT
D. 局部穿刺
E. 测血象

182. 患者经临床血象检查和B超已确定为肾综合征出血热肾破裂，采取下列什么措施不适宜
A. 根据失血情况输血
B. 适当止血药物
C. 立即送省城大医院手术
D. 严密观察病情变化

E. 绝对卧床减少活动

183. 肾综合征出血热，少尿期，并高血容量，脉搏洪大，心率增快，明显呼吸困难，继而咯血，其原因是
A. 肺感染
B. 肺水肿
C. 支气管扩张
D. DIC
E. 尿毒症酸中毒

184. 肾综合征出血热患者，少尿期，突然出现呼吸困难，心率快，并咯血，临床诊断为心力衰竭、肺水肿。下列原因哪项是主要的
A. 肺感染
B. 酸中毒
C. 凝血障碍
D. 肾衰竭
E. 高血容量

185. 40岁男性，5天前入院，诊断为肾综合征出血热。近日尿量增多3000ml/d，今晨自述乏力、腹胀、心悸，此种情况同下列哪种原因关系最大
A. 低血糖
B. 肾功能不全
C. 低血钾
D. 脱水
E. 高钠血症

186. 患者肾综合征出血热，多尿期，近日表现为乏力、腹胀、心悸，经诊察，确诊为低钾血症，其主要原因
A. 进食不足
B. 多尿
C. 过量输注葡萄糖
D. 肾上腺坏死
E. 甲亢

187. 确诊肾综合征出血热，多尿期，低血钾，此时患者补钾哪项措施是危险的
A. 静脉推注
B. 等比例静脉输液
C. 大量口服
D. 适当静脉滴注
E. 停用利尿药

188. 临床上对肾综合征出血热多尿期，低血钾的监测有很多方法，下列一组中哪一项是错的
A. 心电
B. 胸透
C. 血钾
D. 入量
E. 尿量

189. 某患者于1月3日起发病，3天来发热，恶心，呕吐，食欲缺乏，头痛，四肢酸痛，腰痛。查体：重病容，球结膜充血，无水肿，咽充血，腋下可见点状抓痕样出血点，肝脾未及。血常规：WBC 12×10^9/L，N 0.72，L 0.28，可见异型淋巴细胞。尿常规：尿蛋白（+++），RBC 2～5/HP。该患者首先考虑的诊断为
A. 钩端螺旋体病
B. 败血症
C. 肾综合征出血热
D. 流行性脑脊髓膜炎
E. 结核性脑膜炎

190. 30岁男性，来自农村，发病4天，主要表现为发热，出血，少尿，如果怀疑肾综合征出血热，最应做的实验室检查是
A. 血常规
B. 尿常规
C. 便常规
D. 出凝血时间
E. 血、尿常规

191. 诊断明确的肾综合征出血热的患者，其发热期尿的常规检查中特征性的变化是
A. 大量白细胞
B. 大量盐类
C. 大量管型
D. 大量蛋白
E. 大量凝血块

192. 男性农民，42岁。于1月初发病，头痛、发热、恶心呕吐，2天后来我院门诊，此时可见颜面潮红，咽部充血，腹肌紧张，全腹压痛，皮下淤血，自昨晚起无尿，其诊断何病更恰当
A. 病毒性肝炎
B. 急腹症
C. 肾综合征出血热
D. 过敏性疾病
E. 风湿症

193. 女性，因发热、恶心、呕吐，全身痛入院，查体时发现全腹压痛，肌紧张，反跳痛，以急腹症剖腹，术中未见腹腔明显异常，后出现少尿，诊为肾综合征出血热，其误诊原因
A. 发热
B. 恶心、呕吐
C. 全身疼痛
D. 全腹压痛、肌紧张、反跳痛
E. 查体不准确

194. 20岁男性，发热，腰痛6天，少尿4天，近3天无尿，皮肤多处有出血点，面色潮红，烦躁不安，眼睑水肿，体表静脉充盈，血压180/120 mmHg，脉洪大，尿蛋白（+++），尿中有膜样物，应诊断肾综合征出血热合并
A. 高血压脑病
B. 高血容量综合征
C. 尿毒症脑病
D. 心力衰竭
E. 弥散性血管内凝血

195. 男性，30岁。发热，腰痛，皮下出血，少尿伴烦躁不安，眼睑水肿，脉洪大，高血压，蛋白尿（+++），诊断为肾综合征出血热，并高血容量综合征。病因哪项不对
A. 少尿
B. 重吸收增加

C. 肾素分泌亢进
D. 肾滤过率下降
E. 低蛋白血症

196. 诊断为肾综合征出血热患者，病程第6天尿量80ml/d，血压186/110mmHg，脉洪大，面水肿，体表静脉充盈，双肺底有散在湿啰音，此时在治疗上应采取下列何组措施为好
A. 严格控制输液量，高效利尿药，早期导泻、降压
B. 采用平衡盐液，降压，促进利尿，导泻
C. 采用高渗葡萄糖液，降压，利尿
D. 采用利尿合剂，纠正酸中毒，扩血管药
E. 纠正酸中毒，降压，激素，利尿

197. 患者诊断为肾综合征出血热，少尿期，并发高血容量综合征，经控制输液，利尿、导泻仍不见改善并出现呼吸困难、肺水肿，尿素氮40 mmol/L，此时最好的治疗方法是
A. 停止补液
B. 透析疗法
C. 大量护肾药的应用
D. 放血
E. 导尿

198. 1例肾综合征出血热，少尿期第5天患者出现肌张力下降，手足蚁走感，刺痛感反射迟钝。心电图：心率68次/分，T波高尖，QRS丛增宽。应首先考虑
A. 低钠
B. 低钙
C. 高钾
D. 低钾
E. 高镁

199. 患者诊断为肾综合征出血热，持续少尿6天，近3天无尿，并伴呼吸困难，咯血，心悸，试问该患者应为肾综合征出血热临床分型中的哪一型
A. 轻型
B. 重型
C. 普通型
D. 危重型
E. 非典型

200. 出血热少尿期6天，BUN 38mmol/L，尿量100ml/d，血压180/115mmHg，脉洪大，体表静脉充盈，呼吸快，双肺底有散在水泡音，下面的治疗哪项最有效
A. 大量利尿药
B. 充分降压治疗
C. 纠酸强心
D. 透析疗法（血液透析）
E. 控制液体入量

201. 肾综合征出血热休克，因患者渗出严重，血容量不足，经扩容治疗效果不佳，此时应根据哪项实验室检查指标来确定扩容治疗
A. 白细胞数
B. 血红蛋白量
C. 血小板数
D. 尿常规
E. 离子测定

202. 出血热患者少尿7天，BUN 32 mmol/L，脉洪大，黑粪，实验室检查结果显示：血小板明显减少，此时首先要考虑患者合并
A. 电解质紊乱，酸中毒
B. 尿毒症
C. DIC
D. 高血容量综合征
E. 消化道出血

203. 男性，28岁，下水道工人。发热3天，伴头痛乏力，全身肌肉酸痛，轻咳，于8月初就诊。查体：体温40℃，脉搏120次/分，呼吸40次/分，血压120/80mmHg，急性病容，结膜充血，咽充血，皮肤少量出血点，肺部少许啰音，肝肋下1.5cm肾区叩击痛（+），腹股沟蚕豆大淋巴结数个，有压痛。血象：WBC 14×10^9/L，RBC 4.3×10^{12}/L，N 0.60。尿蛋白（+），每高倍镜下RBC 2~5个，WBC 1~2个。诊断应考虑
A. 肾综合征出血热
B. 无黄疸型肝炎
C. 伤寒
D. 钩端螺旋体病
E. 流行性脑脊髓膜炎

204. 青年农民，9月1日入院，4天来发热头痛，全身酸痛，乏力，今起心悸、气促、咳嗽、痰带血。查体：体温40℃，面色苍白，心率124次/分，呼吸36次/分，肺部散在湿啰音。血常规：WBC 9.6×10^9/L，N 0.80，L 0.20。X线胸片：肺纹理增多，有散在点片状阴影。最可能的诊断是
A. 粟粒性肺结核
B. 支气管肺炎
C. 支气管扩张并感染
D. 肾综合征出血热高血容量综合征
E. 钩端螺旋体病（肺出血型）

205. 男性，20岁。8月29日发病，发冷、发热，头痛、呕吐2次，3天后体温达39.5℃，精神不振，嗜睡。查体：嗜睡状态，颜面及结膜充血，腮腺不大，颈强直，浅反射消失，深反射正常。尿蛋白（++++），每高倍镜视野WBC 0~5个。脑脊液压力正常，细胞数0.1×10^9/L，糖2.77mmol/L，蛋白450mg/L，氯化钠124mmol/L。哪种诊断可能性大
A. 乙型肝炎
B. 腮腺性脑炎

C. 结核性脑膜炎
D. 钩端螺旋体病（脑膜脑炎型）
E. 流行性感冒

206. 男性，25岁，农民。因畏寒，发热起病，伴全身酸痛5天，出现黄疸1天，入院后黄疸进行加重，继而出现少尿。查体：神志清，血压130/80mmHg，巩膜及皮肤明显黄染，注射部位可见瘀斑，结膜充血轻度，肝肋下1.0cm，压痛（+），脾肋下未触及，肾区轻度叩击痛，腓肠肌轻压痛。血常规：Hb 120g/L，WBC 4.7×10^9/L，N 0.78，L 0.32。尿蛋白（++），每高倍镜下WBC（-），RBC 20个，颗粒管型1~2个，BUN 32mmol/L。最可能诊断为
A. 伤寒并发溶血性尿毒综合征
B. 钩端螺旋体病黄疸出血型
C. 肾综合征出血热少尿期
D. 疟疾并发肾小球肾炎
E. 疟疾型黑热病

207. 27岁农民，左侧上下肢体运动障碍，伴有语言发音困难1周，无头痛，无意识障碍或精神异常，左侧上下肢肌力重度，左侧鼻唇沟较右侧浅，伸舌偏右侧，未发现腹膜刺激征，巴氏征（+）。血WBC 15.4×10^9/L，核左移。患者1个月前曾发热，肌肉痛6天，最可能的诊断
A. 结核性脑膜炎
B. 脑栓塞
C. 脑动脉瘤
D. 散发性病毒性脑炎
E. 钩端螺旋体病，并发闭塞性脑动脉炎

208. 20岁农民，9月1日入院，发热，全身软，腿痛1周，右侧腹股沟淋巴结肿大，血象正常，凝集溶解试验1∶400，临床诊断钩端螺旋体病流感伤寒型，用青霉素治疗3天后退热，又持续用药5天，又出现畏冷、发热、精神不振。可引起发热的原因为
A. 钩端螺旋体病复发
B. 治疗后加重反应
C. 钩端螺旋体病的后发热
D. 疟疾
E. 上呼吸道感染

209. 男性，24岁。发热3天，诊断钩端螺旋体病后，用青霉素80万U肌内注射，3小时后寒战，热度更高，脉搏加快，呼吸急促，首先应考虑
A. 过敏性休克
B. 合并败血症
C. 并发肺炎和心肌炎
D. 并发肺炎
E. 赫氏反应

210. 钩端螺旋体患者肌内注射80万U青霉素及链霉素0.5g后，3小时出现明显寒战，高热，头痛，全身痛，脉快，呼吸急促，肺有少许啰音，此种情况可考虑
A. 链霉素过敏反应
B. 青霉素过敏反应
C. 青霉素的"治疗后加重反应"
D. 重症钩端螺旋体病表现
E. 钩端螺旋体病并发肺炎

211. 某山村于8月上旬暴发流行一种疟疾，在6天内相继有近50人发病，患者均为4~14岁儿童。起病急，发热、头痛，全身酸痛，呕吐、眼红。查体：意识清，结膜充血，部分患者颈轻度抵抗，浅表淋巴结肿大。脑脊液呈无菌性脑膜炎改变，外周血象白细胞轻度升高，最大可能的诊断是
A. 肠伤寒
B. 流行性乙型脑炎
C. 流行性斑疹伤寒
D. 流行性感冒
E. 钩端螺旋体病

212. 男性，21岁，下水道工人。因发热，全身酸痛，乏力5天，于8月2日入院。查体：结膜充血，皮肤有出血点，腹股沟蚕豆大淋巴结，伴有压痛，腓肠肌压痛（+）。血象：WBC 13.2×10^9/L，N 0.80，L 0.20。钩端螺旋体凝集溶解试验阳性（1∶400）。应首选下列何种药物
A. 青霉素每次40万U肌内注射，每天120万~160万U
B. 青霉素每次80万U肌内注射，每天240万~320万U
C. 青霉素每次80万U加链霉素0.5g肌内注射，每天2次
D. 复方新诺明1g，每天分2次口服
E. 螺旋霉素0.2g，每天4次口服

213. 女性，35岁。持续发热12天，伴头痛、畏寒、腹泻、食欲缺乏，右下腹轻压痛，肝肋下2.0cm，软，无压痛，脾肋下1cm。查体：体温40℃。ALT 100U/L，HBsAg（+），肥达反应"H"：1/160，"O"：1/80。血象：WBC 4.2×10^9/L，N 0.65，L 0.35。最可能的诊断是
A. 急性黄疸型病毒性肝炎
B. 疟疾
C. 伤寒合并中毒性肝炎
D. 伤寒（暴发型）
E. 阿米巴肝脓肿

214. 6岁女孩，发热1天，腹泻5~6次，为黏液性脓血便，腹痛伴里急后重，病前进食

过夜食物，粪便常规检查：黏液便，红白细胞满视野，诊断为细菌性痢疾，其类型属于
A. 普通型
B. 轻型
C. 重型
D. 中毒型
E. 慢性型

215. 12岁女孩，持续发热12天，体温38～39℃，每日腹泻2～3次，稀便，肝肋下1.0cm，脾肋下2.0cm，血白细胞4.0×10^9/L。肥达反应"O"1：160，"H"1：160。肝功检查：ALT 90U/L（正常<40U/L），尿胆原阳性，尿胆素阴性，抗-HBs阳性。最可能的诊断是
A. 病毒性肝炎
B. 伤寒
C. 疟疾
D. 钩端螺旋体病
E. 粟粒型肺结核

216. 10岁女孩，1日前因突起高热、剧烈头痛入院。查体：神清，全身皮肤散在瘀点、瘀斑，颈强直，心率110次/分，两肺无异常，腹软无压痛。实验室检查：血白细胞计数18×10^9/L，中性粒细胞0.89，淋巴细胞0.05，单核细胞0.06。最可能的诊断是
A. 流行性脑脊髓膜炎
B. 结核性脑膜炎
C. 伤寒
D. 流行性乙型脑炎
E. 病毒性脑炎

217. 男性，28岁。突然不规则发热15日。查体：巩膜黄染，肝脾在肋下1.0cm。血白细胞总数6.0×10^9/L，总胆红素85mmol/L（正常<17.1mmol/L），ALT 120U/L，尿蛋白（+）。肥达反应"O"1：80，"H"1：160。抗-HBs（+）。下列哪项检查最有利于确定诊断
A. 骨髓细菌培养
B. 粪便细菌培养
C. 血涂片检疟原虫
D. 肝炎系列
E. 肝活检

218. 伤寒患者经治疗后体温渐降，但未降至正常，此后体温再次升高，血培养阳性，属于
A. 复发
B. 再感染
C. 复燃
D. 混合感染
E. 重复感染

219. 男性，25岁。诊断伤寒，现病程3周，近2天出现巩膜及皮肤黄染，尿呈暗红色或棕色。血ALT 125U/L，AST 118U/L，TBil 70mmol/L。应考虑发生了
A. 急性胆囊炎
B. 合并中毒性肝炎
C. 中毒性肺炎
D. 继发感染败血症
E. 溶血性尿毒综合征

220. 男孩，12岁。发热10天伴食欲缺乏。查体：体温39.6℃，脉搏74次/分，肝肋下2.0cm，脾肋下1.0cm。外周血白细胞2.6×10^9/L，中性粒细胞0.85，淋巴细胞0.15，嗜酸性粒细胞0。临床上拟诊断伤寒。为确定诊断，选用下列哪一种培养最正确
A. 血培养
B. 尿培养
C. 粪便培养
D. 胆汁培养
E. 玫瑰疹刮取物培养

221. 某男生吃水果后出现腹痛腹泻，伴里急后重，体温38.0℃。血常规：白细胞12×10^9/L，N 0.90。便常规：红细胞6/HP，白细胞10/HP。最可能诊断为
A. 细菌性痢疾
B. 肠伤寒
C. 病毒性肠炎
D. 霍乱
E. 食物中毒

222. 患儿，4岁。于夏季高热8小时，抽搐2小时，呕吐一次，体温40℃，血压46/18mmHg，昏睡状，面色苍白，腮腺不大，四肢紧张，肢冷，腱反射亢进，皮肤花纹状，心肺腹未见异常。周围血象：WBC 18×10^9/L，N 0.86。粪便镜检：WBC 2～8/HP。应首选考虑
A. 流行性乙型脑炎
B. 腮腺炎脑炎
C. 中毒性菌痢
D. 脑型疟疾
E. 流行性脑脊髓膜炎

223. 男性，20岁。突发寒战高热，伴腹痛，腹泻，腹泻十余次，粪便质少，为黏液脓血便，便细菌培养痢疾杆菌阳性。便常规：脓液（++），红细胞6/HP，白细胞满视野。该患者首选治疗
A. 氯霉素
B. 诺氟沙星
C. 头孢霉素
D. 红霉素
E. 利巴韦林

224. 男孩，7岁。突然发热1天，同时伴有头痛，腹痛，腹泻，脓血便，里急后重，每日腹泻10余次。查便常规：RBC ≥15/HP，WBC 20～30/HP。病原治疗首选
A. 氨苄青霉素
B. 环丙沙星
C. 呋喃唑酮
D. 黄连素
E. 庆大霉素

225. 男性，50岁。慢性起病，病

程3个月，每日腹痛腹泻数次，伴里急后重，为黏液脓血便，患者消瘦明显，被诊断为菌痢，尚需与哪种疾病鉴别
A. 结肠癌
B. 霍乱
C. 伤寒
D. 血吸虫病
E. 病毒性肠炎

226. 男性，48岁。8周前开始腹泻腹痛，黏液脓血便，每日10余次，经当地用呋喃唑酮治疗无效。病后1个月，因右踝关节肿痛、行走不便入院。查体：轻度贫血，无黄疸，肝脾未触及，左下腹轻压痛，双侧踝关节、膝关节肿胀，压痛阳性。便常规：红细胞50/HP，白细胞30/HP，红细胞沉降率80mm/1h。最可能的诊断是
A. 急性阿米巴痢疾
B. 慢性溃疡性结肠炎伴类风湿关节炎
C. 慢性菌痢合并多发性渗出性关节炎
D. 急性菌痢合并多发性渗出性关节炎
E. 慢性肝炎伴肝外多系统损害

227. 4岁儿童，因高热10小时，2小时前发生惊厥急诊来院。体温40.3℃，呼吸42次/分，面色苍白，四肢发凉，皮肤有"花纹"。血WBC $18.0\times10^9/L$，N 0.86，L 0.14。做下列哪项检查最有助于早期诊断
A. 脑脊液检查
B. 血培养
C. 胸部放射线检查
D. 生理盐水灌肠液镜检
E. 粪便培养

228. 男性，25岁。因洪水后饮用江水，突然出现剧烈腹泻，随后呕吐，由水样物转为"米泔水"样物，最可能的诊断是
A. 金葡菌胃肠炎
B. 急性细菌性痢疾
C. 霍乱
D. 病毒性肠炎
E. 大肠埃希菌性肠炎

229. 女性，30岁。因剧烈的呕吐和腹泻水样物1天入院。查体：BP 70/45mmHg，P 100次/分，腹部无压痛，心肺正常。首先需要处置的是
A. 做血、便常规检查，以明确诊断
B. 抗生素应用
C. 应用血管收缩剂
D. 补充液体
E. 以上都不是

230. 男性，20岁。2天前曾与剧烈腹泻米泔水样物患者共同进餐。1天前突然剧烈腹泻，呕吐，清水样，无腹痛，体温36.8℃，脱水外观，腓肠肌痉挛性痛，实验室检查血液浓缩。便常规：少量黏液和白细胞，最可能的诊断是
A. 霍乱
B. 食物中毒
C. 病毒性胃肠炎
D. 菌痢
E. 以上都不是

231. 男性，30岁。突然寒战、高热、头痛、呕吐、烦躁不安、意识障碍。查体：T 37.6℃，P 100次/分，BP 70/40 mmHg，心肺未见异常，皮肤可见瘀点和瘀斑。需要首先处置的是
A. 抗生素
B. 补充血容量及纠正酸中毒
C. 肾上腺皮质激素
D. 升压药
E. 脱水治疗

232. 3岁小儿，发热3天，有头痛，呕吐。查体：皮肤有瘀点，瘀斑，脑膜刺激征(+)。腰穿脑脊压升高，外观混浊，细胞数 $2000\times10^6/L$，糖和氯化物明显降低，蛋白含量明显升高，脑脊液直接涂片检菌阳性。临床诊断为
A. 结核性脑膜炎
B. 肺炎链球菌性脑膜炎
C. 普通型流脑
D. 脑膜脑炎型流脑
E. 病毒性脑膜炎

233. 间日疟患者经奎宁治疗3天，临床症状消失，2个月后又出现疟疾，外周血可查到疟原虫，其间再无感染此种情况应考虑
A. 疟疾再感染
B. 疟疾复发
C. 疟疾再燃
D. 不同疟原虫混合感染
E. 疟原虫重复感染

234. 26岁男性，家住沈阳，于12月份突然发病，表现为发冷、寒战、高热、大汗后而缓解，隔日发作1次，已10天。查体：脾肋下1cm，余未见异常。外周血象WBC $5.0\times10^9/L$，中性粒细胞比例0.68，血红蛋白100g/L，血培养阴性。患者同年8月曾去海南旅游半个月，该患者发热最可能的原因是
A. 伤寒
B. 疟疾
C. 败血症
D. 急性血吸虫病
E. 急性粒细胞型白血病

235. 男性，78岁。既往患冠心病30余年，因寒热、大汗，在当地医院诊断为疟疾，下列哪种药慎用
A. 氯喹
B. 奎宁
C. 伯氨喹啉
D. 磺胺类

E. 青霉素

236. 男性，35 岁，浙江人。1 个月前因捕鱼着凉，近日发热，体温 38.5℃，腹泻，稀便。查体：无欲外观，周身可见荨麻疹，无黄染，肝肋下 1.0cm，脾肋下 2.0cm，脾轻压痛。实验室检查：外周血象白细胞15×10^9/L，嗜酸性粒细胞 0.40。其最可能的诊断是
A. 伤寒
B. 副伤寒
C. 阿米巴肝脓肿
D. 急性血吸虫病
E. 粟粒性结核

237. 男性，25 岁。在洗浴中无意发现腹部皮下可触及一球型结节，黄豆大小，活动好，无压痛，囊虫免疫试验阳性，最可能的诊断是
A. 绦虫病
B. 囊虫病
C. 华支睾吸虫病
D. 并殖吸虫病
E. 以上都不是

238. 男性，30 岁。洗澡中无意发现左前臂皮下 2 枚结节，无压痛，活动好，黄豆大小。为确定诊断应做哪项检查
A. 血嗜酸性粒细胞计数
B. 囊虫皮试
C. 活体组织学检查
D. 脑 CT
E. 以上都不是

239. 男性，40 岁。不规则发热半年余，反复抗菌治疗无效，明显消瘦，侨居国外多年，临床考虑是否同艾滋病有关，下列哪项检查既便捷又具特异性
A. 痰培养
B. 胸部 CT
C. 血清抗-HIV
D. HIV 分离
E. CD4/CD8比值，CD4 计数

240. 男性，发热、咳嗽、腹泻，消瘦，血清 HIV 抗体阳性，考虑为艾滋病，最终经哪一项检查确定了艾滋病的诊断
A. p24 抗原阳性
B. 便培养
C. 痰培养
D. 胸 X 片
E. 以上皆不是

241. 男性，39 岁，商人。有冶游史。1 周来发热、头痛、全身不适、无食欲。全身淋巴结均肿大，无痛。白细胞 3.5×10^9/L，CD4/CD8 1.0，其他无特殊，此例哪种疾病可能性大
A. 传染性单核细胞增多症
B. 急性淋巴结炎
C. 艾滋病
D. 霍奇金病
E. 钩体病

242. 男性，40 岁。不否认有性乱行为，近月来发热，食欲缺乏，消瘦，全身淋巴结肿大，白细胞减少，疑其感染 HIV 病毒，首选下列哪项有助于初诊
A. 血常规
B. CD4 细胞计数
C. 免疫印染法查抗体
D. 酶免测抗体
E. 放免测抗体

243. 患者，40 岁，同性恋者。近日出现腹泻，消瘦，低热，经多方检查，最后诊断为艾滋病，问下列哪组药物对人类免疫缺陷病毒有抑制作用
A. α 干扰素
B. 叠氮脱氧胸苷
C. 戊烷脒
D. 胸腺肽
E. 核糖核酸

244. 患者已确诊为艾滋病，为了防止其感染其他人，应采取哪项措施预防更合理
A. 饮食隔离
B. 呼吸道隔离
C. 避免探视
D. 严格管理患者的排泄物，医用器械
E. 注射疫苗

【A_3/A_4 型题】

（245~247 题共用题干）

20 岁男性，发热起病，体温 38℃，3 天后体温下降伴周身乏力，食欲缺乏、恶心、呕吐，近 2 天发现尿色深如豆油样，胆红素定量 80μmol/L，抗-HBs（+），抗-HAV IgM（+），巩膜及皮肤中度黄染，肝区轻度叩痛，肝肋下 1.0cm，质软，脾侧卧未及，胆囊区无压痛。

245. 此患者临床诊断应考虑
A. 急性黄疸型肝炎
B. 急性重型肝炎
C. 亚急性重型肝炎
D. 淤胆型肝炎
E. 胆囊炎伴肝损害

246. 从病原学诊断应考虑
A. 急性乙型肝炎
B. 急性甲型肝炎
C. 急性戊型肝炎
D. 急性甲、乙型肝炎
E. 急性丁型肝炎

247. 此患者目前主要治疗措施
A. 保肝治疗
B. 卧床休息
C. 调节免疫功能治疗
D. 抗病毒治疗
E. 支持治疗

（248~250 题共用题干）

35 岁患者，皮肤巩膜黄染 20 余天，伴恶心、腹胀，食欲缺乏，尿如浓茶样。查体：神志清，深度黄染，注射部位可见瘀斑，慢性肝病容（-），鼓肠，腹水征（+），肝右肋下 1.0cm，脾侧卧未及。ALT 300U/L，胆红素定量 300μmol/L，白蛋白 29g/L，凝血酶原时间 24 秒（对照 12 秒），AFP 80ng/ml。

248. 此患者诊断应考虑
A. 急性肝衰竭
B. 亚急性肝衰竭
C. 慢加急性肝衰竭
D. 淤胆型肝炎
E. 原发性肝癌

249. 下列哪项检查对诊断最有意义
A. 血清丙氨酸转氨酶（ALT）
B. 血胆红素定量
C. 甲胎蛋白（AFP）
D. 凝血酶原时间
E. 血清白蛋白

250. 此患者最终易发展为
A. 慢性肝炎
B. 原发性肝癌
C. 淤胆型肝炎
D. 胆汁性肝硬化
E. 坏死后肝硬化

（251～252 题共用题干）

男性，23 岁，农民。11 月份因发热、头痛、呕吐 3 天入院。查体：面颈部潮红，双腋下少许出血点。尿常规：蛋白（++），红细胞 3～10 个/HP。外周血象：WBC 23.0×10^9/L，异型淋巴细胞 0.10，PLT 48×10^9/L。

251. 该患者的诊断可能为
A. 流行性脑脊髓膜炎
B. 斑疹伤寒
C. 肾综合征出血热
D. 钩端螺旋体病
E. 败血症，DIC

252. 住院 2 天后，热退但症状加重，出血点增加，四肢厥冷，脉搏细弱，血压 80/60 mmHg，此时对该患者的治疗原则是
A. 以扩容为主
B. 以应用血管活性药物为主
C. 以应用激素为主
D. 以纠正酸中毒为主
E. 以输入胶体液为主

（253～254 题共用题干）

女性，28 岁，农民。持续发热 10 天，体温呈稽留热。查体：精神萎靡，表情淡漠，体温 39.5℃，心率 76 次/分，肝肋下 1.5cm，脾肋下 2cm。外周血 WBC 2.4×10^9/L，中性粒细胞 0.44，淋巴细胞 0.60。肥达反应“O”抗体 1：80（+），“H”抗体 1：160（+）。ALT 180U/l，总胆红素 2.2μmol/L，HBsAg 阴性。

253. 该病例最可能的诊断是
A. 急性黄疸型肝炎
B. 钩端螺旋体病
C. 伤寒合并中毒性肝炎
D. 肾综合征出血热
E. 病毒性肝炎合并胆道感染

254. 为确定诊断首选的检测项目是
A. 血培养
B. 便培养
C. 骨髓培养
D. 胆汁培养
E. 尿液培养

（255～257 题共用题干）

患者，31 岁。12 月末发病，头痛、发热、恶心、呕吐、腰痛 4 天。查体：面色潮红，结膜充血，腋下可见点状出血。实验室检查：白细胞 15×10^9/L，中性粒细胞 0.72，淋巴细胞 0.2，异型淋巴细胞 0.8，尿蛋白（+++）。已确诊为肾综合征出血热。

255. 上述情况中哪项在诊断上最重要
A. 流行病
B. 症状
C. 体征
D. 实验室检查
E. 以上都不是

256. 下列诸项中哪项是肾综合征出血热特征性改变
A. 病程长短
B. 热退后症状加重
C. 血尿的情况
D. 贫血程度
E. 颅内压力

257. 如果分期此时应为何期更准确
A. 发热期
B. 休克期
C. 发热末期
D. 少尿初期
E. 移行期

（258～260 题共用题干）

患者，30 岁。11 月中旬发病，发热，全身痛，尿少，入院时发病 5 天。查体可见面部充血，结膜出血，皮下可见瘀点、瘀斑。经实验室检查，最后确诊为肾综合征出血热。

258. 其出血原因中哪项错误
A. 血管损伤
B. 血小板减少
C. 肝素物质增多
D. DIC 早期
E. 以上都不是

259. 此后的实验室检查中哪一项是多余的
A. 肾功能
B. 离子
C. CO_2CP
D. 血小板
E. 尿酮

260. 哪一脏器的出血危害性最大
A. 脑
B. 肺
C. 肠
D. 肾
E. 心房

（261～264 题共用题干）

男性，24 岁，农民。因畏寒、发热起病，伴全身肌肉酸痛，头痛 4 天于 8 月 10 日入院。入院 1 天后发现皮肤黄染，尿量减少，尿色深黄。查体：结膜充血，巩膜及皮肤中度黄染，皮肤有出血点，浅表淋巴结肿大，肝肋下 1.0cm，压痛（+），脾（-）。实验室检查：WBC 15.4×10^9/L，N 0.8，L 0.2。尿检：尿蛋白（+），颗粒管型 1～2/HP，WBC 8～15/HP，RBC 20～30/HP，BUN 24 mmol/L，凝集溶解试验阳性。

261. 最可能的诊断是
A. 急性黄疸型肝炎
B. 肾综合征出血热
C. 伤寒溶血尿毒综合征
D. 疟疾黑尿病
E. 钩端螺旋体病
262. 哪项检查有诊断意义
A. 血常规
B. 尿常规
C. X线检查
D. 凝集溶解试验
E. 肾功能
263. 哪种药物治疗为首选药物
A. 庆大霉素
B. 四环素
C. 磺胺甲噁唑
D. 青霉素
E. 头孢曲松
264. 确定诊断的指标是什么
A. 流行病学资料
B. 临床表现
C. 血培养
D. 便培养
E. 凝集溶解试验

（265～268题共用题干）

患者，38岁，农民。于8月5日以发冷发热2天入院，伴有头痛，肌肉酸痛，乏力，皮肤有出血点。入院1天后突然出现心悸气促，心率快，咯血痰。X线胸片：双肺广泛片状阴影。

265. 最可能的诊断
A. 支气管扩张
B. 大叶性肺炎
C. 钩端螺旋体病
D. 肺结核咯血
E. 肾综合征出血热
266. 针对病原治疗的首选药物是
A. 庆大霉素
B. 链霉素
C. 红霉素
D. 四环素
E. 青霉素
267. 针对钩端螺旋体病肺大出血型的治疗首选药物
A. 可待因
B. 止血药
C. 毛花苷C
D. 氢化可的松
E. 肝素
268. 钩端螺旋体病治疗早期最可能出现的症状
A. 变态反应
B. 溶血反应
C. 赫氏反应
D. 中毒反应
E. 二重感染

（269～272题共用题干）

男性，40岁。因发热、便秘、食欲缺乏12天入院。查体：T 39.8℃，P 95次/分，肝大，肋下1.0cm，软，脾肋下及边。血常规：WBC 2.7×10^9/L，中性粒细胞0.52，淋巴细胞0.44，血清ALT 120U/L。肥达反应“O”1∶160，“H”1∶160。

269. 该患者最有可能的诊断是
A. 急性肝炎
B. 伤寒
C. 急性白血病
D. 败血症
E. 恶性组织细胞病
270. 为进一步确定诊断，需做何检查
A. 便常规
B. 尿常规
C. 骨髓象检查
D. 血细菌培养
E. 肝脏穿刺活检
271. 病原治疗最合适的药物是
A. 环丙沙星
B. 复方新诺明
C. 青霉素
D. 庆大霉素
E. 红霉素
272. 在治疗过程中哪项是不正确的
A. 低压灌肠
B. 高压灌肠
C. 禁用新斯的明
D. 缓泻药应用
E. 抗生素

（273～275题共用题干）

男性，19岁，学生。不规则发热半个月，体温38～40℃，无畏寒、寒战，伴食欲缺乏、腹胀，近日出现精神恍惚，谵妄，听力下降，在当地不规则用过青霉素、氨苄青霉素治疗。查体：体温40℃，脉搏95次/分，血压100/79mmHg，表情呆滞，心肺无异常，腹软，右下腹轻压痛，肝肋下1.5cm，脾肋下1cm。血象：WBC 4.0×10^9/L，N 0.65，L 0.35。

273. 最可能的诊断是
A. 败血症
B. 疟疾
C. 伤寒
D. 病毒性肝炎
E. 恶性组织细胞病
274. 确诊最好进行下列哪项检查
A. 肥达反应
B. 血培养
C. 骨髓培养
D. 尿培养
E. 便培养
275. 下列哪项处理是错误的
A. 选用喹诺酮类抗菌治疗
B. 卧床休息
C. 易于消化，少纤维饮食
D. 高热时可采用物理降温
E. 腹胀用肛管排气+新斯的明

（276～279题共用题干）

男性，突发寒战，体温39℃左右，腹泻10余次，伴里急后重，起初为稀便，后转为脓血便。便常规：红细胞5/HP，白细胞10/HP，脓液（++）。

276. 该患者最可能的诊断是
A. 细菌性痢疾
B. 阿米巴痢疾
C. 伤寒
D. 肠炎
E. 食物中毒
277. 该患者如确诊，还需何种检查

A. 血细菌培养
B. 血常规
C. 尿常规
D. 粪便细菌培养
E. 腹部平片

278. 该患者治疗首选药物为
A. 头孢菌素
B. 黄连素
C. 红霉素
D. 氯霉素
E. 氧氟沙星

279. 该患者需与哪一种病相鉴别
A. 肠炎
B. 伤寒
C. 霍乱
D. 肝炎
E. 肠结核

（280～281 题共用题干）
男性，35 岁，农民。既往体健。腹泻 2 天，为水样便带少量黏液，量多，每日 10 余次，相继呕吐数次。无发热，无腹痛，腓肠肌痉挛。查体：体温 36.8℃，神志清楚，皮肤弹性差，脉细数，血压 80/30mmHg。实验室检查：粪便镜检：白细胞0～2/HP。血常规：血红蛋白 100g/L，白细胞计数 12×10^9/L，中性粒细胞 0.78，淋巴细胞 0.12，单核细胞 0.1。

280. 最可能的诊断是
A. 菌痢
B. 霍乱
C. 细菌性食物中毒
D. 急性肠炎
E. 轮状病毒感染

281. 本例治疗的关键环节是
A. 首选升压药，纠正低血压
B. 抗菌治疗
C. 抗病毒治疗
D. 低分子右旋糖酐扩容
E. 补充液体和电解质

（282～284 题共用题干）
男性，25 岁。于春季主诉寒战、高热、剧烈头痛 1 天，呕吐 3 次。查体：神志清楚，体温 39.8℃，颈强直（±），皮肤有瘀点，咽部略充血，心、肺、腹无异常，克氏征（－）。血白细胞 20×10^9/L，中性粒细胞 0.85。腰穿：脑脊液米汤样，细胞数 3000×10^6/L，中性粒细胞 0.80，糖 1.12mmol/L。

282. 最可能的诊断是
A. 流行性乙型脑炎
B. 结核性脑膜炎
C. 化脓性脑膜炎
D. 流行性脑脊髓膜炎
E. 脑型疟疾

283. 可能出现的并发症有
A. 化脓性关节炎
B. 中耳炎
C. 肺炎
D. 心内膜炎
E. 以上均是

284. 最有效的治疗措施是
A. 青霉素 G
B. 头孢霉素
C. 环丙沙星
D. 氯霉素
E. 庆大霉素

（285～287 题共用题干）
男性，30 岁。2 周前曾去南方出差，2 天前突然寒战、高热，体温最高达 39.5℃。4 小时后大汗淋漓，热退。

285. 该患者应首先考虑为
A. 上呼吸道感染
B. 肺结核
C. 疟疾
D. 败血症
E. 以上均不是

286. 为确定诊断应做哪项检查
A. 血常规
B. 血液涂片查疟原虫
C. 骨髓象检查
D. 疟原虫抗体检查
E. 血细菌培养

287. 临床有典型的疟疾症状发作，出现于
A. 当疟原虫在肝细胞与红细胞内增殖时
B. 红细胞破坏，大量裂殖子、疟色素与代谢产物释放入血
C. 一部分裂殖子侵入红细胞内增殖后再释放入血
D. 一部分裂殖子侵入肝细胞内进行红细胞外期生活
E. 裂殖子经几代增殖后，一部分发育成雌或雄配子体

（288～290 题共用题干）
40 岁男性农民，江苏人。1 个月前，因下稻田着凉，近日发热 2 周，畏寒，体温在 38℃上下，自觉腹痛，有腹泻，稀便。查体：表情淡漠，腹部有轻压痛，肝肋下 1.0cm，剑突下 2.5cm，周身可见荨麻疹。

288. 以下检查中最可能出现异常的是
A. 血白细胞在正常范围
B. 血嗜酸性粒细胞数升高
C. 血小板减少
D. 血嗜酸性粒细胞减少
E. 血液浓缩

289. 预计肝功能异常表现在
A. 血清 ALT 显著升高
B. 血清 AST 显著升高
C. 血球蛋白显著升高
D. 血白蛋白一般正常
E. 以上都不是

290. 最有效的治疗措施是
A. 甲苯咪唑
B. 硫双二氯酚
C. 阿苯达唑
D. 左旋咪唑
E. 吡喹酮

（291～293 题共用题干）
女性，35 岁。经常生尝猪肉馅，近 2 个月经常头痛、恶心，进行性加重。四肢发现多个皮下结节，活动良好，无触痛。

291. 最可能的诊断是
A. 绦虫病
B. 囊虫病
C. 华支睾吸虫病
D. 并殖吸虫病
E. 钩虫病

292. 进一步可做哪项检查确诊
A. 脑电图
B. 头 CT
C. 脑脊液检查
D. 外周血象
E. 血清猪囊尾蚴抗体
293. 治疗首选
A. 阿苯达唑
B. 甲硝唑
C. 替硝唑
D. 吡喹酮
E. 青霉素
（294~295 题共用题干）
男性，40 岁。曾在国外居住多年，3 年前回国，近半年持续低热，伴乏力，周身淋巴结肿大，口腔黏膜反复感染，大量抗生素治疗效果不佳，近来体重减轻，血常规示白细胞低和贫血。
294. 此时应注意哪种疾病更合适
A. 结核病
B. 贝赫切特病
C. 传染性单核细胞增多症
D. 艾滋病
E. 亚急性变应性败血症
295. 要诊断艾滋病还应做哪项检查
A. 红细胞沉降率
B. 抗-HIV
C. 嗜异性凝集试验
D. 抗-HEV
E. 病毒培养

【B_1 型题】

（296~302 题共用备选答案）
A. 甲型肝炎病毒
B. 乙型肝炎病毒
C. 丙型肝炎病毒
D. 丁型肝炎病毒
E. 戊型肝炎病毒
296. 属 DNA 病毒的是
297. 哪型肝炎病毒属缺陷病毒
298. 常见输血后肝炎是哪型病毒引起的
299. 我国慢性肝炎患者主要由哪型肝炎病毒引起
300. 最易变异的是哪种肝炎病毒
301. 转为慢性肝炎比例最高的是
302. 哪型肝炎病毒感染后，临床淤胆型肝炎常见
（303~307 题共用备选答案）
A. HBsAg
B. 抗-HBs
C. HBeAg
D. 抗-HBe
E. 抗-HBc
303. 乙肝疫苗的主要成分是
304. 保护性抗体是
305. 乙肝病毒复制指标是
306. 表示有传染性指标是
307. 曾经感染乙肝病毒指标是
（308~310 题共用备选答案）
A. 头孢类
B. 大环内酯类
C. 氨基糖苷类
D. 喹诺酮类
E. 甲硝唑类
308. 肾综合征出血热少尿期，肺感染治疗首选药物
309. 肾综合征出血热少尿期，忌用的抗生素是
310. 合并厌氧菌感染时需选
（311~313 题共用备选答案）
A. 发热
B. 低血压
C. 少尿
D. 无尿
E. 意识改变
311. 休克期同少尿期的鉴别点是
312. 发热末期少尿的常见原因是
313. 多尿移行期很少见的合并症应为
（314~316 题共用备选答案）
A. 倦怠无力
B. 肾脏缺血
C. 恶心呕吐
D. 低渗性脑水肿
E. 肌肉僵硬
314. 低钾表现为
315. 低钠表现为
316. 低血压表现
（317~319 题共用备选答案）
A. 抗-HIV 阳性
B. 抗-HAV 阳性
C. 抗-EBV 阳性
D. 抗-HBc 阳性
E. 抗“O”阳性
317. 传染性单核细胞增多症
318. 甲肝感染
319. 艾滋病
（320~322 题共用备选答案）
A. 肾综合征出血热的传染源
B. 艾滋病的传染源
C. 布鲁菌病的传染源
D. 乙脑的传染源
E. 狂犬病的传染源
320. 鼠是
321. 猪是
322. 人是
（323~327 题共用备选答案）
A. 羊
B. 狗
C. 鼠
D. 猪、鼠和狗
E. 猫
323. 钩体病的传染源是
324. 包虫病的传染源是
325. 布鲁菌病的传染源是
326. 肾综合征出血热的传染源是
327. 弓形虫病的传染源是
（328~330 题共用备选答案）
A. 中毒症候群
B. 明显内脏器官损害
C. 迟发变态反应
D. 青霉素治疗加重
E. 肾损害
328. 钩体病四个临床类型共有的早期症状
329. 钩体血症极期和后期阶段
330. 可迅速转为肺大出血型
（331~336 题共用备选答案）
A. 消化道传播
B. 蚊虫传播
C. 血液传播
D. 直接接触传播
E. 母婴传播
331. 甲型肝炎的传播途径
332. 我国慢性乙型肝炎的主要传

播途径
333. 丙型肝炎的传播途径
334. 戊型肝炎的传播途径
335. 钩体病的传播途径
336. 乙脑的传播途径
（337～338 题共用备选答案）
A. 起病较急，热型不规则，呕吐，腹泻明显，肠道并发症少见
B. 发热持续不退，病程达5周以上至数月
C. 体温 38℃左右，病情轻，1～3 周可恢复
D. 起病急，严重毒血症，并有谵妄，昏迷，循环衰竭
E. 毒血症较轻，无明显自觉症状，有些病例直至发生肠并发症时才被发现
337. 儿童伤寒的特点
338. 逍遥型伤寒特点
（339～341 题共用备选答案）
A. 志贺痢疾杆菌
B. 舒密次痢疾杆菌
C. 福氏痢疾杆菌
D. 宋内痢疾杆菌
E. 鲍氏痢疾杆菌
339. 我国近年来引起菌痢最常见的病原菌是
340. 所引起菌痢多数症状轻，非典型病例较多者
341. 能产生神经毒素的痢疾杆菌是
（342～343 题共用备选答案）
A. 伤寒杆菌
B. 霍乱弧菌
C. 痢疾杆菌
D. 大肠埃希菌
E. 副伤寒甲杆菌
342. 分泌肠毒素，激活环磷酸腺苷介质系统引起小肠过度分泌，造成剧烈水泻
343. 具有侵袭力的菌株进入肠黏膜固有层并在其中繁殖，引起炎症与溃疡
（344～345 题共用备选答案）
A. 皮肤及内脏血管损害更严重和广泛血管腔内有血栓
B. 血管内皮损害，血管壁有炎症，坏死和血栓形成
C. 病变以脑组织为主，有明显的充血和水肿，颅内压升高，可形成脑疝
D. 病变主要在大脑两半球表面和颅底
E. 以上都不是
344. 流脑败血症期病理变化是
345. 流脑脑膜炎期的病理变化
（346～349 题共用备选答案）
A. 氯喹
B. 卡巴胂
C. 磷酸伯氨喹
D. 甲硝唑
E. 吐根碱
346. 能够杀灭各型阿米巴原虫，适于肠内、外急慢性阿米巴病
347. 在高疟区成人常服用哪种药物来预防疟疾
348. 杀灭红细胞内疟原虫裂殖体增殖的药物是
349. 杀灭红细胞内疟原虫配子体和迟发型子孢子的药物是
（350～354 题共用题干）
A. 嗜酸性粒细胞比例升高
B. 嗜酸性粒细胞比例下降或消失
C. 中性粒细胞比例升高
D. 淋巴细胞比例升高
E. 单核细胞比例升高
350. 伤寒病外周血象
351. 日本血吸虫病外周血象
352. 流行性出血热
353. 流行性脑脊髓膜炎
354. EB 病毒感染
（355～358 题共用题干）
A. 生吃鱼虾
B. 生吃猪肉
C. 生吃毛蚶
D. 喝生牛奶
E. 生吃三文鱼
355. 囊尾蚴病可由哪种途径感染
356. 肝吸虫病可由哪种途径感染
357. 布鲁菌病可由哪种途径感染
358. 甲型肝炎可由哪种途径感染
（359～361 题共用备选答案）
A. 叠氮脱氧胸苷
B. α 干扰素
C. 喷他脒
D. 病毒灵
E. 麻疹疫苗
359. 抑制 HIV
360. 常用抗乙肝病毒
361. 肺孢子菌肺炎

第三章　性传播疾病

【A_1 型题】

1. 淋病的主要感染途径是
A. 注射
B. 器官移植
C. 接吻
D. 性接触
E. 虫媒
2. 以下哪一项不是梅毒的感染途径
A. 性接触
B. 血液传播
C. 垂直传播
D. 接吻
E. 蚊虫叮咬
3. 下列哪种药物不能治疗梅毒
A. 苄星青霉素 G
B. 四环素
C. 阿昔洛韦
D. 红霉素
E. 头孢曲松钠

4. 妊娠期淋病的治疗哪种药物可应用
   A. 四环素
   B. 氟喹诺酮类
   C. 青霉素
   D. 环丙沙星
   E. 干扰素
5. 尖锐湿疣的治疗下列哪种方法不正确
   A. 激光
   B. UVB 光疗
   C. 微波
   D. 冷冻
   E. 电灼
6. 梅毒的分期不包括下列哪一项
   A. 一期梅毒
   B. 亚急性期梅毒
   C. 三期梅毒
   D. 早期先天性梅毒
   E. 二期梅毒
7. 下列哪种情况与淋病无关
   A. 潜伏期短
   B. 传染性强
   C. 易复发
   D. 导致多种并发症
   E. 有后遗症
8. 治疗淋菌性尿道炎无效的药物是哪一种
   A. 环孢素
   B. 大观霉素
   C. 氧氟沙星
   D. 头孢曲松
   E. 环丙沙星
9. 与生殖道沙眼衣原体感染临床特征不符合的是
   A. 过程隐匿
   B. 迁延
   C. 症状明显
   D. 症状轻微
   E. 并发上生殖道感染
10. 生殖道沙眼衣原体感染途径是
   A. 接吻
   B. 性接触
   C. 输血
   D. 注射
   E. 握手
11. 生殖道沙眼衣原体感染治疗的有效药物是
   A. 头孢曲松
   B. 大观霉素
   C. 环孢素
   D. 阿奇霉素
   E. 制霉菌素
12. 尖锐湿疣的传播途径主要是
   A. 血液传播
   B. 垂直传播
   C. 性接触
   D. 虫媒
   E. 乳汁
13. 生殖器疱疹的传染方式主要是
   A. 哺乳
   B. 接吻
   C. 注射
   D. 性接触
   E. 握手
14. 下列哪种特点与生殖器疱疹不符
   A. 慢性病程
   B. 复发性
   C. 难治愈
   D. 好发于生殖器
   E. 不复发
15. 治疗生殖器疱疹有效的药物是
   A. 泼尼松
   B. 阿昔洛韦
   C. 灰黄霉素
   D. 头孢曲松
   E. 环孢素
16. 巨细胞病毒感染的诊断依据是
   A. 血清抗-HIV
   B. HIV 分离
   C. 尿液及分泌物中分离出巨细胞病毒
   D. RPR
   E. TPPA
17. 巨细胞病毒感染对胎儿、新生儿的危害哪项不符
   A. 间质性肺炎
   B. 黄疸
   C. 死亡
   D. 高热
   E. 贫血
18. 性传播疾病的防治措施是
   A. 完善法律保障
   B. 重视宣传教育
   C. 规范疫情报告
   D. 加强行为干预
   E. 以上都是
19. 关于一期梅毒的叙述错误的是
   A. 可出现硬下疳
   B. 梅毒血清学阴性
   C. 有神经梅毒
   D. 有不洁性交史
   E. 外阴表面溃疡，有浆液性分泌物

【A_2 型题】

20. 男性，28 岁，个体户。有冶游史 1 周。2 天前自觉尿痛、尿频、尿道口出脓。查体：尿道口可见大量黄色脓性分泌物。此例哪种疾病可能性大
   A. 梅毒
   B. 生殖器疱疹
   C. 天疱疮
   D. 淋病
   E. 艾滋病
21. 男性，45 岁，商人。有不洁性交史 5 天，1 天前尿道疼痛出脓。查体：尿道口可见大量黄色脓性分泌物。下列哪种检查即便捷又准确
   A. 淋球菌涂片
   B. 淋球菌培养
   C. HIV 分离
   D. 血清抗-HIV
   E. RPR
22. 女性，34 岁，离异，服务业人员。外阴起丘疹、肿物 1 个月，皮疹逐渐扩大，无明显不适感，查大小阴唇可见鸡冠状肿物，表面呈乳头状，实验室检查醋酸白试验阳性，诊断应首选
   A. 梅毒
   B. 扁平湿疣
   C. 尖锐湿疣
   D. 淋病

E. 生殖器疱疹

【A_3/A_4 型题】

（23～25 题共用题干）

女性，20 岁，服务业人员。未婚，不否认有性交行为。半月前躯干、四肢、双手掌跖出现红斑，无痒痛感，查躯干、四肢可见玫瑰色椭圆形斑疹，对称分布，掌跖部黄豆大小铜红色领圈样脱屑。

23. 该患者应考虑为哪种疾病
    A. 玫瑰糠疹
    B. 梅毒
    C. 红斑狼疮
    D. 麻疹
    E. 结节性红斑
24. 要诊断梅毒还应做哪项检查
    A. RPR TPPA
    B. 抗-HIV
    C. 抗-HEV
    D. RPR
    E. 红细胞沉降率
25. 若确诊为梅毒首选治疗药物是
    A. 四环素
    B. 红霉素
    C. 头孢曲松钠
    D. 青霉素类
    E. 莫西沙星

（26～27 题共用题干）

男性，20 岁，网管员。未婚，有性交行为 5 天。1 天前自觉尿道有灼热感，并出现黄色脓性分泌物，尿急、尿痛。

26. 此例患者首先考虑诊断为
    A. 梅毒
    B. 软下疳
    C. 淋病
    D. 生殖器疱疹
    E. 硬下疳
27. 若诊断淋病还需做哪项检查
    A. 真菌涂片
    B. 淋球菌涂片
    C. HIV
    D. 真菌培养
    E. RPR TPPA

（28～30 题共用题干）

男性，38 岁，经理。2 周前有婚外性行为，3 天前尿道刺痒、刺痛，查尿道口轻度红肿，尿道分泌物呈黏液脓性，少许。

28. 此例患者首先考虑诊断
    A. 淋病
    B. 生殖器疱疹
    C. 梅毒
    D. 软下疳
    E. 生殖道衣原体感染
29. 若诊断生殖道衣原体感染需做哪项检查
    A. 衣原体
    B. 淋球菌涂片
    C. 真菌培养
    D. 淋球菌培养
    E. RPR TPPA
30. 若确诊为生殖道衣原体感染治疗推荐方案为
    A. 环孢素
    B. 青霉素
    C. 阿奇霉素
    D. 甲硝唑
    E. 头孢曲松

【B_1 型题】

（31～32 题共用备选答案）

A. 难辨梭菌
B. 苍白密螺旋体
C. 甲型溶血性链球菌
D. 人类乳头瘤病毒
E. HIV

31. 引起梅毒的病原体是
32. 可引起尖锐湿疣的病原体是

（33～35 题共用备选答案）

A. 硬下疳
B. 阴茎群集性水疱
C. 尿道黄色大量脓性分泌物
D. 玫瑰疹
E. 躯干部红斑

33. 一期梅毒可出现
34. 生殖器疱疹可见
35. 淋病可有

（36～38 题共用备选答案）

A. TPPA RPR
B. 醋酸白试验
C. HIV
D. 衣原体检查
E. 真菌涂片

36. 生殖道沙眼衣原体感染者需做
37. 尖锐湿疣患者需做
38. 二期梅毒患者需做

第二十五篇　其　他

第一章　围手术期处理

【A_1 型题】

1. 手术后早期恶心、呕吐常见的原因是
   A. 颅内压增高
   B. 麻醉反应
   C. 术后腹胀
   D. 肠梗阻
   E. 低血钾
2. 术前常规禁食的时间是
   A. 禁食 4 小时，禁水 2 小时
   B. 禁食 6 小时，禁饮 2 小时
   C. 禁食 10 小时，禁饮 3 小时
   D. 禁食 10 小时，禁饮 3 小时
   E. 禁食 12 小时，禁饮 4 小时
3. 成人术前需要应用降压药的血压（mmHg）指标是超过
   A. 130/90
   B. 140/90
   C. 150/100
   D. 160/100
   E. 170/110
4. 手术患者从术前 12 小时禁食，4 小时禁水是为了
   A. 减少术后感染
   B. 防止术后腹胀
   C. 防止吻合口瘘
   D. 防止术后伤口裂开
   E. 防止麻醉或手术中呕吐
5. 高压灭菌后的物品一般可保留
   A. 4 天
   B. 1 周
   C. 2 周
   D. 3 周
   E. 1 个月
6. 多器官疾病术前不正确的是
   A. 心力衰竭需控制 3~4 周
   B. 经常发作哮喘患者，术前可口服地塞米松
   C. 肝功能严重损害的患者，一般不宜施行任何手术
   D. 肾功能不全的患者，在有效的透析疗法支持下，可耐受手术
   E. 糖尿病患者术前血糖应控制到正常
7. 手术区皮肤消毒的范围最少距手术切口
   A. 5cm
   B. 10cm
   C. 15cm
   D. 20cm
   E. 30cm
8. 器械浸泡在 70% 酒精或 0.1% 新洁尔灭溶液中需要多少时间方可使用
   A. 15 分钟
   B. 30 分钟
   C. 60 分钟
   D. 90 分钟
   E. 120 分钟
9. 腹部手术后多采取
   A. 平卧位
   B. 侧卧位
   C. 俯卧位
   D. 高坡卧位
   E. 低半坐位
10. 关于戴无菌手套，脱污染手套，下述描述哪项是错误的
   A. 戴无菌手套时，注意勿触及手套外面
   B. 脱污染手套时，手套外面不能触及皮肤
   C. 常规洗手后，如用干手套，先穿手术衣后戴手套
   D. 常规洗手后，如用温手套，先戴手套后穿手术衣
   E. 常规洗手后，如用干手套，先戴手套后穿手术衣

【A_3/A_4 型题】

（11~13 题共用题干）

男性，18 岁。因转移性右下腹痛 12 小时入院，诊断为“急性阑尾炎”，当晚行阑尾切除术，病理为坏疽性阑尾炎。自术后次晨起，患者表现为腹痛，烦躁不安，未解小便。查体：面色较苍白，皮肤湿冷，心率 110 次/分钟，较弱，血压 10.67/8kPa（80/60 mmHg），腹稍胀，全腹压痛，轻度肌紧张，肠鸣音减弱。

11. 该患者目前情况，应考虑为何种可能
   A. 术后肠麻痹
   B. 术后疼痛所致
   C. 术后尿潴留
   D. 术后腹腔内出血
   E. 机械性肠梗阻
12. 为明确诊断，最好选择采取何种措施
   A. 继续观察病情变化
   B. 腹部 X 线透视
   C. 腹部 B 超
   D. 诊断性腹腔穿刺
   E. 导尿
13. 诊断明确后，应采取何种治疗方法
   A. 镇静、镇痛治疗
   B. 留置导尿管
   C. 输液输血治疗
   D. 持续胃肠减压
   E. 剖腹探查术

（14~15 题共用题干）

男性，60 岁。嗜烟，平时经常轻微咳嗽，因溃疡病大出血行急性胃大部切除术，术后痰多而

稀，但无力咳出，术后1天逐渐出现烦躁不安，呼吸急促。检查：体温37.8℃，脉率95次/分，呼吸31次/分，血压正常，无发绀，心脏无特殊，右肺下部呈实音，呼吸音消失，血白细胞10.5×10^9/L，中性粒细胞0.78。

14. 诊断首先考虑
 A. 肺炎
 B. 肺不张（早期）
 C. 脓胸
 D. 胸腔积液
 E. 肺不张（晚期）

15. 即时重要治疗措施
 A. 气管切开
 B. 蒸气吸入
 C. 胸腔穿刺放液
 D. 脓胸引流
 E. 橡皮导管吸痰

【B_1型题】

（16~18题共用备选答案）
 A. 不必特殊处理
 B. 毛花苷C 0.4mg加入25%葡萄糖20ml，静脉缓慢推注
 C. 皮下注射阿托品0.5mg
 D. 口服地高辛0.25mg，每日1次
 E. 少量多次输血

16. 偶发性期前收缩的患者手术前
17. 冠心病患者心室率每分钟50次以下者手术前
18. 心房颤动患者心室率在每分钟100次以上者手术前

第二章 营 养

【A_1型题】

1. 一般不首选肠外营养治疗的是
 A. 严重脓毒症患者
 B. 不宜经口进食超过7天者
 C. 脑外伤昏迷者
 D. 小肠仅剩50cm者
 E. 急性重症胰腺炎患者

2. 比标准体重减少多少为营养不良
 A. 5%
 B. 15%
 C. 20%
 D. 25%
 E. 10%

3. 清蛋白低于多少表示重度营养不良
 A. 35g/L
 B. 29g/L
 C. 25g/L
 D. 15g/L
 E. 21g/L

4. 正常人每日需能量为
 A. 5000kJ
 B. 6325kJ
 C. 7535kJ
 D. 8000kJ
 E. 9735kJ

5. 肠内营养并发症与输入速度及溶液浓度有关的是
 A. 误吸
 B. 腹胀、腹泻
 C. 肠炎
 D. 肠道细菌移位
 E. 胆囊结石

6. 长期采用全胃肠外营养，理想静脉为
 A. 颈内或锁骨下静脉
 B. 颈外静脉
 C. 头静脉
 D. 大隐静脉
 E. 上肢静脉

7. 全胃肠外营养液中必需氨基酸和非必需氨基酸的比例一般应为
 A. 1∶1
 B. 1∶2
 C. 1∶3
 D. 2∶1
 E. 3∶1

第三章 感 染

【A_1型题】

1. 预防手术后感染的最重要的措施是
 A. 提高机体抵抗力
 B. 术前、术中、术后大量应用抗生素
 C. 避免休克发生
 D. 术后早期离床活动
 E. 严格遵守无菌操作的原则

2. 诊断丹毒最有意义的临床表现是
 A. 头痛、畏寒、高热
 B. 好发部位
 C. 色鲜红界限清楚
 D. 局部发生水疱
 E. 所属淋巴结肿大

3. 丹毒的致病菌是
 A. 梭状芽孢杆菌
 B. 乙型血性链球菌
 C. 金黄色葡萄球菌
 D. 白念珠菌
 E. 表皮葡萄球菌

4. 关于深部脓肿，下列哪项是错误的
 A. 局部有疼痛与压痛
 B. 有凹陷性水肿
 C. 可扪及波动感
 D. 有明显全身症状
 E. 穿刺有脓

5. 伤口附近出现“红线”是
 A. 浅层静脉炎

B. 深层静脉炎
C. 网状淋巴管炎
D. 浅层管状淋巴管炎
E. 深层管状淋巴管炎

6. 关于破伤风，正确的描述是
A. 颈部肌肉强烈收缩最早出现
B. 光线不能诱发全身肌肉抽搐
C. 严重者神志不清
D. 可出现尿潴留
E. 不会发生骨折

7. 破伤风最初出现典型的肌肉强烈收缩是
A. 咬肌
B. 面肌
C. 颈项肌
D. 背腹肌
E. 四肢肌

8. 发生外科感染的必要条件不包括
A. 外界病菌大量侵入组织
B. 人体正常菌群变成病菌
C. 病菌在组织内大量繁殖
D. 人体抵抗能力有一定缺陷
E. 组织内的有氧环境

9. 关于痈的治疗正确的是
A. 初期只有红肿时，热敷治疗
B. 当表面紫褐色已破溃流脓时，不必切开
C. 切开引流时做“+”形切口
D. 切口应达病变边缘皮肤
E. 切口应深达深筋膜深面

10. 化脓性感染形成脓肿后，外科治疗的基本原则是
A. 全身加大抗生素剂量
B. 改用其他抗生素
C. 加用肾上腺皮质激素
D. 配合局部物理疗法
E. 立即切开引流

11. 不能引起败血症的细菌是
A. 葡萄球菌
B. 链球菌
C. 大肠埃希菌
D. 破伤风梭菌
E. 铜绿假单胞菌

12. 不能引起特异性感染的是
A. 破伤风梭菌
B. 结核分枝杆菌
C. 乙型溶血性链球菌
D. 真菌
E. 梭状芽孢杆菌

13. 脓血症的主要特点是
A. 寒战
B. 高热
C. 病情发展迅速
D. 白细胞计数明显增高
E. 转移性脓肿

【A_3/A_4 型题】

（14~16 题共用题干）

男孩，8 岁。额部多发性疖肿，未治，红肿扩大，弛张性高热，4 天后臀部皮下又发现一肿块，疼痛，压痛明显，且有波动感。

14. 进一步确诊的方法是
A. 头部 X 线摄片
B. 臀部肿块 B 超检查
C. 臀部 X 线摄片
D. 查血常规
E. 臀部肿块穿刺抽脓

15. 诊断应考虑
A. 菌血症
B. 败血症
C. 毒血症
D. 寒性脓肿
E. 脓毒血症

16. 治疗方案为
A. 醇浴退热
B. 额部疖肿换药
C. 臀部脓肿切开引流及抗生素治疗
D. 加强营养，增强抵抗力
E. 综合应用多种抗生素

（17~19 题共用题干）

女性，30 岁。背部肿块，红、肿、疼痛 3 天，寒战、发热 39℃，查体：背部肿物 3cm×5cm，触之有波动感。

17. 当病灶做局部引流和全身应用抗生素后，仍有寒战、高热，最合适的治疗措施是
A. 联合应用抗生素，并加大剂量
B. 尽快明确细菌种类和药敏试验
C. 寻找有无其他感染病灶
D. 使用抗真菌药物治疗
E. 加用肾上腺皮质激素

18. 为了提高患者血培养的阳性率，最好的抽血时间是
A. 发热开始时
B. 寒战开始时
C. 发热最高峰时
D. 寒战结束时
E. 寒战、发热时

19. 根据临床表现，该患者有脓血症征象，其主要特点是
A. 寒战后，高热呈稽留热
B. 白细胞计数 $30\times10^9/L$
C. 休克出现早
D. 肝、肾功能损害
E. 转移性脓肿

【B_1 型题】

（20~22 题共用备选答案）
A. 革兰阴性细菌败血症
B. 革兰阳性细菌败血症
C. 脓血症
D. 真菌性败血症
E. 毒血症

20. 男性，48 岁。因右臂红、肿、热、痛 1 周，发热 38.9℃，红肿局限，2 天来寒战，高热体温 40.5℃，白细胞数为 $20.3\times10^9/L$，中性粒细胞 0.90，血培养阳性，考虑为

21. 女性，50 岁。10 天前做胆道手术，近几天来时有突然寒战，体温 38~39℃有时体温接近正常，白细胞计数 $8.5\times10^9/L$，中性粒细胞 0.70，血培养阳性，考虑为

22. 男性，16 岁。咽喉疼痛 5 天，昨天感寒战，发热 39.5℃，

白细胞 18.5×10^9/L，中性粒细胞 0.90，血培养阴性，考虑为

第四章　创伤和火器伤

【A_1 型题】

1. 初期处理火器伤清创后伤口应做一期缝合的是
   A. 臀部
   B. 腰部
   C. 膝关节腔
   D. 上臂
   E. 手掌
2. 二期处理火器伤延期缝合应在清创处理后的
   A. 12 小时至 1 天
   B. 2~3 天
   C. 4~7 天
   D. 8~14 天
   E. 14 天以后

【A_3/A_4 型题】

（3~5 题共用题干）

男性，19 岁，车祸致伤，即来院急诊，神志蒙眬、咯血、口鼻均有泥沙夹血外溢，呼吸困难、烦躁不安。左侧胸部严重擦伤，肿胀，心率 98 次/分钟，血压 16/12kPa（120/90mmHg），四肢活动尚可，左大腿中下段中度肿胀，有瘀斑和严重擦伤。

3. 此时最紧迫的抢救措施是
   A. 请胸外科医师会诊处理
   B. 清除上呼吸道异物，保持呼吸道通畅
   C. 输血
   D. 吸氧
   E. 左下肢夹板固定
4. 下列哪项诊断可不予考虑
   A. 颅脑创伤
   B. 鼻骨骨折
   C. 肋骨骨折
   D. 左股骨骨折
   E. 血气胸
5. 下列处理中不必紧急做的是
   A. 吸氧
   B. 颅脑与胸部、左股骨 X 线摄片
   C. 多科会诊处理
   D. 左下肢包扎固定
   E. 输血

【B_1 型题】

（6~8 题共用备选答案）

A. 切口分类及愈合记录为“Ⅰ/甲”
B. 切口分类及愈合记录为“Ⅲ/丙”
C. 切口分类及愈合记录为“Ⅱ/甲”
D. 切口分类及愈合记录为“Ⅱ/乙”
E. 切口分类及愈合记录为“Ⅲ/甲”

6. 腹股沟疝修补术，切口愈合良好
7. 右胫腓骨开放骨折，清创内固定后切口愈合良好
8. 腰椎结核伴椎旁冷脓肿病灶清除术，切口愈合良好

第五章　烧　　伤

【A_1 型题】

1. 成年女性，背部、会阴和双臀部烧伤时，烧伤面积估计是
   A. 22%
   B. 24%
   C. 16%
   D. 18%
   E. 20%
2. 烧伤最常见的死亡原因是
   A. 休克
   B. ARDS
   C. 肾衰竭
   D. 感染
   E. 心力衰竭
3. 8 个月男婴Ⅱ度烧伤时，每 1% 面积、千克体重额外丢失补液量为
   A. 1.0ml
   B. 1.5ml
   C. 2.0ml
   D. 2.5ml
   E. 3.0ml
4. 大面积烧伤早期发生的休克，多为
   A. 神经源性休克
   B. 心源性休克
   C. 低血容量性休克
   D. 过敏性休克
   E. 感染性休克
5. 不符合电烧伤特点的是
   A. 皮肤的损伤轻微，而全身性损伤较重
   B. 主要损害心脏，引起血流动力学改变
   C. 可发生电休克，甚至心搏、呼吸骤停
   D. 有“入口”和“出口”，均为Ⅲ度烧伤
   E. 深部损伤范围不超过皮肤“入口”处

【A_2 型题】

6. 11 个月男婴，Ⅱ度烧伤面积 10%，体重 10kg，额外丢失液量为
   A. 100ml
   B. 150ml
   C. 200ml
   D. 250ml
   E. 300ml

7. 男性，18岁。右足和右小腿被开水烫伤，有水疱伴剧痛。创面基底部肿胀发红，该患者烧伤面积和深度的诊断为
   A. 5%浅Ⅱ度
   B. 5%深Ⅱ度
   C. 10%浅Ⅱ度
   D. 10%深Ⅱ度
   E. 15%浅Ⅱ度

【A_3/A_4 型题】

（8~10题共用题干）

成人，体重60kg，烧伤，于下午4时，送入医院急诊室。检查：意识清，能合作，心率100次/分钟，血压16.0/11.2kPa（120/84mmHg），面部、胸、腹部，两前臂、两手及两小腿和足部Ⅱ、Ⅲ度烧伤。下午5时开始静脉输液，6时入手术室、清创，晚上8时送病房

8. 烧伤总面积为
   A. 47%
   B. 48%
   C. 49%
   D. 50%
   E. 51%
9. 输液计划起算时间
   A. 下午2时
   B. 下午4时
   C. 下午5时
   D. 下午6时
   E. 下午8时
10. 烧伤后第一个24小时应补给胶、晶体液计算量为
   A. 5600ml
   B. 6200ml
   C. 6800ml
   D. 5400ml
   E. 6000ml

【B_1 型题】

（11~12题共用备选答案）
   A. 败血症
   B. 菌血症
   C. 创面脓毒症
   D. 脓毒血症
   E. 真菌败血症

11. 男性，32岁。Ⅲ度烧伤40%，伤后10天，体温40℃，心率140次/分钟，呼吸36次/分钟，创面湿，灶性积脓，创周炎症明显，血白细胞计数20×10^9/L，血培养无菌生长
12. 女孩，6岁。烧伤50%，Ⅲ度20%，体温37℃，心率136次/分，呼吸36次/分，创面可见坏死斑，血培养为革兰阴性杆菌

第六章　乳房疾病

【A_1 型题】

1. 下列乳腺癌类型中常表现为粉刺癌的是
   A. 导管内原位癌
   B. 浸润性小叶癌
   C. 浸润性导管癌
   D. 小叶原位癌
   E. 髓样癌
2. 根据乳腺癌在不同部位发生率的多少，扪诊时最需要注意的是乳腺的
   A. 内上象限
   B. 内下象限
   C. 外下象限
   D. 外上象限
   E. 中央区
3. 乳癌最早表现为
   A. 乳房多发肿块
   B. 乳房疼痛
   C. 乳房单发小肿块
   D. 皮肤呈“橘皮样”改变
   E. 乳头内陷
4. T_1 期乳腺癌其肿块最长径不超过
   A. 1cm
   B. 2cm
   C. 3cm
   D. 4cm
   E. 5cm
5. 急性乳腺炎的首发症状为
   A. 局部硬块
   B. 发热
   C. 搏动性疼痛
   D. 患侧腋窝淋巴结肿大
   E. 乳房肿胀疼痛
6. 乳房后脓肿切开引流最好采用
   A. 乳房表现放射状切口
   B. 乳房表现横切口
   C. 乳晕下缘弧形切口
   D. 乳房下缘弧形切口
   E. 乳房外侧斜切口
7. 关于乳腺囊性增生病，下述哪项是错误的
   A. 与内分泌功能失调有关
   B. 25~40岁妇女多见
   C. 常见于两侧乳房
   D. 可以发生癌变
   E. 基本病变是乳腺腺泡的增生
8. 下列哪项是乳癌出现表面橘皮征的机制
   A. 乳房皮下淋巴管被癌细胞堵塞
   B. 癌肿侵入乳管使其收缩
   C. 癌肿侵犯Cooper韧带使其收缩
   D. 癌细胞浸润大片皮肤
   E. 以上都不是
9. 乳头鲜红色血性溢液多见于
   A. 乳管内癌
   B. 乳管内乳头状瘤
   C. 乳腺囊性增生病
   D. 急性乳腺炎
   E. 乳房纤维腺瘤
10. 确定乳房肿块性质最可靠的方法为
   A. 临床表现
   B. 溢液涂片

C. 乳房 X 线检查
D. 活组织切片检查
E. B 超断层仪检查

11. 乳腺囊性增生病的处理是
A. 药物治疗
B. 放射治疗
C. 肾上腺皮质激素治疗
D. 全乳腺切除
E. 增生部位局部切除术

12. 下列哪项不是乳癌的临床表现
A. 肿块生长速度较快
B. 癌块表面皮肤凹陷
C. 肿块表面光滑，活动度良好
D. 橘皮样外观
E. 最早表现为无痛，单发，质硬，界限不清小肿块

13. 急性乳腺炎的重要病因是
A. 全身和局部抵抗力下降
B. 乳汁淤积加细菌入侵
C. 乳腺组织发育不良
D. 哺乳次数增多
E. 乳腺分泌障碍

14. 乳房 Paget 病是指
A. 乳头湿疹样乳腺癌
B. 炎性乳腺癌
C. 浆细胞性乳腺炎
D. 乳腺结核病
E. 男性乳房肥大症

15. 随月经周期疼痛的乳腺肿块可能是
A. 乳腺癌
B. 导管内乳头状瘤
C. 乳房囊性增生病
D. 乳腺纤维腺瘤
E. 乳房脂肪坏死

16. 预后最差的乳癌局部表现是
A. 乳头湿疹样表现
B. 乳房皮肤急性炎症表现
C. 乳房皮肤橘皮样表现
D. 乳房皮肤局限凹陷
E. 乳头牵缩

17. 急性乳腺炎脓肿形成后的主要治疗方法是
A. 应用广谱抗生素
B. 促使乳汁通畅排出
C. 局部注射抗生素
D. 切开引流
E. 局部热敷

【A_2 型题】

18. 女性，右乳房内肿块 4cm×3cm，皮肤略回缩，基底不固定，右腋下有 2.5cm×1.5cm 活动的淋巴结两个，质硬，病理证实为乳癌腋淋巴结转移，按国际标准，应属于
A. $T_2N_1M_0$
B. $T_1N_1M_0$
C. $T_3N_2M_0$
D. $T_3N_3M_0$
E. $T_2N_2M_0$

19. 26 岁女性，左乳房外上象限内 3 cm 圆形光滑肿块已 8 个月，质韧，活动佳，可能为
A. 早期乳癌
B. 纤维腺瘤
C. Paget 病
D. 乳房囊性增生病
E. 结核

20. 一哺乳患者，右乳内发现 4cm 大硬块，疼痛已 2 天，多为
A. 乳癌
B. 炎性乳癌
C. 急性乳腺炎
D. 肉瘤
E. 乳房囊性增生病

21. 女性，45 岁。乳腺硬癌伴腋窝淋巴结转移，ER（++），PR（++），行根治术后，辅助治疗应首选
A. 放射治疗
B. 放射治疗+化疗
C. 放射治疗+化疗+内分泌治疗
D. 放射治疗+化疗+双侧卵巢切除
E. 抗癌药物治疗

22. 乳腺癌直径 4cm 腋下扪及 3 个淋巴结，其治疗原则是
A. 乳腺单纯切除
B. 单纯切除+放疗
C. 仅用化疗
D. 单纯切除+化疗
E. 乳癌根治术

23. 中老年妇女，一侧乳房内单一无症状，质硬，界限欠清包块，对侧阴性，最可能的诊断是
A. 乳房囊性增生病
B. 纤维腺瘤
C. 乳房结核
D. 乳癌
E. 积乳囊肿

24. 女性，40 岁。右乳房内上象限有 4cm×4.5cm 肿块，皮肤略回缩，基底不固定，腋下触及 2.5cm × 1.5cm 和 2.0cm×1.5cm 淋巴结两个，质硬，尚活动，细胞学检查为硬癌，你认为病情应属于哪一期
A. 第Ⅰ期
B. 第Ⅱ期
C. 第Ⅲ期
D. 第Ⅳ期
E. 第Ⅱ期与第Ⅲ期之间

25. 20 岁女性，乳房肿块，质韧，边缘清晰，活动度大，生长缓慢，无压痛，应诊断为
A. 乳管内乳头状瘤
B. 乳腺结核
C. 乳腺炎性肿块
D. 乳腺纤维性腺瘤
E. 乳腺囊性增生病

26. 患者行乳癌根治术时已发现有腋下淋巴结转移，应手术后 2~3 周行放疗，其目的是
A. 防止瘤细胞扩散
B. 抑制乳癌及其转移物生长
C. 防止局部复发
D. 提高机体免疫力
E. 以上都不是

27. 女性，49 岁。发现右乳外上象限，无痛，单发，质硬，边界欠清肿块，最常见的疾病是
A. 纤维腺瘤
B. 乳腺癌

C. 乳管内乳头状瘤
D. 乳腺结核
E. 乳腺炎

28. 26岁初产妇，右乳外上象限红肿，压痛，有波动，该处抽出脓汁，下列处置哪项是错的
A. 不要分离脓肿隔膜以防扩散
B. 切口应按轮辐方向
C. 切口应达到引流通畅
D. 必要时做对口引流
E. 手术治疗

【A_3/A_4型题】

（29~30题共用题干）

女性，55岁。发现右乳腺肿物1周。查右乳外上象限肿物1.5cm×1.0cm，质硬，活动度小。

29. 如想确定肿物性质最可靠的检查方法是
A. 针吸细胞学
B. 钼靶X线
C. B超
D. 放射性核素扫描
E. 活组织冰冻切片

30. 最可能的诊断是
A. 乳腺癌
B. 乳腺囊性增生病
C. 乳腺纤维腺病
D. 乳腺结核
E. 乳腺炎

（31~32题共用题干）

女性，50岁。右乳外上象限肿物，1.5cm×1.5cm，质硬，活动差。腋淋巴结未触及。

31. 假设诊断为乳腺癌，应为哪期
A. $T_2N_1M_0$
B. $T_1N_1M_0$
C. $T_1N_0M_0$
D. $T_2N_0M_0$
E. $T_1N_2M_9$

32. 应如何治疗
A. 病灶切除术
B. 乳癌根治术
C. 局部放疗
D. 生物治疗
E. 化疗

（33~34题共用题干）

女性，29岁。右乳红肿3个月。查体：右乳皮肤红肿，呈橘皮样改变，未触及肿块，右腋窝可触及多个肿大、质硬、融合淋巴结。皮肤活检在淋巴管内查见癌栓，ER、PR阳性，C-erbB_2（HER_2）阴性。

33. 最可能的诊断是
A. 炎性乳腺癌
B. 黏液腺癌
C. 乳头状癌
D. 髓样癌
E. 乳头湿疹样乳腺癌

34. 最佳综合治疗顺序是
A. 放疗、手术、化疗、内分泌治疗
B. 内分泌治疗、手术、放疗、化疗
C. 手术、化疗、放疗、内分泌治疗
D. 手术、放疗、化疗、内分泌治疗
E. 化疗、手术、放疗、内分泌治疗

【B_1型题】

（35~37题共用备选答案）
A. 周期性疼痛
B. 肿块边界清楚，活动，增大缓慢
C. 肿块巨大，活动，淋巴结不大，有肺部转移
D. 肿块固定，腋窝淋巴结肿大
E. 肿块具有明显压痛

35. 乳腺癌
36. 乳腺纤维腺瘤
37. 急性乳腺炎

第七章 中 毒

【A_1型题】

1. 不明原因的中毒洗胃液宜选用
A. 生理盐水
B. 1∶5000高锰酸钾
C. 2%碳酸氢钠
D. 0.3%双氧水
E. 5%硫酸钠

2. 下列哪种有机磷农药中毒可以从尿中检出硝基酚
A. 敌百虫
B. 对硫磷
C. 内吸磷
D. 马拉硫磷
E. 甲拌磷

3. 解除有机磷农药中毒时烟碱样毒性作用首选
A. 阿托品
B. 解磷定
C. 美解眠
D. 尼可刹米
E. 甘露醇

4. CO中毒时首选
A. 细胞色素C
B. 给氧
C. 甘露醇及利尿药
D. 中枢兴奋剂
E. 抗生素

5. 加速已经进入肠道的毒物排泄的方法不包括
A. 洗胃
B. 导泻
C. 催吐
D. 灌肠
E. 血液净化

6. 急性毒品中毒合并呼吸、循环衰竭时，首先应进行的治疗是
A. 解毒药
B. 清除毒物
C. 对症治疗
D. 复苏支持治疗
E. 生命脏器功能支持

7. 重度有机磷农药中毒的表现正确的是
A. 瞳孔缩小，大汗，流涎，视物模糊，肌无力
B. 瞳孔缩小，大汗，流涎，意识不清，心动过速
C. 瞳孔散大，大汗，流涎，意识不清，发绀
D. 瞳孔散大，大汗，流涎，意识不清，血压升高
E. 以上都不是

8. 有机磷农药中毒所致急性肺水肿抢救首选
A. 呋塞米
B. 毛花苷C
C. 阿托品
D. 解磷定
E. 吗啡

9. 中度有机磷农药中毒时胆碱酯酶活性应为
A. 50%~70%
B. 70%以上
C. 30%~50%
D. 30%以下
E. 20%以下

10. 有机磷农药中毒所致的呼吸肌麻痹用
A. 新斯的明
B. 阿托品
C. 可拉明
D. 碳酸氢钠
E. 解磷定

11. 有机磷农药中毒的机制是
A. 胆碱酯酶失活
B. 磷酰化胆碱酯酶减少
C. 胆碱酯酶活性增强
D. 交感神经兴奋
E. 肝功损伤

12. 中毒后不能用高锰酸钾洗胃的是
A. 杀虫脒
B. 对硫磷
C. 磷化锌
D. 盐酸吗啡
E. 解磷定

13. 有机磷农药中毒时，不能采用2%碳酸氢钠洗胃的是
A. 对硫磷
B. 乐果
C. 敌敌畏
D. 美曲膦酯（敌百虫）
E. 特普

14. 中毒的一般处理方法不包括
A. 清除未吸收的毒物
B. 加速药物排泄，减少药物吸收
C. 对昏迷状态的患者催吐
D. 使用特殊解毒剂
E. 支持对症治疗

15. 有机磷中毒时应用阿托品，下列哪项是错误的
A. 用量应根据病情适当使用
B. 达到阿托品化后减少阿托品的剂量或停用
C. 与胆碱酯酶复活剂合用时，阿托品的剂量应减少
D. 重度中毒时应静脉给药
E. 当出现阿托品中毒时应立即间隔给药

16. 有机磷中毒应用阿托品治疗时，下列哪项指标不是阿托品治疗的有效指标
A. 口干、皮肤干燥
B. 颜面潮红
C. 心率加快
D. 瞳孔较前缩小
E. 肺部啰音减少或消失

17. 吗啡急性中毒的表现是
A. 昏迷、瞳孔扩大
B. 昏迷、呼吸兴奋
C. 昏迷、呼吸抑制、瞳孔缩小
D. 昏迷、呼吸抑制、瞳孔扩大
E. 呼吸抑制、瞳孔缩小、躁动

18. 与有机磷农药中毒无关的症状是
A. 肌束颤动
B. 多汗
C. 瞳孔缩小
D. 呕吐物有酸酵味
E. 唾液多

19. 以下哪个药物不是用于有机磷中毒的解救药物
A. 碘解磷定
B. 氯磷定
C. 阿托品
D. 双解磷
E. 亚硝酸钠

20. 关于有机磷杀虫剂的叙述，错误的是
A. 其主要机制是抑制乙酰胆碱酯酶
B. 主要在肝脏进行生物转化
C. 在肝脏氧化后浓度减小
D. 吸收6~12小时血中浓度达高峰
E. 吸收后48小时完全排出体外

21. 有机磷农药中毒的烟碱样症状是
A. 多汗
B. 肌束颤动
C. 瞳孔缩小
D 支气管痉挛
E. 流涎

22. 治疗亚硝酸盐食物中毒的特效药物是
A. 亚甲蓝
B. 亚硝酸钠
C. 维生素C
D. 二巯基丙醇
E. 三磷酸腺苷

23. 解磷定治疗有机磷中毒的机制是
A. 使胆碱酯酶恢复活性，消除或减轻烟碱样症状
B. 解除有机磷中毒的毒蕈碱样症状
C. 与有机磷结合排出体外
D. 使有机磷氧化还原成无毒物质
E. 以上都不是

24. 解磷定和氯磷定对哪种有机磷中毒疗效差
A. 内吸磷
B. 对硫磷

C. 甲胺磷
D. 甲拌磷
E. 敌百虫

25. 口服中毒者，最常用的吸附剂是
A. 牛奶
B. 树脂
C. 活性炭
D. 鸡蛋清
E. 使用油

26. 在应用碘解磷定时的注意事项中哪一项是错误的
A. 对毒蕈碱样作用和防止呼吸中枢的作用较差
B. 在碱性溶液中易水解为氰化物，故忌与碱性药物配伍
C. 用量过大，注射过快或未经稀释直接注射均可引起中毒
D. 对有机磷农药急性中毒、慢性中毒均有效
E. 与阿托品合用可取得协同效果

27. 解除有机磷农药中毒是毒蕈碱样毒性作用首选
A. 阿托品
B. 解磷定
C. 美解眠
D. 尼可刹米
E. 甘露醇

28. 诊断有机磷农药中毒最重要的指标是
A. 接触史
B. 出现毒蕈碱和烟碱样症状
C. 血胆碱酯酶活力降低
D. 阿托品试验诊断阳性
E. 呕吐物和衣物有大蒜味

29. 抢救急性CO中毒时防止脑水肿应
A. 静脉注射甘露醇、葡萄糖、呋塞米
B. 吸氧、高压氧舱疗法
C. 药物冬眠，给予ATP及细胞色素C
D. 保持呼吸道通畅，翻身及抗生素的应用
E. 立即将患者移到空气新鲜的地方

30. 有机磷中毒治疗过程中出现阿托品中毒，应立即给予
A. 阿托品
B. 输液及毛果芸香碱
C. 毛花苷C
D. 哌甲酯
E. 呋塞米

31. 急性有机磷农药中毒发生肺水肿，首要措施是
A. 彻底洗胃
B. 强心苷静脉注射
C. 静脉注射阿托品
D. 吗啡静脉推注
E. 解磷啶静脉注射

32. CO中毒的症状与下列哪项无关
A. 空气中CO的浓度
B. 与CO接触时间长短
C. 患者中毒前的健康状况
D. 中毒时体力活动情况
E. 以上都不是

33. 有机磷农药吸收入人体后，分布浓度最高的是
A. 肝
B. 心
C. 肾
D. 肺
E. 脾

34. CO中毒时下列哪项是不正确的
A. 老人和孩子易患
B. 老人应与脑血管意外鉴别
C. 严重中毒血液COHb浓度可高于50%
D. 应立即原地抢救
E. 迟发脑病恢复较慢

35. 下列哪种有机磷农药中毒可以从尿中检出三氯乙醇
A. 对硫磷
B. 敌百虫
C. 内吸磷
D. 马拉硫磷
E. 甲拌磷

36. 处理由皮肤和黏膜吸收的中毒方法不正确的是
A. 除去污染衣物，清洗被污染的皮肤与黏膜
B. 皮肤接触腐蚀性毒物者，立即冲洗，5分钟后用适当中和液冲洗
C. 由伤口进入局部的药物中毒，要用止血带结扎，必要时局部引流
D. 眼内污染毒物，必须立即用清水冲洗至少5分钟，并滴入相应中和剂
E. 眼内污染固体的腐蚀性毒物颗粒，用器械的方法取出结膜和角膜的异物

37. 关于急性中毒的洗胃治疗，下列哪项不正确
A. 每次注入200～250ml洗胃液
B. 每次灌液后尽量排出
C. 洗胃液总量至少6～8升
D. 直至回收液清亮为止
E. 应注意预防吸入性肺炎，窒息

38. 抢救CO中毒时纠正缺氧疗法
A. 静脉注射甘露醇、葡萄糖、呋塞米
B. 吸氧、高压氧舱疗法
C. 药物冬眠，给予ATP及细胞色素C
D. 保持呼吸道通畅，翻身及抗生素的应用
E. 立即将患者移到空气新鲜的地方

39. 巴比妥类中毒、深度昏迷伴呼吸衰竭时首选
A. 细胞色素C
B. 给氧
C. 甘露醇及利尿药
D. 中枢兴奋剂
E. 抗生素

40. 急性CO中毒，下列哪项治疗是错误的
A. 脱离现场、转移到空气新鲜的地方

B. 鼻管吸氧、严重者高压氧舱疗法
C. 防治肺水肿
D. 控制高热
E. 首先注射苏醒剂

41. 属于高毒类的有机磷农药是
A. 敌百虫
B. 敌敌畏
C. 对硫磷
D. 马拉硫磷
E. 二嗪农

42. 下列哪个不是有机磷农药中毒的毒蕈碱样表现
A. 恶心呕吐
B. 多汗
C. 腹痛腹泻
D. 心率减慢
E. 肌束颤动

43. 急性有机磷农药中毒最主要的死因是
A. 中毒性休克
B. 急性肾衰竭
C. 呼吸衰竭
D. 中毒性心肌炎
E. 脑水肿

44. 确诊CO中毒最主要的依据是
A. 空气中CO的浓度
B. 与CO接触的时间
C. 血液中碳氧血红蛋白的有无
D. 昏迷的深度
E. 缺氧的程度

【A_2型题】

45. 女性，26岁。病史不清，昏迷不醒、抽搐来就诊。查体：呼吸困难、皮肤湿冷、瞳孔明显缩小。下列哪种疾病可能性大
A. CO中毒
B. 阿托品中毒
C. 巴比妥类药物中毒
D. 有机磷中毒
E. 脑血管意外

【A_3/A_4型题】

（46~48题共用题干）

女性，28岁。被人发现昏迷且休克，屋内有火炉，且发现有敌敌畏空瓶。查体：体温36℃，BP 12/8kPa（90/60mmHg），四肢厥冷、腱反射消失。心电图示度房室传导阻滞。尿糖（+），尿蛋白（+）。血液的COHb为60%。

46. 最可能的诊断是什么
A. 急性巴比妥类中毒
B. 急性有机磷农药中毒
C. 急性CO中毒
D. 糖尿病酸中毒
E. 急性亚硝酸盐中毒

47. 首要的治疗方法是
A. 20%甘露醇250ml快速静脉滴注
B. 冬眠疗法
C. 血液透析
D. 能量合剂
E. 氧气疗法

48. 下列哪项并发症最不常见
A. 肺水肿
B. 心律失常
C. 上消化道出血
D. 中毒性肝炎
E. 肾衰竭

【B_1型题】

（49~51题共用备选答案）
A. （1∶2000）~（1∶5000）高锰酸钾溶液
B. 药用炭2份，鞣酸、氧化镁各1份的混合物5g加温水500ml
C. 3%过氧化氢溶液10ml加入100ml水中
D. 1%~2%氯化钠溶液或生理盐水
E. 3%~5%鞣酸溶液

49. 常用于中毒药物不明的急性中毒的洗胃液是
50. 可吸附、沉淀或中和药物的洗胃液是
51. 可使大部分有机及无机化合物沉淀的洗胃液

（52~55题共用备选答案）
A. 禁止使用肟类复能剂
B. 不宜用碳酸氢钠溶液洗胃
C. 静脉注射毒扁豆碱
D. 静脉滴注烟酰胺
E. 立即给予亚甲蓝注射液

52. 三环类抗抑郁药中毒应
53. 氨基甲酸酯类中毒
54. 敌百虫中毒
55. 敌枯双中毒应

（56~57题共用备选答案）
A. 静脉注射甘露醇、葡萄糖、呋塞米
B. 吸氧、高压氧舱疗法
C. 药物冬眠、给予ATP和细胞色素C
D. 保持呼吸道畅通翻身及抗生素的应用
E. 立即将患者移到空气新鲜出

56. 抢救急性一氧化碳中毒时防止脑水肿
57. 抢救急性一氧化碳中毒时纠正缺氧疗法

第八章 中 暑

【A_1型题】

1. 热痉挛患者的突出表现是
A. 腓肠肌痉挛、疼痛
B. 胸大肌痉挛、胸痛
C. 四肢肌无力
D. 呼吸肌痉挛、呼吸麻痹
E. 肠道平滑肌痉挛、腹痛

2. 热射病的典型特征是

A. 高热、意识障碍
B. 肌肉痉挛
C. 乏力、眩晕、多汗
D. 周围循环衰竭
E. 嗜睡、抽搐、呼吸快而浅

3. 中暑的原因有
A. 环境温度过高
B. 人体产热增加
C. 散热障碍
D. 汗腺功能障碍
E. 以上均是

4. 关于中暑的治疗，下列错误的是
A. 体外降温
B. 体内降温
C. 药物降温
D. 对症治疗
E. 监测体温和尿量

第二十六篇　实践综合

第一章　发热、咳嗽与咳痰、咯血、发绀、呼吸困难

【A_1 型题】

1. 发热患者。血培养最佳的抽血时间是
   A. 体温下降时
   B. 午后
   C. 清晨空腹时
   D. 寒战、发热时
   E. 体温最高时
2. 最可能出现“三凹征”的是
   A. 大叶肺炎
   B. 胸膜肥厚
   C. 大气道狭窄
   D. 胸腔积液
   E. 间质性肺病
3. 不直接通过体温调节中枢，仅需外源性致热原发挥作用的致热原是
   A. 肿瘤坏死因子
   B. 嗜酸性粒细胞
   C. 病原微生物
   D. 干扰素
   E. 白介素-1
4. 体温在39℃以上，24小时内波动<1℃，这种热型为
   A. 弛张热
   B. 间歇热
   C. 稽留热
   D. 波状热
   E. 不规则热
5. 咳嗽与咳痰中，下列哪项是错误的
   A. 咳嗽是一种保护性反射动作
   B. 咳嗽亦属一种病理现象
   C. 咳嗽控制中枢在延髓
   D. 咳痰是一种病态现象
   E. 胸膜疾病或心血管疾病不会出现咳嗽
6. 何谓大量咯血
   A. 日咯血量>100ml
   B. 日咯血量>200ml
   C. 日咯血量>300ml
   D. 日咯血量>400ml
   E. 日咯血量>500ml
7. 下列哪项是正确的
   A. 每日咯血量<150ml为小量咯血
   B. 咯血前患者常有胸闷、咳嗽等
   C. 一次咯血量>500ml为大量咯血
   D. 咯出的血液常呈酸性
   E. 咯血患者宜健侧卧位，以利血液排除
8. 血中还原血红蛋白至少达多少时，皮肤黏膜可出现发绀
   A. >70g/L
   B. >65g/L
   C. >60g/L
   D. >55g/L
   E. >50g/L
9. 静脉血经异常通道进入体循环动脉血中所致发绀常见于
   A. 肺炎
   B. 右心衰竭
   C. 严重休克
   D. 法洛四联症
   E. 阻塞性肺气肿
10. 对发绀的描述，下列哪项是错误的
    A. 重度贫血，有时难发现发绀
    B. 发绀是由于血液中还原血红蛋白绝对含量增多所致
    C. 发绀是由于血液中存在异常血红蛋白衍生物
    D. 某些药物或化学物质中毒可引起发绀
    E. 某些药物或化学物质中毒时可引起发绀，经氧疗青紫可改善
11. 对发绀的描述，下列哪项是错误的
    A. 发绀是指血中还原血红蛋白增多
    B. 广义的发绀还包括高铁血红蛋白血症和硫化血红蛋白血症
    C. 中心性发绀可分为：肺性发绀和心性混合性发绀
    D. 周围性发绀可分为：淤血性和缺血性周围性发绀
    E. 真性红细胞增多症所致发绀不属于周围性发绀
12. 吸气性呼吸困难见于
    A. 脑外伤
    B. 气管异物
    C. 心肌病
    D. 大量胸腔积液
    E. 有机磷中毒
13. 呼气性呼吸困难见于
    A. 急性喉炎
    B. 甲状腺肿大
    C. 阻塞性肺气肿
    D. 肺结核
    E. 肺不张
14. 混合性呼吸困难见于
    A. 急性喉炎
    B. 气管异物
    C. 支气管哮喘
    D. 大量胸腔积液
    E. 颅脑外伤
15. Kussmaul呼吸常见于
    A. 急性传染病
    B. 巴比妥类药物中毒
    C. 尿毒症

D. 脑出血
E. 重度贫血

16. Cheyne-Stokes 呼吸常见于
A. 急性传染病
B. 巴比妥类药物中毒
C. 尿毒症
D. 癔病
E. 重度贫血

17. Biots 呼吸常见于
A. 急性传染病
B. 巴比妥类药物中毒
C. 尿毒症
D. 癔症
E. 重度贫血

18. 呼吸频率快而浅，伴有叹息样呼吸或出现手足搐搦常见于
A. 肺源性呼吸困难
B. 心源性呼吸困难
C. 中毒性呼吸困难
D. 神经精神性呼吸困难
E. 血源性呼吸困难

【A_2 型题】

19. 女性，55 岁。患 Graves 病 3 年，1 周来心悸、咳嗽，夜间重。查体：心房颤动，两肺底水泡音。下列哪种因素与其夜间咳嗽加重有关
A. 大脑皮层对延髓呼吸中枢抑制减弱
B. 迷走神经兴奋性增高
C. 交感神经兴奋性增高
D. 痰量增多
E. 以上均有关

20. 男性，42 岁。冬季咳嗽 4 年，诊断为慢性支气管炎，下列哪项最有意义
A. 咳嗽无咳痰
B. 咳嗽有痰液
C. 咳嗽伴咯血
D. 咳嗽伴发热
E. 吸烟史

21. 男性，38 岁。近日自觉感冒后出现咳嗽伴大量脓痰，该患者最可能诊断为
A. 肺结核
B. 支气管扩张症
C. 支气管哮喘
D. 肺癌
E. 胸膜炎

22. 女性，32 岁。进餐时与人口角后，突觉呼吸困难，查体：呼吸浅表、频数达 80 次/分，无啰音。该患者最可能的诊断是
A. 癔病
B. 气胸
C. 心绞痛
D. 急性心肌梗死
E. 气管异物

23. 女性，30 岁。与人口角后突觉呼吸困难。查体：呼吸浅表、频数达 80 次/分，无啰音。该患者易发生哪种酸碱平衡失调
A. 呼吸性酸中毒
B. 呼吸性酸中毒合并代谢性酸中毒
C. 呼吸性碱中毒
D. 呼吸性碱中毒合并代谢性酸中毒
E. 呼吸性酸中毒合并代谢性碱中毒

24. 女性，30 岁。与人口角后突觉呼吸困难，血气分析结果为呼吸性碱中毒。下列哪种表现与该酸碱平衡失调有关
A. 意识障碍
B. 周围循环衰竭
C. 大小便失禁
D. 腱反射减弱或消失
E. 口周及肢体麻木

【A_3/A_4 型题】

（25~26 题共用题干）

一发热患者，近 5 天来体温维持在 39~41℃，24 小时内体温波动相差不超过 1℃。查体：腹部玫瑰疹，肝、脾大。

25. 该患者的热型是
A. 间歇热
B. 波状热
C. 回归热
D. 稽留热
E. 弛张热

26. 该患者最可能的诊断是
A. 大叶肺炎
B. 流行性出血热
C. 伤寒
D. 疟疾
E. 风湿热

（27~30 题共用题干）

男性，32 岁。突然呼吸困难、右侧胸痛。查体：发绀，大汗。既往有肺结核史。

27. 该患者最可能的诊断是
A. 结核性纤维素性胸膜炎
B. 急性左心衰竭
C. 自发性气胸
D. 急性心肌梗死
E. 支气管哮喘

28. 为鉴别气胸与支气管哮喘，下列哪项检查有意义
A. 心电图
B. 超声心动图
C. 查找变应原
D. 胸部 X 线检查
E. 血嗜酸性粒细胞计数

29. 对该患者胸部查体可检查到
A. 干啰音
B. 叩诊鼓音
C. 胸语音
D. 羊鸣音
E. 爆裂音

30. 对该患者胸部听诊可听到
A. 响亮性湿啰音
B. 粗湿啰音
C. 呼吸音减弱或消失
D. 高调干啰音
E. 低调干啰音

（31~33 题共用题干）

男性，35 岁。突发呼吸困难伴窒息感。查体：呼吸 30 次/分，呼气延长，双肺哮鸣音，无湿啰音。

31. 该患者的呼吸困难属于
A. 吸气性呼吸困难
B. 呼气性呼吸困难

C. 混合性呼吸困难
D. 阵发性呼吸困难
E. 心源性哮喘

32. 该患者可能的诊断是
A. 自发性气胸
B. 支气管哮喘
C. 急性左心衰竭
D. 气管异物
E. 肺气肿

33. 该病例排除心源性哮喘的主要依据是
A. 性别
B. 年龄
C. 突然发病
D. 呼吸未达40次/分
E. 肺内无湿啰音

【B_1型题】

（34~37题共用备选答案）
A. 发热伴寒战
B. 发热伴口角疱疹
C. 发热伴肝、脾大
D. 发热伴出血
E. 发热伴昏迷

34. 急性肾盂肾炎
35. 流行性出血热
36. 流行性感冒
37. 白血病

（38~41题共用备选答案）
A. 咯血颜色鲜红
B. 铁锈色血痰
C. 砖红色胶冻样黏痰
D. 粉红色乳样痰
E. 粉红色浆液性泡沫样痰

38. 肺炎克雷伯菌肺炎
39. 肺炎链球菌肺炎
40. 出血性疾病
41. 左心衰竭肺水肿

（42~45题共用备选答案）
A. 咳嗽声音低微或无声
B. 咳嗽声音嘶哑
C. 金属音调咳嗽
D. 阵发性连续剧咳伴有高调吸气回声（鸡鸣样咳嗽）
E. 咳嗽、咳粉红色泡沫痰伴呼吸困难

42. 极度衰弱或声带麻痹患者
43. 喉返神经麻痹者
44. 纵隔肿瘤或淋巴瘤、结节病者
45. 急性肺水肿

（46~49题共用备选答案）
A. 大量咯血伴低热
B. 持续痰中带血伴Horner综合征
C. 稍有痰中带血伴剧咳
D. 间断咯血伴大量脓痰
E. 周期性咯血

46. 支气管子宫内膜异位症
47. 支气管扩张
48. 肺结核空洞
49. 支气管肺癌

（50~53题共用备选答案）
A. 肺性发绀
B. 心性混合性发绀
C. 淤血性周围性发绀
D. 缺血性周围性发绀
E. 混合性发绀

50. Eisenmenger综合征
51. 缩窄性心包炎
52. 休克
53. 全心衰竭

（54~57题共用备选答案）
A. 发绀伴呼吸困难
B. 发绀伴杵状指（趾）
C. 发绀伴意识障碍和衰竭
D. 发绀伴红细胞增多
E. 发绀伴心脏瓣膜显著杂音

54. 急性呼吸道阻塞性疾病
55. 慢性肺部化脓性疾病
56. 某些药物或化学物质急性中毒
57. 真性红细胞增多症

第二章　水肿、胸痛、心悸、晕厥

【A_1型题】

1. 水肿这一术语不包括下列哪种情况
A. 阴囊积液
B. 腹水
C. 心包积液
D. 胸腔积液
E. 脑水肿

2. 继发性醛固酮增多症时，产生水肿的主要始动因素是
A. 毛细血管滤过压增高
B. 毛细血管通透性增高
C. 水与钠的潴留
D. 血浆胶体渗透压降低
E. 淋巴液回流受阻

3. 右心衰竭时，产生水肿的主要始动因素是
A. 毛细血管滤过压增高
B. 毛细血管通透性增高
C. 水与钠潴留
D. 血浆胶体渗透压降低
E. 淋巴液回流受阻

4. 急性肾炎时，产生水肿的主要始动因素是
A. 毛细血管滤过压增高
B. 毛细血管通透性增高
C. 钠与水的潴留
D. 血浆胶体渗透压降低
E. 淋巴液回流受阻

5. 肾病综合征时，产生水肿的主要始动因素是
A. 毛细血管滤过压增高
B. 毛细血管通透性增高
C. 钠与水的潴留
D. 血浆胶体渗透压降低
E. 淋巴液回流受阻

6. 丝虫病时，产生水肿的主要因素是
A. 毛细血管滤过压增高
B. 毛细血管通透性增高
C. 钠与水的潴留
D. 血浆胶体渗透压降低
E. 淋巴液回流受阻

7. 心悸时下列哪项正确
A. 心悸可以是低血糖突出特征
B. 心悸伴发甲状腺功能低下

比伴甲状腺功能亢进更常见

C. 二尖瓣狭窄的患者突然呼吸困难加重，通常是由于心律失常引起

D. 青年男子不规则的心悸常由室上性心动过速引起

E. 伴有头痛、出汗及高血压考虑为去甲肾上腺分泌肿瘤

8. 心悸伴晕厥或抽搐最常见于

A. 一度窦房传导阻滞

B. 心室颤动或阵发性室性心动过速、病态窦房结综合征

C. 甲状腺功能亢进

D. 心脏神经官能症

E. 急性失血

9. 下列有关心悸的叙述正确的是

A. 提示有患有器质性心脏病

B. 仅发生在心率增快时

C. 仅发生在心率减弱时

D. 有很重要的临床意义

E. 一种自觉心脏跳动的不适感

10. 主要发生在体位骤然改变时，如由卧位或蹲位突然站起时发生的晕厥，称为

A. 单纯性晕厥

B. 短暂性脑出血发作

C. 心源性晕厥

D. 直立性低血压

E. 癔病性晕厥

【A_2 型题】

11. 某高中女生，感冒后发热 2 天，热退后感心悸、胸闷、乏力，脉率 45 次/分，律不齐，临床诊断为病毒性心肌炎。住院第五天，该同学在病床上突然发生晕厥、四肢抽搐、心音消失，数秒后心音恢复，抽搐停止，逐渐转醒，应首先考虑

A. 低血糖

B. 阿-斯综合征

C. 癫痫小发作

D. 直立性低血压

E. 癔病性晕厥

12. 女性，45 岁。甲状腺 ^{131}I 放射治疗史，3 年来水肿、畏寒，实验室检查血 FT_3 及 FT_4 均降低。该患者水肿的特征表现是

A. 炎症性水肿

B. 身体下垂部位水肿

C. 全身性水肿

D. 压陷性水肿

E. 非压陷性水肿

13. 女性，40 岁。心脏听诊有心尖区舒张期局限性隆隆样杂音，肝大，下肢水肿。实验室检查：肝功能正常，尿蛋白（+），血清白蛋白 30g/L。该患者水肿是来自

A. 心源性水肿

B. 肾源性水肿

C. 肝源性水肿

D. 营养不良性水肿

E. 下腔静脉阻塞

14. 女性，50 岁。双下肢水肿 10 余年，晨轻暮重，无眼睑水肿和泡沫尿。查体：BP 130/70 mmHg，双肺呼吸音清，心界不大，心率 87 次/分，律齐，腹软，肝脾肋下未触及，移动性浊音阴性，双下肢见凹陷性水肿，浅静脉呈蚯蚓状改变。该患者下肢水肿的最可能原因是

A. 下肢静脉压增高

B. 淋巴液回流受阻

C. 心肌收缩力降低

D. 血浆胶体渗透压降低

E. 血浆晶体渗透压降低

15. 男性，40 岁。水肿、乏力、腹胀 2 个月，有乙肝病史。查体：全身水肿，腹壁静脉曲张，腹水征（+）。下列哪项与该患者腹水形成无关

A. 钠与水的潴留

B. 血管滤过压增高

C. 血管通透性增加

D. 血浆胶体渗透压降低

E. 淋巴液生成过多

16. 支气管肺癌患者，近来出现头面部、颈部和上肢水肿。查体可见颈静脉怒张，其发生是由于

A. 上腔静脉阻塞

B. 下腔静脉阻塞

C. 癌转移致心包积液

D. 癌转移致胸腔大量积液

E. 以上均有可能

【A_3/A_4 型题】

（17~18 题共用题干）

男性，45 岁。反复出现胸骨后烧灼样痛，多在餐后出现。

17. 该患者最可能的诊断是

A. 变异型心绞痛

B. 陈旧性心肌梗死

C. 食管癌

D. 反流性食管炎

E. 纵隔肿瘤

18. 补充追问病史，哪项对明确诊断最有意义

A. 劳累是否加重疼痛

B. 紧张是否加重疼痛

C. 咳嗽是否加重疼痛

D. 服用硝酸甘油可否减轻疼痛

E. 服用抗酸剂可否减轻疼痛

（19~20 题共用题干）

女性，40 岁。下肢水肿。查体：心尖区局限性舒张期隆隆样杂音，肺部听诊正常，肝大（-），腹水（-），双下肢水肿（+）及皮肤呈暗紫色，右侧重于左侧。月经期未检查尿。

19. 该患者下肢水肿最可能的原因是

A. 右心衰竭

B. 皮肤过敏

C. 经前期紧张综合征

D. 下肢静脉曲张

E. 特发性水肿

20. 对上述病例，要排除心源性水肿哪项检查最有意义

A. 心电图
B. 超声心动图
C. 心脏X线拍片
D. 血浆蛋白测定
E. 静脉压测定

第三章 颈静脉怒张、心脏杂音

【A_1型题】

1. 正常人立位或坐位时，颈外静脉在锁骨上缘至下颌角间的充盈水平是
A. 常不显露
B. 下2/3以内
C. 下1/2以内
D. 下1/3以内
E. 下2/5以内

2. 哪种体位时颈静脉明显充盈、怒张或搏动为异常征象
A. 立位
B. 卧位
C. 坐位或半坐位
D. 侧卧位
E. 以上都不对

3. 颈外静脉怒张伴收缩期搏动见于
A. 三尖瓣关闭不全
B. 三尖瓣狭窄
C. 二尖瓣狭窄
D. 二尖瓣关闭不全
E. 主动脉瓣关闭不全

4. 舒张早期奔马律的组成是
A. S_3与S_1、S_2
B. 病理S_3与S_1、S_2
C. S_4与S_1、S_2
D. 病理S_4与S_1、S_3
E. S_4与S_2、S_3

5. 舒张晚期奔马律的组成是
A. S_3与S_1、S_2
B. 病理S_3与S_1、S_2
C. S_4与S_1、S_2
D. 病理S_4与S_1、S_3
E. S_4与S_2、S_3

6. 心脏生理性杂音的特征不包括
A. 无震颤
B. 杂音柔和
C. 吹风样
D. 只限于收缩期
E. 也可见于舒张期

7. 关于二尖瓣关闭不全杂音的描述，说法错误的是
A. 吹风样全收缩期杂音
B. 向颈部传导
C. 向左腋下传导
D. 心尖区最响亮
E. 较为粗糙

8. Austin Flint杂音见于
A. 二尖瓣狭窄
B. 二尖瓣关闭不全
C. 中、重度主动脉瓣关闭不全
D. 主动脉瓣狭窄
E. 三尖瓣狭窄

9. 动脉导管未闭的杂音是
A. 递增型杂音
B. 递减型杂音
C. 递增递减型杂音
D. 连续性杂音
E. 一贯性杂音

10. 可出现震颤的收缩期杂音的强度是
A. 1级
B. 2级
C. 3级
D. 4级
E. 以上都不对

11. Graham-Steell杂音常见于
A. 三尖瓣狭窄
B. 中、重度主动脉瓣关闭不全
C. 二尖瓣关闭不全
D. 二尖瓣狭窄伴明显肺动脉高压
E. 扩张型心肌病

【A_2型题】

12. 支气管肺癌患者，近来出现头面部、颈部和上肢水肿，查体可见颈静脉怒张，其发生是由于
A. 上腔静脉阻塞
B. 下腔静脉阻塞
C. 癌转移致心包积液
D. 癌转移致胸腔大量积液
E. 以上均有可能

13. 男性，35岁。3个月前因起立时眩晕来诊，当时查体心脏轻度增大，可闻及第四心音。3天前肺感染后出现心悸气促，查体心尖区闻及舒张期奔马律。关于该患者奔马律的描述，哪项不正确
A. 由病理S_4与S_1、S_2构成
B. 为舒张早期奔马律
C. 为房性奔马律
D. 由心室压力负荷过重所致
E. 呼气末最响

14. 风心病二尖瓣狭窄患者，因发热1周住院。查体：肺底水泡音，肝大伴压痛，下肢水肿。心电图示心率130次/分，P-R间期0.28s。心脏听诊可听到哪种奔马律
A. 左室奔马律
B. 右室奔马律
C. 重叠奔马律
D. 火车头奔马律
E. 房性奔马律

15. 患儿，女，5岁。自幼体弱。查体：心前区稍隆起，未触及震颤，胸骨左缘第二肋间闻及3/6级收缩期杂音，P_2亢进，固定分裂。应考虑为
A. 肺动脉瓣狭窄
B. 室间隔缺损
C. 动脉导管未闭
D. 房间隔缺损
E. 生理性杂音

16. 女性，25岁。心悸、水肿4年。视诊心尖搏动左移，触

及心尖区舒张期震颤。对该患者心脏听诊时，可听到的最重要的杂音或异常心音是
A. 心尖区舒张期杂音
B. 心尖区第一心音亢进
C. 肺动脉第二心音亢进
D. 肺动脉瓣区舒张期杂音
E. 主动脉瓣区舒张期杂音

17. 男性，32岁。呼吸困难4～5年，渐重。1天前突然咯鲜血，量较大。查体：心尖区舒张期杂音及开瓣音。对该患心脏听诊不能听到的体征是
A. 心尖区第一心音亢进
B. 三尖瓣区全收缩期吹风性杂音
C. 肺动脉瓣区第二心音亢进
D. Austin Flint 杂音
E. Graham-Steel 杂音

18. 风心病二尖瓣狭窄患者，超声心动图示二尖瓣钙化、僵硬。对该患者心脏听诊时，哪项不正确
A. 心尖区舒张期隆隆性杂音
B. 心尖区第一心音亢进
C. 心尖区未闻及开瓣音
D. 肺动脉第二心音亢进
E. Graham-Steel 杂音

19. 男性，32岁。呼吸困难3～4年。查体：心尖区舒张期杂音及三尖瓣区全收缩期吹风性杂音。心脏望诊时可看到
A. 心尖搏动向左向下移位
B. 心尖搏动增强
C. 心尖搏动减弱
D. 负性心尖搏动
E. 胸骨上窝搏动

20. 男性，32岁。呼吸困难3～4年。查体：负性心尖搏动，心尖区舒张期杂音及开瓣音。该患者负性心尖搏动说明
A. 左室轻度增大
B. 左室明显增大
C. 右室轻度增大
D. 右室明显增大
E. 左右室皆增大

21. 男性，18岁。四肢细长，高度近视。胸部X线片示升主动脉呈梭形瘤样扩张，心脏听诊可闻及主动脉第二区的舒张期叹气性杂音外，还能听到的杂音是
A. 心尖区舒张期隆隆性杂音
B. 三尖瓣区收缩期吹风性杂音
C. Austin-Flint 杂音
D. A、C 选项均正确
E. B、C 选项均正确

22. 男性，50岁。查体可见颈动脉搏动明显、水冲脉及毛细血管搏动。该患者可考虑到的诊断是
A. 严重贫血
B. 甲亢
C. 主动脉窦瘤破裂
D. A+B
E. A+B+C

【A_3/A_4 型题】

（23～25 题共用题干）

男性，55岁。有冠心病史。6小时前突然出现呼吸困难，咳粉红色泡沫状痰。查体：极度烦躁不安，心尖区舒张期奔马律。

23. 该患者出现的是哪种奔马律
A. 舒张早期奔马律
B. 舒张晚期奔马律
C. 收缩前期奔马律
D. 房性奔马律
E. C+D 重叠奔马律

24. 该患者出现的是哪种奔马律
A. 左房奔马律
B. 右房奔马律
C. 左室奔马律
D. 右室奔马律
E. C+D 重叠奔马律

25. 该患者奔马律的发生机制是
A. 左室舒张末期压力负荷过度
B. 左室舒张早期容量负荷过度
C. 左室收缩期负荷过度
D. 左室舒张晚期容量负荷过度
E. 左室舒张期容量及压力负荷过度

（26～28 题共用题干）

男性，32岁。胸骨左缘第3肋间有舒张早期递减型吹风性杂音，诊断可考虑主动脉瓣关闭不全。

26. 本杂音应与哪种情况相鉴别
A. 动脉导管未闭
B. 三尖瓣狭窄
C. 房间隔缺损
D. 室间隔缺损
E. 肺动脉瓣相对关闭不全

27. 欲排除 Graham-Steel 杂音的可能，下列哪项最有价值
A. 第一心音亢进
B. 左心室扩大
C. 奇脉
D. 血压正常
E. 心尖搏动向左移位

28. 由于肺动脉扩张引起瓣膜相对关闭不全所产生的杂音称为
A. Austin-Flint 杂音
B. Graham-Steel 杂音
C. Gibson 杂音
D. Duroziez 杂音
E. Oliver 征

（29～30 题共用题干）

男性，54岁。心前区反复疼痛及气促4年，BP 150/30 mmHg，X线示心脏呈靴型扩大。

29. 以下哪项所见与本患者情况不符
A. 心尖搏动向左向下移位
B. 心尖搏动呈抬举性
C. 心尖区开瓣音
D. 心尖区舒张期杂音
E. Duroziez 杂音

30. 本患者最可能的诊断是
A. 扩张型心肌病
B. 肥厚型心肌病
C. 室间隔缺损
D. 主动脉瓣关闭不全
E. 二尖瓣狭窄

（31～33 题共用题干）

男性，62岁。10年前体检曾

被告知患心脏病，近1~2年来心前区不适，心悸，逐渐加重。查体：BP 160/60 mmHg，心浊音界增大呈靴型。

31. 该患者心脏靴型增大说明
   A. 右室增大
   B. 左室增大
   C. 左右室均增大
   D. 主动脉扩张
   E. 主动脉瘤

32. 对该患者心脏听诊时，可能听到的杂音是
   A. 胸骨左缘第2肋间收缩期杂音
   B. 胸骨左缘第2肋间舒张期杂音
   C. 胸骨左缘第3肋间收缩期杂音
   D. 胸骨左缘第3肋间舒张期杂音
   E. 胸骨右缘第2肋间舒张期杂音

33. 该患者最可能的诊断是
   A. 二尖瓣关闭不全
   B. 动脉导管未闭
   C. 主动脉瘤
   D. 主动脉瓣关闭不全
   E. 陈旧性心肌梗死

【B_1型题】

（34~36题共用备选答案）
   A. Graham-Steel杂音
   B. Austin-Flint杂音
   C. 胸骨左缘3~4肋间收缩期喷射性杂音
   D. 心尖区收缩中期喀喇音
   E. 胸骨左缘第2肋间连续性杂音

34. 二尖瓣脱垂
35. 梗阻性肥厚型心肌病
36. 动脉导管未闭

第四章 消化系统、泌尿系统、血液系统、神经精神系统症状

【A_1型题】

1. 24小时尿量超过多少为多尿
   A. 2000ml
   B. 2500ml
   C. 3000ml
   D. 3500ml
   E. 4000ml

2. 下列哪项不是内脏性腹痛的特点
   A. 疼痛部位含混
   B. 疼痛部位接近腹中线
   C. 常伴自主神经兴奋症状
   D. 腹痛可因体位变化加重
   E. 疼痛感觉模糊

3. Budd-Chiari综合征时肝肿大是由于
   A. 肝淤血
   B. 代谢异常
   C. 肿瘤
   D. 血液病
   E. 中毒

4. 可引起腹痛的全身性疾病不包括
   A. Crohn病
   B. 过敏性紫癜
   C. 风湿热
   D. 铅中毒
   E. 血卟啉病

5. 意识障碍伴瞳孔缩小可见于
   A. 颠茄类中毒
   B. 有机磷农药中毒
   C. 酒精中毒
   D. 氰化物中毒
   E. 癫痫

6. 关于意识状态的概念，下列哪项是错误的
   A. 意识状态是大脑高级神经中枢功能活动的综合表现，即对环境的知觉状态
   B. 凡能影响大脑功能活动的疾病皆会引起不同程度的意识改变
   C. 根据意识障碍的程度，简要分为嗜睡、意识模糊、昏睡、昏迷以及谵妄
   D. 临床上检查意识状态的方法一般多用视诊来判断
   E. 意识状态的正常取决于大脑半球功能的完整性

7. 膝胸或俯卧位可使呕吐减轻，常见于下列哪种情况
   A. 幽门梗阻
   B. 十二指肠淤滞症
   C. 消化性溃疡
   D. 早孕
   E. 胃肠神经症

8. 上体前屈时腹痛明显，直立位时减轻，提示何种疾病
   A. 十二指肠淤滞症
   B. 胰体癌
   C. 反流性食管炎
   D. 胃黏膜脱垂
   E. 胃溃疡

9. 关于头痛以下哪项不正确
   A. 头痛伴脑膜刺激征者提示有脑膜炎或蛛网膜下腔出血
   B. 头痛伴剧烈呕吐者提示颅内压增高
   C. 头痛伴眩晕提示为神经功能性头痛
   D. 慢性进行性头痛伴精神症状者应注意颅内肿瘤
   E. 慢性头痛突然加剧并有意识障碍者提示可能发生脑疝

10. 呕血最常见的原因是
   A. 胃底、食管静脉曲张破裂
   B. 食管癌
   C. 消化性溃疡
   D. 钩端螺旋体病
   E. 急性胃黏膜病变

11. 皮下出血面积的直径多大称为瘀点
   A. <2mm
   B. 2~3mm
   C. 3~5mm

D. >5mm
E. 以上均可

12. 腹痛发生的三种基本机制是
A. 急性腹痛、慢性腹痛和牵涉痛
B. 腹腔内、腹腔外和全身性疾病
C. 内脏性腹痛、躯体性腹痛和牵涉痛
D. 内脏性腹痛、反射性腹痛和牵涉痛
E. 神经性腹痛、反射性腹痛和牵涉痛

13. 下列引起意识障碍的疾病，其中哪项属颅内感染
A. 高血压脑病
B. 脑梗死
C. 脑血栓形成
D. 脑型疟疾
E. 癫痫

14. 24 小时尿量少于多少为少尿
A. 100ml
B. 200ml
C. 300ml
D. 400ml
E. 500ml

15. 24 小时尿量少于多少为无尿
A. 100ml
B. 200ml
C. 300ml
D. 400ml
E. 500ml

16. 符合浅昏迷的临床表现是
A. 对疼痛刺激有反应
B. 可以唤醒
C. 无意识的自主运动消失
D. 四肢腱反射消失
E. 定向力障碍

17. 中度昏迷与深昏迷最有价值的鉴别是
A. 各种刺激无反应
B. 不能唤醒
C. 无自主运动
D. 深、浅反射均消失
E. 大、小便失禁

18. 镜下血尿的正确概念是
A. 离心尿沉渣每高倍镜视野 3 个以上红细胞
B. 离心尿沉渣低倍镜下偶见个别红细胞
C. 尿呈洗肉水样
D. 显微镜下大量红细胞
E. 离心尿沉渣高倍镜下每视野 10 个以上红细胞

19. 哪种情况可引起全身淋巴结肿大
A. 急性咽炎
B. 慢性鼻炎
C. 再生障碍性贫血
D. 链霉素过敏
E. 足癣合并感染

20. 恶心伴随症状的临床意义下列哪项正确
A. 腹泻——十二指肠淤滞症
B. 呕吐物量大且有粪臭——幽门梗阻
C. 眩晕——梅尼埃病
D. 右上腹痛及发热——食物中毒
E. 头痛及喷射性呕吐——基底动脉供血不全

21. 皮下出血面积的直径多大称为瘀斑
A. <2mm
B. 2~3mm
C. 3~5mm
D. >5mm
E. 以上均可

22. 胃肠黏膜分泌过多液体引起的腹泻称为
A. 动力性腹泻
B. 吸收不良性腹泻
C. 渗出性腹泻
D. 渗透性腹泻
E. 分泌性腹泻

23. 强烈提示有脑膜炎存在的表现是头痛伴有
A. 眩晕
B. 发热
C. 精神症状
D. Kernig 征阳性
E. 癫痫样发作

24. 正常人脾浊音界在左腋中线的第几肋之间
A. 7~10
B. 8~10
C. 8~11
D. 9~11
E. 10~肋缘

25. 引起出血性疾病较常见的因素是
A. 血管外因素
B. 凝血因子缺乏
C. 肝素或香豆素类药物
D. 抗凝血物质活性增加
E. 血小板因素

26. 意识障碍伴瞳孔散大可见于
A. 颠茄类中毒
B. 吗啡类中毒
C. 巴比妥类中毒
D. 有机磷农药中毒
E. 毒蕈类中毒

27. 轻度肿大的脾脏在仰卧位时触不到，医生可用双手触诊，患者应取哪种体位
A. 右侧卧位，右下肢伸直，左下肢屈曲
B. 右侧卧位，右下肢屈曲，左下肢伸直
C. 右侧卧位，双下肢屈曲
D. 左侧卧位，双下肢屈曲
E. 左侧卧位，双下肢位置同 B

28. 腹泻至少超过多长时间称为慢性腹泻
A. 5 个月
B. 4 个月
C. 3 个月
D. 2 个月
E. 1 个月

29. 下列哪项不是躯体性腹痛的特点
A. 疼痛定位准确
B. 疼痛程度剧烈而持久
C. 可有局部腹肌强直
D. 咳嗽、体位变化可加重疼痛
E. 常伴自主神经兴奋症状

30. 哪种药物试验治疗可用来鉴别肝外阻塞性黄疸与非梗阻性胆汁淤积性黄疸
A. 螺内酯（安体舒通）
B. 普萘洛尔（心得安）
C. 酚妥拉明
D. 泼尼松
E. 多巴胺
31. 下列哪项不属于意识障碍
A. 嗜睡
B. 谵妄
C. 精神萎靡
D. 昏睡
E. 昏迷
32. 巨大卵巢囊肿与腹水鉴别最具有意义的体征是
A. 脐上移
B. 腹部明显膨隆
C. 腹部叩呈浊音
D. 腹部两侧叩诊呈浊音
E. 尺压试验时直尺随腹主动脉搏动
33. 仰卧位时腹痛明显，前倾位或俯卧位时减轻，提示何种疾病
A. 十二指肠淤滞症
B. 胰体癌
C. 反流性食管炎
D. 胃黏膜脱垂
E. 胃溃疡
34. 腹部反跳痛的发生机制是
A. 肠腔胀气
B. 内脏肿大、充血
C. 肿瘤淋巴结转移
D. 炎症波及腹膜壁层
E. 胆管结石并梗阻
35. 左侧卧位可使腹痛减轻提示何种疾病
A. 十二指肠淤滞症
B. 胰体癌
C. 反流性食管炎
D. 胃黏膜脱垂
E. 胃溃疡
36. 重度肝大不见于
A. 肝癌
B. 早期肝硬化
C. 血吸虫病
D. 原发性胆汁性肝硬化
E. 多囊肝

【A_2 型题】

37. 糖尿病患者，感冒高热后出现恶心、呕吐。实验室检查：血酮体 5.2mmol/L（54.17mg/dl），CO_2CP 18mmol/L。该患者呕吐是由于
A. 代谢产物刺激延髓化学感受器触发器
B. 代谢产物刺激延髓胃肠道化学感受器
C. 代谢产物刺激延髓呕吐中枢
D. 高热刺激延髓化学感受器触发器
E. 高热刺激延髓呕吐中枢
38. 30岁男性，以急性阑尾炎住院，早期腹痛位于脐周，伴恶心、呕吐。其腹痛发生机制是
A. 牵涉痛
B. 反射性腹痛
C. 躯体性腹痛
D. 中枢性腹痛
E. 内脏性腹痛
39. 急性阑尾炎患者，10小时前脐周痛，现腹痛加剧，转移至右下腹，病变尚未波及腹膜壁层。其腹痛发生的机制是
A. 牵涉痛
B. 反射性腹痛
C. 躯体性腹痛
D. 中枢性腹痛
E. 内脏性腹痛
40. 36岁男性，溃疡病史，近2天来黑粪，每天1～2次，估计其出血量大约为
A. 50～70ml
B. 60～80ml
C. 70～90ml
D. 80～100ml
E. 90～110ml
41. 有溃疡病史的男性患者，因1小时前呕血住院，自觉出汗、心悸。查体：心率120次/分，四肢湿冷。根据上述临床表现估计出血量大约为血容量的
A. 1%
B. 5%
C. 10%
D. 15%
E. 20%
42. 男性，42岁。因呕血急诊住院。查体：心率160次/分，呼吸急促，BP 8.0/4.0kPa（60/30mmHg）。估计其出血量大约是血容量的
A. 5%
B. 10%
C. 30%
D. 15%
E. 1%
43. 男性患者，因黄疸来诊，实验室检查符合阻塞性黄疸，查体：胆囊肿大，为鉴别壶腹区癌与胆囊底部结石，下列体征哪项支持后者
A. 皮肤呈黄绿色
B. 皮肤呈金黄色
C. 皮肤呈柠檬色
D. 胆囊坚硬而不规则
E. 胆囊光滑
44. 一重度水肿患者，查体：全身高度水肿，呈凹陷性，腹平坦，移动性浊音（+）。估计其腹水量大约是
A. 300～500ml
B. 500～1000ml
C. 1000～1500ml
D. 1500～2000ml
E. 2000～2500ml
45. 一肝硬化腹水患者，近日腹水进行性加重，伴腹胀、低热。首先应考虑合并哪种情况
A. 肝病活动
B. 肝肾综合征
C. 上消化道出血
D. 癌变
E. 自发性腹膜炎
46. 肝硬化腹水患者，近日来低

热，腹水进行性加重，疑发生自发性腹膜炎。为确定诊断，最具诊断价值的检查是
A. 腹水细胞数>500×10^6/L
B. 腹水培养有G^-杆菌生长
C. 腹水外观不透明
D. 腹水蛋白量>30g/L
E. 腹水比重>1.0180

47. 男性，58岁。咳嗽4年，2个月来痰中带血，消瘦，X线胸片示左上肺密度较高圆形阴影。如果该患者淋巴结肿大，哪组区域的浅表淋巴结最先肿大的可能性大
A. 左颈深淋巴结上群
B. 右颈深淋巴结上群
C. 左锁骨上窝淋巴结
D. 右锁骨上窝淋巴结
E. 左颈深淋巴结下群

48. 女性，40岁。慢性肾盂肾炎史8年，2年来乏力，24小时尿量为2100ml，其中夜间尿量800ml。该患者排尿异常的诊断符合哪项
A. 多尿
B. 夜尿增多
C. A+B
D. 少尿
E. 无排尿异常

49. 男性，15岁。糖尿病史1年，3天前感冒发热，食欲下降而停用胰岛素。1天来恶心、呕吐。查体：睡眠状态，大声呼唤可醒，很快又入睡，醒时答话含糊，该患者意识障碍属于
A. 嗜睡
B. 意识模糊
C. 昏睡
D. 浅昏迷
E. 无意识障碍

【A_3/A_4型题】

（50~51题共用题干）

男性，45岁。反复出现胸骨后烧灼样痛，多在餐后出现。

50. 该患最可能的诊断是
A. 变异型心绞痛
B. 陈旧性心肌梗死
C. 食管癌
D. 反流性食管炎
E. 纵隔肿瘤

51. 补充追问病史，哪项对明确诊断最有意义
A. 劳累是否加重疼痛
B. 紧张是否加重疼痛
C. 咳嗽是否加重疼痛
D. 服用硝酸甘油可否减轻疼痛
E. 服用抗酸剂可否减轻疼痛

（52~53题共用题干）

男性，35岁。腹痛1天，初位于脐周，后转移至右下腹，现腹痛加剧，呈持续性。查体：右下腹压痛，伴肌紧张及反跳痛。

52. 该患者腹痛的发生属于
A. 牵涉痛
B. 反射性腹痛
C. 躯体性腹痛
D. 中枢性腹痛
E. 内脏性腹痛

53. 该患者腹痛特点提示其病理基础是
A. 病变局限于阑尾本身
B. 病变波及腹膜脏层
C. 病变波及腹膜壁层
D. 泛发性腹膜炎
E. 阑尾内粪石

（54~57题共用题干）

40岁女性，参加婚宴后出现右上腹痛，为剧烈绞痛，查体见表情痛苦、不安。

54. 对该患者诊治，紧急又有价值的处置是
A. 镇痛药镇痛
B. 抗生素消炎
C. 急查血常规
D. 行PTC检查
E. 紧急行腹部超声检查

55. 对该患者在确诊前应禁忌的处置是
A. 镇痛药镇痛
B. 抗生素消炎
C. 急查血常规
D. 行PTC检查
E. 紧急行腹部超声检查

56. 该患者可出现的体征是
A. Grey-Turner征
B. Trousseau征
C. Cullen征
D. Murphy征
E. Courvoisver征

57. 该患者最可能的诊断是
A. 急性胰腺炎
B. 急性胆囊炎
C. 急性心肌梗死
D. 急性阑尾炎
E. 急性胃炎

（58~61题共用题干）

女性，45岁。右上腹绞痛。查体：皮肤、巩膜未见黄染。辅助检查：腹部超声示胆总管结石，血清总胆红素26μmol/L。

58. 关于黄疸的诊断，该患者符合哪项
A. 无黄疸
B. 隐性黄疸
C. 轻度黄疸
D. 中度黄疸
E. 重度黄疸

59. 该患者行血胆红素测定时，可出现哪种改变
A. 血清总胆红素和非结合胆红素升高
B. 血清总胆红素和结合胆红素升高
C. 血清总胆红素和结合胆红素及非结合胆红素均升高
D. 结合胆红素/总胆红素比值<20%
E. 结合胆红素/总胆红素比值>35%

60. 该患者的尿胆红素代谢检查，可出现哪种改变
A. 尿胆原正常，胆红素阴性
B. 尿胆原明显升高，胆红素阴性
C. 尿胆原减少，胆红素强阳性

D. 尿胆原中度升高，胆红素阳性
E. 尿胆原减少，胆红素阴性

61. 该患者黄疸发生的机制为
A. 肝内胆汁淤积
B. 肝内阻塞性黄疸
C. 肝外胆管外阻塞
D. 肝外胆管内阻塞
E. 肝细胞性黄疸

（62~64 题共用题干）

腹水患者，腹水检查：外观微混，白细胞 50×10^6/L，比重1.010。

62. 该患者腹水蛋白质定量测定时，其含量大约为
A. <10g/L
B. <15g/L
C. <20g/L
D. <25g/L
E. <30g/L

63. 疑癌性腹水，下列哪项检查最具参考价值
A. 腹水腺苷脱氨酶测定
B. 腹水甘油三酯测定
C. 腹水/血清乳酸脱氢酶比值测定
D. 腹水鲎试验
E. 腹水乙醚试验

64. 哪项检查对癌性腹膜炎有确定诊断价值
A. 腹水 ADA 测定
B. 腹水细胞学检查
C. 腹水/血清 LDH 比值测定
D. 腹水 TG 测定
E. 腹水鲎试验

（65~67 题共用题干）

男性，49 岁。上腹部隐痛10年，半年来消瘦、黑粪。查体：左锁骨上窝触及 2cm× 3cm 淋巴结2枚。吸烟史 20 年。

65. 检查左锁骨上窝淋巴结的正确手法是
A. 患者头向前屈，右手触诊左锁骨上区，由浅至锁骨深部
B. 患者头向前屈，左手触诊，手法同上
C. 患者头向右侧屈，右手触诊，手法同上
D. 患者头向左侧屈，右手触诊，手法同上
E. 患者头向前屈，左手触诊，手法同上

66. 该患者哪些部位发生炎症或肿瘤的可能性大
A. 口底、头面部
B. 鼻咽部
C. 咽喉部、甲状腺
D. 食管、胃
E. 气管、胸膜、肺

67. Virchow 淋巴结是哪种癌转移的标志
A. 甲状腺癌
B. 胃癌
C. 肺癌
D. 乳癌
E. 胸腺癌

（68~69 题共用题干）

女性，18 岁。皮肤反复紫癜和瘀斑、月经量多 2 年。既往经常关节痛，并因此经常服用保泰松等药物。家中无类似疾患者。10 岁起经常刷牙出血。

68. 本患者的诊断，不应考虑哪种情况
A. 先天性血小板功能异常
B. 获得性血小板功能异常
C. 血友病
D. 维生素 C 缺乏
E. 过敏性紫癜

69. 该患者紫癜如疑为血小板功能不良所致，应进一步选择哪项检查
A. 阿司匹林耐量试验
B. 复钙试验
C. 血小板相关抗体测定
D. 血小板因子Ⅳ测定
E. 血小板聚集试验及黏附试验

第五章 异常阴道流血

【A_1 型题】

1. 关于阴道流血下列哪项是错误的
A. 是妇科疾病最常见的主诉
B. 妇女生殖道任何部分均可发生出血
C. 阴道流血绝大多数出血来自宫体
D. 主要由妇科疾病引起，与其他疾病无关
E. 年龄对诊断有重要参考意义

【A_2 型题】

2. 55 岁女性，绝经 5 年，性生活后阴道流血 2 日，量少。该患者可考虑到的诊断是
A. 萎缩性阴道炎
B. 子宫内膜癌
C. 子宫颈癌
D. A+B 选项
E. A+B+C 选项

【B_1 型题】

（3~5 题共用备选答案）
A. 停经后阴道流血
B. 接触性出血
C. 经间出血
D. 经间或经后点滴出血
E. 绝经多年后点滴出血

3. 急性宫颈炎
4. 排卵期出血
5. 萎缩性阴道炎

协和医考

2024

全国临床执业医师资格考试应试题库与解析（下册）

临床执业医师资格考试专家组　编

· 医学综合 ·

答案与解析

扫码赠送历年考题

中国协和医科大学出版社

北　京

图书在版编目（CIP）数据

2024全国临床执业医师资格考试应试题库与解析：上、下册／临床执业医师资格考试专家组编．—北京：中国协和医科大学出版社，2023.10

（协和医考）

ISBN 978-7-5679-2283-9

Ⅰ.①2… Ⅱ.①临… Ⅲ.①临床医学-资格考试-题解 Ⅳ.①R4-44

中国国家版本馆CIP数据核字（2023）第194225号

协和医考

2024全国临床执业医师资格考试应试题库与解析

（上、下册）

编　　者：临床执业医师资格考试专家组
策划编辑：魏亚萌
责任编辑：魏亚萌
封面设计：邱晓俐
责任校对：张　麓
责任印制：张　岱

出版发行：中国协和医科大学出版社
（北京市东城区东单三条9号　邮编100730　电话010-65260431）
网　　址：www.pumcp.com
经　　销：新华书店总店北京发行所
印　　刷：三河市龙大印装有限公司

开　　本：850mm×1168mm　1/16
印　　张：83.25
字　　数：2570千字
版　　次：2023年10月第1版
印　　次：2023年10月第1次印刷
定　　价：214.00元（上、下册）

ISBN 978-7-5679-2283-9

编者名单

编者（按姓氏笔画排序）

于　萍	于占革	于红丽	于晓光	马　宁	马丽娜	王　巨
王　玥	王　欣	王　艳	王文波	王竹颖	王丽华	王丽敏
王秀宏	王玲弟	王俊玲	王雪峰	车承红	牛春峰	尹　梅
孔英君	艾　静	石　琨	石作为	石秋萍	卢方浩	田淑君
田静岩	史也夫	史立军	付　锦	白云龙	丛　丽	兰英华
匡洪宇	朴贤美	毕郑钢	曲书强	吕　振	吕雪莹	朱雨岚
乔正学	乔国芬	任　欢	任立红	庄如锦	刘　平	刘　岩
刘　洋	刘　艳	刘　锐	刘宇鹏	刘连新	刘美娜	刘晓玲
刘梅梅	刘慧珍	刘鑫妍	闫冠韫	闫晓波	闫朝岐	闫景龙
许进力	孙　兰	孙　备	孙　勇	孙　辉	孙全胜	孙庆峰
孙宇辉	孙国栋	苏　杭	杜秀敏	李　勇	李　耘	李　莉
李　晖	李　峰	李　辉	李　强	李凤兰	李为民	李用国
李佩玲	李宝馨	李春媚	李昭柱	李艳波	李冀宏	杨卫良
杨幼林	杨成林	杨秀贤	杨树才	杨艳杰	吴　铮	邱晓慧
谷东方	邹朝霞	辛　凤	宋　光	宋科官	宋雪佳	初文峰
张　妍	张　荣	张　雪	张　颖	张　歆	张一梅	张凤民
张凤蕴	张伟辉	张宗峰	张思佳	张震宇	陆晓峰	陈　力
陈　鹤	陈丽丽	陈国林	陈学青	陈莉丽	陈晓红	陈敬绵
岳凤莲	金凤奎	金永华	金丽娟	金承洛	金晓明	周　晋
周宏博	周毅成	单宏丽	赵瑞波	赵霁阳	郝艳秋	胡韶山
钟照华	段秀庆	禹　亮	侯静波	姜爱民	袁　杰	聂英坤
夏　炎	顾良军	徐　柏	徐红薇	徐保峰	徐洪雨	栾　颖
高　旭	高　翔	高力军	高晓华	高善玲	郭劲松	唐立勇
陶永红	陶雨春	曹　杨	曹　佳	龚冬梅	崔岚巍	梁庆成
董　芬	董德利	韩志刚	富东旭	谢良军	靳占峰	靖雪妍
蔡本志	裴春颖	潘　琦	霍　蓉	戴吉成		

出版说明

我国执业医师资格考试已经进入第25个年头，这项政策对于加强我国医师队伍建设，提高执业医师的综合素质，保护医师合法权益，规范医师管理制度，完善医师培养制度，发挥了积极的作用。

为帮助考生在繁忙的临床实践期间更有效地复习，更方便地了解与掌握执业医师资格考试的要求，提高考生分析问题、解决问题的能力，从而顺利通过考试，中国协和医科大学出版社推出了“协和医考”系列丛书。25年来，中国协和医科大学出版社在本套丛书的出版过程中，以及每年与广大考生读者反馈交流的工作中，摸索出了我国执业医师资格考试的基本规律，积累了丰富的出版应试丛书的经验，为考生提供了不同层次、不同阶段和不同需求的应试参考书。

本套丛书由中国协和医科大学出版社组织相关专业专家编写，并邀请了专职从事执业医师资格考试研究的培训专家进行审定。内容紧扣最新版《医师资格考试大纲》，以规划教材为基础，以临床能力为重点，侧重于理论与实践的综合运用。本套丛书品类齐全，从应试指导、核心考点精讲，到各类习题集和模拟试卷等，能够满足广大考生复习考试的需要。

“当医生就当好医生，当好医生就读协和医书”，拥有25年执业医师资格考试用书出版经验的中国协和医科大学出版社为全国争当好医生的读者，提供这套全面、准确、实用的应试丛书。我们期望能够对广大考生顺利通过执业医师资格考试有所助益，为我国医学教育及医学事业的发展作出积极的贡献。丛书内容如有不当之处，欢迎各位考生和同仁批评指正。如有关于丛书内容及考试的相关问题，请扫描下方二维码，有专属微信客服为你解答。

目　录

上册（习题）

第一部分　基础医学综合

第二部分 医学人文综合

第三部分 预防医学综合

第四部分 临床医学综合

下册（答案与解析）

第一部分 基础医学综合

第二部分 医学人文综合

第三部分 预防医学综合

第四部分 临床医学综合

答案与解析

第一部分 基础医学综合

第一篇 解 剖 学

第一章 运动系统

【A_1 型题】

1.【答案】A

【解析】关节的运动形式基本上是沿着三个互相垂直的轴所做的运动，有移动、屈和伸、收和展、旋转、环转等。拇指的对掌运动是拇指向掌心，拇指尖与其余四指尖掌侧面接触的运动。这一运动加深了手掌的凹陷，是人类进行握持和精细操作时所必需的主要动作。故选A。

2.【答案】A

【解析】韧带是连于相邻两骨之间的致密纤维结缔组织束，有加强关节的稳固或限制其过度运动的作用。位于关节囊外的，称囊外韧带；位于关节囊内的，称囊内韧带，被滑膜包裹，如膝关节的交叉韧带，髋关节的股骨头韧带。肩关节囊外韧带少而弱，没有囊内韧带，有肱二头肌长头起于盂上结节，行于关节囊内，经结节间沟走出关节囊外。肘关节的桡骨环状韧带位于桡骨环状关节面的周围，两端附着尺骨桡切迹的前、后缘，与尺骨桡切迹共同构成一个上口大下口小的骨纤维环，容纳桡骨头，防止桡骨头脱出，易被误认为是囊内韧带。故选A。

3.【答案】C

【解析】肱骨上端与体交界处稍细，称外科颈，较易发生骨折；肱骨下端较扁，外侧部前面有半球状的肱骨头，与桡骨相关节，内侧部有滑车状的肱骨滑车，与尺骨相关节，肱骨小头外侧和肱骨滑车内侧各有一个突起，分别称内上髁和外上髁。股骨下端有两个向后突出的膨大，为内侧髁和外侧髁，内、外侧髁的前面、下面和后面都是光滑的关节面，两髁侧面最突起处，分别称为内上髁和外上髁，内上髁上方的突起，称收肌结节。股骨内、外侧髁与胫骨上端的内、外侧髁相关节，故外侧髁是股骨和胫骨的共有结构。耳状面是骶骨外侧部的结构，与髋骨的耳状面构成骶髂关节，故耳状面是骶骨与髋骨的共有结构。故选C。

4.【答案】C

【解析】鼻窦是上颌骨、额骨、蝶骨和筛骨内的骨腔，位于鼻腔的周围并开口于鼻腔。鼻窦是教学中的重点，但记忆并不是很难。蝶窦开口于蝶筛隐窝；筛窦后群开口于上鼻道；筛窦前、中群，上颌窦和额窦开口于中鼻道，其中上颌窦最大，窦口高于窦底，故直立位时不易引流。故选C。

5.【答案】B

【解析】前锯肌位于胸廓侧壁，以数个肌齿起自上8个或9个肋骨，肌束斜向后上内，经肩胛骨的前方，止于肩胛骨内侧缘和下角，拉肩胛骨向前和紧贴胸廓，下部肌束使肩胛骨下角外旋，助臂上举，当肩胛骨固定时，可上提肋助深吸气。若此肌瘫痪，则肩胛骨下角离开胸廓而突出于皮下，称“翼状肩”，此时不能完全上举臂或做向前推的动作。胸小肌位于胸大肌深面，呈三角形，起自3~5肋骨，止于肩胛骨喙突，拉肩胛骨向前下方。斜方肌使肩胛骨向脊柱靠拢，上部肌束可上提肩胛骨，下部肌束可下降肩胛骨，如肩胛骨固定，一侧肌收缩使颈部向同侧屈，脸转向对侧，两侧同时收缩可使头后伸，该肌瘫痪时，产生“塌肩”。肩胛提肌可上提肩胛骨，并使肩胛骨下角转向内，如肩胛骨固定，可使颈向同侧屈曲。菱形肌牵引肩胛骨向内并向脊柱靠拢。故选B。

6.【答案】C

【解析】肌的辅助装置包括筋膜、滑膜囊和腱鞘。筋膜遍布全身，分浅筋膜和深筋膜两种，浅筋膜又称皮下筋膜，位于真皮之下，包被全身各部，由疏松结缔组织构成；深筋膜又称固有筋膜，由致密结缔组织构成，位于浅筋膜的深面，它包被体壁、四肢的肌和血管、神经等。滑膜囊为封闭的结缔组织囊，壁薄，内有滑液，多位于腱和骨面相接处，以减少两者之间的摩擦，有的滑膜囊在关节附近和关节腔相通，滑膜囊炎症可影响肢体局部的运动功能。腱鞘是包围在肌腱外面的鞘管，存在于活动性较大的部位，如腕、踝、手指和足趾等处。而腱划是腹直肌的结构，腹直肌位于腹前壁正中线的两旁，居腹直肌鞘中，肌的全长被分为3~4条横行的腱划分成几个腹肌，腱划系结缔组织构成，与腹直肌鞘的前层结合紧密，为肌节愈合的痕迹。故选C。

7.【答案】C

【解析】咀嚼肌包括颞肌、咬肌、翼内肌和翼外肌，配布于下颌关节周围，参加咀嚼运动。颞肌起自颞窝，肌束如扇形向下会聚（前部纤维呈垂直位，后部纤维呈水平位），通过颧弓的深面，止于下颌骨的冠突，使下颌骨上提，后部纤维使下颌骨向后。咬肌收缩时上提下颌骨。翼内肌收缩时上提下颌骨，并使其向前运动。由于提下颌的肌（闭口肌）的力量大于降下颌骨的舌骨上肌群（张口肌）的力量，所以，下颌关节的自然姿势是闭口。当肌肉痉挛时或下颌神经受到刺激时，表现为牙关紧闭或张口困难。两侧翼外肌同时收缩下拉关节盘连同下颌头向前至关节结节的下方，所以翼外肌是张口肌，是舌骨上肌群的协同肌。故选C。

8.【答案】C

【解析】背阔肌、三角肌、冈上肌和喙肱肌都是运动肩关节的肌肉。而斜方肌的作用是使肩胛骨向脊柱靠拢，上部肌束可上提肩胛骨，下部肌束使肩胛骨下降。故选C。

9.【答案】B

【解析】肌根据细胞结构的不同可分为平滑肌、心肌和骨骼肌，其中骨骼肌受躯体神经支配，直接受人的意识控制，故也称随意肌。每块骨骼肌包括肌腹和肌腱两部分，阔肌的腱性部分呈薄膜状，称腱膜。而肌的辅助装置包括筋膜、滑膜囊和腱鞘；肌通常以两端附着在两块或两块以上的骨上，并非只有一个起点和一个止点，如肱三头肌有三个起点，长收肌有两个止点。故选B。

10.【答案】D

【解析】三边孔和四边孔位于肩胛下肌和小圆肌（上界）、大圆肌（下界）、肱三头肌长头和肱骨上端之间的两个间隙，肱三头肌长头内侧的间隙为三边孔，外侧的间隙为四边孔，可见肱三头肌长头为三边孔的外侧界，四边孔的内侧界；四边孔内有腋神经和旋肱后血管通过，三边孔内有旋肩胛血管通过。故选D。

11.【答案】D

【解析】可在体表扪及胸骨角，其两侧与第2肋软骨相连接，是计数肋骨的重要标志。故选D。

12.【答案】E

【解析】颈椎椎体较小，第3~7颈椎体上面侧缘向上突起称椎体钩，椎体钩若与上位椎体下面的两侧唇缘相接，则形成钩椎关节，又称Luschka关节，如过度增生肥大，可使椎间孔狭窄，压迫脊神经，产生症状，为颈椎病的发病原因之一。该题选项A、B、C、D所述内容都对，但均不全面。故选E。

13.【答案】C

【解析】膈为向上膨隆呈穹隆形的扁阔肌，位于胸腹腔之间，成为胸腔的底和腹腔的顶。膈上有三个裂孔：在第12胸椎前方，左右两个膈脚与脊柱之间有主动脉裂孔，有主动脉和胸导管通过；主动脉裂孔的左前上方，约在第10胸椎水平，有食管裂孔，有食管和迷走神经通过；在食管裂孔的右前上方的中心腱内有腔静脉裂孔，它约在第8胸椎水平，内有下腔静脉通过，故选C。

14.【答案】A

【解析】胫骨下端膨大，其内下突起为内踝，下端下面和内踝外面有关节面与距骨滑车相关节，下端的外侧面有腓切迹与腓骨相接。故选A。

15.【答案】D

【解析】计数肋主要的标志有：胸骨角平第2肋；肩胛骨下角平第7肋或第7肋间隙。计数椎骨主要的标志：第7颈椎棘突；肩胛冈的内侧端平第3胸椎棘突；两侧髂嵴连线最高点一般平第4腰椎棘突，这是从下部确定椎骨序数的方法，临床上进行腰椎穿刺或麻醉多用此法定位。肋弓是躯干骨重要的骨性标志，并非计数肋、椎骨的结构，故选D。

16.【答案】D

【解析】成人骶骨由5块骶椎长合而成，盆面上缘中份向前隆凸，称骶岬。背面沿中线的隆起是骶正中嵴，由各骶椎的椎孔连接成骶管，是椎管的一部分，骶前、后孔均与骶管相通，有骶神经前、后支通过。骶管向下开口于骶管裂孔，是第4~5骶椎的椎弓的椎弓板缺如形成的裂孔。在裂孔的两侧有第5骶椎的下关节突构成的骶角，可在体表扪及。临床上进行骶管麻醉即经骶管裂孔进针，常以骶角作为确定骶管裂孔位置的标志。故选D。

17.【答案】A

【解析】按照运动轴的数目，可将关节分为单轴关节、双轴关节和多轴关节。按构成关节的骨数，可分为单关节和复关节。按运动的方式，可分为单动关节和联合关节。一般的运动都由单个关节完成，是为单动关节；有些特定的运动需由2个或2个以上的关节来完成，这些关节称为联合关节。如下颌骨的运动是由两侧颞下颌关节共同完成的，颞下颌关节为联合关节，故选A。

18.【答案】C

【解析】选A或E者误认为顶骨和颞骨参与构成颅前窝，实际上，顶骨只参与构成颅盖没有参与构成颅底，所以不参与构成颅前窝。实际上，颞骨虽然参与构成颅底，但其主要参与构成颅中窝和颅后窝。选B者将犁骨误选，是认为犁骨参与颅前窝，犁骨位于骨性鼻腔的后部，属面颅骨，不参与构成颅腔，因此不能选入答案。选D者认为颧骨参与构成颅前窝，其原因是学生根本没掌握颧骨的位置，颧骨位于上颌骨和颞骨之间，属面颅骨，不参与构成颅腔。故选C。

19.【答案】D

【解析】臀大肌位于臀部浅层，大而肥厚，几乎覆盖（除臀中肌的一小部分外）此区全部深层结构，作用是伸髋，特别是从坐位转为直立位或攀登、举重时更为明显，还可外旋髋关节，下肢固定时，能伸直躯干，防止前倾，是维持人体直立的重要肌肉；位于股后群的股二头肌、半膜肌和半腱肌的作用主要为屈膝关节，也可伸髋关节，单独一块肌肉收缩伸髋关节的力量不大。故选D。

20.【答案】B

【解析】桡侧腕长、短伸肌的作用主要为伸腕，使腕外展；尺侧腕伸肌的作用主要为伸腕，使腕内收；拇长、短伸肌的作用相同，都是伸拇指，助手外展；而指伸肌的作用为伸指和伸腕，还可协助伸肘。故选B。

21.【答案】A

【解析】腕管位于腕掌侧，由屈肌支持带（腕横韧带）和腕骨沟围成，管内有9条肌腱（指浅、深屈肌腱各4条和1条拇长屈肌腱）和1条神经（正中神经）通过。故选A。

22.【答案】C

【解析】按形态骨可分为4类：长骨呈管状，分布于四肢，分一体两端，体又称骨干，内有空腔称髓腔，容纳骨髓，两端膨大称骺，有一光滑的关节面，与相邻关节面构成关节，骨干与骺相邻的部分称干骺端，幼年时保留一片软骨，称骺软骨，成年后，骺软骨骨化，骨干和骺融为一体，其间遗留一骺线；短骨形似立方体，多成群分布于连结牢固且较灵活的部位，如腕骨（月骨、三角骨、豌豆骨、手舟骨、大多角骨、小多角骨、头状骨和钩骨）和跗骨（距骨、跟骨、足舟骨、骰骨、内侧楔骨、中间楔骨、外侧楔骨）；扁骨呈板状，主要构成颅腔、胸腔和盆腔，起保护作用，如颅盖骨和肋骨；不规则骨形状不规则，如椎骨，有些不规则骨内有腔洞，称含气骨，如上颌骨、蝶骨、筛骨。故选C。

23.【答案】C

【解析】胸廓由12块胸椎、12对肋、1块胸骨和它们之间的连结共同构成。躯干骨主要的骨性标志有：胸骨角、颈静脉切迹、剑突、肋弓、第7颈椎棘突等。故选C。

【A_2型题】

24.【答案】D

【解析】患者为肱骨外科颈骨折，无明显移位，且左侧肢体瘫痪，所以不需要进行复位，仅需要三角巾悬吊和对症治疗。故选D。

25.【答案】B

【解析】胫神经支配小腿后侧曲肌群和足底感觉，股骨髁上骨折及膝关节位移损伤胫神经，引起后腿后侧屈肌群及足底内在肌麻痹，出现足跖、内收、内翻，足趾跖屈、外展和内收障碍，呈"钩状足"，小腿后侧、足背外侧、跟外侧和足底感觉障碍。故选B。

26.【答案】C

【解析】桡神经由臂丛后束发出后，与肱深动脉伴行向外下，经肱三头肌长头与内侧头之间，继而沿桡神经沟绕桡骨中段后面，旋向下外，在肱骨外上髁上方穿过外侧肌间隔至肱桡肌与肱肌之间。继续下行于肱肌与桡侧腕长伸肌之间，沿途发出肌支支配臂和前臂的伸肌、肘肌、肱桡肌。皮支分布于臂后部及下外侧部皮肤及前臂后面的皮肤，手背桡侧半及桡侧两个半手指近节手指背面的皮肤。肱骨中段或中、下段骨折时容易合并桡神经损伤，主要是前臂伸肌瘫痪，表现为抬前臂时呈"垂腕"状，故选C。

27.【答案】E

【解析】肱骨内、外上髁和尺骨鹰嘴都易在体表扪到，当肘关节屈曲至90°时，此三点的连线构成一个尖端朝下的等腰三角形，以内、外上髁的连线为基底，称肘后三角。肘关节发生后脱位时，鹰嘴向后上移位，三点位置关系发生改变。肱骨髁上骨折时，此三点关系位置不变，但有畸形、反常活动、骨擦音等特有体征，故选E。

第二章 消化系统

【A_1型题】

1.【答案】A

【解析】阑尾根部的体表投影可以用McBurney点和Lanz点表示。脐与右髂前上棘连线的中、外1/3交点处，该点称McBurney点。左、右髂前上棘连线的右、中1/3交点处，该点称Lanz点。两侧髂结节连线是腹部分区的横线。故选A。

2.【答案】C

【解析】消化管可分为口腔、咽、食管、胃、小肠（十二指肠、空肠和回肠）和大肠（盲肠、阑尾、结肠、直肠和肛管）。临床上通常把从口腔到十二指肠的这部分管道称上消化道。空肠以下的部分称下消化道。在解剖学上，胃与小肠是明显的分界，但上消化道和下消化道是根据临床特征划分的。故选C。

3.【答案】A

【解析】直肠上端在第3骶椎前面起自乙状结肠，穿过盆膈移行于肛管。直肠并不直，在矢状面上形成两个弯曲：直肠骶曲凸向后，距肛门7~9cm；直肠会阴曲凸向前，距肛门3~5cm。直肠内面有三个直肠横襞，由黏膜及环行肌构成。最上方的直肠横襞接近乙状结肠和直肠交接处，位于直肠左侧壁上，距肛门11cm，中间的直肠横襞大而明显，位置恒定，位于直肠右侧壁上，距肛门7cm，最下方的直肠横襞多位于直肠左侧壁上，有时缺如。故选A。

4.【答案】B

【解析】肝在活体呈红褐色，质软而脆。肝呈不规则的楔形，可分为上、下两个面，前、后、左、右4个缘。上面与膈相接触，故又称膈面。下面邻接一些腹腔脏器，凹凸不平，故又称脏面。膈面上有矢状位的、由双层腹膜构成的镰状韧带附着。镰状韧带向左、右两侧移行为左、右冠状韧带的前层，冠状韧带前、后两层彼此黏合增厚形成左、右三角韧带。膈面后部没有腹膜被覆的部分称裸区，裸区的左侧部分有较宽的沟，称腔静脉沟，有下腔静脉通过。膈面前部借镰状韧带分成厚而大的肝右叶与较小而薄的肝左叶。故选B。

5.【答案】B

【解析】阑尾常和盲肠一起位于右髂窝内，阑尾的根部连于盲肠的后内侧壁，远端游离，平均长度6~8cm。阑尾的外径为0.5~1.0cm，管腔狭小，经阑尾孔开口于盲肠后内侧壁。阑尾的位置变化较大，因人而异，它可位于回肠末端的前面或后面，或位于盲肠后方或下方，也可越过骨盆缘进入盆腔内。根据国内体质调查资料，阑尾以回肠后位和盲肠后位为多，盲肠前位次之，再次之为盲肠下位和回肠前位。阑尾有恒定的系膜，属腹膜内位器官。3条结肠带集中于阑尾的根部，手术中找阑尾最简捷的方法是沿结肠带向下追寻。故选B。

6.【答案】E

【解析】胰管位于胰的实质内，偏背侧，其走行与胰的长轴一致，从胰尾经胰体走向胰头，沿途收集许多小叶间胰管的胰液，最后于十二指肠降部的壁内与胆总管汇合成肝胰壶腹，开口于十二指肠大乳头。副胰管常行于胰管的上方，开口于十二指肠小乳头，并不与胰管汇合。故选E。

7.【答案】C

【解析】食管是一前后略扁的肌性管道，是消化管各部中最狭窄的部分，长约25cm。上端在第6颈椎体下缘平面（环状软骨下缘）与咽相接，下端约平第11胸椎高度与胃的贲门连接。食管以胸骨颈静脉切迹平面和膈的食管裂孔为界可分为颈部、胸部和腹部。食管肌层上1/3为骨骼肌，中1/3为骨骼肌和平滑肌混合组成，下1/3为平滑肌。故选C。

8.【答案】E

【解析】人的一生中，先后有两组牙发生，第一组称乳牙，第二组称恒牙。根据牙的形态和功能，乳牙和恒牙均可分切牙、尖牙和磨牙三种。乳牙在出生后6个月时开始萌出，3岁左右出齐，总数为20个。乳牙在上、下颌的左半与右半各5个，由内向外依次为：乳中切牙、乳侧切牙、乳尖牙、第1乳磨牙和第2乳磨牙，用罗马数字Ⅰ~Ⅴ标示。6岁左右，乳牙开始脱落，逐渐更换成恒牙。恒牙中，第1磨牙首先长出，除第3磨牙外，14岁左右，其他各牙出齐，唯第3磨牙萌出最晚，到成年后才长出，有的甚至终生不出，故又称迟牙或智齿。恒牙总数为32个，在上、下颌的左半与右半各8个，由内向外依次为：中切牙、侧切牙、尖牙、第1前磨牙、第2前磨牙、第1磨牙、第2磨牙和第3磨牙，用阿拉伯数字1~8标示恒牙。故选E。

9.【答案】A

【解析】静脉导管闭锁后所形

成的结构是静脉韧带；脐动脉闭锁后所形成的结构是脐内侧韧带；动脉导管闭锁后所形成的结构是动脉韧带；脐静脉闭锁后所形成的结构才是肝圆韧带。肝圆韧带位于左侧纵沟前半。故选A。

10.【答案】A

【解析】肝上界与膈穹隆一致，可用3点连线表示：在右锁骨中线处与第5肋的交点；前正中线与剑胸结合线的交点；在左锁骨中线处与第5肋间隙的交点。肝下界与肝前缘一致，右侧与右肋弓一致；中部超出剑突下约3cm；左侧被肋弓掩盖。3岁以下的健康幼儿，由于腹腔容积较小，肝的体积相对较大，肝下缘常低于右肋弓下1.5～2.0cm，但在左肋弓下不能触及。故选A。

11.【答案】B

【解析】舌分舌体和舌根二部分，两者以界沟为界。舌体占舌的前2/3，是可游离活动的部分，其前端为舌尖。舌根占舌的后1/3，界沟尖端有舌盲孔，是胚胎时甲状舌管的遗迹。故选B。

12.【答案】D

【解析】咽是前后略扁的漏斗形、肌性（骨骼肌）管道。位于第1～6颈椎前方。咽有前壁、后壁及两侧壁，后壁及两侧壁是完整的，但前壁几乎不存在，有开口，自上而下分别通鼻腔、口腔和喉腔，是呼吸道和消化管的共同通道。咽上方固定于颅底，向下于第6颈椎体下缘续于食管。故选D。

13.【答案】B

【解析】结肠分升结肠、横结肠、降结肠和乙状结肠4部分，在右髂窝内续盲肠，在第3骶椎平面连接直肠。其大部分固定在腹后壁。结肠的排列酷似英文字母“M”，并将小肠包围在其内。乙状结肠在左髂嵴处起自降结肠，在左髂窝转入盆腔，全长呈“乙”字形弯曲，在第3骶椎平面连接直肠。系膜根连于盆腔左后壁的前面，因其有系膜，故活动度较大。故选B。

14.【答案】C

【解析】消化腺按其体积的大小和位置的不同，可分为大消化腺和小消化腺两种。大消化腺位于消化管的壁外，成为一个独立的器官，又称管外腺，如大唾液腺、胰和肝，所分泌的消化液经其导管流入消化管腔内。小消化腺分布于消化管壁内，位于黏膜层或黏膜下层，故又称壁内腺，如舌腺、颊腺、胃腺和肠腺等。故选C。

15.【答案】E

【解析】肝总管由肝左管和肝右管在走出肝门之后汇合而成，全长2～4cm，在肝十二指肠韧带内下行，并在韧带内和胆囊管以锐角汇合成胆总管。胆囊三角是指肝总管、胆囊管及其上方的肝下面之间围成的三角形区域，故答案D的内容也是正确的。由于肝总管开口于胆总管。故选E。

16.【答案】B

【解析】肝大部分位于右季肋区和腹上区，小部分位于左季肋区。肝前面大部分被肋弓所掩盖，仅在腹上区的左、右肋弓之间，有一小部分露出于剑突之下，直接与腹前壁接触。胆囊底的体表投影在右锁骨中线与右肋弓交点附近。故选B。

17.【答案】C

【解析】肛管长3～4cm，上端在盆膈平面接续直肠，下端开口于肛门。肛管被肛门括约肌所包绕，平时处于收缩状态，其生理功能是控制粪便的排泄。肛管内面有6～10条纵行的黏膜皱襞，称肛柱。各肛柱下端彼此借半月形的黏膜皱襞相连，此襞称肛瓣。每个肛瓣与其相邻的两个肛柱下端之间所围成的开口向上的小隐窝称肛窦。故选C。

18.【答案】B

【解析】牙由牙质、牙釉质、牙骨质和牙髓组成。牙质构成牙的大部分，牙冠部的牙质外面覆有牙釉质，牙颈和牙根的牙质外面包有牙骨质。牙髓位于牙腔内，由结缔组织、神经和血管共同组成。牙根管与牙冠腔合称牙腔（髓腔）。牙周组织由牙周膜、牙槽骨和牙龈构成，对牙起保护、固定和支持作用，故选B。

19.【答案】A

【解析】肝内有4套管道，形成2个系统，即Glisson系统和肝静脉系统。肝门静脉、肝固有动脉及肝管的各级分支在肝内的走行、分支和配布基本一致，并有Glisson囊包绕，共同组成Glisson系统。故选A。

20.【答案】E

【解析】回肠占空、回肠全长远侧3/5，在右髂窝续盲肠。回肠位于腹腔脐区、右腹股沟区和盆腔内。回肠管径较细，管壁较薄，血管较少，颜色较浅，呈粉灰色。回肠的动脉弓级数多，直血管较短。回肠黏膜内既含孤立淋巴滤泡又有集合淋巴滤泡。故选E。

21.【答案】D

【解析】盲肠是大肠的起始部，长2～3cm，其下端为膨大的盲端，左侧与回肠末端相连（故答案C是错误的），上续升结肠，以回盲瓣上瓣为升结肠和回肠的分界。盲肠的后内侧壁回盲口下方约2cm处，有阑尾的开口。盲肠一般位于右髂窝内，大部分被腹膜包被，属腹膜内位器官。盲肠和结肠都有3种特征性结构。故选D。

22.【答案】D

【解析】肝外胆道系统是指走出肝门之外的胆道系统，包括胆囊和输胆管道，胆囊又分底、体、颈、管4部分，输胆管道又包括肝左管、肝右管、肝总管和胆总管。故选D。

23.【答案】D

【解析】在中等充盈程度时，胃大部分位于左季肋区，小部分位于腹上区。前壁在右侧与肝右叶贴近，在左侧与膈相邻，并被左肋弓所掩盖，中间部分位于剑突下方，直接与腹前壁相贴。胃后壁与胰、横结肠、左肾和左肾上腺相邻，胃底与膈和脾相邻。贲门位于第11胸椎左侧，幽门约在第1腰椎右侧。故选D。

24.【答案】C

【解析】肛门外括约肌的浅、深部，直肠下份的纵肌层，肛门内括约肌以及肛提肌等共同构成一围绕肛管的强大肌环称肛直肠环。构成肛直肠环的肌均为骨骼肌，即横纹肌，所以受躯体神经支配。故选C。

25.【答案】B

【解析】胆囊为贮存和浓缩胆汁的囊状器官，呈长梨形，长8~12cm，宽3~5cm，容量40~60ml。胆囊位于肝的胆囊窝内，借结缔组织与肝相连。胆囊分底、体、颈、管4部分。胆囊底是突向前下方的盲端，多露出于肝下缘。胆囊管是近胆囊颈的一段，颈和管的黏膜皱襞呈螺旋状突入腔内，形成螺旋襞，可控制胆汁的流入和流出，常为胆结石的嵌顿部位。故选B。

26.【答案】C

【解析】肝的脏面中部有略呈“H”形的3条沟，即左侧纵沟、右侧纵沟和横沟。左侧纵沟前半称肝圆韧带裂，有肝圆韧带通过；后半称静脉韧带裂，有静脉韧带；右侧纵沟前半称胆囊窝，有胆囊；右侧纵沟后半称腔静脉沟，有下腔静脉。横沟是位于脏面正中的横行的沟，有肝左、右管，肝固有动脉左、右支，肝门静脉左、右支和肝的神经、淋巴管等由此出入，故称肝门。借“H”形的3条沟，可将肝分成4个叶：左侧纵沟左侧为肝左叶；右侧纵沟右侧为肝右叶；左侧纵沟与右侧纵沟之间，横沟的前部为方叶，横沟的后部尾状叶。故选C。

27.【答案】B

【解析】大肠包括盲肠、阑尾、结肠、直肠和肛管5部分。除阑尾、直肠和肛管外，盲肠和结肠有3种特征性结构，即结肠带、结肠袋和肠脂垂。结肠带在阑尾根部移行为阑尾的肌层，大肠的起始部是盲肠。故选B。

28.【答案】D

【解析】食管的第二狭窄是食管在左主支气管的后方与其交叉处，相当于第4~5胸椎体之间的水平，在气管杈和第3胸椎体平面以下，距中切牙25cm。胸骨角平面相当于第4胸椎体下缘水平，故选D。

29.【答案】D

【解析】腮腺可分浅、深两部，浅部上达颧弓，下至下颌角，前至咬肌后1/3的前面，深部深入到下颌后窝内。下颌下腺位于下颌体下缘和二腹肌之间的下颌下三角内。舌下腺位于舌下襞的深面。故选D。

30.【答案】D

【解析】鼻咽是咽腔的上部，介于颅底与软腭之间的部分，向前经鼻后孔与鼻腔相通，向下续口咽，故答案A的内容是正确的。咽鼓管咽口位于鼻咽部两侧壁上，相当于下鼻甲后方约2cm处，并通过咽鼓管与鼓室相通。咽鼓管咽口的前、上、后方的弧形隆起，称咽鼓管圆枕。咽鼓管圆枕与咽后壁之间的纵向沟，称咽隐窝。鼻咽部上壁后部的黏膜内有丰富的淋巴组织，称咽扁桃体。故选D。

31.【答案】C

【解析】自盆膈平面以下，止于肛门的一段肠管称肛管；肛门内括约肌紧缩形成的环形带称肛梳；肛柱下端之间的黏膜皱襞称肛瓣；肛柱下端与肛瓣所围成的小隐窝称肛窦。故选C。

32.【答案】C

【解析】十二指肠介于胃与空肠之间，成人长度为20~25cm，是小肠中长度最短，管径最大，位置最深且最为固定的小肠段。它呈“C”形包绕胰头，分为上部、降部、水平部和升部。十二指肠上部起自胃的幽门，水平行向右后方，至胆囊颈的后下方，急转成为降部，其近幽门约2.5cm的一段肠管，壁较薄，黏膜面较光滑，没有或少有环状襞，此段称十二指肠球。上部与降部转折处形成的弯曲，称十二指肠上曲。降部由十二指肠上曲沿右肾内侧缘下降，至第3腰椎水平，弯向左侧，转折处为十二指肠下曲。降部左侧紧贴胰头，此部的黏膜有许多环状黏膜皱襞，其后内侧壁有胆总管沿其外面下行，致使黏膜呈略凸向肠腔的纵行隆起，称十二指肠纵襞。纵襞的下端为圆形隆起，称十二指肠大乳头，是胆总管和胰管的共同开口。大乳头稍上方，有时可见十二指肠小乳头，这是副胰管的开口处。十二指肠水平部又称下部，自十二指肠下曲起始，横过下腔静脉和第3腰椎的前方，至腹主动脉前方、第3腰椎体左前方移行于升部。十二指肠升部自第3腰椎左侧向上，到达第2腰椎左侧急转向前下方，移行为空肠。十二指肠与空肠折转处形成的弯曲称十二指肠空肠曲。故选C。

33.【答案】E

【解析】胆总管长4~8cm，直径0.6~0.8cm，由肝总管和胆囊管汇合而成，在肝十二指肠韧带内下行于肝固有动脉的右侧，肝门静脉的前方，向下经十二指肠上部的后方，降至胰头后方，在转向十二指肠降部中份，在此处的十二指肠后内侧壁内与胰管汇合，形成一略膨大的共同管道称肝胰壶腹，开口于十二指肠大乳头。肝十二指肠韧带在十二指肠上部的上方。胆总管在十二指肠降部中份开口于十二指肠大乳头。故选 E。

34.【答案】A

【解析】只有舌外肌收缩时可改变舌的位置。舌骨舌肌拉舌向后下，茎突舌肌拉舌向后上。颏舌肌两侧同时收缩拉舌向前下，单侧收缩可使舌尖伸向对侧，故选 A。

35.【答案】B

【解析】齿状线（肛皮线）是指肛柱下端与各肛瓣边缘的锯齿状环行线。齿状线以上的肛管内表面为黏膜，上皮来源于内胚层，为单层柱状上皮；齿状线以下的内表面是皮肤，上皮来源于外胚层，为复层扁平上皮。齿状线以上由自主神经支配；齿状线以下是由躯体神经支配。此外，齿状线上、下的部分的肠管在动脉的来源、静脉回流和淋巴引流等方面都不相同，在临床上有重要意义。白线是肛门内括约肌与肛门外括约肌的分界。故选 B。

36.【答案】A

【解析】回肠的末端向盲肠的开口，称回盲口。回盲瓣是回盲口处肠壁内的环行肌增厚，并覆以黏膜而形成上、下两片半月形的皱襞。此瓣的作用是阻止小肠内容物过快地流入大肠，以便食物在小肠内充分的消化和吸收，并可防止盲肠内容物逆流回小肠。故选 A。

37.【答案】B

【解析】肝上方为膈。肝右叶的脏面，前部与结肠右曲邻接，中部近肝门处邻接十二指肠上曲，后部邻接右肾与右肾上腺。肝左叶脏面与胃前壁相邻，后上方邻接食管腹部。故选 B。

38.【答案】B

【解析】舌肌分舌内肌和舌外肌两部分，均为骨骼肌。舌内肌起、止点均在舌内，有横肌、纵肌和垂直肌。舌内肌收缩时可改变舌的形态，使舌缩短、变窄或变薄。舌外肌起于舌的周围各骨，止于舌内，有颏舌肌、舌骨舌肌和茎突舌肌等，收缩时可改变舌的位置。舌肌为骨骼肌，而骨骼肌受躯体神经支配。故选 B。

39.【答案】A

【解析】舌有丝状乳头、菌状乳头、叶状乳头和轮廓乳头 4 种乳头。除丝状乳头外，菌状乳头、叶状乳头和轮廓乳头均含有味蕾（味觉感受器）。此外，软腭、会厌等处的黏膜内也含有味蕾，故选 A。

40.【答案】A

【解析】每个牙均可分为牙冠、牙颈和牙根 3 部分，故答案 A 是错误的。切牙的牙冠扁平，呈凿状；尖牙的牙冠呈锥状；前磨牙的牙冠呈方圆形，上面（嚼面）有两个小结节；磨牙的牙冠呈方形，上面有 4 个小结节，故答案 E 是错误的。切牙和尖牙只有 1 个牙根，前磨牙一般也只有 1 个牙根，下颌磨牙有 2 个牙根，上颌磨牙有 3 个牙根。牙冠内部的腔隙称牙冠腔。牙根内的细管称牙根管，并开口于牙根尖端的根尖孔。牙根管与牙冠腔合称牙腔（髓腔）。故选 A。

41.【答案】C

【解析】空肠始于十二指肠空肠曲，占空、回肠全长近侧的 2/5，位于腹腔的左腰区、脐区。空肠管径较粗，管壁较厚，血管较多，颜色较红，呈粉红色。空肠与回肠的黏膜形成许多环状襞，襞上有大量小肠绒毛，因而极大地增加了小肠的消化和吸收面积。环状襞在空肠上 1/3 段，最密最高，向下逐渐减少变低，到回肠下部几乎消失。空肠的动脉弓级数少，直血管较长。空肠黏膜内含孤立淋巴滤泡，但没有集合淋巴滤泡。空肠与回肠均由肠系膜连于腹后壁，其活动度较大。故选 C。

42.【答案】D

【解析】胃呈囊袋状，分前、后两壁，大、小两弯，入、出两口。胃的近端接食管是入口，称贲门，胃的远端续十二指肠是出口，称幽门。胃通常可分 4 部分，即贲门部、胃底部、胃体部和幽门部，幽门部又可分为右侧的幽门管和左侧的幽门窦。贲门附近的部分称贲门部，贲门部与其他部分的分界不明显，但其壁内有区别于其他部分的贲门腺。胃底指贲门切迹平面以上的部分，临床有时称胃穹隆。胃体部是指胃底向下与角切迹处的中间大部分。幽门部位于胃体下界与幽门之间部分。故选 D。

第三章 呼吸系统

【A_1型题】

1.【答案】B

【解析】不成对的喉软骨包括环状软骨、甲状软骨、会厌软骨，成对的喉软骨主要是杓状软骨。鼻中隔软骨不是喉软骨。故选B。

2.【答案】C

【解析】喉的连接分喉软骨间的连接和舌骨、气管与喉之间的连接。喉软骨间的连接包括环甲关节、环杓关节、方形膜和弹性圆锥，其中方形膜和弹性圆锥是直接连接。舌骨、气管与喉之间的连接包括甲状舌骨膜和环气管韧带。故选C。

3.【答案】B

【解析】支气管肺段是每1个肺段支气管及其分支分布区的全部肺组织的总称，既包括肺间质又包括肺实质。肺段的结构和功能有相对的独立性，肺段支气管阻塞时，肺的呼吸功能全部丧失。左、右肺通常分别有10个肺段，有时因左肺出现共干肺段支气管，例如后段与尖段支气管、前底段与内底段支气管发生共干，此时左肺只有8个肺段。每个肺叶的数目不完全相同，右肺上叶、中叶和下叶分别有3、2、5个肺段。故选B。

4.【答案】B

【解析】呼吸道包括鼻、咽、喉、气管和各级支气管。通常称鼻、咽和喉三部分为上呼吸道，气管和各级支气管为下呼吸道，故选B。

5.【答案】B

【解析】喉腔上起喉口，与咽腔相通，下连气管，与肺相通，可分为喉前庭、喉中间腔和声门下腔三部分。喉腔在喉口至前庭裂平面间的部分，称喉前庭。喉腔在前庭裂平面至声门裂平面之间的部分，称喉中间腔，是喉腔三部中容积最小的。喉腔自声门裂平面至环状软骨下缘的部分，称声门下腔。故选B。

6.【答案】B

【解析】上颌窦位于上颌骨内，呈三角锥形，有5个壁。前壁为上颌骨体前面的尖牙窝；后壁与翼腭窝毗邻；上壁为眶的下壁；底壁即上颌骨的牙槽突，常低于鼻腔；内侧壁即鼻腔的外侧壁。故选B。

7.【答案】E

【解析】额窦开口于中鼻道的筛漏斗；上颌窦开口于中鼻道的半月裂孔；蝶窦开口于蝶筛隐窝；筛窦前、中群开口于中鼻道的筛泡，后群开口于上鼻道。故选E。

8.【答案】D

【解析】肺由实质组织和间质组成，肺间质包括结缔组织、肺的血管、淋巴管、淋巴结和神经，但不包括肺泡。肺实质包括支气管树和肺泡。故选D。

9.【答案】C

【解析】鼻窦是鼻腔周围含气颅骨开口于鼻腔的含气空腔，共4对，分别称上颌窦、额窦、筛窦和蝶窦。乳突窦虽然也是含气颅骨的含气空腔，但其开口在鼓室后壁上，再经咽鼓管通咽，而不是鼻腔，故乳突窦不属鼻窦。故选C。

10.【答案】E

【解析】胸膜分为脏胸膜和壁胸膜两部分，被覆于肺的表面的胸膜部分称脏胸膜，又称肺胸膜，与肺表面不易分离。脏胸膜与壁胸膜在肺根处相互移行，包绕左、右肺周围形成的一个完全封闭的浆膜腔隙，称胸膜腔。不论吸气或呼气时，总是低于外界大气压，故称负压，因此D是正确的。由于左、右二浆膜是独立的，故左、右胸膜腔互不相通。故选E。

11.【答案】D

【解析】壁胸膜可分四部分，紧贴胸壁内面、膈上面和纵隔表面的分别称肋胸膜、膈胸膜和纵隔胸膜，肋胸膜与纵隔胸膜向上延至胸廓入口平面以上，伸向颈根部，高出锁骨内侧1/3段上方2~3cm，形成穹隆状的胸膜顶。肺胸膜是脏胸膜。故选D。

12.【答案】C

【解析】连于甲状软骨与舌骨之间的膜是甲状舌骨膜，连于甲状软骨前角与杓状软骨声带突之间的膜是声韧带，喉黏膜由喉腔侧壁突入腔内的皱襞是声襞和前庭襞，张于甲状软骨下缘与环状软骨弓上缘之间的膜是环甲正中韧带，方形膜的下缘游离才叫前庭韧带。故选C。

13.【答案】D

【解析】肺大致呈圆锥形，分一尖、一底（膈面）、两面（肋面和内侧面）、三缘（前缘、后缘和下缘）。肺尖圆钝，经胸廓上口突至颈根部，超出锁骨内侧1/3段上方2.5cm。内侧面亦称纵隔面，此面的中部有一椭圆形的凹陷，有支气管、血管、淋巴管和神经进出，称肺门。肺的毗邻器官可在其表面形成压迹或沟；右肺门后方有食管压迹，上方有奇静脉沟；左肺门上方有主动脉弓压迹，后方有胸主动脉压迹。故选D。

14.【答案】E

【解析】两侧均起自胸膜顶，斜向内下经胸锁关节后方至胸骨柄后面，约在第2胸肋关节水平，左右靠拢，在正中线附近垂直下行。右侧在第6胸肋关节处与胸膜下界相移行，左侧在第4胸肋关节处折转向外下，沿胸骨的外侧缘2~2.5cm下行，在第6肋软骨后方与胸膜下界相移行。胸膜下界内侧端右侧起于第6胸肋关节处，左侧起于第6肋软骨。两侧均斜向外下，在锁骨中线与第8肋相交，在腋中线与第10肋相交，在肩胛线与第11肋相交，在脊柱旁平第12胸椎棘突。故选E。

15.【答案】A

【解析】纵隔的前界为胸骨，不是胸肋关节。后界为脊柱胸段，两侧界为纵隔胸膜，上界是胸廓上口，下界是膈。故选A。

16.【答案】D

【解析】两肺外形不同，右肺宽而短，左肺狭而长。左肺斜裂由后上斜向前下，将左肺分为上、下两叶，右肺的斜裂和水平裂将右肺分为上、中、下三叶。肺根内各结构的排列自前向后，依次为：上肺静脉、肺动脉、主支气管。自上而下，左肺根内各结构的排列为：肺动脉、左主支气管、下肺静脉；右肺根为：上叶支气管、肺动脉、肺静脉。故选D。

17.【答案】D

【解析】右肺上叶有尖段、后段和前段；右肺中叶有外侧段和内侧段；右肺下叶有上段、内侧底段、外侧底段、前底段和后底段。左肺上叶有尖段、后段、前段、上舌段和下舌段，尖段和后段常合成尖后段；左肺下叶有上段、内侧底段、前底段、外侧底段和后底段，内侧底段和前底段常合成内前底段。故选D。

18.【答案】C

【解析】鼻黏膜按其生理功能分为呼吸区与嗅区。嗅区仅占上鼻甲内侧面以及与其相对的鼻中隔以上的部分，其余部分黏膜称为呼吸区。嗅区黏膜内有感受嗅觉刺激的嗅细胞分布，活体呈苍白或淡黄色，面积约$5cm^2$。呼吸区的黏膜在正常情况下呈红色，表面光滑湿润，以具有丰富的静脉海绵丛及鼻腺为其特征。故选C。

19.【答案】C

【解析】气管由气管软骨、平滑肌和结缔组织构成。气管软骨由14~17个“C”形的、缺口向后的透明软骨环构成。气管后壁缺少软骨的部位，由弹性纤维和平滑肌封闭，称膜壁。甲状腺峡部多位于第2~4气管软骨环前方，故气管切开术通常在第3~5气管软骨环处进行。故选C。

20.【答案】D

【解析】各部壁胸膜相互移行转折处的胸膜腔，即使在深吸气时，肺缘也不能充满此空间，胸膜腔的这部分称胸膜隐窝。故答案A的内容是正确的。胸膜隐窝包括肋纵隔隐窝、肋膈隐窝和膈纵隔隐窝。肋膈隐窝是各胸膜隐窝中位置最低、容量最大的部位，故胸膜腔积液首先聚积在此处。胸膜隐窝是各部壁胸膜相互移行形成的，而肺胸膜是脏胸膜，故没有肺胸膜隐窝的概念。故选D。

21.【答案】B

【解析】气管上接喉的环状软骨，经颈部正中，下行经胸廓上口入胸腔。根据行程与位置，以胸廓上口平面为界，可分为颈、胸二部。气管是在胸骨角平面（平对第4胸椎体下缘）分为左、右主支气管。分叉处称气管杈，气管杈内面有一向上凸出，略偏向左侧的纵嵴，呈半月形，称气管隆嵴，是支气管镜检查的定位标志。故选B。

22.【答案】E

【解析】鼻腔外侧壁自上而下有上、中、下3个鼻甲突向鼻腔，在鼻甲下方为相应的鼻道（例如，上鼻甲下面是上鼻道）。中鼻道中部凹向上方的弧形裂隙为半月裂孔，半月裂孔的前上方有筛漏斗通额窦，其上方圆形隆起为筛泡，通中筛窦。鼻泪管开口于下鼻道前上方，距鼻孔3cm。故选E。

第四章　泌尿系统

【A_1型题】

1.【答案】D

【解析】膀胱是储存尿液的囊状肌性器官，空虚时呈三棱锥体形。顶端朝向前上，称膀胱尖。底部呈三角形，朝向后下，称膀胱底。尖与底之间的大部分称膀胱体，膀胱的下部有尿道内口，与前列腺相接触，这一变细的部分称膀胱颈。膀胱各部之间没有明显的界线。故选D。

2.【答案】E

【解析】在肾的冠状切面上，可见肾实质分为皮质和髓质两部分。肾皮质主要位于浅层，富含血管，新鲜标本为红褐色，肉眼可见密布的细小颗粒。肾髓质位于肾实质的深部，色淡。由许多小的管道组成，它们形成15~20个锥形的肾锥体，锥体的基底朝向皮质；尖端圆钝，朝向肾窦，称肾乳头。浅层的肾皮质伸入肾锥体之间的部分称肾柱。肾窦内约有7~8个呈漏斗状的肾小盏，2~3个肾小盏合成一个肾大盏，肾大盏约2~3个，再集合成一个前后扁平约呈漏斗状的肾盂，肾盂出肾门，向下弯行，逐渐变细移行为输尿管。肾窦内除上述结构外，还包括肾动脉的主要分支，肾静脉的主要属支，神经、淋巴和脂肪组织。故选E。

3.【答案】E

【解析】肾为一对实质性脏器，位于脊柱两侧腹膜后隙内，正常成年男性平均长10cm，宽5cm，厚4 cm，重量为130~150g。一般女性肾略小于男性。肾可分上、下端，内外侧缘和前、后面。内侧缘中部凹陷，是肾的血管，淋巴管、神经和肾盂出入的部位，称肾门。肾门向肾内续于一个较大的腔，称为肾窦，由周围的肾实质围成，内含肾动脉、肾静脉的主要分支和属支、肾小盏、肾大盏、肾盂和脂肪组织等。故选E。

4.【答案】D

【解析】肾是成对的实质性器官。形似蚕豆，左右各一，位于脊柱的两侧，可分为上、下两端，内、外侧缘和前、后面，上端宽而薄，下端窄而厚。前面较凸，朝向前外侧；后面较平，贴靠腹后壁；外侧缘凸隆；内侧缘中部凹陷，是肾的血管、淋巴管、神经和肾盂出入的部位，称肾门。出入肾门的结构合称肾蒂。肾蒂内主要结构的排列关系：由前向后依次为肾静脉、肾动脉和肾盂；从上向下依次为肾动脉、肾静脉和肾盂。因下腔静脉位于中线右侧，致使右侧肾蒂较左侧的短。故选D。

5.【答案】C

【解析】肾前面的邻接左、右不同：右肾邻十二指肠、肝右叶和结肠右曲；左肾邻胃、胰、空肠、脾和结肠左曲。两肾的上端及前上部紧邻肾上腺。故选C。

6.【答案】C

【解析】正常成年人的肾位于腹膜后隙内，脊柱的两侧面，贴靠腹后壁的上部。肾的长轴向外下倾斜，男性肾的上端距中线的距离：左侧为4.2cm，右侧为4.0cm；下端距中线的距离：左侧为5.5cm，右侧为5.7cm。肾的高度，左肾上端平第12胸椎上缘，下端平第3腰椎上缘；右肾上端平第12胸椎下缘，下端平第3腰椎下缘，即右肾低于左肾。故选C。

7.【答案】B

【解析】成人的膀胱位于小骨盆的前部，前方为耻骨联合，后方在男性为精腺，输精管壶腹和直肠，女性后方为子宫和阴道。膀胱颈在男性下邻前列腺，在女性下方直接邻接尿生殖膈。膀胱上面有腹膜覆盖，男性邻小肠，女性则有子宫伏于其上。故选B。

8.【答案】D

【解析】女性尿道较男性尿道短、宽，且较直，长约5cm仅有排尿功能。起于膀胱的尿道内口，经阴道前方行向前下，与阴道前壁紧密相邻，穿过尿生殖膈时有横纹肌形成的尿道阴道括约肌环绕，可起随意的括约作用。末端开口于阴道前庭。尿道下端周围有尿道旁腺，导管开口于尿道外口附近。当腺体感染时可因肿胀引起尿路阻塞。故选D。

9.【答案】A

【解析】膀胱空虚时，膀胱尖不超过耻骨联合上缘。膀胱充盈时，膀胱尖即上升至耻骨联合以上，这时腹前壁折向膀胱的腹膜也随之上移，使膀胱的前下壁直接与腹前壁相贴。此时在坐骨联合上方进行穿刺或膀胱手术，可避免损伤腹膜和扰动腹膜腔。新生儿膀胱的位置比成人的高，大部分位于腹腔内。随着年龄的增长和盆腔的发育，膀胱的位置逐渐下降，约在青春期达成人位置。老年人因盆底肌肉松弛，膀胱位置更低。故选A。

10.【答案】C

【解析】输尿管为细长的肌性管道，左右各一，长度平均男性为26.5cm，女性为25.9cm，管径0.5~0.7cm。起自肾盂下端，终于膀胱。输尿管有较厚的平滑肌层，可作节律性的蠕动，使尿液不断地流入膀胱。如因结石阻塞而过度扩张，可产生痉挛性收缩而产生疼痛即肾绞痛。故选C。

11.【答案】D

【解析】输尿管的分段，按其走行可分3段：①腹段，位于起始部与跨越髂血管处之间。②盆段，位于髂血管处与穿入膀胱壁之间。③壁内段，为位于膀胱壁内的一段。故选D。

12.【答案】B

【解析】输尿管的三处狭窄分别是：①肾盂与输尿管移行处。②与髂管交叉处。③壁内段。这些狭窄处常是输尿管结石滞留的部位。故选B。

13.【答案】C

【解析】在肾的位置描述中有：在竖脊肌的外侧缘与第12肋之间的部位称肾区或脊肋角。在某些肾疾病患者，叩击或触压此区可引起疼痛。故选C。

14.【答案】B

【解析】肾的表面自内向外有三层被膜：分别为纤维囊，脂肪囊和肾筋膜。三层被膜尤以外层肾筋膜对肾的固定起主要作用，肾筋膜位于脂肪囊的外周，由腹膜外组织发育而来。它分前、后两层，包绕肾和肾上腺。在肾的上方和外侧，两层互相融合。在肾的下方两层分离。其间有输尿管通过，在肾的内侧，前层延至腹主动脉与下腔静脉的前面与对侧肾筋膜前层相连，后层与腰大肌筋膜融合。肾筋膜向深面发出许多结缔组织小束，穿过脂肪囊连于纤维囊，对肾起固定作用，肾的正确位置靠多种因素来维持，肾被膜、肾血管、肾的毗邻器官、腹内压以及腹膜对肾起固定作用，当肾的固定装置不健全时，可形成肾下垂或游走肾，故选B。

第五章　生殖系统

【A1 型题】

1.【答案】B

【解析】精索为一对柔软的圆索状结构，从腹股沟管腹环穿过经腹股沟管，出皮下环后延至睾丸上端。精索内主要有输精管、睾丸血管、输精管血管神经、淋巴管和腹膜鞘突的残余等。精索表面包有三层被膜，从内向外依次为精索内筋膜、提睾肌和精索外筋膜。故选B。

2.【答案】A

【解析】阴囊是位于阴茎后下方的囊袋状结构。阴囊由皮肤和肉膜组成。阴囊的皮肤薄而柔软，有少量阴毛，色素沉着明显。肉膜为浅筋膜，于腹前外侧壁的Scarpa筋膜和会阴部的Colles筋膜相延续。阴囊皮肤表面沿中线有纵行的阴囊缝，其对应的肉膜向深部发出阴囊中膈将阴囊分为左、右两腔，分别容纳左、右睾丸、附睾、精索等。故选A。

3.【答案】C

【解析】成人未孕子宫呈前后稍扁，倒置的梨形，长7~9cm，最宽径4~5cm，厚2~3cm。子宫分为底、体、颈三部分：子宫底为输卵管子宫口以上的部分，宽而圆凸。子宫颈为下端较狭窄而呈圆柱状的部分，成人的长2.5~3cm，由突入阴道的子宫颈阴道部和阴道以上的子宫颈阴道上部组成。子宫底与子宫颈之间的部分为子宫体。子宫体与子宫颈阴道上部的上端之间较为狭细的部分称子宫峡。非孕时子宫峡不明显，长约1cm；妊娠期，子宫峡逐渐伸展变长，形成“子宫下段”。至妊娠末期，此部可延长至7~11cm，峡壁逐渐变薄。产科常在此处进行剖宫产术，可避免进入腹膜腔，减少感染的机会。故选C。

4.【答案】C

【解析】两侧肛提肌的前内侧之间留有一个三角形的裂隙，称为盆膈裂孔，位于直肠和耻骨联合之间，男性有尿道通过，女性有尿道和阴道通过。盆膈裂孔从下方被尿生殖膈封闭。故选C。

5.【答案】C

【解析】膀胱上面的腹膜向后折转到子宫前面，形成膀胱子宫陷凹，转折处约在子宫峡的水平。子宫后面的腹膜从子宫体向下覆盖子宫颈，再转至阴道后穹隆的上面，然后折至直肠的前面，形成一个较深的直肠子宫陷凹，它是女性腹膜腔最底的部位。在临床上可经后穹隆穿刺到该陷凹处，抽取液体进行疾病的判断。故选C。

6.【答案】E

【解析】男性尿道有排尿和排精功能，起自膀胱尿道内口，止于阴茎头的尿道外口。成人尿道平均长16~22cm，分为前列腺部、膜部和海绵体部三部分。男性尿道的三个狭窄分别为尿道内口、尿道膜部和尿道外口，三个膨大分别是尿道前列腺部、尿道球部和舟状窝。自然悬垂时有两个弯曲，即耻骨下弯和耻骨前弯。故选E。

7.【答案】E

【解析】会阴有狭义和广义之分。狭义的会阴即产科会阴，指肛门与外生殖器之间狭小区域的软组织。广义的会阴指封闭小骨盆下口的所有软组织，呈菱形，其前界为耻骨联合下缘；后界为尾骨尖；两侧为耻骨下支、坐骨支、坐骨结节和骶结节韧带。以两侧坐骨结节的连线为界，可将会阴分为前、后两个三角形区域。前方的是尿生殖三角，男性有尿道通过，女性有尿道和阴道通过；后方的是肛区，其中央有肛门通过。故选E。

8.【答案】C

【解析】子宫借韧带、阴道、尿生殖膈和盆底肌等保持其正常位置。其中子宫圆韧带为一对扁索状韧带，由结缔组织和平滑肌构成，起于子宫体前面的上外侧，子宫角的下方，在阔韧带前叶的覆盖下向前外侧弯行，经由腹股沟管，出皮下环后分散为纤维束止于阴阜和大阴唇皮下。对维持子宫的前倾前屈位有一定作用。起于子宫颈的韧带为子宫主韧带和骶子宫韧带。故选C。

9.【答案】E

【解析】坐骨直肠窝位于肛三角，位于坐骨结节与肛门之间，为底朝下的锥形间隙。外侧壁为闭孔内肌及闭孔筋膜；内侧壁为肛提肌和盆膈下筋膜；前界为尿生殖膈后缘；后界为臀大肌下缘。两侧的坐骨直肠窝在肛管后方相通。窝内有大量脂肪组织和会阴部的血管、神经、淋巴管等。故选E。

10.【答案】D

【解析】误选B或C或E。附睾呈新月形，紧贴睾丸的上端和后缘而略偏外侧。上端膨大为附睾头，中部为附睾体，下端为附睾尾。B项的错误在于精直小管是由精曲小管汇合而成，仍位于睾丸小叶内；E项的错误是因为精直小管进入睾丸纵隔后交织成睾丸网，仍位于睾丸内，而非附睾的一部分。由睾丸网发出的12～15条睾丸输出小管出睾丸后缘的上部进入附睾，弯曲盘绕形成膨大的附睾头，所以D项为最佳答案。C项的错误是附睾管盘曲形成附睾体和尾，而非附睾头。

11.【答案】D

【解析】卵巢在盆腔内的正常位置主要靠韧带维持。卵巢悬韧带是由腹膜形成的皱襞，起自小骨盆侧缘，向内下至卵巢的上端。韧带内含有卵巢动、静脉，淋巴管、神经丛、少量结缔组织和平滑肌纤维。它是寻找卵巢动、静脉的标志，临床上又称骨盆漏斗韧带。故选D。

12.【答案】E

【解析】乳房由皮肤、皮下脂肪、纤维组织和乳腺构成。纤维组织包绕乳腺，形成不完整的囊，并嵌入乳腺内，将腺体以乳头为中心分隔成15～20个乳腺叶。一个乳腺叶有一个排泄管，称输乳管，行向乳头，在近乳头处膨大为输乳管窦，其末端变细，开口于乳头。乳腺叶和输乳管均以乳头为中心呈放射状排列，乳腺手术时宜做放射状切口，以减少对乳腺叶和输乳管的损伤。故选E。

13.【答案】C

【解析】子宫位于骨盆中央，膀胱与直肠之间，下端接阴道。两侧有输卵管和卵巢。未妊娠时，子宫底位于小骨盆入口平面以下，朝向前上方。子宫颈的下端在坐骨棘平面稍上方。当膀胱空虚时，成人子宫呈轻度的前倾前屈位；人体直立时，子宫体伏于膀胱上面。故选C。

14.【答案】D

【解析】会阴部的浅筋膜有如下特点：①肛三角的浅筋膜为富含脂肪的结缔组织，充填于坐骨肛门窝内。②尿生殖三角的浅筋膜分为两层，浅层富含脂肪，与腹下部和股部的浅筋膜相延续；深层呈膜状，称会阴浅筋膜，向后附于尿生殖膈后缘，向两侧附于耻骨下支和坐骨支；向前上与腹壁浅筋膜的膜性层相延续，向下与阴茎肉膜和阴茎浅筋膜相延续。故选D。

15.【答案】C

【解析】尿生殖膈由尿生殖三角的深筋膜与会阴深横肌和尿道括约肌共同构成，即由会阴深横肌和尿道括约肌与位于二者上、下方的尿生殖膈上、下筋膜共同组成，封闭尿生殖三角。男性的尿道和女性尿道、阴道穿过尿生殖膈。它有加强盆底，协助承托盆腔脏器的作用。故选C。

16.【答案】C

【解析】广义会阴呈菱形，其前界为耻骨联合下缘；后界为尾骨尖；两侧为耻骨下支、坐骨支、坐骨结节和骶结节韧带。以两侧坐骨结节的连线为界，可将会阴分为前、后两个三角形的区域。前方为尿生殖三角，男性有尿道通过，女性有尿道和阴道通过；后方的是肛区，有肛管通过。故选C。

17.【答案】B

【解析】乳腺悬韧带是指乳腺周围的纤维组织发出许多小的纤维束，分别向深面连于胸筋膜，向浅面连于皮肤和乳头，对乳房起支持和固定作用的结构。故选B。

18.【答案】C

【解析】子宫作为胎儿生长发育的器官，它是壁厚腔小的肌性器官。故选C。

19.【答案】D

【解析】子宫阔韧带位于子宫两侧，略呈冠状位，由子宫前、后的腹膜自子宫侧缘向两侧延伸至盆侧壁和盆底的两层腹膜构成，可限制子宫向两侧移动。故选D。

20.【答案】B

【解析】输卵管是输送卵子的肌性管道，长10～14cm，左右各一，由卵巢上端至子宫底的两侧，走在阔韧带的上缘内，内侧有输卵管子宫口连于子宫腔，外侧有输卵管腹腔口开口于腹膜腔。它由内侧向外侧共分四部分。①输卵管子宫部：是它穿过子宫壁的部分，直径最细，约1mm，以输卵管子宫口通向子宫腔。②输卵管峡：短直而狭窄，壁较厚，血管较少，水平向外移行为壶腹部。峡部是输卵管结扎术的常选部位。③输卵管壶腹：约占输卵管全长的2/3，粗而弯曲，血管丰富，卵细胞通常在此部受精。④输卵管漏斗：为输卵管外侧端呈漏斗状膨大的部分，向后下弯曲覆盖在卵巢的后缘和内侧面。漏斗末端有输卵管腹腔口。A项虽是输卵管管腔最狭窄的部位，但不是结扎的首选部位。故选B。

21.【答案】C

【解析】卵巢左右各一，位于盆腔内，贴靠在骨盆侧壁的卵巢窝内。呈扁卵圆形，略呈灰红色，被子宫阔韧带后层所包绕。可分为内、外侧面，前、后两缘和上、下两端。外侧面与卵巢窝相依；内侧面朝向盆腔，与小肠相邻。后缘游离，称独立缘；前缘借卵巢系膜连于子宫阔韧带，称系膜缘；上端与输卵管伞相接触，称输卵管端；下端借卵巢固有韧带连于子宫，称子宫端。故选C。

22.【答案】D

【解析】男性尿道在前列腺底近前缘处穿入前列腺即为尿道前列腺部，该部经腺实质前部下行，由前列腺尖穿出。近底的后缘处，有一对射精管穿入前列腺，斜向前下方，开口于尿道前列腺部后壁的精阜上。前列腺的排泄管开口于尿道前列腺部后壁尿道嵴两侧。故选D。

23.【答案】E

【解析】阴茎为男性的性交器官，分头、体、尾三部分。主要由两条阴茎海绵体和一条尿道海绵体组成，外包筋膜和皮肤。阴茎海绵体为一对较细的圆柱体，左右各一，位于阴茎背侧。二者紧密结合，向前伸延，尖端变细，嵌入阴茎头内面的凹陷内。阴茎海绵体的后端左、右分离，称阴茎脚，分别附于两侧的耻骨下支和坐骨支。尿道海绵体位于阴茎海绵体腹侧，尿道贯穿其全长。尿道海绵体中部呈圆柱形，前端膨大为阴茎头，后端膨大为尿道球，位于两侧的阴茎脚之间，固定于尿生殖膈的下面。故选 E。

24.【答案】B

【解析】输精管的末端变细，与精囊的排泄管汇合成射精管，长约 2cm，向前下穿过前列腺实质，开口于尿道的前列腺部。故选 B。

25.【答案】C

【解析】前列腺是不成对的实质性器官，由腺组织和平滑肌组织构成，其表面包有筋膜鞘，称前列腺囊，囊与前列腺之间有前列腺静脉丛。前列腺的大小和形状如栗子，重 8～20g，上端横径约 4cm，垂直径约 3cm，前后径约 2cm。前列腺的分泌物是精液的主要组成部分。故选 C。

26.【答案】B

【解析】输精管是附睾管的直接延续，长度约 50cm，管径约 3mm，管壁较厚，肌层较发达而管腔细小。活体触摸时呈坚实的圆索状。依其行程可分四部。①睾丸部：最短，较迂曲，始于附睾尾，沿睾丸后缘上行至睾丸上端。②精索部：介于睾丸上端与腹股沟管皮下环之间的一段，位于精索其他结构的后内侧。此段位于皮下，又称皮下部，易于经皮肤以手触及，为结扎输精管的良好部位。③腹股沟管部：位于腹股沟管的精索内。疝修补术时，注意勿伤及输精管。④盆部：为最长的一段，由腹环出腹股沟管后，弯曲向下，沿盆侧壁行向后下，经输尿管末端前方转至膀胱底的后面，在此两侧输精管逐渐接近，并膨大成输精管壶腹。故选 B。

27.【答案】C

【解析】男性尿道按其在解剖学的结构特点分前列腺部、膜部和海绵体部。在临床上通常将前列腺部和膜部合称为后尿道，海绵体部称前尿道。故选 C。

28.【答案】D

【解析】子宫主韧带又称子宫颈旁组织，位于子宫阔韧带的基部，从子宫颈两侧缘延至盆侧壁。子宫主韧带是维持子宫颈正常位置，不至向下脱垂的重要结构。故选 D。

第六章　腹　膜

【A_1 型题】

1.【答案】B

【解析】腹膜为覆盖于腹、盆腔壁内和腹盆腔脏器表面的一层薄而光滑的浆膜，由间皮和少量结缔组织构成，呈半透明状。故选 B。

2.【答案】B

【解析】小网膜依其分布特点可分为：肝胃韧带是从肝门连于胃小弯的部分，其内含有胃左、右血管，胃上淋巴结及胃的神经。肝十二指肠韧带是从肝门连于十二指肠上部的部分，其内有进出肝门的三个重要结构，胆总管位于右前方，肝固有动脉位于左前方，两者之后为肝门静脉。小网膜的右缘游离，其后方为网膜孔，经此孔可进入网膜囊。故选 B。

3.【答案】D

【解析】大网膜形似围裙覆盖于空肠、回肠和横结肠的前方，其左缘与胃脾韧带相连续，构成小网膜的两层腹膜分别贴被胃和十二指肠上部的前、后面而向下延伸，至胃大弯相愈合，形成大网膜的前两层，后者降至脐平面稍下方，然后向后折返向上，形成后两层，至横结肠后延续为横结肠系膜，贴于腹后壁。大网膜中含有丰富的脂肪和巨噬细胞，后者有重要的防御功能。大网膜的长度因人而异，活体上大网膜的下垂部分常可移动位置，当腹膜内有炎症时，大网膜可包围病灶以防止炎症扩散蔓延。故选 D。

4.【答案】D

【解析】腹膜陷凹主要是在盆腔内，为腹膜在盆腔脏器之间移行返折形成的。男性在膀胱与直肠之间有直肠膀胱陷凹，凹底距肛门约 7.5cm。女性在膀胱与子宫之间有膀胱子宫陷凹，在直肠与子宫之间有直肠子宫陷凹，后者又称 Douglas 腔，较深，凹底距肛门约 3.5cm，与阴道后穹之间仅隔以阴道后壁和腹膜。站立或坐位时，男性的直肠膀胱陷凹和女性的直肠子宫陷凹是腹膜腔的最低部位，故腹膜腔内的积液多聚积于此，临床上可进行直肠穿刺和阴道后穹穿刺以进行诊断和治疗。故选 D。

5.【答案】D

【解析】表面几乎都被腹膜所覆盖的器官为腹膜内位器官，有胃、十二指肠上部、空肠、回肠、盲肠、阑尾、横结肠、乙状结肠、脾、卵巢和输卵管，均位于腹盆腔内。故选D。

6.【答案】E

【解析】网膜孔的高度约在第12胸椎至第2腰椎体的前方，成人可容1~2指通过。其上界为肝尾叶，下界为十二指肠上部；前界为肝十二指肠韧带，后界为覆盖在下腔静脉表面的腹膜。而小网膜的游离缘即肝十二指肠韧带。故选E。

7.【答案】E

【解析】网膜囊是小网膜和胃后壁与腹后壁的腹膜之间的一个扁窄间隙，又称小腹膜腔，为腹膜腔的一部分。网膜囊前壁为小网膜、胃后壁的腹膜和胃结肠韧带；后壁为横结肠及其系膜以及覆盖在胰、左肾、左肾上腺等处的腹膜；上壁为肝尾叶和膈下方的腹膜；下壁为大网膜前、后层的愈合处。网膜囊的左侧为脾、胃脾韧带和脾肾韧带；右侧借网膜孔通腹膜腔的其余部分。故选E。

8.【答案】D

【解析】表面大部分被腹膜覆盖的器官为间位器官。有肝、胆囊、升结肠、降结肠、子宫、膀胱和直肠上段。故选D。

9.【答案】D

【解析】结肠上区以肝为界分为肝上间隙和肝下间隙。肝下间隙位于肝下面与横结肠及其系膜之间，借肝圆韧带分为左肝下间隙和右肝下间隙，后者即肝肾隐窝。左肝下间隙以小网膜和胃分为前方的左肝下前间隙和后方的左肝下后间隙，后者即网膜囊。而胃后壁恰为网膜囊的前壁一部分。所以，胃后壁穿孔常局限于左肝下后间隙内。故选D。

10.【答案】C

【解析】根据腹膜脏器的关系，将脏器分为腹膜内位器官、外位器官和间位器官三种形式。作为腹膜内位器官的脾在手术中只能经过腹膜腔进行手术操作。故选C。

11.【答案】D

【解析】仅一面被腹膜覆盖的器官为腹膜外位器官。有肾、肾上腺、卵巢、十二指肠降部、水平部和升部，直肠中、下段及胰。这些器官大多位于腹膜后间隙，临床上又称腹膜后位器官。故选D。

12.【答案】D

【解析】腹膜形成的韧带指连接腹、盆壁与脏器之间或连接相邻脏器之间的腹膜结构，多数为双层，少数为单层腹膜结构，对脏器有固定作用。胃脾韧带是连于胃底和胃大弯上部与脾门之间的双层腹膜结构，向下与大网膜左侧部相延续。内含胃短血管和胃网膜左血管及淋巴管、淋巴结等。故选D。

第七章 脉管系统

【A_1型题】

1.【答案】C

【解析】腹股沟浅淋巴结位于腹股沟韧带下方，分为上、下两群：上群与腹股沟韧带平行排列，收纳腹前壁下部、臀部、会阴部和生殖器的淋巴管；下群沿大隐静脉上端纵行排列，收纳除足外侧缘和小腿外侧部以外的下肢浅淋巴管，其输出管注入腹股沟深淋巴结。故选C。

2.【答案】E

【解析】直肠的淋巴流向属于分散型，以齿状线为界，淋巴管有不同的走向。齿状线以下的淋巴管向前经过会阴和股内侧的浅筋膜，注入腹股沟浅淋巴结。齿状线以上的淋巴管多是沿直肠上动脉上行，注入直肠上淋巴结；一部分沿直肠下动脉走向两侧，注入髂内淋巴结。直肠上淋巴结的输出管注入肠系膜下淋巴结。故选E。

3.【答案】D

【解析】左冠状动脉有两个分支：前室间支与旋支。前室间支分布于左室前壁、右室前壁一部分及室间隔的前2/3，前室间支阻塞常引起左室前壁及室间隔前部心肌梗死；旋支分布于左心室侧壁、后壁及左心房，发生阻塞常引起左室侧壁及后壁心肌梗死。故选D。

4.【答案】E

【解析】心的静脉血由冠状窦、心前静脉和心最小静脉三条途径回心，以冠状窦为主。冠状窦的主要属支有：心大静脉、心中静脉和心小静脉，分别与前室间支、后室间支和右冠状动脉伴行。几支起自右心室前壁的心前静脉直接注入右心房，心壁内众多的心最小静脉注入心腔。故选E。

5.【答案】E

【解析】房间隔为左、右心房之间的中隔，较薄，由两层心内膜之间夹以结缔组织和少量的心肌细胞构成，在卵圆窝处最薄。室间隔为左、右心室之间的中隔。其前、后缘相当于前、后室间沟。室间隔可分为两部：肌部构成其大部分，较厚；膜部是室间隔上部一小卵圆形区域，此部非常薄，缺乏肌质，是室间隔缺损的好发部位。房间隔和室间隔的位置与人体正中矢状面成45°角。故选E。

6.【答案】E

【解析】网膜包括大网膜、小网膜两部分，肝门静脉位于小网膜内。选 A 者将网膜和小网膜的概念混淆；肝门静脉的收集范围为肝以外腹腔不成对脏器的静脉血，选 C 者将其误认为收集全部消化管的静脉血。肝门静脉及其属支组成肝门静脉系，肝门静脉由肠系膜上静脉与脾静脉在胰头后方汇合而成，行于肝十二指肠韧带内，沿肝固有动脉和胆总管后方上行至肝门，分为两支入肝。在肝内反复分支，终于肝窦，最后合成 2～3 条肝静脉出肝，注入下腔静脉。肝门静脉的起始和终止两端均为毛细血管。故选 E。

7.【答案】B

【解析】由肝门向下移行到胃小弯与十二指肠上部的双层腹膜结构为小网膜，小网膜内含有血管、神经、淋巴结和淋巴管等。小网膜的右侧部分连于肝门与十二指肠上部之间，为肝十二指肠韧带，其右缘游离，构成小网膜的右缘。在肝十二指肠韧带内有三个重要结构：位于右前方的胆总管、左前方的肝固有动脉及两者之后的门静脉。故选 B。

8.【答案】E

【解析】大脑中动脉的供血范围也在颞区，故有误选 D 者。脑膜中动脉是上颌动脉的主要分支，穿棘孔至颅中窝，紧贴颞部颅骨内面行走，分为前、后支，分布于硬脑膜。颞部颅骨骨折时，易伤及此动脉，形成硬膜外血肿。故选 E。

9.【答案】C

【解析】选 A 者认为翼丛应为翼腭窝内静脉丛的简称；选 D 者误将三叉神经的下颌神经经卵圆孔出颅腔达颞下窝分出的许多支与翼丛混淆。翼静脉丛位于颞下窝内，向内通过导血管与颅腔内的海绵窦相通，向外汇合成上颌静脉，向前通过面深静脉与面静脉相交通。故选 C。

10.【答案】E

【解析】冠状动脉分为左、右冠状动脉。左冠状动脉分为前室间支和旋支。前室间支分布于左室前壁、右室前壁一部分及室间隔的前 2/3；旋支分布于左心室侧壁、后壁及左心房。右冠状动脉分为后室间支、左室后支和窦房结支。后室间支分布于室间隔后 1/3 及左、右心室膈侧壁；左室后支分布于左室后壁及房室结；窦房结支分布于窦房结。右冠状动脉发生阻塞可引起后壁心肌梗死及房室传导阻滞。故选 E。

11.【答案】D

【解析】大隐静脉是人体最长的浅静脉。起自足背静脉弓的内侧，经内踝前方，沿小腿、膝关节和大腿内侧上行，于耻骨结节下外方约 3cm 处，穿大腿深筋膜上的隐静脉裂孔注入股静脉。故选 D。

12.【答案】B

【解析】窦房结是心正常的起搏点，位于上腔静脉与右心耳的心外膜深面，误选者均为忘记窦房结正确的解剖位置。故选 B。

13.【答案】A

【解析】误选者能记得面动脉的大致走行部位，但分不清具体的止血点的位置。面动脉在咬肌前缘与下颌骨下缘交点处位置表浅，为临床上的摸脉点和压迫止血点。故选 A。

14.【答案】D

【解析】当心室舒张时，血液在压力的推动下向外运动。此时，在左心室，左房室口关闭，主动脉瓣开放，血液流入主动脉；在右心室，右房室口关闭，肺动脉瓣开放，血液流入肺动脉。以此保证血液不逆向流动。故选 D。

15.【答案】C

【解析】心尖圆钝，游离，朝向左前下方，由左心室构成。位置在平左侧第 5 肋间隙，左锁骨中线内侧 1～2cm 处。活体在此可摸到心尖的搏动。自心底到心尖为心的长轴，此轴与正中矢状面成 45°角。由于心在发育中沿长轴向左轻度旋转，故右心房和右心室大部分位于右前面，左心房和左心室大部分位于左后面。故选 C。

16.【答案】C

【解析】毛细淋巴管是淋巴管道的起始部，它以膨大的盲端起于组织间隙，管径粗细不均，管壁由单层内皮细胞构成，管壁通透性大于毛细血管，常与毛细血管伴行。故选 C。

17.【答案】A

【解析】腹腔干有三条主要分支：胃左动脉、肝总动脉和脾动脉。胃左动脉发出后向左上方达胃的贲门，急转向右，在小网膜两层之间沿胃小弯右行与胃右动脉吻合。肝总动脉的分支—肝固有动脉在起始部发出胃右动脉，沿胃小弯向左，与胃左动脉吻合。故选 A。

18.【答案】B

【解析】选 A 者只考虑到胸腺的位置较靠前，其实，胸腺只有一部分位于前纵隔内，大部分位于上纵隔内。它是淋巴器官，兼有内分泌功能。选 D、E 者忽略了胸腺自身的发育特点，新生儿时 10～15g，一生中其相对体积最大，随年龄增长继续发育，至青春期达 25～40g，以后逐渐退化，大部分被脂肪组织代替。故选 B。

19.【答案】D

【解析】肠系膜上动脉在腹腔干起点的稍下方起自腹主动脉前壁主要分支有：①胰十二指肠下动脉：分布于胰和十二指肠。②空肠动脉和回肠动脉：主要分布于空肠和回肠。③回结肠动脉：分支分布于回肠末段、盲肠和升结肠。并发出一支阑尾动脉，进入阑尾。④右结肠动脉：营养升结肠，并于中结肠动脉和回结肠动脉吻合。⑤中结肠动脉：营养横结肠，并于左、右结肠动脉吻合。所以，肠系膜上动脉起始部闭塞，不出现血运障碍的部位是降结肠和乙状结肠。故选 D。

20.【答案】C

【解析】学生对心外形中心左缘的构成历来易混淆，认为左半心既然由左心房和左心室构成，心的左缘就应是这两部分，所以误选 A 者多。心脏的左缘圆钝，斜向左下，由左心耳和左心室构成。故选 C。

21.【答案】C

【解析】心肌和瓣膜附着处的纤维性支架称为心纤维骨骼，包括左、右纤维三角，4 个瓣膜纤维环，圆锥韧带，室间隔膜部和瓣膜间隔等，由致密结缔组织构成。右纤维三角又称中心纤维体，房室束穿过右纤维三角。左纤维三角位于主动脉左瓣环与二尖瓣环之间。中心纤维体病变可影响到房室束的功能。误选者考虑到左心功能比右心功能重要，中心纤维体应在左侧。故选 C。

22.【答案】C

【解析】胎儿时期由于肺循环阻力较高，肺动脉血大部分经动脉导管入主动脉，仅有大约 1/3 的血量经过肺静脉入左心房。卵圆孔的开口处正对着下腔静脉入口，故下腔静脉入右心房的血液，绝大部分立即经卵圆孔入右心房。而上腔静脉入右心房的血液，很少甚至不通过卵圆孔，而流向右心室进入肺动脉。故选 C。

第八章 感 觉 器

【A_1 型题】

1.【答案】C

【解析】中耳由鼓室、咽鼓管、乳突窦、乳突小房组成。鼓室为颞骨岩部内的含气不规则小腔。鼓室的前壁有咽鼓管通鼻咽，后壁有乳突窦窦口向后通乳突小房。外侧壁有鼓膜分隔外耳道，内侧壁隔前庭窗和蜗窗与内耳相邻，上壁和下壁借薄骨板分隔颅中窝和颈内静脉起始部。故选 C。

2.【答案】D

【解析】泪囊位于眶内侧壁前部的泪囊窝内，为一膜性盲囊，上端为盲端，下端移行为鼻泪管开口于下鼻道。泪囊前面有睑内侧韧带和眼轮匝肌睑部纤维横过。眼轮匝肌还有少量肌束跨过泪囊的深面。眼轮匝肌收缩时，牵引睑内侧韧带可扩大泪囊，产生负压，促使泪液流入泪囊。故选 D。

3.【答案】A

【解析】咽鼓管连通鼻咽部与鼓室长 3.5～4.0cm。其作用是平衡鼓室内与外界的大气压相等。咽鼓管分前内侧的软骨部和后外侧的骨性部。软骨部约占全长 2/3。咽鼓管咽口和软骨部平时处于关闭状态，仅在吞咽运动或尽力张口时，咽口暂时开放。小儿咽鼓管短而宽，接近水平，故咽部感染可经咽鼓管侵入鼓室。故选 A。

4.【答案】A

【解析】内侧壁即迷路壁，是内耳前庭的外侧壁。中部有由耳蜗第一圈形成的隆凸称岬。岬的后上有前庭窗，连于前庭。岬的后下有蜗窗，在活体由第二鼓膜封闭。在前庭窗的后上有面神经管凸，内藏面神经。故选 A。

5.【答案】D

【解析】听觉感受器位于内耳膜迷路的膜蜗管。膜蜗管位于蜗螺旋管内，在蜗螺旋管的水平切面上，蜗管呈三角形，其上壁为前庭膜将前庭和蜗管分开，下壁即蜗管鼓壁或膜螺旋板或基底膜，与鼓阶相隔。在螺旋膜上有螺旋器，又称 Corti 器，是听觉感受器。故选 D。

6.【答案】C

【解析】结膜是一层薄而光滑的黏膜，覆盖在眼球的前面和眼睑后面，富含血管。按其部位分为：睑结膜，位于眼睑内面，与睑板结合紧密；球结膜，覆盖于眼球前的部分，在角膜缘处，移行为角膜上皮；结膜穹：位于睑结膜与球结膜互相移行处，其折返处分别构成结膜上穹和结膜下穹。故选 C。

7.【答案】E

【解析】鼓膜位于外耳道与鼓室之间，呈椭圆半透明的薄膜，边缘附着在颞骨鼓部和鳞部；与外耳道底 45°～50°的倾斜角，其外面朝向前、下、外，鼓膜周缘较厚，下 3/4 固定与鼓膜环沟内，为紧张部，其前下有光锥，中心向内凹向鼓室，称鼓膜脐，上 1/4 为松弛部。故选 E。

8.【答案】A

【解析】眼球外膜由坚韧的纤维结缔组织构成，具有支持和保护作用，分为角膜和巩膜。B、C 属于中膜，D 属于眼副器，E 是内膜。故选 A。

9.【答案】D

【解析】作为屈光系统重要装置的晶状体无色透明，富有弹性，不含血管和神经。位于虹膜与玻璃体之间，呈双凸透镜状，前面曲度小，后面曲度大。晶状体借睫状小带系于睫状体。故选 D。

10.【答案】D

【解析】视网膜从组织学上分外侧的色素层和内层的神经层，两层之间有一潜在间隙，是视网膜剥离症的解剖学基础。按其功能可分为视部和盲部，盲部位于虹膜和睫状体的后面，视部位于脉络膜的内面。视部的后部，视神经起始部有一白色隆起称视神经盘，为生理盲点。在其颞侧约3.5mm处稍下方有一黄色区域称黄斑，其中央凹陷称中央凹，为视力最敏锐处。故选D。

11.【答案】B

【解析】眼球的内容物包括房水、晶状体、玻璃体。这些结构和角膜一样都是透明而无血管，具有屈光作用，它们和角膜合称为眼的屈光装置或折光系统，使物像投射在视网膜上。故选B。

12.【答案】C

【解析】房水由睫状体产生，为无色透明的液体，充满在眼房内，为角膜和晶状体提供营养，维持正常眼压，还具有折光作用。睫状体产生的房水经瞳孔到前房，最后经虹膜角膜角隙进入巩膜静脉窦，借睫前静脉汇入眼静脉。当房水循环障碍时，眼压增高，形成继发性青光眼。故选C。

13.【答案】D

【解析】眼球外肌包括运动眼球的4块直肌、2块斜肌和上睑提肌，都是骨骼肌，统称为视器的运动装置。各肌的作用：上睑提肌，收缩可上提上睑，开大眼裂；上直肌，收缩使瞳孔转向上内方；内直肌，使瞳孔转向内侧；下直肌，使瞳孔转向下内方；外直肌，使瞳孔转向外侧；上斜肌，使瞳孔转向下外方；下斜肌，使瞳孔转向上外方。故选D。

14.【答案】B

【解析】眼球壁中膜又称血管膜，富有血管和色素细胞，呈棕黑色，故又称葡萄膜、血管膜或色素膜。血管膜由前向后分为虹膜、睫状体和脉络膜三部分。故选B。

第九章 神经系统

【A_1 型题】

1.【答案】C

【解析】动眼神经在中脑脚间窝出脑，滑车神经在中脑下丘平面的背侧出脑，嗅神经经筛孔与端脑的嗅球相连，视神经经视交叉、视束与间脑相连。故选C。

2.【答案】B

【解析】臂丛在颈部穿过斜角肌间隙，斜角肌间隙由前斜角肌、中斜角肌与第1肋共同围成的三角形裂隙。故选B。

3.【答案】A

【解析】选项A，上泌涎核位于脑桥下部，发出副交感节前纤维，进入中间神经，由面神经分支至所属副交感神经节，换元后支配泪腺、舌下腺和下颌下腺分泌。选项B，下泌涎核位于延髓橄榄上部，发出的副交感节前纤维进入舌咽神经，至所属副交感神经节，换元后支配腮腺的分泌。选项C，孤束核是内脏感觉核。选项D，疑核是特殊内脏运动核，管理软腭、咽、喉和食管上部的骨骼肌。选项E，迷走神经背核位于延髓内侧丘系交叉至橄榄中部平面，发出的副交感节前纤维加入迷走神经，经其分支到达位于所支配效应器官旁或内的终节，换元后支配颈部和胸、腹腔大部分（降结肠以上）脏器及心脏的活动。故选A。

4.【答案】C

【解析】下丘脑沟是位于背侧丘脑与下丘脑之间的内侧面，自室间孔走向中脑水管的浅沟，它是下丘脑与背侧丘脑的分界线。故选C。

5.【答案】D

【解析】基底核是大脑半球内的灰质核团，位于脑底面附近，包括纹状体（尾状核和豆状核）屏状核和杏仁体。尾状核形成侧脑室前角的外侧壁；尾状核与背侧丘脑以终纹相隔；屏状核与岛叶皮质之间为最外囊纤维。故选D。

6.【答案】B

【解析】本题是理解记忆题，脊髓位于椎管内，上端平枕骨大孔处与延髓相连，下端在成人平第1腰椎体下缘，呈前后稍扁的圆柱形；全长粗细不等，有两个梭形膨大，即颈膨大（自第4颈节~第1胸节）和腰骶膨大（第2腰节~第3骶节）。脊髓表面可见6条纵行的沟，前面正中较深的是前正中沟，后面正中较浅的是后正中沟，二者将脊髓分为左、右对称的两半。两对外侧沟，即前外侧沟和后外侧沟，分别有脊神经的前、后根的根丝附着。脊髓在外形上没有明显的节段性，但每一对脊神经前、后根的根丝附着的范围即是一个脊髓节段，因为有31对脊神经，故脊髓也可分为31个节段：即8个颈节、12个胸节、5个腰节、5个骶节和1个尾节。混合性的脊神经在椎间孔由脊神经前、后根汇合形成，脊神经不直接与脊髓相连。故选B。

7.【答案】D

【解析】锥体外系是指锥体系以外的影响和控制躯体运动的一切传导通路。选项D皮质脊髓前束属于锥体系，不是锥体外系；其余均为锥体外系。

8.【答案】A

【解析】A选项，躯体感觉不是额叶功能，正确。躯体感觉中枢位于顶叶中央后回、中央旁小叶后部。B、C、D、E所述均为额叶功能，其中语言中枢、书写中枢位于额中回后部，运动性语言中枢位于额下回后部。所以，额叶具有语言功能。

9.【答案】B

【解析】中央前回和中央旁小叶前部是躯体运动中枢，其局部定位关系是：①上、下颠倒，头部是正的，中央前回最上部和中央旁小叶前部与下肢、会阴运动有关，中部与躯干和上肢的运动有关，下部与面、舌、咽、喉运动有关。②左右交叉，但一些联合运动有关的肌则受双侧支配。③身体各部投射区大小与运动重要性和复杂程度有关。故选B。

10.【答案】A

【解析】躯干、四肢浅感觉传导路第Ⅱ级神经元脊髓后角固有核发出纤维经脊髓白质前连合交叉到对侧并上升1~2节段形成脊髓丘脑束。在延髓交叉的上行纤维内侧丘系是躯干四肢深感觉传导路的Ⅱ级纤维。故选A。

11.【答案】D

【解析】白质前连合经过的纤维为脊髓丘脑束，脊髓丘脑束主要起自脊髓灰质Ⅰ和Ⅳ~Ⅶ层，纤维经白质前连合越边在上一节对侧半的外侧索和前索上行，白质前连合损伤，出现损伤平面1~2节以下双侧对称性带状区痛、温觉丧失。带状区宽度与白质前连合损伤脊髓节段相当，胸髓2~4节白质前连合损伤，表现平面应下降1~2节段，即4~6。故选D。

12.【答案】D

【解析】新纹状体是尾状核和壳，旧纹状体是苍白球，因此A选项是错误的；B选项错误，因震颤麻痹病变在黑质；纹状体是锥体外系的重要组成部分，不属锥体系，因此C项错误；新纹状体与黑质间有双侧纤维联系，因此E选项是错误。故选D。

13.【答案】D

【解析】海绵窦内走行颈内动脉和展神经，故D是正确的；其余A、B、C、E所述神经均走行于海绵窦的外侧壁，均错误。

14.【答案】C

【解析】瞳孔对光反射中枢位于中脑顶盖前区，外侧膝状体是视觉传导中继站，上丘为视觉反射中枢。故选C。

15.【答案】C

【解析】内脏运动神经包括交感和副交感两部分，交感神经低级中枢位于胸1到腰2脊髓灰质侧角，副交感神经低级中枢位于脑干的四对脑神经内脏运动核（动眼神经副核、迷走神经背核、上泌涎核、下泌涎核）及脊髓骶段骶2到4的骶副交感神经核；间脑的下丘脑是管理内脏运动的皮质下高级中枢。故选C。

16.【答案】D

【解析】膈神经是颈丛的重要分支，起自颈3到颈5脊神经前支；向下走行于前斜角肌前方，椎前筋膜后面。膈神经支配膈肌，还分布到胸膜、心包和膈下面的部分腹膜，管理感觉。故选D。

17.【答案】E

【解析】硬脊膜与椎管内面的骨膜之间的疏松间隙称硬膜外隙，硬膜在枕骨大孔处与枕骨骨膜紧密附着在一起，硬脊膜外隙与颅腔内不相通。故选E。

18.【答案】E

【解析】脊髓具有反射功能和传导功能，颈段白质含量较多，其联系范围较大，而骶段传导范围较小，白质含量少，管理下肢，故灰质含量较大。颈和腰骶髓由于管理四肢，故有颈和腰骶膨大，而且灰质柱最粗大；侧角位于$T_1 \sim L_3$脊髓节段，是交感神经的节前神经元胞体所在，又称中间外侧核。故选E。

19.【答案】A

【解析】脊髓外侧索走行脊髓丘脑侧束，皮质脊髓侧束、红核脊髓束、脊髓小脑前束、脊髓小脑后束。脊髓丘脑侧束位于外侧索的前半部，传递由对侧后根细纤维传入的痛、温觉信息，此纤维在脊髓后角固有核、脊髓灰质Ⅰ层和Ⅳ~Ⅶ层中继后，经白质前连合越边斜行上升1个脊髓节段至对侧外侧索前部。皮质脊髓侧束位于脊髓外侧束后部。主要是来自对侧大脑额叶的躯体运动区的下行投射纤维，逐渐止于同侧脊髓灰质板层Ⅳ~Ⅸ。红核脊髓束位于外侧索，主要来自对侧红核的下行投射纤维，它与皮质脊髓束一起对肢体远端肌肉运动发挥重要影响，故脊髓外侧索切断出现切断部位以下对侧痛温觉丧失，同侧随意运动丧失。四肢骨骼肌是由大脑交叉支配，在脊髓外侧束中的皮质脊髓侧束是已经在延髓锥体交叉中交叉过的纤维。故选A。

20.【答案】D

【解析】臀大肌接受臀神经支配，不是坐骨神经。坐骨神经受损伤后，由于其支配的股后部的半腱肌、半膜肌和股二头肌瘫痪，会出现伸髋、屈膝无力。故选D。

21.【答案】C

【解析】右侧内囊后肢主要有皮质脊髓束、丘脑中央辐射、顶枕颞桥束、皮质红核束、听辐射和视辐射等。受损后若累及皮质脊髓束出现左侧偏瘫（左侧肢体痉挛性瘫痪）；累及丘脑中央辐射出现左侧偏身感觉障碍（包括浅、深感觉障碍）。累及听辐射不产生明显听觉障碍，因一侧听辐射传递两耳的听觉冲动；累及视辐射则出现双眼视野对侧（左侧）同向性偏盲，因视辐射接受同方向对侧半视野的光刺激到视网膜引起的冲动。嗅觉纤维不经过内囊。

故选C。

22.【答案】E

【解析】脊髓丘脑束（二级感觉纤维）主要起自脊髓灰质Ⅰ和Ⅳ~Ⅶ层，纤维经白质前连合越边后在上一节对侧半的外侧索和前索上行，当上行至脑干下部时，脊髓丘脑前束加入内侧丘系，而脊髓丘脑侧束纤维自成脊髓丘系继续上行，二者均止于背侧丘脑腹外侧核，传导对侧躯干四肢的痛、温觉和压觉。故选E。

23.【答案】C

【解析】选项A背侧丘脑前核群是边缘系统的皮质下结构，属间脑的联络性核团，能汇聚躯体和内脏的感觉信息及运动信息，具有情感意识的辨别分析能力，还参与学习记忆活动，但不具有运动功能，故其不符题意；选项B背侧丘脑内侧核群，亦属间脑联络性核团，不符题意；选项C背侧丘脑腹外侧核，属锥体外系的一中继核，在调节躯体运动中起重要作用，符合题意；选项D杏仁体属边缘系统，主要参与内脏及内分泌活动的调节、情绪活动。

24.【答案】B

【解析】隐神经是股神经最长的分支，伴股动脉入收肌管下行，至膝关节内侧浅出至皮下后，伴随大隐静脉沿小腿内侧面下降达足内侧缘，分布于髌骨，小腿内侧面和足内侧缘的皮肤。因此，隐神经在膝部穿深筋膜浅出皮下后才与大隐静脉伴行，而非全程伴行。故选B。

25.【答案】B

【解析】桡神经在行程中，沿桡神经沟绕肱骨中段背侧旋行外下，而腋神经穿过四边孔后绕肱骨外科颈至三角肌深方，尺神经在走行中有一段在肱骨内上髁后方的尺神经沟内，并紧贴该骨，故肱骨的这些部位骨折时，可损伤上述神经，引起一系列临床表现。故选B。

26.【答案】A

【解析】顶盖脊髓束起自中脑上丘，向腹侧行，于导水管周围灰质腹侧经被盖背侧交叉越边，在前索内下行，终于上颈髓节段板层Ⅵ、Ⅶ。兴奋对侧颈肌，完成视觉反射和听觉反射。与瞳孔对光反射无关，瞳孔对光反射中枢位于顶盖前区。故选A。

27.【答案】C

【解析】头面部皮肤感觉由三叉神经管理，面神经管理表情肌运动。故选C。

28.【答案】A

【解析】副神经主要为脊髓根，支配胸锁乳突肌和斜方肌，损伤后，胸锁乳突肌瘫痪使头不能向同侧屈，也不能使面转相对侧；由于斜方肌瘫痪，患侧肩胛骨下垂。故选A。

29.【答案】D

【解析】内脏大神经由穿过第5或第6~9胸交感干神经节的节前纤维组成，向前下方走行中合成一干，并沿椎体前面倾斜下降，穿过膈脚，主要终于腹腔神经节；由腹腔神经节、主动脉肾神经节发出的纤维，分布至肝、脾、肾等实质性脏器和结肠左曲以上的消化管。故选D。

30.【答案】E

【解析】大脑基底核（节）有尾状核、豆状核、屏状核、杏仁体。其中豆状核可分为壳和苍白球，从发生角度，苍白球发生较古老称旧纹状体，壳与尾状核合称新纹状体。故选E。

31.【答案】D

【解析】椎动脉起自锁骨下动脉第1段，穿第6~第1颈椎横突孔经枕骨大孔进入颅腔。主要营养脊髓、小脑、间脑、脑干和大脑后1/3。故选D。

32.【答案】E

【解析】顶盖前区位于上丘和间脑交界处，与完成瞳孔对光反射有关。瞳孔对光反射途径：光刺激→视网膜→视神经→视交叉→双侧视束→上丘臂→顶盖前区（反射中枢）→两侧动眼神经副核→动眼神经→睫状神经节→节后神经纤维至瞳孔括约肌→瞳孔缩小。角膜反射途径：机械刺激→眼神经→三叉神经脊束核和三叉神经脑桥核→面神经核→面神经→眼轮匝肌。故选E。

33.【答案】D

【解析】外侧丘系起于双侧上橄榄核及对侧蜗背侧核和蜗腹侧后核的听觉纤维，在脑桥中、下部，上橄榄核的外侧，转向上，形成外侧丘系，故A选项是错误的；该系在脑桥，行于背盖的腹外侧边缘部，在中脑尾侧端止于下丘，将听觉神经冲动传递至中央核，故选D。

34.【答案】B

【解析】交感神经节因其所在位置不同，分为椎旁神经节（即交感神经节）和椎前神经节。发自交感干神经节的节后纤维经灰交通支返回脊神经，随脊神经分布至头颈部、躯干和四肢的血管、汗腺和竖毛肌等处，故至躯干、四肢血管的交感神经节后纤维的胞体位于椎旁神经节而不是笼统的交感神经节。故选B。

35.【答案】E

【解析】选项A不符题意，因上矢状窦位于大脑镰上缘，向后流入窦汇；直窦位于大脑镰与小脑幕连接处，由大脑大静脉和下矢状窦汇合而成，向后通窦汇，故选项B错误；下矢状窦位于大脑镰下缘，向后汇入直窦，故选项C错误；硬脑膜窦窦壁无平滑肌，选项D错误。故选E。

36.【答案】D

【解析】A选项，三叉神经脑桥核为躯体感觉核；B选项，舌下神经核为躯体运动核；C 选项，为小脑核，不属脑干；E 选项，动眼神经副核为一般内脏运动核。故选 D。

37.【答案】C

【解析】选项 B 中的背侧丘脑腹后外侧核是内侧丘系和脊丘系的中继核，故不符题意。选项 A 中的背侧丘脑前核群是间脑的联络性核团，不直接接受上行的传导束，故选项 A 是错误的。D 选项中的脑干网状结构接受小脑顶核的纤维，不接受齿状核发出的纤维，故 D 选项不符合题意。E 选项中前庭神经核接受顶核和绒球小结叶的纤维不接受齿状核的纤维，故其不符题意。故选 C。

38.【答案】D

【解析】综观各选项，其中 D 面神经丘位于脑桥部内侧隆起，其不是延髓结构；其余选项均为延髓外形结构。故选 D。

39.【答案】C

【解析】小脑幕形似幕帐，深入大脑和小脑之间。后外侧缘附于枕骨横沟和颞骨岩部上缘，前内缘游离形成小脑幕切迹。切迹与鞍背形成一环行孔，内有中脑通过。小脑幕将颅腔不完全地分割成上下两部，当上部颅脑病变引起颅内压增高时，位于小脑幕切迹上方的海马旁回和钩可能被挤入小脑幕切迹，形成小脑幕切迹疝而压迫大脑脚和动眼神经。故选 C。

40.【答案】B

【解析】皮质核束支配双侧一些与联合运动有关的头、颈肌。眼裂以下的表情肌及舌肌是只受对侧皮质核束支配的，接受双侧皮质核束支配的脑神经核是：动眼神经核、滑车神经核、展神经核、疑核、副神经核、三叉神经运动核及面神经核上部。膈肌受颈丛发出的膈神经支配。故选 B。

41.【答案】A

【解析】背侧丘脑腹后内侧核接受三叉丘系和由孤束核发出的味觉纤维，发出纤维投射到大脑皮质中央后回下部头面部躯体感觉中枢。三叉丘系是由三叉神经脑桥核（头面部触压觉）核三叉神经脊束核（头面部痛温觉）发出的 2 级纤维交叉到对侧形成，进入背侧丘脑腹后内侧核。内侧丘系和脊髓丘脑束进入脊髓丘脑腹后外侧核。听辐射经内侧膝状体中继，视辐射经过外侧膝状体中继。故选 A。

42.【答案】C

【解析】选项 A 内侧丘系在中脑行于被盖腹外侧边缘，红核的外侧，故不在大脑脚底内，不符题意。外侧丘系在中脑止于下丘，内侧丘系的背外侧接脊髓丘脑束，背内侧邻三叉丘系，所以 B、D、E 选项也不符题意。大脑脚底内的纵行纤维束，自内侧向外侧依次为：额桥束、锥体束和顶、枕、颞桥束，均为锥体系的纤维束。故选 C。

43.【答案】A

【解析】位于上鼻甲内侧面和与其相对的鼻中隔部分的鼻黏膜，称嗅区，此部黏膜呈淡黄色，血管较少，黏膜内含有双极的嗅细胞，其中枢突聚集成 20 多条嗅丝，穿过筛骨的筛孔入颅前窝，进入嗅球传导嗅觉。故选 A。

44.【答案】B

【解析】腰交感干位于腰椎体前外侧与腰大肌内侧缘之间，每侧约有 4 个腰神经节，其分支有：①灰交通支连接 5 对腰神经，并随腰神经分布。②腰内脏神经由穿经腰神经节的节前纤维组成，终于腹主动脉丛和肠系膜下丛内的椎前神经节，并换神经元，节后纤维分布至结肠左曲以下的消化管及盆腔脏器，并有纤维伴随血管分布至下肢。故选 B。

45.【答案】B

【解析】选项 B，脉络丛前动脉是颈内动脉的分支，符合题意；其余选项叙述均为基底动脉分支，其中迷路动脉发自基底动脉或小脑下前动脉，细长，伴随面神经和前庭蜗神经进入内耳，供应内耳迷路动脉。故选 B。

46.【答案】D

【解析】距状沟两侧为视觉皮质中枢，外侧膝状体是视觉传导路的Ⅲ级神经元所在部位。顶盖前区是瞳孔对光反射的低级中枢。角回是视觉行为与语言皮质中枢。中脑上丘细胞分层排列，为视觉反射中枢，通过顶盖脊髓束下行至脊髓前角运动神经元完成视觉防御反射等。故选 D。

47.【答案】C

【解析】大脑中动脉，供应大脑半球上外侧面和岛叶；大脑后动脉供应颞叶内侧面和底面及枕叶；小脑上动脉供应小脑上部；脉络丛前动脉供应外侧膝状体、内囊后肢的后下部，大脑脚底的中 1/3 及苍白球。故选 C。

48.【答案】C

【解析】选项 A，内侧丘系是脑干延髓的薄束核、楔束核发出的弓状纤维交叉后在中线两侧转折上行形成的。故其损伤症状应在对侧，不符合题意。选项 B，三叉丘系是三叉神经脊束核及大部分三叉神经脑桥核发出的三叉丘脑纤维越边至对侧上行形成的，虽然是逐渐越边，没有明确的交叉结构，但其损伤后的症状自然是在对侧。选项 D，脊髓丘脑束是后角固有核发出的纤维经白质前连合越边并上升 1 个节段后上行的，故其损伤，症状发生在对侧。选项 E，内囊后肢经过的纤维束：上行纤维束有丘脑中央辐射、视辐射、听辐射；下行的纤维有皮质脊髓束、顶枕颞桥束等，均在脑干交叉至对侧，故内囊后肢损伤会出现的“三偏”症状，均发生于对侧，故不符题意。选项C，薄束和楔束是来自同侧后根的粗纤维组成，损伤后症状发生于同侧，符合题意。

49.【答案】C

【解析】在椎管内脑脊液只存在于蛛网膜下隙，硬膜外隙是硬脊膜与椎管内面的骨膜之间的疏松间隙，临床上进行硬膜外麻醉时就是将药物注入此隙，但无脑脊液且是负压。故选C。

50.【答案】C

【解析】一侧延髓病变，如损伤锥体和交叉后皮质脊髓束，可导致双侧肢体同时硬瘫（痉挛性瘫痪）；如面积较大损伤薄束核、楔束核及内侧丘系，可导致双侧肢体意识性本体感觉消失；如损伤疑核、副神经核、舌下神经核可导致头面部某些肌肉瘫痪并萎缩；如损伤三叉丘系及三叉神经脊束核，则出现面部不同范围的痛觉障碍。故选C。

51.【答案】C

【解析】脊髓后角固有核为肢体浅感觉传导路的第二级神经元；脊髓中间内侧核，传导内脏感觉；丘脑腹后外侧核为肢体感觉第3级神经元；丘脑腹后内侧核为头面感觉第3级神经元。故选C。

52.【答案】D

【解析】脑脊液主要由脑室脉络丛产生，少量由室管膜上皮和毛细血管产生。由侧脑室脉络丛产生的脑脊液经室间孔流至第三脑室，与第三脑室脉络丛产生的脑脊液一起，经中脑水管流入第四脑室，再汇合第四脑室脉络丛产生的脑脊液一起经第四脑室正中孔和两个外侧孔流入蛛网膜下隙，然后，脑脊液沿蛛网膜下隙流向大脑背面，经蛛网膜粒渗透到硬脑膜窦内，回流入血液中。若在脑脊液循环途径中发生阻塞，可导致脑积水和颅内压升高，使脑组织受压移位，甚至形成脑疝而危及生命。功能上相当于外周组织中的淋巴，对中枢神经系统起缓冲、保护、运输代谢产物和调节颅内压等作用。脑脊液总量在成人平均约150ml，它处于不断产生、循环和回流的平衡状态。故选D。

53.【答案】C

【解析】依题干：左侧瞳孔散大说明左侧瞳孔括约肌瘫痪（逆向推导）→左睫状神经节→左动眼神经→动眼神经副核，而能被小脑幕切迹直接压迫的，在所有选项中动眼神经符合题意。故选C。

54.【答案】E

【解析】边缘系统包括边缘叶及与其密切联系的皮质下结构。边缘叶是位于胼胝体周围和侧脑室下角底壁的一圈弧形结构：隔区（包括胼胝体下回和终板旁回）扣带回、海马旁回、海马结构（海马和齿状回）；加上岛叶前部、颞极共同构成的。皮质下结构有杏仁体、隔核、下丘脑、上丘脑、背侧丘脑前核和中脑被盖的一些结构等。故选E。

55.【答案】D

【解析】交感神经节有椎旁神经节和椎前神经节，椎旁神经节及其节间支组成交感干，人体内有两条交感干，在骶骨前面汇合成一个奇神经节。故选D。

56.【答案】D

【解析】脊髓蛛网膜下隙的下部，自脊髓下端至第2骶椎水平扩大为终池，内有马尾。在第2骶椎水平以下硬脊膜包裹终丝，向下止于尾骨的背面。故选D。

57.【答案】E

【解析】脑干网状结构的上行纤维传导“非特异性”感觉，使大脑皮质广泛区域保持觉醒。脑干网状结构发出网状脊髓束调节骨骼肌张力。故选E。

58.【答案】C

【解析】依题意$C_5 \sim T_1$左侧半损伤，损伤前角运动神经元，左上肢软瘫，损伤皮质脊髓束，左下肢硬瘫（痉挛性瘫痪）；损伤薄束和楔束，左侧躯干和四肢损伤平面以下本体感觉消失，损伤后角左上肢痛、温、触觉消失。损伤脊髓丘脑束，右侧躯干、四肢的痛温粗略触觉消失。故选C。

59.【答案】C

【解析】间脑内与神经内分泌有关的神经核团主要分布于下丘脑，室旁核视上核分泌加压素和催产素经室旁垂体束，由视上垂体束送至垂体后叶（神经垂体），再经血管运送至全身。起自漏斗核和下丘脑基底内侧部的一些神经纤维终于正中隆起的毛细血管，将神经内分泌物质（如促激素、释放激素或抑制激素等）经垂体门脉系统送至前叶，抑制垂体前叶的分泌功能。乳头体核接受来自海马的纤维。故选C。

60.【答案】C

【解析】躯体运动功能区对骨骼肌运动的管理有一定的局部定位关系，其特点为：上下颠倒，但头部是正的，中央前回最上部和中央旁小叶前部与下肢、会阴部运动有关，中部与躯干和上肢的运动有关，下部与面、舌、咽、喉的运动有关。故选C。

61.【答案】C

【解析】副交感性脑神经核有4对，动眼神经副核、上泌涎核、下泌涎核、迷走神经背核，其中动眼神经副核位于上丘颅侧，该核发出副交感节前纤维，经由动眼神经出脑，至位于眼眶的睫状神经节，该节换元后发出副交感节后纤维支配眼球瞳孔括约肌和睫状肌。孤束核为内脏感觉核，不属于副交感核。故选C。

62.【答案】A

【解析】由于自胚胎第4个月起，脊柱的生长速度比脊髓快，因此成人脊柱的长度与脊髓的节段不完全对应，一般的：上颈髓节段（$C_1 \sim C_4$）大致与同序数椎骨相对应，下颈髓节（$C_5 \sim C_8$）和上胸髓节（$T_1 \sim T_4$）与同序数椎骨的上方第1节椎体平对，中胸部的脊髓节（$T_5 \sim T_8$）约与同序数椎骨上方第2节椎体平对，下胸部的脊髓节（$T_9 \sim T_{12}$）约与同序数椎骨上方第3节椎骨平对，腰髓节约平对第10~12胸椎，骶尾髓节约平对第1腰椎。故选A。

63.【答案】A

【解析】薄束和楔束是脊神经后根内侧部的粗纤维在同侧后索的直接延续，薄束成自同侧第5胸节以下的脊神经节细胞的中枢突，楔束成自同侧第4胸节以上的脊神经节细胞的中枢突。由于薄束和楔束的纤维是自骶、腰、胸、颈自下而上按顺序进入的，因此，在后索中来自各节段有明确的定位。薄束和楔束分别传导来自同侧下半身和上半身的肌、肌腱、关节的本体感觉（肌、肌腱、关节的位置觉、运动觉和震动觉）和皮肤的精细触觉的信息。当脊髓后索病变时，本体感觉和精细触觉的信息不能向上传入大脑皮质，在患者闭目时，就不能确定自己肢体所在的位置，站立时身体摇摆倾斜，也不能辨别物体的性状、纹理的粗细等。患者虽然有运动觉、位置觉丧失，但运动功能不会丧失，运动功能是由皮质脊髓束支配的，它们位于外侧索和前索内。故选A。

64.【答案】E

【解析】左侧内囊膝部损伤，致使左皮质核束损伤，面神经核上部（眼裂以上表情肌）接受双侧皮质核束支配，故双侧眼裂以上不出现瘫痪，面神经核下部只接受对侧皮质核束支配，右侧眼裂以下出现瘫痪。故选E。

65.【答案】D

【解析】第三脑室是位于两侧背侧丘脑和下丘脑之间的狭窄腔隙。前方借左、右室间孔与两侧大脑半球内的侧脑室相通，后方通中脑水管。脑室底部由乳头体、灰结节和视交叉形成；顶部为第三脑室脉络组织，并突入室腔形成第三脑室脉络丛，产生脑脊液。此丛在室间孔处与侧脑室脉络丛相连，一般来说，侧脑室顶才有胼胝体和穹隆形成。第三脑室前壁为终板与前连合。前连合是一个古老的连合纤维束，横越终板，连接左右两半球的嗅脑和颞叶的前部。终板是由灰质构成的薄板，连接左右半球，在发生上它是神经的最前端。终板自视交叉经前连合连至胼胝体嘴。故选D。

66.【答案】A

【解析】选项B、C不符题意，因为是旧小脑调节肌张力，新小脑协调随意运动。旧小脑病变肌张力低下，古小脑病变表现为平衡失调，眼球震颤；新小脑病变，共济失调，意向性震颤，肌张力低下。故选A。

67.【答案】D

【解析】喉返神经由迷走神经发出，其运动纤维支配除环甲肌以外的所有喉肌，感觉纤维分布至声门裂以下的喉黏膜，喉肌除了环甲肌和环杓后肌外，都有缩小声门裂的作用。喉上神经支配环甲肌，且分布于声门裂以上的喉黏膜及会厌、舌根等处。故选D。

68.【答案】E

【解析】交感神经节前纤维来自脊髓 $T_1 \sim L_2$ 侧角中间外侧核，多数经交感干椎旁神经节换元，节后纤维支配平滑肌、心肌或腺体。下颌下腺的交感神经节后纤维来自交感干颈上神经节，经颈外动脉丛、面动脉丛到达；下颌下神经节是支配下颌下腺的副交感神经节。故选E。

69.【答案】D

【解析】红核位于中脑上丘平面至间脑尾侧平面，黑质的背内侧，选项A错误；红核除接受对侧小脑齿状核和中间核投射外，尚接受大脑皮质投射，B选项不符题意；红核传出纤维一部分形成红核脊髓束交叉后至对侧前角运动细胞，一部分至同侧下橄榄核，无对小脑投射，C选项是错误的；红核脊髓束对支配屈肌的前角运动神经元有很强的兴奋作用，E选项是错误的。故选D。

70.【答案】D

【解析】大脑前动脉自颈内动脉分出后，在视神经上方向前内行，进入大脑纵裂，与对侧同名动脉借前交通动脉相连。大脑中动脉可视为颈内动脉的直接延续，向外进入外侧沟。大脑后动脉是基底动脉的终末支，绕大脑脚向后，沿海马旁回钩转至颞叶和枕叶内侧面。后交通动脉是颈内动脉的分支，在视束下面行向后，与大脑后动脉吻合，是颈内动脉系与椎-基底动脉系的吻合支。大脑动脉环位于脑底下方蝶鞍上方，环绕视交叉、灰结节及乳头体周围。故选D。

71.【答案】B

【解析】上泌涎核属一般内脏运动神经核（副交感神经核），发出节前纤维加入面神经，换元后支配泪腺，下颌下腺和舌下腺等。加入舌咽神经的副交感节前纤维来自下泌涎核。故选B。

72.【答案】E

【解析】薄束核、楔束核发出的弓状纤维向前内形成内侧丘系交叉。交叉后的纤维上行即内侧丘系，该系在延髓，位于中线和下橄榄核之间，锥体的背侧；至脑桥后，略转向腹外侧，位于被盖腹侧边缘，与基底部相邻；到中脑，则移向被盖腹外侧边缘，红核的外侧；最后终止于丘脑腹后外侧核。故选 E。

73.【答案】C

【解析】大脑中动脉途径前穿质时，发出一些细小的中央支，又称豆纹动脉，垂直向上进入脑实质，营养尾状核、豆状核、内囊膝和后肢的前部。其临床意义：豆纹动脉行程呈“S”形弯曲，因血流动力学关系，在高血压动脉硬化时容易破裂（故又名出血动脉）而导致脑溢血，出现严重的功能障碍。大脑动脉环（Willis环）由两侧大脑前动脉起始段、两侧颈内动脉末端、两侧大脑后动脉借前、后交通动脉连通而共同组成；位于脑底下方，蝶鞍上方，环绕视交叉、灰结节、乳头体周围；此环使两侧颈内动脉系与椎-基底动脉系相交通。在正常情况下大脑动脉环两侧的血液不相混合，而是作为一种代偿的潜在装置。当此环的某一处发育不良或被阻断时，可在一定程度上通过大脑动脉环使血液重新分配和代偿，以维持脑的血液供应。大脑动脉环不直接分支到基底核和内囊。故选 C。

74.【答案】C

【解析】脊神经由前、后根在椎间孔处汇合成，而前、后支是脊神经离开椎间孔后的分支，故A 错误；有 31 对，D 错误；均为混合神经，E 错误；含有躯体感觉、躯体运动、内脏感觉、内脏运动四种纤维成分，B 错误。故选 C。

75.【答案】E

【解析】人脑皮质一般的支配规律是交叉管理，皮质核束支配脑神经多数是双侧管理。但面神经核属特殊内脏运动核，面神经核上部支配面上部肌接受双侧皮质核束纤维，面神经核下部支配面下部肌，仅接受对侧皮质核束纤维（从日常活动中可观察到额肌基本不能作单侧活动。此现象提示其双侧皮质支配）。故选 E。

76.【答案】B

【解析】瞳孔对光反射路径：视网膜→视神经→视交叉→两侧视束→上丘臂→顶盖前区→双侧动眼神经副核→动眼神经→睫状神经节→节后纤维→瞳孔括约肌收缩→两侧瞳孔缩小。题干分析：光照左眼，左眼瞳孔缩小，说明左视神经、视束、顶盖前区及左动眼神经副核、左动眼神经等均正常；右眼瞳孔不缩小，病变定在右动眼神经副核或右动眼神经或右睫状神经节。故选 B。

【A_2 型题】

77.【答案】D

【解析】脊髓震荡是脊髓遭受强烈震荡后立即发生弛缓性瘫痪，损伤平面以下的感觉、运动、反射及括约肌功能全部丧失。因为在组织形态学上并没有病理变化发生，只是暂时性功能抑制，所以可以在数分钟或数小时内完全恢复。故选 D。

78.【答案】B

【解析】胫神经支配小腿后侧曲肌群和足底感觉，股骨髁上骨折及膝关节位易损伤胫神经，引起后腿后侧屈肌群及足底内在肌麻痹，出现足跖、内收、内翻，足趾跖屈、外展和内收障碍，呈“钩状足”，小腿后侧、足背外侧、跟外侧和足底感觉障碍。故选 B。

79.【答案】C

【解析】据患者典型的三叉神经分布区的发作性剧痛，查体无阳性神经系统定位体征，考虑为左三叉神经痛。故选 C。

第十章　内分泌系统

【A_1 型题】

1.【答案】A

【解析】垂体位于颅底蝶鞍的垂体窝内，借漏斗连于下丘脑。垂体分腺垂体和神经垂体两部分，腺垂体又分为远侧部、结节部和中间部；神经垂体分神经部和漏斗。远侧部和结节部称垂体前叶，中间部和神经部称垂体后叶。垂体后叶为神经部，无内分泌作用，其释放的抗利尿激素和缩宫素是下丘脑的视上核和室旁核分泌产生的。故选 A。

2.【答案】A

【解析】肾上腺右侧呈三角形，左侧呈半月形。肾上腺位于左、右肾上极的上内方，是腹膜外器官，位于腹膜之后。肾有独立的纤维囊和脂肪囊，但肾与肾上腺共同包在肾筋膜内。故选 A。

3.【答案】B

【解析】内分泌腺属无导管腺，其分泌物（激素）直接经过毛细血管进入血液循环，运送至全身特定的靶器官。他们的体积都比较小，在结构上内分泌腺的血供也较丰富。由于内分泌腺中毛细血管网丰富，虽然血供丰富，但血流速度并不快。故选 B。

4.【答案】C

【解析】甲状旁腺是扁椭圆形小体，颜色棕黄，有光泽。通常是上、下两对。上甲状旁腺位置比较恒定，一般位于甲状腺侧叶后缘上、中 1/3 交界处。下甲状旁腺位置变异较大，多位于甲状腺侧叶后缘甲状腺下动脉处，也可在鞘外或埋入腺实质中。其功能是调节钙磷代谢，维持血钙平衡。故选 C。

5.【答案】D

【解析】内分泌器官包括甲状旁腺、甲状腺、肾上腺、胸腺、松果体和垂体。下颌下腺、舌下腺、腮腺和胰腺属消化腺；卵巢、睾丸是性腺；前列腺是生殖系统的附属腺。故选D。

6.【答案】D

【解析】甲状腺呈“H”形，分左、右两个侧叶和峡。两个侧叶位于喉下部与气管上部的两侧面，上平环状软骨中点，下至第6气管软骨的前外侧，后方平对第5~7颈椎高度。甲状腺峡位于第2~4气管软骨环的前方。故选D。

第二篇　生物化学

第一章　蛋白质的结构与功能

【A_1 型题】

1.【答案】D

【解析】胰岛素 A、B 两条链之间的交联是靠二硫键。故选 D。

2.【答案】E

【解析】α-螺旋常具有两性特点，即由 3~4 个疏水性氨基酸残基组成的肽段和由 3~4 个亲水性氨基酸残基组成的肽段交替出现，致使 α-螺旋的一侧为疏水性氨基酸，另一侧为亲水性氨基酸，使之能在极性或非极性环境中存在。α-螺旋靠肽键之间形成的氢键稳固其结构，故选 E。

3.【答案】C

【解析】α-螺旋每 3.6 个氨基酸残基螺旋上升一圈，故选 C。

4.【答案】D

5.【答案】D

【解析】仅由一个亚基组成，并因此无四级结构的蛋白质，如核糖核酸酶等称为单体蛋白质，故不是所有的蛋白质都有四级结构。故选 D。

6.【答案】E

【解析】食物蛋白质的必需氨基酸比值与人体必需氨基酸需要量比值越接近，则该食物蛋白质的生物学价值越高。故选 E。

7.【答案】A

8.【答案】C

【解析】肌红蛋白的氨基酸残基上的疏水侧链大部分都在分子内部，富极性及电荷的侧链则在分子表面，因此它的水溶性较好。故选 C。

9.【答案】B

【解析】O_2 是引起 Hb 和 O_2 结合的变构剂。故选 B。

10.【答案】B

【解析】丙氨酸-葡萄糖循环：肌肉中的氨基酸将氨基转给丙酮酸生成丙氨酸，后者经血液循环转运至肝脏再脱氨基，生成的丙酮酸经糖异生转变为葡萄糖后再经血液循环转运至肌肉重新分解产生丙酮酸，这一循环过程就称为丙氨酸-葡萄糖循环。因此，将骨骼肌中生成的氨转运至肝的主要氨基酸是丙氨酸，故选 B。

11.【答案】D

【解析】肽键即一分子氨基酸的 α-羧基和一分子氨基酸的 α-氨基脱水缩合形成的酰胺键，即 -CO-NH-。故选 D。

12.【答案】A

【解析】含有两条以上多肽链的蛋白质具有四级结构，所以有四级结构的蛋白质必须具有一个以上的 N 端和 C 端。故选 A。

13.【答案】A

【解析】分子中不是含有氨基（$-NH_2$），而是含有亚氨基（-NH-）和羧基，形成的氨基酸称为亚氨基酸。只有脯氨酸含亚氨基，答案 B，C，D，E 均不符合。故选 A。

14.【答案】A

【解析】血红蛋白的氧解离曲线是 S 状，肌红蛋白的氧解离曲线是直角双曲线。故选 A。

15.【答案】C

【解析】亚基是四级结构中的一条具有完整三级结构的多肽链。仅由一个亚基组成并因此无四级结构的蛋白质如核糖核酸酶等称为单体蛋白质，故不是所有的蛋白质都有四级结构。α-螺旋和 β-折叠不是所有蛋白质都有的。故选 C。

16.【答案】E

【解析】别构效应是指结合在蛋白质分子的特定部位上的配体对该分子的其他部位所产生的影响，一般指引起构象的变化。故选 E。

17.【答案】D

【解析】最简单的二肽是一个氨基酸的羧基和另一个氨基酸的氨基脱水缩合而成的，其中的氨基酸分子因脱水缩合而基团不全称为氨基酸残基，但他们还保留了第一个氨基酸的氨基和最后一个氨基酸的羧基，所以仍然有氨基末端和羧基末端。故选 D。

18.【答案】C

【解析】Hb 的一个亚基与 O_2 结合后会促进其他亚基与 O_2 的结合，这种效应称为正协同效应。故选 C。

19.【答案】C

【解析】α-螺旋的每个肽键的 N—H 和第四个肽键的羰基氧形成氢键。肽链中的全部肽键都可以形成氢键以稳固 α-螺旋结构。故选 C。

20.【答案】C

【解析】蛋白质二级结构的定义是蛋白质分子中某一肽链的局部空间结构，也就是该段肽段主链骨架原子的相对空间位置，并不涉及氨基酸残基侧链的构象。故选 C。

21.【答案】C

【解析】鸟氨酸是精氨酸酶在催化精氨酸产生尿素时同时产生

的。因此，鸟氨酸作为尿素循环的一部分与尿素生成相关。由于鸟氨酸不是为DNA而编码，所以是不会涉及蛋白质生物合成。它虽然不属于组成蛋白质的20种氨基酸，但存在于短杆菌酪肽、短杆菌肽S等的抗菌性肽中，另外从深山紫堇根中发现了δ-N-乙酰鸟氨酸。故选C。

22.【答案】A

【解析】协同效应的定义是指一个亚基与其配体结合后能影响此寡聚体中另一亚基与配体结合的能力。故选A。

23.【答案】E

【解析】含有四级结构的蛋白质，单独的亚基一般没有生物学功能，只有完整的四级结构寡聚体才有生物学功能。四级结构中亚基直接通过非共价键连接。胰岛素虽然有二硫键交联的A、B两条链，但它是单体蛋白质，不具有四级结构。不是所有分子都含有辅基。故选E。

24.【答案】C

【解析】半胱氨酸含有巯基。答案A、B、D、E均不符合。故选C。

25.【答案】C

【解析】当超过蛋白质的溶解度时，蛋白质会沉淀出来，但没有变性。故选C。

26.【答案】E

【解析】蛋白质分子中，从N端到C端的氨基酸排列顺序称为蛋白质的一级结构。故一级结构中的主要化学键是肽键，此外，蛋白质分子中所有的二硫键的位置也属于一级结构的范畴，但二硫键不是主要的化学键。故选E。

【B_1型题】

27.【答案】A

【解析】如Hb和O_2结合不仅发生了协同效应，而且发生了别构效应。故选A。

28.【答案】C

【解析】肽键是一级结构的主要化学键，所以一级结构被破坏的时候会发生肽键的断裂。故选C。

29.【答案】D

【解析】蛋白质的三级结构是指整条肽链中全部氨基酸残基的相对空间位置，也就是整条肽链所有原子在三维空间的排布位置。二硫键是维系蛋白质三维结构的一种作用力，故选D。

30.【答案】B

【解析】亚基通过非共价键彼此结合，形成蛋白质的四级结构，故选B。

31.【答案】D

【解析】亚基是构成四级结构的单位，所以亚基的解聚破坏的是蛋白质的四级结构。故选D。

32.【答案】A

【解析】蛋白酶水解得到的产物是各种大小不等的肽段和氨基酸，破坏的是蛋白质的一级结构。故选A。

33.【答案】A

【解析】蛋白质二级结构的定义是蛋白质分子中某一肽链的局部空间结构，也就是该段肽段主链骨架原子的相对空间位置，并不涉及氨基酸残基侧链的构象。β-折叠属于二级结构的构象之一。故第27和29均选A。

34.【答案】D

【解析】蛋白质分子中，从N端到C端的氨基酸排列顺序称为蛋白质的一级结构。故选D。

35.【答案】A

36.【答案】C

【解析】别构蛋白质发生别构效应的时候主要是亚基的构象发生变化，故选C。

37.【答案】E

【解析】从X线衍射法分析获得的肌红蛋白的三维结构中，发现它是一个只有三级结构的单链蛋白，有8段α-螺旋结构，故选E。

38.【答案】B

【解析】血红蛋白的氧解离曲线是S状，肌红蛋白的氧解离曲线是直角双曲线。故选B。

39.【答案】A

【解析】蛋白质三级结构的稳定因素包括氢键、范德华力、疏水作用、盐键和二硫键。故选A。

40.【答案】A

【解析】蛋白质的一级结构仅是指从N端到C端的氨基酸排列顺序，并不涉及空间构象，故选A。

41.【答案】C

【解析】蛋白质二级结构的定义是蛋白质分子中某一肽链的局部空间结构，也就是该段肽段主链骨架原子的相对空间位置，并不涉及氨基酸残基侧链的构象；而蛋白质的三级结构是指整条肽链中全部氨基酸残基的相对空间位置，也就是整条肽链所有原子在三维空间的排布位置，故选C。

42.【答案】A

【解析】在某些物理和化学因素作用下，蛋白质特定的空间构象被破坏，从而导致其理化性质的改变和生物学活性的丧失，称为蛋白质的变性。一般认为蛋白质的变性主要发生在二硫键和非共价键的破坏，不涉及一级结构中氨基酸序列的改变。故选A。

第二章　核酸的结构与功能

【A_1型题】

1.【答案】D

【解析】所有DNA分子中，嘌呤碱总摩尔数等于嘧啶碱总摩尔数，即A+G=T+C。故选D。

2.【答案】E

【解析】DNA是脱氧核糖，RNA是核糖；T是构成DNA的碱基，U是RNA所特有的碱基。故选E。

3.【答案】A

【解析】tRNA的3′端是CCA，氨基酸可以通过酯键连接在A上。mRNA有帽结构和密码子以及多聚腺苷酸尾，rRNA与核糖体蛋白结合形成大小亚基。故选A。

4.【答案】A

【解析】腺嘌呤与胸腺嘧啶之间形成两个氢键，鸟嘌呤和胞嘧啶之间形成三个氢键。U是RNA所特有的碱基。故选A。

5.【答案】A

【解析】rRNA是细胞中含量最多的一类RNA，且分子量比较大；tRNA是最小的RNA分子mRNA是含量最少的一类RNA。故选A。

6.【答案】C

【解析】RNA的戊糖C-2′原子上有一个羟基，故称为核糖核酸。故选C。

7.【答案】B

【解析】DNA双链之间形成严格的碱基互补配对，亲水的脱氧核糖基和磷酸基骨架位于双链的外侧，而碱基位于内侧，两条链的碱基之间以氢键相结合。故选B。

8.【答案】D

9.【答案】E

【解析】在中性条件下，核酸的最大吸收值在260nm附近。故选E。

10.【答案】A

【解析】T是构成DNA的碱基。故选A。

11.【答案】D

【解析】U是RNA所特有的碱基。故选D。

12.【答案】E

【解析】核苷或脱氧核苷的C-5′原子的羟基与磷酸反应，脱水后形成酯键，构成核苷酸或脱氧核苷酸。故选E。

13.【答案】D

【解析】核小体是由DNA和5种组蛋白共同构成。两个分子的组蛋白H_2A、H_2B、H_3和H_4分子构成八聚体的核心组蛋白。故选D。

14.【答案】D

【解析】DNA双螺旋是反向平行、右手螺旋的双链结构。故选D。

15.【答案】E

【解析】无论哪种单核苷酸（组成核酸的单位），它的磷的含量是恒定的，而C、H、O和N却含量不一。故选E。

16.【答案】E

【解析】根据Chargaff规则：A和T的摩尔数相等，C和G的摩尔数相等。故选E。

17.【答案】B

【解析】核酶，又称核酸类酶、酶RNA、类酶RNA，是具有催化功能的RNA分子。大多数核酶通过催化转磷酸酯和磷酸二酯键水解反应参与RNA自身剪切、加工过程。故选B。

18.【答案】B

【解析】hnRNA是mRNA的初级产物，在核内存在的时间极短，经过剪接成为成熟的mRNA。故选B。

19.【答案】D

【解析】tRNA的3′端是CCA，由74~95个核苷酸组成，其二级结构是三叶草，反密码环居中的三个核苷酸构成一个反密码子。故选D。

20.【答案】B

【解析】真核生物的核糖体rRNA有5S、5.8S、18S、28S，原核生物是5S、16S和23S。故选B。

21.【答案】A

22.【答案】C

【解析】T是构成DNA的碱基，U是RNA所特有的碱基。故选C。

23.【答案】C

【解析】根据Chargaff规则：A和T的摩尔数相等，C和G的摩尔数相等。故选C。

24.【答案】C

【解析】核苷酸是构成核酸的基本组成单位。碱基和核糖或脱氧核糖生成核苷或脱氧核苷。故选C。

【B_1型题】

25.【答案】C

【解析】tRNA是蛋白质合成的氨基酸载体，故选C。

26.【答案】E

【解析】Tm值是DNA在解链过程中，紫外吸光度的变化达到最大变化值一半时的温度，此时50%的DNA双链被打开。故选E。

27.【答案】D

【解析】当变性条件缓慢去除后，两条解离的互补链可重新配对，恢复原来的双螺旋结构。这一现象称为复性。故选D。

28.【答案】A

【解析】互补的核苷酸序列（DNA与DNA、DNA与RNA、

RNA与RNA等）通过Watson-Crick碱基配对形成非共价键，从而形成稳定的同源或异源双链分子的过程，称为核酸分子杂交技术，又称核酸杂交。故选A。

29.【答案】B

【解析】放射性核素、生物素或荧光染料进行标记的已知序列的核酸片段，即为核酸探针。故选B。

30.【答案】A

【解析】核酸的一级结构是核苷酸的排列顺序。故选A。

31.【答案】B

【解析】tRNA属于核糖核酸，其二级结构是三叶草，故选B。

32.【答案】E

【解析】核小体是染色质的基本组成单位。故选E。

第三章 酶

【A_1型题】

1.【答案】A

【解析】酶分子的催化部位和调节部位有的在同一亚基内，也有的不在同一亚基。故选A。

2.【答案】D

【解析】大多数酶的本质是蛋白质，核酶是具有催化功能的RNA分子。酶可以改变反应速率，使之加快达到平衡，但不能改变反应的平衡常数。酶作为一种催化剂比一般的催化剂可以更显著的降低活化能，催化效率更高。部分酶和底物结合具有绝对特异性。还有一类酶只具有相对特异性，可作用于一类化合物或一种化学键。故选D。

3.【答案】B

【解析】$NADP^+$和NAD^+均含烟酰胺（维生素PP之一）。故选B。

4.【答案】B

【解析】常见的酶催化基团有丝氨酸的羟基、半胱氨酸的巯基、谷氨酸的羧基，是构成酶活性中心的常见基团。故选B。

5.【答案】B

【解析】酶蛋白和辅助因子结合形成的复合物称为全酶，只有全酶才有催化作用。辅酶是指与脱辅酶结合比较松弛的小分子有机物质，通过透析方法可以除去；辅基是以共价键结合。酶蛋白决定反应的特异性，辅酶决定反应的种类与性质。故选B。

6.【答案】C

【解析】酶蛋白肽链上的一些基团可与某种化学基团发生可逆的共价结合，从而改变酶的活性称为酶的共价修饰。这种酶的失活和有活性的互变是由两种催化可逆反应的酶所催化。故选C。

7.【答案】D

【解析】K_m是米氏常数，等于酶促反应速率为最大速率一半时的底物浓度。是酶的特征常数之一，只与酶的结构、底物和反应环境有关，与酶的浓度无关。K_m值越小，酶对底物的亲和力越大。故选D。

8.【答案】D

【解析】各种转氨酶的辅酶均为磷酸吡哆醛或磷酸吡哆胺。故磷酸吡哆醛作为辅酶参与的是转氨基反应。故选D。

9.【答案】E

【解析】竞争性抑制剂可与底物竞争酶的活性中心，从而阻碍酶和底物结合成中间产物，它与酶分子之间的结合是可逆的。故选E。

10.【答案】A

【解析】维生素B_2即核黄素的辅酶是黄素单核苷酸（FMN）。故选A。

11.【答案】B

【解析】同工酶是催化相同化学反应但一级结构不同的一组酶。故选B。

12.【答案】A

【解析】在酶促反应系统中，当底物浓度大大超过酶的浓度，酶被底物饱和时，反应速率达到最大。故选A。

13.【答案】C

【解析】无活性酶的前体称作酶原。酶原向酶的转化过程称为酶原的激活。酶原的激活是酶的活性中心形成或暴露的过程。故选C。

14.【答案】A

【解析】酶促反应的关键酶是在酶促体系中催化活性最低，也称为限速酶。故选A。

15.【答案】C

【解析】辅酶或辅基参与酶活性中心的组成。故选C。

16.【答案】C

【解析】根据米氏方程$V=V_{max}[S]/(K_m+[S])$。故选C。

17.【答案】C

【解析】酶的辅因子，根据它们与脱辅酶结合的松紧程度不同，分为两类，即辅酶和辅基。辅酶是指与脱辅酶结合比较松弛的小分子有机物质，通过透析方法可以除去；辅基是以共价键和脱辅酶结合，不能通过透析除去，需要经过一定的化学处理才能与蛋白分开。故选C。

18.【答案】A

【解析】影响酶促反应速度的因素有以下几个。①温度：酶促反应在一定温度范围内反应速度随温度的升高而加快。②酸碱度：每一种酶只能在一定限度的pH范围内才表现活性，超过这个范围酶就会失去活性。③酶浓度：在底物足够，其他条件固定的条件下，反应系统中不含有抑制酶活性的物质及其他不利于酶发挥作用的因素时，酶促反应的速度与酶浓度成正比。④底物浓度：在底物浓度较低时，反应速度随底物浓度增加而加快，反应速度与底物浓度近乎成正比，在底物浓度较高时，底物浓度增加，反应速度也随之加快，但不显著；当底物浓度很大且达到一定限度时，反应速度就达到一个最大值，此时即使再增加底物浓度，反应也几乎不再改变。⑤抑制剂：能特异性的抑制酶活性，从而抑制酶促反应的物质称为抑制剂。⑥激活剂：能使酶从无活性到有活性或使酶活性提高的物质称为酶的激活剂。故选 A。

19.【答案】D

【解析】酶作为高效催化剂，具有极高的催化效率，主要降低反应所需的活化能，使更多的分子活化从而加速反应的进行。故选 D。

【B_1 型题】

20.【答案】D

【解析】根据米氏方程推导的竞争性抑制剂、底物和反应速率之间的动力学关系，其双倒数方程为：$1/V=K_m/V_{max}(1+[I]/K_i)\times 1/[S]+1/V_{max}$。可见无论竞争性抑制剂的浓度如何，各直线在纵轴上的截距均为 $1/V_{max}$，这说明酶促反应的 V_{max} 不因有竞争性抑制剂的存在而改变，此外，横轴截距量的 K_m（表观 K_m）大于无抑制剂存在时的 K_m 值，竞争性抑制剂作用使酶的 K_m 值增大，故选 D。

21.【答案】E

【解析】非竞争性的双倒数方程为：$1/V=K_m/V_{max}(1+[I]/K_i)\times 1/[S]+1/V_{max}(1+[I]/K_i)$。故选 E。

22.【答案】D

【解析】pH 通过改变酶和底物分子解离状态影响反应速率，故选 D。

23.【答案】C

【解析】激活剂可加快酶促反应速率，故选 C。

24.【答案】B

【解析】酶被底物饱和时，反应速率达到最大，此时反应速率和酶浓度变化呈正比关系。故选 B。

25.【答案】E

【解析】抑制剂多与酶活性中心内外必需基团相结合，从而抑制酶的催化活性。故选 E。

26.【答案】A

【解析】胃蛋白酶原在 pH 低于 5 时，酶原自动激活。故选 A。

27.【答案】D

【解析】胰蛋白酶原是进入小肠后，在有 Ca^{2+} 的环境中受到肠激酶的激活。胰液中的胰蛋白酶原可被肠黏膜上皮刷状缘产生的肠激酶激活。

28.【答案】E

【解析】胰蛋白酶不仅可以激活胰蛋白酶原、胰凝乳蛋白酶原、弹性蛋白酶原及羧肽酶原，还可以激活糜蛋白酶原，而糜蛋白酶作用是分解蛋白质为脲和胨，还有凝乳作用。

第四章 糖 代 谢

【A_1 型题】

1.【答案】B

【解析】蛋白质合成的基本原料是氨基酸，糖分解不能生成氨基酸。故选 B。

2.【答案】A

【解析】丙酮酸在线粒体经过 5 步反应氧化脱羧生成乙酰 CoA，其中包含一次脱羧两次脱氢，而乙酰 CoA 进入三羧酸循环完全氧化则需要两次脱羧和 4 次脱氢。故选 A。

3.【答案】D

【解析】三羧酸循环中有 4 次脱氢反应，如不能有效地进行氧化磷酸化，$NADH+H^+$ 及 $FADH_2$ 仍保持还原状态，则三羧酸循环中的脱氢反应都将无法继续进行。故选 D。

4.【答案】C

【解析】三羧酸循环由 8 步代谢反应组成：乙酰 CoA 与草酰乙酸缩合成柠檬酸，柠檬酸经顺乌头酸转变为异柠檬酸，异柠檬酸氧化脱羧转为 α-酮戊二酸，α-酮戊二酸氧化脱羧生成琥珀酰 CoA，琥珀酰 CoA 合成酶催化底物水平磷酸化反应，琥珀酸脱氢生成延胡索酸，延胡索酸加水生成苹果酸，苹果酸脱氢生成草酰乙酸。故选 C。

5.【答案】B

【解析】丙酮酸激酶是糖酵解途径中的关键酶。故选 B。

6.【答案】C

【解析】葡萄糖有氧氧化第一阶段：葡萄糖→2×丙酮酸，由于还原当量进入线粒体的穿梭机制不同，最后净得的 ATP 为 5 或 7。第二阶段：2×丙酮酸→2×乙酰 CoA，得 5 个 ATP。第三阶段：2×三羧酸循环，得 2×10 个 ATP。故选 C。

7.【答案】E

【解析】丙酮酸脱氢酶复合体的辅酶有 TPP、硫辛酸、FAD、NAD^+ 及 CoA。故选 E。

8.【答案】B

【解析】糖酵解途径有三个关键酶：己糖激酶、6-磷酸果糖激酶-1和丙酮酸激酶。故选B。

9.【答案】C

【解析】己糖激酶催化葡萄糖磷酸化生成6-磷酸葡萄糖，反应是不可逆的。糖酵解途径有三个关键酶：己糖激酶、6-磷酸果糖激酶-1和丙酮酸激酶。肝细胞内存在Ⅳ型己糖激酶，称为葡萄糖激酶。故选C。

10.【答案】C

【解析】1分子葡萄糖在缺氧的条件下转变为2分子乳酸，同时伴随着能量的产生，净产生2分子ATP；糖原开始1分子葡萄糖单位糖酵解成乳酸，净产生3分子ATP。故选C。

11.【答案】B

【解析】乳酸循环中，乳酸进入血液后，入肝脏并在乳酸脱氢酶的作用下变成丙酮酸，接着通过糖异生途径生成葡萄糖，进入血液被肌肉摄取利用。故选B。

12.【答案】E

【解析】维持血糖水平的恒定是糖异生最主要的生理作用，糖异生是补充或恢复肝糖原储备的重要途径，肾糖异生增强有利于维持酸碱平衡，肌中产生的乳酸运输至肝进行糖异生形成乳酸循环以避免损失乳酸并防止因乳酸堆积引起的酸中毒。故选E。

13.【答案】B

【解析】烯醇化酶催化2-磷酸甘油酸脱水生成磷酸烯醇式丙酮酸尽管这个反应的标准自由能改变比较小，但反应时可引起分子内部的电子重排和能量重新分布，形成一个高能磷酸键。故选B。

14.【答案】A

【解析】磷酸戊糖途径产物主要有5-磷酸核糖和NADPH（还原型辅酶Ⅱ）。故选A。

15.【答案】E

【解析】三羧酸循环运转一周的净结果是氧化一分子的乙酰CoA，而不是生成乙酰CoA。故选E。

16.【答案】B

【解析】糖酵解第6步3-磷酸甘油醛由3-磷酸甘油醛脱氢酶催化，以NAD^+为辅酶接受氢和电子并生成ATP。故选B。

17.【答案】D

【解析】糖异生的主要作用就是维持血糖水平恒定。故选D。

18.【答案】A

【解析】肌糖原主要是供肌肉收缩的急需，肝糖原是血糖的重要来源。故选A。

19.【答案】C

【解析】肌肉缺乏葡萄糖6磷酸酶，肌糖原分解不能直接成糖，可成G6P后进入糖酵解途径，或氧化分解，或生成乳酸后经乳酸循环再利用。故选C。

20.【答案】C

【解析】磷酸化酶a是活性强的酶，故选C。

21.【答案】C

【解析】乙酰辅酶a在TCA中氧化生成CO_2和H_2O并释放能量，不能作为糖异生的原料。故选C。

22.【答案】B

【解析】糖酵解途径有三个关键酶：己糖激酶、6-磷酸果糖激酶-1和丙酮酸激酶。其中6-磷酸果糖激酶受多种变构效应剂的调节。故选B。

23.【答案】A

【解析】糖酵解第一步：葡萄糖磷酸化为6-磷酸葡萄糖。磷酸戊糖途径第一步：6-磷酸葡萄糖生成磷酸戊糖和NADPH。糖异生最后一步：6-磷酸葡萄糖水解为葡萄糖。故选A。

24.【答案】C

【解析】肝细胞中存在的Ⅳ型己糖激酶称为葡萄糖激酶，它对葡萄糖的亲和力很低，K_m为10mmol/L，而其他己糖激酶K_m在0.1mmol/L左右。故选C。

25.【答案】B

【解析】缺氧时糖酵解增加，乳酸产生增加，易产生代谢性酸中毒。故选B。

26.【答案】B

【解析】糖酵解途径有三个关键酶：己糖激酶、6-磷酸果糖激酶-1和丙酮酸激酶。故选B。

27.【答案】C

【解析】乳酸循环中丙酮酸被还原为乳酸，其氢原子由$NADH+H^+$提供，后者来着糖酵解中3-磷酸甘油醛脱氢反应。故选C。

28.【答案】C

【解析】1-磷酸葡萄糖与UTP反应生成UDPG及焦磷酸，UDPG可看作活性葡萄糖在体内充作葡萄糖供体。故选C。

29.【答案】D

【解析】琥珀酰CoA合成酶催化底物水平磷酸化生成琥珀酸。故选D。

30.【答案】A

【解析】胰岛素是机体内唯一降低血糖的激素，同时促进糖原、脂肪、蛋白质合成。故选A。

【B_1型题】

31.【答案】B

【解析】糖异生和糖酵解途径的多数反应是共有的可逆反应，但有3个不可逆反应：丙酮酸经丙酮酸羧化支路变为磷酸烯醇式丙酮酸；1,6-二磷酸果糖转变为6-磷酸果糖；6-磷酸葡萄糖水解为葡萄糖。分析5个答案，可选两者共用3-磷酸甘油醛脱氢酶。故第31题选B，第32题选E，第33题选C。

32.【答案】E

33.【答案】C

34.【答案】D

【解析】磷酸戊糖的第一步是6-磷酸葡萄糖由6-磷酸葡萄糖脱

氢酶催化生成6-磷酸葡萄糖酸内酯。其他途径不需要，故第34题选D。

35.【答案】E

【解析】已糖激酶催化葡萄糖磷酸化生成6-磷酸葡萄糖，反应是不可逆的。糖酵解途径有三个关键酶：己糖激酶、6-磷酸果糖激酶-1和丙酮酸激酶。故选E。

36.【答案】B

【解析】磷酸烯醇式丙酮酸羧激酶是糖异生重要的限速酶，胰高血糖素可以诱导该酶的表达，而胰岛素可以降低该酶的表达。故选B。

37.【答案】C

【解析】三羧酸循环的关键酶是柠檬酸合成酶、异柠檬酸脱氢酶和α-酮戊二酸脱氢酶。故选C。

38.【答案】A

【解析】葡萄糖-6-磷酸酶只存在于肝肾中，所以只有肝和肾可以补充血糖。故选A。

第五章　生物氧化

【A_1型题】

1.【答案】E

【解析】细胞色素aa3除了含有铁以外还含有铜离子，在电子传递过程中，可以发生Cu^+—Cu^{2+}的互变。故选E。

2.【答案】D

【解析】质子是在电子传递过程中偶联传递到线粒体内膜外的，该能量由电子传递提供。故选D。

3.【答案】B

【解析】氰化物、叠氮化物、CO、H_2S等，阻断由细胞色素aa3到氧的传递。故选B。

4.【答案】E

【解析】解偶联剂的作用是使电子传递和ATP形成两个偶联过程分离，只抑制ATP的生成过程，不抑制电子传递过程。典型的解偶联剂是2,4-二硝基酚。故选E。

5.【答案】B

【解析】饥饿或糖尿病时肝中脂肪酸大量氧化而产生乙酰辅酶A后缩合生成酮体包括乙酰乙酸、β羟丁酸及丙酮。因此饥饿时分解代谢可产生酮体的物质是脂肪酸，故选B。

6.【答案】B

【解析】生物氧化的定义是指生物体内有机物被氧化成CO_2和H_2O，并释放能量，其余选项都包含在过程内。故选B。

7.【答案】A

【解析】琥珀酸脱氢酶催化琥珀酸氧化成为延胡索酸。该酶结合在线粒体内膜上，含有铁硫中心和共价结合的FAD，来自琥珀酸的电子通过FAD和铁硫中心，然后进入电子传递链到O。FAD作为质子载体时，P/O≈1.5。故选A。

8.【答案】D

【解析】糖酵解发生在细胞质，三羧酸循环、脂肪酸氧化等其余项发生在线粒体。故选D。

9.【答案】A

【解析】ATP含量上升，能荷升高，呼吸链被抑制（能荷对能量代谢相关的如糖酵解，呼吸链等过程的关键酶有调节作用）。氧化磷酸化的调节受ADP/ATP比值的影响，细胞储备ATP较多，则会抑制氧化磷酸化的速度。故选A。

10.【答案】C

【解析】一般将水解时释放自由能在5.0千卡（20.9千焦）以上的称为高能化合物。故选C。

11.【答案】E

【解析】复合体Ⅰ即NADH：辅酶Q氧化还原酶复合体，由NADH脱氢酶（一种以FMN为辅基的黄素蛋白）和一系列铁硫蛋白（铁-硫中心）组成。它从NADH得到两个电子，经铁硫蛋白传递给辅酶Q。铁硫蛋白含有非血红素铁和酸不稳定硫，其铁与肽类半胱氨酸的硫原子配位结合。铁的价态变化使电子从$FMNH_2$转移到辅酶Q。复合体Ⅱ由琥珀酸脱氢酶（一种以FAD为辅基的黄素蛋白）和铁硫蛋白组成，将从琥珀酸得到的电子传递给辅酶Q。故选E。

12.【答案】C

【解析】NADH在胞液中（非线粒体）形成，则必需进入线粒体才能加入呼吸链中。但NADH非脂溶性，不能过膜，所带H要靠其他方式，才能过膜。过膜的方式只有苹果酸载体系统和α-磷酸甘油载体两种系统。故选C。

13.【答案】A

14.【答案】B

15.【答案】C

【解析】运动时，大量ATP脱磷酸供能，ADP含量上升，导致呼吸链加速，呼吸链加速需要氧气量增加，此时呼吸加快。故选C。

16.【答案】C

【解析】肌肉中磷酸肌酸的含量是ATP的4倍。故选C。

17.【答案】C

【解析】呼吸过程中无机磷酸（Pi）消耗量（即生成ATP的量）和氧消耗量的比值称为磷氧比。故选C。

18.【答案】A

【解析】$NADP^+$为辅酶Ⅱ，NAD^+为辅酶Ⅰ，按照呼吸链顺序只有A项符合。故选A。

19.【答案】D

【解析】苹果酸穿梭系统将电

子以还原性等效物的形式进入线粒体的电子传递链中以生成ATP，不耗能。故选D。

【B_1型题】

20.【答案】A

【解析】NADH和$FADH_2$经呼吸链氧化产生的ATP是无法从化学反应式直接推出的，是用一定的方法测量、计算得到的。根据以前的测定数值，经呼吸链氧化NADH可生成3个ATP分子，$FADH_2$可生成2个ATP分子；后来根据Hinkle P C，Kumar M A等人的最新研究，NADH经呼吸链氧化应该生成2.5个ATP分子，$FADH_2$可生成1.5个ATP分子。故20题选A、21题选B。

21.【答案】B

22.【答案】B

【解析】磷酸甘油穿梭系统：这一系统以3-磷酸甘油和磷酸二羟丙酮为载体，在两种不同的α-磷酸甘油脱氢酶的催化下，将胞液中NADH的氢原子带入线粒体中，交给FAD，再沿琥珀酸氧化呼吸链进行氧化磷酸化。因此，如NADH通过此穿梭系统带一对氢原子进入线粒体，则只得到1.5分子ATP。苹果酸穿梭系统：此系统以苹果酸和天冬氨酸为载体，在苹果酸脱氢酶和谷草转氨酶的催化下。将胞液中NADH的氢原子带入线粒体交给NAD^+，再沿NADH氧化呼吸链进行氧化磷酸化。因此，经此穿梭系统带入一对氢原子可生成2.5分子ATP。故选B。

23.【答案】A

24.【答案】A

25.【答案】E

26.【答案】A

【解析】三羧酸循环中最重要的调节点是两次脱羧基的过程。第一次氧化脱羧：在异柠檬酸脱氢酶作用下，异柠檬酸的仲醇氧化成羰基，生成草酰琥珀酸的中间产物，后者在同一酶表面，快速脱羧生成α-酮戊二酸、NADH和CO_2，此反应为β-氧化脱羧，此酶需要Mg^{2+}作为激活剂。此反应是不可逆的，是三羧酸循环中的限速步骤，ADP是异柠檬酸脱氢酶的激活剂，而ATP与NADH是此酶的抑制剂。第二次氧化脱羧：在α-酮戊二酸脱氢酶系作用下，α-酮戊二酸氧化脱羧生成琥珀酰CoA、NADH+H^+和CO_2，反应过程完全类似于丙酮酸脱氢酶系催化的氧化脱羧，属于α-氧化脱羧，氧化产生的能量中一部分储存于琥珀酰CoA的高能硫酯键中。α-酮戊二酸脱氢酶系也由三个酶（α-酮戊二酸脱羧酶、硫辛酸琥珀酰基转移酶、二氢硫辛酸脱氢酶）和五个辅酶（tpp、硫辛酸、hscoa、NAD^+、FAD）组成。此反应也是不可逆的。α-酮戊二酸脱氢酶复合体受ATP、GTP、NADH和琥珀酰CoA抑制，但其不受磷酸化/去磷酸化的调控。故选A。

27.【答案】C

【解析】乙酰CoA具有硫酯键，乙酰基有足够能量与草酰乙酸的羧基进行醛醇型缩合。首先柠檬酸合成酶的组氨酸残基作为碱基与乙酰-CoA作用，使乙酰-CoA的甲基上失去一个H^+，生成的碳阴离子对草酰乙酸的羰基碳进行亲核攻击，生成柠檬酰-CoA中间体，然后高能硫酯键水解放出游离的柠檬酸，使反应不可逆地向右进行。该反应由柠檬酸合酶催化，是很强的放能反应。由草酰乙酸和乙酰-CoA合成柠檬酸是三羧酸循环的重要调节点，柠檬酸合成酶是一个变构酶，ATP是柠檬酸合酶的变构抑制剂，此外，α-酮戊二酸、NADH能变构抑制其活性，长链脂酰-CoA也可抑制它的活性，AMP可对抗ATP的抑制而起激活作用。故第27题选C、28题选C。

28.【答案】C

29.【答案】D

【解析】三羧酸循环，脂肪酸氧化发生在线粒体基质中，呼吸链主要发生在线粒体内膜，ATP合成主要是质子流通过ATP合酶时生成的，ATP合酶由两部分组成（F_0-F_1）。故29题选D、30题选B、31题选E、32题选D。

30.【答案】B

31.【答案】E

32.【答案】D

33.【答案】E

【解析】酮体生成的部位是在肝细胞线粒体内。脂肪酸β-氧化生成的乙酰CoA是合成酮体的原料。其合成过程分三步进行：①两分子乙酰CoA在硫解酶催化下缩合成1分子乙酰乙酰CoA；②乙酰乙酰CoA再与1分子乙酰CoA缩合成β-羟-β-甲基戊二酸单酰CoA（HMG-CoA），催化这一反应的酶为HMG-CoA合成酶，是酮体合成的限速酶；③HMG-CoA经裂解酶催化分解成乙酰乙酸和乙酰CoA。乙酰乙酸加氢还原成β-羟丁酸，少量乙酰乙酸自发脱羧生成丙酮。酮体总量中约70%为β-羟丁酸，30%为乙酰乙酸，丙酮只占少量，丙酮可通过肾和肺排出。因此，生成酮体的中间反应是乙酰CoA缩合，故选E。

34.【答案】C

【解析】丙酮酸进入线粒体氧化脱羧生成乙酰COA。三羧酸循环是指乙酰COA和草酰乙酸缩合生成含三个羧基的枸橼酸，反复进行脱氨脱羧，又生成草酰乙酸，再重复循环反应的过程。在三羧酸循环中，柠檬酸合成酶催化的反应是关键步骤，草酰乙酸的供应有利于循环顺利进行。故三羧酸循环中草酰乙酸来源于丙酮酸氧化脱羧，故选C。

第六章　脂质代谢

【A_1 型题】

1.【答案】D

【解析】食物脂肪消化吸收后以 CM 的形式进入血液循环。故选 D。

2.【答案】A

【解析】以往认为必需脂肪酸共有三种，亚油酸、亚麻酸和花生四烯酸。但是现代医学研究表明只有亚油酸、亚麻酸是必需脂肪酸，只要亚油酸供给充足，人体可以利用亚油酸合成花生四烯酸。故选 A。

3.【答案】D

【解析】全身各组织细胞的内质网均可合成磷脂，但肝、肾及肠等组织最活跃。故选 D。

4.【答案】D

【解析】清蛋白能与许多物质结合产生广泛可逆构形的改变。清蛋白能结合阳离子，也能结合阴离子，所以清蛋白能输送许多性能不同的物质，如脂肪酸、激素、微量金属离子、酶、维生素和药物等。故选 D。

5.【答案】E

【解析】脂酸经 β-氧化后生成的乙酰 CoA，一部分在线粒体内通过三羧酸循环彻底氧化，一部分在线粒体缩合成酮体，通过血液运送到肝外组织氧化利用。故选 E。

6.【答案】E

7.【答案】C

【解析】在线粒体，脂酰 CoA 经过脱氢、加水、再脱氢和硫解四步反应，分解生成 1 分子乙酰 CoA 和少了 2 个 C 原子的脂酰 CoA，还有 1 分子的 $FADH_2$ 和 1 分子 $NADH + H^+$。1 分子的 $FADH_2$ 和 1 分子 $NADH+H^+$ 氧化可生成 4 个 ATP，此题分解为 10mol 乙酰 CoA，共有 9 次 β-氧化过程。故选 C。

8.【答案】D

【解析】酮体包括乙酰乙酸、β-羟丁酸及丙酮，是脂酸在肝细胞分解氧化时产生的特有中间代谢物。故选 D。

9.【答案】E

【解析】无论是肝内还是肝外组织合成的胆固醇，并不被彻底氧化，而是经氧化、还原转变为其他含环戊烷多氢菲母核的化合物，如胆酸、肾上腺皮质激素、性激素（睾酮、雌二醇）、维生素 D_3 等重要的生理活性物质。因此，选项 B、C、D 均不正确。胆固醇在肝中经羟化，侧链氧化断裂，转变为胆汁酸，是胆固醇在体内代谢的主要去路。胆红素大部分来自衰老红细胞中血红蛋白的分解。胆固醇是不能转化成胆红素的。故选 E。

10.【答案】B

【解析】几乎全身各组织均可合成胆固醇，肝是合成胆固醇的主要场所。故选 B。

11.【答案】C

【解析】极低密度脂蛋白（VLDL）是运输内源性甘油三酯的主要形式，肝细胞可以葡萄糖为原料合成甘油三酯，也可利用食物及脂肪组织动员的脂酸合成脂肪，然后加上 apoB100 和 E 以及磷脂、胆固醇等即形成 VLDL。故选 C。

12.【答案】B

【解析】在线粒体，脂酰 CoA 经过脱氢、加水、再脱氢和硫解四步反应，分解生成 1 分子乙酰 CoA 和少了 2 个 C 原子的脂酰 CoA。故选 B。

13.【答案】C

【解析】胆固醇的合成代谢基本过程分三个阶段：①甲基二羟戊酸合成：HMG-GoA 还原酶是胆固醇合成的限速酶。②鲨烯的合成。③胆固醇的合成：胆固醇的合成调节主要是膳食胆固醇、合成的胆固醇及几种激素对 HMG-CoA 还原酶活性的影响。故选 C。

14.【答案】C

【解析】肝细胞合成的甘油三酯不能形成 VLDL 分泌入血，则聚集以脂滴形式存在于肝细胞质中，形成脂肪肝。故选 C。

15.【答案】A

【解析】乙酰 CoA 可由糖氧化分解或由脂肪酸、酮体和蛋白分解生成，生成乙酰 CoA 的反应均发生在线粒体中，而脂肪酸的合成部位是胞质，因此乙酰 CoA 必须由线粒体转运至胞质。但是乙酰 CoA 不能自由通过线粒体膜，需要通过一个称为柠檬酸-丙酮酸循环来完成乙酰 CoA 由线粒体到胞质的转移。首先在线粒体内，乙酰 CoA 与草酰乙酸经柠檬酸合成酶催化，缩合生成柠檬酸，再由线粒体内膜上相应载体协助进入胞液，在胞液内存在的柠檬酸裂解酶可使柠檬酸裂解产生乙酰 CoA 及草酰乙酸。前者即可用于生成脂肪酸，后者可返回线粒体补充合成柠檬酸时的消耗。但草酰乙酸也不能自由通透线粒体内膜，故必须先经苹果酸脱氢酶催化，还原成苹果酸再经线粒体内膜上的载体转运入线粒体，经氧化后补充草酰乙酸。也可在苹果酸酶作用下，氧化脱羧生成丙酮酸，同时伴有 NADPH 的生成。丙酮酸可经内膜载体被转运入线粒体内，此时丙酮酸可再羧化转变为草酰乙酸。每经柠檬酸丙酮酸循环一次，可使一分子乙酸 CoA 由线粒体进入胞液，同时消耗两分子 ATP，还为机体提供了 NADPH 以补充合成反应的需要。故选 A。

16.【答案】A

【解析】LCAT 为卵磷脂胆固醇酰基转移酶，是循环中游离胆固醇酯化的主要酶，它转移卵磷脂 sn-2 位的脂肪酰基至胆固醇，生成胆固醇酯和溶血卵磷脂。LCAT 与高密度脂蛋白（HDL）结合，故胆固醇酯化主要发生于 HDL，LCAT 在 HDL 代谢和胆固醇逆转运中发挥重要作用。故选 A。

17.【答案】E

【解析】含磷酸的脂类称为磷脂，广泛分布于机体各组织细胞，不仅是生物膜结构和血浆脂蛋白的重要组成成分，近年来还发现磷脂在细胞识别和信号转导方面起着十分重要的作用。磷脂主要有甘油磷脂和鞘磷脂。甘油磷脂基本结构与分类：甘油磷脂由甘油、脂肪酸、磷酸及含氮化合物等组成。甘油的 1 位和 2 位羟基各结合 1 分子脂肪酸，3 位羟基结合 1 分子磷酸，即为磷脂酸，然后其磷酸基团的羟基可与不同的取代基团连接，就形成 6 类不同的甘油磷脂——磷脂酰胆碱、磷脂酰乙醇胺、磷脂酰肌醇、磷脂酰丝氨酸、磷脂酰甘油、二磷脂酰甘油。故选 E。

18.【答案】E

【解析】甘油三酯酶的催化反应是甘油三酯分解的限速步骤，是脂肪动员的限速酶。因其活性受多种激素的调控，故称为激素敏感性甘油三酯酶。故选 E。

19.【答案】C

【解析】在机体内，能从一种化合物转移到另一种化合物上的甲基称为不稳定甲基，该过程称为酯转化过程。体内酯转化过程有重要的作用，诸如参与肌酸的合成对肌肉代谢很重要、肾上腺素之类激素的合成并可甲酯化某些物质使之从尿中排出。胆碱是不稳定甲基的一个主要来源，蛋氨酸、叶酸和维生素 B_{12} 等也能提供不稳定甲基。因此，需在维生素 B_{12} 和叶酸作为辅酶因子帮助下，胆碱在体内才能由丝氨酸和蛋氨酸合成而得。故选 C。

20.【答案】E

【解析】胆固醇在肝内转化为胆汁酸是其主要代谢去路。故选 E。

21.【答案】E

【解析】糖供应不足或利用障碍时，糖代谢减弱，3-磷酸甘油及 ATP 不足，脂酸酯化减少，主要进入线粒体进行 β 氧化，酮体生成增多。故选 E。

22.【答案】D

【解析】脂酰 CoA 在胞液中生成，其分解代谢在线粒体内。故选 D。

23.【答案】C

【解析】ACP 全称为 arcyl carrier protein，译为酰基载体蛋白。故选 C。

24.【答案】A

【解析】长期饥饿时脑及肌组织主要靠酮体氧化供能。故选 A。

25.【答案】D

26.【答案】B

【解析】脂酰 CoA 进入线粒体是脂肪酸 β-氧化的主要限速步骤，肉碱脂酰转移酶 I 是脂酸 β 氧化的限速酶。故选 B。

27.【答案】B

【解析】酮体合成的原料是脂酸在肝细胞线粒体中经 β 氧化生成的大量乙酰 CoA。故选 B。

28.【答案】B

【解析】卵磷脂又称为磷脂酰胆碱。故选 B。

29.【答案】B

【解析】线粒体内的乙酰 CoA 不能自由透过线粒体内膜，主要通过柠檬酸-丙酮酸循环转移至胞液中。故选 B。

30.【答案】D

【解析】酮症酸中毒一般不会出现在轻型糖尿病。短期饥饿，机体会分泌胰升血糖，动员肝糖原，升高血糖水平。只有在长期饥饿时，机体糖原储备极少，故转而利用脂肪分解产生酮体供能。故选 D。

31.【答案】A

【解析】CoA 是合成脂酸的主要原料，主要来自葡萄糖。故选 A。

32.【答案】D

【解析】琥珀酰 CoA 转硫酶在心、肾、脑和骨骼肌的线粒体中含量较高，可以活化乙酰乙酸。故选 D。

33.【答案】A

【解析】乙酰 CoA 是合成脂酸的主要原料。脂酸的合成所需要的氢全部由 NADPH 提供。故选 A。

34.【答案】E

【解析】乙酰 CoA 是酮体合成的原料。酮体在产生以后可以离开肝细胞进入血液，经由血液循环到达肝外组织，其中丙酮经肺被呼出体外，而另两种酮体则可重新转变为乙酰 CoA 进入三羧酸循环。这过程在肝外细胞发生。肝细胞中没有琥珀酰 CoA 转硫酶和乙酰乙酸硫激酶，所以肝细胞不能利用酮体。故选 E。

35.【答案】E

36.【答案】E

【解析】胆固醇有三个主要生理功能：①形成胆酸：胆汁产于肝脏而储存于胆囊内，经释放进入小肠与被消化的脂肪混合。胆汁的功能是将大颗粒的脂肪变成小颗粒，使其易于与小肠中的酶作用。在小肠尾部，85%～95%的胆汁被重新吸收入血，肝脏重新吸收胆酸使之不断循环，剩余的胆汁（5%～15%）随粪便排出体外。肝脏需产生新的胆酸来弥补这5%~15%的损失，此时就需要胆固醇。②构成细胞膜：胆固醇是构成细胞膜的重要组成成分，细胞膜包围在人体每一细胞外，胆固醇为它的基本组成成分。有人曾发现给动物喂食缺乏胆固醇的食物，结果这些动物的红细胞脆性增加，容易引起细胞的破裂。因此，可以想象要是没有胆固醇，细胞就无法维持正常的生理功能，生命也将终止。③合成激素：激素是协调多细胞机体中不同细胞代谢作用的化学信使，参与机体内各种物质的代谢，包括糖、蛋白质、脂肪、水、电解质和矿物质等的代谢，对维持人体正常的生理功能十分重要。人体的肾上腺皮质和性腺所释放的各种激素，如皮质醇、醛固酮、睾酮、雌二醇以及维生素D都属于类固醇激素，其前体物质就是胆固醇。故选E。

37.【答案】D

【解析】乙酰CoA是胆固醇合成的直接原料，它来自葡萄糖、脂肪酸及某些氨基酸的代谢产物。另外，还需要ATP供能和NADPH供氢。合成1分子胆固醇需消耗18分子乙酰CoA、36分子ATP和16分子NADPH。故选D。

38.【答案】D

【解析】线粒体体内的乙酰CoA必须进入胞液才能成为脂酸的合成原料，乙酰CoA不能自由透过线粒体内膜，主要通过柠檬酸-丙酮酸循环完成。故选D。

39.【答案】D

【解析】乙酰CoA不能逆行生成丙酮酸，因丙酮酸转变为乙酰CoA这步反应是不可逆的。故选D。

【B_1型题】

40.【答案】A

【解析】乙酰乙酰CoA硫解酶存在于酮体生成过程中，使2分子乙酰CoA缩合成乙酰乙酰CoA。乙酰乙酰CoA在HMG-CoA合成酶的作用下与另一乙酰辅酶A生成HMG-CoA，然后HMG-CoA在其裂解酶的作用下生成乙酰乙酸，乙酰乙酸脱氢脱羧分别生成B-羟丁酸和丙酮，此为酮体生成过程。HMG-CoA合成酶在肝细胞内丰富，在其他组织极少，故而是合成关键酶。故选A。

41.【答案】C

【解析】酮体利用的关键酶是琥珀酰CoA转硫酶。故选C。

42.【答案】D

【解析】乙酰CoA羧化酶是脂酸合成的限速酶，存在于胞液中，辅基为生物素。故选D。

43.【答案】B

【解析】生物膜主要成分有蛋白质、膜脂质、糖类。故选B。

44.【答案】A

【解析】脂肪的主要功能是氧化供能和储存能量，脂肪是生物体所需能量的一种来源。故选A。

45.【答案】C

【解析】多不饱和脂肪酸的重要衍生物包括前列腺素、血栓烷及白三烯。故选C。

46.【答案】D

【解析】脂肪消化的主要部位是小肠，小肠中消化脂肪靠胆汁和胰液来完成。胆汁能使脂质乳化成细小的微团，增加各种消化脂类的酶和脂类的接触面积，有利于脂类的水解。同时，胰腺分泌大量的消化脂类的酶，包括胰脂肪酶（辅脂酶）、磷脂酶A_2、胆固醇酯酶等。胰脂肪酶水解大部分脂肪为甘油一酯和脂肪酸，少量脂肪为甘油和脂肪酸；磷脂酶A_2水解磷脂为溶血磷脂和脂肪酸；胆固醇酯酶促进胆固醇酯水解生成游离胆固醇和脂肪酸。故选D。

47.【答案】E

【解析】乳糜微粒为直径为10.3~1.5μm的血浆脂蛋白颗粒，是在流经小肠的淋巴系统中生成。颗粒中心为中性脂肪，周围为磷脂。故选E。

48.【答案】C

【解析】胆固醇和酮体合成的共同中间产物是HMG-CoA。故选C。

49.【答案】E

【解析】酮体在产生以后可以离开肝细胞进入血液，经由血液循环到达肝外组织，其中丙酮经肺被呼出体外，而另两种酮体则可重新转变为乙酰CoA进入三羧酸循环。这过程在肝外细胞发生（肝细胞内缺乏相关的酶），包括：β-羟丁酸被NAD^+氧化为乙酰乙酸；乙酰乙酸与琥珀酰CoA在β-酮酰转移酶的催化下转变为乙酰乙酰CoA和琥珀酸；乙酰乙酰CoA与CoA作用，产生两分子乙酰CoA。CoA的SH基与琥珀酸形成硫酯键，为α-酮戊二酸通过α-酮戊二酸脱氢酶氧化时生成。是三羧酸循环的组成环节之一。琥珀酰CoA合成酶是三羧酸循环中的一种酶。琥珀酰CoA在琥珀酸硫激酶的作用下，高能硫酯键水解，能量转移给GDP生成GTP和琥珀酸。生成的GTP可直接利用，也可将其高能磷酸基团转移给ADP生成ATP。这是三羧酸循环中唯一的一次底物磷酸化反应。故选E。

50.【答案】D

【解析】磷酸二羟丙酮是糖酵解的中间产物，同时也是甘油异生成糖的中间产物，故为联络甘油和葡萄糖的化学物质。甘油可以在甘油激酶作用下接受ATP的磷酸基成为甘油-3-磷酸，再经NAD^+氧化成为磷酸二羟丙酮，进入糖酵解。糖酵解中，醛缩酶催化1,6-二磷酸果糖生成磷酸二羟丙酮和3-磷酸甘油醛，此反应是可逆的。故选D。

51.【答案】A

【解析】极低密度脂蛋白（VLDL）的主要功能是运输肝脏中合成的内源性甘油三酯。故选A。

52.【答案】C

【解析】乳糜微粒CM是运输外源性甘油三酯及胆固醇的主要形式。故选C。

53.【答案】B

【解析】LDL是血浆脂蛋白的一种，是血液中胆固醇的主要载体。故选B。

54.【答案】D

【解析】血浆脂蛋白主要由蛋白质、甘油三酯、磷脂、胆固醇及其酯组成。乳糜微粒含甘油三酯最多，蛋白质最少，故密度最小；VLDL含甘油三酯亦多，但其蛋白质含量高于CM；LDL含胆固醇及胆固醇酯最多；HDL含蛋白质最多，故密度最高。故选D。

55.【答案】E

【解析】高密度脂蛋白是动脉粥样硬化及冠心病的负因素，其保护作用的机制可能是促进外周细胞（包括动脉血管壁的平滑肌细胞、内皮细胞、动脉粥样硬化斑块处的巨噬细胞）内胆固醇的逆转运，促进胆固醇在肝内代谢转化及拮抗低密度脂蛋白的致动脉粥样硬化作用。故选E。

56.【答案】B

【解析】丙酮酸氧化脱羧、生成乙酰CoA，此反应在线粒体中由丙酮酸脱氢酶复合体催化，故选B。

57.【答案】B

【解析】脂肪酸活化变为“脂酰CoA”，催化脂肪酸氧化的酶系均存在于线粒体基质中，活化的脂酰CoA分子必须在线粒体内才能进行β-氧化，故选B。

58.【答案】A

【解析】脂肪酸合成酶系存在于肝、肾、脑、肺、乳腺及脂肪等组织，位于线粒体外胞质中，可合成脂肪酸，故选A。

第七章 氨基酸代谢

【A_1型题】

1.【答案】B

【解析】多胺是生物体内调节细胞生长的重要物质，普遍存在于体内的各种组织中。多胺分子是一种直链脂肪胺，有多个氮原子，带有较多的阳电荷，能与带阴电荷的DNA和RNA分子结合，稳定其结构，促进核酸和蛋白合成的某些环节。生物体内的多胺主要是指腐胺、精脒和精胺，它们有一特殊的途径通过合成、摄取、降解和排泄来维持细胞内多胺池的平衡。在生长旺盛的组织，如胚胎和肿瘤组织中多胺特别丰富。故选B。

2.【答案】A

【解析】肌肉（骨骼肌和心肌）主要通过嘌呤核苷酸循环脱去氨基：氨基酸经过转氨基作用（一次或多次）把氨基交给草酰乙酸，生成天冬氨酸；后者与次黄嘌呤核苷酸（IMP）反应生成腺嘌呤代琥珀酸，再裂解出延胡索酸和腺嘌呤（AMP）。肌肉中AMP脱氨酶则催化AMP脱氨恢复为IMP，而原先氨基酸的氨基经这个嘌呤核苷酸循环而被脱下。这是因为肌肉不像肝、肾等组织，L-谷氨酸脱氢酶活性极弱，难以通过联合脱氨基作用脱氨基。故选A。

3.【答案】C

【解析】维生素B_{12}分子中的钴（可以是一价、二价或三价的）能与$-CN$、$-OH$、$-CH_3$或5′-脱氧腺苷等基团相连，分别称为氰钴胺、羟钴胺、甲基钴胺和5′-脱氧腺苷钴胺，后者又称为辅酶B_{12}。其实，甲基钴胺也是维生素B_{12}的辅酶形式。维生素B_{12}的两种辅酶形式——甲基钴胺和5′-脱氧腺苷钴胺在代谢中的作用各不相同。甲基钴胺（$CH_3 \cdot B_{12}$）参与体内甲基移换反应和叶酸代谢，是N_5-甲基四氢叶酶甲基移换酶的辅酶。此酶催化$N_5-CH_3-FH_4$和同型半胱氨酸之间不可逆的甲基移换反应，产生四氢叶酸和蛋氨酸。故选C。

4.【答案】B

【解析】脂类在机体能量供应不足的情况下，可氧化分解，或转化为血糖（葡萄糖），但不可以直接转化为蛋白质。故选B。

5.【答案】E

【解析】蛋白质的生理价值主要取决于必需氨基酸的种类、数量和比例，必需氨基酸只能从食物中补充。故选E。

6.【答案】C

【解析】尿素的生成在体内主要是通过鸟氨酸循环合成的。鸟氨酸循环，肝脏中2分子氨（1分子氨是游离的，1分子氨来自天冬氨酸）和1分子CO_2生成1分子尿素的环式代谢途径。故选C。

7.【答案】E

【解析】鸟氨酸循环是指肝脏中2分子氨（1分子氨是游离的，1分子氨来自天冬氨酸）和1分子CO_2生成1分子尿素的环式代谢途径。故选E。

8.【答案】C

【解析】催化氨基甲酰磷酸生成的酶，分型两种，分别为氨基甲酰磷酸合成酶Ⅰ（CPS-Ⅰ），和氨基甲酰磷酸合成酶Ⅱ（CPS-Ⅱ）。氨基甲酰磷酸合成酶Ⅰ（CPS-Ⅰ）存在于肝线粒体中，合成代谢产物尿素。CPS-Ⅰ是鸟氨酸循环过程中的限速酶，只有在变构激活剂N-乙酰谷氨酸（AGA）存在时才被激活，N乙酰谷氨酸可诱导CPS-Ⅰ的构象发生改变，进而增加酶对ATP的亲和力。氨基甲酰磷酸合成酶Ⅱ（CPS-Ⅱ）存在于各种细胞的细胞液中，用谷氨酰胺为原料，合成嘧啶。故选C。

9.【答案】B

【解析】氨主要去路是在肝脏合成尿素、随尿排出；一部分氨可以合成谷氨酰胺和门冬酰胺，也可合成其他非必需氨基酸；少量的氨可直接经尿排出体外。故选B。

10.【答案】C

【解析】生酮氨基酸，分解代谢过程中能转变成乙酰乙酰辅酶A的氨基酸，共有亮氨酸、赖氨酸、色氨酸、苯丙氨酸和酪氨酸5种。故选C。

11.【答案】E

【解析】人体必需氨基酸，指人体不能合成或合成速度远不适应机体的需要，必须由食物蛋白供给，这些氨基酸称为必需氨基酸。共有赖氨酸、色氨酸、苯丙氨酸、蛋氨酸、苏氨酸、异亮氨酸、亮氨酸、缬氨酸8种，另一种说法把组氨酸（婴儿体内不能合成，需从食物中获取）也列为必需氨基酸总共为9种。8种人体必需氨基酸的简单记忆方法："甲携来一本亮色书"就是甲硫氨酸、缬氨酸、赖氨酸、异亮氨酸、苯丙氨酸、亮氨酸、色氨酸、苏氨酸。故选E。

12.【答案】B

【解析】肌酸可以由精氨酸、甘氨酸和蛋氨酸为前体在人体肝脏、肾脏和胰脏合成。故选B。

13.【答案】C

【解析】酪氨酸经羟化酶催化加上羟基形成多巴，再经多巴脱羧酶脱去CO_2，形成多巴胺（含邻苯二酚的胺），即儿茶酚胺。故选C。

14.【答案】A

【解析】肠道细菌对少量未被消化的蛋白质（约占食物蛋白质5%）及未被吸收的氨基酸、小肽等消化产物的分解与转化作用，称为蛋白质的腐败作用。因此，蛋白质的腐败作用是细菌的代谢过程，以无氧分解为主。腐败作用的大多数产物对人体有害，如氨基酸脱羧反应产生胺类、脱氨基反应产生氨，以及其他物质。故选A。

15.【答案】B

【解析】蛋白质中羟脯氨酸是合成后由脯氨酸残基经羟化修饰而来的。羟脯氨酸不属有遗传密码子的20种氨基酸。故选B。

16.【答案】D

【解析】尿素是在肝中经鸟氨酸循环合成的，肝含有合成尿素所需的各种酶。故选D。

17.【答案】C

【解析】氨基酸脱氨基作用产生的氨是体内氨的主要来源。胺的分解也可以产生氨。此外，嘌呤、嘧啶分解也可产生少量氨。故选C。

18.【答案】E

【解析】白化病是由于酪氨酸酶缺乏或功能减退引起的一种皮肤及附属器官黑色素缺乏或合成障碍所导致的遗传性白斑病。故选E。

【B_1型题】

19.【答案】A

【解析】氨在体内的运输主要有丙氨酸和谷氨酰胺两种形式。故选A。

20.【答案】C

【解析】正常情况下，体内的氨主要在肝中通过鸟氨酸循环合成尿素而解毒。首先，氨和二氧化碳在ATP参与下经酶催化、合成氨基甲酰磷酸，后者与鸟氨酸缩合生成瓜氨酸。瓜氨酸再与另一分子氨（由天冬氨酸供给）结合生成精氨酸，精氨酸在肝精氨酸酶的催化下水解生成尿素和鸟氨酸。鸟氨酸再重复上述反应。每循环一次便将2分子氨和1分子二氧化碳变成1分子尿素。故选C。

21.【答案】C

【解析】组氨酸为组胺以及肌肽生物合成的前体。故选C。

22.【答案】B

【解析】谷氨酸经谷氨酸脱羧酶催化脱去CO_2即为γ-氨基丁酸。故选B。

23.【答案】A

【解析】精脒、精胺的前体是鸟氨酸。故选A。

24.【答案】D

【解析】色氨酸经氧化脱羧后可转变为5-羟色胺。故选D。

25.【答案】A

【解析】甲硫氨酸分子中含有S-甲基，通过各种转甲基作用可生成多种含甲基的生理活性物质，如肾上腺素、肉碱、胆碱及肌酸等。在转甲基反应前，甲硫氨酸必须在腺苷转移酶的催化下与ATP反应，生成S-腺苷甲硫氨酸（SAM），SAM中的甲基成为活性甲基，SAM称为活性甲硫氨酸。SAM经甲基转移酶催化，将甲基转移至另一种物质，使其甲基化，而SAM去甲基后生成S-腺苷同型半胱氨酸，后者脱去腺苷生成同型半胱氨酸。同型半胱氨酸再接受N_5-CH_3-FH_4上的甲基，重新生成甲硫氨酸，形成一个循环过程，称为甲硫氨酸循环。故选A。

26.【答案】C

【解析】氨基酸从肠黏膜细胞

吸收，通过定位于膜上的γ-谷氨酰转肽酶催化使吸收的氨基酸与G-SH反应，生成γ-谷氨酰基-氨基酸而将氨基酸转入细胞内。由于该过程具有循环往复的性质，故称其为γ-谷氨酰循环。故选C。

27.【答案】E

【解析】肌肉中的氨基酸将氨基转给丙酮酸生成丙氨酸，后者经血液循环转运至肝脏经过联合脱氨基作用再脱氨基，放出的氨用于合成尿素；生成的丙酮酸经糖异生转变为葡萄糖后再经血液循环转运至肌肉重新分解产生丙酮酸，丙酮酸再接受氨基生成丙氨酸。丙氨酸和葡萄糖反复地在肌肉和肝之间进行氨的转运，故将这一循环过程称为丙氨酸-葡萄糖循环。丙氨酸-葡萄糖循环是肌肉与肝之间氨的转运形式，使肌肉中的氨以无毒的丙氨酸形式运送至肝，同时肝也为肌肉提供了生成丙酮酸的葡萄糖。故选E。

28.【答案】B

【解析】由于骨骼肌和心肌中L-谷氨酸脱氢酶活性较低，氨基酸借联合脱氨基作用方式脱氨基，但可通过转氨基反应与嘌呤核苷酸循环的联合脱去氨基。故选B。

29.【答案】D

【解析】叶酸参与的一碳单位代谢过程是体内重要的代谢过程之一。四氢叶酸是一碳单位的运载体，一碳单位不能游离存在，常与FH_4结合而运转和参与代谢。故选D。

30.【答案】C

【解析】氧化脱氨基作用是指氨基酸在酶的作用下伴有氧化的脱氨基反应。催化这个反应的酶称为氨基酸氧化酶或氨基酸脱氢酶，主要有L-氨基酸氧化酶、D-氨基酸氧化酶和L-谷氨酸脱氢酶。L-谷氨酸脱氢酶的辅酶是NAD^+或$NADP^+$，这两种辅酶含有维生素PP的衍生物，如烟酰胺。故选C。

31.【答案】B

【解析】转氨基作用指的是一种α-氨基酸的α-氨基转移到一种α-酮酸上的过程，反应由转氨酶和其辅基磷酸吡哆醛催化。磷酸吡哆醛是维生素B_6的衍生物。故选B。

32.【答案】E

【解析】辅酶A是一种含有泛酸的辅酶，在某些酶促反应中作为酰基的载体。由泛酸、腺嘌呤、核糖核酸、磷酸等组成的大分子，与醋酸盐结合为乙酰辅酶A，从而进入氧化过程。故选E。

第八章　核苷酸代谢

【A_1型题】

1.【答案】E

【解析】嘌呤碱的代谢终产物为尿酸。故选E。

2.【答案】B

【解析】嘧啶核苷酸的补救途径，可通过补救合成的主要酶嘧啶磷酸核糖转移酶催化，使各种嘧啶碱接受PRPP供给的磷酸核糖基直接生成嘧啶核苷酸。也可在核苷磷酸化酶催化下，嘧啶碱先与核糖-1-磷酸反应生成嘧啶核苷，而后，在嘧啶核苷激酶（尿苷激酶、胸苷激酶）催化下，磷酸化生成核苷酸。故选B。

3.【答案】B

【解析】嘌呤核苷酸的从头合成是指在肝脏、小肠黏膜和胸腺等器官中，以磷酸核糖、天冬氨酸、甘氨酸、谷氨酰胺、一碳单位及CO_2等为原料合成嘌呤核苷酸的过程。主要反应步骤分为两个阶段：首先合成次黄嘌呤核苷酸（IMP），然后IMP再转变成腺嘌呤核苷酸（AMP）与鸟嘌呤核苷酸（GMP）。故选B。

4.【答案】D

【解析】磷酸核糖合成简要途径：CO_2与谷氨酰胺先合成氨基甲酰磷酸，经多步反应先合成UMP；UTP转变成CTP；dUMP转变成dTMP。故选D。

5.【答案】E

【解析】嘌呤核苷酸从头合成的原料：天冬氨酸、谷氨酰胺、甘氨酸、一碳单位、CO_2等。故选E。

6.【答案】D

【解析】阿糖胞苷是核苷的结构类似物，DNA合成抑制剂，用于抗病毒或抗肿瘤治疗。其与核苷的差别在于糖的组成部分为阿拉伯呋喃糖，C-2羟基与碱基为顺式结构。阿糖胞苷可抑制CDP还原为dCDP，从而抑制DNA合成。阿糖胞苷在体内脱氨后转变为无活性尿嘧啶衍生物。故选D。

7.【答案】A

【解析】氨甲蝶呤可竞争性的抑制二氢叶酸还原酶，使DNA合成发生障碍。故选A。

8.【答案】B

【解析】合成IMP的原料有天冬氨酸、谷氨酰胺、甘氨酸、一碳单位和CO_2，合成UMP的原料有天冬氨酸、谷氨酰胺和CO_2。谷氨酰胺不算是直接的原料，一碳单位参与胸腺嘧啶核苷酸的合成，而不直接参与尿嘧啶核苷酸和胞嘧啶核苷酸的合成。故选B。

9.【答案】E

10.【答案】A

【解析】嘧啶核苷酸合成的简要途径：CO_2与谷氨酰胺先合成氨基甲酰磷酸，多步反应合成

UMP；UTP 转变成 CTP；dUMP 转变成 dTMP。故选 A。

11.【答案】A

【解析】在生物化学中，ATP 作为细胞内能量传递的“分子通货”，储存和传递化学能，是核糖 5′-OH 基上的核苷酸。人体每天的能量需要水解 100~150mol 的 ATP 即相当于 50~75kg。这意味着人一天将要分解掉相当于他体重的 ATP。所以每个 ATP 分子每天要被重复利用 1000~1500 次。ATP 不能被储存，因为 ATP 在合成后必须于短时间内被消耗。当然，活细胞中也有其他的高能三磷酸盐如三磷酸鸟苷、三磷酸尿苷。能量可以在这些三磷酸盐和 ATP 中由磷酸激酶催化反应之类的反应转移。故选 A。

12.【答案】A

【解析】别嘌呤醇及其代谢产物氧嘌呤醇通过抑制黄嘌呤氧化酶的活性（后者能使次黄嘌呤转为黄嘌呤，再使黄嘌呤转变成尿酸），使尿酸生成减少、血及尿中的尿酸含量降低到溶解度以下的水平，从而防止尿酸结石的沉积，有助于痛风结节及尿酸结晶的重新溶解。故选 A。

13.【答案】D

【解析】嘧啶的从头合成途径中，先由氨甲酰磷酸合成酶Ⅱ催化谷氨酰胺（含第一个氮原子）与 CO_2 合成氨甲酰磷酸，后者再与天冬氨酸（含第二个氮原子）缩合，最终生成 UMP。故选 D。

14.【答案】E

【解析】5-氟尿嘧啶（5-FU）在体内可转变为 5 氟尿嘧啶核苷酸，后者可抑制胸腺嘧啶核苷酸合成酶，干扰胸苷嘧啶（T）的合成。故选 E。

15.【答案】A

【解析】嘌呤碱的最终分解产物是尿酸。体内尿酸过多可引起痛风症。故选 A。

16.【答案】C

17.【答案】C

【解析】某些氨基酸在分解代谢过程中可以产生含一个碳原子的基团，即一碳单位，主要的一碳单位有：甲基、甲烯基、甲酰基、甲炔基、亚氨甲基，须与 FH_4（四氢叶酸）结合，以 N^5,N^{10}-甲烯四氢叶酸的形式转运和参加代谢。其主要来源的氨基酸有丝氨酸、甘氨酸、蛋氨酸及色氨酸。胸苷酸中甲基也是来源于 N^5,N^{10}-甲烯四氢叶酸，故一碳单位将氨基酸与核酸代谢联系起来。故选 C。

18.【答案】E

【解析】嘌呤分子的原子 N-1 由天门冬氨酸提供，C-2 由 N-10-甲酰 FH_4 提供、C-8 由 N-5，N-10-甲炔 FH_4 提供，N-3、N-9 由谷氨酰胺提供，C-4、C-5、N-7 由甘氨酸提供，C-6 由 CO_2 提供。故选 E。

19.【答案】A

【解析】嘌呤核苷酸的抗代谢物是一些嘌呤、氨基酸或叶酸的类似物。它们主要以竞争性抑制或“掺假”等方式干扰或阻断嘌呤核苷酸的合成代谢，从而进一步阻止核酸及蛋白质的生物合成。肿瘤细胞的核酸及蛋白质合成十分旺盛，因此这些核苷酸抗代谢物具有抗肿瘤作用。具有此种作用的抗代谢物有 6-巯基嘌呤（6-MP）、6-巯基鸟嘌呤、8-氮杂鸟嘌呤等。故选 A。

20.【答案】D

【解析】氮杂丝氨酸、6-重氮 5-氧代-L-正亮氨酸等结构与谷氨酰胺相似，可干扰谷氨酰胺在嘌呤核苷酸合成中的作用，抑制嘌呤核苷酸的合成。故选 D。

21.【答案】E

【解析】嘧啶是间位上有两个氮原子的六元杂环有机化合物，亦称间二氮杂苯。与嘌呤一样，其衍生物构成人体核苷酸中的含氮碱。先由谷氨酰胺与二氧化碳（CO_2）在消耗两个三磷酸腺苷（ATP）的情况下，由氨甲酰磷酸合成酶催化生成氨甲酰磷酸（CAP），继而氨甲酰磷酸与天门冬氨酸在天门冬氨酸转氨甲酰酶催化下，生成氨甲酰天门冬氨酸（CAA），获得嘧啶环中两个氮原子，这可看作嘧啶核苷酸合成的第一步。最终生成尿嘧啶核苷酸（UMP）。其他嘧啶核苷酸均来自 UMP。故选 E。

22.【答案】D

【解析】嘧啶核苷酸的合成原料是天冬氨酸、谷氨酰胺、CO_2、PRPP、一碳单位（仅胸苷酸合成）。嘧啶环的合成开始于氨基甲酰磷酸的生成，而氨基甲酰磷酸则是在细胞质中用谷氨酰胺为氮源，由氨基甲酰磷酸合成酶Ⅱ催化生成的。故选 D。

23.【答案】C

【解析】嘧啶碱包括：U-尿嘧啶，C-胞嘧啶，T-胸腺嘧啶。嘧啶核苷酸首先通过核苷酸酶及核苷磷酸化酶的作用，除去磷酸及核糖，产生的嘧啶碱再进一步分解。胞嘧啶脱氨基转变成尿嘧啶。尿嘧啶还原成二氢尿嘧啶，并水解开环，最终生成 CO_2，NH_3 及 β-丙氨酸。胸腺嘧啶分解成 β-氨基异丁酸，其可直接随尿排出进一步分解。故选 C。

【A_2 型题】

24.【答案】B

【解析】别嘌呤醇是黄嘌呤氧化酶抑制剂，它是通过抑制该酶的活性，减少次黄嘌呤、黄嘌呤合成尿酸，从而降低血尿酸水平。临床上常用别嘌呤醇治疗痛风症。别嘌呤醇与次黄嘌呤结构类似，只是分子中 N-8 与 C-2 互换了位置，故可抑制黄嘌呤氧化酶，从而抑制尿酸的生成。同时，别嘌呤在体内经代谢转变，与PRPP生成别嘌呤核苷酸并随尿排除，不仅消耗了PRPP，使其含量下降，而且还能反馈抑制PRPP酰胺转移酶，阻断嘌呤核苷酸的从头合成。患者给别嘌呤醇治疗后，尿酸含量下降。故选B。

25.【答案】C

【解析】分解代谢反应基本过程是核苷酸在核苷酸酶的作用下水解成核苷，进而在酶作用下生成自由的碱基及1-磷酸核糖。嘌呤碱最终分解成尿酸，随尿排出体外。黄嘌呤氧化酶是分解代谢中重要的酶。嘌呤核苷酸分解代谢主要在肝、小肠及肾中进行。嘌呤代谢异常：尿酸过多引起痛风症，患者血中尿酸含量升高，尿酸盐晶体可沉积于关节、软组织、软骨及肾等处，导致关节炎、尿路结石及肾疾病。该患者发生的疾病涉及的代谢途径是嘌呤核苷酸代谢。故选C。

【B_1型题】

26.【答案】A

【解析】进行合成多肽链之前，必须先经过活化，然后再与其特异的tRNA结合，带到mRNA相应的位置上，这个过程靠tRNA合成酶催化，此酶催化特定的氨基酸与特异的tRNA相结合，生成各种氨基酰tRNA。每种氨基酸都靠其特有合成酶催化，使之和相对应的tRNA结合，在氨基酰tRNA合成酶催化下，利用ATP供能，在氨基酸羧基上进行活化，形成氨基酰-AMP，再与氨基酰tRNA合成酶结合形成三联复合物，此复合物再与特异的tRNA作用，将氨基酰转移到tRNA的氨基酸臂（即3′-末端CCA-OH）上。故选A。

27.【答案】B

【解析】磷脂合成时，乙醇胺或胆碱与ATP在激酶的作用下生成磷酸乙醇胺或磷酸胆碱，然后再与CTP作用转变成胞二磷乙醇胺或胞磷胆碱。胞二磷乙醇胺或胞磷胆碱再与已生成的甘油二酯合成相应的磷脂。故选B。

28.【答案】D

【解析】糖原合成首先以葡萄糖为原料合成尿苷二磷酸葡萄糖（UDP-Glc），在限速酶糖原合酶的作用下，将UDP-Glc转给肝、肌肉中的糖原蛋白上，延长糖链合成糖原。其次糖链在分支酶的作用下再分支合成多支的糖原。游离的葡萄糖不能直接合成糖原，它必须先磷酸化为G6P再转变为G-1-P，后者与UTP作用形成UDP-Glc及焦磷酸（PPi）。UDP-Glc是糖原合成的底物，葡萄糖残基的供体，称为活性葡萄糖。UDP-Glc在糖原合酶催化下将葡萄糖残基转移到糖原蛋白中糖原的直链分子非还原端残基上，以α-1,4-糖苷键相连延长糖链。故选D。

29.【答案】C

【解析】鸟苷酸环化酶（GC）可将三磷酸鸟苷（GTP）催化为3′,5′环化鸟苷酸（cGMP）。其中，与膜受体结合的鸟苷酸环化酶可以在膜受体与肽类激素（如心房钠尿肽）结合后被激活。而胞质中的游离鸟苷酸环化酶可被NO激活进而合成cGMP。故选C。

30.【答案】B

【解析】四氢叶酸是在体内合成嘌呤核苷酸和嘧啶脱氧核苷酸的重要辅酶，氨甲蝶呤作为一种叶酸还原酶抑制剂，主要抑制二氢叶酸还原酶而使二氢叶酸不能还原成有生理活性的四氢叶酸，从而使嘌呤核苷酸和嘧啶核苷酸的生物合成过程中一碳基团的转移作用受阻，导致DNA的生物合成受到抑制。故选B。

31.【答案】C

【解析】阿糖胞苷可抑制CDP还原为dCDP而抑制DNA合成。阿糖腺苷在体内受激酶作用磷酸化为阿糖腺三磷后抑制DNA聚合酶，且对病毒DNA聚合酶的亲和性高于宿主细胞，因而对抑制病毒增殖有较高选择性。阿糖胞苷在体内脱氨后转变为无活性尿嘧啶衍生物。故选C。

32.【答案】E

【解析】别嘌呤醇：是结构上（嘌呤环上第7位是C，第8位是N）类似于次黄嘌呤的化合物，对黄嘌呤氧化酶有很强抑制作用。故选E。

33.【答案】D

【解析】正常情况下，体内的氨主要在肝中通过鸟氨酸循环合成尿素而解毒。首先，氨和二氧化碳在ATP参与下经酶催化、合成氨基甲酰磷酸，后者与鸟氨酸缩合生成瓜氨酸。瓜氨酸再与另一分子氨（由天冬氨酸供给）结合生成精氨酸，精氨酸在肝精氨酸酶的催化下水解生成尿素和鸟氨酸。鸟氨酸再重复上述反应。每循环一次便将2分子氨和1分子二氧化碳变成1分子尿素。尿素合成消耗ATP。故选D。

34.【答案】A

【解析】黄嘌呤氧化酶的作用是氧化次黄嘌呤生成黄嘌呤，进而氧化成尿酸。故选A。

35.【答案】E

【解析】嘧啶核苷酸的分解代谢途径与嘌呤核苷酸相似。首先通过核苷酸酶及核苷磷酸化酶的作用，分别除去磷酸和核糖，产生的嘧啶碱再进一步分解。嘧啶的分解代谢主要在肝脏中进行。分解代谢过程中有脱氨基、氧化、还原及脱羧基等反应。胞嘧啶脱氨基转变为尿嘧啶。尿嘧啶和胸腺嘧啶先在二氢嘧啶脱氢酶的催化下，由$NADPH+H^+$供氢，分别还原为二氢尿嘧啶和二氢胸腺嘧啶。二氢嘧啶酶催化嘧啶环水解，分别生成β-丙氨酸和β-氨基异丁酸。Β-丙氨酸和β氨基异丁酸可继续分解代谢。β-氨基异丁酸亦可随尿排出体外。故选E。

36.【答案】D

【解析】DNA和RNA所含的两种嘌呤碱基完全相同，即腺嘌呤（A）和鸟嘌呤（G）。嘧啶碱基是母体化合物嘧啶的衍生物，核酸中常见的嘧啶有三类：胞嘧啶（C）、尿嘧啶（U）和胸腺嘧啶（T）。其中胞嘧啶（C）为DNA和RNA共有；尿嘧啶（U）只存在于RNA中；胸腺嘧啶（T）一般存在于DNA中，但是tRNA中也有少量存在。故选D。

37.【答案】A

【解析】6MP结构类似于次黄嘌呤（Ⅰ）。故选A。

38.【答案】B

【解析】尿酸是人类嘌呤分解代谢产生的终产物。在大自然界中，只有人类、鸟类及某些灵长类是以尿酸为嘌呤代谢的最终产物，即尿酸是腺嘌呤（AMP，A）与鸟嘌呤（GMP，G）在人体内进行分解代谢的最终产物。次黄嘌呤（IMP，I）和黄嘌呤（XMP，X）是尿酸的直接前体，在黄嘌呤氧化酶作用下，次黄嘌呤氧化为黄嘌呤，黄嘌呤氧化为尿酸。故选B。

第九章 遗传信息的传递

【A_1 型题】

1.【答案】C

【解析】DNA序列中的一个或少数几个核苷酸发生增添（插入）或缺失，从而使该处后面的全部遗传密码的阅读框架发生改变，并进一步引起转录和转译错误的一类突变，即移码突变。故选C。

2.【答案】D

【解析】原核生物参与转录起始的酶是RNA聚合酶全酶。原核生物的RNA聚合酶分子量很大，通常由5个亚基组成：σ，β，β′和两个α亚基，可写作α2ββ′σ。含有5个亚基的酶叫全酶。其中σ亚基能识别模板上的信息链和启动子，因而保证转录能从固定的正确位置开始。故选D。

3.【答案】A

【解析】1968年美国学者J. E. 克利弗首先发现人类中的常染色体隐性遗传的光化癌变疾病——着色性干皮病（XP）是由基因突变造成的DNA损伤切除修复系统的缺陷引起的。故选A。

4.【答案】A

【解析】复制是连续的过程，可分为起始、延长和终止三个阶段。起始是DNA复制中较复杂的一环，所需的各种酶和蛋白质因子较多，细节也未尽清楚。简单来说，就是要把DNA解成单链和生成引物。解链酶借助ATP的能量解开DNA双链，能量主要用于使维持碱基配对的氢键断裂。无论是原核还是真核细胞，复制开始后，由于DNA双链解开，在两股单链上进行复制，在电子显微镜下均看到伸展成叉状的复制现象，称为复制叉。故选A。

5.【答案】E

【解析】着色性干皮病特点是暴露处皮肤色素改变，伴角化或萎缩及癌变。多见于皮肤色素较深的人种，一般为常染色体隐性遗传，偶有性联隐性遗传，由核酸内切酶缺陷造成DNA修复功能异常所致。故选E。

6.【答案】D

【解析】在DNA复制过程中，复制叉的前导链几乎可以不间断地延长，随从链是通过冈崎片段来延长的。第一个冈崎片段延长至第二个冈崎片段引物前方时，DNA聚合酶的5′→3′外切酶活性可把前方的RNA引物水解，同时DNA聚合酶的聚合酶活性使冈崎片段继续延长。因为复制总是从5′→3′进行的，所以第二个冈崎片段的引物间隙应由第一个冈崎片段延长进行填补。延长一直达到引物遗留的空隙被填满为止，亦即达到第二个片段的5′-磷酸基末端。此时，第一个片段的3′-OH和第二个片段的5′-磷酸基仍是游离的，也就是说，两链之间还有个小缺口，未连接起来。DNA连接酶在这个复制的最后阶段起作用，把片段之间所剩的小缺口通过生成磷酸二酯键而接合起来，成为真正连续的子链。缺乏连接酶，随从链的复制将无法完成。故选D。

7.【答案】E

8.【答案】D

【解析】原核生物的RNA聚合酶分子量很大，通常由5个亚基组成：σ，β，β′和两个α亚基，可写作$\alpha_2\beta\beta'\sigma$。含有5个亚基的酶叫全酶，失去σ亚基的叫核心酶（$\alpha_2\beta\beta'$）。核心酶也能催化RNA的合成，但没有固定的起始点，也不能区分双链DNA的信息链与非信息链。σ亚基能识别模板上的信息链和启动子，因而保证转录能从固定的正确位置开始。β和β′亚基参与和DNA链的结合。故选D。

9.【答案】E

【解析】核酸是由核苷酸或脱氧核苷酸通过磷酸二酯键相连而成的生物大分子。DNA分子作为遗传信息的载体主要以基因的形式携带遗传信息，是生物遗传的物质基础。RNA同样是遗传信息的载体分子，与蛋白质共同参与基因的表达和表达过程的调控。因此可承载生物遗传信息的分子结构是核酸的核苷酸序列，故选E。

10.【答案】C

【解析】DNA合成需要亲代双链DNA为模板；四种dNTP（dATP、dGTP、dCTP、dTTP）为原料；一小段寡核苷酸为引物；还需要各种酶的催化及其他蛋白质共同参与。故选C。

11.【答案】E

【解析】DNA pol Ⅲ是一种多亚基的蛋白。在DNA新链的从头合成（de novo）中起复制酶的作用。DNA聚合酶Ⅲ全酶的结构和功能，其中包括α核心的聚合酶功能，ε亚基的3′→5′外切核酸酶活性（纠错功能），β亚基滑动夹子的功能以及γ复合物的结构与功能。故选E。

12.【答案】B

【解析】紫外照射可以使DNA分子中同一条链相邻的胸腺嘧啶碱基形成以共价键连接成环丁烷结构的二聚体。影响DNA的双螺旋结构，使复制和转录功能受阻。DNA修复途径包括：直接修复、切除修复、重组修复和损伤跨越修复等。直接修复是最简单的一种DNA损伤修复方式。光复活酶是体内存在的一种修复酶，能够直接识别和结合于DNA链上的嘧啶二聚体部位。在波长300~500nm的可见光激发下，光复合酶可将嘧啶二聚体解聚为原来的单体核苷酸形式，完成修复。故选B。

13.【答案】C

【解析】5′-GCCGAT-3′与5′-ATCGGC-3′互补。故选C。

14.【答案】A

【解析】反转录酶是以RNA为模板合成DNA的酶。故选A。

15.【答案】E

【解析】在正常的DNA分子中，1对或少数几对（3的非整数倍）邻接的核苷酸的增加或减少，造成这一位置之后的一系列编码发生移位错误的改变，这种现象称移码突变。移码突变的结果将引起该段肽链的改变，而肽链的改变将引起蛋白质性质的改变，最终引起性状的变异。严重是会导致个体的死亡。插入10个核苷酸将导致移码突变。故选E。

16.【答案】D

【解析】DNA聚合酶工作时必须要有一个引物，它只能把新的核苷酸加到已经存在的核酸的3′-OH上，RNA引物就提供这个羟基。故选D。

17.【答案】A

【解析】真核细胞有5种DNA聚合酶，分别为DNA聚合酶α（定位于胞核，参与复制引发具有5′→3′外切酶活性），DNA聚合酶β（定位于核内，参与修复，具有5′→3′外切酶活性），DNA聚合酶γ（定位于线粒体，参与线粒体复制，具有5′→3′和3′→5′外切活性），DNA聚合酶δ（定位核，参与复制，具有3′→5′和5′→3′外切活性），DNA聚合酶ε（定位于核，参与损伤修复，具有3′→5′和5′→3′外切活性）。目前认为DNA聚合酶δ是DNA前导链合成的主要复制酶。故选A。

18.【答案】B

【解析】由于是半保留复制，复制两代后，生成4个分子，其中2个仍有放射性。故选B。

19.【答案】C

【解析】mRNA中与T对应的是U。故选C。

20.【答案】D

【解析】DNA复制过程中，2条新生链都只能从5′端向3′端延伸，前导链连续合成，滞后链分段合成，这些分段合成的新生DNA片段称冈崎片段，细菌中冈崎片段长度1000~2000核苷酸残基，真核生物中冈崎片段长度100~200核苷酸残基。任何一种DNA聚合酶合成方向都是从5′向3′方向延伸，而DNA模板链是反向平行的双链，这样在一条链上，DNA合成方向和复制移动方向相同（前导链），而在另一条模板上却是相反的（后滞链）。故选D。

21.【答案】D

【解析】在DNA复制过程中，DNA聚合酶合成新的DNA链，对复制中的错误进行校正；DNA解螺旋酶解开DNA双螺旋；拓扑异构酶消除由于解螺旋造成的紧缠状态，理顺DNA链；SSB防止单链模板复性，保护单链模板不被降解；引物酶合成RNA引物；DNA连接酶连接DNA片段。光修复酶是体内存在的一种修复酶不参与复制。故选D。

22.【答案】A

【解析】真核生物RNA聚合酶分三种：RNA聚合酶Ⅰ转录产物为rRNA。RNA聚合酶Ⅱ催化产生的转录产物是hmRNA或mRNA。RNA聚合酶Ⅲ负责tRNA、5S RNA及其他小RNA的转录。真核生物RNA聚合酶含有与E. coli（原核）RNA聚合酶α、β和β′相应的亚基，但没有σ亚基对应物。必须借助多种转录因子才能结合到启动子上。转录过程与原核生物类似。故选A。

23.【答案】D

24.【答案】A

【解析】5′-TCTA-3′与5′-TAGA-3′互补。故选A。

25.【答案】E

【解析】参考第5题解析，DNA聚合酶ε（定位于核，参与损伤修复，具有3′→5′和5′→3′外切活性）。故选E。

26.【答案】E

【解析】DNA连接酶的作用只是催化DNA片段的“缝合”，即恢复被限制酶切开的两个核苷酸之间的磷酸二酯键；它不能催化氢键的形成，也不能使已有的DNA片段与单个核苷酸之间形成磷酸二酯键。故选E。

27.【答案】A

【解析】镰状细胞贫血患者的异常血红蛋白，是单一氨基酸置换的异常血红蛋白，与正常成人血红蛋白（HbA）的差异仅在β链节6位谷氨酸为缬氨酸取代，记为HbS［β6（A3）Glu→Val］。由于DNA分子上相当于此基因的节段中，为谷氨酸编码的密码子CTT突变为缬氨酸密码子CAT所致。位于血红蛋白分子表面的亲水的谷氨酸为疏水的缬氨酸取代后，分子表面形式一“黏合斑”，去氧后分子表面同时形成对应的结合区，因此在氧分压低的毛细血管区，HbS可相互结合形成长纤维状沉淀物，使红细胞发生扭曲呈镰刀形而容易溶血。此种突变为点突变。故选A。

28.【答案】C

【解析】与原核生物不同，真核生物DNA复制有许多起始点。在真核生物DNA复制叉处，真核生物有5种聚合酶，需要镁离子，主要复制酶有两种酶，DNA聚合酶α（pol α）和DNA聚合酶δ（pol δ）。一般为双向复制，半保留复制，半不连续复制。冈崎片段是相对较短的DNA片段，约1000核苷酸残基。故选C。

29.【答案】D

【解析】DNA聚合酶是细胞复制DNA的重要作用酶。DNA聚合酶，以DNA为复制模板，从将DNA由5′端点开始复制到3′端的酶。DNA聚合酶的主要活性是催化DNA的合成（在具备模板、引物、dNTP等的情况下）及其相辅的活性。原料为dNTP而不是NTP。故选D。

30.【答案】D

【解析】DNA连接酶是作用在磷酸二酯键，借助ATP或NAD水解提供的能量催化DNA链的5′-P末端与另一DNA链的3′-OH生成磷酸二酯键。但这两条链必须是与同一条互补链配对结合的（T_4DNA连接酶除外），而且必须是两条紧邻DNA链才能被DNA连接酶催化成磷酸二酯键。故选D。

31.【答案】D

【解析】真核生物mRNA有5′端帽子结构（m7G）和3′端的Poly（A）尾巴（组氨酸不具尾巴）。几乎全部的真核mRNA端都具“帽子”结构。虽然真核生物的mRNA的转录以嘌呤核苷酸三磷酸（pppAG或pppG）领头，但在5′端的一个核苷酸总是7-甲基鸟核苷三磷酸（m^7GpppAGpNp）。mNRA5′端的这种结构称为帽子（cap）。不同真核生物的mRNA具有不同的帽子。mRNA的帽结构功能：①能被核糖体小亚基识别，促使mRNA和核糖体的结合；②m^7Gppp结构能有效地封闭RNA 5′末端，以保护mRNA免疫5′核酸外切酶的降解，增强mRNA的稳定。故选D。

32.【答案】C

【解析】参考第22题解析，原核生物的RNA聚合酶只有1种，全酶中包括一个σ因子。真核生物RNA聚合酶有3类。故选C。

33.【答案】C

【解析】①DNA-pol α催化新链延长的长度有限，但它能催化RNA链的合成，因此认为它具有引物酶活性。②DNA-pol δ延长的新链却长得多，在DNA链延长中起主要作用。③DNA-pol ε与DNA-pol Ⅰ相似，在复制过程中起校读、修复和填补缺口的作用。④DNA-pol β在没有其他DNA-pol时才发挥催化功能。⑤DNA-pol γ在线粒体内。故选C。

第十章　蛋白质生物合成

【A_1型题】

1.【答案】C

【解析】干扰素是一类具有很高生物活性的糖蛋白，它具有抑制多种病毒的复制功能，是一种抗病毒物质。eIF2（真核起始因子2）是一个重要的真核起始因子，它的作用是在真核翻译起始过程中介导起始tRNA（Met-$tRNA_i$）与核糖体结合。它是一个异源三聚体，由α、β、γ三个亚基组成。eIF2也是第一个被发现的其蛋白磷酸化作用能够调控真核翻译的起始因子。干扰素在某些病毒等双链RNA存在时，能诱导真核生物eIF-2蛋白激酶活化，该酶使eIF-2磷酸化而失活。故选C。

2.【答案】B

【解析】蛋白质生物合成可分为五个阶段，氨基酸的活化、多肽链合成的起始、肽链的延长、肽链的终止和释放、蛋白质合成后的加工修饰。一种氨基酸可具有两个或两个以上的密码子为其编码。遗传密码表中显示，每个氨基酸都有2,3,4或6个密码子为其编码（除甲硫氨酸只有一个外），但每种密码子只对应一个氨基酸，或对应终止信息生物界的所有生物，几乎都通用这一套密码子表。tRNA的最后一位，和mRNA的对应不完全，导致了简并性核糖体就像一个小的可移动的工厂，沿着mRNA这一模板，不断向前迅速合成肽链。在进行合成多肽链之前，必须先经过活化，然后再与其特异的 tRNA 结合，带到 mRNA 相应的位置上，这个过程靠 tRNA 合成酶催化，此酶催化特定的氨基酸与特异的 tRNA相结合，生成各种氨基酰 tRNA。每种氨基酸都靠其特有合成酶催化，使之和相对应的 tRNA 结合，在氨基酰 tRNA 合成酶催化下，利用 ATP 供能，在氨基酸羧基上进行活化，形成氨基酰-AMP，再与氨基酰 tRNA 合成酶结合形成三联复合物，此复合物再与特异的 tRNA 作用，将氨基酰转移到 tRNA 的氨基酸臂（即 3′-末端 CCA-OH）上。故选 B。

3.【答案】C

【解析】干扰素（IFN）是动物细胞在受到某些病毒感染后分泌的具有抗病毒功能的宿主特异性蛋白质。在抗病毒方面，IFN 可诱导几种抗病毒蛋白的产生。其中研究得最为清楚的是 2′-5′A 合成酶，它催化一种特殊的寡核苷酸时一种干扰素诱导的潜伏的内切核酸酶 RNaseL 发生活化而产生降解病毒 RNA 的能力。故选 C。

4.【答案】C

【解析】氨酰 tRNA 合成酶（aaRS）是一类催化特定氨基酸或其前体与对应 tRNA 发生酯化反应而形成氨酰 tRNA 的酶。由于每一种的氨基酸与 tRNA 的连接都需要专一性的氨酰 tRNA 合成酶来催化，因此氨酰 tRNA 合成酶的种类与标准氨基酸的数量一样都为 20 种。在翻译过程中，每种 tRNA 分子都需要与相应的氨基酸结合，然后将这些氨基酸运送到核糖体，在细胞质进行蛋白质合成。这种结合是在一系列氨酰 tRNA 合成酶的作用下完成的，这些酶通过酯化反应将正确的氨基酸与对应的 tRNA 分子相连接。连接反应的第一步是在合成酶作用下，ATP 分子和对应的氨基酸（或其前体）结合形成氨酰-AMP（腺苷酸），并释放出无机焦磷酸（PP_i）。然后，酶与氨酰-AMP 复合物再与正确的 tRNA 分子结合，催化氨基酸从氨酰-AMP 转移到 tRNA 的 3′端最后一个碱基的 2′-或 3′-羟基上。一些合成酶还具有校对功能以确保 tRNA 结合的正确性：如果 tRNA被发现与错误的氨基酸相连接，那么所形成氨酰 tRNA 会通过水解重新被打开。故选 C。

5.【答案】A

【解析】白喉毒素（DT）是白喉杆菌产生的细菌外毒素。它可以使机体产生严重的中毒反应，1~2 个分子就可以杀灭一个细胞。其 A 片段具有修饰酶活性，具有抑制蛋白质合成的作用。故选 A。

6.【答案】A

【解析】反密码子的第一个字母常被甲基次黄嘌呤或次黄嘌呤即 I 所占据，而次黄嘌呤与 U A C 都能结合，因而一个反密码子 IGC 就能识别 3 个密码子了。A 符合这一条件，故选 A。

7.【答案】D

【解析】蛋白质生物合成中多肽链的氨基酸排列顺序取决于 mRNA 中核苷酸的排列顺序。故选 D。

8.【答案】B

【解析】按照 mRNA 分子中由核苷酸组成的密码信息合成蛋白质分子中氨基酸序列的过程，也称为翻译。以 mRNA 模板合成蛋白质的多肽链时，RNA 分子中的碱基序列信息就转化为多肽链中氨基酸的排列顺序。所以，mRNA 是蛋白质生物合成的直接模板。故选 B。

【B_1 型题】

9.【答案】B

【解析】在生物体内羟脯氨酸是由脯氨酸合成的，但不是以游离状态存在，而是在肽链中被羟基化。故选 B。

10.【答案】C

【解析】体内半胱氨酸含有巯基（-SH），而胱氨酸含有二硫键（-S-S-），二者可以相互转化。故选 C。

11.【答案】A

【解析】摆动学说认为，在密码子与反密码子的配对中，前两对严格遵守碱基配对原则，第三对碱基有一定的自由度，可以“摆动”，因而使某些 tRNA 可以识别 1 个以上的密码子。Crick 对于 tRNA 能识别几种密码子的现象，提出碱基配对的“摆动学说”：认为除 A-U、G-C 配对外，还有非标准配对，I-A、I-C、I-U，并强调密码子的 5′端第 1、2 个碱基严格遵循标准配对，而第 3 个碱基可以非标准配对，具有一定程度的摆动灵活性。此外，密码子还有如下性质：①方向性：密码子的阅读方向是 5′到 3′端。②简并性：除蛋氨酸和色氨酸只有一个密码子外，其他氨基酸都有好几组密码子。③通用性：无论是病毒还是原核生物、真核生物，都共同使用一套密码字典，但有例外。④连续性：在 mRNA 上，从起始密码子到终止密码子，密码子的排列是连续的，既没有重叠也没有间隔。⑤摆动性：tRNA 的最后一位，和 mRNA 的对应不完全，导致了简并。故选 A。

12.【答案】D

13.【答案】C

14.【答案】D

【解析】信号肽酶：在 ER 中切除和降解信号肽的一种酶。故选 D。

15.【答案】E

【解析】在进行合成多肽链之前，必须先经过活化，然后再与其特异的 tRNA 结合，带到 mRNA

相应的位置上，这个过程靠tRNA合成酶催化，此酶催化特定的氨基酸与特异的tRNA相结合，生成各种氨基酰tRNA。每种氨基酸都靠其特有合成酶催化，使之和相对应的tRNA结合，在氨基酰tRNA合成酶催化下，利用ATP供能，在氨基酸羧基上进行活化，形成氨基酰-AMP，再与氨基酰tRNA合成酶结合形成三联复合物，此复合物再与特异的tRNA作用，将氨基酰转移到tRNA的氨基酸臂（即3′-末端CCA-OH）上。故选E。

16.【答案】A

【解析】通常蛋白激酶的作用是作为信号转导途径中的中间分子。细胞接受信号以后，某种蛋白会发生变化，激活了原来处于失活状态的蛋白激酶，然后蛋白激酶就发挥活性，使下游蛋白磷酸化（有可能这也是一个蛋白激酶），就这样一层一层往下传递；到了最后一层可能是使某个基因表达，也可能是使某个代谢中关键酶活化等。这个过程的前提是，未磷酸化的蛋白可能没有活性，而磷酸化以后就有了。故选A。

17.【答案】C

【解析】核糖体具有GTP水解酶活性，通过水解GTP供能来合成肽链。故选C。

第十一章 基因表达调控

【A_1型题】

1.【答案】A

【解析】对于蛋白质编码基因，它们的大部分转录产物（信使RNA）都通过核糖体翻译生成氨基酸链。其他种类的“基因”，其转录终产物是RNA，比如作为核糖体骨架的核糖体RNA。蛋白编码序列的DNA仅占整个基因组碱基的2%，但是80%的碱基都表现出了表达信号。整个基因发挥功能是相当复杂的网络系统。所以，基因表达并不是都要经历转录和翻译过程。故选A。

2.【答案】B

【解析】启动子是基因的一个组成部分，在遗传学中是指一段能使基因进行转录的脱氧核糖核酸（DNA）序列。启动子可以被RNA聚合酶辨认，并开始转录。故选B。

3.【答案】B

【解析】反式作用因子指和顺式作用元件结合的可扩散性蛋白，包括基础因子、上游因子、诱导因子。反式作用因子通过以下不同的途径发挥调控作用：蛋白质和DNA相互作用；蛋白质和配基结合；蛋白质之间的相互作用以及蛋白质的修饰。参与基因表达调控的因子，它们与特异的靶基因的顺式元件结合起作用。编码反式作用因子的基因与被反式作用因子调控的靶序列（基因）不在同一染色体上。反式作用因子有两个重要的功能结构域：DNA结合结构域和转录活化结构域，它们是其发挥转录调控功能的必需结构。反式作用因子可被诱导合成，其活性也受多种因素的调节。同一类序列特异性的反式作用因子由多基因家族所编码。故选B。

4.【答案】A

【解析】CAP为代谢基因激活蛋白，它对转录没有影响，只有cAMP（环一磷酸腺苷），与它结合后才起作用，控制RNA Pol在乳糖操纵子上与启动子的结合。在乳糖操纵子-70～-50区域为CAP位点Ⅰ，-50～-40为CAP位点Ⅱ。首先cAMP-CAP复合物与CAP位点Ⅰ结合，并促进另外一分子cAMP-CAP结合在CAP位点Ⅱ，二者共同促进RNA Pol与启动子-35区的结合，使转录迅速进行。这就是cAMP对转录的正调控作用。故选A。

5.【答案】E

【解析】增强子存在是普遍的。它的特性如下：①与方向性无关：方向性不影响它的功能。②与位置无关：可位于转录起始点上游，也可以在下游。③与距离无关：即使调控的基因距离4个碱基对，仍具有功能。④与组织特异性：某种增强子只会提高某种组织的基因进行转录。故选E。

6.【答案】E

【解析】操纵子是一组关键的核苷酸序列，包括了一个操纵基因、一个普通的启动子及一个或以上的结构基因被用作生产信使RNA（mRNA）的基元。操纵子主要在原核生物及线虫动物门出现。帽子结构是指在真核生物中转录后修饰形成的成熟mRNA在5′端的一个特殊结构，即m^7GPPPN结构，又称为甲基鸟苷帽子。帽子结构可增加mRNA的稳定性，保护mRNA免遭5′→3′核酸外切酶的攻击。故选E。

7.【答案】C

【解析】真核生物转录起始需要多种蛋白因子的协助，它们与RNA聚合酶Ⅱ形成转录起始复合物，共同参与转录的起始。转录因子包括：TFⅡ-D、TFⅡ-A、TFⅡ-B、TFⅡ-F、TFⅡ-E、TFⅡ-H。结合顺序：D-A-B-F-E-H，TFⅡ-D首先与TATA区结合；TFⅡ-A稳定TFⅡ-D与TATA区结合；TFⅡ-B帮助RNA酶与启动子区结合；TFⅡ-F与RNA酶结合；TF

Ⅱ-E 和 TFⅡ-H 促进转录起始。故选 C。

8.【答案】D

【解析】根据酶的合成方式和存在时间，微生物细胞内的酶可分为组成酶和诱导酶，组成酶是细胞内一直存在的酶，它的合成仅受遗传物质控制即受内因控制；诱导酶是在环境中有诱导物（一般是反应的底物）存在时，微生物会因诱导物存在而产生一种酶就是诱导酶，诱导酶的合成除取决于环境中诱导物外，还受基因控制即受内因和外因共同控制。受酶催化的底物常常可以诱导该酶的合成，此现象在生物界普遍存在。高等动物体内，因有激素的调节作用，底物诱导作用不如微生物体内重要，但是，某些代谢途径中的关键酶也受底物的诱导调节。例如，若鼠的饲料中酪蛋白含量从8%增至70%，则鼠肝中的精氨酸酶的活性可增加2倍。在食物消化吸收后，血中多种氨基酸的浓度增加，氨基酸浓度的增加又可以诱导氨基酸分解酶体系中的关键酶，如苏氨酸脱水酶和酪氨酸转氨酶等酶的合成。这种诱导作用对于维持体内游离氨基酸浓度的相对恒定有一定的生理意义。故选 D。

9.【答案】A

【解析】TFⅡD 含有 TATA 结合蛋白（TBP），能识别 TATA 序列并与之结合。故选 A。

10.【答案】A

【解析】以乳糖操纵子为例，阻遏蛋白的负性调节是指没有乳糖存在时，Ⅰ基因编码的阻遏蛋白结合于操纵序列 O 处，乳糖操纵子处于阻遏状态，不能合成分解乳糖的三种酶；有乳糖存在时，乳糖作为诱导物诱导阻遏蛋白变构，不能结合于操纵序列，乳糖操纵子被诱导开放合成分解乳糖的三种酶。所以，乳糖操纵子的这种调控机制为可诱导的负调控。所以，操作基因是与阻遏蛋白结合的部位。故选 A。

11.【答案】A

【解析】①乳糖操纵子的组成：大肠埃希菌乳糖操纵子含 Z、Y、A 三个结构基因，分别编码半乳糖苷酶、透酶和半乳糖苷乙酰转移酶，此外还有一个操纵序列 O，一个启动子 P 和一个调节基因Ⅰ。②阻遏蛋白的负性调节：没有乳糖存在时，Ⅰ基因编码的阻遏蛋白结合于操纵序列 O 处，乳糖操纵子处于阻遏状态，不能合成分解乳糖的三种酶；有乳糖存在时，乳糖作为诱导物诱导阻遏蛋白变构，不能结合于操纵序列，乳糖操纵子被诱导开放合成分解乳糖的三种酶。所以，乳糖操纵子的这种调控机制为可诱导的负调控。③ CAP 的正性调节：在启动子上游有 CAP 结合位点，当大肠埃希菌从以葡萄糖为碳源的环境转变为以乳糖为碳源的环境时，cAMP 浓度升高，与 CAP 结合，使 CAP 发生变构，CAP 结合于乳糖操纵子启动序列附近的 CAP 结合位点，激活 RNA 聚合酶活性，促进结构基因转录，调节蛋白结合于操纵子后促进结构基因的转录，对乳糖操纵子实行正调控，加速合成分解乳糖的三种酶。④协调调节：乳糖操纵子中的Ⅰ基因编码的阻遏蛋白的负调控与 CAP 的正调控两种机制，互相协调、互相制约。故选 A。

12.【答案】A

【解析】①增强子能（通过启动子）提高同一条链上的靶基因转录速率。②增强子对同源基因或异源基因同样有效。③增强子的位置可在基因 5′-上游、基因内或 3′下游序列中。④自身没有 5′-或 3′-方向性。⑤增强子可远离转录起始点（最多 30Kb）。⑥增强子一般具有组织或细胞特异性。故选 A。

13.【答案】C

【解析】启动子是基因的一个组成部分，在遗传学中是指一段能使基因进行转录的脱氧核糖核酸（DNA）序列。启动子可以被 RNA 聚合酶辨认，并开始转录。在核糖核酸（RNA）合成中，启动子可以和决定转录的开始的转录因子产成相互作用，控制基因表达（转录）的起始时间和表达的程度，包含核心启动子区域和调控区域，就像“开关”，决定基因的活动，继而控制细胞开始生产哪一种蛋白质。完全的启动子称为规范序列。故选 C。

14.【答案】D

【解析】原核生物大多数基因表达调控是通过操纵子机制实现的。操纵子通常由 2 个以上的编码序列与启动序列、操纵序列以及其他调节序列在基因组中成簇串联组成。启动序列是 RNA 聚合酶结合并起动转录的特异 DNA 序列。多种原核基因启动序列特定区域内，通常在转录起始点上游-10 及-35 区域存在一些相似序列，称为共有序列。大肠埃希菌及一些细菌启动序列的共有序列在-10区域，是 TATAAT，又称 Pribnow 盒，在-35 区域的是 TTGACA。这些共有序列中的任一碱基突变或变异都会影响 RNA 聚合酶与启动序列的结合及转录起始。因此，共有序列决定启动序列的转录活性大小。故选 D。

15.【答案】A

【解析】真核生物基因表达的调控远比原核生物复杂，可以发生在 DNA 水平、转录水平、转录后的修饰、翻译水平和翻译后的修饰等多种不同层次。但是，最经济、最主要的调控环节仍然是在转录水平上。故选 A。

16.【答案】E

17.【答案】A

【解析】亮氨酸拉链是DNA结合蛋白质和其他蛋白质中的一种结构基元。当来自同一个或不同多肽链的两个两用性的α-螺旋的疏水面（常常含有亮氨酸残基）相互作用形成一个圈对圈的二聚体结构时就形成了亮氨酸拉链。亮氨酸拉链是由伸展的氨基酸组成，每7个氨基酸中的第7个氨基酸是亮氨酸，亮氨酸是疏水性氨基酸，排列在螺旋的一侧，所有带电荷的氨基酸残基排在另一侧。当2个蛋白质分子平行排列时，亮氨酸之间相互作用形成二聚体，形成“拉链”。在“拉链”式的蛋白质分子中，亮氨酸以外带电荷的氨基酸形式同DNA结合。故选A。

18.【答案】D

【解析】基因转录有正调控和负调控之分。如细菌基因的负调控机制是当一种阻遏蛋白结合在受调控的基因上时，基因不表达；而从靶基因上去除阻遏蛋白后，RNA聚合酶识别受调控基因的启动子，使基因得以表达，这是正调控。这种阻遏蛋白就是负调控因子。反式作用因子是指能直接或间接地识别或结合在各类顺式作用元件核心序列上参与调控靶基因转录效率的蛋白质。分解代谢物基因活化蛋白，这种蛋白可将葡萄糖饥饿信号传递给许多操纵子，使细菌在缺乏葡萄糖时可以利用其他能源。CAP结合DNA是由cAMP控制的。cAMP结合于CAP，诱导CAP发生构象改变，使之能够结合于特定的DNA序列，激活邻近基因的转录。cAMP水平降低时，cAMP与CAP解离，CAP转回到无活性的构象，并与DNA解离，这将关闭葡萄糖以外的其他的与糖代谢相关的操纵子。由于CAP的作用依赖于cAMP，因此，CAP又称为cAMP受体蛋白。阻遏物即阻遏蛋白是基于某种调节基因所制成的一种控制蛋白质，在原核生物中具有抑制特定基因（群）产生特征蛋白质的作用。由于它能识别特定的操纵基因（即操纵子是阻遏蛋白的结合位点），当操纵序列结合阻遏蛋白时会阻碍RNA聚合酶与启动序列的结合，或使RNA聚合酶不能沿DNA向前移动，阻遏转录，介导负性调节，因而可抑制与这个操纵基因相联系的基因群，也就是操纵子的mRNA合成。故选D。

19.【答案】B

【解析】在能源代谢中，cAMP（环腺苷酸）是关键控制因子。其与分解代谢物活化蛋白（CAP）结合，以cAMP-CAP复合物与操纵基因结合，促使RNA多聚酶与启动基因结合而开始转录。cAMP浓度低时，影响结合，不能转录。葡萄糖的某种代谢产物降低了cAMP水平，即使有诱导剂存在，也不能合成分解其他糖的酶，只有葡萄糖消耗完，cAMP水平上升，才能开始转录、合成。故选B。

20.【答案】B

【解析】从DNA到蛋白质的过程叫基因表达，对这个过程的调节即为基因表达调控。真核生物基因表达的调控远比原核生物复杂，基因表达调控分为很多水平：① DNA和染色体水平：基因丢失、基因修饰、基因重排、基因扩增、染色体结构变化。② 转录水平调控（主要调控方式）：转录起始、延伸、终止均有影响。原核生物借助于操纵子，真核生物通过顺式作用元件和反式作用因子相互作用进行调控。③ 转录后水平调控：主要指真核生物原初转录产物经过加工成为成熟的mRNA，包括加帽、加尾、甲基化修饰等。④ 翻译水平调控：对mRNA稳定性的调控、反义RNA对翻译水平的调控等。⑤ 翻译后水平调控：蛋白质的剪切、化学修饰（磷酸化、乙酰化、糖基化等）、转运等。⑥ mRNA降解的调控。但是，最经济、最主要的调控环节仍然是在转录水平上。基因表达调控主要表现在以下几个方面：转录水平上的调控；mRNA加工、成熟水平上的调控；翻译水平上的调控。故选B。

21.【答案】B

【解析】乳糖操纵子的组成：大肠埃希菌乳糖操纵子含Z、Y、A三个结构基因，分别编码半乳糖苷酶、透酶和半乳糖苷乙酰转移酶，此外还有一个操纵序列O，一个启动子P和一个调节基因I。即一个操纵子通常含有一个启动序列和数个编码基因。故选B。

【B_1 型题】

22.【答案】A

【解析】顺式作用元件指同一DNA分子中具有转录调节功能的特异DNA序列。包括启动子、增强子等。故选A。

23.【答案】D

【解析】反式作用因子指能直接或间接地识别或结合在各类顺式作用元件核心序列上参与调控靶基因转录效率的蛋白质。多为特定基因编码，调控另一基因转录激活的转录因子。而顺式作用因子和反式作用元件的称呼是不正确的。故选D。

24.【答案】A

【解析】原核生物大多数基因表达调控是通过操纵子机制实现的。操纵子通常由2个以上的编码序列与启动序列、操纵序列以及其他调节序列在基因组中成簇串联组成。操纵子包含一个或以上的结构基因，这个结构基因会被转录成为一个多基因性的mRNA。一个单一的mRNA分子会为多于一个蛋白质编码。故选 A。

25.【答案】C

【解析】增强子是顺式作用因子，是增强真核基因转录的调控序列。增强子和沉默子本身没有控制转录启动的功能，它们只能增强或抑制转录活性，它们对影响基因的距离与方向上都不受控制。增强子具有组织特异性，例如免疫球蛋白基因的增强子只有在 B 淋巴细胞内，活性才最高。故选 C。

26.【答案】B

【解析】启动子是控制启动的，在结构基因上游的是启动子序列，能给核糖核酸聚合酶（RNA 聚合酶）提供结合位点及引发转录。故选 B。

27.【答案】A

【解析】先由调节基因 DNA 转录成阻遏 mRNA，然后翻译成阻遏蛋白，这种蛋白是无活性的阻遏蛋白，当它与辅阻遏物（小分子）结合后，才变成活性阻遏蛋白，它可与操纵基因结合使之失去操纵作用，结构基因不能进行转录和翻译，阻止蛋白质（酶）的合成。故选 A。

28.【答案】C

【解析】CAP 为代谢基因激活蛋白，它对转录没有影响，只有 cAMP 与它结合后才起作用，控制 RNA Pol 在乳糖操纵子上与启动子的结合。在乳糖操纵子 -70～-50 区域为 CAP 位点Ⅰ，-50～-40 为 CAP 位点Ⅱ。首先 cAMP-CAP 复合物与 CAP 位点Ⅰ结合，并促进另外一分子 cAMP-CAP 结合在 CAP 位点Ⅱ，二者共同促进 RNA Pol 与启动子-35 区的结合，使转录迅速进行。故选 C。

29.【答案】B

【解析】反式作用因子指能直接或间接地识别或结合在各类顺式作用元件核心序列上参与调控靶基因转录效率的蛋白质。有时也称转录因子。大多数真核转录调节因子由某一基因表达后，可通过另一基因的特异的顺式作用元件相互作用，从而激活另一基因的转录。这种调节蛋白称反式作用因子，如增强子结合蛋白。

30.【答案】A

【解析】顺式作用元件指同一 DNA 分子中具有转录调节功能的特异 DNA 序列。包括启动子、增强子等。故选 A。

31.【答案】A

【解析】大肠埃希菌的乳糖操纵子含 Z、Y 及 A 三个结构基因，分别编码 β-半乳糖苷酶、透酶、乙酰基转移酶，此外还有一个操纵序列 O、一个启动序列 P 及一个调节基因Ⅰ。Ⅰ基因编码一种阻遏蛋白，后者与 O 序列结合，使操纵子受阻遏而处于转录失活状态。在启动序列 P 上游还有一个分解（代谢）物基因激活蛋白 CAP 结合位点，由 P 序列、O 序列和 CAP 结合位点共同构成 LAC 操纵子的调控区，三个酶的编码基因即由同一调控区调节，实现基因产物的协调表达。当有乳糖存在时，乳糖操纵子即可被诱导。真正的诱导剂并非乳糖本身。乳糖经透酶催化、转运进入细胞，再经原先存在于细胞中的少数 β-半乳糖苷酶催化，转变为别乳糖。后者作为一种诱导剂分子结合阻遏蛋白，使蛋白构型变化，导致阻遏蛋白与 O 序列解离、发生转录，使 β-半乳糖苷酶分子增加 1000 倍。故选 A。

32.【答案】C

【解析】分解代谢物基因激活蛋白 CAP 是同二聚体，在其分子内有 DNA 结合区及 cAMP 结合位点。当没有葡萄糖及 cAMP 浓度较高时，cAMP 与 CAP 结合，这时 CAP 结合在乳糖启动序列附近的 CAP 位点，可刺激 RNA 转录活性，使之提高 50 倍；当葡萄糖存在时，cAMP 浓度降低，cAMP 与 CAP 结合受阻，因此乳糖操纵子表达下降。故选 C。

33.【答案】B

【解析】TFⅡ-B 帮助 RNA 酶与启动子区结合，属于基本转录因子。当有乳糖存在时，乳糖操纵子即可被诱导。真正的诱导剂并非乳糖本身。乳糖经透酶催化、转运进入细胞，再经原先存在于细胞中的少数 β-半乳糖苷酶催化，转变为别乳糖。后者作为一种诱导剂分子结合阻遏蛋白，使蛋白构型变化，导致阻遏蛋白与 O 序列解离、发生转录，使 β-半乳糖苷酶分子增加 1000 倍。大肠埃希菌的乳糖操纵子含 Z、Y 及 A 三个结构基因，分别编码 β-半乳糖苷酶、透酶、乙酰基转移酶，此外还有一个操纵序列 O、一个启动序列 P 及一个调节基因Ⅰ。故第 33 题选 B、第 34 题选 D、第 35 题选 E。

34.【答案】D

35.【答案】E

第十二章　信号转导

【A_1 型题】

1.【答案】D

【解析】由三个亚基组成，它们是 α 亚基，β 亚基，γ 亚基，位于细胞膜胞液面的外周蛋白，符合 GTP 结合蛋白的特征。G 蛋白有两种构象，一种以 αβγ 三聚体存在并与 GDP 结合，为非活化型，另一种构象是 α 亚基与 GTP 结合并导致 βγ 二聚体脱落，即 αGTP，为活化型。G 蛋白参与细胞的多种生命活动，如细胞通讯、核糖体与内质网的结合、小泡运输、微管组装、蛋白质合成等。G 蛋白偶联系统由三部分组成：表面受体、G 蛋白和效应物，由于这三种复合物都是结合在膜上，故此将它们称为膜结合机器。在 G 蛋白偶联受体的信号转导中 G 蛋白起重要作用，它能够将受体接受的信号传递给效应物，产生第二信使，进行信号转导，某些 G 蛋白可直接控制离子通道的通透性。G 蛋白类型及功能 ① GS 蛋白：激活腺苷酸环化酶 AC；② Gi 蛋白：抑制腺苷酸环化酶 AC；③GP 蛋白：激活磷脂酰肌醇特异的磷脂酶 C；④ GO 蛋白：大脑中主要的 G 蛋白，可能调节离子通道；⑤ GT 蛋白：激活视觉。故选 D。

2.【答案】E

【解析】G 蛋白是一类和 GTP 或 GDP 结合的，位于细胞膜胞液面的外周蛋白，由三个亚基组成，它们是 α 亚基，β 亚基，γ 亚基。G 蛋白有两种构象，一种以 αβγ 三聚体存在并与 GDP 结合，为非活化型，另一种构象是 α 亚基与 GTP 结合并导致 βγ 二聚体脱落，为活化型。故选 E。

3.【答案】B

【解析】蛋白激酶又称蛋白质磷酸化酶，一类催化蛋白质磷酸化反应的酶。它能把腺苷三磷酸（ATP）上的 γ-磷酸转移到蛋白质分子的氨基酸残基上。在大多数情况下，这一磷酸化反应是发生在蛋白质的丝氨酸残基上的。故选 B。

4.【答案】D

【解析】受体与配体结合的特点：①特异性：受体只存在于某些特殊的细胞中。如激素作用的靶细胞，神经末梢递质作用的效应器细胞。②亲和性：受体与其相应的配体有高度的亲和性。一般血液中激素的浓度很低，每升只有 1~10 摩尔。但仍足以同其受体结合，发挥正常的生理作用。这说明受体对激素的亲和力很强。③饱和性：受体可以被配体饱和。特别是胞质受体，数量较少，少量激素就可以达到饱和结合，而非特异性结合则不能被饱和。④有效性：受体与配体结合后一定要引起某种效应。激素、神经递质与受体结合都可以引起生理效应。除此之外，还有可逆性、阻断性等。如激素或递质与受体结合形成的复合物可以随时解离，丧失活性，而后受体又可以恢复，这就是可逆性。正是由于这种可逆性才得以维持正常的生理功能。某些外源性药物、代谢产物、抗体等可以同受体结合，占据内源性活性物质与受体结合的部位又可阻断其生物效应，这就是阻断性。配体和受体的结合是一种分子识别过程，它依靠氢键、离子键与范德华力的作用使两者结合，配体和受体分子空间结构的互补性是特异性结合的主要因素，属于非共价键结合。只有 D 不符合，故选 D。

5.【答案】D

【解析】第二信使在生物学里是胞内信号分子，负责细胞内的信号转导。第二信使包括：环磷酸腺苷（cAMP）、环磷酸鸟苷（cGMP）、肌醇三磷酸（IP3）、甘油二酯（DG）、钙离子（Ca^{2+}）。受体酪氨酸激酶（RPTKs）的胞外区是结合配体结构域，配体是可溶性或膜结合的多肽或蛋白类激素，包括胰岛素和多种生长因子。胞内段是酪氨酸蛋白激酶的催化部位，并具有自磷酸化位点。配体（如 EGF）在胞外与受体结合并引起构象变化，导致受体二聚化，形成同源或异源二聚体，在二聚体内彼此相互磷酸化胞内段酪氨酸残基，激活受体本身的酪氨酸蛋白激酶 TPK 活性，它是不直接被胞内第二信使调节的激酶。这类受体主要有 EGFR，PDGFR，FGFR，VEGFR 等。而 PKA、PKC、Ca^{2+}-CaM 激酶可以直接被胞内第二信使调节。故选 D。

6.【答案】E

【解析】类固醇激素，又称甾体激素，是一类脂溶性激素。其结构的基本核是由三个六元环及一个五元环合并生成的环戊烷多氢菲。二步作用原理：第一步是激素与胞质受体结合，形成激素-胞质受体复合物。第二步是与核内受体结合，形成激素-核受体复合物，从而激发 DNA 的转录过程，生成新的 mRNA，诱导蛋白质合成，引起相应的生物效应。具有转录因子功能。故选 E。

7.【答案】A

【解析】第二信使在生物学里是胞内信号分子，负责细胞内的信号转导。第二信使包括：环磷酸腺苷（cAMP）、环磷酸鸟苷（cGMP）、肌醇三磷酸（IP_3）、甘油二酯（DG）、钙离子（Ca^{2+}）。故选 A。

8.【答案】B

【解析】G 蛋白偶联受体是一种与三聚体 G 蛋白偶联的细胞表面受体。含有 7 个穿膜区，是迄今发现的最大的受体超家族，其成员有 1000 多个。与配体结合后通过激活所偶联的 G 蛋白，启动不同的信号转导通路并导致各种生物效应，是跨膜受体。故选 B。

9.【答案】A

【解析】由 G 蛋白偶联受体所介导的细胞信号通路主要包括：cAMP 信号通路和磷脂酰肌醇信号通路。cAMP 蛋白激酶 A 途径是 G 蛋白偶联系统的一种信号转导途径。信号分子作用于膜受体后，通过G蛋白激活腺苷酸环化酶，产生第二信使cAMP后，激活蛋白激酶A进行信号的放大，故将此途径称为PKA信号传导系统。同样，在磷脂酰肌醇信号通路中的胞外信号分子与细胞表面G蛋白偶联型受体结合，激活质膜上的磷脂酶C（PLC-β），使质膜上4,5-二磷酸磷脂酰肌醇（PIP_2）水解成1,4,5-三磷酸肌醇（IP_3）和甘油二酯（DG）两个第二信使，胞外信号转换为胞内信号，这一信号系统又称为“双信使系统”或DG蛋白激酶C途径。这两种途径都有G蛋白介导，故选A。

10.【答案】D

【解析】由于该系统中的第二信使是磷脂肌醇，故此这一系统又称为磷脂肌醇信号途径。在这一信号转导途径中，膜受体与其相应的第一信使分子结合后，激活膜上的Gq蛋白（一种G蛋白），然后由Gq蛋白激活磷酸酯酶Cβ（PLC），将膜上的脂酰肌醇4,5-二磷酸（PIP2）分解为两个细胞内的第二信使：甘油二酯（DG）和1,4,5-三磷酸肌醇（IP_3）。IP_3动员细胞内钙库释放Ca^{2+}到细胞质中与钙调蛋白结合，随后参与一系列的反应；而DG在Ca^{2+}的协同下激活蛋白激酶C（PKC），然后通过蛋白激酶C引起级联反应，进行细胞的应答，故此将该系统称为PKC系统，或称为IP3、DG、Ca^{2+}信号通路。故选D。

11.【答案】B

【解析】受体与配体结合的特异性这是受体的最基本特点，保证了信号传导的正确性。配体和受体的结合是一种分子识别过程，它依靠氢键、离子键与范德华力的作用使两者结合，配体和受体分子空间结构的互补性是特异性结合的主要因素。配基通过特定的结构部位与受体特定结构域结合，所以有相应受体的靶细胞才对激素等配基起反应。故选B。

12.【答案】E

【解析】胰岛素所结合的细胞表面受体是一种糖蛋白，系α-2β-2杂二聚体，细胞膜外为α亚基，膜内为β亚基。胰岛素与α亚基结合，激活β亚基上酪氨酸激酶，使受体自身磷酸化。胰岛素受体是细胞表面的一种大蛋白质，胰岛素与这种蛋白质分子结合，对细胞从血液中摄取糖分作为能源非常必要。

雌激素、孕激素与雄激素等进入靶细胞后直接穿越核膜与核受体结合调节基因表达；甲状腺激素属含氮激素，但可进入胞内与核受体结合，糖皮质激素主要是通过结合GRα发挥其生物学效应，GR广泛存在于机体各种组织细胞中，在机体内GR主要存在于细胞胞质中，胰岛素除作用于膜酪氨酸激酶受体外，亦可进入胞内作用。故选E。

13.【答案】D

【解析】蛋白激酶A（PKA）又称依赖于cAMP的蛋白激酶A，是一种结构最简单、生化特性最清楚的蛋白激酶。一般认为，真核细胞内几乎所有的cAMP的作用都是通过活化PKA，从而使其底物蛋白发生磷酸化而实现的。PKA：由两个催化亚基和两个调节亚基组成，在没有cAMP时，以钝化复合体形式存在。cAMP与调节亚基结合，改变调节亚基构象，使调节亚基和催化亚基解离，释放出催化亚基。活化的蛋白激酶A催化亚基可使细胞内某些蛋白的丝氨酸或苏氨酸残基磷酸化，于是改变这些蛋白的活性，进一步影响到相关基因的表达。故选D。

14.【答案】C

【解析】由于IP_3是水溶性的，它可以从质膜扩散到胞质溶胶，以后与内质膜或液泡膜上的IP_3-闸门Ca^{2+}通道结合，使通道打开。液泡Ca^{2+}浓度高，Ca^{2+}就顺着浓度梯度由液泡迅速地释放出来，增加胞质Ca^{2+}浓度，于是引起生理反应。这种IP_3促使胞库释放Ca^{2+}，增加胞质Ca^{2+}的信号转导，就称为IP_3/Ca^{2+}信号传递途径。故选C。

15.【答案】B

【解析】蛋白激酶有很多种，比较重要包括PKA、PKC、PhK、PTK，其中能被cAMP激活的是蛋白激酶A即PKA，又称cAMP依赖性蛋白激酶（cAPK）。PKA全酶由4个亚基组成（R2C2），包括两种亚基，即对cAMP高亲和力的调节亚基（R）和催化亚基（C）。在没有cAMP时，调节亚基和催化亚基形成无酶促活性的R2C2复合体。PKA可被10nmol/L的cAMP激活，每2分子cAMP与每1个调节亚基结合导致R2C2解离成1个R2亚基和2个C亚基，cAMP与调节亚基的结合解除了对催化亚基的抑制作用，自由的催化亚基因此具有了活性，是一种别构激活。故选B。

16.【答案】C

【解析】受体在药理学上是指糖蛋白或脂蛋白构成的生物大分子，存在于细胞膜、胞质或细胞核内。不同的受体有特异的结构和构型。受体在细胞生物学中是一个很泛的概念，意指任何能够同激素、神经递质、药物或细胞内的信号分子结合并能引起细胞功能变化的生物大分子。故选C。

17.【答案】C

【解析】蛋白激酶C（PKC）是G蛋白偶联受体系统中的效应物，在非活性状态下是水溶性的，游离存在于胞质中，激活后成为膜结合的酶。PKC的激活是脂依赖性的，需要膜脂DG的存在，同时又是Ca^{2+}依赖性的，需要胞质中Ca^{2+}浓度的升高。当DG在质膜中出现时，胞质中的PKC被结合到质膜上，然后在Ca^{2+}的作用下被激活。同蛋白激酶A一样，PKC属于多功能丝氨酸和苏氨酸激酶。故选C。

18.【答案】E

【解析】第二信使在生物学里是胞内信号分子，负责细胞内的信号转导。第二信使包括：环磷酸腺苷（cAMP）、环磷酸鸟苷（cGMP）、肌醇三磷酸（IP_3）、甘油二酯（DG）、钙离子（Ca^{2+}）。故选E。

19.【答案】C

【解析】IP3受体是一种内质网通道蛋白，由四个相对分子质量为260kD的糖蛋白组成的四聚体。四个亚基组成一个跨膜的通道，每个亚基都有IP_3结合的部位，当3～4个部位被IP_3占据时，受体复合物构象发生改变，打开离子通道，储藏在内质网中的Ca^{2+}随即释放，进入胞质中。故选C。

【B_1型题】

20.【答案】B

【解析】胰岛D细胞分泌的生长抑素对胰岛B细胞分泌胰岛素与A细胞分泌胰高血糖素均有抑制作用，且以抑制胰高血糖素占优势，故可防治胰岛素依赖型糖尿病IDDM中撤除胰岛素后引起的糖尿病酮症酸中毒。据Unger及Orci推测认为在正常人中此三种细胞分泌三种激素呈旁分泌作用而相互调节，使血糖维持于正常范围内。故选B。

21.【答案】D

【解析】表皮生长因子（EGF）是最早发现的生长因子，对调节细胞生长、增生和分化起着重要作用。在人类，表皮生长因子蛋白有53个氨基酸残基，三个二硫键，质量6000Da。故选D。

22.【答案】E

【解析】在静息状态下，G蛋白以异三聚体的形式存在与细胞膜上，并与GDP相结合，而与受体则呈分离状态。当配体与相应的受体结合时，触发了受体蛋白分子发生空间构象的改变，从而与G蛋白α亚单位相接触，这导致α亚单位与鸟苷酸的亲和力发生改变，表现为与GDP的亲和力下降，与GTP的亲和力增加，故α亚单位转而与GTP结合。α亚单位与GTP的结合诱发了其本身的构象改变，一方面使α亚单位与β、γ亚单位相分离，另一方面促使与GTP结合的α亚单位从受体上分离成为游离的α亚单位；这是G蛋白的功能状态，能调节细胞内的效应蛋白的生物学活性，GS蛋白激活腺苷酸环化酶，实现细胞内外的信号传递。故选E。

23.【答案】A

【解析】当配体与受体结合的信号解除时，完成了信号传递作用的α亚单位同时具备了GTP酶的活性，能分解GTP释放磷酸根，生成GDP，这诱导了α亚单位的构象改变，使之与GDP的亲和力增强，并与效应蛋白分离。最后，α亚单位与β、γ亚单位结合恢复到静息状态下的G蛋白。故选A。

24.【答案】B

【解析】胰岛素、生长激素抑制素和抗血管紧张素Ⅱ等，它们受体活化后催化抑制G蛋白解离，导致细胞内腺苷酸环化酶AC活性下降，从而降低细胞内cAMP水平。cAMP在细胞中的浓度与腺苷酸环化酶活性有关，还与降解cAMP的磷酸二酯酶活性有关。故选B。

25.【答案】C

【解析】盐皮质激素是由肾上腺皮质球状带细胞分泌的类固醇激素，主要生理作用是维持人体内水和电解质的平衡。在天然皮质激素中，醛固酮是作用最强的一种盐皮质激素。醛固酮的生物作用主要由盐皮质激素受体（MR）介导。类固醇激素受体属于核受体大家族，同类受体还包括视黄酸受体、甲状腺素受体及维生素D受体等。非活化的MR主要位于胞质中，与两分子热休克蛋白相结合。一旦醛固酮与MR结合后，即可引起受体构型发生改变，脱去热休克蛋白，形成二聚体，并激活核定位信号，使活化的受体配体复合物迅速转移至核内。所以，盐皮质激素能透过细胞膜并与细胞内受体结合的激素。故选C。

26.【答案】D

【解析】ATP合成酶广泛分布于线粒体内膜、叶绿体类囊体、异养菌和光合菌的质膜上，参与氧化磷酸化和光合磷酸化，ATP分子结构由突出于膜外的F_1亲水头部和嵌入膜内的F_0疏水尾部组成。生物有机体中，ATP的合成是主要的化学反应之一。而合成ATP的酶主要是F_1F_0型ATP合成酶，也称为ATP合成酶。故选D。

27.【答案】A

【解析】第二信使在生物学里是胞内信号分子，负责细胞内的信号转导。第二信使包括：环磷酸腺苷（cAMP）、环磷酸鸟苷（cGMP）、肌醇三磷酸（IP_3）、甘油二酯（DG）、钙离子（Ca^{2+}）。故选A。

28.【答案】E

【解析】葡萄糖和果糖可通过葡萄糖转运蛋白（GLUT）以易化扩散的方式进入细胞。GLUT共有5种同型体（GLUT1～5），它们的氨基酸顺序有高度的同源性且基因表达具有种属及组织特异性。GLUT1、GLUT4可分布于心肌细胞，GLUT1可满足细胞对葡萄糖的基本需求。GLUTs中GLUT3与葡萄糖的亲和力最高。非能量依赖的转运体蛋白GLUT1～5，它们将葡萄糖分子从高浓度向低浓度载过细胞膜。GLUT4是胰岛素敏感的靶组织主要的胞膜转运蛋白，它的表达和功能的改变可能涉及肌肉和脂肪细胞胰岛素抵抗。故选E。

29.【答案】A

【解析】蛋白激酶A（PKA）又称依赖于cAMP的蛋白激酶A，是一种结构最简单、生化特性最清楚的蛋白激酶，它由两个催化亚基和两个调节亚基组成，在没有cAMP时，以钝化复合体形式存在。cAMP与调节亚基结合，改变调节亚基构象，使调节亚基和催化亚基解离，释放出催化亚基。活化的蛋白激酶A催化亚基可使细胞内某些蛋白的丝氨酸或苏氨酸残基磷酸化，于是改变这些蛋白的活性，进一步影响到相关基因的表达。故选A。

30.【答案】C

【解析】蛋白激酶C（PKC）是G蛋白偶联受体系统中的效应物，在非活性状态下是水溶性的，游离存在于胞质中，激活后成为膜结合的酶。PKC的活性依赖于钙离子和磷脂的存在，但只有在磷脂代谢中间产物二酰基甘油（DG）存在下，生理浓度的钙离子才起作用，这是由于DG能增加PKC对底物亲和力的缘故。磷脂酰肌醇-4, 5-二磷酸（PIP_2）在磷脂酶-C作用下水解生成DAG和IP_3。后两者都可作为第二信使发挥作用。DAG生成后仍留在质膜上，在磷脂酰丝氨酸和Ca^{2+}的配合下激活PKC，PKC也能通过磷酸化一系列靶蛋白的丝/苏氨酸残基来达到进一步转导信息的目的。故选C。

31.【答案】C

【解析】某些激素如促甲状腺素、抗利尿激素等作用于靶胞膜上的G蛋白偶联型受体，通过特定的G蛋白（GP）激活磷脂酰肌醇特异的磷脂酶C（PI-PLC），后者特异的水解PIP_2而生成DG和IP_3，DG在磷脂酰丝氨酸和Ca^{2+}的配合下，激活蛋白激酶C（PKC），PKC可磷酸化膜受体，膜蛋白和多种酶对代谢进行调节。能磷酸化反式作用因子，促进立早基因和晚期反应基因的表达，表现为细胞增生和分化。IP_3与内质网和肌质网上的受体结合，促进这些钙库内的Ca^{2+}迅速释放，Ca^{2+}与钙调蛋白CaM结合形成Ca^{2+}-CaM复合物，由Ca^{2+}-CaM复合物激活Ca^{2+}-CaM激酶，Ca^{2+}-CaM激酶通过磷酸化某些酶对代谢进行调节，Ca^{2+}-CaM激酶既可激活腺苷酸环化酶和磷酸二酯酶，又可激活胰岛素受体的酪氨酸蛋白激酶活性，从而在信息传递中起重要作用。故选C。

32.【答案】D

【解析】第二信使DG与Ca^{2+}共同激活位于细胞膜上的蛋白激酶C，即PKC。故选D。

33.【答案】A

【解析】腺苷酸环化酶（AC）是膜整合蛋白，它的氨基端和羧基端都朝向细胞质。AC在膜的细胞质面有两个催化结构域，还有两个膜整合区，每个膜整合区分别有6个跨膜的α螺旋。哺乳动物中已发现6个腺苷酸环化酶异构体。由于AC能够将ATP转变成cAMP，引起细胞的信号应答，故此，AC是G蛋白偶联系统中的效应物。它主要分布于细胞质膜、核膜和内质网膜上。故选A。

34.【答案】E

【解析】在正常生理状态下，细胞膜内外钙浓度相差高达1万倍左右。维持如此大的浓度梯度，主要靠细胞膜对Ca^{2+}极低的通透性、钙亲和蛋白的缓冲以及依赖质膜两侧钙泵，Na^+-Ca^{2+}交换系统将Ca^{2+}主动排除，或通过细胞内Ca^{2+}库（内质网和线粒体内）摄取于贮存Ca^{2+}。细胞内游离钙离子浓度的升高可能触发肌肉收缩、递质释放、激素分泌等生理过程，甚至引起细胞死亡，神经细胞老化等。故选E。

35.【答案】C

【解析】雌激素、孕激素与雄激素等进入靶细胞后直接穿越核膜与核受体结合调节基因表达。故选C。

36.【答案】C

【解析】CDP-二酯酰甘油与肌醇可形成肌醇磷脂（磷脂酰肌醇）。肌醇磷脂经激酶作用生成磷脂酰肌醇-4, 5-二磷酸（三磷酸肌醇，PIP_2）。当激素、神经递质与膜受体结合后，激活G蛋白介导的磷酯酶C（磷酸肌醇酯酶，PIC）。催化PIP2水解产生肌醇三磷酸（IP_3）和DG的反应。IP_3能够促使内质网Ca^{2+}库释放Ca^{2+}，引起胞内游离Ca^{2+}浓度瞬间增加，启动胞内Ca^{2+}信号系统，继而激活蛋白激酶C（PKC），以磷酸化形式对许多蛋白质和酶进行修饰，进而调节和控制另外一系列的生理过程。故选C。

37.【答案】D

【解析】在这一信号转导途径中，膜受体与其相应的第一信使分子结合后，激活膜上的Gq蛋白（一种G蛋白），然后由Gq蛋白激活膦酸酯酶Cβ（PLC），将膜上的脂酰肌醇4, 5-二磷酸（PIP_2）分解为两个细胞内的第二信使：二酰甘油（DG）和1, 4, 5-三磷酸肌醇（IP_3）。IP_3动员细胞内Ca^{2+}库释放Ca^{2+}到细胞质中与钙调蛋白结合，随后参与一系列的反应；而DG在Ca^{2+}的协同下激活蛋白激酶C，故选D。然后通过蛋白激酶

C引起级联反应，进行细胞的应答，故此将该系统称为PKC系统，或称为IP_3、DG、Ca^{2+}信号通路。

第十三章　重组DNA技术

【A_1型题】

1.【答案】C

【解析】限制性核酸酶是一类能从DNA分子中间水解磷酸二酯键，从而切断双链DNA的核酸水解酶。它们不同于一般的脱氧核糖核酸酶，它们的切点大多很严格，要求专一的核苷酸顺序——识别顺序。是DNA序列特异的内切酶。长期以来，难以深入研究的DNA大分子，借此可以切割成特定的小片段来分析。限制性核酸酶的发现，为基因结构、DNA碱基顺序分析和基因工程的研究开辟了途径。故选C。

2.【答案】B

【解析】理想质粒作为载体需具备如下特点：①具有松弛型复制子（如ColE1）。②在复制子外存在几个单一的酶切位点（或多克隆位点），以便目的DNA片段插入。③具有插入失活的筛选标记，以便从平板中直接筛选阳性重组子。④分子量相对较小和较高的拷贝数。只有B符合，故选B。

3.【答案】D

【解析】进行基因操作一般要经历四个基本过程，也就是基因操作的“四步曲”：①取得所需要的特定基因，也就是目的基因。②目的基因与运载体结合：将目的基因与运载体结合的过程，实际上是不同来源的DNA重新组合的过程。③将目的基因导入受体细胞：目的基因的片段与运载体在生物体外连接形成重组DNA分子后，下一步是将重组DNA分子引入受体细胞中进行扩增。也就是转化。④重组体的筛选和鉴定：但是，蛋白质空间结构的测定不在基因工程的基本过程中。故选D。

4.【答案】B

【解析】常用的DNA连接酶有两种：来自大肠埃希菌的DNA连接酶和来自噬菌体的T_4DNA连接酶。二者的作用机制类似。分子生物学试验中主要采用T_4DNA连接酶，因该酶在正常条件下，即能完成连接反应。T_4DNA连接酶是一单链多肽，分子量为68000Da，它能催化双链DNA上相邻的3′羟基和5′磷酸末端形成磷酸二酯键。故选B。

5.【答案】E

【解析】克隆载体一般是原核细菌将需要克隆的基因与克隆载体的质粒相连接，再导入原核细菌内，质粒会在原核细菌内大量复制，形成大量的基因克隆，被克隆的基因不一定会表达，但一定被大量复制。而表达载体是一些用于工程生产的细菌，他们被导入目标基因，这些目标基因会在此类细菌中得到表达，生产出我们需要的产物，导入的基因是由克隆载体产出的。是否含有表达系统元件，即启动子核糖体结合位点克隆位点转录终止信号，这是用来区别克隆载体和表达载体的标志。因此，进入细胞内的重组DNA不一定都表达蛋白质。故选E。

6.【答案】B

【解析】①细菌质粒是存在于细胞质中的一类独立于染色体的自主复制的遗传成分。绝大多数的质粒都是由环形双链DNA组成的复制子，而不是双链的线性分子。故B是错的。②质粒DNA仅占细胞染色体组的1%~3%，但却编码着一些重要的非染色体控制的遗传性状。其中对抗生素的抗性是质粒的最重要的编码特性之一。③革兰阴性细菌的质粒可以分成接合型和非接合型的两种类群：接合型的质粒，又称为自我转移的质粒。非接合型的质粒，亦称为不能自我转移的质粒。④根据寄主细胞所含的拷贝数的多少，可将质粒分成两种不同的复制型：一种是低拷贝数的质粒，每个寄主细胞中仅含有1~3份的拷贝，称这类质粒为“严紧型”复制控制的质粒；另一种是高拷贝数的质粒，每个寄主细胞中可高达10~60份拷贝，这类质粒被称为“松弛型”复制控制的质粒。⑤质粒的不亲和性，有时也称为不相容性，是指在没有选择压力的情况下，两种亲缘关系密切的不同质粒，不能够在同一个寄主细胞系中稳定地共存的现象。在细胞的增生过程中，其中必有一种会被逐渐地排斥（稀释）掉。这样的两种质粒称为不亲和质粒。故选B。

7.【答案】E

【解析】在基因操作中，一般所说的限制酶或修饰酶，除非特指，均指Ⅱ型系统中的种类。Ⅱ型限制与修饰系统所占的比例最大，达93%。Ⅱ型酶比较简单，它们识别回文对称序列，在回文序列内部或附近切割DNA，产生带3′-羟基和5′-磷酸基团的DNA产物，需Mg^{2+}的存在才能发挥活性。识别序列主要为4~6bp，或更长且呈二重对称的特殊序列，但有少数酶识别更长的序列或简并序列，切割位置因酶而异，有些是隔开的。识别位点为回文对称结构的序列经限制酶切割后，产生的末端为匹配黏端，亦即黏性末端，这样形成的两个末端是相同的，也是互补的。若在对称轴5′侧切割底物，DNA双链交错断开产生5′突出黏性末端；若在3′-侧切割，则产生3′突出黏性末端。当限制酶从识别序列的中心轴线处切开时，切开的DNA两条单链的切口，是平整的，这样的切口称为平末端。故选E。

8.【答案】B

【解析】外来基因引起细胞生物性状改变的过程叫转化。转化，一般都是指实验室内从细菌中纯化的DNA分子直接导入遗传性状相异的细菌，比如质粒转化。以噬菌体把外源基因导入细菌的过程叫转染。利用载体（噬菌体或病毒）把遗传物质从一种宿主传给另一种宿主的过程叫转导。一个或一组基因从一处转移到基因组另一处的过程叫转位，这些游动的基因叫转位子。转位子是存在于染色体DNA上可自主复制和位移的基本单位。最简单的转位子不含有任何宿主基因而常被称为插入序列（IS），它们是细菌染色体或质粒DNA的正常组成部分。故选B。

9.【答案】C

【解析】外源DNA片段和质粒载体的连接反应策略有以下几种：①带有非互补突出端的片段：用两种不同的限制性内切酶进行消化可以产生带有非互补的黏性末端，这也是最容易克隆的DNA片段。②带有相同的黏性末端：用相同的酶或同尾酶处理可得到这样的末端。③带有平末端：是由产生平末端的限制酶或核酸外切酶消化产生，或由DNA聚合酶补平所致。由于平端的连接效率比黏性末端要低得多，故在其连接反应中，T4 DNA连接酶的浓度和外源DNA及载体DNA浓度均要高得多。通常还需加入低浓度的聚乙二醇（PEG 8000）以促进DNA分子凝聚成聚集体的物质以提高转化效率。特殊情况下，外源DNA分子的末端与所用的载体末端无法相互匹配，则可以在线状质粒载体末端或外源DNA片段末端接上合适的连接子或适配子使其匹配，也可以有控制地使用E. coli DNA聚合酶Ⅰ的klenow大片段部分填平3′凹端，使不相匹配的末端转变为互补末端或转为平末端后再进行连接。黏性末端与平末端不能直接连接。故选C。

10.【答案】E

【解析】基因治疗是指将外源正常基因导入靶细胞，以纠正或补偿因基因缺陷和异常引起的疾病，以达到治疗目的。也就是将外源基因通过基因转移技术将其插入患者的适当的受体细胞中，使外源基因制造的产物能治疗某种疾病。从广义说，基因治疗还可包括从DNA水平采取的治疗某些疾病的措施与新技术。故选E。

【B_1型题】

11.【答案】A

【解析】Northern印迹杂交（Northern blot）。这是一种将RNA从琼脂糖凝胶中转印到硝酸纤维素膜上的方法。故选A。

12.【答案】C

【解析】DNA印迹技术由Southern于1975年创建，称为Southern印迹技术，故选C。

13.【答案】D

【解析】RNA印迹技术正好与DNA相对应，故被称为Northern印迹杂交，与此原理相似的蛋白质印迹技术则被称为Western blot。故选D。

14.【答案】C

【解析】E. coli DNA聚合酶Ⅰ经胰蛋白酶或枯草杆菌蛋白酶部分水解生成的C末端605个氨基酸残基片段，即Klenow片段，又名DNA聚合酶Ⅰ大片段，该片段保留了DNA聚合酶Ⅰ的5′-3′聚合酶和3′-5′外切酶活性，但缺少完整酶的5′-3′外切酶活性。DNA聚合酶Ⅰ断开后的存在另一个323个氨基酸残基片段，保留5′-3′外切酶活性。故选C。

15.【答案】E

【解析】Taq DNA聚合酶是从一种水生栖热菌yT1株分离提取的，yT是一种嗜热真细菌，能在70~75℃生长。Taq DNA聚合酶虽然在90℃以上几乎无DNA合成，但确有良好的热稳定性，在PCR循环的高温条件下仍能保持较高的活性。在92.5℃、95℃、97.5℃时，PCR混合物中的Taq DNA聚合酶分别经130min，40min和5~6min后，仍可保持50%的活性，Taq DNA聚合酶的热稳定性是该酶用于PCR反应的前提条件，也是PCR反应能迅速发展和广泛应用的原因。故选E。

16.【答案】A

【解析】PCR由变性——退火——延伸三个基本反应步骤构成：模板DNA的变性：模板DNA经加热至96℃左右一定时间后，使模板DNA双链或经PCR扩增形成的双链DNA解离，使之成为单链，以便它与引物结合，为下轮反应作准备。故选A。

17.【答案】E

【解析】模板DNA与引物的退火（复性）：模板DNA经加热变性成单链后，温度降至55℃左右，引物与模板DNA单链的互补序列配对结合。故选E。

18.【答案】C

【解析】引物的延伸为72℃。故选C。

第十四章　癌基因与抑癌基因

【A_1 型题】

1.【答案】B

【解析】Rous 于 1911 年首先发现鸡肉瘤病毒（RSV）能使鸡胚成纤维细胞在培养中转化，也能在接种鸡后诱发肉瘤。以后的研究证明，它是一种 RNA 逆转录病毒。它除含有病毒复制所需的基因（如 gag、pol 及 env）外，还含有一种特殊的转化基因，能导致培养的细胞转化（v-onc）。所以，病毒癌基因是存在于病毒（大多是反转录病毒）基因组中能使靶细胞发生恶性转化的基因。它不编码病毒结构成分，对病毒无复制作用，但是当受到外界的条件激活时可产生诱导肿瘤发生的作用。并非病毒生长繁殖所必需。原癌基因是细胞癌基因。关于病毒癌基因的叙述只有 B 符合。故选 B。

2.【答案】A

【解析】抑癌基因也称为抗癌基因，它是一类抑制细胞过度生长、增生从而遏制肿瘤形成的基因。对于正常细胞，调控生长的基因（如原癌基因等）和调控抑制生长的基因（如抑癌基因等）的协调表达是调节控制细胞生长的重要分子机制之一。这两类基因相互制约，维持正负调节信号的相对稳定。当细胞生长到一定程度时，会自动产生反馈抑制，这时抑制性基因高表达，调控生长的基因则不表达或低表达。癌基因激活与过量表达与肿瘤的形成有关。同时，抑癌基因的丢失或失活也可能导致肿瘤发生。故选 A。

3.【答案】B

【解析】癌基因又名转化基因，是人类或其他动物细胞（以及致癌病毒）固有的一类基因，它们一旦活化便能促使人或动物的正常细胞发生癌变。癌基因可以分成两大类：一类是病毒癌基因，指反转录病毒的基因组里带有可使受病毒感染的宿主细胞发生癌变的基因，简写成 v-onc；另一类是细胞癌基因，简写成 c-onc，又称原癌基因，这是指正常细胞基因组中，一旦发生突变或被异常激活后可使细胞发生恶性转化的基因。换言之，在每一个正常细胞基因组里都带有原癌基因，但它不出现致癌活性，只是在发生突变或被异常激活后才变成具有致癌能力的癌基因。癌基因不诱导细胞凋亡。故选 B。

4.【答案】A

【解析】抑癌基因的产物主要包括：①转录调节因子，如 Rb、p53。②负调控转录因子，如 WT。③周期蛋白依赖性激酶抑制因子（CKI），如 p15、p16、p21。④信号通路的抑制因子，如 ras GTP 酶活化蛋白（NF-1），磷脂酶（PTEN）。⑤DNA 修复因子，如 BRCA1、BRCA2。⑥与发育和干细胞增生相关的信号途径组分，如：APC、Axin 等。Rb 属于抑癌基因。故选 A。

5.【答案】A

【解析】原癌基因是细胞内与细胞增生相关的基因，是维持机体正常生命活动所必需的，在进化上高度保守。当原癌基因的结构或调控区发生变异，基因产物增多或活性增强时，使细胞过度增生，从而形成肿瘤。恶性肿瘤的发生归根到底是因为原癌基因的激活和抑癌基因的功能丧失，往往涉及多个基因的改变。原癌基因的激活方式多种多样，但概括起来无非是基因本身或其调控区发生了变异，导致基因的过表达，或产物蛋白活性增强，使细胞过度增生，形成肿瘤。正常细胞中有此基因，故选 A。

6.【答案】E

【解析】生长因子受体多为催化型受体，属于单次跨膜蛋白。即：具有酶活性的受体在其胞质面有酪氨酸蛋白激酶的结构域，当配体与受体结合后，可激活酶的活性，从而使受体具有催化活性。单个跨膜 α 螺旋受体 N 端在胞外，形成胞外区，可与配体结合。中段是 1 个跨膜的 α 螺旋结构。跨膜区段一般由 20 个左右的疏水氨基酸组成。C 端在胞内；该受体分为催化型受体和非催化型受体两大类，前者受体本身的胞内区有潜在的 TPK 作用，全部是糖蛋白。当与配体结合时，就表现出 TPK 作用，催化自身磷酸化，并磷酸化底物蛋白的特定酪氨酸残基。后者无 TPK 作用，但该类受体的胞内区可与有 TPK 作用的蛋白偶联，从而表现出 TPK 作用。G 蛋白偶联受体（GPCRs），是另一大类膜蛋白受体的统称。这类受体的共同点是其立体结构中都有 7 个跨膜 α 螺旋，且其肽链的 C 端以及连接第 5 和第 6 个跨膜螺旋的胞内环上都有 G 蛋白（鸟苷酸结合蛋白）的结合位点。酪氨酸残基磷酸化后并不形成与 G 蛋白的结合位点。故选 E。

7.【答案】A

【解析】细胞癌基因在物理、化学及生物因素的作用下发生突变，表达产物的质和量的变化，表达方式在时间和空间上的改变，都有可能使细胞转化。从正常的原癌基因转变为具有使细胞转化功能的癌基因的过程称为原癌基因的活化，是功能获得的过程。故选A。

【B_1 型题】

8.【答案】B

【解析】长末端重复（LTR），LTR对病毒DNA整合进宿主细胞基因组和控制病毒RNA合成均有重要作用。同时它具有真核生物基因表达时所需的基本功能，例如，启动作用、起始作用和转录物的多聚腺嘌呤加尾作用等。LTR中还有增强子序列，可以增强病毒RNA的转录能力，或对前病毒DNA两侧的宿主DNA的转录活性起调控作用。故选B。

9.【答案】D

【解析】原癌基因扩增是指基因拷贝数的增加。在某些造血系统恶性肿瘤中，癌基因扩增是一个极常见的特征，如前髓细胞性白血病细胞系和这类患者的白血病细胞中，c-myc扩增8~32倍。故选D。

10.【答案】C

【解析】点突变是原癌基因内单个碱基的替换。ras基因家族，均以点突变为主，如膀胱癌细胞中克隆出来的c-Ha-ras基因与正常细胞的相比仅有一个核苷酸的差异，故选C。

第十五章　血液生化

【A_1 型题】

1.【答案】D

【解析】人体血液量占人体重量的7%~8%，一个体重50kg的人，其血液量在4000ml左右。故选D。

2.【答案】E

【解析】血液中最终代谢产物是指次级代谢产物或初级代谢产物经过中间代谢后产生的产物。脂肪酸、葡萄糖的终产物是二氧化碳和水，氨基酸很少参与氧化分解，由于所含成分较复杂（多了氮、硫等原子），代谢产物为二氧化碳、水、尿素等物质。尿酸是嘌呤的代谢最终产物。肌酐是肌酸和磷酸肌酸代谢的终产物。丙酮酸是糖代谢酵解过程的中间产物，能氧化成二氧化碳和水。故选E。

3.【答案】A

【解析】清蛋白是人体血浆中最主要的蛋白质，浓度达38~48g/L，约占血浆总蛋白的50%。正常的清蛋白与球蛋白的比例（A/G）为1.5~2.5。故选A。

4.【答案】B

【解析】血红素合成过程：①δ-氨基-γ-酮戊酸（ALA）的生成：由ALA合酶催化，是血红素合成的关键酶。②胆色素原的生成：2分子的ALA脱水缩合生成胆素原。③尿卟啉原与粪卟啉原的生成：4分子胆素原通过脱氨、脱羧等生成胆素原。④血红素的生成：胞液中的粪卟啉原Ⅲ再进入线粒体与亚铁离子螯合生成血红素。故选B。

5.【答案】E

【解析】胶体渗透压是血浆中的蛋白质所形成的渗透压，包括清蛋白、球蛋白、纤维蛋白原，其中最主要的是清蛋白。清蛋白占血浆胶体渗透压的75%~80%，主要调节组织与血管之间水分的动态平衡。由于蛋白质分子量较高，与盐类及水分相比，透过膜内速度较慢，使得清蛋白的胶体渗透压与毛细血管的静力压相抗衡，以此来维持正常与恒定的血浆容量。故选E。

6.【答案】E

【解析】非蛋白氮（NPN）是指血液蛋白质以外的含氮化合物中的氮，包括尿素、尿酸、肌酐、肌酸、谷胱甘肽、氨基酸、核苷酸、氨等物质中所含的氮，还有一小部分为结构尚未明了的残余氮。其中尿素是机体内蛋白质代谢的终产物，主要经肾小球滤过而从尿液中排泄。血尿素的产生受诸多因素的影响，如高蛋白饮食、消化道出血、创伤、感染、发热、营养不良或接受类固醇皮质激素治疗等高分解状态时，尿素是血液非蛋白氮中含量最多的物质。故选E。

7.【答案】D

【解析】血红蛋白的合成受激素的调节。①肾分泌的促红细胞生成素，可促进δ-氨基-γ酮戊酸生成和铁的利用，从而促进血红素、Hb的合成；②雄激素，睾酮在肝脏内由5-β还原酶转变为5-β氢睾酮，能促进δ-氨基-γ酮戊酸合成酶、红细胞生成素的生成。在人体生长各期，血红蛋白Hb种类与比例是不同的。人体内的血红蛋白由四个亚基构成，分别为两个α亚基和两个β亚基，在与人体环境相似的电解质溶液中血红蛋白的四个亚基可以自动组装成$\alpha_2\beta_2$的形态。血红蛋白的每个亚基由一条肽链和一个血红素分子构成，肽链在生理条件下会盘绕折叠成球形，把血红素分子抱在里面，这条肽链盘绕成的球形结构又被称为珠蛋白。故选D。

8.【答案】B

【解析】铅能抑制含巯基的酶，主要抑制δ-氨基-γ-酮戊酸脱水酶和血红素合成酶，铅对δ-氨基-γ-酮戊酸合成酶也有抑制作用。故选 B。

9.【答案】E

【解析】人血浆清蛋白是人血浆含量最多的蛋白质，约 45g/L，占血浆总蛋白的 60%。肝脏每天合成 12g 清蛋白，占肝脏分泌蛋白的 50%。短期饥饿情况下，主要由体内的脂肪供给能量。长期不能进食或消耗量过大时，体内的糖原和贮存脂肪已大量消耗之后，将依靠组织蛋白质分解产生氨基酸来获得能量，以维持必要的生理功能。消耗顺序一般为糖原、脂肪、蛋白质。所以，长期饥饿状态下，在血浆中含量明显减少的蛋白是清蛋白。血浆蛋白用醋酸纤维薄膜电泳法可分为清蛋白、α_1 球蛋白、α_2 球蛋白、β-球蛋白和 γ-球蛋白等 5 条区带，而用分辨力较高的聚丙烯酰胺凝胶电泳法则可分为 34 条区带。故选 E。

10.【答案】D

【解析】红细胞内少量葡萄糖经由磷酸戊糖途径代谢。红细胞内磷酸戊糖途径的代谢过程与其他细胞相同，主要功能是产生 $NADPH^+$ 和 H^+。$NADPH^+$ 是一种辅酶，叫还原型辅酶Ⅱ，学名烟酰胺腺嘌呤二核苷磷酸，亦写作[H]，亦叫作还原氢。在很多生物体内的化学反应中起递氢体的作用，如使 GSSG 还原为 GSH。具有重要的意义。故选 D。

11.【答案】B

【解析】肝脏在蛋白质代谢过程中起重要作用，血浆内主要的蛋白质几乎全部由肝脏制造。肝脏合成的蛋白质主要为清蛋白，大部分清蛋白、球蛋白也由肝脏产生。肝脏尚能合成酶蛋白和凝血因子，如纤维蛋白质，凝血酶原、凝血Ⅴ、Ⅶ、Ⅸ、Ⅹ因子等。但是，免疫球蛋白（Ig）是一组具有抗体活性的蛋白质，ig 由浆细胞产生，而不是肝脏。主要存在于生物体血液和其他体液（包括组织液和外分泌液）中，约占血浆蛋白总量的 20%。故选 B。

【B_1 型题】

12.【答案】A

【解析】胆碱酯酶是一种水解酶，它的作用是水解乙酰胆碱。乙酰胆碱是胆碱能神经（如副交感神经、运动神经、交感神经节前纤维等）末梢释放的一种神经递质。当神经末梢受刺激引起兴奋时，释放乙酰胆碱，与胆碱能受体结合，发挥神经-肌肉的兴奋传递作用。故选 A。

13.【答案】E

【解析】免疫球蛋白（Ig）是一组具有抗体活性的蛋白质，Ig 由浆细胞产生，主要存在于生物体血液和其他体液（包括组织液和外分泌液）中，约占血浆蛋白总量的 20%；还可分布在 B 细胞表面。故选 E。

14.【答案】B

【解析】抗凝血酶Ⅲ（ATⅢ）是一种酶，人体内与凝血系统功能相拮抗的是抗凝血系统，在正常情况下，两者保持动态平。故 14 题选 B。

15.【答案】A

【解析】成熟的红细胞没有细胞核也没有线粒体，红细胞没有有氧呼吸体系。红细胞消耗葡萄糖主要是通过糖酵解和磷酸戊糖旁路，所产生的能量（以结合于 ATP 的形式）主要是用于供应细胞膜上 Na^+ 泵的活动，用于保持低铁血红蛋白不致被氧化，也用于保持红细胞膜的完整性。故选 A。

16.【答案】C

【解析】红细胞内磷酸戊糖途径的主要功能是产主 $NADPH^+$ 和 H^+。故选 C。

17.【答案】B

【解析】红细胞内的糖酵解过程中，1,3-二磷酸甘油酸（1,3-BPG）经 2,3-二磷酸甘油酸（2,3-BPG）转变为 3-磷酸甘油酸的途径，称为 2,3-BPG 旁路。该过程需二磷酸甘油酸变位酶（BPGM）和 2,3-BPG 磷酸酶（BPGP）催化。2,3-BPG 是调节血红蛋白（Hb）运氧功能的重要因素，可与血红蛋白结合。人体能通过改变红细胞内 2,3-BPG 的浓度来调节对组织的供氧。故选 B。

18.【答案】D

第十六章　肝　生　化

【A_1 型题】

1.【答案】A

【解析】尿素是哺乳动物排泄铵离子的形式。在有尿素循环的人和哺乳动物体内才存在精氨酸酶，它的作用是体内尿素从精氨酸上水解下来，并生成 L-鸟氨酸，这一反应通常发生在肝脏细胞的胞液中。尿素合成的原料：CO_2、NH_3、某些氨基酸的氨基和 ATP。尿素合成的限速酶：精氨酸代琥珀酸合成酶，酶合成 1 分子尿素消耗 3 分子 ATP，四个高能磷酸键。尿素合成部位是在肝细胞的胞液和线粒体。糖原合成指生物体内由葡萄糖等单糖合成糖原的过程。为糖原分解的逆过程。将更普遍的用低分子的乳糖等通过糖酵解的逆过程而生成糖原的过程称糖异生，以与之区别。动物主要在肝脏或肌肉中进行，为能源储藏的一个主要过程。血浆蛋白是血浆中最主要的固体成分，含量为60~80g/L，血浆蛋白质种类繁多，功能各异。用不同的分离方法可将血浆蛋白质分为不同的种类。肝脏是合成血浆蛋白的主要场所，除全部的血清清蛋白外，还有部分球蛋白也在肝脏合成。另外，浆细胞可以产生免疫球蛋白。体内脂肪合成需要脂肪酰辅酶A作为原料，而脂肪酸可以来源于消化吸收入血液的食物脂肪酸，也可以在体内自行合成。合成部位主要在肝、肾、脑、肺、乳腺及脂肪等组织的细胞胞液中进行，因为脂肪酸合成酶系存在于此，尤以肝为主要场所。除脑组织和成熟红细胞外，几乎全身各组织均可合成胆固醇，肝脏的合成能力最强，占总量的3/4以上。乙酰CoA是起始原料，需ATP供能和NADPH供氢。合成酶系存在于胞液和内质网。故选A。

2.【答案】A

【解析】肝脏生物转化的定义：机体将一些内源性或外源性非营养物质进行化学转变，增加其极性（或水溶性），使其易随胆汁或尿液排出，这种体内变化过程称为生物转化。肝脏是生物转化作用的主要器官，其中转化反应第一阶段包括：氧化、还原、水解反应。第二阶段包括：结合反应（主要是葡糖醛酸结合反应）。许多物质通过第一阶段反应，其分子中某些非极性基团转变为极性基团，增强亲水性。但有些化合物还必须进一步与葡糖醛酸、硫酸或氨基酸等极性更强的物质相结合，以得到更大的溶解度。这就是肝生化转化第二阶段。故选A。

3.【答案】E

【解析】肝脏生物转化是指机体将一些内源性或外源性非营养物质进行化学转变，增加其极性（或水溶性），使其易随胆汁或尿液排出。即使非营养物质极性增强，利于排泄。故选E。

4.【答案】D

【解析】生物转化中葡糖醛酸结合是最为重要和普遍的结合方式。尿苷二磷酸葡糖醛酸（UDP-GA）为葡糖醛酸的活性供体，由糖醛酸循环产生。肝细胞微粒体中有UDP葡糖醛酸转移酶，能将葡糖醛酸基转移到毒物或其他活性物质的羟基、氨基及羧基上，形成葡糖醛酸苷。结合后其毒性降低，且易排出体外。胆红素、类固醇激素、吗啡、苯巴比妥类药物等均可在肝脏与葡糖醛酸结合而进行生物转化。临床上，用葡糖醛酸类制剂（如葡醛内酯）治疗肝病，其原理即增强肝脏的生物转化功能。故选D。

5.【答案】E

【解析】胆固醇在肝内转变为胆汁酸的限速步骤是7α羟化酶催化的羟化作用。7α羟化酶受产物——胆汁酸的反馈调节。因此，设法减少肠道胆汁酸的吸收则可促进肝内胆汁酸的生成，从而降低血胆固醇。维生素C可促进7α羟化酶催化的羟化作用。甲状腺素可通过激活胆汁酸生成中侧链氧化的酶系，促进肝细胞的胆汁酸生成。所以，甲状腺功能亢进症的患者血胆固醇浓度常偏低，而甲状腺功能低下症的患者血胆固醇含量偏高。故选E。

6.【答案】B

【解析】胆汁酸（BA），为胆汁的主要有机成分，是几种结构类似的类固醇酸的统称。在人类的胆汁中，结合型胆汁酸是主要的存在形式，在胆汁的pH环境下，几乎均以钠盐或钾盐的形式存在，称为胆汁酸盐，简称胆盐。初级胆汁酸：由肝细胞直接合成的，包括胆酸、鹅脱氧胆酸、甘氨胆酸、牛磺胆酸、甘氨鹅脱氧胆酸、牛磺鹅脱氧胆酸。次级胆汁酸：脱氧胆酸、石胆酸、甘氨脱氧胆酸、牛磺脱氧胆酸、甘氨石胆酸、牛磺石胆酸。上述物质并非肝细胞最初产生的胆汁酸，而是经历了肠道细菌的分解，以及肠肝循环后形成的产物，故冠名为“次级”。甘氨胆酸是初级胆汁酸。故选B。

7.【答案】B

【解析】胆汁的成分很复杂，除水分和钠、钾、钙、碳酸氢盐等无机成分外，其有机成分有胆盐、胆色素、脂肪酸、胆固醇、卵磷脂和黏蛋白等。胆汁中没有消化酶。胆盐是肝细胞分泌的胆汁酸与甘氨酸或牛磺酸结合形成的钠盐或钾盐，它是胆汁参与消化和吸收的主要成分。胆汁酸是胆汁的重要成分，在脂肪代谢中起着重要作用。胆汁酸主要存在于肠肝循环系统，并通过再循环起一定的保护作用。故选B。

8.【答案】B

【解析】肝细胞损伤时其对胆红素的摄取、结合、排除功能均可能受损。由于肝细胞摄取血浆中未结合胆红素能力下降使其在血中的浓度升高，所产生的结合胆红素又可能由于肝细胞肿胀、毛细胆管受压，而在肿胀与坏死的肝细胞间弥散经血窦进入血液循环，导致血中结合胆红素亦升高，因其可溶于水并经肾排出，使尿胆红素试验呈阳性。因此，血中结合胆红素增高会在尿中出现胆红素。故选B。

9.【答案】A

【解析】胆色素是指血红素的一系列代谢产物，包括胆红素、胆绿素、胆素原族和胆素族化合物。胆色素是动物胆汁的主要基本成分之一，由红褐色的胆红素和青绿色的胆绿素组成，由于两者的含量比例和浓度的不同而使胆汁呈现各种颜色。胆色素中不包括血红素。故选 A。

10.【答案】E

【解析】当胆红素来源增加时，如溶血，随胆汁排入肠腔的胆红素增加，肠道中形成胆素原增加，重吸收进入体循环，从尿排出的胆素原增加；肝细胞功能肝细胞功能损伤时，从肠道重吸收的胆素原不能有效地进行肠肝循环随胆汁再排出，则逸入体循环的量增加，尿中胆素原的排出量也会增加；胆道梗阻排入肠道胆红素减少，粪胆原形成减少，再吸收入血的尿胆素原减少。所以导致尿胆素原排泄减少的主要是胆道梗阻。故选 E。

11.【答案】D

【解析】溶血性黄疸，主要是红细胞本身的内在缺陷或红细胞受外源性因素损伤，使红细胞遭到大量破坏，释放出大量的血红蛋白，致使血浆中非脂型胆红素含量增多，超过肝细胞的处理能力则出现黄疸。另外，脾功能亢进时，使红细胞破坏，由于大量红细胞的破坏，形成大量的非结合胆红素，超过肝细胞的摄取、结合与排泌能力，另一方面，由于溶血性造成的贫血，缺氧和红细胞破坏产物的毒性作用，削弱了肝细胞对胆红素的代谢功能、使非结合胆红素在血中潴留，超过正常的水平而出现黄疸。尿中尿胆原增加而无胆红素，急性发作时有血红蛋白尿，呈酱油色，慢性溶血时尿内含铁血黄素增加，24 小时粪中尿胆原排出量增加。故选 D。

12.【答案】D

【解析】红细胞葡萄糖-6-磷酸脱氢酶（G6PD）缺乏症是世界上最多见的红细胞酶病，本病有多种 G6PD 基因变异型，包括伯氨喹型药物性溶血性贫血或蚕豆病、感染诱发的溶血、新生儿黄疸等。本病是由于调控 G6PD 的基因突变所致。呈 X 连锁不完全显性遗传。故选 D。

13.【答案】E

【解析】黄疸型肝炎实验室检查血清直接和间接胆红素均增高（前者高于后者），尿胆红素及尿胆原均增高。故 E 错误。

【B_1 型题】

14.【答案】B

【解析】在单核吞噬细胞中生成的胆红素可进入血液循环，在血浆内主要以胆红素-清蛋白复合体的形式存在和运输。一般说清蛋白与胆红素的结合是可逆的。故选 B。

15.【答案】C

【解析】血中胆红素以“胆红素-清蛋白”的形式运输到肝脏，很快被肝细胞摄取。肝细胞摄取血中胆红素的能力很强。实验证明，注射具有放射性的胆红素后，大约只需 18 分钟就可从血浆中清除 50%。肝脏能迅速从血浆中摄取胆红素，是由于肝细胞内两种载体蛋白 Y 蛋白和 Z 蛋白所起的重要作用。故又称“配体结合蛋白”。故选 C。

16.【答案】D

【解析】肝细胞内质网中有胆红素-尿苷二磷酸葡糖醛酸转移酶（BR-UDPGA-T），它可催化胆红素与葡糖醛酸以酯键结合，生成胆红素葡糖醛酸酯。由于胆红素分子中有两个丙酸基的羧基均可与葡糖醛酸 C1 上的羟基结合，故可形成两种结合物，即胆红素葡糖醛酸一酯和胆红素葡糖醛酸二酯。在人胆汁中的结合胆红素主为红素葡糖醛酸二酯（占 70%～80%），其次为胆红素葡糖醛酸一酯（占 20%～30%），也有小部分与硫酸根、甲基、乙酰基、甘氨酸等结合。胆红素经上述转化后称为结合胆红素，结合胆红素较未结合胆红素脂溶性弱而水溶性增强，与血浆清蛋白亲和力减小，故易从胆道排出，也易透过肾小球从尿排出。但不易通过细胞膜和血脑屏障，因此不易造成组织中毒，是胆红素解毒的重要方式。故选 D。

17.【答案】E

【解析】经肝转化生成的葡糖醛酸胆红素随胆汁进入肠道，在肠菌的作用下大部分脱去葡糖醛酸基，并被逐步还原生成中胆素原、粪胆素原和 d-尿胆素原。这些物质统称为胆素原。酯型胆红素随胆汁排入肠道后，自回肠下段至结肠内细菌的作用下，脱去葡萄糖醛基，并被还原成为无色的胆素原（粪胆素原及尿胆素原）。这些胆素原在肠道下段或随粪便排出后经空气氧化，可氧化为棕黄色，它是正常粪便的主要色素。生理情况下，肠道中有 10%～20%的胆素原可被重吸收入血，经门静脉进入肝脏。其中大部分再随胆汁排入肠道形成胆素原的肠肝循环。只有少量胆素原进入体循环，可通过肾小球滤出，由尿排出，即为尿胆素原。正常人每天从尿排出的尿胆素原 0.4～4.0mg，尿胆素原在空气中被氧化成尿胆素，后者是尿的主要色素。胆素原族化合物，即胆素原、粪胆素原及尿胆素原。故选 E。

第十七章 维 生 素

【A_1型题】

1.【答案】D

【解析】β胡萝卜素，紫红或暗红色的结晶性粉末。不溶于水，微溶于酒精和乙醚，易溶于氯仿苯和油。熔点176～180℃。在动物体内可转变为维生素A的物质称为前维生素A。其代表性物质就是胡萝卜素，胡萝卜素分为α-、β-、γ-三种异构体。其中β胡萝卜素比较稳定，效力也强。故选D。

2.【答案】A

【解析】维生素D又称钙化醇、麦角甾醇、麦角维生素D、"阳光维生素"、抗佝偻病维生素等。属脂溶性维生素。种类很多，以维生素D_2（麦角钙化醇）和维生素D_3（胆钙化醇）较为重要。来自食物和阳光，能促进食物中钙和磷的吸收，并通过胎盘参与胎儿钙代谢。故选A。

3.【答案】E

【解析】维生素K是脂溶性的，主要是提供给肝脏合成凝血酶原用，维生素K缺乏可致广泛性出血。维生素K在凝血过程中起重要作用，缺乏时可引起维生素K依赖性凝血因子（凝血酶原、因子Ⅶ、Ⅸ和X）缺乏，这些因子，需由维生素K参与，在肝合成，通过细胞膜释放至细胞外。故选E。

4.【答案】A

【解析】维生素C又称L-抗坏血酸，缺乏后可引起坏血病。故选A。

5.【答案】C

【解析】所有水果和蔬果中都含有极高的天然抗氧化剂，如维生素A、C、E、P、多酚等。茶叶中也含有天然抗氧化剂，如多酚等。研究表明水果和蔬菜中的天然抗氧化剂具有保护效果。例如维生素E和β胡萝卜素可以保护细胞膜；维生素C可以排出细胞内的自由基，等等。天然抗氧化剂可以帮助人类预防心脏病和癌症等多种疾病，并能增进脑力，延缓衰老。维生素E，又名生育酚，是重要的天然抗氧化剂，而核黄素、维生素D、硫胺素、维生素K则不是。故选C。

6.【答案】A

【解析】维生素B_1为水溶性，在人体内除肠内细菌可合成一部分外，人体自身不能合成维生素B_1，主要来源于食物，常与其他B族维生素同存于食物中，在谷类、坚果、动物内脏、蛋类及酵母中含量丰富，人乳和母乳中含量较少，谷类多存在于外胚层（糠、麸）中，故精制时易丢失，洗米过度可致损失，煮饭加碱时亦可遭破坏。维生素B_1尚可抑制胆碱酯酶对乙酰胆碱的水解作用，故维生素B_1缺乏时，乙酰胆碱水解加速，导致神经传导障碍以及胃肠蠕动减慢、消化液分泌减少等消化系统症状。故选A。

7.【答案】A

【解析】维生素B_2生理功能主要是与其分子中异咯嗪上1，5位N存在的活泼共轭双键有关，既可作氢供体，又可作氢递体。在人体内以黄素腺嘌呤二核苷酸（FAD）和黄素单核苷酸（FMN）两种活性形式参与氧化还原反应，起到递氢的作用，是机体中一些重要的氧化还原酶的辅酶。故选A。

8.【答案】A

【解析】维生素A构成视网膜感光色素视紫红质而在夜视中起重要作用，并参与碳水化合物代谢和糖蛋白的合成，以维持上皮组织的生长分化。缺乏时视网膜视紫红质和视蛋白水平降低，导致夜盲。故选A。

9.【答案】A

【解析】维生素D缺乏病是由于日晒少（皮肤经紫外线照射后，可使维生素D前体转变为有效的维生素D）、摄入不足（奶、蛋、肝、鱼等食物）、吸收障碍（小肠疾病）及需要量增加（小儿、孕妇、乳母）等因素，使体内维生素D不足而引起的全身性钙、磷代谢失常和骨骼改变。其突出的表现是小儿的佝偻病和成人骨软化症，同时影响神经、肌肉、造血、免疫等组织器官的功能，严重影响儿童的生长发育。故选A。

【A_2型题】

10.【答案】C

【解析】胃镜检查提示萎缩性胃炎。此患者胃体受到损伤，内因子分泌减少，故会影响维生素B_{12}的吸收。故选C。

【B_1型题】

11.【答案】E

【解析】维生素E，又名生育酚，是指具有α-生育酚生物活性的一类物质，能改善性冷淡、月经不调、不孕。故选E。

12.【答案】B

【解析】维生素K能促进血液凝固，所以维生素K也称凝血维生素，是凝血因子γ-羧化酶的辅酶。而其他凝血因子7、9、10的合成也依赖于维生素K。人体缺少它，凝血时间延长，严重者会流血不止，甚至死亡。故选B。

13.【答案】C

【解析】维生素C又叫L-抗坏

血酸，是一种水溶性维生素，水果和蔬菜中含量丰富。在氧化还原代谢反应中起调节作用，缺乏它可引起坏血病。维生素C在肝内可使体内多余的胆固醇转变为胆汁酸，降低胆固醇。故选C。

14.【答案】B

【解析】维生素K是一些凝血因子的辅因子。例如作为谷氨酰羧化酶的辅因子，参与凝血酶原特定谷氨酸残基的羧化。故选B。

15.【答案】D

【解析】维生素D为固醇类衍生物，具有抗佝偻病作用，又称抗佝偻病维生素。维生素D家族成员中最重要的成员是D_2和D_3。维生素D均为不同的维生素D原经紫外照射后的衍生物。故选D。

第三篇 生 理 学

第一章 绪 论

【A_1型题】

1.【答案】D

【解析】正常成年人体液总量约占体重的60%，按其分布部位的不同分为细胞内液（约占体重的40%）和细胞外液（约占体重的20%）两大部分。

2.【答案】E

【解析】参与体液调节过程的化学物质来源广泛：①内分泌细胞分泌的激素，如胰岛素、肾上腺素等。②组织细胞产生的生物活性物质，如激肽、5-羟色胺、细胞因子等。③细胞的某些代谢产物，如腺苷、CO_2等。

3.【答案】B

第二章 细胞的基本功能

【A_1型题】

1.【答案】B

【解析】当肌肉受到牵拉时，首先兴奋肌梭而发动牵张反射，导致受牵拉的肌肉收缩；当牵拉进一步加大时，兴奋腱器官，使牵张反射受到抑制，这样可避免牵拉的肌肉受到损伤。故选B。

2.【答案】B

【解析】兴奋性突触后电位是指在突触后膜上出现了去极化。抑制性突触后电位是在突触后膜出现超极化。故选B。

3.【答案】B

【解析】物质的跨膜转运有单纯扩散（小分子物质，水、气体分子、酒精、甘油、尿素）、膜蛋白介导的跨膜转运（易化扩散：经载体蛋白转运葡萄糖、氨基酸、核苷酸）、主动转运和出胞入胞。细胞外的葡萄糖进入细胞属于经载体蛋白介导的易化扩散。故选B。

4.【答案】B

【解析】静息电位是细胞静息时，细胞膜内外的正负电位差，称为静息电位。静息电位的产生是由于静息时，细胞膜对K^+有一定的通透性，静息电位接近于钾平衡电位。故选B。

5.【答案】D

【解析】由载体为中介的易化扩散有以下特点。①结构特异性：膜的各种载体蛋白与它转运的物质之间有高度的结构特异性，即只能转运特定结构的物质。②饱和现象：膜一侧物质浓度增加超过一定限度时，转运量速度就不再增加。③竞争性抑制：如果某一载体对A和B两种结构相似的物质都有转运能力，那么加入B物质将会减弱它对A物质的转运。因此由载体介导的易化扩散发生饱和现象的机制是被转运物质浓度过高，载体转运达极限，出现饱和现象，转运速度不再随底物浓度增加而继续增大，故选D。

6.【答案】C

【解析】阈电位是指发生动作电位的临界电位，即此时膜对Na^+通透性突然增大，Na^+顺着浓度差而大量内流，膜电位去极化。故选C。

7.【答案】B

【解析】细胞动作电位是各种细胞的特性之一。不同细胞具有不同的动作电位。动作电位的产生是全或无式的。同一细胞动作电位的形状不随刺激的强弱而改变。动作电位在同一细胞说的传播不衰减。动作电位相当于Na^+平衡电位而不是K^+平衡电位。故选B。

8.【答案】C

【解析】将肌细胞的电兴奋和机械收缩联系起来的机制称为兴奋-收缩偶联。骨骼肌兴奋-收缩偶联的基本过程是肌膜上的动作电位沿着肌膜和T管传播，激活L型钙通道；外钙内流，激活肌质网（终末池），钙离子顺着浓度差进入肌质中，即内钙释放，使胞内钙浓度明显升高；到达肌丝区，肌钙蛋白C与Ca^{2+}结合，引发肌丝滑行，肌肉收缩；钙回收入肌质网，肌肉舒张。故选C。

9.【答案】E

【解析】神经纤维动作电位的幅度就是从静息电位-70mV上升到钠平衡电位点+30mV，即静息电位绝对值与钠平衡电位之和。故选E。

10.【答案】B

【解析】兴奋性是机体或组织对刺激所发生反应的特性。故选B。

11.【答案】D

【解析】影响细胞动作电位幅度的主要因素是细胞内外的Na^+浓

度差。浓度差越大，达到钠平衡电位而进入细胞的离子越多，膜电位上升的越多，动作电位的幅度就越大。故选D。动作电位幅度与刺激强度和刺激时间无关，也不受神经纤维直径大小的影响。阈电位水平影响兴奋性的大小，不影响动作电位幅度。故选D。

12.【答案】D

【解析】Na^+-K^+-ATP酶的作用是将3个Na^+移出胞外，将2个K^+移入胞内，维持细胞内外离子平衡。当外界因素使其功能障碍，则会出现细胞静息电位减少，动作电位幅度减少。故选D。

13.【答案】A

【解析】在动作电位的去极相，对Na^+的通透性最大，钠离子顺着浓度梯度进入细胞，引起细胞的去极化。故选A。

14.【答案】C

【解析】在骨骼肌兴奋收缩偶联中，Ca^{2+}起关键作用。故选C。

15.【答案】D

【解析】主动转运是胞外物质转运的重要形式。其特点是逆浓度和电位梯度、消耗ATP、需要载体蛋白参与、不仅转运离子，还同时转运葡萄糖、氨基酸和核苷酸等物质。故选D。

16.【答案】D

【解析】神经-肌肉接头处神经细胞末梢与骨骼肌接触的部分称为接头前膜，骨骼肌部分的结构称为接头后膜，两者之间的间隙称为接头间隙。在接头前的神经末梢中含有许多突触囊泡，内含乙酰胆碱。接头后膜上分布着N_2型乙酰胆碱受体。当兴奋传导到接头前膜，前膜释放乙酰胆碱，通过接头间隙（此处存在乙酰胆碱酯酶，能够分解乙酰胆碱，使其分解而失去活性），乙酰胆碱作用于接头后膜上的N_2受体，受体激活，离子通道开放，Na^+及K^+跨膜转运产生终板电位，最终产生动作电位。完成了神经-肌肉间的兴奋传递。故兴奋传递物是乙酰胆碱，选D。

17.【答案】C

【解析】神经、肌肉、腺体等可兴奋组织在受到刺激后产生的反应都是产生动作电位。故选C。

18.【答案】A

【解析】神经纤维上的动作电位会沿着纤维轴突到达神经肌肉接头处，通过接头前膜兴奋释放囊泡中的乙酰胆碱，乙酰胆碱通过接头间隙到达接头后膜，激活N_2受体，引起骨骼肌细胞膜上Na^+和K^+通道激活，Na^+顺着浓度差进入骨骼肌细胞，使骨骼肌发生去极化而引发动作电位。故选A。

19.【答案】A

【解析】钠泵（Na^+-K^+-ATP酶）的生理作用是维持细胞内外Na^+-K^+浓度梯度。即维持跨膜Na^+-K^+梯度。故选A。

20.【答案】E

【解析】神经细胞的跨膜电位数值由+30mV变为-70mV的过程是动作电位的复极过程。故选E。

21.【答案】C

【解析】神经-肌肉接头间隙中，能够分解乙酰胆碱的酶成为乙酰胆碱酯酶。它将乙酰胆碱分解为胆碱和乙酸。故选C。

22.【答案】A

【解析】组织兴奋性周期变化是由绝对不应期、相对不应期、超常期、低常期组成。兴奋性最低的是绝对不应期。故选A。

23.【答案】C

【解析】有髓神经纤维传导的方式是跳跃式传导，即局部电流仅在郎飞结之间发生，在已发生动作电位的郎飞结与静息的郎飞结间传导。其传导速度比无髓神经纤维快，跨膜流入流出的离子数目少，耗能少；是双向、不衰竭传导。故选C。

24.【答案】E

【解析】骨骼肌兴奋-收缩偶联的结构基础是骨骼肌的T管与两侧的终末池相连而构成的三联管结构。故选E。

【B_1型题】

25.【答案】C

【解析】神经细胞动作电位的上升支是由于Na^+内流而形成的，故选C。

26.【答案】D

【解析】骨骼肌细胞动作电位下降支是由K^+外流所形成的，故选D。

27.【答案】E

【解析】动作电位到达运动神经末梢时引起Ca^{2+}内流而释放囊泡中的乙酰胆碱。故选E。

28.【答案】B

【解析】细胞受到刺激，其膜电位负值减少，称为去极化，故选B。

29.【答案】D

【解析】膜内电位负值增大，叫做超极化。故选D。

30.【答案】A

【解析】安静时细胞膜两侧存在电位差，叫极化，故选A。

31.【答案】C

【解析】动作电位产生过程中K^+外流增多，会出现复极化。故选C。

32.【答案】B

【解析】动作电位产生时，膜内电位由负变正，叫做去极化。故选B。

第三章 血 液

【A_1 型题】

1.【答案】A

【解析】红细胞具有可塑性、悬浮稳定性和渗透脆性。当血浆晶体渗透压降低，红细胞会出现膨胀、破裂，这种特性叫做红细胞的渗透脆性。故选 A。

2.【答案】B

【解析】血浆渗透压来自溶解于其中的物质，由晶体物质形成的渗透压叫晶体渗透压，80%来自 Na^+ 和 Cl^-；由蛋白质所形成的渗透压叫胶体渗透压，清蛋白占血浆胶体渗透压的75%～80%。血浆胶体渗透压的生理作用是调节血管内外水的平衡和维持正常血浆容量。故选 B。

3.【答案】D

【解析】组织液是由血浆中的液体经毛细血管滤过至组织间隙而形成的。由于毛细血管具有选择性的通透性，组织液中的各种离子成分与血浆相同，但组织液中蛋白质的浓度明显低于血浆。故选 D。

4.【答案】E

【解析】将经过抗凝处理的血液置于血液比容管中离心后，血液分为三层，上层淡黄色的液体为血浆；血清是指血液不使用抗凝剂，血液静置后自然凝固后1～2小时血凝块回缩释出淡黄色液体为血清。血清与血浆成分差别是血浆中含有纤维蛋白原和凝血因子。故选 E。

5.【答案】B

【解析】参见第4题解析，血浆与血清的区别是血清中缺少纤维蛋白原。故选 B。

6.【答案】C

【解析】血浆 pH 相对恒定的原因是血液内有缓冲物质存在，以及肺和肾的正常功能。血浆缓冲物质主要包括 $NaHCO_3/H_2CO_3$、蛋白质钠盐/蛋白质以及 Na_2HPO_4/NaH_2PO_4 三个缓冲对。其中，含量最多、缓冲能力最强的是 $NaHCO_3/H_2CO_3$。故选 C。

7.【答案】C

【解析】红细胞的主要生理功能是运输氧气和二氧化碳。故选 C。

8.【答案】D

【解析】中性粒细胞的主要功能是吞噬异物。它血液中主要的吞噬细胞。故选 D。

9.【答案】B

【解析】正常成人血量相当于体重的7%～8%，即每千克体重有70～80ml 血液。60kg 体重应该有4.2～4.8L 血液。故选 B。

10.【答案】B

【解析】形成血浆胶体渗透压的物质是血液中的蛋白质，其中清蛋白（白蛋白）又是血浆蛋白质中的主要蛋白，清蛋白占血浆胶体渗透压的75%～80%。故选 B。

11.【答案】E

【解析】红细胞生成所需物质有铁和蛋白质。故选 E。

12.【答案】C

13.【答案】E

14.【答案】D

【解析】体内产生促红细胞生成素的主要部位是肾，肾小管周围的间质细胞可产生 EPO，故选 D。

15.【答案】B

【解析】血浆中，反映红细胞与血浆相对变化的指标是血细胞比容。故选 B。

16.【答案】B

17.【答案】D

18.【答案】B

【解析】输血时主要考虑的因素是给血者红细胞不会被受者血清所凝集。故选 B。

19.【答案】C

【解析】正常红细胞具有悬浮稳定性。红细胞沉降率加快是由于某种疾病时，红细胞彼此能较快地互相以凹面相贴，发生红细胞叠连，叠连后红细胞沉降加快。决定红细胞叠连快慢的因素不在于红细胞，而在于血浆成分。故红细胞沉降快者的红细胞置于正常人的血浆中，其沉降率正常。故选 C。

【A_2 型题】

20.【答案】C

【解析】交叉配血时，主侧为供血者的红细胞与受血者的血清试验，次侧为受血者的红细胞与供血者的血清试验。故受血者为 A 型，主侧不凝集，次侧凝集，给血者的血型是 O 型。故选 C。

21.【答案】D

【解析】受者红细胞与给者血清发生凝集（次侧），血清与给者红细胞不凝集（主侧），此人血型为 O 型。故选 D。

22.【答案】E

【解析】血清中含有抗 A 抗 B 凝集素，其血型是 O 型。故选 E。

【B_1 型题】

23.【答案】C

【解析】体液是指体内所含的细胞外液和细胞内液之和。故选 C。

24.【答案】A

【解析】内环境是指机体内围绕细胞周围的体液，即细胞外液。故选 A。

25.【答案】E

26.【答案】B

27.【答案】A
28.【答案】D
29.【答案】C
30.【答案】B
31.【答案】C
32.【答案】D
33.【答案】E

第四章 血液循环

【A_1 型题】

1.【答案】E

【解析】当搏出量增加而其他因素不变时，脉压增大的原因是搏出量增加使收缩压增加，而舒张压没有明显改变。脉压=收缩压-舒张压。故选E。

2.【答案】A

【解析】心动周期中，心脏的等容收缩期发生于心室收缩的早期，此时，心室内压高于心房，房室瓣关闭，但心室内压尚低于主动脉压，主动脉瓣处于关闭状态。故选A，即心房压<心室压。故选A。

3.【答案】C

【解析】心室舒张分为两个期，即等容舒张期和心室充盈期。当心室开始舒张，心室内压下降，主动脉血液向心室方向反流，推动主动脉瓣关闭。故主动脉瓣关闭发生于等容舒张期开始时。故选C。

4.【答案】D

【解析】舒张压是在心脏舒张时，主动脉压下降，动脉血压的最低值叫舒张压。影响舒张压的最重要因素是外周阻力。故选D。

5.【答案】C

6.【答案】A

7.【答案】A

【解析】决定和影响细胞的传导性的因素是0期去极化的速度和幅度。速度越快，局部电流及其前方电紧张电位的形成越快，邻近未兴奋部位膜的去极化并到达阈电位水平的速度越快，兴奋性传导越快。幅度越大，细胞膜兴奋与未兴奋膜之间的电位差越大，形成的局部电流越强，电紧张扩布越远，兴奋传导速度越快。故选A。

8.【答案】E

【解析】自律细胞与非自律细胞的区别在于是否有4期自动去极化作用。具有自动去极化作用才具有自律性。故选E。

9.【答案】E

【解析】窦房结称为心脏正常起搏点的原因是窦房结的4期自动去极化速度最快，自律性最高。故选E。

10.【答案】B

【解析】因为不同身材的人体，具有不同的氧耗量和能量代谢水平，心排血量也不同。安静时的心输出量与体表面积成正比。心指数是以体表面积计算的心输出量。因此，分析比较不同个体心功能的指标是心指数。故选B。

11.【答案】A

【解析】收缩压是指心室收缩时，主动脉压升高，在收缩期达到最高值，此时的动脉血压叫收缩压。影响收缩压的因素主要是心脏搏出量。心搏出量大，进入血管的血液多，收缩压就高。故选A。

12.【答案】B

【解析】当心室开始收缩后，心室内压升高超过心房内压，推动房室瓣关闭，使血液无法倒流入心房。故选B。

13.【答案】B

【解析】平卧位突然直立，由于心肌细胞的异长调节作用，使心室射血量与静脉回心血量之间保持平衡。表现为静脉回心血量减少，每搏输出量减少、动脉血压降低。故选B。

14.【答案】A

【解析】心室出现期前收缩后的代偿间歇的原因是，窦房结的兴奋落在了期前收缩的有效不应期内，使正常的窦房结兴奋不能下传，形成一次兴奋和收缩的脱失，等到下一个窦房结兴奋传来时才引起兴奋。故选A。

15.【答案】A

16.【答案】C

17.【答案】A

【解析】心排血量是指一侧心室每分钟射出的血液量。左右两侧心室的排血量基本相等；心排血量等于搏出量乘以心率；动脉血压影响心排血量；心排血量与机体代谢需要相适应，可因性别、年龄及其他情况不同而不同；心排血量与静脉回心血量保持动态平衡。故选A。

18.【答案】D

【解析】心室肌的后负荷是指大动脉内的血压。如果大动脉血压高，则心室等容收缩期室内压峰值增高，使等容收缩期延长而射血期缩短，射血速度减慢，搏出量减少。故选D。

19.【答案】C

20.【答案】C

21.【答案】E

【解析】能够增加心搏出量（前负荷、后负荷、心肌收缩力）和心率的因素都能够增加心排血量。迷走神经兴奋，心率减慢，心排出减少；颈动脉窦压力升高，表示大动脉血压高，即心脏的后负荷增加，排血量减少；动脉血压升高，后负荷增加，排血量减少；使用去甲肾上腺素后，血压升高，后负荷增加，故ABCD不对。使用肾上腺素后，心率增加，心排血量增加。故选E。

22.【答案】C

【解析】心室肌的初长度决定于心室舒张末期的血液充盈量，即心室舒张末期容量相当于心室的前负荷。而心室舒张末期容积与心室舒张末期压力在一定范围内具有良好相关性，故在实验中，常用心室舒张末期压力来反映心脏前负荷。故选C。

23.【答案】C

【解析】动脉血压升高后，颈动脉窦主动脉弓压力感受器兴奋，使窦神经传入冲动增加，而主动脉神经传入冲动减少，使心交感中枢抑制，交感缩血管紧张度降低，心迷走紧张度增加而使血压下降。故选C。

24.【答案】D

【解析】衡量自律性高低的指标是4期自动去极化的速率。自动去极化越快，到达阈电位的时间越短，自律性就越高。故选D。

25.【答案】E

【解析】心室肌细胞动作电位跨膜电位变化包括了0123期，然后进入静息期但没有4期。因为心室肌是非自律细胞，它没有4期自动除极作用。故选E。

26.【答案】E

【解析】儿茶酚胺类物质能够作用于心肌细胞上的β受体而增加心肌细胞Ca^{2+}通道的通透性。故选E。

27.【答案】B

【解析】心迷走神经末梢释放的递质是乙酰胆碱，它作用于心肌细胞膜上的M受体而发挥作用。故选B。

28.【答案】D

【解析】心指数是以单位体表面积计算的心输出量。故选D。

29.【答案】C

【解析】在心脏等容舒张期，主动脉瓣关闭，房室瓣关闭，心室舒张但容积不变。故选C。

30.【答案】E

【解析】当夹闭两侧颈总动脉后，两侧的颈总动脉血流均减少，颈动脉窦压力感受器感受的牵拉刺激减少，导致传入冲动减少，迷走神经中枢抑制，交感中枢和交感缩血管中枢兴奋，导致心脏收缩能力增强，心搏出量增多，同时外周血管收缩，共同使得血压升高。故选E。

31.【答案】C

【解析】体循环血管阻力来自于小动脉和微动脉。微静脉和静脉的压力很小，不对体循环产生阻力。故选C。

32.【答案】A

【解析】心肌细胞根据0期去极速度分为快反应细胞和慢反应细胞。故选A。

33.【答案】C

【解析】心室肌的有效不应期的长短取决于动作电位的2期（平台期）的长短。因为，2期的长短影响动作电位时程的长短。故选C。

34.【答案】D

35.【答案】E

【解析】心动周期中，左心室的容积在心房收缩末期最大，因为此时心房收缩使心房内压力升高，容积缩小，可使心室的充盈再增加10%~30%。故选E。

36.【答案】A

【解析】心脏正常起搏点位于窦房结。因窦房结的自律性最高，心脏其他部位的自律性均低于窦房结。因此，窦房结发出的兴奋依次激动心房、房室交界、房室束、心室内传导系统及心室肌。故选A。

37.【答案】E

【解析】心室等容舒张期，主动脉瓣关闭是由于此时心室舒张，心室内压下降，主动脉血液向心室方向反流，推动主动脉瓣关闭。故选E。

38.【答案】D

39.【答案】C

【解析】心室肌细胞的有效不应期相当于心室肌是收缩期+舒张早期。此时，所有的心室肌细胞对于阈刺激均不产生新的动作电位。故选C。

40.【答案】B

【解析】心室肌细胞属于非自律细胞，因此，心室肌细胞没有自律性。心室肌细胞具有兴奋性、传导性和收缩性。且具有较长的有效不应期。故选B。

41.【答案】E

【解析】减压反射是指通过颈动脉窦和主动脉弓压力感受器的刺激而引起的血压下降反射。其生理意义是维持动脉血压的相对稳定。故选E。

42.【答案】E

【解析】来自肾上腺髓质的肾上腺素能够通过激动心肌细胞膜上的$β_1$受体而增强心肌收缩力、加快心率，通过兴奋血管的α受体使皮肤内脏血管收缩，激动骨骼肌血管上的$β_2$受体使其舒张。对毛细血管通透性没有明显影响，对组织液生成没有影响。故选E。

43.【答案】B

【解析】在心室肌细胞动作电位复极期内，只有给予强刺激，才能引起一次新的动作电位，表示细胞的兴奋性还没有完全恢复，心肌的兴奋性低于正常，此期称为相对不应期。故选B。

44.【答案】E

【解析】心肌有较长的有效不应期，因此，与骨骼肌不同，心肌不会产生完全强直收缩。故选E。

45.【答案】A

【解析】窦房结细胞动作电位0期去极化的由Ca^{2+}通过L型钙通道内流所引起的。故选A。

46.【答案】B

【解析】细胞兴奋性是指细胞在受到适当刺激时可产生动作电位。心肌细胞的有效不应期是从动作电位 0 期开始到 3 期复极化至膜电位 -60mV 期间，给予足够强的刺激，不能发生动作电位。因此，心肌细胞的有效不应期长，心肌细胞的兴奋性就低。故选 B。

47.【答案】B

【解析】心肌的异长调节是心肌的肌小节有对抗过度延伸的作用，肌小节初长度保持在 2.25~2.3μm，因为心肌细胞外间质含有大量胶原纤维，且心室壁多层肌纤维呈交叉排列，当心肌肌小节处于最适初长度时，产生的静息张力已经很大，从而能够对抗心肌被进一步拉长。故选 B。

48.【答案】D

【解析】心排血量等于搏出量乘以心率。在一定范围内，心率增加心排血量增加。当心率过快，超过 160~180 次/分，心室舒张期明显缩短，心舒张期充盈量明显减少，搏出量明显减少，心排血量下降。故心率加快影响心快速充盈相。选 D。

【A_2 型题】

49.【答案】D

【解析】急性心肌梗死可引起左心室舒张和收缩功能障碍和血流动力学改变。包括心肌收缩力减弱，顺应性减低，心肌收缩不协调，左心室舒张末期压力增高、舒张和收缩末期容量增加，射血分数减低，心搏量和心排血量下降，血压下降，心率增快或心律失常，心脏扩大，可导致心力衰竭及心源性休克。本例患者急性前壁心肌梗死，引起心肌收缩力减弱，射血分数减低，心搏量和心排血量减少，导致血压明显下降。故选 D。

【B_1 型题】

50.【答案】A

【解析】甲亢患者常有血压异常，表现为收缩压增高，舒张压降低，脉压增大。A 项正确。收缩压增高是由于心脏排血液量增加所致。舒张压降低是由于外周血管扩张，血管阻力下降所致。

51.【答案】C

【解析】老年人收缩压与舒张压相差较大，以收缩压升高为主（C 对）。老年期各器官都呈退行性变化，尤其是心血管系统，动脉硬化明显，几乎成了无弹性的管道。心脏射血时主动脉不能完全膨胀，动脉内骤增的血容量得不到缓冲，导致收缩期血压增高，而舒张压相对较低，导致脉压增大。

52.【答案】B

【解析】小动脉硬化使外周阻力增加，可使心舒期血液流向外周的速度减慢，心舒末期存留在主动脉中血量增多，故舒张压升高。在此基础上收缩压也相应升高，但由于血压升高使血流速度加快，使收缩压升高不如舒张压升高明显，脉压相应减小。故选 B。

53.【答案】A

54.【答案】D

55.【答案】B

56.【答案】A

57.【答案】D

58.【答案】B

59.【答案】C

60.【答案】B

61.【答案】A

62.【答案】B

63.【答案】C

64.【答案】E

65.【答案】A

【解析】每搏输出量增加而其他因素不变，收缩压增加，故选 A。

66.【答案】B

【解析】心率加快而其他因素不变，舒张压增加，故选 B。

67.【答案】E

【解析】老年人动脉硬化时，大动脉弹性降低，收缩压增高而舒张压下降，故选 E。

68.【答案】E

【解析】心室肌细胞动作电位 1 期由 K^+ 内流引起，故选 E。

69.【答案】E

【解析】动作电位 3 期由 K^+ 外流引起，故选 E。

70.【答案】C

【解析】动作电位 4 期由 Na^+-K^+-ATP 酶介导，故选 C。

第五章　呼　　吸

1.【答案】E

【解析】呼吸运动的调节主要是化学感受性呼吸反射，其感受器有外周化学感受器和中枢化学感受器。$PaCO_2$ 升高 2mmHg 就可以刺激中枢化学感受器，出现通气增强的反应。呼吸加深加快。故选 E。

2.【答案】C

【解析】人体呼吸的全过程分三个环节，外呼吸、气体运输、内呼吸。外呼吸是指肺毛细血管血液与外界环境之间的气体交换过程。外呼吸又包括肺通气（肺与外界环境之间的气体交换）和肺换气（肺泡与肺毛细血管之间的气体交换）。故选 C。

3.【答案】E

【解析】肺换气是肺泡与肺毛细血管之间的气体交换，其通过的部位是肺呼吸膜（肺泡-毛细血管膜）。故选E。

4.【答案】A

【解析】肺通气是指肺与外界环境之间的气体交换。由肺内压变化而建立的肺泡与外界环境之间的压力差是肺通气的直接动力，而呼吸肌的收缩和舒张引起的胸廓节律性扩大和缩小的呼吸运动则是肺通气的原动力。故选A。

5.【答案】C

6.【答案】D

【解析】吸气时，肺容积增大，肺内压下降，外界气体被吸入肺泡，随着肺内气体量的增加，肺内压逐渐升高，至吸气末，肺内压升高到与大气压相等，气流就停止了。呼气时，肺容积减少，肺内压升高超过大气压，气体由肺呼出。随着气体的减少，肺内压下降，至呼气末，肺内压又降至与大气压相等，气流随之停止。故在吸气末和呼气末时，肺泡内压与大气压相等。选D。

7.【答案】B

【解析】血液中的CO_2有两种形式，一种是物理溶解的CO_2，约占总量的5%，另一种是化学结合的CO_2，约占95%。化学结合的CO_2主要是碳酸氢盐和氨基甲酰血红蛋白，分别占总量的88%和7%。故CO_2在血液中的主要运输形式是碳酸氢盐，选B。

8.【答案】D

【解析】血液中以物理形式存在的O_2仅占总量的1.5%，化学结合的约占98.5%。血液中的血红蛋白与O_2形成氧合血红蛋白，是运输O_2的工具。故选D。

9.【答案】C

10.【答案】E

【解析】肺活量是尽力吸气后，从肺内所能呼出的最大气体量。它是潮气量、补吸气量和补呼气量之和。故选E。

11.【答案】E

【解析】肺泡通气量是指每分钟吸入肺泡的新鲜空气量，等于（潮气量-无效腔）×呼吸频率。故影响肺泡通气量的因素是无效腔、潮气量和呼吸频率。选E。

12.【答案】E

13.【答案】E

【解析】胸膜腔内压即胸膜腔内压。平静呼吸时，胸膜腔内压始终低于大气压，是负压，并随着呼吸运动而发生周期性波动。胸膜腔内压=肺内压-肺回缩压。胸膜腔负压有利于静脉血液和淋巴液的回流。胸膜腔内压使肺牵拉而始终处于扩张状态。当外伤或疾病导致胸壁或肺破裂，胸膜腔与大气相通，空气将立即进入负压的胸膜腔内，形成气胸，此时，胸膜腔内压等于大气压。即胸膜腔内负压对维持肺的扩张具有非常重要的作用。故选E。

14.【答案】B

【解析】胸膜腔内的少量液体在起润滑作用，并使两层胸膜紧贴在一起，密闭的胸膜腔将肺和胸廓连在一起，肺能够随着胸廓容积的变化而扩大缩小。呼吸道的阻力、肺内压和吸气肌的收缩对胸膜腔内压没有直接影响。故维持胸膜腔内负压的必要条件是胸膜腔密闭状态。选B。

15.【答案】E

【解析】动脉血中二氧化碳分压为40mmHg，组织中为50 mmHg，混合血中为46 mmHg。故组织中的二氧化碳分压最高。而细胞内的有氧代谢，O_2被利用并产生CO_2，故细胞内液中的CO_2分压最高。故选E。

16.【答案】C

17.【答案】E

【解析】肺泡通气量=（潮气量-无效腔）×呼吸频率。潮气量减半而呼吸频率仅加快一倍，由于肺的无效腔不变时，则肺泡通气量下降。浅、快呼吸不利于肺换气。故选E。

18.【答案】D

【解析】通气/血流比=每分肺泡通气量/每分肺血流量。而每分肺泡通气量=（肺潮气量-无效腔）×呼吸频率。故该患者的通气/血流比为1.0。选D。

19.【答案】B

【解析】两个区域的分压差是气体扩散的动力，分压差越大，扩散速率越大，反之，分压差越小，扩散速率越小。故决定肺气体交换方向的因素是气体分压差。选B。

20.【答案】C

【解析】通气/血流比值越大，意味着通气过剩，血流相对不足，部分肺泡气体未能与血液气体充分交换，致使肺泡无效腔增大。故选C。

21.【答案】D

【解析】肺泡表面活性物质能够降低肺泡表面张力，稳定肺泡内压，维持肺泡的扩张状态，阻止血管内水分滤入肺泡。对维持肺的回缩无作用。故选D。

22.【答案】D

【解析】胸膜腔负压的生理意义是维持肺的扩张、有利于静脉回流、维持正常肺通气。如果胸膜腔负压消失（如气胸），则可导致肺部塌陷。胸膜腔负压对中心静脉压没有直接影响。故选D。

【A_2型题】

23.【答案】D

【解析】肺总量=肺活量+余气量=补吸气量+潮气量+补呼气量+余气量。胸腔积液压迫肺，使肺扩张受限，发生限制性通气障碍，会导致肺总量降低。故选D。

【B_1型题】

24.【答案】B

【解析】肺泡表面张力来自于肺泡表面液体的张力，故选 B。

25.【答案】A

【解析】肺泡表面活性物质由肺泡Ⅱ型细胞分泌，故选 A。

26.【答案】B

【解析】呼吸膜由 6 层结构构成，含肺泡表面活性物质的液体层、肺泡上皮细胞层、上皮基底膜、肺泡上皮和毛细血管膜之间基质层、毛细血管基膜和毛细血管内皮细胞层。气体交换时，肺泡内氧气首先通过肺泡表面液体层，故选 B。

27.【答案】D

【解析】通气/血流比 = 每分肺泡通气量/每分肺血流量。因此，该比值增大或减少都妨碍肺换气，导致机体缺氧和 CO_2 潴留。故测定肺换气效率较好的指标是通气/血流比值，故选 D。

28.【答案】C

【解析】测定肺通气效率指时间肺活量（现称为 1 秒用力呼气量），故选 C。

29.【答案】C

【解析】呼吸肌完全松弛时的肺容量等于功能余气量，故选 C。

30.【答案】E

【解析】每分钟吸入肺泡的新鲜空气量是肺泡通气量，故选 E。

31.【答案】D

【解析】用力最大吸气，尽力快速呼气所呼出的气体量为用力肺活量，故选 D。

32.【答案】C

【解析】对肺泡气中 O_2 和 CO_2 分压变化起缓冲作用的功能余气量，故选 C。

第六章　消化和吸收

【A_1 型题】

1.【答案】D

【解析】胃酸的生理作用是将胃蛋白酶原激活为胃蛋白酶；促进食物蛋白质变性，使之易于消化；进入胃内的细菌；促进钙铁吸收；促进胰液、胆汁、小肠液的分泌。没有促进维生素 B_{12} 吸收作用。故选 D。

2.【答案】A

【解析】促进胃排空的因素是胃内食物的量，量大，则对胃壁扩张刺激，通过壁内神经丛反射和迷走反射而促进胃排空。而十二指肠内的酸、脂肪、高渗溶液及食糜引起小肠黏膜释放促胰液素、缩胆囊素、抑胃肽等抑制胃运动，延缓胃排空。故选 A。

3.【答案】B

【解析】胃液中，盐酸和内因子是由胃壁细胞分泌；胃主细胞分泌胃蛋白酶原；胃黏液由黏膜上皮细胞、黏液颈细胞、贲门腺和幽门腺共同分泌。故选 B。

4.【答案】B

【解析】分泌促胃液素的部位是胃窦及十二指肠黏膜上皮 G 细胞。故选 B。

5.【答案】B

【解析】胆汁的成分有水分、无机盐、有机成分（胆盐、胆色素、胆固醇、脂肪酸、卵磷脂、黏蛋白）和重金属离子（Cu、Zn、Mn、Al）。与消化有关的物质是胆盐。故选 B。

6.【答案】D

【解析】促进维生素 B_{12} 吸收的物质是内因子。它能够保护 B_{12} 不被小肠内水解酶的破坏并促进其吸收。故选 D。

7.【答案】C

8.【答案】C

【解析】食物形成食糜后，其排空速度与其物理性状和化学组成有关。糖类最快，蛋白质次之，脂肪最慢。故选 C。

9.【答案】A

10.【答案】D

11.【答案】A

【解析】胃壁细胞分泌内因子；胃主细胞分泌胃蛋白酶；胃窦 G 细胞分泌促胃液素；小肠黏膜Ⅰ细胞分泌缩胆囊素；小肠黏膜 K 细胞分泌抑胃肽。故选 A。

12.【答案】D

【解析】胰液中包含有消化淀粉、蛋白质和脂肪的水解酶。故最重要的消化液是胰液。故选 D。

13.【答案】D

【解析】调节胰液分泌的神经体液因素有促胃液素、缩胆囊素、促胰液素、血管活性肠肽及迷走神经兴奋。支配胰腺的内脏大神经没有促进胰液分泌作用。胰腺的痛觉纤维随内脏大神经、内脏小神经和腰交感干进入脊髓，再经脊髓丘脑束到达丘脑腹后外侧核。切断内脏大神经可阻断胰痛觉的传入通路，可达到缓解或解除胰腺癌的疼痛作用。故选 D。

14.【答案】D

【解析】小肠节律性运动形式有紧张性收缩、分节运动和蠕动 3 种。其中，分节运动是以肠壁环行肌为主的节律性收缩和舒张活动。故选 D。

15.【答案】B

【解析】交感神经兴奋时可引起消化道运动减弱，腺体分泌抑制和血流量减少，引起消化道括约肌收缩。故选 B。

16.【答案】E

【解析】支配消化道的副交感神经的节后纤维兴奋后释放乙酰胆碱，通过激活 M 受体使消化道收缩，腺体分泌增多，消化道括约肌松弛。不会引起支配交感神经的活动增强。故选 E。

17.【答案】B

【解析】胃大部切除术后主细胞、壁细胞减少，分泌的胃蛋白酶原、盐酸、内因子减少。胃蛋白酶原在盐酸作用下形成有活性的胃蛋白酶，功能是水解蛋白质，盐酸有助铁的吸收，内因子促进维生素 B_{12}在回肠的吸收。胰液中 HCO_3^-是由胰小导管上皮细胞分泌，胃大部切除对其影响较小，故选 B。

18.【答案】A

【解析】胃酸能够激活胃蛋白酶原，并促进铁的吸收。故选 A。

19.【答案】D

【解析】小肠吸收面积大；小肠绒毛内富含毛细血管、毛细淋巴管、平滑肌纤维和神经纤维网；营养物质在小肠内已经被消化为结构简单的可吸收物质；食物在小肠内停留时间长。食物的吸收主要在小肠。故选 D。

20.【答案】D

【解析】促胃液素的作用有刺激壁细胞分泌胃酸，促进主细胞分泌胃蛋白酶原；刺激 ECL 细胞分泌组胺，间接促进壁细胞分泌胃酸；促进消化道黏膜的生长和胃、肠、胰腺蛋白酶的合成；加强胃肠运动和胆囊收缩，胰液、胆汁分泌。它没有抑制食管-胃括约肌作用。故选 D。

【B_1 型题】

21.【答案】D

【解析】胆盐在胆汁中参与脂肪消化和吸收，随着胆汁排至小肠，约 95% 在回肠末端被重吸收入血，经门静脉进入肝脏再合成为胆汁，然后再排入肠内，形成胆盐的肠-肝循环。胆盐的吸收部位是回肠，故选 D。

22.【答案】D

【解析】维生素 B_{12}先与内因子结合，然后到回肠被主动吸收，故选 D。

23.【答案】A

24.【答案】A

25.【答案】B

26.【答案】E

27.【答案】D

28.【答案】E

29.【答案】D

30.【答案】D

第七章　能量代谢和体温

【A_1 型题】

1.【答案】D

【解析】人体体温调节中枢位于下丘脑的视前区-下丘脑前部（PO/AH）。它通过某种机制决定了体温调定点水平。故选 D。

2.【答案】A

【解析】人体的散热通过皮肤、呼出气体、粪便和尿液排出。其中，皮肤是主要的散热部位。故选 A。

3.【答案】A

【解析】人体的散热方式有辐射、传导、对流和蒸发散热（不感蒸发和发汗）。常温下，人体以辐射散热为主，故选 A。

4.【答案】A

【解析】甲状腺素释放增加，可提高基础代谢产热；肾上腺素和去甲肾上腺素释放增加也增加基础代谢产热；管球平衡是指当肾小球滤过率增加时，近端小管对钠水重吸收也增大，反之，肾小球滤过率减少时，近端小管对钠水的重吸收也减少，这种现象称为管球平衡。与产热和散热无关。人体产热的形式有，基础代谢、骨骼肌运动、食物特殊动力效应、寒战和非寒战产热等。寒冷条件下，机体通过骨骼肌寒战的方式产热。故选 A。

5.【答案】C

【解析】机体主要产热的器官有内脏（肝脏最多）、骨骼肌、脑和脊髓组织。安静时，产热以内脏（肝脏）为主；运动时，骨骼肌产热占机体总热量的 90%。故选 C。

6.【答案】A

【解析】在生理状况下，体温可随着昼夜、年龄、性别、肌肉活动、情绪激动、精神紧张、进食等因素而有变动。昼夜间呈现周期性波动、清晨最低午后最高、波动幅度不超过 1℃、体温波动与生物钟有关。故选 A。

7.【答案】D

【解析】人体的散热方式有辐射、传导、对流和蒸发散热（不感蒸发和发汗）。炎热环境，气温等于或高于体温时，蒸发成为唯一有效的散热方式。辐射、传导和对流的方式均无法散热。机体通过发汗和增加皮肤血流量的方式维持体热平衡。故选 D。

8.【答案】E

9.【答案】C

【解析】辐射散热是指人体以热辐射的形式将体热传给外界较冷的物质的一种散热方式。辐射方式散热量的多少取决于皮肤与环境之间的温度差和机体有效散热面积。当散热面积不变时，影响因素就是皮肤与环境间的温度差。故选 C。

10.【答案】C

11.【答案】D

【解析】体温升高是因为在致热原作用下，引起机体体内一系列反应（寒战），使体温调定点被重新设置（重调定），而使产热和散热在新的调定点水平达到平衡（高热），即发热属于调节性体温升高，是体温调节活动的结果。

故选 D。

12.【答案】E

【解析】影响体温生理变化的因素有昼夜变化、年龄、性别、肌肉活动等。情绪激动、精神紧张、进食等也会影响。体重差异对体温没有影响。故选 E。

13.【答案】C

【解析】对机体产热活动有调节作用的激素有甲状腺素、肾上腺素、去甲肾上腺素和生长激素。对女性来讲，月经周期后期的体温升高是由于黄体分泌的孕激素所致。雌激素对机体产热没有影响。故选 C。

14.【答案】B

【解析】垂体性肥胖症是由于腺垂体功能低下所引起的肥胖，属于下丘脑综合征中的一种类型。其引发的原因可能与腺垂体功能低下所导致的生长激素、促皮质素、促甲状腺激素分泌减少，从而使机体代谢率下降、体内脂肪分解减少、合成增加有关。因此，基础代谢率低于正常范围的疾患是 B 项。

15.【答案】A

【解析】很多疾病都伴有基础代谢率的改变，特别是影响甲状腺功能的疾病。甲状腺功能低下时，基础代谢率比正常低20%~40%，甲状腺功能亢进时，基础代谢率高25%~80%。因此，测定基础代谢率主要用于判断甲状腺功能。故选 A。

16.【答案】C

【解析】基础代谢率随性别、年龄不同而有差别。男性比同年龄组女性高，儿童比成人高，年龄越大基础代谢率越低，相差在±10%~15%以内属于正常。故选 C。

【B1 型题】

17.【答案】C

【解析】给高热患者使用冰帽方式散热属于传导散热方式，是将机体的热量直接传给与之接触的温度较低物体。故选 C。

18.【答案】D

【解析】用酒精给高热患者擦浴的散热方式属于蒸发散热，是水分从体表汽化时吸收热量而散发体热的方式，故选 D。

19.【答案】C

【解析】通过游泳使机体散热的方式也是传导散热方式，故选 C。

20.【答案】C

【解析】因为在基础状态下，机体能量消耗主要以维持血液循环、呼吸等基本生命活动，因此，基础代谢率常作为评价机体能量代谢水平的指标。机体能量代谢率与体重不成比例关系，而与体表面积呈正比关系。故选 C。

21.【答案】E

【解析】基础代谢率随性别、年龄不同而有差别。男性比同年龄组女性高，儿童比成人高，年龄越大基础代谢率越低。故选 E。

第八章 尿的生成和排出

【A1 型题】

1.【答案】B

【解析】大量出汗失水过多，引起血浆晶体渗透压增高，刺激下丘脑渗透压感受器，反射性引起下丘脑-神经垂体合成、释放抗利尿激素（ADH）增多，使肾远曲管和集合管对水重吸收增加，故尿量减少。故选 B。

2.【答案】E

【解析】肾脏是机体排泄器官，通过尿的生成和排出，实现机体排出代谢产物及过剩的物质和异物。调节体液渗透压，体液量和电解质浓度，以及调节酸碱平衡的功能。即维持机体内环境的稳定。故选 E。

3.【答案】E

【解析】肾小球滤过膜是肾小球毛细血管内的血浆经滤过进入肾小囊，其间的结构称为滤过膜，由毛细血管内皮细胞、基膜和肾小囊脏层足细胞的足突构成。正常情况下不能通过的物质是血浆清蛋白。故选 E。

4.【答案】A

【解析】尿生成包括三个阶段，血浆在肾小球毛细血管处滤过，形成超滤液；超滤液在流经肾小管和集合管的过程中经过选择性重吸收；肾小管和集合管的分泌，最后形成尿液，即终尿。正常终尿占超滤液的 1%。故选 A。

5.【答案】B

【解析】单位时间内两侧肾脏生成的超滤液量称为肾小球滤过率。影响肾小球滤过率的因素有肾小球毛细血管血压、囊内压、血浆胶体渗透压、肾血浆流量和滤过系数。故选 B。

6.【答案】E

【解析】原尿是指当血液流经肾小球毛细血管时，除蛋白质分子外的血浆成分被滤过进入肾小囊腔而形成超滤液，即原尿，这是尿生成的第一步。原尿比血浆相比少了蛋白质。故选 E。

7.【答案】A

8.【答案】B

9.【答案】B

10.【答案】A

【解析】肾小管的近曲小管重吸收超滤液中的 70%NaCl 和水被重吸收；在髓袢部位，20% NaCl 重吸收，水 15%重吸收；远曲小管和集合管12% NaCl被重吸收。近曲小管重吸收是所有小管中最多的。故选A。

11.【答案】A

【解析】肾小囊超滤液中的葡萄糖浓度与血浆中相等，在近曲小管前半段被重吸收。故选A。

12.【答案】B

【解析】参见第11题解析。超滤液中的水分70%在近曲小管重吸收。故选B。

13.【答案】E

【解析】尿液的稀释主要发生于远曲小管和集合管。尿量的多少取决于此处的功能。故选E。

14.【答案】A

【解析】大量饮水后，血浆晶体渗透压降低，血管升压素（抗利尿激素ADH）释放减少，引起尿量增加，尿液稀释。故选A。

15.【答案】C

【解析】抗利尿激素为9肽激素，由下丘脑视上核和室旁核神经元胞体内合成。故选C。

16.【答案】B

【解析】调节ADH释放的因素是体液渗透压、血容量、其他因素（恶心、疼痛、应激、酒精等）。其中，细胞外液渗透浓度的改变是调节ADH分泌的最重要因素。当血浆晶体渗透压升高刺激ADH释放。血浆晶体渗透压每增加1%，ADH浓度升高1pg/ml。故选B

17.【答案】E

【解析】ADH受体分为V_1和V_2。V_1受体分布于血管平滑肌，激活后可引起平滑肌收缩，血管阻力增加，血压升高；V_2受体主要分布于肾远曲小管后段和集合管上皮细胞，增加管腔膜对水通透性，小管液中的水在管内外渗透浓度梯度的作用下通过水通道而被重吸收，而对尿量产生明显影响。故选E。

18.【答案】A

【解析】原尿中的水、葡萄糖、氨基酸、蛋白质、磷酸盐、重碳酸盐、钠（60%～70%）、钾等绝大部分由近曲小管重吸收，因此，近曲小管功能障碍可导致肾性糖尿、氨基酸尿、钠水潴留和肾小管性酸中毒等。故患者经抗肿瘤治疗后尿检发现大量葡萄糖和氨基酸，推测其肾单位受损部位是近曲小管。故选A。

19.【答案】E

【解析】与肾小球滤过有关的因素有肾小球毛细血管血压、囊内压、血浆胶体渗透压、肾血浆流量、滤过系数（滤过膜面积、滤过通透性）。备选答案中渗透压梯度与肾小球滤过无关。故选E。

20.【答案】E

【解析】尿生成的过程有血浆在肾小球毛细血管处滤过，形成超滤液；超滤液在流经肾小管和集合管的过程中经过选择性重吸收；肾小管和集合管的分泌，最后形成尿液，即终尿。备选答案中，输尿管的蠕动与尿生成无关。故选E。

21.【答案】D

【解析】正常情况下，当血压在80～180mmHg范围内变动时，由于肾血流量的自身调节机制，肾小球毛细血管血压可保持稳定，肾小球滤过率基本不变。故选D。

【B_1型题】

22.【答案】C

23.【答案】E

24.【答案】B

25.【答案】A

26.【答案】A

【解析】一次性大量饮水后，体液被稀释，血浆晶体渗透压降低，引起血管升压素释放减少或停止，肾小管和集合管对水的重吸收减少，尿量增加。故选A。

27.【答案】B

【解析】静脉滴注甘露醇后，血浆晶体渗透压增加，产生渗透性利尿。故选B。

28.【答案】B

【解析】糖尿病患者血糖升高，血浆晶体渗透压增加，产生渗透性利尿，故选B。

29.【答案】A

30.【答案】E

31.【答案】B

32.【答案】C

33.【答案】C

34.【答案】C

35.【答案】A

第九章　神经系统的功能

【A_1型题】

1.【答案】C

【解析】优势半球是指右利手的成年人，其语言活动功能主要在左侧大脑皮质管理，而与右侧皮质无关，左侧大脑称为优势半球。故选C。

2.【答案】D

【解析】屈肌反射是指脊椎动物在受到伤害性刺激时，受刺激的一侧肢体关节的屈肌收缩，而伸肌弛缓，肢体屈曲，称为屈肌反射，不属于姿势反射，故A不对；对侧伸肌反射是指外界刺激强度增加，机体可在同侧肢体发生屈曲的基础上出现对侧肢体伸展，称为对侧伸肌反射，该反射是一种姿势反射，但不是最基本方式，故B不对；腱反射是指快速牵拉肌腱时发生的牵张反射，它不是维持姿势的反射，故 C 不对；肌紧张是指缓慢持续牵拉肌腱时发生的牵张反射，表现为受牵连的肌肉发生紧张性收缩，阻止被拉长，是维持躯体姿势的最基本反射，故选 D；翻正反射是指正常动物可保持站立姿势，若将其推倒则可翻正过来，这种反射叫翻正反射，不是维持姿势的基本反射，故 E 不对。

3.【答案】A

【解析】牵张反射是指骨骼肌受到外力牵拉而伸长时，能反射性引起受牵拉一侧肌肉收缩。故选 A。

4.【答案】A

【解析】参见第 3 题解析。易疲劳的部分是中枢。故选 A。

5.【答案】D

【解析】屈肌反射是指脊动物在受到伤害性刺激时，受刺激的一侧肢体关节的屈肌收缩，而伸肌弛缓，肢体屈曲，称为屈肌反射；他们的感受器不同，前者是皮肤，后者是肌腱，故 A 不对；刺激的性质不同，前者是伤害性刺激，后者是牵拉刺激，B 不对；效应器相同，都是屈肌，故 C 不对；都是短暂反射，故选 D；屈肌反射可引起躯体位相运动，腱反射不引起位相运动，E 不对。

6.【答案】C

【解析】突触传递的过程：当突触前神经元有冲动传到末梢时，突触前膜发生去极化，电压门控钙通道开放，胞外 Ca^{2+} 进入轴浆内，是胞内 Ca^{2+} 浓度升高，触发突触囊泡出胞，引起递质释放。故选 C。前膜轴浆内黏度与递质释放无关，故 D 不对；前膜去极化后，负电位的变小，这只是钙通道开放的前提，不是递质释放的关键因素，故 E 不对。

7.【答案】B

8.【答案】B

9.【答案】C

10.【答案】E

11.【答案】B

【解析】兴奋性突触后电位是突触后膜对 Na^+、K^+ 通透性增大且 Na^+ 内流大于 K^+ 外流，发生静内流而使膜去极化。故选 B。

12.【答案】D

【解析】条件反射的特点：由后天训练而建立；是高级神经活动；非种族共有的；反射弧不固定。故选 D。

13.【答案】D

14.【答案】D

【解析】小脑后叶中间带受损后，患者不能完成精巧动作，肌肉在运动进行过程中抖动而把握不住方向，在动作终末出现震颤，称为意向性震颤，故选 D。整个脊髓小脑受损后方可出现肌张力减退，故 A 不选；小脑后叶对腱反射没有影响，故 B 不选；静止性震颤是帕金森病的特点，其全身肌紧张增高，肌肉强直，随意运动减少，动作缓慢，面部表情呆板，伴有静止性震颤，与小脑功能无关，故 C 不选；眼震颤是指当切除绒球小叶后出现的位置性眼震颤，当头部固定于某一特定位置时，出现眼震颤，故 E 不选。

15.【答案】D

【解析】人体生理功能的调节方式有 3 种：神经调节、体液调节和自身调节。神经调节是通过反射影响生理功能的一种调节方式，是人体生理功能调节中最主要的形式。其基本方式是条件反射和非条件反射，故选 D。正反馈和负反馈则是机体内的控制系统中的控制系统，A 不符合；兴奋和抑制是指机体对环境刺激的反应的表现形式，B 不符合；感受和处理信息只是神经系统调节作用的一部分，C 不符合；记忆和思维是脑的高级活动，E 不符合。

16.【答案】B

【解析】投射系统投向大脑皮质的特定区域，具有点对点的投射关系，投射纤维终止于皮质第四层形成丝球结构，与该层神经元构成突触联系，引起特定感觉。通过中间神经元接替与大锥体细胞构成突触联系从而激发大脑皮质发出传出冲动。故选 B。

17.【答案】D

【解析】儿茶酚胺激动 α 受体后对平滑肌产生的效应是血管、子宫、虹膜睫状肌收缩，小肠舒张。故选 D。

18.【答案】B

【解析】突触前抑制的特点是突触前膜去极化；潜伏期长，持续时间长；突触轴突末梢释放兴奋性递质；突触后膜兴奋性突触后电位幅度减少。故选 B。

19.【答案】C

【解析】脊休克是指人和动物的脊髓在与高位中枢之间离断后反射活动能力暂时丧失而进入无反应状态的现象。产生的原因是脊髓失去高位中枢的调节作用。故选 C。

20.【答案】A

21.【答案】D

【解析】条件反射形成的基本条件是无关刺激与非条件刺激在时间上的多次结合，这个结合过程称为强化。故选 D。

22.【答案】D

【解析】突触后电位的特点突触后电位的大小随刺激强度而改变；有时间总和和空间总和；突触后电位非全或无；以电紧张性扩布。故选 D。

23.【答案】C

24.【答案】D

【解析】神经系统兴奋的化学传递是指神经元之间的突触传递的媒介物为神经递质，其兴奋的特征是单向传递，由突触前膜向突触后膜；突触传递需要经历递质的释放、扩散、与突触后膜受体结合、产生突触后电位等过程，耗时较长，有延搁；突触传递通过产生兴奋性突触后电位而将信息传给突触后神经元，故兴奋可以总和（时间总和和空间总和）；突触后神经元的兴奋节律与突触前神经元的兴奋节律存在差异，即兴奋的节律性发生变化；兴奋传递对内环境条件变化敏感和易疲劳。故选D。

25.【答案】A

【解析】小脑功能包括维持身体平衡、维持姿势、协调随意运动和调节肌紧张。调节内脏活动是由自主神经完成的。故选A。

26.【答案】E

【解析】丘脑非特异性投射系统的上行纤维进入皮质后分布于各层内，以游离末梢的形式与皮质神经元的树突构成突触联系，起到维持和改变大脑皮质兴奋状态的作用。故选E。

27.【答案】B

【解析】突触前抑制是指通过改变突触前膜的活动而使突触后神经元兴奋活动减弱的现象。突触前抑制是由于突触前轴突末梢去极化，使得其释放的兴奋性递质减少，导致突触后神经元兴奋性突触后电位幅度减少。故选B。

28.【答案】B

【解析】脊髓横断后断面以下脊髓所支配的躯体和内脏反射活动减弱以致消失，骨骼肌的紧张度降低（脊休克），恢复后反射功能不完善，往往不再能很好地适应机体生理功能的需要。故选B。

29.【答案】C

【解析】抑制性突触后电位是突触后膜对 Cl^-，K^+ 通透性增加，且对 Cl^- 增加大于 K^+，发生净外流。故选C。

30.【答案】B

【解析】去甲肾上腺素作用于血管的 α 受体，引起血管平滑肌收缩，血压升高。故选B

31.【答案】C

【解析】反射弧由感受器、传入神经、神经中枢、传出神经和效应器。中枢是反射弧的整合部分，对传入神经的信息进行分析、整合处理，并发出传出信号，沿传出神经纤维到达效应器，改变效应器的功能状态。在中枢信息分析和整合过程中，经过一次或多次突触传递，当突触前神经递质耗竭，即易出现疲劳。故选C。

32.【答案】E

33.【答案】D

【解析】能对第一信号发生反应的大脑皮质功能系统称为第一信号系统；能对第二信号（抽象信号如语言、文字）发生反应的大脑皮质功能系统称为第二信号系统。“谈论梅子”属于抽象信号。故选D。

【B_1 型题】

34.【答案】E

35.【答案】A

36.【答案】C

37.【答案】A

38.【答案】D

39.【答案】B

40.【答案】C

41.【答案】A

42.【答案】B

43.【答案】C

44.【答案】C

45.【答案】B

46.【答案】C

47.【答案】A

48.【答案】C

49.【答案】D

50.【答案】E

51.【答案】A

52.【答案】B

53.【答案】C

第十章　内　分　泌

【A_1 型题】

1.【答案】E

【解析】甲状腺素具有促进生长发育的作用，智力迟钝、身材矮小（呆小症）与先天性甲状腺功能减退有关。故选E。

2.【答案】B

【解析】侏儒症是指在幼年时生长激素分泌不足，患儿生长发育停滞，身材矮小。故选B。甲状腺素缺乏引起的是呆小症，A不对；胰岛素缺乏引起1型糖尿病，C不对；催乳素的作用是调节乳腺活动，调节性腺功能、参与应激反应及调节免疫功能，故D不对；维生素D参与骨钙代谢，缺乏引起佝偻病，故E不对。

3.【答案】C

【解析】甲状腺素的作用是促进生长发育（婴幼儿脑、骨发育）、增强新陈代谢，增加组织氧耗量，促进产热；促进糖原分解和糖异生；影响器官功能，提高神经系统兴奋性。缺乏甲状腺素，可引起黏液水肿。故选C。

4.【答案】C

【解析】甲状腺滤泡细胞合成的化合物有 T_4、T_3 和 γT_3，其中，T_3 活性是 T_4 的5倍，γT_3 无活性。MIT（一碘酪氨酸）和DIT（二碘酪氨酸）均为中间产物，没有活性。故选C。

5.【答案】D

【解析】甲状腺激素对婴儿脑及骨发育最重要，如果缺乏会出现呆小症。故选D。

6.【答案】B

【解析】参见第5题解析。故

选 B。

7.【答案】E

【解析】胰岛素的主要作用是降低血糖（通过促进全身组织摄取、利用葡萄胎，促进肝脏骨骼肌合成糖原，促进葡萄胎转化为脂肪），其他激素均能升高血糖。故选 E。

8.【答案】D

【解析】胰岛素分泌的调节主要是外源性营养物质，血糖水平是刺激胰岛素分泌的最重要因素。血糖升高，胰岛素分泌增加。促胃液素和胰高血糖素也可刺激胰岛素分泌，但作用较血糖水平弱；迷走神经兴奋可直接促进胰岛素分泌。故选 D。

9.【答案】C

【解析】腺垂体分泌的激素有生长激素、催乳素、促黑激素、促甲状腺素、促肾上腺皮质激素、尿促卵泡素和黄体生成素。神经垂体分泌的激素是血管升压素和缩宫素。故选 C。

10.【答案】A

【解析】糖皮质激素的作用有调节物质代谢、影响水盐代谢、影响器官系统功能、参与应激。对脂肪代谢的影响是促进脂肪异常分布，能促进脂肪分解，也增加脂肪沉积。故选 A。

11.【答案】B

【解析】长期大量使用糖皮质激素后，通过负反馈作用使腺垂体 ACTH 分泌抑制，肾上腺皮质束状带萎缩。故选 B。

12.【答案】E

【解析】生长激素促进生长发育主要是促进骨骼和肌肉的生长发育，对神经细胞的发育没有作用。故 E 不是生长激素的作用，选 E。

13.【答案】E

【解析】下丘脑-腺垂体-肾上腺皮质轴是机体受刺激后引起应激反应的重要系统。应激状态下，血中 PRL 升高，ACTH 和 GH 升高，GC 升高。故选 E。

14.【答案】C

【解析】甲状腺素绝大多数是以结合的状态存在于血液中，但只有游离的甲状腺素 T_3 才具有生物活性。故选 C。

15.【答案】E

【解析】肾上腺皮质分泌多种激素，主要为糖皮质激素与盐皮质激素。其中糖皮质激素对人体生命活动具有最广泛的影响，因而肾上腺皮质功能不全的患者，应补充糖皮质激素。故选 E。

16.【答案】A

【解析】应激状态时，血液中的皮质醇明显增加。故选 A。醛固酮的分泌受肾素-血管紧张素调节；胰岛素是在血糖升高后明显增多；抗利尿激素是由神经垂体分泌的激素，其作用是维持体液和血压的稳态；雄激素分泌受垂体的 LH 和 FSH 的调节。故选 A。

【B_1 型题】

17.【答案】B

【解析】幼年时，生长激素过多，则骨骼发育异常，出现巨人症，故选 B。

18.【答案】C

【解析】生长激素过少时，生长发育停滞，身材矮小，称为侏儒症，故选 C。

19.【答案】A

【解析】幼年时，甲状腺激素不足，则神经系统及骨骼发运均受影响，智力迟钝，身材矮小，称为呆小症，故选 A。

20.【答案】E

【解析】艾迪生病（Addison）又称原发性慢性肾上腺皮质功能减退症，是由于双侧肾上腺皮质萎缩、结核等严重感染或肿瘤等引起的严重破坏，引起的肾上腺皮质激素分泌不足所致的疾病，也可继发于下丘脑分泌 CRH 及垂体分泌 ACTH 不足所致，故选 E。

21.【答案】D

【解析】肾上腺皮质功能亢进症主要指皮质醇增多症，又称库欣综合征，可由皮质增生、腺瘤或腺癌引起。故选 D。

第十一章　生　殖

【A_1 型题】

1.【答案】B

【解析】雌激素包括雌二醇、雌酮和雌三醇。机体合成雌激素的组织有卵巢、胎盘、黄体和肾上腺皮质。子宫不具有分泌雌激素的作用。故选 B。

2.【答案】B

【解析】排卵是指成熟卵泡在黄体生成素（LH）分泌高峰的作用下，向卵巢表面移动，卵泡壁破裂，出现排卵孔，卵细胞与透明带、放射冠及卵泡液排出的过程。故引起排卵的直接激素是 LH。故选 B。

3.【答案】C

【解析】月经在卵巢分泌激素的影响下，子宫内膜发生周期性剥落，产生流血的现象。是由于月经周期后期，在黄体萎缩和溶解后，血液中雌激素和孕激素水平显著下降，而进入月经期。故选 C。

4.【答案】A

【解析】孕激素的生理作用有调节腺垂体激素分泌；影响生殖

器官的生长发育和功能活动（刺激子宫内膜进一步增生并进入分泌期、抑制母体对胎儿的排斥、降低子宫肌细胞的兴奋性）；促进乳腺腺泡发育；升高女性基础体温（孕酮和去甲肾上腺素对体温中枢的协同作用）。刺激子宫内膜呈增生期变化是错误的。故选A。

5.【答案】A

【解析】绒毛膜促性腺激素（HCG）是由胎盘绒毛组织的合体滋养层细胞分泌的一种糖蛋白激素，其分子结构与LH有高度同源性，生物学效应及免疫学特性基本相同。它在妊娠早期大量分泌，到妊娠8~10周时达到高峰，到20周时降到较低水平。故其作用是在妊娠8~10周内维持妊娠。故选A。

6.【答案】A

【解析】参见第4题解析。故选A。

7.【答案】C

【解析】排卵是指成熟卵泡在黄体生成素LH分泌高峰的作用下，向卵巢表面移动，卵泡壁破裂，出现排卵孔，卵细胞与透明带、放射冠及卵泡液排出的过程。故血液中黄体生成素LH出现高峰是排卵的标志。故选C。

8.【答案】E

【解析】雄激素是由睾丸间质细胞分泌的主要包括睾酮、脱氧表雄酮、雄烯二酮和雄酮。雄激素属于类固醇激素。故选E。

9.【答案】C

【解析】睾丸的细胞有生精细胞、支持细胞和间质细胞。睾丸间质细胞的生理功能有分泌雄激素。产生精子的细胞是生精细胞；营养和支持生殖细胞的是支持细胞；促进精子成熟的细胞是支持细胞；毗邻的支持细胞浆膜互相交织融合成一层紧密的连接带，形成一个不能让血液循环内的物质任意渗透到曲细精管内的保护带，称为血睾屏障。故选C。

10.【答案】B

【解析】雌激素的生理作用是促进女性生殖器官发育（促进卵泡发育，促进LH峰出现而诱导排卵，使子宫内膜呈增生变化）；促进第二性征和性欲产生；对代谢影响（加速蛋白质合成、降低LDL、促进骨成熟及骨骺愈合、水钠潴留）等。故选B。

【B_1型题】

11.【答案】C

12.【答案】D

第四篇　医学微生物学

第一章　微生物的基本概念

【A_1型题】

1.【答案】C

【解析】自然界存在的微生物被人为分为三型：①原核细胞型微生物包括二菌四体，即细菌、放线菌、支原体、衣原体、立克次体、螺旋体；②真核细胞型微生物以真菌为代表，主要包括单细胞的酵母菌和多细胞的霉菌；③非细胞型微生物以病毒为代表。故选C。

2.【答案】B

3.【答案】B

第二章　微生物的形态结构

【A_1型题】

1.【答案】B

【解析】细菌的测量单位为微米，病毒的测量单位为纳米。故选B。

2.【答案】C

【解析】细菌属于原核细胞型微生物。原核细胞型微生物细胞核分化程度低，只有DNA盘绕的拟核，无核仁和核膜，除核糖体外无其他细胞器。故选C。

3.【答案】A

【解析】青霉素的作用点主要是作用在细胞壁合成过程中的转肽酶，从而破坏细胞壁的合成。故选A。

4.【答案】D

【解析】细菌由于各种原因造成细胞壁受损，如果处于一个高渗环境中，细菌仍可存活，并修复受损的细胞壁。此类细菌被称为L型细菌。故选D。

5.【答案】D

【解析】革兰阳性菌细胞壁由肽聚糖和磷壁酸构成，革兰阴性菌的细胞壁主要为肽聚糖和外膜。革兰阳性菌肽聚糖由聚糖骨架、四肽侧链、五肽交联桥组成，革兰阴性菌肽聚糖结构缺乏五肽交联桥。故选D。

6.【答案】B

【解析】革兰染色分四步：结晶紫初染、卢戈碘液媒染、95%酒精脱色、沙黄或复红复染。故选B。

7.【答案】B

【解析】革兰阴性菌细胞壁的外膜结构包括脂质双层、脂多糖，革兰阳性菌无外膜，所以没有脂多糖。故选B。

8.【答案】A

【解析】肽聚糖骨架的主要结构是胞壁酸和葡萄糖胺，通过β-1,4-糖苷键连接。而溶菌酶的作用机制是打断β-1,4-糖苷键，从而破坏细菌细胞壁的合成。故选A。

9.【答案】A

【B_1型题】

10.【答案】C

【解析】细菌的特殊结构包括菌毛、鞭毛、荚膜、芽孢。菌毛具有黏附作用，是细菌感染的第一步。荚膜具有抗吞噬和抗干燥作用。芽孢耐高温、耐酸碱。鞭毛是细菌的运动器官。异染颗粒是某些细菌的胞质颗粒，因含有大量偏磷酸盐，显示出强嗜碱性，所以较菌体深染。白喉棒状杆菌的异染颗粒常用于镜下鉴别。

11.【答案】E

12.【答案】A

13.【答案】D

14.【答案】B

15.【答案】D

16.【答案】A

17.【答案】B

第三章　细菌的生理

【A_1型题】

1.【答案】E

【解析】细菌生长除了必需的营养物质以外，还有气体环境、酸碱度、温度，被称为细菌生长的环境三要素。故选E。

2.【答案】C

【解析】副溶血性弧菌与霍乱弧菌最显著的差别是嗜盐，其培养基中加入3.5% NaCl最为适宜，无盐则不能生长。故选C。

3.【答案】D

【解析】细菌属于原核细胞型，原核细胞型的微生物二分裂繁殖。故选D。

4.【答案】B

【解析】细菌分裂一代时间为20~30分钟，以2^n的速率二分裂无性繁殖，结核分枝杆菌（分裂一代时间18~24小时）除外。故选B。

5.【答案】C

【解析】一个细菌在固体培养基上生长所形成的肉眼所见的细胞克隆称为菌落。故选C。

6.【答案】B

【解析】固体培养基用于分离纯培养；液体培养基用于增菌；半固体用于观察细菌动力和短期保存菌种。有鞭毛的细菌才有动力。故选B。

7.【答案】D

8.【答案】B

9.【答案】B

【解析】细菌能分解培养基中的色氨酸产生吲哚，吲哚与寇氏试剂中的对二甲基氨基苯甲醛作用生成红色的玫瑰吲哚。液面颜色变红者为阳性。故选B。

10.【答案】C

【解析】细菌外毒素经甲醛脱毒制备成类毒素，免疫动物可产生抗毒素，所以类毒素不是细菌的合成代谢产物。故选C。

11.【答案】B

【解析】细菌的生长曲线包括：迟缓期、对数生长期、稳定期、衰退期。对数生长期的细菌比较典型，生长速度最快；稳定期可获得大量细菌代谢产物。故选B。

第四章　消毒与灭菌

【A_1型题】

1.【答案】D

2.【答案】D

【解析】高压蒸汽灭菌压力103.4kPa（1.05kg/cm^2），灭菌温度121.3℃，时间为15~20分钟。故选D。

3.【答案】C

4.【答案】D

【解析】氯化物常用于饮用水和游泳池的消毒。故选D。

5.【答案】C

【解析】玻璃器材耐高温，可用高压蒸汽灭菌。故选C。

6.【答案】D

【解析】波长在200~300nm的紫外线均具有杀菌作用，其中以265~266nm的杀菌作用最强，因为此波长范围与DNA吸收光谱一致。故选D。

7.【答案】A

【解析】常用200目孔径滤过除菌。故选A。

8.【答案】D

【B_1型题】

9.【答案】D

【解析】高压蒸汽灭菌是最常用的灭菌方式，主要用于耐高温物质的消毒灭菌。含有高温易分解成分的液体选择过滤灭菌。紫外线因无穿透能力常用于物体表面的消毒灭菌。

10.【答案】C

11.【答案】A

12.【答案】B

13.【答案】E

第五章　噬　菌　体

【A_1型题】

1.【答案】B

【解析】病毒是寄生在活细胞内的非细胞型微生物，噬菌体是寄生在细菌细胞内的病毒。故选B。

2.【答案】B

【解析】噬菌体是感染细菌的病毒，病毒表面结构大部分由蛋白质类物质构成，具有抗原性。故选B。

【B_1型题】

3.【答案】C

【解析】噬菌体包括温和噬菌体和毒性噬菌体。毒性噬菌体只有裂解期，温和噬菌体溶原期和裂解期交替进行。细菌可通过转导方式实现基因重组。噬菌体进入细菌细胞，将自己的基因整合在细菌细胞的染色体上，从而使细菌进入溶原态。该菌因携带了噬菌体的基因而被称为溶原菌，整合在细菌染色体上的噬菌体基因，称为前噬菌体。

4.【答案】D

5.【答案】A

6.【答案】B

第六章　细菌的遗传与变异

【A_1 型题】

1.【答案】C

【解析】接合是通过细菌性菌毛的中空管道传递质粒实现的。故选C。

2.【答案】C

【解析】质粒是细菌染色体以外的遗传物质，可以自我复制，可通过接合的方式在细菌之间传递。故选C。

3.【答案】B

【解析】耐药质粒是由一个编码细菌性菌毛的耐药传递因子（RTF）和一个可携带多个耐药基因或转座子的耐药决定子（γ）。故选B。

【B_1 型题】

4.【答案】B

【解析】R质粒为细菌耐药质粒，F质粒为细菌致育质粒可编码性菌毛，Vi质粒为细菌毒力质粒。γ决定因子决定细菌的多重耐药性。毒力质粒编码与细菌致病性有关的独立因子，例如：Col质粒、Hly质粒、LT质粒、ST质粒等。

5.【答案】A

6.【答案】D

7.【答案】C

8.【答案】E

9.【答案】B

【解析】转化是在一定条件下，供体菌DNA片段直接进入受体菌。转导是通过温和噬菌体为载体，将供体菌DNA片段带入受体菌。接合是通过细菌性菌毛将供体菌的遗传物质（质粒或者染色体DNA片段）转移给受体菌。溶原性转换是携带有噬菌体染色体的细菌，因噬菌体染色体的整合而产生了新的遗传性状。原生质体融合将两种细菌的细胞壁人为破坏，于高渗环境中，加入融合剂（PEG）使两个原生质体融合，从而两种细菌基因重组，获得多种不同表型的组合。

10.【答案】A

11.【答案】D

12.【答案】C

13.【答案】E

14.【答案】C

15.【答案】A

【解析】前噬菌体是整合在细菌染色体上的噬菌体基因。转座子是转座因子的一种，转座因子是一类不依赖于同源性重组可以在细菌的基因（染色体、质粒、噬菌体）中从一个位置转移到另一个位置的独特DNA片段。

16.【答案】B

17.【答案】E

18.【答案】D

第七章　细菌的感染与免疫

【A_1 型题】

1.【答案】A

【解析】革兰阴性杆菌易产生肠毒性的外毒素。而革兰阳性菌除了金黄色葡萄球菌（可产生肠毒素）都不易产生肠毒素。故选A。

2.【答案】E

【解析】内毒素本质为脂多糖，是革兰阴性菌外膜的组成成分，只有细菌裂解后才能释放。故选E。

3.【答案】D

4.【答案】E

【解析】条件致病菌（机会致病菌）属于机体的正常菌群。在人体免疫力低下、细菌寄居部位改变、临床大量长期应用抗生素治疗导致正常菌群发生数量、种类、比例的变化，从而引起菌群失调。故选E。

5.【答案】E

【解析】细菌的毒力包括侵袭力和毒素。侵袭力由黏附因子（菌毛、荚膜、毛发样结构等）和侵袭性酶（血浆凝固酶、透明质酸酶、链激酶、链道酶等）构成。毒素包括内毒素和外毒素。故选E。

6.【答案】D

【解析】细菌进入体内在局部生长繁殖，所释放的外毒素入血，称为毒血症。细菌大量入血并在血液中生长繁殖，称为败血症。化脓性细菌大量入血并生长繁殖，称为脓毒血症。革兰阴性菌大量入血生长繁殖，产生大量内毒素，引起全身中毒症状，称为内毒素血症。病原菌一过性入血经血液运输到其他的器官，不在血中生长繁殖，称为菌血症。故选D。

7.【答案】E

【解析】内毒素毒性相对较弱且无特异性、耐热、抗原性差。故选E。

8.【答案】C

【解析】MRSA（耐甲氧西林的金黄色葡萄球菌）、鲍曼不动杆菌等都是近年来医院感染的常见菌。故选C。

9.【答案】E

【解析】金黄色葡萄球菌可产生血浆凝固酶，A群溶血性链球菌可分泌透明质酸酶、链激酶（SK）、链道酶（SD）等侵袭性酶。故选E。

10.【答案】D

【解析】外毒素的本质是蛋白质，具有抗原性，经甲醛脱毒处理，可制备成类毒素，免疫动物产生抗毒素。外毒素有明确的靶器官，分为神经毒性、肠毒性、细胞毒性三种。故选D。

11.【答案】C

【B_1型题】

12.【答案】C

【解析】破伤风梭菌主要释放神经毒性的外毒素（破伤风痉挛毒素）；乙型溶血性链球菌可释放红疹毒素（致热外毒素）；伤寒沙门菌主要是内毒素致病；白喉棒状杆菌主要致病物质白喉毒素可引起多器官坏死性损伤，为细胞毒素。

13.【答案】A

14.【答案】B

15.【答案】D

16.【答案】E

17.【答案】B

18.【答案】A

19.【答案】D

20.【答案】C

21.【答案】E

第八章　细菌感染的检查方法与防治原则

【A_1型题】

1.【答案】E

【解析】结核菌素试验其本质是迟发型变态反应。不属于血清学诊断范畴。故选E。

2.【答案】B

【解析】机体对外毒素致病的免疫，主要依赖抗毒素的作用，抗毒素主要由IgG、IgM抗体组成。故选B。

3.【答案】D

【解析】可用抗毒素进行紧急预防的疾病，一般都是病原体释放外毒素致病，所以选择产外毒素的细菌即可。故选D。

4.【答案】E

【解析】细菌鉴定程序：分离纯培养、直接形态学观察、多种生化反应、表面抗原和毒力检测。故选E。

5.【答案】D

【B_1型题】

6.【答案】A

【解析】卡介苗（BCG）是牛型结核分枝杆菌的减毒株（活疫苗）；白喉、破伤风梭菌均为外毒素致病，所以需要抗毒素治疗；伤寒的预防需用死疫苗。

7.【答案】B

8.【答案】D

9.【答案】C

10.【答案】B

【解析】注射抗体属于应用免疫应答的产物，所以是被动免疫；类毒素是脱掉毒性的外毒素，其本质是蛋白质，具有很好的抗原性，接种疫苗、注射类毒素都是给机体抗原性物质，属于人工主动免疫；通过胎盘获得母体的抗体是自然被动免疫。

11.【答案】A

12.【答案】D

13.【答案】C

第九章　病原性球菌

【A_1型题】

1.【答案】A

【解析】链球菌所导致疾病包括侵袭力所致的化脓性感染（咽炎、脓皮病、丹毒、蜂窝织炎等）；毒素性疾病（猩红热）；非化脓性疾病（风湿热）三类。故选A。

2.【答案】B

【解析】中毒性休克综合征（TSS）是由细菌（主要是金黄色葡萄球菌和链球菌）所释放的毒素引起、以休克和多脏器功能衰竭为特征的急性疾病。故选B。

3.【答案】C

4.【答案】E

【解析】致病性葡萄球菌的特征：产生金黄色色素、β溶血，血浆凝固酶、耐热核酸酶、触酶均阳性，并分解甘露醇。故选E。

5.【答案】D

【解析】A族溶血性链球菌可产生透明质酸酶、链激酶（SK）、链道酶（SD）等侵袭性酶。故选D。

6.【答案】A

【解析】鉴别甲型链球菌和肺炎链球菌的实验包括：Optochin敏感试验、胆汁溶菌试验、菊糖发酵、荚膜肿胀试验等。故选A。

7.【答案】C

【解析】SPA是葡萄球菌蛋白A，位于金黄色葡萄球菌细胞壁表面，可与吞噬细胞竞争Fc受体。是细菌的致病因素之一。故选C。

8.【答案】C

【解析】淋病奈瑟菌是G^-双球菌，无鞭毛，无芽孢，多有荚膜和菌毛。致病物质：菌毛、IgA蛋白酶（破坏黏膜表面的特异IgA），人类是淋病奈瑟菌唯一宿主。故选C。

9.【答案】E

10.【答案】C

【解析】脑膜炎奈瑟菌通过飞沫传播、淋病奈瑟菌通过性传播、乙型溶血性链球菌通过飞沫、直接接触传染或污染物传播、伤寒沙门菌通过粪口传播、肺炎链球菌通过呼吸道传播。故选C。

【A_2型题】

11.【答案】E

【解析】本例患者老年+高热、咳嗽、咳脓血痰1周+双肺底可闻及湿啰音+胸部X线片见双下肺斑片状影，多发小气囊腔+血WBC 18.2×10^9/L，N 0.92，符合葡萄球菌肺炎的诊断，故选E。

12.【答案】B

【解析】根据患者的病史及体征考虑金黄色葡萄球菌引起的感染性休克。导致本病最可能的病原体是革兰阳性菌，即金黄色葡萄球菌。故选B。

13.【答案】C

【解析】金黄色葡萄球菌产生的肠毒素可导致食物中毒（以呕吐为主的急性胃肠炎）。故选C。

14.【答案】A

【解析】患儿为链球菌感染后因交叉反应引起的急性肾小球肾炎。故选A。

15.【答案】E

【解析】甲型溶血性链球菌与肺炎链球菌在羊血培养基生长，均能产生溶血，形成草绿色溶血环。故选E。

16.【答案】B

【解析】奈瑟菌属的脑膜炎双球菌，为革兰阴性，是人类脑膜炎的病原体。故选B。

17.【答案】A

【解析】葡萄球菌致病菌株可合成、释放血浆凝固酶。故选A。

18.【答案】A

【解析】氨苄西林的使用，抑制了肠道革兰阴性杆菌的生长，致使阳性的葡萄球菌过度生长而导致菌群失调。故选A。

19.【答案】B

【解析】奈瑟菌属的淋球菌，是革兰阴性双球菌，可引起人类性病。故选B。

第十章　肠道杆菌

【A_1型题】

1.【答案】D

【解析】伤寒全程送检标本-粪便。故选D。

2.【答案】D

3.【答案】B

【解析】ETEC——肠产毒性大肠埃希菌，主要致病物质是肠毒素（LT或ST）；EHEC——肠出血性大肠埃希菌，主要致病物质是志贺样毒素；EIEC——肠侵袭性大肠埃希菌，侵袭结肠黏膜并产生内毒素；EPEC——肠致病性大肠埃希菌，主要破坏破坏微绒毛刷状缘。故选B。

4.【答案】D

5.【答案】B

【解析】肠道杆菌的共同特征：革兰阴性杆菌、生化反应活跃、均表达菌体抗原、依表面抗原的不同分型。故选B。

6.【答案】E

【解析】乳糖发酵试验用来鉴别肠道菌是否为致病菌株。故选E。

【A_2型题】

7.【答案】A

【解析】伤寒患者早、晚期两次采血，晚期抗体效价较早期高4倍方有临床意义。故选A。

8.【答案】A

【解析】胆道感染是指胆道内有细菌感染，多与胆石症同时并存，互为因果。感染的胆道易于形成结石，胆石如阻塞胆总管则有80%~90%合并感染，感染常见细菌为大肠埃希菌、铜绿假单胞菌、厌氧菌等。腹痛、寒战高热及黄疸是胆总管结石梗阻、感染而致急性胆管炎的典型三联症状。本例患者有胆总管结石梗阻三联症状、白细胞总数及中性粒细胞比例升高，应考虑急性胆管炎的诊断。最可能感染的致病菌是大肠埃希菌，故选A。

9.【答案】C

【解析】肠道菌科均为革兰阴性杆菌。仅做涂片染色是无法区别是什么致病菌。故不做此种检查。故选C。

第十一章　弧　　菌

【A_1型题】

1.【答案】D

【解析】霍乱弧菌为革兰阴性菌，有菌毛、单鞭毛（穿梭样运动）、无荚膜、不形成芽孢。故选D。

2.【答案】C

【解析】主要致病物质（O139）为菌毛、鞭毛、霍乱肠毒素（引起水样便）。故选C。

【A_2型题】

3.【答案】E

【解析】霍乱弧菌可导致米泔水样腹泻。故选E。

第十二章 厌氧性细菌

【A_1型题】

1.【答案】E

【解析】产气荚膜梭菌为G^+粗大杆菌，专性厌氧，有荚膜，无鞭毛，双溶血环，汹涌发酵（牛乳培基）。致病物质主要为多种外毒素，其中大部分毒素同时又是胞外酶，卵磷脂酶为α毒素、胶原酶为κ毒素、透明质酸酶为μ毒素、蛋白酶为λ毒素、DNA酶为ν毒素等。故选E。

2.【答案】D

【解析】肉毒梭菌为G^+短粗杆菌，有鞭毛，无荚膜，芽孢位于次极端，菌体成网球拍状。其致病物质主要为肉毒毒素（阻止乙酰胆碱的释放）。故选D。

3.【答案】C

【解析】破伤风梭菌为G^+细长杆菌，专性厌氧，有鞭毛，无荚膜，羽毛样菌落。致病物质主要为破伤风溶血素、破伤风痉挛毒素。故选C。

4.【答案】D

【解析】无芽孢厌氧菌主要形成口腔、颌面部、鼻咽腔、胸腹腔、盆腔、肛门会阴部等处的慢性深部脓肿。感染部位的分泌物或脓液呈血性或黑色或乳白色混浊液，有恶臭、有时有气体。脓肿分泌物直接涂片染色可见G^+或G^-杆菌，普通培基培养阴性。故选D。

5.【答案】D

【解析】艰难梭菌是人类肠道中的正常菌群成员，长期或不正规使用抗生素后，破坏了肠道菌群的生态平衡，引起肠道内菌群失调，致使耐药的艰难梭菌大量生长繁殖导致抗生素相关性腹泻和假膜性肠炎。故选D。

【A_2型题】

6.【答案】D

【解析】G^-厌氧杆菌中最常见的是类杆菌属中的脆弱杆菌，感染部位的分泌物或脓液呈血性或黑色或乳白色混浊液，有恶臭、有时有气体。符合患者抽出物的特征。故选D。

7.【答案】B

【解析】破伤风梭菌主要是外毒素致病，所以需要抗破伤风梭菌的抗毒素治疗。故选B。

第十三章 分枝杆菌

【A_1型题】

1.【答案】C

【解析】结核分枝杆菌细长略弯曲，分枝生长且生长缓慢，营养要求高，毒力和耐药性极易产生变异。故选C。

2.【答案】D

【解析】结核病的确诊有赖于细菌学检查。痰涂片是简单、快速、易行的可靠方法，但欠敏感。痰培养法检查可提供可靠的结果，常作为结核病诊断的金指标，同时也为药敏试验和菌种鉴定提供菌株。痰结核分枝杆菌聚合酶链反应（PCR）假阳性、假阴性及污染率高。γ-干扰素释放试验（IGRA），是采用酶联免疫吸附/酶联免疫斑点方法定量检测全血/外周血单核细胞在结核菌特异性抗原刺激下释放γ-干扰素的水平，用于诊断潜伏性结核分枝杆菌感染以及结核病。PPD试验是诊断结核感染的常用参考指标，而非检出结核病。对儿童、青少年结核病诊断有参考意义。因此对确定结核分枝杆菌感染最有价值的检查是痰结核分枝杆菌培养，故选D。

3.【答案】B

【解析】结核分枝杆菌细胞壁含有大量脂质，革兰染色不宜着色，需抗酸染色。故选B。

4.【答案】D

【解析】麻风杆菌G^+及抗酸染色阳性，所致疾病——麻风（接触和呼吸道传播）分结核型及瘤型。故选D。

【A_2型题】

5.【答案】A

【解析】接种卡介苗（BCG）的主要对象是新生儿，以及结核菌素试验阴性的儿童。卡介苗对成年人的结核感染保护率不高，所以患者一般不接种卡介苗。故选A。

6.【答案】D

【解析】痰标本中出现细长、略弯曲、抗酸染色阳性者，必定是结核分枝杆菌。故选D。

7.【答案】C

【解析】患者结核菌试验红肿直径大于2.0cm，结核菌素试验强阳性表明有活动性结核病。故选 C。

8.【答案】A

【解析】痰标本不用于结核菌素试验。结核菌素试验是将 PPD 注射于前臂皮内，72 小时观察有无红肿硬结及大小。故选 A。

第十四章　动物源性细菌

【A_1 型题】

1.【答案】B

【解析】G^+大肠埃希菌、竹节状长链、无鞭毛、体内形成荚膜，有氧时形成芽孢。所致疾病——炭疽（荚膜、炭疽毒素致病）。故选 B。

2.【答案】C

【解析】布鲁菌是一类人畜共患传染病的病原菌，G^-需氧球杆菌，有 6 个生物种属，含有 A 和 M 两种抗原。所致疾病-布鲁菌病（反复形成菌血症-波浪热）。故选 C。

3.【答案】B

【解析】鼠疫耶尔森菌，G^-两端钝圆并浓染的短小杆菌。主要致病物质：鼠毒素；所致疾病为鼠疫（腺鼠疫、败血症鼠疫、肺鼠疫）。可获持久免疫力。故选 B。

第十五章　其他细菌

【A_1 型题】

1.【答案】E

【解析】铜绿假单胞菌是引起医院感染的重要病原菌。原发性皮肤感染常见于烧伤和创伤患者，在皮肤感染局部出现蓝绿色脓液；嗜肺军团菌可引起军团菌病主要通过呼吸道吸入带菌飞沫或气溶胶而感染，多流行于夏秋季；幽门螺杆菌可引发慢性胃炎、胃窦炎、消化性溃疡；流感嗜血杆菌主要引发急性化脓性感染；百日咳鲍特菌引发百日咳。故选 E。

2.【答案】E

【解析】胃 MALT 淋巴瘤来源于结外边缘带，流行病学和病因学研究已经证实胃 MALT 淋巴瘤患者 Hp 感染率非常高（最高达 90%）。因此，与胃 MALT 淋巴瘤发病相关的病原体是幽门螺杆菌（Hp），故选 E。

3.【答案】C

【解析】白喉棒状杆菌繁殖并产生外毒素引起毒血症。但只有带毒素基因 β 棒状杆菌噬菌体的溶原性菌株才能产生外毒素。故选 C。

4.【答案】E

【解析】白喉杆菌的毒力鉴定（区别产毒株与非产毒株）有体内法和体外法（Elek 平板试验即琼脂平板毒力试验）。故选 E。

5.【答案】D

【解析】白喉杆菌细长略弯、末端膨大，无菌毛、鞭毛、荚膜、芽孢，G^+亚甲蓝染色胞内可见深染的异染颗粒，强烈的白喉外毒素导致白喉。故选 D。

【A_2 型题】

6.【答案】A

【解析】幽门螺杆菌是革兰阴性（A 项有误）、微需氧的细菌，生存于胃及十二指肠的各区域内。它会引起胃黏膜轻微的慢性炎症，甚或导致胃及十二指肠溃疡与胃癌。检测幽门螺杆菌的方法有非侵入性和侵入性两大类，非侵入性的有碳尿素呼气试验、粪便幽门螺杆菌抗原检测和定性检测血清抗幽门螺杆菌 IgG 抗体；侵入性的有通过胃镜检查取胃黏膜活组织进行快速尿素酶试验、组织学检查和幽门螺杆菌培养。幽门螺杆菌阳性的治疗方案：质子泵抑制剂（PPI）或胶体铋为基础加上两种抗生素三联治疗方案。故选 A。

7.【答案】C

【解析】对白喉患者的治疗除选用敏感抗生素外，还应尽早注射足量的白喉抗毒素以直接中和体内毒素。故选 C。

8.【答案】C

【解析】注射白喉抗毒素用于白喉的紧急预防。故选 C。

第十六章　放　线　菌

【A_1 型题】

【答案】B

【解析】放线菌感染的主要特点，是病灶形成多发性瘘管并且排出硫磺样颗粒。故选 B。

第十七章 支原体

【A_1型题】

1.【答案】C

【解析】支原体是原核细胞型微生物中唯一没有细胞壁的，是能在无生命培养基上生长的最小微生物，形成煎荷包蛋样菌落。因为没有细胞壁，所以呈现多形性，可通过细菌滤器。对人类致病的常见支原体为肺炎支原体，引起人类原发性非典型肺炎；溶脲原体导致非淋菌性尿道炎。故选C。

2.【答案】E

【解析】肺炎支原体因无细胞壁，所以对青霉素等作用于细胞壁的抗生素无效。故选E。

3.【答案】B

第十八章 立克次体

【A_1型题】

1.【答案】E

【解析】立克次体是G^-原核细胞型微生物，严格细胞内寄生、二分裂繁殖，球杆状或多形性，虫媒传播，所致疾病为人畜共患疾病。故选E。

2.【答案】C

【解析】立克次体具有与普通变形杆菌OX_{19}和OX_2共有耐热多糖抗原。临床检验中常用这类变形杆菌代替相应的立克次体抗原进行非特异性凝集反应（外斐反应）。故选C。

3.【答案】B

【A_2型题】

4.【答案】D

5.【答案】A

【解析】斑疹伤寒立克次体导致地方性斑疹伤寒，鼠是主要储存宿主，传播媒介为鼠虱或鼠蚤。故选A。

6.【答案】E

【B_1型题】

7.【答案】B

【解析】普氏立克次体—流行性斑疹伤寒，患者是唯一传染源，体虱为主要传播媒介。

Q热柯克斯体——Q热，牛、绵羊等家畜为主要传染源和储存宿主，蜱为传播媒介（动物），人经呼吸道、消化道、接触传播。

8.【答案】D

9.【答案】A

第十九章 衣原体

【A_1型题】

1.【答案】D

【解析】衣原体不仅具有原核细胞型微生物的特点，同时还专性细胞内寄生、有独特的发育周期、能通过细菌滤器。故选D。

2.【答案】E

【解析】衣原体具有细胞壁，对抗生素敏感，病毒则对干扰素敏感。故选E。

3.【答案】A

【解析】沙眼衣原体是人类沙眼的病原体，泌尿生殖系统感染（非淋菌性尿道炎）、包涵体结膜炎；性病淋巴肉芽肿衣原体引起性病淋巴肉芽肿。

【B_1型题】

4.【答案】B

【解析】原体：小球形、结构致密、有细胞壁、存在于胞外、较稳定、具有感染力、无繁殖力；始体：大球形，结构松散、无细胞壁、存在于胞内、无感染力、以二分裂方式形成子代原体，故有繁殖力；革兰染色后镜检为革兰阴性圆形或椭圆体。

5.【答案】A

6.【答案】E

第二十章 螺旋体

【A_1型题】

1.【答案】D

【解析】螺旋体因革兰染色不易着色，所以常用镀银染色（呈棕褐色）。故选D。

2.【答案】C

【解析】伯氏疏螺旋体导致莱姆病，出现慢性游走性红斑，可累及心脏、神经、关节等多系统。传播媒介硬蜱，储存宿主野鼠类。故选C。

【A_2 型题】

3.【答案】B

【解析】钩端螺旋体可致钩体病，患者出现发热、乏力、头痛、肌痛、眼结膜出血、浅表淋巴结肿大等中毒症状。故选 B。

4.【答案】C

【解析】钩体病为人畜共患，鼠、猪为传染源及储存宿主。故选 C。

5.【答案】E

【解析】梅毒螺旋体只感染人，所致疾病梅毒分三期：Ⅰ期——无痛性硬下疳（皮肤黏膜溃疡）；Ⅱ期——梅毒疹（全身黏膜）、淋巴结肿大；Ⅲ期——神经梅毒、心血管梅毒、梅毒瘤。故选 E。

第二十一章　真　菌

【A_1 型题】

1.【答案】D

【解析】真菌常用沙保培养基培养，形成酵母型菌落、丝状菌落。故选 D。

2.【答案】B

【解析】皮屑经 10% 氢氧化钾微加热处理，通过观察真菌的菌丝与孢子来确认是否感染。故选 B。

3.【答案】C

4.【答案】D

【解析】白假丝酵母菌，G^+ 单细胞真菌、芽生孢子、类酵母型菌落。镜下发现厚膜孢子（玉米粉培养基培养）、假菌丝有助于鉴定所致皮肤黏膜感染致鹅口疮。故选 D。

5.【答案】E

【解析】真菌常用治疗药物：两性霉素 B、酮康唑、5-氟胞嘧啶等。故选 E。

6.【答案】B

【解析】新型隐球菌为圆形酵母型菌、外周有厚荚膜（比菌体大 1~3 倍）。是土壤、鸽类、中乳、水果等的腐生菌。吸入后侵犯皮肤、黏膜等引起慢性炎症和脓肿，侵袭 CNS 引发亚急性或慢性脑膜炎。故选 B。

7.【答案】A

8.【答案】B

【解析】鸟粪、鸽粪是人和动物新型隐球菌的传染源。故选 B。

9.【答案】E

10.【答案】C

【解析】真菌生长的最佳环境：较高的湿度与氧气、22 ~ 28℃、pH 5~6。故选 C。

11.【答案】D

【A_2 型题】

12.【答案】C

13.【答案】B

14.【答案】E

【解析】新型隐球菌微生物学检查：脑脊液离心后取沉淀、痰和脓标本，直接检查墨汁负染见出芽菌体外围有宽厚荚膜为阳性。故选 E。

15.【答案】C

16.【答案】D

【解析】艾滋病患者因细胞免疫低下，易发生机会感染，卡氏肺孢子菌引发的卡氏肺孢子菌肺炎最常见。故选 D。

第二十二章　病毒的基本性状

【A_1 型题】

1.【答案】D

【解析】病毒是非细胞型微生物。核酸类型只能为 DNA 或 RNA 其中一种。故选 D。

2.【答案】A

3.【答案】B

4.【答案】C

【解析】病毒蛋白质衣壳具有保护病毒核酸不被核酸酶水解，并且维持病毒形态，且具有抗原性，介导病毒进入宿主细胞。故选 C。

5.【答案】E

【解析】病毒蛋白质衣壳的对称类型：螺旋对称型、20 面体立体对称型、复合对称型。故选 E。

6.【答案】D

【解析】病毒的增殖过程包括：吸附、穿入、脱壳、生物大分子合成、组装成熟、释放。故选 D。

7.【答案】B

【解析】非细胞型微生物，必须寄生在活细胞内，单一核酸、复制形式增殖等。故选 B。

【B_1 型题】

8.【答案】C

【解析】抗生素对病毒无效。故选 C。

9.【答案】B

【解析】病毒的包膜为宿主细胞的脂质双层膜，所以对脂溶剂敏感。故选 B。

10.【答案】D

【解析】低温保存病毒。故选 D。

第二十三章　病毒的感染和免疫

【A_1 型题】

1.【答案】D

【解析】森林脑炎病毒、登革热病毒、黄热病毒、流行性乙型脑炎病毒同为黄病毒科的黄病毒属病毒，经蚊虫叮咬传播。故选D。

2.【答案】C

【解析】乙型肝炎病毒、丙型肝炎病毒、人类免疫缺陷病毒、巨细胞病毒均可经血液传播。故选C。

3.【答案】E

【解析】脊髓灰质炎病毒属肠道病毒，粪口传播。故选E。

4.【答案】A

【解析】风疹病毒常引起先天性胎儿畸形、风疹综合征。故选A。

5.【答案】B

【解析】汉坦病毒引发肾综合征出血热。故选B。

6.【答案】E

【解析】水痘-带状疱疹病毒是典型的具有潜伏感染特点的病毒，一种病毒可引发两种疾病。故选E。

7.【答案】E

【解析】病毒感染不易引发超敏反应。故选E。

8.【答案】D

【解析】病毒的感染类型包括：显性感染（急性、慢性感染）、隐性感染、潜伏感染、慢发感染。故选D。

9.【答案】C

【解析】干扰素（IFN）是一种广谱抗病毒剂，并不直接杀伤或抑制病毒，而主要是通过细胞表面受体作用使细胞产生抗病毒蛋白。干扰素类型分为三类，α-（白细胞）型、β-（成纤维细胞）型，γ-（淋巴细胞）型。具有抗病毒和免疫调节作用。故选C。

10.【答案】D

【解析】干扰素抗病毒的作用机制是：通过诱导细胞合成抗病毒蛋白（AVP）发挥效应。故选D。

11.【答案】E

【解析】活化的细胞毒性T细胞释放淋巴因子属细胞免疫。其他四个选项均有抗体的作用。故选E。

【B_1 型题】

12.【答案】C

【解析】甲型肝炎病毒原是肠道小RNA病毒，粪口传播（消化道传播）。故选C。

13.【答案】A

【解析】人类免疫缺陷病毒可以引发慢发感染。故选A。

14.【答案】D

【解析】单纯疱疹病毒最易形成潜伏感染。故选D。

15.【答案】B

【解析】乙肝病毒可形成慢性感染。故选B。

第二十四章　病毒感染的检查方法和防治原则

【A_1 型题】

1.【答案】E

【解析】病毒的培养方法包括：易感动物接种、鸡胚培养、组织细胞培养。病毒属非细胞型微生物，没有细胞结构，必须要寄生在活的敏感细胞内生长，无生命的培养基上不能生长。故选E。

2.【答案】C

【解析】红细胞凝集试验，是病毒表面的血凝素（HA）与红细胞表面受体结合而呈现的，是配受体的接合，不是抗原抗体的结合。而其他四个选项均有抗体参与。故选C。

3.【答案】D

【解析】风疹疫苗虽然是减毒株，但是因为是活疫苗，进入人体有可能引发轻度感染，危及胎儿安全，所以妊娠妇女禁用。故选D。

4.【答案】B

【解析】脊髓灰质炎病毒疫苗是减毒活疫苗。乙肝病毒是DNA重组疫苗。HIV至今尚无疫苗。故选B。

5.【答案】B

【解析】病毒感染检测抗体，一定要采早晚期两份血清，晚期较早期血清抗体效价高4倍才有临床意义。

6.【答案】D

第二十五章　呼吸道病毒

【A_1 型题】

1.【答案】C

【解析】流感病毒具有胞膜，其核酸分为7~8个节段，表面抗原极易产生变异。它的表面抗原HANA的改变，导致了各种型别的流感病毒的产生。故选C。

2.【答案】E

【解析】流感病毒的核酸核蛋白和基质蛋白决定了流感病毒的型，而HA+NA决定了流感病毒的亚型。故选E。

3.【答案】D

【解析】因为流感病毒表面有HA可以凝集表达HA受体的红细胞，此反应称血凝，凝集试验证明了流感病毒的存在，如果在凝集试验中先加入抗-HA的抗体，则抗体与病毒表面的HA结合，导致病毒的HA不能与红细胞表面的受体结合，凝集现象被抑制，称血凝抑制试验。血凝抑制试验用于流感病毒的分型。故选D。

4.【答案】B

【解析】甲型流感病毒表面的抗原血凝素（HA）和神经氨酸酶（NA）极易发生变异。故选B。

5.【答案】B

【解析】麻疹病毒可引发慢发感染，早期感染临床表现为麻疹，成年后有机会引发亚急性硬化性全脑炎（SSPE）。故选B。

6.【答案】D

【解析】腺病毒不导致胎儿畸形。风疹病毒致畸率较高。故选D。

【A_2型题】

7.【答案】E

【解析】孕妇血清中抗风疹病毒的特异性抗体阳性表明近期有感染，可通过双份血清中特异性抗体检测，若抗体滴度呈4倍以上增高即可诊断。故选E。

8.【答案】B

【解析】对接触过麻疹患儿的幼儿只能进行被动免疫：直接给予麻疹病毒表面抗原的抗体，选项中只有丙球蛋白是抗体（主要含IgG和IgM）。故选B。

第二十六章　胃肠道病毒

【A_1型题】

1.【答案】B

【解析】脊髓灰质炎病毒为小RNA肠道病毒。故选B。

2.【答案】C

3.【答案】D

【解析】轮状病毒形似车轮状，含n个片段的RNA病毒，引起婴幼儿腹泻，即秋季腹泻。故选D。

4.【答案】E

【解析】病毒是由核酸（DNA或RNA）加蛋白质衣壳构成。部分病毒衣壳外有脂质双层所形成的胞膜。故选E。

5.【答案】E

【解析】病毒及病毒疫苗均需低温保存。故选E。

第二十七章　肝炎病毒

【A_1型题】

1.【答案】C

【解析】甲肝病毒属无胞膜小RNA病毒、粪-口传播、预后良好，不会导致肝癌。故选C。

2.【答案】C

【解析】乙肝病毒表面抗原阳性表明机体获得免疫力，接种过疫苗或者感染已愈。故选C。

3.【答案】C

【解析】乙肝病毒在人体内具有三种存在形式：大球形颗粒（完整的具有感染性的乙肝病毒颗粒）、小球形颗粒（失去病毒核心的乙肝病毒颗粒）、管型颗粒（多个小球形颗粒串联起来的结构）。表面均表达乙肝病毒表面抗原。乙肝病毒E抗原阳性表明有强传染性。HBC-IgM抗核心抗体阳性表示体内仍有病毒复制。故选C。

4.【答案】B

【解析】母亲e抗原阳性，新生儿先进行HBIg注射，两周后再进行乙肝疫苗的接种。故选B。

5.【答案】E

【解析】乙型肝炎病毒是具有反转录过程的DNA病毒。故选E。

6.【答案】D

【解析】HDV为缺陷病毒，HBV为它的伴随病毒，必须与其共存，方能感染成功。故选D。

7.【答案】E

【解析】HAV和HEV为粪-口传播，HBV、HCV、HDV均可经血源传播。故选E。

【A_2型题】

8.【答案】A

【解析】甲型肝炎为粪-口传播，食用不洁食物容易感染。患者抗-HAV阳性，提示其可能诊断为甲型肝炎。故选A。

9.【答案】B

【解析】HAV为粪-口传播。故选B。

10.【答案】D

【解析】暴露后预防必须及早快速注射高效价针对乙肝病毒抗原的免疫球蛋白。故选D。

11.【答案】C

【解析】患者输血后出现黄疸，HCV-IgM阳性。最可能的诊断是丙型肝炎。故选C。

12.【答案】D

【解析】患者已经感染病毒，只能进行抗病毒治疗。抗生素是针对细菌感染的。丙球蛋白用于治疗和暴露后的紧急预防。疫苗只用于预防。干扰素可干扰病毒的复制，注射干扰素属于抗病毒治疗。故选D。

13.【答案】B

【解析】选项中只有丙肝病毒是经血液传播的完整病毒。故选B。

14.【答案】C

【解析】HDV为缺陷病毒，HBV为它的伴随病毒，必须与其共存，方能感染成功。而慢性肝炎患者，感染HDV属重叠感染，在临床上属暴发性肝炎，病情危重。故选C。

【B_1型题】

15.【答案】B

【解析】五型肝炎病毒中除了乙肝病毒为DNA病毒，其他均为RNA病毒。故选B。

16.【答案】B

【解析】具有感染性、完整的乙肝病毒颗粒又称Dane颗粒，其机构是大球形颗粒。故选B。

17.【答案】A

【解析】抗-HBS阳性说明：①乙肝患者到了恢复期，从此即将告别乙肝病毒感染。②既往感染过乙肝病毒，可能患过乙肝病，也可能是隐性感染，但现在病毒已被清除，获得了对乙肝的免疫。③是注射乙肝疫苗并免疫成功的标志。因此，乙型肝炎的保护性抗体抗-HBs，故选A。

18.【答案】D

【解析】乙型肝炎抗-HBc IgM型抗体，提示为急性HBV感染，或者在慢性乙肝急性发作、慢性乙肝进入活动期，随着病程的延长或者病情的好转，IgM逐步消失，而由IgG取代。抗-HBc IgG型，提示慢性HBV感染，或者是既往感染，过去感染了HBV，现在HBV已被清除了，但在血液中仍然可能检测到IgG型核心抗体。因此，提示体内乙型肝炎病毒处于复制状态的抗体应为抗-HBc IgM，故选D。

第二十八章 黄病毒

【A_1型题】

1.【答案】D

【解析】流行性乙型脑炎病毒为有包膜的RNA病毒，传播途径：蚊虫叮咬（三带喙库蚊）；幼猪为扩散宿主；多数为隐性或轻型感染。机体免疫依赖中和抗体，免疫力持久。故选D。

2.【答案】A

3.【答案】A

【解析】登革病毒为有包膜的RNA病毒，是登革热、登革出血热/登革休克综合征的病原体，储存于人和猴体内，伊蚊传播。故选A。

4.【答案】B

【B_1型题】

5.【答案】A

6.【答案】C

7.【答案】B

第二十九章 出血热病毒

【A_1型题】

1.【答案】A

【解析】汉坦病毒：圆形、-ssRNA（L、M、S片段）、有胞膜（HA）；可在多种传代细胞中增殖，主要有6个血清型；有明显的地区性和季节性，鼠类为传染源。是肾综合征出血热的病原体。故选A。

2.【答案】C

第三十章 疱疹病毒

【A_2型题】

1.【答案】B

【解析】VZV（水痘带状疱疹病毒）是引起水痘、带状疱疹两种疾病的病原体。在儿童期，初次感染时引发水痘。病愈后，水痘带状疱疹病毒潜伏在脊髓后根神经节或脑神经节中。少数人在青春期或成年后，潜伏的水痘带状疱疹病毒因各种原因被激活，病毒沿神经轴索下行，到达所支配的皮肤细胞内增殖，发生疱疹。因疱疹沿神经分布排列成带状，故称水痘带状疱疹病毒，俗称缠腰龙。患者症状体征符合带状疱疹表现。故选B。

2.【答案】E

【解析】EB病毒具有嗜B淋巴细胞的特性，是传染性单核细胞增多症的病原体。与Burkitt淋巴瘤以及鼻咽癌相关。故选E。

【B_1型题】

3.【答案】C

【解析】HSV-1（单纯疱疹病毒1型）感染人的口腔、皮肤黏膜、眼结膜及中枢神经系统，引起龈口炎、唇疱疹、咽炎、角膜炎、结膜炎和疱疹性脑炎。HSV-2（单纯疱疹病毒2型）通常为性传播，侵犯生殖器及生殖道黏膜，引起生殖器疱疹。病毒也可经胎盘、产道垂直传播给新生儿。CMV（巨细胞病毒）是巨细胞包涵体病的病原体。巨细胞病毒引起的典型巨细胞病变为细胞体积明显增大，核内和胞质内出现包涵体。

4.【答案】E

5.【答案】D

6.【答案】A

7.【答案】B

8.【答案】A

第三十一章 逆转录病毒

【A_1型题】

1.【答案】C

【解析】逆转录病毒种类繁多，其主要特点是病毒呈球形，有包膜，表面有刺突；病毒由两条相同的单正链RNA组成，体内含有逆转录酶和整合酶；复制经过先逆转录为双链DNA，然后整合到细胞染色体DNA中；有3个结构基因和多个调节基因，基因组易发生变异。故选C。

2.【答案】D

【解析】HIV（人类免疫缺陷病毒）的传播方式：血源性传播、无防护性行为、母婴传播。故选D。

3.【答案】A

【A_2型题】

4.【答案】B

【解析】HIV（人类免疫缺陷病毒）临床检测主要检测抗-HIV病毒表面抗原的抗体。故选B。

5.【答案】D

【解析】抗体的本质是球蛋白，蛋白印记是确认蛋白质组分的试验。故选D。

6.【答案】C

【解析】鸡尾酒疗法，用于HIV感染者晚期治疗，$CD4^+$ T细胞<200个/微升。故选C。

7.【答案】E

【解析】艾滋病晚期$CD4^+$T细胞大量被破坏，导致机体免疫力急剧下降，继而发生各种机会感染、肿瘤等疾病。故选E。

第三十二章 其他病毒

【A_1型题】

1.【答案】C

【解析】狂犬病病毒为嗜神经病毒，外形似子弹状、-ssRNA、有包膜，在感染的神经细胞胞质内可见嗜酸性小体（内氏小体），患者神经兴奋性增高—恐水症。防治原则：立即清洗伤口、注射高效价抗狂犬病病毒血清、接种疫苗。

2.【答案】B

【B_1型题】

3.【答案】A

【解析】人乳头瘤病毒（HPV）主要感染人的皮肤、黏膜上皮细胞（不产生病毒血症），通过直接接触感染者的病损部位或间接接触病毒污染的物品而传播。低危型HPV6、HPV11致生殖器尖锐湿疣，是常见STD的病原体。高危型HPV16、HPV18等型与宫颈癌密切相关。

4.【答案】D

5.【答案】D

第三十三章 朊粒

【A_1型题】

1.【答案】D

【解析】朊粒（PRION）是一种由正常宿主细胞基因编码的构象异常的蛋白质，不含核酸，具有自我增殖能力和传染性。此蛋白不被常用的高压蒸汽灭菌破坏，对蛋白酶有抗性，是人和动物传染性海绵状脑病（致死性中枢神经系统慢性退行性疾病）的病原体。例如羊的瘙痒病、疯牛病、人的库鲁病、克雅病及其变种格-斯综合征、致死性家族性失眠症。

2.【答案】D

第五篇 医学免疫学

第一章 绪 论

【A_1型题】

1.【答案】A

2.【答案】B

【解析】免疫应答是指免疫系统识别和清除“非己”物质的整个过程，分为固有免疫和适应性免疫。适应性免疫又称获得性免疫。其特点是需要抗原刺激；特异性抗原识别受体，多样性；有免疫记忆性，产生记忆细胞；有耐受性。故选B。

3.【答案】E

4.【答案】B

【解析】免疫监视可以随时发现和清除体内出现的非己成分。免疫监视功能低下，可能导致肿瘤的发生和持续性病毒感染。故选B。

5.【答案】D

【解析】适应性免疫应答是指体内T，B淋巴细胞接受非己的物质刺激后，自身活化、增生、分化为效应细胞，产生一系列生物学效应的全过程。故选D。

6.【答案】C

【解析】固有免疫应答是生物在长期进化中逐渐形成的。参与固有免疫的细胞有单核/巨噬细胞、树突状细胞、粒细胞、NK细胞和NKT细胞。故选C。

7.【答案】C

【解析】1957年澳大利亚免疫学家Burnet提出的克隆选择学说，是免疫学发展史中最为重要的理论。故选C。Ehrlich提出了抗体产生的侧链学说。Behring与北里柴三郎共同发明了白喉抗毒素，开创了人工被动免疫的历史。Landsteiner是血型血清学的奠基者，发现了ABO、MNP和Rh血型系统。故选C。

8.【答案】E

【解析】免疫系统包括免疫组织、器官、免疫细胞和免疫分子。免疫应答是指免疫系统识别和清除“非己”物质的整个过程。故选E。

第二章 抗 原

【A_1型题】

1.【答案】D

【解析】抗原具备两个特性，免疫原性和免疫反应性（抗原性）。同时具有免疫原性和免疫反应性的抗原称为完全抗原。故选D。

2.【答案】E

【解析】TD-Ag为胸腺依赖性抗原，又称T细胞依赖抗原。为大分子蛋白质抗原；诱导体液免疫和细胞免疫；可刺激产生IgM、IgG、IgA；具有免疫记忆。故选E。

3.【答案】D

【解析】抗原性指的是抗原被抗体（游离的或B细胞表面的）或TCR特异性结合的性质。故选D。

4.【答案】C

5.【答案】D

6.【答案】A

【解析】表位是抗原分子中决定免疫应答特异性的特殊化学基团，是抗原与T/B细胞抗原受体或抗体特异性结合的最小结构与功能单位。故选A。

7.【答案】C

【解析】马血清抗毒素既含有特异性抗体，可以中和毒素，同时，对人体而言为异种抗原，可以刺激机体产生抗马血清抗体，故反复使用可导致超敏反应。故选C。

8.【答案】B

【解析】根据T、B细胞所识别的抗原表位的不同，也可将表位分为T细胞表位和B细胞表位。T细胞表位仅识别由APC加工后与MHC分子结合为复合物并表达于APC表面的线性表位，此表位称为T细胞表位。故选B。

9.【答案】B

【解析】TI-Ag即非胸腺依赖性抗原，其刺激机体产生抗体时无须T细胞的辅助，又称非T细胞依赖性抗原。如，细菌脂多糖、肺炎链球菌荚膜多糖、聚合鞭毛素。只有B项是该类抗原。故选B。

10.【答案】A

11.【答案】A

【解析】佐剂是指预先或与抗原同时注入体内，可增强机体对该抗原的免疫应答或改变免疫应答类型的非特异性免疫增强型物质。佐剂的作用机制为：①改变抗原物理性状，延缓抗原降解和排除，延长抗原在体内滞留时间。

②刺激单核-巨噬细胞系统，增强其对抗原的处理和提呈能力。③刺激淋巴细胞增殖，增强其免疫应答能力。故选 A。

12.【答案】E

【解析】某些抗原物质只需极低浓度即可非特异性激活人体总T细胞库中的 2%～20%的 T 细胞克隆，产生极强的免疫应答，称为超抗原，其实质是一类的多克隆免疫细胞的激活剂。超抗原的化学性质是细菌外毒素、反转录病毒蛋白；与 MHC 结合部位是 α 螺旋外侧；MHC 无限制；直接激活大量 T 细胞；反应细胞是 $CD4^+$ 细胞；参与中毒性休克、多器官衰竭病理过程。故选 E。

13.【答案】B

【A_2 型题】

14.【答案】C

【解析】某些抗原分子中含多个抗原表位，而不同抗原间可能含有相同或相似的抗原表位，称为共同抗原表位。用豚鼠多器官混悬液注射家兔制备的抗体不仅与相应抗原发生反应，还能与绵羊 RBC 发生凝集反应（交叉反应），表明豚鼠器官与绵羊 RBC 间存在共同抗原表位（决定簇）。故选 C。

【B_1 型题】

15.【答案】E

16.【答案】B

17.【答案】D

18.【答案】C

19.【答案】A

20.【答案】B

【解析】变应原是指能诱导机体产生 IgE，引起 I 型超敏反应的抗原物质，故选 B。

21.【答案】C

【解析】耐受原是指诱导机体耐受形成的抗原。同一抗原物质即可是耐受原，也可是免疫原，主要取决于抗原的理化性质、剂量、进入途径、机体遗传背景和生理状态。故选 C。

22.【答案】A

23.【答案】D

24.【答案】E

25.【答案】B

第三章 免疫器官

【A_1 型题】

1.【答案】D

【解析】胸腺是 T 细胞分化、发育、成熟的场所。若胸腺发育不全或缺失，则导致 T 细胞缺乏和细胞免疫功能缺陷。故选 D。

2.【答案】B

【解析】淋巴结是外周免疫器官，是淋巴细胞接受抗原刺激、发生适应性免疫应答的主要部位。

【B_1 型题】

3.【答案】A

4.【答案】D

5.【答案】D

第四章 免疫细胞

【A_1 型题】

1.【答案】C

2.【答案】D

3.【答案】E

【解析】B 细胞通过产生抗体介导体液免疫应答，抗体具有中和作用、激活补体、调理作用、ADCC、参与 I 型超敏反应等。故选 E。

4.【答案】C

5.【答案】B

【解析】外周成熟的 B 细胞分为 2 个亚群，$CD5^+$ 的 B_1 细胞和 $CD5^-$ 的 B_2 细胞。B_1 细胞主要产生低亲和力的 IgM，参与固有免疫，B_2 细胞主要参与适应性体液免疫。B_1 细胞在胚胎早期即产生，具有自我更新能力；表达 CD5 分子；主要针对碳水化合物产生较强的应答；无须 Th 细胞的辅助。故选 B。

6.【答案】E

【解析】NK 细胞来源于骨髓淋巴样干细胞，其分化、发育依赖于骨髓微环境，主要分布于骨髓、肝脏、外周血、脾脏、肺和淋巴结。人的 NK 细胞表面具有 TCR^-、mIg^-、$CD56^+$、$CD16^+$。故选 E。

7.【答案】A

【解析】B 淋巴细胞主要通过 BCR 识别抗原，启动体液免疫应答。B 细胞也是专职的 APC，活化的 B 淋巴细胞可借其 BCR 结合可溶性抗原，将其内化、加工、处理，以抗原肽-MHC 分子复合物的形式提呈给 T 细胞。故选 A。

8.【答案】A

【解析】mIg 为膜表面免疫球蛋白，是 B 细胞的特征性表面标志。故选 A。

9.【答案】C

【解析】脂类抗原可结合 APC 表面的 CD1 分子而被提呈。CD1 分子属于 MHC I 类分子；有 CD1a～e 5 个成员；主要将脂类抗原提呈给 NKT 细胞以参与固有免疫应答。故选C。

10.【答案】A

11.【答案】C

【解析】巨噬细胞参与固有免疫应答，局部巨噬细胞活化后产生趋化和促炎细胞因子，吸引中性粒细胞进入感染部位对病原体产生吞噬杀伤作用。故选C。

12.【答案】E

13.【答案】E

【解析】胸腺是T细胞发育的主要场所。在胸腺微环境中，经过阳性选择和阴性选择过程，约90%以上的胸腺细胞发生凋亡，少部分细胞获得自身免疫耐受和MHC限制性抗原识别能力，发育成熟为初始T细胞，离开胸腺经血液循环至外周免疫器官。可见，T细胞在胸腺的发育不需要骨髓微环境的作用。故选E。

14.【答案】B

【解析】共刺激分子是为T细胞完全活化提供共刺激信号的细胞表面分子及其配基。CD28属于T细胞表面共刺激分子，为免疫球蛋白超家族成员，CD28在T细胞活化中发挥重要作用：诱导T细胞表达抗细胞凋亡蛋白，防止细胞凋亡；刺激T细胞合成IL-2等细胞因子，促进T细胞增生和分化。故选B。

15.【答案】A

【解析】Th2主要分泌细胞因子IL4、IL5、IL20、IL13。但不包括IL2。故选A。

16.【答案】E

【解析】T细胞表面受体有Fc受体、补体受体CR1、丝裂原受体、抗原受体、E受体及CKR。故选E。

17.【答案】E

【解析】巨噬细胞是组织中的吞噬细胞。其表面的受体有识别受体、调理受体（IgG Fc、C3bR）和细胞因子受体。但不表达mIg，mIg为膜表面免疫球蛋白，是B细胞的特征性表面标志。故选E。

18.【答案】D

【解析】Ii链的主要功能是促进MHCⅡ类分子α链与β链组装和折叠及二聚体形成；阻止MHCⅡ类分子在内质网内与其他内源性多肽结合；促进MHCⅡ类分子转运到MHC。故选D。

19.【答案】D

【解析】成熟DC细胞高表达MHCⅡ类分子和共刺激分子，可有效地提呈抗原、激活初始T细胞启动适应性免疫应答。故选D。

20.【答案】A

【解析】NK细胞不能杀伤自身正常细胞，但发生病毒感染或细胞癌变时，其细胞表面MHCⅠ类分子缺失或下调表达，而可被NK细胞识别的非MHCⅠ类分子上调表达，则NK细胞通过释放穿孔素、颗粒酶、TNF-α和表达FasL杀伤病毒感染和肿瘤细胞。故选A。

21.【答案】D

【解析】细胞毒性T细胞即CTL，可特异性识别内源性抗原肽-MHCⅠ类分子复合物，进而杀伤靶细胞。故选D。

22.【答案】C

【解析】抗体是免疫系统在抗原刺激下，由B淋巴细胞或记忆B细胞增生分化成的浆细胞所产生的、可与相应抗原发生特异性结合的免疫球蛋白。故选C。

23.【答案】E

24.【答案】C

25.【答案】C

26.【答案】E

【解析】APC细胞为抗原提呈细胞，是能够加工抗原并以抗原肽-MHC分子复合物的形式将抗原提呈给T细胞，在机体的免疫识别、免疫应答与免疫调节中起重要作用。提呈包括树突状细胞、单核巨噬细胞和B细胞（专职APC）及内皮细胞、上皮细胞、成纤维细胞等（非专职APC）。该类细胞不包括粒细胞。故选E。

27.【答案】B

【解析】TAP为内质网膜上的抗原加工相关转运物，为异二聚体；主动转运抗原肽进入内质网；参与内源性抗原的提呈。故选B。

28.【答案】E

【解析】共受体能促进BCR对抗原的识别及B细胞的活化。B细胞表面的CD19与CD21及CD81非共价相联，形成B细胞的多分子共受体，能增强BCR与抗原结合的稳定性并与Igα/Igβ共同传递B细胞获得的第一信号。在复合物中，CD2可结合C3d，形成CD21-C3d-抗原-BCR复合物，发挥B细胞共受体作用，CD19传递活化信号。CD21也是EB病毒受体，与EB病毒选择性感染B细胞有关。故选E。

29.【答案】C

【解析】NK细胞即自然杀伤细胞。具有ADCC效应；NK细胞不表达特异性抗原识别受体；可识别MHCⅠ类和非MHCⅠ类分子配体（MHC无限制性）；不能产生抗体；不分泌IL10。故选C。

【B_1型题】

30.【答案】E

31.【答案】C

32.【答案】A

33.【答案】B

34.【答案】E

35.【答案】B

36.【答案】D

37.【答案】A

38.【答案】A

【解析】TCR识别抗原所产生的活化信号由CD3转导至T细胞内，故选A。

39.【答案】D

【解析】C3b的细胞膜受体是C3bR，C3b与结合后发挥多种生物功能，故选D。

40.【答案】E

【解析】BCR 为 B 细胞抗原受体复合物，它能识别抗原并把识别信号传递到 B 细胞，故选 E。

41.【答案】B

42.【答案】A

43.【答案】C

第五章　免疫球蛋白

【A_1 型题】

1.【答案】D

2.【答案】B

【解析】单克隆抗体是人工制备的抗体，是由单一杂交瘤细胞产生，针对单一抗原表位的特异性抗体。特点是结构均一，纯度高，特异性强，少或无血清交叉反应，制备成本低。故选 B。

3.【答案】E

4.【答案】E

【解析】抗体的作用有识别抗原（中和作用），激活补体，结合 Fc 受体（调理作用、介导抗体依赖的细胞毒作用 ADCC、介导Ⅰ型超敏反应）。故选 E。

5.【答案】C

【解析】IgE 是一类亲细胞抗体，其 CH_2 和 CH_3 结构域可与肥大细胞、嗜碱性粒细胞上的高亲和力 FcεRⅠ结合，介导Ⅰ型超敏反应。故选 C

6.【答案】B

7.【答案】C

【解析】抗体的基本结构是由两条完全相同的重链和两条完全相同的轻链通过二硫键连接的 Y 型单体。故选 C。

8.【答案】E

【解析】IgG 是血清中含量最高的抗体。其重链的恒定区有 CH_1、CH_2、CH_3 三个结构域，没有 CH_4 结构域。故选 E。

9.【答案】A

【解析】重链和轻链的可变区分别为 VH 与 VL，为与抗原结合部位。故选 A。

10.【答案】B

【解析】在一定条件下，抗体分子肽链的某些部分易被蛋白酶水解为各种片段，木瓜水解酶从铰链区的近 N 端将抗体水解为 2 个完全相同的抗原结合片段 Fab（由 VL、CL 和 VH、CH1 结构域组成）和 1 个可结晶的片段 Fc（由 1 对 CH_2，CH_3 结构域组成），无抗原活性。故选 B。

11.【答案】A

【解析】Fab 由 VL、CL 和 VH、CH_1 结构域组成。故选 A。

12.【答案】D

【解析】IgG 是唯一能够通过胎盘的免疫球蛋白。胎盘滋养层细胞表达 IgG 的输送蛋白（新生 Fc 段受体），IgG 与其结合，从而转移到滋养层细胞内，并主动进入胎儿血液循环中。故选 D。

13.【答案】B

14.【答案】E

【解析】IgG、IgA、IgD 重链 C 区有 CH_1、CH_2、CH_3 三个结构域，而 IgM 和 IgE 则有 CH_1、CH_2、CH_3、CH_4 四个结构域。故选 E。

15.【答案】D

16.【答案】B

17.【答案】A

【解析】IgG 的作用有激活补体，调理作用，ADCC 作用，可通过胎盘，不是分泌液中的保护性抗体（分泌型 IgA 是），不介导超敏反应。故选 A。

18.【答案】D

19.【答案】D

20.【答案】D

【解析】IgE 与机体抗寄生虫免疫有关。故有寄生虫感染时，IgE 水平升高。故选 D。

21.【答案】D

【解析】抗体是免疫系统在可以刺激下由 B 细胞或记忆 B 细胞增生分化成的浆细胞所产生的，可与相应抗原发生特异性结合的免疫球蛋白。免疫球蛋白是具有抗体活性或化学结构与抗体相似的球蛋白。故选 D。

22.【答案】D

23.【答案】D

【解析】sIgA 在黏膜表面有中和毒素的作用。新生儿易患呼吸道、胃肠道感染，与 IgA 合成不足有关。故选 D。

24.【答案】A

【B_1 型题】

25.【答案】A

26.【答案】E

27.【答案】C

28.【答案】A

【解析】IgG 是唯一通过胎盘的抗体，在新生儿抗感染免疫中起重要作用，故选 A。

29.【答案】E

【解析】IgE 是正常人血清中含量最少的抗体，故选 E。

30.【答案】A

【解析】IgG 是体内含量最多的抗体，占血清总抗体量的 75%~80%，故选 A。

31.【答案】B

32.【答案】A

33.【答案】C

34.【答案】D

35.【答案】E

36.【答案】A

37.【答案】C

第六章 补体系统

【A_1型题】

1.【答案】C

2.【答案】D

【解析】补体替代激活途径不依赖抗体，由微生物或外源异物直接激活C3，在B因子、D因子和备解素参与下，形成C3转化酶和C5转化酶，启动级联酶促反应过程。激活物有细菌、内毒素、酵母多糖、葡聚糖、LPS等。故选D。

3.【答案】C

【解析】补体是一类具有精密调控机制的蛋白质反应系统；体内多种组织能合成补体蛋白（糖蛋白），如，肝细胞、单核/巨噬细胞、内皮细胞、肠道上皮细胞、肾小球细胞等；对热不稳定；C3是血浆中浓度最高的补体成分，C2浓度最低；补体具有调理吞噬、溶解细胞、介导炎症、调节免疫应答和清除免疫复合物等功能。故选C。

4.【答案】C

5.【答案】D

【解析】补体成分在56℃30分钟即可灭活。故选D。

6.【答案】E

【解析】经典途径是指激活物与C1q结合，顺序激活C1r、C1s、C4、C2和C3，形成C3转化酶与C5转化酶的级联酶促反应过程。替代途径是指不依赖抗体，由微生物或外源异物直接激活C3，在B因子、D因子和备解素参与下，形成C3转化酶和C5转化酶，启动级联酶促反应过程。故选E。

7.【答案】D

8.【答案】D

【解析】MBL又称凝集素途径，是指血浆中甘露醇结合凝集素或纤维胶原素等直接识别病原体表面糖结构，依次活化MBL相关丝氨酸蛋白酶、C4、C2、C3，形成与经典途径中相同的C3转化酶与C5转化酶的级联酶促反应过程。故选D。

9.【答案】E

【解析】补体的作用有细胞毒作用（在靶细胞表面形成攻膜复合物MAC，导致细胞溶破）、调理作用、炎症介质作用和清除免疫复合物。故选E。

【B_1型题】

10.【答案】C

【解析】旁路途径中，备解素P与C3b、Bb结合，可稳定C3转化酶，防止其被降解，故选C。

11.【答案】B

【解析】在经典途径中的激活物是与抗原结合的IgG、IgM分子，人类不同抗体活化C1q能力为IgM>IgG3，IgG4没有激活经典途径的能力，故选B。

12.【答案】D

【解析】凝集素（MBL）或纤维胶原素能与甘露糖残基结合，启动MBL途径，故选D。

13.【答案】A

【解析】S蛋白属于补体调节蛋白，能够抑制攻膜复合物MAC形成，故选A。

14.【答案】E

【解析】DAF为衰变加速因子抑制经典途径和旁路途径的C3转化酶、C5转化酶形成和活性，故选E。

15.【答案】D

【解析】MBL途径的C3转化酶与经典途径一样为C4b2a，故选D。

16.【答案】A

【解析】在旁路途径中，D因子将C3bB裂解，形成C3转化酶C3bBb，故选A。

17.【答案】E

【解析】膜攻击复合物是C5b6789n，故选E。

18.【答案】C

【解析】I因子属于补体调节蛋白，它的功能是裂解C4b，阻断C4b2a形成，故选C。

19.【答案】A

【解析】C5a可与肥大细胞或嗜碱性粒细胞表面受体结合，触发细胞脱颗粒，引起变态反应，故选A。

20.【答案】A

【解析】C5a对中性粒细胞具有趋化作用，刺激其产生氧自由基、前列腺素和花生四烯酸，故选A。

21.【答案】C

【解析】C4a2b即C3转化酶，可使C3裂解为C3a和C3b，故选C。

22.【答案】B

【解析】C1q能够与抗体分子中的Fc段结合，故选B。

23.【答案】B

【解析】旁路途径的从C3开始，其在血清中被蛋白酶水解产生C3b，后者与B因子结合，D因子裂解之，形成C3转化酶C3bBb，故选B。

24.【答案】A

【解析】经典途径是激活与C1q结合，顺序活化C1r，C1s，C4，C2，C3，形成C3转化酶C4b2a，故选A。

25.【答案】C

【解析】C5a对中性粒细胞具有趋化作用，故选C。

26.【答案】E

【解析】膜攻击复合物C5b6789n插入细胞膜，破坏局部磷脂双层，形成渗漏斑或穿膜孔道，水分内流，细胞肿胀并最终破裂，故选 E。

27.【答案】D

【解析】CR1 为补体受体，即 C3b/C4b 受体，故选 D。

28.【答案】A

【解析】抗原-抗体复合物是经典激活途径的激活物，故选 A。

29.【答案】E

【解析】旁路途径激活物有细菌、内毒素、酵母多糖、葡聚糖等，故选 E。

30.【答案】D

【解析】凝集素途径激活物是病原体表面的糖结构，MBL 相关丝氨酸蛋白酶 MASP，故选 D。

第七章　细胞因子及受体

【A_1 型题】

1.【答案】C

【解析】IL-4 可促进 IgE 合成，IL-5，IL-6 可协同 IL-4 促进 IgE 产生。故选 C。

2.【答案】B

【解析】细菌感染时，可刺激感染部位的巨噬细胞释放 IL-1。故选 B。

3.【答案】B

【解析】细胞因子是由免疫细胞及组织细胞分泌的在细胞间发挥相互调控作用的一类小分子可溶性多肽蛋白，通过结合相应受体调节细胞生长分化和效应，调控免疫应答。细胞因子分为白细胞介素、集落刺激因子、干扰素、肿瘤坏死因子家族、生长因子、趋化因子。故选 B。

4.【答案】B

5.【答案】D

【解析】IL-1 可诱导 NK 细胞杀伤活性，无抑制 NK 细胞作用，故选 D。

6.【答案】D

【解析】IL-8 是典型 CXC 亚家族的趋化因子，CXCL8 可趋化中性粒细胞到达炎症部位。故选 D。

7.【答案】B

【解析】TNF-α 由活化的单核/巨噬细胞产生，功能为调节免疫应答、杀伤靶细胞和诱导细胞凋亡。故选 D。

8.【答案】A

【解析】IL-1 由巨噬细胞产生，故选 A。

9.【答案】A

【解析】INF-α 的适应证有白血病、乙肝、恶性肿瘤、AIDS、卡波西肉瘤。故选 A。

10.【答案】E

【解析】抗体的作用是特异性与相应抗原结合。细胞因子的生物学作用是调控免疫细胞的发育、分化和功能；调控机体的免疫应答。故选 E。

【B_1 型题】

11.【答案】A

【解析】IL-1 是由巨噬细胞产生的、能够活化 T 细胞的细胞因子，故选 A。

12.【答案】B

【解析】IL-2 是由 T 细胞产生的，能活化 T、B 细胞和巨噬细胞，故选 B。

13.【答案】C

【解析】IL-8 是 CXC 亚家族的趋化因子，对中性粒细胞有趋化作用，故选 C。

14.【答案】B

【解析】IL-4 可促进 IgE 抗体转换，故选 B。

15.【答案】C

【解析】TNF-γ 可抑制 Th0 细胞向 Th2 亚群分化，故选 C。

16.【答案】A

【解析】细胞因子的多效性是指一种细胞因子可对不同细胞发挥不同作用，故选 A。

17.【答案】B

【解析】细胞因子的重叠性是指两种或两种以上的细胞因子具有同样或类似的生物学作用，故选 B。

18.【答案】D

【解析】细胞因子的协调性是指一指细胞因子可增强另一种细胞因子的功能，故选 D。

第八章　白细胞分化抗原和黏附分子

【A_1 型题】

1.【答案】D

【解析】GVHR 为移植物抗宿主反应。故选 D。

2.【答案】D

【解析】CD3 是只有 T 细胞才有的细胞表面标志物，它参与 T 细胞受体识别抗原后的信号转导。故选 D。

3.【答案】C

【解析】CD40 的作用是参与 B 细胞活化，故选 C。

4.【答案】D

5.【答案】E

【解析】黏附分子是介导细胞间或细胞与细胞外基质间相互结合的分子。黏附分子包括免疫球蛋白超家族、整合素家族、选择素家族、钙黏蛋白家族。故选E。

6.【答案】C

【解析】黏附分子参与细胞的识别、细胞的活化和信号转导，细胞的增生与分化，细胞的伸展与移动，是免疫应答、炎症发生、凝血、肿瘤转移及创伤愈合的分子基础。故选C。

7.【答案】C

【解析】CD19/CD21/CD81复合物是B细胞受体的共受体，参与B细胞信号转导。故选C。

8.【答案】A

【B_1型题】

9.【答案】C

【解析】CR1为补体受体，即C3b/C4b受体，具有抑制补体活化作用，故选C。

10.【答案】A

【解析】CD是白细胞表面标志物，故选A。

11.【答案】B

【解析】CAM即细胞黏附分子，是介导细胞间或细胞与细胞外基质间相互结合的分子，故选B。

第九章 主要组织相容性复合体

【A_1型题】

1.【答案】C

【解析】MHC为主要组织相容性复合物，是一组决定移植组织是否相容、与免疫应答密切相关、紧密连锁的基因群。人类MHC称为人类白细胞抗原（HLA）基因复合体，位于人第6号染色体短臂6p21.31。故选C。

2.【答案】B

【解析】人类MHC产物HLA Ⅱ类分子由HLA Ⅱ类基因编码，由DP、DQ和DR三个亚区组成，每个亚区又包括A和B功能基因座位，分别编码α链和β链组成；该类分子仅表达于专职性抗原提呈细胞（B细胞、巨噬细胞、树突状细胞）、胸腺上皮细胞和活化T细胞等；其作用的识别和提呈外源性抗原肽，与辅助性受体CD4结合，对Th的识别起限制作用。故选B。

3.【答案】B

【解析】HLA Ⅰ类基因仅编码类分子异二聚体的重链，其轻链（β_2微球蛋白，β_2m）由第15号染色体上的基因编码。故选B。

4.【答案】B

【解析】ALA类抗原分布于所有的有核细胞表面。成熟红细胞没有细胞核。故选B。

5.【答案】B

【解析】人类MHC的遗传特点是HLA的多态性（群体中单个基因座位存在两个以上不同等位基因）；单体型（同一染色体上紧密连锁的MHC等位基因的组合），等位基因的非随机表达，即不同人种中优势表达等位基因及其组成单体型可以不同；连锁不平衡（分属两个或两个以上基因座位的等位基因同时出现在一条染色体上的概率高于随机出现的频率）。故选B。

6.【答案】A

【解析】MHC限制性是指T细胞以其TCR对抗原肽和自身MHC分子进行双重识别，即T细胞只能识别自身MHC分子提呈的抗原肽。Ⅰ类分子识别和提呈内源性抗原肽，与辅助受体CD8结合，对CTL的识别起限制作用。故选A。

7.【答案】C

【解析】带有某些特定HLA等位基因或单体型个体易患某一疾病（阳性关联）或对该疾病有较强抵抗力（阴性关联）称为HLA和疾病的关联。强直性脊柱炎患者HLA-B27抗原阳性率58%~97%，健康人仅为1%~8%，即，带有B27等位基因的个体易患强直性脊柱炎。故选C。

第十章 免疫应答

【A_1型题】

1.【答案】B

【解析】APC将MHC Ⅱ类分子提呈给T细胞，TCR特异性识别结合在MHC分子中的抗原肽，导致CD3与共受体（CD4或CD8）相互作用，激活酪氨酸蛋白激酶，使CD3磷酸化，最终通过结合转录因子，使T细胞初步活化，这是T细胞活化的第一信号。故选B。

2.【答案】D

【解析】B_1细胞主要产生低亲和力的IgM，参与固有免疫，主要定居于腹膜腔和肠道黏膜固有层，对碳水化合物产生较强的应答，在无外界刺激情况下，能自发分泌针对微生物脂多糖和某些自身抗原的IgM，不产生免疫记忆。故选D。

3.【答案】C

【解析】内源性抗原是指提呈细胞内新合成的抗原，如病毒感染细胞合成病毒蛋白、肿瘤细胞内合成的肿瘤抗原。故选 C。

4.【答案】E

【解析】IgE 是亲细胞抗体，其 CH_2、CH_3 可与肥大细胞、嗜碱性粒细胞上的高亲和力 FcεRI 结合。引起 I 型超敏反应。故选 E。

5.【答案】E

【解析】Igα/Igβ 与 mIg 组成 BCR；胞质区有 ITAM；可将第一活化信号传导入 B 细胞。故选 E。

6.【答案】A

7.【答案】B

【解析】协助辅助活化 B 细胞的分子是 CD40/CD40L。故选 B。

8.【答案】B

【解析】多数抗原引起的免疫应答，开始产生的抗体是 IgM，当其高峰下降时，IgG 才出现。因此在感染过程中 IgM 首先出现，但持续时间不长，是近期感染的标志。故选 B。

9.【答案】B

【解析】再次应答产生的主要抗体是 IgG，在体内分别广，是机体抗感染的主力军。在血清和细胞外液中含量最高的抗体，故选 B。

10.【答案】E

【解析】$CD8^+$T 细胞活化需要与 APC 间黏附分子和协同刺激分子的作用。故选 E。

11.【答案】D

【解析】Th1 细胞分泌细胞因子 IFN-γ 激活巨噬细胞；CD40L 与巨噬细胞表面 CD40 分子结合，提供激活信号。故选 D。

12.【答案】B

【解析】TCR 为 T 细胞抗原识别受体，T 细胞通过 TCR 识别抗原。TCR 分子通过盐桥与 CD3 分子连接，形成 TCR-CD3 复合体，CD3 分子的功能是转导 TCR 识别抗体所产生的活化信号。故选 B。

13.【答案】E

14.【答案】A

【解析】B 细胞活化过程的第一信号又称抗原刺激信号。故选 A，即 BCR 识别抗原（Ag）。

15.【答案】A

【解析】$CD8^+$T 细胞识别抗原肽-MHC I 类分子复合物，为细胞活化的第一信号。故 A。

16.【答案】B

【解析】初次免疫应答最早产生的抗体是 IgM。故选 B。

17.【答案】A

18.【答案】D

【解析】固有免疫应答的作用时相有即刻固有免疫阶段，为感染 0~4 小时之内；早期诱导固有免疫应答阶段，为感染 4~96 小时；适应性免疫应答启动阶段，为感染 96 小时后。故选 D。

19.【答案】D

【解析】ADCC 为抗体依赖的细胞介导的细胞毒作用。属于体液免疫。故选 D。

20.【答案】E

【解析】T 细胞介导的免疫应答包括 T 细胞特异性识别抗原、T 细胞活化、增生和分化、效应 T 细胞产生及发挥效应。故选 E。

21.【答案】A

【解析】CTL 抗感染的细菌是细胞内寄生细菌、病毒、真菌或寄生虫，如布鲁菌。故选 A。

22.【答案】C

【解析】固有免疫应答特点：细胞不表达特异性抗原识别抗体，可通过趋化募集发生免疫效应；不是通过克隆扩增、分化为效应细胞后产生免疫效应；通过产生不同细胞因子影响适应性免疫应答类型；固有免疫细胞寿命短，不产生免疫记忆细胞，不会发生再次应答。故选 C。

23.【答案】A

【解析】Th1 细胞的主要效应是通过分泌细胞因子增强细胞介导的抗感染免疫，特别是抗胞内病原体感染，如 Th1 细胞分泌的 INF-γ 活化巨噬细胞，增强其杀伤已吞噬的病原体的能力。故选 A。

24.【答案】C

【解析】CTL 能够高效、特异性的杀伤胞内病原体感染细胞、肿瘤细胞等靶细胞，而不损伤正常细胞。CTL 效应过程包括识别与结合靶细胞、胞内细胞器重新定向，颗粒胞吐和靶细胞崩解。其杀伤细胞的途径是穿孔素、颗粒酶、可溶性 FasL。故选 C。

25.【答案】B

【解析】Th1 细胞分泌 TNF + IFN-γ+IL-2 可引起细胞浸润，故选 B。

26.【答案】C

27.【答案】D

【解析】初次免疫应答中最早出现的抗体是 IgM，是机体抗感染的先头兵，也是个体发育过程中最早合成和分泌的抗体。故选 D。

28.【答案】D

【解析】外源性抗原进入人体后在局部被 APC 所识别与摄取。APC 通过识别受体、识别外源性抗原，通过胞饮、吞噬、受体介导的内吞和内化方式摄取抗原。故选 D。

29.【答案】D

【解析】$CD8^+$T 细胞在内源性抗原诱导的免疫应答中，需要识别 MHC I 类分子。故选 D。

30.【答案】B

【B_1 型题】

31.【答案】A

【解析】非胸腺依赖抗原 TI-Ag 可特异性激活多克隆 B 细胞，刺激成熟 B 细胞产生免疫应答，故选 A。

32.【答案】E

【解析】CTL细胞具有杀伤作用，故选E。

33.【答案】B

【解析】NK细胞介导ADCC效应，故选B。

34.【答案】C

【解析】绝大多数胸腺依赖抗原TD-Ag刺激B细胞产生抗体时，必须依赖T细胞的辅助，故选C。

35.【答案】E

36.【答案】B

37.【答案】A

38.【答案】D

39.【答案】A

40.【答案】B

41.【答案】E

42.【答案】D

43.【答案】C

44.【答案】E

45.【答案】B

46.【答案】A

47.【答案】A

【解析】KIR2DL分子是NK细胞受体（NKR）的一种，属免疫球蛋白样受体家族成员，分布在NK细胞和部分细胞毒性T淋巴细胞上。KIR2DL与相应的配体HLA-C结合后传递抑制信号，使NK细胞对靶细胞的杀伤作用被抑制。KIR2DL的作用是传递抑制信号，故选A。

48.【答案】C

【解析】TCR为T细胞抗原识别受体，T细胞通过TCR识别抗原，故选C。

49.【答案】D

【解析】MBL为甘露糖结合凝集素，它是补体激活的凝集素途径关键分子。故选D。

第十一章　黏膜免疫

【A_1型题】

1.【答案】C

2.【答案】D

【解析】M细胞是一种特化的抗原转运细胞，无微绒毛，不能分泌消化酶和黏液，M细胞基底膜向细胞内凹陷形成口袋，内有T细胞、B细胞、巨噬细胞和DC，由APC将抗原提呈给淋巴细胞，通过吸附、胞饮和内吞方式摄取肠腔内抗原异物。故选D。

3.【答案】B

4.【答案】A

【解析】随血流而来的T细胞穿过高内皮微静脉，分别进入淋巴结皮质区，再迁移至髓窦，经输出淋巴管汇入胸导管，最终经左锁骨下静脉返回血液循环，参与淋巴细胞再循环。故选A。

5.【答案】D

【解析】黏膜相关淋巴组织又称黏膜免疫系统，主要指呼吸道、胃肠道（M细胞）及泌尿生殖道黏膜固有层和上皮细胞下散在的淋巴组织，以及有生发中心的淋巴组织，如扁桃体、小肠派氏集合淋巴结及阑尾，是发生黏膜免疫应答的主要部位。故选D。

6.【答案】D

【解析】MALT中的B细胞产生分泌型IgA。故选D。

【B_1型题】

7.【答案】A

【解析】sIgA分泌型IgA是外分泌液中的主要抗体，是黏膜局部抗感染的关键因素，阻止病原体黏附到细胞表面，也有中和毒素作用，故选A。

8.【答案】B

【解析】IgG血清和细胞外液中含量最高的抗体，也是再次免疫应答产生的主要抗体，亲和力高，分布广泛，是机体抗感染的主力军，故选B。

9.【答案】A

【解析】口服抗原，可在肠道黏膜局部诱导特异性免疫应答，B细胞产生分泌型IgA，同时，却能够抑制全身性应答，故选A。

10.【答案】A

11.【答案】B

第十二章　免疫耐受

【A_1型题】

1.【答案】C

【解析】机体免疫系统对特定抗原的免疫无应答状态称为免疫耐受。诱导免疫耐受形成的抗原称为耐受原。多次注射耐受原可延长耐受状态；静脉注射抗原较易诱导耐受；遗传与免疫耐受有关；克隆清除是耐受的机制之一；蛋白抗原单体不易被APC摄取及提呈给T细胞，不能产生相应抗体，蛋白聚体则易被摄取和提呈。故选C。

2.【答案】E

【解析】胚胎发育期会对所接触的抗原免疫耐受，出生后再遇到系统抗原，免疫系统不予应答，即免疫耐受有记忆性；耐受形成后，只对特定抗原不应答，对其他抗原仍能产生良好应答；免疫耐受不是免疫抑制，自身免疫疾病是由于免疫豁免部位抗原释放后诱导特异性免疫应答而产生的；

对病毒感染耐受的机体易发生该病毒性疾病。故选 E。

3.【答案】A

【解析】如果没有 APC 提供的共刺激信号，单纯被自身抗原反复刺激的 T 细胞易发生活化后凋亡，导致自身抗原的特异性耐受；单体蛋白抗原易产生耐受；抗原有多种表位不易形成耐受；抗原口服或静脉注射易形成耐受；TD-Ag 高剂量及低剂量均易产生 T 细胞耐受。故选 A。

4.【答案】D

【解析】T 细胞耐受所需抗原量较 B 细胞小 100～10000 倍；T 细胞耐受发生快（24 小时），持续时间长（数月至数年）；B 细胞耐受需要抗原量大，发生缓慢（1～2 周），持续时间短（数周）；TI-Ag 高剂量才能诱导 B 细胞耐受，TD-Ag 高剂量可同时诱导 T、B 细胞耐受，低剂量仅能使 T 细胞耐受。故选 D。

5.【答案】D

【解析】免疫耐受的机制有中枢耐受、外周耐受（克隆清除、免疫忽视、克隆失能、免疫调节细胞、免疫豁免部位抗原等）。免疫抑制不属于免疫耐受。故选 D。

6.【答案】E

【解析】抗原剂量太高，可诱导应答细胞凋亡或诱导抑制性 T 细胞活化，抑制免疫应答，B 细胞分化、增生受到抑制，从而呈现无应答状态。故选 E。

7.【答案】D

【解析】诱导耐受的方法有口服或静脉注射大剂量抗原；使用可溶性抗原；阻断共刺激信号；诱导免疫偏离；骨髓和胸腺移植；过继输入抑制性免疫细胞。故选 D。

8.【答案】D

【解析】低剂量 TD-Ag 即可诱导 T 细胞耐受。故选 D。

9.【答案】B

【解析】抗原剂量低所诱导的耐受称为低带耐受。T 细胞在低抗原剂量下即可出现耐受。故选 B。

10.【答案】C

【解析】抗原高剂量下，T、B 细胞均能出现耐受。故选 C。

【A_2 型题】

11.【答案】D

【解析】同种异体移植受者不出现免疫排斥反应，表明其体内产生了免疫耐受。故选 D。

【B_1 型题】

12.【答案】C

【解析】高剂量 TD-Ag 可诱导 T、B 细胞产生耐受，故选 C。

13.【答案】A

【解析】低剂量的 TD-Ag 只能诱导 T 细胞耐受，故选 A。

14.【答案】B

【解析】高剂量 TI-Ag 诱导 B 细胞耐受，故选 B。

15.【答案】D

【解析】低剂量 TI-Ag 不能引起耐受，故选 D。

16.【答案】D

【解析】脱敏治疗是通过多次反复接触抗原分子，诱导机体产生免疫耐受，故选 D。

17.【答案】E

【解析】肿瘤时由于机体缺乏活化型辅助刺激分子或 Treg 水平异常升高导致病理性免疫耐受，故其机制是打破免疫耐受，故选 E。

18.【答案】A

【解析】促进巨噬细胞吞噬作用是免疫调理，故选 A。

19.【答案】B

【解析】先天性免疫缺陷是免疫抑制，故选 B。

第十三章 抗感染免疫

【A_1 型题】

1.【答案】E

【解析】抗体的功能是识别抗原、激活补体、结合 Fc 受体、穿过胎盘屏障和黏膜。故抗体不能直接杀死病原菌。故选 E。

2.【答案】A

【解析】内源性抗原提呈相关分子是 MHC Ⅰ类分子。故选 A。

3.【答案】B

【解析】外源性抗原提呈分子是 MHC Ⅱ类分子。故选 B。

4.【答案】E

【解析】巨噬细胞为吞噬细胞，其作用有杀伤、清除病原体、杀伤胞内寄生菌和肿瘤细胞、参与炎症反应、加工提呈抗原，启动适应性免疫应答、免疫调节作用。故选 E。

5.【答案】A

【解析】抗原提呈细胞是能够加工抗原并以抗原肽-MHC 分子复合物形式将抗原提呈给 T 细胞的一类细胞，在机体免疫识别、免疫应答和免疫调节中起重要作用。故选 A。

6.【答案】D

【解析】NK 细胞来源于骨髓淋巴样干细胞。NK 细胞不表达特异性抗原识别受体，而是通过表面活化性受体和抑制性受体对自身与非己成分进行识别并直接杀伤肿瘤和病毒感染的靶细胞。故选 D。

7.【答案】D

【解析】免疫球蛋白（Ig）是在抗原刺激下，由 B 细胞或记忆 B 细胞增生分化成浆细胞所产生的、可与相应抗原发生特异性结合的物质。故选 D。

8.【答案】B

9.【答案】A

【解析】迟发型超敏反应是 T 细胞介导的免疫应答，与抗体和补体无关。T 细胞活化后释放的 IFN-γ 可使巨噬细胞活化，进一步释放促炎症细胞因子 IL-1 和 IL-6，加重炎症反应。故选 A。

10.【答案】E

11.【答案】C

【解析】DTH 即迟发型超敏反应，不属于体液免疫。故选 C。

12.【答案】D

【解析】TAP 只参与内源性抗原提呈。故选 D。

13.【答案】C

【解析】CTL 为细胞毒性 T 细胞。它是随血液循环到达特异性抗原部位发挥效应功能的细胞。故选 C。

14.【答案】C

【解析】类毒素是指具有免疫原性，无毒性的物质。故选 C。

15.【答案】D

16.【答案】E

【解析】病毒通过干扰抗原提呈而脱离免疫逃逸状态。故选 E。

【B_1 型题】

17.【答案】D

【解析】巨噬细胞具有非特异性吞噬杀伤和抗原提呈作用，并且可以清除循环中的免疫复合物，故第 18 题和 22 题均选 D。

18.【答案】C

【解析】NK 细胞来源于骨髓样淋巴细胞，故选 C。

19.【答案】A

【解析】中性粒细胞在急性炎症中起关键作用，故选 A。

20.【答案】E

【解析】嗜碱性粒细胞可引起急性变态反应，故选 E。

21.【答案】D

22.【答案】A

【解析】自身抗体能够刺激机体产生免疫应答，故选 A。

23.【答案】C

【解析】超抗原是只需极低浓度，即可激活多克隆 T 细胞的物质，故选 C。

24.【答案】E

【解析】异嗜性抗原是指与种属无关的人、动物、微生物之间的共同抗原，故选 E。

25.【答案】D

【解析】独特性抗原是指存在于 TCR 或 BCR 可变区的抗原决定簇，故选 D。

26.【答案】B

【解析】ABO 血型抗原属于同种异型抗原，故选 B。

第十四章 超敏反应

【A_1 型题】

1.【答案】A

【解析】嗜碱性粒细胞的突出特点是胞质内含粗大、大小分布不均、染成蓝紫色的嗜碱性颗粒。颗粒内含有组织胺、肝素和过敏性慢反应物质等，是参与Ⅰ型超敏反应的重要效应细胞。因此能释放组胺引起哮喘等超敏反应的是嗜碱性粒细胞，故选 A。

2.【答案】D

【解析】参与Ⅰ型超敏反应的细胞有肥大细胞、嗜碱性粒细胞、嗜酸性粒细胞。中性粒细胞不参与此反应。故选 D。

3.【答案】E

【解析】参与Ⅰ型超敏反应的炎症介质有 PGD2、LTs、PAF、细胞因子 IL-1、TNF-α。故选 E。

4.【答案】D

【解析】引起支气管哮喘的免疫球蛋白是 IgE。故选 D。

5.【答案】E

【解析】超敏反应是机体受到某些抗原刺激时，出现生理功能紊乱或组织细胞损伤等异常的适应性免疫应答。故选 E。

6.【答案】D

【解析】Ⅰ型超敏反应特点是由 IgE 介导的。故选 D。

7.【答案】D

【解析】IgE 为亲细胞抗体，它可在不结合抗原情况下，通过 Fc 段与肥大细胞或嗜碱性粒细胞表面的高亲和力 IgE Fc 受体（FcεRⅠ）结合，而使机体处于致敏状态。故选 D。

8.【答案】A

9.【答案】B

【解析】嗜酸性粒细胞释放组胺酶和芳基硫酸酯酶，可以灭活肥大细胞释放的组胺和 LT，对Ⅰ型超敏反应起到抑制作用。故选 B。

10.【答案】A

【解析】LTs（包括白三烯）是引起迟发型反应的主要介质，可使支气管平滑肌强烈持久收缩，使支气管毛细血管扩张，黏膜腺体分泌增加，诱发哮喘。故选 A。

11.【答案】B

【解析】属于Ⅰ型超敏反应的疾病有药物和血清过敏性休克、呼吸道变态反应（过敏性鼻炎、过敏性哮喘）、消化道变态反应、皮肤变态反应（荨麻疹、血管神经性水肿）。故选 B。

12.【答案】A

【解析】Ⅳ型超敏反应是由 T 细胞介导的免疫应答，与抗体和补体无关。故选 A。

13.【答案】C

【解析】异种血清脱敏疗法是采用小剂量、短间隔、多次注射抗毒素血清的方法进行脱敏治疗。故选C。

14.【答案】C

【解析】Ⅲ型超敏反应又称免疫复合物型或血管炎型变态反应，是由抗原和抗体形成中等大小的可溶性免疫复合物沉积于局部或全身多处毛细血管基膜后，激活补体，并在中性粒细胞、血小板、嗜碱性粒细胞等效应细胞参与下，引起以充血、水肿、局部坏死和中性粒细胞浸润为主要特征的炎症反应和组织损伤。故选C。

15.【答案】C

【解析】Ⅱ型变态反应又称为溶细胞型或细胞毒型超敏反应，特点是由IgG或IgM类抗体与靶细胞表面相应抗原结合后，在补体、吞噬细胞和NK细胞参与下，引起的以细胞溶解或组织损伤为主要病理性免疫反应。常见疾病有输血反应、新生儿溶血症、自身免疫性溶血性贫血、药物过敏性白细胞减少症（溶血性贫血、粒细胞减少症或血小板减少性紫癜）、肺出血-肾炎综合征。故选C。

16.【答案】A

17.【答案】A

18.【答案】B

【解析】Ⅲ型超敏反应常见疾病有Arthus反应、类Arthus反应、血清病、链球菌感染后肾小球肾炎。故选B。

19.【答案】A

【解析】血清病是在初次大量注射抗毒素（异种动物血清，如破伤风毒素和抗蛇毒血清）后1~2周发生，其主要临床症状是发热、皮疹、淋巴结肿大、关节肿痛和一过性蛋白尿。抗原抗体结合形成可溶性免疫复合物沉积于局部或全身毛细血管基膜。故选A。

20.【答案】B

【解析】免疫复合物型超敏反应即Ⅲ型超敏反应，有关疾病有Arthus反应、类Arthus反应、血清病、链球菌感染后肾小球肾炎。故选B。

21.【答案】C

【解析】Ⅲ型超敏反应的启动是由抗原抗体结合形成免疫复合物。该复合物沉积于毛细血管基膜，激活补体，引起组织损伤和炎症反应。故选C。

【A_2型题】

22.【答案】C

【解析】能够刺激支气管平滑肌收缩，使毛细血管通透性增强、促进内分泌的作用是LTs（白三烯）。故选C。

23.【答案】E

【解析】青霉素引起的过敏性休克是由于支气管平滑肌收缩、腺体分泌增加、毛细血管扩张、血管通透性增加共同引起的。故选E。

24.【答案】D

【解析】对异种血清过敏时，可采用异种血清脱敏疗法，即采用小剂量、短间隔、多次注射抗毒素血清的方法进行脱敏治疗。故选D。

25.【答案】D

【解析】导致肠道维生素B_{12}吸收障碍所引起的贫血为恶性贫血。故选D。

26.【答案】B

【解析】类Arthus反应出现在胰岛素依赖型糖尿病患者反复注射胰岛素后，可刺激机体产生相应IgG1类抗体，若再次注射，在局部出现红肿、出血和坏死等炎症反应。故选B。

27.【答案】D

【解析】Ⅳ型超敏反应是效应T细胞与特异性抗原结合后，引起单个核细胞浸润和组织损伤为主要特征的炎症反应，通常在再次接触抗原后24~72小时出现炎症反应。故选D。

【B_1型题】

28.【答案】A

29.【答案】B

30.【答案】C

31.【答案】E

32.【答案】D

33.【答案】D

34.【答案】D

35.【答案】A

36.【答案】B

37.【答案】C

【解析】Ⅲ型超敏反应，亦称免疫复合物介导的超敏反应。是抗原进入机体与体内相应抗体（IgG和IgM）结合成免疫复合物，在某些条件下，免疫复合物未被及时清除，沉积在毛细血管壁等组织中，激活补体系统，吸引中性粒细胞聚集；引起血管及其周围炎症。局部免疫复合物病、血清病、感染后肾小球肾炎，全身性红斑狼疮和类风湿关节炎、过敏性休克样反应均属于Ⅲ型超敏反应性疾病

38.【答案】B

【解析】Ⅱ型超敏反应又称细胞溶解型变态反应或细胞毒型变态反应。细胞上的抗原与抗体结合时，由于补体、吞噬细胞或K细胞的作用、细胞被破坏。例如，血型不符的输血反应，新生儿溶血反应和药物引起的溶血性贫血、自身免疫性溶血性贫血都属于Ⅱ型超敏反应。

39.【答案】C

40.【答案】A

【解析】参与Ⅰ型超敏反应的细胞介质是IL-4、IL-13，故选A。

41.【答案】C

【解析】参与Ⅳ超敏反应的介质有IL-2、IFN、TNF。故选C。

42.【答案】B　【解析】参与Ⅲ超敏反应的细胞是C3a，C5a。故选B。

第十五章　自身免疫和自身免疫病

【A_1型题】

1.【答案】A

【解析】自身免疫病是在某些内因和外因诱发下，自身免疫耐受状态被打破，持续迁延的自身免疫对自身抗原产生异常的免疫应答，造成自身细胞破坏、组织损伤或功能异常，导致的临床病症。其基本特征有患者体内可检测到高价的自身抗体和/或自身反应性T细胞，这是本病的最重要特征。其他特征还有，自身抗体和/或自身反应性T细胞介导对自身细胞或自身成分的免疫应答造成损伤或功能障碍；病情转归与自身免疫应答强度相关；应用免疫抑制剂治疗有效；病变组织中有Ig沉积或淋巴细胞浸润；通过血清或淋巴细胞可以被动转移疾病。故选A。

2.【答案】E

【解析】自身免疫病分为器官特异性自身免疫病和全身性自身免疫病。器官特异性自身免疫病是指患者的病变一般局限于某一特定的器官，由针对特定器官的靶抗原的自身免疫反应引起。如，弥漫性甲状腺肿（甲亢）。其他选项均为全身性自身免疫病。故选E。

3.【答案】B

【解析】器官非特异性自身免疫病为全身性自身免疫病，类风湿关节炎为全身性自身免疫病，而重症肌无力、1型糖尿病、甲亢和桥本甲状腺炎均为器官特异性自身免疫病。故选B。

4.【答案】A

【解析】Graves病是由血清中针对促甲状腺素受体的自身抗体（IgG）所引起的、以甲状腺功能亢进为特征的自身免疫病。故选A。

5.【答案】B

【解析】分子模拟是指有些微生物与人体细胞或细胞外成分相同或相似的抗原表位，在感染人体后激发针对微生物抗原的免疫应答，也能攻击含有相同或类似表位的人体细胞或细胞外成分。A族溶血性链球菌细胞壁M蛋白与人心肌间质和心瓣膜有相似表位，该菌感染刺激产生特异性抗体，可与心脏组织的相似表位发生交叉反应，引发风湿性心脏病。故选B。

6.【答案】D

【解析】在免疫耐受状态下，一定量的自身反应性T细胞和自身抗体普遍存在于所有个体的外周免疫系统中，有利于协助清除衰老变性的自身成分，对维持免疫系统的自身免疫稳定具有重要意义。当免疫自稳功能损害后，就会出现自身免疫病。故选D。

7.【答案】A

【解析】自身免疫性疾病是指机体对自身抗原发生免疫反应，产生相应的抗体和致敏淋巴细胞而导致自身组织损害所引起的疾病。致敏T细胞可识别与攻击带有特异自身抗原的靶细胞。CD4T细胞识别自身抗原后可释放多种多样的具有不同效应功能的淋巴因子，从而辅助体液（抗体生成）免疫或介导细胞免疫。CD8T细胞能够识别、杀伤和裂解带有相应MHCI类抗原-特异抗原肽复合物的靶细胞。因此，属于自身免疫反应直接引起组织损伤的机制是T细胞杀伤。故选A。

8.【答案】B

【解析】重症肌无力是由抗乙酰胆碱受体的自身抗体引起，以骨骼肌进行性无力为特征的自身免疫病。该自身抗体与神经肌肉接头处的乙酰胆碱受体结合，竞争性抑制乙酰胆碱与受体结合，阻断其生物学效应，还可加速受体内化和降解，使受体数量减少，致使肌肉细胞对运动神经元释放的乙酰胆碱反应性进行性降低而出现肌肉收缩无力等症状。故选B。

【A_2型题】

9.【答案】A

【解析】眼外伤后，机体免疫豁免部位被隔离的自身抗原成分眼晶状体蛋白释放入血液和淋巴液（隐蔽抗原的释放），与免疫系统接触，使自身反应性淋巴细胞活化，产生特异性CTL，引发对自身抗原的免疫应答，导致自身免疫病-自身免疫性交感性眼炎。故选A。

【B_1型题】

10.【答案】A

【解析】慢性甲状腺炎是机体甲状腺球蛋白和过氧化物酶成为自身抗体而引发的甲状腺功能低下，故选A。

11.【答案】C

【解析】系统性红斑狼疮SLE是由多种抗DNA和抗组蛋白的自身抗体与相应抗原形成大量的免疫复合物沉积在皮肤、肾小球、关节、脑等部位的小血管壁，激活补体，造成这种细胞损伤所引起的全身性自身免疫病。故选C。

12.【答案】B

【解析】与系统性红斑狼疮病情相关的抗体是抗DNA和抗组蛋白抗体，故选B。

13.【答案】D

【解析】与血栓形成、血小板减少及流产相关的抗体是抗心磷脂抗体。故选 D。

第十六章　免疫缺陷病

【A_1 型题】

1.【答案】C

【解析】免疫缺陷病是由于遗传因素或其他多种原因造成免疫系统先天发育不全或后天损伤而导致的免疫成分缺失、免疫功能障碍所引起的临床综合征。其共同特点有反复、慢性和难以控制的感染；伴发自身免疫、超敏反应和炎症性疾病；易发肿瘤；有遗传倾向。没有常患心血管病的特点。故选 C。

2.【答案】E

【解析】原发性免疫缺陷病是由于免疫系统遗传基因异常或先天性发育障碍而致的免疫功能不全引起的疾病，有 T、B 细胞联合免疫缺陷、抗体缺陷性免疫缺陷病、免疫失调性疾病、吞噬细胞数量、功能先天性缺陷、天然免疫缺陷、自身炎症性反应性疾病和补体缺陷。最常出现的疾病是反复感染。故选 E。

3.【答案】E

【解析】X 连锁无丙种球蛋白血症属于以抗体缺陷为主的免疫缺陷病。其发病机制是 B 细胞的信号转导分子酪氨酸激酶基因缺陷。表现为所有血清免疫球蛋白降低伴 B 细胞显著降低或缺如为特征，即 B 细胞缺陷性病。故选 E。

4.【答案】A

【解析】AIDS 是获得性免疫缺陷综合征。主要侵犯宿主的 $CD4^+$细胞（T 细胞、单核/巨噬细胞、树突状细胞和神经胶质细胞等）。不侵犯 $CD8^+$T 细胞、B 细胞、NK 细胞和浆细胞。故选 A。

5.【答案】E

【解析】获得性免疫缺陷病是后天因素造成的，继发于某些疾病或使用药物后。许多疾病可伴发继发性免疫缺陷病，包括感染（风疹、麻疹、巨细胞病毒感染、结核病等）、恶性肿瘤（霍奇金淋巴瘤、白血病、骨髓瘤等）、自身免疫病（系统性红斑狼疮、类风湿关节炎等）、免疫球蛋白丧失（肾病综合征）、免疫球蛋白合成不足（营养缺乏）、淋巴细胞丧失（药物、系统感染等）和免疫抑制剂治疗等。因此，获得性免疫缺陷病与 E 项无关。

6.【答案】A

【解析】选择性 IgA 缺陷病属于以抗体缺陷为主的免疫缺陷病，即 B 细胞缺陷病。故选 A。

7.【答案】D

8.【答案】D

【解析】AIDS 属于继发性免疫缺陷病，其他备选答案均属于原发性免疫缺陷病。故选 D。

9.【答案】E

【解析】慢性肉芽肿病为 X 连锁遗传病，其本质为吞噬细胞功能缺陷性疾病。故选 E。

10.【答案】B

【解析】AIDS 是因 HIV 侵入机体引起细胞免疫严重缺乏，导致以机会性感染、恶性肿瘤和神经系统病变为特征的临床综合征。其主要传染源是 HIV 携带者和 AIDS 患者，主要传播途径是性接触传播、血液传播和母婴垂直传播。故选 B。

11.【答案】E

【解析】HIV 感染的免疫学诊断方法有病毒抗原、抗病毒抗体、检测病毒核酸、检测免疫细胞数目和功能。其中，抗病毒抗体检测初筛方法为 ELISA。免疫 PCR 属于病毒载量测定，用于检测 HIV 抗原；免疫荧光法检测、放射免疫法测定和免疫印迹法检测均属于抗-HIV 抗体确认检测方法。故选 E。

【A_2 型题】

12.【答案】A

【解析】反复感染儿童，淋巴组织中缺乏 mIg 阳性细胞，血清免疫球蛋白含量低，T 细胞功能正常，该患者表现符合 X 连锁无丙种球蛋白血症。故选 A。

13.【答案】B

【解析】DiGeorge 表现为 T 细胞缺陷、B 细胞正常，有特殊面貌，有低钙性抽搐；Wiskott Aldrich 综合征即血小板减少，引起出血，形成紫癜，严重的湿疹，反复多发性感染；共济失调-毛细血管扩张症，又称 Louis-Bar 综合征，是以进行性小脑共济失调、眼与皮肤的毛细血管扩张和反复呼吸道感染为特征的少见病；慢性肉芽肿病是吞噬细胞缺陷病，表现为反复发作的严重化脓感染，淋巴结、肺、脾、肝、骨髓形成色素性类脂组织细胞浸润和包绕的化脓性肉芽肿。而全身组织发育不良、易反复感染及自身免疫病或肿瘤的疾病属于 T、B 细胞重症联合免疫缺陷病。故选 B。

【B_1 型题】

14.【答案】A

15.【答案】B

16.【答案】C

第十七章 肿瘤免疫

【A₁型题】

1.【答案】A

【解析】适应性免疫效应细胞包括 $CD8^+$ CTL、$CD4^+$ Th，固有免疫细胞包括 NK 细胞、巨噬细胞和 γδT 细胞、NKT 细胞等参与机体的抗肿瘤作用。其中，$CD8^+$CTL属于特异性杀肿瘤细胞。其他选项中的细胞均属于非特异性杀肿瘤细胞。故选 A。

2.【答案】E

【解析】肿瘤抗原有肿瘤特异性抗原 TSA，即肿瘤细胞特有而不存在于正常细胞的一类抗原；肿瘤相关抗原 TAA，是肿瘤细胞和正常细胞均表达的抗原，只有表达量的差异无严格肿瘤特异性，癌胚抗原、组织特异性分化抗原和过量表达抗原属于此类抗原。TSA 是肿瘤免疫诊断和治疗的有效靶点。故选 E。

3.【答案】B

【解析】物理、化学等因素诱导基因突变，此类肿瘤抗原是细胞癌变过程中新合成的蛋白质分子，其特异性强，但抗原性弱，机体可产生一定程度的特异性免疫应答。故选 B。

4.【答案】C

【解析】癌胚抗原是指在胚胎发育阶段由胚胎组织产生的正常成分，出生后消失，而癌变后又重新合成而大量产生的抗原。结肠癌细胞表达 CEA 其含量升高可作为肿瘤诊断、复发和预后判断的辅助性指标。故选 C。血清中甲胎蛋白 AFP 水平（但不是 AFP 抗体水平）升高对原发性肝癌有诊断意义。

5.【答案】C

【解析】NK 细胞抗肿瘤的作用是 ADCC、Fas/FasL 途径、穿孔素-颗粒酶途径和通过黏附分子结合靶细胞，再释放 TNF 等细胞因子杀伤靶细胞。故选 C。

6.【答案】A

【解析】细胞介导的抗肿瘤免疫中，$CD8^+$CTL 是抗肿瘤免疫的主要效应细胞，其杀伤肿瘤细胞受 MHC 限制；巨噬细胞可以非特异性的杀伤肿瘤细胞，抑制活化的巨噬细胞会促进肿瘤细胞生长；中性粒细胞没有直接杀伤肿瘤的作用；突变细胞表达 MHC Ⅰ类分子缺失或降低，但其表面糖类配体可与 NK 细胞表面活化性受体结合，激活 NK 细胞并发挥细胞毒效应。故选 A。

7.【答案】C

【解析】肿瘤细胞通过自身改变适应机体内环境，不仅不能诱导机体产生有效免疫应答反应而且能够抵抗免疫系统的清除。其机制有肿瘤细胞抗原缺失和抗原调变；MHC Ⅰ类分子表达低下；共刺激信号异常；表达或分泌免疫抑制分子；抗凋亡作用；表达 FasL 和抑制性分子；主动诱导荷瘤机体产生 Treg 和髓源性抑制细胞抑制机体免疫应答。故选 C。

8.【答案】B

【解析】机体抗肿瘤的主要免疫效应是以免疫效应细胞包括 T 细胞介导的特异性抗肿瘤免疫和固有免疫细胞抗肿瘤免疫。由于肿瘤抗原的免疫原性弱，抗体不是肿瘤免疫的重要效应因素。只有活化的巨噬细胞才能杀伤肿瘤细胞；诊断肿瘤主要依赖肿瘤相关抗原，如 AFP、CEA 等；临床使用细胞因子治疗属于被动免疫治疗。故选 B。

9.【答案】C

【解析】肿瘤的免疫逃逸机制有以下两点。与肿瘤细胞有关的因素：①肿瘤细胞的抗原缺失和抗原调变；②肿瘤细胞的漏逸；③肿瘤细胞 MHC Ⅰ类分子表达低下；④肿瘤细胞导致的免疫抑制（分泌免疫抑制因子或激活免疫抑制细胞、诱导免疫细胞凋亡或自身抵抗凋亡）；⑤肿瘤细胞缺乏共刺激信号；⑥肿瘤细胞抗凋亡。与宿主有关的因素包括宿主的免疫状态，如免疫功能低下、免疫耐受、抗原提呈细胞功能缺陷、宿主体内存在增强抗体等，都有利于肿瘤细胞逃避宿主免疫系统的攻击。而与肿瘤免疫逃逸无关的因素是不能诱导有效抗体应答，故选 C。

10.【答案】B

【解析】主动免疫治疗方法有注射灭活瘤苗、异构瘤苗、抗独特性抗体瘤苗等。故选 B。

11.【答案】D

【解析】肿瘤治疗包括主动免疫治疗、非特异性免疫治疗、抗肿瘤导向治疗和过继免疫治疗。故选 D，血浆置换不属于肿瘤治疗。

12.【答案】C

【解析】CTL 细胞能够识别肿瘤抗原、直接杀伤肿瘤细胞；活化后分泌细胞因子杀伤肿瘤细胞。巨噬细胞、NK 细胞、LAK 细胞属于固有免疫细胞，是非特异性杀伤细胞。TIL 是过继免疫细胞。故选 C。

13.【答案】A

【解析】巨噬细胞杀伤肿瘤的作用是直接杀伤作用、ADCC、分泌细胞因子。故选 A。

14.【答案】A

【解析】肿瘤基因疗法是将细胞因子基因导入体内，可直接抑制肿瘤细胞生长或激活机体抗肿瘤免疫。过继免疫是指将过继免疫细胞过继输入宿主体内达到抗肿瘤作用；主动特异免疫是通过CTL细胞产生的抗肿瘤作用；免疫导向治疗是用抗体介导的免疫靶向治疗。故选A。

【B_1型题】

15.【答案】C

16.【答案】A

17.【答案】D

18.【答案】B

19.【答案】C

【解析】病毒感染与某些肿瘤发生有密切关系，其中，原发性肝癌与乙型肝炎病毒感染相关，故第19题选C；B淋巴细胞瘤与EBV相关，故第20题选A；T淋巴细胞白血病与人嗜T淋巴细胞病毒有关，故第21题选E；宫颈癌与人乳头状病毒感染有关，故第22题选B。

20.【答案】A

21.【答案】E

22.【答案】B

第十八章　移植免疫

【A_1型题】

1.【答案】C

2.【答案】D

3.【答案】D

【解析】HVGR为宿主抗移植物反应，是宿主免疫系统对移植物发动攻击，导致移植物被排斥。骨髓移植的主要障碍是GVHR移植物抗宿主反应。故选D。

4.【答案】A

5.【答案】B

【解析】急性排斥反应是在移植后数天至2周，其主要表现为移植物出现大量巨噬细胞和淋巴细胞浸润，由细胞免疫介导，故选B。

【A_2型题】

6.【答案】B

【解析】异基因造血干细胞移植时有很强的条件要求：一是移植前的预处理，这是为了使受者能够接受外来的造血干细胞和减少本身肿瘤细胞的负荷采取的措施。二是受者和供者应有相匹配的人类白细胞抗原（HLA）系统，它存在于人类第六对染色体上，称其为HLA-A，HLA-B，HLA-C和HLA-DR位点，在移植能否成功上，HLA-DR位点关系尤大，必须相合，这样成功机会大，风险比较小。三是要有一定量的造血干细胞数。异基因造血干细胞移植过程中最重要的一项是对于二者HLA的比对，只有HLA一半以上相同的才可以移植成功，否则会由于存在巨大的排斥作用而失败。故选B。

【B_1型题】

7.【答案】C

【解析】同种移植发生排斥反应的原因是MHC不匹配，故选C。

8.【答案】B

【解析】异种移植发生急性排斥反应原因是受者体内有抗体供者组织抗原和抗体存在。故选B。

第十九章　免疫学检测技术

【A_1型题】

1.【答案】D

【解析】抗原抗体反应的特异性是由抗原表位与抗体的CDR互补结合（抗原抗体的构象）所决定的。与其他因素无关。故选D。

2.【答案】B

【解析】抗原抗体结合是特异性的；抗原抗体按照一定比例结合；反应受电解质、温度和酸碱度的影响；抗原抗体结合是非共价结合，是可逆的。故选B。

3.【答案】B

【解析】单向琼脂扩散是用于检测血清中的免疫球蛋白、补体C3、癌胚抗原、AFP或其他可溶性抗原的定量测定。故选B。双向琼脂扩散用于鉴定不同样品中抗原或抗体是完全相同、部分相同或完全不同，可对复杂抗原或抗体成分进行纯度鉴定；鉴定菌种或人的ABO血型、肥达反应、布鲁菌瑞特实验均为直接凝集实验；间接凝集实验是检测类风湿因子。故选B。

4.【答案】A

【解析】用于鉴定菌种或人的ABO血型、肥达反应、布鲁菌瑞特实验均为直接凝集实验。故选A。

5.【答案】A

【解析】酶联免疫测定法是将抗原抗体反应的高度特异性与酶对底物的高效催化作用结合，通过酶标仪测定酶分解底物产生的有色物质的光密度，评价抗原或抗体的含量。所测定的光密度与患者血清中抗体浓度呈正比。故选A。

6.【答案】C

【解析】间接ELISA用于检测体液中特异性抗体或用于单克隆抗体筛选和鉴定。故选C。

7.【答案】C

8.【答案】E

【解析】用于吞噬功能测定方法有氯化硝基四氮唑蓝实验和吞噬细胞吞噬实验。^{3}H-TdR 掺入法用于测定细胞增生水平。ELISA 方法测定抗原或抗体含量。免疫 PCR 测定是利用抗原抗体反应的特异性和 PCR 扩增反应的极高灵敏性而建立的一种微量抗原检测技术。MTT 法是测定细胞增生的方法。故选 E。

9.【答案】B

【解析】MTT 法也是测定细胞增生的方法。故选 B。

10.【答案】D

【解析】结核菌素实验是迟发型超敏反应实验。故选 D。

11.【答案】C

【解析】蛋白免疫印迹法是测定蛋白样品中某种蛋白含量的最佳方法。斑点杂交是测定核酸（DNA、RNA）的半定量方法。Southern blotting 是测定 DNA 序列定位的方法。故选 C。

12.【答案】C

【解析】测定 CTL 杀伤活性的方法是乳酸脱氢酶释放法。细胞被杀伤时细胞膜通透性改变，LDH 从细胞内释放至培养液里，通过测定形成的有色化合物的光密度，可以计算效应细胞的细胞毒活性。故选 C。

13.【答案】A

【解析】流式细胞仪可以鉴定荧光抗体单色、双色或多色标记的细胞，可进行细胞周期、细胞凋亡分析。用于 T 细胞亚群检测。故选 A。细胞毒实验检测杀伤细胞的活性；MTT 法测定细胞的增生能力；凝集反应测定抗原抗体反应；沉淀反应测定血清免疫球蛋白、抗原效价。故选 A。

14.【答案】E

【解析】溶血空斑实验是体外测定 B 淋巴细胞抗体形成功能的方法。故选 E。Coombs 试验是检测红细胞表面抗体的试验，是诊断免疫溶血性贫血的方法。E 花环实验是检测 T 细胞数量的实验；淋巴细胞转化实验反应机体细胞免疫水平。故选 E。

15.【答案】A

【解析】鉴定 ABO 血型的常见方法是玻片凝集法。间接凝集是将可溶性抗原或抗体先吸附在某些颗粒载体上形成致敏颗粒，然后再与相应抗体或抗原进行反应出现凝集的现象。故选 A。

【B_1 型题】

16.【答案】C

【解析】血清免疫球蛋白测定是反映体液免疫功能，故选 C。

17.【答案】A

【解析】皮肤迟发型超敏反应是细胞免疫测定，故选 A。

18.【答案】A

19.【答案】D

20.【答案】E

21.【答案】B

第二十章　免疫学防治

【A_1 型题】

1.【答案】B

【解析】人工主动免疫是指用疫苗接种机体，使之主动产生适应性免疫应答，从而预防或治疗疾病的措施。类毒素属于疫苗，注射类毒素属于主动免疫；抗毒素是特异性抗体，注射抗毒素即人工被动免疫；丙种球蛋白和胎盘球蛋白注射均能产生人工被动免疫；细胞因子治疗也属于分子治疗。故选 B。

2.【答案】D

【解析】注射免疫球蛋白属于人工被动免疫。故选 D。

3.【答案】D

【解析】人体免疫球蛋白属于抗毒素，产生被动免疫而不是主动免疫。故选 D。

4.【答案】C

【解析】注射抗毒素血清和丙种球蛋白属于人工被动免疫；接种疫苗和类毒素属于人工主动免疫；胎儿经过胎盘血流从母体得到的抗体属于自然被动免疫。故选 C。

5.【答案】E

【解析】灭活疫苗即死疫苗，是选用免疫原性强的病原体，经人工大量培养后，用理化方法灭活制成。BCG、小儿麻痹糖丸、鼠疫疫苗、麻疹疫苗均属于减毒活疫苗，而伤寒疫苗属于灭活疫苗。故选 E。

6.【答案】B

【解析】隐性感染——自然主动免疫；接种疫苗——人工主动免疫；接种类毒素——人工主动免疫；注射抗毒素——人工被动免疫；从初乳中获得 sIgA——自然被动免疫。故选 B。

7.【答案】C

【解析】密切接触者应该采取被动免疫的保护性措施，即注射抗毒素。类毒素属于主动免疫，其产生抗体需要一定时间；丙种球蛋白和胎盘球蛋白属于非特异性抗体，保护性弱；BCG 是结核减毒活疫苗，对白喉没有保护性免疫作用。故选 C。

8.【答案】A

【解析】伤寒疫苗、百日咳疫苗及森林脑炎疫苗属于灭活疫苗，鼠疫疫苗属于减毒活疫苗。故选 A。

【B_1 型题】

9.【答案】D

【解析】过继免疫是指将免疫细胞如 LAK、TIL 注射入机体而产生的免疫治疗，故选 D。

10.【答案】B

【解析】用 TNF 单抗治疗类风湿关节炎为分子治疗，故选 B。

11.【答案】A

【解析】用卡介苗治疗癌症属于应用生物应答调节剂进行的免疫治疗，故选 A。

12.【答案】E

【解析】破伤风治疗使用抗毒素，属于人工被动免疫，即应用抗体进行的治疗，故选 E。

13.【答案】C

【解析】毛细胞白血病使用干扰素治疗属于分子治疗中的细胞因子治疗，故选 C。

14.【答案】A

【解析】左旋咪唑能够激活吞噬细胞的吞噬功能，促进 T 细胞产生 IL-2 等细胞因子，增强 NK 细胞的活性，故属于免疫增强剂，故选 A。

15.【答案】D

【解析】FK-506 能够阻断 T 细胞内 IL-2 依赖的 T 细胞活化，属于免疫抑制剂，故选 D。

16.【答案】B

【解析】卡介苗属于减毒活疫苗，故选 B。

17.【答案】C

【解析】狂犬疫苗属于灭活疫苗，故选 C。

18.【答案】E

【解析】DNA 疫苗是用编码病原体有效免疫原的基因与细菌质粒构建成重组体，经注射等途径进入机体，重组质粒转染宿主细胞，使其表达能诱导有效保护性免疫应答的抗原，从而诱导机体产生适应性免疫。重组乙型肝炎病毒表面抗原属于 DNA 疫苗，故选 E。

第六篇 病 理 学

第一章 细胞、组织的适应、损伤和修复

【A₁型题】

1.【答案】B

2.【答案】E

【解析】肾小球肾炎时，肾小管上皮细胞发生细胞内玻璃样变，胞质中出现均质红染圆形小体。故选E。

3.【答案】E

【解析】液化性坏死是由于坏死组织中可凝固的蛋白质少，或坏死细胞自身及浸润的中性粒细胞释放大量水解酶，或组织富含水分和磷脂，则细胞组织坏死后易发生溶解液化。如脑组织。故选E。

4.【答案】B

【解析】化生是指一种分化成熟的细胞类型被另一种分化成熟的细胞类型所取代的过程。食管黏膜内出现灶状胃黏膜组织，其细胞类型均为黏膜，不属于化生。故选B。

5.【答案】D

【解析】当脂蛋白、载脂蛋白减少（缺血、缺氧、中毒、糖尿病或营养不良）时，肝细胞中脂蛋白和载脂蛋白合成减少，细胞输出脂肪受阻而堆积于细胞内。急性增生性肾小球肾炎与肝细胞内载脂蛋白减少无关。故选D。

6.【答案】D

【解析】细胞水肿时线粒体受损，ATP生成减少，细胞膜Na^+-K^+泵功能障碍，导致细胞内Na^+积聚，吸引大量水分子进入细胞，以维持细胞内外离子等渗。故选D。

7.【答案】E

【解析】组织发生坏死后，坏死细胞及周围中性粒细胞释放水解酶使坏死组织溶解液化，不能吸收的碎片由吞噬细胞吞噬清除，坏死细胞溶解后，引发周围组织急性炎症反应。组织自溶时周围组织没有炎症反应。故选E。

8.【答案】B

【解析】纤维素样坏死是结缔组织及小血管壁常见的坏死形式，病变部位呈现细丝状、颗粒状或小条块状无结构物质，染色性质与纤维素相似。常见于变态反应性疾病如风湿病、结节性多动脉炎、新月体性肾小球肾炎、急进性高血压和胃溃疡底部小血管。故选B。

9.【答案】C

【解析】脂肪变多发生于肝、心肌、肾小管上皮和骨骼肌细胞。最易发生于肝脏，故选C。

10.【答案】B

【解析】萎缩的细胞、组织、器官体积减小，重量减轻、色泽变深，心肌细胞和肝细胞的胞质内可出现脂褐素颗粒。该颗粒是细胞内未被彻底消化的富含磷脂的细胞器残体。故选B。

11.【答案】B

【解析】脂肪变的心肌呈黄色，与正常心肌的暗红色相间，形成黄红色斑纹，称为虎斑心。是脂肪变性。故选B。

12.【答案】E

【解析】萎缩是指已发育正常的细胞、组织或器官的体积缩小。萎缩时，细胞合成代谢降低，能量需求减少，原有功能下降。组织与器官萎缩时，除了实质细胞内物质丧失而致体积缩小外，还伴有实质细胞数量减少。间质不减少或反而增加。故选E。

13.【答案】B

【解析】细胞水肿发生到极期，胞质膜出现囊泡，微绒毛变形消失，称为气球样变，常见于病毒性肝炎。故选B。

14.【答案】E

15.【答案】D

【解析】细胞组织的适应性反应有萎缩、肥大、增生、化生。变性不属于适应性反应，而是可逆性损伤。故选D。

16.【答案】B

【解析】蛋白质变性凝固且溶酶体酶水解作用弱时，坏死区呈现灰黄、干燥、质实状态称为凝固性坏死。常见于心、肝、肾、脾等实质性器官，因缺血缺氧、细菌毒素、化学腐蚀而引起。脑组织通常不发生凝固性坏死。故选B。

17.【答案】E

【解析】机化是指新生肉芽组织长入并取代坏死组织、血栓、脓液、异物等的过程。因此，疖破溃后由周围组织修补不属于机化。故选E。

18.【答案】E

【解析】结核病时，病灶中含脂质较多，坏死区呈黄色，状似干酪，称为干酪性坏死。其表现为无结构的颗粒状红染物，不见原有组织的结构，是坏死更彻底的特殊类型凝固性坏死。故选E。

19.【答案】C

【解析】纤维素样坏死是结缔组织及小血管常见的坏死形式，

病变部位形成细丝状、颗粒状或小条块状无结构物质，与纤维素染色相似。肉眼观察不能确定坏死的类型。故选 C。

20.【答案】A

【解析】细胞内或间质中出现半透明状蛋白质蓄积称为玻璃样变或透明样变。酒精性肝病时，肝细胞胞质中细胞中间丝前角蛋白变性，形成 Mallory 小体。故选 A。

21.【答案】E

【解析】细胞水肿时线粒体受损，ATP 生成减少，细胞膜 Na^+-K^+泵功能障碍，导致细胞内钠离子积聚，吸引大量水分子进入细胞，以维持细胞内外离子等渗。病理表现是细胞基质高度疏松呈空泡状，细胞核肿胀，淡染，胞质膜表面出现囊泡，通常属于可恢复病变，不会形成玻璃样变。故选 E。

22.【答案】B

23.【答案】D

【解析】细胞坏死时，出现细胞核固缩、核碎裂和核溶解。故选 D。

24.【答案】E

【解析】干性坏疽常见于动脉阻塞但静脉回流畅通的四肢末端，因水分散失较多，坏死区干燥、皱缩呈黑色，与正常组织界限清楚，腐败变化较轻。全身中毒症状较轻。故选 E。

25.【答案】E

26.【答案】A

27.【答案】D

【解析】坏疽是指局部组织大块坏死并继发腐败菌感染。故选 D。

28.【答案】C

29.【答案】E

【解析】甘油三酯蓄积于非脂肪细胞的细胞质中，称为脂肪变。多发生于肝、心肌、肾小管上皮和骨骼肌细胞。原因有感染、酗酒、中毒、缺氧、营养不良、糖尿病及肥胖等。进食蛋白过多不好引起脂肪变。故选 E。

30.【答案】C

【解析】凋亡是活体内局部组织中单个细胞程序化细胞死亡。故选 C。

31.【答案】E

【解析】凋亡是由体内外因素触发细胞内预存的死亡程序而导致的细胞主动死亡方式，在形态和生化特征上都有别于坏死。生理和病理刺激因素均可诱发凋亡；凋亡散在单个细胞，凋亡细胞与周围细胞分离；形态表现是细胞固缩，核染色质边集，细胞膜和细胞器膜完整，膜发泡成芽，形成凋亡小体；周围不引起炎症反应和修复再生。故选 E。

32.【答案】C

【解析】神经纤维是神经元的轴突或树突、包裹髓鞘和神经膜组成，它是神经细胞的一部分。而化生是指一种分化成熟的细胞类型被另一种分化成熟的细胞类型所取代。故化生不可能发生于神经纤维。故选 C。

33.【答案】C

【解析】湿性坏疽多发生于与外界相同的内脏，如肺、肠、子宫、阑尾及胆囊，也可发生于动脉阻塞及静脉回流受阻的肢体。坏死区水分较多，腐败菌易于繁殖，肿胀成蓝绿色，与周围正常组织界限不清。故选 C。

34.【答案】A

【解析】结缔组织玻璃样变见于萎缩的子宫和乳腺间质、瘢痕组织、动脉粥样硬化纤维斑块及各种坏死组织的机化。玻璃样变不会发生于结核的干酪坏死灶。故选 A。

35.【答案】A

【解析】增生有弥漫性（增生的组织器官均匀弥漫性增大）和结节性（在组织器官内形成单发或多发性结节）。甲状腺、乳腺、前列腺和肾上腺的增生呈现结节性。胸腺增生为弥漫性。故选 A。

36.【答案】C

【解析】坏死是以酶溶性变化为特点的活体内局部组织中细胞的死亡。除了细胞核变化外，由于核糖体减少丧失，胞质变性蛋白质增多，糖原颗粒减少，使坏死细胞质嗜酸性增强，溶酶体释放酸性水解酶溶解细胞成分。细胞质嗜酸性坏死最常见于病毒性肝炎。故选 C。

37.【答案】A

【解析】新生的肉芽组织出现是坏死的结局之一。肉芽组织取代坏死组织、血栓、脓液、异物而形成机化；如坏死组织太大，无法完全长入或吸收，则肉芽组织将其包围形成包裹，最终机化和包裹形成纤维瘢痕。肉芽组织主要含有成纤维细胞、新生毛细血管和炎症细胞。故选 A。

38.【答案】A

【解析】慢性肝淤血时脂肪变首先发生于小叶中央区；磷中毒时小叶周边最明显；严重感染时脂肪变累及全部肝细胞；缺血引起的心肌脂肪变累及左心室内膜下和乳头肌；脂性肾病时主要位于近曲小管细胞基底部。故选 A。

【A_2 型题】

39.【答案】D

【解析】萎缩的器官体积减小，重量减轻，色泽变深，功能下降。故慢性肾小球肾炎出现少尿和贫血（肾脏分泌的促红细胞生成素减少），表示其出现萎缩、功能下降。故选 D。

40.【答案】A

【解析】患者为急性肾小球肾炎，此时器官发生细胞水肿，出现尿蛋白阳性。故近曲小管上皮细胞出现肿胀表现。选 A。

41.【答案】A

【解析】急性肝炎时，细胞出现水肿、肿胀，胞质淡染，可肿胀如气球样。故选A。

42.【答案】B

【解析】长期饮酒会导致肝脏慢性炎症，患者出现肝区疼痛。而肝细胞是脂肪代谢的主要场所，最常发生脂肪变性。故选B。

43.【答案】D

【解析】高血压长期未控制，患者全身血管会出现细小动脉壁玻璃样变，又称细小动脉硬化。故选D。

44.【答案】C

【解析】老年患者动脉粥样硬化出现足趾变黑、疼痛，是发生了干性坏疽。坏死呈现黑色是因为血红蛋白中的铁和腐败组织中的H_2S结合形成硫化铁的颜色。故选C。

45.【答案】A

【解析】气管黏膜上皮中出现鳞状上皮，但细胞形态无明显异性，表示出现了化生而非癌变。故选A。

46.【答案】A

【解析】慢性溃疡时，溃疡区域出现坏死，新生肉芽组织会长入并取代坏死组织。故可见肉芽组织长入。故选A。

【B_1型题】

47.【答案】B

【解析】急性胰腺炎时，由于胰腺组织损伤，胰腺产生的脂肪酶释放导致胰腺及周围组织出现脂肪坏死，故选B。

48.【答案】A

【解析】结核病变组织常发生干酪样坏死。淋巴结核出现干酪样坏死，故选A。

49.【答案】C

【解析】湿性坏疽多发生于与外界相同的内脏，如肺、肠、子宫、阑尾及胆囊。产后子宫内膜炎会出现湿性坏疽，故选C。

50.【答案】E

【解析】脑组织富含水分和磷脂，发生坏死时常常出现溶解液化，即液化性坏死，故选E。

51.【答案】D

【解析】高血压细小动脉壁因血浆蛋白渗入及基膜代谢物质沉积，使管壁增厚，动脉壁出现玻璃样变性，故选D。

52.【答案】A

【解析】结核结节出现的病例表现就是干酪样坏死，故选A。

53.【答案】E

【解析】脑组织易出现液化，故选E。

54.【答案】E

【解析】肝脓肿是由细菌感染引起的，坏死细胞及浸润的中性粒细胞释放大量水解酶使组织发生液化、溶解，故选E。

55.【答案】B

【解析】肝脏是脂肪代谢的主要场所，故肝脏疾病时最易发生脂肪变。故选B。

56.【答案】D

【解析】高血压所致的细小动脉壁改变均为玻璃样变。故选D。

57.【答案】C

【解析】动脉粥样硬化纤维斑块中胶原蛋白交联、变性融合，发生结缔组织玻璃样变性。故选C。

58.【答案】E

【解析】酒精性肝病时，肝细胞中间丝前角蛋白变性，形成Mallory小体，为细胞内玻璃样变性。故选E。

59.【答案】A

【解析】败血症为全身性感染，肝细胞会出现细胞水肿改变。故选A。

60.【答案】A

61.【答案】B

62.【答案】C

63.【答案】D

64.【答案】B

【解析】肝细胞水肿时，细胞体积增大，胞质疏松淡染，质膜表面出现囊泡，肿胀如气球样。故选B。

65.【答案】A

【解析】肝细胞脂肪变的表现为细胞体积增大，淡黄色。边缘圆钝，切面油腻感，胞质中见大小不等的空泡，苏丹染色阳性，细胞核偏向细胞一侧。故选A。

第二章　局部血液循环障碍

【A_1型题】

1.【答案】C

【解析】淤血是指器官或局部组织静脉回流受阻，血液淤积在小静脉和毛细血管内，导致血量增加。淤血后局部组织或器官体积增大、肿胀、重量增加，色泽暗红，温度低，切面湿润，功能减退。故选C。

2.【答案】B

【解析】左心衰竭时，左心腔内压力升高，阻碍肺静脉回流，造成肺淤血。凡是能导致左心衰竭的病，均能引起肺淤血，如，高血压心脏病、风湿性心脏病二尖瓣狭窄、梅毒性心脏病、冠心病。但肺源性心脏病是由于肺部的慢性支气管病变而导致的心衰，很少出现肺淤血表现。故选B。

3.【答案】E

【解析】严重肺淤血时，表现为肺泡壁毛细血管扩张、肺泡腔内有水肿液、有漏出的红细胞，可见心衰细胞。但没有白细胞和纤维蛋白。故选E。

4.【答案】A

【解析】肺淤血有急性和慢性两种。急性肺淤血时肺泡壁毛细血管扩张充血，肺泡间隔水肿，肺泡内的充满水肿液，可见出血。故选A。

5.【答案】D

【解析】心衰细胞是指肺淤血时，肺泡腔内的含有含铁血黄素颗粒的巨噬细胞即为心衰细胞。故选D。

6.【答案】A

【解析】肺淤血性硬化时，肺实质质地变硬，呈棕褐色，称为肺褐色硬化。常见于风湿性二尖瓣狭窄。故选A。

7.【答案】E

【解析】肝淤血由右心衰竭引起，肝静脉回流受阻，血液淤积在肝小叶循环的静脉端，致使肝小叶中央静脉及肝窦扩张淤血。镜下小叶中央静脉和肝窦扩张，充满红细胞，严重时小叶中央肝细胞萎缩、坏死，小叶外围汇管区出现肝细胞脂肪变。故选E。

8.【答案】E

【解析】慢性肝淤血时，肝小叶中央区因严重淤血呈暗红色，小叶周边肝细胞因脂肪变而呈黄色，致使肝脏切面出现红（淤血区）、黄（脂肪变区）相间的似槟榔样条纹，称为槟榔肝。故选E。

9.【答案】E

【解析】发生淤血的局部组织和器官体积增大、肿胀，重量增加；局部血流停滞，体温下降，表明呈蓝紫色；漏出液潴留于组织内引起淤血性水肿；营养物质不足和局部缺氧致实质细胞萎缩变性甚至死亡；间质细胞增生，网状纤维胶原化而出现淤血性硬化。故选E。

10.【答案】A

11.【答案】D

【解析】在静脉血栓中，白色血栓位于延续性血栓的头部，体部为混合血栓，呈现粗糙、干燥、圆柱状，与血管壁粘连。故选D。

12.【答案】C

【解析】白色血栓镜下主要由血小板及少量纤维蛋白构成，又称析出性血栓。故选C。

13.【答案】A

【解析】延续性血栓头部为白色血栓。故选A。

14.【答案】E

【解析】透明血栓发生于微循环的血管内，主要在毛细血管。最常见于DIC。故选E。

15.【答案】E

【解析】下肢深静脉和盆腔静脉血栓常发生于心力衰竭、久病和术后卧床患者。故选E。

16.【答案】C

【解析】血栓的转归有软化、溶解和吸收，机化和再通，钙化，栓塞，广泛性出血，阻塞血管等。不会发生化生。故选C。

17.【答案】E

【解析】血栓形成的因素有心血管内皮细胞损伤、血流状态改变（血流缓慢或产生漩涡）及血液凝固性增加（血小板增多和凝血因子增多或纤维蛋白溶解系统活性降低）。故选E。

18.【答案】B

【解析】当血栓与血管壁黏着不牢固时，或在血栓软化、碎裂过程中，血栓的整体或部分脱落成为栓子，随血液运行引起栓塞。故选B。

19.【答案】C

【解析】造成肺动脉栓塞的栓子绝大多数来自下肢膝关节以上的深部静脉，特别是腘静脉、股静脉和髂静脉。故选C。

20.【答案】D

【解析】肺栓塞引起猝死的原因是急性右心衰竭、心肌缺血、窒息、血管（肺动脉、冠状动脉、支气管动脉）痉挛和支气管平滑肌。故选D。

21.【答案】E

【解析】气体栓塞是由于大量空气进入血液循环或原溶于血液内的气体迅速游离，形成气泡阻塞心血管。多由于静脉破裂，外界空气由缺损处进入血流，如头颈、胸壁和肺手术或创伤时损伤静脉、使用正压静脉输液以及人工气胸或气腹误伤静脉时，空气因吸气时的静脉负压而进入静脉。分娩或流产时，由于子宫强烈收缩可将空气挤入子宫壁破裂的静脉窦内。故选E。

22.【答案】A

【解析】循环血流中出现脂肪滴阻塞小血管称为脂肪栓塞。大量脂滴短期内进入肺循环，使75%的肺循环面积受阻，可引起窒息和急性右心衰竭而死亡。故选A。

23.【答案】A

【解析】羊水栓塞的证据是在显微镜下观察到肺小动脉和毛细血管内有羊水成分，包括角化鳞状上皮、胎毛、胎脂、胎粪和黏液。故选A。

24.【答案】E

【解析】脂肪栓塞的栓子常来源于长骨骨折、脂肪组织严重挫伤和烧伤，导致脂肪细胞破裂和释出脂滴，由破裂的骨髓血管窦状间隙进入血流引起脂肪栓塞。脂肪栓子由静脉进入右心，再到达肺动脉及其分支。故选E。

25.【答案】C

【解析】梗死的类型有贫血性梗死、出血性梗死和败血性梗死。贫血性梗死发生于组织结构致密、侧支循环不充分的实质器官，如脾、心和脑组织。故选C。

26.【答案】B

【解析】血管血栓形成导致动脉血流中断或灌流不足是梗死的

最常见原因。冠状动脉发生强烈的痉挛可引起心肌梗死。影响梗死形成的因素有器官血供特性，双重血液供应的器官不易发生梗死；有效侧支循环建立后不易发生梗死；全身血液循环状态如贫血、血氧含量低或心功能不全可促进梗死发生。故选B。

27.【答案】C

【解析】出血性梗死常发生于严重淤血和组织疏松的器官。如肺、肠道。故选C。

28.【答案】B

【解析】心肌梗死发生后，梗死灶与正常组织交界处因炎症反应常见一充血出血带，巨噬细胞吞噬红细胞后转变为黄褐色，呈现出不规则的地图状。故选B。

【A_2型题】

29.【答案】B

【解析】患者表现出风湿性心脏病的症状，肝大、压痛，表明出现了慢性肝淤血。故选B。

30.【答案】E

【解析】风湿性心脏病慢性左心衰竭会出现肺淤血。肺淤血的表现有肺泡毛细血管扩张充血、肺泡腔内充满水肿液，为蛋白性液体，有红细胞、心衰细胞。故选E。

31.【答案】B

【解析】下肢静脉曲张时，静脉血流受阻，易发生血栓形成。故选B。

32.【答案】A

【解析】患者外伤性关节损伤（下肢），深静脉内有血栓。下肢静脉血栓脱落后随着血流进入肺动脉及其分支。故死亡原因是肺动脉血栓栓塞。故选A。

33.【答案】C

【解析】患者股骨骨折后出现呼吸困难、青紫，为脂肪栓塞表现。死亡原因是脂肪栓塞。故选C。

34.【答案】D

【解析】患者分娩过程中出现呼吸困难、发绀，尸检发现血管内有角化上皮，为羊水栓塞表现。故选D。

35.【答案】C

【解析】患儿肠套叠致使肠壁血管闭塞而发生肠壁组织肌肉缺氧，出现痉挛性剧烈疼痛，因肠道蠕动加强产生逆蠕动引起呕吐。为典型肠道梗死表现。肠壁呈现暗红色，浆膜面有纤维素样渗出物。故选C。

36.【答案】A

【解析】患者患冠心病，出现发绀、血压下降死亡。据病检结果推测死亡原因是心肌梗死。故选A。

【B_1型题】

37.【答案】A

【解析】有心房颤动的患者，其心腔内形成血栓，血栓脱落后进入动脉形成动脉栓塞，当动脉栓塞发生于脑组织则出现脑梗死，梗死后的脑组织出现软化。故选A。

38.【答案】E

【解析】急性阑尾炎由于局部炎症而出现充血水肿。故选E。

39.【答案】D

【解析】槟榔肝是指当肝脏小叶中央区发生淤血时，小叶外周汇管区则出现脂肪变，使得肝脏出现槟榔样条纹。故选D。

40.【答案】C

【解析】雷诺病是由于局部血管痉挛而使局部组织出现贫血表现，故选C。

41.【答案】B

【解析】肝硬化时，由于肝内结缔组织增生，肝血窦周围纤维化引起窦性阻塞；假小叶压迫小叶下静脉引起窦后性阻塞；肝小动脉与小静脉异常吻合形成静脉压增加，最终形成门脉高压，出现侧支循环建立而使食管静脉曲张。故选B。

42.【答案】A

【解析】梗死灶呈现地图样改变的是心肌梗死，故选A。

43.【答案】E

【解析】肺梗死为出血性梗死，病灶内有出血坏死，故选E。

44.【答案】B

【解析】脾脏和肾脏梗死均属于贫血性梗死，病灶呈现锥形，故选B。

45.【答案】B

46.【答案】D

【解析】脑梗死也为贫血性梗死，梗死后的脑组织坏死、变软、液化。故选D。

第三章　炎　　症

【A_1型题】

1.【答案】E

【解析】淋病属于化脓性炎症，其余各项都属于肉芽肿性炎症。故选E。

2.【答案】C

【解析】炎症是机体重要的防御反应；并非所有活体动物都能发生炎症反应，只有进化到有血管时，才能发生以血管为中心环节，又保留了吞噬和清除功能的炎症反应；炎症并非均对机体有利，炎症也可对机体产生不同程度的危害；炎症是损伤、抗损伤和修复的统一过程。故选 C。

3.【答案】D

【解析】凡能引起组织和细胞损伤的因子都能引起炎症，包括机械创伤。故创伤的基本病变反应是炎症反应。故选 D。

4.【答案】D

【解析】炎症局部组织血管内的液体成分、纤维素等蛋白质和各种炎症细胞通过血管壁进入组织间隙、体腔、体表和黏膜表面的过程叫渗出。所渗出的液体和细胞成分总称为渗出液。渗出液产生的原因是血管通透性增高和白细胞主动游出血管。故渗出液是炎症的产物。漏出液则是由于血浆渗透压降低、血管内压力升高、淋巴管梗阻等原因而产生的。两者的成分不同。故选 D。

5.【答案】A

【解析】血小板激活因子是细胞释放的炎症介质。它的作用包括：激活血小板、增加血管通透性以及引起支气管收缩，还可促进白细胞与内皮细胞黏附、白细胞趋化和脱颗粒。但没有促进白细胞吞噬的作用。故选 A。

6.【答案】D

【解析】炎症局部组织发生的变性和坏死称为变质。变质可发生于实质细胞也可发生于间质细胞。故选 D。

7.【答案】B

【解析】体液来源的炎症介质来源于缓激肽、补体和凝血系统/纤溶系统。故选 B。

8.【答案】C

【解析】肉芽肿性炎症是以局部巨噬细胞及其衍生细胞增生形成的境界清楚的结节状病灶为特征的特殊慢性炎症。故选 C。

9.【答案】A

【解析】补体成分 C5a 可刺激肥大细胞释放组胺使血管扩张、通透性增加，还可使白细胞激活、趋化、黏附。故选 A。

10.【答案】D

【解析】纤维素性炎症是以纤维蛋白原渗出为主，继而形成纤维素。易发生于黏膜、浆膜和肺组织。浆膜发生的纤维素性炎症可机化引发纤维性粘连。肺组织发生的纤维素性炎也可发生机化，还可见大量中性粒细胞渗出。故选 D。

11.【答案】C

【解析】浆液性炎是以浆液渗出为特征，渗出的液体主要来自血浆，含有 3%～5% 的蛋白质（主要为清蛋白），混有少量中性粒细胞和纤维素。故选 C。

12.【答案】A

【解析】炎症时，首先细动脉扩张，毛细血管床开放，局部血流加快、局部血流量增加。故选 A。

13.【答案】D

【解析】急性炎症通常以渗出性病变为主，浸润的炎细胞主要是中性粒细胞。故选 D。

14.【答案】D

15.【答案】D

【解析】趋化作用是指白细胞沿化学物质浓度梯度向着化学刺激物做定向移动。白细胞通过趋化作用而聚集到炎症病灶。故选 D。

16.【答案】B

【解析】具有吸引白细胞定向移动的化学刺激物称为趋化因子。补体成分 C5a 是内源性趋化因子。组胺和缓激肽是血管活性肽，不是趋化因子；C3b 是促进吞噬作用；活性氧代谢产物可增强和放大炎症反应。故选 B。

17.【答案】C

【解析】脓肿是指器官或组织内的局限性化脓性炎症，特征是组织发生溶解坏死，形成充满脓液的腔。故选 C。

18.【答案】D

【解析】非特异性慢性炎症的特点是炎症灶内浸润的细胞为单核细胞、淋巴细胞和浆细胞。故选 D。

19.【答案】C

20.【答案】A

【解析】肉芽肿性炎是以局部巨噬细胞及其衍生细胞（上皮样细胞和多核细胞）增生形成境界清楚的结节状病灶为特征一种慢性炎症。故选 A。

21.【答案】D

【解析】感染性肉芽肿的细胞为巨噬细胞及其衍生细胞（上皮样细胞和多核细胞）。故选 D。

22.【答案】E

23.【答案】C

【解析】肺肉质变属于急性纤维素性炎，是由于大叶性肺炎时，炎症渗出的纤维素过多，导致不能被完全溶解吸收，随后发生机化，形成浆膜的纤维性粘连。故选 C。

24.【答案】C

【解析】白细胞（中性粒细胞、嗜酸性粒细胞、淋巴细胞、单核细胞）均具有游走性。红细胞则不是。故选 C。

【A_2 型题】

25.【答案】D

【解析】细菌性痢疾是痢疾杆菌引起的肠道传染病。病变初期呈急性卡他性炎，进一步发展乃成为本病特征性的假膜性炎，表现为黏膜表层坏死，同时在渗出物中出现大量纤维素，后者与坏死组织、中性粒细胞、红细胞和细菌一起形成假膜。临床上，由于毒血症，可出现发热、头痛、乏力、食欲缺乏等全身症状和白细胞增多；由于病变肠管蠕动亢进并有痉挛，可引起阵发性腹痛、腹泻等症状。由于炎症刺激直肠壁内的神经末梢及肛门括约肌，导致里急后重和排便次数频繁。随着肠炎症的变化，最初为稀便混有黏液，待肠内容物排尽后即转为黏液脓血便，偶尔排出片状假膜。本例患者临床表现符合细菌性痢疾的诊断，其病变性质为急性纤维素性渗出性炎症，故选D。

26.【答案】D

【解析】大叶性肺炎属于纤维素性炎。故选D。

27.【答案】B

【解析】化脓性炎多由化脓菌（脑膜炎双球菌）感染所致，脓性分泌物为灰黄色。故选B。

28.【答案】B

【解析】蜂窝织炎是疏松组织的弥漫性化脓性炎，常发生于皮肤、肌肉和阑尾。故选B。

29.【答案】C

30.【答案】D

【解析】肾脏增生性炎表现为肾脏肿大、包膜易剥、皮质增厚、皮髓分界清。故选D。

31.【答案】C

【B_1型题】

32.【答案】A

【解析】出现水泡的属于浆液性炎，以血浆渗出为主，故选A。

33.【答案】A

【解析】丹毒也属于急性浆液性炎，故选A。

34.【答案】D

【解析】脓肿是以局限性化脓为主的炎症，故选D。

35.【答案】B

【解析】白喉是由白喉杆菌引起的纤维素性炎，故选B。

36.【答案】E

【解析】急性炎症反应迅速，持续时间短，以渗出性病变为主，浸润的炎细胞主要为中性粒细胞，故选E。

37.【答案】C

38.【答案】B

39.【答案】D

40.【答案】E

41.【答案】A

第四章　肿　　瘤

【A_1型题】

1.【答案】B

【解析】子宫绒毛膜癌早期即可发生血道转移，其余各项晚期可发生血道转移。故选B。

2.【答案】C

【解析】上皮组织发生的良性肿瘤包括乳头状瘤（见于鳞状上皮、尿路上皮等被覆的部位）和腺瘤（腺上皮的良性肿瘤，如肠腺、乳腺、甲状腺等器官发生的腺瘤）。故选C。

3.【答案】A

4.【答案】E

5.【答案】A

【解析】间叶组织包括纤维组织、脂肪、肌肉、血管、淋巴管、骨和软骨等。间叶组织的恶性肿瘤称为肉瘤，这些肿瘤表现出向某些间叶组织分化的特点。血管瘤、淋巴瘤、脂肪瘤和平滑肌瘤均为间叶肿瘤，而乳头状瘤一般是上皮组织来源的肿瘤，不属于间叶瘤。故选A。

6.【答案】B

【解析】肿瘤的异型性是指肿瘤组织结构和细胞形态与相应的正常组织有不同程度的差异。良性肿瘤的异型性较小，仅有组织结构紊乱。故选B。

7.【答案】D

【解析】良性肿瘤一般称为瘤，但是有些恶性肿瘤也称为瘤，如黑色素瘤、畸胎瘤和神经鞘瘤都可以是恶性的。因此，并非称瘤的都是良性瘤。故选D。

8.【答案】B

9.【答案】E

【解析】恶性肿瘤的主要特征就是浸润性生长和转移。故选E。

10.【答案】C

11.【答案】D

【解析】肿瘤组织分为肿瘤实质和间质。肿瘤间质由结缔组织和血管组成，起支持和营养作用。故选D。

12.【答案】B

13.【答案】C

【解析】恶性肿瘤细胞从原发部位侵入淋巴管、血管或体腔，迁徙到其他部位，继续生长、形成同样类型的肿瘤。因此，检查局部淋巴结的目的是了解是否有淋巴道转移。故选C。

14.【答案】B

15.【答案】D

【解析】癌与肉瘤都是恶性肿瘤。从上皮发生的恶性肿瘤称为癌，如皮肤癌、食管癌；从间叶或结缔组织来源的恶性肿瘤称为肉瘤，如骨肉瘤、淋巴肉瘤。故选D。

16.【答案】D

【解析】肉瘤细胞多弥漫分布，实质与间质分界不清，间质血管丰富，纤维组织少。故选D。

17.【答案】C

【解析】肿瘤细胞侵入淋巴管，随淋巴流到局部淋巴结，肿瘤细胞先聚集于淋巴结的边缘窦，以后累及整个淋巴结，使淋巴结肿大，质地变硬。故选C。

18.【答案】D

19.【答案】D

【解析】肿瘤的形状可因其组织类型、发生部位、生长方式和良恶性质不同而不同。乳头状、结节状、溃疡状伴浸润（火山口状溃疡）都是常见类型。但溃疡伴浸润是肿瘤可能性最大的形状。

故选D。

20.【答案】B

【解析】鳞癌常发生于鳞状上皮被覆的部位。镜下，分化好的鳞癌的癌巢中央可出现层状角化物（癌珠），细胞间可见细胞间桥。分化差的鳞癌则无角化。故选B。

21.【答案】C

22.【答案】A

【解析】大肠癌的发病率从高到低依次为直肠、乙状结肠、盲肠、升结肠、降结肠及横结肠，近年有向近端（右半结肠）发展的趋势。故选A。

23.【答案】A

【解析】胃肠道的肿瘤首先侵入门静脉系统，故首先发生肝脏转移。故选A。

24.【答案】A

25.【答案】C

【解析】肿瘤组织的结构和形态与正常组织的差异称为肿瘤的异型性。良性肿瘤差异小，恶性肿瘤差异大。故选C。

26.【答案】B

27.【答案】E

【解析】原位癌是指异型增生的细胞在形态和生物学特征上与癌细胞相同，常累及上皮全层，但没有突破基膜向下浸润。故选E。

28.【答案】A

【解析】HPV为DNA肿瘤病毒。HPV16，18与宫颈的原位癌和浸润癌有关。不属于内在因素而属于环境致癌因素。故选A。

29.【答案】C

【解析】ras属于癌基因，它与肺癌、结肠癌、胰腺癌和白血病发生有关。其他均为抑癌基因。故选C。

30.【答案】C

【解析】异型性是指肿瘤细胞结构和形态与正常细胞间的差异。良性肿瘤细胞没有多形性改变、没有核多形性、无核分裂象、无核质比例增大。故选C。

31.【答案】C

【A_2型题】

32.【答案】E

【解析】肉瘤多经血道转移而非淋巴道转移。故引起淋巴结肿大的肿瘤可能性最小的是转移性肉瘤。故选E。

33.【答案】C

【解析】2岁患儿，腹膜后恶性肿瘤最可能是神经母细胞瘤。备选答案中只有这个是恶性肿瘤，其他4个均为良性肿瘤。故选C。

34.【答案】B

【解析】肿瘤细胞无异型性，胶原纤维束状排列，有完整包膜，故该肿瘤为良性纤维瘤。故选B。纤维肉瘤则在皮下组织呈浸润性生长，肿瘤内有出血、坏死，细胞呈异型的鲱鱼骨样。组织细胞纤维瘤是由组织成纤维细胞组成的干骺端错构瘤，位于干骺端的骨膜下。瘤样纤维组织增生是纤维结缔组织呈肿瘤样增生，形成瘤样肿块，又称纤维瘤病。常见的有结节性筋膜炎、增生性筋膜炎、增生性肌炎和带状瘤等。瘤样纤维组织增生与纤维瘤不同之处在于局部呈浸润性生长，没有包膜。

35.【答案】B

【解析】血管瘤包括毛细血管瘤、海绵状血管瘤、静脉血管瘤。海绵状血管瘤边界不清，呈筛孔状，有管腔，管壁厚薄不一，迂回扩张，管腔内有红细胞。故选B。

36.【答案】C

【解析】平滑肌瘤的瘤组织由梭形细胞构成，形态一致，核呈长杆状，排列成束状、编织状。故选C。

37.【答案】E

【解析】淋巴结内有异型细胞，核有分裂象和角化珠，为鳞癌的转移癌。故选E。

【B_1型题】

38.【答案】E

39.【答案】B

40.【答案】D

41.【答案】A

42.【答案】B

43.【答案】B

44.【答案】C

45.【答案】D

46.【答案】E

第五章 心血管系统疾病

【A_1型题】

1.【答案】C

【解析】高血压脑出血多见于基底节区域是因为供应该区域的豆纹动脉从大脑中动脉呈直角分支，直接受到大脑中动脉压力较高的血流冲击和牵引，致豆纹动脉易破裂出血。故选C。

2.【答案】B

【解析】高血压脑出血常发生于基底节、内囊，其次为大脑白质、脑桥和小脑。故选B。

3.【答案】B

【解析】高血压肾脏病变时，肾入球动脉玻璃样变和肌型小动脉硬化，管壁增厚，管腔狭窄，肾小球缺血发生纤维化、硬化或玻璃样变，肾小管萎缩，间质纤维组织增生，淋巴细胞浸润。故选B。

4.【答案】C

5.【答案】C

【解析】动脉粥样硬化是心血管疾病中最常见的疾病，基本病变是动脉内膜脂质沉积，内膜灶状纤维化，粥样斑块形成，管壁变硬、管腔狭窄，引起器官缺血性改变。病变好发于主动脉后壁及其分支开口处，腹主动脉最严重，其次是胸主动脉、主动脉弓和升主动脉，因动脉中膜萎缩及弹力板断裂使管腔变得薄弱，可引起夹层动脉瘤，破裂可致致命性大出血。可形成血栓，继发钙化和出血。故选C。

6.【答案】B

【解析】粥样斑块由纤维斑块深层细胞坏死发展而来，表层为大量胶原纤维（发生玻璃样变），纤维帽下有坏死崩解物、胆固醇结晶、钙盐沉积，斑块底部和边缘有肉芽组织，少量淋巴细胞和泡沫细胞，脂质呈苏丹Ⅲ染色阳性。故选B。

7.【答案】B

【解析】冠状动脉粥样硬化以左冠状动脉前降支最高，其余依次为右主干、左主干或左旋支、后降支。故选B。

8.【答案】A

9.【答案】A

【解析】动脉粥样硬化危险因素有高脂血症、高血压、吸烟、代谢综合征、遗传、性别及年龄等。最密切的是高脂血症。故选A。

10.【答案】E

【解析】各种刺激因素使血管内皮细胞结构和功能发生不同程度的损伤，损伤的内皮细胞分泌生长因子，吸引单核细胞聚集、黏附内皮并迁入内皮下间隙，单核细胞摄取内膜内氧化的脂质，形成单核细胞源性泡沫细胞。故选E。

11.【答案】C

【解析】心肌梗死是由于冠状动脉供血中断，致供血区持续缺血而导致的较大范围的心肌坏死。是缺血性梗死而不是出血性梗死。故选C。

12.【答案】D

【解析】肾动脉粥样硬化最常累及动脉开口处及主动脉近侧端，也可累及叶间动脉和弓状动脉，因斑块所致管腔狭窄，致肾组织缺血，肾实质萎缩和间质纤维组织增生，斑块合并血栓形成肾组织梗死，梗死灶机化后遗留较大凹陷瘢痕，肾表面出现宽大瘢痕，切面呈楔形。故选D。

13.【答案】D

【解析】心肌梗死室壁瘤是由于梗死心肌或瘢痕组织在左心室内压力作用下形成的局限性向外膨隆，多发生于左心室前壁近心尖处，可引起心功能不全或发生血栓形成。故选D。

14.【答案】A

【解析】风湿性心脏病主要侵犯心瓣膜，其中二尖瓣最常受累，其次为二尖瓣和主动脉瓣同时受累，主动脉瓣、三尖瓣和肺动脉瓣极少受累。故选A。

15.【答案】E

【解析】风湿性心肌炎病变主要累及心肌间质结缔组织，表现为灶状间质性心肌炎，间质水肿，间质血管附近可见Aschoff小体和少量淋巴细胞浸润。故选E。

16.【答案】B

17.【答案】B

【解析】风湿性心肌炎病变常见于左心室、室间隔、左心房及左心耳等处。常累及心肌间质结缔组织。故选B。

18.【答案】B

19.【答案】B

【解析】风湿性心内膜炎时受累瓣膜（最常见于二尖瓣）肿胀，瓣膜内出现黏液变性和纤维素样坏死，浆液渗出和炎细胞浸润，瓣膜闭锁缘上形成单行排列的疣状赘生物。故选B。

20.【答案】C

21.【答案】B

22.【答案】D

【解析】风湿性关节炎时关节局部出现红、肿、热、痛和功能障碍。关节腔内有浆液及纤维蛋白渗出，滑膜充血肿胀，急性期后渗出物易被完全吸收，不留后遗症。故选D。

23.【答案】C

【解析】二尖瓣狭窄是由于风湿性心内膜炎反复发作而引起，由于二尖瓣狭窄，心脏舒张期从左心房流入左心室的血流受阻，左心房代偿性扩张肥大。故选C。

24.【答案】A

【解析】亚急性感染性心内膜炎是由草绿色葡萄球菌所引起，最常侵犯（风湿性心内膜炎的）二尖瓣和主动脉瓣。故选A。

25.【答案】C

【解析】引起亚急性感染性心内膜炎的病原菌主要是甲型溶血性链球菌（75%），其次肠球菌、革兰阴性杆菌、立克次体、真菌等。故选C。

26.【答案】B

【解析】亚急性感染性心内膜炎除了心脏的体征外，还有长期发热、皮肤黏膜点状出血、栓塞、脾大及进行性贫血等表现。病变瓣膜上有息肉状或菜花状赘生物；栓塞会造成脑梗死、肾梗死和脾梗死。但是，不会出现皮肤环形红斑。故选B。

【A_2型题】

27.【答案】B

【解析】肾体积缩小、质地硬、细动脉透明变性、肾小球纤维化改变均为高血压所致的肾脏改变。故选B。

28.【答案】C

【解析】患者有高血压病史，生气后出现头痛、晕厥，最终死亡。最可能的死亡病因是脑出血。

脑出血的原因是由于长期高血压，脑血管细小动脉硬化使血管壁变脆，当血压突然升高（生气）引起破裂性出血。故选 C。

29.【答案】A

【解析】患者有心前区疼痛病史，心电图有心肌缺血表现，心肌酶高，夜间突然死亡。可能的死因是冠心病合并心肌梗死。故选 A。

30.【答案】A

【解析】青年女性，有风湿性关节炎史。表现为发绀、心脏舒张期杂音、肺部湿啰音，可能的诊断是风湿性心脏病二尖瓣狭窄，左心衰竭。故选 A。

31.【答案】D

【解析】患者有游走性关节炎病史，近来出现全心衰表现，有二尖瓣收缩期和舒张期杂音。可能的诊断是二尖瓣狭窄加关闭不全合并全心衰竭。故选 D。

32.【答案】C

【解析】患者有风湿病史，有主动脉瓣区舒张期杂音（关闭不全表现），可能诊断是风湿性心脏病主动脉瓣关闭不全。故选 C。

33.【答案】C

【解析】青年女性，有心悸史，拔牙后出现发热、皮肤有出血点、脾大，心尖部收缩舒张双杂音。可能诊断是亚急性感染性心内膜炎。故选 C。

34.【答案】B

【解析】男性，长期低热，脾区疼痛，贫血，二尖瓣杂音。后出现半身瘫痪。可能诊断为亚急性感染性心内膜炎合并左侧脑栓塞。故选 B。

35.【答案】B

【解析】患者心脏二尖瓣和主动脉瓣膜增厚，有赘生物，联合处有粘连。诊断是风湿性心脏病联合瓣膜病合并亚急性感染性心内膜炎。故选 B。

36.【答案】A

【解析】患者心脏增大，心腔扩张，心室壁有附壁血栓。可能诊断为扩张型心肌病。故选 A。

37.【答案】B

【解析】患者有风湿性关节炎史，肾炎反复发作，出现头晕、头痛、多尿、皮肤尿素霜，尿蛋白强阳性，心包摩擦音。可能诊断为尿毒症性心外膜炎。故选 B。

【B_1 型题】

38.【答案】B

39.【答案】A

40.【答案】D

41.【答案】E

42.【答案】C

43.【答案】B

44.【答案】A

45.【答案】C

46.【答案】D

47.【答案】B

48.【答案】A

49.【答案】C

第六章 呼吸系统疾病

【A_1 型题】

1.【答案】C

【解析】肺肉质变也称机化性肺炎。病变肺组织呈褐色肉样外观，是由于肺内炎性病灶中中性粒细胞渗出过少，释放的蛋白酶量不足以溶解渗出物中的纤维素，大量未能被溶解的纤维素被肉芽组织取代而机化。它是大叶性肺炎的并发症。故选 C。

2.【答案】C

【解析】慢性支气管炎是发生于支气管黏膜及其周围组织的慢性非特异性炎性疾病，呼吸道纤毛柱状上皮变性坏死脱落，发生鳞状化生；黏膜下腺体增生肥大，杯状细胞增生，分泌黏液增多；管壁水肿，淋巴细胞、浆细胞浸润；管壁平滑肌断裂萎缩，软骨变性萎缩或骨化。故选 C。

3.【答案】C

【解析】慢性支气管炎反复发作必然导致病程逐渐加重，累及的细支气管不断增多，终将引起管壁纤维性增厚，管腔狭窄甚至发生纤维性闭锁；炎症向周围组织及肺泡扩展，形成细支气管周围炎，最终，发展成慢性阻塞性肺气肿。故选 C。

4.【答案】E

【解析】中央性肺癌在肺门部形成肿块，包绕支气管；周围型肺癌在肺周边肺膜下形成孤立的球形结节，与支气管关系不明显；弥漫型肺癌沿肺泡管及肺泡弥漫浸润生长，形成多个粟粒大小结节，布满大叶或全肺叶；也可形成大小不等的多发性结节散布于多个肺叶内。不包括厚壁空洞。故选 E。

5.【答案】E

【解析】肺气肿是末梢肺组织因含气量过多伴有肺泡间隔破坏，肺组织弹性减弱，导致肺体积膨大，通气功能降低的一种疾病状态，是支气管和肺部疾病的最常见并发症。慢性炎症使细支气管管壁破坏、管壁增厚、管腔狭窄，使气道不完全阻塞，使排气不畅；长期慢性炎症破坏肺弹性纤维，使细支气管和肺泡回缩力减弱，无法排出肺内残余气体；阻塞性肺通气障碍使细支气管和肺泡长期处于高张力状态，弹性降低，使残气量进一步增加。故选 E。

6.【答案】E

【解析】患者因支气管黏膜受炎症刺激及分泌黏液增多而出现咳嗽、咳痰症状。病变基础是支气管黏膜下腺体增生肥大，浆液性上皮发生黏液腺化生，导致分泌黏液增多。故选E。

7.【答案】E

【解析】慢性支气管炎时，细支气管炎和支气管周围炎使小气道狭窄和阻塞可致阻塞性通气障碍和换气障碍。故选E。

8.【答案】C

【解析】硅肺是长期吸入含游离二氧化硅，粉尘沉着于肺组织而引起的一种职业病。硅尘颗粒越小致病力越强，1~2μm颗粒致病性最强；早期硅结节分布于双肺中、下叶近肺门处，肺门淋巴结肿大；硅结节主要由玻璃样变的胶原纤维呈旋涡状排列构成；晚期硅结节密度增大并与肺纤维化合成团块，病灶中央可见硅肺空洞。故选C。

9.【答案】A

【解析】肺泡中央性肺气肿多见于中老年吸烟者或慢性支气管炎病史者。特点是肺腺泡中央的呼吸性细支气管呈囊状扩张，肺泡管和肺泡囊扩张不明显。故选A。

10.【答案】A

【解析】硅肺的分期是根据肺内硅结节的数量、大小、分布范围及肺纤维化程度来区分的。故选A。

11.【答案】D

【解析】大叶性肺炎发病早期，肺泡腔内有大量浆液性渗出液，内有红细胞、中性粒细胞和巨噬细胞，可检出肺炎链球菌；之后，肺泡腔内充满纤维素和红细胞；后期，肺泡腔内的纤维素可被溶解吸收，肺组织结构和功能恢复正常。故选D。

12.【答案】B

【解析】大叶性肺炎主要病理变化为肺泡腔内的纤维素性炎。故选B。

13.【答案】C

【解析】大叶性肺炎的并发症有肺肉质变、胸膜肥厚和粘连、肺脓肿及脓胸、败血症或脓毒败血症、感染性休克。故选C。

14.【答案】B

【解析】大叶性肺炎多见于青壮年，是由肺炎链球菌引起的纤维素炎，常发生于单侧肺，多见于左肺或右肺下叶，也可同时或先后发生于两个或多个肺叶。肺泡腔内的红细胞被吞噬细胞吞噬后，形成含铁血红素，致痰液呈铁锈色。故选B。

15.【答案】E

【解析】肉质变又叫机化性肺炎，是由于肺炎病灶中中性粒细胞渗出过少，释放的蛋白酶不足以溶解渗出物中的纤维素，大量未被溶解吸收的纤维素被肉芽组织取代而机化，病变组织外观呈褐色肉样。故选E。

16.【答案】D

【解析】大叶性肺炎的并发症有肺肉质变、胸膜肥厚和粘连、肺脓肿及脓胸、败血症或脓毒败血症；感染性休克。不会发生肺褐色硬化。故选D。

17.【答案】B

【解析】大叶性肺炎病理过程分为充血水肿期、红色肝样变期、灰色肝样变期和溶解消散期。出现铁锈色痰是在红色肝样变期，此时，肺泡内有大量红细胞，巨噬细胞吞噬红细胞后，分解血红蛋白形成含铁血黄色，使痰液呈铁锈色。故选B。

18.【答案】C

【解析】大叶性肺炎的红色肝样变期，由于肺泡内充满纤维素和大量红细胞，导致患者动脉血氧分压因肺泡换气和肺通气功能障碍而降低，可出现发绀等缺氧症状。故选C。

19.【答案】D

【解析】小叶性肺炎是由化脓菌引起的炎症，以肺小叶为病变单位，病变以细支气管为中心，可导致支气管扩张。并发症多见，如呼吸功能不全、心力衰竭、脓毒血症、肺脓肿和脓胸。但不会出现肺肉质变。故选D。

20.【答案】A

【解析】小叶性肺炎是由化脓菌引起的炎症，病理表现为化脓性炎。故选A。

21.【答案】B

【解析】慢性支气管炎时，呼吸道黏膜上皮细胞变性坏死、脱落，发生鳞状上皮化生。鳞状上皮化生可发生癌变。故选B。

22.【答案】A

【解析】小叶性肺炎常由口腔或上呼吸道内病菌引起。当机体抵抗力下降，呼吸道防御功能受损时，细菌侵入细支气管和末梢肺组织引起炎症。常是某些疾病的并发症。病变以细支气管为中心的急性化脓性炎症。病灶可相互融合成片，或累及整个大叶，发展为融合性支气管肺炎。多发生于儿童、体弱老人及久病卧床者。并发症有呼吸衰竭和心力衰竭。故选A。

23.【答案】A

【解析】硅肺的基本病变是硅结节形成和肺组织的弥漫性肺纤维化。胸膜可广泛增厚；并发阻塞性肺气肿，出现肺大疱。硅结节是硅肺的特征性改变，故选A。

24.【答案】A

【解析】早期，硅结节是由吞噬硅尘的巨噬细胞聚焦形成的细胞结节，之后，结节内纤维细胞增生，发生结节纤维化，相邻的结节融合形成大的结节病灶，其中央因缺血缺氧发生坏死和液化。故选A。

25.【答案】C

【解析】早期硅结节是由吞噬硅尘的巨噬细胞聚焦形成的细胞结节。故选C。

26.【答案】D

【解析】早期肺门淋巴结内也可有硅结节形成，致淋巴结肿大硬化。故选 D。

27.【答案】E

【解析】硅肺的最常见并发症是肺结核病。是由于病变组织对结核分枝杆菌防御能力降低，硅肺病变越严重，肺结核并发率越高。故选 E。

28.【答案】D

【解析】细支气管肺泡癌属于弥漫型肺癌。癌组织起源于末梢肺组织，沿肺泡管及肺泡弥漫性浸润生长。不属于中央性肺癌。故选 D。

29.【答案】D

【解析】新生儿呼吸窘迫综合征以肺内形成透明膜为主要病变特点。故选 D。

【A_2 型题】

30.【答案】D

【解析】老年男性，吸烟史，左肺致密阴影边界模糊，合并胸水，最可能的诊断为肺癌。故选 D。

31.【答案】B

【解析】男性，慢性咳嗽、咳痰 20 年，出现气促、端坐呼吸、桶状胸、腹水，表明患者的慢支合并出现了肺气肿和心衰。故选 B。

32.【答案】E

【解析】男性，呼吸困难、心界缩小、肝界下降，表明出现肺气肿，又出现头痛、昏迷，表明并发肺性脑病。故选 E。

33.【答案】D

【解析】女性，咳嗽、咳痰、喘息反复发作多年。诊断是慢性支气管炎。故选 D。

34.【答案】D

【解析】青年男性，发热、胸痛、咳铁锈色痰、呼吸困难，肺部大片阴影、边界模糊。最可能的诊断是大叶性肺炎。故选 D。

35.【答案】D

【解析】男性，受寒后出现头痛、发热、咳嗽，咳铁锈色痰伴胸痛，左肺大片阴影。诊断是大叶性肺炎。故选 D。

36.【答案】D

【解析】婴儿出现发热、咳嗽、气喘，双肺散在阴影。诊断是小叶性肺炎。故选 D。

37.【答案】C

【解析】患者病理检查显示细支气管上皮脱落，肺泡内有脓性分泌物。诊断是小叶性肺炎。故选 C。

38.【答案】E

【解析】老年男性，肺组织玻璃样变，由类上皮细胞、多核巨细胞和淋巴细胞构成结节。诊断是硅肺合并肺结核。故选 E。

39.【答案】C

【解析】男性，咳嗽，痰中带血，纵隔增宽，支气管黏膜鳞状上皮化生，有核分裂象。诊断是肺鳞状上皮癌。故选 C。

【B_1 型题】

40.【答案】A

41.【答案】C

42.【答案】B

43.【答案】B

44.【答案】A

45.【答案】E

46.【答案】C

47.【答案】C

【解析】硅沉着病早期由巨噬细胞形成细胞性结节，随后结节发生纤维化形成纤维性结节，肺门淋巴结也有硅结节生成，致淋巴结肿大，故选 C。

48.【答案】A

【解析】大叶性肺炎有大量纤维素渗出，后期肺炎病灶中的中性粒细胞渗出过少，释放的蛋白酶不足以溶解渗出物中的纤维素，大量未被溶解吸收的纤维素被肉芽组织取代而机化，病变组织外观呈褐色肉样，故选 A。

49.【答案】D

50.【答案】C

51.【答案】B

52.【答案】A

第七章　消化系统疾病

【A_1 型题】

1.【答案】E

【解析】槟榔肝是慢性肝淤血时，肝小叶中央区因严重淤血呈暗红色，肝小叶周边细胞因脂肪变性呈黄色，致使肝切面上出现红、黄相间似槟榔切面的条纹。故选 E。

2.【答案】D

【解析】消化性溃疡是以胃或十二指肠黏膜形成慢性溃疡为特征的常见病。十二指肠溃疡多于胃溃疡。十二指肠溃疡好发于十二指肠球部的前壁或后壁。故选 D。

3.【答案】C

【解析】胃溃疡好发于胃小弯侧的胃窦部，靠近幽门。故选 C。

4.【答案】A

【解析】胃溃疡的并发症有出血、穿孔、幽门狭窄和癌变。其中，癌变的概率仅有 1%。故选 A。

5.【答案】D

【解析】溃疡病癌变见于长期胃溃疡患者，癌变来自溃疡边缘的黏膜上皮或腺体，因不当破坏及反复再生而导致。但十二指肠溃疡几乎不发生癌变。故选 D。

6.【答案】C

【解析】乙型病毒性肝炎病理改变有细胞水肿（气球样变）、嗜酸性变、嗜酸性坏死（现称为凋亡）、肝细胞再生。没有肝脂肪变，故选 C。

7.【答案】D

【解析】肝碎片样坏死是指肝小叶周边部界板肝细胞灶性坏死和崩解；桥接坏死是指中央静脉与汇管区之间，两个汇管区之间或两个中央静脉之间出现的互相连接的坏死带。这两个改变均见于重度慢性肝炎。故选 D。

8.【答案】C

【解析】胃溃疡常单个，圆形或椭圆形，直径在 2cm 以内；十二指肠溃疡一般较小，直径在 1cm 以内。故选 C。

9.【答案】B

【解析】急性重症肝炎肝体积明显缩小，重量减轻，切面呈黄色或红褐色，部分区域红黄色相间。肝细胞坏死广泛而严重。故选 B。

10.【答案】C

【解析】毛玻璃样肝细胞是在肝细胞胞质内充满嗜酸性细颗粒物质，使胞质不透明似毛玻璃样。免疫组织化学染色 HBsAg 反应阳性。电镜下见滑面内质网增生，池内可见 HBsAg 颗粒。故选 C。

11.【答案】D

【解析】病毒性肝炎的炎症反应和中毒性损伤均可引起纤维化，早期纤维化可沿着汇管区周围或中央静脉周围分布，随着纤维化的进展，肝脏直接被分割成由纤维包绕的结节，最终形成（门脉性）肝硬化。乙型和丙型肝炎均可发展成为肝硬化。是我国肝硬化的主要原因。故选 D。

12.【答案】B

【解析】肝硬化出血的原因有慢性淤血性脾大、脾功能亢进，侧支循环形成致胃底和食管下端静脉曲张，胃肠淤血，肝脏合成凝血因子减少。但没有骨髓造血功能的改变。故选 B。

13.【答案】C

【解析】肝硬化后，肝脏对雌激素的灭活作用减弱，使雌激素水平增高，小动脉末梢扩张，在颈部、胸部和面部出现蜘蛛状血管痣。故选 C。

14.【答案】D

【解析】急性普通型肝炎的病理特点：弥漫性肝细胞水肿为主及点状坏死。故选 D。

15.【答案】A

【解析】胃癌组织学分类为高分化管状腺癌；乳头状癌；胶样癌：黏液癌、腺棘皮癌和鳞状细胞癌。管状腺癌是高分化癌。故选 A。

16.【答案】C

【解析】亚急性重症肝炎是由急性重症肝炎迁延而来。病理表现既有肝细胞大面积坏死，又有结节状肝细胞再生。多数病例常继续发展而转变为坏死后性肝硬化。故选 C。

17.【答案】C

【解析】中晚期食管癌的分型有髓质型、蕈伞型、溃疡型、缩窄型。故选 C。

18.【答案】C

【解析】肝硬化门脉高压后出现慢性淤血性脾大、腹水、侧支循环形成和胃肠淤血、水肿。肝性脑病是肝功能障碍表现，不是门脉高压所致。故选 C。

19.【答案】C

【解析】早期胃癌是指癌组织浸润仅限于黏膜层或黏膜下层。故选 C。

20.【答案】D

【解析】食管癌好发于食管的 3 个狭窄部，以食管中段最多见，下段次之，上段最少。故选 D。

21.【答案】C

【解析】大肠癌一般先转移至癌所在部位的局部淋巴结；晚期结肠癌细胞可沿血道转移至肝脏。故选 C。

22.【答案】D

【解析】急性糜烂性胃炎的确诊依赖急诊胃镜检查。内镜可见以弥漫分布的多发性糜烂、出血和浅表性溃疡为特征的胃黏膜病变。故选 D。

23.【答案】B

【解析】胃癌的转移途径有淋巴道转移（最主要的转移途径）、血道转移（经门静脉到肝脏）和种植性转移（腹腔及盆腔器官）。故选 B。

24.【答案】E

【解析】食管癌最常见于食管中段，组织学鳞状细胞癌多见，早期无症状，早期无转移。腺癌由 Barrett 食管恶变而来。故选 E。

25.【答案】E

【解析】早期胃癌的肉眼类型有隆起型、表浅型、凹陷型。其中，最常见的类型是凹陷型。故选 E。

26.【答案】C

【解析】早期胃癌的概念是指癌组织浸润仅限于黏膜层或黏膜下层，未侵入肌层。故选 C。

27.【答案】C

【解析】胃癌主要发生自胃腺颈部和胃小凹底部的组织干细胞，此处腺上皮的再生修复特别活跃，可向胃上皮及肠上皮分化，癌变常由此部位开始。故选 C。

28.【答案】D

【解析】胃癌是由胃黏膜上皮和腺上皮发生的恶性肿瘤。好发于胃窦部小弯侧。故选 D。

29.【答案】C

【解析】大肠癌的好发部位最多见于直肠，其次乙状结肠、盲肠及升结肠、横结肠、降结肠。

故选C。

30.【答案】C

【解析】原发性肝癌是肝细胞或肝内胆管上皮细胞发生的恶性肿瘤。故选C。

【A_2型题】

31.【答案】C

【解析】该患者有慢性萎缩性胃炎的病史，根据此次胃镜检查结果考虑为胃癌。壁细胞主要分泌盐酸和内因子，后者与维生素B_{12}有关，主细胞主要分泌胃蛋白酶。胃癌患者应该是胃酸和维生素B_{12}均减少的，所以壁细胞增加不可能。故选C。

32.【答案】D

【解析】肿瘤细胞异型性小，表示它和正常来源组织相似，分化程度高，则恶性程度低。反之，肿瘤细胞异型性大，和正常来源组织相似性小，肿瘤细胞分化程度低，往往其恶性程度高。异型性是判断良、恶性肿瘤的重要组织学依据。故选D。

33.【答案】B

【解析】萎缩性胃炎是以胃黏膜上皮和腺体萎缩，数目减少，胃黏膜变薄，黏膜基层增厚，或伴幽门腺化生和肠腺化生，或有不典型增生为特征的慢性消化系统疾病。常表现为上腹部隐痛、胀满、嗳气，食欲缺乏，或消瘦、贫血等，无特异性。是一种多致病因素性疾病及癌前病变。本例患者重度萎缩性胃炎+近期出现乏力及消瘦+胃角巨大溃疡，周边不规则隆起，应考虑胃癌的可能。故选B。

34.【答案】D

【解析】患者肝脏大片状坏死伴肝细胞结节样再生，明显胆汁淤积，纤维组织及胆管增生，此为亚急性重型肝炎表现。故选D。

35.【答案】C

【解析】患者肝大、细胞气球样变、碎片状及桥接坏死、结节样增生、肝小叶被分割破坏，此为重度慢性肝炎表现。故选C。

36.【答案】A

【解析】患者有病毒性肝炎史，见脾大，肝脏表明结节、出现假小叶、有淋巴细胞浸润，此为结节性肝硬化表现。故选A。

37.【答案】D

【解析】患者反复发作的腹胀、下肢水肿，有蜘蛛痣、腹水、脾大，此均为门静脉性肝硬化的表现。故选D。

38.【答案】E

【解析】患者胃窦部溃疡、直径2cm、边缘不整齐、似火山口样，此为典型溃疡性胃癌表现，故选E。

39.【答案】B

【解析】患者胃壁僵硬、胃腔变小、黏膜皱襞消失，此为弥漫浸润型胃癌表现。故选B。

40.【答案】D

【解析】患者有肝硬化史，进行性消瘦，肝脏增大、质硬、表面结节状，腹水，下肢水肿，诊断是肝硬化合并肝癌。故选D。

41.【答案】C

【解析】患者肝大、表面结节、假小叶形成、肝细胞核大深染，可能的诊断是结节性肝硬化合并肝癌。故选C。

【B_1型题】

42.【答案】D

【解析】胃溃疡发生穿孔后，溃疡底部与周围组织粘连，故选D。

43.【答案】E

【解析】胃溃疡发生癌变时，溃疡边缘黏膜上皮化生伴异型性改变，故选E。

44.【答案】C

【解析】胃溃疡表面毛细血管壁坏死，血管破裂，会出现大便隐血实验阳性，故选C。

45.【答案】E

【解析】急性重症肝炎时出现肝细胞大片状坏死，故选E。

46.【答案】B

【解析】中重度慢性肝炎时，肝脏出现桥接性坏死，故选B。

47.【答案】A

【解析】急性普通性肝炎时，肝脏出现点状坏死，故选A。

第八章 淋巴造血系统疾病

【A_1型题】

1.【答案】E

【解析】霍奇金淋巴瘤是原发于淋巴结的淋巴瘤，由多种细胞混合浸润为表现，其肿瘤细胞是瘤巨细胞（R-S细胞）。其病变组织中该细胞仅占0.1%～10.0%，其他细胞还有淋巴细胞、浆细胞、中性粒细胞、嗜酸性粒细胞和组织细胞。最具有诊断意义的是R-S细胞，故选E。

2.【答案】C

【解析】蕈样真菌病是一种原发于皮肤的成熟T细胞淋巴瘤。故选C。

3.【答案】C

【解析】霍奇金淋巴瘤的特点是原发于一个淋巴结，病变由一个淋巴结或一组淋巴结逐渐由近及远向周围淋巴结扩散；肿瘤细胞多样性，有淋巴细胞、浆细胞、中性粒细胞、嗜酸性粒细胞等。故选C。

4.【答案】A

【解析】结节硬化型霍奇金淋巴瘤属于经典型霍奇金淋巴瘤，多见于青年女性，好发于颈部、锁骨上和纵隔淋巴结。故选A。

5.【答案】E

【解析】霍奇金淋巴瘤最常发生的部位是颈部淋巴结，其次是腋下或腹股沟、纵隔和主动脉旁淋巴结。故选E。

6.【答案】D

【解析】儿童最常见的非霍奇金淋巴瘤是Burkitt淋巴瘤，它是淋巴滤泡生发中心的高度侵袭性肿瘤。故选D

7.【答案】E

【解析】滤泡型淋巴瘤属于成熟B细胞淋巴瘤，是滤泡中心B细胞发生的淋巴瘤。主要表现是局部或全身淋巴结无痛性肿大，最常受累的淋巴结是腹股沟淋巴结。故选E。

【B_1型题】

8.【答案】C

【解析】最常见的淋巴瘤是B细胞性淋巴瘤，故选C。

9.【答案】B

【解析】镜影细胞是最典型R-S细胞，其双叶核面对面的排列，形成所谓的镜影细胞，其在诊断霍奇金淋巴瘤上具有重要意义，故选B。

10.【答案】D

11.【答案】E

【解析】Burkitt淋巴瘤癌细胞弥漫浸润，癌细胞间有组织细胞散在分布，呈“满天星”图像，故选E。

12.【答案】B

【解析】结节硬化型霍奇金淋巴瘤组织学特征是肿瘤细胞为陷窝细胞，故选B。

13.【答案】D

【解析】混合细胞型霍奇金淋巴瘤肿瘤细胞与各种炎细胞混合，R-S细胞多见，故选D。

14.【答案】E

【解析】淋巴细胞减少型霍奇金淋巴瘤有多型性R-S细胞为主，呈肉瘤样表现，故选E。

15.【答案】C

【解析】富于淋巴细胞型霍奇金淋巴瘤是癌细胞为多核细胞的形态特点为细胞核皱褶，多叶状，染色质细，核仁小，多个胞质淡染，即“爆米花”细胞，故选C。

第九章　泌尿系统疾病

【A_1型题】

1.【答案】C

【解析】肾病综合征时肾小球毛细血管壁损伤，血浆蛋白滤过增加，形成大量蛋白尿，导致血浆蛋白含量减少，形成低蛋白血症，后者引起血浆胶体渗透压降低而出现水肿。还可出现高脂血症。但没有血尿。故选C。

2.【答案】B

【解析】肾小球肾炎是由免疫机制所引起。抗原-抗体反应是肾小球损伤的主要原因。其尿性状改变包括血尿、蛋白尿和管型尿（由蛋白质、细胞或细胞碎片凝集形成）。不会含有脓细胞。故选B。

3.【答案】D

【解析】组织学特征是肾小球球囊内有新月体形成。新月体由增生的壁层上皮细胞和渗出的单核细胞构成，有中性粒细胞和淋巴细胞浸润。这些成分附着于球囊壁层，在毛细血管外侧形成新月形或环状结构。故选D。

4.【答案】A

【解析】膜性肾小球肾病是引起成人肾病综合征最常见的原因。病变特征是肾小球毛细血管壁弥漫性增厚，肾小球基膜上皮细胞侧出现含免疫球蛋白的电子致密沉淀物。故选A。

5.【答案】B

6.【答案】C

【解析】微小病变性肾小球病又称“脂性肾病”，是儿童肾病综合征最常见的原因，其肾小球内免疫复合物沉积。故选C。

7.【答案】B

8.【答案】B

【解析】弥漫硬化性肾小球肾炎病理表现是双肾体积缩小，表面弥漫性细颗粒状，称为颗粒性固缩肾。故选B。

9.【答案】E

【解析】急进性肾小球肾炎的组织学特征是在肾小球球囊内有新月体形成，又称新月体肾小球肾炎。新月体是由增生的球囊壁层上皮细胞和渗出的单核细胞构成。故选E。

10.【答案】B

【解析】急性弥漫增生性肾小球肾炎组织学特征是在脏层上皮细胞和肾小球基膜之间有驼峰状或小丘状沉积物。也可在内皮细胞下、基膜内或系膜区存在。故选B。

11.【答案】D

【解析】该型肾炎的组织学特征是肾小球体积增大，内皮细胞和系膜细胞增生，内皮细胞肿胀，壁层上皮细胞也增生。故选D。

12.【答案】C

【解析】该型肾炎是引起儿童肾病综合征的最常见原因。其病理特征是弥漫性肾小球脏层上皮细胞足突消失。故选C。

13.【答案】C

【解析】其病变特征是部分肾小球的部分小叶发生硬化。病理改变是病变的肾小球毛细血管呈节段性硬化，玻璃样变，毛细血管袢内系膜基质增多，基膜塌陷，严重者管腔闭塞。故选C。

14.【答案】A

【解析】膜性肾炎早期表现为肾病综合征（非选择性蛋白尿）。故选A。

15.【答案】A

16.【答案】D

【解析】脂性肾病又称为微小病变性肾小球肾炎，是引起儿童肾病综合征最常见的原因。病变特点是弥漫性肾小球脏层上皮细胞足突消失。光学显微镜下肾小球基本正常，而肾小管上皮细胞内有脂质沉积。故选D。

17.【答案】C

【解析】该型肾炎的病理特征是肾小球毛细血管壁弥漫性增厚，肾小球基膜上皮细胞侧出现含免疫球蛋白的电子致密沉淀物。故选C。

18.【答案】A

【解析】晚期肾小球肾炎最终引起肾小球纤维化、玻璃样变和硬化。故选A。

19.【答案】E

【解析】该型肾炎的临床表现是多尿、夜尿、低比重尿，高血压、贫血、氮质血症和尿毒症。故选E。

20.【答案】D

【解析】由于肾小球系膜细胞增生和基质增多，沿毛细血管内皮细胞下向毛细血管基膜广泛插入，导致毛细血管基膜弥漫增厚，血管球小叶分隔增宽，呈分叶状。因插入的系膜基质与基膜染色特征相似，故六胺银染时呈现基膜呈双线或双轨状。外侧为原有的基膜，内侧为新形成的基膜样物质，其内有系膜细胞、内皮细胞或白细胞突起的嵌入，出现钉突状或梳突状。故选D。

21.【答案】A

【解析】参见第22题解析。故选A。

22.【答案】A

【解析】IgA肾病可以表现为系膜增生性病变、局灶性节段性增生或硬化、新月体性肾小球肾炎。不会表现为脂性肾病（微小病变性肾小球肾炎）。故选A。

23.【答案】D

【解析】脂性肾病又称为微小病变性肾小球肾炎，是引起儿童肾病综合征最常见的原因。病变特点是弥漫性肾小球脏层上皮细胞足突消失。光学显微镜下肾小球基本正常，而肾小管上皮细胞内有脂质沉积。故选D。

24.【答案】A

【解析】参见第23题解析。故选A。

25.【答案】A

【解析】慢性肾盂肾炎出现肾小球球囊壁增厚、纤维化；部分肾小管萎缩，部分肾小管扩张，腔内有胶样管型，间质纤维组织增生，有炎细胞浸润。故选A。

26.【答案】B

【解析】慢性硬化性肾炎时肾小球发生玻璃样变和硬化，肾小管萎缩，间质纤维化；慢性肾盂肾炎病变特点是慢性间质性炎症，纤维化和瘢痕形成，伴肾盂和肾盏的纤维化和变形。故选B。

27.【答案】E

【解析】慢性肾盂肾炎病理改变是双侧肾脏体积缩小，出现不规则瘢痕，肾盂、肾盏变形。故选E。

28.【答案】D

【解析】慢性肾盂肾炎病理改变是双侧肾脏体积缩小，肾盂、肾盏变形。变形的原因是间质的非特异性炎症，纤维化和瘢痕形成。故选D。

29.【答案】A

【解析】慢性肾盂肾炎大体改变有肾脏体积缩小，不规则瘢痕，急性发作时可伴有脓肿形成。故选A。

30.【答案】C

31.【答案】D

【解析】慢性肾盂肾炎临床表现有腰背疼痛、发热、脓尿和菌尿。可伴有严重的蛋白尿。故选D。

【A_2型题】

32.【答案】B

【解析】患者为儿童，有扁桃体炎史，现出现水肿、蛋白尿、血尿和管型尿，诊断为弥漫性血管内增生性肾炎，少尿的机制是肾小球内皮细胞增生压迫毛细血管所致。故选B。

33.【答案】C

【解析】患者为儿童，出现水肿、蛋白尿、少尿、低蛋白血症、高脂血症，诊断是肾病综合征。故选C。

34.【答案】D

【解析】患者为儿童，肾组织光镜下肾小球正常，肾小管上皮细胞内有大量脂质沉积。诊断微小病变性肾小球病（脂性肾病）。故选D。

35.【答案】C

【解析】患者表现为水肿、蛋白尿、高血压、肾大，病检有驼峰样致密沉积物，此为弥漫性增生性肾小球肾炎的典型表现。故选C。

36.【答案】A

【解析】患者肾活检见肾小球毛细血管基膜弥漫性增厚，钉突样改变，此为膜增生型肾小球肾炎的典型表现，电镜下毛细血管基膜外侧、上皮细胞下和基膜内可见电子致密沉淀物。故选A。

37.【答案】C

【解析】成年男性，患肾病综合征，现补体降低，此为膜增生性肾小球肾炎表现。活检可以看见增生的系膜组织向周围毛细血管延伸。故选C。

38.【答案】D

【解析】患者成年男性，病检示双肾缩小、皮质变薄，诊断为慢性硬化性肾炎。故选D。

39.【答案】B

【解析】患者成年女性，患肾病综合征，病检示肾小球基膜呈车轨状，此为膜性增生性肾小球肾炎表现。故选B。

40.【答案】E

【解析】老年女性，有IgA肾病病史，现多尿、高血压、肾功能障碍，此为慢性硬化性肾小球肾炎表现。B超检查可见肾脏体积缩小。故选E。

41.【答案】D

【解析】患者患高血压、急性心梗。大体见两肾大小不等，左肾不规则凹陷瘢痕，肾盂变形，此为慢性肾盂肾炎表现。故选D。

【B_1型题】

42.【答案】C

【解析】急性肾小球肾炎表现为肾脏肿大、表面红色、皮质稍厚。故选C。

43.【答案】D

【解析】慢性硬化性肾小球肾炎表现为肾脏缩小，表面细颗粒状，小动脉玻璃样变、内膜增厚，管腔狭窄，切面小动脉哆开，故选D。

44.【答案】E

【解析】慢性肾盂肾炎表现为肾脏缩小，表面凹陷瘢痕，皮质髓质不清，故选E。

45.【答案】B

46.【答案】D

47.【答案】B

48.【答案】A

49.【答案】E

50.【答案】C

51.【答案】B

52.【答案】A

53.【答案】C

【解析】慢性硬化性肾小球肾炎时，出现肾体积缩小，弥漫性细颗粒状，颜色苍白，肾功能障碍，出现低比重尿，故选C。

54.【答案】C

55.【答案】D

【解析】弥漫性增生性肾小球肾炎时，肾脏表面出现粟粒大小的出血点（蚤咬肾），称为大红肾，故选D。

56.【答案】C

【解析】慢性肾小球肾炎时，病理改变是颗粒性固缩肾，故选C。

57.【答案】A

【解析】弥漫性增生性肾小球肾炎时，肾脏外观为“大红肾”，故选A。

58.【答案】B

【解析】膜性肾小球病时，双肾肿大，颜色苍白，称为“大白肾”，故选B。

59.【答案】E

【解析】慢性肾盂肾炎时，肾脏缩小，凹陷瘢痕，肾盂变形，故选E。

第十章　内分泌系统疾病

【A_1型题】

1.【答案】E

【解析】甲状腺癌是甲状腺的常见恶性肿瘤，组织学类型有乳头状癌（最常见）、滤泡癌、髓样癌和未分化癌。故选E。

2.【答案】B

【解析】甲状腺乳头状癌在光镜下可见乳头分支多，乳头中心有纤维血管间质，间质内见同心圆状钙化小体，即砂粒体。故选B。

3.【答案】C

【解析】髓样癌是由滤泡旁细胞（C细胞）发生的恶性肿瘤。故选C。

4.【答案】C

【解析】髓样癌是由甲状腺滤泡旁细胞发生的肿瘤，该肿瘤细胞分泌降钙素，产生严重的腹泻和低钙血症。故选C。

5.【答案】B

【解析】乳头状癌病理特点是圆形，无包膜，质地硬，有囊形成，囊内有乳头，乳头分支多，中心有纤维血管间质，间质内有同心圆形钙化点，细胞核呈毛玻璃状，有核沟。故选B。

6.【答案】E

【解析】甲状腺髓样癌具有分泌降钙素的作用，是一种神经内分泌肿瘤。故选E。

7.【答案】B

【解析】非毒性甲状腺肿是由于缺碘使甲状腺素分泌不足，促甲状腺素分泌增多，甲状腺滤泡上皮增生，滤泡内胶质堆积而使甲状腺肿大。病理变化分为增生期、胶质储存期和结节期。胶质贮存期主要变化是滤泡高度扩张，腔内大量胶质贮存，上皮细胞扁平。故选B。

8.【答案】E

【解析】甲状腺腺瘤的包块为单发，圆形或类圆形，有完整包膜，肿瘤组织有着与正常甲状腺相似的滤泡；结节性甲状腺肿是甲状腺肿的结节期，结节大小不一，无完整包膜，滤泡上皮增生，部分上皮萎缩。故选E。

9.【答案】D

10.【答案】B

【解析】糖尿病是一种体内胰岛素相对或绝对不足或靶细胞对胰岛素敏感性降低，或胰岛素本身存在结构上的缺陷而引起的碳水化合物、脂肪和蛋白质代谢紊乱的一种慢性疾病。其临床特点是高血糖和尿糖。故选 B。

11.【答案】A

【解析】2 型糖尿病又称为非胰岛素依赖性糖尿病。最重要的病因是肥胖。故选 A。

12.【答案】D

【解析】2 型糖尿病特点是成年发病，起病缓慢，病情轻，发展缓慢；血胰岛素水平正常、增多或降低；肥胖者多见；胰岛数目正常或轻度减少；无抗胰岛素抗体。故选 D。

13.【答案】A

【解析】1 型糖尿病的特点是青少年发病、病情重、发展快、胰岛 B 细胞数目明显减少、血中胰岛素明显降低、治疗依赖胰岛素、是一种自身免疫疾病。故选 A。

【A_2 型题】

14.【答案】C

【解析】成年女性患者，发现甲状腺有 3 个结节，血中有抗甲状腺抗体，诊断是结节性甲状腺肿。故选 C。

15.【答案】D

【解析】患儿，感冒后出现糖尿病症状，血糖高，尿酮阳性。诊断是 1 型糖尿病。故选 D。

16.【答案】A

【解析】患者为成年男性，有糖尿病史，现高血压、尿蛋白，诊断是糖尿病肾病。故选 A。

17.【答案】E

【解析】患者为成年男性，上腹部疼痛加重伴恶心、呕吐、黄疸，血胰淀粉酶高，高度怀疑胰腺癌。故选 E。

【B_1 型题】

18.【答案】C

【解析】结节性甲状腺肿分为增生期、胶质贮存期和结节期。胶质贮存期表现为滤泡腔高度扩大，腔内有大量胶质，故选 C。

19.【答案】D

【解析】增生期时滤泡增生，但无胶质贮存，故选 D。

20.【答案】A

【解析】乳头状甲状腺癌的特征是肿瘤囊中有乳头，乳头中心有纤维血管间质，间质内有同心圆状钙化小体，砂粒体，故选 A。

21.【答案】E

【解析】滤泡状甲状腺癌时瘤细胞侵入被膜和血管，故选 E。

22.【答案】A

【解析】甲状腺髓样癌是由滤泡旁细胞发生的肿瘤，瘤细胞分泌降钙素，故选 A。

23.【答案】D

【解析】非毒性甲状腺肿是由于缺碘造成的，故选 D。

24.【答案】B

【解析】1 型糖尿病发病是由于胰岛素绝对不足，故选 B。

25.【答案】C

【解析】2 型糖尿病是胰岛素相对分泌不足，故选 C。

第十一章　乳腺及生殖系统疾病

【A_1 型题】

1.【答案】B

【解析】乳腺纤维囊性病是以末梢导管和腺泡扩张、间质纤维组织和上皮不同程度的增生为特点。伴有非典型增生则为乳腺癌的癌前病变。故选 B。

2.【答案】A

【解析】乳腺是来自乳腺终末导管小叶上皮的恶性肿瘤。故选 A。

3.【答案】A

【解析】乳腺癌发生部位以外上象限最多（50%以上），其次是中央区。故选 A。

4.【答案】D

【解析】乳腺癌分为非浸润癌（导管内原位癌和小叶原位癌）、浸润癌（浸润性导管癌又称为硬癌和浸润性小叶癌）和特殊类型癌（髓样癌、小管癌、黏液癌和佩吉特癌）。故选 D。

5.【答案】C

【解析】浸润性导管癌是由导管内癌发展而来，癌细胞突破导管基膜向间质浸润，是最常见的乳腺癌类型。癌组织阻塞真皮皮内淋巴管，导致皮肤水肿，而毛囊汗腺处皮肤相对下陷，呈橘皮样外观。故选 C。

6.【答案】B

【解析】乳腺导管内癌其癌细胞局限于扩张的导管内，导管基膜完整。故选 B。

7.【答案】C

【解析】乳腺导管内原位癌组织学上分为粉刺癌和非粉刺癌两种。故乳腺粉刺癌属于导管内原位癌。故选 C。

8.【答案】C

9.【答案】B

【解析】淋巴道转移是子宫颈癌最常见和最重要的转移途径。首先转移至子宫旁淋巴结，然后依次至闭孔、髂内、髂外、髂总、腹股沟及髂前淋巴结。晚期可转移至锁骨上淋巴结。故选 B。

10.【答案】E

【解析】子宫颈鳞癌的发展过程是子宫颈上皮异型增生（不典型增生）→原位癌→早期浸润癌→浸润癌。故选 E。

11.【答案】E

【解析】子宫颈原位癌是指异型增生的细胞累及子宫颈黏膜上皮全层，但病变局限在上皮层内，未突破基膜。癌细胞由表面沿基膜蔓延至子宫颈腺体内，取代部分或全部腺上皮，但未突破腺体的基膜。故选E。

12.【答案】D

【解析】宫颈早期浸润癌是指癌细胞突破基膜，向固有膜间质内浸润，在固有膜内形成不规则的癌细胞巢或条索，但浸润深度不超过基膜下5mm。故选D。

13.【答案】E

14.【答案】E

【解析】子宫颈上皮异型（不典型）增生与原位癌的区别是原位癌的异型细胞累及子宫颈上皮全层。异型增生最高级Ⅲ级其增生的异型细胞虽然超过全层的2/3，但未累及全层。故选E。

15.【答案】E

【解析】子宫平滑肌瘤的病理变化：肉眼上多数肿瘤发生于子宫肌层，部分可位于黏膜下或浆膜下，脱垂于子宫腔或子宫颈口。肿瘤表面光滑，界清，无包膜。切面灰白，质韧，编织状或旋涡状。有时肿瘤可出现均质的透明、黏液变性或钙化。镜下，瘤细胞与正常子宫平滑肌细胞相似，梭形，束状或旋涡状排列，胞质红染，核呈长杆状，两端钝圆，核分裂象少见，缺乏异型性。肿瘤与周围正常平滑肌界限清楚。故答案选E。

16.【答案】B

【解析】子宫颈上皮异型增生（CIN）属于癌前病变，是指子宫颈上皮部分被不同程度异型性细胞取代。根据病变程度分为3级：Ⅰ、Ⅱ、Ⅲ级。故选B。

17.【答案】C

【解析】葡萄胎又称水泡状胎块，是胎盘绒毛的一种良性病变，与卵巢功能不足或衰退有关。故选C。

18.【答案】E

【解析】葡萄胎时胎盘绒毛高度水肿，见少量无功能的血管；滋养层细胞（合体细胞滋养层和细胞滋养层）增生；子宫体积比正常月份大；听不到胎心，无胎动；血中及尿中绒毛膜促性腺激素明显增高。故选E。

19.【答案】D

【解析】侵蚀性葡萄胎与良性葡萄胎的区别是水泡状绒毛侵入子宫肌层，引起子宫肌层出血坏死，甚至向子宫颈侵袭累及阔韧带，或经血管栓塞至阴道、肺和脑等器官。故选D。

20.【答案】C

【解析】绒毛膜癌是源自妊娠绒毛膜滋养层上皮的高度侵袭性恶性肿瘤。绒毛膜癌侵袭破坏血管能力很强，极易经血道转移，以肺（90%以上）最常见，其次为脑、胃肠道、肝和阴道壁。故选C。

21.【答案】D

【解析】侵蚀性葡萄胎与绒毛膜癌的区别是侵蚀性葡萄胎组织中有绒毛成分，其水泡状绒毛侵入子宫肌层，绒毛膜癌组织由分行不良的似细胞滋养层和似合体细胞滋养层两种细胞混合组成，细胞异型性明显，核分裂易见。癌细胞不形成绒毛和水泡状结构。故选D。

22.【答案】B

【解析】绒毛膜癌是妊娠绒毛滋养层上皮的高度侵蚀性恶性肿瘤，50%继发于葡萄胎；肿瘤细胞侵入子宫肌层甚至穿透子宫壁达浆膜外；肿瘤自身无间质血管，癌组织有明显出血坏死；癌组织不形成绒毛结构，易侵入血管，血道转移。故选B。

23.【答案】D

24.【答案】C

【A_2型题】

25.【答案】E

26.【答案】C

【解析】侵蚀性葡萄胎病变深达肌层，细胞为异型性，有绒毛结构，这些均是侵蚀性葡萄胎的特征。故选C。

27.【答案】C

【解析】老年女性，宫颈菜花样肿物、表面出血，最可能的诊断是宫颈癌。故选C。

28.【答案】D

【解析】年轻女性，停经3个月。阴道出血，有水泡样组织，阴道壁出血坏死，最可能的诊断是侵蚀性葡萄胎。故选D。

29.【答案】C

【解析】中年女性，有流产史。现阴道出血，子宫体积增大，有咯血。最可能的诊断是绒毛膜癌。故选C。

30.【答案】E

【解析】中年女性，阴道异常分泌物，子宫颈外口有结节，病理为重度异型性增生，显微镜下应该是异型性细胞累及上皮全层。故选E。

31.【答案】D

【解析】女性，阴道不规则流血，子宫颈肥厚，病检示鳞状细胞癌，癌细胞突破基膜下2.5cm，未达5cm，分类属于早期浸润癌。故选D。

32.【答案】A

【解析】老年女性，右侧近乳头肿块，质地硬。病检示导管上皮异型性，腔内有黏液成分，属于黏液癌。故选A。

33.【答案】B

【解析】中年女性，左侧乳腺外上限肿块，病理为浸润导管癌。检测雌激素受体和孕激素受体检测的目的是进行激素治疗。故选B。

【B_1型题】

34.【答案】B

【解析】乳腺癌分为非浸润癌、浸润癌和特殊类型癌。非浸润癌有乳腺导管内原位癌和小叶原位癌。浸润癌有浸润性导管癌和浸润性小叶癌。故第34题选B，第37题选D。

35.【答案】A

【解析】宫颈鳞状上皮重度异型增生是异性细胞累及上皮2/3，未累及全层，属于癌前病变，故选A。

36.【答案】E

【解析】慢性子宫颈炎导致子宫颈黏膜上皮、腺体和间质结缔组织局限性增生，可形成子宫息肉，故选E。

37.【答案】D

38.【答案】A

【解析】葡萄胎又称水泡状胎块，是胎盘绒毛的良性病变，绒毛高度扩张、水肿，故选A。

39.【答案】C

【解析】侵蚀性葡萄胎是介于葡萄胎和绒毛膜上皮癌之间的交界性肿瘤，其表现是水泡状绒毛侵入子宫肌层，引起子宫肌层出血坏死，故选C。

40.【答案】B

【解析】绒毛膜癌是妊娠绒毛滋养层上皮侵袭性恶性肿瘤，表现为滋养层细胞高度增生、排列成巢状或条索状（铺路石），故选B。

41.【答案】B

【解析】乳腺非浸润癌中的导管内原位癌组织分类有粉刺癌和非粉刺性导管内癌，粉刺癌导管内含大量坏死组织，故选B。

42.【答案】C

【解析】乳腺浸润癌中的浸润性导管癌（硬癌）可见癌细胞成巢状、团索状浸润间质，故选C。

43.【答案】D

【解析】腺样囊泡癌（黏液腺癌）属于乳腺特殊类型癌，其癌组织内含有大量黏液成分，故选D。

44.【答案】A

【解析】乳腺导管内癌属于非浸润癌，癌细胞仅局限在导管内，导管基膜完整，故选A。

第十二章　常见传染病及寄生虫病

【A_1 型题】

1.【答案】A

【解析】血吸虫病是由血吸虫寄生于人体引起的一种寄生虫病。其病理变化有尾蚴、童虫、成虫及虫卵引起的损害。其中，虫卵引起的损害病变部位在乙状结肠、直肠肠壁和肝脏。故选A。

2.【答案】D

【解析】暴发性流脑患者主要是儿童，起病急骤，病情危重。表现为高热、头痛伴呕吐，皮肤黏膜广泛出血点和瘀斑，周围循环衰竭，双侧肾上腺广泛出血，脑膜病变轻，蛛网膜下腔无大量脓细胞。故选D。

3.【答案】E

【解析】肠道血吸虫引起肠黏膜溃疡及纤维化、肠壁虫卵结节、肠黏膜息肉状增生、肠腔狭窄及肠梗阻，但一般不会引起肠穿孔。故选E。

4.【答案】D

【解析】结核病的免疫反应和变态反应Ⅳ型常同时发生和相伴出现。变态反应的出现提示机体已获得免疫力，对病原菌有抵抗力，且变态反应同时伴随干酪样坏死。故选D。

5.【答案】C

【解析】急性菌痢早期黏膜分泌亢进，黏膜充血、水肿、炎症细胞浸润，进一步发展则黏膜浅表坏死、纤维素大量渗出，形成假膜，后期，假膜脱落，形成大小不等、形状不一的地图状溃疡。故选C。

6.【答案】D

【解析】继发性肺结核可在原发肺结核病后很短时间内发生，大多数是在数年后机体抵抗力下降使静止的原发病灶再度活跃而形成。故选D。

7.【答案】D

【解析】乙型脑炎时，病毒破坏神经细胞，引起细胞坏死液化，小胶质细胞、巨噬细胞包围吞噬死亡的神经细胞而形成嗜神经细胞现象。故选D。

8.【答案】E

【解析】慢性血吸虫病病变累及全部结肠，以直肠和乙状结肠最为显著；随着病变发展，虫卵结节纤维化，虫卵逐渐死亡及钙化，由于虫卵反复沉着，肠黏膜反复发生溃疡和肠壁纤维化，最终导致肠壁增厚变硬、肠腔狭窄，甚至肠梗阻。肠黏膜萎缩，皱襞消失，呈息肉样增生。少数病例可并发管状或绒毛状腺瘤甚至腺癌。故选E。

9.【答案】D

【解析】寄生于人体的血吸虫有6种，即日本血吸虫、埃及血吸虫、曼氏血吸虫、间插血吸虫、湄公血吸虫和马来血吸虫。我国只有日本血吸虫。故选D。

10.【答案】E

11.【答案】C

【解析】感染结核分枝杆菌后机体对结核分枝杆菌所呈现的临床表现取决于机体不同的反应，以保护性反应为主，病灶局限，结核分枝杆菌被杀灭；以组织破坏性反应为主，则机体呈现有结构和功能损害的结核病。即致病菌的数量及毒力大小和机体的反应性影响结核病的转归。故选C。

12.【答案】E

【解析】血吸虫虫卵沉积在肝脏汇管区，引起纤维组织增生，增生的结缔组织沿门静脉分支呈树枝状分布，称为干线型或管道型肝硬化。故选E。

13.【答案】A

【解析】在流行性乙型脑炎时，病毒在神经细胞内增殖，破坏其代谢、功能和结构，引起神经细胞肿胀，尼氏小体消失，胞质出现空泡，核偏位。神经细胞可发生核固缩、溶解，出现卫星现象和嗜神经细胞现象。卫星现象是小胶质细胞形成结节（小胶质细胞在坏死神经细胞附件或小血管呈弥漫性或局灶性增生，形成小胶质细胞结节）。故答案是A。

14.【答案】D

15.【答案】D

【解析】中毒性菌痢发病后数小时即可出现中毒性休克、DIC或呼吸衰竭而死亡。故选D。

16.【答案】B

【解析】流行性脑脊髓膜炎是由脑膜炎球菌感染引起的脑脊髓膜的急性化脓性炎症。细菌到达脑膜后定位与软脑膜，引起化脓性脑膜炎，在蛛网膜下隙的脑脊液中繁殖、播散。蛛网膜下隙充满脓性分泌物。故选B。

17.【答案】A

【解析】结核病是由结核分枝杆菌引起的慢性肉芽肿病。吸入含有病菌的空气感染结核病，到达肺泡的结核分枝杆菌趋化和吸引巨噬细胞，并为巨噬细胞所吞噬。故选A。

18.【答案】C

19.【答案】D

【解析】乙型脑炎是由病毒引起的急性传染病；本病首先发生于日本，又称日本夏季脑炎；传播媒介为库蚊、伊蚊和按蚊；病变以大脑、基底核和视丘最为严重；病变以出血、水肿和神经细胞坏死、液化、胶质细胞增生为主。不是渗出性病变。故选D。

20.【答案】C

【解析】急性虫卵结节由成熟虫卵引起的一种急性坏死、渗出性病灶。肉眼观为灰黄色、粟粒至绿豆大的小结节；结节中央有1~2个成熟虫卵，虫卵表面有放射状嗜酸棒状体，是抗原抗体复合物；周围是无结构的坏死物质及大量嗜酸性粒细胞浸润，状似脓肿；未成熟卵因毛蚴不成熟，无毒性分泌，所引起的病变轻微；随后，周围产生肉芽组织层，其中有淋巴细胞、巨噬细胞、嗜酸性粒细胞等炎细胞浸润。故选C。

21.【答案】B

【解析】结核病的病理变化有以渗出为主的病变和以增生为主的病变两种。以增生为主的病变是形成结核结节。结核结节是在细胞免疫基础上形成的，由上皮样细胞、朗汉斯巨细胞加上外周局部集聚的淋巴细胞和少量反应性的成纤维细胞构成。故选B。

22.【答案】C

【解析】肠结核主要位于回盲部，其他部位依次为升结肠、空肠、横结肠、降结肠、阑尾、十二指肠和乙状结肠等处，少数见于直肠。溃疡型肠结核在病变修复过程中，大量纤维组织增生和瘢痕形成可导致肠管变形和狭窄。增生型肠结核肠壁大量结核肉芽肿和纤维组织增生，使局部肠壁增厚、僵硬，亦可见瘤样肿块突入肠腔，上述病变均可使肠腔变窄引起梗阻。因此肠结核最常引起的大体形态学改变是回盲部肠腔狭窄，故选C。

23.【答案】C

24.【答案】B

25.【答案】B

【解析】乙型脑炎的病原体为嗜神经性乙型脑炎病毒，病理表现为神经细胞变性坏死；炎症细胞浸润多以变性坏死的神经元为中心，或围绕血管周围间隙形成淋巴细胞套（血管套）；后期神经组织坏死液化，形成软化灶；小胶质细胞呈弥漫或局灶性增生。没有脓肿形成，故选B。

26.【答案】B

【解析】继发性肺结核病变特点是形成单个或多个结节状病灶；结节有纤维包裹，病变以增生为主，中央为干酪样坏死；在肺内以受侵袭的支气管播散；肺门淋巴结不肿大；易形成空洞；病变多位于肺尖部。故选B。

27.【答案】C

【解析】细菌性痢疾病变多局限于结肠，尤其以乙状结肠和直肠为重。故选C。

28.【答案】D

【解析】血吸虫虫卵引起的肉芽肿与Ⅳ型变态反应有关，是卵内毛蚴释放可溶性虫卵抗原经卵壳微孔渗透到人体组织中，致敏T淋巴细胞，释放各种淋巴因子，引起淋巴细胞、巨噬细胞、嗜酸性粒细胞、中性粒细胞等积聚于虫卵周围，形成虫卵肉芽肿。故选D。

29.【答案】B

【解析】原发性肺结核病多发生于儿童，但也可见于未感染过结核分枝杆菌的青少年或成人；主要散播途径是淋巴道和血道；未经治疗，95%左右病例不再发展，病灶进行性纤维化和钙化；少数营养不良或同时患有其他传染病的患儿会出现肺内播散或全身播散形成全身粟粒性结核病，继发性结核病以支气管播散为主；急性全身粟粒性结核病可因结核性脑膜炎而死亡。故选B。

30.【答案】B

【解析】由于肺门、纵隔、支气管旁的淋巴结干酪样坏死破入邻近大静脉，或因含有结核分枝杆菌的淋巴液由胸导管回流，经静脉入右心，沿肺动脉播散于两肺，而引起两肺急性粟粒性结核病。故选B。

31.【答案】E

【解析】女性生殖系统结核常由血道或淋巴道播散而来，也可由邻近器官的结核病蔓延而来。以输卵管结核最多见，其次是子宫内膜和卵巢结核。故选E。

32.【答案】E

33.【答案】B

【解析】原发性肺结核病最初发生在通气较好的肺上叶部或下叶上部近胸膜处。故选B。

34.【答案】D

35.【答案】B

【解析】伤寒的并发症有肠出血、肠穿孔、支气管肺炎等。最严重的是肠穿孔，如果穿孔侵及小动脉，可引起严重出血。故选B。

36.【答案】D

【解析】结核病的病理改变与机体状况、细菌毒力有关，当细菌量少、毒力较低或人体免疫反应较强时，表现为以增生为主的变化。故选D。

37.【答案】C

【解析】伤寒的肠道病变分为4期：髓样肿胀期（第1周）、坏死期（第2周）、溃疡期（第3周）和愈合期（第4周）。肠穿孔发生于溃疡期。故选C。

38.【答案】B

【解析】流行性脑脊髓膜炎脑脊液表现有压力增高、混浊或脓性、细胞数及蛋白含量增多、糖量减少、涂片及培养均可找到脑膜炎双球菌。没有红细胞，故选B。

39.【答案】E

【解析】乙型脑炎病变严重时，可发生灶性神经组织液化性坏死，形成质地疏松、染色较淡的镂空网状病灶，称为网状软化灶。软化灶可被吸收，由增生的小胶质细胞所取代而形成胶质瘢痕。故选E。

40.【答案】B

【解析】细菌性痢疾以大量纤维素渗出形成假膜为特征，假膜脱落伴有不规则浅表溃疡形成。故选B。

41.【答案】E

【解析】继发性肺结核的特点病灶位于肺尖部；肺门淋巴结无肿大；继发性结核病一般不能自愈，需要正规治疗；继发性结核常以浸润性活动性表现，浸润进展，干酪坏死扩大，坏死物液化排出，局部形成空洞，急性空洞经久不愈，可发展为慢性纤维空洞型肺结核；如空洞壁干酪样坏死侵蚀较大血管，可引起大咯血，患者吸入大量血液而窒息死亡。故选E。

42.【答案】B

【解析】细菌性痢疾是由痢疾杆菌所引起的一种假膜性肠炎。中毒性菌痢的特点是起病急骤、严重的全身中毒症状，肠道病变和症状轻微。肠道病变为卡他性炎，有时肠壁集合和孤立淋巴小结滤泡增生肿大，呈滤泡性肠炎改变。故选B。

43.【答案】C

44.【答案】A

【解析】流行性乙型脑炎是由乙型脑炎病毒感染引起的急性传染病。病变广泛累及脑脊髓实质，引起神经细胞变性、坏死，胶质细胞增生和血管周围炎细胞浸润。病变以大脑皮质、基底核和视丘最为严重，小脑皮质、丘脑和脑桥次之，脊髓病变最轻，仅局限于颈段脊髓。故选A。

45.【答案】A

【解析】男性生殖系统结核病与泌尿系统结核病有密切关系，结核分枝杆菌可使前列腺和精囊感染，并可蔓延至输精管、附睾等处。附睾结核是男性不育的重要原因之一。故选A。

46.【答案】A

【解析】干酪性肺炎可由浸润性肺结核恶化进展而来，也可由急、慢性空洞内的细菌经支气管播散所致。故选A。

47.【答案】C

【解析】乙型脑炎表现为脑实质散在出血，神经细胞变性、坏死、软化，胶质细胞增生。蛛网膜下隙没有以中性粒细胞为主的炎症渗出。故选C。

48.【答案】A

【解析】结核病的转归可以转向愈合：①吸收、消散，是渗出性病变的主要愈合方式；②纤维化、钙化，增生性病变及小的干酪样坏死灶可逐渐纤维化，最后形成瘢痕而愈合。或者转向恶化：浸润进展、溶解播散。故选A。

49.【答案】D

【解析】伤寒是由伤寒杆菌引起的急性传染病，以全身单核巨噬细胞系统细胞增生为病变特征。其引起的炎症是以巨噬细胞增生为特征的急性增生性炎，增生活跃时，巨噬细胞胞质内吞噬有伤寒杆菌、红细胞和细胞碎片，这种巨噬细胞称为伤寒细胞。故选D。

50.【答案】B

51.【答案】D

【解析】血吸虫虫卵随门静脉血流到达肝脏，虫卵直径大于门静脉末梢，不能进入肝窦，病变主要在汇管区，长期感染致汇管区内有大量虫卵结节，周围大量纤维组织增生，肝小叶破坏不严重，没有假小叶，肝因为纤维化而变硬、变小，导致血吸虫性肝硬化，门静脉分支虫卵栓塞、静脉内膜炎、血栓形成和机化及门静脉周围纤维增生，使肝内静脉分支阻塞和受压，引起显著门静脉高压。故选D。

52.【答案】E

【解析】急性菌痢患者病变肠管蠕动亢进并有痉挛，引起阵发性腹痛、腹泻症状，由于炎症刺激直肠壁的神经末梢及肛门括约肌，导致里急后重和排便次数增多。故选E。

53.【答案】E

【解析】伤寒是以全身单核-吞噬细胞系统细胞增生为病变特征。故选E。

54.【答案】C

【解析】当人与疫水接触时，尾蚴借其头腺分泌的溶组织酶作用和其肌肉收缩的机械运动，钻入皮肤或黏膜并脱去尾部发育为童虫。童虫进入小静脉或淋巴管，随血流经右心到肺，由肺的毛细血管入大循环向全身散布。故选C。

55.【答案】E

56.【答案】B

【解析】伤寒杆菌菌体裂解后释放的内毒素是其致病的主要原因。故选B。

57.【答案】A

【解析】伤寒杆菌菌体O抗原、鞭毛H抗原的抗原性强，可使感染者产生相应抗体，肥达反应是血清凝集反应，可测定患者血清中抗体水平，对疾病诊断有益。故选A。

58.【答案】A

【解析】中毒性痢疾是菌痢的3种类型之一，多见于2~7岁儿童。故选A。

59.【答案】B

【A_2型题】

60.【答案】C

【解析】女童，其双肺重量增加，密布白色粟粒样结节，诊断应该是粟粒性肺结核。故选C。

61.【答案】B

【解析】儿童，其双肺密布粟粒大小结节，肝脏、脾、肾均见同样病变，脑膜渗出物磨玻璃样，结核分枝杆菌是从肺原发灶播散至全身。故选B。

62.【答案】B

【解析】患儿，表现乏力、盗汗。检查示右上肺阴影，肺门淋巴结肿大（结核的原发复合征），诊断是原发性肺结核病。故选B。

63.【答案】E

【解析】结核性脑膜炎是由结核分枝杆菌引起的脑膜和脊膜的非化脓性炎症性疾病。结核性脑膜炎病变以脑底部桥池、视交叉池及额叶底部最为显著，可查见散在的粟粒状结核结节。镜下可见软脑膜弥漫性炎细胞浸润，以单核、淋巴细胞为主，并形成许多结核结节，脑回普遍变平，蛛网膜下腔可见大量炎性渗出物积聚。急性化脓性脑膜炎镜下应该以中性粒细胞为主。因此据尸体解剖所见符合结核性脑膜炎的诊断，故选E。

64.【答案】C

【解析】患者持续高热3周，腹泻、血便，中毒性休克，回肠穿孔，腹膜炎。回肠淋巴结肿大坏死溃疡，脾大。诊断是肠伤寒。故选C。

65.【答案】D

【解析】患者为血吸虫性肝硬化，表现为脾大、鼻出血、皮肤黏膜出血。出血原因是脾功能亢进引起血小板破坏。故选D。

66.【答案】B

【解析】患者发热、腹痛、腹泻，黏液脓血便，里急后重（菌痢表现），诊断是细菌性痢疾。故选B。

67.【答案】A

【解析】患儿，高热、呕吐、昏迷、颈部强直、抽搐。脑脊液外观透明，白细胞高。诊断是乙型脑炎。故选A。

68.【答案】C

【解析】青年男性，表现为胸痛、胸部浊音、呼吸音减弱、胸腔积液、胸膜炎，诊断是结核性胸膜炎。故选C。

69.【答案】B

【解析】老年男性，检查示右肺上叶病灶、有小空洞、边缘光滑（非肿瘤），且有结核史，诊断是结核球。故选B。

【B_1型题】

70.【答案】A

【解析】阿米巴肝脓肿属于肠外阿米巴病，也是肠阿米巴病最常见的并发症，阿米巴肝脓肿内容物呈棕褐色果酱样，由液化性坏死物和陈旧性血液混合而成（变质性炎症），炎症反应不明显，故选A。

71.【答案】A

【解析】乙型脑炎病变累及脑脊髓实质，引起神经细胞变性、坏死、胶质细胞增生和血管周围炎细胞浸润，故选A。

72.【答案】B

【解析】渗出性结核性胸膜炎病变为浆液纤维素性炎，故选B。

73.【答案】C

【解析】细菌性痢疾病变以大量纤维素渗出形成假膜为特征，故选C。

74.【答案】B

【解析】血吸虫感染进入人体的阶段是尾蚴，故选B。

75.【答案】D

【解析】成虫对机体的损害作用较轻，原因是成虫表面含有宿主的抗原，避免了免疫攻击，故选D。

76.【答案】E

【解析】虫卵沉着所引起的损害是最重要的病变，故选E。

77.【答案】E

【解析】干酪性肺炎镜下为大片状干酪样坏死，肺泡腔内有大量浆液纤维素蛋白性渗出物，故选 E。

78.【答案】B

【解析】局灶性肺结核显示肺尖部单个结节状病灶，病变以增生为主，故选 B。

79.【答案】D

【解析】浸润性肺结核显示锁骨下边缘模糊的云雾状阴影，病变以渗出为主，故选 D。

80.【答案】C

【解析】结核球是直径在 2~5cm，有纤维包裹的孤立的境界分明的干酪样坏死灶，故选 C。

81.【答案】D

【解析】血吸虫虫卵引起的病变为嗜酸性肉芽肿，故选 D。

82.【答案】B

【解析】血吸虫尾蚴侵入皮肤，引起尾蚴性皮炎，故选 B。

83.【答案】A

【解析】血吸虫童虫引起肺炎，组织充血、水肿、点状出血及白细胞浸润，故选 A。

84.【答案】E

【解析】血吸虫成虫引起静脉周围炎和静脉内膜炎（肠系膜和门静脉），故选 E。

85.【答案】C

【解析】局灶性肺结核 X 线显示肺尖部单个结节状病灶，故选 C。

86.【答案】B

【解析】浸润性肺结核显示肺内边缘模糊的云雾状阴影，故选 B。

87.【答案】E

【解析】纤维空洞型肺结核显示肺内多个空洞，壁厚，故选 E。

88.【答案】A

【解析】肺原发复合征显示肺门哑铃状阴影，故选 A。

89.【答案】E

90.【答案】B

91.【答案】A

92.【答案】C

93.【答案】B

94.【答案】C

95.【答案】A

96.【答案】D

97.【答案】A

第十三章　艾滋病、性传播疾病

【A_1 型题】

1.【答案】B

2.【答案】B

【解析】淋病是由淋球菌引起的急性化脓性炎，是我国最常见的性病。故选 B。

3.【答案】A

【解析】梅毒是由梅毒螺旋体引起的传染病。其基本病变是闭塞性动脉内膜炎和小血管周围炎、树胶样肿。梅毒侵犯心血管系统主要在主动脉，引起主动脉炎、主动脉瓣关闭不全、主动脉瘤等。故选 A。

4.【答案】C

5.【答案】A

【解析】淋病是由淋球菌引起的急性化脓性炎。故选 A。

6.【答案】D

【解析】淋病病原体淋球菌主要侵犯泌尿生殖系统，对柱状上皮和移行上皮有特殊亲和力。故选 D。

7.【答案】E

【解析】尖锐湿疣是由 HPV 引起的性传播性疾病。故选 E。

8.【答案】D

【解析】AIDS 是由人类免疫缺陷病毒 HIV 感染引起的疾病，特征为免疫功能缺陷伴机会性感染和/或继发肿瘤。HIV 是反转录病毒，为单链 RNA；该病潜伏期长；传播途径主要是性接触传播，其次是血道传播、母婴传播。不会通过公共洗浴或游泳感染。故选 D。

9.【答案】C

10.【答案】C

【解析】梅毒的典型病理改变是树胶样肿，又称梅毒瘤。病灶灰白色，大小不一。镜下似结核结节，中央有凝固性坏死。树胶样肿可发生于任何器官，最常见于皮肤、黏膜、肝、骨和睾丸。故选 C。

【A_2 型题】

11.【答案】D

【解析】中年男性，腹股沟淋巴结肿大，有性接触史，T 细胞明显下降（AIDS 典型表现），可能的诊断是 AIDS。故选 D。

12.【答案】E

【解析】青年男性，有泌尿系感染症状，尿道有黏液脓性分泌物，前列腺肿大压痛。可能诊断是淋病。故选 E。

13.【答案】C

【解析】女性，会阴皮肤有散在尖锐突起，为尖锐湿疣表现。活检见凹空细胞（细胞较正常细胞大，胞质空泡状，细胞边缘残存带状胞质，核大居中，圆形，染色深，可见双核或多核），均为尖锐湿疣表现。故选 C。

【B_1 型题】

14.【答案】D

15.【答案】C

16.【答案】A

17.【答案】E

18.【答案】B

19.【答案】C

20.【答案】A

21.【答案】E

第七篇 病理生理学

第一章 疾病概论

【A₁型题】

1.【答案】C

【解析】疾病的概念应能阐明疾病的本质。目前一般认为，疾病是指机体在一定条件下由病因与机体相互作用而产生的一个损伤与抗损伤斗争的有规律过程，体内有一系列功能、代谢和形态的改变，临床出现许多不同的症状与体征，机体与外环境间的协调发生障碍。故选C。

2.【答案】D

【解析】疾病发生的条件是指那些能够影响疾病发生的各种体内外因素。有许多疾病的发生并不需要相应条件存在，例如机械暴力引起的创伤，高温引起的烧伤，氰化物等剧毒化学制剂引起的中毒等等，所以条件并不是疾病发生必不可缺少的因素。故选D。

3.【答案】A

【解析】死亡的标志是脑死亡，目前一般均以枕骨大孔以上全脑死亡作为脑死亡的标准。一旦出现脑死亡，就意味着人的实质性死亡。因此脑死亡成了近年来判断死亡的一个重要标志。如仅是大脑功能停止、意识和脑电波消失，而其他基本生命活动尚存在，只能称“植物人”，不能称“死亡”。故选A。

4.【答案】C

【解析】健康的概念是：健康不仅是没有疾病，而且是身体和精神健康的总称，换言之，健康至少包含强壮的体魄和健全的精神状态。故选C。

5.【答案】D

【解析】病因是指能引起某一疾病的特定因素，它是决定疾病特异性的。痢疾杆菌进入胃肠道，感染机体，引起发热，特异的里急后重，脓血黏液便等症状。故选D。

6.【答案】E

【解析】疾病发生的基本机制是指参与很多疾病发病的共同机制。故选E。

【B₁型题】

7.【答案】E
8.【答案】A
9.【答案】B
10.【答案】C
11.【答案】D
12.【答案】A
13.【答案】D
14.【答案】B
15.【答案】C
16.【答案】E
17.【答案】D
18.【答案】A
19.【答案】B
20.【答案】C
21.【答案】E

第二章 水、电解质代谢紊乱

【A₁型题】

1.【答案】C

【解析】正常成人的体液总量约占体重的60%，其中细胞内液约占40%，细胞外液约占20%。故选C。

2.【答案】D

【解析】正常成人的细胞外液约占体重20%，而细胞外液可分为组织间液和血浆两部分，前者约占体重的15%，后者约占5%。故选D。

3.【答案】D

【解析】血浆 Cl^- 浓度约为104mmol/L，占血浆中阴离子总量68%以上，是血浆中含量最多的阴离子。故选D。

4.【答案】E

【解析】由于细胞膜上钠-钾-ATP酶（钠-钾泵）的作用，保持着细胞内外 K^+ 和 Na^+ 的悬殊的浓度差，使 K^+ 成为细胞内液的主要阳离子，而 Na^+ 成为细胞外液的主要阳离子。故选E。

5.【答案】A

【解析】低渗性脱水时，细胞外液低渗，细胞外液中水分向渗透压相对较高的细胞内液转移，故细胞内液并无丢失甚至可超过正常，而仅仅细胞外液量显著减少。故选A。

6.【答案】A

【解析】低渗性脱水时，细胞外液渗透压降低，抗利尿激素分泌减少，肾小管上皮细胞对水分重吸收减少而导致肾脏排水增多，可使细胞外液容量进一步减少。同时因细胞外液低渗，细胞外液中水分向渗透压相对较高的细胞内液转移，故细胞外液明显减少，血容量亦明显减少，患者容易发生休克，这是本型脱水的主要特点。故选 A。

7.【答案】D

【解析】高钠血症是指血清钠浓度>150mmol/L。

8.【答案】B

【解析】伴有细胞外液减少的高钠血症也可称为高渗性脱水，其特征是失水多于失钠，血清钠浓度 > 150mmol/L，血浆渗透压>310mmol/L。原发性醛固酮增多症和 Cushing 综合征时，由于肾小管的远侧部分对钠、水的重吸收增加，出现伴有细胞外液增多的高钠血症。原发性高血钠症时细胞外液无明显减少，而 Addison 病时出现低钠血症。故选 B。

9.【答案】D

【解析】高渗性脱水时，失水多于失钠，血浆渗透压 > 310 mmol/L。

10.【答案】C

【解析】血清钾浓度低于 3.5mmol/L 称为低钾血症。

11.【答案】A

【解析】当血清钾浓度降低时，肾小管上皮细胞内钾移到细胞外，细胞外液的 H^+ 移到细胞内，以致肾小管上皮细胞内钾浓度降低、H^+ 浓度升高，故向管腔中排钾减少而排 H^+ 增多，HCO_3^- 回收增多，此时，尿液呈酸性，出现酸性尿。由于低钾血症可产生碱中毒，碱中毒时一般应出现碱性尿，而此时出现的为酸性尿，故称为反常性酸性尿。故选 A。

12.【答案】E

【解析】水肿是指过多的液体积聚在组织间隙或体腔中。细胞内液过多积聚时称细胞水肿。细胞水肿也称为细胞水化。故选 E。

13.【答案】A

【解析】各种蛋白质所形成的渗透压大小并不一致。例如，清蛋白比球蛋白有较大的渗透压，每克分子量约 70000 的清蛋白形成 5.5mmHg 的胶体渗透压，而每克球蛋白则仅形成 1.4mmHg 的胶体渗透压。产生这种差别的主要原因在于球蛋白的分子量明显地大于清蛋白，因而其每克重量中的分子数明显地少于清蛋白，故影响血浆胶体渗透压的最主要的蛋白是清蛋白。故选 A。

14.【答案】C

【解析】比较机体各器官组织，肺组织的抗水肿能力较强。这与肺循环具有低压、低阻、高流量的特点有关。肺泡毛细血管平均血压还不到全身毛细血管平均血压的一半，大约为 7mmHg 左右，肺血管内的血浆胶体渗透压与体循环的血浆胶体渗透压相同，均为 28mmHg 左右，这样肺毛细血管的有效滤过压为一负压，所以正常时的肺泡腔基本上是干燥的，有利于气体交换。故选 C。

15.【答案】C

【解析】在正常情况下，体内水和电解质的动态平衡主要是通过神经-内分泌系统的调节作用来实现的，即主要通过下丘脑口渴中枢以及抗利尿激素和醛固酮来调节。例如，机体失水过多或摄入过多食盐时，可引起细胞外液渗透压升高，下丘脑视前区渗透压感受器受刺激，引起口渴中枢兴奋，通过饮水补充水分而使细胞外液渗透压恢复正常。在肾脏，抗利尿激素是一种最有效的调节水分重吸收的物质，而醛固酮有保钠排钾的作用，同时也增加 Cl^- 和水的重吸收。故选 C。

【B_1 型题】

16.【答案】D

17.【答案】C

18.【答案】B

19.【答案】E

20.【答案】A

21.【答案】B

22.【答案】C

第三章　酸碱平衡和酸碱平衡紊乱

【A_1 型题】

1.【答案】C

【解析】AB 代表实际碳酸氢盐，是指隔绝空气的血液标本，在实际 $PaCO_2$、实际体温和血氧饱和度条件下测得的血浆 HCO_3^- 浓度。SB 表示标准碳酸氢盐，BB 表示缓冲碱。故选 C。

2.【答案】C

【解析】标准碳酸氢盐（SB）是在标准情况下，用 $PaCO_2$ 为 5.33kPa（40mmHg）的气体平衡后，所测得的血浆 HCO_3^- 浓度。因已排除了呼吸因素的影响，故为判断代谢性因素的指标。实际碳酸氢盐（AB）正常值为 22～27mmol/L，平均为 24mmol/L。AB 是指隔绝空气的血液标本，在实际的 $PaCO_2$ 和血氧饱和度条件下测得的血浆碳酸氢盐浓度，受呼吸和代谢两方面因素的影响。AB 与 SB 的差值反映了呼吸因素的影响，AB 与 SB 值均高于正常且 AB>SB 表明有 CO_2 潴留，可见于呼吸性酸中毒。或代偿后的代谢性碱中毒；AB 与 SB 值均低于正常且 AB<SB 表明有 CO_2 排出过多，可见于呼吸性碱中毒或代偿后的代谢性酸中毒。故选 C。

3.【答案】B

【解析】阴离子间隙（AG）是指血浆中未测定的阴离子与未

测定的阳离子的差值。AG增高反映存在高AG性代谢性酸中毒，即正氯血性代谢性酸中毒。故选B。

4.【答案】C

【解析】与酸碱指标有关的三个变量是pH、HCO_3^-和$PaCO_2$。血气分析仪通过高灵敏度的离子选择电极可测出pH和$PaCO_2$两个变量，再根据Henderson-Hasselbalch方程式算出HCO_3^-变量，从而可以全面了解血pH及呼吸、代谢因素的变化。故选C。

5.【答案】B

【解析】AB值随代谢性H^+变化而变化，还受$PaCO_2$影响，所以血样必须与大气隔绝，才能反映人体血浆中［HCO_3^-］的实际含量，而SB、BE、BB都是在标准条件下［即将温度调至38℃，并用PCO_2 5.3kPa（40mmHg）平衡，Hb100%氧合］进行测定。所以血样即使不与大气隔绝，测定结果也不受任何影响。Na^+也不受影响。故选B。

6.【答案】B

【解析】急性代谢性酸中毒时H^+增高，血浆缓冲后产生的H_2CO_3（$PaCO_2$×0.03表示）也增多。PCO_2升高可使脑脊液中H^+增高，后者刺激延髓腹外侧对H^+敏感的化学感受器；外周血中H^+升高可通过外周化学感受器刺激呼吸中枢引起呼吸加深加快，肺泡通气量增大，CO_2呼出增多，通过H_2CO_3代偿性降低，使pH或H^+趋向正常。代谢性酸中毒时，还可以通过其他方式代偿，如肾脏排H^+保碱加强，由于呼吸的代偿能力强大而迅速，因此，急性代谢性酸中毒最主要的代偿方式是呼吸代偿。故选B。

7.【答案】C

【解析】AG正常型代谢性酸中毒又称高氯血性代谢性酸中毒，血氯高。摄入大量NH_4Cl后，在肝脏内可形成氨和盐酸，引起高氯血性酸中毒，即AG正常型酸中毒，而上述其他病因只引起高AG性代谢性酸中毒，其血氯是正常的。故选C。

8.【答案】D

【解析】肺泡弥散障碍不会导致呼吸性酸中毒，因CO_2弥散能力很强（比氧约大20倍），肺泡气体弥散障碍一般不会导致CO_2蓄积产生，只有通气障碍及通风不良造成$PaCO_2$>6.0kPa（45mmHg）时，才产生呼吸性酸中毒。故选D。

9.【答案】D

【解析】由于呼吸性酸中毒的发病原因是呼吸障碍，所以呼吸系统往往不能发挥代偿作用。血浆的非碳酸氢盐缓冲系统对增高的碳酸有缓冲作用，并使HCO_3^-略有增加，但增加很有限。组织细胞对酸碱平衡的调节也很有限。主要的代偿措施为肾脏代偿，表现在肾产氨排H^+和$NaHCO_3$重吸收显著增多，从而使大量H^+随尿排出，而血浆HCO_3^-有较多升高，使HCO_3^-/H_2CO_3比值接近正常，但肾脏代偿较慢，需要3~5天后才发挥最大代偿效应。所以在慢性呼吸性酸中毒时，肾脏代偿是主要的代偿方式，而急性呼吸性酸中毒时，主要的代偿方式是组织细胞对酸碱平衡的调节和血液的缓冲。故选D。

10.【答案】B

【解析】两种酸碱紊乱并存的情况主要有下列六种可能：①呼吸性酸中毒合并代谢性酸中毒。②呼吸性酸中毒合并代谢性碱中毒。③呼吸性碱中毒合并代谢性酸中毒。④呼吸性碱中毒合并代谢性碱中毒。⑤代谢性酸中毒合并代谢性碱中毒（主要指高AG代谢性酸中毒合并代谢性碱中毒）。⑥高AG代谢性酸中毒合并正常AG代谢性酸中毒。但呼吸性酸中毒和呼吸性碱中毒，不可能同时存在，因为$PaCO_2$不可能过高和过低同时存在，即呼吸不可能同时既加深加快又减慢减弱。故选B。

【A_2型题】

11.【答案】B

【解析】根据病史、血气分析和电解质测定，该患者因原发性HCO_3^-减少而导致pH过低，似属代谢性酸中毒。根据代谢性酸中毒预测代偿公式，其预测$PaCO_2$=（$1.5×HCO_3^-+8$）±2=（1.5×16+8）±2=32±2mmHg，而实测$PaCO_2$为34mmHg，在预测值范围内，故属单纯型代谢性酸中毒。此外，患者AG=Na^+−（$HCO_3^-+Cl^-$）=142−（16+104）=22mmol/L，>14mmol/L，故本例患者应诊断为AG增高型代谢性酸中毒。故选B。

12.【答案】B

【解析】根据病史及血气分析结果，患者原发酸碱失衡是HCO_3^-过多，而导致pH增高，似属代谢性碱中毒。代谢性碱中毒是否并发其他酸碱紊乱，可从预测代偿公式判断：增加的$\Delta PaCO_2$=0.7×ΔHCO_3^-±5=0.7×（36~24）±5=8.4±5mmHg；预测$PaCO_2$=正常$PaCO_2$+$\Delta PaCO_2$=40+8.4±5=48.4±5mmHg，实际测得$PaCO_2$为6.4kPa（48mmHg），在此范围内，故诊断为单纯型代谢性碱中毒。故选B。

【B_1型题】

13.【答案】B

14.【答案】C

15.【答案】A

16.【答案】E

17.【答案】B

18.【答案】A

第四章 缺 氧

【A_1型题】

1.【答案】A

【解析】缺氧的概念是指当组织得不到充足的氧或不能充分利用氧时，组织的代谢、功能，甚至形态结构都可能发生异常变化，这一病理过程称为缺氧。正常机体氧代谢过程包括四个环节：外呼吸、血液携氧、循环运输氧、组织利用氧。前三者发生异常属于组织得不到充足的氧，后者属于组织不能充分利用氧。在发生血液性缺氧时，动脉血氧分压正常，血氧含量、血氧容量降低。在发生单纯性循环性缺氧时，动脉血氧分压、血氧含量、血氧容量正常。在发生组织性缺氧时，动脉血氧分压、血氧含量、血氧容量正常。故选A。

2.【答案】A

【解析】血氧分压的概念是溶解于血液的氧所产生的张力。动脉血氧分压（PaO_2）为13.3kPa（100mmHg），影响因素为吸入气体的氧分压、外呼吸功能和动-静脉血分流。静脉血氧分压（PvO_2）为5.33kPa（40mmHg），影响因素为组织的耗氧量。故选A。

3.【答案】D

【解析】血液性缺氧是由于血红蛋白的数量减少或性质的改变而引起血液携氧能力降低，即血氧容量降低，以致动脉血氧含量降低，供给组织的氧减少。其动脉血氧分压和血氧饱和度可正常，动-静脉血氧含量差可减少，但与其他类型的缺氧无鉴别意义。故选D。

4.【答案】D

【解析】组织中毒性缺氧是组织细胞利用氧障碍所引起的缺氧。因此，它的突出特点是静脉血氧含量高于正常，而动脉血氧分压、动脉血氧含量、血氧容量、血氧饱和度均可正常，静脉血氧含量升高，导致动-静脉血氧含量差减小。故选D。

5.【答案】C

【解析】血氧饱和度是指氧含量与氧容量的容积百分比，动静脉血的血红蛋白含量是相同的，所以，血氧饱和度与血红蛋白含量无关。血氧容量的概念是100ml血液中Hb为氧充分饱和时的最大带氧量，不包括溶解在血液中的氧。而血氧含量为100ml血液实际的带氧量，主要是Hb实际结合的氧和极小量溶解于血浆的氧。血氧含量的影响因素除与血红蛋白的性质和血红蛋白含量有关外，还与血氧分压有关。故选C。

6.【答案】E

【解析】临床常见的缺氧是混合性的缺氧。例如，感染性休克时主要引起的是循环性缺氧，感染时细菌产生的内毒素还可引起组织利用氧的功能障碍而发生组织性缺氧，并发休克肺时还可以引起低张性缺氧。故选E。

7.【答案】D

【解析】在组织血流和利用氧均无异常的情况下，组织是否缺氧，决定于动脉血的实际供氧水平，即动脉血氧含量。氧分压在60mmHg（8.0kPa）以上时，氧离曲线近似水平线，氧分压的升降对血氧饱和度的影响很小，直至氧分压降至60mmHg（8.0kPa）以下时，氧离曲线坡度才转向陡直，随着氧分压的进一步下降，血氧饱和度将明显降低，血氧含量才明显减少，才会导致组织缺氧。故选D。

8.【答案】B

【解析】当大量静脉血掺入到动脉血中，可使毛细血管中脱氧血红蛋白数量达到甚至超过50g/L。组织利用氧障碍时，毛细血管中氧合血红蛋白高于正常，还原血红蛋白低于正常，很难达到发绀的阈值，所以，一般不出现发绀现象。故选B。

9.【答案】E

【解析】缺氧时，呼吸的变化因缺氧的类型和程度不同而不同。低张性缺氧时，动脉血氧分压一般须降至60mmHg（8kPa）以下时，才会刺激颈动脉体和主动脉体的化学感受器（其中主要是主动脉体的化学感受器），反射性地引起呼吸加深加快。血液性缺氧即使很严重，如贫血患者的血红蛋白降低至60g/L时，由于动脉血氧分压正常，在静息情况下也可不发生呼吸运动的增强。慢性乏氧性缺氧时，可能由于外周化学感受器对低氧分压刺激的敏感性降低，呼吸加深加快不明显。各种类型的严重缺氧，均可抑制呼吸中枢，引起呼吸减慢减弱，甚至呼吸停止。故选E。

10.【答案】D

【解析】急性缺氧对各器官血管的影响不尽相同，这是因为缺氧时一方面交感神经兴奋引起血管收缩，另一方面局部的组织因缺氧产生的乳酸、腺苷等代谢产物则使血管扩张。两种作用的结果决定器官的血管是收缩还是扩张。血管扩张占优势导致血流量增加的有心、脑血管；而肺、腹腔内脏、皮肤、四肢的血管收缩，导致血流量减少。故选D。

11.【答案】A

【解析】严重缺氧可损伤细胞引起细胞膜内外离子分布异常。其机制是：①细胞膜对离子的通透性增高，离子顺浓度差透过细胞膜，导致 Na^+ 内流、K^+ 外流、Ca^{2+} 内流；②线粒体呼吸功能降低，ATP 生成减少，导致 Na^+-K^+ 泵不能充分运转，也可使细胞内 Na^+ 增多、细胞外 K^+ 增多；同时细胞内 Ca^{2+} 逆浓度差向细胞外转运以及肌质网、线粒体逆浓度差摄取 Ca^{2+} 均下降，也使胞质 Ca^{2+} 浓度增高。此外，由于 ATP 生成减少，ATP/ADP 比值下降，导致磷酸果糖激酶活性增强，糖酵解加强，乳酸生成过多，使细胞外的 H^+ 浓度升高。故选 A。

12.【答案】C

【解析】影响血氧含量的因素有血红蛋白性质、血红蛋白含量、氧分压。氧分压降低，血氧含量降低。支气管哮喘引起低张性缺氧，故动脉血氧饱和度是降低的。故选 C。

【B_1 型题】

13.【答案】D
14.【答案】B
15.【答案】A
16.【答案】E
17.【答案】C
18.【答案】B
19.【答案】E
20.【答案】D
21.【答案】C
22.【答案】B
23.【答案】B
24.【答案】E
25.【答案】A

第五章 发　热

【A_1 型题】

1.【答案】D

【解析】发热是一个常见的病理过程，是多种疾病发生发展的重要讯号。发热不是体温调节障碍的结果，而是人类和恒温动物在生物进化过程中形成的对致热物质引起的调节反应。临床上把体温上升超过正常 0.5℃称为发热，这种概念不够精确。因为体温越过正常值 0.5℃即为体温升高，可有生理性体温升高或病理性体温升高，而病理性体温升高又有发热（调定点上移）和过热（调定点不上移）两种情况。所以，根据体温调节调定点的理论，把发热的概念概括为：发热是致热原的作用使体温调定点上移而引起的调节性体温升高（超过 0.5℃）。故选 D。

2.【答案】B

【解析】人体的散热通过皮肤、肺和排泄物三个途径来实现，其中最重要的是皮肤，因为皮肤可通过辐射、传导、对流及蒸发等多种方式散热。故选 B。

3.【答案】A

【解析】出汗是当环境温度高于皮肤温度情况下，机体有效的散热途径，由于汗液蒸发可散发大量体热，故是在炎热环境中皮肤散热的主要形式。故选 A。

4.【答案】E

【解析】各种病原微生物如细菌、病毒、支原体、立克次体、螺旋体、细菌以及寄生虫等侵入机体引起的发热才是“感染性”的。故选 E。

5.【答案】E

【解析】内生致热原（EP）系指产 EP 细胞在发热激活物的作用下，产生和释放的能引起体温升高的物质。最早认识的内生致热原，是白细胞致热原，后来又相继发现有干扰素、肿瘤坏死因子和巨噬细胞炎症蛋白-1 等。本题中其他四种物质均属外致热原。故选 E。

6.【答案】A

【解析】寒战是一种全身性骨骼肌的不随意的周期性收缩，是下丘脑发出的冲动，经脊髓侧索的网状脊髓束和红核脊髓束，通过运动神经传递到运动终板而引起的。经交感神经传出的冲动引起皮肤竖毛肌的收缩则出现“鸡皮”。故选 A。

7.【答案】E

【解析】在体温上升期即寒战期，由于外周血管收缩和心率加快，可使动脉血压轻度上升。在高峰期和退热期，由于外周血管舒张，动脉血压轻度下降，只有在体温骤退时，可伴有大量出汗而使动脉血压明显下降。故选 E。

8.【答案】C

【解析】体温升高时机体的代谢加强，一般体温每升高 1℃，物质代谢率可提高 13%。故选 C。

【B_1 型题】

9.【答案】D
10.【答案】B
11.【答案】E
12.【答案】E
13.【答案】C
14.【答案】A
15.【答案】A
16.【答案】E
17.【答案】C
18.【答案】E
19.【答案】D

第六章 应 激

【A₁ 型题】

1.【答案】B

【解析】良性应激对人体有利。应激是指机体在受到各种内外环境因素刺激时所出现的非特异性全身反应。故选 B。

2.【答案】E

【解析】GAS 的抵抗期起主要作用的激素是糖皮质激素（皮质醇）。故选 E。

3.【答案】E

【解析】应激时出现的交感神经-肾上腺髓质反应中，心率增快，心收缩力加强，血液重新分布，支气管扩张，促进糖原分解，升高血糖等，具有防御意义，此时有儿茶酚胺参与，是儿茶酚胺对机体有利的一面；但儿茶酚胺分泌增多又具有对机体不利的一面，表现为使外周小血管收缩，组织缺血，促使血小板聚集，增加心肌氧耗和机体能量消耗。故选 E。

4.【答案】D

【解析】应激时糖皮质激素有促进蛋白质分解和脂肪动员、稳定溶酶体膜和维持心血管对儿茶酚胺反应性的作用，但它能抑制组织对葡萄糖的利用而提高血糖水平。故选 D。

5.【答案】C

【解析】应激时，体内胰岛素分泌减少，血胰岛素含量偏低。这是交感神经兴奋，血浆中儿茶酚胺升高所致。故选 C。

6.【答案】E

【解析】各种因素只要能够达到一定强度均可成为应激源。故选 E。

7.【答案】D

【解析】热休克蛋白属非分泌型蛋白。故选 D。

8.【答案】D

【解析】C 反应蛋白具有清除异物和坏死组织的功能。故选 D。

9.【答案】B

【解析】原发性高血压、动脉粥样硬化、支气管哮喘、溃疡性结肠炎及冠心病属应激相关疾病。故选 B。

10.【答案】C

【解析】应激性溃疡形成的最基本条件是胃黏膜缺血。故选 C。

11.【答案】E

【解析】免疫细胞可通过产生各种神经内分泌激素和细胞因子而发挥作用。故选 E。

12.【答案】B

【解析】应激时影响情绪反应涉及中枢神经系统的很多结构，特别是与边缘系统有非常密切的联系。故选 B。

【B₁ 型题】

13.【答案】B

14.【答案】A

15.【答案】E

16.【答案】E

17.【答案】E

18.【答案】C

19.【答案】A

20.【答案】A

21.【答案】B

22.【答案】A

23.【答案】C

24.【答案】A

第七章 缺血-再灌注损伤

【A₁ 型题】

1.【答案】B

【解析】缺血后恢复血流灌注通常是治疗缺血损伤的手段，但在一定条件下恢复血流灌注，血液再灌注反引起进一步组织损伤，这种情况称再灌注损伤。它与离体器官出现的钙反常和氧反常不同，是整体发生的现象。同时在缺血期，机体既有缺氧和缺钙，又缺乏营养底物。故选 B。

2.【答案】B

【解析】无钙灌流期出现细胞膜外板与糖被膜表面分离，可使细胞膜通透性增高。另外，膜磷脂的降解和氧自由基大量产生对细胞膜的脂质过氧化损伤均使膜通透性增高，从而为再灌注时钙大量内流提供条件。故选 B。

3.【答案】E

【解析】再灌注损伤可发生于不同组织器官，不同组织器官所造成的细胞损伤的机制是相似的，但研究较多的是心、脑、肾和肠等器官。故选 E。

4.【答案】A

【解析】LDH 和 CPK 是心肌细胞内酶，再灌注损伤时，由于心肌膜损伤，心肌细胞内酶释放入血。细胞损伤越重，血浆 LDH 和 CPK 的浓度也越高。故选 A。

5.【答案】C

【解析】黄嘌呤氧化酶的前身是黄嘌呤脱氢酶，它正常时 90% 以脱氢酶形式存在，只有 10% 以氧化酶形式存在。缺血时 ATP 减少，离子转运功能障碍，钙进入细胞内激活钙依赖性蛋白水解酶，使黄嘌呤脱氢酶大量转化为黄嘌呤氧化酶。故选 C。

6.【答案】D

【解析】自由基攻击的对象是由大分子组成的有形细胞成分，因此自然不包括电解质。故选D。

7.【答案】E

【解析】细胞结构全面溶解是细胞坏死的特征。故选E。

8.【答案】D

【解析】前列环素具有扩血管和抑制血小板聚集作用，因此不会促进无复流现象的发生，故选D。

【B_1型题】

9.【答案】B

10.【答案】C

11.【答案】D

12.【答案】A

13.【答案】E

14.【答案】E

15.【答案】D

16.【答案】C

17.【答案】B

18.【答案】A

第八章 休　　克

【A_1型题】

1.【答案】D

【解析】休克是各种强烈致病因子作用于机体引起的急性循环衰竭，其特点是微循环障碍、重要脏器的灌流不足和细胞功能代谢障碍，由此引起的全身性危重的病理过程。故选D。

2.【答案】A

【解析】慢性少量失血机体往往可以代偿，但急性大量失血，一次失血量超过总血量的20%能引起失血性休克（成人总血量约为5000ml，其20%约1000ml）。故选A。

3.【答案】D

【解析】临床上大面积烧伤常常伴有血浆大量丢失，而挤压伤也可引起血浆大量丢失，导致低血容量性休克。但是单纯感染不伴有体液明显丢失，如血容量保持正常，不会产生低血容量性休克，而其他病因均可使血容量过低而产生低血容量性休克。故选D。

4.【答案】D

【解析】低血容量性休克包括失血性、烧伤性、创伤性休克及心源性休克，均属高阻力型休克。感染性休克中某些病例属低排高阻型休克，某些病例可属高排低阻型休克。故选D。

5.【答案】C

【解析】微循环血流主要受局部体液因素的反馈调节。一般说来，全身性体液因素使微血管收缩，导致微循环血流减少，因组织缺氧而局部血管活性物质（组胺、激肽、腺苷、H^+）堆积，这些局部体液因素使毛细血管前括约肌扩张，微循环血流增多，局部体液因子被冲走，血管平滑肌又恢复对全身体液因子的作用，使微血管收缩，因此毛细血管前括约肌呈交替开放。故选C。

6.【答案】E

【解析】休克时交感神经兴奋，儿茶酚胺释放增加，外周动脉处于收缩状态。血压不能维持在正常水平，主要不在于小动脉紧张度不足，而是由于微循环障碍，血液淤滞在真毛细血管内，致使回心血量减少，血压下降。故选E。

7.【答案】D

【解析】休克初期，由于交感-肾上腺髓质系统兴奋，微动脉、后微动脉、毛细血管前括约肌和微静脉均处于收缩状态，口径明显变小，其中主要是毛细血管前阻力（由微动脉、后微动脉和毛细血管前括约肌组成）增加显著，同时真毛细血管网关闭，血流速度显著减慢，开放的毛细血管减少，但微循环中的动静脉吻合支却开放，使一部分动脉血绕过毛细血管网，直接进入微静脉，造成组织缺血性缺氧。故选D。

8.【答案】D

【解析】休克时，交感-肾上腺髓质系统处于持续强烈兴奋，这实质是机体对各种刺激的共同适应性代偿反应，如这种反应代偿不足，使用缩血管升压药，在维持血压保证心脑血供上是可起到一定治疗作用的。但在机体交感-肾上腺髓质过度兴奋时，不适当地长期持续大量使用升压药，使小动、静脉阻力进一步增加，组织缺血缺氧更为加重，局部血管活性物质蓄积过多，可造成微循环淤滞，致使有效循环血量进一步下降，全身血压进行性下降导致休克恶化。大剂量注入肾上腺素本身还可以造成肾上腺素性休克。故选D。

9.【答案】C

【解析】在失血性休克和创伤性休克时，该期微静脉虽然扩张，但微静脉端血流缓慢、红细胞发生聚集、白细胞滚动、黏附、贴壁嵌塞、血小板聚集、血黏度增加、微血流流态的改变引起毛细血管的后阻力大于前阻力，组织灌而少流，灌大于流。该期真毛细血管开放数目虽然增多，但血流更慢，甚至“泥化”淤滞，组织处于严重的低灌流状态，缺氧更为加重。故选C。

10.【答案】D

【解析】细胞内物质代谢和生物膜结构的完整和功能正常都要求有足够的能量供应和内环境恒

定。有氧氧化减弱使 ATP 生成显著减少。ATP 不足时，细胞膜上钠泵（Na^+-K^+-ATP 酶）运转失灵，因而细胞内 Na^+增多，而细胞外 K^+增多，从而导致细胞水肿和高钾血症。故选 D。

11.【答案】D

【解析】休克时，有氧氧化减弱，无氧酵解增强，乳酸生成显著增多。这些都是引起酸中毒的主要原因。由于乳酸根属阴离子间隙（AG）的一部分，故休克时常出现 AG 增高型代谢性酸中毒。故选 D。

12.【答案】B

【解析】糖皮质激素能稳定细胞膜和细胞器，特别是溶酶体膜，以防止细胞的破坏。故选 B。

13.【答案】C

【解析】休克时肾脏是最易受损的器官之一。在失血性休克早期，可出现急性功能性肾衰，如未及时处理，则可发展为急性器质性肾衰而导致死亡。此外，出血性休克初期，由于血液重新分配，心脑功能一般没有明显障碍，休克肺也常在休克血流动力学恢复后发生。休克患者直接因肝功能衰竭而死亡的较为少见。故选 C。

14.【答案】B

【解析】诊断休克时发生急性肾衰竭最主要的依据是存在氮质血症，因为氮质血症可反映 GFR 明显降低。休克肾可以有非少尿型，尿量可在 500ml/d 以上，但不会出现多尿，所以尿量不是诊断的主要依据。此外，肾性高血压和贫血也不是急性肾衰的主要表现。故选 B。

【B_1 型题】

15.【答案】E

16.【答案】D

17.【答案】A

18.【答案】C

19.【答案】B

20.【答案】C

21.【答案】B

22.【答案】E

23.【答案】D

24.【答案】B

25.【答案】A

26.【答案】C

第九章 凝血与抗凝血平衡紊乱

【A_1 型题】

1.【答案】A

【解析】弥散性血管内凝血是临床常见的病理过程。其基本特点是：由于某些致病因子的作用，凝血因子和血小板被激活，大量促凝物质入血，凝血酶增加，进而微循环中形成广泛的微血栓。微血栓形成中消耗了大量凝血因子和血小板，继发性纤维蛋白溶解功能增强，导致患者出现明显的出血、休克、器官功能障碍和溶血性贫血等临床表现。在临床上 DIC 是一种危重的综合征。故选 B。

2.【答案】D

【解析】在 DIC 发病中，早期因凝血过程被激活，血液处于高凝阶段，形成大量微血栓。随着凝血过程的激活，凝血物质不断地消耗，同时继发性纤溶活性不断地增强，故在 DIC 晚期血液又转为低凝状态，临床可发生多器官明显出血。故选 D。

3.【答案】E

【解析】在引起 DIC 的原发疾病中，常以感染性疾病占第一位，约占到 DIC 原发疾病的 1/3。故选 E。

4.【答案】B

【解析】妊娠 3 周开始孕妇血液中血小板及凝血因子（Ⅰ、Ⅱ、Ⅴ、Ⅶ、Ⅸ、Ⅹ和Ⅻ等）逐渐增多；而 AT-Ⅲ、t-PA、μ-PA 降低；胎盘产生的纤溶酶原激活物抑制物（PAI）增多。血液渐趋高凝状态，妊娠末期最明显。故当产科意外（胎盘早期剥离、宫内死胎、羊水栓塞等）时，易发生 DIC。故选 B。

5.【答案】A

【解析】急性胰腺炎诱发 DIC 的机制，主要是大量胰蛋白酶入血后，通过促使凝血酶原转变为凝血酶而诱发 DIC。故选 A。

6.【答案】C

【解析】各种不同的病因可通过不同的途径激活体内的内源性和/或外源性凝血系统而诱发 DIC，内源性或外源性凝血系统激活的关键环节是血浆中凝血酶的大量激活。故选 C。

7.【答案】E

【解析】根据 DIC 的病理生理特点和发展过程，典型的 DIC 可分为三期：高凝期、消耗性低凝期、继发性纤溶亢进期。在继发性纤溶亢进期，凝血酶及Ⅻa 等激活了纤溶系统，产生大量纤溶酶，进而又有 FDP 的形成，使纤溶和抗凝作用增强，故此期出血表现十分明显。故选 E。

8.【答案】E

【解析】临床上一般以血小板计数、凝血酶原时间和纤维蛋白原含量测定三项实验作为 DIC 的初步筛选实验。故选 E。

9.【答案】B

【解析】凝血因子Ⅻ被激活导致 DIC，但这使血液倾向凝固；血管通透性增高会导致出血，但在 DIC 时出血的发生中不起主要作用。在 DIC 发生发展过程中，各种凝血因子和血小板大量消耗，血液进入低凝状态，容易引起出血。故选B。

【B_1型题】

10.【答案】C

11.【答案】B

12.【答案】A

13.【答案】D

14.【答案】E

15.【答案】A

16.【答案】B

17.【答案】E

18.【答案】A

19.【答案】C

20.【答案】D

第十章 心功能不全

【A_1型题】

1.【答案】C

【解析】在一些高动力状态引起的高排出量型心力衰竭，心脏每搏排出量较常人增高。故选C。

2.【答案】A

【解析】前负荷又称容量负荷，是心脏在收缩之前承受的负荷，也就是舒张末期容纳血量造成的负荷，它决定着心肌纤维的初长度。心脏瓣膜关闭不全时，舒张期有大量血液流入心腔，可造成容量负荷过重。主动脉瓣关闭不全和二尖瓣关闭不全时，左心室前负荷加重。前负荷过重可使心肌纤维拉长，久之便能引起心力衰竭。后负荷又称压力负荷，是指心脏收缩过程中承受的阻力负荷。左心室的后负荷主要是指左心室收缩过程中推开主动脉瓣射血的阻力。高血压病和主动脉瓣狭窄及肥厚型心肌病（主动脉瓣下狭窄）时，左心室后负荷过重，可成为引起心力衰竭的重要原因。故选A。

3.【答案】D

【解析】心脏容量负荷过重是舒张期回心血量过多的结果。心室壁舒张期张力比较大，过度充盈容易使心肌肌节超过最适功能长度落入长度-张力曲线的下降支，出现心肌收缩力降低。同时，舒张期心室过度扩张，使心肌静息张力过高，耗氧量增加。在正常心脏，心室舒张末期容量增加可以产生较高的主动张力，使心脏排空完全。但在心脏收缩力减弱时心腔过度扩张而又不能产生较多的主动张力，可使排出量减少，残余血量增多，进而使心室舒张末期压力增加，影响静脉回流。故选D。

4.【答案】E

【解析】外周血管扩张是引起高排出量性心力衰竭的原因；由于外周血管扩张，周围阻力降低，血流速度快，组织对氧的摄取时间短，可使静脉血氧含量高于正常，动静脉血氧含量差变小，组织发生缺氧。故选E。

5.【答案】D

【解析】高血压性心脏病时，左心室射血阻力增高，心排血量降低，一般会出现低排出量性心力衰竭。故选D。

6.【答案】D

【解析】容量加大并伴有收缩力增强的心脏扩张称为紧张源性扩张。心肌肥大是心脏负荷持续性增加所产生的一种代偿适应性反应，表现为心肌纤维直径增大，长度增加，心脏重量增大。心肌肥大的生化基础是核酸和蛋白质合成增强。尽管这种生化代偿反应在心脏负荷加重初期就已开始，但真正形成形态结构上的明显肥大却是比较缓慢的过程。因此，急性心衰特别是以心肌缺血缺氧及弥漫性损害为病因的急性心衰发展过程中，不可能发生这种有效的代偿方式。故选D。

7.【答案】D

【解析】心肌肥大分为向心性肥大和离心性肥大。心室压力负荷过重时收缩期室壁张力增高，可引起心肌纤维中肌节的并联性增生，使心肌纤维变粗，室壁增厚，形成向心性肥大。高血压病时，左心室压力负荷过重，可引起左心室向心性肥大。故选D。

8.【答案】B

【解析】心脏向心性肥大的本质是肌节的并联性增生。故选B。

9.【答案】B

【解析】心脏承受过度容量负荷时，舒张期心室壁张力加大，可引起心肌肌节的串联性增生，使心肌纤维长度加大，心室腔扩大，发生离心性肥大。主动脉瓣关闭不全时，主动脉血液在心室舒张期逆流入左心室，造成左心室容量负荷过重，能引起离心性肥大。故选B。

10.【答案】B

【解析】从整个心脏来看，心肌肥大的不平衡生长主要表现为心脏重量的增长和心脏体积的增大（这是心肌细胞体积增大，重量增加的结果）较快，而支配心脏的交感神经元轴突的生长缓慢，因而肥大心肌内交感神经纤维分布的密集程度显著低于正常的心脏，肥大心肌单位面积的神经元轴突数明显少于正常的心肌，加之肥大心肌中儿茶酚胺合成减少，消耗增多，因而心肌内去甲肾上腺素含量显著减少。肥大心肌内交感神经支配和递质含量的这些变化，是促使心肌兴奋-收缩耦联发生障碍、心肌收缩性减弱的重要机制。故选B。

11.【答案】E

【解析】肥大心肌细胞体积和

重量的增加大于其表面积的增加，即肥大心肌细胞表面积与重量之比显著降低。由于细胞表面的质膜正是 Na^+-K^+、Na^+-Ca^{2+} 等离子转运的必经部位，细胞表面积的相对减少可使细胞转运离子的能力减弱，特别是 Ca^{2+} 内流不足，可使心肌细胞的功能降低。故选 E。

12.【答案】D

【解析】由于心肌细胞重量显著增加，故肥大心肌的细胞学特征是细胞表面积相对不足。故选 D。

13.【答案】A

【解析】心力衰竭时心肌收缩力降低，搏出量减少，每次射血完毕心腔残余血量增多，致使回心血流受阻，循环时间延长。心排血量不足，通过窦弓反射引起交感-肾上腺素系统兴奋，使心搏加快，周围血管收缩，外周阻力增加。故选 A。

14.【答案】B

【解析】正常人体内左、右心排血量是相等的，但是肺循环中仅有全身血量的 10%，体循环静脉中却有 65%。体循环静脉容量大、顺应性高，还有大量未开放的毛细血管与之相连，因而右心衰竭时可在体循环中淤滞大量血液，使心排血量显著减少。故选 B。

15.【答案】C

【解析】左心衰竭患者发生右心衰竭时，由于右心排血量的降低更为明显，往往能减轻左心容量负荷，使肺水肿得到缓解。同时，全身大部分血容量都将淤滞于体循环静脉系统。故选 C。

【B_1 型题】

16.【答案】C

17.【答案】A

18.【答案】E

19.【答案】C

20.【答案】B

21.【答案】A

22.【答案】E

23.【答案】C

24.【答案】B

25.【答案】D

26.【答案】A

27.【答案】C

第十一章　呼吸功能不全

【A_1 型题】

1.【答案】B

【解析】完整的呼吸功能包括外呼吸过程、内呼吸过程和血液携带运输氧和二氧化碳的功能。呼吸功能不全又称呼吸衰竭，是指由于外呼吸功能的严重障碍，以致动脉血氧分压低于正常范围，伴有或不伴有二氧化碳分压增高的病理过程。故选 B。

2.【答案】E

【解析】呼吸衰竭可由于神经系统、骨骼、肌肉、胸膜、肺和呼吸道等疾病而产生，其中最为多见的为慢性支气管炎、细支气管炎和慢性阻塞性肺气肿等引起的外周呼吸道阻塞性疾患（又称慢性阻塞性肺疾患）。故选 E。

3.【答案】D

【解析】限制性通气不足的概念是：肺泡扩张受限制所引起的肺泡通气不足称为限制性通气不足，其产生机制是由于呼吸肌活动障碍、胸壁或肺的顺应性降低。故选 D。

4.【答案】C

【解析】肺顺应性降低产生限制性通气不足。呼吸道狭窄或阻塞所引起的肺泡通气不足称为阻塞性通气不足。呼吸道阻力是通气过程中主要的非弹性阻力。故选 C。

5.【答案】A

【解析】阻塞性通气不足是指呼吸道狭窄或阻塞所致的肺泡总通气量减少。气管痉挛可引起呼吸道内径减小，是导致呼吸道阻力增加的主要因素，因而引起阻塞性通气不足。呼吸肌活动障碍、严重的胸廓畸形、肺泡表面活性物质减少均可引起限制性通气不足，而肺叶切除是肺泡膜表面积减少引起弥散障碍的主要原因。故选 A。

6.【答案】D

【解析】重度慢性Ⅱ型呼吸衰竭的患者，随着低氧血症和高碳酸血症发展逐渐严重，中枢化学感受器被抑制，对 CO_2 敏感性下降；通气冲动大部来自缺氧对外周化学感受器的刺激。外周化学感受器包括颈动脉体化学感受器和主动脉体化学感受器，但以前者为主。故选 D。

7.【答案】C

【解析】肺泡膜增厚、面积减少和血液与肺泡接触时间过短等都可引起气体弥散量下降。但肺泡膜发生病变时，必然也存在肺泡通气与血流比例失调，目前认为肺泡膜病变引起呼吸衰竭，主要还是因为存在着肺泡通气血流与比例失调的缘故。故选 C。

8.【答案】C

【解析】弥散障碍只会引起 PaO_2 降低，不会引起 $PaCO_2$ 升高。因为 CO_2 的弥散能力比 O_2 大 20 倍以上，血液中的 CO_2 很快弥散入肺泡，使 $PaCO_2$ 与 PaO_2 取得平衡。如果患者通气量正常，则 $PaCO_2$ 与 PaO_2 正常，如果存在代偿通气过度，还可使 $PaCO_2$ 与 PaO_2 低于正常。故选 C。

9.【答案】D

【解析】肺动脉高压发病的主要机制仍是肺泡气氧分压降低，引起肺血管收缩。呼吸衰竭可导致心力衰竭，尤其是右心衰竭，其发生机制为肺动脉高压和心肌受损。目前认为，不论急性或慢性呼吸衰竭，肺血管功能性改变在肺动脉高压的发病中都具有极其重要的意义。故选D。

10.【答案】D

【解析】血中CO_2运输以化学结合为主，溶解量很少，化学结合以血浆中$NaHCO_3$为主，氨基甲酸血红蛋白很少（约占结合量总量7%）。血液中CO_2运输量直接决定于CO_2分压，血液中CO_2含量与血液中分压几乎是成正比的，故Ⅱ型呼吸衰竭时血中运行的CO_2增多主要表现为血浆重碳酸盐增加。故选D。

11.【答案】E

【解析】PaO_2为8.0kPa（60mmHg）时可出现智力和视力轻度减退，如PaO_2迅速降至6.7kPa（50mmHg）以下时，就会引起一系列神经精神症状，PaO_2<2.7kPa（<20mmHg）时只需几分钟就可造成神经细胞的不可逆损害。故选E。

12.【答案】B

【解析】呼吸衰竭时发生的肾功能障碍，主要是“功能性”的急性肾功能不全，其发生的主要机制是缺氧与CO_2潴留，反射性地引起肾血管收缩，肾血流减少，而使肾小球滤过率降低，出现少尿。故选B。

13.【答案】C

【解析】上述都是产生肺源性心脏病的发病机制，但右心受累主要原因是肺泡缺氧和CO_2潴留所致的血液氢离子浓度升高，使肺动脉收缩，增高了右心负荷而导致肺源性心脏病。故选C。

14.【答案】D

【解析】Ⅱ型呼吸衰竭所致肺性脑病的发生机制中，$PaCO_2$升高的作用大于PaO_2降低。正常脑脊液缓冲作用较血液弱，其pH也较低，而$PaCO_2$却比动脉血高，故呼吸衰竭时脑脊液的pH降低比血液更明显，故选D。

15.【答案】B

【解析】Ⅱ型呼吸衰竭患者存在的O_2分压降低，可通过兴奋外周化学感受器而维持机体呼吸功能，CO_2的轻度升高同样会兴奋呼吸中枢使呼吸功能增强。如果过快提高O_2分压和降低二氧化碳分压，可能因外周化学感受器及呼吸中枢的兴奋性被解除而出现呼吸停止，故不能采用高浓度快速氧疗。故选B。

【B_1型题】

16.【答案】B

17.【答案】A

18.【答案】C

19.【答案】E

20.【答案】D

21.【答案】D

22.【答案】B

23.【答案】C

24.【答案】B

第十二章　肝功能不全

【A_1型题】

1.【答案】E

【解析】肝性脑病是继发于严重肝脏疾病的神经精神综合征，发生在肝细胞广泛坏死引起的肝功能衰竭或慢性肝脏病变引起门-体分流的基础上。它不是一种独立的疾病。肝性脑病的临床表现是一系列精神神经症状。早期可出现注意力不集中、欣快感、烦躁不安或反应淡漠；重者可表现为性格行为异常，出现语无伦次、哭笑无常、衣着不整等；最后才出现嗜睡、昏迷及不协调运动。因此，昏迷并不是肝性脑病的特有症状。故选E。

2.【答案】A

【解析】外源性肝性脑病主要是指发生于肝硬化等慢性肝脏病变时的脑病。患者多因门脉高压有侧支循环建立，因而有门-体分流现象，可使肠道吸收入门静脉系统的毒性物质绕过肝脏，直接进入体循环引起脑病，因此又名门-体型脑病。内源性肝性脑病是指暴发性肝炎（急性重型肝炎）等使肝细胞大量坏死，肠道吸收入门静脉系统的毒性物质进入肝脏，但肝脏没有解毒，毒性物质再进入体循环而引起脑病。故选A。

3.【答案】C

【解析】内源性肝性脑病是指暴发性肝炎（急性重型肝炎）、肝毒性药物中毒和肝癌时肝细胞广泛坏死而引起的脑病。患者病情凶险，呈急性或亚急性经过，多因广泛肝细胞坏死而使肝功能严重损害，表现为急性肝衰竭，出现高热、黄疸、出血及谵妄、嗜睡、昏迷等症状，故又名暴发性肝衰型脑病，死亡率极高。故选C。

4.【答案】E

【解析】急性肝性脑病主要发生于暴发性病毒性肝炎和中毒性肝炎患者，脑病发作急骤而凶险，病程仅数日，死亡率极高。故选E。

5.【答案】B

【解析】正常人体内主要依靠肝脏的鸟氨酸循环合成尿素清除氨。门静脉血氨浓度比体循环血氨浓度高数十倍，但只要肝功能健全，都能及时被肝脏清除而不会引起血氨升高。所以，肝脏病时血氨升高的根本原因就在于鸟氨酸循环障碍不能合成尿素。虽然人体还可通过皮肤和肺的蒸发及大小便排出极少量氨，肾脏还能以 NH_4^+ 形式排出氨，但其量都很小，因而不是引起血氨升高的主要原因。故选 B。

6.【答案】C

【解析】氨中毒学说认为，血氨升高能干扰脑组织的能量代谢，脑内能量产生减少是神经精神活动紊乱的基础。这种变化主要是由于氨可与 α-酮戊二酸形成谷氨酰胺和谷氨酸，使脑组织内三羧酸循环的物质 α-酮戊二酸减少、三羧酸循环减慢所致。氨还能抑制丙酮酸氧化脱羧过程，使丙酮酸和 α-酮戊二酸不能顺利脱羧，也能产生三羧酸循环受阻，使丙酮酸不能彻底氧化。另外，氨解毒过程中还能消耗 ATP 和 NADH，都能促使脑组织供能不足。故选 C。

7.【答案】B

【解析】假性神经递质是指苯乙醇胺和羟苯乙醇胺。它们的化学结构与神经细胞的正常递质去甲肾上腺素和多巴胺极为相似，因此，假性神经递质能取代去甲肾上腺素和多巴胺，被神经细胞摄取、贮存和释放，而干扰正常功能，引起肝性脑病。故选 B。

8.【答案】C

【解析】急性肝功能不全常见于暴发性病毒性肝炎、对乙酰氨基酚中毒、氟烷麻醉中毒、妊娠期急性脂肪肝和 Reye 综合征等引起的肝细胞变性或坏死，A、B、D 多引起慢性肝功能不全。故选 C。

【B_1 型题】

9.【答案】C

10.【答案】A

11.【答案】C

12.【答案】A

13.【答案】E

14.【答案】B

15.【答案】C

16.【答案】A

17.【答案】D

第十三章　肾功能不全

【A_1 型题】

1.【答案】C

【解析】严重感染时有效循环血量减少、交感-肾上腺髓质系统兴奋以及内毒素等作用，可使儿茶酚胺释放增加、肾血流量减少和肾血管收缩等，导致肾前性急性肾功能不全。故选 C。

2.【答案】C

【解析】ARI 初期的主要发病机制是肾缺血。其他各项虽然均属 ARI 的发病机制，但均为肾缺血后逐渐产生的病理变化，不是 ARI 初期的发病机制。故选 C。

3.【答案】D

【解析】上述各项虽然均是 CRI 的病因，但只有慢性肾小球肾炎是其最常见的病因。故选 D。

4.【答案】C

【解析】CRI 时出血倾向主要是血小板功能异常引起。故选 C。

5.【答案】B

【解析】ARI 多尿期多尿的发生机制主要是由于新生的肾小管上皮细胞浓缩功能尚未恢复；排出尿素增多产生的渗透性利尿作用以及间质水肿的消除使肾小管阻塞解除等原因。故选 B。

6.【答案】E

【解析】ARI 少尿期最严重的并发症是高钾血症。高钾血症引起心律失常，心脏停搏、死亡。故选 E。

7.【答案】C

【解析】CRI 时，血磷增高，从肠道排磷增多，在肠内磷与食物中的钙结合成难溶的磷酸钙而排出，使肠道吸收钙减少。其他各项均为低磷血症引起的主要异常。故选 C。

8.【答案】D

【解析】CRI 时，由于 GFR 降低，磷排出减少，使血磷升高；由于血中钙、磷之积为一常数，故血中游离钙降低，肠道吸收钙减少，也会引起血钙降低。故选 D。

9.【答案】B

【解析】非少尿型 ARI 尿量相对较多的机制可因病因不同而异。GFR 下降程度不严重，肾小管部分功能尚存在，但尿浓缩功能障碍，因而尿量较多，此时尿钠含量低，相对密度也较低。故选 B。

10.【答案】E

【解析】肾缺血和肾中毒对肾小管上皮细胞的损伤，多表现为上皮细胞功能紊乱。如果出现细胞坏死或形态、结构的病理改变，表明损伤已十分严重。而肾缺血和肾中毒时，肾小管上皮细胞增生和修复功能均增强。故选 E。

11.【答案】D

【解析】肾毒性损伤主要损伤近球小管，可累及所有肾单位，肾小管上皮细胞呈大片状坏死，但基底膜完整，主要见于肾中毒的病例。故选 D。

12.【答案】E

【解析】CRI 时伴发酸中毒，虽然低血钙，但不易产生手足抽搐。其原因是：①H^+ 抑制神经肌肉的应激性。②酸中毒使血中的结合钙趋于解离，即提高其解离度，使血中游离 Ca^{2+} 浓度得以维持，而不产生手足抽搐。快速纠正酸中毒将失去上述作用，而产生手足抽搐。故选 E。

【B_1 型题】

13.【答案】C
14.【答案】D
15.【答案】E
16.【答案】A
17.【答案】D
18.【答案】D
19.【答案】E
20.【答案】B
21.【答案】A
22.【答案】A

【解析】透明管型正常人偶见，剧烈运动后、肾病时增加；蜡样管型见于慢性肾小球肾炎；上皮细胞管型见于肾病综合征；白细胞管型见于活动性肾盂肾炎、间质性肾炎；红细胞管型见于急性肾小球肾炎。故选 A。

23.【答案】B

第八篇　药　理　学

第一章　药物效应动力学

【A_1 型题】

1.【答案】E

【解析】治疗指数是药物LD_{50}/ED_{50}的比值，用以表示药物的安全性。治疗指数大的药物相对治疗指数小的药物安全。故选E。

2.【答案】A

【解析】受体激动药是既有亲和力又有内在活性的药物，它们能与受体结合并激动受体而产生效应。又分完全激动药和部分激动药。完全激动药具有较强亲和力和较强内在活性；部分激动药则是有较强亲和力但内在活性不强，当与激动药同时应用时可以拮抗激动药的部分效应。故选A。

3.【答案】B

【解析】受体阻断药又叫受体阻断药，是能与受体结合，有较强亲和力而无内在活性的药物。少数拮抗药以拮抗作用为主，同时尚有较弱的内在活性，即有较弱的激动受体作用。故选B。

4.【答案】C

【解析】半数有效量是指能引起50%实验动物出现阳性反应时的药物剂量。如效应为死亡，则称为半数致死量。故选C。

5.【答案】E

【解析】通常将药物LD_{50}/ED_{50}的比值称为治疗指数，用以表示药物的安全性。故选E。

6.【答案】A

【解析】药物的副反应是指由于药物的选择性低，药理效应涉及多个器官，当某一效应用作治疗目的时，其他效应就成为副反应。副反应是在治疗剂量下发生的，是药物本身固有的作用，多数较轻微，可以预料。故选A。

7.【答案】D

【解析】凡与用药目的无关、并为患者带来不适或痛苦的反应统称为不良反应。不良反应是药物固有的效应，一般情况下是可以预知的，但不一定能够避免。少数严重不良反应较难恢复。不良反应包括：副反应、毒性反应、后遗效应、停药反应、变态反应和特异质反应。故选D。

【B_1 型题】

8.【答案】C

【解析】停药反应是指突然停药后原有疾病加剧，又称回跃反应。故选C。

9.【答案】D

【解析】变态反应是一类免疫反应。非肽类药物作为半抗原与机体蛋白结合为抗原后，经过接触10天左右的敏感化过程而发生的反应，也称过敏反应。常见于过敏体质患者。反应的性质与药物原有效应无关，用药理拮抗药解救无效。反应的严重程度差异很大，与剂量无关。故选D。

10.【答案】A

【解析】毒性反应是指在剂量过大或药物在体内蓄积过多时发生的危害性反应，一般较严重。可以预知。故选A。

11.【答案】B

【解析】后遗效应是指停药后血药浓度已降至阈浓度以下时残存的药理效应。故选B。

12.【答案】E

【解析】特异质反应是少数患者对某些药物反应特别敏感，反应性质也可能与常人不同，但与药物固有的药理作用基本一致，反应严重程度与剂量成正比，药理性拮抗药救治可能有效。是一类先天遗传异常所致的反应。故选E。

第二章　药物代谢动力学

【A_1 型题】

1.【答案】E

【解析】药物生物利用度是指药物经血管外途径给药后吸收进入全身血液循环（体循环）的相对量和速度。故选E。

2.【答案】D

【解析】药物自用药部位进入血液循环的过程称为吸收。血管外给药途径均存在吸收过程。不同给药途径具有不同的吸收过程。如口服给药，其从胃肠道吸收入门静脉到达全身血液循环之前先经过肝脏代谢，如果肝脏代谢能力很强或由胆汁排泄量大，使得进入血液循环的有效药物量明显减少，这种作用称为首关消除。首关消除高时，机体可利用的有效药物量少，即生物利用度低。故选D。

3.【答案】E

【解析】绝大多数药物属于弱酸性或弱碱性有机化合物，在体液中均有不同程度的解离。药物解离程度取决于体液pH和药物本身的解离常数。解离常数的负对数值为pKa，表示药物的解离度，指药物解离50%时所在体液的pH。弱酸性药物的pKa = pH - log［A -］/［HA］，解离百分率为［A -］/［HA］= 10pH - pKa，血浆pH为7.4，即该药物的解离百分率约为99.99%。故选E。

4.【答案】C

【解析】口服给药后，从胃肠道吸收进入门静脉系统后先通过肝脏代谢，如果肝脏代谢能力很强或由胆汁排泄量大，进入全身血液循环内的有效药物量明显减少，这种作用称为首关消除。硝酸甘油口服后进入体循环的药量约为10%，说明该药物的首关消除明显。故选C。

5.【答案】E

【解析】舌下给药由颊黏膜吸收，直接进入全身循环，没有首关消除作用。吸入给药时药物吸收不经过胃肠道，直接吸入肺泡，肺泡面积很大，肺血流量丰富。药物直接进入血液循环。也没有首关消除作用。静脉给药时药物避开了吸收屏障直接进入血液循环，没有吸收过程，即没有首关消除作用。皮下给药后，药物也主要经过局部毛细血管而进入血液循环，没有首关消除作用。只有口服给药后，药物从胃肠道吸收入门静脉后，先进入肝脏代谢。因而，其进入血液循环的量会减少。故选E。

6.【答案】D

【解析】影响药物转运的因素有：药物脂溶性、药物的解离度、体液pH、血脑屏障。胎盘屏障是指胎盘绒毛与子宫血窦之间的屏障。而该结构对药物转运并无屏障作用，胎盘对药物的通透性与一般毛细血管无明显差别，几乎所有药物都能穿透胎盘进入胎儿体内。因此，影响药物转运的因素不包括胎盘屏障。故选D。

7.【答案】D

【解析】大多数药物治疗是采用多次给药方式。按照一级动力学规律消除的药物，其体内药物总量随着不断给药而逐步增多，直至从体内消除的药物量和进入体内的药物量相等时，体内药物总量不再增加而达到稳定状态，此时的血浆药物浓度称为稳态浓度。多次给药后药物达到稳态浓度的时间取决于药物的消除半衰期。提高给药频率或增加给药剂量均不能使稳态浓度提前到达，而只能改变体内药物总量或峰浓度与谷浓度之差。根据半衰期可确定给药间隔时间，通常给药间隔时间约为一个半衰期。故选D。

8.【答案】D

【解析】脑组织内的毛细血管内皮细胞紧密相连，内皮细胞之间无间隙，且毛细血管外表面几乎均为星形胶质细胞包围，这种特殊结构形成了血浆与脑脊液之间的屏障。此屏障阻碍许多大分子、水溶性或解离型药物通过，只有脂溶性高的药物残留以简单扩散方式通过血脑屏障。与血浆蛋白结合型药物不能跨膜转运，从而影响药物在体内的分布转运速度及作用强度和消除速率。故选D。

9.【答案】B

【解析】一级消除动力学是体内药物按恒定比例消除，在单位时间类的消除量与血浆药物浓度成正比。多次给药后药物达到稳态血药浓度的时间仅仅取决于药物的消除半衰期。一般来讲，药物在剂量和给药间隔时间不变时，经过4~5个半衰期，可达到稳态浓度的94%和97%。故本药物的半衰期为4h，经过5个半衰期，即20h后，能够达到稳态血药浓度。故选B。

10.【答案】C

【解析】一级消除动力学是体内药物按恒定比例消除，在单位时间类的消除量与血浆药物浓度成正比。而血浆消除半衰期是血浆药物浓度下降一半所需要的时间。按照一级动力学消除的药物其半衰期为常数，不受药物初始浓度和给药间隔的影响。大多数药物在体内均按照一级动力学消除。单位时间内实际消除的药量递减。一些药物在体内可表现为混合动力学，即在低浓度时，按一级动力学消除，达到一定高浓度或高剂量时，消除能力饱和，单位时间类消除的药物量不再改变，按零级动力学消除。混合动力学过程可用米-曼方程式表述。一般来讲，药物在剂量和给药间隔时间不变时，经过4~5个半衰期，可达到稳态浓度的94%和97%。故选C。

【B_1型题】

11.【答案】D

【解析】半衰期是指血浆药物浓度下降一半所需要的时间。清除率是指机体消除器官在单位时间内清除药物的血浆容积，即单位时间内有多少体积血浆中所含药物被机体清除，是体内肝脏、肾脏和其他所有消除器官消除药物的总和。消除速率常数Kc反映体内药物消除速率，为负数，表示药物经消除而减少。零级动力学消除是药物在体内以恒定的速率消除，即，不论血浆药物浓度高低，单位时间内消除的药物量不变。通常是药物在体内消除能力达到饱和所致。一级动力学消除是体内药物按恒定比例消除，在单位时间内消除量与血浆药物浓度成正比。按照一级动力学消除的药物，其 $t_{1/2}$ 为一个常数，不受药物初始浓度和给药剂量的影响。故第 11 题选 D，第 12、13 题均选 E。

12.【答案】E

13.【答案】E

第三章　胆碱受体激动药

【A_1 型题】

1.【答案】C

【解析】毛果芸香碱是生物碱类的胆碱受体激动药。能直接作用于副交感神经节后纤维支配的效应器官 M 胆碱受体，对眼的作用有缩瞳、降低眼内压、调节痉挛。故选 C。

2.【答案】B

【解析】毛果芸香碱临床上主要用于青光眼、虹膜睫状体炎。故选 B。

3.【答案】B

【解析】虹膜有辐射肌和环状肌。辐射肌上有交感神经肾上腺素能 α_1 受体，环状肌上分布的则是副交感的胆碱能 M 受体。故选 B。

4.【答案】E

【解析】毛果芸香碱对眼睛的调节作用是睫状肌收缩、悬韧带放松、晶状体变凸。这种作用称为调节痉挛。故选 E。

第四章　抗胆碱酯酶药和胆碱酯酶复活药

【A_1 型题】

1.【答案】D

【解析】新斯的明是易逆性抗胆碱酯酶药物。它通过抑制骨骼肌神经肌肉接头的乙酰胆碱酯酶而兴奋骨骼肌。故选 D。

2.【答案】C

【解析】新斯的明的药理作用是与胆碱酯酶可逆性结合，从而抑制胆碱酯酶的活性，使神经肌肉接头处乙酰胆碱堆积，导致骨骼肌收缩力增强。故选 C。

3.【答案】C

【解析】有机磷农药进入人体后其亲电子性的磷原子与乙酰胆碱酯酶酯解部位上的氧原子以共价键结合，形成难以水解的磷酰化乙酰胆碱酯酶，使其失去水解乙酰胆碱的能力，造成乙酰胆碱在体内大量集聚引起一系列中毒症状。故选 C。

4.【答案】B

【解析】胆碱酯酶复活药是一类能使被有机磷酸酯类抑制的乙酰胆碱酯酶恢复活性的药物。目前常用的药物有氯解磷定、碘解磷定和双复磷。故选 B。

5.【答案】D

【解析】有机磷酸酯类在碱性溶液中分解失效，经口急性中毒时应该用 2% 碳酸氢钠溶液或 1% 盐水洗胃。但美曲膦酯（敌百虫）在碱性溶液中会转化为毒性更强的敌敌畏，故应用清水或生理盐水洗胃。故选 D。

6.【答案】D

【解析】有机磷酸酯类急性中毒经吸入或眼部接触后首先出现眼部症状，表现为瞳孔明显缩小、眼球疼痛、结膜充血、睫状肌痉挛、视物模糊等。腺体分泌增加，支气管平滑肌收缩、呼吸困难。经胃肠道摄入时，首先出现食欲缺乏、恶心、呕吐、腹痛腹泻。出现肌无力、不自主肌束抽搐、震颤；严重中毒时，出现自主神经节先兴奋后抑制状态，出现口吐白沫、流泪、阴茎勃起、大汗淋漓、大小便失禁、心率减慢、血压下降。故选 D。

7.【答案】E

【解析】有机磷酸酯类中毒表现多样化，主要为毒蕈碱样（M 样）和烟碱样（N 样）症状。M 样症状有流涎、流泪、恶心、呕吐、头痛、视觉障碍、腹部绞痛、腹泻、支气管痉挛、心动过缓、血压下降和休克。骨骼肌运动终板上是 N 受体。N 受体兴奋出现肌肉震颤。肌肉震颤不是 M 样症状。故选 E。

8.【答案】D

【解析】重症肌无力为神经肌肉接头传递障碍所致的慢性疾病，表现为受累骨骼肌极易疲劳。新斯的明为易逆性抗乙酰胆碱酯酶药物。它通过与胆碱酯酶可逆性结合，从而抑制胆碱酯酶的活性，使神经肌肉接头处乙酰胆碱堆积，而发挥拟胆碱作用，对骨骼肌兴奋作用较强。毛果芸香碱为胆碱受体激动药，主要用于眼科；乙酰胆碱为胆碱受体激动药，但其性质不稳定，极易被体内乙酰胆碱酯酶水解，且作用广泛，选择性差，故无临床实用价值；毒扁豆碱也是易逆性胆碱酯酶抑制剂，其作用类似新斯的明，通过抑制胆碱酯酶而发挥作用，但本身没有直接兴奋受体的作用，全身毒性反应比新斯的明严重，不作为首选。肾上腺素为肾上腺素受体激动药，对骨骼肌没有直接兴奋作用。故选 D。

【A_2 型题】

9.【答案】A

【解析】胆碱能危象：主要是因新斯的明过量造成的，多在用药过量后1小时发生。除了呼吸困难外，还会有呕吐、腹痛、腹泻、瞳孔缩小、多汗、流涎等毒蕈碱样中毒症状以及焦虑、失眠、精神错乱、意识不清、抽搐、昏迷等中枢神经症状。本例重症肌无力患者，治疗过程中出现呼吸困难、多汗、流涎、瞳孔缩小，可能的原因是发生新斯的明过量出现了胆碱能危象。故选A。

第五章　M胆碱受体阻断药

【A_1型题】

1.【答案】A

【解析】阿托品是M胆碱受体竞争性拮抗药，对多种内脏平滑肌有松弛作用，对胃肠道平滑肌作用最强。故选A。对胆管和子宫平滑肌作用较弱，B不符合。对支气管平滑肌作用不明显，C不对。可降低尿道、膀胱的张力和收缩，D不对；对幽门括约肌作用弱，E不对。

2.【答案】C

【解析】阿托品的禁忌证是青光眼和前列腺增生。故选C。胃痉挛、虹膜睫状体炎和缓慢性心律失常均是阿托品的适应证，故不选A、B和E。胆绞痛时单独使用阿托品效果不佳，需合并使用阿片类镇痛药。故不选D。

3.【答案】B

【解析】阿托品能够使迷走神经过度兴奋引起的心动缓慢患者心率加快，故A不符合。阿托品可以使瞳孔扩大，虹膜退向四周，前房角变窄，影响房水回流入巩膜静脉窦，故使眼内压升高，故选B。阿托品可以引起唾液腺分泌减少，出现口干，故不选C。阿托品对眼睛作用是扩瞳、调节麻痹（出现视物模糊），故不选D、E。

4.【答案】C

【解析】阿托品抗休克的机制是解除血管痉挛、舒张外周血管、改善微循环。故选C。

5.【答案】A

【解析】毛果芸香碱是胆碱受体激动药，可以对抗阿托品中毒时的眼部不良反应。故选A。酚妥拉明是肾上腺素受体阻断药，不能直接对抗阿托品的M胆碱阻断作用。故B不对。东莨菪碱、后马托品和山莨菪碱都是M胆碱受体阻断药，与阿托品类似，不能使用，故不选C、D、E。

6.【答案】D

【解析】阿托品主要用于流行性脑脊髓炎、中毒性菌痢、中毒性肺炎所致的感染性休克。对于其他类型的休克不使用。故选D。

第六章　肾上腺素受体激动药

【A_1型题】

1.【答案】D

【解析】肾上腺素、异丙肾上腺素、麻黄碱、多巴胺和去甲肾上腺素均为肾上腺素受体激动药。它们的区别是其对α、β受体的选择性不同。除了多巴胺以外，其他药物均不能兴奋多巴胺受体。故没有舒张肾血管增加肾血流量的作用。故选D。

2.【答案】C

【解析】肾上腺素对α、β受体均有激动作用。首选治疗过敏性休克。故选C。去甲肾上腺素和异丙肾上腺素则分别主要激动α受体或β受体。故不选A和B。多巴胺可以激动α及β受体和多巴胺受体，但其主要用于感染性休克、心源性休克及出血性休克。故不选D。麻黄碱对α、β受体均有激动作用，但其作用较肾上腺素弱。过敏性休克不首选使用麻黄碱。麻黄碱主要用于支气管哮喘治疗、缓解皮肤黏膜充血水肿。故不选E。

3.【答案】A

【解析】休克伴有急性肾衰竭最好选用可以同时激动α及β受体和多巴胺受体的多巴胺。它可以在抗休克的同时，舒张肾血管，增加肾血流量。故选A。多巴酚丁胺其化学结构类似多巴胺，但其主要激动$β_1$受体。主要用于治疗心肌梗死并发心力衰竭。故不选B。肾上腺素主要用于过敏性休克治疗。故不选C。间羟胺主要激动α受体，其收缩血管作用较去甲肾上腺素弱。故不选D。阿托品为胆碱受体阻断药，主要用于感染性休克，不能舒张肾血管。故不选E。

4.【答案】E

【解析】静脉滴注去甲肾上腺素可以收缩血管升高血压，但不能治疗心搏骤停。故不选A。舌下含异丙肾上腺素主要用于治疗房室传导阻滞。故不选B。地高辛为正性肌力药物，通过抑制心肌细胞膜上的钠钾ATP酶活性，最终导致细胞内钙离子浓度增加，心肌收缩力增强。静脉滴注地高辛用于治疗慢性充血性心力衰竭，故不选C。尼可刹米为呼吸兴奋药，可兴奋延髓呼吸中枢，使呼吸加深加快。肌内注射尼可刹米用于解救药物中毒引起的呼吸抑制。故不选D。肾上腺素可同时激动α、β受体，心内注射用于各种原因引起的心搏骤停。故选E。

5.【答案】C

【解析】肾上腺素激动α、β受体临床用于治疗心搏骤停、过敏性休克、延长麻醉药物作用时间及治疗青光眼。故不选A。去甲肾上腺素用于早期神经源性休克、嗜铬细胞瘤切除术后及药物中毒时的低血压。故不选B。异丙肾上腺素用于心搏骤停、房室传导阻滞、支气管哮喘及低输出量性感染性休克。故选C。阿托品用于解除平滑肌痉挛、抑制腺体分泌、治疗缓慢性心律失常、感染性休克治疗及解救有机磷酸酯中毒。故不选D。氨茶碱用于治疗支气管哮喘。故不选E。

6.【答案】A

【解析】多巴胺主要激动α、β受体及外周多巴胺受体，并能促进神经末梢释放去甲肾上腺素。其药理作用；低浓度时可使肾、肠系膜及冠脉血管扩张，高浓度时，使心肌收缩力增强，心排血量增加；对血管的作用是使收缩压增高，舒张压不变，脉压加大；对肾脏是使肾血管舒张，肾血流量增加，肾小球滤过率增加，使尿量增加。故A不是多巴胺的药理作用。该题选A。多巴胺对血管平滑肌β_2受体作用很弱。可以直接激动心脏β_1受体，也能激动血管平滑肌的多巴胺受体，能够促进去甲肾上腺素释放。

7.【答案】D

【解析】多巴胺激动血管上的多巴胺受体而引起血管舒张。故选D。多巴胺也能够激动β受体，产生兴奋心脏的作用，但不能舒张血管。故不选A。多巴胺兴奋α受体，不是阻断该受体，故B不选。多巴胺不能激动M受体，故不选C。多巴胺能够使神经末梢释放去甲肾上腺素，不能使组胺释放，故不选E。

8.【答案】A

【解析】多巴胺能够舒张肾血管，增加肾血流量，故可以与利尿药配伍增加尿量。故选A。其他药物均不能激动多巴胺受体，不能舒张肾血管。

9.【答案】D

【解析】肾上腺素用于过敏性休克，异丙肾上腺素则不行，故A不符合。异丙肾上腺素可以用于房室传导阻滞，肾上腺素则不能，故B不符合。肾上腺素与局麻药配合可延长局麻作用，但异丙肾上腺素不能，故C不符合。肾上腺素和异丙肾上腺素均可以用于治疗支气管哮喘，故选D。肾上腺素可以局部止血，异丙肾上腺素没有此作用，故不选E。

10.【答案】A

【解析】肾上腺素与局麻药物配伍可延缓局麻药的吸收，延长局麻作用时间。故选A。其他药物没有此作用。

11.【答案】B

【解析】去甲肾上腺素由于其强烈血管收缩作用，在静脉滴注时间长、浓度过高或药液漏出血管，可引起局部组织缺血坏死。故不宜做肌内注射。故选B。其他药物没有此作用。

【A_2型题】

12.【答案】D

【解析】患者出现心搏骤停，应该心内注射肾上腺素，恢复心搏，其他药物不能使心脏复跳。故选D。

13.【答案】C

【解析】青霉素过敏性休克应该使用肾上腺素进行抢救。其他药物没有抗过敏性休克作用。故选C。

14.【答案】B

【解析】患者为三度房室传导阻滞，应该使用异丙肾上腺素治疗。其他药物没有此作用。故选B。

15.【答案】D

【解析】患者为感染性休克。有四肢厥冷、口唇发绀，为微循环障碍表现，需要使用阿托品以改善微循环。其他药物没有改善微循环的作用。故选D。

【B_1型题】

16.【答案】C

【解析】支气管平滑肌上的β_2受体激动后，会引起平滑肌舒张，故选C。

17.【答案】A

【解析】α受体激动后血管平滑肌收缩。故选A。

18.【答案】E

【解析】N_2受体主要分布于神经肌肉接头处，激动后骨骼肌收缩。故选E。

第七章 肾上腺素受体阻断药

【A_1型题】

1.【答案】C

【解析】外周血管痉挛性疾病需要使用α受体阻断药来舒张血管，而酚妥拉明为α受体阻断药，故选C。山莨菪碱是胆碱受体阻断药，异丙肾上腺素是肾上腺素受体激动药，普萘洛尔是β肾上腺素受体阻断药，间羟胺是α受体肾上腺素激动药。

2.【答案】B

【解析】支气管平滑肌细胞上主要分布的是β_2肾上腺素受体。能够诱发支气管哮喘的药物属于

$β_2$肾上腺素受体阻断药，普萘洛尔属于此类药，故选B。酚妥拉明和酚苄明为α受体阻断药，对支气管平滑肌没有作用。故不选A与C。洛贝林为呼吸兴奋剂，能够刺激颈动脉窦和主动脉体化学感受器，反射性地兴奋呼吸中枢，也能反射性的兴奋迷走神经及血管运动中枢。对支气管平滑肌没有直接作用。故不选D。阿托品为M胆碱受体阻断药，主要作用于眼睛和骨骼肌，对支气管平滑肌没有明显作用。故不选E。

3.【答案】D

【解析】能反转肾上腺素升压作用的药物是具有α肾上腺素受体阻断作用的药物，故选D。

4.【答案】B

【解析】β肾上腺素受体阻断药能够阻断支气管平滑肌的$β_2$受体，使支气管平滑肌收缩，从而诱发或加重支气管哮喘。故选B。其他选项均不是β肾上腺素受体阻断药的作用。

5.【答案】D

【解析】β肾上腺素受体阻断药能够阻断心脏的$β_1$受体，出现心脏抑制，特别是加重房室传导阻滞。故有房室传导阻滞时禁用β肾上腺素受体阻断药。故选D。其他选项都可以使用β肾上腺素受体阻断药。

6.【答案】B

【解析】普萘洛尔属于非选择性β肾上腺素受体阻断药，对$β_1$、$β_2$受体均有阻断作用。使用后，心率减慢，心肌收缩力和心排血量降低，冠脉血流量下降，心肌氧耗量减少；反射性引起交感神经兴奋，使血管收缩；能阻断肾小球旁器细胞$β_1$受体而抑制肾素释放。能够阻断支气管平滑肌细胞$β_2$受体，收缩支气管平滑肌而不是舒张支气管平滑肌。故选B。

7.【答案】C

【解析】具有α肾上腺素受体阻断作用的β受体阻断药有拉贝洛尔、阿罗洛尔和卡维地洛。故选C。

8.【答案】E

【解析】普萘洛尔口服吸收大于90%，但首关消除率高，生物利用度仅30%；它是非选择性β受体阻断药；没有内在拟交感活性；不能用于哮喘患者，可诱发或加重哮喘症状。故选E。

9.【答案】A

【解析】突触前膜的β受体阻断后，该处的递质去甲肾上腺素释放减少。故选A。

10.【答案】A

【解析】普萘洛尔具有抗血小板聚集、降低眼内压、减少肾素释放及抑制脂肪分解的作用。没有内在拟交感活性。故选A。

11.【答案】E

【解析】β受体阻断药的适应证有心律失常（快速型心律失常，如窦性心动过速）、心绞痛和心肌梗死、高血压、充血性心力衰竭、甲状腺功能亢进等。支气管哮喘是β受体阻断药的禁忌证。故选E。

【B_1型题】

12.【答案】E

13.【答案】A

14.【答案】B

第八章　局部麻醉药

【A_1型题】

1.【答案】B

【解析】神经细胞动作电位的产生是由于神经受刺激时引起细胞膜通透性改变，产生Na^+内流和K^+外流。局麻药的作用是阻止这种通透性的改变，使Na^+在其作用期间不能进入细胞。即阻止Na^+内流。故选B。

2.【答案】E

【解析】丁卡因为亲脂性药物，脂溶性高，穿透力强，适应证是表面麻醉。作用较普鲁卡因强10倍。毒性大，不用于浸润麻醉。故选E。

3.【答案】C

【解析】毒性最大的局麻药是丁卡因。其他药物毒性均小于丁卡因。故选C。

4.【答案】B

【解析】局麻药中，作用快、作用强、持续时间长且安全范围大的药物是利多卡因。故选B。

5.【答案】A

【解析】普鲁卡因亲脂性低、对黏膜穿透力弱，一般不用于表面麻醉。故选A。

第九章　镇静催眠药

【A_1型题】

1.【答案】A

【解析】地西泮抗焦虑的作用是通过对边缘系统中BZ受体的作用而实现的。故选A。

2.【答案】C

【解析】地西泮肌内注射吸收缓慢而不规则；静脉注射速度过快可引起呼吸和循环抑制，口服没有此作用；它是治疗癫痫持续状态的首选药物；主要活性代谢产物为去甲西泮、奥沙西泮和替马西泮。地西泮没有全身麻醉作用。故选 C。

3.【答案】D

【解析】苯二氮䓬类的作用机制是与受体结合后促进 GABA 与其受体结合，增加 Cl^-通道开放频率。故选 D。

4.【答案】B

【解析】地西泮具有镇静、催眠、抗焦虑、抗惊厥及抗癫痫。故选 B。

5.【答案】E

【解析】苯二氮䓬类药物对睡眠的影响是明显缩短入睡时间，显著延长睡眠持续时间。主要是延长非快动眼睡眠的第二期。对快动眼睡眠影响小。停药后出现反跳性快动眼睡眠延长较轻。故选 E。

第十章　抗癫痫药和抗惊厥药

【A_1 型题】

1.【答案】D

【解析】癫痫复杂部分性发作的首选药物是卡马西平。癫痫持续状态的首选药物是地西泮。癫痫失神发作的首选药物是丙戊酸钠。故选 D。

2.【答案】C

【解析】广谱抗癫痫药是丙戊酸钠，它对各种类型癫痫都有效。苯巴比妥对癫痫大发作及癫痫持续状态有效；苯妥英钠对大发作和局限性发作首选，对小发作无效；硝西泮用于小发作；乙琥胺小发作首选。故选 C。

3.【答案】E

【解析】苯二氮䓬类药物的作用有以下几个。①抗焦虑：小剂量即有较好抗焦虑作用。②镇静、催眠：可缩短睡眠诱导时间，延长睡眠持续时间。本类药物对快动眼睡眠时相影响较小，停药后代偿性反跳较轻。③抗惊厥：本类药物均有抗惊厥作用，地西泮和三唑仑的作用尤为明显。④中枢性肌肉松弛：对大脑损伤所致肌肉僵直有一定缓解作用。故选 E。

4.【答案】E

【解析】苯二氮䓬类药物长期应用仍可产生耐受性，需要增加剂量；久服可发生依赖性和成瘾，停用可出现反跳和戒断症状。故选 E。

5.【答案】C

【解析】卡马西平治疗浓度时能阻滞 Na^+通道，抑制癫痫病灶及其周围神经元放电。故用于三叉神经痛。其他药物没有此作用。故选 C。

6.【答案】A

【解析】乙琥胺是癫痫小发作首选药物。其他药物对小发作非首选或无效。故选 A。

7.【答案】D

【解析】苯二氮䓬类具有抗焦虑、镇静催眠、抗惊厥、抗癫痫（癫痫持续状态首选）作用。故选 D。其他药物非首选。

【A_2 型题】

8.【答案】D

【解析】硫酸镁临床主要用于缓解子痫、破伤风等惊厥，也用于高血压危象。故选 D。

9.【答案】D

【解析】巴比妥中毒的解救包括人工呼吸、给氧等支持治疗，洗胃、洗肠，应用利尿药加速毒物排泄，给 5% 碳酸氢钠液静脉滴注以碱化尿液加速排泄，可酌用中枢兴奋剂。氯化铵可以使尿液酸化，不利于巴比妥的排泄。故选 D。

【B_1 型题】

10.【答案】D

【解析】对各种类型癫痫都有效的药物是丙戊酸钠，故选 D。

11.【答案】B

【解析】能诱导肝药酶加速自身代谢的药物是苯妥英钠，故选 B。

12.【答案】A

【解析】癫痫小发作首选乙琥胺，故选 A。

第十一章　抗帕金森病药

【A_1 型题】

1.【答案】A

【解析】卡比多巴又称甲基多巴。它不能通过血脑屏障，与左旋多巴合用时能抑制外周氨基酸脱羧酶活性，使左旋多巴进入中枢神经系统的药量增加，使其不良反应明显减少。故选 A。

2.【答案】E

【解析】左旋多巴为多巴胺的前体，通过血脑屏障后，脑内的酪氨酸羟化酶将左旋多巴转化为多巴胺，补充纹状体中多巴胺不足而发挥治疗作用。用药后，对患者的肌肉僵直和运动困难疗效好，对静止性肌肉震颤疗效差。可依次改善肌肉强直和运动迟缓，运动功能如姿态、步态联合动作、面部表情、言语、书写、吞咽、呼吸均可改善。故选E。

3.【答案】A

【解析】苯海索通过阻断中枢胆碱受体而拮抗黑质-纹状体通路中乙酰胆碱的作用。即中枢性抗胆碱作用。故选A。

4.【答案】C

【解析】左旋多巴为多巴胺的前体，通过血脑屏障后，脑内的酪氨酸羟化酶将左旋多巴转化为多巴胺，补充纹状体中多巴胺不足而发挥治疗作用。故选C。

5.【答案】C

【解析】苯海索通过阻断中枢胆碱受体而拮抗黑质-纹状体通路中乙酰胆碱的作用。疗效不如左旋多巴，对肌肉震颤和僵直有效，对动作迟缓无效。对氯丙嗪引起的震颤麻痹有效。外周抗胆碱作用为阿托品的1/10~1/3。故选C。

【A_2型题】

6.【答案】A

【解析】氯丙嗪属于吩噻嗪类抗精神病药，它能够阻断黑质-纹状体多巴胺通路功能，对抗左旋多巴的疗效。因此，本患者长期服用氯丙嗪，其产生的肌肉震颤动作迟缓只能使用苯海索治疗。故选A。

第十二章　抗精神失常药

【A_1型题】

1.【答案】A

【解析】碳酸锂用于抗躁狂症，对抑郁症也有效，称为情绪稳定药（心境稳定剂）。氢氧化铝为抗酸剂，用于治疗胃十二指肠溃疡。硫酸镁静脉注射用于抗惊厥。苯妥英钠为抗癫痫药。氟哌啶醇为抗精神病药。故选A。

2.【答案】D

【解析】氯丙嗪为用于抗精神分裂症（对兴奋、激越、焦虑、攻击、躁狂等症状）、呕吐（对药物和疾病引起的呕吐）和顽固性呃逆、低温麻醉与人工冬眠。对晕动症引起的呕吐无效。故选D。

3.【答案】A

【解析】氯丙嗪主要拮抗脑内边缘系统多巴胺受体，也能拮抗肾上腺素α受体和M胆碱受体。氯丙嗪可直接抑制呕吐中枢，但不能对抗前庭刺激引起的呕吐。可降低发热机体和正常机体的体温。还能抑制糖皮质激素的分泌。能够增强镇静催眠药的作用。故选A。

4.【答案】C

【解析】长期服用氯丙嗪后，可出现帕金森综合征、静坐不能、急性肌张力障碍。这些症状停药后可以消除。但长期服用停药后还会出现迟发型运动障碍，这些症状停药后无法消除。抗多巴胺药物可以缓解。直立性低血压在开始使用后即可产生。故选C。

5.【答案】B

【解析】氯丙嗪引起的血压下降与其拮抗肾上腺素α受体密切相关。应该使用肾上腺素α受体激动药来对抗。但不能使用肾上腺素。因为肾上腺素能够同时激动肾上腺素α、β受体，而出现肾上腺素升压作用的翻转，使血压进一步下降。故选B。其他药物没有这种作用。

6.【答案】C

【解析】氯丙嗪抗精神病作用机制是通过拮抗中脑-边缘系统和中脑-皮层系统的D_2受体而发挥作用。故选C。

7.【答案】B

【解析】氯丙嗪引起的锥体外系反应是由于其拮抗了黑质-纹状体通路的D_2受体，使纹状体中的多巴胺功能减弱、乙酰胆碱功能增强而引起的。故选B。

8.【答案】D

【解析】丙米嗪抗抑郁的机制是阻断（抑制）脑内去甲肾上腺素NA和5-HT在神经末梢的再摄取。故选D。

9.【答案】E

【解析】多巴胺、肾上腺素和麻黄碱可以同时激动肾上腺素α、β受体，会加重氯丙嗪的症状。而异丙肾上腺素仅能够激动β受体，没有对抗氯丙嗪的作用。氯丙嗪引起的低血压状态可以用去甲肾上腺素来对抗。因为氯丙嗪引起的血压下降与其拮抗肾上腺素α受体密切相关。应该使用肾上腺素α受体激动药来对抗。故选E。

10.【答案】A

【解析】碳酸锂中毒首先出现胃肠道症状如，恶心、呕吐、腹痛、腹泻，严重时出现精神紊乱、震颤明显、发音困难、惊厥、昏迷等。不会出现共济失调、定向障碍、下肢水肿和多尿等症状。故选A。

11.【答案】A

【解析】氯氮平属于苯二氮䓬类药物。为广谱神经安定药，对神经分裂症的疗效与氯丙嗪相当，抗精神病作用强，对其他药物无效的精神分裂症的阴性和阳性症状均有治疗作用。故选A。氟奋乃静用于精神分裂症偏执型和慢性精神分裂症。三氟拉嗪、硫利哒嗪与氟奋乃静相似。氯丙嗪是治疗I精神分裂症药物。

12.【答案】A

【解析】氯氮平属于苯二氮䓬类药物。为广谱神经安定药，对神经分裂症的疗效与氯丙嗪相当，抗精神病作用强，对其他药物无效的精神分裂症的阴性和阳性症状均有治疗作用。目前作为治疗精神分裂症首选药物。三氟拉嗪和氟哌啶醇与氯丙嗪相似。地西泮为镇静催眠药，用于抗焦虑、镇静催眠、抗惊厥、抗癫痫、中枢性肌肉等作用。氯普噻吨为三环抗抑郁药。主要用于带有强迫状态或焦虑抑郁情绪的精神分裂症、焦虑性神经官能症及更年期抑郁症。故选A。

【B_1型题】

13.【答案】A

【解析】躁狂症首选碳酸锂，故选A。

14.【答案】B

【解析】米帕明即丙米嗪，用于各种原因引起的抑郁症，对内源性抑郁症、更年期抑郁症效果较好。抑郁症首选米帕明，故选B。

15.【答案】D

【解析】氯丙嗪的作用机制是阻断中枢D_2受体，故选D。

16.【答案】A

【解析】丙米嗪对心肌有奎尼丁样抑制作用。故选A。

17.【答案】B

【解析】碳酸锂能够抑制神经末梢NA和多巴胺释放，使突触间隙NA和多巴胺浓度下降。故选B。

第十三章　镇　痛　药

【A_1型题】

1.【答案】B

【解析】吗啡对中枢神经系统的作用是镇痛、镇静、镇咳、缩瞳、致呕、抑制呼吸等。故选B。

2.【答案】B

【解析】吗啡通过激动脊髓胶质区、丘脑内侧、脑室及导水管周围灰质的阿片受体而发挥镇痛作用。故选B。

3.【答案】A

【解析】吗啡禁用于分娩镇痛和哺乳期镇痛、禁用于支气管哮喘和肺心病患者。颅脑损伤致颅内压增高患者、肝功能严重减退及新生儿和婴儿禁用。故选A。

4.【答案】E

【解析】吗啡镇痛的适应证为严重创伤、烧伤、手术引起的剧痛，晚期癌症疼痛。故选E。其他选项为禁忌。

5.【答案】D

【解析】哌替啶为人工合成镇痛药，与吗啡作用基本相同。心源性哮喘是由左心衰竭引起急性肺水肿而出现呼吸困难，其治疗应用强心苷、氨茶碱及吸氧，静脉注射吗啡能够迅速缓解患者气促和窒息感，促进肺水肿液的吸收。故选D。其他药物均为肾上腺素受体激动药。

6.【答案】A

【解析】可待因与阿片受体亲和力低，药理作用与吗啡相似但作用弱，镇痛作用为吗啡1/12~1/10，镇咳作用为吗啡的1/4。纳洛酮为吗啡受体阻断药，B选项对。喷他佐辛为吗啡受体部分激动药。成瘾性小。C选项对。吗啡为阿片受体激动药，可以用于心源性哮喘，D选项对。哌替啶为人工合成吗啡类似物。可替代吗啡用于心源性哮喘，E选项对。故选A

7.【答案】B

【解析】哌替啶为人工合成吗啡类似物，能够提高胃肠平滑肌和括约肌的张力。故在治疗胆绞痛时，需要联合使用阿托品。单独使用会引起胆道括约肌痉挛。故选B。

8.【答案】B

【解析】吗啡为成瘾性镇痛药，对海洛因成瘾无治疗作用。美沙酮为阿片受体激动药，口服美沙酮后再注射吗啡则不能出现欣快感，也不出现戒断症状，使得吗啡的成瘾性减弱并能减少吗啡或海洛因成瘾者自我注射带来的血液传播性疾病的危险，故广泛用于治疗吗啡和海洛因成瘾。故选B。哌替啶是吗啡类似物。纳曲酮为与纳洛酮类似，是吗啡受体阻断药，用于吗啡急性中毒。曲马多为可待因类似物。用于中重度疼痛。

9.【答案】D

【解析】吗啡、芬太尼和哌替啶都具有明显的成瘾性。美沙酮成瘾性出现较慢，但仍具有成瘾性。喷他佐辛是目前成瘾性最小的镇痛药。故选D。

10.【答案】C

【解析】哌替啶临床适应证有镇痛、心源性哮喘、麻醉前给药和人工冬眠。支气管哮喘不能使用哌替啶，它能够增加支气管平滑肌收缩，诱发或加重支气管哮喘。故选C。

11.【答案】E

【解析】吗啡禁用于分娩痛是因为吗啡能对抗缩宫素对子宫的兴奋作用而延长产程，且吗啡能够透过胎盘屏障进入胎儿体内，抑制新生儿的呼吸。故选E。

【A_2型题】

12.【答案】B

【解析】吗啡用于心源性哮喘。故选B。阿托品是胆碱受体阻断药，去甲肾上腺素是α受体激动药，卡托普利是血管紧张素

转换酶抑制药，纳洛酮是阿片受体阻断药，都不能使用。故选 B

【B_1 型题】

13.【答案】E

【解析】阿片受体阻断药是纳洛酮，故选 E。

14.【答案】D

【解析】镇痛作用最强的药物是芬太尼，其镇痛效力是吗啡的 100 倍，故选 D。

第十四章　解热镇痛抗炎药

【A_1 型题】

1.【答案】C

【解析】解热镇痛抗炎药的作用机制是抑制 PG 生物合成。故选 C。

2.【答案】A

【解析】胃肠道功能紊乱是该类药物的最常见不良反应。对乙酰氨基酚无明显胃肠道刺激，不宜使用阿司匹林的头痛、发热患者，适用本药；吲哚美辛不良反应发生率高；保泰松具有很强的抗炎抗风湿作用，不良反应多见；吡罗昔康、为非甾体抗炎药，长期服用可出现胃溃疡和大出血；布洛芬最常见的是胃肠道反应，长期使用可引起胃出血。故选 A。

3.【答案】B

【解析】低浓度（小剂量）阿司匹林具有抑制血小板 COX，减少 TXA_2 的合成。故选 B。

4.【答案】D

【解析】阿司匹林的作用有抑制环加氧酶 COX，抗炎抗风湿，抑制 PG 合成，造成胃黏膜损伤，低剂量即可抑制血小板 COX 活性减少 TXA_2 合成，影响血小板聚集，抗血栓形成。高剂量可以抑制血管壁细胞的 COX，减少 PGI_2 合成。故选 D。

5.【答案】D

【解析】解热镇痛药对于炎症和组织损伤引起的疼痛有效，对尖锐性一过性疼痛（直接刺激神经末梢）无效。镇痛的机制是抑制 PG 合成，使局部痛觉感受器对缓激肽等致痛物质引起的痛觉敏感性降低。镇痛部位主要在外周。其抗炎作用与其抑制 COX 活性、抑制 PG 合成有关。故并非对所有炎症均有效。其解热、镇痛、抗炎作用都与抑制 PG 合成有关。不能直接抑制缓激肽的生物合成。故选 D。

6.【答案】B

【解析】抑制 PG 合成作用最强的药物是吲哚美辛，其抗炎作用比阿司匹林强 10 ~ 40 倍。故选 B。

7.【答案】E

【解析】解热镇痛作用强而抗炎作用很弱的药物是对乙酰氨基酚。其解热作用与阿司匹林相当，但抗炎作用极弱。主要用于退热和镇痛。故选 E。

8.【答案】B

【解析】对乙酰氨基酚抗炎作用极弱，它不用于治疗风湿性关节炎。故选 B。

9.【答案】C

【解析】阿司匹林的不良反应有胃肠道反应、加重出血倾向（出血时间延长）、水杨酸反应、变态反应（荨麻疹、血管神经性水肿、过敏性休克、诱发哮喘）、瑞夷综合征及对肾脏影响。溶血性贫血不是阿司匹林的不良反应。故选 C。

10.【答案】A

【解析】引起水杨酸反应的药物是阿司匹林。故选 A。其他药物不易出现。

【A_2 型题】

11.【答案】E

【解析】吡罗昔康主要用于治疗风湿性及类风湿关节炎。故选 E。阿司匹林主要用于解热镇痛和急性风湿热。对乙酰氨基酚主要用于退热和镇痛，没有抗风湿作用。布洛芬主要用于风湿性关节炎，不用于类风湿关节炎。吗啡是镇痛药，不用于类风湿关节炎。

12.【答案】A

【解析】阿司匹林主要用于解热镇痛和急性风湿热。故选 A。布洛芬主要用于风湿性关节炎；对乙酰氨基酚主要用于退热和镇痛；保泰松具有抗炎抗风湿作用，解热作用弱，用于风湿性及类风湿关节炎、强直性脊柱炎。吲哚美辛抗炎及镇痛作用强，但不良反应多。

13.【答案】E

【解析】服用阿司匹林后出现不适、呼吸困难、大汗等症状属于阿司匹林哮喘，是由于其抑制 PG 合成，由花生四烯酸生成白三烯及其他脂氧酶代谢产物增多，内源性支气管收缩物质居于优势，导致支气管痉挛，诱发哮喘。故选 E。

第十五章 钙通道阻滞药

【A_1 型题】

1.【答案】E

【解析】维拉帕米是对心肌收缩力抑制最强的钙通道阻滞药。其次是地尔硫䓬；硝苯地平、尼群地平和尼莫地平没有此作用。故选 E。

2.【答案】C

3.【答案】C

4.【答案】D

【解析】维拉帕米具有负性频率和负性传导作用。对于治疗室上性心动过速疗效最好。故选 D。

5.【答案】A

【解析】阵发性室上性心动过速首选维拉帕米。故选 A。

6.【答案】B

【解析】属于苯烷胺类选择性钙通道阻滞药是维拉帕米。故选 B。

7.【答案】D

【解析】选择性钙通道阻滞药是硝苯地平。故选 D。

8.【答案】E

【解析】维拉帕米用于治疗心绞痛、高血压、阵发性室上性心动过速。禁用于有传导阻滞的患者。维拉帕米可以减弱房室传导，故可以用于房颤患者，减少心室率。故选 E。

9.【答案】D

【解析】硝苯地平是二氢吡啶类钙通道阻滞药，口服吸收迅速完全，可用于治疗高血压和心绞痛，主要不良反应是低血压。但对于心律失常没有治疗作用。故选 D。

10.【答案】B

【解析】维拉帕米是治疗室上性心动过速的首选药，能改善心室的舒张功能，能增加缺血心肌的冠脉流量，对肥厚型心肌病有效。禁用于严重心衰患者。故选 B。

【A_2 型题】

11.【答案】C

【解析】维拉帕米可以减慢房室传导速度。故选 C。其他药物没有此作用。

12.【答案】E

【解析】氟桂利嗪能够防治脑血管痉挛。故选 E。

【B_1 型题】

13.【答案】A

【解析】选择性舒张脑血管的药物是氟桂利嗪，故选 A。

14.【答案】E

【解析】半衰期最长的药物是氨氯地平，故选 E。

15.【答案】B

【解析】易引起反射性交感神经兴奋、心率加快的药物是硝苯地平，故选 B。

16.【答案】A

【解析】非选择性钙通道阻滞药是氟桂利嗪，故选 A。

第十六章 抗心律失常药

【A_1 型题】

1.【答案】C

【解析】奎尼丁为钠通道阻滞药，是广谱抗心律失常药，用于心房扑动、心房颤动、室上性和室性心动过速的转复和预防。苯妥英钠也是钠通道阻滞药，主要用于治疗室性心律失常，特别是对强心苷中毒所致的室性心律失常有效，也可用于心肌梗死、心脏手术、心导管术所致的室性心律失常。维拉帕米具有负性传导作用，能够延长房室传导时间，故是治疗阵发性室上性心动过速的首选药。故选 C。普萘洛尔是 β 肾上腺素受体阻断药，通过减慢心率、抑制细胞内钙超载、减少后除极等作用治疗心律失常。利多卡因也是钠通道阻滞药，用于治疗室性心律失常，如心脏手术、心导管术、急性心肌梗死或强心苷中毒所致的室性心动过速或心室纤颤。

2.【答案】B

【解析】地高辛属于强心苷类药物，中毒引起的心律失常以室性心律失常为主。苯妥英钠能够与强心苷竞争 Na^+-K^+-ATP 酶，抑制强心苷中毒所致的迟后除极。故选 B。

3.【答案】D

【解析】利多卡因对缺血或强心苷中毒引起的除极化型心律失常有较强的抑制作用。急性心肌梗死引起的室性心动过速首选药是利多卡因。故选 D。

4.【答案】E

【解析】利多卡因对室性心动过速或心室纤颤有效，对心房颤动无效。故选 E。

5.【答案】A

【解析】地高辛引起的窦性心动过缓和轻度房室传导阻滞最好选用阿托品。故选 A。

6.【答案】C

【解析】奎尼丁的不良反应很多，有腹泻、金鸡纳反应、心脏毒性。最严重的不良反应是奎尼丁晕厥。故选 C。

7.【答案】A

【解析】胺碘酮为延长动作电位时程（延长 APD）药，可以阻滞 Na^+内流。故选 A。

8.【答案】C

【解析】利多卡因对室性心动过速有效，对室上性心动过速无效。故选 C。

9.【答案】D

【解析】普萘洛尔能够降低窦房结、心房和浦肯野纤维的自律性，减少儿茶酚胺所致的迟后除极发生，减慢房室结传导，延长房室交界细胞的有效不应期。但不能延长浦肯野纤维的有效不应期。故选 D。

10.【答案】E

【解析】窦房结细胞动作电位时程短，Na^+通道失活时间短，利多卡因对窦房结自律性影响小。故选 E。

11.【答案】E

【解析】Na^+通道阻滞药能够阻滞 Na^+通道，可延长有效不应期；普萘洛尔能够激活 L 型 Ca^{2+} 通道，增加 Ca^{2+} 内流。胺碘酮通过阻滞 K^+ 而延长心室肌 APD。Mg^{2+}通道和 Cl^-通道与抗心律失常作用无关。故选 E。

12.【答案】C

【解析】广谱抗心律失常且半衰期长的药物是胺碘酮。故选 C。

13.【答案】A

【解析】阵发性室上性心律失常伴变异性心绞痛宜使用维拉帕米治疗。故选 A。

【A_2 型题】

14.【答案】D

【解析】甲亢患者，心率快、有心肌缺血和心律不齐。宜选用普萘洛尔。它能够治疗交感神经兴奋性过高、甲亢引起的窦性心动过速，同时改善心肌缺血。故选 D。

15.【答案】A

【解析】胺碘酮是广谱抗心律失常药物，对心房扑动、心房颤动、室上性心动过速和室性心动过速有效。索他洛尔治疗各种严重室性心律失常。美西律治疗心肌梗死后的室性心律失常。奎尼丁为广谱抗心律失常药，用于心房颤动、心房扑动、室上性和室性心动过速的转复和预防。普罗帕酮用于维持室上性心动过速的窦性心律。故选 A。

16.【答案】C

【解析】有心肌缺血同时有阵发性室上性心动过速，应该选用维拉帕米。故选 C。

【B_1 型题】

17.【答案】D

【解析】可影响甲状腺功能的药物是胺碘酮（会发生甲状腺功能亢进），故选 D。

18.【答案】D

【解析】可引起肺纤维化的药物是胺碘酮，故选 D。

19.【答案】B

【解析】长期使用可引起全身红斑狼疮样综合征的药物是普鲁卡因胺。故选 B。

第十七章　治疗充血性心力衰竭的药物

【A_1 型题】

1.【答案】E

【解析】强心苷属于正性肌力药物。对于有心房颤动伴心室率快的心力衰竭疗效最佳，对瓣膜病、风湿性心脏病（高度二尖瓣狭窄病例除外）、冠心病和高血压心脏病所致心功能不全疗效好。对肺源性心脏病、活动性心肌炎或严重心肌损伤疗效差。对扩张型心肌病、心肌肥厚、舒张性心力衰竭则不宜使用。故选 E

2.【答案】B

【解析】达到稳态需要 5 个半衰期，33×5 = 165 小时，6 天左右。故选 B

3.【答案】B

【解析】强心苷作用是正性肌力、负性传导、负性频率，安全范围小。故选 B。

4.【答案】A

【解析】地高辛中毒引起的心动过速，应该采用停药、给予补钾、使用苯妥英钠、使用地高辛特异性抗体。不能使用利尿药，会造成血钾进一步下降，加重中毒。故选 A。

5.【答案】B

【解析】强心苷心脏毒性的发生机制是抑制心肌细胞 Na^+-K^+-ATP 酶。故选 B。

6.【答案】C

【解析】地高辛治疗心房颤动的主要作用是减慢房室传导，增加房室结中隐匿性传导、减慢心室率、增加心排血量，从而改善循环障碍。故选 C。

7.【答案】D

【解析】强心苷引起的房室传导阻滞最好选用阿托品。故选 D。

8.【答案】E

【解析】卡托普利为血管紧张素转换酶抑制药，能够对抗血管紧张素Ⅱ和醛固酮引起的心肌细胞增生、胶原含量增加、心肌间质纤维化而导致的心肌及血管重构。因此，能够防止和逆转慢性心功能不全心室肥厚并降低病死率的药物是卡托普利。故选 E。

9.【答案】C

【解析】能够扩张小静脉及小动脉，作用强大而短暂，用于治疗慢性心功能不全急性发作的扩血管药是硝普钠。故选 C。

10.【答案】D

【解析】强心苷对心力衰竭伴有房颤的患者效果好。故选 D。

11.【答案】A

【解析】奎尼丁能增加地高辛血药浓度。其他药物不能。故选 A。

【A_2 型题】

12.【答案】A

【解析】有高血压、心肌肥大的慢性心功能不全患者，最好选用血管紧张素转换酶抑制药，如卡托普利。故选 A。

13.【答案】C

【解析】慢性心功能不全的风湿性心脏病患者，已经使用了强心苷和利尿药，心功能不全加重，此时应该使用硝普钠来降低左室舒张期充盈压。故选 C。

14.【答案】E

【解析】风湿性心脏病患者已经使用地高辛，病情好转后出现恶心、黄视、心电图出现地高辛中毒表现，房室传导延长，除了停药外，还需要使用阿托品治疗。故选 E。

【B_1 型题】

15.【答案】B

【解析】具有抑制磷酸二酯酶，扩张血管和正性肌力作用的药物是氨茶碱，故选 B。

16.【答案】C

【解析】抑制血管紧张素转换酶，防止和逆转心室肥厚药物是卡托普利，故选 C。

17.【答案】E

【解析】扩张小动脉和小静脉，作用强、快、短的扩血管药是硝普钠，故选 E。

18.【答案】A

【解析】抑制 Na^+-K^+-ATP 酶，使心肌细胞内 Ca^{2+} 增加的药物是地高辛，故选 A。

19.【答案】B

【解析】抑制磷酸二酯酶Ⅲ，提高细胞内 cAMP 含量，增加心肌细胞内 Ca^{2+} 浓度的药物是米力农，故选 B。

20.【答案】D

【解析】扩张小动脉和小静脉，作用强、快、短的扩血管药是硝普钠，故选 D。

21.【答案】E

【解析】激动心脏 β 受体增加心肌细胞收缩力，增加心排血量的药物是多巴酚丁胺，故选 E。

22.【答案】C

【解析】阻断心脏 β 受体，拮抗交感神经对心脏的作用的药物是卡维地洛，故选 C。

第十八章　抗心绞痛药

【A_1 型题】

1.【答案】B

【解析】硝酸酯类药物可以扩张冠状血管改善心肌供血，β 受体阻断药有负性心律作用，减少心肌耗氧，两者联合使用从增加心肌供氧和减少心肌耗氧两方面同时入手，能有效缓解心绞痛。因此普萘洛尔与硝酸酯类合用治疗心绞痛的协同作用是降低心肌耗氧。故选 B。

2.【答案】D

【解析】硝酸甘油舒张血管平滑肌的机制是药物进入体内后生成 NO，舒张平滑肌细胞。故选 D。

3.【答案】E

【解析】硝酸甘油与 β 受体阻断药合用的理由是二者均可使心肌氧耗量下降，有协同作用。故选 E。

4.【答案】D

【解析】钙通道阻滞药能够显著解除冠状动脉痉挛，变异性心绞痛首选药物是硝苯地平。故选 D。

5.【答案】A

【解析】普萘洛尔抗心绞痛作用是降低心肌氧耗量、改善心肌缺血区供血，β 受体阻断作用可抑制脂肪分解酶活性，减少心肌游离脂肪酸含量，改善心肌缺血区对葡萄糖摄取和利用而改善糖代谢和减少耗氧，促进氧合血红蛋白结合氧的解离而增加组织供氧。与硝酸甘油合用效果好、对兼有高血压的患者效果好，对稳定性和不稳定性心绞痛均有效，对变异性心绞痛无效。故选 A。

6.【答案】D

【A_2 型题】

7.【答案】D

【解析】高血压性心脏病患者，发生心绞痛伴有心律失常，合理的治疗方案是硝酸甘油加普萘洛尔。故选 D。

【B_1 型题】

8.【答案】A

【解析】连续使用最易产生耐受性的药物是硝酸甘油，故选 A。

9.【答案】B

【解析】不宜用于变异性心绞痛的药物是普萘洛尔。故选 B。

第十九章 调血脂药与抗动脉粥样硬化药

【A₁型题】

1.【答案】D

【解析】通过抑制胆固醇合成关键酶HMG-CoA还原酶，降低总胆固醇和低密度脂蛋白最明显的药物是乐伐他汀，故选D。

2.【答案】A

【解析】抑制HMG-CoA还原酶的药物是他汀类辛伐他汀，故选D。

3.【答案】B

【解析】HMG-CoA还原酶抑制药的药理作用是阻断HMG-CoA转化为甲羟戊酸。故选B。

4.【答案】A

【解析】影响胆固醇吸收的药物是考来烯胺。故选A。

5.【答案】E

【解析】通过抗氧化作用而抗动脉粥样硬化的药物是普罗布考。故选E。

【B₁型题】

6.【答案】D

【解析】HMG-CoA还原酶抑制药是他汀类药物，备选答案中是乐伐他汀，故选D。

7.【答案】E

【解析】通过抗氧化作用而抗动脉粥样硬化的药物是普罗布考。故选E。

8.【答案】D

【解析】抑制胆固醇合成的药物也是他汀类，故选D。

第二十章 抗高血压药

【A₁型题】

1.【答案】C

【解析】氢氯噻嗪为利尿药，可以用于高血压，但可导致高血糖和高血脂。故不符合题意。不选A。利舍平与胍乙啶均是去甲肾上腺素能神经末梢阻断药，通过影响儿茶酚胺的贮存及释放而产生降低血压作用。用于重症高血压。对伴有糖尿病和肾功能不全者不宜使用。故不选B和D。卡托普利为血管紧张素转换酶抑制药，在降低血压的同时，还能治疗糖尿病肾病及其他肾病。故选C。哌唑嗪为α受体阻断药，通过阻断受体而降低血管阻力而降低血压。没有降低血糖和改善肾功能作用，故不选E。

2.【答案】B

【解析】氢氯噻嗪为利尿药，可以用于高血压，但可导致高血糖和高血脂。故选B。其他药物没有影响血糖作用。

3.【答案】B

【解析】同时具有抗心律失常、抗高血压、抗心绞痛的药物是普萘洛尔。故选B。

4.【答案】E

【解析】哌唑嗪为α受体阻断药，通过阻断受体而降低血管阻力而降低血压。它的不良反应为首剂现象，即首次服用本药后会出现低血压，服用数次后该现象即可消失。故选E。

5.【答案】D

【解析】血管紧张素转换酶抑制药具有抗高血压，同时能够防止甚至逆转血管壁增厚和心肌肥大，故选D。

6.【答案】C

【解析】参见第5题解析，为血管紧张素转换酶抑制药。故选C。

7.【答案】C

【解析】普萘洛尔为β受体阻断药。它能够减少心排血量、抑制肾素分泌、在多个水平上（中枢、压力感受器反射及外周神经）抑制交感神经活性，增加前列腺素的合成。能够阻断突触前膜β_2受体，减少去甲肾上腺素的释放；其生物利用度低且个体差异大。降压作用持续时间长，能诱发支气管哮喘。长期应用后突然停药，可引起反跳现象，使原来病情加重。因此，病情控制后应逐渐减量直至停药。故选C。

8.【答案】B

【解析】卡托普利常见的不良反应有刺激性干咳。其他不良反应还有：首剂低血压、高血钾、低血糖、肾功能损伤、血管神经性水肿、致畸。故选B。

9.【答案】E

【解析】血管紧张素Ⅱ受体抑制药是氯沙坦。故选E。

10.【答案】D

【解析】利尿药降压作用通过排钠利尿，降低细胞外液及血容量。长期使用后，细胞外液Na^+浓度和血容量持续降低，平滑肌细胞内Na^+浓度降低，导致细胞内Ca^{2+}浓度降低，血管平滑肌对缩血管物质反应性减弱。故选D。

11.【答案】A

【解析】抗高血压联合用药最佳配伍是利尿药+钙通道阻滞药+β受体阻断药，故选A。

12.【答案】D

【解析】长期使用利尿药降压机制是细胞内 Na^+浓度降低，导致细胞内 Ca^{2+}浓度降低，血管平滑肌对缩血管物质反应性减弱。故选 D。

13.【答案】E

【解析】硝普钠属于硝基扩血管药，注射进入体内后产生 NO 而舒张平滑肌细胞从而降低血压。对小动脉小静脉有同样舒张作用，用于高血压急症、合并心衰等。连续使用数日，体内 SCN^-蓄积。其作用迅速但持续时间短。故选 E。

14.【答案】B

【解析】不良反应为便秘的降压药物是钙离子拮抗药——维拉帕米。故选 B。

15.【答案】D

【解析】卡托普利为血管紧张素转换酶抑制药，能够降低醛固酮分泌，降低体内醛固酮水平。故选 D。

16.【答案】B

【解析】卡托普利作用原理是抑制血管紧张素转换酶抑制药。故选 B。

17.【答案】D

【解析】普萘洛尔具有减少心排血量、抑制肾素释放降低肾素活性，在多个水平上（中枢、压力感受器反射及外周神经）抑制交感神经活性，增加前列腺素的合成，能够阻断突触前膜 β_2 受体。氢氯噻嗪、可乐定和利血平均没有抑制肾素释放作用。肼屈嗪长期使用能够增加肾素分泌。因此，减少去甲肾上腺素的释放最明显的药物是普萘洛尔。故选 D。

【A_2 型题】

18.【答案】B

【解析】原发性醛固酮增多症以高血压、低血钾、低血浆肾素活性及高醛固酮水平为主要特征。药物治疗给予螺内酯口服，通过拮抗醛固酮的作用效应，起到排钠、潴钾和降压作用，剂量 120～480mg/d。本例患者有高血压合并低钾、低肾素、高醛固酮及 CT 示左侧肾上腺增生，应诊断原发性醛固酮增多症，药物首选螺内酯。故选 B。

19.【答案】D

【解析】患者高血压伴有频发的室上性心动过速，应该选择维拉帕米，故选 D。

20.【答案】C

【解析】患者糖尿病伴高血压，应该选择血管紧张素Ⅱ受体阻断药——氯沙坦。故选 C。

21.【答案】A

【解析】患者高血压伴有窦性心动过速，应该选用利尿药+β 受体阻断药，故选 A。

【B_1 型题】

22.【答案】E

【解析】因血管紧张素转换酶抑制药 ACEI 能够引起胎儿畸形。妊娠患者最不宜选择降压药物是血管紧张素转换酶抑制药。故选 E。

23.【答案】C

【解析】β 受体阻断药能够诱发或加重支气管哮喘，哮喘患者最不宜选用的降压药是 β 受体阻断药。故选 C。

第二十一章　利尿药与脱水药

【A_1 型题】

1.【答案】C

【解析】甘露醇注射后，血浆渗透压升高，血容量增加，血液黏稠度降低，增加循环血容量及肾小球滤过率，肾小管液渗透压升高，水和 NaCl 在髓袢升支粗段及近曲小管的重吸收减少。故选 C。

2.【答案】E

【解析】甘露醇具有脱水作用和利尿作用。均需要静脉给药。在体内不被代谢，且不易透过毛细血管，通过提高血浆渗透压而发挥作用。在肾小管不被重吸收。故选 E。

3.【答案】B

【解析】噻嗪类利尿药的作用是利尿、抗利尿（减少尿崩症患者的尿量及口渴症状）和降压。同时，能够抑制碳酸酐酶活性，但该作用不是其利尿的主要机制。其利尿作用主要是通过抑制远曲小管 NaCl 重吸收。这一作用受肾小球滤过作用的影响。肾功能受损，则该药的利尿作用受影响。该药的不良反应有电解质紊乱、高尿酸血症、代谢改变（高血糖、高血脂）、变态反应。故选 B。

4.【答案】A

【解析】噻嗪类利尿药能够升高患者血糖，故伴有糖尿病的水肿患者不宜选用该药物。故选 A。

5.【答案】D

【解析】氨苯蝶啶属于保钾利尿药。使用后可以产生高钾血症。无抗醛固酮作用。不良反应少，无低氯碱血症、低血钠症及高血糖反应。故选 D。

6.【答案】C

【解析】袢利尿药如呋塞米，由于其强大的排钠排水作用，最易引起电解质紊乱。用于治疗肺水肿和其他严重水肿及急性高血钙。故选 C。

7.【答案】D

【解析】长期应用后，易致高血钾的药物是保钾利尿药——螺内酯。故选 D。

8.【答案】B

【解析】能够引起男性乳房发育和女性多毛症的药物是螺内酯。故选B。

9.【答案】A

【解析】能够治疗肺水肿的利尿药是袢利尿药——呋塞米。故选A。

10.【答案】E

【解析】能够降低脑压，预防脑疝的药物是甘露醇。故选E。

【A_2型题】

11.【答案】B

【解析】患者因外伤出血，现血压降低、尿少，能够避免肾衰竭的药物是呋塞米。故选B。

12.【答案】C

【解析】风湿性心脏病心衰患者伴下肢水肿，血浆醛固酮高，应该使用的利尿药是拮抗醛固酮作用的螺内酯。故选C。

13.【答案】A

【解析】患者有心源性水肿，使用氢氯噻嗪后出现多源性室性期前收缩，主要原因是低血钾。因为氢氯噻嗪利尿的同时，促进了K^+的排泄。如果不能及时补充血钾，则会出现低血钾。故选A。

【B_1型题】

14.【答案】D

【解析】对抗醛固酮作用的药物是螺内酯，故选D。

15.【答案】D

【解析】发挥作用最慢的药物是螺内酯，其起效慢，服药后1~2天起效，2~4天达最大效应。故选D。

16.【答案】A

【解析】作为基础降压药的是氢氯噻嗪。故选A。

第二十二章　作用于血液及造血器官的药物

【A_1型题】

1.【答案】B

【解析】肝素是带有大量阴电荷的大分子物质，在体内体外均具有强大的抗凝作用。其抗凝作用依赖于激活血浆中的抗凝血酶Ⅲ（AT-Ⅲ）。肝素的其他作用有促进血管内皮细胞释放脂蛋白酯酶，水解血中的乳糜微粒和VLDL发挥调血脂作用；抑制炎症介质活性和炎症细胞活动，呈现抗炎作用；抑制血管平滑肌细胞增生，抗血管内皮增生；抑制血小板聚集等。故选B。

2.【答案】D

【解析】肝素的不良反应首先是出血。可以静脉注射鱼精蛋白，该蛋白为碱性，带有正电荷，能够与肝素形成稳定复合物而使肝素失活。故选D。

3.【答案】A

【解析】AT-Ⅲ是凝血酶和凝血因子Ⅻα、Ⅺα、Ⅸα、Ⅹα的抑制剂。它与凝血酶及凝血因子结合后形成复合物而使其灭活，即封闭了凝血因子活性中心。故选A。

4.【答案】E

【解析】肝素在体内体外均有抗凝作用；肝素口服不被吸收；肝素的半衰期与剂量有关，剂量越大半衰期越长；肝素长期应用可引起骨质疏松；肝素通过抗凝血酶Ⅲ发挥作用。故选E。

5.【答案】B

【解析】双香豆素是维生素K拮抗剂。它抑制维生素K在肝脏由环氧化物向氢醌型转化，从而阻止维生素K的反复利用。而维生素K是γ-羧化酶的辅酶，该酶能够影响凝血因子Ⅱ、Ⅶ、Ⅸ、Ⅹ及抗凝血蛋白C和抗凝血蛋白S的γ-羧化作用（活化），使这些因子停留于无凝血的前体阶段，从而影响凝血过程。故选B。

6.【答案】C

【解析】香豆素对已经活化的凝血因子无作用，故其口服后需要12~24小时才起效，可以维持3~4天。是口服抗凝药。其作用通过拮抗维生素K而起效，故维生素K可对抗其抗凝作用。只在体内有抗凝作用。华法林比双香豆素起效快，维持时间短。故选C。

7.【答案】D

【解析】右旋糖酐是葡萄糖的聚合物。其分子量大，能提高血浆胶体渗透压而扩充血容量、维持血压。故失血性休克扩充血容量的药物是右旋糖酐。故选D。

8.【答案】A

9.【答案】C

【解析】双香豆素为维生素K的拮抗药。其药物过量时可以用维生素K来对抗。故选C。

10.【答案】D

【解析】肝药酶诱导剂苯巴比妥、苯妥英钠等药物可以加速香豆素的代谢，降低其抗凝作用。故选D。

11.【答案】B

【B_1型题】

12.【答案】A

13.【答案】C

14.【答案】D

15.【答案】A

【解析】长期缓慢失血致贫血用铁剂。此时是缺铁性贫血。故选A。

16.【答案】D

【解析】预防新生儿出血用维生素K，故选D。

17.【答案】C

【解析】恶性贫血是由于维生

素 B_{12} 缺乏引起，故选 C。

18.【答案】B

【解析】巨幼红细胞性贫血用叶酸。叶酸缺乏引起巨幼红细胞性贫血。故选 B。

19.【答案】D

【解析】香豆素类药物过量选用维生素 K。因为香豆素是维生素 K 的拮抗药。故选 D。

第二十三章 组胺受体阻断药

【A_1 型题】

1.【答案】B

【解析】激活 H_1 组胺受体可使支气管与胃肠道平滑肌兴奋、毛细管通透性增加及部分血管扩张。H_1 组胺受体阻断药能够对抗组胺引起的支气管、胃肠道平滑肌的收缩，抑制局部毛细血管扩张及通透性增加引起的水肿。主要用于皮肤黏膜变态反应性疾病。故选 B。

2.【答案】C

【解析】异丙嗪为第一代组胺 H_1 受体阻断药。有明显的中枢抑制作用；不能抑制胃酸分泌；有抗过敏作用；有防晕镇吐作用。故选 C。

3.【答案】D

【解析】苯海拉明也是第一代组胺 H_1 受体阻断药。具有中枢抑制作用。可用于失眠、荨麻疹和过敏性鼻炎治疗。不能抑制胃酸分泌。对胃及十二指肠溃疡没有作用。故选 D。

4.【答案】A

【解析】组胺激活 H_2 受体，由 cAMP 介导产生胃酸分泌、部分血管扩张等作用。雷尼替丁是组胺 H_2 受体阻断药。用于治疗胃及十二指肠溃疡，对反流性胃炎有效；长期应用可影响内分泌系统（拮抗雄激素受体），使男性乳房发育、女性溢乳。不能治疗皮肤黏膜过敏症。故选 A。

5.【答案】C

【解析】雷尼替丁是 H_2 受体阻断药。可抑制胃酸分泌，作用较西咪替丁强；基础胃酸分泌及夜间胃酸分泌均有抑制作用；肝功能不全时，半衰期明显延长；不能中和胃酸，不能减轻胃酸对溃疡面的刺激作用。故选 C。

6.【答案】C

【解析】第二代 H_1 受体阻断药对中枢的抑制作用均很弱。备选药物中，氯雷他定属于第二代 H_1 受体阻断药；而苯海拉明、异丙嗪和氯苯那敏均为第一代药物。故选 C。

第二十四章 作用于呼吸系统药物

【A_1 型题】

1.【答案】E

【解析】H_2 受体阻断药能够抑制胃酸分泌，用于治疗胃及十二指肠溃疡。对支气管平滑肌没有作用。故选 E。β_2 受体激动药、M 受体阻断药、磷酸二酯酶抑制药及稳定肥大细胞膜的药物均属于平喘药。

2.【答案】C

【解析】茶碱是磷酸二酯酶抑制药；肾上腺素对 α、β 受体均有激动作用（非选择性）；β_2 受体选择性激动药是沙丁胺醇；异丙肾上腺素是 β 受体非选择性激动药；色甘酸钠是抑制肥大细胞脱颗粒药。故选 C。

3.【答案】D

【解析】阿托品是 M 胆碱受体阻断药，对支气管平滑肌的作用很弱，且具有明显的不良反应。不用于支气管哮喘的治疗。用于治疗支气管哮喘的 M 胆碱阻滞药物是异丙托溴铵、氧托溴铵和噻托溴铵。故选 D。

4.【答案】C

【解析】急性哮喘发作需要使用能够迅速舒张支气管平滑肌的药物，且需采用吸入的方式给药。选沙丁胺醇吸入。色甘酸钠不能直接舒张支气管平滑肌，故不采用。故选 C。

5.【答案】D

【解析】用于预防Ⅰ型变态反应所致哮喘的药物是色甘酸钠。色甘酸钠能抑制抗原及非特异性刺激引起的气道痉挛。故选 D。

6.【答案】C

【解析】色甘酸钠作用机制是稳定肥大细胞膜，抑制肥大细胞脱颗粒，减少肥大细胞由抗原诱发的过敏介质释放；抑制气道感觉神经末梢功能与气道神经源性炎症；阻断炎症细胞介导的反应。故选 C。

7.【答案】B

【解析】氨茶碱是磷酸二酯酶抑制药。其平喘的机制是抑制 PDE 活性，使细胞内 cAMP 水平升高而舒张支气管平滑肌。它还能阻断腺苷受体，减轻内源性腺苷所致的气道收缩作用；它还具有免疫调节和抗炎作用。抑制肥大细胞、嗜酸性粒细胞、巨噬细胞、T 淋巴细胞的功能，减少炎症介质的释放，降低微血管通透性而降低气道炎症反应。故选 B。

第二十五章 作用于消化系统的药物

【A_1 型题】

1.【答案】C

【解析】奥美拉唑是质子泵抑制药，对胃酸分泌有强大而持久的抑制作用。故选 C。西咪替丁和雷尼替丁为 H_2 受体阻断药，其对胃酸分泌的抑制作用主要是针对基础胃酸分泌及夜间胃酸分泌。哌仑西平是 M_1 受体阻断药，通过阻断胃壁细胞上的 M_1 受体而抑制胃酸分泌。丙谷胺为促胃液素受体阻断药。能够抑制由促胃液素引起的胃酸分泌。促胃液素对胃酸分泌的影响是间接通过激活胃壁细胞膜上的 H_2 受体而促进胃酸分泌。故丙谷胺的作用较弱。

2.【答案】E

【解析】同时具有抑制胃酸分泌及抗幽门螺杆菌的药物是奥美拉唑。氢氧化铝只能中和胃酸，缓解疼痛；米索前列醇与胃壁细胞前列腺素受体结合，抑制胃酸分泌。西咪替丁 H_2 受体阻断药，阻断 H_2 受体而抑制胃酸分泌。哌仑西平是 M_1 受体阻断药，通过阻断胃壁细胞上的 M_1 受体而抑制胃酸分泌。故选 E。

3.【答案】B

【解析】奥美拉唑通过抑制胃壁细胞 H^+ 泵的功能而发挥作用。故选 B。

4.【答案】D

【解析】奥美拉唑不是 H_2 受体阻断药。故选 D。

5.【答案】C

【解析】奥美拉唑的不良反应有头痛、头晕、失眠、外周神经炎、恶心、呕吐、腹胀、男性乳房发育、溶血性贫血等。胃黏膜出血不是其不良反应。故选 C。

【A_2 型题】

6.【答案】D

【解析】年轻患者，饥饿性上腹部疼痛，为十二指肠溃疡典型症状，2 小时前呕吐咖啡色液体约 200ml，提示合并出血。对其治疗最合适的药物是质子泵抑制剂奥美拉唑，故选 D。

第二十六章 肾上腺皮质激素类药物

【A_1 型题】

1.【答案】A

【解析】糖皮质激素抗休克作用机制：① 抑制某些炎症因子的产生，减轻全身炎症反应及组织损伤。②稳定溶酶体膜，减少心肌抑制因子（MDF）的生成，加强心肌收缩力。③ 抗毒作用，GCS 本身为应激激素，可大大提高机体对细菌内毒素的耐受能力，而保护机体度过危险期而赢得抢救时间。但对细菌外毒素无效。④解热作用：GCS 可直接抑制体温调节中枢，既能降低其对致热原的敏感性，又能稳定溶酶体膜而减少内热原的释放，而对严重感染具有良好的退热和改善症状作用。⑤降低血管对某些缩血管活性物质的敏感性，使微循环血流动力学恢复正常，改善休克。

2.【答案】B

【解析】耐药性是指病原微生物或肿瘤细胞对化疗药物敏感性降低，使正常剂量的药物不再发挥作用。A 不正确。糖皮质激素长期使用后，突然停药后出现的反跳现象是患者对激素产生依赖或病情尚未完全控制。B 正确。长期使用糖皮质激素后，会产生类肾上腺皮质功能亢进综合征，这是由于过量激素引起脂肪代谢和水盐代谢紊乱的结果。并非为真正的肾上腺皮质功能亢进。C 不正确。长期使用糖皮质激素后，由于反馈性地抑制垂体-肾上腺皮质轴导致肾上腺皮质萎缩，会造成肾上腺皮质功能不全，D 不正确。长期使用糖皮质激素后，由于其对垂体的抑制，垂体分泌的 ACTH 减少，这种减少是由于负反馈的作用，而不是垂体自身的作用。故 E 不正确。故选 B。

3.【答案】D

【解析】糖皮质激素能够提高机体对细菌内毒素的耐受性，但对细菌外毒素没有防御作用。故选 D。

4.【答案】B

【解析】糖皮质激素临床用于严重感染或炎症，免疫相关疾病（自身免疫性疾病、过敏性疾病、器官移植排斥反应），抗休克治疗，血液病（儿童急性淋巴细胞性白血病、再生障碍性贫血、粒细胞减少症、过敏性紫癜），局部应用及替代疗法。故选 B。

5.【答案】A

【解析】糖皮质激素的不良反应可以诱发或加重感染。故不能用于水痘和带状疱疹。属于禁忌证。故选 A。其他选项均为糖皮质激素的临床适应证。

6.【答案】D

【解析】泼尼松和可的松需要在肝脏转化生成泼尼松龙或氢化可的松才有活性。故严重肝功能不全的患者不宜使用泼尼松或可的松，而需要使用泼尼松龙或氢化可的松。除了泼尼松，其他备选药物均为已有活性的药物。故选 D。

7.【答案】E

【解析】长期大量使用糖皮质激素，会产生水钠潴留。会出现低血钾、高血压、高血糖、低血钙。故选 E。

8.【答案】A

【解析】糖皮质激素抗炎作用表现在抑制各种原因（物理、化学、免疫及病原微生物）引起的炎症反应。炎症早期，减轻渗出和水肿，减少炎症因子释放，改善红肿热痛症状。后期，抑制肉芽组织增生、防止粘连及瘢痕形成，减轻后遗症，降低机体防御功能，延迟伤口愈合。不能抑制病原体的生长也不能直接杀灭病原体。故选 A。

9.【答案】D

【解析】水钠潴留最弱的糖皮质激素是地塞米松，其他备选药物对水盐代谢均有明显影响，容易造成水钠潴留。故选 D。

10.【答案】A

【解析】糖皮质激素的禁忌证有：严重精神病和癫痫、活动性消化性溃疡、胃肠吻合术、骨折、创伤修复期、角膜溃疡、肾上腺皮质功能亢进、严重高血压、糖尿病、孕妇、抗菌药不能控制的感染，如水痘、麻疹、真菌感染等。急性粟粒型肺结核不是禁忌证。故选 A。

【A_2 型题】

11.【答案】D

【解析】老年男性患者，患类风湿关节炎，已经服用糖皮质激素和解热镇痛抗炎药物 5 个月，现出现骨折，是由于药物引起的骨质疏松所致。能够引起骨质疏松的药物是泼尼松。其他 4 种药物均为解热镇痛抗炎药，没有引起骨质疏松的作用。故选 D。

12.【答案】B

【解析】女性年轻患者，不规则发热伴有关节红肿热痛，同时患有迁延性肝炎。需要使用糖皮质激素和解热镇痛抗炎药，但不能使用需要肝脏代谢后才具有活性的药物。而泼尼松是需要在肝脏代谢成泼尼松龙后才发挥作用。故选 B。

【B_1 型题】

13.【答案】B

【解析】全身用药抗炎作用强持续时间最长的糖皮质激素是地塞米松，故选 B。

14.【答案】D

【解析】不能全身应用只能外用的糖皮质激素是氟轻松，故选 D。

第二十七章　甲状腺激素及抗甲状腺药

【A_1 型题】

1.【答案】C

【解析】甲状腺激素的药理作用有维持正常生长发育，促进代谢和产热；提高机体交感-肾上腺系统的反应性。没有维持血液系统功能正常的作用。故选 C。

2.【答案】D

【解析】甲硫氧嘧啶、甲巯咪唑和卡比马唑均为抗甲状腺素药物。碘制剂是碘缺乏时用来补充碘的制剂，没有治疗黏液性水肿的作用。黏液性水肿是成人甲状腺功能不全时出现的病症。需要补充甲状腺素。故选 D。

3.【答案】B

【解析】T_3 作用快而强，维持时间短，半衰期为 2 天；T_4 作用弱而慢，维持时间长，半衰期 5 天。故选 B。

4.【答案】C

【解析】甲巯咪唑和卡比马唑没有抑制外周组织 T_4 转化为 T_3 并能够抑制免疫球蛋白生成的作用。碘化物是用于补碘的药物，没有抗甲状腺素作用。普萘洛尔是肾上腺素 β 受体阻断药，没有抑制甲状腺素合成作用，但能抑制外周组织 T_4 转化为 T_3，它用于对抗甲状腺素过量产生的心绞痛、心力衰竭等情况。丙硫氧嘧啶的作用是抑制甲状腺激素合成、抑制外周组织 T_4 转化为 T_3 并能够抑制免疫球蛋白生成。故选 C。

5.【答案】A

【解析】小剂量碘化物是合成甲状腺激素的原料，用于碘缺乏时补碘，预防单纯性甲状腺肿。大剂量碘有抗甲状腺作用，通过抑制甲状腺球蛋白 TG 的水解而抑制甲状腺激素的释放，还能拮抗 TSH 促进甲状腺激素的释放作用，减少甲状腺激素的合成。但是，当腺泡细胞内碘离子浓度增高到一定程度，细胞摄碘自动降低，使胞内碘离子浓度下降，从而失去抑制激素合成作用。故碘化物不能单独用于甲亢的治疗。故选 A。

6.【答案】A

【解析】青少年甲亢治疗主要采用内科抗甲状腺药物丙硫氧嘧啶治疗，而不采用外科手术或放射性碘 ^{131}I。普萘洛尔只是用于甲状腺激素过量时。碘化物一般用于甲亢手术术前准备和甲状腺危象时。故选 A。

7.【答案】A

【解析】普萘洛尔为 β 肾上腺素受体阻断药，它有缓解甲亢患者交感神经兴奋的症状，还能抑制外周组织 T_4 转化为 T_3，减少

T_3生成。与抗甲状腺药物不同，它不会引起粒细胞缺乏。故选A。其他备选药物均为抗甲状腺药物。

【A_2型题】

8.【答案】C

【解析】中年女性患者，患甲亢需行手术治疗。术前准备需要使用大剂量碘化物来抑制TSH对腺体的增生，使腺体缩小利于手术进行，同时配合使用抗甲状腺药物防止发生甲状腺危象。故选C。

【B_1型题】

9.【答案】C

【解析】单纯性甲状腺肿使用甲状腺素，故选C。

10.【答案】B

【解析】甲亢危象选用抗甲状腺药物丙硫氧嘧啶，故选B。

11.【答案】B

【解析】硫脲类抗甲状腺药物的不良反应是粒细胞缺乏，故选B。

12.【答案】C

【解析】^{131}I的不良反应是甲状腺功能减退。故选C。

第二十八章　胰岛素及口服降糖药

【A_1型题】

1.【答案】B

【解析】胰岛素的作用是促进脂肪合成，抑制脂肪分解；促进糖原合成和贮存，加速糖氧化和酵解，抑制糖异生而降低血糖；增加蛋白质合成，抑制蛋白质分解；加快心率；促进钾离子进入细胞，降低血钾浓度。故选B。

2.【答案】C

【解析】首选胰岛素的疾病是幼年重型糖尿病、合并严重感染的糖尿病、需要手术的糖尿病、合并妊娠的糖尿病。轻型糖尿病不需要使用胰岛素。故选C。

3.【答案】E

【解析】胰岛素的不良反应有低血糖、变态反应、胰岛素抵抗（急性抵抗和慢性抵抗）、脂肪萎缩。肝损伤不是胰岛素的不良反应。故选E。

4.【答案】A

【解析】有严重肝病的糖尿病患者禁用氯磺丙脲。因为氯磺丙脲能够造成肝损害。甲苯磺丁脲则没有此作用。双胍类药物也不会引起肝脏损害。胰岛素也没有肝脏损害。故选A。

5.【答案】B

【解析】磺酰脲类药物的药理作用是刺激胰岛B细胞释放胰岛素；降低血清糖原水平；增加胰岛素与靶组织的结合能力。故选B。

6.【答案】B

【解析】同时具有降血糖和抗利尿作用的药物是氯磺丙脲，它能够促进ADH分泌并增强其作用，用于尿崩症。故选B。

7.【答案】E

【解析】引起胰岛素抵抗的诱因有感染、手术、创伤、酮症酸中毒。暴饮暴食不会引起胰岛素抵抗。故选E。

8.【答案】E

【解析】阿卡波糖是α葡萄糖苷酶抑制剂，它能够在小肠上皮刷状缘与碳水化合物竞争糖苷水解酶，从而减慢碳水化合物水解及产生葡萄糖的速度，延缓葡萄糖的吸收，可降低餐后血糖。格列本脲和甲苯磺丁脲为磺酰脲类降糖药，不良反应常见有肝损害和白细胞、血小板减少和溶血性贫血等。能够引起乳酸血症的药物是双胍类降糖药苯乙双胍。该类药物能够促进脂肪组织摄取葡萄糖，降低葡萄糖在肠道的吸收及糖原异生，抑制胰高血糖素释放。不良反应有乳酸性酸中毒、酮血症等。故选E。

9.【答案】A

【解析】二甲双胍为双胍类降糖药，该类药物能够促进脂肪组织摄取葡萄糖，降低葡萄糖在肠道的吸收及糖原异生，抑制胰高血糖素释放。用于肥胖及单独饮食控制无效的糖尿病患者。没有促进胰岛素分泌的作用，也不会加重肥胖。故选A。

10.【答案】B

【解析】降糖作用依赖于胰岛素功能的降糖药是磺酰脲类、格列齐特。阿卡波糖α葡萄糖苷酶抑制剂，降糖作用不依赖胰岛素的存在。二甲双胍和苯乙双胍为双胍类降糖药，它们的降糖作用也不依赖胰岛素的存在。故选B。

【A_2型题】

11.【答案】E

【解析】2型糖尿病患者，肥胖，饮食控制无效，应该选用双胍类降糖药，甲福明即二甲双胍为双胍类，它适用于肥胖及饮食控制无效的轻型糖尿病患者。故选E。其他备选药物均为磺酰脲类降糖药。它们用于无肥胖的2型糖尿病患者。

【B_1型题】

12.【答案】D

【解析】二甲双胍的主要作用是抑制肝糖输出，可改善外周组织对胰岛素敏感性，增加葡萄糖的摄取和利用。因此二甲双胍单用时可有效降低空腹和餐后血糖。故选D。

13.【答案】C

【A_3/A_4 型题】

14.【答案】C

【解析】二甲双胍首选用于单纯饮食控制及体育锻炼治疗无效的2型糖尿病，特别是肥胖的2型糖尿病。因此本例患者应选C。

15.【答案】A

【解析】阿卡波糖是一种新型口服降糖药。在肠道内竞争性抑制葡萄糖苷水解酶。具有使饭后血糖降低的作用。一般单用或与其他口服降血糖药，或胰岛素合用。配合餐饮，治疗胰岛素依赖型或非依赖型糖尿病。故选A。

第二十九章　子宫平滑肌兴奋药

【A_1 型题】

1.【答案】A

2.【答案】C

3.【答案】E

4.【答案】D

5.【答案】C

6.【答案】E

【B_1 型题】

7.【答案】B

8.【答案】A

9.【答案】D

10.【答案】E

11.【答案】A

12.【答案】E

13.【答案】D

14.【答案】A

15.【答案】E

第三十章　β-内酰胺类抗生素

【A_1 型题】

1.【答案】C

【解析】β-内酰胺类抗生素抗菌作用的机制是作用于细菌菌体内的青霉素结合蛋白，抑制细菌细胞壁合成，菌体失去渗透屏障而膨胀、裂解，同时，借助细菌的自溶酶，溶解菌体而产生抗菌作用。故选C。

2.【答案】C

【解析】β-内酰胺类抗生素耐药产生的原因是耐药菌产生β-内酰胺酶，该酶能使药物分子中的β-内酰胺环水解裂开，失去抗菌活性；还可以与药物结合，使药物无法进入细菌发挥作用；细菌改变PBPs（结构改变、合成量增加或产生新的PBPs），使其与抗生素结合减少而失去抗菌作用。故选C。

3.【答案】B

【解析】青霉素G为窄谱青霉素类。仅对G^+球菌和杆菌有效，部分G^-杆菌和球菌有效。对青霉素G最敏感的细菌是螺旋体，对立克次体、支原体、衣原体和真菌无作用。故选B。

4.【答案】D

【解析】青霉素G最适宜治疗溶血性链球菌感染。伤寒、副伤寒、肺炎杆菌、布鲁菌细菌性痢疾等均不是青霉素G的敏感细菌。故选D。

5.【答案】A

【解析】对幽门螺杆菌有强杀菌作用的是阿莫西林。青霉素、红霉素和氨苄西林没有杀幽门螺杆菌作用。奥美拉唑为抑制胃酸分泌药物，在体外也有抗幽门螺杆菌作用。但此作用非杀菌作用。故选A。

6.【答案】D

【解析】青霉素G最常见的不良反应有过敏性休克、药疹、血清病型反应、溶血性贫血及粒细胞减少等。赫氏反应是一种青霉素治疗后的加重反应，多在首剂青霉素后半小时至4小时发生，是因为大量钩体被青霉素杀灭后释放毒素所致，故青霉素治疗钩体病时，宜首剂小剂量和分次给药。听力减退是链霉素的不良反应，故选D。

7.【答案】D

【解析】第一代头孢菌素大量使用时可损害肾小球近曲小管细胞而出现肾脏毒性。故肾功能不全患者禁用第一代头孢菌素。故选D。

8.【答案】B

【解析】具有抗铜绿假单胞菌的头孢类药物是头孢他定。故选B。

9.【答案】E

【解析】使用青霉素治疗后会出现赫氏反应的是梅毒。该反应是由于用药后，大量病原体被杀死后释放的物质，表现为全身不适、寒战、发热、咽痛、肌痛、心搏加快等症状。钩端螺旋体、雅司、鼠咬热或炭疽感染治疗时也会出现赫氏反应。故选E。

10.【答案】B

【解析】克拉维酸是广谱β-内酰胺酶抑制剂，本身没有抗菌活性，需要与β-内酰胺类抗生素合并使用，增强该类抗生素的药效。故选B。

11.【答案】B

【解析】第三代头孢菌素的特

点是抗菌谱广、杀菌力强、对β-内酰胺酶较稳定，变态反应少。对革兰阴性菌作用强。故选B。

第三十一章 大环内酯类及林可霉素类抗生素

【A₁型题】

1.【答案】A

【解析】克林霉素的抗菌谱是各种厌氧菌、需氧革兰阳性菌、部分革兰阴性球菌、支原体、沙眼衣原体。对立克次体无效。故选A。

2.【答案】C

【解析】大环内酯类对革兰阳性球菌、革兰阴性球菌、衣原体、支原体和军团菌有效。对大肠埃希菌、变形杆菌等革兰阴性杆菌无效。故选C

3.【答案】D

【解析】可以治疗军团菌、衣原体、支原体的药物是大环内酯类，故选D。

4.【答案】B

【解析】阿莫西林对支原体无效。头孢曲松是第三代头孢菌素，主要是对革兰阴性菌如肠杆菌、铜绿假单胞菌及厌氧菌有效；林可霉素用于厌氧菌和需氧球菌感染。万古霉素用于革兰阳性菌严重感染，如败血症、心内膜炎、骨髓炎、呼吸道感染。肺部支原体感染使用红霉素。故选B。

5.【答案】A

【解析】红霉素的临床用于耐青霉素的金黄色葡萄球菌感染和对青霉素过敏者，也用于厌氧菌引起的口腔感染和肺炎支原体、肺炎衣原体、溶脲脲原体所致呼吸道、泌尿道感染。故选A。

【A₂型题】

6.【答案】E

【解析】儿童患支气管肺炎，对青霉素过敏。应使用红霉素。故选E。

第三十二章 氨基糖苷类抗生素

【A₁型题】

1.【答案】C

【解析】氨基糖苷类药物在体内分布于细胞外液，在肾皮质和内耳内外淋巴液有高浓度聚集。可透过胎盘屏障并聚积在胎儿血浆和羊水，不能透过血脑屏障。故选C。

2.【答案】A

【解析】首先链霉素的疾病是土拉菌和鼠疫。故选A。

3.【答案】E

4.【答案】D

【A₂型题】

5.【答案】A

【解析】风湿性心脏病患者有感染性心内膜炎表现，为甲型溶血性链球菌感染，应该链霉素与青霉素G联合应用。故选A。

6.【答案】C

【解析】患者为革兰阴性败血症、免疫缺陷、高热，应该选用联合用药：阿米卡星+头孢曲松。故选C。

【B₁型题】

7.【答案】B

【解析】呋塞米为袢利尿药，具有耳毒性，而氨基苷类抗生素也具有耳毒性，氨基苷类抗生素+呋塞米，会增加耳毒性，故选B。

8.【答案】E

【解析】氨基糖苷类抗生素有神经肌肉麻痹作用，氨基糖苷类抗生素+骨骼肌松弛药，会增加神经-肌肉接头阻滞，故选E。

9.【答案】A

【解析】庆大霉素和多黏菌素均具有肾毒性，庆大霉素+多黏菌素会增加肾毒性，故选A。

10.【答案】C

【解析】链霉素和异烟肼均可以治疗结核病，且联合用药可以增加疗效，延缓结核菌对药物耐药性才产生，故选C。

第三十三章 四环素类

【A₁型题】

1.【答案】B

【解析】立克次体感染四环素为首选药。故选B

【A₂型题】

2.【答案】C

【解析】慢性肾炎合并胆囊炎应该使用多西环素。多西环素适合于肾外感染伴肾衰竭以及胆道感染。故选C。

3.【答案】E

【解析】老年患者，高热、头痛，对青霉素无效，有皮疹，外斐反应阳性，诊断斑疹伤寒。应该使用多西环素治疗。故选 E。

【B_1 型题】

4.【答案】E

【解析】抗菌作用强能产生前庭反应的药物是米诺环素。故选 E。

5.【答案】D

【解析】能引起骨、牙齿发育障碍的药物是四环素。故选 D。

第三十四章　人工合成的抗菌药

【A_1 型题】

1.【答案】E

【解析】喹诺酮类抗菌机制是抑制细菌 DNA 回旋酶。故选 E。

2.【答案】E

【解析】磺胺类药物同时服用碳酸氢钠的目的是碱化尿液，以增加磺胺类药物在溶解度，避免形成结石损伤尿道。故选 E。

3.【答案】E

【解析】磺胺类药物与甲氧苄啶组成复方制剂的理由是两药的药代参数相近，且作用靶点协同（磺胺类抑制二氢蝶酸合酶，甲氧苄啶抑制二氢叶酸还原酶），两药合用扩大抗菌谱，减少耐药产生。故选 E。

4.【答案】B

【解析】影响软骨发育的药物是喹诺酮类药物。孕妇及哺乳妇女不宜使用。故选 B。

5.【答案】C

【解析】磺胺类抗菌机制是抑制二氢蝶酸合酶，故选 C。

6.【答案】B

【解析】可用于烧伤面的铜绿假单胞菌感染的药物是磺胺嘧啶银，故选 B。

【B_1 型题】

7.【答案】A

8.【答案】C

9.【答案】D

10.【答案】E

第三十五章　抗真菌药和抗病毒药

【A_1 型题】

1.【答案】D

【解析】氟康唑是广谱抗真菌药，对隐球菌、念珠菌、球孢子菌抗菌效果好，是治疗艾滋病患者隐球菌性脑膜炎的首选药物。故选 D。

2.【答案】D

【解析】咪唑类抗真菌药物氟康唑口服静脉给药均有效，对正常及炎症脑膜均有强大穿透力，脑脊液中药物浓度高，不良反应少。故选 D。

3.【答案】E

【解析】毒性大，仅局部使用的抗病毒药是碘苷，用于治疗眼部和皮肤疱疹病毒和牛痘病毒感染，对急性上皮型疱疹性角膜炎效果好。故选 E。

【A_2 型题】

4.【答案】B

【解析】男性，患糖尿病合并皮肤感染。长期服用四环素，出现白念珠菌感染。应该使用制霉菌素。故选 B。两性霉素静脉注射用于深部真菌感染。灰黄霉素用于皮肤真菌感染。阿昔洛韦和利巴韦林为抗病毒药物。

第三十六章　抗 结 核 药

【A_1 型题】

1.【答案】C

【解析】链霉素在体内仅有抑菌作用，疗效不及异烟肼和利福平。穿透力弱，不易渗入细胞、纤维化及干酪化病灶，不易透过血脑屏障和细胞膜，易产生耐药，不良反应多，一般与其他抗结核药联合使用。不是首选药。A 不符合。利福平对静止期和繁殖期的结核菌均有作用，还对麻风菌、多种革兰阳性阴性菌有效。单独使用易产生耐药性，可增加链霉素和异烟肼的抗菌活性。不是首选。B 不符合。异烟肼对结核菌高度选择性，对活动前结核有强大杀菌作用，对各种结核病均为首选。C 符合。乙胺丁醇干扰细菌 RNA 合成，抑制结核菌生长，对其他细菌无效。单独使用易产生耐药。用于与异烟肼和利福平联合治疗结核或用于对链霉素和异烟肼无效的患者。不是首选。D

不符合。吡嗪酰胺单独使用易耐药，与异烟肼和利福平有协同作用。非首选。E不符合。故选C。

2.【答案】A

【解析】有抗结核菌作用同时还能够对其他细菌有效的药物是利福平。A符合。对氨基水杨酸为二线抗结核药。对结核菌为抑菌作用，对其他细菌无效。B不符合。吡嗪酰胺和乙胺丁醇均对其他细菌无效。C、E不符合。链霉素对金葡菌无效。D不符合。故选A。

3.【答案】E

【解析】可治疗麻风的广谱抗菌药是利福平。其他备选药物均没有治疗麻风作用。故选E。

4.【答案】D

【解析】因为异烟肼的结构与维生素B_6相似，使用异烟肼后机体对维生素B_6排泄增加，导致维生素B_6缺乏而引起周围神经炎。补充维生素B_6是避免出现缺乏而引起的不良反应（神经毒性）。故选D。

【A_2型题】

5.【答案】C

【解析】利福平是肝药酶诱导剂，能够加速降糖药的代谢，同时，它还有明显的肝脏毒性。故选C。

6.【答案】E

【解析】抗结核药物中，只有异烟肼具有影响神经系统功能的不良反应。这是由于异烟肼与维生素B_6结构相似，使用异烟肼后会导致维生素B_6排泄增加，体内缺乏维生素B_6，使中枢神经系统中γ氨基丁酸减少而出现神经过度兴奋。故选E。

【B_1型题】

7.【答案】A

【解析】异烟肼使用后增加机体对维生素B_6的排泄，使维生素B_6缺乏，主要引起外周神经炎，故选A。

8.【答案】C

【解析】利福平大剂量、间隔给药后会有流感样综合征。故选C。

9.【答案】B

【解析】乙胺丁醇的严重不良反应是球后视神经炎。故选B。

10.【答案】D

【解析】链霉素不良反应是耳毒性，引起耳鸣、耳聋。故选D。

第三十七章 抗疟药

【A_1型题】

1.【答案】C

【解析】氯喹对各种疟原虫的红细胞内期的裂殖体有杀灭作用，能控制疟疾临床发作，不能用于病因预防及控制远期复发和传播。不能根治间日疟。对阿米巴肝脓肿有效，对肠道阿米巴无效。故AB不符合。青蒿素对各种疟原虫的红细胞内期有杀灭作用，对红细胞外期无效，易复发。伯氨喹用于控制疟疾复发和传播，可杀灭疟原虫的配子体，对红细胞内期疟原虫无效，可引起急性溶血。乙胺嘧啶用于病因性预防，抑制疟原虫的增殖，对成熟裂殖体无效。DE不符合。故选C。

2.【答案】C

【解析】病因性预防的药物是乙胺嘧啶。故选C。

3.【答案】D

【解析】奎宁是从金鸡纳树皮中提取的生物碱。是最早用于治疗疟疾的药物。对红细胞内期的裂殖体有杀灭作用，是治疗恶性疟的主要药物，用于耐氯喹或多药的恶性疟。不是病因性预防药物。不良反应有金鸡纳反应，可致心肌抑制。故选D。

【A_2型题】

4.【答案】E

【解析】疟疾患者，有昏迷。使用奎宁治疗后出现寒战、高热、血红蛋白尿，需要更换抗疟药物。氯喹与奎宁相同，对奎宁耐药的不能使用氯喹。青蒿素可透过血脑屏障，对脑性疟抢救效果好。故选E。甲氟喹没有抗脑性疟作用，伯氨喹是控制复发的药物；乙胺嘧啶是病因性预防药物。

【B_1型题】

5.【答案】A

【解析】疗效高、生效快、控制疟疾首选的药物是氯喹，故选A。

6.【答案】C

【解析】可根治间日疟和控制疟疾传播的药物是伯氨喹，故选C。

7.【答案】A

【解析】可用于治疗阿米巴肝脓肿的药物是氯喹，故选A。

8.【答案】D

【解析】可引起巨幼性红细胞贫血的药物是乙胺嘧啶，故选D。

第三十八章　抗恶性肿瘤药

【A_1 型题】

1.【答案】E

【解析】氨甲蝶呤是二氢叶酸还原酶抑制药。抗肿瘤的机制是抑制二氢叶酸还原酶的活性，使脱氧胸苷酸合成受阻，DNA 合成障碍。故选 E。

2.【答案】B

【解析】长春新碱是抑制蛋白质合成与功能的药物，是微管蛋白活性抑制剂。主要作用于细胞周期的 M 期（有丝分裂期）。因此，用于 M 期的抗癌药是长春新碱。故选 B。

3.【答案】B

【解析】环磷酰胺是影响 DNA 结构与功能的药物。它在体外无活性，进入体内后，在肝脏被微粒体细胞色素 P_{450} 氧化成醛磷酰胺，进入肿瘤细胞后再分解成磷酰胺氮芥而发挥作用。故选 B。

4.【答案】B

【解析】环磷酰胺大剂量使用后会产生大量代谢产物丙烯醛，经泌尿道排泄时损伤膀胱而引起出血，因此最容易引起出血性膀胱炎的药物是环磷酰胺。故选 B。

5.【答案】D

【解析】5-氟尿嘧啶是胸苷酸合成酶抑制药。其主要不良反应是对骨髓和消化道毒性。出现腹泻者应立即停药。故选 D。

6.【答案】C

【解析】体外没有抗肿瘤活性的药物是环磷酰胺。它需要在体内被肝脏代谢生成中间产物，然后在肿瘤细胞内生成活性产物磷酰胺氮芥发挥抗肿瘤作用。故选 C。

7.【答案】B

【解析】放线菌属属于干扰转录过程和阻止 RNA 合成的药物。它嵌入 DNA 双螺旋中鸟嘌呤和胞嘧啶之间，与 DNA 结合成复合体，阻碍 RNA 多聚酶的功能，阻止 mRNA 的合成（破坏模板）。故选 B。

8.【答案】B

【解析】氨甲蝶呤抗肿瘤的机制是抑制二氢叶酸还原酶的活性，使脱氧胸苷酸合成受阻，DNA 合成障碍。故选 B。

9.【答案】D

【解析】羟基脲属于核苷酸还原酶抑制剂，其抗肿瘤机制是抑制核苷酸还原酶的活性，阻止胞苷酸转变为脱氧胞苷酸，而抑制 DNA 合成。故选 D。

10.【答案】E

【解析】环磷酰胺对恶性淋巴瘤效果最好，对多发性骨髓瘤、急性淋巴细胞白血病、肺癌、乳腺癌、卵巢癌、神经母细胞瘤和睾丸癌均有效。故选 E。

第二部分

医学人文综合

第九篇　医学心理学

第一章　医学心理学总论

【A_1 型题】

1.【答案】C

【解析】医学心理学的基本观点共 6 个：①心身统一的观点。②社会影响的观点。③认知评价的观点。④主动适应与调节的观点。⑤情绪作用的观点。⑥个性特征的观点。故选 B。

2.【答案】E

【解析】生物-心理-社会医学模式认为：①人是一个完整的系统，大脑通过神经系统将全身各系统、器官、组织、细胞、蛋白、分子、基因等部分统一起来。②人同时有生理活动和心理活动，心、身之间相互联系、相互作用。③人与环境是密切联系的，人不仅是自然的人，而且也是社会的人。④心理因素在人类调节和适应内外环境活动中具有一定的能动作用。故选 E。

3.【答案】D

【解析】医学心理学要解决各种影响人们心身健康的心理学问题。故选 D。

4.【答案】E

【解析】医学心理学是心理学与医学相结合的交叉学科，不仅涉及几乎所有的心理学分支学科，如基础心理学、异常心理学、神经心理学、生理心理学、临床心理学及健康心理学等，也涉及基础医学、临床医学、预防医学和康复医学有关知识和技能，还涉及人类学、社会学、生态学等人文社科领域广泛知识。故选 E。

5.【答案】B

【解析】关于医学模式的划分，一般按神灵主义医学模式、自然哲学医学模式、机械论医学模式、生物医学模式、生物-心理-社会医学模式划分。神灵主义医学模式是远古时代的医学模式。我国的自然哲学医学模式时间经历较长，一直到近代西医东渐，才逐渐步入生物医学模式。本题考查的是医学心理学，但也可大致按此划分。故选 B。

6.【答案】B

【解析】医学心理学的研究对象是人，是研究在人类健康和疾病相互转化过程中所涉及的各种心理行为问题以及解决这些问题的方法。故选 B。

【B_1 型题】

7.【答案】A

8.【答案】D

第二章　医学心理学基础

【A_1 型题】

1.【答案】E

【解析】一般能力是指在任何活动中都必须具备的能力。具体表现为观察力、注意力、记忆力、想象力和思维能力等五个方面。特殊能力是指在某种专门活动中所表现出的能力，如音乐活动中必须具备音乐表象能力和节奏感的能力。故选 E。

2.【答案】D

【解析】性格特征包括四个方面：对现实的态度特征、情绪特征、意志特征和理智（即智力）特征。故选 D。

3.【答案】B

【解析】认识过程，即认知过程，指人们获取知识和运用知识的过程，包括感觉、知觉、记忆、思维想象和言语等。不包括信念。故选 B。

4.【答案】C

【解析】A 型性格的人做事急躁、常有时间紧迫感、行动（如吃饭、走路等）较迅速、容易紧张、爱发脾气、有敌意倾向、爱竞争。易患冠心病。故选 C。

5.【答案】A

【解析】需要是个体对生理的

和社会的客观需求在人脑的反映，是个体的心理活动与行为的基本动力。按其起源，一般把需要分为生理性需要和社会性需要。当然也可根据需要的对象，把需要分为物质的需要和精神的需要。故选 A。

6.【答案】B

7.【答案】D

【解析】动机是引起和维持个体的活动，并使活动朝着一定目标的内部心理动力。动机和人们的需要有着密切的联系，内驱力、情绪和诱因也可激发动机。故选 D。

8.【答案】B

【解析】艾森克认为人格是由两个基本维度构成，它们分别是外向-内向维度和情绪稳定-不稳定维度，他还提出人格的第三个维度即精神质维度。故选 B。

9.【答案】A

【解析】心境是指微弱而持久、带有渲染性的情绪状态。一种心境的持续时间依赖于引起心境的客观刺激的性质，"感时花溅泪，恨别鸟惊心"即为典型的心境。故选 A。

10.【答案】C

【解析】C 型性格的人，往往对人生、对事业，对人际沟通过分焦虑，不善与人交往；对不幸之事内心体验深刻，过分忍耐，因而长期处于压抑状态，乃至不敢正视矛盾，郁郁寡欢。这难免不使免疫功能下降，因而导致各种代谢功能发生障碍，诱发各种癌变。因此，C 型性格也称癌症性格。故选 C。

11.【答案】B

【解析】感觉指人脑对直接作用于感觉器官的事物的个别属性的反映；知觉是人脑对直接作用于感觉器官的客观事物各种属性的整体反映。故选 B。

12.【答案】E

【解析】情绪认识理论是心理学中主张情绪产生于对刺激情境或对事物的评价的理论。认为情绪的产生受到环境事件（即情景）、生理状况和认知过程三种因素的影响，其中认知过程是决定情绪性质的关键因素。故选 E。

13.【答案】C

【解析】趋避冲突又称正负冲突，是心理冲突的一种，指同一目标对于个体同时具有趋近和逃避的心态。这一目标可以满足人的某些需求，但同时又会构成某些威胁，既有吸引力又有排斥力，使人陷入进退两难的心理困境。本题中"既想参赛锻炼自己"属于"可以满足人的某些需求"，"又怕成绩不好被人讥笑"则属于"构成某些威胁"。故选 C。

14.【答案】A

【解析】情绪是人们对客观事物是否符合自身需要的态度体验，是脑的神经机制活动过程。情绪是和有机体的生理需要能否得到满足相联系的体验，如饮食需要是否得到满足所引起的愉快或不愉快的体验。故选 A。

15.【答案】C

【解析】四种气质类型的特点：①多血质（活泼型）：强而平衡，灵活性高。②胆汁质（兴奋型）：强而不平衡，灵活的兴奋型。③黏液质（安静型）：强而平衡，灵活性低。④抑郁质（抑制型）：弱性，易抑制。故选 C。

16.【答案】A

【解析】认知过程是指人们获得知识或应用知识的过程，或信息加工的过程。它包括感觉、知觉、记忆、想象、思维和语言等。感觉是人脑对直接作用于感觉器官的客观事物的个别属性的反映，是最基本的认知过程。故选 A。

17.【答案】C

【解析】人格包括需要、动机与挫折、能力、气质与性格等。其中，性格是个体在生活过程中形成，对客观现实稳固的态度以及与之相适应的习惯了的行为方式。它是一个人的心理面貌本质属性的独特结合，是人与人相互区别的主要方面，是人格中最重要的心理特征，具有核心的意义。故选 C。

18.【答案】E

【解析】心理过程包括认知过程、情感过程与意志过程。认识过程是人获得信息及信息加工和处理的过程，包括感觉、知觉、记忆、思维、想象等。故选 E。

19.【答案】C

【解析】迁移在心理学中，是指在一种情境中获得的技能、知识或态度对另一种情境中技能、知识的获得或态度的形成的影响。故选 C。

20.【答案】E

21.【答案】D

【解析】情绪可通过神经系统、内分泌系统和免疫系统对各器官的作用而对人体健康发生影响。如乐观、稳定的心境有利于健康，而抑郁、焦虑、恐惧、紧张的情绪则不利于健康。愤怒、恐惧、焦虑、紧张、怀疑的情绪一方面可通过交感神经兴奋，促进儿茶酚胺、肾上腺皮质激素分泌影响器官活动，或作用于免疫细胞上相应受体，使免疫力低下；另一方面又通过神经体液，使内脏活动发生障碍，而患心身疾病。故选 D。

22.【答案】D

【解析】情绪是和有机体的生理需要能否得到满足相联系的体验，而情感是指人在社会历史发展过程中产生的，与社会需要相联系的体验，是比较复杂的体验。情绪带有情境性，而感情是对事物的稳定态度，受情境影响小。情绪往往由事物的表面现象引起，因此带有冲动性；情感的产生则与对事物的深刻认识相联系，因而冲动性较少。故选D。

23.【答案】C

【解析】心理过程是指心理活动发生、发展的过程，也就是人脑对现实的反映过程。整个心理过程包括认识过程、情感过程和意志过程，这三个过程既互相区别又互相联系。故选C。

【A_2型题】

24.【答案】D

【解析】应激是指个体对某种意外的环境刺激所作出的适应性反应，是个体觉察到环境的威胁或挑战而产生的适应或应对反应。比如，人们遇到突然发生的火灾、水灾、地震等自然灾害时，刹那间的身心都会处于高度紧张状态之中，会出现全身发抖、手脚冰凉、小便失禁、浑身瘫软等。故选D。

【A_3/A_4型题】

25.【答案】D

【解析】抑郁质的人对事物体验深刻，善于觉察他人难以发现的细小环节，对事物和他人羞怯、孤僻内向。动作迟钝，多愁善感。林黛玉属于典型的抑郁质。故选D。

26.【答案】A

【解析】抑制型亦称弱型。持续和较强的刺激都能引起他们精力的迅速消耗，类似于气质体液学说的抑郁质型。故选A。

【B_1型题】

27.【答案】D

28.【答案】C

29.【答案】B

30.【答案】E

31.【答案】E

【解析】自我实现的需要是在前四种需要获得满足的基础上产生的最高层次的需要。指个体的潜能和天赋得到充分的发挥。故选E。

32.【答案】B

【解析】双避冲突也称避-避冲突，指同时有两个可能对个体具有威胁性、不利的事发生，两种都想躲避，但受条件限制，只能避开一种，接受一种，在作抉择时内心产生矛盾和痛苦。如前有狼后有虎的两难境地。故选B。

33.【答案】A

【解析】双趋冲突也称接近-接近式冲突。两个目标具有相同的吸引力，引起同样强度的动机。但由于受条件等因素的限制，无法同时实现，二者必择其一。即所谓“鱼和熊掌不可兼得”。故选A。

34.【答案】C

【解析】趋避冲突也称接近-避式冲突。指一个人对同一事物同时产生两种动机，既向往得到它，同时又想拒绝和避开它。故选C。

第三章 心理健康

【A_1型题】

1.【答案】A

【解析】从广义上讲，心理健康是指一种高效而满意的、持续的心理状态。而心理卫生也称精神卫生，它是关于保护与增强人的心理健康的心理学原则与方法。故选A。

2.【答案】B

【解析】心理健康包括智力正常、情绪良好、人际和谐、适应环境、人格完整。但一般不包括思想内容健康。故选B。

3.【答案】A

【解析】生理发展是心理发展的物质基础，人的生命是从胎儿期开始的。故选A。

4.【答案】E

【解析】大脑的发育和智力发展的速度相一致，3岁以前大脑发展最快，以后逐渐减慢，5岁以前即完成整个人脑发育的80%，到7岁时大脑的结构和功能基本接近成人，故7岁以前是智力发展的关键期。故选E。

5.【答案】E

【解析】青少年期是身体和心理快速发展的时期，主要表现为身体的发育成熟和自我意识发展与完善，人生观逐步成熟，恋人与职业选择。因此，心理卫生教育的内容主要围绕性心理卫生、人格完善、友谊与恋爱等方面。自我意识形成教育主要在儿童期。故选E。

6.【答案】E

【解析】感觉整合：人的大脑将从各种感觉器官传来的感觉信息进行多次分析、综合处理，并作出正确应答，使个体在外界环境的刺激中和谐有效的运作。感觉整合训练就是让幼儿受到充分的感觉信息刺激，使大脑充分生长发育。故选E。

7.【答案】C

【解析】自我意识：一个人对自己的认识和评价，包括对自己心理倾向、个性心理特征和心理过程的认识与评价。处于青春期的少年正处在自我意识的形成过程中，因此会产生意识矛盾。意识矛盾大致体现在理想与现实、学习与恋爱、独立与依赖、交往与封闭等主要方面。而本我、自我、超我的划分是弗洛伊德人格理论的主要组成部分，与自我意识无关。故选 C。

【B_1 型题】

8.【答案】C

【解析】7~8 题考查儿童心理发展的关键期：语言发展的关键期是 1~3 岁，人格发展的关键期是 3~7 岁，智力发展的关键期是 7 岁以前，培养自制力的关键期是 2~3 岁。故选 C。

9.【答案】B

第四章　心理应激与心身疾病

【A_1 型题】

1.【答案】A

【解析】心身疾病的定义：心身疾病或称心理生理疾病，指心理社会因素在疾病的发生、发展过程中起重要作用的躯体器质性疾病和躯体功能性障碍。故选 A。

2.【答案】E

【解析】心身疾病一般具有以下几个特点：①以躯体症状为主，有明确的病理心理过程。②某种个性特征是疾病发生的易患素质。③疾病的发生和发展与心理社会应激和情绪反应有关。④生物或躯体因素是某些心身疾病的发病基础，心理社会因素往往起“扳机”作用。⑤心身疾病通常发生在自主神经支配的系统或器官。⑥心身综合治疗比单用生物学治疗效果好。故选 E。

3.【答案】E

【解析】心身疾病的诊断要点：①疾病的发生包括心理社会因素，其与躯体症状有明确的时间关系。②躯体症状有明确的器质性病理改变，或存在已知的病理生理学变化。③排除神经症性障碍和精神病。故选 E。

4.【答案】C

【解析】常见心身疾病包括：①原发性高血压。②冠状动脉硬化性心脏病。③糖尿病。④哮喘。⑤消化性溃烂和功能性胃肠病。⑥经前期情绪障碍。⑦肿瘤及其心理问题。故选 C。

5.【答案】B

【解析】现代心身医学是生命科学探索的一个集合体，以研究心理社会与生物因素相互作用对健康与疾病的影响为目的。心身医学反对二元论的观点，应把患者作为一个心身合一的统一体来看。故选 B。

6.【答案】D

【解析】所谓应激是机体在各种内外环境因素及社会、心理因素刺激时所出现的全身性非特异性适应反应，又称为应激反应。故选 D。

7.【答案】B

【解析】认知评价是指个体从自己的角度对遇到应激源的性质、程度和可能的危害情况作出估计，同时也估计面临应激源时个体可动用的应对应激源的资源。对应激源和资源的认知评价直接影响个体的应对活动和心身反应，因而是应激源是否会造成个体应激反应的关键因素。故选 B。

8.【答案】C

【解析】当人可以选择逃避来应对应激源，不会考虑自杀。只有当难以应对应激源时（即没有其他可选时），会考虑以死亡来终结应激状态。故选 C。

9.【答案】D

【解析】事件的认知评价在生活事件与应激反应之间确实起了十分重要的作用，但认知评价本身也受到其他各种因素的影响：应激源的可预期性、应激源的可控制性、个体的人格特征、个体的生活经历、当时的心身状态等。但不包括个体对应激源的敏感性。故选 D。

10.【答案】B

【解析】B 项明显属于积极影响。故选 B。

11.【答案】B

【解析】B 项明显属于正性事件。故选 B。

12.【答案】D

13.【答案】D

【解析】应激的认知评价模型认为，应激反应是个体对情境或事件认知评价的结果。人们感受和评价事物的方式、对应激源赋予的意义决定着应激反应的发生和程度。故选 D。

14.【答案】C

【解析】一个人重新使用原已放弃的行为或幼稚的行为来处理当前所碰到的困难，是一种退行性行为的表现。患病后常有退化行为，其表现有下列特征：①以自我为中心；②兴趣变得有限；③情绪的依赖性增强；④全神贯注于自己的机体功能。故选 C。

15.【答案】C

【解析】Holmes Rache 社会再适应量表由 43 个（成年人量表）或者 39 个（未成年人量表）可能促成疾病的、有压力的生活事件组成。当总分超过 300 时，使用者面临生病的风险；当总分介于 150 和 299 之间时，使用者面临生病的中等风险；当总分低于 149 时，使用者面临的生病风险微不足道。故选 C。

【A_3/A_4 型题】

16.【答案】A

【解析】A 型人格者属于较具进取心、侵略性、自信心、成就感，并且容易紧张。A 型人格者总愿意从事高强度的竞争活动，不断驱动自己要在最短的时间里干最多的事，并对阻碍自己努力的其他人或其他事进行攻击。A型人由于一系列的紧张积累，极易导致心血管病，甚至可随时发生心肌梗死而猝死。故选A。

17.【答案】D

【解析】该患者的病因与心理社会因素密切相关。故选D。

18.【答案】E

【解析】对于因心理社会因素引发冠心病的患者，可给予患者教育、危险行为矫正、改变不良生活方式、治疗焦虑抑郁等。A、B、C、D均是较有效的干预措施，故选E。

19.【答案】C

【解析】C型性格指那种情绪受压抑的抑郁性格，表现为害怕竞争，逆来顺受，有气往肚子里咽，爱生闷气的性格。C就是取Cancer（癌）的第一个字母，预示具有这种性格特征的人易患癌症。故选C。

20.【答案】B

【解析】肿瘤患者术后抑郁多见。本例中患者出现了典型的抑郁症状。故选B。

21.【答案】E

【解析】“丧偶8年，现独居”系生活事件；“嗜烟酒，不爱运动”属不良生活习惯；“平时性情抑郁”系情绪因素；“过分容忍，办事无主见，常顺从于别人”系易感性人格特征。故选E。

22.【答案】E

【解析】A、B、C、D均为有效的干预措施。故选E。

【B_1型题】

23.【答案】B

24.【答案】E

【解析】本题考查文化性应激源的内涵，注意与社会性应激源作区分。故选E。

25.【答案】A

【解析】应激的行为反应：伴随应激的心理反应，个体在外显行为上也可能发生某些变化，如谩骂、指责、脸部肌肉抽搐、眼球突出、呼吸急促等。有些人在应激状态下，一时找不出应对的办法，采用喝酒、吸烟或体力活动等方法作出反应，这称为“转换性行为”，本题即为一例。故选A。

26.【答案】B

【解析】应激的情绪反应主要表现出焦虑、恐惧、愤怒、抑郁等。故选B。

27.【答案】A

28.【答案】D

29.【答案】D

【解析】心身疾病是由心理社会因素诱发的躯体性疾病，所以，原则上心身疾病的治疗应包括躯体和心理两个方面。故选D。

30.【答案】C

【解析】心身疾病的诊断除了采集病史和体格检查之外，还应在心身疾病有关理论指导下，结合病史通过晤谈和相关心理测验对患者的心理社会因素作出评估。故选C。

第五章　心理评估

【A_1型题】

1.【答案】A

2.【答案】E

【解析】心理评估是心理状况的主要评价方法，它是应用多种方法所获得的信息，对个体或群体某一心理现象作全面、系统和深入的客观描述。它涉及心理治疗和心理咨询的效果判定和效果评价，是心理治疗和心理咨询的前提和依据。故选E。

3.【答案】E

【解析】在心理测量中，常见的误差来源于三个方面：测验内部、施测过程和受测者本身。其中，施测条件、主试者素质、应试者动机、应试者生理状态都可造成心理测量的误差。故选E。

4.【答案】D

【解析】心理测验工作应遵守的原则：①标准化原则。②保密原则。③客观原则。故选D。

5.【答案】D

【解析】智力水平可分为7个等级。①IQ值大于140的是天才。②120～139的智力非常优秀。③110～119的智力优秀，高于常人。④90～109的智力平常（大多数人）。⑤80～90的智力偏低。⑥70～80的智力有些缺陷。⑦小于70的属于低能。“高于平常”属于第三种情况。故选D。

6.【答案】A

【解析】罗夏测验（Rorshach Test）属投射测验中的一种，是人格测验，在临床心理学中使用得非常广泛。通过向被试若呈现标准化的由墨渍偶然形成的模样刺激图版，让被试者自由地看并说出由此所联想到的东西，然后将这些反应用符号进行分类记录，加以分析，进而对被试者人格的各种特征进行诊断。故选A。

7.【答案】A

【解析】比奈－西蒙量表（Binet-Simon Scale）是由法国心理学家A. 比奈首创的一种测量人类智力的标准工具。第一个比奈-西蒙量表是一种个别测验式的量表，包括30个测量一般智力的项目，其中既有对较低级的感知觉方面的测量，也有对较高级的判断、推理、理解等方面的测量。

第二版比奈-西蒙量表由于引进了智龄这个数量化的标尺而很快得到推广。故选A。

8.【答案】B

【解析】离差智商（IQ）=15（X-M）/S+100（X=受试者成绩，M=同一年龄组人群成绩的均数，S=同一年龄组人群成绩的标准差）。故选B。

9.【答案】C

【解析】韦克斯勒智力量表是心理测验的常用方法。韦克斯勒先后编制了三个相互衔接的智力量表，分别是韦氏成人智力量表（WAIS），适用于16~74岁；韦氏儿童智力量表（WISC），适用于6~16岁；韦氏学龄前及小学生儿童智力量表（WPPSI），适用于4~6岁半。韦氏智力量表的得分分布是以100为平均值、15为标准差的正态分布，得分在70~130分为正常，得分高于130分为智力超常，低于70分为智力缺陷。故选C。

10.【答案】B

【解析】艾森克人格问卷（Eysenck Personality Questionnaire，EPQ）由英国心理学家H. J. 艾森克编制的一种自陈量表，是在《艾森克人格调查表》（EH）基础上发展而成。20世纪40年代末开始制订，1952年首次发表，1975年正式命名。有成人问卷和儿童问卷两种格式。包括四个分量表：内外倾向量表（E），情绪性量表（N），心理变态量表（P，又称精神质）和效度量表（L）。有男女常模。P、E、N量表得分随年龄增加而下降，L则上升。精神病患者的P、N分数都较高，L分数极高，有良好的信度和效度。故选B。

11.【答案】B

【解析】卡特尔（Raymond B. Cattell）（1905—1998），美国心理学家，最早应用因素分析法研究人格。他对心理测验的研究、对个体差异的测量以及对应用心理学的倡导，有力地推进了美国心理学的机能主义运动。他编制的“16种人格因素测验”应用十分广泛。故选B。

12.【答案】E

【解析】明尼苏达多项人格测验（MMPI）是由美国明尼苏达大学的心理学家哈撒韦（Hathaway）和精神科医生麦金利（Mckinley）于1940年编制而成，可以用于测试正常人的人格类型，也可以用于区分正常人和精神疾病患者。本量表供精神科临床使用。故选E。

13.【答案】A

【解析】根据精神分析理论，“投射”在心理学上是指个人把自己的思想、态度、愿望、情绪、性格等个性特征，不自觉地反映于外界事物或他人的一种心理作用，也就是说，不同的人对外界的解释是不一样的，通过对这种解释的分析，可以看出他隐藏着的人格特征。投射法是指向受测者提供一些意义比较含糊的刺激情境，让他在不受限制的情境下，自由表现出他的反应，分析反应的结果，便可推断他的人格结构。最常用的投射性测验，包括罗夏墨迹测验和主题理解测验（Thematic Apperception Test）。故选A。

14.【答案】C

【解析】心理评估的常用方法：①调查法：包括历史调查和现状调查两个方面。②观察法：通过对被评估者行为表现直接或间接（通过摄影录像设备）的观察或观测而进行心理评估的一种方法。③会谈法：也有称做“交谈法”、“晤谈法”等。其基本形式是一种面对面的语言交流，也是心理评估中最常用的一种基本方法。④作品分析法：也称新产品分析法。所谓“作品”指被评估者所做的日记、书信、图画、工艺等文化性的创作，也包括了他（她）生活和劳动过程中所做的事和东西。⑤心理测验法：在心理评估中，心理测验占有十分重要的地位。故选C。

15.【答案】E

【解析】心理评估是依据心理学的理论和方法对人的心理品质及水平所作出的鉴定。所谓心理品质包括心理过程和人格特征等内容，如情绪状态、记忆、智力、性格等。故选E。

16.【答案】B

【解析】明尼苏达多项人格测验（MMPI）是由美国明尼苏达大学的心理学家哈撒韦（Hathaway）和精神科医生麦金利（Mckinley）于1940年编制而成，含550个题目。主要用于对患者的精神状况作出诊断并确定病情轻重，对疗效判定及病情预后也有参考价值。心理测量（psychometrics）是指依据一定的心理学理论，使用一定的操作程序，给人的能力、人格及心理健康等心理特性和行为确定出一种数量化的价值。广义的心理测量不仅包括以心理测验为工具的测量，也包括用观察法、访谈法、问卷法、实验法、心理物理法等方法进行的测量。故选B。

17.【答案】D

【解析】自然观察法是指研究者在自然条件下对个体的言谈、举止行动和表情等进行有目的、有计划的观察，以了解其心理活动的方法。故选D。

18.【答案】D

【解析】使用投射法的主要问题是操作方法、记分手段与解释方式。依测验刺激引起的反应性质投射法可分为5种类型：①创作法：由被试者编写或创造一些东西（如故事、图画）。②完成法：由被试者完成某项尚未完成的东西（如语句或图画）。③表露法：由被试者利用某种媒介自由表露其心理状态（如看图讲故事）。④选择法：由被试者对刺激物作出选择并予以排列（如看图选答案）。⑤联想法：由被试者说出因刺激物引起的联想（如墨渍、单字）。故选D。

19.【答案】C

【解析】心理测验的客观性原则：心理测验的结果只是测出来的东西，所以对结果作出评价时要遵循客观性原则。对结果的解释要符合受试者的实际情况。此外，还要注意不要以一两次心理测验的结果来下定论，尤其是对于年龄小的儿童作智力发育障碍的诊断，更要注意这一点。总之，在下结论时，评价应结合受试者的生活经历、家庭、社会环境以及通过会谈、观察获得的其他资料全面考虑。故选C。

【B_1型题】

20.【答案】E

【解析】神经心理学测验测量个体感觉运动的、知觉的、语言的和记忆的技能。故选E。

21.【答案】C

【解析】人格的投射测验主要是临床心理学家根据处理情绪困扰者的经验而发展出来的。所谓投射测验就是向被试者呈现模棱两可的刺激材料（如墨迹或不明确的人物图片），要求被试解释其知觉，让他在不知不觉中将其情感、态度、愿望、思想等投射出来。最有名的人格投射测验是罗夏墨迹测验和主题统觉测验。故选C。

22.【答案】A

【解析】人格测验也称个性测验。测量个体行为独特性和倾向性等特征。最常用的方法有问卷和投射技术。问卷法由许多涉及个人心理特征的问题组成，进一步分出多个维度或分量表，反映不同人格特征。常用人格问卷有艾森克人格问卷（EPQ）、明尼苏达多项人格测验（MMPI）和卡特尔16因素人格测验（16PF）。故选A。

23.【答案】D

【解析】《症状自评量表-SCL-90》是世界上最著名的心理健康评定量表之一，是当前使用最为广泛的精神障碍和心理疾病门诊检查量表。故选D。

第六章　心理治疗与心理咨询

【A_1型题】

1.【答案】C

【解析】行为疗法是建立在行为学习理论基础上的心理治疗方法。行为疗法是依据条件反射学说和社会学习理论，以减轻或改善来访者的症状或不良行为为目标的一类心理治疗技术总称。故选C。

2.【答案】B

【解析】人本主义疗法是以人为中心疗法的治疗观，其特点：①以询者为中心；②将治疗作为一个转变过程；③非指令性治疗的技巧。故选B。

3.【答案】D

【解析】医患关系是指医生与患者在健康与疾病问题上建立起来的真诚、信任、彼此尊重的人际关系，是一种特殊的人际关系。在诊治患者的过程中，医患关系非常重要。故选D。

4.【答案】E

【解析】不论进行何种心理治疗，治疗者均应遵守以下的原则：①真诚原则：这是心理治疗的一个重要条件。医生对患者要真诚。在此基础上，患者才能不断接受医生提供的各种信息，逐步建立治疗动机，并能无保留地吐露个人心理问题的细节，为医生的准确诊断及设计、修正治疗方案提供可靠的依据，同时医生向患者提出的各种治疗要求也能得到遵守和认真执行。②保密原则：心理治疗往往涉及患者的各种隐私。为保证材料的真实，保证患者得到正确及时的指导，同时也为了维护心理治疗本身的声誉及权威性，必须在心理治疗工作中坚持保密原则。医生不得将患者的具体材料公布于众，即使在学术交流中不得不详细介绍患者的材料时，也应隐去其真实姓名。③中立原则：心理治疗的目的是要帮助患者自我成长，心理治疗师不是“救世主”，因此在心理治疗过程中，不能替患者作任何选择，而应保持某种程度的“中立”。例如当遇到来访者来询问：“我该与谁结婚？”“我应该离婚吗？”等问题时，要让来访者自己做决定。④回避原则：心理治疗中往往要涉及个人的隐私，交谈是十分深入的。因此不宜在熟人之间做此项工作。亲人与熟人均应在治疗中回避。故选E。

5.【答案】D

【解析】心身疾病的治疗原则：①心、身同治原则：心身疾病应采取心、身相结合的治疗原则，但对于具体病例，则应各有侧重。对于急性发病而又躯体症状严重的患者，应以躯体药物对症治疗缓解症状为主，辅之以心理治疗；某些心理症状为主者则主要采取心理护理。②心理干预目标：消除心理社会刺激因素；

消除心理学病因，例如对冠心病患者，在其病情基本稳定后指导其对A型行为和其他冠心病危险因素进行综合行为矫正；消除生物学症状。不间断发泄只能缓解部分心理症状，而不能解决根本问题。故选D。

6.【答案】D

【解析】行为疗法主要包括系统脱敏疗法、厌恶疗法、满灌或冲击疗法、阳性强化疗法、发泄疗法、逆转意图疗法、阴性强化疗法、模仿疗法、生物反馈疗法等。前提控制法也是一种行为疗法。该技术是指通过对某些物理或社会环境等前提刺激的调节、控制，以促使期望行为的发生，并使对抗行为不易出现。故选D。

7.【答案】C

【解析】心理治疗往往涉及患者的各种隐私。为保证材料的真实，保证患者得到正确及时的指导，同时也为了维护心理治疗本身的声誉及权威性，必须在心理治疗工作中坚持保密原则。故选C。

8.【答案】C

【解析】精神分析的常用方法：①自由联想：是精神分析的基本手段。②移情。③阻抗：在自由联想过程中患者在谈到某些关键问题时所表现出来的自由联想困难。④释梦：梦的内容能反映人们的潜意识，可以通过对梦的分析间接了解患者的深层次心理真谛。⑤解释。⑥疏泄：让患者自由地表达被压抑的情绪，特别是过去强烈的情感体验。故选C。

9.【答案】B

【解析】“分析认识”对应于“分析问题”，故选B。

10.【答案】E

【解析】心理咨询的主要对象可分为三大类：①精神正常，但遇到了与心理有关的现实问题并请求帮助的人群。②精神正常，但心理健康出现问题并请求帮助的人群。③特殊对象，即临床治愈的精神疾病患者。其中，心理咨询最一般、最主要的对象，是健康人群，或者是存在心理问题的亚健康人群，而不是人们常误会的“病态人群”，病态人群例如躁狂、精神分裂症等患者是精神科医生的工作对象。故选E。

11.【答案】C

【解析】心理咨询的基本手段包括：①宣泄。②领悟。③强化自我控制。④增强自信心。故选C。

12.【答案】B

【解析】心理咨询和心理治疗两者无本质的区别，但在某些方面有一些不同之处。①服务对象和任务不同：心理咨询的服务对象是正常人，涉及日常生活问题，来访者主要表现为对某些事物的疑惑和不适，程度较轻。心理咨询的任务主要是促进成长和发展，为其正常发展消除心理障碍。而心理治疗的服务对象是心理异常的患者，其表现为心理障碍和疾病，程度较重，心理治疗的目的是弥补患者已经受到的损害。②解决问题的层次不同：心理咨询涉及有关就业、学习、工作、生活、交友等方面的问题，通过改变来访者的认知，使其能正确地面对现实。而心理治疗则涉及内在的人格问题，更多地与无意识打交道。故选B。

13.【答案】E

【解析】人本主义治疗技术包括倾听、接纳、尊重、同感的表达、无条件的积极关注、对质等，其中倾听是最重要的。故选E。

14.【答案】C

【解析】常见的行为治疗及其适应证：①脱敏疗法：社会恐惧症、广场恐惧症、考试焦虑等。②冲击疗法：恐惧症、强迫症等。③厌恶疗法：酒精依赖、海洛因依赖、同性恋、窥阴癖、露阴癖、恋物癖、强迫症等。松弛疗法常与系统脱敏疗法结合使用，也可单独使用，可用于治疗各种焦虑性神经症、恐惧症。自由联想是弗洛伊德所创立的经典精神分析疗法，不属于行为疗法。故选C。

15.【答案】B

【A_2型题】

16.【答案】B

【解析】心理治疗应当遵循保密原则，尊重和保护服务对象的隐私权；向接受治疗的相关人员说明保密原则，并采取适当的措施为其保守秘密。故选B。

17.【答案】A

【解析】心理治疗师指导其采用冥想结合深呼吸的方法来改善自己的情绪，这种应对方式属于自我调节放松，故选A。

18.【答案】A

【解析】厌恶疗法是通过惩罚手段抑制或消除患者不良行为的治疗方法。将厌恶刺激（负强化的刺激物）作为惩罚性的无条件刺激，使之与引起不良行为的条件刺激相结合，如指导其每当出现该想法时就用力拉弹手腕上的橡皮筋，使其产生疼痛。经多次应用惩罚性刺激，从而逐步消除强迫症状。故选A。

19.【答案】E

【解析】心理治疗的保密原则：心理治疗往往涉及患者的各种隐私。为保证材料的真实，保证患者得到正确及时的指导，同时也为了维护心理治疗本身的声誉及权威性，必须在心理治疗工作中坚持保密原则。医生不得将患者的具体材料公布于众，即使在学术交流中不得不详细介绍患者的材料时，也应隐去其真实姓名。故选E。

20.【答案】C

【解析】人本主义心理治疗将人看作一个统一体，从人的整体人格去解释其行为，把自我实现看作是一种先天的倾向，认为应该从来访者自身的主观现实角度而不是治疗师的客观角度去分析。由美国著名心理学家罗杰斯所建立的患者中心治疗，可以认为是人本主义心理治疗的集中体现。故选C。

【A_3/A_4型题】

21.【答案】B

【解析】观察法是心理学研究中最基本的方法，也是心理评估的基本方法之一。评估者通过对被评估者的可观察行为表现进行有目的、有计划的观察和记录进行心理评估。观察法的优点是材料比较真实和客观，对儿童的心理评估以及对一些精神障碍者的评估而言，观察法显得尤为重要。故选B。

22.【答案】C

【解析】恐怖性神经症（恐怖症）是以恐怖症状为主要临床表现的一种神经症。患者对某些特定的对象或处境产生强烈和不必要的恐惧情绪，而且伴有明显的焦虑及自主神经症状，并主动采取回避的方式来解除这种不安。患者明知恐惧情绪不合理、不必要，但却无法控制，以致影响其正常活动。恐惧的对象可以是单一的或多种的，如动物、广场、闭室、登高或社交活动等。本病以青年期与老年期发病者居多，女性更多见。故选C。

23.【答案】D

24.【答案】C

【解析】谈话法在心理咨询中又称会谈法，是心理咨询师通过与求助者面对面的谈话，在口头信息的沟通过程中了解对象心理状态的方法。故选C。

25.【答案】D

【解析】抑郁症又称抑郁障碍，以显著而持久的心境低落为主要临床特征，是心境障碍的主要类型。临床可见心境低落与其处境不相称，情绪的消沉可以从闷闷不乐到悲痛欲绝，自卑抑郁，甚至悲观厌世，可有自杀企图或行为，甚至发生木僵；部分病例有明显的焦虑和运动性激越；严重者可出现幻觉、妄想等精神病性症状。每次发作持续至少2周以上、长者甚或数年，多数病例有反复发作的倾向，每次发作大多数可以缓解，部分可有残留症状或转为慢性。故选D。

26.【答案】D

27.【答案】A

【解析】宣泄，就是指通过一定的行为或语言等方式，来减缓或释放心理压力。在心理医师首次接触该患者时，可首选该手段。故选A。

【B_1型题】

28.【答案】A

【解析】自由联想法是弗洛伊德进行精神分析的主要方法之一。布楼勒是著名的瑞士精神病学家与精神分裂症的命名人；他发现精神分裂症的精神病理核心为联想障碍，并从精神分裂症患者的特殊病理联想方面归纳出诊断该病的主要标准，后人亦称谓“联想心理学”。故选A。

29.【答案】D

30.【答案】C

【解析】本疗法旧称非指导性心理疗法，或译为患者中心疗法，为罗杰斯以人本主义理论为基础于1942年提出的。它与心理分析疗法相反，不要患者回忆压抑在潜意识中的心理症结，而是帮助患者认识此时此地的现状，由于他缺乏自知不能正确认识和处理当前环境的现状，拒绝感受当时的情感体验而产生病态焦虑，因此治疗的目的就是让患者进行自我探索，了解与自我相一致的、恰当的情感，并用此感情体验来指导他的行动，也就是靠自己本身的力量来治疗自己存在的问题。故选C。

第七章　医患关系与医患沟通

【A_1型题】

1.【答案】B

【解析】非语言沟通指的是以表情、手势、眼神、触摸、空间、时间等非自然语言为载体所进行的信息沟通形式。医患沟通中非语言沟通形式具有特殊意义，患者的疾病状态下语言交往可能受到限制，此时的非语言沟通是唯一重要的表达方式。而引导话题不属于非语言沟通，故选B。

2.【答案】C

【解析】共同参与型医患关系，是一种以生物-心理-社会学模式为指导思想而建立的医患关系。这种医患关系的特点是“医生帮助患者自我恢复”，在医疗活动中，患者不仅是积极的合作者，而且能够积极主动地参与到自己疾病的治疗过程中。这种模式适用于慢性疾病且具有一定知识的患者。故选C。

3.【答案】A

【解析】患者总是希望从医生那里得到对自己健康有益的医学专业知识的指导，医生在接受长程训练和教育中，学习了很多专业技术知识并将专业知识传递给患者，帮助患者理解自己的疾病及诊疗过程，使之配合治疗，最后得到康复。依从性是患者认可、接受并执行医生为其制定的诊疗方案的行为。良好的沟通可促进患者的依从性，而良好的依从性是有效治疗的前提。故选A。

4.【答案】B

【A₂型题】

5.【答案】B

【解析】指导-合作型医患关系模式是一种主要以疾病治疗为指导思想而建立的医患关系。这种医患关系的特点是“医生告诉患者做什么和怎么做”，模式的原型是“父母-儿童”。在医疗服务过程中，医生的权威性在医患关系中仍然起主要作用，但患者可以向医生提供有关自己疾病的信息，也可以向医生提出自己对疾病治疗的意见和观点。故选B。

【B_1型题】

6.【答案】A

【解析】主动-被动型医患关系是一种受传统生物医学模式影响而建立的医患关系模式。这种医患关系的特点是“医生为患者做什么”，模式的原型是“父母-婴儿”。在医疗服务过程中，医生处于主动的、主导的地位，而患者完全处于被动的、接受医疗的从属地位。所有的医疗活动，只要医生认为有必要，即可施加于患者，无须征得患者同意。故选A。

7.【答案】B

【解析】指导-合作型医患关系是一种主要以疾病治疗为指导思想而建立的医患关系。这种医患关系的特点是“医生告诉患者做什么和怎么做”，模式的原型是“父母-儿童”。在医疗服务过程中，医生的权威性在医患关系中仍然起主要作用，但患者可以向医生提供有关自己疾病的信息，也可以向医生提出自己对疾病治疗的意见和观点。这种模式较主动-被动型医患关系前进了一步，允许患者参与到自己疾病和治疗过程中，尊重了患者的主观能动性。故选B。

第八章　患者的心理问题

【A_1型题】

1.【答案】B

【解析】患者的权利：①享受医疗服务的权利。②享有被尊重、被了解的权利。③享有对疾病诊治的知情同意权。④享有保守个人秘密的权利。⑤享有监督自己医疗权利实现的权利。⑥享有免除病前社会责任的权利。故选B。

2.【答案】C

【解析】求医行为是人类进行防病、治病和保持身体健康的一种重要行为，可分为主动求医行为、被动求医行为和强制性求医行为。故选C。

3.【答案】B

【解析】影响患者行为的因素：①年龄。②对疾病的认识水平。③个性因素。④文化教育程度。⑤社会经济状况。故选B。

4.【答案】B

【解析】被动型求医行为指的是患者无法和无能力作出求医决定和实施求医行为，而由第三者帮助代为求医的行为，如婴幼儿患者，处于休克、昏迷中的患者，垂危患者等，必须由家长、亲友或者其他护理人员帮助才能去求医。故选B。

5.【答案】E

【解析】治疗疾病的过程对患者来说也是一个以恢复健康为目的的意志活动，患病后患者主要表现为意志行为的主动性降低，对他人的依赖性增加，如有的患者意志力减退，不能按医生的要求完成治疗，使疗效受到影响。许多患者有行为退化的现象。行为退化指的是患者的行为表现与年龄、社会角色不相称，显得幼稚，退回到婴幼儿时期的模式。故选E。

【A_2型题】

6.【答案】B

【解析】根据不同患者的不同心理问题制订相应的计划进行干预，其心理治疗所遵循的原则是针对性原则（B）。

7.【答案】D

【解析】角色行为冲突是指患者在角色认同过程中，不愿放弃原有的角色行为从而导致两种角色行为的冲突。本例患者在术前准备期间，一方面希望尽快恢复健康而配合各种检查和治疗，另一方面又担心自己主持的工程项目出问题而自行离院回单位开会。这种患者角色的状态属于角色行为冲突，故选D。

【B_1型题】

8.【答案】D

【解析】角色行为强化：随着躯体的康复，患者的角色行为也应转化为正常的社会角色行为。如果这种转化发生阻碍，个体“安于”患者角色的现状，角色的行为与其躯体症状不相吻合，过分地对自我能力表示怀疑、失望和忧虑，行为上表现出较强的退缩和依赖性，这就是患者角色行为强化。故选D。

9.【答案】A

【解析】角色行为缺如：患者未能进入患者角色，不承认自己是患者。虽然医生已作出疾病的诊断，但患者尚未意识到自己已患病或不愿承认自己是患者。由于患病意味着社会功能下降，与求学、就业及婚姻等涉及个人利益的问题有关，致使患者不愿接受患者角色。故选A。

10.【答案】C

【解析】角色行为减退：个体进入患者角色后，由于某种原因又重新承担起本应免除的社会角色的责任，放弃了患者角色去承担其他角色的活动。如出于某种强烈的动机或对某种需要的迫切追求，超过求医治病的动机，患者可能会走出患者角色去承担其正常时角色的责任和义务，这常常会使患者的病情出现反复。故选C。

11.【答案】B

12.【答案】B

第十篇　医学伦理学

第一章　伦理学与医学伦理学

【A_1 型题】

1.【答案】B

【解析】医学伦理学是指以医德为研究对象的一门科学，是人类尤其是医者认识医德生活的产物；是运用一般伦理学原理和主要准则，在解决医学实践中人们之间、医学与社会之间、医学与生态之间的道德问题而形成的学说体系；是医学与伦理学相互交叉的新兴学科，属于应用伦理学范畴。故选 B。

2.【答案】B

【解析】医者应有所为有所不为。故选 B。

3.【答案】E

【解析】道德是医学的本质特征，是医疗卫生工作的目的。故选 E。

4.【答案】A

【解析】“医乃仁术”，道德是医学的本质特征，是医疗卫生工作的目的，蕴涵在医学实践之中。故选 A。

5.【答案】C

【解析】1977 年，美国的医学教授恩格尔提出生物-心理-社会医学模式。他认为，导致疾病的原因是生物、心理、社会诸方面的，因此，也应该从这几个方面来寻找对抗和治疗疾病的方法。生物医学逐渐演变为生物、心理、社会医学是医学发展的必然。故选 C。

6.【答案】B

【解析】医学模式是人们关于健康和疾病的基本观点，是医学临床实践活动和医学科学研究的指导思想和理论框架。1977 年，美国的医学教授恩格尔提出生物-心理-社会医学模式，是 20 世纪建立起来的医学模式。生物-心理-社会医学模式取代生物医学模式，不仅反映着医学技术进步，而且标志着医学道德进步。生物-心理-社会医学模式在更高层次上实现了对人的尊重。生物-心理-社会医学模式不仅重视人的生物生存状态，而且更加重视人的社会生存状态。人区别于狭义的动物，就在于能够以社会的方式生存，只有具有社会价值的生命才是真正的人的生命。故选 B。

7.【答案】D

【解析】医学模式是人们关于健康和疾病的基本观点，是医学临床实践活动和医学科学研究的指导思想和理论框架。1977 年，美国的医学教授恩格尔提出生物-心理-社会医学模式，是 20 世纪建立起来的医学模式。基于这一模式，从根本上而言医师需要更加关注处于社会关系中的、作为一个整体的患者的人文方面。故选 D。

8.【答案】E

【解析】反映社会对医学的需求、为医学的发展导向、为符合道德的医学行为辩护是医学伦理学的任务。E 项提法明显不对，故选 E。

9.【答案】C

【解析】此题需要认真审题，即需要“除外”“伦理负效应”。考虑到社会经济因素，C 项是较合理的现象。故选 C。

10.【答案】B

【解析】高科技的出现可以维持植物人的心搏、呼吸，但是在这样生存状态下的人失去了他的社会意义，现代生物-心理-社会医学模式要求不仅重视人的生物生存状态，而且更加重视人的社会生存状态。人区别于狭义动物，就在于能够以社会的方式生存，只有具有社会价值的生命才是真正的人的生命。所以，对植物人救，还是不救，就成为了一个难题。故选 B。

11.【答案】C

【解析】高新技术应用中双重作用提出了新的道德要求。一方面，医学目的及其道德本质得到越来越充分体现；另一方面，医学呈物化趋势，技术造成医患隔阂，并带来许多医学难题。故选 C。

12.【答案】C

【解析】医学伦理学以医学领域中医务人员的医德意识和医德活动为研究对象。故 C 选项属于应被排除的选项。故选 C。

13.【答案】D

【解析】《希波克拉底誓言》强调尊重老师同行和医学传承，强调为患者谋利益，强调医生的品行修养，强调保守医学秘密。故选 D。

14.【答案】D

【解析】孙思邈把能解救人性命的药方看得比千金还贵重。他认为“人命至重，有贵千金，一方济之，德逾于此，”故以“千金要方”命名此书。故选 D。

15.【答案】E

【解析】医学伦理学是运用一

般伦理学原则解决医疗卫生实践和医学发展过程中的医学道德问题和医学道德现象的学科。目前我国医学伦理学主要的研究方向是医学实践中的道德问题；换言之，我国医学伦理学研究已由一般的理论和临床医疗扩展至预防、科研、管理政策等所有医学领域，促进了我国生命伦理问题的研究。故选E。

【A_2型题】

16.【答案】A

17.【答案】C

【解析】医生出具CT检查单的出发点是经济效益。故选C。

18.【答案】E

【解析】安乐死是一个存在极大争议的伦理问题。我国目前还没有将安乐死合法化。故选E。

【A_3/A_4型题】

19.【答案】B

【解析】本题反映了当前过分依赖技术手段、过度医疗、导致小病大治的现象。故选B。

20.【答案】E

【解析】根本原因是对待诊疗仪器的态度。该教授通过查体和询问病史获得了诊断的关键线索。故选E。

21.【答案】A

【解析】盲目购进属于管理问题。此外，临床医师如果想“充分利用”已购置的仪器，反而会导致滥开检查单等问题。故选A。

22.【答案】C

【解析】本题中监护人与主管医师、上诉法院之争主要是伦理之争，即如何处理对该女患者更有利；不涉及经济层面的问题。故选C。

23.【答案】E

【解析】主管医师的出发点是利用现有医术，尽量维持患者生命。故选E。

24.【答案】D

【解析】主管医师维持患者生命的出发点基本上是正确的。在患者本人意愿无法获悉的情况下，如何判断何种情况对患者更有利是个伦理难题。故选D。

25.【答案】A

【解析】值班医师把“钱”作为接诊患者的首要考虑因素，故选A。

26.【答案】B

【解析】值班医师应积极抢救患者。故选B。

【B_1型题】

27.【答案】A

【解析】恩格尔1977年在《科学》杂志上发表的《需要新的医学模式——对生物医学的挑战》一文，对生物-心理-社会医学模式作了开创性的分析和说明。与生物医学模式不同，生物-心理-社会医学模式是一种系统论和整体观的医学模式，它要求医学把人看成是一个多层次的、完整的连续体，也就是在健康和疾病问题上，要同时考虑生物的、心理和行为的，以及社会的各种因素的综合作用。故选A。

28.【答案】E

【解析】“私”对应“市场经济”。需注意与B鉴别，因B中的“物”主要指的是高科技诊疗手段。故选E。

29.【答案】B

【解析】B中的“物”主要指的是高科技诊疗手段。故选B。

第二章　医学伦理的原则与规范

【A_1型题】

1.【答案】A

【解析】社会主义医学伦理学基本原则内容包括：防病治病、救死扶伤、实行社会主义人道主义、全心全意为人民身心健康服务。故选A。

2.【答案】A

【解析】医务人员的权利包括：①医疗诊治权。②设备使用权。③科学研究权。④继续教育权。⑤人身安全权。⑥经济待遇权。⑦民主管理权。故选A。

3.【答案】A

【解析】保守医密的一般要求有两个方面：一是保守患者的秘密。主要有患者不愿公开透露的信息。二是对患者保守秘密。包括不良诊断、进展、预后及在给患者治疗过程中出现的一些问题，以避免不良信息影响患者的心理状态，进而影响救治，给患者带来伤害。故选A。

4.【答案】C

【解析】在实施手术、特殊检查、特殊治疗时，应当向患者作必要的解释。因实施保护性医疗措施不宜向患者说明情况的，应当将有关情况通知患者家属。故选C。

5.【答案】A

【解析】治疗要获得患者的知情同意，其实质是尊重患者自主性。故选A。

6.【答案】E

【解析】患者的知情同意权是患者在医疗卫生服务中，享有知晓自己病情和医务人员所要采取的诊治措施，并自主选择合适的诊治决策的权利。这是患者的法律权利也是道德权利。故选E。

7.【答案】D

【解析】医生的义务包括：遵守法律、法规，遵守技术操作规范；树立敬业精神，遵守职业道德，履行医师职责，尽职尽责地为患者服务；关心、爱护、尊重患者，保护患者的隐私；努力钻研业务，更新知识，提高专业技术水平；宣传卫生保健知识，对患者进行健康教育。故选D。

8.【答案】C

【解析】审慎的积极作用：①有助于保障患者的身心健康和生命安全。②有助于保证及时作出正确的诊断。③有助于选择最优化的治疗方案。④有助于建立和谐的医患关系。故选C。

9.【答案】E

10.【答案】B

【解析】为了切实做到尊重患者自主性或决定，医生向患者提供信息时要避免诱导患者。故选B。

11.【答案】D

【解析】有利原则是指医务人员的诊治行为以保护患者利益、促进患者健康、增进患者幸福为目的。有利原则必须满足的条件：①患者的确患有疾病。②医务人员的行动与解除患者的疾苦有关。③医务人员的行动可能解除患者的疾苦。④患者受益不会给别人带来太大的伤害。故选D。

12.【答案】D

【解析】1981年，在上海举行的“全国第一届医德学术讨论会”首次明确提出了我国的“社会主义医德基本原则”。故选D。

13.【答案】E

【解析】为发挥医院职能，提高医疗质量和工作效率、保障正常工作秩序，患者必须自觉遵守医疗卫生机构的各种规章制度，尊重医务人员的辛勤劳动，尊重医务人员的人格尊严。故选E。

14.【答案】A

【解析】患者的权利是人的基本权利之一，它的思想基础是对全体社会成员的尊重和爱护。人的基本权利并不是抽象的，正如人本身不会是抽象的。人的权利意识，作为人的社会意识之一，总是不同时代社会存在的一种反映。故选A。

15.【答案】D

【解析】告诉患者的目的和意义是在治疗时取得患者的合作，而有些则不应该对患者讲真话，例如癌症晚期，因为告诉患者真实情况可能加速患者的死亡，或影响治疗，因此，保护性医疗要求是对某些病情诊断及预后不良的患者，应该采取隐瞒真情甚至说“善意谎言”的做法。故选D。

16.【答案】E

【解析】医德情感是指医务人员在医疗活动中所产生的职业道德情感，即对医德生活的内心体验、态度及其自然流露。故选E。

17.【答案】E

【解析】一般来说，患者的权利与医务人员的义务是一致的，患者有获得诊治的权利，医务人员则有实施诊治的义务；患者有知情同意的权利，医务人员有告知并征得同意的义务；患者有保护隐私的权利，医务人员有保护患者隐私的义务等。但是二者也时常发生矛盾。例如艾滋病患者有要求医务人员为其保密的权利，而医务人员又担负着疫情报告的义务。患者仅考虑个人隐私权的享有而无视公众和社会利益，势必发生冲突。这些需要沟通来解决。故选E。

18.【答案】E

【解析】患者自主权是指具有行为能力并处于医疗关系中的患者，在医患交流之后，经过深思熟虑，就有关自己疾病和健康问题所作出的合乎理性的决定，并据此采取负责的行动。故选E。

19.【答案】D

【解析】尊重患者自主性或者决定。但是如果患者坚持己见不利于对患者的治疗时，那就只能限制患者自主性。故选D。

20.【答案】D

【解析】在注册的执业范围内，医师有权根据患者的情况进行必要的医学诊疗检查，选择恰当的医疗方案、预防措施、保健方法帮助患者恢复健康；有权依据病情、疫情的需要进行疾病调查或流行病学调查，采取预防措施和必要的医学处置；同时医师有权根据患者的需要和医疗结果出具相应的医学证明。故选D。

21.【答案】C

【解析】尊重患者自主权，必须处理好患者自主与医方做主之间的关系，尤其要正确运用医疗干涉权。因为患者自主与医方做主既相容，又矛盾；医疗干涉既必要，又不可滥用。故选C。

22.【答案】C

【解析】治疗要获得患者的知情同意，其道德价值不包括解脱医生责任。故选C。

23.【答案】A

【解析】在卫生资源分配上，形式公正是根据每个人都享有公平分配的权利。故选A。

24.【答案】A

【解析】知情同意是指在医学服务过程中，医方告知患者病情、诊治决策等医学信息并求得对方承诺与患者知晓这些信息后作出自主选择（同意或不同意接受诊治）的互动过程。故选A。

25.【答案】B

26.【答案】D

【解析】由美国学者比彻姆和查尔瑞斯提出的生命伦理学四原则为：自主原则、不伤害原则、行善原则和公正原则。故选D。

27.【答案】D

【解析】真正做到以患者为本是构建和谐医患关系极为重要的一点。故选D。

28.【答案】D

【解析】代理知情同意的合理性和必要性取决于下列条件之一：患者与代理人意见完全一致，代理人受患者委托代行知行同意权；特殊患者，因本人不能行使知情同意权，而由其监护人、家属或其他适合的代理人代行此权。故选D

29.【答案】B

【解析】医务人员尊重患者的知情同意权，在充分告知患者真实的医学信息并征得患者或其家属的同意后，才可最终确定和实施拟用的诊治方案。故选B。

30.【答案】A

【解析】1991年，国家教委颁布《中国医学生誓词》，指出：健康所系，性命相托。故选A。

31.【答案】C

【解析】同情感是最基本的医德情感，责任感是同情感的升华，事业感又是责任感的升华。故选C。

32.【答案】E

【解析】患者权利是患者在患病就医期间所拥有和应该享受的权益。其中包括：①平等医疗权。②知情同意权。③隐私保护权。④损害索赔权。⑤医疗监督权。故选E。

33.【答案】B

【解析】亚里士多德认为，所谓公正即有关方面相同的情况相同对待，不同的情况不同对待，也就是"给人应得"。这被看作形式上的公正。但如何确定谁该应得呢？这便涉及了内容公正，即依据为判断谁是应得者、应得什么、应得多少。故选B。

34.【答案】C

【解析】《中华人民共和国医师法》第二十三条对医师的义务作出了明确的规定：树立敬业精神，恪守职业道德，履行医师职责，尽职尽责救治患者，执行疫情防控等公共卫生措施；遵循临床诊疗指南，遵守临床技术操作规范和医学伦理规范等；尊重、关心、爱护患者，依法保护患者隐私和个人信息；努力钻研业务，更新知识，提高医学专业技术能力和水平，提升医疗卫生服务质量；宣传推广与岗位相适应的健康科普知识，对患者及公众进行健康教育和健康指导；法律、法规规定的其他义务。故选C。

35.【答案】B

【解析】医师在行使道德权利时具有三个显著特点：①自主性。②权威性。③特殊性。故选B。

36.【答案】A

【解析】不伤害原则在实践中应努力使患者免受不应有的医疗伤害，包括身体上、精神上的伤害和经济上的损失。因急于手术抢救患者，未由家属或患者签署知情同意书，这并不违背不伤害原则，因为：①拖延或拒绝对急诊患者进行抢救在临床上可能对患者造成伤害。②为了使患者真正不受到伤害，就要纠正片面的绝对理想化的自主性。③为了使患者不受到伤害，有时需要否定患者及其家属的错误决定。故选A。

37.【答案】A

【解析】公平合理分配卫生资源在微观分配上是由医生针对特定患者在临床诊治中进行的分配，主要是住院床位、手术机会以及贵重、稀缺医疗资源的分配。故选A。

38.【答案】D

39.【答案】A

【解析】尊重原则是指医务人员尊重患者的伦理原则。其内容包括：①尊重患者的生命。②尊重患者的人格。③尊重患者的隐私权。④尊重患者的自主权。故选A。

40.【答案】C

【解析】知情同意是患者自主的具体体现。在医疗实践中，自主是指患者在解决自己医疗问题的过程中，享有经过深思熟虑以后作出自主、合乎理性的选择和决定，以及改变这些选择和决定的权利。患者知情同意比较理想的状态是患者或家属完全知情并有效同意。故选C。

41.【答案】B

【解析】为了诊治的需要，患者有义务将自己与疾病有关的隐私如实告知医务人员，但患者也有权维护自己的隐私不受侵害，对于医务人员已经了解的患者隐私，患者享有不被擅自公开的权利。然而，如果患者的"隐私"涉及了他人或社会的利益，对他人或社会具有一定的危害性，则应当如实上报，但应对无关人员保密。故选B。

42.【答案】B

【解析】医患关系是医学关系中最基本、最核心的关系。医务人员与患者因健康利益而紧密相连。患者把健康和生命的希望都寄托在医务人员身上，医务人员则凭借自己的专业知识、技能及医德修养帮助患者实现健康利益追求，同时实现自身价值，也就是说，医患之间有着共同的利益和目标。故选B。

43.【答案】A

【解析】医德规范从维护医德主体和客体的利益出发，确定相应的义务、责任，集中体现医德的本质属性，是医德的主要内容与核心机制。通过规范与良心自律的途径，医德规范体系约束医者个人的行为，调整医学领域中各种利益关系，在医德的整体结构中发挥着极为重要的作用。故选A。

44.【答案】B

【解析】诚实守信是医务人员对待患者的一条普遍要求。唐代名医孙思邈在《大医精诚》中，用一个“诚”字来概括和诠释“大医风范”。故选 B。

45.【答案】C

【解析】为人民健康是分层次的。为人民身心健康服务是基本要求、基本境界。全心全意为人民身心健康服务是最高要求、最高境界。故选 C。

46.【答案】A

【解析】保守患者的秘密，其实质是尊重患者自主的原则。故选 A。

47.【答案】D

【解析】医德规范是指由所有医德要求按照一定的逻辑关系共同组成的医学职业行为规范系统。医德规范就是医者角色的道德要求。故选 D。

48.【答案】A

【解析】医生干涉权是医疗中相对于医生一般权利而言的一种特殊的权利。医生一般的诊断治疗的权利是服从于患者权利的基本要求，而医生干涉权这一特殊权利正好相反，它是在一些特定情况下，用来限制患者自主权利以达到完成医生应对患者尽义务的目的。比如，有些自杀未遂的患者，他们会拒绝一切抢救措施。还有，对具有较强传染性的传染患者拒绝相关隔离治疗措施，医生可依据有关法律规定及公益原则，运用其特殊干涉权，对患者采取强制治疗措施。故选 A。

49.【答案】E

【解析】同情感是最基本的医德情感，表现为对患者的遭遇、痛苦和不幸能够理解，在感情上产生共鸣，在道义上、行动上给予支持和帮助，是促使医务人员为患者服务的原始动力。故选 E。

50.【答案】C

【解析】平等医疗权：要求医务人员平等待患，对待不同患者一视同仁、普同一等；在分配医疗卫生资源时，要坚持公平公正。平等医疗权应当为患者所享有，必须得到尊重和保障。故选 C。

51.【答案】A

【解析】最先提出“不伤害原则”的西方医学家是希波克拉底。不伤害原则是指在诊治过程中不使患者的身心受到损伤。这是医务工作者应遵循的基本原则。故选 A。

52.【答案】A

【解析】患者的义务包括：①如实提供病情和有关信息，配合医方诊疗。②遵守医院规章制度，尊重医务人员及其劳动。③给付医疗费用。④保持和恢复健康。⑤支持临床实习和医学发展。故选 A。

53.【答案】C

【解析】有利原则与不伤害原则间的冲突主要表现为医务人员需要权衡对患者行善与不伤害患者之间究竟如何取舍。故选 C。

54.【答案】E

【解析】临床上可能对患者造成伤害的情况包括：①医务人员的知识技能水平低下。②对患者的呼叫或提问置之不理。③歧视、侮辱、谩骂患者或其家属。④强迫患者接受某项检查或治疗措施。⑤施行不必要的检查或治疗。⑥医务人员的行为疏忽、粗枝大叶。⑦不适当地限制、约束患者的自由。⑧威胁或打骂患者。⑨拒绝对某些患者提供医疗照护。⑩拖延或拒绝对急诊患者进行抢救。故选 E。

55.【答案】C

【解析】医德审慎是指医务人员在医疗活动中应当具备的详细周密、谨慎行事的医德作风。它既是医务人员的内心信念和良心的具体体现，又是医务人员对患者和社会的义务感、责任感的总体表现，是对患者高度负责的精神和严谨的科学作风的有机结合。医德审慎对医务人员的要求是慎言、慎行，做到处事慎重、严谨、周密、准确、无误，具体指诊断审慎、治疗审慎、言语审慎。故选 C。

56.【答案】A

【解析】保守医密是一个古老、传统的医德准则。故选 A。

57.【答案】D

【解析】医德良心是指医务人员在履行医德义务过程中形成的一种道德意识，是其医德认识、情感、意志的有机统一，其中的核心要素是对所负医德责任的自我感知能力和对医德行为的自我评价能力。故选 D。

58.【答案】C

【解析】医德良心在医务人员的行为全过程中具有重要作用。首先，在行为之前具有选择作用。当医务人员准备从事职业活动时，良心支配其动机选择。其次，在行为过程中具有监督作用。最后，在行为之后具有评价作用。一个医务人员只有具备比较完善的良心机制，才能正确地评价自己的所作所为。故选 C。

【A_2 型题】

59.【答案】D

60.【答案】D

【解析】患者享有平等的基本医疗权，即每一个患者都享有基本的合理的诊治、护理的权利，有权得到公正、一视同仁的待遇。故选 D。

61.【答案】C

【解析】要树立科学的诊断目的。诊断活动不是孤立的，而是同诊治活动的其他环节密切联系的有机统一体。如果偏离为治疗服务的目的，单纯追求诊断的精确度，就会出现治疗机会丧失的情况。本例中患者的气胸需要及时给以处置性穿刺，故选 C。

62.【答案】D

【解析】在治疗过程中，患者有询问病情、接受、拒绝或选择治疗方案的自主权。但自主原则并不是降低医务人员在诊治中的重要作用，而是相反。本题中医生同意输血即为曲解了家属自主权。静脉推注输血则为违反操作规程，违背了不伤害患者的原则。故选D。

63.【答案】C

【解析】在治疗过程中，患者有询问病情、接受、拒绝或选择治疗方案的自主权。故在此处应尊重患者自主权。但当患者拒绝诊治危及生命时，医务人员应该耐心劝导，必要时使用特殊干涉权。故选C。

64.【答案】E

【解析】考查自主原则。患者因左侧乳腺癌住院行根治术，又发现右侧乳房小肿块部分癌变，此时应依据知情同意的自主原则，告诉患者立即行右乳大部分切除术。故选E。

65.【答案】A

【解析】考查医患沟通的伦理准则。此题主要涉及尊重、不伤害和有利原则。故选A。

66.【答案】C

67.【答案】B

【解析】心理治疗的原则：信任原则（关键）、保密原则、中立原则、回避原则。本题中心理咨询师与夫妻两人无直接利害关系，无须回避。故选B。

68.【答案】C

【解析】本题考查医患关系。医师质朴语言体现了公正原则和正直美德。故选C。

69.【答案】B

【解析】心理咨询师维护了患者的隐私，保护了患者的尊严。故选B。

70.【答案】D

【解析】知情同意权是指患者在医疗卫生服务中，有权知道自己的病情，有权自己采取决定对医务人员及医疗措施的取舍。本题中医师的做法明显侵犯了患者的知情同意权。故选D。

71.【答案】C

【A_3/A_4型题】

72.【答案】D

【解析】在临床诊治中实行首诊负责制，要求医院对诊疗范围内的患者一律不得拒诊。即使非诊疗范围内的患者，如果病情危急，危及生命，也应就地抢救。故选D。

73.【答案】C

【解析】此题考查有利原则与不伤害原则的区别。C更为全面和准确。故选C。

74.【答案】D

【解析】A、B、C多少虑及了一些主客观因素，D明显是不能成立的托词。故选D。

75.【答案】C

【解析】在临床医学中，一切为了患者的利益是医务人员诊治疾病的出发点和归宿点，是取得最佳诊治效果的重要保证。在诊治疾病的过程中，医务人员要尊重患者的知情同意权，在科学和条件允许的范围内尽量满足患者的心愿。要一视同仁地对待各种患者。对待患者不能以有无酬谢而区别对待。从医院的职能和任务要求来看，C是不对的。故选C。

76.【答案】E

77.【答案】D

【解析】本题从“医务人员的义务”出发，应除外D项述及内容。故选D。

78.【答案】C

【解析】患者的权利与医务人员的义务是一致的，患者有保护隐私的权利，医务人员有保护患者隐私的义务等，但如果他人的隐私涉及了他人或社会的利益，对他人或社会具有一定的危害性，应当如实上报，但应对无关人员保密。故选C。

79.【答案】E

80.【答案】E

【解析】患者在患病就医期间拥有和享受的权益包括了A、B、C、D。故选E。

81.【答案】D

【解析】医德审慎是指医务人员在医疗活动中应当具备的详细周密、谨慎行事的医德作风。它既是医务人员内心信念和良心的具体体现，又是医务人员对患者和社会的义务感、责任感的总体现，是对患者高度负责的精神和严谨的科学作风。故选D。

82.【答案】E

【解析】医德基本准则：①以人为本，救死扶伤。②严谨求实，精益求精。③平等交往，一视同仁。④举止端庄，语言文明。⑤廉洁行医，遵纪守法。⑥诚实守信，保守医密。⑦互尊互学，团结协作。⑧乐于奉献，热心公益。故选E。

83.【答案】D

【解析】确立医务人员的权威性以利于患者配合治疗，但医务人员的权威性受其知识、能力、价值取向等多方面因素的制约。故选D。

【B_1型题】

84.【答案】A

【解析】不伤害原则是指在医务人员的整个医疗行为中，无论动机，还是效果，均应避免对患者造成伤害。故选A。

85.【答案】E

【解析】有利原则是指医务人员的诊治行为以保护患者利益、促进患者健康、增进患者幸福为目的。故选E。

86.【答案】B

【解析】尊重原则是指医务人

员要尊重患者及其作出的理性决定。当患者的自主选择与他人或社会利益发生冲突时，医师既要履行对他人、社会的责任也要保证使患者的损失降低到最低限度。故选B。

87.【答案】A

【解析】尽力提供最佳的诊治、护理手段，选择利益大于危险或伤害的措施。故选A。

88.【答案】C

【解析】医务人员有义务保护患者的隐私，在医疗活动中，医务人员应当发扬人道主义精神，关心、爱护、尊重患者。故选C。

89.【答案】B

【解析】知情同意是指在医学服务过程中，医方告知患者病情、诊治决策等医学信息，并求得对方承诺，与患者知晓这些信息后作出自主选择的互动过程。故选B。

90.【答案】D

【解析】医务人员的义务有如实告知和说明的义务。故选D。

91.【答案】A

【解析】患者权利是患者在患病就医期间所拥有和应该享受的权益。其中包括：平等医疗权、知情同意权、隐私保护权、损害索赔权、医疗监督权。重新选择医生属于其权利。故选A。

92.【答案】B

【解析】医学伦理学的基本范畴主要有权利、义务；情感、良心；审慎、保密等。故选B。

93.【答案】A

【解析】医学伦理学的基本原则主要有不伤害、有利、尊重、公正。故选A。

94.【答案】C

【解析】医学伦理学的基本规范包括：①救死扶伤，忠于职守。②钻研医术，精益求精。③平等交往，一视同仁。④举止端庄，语言文明。⑤廉洁行医，遵纪守法。⑥诚实守信，保守医密。⑦互尊互学，团结协作。此题中主要提及第⑤点。故选C。

95.【答案】A

【解析】医疗诊治权是医务人员的权利，医师有权根据患者的情况进行必要的医学诊疗检查，选择恰当的方法帮助患者恢复健康；有权依据病情、疫情的需要采取预防措施和必要的医学处置。故选A。

96.【答案】B

【解析】医学关系中行为主体尤其是医务人员应履行的道德责任主要包括医务人员的义务和患者的义务。故选B。

97.【答案】D

【解析】保持和恢复健康、积极配合诊疗、支持医学科研的义务是患者相应的义务，是其权利实现的必要保障。故选D。

第三章　医疗人际关系伦理

【A_1型题】

1.【答案】D

【解析】医患之间的契约关系：医患之间是平等关系，即医师尊重患者的医疗权利，一视同仁地提供医疗服务；患者尊重医师的劳动，并密切配合诊治，共同完成维护健康的任务。双方都具有独立人格。故选D。

2.【答案】A

【解析】信托关系是指医师和患者在医学知识上存在着信息不对称的现象。在诊疗中，基于对医师的信任，患者向医师叙述身体、心灵、家庭等私人问题，将健康托付给医师。医师则运用自己的专业知识和技能，努力维护患者的最佳利益，在患者的支持和配合下，尽最大的能力医治疾病，减少痛苦，给患者尽可能多的人文关怀和帮助。故选A。

3.【答案】A

【解析】在医疗实践中，由于医疗行为关乎患者及他人的生命和健康，加之现实环境的复杂性，仅靠建立在情感基础上的医患信任关系很难长久维持，还需要一种机制和制度化。于是，患者在医院挂号就医后，基于医患双方法律地位的平等性和医师对专业职责的认可与承诺—患者利益至上，双方形成了明确和既定的医患契约关系，即：患者承担支付诊疗费用的义务，享有接受诊疗服务的权利；医务人员及医疗机构有收取诊疗费用的权利，承担提供诊疗的义务。故选A。

4.【答案】E

【解析】送红包行为属于不正当交易行为，不受契约关系的保护。故选E。

5.【答案】D

【解析】随着医学的发展和社会生活领域的诸多变迁，现代社会中的患者自主意识日益增强，尤其受教育水平的大幅度提升，网络医学信息的迅速公开和普及，“知识型患者”逐渐增加。患者不仅维护自己的知情同意权益，还主动和医生参与诊疗决策，医方也越来越注意遵循知情同意准则，面对患者，尽量以平等的方式进行沟通、交流。医患双方地位越来越平等。故选D。

6.【答案】C

【解析】患者主动与医师合作，主动参与医师的诊治，提供情况，帮助医师作出正确的诊断。医师在诊疗过程中听取患者的意见，采取其中合理的部分。消除医患隔阂，建立真诚和相互信任的医患关系。但对患者所提要求言听计从则不可采，故选C。

7.【答案】A

【解析】医疗消费的本质决定了患者与医院的服务关系中，总是处于劣势的地位，故应强调维护患者权益。故选A。

8.【答案】B

【解析】医患交往中，双方关系更接近于无隐私的陌生人关系。故选B。

9.【答案】E

【解析】医师和患者在医学知识上存在着信息不对称的现象。在诊疗中，基于对医师的信任，患者向医师叙述身体、心灵、家庭等私人问题，将健康托付给医师。医师则运用自己的专业知识和技能，努力维护患者的最佳利益，在患者的支持和配合下，尽最大的能力医治疾病，减少痛苦，给患者尽可能多的人文关怀和帮助。E项较全面。故选E。

10.【答案】A

【解析】在诊疗中，基于对医师的信任，患者向医师叙述身体、心灵、家庭等私人问题，将健康托付给医师。这是构建医患关系的前提。故选A。

11.【答案】D

【解析】共同参与型是现代医患关系模式的一种发展趋势。患者主动与医师合作，主动参与医师的诊治，提供情况，帮助医师作出正确的诊断。医师在诊疗过程中听取患者的意见，采取其中合理的部分。消除医患隔阂，建立真诚和相互信任的医患关系，大多数慢性病的治疗适用于此模式。故选D。

12.【答案】C

【解析】医院是治病救人的场所。患者及家属带着焦急和期盼的心情来到医院，希望治好病，解除痛苦，但由于医学科学的特殊性，未攻克的难题依然很多，技术本身的局限加上患者的个体差异，很多疾病的疗效难以预测。部分患者和家属不能理解和接受治疗效果的不理想以及不可预料的医疗意外，而导致纠纷发生，反而损害患者正当权益。故选C。

13.【答案】B

【解析】医疗资源的分配是一个经典的社会管理问题。医疗资源，兼有公共资源稀缺性、供给对象广泛性、自身性质敏感性以及日常耗费庞杂性等特点。其管理者的医德素质尤其重要。故选B。

14.【答案】A

【解析】(1)公正是关于卫生资源分配的基本道德原则，它是指：①使有限的资源发挥尽可能大的效用。②最大限度地满足社会绝大多数人的医疗保健需要。

(2) 卫生资源的分配要注意效益，讲究科学，按医学科学的客观规律办事，坚持实事求是的原则。在宏观分配中要进行可行性研究，微观分配要坚持医学的科学标准，兼顾社会效益。

(3) 坚持公正因人而异的原则，要求：①按照医学人道主义精神，坚持人人平等。②根据不同情况，按需要进行分配。③既要综合平衡，也要保证重点。④使最需要、最困难的人得到补偿。故选A。

15.【答案】E

【解析】正确处理医务人员之间关系，有四个“有利于”：①有利于医学事业的发展。②有利于医院整体效应的发挥。③有利于医务人员成才。④有利于建立和谐的医患关系。故选E。

16.【答案】A

【解析】在医疗实践过程中，医务人员之间的相互联系和交往是以患者为中心进行的。医务人员之间的相互支持和密切协作，有利于患者的诊治和康复。在某种意义上说，医务人员之间的相互关系是医患关系的依存条件；良好的医际关系有助于融洽医患关系的建立，不良的医际关系是引起医患矛盾和纠纷的根源之一。故选A。

17.【答案】D

【解析】在医院这个整体中，如果医务人员相互关系和谐，每个人的积极性、主动性和创造性得以充分发挥，工作效率就会大大提高；同时，通过互补、师承和控制，群体会产生一种超乎个体能力简单相加的集体能力，从而可以充分发挥出整体的正效应。相反，如果医务人员之间相互关系紧张、松散，医院矛盾丛生、是非不断，就会产生整体负效应。故选D。

18.【答案】B

【解析】医务人员之间的彼此信任是互相协作的基础和前提。要立足于本职，从自我做起，以自己的积极工作和优异成绩去赢得同事的信任。同时，加强医际沟通和联系，积极消除误会，从而增强相互之间的理解、谅解。故选B。

19.【答案】A

【解析】维护患者利益即“患者利益至上”，是医务人员的共同义务和天职，是医务人员所应共同遵守的道德原则，也是建立医务人员之间良好关系的思想基础。故选A。

20.【答案】D

【解析】在医务人员之间人际关系的特点中，“比、学、赶、超”体现的是建立共同提高和发挥优势的竞争关系。故选D。

【A_2 型题】

21.【答案】C

【解析】说服患者先行体格检查更符合患者利益。医生有权拒绝患者的不合理要求。C 是最合理的选项。故选 C。

【A_3/A_4 型题】

22.【答案】C

【解析】在急危重患者抢救中，医务人员的道德要求包括争分夺秒、勇担风险等。上级医生很好地做到了这一点。故选 C。

23.【答案】D

【B_1 型题】

24.【答案】D

【解析】指导-合作型是一种一方指导、另一方配合的有限合作模式。按照这个模式，在临床实践活动中，医生的作用占优势，医生告诉患者做什么，同时又有限度地调动患者的主动性。也就是说，在这个模式中，医生是主角，患者是配角，很像父母-儿童。目前临床上的医患关系多属于此种模式，且也是医患之间信托-契约关系所倡导的医患交往模式。故选 D。

25.【答案】E

【解析】共同参与型是一种以平等关系为基础的医患关系模式。双方有近似的同等权利，从事于双方都满意的活动，在临床实践中强调医生和患者都处于平等的地位，医生帮助患者自助，是一种同志或朋友式的相互依存、相互需要和相互作用的民主关系，都具有治好疾病的共同愿望和要求。在大多数慢性疾患中可以见到这种关系。故选 E。

26.【答案】C

【解析】主动-被动模式也可称为支配-服从模式。在这类模式中，医师处于主动或支配地位，患者完全是被动的。一般地说，对于昏迷、手术、婴幼儿或精神患者适用于这一模式。由于患者此时没有主动性，完全听任医务人员的处置，医务人员务必以高度的责任感、高尚的道德和娴熟的技术诊治患者，不得给他们以损害。故选 C。

27.【答案】E

【解析】手术中的道德要求是：①关心患者，体贴入微；②态度严肃，作风严谨；③精诚团结，密切协作。故选 E。

28.【答案】C

【解析】询问病史的道德要求是：①举止端庄、态度热情。②全神贯注、语言得当。③耐心倾听、正确引导。故选 C。

29.【答案】A

【解析】体格检查是医生运用自己的感官和简便的诊断工具，对患者的身体状况进行检查的方法。在体格检查中，医生应遵循以下道德要求：①全面系统、认真细致。②关心体贴、减少痛苦。③尊重患者、心正无私。故选 A。

第四章 临床诊疗伦理

【A_1 型题】

1.【答案】A

【解析】临床工作的道德特点：①既要关注疾病，又要关心患者；②既要发挥医务人员的主导性，又要调动患者的主体性；③既要维护患者利益，又要兼顾社会公益；④既要开展躯体疾病服务，又要开展心理和社会服务。故选 A。

2.【答案】B

【解析】在临床医学中，一切为了患者的利益是医务人员诊治疾病的出发点和归宿点，是取得最佳诊治效果的重要保证。要一视同仁地对待各种患者，不歧视精神患者、残疾患者、老年患者、婴幼患儿以及其他边缘群体的患者。故选 B。

3.【答案】C

【解析】临床诊治工作的基本道德原则：①及时诊断准则。②准确诊断准则。③有效准则。④择优准则。⑤自主准则。故选 C。

4.【答案】B

【解析】根据急危重患者的病情特点和抢救特殊性，对医务人员提出如下道德要求：①要争分夺秒、积极抢救患者；②要团结协作、勇担风险；③要满腔热忱，重视心理治疗；④要全面考虑，维护社会公益；⑤要加强业务学习，提高抢救成功率。故选 B。

5.【答案】B

【解析】有效准则是指采用成熟、可靠的临床技术，认真实施对疾病具有稳定、缓解、转归效果的治疗措施的临床伦理准则。有效准则要求医务人员做到：①学习和掌握科学的治疗手段；②认真实施有效治疗；③实事求是地判断治疗效果。故选 B。

6.【答案】B

【解析】自主准则是在治疗过程中，患者有询问病情、接受、拒绝或选择治疗方案的自主权。自主准则，就是要求医务人员尊重患者的自主权。这包含三个方面：①为患者的自主选择提供充分条件。②正确对待患者的拒绝。③拒绝患者的不合理要求。故选 B。

7.【答案】B

【解析】询问病史的道德要求是：①举止端庄、态度热情。

②全神贯注、语言得当。③耐心倾听、正确引导。故选B。

8.【答案】C

【解析】药物治疗的伦理要求：①对症下药、剂量安全。②合理配伍、细致观察。③节约费用、公正分配。④严守法规、接受监督。故选C。

9.【答案】D

【解析】临床手术与麻醉的特点包括：①技术的复杂性。②患者的被动性。③过程的风险性。④损伤的必然性。故选D。

10.【答案】E

【解析】术前准备的道德要求包括：①严格掌握手术指征、动机正确。②尊重患者的知情同意权。③认真制定手术方案。④帮助患者作好术前准备。故选E。

11.【答案】C

【解析】手术后的伦理要求：①严密观察患者的病情。②努力解除患者的不适。C项反而可能引发患者不适，故选C。

12.【答案】D

【解析】抢救急危重患者工作的特殊性包括：①病情变化急骤，带有突发性。②病情严重，救治难度大。③病情复杂，工作量较大。④生命所系，责任重大。故选D。

13.【答案】C

【解析】根据急危重患者的病情特点和抢救特殊性，对医务人员提出如下道德要求：①要争分夺秒、积极抢救患者。②要团结协作、勇担风险。③要满腔热忱，重视心理治疗。④要全面考虑，维护社会公益。⑤要加强业务学习，提高抢救成功率。故选C。

14.【答案】A

【解析】在心理治疗中，医务人员应遵循以下道德要求：①要掌握和运用心理治疗的知识、技巧去开导患者。②要有同情、帮助患者的诚意。③要以健康、稳定的心理状态去影响和感染患者。④要保守患者的秘密、隐私。故选A。

15.【答案】E

【解析】医技工作的特点包括：①科室的专业性与服务的广泛性。②科室的独立性与临床科室的协同性。③设备的使用与管理的一体性。④自身防护与社会防护的统一性。故选E。

16.【答案】E

【解析】检验科和病理科的道德要求包括：①要有严谨的科学作风。②要有实事求是的工作态度。③要有急患者所急的同情心。其中C项可归入第②点。故选E。

【B_1型题】

17.【答案】D

18.【答案】A

19.【答案】B

第五章 临终关怀与死亡伦理

【A_1型题】

1.【答案】D

【解析】制定并执行脑死亡标准的直接伦理目的在于维护死亡患者的尊严，体现医学人道主义。同时，也可间接节约卫生资源，减轻家庭的经济和心理负担，并有利于器官移植的开展。故选D。

2.【答案】D

【解析】临终关怀的基本特点：①服务对象多元化。②服务内容全面化。③服务形式多样化、本土化。④居家照护形式是我国特色的临终关怀。故选D。

3.【答案】B

【解析】临终关怀的伦理意义：①临终关怀是医学人道主义的重要发展。②体现了生命神圣论、生命质量论和生命价值论的统一。③是对医学中无伤害原则和有利原则的尊重和实践。故选B。

4.【答案】C

【解析】临终关怀的根本目的：①理解临终患者的心理。②保护临终患者的权利。③优化临终患者的生活。④关心临终患者的家属。故选C。

5.【答案】B

【解析】在1968年召开的世界第22界医学大会上，美国哈佛大学医学院特设委员会提出了“脑功能不可逆性丧失”即脑死亡新概念，将脑死亡作为确定人死亡的新标准。故选B。

6.【答案】A

【解析】哈佛大学医学院提出判断脑死亡的四条具体标准，简称“哈佛标准”。具体如下：①对外部刺激和内部需要无接受性和反应性，即患者处于不可逆的深度昏迷，完全丧失了对外界刺激和内部需要的所有感受能力，以及由此引起的反应性全部消失。②自主的肌肉运动和自主呼吸消失。③诱导反射消失。④脑电图示脑电波平直。故选A。

7.【答案】D

【解析】1977年，美国有40个州通过了《死亡权利法案》，该法案要求医生尊重患者的权利，尊重他们临终时不采用人工手段延长生命的意愿。故选D。

【A_2型题】

8.【答案】E

【B_1型题】

9.【答案】A

【解析】题干中均属于执行脑死亡标准的伦理意义，但最具说服力的无疑是A项。故选A。

10.【答案】E

【解析】器官移植本身即存在诸多争议，尤其在涉及脑死亡标准的认定和执行时。故选E。

第六章 公共卫生伦理与健康伦理

【A_1型题】

1.【答案】B

【解析】卫生是卫生事业的重要组成部分。它与临床医学、基础医学和康复医学组成现代医学科学的四大支柱。公共卫生是以人群为主要研究对象，以环境-人群-健康为模式，以预防为主的观念为主导思想，运用生物医学、环境医学和社会医学等理论和方法，探讨疾病在人群中发生、发展和转归的特点，以及自然因素和社会因素对人群疾病和健康的影响规律，从而制定群体防治策略和公共卫生措施，并在实践中不断完善，以达到预防疾病、促进健康和提高生活质量为目的的学科。A、C、D、E均不够全面。故选B。

2.【答案】D

【解析】公共卫生工作的特点：有如下的特点：①价值导向的超前性。②服务对象和研究对象的整体性。③研究方法的独特性。④工作范围的全球性和广泛性。⑤工作效率的紧迫性和时效性。⑥工作过程的长期性和艰巨性。⑦工作效果评价的滞后性和效益影响的深远性。故选D。

3.【答案】D

4.【答案】D

【解析】公共卫生的道德要求包括：①爱岗敬业，奉献实干，献身预防。②宣传大卫生观，贯彻预防为主的理念。③健康教育中言传身教，提倡健康和行为习惯双向互动的道德责任。④改善工作和学习环境，关怀劳动场所和学校卫生水平。⑤提高社区卫生服务水平，保障妇女儿童和老年人的健康权益。⑥严把防疫与食品卫生关，控制人群疾病发生的社会责任。⑦严格监管，控制污染，保护生态环境，促进社会文明。⑧科学严谨，实事求是，信息透明公开，尊重民众知情权。⑨清正廉洁，秉公执法，守护健康，甘于做幕后英雄。故选D。

5.【答案】A

【解析】“大卫生观”是指把疾病防治工作看作是全社会每个人的职责，看作是人类生存和发展的基本要素，卫生服务要从“封闭式”变为“开放式”，从微观拓展至宏观，从个体服务发展到群体服务，建设一个由自我保健、家庭保健、社会保健、国家保健和国际保健的从个人到全球的保健体系。B、C、D、E均存在偏颇之处。故选A。

6.【答案】B

【解析】“大卫生观”是用广阔变化的视角，整体审视自然生态环境，观察、认识、评价人的精神和物质属性以及人与社会、人与自然之间关系的新理念。这一概念是在生物、心理、社会医学模式确立的前提下提出的。故选B。

7.【答案】D

【解析】社区卫生服务是以解决社区主要卫生问题、满足基本卫生服务需求为目的，融预防、医疗、保健、康复、健康教育、计划生育技术服务功能等为一体的，有效、经济、方便、综合、连续的基层卫生服务。故不应积极发展高端医疗卫生服务决策。故选D。

8.【答案】A

9.【答案】E

【解析】“人人享有卫生保健”是公共卫生力求实现的目标。故选E。

10.【答案】D

【解析】世界卫生组织把卫生保健服务分为初级、二级和三级，实现初级卫生保健是当代世界各国的共同目标。其基本内容是：①健康教育。②供给符合营养要求的食品。③供给安全用水和基本环境卫生设施。④妇幼保健和计划生育。⑤开展预防接种。⑥采取适用的治疗方法。⑦提供基本药物。故选D。

11.【答案】D

【解析】初级卫生保健具体措施的实施者并非政府。故选D。

12.【答案】E

【解析】基层卫生保健人员是实现政府道德责任与公众健康利益的桥梁，其行为不仅要遵循临床医疗和预防医学工作者的道德准则，还要根据其特殊的工作职责从以下方面进行规范：①尊重患者人格，开展人性化服务。②不辞辛苦，为患者提供连续性服务。③言传身教，科学地做好卫生宣教工作。④以身作则，认真落实各项公共卫生措施。⑤分工协作，认真履行自己的职责。⑥勤俭节约，不浪费卫生资源。⑦树立新的卫生管理道德理念，完善为基层群众服务的三级医疗预防体系。⑧把维护基层人群的健康权益放在首位的道德观。故选E。

13.【答案】C

【解析】健康教育的主要任务

有：①提高健康教育知识普及率与卫生行为形成率。建立或促进个人或社会对预防疾病和保持自身健康的责任感；促使人们自愿地采纳健康和行为；帮助个人、家庭和社区理解和认识哪些行为有利于健康，哪些行为有害于健康；认识特定的生活方式引起的健康损害；促进和加强有助于健康的自觉行为，积极参与自我保健活动。②提高社会人群参与健康教育活动的参与率。促进个人和社会积极主动地参与制订和采用明智的决策，或选择有利于健康的行为，如减少吸烟危害和推动制订吸烟控制相关法律，以创造一个有利于改变某种行为的社会环境和自然环境。③为各级领导、权威人士或专业人员提供健康教育信息，有效地促进和影响领导决策层及时进行观念的改变，以采取明智的决策。④促进社会主义精神文明建设；提高全民族的科学文化水平；广泛建立正确的健康意识；提倡文明、健康、科学的生活方式；克服社会上存在的愚昧落后的不良习俗，改善一般不卫生行为。故选C。

14.【答案】A

【解析】健康教育是指为促使人们自愿地改变不良生活方式和损害健康的相关因素，消除或减轻影响健康的危险因素，预防疾病、促进健康和提高生活质量，而有计划、有组织、有系统地实施教育活动。故选A。

15.【答案】B

【解析】人类生态环境的危机主要是人类对资源过度开发和环境破坏、生态危机等。除B外的其他选项中都有干扰性信息。故选B。

16.【答案】C

【解析】保护生态环境的道德基本内容包括：①热爱大自然，与自然为友。②爱惜动植物，保护生态平衡。③优化生产方法，防止环境污染。④发展科学技术，合理利用自然资源。⑤节俭资源消费，生活方式实现生态化。故选C。

17.【答案】D

【解析】人类生态环境保护的道德原则是：①尊重自然的道德原则；②合理利用资源的道德原则；③系统综合的道德原则；④同步效应的道德原则；⑤面向未来的道德原则。故选D。

18.【答案】C

【解析】医务人员在人类环境保护中的道德责任包括：①热爱自然，自觉遵守环境保护法规。②加强对医源性污染的监测和管理的道德责任。③以理服人，认真履行环境道德的社会责任。④坚持眼前利益服从长远利益，物质与精神同步建设的道德责任。⑤坚决抵制先生产后污染治理，实现人与社会同步发展的道德责任。故选C。

19.【答案】A

第七章　医学科研伦理

【A_1型题】

1.【答案】A

【解析】对涉及人的生物医学研究进行伦理审查的根本目的是保护人的生命和健康，维护人的尊严，尊重和保护人类受试者的合法权益。故选A。

2.【答案】B

【解析】2000年爱丁堡版的《赫尔辛基宣言》具体规定了涉及人的生物医学研究的正当目的："涉及人类受试者的医学研究的主要目的在于提高疾病的诊断、治疗和预防方法，进一步了解疾病病因及其发病机制。即便是已充分被证明了的预防、诊断和治疗措施也必须接受对其效力、功效、可提供度及质量不断研究的挑战。"故选B。

3.【答案】C

【解析】双向性指的是截然对立的两种性质。故选C。

4.【答案】D

【解析】伦理委员会及其审查是涉及人的生物医学研究伦理得以运行并发挥作用的重要载体和机制。故选D。

5.【答案】B

【解析】研究成果一般情况下会以论文形式发表或交付委托方。故选B。

6.【答案】C

【解析】作为承受涉及人的生物医学研究的人，受试者处于极其特殊的地位。选择受试者时，现在国际上通行的伦理准则是公平分配负担与收益，即公平准则。故选C。

7.【答案】E

【解析】知情同意是涉及人的生物医学研究进行的前提。凡是采取欺骗、强迫、经济诱惑等手段使受试者接受涉及人的生物医学研究，都是违背道德或法律的行为。故选E。

8.【答案】E

【解析】涉及人的生物医学研究必须合理保护受试者利益，保护受试者的利益是指在涉及人的生物医学研究中要保障受试者的身心安全。这一准则是涉及人的生物医学研究的核心性伦理准则，其具体要求包括：首先，必须以动物实验为基础，在获得了充分的科学根据并且确认对动物无明显毒害作用以后，才可以在人体上进行实验；其实，在涉及人的生物医学研究的全过程中要有充分的安全防护措施，一旦在实验中出现严重危害受试者利益的情况，无论实验多么重要，都要立即停止，并采取有效措施使受试者身心受到不良影响减少到最低限度；最后，涉及人的生物医学研究必须有医学研究的专家或临床经验丰富的专家共同参与或在其指导下进行，并且运用安全性最优的途径和方法。故选 E。

9.【答案】B

【解析】解析要点如下：①因参加实验而意外受到损伤者有权获得公平的赔偿；②死亡者家属有权获得赔偿；③可预见的不良反应不在赔偿之列。故选 B。

【A_2 型题】

10.【答案】C

【解析】因违反操作规程、不负责任等原因而导致受试者被伤害，也必须承担责任。故 C 的说法是错误的。故选 C。

【A_3/A_4 型题】

11.【答案】D

【解析】本题中由于伤寒患者未接受氯霉素（或其他有效的治疗方案）治疗，导致病死率畸高，形成了一定的道德代价。故 D 代表了一种错误的说法。故选 D。

12.【答案】B

【解析】人体试验必须合理保护受试者利益。这一准则是人体试验的核心伦理标准。故 A 和 C 错误。人体试验必须经过受试者知情同意，这是人体试验的前提，故 D、E 错误。故选 B。

13.【答案】C

【解析】A、B、D、E 均对本试验进行了准确的判断。氯霉素早已被证实可治疗伤寒，用不予患者治疗的方式进行验证，是不可取的。故 C 属于需要除外的选项。故选 C。

14.【答案】D

【解析】对照组、安慰剂和“双盲法”是行之有效且合乎伦理的研究方法，故选 D。但此类方法同样不能否定和排斥保护受试者的首要功能。

15.【答案】E

【解析】E 归纳了本案例中的伦理依据。故选 E。

16.【答案】D

【解析】D 反映了家属的真实想法。故选 D。

【B_1 型题】

17.【答案】B

【解析】患者知情同意权权利行使主体包括患者本人、其法定代理人和委托代理人。具有同意能力是患者行使知情同意权的基本条件。本题考查知情同意的概念。故选 B。

18.【答案】A

第八章　医学新技术研究与应用伦理

【A_1 型题】

1.【答案】C

【解析】生命伦理学是 20 世纪 50、60 年代首先在美国随后在欧洲产生发展起来的一门新学科，也是迄今为止世界上发展最为迅速、最有生命力的交叉学科。生命伦理学的生命主要指人类生命，但有时也涉及动物生命和植物生命以至生态，而伦理学是对人类行为的规范性研究。故选 C。

2.【答案】D

【解析】辅助生殖技术引发的伦理问题：①配子、合子和胚胎的道德地位；②家庭人伦关系的确定；③自然法则可否违背；④错用或滥用的可能。故选 D。

3.【答案】D

【解析】我国人类精子库伦理原则：要求供精者应是完全自愿地参加供精，并有权知道其精液的用途及限制供精次数的必要性。供精者在心理、生理不适或其他情况下有权终止供精，因此 D 项捐精者有权随时停止捐精不准确。严禁同一供精者多处供精并使 5 名以上妇女受孕。为保护供精者和受者夫妇及所出生后代的权益，供者和受者夫妇应保持互盲，供者和实施人类辅助生殖技术的医务人员应保持互盲，供者和后代应保持互盲。

4.【答案】C

5.【答案】E

【解析】安乐死一词来自于西方，原意为善终即无痛苦、快乐地死亡或尊严地死亡。现代意义上的安乐死是指在患者身患无法治愈的疾病、已处于不可逆的濒临死亡且备受剧烈病痛折磨的状态之中，为消除其肉体和精神痛苦，应其要求，应用医学手段使其无痛苦地结束生命的死亡方式。2002 年 4 月荷兰成为世界上第一个正式批准并允许由医师执行自愿主动安乐死的国家。故选 E。

6.【答案】E

【解析】1986 年国际移植学会发布的“分配尸体器官的准则”指出：所有捐赠的器官，必须尽可能予以最佳的利用；应依据医学与免疫学的标准，将器官给予最适合移植的患者；决不可以浪费可供使用的器官；应成立区域性或全国性的器官分配网，做公平合适的分配，分配器官必须经由国家或地区的器官分配网安排；分配器官的优先顺序，不能受政治、礼物、特别给付或对某团体偏爱的影响；参与器官移植的外科与内科医生，不应在本地、本国或国际上从事宣传；从事移植的外科医生和小组其他成员，不可以直接或间接地从事牵涉买卖器官或任何使自己及所属医院获益的行为。故选E。

7.【答案】A

【解析】从事器官移植的医务人员不能从事有关器官移植的广告宣传，不能参与死后捐赠器官者的死亡判定，不能接受器官受体与提供器官移植器械、药品厂家或公司的任何馈赠。故选A。

8.【答案】C

【解析】C项属于科技领域的问题，并非伦理问题。故选C。

9.【答案】E

【解析】基因诊疗的伦理原则有四项：尊重患者、知情同意、有益于患者、保守秘密。故选E。

10.【答案】B

【解析】目前，关于人类胚胎干细胞研究和应用中道德争议的焦点问题包括：胚胎的道德地位，即胚胎是否是人；患者、医生、研究者三者之间利益冲突等。故选B。

11.【答案】A

【解析】中国政府的态度禁止生殖性克隆人，原则是不赞成、不允许、不支持、不接受任何生殖性克隆人的实验，但不反对治疗性克隆。故选A。

12.【答案】C

【解析】人类胚胎干细胞研究和应用的伦理准则包括：尊重、知情同意、安全有效、防止商品化。故选C。

【B_1型题】

13.【答案】A

【解析】知情同意原则：医务人员对要求实施辅助生殖技术符合适应证的夫妇，须让其了解实施该技术的程序、成功的可能性和风险以及接受随访的必要性等事宜，并签署知情同意书。医务人员对捐赠精子、卵子、胚胎者，须告知其有关权利和义务，包括捐赠是无偿的、健康检查的必要性以及不能追问受者与出生后代的住处信息等情况，并签署知情同意书。故选A。

14.【答案】C

【解析】维护社会公德原则：医务人员不得对单身妇女实施辅助生殖技术。医务人员不得实施非医学需要的性别选择。医务人员不得实施代孕技术。一个供精者的精子最多只能提供给5名妇女受孕。故选C。

15.【答案】D

【解析】严防商品化原则：医疗机构和医务人员对要求实施辅助生殖技术的夫妇，要严格掌握适应证，不能受经济利益驱动而应用于有可能自然生殖的夫妇。供精、供卵、供胚胎应以捐赠助人为目的，禁止买卖。故选D。

第九章　医务人员医学伦理素质的养成

【A_1型题】

1.【答案】D

【解析】医德评价的方式是多种多样的，总括起来说主要有三种，即社会舆论、传统习俗和内心信念。故选D。

2.【答案】C

【解析】医德修养是指医务人员按照社会所倡导的医德理念及其规范，在医德实践中进行自我教育、自我评价、自我锻炼和自我陶冶的过程及其所达到的医德境界。故选C。

3.【答案】B

【解析】医德修养具有重要意义：医德修养有助于医德教育的深化（医德教育发挥作用的基础，医德教育深化的条件）；它是形成医德品质的内在根据；它有助于形成良好的医德医风。故选B。

4.【答案】E

【解析】医德修养是指医务人员按照社会所倡导的医德理念及其规范，在医德实践中进行自我教育、自我评价、自我锻炼和自我陶冶的过程及其所达到的医德境界。故选E。

5.【答案】B

【解析】在医学实践中进行医德修养，是医德修养最根本的途径、最重要的方法。故选B。

6.【答案】C

【解析】医德评价的主体上可分两种：社会评价和自我评价。社会评价是指患者和社会其他成员对医务人员、医疗卫生保健单位的行为和活动的道德评价；自我评价是医务人员自身对其医疗卫生保健行为和活动的道德评价。故选C。

7.【答案】A

【解析】医德评价是医务人员行为、医疗卫生保健单位活动的监视器和调节器；维护医德原则、规范和准则的重要保障；使医德原则、规范和准则转化为医务人员行为和医疗卫生保健单位活动的中介和桥梁。故选A。

8.【答案】B

【解析】医学道德评价的首要标准是：是否有利于患者疾病的缓解和康复，故选B。

9.【答案】B

【解析】医德评价应坚持动机与效果、目的与手段的辩证统一论，防止片面的动机论或效果论、目的论或手段论。故选 B。

10.【答案】A

11.【答案】C

【解析】医德评价有三种评价方式：社会舆论、传统习俗和内心信念。社会舆论和传统习俗是社会评价方式，是一种客观评价力量；内心信念是一种自我评价方式，是一种主观评价力量。故选 C。

12.【答案】A

【解析】医德评价的三种评价方式相辅相成、相互补充，起到了全方位、多角度的评判、裁决作用；同时，它们相互作用、相互影响，即医务人员内心信念的评价离不开社会舆论和传统习俗，对个体而言，社会舆论和传统习俗的评价作用的发挥也必须通过医务人员的内心信念来实现。故选 A。

13.【答案】E

【解析】整个社会、某一社会群体，以社会所倡导的医德规范体系作为标准，对医德行为，尤其是有普遍影响的医德事件和现象，在一定范围内公开进行评价，形成带有明确倾向的共同看法，从而对医德现实和医德建设施加有力的影响，这就是具有权威性医德评价的社会舆论。社会舆论包括正式社会舆论和非正式社会舆论，后者即所谓街谈巷议，是在小范围内自发形成的。正式社会舆论在医德评价中最具权威性，非正式社会舆论的直接影响力也不容忽视。本题中 E 项“具有深刻性”是指内心信念，不属于社会舆论的特点。故选 E。

14.【答案】C

【解析】选择医疗手段需要遵循的原则：①有效性原则。②优化性原则。③一致性原则。④社会性原则。故选 C。

15.【答案】B

【解析】中国医学伦理学界对最优化原则有狭义与广义两种理解和界定。狭义最优化原则把视野严格限定在生物医学模式内，其要求为：①尽最大努力争取最佳疗效，即医师体现出自己最高的综合素质，选择实施临床证明为最佳的诊治手段并达到当时当地医学实际发展的最高水平。②尽最大努力确保诊疗安全无害，即以科学的损伤观为指导，千方百计杜绝责任性伤害，防范意外伤害，控制必然性伤害。③尽最大努力减轻患者身心痛苦，即对一般患者应在确保诊断和同样疗效的前提下，精心选择运用痛苦最轻的诊治手段；而对晚期癌症等特殊患者，减轻或消除疼痛往往放在第一位考虑。④尽最大努力降低诊疗费用，即在确保诊治需要和效果的前提下，选择资源消耗少、患者经济负担轻的诊治手段，做到“少花钱看好病”。故选 B。

第十一篇　卫生法规

第一章　卫生法基础知识

【A₁型题】

1.【答案】E

【解析】按照卫生关系的不同主体、客体和权利义务内容，将调整卫生关系的法律规范进行分类，大致可以划分为以下几个部分：公共卫生法、医疗法、药事法、中医药法和医疗保障法等。它们共同构成卫生法体系。

2.【答案】A

3.【答案】E

4.【答案】D

5.【答案】E

第二章　传染病防治法

【A₁型题】

1.【答案】B

2.【答案】E

【解析】设区的市和县级疾病预防控制机构负责传染病预防控制规划、方案的落实，组织实施免疫、消毒、控制病媒生物的危害，普及传染病防治知识，负责本地区疫情和突发公共卫生事件监测、报告，开展流行病学调查和常见病原微生物检测。故选E。

3.【答案】C

【解析】医疗机构必须严格执行国务院卫生行政部门规定的管理制度、操作规范，防止传染病的医源性感染和医院感染。医疗机构应当确定专门的部门或者人员，承担传染病疫情报告、本单位的传染病预防、控制以及责任区域内的传染病预防工作；承担医疗活动中与医院感染有关的危险因素监测、安全防护、消毒、隔离和医疗废物处置工作。拒绝隔离治疗或者隔离期未满擅自脱离隔离治疗的，可以由公安机关协助医疗机构采取强制隔离治疗措施。故选C。

4.【答案】B

5.【答案】A

6.【答案】B

7.【答案】C

8.【答案】D

9.【答案】B

10.【答案】E

【解析】国家和社会应当关心、帮助传染病患者、病原携带者和疑似传染病患者，使其得到及时救治。任何单位和个人不得歧视传染病患者、病原携带者和疑似传染病患者。传染病患者、病原携带者和疑似传染病患者，在治愈前或者在排除传染病嫌疑前，不得从事法律、行政法规和国务院卫生行政部门规定禁止从事的易使该传染病扩散的工作。

11.【答案】E

12.【答案】D

13.【答案】B

【解析】乙类传染病（26种）是指：传染性非典型肺炎（严重急性呼吸综合征）、艾滋病、病毒性肝炎、脊髓灰质炎、人感染高致病性禽流感、麻疹、流行性出血热、狂犬病、流行性乙型脑炎、登革热、炭疽、细菌性和阿米巴性痢疾、肺结核、伤寒和副伤寒、流行性脑脊髓膜炎、百日咳、白喉、新生儿破伤风、猩红热、布鲁氏菌病、淋病、梅毒、钩端螺旋体病、血吸虫病、疟疾、人感染H7N9禽流感。故选B。

14.【答案】C

【解析】医疗机构应当对传染病患者或者疑似传染病患者提供医疗救护、现场救援和接诊治疗，书写病历记录以及其他有关资料，并妥善保管。医疗机构应当实行传染病预检、分诊制度；对传染病患者、疑似传染病患者，应当引导至相对隔离的分诊点进行初诊。医疗机构不具备相应救治能力的，应当将患者及其病历记录复印件一并转至具备相应救治能力的医疗机构。故选C。

15.【答案】C

【解析】国家实行有计划的预防接种制度。国务院卫生行政部门和省、自治区、直辖市人民政府卫生行政部门，根据传染病预防、控制的需要，制定传染病预防接种规划并组织实施。用于预防接种的疫苗必须符合国家质量标准。故选C。

16.【答案】D

【解析】依法给予降级、撤职、开除的处分，并可以依法吊销有关责任人员的执业证书；构成犯罪的，依法追究刑事责任。故选D。

17.【答案】E

18.【答案】C

19.【答案】A

【解析】国家建立传染病预警制度。故选 A。

20.【答案】C

21.【答案】A

22.【答案】C

23.【答案】B

24.【答案】E

25.【答案】D

26.【答案】D

【解析】实施传染病预防控制规划、计划和方案；收集、分析和报告传染病监测信息，预测传染病的发生、流行趋势；开展对传染病疫情和突发公共卫生事件的流行病学调查、现场处理及其效果评价；开展传染病实验室检测、诊断、病原学鉴定；实施免疫规划，负责预防性生物制品的使用管理；开展健康教育、咨询，普及传染病防治知识；指导、培训下级疾病预防控制机构及其工作人员开展传染病监测工作；开展传染病防治应用性研究和卫生评价，提供技术咨询。对医疗机构内传染病预防工作进行指导、考核，开展流行病学调查。故选 D。

27.【答案】A

28.【答案】A

【解析】丙类传染病（11 种）是指：流行性感冒（含甲型 H1N1 流感）、流行性腮腺炎、风疹、急性出血性结膜炎、麻风病、流行性和地方性斑疹伤寒、黑热病、包虫病、丝虫病，除霍乱、细菌性和阿米巴性痢疾、伤寒和副伤寒以外的感染性腹泻病、手足口病。故选 A。

【A_2 型题】

29.【答案】C

30.【答案】A

31.【答案】A

32.【答案】A

【B_1 型题】

33.【答案】A

【解析】甲类传染病（2 种）是指鼠疫、霍乱。故选 A。

34.【答案】B

35.【答案】E

36.【答案】B

第三章 职业病防治法

【A_1 型题】

1.【答案】C

2.【答案】A

3.【答案】D

4.【答案】A

5.【答案】C

6.【答案】E

7.【答案】D

8.【答案】E

9.【答案】C

10.【答案】C

11.【答案】A

12.【答案】E

13.【答案】E

14.【答案】E

15.【答案】E

16.【答案】B

17.【答案】E

18.【答案】C

19.【答案】B

20.【答案】A

【B_1 型题】

21.【答案】A

22.【答案】B

23.【答案】E

24.【答案】A

25.【答案】B

26.【答案】D

第四章 突发公共卫生事件应急条例

【A_1 型题】

1.【答案】B

2.【答案】A

【解析】发生或者可能发生传染病暴发、流行的；发生或者发现不明原因的群体性疾病的；发生传染病菌种、毒种丢失的；发生或者可能发生重大食物和职业中毒事件的。故选 A。

3.【答案】C

4.【答案】D

5.【答案】B

6.【答案】E

7.【答案】C

8.【答案】D

【A_2 型题】

9.【答案】A

10.【答案】B

【A_3/A_4 型题】

11.【答案】B

12.【答案】B

13.【答案】E

【解析】县级人民政府应当在接到报告后 2 小时内向设区的市级人民政府或者上一级人民政府报告；设区的市级人民政府应当在接到报告后 2 小时内向省、自治区、直辖市人民政府报告。县级以上地方人民政府卫生行政主管部门应当对突发事件现场等采取控制措施，宣传突发事件防治知识，及时对易受感染的人群和其他易受损害的人群采取应急接种、预防性投药、群体防护等措施。故选 E。

【B₁型题】

14.【答案】A

15.【答案】B

16.【答案】E

第五章 疫苗流通和预防接种管理条例

【A₁型题】

1.【答案】D

2.【答案】D

3.【答案】B

4.【答案】C

5.【答案】C

6.【答案】A

7.【答案】A

8.【答案】B

9.【答案】A

10.【答案】C

11.【答案】A

【解析】医疗卫生人员在实施接种前，应当告知受种者或者其监护人所接种疫苗的品种、作用、禁忌、不良反应以及注意事项，询问受种者的健康状况以及是否有接种禁忌等情况，并如实记录告知和询问情况。受种者或者其监护人应当了解预防接种的相关知识，并如实提供受种者的健康状况和接种禁忌等情况。

医疗卫生人员应当对符合接种条件的受种者实施接种，并依照国务院卫生主管部门的规定，填写并保存接种记录。

对于因有接种禁忌而不能接种的受种者，医疗卫生人员应当对受种者或者其监护人提出医学建议。故选A。

12.【答案】E

13.【答案】B

14.【答案】B

15.【答案】E

16.【答案】B

17.【答案】E

18.【答案】C

19.【答案】B

20.【答案】B

21.【答案】B

22.【答案】B

【解析】接种单位应当承担责任区域内的预防接种工作，并接受所在地的县级疾病预防控制机构的技术指导。故选B。

23.【答案】D

【解析】第一类疫苗，是指政府免费向公民提供，公民应当依照政府的规定受种的疫苗，包括国家免疫规划确定的疫苗，省、自治区、直辖市人民政府在执行国家免疫规划时增加的疫苗，以及县级以上人民政府或者其卫生主管部门组织的应急接种或者群体性预防接种所使用的疫苗。故选D。

24.【答案】B

25.【答案】A

【解析】药品批发企业依照《疫苗流通和预防接种管理条例》条例的规定经批准后可以经营疫苗。药品零售企业不得从事疫苗经营活动。故选A。

26.【答案】D

【解析】国家对儿童实行预防接种证制度。在儿童出生后1个月内，其监护人应当到儿童居住地承担预防接种工作的接种单位为其办理预防接种证。接种单位对儿童实施接种时，应当查验预防接种证，并做好记录。儿童离开原居住地期间，由现居住地承担预防接种工作的接种单位负责对其实施接种。预防接种证的格式由省、自治区、直辖市人民政府卫生主管部门制定。故选D。

27.【答案】A

28.【答案】D

29.【答案】B

【解析】疫苗生产企业、疫苗批发企业在销售疫苗时，应当提供由药品检验机构依法签发的生物制品每批检验合格或者审核批准证明复印件，并加盖企业印章；疫苗批发企业经营进口疫苗的，还应当提供进口药品通关单复印件，并加盖企业印章。

疾病预防控制机构、接种单位在接收或者购进疫苗时，应当向疫苗生产企业、疫苗批发企业索取前款规定的证明文件，并保存至超过疫苗有效期2年备查。故选B。

30.【答案】E

31.【答案】A

第六章 艾滋病防治条例

【A₁型题】

1.【答案】E

【解析】艾滋病防治工作坚持预防为主、防治结合的方针，建立政府组织领导、部门各负其责、全社会共同参与的机制，加强宣传教育，采取行为干预和关怀救助等措施，实行综合防治。

2.【答案】E

3.【答案】B

【解析】任何单位和个人不得

歧视人类免疫缺陷病毒感染者、艾滋病患者及其家属。人类免疫缺陷病毒感染者、艾滋病患者及其家属享有的婚姻、就业、就医、入学等合法权益受法律保护。没有关于是否歧视疑似患者的规定。故选B。

4.【答案】C

【解析】行为干预措施包括：针对经注射吸毒传播艾滋病的美沙酮维持治疗等措施；针对经性传播艾滋病的安全套推广使用措施，以及规范、方便的性病诊疗措施；针对母婴传播艾滋病的抗病毒药物预防和人工代乳品喂养等措施；早期发现感染者和有助于危险行为改变的自愿咨询检测措施；健康教育措施；提高个人规范意识以及减少危险行为的针对性同伴教育措施。故选C。

5.【答案】E

6.【答案】A

7.【答案】B

8.【答案】A

9.【答案】B

10.【答案】C

11.【答案】D

12.【答案】D

13.【答案】C

14.【答案】D

15.【答案】C

【A_2型题】

16.【答案】A

17.【答案】B

【A_3/A_4型题】

18.【答案】E

19.【答案】A

【B_1型题】

20.【答案】B

21.【答案】D

22.【答案】A

第七章　母婴保健法及其实施办法

【A_1型题】

1.【答案】B

【解析】以保健为中心，以保障生殖健康为目的，实行保健和临床相结合，面向群体、面向基层和预防为主的方针。故选B。

2.【答案】D

【解析】有关母婴保健的科普宣传、教育和咨询；婚前医学检查；产前诊断和遗传病诊断；助产技术；实施医学上需要的节育手术；新生儿疾病筛查；有关生育、节育、不育的其他生殖保健服务。故选D。

3.【答案】B

4.【答案】D

5.【答案】E

6.【答案】B

7.【答案】E

【解析】母婴保健医学技术鉴定委员会分为省、市、县三级。县级母婴保健医学技术鉴定委员会成员应当具有主治医师以上专业技术职务；设区的市级和省级母婴保健医学技术鉴定委员会成员应当具有副主任医师以上专业技术职务。故选E。

8.【答案】D

9.【答案】C

10.【答案】E

【A_2型题】

11.【答案】D

12.【答案】A

【B_1型题】

13.【答案】A

【解析】婚前医学检查证明应当列明是否发现下列疾病：在传染期内的指定传染病；在发病期内的有关精神病；不宜生育的严重遗传性疾病；医学上认为不宜结婚的其他疾病。故选A。

14.【答案】D

15.【答案】E

【解析】医师应当对其进行产前诊断：羊水过多或者过少的；胎儿发育异常或者胎儿有可疑畸形的；孕早期接触过可能导致胎儿先天缺陷的物质的；有遗传病家族史或者曾经分娩过先天性严重缺陷婴儿的；初产妇年龄超过35周岁的。故选E。

第八章　献　血　法

【A_1型题】

1.【答案】D

2.【答案】D

3.【答案】D

4.【答案】E

5.【答案】C

6.【答案】B

7.【答案】B

【解析】由县级以上地方人民政府卫生行政部门责令改正；给患者健康造成损害的，应当依法赔偿，对直接负责的主管人员和其他直接责任人员，依法给予行政处分。构成犯罪的，依法追究刑事责任。故选 B。

【A_2 型题】

8.【答案】A

9.【答案】D

【解析】国家提倡 18~55 周岁的健康公民自愿献血。两次采集间隔不少于 6 个月。所以刘某还能献 10 次血。故选 D。

10.【答案】A

11.【答案】A

【解析】无偿献血的血液必须用于临床，不得买卖。血站、医疗机构不得将无偿献血的血液出售给采血浆站或者血液制品生产单位。故选 A。

【B_1 型题】

12.【答案】B

13.【答案】C

14.【答案】E

第九章 执业医师法

【A_1 型题】

1.【答案】B

2.【答案】E

3.【答案】B

4.【答案】C

【解析】易混淆权利和义务。其他均为义务。权利为：①在注册的执业范围内，进行医学诊查、疾病调查、医学处置、出具相应的医学证明文件，选择合理的医疗、预防、保健方案。②按照国务院卫生行政部门规定的标准，获得与本人执业活动相当的医疗设备基本条件。③从事医学研究、学术交流，参加专业学术团体。④参加专业培训，接受继续医学教育。⑤在执业活动中，人格尊严、人身安全不受侵犯。⑥获取工资报酬和津贴，享受国家规定的福利待遇。故选 C。

5.【答案】C

6.【答案】C

7.【答案】C

8.【答案】E

9.【答案】C

【解析】不予注册主要有 3 种情形：不具有完全民事行为能力；因受刑事处罚，自刑罚执行完毕之日起至申请注册之日止不满 2 年的；受吊销医师执业证书行政处罚，自处罚决定之日起至申请注册之日止不满 2 年的。记忆时，记住处罚都是有一个 2 年内的时效。故选 C。

10.【答案】C

11.【答案】C

12.【答案】E

【解析】应予注销情形易混淆，细节要记牢。死亡或者被宣告失踪的；受刑事处罚的；受（吊销医师执业证书）行政处罚的；依照本法第三十一条规定暂停执业活动期满，再次考核仍不合格的；中止医师执业活动满二年的。故选 E。

13.【答案】B

14.【答案】D

15.【答案】E

16.【答案】C

17.【答案】E

18.【答案】C

19.【答案】C

【解析】易混淆于第 10 题，卫生行政部门对不符合条件不予注册的，应当自收到申请之日起三十日内书面通知申请人，并说明理由。本题是申请人有异议的，可以自收到通知之日起十五日内，依法申请复议或者向人民法院提起诉讼。故选 C。

20.【答案】E

21.【答案】A

22.【答案】B

【A_2 型题】

23.【答案】C

【解析】可以参加执业医师资格考试的正常情况是，需要具有高等学校医学专业本科、专科学历、中等专业学校医学专业学历。而无上过任何医学专业学校的，只有以师承方式学习传统医学满三年或者经多年实践医术确有专长的。故选 C。

24.【答案】A

25.【答案】E

【解析】因受刑事处罚，自刑罚执行完毕之日起至申请注册之日止不满二年的，不予注册。

26.【答案】C

27.【答案】D

28.【答案】B

【A_3/A_4 型题】

29.【答案】E

30.【答案】D

31.【答案】C

32.【答案】A

【B_1 型题】

33.【答案】C

34.【答案】D

35.【答案】E

36.【答案】A

【解析】医师执业共七项权利：在注册的执业范围内，进行医学诊查、疾病调查、医学处置、出具相应的医学证明文件，选择合理的医疗、预防、保健方案；按照国务院卫生行政部门规定的标准，获得与本人执业活动相当的医疗设备基本条件；从事医学研究、学术交流，参加专业学术团体；参加专业培训，接受继续医学教育；在执业活动中，人格尊严、人身安全不受侵犯；获取工资报酬和津贴，享受国家规定的福利待遇；对所在机构的医疗、预防、保健工作和卫生行政部门的工作提出意见和建议，依法参与所在机构的民主管理。故选 A。

37.【答案】D

【解析】医师执业共五项义务：遵守法律、法规，遵守技术操作规范；树立敬业精神，遵守职业道德，履行医师职责，尽职尽责为患者服务；关心、爱护、尊重患者，保护患者的隐私；努力钻研业务，更新知识，提高专业技术水平；宣传卫生保健知识，对患者进行健康教育。故选 D。

38.【答案】C

第十章 侵权责任法（医疗损害责任）

【A₁ 型题】

1.【答案】E

【解析】行为人因过错侵害他人民事权益，应当承担侵权责任。根据法律规定推定行为人有过错，行为人不能证明自己没有过错的，应当承担侵权责任。患者在诊疗活动中受到损害，医疗机构及其医务人员有过错的，由医疗机构承担赔偿责任。故选 E。

2.【答案】E

【解析】患者有损害，因下列情形之一的，推定医疗机构有过错：违反法律、行政法规、规章以及其他有关诊疗规范的规定。隐匿或者拒绝提供与纠纷有关的病历资料。伪造、篡改或者销毁病历资料。故选 E。

3.【答案】D

【解析】患者有损害，因下列情形之一的，医疗机构不承担赔偿责任：患者或者其近亲属不配合医疗机构进行符合诊疗规范的诊疗。医务人员在抢救生命垂危的患者等紧急情况下已经尽到合理诊疗义务。限于当时的医疗水平难以诊疗。故选 D。

4.【答案】C

【解析】医疗机构及其医务人员应当对患者的隐私保密。泄露患者隐私或者未经患者同意公开其病历资料，造成患者损害的，应当承担侵权责任。故选 C。

5.【答案】E

6.【答案】E

【解析】医疗机构及其医务人员应当按照规定填写并妥善保管住院志、医嘱单、检验报告、手术及麻醉记录、病理资料、护理记录、医疗费用等病历资料。

第十一章 精神卫生法

【A₁ 型题】

1.【答案】B

【解析】精神卫生工作实行预防为主的方针，坚持预防、治疗和康复相结合的原则。故选 B。

2.【答案】C

【解析】①精神障碍患者的人格尊严、人身和财产安全不受侵犯。②精神障碍患者的教育、劳动、医疗以及从国家和社会获得物质帮助等方面的合法权益受法律保护。③有关单位和个人应当对精神障碍患者的姓名、肖像、住址、工作单位、病历资料以及其他可能推断出其身份的信息予以保密；但是，依法履行职责需要公开的除外。故选 C。

3.【答案】A

【解析】有与从事的精神障碍诊断、治疗相适应的精神科执业医师、护士；有满足开展精神障碍诊断、治疗需要的设施和设备；有完善的精神障碍诊断、治疗管理制度和质量监控制度。从事精神障碍诊断、治疗的专科医疗机构还应当配备从事心理治疗的人员。故选 A。

4.【答案】E

【解析】精神障碍的诊断、治疗，应当遵循维护患者合法权益、尊重患者人格尊严的原则，保障患者在现有条件下获得良好的精神卫生服务。精神障碍分类、诊断标准和治疗规范，由国务院卫生行政部门组织制定。故选 E。

5.【答案】B

【解析】①除个人自行到医疗机构进行精神障碍诊断外，疑似精神障碍患者的近亲属可以将其送往医疗机构进行精神障碍诊断。对查找不到近亲属的流浪乞讨疑似精神障碍患者，由当地民政等有关部门按照职责分工，帮助送往医疗机构进行精神障碍诊断。②疑似精神障碍患者发生伤害自身、危害他人安全的行为，或者有伤害自身、危害他人安全的危险的，其近亲属、所在单位、当地公安机关应当立即采取措施予以制止，并将其送往医疗机构进行精神障碍诊断。③医疗机构接到送诊的疑似精神障碍患者，不得拒绝为其作出诊断。故选 B。

6.【答案】E

【解析】医疗机构及其医务人员应当在病历资料中如实记录精神障碍患者的病情、治疗措施、用药情况、实施约束、隔离措施等内容，并如实告知患者或者其监护人。患者及其监护人可以查阅、复制病历资料；但是，患者查阅、复制病历资料可能对其治疗产生不利影响的除外。病历资料保存期限不得少于30年。

7.【答案】D

【解析】不符合本法规定条件的医疗机构擅自从事精神障碍诊断、治疗的，由县级以上人民政府卫生行政部门责令停止相关诊疗活动，给予警告，并处5000元以上10000元以下罚款，有违法所得的，没收违法所得；对直接负责的主管人员和其他直接责任人员依法给予或者责令给予降低岗位等级或者撤职、开除的处分；对有关医务人员，吊销其执业证书。故选D。

8.【答案】E

第十二章　医疗机构管理条例及其实施细则

【A_1型题】

1.【答案】D

2.【答案】B

3.【答案】C

4.【答案】A

【解析】处罚有：警告、责令其改正，并可以根据情节处以3000元以下的罚款；情节严重的，吊销其《医疗机构执业许可证》。

5.【答案】A

【解析】责令其停止执业活动，没收非法所得和药品、器械，并处以三千元以下的罚款；有下列情形之一的，责令其停止执业活动，没收非法所得的药品、器械，处以三千元以上一万元以下的罚款：因擅自执业曾受过卫生行政部门处罚，擅自执业的人员为非卫生技术专业人员，擅自执业时间在三个月以上，给患者造成伤害，使用假药、劣药蒙骗患者，以行医为名骗取患者钱物，省、自治区、直辖市卫生行政部门规定的其他情形。故选A。

6.【答案】C

7.【答案】C

8.【答案】A

9.【答案】C

10.【答案】E

【解析】未经医师（士）亲自诊查患者，医疗机构不得出具疾病诊断书、健康证明书或者死亡证明书等证明文件；未经医师（士）、助产人员亲自接产，医疗机构不得出具出生证明书或者死产报告书。故选E。

11.【答案】D

【B_1型题】

12.【答案】A

13.【答案】B

14.【答案】C

15.【答案】A

16.【答案】B

17.【答案】C

第十三章　医疗事故处理条例

【A_1型题】

1.【答案】D

2.【答案】D

【解析】收到鉴定书后的工作：对参加鉴定的人员资格和专业类别、鉴定程序进行审核；必要时，可以组织调查，听取医疗事故争议双方当事人的意见。

3.【答案】D

【解析】医疗机构及其医务人员在医疗活动中，违反医疗卫生管理法律、行政法规、部门规章和诊疗护理规范、常规，过失造成患者人身损害的事故。故选D。

4.【答案】D

【解析】一级医疗事故：造成患者死亡、重度残疾的；二级医疗事故：造成患者中度残疾、器官组织损伤导致严重功能障碍的；三级医疗事故：造成患者轻度残疾、器官组织损伤导致一般功能障碍的；四级医疗事故：造成患者明显人身损害的其他后果的。

5.【答案】C

6.【答案】B

7.【答案】B

【解析】发生医疗事故争议时，死亡病例讨论记录、疑难病例讨论记录、上级医师查房记录、会诊意见、病程记录应当在医患双方在场的情况下封存和启封。封存的病历资料可以是复印件，由医疗机构保管。故选B。

8.【答案】E

9.【答案】C

10.【答案】B

11.【答案】B

12.【答案】C

13.【答案】C

【解析】发生下列重大医疗过失行为的，医疗机构应当在12小时内向所在地卫生行政部门报告：导致患者死亡或者可能为二级以上的医疗事故；导致3人以上人身损害后果。故选C。

14.【答案】A

15.【答案】A

16.【答案】C

17.【答案】C

【A_2型题】

18.【答案】C

19.【答案】D

20.【答案】D

【B₁型题】

21.【答案】B

22.【答案】C

23.【答案】E

24.【答案】B

25.【答案】D

第十四章　人体器官移植条例

【A₁型题】

1.【答案】D

2.【答案】D

3.【答案】E

4.【答案】E

【解析】捐献人体器官的公民应当具有完全民事行为能力。公民捐献其人体器官应当有书面形式的捐献意愿，对已经表示捐献其人体器官的意愿，有权予以撤销。

公民生前表示不同意捐献其人体器官的，任何组织或者个人不得捐献、摘取该公民的人体器官；公民生前未表示不同意捐献其人体器官的，该公民死亡后，其配偶、成年子女、父母可以以书面形式共同表示同意捐献该公民人体器官的意愿。故选E。

5.【答案】E

6.【答案】E

【解析】活体器官的接受人限于活体器官捐献人的配偶、直系血亲或者三代以内旁系血亲，或者有证据证明与活体器官捐献人存在因帮扶等形成亲情关系的人员。故选E。

7.【答案】A

8.【答案】D

【解析】医疗机构从事人体器官移植，应当依照《医疗机构管理条例》的规定，向所在地省、自治区、直辖市人民政府卫生主管部门申请办理人体器官移植诊疗科目登记。

有与从事人体器官移植相适应的执业医师和其他医务人员；有满足人体器官移植所需要的设备、设施；有由医学、法学、伦理学等方面专家组成的人体器官移植技术临床应用与伦理委员会，该委员会中从事人体器官移植的医学专家不超过委员人数的1/4；有完善的人体器官移植质量监控等管理制度。故选D。

9.【答案】E

【解析】经2/3以上委员同意，人体器官移植技术临床应用与伦理委员会方可出具同意摘取人体器官的书面意见。故选E。

10.【答案】D

【解析】向活体器官捐献人说明器官摘取手术的风险、术后注意事项、可能发生的并发症及其预防措施等，并与活体器官捐献人签署知情同意书；查验活体器官捐献人同意捐献其器官的书面意愿、活体器官捐献人与接受人存在按条例规定关系的证明材料；确认除摘取器官产生的直接后果外不会损害活体器官捐献人其他正常的生理功能。

从事人体器官移植的医疗机构应当保存活体器官捐献人的医学资料，并进行随访。故选D。

11.【答案】E

【解析】摘取尸体器官，应当在依法判定尸体器官捐献人死亡后进行。从事人体器官移植的医务人员不得参与捐献人的死亡判定。

从事人体器官移植的医疗机构及其医务人员应当尊重死者的尊严；对摘取器官完毕的尸体，应当进行符合伦理原则的医学处理，除用于移植的器官以外，应当恢复尸体原貌。故选E。

12.【答案】E

【解析】医疗机构未定期将实施人体器官移植的情况向所在地省、自治区、直辖市人民政府卫生主管部门报告的，由所在地省、自治区、直辖市人民政府卫生主管部门责令限期改正；逾期不改正的，对负有责任的主管人员和其他直接责任人员依法给予处分。故选E。

13.【答案】D

第十五章　放射诊疗管理规定

【A₁型题】

1.【答案】B

【解析】分为放射治疗、核医学、介入放射学、X射线影像诊断。故选B。

2.【答案】D

【解析】具有经核准登记的医学影像科诊疗科目；具有符合国家相关标准和规定的放射诊疗场所和配套设施；具有质量控制与安全防护专（兼）职管理人员和管理制度，并配备必要的防护用品和监测仪器；产生放射性废气、废液、固体废物的，具有确保放射性废气、废物、固体废物达标排放的处理能力或者可行的处理方案；具有放射事件应急处理预案。故选D。

3.【答案】E

【解析】放射治疗场所应当按照相应标准设置多重安全联锁系统、剂量监测系统、影像监控、对讲装置和固定式剂量监测报警装置；配备放疗剂量仪、剂量扫描装置和个人剂量报警仪；开展核医学工作的，设有专门的放射性同位素分装、注射、储存场所，放射性废物屏蔽设备和存放场所；配备活度计、放射性表面污染监测仪；介入放射学与其他X射线影像诊断工作场所应当配备工作人员防护用品和受检者个人防护用品。故选E。

4.【答案】E

【解析】装有放射性同位素和放射性废物的设备、容器，设有电离辐射标志；放射性同位素和放射性废物储存场所，设有电离辐射警告标志及必要的文字说明；放射诊疗工作场所的入口处，设有电离辐射警告标志；放射诊疗工作场所应当按照有关标准的要求分为控制区、监督区，在控制区进出口及其他适当位置，设有电离辐射警告标志和工作指示灯。

5.【答案】D

6.【答案】A

7.【答案】D

【解析】医疗机构应当定期对放射诊疗工作场所、放射性同位素储存场所和防护设施进行放射防护检测，保证辐射水平符合有关规定或者标准。放射性同位素不得与易燃、易爆、腐蚀性物品同库储存；储存场所应当采取有效的防泄漏等措施，并安装必要的报警装置。放射性同位素储存场所应当有专人负责，有完善的存入、领取、归还登记和检查的制度，做到交接严格，检查及时，账目清楚，账物相符，记录资料完整。故选D。

8.【答案】E

9.【答案】D

10.【答案】C

【解析】严格执行检查资料的登记、保存、提取和借阅制度，不得因资料管理、受检者转诊等原因使受检者接受不必要的重复照射；不得将核素显像检查和X射线胸部检查列入对婴幼儿及少年儿童体检的常规检查项目；对育龄妇女腹部或骨盆进行核素显像检查或X射线检查前，应问明是否妊娠；非特殊需要，对受孕后8~15周的育龄妇女，不得进行下腹部放射影像检查；应当尽量以胸部X射线摄影代替胸部荧光透视检查；实施放射性药物给药和X射线照射操作时，应当禁止非受检者进入操作现场；因患者病情需要其他人员陪检时，应当对陪检者采取防护措施。故选C。

11.【答案】B

【解析】对体外远距离放射治疗，放射诊疗工作人员在进入治疗室前，应首先检查操作控制台的源位显示，确认放射线束或放射源处于关闭位时，方可进入；对近距离放射治疗，放射诊疗工作人员应当使用专用工具拿取放射源，不得徒手操作；对接受敷贴治疗的患者采取安全护理，防止放射源被患者带走或丢失；在实施永久性籽粒插植治疗时，放射诊疗工作人员应随时清点所使用的放射性籽粒，防止在操作过程中遗失；放射性籽粒植入后，必须进行医学影像学检查，确认植入部位和放射性籽粒的数量；治疗过程中，治疗现场至少应有2名放射诊疗工作人员，并密切注视治疗装置的显示及患者情况，及时解决治疗中出现的问题；严禁其他无关人员进入治疗场所；放射诊疗工作人员应当严格按照放射治疗操作规范、规程实施照射；不得擅自修改治疗计划；放射诊疗工作人员应当验证治疗计划的执行情况，发现偏离计划现象时，应当及时采取补救措施并向本科室负责人或者本机构负责医疗质量控制的部门报告。故选B。

12.【答案】B

13.【答案】C

14.【答案】D

第十六章　处方管理办法

【A_1型题】

1.【答案】A

2.【答案】B

【解析】卫健委负责全国处方开具、调剂、保管相关工作的监督管理。县级以上地方卫生行政部门负责本行政区域内处方开具、调剂、保管相关工作的监督管理。

3.【答案】D

【解析】患者一般情况、临床诊断填写清晰、完整，并与病历记载相一致。每张处方限于一名患者的用药。字迹清楚，不得涂改；如需修改，应当在修改处签名并注明修改日期。药品名称应当使用规范的中文名称书写，没有中文名称的可以使用规范的英文名称书写；医疗机构或者医师、药师不得自行编制药品缩写名称或者使用代号；书写药品名称、剂量、规格、用法、用量要准确规范，药品用法可用规范的中文、英文、拉丁文或者缩写体书写，但不得使用“遵医嘱”“自用”等含糊不清字句。患者年龄应当填写实足年龄，新生儿、婴幼儿写日、月龄，必要时要注明体重。西药和中成药可以分别开具处方，也可以开具一张处方，中药饮片应当单独开具处方。开具西药、中成药处方，每一种药品应当另起一行，每张处方不得超过5种药品。中药饮片处方的书写，一般应当按照“君、臣、佐、使”的顺序排列；调剂、煎煮的特殊要求注明在药品右上方，并加括号，如布包、先煎、后下等；对饮片的产地、炮制有特殊要求的，应当在药品名称之前写明。药品用法用量应当按照药品说明书规定的常规用法用量使用，特殊情况需要超剂量使用时，应当注明原因并再次签名。除特殊情况外，应当注明临床诊断。开具处方后的空白处划一斜线以示处方完毕。处方医师的签名式样和专用签章应当与院内药学部门留样备查的式样相一致，不得任意改动，否则应当重新登记留样备案。故选D。

4.【答案】D

5.【答案】A

【解析】药品剂量与数量用阿拉伯数字书写。剂量应当使用法定剂量单位：重量以克（g）、毫克（mg）、微克（μg）、纳克（ng）为单位；容量以升（L）、毫升（ml）为单位；国际单位（IU）、单位（U）；中药饮片以克（g）为单位。片剂、丸剂、胶囊剂、颗粒剂分别以片、丸、粒、袋为单位；溶液剂以支、瓶为单位；软膏及乳膏剂以支、盒为单位；注射剂以支、瓶为单位，应当注明含量；中药饮片以剂为单位。故选A。

6.【答案】E

7.【答案】E

【解析】医疗机构应当按照有关规定，对本机构执业医师和药师进行麻醉药品和精神药品使用知识和规范化管理的培训。执业医师经考核合格后取得麻醉药品和第一类精神药品的处方权，药师经考核合格后取得麻醉药品和第一类精神药品调剂资格。医师取得麻醉药品和第一类精神药品处方权后，方可在本机构开具麻醉药品和第一类精神药品处方，但不得为自己开具该类药品处方。药师取得麻醉药品和第一类精神药品调剂资格后，方可在本机构调剂麻醉药品和第一类精神药品。故选E。

8.【答案】B

9.【答案】C

10.【答案】D

11.【答案】B

12.【答案】A

13.【答案】B

【A_2型题】

14.【答案】E

15.【答案】D

16.【答案】D

17.【答案】B

18.【答案】E

【A_3/A_4型题】

19.【答案】E

20.【答案】B

21.【答案】C

【B_1型题】

22.【答案】C

23.【答案】E

24.【答案】A

25.【答案】C

26.【答案】B

27.【答案】A

第十七章　抗菌药物临床应用管理办法

【A_1型题】

1.【答案】B

2.【答案】E

【解析】抗菌药物分级管理目录由各省级卫生行政部门制定，报卫健委备案。故选E。

3.【答案】D

4.【答案】C

5.【答案】C

6.【答案】B

7.【答案】E

【解析】使用量异常增长的抗菌药物；半年内使用量始终居于前列的抗菌药物；经常超适应证、超剂量使用的抗菌药物；企业违规销售的抗菌药物；频繁发生严重不良事件的抗菌药物。故选E。

8.【答案】E

【解析】《中华人民共和国药品管理法》《中华人民共和国医师法》《抗菌药物临床应用管理办法》《处方管理办法》《医疗机构药事管理规定》《抗菌药物临床应用指导原则》《国家基本药物处方集》《国家处方集》和《医院处方点评管理规范（试行）》等相关法律、法规、规章和规范性文件；抗菌药物临床应用及管理制度；常用抗菌药物的药理学特点与注意事项；常见细菌的耐药趋势与控制方法；抗菌药物不良反应的防治。故选E。

9.【答案】D

10.【答案】E

11.【答案】E

【解析】具有初级专业技术职务任职资格的医师，在乡、民族乡、镇、村的医疗机构独立从事一般执业活动的执业助理医师以及乡村医生，可授予非限制使用级抗菌药物处方权。故选E。

12.【答案】C

13.【答案】E

14.【答案】E

【解析】特殊使用级抗菌药物会诊人员由具有抗菌药物临床应用经验的感染性疾病科、呼吸科、重症医学科、微生物检验科、药学部门等具有高级专业技术职务任职资格的医师、药师或具有高级专业技术职务任职资格的抗菌药物专业临床药师担任。故选E。

15.【答案】E

16.【答案】D

17.【答案】C

18.【答案】C

【解析】抗菌药物考核不合格的；限制处方权后，仍出现超常处方且无正当理由的；未按照规定开具抗菌药物处方，造成严重后果的；未按照规定使用抗菌药物，造成严重后果的；开具抗菌药物处方牟取不正当利益的。

19.【答案】D

【B_1型题】

20.【答案】A

21.【答案】B

22.【答案】C

23.【答案】E

第十八章　医疗机构临床用血管理办法

【A_1型题】

1.【答案】D

2.【答案】B

【解析】医疗机构应当加强组织管理，明确岗位职责，健全管理制度。医疗机构法定代表人为临床用血管理第一责任人。

3.【答案】A

【解析】认真贯彻临床用血管理相关法律、法规、规章、技术规范和标准，制订本机构临床用血管理的规章制度并监督实施；评估确定临床用血的重点科室、关键环节和流程；定期监测、分析和评估临床用血情况，开展临床用血质量评价工作，提高临床合理用血水平；分析临床用血不良事件，提出处理和改进措施；指导并推动开展自体输血等血液保护及输血新技术；承担医疗机构交办的有关临床用血的其他任务。故选A。

4.【答案】E

【解析】认真执行临床输血技术规范，严格掌握临床输血适应证，根据患者病情和实验室检测指标，对输血指征进行综合评估，制订输血治疗方案。故选E。

5.【答案】E

【解析】医疗机构应当建立临床用血申请管理制度。①同一患者一天申请备血量少于800ml的，由具有中级以上专业技术职务任职资格的医师提出申请，上级医师核准签发后，方可备血。②同一患者一天申请备血量在800～1600ml的，由具有中级以上专业技术职务任职资格的医师提出申请，经上级医师审核，科室主任核准签发后，方可备血。③同一患者一天申请备血量达到或超过1600ml的，由具有中级以上专业技术职务任职资格的医师提出申请，科室主任核准签发后，报医务部门批准，方可备血。以上第二款、第三款和第四款规定不适用于急救用血。故选E。

6.【答案】E

【解析】医疗机构应当制订应急用血工作预案。为保证应急用血，医疗机构可以临时采集血液，但必须同时符合以下条件：危及患者生命，急需输血；所在地血站无法及时提供血液，且无法及时从其他医疗机构调剂血液，而其他医疗措施不能替代输血治疗；具备开展交叉配血及乙型肝炎病毒表面抗原、丙型肝炎病毒抗体、人类免疫缺陷病毒抗体和梅毒螺旋体抗体的检测能力；遵守采供血相关操作规程和技术标准。医疗机构应当在临时采集血液后10日内将情况报告县级以上人民政府卫生行政部门。故选E。

7.【答案】E

8.【答案】E

【解析】由县级以上人民政府卫生行政部门责令限期改正；逾期不改的，进行通报批评，并予以警告；情节严重或者造成严重后果的，可处3万元以下的罚款，对负有责任的主管人员和其他直接责任人员依法给予处分。

9.【答案】D

【解析】由县级以上人民政府卫生行政部门责令限期改正；逾期不改的，进行通报批评，并予以警告；情节严重或者造成严重后果的，可处3万元以下的罚款，对负有责任的主管人员和其他直接责任人员依法给予处分。

10.【答案】D

第十九章　药品管理法及其实施条例

【A_1型题】

1.【答案】E

2.【答案】B

【解析】国家对麻醉药品、精神药品、医疗用毒性药品、放射性药品，实行特殊管理。故选B。

3.【答案】C

4.【答案】B

5.【答案】A

6.【答案】B

【解析】药品成分的含量不符合国家药品标准的，为劣药。有下列情形之一的药品，按劣药论处：未标明有效期或者更改有效期的；不注明或者更改生产批号的；超过有效期的；直接接触药品的包装材料和容器未经批准的；擅自添加着色剂、防腐剂、香料、矫味剂及辅料的。故选B。

7.【答案】A

8.【答案】A

9.【答案】B

【解析】由卫生行政部门或者本单位给予处分，没收违法所得；对违法行为情节严重的执业医师，由卫生行政部门吊销其执业证书；构成犯罪的，依法追究刑事责任。故选B。

10.【答案】B

【A_2 型题】

11.【答案】C

12.【答案】B

【B_1 型题】

12.【答案】D

14.【答案】A

15.【答案】C

16.【答案】B

第二十章　麻醉药品和精神药品管理条例

【A_1 型题】

1.【答案】B

2.【答案】D

【解析】麻醉药品和精神药品是指列入麻醉药品目录、精神药品目录的药品和其他物质。精神药品分为第一类精神药品和第二类精神药品。故选D。

3.【答案】D

4.【答案】A

5.【答案】A

6.【答案】A

7.【答案】D

8.【答案】C

【A_2 型题】

9.【答案】C

10.【答案】C

11.【答案】A

第二十一章　药品不良反应报告和监测管理办法

【A_1 型题】

1.【答案】B

【解析】为加强药品的上市后监管，规范药品不良反应报告和监测，及时、有效控制药品风险，保障公众用药安全，2011年5月4日卫生部发布了《药品不良反应报告和监测管理办法》，自2011年7月1日起施行。

2.【答案】D

【A_3/A_4 型题】

3.【答案】C

4.【答案】B

第三部分

预防医学综合

第十二篇　预防医学

第一章　绪　　论

【A_1型题】

1.【答案】A

【解析】预防医学特点：①工作对象包括个体及确定的群体，主要着眼于健康和无症状患者。②研究方法上更注重微观和宏观相结合，更侧重于影响健康的因素与人群健康的关系。③采取的对策更具有积极的预防作用，具有较临床医学更大的人群健康效益。所以预防医学研究的重点在群体，个体治疗属于对疾病的临床治疗，A不属于预防范畴。故选A。

2.【答案】E

【解析】预防医学是以预防为主的思想，运用多个学科的理论和方法来探究社会环境和人的行为及生物遗传因素对人群健康和疾病作用的规律，分析这些主要致病因素对人群健康的影响。故选E。

3.【答案】A

【解析】预防医学研究重点为影响健康的因素与人群健康的关系。故选A。

4.【答案】B

【解析】"生态健康"模式为"环境-人群-健康"，强调环境与人群的相互依赖、相互作用和协调发展，并以人群健康为目的。

5.【答案】D

【解析】世界卫生组织1948年提出的关于健康的概念，即"身体、健康和社会适应各方面均处于完好状态，而不只是无病或虚弱"。故选D。

6.【答案】E

【解析】影响健康的因素：环境因素、生活方式及行为因素、生物遗传因素、医疗卫生服务因素。故选E。

7.【答案】A

【解析】第一级预防即病因预防，在疾病（或伤害）尚未发生时针对病因或危险因素采取措施，降低有害暴露的水平，增强个体对抗有害暴露的能力，预防疾病（或伤害）的发生，或至少推迟疾病的发生。而第二级预防是早发现、早诊断、早治疗；第三级预防为临床预防或疾病管理。故选A。

8.【答案】A

【解析】为一级预防，了解疾病的致病因素后使相应的预防措施更具有针对性。故选A。

第二章　医学统计学方法

【A_1型题】

1.【答案】A

【解析】来自同一总体的两样本，抽样误差小的样本均数更接近总体均数。故选A。

2.【答案】B

【解析】秩和检验属于非参数方法，对总体分布没有限制，具有广泛的适用性。非参数检验，统计量的计算基于原数据在整个样本中的次序，而非观察值的具体数值，故凡适合参数检验的资料，应首选参数检验，对不清楚是否适合参数检验、分布不确定的资料，应采用非参数检验。故选B。

3.【答案】A

【解析】单纯随机抽样是系统抽样、整群抽样、分层抽样的基础，主要用于总体不太大的情况。B选项的机械抽样即系统抽样。故选A。

4.【答案】E

【解析】变异系数主要用于量纲不同的变量间，或均数差别较大的变量间变异程度的比较。是变异的大小（S）相对于其平均水平（$\bar{X}$）的百分比，没有单位，消除量纲的影响。故选E。

5.【答案】D

【解析】统计学是一门处理数据中变异性的科学与艺术。故选 D。

6.【答案】C

【解析】若数据 X 服从正态分布，依正态分布的规律计算医学参考值范围。因正态分布变量 X 在区间 $\mu \pm 1.96\sigma$ 上取值的概率为 0.95，双侧医学参考值范围近似估计为 $\bar{X} \pm 1.96S$。故选 C。

7.【答案】B

【解析】方差分析得出的统计量值 $F_{(处理)}$ 大于 0.05 对应的界值，则概率小于 0.05，拒绝原假设，认为各总体均数不全相等。故选 B。

8.【答案】C

【解析】研究对象内部结构是否相同，若不同，则需进行标准化后再作比较。故选 C。

9.【答案】A

【解析】界值 1.96 对应的正态曲线双侧面积为 0.05，则在区间范围内的面积为 0.95。故选 A。

10.【答案】C

【解析】完全随机设计，总变异分解为组间变异与组内变异，组间变异反映了处理因素的影响，同时也包括了随机误差；而组内变异反映随机变异，即随机误差。故选 C。

11.【答案】B

【解析】B 项是样本均数的标准差，即均数的标准误，反映均数抽样误差的大小。故选 B。

12.【答案】D

【解析】卡方检验统计量 $\chi^2 > \chi^2_{(0.05)}$，落在 0.05 对应的界值的右侧，则对应的面积小于 0.05，即 P 值<0.05。故选 D。

13.【答案】A

14.【答案】B

【解析】均数表示集中趋势，标准差表示离散程度。故选 B。

15.【答案】C

【解析】四组等级资料为定性数据，B 与 C 可分析定性数据，而 χ^2 检验只能比较频数分布之间的差别，秩和检验可考虑等级变量信息，推断各等级强度的差别。故选 C。

16.【答案】D

【解析】成组设计（即完全随机设计），总变异分解为组间变异与组内变异，组间变异含处理因素与随机误差；而组内变异反映随机误差；若处理因素无作用，理论上，组间变异与组内变异相等，均为随机误差。故选 D。

17.【答案】C

【解析】当样本量大时，频率接近于概率，取值范围在 0 和 1 之间，概率常用 P 表示。故选 C。

18.【答案】A

【解析】配对设计，秩和检验方法检验差值的总体中位数是否为 0，若零假设成立，则样本差值的正秩和与负秩和应相差不大。故选 A。

19.【答案】B

20.【答案】E

【解析】统计工作步骤：统计设计；收集资料；整理资料；分析资料。故选 E。

21.【答案】D

【解析】由于生物固有的个体变异的存在，从某一总体中随机抽取一个样本，所得样本统计量与相应的总体参数不同，即抽样误差。故选 D。

22.【答案】D

【解析】个体之间存在差异，抽样就不可避免产生抽样误差，样本之间的差异，是本质上的差异还是纯抽样误差，需进行假设检验。故选 D。

23.【答案】C

【解析】成组设计两样本比较的秩和检验，将两组数据由小到大统一编秩，遇相同数值在同一组内，顺次编秩；当相同数值出现在不同组时，则必须求平均秩次。故选 C。

24.【答案】C

【解析】直线回归前，先通过绘制散点图，观察散点的分布形态是否有直线趋势，来判断线性关系是否成立。故选 C。

25.【答案】E

【解析】两个独立样本的比较，服从正态分布，用 t 检验，分子为两样本均数之差，分母是样本均数之差的标准差，统计量实为用标准差度量的均数之差。故选 E。

26.【答案】B

【解析】随机区组设计的方差分析，将总变异分解成处理的变异、区组变异和随机误差；而析因设计能分析因素的单独效应、主效应和因素间的交互效应。故选 B。

27.【答案】D

【解析】将出生体重变为等级变量，围产期是否死亡为二分类变量，进行交叉分类列联表的关联分析，检验出生体重的等级变量（如低出生体重、正常体重）与围产期是否死亡的关联性。故选 D。

28.【答案】A

【解析】结局变量为有序变量，取值存在次序，资料为等级资料。故选 A。

29.【答案】E

【解析】两样本量小、服从正态分布时，用 t 检验，方差分析也可用于两组样本的比较，与 t 检验等价，当两样本量大时，样本均数的差服从（或近似服从）正态分布，可用 Z 检验。故选 B。

30.【答案】A

31.【答案】A

【解析】同一批资料作总体相关系数的假设检验和作总体回归

系数的假设检验分别得到的统计量值是相等的。鉴于相关系数的假设检验的简便性，可用相关系数的假设检验来回答回归系数假设检验的问题。故选A。

32.【答案】C

【解析】直线回归分析两连续变量间线性依存关系，直线相关分析两定量变量间的线性相关关系。故选C。

33.【答案】B

【解析】两独立样本比较的秩和检验，零假设为两总体分布相同，即两样本来自同一总体；其对立假设为两总体分布位置不同。故选B。

34.【答案】B

【解析】第一类误差指如果实际情况与原假设 H_0 一致，仅仅由于抽样的原因，使得统计量的观察值落到拒绝域，拒绝原本正确的 H_0，导致推断结论错误。概率用 α 表示，大小与检验水准相同。故选B。

35.【答案】E

【A_2 型题】

36.【答案】A

【解析】抽样误差是指随机抽样而产生的代表性误差。抽样误差越小，说明样本的代表性越高；反之，样本的代表性越低。同时抽样误差还说明样本指标与总体指标的相差范围，因此，它是推断总体指标的依据。本例对于50例病例和50例对照的检查结果分析，两组关于可能病因因素分布的差异没有统计学意义，可以据此得出这个差异可能是抽样误差所致的结论，故选A。

37.【答案】B

【解析】中位数将原始观察值从小到大或从大到小排序后，位次居中的数。故选B。

38.【答案】C

【解析】根据参考值范围公式 $\bar{X} \pm 1.96S$，可推导出 $29.45-18.39=2\times1.96S$，得出 $S=2.82$。故选C。

39.【答案】B

【解析】根据配对设计，假设检验统计量 t 值的计算公式 $t=\frac{\bar{d}-0}{Sd/\sqrt{n}}$，算得4.19，大于 t 分布上0.05的界值，则 $P<0.05$。故选B。

40.【答案】A

【解析】独立样本 t 检验，自由度为 $v=n-1$，n 为样本量。故选A。

41.【答案】E

【解析】甲乙两疗法的病情程度构成不同，不可比，采用直接标化法，以其中一个疗法的病情构成为标准，两疗法的标化治愈率相同。故选E。

42.【答案】B

【解析】χ^2 大于界值，$P<0.05$，拒绝零假设 $\pi_1=\pi_2$。故选B。

43.【答案】C

【解析】两药物的治愈率需进行假设检验，χ^2 可以比较两药物治愈率的差异，因总例数为140>40，四格表中理论频数均大于5，不需校正。故选C。

44.【答案】B

【解析】秩和检验就是用秩和作为统计量进行假设检验的方法。适用于非正态分布或分布不明的资料。两样本成组资料的比较应用Wilcoxon秩和检验，若检验假设成立，则两组的秩和不应相差太大。故本题所述资料分析应采用秩和检验（B）。

45.【答案】A

【A_3/A_4 型题】

46.【答案】A

【解析】收集资料通过合理可靠的手段与渠道获得研究所需的原始数据，采用专门手段收集，如专题调查、专项实验、统计报表、工作记录和数据库等收集。故选A。

47.【答案】E

48.【答案】C

【解析】对体重指数 ≥25 与<25的两个总体糖尿病患病率 π 进行假设检验（双侧），不是 P。故选C。

49.【答案】E

【解析】样本量足够大（100例以上），近似正态分布，u 值 $>u_{0.01/2}=2.58$，$P<0.01$。故选E。

50.【答案】A

51.【答案】D

【解析】建立疗法为甲乙、治疗结果有无治愈的2×2四格表，定性资料分析采用 χ^2 检验。故选D。

【B_1 型题】

52.【答案】B

53.【答案】E

54.【答案】A

55.【答案】C

【解析】抗体滴度原始值分布不对称，但经对数转换后呈对称分布，用几何均数表示其平均水平。故选C。

56.【答案】A

【解析】血红蛋白含量服从正态分布，为对称分布资料，用算术均数表示平均水平。故选A。

57.【答案】B

【解析】中位数适用于各种分布的资料，特别是偏峰分布资料。故选B。

58.【答案】C

【解析】两小样本均数比较，若两总体方差相等，用两样本联合估计的方差计算样本均数之差的标准差。故选C。

59.【答案】D

【解析】两大样本均数比较，样本均数的差服从（近似服从）正态分布，不需要假定方差相等和联合估计方差。故选 D。

60.【答案】B

【解析】配对资料是对差值的总体均数是否为“0”进行假设检验。故选 B。

61.【答案】A

【解析】表示一定时期内，在可能发生某病的一定人群中新发生某病的强度。发病率是表示发病危险的直接指标，可用于探讨疾病的危险因素。故选 A。

62.【答案】C

【解析】构成比表示事物内部各部分所占的比例。故选 C。

63.【答案】B

【解析】相对比是指两个有关联的指标之比，简称比；两个指标的性质可以相同，也可以不同。故选 B。

64.【答案】B

【解析】若四格表有理论数 $1\leqslant T<5$，则用校正公式。故选 B。

65.【答案】E

【解析】若四格表中有理论数 $T<1$ 或总例数 $n<40$，则用 fisher 精确概率法。故选 E。

66.【答案】D

【解析】独立样本 R×C 列联表用选项 D 中公式计算统计量 χ^2。故选 D。

67.【答案】A

68.【答案】D

【解析】根据最小二乘原则估计回归系数，公式为 D 选项。

69.【答案】B

【解析】相关系数的统计推断，零假设为总体相关系数为 0，分子为样本相关系数 r-0，分母为样本相关系数 r 的标准误 S_r。故选 B。

70.【答案】E

【解析】利用方差分析的原理，将自变量 Y 的变异分解成因 X 与 Y 的直线关系使 Y 总变异减少的部分与回归后残差部分，Y 变异中 X 解释的部分越大，说明回归效果越好。故选 E。

第三章　流行病学原理和方法

【A_1 型题】

1.【答案】A

【解析】实施筛检有三个最基本的条件：适当的筛检方法、确诊方法和有效的治疗手段。仅 A 项宫颈癌同时满足既是重大公共卫生问题，且目前筛检及早诊早治技术成熟，能及时、有效地发现和治疗癌前病变，防止宫颈癌发生。故选 A。

2.【答案】D

【解析】相对危险度 RR（含危险度比和率比）是反映暴露与发病（死亡）关联强度的最有用指标，具有病因学意义。特异危险度（或归因危险度）虽与 RR 都是关联强度的重要指标，但更具有疾病预防和公共卫生学意义。故选 D。

3.【答案】C

【解析】病例对照研究中表示疾病与暴露之间关联强度的指标为比值比 OR。故选 C。

4.【答案】D

【解析】特异度指实际无病按该筛检标准被正确地判为无病的百分比。反映筛检试验确定非患者的能力。故选 D。

5.【答案】C

【解析】筛检试验的评价分别从真实性、可靠性、预测值、阳性结果截断值的确定四个方面来评价，而筛检效果的评价分别从收益（或收获量）、生物学效果（如病死率、死亡率等）与卫生经济学效果评价（如成本-效果分析、成本-效益分析等）。故选 C。

6.【答案】C

【解析】目前流行病学的病因是：那些能使人群发病概率增加的因素。故选 C。

7.【答案】A

【解析】罹患率是测量某人群某病新病例发生频率的指标，通常指在某一局限范围短时间内的发病率。故选 A。

8.【答案】B

【解析】现况调查为横断面调查，可以了解社区居民健康状况的时间、地区和人群分布。故选 B。

9.【答案】E

【解析】效果指标是现场试验和社区试验评价效果的指标之一，即对照组发病率与实验组发病率之比。故选 E。

10.【答案】E

【解析】抽样误差 $S_{\bar{x}}$ 反映样本均数估计总体均数的可靠性。故选 E。

11.【答案】B

【解析】筛检的目的主要体现在：①在外表健康的人群中发现可能患有某病的个体，进一步确诊与早期治疗，为二级预防。②发现高危个体，从病因学角度减少疾病发生，为一级预防。③识别疾病的早期阶段，揭示疾病“冰山现象”。疾病随访属于队列研究设计，而筛检常使用横断面设计。故选 B。

12.【答案】B

【解析】发病率是一定期间内，一定范围人群中某病新发生病例出现的频率；诊断符合率是筛查试验判定的结果与标准诊断的结果相同的人数占总受检人数的比例。

13.【答案】D

【解析】病死率为一定时期内因某病死亡者占该病患者的比例，

表示某病患者因该病死亡的危险性。故选D。

14.【答案】E

【解析】若数据服从正态分布，选用 $\bar{X}\pm1.96S$ 估计，若为偏态分布，则采用百分位数法；无须算出抽样误差。故选E。

15.【答案】B

【解析】队列研究中效应指标相对危险度（RR）指暴露组发病或死亡的危险是非暴露组的多少倍。故选B。

16.【答案】A

【解析】试验设计原则包括对照、随机化、盲法、重复。故选A。

17.【答案】B

【解析】诊断符合率是筛查试验判定的结果与标准诊断的结果相同的人数占总受检人数的比例。故选B。

18.【答案】C

【解析】队列研究是将人群按是否暴露于某可疑因素及其暴露程度分为不同的亚组，追踪其各自的结局，比较不同亚组之间结局频率的差异，从而判定暴露因子与结局之间有无因果关联及关联大小的观察性研究。故选C。

19.【答案】D

【解析】临床试验属于实验性研究，包括四个原则：对照、随机化、盲法、重复。故选D。

20.【答案】A

【解析】提高灵敏度，尽量降低漏诊率，发现更多患者。故选A。

21.【答案】E

【解析】灵敏度为实际有病而按该筛检试验的标准被正确地判为有病的百分比。故选E。

22.【答案】E

【解析】回忆偏倚是信息偏倚的一种，信息偏倚指在研究实施过程中，获取研究所需信息时产生的系统误差；信息偏倚的表现是使研究对象的某种或某些特征被错误分类；因流行病学的暴露或疾病多为分类测量，故信息偏倚亦称错分偏倚。故选E。

23.【答案】C

【解析】描述疾病分布的常用指标有以下几种。①描述疾病频率的指标：发病率、罹患率、患病率、感染率。②描述死亡频率的指标：死亡率、病死率。③描述疾病流行强度的指标：散发、流行、大流行。因此，流行病学中与发病相关的常用指标除了发病率外还包括罹患率、患病率、感染率。故选C。

24.【答案】A

【解析】中位数是表示集中趋势的指标。故选A。

25.【答案】C

【解析】病例对照研究是一种回顾性的、由结果探索病因的研究方法。不能测定暴露组和非暴露组疾病的率。

26.【答案】B

【解析】归因危险度是暴露组发病率与对照组发病率相差的绝对值，表示危险特异地归因于暴露因素的程度。故选B。

27.【答案】D

【解析】定群研究多为抽样研究，当发现两组率有差别时，首先要考虑抽样误差的可能性，需进行统计学检验。E项属于历史性队列研究。故选D。

28.【答案】D

【解析】疾病流行强度是指某种疾病在某地区一定时期内某人群中，发病数量的变化以及各病例之间的联系强度。常用散发（是指发病率呈历年的一般水平，各病例间在发病时间和地点方面无明显联系，散在发生）、暴发（是指在一个地区或集体单位中，短时间内突然有很多相同的患者出现）、流行（是指某病在某地区显著超过该病历年发病率水平）和大流行（是指某病的发病率远远超过流行的水平）表示。而D项答案短期波动不是强度指标。

29.【答案】E

【解析】关联的可重复性是病因推断的标准之一，即在不同研究背景下、不同研究者用不同的研究方法均可获得一致性的结论。E选项是不正确的，在不同地区，关联是可重复的，不具有地区性。故选E。

30.【答案】A

【解析】以社区为基础的病例对照研究，可以较好地确定源人群、保证病例与对照来自同一源人群；发病监测系统登记的是新发病例，而死亡检测系统登记死亡病例，未考虑尚存活的乳腺癌患者，故最理想的病例是地区发病监测系统的患者。故选A。

31.【答案】B

32.【答案】E

【解析】实验设计有人为施加的干预措施，这是与观察性研究一个根本的不同点。故选E。

33.【答案】B

【解析】合计率时，分子之和除以分母之和，不能简单地将分别计算的率相加后求平均。故选B。

34.【答案】A

【解析】对偏态分布资料，常将中位数和四分位数间距结合起来描述资料的集中趋势和离散趋势。故选A。

35.【答案】B

【解析】横断面研究得到的是某一时点是否患病的情况，不能获得发病率资料。故选B。

【A_2 型题】

36.【答案】C

【解析】抽样调查：用有代表性的样本的调查结果估计出该人群某病的患病率或某些特征的情况的调查方法。在调查过程中任意变换抽样方法，如对于那些检查血压时不肯合作的人，应以较合作的人代替，属于选择性偏倚，破坏了调查对象的同质性，影响了调查研究结果的真实性。故 C 项不正确。

37.【答案】B

【解析】根据有无疾病分组，回顾既往暴露史，由果及因的研究方法，为病例对照研究。故选 B。

38.【答案】C

【解析】OR 值表示病例组和对照组中的暴露比例与非暴露比例的比值之比，是反映疾病与暴露之间关联强度的指标。计算 OR = $[P_1/(1-P_1)]/[P_0/(1-P_0)]$，其中 P_1 为病例组的暴露比例，P_0 为对照组的暴露比例。故选 C。

39.【答案】A

【解析】队列研究多为抽样研究，当发现两组率有差别时，首先要考虑抽样误差的可能性，需进行统计学检验。故选 A。

40.【答案】C

【解析】队列研究是将人群按是否暴露于某可疑因素分组，追踪其各自的结局，比较不同组之间的结局频率的差异，从而判定暴露因子与结局之间有无因果关联及大小的观察性研究。此题将是否暴露放射性物质分为职工与电话员两组人群，随访观察 1950~1980 年，观察与比较各组出现骨瘤的例数。故选 C。

41.【答案】E

【解析】实际无病判定为阴性的能力即特异度。故选 E。

【A_3/A_4 型题】

42.【答案】A

【解析】A 项为数据管理工作。

43.【答案】B

【解析】分析资料对资料的统计分析，包括统计描述与统计推断。故选 B。

44.【答案】E

【解析】现况研究是分析性研究的基础，通过描述腹泻及可能的暴露因素的分布情况，提出病因假设，为进一步调查研究提供线索。故选 E。

45.【答案】A

【解析】根据已发生的疾病（腹泻）有无，将学生分为病例组与对照组，追溯既往某段时期内某厂饮料的饮用情况，来分析二者的关系。病例对照研究广泛地应用于暴发调查。故选 A。

46.【答案】A

【解析】临床试验是流行病学研究的高级阶段，在病因研究中，通过施加干预，可以验证饮料饮用的致病作用。故选 A。

47.【答案】D

【解析】灵敏度即正确判断患者的率，灵敏度 = 真阳性人数/(真阳性人数 + 假阴性人数)× 100%。计算结果为：灵敏度 = 64/(64 + 36)× 100% = 64%，故选 D。

48.【答案】B

【解析】特异度即正确判断非患者的率，特异度 = 真阴性人数/(真阴性人数+假阳性人数)× 100%，计算结果为：特异度 = 84/(84 + 16)× 100% = 84%，故选 B。

49.【答案】C

【解析】粗一致率是正确判断患者与非患者的率。计算结果为 (64+84)/200 ×100% = 148/200× 100% = 74%，故选 C。

50.【答案】B

【解析】灵敏度为患者中被正确诊断为阳性的比例 300/500。故选 B。

51.【答案】A

【解析】此题为阳性预测值，指筛检试验阳性者患目标疾病的可能性。此题为 300/(300+50)。故选 A。

52.【答案】E

【解析】此题为阴性预测值，指筛检试验阴性者不患目标疾病的可能性。此题为 450/(450 + 200)。故选 E。

【B_1 型题】

53.【答案】D

【解析】构成比表示事物内部各部分所占的比例，此题为各科患者数与总患者数的比。故选 D。

54.【答案】B

【解析】病死率为一定时期内因某病死亡者占该病患者的比例。反映疾病的严重程度。故选 B。

55.【答案】A

【解析】生存率指接受某种治疗的患者中，经 n 年随访尚存活的患者数所占的比例，反映疾病对生命的危害程度，评价远期疗效。故选 A。

56.【答案】E

【解析】题意指时点患病率。故选 E。

57.【答案】C

【解析】特异度即真阴性率。故选 C。

58.【答案】B

【解析】对应筛检试验的四格表，A 为真阳性数，C 为假阴性数，A/(A+C) 为灵敏度。故选 A。

59.【答案】A

【解析】对应筛检试验的四格表，A 为真阳性数，C 为假阴性数，C/(A+C) 为假阴性率。故选 A。

60.【答案】D

【解析】病例对照研究的研究时序是由果及因。故选 D。

61.【答案】B

【解析】队列研究的研究时序是由因及果。故选 B。

62.【答案】E

【解析】现况研究是暴露因素与结局在同一时点获得，难以确定前因后果的时序关系。此题确定参考值范围，可通过现况研究获得身高、体重的分布，采用百分位数法或正态分布法获得参考值范围。故选E。

63.【答案】A

【解析】漏诊率指假阴性率，指实际有病，根据筛检试验被确定为无病的百分比。故选A。

64.【答案】E

【解析】阳性预测值指筛检试验阳性者患目标疾病的可能性。故选E。

65.【答案】E

【解析】随机化指使用随机方法进行分组可以提高组间的均衡性，是研究结果具有良好的可比性。故选E。

66.【答案】C

【解析】样本量估计包括了对率（定性资料）、均数（定量资料）的估计。故选C。

第四章　临床预防服务

【A_1型题】

1.【答案】B

【解析】烟草烟雾中含4000多种化学物质，其中至少250个是已证实有害，50多种致癌。公共场所应禁烟，预防二手烟的危害，保护不吸烟人群。故选B。

2.【答案】C

【解析】吸烟是最可预防的导致人类早亡或致残因素。故选C。

3.【答案】B

【解析】是指突然发生，造成或者可能造成社会公众健康严重损害的重大传染病疫情、群体性不明原因疾病、重大食物和职业中毒以及其他严重影响公众健康的事件。故选B。

4.【答案】E

【解析】遵从医嘱是合理利用卫生服务的体现，是促进健康的行为。故选E。

5.【答案】D

6.【答案】B

【解析】WHO将5月31日为世界无烟日。故选B。

7.【答案】D

8.【答案】B

【解析】烟草烟雾中的主要有害物质有尼古丁、烟焦油、一氧化碳、多种有毒化合物、放射性物质、有害金属及其他有害物质。故选B。

9.【答案】B

【解析】抗原转换是指流感病毒抗原变异幅度大，形成新亚型，是抗原的质变，转换的结果常引起流感的世界性大流行。故选B。

10.【答案】D

【解析】过量摄入维生素A可引起急性、慢性及致畸毒性。故选D。

11.【答案】C

【解析】不健康行为属于后天行为，为社会行为，具有社会属性。故选C。

12.【答案】A

13.【答案】C

【解析】重点在于帮助制订戒烟计划、处理出现的戒断症状、指导使用辅助戒烟药物、咨询指导服务等。

14.【答案】C

【解析】健康咨询是临床场所尤其是初级卫生保健场所帮助个体及家庭改变不良行为最常用的健康教育方式。咨询的成功取决于咨询者的交流技巧。故选C。

15.【答案】D

【解析】行为变化阶段中“转变行为阶段”：在过去6个月中目标行为已经有所改变。故选D。

16.【答案】B

【解析】对自己实施和放弃某行为的能力的自信，即自我效能。此题尝试戒烟，但不相信有能力戒烟而失败，自我效能低。故选B。

17.【答案】A

【解析】观察学习：社会认知理论对个体通过观察来学习，了解社会环境，进而形成行为作了系统的说明。故选A。

18.【答案】D

【解析】免疫接种属于预防接种服务利用。故选D。

19.【答案】B

【解析】健康促进被视为当前防制疾病、增进健康的总体战略。故选B。

20.【答案】C

【解析】《渥太华宣言》指明健康3个基本策略：倡导、增权、协调。故选C。

21.【答案】A

【解析】健康管理是以预防和控制疾病发生与发展，降低医疗费用，提高生命质量为目的，针对个体及群体进行健康教育，提高自我管理意识和水平，并对其生活方式相关的健康危险因素，通过健康信息采集、健康检测、健康评估、个性化监看管理方案、健康干预等手段持续加以改善的过程和方法。因此健康管理的首要步骤是收集健康信息，故选A。

22.【答案】B

【解析】此为行为维持阶段，已经维持新行为状态长达6个月以上，要维持成果。故选B。

23.【答案】D

【解析】是人类摄食食物满足自身生理需要的必要生物学过程，包括食物供应、摄取、消化、吸收利用等。作为生命及其新陈代谢的物质基础，营养是机体生长发育、健康状况及寿命的必要条件和重要保证之一。故选 D。

24.【答案】E

【解析】5A 戒烟法：①询问：识别吸烟者，询问并记录患者吸烟情况；②建议：积极劝说所有吸烟者戒烟；③评估：每位吸烟者的戒烟动机与意愿；④帮助：提供戒烟帮助。故选 E。

25.【答案】C

【解析】在社会化过程中形成、主要由社会情境决定的行为视为社会行为。平衡膳食也为社会行为。故选 C。

26.【答案】A

27.【答案】B

【解析】WHO 曾宣布，个人健康和寿命 60% 取决于自己，而行为生活方式是个人的主要因素。故选 B。

28.【答案】D

【解析】我国重视传染源的管理，先后颁布《中华人民共和国国境卫生检疫条例》《中华人民共和国国境卫生检疫法》《中华人民共和国传染病防治法》。故选 D。

29.【答案】B

【解析】健康促进指一切能促使行为和生活条件向有益于健康改变的教育和环境支持的综合体，即健康教育+环境支持。故选 B。

30.【答案】A

31.【答案】E

【解析】静坐生活方式同时又进食高脂肪膳食，最直接后果是引起体重增加及代谢紊乱，进而导致肥胖、血胆固醇及血糖水平升高。故选 E。

32.【答案】B

33.【答案】B

34.【答案】E

【解析】此为行为维持阶段，已经维持新行为状态 10 个月，并努力防止吸烟行为复发。故选 E。

35.【答案】B

【解析】健康信念理论的核心概念是感知，是对疾病威胁感知和行为评估。故选 B。

36.【答案】B

【解析】美国卫生总署 1996 年推荐体力活动的标准：每个成年人在一周的每一天或绝大部分天内都应该有累计 30 分钟的中等强度的体力活动。故选 B。

37.【答案】D

【解析】针对不愿戒烟者的快速干预策略为 5R：Relevance，Risks，Rewards，Roadblocks，Repetition。

38.【答案】B

【解析】营养素指为维持机体繁殖、生长发育和生存等一切生命活动和过程，需从外界环境中摄取的物质。故选 B。

39.【答案】B

【解析】自我效能是一种信念，相信自己能在特定环境中恰当而有效地实施行为。故选 B。

40.【答案】D

【解析】静坐生活方式指：在工作、家务、交通行程期间或在休闲时间内，不进行任何体力活动或仅有非常少的体力活动。故选 D。

41.【答案】B

【解析】健康相关行为是指任何与疾病预防、增进健康、维护健康及恢复健康相关的行动。故选 B。

42.【答案】E

【解析】在世界卫生组织建议使用的戒烟辅助药物中，一线临床戒烟用药包括 5 种尼古丁替代疗法（NRT）类产品（尼古丁咀嚼胶、尼古丁吸入剂、尼古丁口含片、尼古丁鼻喷剂和尼古丁贴剂）和 2 种非尼古丁类戒烟药（盐酸安非他酮缓释片和伐尼克兰）。二线戒烟药物 2 种（可乐定和去甲替林），但临床上很少应用。我国目前的一线戒烟药物有尼古丁贴片、尼古丁咀嚼胶、盐酸安非他酮缓释片以及伐尼克兰。故选 E。

43.【答案】B

【解析】健康促进的 5 领域：建立促进健康的公共政策；创建健康支持环境；加强社区行动；发展个人技能；调整卫生服务方向。故选 B。

44.【答案】E

【解析】参见第 74 题解析。

45.【答案】D

46.【答案】A

【解析】阶段变化模式最初适用于戒烟行为的探讨，但很快被广泛应用于酒精及物质滥用、饮食失调及肥胖、高脂饮食、AIDS 预防等方面的行为干预研究，并被证明有效。故选 A。

47.【答案】D

【解析】参见第 70 题解析。

48.【答案】E

【解析】体力活动是控制体重的关键，从事静坐职业者一周每天都要有 60 分钟的体力活动。故选 E。

49.【答案】C

【解析】“烟草依赖”已被 WHO 作为一种疾病，列入国际疾病分类（ICD-10）F17.2，属精神神经疾病。故选 C。

50.【答案】B

【解析】1986 年，班杜拉将“社会学习理论”更名为“社会认知理论”，提出“交互决定论”。故选 B。

51.【答案】C

【解析】骑自行车为中等强度的体力活动。故选 C。

52.【答案】C

【解析】2000 年，中国营养学会建议碳水化合物提供能量占膳食总能量的 55%~65%。富含碳水化合物主要有面粉、大米、玉米、土豆、红薯等食物。故选 C。

53.【答案】B

【解析】烟草中焦油是烟草燃烧后产生的黑色物质，是引起肺癌和喉癌的主要原因。故选B。

54.【答案】D

【解析】动脉粥样硬化性心脏病患者的膳食原则：①限制总能量摄入，保持理想体重。②限制脂肪和胆固醇摄入。③提高植物性蛋白的摄入，少吃甜食。④保证充足的膳食纤维摄入。⑤供给充足的维生素和微量元素。⑥饮食清淡，少盐和少饮酒：高血压是动脉粥样硬化重要危险因素，为预防高血压，每日盐的摄入量应限制在6g以下。可少量饮酒，严禁酗酒。⑦适当多吃保护性食品：应鼓励多吃富含植物化学物质的植物性食物，如大豆、黑色及绿色食品、草莓、洋葱、蘑菇等。根据以上动脉粥样硬化性心脏病患者的膳食原则，D项有误。

55.【答案】A

【解析】指出相关性，鼓励自己指出自己戒烟的相关理由或原因，与自己情况越密切越好。帮助他们提高戒烟动机。故选A。

56.【答案】B

【解析】人的行为受生物因素和社会因素共同决定，可分为本能行为和社会行为。故选B。

57.【答案】C

58.【答案】C

【解析】参见第43题解析。

59.【答案】A

【解析】增权和社会参与是健康促进的核心策略。

60.【答案】C

【解析】“知－信－行”是知识、信念、行动简称。故选C。

61.【答案】D

【解析】此为对实施或放弃行为的障碍的认识：指人们对采取行动的困难的认识。对困难的足够认识，是行为巩固持久的必要前提。故选D。

62.【答案】D

【解析】行为变化阶段中“转变行为阶段”：在过去6个月中目标行为已经有所改变，但不是所有的行动都可以看成行为改变，以达到足以降低疾病风险程度为判断标准。故选D。

63.【答案】D

【解析】久坐不起是心血管疾病的行为危险因素。故选D。

64.【答案】C

65.【答案】B

【解析】影响健康的4个因素：行为与生活方式、生物学因素、环境因素、卫生保健因素。行为与生活方式因素最活跃。故选B。

66.【答案】E

【解析】提倡在社区、组织，以社区、学校、医院、工厂等场所为载体，以全人群为干预对象，采取包括政策、环境改变为主的综合策略来开展控烟工作。

67.【答案】B

【解析】不适合采取第一级预防的是病因不明，难以觉察预料的疾病。故选B。

68.【答案】B

【解析】为创造健康支持环境：创造安全、舒适、满意、愉悦的工作和生活条件，减少病因和疾病危险因素，降低疾病威胁。故选B。

69.【答案】D

【解析】静坐生活方式最终会导致冠心病、缺血性卒中、糖尿病、乳腺癌、大肠癌、骨质疏松等。故选D。

70.【答案】C

【解析】对疾病易感性的认识：指个体对自己罹患某疾病或陷入某种疾病状态的可能性的认识，包括对医生判断的接受程度和自己对疾病发生、复发可能性的判断等。故选C。

71.【答案】C

72.【答案】A

【解析】地方病病因有四类：地区化学性，自然疫源性，与特定生产、生活方式有关，病因未明。故选A。

73.【答案】C

【解析】在社会化过程中形成、主要由社会情境决定的行为视为社会行为。适量运动为社会行为。故选C。

74.【答案】B

【解析】引起人群易感性升高的主要因素包括：新生儿增加、易感人口迁入、免疫人口免疫力自然消退、免疫人口死亡。故选B。

75.【答案】C

【解析】5A模式：评估、建议、协商、帮助、安排随访。评估行为现状、知识、技能、自信心。故选C。

76.【答案】A

【解析】流行过程是传染病在人群中连续传播的过程，包括病原体从传染源排出，经过一定的传播途径，侵入易感者机体而形成新的感染的整个过程。故选A。

77.【答案】A

【解析】合理营养指人体每天从食物中摄入的能量和各种营养素的量及其相互间的比例能满足在不同生理阶段、不同劳动环境及不同劳动强度下的需要，并使机体处于良好的健康状态。故选A。

78.【答案】A

79.【答案】D

【解析】相互决定论：个体行为是行为、个人的认知和其他内部因素、环境三者之间交互作用所决定的。故选D。

80.【答案】D

81.【答案】C

【解析】第一级预防即病因预防，在疾病（或伤害）尚未发生时针对病因或危险因素采取措施。故选C。

82.【答案】B

【解析】对疾病严重性的认识：指个体对罹患某种疾病的严

重性的看法，包括对疾病引起的临床后果的判断，对疾病引起社会后果的判断。故选 B。

83.【答案】C

【解析】参见第 14 题解析。故选 C。

84.【答案】C

【解析】行为与社会策略及措施包括：学校体育课程；社区内建立社会支持干预，如建立锻炼小组；个体化的健康行为改变。故选 C。

85.【答案】E

86.【答案】D

【解析】吸烟有害健康。故选 D。

87.【答案】C

【解析】吸烟是癌症、心血管疾病的行为危险因素。故选 C。

【A_2 型题】

88.【答案】D

【解析】碘缺乏的典型症状是甲状腺肿大，由于缺碘造成甲状腺素合成分泌不足，引起垂体大量分泌 TSH，导致甲状腺阻滞代偿性增生而发生腺体肿大。故选 D。

89.【答案】C

【解析】糖尿病健康教育是重要基础治疗措施之一。也是治疗成败的关键。良好的健康教育要充分调动患者的主观能动性，积极配合治疗，有利于疾病控制达标，防止各种并发症的发生和发展，降低耗费和负担，使患者、国家均受益。对于患者本人能了解饮食控制的好处，但总认为无法管住自己，计划难以实施。我们干预重点是提高自我效能，故选 C。

【A_3/A_4 型题】

90.【答案】C

【解析】生物因素属于自然环境因素。故选 C。

91.【答案】E

【解析】年龄是社会因素。故选 E。

92.【答案】A

【解析】甲肝主要通过粪-口途径传播。故选 A。

93.【答案】C

【解析】森林脑炎经节肢动物传播的传染病，寄生在鼠类身上的蜱为媒介传染给人。故选 C。

94.【答案】B

【解析】BMI = 体重（千克）/身高（米）^{2} 为 26.6。故选 B。

95.【答案】C

【解析】BMI 分级：≤18.5 偏瘦；18.5<BMI≤23.9 正常；24≤BMI≤27.9 为超重；BMI≥28 为肥胖。故选 C。

96.【答案】E

【解析】肥胖的膳食治疗原则主要包括总能量摄入、改变宏量营养素构成，多摄入低血糖生成指数膳食、补充维生素、矿物质和生物活性物质。故选 E。

97.【答案】A

【解析】维生素 D 缺乏时，由于骨骼不能正常钙化，易引起骨骼变软和弯曲变形，即佝偻病。故选 A。

98.【答案】B

【解析】维生素 D 主要存在于海水鱼、肝、蛋黄等动物性食品及鱼肝油制剂中。人奶和牛奶是维生素 D 较差的来源，蔬菜、谷类及其制品和水果等只含有少量的维生素 D。故选 B。

99.【答案】D

【解析】血清钙磷乘积、血清碱性磷酸酶活性被用于判定佝偻病。故选 D。

【B_1 型题】

100.【答案】E

【解析】健康教育通过信息传播和行为干预帮助个人和群体采纳有利于健康的行为和生活方式。要注重行为改变。故选 E。

101.【答案】B

【解析】健康促进要求改变影响人们健康的社会和物质环境条件，促进人们维护和提高自身健康。故选 B。

102.【答案】B

【解析】健康促进的 5 个活动领域包括创造健康支持环境。故选 B。

103.【答案】B

【解析】定期体检为健康行为。故选 B。

104.【答案】C

【解析】静坐生活方式最终会导致冠心病、缺血性卒中、糖尿病、乳腺癌、大肠癌、骨质疏松等。故选 C。

105.【答案】B

【解析】定期体检为第二级预防，在无症状人群中尽早发现、诊断与处理无症状的患者，被称为健康行为。故选 B。

106.【答案】B

【解析】世界卫生组织《烟草控制框架公约》（简称《公约》）作为医药卫生领域第一部具有法律约束力的多边条约，于 2006 年 1 月 9 日在我国正式生效。故选 B。

107.【答案】B

108.【答案】B

【解析】提高烟草单位价格、政府立法提高烟草税，是减少新吸烟者的策略及措施。故选 B。

109.【答案】A

【解析】在制定区域内禁止和限制吸烟的政策、规章制度和法律，是减少被动吸烟的策略及措施。故选 A。

110.【答案】E

【解析】利用标签等醒目标志督促卫生保健服务提供者劝阻吸烟的提醒系统、卫生保健服务提供者控烟培训及有或无患者健康教育等内容的多措施戒烟干预，是适合于卫生保健系统水平上开展戒烟的系统策略及措施。故选E。

111.【答案】C

【解析】社会认知理论的结果期望指对特定的行为结果的价值的判断。故选C。

112.【答案】A

【解析】社会认知理论的观察学习指通过观察其他人的行为和结果而形成自己行为的过程。故选A。

113.【答案】B

【解析】社会认知理论的强化指对行为的应答，可进一步增强或减弱该行为发生的可能性。故选B。

114.【答案】E

【解析】社会认知理论的自我控制指对朝向目标的行为或行为实施的个人调节。故选E。

115.【答案】D

116.【答案】B

【解析】行为生活方式是影响健康的主要因素。故选B。

117.【答案】A

【解析】自我效能是社会认知理论的核心内容。自我效能指相信自己能在特定环境中恰当而有效地实施行为。故选A。

118.【答案】C

【解析】健康促进的5个活动领域：建立促进健康的公共政策、创建健康支持环境、加强社区行动、发展个人技能、调整卫生服务方向。故选C。

119.【答案】E

【解析】维生素D缺乏引起佝偻病。故选E。

120.【答案】C

【解析】长期膳食铁供给不足，可引起体内铁缺乏或导致缺铁性贫血。故选C。

121.【答案】B

【解析】维生素A缺乏最早的症状是暗适应能力下降，严重者可致夜盲症。故选B。

122.【答案】D

【解析】维生素B_1缺乏称脚气病，主要损害神经-血管系统，多发生在以加工精细的米面为主食的人群。故选D。

123.【答案】A

【解析】维生素C缺乏主要引起坏血病。故选A。

124.【答案】B

【解析】维生素A最好的来源是动物肝脏、鱼肝油等。故选B。

125.【答案】C

【解析】维生素C主要来源于新鲜蔬菜和水果。故选C。

126.【答案】D

【解析】奶及奶制品钙含量高。故选D。

127.【答案】B

【解析】动物性食物含有丰富且易吸收的血红素铁。故选B。

128.【答案】B

【解析】检测摄入食物氮、排出体外的粪氮和粪代谢氮，用B项公式。故选B。

129.【答案】A

【解析】在实际应用中，不考虑粪代谢氮，所测得结果比真消化率低，具有一定安全性，表观消化率用A项公式。故选A。

130.【答案】E

【解析】蛋白质生物价值反映食物蛋白质消化吸收后，被机体利用程度的指标。E选项公式。故选E。

131.【答案】B

【解析】动物性蛋白质质量好、利用率高，牛奶是优质蛋白质的重要食物来源。故选B。

132.【答案】E

【解析】我国居民膳食中，热量主要来源于碳水化合物，即粮食。故选E。

133.【答案】C

【解析】蔬菜与水果是膳食纤维的主要来源。故选C。

第五章　社区公共卫生

【A_1型题】

1.【答案】D

【解析】铅及其化合物主要以粉尘、烟或蒸气的形式污染生产环境。故选D。

2.【答案】A

【解析】我国肺癌发病率和死亡率自20世纪70年代以来呈明显上升趋势；发达地区、城市发病率高于农村，性别间有明显差异，男性高于女性。故选A。

3.【答案】B

【解析】甲醛是一种挥发性有机化合物，大量存在于多种装饰物品和建筑材料。故选B。

4.【答案】C

【解析】将某治疗方案或卫生服务每个方案的成本与效益联系进行比较与评价的分析方法。用效益描述，即以货币的形式表达。故选C。

5.【答案】B

【解析】流行过程必须具备传染源、传播途径和易感人群三个基本环节。故选B。

6.【答案】E

7.【答案】D

【解析】亚硝酸盐为强氧化剂，进入人体后，可使血中亚铁血红蛋白氧化成高铁血红蛋白，失去运氧的功能，致使组织缺氧，出现青紫而中毒。亚甲蓝是亚硝酸盐中毒的特效解毒剂，能还原高铁血红蛋白，恢复正常输氧功能。故选D。

8.【答案】E

【解析】急性苯中毒是指口服含苯的有机溶剂或吸入高浓度苯蒸气后，出现以中枢神经系统麻醉作用为主要表现的病理生理过程。慢性苯中毒是指苯及其代谢产物酚类直接抑制了细胞核分裂，导致细胞突变，影响了骨髓的造血功能。临床表现为白细胞计数持续减少，最终发展为再生障碍性贫血或白血病。故选E。

9.【答案】D

【解析】传染源指体内有病原体生长、繁殖并且能排除病原体的人和动物。故选D。

10.【答案】C

【解析】职业卫生的主要任务是识别、评价、预测、控制和研究不良环境和职业性有害因素对职业从事者健康的影响。故选C。

11.【答案】D

【解析】“五苗防七病”：乙肝疫苗、卡介苗、脊灰疫苗、百白破疫苗、麻疹疫苗。故选D。

12.【答案】D

【解析】毒蕈中毒类型：胃肠型、神经精神型、溶血型、中毒肝炎型。故选D。

13.【答案】E

【解析】E为形成评价或适宜度评价，非结果评价。故选E。

14.【答案】D

【解析】因水污染而通过水传播疾病的属于生物性污染，生物性污染分为病原体污染、真菌污染、藻类污染。故选D。

15.【答案】B

【解析】铅中毒机制研究中，铅对卟啉代谢和血红素合成影响的研究最为深入，出现卟啉代谢紊乱是铅中毒重要和较早的变化之一。故选B。

16.【答案】B

17.【答案】E

【解析】沙门菌属是肠杆菌科，是寄生于人和动物肠道的革兰阴性杆菌。常引起食物中毒的细菌有鼠伤寒、猪霍乱、肠炎沙门菌。故选E。

18.【答案】C

19.【答案】C

【解析】环境中有害物质按其性质可分为物理性、化学性和生物性有害物质。故选C。

20.【答案】D

【解析】通过暴露评价，可估计出人群对某有害物质暴露的强度、频率和持续时间等。故选D。

21.【答案】D

【解析】传播途径是指病原体从传染源排出后，侵入新的易感宿主前，在外环境中所经历的全部过程。故选D。

22.【答案】E

【解析】河豚中毒机制：可直接作用于胃肠道，引起局部刺激作用；选择性地阻断细胞膜对Na^+的通透性，使神经传导阻断，呈麻痹状态。故选E。

23.【答案】A

【解析】剂量效应关系指人体对环境有害物质暴露量的增加所产生的生物学效应变化；剂量反应关系是人群对环境有害物质暴露量的增加所引起的具有某种生物效应的人数变化。

24.【答案】A

【解析】效果指治疗方案或卫生服务实施后所取得的结果，可以是好的或不好的结果。故选A。

25.【答案】D

【解析】健康监护的基本内容包括健康检查、健康监护档案的建立和运用、健康状况分析以及劳动能力鉴定。故选D。

26.【答案】A

【解析】地方病是指各种原因所致的具有地方性发病特点的疾病，与地球化学、生物因素密切相关的地方病。故选A。

27.【答案】A

28.【答案】B

【解析】“三早”属于二级预防。故选B。

29.【答案】B

【解析】大气污染物分为一次污染物和二次污染物，共有100多种。从污染源排进大气后，直接污染空气的称一次污染物，主要有二氧化硫、一氧化碳、氮氧化物、二氧化氮、颗粒物（飘尘、降尘、油烟等）、氨气及含氧、氮、氯、硫有机化合物以及放射性物质等。二次污染物，是各种一次污染物在空气中相互作用或与空气的正常组分发生化学反应或者光化学反应而生成的与一次污染的理化性状完全不同的新的大气污染物，其毒性比一次污染物增强。例如，SO_2转变成硫酸雾；NO_2转变成硝酸雾；汽车排气中的一氧化氮、碳氢化合物等发生光化学反应生成的臭氧；烃类和NO_2转化成光化学烟雾等，后者均比前者的毒性大。但B项属于一次污染物。

30.【答案】B

【解析】硅肺并发症中最为常见和危害最大的是肺结核。故选B。

31.【答案】A

【解析】劳动过程中的有害因素：①劳动组织和制度不合理、劳动作息制度不合理等。②精神（心理）性职业紧张。③劳动强度过大或生产定额不当。④个别器官或系统过度紧张。⑤长时间处于不良体位、姿势或使用不合理工具。⑥不良生活方式。故选A。

32.【答案】A

【解析】健康监护是通过各种检查和分析，掌握监护对象和人群的健康情况，早期发现健康损害征象的重要手段。故选A。

33.【答案】B

【解析】硅肺病理形态分为：结节型、弥漫性间质纤维化型、矽性蛋白沉积、团块型。故选B。

34.【答案】C

【解析】隔离式防毒面具即供气式防毒面具。故选 C。

35.【答案】B

【解析】慢性汞中毒典型临床表现为易兴奋症、震颤和口腔炎。故选 B。

36.【答案】C

【解析】参与性观察指通过生活在另一种文化或亚文化环境中和参与被观察人的日常生活而收集资料。能够翔实准确地获得第一手资料。故选 C。

37.【答案】B

【解析】ACD 为一级预防，E 为三级预防，B 为二级预防。故选 B。

38.【答案】D

【解析】实施社区卫生服务遵循以健康为中心、以人群为对象、以需求为导向、社区多部门合作和人人参与的原则。故选 D。

39.【答案】A

【解析】恶性肿瘤的主要危险因素分为环境致癌因子和机体内源性因素（免疫、内分泌和遗传因素）。故选 A。

40.【答案】A

【解析】工作场所空气中粉尘的化学成分直接决定对人体危害性质，不同化学成分可导致纤维化、中毒和致敏作用等。故选 A。

41.【答案】C

【解析】食物中毒的发病特点：发病与食物有关；潜伏期短，发病突然，呈暴发性；中毒患者临床表现相似；人与人之间无传染性。故选 C。

42.【答案】C

【解析】农业生产中主要职业危害有：①化学性有害因素：农药、化肥、有害气体。②物理性有害因素：严寒酷暑、噪声和振动、粉尘。③生物因素及其他。矽尘引起的肺部疾患属于工业性粉尘，如煤炭开采和洗选业、石油和天然气开采业、黑色金属及有色金属矿采选业、建筑材料及其他非金属矿采选业等。故选 C。

43.【答案】D

【解析】治疗的急救原则为洗胃、催吐和导泻。治疗沙门菌食物中毒以对症处理为主，重者可用抗生素，另外采用镇静、升压、抗休克等治疗方法。故选 D。

44.【答案】C

【解析】现场定性研究以人群为对象、阐述事物特点及其发生和发展规律，与定量研究相结合，揭示事物内在本质。可快速评价，为其他研究提供信息。故选 C。

45.【答案】E

【解析】预防接种的异常反应：①病例的发生与预防接种存在合理的时间关联性，即必须是在预防接种过程中或接种后发生。②受种者机体发生一定的组织器官或功能方面的损害。③病例在就诊时接诊医生怀疑病例的发生与预防接种有关。因此 E 项属于预防接种的异常反应。

46.【答案】D

【解析】社区干预试验是以社区人群整体为干预单位进行的试验，评价不易落实到个体的干预措施效果。故选 D。

47.【答案】D

【解析】指生物系统接触外源化学物（或物理因素）后出现的改变。生物标志物可能是接触标志物，也可能是效应标志物。

48.【答案】D

【解析】职业病特点：①病因明确。②疾病和病因常有明确的剂量-反应关系。③在接触同样有害因素的人群中，常有一定的发病率，很少出现个别患者的现象。④早期诊断，合理处理，预后较好，但仍有无特效疗法的职业病。⑤治疗个体无助于控制人群发病，重在三级预防。故选 D。

49.【答案】C

【解析】经空气传播的传染病流行特征：①因为传播途径易实现，传播广泛，发病率高。②冬春季高发。③少年儿童多见。④在未免疫预防人群中，发病率呈周期性升高现象。⑤受居住条件和人口密度的影响。故选 C。

50.【答案】D

【解析】社区诊断是应用社会学与流行病学方法手段，收集社区有关健康问题的资料，评估社区群众的需要与愿望及生活质量，找出存在的健康问题，了解社区卫生资源和卫生服务的提供和利用情况，为下一步制订计划提供依据。故选 D。

51.【答案】D

【解析】镉主要蓄积在肾脏和肝脏。故选 D。

52.【答案】A

【解析】对将要实施的项目合理性、可行性以及科学性进行评价为形成评价。A 项适宜度评价为形成评价。故选 A。

53.【答案】E

【解析】社区诊断包括了解所需信息、收集资料、整理分析资料、报告诊断结果。故选 E。

54.【答案】C

【解析】将接触含有 10% 以上游离二氧化硅的粉尘作业称为硅肺作业。故选 C。

55.【答案】C

【解析】社区预防服务是采用健康促进的策略，以健康为中心，以社区为范畴和人群为对象、动员社区内多部门合作和人人参与的综合性服务。故选 C。

56.【答案】D

【解析】光化学烟雾以汽油作为动力燃料后出现的一种新型大气污染物，是大气中碳氢化物和氮氧化物等在强烈日光紫外线作用下，经过一系列光化学反应而生成的浅蓝色烟雾。故选 D。

57.【答案】D

【解析】ABC为三级预防，E为二级预防，D为一级预防。故选D。

58.【答案】A

59.【答案】E

【解析】参见第9题解析。故选E。

60.【答案】C

【解析】社区动员指通过发动社区人民群众的广泛参与，让他们依靠自己力量实现特定社区健康发展目标的群众性运动。群众的参与和支持，是任何一项事业成功的基础。故选C。

61.【答案】D

【解析】影响评价是项目执行后的直接效果，是确定项目实施后对最终目的或结果的作用。故选D。

62.【答案】E

【解析】深入访谈法指利用没有问卷或提纲的开放性谈话，或利用准备好的访谈提纲进行访谈，问题的顺序不是严格的。这种访谈可能是与非故意选择的个体间随意的非正式谈话，或是与关键的知情者的正式访谈。故选E。

63.【答案】C

【解析】流行病学调查：根据发病急，短时间内同时发病，发病范围局限在食用同一种有毒食物的人群，找到引起中毒的食物。实验室诊断：细菌学及血清学检查，动物实验检测细菌毒素的存在。故选C。

64.【答案】A

【解析】急性苯中毒是指口服含苯的有机溶剂或吸入高浓度苯蒸气后，出现以中枢神经系统麻醉作用为主要表现的病理生理过程。故选A。

65.【答案】C

【解析】一级预防来识别、评价并干预具有心血管病危险因素的高危个体，减少疾病的危险性。故选C。

66.【答案】C

【解析】镉经消化道吸收一般不超过10%，但当有铁、蛋白质、钙或锌缺乏时，镉吸收增加。故选C。

67.【答案】B

【解析】2型糖尿病的危险因素有遗传因素、肥胖或超重、体力活动不足、膳食因素、早期营养、糖耐量受损、胰岛素抵抗、妊娠、社会经济状况、高血压及其他易患因素。故选B。

68.【答案】E

【解析】垂直传播指病原体通过母体传给子代的传播。包括经胎盘传播、上行性传播和分娩引起的3种方式。故选E。

69.【答案】E

【解析】90%～95%的铅储存于骨内。故选E。

70.【答案】B

【解析】慢性铅中毒对造血系统引起轻度贫血，多呈低色素正常细胞型贫血，亦有呈小细胞性贫血。故选B。

71.【答案】C

【解析】专题小组访谈根据研究目的确定好要讨论的主要问题和目标小组，然后召集一小组同类人员在主持人用事先准备的讨论提纲引导下进行开放式讨论。故选C。

72.【答案】B

【解析】参见第6题解析。故选B。

73.【答案】E

【解析】突发公共卫生事件的主要特征：突发性、准备和预防的困难性、表现呈多样性、处置和结局的复杂性、群体性、后果的严重性。故选E。

74.【答案】A

【解析】尘粒小于15μm的粒子可进入呼吸道，其中10～15μm粒子主要沉积在上呼吸道，5μm以下粒子可到达呼吸道深部和肺泡区。故选A。

75.【答案】E

【解析】临床上分为四期：刺激期、潜伏期、肺水肿期、恢复期。故选E。

76.【答案】C

【解析】热射病是由于人体在热环境下，散热途径受阻，体温调节机制失调所致。故选C。

77.【答案】B

【解析】砷是确认的人类致癌物，职业暴露主要致肺癌、皮肤癌，也可致膀胱癌。故选B。

78.【答案】D

【解析】细菌性食物中毒指食入细菌性中毒食品引起的食物中毒，是食物中毒中最常见的一类。

79.【答案】C

80.【答案】C

【解析】1型糖尿病的危险因素为遗传因素、病毒感染、自身免疫、环境因素。故选C。

81.【答案】E

【解析】食物中毒指摄入含有生物性、化学性有毒有害物质的食品或把有毒有害物质当做食品摄入后所出现的非传染性急性、亚急性疾病，不包括因暴饮暴食、食源性肠道传染病、寄生虫病、摄入有毒有害物质而引起的慢性疾病。

82.【答案】A

【解析】硅肺的基本病理改变是矽结节形成和弥漫性间质纤维化，矽结节是硅肺特征性病理改变。故选A。

83.【答案】B

【解析】效率评价是指干预措施实施后，卫生服务量与质的变化（产出）与项目实施所投入的资源之间的比较评价，也就是每提供单位资源所产生的符合质量要求的服务量。故选B。

84.【答案】E

【解析】实施社区卫生服务应遵循以健康为中心、以人群为对象、以需求为导向、社区内多部门合作和人人参与的原则。故选E。

85.【答案】E

【解析】潜伏期指自病原体侵入机体到最早临床症状出现这一段时间。其用途之一是确定接触者的留验、检疫和医学观察期限。故选E。

86.【答案】B

【解析】电离辐射可由不带电荷的光子组成，具有波的特性和穿透能力，如X射线、γ射线和宇宙射线。故选B。

87.【答案】D

【解析】锰大多经胆囊分泌，随粪便缓慢排出。故选D。

88.【答案】C

【解析】炭疽临床分型：皮肤型、肺型、肠型、脑膜炎型、败血型。故选C。

89.【答案】D

【解析】B与C项为筛检，二级预防；A与E为三级预防，改善预后。D为一级预防。故选D。

90.【答案】B

【解析】吸烟是肺癌的重要危险因素，控烟、禁烟效果显著，是针对病因的明确有效的方法，为一级预防。故选B。

91.【答案】D

【解析】厂房建设或布置不合理不是因生产和工艺流程而产生的。故选D。

【A_2型题】

92.【答案】C

【解析】此为事故性排放引发的急性中毒事件。故选C。

93.【答案】D

【解析】沙门菌属食物中毒主要为动物性食品，特别是畜肉类，其次为禽肉、蛋类、乳类及其制品；临床表现：呕吐、腹泻、腹痛，水样便，少数带有黏液或血，体温升高，可达38~40℃。因此患者最可能是沙门菌属食物中毒。故选D。

94.【答案】C

【解析】慢性铅中毒的早期表现为乏力、关节肌肉酸痛、胃肠道症状；继而出现头晕、头痛等神经症表现，肢端麻木、四肢末端呈手套、袜套样感觉障碍等中枢周围神经病表现。

95.【答案】D

【解析】用1g/m^{3}碘加酒精点燃熏蒸，使空气中的汞生成不易挥发的碘化汞。故选D。

96.【答案】E

【解析】慢性苯中毒临床表现：①神经系统症状为头痛、失眠等。②造血系统症状为牙龈、鼻腔、黏膜与皮下出血，白细胞计数减少，可引起白血病。③皮肤脱脂、干燥、脱屑、湿疹等。故选E。

97.【答案】D

【解析】无通风环境中连续工作4小时，为CO急性轻度中毒。以脑缺氧反应为主要表现：头痛、头晕、失眠、耳鸣等，恶心、呕吐和四肢无力等，意识模糊甚至轻度至中度意识障碍，但无昏迷。

98.【答案】E

【解析】黄曲霉毒素为真菌毒素，主要寄生于花生、玉米、大米、小麦等谷物及油料作物中。黄曲霉毒素中毒早期有胃部不适、腹胀、食欲缺乏、呕吐、肠鸣音亢进、一过性发热及黄疸等。2~3周后出现腹水、下肢水肿、脾增大变硬、胃肠道出血、昏迷甚至死亡。据题例分析：患者有进食可疑黄曲霉菌污染食物史+中毒及肝损害表现，符合黄曲霉毒素中毒的诊断，分析原因应为食用的玉米被黄曲霉毒素污染所致，故选E。

99.【答案】C

【解析】“工作有关疾病”指多因素相关的疾病，与工作有联系，也见于非职业人群中；但这一类疾病发生于劳动者时，因职业性有害因素的接触，会加剧、加速、复发或劳动力明显减退。而职业病指某一特异职业性有害因素所致疾病，有立法意义。题意指某常见病发病率明显高于一般人群，故为C项。

100.【答案】D

【解析】温度计内含汞，患者职业接触汞；近4年来出现神经系统症状和1年来出现震颤，为慢性汞中毒症状。故选D。

【A_3/A_4型题】

101.【答案】B

【解析】传染病综合医院未经处理的污水直接排入河中，污染了80%居民饮用的河水。故选B。

102.【答案】E

【解析】流行特征包括：①病例分布与供水范围一致，有饮用同一水源史。②如水源常受污染，病例终年不断。③发病无年龄、性别、职业差别。④停用污染水源或采取消毒、净化措施后，暴发或流行即可平息。故选E。

103.【答案】C

【解析】供水过程的各个环节都存在致病菌的污染，通过消毒来切断饮用水水质中病原微生物的传播途径，预防传染病的发生和流行。故选C。

104.【答案】A

【解析】为保证消毒效果，加氯量必须超过水的需氯量，使在氧化和杀菌后还能剩余一些有效氯。故选A。

105.【答案】D

【解析】亚硝酸盐中毒的主要症状为口唇、指甲以及全身皮肤出现青紫等组织缺氧表现，即“肠源性青紫症”。故选D。

106.【答案】E

【解析】急救措施：①催吐、洗胃和导泻尽快排出毒物。②给予解毒剂亚甲蓝和补充大剂量维生素 C。③对症治疗。故选 E。

107.【答案】D

【解析】H_2S 为剧毒气体，可引起刺激反应、急性中毒和慢性损害；患儿有短期内吸入较大量 H_2S 的职业接触史，出现中枢神经系统和呼吸系统损害为主的临床表现，其表现符合 H_2S 中毒症状。故选 D。

108.【答案】E

【解析】对疏通阴沟、下水道等有可能产生 H_2S 的密闭环境，进入前须强制性充分通风换气，佩戴供氧式防毒面具。

109.【答案】A

【解析】加强职业卫生安全教育和自救互救相关知识技能培训，增强自我保护意识。

110.【答案】C

【解析】拟除虫菊酯类农药的临床表现：①急性中毒经皮肤吸收和经呼吸道吸收引起，面部皮肤灼痒感或头晕，眼痛、流泪、眼睑红肿等。②中毒严重者上腹部灼痛、恶心或呕吐，胸闷、心悸等，意识模糊或昏迷。

111.【答案】C

【解析】目前无特效解毒治疗，以对症治疗及支持疗法为主。有皮肤污染者：肥皂水或清水彻底清洗；阿托品减轻口腔分泌和肺水肿，但切忌剂量过大。

112.【答案】C

113.【答案】B

【解析】首选依地酸二钠钙，每日 1.0g 静脉注射或加于 25% 葡萄糖液静脉滴注。

114.【答案】C

115.【答案】B

【解析】铅作用于全身，主要累及神经、血液及造血、消化、心血管系统和肾脏；目前机制研究中，铅对卟啉代谢和血红素合成影响的研究最为深入，并认为出现卟啉代谢紊乱是铅中毒重要和较早的变化之一。

116.【答案】D

【解析】根据题意，该工人为中度中毒，治愈后可恢复原工作，不必调离铅作业。

117.【答案】B

【解析】降低生产环境空气中铅浓度，使之达到卫生标准是预防的关键。

【B_1 型题】

118.【答案】B

【解析】水俣病是世界上首次发现的因水体汞污染导致的出生缺陷病，母亲妊娠期间摄入甲基汞，通过胎盘引起胎儿中枢神经系统发育障碍所致。

119.【答案】A

【解析】光化学烟雾是由汽车尾气中的氮氧化物和挥发性有机物在日光紫外线的照射下，经过一系列的光化学反应生成的刺激性很强的浅蓝色烟雾。

120.【答案】C

【解析】引起沙门菌食物中毒的主要是动物性食品，特别是畜肉类及其制品，其次为禽肉、蛋类、乳类及其制品。

121.【答案】B

【解析】中毒食品主要是海产食品，墨鱼的带菌率达 93.%，其次盐渍食品。

122.【答案】A

【解析】金黄色葡萄球菌引起中毒的食品主要是营养丰富且含水分较多的食品，如乳类及乳制品、肉类、剩饭等。故选 A。

123.【答案】B

【解析】河豚中毒特点：发病急速而剧烈，起初感觉手指、口唇和舌有刺痛，然后出现恶心、呕吐、腹泻等胃肠症状，伴有四肢无力、发冷、知觉麻痹、眩晕，重者瞳孔及角膜反射消失，四肢肌肉麻痹，共济失调，全身麻痹、瘫痪，语言不清以及血压、体温下降。

124.【答案】C

【解析】内毒毒素是肉毒梭菌产生的毒素，临床表现以运动神经麻痹的症状为主，视物模糊、眼睑下垂、瞳孔散大等神经麻痹症状。

125.【答案】D

【解析】沙门菌食物中毒临床表现以胃肠炎最为常见，呕吐、腹泻、腹痛，水样便，少数带有黏液或血。

126.【答案】E

【解析】有机磷农药中毒用阿托品及胆碱酯酶复能剂解毒，并对症支持治疗，及时纠正缺氧，维持水、电解质及酸碱平衡。

127.【答案】D

【解析】阿托品为治疗氨基甲酸酯类农药中毒首选药物，能迅速控制由胆碱酯酶受抑制所引起的症状和体征。另外，需对症治疗。

128.【答案】C

【解析】对症处理：抽搐、惊厥用地西泮（安定）5～10mg 肌内注射或静脉注射，流涎、恶心等皮下注射阿托品 0.1～1mg。静脉输液、利尿以加速毒物排出，糖皮质激素、维生素 C、维生素 B_6 等可选用，以维持重要脏器功能及水电解质平衡。

129.【答案】B

【解析】听觉疲劳指较长时间停留在强噪声环境下，引起听力明显下降，听阈提高超过 15dB，离开噪声环境后，需要数小时甚至数十小时听力才能恢复。

130.【答案】C

【解析】噪声引起的听觉敏感度下降、听阈升高、听觉功能障碍甚至听力丧失，总称为听力损失。在听力图上形成 3000～6000Hz 处的 V 字形。

131.【答案】A

【解析】听觉适应指短时间暴

露在强烈噪声环境中，机体听觉器官敏感性下降，听阈可提高10~15dB，脱离噪声接触后对外界的声音有“小”或“远”的感觉，离开噪声环境1分钟之内即可恢复。

132.【答案】D

【解析】职业性噪声聋指劳动者在工作中由于长期噪声而发生的一种渐进性的感音性听觉损伤。71~90dB为噪声聋。

133.【答案】A

134.【答案】D

【解析】苯主要蓄积于骨髓。

135.【答案】B

【解析】汞主要分布在肾皮质，以近曲小管上皮组织内含量最多，导致肾小管重吸收功能障碍。

136.【答案】C

【解析】长期接触铅会导致神经系统、消化系统、血液及造血系统疾病。

137.【答案】A

【解析】煤矿井下工人可引起滑囊炎，是因煤矿井下工人在特殊的劳动条件下，急性外伤或长期摩擦、受压等机械因素所导致滑囊的无菌性炎症改变。

138.【答案】B

【解析】长期接触苯会对血液造成极大伤害，引起慢性中毒。

第六章　卫生服务体系与卫生管理

【A_1型题】

1.【答案】D

【解析】卫生服务的需要主要取决于居民的自身健康状况，是依据人们的实际健康状况与“理想健康状态”之间存在差距而提出的对预防、保健、医疗、康复等服务的客观要求，包括个人觉察到的需要和由医疗卫生专业人员判定的需要。

2.【答案】D

【解析】卫生系统三大功能：提供卫生服务、公平对待所有人、满足人群非卫生服务的期望。D项所有卫生期望不合适。

3.【答案】D

4.【答案】E

5.【答案】D

【解析】1998年5月在日内瓦召开的第51届世界卫生大会上，审议通过了世界卫生组织提出的“21世纪人人享有卫生保健”的全球卫生战略：增加期望寿命，提高生活质量；改进卫生公平；使全体人民能利用可持续卫生系统和服务。

6.【答案】C

7.【答案】E

【解析】新时期卫生工作的战略重点：以农村为重点、预防为主、中西医并重。

8.【答案】D

9.【答案】C

【解析】疾病风险特点：严重性、复杂性、多样性、普遍性、社会性。

10.【答案】E

【解析】社会医疗保险是公益性，非营利性。

11.【答案】C

【解析】社会医疗保险的特点主要有：①国家立法强制。②强调个人医疗保险责任，权利与义务统一。③保险基金由国家、单位、个人分担。④实行社会统筹，互助共济。⑤保险覆盖面广。⑥实行现收现付制。⑦由中介实施，政府宏观管理。故C项赔付的长期性不对，是现收现付。

12.【答案】B

【解析】目前我国医疗保障制度采取的是以社会医疗保障为主的模式。

13.【答案】A

【解析】预付制是指在医疗服务发生之前，医疗保险机构按照一定标准，向被保险人或医疗服务提供者预先支付医疗费用，如总额预付、按病种付费、按服务单元付费等。A项为后付法。

14.【答案】E

【解析】医疗保险需方支付有：①扣除方式（起付线）。②共付方式。③限额方式。④混合方式。

15.【答案】B

【解析】1978年，WHO和联合国儿童基金会明确提出：“初级卫生保健”是实现“2000年人人享有卫生保健”的基本策略和途径。

16.【答案】E

【解析】WHO建议四项重大行动：①与贫困作斗争。②在所有的环境中促进健康。③部门间的协调、协商和互利。④将卫生列入可持续发展规划。

17.【答案】A

【解析】初级卫生保健的任务：①健康教育和健康促进。②疾病预防和保健服务。③基本治疗。④社会康复。

18.【答案】E

【解析】1991年4月，卫生工作基本方针为：贯彻预防为主，依靠科技进步，动员全社会参与，中西医并重，为人民健康服务。

19.【答案】E

【解析】“以人民健康为中心，坚持以基层为重点，以改革创新为动力，预防为主，中西医并重，把健康融入所以政策，人民共建共享”是新时期卫生与健康工作方针。

20.【答案】A

【解析】“共建共享，全民健

康”是建设健康中国的战略主题。

21.【答案】E

【解析】《国际卫生条例》主要是规定遵守协议的国家，需要为严重传播病的暴发向世界卫生组织进行通报。以前通报范围只适用于霍乱、黄热病和鼠疫等，但2007年6月15日生效的新修订，已要求扩大通报范围至任何新发现的传染病及辐射、化学引发的事件。

22.【答案】B

【解析】为了加快及时和准确信息的流通，要求各国在评估之后24小时内通报可能构成国际关注的突发公共卫生事件的所有事件。

【B_1型题】

23.【答案】A

【解析】国家医疗保险是指医疗保险基金由国家财政支出，通过中央或地方政府直接拨给医疗服务提供者，全体公民基本不需要支付医疗费用。

24.【答案】C

【解析】商业医疗保险是将医疗保险当作一种特殊商品，主要通过市场机制来筹集医疗费用和提供医疗服务，并对医疗保险和医疗服务实行市场调节的医疗保险制度。

25.【答案】D

【解析】储蓄医疗保险是指国家通过立法强制实施，由单位（雇主）与个人（雇员）缴费，以个人的名义建立保险储蓄账户，支付个人及家庭医疗费用的医疗保险制度。

26.【答案】B

【解析】社会医疗保障是指国家通过立法强制实施，由单位（雇主）与个人（雇员）缴纳和政府补助建立医疗保险基金。

27.【答案】A

【解析】实行商业医疗保险模式的国家有美国、瑞士等。

28.【答案】D

【解析】实行储蓄医疗保险模式的国家有新加坡、印度尼西亚等。

29.【答案】C

【解析】实行国家医疗保险模式的有英国、瑞典、丹麦、挪威、澳大利亚、加拿大。

30.【答案】B

【解析】实行社会医疗保险的有德国、法国、奥地利、日本、巴西、阿根廷。

31.【答案】C

【解析】按服务人次支付方式（平均定额付费）：制定每一门诊人次或每一住院人次的费用支付标准，社会医疗保险机构根据医疗服务供方实际提供的服务人次，按照每一人次费用支付标准向医疗服务供方支付医疗服务费用。

32.【答案】B

【解析】按住院床日付费是指在住院治疗中，根据病情的严重程度和治疗中的进展情况进行分类，对各类疾病规定各床日收（付费）标准，医疗保险方和患者根据实际住院天数、付费标准和规定补偿比与医疗机构结算。

33.【答案】A

【解析】按病种付费指根据国际疾病分类法，按诊断将住院患者的疾病分组，每组再依据疾病轻重程度及有无并发症、并发症分级，对每组不同级别制定相应服务价格，并按该价格向医院一次性支付医疗费用。

34.【答案】D

【解析】按人头付费指医疗保险机构根据被保险人的人数及每个人的支付定额标准，预先向提供服务的医院支付一笔固定的医疗费用，医院按照合同提供服务，不再另行收费。

35.【答案】E

【解析】总额预付指根据与医院协商确定的年度医疗费用预算总额进行支付，医院为保险人提供规定的医疗服务，不再另行收费。

第四部分

临床医学综合

第十三篇 呼 吸 系 统

第一章 慢性阻塞性肺疾病

【A_1 型题】

1.【答案】C

【解析】慢性阻塞性肺疾病（COPD）是一组气流受限为特征的肺部疾病。主要病理生理变化是慢性炎症导致进行性气道阻力增加，使肺通气、换气功能障碍，引起气流受限，导致缺氧和二氧化碳潴留。故选 C。

2.【答案】C

3.【答案】E

4.【答案】B

5.【答案】E

【解析】COPD 急性加重期的治疗应为控制感染、镇咳、祛痰及平喘。氧氟沙星为喹诺酮类抗生素，可用于抗感染治疗。溴己新、羧甲司坦、氨溴索均为祛痰药物，而可待因为强效中枢镇咳药，老年人排痰困难，使用中枢镇咳药物使痰液更不易排出，对治疗不利。故选 E。

6.【答案】A

【解析】蛋白水解酶对组织有损伤、破坏作用，抗蛋白酶对弹性蛋白酶等多种蛋白酶具有抑制功能，其中 α_1 抗胰蛋白酶是活性最强的一种。蛋白酶增多或抗蛋白酶不足均可导致肺组织结构破坏，产生肺气肿。发生 COPD 时会有 α_1 抗胰蛋白酶的减少。故选 A。

7.【答案】C

【解析】慢性阻塞性肺疾病是以持续气流受限为特征的可以预防和治疗的疾病，其气流受限多呈进行性发展，与气道和肺组织对香烟烟雾等有害气体或有害颗粒的异常慢性炎症反应有关。病变多累及肺部，并可引起肺外各器官的损害。C 项描述错误。故选 C。

8.【答案】A

【解析】慢性支气管的诊断依据咳嗽、咳痰或伴有喘息，每年发病持续 3 个月，连续 2 年或 2 年以上的病史和症状，并排除其他可以引起类似症状的慢性疾病。故选 A。

9.【答案】B

【解析】慢阻肺患者多为中年发病，症状缓慢进展，多有长期吸烟史。哮喘患者多为早年（如儿童期）发病，每日症状变化快，夜间和清晨症状明显，也可有过敏史、鼻炎和/或湿疹，可有哮喘家族史。大多数哮喘患者的气流受限具有显著的可逆性，合理使用吸入糖皮质激素等药物常能有效控制病情，是其与慢阻肺相鉴别的一个关键特征。故选 B。

10.【答案】A

11.【答案】E

【解析】家庭氧疗对慢阻肺并发慢性呼吸衰竭者可提高生活质量和生存率。使用家庭氧疗的指征为：① $PaO_2 \leq 55mmHg$ 或 $SaO_2 \leq 88\%$，有或没有高碳酸血症。② PaO_2 55 ~ 60mmHg，或 $SaO_2 < 89\%$，并有肺动脉高压、心力衰竭所致水肿或红细胞增多症。一般用鼻导管吸氧，氧流量为 1.0 ~ 2.0L/min，吸氧时间 10 ~ 15 h/d。目的是使患者在静息状态下，达到 $PaO_2 \geq 60mmHg$ 和/或使 SaO_2 升至 90% 以上。E 项错误。故选 E。

12.【答案】D

【解析】COPD 常见并发症有：①慢性呼吸衰竭：常在慢性阻塞性肺疾病急性加重时发生，其症状明显加重，发生低氧血症和/或高碳酸血症，出现缺氧和二氧化碳潴留的临床表现。②自发性气胸：如有突然加重的呼吸困难，并伴有明显的发绀，患侧肺部叩诊为鼓音，听诊呼吸音减弱或消失，应考虑并发自发性气胸。③慢性肺源性心脏病：由于慢阻肺肺部病变引起肺血管床减少及缺氧致肺动脉收缩、血管重塑，导致肺动脉高压、右心室肥厚扩张，最终发生右心功能不全。而支气管扩张不是 COPD 的并发症。故选 D。

13.【答案】C

【解析】慢阻肺早期胸片可无异常变化，以后可出现肺纹理增粗、紊乱等非特异性改变，也可出现两肺透明度增加、肋间隙变宽、膈肌位置下移等肺气肿改变。而两肺多发性空洞多为肺结核的表现。故选 C。

14.【答案】D

【解析】支气管扩张的典型表现为反复大量咳脓痰或反复咯血。X 线胸片示肺纹理增粗或呈卷发状。高分辨螺旋 CT 示支气管呈囊柱状扩张为其特征性表现，可以与慢性支气管炎相鉴别。故选 D。

15.【答案】D

16.【答案】C

【解析】慢阻肺与慢性支气管炎和肺气肿有密切关系。当慢性支气管炎、肺气肿患者肺功能检查出现持续气流受限时，则能诊断为慢阻肺；如患者只有慢性支气管炎和/或肺气肿，而无持续气流受限，则不能诊断为慢阻肺。故选 C。

17.【答案】D

18.【答案】C

19.【答案】B

【解析】COPD 的病理生理变化是持续气流受限致肺通气功能障碍，从而产生通气/血流比例失调。正常情况下通气/血流比值约为 0.8，通气/血流比例失调通常导致低氧血症，而无二氧化碳潴留，是 COPD 发生单纯低氧血症最重要的机制。故选 B。

20.【答案】A

【解析】慢性支气管炎急性加重期的治疗为：①控制感染：视感染的主要致病菌和严重程度或根据病原菌药敏结果选用抗菌药物。急性感染控制后，应及时停用抗生素，以免长期应用引起二重感染和细菌耐药。②祛痰、镇咳：对急性发作期患者在抗感染治疗的同时，应用祛痰药及镇咳药物，以改善症状。③解痉、平喘：常选用氨茶碱口服，或 β_2 受体激动药吸入。缓解期的治疗为：①戒烟：避免吸入有害气体和其他有害颗粒。②增强体质，预防感冒。③反复呼吸道感染者可试用免疫调节剂或中药治疗。A 项说法错误。故选 A。

21.【答案】C

22.【答案】C

【解析】慢阻肺的主要症状包括：①慢性咳嗽：常晨间咳嗽明显，夜间有阵咳或排痰。②咳痰：一般为白色黏液或浆液泡沫性痰，偶可带血丝，清晨排痰较多。急性发作期痰量变多，可有脓性痰。③气促或呼吸困难：早期在较剧烈活动时出现，后逐渐加重，以致在日常活动甚至休息时也感到气促，是慢阻肺的标志性症状。④喘息和胸闷：部分患者特别是重度患者或急性加重时出现喘息。⑤晚期患者有体重下降、食欲缺乏等。故选 C。

23.【答案】B

24.【答案】B

【解析】慢性支气管炎的 X 线检查早期可无异常。反复发作者表现为肺纹理增粗、紊乱，呈网状或条索状、斑点状阴影，以双下肺野明显。故选 B。

25.【答案】B

26.【答案】D

【解析】按累及肺小叶的部位，可将阻塞性肺气肿分为小叶中央型、全小叶型及介于两者之间的混合型三类，其中以小叶中央型为多见。小叶中央型是由于终末细支气管或一级呼吸性细支气管炎症导致管腔狭窄，其远端的二级呼吸性细支气管呈囊状扩张，其特点是囊状扩张的呼吸性细支气管位于二级小叶的中央区。全小叶型是呼吸性细支气管狭窄，引起所属终末肺组织，即肺泡管、肺泡囊及肺泡的扩张，其特点是气肿囊腔较小，遍布于肺小叶内。故选 D。

27.【答案】B

【解析】病毒、支原体、细菌等感染是慢性支气管炎发生发展的重要原因之一。病毒感染以流感病毒、鼻病毒、腺病毒和呼吸道合胞病毒为多见。细菌感染常继发于病毒感染，常见病原体为肺炎链球菌、流感嗜血杆菌、卡他莫拉菌和葡萄球菌。故选 B。

28.【答案】C

【解析】慢性阻塞性肺疾病的诊断主要根据吸烟等高危因素史、临床症状、体征及肺功能检查等，并排除可以引起类似症状和肺功能改变的其他疾病，综合分析确定。肺功能检查见持续气流受限是慢阻肺诊断的必备条件，吸入支气管扩张剂后 $FEV_1/FVC<0.7$ 为确定存在持续气流受限的界限。故选 C。

29.【答案】A

【解析】慢阻肺患者肺功能评估可使用 GOLD 分级：吸入支气管扩张剂后 $FEV_1/FVC<0.7$；再依据其 FEV_1 下降程度进行气流受限的严重程度分级，见表 4-13-1。故选 A。

表 4-13-1 慢阻肺患者气流受限严重程度的肺功能分级

肺功能分级	患者肺功能 FEV_1 占预计值的百分比（FEV_1%pred）
GOLD 1 级：轻度	FEV_1%pred≥80%
GOLD 2 级：中度	50%≤FEV_1%pred<80%
GOLD 3 级：重度	30%≤FEV_1%pred<50%
GOLD 4 级：极重度	FEV_1%pred<30%

30.【答案】D

31.【答案】B

【解析】慢性支气管炎早期肺功能检查多无异常，少数患者可检出小气道（<2mm）的功能异

常。随着病情加重逐渐出现气道狭窄、阻力增加和气流受限。慢性支气管炎肺功能的早期改变是小气道功能异常。有小气道阻塞时，表现为最大呼气流速-容量曲线在75%和50%容量时明显降低，闭合气量和闭合容量明显增高。当使用支气管扩张剂后 FEV_1/FVC<0.7 提示已发展为慢性阻塞性肺疾病。故选 B。

32.【答案】C

【解析】慢性支气管炎的特点是缓慢起病，病程长，反复急性发作而使病情加重。主要症状为咳嗽、咳痰或伴有喘息。急性加重的主要原因是呼吸道感染，病原体可以是细菌、病毒、衣原体等。急性发作期主要表现为咳嗽、咳痰、喘息等症状突然加重。故选 C。

33.【答案】A

34.【答案】A

35.【答案】E

36.【答案】A

37.【答案】D

【解析】慢性支气管炎的痰液一般为白色黏液和浆液泡沫性，偶可带血。清晨排痰较多，起床后或体位变动可刺激排痰。急性加重期常为黏液脓性痰。D 项描述错误。故选 D。

【A_2 型题】

38.【答案】E

【解析】根据患者的病史及体征，目前考虑诊断为慢性阻塞性肺疾病急性加重期，进一步需行肺功能等辅助检查明确诊断。慢阻肺急性加重期的治疗应以抗感染治疗为主，并辅以吸氧，及使用支气管扩张剂、糖皮质激素及祛痰药物治疗。故选 E。

39.【答案】D

40.【答案】E

【解析】该患者有吸烟高危因素史，并有咳嗽、咳痰、气促典型病史，近 2 天受凉后出现急性加重的症状。查体有双肺语颤减弱及干、湿啰音等肺气肿及急性感染的体征。肺功能检查提示有持续气流受限，故考虑诊断为慢性阻塞性肺疾病急性加重期。故选 E。

41.【答案】A

42.【答案】C

【解析】患者有慢性咳嗽、咳痰的病史。阻塞性通气功能障碍的肺功能检查结果特点为肺活量（VC）正常或减低、第一秒用力呼气量（FEV_1）减低、残气量（RV）增加、肺总量（TLC）正常或增加、残气容积/肺总量（RV/TLC）明显升高，此患者的肺功能检查结果示 VC 为预计值的 85%（正常），FEV_1/FVC 为 52%（明显降低），符合阻塞性通气功能障碍的特点。故选 C。

43.【答案】D

【解析】参考第 42 题解析。

44.【答案】D

【解析】患者病史符合慢性支气管炎的特点，近 1 周出现咯血，肺间质纤维化、肺气肿、肺心病、气胸一般不会出现咯血的症状；老年男性，出现咯血症状应考虑并发了肿瘤的可能。故选 D。

45.【答案】D

46.【答案】C

【解析】慢阻肺患者有突然加重的呼吸困难，并伴有明显发绀、胸痛，应考虑并发了自发性气胸，进一步可通过 X 线胸片明确诊断。故选 C。

47.【答案】D

48.【答案】D

【解析】患者有慢性咳嗽、咳痰、喘息病史，X 线胸片提示肺气肿改变，右上圆形透亮区考虑为肺大疱，故考虑诊断为慢性阻塞性肺疾病。故选 D。

49.【答案】C

【解析】患者有慢性咳嗽的病史，查体有桶状胸，X 线胸片示肺气肿改变，肺功能检查提示为慢阻肺，中度气流受限，考虑诊断为慢性阻塞性肺疾病。故选 C。

【A_3/A_4 型题】

50.【答案】C

【解析】该患者有吸烟高危因素史，咳嗽、咳痰 2 年以上，考虑为慢性支气管炎。3 天来患者咳嗽加重，伴咳黄痰。查体双肺有干、湿啰音，血白细胞计数增加，胸片无异常，考虑为慢性支气管炎急性加重期。故选 C。

51.【答案】D

【解析】慢性支气管炎早期肺功能检查多无异常。有小气道阻塞时，表现为最大呼气流速-容量曲线在 75% 和 50% 容量时明显降低，闭合气量和闭合容量明显增高。当使用支气管扩张剂后 FEV_1/FVC<0.7 提示已发展为慢性阻塞性肺疾病。故选 D。

52.【答案】C

【解析】结合患者慢性咳嗽、咳痰及喘息的病史，双肺干、湿啰音的体征及胸片双下肺纹理增强，考虑诊断为慢性阻塞性肺疾病。故选 C。

53.【答案】E

【解析】COPD 早期胸片可无变化，以后可出现肺纹理增粗、紊乱等非特异性改变，也可出现肺气肿改变。X 线胸片改变对 COPD 诊断特异性不高，但对于与其他肺疾病的鉴别具有非常重要的价值，对于明确自发性气胸、肺炎等并发症也十分有用。故选 E。

54.【答案】A

【解析】根据题干，考虑患者目前处于慢阻肺稳定期。在稳定期，支气管扩张剂是现有控制症状的主要措施，药物有 β_2 肾上腺素受体激动药、抗胆碱能药及茶碱类。故选 A。

55.【答案】C

【解析】患者有吸烟高危因素史，有慢性咳嗽、咳痰的病史，病情加重1周。查体有双肺叩诊过清音及双下肺湿啰音体征，考虑为慢性阻塞性肺疾病急性加重期。由于COPD肺病变引起肺血管床减少及缺氧致肺动脉痉挛、血管重塑，导致肺动脉高压、右心室肥厚扩大，最终发生右心功能不全。该患者已出现心悸、气促、双下肢水肿及口唇发绀、颈静脉充盈的右心功能不全的症状和体征，考虑已并发了慢性肺源性心脏病。故选C。

56.【答案】A

【解析】慢性阻塞性肺疾病的诊断主要根据吸烟等高危因素史、临床症状、体征及肺功能检查等综合分析确定。持续气流受限是COPD诊断的必备条件。吸入支气管扩张药后$FEV_1/FVC<70\%$及$FEV_1<80\%$预计值可确定为持续气流受限。故选A。

57.【答案】A

【解析】该患者为慢阻肺急性加重期，此时的治疗应以抗感染治疗及改善呼吸功能为主。故选A。

58.【答案】A

【解析】慢阻肺患者突然出现呼吸困难加重，查体右肺呼吸音较前明显减弱，考虑并发了气胸，应行胸部X线片明确诊断。故选A。

59.【答案】C

【解析】慢阻肺患者病情进展，出现缺氧和二氧化碳潴留，发展为慢性呼吸衰竭。Ⅱ型呼吸衰竭即高碳酸性呼吸衰竭，血气分析特点是$PaO_2<60mmHg$，同时伴有$PaCO_2>50mmHg$，本患者血气分析符合Ⅱ型呼吸衰竭特点。慢性呼吸衰竭伴二氧化碳潴留时，随$PaCO_2$升高可并发肺性脑病，肺性脑病表现为神志淡漠、肌肉震颤或扑翼样震颤、间歇抽搐、昏睡，甚至昏迷等。故选C。

60.【答案】B

61.【答案】C

62.【答案】A

63.【答案】A

【解析】患者有慢性咳嗽、咳痰、活动后气促的病史，并有肺气肿的体征，考虑诊断为慢性阻塞性肺疾病。该患者出现呼吸困难2小时，查体有左侧叩诊鼓音，左肺呼吸音消失的体征，考虑慢阻肺并发左侧自发性气胸。故选A。

64.【答案】A

【解析】该患者慢阻肺并发了自发性气胸，应行X线检查可以确诊。气胸患者胸片上大多有明确的气胸线，为萎缩肺组织与胸膜腔内气体交界线，呈外凸线条影，气胸线外为无肺纹理的透光区，线内为压缩的肺组织。大量气胸时可见纵隔、心脏向健侧移位。故选A。

65.【答案】D

【解析】此患者呼吸困难明显，确诊气胸后应立即行胸腔穿刺排气处理。故选D。

【B_1型题】

66.【答案】C

【解析】慢性阻塞性肺疾病患者听诊两肺呼吸音减弱，呼气延长，部分患者可闻及湿啰音和/或干啰音。故选C。

67.【答案】B

【解析】支气管扩张症早期或干性支气管扩张可无异常肺部体征，病变重或继发感染时常可闻及下胸部、背部固定而持久的局限性粗湿啰音，有时可闻及哮鸣音，部分慢性患者伴有杵状指(趾)。出现肺气肿、肺心病等并发症时有相应体征。故选B。

68.【答案】A

【解析】支气管哮喘发作时胸部呈过度充气状态，有广泛的哮鸣音，呼气音延长。但在轻度哮喘或非常严重哮喘发作，哮鸣音可不出现。故选A。

69.【答案】D

【解析】原发性支气管肺癌肿瘤向支气管内生长，或转移到肺门淋巴结致使肿大的淋巴结压迫主支气管或隆突，或引起部分气道阻塞时，可有呼吸困难、气促、喘息，偶尔表现为喘鸣，听诊时可发现局限或单侧吸气性哮鸣音。故选D。

第二章 肺动脉高压与慢性肺源性心脏病

【A_1型题】

1.【答案】A

【解析】慢性阻塞性肺疾病(COPD)是导致肺动脉高压和肺源性心脏病最常见的原因。故选A。

2.【答案】E

【解析】慢性肺源性心脏病的常见病因为：①支气管、肺疾病：以慢性阻塞性肺疾病最为多见，其次为支气管哮喘、支气管扩张、肺结核、间质性肺疾病等。②胸廓运动障碍性疾病。③肺血管疾病。④其他：原发性肺泡通气不足及先天性口咽畸形、睡眠呼吸暂停低通气综合征等。故选E。

3.【答案】E

4.【答案】C

【解析】慢性肺源性心脏病形成肺动脉高压的因素为：①肺血管阻力增加的功能性因素：缺氧、高碳酸血症和呼吸性酸中毒使肺血管收缩、痉挛，其中缺氧是肺动脉高压形成最重要的因素。缺氧时收缩血管的活性物质增多，使肺血管收缩。缺氧使平滑肌细胞膜对 Ca^{2+} 的通透性增加，细胞内 Ca^{2+} 含量增高，肌肉兴奋-收缩偶联效应增强，直接使肺血管平滑肌收缩。高碳酸血症时，由于 H^{+} 产生过多，使血管对缺氧的收缩敏感性增强，致肺动脉压增高。②肺血管阻力增加的解剖学因素：指肺血管解剖结构的变化，形成肺循环血流动力学障碍。主要原因是：长期反复发作的慢性阻塞性肺疾病及支气管周围炎，可累及邻近肺小动脉，引起血管炎，管壁增厚、管腔狭窄或纤维化，甚至完全闭塞，使肺血管阻力增加，产生肺动脉高压；随肺气肿的加重，肺泡内压增高，压迫肺泡毛细血管，造成毛细血管管腔狭窄或闭塞。肺泡壁破裂造成毛细血管网的毁损，肺泡毛细血管床减损超过70%时肺循环阻力增大。肺血管重塑；血栓形成。在慢性肺心病肺动脉高压的发生机制中，功能性因素较解剖学因素更为重要。③血液黏稠度增加和血容量增多：慢性缺氧产生继发性红细胞增多，血液黏稠度增加。缺氧可使醛固酮增加，使水、钠潴留；缺氧使肾小动脉收缩，肾血流减少也加重水、钠潴留，血容量增多。血液黏稠度增加和血容量增多，更使肺动脉压升高。故选C。

5.【答案】B

6.【答案】D

7.【答案】C

【解析】肺动脉高压是由多种已知或未知原因引起的肺动脉压异常升高的一种病理生理状态。其血流动力学诊断标准为：在海平面、静息状态下，右心导管测量平均肺动脉压≥25mmHg。故选C。

8.【答案】C

【解析】肺循环阻力增加时，右心发挥其代偿功能，以克服肺动脉压升高的阻力而发生右心室肥厚。肺动脉高压早期，右心室尚能代偿，舒张末压仍正常。随着病情的进展，特别是急性加重期，肺动脉压持续升高，超过右心室的代偿能力，右心失代偿，右心排血量下降，右心室收缩末期残留血量增加，舒张末压增高，促使右心室扩大和右心室功能衰竭。慢性肺心病除发现右心室改变外，也有少数可见左心室肥厚。由于缺氧、高碳酸血症、酸中毒、相对血流量增多等因素，使左心负荷加重。如病情进展，则可发生左心室肥厚，甚至导致左心衰竭。故选C。

9.【答案】A

10.【答案】B

【解析】在慢性肺心病肺动脉高压的发生机制中，功能性因素较解剖学因素更为重要。在急性加重期经过治疗，缺氧和高碳酸血症得到纠正后，肺动脉压可明显降低，部分患者甚至可恢复到正常范围。故选B。

11.【答案】E

【解析】肺心病肺、心功能代偿期的体征：可有不同程度的发绀，原发肺脏疾病体征，如肺气肿体征，干湿啰音，$P_2>A_2$，三尖瓣区可出现收缩期杂音或剑突下心脏搏动增强，提示有右心室肥厚。部分患者因肺气肿使胸膜腔内压升高，阻碍腔静脉回流，可有颈静脉充盈甚至怒张，或使横膈下降致肝界下移。故选E。

12.【答案】D

【解析】剑突下出现心脏收缩期搏动提示右心室肥厚，D项错误，其余选项描述均正确。故选D。

13.【答案】B

【解析】肺心病X线表现除肺、胸基础疾病及急性肺部感染的特征外，尚有肺动脉高压症。X线诊断标准如下：①右下肺动脉干扩张，其横径≥15mm或右下肺动脉横径与气管横径比值≥1.07，或动态观察右下肺动脉干增宽>2mm。②肺动脉段明显突出或其高度≥3mm。③中央动脉扩张，外周血管纤细，形成“残根”征。④圆锥部显著凸出或其高度≥7mm。⑤右心室增大征。具有上述一条均可诊断。故选B。

14.【答案】D

【解析】根据患者有慢性支气管炎、肺气肿病史，或其他胸肺疾病病史，并出现肺动脉高压、右心室增大或右心功能不全的征象，如 $P_2>A_2$、颈静脉怒张、肝大压痛、肝颈静脉反流征阳性、下肢水肿及体静脉压升高等，心电图、X线胸片、超声心动图有肺动脉增宽和右心肥大肥厚的征象，可以作出诊断。故选D。

15.【答案】B

【解析】肺心病出现右心衰竭时可有发绀更明显，颈静脉怒张，心率增快，可出现心律失常，剑突下可闻及收缩期杂音，甚至出现舒张期杂音。肝大且有压痛，肝颈静脉回流征阳性，下肢水肿，重者可有腹水。少数患者可出现肺水肿及全心衰竭的体征。缺氧与高碳酸血症是呼吸衰竭的特点。故选B。

16.【答案】D

【解析】超声心动图诊断肺心病的阳性率为60.6%~87.0%。肺心病的超声心动图诊断标准如下：①右心室流出道内径≥30mm。②右心室内径≥20mm。③右心室前壁厚度≥5mm或前壁搏动幅度增强。④左、右心室内径比值<2。⑤右肺动脉内径≥18mm或肺动脉干≥20mm。⑥右心室流出道/左心房内径>1.4。⑦肺动脉瓣曲线出现肺动脉高压征象者（a波低平或<2mm，或有收缩中期关闭征等）。故选D。

17.【答案】C

18.【答案】A

【解析】低氧刺激可引起肺血管收缩、红细胞增多而致血液黏稠、肺小动脉重构加速肺动脉高压的进展。伴有低氧血症的肺动脉高压患者应给予氧疗以保持其动脉血氧饱和度持续大于90%，降低肺源性心脏病肺动脉高压的首选治疗应为氧疗。故选A。

19.【答案】C

【解析】肺心病失代偿期常合并各种类型的酸碱失衡及电解质紊乱。呼吸性酸中毒以通畅气道，纠正缺氧和解除二氧化碳潴留为主。呼吸性酸中毒并代谢性酸中毒通常需补碱治疗。呼吸性酸中毒并代谢性碱中毒常合并低钠、低钾、低氯等电解质紊乱，应根据具体情况进行补充。故选C。

20.【答案】E

【解析】慢性肺源性心脏病肺、心功能失代偿期的治疗原则是积极控制感染，通畅呼吸道，改善呼吸功能，纠正缺氧和二氧化碳潴留，控制呼吸和心力衰竭，防治并发症。呼吸系统感染是引起慢性肺心病急性加重致肺、心功能失代偿的常见原因，需积极控制感染。控制感染参考痰菌培养及药敏试验选择抗生素。故选E。

21.【答案】C

22.【答案】B

【解析】慢性肺心病患者由于慢性缺氧及感染，对洋地黄类药物的耐受性很低，易致中毒，且易发生心律失常。原则上选用作用快、排泄快的洋地黄类药物。故选B。

23.【答案】E

24.【答案】E

【解析】肺心病肺、心功能失代偿期抗生素的选择应根据患者所在地常见病原菌及其药物敏感情况积极选用抗生素治疗。社区获得性感染以革兰阳性菌占多数，医院感染则以革兰阴性菌为主。如果找到确切的病原菌，应根据药敏结果选用抗生素。E项不是其原则，故选E。

25.【答案】D

【解析】血管扩张药可减轻心脏前、后负荷，降低心肌氧耗量，增加心肌收缩力，对部分顽固性心力衰竭有一定效果，但并不像治疗其他心脏病那样效果明显。血管扩张药在扩张肺动脉的同时也扩张体动脉，往往造成体循环血压下降，反射性产生心率增快、氧分压下降、二氧化碳分压上升等不良反应。因而限制了血管扩张药在慢性肺心病的临床应用。故选D。

26.【答案】C

【解析】肺性脑病患者呼吸中枢的化学感受器对CO_2反应性差，呼吸主要靠低氧血症对颈动脉体、主动脉体化学感受器的刺激来维持。若吸入高浓度氧，使血氧迅速上升，解除了低氧对外周化学感受器的刺激，便会抑制患者呼吸，造成通气状况进一步恶化。故选C。

27.【答案】A

【解析】苯巴比妥为镇静催眠药物。肺性脑病患者切忌用镇静或催眠药，以免加重CO_2潴留，加重病情。故选A。

28.【答案】D

29.【答案】C

【解析】利尿药通过抑制肾脏钠、水重吸收而增加尿量，消除水肿，减少血容量，减轻右心负荷。但是利尿药应用后可出现低钾、低氯性碱中毒，痰液黏稠不易排痰和血液浓缩。因此，原则上宜选用作用温和的利尿药，联合保钾利尿药，小剂量、短疗程使用。故选C。

30.【答案】B

【解析】肺心病并发心律失常多表现为房性期前收缩及阵发性室上性心动过速，其中以紊乱性房性心动过速最具特征性。也可有心房扑动及心房颤动。少数病例由于急性严重心肌缺氧，可出现心室颤动以至心搏骤停。故选B。

31.【答案】C

32.【答案】B

33.【答案】B

34.【答案】E

【解析】动脉性肺动脉高压分为：特发性肺动脉高压、遗传性肺动脉高压、药物所致和毒物所致肺动脉高压、疾病相关性肺动脉高压及新生儿持续性肺动脉高压；肺发育异常属于肺部疾病和/或低氧血症所致肺动脉高压。故选E。

35.【答案】C

【解析】肺部疾病和/或低氧血症所致肺动脉高压包括：慢性阻塞性肺疾病、间质性肺疾病、其他限制性与阻塞性通气障碍并存的肺部疾病、睡眠呼吸障碍、肺泡低通气、长期居住高原环境及肺发育异常。故选C。

36.【答案】D

【解析】特发性肺动脉高压常见症状有呼吸困难、胸痛、头晕或晕厥及咯血。故选D。

【A_2型题】

37.【答案】D

【解析】水合氯醛为催眠药、抗惊厥药，其催眠作用温和，不缩短快速动眼睡眠，无明显后遗作用。苯巴比妥为常用的长效镇静催眠药，具有镇静、催眠、抗癫痫及抗惊厥作用。氯丙嗪属二甲胺族吩噻嗪类药物，镇静作用明显。异丙嗪较易进入脑组织，故有明显的镇静作用；能加强催眠药、镇痛药及麻醉药的中枢抑制作用。哌替啶是一种镇痛药，但镇静、麻醉作用较小。肺源性心脏病患者使用镇静药易诱发肺性脑病，因此，此患者应使用水合氯醛。故选D。

38.【答案】E

【解析】该患者为慢性肺源性心脏病急性加重，血气分析示：pH下降，$PaCO_2$升高，HCO_3^-略升高，符合急性失代偿性呼吸性酸中毒的血气特点，治疗上应该以改善通气功能为主。故选E。

39.【答案】E

【解析】该患者血气分析示：pH升高，$PaCO_2$下降，HCO_3^-略下降，符合急性呼吸性碱中毒的血气特点。因患者使用呼吸机治疗，目前处于过度通气状态，应减少潮气量。故选E。

40.【答案】C

【解析】肺心病患者，出现头痛、恶心、烦躁等症状，伴随血压升高、心率加快，考虑为肺心病肺、心功能失代偿期。此期的治疗原则为积极控制感染，通畅呼吸道，改善呼吸功能，纠正缺氧和二氧化碳潴留，控制呼吸衰竭和心力衰竭，防治并发症。故选C。

41.【答案】E

【解析】肺心病患者出现兴奋躁动，血气示$PaO_2 < 60mmHg$，$PaCO_2 > 50mmHg$，pH升高，BE增加，血钾、血氯降低，考虑诊断为肺心病并发Ⅱ型呼吸衰竭，肺性脑病，呼吸性酸中毒合并代谢性碱中毒，低钾、低氯血症。该患者可能在治疗过程中利尿不当造成低血钾、低血氯，进而引起代谢性碱中毒，目前患者BE明显增加，伴pH升高，考虑以碱中毒为主，治疗上应补充电解质及纠正碱中毒。故选E。

42.【答案】E

【解析】肺心病患者，出现昏迷、双侧瞳孔不等大、对光反射迟钝等体征，考虑为肺性脑病并发了脑疝，应用甘露醇脱水降颅压治疗。故选E。

43.【答案】E

【解析】COPD是导致慢性呼吸衰竭的常见呼吸系统疾病，患者常伴有CO_2潴留，氧疗时需注意保持低浓度吸氧，防止血氧含量过高。CO_2潴留是通气功能不良的结果。慢性高碳酸血症患者呼吸中枢的化学感受器对CO_2反应性差，呼吸主要靠低氧血症对颈动脉体、主动脉体化学感受器的刺激来维持。若吸入高浓度氧，使血氧迅速上升，解除了低氧对外周化学感受器的刺激，便会抑制患者呼吸，造成通气状况进一步恶化，CO_2上升，严重时陷入CO_2麻醉状态。故选E。

44.【答案】B

45.【答案】D

【解析】患者的血气分析结果示$PaO_2 < 60mmHg$，$PaCO_2 > 50mmHg$，为Ⅱ型呼吸衰竭，应给予持续低浓度吸氧。故选D。

46.【答案】A

【解析】患者有COPD病史30余年，现出现昏迷，查体有肺动脉高压的体征，考虑可能并发了呼吸衰竭、肺性脑病，应首先查血气分析。故选A。

47.【答案】E

【解析】根据题干可知患者目前感染已被控制、用利尿药后心力衰竭症状无改善，符合使用正性肌力药物的用药指征。肺心病患者对洋地黄类药物的耐受性很低，疗效较差，且易发生心律失常。正性肌力药的剂量宜小，一般约为常规剂量的1/2或2/3量，同时选用作用快、排泄快的洋地黄类药物，如毒毛花苷K 0.125～0.25mg，或毛花苷C 0.2～0.4mg加于10%葡萄糖液内静脉缓慢注射。故选E。

48.【答案】D

【解析】根据题干描述患者的病史、体征考虑诊断为肺源性心脏病肺、心功能失代偿期。此期的治疗原则为积极控制感染，通畅呼吸道，改善呼吸功能，纠正缺氧和二氧化碳潴留，控制呼吸衰竭和心力衰竭，防治并发症。呼吸系统感染是引起慢性肺源性心脏病急性加重致肺、心功能失代偿的常见原因，需积极控制感染。故选D。

49.【答案】C

50.【答案】A

【解析】右心房扩大的心电图表现：P波电压增高，Ⅱ、Ⅲ、aVF导联出现高而尖的P波，振幅大于0.25mV，称为“肺型P波”；在$V_1 \sim V_2$导联，P波振幅≥0.15mV，$V_4 \sim V_6$导联P波可呈双峰型，第一波峰大于第二波峰。此患者的心电图表现符合右心房扩大的特点，故选A。

51.【答案】E

52.【答案】C

【解析】肺心病肺、心功能代偿期的体征可有不同程度的发绀和肺气肿体征。干湿啰音，$P_2 > A_2$，三尖瓣区可出现收缩期杂音或剑突下心脏搏动增强，提示有右心室肥厚。部分患者因肺气肿使胸膜腔内压升高，阻碍腔静脉回流，可有颈静脉充盈甚至怒张，此期肝界下移是膈下降所至。因此该患者的体征符合此题的特点。故选C。

53.【答案】C

【解析】慢性肺心病的心电图诊断标准为：①额面平均电轴≥+90°。②V_1 R/S≥1。③重度顺钟向转位。④$R_{V_1} + S_{V_5} \geq 1.05mV$。⑤aVR R/S或R/Q≥1。⑥$V_1$～

V_3 呈 QS、Qr 或 qr。⑦肺型 P 波。具有一条即可诊断。此患者的心电图表现符合肺心病的心电图特点。故选 C。

【A_3/A_4 型题】

54.【答案】C

55.【答案】C

【解析】COPD 患者，由于呼吸道阻塞，肺泡通气量下降，CO_2 潴留，导致呼吸性酸中毒；又由于缺氧，体内乳酸堆积，导致代谢性酸中毒。血气改变的特点为：$PaCO_2$ 上升、正常或轻度下降，pH 明显降低，AB、SB、BB 减少、正常或轻度升高，BE 负值增大。本例患者血气符合呼吸性酸中毒合并代谢性酸中毒的特点。故选 C。

56.【答案】B

【解析】患者血气结果显示 $PaO_2<60mmHg$，$PaCO_2>50mmHg$，且 $PaCO_2$ 明显升高，考虑并发了Ⅱ型呼吸衰竭，并已出现了肺性脑病的症状、体征，应立即给予改善通气及低流量吸氧治疗。故选 B。

57.【答案】A

58.【答案】B

59.【答案】D

60.【答案】B

【解析】根据患者有慢性支气管炎、肺气肿病史，并已引起口唇发绀、心率增快、心律失常、下肢水肿的右心功能不全的体征，考虑诊断为慢性肺源性心脏病。故选 B。

61.【答案】D

【解析】肺心病肺、心功能代偿期的体征：可有不同程度的发绀和肺气肿体征，偶有干湿啰音，$P_2>A_2$，三尖瓣区可出现收缩期杂音或剑突下心脏搏动增强，部分患者可有颈静脉充盈，此期肝界下移是膈下降所至。肺、心功能失代偿期的体征：发绀更明显，颈静脉怒张，心率增快，可出现心律失常，剑突下可闻及收缩期杂音，甚至出现舒张期杂音；肝大且有压痛，肝颈静脉回流征阳性，下肢水肿，重者可有腹水；少数患者可出现肺水肿及全心衰竭的体征。故选 D。

62.【答案】C

63.【答案】A

64.【答案】B

【解析】呼吸性碱中毒是指由于过度通气使血浆 $PaCO_2$ 下降引起的一系列病理生理过程。各种导致肺泡通气增加，体内 CO_2 排出减少的疾病均可发生呼吸性碱中毒。机械通气应用不当亦可引起呼吸性碱中毒。故选 B。

【B_1 型题】

65.【答案】D

【解析】呼吸性碱中毒血气特点：$PaCO_2$ 下降，pH 正常或升高，AB 在急性呼吸性碱中毒时正常或轻度下降，慢性呼吸性碱中毒时下降明显，AB<SB，BE 负值增大。故选 D。

66.【答案】E

【解析】呼吸性酸中毒的血气特点：急性呼吸性酸中毒时，$PaCO_2$ 增高，pH 下降，AB 正常或略升高，BE 基本正常。肾脏代偿时 $PaCO_2$ 每升高 1.0mmHg，HCO_3^- 约可增加 0.07mmol/L；慢性呼吸性酸中毒时，$PaCO_2$ 增高，pH 正常或下降，AB 升高，AB>SB，BE 正值增大。$PaCO_2$ 每升高 1.0mmHg，HCO_3^- 经代偿后可增加 0.3～0.4mmol/L。在出现单纯性酸碱平衡失调时体内的调节机制必定会加强，代偿后，如果［HCO_3^-］/［H_2CO_3］比值恢复到 20/1，pH 可维持在正常范围，称为代偿性酸碱平衡失调；如果比值达不到 20/1，则称为失代偿性酸碱平衡失调。代偿性呼吸性酸中毒，pH 应在正常范围，故选 E。

67.【答案】B

【解析】呼吸性酸中毒合并代谢性酸中毒的血气特点：$PaCO_2$ 增高、正常或轻度下降，pH 明显降低，AB、SB、BB 减少、正常或轻度升高，BE 负值增大。故选 B。

68.【答案】A

69.【答案】C

【解析】呼吸性酸中毒合并代谢性碱中毒的血气特点：$PaCO_2$ 增高，pH 升高、正常或下降，AB 明显增加，BE 正值增加。故选 C。

70.【答案】A

【解析】肺血管阻力增加的解剖学因素：①长期反复发作的慢性阻塞性肺疾病及支气管周围炎。②肺气肿导致肺泡内压增高，压迫肺泡毛细血管，造成毛细血管管腔狭窄或闭塞。肺泡壁破裂造成毛细血管网的毁损，肺泡毛细血管床减损超过 70% 时肺循环阻力增大。③肺血管重构：慢性缺氧使肺血管收缩，管壁张力增高，同时缺氧时肺内产生多种生长因子（如多肽生长因子），可直接刺激管壁平滑肌细胞、内膜弹性纤维及胶原纤维增生。④血栓形成。故选 A。

71.【答案】B

【解析】肺血管阻力增加的功能性因素：缺氧、高碳酸血症和呼吸性酸中毒使肺血管收缩、痉挛，其中缺氧是肺动脉高压形成最重要的因素。故选 B。

72.【答案】A

【解析】临床常见的引起代谢性碱中毒的原因，包括大量丢失胃液、严重低血钾或低血氯、库欣综合征等经肾脏丢失 H^+ 以及输入过多碱性物质等，大量利尿后容易造成低氯性碱中毒。故选 A。

73.【答案】E

【解析】引起代谢性酸中毒主

要由于机体产酸过多、排酸障碍和碱性物质损失过多等原因造成。产酸过多可见于糖尿病，禁食时间过长，急、慢性酒精中毒所致的酮症酸中毒；高热、外伤、严重感染与休克、缺氧、大量使用水杨酸类药物等可出现乳酸酸中毒；肾脏疾病所致尿毒症和碱的丢失以及酸摄入过多等导致酸中毒。故选E。

74.【答案】C

75.【答案】B

第三章 支气管哮喘

【A_1 型题】

1.【答案】A

【解析】由于哮喘的病理基础是慢性非特异性炎症，糖皮质激素是当前控制哮喘发作最有效的药物。激素通过作用于气道炎症形成过程中的诸多环节，如抑制嗜酸性粒细胞等炎症细胞在气道的聚集、抑制炎症介质的生成和释放、增强平滑肌细胞 β_2 受体的反应性等，有效抑制气道炎症。可分为吸入、口服和静脉用药。吸入型糖皮质激素由于其局部抗炎作用强、全身不良反应少，已成为目前哮喘长期治疗的首选药物。故选A。

2.【答案】E

3.【答案】B

【解析】气道高反应性是指气道对各种刺激因子，如变应原、理化因素、运动、药物等呈现的高敏感状态，表现为患者接触这些刺激因子时气道出现过强或过早的收缩反应，是哮喘的基本特征，但并非确诊标准。故选B。

4.【答案】D

【解析】典型症状为发作性伴有哮鸣音的呼气性呼吸困难。症状可在数分钟内发生，并持续数小时至数天，用平喘药治疗后缓解或自行缓解。在夜间及凌晨发作或加重是哮喘的特征。有些青少年，其哮喘症状表现为运动时出现，称为运动性哮喘。此外，临床上还存在没有喘息症状的不典型哮喘，患者可表现为发作性咳嗽、胸闷或其他症状。对以咳嗽为唯一症状的不典型哮喘称为咳嗽变异性哮喘；对以胸闷为唯一症状的不典型哮喘称为胸闷变异性哮喘。故选D。

5.【答案】C

【解析】支气管哮喘的体征：发作时胸部呈过度充气状态，典型的体征是双肺可闻及广泛的哮鸣音，呼气音延长。但非常严重的哮喘发作，哮鸣音反而减弱，甚至消失，表现为“沉默肺”，是病情危重的表现。非发作期查体可无异常。故C错误，选C。

6.【答案】C

【解析】用力肺活量（FVC）是指尽力最大吸气后，尽力尽快呼气所能呼出的最大气量。实际上常用第1秒肺活量（FEV_1）占整个肺活量（FVC）百分比表示，称1秒率。正常人大于80%，低于80%表明气道阻塞性通气障碍的存在，如哮喘。因此FVC是测定呼吸道有无阻力的重要指标。故选C。

7.【答案】E

【解析】支气管激发试验用以测定气道反应性。常用吸入激发剂为醋甲胆碱和组胺，其他激发剂包括变应原、单磷酸腺苷、甘露醇、高渗盐水等。一般适用于非哮喘发作期、FEV_1 在正常预计值的70%以上的患者。如 FEV_1 下降≥20%，可诊断为激发试验阳性。通过剂量反应曲线计算使 FEV_1 下降20%的吸入药物累积剂量或累积浓度，可对气道反应性增高的程度作出定量判断。故选E。

8.【答案】A

9.【答案】B

10.【答案】B

11.【答案】E

【解析】临床表现不典型的支气管哮喘的诊断（如无明显喘息或体征）应有下列三项中至少一项阳性：①支气管激发试验或运动试验阳性。②支气管舒张试验阳性。③昼夜PEF变异率≥20%。故选E。

12.【答案】E

【解析】支气管哮喘的诊断依据包括：①反复发作喘息、气促、胸闷或咳嗽，多与接触变应原、冷空气、物理、化学性刺激、病毒性上呼吸道感染、运动等有关。②发作时在双肺可闻及散在或弥漫性，以呼气相为主的哮鸣音，呼气相延长。③上述症状可经治疗缓解或自行缓解。④除外其他疾病所引起的喘息、气促、胸闷和咳嗽。⑤临床表现不典型者（如无明显喘息或体征）应有下列三项中至少一项阳性：支气管激发试验或运动试验阳性；支气管舒张试验阳性；昼夜PET变异率≥20%。符合①~④条或④~⑤条者，可以诊断为支气管哮喘。故E错误，选E。

13.【答案】E

【解析】变态反应性支气管肺曲菌病常以反复哮喘发作为特征，可咳出棕褐色黏稠痰块或咳出树枝状支气管管型。痰嗜酸性粒细胞增多，痰镜检或培养可查及曲菌。胸部X线呈游走性或固定性浸润病灶，CT可显示近端支气管呈囊状或柱状扩张。曲菌抗原皮肤试验呈双相反应，曲菌抗原特异性沉淀抗体测定阳性，血清总

IgE 显著升高。故选 E。

14.【答案】C

【解析】COPD 多见于中老年人，有慢性咳嗽史，喘息长年存在，有加重期。患者多有长期吸烟或接触有害气体的病史。有肺气肿体征，两肺或可闻及湿啰音。但临床上严格将 COPD 和哮喘区分有时十分困难，用支气管舒张剂和口服或吸入激素做治疗性试验可能有所帮助。COPD 也可与哮喘合并同时存在。故选 C。

15.【答案】C

16.【答案】C

【解析】急性左心衰患者多有高血压、冠状动脉粥样硬化性心脏病、风湿性心脏病和二尖瓣狭窄等病史和体征。阵发性咳嗽，常咳出粉红色泡沫痰，两肺可闻及广泛的湿啰音和哮鸣音，左心界扩大，心率增快，心尖部可闻及奔马律。胸部 X 线检查可见心脏增大、肺淤血征，有助于鉴别。若一时难以鉴别，可雾化吸入 β_2 肾上腺素受体激动药或静脉注射氨茶碱缓解症状后，进一步检查。故选 C。

17.【答案】C

18.【答案】A

19.【答案】C

【解析】支气管舒张试验用以测定气道可逆性。常用的吸入支气管舒张剂有沙丁胺醇、特布他林。当吸入支气管舒张剂 20 分钟后重复测定肺功能，FEV_1 较用药前增加≥12%，且其绝对值增加≥200ml，判断结果为阳性，提示存在可逆性的气道阻塞。故 C 错误，选 C。

20.【答案】E

【解析】参见第 11 题解析。

21.【答案】A

【解析】支气管哮喘的动脉血气分析：严重发作时可有缺氧，PaO_2 降低，由于过度通气可使 $PaCO_2$ 下降，pH 上升，表现为呼吸性碱中毒。故选 A。

22.【答案】E

23.【答案】E

24.【答案】B

【解析】布地奈德为具有高效局部抗炎作用的糖皮质激素。治疗支气管哮喘最有效的药物即为糖皮质激素。故选 B。

25.【答案】E

26.【答案】E

【解析】支气管哮喘非急性发作期哮喘控制水平的临床特征包括白天症状、活动受限、夜间症状/憋醒及肺功能几方面。故选 E。

27.【答案】D

【解析】哮喘治疗药物分为控制性药物和缓解性药物。前者指需要长期使用的药物，主要用于治疗气道慢性炎症，使哮喘维持临床控制，亦称抗炎药，包括吸入型糖皮质激素、白三烯调节剂、长效 β_2 受体激动药、缓释茶碱、色甘酸钠及抗 IgE 抗体等。短效吸入型抗胆碱药属于缓解性药物。故选 D。

28.【答案】D

【解析】重度至危重度支气管哮喘持续雾化吸入 β_2 受体激动药，联合雾化吸入短效抗胆碱药、激素混悬液以及静脉使用茶碱类药物。尽早应用静脉糖皮质激素。注意维持水、电解质平衡，纠正酸碱失衡。可给予氧疗，如病情恶化缺氧不能纠正时，进行无创通气或插管机械通气。故选 D。

29.【答案】E

30.【答案】B

【解析】在哮喘非急性发作期也要选择包括短效吸入型抗胆碱能药物、短效 β_2 受体激动药、短效茶碱等缓解性药物，故 B 说法错误，故选 B。

31.【答案】E

32.【答案】C

【解析】支气管哮喘动脉血气分析：严重发作时可有缺氧，PaO_2 降低，由于过度通气可使 $PaCO_2$ 下降，pH 上升。病情进一步发展，气道阻塞严重，可有缺氧及 CO_2 滞留，$PaCO_2$ 上升，故 $PaCO_2$ 逐渐升高说明病情加重。故选 C。

【A_2 型题】

33.【答案】A

34.【答案】C

【解析】该患者有劳累后心悸、气促的病史，并出现夜间阵发性呼吸困难，查体有心率增快及双肺哮鸣音、肺底湿啰音，符合急性左心衰竭的病史、体征，考虑该诊断，进一步可行胸片、心电图、超声心动图、B 型尿钠肽（BNP）等相关检查协助确诊。故选 C。

35.【答案】E

【解析】根据题干描述，患者目前为支气管哮喘重度发作，血气分析示 $PaCO_2$ 明显升高，并出现了意识障碍，考虑为气道严重阻塞。紧急处理应为气管插管，机械通气，开放气道。故选 E。

36.【答案】E

37.【答案】B

【解析】患者为青年男性，有反复喘息发作的病史，并有明显的季节性发作史，查体有双肺广泛哮鸣音，血嗜酸性粒细胞增多。根据典型的病史、体征及辅助检查初步诊断为支气管哮喘，进一步可行支气管舒张试验、激发试验等检查以明确诊断。故选 B。

38.【答案】A

39.【答案】D

【解析】患者老年男性，突发呼吸困难伴喘息，查体双肺有干、湿啰音，心电图示左心室心肌肥厚劳损。结合病史、体征及辅助检查，考虑患者的喘息应为心源性的，诊断应为急性左心衰竭。故选 D。

40.【答案】D

41.【答案】A

42.【答案】E

【解析】患者为支气管哮喘重症发作，血气分析示 $PaCO_2$ 60mmHg，明显升高，表明有二氧化碳潴留，有气道阻塞的可能，为病情严重的主要依据。故选E。

43.【答案】B

【解析】患者既往有糖尿病病史，此次有夜间阵发性呼吸困难，查体有血压升高，呼吸、心率加快，两肺底湿啰音，考虑患者喘息为心源性，诊断为急性左心衰竭，基础病变可能为糖尿病性心脏病。故选B。

44.【答案】D

【A_3/A_4 型题】

45.【答案】B

【解析】支气管哮喘诊断标准：①反复发作喘息、气促、胸闷或咳嗽，多与接触变应原、冷空气、物理、化学性刺激、病毒性上呼吸道感染、运动等有关。②发作时在双肺可闻及散在或弥漫性，以呼气相为主的哮鸣音，呼气相延长。③上述症状可经治疗缓解或自行缓解。④除外其他疾病所引起的喘息、气促、胸闷和咳嗽。⑤临床表现不典型者（如无明显喘息或体征）应有下列三项中至少一项阳性：支气管激发试验或运动试验阳性；支气管舒张试验阳性；昼夜PEF变异率≥20%。符合①~④条或④、⑤条者，可以诊断为支气管哮喘。该患者符合支气管哮喘的诊断。故选B。

46.【答案】D

47.【答案】C

【解析】哮喘急性发作的治疗目的是尽快缓解气道阻塞，纠正低氧血症，恢复肺功能，预防进一步恶化或再次发作，防止并发症。缓解哮喘发作的主要药物为支气管舒张药。故选C。

48.【答案】B

49.【答案】C

【解析】支气管舒张试验用以测定气道可逆性。常用的吸入支气管舒张剂有沙丁胺醇、特布他林。当吸入支气管舒张剂20分钟后重复测定肺功能，FEV_1 较用药前增加≥12%，且其绝对值增加≥200ml，判断结果为阳性，提示存在可逆性的气道阻塞。故选C。

50.【答案】B

【解析】根据患者典型的病史考虑为支气管哮喘，目前患者无哮喘急性发作的体征，患者即使没有急性发作，但在相当长的时间内仍不同频度和/或不同程度地出现喘息，为支气管哮喘慢性持续期。故选B。

51.【答案】D

52.【答案】A

【解析】哮喘患者的教育与管理是提高疗效，减少复发，提高患者生活质量的重要措施。应为每个初诊哮喘患者制定防治计划，应使患者了解或掌握以下内容：①了解哮喘的激发因素及避免诱因的方法。②熟悉哮喘发作先兆表现及相应处理办法。③学会在家中自行监测病情变化，并进行评定，重点掌握峰流速仪的使用方法，有条件的应记录哮喘日记。④学会哮喘发作时进行简单的紧急自我处理方法。⑤掌握正确的吸入技术。⑥知道什么情况下应去医院就诊。⑦与医生共同制订出防止复发，保持长期稳定的方案。故选A。

53.【答案】D

54.【答案】C

55.【答案】E

【B_1 型题】

56.【答案】B

57.【答案】D

58.【答案】C

【解析】茶碱类药物通过抑制磷酸二酯酶，提高平滑肌细胞内的环腺苷酸（cAMP）浓度，拮抗腺苷受体，增强呼吸肌的力量以及增强气道纤毛清除功能等，从而起到支气管舒张和气道抗炎作用，是目前治疗哮喘的有效药物之一。故选C。

59.【答案】A

【解析】异丙托溴铵为胆碱能受体（M受体）拮抗剂，可以阻断节后迷走神经通路，降低迷走神经兴奋性而起舒张支气管作用，并有减少痰液分泌的作用。故选A。

60.【答案】B

【解析】沙丁胺醇为 β_2 受体激动药，主要通过激动呼吸道的 β_2 肾上腺素受体，激活腺苷酸环化酶，减少肥大细胞和嗜碱性粒细胞脱颗粒和介质的释放，从而起到舒张支气管、缓解哮喘症状的作用。故选B。

61.【答案】D

【解析】布地奈德为糖皮质激素，其是目前控制哮喘最有效的药物。激素通过作用于气道炎症形成过程中的诸多环节，如抑制嗜酸性粒细胞等炎症细胞在气道的聚集、抑制炎症介质的生成和释放、增强平滑肌细胞 β_2 肾上腺素受体的反应性等，有效抑制气道炎症。故选D。

62.【答案】A

63.【答案】B

【解析】急性左心衰竭表现为突发严重呼吸困难，呼吸频率常达每分钟30~40次，强迫坐位、面色灰白、发绀、大汗、烦躁，同时频繁咳嗽，咳粉红色泡沫状痰。听诊时两肺满布湿啰音和哮鸣音，心尖部第一心音减弱，频率快，同时有舒张早期第三心音奔马律，肺动脉瓣第二心音亢进。故选B。

64.【答案】C

65.【答案】E

【解析】原发性支气管肺癌原发肿瘤引起的症状和体征：①咳嗽：常为无痰或少痰的刺激性干咳，当肿瘤引起支气管狭窄后可加重咳嗽，多为持续性，呈高调金属音性咳嗽或刺激性呛咳。②痰血或咯血：多见于中央型肺癌。③气促或喘鸣：可有呼吸困难、气促、喘息，偶尔表现为喘鸣，听诊时可发现局限或单侧哮鸣音。④发热。⑤体重下降。故选E。

第四章　支气管扩张

【A_1型题】

1.【答案】E

【解析】诱发支气管扩张的感染因素包括细菌、真菌、分枝杆菌、病毒，其中细菌主要为铜绿假单胞菌、流感嗜血杆菌、卡他莫拉菌、肺炎克雷伯菌及金黄色葡萄球菌。对于反复感染者应考虑覆盖铜绿假单胞菌，故选E。

2.【答案】C

3.【答案】B

4.【答案】D

【解析】可明确支气管扩张诊断的影像学检查为支气管造影，但由于是创伤性检查，现已被高分辨CT（HRCT）取代，后者也可在横断面上清楚地显示扩张的支气管。由于HRCT无创、易重复、易被患者接受，现已成为支气管扩张的主要诊断方法。故选D。

5.【答案】C

【解析】支气管扩张的治疗：①治疗基础疾病。②控制感染。③改善气流受限。④清除气道分泌物。⑤治疗咯血。⑥外科治疗。故选C。

6.【答案】E

【解析】支气管扩张手术治疗禁忌证：①患者一般情况差，合并心、肝、肾功能不全，不能耐受手术者。②双侧广泛性支气管扩张，心肺功能明显损害者。③合并肺气肿，哮喘或有肺心病的老年人。④支气管扩张合并急性感染，未得到控制者。故选E。

7.【答案】A

【解析】支气管扩张合并咯血时慎用镇咳药，以免因抑制咳嗽反射及呼吸中枢，使血块不能排出而引起窒息。故选A。

8.【答案】E

【解析】支气管扩张早期可无异常肺部体征，病变重或继发感染时常可闻及下胸部、背部固定而持久的局限性粗湿啰音，有时可闻及哮鸣音，部分慢性患者伴有杵状指（趾）。出现肺气肿、肺心病等并发症时有相应体征。故选E。

【A_2型题】

9.【答案】B

【解析】患者有反复咳嗽、咳脓痰病史，并伴有咯血，考虑诊断为支气管扩张症，支气管扩张症早期可无阳性体征，胸部X线片可表现为正常，本患者进一步可行HRCT以明确诊断。故选B。

10.【答案】C

11.【答案】C

12.【答案】E

【解析】患者支气管扩张，病变累及多个肺叶，不适宜手术治疗。手术治疗适用于病变局限者，故E说法错误，其他几项均为本患者的治疗措施。故选E。

13.【答案】D

【解析】支气管扩张症咯血患者，如积血不能及时咯出，血块可阻塞气道，出现胸闷、听诊呼吸音减弱等相应症状、体征。故选D。

【A_3/A_4型题】

14.【答案】B

【解析】患者有典型的咳嗽、咳脓痰的病史，此次发病有发热及咳脓臭痰。查体：左肺下背部呼吸音弱，可闻及湿啰音，病史、体征符合支气管扩张症的诊断。现有发热及脓臭痰，考虑继发感染。故选B。

15.【答案】D

【解析】支气管扩张症出现痰量及其脓性成分增加等急性感染征象时需应用抗生素。可依据痰革兰染色和痰培养指导抗生素应用，但在开始时常需给予经验治疗（如给予氨苄西林、阿莫西林或头孢克洛）。存在铜绿假单胞菌感染时，可选择口服喹诺酮类，静脉给予氨基糖苷类或第三代头孢菌素。对于慢性咳脓痰的患者，还可考虑使用疗程更长的抗生素或间断并规则使用单一抗生素以及轮换使用抗生素。丁胺卡那为氨基糖苷类抗生素，故本患者抗生素可选择哌拉西林/他唑巴坦+丁胺卡那。故选D。

16.【答案】B

【解析】HRCT可在横断面上清楚地显示扩张的支气管，且由于其无创、易重复、易被患者接受等特点，现已成为支气管扩张症的主要诊断方法。其他如纤维支气管镜检查、胸部X线检查、痰液检查、肺功能检查等都有助于支气管扩张症的诊断，但不如HRCT特异性高。故选B。

17.【答案】B

18.【答案】A

19.【答案】A

【解析】支气管扩张症咯血患者，首先应注意保持呼吸道通畅，避免发生血块阻塞气道而引起窒息，其他治疗包括口服止血药物，静脉滴注垂体后叶激素或酚妥拉明，若经内科治疗无效，咯血量大，可考虑介入栓塞治疗或手术治疗。故选 A。

【B_1 型题】

20.【答案】A

【解析】慢性支气管炎多发生在中年以上的患者，在气候多变的冬、春季节咳嗽、咳痰明显，或伴有喘息，多为白色黏液痰，听诊双肺可闻及散在干湿啰音。连续 2 年或 2 年以上。故选 A。

21.【答案】B

【解析】肺脓肿起病急，有高热、咳嗽、大量脓臭痰；X 线检查可见局部浓密炎症阴影，内有空腔液平。急性肺脓肿经有效抗生素治疗后，炎症可完全吸收消退。若为慢性肺脓肿则以往多有急性肺脓肿的病史。故选 B。

22.【答案】E

23.【答案】C

【解析】肺结核常有低热、盗汗、乏力、消瘦等结核毒性症状，查体干、湿啰音多位于上肺局部，X 线胸片和痰结核菌检查可作出诊断。故选 C。

第五章　肺　　炎

【A_1 型题】

1.【答案】D

【解析】医院获得性肺炎（HAP），是指患者入院时不存在、也不处感染潜伏期，而于入院 48 小时后发生的，由细菌、真菌、支原体、病毒或原虫等病原体引起的各种类型的肺实质炎症。目前认为口咽部定植细菌的吸入及气管插管球囊上方积聚细菌的吸入是细菌进入下呼吸道造成 HAP 的主要途径。故选 D。而吸入被污染的气溶胶与直接接种不是 HAP 感染的主要途径；血源性感染播散和胃肠道细菌移位在 HAP 发病中罕见。

2.【答案】D

【解析】医院获得性肺炎中无感染高危因素患者的常见病原体依次为肺炎链球菌、流感嗜血杆菌、金黄色葡萄球菌、大肠埃希菌、肺炎克雷伯菌等；有感染高危因素患者的常见病原体为金黄色葡萄球菌、铜绿假单胞菌、肠杆菌属、肺炎克雷伯菌。故选 D。

3.【答案】D

4.【答案】D

【解析】传染性非典型肺炎是由 SARS 冠状病毒引起的一种具有明显传染性、可累及多个器官系统的特殊肺炎。2002 年首次暴发流行。世界卫生组织（WHO）将其命名为严重急性呼吸综合征。故选 D。

5.【答案】B

【解析】肺炎应尽早进行抗生素治疗，一旦怀疑为肺炎即马上给予首剂抗生素。病情稳定后可从静脉途径转为口服治疗。疗程 7~10 天或更长疗程，如体温正常 48~72 小时，无肺炎任何一项临床不稳定征象可停用抗生素。故选 B。

6.【答案】E

【解析】肺炎链球菌为革兰染色阳性球菌。有荚膜，其毒力大小与荚膜中的多糖结构及含量有关。肺炎链球菌不产生毒素，不引起原发性组织坏死或形成空洞。其致病力是由于有高分子多糖体的荚膜对组织的侵袭作用。故选 E。

7.【答案】E

【解析】肺炎链球菌肺炎病理改变有充血期、红肝变期、灰肝变期及消散期。表现为肺组织充血水肿，肺泡内浆液渗出及红、白细胞浸润，白细胞吞噬细菌，继而纤维蛋白渗出物溶解、吸收、肺泡重新充气。病变消散后肺组织结构多无损坏，不留纤维瘢痕。极个别患者肺泡内纤维蛋白吸收不完全，甚至有成纤维细胞形成，形成机化性肺炎。故选 E。

8.【答案】D

9.【答案】E

【解析】根据典型症状与体征，结合胸部 X 线检查，易作出初步诊断。而病原菌检测是确诊本病的主要依据。A、B、C、D 项内容均是肺炎链球菌肺炎的临床特点，但对于诊断该病都不是最有价值的。故选 E。

10.【答案】C

11.【答案】D

12.【答案】D

【解析】葡萄球菌肺炎是由葡萄球菌引起的急性肺化脓性炎症。葡萄球菌为革兰染色阳性球菌，可分为凝固酶阳性的葡萄球菌及凝固酶阴性的葡萄球菌。葡萄球菌致病力可用血浆凝固酶来测定，阳性者致病力较强。葡萄球菌肺炎多急骤起病，高热、寒战、胸痛，痰脓性，可早期出现循环衰竭。若治疗不及时或不当，病死率甚高。治疗上强调应早期清除、引流原发病灶，选用敏感的抗菌药物。故只有 D 项说法错误，选 D。

13.【答案】D

14.【答案】B

15.【答案】A

【解析】肺炎链球菌肺炎抗感染治疗首选青霉素 G，用药途径及剂量视病情轻重及有无并发症而定，对于并发休克的患者应使用静脉给药，并延长疗程。对青霉素过敏者，或耐青霉素或多重耐药菌株感染者，可用呼吸喹诺酮类、头孢噻肟或头孢曲松等药物，多重耐药菌株感染者可用万古霉素、替考拉宁等。确定病原菌后应根据药敏结果调整抗生素。A说法错误，不应使用妥布霉素，故选A。

16.【答案】E

【解析】肺炎链球菌肺炎经抗生素治疗后，高热常在24小时内消退，或数日内逐渐下降。若体温降而复升或3天后仍不降，症状不见改善者，应考虑肺炎链球菌的肺外感染，如脓胸、心包炎或关节炎等。故选E。

17.【答案】D

18.【答案】D

【解析】肺炎链球菌肺炎的症状：起病多急骤，高热、寒战，全身肌肉酸痛，体温通常在数小时内升至39～40℃，高峰在下午或傍晚，或呈稽留热，脉率随之增速。可有患侧胸部疼痛，放射到肩部或腹部，咳嗽或深呼吸时加剧。痰少，可带血或呈铁锈色，胃纳锐减，偶有恶心、呕吐、腹痛或腹泻，易被误诊为急腹症。而咳铁锈色痰是其与其他疾病不同的有意义的症状，故选D。

19.【答案】D

20.【答案】C

【解析】肺炎支原体肺炎是由肺炎支原体引起的呼吸道和肺部的急性炎症，常同时有咽炎、支气管炎和肺炎。秋、冬季节发病较多。支原体肺炎以儿童及青年人居多，婴儿间质性肺炎亦应考虑本病的可能。支原体肺炎肺部病变呈片状或融合成支气管肺炎、间质性肺炎和细支气管炎。肺泡内可含少量渗出液，并可发生灶性肺不张。肺泡壁与间隔有中性粒细胞、单核细胞及浆细胞浸润。支气管黏膜充血，上皮细胞肿胀，胞质空泡形成，有坏死和脱落。胸腔可有纤维蛋白渗出和少量渗出液。胸部体格检查与肺部病变程度常不相称，可无明显体征。可见，C项对于支原体肺炎的病理特征的描述不正确，故选C。

21.【答案】A

22.【答案】E

【A_2型题】

23.【答案】C

【解析】肺炎克雷伯菌肺炎多见于老年体弱、营养不良和患有慢性肺部疾病的人群。临床特点为突然起病，有寒战、高热、咳嗽、咳痰和严重胸痛，甚至出现意识障碍伴躁动不安、谵语等严重中毒症状。痰量多，呈黄绿色脓痰，常带血，25%～50%病例呈典型棕红色或红葡萄酱样胶冻痰，痰极黏稠不易咳出。病情进展较快，病变可由一肺叶扩展到另一肺叶，很快出现发绀和呼吸困难，还可有黄疸、呕吐等消化道症状。肺部可仅有湿啰音或有实变体征（患侧呼吸运动减弱，叩诊浊音，语颤增强，听到管状呼吸音）。血白细胞增多。X射线胸片常显示右上肺大片不均匀阴影，内有不规则透亮区，叶间裂下坠。经治疗恢复后可有肺纤维化。常有复发。结合本例患者的症状、体征及X线所示均符合肺炎克雷伯菌肺炎的诊断，故选C。

24.【答案】E

【解析】本患者为肺炎链球菌肺炎，治疗首选青霉素，如果青霉素耐药或过敏再考虑使用头孢曲松等药物。因患者有肾炎病史，且实验室检查示蛋白（++），应避免使用庆大霉素、链霉素、SMZ-TMP等具有肾脏损害的药物。故选E。

25.【答案】D

【解析】血源性葡萄球菌肺炎常有皮肤伤口、疖、痈和中心静脉导管置入等病史。起病多急骤，寒战、高热，体温多高达39～40℃，胸痛，痰脓性，量多，带血丝或呈脓血状。早期可无体征，其后可出现两肺散在性湿啰音，病变较大或融合时可有肺实变体征。外周血白细胞计数明显增加，中性粒细胞比例增加，核左移。胸部X线显示肺段或肺叶实变，可形成空洞，或呈小叶状浸润，其中有单个或多发的液气囊腔。本病例符合葡萄球菌肺炎的临床特点，而金葡菌是化脓性感染的主要原因，故考虑本患者为金黄色葡萄球菌肺炎。故选D。

26.【答案】E

27.【答案】D

【解析】青年男性，突起畏寒、高热、咳嗽、咳铁锈色痰，符合肺炎链球菌肺炎的临床特点。故选D。

28.【答案】D

29.【答案】D

【解析】发热为肺结核最常见的全身症状，多为长期午后潮热，育龄女性患者可以有月经不调。干酪样肺炎为淋巴结中的大量干酪样物质经支气管进入肺内而发生。可以有肺实变体征，如触觉语颤增强、叩诊浊音、听诊闻及支气管呼吸音和细湿啰音。大叶性干酪样肺炎X线呈大叶性密度均匀磨玻璃状阴影，逐渐出现溶解区，呈虫蚀样空洞，可出现播散病灶。由题干可知本病例符合继发性肺结核中的干酪性肺炎的特点。故选D。

30.【答案】C

【解析】患者pH＞7.45，为失代偿性碱中毒；$PaCO_2$＜35mmHg，为呼吸性碱中毒；BE在正常范围，不存在代谢性酸、碱失衡。故考虑为呼吸性碱中毒。故选C。

31.【答案】A

32.【答案】A

【解析】根据题干描述，考虑患者诊断为金黄色葡萄球菌肺炎。治疗上强调应早期清除和引流原发病灶，选用敏感的抗生素。近年来，金黄色葡萄球菌对青霉素G的耐药率已高达90%左右，因此可选用耐青霉素酶的半合成青霉素或头孢菌素，联合氨基糖苷类亦有较好疗效。对于耐甲氧西林金黄色葡萄球菌（MRSA），则应选用万古霉素、替考拉宁等，万古霉素1~2g/d静脉滴注。患者有糖尿病，急性感染时应使用胰岛素控制血糖。故B、C、D、E项描述均正确。故选A。

33.【答案】D

【解析】青年男性，突起高热，咳铁锈色痰，考虑为肺炎链球菌肺炎。查体：左肺上部叩诊呈实性，呼吸音弱，考虑目前为肺实变期。此期X线胸片可表现为大片均匀致密实变影。故选D。

34.【答案】D

【解析】根据病史、体征考虑此患者诊断为肺炎链球菌肺炎。肺炎链球菌肺炎的抗生素治疗：一经诊断即应给予抗生素治疗，不必等待细菌培养结果。首选青霉素G，对青霉素过敏者，或耐青霉素或多重耐药菌株感染者，可用呼吸喹诺酮类、头孢噻肟或头孢曲松等药物，多重耐药菌株感染者可用万古霉素、替考拉宁等。另外，还应给予卧床休息，注意补充足够蛋白质、热量及维生素等对症支持治疗。D项不正确，故选D。

35.【答案】B

【解析】此患者 PaO_2 明显降低，低于60mmHg，而 $PaCO_2$ 不高，考虑已并发了Ⅰ型呼吸衰竭，应给予高浓度给氧治疗。故选B。

36.【答案】C

37.【答案】E

【解析】患者有食管癌慢性病史，并且留置胃管，可能有胃内容的吸入，有发热、脓痰、呼吸困难的症状，并且有右下肺湿啰音的体征，胸片有右肺片状炎性病变，符合肠道革兰阴性杆菌感染的特点。故选E。

38.【答案】B

【解析】支原体肺炎以儿童及青年人居多，症状主要为乏力、咽痛、头痛、咳嗽、发热、食欲缺乏、腹泻、肌痛、耳痛等。X线显示肺部多种形态的浸润影，呈节段性分布，以肺下野为多见，有的从肺门附近向外伸展。根据题干描述，本患者应诊断为支原体肺炎。支原体肺炎的抗生素治疗为：大环内酯类抗生素为首选，如红霉素、罗红霉素和阿奇霉素。故选B。

【A_3/A_4 型题】

39.【答案】B

【解析】患者高热，查体有右下肺呼吸音弱及湿啰音，考虑为右下肺炎，其目前查体精神萎靡、四肢末梢凉、血压下降且低于正常范围，考虑已并发了感染性休克。故选B。

40.【答案】D

【解析】因患者目前已出现休克，故治疗上应首先纠正休克，包括立即补液扩充血容量、使用血管活性药物以维持组织灌注、病因治疗等。其他选项的内容不是即刻需要做的，但也是进一步需要做的检查及治疗。故选D。

41.【答案】D

【解析】患者已并发休克，病情较重，重症肺炎的治疗首先应选择广谱的强力抗生素，并应足量、联合用药。重症社区获得性肺炎常用β-内酰胺类联合大环内酯类或氟喹诺酮类；青霉素过敏者用氟喹诺酮类和氨曲南。故选D。

42.【答案】C

【解析】肺炎链球菌肺炎经抗生素治疗后，高热常在24小时内消退，或数日内逐渐下降。若体温降而复升或3天后仍不降者，应考虑肺炎链球菌的肺外感染，如脓胸、心包炎或关节炎等。持续发热应寻找其他原因。10%~20%肺炎链球菌肺炎伴发胸腔积液，应酌情取胸液检查及培养以确定其性质。若治疗不当，约5%并发脓胸，应积极排脓引流。故选C。

43.【答案】D

44.【答案】E

【解析】肺炎抗生素疗程需要7~10天或更长疗程，出现并发症后疗程可能会更长，具体时间根据临床症状、体征恢复情况及X线吸收情况而定，故E项说法错误，其余各项均为正确的治疗方法。故选E。

45.【答案】A

【解析】支原体肺炎以儿童及青年人居多，症状主要为乏力、咽痛、头痛、咳嗽、发热、食欲缺乏、腹泻、肌痛、耳痛等。X线显示肺部多种形态的浸润影，呈节段性分布，以肺下野为多见，有的从肺门附近向外伸展。患者的症状及X线胸片符合支原体肺炎的特点。故选A。

46.【答案】D

【解析】支原体肺炎起病2周后，约2/3的患者冷凝集试验阳性，滴度大于1∶32，如果滴度逐步升高，更有诊断价值。如血清支原体IgM抗体≥1∶64，或恢复期抗体滴度有4倍增高，可进一步确诊。直接检测标本中肺炎支原体抗原，可用于临床早期快速诊断。培养分离出支原体抗体对诊断有决定性意义。故选D。

47.【答案】B

48.【答案】D

【解析】肺炎克雷伯菌肺炎是由肺炎克雷伯菌引起的急性肺部炎症，多见于老年、营养不良、慢性酒精中毒、慢性支气管-肺疾病及全身衰竭的患者。起病突然，主要症状为寒战、高热、咳嗽、咳痰、胸痛和呼吸困难，可有发绀、气促、心悸，约半数患者有畏寒，毒血症状明显，可早期出现休克。其痰常呈黏稠脓性、量多、带血，灰绿色或砖红色。胸部X线表现常呈多样性，肺叶或肺大叶实变，好发于右肺上叶、双肺下叶，有多发性蜂窝状肺脓肿、叶间隙下坠。根据题干描述，患者考虑诊断为肺炎克雷伯菌肺炎。故选D。

49.【答案】C

50.【答案】E

【解析】肺炎克雷伯菌肺炎的抗生素治疗应选用第二、三代头孢菌素联合氨基糖苷类抗生素。故选E。

【B_1型题】

51.【答案】A

52.【答案】B

53.【答案】C

54.【答案】B

55.【答案】A

【解析】葡萄球菌肺炎是由葡萄球菌引起的急性肺化脓性炎症。病理特点为经呼吸道吸入的肺炎常呈大叶性分布或呈广泛的、融合性的支气管肺炎。支气管及肺泡破溃可使气体进入肺间质，并与支气管相通。当坏死组织或脓液阻塞细支气管，形成单向活瓣作用，产生张力性肺气囊肿。浅表的肺气囊肿若张力过高，可溃破形成气胸或脓气胸，并可形成支气管胸膜瘘。故选A。

56.【答案】A

【解析】葡萄球菌肺炎胸部X线片显示阴影具有易变性，显示肺段或肺叶实变，可形成空洞，或呈小叶状浸润，其中有单个或多发的液气囊腔。故选A。

57.【答案】A

【解析】葡萄球菌肺炎多急骤起病，高热、寒战、胸痛，痰脓性，可早期出现循环衰竭。故选A。

第六章 肺脓肿

【A_1型题】

1.【答案】C

【解析】病原体经口、鼻、咽腔吸入致病。正常情况下，吸入物经气道黏液-纤毛运载系统、咳嗽反射和肺巨噬细胞可迅速清除。但当有意识障碍如在麻醉、醉酒、药物过量、癫痫、脑血管意外时，或由于受寒、极度疲劳等诱因，全身免疫与气道防御清除功能降低，吸入的病原菌可致病。此外，还可由于鼻窦炎、牙槽脓肿等脓性分泌物被吸入致病。故选C。

2.【答案】E

【解析】血源性肺脓肿是因皮肤外伤感染、疖、痈、中耳炎或骨髓炎等所致的菌血症，菌栓经血行播散到肺，引起小血管栓塞、炎症和坏死而形成肺脓肿。静脉吸毒者如有感染性心内膜炎，三尖瓣赘生物脱落阻塞肺小血管形成肺脓肿，常为两肺外野的多发性脓肿。故选E。

3.【答案】C

4.【答案】C

【解析】C项描述的为血源性肺脓肿的X线特点，不是吸入性肺脓肿的特点。其余各项描述均为吸入性肺脓肿的特点。故选C。

5.【答案】D

【解析】慢性肺脓肿常有杵状指（趾），而急性肺脓肿无此特点，D项错误。故选D。

6.【答案】D

【解析】血源性肺脓肿的致病菌以金黄色葡萄球菌、表皮葡萄球菌及链球菌为常见。故选D。

7.【答案】A

【解析】早期肺脓肿与细菌性肺炎在症状和X线胸片表现很相似，但常见的肺炎链球菌肺炎多伴有口唇疱疹、铁锈色痰而无大量脓臭痰，X线胸片示肺叶或段性实变或呈片状淡薄炎症病变，边缘模糊不清，没有空洞形成。当用抗生素治疗后仍高热不退，咳嗽、咳痰加剧并咳出大量脓痰时应考虑为肺脓肿。故选A。

8.【答案】A

【解析】肺脓肿手术治疗的适应证为：①肺脓肿病程超过3个月，经内科治疗脓腔不缩小，或脓腔过大（5cm以上）估计不易闭合者。②大咯血经内科治疗无效或危及生命。③伴有支气管胸膜瘘或脓胸经抽吸、引流和冲洗疗效不佳者。④支气管阻塞限制了气道引流，如肺癌。急性肺脓肿不是手术适应证，故选A。

9.【答案】B

10.【答案】D

11.【答案】B

【解析】急性肺脓肿的抗生素疗程为6~8周，或直至X线胸片脓腔和炎症消失，仅有少量的残留纤维化。故选B。

12.【答案】E

13.【答案】D

【解析】吸入性肺脓肿多为厌氧菌感染，一般均对青霉素敏感，仅脆弱拟杆菌对青霉素不敏感，但对林可霉素、克林霉素和甲硝唑敏感。故选D。

14.【答案】E

15.【答案】E

【解析】慢性肺脓肿脓腔壁增厚，内壁不规则，有时呈多房性，周围有纤维组织增生及邻近胸膜增厚，肺叶收缩，纵隔可向患侧移位。故选E。

【A_2型题】

16.【答案】D

【解析】参见第8题解析。该患者符合第一条，应手术治疗。故选D。

17.【答案】C

【解析】吸入性肺脓肿多为厌氧菌感染，一般均对青霉素敏感，仅脆弱拟杆菌对青霉素不敏感，但对林可霉素、克林霉素和甲硝唑敏感。故选C。

18.【答案】C

【解析】患者慢性咳嗽、咳脓痰、反复咯血病史，胸片示支气管囊状扩张，符合支气管扩张的诊断。此次发病咳脓臭痰，血白细胞明显增加，胸片示大片致密影，有空洞及液平面，可作出急性肺脓肿的诊断。故考虑患者为支气管扩张，继发肺脓肿。故选C。

19.【答案】D

【解析】对有口腔手术、昏迷呕吐或异物吸入后，突发畏寒、高热、咳嗽和咳大量脓臭痰等病史的患者，其血白细胞总数及中性粒细胞显著增高，X线示浓密的炎性阴影中有空腔、气液平面，可作出急性肺脓肿的诊断。本患者虽然没有如前所述的典型病史，但其症状及辅助检查均符合肺脓肿的特点，因此考虑诊断为急性肺脓肿。故选D。

20.【答案】D

21.【答案】B

22.【答案】C

23.【答案】A

【解析】有皮肤创伤感染、疖、痈等化脓性病灶，或静脉吸毒者患心内膜炎，出现发热不退、咳嗽、咳痰等症状，X线胸片示两肺多发性肺脓肿，可诊断为血源性肺脓肿。故选A。

【A_3/A_4型题】

24.【答案】A

【解析】根据患者有疖肿的病史，并有高热、咳嗽、咳脓痰的症状及双肺干、湿啰音的体征，血白细胞及中性粒细胞明显增加，初步考虑诊断为血源性肺脓肿，进一步应行胸部X线检查以明确诊断。故选A。

25.【答案】C

26.【答案】D

【解析】该患者考虑诊断为血源性肺脓肿，血源性肺脓肿多为葡萄球菌和链球菌感染，可选用耐β-内酰胺酶的青霉素或头孢菌素。MRSA感染应选用万古霉素或替考拉宁或利奈唑胺。故选D。

27.【答案】B

【解析】根据题干描述的患者病史、体征及辅助检查的特点，初步考虑为急性肺脓肿，其X线胸片的特点为：在肺组织坏死、肺脓肿形成后，脓液经支气管排出，脓腔出现圆形透亮区及气液平面，其四周被浓密炎症浸润所环绕，脓腔内壁光整或略有不规则。故选B。

28.【答案】D

29.【答案】C

【解析】急性肺脓肿治疗原则是抗生素治疗和脓液引流。吸入性肺脓肿多为厌氧菌感染，一般均对青霉素敏感，目前应立即给予青霉素静脉滴注抗感染治疗。故选C。

【B_1型题】

30.【答案】A

【解析】肺炎链球菌肺炎的X线胸片早期仅见肺纹理增粗，或受累的肺段、肺叶稍模糊。随着病情进展，肺泡内充满炎性渗出物，表现为大片炎症浸润阴影或实变影。故选A。

31.【答案】B

32.【答案】E

【解析】血行播散型肺结核的X线胸片和CT检查开始为肺纹理重，在症状出现2周左右可发现由肺尖至肺底呈大小、密度和分布三均匀的粟粒状结节阴影，结节直径2mm左右。故选E。

33.【答案】C

【解析】周围型肺癌早期多呈局限性小斑片状阴影，边缘不清，密度较淡，如肿瘤向肺门淋巴结蔓延，可见其间引流淋巴管增粗形成条索状阴影伴肺门淋巴结增大。癌组织坏死与支气管相通后，表现为厚壁、偏心、内缘凸凹不平的癌性空洞。故选C。

34.【答案】D

【解析】支气管扩张症的胸部X线平片示囊状支气管扩张的气道表现为显著的囊腔，腔内可存在气液平面。故选D。

第七章　肺　结　核

【A_1型题】

1.【答案】E

【解析】肺结核的一般症状在合理化疗下很快减轻或消失，无须特殊处理。咯血是肺结核的常见症状。咯血处置措施为注意镇静、止血，患侧卧位，预防和抢救因咯血所致的窒息并防止肺结核播散。一般少量咯血，多以安慰患者、消除紧张、卧床休息为主。可用氨基己酸、氨甲苯酸

（止血芳酸）、酚磺乙胺（止血敏）等药物止血。大咯血时先用垂体后叶激素 5～10U 加入 25%葡萄糖液 40ml 中缓慢静脉注射，一般为 15～20 分钟，然后将垂体后叶激素加入 5%葡萄糖液按 0.1U/(kg·h) 速度静脉滴注。垂体后叶激素收缩小动脉，使肺循环血量减少而达到较好止血效果。可见，咳痰带血少量患者的治疗应以安慰患者、消除紧张、卧床休息为主。故选 E。

2.【答案】D

【解析】咯血是肺结核的常见症状，在活动性和痰涂阳肺结核患者中，咯血症状分别占 30%和 40%。咯血处置措施要注意镇静、止血，患侧卧位，预防和抢救因咯血所致的窒息并防止肺结核播散。在大咯血时，患者突然停止咯血，并出现呼吸急促、面色苍白、口唇发绀、烦躁不安等症状时，常为咯血窒息，应及时抢救。置患者头低足高 45°的俯卧位，同时拍击健侧背部，保持充分体位引流，尽快使积血和血块由气管排出，或直接刺激咽部以咳出血块。有条件时可进行气管插管，硬质支气管镜吸引或气管切开。综上可见，大咯血抢救措施最重要的原则是保持呼吸道通畅。故选 D。

3.【答案】C

【解析】支气管扩张的主要病因是支气管-肺组织感染和支气管阻塞。两者相互影响，促使支气管扩张的发生和发展。各种因素损伤了宿主气道清除机制和防御功能，使其清除分泌物的能力下降，易于发生感染和炎症。反复感染可使充满炎性介质和病原菌黏稠液体的气道逐渐扩大、形成瘢痕和扭曲。支气管壁由于水肿、炎症和新血管形成而变厚。支气管扩张常常是位于段或亚段支气管管壁的破坏和炎性改变，受累管壁的结构，包括软骨、肌肉和弹性组织破坏被纤维组织替代。肺结核病变多发生在上叶的尖后段和下叶的背段，故由其继发的支气管扩张最易发生于上叶尖后段、下叶背段。故选 C。

4.【答案】D

【解析】继发性结核病的发病，目前认为有两种方式：原发性结核感染时期遗留下来的潜在病灶中的结核分枝杆菌重新活动而发生的结核病，此为内源性复发；据统计约 10%的结核分枝杆菌感染者，在一生的某个时期发生继发性结核病。另一种方式是由于受到结核分枝杆菌的再感染而发病，称为外源性重染。继发性结核病与原发性结核病有明显的差异。继发性结核病有明显的临床症状，容易出现空洞和排菌，有传染性。所以，继发性结核病具有重要临床和流行病学意义，是防治工作的重点。而原发型肺结核病变中和淋巴结内的结核分枝杆菌侵入血管易致急性或亚急性血行播散。故选 D。

5.【答案】B

【解析】预防性化学治疗主要应用于受结核分枝杆菌感染易发病的高危人群。包括 HIV 感染者、涂阳肺结核患者的密切接触者、肺部硬结纤维病灶（无活动性）、硅肺、糖尿病、长期使用糖皮质激素或免疫抑制剂者、吸毒者、营养不良者、儿童及青少年结核菌素试验硬结直径达≥15mm 者等。B 项中患者在结核病房中工作，结素试验阳性反应可能是因为其接种了卡介苗，并不一定患病，其咳嗽、发热，有可能患呼吸道感染性疾病，故不需要化学药物预防；其余选项均为其适应证。故选 B。

6.【答案】A

【解析】卡介苗接种对预防成年人肺结核的效果很差，但对预防由血行播散引起的结核性脑膜炎和粟粒型结核有一定作用。新生儿进行卡介苗接种后，仍须注意采取与肺结核患者隔离的措施。可见 A 项错误，故选 A。

7.【答案】C

【解析】参见第 30 题解析，吡嗪酰胺常见不良反应为高尿酸血症、肝损害、食欲缺乏、关节痛和恶心，并无肾功损害，C 项描述错误。故选 C。

8.【答案】C

9.【答案】C

10.【答案】A

11.【答案】A

12.【答案】C

13.【答案】A

14.【答案】E

15.【答案】A

【解析】结核病在人群中的传染源主要是结核病患者，即痰直接涂片阳性者，主要通过咳嗽、喷嚏、大笑、大声谈话等方式把含有结核分枝杆菌的微滴排到空气中而传播。故选 A。

16.【答案】E

【解析】原发型肺结核多见于少年儿童，多有结核病家庭接触史，X 线胸片表现为哑铃型阴影，即原发病灶、引流淋巴管炎和肿大的肺门淋巴结，形成典型的原发复合征。症状多轻微而短暂，原发病灶迅速吸收。肺门淋巴结炎常长期不愈，或蔓延至纵隔淋巴结，肺门或纵隔淋巴结结核较原发复合征更为常见。原发型肺结核病变中和淋巴结内的结核分枝杆菌侵入血管可致血行播散型肺结核，此型多发生明显的结核中毒症状。原发感染患者中可仍有少量结核分枝杆菌没有被消灭，长期处于休眠期，成为继发性结核的潜在来源。继发性结核病有明显的临床症状，容易出现空洞和排菌。其发病有两种类型，一种是发病慢，临床症状少而轻，多发生在肺尖或锁骨下。即双肺锁骨上下。另一种发病快，数周出现广泛病变、空洞和播散。可见双肺锁骨上下并非原发性肺结核的好发部位。综上，E项描述正确。故选E。

17.【答案】E

【解析】活动性病变在胸片上通常表现为边缘模糊不清的斑片状阴影，可有中心溶解和空洞，或出现播散病灶。胸片表现为钙化、硬结或纤维化。痰检查不排菌，无任何症状，为无活动性肺结核。只有E项不是活动期的特点。故选E。

18.【答案】D

【解析】支气管扩张病变早期或干性支气管扩张可无异常肺部体征，病变重或继发感染时常可闻及下胸部、背部固定而持久的局限性粗湿啰音。肺结核引起的支气管扩张湿啰音多见于肩胛间区。故选D。

19.【答案】D

【解析】A选项患者发热、咳嗽，PPD试验强阳性，提示活动性肺结核可能，需抗结核治疗。B选项患者胸片显示结核病灶好转中，需继续规律治疗。C选项继发型肺结核患者近1月出现午后发热、乏力等症状，可疑结核分枝杆菌重新活动而致结核病复发，需抗结核治疗。E选项患者症状为咯血，痰结核菌涂片阳性，为肺结核排菌患者，具有传染性，需抗结核治疗。而D选项结核性胸膜炎患者经系统化疗10个月，胸膜肥厚粘连，可停药。故选D。

20.【答案】E

【解析】初治涂阳肺结核治疗方案包括每日用药方案与间歇用药方案。每日用药方案：①强化期：异烟肼、利福平、吡嗪酰胺和乙胺丁醇，顿服，2个月。②巩固期：异烟肼、利福平，顿服，4个月。间歇用药方案：①强化期：异烟肼、利福平、吡嗪酰胺和乙胺丁醇，隔日一次或每周3次，2个月。②巩固期：异烟肼、利福平，隔日一次或每周3次，4个月。故选E。

21.【答案】D

【解析】纤维空洞性肺结核的特点是病程长，反复进展恶化，肺组织破坏重，肺功能严重受损，双侧或单侧出现纤维厚壁空洞和广泛的纤维增生，造成肺门抬高和肺纹理呈垂柳样，患侧肺组织收缩，纵隔向患侧移位，常见胸膜粘连和代偿性肺气肿。故选D。

22.【答案】D

【解析】痰结核分枝杆菌检查是确诊肺结核病的主要方法，也是制订化疗方案和考核治疗效果的主要依据。每一个有肺结核可疑症状或肺部有异常阴影的患者都必须查痰。痰结核分枝杆菌检查包括痰涂片检查和培养法。其中，结核分枝杆菌培养为痰结核分枝杆菌检查提供准确可靠的结果，常作为结核病诊断的金标准。同时也为药物敏感性测定和菌种鉴定提供菌株。故选D。

23.【答案】A

【解析】结核病的传染源主要是带菌者，所以控制结核病流行的最根本措施是治愈痰涂片阳性患者。故选A。

24.【答案】B

25.【答案】A

【解析】痰结核分枝杆菌检查是确诊肺结核病的主要方法，也是制订化疗方案和考核治疗效果的主要依据。故选A。

26.【答案】E

【解析】常见抗结核病药物主要包括：异烟肼、利福平、乙胺丁醇、吡嗪酰胺、链霉素。主要不良反应如下：①异烟肼：偶可发生药物性肝炎，肝功能异常者慎用，需注意观察。②利福平：用药后如出现一过性转氨酶上升可继续用药，加保肝治疗，并密切观察，如出现黄疸应立即停药；流感样症状、皮肤综合征、血小板减少多在间歇疗法出现。③乙胺丁醇：不良反应为视神经炎，应在治疗前测定视力与视野，治疗中密切观察，提醒患者发现视力异常应及时就医。鉴于儿童无症状判断能力，故不用。④吡嗪酰胺：常见不良反应为高尿酸血症、肝损害、食欲缺乏、关节痛和恶心。⑤链霉素：对巨噬细胞外碱性环境中的结核分枝杆菌有杀菌作用。不良反应主要为耳毒性、前庭功能损害和肾毒性等，需严格掌握使用剂量，儿童、老人、孕妇、听力障碍和肾功能不全等要慎用或不用。故选E。

27.【答案】D

【解析】结核菌素试验广泛应用于检出结核分枝杆菌的感染（D正确），而非检出结核病（A错误）。HIV感染时结核菌素试验结果多为阴性和弱阳性（B错误）。是基于Ⅳ型变态反应原理的一种皮肤试验（C错误）。硬结直径5~9mm为弱阳性反应（E错误）。故选D。

28.【答案】E

29.【答案】D

30.【答案】B

【解析】结核分枝杆菌的生物学特性如下：①多形性。②抗酸性：结核分枝杆菌抗酸染色呈红色，可抵抗盐酸酒精的脱色作用，故称抗酸杆菌。③生长缓慢。④抵抗力强：结核分枝杆菌对干燥、冷、酸、碱等抵抗力强。在干燥的环境中可存活数月或数年。生存于室内阴暗潮湿处，结核分枝杆菌能数月不死。煮沸100℃ 5分钟可杀死结核分枝杆菌。太阳光直射下痰中结核分枝杆菌经2~7小时可被杀死。⑤菌体结构复杂。故B项错误，选B。

31.【答案】E

【解析】纤维支气管镜检查常应用于支气管结核和淋巴结支气管瘘的诊断，支气管结核表现为黏膜充血、溃疡、糜烂、组织增生、瘢痕形成和支气管狭窄，可以在病灶部位钳取活体组织进行病理学检查、结核分枝杆菌培养。对于肺内结核病灶，可以采集分泌物或冲洗液标本做病原体检查，也可以经支气管肺活检获取标本检查。痰涂片检查：是简单、快速、易行和可靠的方法，但欠敏感。每毫升痰中至少含 5000~10000 个细菌时可呈阳性结果。可见，可疑支气管内膜结核的患者应首选纤维支气管镜检查。故选 E。

32.【答案】D

【解析】20 世纪 80 年代中期以来，结核病出现全球性恶化趋势，众多发展中国家的结核病疫情明显回升。结核病在许多国家和地区失控的主要原因之一是人免疫缺陷病毒（HIV）感染的流行、多重耐药（至少耐异烟肼和利福平）结核分枝杆菌感染的增多、贫困、人口增长和移民等客观因素。WTO 把印度、中国、俄罗斯、南非等 22 个国家列为结核病高负担、高危险性国家。当前我国的结核病疫情特点如下：①高感染率：年结核分枝杆菌感染率为 0.72%。②高患病率：且中青年患病多，15~59 岁年龄段的涂阳肺结核患者数占全部涂片阳性患者的 61.6%。③高耐药率：我国为耐多药结核病高发国家之一。④高死亡率：每年约有 13 万人死于结核病。⑤地区患病率差异大：西部地区患病率明显地高于全国平均水平。故选 D。

33.【答案】B

【解析】胸部 X 线检查是诊断肺结核的常规首选方法，可以发现早期轻微的结核病变，确定病变范围、部位、形态、密度、与周围组织的关系、病变阴影的伴随影像；判断病变性质、有无活动性、有无空洞、空洞大小和洞壁特点等。故选 B。

34.【答案】C

【解析】糖皮质激素在结核病的应用主要是利用其抗炎、抗毒作用。仅用于结核毒性症状严重者。必须确保在有效抗结核药物治疗的情况下使用。使用剂量依病情而定，一般用泼尼松口服每日 20mg，顿服，1~2 周，以后每周递减 5mg，用药时间为 4~8 周。并不能与抗结核药一起发挥协同制菌作用，C 错误，故选 C。

35.【答案】E

【解析】初治涂阳肺结核治疗方案含初治涂阴有空洞形成或粟粒型肺结核。包括每日用药方案和间歇用药方案。两种方案所含药物相同，如下：①强化期：异烟肼、利福平、吡嗪酰胺和乙胺丁醇，2 个月。②巩固期：异烟肼、利福平，4 个月。故选 E。

36.【答案】A

【解析】痰结核分枝杆菌检查是确诊肺结核病的主要方法，其中痰涂片检查是简单、快速、易行和可靠的方法，但欠敏感。故 A 错误，其余各项描述均正确，选 A。

【A_2 型题】

37.【答案】D

【解析】成人急性粟粒型肺结核可由病变中和淋巴结内的结核分枝杆菌侵入血管所致。发病急，持续高热，中毒症状严重。全身浅表淋巴结肿大。X 线胸片开始为肺纹理重，症状出现 2 周左右发现由肺尖至肺底呈大小、密度和分布三均匀的粟粒状结节阴影，结节直径 1~2mm。根据本例患者病史，结合患者症状、体征及辅助检查结果，应考虑急性粟粒型肺结核的诊断，故选 D。

38.【答案】B

【解析】肺炎多起病急，可有咳嗽、咳痰、发热，自然病程大致 1~2 周。发病 5~10 天，体温可自行骤降或逐渐消退；肺脓肿起病急，有高热、咳嗽、大量脓臭痰；支气管扩张多表现为慢性咳嗽、大量脓痰与体位改变有关及反复咯血；肺结核常有低热、盗汗、乏力、消瘦等结核毒性症状，干湿啰音多位于上肺局部；肺癌可表现为咳嗽、血痰或咯血、发热、体重下降等。该患者为青年男性，病史 3 个月，症状为：咳嗽、痰中带血、乏力、体重下降，体征为双侧颈淋巴结增大、右上肺少许湿啰音，症状及体征均缺乏特异性。综合其发病年龄、临床特点，考虑肺结核可能性大。故选 B。

39.【答案】A

【解析】链霉素的不良反应主要为耳毒性、前庭功能损害和肾毒性等，该患者应停用链霉素。结合第 36 题解析，可采用异烟肼、利福平、乙胺丁醇、吡嗪酰胺联合治疗方案。故选 A。

40.【答案】D

【解析】当前肺结核外科手术治疗主要的适应证是经合理化学治疗后无效、多重耐药的厚壁空洞、大块干酪灶、结核性脓胸、支气管胸膜瘘和大咯血保守治疗无效者。故选 D。

41.【答案】A

【解析】垂体后叶激素收缩小动脉，使肺循环血量减少而达到较好止血效果，因而用于肺结核大咯血患者。高血压、冠状动脉粥样硬化性心脏病、心力衰竭患者禁用。因其可促进宫缩，故被广泛用于产后出血、产后复旧不全、引产等，孕妇禁用。故选 A。

42.【答案】C

【解析】垂体后叶激素通过收

缩小动脉使肺循环血量减少而达到较好止血效果。该患者既往有高血压、脑梗死病史，垂体后叶激素可使脑动脉收缩而致脑灌注减低，有诱发缺血性脑卒中的风险，同时，因收缩全身小动脉而导致血压升高，为禁忌证。故选C。

43.【答案】E

【解析】异烟肼（INH，H）是单一抗结核药物中杀菌力，特别是早期杀菌力最强者。INH对巨噬细胞内外的结核分枝杆菌均具有杀菌作用。利福平（RFP，R）对巨噬细胞内外的结核分枝杆菌均有快速杀菌作用，特别是对C菌群有独特的杀灭菌作用。INH与RFP联用可显著缩短疗程。故各种抗结核治疗方案中（耐药方案除外），均以二者联合作为基础用药。故选E。

44.【答案】C

【解析】急性血行播散型肺结核又称急性粟粒型肺结核，多见于婴幼儿和青少年，多同时伴有原发型肺结核。成人也可发生急性粟粒型肺结核，可由病变中和淋巴结内的结核分枝杆菌侵入血管所致。起病急，持续高热，中毒症状严重，约一半以上的小儿和成人合并结核性脑膜炎。虽然病变侵及两肺，但极少有呼吸困难。全身浅表淋巴结肿大，肝和脾大，有时可发现皮肤淡红色粟粒疹，可出现颈项强直等脑膜刺激征。X线胸片和CT检查开始为肺纹理重，在症状出现2周左右可发现由肺尖至肺底呈大小、密度和分布三均匀的粟粒状结节阴影，结节直径2mm左右。该患者过劳后起病，症状为高热、盗汗、厌食，查体见肝脾大，符合上述急性粟粒型肺结核的临床特点。发病时间5天，故胸片尚未见粟粒结节不能作为排除本病的依据。患者既往曾患颈淋巴结结核，存在潜在的致病危险因素。支持诊断本病。故选C。

45.【答案】A

【解析】原发型肺结核含原发复合征及胸内淋巴结结核。多见于少年儿童，无症状或症状轻微，多有结核病家庭接触史，结核菌素试验多为强阳性，X线胸片表现为哑铃型阴影，即原发病灶、引流淋巴管炎和肿大的肺门淋巴结，形成典型的原发复合征。原发病灶一般吸收较快，可不留任何痕迹。若X线胸片只有肺门淋巴结肿大，则诊断为胸内淋巴结结核。该患者为少年女性，病史1个月，症状为低热、咳嗽；查体见消瘦、右颈部淋巴结增大；胸片示右肺门淋巴结肿大，右上肺钙化灶，考虑原发病灶已钙化愈合。符合上述原发性肺结核的特点。首先考虑诊断本病。故选A。

46.【答案】B

47.【答案】C

48.【答案】A

【解析】肺结核的诊断方法包括：①病史和症状体征。②影像学诊断：胸部CT检查易发现隐蔽的病变而减少微小病变的漏诊；比普通胸片更早期显示微小的粟粒结节；能清晰显示各型肺结核病变特点和性质，与支气管关系，有无空洞，以及进展恶化和吸收好转的变化。常用于对肺结核的诊断以及与其他胸部疾病的鉴别诊断。③痰结核分枝杆菌检查：是确诊肺结核病的主要方法，也是制订化疗方案和考核治疗效果的主要依据。④纤维支气管镜检查：常应用于支气管结核和淋巴结支气管瘘的诊断。⑤结核菌素试验：广泛应用于检出结核分枝杆菌的感染，而非检出结核病。结核菌素试验对儿童、少年和青年的结核病诊断有参考意义。由于许多国家和地区广泛推行卡介苗接种，结核菌素试验阳性不能区分是结核分枝杆菌的自然感染还是卡介苗接种的免疫反应。该患者5年前曾诊断肺结核，近2月来胸痛、咳痰带血，需警惕结核病复发。对复发患者，结核菌素试验临床意义不大。已行痰结核菌检查3次均阴性，该患者应进一步行胸部CT检查。故选A。

49.【答案】C

【解析】原发型肺结核多见于少年儿童，无症状或症状轻微，X线胸片表现为哑铃型阴影，即原发病灶、引流淋巴管炎和肿大的肺门淋巴结，形成典型的原发复合征。继发型肺结核多发生在成人，肺内病变多为含有大量结核分枝杆菌的早期渗出性病变，易进展。其X线表现特点为多态性，好发在上叶尖后段和下叶背段。继发型肺结核分型包括浸润性肺结核、纤维空洞性肺结核和干酪样肺炎等。其中，浸润性肺结核之浸润渗出性结核病变和纤维干酪增生病变多发生在肺尖和锁骨下，影像学检查表现为小片状或斑点状阴影，可融合和形成空洞。结合该患者临床特点，最可能的诊断为浸润性肺结核，分类属于继发型肺结核。故选C。

50.【答案】B

【解析】原发型肺结核含原发复合征及胸内淋巴结结核。多见于少年儿童，无症状或症状轻微，多有结核病家庭接触史，结核菌素试验多为强阳性，X线胸片表现为哑铃型阴影，即原发病灶、引流淋巴管炎和肿大的肺门淋巴结，形成典型的原发复合征。发病灶一般吸收较快，可不留任何痕迹。若X线胸片只有肺门淋巴结肿大，则诊断为胸内淋巴结结核。该患者为少年女性，症状为胸闷、乏力、咳嗽，PPD试验（+++）。首先考虑肺结核。胸片示肺门及纵隔淋巴结肿大，支持诊断胸内淋巴结结核。故选B。

51.【答案】D

【解析】干性胸膜炎又称纤维素性胸膜炎，大多由于肺部感染侵及胸膜所致，细菌性肺炎或肺结核均可并发此症。病变多局限于脏层胸膜，胸膜表面粗糙而无光泽，一般无渗出液或少量纤维蛋白性渗出液，渗出液迅速吸收后留存纤维素层形成粘连，可逐渐吸收。本病起病急、发热、胸痛，咳嗽或呼吸时疼痛加剧；胸部体征为呼吸运动受限制，呼吸音减弱及胸膜摩擦音，后者可在全部呼吸期间听到，借此可与啰音区别。该患者为青年男性，临床表现符合干性胸膜炎的特点，可诊断本病。故选 D。

52.【答案】C

【解析】纤维支气管镜检查常应用于支气管结核和淋巴结支气管瘘的诊断，支气管结核表现为黏膜充血、溃疡、糜烂、组织增生、瘢痕形成和支气管狭窄，可以在病灶部位钳取活体组织进行病理学检查、结核分枝杆菌培养。对于肺内结核病灶，可以采集分泌物或冲洗液标本做病原体检查，也可以经支气管肺活检获取标本检查。该患者病史 2 个月，症状为咳嗽、咯血、乏力，既往曾有肺结核病史，痰结核菌检查 2 次均（+），考虑结核病复发。但胸片未见活动性结核病变，需进一步行支气管镜检查以明确。故选 C。

53.【答案】B

【解析】初治涂阳肺结核治疗方案包括每日用药方案和间歇用药方案。药物如下：①强化期：异烟肼、利福平、吡嗪酰胺和乙胺丁醇，2 个月。②巩固期：异烟肼、利福平，4 个月。该患者为青年女性，症状为咳嗽、咯血、发热，痰抗酸杆菌涂片（+++），可诊断肺结核。患者为初治涂阳患者，应选择上述治疗方案。故选 B。

54.【答案】B

【解析】复治涂阳肺结核治疗方案包括每日用药方案和间歇用药方案。药物如下：①强化期：异烟肼、利福平、吡嗪酰胺、链霉素和乙胺丁醇，2 个月。②巩固期：异烟肼、利福平和乙胺丁醇，4~6 个月。巩固期治疗 4 个月时，痰菌未阴转，可继续延长治疗期 2 个月。该患者为青年男性，结核性胸膜炎病史 3 个月，经异烟肼、利福平、吡嗪酰胺治疗 2 个月后胸腔积液吸收。近 2 周出现发热、咳嗽、痰血。X 线示右上肺浸润性阴影，痰抗酸杆菌阳性。可诊断继发型肺结核。其为复治涂阳患者，且为初治失败的患者。应选上述治疗方案。故选 B。

55.【答案】C

【解析】继发型肺结核包括浸润性肺结核、纤维空洞性肺结核和干酪样肺炎等。其中，浸润性肺结核之浸润渗出性结核病变和纤维干酪增生病变多发生在肺尖和锁骨下，影像学检查表现为小片状或斑点状阴影，可融合和形成空洞。该患者为中年女性患者，病史半年，症状为咳嗽、咯血，胸片示右肺上野斑片状影，内有空洞 1 个；既往有糖尿病史，为结核病易感人群。结合上述病史特点及影像学表现，考虑最可能的诊断为浸润性肺结核。故选 C。

56.【答案】B

【解析】结核菌素试验结果解读如下：①阳性反应：表明机体对结核分枝杆菌有变态反应，过去曾感染过结核，但不表示患病，因接种过卡介苗的人群也呈阳性反应。②强阳性反应：表明可能有活动性感染，应进一步检查是否有结核病。③阴性反应：表明没有受过结核分枝杆菌的感染，可以除外结核病。但在某些情况下，也不能完全排除结核病，因为结核菌素试验可受许多因素影响。结核分枝杆菌感染后需 4~8 周才建立充分变态反应，在此之前，结核菌素试验可呈阴性；如受试者处于原发感染早期，尚未产生变态反应，营养不良、HIV 感染、癌症、严重的细菌感染包括重症结核病如粟粒性结核病和结核性脑膜炎等，结核菌素试验结果则多为阴性和弱阳性。该患者病史 2 周，症状为咳嗽，结核菌素试验阳性，仅表明既往曾有结核分枝杆菌感染。故选 B。

57.【答案】D

58.【答案】D

【解析】乙胺丁醇的不良反应为视神经炎，应在治疗前测定视力与视野，治疗中密切观察，提醒患者发现视力异常应及时就医。该患者抗结核治疗 3 个月后出现视力减退、视野缩小。考虑符合乙胺丁醇的不良反应，应停用。故选 D。

59.【答案】B

【解析】青年女性患者，病史 20 天，症状为发热、咳嗽、乏力，2 天前出现咯血；查体：消瘦、右上肺触觉语颤增强、叩诊浊音等，PPD 试验强阳性。提示为活动性肺结核。X 线胸片示右上肺高密度、浓淡不均阴影。支持浸润性肺结核的诊断。可诊断右上肺结核。故选 B。

60.【答案】C

【A_3/A_4 型题】

61.【答案】A

【解析】青年男性患者，胸片及痰菌检查均支持诊断肺结核。抗结核治疗两周后仍有低热、盗汗。考虑诊断无误，因抗结核治疗方案至少需要用药 6 个月，该例患者治疗时间尚短，需继续治疗观察疗效。故选 A。

62.【答案】D

63.【答案】D

【解析】链霉素的不良反应主要为耳毒性、前庭功能损害和肾毒性等。该患者用药20天后出现眩晕，考虑为前庭功能异常所致，需停用链霉素。故选D。

64.【答案】A

65.【答案】C

【解析】痰结核分枝杆菌检查是确诊肺结核病的主要方法，也是制订化疗方案和考核治疗效果的主要依据。每一个有肺结核可疑症状或肺部有异常阴影的患者都必须查痰。故选C。

66.【答案】D

【解析】糖尿病患者易患结核病，两者之间存在明显的相互不利影响。糖尿病并发肺结核的临床表现与单纯肺结核、单纯糖尿病的临床表现有不同。大多数合并糖尿病的肺结核患者起病急骤，进展快，消瘦、乏力明显，持续时间较长，X线表现病变多为浸润或干酪样病灶，进展迅速，病灶融合，易形成空洞，支气管播散病灶较多，病灶分布广泛，多呈肺段或肺叶分布，密度较一致，呈干酪样肺炎表现较多见。糖尿病合并肺结核控制血糖应首选胰岛素治疗，可减轻胰岛B细胞负担，促进其功能恢复。糖尿病合并肺结核的抗结核治疗，与单纯肺结核一样，必须遵循抗结核治疗的原则，即早期、规律、全程、适量、联合。并且疗程应延长。故选D。

67.【答案】D

【解析】继发型肺结核多发生在成人，病程长，易反复。肺内病变多为含有大量结核分枝杆菌的早期渗出性病变，易进展，多发生干酪样坏死、液化、空洞形成和支气管播散；同时又多出现病变周围纤维组织增生，使病变局限化和瘢痕形成。病变轻重多寡相差悬殊，活动性渗出病变、干酪样病变和愈合性病变共存。因此，继发型肺结核X线表现特点为多态性，好发在上叶尖后段和下叶背段。该患者为青年男性患者，病史2周，症状为低热、咳嗽，胸部X线检查示右肺下叶背段不规则斑片状阴影及纤维索条影，有薄壁空洞，无液平面。可除外肺脓肿，其最可能的诊断应为肺结核。故选D。

68.【答案】B

69.【答案】A

【解析】血行播散型肺结核含急性血行播散型肺结核（急性粟粒型肺结核）及亚急性、慢性血行播散型肺结核。急性粟粒型肺结核多同时伴有原发型肺结核。可由病变中和淋巴结内的结核分枝杆菌侵入血管所致。起病急，持续高热，中毒症状严重，约一半以上的小儿和成人合并结核性脑膜炎。虽然病变侵及两肺，但极少有呼吸困难。全身浅表淋巴结肿大，肝和脾大，有时可发现皮肤淡红色粟粒疹，可出现颈项强直等脑膜刺激征。部分患者结核菌素试验阴性，随病情好转可转为阳性。X线胸片和CT检查开始为肺纹理重，在症状出现两周左右可发现由肺尖至肺底呈大小、密度和分布三均匀的粟粒状结节阴影，结节直径2mm左右。该患者为中年男性，既往喉结核病史，曾行不规则抗结核治疗，结合症状特点及胸片结果，诊断首先考虑血行播散型肺结核。故选A。

70.【答案】A

【解析】初治涂阳肺结核治疗方案含初治涂阴有空洞形成或粟粒型肺结核。包括每日用药方案和间歇用药方案。每日用药方案如下：①强化期：异烟肼、利福平、吡嗪酰胺和乙胺丁醇，顿服，2个月。②巩固期：异烟肼、利福平，顿服，4个月。简写为：2HRZE/4HR。该例为血行播散型肺结核，可选择上述抗结核方案治疗，故选A。

71.【答案】C

【B_1型题】

72.【答案】B

73.【答案】D

74.【答案】E

【解析】支气管扩张常常是位于段或亚段支气管管壁的破坏和炎性改变，受累管壁的结构，包括软骨、肌肉和弹性组织破坏被纤维组织替代。扩张的支气管内可积聚稠厚脓性分泌物，其外周气道也往往被分泌物阻塞或被纤维组织闭塞所替代。肺结核纤维组织增生可引起支气管扩张症。故选E。

75.【答案】A

76.【答案】C

77.【答案】A

【解析】结核菌抑菌药物包括：乙胺丁醇（E）、对氨基水杨酸钠（P）、卡那霉素（K）。故选A。

78.【答案】C

【解析】吡嗪酰胺（Z）具有独特的杀灭菌作用，主要是杀灭巨噬细胞内酸性环境中的B菌群。为结核菌半杀菌剂。在6个月标准短程化疗中，吡嗪酰胺与异烟肼和利福平联合用药是第三个不可缺的重要药物。故选C。

79.【答案】A

80.【答案】B

【解析】结核菌全杀菌药物包括：异烟肼（H）、利福平（R）、链霉素（S）。利福平对巨噬细胞内外的结核分枝杆菌均有快速杀菌作用，特别是对C菌群有独特的杀灭菌作用。故选B。

第八章 肺 癌

【A₁ 型题】

1.【答案】A

【解析】腺癌近年来发病率上升明显，已超过鳞癌成为最常见的肺癌。故选 A。

2.【答案】C

【解析】鳞状细胞癌与吸烟关系密切，男性占多数。大多起源于较大的支气管，常为中心型肺癌。鳞癌的分化程度不一，生长速度较缓慢，病程较长，肿块较大时可以发生中心坏死，形成厚壁空洞。通常先经淋巴转移，血行转移发生较晚。对放、化疗较敏感。由此可见，只有 C 项错误，故选 C。

3.【答案】D

【解析】鳞癌发生血行转移较晚（A 错误）；大细胞癌的转移较小细胞未分化癌晚，手术切除机会较大（B 错误）；腺癌早期即可侵犯血管、淋巴管，常在原发瘤引起症状前即已转移（C 错误）；小细胞癌为神经内分泌起源，恶性程度高，生长快，较早出现淋巴和血行转移（D 正确）；纵隔和气管旁及颈部淋巴结转移一般发生在肺癌同侧，但也可以在对侧，即交叉转移（E 错误）。故选 D。

4.【答案】D

5.【答案】D

【解析】咳嗽为肺癌早期症状，常为无痰或少痰的刺激性干咳。血痰或咯血多见于中央型肺癌。肿瘤向管腔内生长者可有间歇或持续性痰中带血，如果表面糜烂严重侵蚀大血管，则可引起大咯血。故选 D。

6.【答案】B

7.【答案】A

【解析】放射治疗是肺癌局部治疗手段之一。在各种类型的肺癌中，小细胞癌对放射疗法敏感性较高，鳞癌次之。故选 A。

8.【答案】E

【解析】肺癌放射治疗的禁忌证：①癌性空洞和巨大癌肿。②高度肺气肿。③健康情况不佳，呈现恶病质。④癌变范围广泛。⑤全身或胸膜、肺广泛转移者。只有 E 项不是其禁忌证，故选 E。

9.【答案】C

【解析】鳞癌包括乳头状型、透明细胞型、小细胞型和基底细胞样型。以中央型肺癌多见，并有向管腔内生长的倾向，早期常引起支气管狭窄导致肺不张或阻塞性肺炎。故选 C。

10.【答案】B

【解析】周围型肺癌 X 线胸片早期多呈局限性小斑片状阴影，边缘不清，密度较淡，易误诊为炎症或结核。随着肿瘤增大，阴影渐增大，密度增高，呈圆形或类圆形，边缘常呈分叶状，伴有脐凹或细毛刺。故选 B。

11.【答案】B

【解析】根据题干给出的信息，肺癌分期应该属于 I 期，治疗应为手术治疗。肺癌患者癌变位于一个肺叶内，但已侵及局部主支气管或中间支气管，为了保留正常的邻近肺叶，避免做一侧全肺切除术，可以切除病变的肺叶及一段受累的支气管，再吻合支气管上下切端，即支气管袖状肺叶切除术。故选 B。

12.【答案】C

【解析】肺尖部肺癌又称肺上沟瘤，易压迫颈部交感神经，引起病侧眼睑下垂、瞳孔缩小、眼球内陷，同侧额部与胸壁少汗或无汗。也常有肿瘤压迫臂丛神经造成以腋下为主、向上肢内侧放射的火灼样疼痛，在夜间尤甚。故选 C。

13.【答案】C

【A₂ 型题】

14.【答案】D

【解析】无明显诱因的刺激性咳嗽持续 2~3 周，治疗无效；原有慢性呼吸道疾病，咳嗽性质改变；短期内持续或反复痰中带血或咯血，且无其他原因可解释时均应考虑肺癌的可能，题干描述支持上述情况。且此患者胸片提示右肺上叶有块状阴影，更应怀疑肺癌诊断。故选 D。

15.【答案】D

16.【答案】E

【解析】肺癌非转移性胸外表现称之为副癌综合征，主要为以下几方面表现。

①肺性肥大性骨关节病。②异位促性腺激素：主要为男性轻度乳房发育和增生性骨关节病。③分泌促肾上腺皮质激素样物：小细胞肺癌或支气管类癌是引起库欣综合征的最常见细胞类型。④分泌抗利尿激素。⑤神经肌肉综合征：包括小脑皮质变性、脊髓小脑变性、周围神经病变、重症肌无力和肌病等。⑥高钙血症。⑦类癌综合征。Horner 综合征属于肺癌肺外胸腔内扩展引起的症状，故选 E。

17.【答案】C

【解析】肺癌胸腔外转移的症状、体征可见于 3%~10%的患者。以小细胞肺癌居多，其次为未分化大细胞肺癌、腺癌、鳞癌。故选 C。

18.【答案】C

【解析】肺性肥大性骨关节病属于肺癌非转移性胸外表现，即类癌综合征的一种，不属于肺癌压迫侵犯邻近器官、组织或发生远处转移时的征象。故选C。

19.【答案】A

20.【答案】D

【解析】根据题干提供信息，老年男性，低热、咳嗽、痰中带血的病史及胸片示阻塞性肺不张与胸腔积液，考虑诊断为肺癌。支气管镜检查对诊断、确定病变范围、明确手术指征与方式有帮助。纤支镜检查时的灌洗物、刷检物的细胞学检查也可对诊断提供重要帮助。故选D。

21.【答案】A

【解析】交叉转移是支气管肺癌淋巴转移的一种。纵隔和支气管以及颈部淋巴结转移一般发生在肺癌同侧，但也可以在对侧，即所谓交叉转移。故选A。

22.【答案】C

【解析】肺尖部肺癌又称肺上沟瘤（Pancoast瘤），易压迫颈部交感神经，引起病侧眼睑下垂、瞳孔缩小、眼球内陷，同侧额部与胸壁少汗或无汗。也常有肿瘤压迫臂丛神经造成以腋下为主、向上肢内侧放射的火灼样疼痛，在夜间尤甚。该患者的症状、体征及辅助检查符合肺上沟瘤的特点，故选C。

23.【答案】D

【解析】根据题干提供的患者病程的特点，目前应怀疑肺癌的诊断，若确定诊断需进行支气管镜检查。故选D。

24.【答案】B

【解析】肺癌患者最典型的表现就是干咳、痰中带血丝，其纤维支气管镜检查可见气管黏膜增厚，管壁出现纵行皱襞，管腔呈漏斗样狭窄。目前患者出现大量胸腔积液，红细胞沉降率加快，白细胞不高，考虑为肺癌并发癌性胸腔积液。故选B。

【A_3/A_4型题】

25.【答案】A

26.【答案】C

27.【答案】D

【解析】患者老年男性，咳嗽、痰中带血丝病史，胸片见右肺上叶片状阴影，以上符合中央型肺癌的特点。肺癌脱落的癌细胞可以随痰液咳出，痰细胞学检查查找到癌细胞可以明确诊断。中央型肺癌，特别是伴有血痰的病例，痰中找到癌细胞的机会较高。故选D。

28.【答案】E

29.【答案】E

30.【答案】A

【解析】患者中年男性，有长期吸烟史，有咳嗽、咳痰、痰中带血丝的症状，初步考虑为肺癌，为明确诊断应行支气管镜检查。故选A。

31.【答案】C

【解析】由于肺鳞癌发生转移晚，切除后预后较佳，所以手术治疗是首选的治疗方法。对于所有Ⅰ期、Ⅱ期和经过选择的ⅢA期患者，都应当进行手术治疗。争取根治性切除肿瘤并清扫区域内淋巴结。故选C。

【B_1型题】

32.【答案】A

【解析】青年男性，有低热、乏力的全身中毒症状，并有咳嗽、痰中带血丝的呼吸道症状，胸片示双肺片状阴影，轮廓模糊，初步考虑为肺结核的可能性大，故应进行结核菌素试验协助诊断。故选A。

33.【答案】D

【解析】对于突发畏寒、高热、咳嗽和咳大量脓痰等病史的患者，其血白细胞总数及中性粒细胞显著增加，X线胸片示浓密的炎性阴影中有空腔、气液平面，可以作出急性肺脓肿的诊断。根据题干描述的该患者的临床特点，考虑诊断为肺脓肿，应行痰培养及药敏检查以明确治病菌，协助治疗。故选D。

34.【答案】C

第九章 肺血栓栓塞症

【A_1型题】

1.【答案】E

【解析】肺栓塞是以各种栓子阻塞肺动脉系统为其发病原因的一组疾病或临床综合征的总称，包括肺血栓栓塞症（PTE）、脂肪栓塞综合征、羊水栓塞、空气栓塞等。不包括深静脉血栓形成（DVT）。故选E。

2.【答案】A

3.【答案】C

【解析】DVT和PTE具有共同的危险因素，即静脉血栓栓塞症（VTE）的危险因素，包括任何可以导致静脉血液淤滞、静脉系统内皮损伤和血液高凝状态的因素。危险因素包括原发性和继发性两类。原发性危险因素由遗传变异引起；继发性危险因素是指后天获得的易发生DVT和PTE的多种病理和病理生理改变。上述危险因素既可以单独存在，也可以同时存在、协同作用。只有C说法正确，故选C。

4.【答案】C

【解析】引起PTE的血栓可以来源于下腔静脉径路、上腔静脉径路或右心腔，其中大部分来源于下肢深静脉，特别是从腘静脉上端到髂静脉段的下肢近端深静脉（占50%～90%）。几乎不来自左心腔。故选C。

5.【答案】A

【解析】肺动脉的血栓栓塞既可以是单一部位的，也可以是多部位的。病理检查发现多部位或双侧性的血栓栓塞更为常见。一般认为栓塞更易发生于右侧和下肺叶。发生栓塞后有可能在栓塞局部继发血栓形成，参与发病过程。故选A。

6.【答案】E

7.【答案】D

【解析】PTE常见症状有：①不明原因的呼吸困难及气促：尤以活动后明显，为PTE最多见的症状。②胸痛：包括胸膜炎性胸痛或心绞痛样疼痛。③晕厥：可为PTE的唯一或首发症状。④烦躁不安、惊恐甚至濒死感。⑤咯血：常为小量咯血，大咯血少见。⑥咳嗽、心悸等。各病例可出现以上症状的不同组合。临床上有时出现所谓“三联征”，即同时出现呼吸困难、胸痛及咯血，但仅见于约20%的患者。可见心绞痛不是其常见症状，故选D。

8.【答案】E

【解析】PTE的体征包括：①呼吸系统体征：以呼吸急促最常见。另有发绀，肺部哮鸣音和/或细湿啰音，或胸腔积液的相应体征。②循环系统体征：心动过速，血压变化，严重时可出现血压下降甚至休克；颈静脉充盈或异常搏动，肺动脉瓣区第二心音（P_2）亢进或分裂，三尖瓣区收缩期杂音。③其他：可伴发热，多为低热，少数患者有38℃以上的发热。可见频发期前收缩不是其常见体征，故选E。

9.【答案】C

【解析】疑诊PTE患者应进行如下检查：①血浆D-二聚体。②动脉血气分析。③心电图。④X线胸片。⑤超声心动图。进一步确诊包括以下4项检查，其中1项阳性即可明确诊断。①螺旋CT；②放射性核素；③磁共振显像（MRI）；④肺动脉造影。不包括肺活检。故选C。

10.【答案】E

11.【答案】D

【解析】肺血栓栓塞症的溶栓治疗指征：溶栓时间窗一般规定为14天以内。目前公认的溶栓治疗适应证为大块肺血栓栓塞症，其特征为右心功能不全，伴低血压或心源性休克。对此类患者如无治疗禁忌证，应积极、迅速给予溶栓治疗。故选D。

12.【答案】B

【解析】PTE溶栓治疗的绝对禁忌证有活动性内出血和近期自发性颅内出血。相对禁忌证有：2周内的大手术、分娩、有创检查；10天内的胃肠道出血；15天内的严重创伤；1个月内的神经外科或眼科手术；难于控制的重度高血压（收缩压>180mmHg，舒张压>110mmHg）；3个月内的缺血性脑卒中；创伤性心肺复苏；血小板计数<$100×10^9$/L；抗凝过程中；心包炎或心包积液；妊娠；细菌性心内膜炎；严重肝、肾功能不全；糖尿病出血性视网膜病变；高龄等。A、C、D、E均为溶栓禁忌证，故选B。

【A_2型题】

13.【答案】D

【解析】对于急性肺栓塞的溶栓治疗：使用尿激酶、链激酶溶栓时无须同时使用肝素治疗，但以rt-PA溶栓，当rt-PA注射结束后，应继续使用肝素，故选D。

第十章　呼吸衰竭

【A_1型题】

1.【答案】C

2.【答案】C

【解析】急性呼吸衰竭的临床表现主要是低氧血症所致的呼吸困难和多器官功能障碍。①呼吸困难：是呼吸衰竭最早出现的症状。多数患者有明显的呼吸困难。②发绀：是缺氧的典型表现。③精神神经症状。④循环系统表现：多数患者有心动过速；严重低氧血症、酸中毒可引起心肌损害，亦可引起周围循环衰竭、血压下降、心律失常、心搏停止。⑤消化和泌尿系统表现：严重呼吸衰竭对肝、肾功能都有影响。故选C。

3.【答案】E

【解析】呼吸衰竭按发病机制可分为通气性呼吸衰竭和换气性呼吸衰竭，也可分为泵衰竭和肺衰竭。通常泵衰竭主要引起通气功能障碍，肺泡通气量减少会引起PaO_2下降和$PaCO_2$上升，从而引起缺氧和CO_2潴留，表现为Ⅱ型呼吸衰竭。严重的气道阻塞性疾病（如COPD）影响通气功能，造成Ⅱ型呼吸衰竭。故选E。

4.【答案】E

5.【答案】A

6.【答案】B

【解析】Ⅱ型呼衰不仅有缺氧又有二氧化碳潴留，长期二氧化碳潴留，呼吸中枢对其敏感性下降，而且动脉二氧化碳分压升高超过一定的限度，即可对呼吸有抑制作用，呼吸中枢兴奋性的维护只有依靠缺氧对外周感受器的刺激，这种患者给氧宜低浓度、低流量，既要改善严重的缺氧血症，又要维持缺氧状态对呼吸的刺激作用，避免迅速纠正缺氧造成 $PaCO_2$ 的进一步升高。因此，对Ⅱ型呼吸衰竭患者应给予低浓度、低流量鼻导管持续吸氧，以免缺氧纠正过快引起呼吸中枢抑制。故B项有误。

7.【答案】E

【解析】肺弥散障碍系指 O_2、CO_2 等气体通过肺泡膜进行交换的物理弥散过程发生障碍。静息状态时，流经肺泡壁毛细血管的血液与肺泡接触的时间约为0.72秒，而 O_2 完成气体交换的时间为0.25~0.3秒，CO_2 则只需0.13秒，并且 O_2 的弥散能力仅为 CO_2 的1/20，故在弥散障碍时，通常以低氧血症为主。故选E。

8.【答案】E

9.【答案】C

【解析】肺性脑病的症状主要系缺氧和高碳酸血症引起的二氧化碳麻醉所致。而高血压脑病系由血压突然升高超过脑血流自动调节的阈值而引起的一系列暂时性脑循环功能障碍的临床表现。发绀是缺氧的特征性表现，高血压脑病时不会出现。故选C。

10.【答案】B

【解析】肺内动-静脉解剖分流增加时肺动脉内的静脉血未经氧合直接流入肺静脉，导致 PaO_2 降低，是通气/血流比例失调的特例，常见于肺动静脉瘘。在这种情况下，提高吸氧浓度并不能提高分流静脉血的血氧分压。分流量越大，吸氧后提高动脉血氧分压的效果越差；若分流量超过30%，吸氧并不能明显提高 PaO_2。故选B。

11.【答案】E

【解析】对慢性呼吸衰竭患者使用呼吸中枢兴奋剂时，应注意保持呼吸道通畅，必要时可加大吸氧浓度（40%），因为呼吸中枢兴奋剂的使用可使机体氧耗量增大。故选E。

12.【答案】E

【解析】肺性脑病的发病机制主要是肺部损害致二氧化碳潴留及缺氧，引起高碳酸血症及低氧血症。治疗上应首先改善通气功能，其他包括治疗原发病、抗感染、纠正酸碱平衡失调及对症支持治疗。故选E。

13.【答案】E

【解析】呼吸兴奋剂主要适用于以中枢抑制为主、通气量不足引起的呼吸衰竭，对以肺换气功能障碍为主所导致的呼吸衰竭患者，不宜使用。选项中只有E项慢性肺源性心脏病引起的呼吸衰竭是因通气功能障碍而引起的呼吸衰竭，故选E。

14.【答案】A

15.【答案】B

【解析】失代偿性呼吸性酸中毒临床多见，由于通气不畅导致 CO_2 潴留，表现为pH降低，$PaCO_2$ 升高，HCO_3^- 升高，血氯略低，血钾略高。故选B。

16.【答案】D

【解析】慢性呼吸衰竭患者使用快速利尿药可使痰液黏稠，气道阻力增加，不利于呼吸道通畅。其他各项均利于慢性呼吸衰竭患者呼吸道通畅。故选D。

【A_2 型题】

17.【答案】D

【解析】患者有慢性咳嗽的病史，此次发病出现呼吸困难、发绀、发热、嗜睡。血气分析：PaO_2 35mmHg（<60mmHg），$PaCO_2$ 70mmHg（>50mmHg），结合患者已出现意识障碍，故目前考虑诊断为Ⅱ型呼吸衰竭、肺性脑病。故选D。

18.【答案】C

【解析】呼吸衰竭是各种原因引起的肺通气和/或换气功能严重障碍，以致不能进行有效的气体交换，导致缺氧伴（或不伴）二氧化碳潴留，从而引起一系列生理功能和代谢紊乱的临床综合征。在海平大气压下，干净息条件下呼吸室内空气，并排除心内解剖分流和原发于心排血量降低等情况后，动脉血氧分压（PaO_2）低于8kPa（60mmHg），或伴有二氧化碳分压（$PaCO_2$）高于6.65kPa（50mmHg），即为呼吸衰竭。Ⅰ型呼吸衰竭：缺氧无 CO_2 潴留，见于换气功能障碍（通气/血流比例失调、弥散功能损害和肺动-静脉样分流）。Ⅱ型呼吸衰竭：系肺泡通气不足所致的缺 O_2 和 CO_2 潴留。本例患者动脉血气分析示pH 7.10，PaO_2 54mmHg，$PaCO_2$ 103mmHg，属于Ⅱ型呼吸衰竭，其发病机制为肺泡通气量减少（C）。

19.【答案】E

【解析】该患者有肺心病的病史，血气分析示：PaO_2 55mmHg（<60mmHg），$PaCO_2$ 75mmHg（>50mmHg），判断该患者为Ⅱ型呼衰，加上pH7.2（正常值7.35~7.45）偏酸，考虑为呼吸性酸中毒。酸碱平衡紊乱时易致心律失常，目前治疗关键是用5%碳酸氢钠纠酸，酸中毒纠正后心律失常可纠正。故选E。

20.【答案】B

【解析】患者血气分析：pH 7.48（正常值7.35~7.45），略升高；$PaCO_2$ 66mmHg（正常35~45mmHg），升高，提示呼吸性酸中毒；HCO_3^- 44mmol/L（正常22~27mmol/L），升高，提示代谢性碱中毒；BE +9mmol/L（正常±2.3mmol/L），正值增大，提示代谢性碱中毒。故此患者为呼吸性酸中毒合并代谢性碱中毒。故选B。

21.【答案】D

【解析】该患者pH略下降，PaO_2 及 $PaCO_2$ 均为临界值，目前的治疗应以改善通气为主，不需要给予碱性药物。故选D。

22.【答案】E

【解析】利尿药可抑制肾小管

氯化钠和水的重吸收，保钠排钾作用增强，导致低血钾，低血钾使H^+转移入细胞，并增加肾脏泌H^+与重吸收HCO_3^-，导致代谢性碱中毒。使用大剂量利尿药后可经肾脏丢失大量Cl^-，而使细胞外液Cl^-减少，进而发生代谢性碱中毒。代碱时pH降低，BE正值增加，K^+、Cl^-降低。因患者为肺心病患者，因此会有CO_2潴留，表现为$PaCO_2$及CO_2结合力升高。患者出现了谵妄、抽搐等碱中毒的症状，故血气表现上应为呼酸合并代碱，以碱中毒为主，pH应升高。综上所述，患者的血气分析应为E项。

23.【答案】E

【解析】结合患者慢性咳嗽、咳痰、喘息的病史及桶状胸、双肺哮鸣音的体征考虑为COPD，血气分析示PaO_2 58mmHg（<60mmHg），$PaCO_2$ 55mmHg（>50mmHg），考虑为Ⅱ型呼吸衰竭。患者为阻塞性通气功能障碍，肺功能中肺活量（VC）、第一秒用力肺活量占用力肺活量的百分比（FEV1.0%）均降低，残气量/肺总量比值（RV/TLC）升高。故选E。

24.【答案】E

【解析】肺心病患者出现意识障碍，血气分析示$PaCO_2$ 110mmHg（正常值35~45mmHg），明显升高，考虑为肺性脑病。其血钠、血钾、血尿素氮及血浆渗透压均在正常范围，因此不考虑因肾衰竭或电解质紊乱引起的意识障碍。故选E。

25.【答案】B

26.【答案】A

【解析】根据急性呼吸窘迫综合征（ARDS）柏林定义，满足如下4项条件方可诊断ARDS：①明确诱因下1周内出现的急性或进展性呼吸困难。②胸部X线平片/胸部CT显示双肺浸润影，不能完全用胸腔积液、肺叶/全肺不张和结节影解释。③呼吸衰竭不能完全用心力衰竭和液体负荷过重解释。④低氧血症。患者有COPD的病史，此次胆石症手术为诱因，1周内出现了明显的呼吸困难，初步考虑为ARDS，进一步需行X线胸片及血气分析等检查以协助诊断。故选A。

27.【答案】E

【解析】患者有COPD病史，目前出现意识障碍。血气分析示pH明显降低，提示为酸中毒；$PaCO_2$明显升高，提示呼吸性酸中毒；HCO_3^-降低及BE负值增加，均提示代谢性酸中毒；故此患者酸碱失衡类型为呼吸性酸中毒合并代谢性酸中毒。故选E。

28.【答案】A

【解析】肺心病患者，血气分析示pH在正常范围；$PaCO_2$明显升高，提示呼吸性酸中毒；HCO_3^-升高及BE正值增加，均提示代谢性碱中毒。故本患者酸碱失衡类型应为呼吸性酸中毒合并代谢性碱中毒。故选A。

【A_3/A_4型题】

29.【答案】B

【解析】患者血气分析示pH降低，提示为酸中毒；$PaCO_2$明显升高，提示呼吸性酸中毒；BE负值增加，均提示代谢性酸中毒。故本患者酸碱失衡类型应为呼吸性酸中毒合并代谢性酸中毒。

30.【答案】B

31.【答案】D

【解析】患者症状、体征明显改善，但是仍有发热，应行胸部X线检查以排除结核、肿瘤等其他可引起发热的疾病。故选D。

32.【答案】E

【解析】患者有COPD及冠心病病史，现出现呼吸困难，查体有球结膜水肿、血压升高、心率加快、下肺湿啰音、肝大及下肢水肿的心衰体征，考虑为全心衰竭；患者有呼吸困难、意识障碍的症状，查体有昏迷、口唇发绀的体征，考虑为肺心病并发了呼吸衰竭、肺性脑病。故选E。

33.【答案】D

34.【答案】A

【解析】患者目前已出现了肺性脑病，说明有明显的二氧化碳潴留，治疗上首要解决的问题就是通畅呼吸道，促进二氧化碳排出，故选A。

35.【答案】A

【解析】该患者为肺心病、呼吸衰竭、肺性脑病、心衰患者，治疗过程中可能会使用呼吸机机械通气及利尿药。在呼吸机通气期间，可以引起HCO_3^-增多，导致pH值升高，可出现代谢性碱中毒。利尿药亦可引起代谢性碱中毒。该患者的谵语、躁动的症状即为代谢性碱中毒的症状，因本身有二氧化碳潴留，可有呼吸性酸中毒，故考虑目前为呼吸性酸中毒合并代谢性碱中毒。故选A。

36.【答案】D

【解析】目前患者可能合并了代谢性碱中毒，应立即抽血进行血清电解质、肾功能及血气分析等实验室检查，以了解酸碱失衡及电解质紊乱程度，再给予相应的治疗。故选D。

【B_1型题】

37.【答案】D

38.【答案】C

第十一章　急性呼吸窘迫综合征与多器官功能障碍综合征

【A_1 型题】

1.【答案】D

【解析】多器官功能障碍综合征（MODS）是指机体在遭受急性严重感染、严重创伤、大面积烧伤等突然打击后，同时或先后出现2个或2个以上器官功能障碍。肺为这一病理生理过程中最易受累的器官，急性呼吸窘迫综合征（ARDS）是MODS发生时最早或最常出现的器官表现。故选D。

2.【答案】A

【解析】ARDS最有效的治疗措施尽早机械通气，给予呼气末正压和小潮气量通气。故选A。

3.【答案】D

【解析】ARDS的常见危险因素：肺炎、非肺源性感染中毒症、胃内容吸入、大面积创伤、肺挫伤、胰腺炎、吸入性肺损伤、重度烧伤、非心源性休克、药物过量、输血相关急性肺损伤、肺血管炎、溺水。可见心源性休克不是其危险因素。故选D。

4.【答案】C

5.【答案】D

【解析】ARDS多于原发病起病后72小时内发生，几乎不超过7天。除原发病的相应症状和体征外，最早出现的症状是呼吸加快，并呈进行性加重的呼吸困难、发绀，常伴有烦躁、焦虑、出汗等。故选D。

6.【答案】C

【解析】ARDS典型的血气改变为PaO_2降低，$PaCO_2$降低，pH升高。故选C。

7.【答案】D

【解析】ARDS时行床边呼吸功能监测显示：血管外肺水增加、肺顺应性降低、出现明显的肺内右向左分流，但无呼吸气流受限。D项错误，故选D。

8.【答案】A

【解析】根据ARDS柏林定义，满足如下4项条件方可诊断ARDS：①明确诱因下1周内出现的急性或进展性呼吸困难；②胸部X线平片/胸部CT显示双肺浸润影，不能完全用胸腔积液、肺叶/全肺不张和结节影解释；③呼吸衰竭不能完全用心力衰竭和液体负荷过重解释；④低氧血症。A项不符合诊断标准，应为1周，故选A。

9.【答案】D

【解析】建立ARDS诊断时必须排除大面积肺不张、弥漫性肺泡出血、高原肺水肿和心源性肺水肿等。不包括肺癌，故选D。

10.【答案】A

【解析】ARDS的治疗原则与一般急性呼吸衰竭相同。主要治疗措施包括：积极治疗原发病，氧疗，机械通气以及调节液体平衡等。不包括治疗心力衰竭，故选A。

11.【答案】B

12.【答案】B

【解析】正压通气治疗可促进二氧化碳的排出，改善通气，适用于高碳酸血症患者。B错误，故选B。

13.【答案】B

第十二章　胸腔积液

【A_1 型题】

1.【答案】D

2.【答案】E

【解析】诊断性胸腔穿刺和胸腔积液检查对明确积液性质及病因诊断均至关重要，大多数积液的原因通过胸腔积液分析可确定。疑为渗出液必须做胸腔穿刺，如有漏出液病因则避免胸腔穿刺。不能确定时也应做胸腔穿刺抽液检查。故选E。

3.【答案】A

【解析】渗出液的白细胞常超过500×10^6/L。渗出液的蛋白含量较高（>30g/L），胸腔积液/血清比值大于0.5。渗出液乳酸脱氢酶（LDH）含量增高，大于200U/L，且胸腔积液/血清LDH比值大于0.6。大多数渗出液葡萄糖含量正常，而脓胸、类风湿关节炎、系统性红斑狼疮、结核和恶性胸腔积液中含量可<3.3mmol/L。渗出液的黏蛋白试验阳性。故只有A项错误，选A。

4.【答案】A

5.【答案】E

6.【答案】C

【解析】诊断性胸腔穿刺可区别积液的性质。漏出液外观清澈透明，无色或浅黄色，不凝固；而渗出液外观颜色深，呈透明或混浊的草黄或棕黄色，或血性，可自行凝固。两者划分标准多根据比重（以1.018为界）、蛋白质含量（以30g/L为界）、白细胞数（以500×10^6/L为界），小于以上界限为漏出液，反之为渗出液。故选C。

7.【答案】C

【解析】糖皮质激素疗效不肯定。有全身毒性症状严重、大量胸腔积液者，在抗结核药物治疗的同时，可尝试加用糖皮质激素。待体温正常、全身毒性症状减轻、胸腔积液量明显减少时，即应逐渐减量以至停用。停药速度不宜过快，否则易出现反跳现象，一般疗程为4~6周。注意不良反应或结核播散，应慎重掌握适应证。由此可见，糖皮质激素并不能作为结核性胸膜炎的常规治疗药物，故选C。

8.【答案】D

9.【答案】D

【解析】由于结核性胸膜炎胸腔积液蛋白含量高，容易引起胸膜粘连，原则上应尽快抽尽胸腔内积液或肋间插细管引流。大量胸腔积液者每周抽液2~3次，直至胸腔积液完全消失。首次抽液不要超过700ml，以后每次抽液量不应超过1000ml。若抽液时发生头晕、冷汗、心悸、面色微白、脉细等表现应考虑“胸膜反应”，应立即停止抽液，使患者平卧，必要时皮下注射0.1%肾上腺素0.5ml，密切观察病情，注意血压变化，防止休克。一般情况下，抽胸腔积液后，没必要胸腔内注入抗结核药物，但可注入链激酶等防止胸膜粘连。可见D项说法错误，故选D。

10.【答案】D

【解析】脓性胸腔积液并有臭味，可能为厌氧菌感染，故应首先行厌氧菌培养以协助诊断。故选D。

11.【答案】E

【解析】结核性胸膜炎时，因细胞免疫受刺激，淋巴细胞明显增多，故胸水中腺苷脱氨酶（ADA）多高于45U/L，其诊断结核性胸膜炎的敏感度较高。故E项错误，其余各项均为结核性胸膜炎的特点，故选E。

12.【答案】E

13.【答案】A

【解析】胸膜纤维板剥除术是治疗慢性脓胸的主要原则之一。手术成功的机会只在病期不长、纤维板粘连不甚紧密的患者可能性较大。而很多患者由于病程已久，韧厚的胸膜纤维板与肺组织紧密粘连融合，以致不可能剥除，即使用“十”字切口，将纤维板分块切除，有时亦未能成功。此外，肺被压缩时间过久，肺组织已纤维化不能复张；或是肺内有广泛病变、结核性空洞或支气管扩张等，均不宜行胸膜纤维板剥除术。故只有A项可行纤维板剥除术，故选A。

14.【答案】C

【解析】A、B、D、E项由于胸腔大量积气、积液、积血会引起胸内压增高，纵隔将向健侧移位。而慢性脓胸引起胸膜粘连增厚，可致纵隔向患侧移位，故选C。

15.【答案】C

【解析】急性脓胸发病快，积液多且黏稠，病情危重，有中毒症状的，胸腔穿刺后积液又迅速生成时需行胸腔闭式引流；合并有支气管胸膜瘘或食管胸膜瘘的脓气胸，也需行胸腔闭式引流。故选C。

16.【答案】A

【解析】胸廓成形术适用于肺内有病变，如严重的肺纤维化改变、结核病变、支气管扩张等，以及有支气管胸膜瘘的患者。此术式创伤较大，目前已很少使用。故选A。

17.【答案】D

【解析】脓胸常有高热、脉快、呼吸急促、食欲缺乏、胸痛、全身乏力、白细胞增加等症状。胸片显示有积液所致的致密阴影。超声波检查所示积液反射波能明确范围和准确定位，有助于脓胸诊断和穿刺。胸腔穿刺抽得脓液，可诊断为脓胸。故选D。

18.【答案】E

19.【答案】B

【解析】急性脓胸排净脓液的方法有：及早反复胸腔穿刺抽脓，并向胸膜腔内注入抗生素。若脓液稠厚不易抽出，或经过治疗脓量不见减少，患者症状无明显改善，或发现有大量气体，疑伴有气管、食管瘘或腐败性脓胸等，均宜及早施行胸膜腔闭式引流术。故选B。

20.【答案】B

【解析】急性脓胸患者经胸腔闭式引流术脓液排出后，肺逐渐膨胀，两层胸膜靠拢，空腔逐渐闭合，此时可拔除闭式引流管。故选B。

21.【答案】A

【解析】脓胸的致病菌多来自肺内感染灶，也有少数来自胸内和纵隔内其他脏器或身体其他部位病灶，直接或经淋巴侵入胸膜引起感染化脓。继发于脓毒血症或败血症的脓胸，则多通过血行播散。致病菌以肺炎链球菌、链球菌多见。故选A。

22.【答案】A

23.【答案】D

【解析】急性脓胸脓汁有恶臭味考虑为腐败性脓胸，其治疗应及早进行胸膜腔闭式引流术。故选D。

24.【答案】E

25.【答案】E

【解析】当胸腔内迅速积聚大量血液，超过肺、心包和膈肌运动所起的去纤维蛋白作用时，胸腔内积血发生凝固，形成凝固性血胸。而胸腔内积血不凝固的原因也正是由于肺、心包和膈肌运动所起的去纤维蛋白作用。故选E。

26.【答案】D

27.【答案】D

【解析】治疗非进行性血胸可根据积血量多少，采用胸腔穿刺或闭式胸腔引流术治疗。进行性血胸应及时开胸探查。凝固性血胸应待伤员情况稳定后尽早手术，清除血块，并剥除胸膜表面血凝块机化而形成的包膜。只有D项凝固性血胸不是闭式引流术的适应证，其余各项均可行闭式引流术。故选D。

28.【答案】E

【解析】具备以下征象提示存在进行性血胸：①持续脉搏加快、血压降低，或虽经补充血容量血压仍不稳定；②闭式胸腔引流量每小时超过200ml，持续3小时；③血红蛋白量、红细胞计数和血细胞比容进行性降低，引流胸腔积血的血红蛋白量和红细胞计数与周围血相接近，且迅速凝固。E项应为持续3小时，每小时超过200ml，而不是总量200ml。E错误，故选E。

【A_2型题】

29.【答案】C

【解析】患者为中年男性，有咳嗽、胸闷、胸痛的症状及气管移位、叩诊浊音、语颤减弱、呼吸音消失的胸腔积液的体征，并有淋巴结肿大。胸液检查蛋白含量较高（>30g/L）、白细胞超过500×10^6/L均提示为渗出液，淋巴细胞为主多为结核性或肿瘤性，LDH>500U/L常提示为恶性肿瘤或胸腔积液已并发细菌感染。以上症状、体征及辅助检查结果符合恶性胸腔积液的诊断。故选C。

30.【答案】A

【解析】漏出液透明清亮，静置不凝固，比重<1.018；蛋白含量较低（<30g/L），以清蛋白为主，黏蛋白试验阴性；细胞数常少于100×10^6/L。根据题干描述，符合漏出液的特点。故选A。

31.【答案】C

【解析】该患者胸液：比重1.020（>1.018），蛋白41g/L（>30g/L），白细胞530×10^6（$>500\times10^6$），黏蛋白试验阳性，符合渗出液的特点。我国渗出性胸膜炎最常见的为结核性胸膜炎，且其为青年女性，有发热、胸痛的症状；胸液蛋白>40g/L、红细胞超过5×10^9/L时均考虑为结核性。故选C。

32.【答案】C

【解析】该患者病史、体征及胸液检查特点支持结核性胸膜炎的诊断，治疗上应给予抗结核治疗。故选C。

33.【答案】E

34.【答案】E

【解析】患者中年男性，有咳嗽、胸痛病史，胸腔积液为血性渗出液，应怀疑为恶性胸腔积液。恶性胸腔积液中有40%~90%可查到恶性肿瘤细胞，反复多次检查可提高检出率。胸液标本有凝块应固定及切片行组织学检查。胸液中恶性肿瘤细胞常有核增大且大小不一、核畸变、核深染、核质比例失常及异常有丝核分裂等特点。故选E。

35.【答案】C

【解析】患者发热、胸痛、咳嗽，并伴有呼吸困难，胸穿抽出脓汁，考虑为脓胸，胸片有液平面提示伴有气胸，对疑似伴有气胸的脓胸患者应及早进行胸膜腔闭式引流术。故选C。

36.【答案】D

【解析】根据患者高热、寒战、咳脓痰的症状及胸片右肺下叶大片致密影，考虑为急性脓胸。急性脓胸的体征有患侧语颤减弱，叩诊呈浊音，听诊呼吸音减弱或消失，纵隔向健侧移位，而无肋间隙变窄，应为肋间隙饱满。故选D。

37.【答案】E

【解析】结合患者的症状及胸片表现考虑诊断为脓胸。脓胸致病菌以肺炎链球菌、链球菌多见。但由于抗生素的应用，这些细菌所致肺炎和脓胸已较前减少，而葡萄球菌特别是耐药性金黄色葡萄球菌却大大增多，尤以小儿更为多见，且感染不易控制。故选E。

38.【答案】A

【解析】根据患者的症状、体征及胸片表现考虑为急性脓胸。急性脓胸的治疗原则：①根据致病菌对药物的敏感性，选用有效抗生素。②彻底排净脓液，使肺早日复张。③控制原发感染，全身支持治疗。排净脓液的方法有：及早反复胸腔穿刺抽脓，并向胸膜腔内注入抗生素。若脓液稠厚不易抽出，或经过治疗脓量不见减少，宜及早施行胸膜腔闭式引流术。可见立即进行手术是不正确的，故选A。

39.【答案】E

40.【答案】C

【解析】患者有外伤史，胸腔穿刺抽出血液，静置后不凝固，查体血压尚在正常范围，考虑为非进行性血胸。治疗非进行性血胸可根据积血量多少，采用胸腔穿刺或闭式胸腔引流术治疗，及时排出积血，促使肺膨胀，改善呼吸功能，并使用抗生素预防感染。故选C。

41.【答案】C

【解析】具备以下征象提示存在进行性血胸：①持续脉搏加快、血压降低，或虽经补充血容量血压仍不稳定；②闭式胸腔引流量每小时超过200ml，持续3小时；③血红蛋白量、红细胞计数和血细胞比容进行性降低，引流胸腔积血的血红蛋白量和红细胞计数与周围血相接近，且迅速凝固。根据题干描述该患者的病程特点符合进行性血胸，进行性血胸应及时开胸探查手术。故选C。

【A_3/A_4型题】

42.【答案】C

【解析】急性脓胸常有高热、脉快、呼吸急促、食欲缺乏、胸痛、全身乏力、白细胞增加等征象。积脓较多者尚有胸闷、咳嗽、咳痰症状。胸片显示有积液所致的致密阴影。若有大量积液，患侧呈现大片浓密阴影，纵隔向健侧移位。患者先有肺炎的症状及体征，后症状加重考虑合并了急性肺脓肿。故选 C。

43.【答案】D

44.【答案】E

【解析】急性肺脓肿的治疗原则参见第 38 题解析，可见胸膜腔开放引流的治疗方法是错误的。故选 E。

45.【答案】E

【解析】患者中年男性，有胸闷、气促、胸痛的病史，查体发现胸壁静脉曲张说明可能有因肿瘤压迫造成的上腔或下腔静脉阻塞，并发现肿大的淋巴结，以上均提示恶性肿瘤的可能性大，现左肺呼吸音消失，考虑为癌性胸膜炎。故选 E。

46.【答案】D

【解析】胸腔积液脱落细胞检查，很难找到癌细胞，阳性率低。腋下淋巴结病理检查，可判断有无肿瘤转移及其细胞类型。故选 D。

47.【答案】D

48.【答案】C

【解析】患者青年女性，有发热、乏力的全身中毒症状，并伴有发热、呼吸困难。查体有叩诊浊音及呼吸音消失的胸腔积液体征，考虑为结核性胸膜炎。故选 C。

49.【答案】B

【解析】患者诊断为结核性胸膜炎，治疗上应首先给予抗结核药物治疗，因其全身中毒症状严重，胸腔积液量大，故可加用泼尼松，其可使胸腔积液吸收加快，且能防止胸膜增厚和粘连。故选 B。

50.【答案】D

【解析】抽液时发生头晕、冷汗、心悸、面色苍白、脉细等表现应考虑“胸膜反应”，应立即停止抽液，使患者平卧，必要时皮下注射 0.1% 肾上腺素 0.5ml，密切观察病情，注意血压变化，防止休克。故选 D。

51.【答案】E

52.【答案】B

【B_1 型题】

53.【答案】A

【解析】漏出液常见病因是充血性心力衰竭，多为双侧胸腔积液，积液量右侧多于左侧。强烈利尿可引起假性渗出液。故选 A。

54.【答案】B

【解析】系统性红斑狼疮等结缔组织病可使胸膜通透性增加而产生胸腔渗出液。故选 B。

55.【答案】C

【解析】脓胸系胸腔内致病菌感染造成积脓，多与未能有效控制肺部感染，致病菌直接侵袭入胸腔有关，常见细菌为金黄色葡萄球菌、肺炎链球菌、乙型溶血性链球菌及大肠埃希菌、肺炎克雷伯菌和铜绿假单胞菌等，且多合并厌氧菌感染。故选 C。

56.【答案】E

【解析】乳糜胸分为先天性和创伤性两种。自发性乳糜胸少见，常使胸导管受压或浸润，使导管内压力增高，因而流入胸腔的侧支导管扩张、破裂，乳糜流入胸膜腔形成乳糜胸。故选 E。

57.【答案】E

58.【答案】C

【解析】慢性脓胸的治疗原则：①改善全身情况，消除中毒症状和营养不良。②消灭致病原因和脓腔。③尽力使受压的肺复张，恢复肺的功能。故选 C。

第十三章　气　　胸

【A_1 型题】

1.【答案】C

【解析】开放性气胸应尽快封闭胸壁创口，变开放性气胸为闭合性气胸。可用多层清洁布块或厚纱布垫，在患者深呼气末敷盖创口并包扎固定。故选 C。

2.【答案】C

3.【答案】B

【解析】张力性气胸破裂口呈单向活瓣或活塞作用，吸气时胸廓扩大，胸膜腔内压变小，空气进入胸膜腔；呼气时胸膜腔内压升高，压迫活瓣使之关闭，致使胸膜腔内空气越积越多，内压持续升高，使肺脏受压，纵隔向健侧移位，影响心脏血液回流。由此可见，张力性气胸时纵隔向健侧移位，而不是左右摆动，B 项错误，故选 B。

4.【答案】E

【解析】张力性气胸出现呼吸困难等病情危急情况，应迅速解除胸腔内正压以避免发生严重并发症，紧急时亦需立即胸腔穿刺排气，无其他抽气设备时，为了抢救患者生命，可用粗针头迅速刺入胸膜腔以达到暂时减压的目的。故选 E。

【A_2 型题】

5.【答案】D

【解析】根据患者的症状、体征及辅助检查结果考虑为张力性气胸。张力性气胸的急救治疗原则为立即排气，降低胸膜腔内压力。在紧急状况下，可用粗针头在伤侧第 2 肋间锁骨中线处刺入胸膜腔，有喷射状气体排出，即能收到排气减压效果。故选D。

【B_1型题】

6.【答案】C

【解析】进行性出血应在补液、输血、纠正低血容量休克的同时，及时胸腔镜或开胸探查，查找出血部位，给予缝合止血。故选C。

7.【答案】E

【解析】正常人在吸气时胸廓抬起，呼气时胸壁下降；反常呼吸运动正好相反，在吸气时胸廓下降，呼气时胸壁抬起。在多处多根肋骨骨折时，胸廓的完整性遭到破坏，导致胸部伤处软组织失去胸廓的支撑，出现反常呼吸，又被称为连枷胸。故选E。

第十四章　肋骨骨折

【A_1型题】

1.【答案】B

【解析】肋骨骨折时宽胶布条固定方法为：患者上肢外展，将宽7~8cm的胶布条，于患者深呼气后屏气时，紧贴胸壁，后端起自健侧脊柱旁，前端越过胸骨，从胸廓下缘开始，依次向上粘贴到腋窝，上下胶布重叠1/3，呈屋瓦状。B项说法错误，不应在深吸气状态下粘贴。故选B。

2.【答案】D

【解析】当肋骨骨折刺破肺组织或支气管时可使气体溢于皮下，形成皮下气肿。故选D。

3.【答案】D

【解析】肋骨骨折镇痛方法很多，可口服或肌内、静脉注射镇痛药和镇静药；或应用自控镇痛泵；也可肋间神经阻滞和痛点封闭。老年人的单纯性肋骨骨折如处理不当，可因疼痛限制其有效的呼吸运动和咳嗽排痰，使肺的顺应性在较低的基础上进一步下降，易造成呼吸窘迫和缺氧，肺部的感染率升高，镇痛时不宜使用对呼吸有抑制作用的药物。故选D。

4.【答案】E

【解析】急诊开胸探查手术适应证：①胸膜腔内进行性出血。②心脏大血管损伤。③严重肺裂伤或气管、支气管损伤。④食管破裂。⑤胸肌损伤。⑥胸壁大块缺损。⑦胸内存留较大的异物。故选E。

【A_2型题】

5.【答案】C

【解析】根据题干描述患者有肋骨骨折病史，现有呼吸困难、发绀、出冷汗的症状及血压下降、右肺呼吸音消失、皮下气肿的体征，考虑为肋骨骨折并发张力性气胸，目前患者病情危急，应立即胸腔穿刺排气以迅速解除胸腔内正压，避免发生严重并发症。故选C。

【B_1型题】

6.【答案】E

【解析】闭合性多根多处肋骨骨折胸壁软化范围大、反常呼吸运动明显的连枷胸患者，需在伤侧胸壁放置牵引支架，在体表用毛巾钳或导入不锈钢丝，抓持住游离段肋骨，并固定在牵引支架上，消除胸壁反常呼吸运动。对咳嗽无力、不能有效排痰或呼吸衰竭者，需做气管插管或气管切开，以利抽吸痰液、给氧和施行辅助呼吸。故选E。

7.【答案】C

第十五章　纵隔肿瘤

【A_1型题】

1.【答案】D

【解析】纵隔内有心脏、大血管、食管、气管、神经、胸腺、胸导管、丰富的淋巴组织和结缔脂肪组织。无贲门，故选D。

2.【答案】B

【解析】上纵隔内主要有胸腺、出入心的大血管、迷走神经、膈神经、气管、食管、胸导管等。前纵隔仅含有少量结缔组织和淋巴结，内脏器官纵隔（以往称中纵隔）主要含有心包、心及出入心的大血管根部，后纵隔内含有胸主动脉、奇静脉及其属支、主支气管、食管、胸导管、迷走神经、交感神经和淋巴结等。故选B。

3.【答案】C

【解析】神经源性肿瘤多起源于交感神经，少数起源于外围神经。这类肿瘤多位于后纵隔脊柱旁肋脊区内。以单侧多见。一般无明显症状，长大压迫神经干或恶变侵蚀时可发生疼痛。故选C。

4.【答案】D

【A_2型题】

5.【答案】D

【解析】患者突然出现呼吸困难考虑为肿块压迫呼吸道所致，因其可随吞咽动作上下活动，考虑甲状腺肿的可能性较大；因突然出现肿物增大，CT可见肿物内囊实性改变，可能继发出血。故选D。

6.【答案】D

【解析】神经源性肿瘤为最常见的原发性后纵隔肿瘤，绝大多数发生于后纵隔脊柱旁沟处，少数肿瘤可部分发生在椎间孔内，使肿瘤呈哑铃状生长。肿瘤好发于青、中年，儿童多见于节细胞神经瘤和节神经母细胞瘤。肿瘤呈椭圆形或圆形，表面光滑。生长缓慢，病变范围较小时，常无明显症状。根据题干描述，该患者符合神经源性肿瘤的特点。故选D。

7.【答案】B

【解析】畸胎瘤多位于前纵隔，接近心底部的心脏大血管前方。畸胎瘤多为实质性，内含大小不同、数目不等的囊肿。囊内多为褐黄色液体，混有皮脂及胆固醇结节，并有毛发。实体部分有骨、软骨、肌、支气管、肠壁及淋巴样组织等。患者咳出褐色含牙齿样、毛发样的痰液，考虑畸胎瘤已破入肺组织。故选B。

【A_3/A_4型题】

8.【答案】E

9.【答案】B

【解析】颈部肿大淋巴结活检有助于鉴别淋巴源性肿瘤或其他恶性肿瘤。故选B。

【B_1型题】

10.【答案】B

11.【答案】B

12.【答案】D

13.【答案】C

第十四篇　心血管系统

第一章　心力衰竭

【A₁型题】

1.【答案】C

【解析】Killip分级适用于评价急性心肌梗死时心力衰竭的严重程度：Ⅰ级：无心力衰竭的临床症状与体征。Ⅱ级：有心力衰竭的临床症状与体征；肺部50%以下肺野湿啰音，心脏第三心音奔马律，肺静脉高压，胸片见肺淤血。Ⅲ级：严重的心力衰竭的临床症状与体征，严重肺水肿，肺部50%以上肺野湿啰音。Ⅳ级：心源性休克。故C选项为KillipⅢ级的表现。故选C。

2.【答案】D

【解析】右室压力负荷过重主要见于肺动脉高压、肺源性心脏病、肺动脉瓣狭窄。故选D。

3.【答案】B

【解析】心衰急性期或病情不稳定者应限制体力活动，卧床休息，以降低心脏负荷，有利于心功能的恢复。但长期卧床易发生静脉血栓形成甚至肺栓塞，同时也使消化功能减低、肌肉萎缩、坠积性肺炎、压疮等。故B项说法错误，选B。

4.【答案】A

5.【答案】E

【解析】急性肺水肿临床主要表现为：突然出现严重的呼吸困难，端坐呼吸，伴咳嗽，常咳出粉红色泡沫样痰，患者烦躁不安，口唇发绀，大汗淋漓，心率增快，两肺布满湿啰音及哮鸣音，严重者可引起晕厥及心搏骤停。故选E。

6.【答案】D

7.【答案】D

【解析】洋地黄类药物禁忌证：肥厚型心肌病患者增加心肌收缩性可能使原有的血流动力学障碍更为加重，洋地黄属于禁用。风湿性心脏病单纯二尖瓣狭窄伴窦性心律的肺水肿患者因增加右心室收缩功能可能加重肺水肿程度而禁用。严重窦性心动过缓或房室传导阻滞患者在未植入起搏器前禁用。故选D。

8.【答案】D

9.【答案】A

10.【答案】C

【解析】发生洋地黄中毒后应立即停药。单发性室性期前收缩、一度房室传导阻滞等停药后常自行消失；对快速性心律失常者，如血钾浓度低则可用静脉补钾，如血钾不低可用利多卡因或苯妥英钠。电复律一般禁用，因易致心室颤动。故选C。

11.【答案】C

【解析】左心衰竭的体征：①肺部湿啰音：由于肺毛细血管压增高，液体可渗出到肺泡而出现湿啰音。随着病情的由轻到重，肺部啰音可从局限于肺底部直至全肺。②心脏体征：除基础心脏病的固有体征外，慢性左心衰的患者一般均有心脏扩大（单纯舒张性心衰除外）、肺动脉瓣区第二心音亢进及舒张期奔马律。故选C。

12.【答案】B

13.【答案】B

【解析】颈静脉搏动增强、充盈、怒张，是右心衰竭时较早出现的临床表现，肝颈静脉反流征阳性则更具特征性。右心衰竭时，一般静脉压升高出现较早，继而出现肝颈静脉反流征阳性，颈静脉怒张，淤血性肝大出现也较早，水肿发生于颈静脉充盈和肝大之后，胸腔积液出现较晚，腹水多发生在病变晚期。故选B。

14.【答案】D

【解析】心钠肽（ANP）主要储存于心房，心室肌内也有少量表达。心力衰竭时ANP的分泌明显增加，使血浆中ANP水平升高，其增高的程度与心衰的严重程度呈正相关。为此，血浆ANP水平可作为评定心衰的进程和判断预后的指标。故选D。

15.【答案】E

【解析】伴有全身血容量增多或循环血量增多的疾病如慢性贫血、甲状腺功能亢进症等，心脏的容量负荷也必然增加。容量负荷增加早期，心室腔代偿性扩大，心肌收缩功能尚能维持正常，但超过一定限度心肌结构和功能发生改变即出现失代偿表现。故选E。

16.【答案】B

【解析】容量负荷（前负荷）过重见于：①心脏瓣膜关闭不全，血液反流，如主动脉瓣关闭不全、二尖瓣关闭不全等。②左、右心或动、静脉分流性先天性心血管病，如间隔缺损、动脉导管未闭等。此外，伴有全身血容量增多或循环血量增多的疾病如慢性贫血、甲状腺功能亢进症等，心脏的容量负荷也必然增加。只有B项不是容量负荷过重所致心力衰竭。故选 B。

17.【答案】D

【解析】左心衰竭夜间阵发性呼吸困难，常称之为“心源性哮喘”，应与支气管哮喘相鉴别。前者多见于老年人有高血压或慢性心瓣膜病史，后者多见于青少年有过敏史；前者发作时必须坐起，重症者肺部有干湿啰音，甚至咳粉红色泡沫痰，后者发作时双肺可闻及典型哮鸣音，咳出白色黏痰后呼吸困难常可缓解。故选 D。

18.【答案】C

【解析】血管扩张剂治疗心力衰竭的主要机制是降低心脏前、后负荷。慢性心力衰竭的治疗并不推荐血管扩张药物的应用，仅在伴有心绞痛或高血压的患者可考虑联合治疗，对存在心脏流出道或瓣膜狭窄的患者应禁用。故选 C。

19.【答案】B

【解析】洋地黄中毒有传导阻滞及缓慢性心律失常者可用阿托品静脉注射，此时异丙肾上腺素易诱发室性心律失常，不宜应用。故选 B。

20.【答案】A

【解析】颈静脉搏动增强、充盈、怒张是右心衰时的主要体征，肝颈静脉反流征阳性则更具特征性。故选 A。

21.【答案】D

【解析】伴有快速心房颤动/心房扑动的收缩性心力衰竭是应用洋地黄的最佳指征，包括扩张型心肌病、二尖瓣或主动脉瓣病变、陈旧性心肌梗死及高血压心脏病所致慢性心力衰竭。故选 D。

22.【答案】C

【解析】吗啡 3~5mg 静脉注射不仅可以使患者镇静，减少躁动所带来的额外的心脏负担，同时也具有小血管舒张的功能而减轻心脏的负荷。故选 C。

23.【答案】D

【解析】右心衰竭时体静脉压力升高使皮肤等软组织出现水肿，表现为始于身体低垂部位的对称性凹陷性水肿。胸腔积液多见于同时有左、右心衰时，以双侧多见。故选 D。

24.【答案】B

【解析】洋地黄中毒最重要的反应是各类心律失常，最常见者为室性期前收缩，多表现为二联律，以及非阵发性交界区心动过速、房性期前收缩、心房颤动及房室传导阻滞。快速房性心律失常又伴有传导阻滞是洋地黄中毒的特征性表现。洋地黄类药物的胃肠道表现如恶心、呕吐，以及中枢神经的症状，如视物模糊、黄视、倦怠等较少见。故选 B。

【A_2 型题】

25.【答案】C

【解析】心力衰竭的严重程度通常采用 NYHA 分级。①Ⅰ级：心脏病患者日常活动量不受限，一般活动不引起乏力、呼吸困难等心衰症状。②Ⅱ级：心脏病患者体力活动轻度受限，休息时无自觉症状，一般活动下可出现心衰症状。③Ⅲ级：心脏病患者体力活动明显受限，低于平时一般活动即引起心衰的症状。④Ⅳ级：心脏病患者不能从事任何体力活动，休息状态下也出现心衰的症状，活动后加重。根据题干描述该患者的心功能属于Ⅲ级，故选 C。

26.【答案】D

【解析】心衰患者使用洋地黄类药物治疗症状明显改善，虽然心电图出现“鱼钩”样改变，但不能据此诊断洋地黄中毒，因此可继续使用地高辛。故选 D。

27.【答案】A

【解析】慢性心衰患者，出现呼吸困难加重，考虑为急性心衰。房颤心电图表现：①P 波消失，代之以小而不规则的基线波动，形态与振幅均变化不定，称为 f 波；频率为 350~600 次/分。②心室律极不规则，通常在 100~160 次/分。③QRS 波群形态通常正常。根据患者的心电图表现，符合房颤特点，急性心衰合并房颤时治疗应首选毛花苷 C。故选 A。

28.【答案】E

29.【答案】B

30.【答案】E

【解析】洋地黄类药物最适合用于有心房颤动伴有快速心室率并已知有心室扩大伴左心室收缩功能不全者，本患者为窦性心动过速，不适宜，故选 E。其余各项均是急性心力衰竭的治疗措施。

31.【答案】D

【解析】患者既往史不详，查体满肺哮鸣音，心率增快，目前暂时无法判断其呼吸困难的病因是哮喘还是心衰，氨茶碱可解除支气管痉挛，并有一定的增强心肌收缩、扩张外周血管的作用，在心衰和哮喘时都可应用，故治疗上应先使用氨茶碱平喘，故选 D。

32.【答案】A

【解析】根据患者青年女性，呼吸困难、咯血的病史，及房颤、舒张期隆隆样杂音、肺底湿啰音的体征，考虑为二尖瓣狭窄、急性心力衰竭、房颤。低分子右旋糖酐不是急性心衰合并房颤的治疗措施，故选 A。

33.【答案】B

【解析】急性左心衰竭表现为突发严重呼吸困难，呼吸频率常达每分钟 30~40 次，强迫坐位、面色灰白、发绀、大汗、烦躁，同时频繁咳嗽，咳粉红色泡沫状痰。听诊时两肺满布湿啰音和哮鸣音，心尖部第一心音减弱，频率快，同时有舒张早期第三心音而奔马律，肺动脉瓣第二心音亢进。故选B。

34.【答案】C

【解析】二尖瓣狭窄患者呼吸困难不能平卧应考虑为左心衰竭，近日出现了颈静脉怒张、肝大、下肢水肿等典型的右心衰竭的症状，此时肺淤血可减轻，故考虑其呼吸困难减轻的原因是在原有左心衰竭的基础上又发生了右心衰竭。故选C。

35.【答案】D

36.【答案】B

【解析】利尿药是心力衰竭治疗中最常用的药物，通过排钠、排水减轻心脏的容量负荷，对缓解淤血症状，减轻水肿有十分显著的效果，而目前患者以体循环淤血症状为主，应首先使用利尿药治疗。故选B。

37.【答案】E

【解析】使用洋地黄的房颤患者出现心室律变为慢而规则（30~60次/分），提示可能出现完全性房室传导阻滞，为洋地黄中毒的表现，此时应立即停用洋地黄类药物。故选E。

38.【答案】A

【解析】洋地黄中毒最常见的表现为室性期前收缩，多表现为二联律。患者长期使用氢氯噻嗪可能导致低钾血症。对洋地黄中毒出现快速性心律失常者，如血钾浓度低则用静脉补钾，如血钾不低可用利多卡因或苯妥英钠。故选A。

39.【答案】D

【A_3/A_4型题】

40.【答案】B

【解析】二尖瓣狭窄的症状有呼吸困难、咯血、咳嗽、声嘶，体循环栓塞、心衰及房颤时出现相应临床症状。二尖瓣狭窄患者常有“二尖瓣面容”，双颧绀红。二尖瓣狭窄的心脏体征：①心尖区可闻第一心音亢进和开瓣音。②心尖区有低调的隆隆样舒张中晚期杂音。故选B。

41.【答案】C

【解析】患者有肺底湿啰音的左心衰竭的体征及腹胀、双下肢水肿的右心衰竭的体征，因此应为全心衰竭。故选C。

42.【答案】D

【解析】使用洋地黄的房颤患者出现心室律变为慢而规则（30~60次/分），提示可能出现完全性房室传导阻滞，为洋地黄中毒的表现。故选D。

43.【答案】B

44.【答案】E

【解析】患者老年男性，有陈旧心肌梗死病史，夜间出现阵发性呼吸困难，查体有血压升高、心率增快、双肺底湿啰音，应考虑为急性左心衰竭的诊断。故选E。

45.【答案】B

【解析】卡维地洛属于$β_2$受体阻断药。β受体阻断药的禁忌证为支气管痉挛性疾病、严重心动过缓、二度及二度以上房室传导阻滞、严重周围血管疾病（如雷诺病）和重度急性心衰。本患者为急性左心衰竭患者，故不宜立即使用卡维地洛，故选B。

46.【答案】E

【解析】Killip分级适用于评价急性心肌梗死时心力衰竭的严重程度，本患者无急性心肌梗死，应采用NYHA分级方法，具体分级方法参见第25题解析。

47.【答案】E

【解析】目前一般主张高血压患者血压控制目标值应＜140/90mmHg。糖尿病、慢性肾脏、心力衰竭或病情稳定的冠心病合并高血压患者，血压控制目标值＜130/80mmHg。故选E。

48.【答案】A

【解析】血管紧张素转换酶抑制药具有改善胰岛素抵抗和减少尿蛋白作用，在肥胖、糖尿病和心脏、肾脏靶器官受损的高血压患者具有相对较好的疗效，特别适用于伴有心力衰竭、心肌梗死、房颤、蛋白尿、糖耐量减退或糖尿病肾病的高血压患者。故选A。

49.【答案】B

【解析】洋地黄中毒最重要的反应是各类心律失常，最常见者为室性期前收缩，多表现为二联律，以及非阵发性交界区心动过速、房性期前收缩、心房颤动及房室传导阻滞。快速房性心律失常伴有传导阻滞是洋地黄中毒的特征性表现。故选B。

50.【答案】C

51.【答案】C

【B_1型题】

52.【答案】D

【解析】肺动脉瓣狭窄的主要体征是在肺动脉瓣区可听到Ⅲ~Ⅳ级响亮粗糙的喷射性吹风样收缩期杂音，向左颈部或左锁骨下区传导，杂音最响亮处可触及收缩期震颤。P_2常减弱、分裂。本患者考虑为肺动脉瓣狭窄，其发生心力衰竭时属于压力负荷（后负荷）过重。故选D。

53.【答案】E

【解析】急性心脏瓣膜功能障碍可导致心肌收缩力明显降低、心脏负荷加重，造成急性心排量骤降、肺循环压力突然升高、周围循环阻力增加，出现急性肺淤血、肺水肿，表现为急性左心衰竭的症状。故选E。

54.【答案】B

【解析】肥厚型心肌病由于心室肌的顺应性减退及充盈障碍，当左室舒张末压过高时，肺循环出现高压和淤血，即舒张性心功能不全，此时心肌的收缩功能尚可保持较好，心脏射血分数正常。

故选 B。

55.【答案】A

【解析】此患者的心脏听诊特点符合房间隔缺损的诊断，后者可引起右心室容量负荷过重而发生心力衰竭。故选 A。

第二章 心律失常

【A_1 型题】

1.【答案】C

【解析】室性心动过速的体征：听诊心率轻度不规则，第一、二心音分裂，收缩期血压可随心搏变化，如发生完全性房室分离，第一心音强度经常发生变化，颈静脉间歇出现巨大 α 波，当心室搏动逆传并持续夺获心房，心房与心室几乎同时发生收缩，颈静脉呈现规律而巨大的 α 波。故心室夺获是室性心动过速特有的体征。

2.【答案】B

【解析】无症状的窦性心动过缓通常无须治疗。如因心率过慢，出现心排血量不足症状，可应用阿托品或异丙肾上腺素等药物，但长期应用往往效果不确定，易发生严重副作用，故应考虑心脏起搏治疗。氨茶碱具有增强心肌收缩力，加快心率的作用，也可用于治疗窦缓。二羟丙茶碱平喘作用与茶碱相似，心脏兴奋作用仅为氨茶碱的 1/20～1/10，对心脏和神经系统的影响较少，不能用于治疗窦缓。故选 B。

3.【答案】A

4.【答案】E

5.【答案】A

【解析】室性期前收缩不会增加无器质性心脏病患者发生心脏性死亡的危险性，如无明显症状，不必使用药物治疗。避免诱发因素，如吸烟、咖啡、应激等。故选 A。

6.【答案】B

【解析】室性心动过速与室上性心动过速伴有室内差异性传导的心电图表现十分相似。下列心电图表现支持室上性心动过速伴有室内差异性传导的诊断：①每次心动过速均由期前发生的 P 波开始。②P 波与 QRS 波群相关，通常呈 1∶1 房室比例。③刺激迷走神经可减慢或终止心动过速。下列心电图表现提示为室性心动过速：①室性融合波。②心室夺获。③室房分离。④全部心前区导联 QRS 波群主波方向呈同向性，即全部向上或向下。故选 B。

7.【答案】A

【解析】房颤常发生于原有心血管疾病者，常见于风湿性心脏病、冠心病、高血压性心脏病、甲状腺功能亢进症、缩窄性心包炎、心肌病、感染性心内膜炎以及慢性肺源性心脏病。故选 A。

8.【答案】C

9.【答案】A

【解析】阵发性室上性心动过速患者如心功能与血压正常，可先尝试刺激迷走神经的方法。颈动脉窦按摩（患者取仰卧位，先行右侧，每次 5～10 秒，切莫双侧同时按摩）、Valsalva 动作（深吸气后屏气、再用力作呼气动作）、诱导恶心、将面部浸没于冰水内等方法可使心动过速终止。故选 A。

10.【答案】D

【解析】第一心音强弱不等属于房颤的特点。故选 D。

11.【答案】C

12.【答案】C

13.【答案】A

【解析】非阵发性房室交界区性心动过速的最常见的病因为洋地黄中毒，其他为下壁心肌梗死、心肌炎、急性风湿热或心瓣膜手术后，亦偶见于正常人。故选 A。

14.【答案】C

【解析】普萘洛尔属于 β 受体阻断药，其作为抗心律失常药的适应证为：甲状腺功能亢进、嗜铬细胞瘤、麻醉、运动与精神因素诱发的心律失常；心房颤动与心房扑动，房室结内折返性心动过速，利用旁路的房室折返性心动过速；洋地黄中毒引起的房性、房室交界区性与室速、室性期前收缩等；长 Q-T 间期综合征和二尖瓣脱垂的室性心律失常；心肌梗死后。故选 C。

15.【答案】D

【解析】下列情况不适于或需延期电转复：①病情危急且不稳定，例如严重心功能不全或风湿活动，严重电解质紊乱和酸碱失衡。②心房颤动发生前心室率缓慢，疑诊病窦综合征或心室率可用药物控制，尤其是老年患者。③洋地黄中毒引起的心房颤动。④不能耐受预防复发的药物，如胺碘酮、普罗帕酮等。故选 D。

16.【答案】D

【解析】长 Q-T 间期所致的尖端扭转型室速的治疗措施：首先给予静脉注射镁盐（硫酸镁 2g，稀释至 40ml 缓慢静脉注射，然后 8mg/min 静脉滴注），ⅠA 类、ⅠC类以及Ⅲ类药物可使 Q-T 间期更加延长，故不宜应用。亦可试用临时心房或心室起搏。起搏前可先试用异丙肾上腺素质或者阿托品。利多卡因、美西律或苯妥英钠等常无效。先天性长 Q-T 间期综合征治疗应选用 β 受体阻断药，亦能施行心房、心室起搏治疗。药物治疗无效者，可考虑作经胸交感神经切断术。对于 QRS 波群酷似尖端扭转，但 Q-T 间期正常的多形性室速，可按单形性室速处理，给予抗心律失常药物治疗。故选 D 。

17.【答案】D

【解析】直流电复律和除颤为治疗室扑和室颤的首选措施，尽早给予非同步直流电除颤，能量足够大（单相 360J、双相 200J 或最大能量或推荐能量），准备过程中尽量减少胸外按压的中断，除颤完毕立即开始从胸外按压开始的心肺复苏，5 个循环后再做判断。故选 D。

18.【答案】A

【解析】一度房室传导阻滞 P-R 间期延长，但心室律是整齐的。故选 A。

19.【答案】E

【解析】二度Ⅱ型与三度房室阻滞如心室率显著缓慢，伴有明显症状或血流动力学障碍，甚至 Adams-Strokes 综合征发作者，应给予起搏治疗。故选 E。

20.【答案】D

【A_2 型题】

21.【答案】C

【解析】患者出现头晕、黑矇等与心动过缓有关的心、脑等脏器供血不足的症状，心电图示窦缓，并有窦性停搏，心动过缓-心动过速综合征（阵发房性期前收缩、阵发房颤），考虑诊断为病态窦房结综合征，对于有症状的病窦综合征患者，应接受起搏器治疗。故选 C。

22.【答案】E

【解析】该患者房颤已有 2 年，应诊断为永久性房颤，此期的治疗目的应为控制房颤过快的心室率，而不是复律，对于无器质性心脏病患者来说，目标是控制心室率 < 110 次/分。题干述患者心率为 65~89 次/分，故暂不需治疗。故选 E。

23.【答案】E

【解析】阵发性室上性心动过速的临床表现为心动过速发作突然起始与终止。症状包括心悸、胸闷、焦虑不安、头晕，少见有晕厥、心绞痛、心力衰竭与休克者。体检心尖区第一心音强度恒定，心律绝对规则。心电图表现为：①心率 150~250 次/分，节律规则。②QRS 波群形态与时限均正常。③P 波为逆行性。④起始突然。做颈动脉窦按摩可使心动过速终止。根据题干描述该患者符合阵发性室上性心动过速的诊断。故选 E。

24.【答案】D

【解析】使用洋地黄的房颤患者出现心室律变为慢而规则（30~60 次/分），提示可能出现完全性房室传导阻滞，为洋地黄中毒的表现。故选 D。

25.【答案】E

26.【答案】B

【解析】利多卡因用于治疗急性心肌梗死或复发性室性快速性心律失常治疗，心室颤动复苏后防止复发，不用于治疗房性心律失常。故选 B。

27.【答案】E

【解析】根据患者的症状及体征特点考虑为阵发性室上性心动过速（参见第 23 题解析），首选刺激迷走神经方法。故选 E。

28.【答案】E

【解析】风心病二尖瓣狭窄并关闭不全患者，出现心悸、气促、不能平卧，查体两肺底有湿啰音，考虑为急性心力衰竭。静脉注射洋地黄可终止阵发性室上性心动过速发作，目前洋地黄已较少应用，但对伴有心功能不全患者仍作首选。故选 E。

29.【答案】E

30.【答案】D

【解析】尖端扭转是多形性室性心动过速的一个特殊类型，因发作时 QRS 波群的振幅与波峰呈周期性改变，宛如围绕等电位线连续扭转得名。频率 200 ~ 250 次/分。故选 D。

31.【答案】B

【解析】室性心动过速的心电图特征为：①3 个或以上的室性期前收缩连续出现。②QRS 波群形态畸形，时限超过 0.12 秒；ST-T 波方向与 QRS 波群主波方向相反。③心室率通常为 100 ~ 250 次/分；心律规则，但亦可略不规则。④心房独立活动与 QRS 波群无固定关系，形成室房分离。⑤通常发作突然开始。⑥心室夺获与室性融合波。患者溶栓后突然出现心悸、晕厥伴抽搐，心电图表现符合室速，考虑为再灌注性心律失常。室速的治疗是如患者已发生低血压、休克、心绞痛、充血性心力衰竭或脑血流灌注不足等症状，应迅速施行电复律。故选 B。

32.【答案】C

【解析】室性期前收缩的心电图特征：①提前发生的 QRS 波群，时限通常超过 0.12 秒、宽大畸形，ST 段与 T 波的方向与 QRS 主波方向相反。②室性期前收缩与其前面的窦性搏动之间期恒定。③室性期前收缩很少能逆传心房，提前激动窦房结，故窦房结冲动发放节律未受干扰，室性期前收缩后出现完全性代偿间歇。当主导心律（如窦性心律）的冲动下传与心室异位起搏点的冲动几乎同时抵达心室，可产生室性融合波。只有 C 错误，故选 C。

33.【答案】C

【解析】三度（完全性）房室传导阻滞如果心率过慢可因大脑供血不足而发生晕厥、抽搐等症状。心电图特征为：①心房与心室活动各自独立、互不相关。②心房率快于心室率。③心室起搏点通常在阻滞部位稍下方。如位于希氏束及其近邻，心室率为

40~60次/分，QRS波群正常，心律亦较稳定；如位于室内传导系统的远端，心室率可低至40次/分以下，QRS波群增宽，心室律亦常不稳定。故选C。

34.【答案】E

【解析】对于症状明显、心室率缓的三度房室传导阻滞者，应及早给予临时性或永久性心脏起搏治疗。故选E。

35.【答案】C

【解析】一度房室阻滞与二度Ⅰ型房室阻滞心室率不太慢者，无须特殊治疗。故选C。

【A_3/A_4型题】

36.【答案】C

【解析】预激综合征合并心房颤动是最危险的心律失常之一，如处理不及时，常可导致严重血流动力学变化，甚至室颤以至死亡，应立即电复律。经导管射频消融旁路治疗作为根治的首选。故选C。

37.【答案】C

【解析】根据题例中心电图所示：QRS-T波完全消失，代之以大小不等及不均齐的低小波，目前患者出现了心室颤动。需立即采取的治疗措施是非同步直流电除颤，故选C。

38.【答案】A

【解析】根据题干描述，患者风心病二尖瓣狭窄，现出现呼吸困难、不能平卧等急性左心衰症状。听诊心率快、第一心音强弱不等、节律不规则等符合房颤特点，房颤患者当心室率快时可发生脉搏短绌。故选A。

39.【答案】D

【解析】急性左心衰竭合并房颤患者的治疗首选洋地黄类药物。故选D。

40.【答案】A

41.【答案】A

42.【答案】E

43.【答案】D

【解析】室性心动过速患者如已发生低血压、休克、心绞痛、充血性心力衰竭或脑血流灌注不足等症状，应迅速施行电复律。故选D。

44.【答案】B

45.【答案】D

【解析】伴有临床症状的任何水平的完全或高度房室传导阻滞是植入永久性起搏器的适应证。故选D。

【B_1型题】

46.【答案】A

47.【答案】D

48.【答案】C

49.【答案】B

50.【答案】D

【解析】对于甲亢并发房颤的患者，应积极治疗原发病，甲亢得以控制后，与甲亢相关的房颤在不用药纠正房颤时，也可望完全转复。同时结合抗交感神经药物治疗，做到β受体阻断药的全程、足量应用，并适时调整剂量，是标本兼治的方法，大半部分患者可恢复为窦性心律。故选D。

51.【答案】B

52.【答案】A

【解析】预激综合征患者发作心房扑动与颤动时伴有晕厥或低血压，应立即电复律。治疗药物宜选择延长房室旁路不应期的药物，如普鲁卡因胺或普罗帕酮。应当注意，静脉注射利多卡因与维拉帕米会加速预激综合征合并心房颤动患者的心室率。假如心房颤动的心室率已很快，静脉注射维拉帕米甚至会诱发心室颤动。故选A。

53.【答案】C

【解析】当房颤患者出现严重心绞痛、低血压、充血性心力衰竭表现，应立即电复律。但应注意，已应用洋地黄者不应接受电复律治疗。故选C。

54.【答案】C

55.【答案】A

【解析】发生洋地黄中毒后应立即停药。单发性室性期前收缩、一度房室传导阻滞等停药后常自行消失；对快速性心律失常者，如血钾浓度低则可用静脉补钾，如血钾不低可用利多卡因或苯妥英钠。故选A。

56.【答案】B

57.【答案】B

58.【答案】A

【解析】尖端扭转型室速首先给予静脉注射镁盐。亦可使用临时心房或心室起搏，起搏前可先试用异丙肾上腺素或阿托品。故选A。

59.【答案】B

【解析】阵发性室上性心动过速首选治疗药物为腺苷，起效迅速。如腺苷无效可改静脉注射维拉帕米或地尔硫䓬。故选B。

60.【答案】E

【解析】室速患者如无显著的血流动力学障碍，首先给予静脉注射利多卡因或普鲁卡因胺，同时静脉持续滴注。故选E。

61.【答案】E

62.【答案】B

【解析】直流电非同步电除颤临床上用于心室颤动。此时已无心动周期，也无QRS波，更无从避开心室易损期，应即刻于任何时间放电。故选B。

63.【答案】D

64.【答案】A

【解析】室速患者如无显著的血流动力学障碍，首先给予静脉注射利多卡因或普鲁卡因胺，同时静脉持续滴注。静脉注射普罗帕酮亦十分有效，但不宜用于心肌梗死或心力衰竭的患者，其他药物治疗无效时，可选用胺碘酮静脉注射或改用直流电复律。故选A。

65.【答案】E

【解析】房颤超过1年应为慢性房颤，对于慢性房颤治疗应为控制心室率，在心室率不快的情况下只需注意血栓栓塞的预防。故选E。

第三章 心搏骤停

【A_1型题】

1.【答案】A

【解析】识别心搏骤停时首先需要判断患者的反应，快速检查是否没有呼吸或不能正常呼吸，并以最短时间判断有无脉搏（10秒钟内完成）。如判断患者无反应时，应立即开始初级心肺复苏。A项错误，故选A。

2.【答案】E

【解析】肾上腺素是心肺复苏（CPR）的首选药物。可用于电击无效的室颤及无脉室速、心脏停搏或无脉性电生理活动。故选E。

3.【答案】E

【解析】2010版《心肺复苏指南》指出心肺复苏的顺序为C→A→B，即先建立人工循环（C），而后开放气道（A），再进行口对口人工呼吸（B）。2015年指南继续沿用这一顺序。故选E。

4.【答案】A

【解析】绝大多数心脏性猝死发生在有器质性心脏病的患者。在西方国家，心脏性猝死中约80%由冠心病及其并发症引起，而这些冠心病患者中约75%有心肌梗死病史。故选A。

5.【答案】D

【解析】心搏骤停发生后，大部分患者将在4~6分钟内开始发生不可逆脑损害，随后经数分钟过渡到生物学死亡。心搏骤停发生后立即实施心肺复苏和尽早除颤，是避免发生生物学死亡的关键。心脏复苏成功后死亡的最常见的原因是中枢神经系统的损伤。故选D。

6.【答案】B

7.【答案】C

8.【答案】C

【解析】胸外按压的部位是胸骨下半部，双乳头之间。用一只手掌根部放在胸部正中双乳头之间的胸骨上，另一手平行重叠压在手背上，保证手掌根部横轴与胸骨长轴方向一致，保证手掌用力在胸骨上，避免发生肋骨骨折，不要按压剑突。故选C。

【A_2型题】

9.【答案】C

【A_3/A_4型题】

10.【答案】A

【解析】主动脉内球囊反搏术（IABP）适用于急性心肌梗死（AMI）并发心源性休克。当补充血容量及应用血管活性药物后血流动力学不能稳定时，应尽早经皮插入IABP导管，并在IABP支持下进行冠状动脉造影和血管重建治疗。故选A。

11.【答案】C

【解析】急性心肌梗死后可发生心脏破裂的并发症，多为心室游离壁破裂；偶为心室间隔破裂造成穿孔，在胸骨左缘第3~4肋间出现响亮的收缩期杂音，常伴有震颤，可引起心力衰竭和休克而在数日内死亡。根据题干描述考虑为心室间隔破裂，故选C。

12.【答案】B

【解析】室颤的临床症状包括意识丧失、抽搐、呼吸停顿甚至死亡、听诊心音消失、脉搏触不到、血压亦无法测到。故选B。

13.【答案】A

【解析】洋地黄中毒最重要的反应是各类心律失常，最常见者为室性期前收缩，多表现为二联律，以及非阵发性交界区心动过速、房性期前收缩、心房颤动及房室传导阻滞。故选A。

14.【答案】A

【解析】三度房室传导阻滞伴有血流动力学障碍者应给予起搏治疗，患者有频发室性期前收缩，应在起搏治疗的基础上使用利多卡因。故选A。

15.【答案】E

【B_1型题】

16.【答案】C

【解析】在心肺复苏期间给予2~3次除颤加CPR及肾上腺素之后仍然是室颤/无脉室速，考虑给予抗心律失常药。常用药物为胺碘酮，也可考虑用利多卡因。故选C。

17.【答案】D

【解析】补充钙剂可以用于治疗高钾血症，同时亦能治疗低血钙及钙离子通道阻断剂中毒。故选D。

18.【答案】A

第四章 原发性高血压

【A₁型题】

1.【答案】A

2.【答案】E

【解析】β受体阻断药是梗阻性肥厚型心肌病的一线治疗用药，可改善心室松弛，增加心室舒张期充盈时间，减少室性及室上性心动过速，高血压伴梗阻性肥厚型心肌病时最适合使用β受体阻断药。故选E。

3.【答案】D

【解析】从血流动力学角度，血压主要决定于心排血量和体循环周围血管阻力，平均动脉血压（MBP）= 心排血量（CO）×总外周血管阻力（PR）。高血压的血流动力学特征主要是总外周血管阻力相对或绝对增高。故选D。

4.【答案】C

5.【答案】B

6.【答案】C

【解析】血管紧张素Ⅱ（ATⅡ）是RAAS的主要效应物质，作用于血管紧张素Ⅱ受体（ATⅠ），使小动脉平滑肌收缩，刺激肾上腺皮质球状带分泌醛固酮，通过交感神经末梢突触前膜的正反馈使去甲肾上腺素分泌增加。ATⅡ作用于外周血管，使静脉收缩，回心血量增加，作用于中枢，引起渴觉。只有C项错误，故选C。

7.【答案】E

【解析】胰岛素抵抗（IR）是指必须以高于正常的血胰岛素释放水平来维持正常的糖耐量，表示机体组织对胰岛素处理葡萄糖的能力减退。约50%原发性高血压患者存在不同程度的IR，在肥胖、血甘油三酯升高、高血压与糖耐量减退同时并存的四联症患者中最为明显。而高密度脂蛋白胆固醇为“好”胆固醇，抗动脉粥样硬化的胆固醇，高血压合并胰岛素抵抗的患者不会发生高密度脂蛋白胆固醇升高。故选E。

8.【答案】D

【解析】高血压在老年人较为常见，尤以单纯收缩期高血压为多。超重或肥胖是血压升高的重要危险因素。不同地区人群血压水平和高血压患病率与钠盐平均摄入量显著有关，摄盐越多，血压水平和患病率越高。饮酒量与血压水平线性相关，尤其与收缩压，每天饮酒量超过50g酒精者高血压发病率明显增高。故选D。

9.【答案】D

【解析】高血压的预后不仅与血压升高水平有关，而且与其他心血管危险因素存在以及靶器官损害程度有关。具体分层标准根据血压升高水平（1级、2级、3级）、其他心血管危险因素、糖尿病、靶器官损害以及并发症情况。故选D。

10.【答案】D

【解析】用于高血压危险分层的并发症：心脏疾病（心绞痛，心肌梗死，冠状动脉血运重建，心力衰竭）；脑血管疾病（脑出血，缺血性脑卒中，短暂性脑缺血发作）；肾脏疾病（糖尿病肾病，血肌酐升高男性超过133μmol/L或女性超过124μmol/L，临床蛋白尿>300mg/24h）；血管疾病（主动脉夹层，外周血管病）；高血压性视网膜病变（出血或渗出，视盘水肿）。故选D。

11.【答案】C

12.【答案】B

【解析】高血压在老年人较为常见，尤以单纯收缩期高血压为多。故选B。

13.【答案】E

【解析】高血压脑病发生在重症高血压患者，由于过高的血压突破了脑血流自动调节范围，脑组织血流灌注过多引起脑水肿。临床表现以脑病的症状与体征为特点，表现为弥漫性严重头痛、呕吐、意识障碍、精神错乱，甚至昏迷、局灶性或全身抽搐。故选E。

14.【答案】A

15.【答案】A

16.【答案】B

【解析】患者心脏彩超示室间隔与左室后壁之比为1∶4，考虑为肥厚型心肌病，依那普利属于血管紧张素转换酶抑制药，具有逆转心室肥厚的作用。故选B。

17.【答案】C

【解析】长期高血压者，应用降压药使血压短时间内骤降至正常水平，虽有助于改善衰竭脏器的功能，但降压过快又会显著减少脏器的灌注，加重和诱发靶器官的功能障碍，如肾功能不全。故选C。

18.【答案】B

19.【答案】D

【解析】冠状动脉痉挛性心绞痛是变异型心绞痛，钙离子通道阻断剂对动脉血管平滑肌有强效松弛作用，因此既能解除冠状动脉痉挛，又能降低外周阻力，使血压下降，所以宜首选钙离子通道阻断剂。故选D。

20.【答案】B

【解析】双侧肾动脉狭窄、肾功能已受损或非狭窄侧肾功能较差患者禁忌使用ACEI或ARB。因为这类药物解除了缺血肾脏出球小动脉的收缩作用，使肾小球内囊压力下降，肾功能恶化。故选B。

【A_2型题】

21.【答案】B

【解析】高血压合并稳定型心绞痛的降压治疗，应选择β受体阻断药和长效钙通道阻滞药；发生过心肌梗死者，应选择ACEI和β受体阻断药，可预防心室重塑。该患者心率偏快，对于心率偏快的高血压患者是β受体阻断药的适应证。故选B。

22.【答案】A

【解析】β受体阻断药对老年人高血压疗效相对较差。虽然糖尿病不是使用β受体阻断药的禁忌证，但它增加胰岛素抵抗，还可能掩盖和延长降糖治疗过程中的低血糖症，故合并糖尿病者不宜使用。阿替洛尔为β受体阻断药，故选A。

23.【答案】D

【解析】完全性房室传导阻滞如心室率过于缓慢，尤其是心脏同时有明显的缺血或其他病变，或并发于广泛急性心肌梗死或严重急性心肌炎者，则症状可较重，可出现心力衰竭或休克，或因大脑供血不足而发生反应迟钝或神志模糊，进而发展为晕厥、阿-斯综合征。其心房与心室活动各自独立，心室律可以是整齐的，第一心音强弱不等。故选D。

24.【答案】C

【解析】主动脉瓣关闭不全时收缩压升高，舒张压降低，脉压增大。主动脉关闭不全的杂音为与第二心音同时开始的高调叹气样递减型舒张早期杂音。慢性主动脉瓣关闭不全者X线表现为左心室明显增大，升主动脉结扩张，呈“主动脉型”心脏，即靴形心。故选C。

25.【答案】D

【解析】根据以下高血压诊断标准（表4-14-1、表4-14-2），本例患者属于高血压3级，很高危。

表4-14-1 2000年中国高血压治疗指南建议的标准

类别	收缩压/mmHg	舒张压/mmHg
正常血压	<120	<80
正常高值	120~139	80~89
高血压	≥140	≥90
1级高血压（轻度）	140~159	90~99
2级高血压（中度）	160~179	100~109
3级高血压（重度）	≥180	≥110
单纯收缩期高血压	≥140	<90

表4-14-2 高血压患者心血管危险分层标准

其他危险因素和病史	高血压		
	1级	2级	3级
无	低危	中危	高危
1~2个其他危险因素	中危	中危	很高危
≥3个其他危险因素或靶器官损害	高危	高危	很高危
临床并发症或合并糖尿病	很高危	很高危	很高危

26.【答案】C

【解析】少数高血压患者病情急骤发展，舒张压持续≥130mmHg，并有头痛、视物模糊、眼底出血、渗出和视盘水肿，肾脏损害突出，持续蛋白尿、血尿与管型尿。根据题干描述，患者符合恶性高血压的特点，故选C。

27.【答案】B

28.【答案】C

【解析】血管紧张素转换酶抑制药具有改善胰岛素抵抗和减少尿蛋白作用，在肥胖、糖尿病和心脏、肾脏靶器官受损的高血压患者具有相对较好的疗效，特别适用于伴有心力衰竭、心肌梗死后、糖耐量减退或糖尿病肾病的高血压患者。因患者有哮喘病史，禁用β受体阻断药；有痛风病史，禁用利尿药。故选C。

29.【答案】B

【解析】注射用硝普钠适应证：用于高血压急症，如高血压危象、高血压脑病、恶性高血压、嗜铬细胞瘤手术前后阵发性高血压等的紧急降压。本例患者突发眼底出血 1 小时，BP 210/120 mmHg，治疗宜首选静脉滴注硝普钠，故选 B。

30.【答案】C

【解析】患者突然出现的呼吸困难症状，并有血压升高、心率增快、心尖区舒张期奔马律、肺底湿啰音等体征，考虑为急性左心衰，治疗应予强心、扩冠、利尿。故选 C。

31.【答案】D

32.【答案】C

【解析】根据高血压分级标准，3 级高血压：收缩压 ≥ 140 mmHg 和/或舒张压 ≥ 110mmHg。故选 C。

33.【答案】B

【解析】因紧张、疲劳、寒冷、嗜铬细胞瘤发作、突然停服降压药等诱因，小动脉发生强烈痉挛，血压急剧上升，影响重要脏器血液供应而产生高血压危象。危象发生时，出现头痛、烦躁、眩晕、恶心、呕吐、心悸、气促及视物模糊等严重症状，以及伴有动脉痉挛累及相应的靶器官缺血症状。根据题干描述，该患者符合高血压危象的特点，故选 B。

34.【答案】C

【解析】β 受体阻断药适用于各种不同严重程度高血压，尤其是心率较快的中、青年患者或合并心绞痛患者。美托洛尔为 β 受体阻断药，故选 C。

35.【答案】C

【解析】根据题干描述，患者目前为高血压急症，有呼吸困难及双肺湿啰音，考虑为急性肺水肿。硝普钠能同时直接扩张动脉和静脉，降低前、后负荷，可用于各种高血压急症。血管扩张剂对任何原因引起的急性肺水肿均有良好疗效。故选 C。

【A_3/A_4 型题】

36.【答案】E

【解析】该患者临床表现以脑病的症状与体征为特点，表现为头痛、头晕、恶心、呕吐、意识障碍，考虑为高血压脑病。故选 E。

37.【答案】E

【解析】高血压脑病是因脑血管在血压持续性升高时，发生自身调节失控而导致的一种可逆性脑血管综合征。故选 E。

38.【答案】B

【解析】根据题干描述，患者目前为急性左心衰、肺水肿，治疗上应使用硝普钠快速降低心脏前、后负荷。故选 B。

39.【答案】C

【解析】因紧张、疲劳、寒冷、嗜铬细胞瘤发作、突然停服降压药等诱因可发生高血压危象。危象发生时，出现头痛、烦躁、眩晕、恶心、呕吐、心悸、气促及视物模糊等严重症状。根据题干描述，该患者符合高血压危象的特点。故选 C。

40.【答案】B

41.【答案】D

42.【答案】E

【解析】老年男性患者，既往高血压病史多年，此次突然出现意识障碍及偏侧肢体瘫痪，应考虑为高血压的并发症急性脑血管病，为急性脑出血的可能性大，进一步应行头颅 CT 以明确诊断。故选 E。

43.【答案】A

【解析】急性脑出血属于高血压急症。高血压急症时短时间内血压急骤下降，有可能使重要器官的血流灌注明显减少，应采取逐步控制性降压，初始阶段（数分钟到 1 小时内）血压控制的目标为平均动脉压的降低幅度不超过治疗前水平的 25%。患者治疗前平均动脉压约为 150mmHg［(200+2×120)/3］，降低 25% 后平均动脉压约为 110mmHg，推算血压应为 150/90mmHg。故选 A。

44.【答案】C

45.【答案】B

【解析】因患者有哮喘病史，故不应选用 β 受体阻断药。故选 B。

【B_1 型题】

46.【答案】E

47.【答案】B

48.【答案】A

49.【答案】C

50.【答案】A

【解析】原发性醛固酮增多症临床上以长期高血压伴低血钾为特征，由于电解质代谢障碍，本症可有肌无力、周期性麻痹、烦渴、多尿等症状。螺内酯有对抗醛固酮在肾远端小管保钠排钾的作用，可使醛固酮增多症患者的尿钾排量减少，低血钾得以纠正，并降低血压，有助于醛固酮增多症的诊断。故选 A。

51.【答案】E

【解析】患者有长期水肿的病史，尿比重降低（正常 1.015 ~ 1.025)，血肌酐明显升高，考虑为肾实质性高血压，而肾实质性高血压可以引起肾性贫血，出现血红蛋白减少。故选 E。

52.【答案】A

【解析】虽然糖尿病不是使用 β 受体阻断药的禁忌证，但它增加胰岛素抵抗，还可能掩盖和延长降糖治疗过程中的低血糖症，故不宜使用。普萘洛尔属于 β 受体阻断药，故选 A。

53.【答案】D

【解析】地尔硫䓬在肝内代谢，由肾和胆汁排泄。肝、肾功能受损患者用本品应谨慎。故选D。

第五章 继发性高血压

【A_1型题】

1.【答案】B

【解析】原发性醛固酮增多症是肾上腺皮质增生或肿瘤分泌过多醛固酮所致。临床上以长期高血压伴低血钾为特征。故选B。

2.【答案】A

【解析】嗜铬细胞瘤临床表现变化多端，典型的发作表现为阵发性血压升高伴心动过速、头痛、出汗、面色苍白。在发作期间可测定血或尿儿茶酚胺或其代谢产物3-甲氧基-4-羟基苦杏仁酸，如有显著提高，提示嗜铬细胞瘤。故选A。

3.【答案】A

【解析】肾血管性高血压大多有舒张压中、重度升高，查体时在上腹部或背部肋脊角处可闻及血管杂音。故选A。

【A_2型题】

4.【答案】D

【解析】主动脉缩窄是指主动脉局限狭窄，管腔缩小，造成血流量减少。由于主动脉缩窄段造成血流阻力增大，缩窄近端血压升高，缩窄段远端血供减少，血压降低。大儿童及成人常因上肢高血压、高血压并发症就诊。患者有头痛、头晕、耳鸣、视物模糊、气促、心悸、颈动脉搏动感、下肢发凉、易疲乏、间歇性跛行等症状。检查心底部、左背部及肩胛间区有杂音、震颤或异常搏动。本例病变符合主动脉缩窄的诊断。故选D。

5.【答案】D

【解析】原发性醛固酮增多症，是由于肾上腺皮质发生病变从而分泌过多的醛固酮，导致水钠潴留，血容量增多，肾素-血管紧张素系统的活性受抑制，临床表现为高血压、低血钾为主要特征的综合征。大多数是由肾上腺醛固酮腺瘤引起，也可能是特发性醛固酮增多症。血浆醛固酮/血浆肾素活性比值（ARR）测定是目前从高血压患者中检出原发性醛固酮增多症患者最常用和有效的筛选方法。故选D。

【A_3/A_4型题】

6.【答案】D

【解析】本例患者有高血压，下肢无力，低钾血症等临床表现，符合原发性醛固酮增多症的诊断，故选D。

7.【答案】E

【解析】醛固酮拮抗药螺内酯是原发性醛固酮增多症治疗的首选药物，它与肾小管细胞质及核内的受体结合，与醛固酮起竞争性抑制作用，致使潴钾排钠。故选E。

第六章 冠状动脉性心脏病

【A_1型题】

1.【答案】E

【解析】急性心肌梗死的并发症包括乳头肌功能失调或乳头肌断裂、心脏破裂、栓塞、心室壁瘤和心肌梗死后综合征。其中最常见的是心脏乳头肌功能失调或断裂，发生率高达50%。故选E。

2.【答案】D

【解析】心绞痛疼痛的特点为：①部位：主要在胸骨体之后，可波及心前区，有手掌大小范围。②性质：胸痛常为压迫、发闷或紧缩性，也可有烧灼感。③诱因：发作常由体力劳动或情绪激动（如愤怒、焦急、过度兴奋等）所诱发，饱食、寒冷、吸烟、心动过速、休克等亦可诱发。④持续时间：疼痛出现后常逐步加重，然后在3~5分钟内渐消失。⑤缓解方式：一般在停止原来诱发症状的活动后即可缓解；舌下含用硝酸甘油也能在几分钟内使之缓解。D项错误，故选D。

3.【答案】A

【解析】对于不稳定型心绞痛溶栓药物有促发心肌梗死的危险，不推荐应用。故选A。

4.【答案】E

【解析】根据冠状动脉造影直接判断再通，或根据：①心电图抬高的ST段于2小时内回降>50%。②胸痛2小时内基本消失。③2小时内出现再灌注性心律失常（短暂的加速性室性自主节律，房室或束支传导阻滞突然消失，或下后壁心肌梗死的患者出现一过性窦性心动过缓、窦房传导阻滞或低血压状态）。④血清CK-MB酶峰值提前出现（14小时内）等间接判断血栓是否溶解。故选E。

5.【答案】D

【解析】心脏破裂即引起血心包、心脏压塞或致死性出血。其典型表现应是血压测不到，心音消失，有电活动。故选 D。

6.【答案】C

7.【答案】E

8.【答案】E

【解析】STEMI 的并发症有乳头肌功能失调或断裂、心脏破裂、栓塞、心室壁瘤及心肌梗死后综合征，不包括主动脉窦瘤破裂。故选 E。

9.【答案】A

【解析】急性 ST 段抬高型心肌梗死（STEMI）是指急性心肌缺血性坏死，大多是在冠脉病变的基础上，发生冠脉血供急剧减少或中断，使心肌严重而持久地急性缺血所致。通常原因为在冠脉不稳定斑块破裂、糜烂基础上继发血栓形成导致冠状动脉血管持续、完全闭塞。故选 A。

10.【答案】C

【解析】急性心肌梗死后部分患者二尖瓣乳头肌因缺血、坏死等使收缩功能发生障碍，造成不同程度的二尖瓣脱垂并关闭不全，心尖区出现收缩中晚期喀喇音和吹风样收缩期杂音，第一心音可不减弱，可引起心力衰竭。故选 C。

11.【答案】D

【解析】对 STEMI，治疗原则是尽快恢复心肌的血液灌注以挽救濒死的心肌、防止梗死扩大或缩小心肌缺血范围，保护和维持心脏功能，及时处理严重心律失常、泵衰竭和各种并发症。故选 D。

12.【答案】B

【解析】急性心包炎尤其是急性非特异性心包炎可有较剧烈而持久的心前区疼痛。但心包炎的疼痛与发热同时出现，呼吸和咳嗽时加重，早期即有心包摩擦音，后者和疼痛在心包腔出现渗液时均消失；全身症状一般不如 MI 严重；心电图除 aVR 外，其余导联均有 ST 段弓背向下的抬高，T 波倒置，无异常 Q 波出现。而 STEMI 的心电图 ST 段为弓背向上太高。故选 B。

13.【答案】D

14.【答案】C

15.【答案】D

16.【答案】D

17.【答案】B

【解析】疼痛是 AMI 最先出现的症状，多发生于清晨，且常发生于安静时，程度较重，持续时间较长，可达数小时或更长，休息和含用硝酸甘油片多不能缓解。患者常烦躁不安、出汗、恐惧，胸闷或有濒死感。故选 B。

18.【答案】E

19.【答案】E

【解析】急性心肌梗死（AMI）后血清心肌坏死标志物的变化为：①肌红蛋白起病后 2 小时内升高，12 小时内达高峰；24~48 小时内恢复正常。②肌钙蛋白 I（cTnI）或 T（cTnT）起病 3~4 小时后升高，cTnI 于 11~24 小时达高峰，7~10 天降至正常；cTnT 于 24~48 小时达高峰，10~14 天降至正常。③肌酸激酶同工酶 CK-MB 在起病后 4 小时内增高，16~24 小时达高峰，3~4 天恢复正常。可见最晚恢复正常的为肌钙蛋白，故选 E。

20.【答案】A

【解析】心肌梗死的部位与闭塞的冠状动脉供血区域一致，窦房结的血液供应由横贯该结中心的一条窦房结动脉供应，这条动脉多数来自右冠状动脉。故选 A。

21.【答案】C

【解析】STEMI 溶栓禁忌证：①既往发生过出血性脑卒中，6 个月内发生过缺血性脑卒中或脑血管事件。②中枢神经系统受损、颅内肿瘤或畸形。③近期（2~4 周）有活动性内脏出血。④未排除主动脉夹层。⑤入院时严重且未控制的高血压（> 180/110mmHg）或慢性严重高血压病史。⑥目前正在使用治疗剂量的抗凝药或已知有出血倾向。⑦近期（2~4 周）创伤史，包括头部外伤、创伤性心肺复苏或较长时间（> 10 分钟）的心肺复苏。⑧近期（< 3 周）外科大手术。⑨近期（<2 周）曾有在不能压迫部位的大血管行穿刺术。故选 C。

22.【答案】A

【解析】急性心肌梗死时血中儿茶酚胺浓度增高而心肌的应激性增高，常伴有低血钾，洋地黄增加缺血心肌的应激性，可能导致或加重心律失常。另外，洋地黄类药物可增加心肌收缩力和外周阻力，因而增加了心肌氧耗量。故急性心肌梗死后 24 小时内避免使用洋地黄类药物，故选 A。

23.【答案】D

24.【答案】D

【解析】异丙肾上腺素为一种 β 受体激动药，可致心率加快，心率加快可使心肌氧耗增加，从而加重心肌缺血缺氧，导致心梗患者病情加重，心梗患者应禁用。故选 D。

25.【答案】B

26.【答案】C

27.【答案】E

28.【答案】E

【解析】心绞痛是指由于冠状动脉粥样硬化狭窄导致冠状动脉供血不足心肌暂时缺血与缺氧所引起发作性胸痛为主要临床表现的一组综合征。其疼痛的特点为：主要在胸骨体中段或上段之后可波及心前区，常放射至左肩、左臂内侧达无名指和小指。故心绞痛发作时疼痛的典型部位应首选胸骨后（E）。

29.【答案】C

【解析】STEMI 起病数小时内，可尚无异常或出现异常高大两支不对称的 T 波，为超急性期改变。故选 C。

【A_2 型题】

30.【答案】D

【解析】根据患者的症状及体征考虑为心搏骤停，应立即予心肺复苏。故选 D。

31.【答案】C

【解析】本例心电图提示Ⅱ、Ⅲ和 aVF 导致 ST 段下斜型压低 0.2mV，提示心脏下壁心肌缺血。$V_1 \sim V_6$ 导致 ST 段弓背向上抬高 0.3~0.5mV 提示急性广泛前壁心肌梗死。目前最关键的治疗是采取心肌再灌注疗法可有效地解除疼痛。故选 C。

32.【答案】E

【解析】见表 4-14-3。

表 4-14-3　ST 段抬高型心肌梗死的心电图定位诊断

导联	前间壁	局限前壁	前侧壁	广泛前壁	下壁	下间壁	下侧壁	高侧壁	正后壁
V_1	+			+		+			
V_2	+			+		+			
V_3	+	+		+		+			
V_4		+		+					
V_5		+	+	+			+		
V_6			+				+		
V_7			+				+		+
V_8									+
aVR									
aVL		±	+	±	−	−	−	+	
aVF					+	+	+	−	
Ⅰ		±	+	±	−	−	−	+	
Ⅱ					+	+	+	−	
Ⅲ					+	+	+	−	

注："+"为正面改变，表示典型 ST 段抬高、Q 波及 T 波变化；"−"为反面改变，表示 QRS 主波向上，ST 段压低及与"+"部位的 T 波方向相反的 T 波；"±"为可能有正面改变。

33.【答案】D

【解析】根据有无心力衰竭表现及其相应的血流动力学改变严重程度，AMI 引起的心力衰竭按 Killip 分级法可分为：①Ⅰ级：尚无明显心力衰竭。②Ⅱ级：有左心衰竭，肺部啰音＜50%肺野。③Ⅲ级：有急性肺水肿，全肺满布干、湿啰音。④Ⅳ级：有心源性休克等不同程度或阶段的血流动力学变化。根据题干描述，患者的心功能分级应为 Killip 分级Ⅱ级。故选 D。

34.【答案】C

【解析】心肌梗死后综合征发生率约为 10%。于 MI 后数周至数月内出现，可反复发生，表现为心包炎、胸膜炎或肺炎，有发热、胸痛等症状，可能为机体对坏死物质的变态反应。故选 C。

35.【答案】D

36.【答案】C

【解析】患者有典型的心绞痛症状，心电图有典型的缺血性改变（ST 段下移），考虑为不稳定型心绞痛，进一步应查心肌损伤标志物以除外非 ST 段抬高型心肌梗死。故选 C。

37.【答案】C

【解析】根据患者的病史和临床特点，胸痛均发生于休息状态，心电图出现 ST 段抬高。考虑诊断为变异型心绞痛，其为冠状动脉痉挛引起的缺血性心绞痛，使用钙离子通道阻断剂可缓解冠脉痉挛。故选 C。

38.【答案】E

39.【答案】A

【解析】CK-MB 虽不如 cTnT、cTnI 敏感，但对早期（<4 小时）AMI 的诊断有较重要价值。故选 A。

40.【答案】E

【解析】患者既往有高血压病史，突然出现呼吸困难，心电图示 V_7、V_8出现 Q 波，并有心肌酶的升高，考虑为急性心肌梗死，定位应为正后壁。故选 E。

41.【答案】B

【解析】心脏神经症患者常诉胸痛，但为短暂（几秒钟）的刺痛或持久（几小时）的隐痛。胸痛部位多在左胸乳房下心尖部附近，或经常变动。症状多在疲劳之后出现，而不在疲劳的当时，做轻度体力活动反觉舒适，有时可耐受较重的体力活动而不发生胸痛或胸闷。含用硝酸甘油无效或在10多分钟后才“见效”，常伴有心悸、疲乏、头晕、失眠及其他神经症的症状。故选B。

42.【答案】C

【解析】X综合征又称微血管性心绞痛，多见于女性，是指具有劳力性心绞痛或心绞痛样不适的症状，活动平板心电图运动试验有ST段压低等心肌缺血的证据，而冠状动脉造影示冠脉正常或无阻塞性病变的一组临床综合征。本病例符合其特点，故选C。

43.【答案】E

【解析】此患者持续胸痛不缓解，心电图示胸导T波高尖，考虑为急性心肌梗死超急性期。在急性心肌梗死最初几个小时，使用β受体阻断药可以缩小梗死面积，并能缓解疼痛，减少镇静药的应用。在无禁忌证的情况下要尽早常规应用。先静脉推注，后改口服。故选E。

44.【答案】C

【解析】患者有典型的心绞痛症状，心电图有ST段压低，考虑为不稳定型心绞痛。总胆固醇（TC）升高（正常2.8～5.17mmol/L），甘油三酯（TG）升高（正常0.56～1.7mmol/L），低密度脂蛋白（LDL）在正常范围（正常0～3.1mmol/L），故考虑为混合性高脂血症。故选C。

45.【答案】B

【解析】患者起病第2天发生心房颤动，血流动力学有明显变化，有呼吸、循环衰竭表现，需紧急纠正，最好采用同步电击除颤。故选B。

46.【答案】B

【解析】β受体阻断药可阻断拟交感胺类对心率和心收缩力受体的刺激作用，减慢心率、降低血压，减低心肌收缩力和氧耗量，从而减少心绞痛的发作，故应选用β受体阻断药治疗。故选B。

47.【答案】B

【解析】患者突发剧烈胸痛伴心肌酶升高，考虑为急性心肌梗死，发病即出现颈静脉充盈、肝大等右心衰竭症状，考虑为急性右心肌梗死。故选B。

48.【答案】E

【解析】根据病史特点该患者应为变异型心绞痛，应使用钙离子通道阻断剂治疗。故选E。

49.【答案】C

【解析】患者急起剧烈胸痛，考虑为急性心肌梗死，出现尿量减少、脉细弱、肺动脉楔压（PC-WP）及左室舒张末压明显升高，可能合并了心源性休克及急性左心衰，此时应直接实施PCI而非溶栓。故选C。

【A_3/A_4型题】

50.【答案】B

51.【答案】D

52.【答案】C

【解析】急性心肌梗死患者一旦发现室性期前收缩或室性心动过速，立即用利多卡因50～100mg静脉注射，每5～10分钟重复1次，至期前收缩消失或总量已达300mg，继以1～3mg/min的速度静脉滴注维持（100mg加入5%葡萄糖液100ml，滴注1～3ml/min）。如室性心律失常反复可用胺碘酮治疗。故选C。

53.【答案】B

【解析】心源性休克的治疗：①补充血容量。②应用升压药，补充血容量后血压仍不升，而肺小动脉楔压和心排血量正常时，提示周围血管张力不足，可用多巴胺静脉滴注。③应用血管扩张剂，经上述处理血压仍不升，而肺动脉楔压（PCWP）增高，心排血量低或周围血管显著收缩以致四肢厥冷并有发绀时，可使用血管扩张剂。④治疗休克的其他措施包括纠正酸中毒、避免脑缺血、保护肾功能，必要时应用洋地黄制剂等。休克患者不宜使用呋塞米，故选B。

54.【答案】D

55.【答案】E

【解析】A、B、C项胸痛不会因站立而缓解，患者既往从无胆石史发作，且胆石发作时表现为胆绞痛，亦不因站立而缓解，故考虑食管裂孔疝，站立时疝入胸腔的胃回纳到腹腔里，于是症状缓解。故选E。

56.【答案】A

【解析】X线检查仍是目前诊断食管裂孔疝的主要方法。取特殊体位，如仰卧头低足高位等，其钡餐造影可显示直接征象及间接征象。故选A。

57.【答案】D

【解析】患者胸痛于休息状态下发生，心电图有ST段抬高，考虑为变异型心绞痛。故选D。

58.【答案】B

【解析】患者胸痛于休息状态下发作，与劳累关系不大，含服硝酸甘有效，平时心电图有ST段压低，发作时心电图正常，说明发作时有ST段的抬高，故考虑为变异型心绞痛。故选B。

59.【答案】D

【解析】STEMI的基本病因是冠状动脉粥样硬化（偶为冠脉栓塞、炎症、痉挛、畸形和冠状动脉口阻塞所致），造成一支或多支血管腔持续狭窄、闭塞和心肌供血严重不足，而侧支循环未充分建立。故D项已建立充分侧支循环的冠状动脉分支闭塞不会发生心肌梗死，故选D。

60.【答案】A

【解析】对STEMI患者进行溶栓治疗的适应证：①两个或两个以上相邻导联ST段抬高（胸导联≥0.2mV，肢导联≥0.1mV），或病史提示AMI伴左束支传导阻滞，起病时间<12小时，患者年龄<75岁。②ST段显著抬高的MI患者年龄>75岁，经慎重权衡利弊仍可考虑。③STEMI，发病时间已达12~24小时，但如仍有进行性缺血性胸痛，广泛ST段抬高者也可考虑。根据题干描述，患者为急性下壁心肌梗死，符合溶栓的适应证。故选A。

61.【答案】D

【解析】急性心肌梗死患者发生三度房室传导阻滞，伴有血流动力学障碍，宜用人工心脏起搏器。故选D。

【B_1型题】

62.【答案】A

【解析】AMI患者发生心室颤动或持续多形性室性心动过速时，尽快采用非同步直流电除颤或同步直流电复律。单形性室性心动过速药物疗效不满意时也应及早用同步直流电复律。故选A。

63.【答案】C

【解析】房室传导阻滞发展到二度或三度，伴有血流动力学障碍者宜用人工心脏起搏器做临时的经静脉心内膜右心室起搏治疗，待传导阻滞消失后撤除。故选C。

64.【答案】B

65.【答案】E

【解析】对于心室率慢的慢性房颤患者主要是抗凝治疗。故选E。

第七章　心脏瓣膜病

【A_1型题】

1.【答案】E

【解析】心脏听诊时心尖部闻及舒张期隆隆样杂音为风湿性心脏瓣膜病二尖瓣狭窄的典型体征，故选E。

2.【答案】C

【解析】主动脉瓣狭窄患者，无症状期长，直至瓣口面积≤1.0cm²时才出现临床症状，心绞痛、晕厥和心力衰竭是典型主动脉瓣狭窄的常见三联征，劳力性呼吸困难为晚期患者常见的首发症状，见于95%的有症状患者。随病情发展，可出现阵发性夜间呼吸困难、端坐呼吸和急性肺水肿。故选C。

3.【答案】B

【解析】通过测定主动脉瓣口的最大血流速度，可计算最大跨瓣压力阶差及瓣口面积，从而评估其狭窄程度。轻度：射流速度<3m/s，平均压力阶差<25mmHg，瓣口面积>1.5cm²；中度：射流速度3~4m/s，平均压力阶差25~40mmHg，瓣口面积1.0~1.5cm²；重度：射流速度>4m/s，平均压力阶差>40mmHg，瓣口面积<1.0cm²。故选B。

4.【答案】B

【解析】二尖瓣狭窄的心电图表现：窦性心律者可见“二尖瓣型P波”（P波宽度大于0.12秒，伴切迹），提示左心房扩大；QRS波群示电轴右偏和右心室肥厚表现；病程晚期常合并房颤。故选B。

5.【答案】B

【解析】梨形心，常见于二尖瓣狭窄，又称二尖瓣型心。故选B。

6.【答案】E

【解析】二尖瓣关闭不全的典型杂音为心尖区收缩期杂音。二尖瓣脱垂时可有收缩中期喀喇音，典型的二尖瓣脱垂为随喀喇音之后的收缩晚期杂音。故选E。

7.【答案】C

【解析】慢性二尖瓣关闭不全时，左心室舒末期容量负荷增加，根据Frank-Starling机制可使左心室每搏量增加，心搏量明显增加，射血分数维持在正常范围。因此代偿早期左室舒张末期容量和压力可不增加（即无症状期）。随着病程的延长，左心房接受左心室反流血液，持续严重的过度容量负荷终致左心房压和左心室舒张末期压明显上升，内径扩大。当失代偿时，每搏量和射血分数下降，肺静脉和肺毛细血管楔压增高，继而发生肺淤血、左心衰竭。晚期出现肺动脉高压，导致右室肥厚、右心衰竭，终至全心衰竭。因此，二尖瓣关闭不全主要累及左心房左心室，最终影响右心。故选C。

8.【答案】C

9.【答案】B

【解析】前叶损害为主者杂音向左腋下或左肩胛下区传导。后叶损害为主杂音则向胸骨左缘和心底部传导。故选B。

10.【答案】D

【解析】经皮球囊二尖瓣成形术，适用于单纯的二尖瓣狭窄患者。有症状或有肺动脉高压（静息时>50mmHg，运动时>60mmHg）的中重度二尖瓣狭窄患者，若其二尖瓣无钙化且活动度较好，且无左心房内血栓形成，则可用该法进行干预。其禁忌证包括近期（3个月）内有血栓栓塞史，伴中重度二尖瓣关闭不全、右心房明显扩大及脊柱畸形等。

故选 D。

11.【答案】C

【解析】①二尖瓣关闭不全的典型杂音为心尖区收缩期杂音。②二尖瓣狭窄特征性的杂音为心尖区舒张中晚期低调的隆隆样杂音，呈递增型，局限，左侧卧位明显，运动或用力呼气可使其增强，常伴有舒张期震颤。③房间隔缺损的杂音典型表现为胸骨左缘第 2、3 肋间闻及Ⅱ~Ⅲ级收缩期吹风样杂音，伴有第二心音亢进和固定分裂，收缩期杂音为肺动脉瓣血流速度增快所致，少数患者还可扪及收缩期震颤。④主动脉关闭不全的杂音为一高调叹气样递减型主动脉瓣区舒张早期杂音，坐位前倾位呼气末明显，心尖区传导。⑤室间隔缺损的杂音为胸骨左缘第 3、4 肋间全收缩期杂音，粗糙而响亮，不向腋下传导，可伴胸骨旁收缩期震颤。故选 C。

12.【答案】D

【解析】二尖瓣狭窄的心脏杂音：①二尖瓣狭窄的特征性杂音为心尖区舒张中晚期低调的隆隆样杂音，呈递增型，局限，左侧卧位明显，运动或用力呼气可使其增强，常伴有舒张期震颤。房颤时，杂音可不典型。当胸壁增厚、肺气肿、低心排血量状态、右心室明显扩大、二尖瓣重度狭窄时此杂音可被掩盖，称之为"安静型二尖瓣狭窄"。②肺动脉高压和右心室扩大的心脏体征：右心室扩大时可见心前区心尖搏动弥散，肺动脉高压时肺动脉瓣区第二心音亢进或伴分裂。当肺动脉扩张引起相对性肺动脉瓣关闭不全时，可在胸骨左缘第二肋间闻及舒张早期吹风样杂音，称 Graham-Steel 杂音。右心室扩大伴相对性三尖瓣关闭不全时，在三尖瓣区闻及全收缩期吹风样杂音，吸气时增强。故选 D。

13.【答案】C

【解析】晕厥见于 15%~30% 的有症状患者，部分仅表现为黑矇，可为首发症状。晕厥多与劳累有关，发生于劳力当时，少数在休息时发生。其机制为：①劳力时，外周血管扩张而心排血量不能相应增加，同时心肌缺血加重，心肌收缩力减弱引起心排血量的进一步减少。②劳力停止后回心血量减少，左心室充盈量及心排血量下降。③休息时晕厥多由于心律失常（如房颤、房室传导阻滞或室颤等）导致心排血量骤减所致。故选 C。

14.【答案】B

【解析】正常成人主动脉瓣口面积 3~4cm^2。主动脉瓣口面积减少至正常 1/3 前，血流动力学改变不明显。当主动脉瓣口面积≤1.0cm^2 时，左心室和主动脉之间的收缩期的压力阶差明显，致使跨左心室壁向心性肥厚，左心室游离壁和室间隔厚度增加，其顺应性下降，左心室壁松弛速度减慢，使左心室舒张末压进行性升高；该压力通过二尖瓣传导至左心房，使左心房后负荷增加；长期左心房负荷增加，将导致肺静脉压、肺毛细血管楔压和肺动脉压等相继增加，临床上出现左心衰竭症状。故选 B。

15.【答案】A

16.【答案】B

17.【答案】D

18.【答案】C

【解析】①二尖瓣狭窄，使左心房压升高，严重狭窄时左心房压需达到 20~25mmHg 才能使血流通过狭窄的瓣口，使左心室充盈并维持正常的心排血量。②肺动脉瓣狭窄，主要的表现为右心室的排血受阻，右室压力增高，右室代偿性肥厚，最终右室扩大以致衰竭。③主动脉瓣关闭不全，舒张期血流从主动脉反流入左心室，左心室同时接纳左心房的充盈血流，左心室容量负荷增加。④主动脉瓣狭窄，当主动脉瓣口面积≤1.0cm^2 时，左心室和主动脉之间的收缩期的压力阶差明显，致使跨左心室壁向心性肥厚，左心室游离壁和室间隔厚度增加，其顺应性下降，左心室壁松弛速度减慢，使左心室舒张末压进行性升高；该压力通过二尖瓣传导至左心房，使左心房后负荷增加。故选 C。

19.【答案】E

【解析】Austin F1int 杂音：主要见于中、重度主动脉瓣关闭不全，导致左室舒张期容量负荷过高，使二尖瓣基本处于半关闭状态，呈现相对狭窄而产生杂音。故选 E。

20.【答案】E

【解析】有典型主动脉瓣关闭不全的舒张期杂音伴周围血管征，可诊断为主动脉瓣关闭不全，超声心动图可协助确诊。M 型超声显示舒张期二尖瓣前叶快速高频的振动，二维超声可显示主动脉瓣关闭时不能合拢。多普勒超声显示主动脉瓣下方（左室流出道）探及全舒张期反流，为诊断主动脉瓣反流高度敏感及准确的方法，与心导管术有高度相关性，可定量判断其严重程度。故选 E。

21.【答案】D

【解析】人工瓣膜置换术，为治疗成人主动脉狭窄的主要方法。手术主要指征为重度狭窄伴心绞痛、晕厥或心力衰竭症状的患者。无症状患者，若伴有进行性心脏增大和/或左心室功能进行性减退，活动时血压下降，也应考虑手术。经皮主动脉瓣球囊成形术，它主要的治疗对象为高龄、有心力衰竭等手术高危患者，用于改善左心室功能和症状，其适应证包括：①由于严重主动脉瓣狭窄的心源性休克者。②严重主动脉瓣狭窄需急诊非心脏手术治疗，因有心力衰竭而具极高手术危险者，作为以后人工瓣膜置换的过渡。③严重主动脉狭窄的妊娠妇女。④严重主动脉瓣狭窄，拒绝手术治疗的患者。故选D。

22.【答案】C

【A_2 型题】

23.【答案】A

【解析】患者为风湿性心脏瓣膜病合并心房颤动，应长期服用华法林，预防血栓栓塞。故选A。

24.【答案】A

【解析】患者查体心尖区舒张期隆隆样杂音；M型超声心动图显示：二尖瓣前叶曲线EF斜率降低，A峰消失，后叶前向运动瓣叶增厚。均提示二尖瓣狭窄。故选A。

25.【答案】E

【解析】心尖部隆隆样舒张中晚期杂音提示二尖瓣狭窄，心尖部收缩期3/6级吹风样杂音提示二尖瓣关闭不全，胸骨左缘第三肋间哈气样舒张期杂音提示主动脉瓣关闭不全。故选E。

26.【答案】D

【解析】患者超声显示：二尖瓣前叶曲线EF斜率降低，A峰消失呈城垛样，后叶前向运动，提示二尖瓣狭窄；心律不齐，心电图f波，提示心房颤动。故选D。

27.【答案】D

28.【答案】E

【解析】二尖瓣脱垂临床诊断主要是根据典型的听诊特征——收缩中期喀喇音及收缩中、晚期杂音，药物和动作对杂音的影响，结合超声心动图（显示脱垂的后瓣叶呈吊床样改变），一般多可确诊。故选E。

29.【答案】E

【解析】服用洋地黄过程中，心律突然转变（如心率突然显著减慢或加速，由不规则转为规则，或由规则转为有特殊规律的不规则），是诊断洋地黄中毒的重要依据。故选E。

30.【答案】C

31.【答案】C

【解析】患者风湿性心脏瓣膜病+心尖部可闻及舒张期杂音，提示为二尖瓣狭窄。患者喘憋1天+端坐位及双肺可闻及湿啰音，提示合并左心衰竭。治疗需可用静脉扩张药、利尿药，以减轻前负荷。因此缓解患者喘憋应选择呋塞米，故选C。

32.【答案】B

【解析】①心脏功能Ⅰ级：患有心脏病，但体力活动不受限制，一般体力活动不引起过度疲乏、心悸、呼吸困难或心绞痛。②心功能Ⅱ级（轻度）：患有心脏病，体力活动稍受限制，休息时无症状；感觉舒适，但一般体力活动会引起疲乏、心悸、呼吸困难或心绞痛。③心功能Ⅲ级（中度）：患有心脏病，体力活动大受限制，休息时无症状，尚感舒适，但一般轻微体力活动会引起疲乏、心悸、呼吸困难或心绞痛。④心功能Ⅳ级（重度）：患有心脏病，体力能力完全丧失，休息时仍可存在心力衰竭症状或心绞痛，即呼吸困难和疲乏，进行任何体力活动都会使症状加重。即轻微活动能使呼吸困难和疲乏加重。故选B。

33.【答案】E

【解析】患者乏力不适，不发热，皮肤出现瘀点，脾大，贫血，出现主动脉瓣关闭不全杂音（主动脉瓣区舒张期杂音），提示风心病并发亚急性感染性心内膜炎的可能性大。故选E。

34.【答案】E

【解析】患者胸骨右缘第2肋间可闻及3级收缩期喷射性杂音伴收缩期震颤，提示主动脉瓣狭窄可能性大；胸骨左缘第3肋间有舒张期哈气样杂音，提示主动脉瓣关闭不全可能性大。故选E。

35.【答案】E

【解析】患者胸骨右缘第2肋间可闻及响亮而粗糙的收缩期杂音（3/6级），提示主动脉瓣狭窄可能性大。故选E。

36.【答案】C

37.【答案】A

【解析】人工瓣膜置换术，为治疗成人主动脉狭窄的主要方法。手术主要指征为重度狭窄伴心绞痛、晕厥或心力衰竭症状的患者。无症状患者，若伴有进行性心脏增大和/或左心室功能进行性减退，活动时血压下降，也应考虑手术。故选A。

【A_3/A_4 型题】

38.【答案】B

【解析】心尖部第一心音减弱，可闻及3/6级收缩期杂音，向左腋下传导提示有二尖瓣关闭不全的可能。可及舒张期杂音考虑合并二尖瓣狭窄。胸骨左缘2～4肋间2/6级收缩期杂音，P_2亢进，是肺动脉高压的表现。故选B。

39.【答案】B

【解析】由于洋地黄类药物使用过量导致的一系列症状。主要表现在以下几个方面：①胃肠道反应：一般较轻，常见食欲缺乏、恶心、呕吐、腹泻、腹痛。②心律失常：服用洋地黄过程中，心律突然转变，是诊断洋地黄中毒的重要依据。如心率突然显著减慢或加速，由不规则转为规则，或由规则转为有特殊规律的不规则。洋地黄中毒的特征性心律失常有：多源性室性过早搏动呈二联律，特别是发生在心房颤动基础上；心房颤动伴完全性房室传导阻滞与房室结性心律；心房颤动伴加速的交界处性自主心律呈干扰性房室分离；心房颤动频发交接处性逸搏或短阵交接处性心律；室上性心动过速伴房室传导阻滞；双向性交接处性或室性心动过速和双重性心动过速。洋地黄引起的不同程度的窦房和房室传导阻滞也颇常见。应用洋地黄过程中出现室上性心动过速伴房室传导阻滞是洋地黄中毒的特征性表现。③神经系统表现：可有头痛、失眠、忧郁、眩晕，甚至神志错乱。④视觉改变：可出现黄视或绿视以及复视。⑤钾代谢紊乱：洋地黄中毒可以使细胞内K^+释放增多从而导致高钾血症。故选B。

40.【答案】B

41.【答案】E

【解析】普罗帕酮可致室性心律失常，严重器质性心脏病患者不宜使用。故选E。

42.【答案】A

【解析】房颤患者的栓塞发生率较高，对于合并瓣膜病的患者，需应用华法林抗凝。故选A。

43.【答案】E

【解析】患者乏力不适，皮肤出现瘀点，脾大，贫血，出现主动脉瓣关闭不全杂音（主动脉瓣区舒张期杂音），提示风心病并发亚急性感染性心内膜炎的可能性大。故选E。

44.【答案】C

【解析】血培养是诊断菌血症和感染性心内膜炎的最重要方法。在近期未接受过抗生素治疗的患者血培养阳性率可高达95%以上。故选C。

45.【答案】B

【解析】如果超声心动图发现赘生物、瓣周并发症等支持心内膜炎的证据，可帮助明确感染性心内膜炎诊断。故选B。

46.【答案】C

47.【答案】C

48.【答案】E

【解析】洋地黄中毒所致房颤时，心肌应激性高，电复律易致室颤。故选E。

49.【答案】C

【解析】心室律（率）紊乱、心功能受损和心房附壁血栓形成是房颤患者的主要病理生理特点。故选C。

50.【答案】A

【解析】如心房颤动病程<1年，左心房直径<60mm，无高度房室传导阻滞或完全性房室传导阻滞和病态窦房结综合征，可行电复律或药物转复，成功恢复窦性心律后需长期口服抗心律失常药物，预防或减少复发。复律之前3周和成功复律之后4周需服抗凝药物（华法林），预防栓塞。故选A。

51.【答案】C

52.【答案】D

53.【答案】A

【解析】血培养是诊断菌血症和感染性心内膜炎的最重要方法。在近期未接受过抗生素治疗的患者血培养阳性率可高达95%以上，其中90%以上患者的阳性结果获自入院后第一日采取的标本。对于未经治疗的亚急性患者，应在第一日间隔1小时采血1次，共3次。如次日未见细菌生长，重复采血3次后，开始抗生素治疗。已用过抗生素者，停药2~7天后采血。急性患者应在入院后3小时内，每隔1小时1次共取3个血标本后开始治疗。故选A。

54.【答案】C

【解析】超声心动图和血培养是诊断感染性心内膜炎的两大基石。超声心动图发现赘生物、瓣周并发症等支持心内膜炎的证据，可帮助明确感染性心内膜炎诊断。故选C。

55.【答案】D

56.【答案】C

【解析】患者心尖部舒张期杂音，心电图显示有房颤，提示存在二尖瓣狭窄；胸闷胸痛，活动中晕厥发作，且胸骨左缘3肋间3/6收缩期杂音，提示可能存在主动脉瓣狭窄。故选C。

57.【答案】B

58.【答案】B

【解析】劳力时晕厥发生的机制为：外周血管扩张而心排血量不能相应增加，同时心肌缺血加重，心肌收缩力减弱引起心排血量的进一步减少；劳力停止后回心血量减少，左心室充盈量及心排血量下降。故选B。

59.【答案】E

【解析】超声心动图是确诊心脏瓣膜病可靠的方法。故选E。

60.【答案】A

61.【答案】E

【解析】患者查体：心尖部可及开瓣音及舒张期隆隆样杂音，提示二尖瓣狭窄；有心前区疼痛、晕厥，胸骨左缘3肋间3/6收缩期杂音，考虑主动脉瓣狭窄。故选E。

62.【答案】D

【解析】患者活动后心悸、气促、心前区不适。查体：主动脉瓣区舒张期叹息样杂音，点头征（+），周围血管征（+），提示主动脉瓣关闭不全，结合身体细高、四肢细长，超声心动图显示主动脉扩张，符合马方综合征的诊断。故选D。

63.【答案】E

【解析】马方综合征是一种以结缔组织为基本缺陷的遗传性疾病。故选E。

64.【答案】D

65.【答案】C

【解析】患者超声心动图显示二尖瓣增厚。查体：心尖部双期杂音，提示二尖瓣狭窄合并二尖瓣关闭不全；主动脉瓣区舒张期叹息样杂音，有水冲脉枪击音，超声心动图显示主动脉瓣关闭欠佳、有反流，考虑存在主动脉瓣关闭不全。故选 C。

66.【答案】E

【解析】主动脉瓣关闭不全手术的禁忌证为 LVEF ≤ 20%，LVEDD ≥ 80mm 或 LVEDVI ≥ $300ml/m^2$。故选 E。

67.【答案】E

【B_1 型题】

68.【答案】D

【解析】肺动脉楔压或肺毛细血管楔压，是反映左心功能及其前负荷的可靠指标。正常值为 1.60 ~ 2.40kPa（12 ~ 18mmHg）。①当其值 > 2.67kPa（20mmHg）时，说明左室功能轻度减退，但应限液治疗。② >3.33kPa（25 mmHg）时，提示左心功能严重不全，有肺水肿发生的可能。③其值<1.07kPa（8mmHg）时，伴心排血量的降低，周围循环障碍，说明血容量不足。故选 D。

69.【答案】E

70.【答案】C

【解析】正常人的二尖瓣口面积 4 ~ $6cm^2$，瓣口面积减至 1.5~$2.0cm^2$ 属轻度狭窄；1.0 ~ $1.5cm^2$ 为中度；小于 $1.0cm^2$ 属重度狭窄。故选 C。

71.【答案】C

【解析】①梨形心：常见于二尖瓣狭窄，又称二尖瓣型心。②普大型心：常见于扩张型心肌病、克山病、重症心肌炎、全心衰竭。③主动脉瓣关闭不全：慢性主动脉瓣关闭不全者左心室明显增大，升主动脉结扩张，呈“主动脉型”心脏，即靴型心。急性者心脏大小正常或左心房稍增大，常有肺淤血或肺水肿表现。④二尖瓣关闭不全：收缩期左心室每搏喷出的血流一部分经关闭不全的二尖瓣口反流至左心房，使前向血流减少，致左心房和左心室舒张期负荷增加。⑤主动脉瓣狭窄：心影正常或左心室轻度增大，左心房可能轻度增大，75%~80%患者可呈现升主动脉扩张。在侧位透视下可见主动脉瓣膜钙化。故选 C。

72.【答案】A

73.【答案】D

74.【答案】E

75.【答案】D

【解析】①主动脉瓣狭窄：典型的杂音为粗糙而响亮的喷射性杂音，3/6 级以上，呈递增-递减型，向颈部传导，在胸骨右缘第 1~2 肋间听诊最清楚。②二尖瓣狭窄：特征性杂音为心尖区舒张中晚期低调的隆隆样杂音，呈递增型，局限，左侧卧位明显，运动或用力呼气可使其增强，常伴有舒张期震颤。③梗阻性肥厚型心肌病：胸骨左缘第 3~4 肋间闻及较粗糙的喷射性收缩期杂音。④二尖瓣关闭不全：典型杂音为心尖区全收缩期吹风样杂音，杂音强度≥3/6 级，可伴有收缩期震颤。⑤主动脉瓣关闭不全：杂音为一高调叹气样递减型主动脉瓣区舒张早期杂音，坐位前倾位呼气末明显，心尖区传导。故选 D。

76.【答案】A

77.【答案】E

78.【答案】B

79.【答案】C

80.【答案】E

【解析】①动脉导管未闭：胸骨左缘第 2 肋间及左锁骨下方可闻及连续性机械样杂音。②梅毒性心脏病：主要侵犯主动脉，初期表现为主动脉炎，然后主动脉扩大，主动脉瓣受损而出现主动脉关闭不全，可在心尖区闻及柔和低调的隆隆样舒张期杂音（Austin Flint 杂音）。③Graham Steell 杂音：多由于肺动脉扩张导致相对性关闭不全所致的功能性杂音。杂音柔和、较局限、呈舒张期递减型、吹风样，于吸气末增强，常合并 P_2 亢进，常见于二尖瓣狭窄伴明显肺动脉高压。④二尖瓣脱垂：听诊特征收缩中期喀喇音及收缩中、晚期杂音。故选 E。

81.【答案】C

82.【答案】B

83.【答案】D

84.【答案】D

【解析】①重搏脉：正常脉波在其下降期中有一重复上升的脉波，但较第一个波为低，不能触及。在某些病理情况下，此波增高而可以触及称为重搏脉，常见病因：见于梗阻性肥厚型心肌病及伤寒、长期发热使外周血管紧张度降低患者。一般认为重搏脉与周围血管紧张度下降、外周阻力减低等多种因素有关。②交替脉：系节律规则而出现强弱交替变化的脉搏，是由左心室收缩力强弱交替所致，为左心衰竭、心肌严重损害的重要体征之一，见于高血压心脏病、急性心肌梗死等。③奇脉：又称吸停脉，是指平静吸气时脉搏明显减弱甚至消失。是心脏压塞的重要体征之一。因心包原因所致心脏舒张严重受限，回心血量减少，左心排血量减少所致。④水冲脉：又称陷落脉，是指脉搏急促有力，骤起骤落，如潮水涨落。医生紧握患者手腕掌面，将其手臂过头，则有明显的急促有力的冲击感。系脉压增大所致。常见于主动脉瓣重度关闭不全。⑤脉短绌：指脉率少于心律者为脉短绌，常见于期前收缩、心房颤动。故选 D。

85.【答案】C

86.【答案】B

第八章　感染性心内膜炎

【A_1 型题】

1.【答案】B

【解析】链球菌和葡萄球菌是引起感染性心内膜炎的主要病原微生物。急性者主要由金黄色葡萄球菌引起，少数由肺炎链球菌、淋球菌、A族链球菌和流感嗜血杆菌等所致。故选B。

2.【答案】A

【解析】亚急性感染性心内膜炎，致病菌以甲型溶血性链球菌最常见，其次为D族链球菌（牛链球菌和肠球菌）、表皮葡萄球菌，其他细菌较少见。故选A。

3.【答案】B

【解析】Janeway损害，为手掌和足底处直径1～4mm无痛性出血红斑，主要见于急性感染性心内膜炎患者。其余各项均可见于亚急性者。故选B。

4.【答案】B

【解析】亚急性感染性心内膜炎主要发生于器质性心脏病，首先为心脏瓣膜病，尤其是二尖瓣和主动脉瓣；其次为先天性心血管病，如室间隔缺损、动脉导管未闭、法洛四联症和主动脉缩窄。故选B。

5.【答案】A

6.【答案】B

【解析】在病原菌尚未培养出时，亚急性感染性心内膜炎按常见的致病菌——链球菌的用药方案治疗，以青霉素为主或加庆大霉素。故选B。

7.【答案】C

【解析】感染性心内膜炎预后不良因素中以心力衰竭最为严重，其他包括主动脉瓣损害、肾衰竭、革兰阴性杆菌或真菌致病、瓣环或心肌脓肿、老年等。故选C。

8.【答案】A

【解析】赘生物常位于血流从高压腔经病变瓣口或先天缺损至低压腔产生高速射流和湍流的下游，如二尖瓣关闭不全的瓣叶心房面、主动脉瓣关闭不全的瓣叶心室面和室间隔缺损的间隔右心室侧，可能与这些处于湍流下部位的压力下降，内膜灌注减少，有利于微生物沉积和生长有关。只有A项正确，故选A。

9.【答案】A

【解析】感染性心内膜炎的心脏并发症包括：①心力衰竭，为最常见并发症。②心肌脓肿。③急性心肌梗死，大多由冠状动脉栓塞引起。④化脓性心包炎。⑤心肌炎。无冠心病，故选A。

10.【答案】B

【解析】感染性心内膜炎的抗生素用药原则为：①早期应用，在连续送3～5次血培养后即可开始治疗。②充分用药，选用杀菌性抗微生物药物，大剂量和长疗程，旨在完全消灭藏于赘生物内的致病菌。③静脉用药为主，保持高而稳定的血药浓度。④病原微生物不明时，急性者选用针对金黄色葡萄球菌、链球菌和革兰阴性杆菌均有效的广谱抗生素，亚急性者选用针对大多数链球菌（包括肠球菌）的抗生素。⑤已分离出病原微生物时，应根据致病微生物对药物的敏感程度选择抗微生物药物。B项不是其原则，故选B。

11.【答案】B

【解析】感染性心内膜炎Duke诊断标准的主要标准为：①血培养阳性。②心内膜受累证据，包括超声心动图异常（赘生物、脓肿、人工瓣膜裂开）及新出现的瓣膜反流。故选B。

12.【答案】D

【解析】Duke诊断标准的次要标准：①易患因素：心脏本身存在易患因素，或静脉药物成瘾者。②发热：体温≥38℃。③血管征象：主要动脉栓塞，感染性肺梗死，细菌性动脉瘤，颅内出血，结膜出血以及Janeway损害。④免疫性征象：肾小球肾炎，Osler结节，Roth斑及类风湿因子阳性。⑤致病微生物感染证据：不符合主要标准的血培养阳性，或与感染性心内膜炎一致的活动性致病微生物感染的血清学证据。故选D。

【A_2 型题】

13.【答案】C

【解析】青年女性，既往有风湿性心脏病病史，查体有贫血貌、周围血管征（Osler结节）、心脏杂音及脾大，考虑为感染性心内膜炎。故选C。

14.【答案】A

【解析】感染性心内膜炎时，赘生物常位于血流从高压腔经病变瓣口或先天缺损至低压腔产生高速射流和湍流的下游，如二尖瓣关闭不全的瓣叶心房面、主动脉瓣关闭不全的瓣叶心室面和室间隔缺损的间隔右心室侧，因此瓣膜关闭不全较瓣膜狭窄多见，A项错误，故选A。

15.【答案】B

【解析】约1/3感染性心内膜炎患者有神经系统受累的表现，脑栓塞占其中1/2，大脑中动脉及其分支最常受累。B项错误，故选B。

16.【答案】A

17.【答案】E

【解析】活动性自体瓣膜心内膜炎的手术适应证如下。主要适应证：①由瓣膜功能衰竭所致心衰者。②尽管积极抗生素治疗情况下，仍有持续败血症。③再发栓塞。次要适应证：①脓肿、假性动脉瘤以及1个（多个）瓣叶破裂或瘘引起异常交通的征象表明局部感染扩散（局部感染没有控制）时。②不容易治愈（如真菌、布鲁菌和Q热病原体）或对心脏结构破坏力大的病原微生物感染时。③抗生素治疗后仍病原不明。④伴有心衰的左侧急性金黄色葡萄球菌性感染性心内膜炎。⑤血培养阴性，足够抗生素治疗，发热持续10天以上的再发。E项错误，故选E。

18.【答案】C

【解析】感染性心内膜炎的赘生物易发生在室间隔缺损的间隔右心室侧。C错误，故选C。

【A_3/A_4型题】

19.【答案】E

20.【答案】B

【解析】经胸超声检查可检出50%~75%的赘生物；经食管超声（TTE）可检出<5mm的赘生物，敏感性高达95%以上，超声心动图未发现赘生物时并不能除外感染性心内膜炎，必须密切结合临床。赘生物≥10mm时，易发生动脉栓塞。感染治愈后，赘生物可持续存在。只有B项描述正确，故选B。

21.【答案】C

【解析】血培养是诊断菌血症和感染性心内膜炎的最重要方法。对于未经治疗的亚急性患者，应在第一日间隔1小时采血1次，共3次。如次日未见细菌生长，重复采血3次后，开始抗生素治疗。已用过抗生素者，停药2~7天后采血。急性患者应在入院后3小时内，每隔1小时1次共取3个血标本后开始治疗。故选C。

22.【答案】A

23.【答案】A

【解析】青年女性，风心病患者，此次出现发热，查体有心脏杂音及贫血的体征，考虑感染性心内膜炎的可能性大，入院后应首先查血培养以明确诊断。故选A。

24.【答案】C

25.【答案】D

【B_1型题】

26.【答案】B

【解析】脾大见于15%~50%、病程>6周的患者，多见于亚急性感染性心内膜炎，急性者少见。故选B。

27.【答案】E

【解析】链球菌感染最直接的证据是在咽部培养出A组R溶血性链球菌。抗链球菌抗体滴度升高也是新近链球菌感染的可靠指标，链球菌感染后约2周，大多数风湿热患者的ASO滴度明显升高。故选E。

第九章 心肌疾病

【A_1型题】

1.【答案】E

【解析】肥厚型心肌病的主要改变在心肌，尤其是左心室形态学的改变。其特征为不均等的心室间隔增厚（非对称性心室间隔肥厚）。故选E。

2.【答案】C

【解析】胸骨左缘3~4肋间所闻及的流出道梗阻所致的收缩期杂音，不同于主动脉瓣膜器质性狭窄所产生的杂音。增加心肌收缩力或减轻心脏后负荷的措施，如含服硝酸甘油片、应用正性肌力药、做Valsalva动作或取站立位等均可使杂音增强；相反凡减弱心肌收缩力或增加心脏后负荷的因素如使用β受体阻断药、取下蹲位等均可使杂音减轻。故选C。

3.【答案】B

【解析】Brockenbrough现象阳性：即在有完全代偿间歇的室性期前收缩时，期前收缩后的心搏增强，心室内压上升，但同时由于收缩力增强梗阻亦加重，所以主动脉内压反而降低，是梗阻性肥厚型心肌病的特异表现。故选B。

4.【答案】E

5.【答案】D

【解析】超声心动图是临床上肥厚型心肌病的主要诊断手段，可显示室间隔的非对称性肥厚，舒张期室间隔的厚度达15mm，与后壁之比≥1.3。有流出道梗阻的病例可见室间隔流出道部分向左心室内突出、二尖瓣前叶在收缩期前移、左心室顺应性降低致舒张功能障碍等。故选D。

6.【答案】C

【解析】扩张型心肌病的超声心动图显示早期即可有左心室轻度扩大，后期各心腔均扩大，以左心室扩大为著。室壁运动普遍减弱，心肌收缩力下降，左心室射血分数显著降低。故选C。

7.【答案】C

8.【答案】A

【解析】扩张型心肌病起病隐匿，早期可无症状。临床主要表现为活动时呼吸困难和活动耐量下降。随着病情加重可以出现夜间阵发性呼吸困难和端坐呼吸等左心功能不全症状，并逐渐出现食欲下降、腹胀及下肢水肿等右心功能不全症状。故选A。

9.【答案】E

【解析】扩张型心肌病的主要

体征为心界扩大，常可听到第三或第四心音，心率快时呈奔马律，有时可于心尖部闻及收缩期杂音。肺部听诊可闻及湿啰音，可以仅局限于两肺底，随着心力衰竭加重和出现急性左心衰时啰音可以遍布两肺或合并哮鸣音。颈静脉怒张、肝大及外周水肿等液体潴留体征也较为常见。故选 E。

10.【答案】E

11.【答案】D

【解析】获得性心肌病包括感染性心肌病、心动过速心肌病、心脏气球样变及围生期心肌病。故选 D。

12.【答案】A

【解析】病毒性心肌炎的诊断主要为临床诊断。根据典型的前驱感染史、相应的临床表现及体征、心电图、心肌酶学检查或超声心动图、CMR 显示的心肌损伤证据，应考虑次诊断。确诊有赖于心肌活检。故选 A。

13.【答案】A

14.【答案】D

【解析】对病毒性心肌炎糖皮质激素的疗效并不肯定，不主张常规使用。但对其他治疗效果不佳者，仍可考虑在发病 10 天至 1 个月使用。故 D 说法错误，其余各项均为心肌炎的治疗措施。故选 D。

15.【答案】A

16.【答案】A

【解析】病毒性心肌炎的大多数患者经过适当治疗后能痊愈。患者在急性期可因严重心律失常、急性心力衰竭和心源性休克而死亡。部分患者经过数周至数月后病情可趋稳定但可能留有一定程度的心脏扩大、心功能减退、伴或不伴有心律失常或心电图异常等，经久不愈，形成慢性心肌炎。有一部分扩张型心肌病是由心肌炎演变而来。只有 A 错误，故选 A。故选。

17.【答案】E

18.【答案】C

19.【答案】A

【解析】肥厚型心肌病的治疗原则：为弛缓肥厚的心肌，防止心动过速及维持正常窦性心律，减轻左心室流出道狭窄和抗室性心律失常。目前主张应用 β 受体阻断药及钙通道阻滞药治疗。美托洛尔为选择性的 β_1 受体阻断药，有较弱的膜稳定作用，无内在拟交感活性。对心脏有较大的选择性作用，较大剂量时对血管及支气管平滑肌也有作用。本品可减慢心率，减少心输出量，降低收缩压；立位及卧位均可降低血压；可减慢房室传导，使窦性心率减少。故选 A。

【A_2 型题】

20.【答案】D

【解析】扩张型心肌病的心电图可表现为室内传导阻滞及左束支传导阻滞，还可出现病理性 Q 波，可见各类期前收缩、非持续性室速、房颤、传导阻滞等。临床表现及体征参见第 8 题及第 9 题解析。根据题干描述，本患者考虑为扩张型心肌病，故选 D。

21.【答案】C

【解析】患者有心悸、气促、腹胀及水肿的症状，查体有心界扩大、心尖部舒张期奔马律的体征，心电图示室性期前收缩，超声心动图示左室内径增大。症状、体征及辅助检查符合扩张型心肌病的特点，故选 C。

22.【答案】D

【解析】扩张型心肌病的 X 线表现为心影通常增大，心、胸比>50%，可出现肺淤血、肺水肿及肺动脉压力增高。通过该患者的症状、体征及 X 线、心电图表现考虑为扩张型心肌病，进一步需行超声心动图检查以明确诊断。故选 D。

23.【答案】C

24.【答案】E

25.【答案】D

【解析】肥厚型心肌病最常见的症状是劳力性呼吸困难和乏力。1/3 的患者可有劳力性胸痛。最常见的持续性心律失常是房颤。部分患者有晕厥，常于运动时出现。该病是青少年和运动员猝死的主要原因。查体可见心脏轻度增大，可闻及第四心音，流出道梗阻的患者可于胸骨左缘 3~4 肋间闻及收缩期杂音。X 线检查显示心影可以正常大小或左心室增大。心电图最常见的表现为左心室肥大，ST-T 改变，深而不宽的病理性 Q 波可在 Ⅰ、aVL 或 Ⅱ、Ⅲ、aVF 和某些胸导联上出现。根据题干考虑患者为梗阻性肥厚型心肌病。故选 D。

26.【答案】B

27.【答案】D

【解析】根据该患者的症状、体征及心电图、超声心动图表现，考虑诊断为肥厚型心肌病，其是青年和运动员心源性猝死的最常见病因。故选 D。

28.【答案】D

【解析】该患者考虑为肥厚型心肌病。超声心动图特点为：心室不对称肥厚而无心室腔增大为其特征。舒张期室间隔的厚度达 15mm，与后壁之比 ≥1.3。有流出道梗阻的病例可见室间隔流出道部分向左心室内突出、二尖瓣前叶在收缩期前移（SAM 征）、左心室顺应性降低致舒张功能障碍等。故选 D。

29.【答案】C

30.【答案】A

【解析】青少年男性，着凉后出现心悸、气促、乏力及食欲缺乏。查体有心率快、心律不齐、心音低钝及肝大，心电图有 ST 段抬高，考虑为心肌炎合并了急性心包炎。患者有严重血流动力学障碍，出现阿-斯综合征，应为暴发性心肌炎。故选A。

31.【答案】D

【解析】病毒性心肌炎的诊断主要为临床诊断，根据患者典型的前驱感染史、相应的临床表现及体征、心电图、心肌酶学检查或超声心动图、心脏磁共振显示的心肌损伤的证据，应考虑此诊断，确诊有赖于心内膜心肌活检。故选D。

32.【答案】C

【A_3/A_4型题】

33.【答案】E

【解析】根据题干描述患者的症状、体征及超声心动图表现（参见第6、8、9题解析），考虑为扩张型心肌病的可能性大，确诊应行心肌活检。故选E。

34.【答案】B

【解析】患者查体心律为房颤律的特点，目前患者有心衰的症状及体征，心衰合并快速房颤时应首选洋地黄类药物。故选B。

35.【答案】D

【解析】心包积液时舒张期心室充盈受限，吸气时肺循环血容量增加，血液滞留在血管内，致上、下腔静脉的血液向右心回流不能相应增加，使肺静脉血液流入左室的量较正常时减少，产生奇脉。右心衰竭时不会有奇脉。故选D。

36.【答案】C

【解析】长期大量饮酒可能导致酒精性心脏病。其诊断标准包括：有符合扩张型心肌病的临床表现；有长期过量饮酒史（女性>40g/d，男性>80g/d，饮酒5年以上）；既往无其他心脏病病史。故选C。

37.【答案】D

【解析】扩张型心肌病的超声心动图显示早期即可有左心室轻度扩大，后期各心腔均扩大，以左心室扩大为著。室壁运动普遍减弱，心肌收缩力下降，左心室射血分数显著降低。二尖瓣、三尖瓣关闭反流。只有D项不符合，故选D。

38.【答案】B

【解析】酒精性心肌病患者若能早期戒酒，多数患者心脏情况能逐渐改善或恢复。故选B。

39.【答案】E

【解析】参见第2题解析。

40.【答案】A

41.【答案】E

【解析】单发性室性期前收缩、一度房室传导阻滞等停用洋地黄后常自行消失，对快速性心律失常者，如血钾浓度低则可用静脉补钾，如血钾不低可用利多卡因或苯妥英钠。故选E。

42.【答案】C

43.【答案】B

【解析】多巴酚丁胺是多巴胺的衍生物，可通过兴奋β_1受体增强心肌收缩力，扩血管作用不如多巴胺明显，对加快心率的反应也比多巴胺小。只能短期静脉应用，在慢性心衰加重时，起到帮助患者渡过难关的作用。故选B。

44.【答案】D

【解析】此患者考虑为扩张型心肌病，心肌活检对确定诊断有意义。故选D。

45.【答案】A

【解析】肾上腺素临床主要用于心搏骤停、支气管哮喘、过敏性休克等的治疗，不用于治疗扩张型心肌病。故选A。

46.【答案】E

47.【答案】C

48.【答案】A

49.【答案】A

【解析】对有起搏器置入适应证的肥厚型心肌病患者，选择放置右心室心脏起搏可望减轻左心室流出道梗阻。对于药物治疗效果差而又不太适合手术或消融的患者可以选择双腔起搏（DDD起搏）。故选A。

50.【答案】C

【解析】青年男性，急性起病，着凉后出现胸闷、气促伴发热的症状，并有血压下降、心率快的体征，心肌酶升高，心电图示ST段抬高，考虑为病毒性心肌炎，因患者已出现血流动力学障碍，故考虑为急性暴发性心肌炎。故选C。

51.【答案】D

52.【答案】E

【解析】病毒性心肌炎尚无特异性治疗。患者应避免劳累，适当休息。而不应该鼓励患者尽快离床活动。故选E。

53.【答案】E

54.【答案】D

55.【答案】D

【解析】急性病毒性心肌炎出现高度房室传导阻滞或窦房结功能损害而出现晕厥或明显低血压时可考虑使用临时心脏起搏器。故选D。

56.【答案】D

【B_1型题】

57.【答案】B

【解析】肥厚型心肌病组织学改变有3大特点：心肌细胞排列紊乱、小血管病变、瘢痕形成。故选B。

58.【答案】A

【解析】扩张型心肌病组织学为非特异性心肌细胞肥大、变性，特别是程度不同的纤维化等病变混合存在。故选A。

59.【答案】C

【解析】急性风湿热抗链球菌溶血素“O”（ASO）滴度超过1∶400为阳性，在感染后2周左右出现，阳性率在75%左右，抗DNA酶-B阳性率在80%以上，两者联合阳性率可提高到90%。故选C。

60.【答案】B

【解析】病毒性心肌炎时心肌损伤标志物检查可有心肌肌酸激酶（CK-MB）及肌钙蛋白（T或I）增高。故选B。

61.【答案】E

【解析】肥厚型心肌病是一种遗传性心肌病，以心室非对称性肥厚为解剖特点，是青少年运动猝死的最主要原因之一。故选E。

62.【答案】D

63.【答案】A

【解析】血培养是诊断菌血症和感染性心内膜炎的最重要方法。故选A。

64.【答案】E

【解析】扩张型心肌病临床主要表现为活动时呼吸困难和活动耐量下降。主要体征为心界扩大，常可听到第三或第四心音，心率快时呈奔马律，有时可于心尖部闻及收缩期杂音。颈静脉怒张、肝大及外周水肿等液体潴留体征也较为常见。超声心动图显示早期即可有左心室轻度扩大，后期各心腔均扩大，以左心室扩大为著。故选E。

65.【答案】C

【解析】肥厚型心肌病最常见的症状是劳力性呼吸困难和乏力。1/3的患者可有劳力性胸痛。部分患者有晕厥，常于运动时出现。查体可见心脏轻度增大，可闻及第四心音，流出道梗阻的患者可于胸骨左缘3~4肋间闻及收缩期杂音。故选C。

66.【答案】D

67.【答案】A

第十章 急性心包炎

【A_1型题】

1.【答案】C

【解析】急性心包炎最常见病因为病毒感染。其他包括细菌、自身免疫病、肿瘤侵犯心包、尿毒症、急性心肌梗死后心包炎、主动脉夹层、胸壁外伤及心脏手术后。C错误，故选C。

2.【答案】C

【解析】呼吸困难是心包积液时最突出的症状，可能与支气管、肺受压及肺淤血有关。呼吸困难严重时，患者呈端坐呼吸，身躯前倾、呼吸浅速、面色苍白，可有发绀。也可因压迫气管、食管而产生干咳、声音嘶哑及吞咽困难。故选C。

3.【答案】D

【解析】胸骨后、心前区疼痛为急性心包炎的特征。部分患者可因心脏压塞出现呼吸困难、水肿等症状。急性心包炎最具诊断价值的体征为心包摩擦音。心脏压塞时可出现体循环静脉淤血、颈静脉怒张、静脉压升高、奇脉等。心音应该减弱而不是增强，D错误，故选D。

4.【答案】B

【解析】快速心包积液时可引起急性心脏压塞，出现明显心动过速、血压下降、脉压变小和静脉压明显上升，如心排血量显著下降，可产生急性循环衰竭、休克等。故选B。

5.【答案】B

【解析】超声心动图可确诊有无心包积液，判断积液量，协助判断临床血流动力学改变是否由心脏压塞所致。故选B。

6.【答案】C

【解析】急性心包炎患者X线检查可无异常发现，如心包积液较多，则可见心影增大。成人液体量少于250ml、儿童少于150ml时，X线难以检出其积液。C项错误，故选C。

7.【答案】A

【解析】我国缩窄性心包炎以结核性为最常见，其次为急性非特异性心包炎、化脓性或创伤性心包炎后演变而来。放射性心包炎和心脏手术后引起者逐渐增多。其他少见的病因包括自身免疫性疾病、恶性肿瘤、尿毒症、药物等。故选A。

8.【答案】D

9.【答案】E

【解析】心包渗液多引起急性心脏压塞时需立即行心包穿刺放液，顽固性复发性心包炎病程超过2年、激素无法控制的患者，或伴严重胸痛的患者可考虑外科心包切除术治疗。E错误，故选E。

10.【答案】E

【解析】急性心包炎时心电图主要表现为：①ST段抬高，见于除aVR及V_1导联以外的所有常规导联中，呈弓背向下型，aVR及V_1导联中ST段压低。②一至数日后，ST段回到基线，出现T波低平及倒置。③心包积液时有QRS低电压，大量渗液时可见电交替。④常有窦性心动过速。E项不符合，故选E。

11.【答案】C

【解析】心包积液的体征：心脏叩诊浊音界向两侧增大，皆为绝对浊音区；心尖搏动弱，位于心浊音界左缘的内侧或不能扪及；心音低而遥远。在有大量积液时可在左肩胛骨下出现浊音及左肺受压迫所引起的支气管呼吸音，称心包积液征（Ewart征）。少数病例中，在胸骨左缘第3、4肋间可闻及心包叩击音。大量渗液可使脉压变小。按积液时心脏压塞程度，脉搏可正常、减弱或出现奇脉。大量渗液可累及静脉回流，出现颈静脉怒张、肝大、腹水及下肢水肿等。故选C。

【A_2型题】

12.【答案】C

13.【答案】D

【解析】缩窄性心包炎常见症状为呼吸困难、疲乏、食欲缺乏。体征有颈静脉怒张、肝大、腹水、下肢水肿、心率增快，可见Kussmaul征。心脏体征：心尖搏动不明显，心浊音界不增大，心音减低，通常无杂音，可闻及心包叩击音。心律一般为窦性，有时可有心房颤动。心电图中有QRS低电压、T波低平或倒置。根据题干描述，本患者符合缩窄性心包炎的特点，故选D。

14.【答案】A

【解析】奇脉是指大量心包积液患者在触诊时桡动脉搏动呈吸气性显著减弱或消失、呼气时复原的现象。也可通过血压测量来诊断，即吸气时动脉收缩压较吸气前下降10mmHg或更多，而正常人吸气时收缩压仅稍有下降。故选A。

15.【答案】C

16.【答案】B

17.【答案】D

【解析】青年男性，有发热、乏力等全身中毒症状，查体有心包积液的体征，实验室检查示红细胞沉降率增快，心包积液为浅草黄色，淋巴细胞增多，并有ADA升高，考虑为结核性心包炎的可能性大。故选D。

18.【答案】D

【解析】患者有发热及胸痛的症状，心电图有典型的ST段弓背向下型抬高，考虑为急性心包炎。故选D。

19.【答案】C

20.【答案】E

21.【答案】E

22.【答案】B

【解析】根据患者发热、心悸、气促的症状及超声心动图所示液性暗区，考虑为心包积液，心包积液的体征参见第11题解析，只有B项不是其体征。故选B。

【A_3/A_4型题】

23.【答案】D

【解析】缩窄性心包炎的症状、体征参见第13题解析。其X线检查可示心影偏小、正常或轻度增大，左、右心缘变直，主动脉弓小或难以辨认，上腔静脉常扩张，可见心包钙化。结合患者的症状、体征及X线表现，考虑为缩窄性心包炎。故选D。

24.【答案】E

【解析】奇脉指吸气时脉搏明显减弱甚至消失，呼气时又出现或恢复原状的现象。可见于大量心包积液伴有心脏压塞、缩窄性心包炎、肺气肿、大量胸腔积液及哮喘等。右心衰竭患者不会发生奇脉，故选E。

25.【答案】C

26.【答案】C

27.【答案】C

【解析】心脏压塞的临床特征为Beck三联征：低血压、心音低弱、颈静脉怒张。此患者心包积液后出现呼吸困难及血压下降、颈静脉怒张，考虑为心脏压塞。故选C。

28.【答案】C

【解析】肺部无明显充血现象而心影显著增大是心包积液的有力证据。故选C。

29.【答案】C

【解析】心包穿刺引流是解除心脏压塞最简单有效的手段，对所有血流动力学不稳定的急性心脏压塞，均应紧急行心包穿刺或外科心包开窗引流，解除心脏压塞。故选C。

【B_1型题】

30.【答案】C

31.【答案】D

32.【答案】B

第十一章　心脏压塞

【A_1型题】

1.【答案】A

2.【答案】C

3.【答案】E

【解析】在外伤所致心包积液或急性心肌梗死发生心室壁破裂时，心脏压塞可急骤出现，此时，可根据血压突然下降或休克、颈静脉显著怒张、心音低弱、遥远等（称为Beck三联征）而作出心脏压塞的诊断。故选E。

第十二章　休　　克

【A_1型题】

1.【答案】D

【解析】有效循环血容量锐减及组织灌注不足是各类休克共同的病理生理基础。故选D。

2.【答案】A

【解析】休克诊断的关键是应早期及时发现休克。要点是凡遇到严重损伤、大量出血、重度感染以及过敏患者和有心脏病史者，应想到并发休克的可能。临床观察中，对于有出汗、兴奋、心率加快、脉压小或尿少等症状者，应疑有休克。若患者出现神志淡漠、反应迟钝、皮肤苍白、呼吸浅快、收缩压降至90mmHg以下及尿少者，则标志患者已进入休克抑制期。因此诊断休克的主要依据是根据患者的临床表现，故选A。

3.【答案】B

【解析】一般情况下，左心室冠脉血流量在收缩期为舒张期的20%～30%，可见影响冠脉血流量的主要因素是舒张压的高低和心脏舒张期的长短。故选B。

4.【答案】C

【解析】氧供给不足和需求增加是休克的本质，产生炎症介质是休克的特征，因此恢复对组织细胞的供氧、促进其有效的利用，重新建立氧的供需平衡和保持正常的细胞功能是治疗休克的关键环节。故选C。

5.【答案】C

【解析】休克早期，血容量减少，醛固酮分泌增加，减少了钠和水的排泄，故尿钠减少。C项错误，故选C。

6.【答案】D

【解析】微静脉的功能在于其舒缩状态可影响毛细血管血压，从而影响体液交换和静脉回心血量。微动脉和微静脉之间可以通过直捷通路和动-静脉吻合支相互沟通。它们都为微循环提供了一条不经真毛细血管网的快速通路，可使一部分血液由动脉迅速流入静脉而返回心脏。休克早期时，机体处于一个代偿状态，微静脉扩张，以维持回心血量，若微静脉收缩，则影响回心血量。D项错误，故选D。

7.【答案】E

【解析】中心静脉压代表了右心房或者胸腔段腔静脉内压力的变化，可反映全身血容量与右心功能之间的关系。CVP的正常值为5～10cmH_2O。当CVP<5cmH_2O时，表示血容量不足；高于15cmH_2O时，则提示心功能不全、静脉血管床过度收缩或肺循环阻力增高；若CVP超过20cmH_2O时，则表示存在充血性心力衰竭。故选E。

8.【答案】E

【解析】休克患者出现尿少可能提示为血容量不足，若血容量充足仍尿少，则提示有急性肾功能损害，酌情给利尿药。E项错误，故选E。

9.【答案】B

10.【答案】B

11.【答案】C

【解析】治疗休克重点是恢复灌注和对组织提供足够的氧。近年强调氧供应和氧消耗超常值的复苏概念，应达到以下标准：DO_2>600ml/(min·m^2)，VO_2>170ml/(min·m^2)，心脏指数CI>4.5L/(min·m^2)；最终目的是防止多器官功能障碍综合征(MODS)。故选C。

12.【答案】C

13.【答案】C

14.【答案】E

15.【答案】C

【解析】补液试验：取等渗盐水250ml，于5～10分钟内经静脉注入。如血压升高而中心静脉压不变，提示血容量不足；如血压不变而中心静脉压升高3～5cmH_2O，则提示心功能不全。故选C。

16.【答案】C

【解析】患者血压正常而中心静脉压高，处理见表4-14-4。

表4-14-4 中心静脉压与补液的关系

中心静脉压	血压	原因	处理原则
低	低	血容量严重不足	充分补液
低	正常	血容量不足	适当补液
高	低	心功能不全或血容量相对过多	给强心药物，纠正酸中毒，舒张血管
高	正常	容量血管过度收缩	舒张血管
正常	低	心功能不全或血容量不足	补液试验

【A_3/A_4型题】

17.【答案】A

【解析】中度休克表现为神志尚清楚，表情淡漠，很口渴，皮肤苍白，发冷，脉搏100～200次/分，收缩压为70～90mmHg，脉压小，表浅静脉塌陷，毛细血管充盈迟缓，尿少，估计失血量为800～1600ml（20%～40%）。此患者符合中度休克的特点，故选A。

18.【答案】C

19.【答案】E

【解析】患者急性失血性休克，失血量超过全身血容量的30%应予输血治疗。故选E。

20.【答案】B

【解析】在休克代偿期由于机体对有效循环血容量减少的早期有相应的代偿能力，患者的中枢神经系统兴奋性提高，交感-肾上腺轴兴奋。表现为精神紧张、兴奋或烦躁不安、皮肤苍白、四肢厥冷、心率加快、脉压小、呼吸加快、尿量减少等。根据题干描述的特点，患者应该处于休克代偿期。故选B。

21.【答案】E

【解析】在休克代偿期由于内脏小动、静脉血管平滑肌及毛细血管前括约肌受儿茶酚胺等激素的影响发生强烈收缩，动静脉间短路开放，结果外周血管阻力和回心血量均有所增加。E错误，故选E。

22.【答案】E

【解析】弥散性血管内凝血的实验室检查同时有下列三项以上异常：①血小板<100×10^9/L或进行性下降，肝病、白血病患者血小板<50×10^9/L。②血浆纤维蛋白原含量<1.5g/L或进行性下降，或>4g/L，白血病及其他恶性肿瘤患者<1.8g/L，肝病患者<1.0g/L。③3P试验阳性或血浆FDP>20mg/L，肝病、白血病患者FDP>60mg/L，或D-二聚体水平升高或阳性。④凝血酶原时间（PT）缩短或延长3秒以上，肝病患者延长5秒以上，或APTT缩短或延长10秒以上。可见只有E项是无意义的，故选E。

23.【答案】E

【解析】患者处于休克代偿期，血压经代偿后尚可维持，应积极治疗原发病，同时补充血容量，对症支持治疗。间羟胺属于血管活性药物，应在充分容量复苏的前提下再应用，故是错误的，故选E。

【B_1型题】

24.【答案】B

【解析】尿少通常是早期休克和休克复苏不完全的表现。尿量<25ml/h、比重增加者表明仍存在肾血管收缩和供血量不足；血压正常但尿量仍少且比重偏低者，提示有急性肾损伤可能。当尿量维持在30ml/h以上时，则休克已纠正。CVP<5cmH$_2$O时，表示血容量不足；高于15cmH$_2$O时，则提示心功能不全、静脉血管床过度收缩或肺循环阻力增高；若CVP超过20cmH$_2$O时，则表示存在充血性心力衰竭。可见中心静脉压偏低、尿量少时提示血容量不足。故选B。

25.【答案】D

26.【答案】E

第十三章　周围血管疾病

【A_1型题】

1.【答案】C

【解析】静脉壁软弱、静脉瓣膜缺陷及浅静脉内压升高是引起浅静脉曲张的主要原因。静脉壁薄弱和静脉瓣缺陷与遗传因素有关。长期站立、重体力劳动、妊娠、慢性咳嗽、习惯性便秘等后天性因素，使瓣膜承受过度的压力，逐渐松弛，不能紧密关闭。故只有慢性腹泻与下肢静脉曲张发病无关，故选C。

2.【答案】A

3.【答案】B

【解析】血栓闭塞性脉管炎的主要临床表现：①患肢怕冷，皮肤温度降低，苍白或发绀。②患肢感觉异常及疼痛，早期起因于血管壁炎症刺激末梢神经，后因动脉阻塞造成缺血性疼痛，即间歇性跛行或静息痛。③长期慢性缺血导致组织营养障碍改变。严重缺血者，患肢末端出现缺血性溃疡或坏疽。④患肢的远侧动脉搏动减弱或消失。⑤发病前或发病过程中出现复发性游走性浅静脉炎。故选B。

4.【答案】C

【解析】下肢静脉曲张病程进展可出现血栓性静脉炎、溃疡及曲张静脉破裂出血的并发症。其中溃疡主要发生于踝周及足靴区。故选C。

5.【答案】E

6.【答案】B

【解析】Perthes试验，即深静脉通畅试验，用于检查深静脉是否通畅，是决定原发性下肢静脉曲张手术与否的关键检查。故选B。

【A_2型题】

7.【答案】D

【解析】青年男性，患肢疼痛及感觉异常，患肢怕冷、发凉，并有足背动脉搏动减弱，符合血栓闭塞性脉管炎的临床特点（参见第3题解析）。故选D。

8.【答案】D

【解析】假性动脉瘤是血管损伤的并发症，因火器伤、刺伤、医源性损伤等致动脉壁全层破裂出血。临床表现为局部有肿块，并有膨胀性搏动，可触及收缩期震颤，听到收缩期杂音。该患者符合其特点，故选D。

9.【答案】A

【解析】原发性下肢静脉曲张主要表现为下肢静脉迂曲扩张，多见于长期站立的人。交通静脉瓣膜破坏后，足靴区肿胀和颜色加深等皮肤营养性变化。大隐静脉瓣膜功能试验（+）提示大隐静脉瓣膜功能不全，而深静脉通畅试验（-）提示深静脉通畅。原发性下肢深静脉瓣膜功能不全各种症状相对较重。下肢深静脉血栓形成常伴有明显的肢体肿胀。动静脉瘘患肢皮肤温度升高。血栓性浅静脉炎为单纯性下肢静脉曲张的并发症。故选A。

10.【答案】B

【解析】动脉栓塞是指动脉腔被进入血管内的栓子堵塞，造成血流阻塞，引起急性缺血的临床表现。栓子的来源主要为心源性，见于风心病、冠心病等。急性动脉栓塞的临床表现为“5P”，即疼痛、感觉异常、麻痹、无脉和苍白。故选B。

11.【答案】D

【解析】深静脉血栓的病因为静脉损伤、血流缓慢和血液高凝状态。长期卧床可造成血流缓慢。中央型，即髂-股静脉血栓形成，表现为下肢肿胀，患侧髂窝、股三角区有疼痛和压痛，浅静脉扩张，患肢皮温升高，左侧发病多于右侧。故选D。

【A_3/A_4型题】

12.【答案】B

【解析】下肢慢性静脉功能不全是一组由静脉逆流引起的病症，常见症状为下肢沉重、疲劳、胀痛等。临床表现有七类：有自觉症状，但无明显体征；毛细静脉扩张或网状静脉扩张；浅静脉曲张；踝部和/或小腿水肿；皮肤改变；色素沉着、湿疹、皮下脂质硬化或萎缩；皮肤改变及已愈合的溃疡；皮肤改变及活动期静脉性溃疡。故选B。

13.【答案】E

14.【答案】D

15.【答案】D

【B_1型题】

16.【答案】E

【解析】下肢静脉曲张患者手术治疗是切除曲张的静脉，当深静脉阻塞时，若切除曲张的静脉会使静脉血无法回流或回流困难，加重肿胀甚至恶化病情。故选E。

17.【答案】D

【解析】硬化剂注射疗法是利用硬化剂注入排空的曲张静脉后引起的炎症反应使之闭塞，也可作为手术的辅助疗法，处理残留的曲张静脉。故选D。

第十五篇　消化系统

第一章　食管、胃、十二指肠疾病

【A_1型题】

1.【答案】C

【解析】参见第19题解析。

2.【答案】C

【解析】接近一半患者的溃疡穿孔可自行闭合或经非手术治疗而闭合。非手术治疗的具体适应证如下：①穿孔超过24小时，临床表现轻，腹膜炎体征趋于局限者。②一般情况好，症状体征较轻的空腹穿孔。③不属于顽固性溃疡，不伴有溃疡出血、幽门梗阻、可疑癌变等情况。④全身条件差，难以耐受麻醉与手术者。综上可见，非手术治疗不适用于顽固性溃疡、饮食后穿孔、伴有出血、幽门梗阻、疑有癌变等情况的穿孔患者。故选C。

3.【答案】E

【解析】参见第50题解析。

4.【答案】E

【解析】自身免疫性胃炎患者可伴有贫血，在典型恶性贫血时除贫血外还可伴有维生素B_{12}缺乏的其他临床表现。该病目前尚无特异治疗，有恶性贫血时注射维生素B_{12}后贫血可获纠正。故选E。

5.【答案】C

【解析】食管癌患者当肿瘤侵及相邻器官并发生穿孔时，可发生食管气管瘘、纵隔脓肿、肺炎、肺脓肿及主动脉穿破大出血，导致死亡。食管气管瘘是食管癌的并发症之一，伴进食呛咳，故选C。

6.【答案】D

【解析】对十二指肠溃疡常采用减少胃酸分泌的策略。手术方法主要有胃大部切除术和选择性或高选择性迷走神经切断术。胃大部切除术治疗胃十二指肠溃疡的理论基础在于：①切除了大部分胃，因壁细胞和主细胞数量减少，使得胃酸和胃蛋白酶分泌大为减少。②切除胃窦部，减少G细胞分泌促胃液素所引起的胃酸分泌。③切除了溃疡的好发部位，即十二指肠球部和胃窦部。④切除了溃疡。其中前3条是重要的，后1条并非绝对必需。十二指肠溃疡如估计溃疡病灶切除很困难时则不应勉强，可改用溃疡旷置术。毕Ⅱ式胃切除后，酸性胃内容物不再接触溃疡病灶，旷置的溃疡可自行愈合。由此可见，胃大部切除术治疗十二指肠溃疡的原理主要是降低胃酸分泌而非切除溃疡病灶本身。十二指肠溃疡患者的基础和餐后胃酸分泌均高于正常人，降低胃酸分泌还可有效防止溃疡复发。故选D。

7.【答案】D

【解析】胃黏膜下淋巴管网丰富，并经贲门与食管、经幽门与十二指肠交通。胃周淋巴结，沿胃的主要动脉及其分支分布，淋巴管回流逆动脉血流方向走行，经多个淋巴结逐步向动脉根部聚集。胃周共有16组淋巴结。按淋巴的主要引流方向可分为以下四群：①腹腔淋巴结群，引流胃小弯上部淋巴液。②幽门上淋巴结群，引流胃小弯下部淋巴液。③幽门下淋巴结群，引流胃大弯右侧淋巴液。④胰脾淋巴结群，引流胃大弯上部淋巴液。故选D。

8.【答案】A

【解析】胃迷走神经切断术适合治疗十二指肠溃疡，在国外应用广泛。其基本原理是切断支配胃的迷走神经，通过阻断迷走神经对壁细胞的刺激，消除神经性胃酸分泌；消除迷走神经引起的促胃液素分泌，减少体液性胃酸分泌。故选A。

9.【答案】D

【解析】胃溃疡急性穿孔的治疗包括非手术治疗及手术治疗。非手术治疗期间必须严密观察患者的症状和腹部体征的变化，如治疗6~8小时后病情无好转甚至加重，应及时中转手术治疗。手术治疗包括穿孔修补术和根治性手术，根治性手术的优点在于手术同时解决了穿孔和溃疡两个问题。患者一般状况较好，穿孔在8~12小时以内，腹腔内感染和胃十二指肠水肿较轻，且无重要器官并存病者可考虑行根治性手术。根治性手术包括：①胃大部切除术。②穿孔修补加壁细胞迷走神经切断术。③穿孔修补、迷走神经切断加胃窦部切除或幽门成形术。国内多采用胃大部切除术。可见，胃溃疡穿孔的理想治疗方法为胃大部切除术。故选D。

10.【答案】C

【解析】由于内科治疗的进展，消化性溃疡目前外科手术主要限于少数有并发症的患者，包括：①大量出血经内科治疗无效。②急性穿孔。③瘢痕性幽门梗阻。④胃溃疡癌变。⑤严格内科治疗无效的顽固性溃疡。故选C。

11.【答案】A

【解析】患者平卧时膈下部位最低，急性腹膜炎时腹腔内的脓液易积聚此处。细菌亦可由门静脉和淋巴系统到达膈下。约70%的急性腹膜炎患者经手术或药物治疗后腹腔内的脓液可被完全吸收；约30%的患者发生局限性脓肿。脓肿的位置与原发病有关。十二指肠溃疡穿孔、胆囊及胆管化脓性感染、阑尾炎穿孔，其脓液常积聚在右膈下；胃穿孔、脾切除术后感染，脓肿常发生在左膈下。故选A。

12.【答案】D

【解析】引起大出血的十二指肠溃疡通常位于球部后壁，可侵蚀胃十二指肠动脉或胰十二指肠上动脉及其分支引起大出血。胃溃疡大出血多数发生在胃小弯，出血源自胃左、右动脉及其分支。十二指肠前壁附近无大血管，故此处的溃疡常无大出血。短期内失血量超过800ml，可出现休克症状。肠鸣音减弱或消失、移动性浊音均为胃十二指肠溃疡并发穿孔时的体征，只有D项描述正确。故选D。

13.【答案】A

【解析】慢性萎缩性胃炎是指胃黏膜已发生了萎缩性改变的慢性胃炎。慢性萎缩性胃炎又可再分为多灶萎缩性胃炎和自身免疫性胃炎两大类。前者萎缩性改变在胃内呈多灶性分布，以胃窦为主，多由幽门螺杆菌感染引起的慢性非萎缩性胃炎发展而来；后者萎缩改变主要位于胃体部，多由自身免疫引起的胃体胃炎发展而来。自身免疫性胃炎以富含壁细胞的胃体黏膜萎缩为主；患者血液中存在自身抗体——壁细胞抗体（PCA）。故选A。

14.【答案】D

【解析】急性穿孔后，有强烈刺激性的胃酸、胆汁、胰液等消化液和食物溢入腹腔，引起化学性腹膜炎，导致剧烈的腹痛和大量腹腔渗出液。突发上腹部剧烈疼痛并迅速扩展为全腹疼痛伴腹膜刺激征是上消化道穿孔特征性的临床表现。查体时患者全腹痛、反跳痛，腹肌紧张呈“板样”强直，尤以右上腹最明显。叩诊肝浊音界缩小或消失，可有移动性浊音；听诊肠鸣音消失或明显减弱。患者有发热。立位X线检查，80%的患者可见膈下新月状游离气体影。答案5个选项中，腹肌强直为腹膜炎的特征，因穿孔后消化液漏入腹腔所致，发生于穿孔后即刻，是最早出现的体征。故选D。

15.【答案】B

【解析】胃十二指肠溃疡穿孔非手术治疗措施主要包括：①持续胃肠减压，减少胃肠内容物继续外漏。②输液以维持水、电解质平衡并给予营养支持。③全身应用抗生素控制感染。④经静脉给予H_2受体阻断药或PPI等制酸药物。非手术治疗6~8小时后病情仍继续加重，应立即转行手术治疗。其中，胃肠减压为最关键的治疗措施。故选B。

16.【答案】B

【解析】缩窄型呈环形生长，质硬，涉及食管全周，食管黏膜呈向心性收缩，出现梗阻较早，而出血和转移发生较晚；溃疡型表面常有较深的溃疡，边缘稍隆起，出血和转移较早，而发生梗阻较晚。故选B。

17.【答案】E

【解析】碱性反流性胃炎指碱性肠液、胰液和胆汁反流入残胃，胆盐、卵磷脂破坏胃黏膜屏障，H^+逆向扩散而引起的化学性炎症。多在毕Ⅱ式吻合术或迷走神经切断加胃引流术后数月至数年发生。临床主要表现为呕吐胆汁样液；上腹或胸骨后烧灼样疼痛，进食后加重，抑酸治疗无效，较为顽固；胃液中无游离酸；体重减轻。治疗上采取少食多餐、餐后勿平卧及口服胃黏膜保护剂、胃动力促进药及胆汁酸结合药物考来烯胺（消胆胺）。症状严重者可行手术治疗，一般采用改行胃空肠Roux-en-Y吻合术，以减少胆汁反流入胃的机会。故选E。

18.【答案】D

【解析】上腹痛是消化性溃疡的主要症状，发作时上腹痛呈节律性，表现为空腹痛即餐后2~4小时或/及午夜痛，腹痛多为进食或服用抗酸药所缓解，典型节律性腹痛表现在DU多见。故选D。

19.【答案】B

【解析】自身免疫性胃炎（AIG）是由$CD4^+$T细胞介导的自身免疫性疾病。自身免疫性胃炎以富含壁细胞的胃体黏膜萎缩为主；患者血液中存在自身抗体如壁细胞抗体（PCA），自身抗体攻击壁细胞，使壁细胞总数减少，导致胃酸分泌减少或丧失。血清抗壁细胞抗体阳性是自身免疫性胃炎的诊断依据之一。故选B。

20.【答案】C

【解析】消化性溃疡主要指发生在胃和十二指肠的慢性溃疡，溃疡的黏膜缺损超过黏膜肌层，不同于糜烂。故选C。

21.【答案】E

【解析】胃镜检查是目前诊断上消化道出血病因的首选检查方法。多主张在出血后24~48小时内进行检查，称急诊胃镜检查。一般认为这可大大提高出血病因诊断的准确性，因为有些病变如急性糜烂出血性胃炎可在短短几天内愈合而不留痕迹；有些病变如血管异常在活动性出血时或近期有出血才易于发现；对同时存在2个或多个病变者可确定其出血所在。故选E。

22.【答案】E

【解析】食管癌术后常见的并发症包括以下4种：①吻合口瘘；②肺部并发症：包括肺炎、肺不张、肺水肿和ARDS等；③乳糜胸；④其他并发症：有血胸、气胸及胸腔感染。吻合口瘘为最常见并发症。故选E。

23.【答案】D

24.【答案】A

25.【答案】E

【解析】胃镜检查并同时取活组织做病理组织学检查是诊断慢性胃炎的最可靠方法。故选E。

26.【答案】E

【解析】幽门螺杆菌引起的慢性胃炎，炎症弥漫性分布，内镜下非萎缩性胃炎可见红斑（点、片状或条状）、黏膜粗糙不平、出血点/斑、黏膜水肿、黏液渗出等基本表现。而黏膜皱襞变平甚至消失是萎缩性胃炎的胃镜下表现。E项错误。故选E。

27.【答案】B

28.【答案】C

【解析】DU多发生在球部，前壁比较常见；GU多在胃角和胃窦小弯。故选C。

29.【答案】C

【解析】幽门螺杆菌作为慢性胃炎最主要病因的确立基于如下证据：①绝大多数慢性活动性胃炎患者胃黏膜中可检出幽门螺杆菌。②幽门螺杆菌在胃内的分布与胃内炎症分布一致。③根除幽门螺杆菌可使胃黏膜炎症消退。④从志愿者和动物模型中可复制幽门螺杆菌感染引起的慢性胃炎。故选C。

30.【答案】E

【解析】由幽门螺杆菌引起的慢性胃炎多数患者无症状；有症状者表现为上腹痛或不适、上腹胀、饱胀不适、嗳气、恶心等消化不良症状。进食后上腹痛为胃溃疡的特点，而饥饿痛是十二指肠溃疡的典型临床表现，上消化道出血的常见病因为消化性溃疡，而慢性胃炎并非易发生上消化道出血的并发症。所有选项描述均不正确。故选E。

31.【答案】C

32.【答案】C

【解析】上腹痛是消化性溃疡的主要症状，但部分患者可无症状或症状较轻以至不为患者所注意，约15%消化性溃疡患者可无症状，而以出血、穿孔等并发症为首发症状。NSAID引起的溃疡近半数无症状。胃溃疡多为进食后疼痛，十二指肠溃疡多表现为空腹痛即餐后2~4小时及午夜痛，腹痛多为进食或服用抗酸药所缓解，典型节律性表现在DU多见。十二指肠或胃后壁的溃疡深至浆膜层时已与邻近的组织或器官发生粘连，穿孔时胃肠内容物不流入腹腔，称为慢性穿孔，又称为穿透性溃疡。发生在球部远段十二指肠的溃疡称球后溃疡，多发生在十二指肠乳头的近端，对药物治疗反应较差，较易并发出血。C项描述错误，故选C。

33.【答案】D

【解析】胃癌的转移扩散途径包括以下5种：①直接浸润：是胃癌的主要扩散方式之一。②淋巴转移：是胃癌的主要转移途径，早期胃癌的淋巴转移率近20%，进展期胃癌的淋巴转移率高达70%。③血行转移：胃癌晚期癌细胞经门静脉或体循环向身体其他部位播散，其中以肝转移最为常见。④种植转移：当胃癌浸透浆膜后，癌细胞可自浆膜脱落并种植于腹膜、大网膜或其他脏器表面，形成转移性结节。⑤胃癌微转移：是近几年提出的新概念，定义为治疗时已经存在但目前常规病理学诊断技术还不能确定的转移。故选D。

34.【答案】D

【解析】胆汁反流、长期服用NSAID或其他对胃黏膜损害的物质，可引起以胃小凹增生为主且炎症细胞浸润很少为特征的反应性胃黏膜病变。胃大部分切除术后失去了幽门的功能，含胆汁、胰酶的十二指肠液长期大量反流入胃，由此而引起的残胃炎和吻合口炎是典型的化学性胃炎（病）改变，治疗上可予促胃肠动力药和吸附胆汁药物（如硫糖铝、铝碳酸镁或考来烯胺）。可见，慢性胃炎伴胆汁反流，可用硫糖铝保护胃黏膜治疗。故选D。

35.【答案】A

【解析】胃大部切除术，在我国是治疗胃十二指肠溃疡首选术式。胃溃疡常用的手术方式是远端胃大部切除术，胃肠道重建以胃十二指肠吻合（毕Ⅰ式）为宜。即将远端胃大部切除后，残胃与十二指肠吻合。优点是吻合后的胃肠道接近于正常解剖生理状态，食物经吻合口进入十二指肠，减少胆汁、胰液反流入残胃，术后因胃肠功能紊乱而引起的并发症较少。该术式是胃溃疡的优选术式。故选A。

36.【答案】A

37.【答案】D

38.【答案】B

【解析】幽门梗阻伴有恶心、呕吐，患者严重呕吐时可致低钾血症，“H^+-K^+”交换致低氯低钾性碱中毒。故选B。

39.【答案】D

【解析】治疗消化性溃疡的药物可分为抑制胃酸分泌的药物和保护胃黏膜的药物两大类，主要起缓解症状和促进溃疡愈合的作用，常与根除幽门螺杆菌治疗配合使用。抗酸药具中和胃酸作用，可迅速缓解疼痛症状，但一般剂量难以促进溃疡愈合，目前多作为加强镇痛的辅助治疗。故选D。

40.【答案】B

41.【答案】B

【解析】幽门管位于胃远端，与十二指肠交界，长约2cm。幽门管溃疡与DU相似，胃酸分泌一般较高。幽门管溃疡上腹痛的节律性不明显，对药物治疗反应较差，呕吐较多见，较易发生幽门梗阻、出血和穿孔等并发症。故选B。

42.【答案】E

【解析】早期食管癌X线钡餐造影的征象有：①黏膜皱襞增粗，迂曲及中断。②食管边缘毛刺状。③小充盈缺损与小龛影。④局限性管壁僵硬或有钡剂滞留。中晚期病例可见病变处管腔不规则狭窄、充盈缺损、管壁蠕动消失、管壁僵硬、黏膜紊乱、软组织影以及腔内型的巨大充盈缺损。故选E。

43.【答案】A

【解析】幽门梗阻主要是由DU或幽门管溃疡引起。溃疡急性发作时可因炎症水肿和幽门部痉挛而引起暂时性梗阻，可随炎症的好转而缓解；慢性梗阻主要由于瘢痕收缩而呈持久性。幽门梗阻临床表现为：餐后上腹饱胀、上腹疼痛加重，伴有恶心、呕吐，大量呕吐后症状可以改善，呕吐物含发酵酸性宿食。严重呕吐可致失水和低氯低钾性碱中毒。可发生营养不良和体重减轻。查体可见胃型和胃蠕动波，清晨空腹时检查胃内有振水声。进一步做胃镜或X线钡剂检查可确诊。但并非幽门梗阻的患者餐后即一定引起呕吐，A项描述错误。故选A。

44.【答案】A

【解析】慢性萎缩性胃炎又可再分为多灶萎缩性胃炎和自身免疫性胃炎两大类。后者萎缩改变主要位于胃体部，多由自身免疫引起的胃体胃炎发展而来。患者血液中存在自身抗体如壁细胞抗体，伴恶性贫血者还可查到内因子抗体；壁细胞抗体攻击壁细胞，使壁细胞总数减少，导致胃酸分泌减少或丧失；内因子抗体与内因子结合，阻碍维生素B_{12}吸收，从而导致恶性贫血。故选A。

45.【答案】D

【解析】引起急性糜烂出血性胃炎的常见病因有：①药物：常见的有非甾体抗炎药（NSAID）。②应激：严重创伤、大手术、大面积烧伤、颅内病变、败血症及其他严重脏器病变或多器官功能衰竭等均可引起胃黏膜糜烂、出血，严重者发生急性溃疡并大量出血，如烧伤所致者称Curling溃疡、中枢神经系统病变所致者称Cushing溃疡。③酒精：酒精具亲酯性和溶脂能力，高浓度酒精因而可直接破坏胃黏膜屏障。黏膜屏障的正常保护功能是维持胃腔与胃黏膜内氧离子高梯度状态的重要保证，当上述因素导致胃黏膜屏障破坏，则胃腔内氢离子便会反弥散进入胃黏膜内，从而进一步加重胃黏膜的损害，最终导致胃黏膜糜烂和出血。而幽门螺杆菌感染是慢性胃炎的最主要病因。D项错误。故选D。

46.【答案】D

【解析】对幽门螺杆菌感染引起的消化性溃疡，根除幽门螺杆菌不但可促进溃疡愈合，而且可预防溃疡复发，从而彻底治愈溃疡。因此，凡有幽门螺杆菌感染的消化性溃疡，无论初发或复发、活动或静止、有无并发症，均应予以根除幽门螺杆菌治疗。有效根除幽门螺杆菌及彻底停服NSAID，可消除消化性溃疡的两大常见病因，因而能大大减少溃疡复发。下列情况则需用长程维持治疗来预防溃疡复发：①不能停用NSAID的溃疡患者，无论幽门螺杆菌阳性还是阴性。②幽门螺杆菌相关溃疡，幽门螺杆菌感染未能被根除。③幽门螺杆菌阴性的溃疡（非幽门螺杆菌、非NSAID溃疡）。④幽门螺杆菌相关溃疡，幽门螺杆菌虽已被根除，但曾有严重并发症的高龄或有严重伴随病患者。而胃镜证实溃疡愈合，若危险因素不去除，仍有可能会复发。故选D。

47.【答案】E

【解析】胃酸分泌异常与胃十二指肠溃疡发病关系密切，1910年就提出了“无酸则无溃疡”的观点。时至今日，胃液酸度过高，激活胃蛋白酶原，黏膜产生自身消化仍然是溃疡病的主要发病机制。胃酸分泌主要受迷走神经和促胃液素的调控。临床上治疗消化性溃疡的手术均以减少胃酸分泌为目的，其理论基础在于阻断或减少内分泌因素即体液因素对胃酸的调节。外科手术治疗的方式包括胃大部切除术和迷走神经切断术。前者切除了大部分胃，因壁细胞和主细胞数量减少，使得胃酸和胃蛋白酶分泌减少；切除了胃窦部，减少G细胞分泌促胃液素所引起的胃酸分泌。溃疡患者的迷走神经兴奋性明显高于正常人，迷走神经通过直接刺激胃壁细胞或促进胃窦部黏膜释放促胃液素刺激胃酸分泌。迷走神经切断术治疗溃疡病则基于阻断神经因素对胃酸的调节。综上，溃疡病外科治疗的理论基础最终在于阻断神经和体液对胃酸的调节。故选E。

48.【答案】A

【解析】胃溃疡腹痛没有十二指肠溃疡腹痛那样有规律，腹痛多发生在进餐后0.5~1小时，持续1~2小时，进食不能缓解疼痛，甚至加剧疼痛。而十二指肠溃疡患者多表现为饥饿痛即空腹痛，与基础胃酸分泌过高有关，服用抗酸药物或进食能使疼痛缓解。故选A。

49.【答案】B

【解析】十二指肠溃疡手术治疗的适应证主要是出现严重并发症：急性穿孔、大出血和瘢痕性幽门梗阻，以及经正规内科治疗无效的顽固性溃疡。对十二指肠溃疡常采用减少胃酸分泌的策略，阻断迷走神经对壁细胞的刺激、降低胃窦部促胃液素的分泌以及减少壁细胞的数量。手术方法主要有胃大部切除术和选择性或高选择性迷走神经切断术。也可以采用迷走神经干切断术加幽门成形或迷走神经干切断术加胃窦切除术。十二指肠溃疡并发幽门梗阻宜首选胃大部切除术。故选B。

50.【答案】C

【解析】胃大部切除后胃肠道重建基本方式是胃十二指肠吻合或胃空肠吻合。毕Ⅰ式胃大部切除术是将残胃与十二指肠吻合；毕Ⅱ式胃大部切除术即切除远端胃后，缝合关闭十二指肠残端，残胃和上端空肠吻合。

51.【答案】B

【解析】慢性萎缩性胃炎是在慢性炎症过程中出现胃黏膜萎缩，主要表现为胃黏膜固有腺体数量减少甚至消失，组织学上有两种萎缩类型：①非化生性萎缩：胃黏膜固有腺体被纤维组织或纤维肌性组织代替或炎症细胞浸润引起固有腺体数量减少。②化生性萎缩：胃黏膜固有腺体被肠化生或假幽门腺化生所替代。萎缩常伴有肠化生，表现为胃固有腺体为肠腺样腺体所代替。慢性胃炎进一步发展，胃上皮或化生的肠上皮在再生过程中发生发育异常，可形成异型增生，表现为细胞异型性和腺体结构的紊乱，异型增生是胃癌的癌前病变。故选B。

52.【答案】C

【解析】中晚期食管癌的病理形态分型可分为5型，即：髓质型、蕈伞型、溃疡型、缩窄型和未定型。故选C。

53.【答案】B

【解析】食管癌患者出现持续性胸背痛，表示癌已侵犯食管外组织，为晚期症状。故选B。

54.【答案】C

【解析】食管癌切除后常用胃、结肠代食管，以胃最为常用，因其血供丰富、愈合力强、手术操作简单。因胃可上提至颈部，可用于各段食管癌切除重建。结肠能够切取足够长度与咽或颈部食管吻合，可用于肿瘤不能切除患者的旁路手术或已行胃大部切除食管癌的重建。而早中期食管癌常用的术式应为食管癌切除，用胃食管重建术。故选C。

55.【答案】E

【解析】胃迷走神经切断术后，胃酸分泌降低的同时，会造成胃蠕动功能减退，术后可能发生胃潴留，因此，仍需同时加作幽门成形、胃空肠吻合术、胃窦切除等胃引流手术。其目的是解除胃潴留。故选E。

56.【答案】C

【解析】胃食管反流病的治疗措施包括：改变生活方式与饮食习惯及药物治疗。为了减少卧位及夜间反流可将床头抬高15～20cm，避免睡前2小时内进食，注意减少一切引起腹压增高的因素，如肥胖、便秘、紧束腰带等，应避免进食使LES压降低的食物，如高脂肪、巧克力、咖啡、浓茶等；药物治疗包括：促胃肠动力药、抑酸药等，故选C。

57.【答案】A

【解析】内镜检查结合黏膜活检，是目前最可靠的诊断手段。X线检查对胃癌的诊断仍然有较大的价值。应用气-钡双重对比法、压迫法和低张造影技术，采用高密度钡粉，能更清楚地显示黏膜结构，有利于发现微小病变。故选A。

58.【答案】C

59.【答案】C

【解析】食管癌的检查方法主要包括：食管黏膜脱落细胞检查、内镜检查与活组织检查、食管X线钡餐造影检查、食管CT扫描检查、超声内镜检查等。其中，内镜检查与活组织检查是发现与诊断食管癌首选方法，优点是可直接观察病灶的形态，并可在直视下做活组织病理学检查，以确定诊断。食管黏膜脱落细胞检查方法为吞入双腔塑料管线套网气囊细胞采集器，充气后缓缓拉出气囊，取套网擦取物涂片做细胞学检查，阳性率可达90%以上，常能发现一些早期病例。优点是简便易操作，主要用于食管癌高发区现场普查。故选C

60.【答案】C

【解析】胃腺癌的好发部位依次为胃窦（58%）、贲门（20%）、胃体（15%）、全胃或大部分胃（7%）。故选C。

61.【答案】D

【解析】消化性溃疡主要指发生在胃和十二指肠的慢性溃疡，即胃溃疡（GU）和十二指肠溃疡（DU），因溃疡形成与胃酸/胃蛋白酶的消化作用有关而得名。故选D。

62.【答案】C

【解析】倾倒综合征系由于胃大部切除术后，原有的控制胃排空的幽门窦、幽门括约肌及十二指肠球部解剖结构不复存在，加上部分患者胃肠吻合口过大（特别是毕Ⅱ式），导致胃排空过速所产生的一系列综合征。治疗主要采用饮食调整疗法，即少量多餐，避免过甜食物、减少液体摄入量并降低渗透浓度等，症状常可明显改善。饮食调整后症状不能缓解者，以生长抑素治疗常可奏效。手术治疗应慎重，可改作毕Ⅰ式或Roux-en-Y胃肠吻合。可见，毕Ⅱ式胃大部切除术后易并发倾倒综合征。故选 C。

63.【答案】E

【解析】食管癌的中晚期表现包括：①进行性咽下困难：是绝大多数患者就诊时的主要症状，但却是本病的较晚期表现。②食物反流：因食管梗阻的近段有扩张与潴留，可发生食物反流。③咽下疼痛：由癌糜烂、溃疡、外侵或近段伴有食管炎所致，进食时尤以进热食或酸性食物后更明显，疼痛可涉及颈、肩胛、前胸和后背等处。④其他症状：如锁骨上窝淋巴结转移致左锁骨上淋巴结肿大，因癌肿扩散转移引起的其他表现，如压迫喉返神经所致的声嘶等。而食管异物感及哽噎感为食管癌的早期症状。故选 E。

64.【答案】B

【解析】消化性溃疡主要指发生在胃和十二指肠的慢性溃疡，即胃溃疡（GU）和十二指肠溃疡（DU），因溃疡形成与胃酸/胃蛋白酶的消化作用有关而得名。消化性溃疡的最终形成是由于胃酸/胃蛋白酶对黏膜自身消化所致。因胃蛋白酶活性是 pH 依赖性的，在 pH>4 时便失去活性，因此在探讨消化性溃疡发病机制和治疗措施时主要考虑胃酸。无酸情况下罕有溃疡发生以及抑制胃酸分泌药物能促进溃疡愈合的事实均确证胃酸在溃疡形成过程中的决定性作用，是溃疡形成的直接原因。故选 B。

65.【答案】C

【解析】消化性溃疡的并发症主要包括：①出血。②穿孔。③幽门梗阻。④癌变。溃疡侵蚀周围血管可引起出血。出血是消化性溃疡最常见的并发症。溃疡病灶向深部发展穿透浆膜层则并发穿孔。急性穿孔的溃疡常位于十二指肠前壁或胃前壁。溃疡急性发作时可因炎症水肿和幽门部痉挛而引起暂时性梗阻，可随炎症的好转而缓解；慢性梗阻主要由于瘢痕收缩而呈持久性。少数 GU 可发生癌变，DU 则否。故选 C。

66.【答案】E

【解析】突发上腹剧痛，腹式呼吸消失，上腹部压痛、反跳痛，肝浊音界消失均为消化性溃疡穿孔的临床表现。但前四项非消化性溃疡穿孔患者的特异性表现，其他急腹症继发腹膜炎亦可有上述临床表现。而肝浊音界消失是因为消化道穿孔后气体进入腹膜腔导致，为本病的特异性表现，对其诊断最具价值。故选 E。

67.【答案】E

【解析】胃大部切除术后发生呕吐的原因包括：术后梗阻及胃排空障碍。术后梗阻根据发生部位不同分为 3 种：①输入袢梗阻。②吻合口梗阻。③输出袢梗阻。而倾倒综合征多于进食后 30 分钟以内发生，原因为胃大部切除术后大量高渗食物过快地进入十二指肠或空肠，刺激肠道内分泌细胞分泌大量 5-羟色胺、缓激肽样多肽、血管活性肽等，使大量的细胞外液渗入肠腔、循环血容量骤减而引起胃肠功能和血管舒张功能紊乱。临床表现为上腹饱胀不适、腹泻、心悸、乏力、出汗、晕厥等，并无呕吐表现。故选 E。

68.【答案】C

【解析】胃空肠 Roux-en-Y 吻合术即远端胃大部切除后，缝合关闭十二指肠残端，在距十二指肠悬韧带 10～15cm 处切断空肠，残胃和远端空肠吻合，距此吻合口以下 45～60cm 空肠与空肠近侧断端吻合。此法的优点在于能较好地预防胆汁、胰液反流，减少反流性胃炎的发生。手术操作较复杂，如不同时切断迷走神经，易引发吻合口溃疡是其主要缺点。毕Ⅰ式吻合的不足为溃疡易复发。毕Ⅱ式吻合的术后吻合口溃疡发生率低，其最大缺点为术后后遗症较多，胆汁、胰液必经胃空肠吻合口，易致碱性反流性胃炎。故选 C。

69.【答案】B

70.【答案】C

【解析】DU 大多发生在十二指肠球部，发生在球部远段十二指肠的溃疡称球后溃疡，多发生在十二指肠乳头的近端。其具有 DU 的临床特点，但午夜痛及背部放射痛多见，对药物治疗反应较差，较易并发出血。故选 C。

71.【答案】D

72.【答案】D

【解析】胃镜检查是目前诊断上消化道出血病因的首选检查方法。胃镜检查在直视下顺序观察食管、胃、十二指肠球部直至降段，从而判断出血病变的部位、病因及出血情况。多主张在出血后 24～48 小时内进行检查，称急诊胃镜检查。一般认为这可大大提高出血病因诊断的准确性，因为有些病变如急性糜烂出血性胃炎可在短短几天内愈合而不留痕迹；有些病变如血管异常在活动性出血或近期出血期间才易于发现；对同时存在 2 个或多个病变者可确定其出血所在。急诊胃镜检查还可根据病变的特征判断是否继续出血或估计再出血的危险性，并同时进行内镜止血治疗。故选 D。

73.【答案】C

【解析】慢性胃炎的病理过程是胃黏膜损伤与修复的慢性过程，炎症表现为黏膜层以淋巴细胞和浆细胞为主的慢性炎症细胞浸润，当见有中性粒细胞浸润时显示有活动性炎症，称为慢性活动性胃炎，多提示存在幽门螺杆菌感染。故选 C。

74.【答案】A

【解析】上消化道疾病及全身

性疾病均可引起上消化道出血。临床上常见的病因包括消化性溃疡、食管胃底静脉曲张破裂、急性糜烂出血性胃炎和胃癌。上述疾病中消化性溃疡发病率最高，因而消化性溃疡已成为上消化道出血的最常见病因。故选A。

75.【答案】E

【解析】残胃癌亦称胃手术后胃癌，因其既可发生于胃大部切除后的残胃内，亦可发生于单纯胃肠吻合、单纯穿孔修补或迷走神经切断后的全胃内，一般认为应限于胃非癌性病变手术后发生的胃癌，指胃的良性疾病切除后5年以上，一般15～20年后在残胃发生的胃癌。故选E。

76.【答案】B

【解析】根据胃癌的进程可分为早期胃癌和进展期胃癌。早期胃癌是指病灶局限且深度不超过黏膜下层的胃癌，不论有无局部淋巴结转移。进展期胃癌深度超过黏膜下层，已侵入肌层者称中期，侵及浆膜或浆膜外者称晚期胃癌。故选B。

77.【答案】B

【解析】食管内镜检查与活组织检查是发现与诊断食管癌的首选方法。可直接观察病灶的形态，并可在直视下做活组织病理学检查，以确定诊断。X线钡餐造影检查除极早期食管癌不易显示外，大多能发现食管黏膜增粗、迂曲或虚线状中断，食管边缘毛刺征，小的充盈缺损，小龛影，局限性管壁发僵，或有钡滞留等较早期癌的征象。气-钡双重对比造影技术能更清楚地显示黏膜表面的细小结构，从而提高微小病变的发现率。故选B。

78.【答案】E

79.【答案】D

80.【答案】A

【解析】由幽门螺杆菌引起的慢性胃炎多数患者无症状；有症状者表现为上腹痛或不适、上腹胀、饱胀不适、嗳气、恶心等消化不良症状，这些症状之有无及严重程度与慢性胃炎的内镜所见及组织病理学改变并无肯定的相关。自身免疫性胃炎患者可伴有贫血，在典型恶性贫血时，除贫血外还可伴有维生素B_{12}缺乏的其他临床表现。故选A。

81.【答案】A

【解析】全球胃癌治疗的最佳临床证据表明，胃癌的预后直接与诊断时的分期有关。迄今为止，手术仍然是胃癌的最主要治疗手段，但由于胃癌早期（0～Ⅰ）诊断率低（约10%），大部分胃癌在确诊时已处于中晚期，5年生存率较低（7%～34%）。早期诊断是根治胃癌的前提，仍为提高胃癌治愈率的主要因素。故选A。

82.【答案】A

【解析】已证明在体内具有杀灭幽门螺杆菌作用的抗生素有克拉霉素、阿莫西林、甲硝唑（或替硝唑）、四环素、呋喃唑酮、某些喹诺酮类如左氧氟沙星等。PPI及胶体铋体内能抑制幽门螺杆菌，与上述抗生素有协同杀菌作用。目前尚无单一药物可有效根除幽门螺杆菌，因此必须联合用药。研究证明以PPI或胶体铋为基础加上两种抗生素的三联治疗方案有较高根除率。故选A。

83.【答案】C

【解析】食管癌的病变部位以中段居多，下段次之，上段最少。故选C。

84.【答案】C

【解析】慢性胃炎的病理过程是胃黏膜损伤与修复的慢性过程，主要组织病理学特征是炎症、萎缩和肠化生。炎症表现为黏膜层以淋巴细胞和浆细胞为主的慢性炎症细胞浸润，幽门螺杆菌引起的慢性胃炎常见淋巴滤泡形成。当见有中性粒细胞浸润时显示有活动性炎症，称为慢性活动性胃炎。故选C。

85.【答案】E

【解析】GU患者基础酸排量（BAO）及最大排酸量（MAO）多属正常或偏低。GU多发生于胃角和胃窦小弯。GU患者行X线钡餐检查可见龛影，龛影的形成是胃溃疡所致胃壁局限性缺损被造影剂钡剂充填后所形成的影像，从侧面观察可发现龛影突出胃壁轮廓之外。胃溃疡好发于40～60岁，而十二指肠溃疡好发于青少年，胃溃疡的平均发病年龄较十二指肠溃疡约推迟10年，十二指肠溃疡的起病与精神神经因素关系相对比较密切。E项表述正确。故选E。

86.【答案】B

【解析】呕血与黑粪是上消化道出血的特征性表现。上消化道大量出血之后，均有黑粪。出血部位在幽门以上者常伴有呕血。若出血量较少、速度慢亦可无呕血。反之，幽门以下出血如出血量大、速度快，可因血反流入胃腔引起恶心、呕吐而表现为呕血。因此，上消化道出血临床表现为呕血或黑粪主要取决于出血的量和速度。故选B。

87.【答案】B

【解析】90%的十二指肠溃疡穿孔发生在球部前壁；而胃溃疡穿孔60%发生在胃小弯，且多位于幽门附近小弯侧，40%分布于胃窦及其他各部。故选B。

88.【答案】D

【解析】我国食管外科手术切除率已达80%～90%，术后5年存活率已达30%以上，而早期切除常可达到根治效果，早期食管癌及时根治预后良好，手术切除5年生存率>90%。故选D。

89.【答案】C

【解析】胃大部切除术范围是切除胃的远侧2/3～3/4和部分十

二指肠球部。包括胃体的远侧部分、胃窦部、幽门和十二指肠球部的近胃部分。一般认为宜切除60%，并根据患者的具体情况适当调整。切除要求：高泌酸的十二指肠溃疡与Ⅱ、Ⅲ型胃溃疡切除范围应不少于胃的60%；低泌酸的Ⅰ型胃溃疡则可略小（50%左右）。胃切除范围的解剖标志是从胃小弯胃左动脉第一降支的右侧到胃大弯胃网膜左动脉最下第一个垂直分支左侧的连线，按此连线大致可切除胃的60%。故选C。

90.【答案】B

【解析】已证明在体内具有杀灭幽门螺杆菌作用的抗生素有克拉霉素、阿莫西林、甲硝唑（或替硝唑）、四环素、呋喃唑酮、某些喹诺酮类如左氧氟沙星等。PPI及胶体铋体内能抑制幽门螺杆菌，与上述抗生素有协同杀菌作用。目前尚无单一药物可有效根除幽门螺杆菌，因此必须联合用药。研究证明以PPI或胶体铋为基础加上两种抗生素的三联治疗方案有较高根除率。故选B。

91.【答案】A

【解析】约2/3的胃大部切除术后吻合口溃疡发生在术后2年以内，其部位多为吻合口附近的空肠侧。故选A。

92.【答案】B

93.【答案】C

【解析】收集食管脱落细胞进行细胞学检查可早期发现肿瘤细胞，食管癌患者敏感性达90%以上，操作简便易行，可作为食管炎与早期食管癌的有效鉴别手段。故选C。

94.【答案】B

【解析】幽门梗阻临床表现为：餐后上腹饱胀、上腹疼痛加重，伴有恶心、呕吐，大量呕吐后症状可以改善，呕吐物含发酵酸性宿食。严重呕吐可致失水和低氯低钾性碱中毒。可发生营养不良和体重减轻。查体可见胃型和胃蠕动波，清晨空腹时检查胃内有振水声。B项描述中呕吐物含有胆汁，错误。故选B。

95.【答案】D

96.【答案】A

【解析】食管癌在发展过程中，其早期及中晚期有不同的病理形态，早期可分为隐伏型、糜烂型、斑块型、乳头型或隆起型，这些类型的病变均局限于黏膜表面或黏膜下层。隐伏型为原位癌，侵及上皮全层；糜烂型大多限于黏膜固有层；斑块形则半数以上侵及黏膜肌层及黏膜下层。故选A。

97.【答案】E

【解析】溃疡病灶向深部发展穿透浆膜层则并发穿孔。溃疡穿孔临床上可分为急性、亚急性和慢性三种类型，以第一种常见。急性穿孔的溃疡常位于十二指肠前壁或胃前壁，发生穿孔后胃肠的内容物漏入腹腔而引起急性腹膜炎。十二指肠或胃后壁的溃疡深至浆膜层时已与邻近的组织或器官发生粘连，穿孔时胃肠内容物不流入腹腔，称为慢性穿孔，又称为穿透性溃疡。这种穿透性溃疡改变了腹痛规律，变得顽固而持续，疼痛常放射至背部。邻近后壁的穿孔或游离穿孔较小，只引起局限性腹膜炎时称亚急性穿孔，症状较急性穿孔轻而体征较局限，且易漏诊。故选E。

98.【答案】E

【解析】原发于食管的恶性肿瘤，以鳞状上皮癌多见。临床上以进行性吞咽困难为其最典型的症状。故选E。

99.【答案】C

【解析】慢性胃炎的过程是胃黏膜损伤与修复的慢性过程，主要组织病理学特征是炎症、萎缩和肠化生。炎症表现为黏膜充血、水肿、渗出，黏膜层可见以淋巴细胞和浆细胞为主的慢性炎症细胞浸润，幽门螺杆菌引起的慢性胃炎常见淋巴滤泡形成。当见有中性粒细胞浸润时显示有活动性炎症，称为慢性活动性胃炎，多提示存在幽门螺杆菌感染。萎缩性胃炎在慢性炎症过程中出现胃黏膜萎缩，主要表现为胃黏膜固有腺体（幽门腺或泌酸腺）数量减少甚至消失，内镜下非萎缩性胃炎和萎缩性胃炎皆可见伴有糜烂（平坦或隆起）、出血、胆汁反流。C项描述为萎缩性胃炎的病理特征，错误。故选C。

【A_2型题】

100.【答案】D

101.【答案】E

【解析】患者为中年男性，慢性起病，进食哽噎感为初发症状，进行性加重，渐进展至吞咽困难，伴体重下降。结合食管X线钡餐检查示食管中下段8cm狭窄、黏膜破坏。考虑符合食管癌特点。故选E。

102.【答案】C

【解析】贲门失弛缓症是由于食管壁内神经、肌间神经丛等病变，引起食管下段括约肌松弛障碍所致的疾病。多见于20～50岁青、壮年，主要症状为吞咽困难，时轻时重，与精神因素及进食生冷食物有关。呕吐多在进食后20～30分钟发生，可将前一餐或隔夜食物吐出。部分患者感胸骨后不适或疼痛。病程较长，多无进行性消瘦。X线吞钡检查见食管下段明显扩张，食管蠕动减弱，食管下端狭窄呈鸟嘴状，边缘光滑。吸入亚硝酸异戊酯或口服、舌下含化硝酸异山梨酯5～10mg可使贲门弛缓，钡剂随即通过。该患者为青年男性，症状为吞咽不畅、胸骨后沉重不适、呕吐。符合上述贲门失弛缓症的临床特点，食管钡剂造影检查示食管下端呈鸟嘴样狭窄，可诊断该病。故选C。

103.【答案】D

【解析】患者为中年男性，进行性吞咽困难半年，食管X线钡餐见食管中段6cm长狭窄、管壁僵硬、黏膜破坏，考虑诊断为食管癌。本病的治疗方法包括手术、放疗、化疗、内镜下治疗和综合治疗。我国食管癌外科手术切除率已达80%~90%，术后5年存活率已达30%以上，而早期切除常可达到根治效果。放射治疗主要适用于手术难度大的上段食管癌和不能切除的中、下段食管癌。上段食管癌放疗效果不亚于手术，故放疗作为首选。手术前放疗可使肿瘤缩小，提高切除率和存活率。该患者病变范围6cm，可采取先放疗后手术的治疗方案。故选D。

104.【答案】E

105.【答案】C

【解析】中年男性，症状为吞咽困难，食管X线钡餐检查示"半月征"压迹，食管镜检查见肿瘤表面光滑，符合食管良性肿瘤的表现。考虑诊断为食管良性肿瘤。故选C。

106.【答案】D

【解析】结合患者影像学检查及病理检查可确诊为食管中段鳞癌，手术为首选治疗方案，但该患者为老年男性，心电图提示ST-T改变，肺功能严重受限，考虑存在心肺疾病，为手术禁忌证，不宜行手术治疗。放射治疗主要适用于手术难度大的上段食管癌和不能切除的中、下段食管癌。因此该患者最适宜的治疗方案应为放射治疗。故选D。

107.【答案】A

【解析】食管癌是世界一些国家和地区常见的恶性肿瘤，中国是世界上食管癌的高发国家，男性高于女性，其比例为1.3~3：1；中老年易患。我国80%的患者发病在50岁以后，高发地区人群发病和死亡比低发地区提前10年。本患者为中年男性，为食管癌易发人群，喜进过烫食物，咽下困难进行性加重5月，X线钡餐检查示食管中段5cm狭窄、黏膜断裂结合症状、饮食习惯及影像学表现，可诊断为食管癌。故选A。

108.【答案】E

【解析】贲门失弛缓症的治疗方法主要包括：①药物治疗：轻症患者可服用解痉剂或镇静药治疗。②扩张治疗：药物治疗效果不佳者，可试行食管扩张治疗。③肉毒杆菌素注射治疗：年龄较大或不愿意接受手术治疗的患者可采用食管括约肌肉毒杆菌素注射治疗，其有效率为75%~90%，但疗效一般维持1.5年左右。④手术治疗：中、重度及食管扩张治疗效果不佳的患者应行手术治疗。贲门肌层切开术仍是目前最常用的术式，方法简便、疗效确实、安全。该患者病史10年，加重1个月，反复呕吐，应考虑采取手术治疗。故选E。

109.【答案】E

【解析】食管癌手术的禁忌证包括：①癌肿侵及范围较大或侵及相邻的重要器官不能切除者。②已有穿孔征象或远处转移者。③有严重心、肺、肝、肾功能不全，不能耐受手术者。④全身状况差，已有恶病质者。而梗阻并非食管癌的手术禁忌，E项错误。故选E。

110.【答案】D

【解析】青年男性，急性起病，突发上腹痛，拒按。查体可见板状腹，符合急性腹膜炎的诊断。因患者有胃溃疡病史，考虑为溃疡并发急性穿孔为其病因，发生穿孔后胃肠的内容物漏入腹腔而引起急性腹膜炎。故选D。

111.【答案】A

【解析】发生在球部远段十二指肠的溃疡称球后溃疡。多发生在十二指肠乳头的近端。具DU的临床特点，午夜痛及背部放射痛多见，对药物治疗反应较差，较易并发出血。患者中年女性，慢性病程，反复右上腹痛，向背部放射，伴上消化道出血3次，BAO、PAO均升高。拟诊断为消化性溃疡并发上消化道出血。但行钡透检查2次，十二指肠及胃均未见异常。结合本患者临床表现，考虑可诊断十二指肠球后溃疡。故选A。

112.【答案】D

【解析】上消化道大量出血病情急、变化快，严重者可危及生命，应采取积极措施进行抢救。抗休克、迅速补充血容量治疗应放在一切医疗措施的首位。内科积极治疗仍大量出血不止危及患者生命，须不失时机行手术治疗。该患者中年男性，上消化道出血，经积极治疗24小时后不能止血，出现血压下降、脉率增快等休克征象，考虑仍存在活动性出血。为抢救患者生命，应首选手术治疗。故选D。

113.【答案】C

【解析】中年男性，突发上腹剧痛。查体：全腹压痛、反跳痛、肌紧张，为急性腹膜炎的典型临床表现。结合患者有胃溃疡病史，考虑拟诊为胃溃疡并发穿孔。该病影像学检查的表现应为膈下出现游离气体，可确诊。所以该患者应急诊行立位腹平片检查以明确诊断。故选C。

114.【答案】A

115.【答案】E

116.【答案】C

【解析】功能性消化不良（FD）是指具有由胃和十二指肠功能紊乱引起的症状，经检查排除引起这些症状的器质性疾病的一组临床综合征。主要症状包括上腹痛、上腹灼热感、餐后饱胀和饱胀不适之一种或多种，可同时存在上腹胀、嗳气、食欲缺乏、恶心、呕吐等。诊断标准：①有上腹痛、上腹灼热感、餐后饱胀和饱胀不适症状之一种或多种，呈持续或反复发作的慢性过程（罗马Ⅲ标准规定病程超过半年，近3个月来症状持续）。②上述症状排便后不能缓解（排除症状由肠易激综合征所致）。③排除可解释症状的器质性疾病。该患者为青壮年女性，病史3年，症状为反复上腹不适、疼痛、嗳气，经钡透及胃镜检查排除器质性疾病，最可能的诊断为功能性消化不良。故选C。

117.【答案】A

118.【答案】D

【解析】中年男性，规律性上腹痛8年，胃镜见胃窦小弯侧小龛影，符合胃溃疡的表现，可诊断胃溃疡。近2个月疼痛规律性消失，胃镜下胃窦黏膜红白相间，以红为主，为慢性非萎缩性胃炎的表现。故选D。

119.【答案】C

【解析】中年男性，症状为胸痛、反酸、胃灼热、嗳气。胃镜检查食管黏膜未见明显异常。需考虑拟诊胃食管反流病。本病发病率随年龄增加而增加，40～60岁为高峰发病年龄，男女发病无差异。胃灼热和反流是本病最常见的症状，由本病引起的胸痛是非心源性胸痛的常见病因。24小时食管pH监测是诊断胃食管反流病的重要检查方法。应用便携式pH记录仪在生理状态下对患者进行24小时食管pH连续监测，可提供食管是否存在过度酸反流的客观证据，并了解酸反流的程度及其与症状发生的关系。所以患者需进一步行24小时食管pH监测检查以明确诊断。故选C。

120.【答案】B

【解析】中年男性患者，胃溃疡病史25年，反复发作，抑酸对症治疗好转，近2个月发作腹痛，内科治疗8周效果差，伴进行性消瘦，需高度怀疑胃溃疡癌变可能。故选B。

121.【答案】D

【解析】中年女性，临床表现为间断上腹痛，多于餐前发作，进食后缓解，考虑为十二指肠溃疡可能性大，结合患者钡餐透视结果示十二指肠球变形，考虑拟诊十二指肠球溃疡是合理的。故选D。

122.【答案】D

【解析】胃泌素瘤亦称Zollinger-Ellison综合征，是胰腺非B细胞瘤分泌大量促胃液素所致。大量促胃液素可刺激壁细胞增生，分泌大量胃酸，使上消化道经常处于高酸环境，导致胃、十二指肠球部和不典型部位（十二指肠降段、横段、甚或空肠近端）发生多发性溃疡。胃泌素瘤与普通消化性溃疡的鉴别要点是该病溃疡发生于不典型部位，具有难治性特点，有过高胃酸分泌（BAO和MAO均明显升高，且BAO/MAO>60%）及高空腹血清促胃液素（>200pg/ml，常>500pg/ml）。中年男性，临床表现为慢性上腹痛伴腹泻，经系统抗溃疡治疗效果不佳，胃液分析BAO、MAO均明显升高，需考虑胃泌素瘤的可能性。故选D。

123.【答案】C

【解析】青年男性，慢性腹痛1年，伴上消化道出血1次，H_2受体阻断药抗酸治疗无效，钡餐透视结果示十二指肠降段多发性溃疡，空腹促胃液素测定明显升高。结合第122题解析，该患者亦应考虑拟诊Zollinger-Ellison综合征。故选C。

124.【答案】A

【解析】中年男性，间歇性上腹痛3年，常见病因为消化性溃疡。患者近来出现呕吐，吐后自觉症状缓解，呕吐物有酸臭味。查体腹部有振水音，需考虑消化性溃疡并发幽门梗阻可能。依据：溃疡急性发作时可因炎症水肿和幽门部痉挛而引起暂时性梗阻，可随炎症的好转而缓解；慢性梗阻主要由于瘢痕收缩而呈持久性。幽门梗阻临床表现为：餐后上腹饱胀、上腹疼痛加重，伴有恶心、呕吐，大量呕吐后症状可以改善，呕吐物含发酵酸性宿食。查体可见胃型和胃蠕动波，清晨空腹时检查胃内有振水声。该患者症状、体征符合其特点，考虑该诊断。故选A。

125.【答案】E

【解析】中年男性，慢性病程，胃溃疡病史10年，近2个月上腹疼痛失去原规律性，内科治疗效果欠佳，需考虑胃溃疡癌变可能。依据：少数GU可发生癌变，长期慢性GU病史、年龄在45岁以上、溃疡顽固不愈者应提高警惕。胃癌的诊断主要依据内镜检查加活检以及X线钡餐。对下列情况应及早和定期胃镜检查：①40岁以上，特别是男性，近期出现消化不良、呕血或黑粪者。②慢性萎缩性胃炎伴胃酸缺乏，有肠化或不典型增生者。③良性溃疡但胃酸缺乏者。④胃溃疡经正规治疗2个月无效，X线钡餐提示溃疡增大者。⑤X线发现>2cm的胃息肉者。⑥胃切除术后10年以上者。该患者符合上述④，可疑癌变，需进一步行胃镜及活检检查以明确诊断。故选E。

126.【答案】A

【解析】治疗消化性溃疡的药物可分为抑制胃酸分泌的药物和保护胃黏膜的药物两大类，常与根除幽门螺杆菌治疗配合使用。

质子泵抑制剂（PPI）促进溃疡愈合的速度较快、溃疡愈合率较高，对根除幽门螺杆菌治疗，PPI与抗生素的协同作用较 H_2RA 好，是根除幽门螺杆菌治疗方案中最常用的基础药物。枸橼酸铋钾（胶体次枸橼酸铋）因兼有较强抑制幽门螺杆菌作用，可作为根除幽门螺杆菌联合治疗方案的组分。以PPI或胶体铋为基础加上两种抗生素的三联治疗方案有较高根除率。治疗失败后的再治疗比较困难，可采用PPI和胶体铋合用再加四环素和甲硝唑的四联疗法。该患者为青年男性，十二指肠球溃疡，HP（+），下述治疗方案中A最合适。故选A。

127.【答案】B

【解析】中年男性患者，胃溃疡病史10年，近1个月腹痛，制酸药治疗效果不理想，钡餐透视检查示突出胃腔内直径2.0cm的龛影，伴周围皱襞中断，考虑胃溃疡癌变可能性大。参见第125题解析，为进一步明确诊断，需进一步行胃镜及活检检查。故选B。

128.【答案】C

【解析】该患者临床表现为上腹不适，疼痛，进食后加重，伴消瘦、贫血，需高度警惕胃癌。依据：该病在我国是最常见的恶性肿瘤之一。男性胃癌的发病率高于女性，男女之比约为2∶1。35岁以下较低，55~70岁为高发年龄段。早期胃癌多无症状，或者仅有一些非特异性消化道症状。进展期胃癌最早出现的症状是上腹痛，常同时伴有食欲缺乏、厌食、体重减轻。腹痛可急可缓，开始仅为上腹饱胀不适，餐后更甚，继之有隐痛不适，偶呈节律性溃疡样疼痛，但这种疼痛不能被进食或服用制酸剂缓解。缺铁性贫血较常见，系长期失血所致。故选C。

129.【答案】A

【解析】上腹痛为消化性溃疡的主要症状，一般为轻至中度持续性痛。疼痛常有典型的节律性，表现为空腹痛即餐后2~4小时或午夜痛，腹痛多为进食或服用抗酸药所缓解，典型节律性表现在DU多见。具或不具典型疼痛者均可伴有反酸、嗳气、上腹胀等症状。该患者为中年男性，病史1个月，症状有：上腹胀满不适，餐后减轻，明显反酸。考虑十二指肠溃疡可能。患者同时伴有恶心、呕吐，结合查体：腹部见蠕动波，触诊有振水音，考虑为并发幽门梗阻。故选A。

130.【答案】A

【解析】幽门梗阻主要是由DU或幽门管溃疡引起。溃疡急性发作时可因炎症水肿和幽门部痉挛而引起暂时性梗阻，系活动性溃疡所致，有溃疡疼痛症状，梗阻症状为间歇性，经胃肠减压和应用解痉制酸药，在炎症消退、痉挛缓解后幽门恢复通畅，疼痛和梗阻症状可缓解。慢性梗阻是因为在溃疡愈合过程中形成过多瘢痕，造成幽门狭窄。瘢痕造成的梗阻是永久性的，需经过手术治疗方能解除。该患者诊断十二指肠溃疡并幽门梗阻，经禁食、胃肠减压等治疗3天后缓解，考虑为前者，其发生原因应为炎症水肿及幽门痉挛。故选A。

131.【答案】D

132.【答案】C

【解析】中年男性，上腹痛1周，伴反酸，突发疼痛加重，伴呕血，考虑为上消化道出血。上消化道出血临床上最常见的病因是消化性溃疡、食管胃底静脉曲张破裂、急性糜烂出血性胃炎和胃癌。结合患者病史，考虑消化性溃疡可能性大。故选C。

133.【答案】C

【解析】中年男性，胃溃疡病史15年，近2个月疼痛复发，内科药物治疗8周无效，便隐血试验持续阳性，需考虑胃溃疡癌变可能。依据：少数GU可发生癌变，GU癌变发生于溃疡边缘，据报道癌变率在1%左右。长期慢性GU病史、年龄在45岁以上、溃疡顽固不愈者尤应提高警惕。故选C。

134.【答案】B

【解析】中年男性，消化性溃疡病史13年，近3个月复发，内科药物治疗2个月无效，结合第133题解析，需警惕胃溃疡癌变。为明确诊断，应进一步行胃镜取活检行病理检查。胃癌的诊断主要依据内镜检查加活检以及X线钡餐。早期诊断是根治胃癌的前提。对下列情况应及早和定期胃镜检查：①40岁以上，特别是男性，近期出现消化不良、呕血或黑粪者。②慢性萎缩性胃炎伴胃酸缺乏，有肠化或不典型增生者。③良性溃疡但胃酸缺乏者。④胃溃疡经正规治疗2个月无效，X线钡餐提示溃疡增大者。⑤X线发现>2cm的胃息肉者，应进一步做胃镜检查。⑥胃切除术后10年以上者。故选B。

135.【答案】D

【解析】幽门管溃疡与DU相似，胃酸分泌一般较高。幽门管溃疡对药物治疗反应较差，呕吐较多见，较易发生幽门梗阻、出血和穿孔等并发症。幽门梗阻临床表现为：餐后上腹饱胀、上腹疼痛加重，伴有恶心、呕吐，大量呕吐后症状可以改善，呕吐物含发酵酸性宿食。严重呕吐可致失水和低氯低钾性碱中毒。可发生营养不良和体重减轻。该患者为老年男性，病史特点符合上述幽门梗阻表现，餐后很快出现上腹痛、反酸，制酸治疗无效，不符合DU空腹痛、进食或服用抗酸药缓解的疼痛节律性，考虑为幽门管溃疡并幽门梗阻。故选 D。

136.【答案】B

【解析】青年女性患者，病史2个月，症状表现为餐前上腹痛，进食后缓解，伴反酸，呈十二指肠溃疡（DU）的典型节律性腹痛特点。结合钡透结果示十二指肠球变形，考虑诊断为十二指肠球溃疡。故选 B。

137.【答案】B

【解析】青年女性患者，病史2个月，症状表现为饭后1小时上腹疼痛，进食不缓解，呕吐后减轻，考虑胃溃疡可能。胃镜检查是确诊消化性溃疡首选的检查方法，胃镜检查不仅可对胃十二指肠黏膜直接观察、摄像，还可在直视下取活组织做病理学检查及幽门螺杆菌检测，因此胃镜检查对消化性溃疡的诊断及胃良、恶性溃疡鉴别诊断的准确性高于X线钡餐检查。该患者需进一步行胃镜检查以明确诊断。故选 B。

138.【答案】C

【解析】中年女性患者，病史3个月，症状表现为饥饿时上腹痛，进食缓解，有时反酸，为十二指肠溃疡（DU）的典型节律性腹痛特点。本病发作时上腹痛呈节律性，表现为空腹痛即餐后2~4小时或/及午夜痛，腹痛多在进食或服用抗酸药后缓解。溃疡活动时上腹部可有局限性轻压痛。结合患者病史，需考虑十二指肠溃疡可能。故选 C。

139.【答案】B

【解析】溃疡侵蚀周围血管可引起出血，出血是消化性溃疡最常见的并发症，而消化性溃疡也是上消化道大出血最常见的病因（约占所有病因的50%）。该患者为青壮年男性，间歇性上腹痛2年，近2天疼痛加重，突然呕血及黑粪，考虑其上消化道出血的最可能病因为消化性溃疡。故选 B。

140.【答案】A

【解析】中年男性患者，周期性上腹痛2年，近1周持续左肋下疼痛，X线钡透结果示胃角部直径1cm的龛影，龛影是消化性溃疡的直接X线征象，结合患者胃酸分泌正常偏低，考虑诊断为胃溃疡。内科治疗8周后症状稍减轻，需进一步行胃镜检查。依据：胃镜检查是确诊消化性溃疡首选的检查方法。可在直视下取活组织做病理学检查及幽门螺杆菌检测，对消化性溃疡的诊断及胃良、恶性溃疡鉴别诊断的准确性高于X线钡餐检查。本患者钡透结果示胃溃疡，内科治疗8周未愈，需进一步行胃镜及取活检以明确溃疡的良、恶性及是否合并幽门螺杆菌感染，指导下一步治疗。故选 A。

141.【答案】C

142.【答案】B

143.【答案】E

【解析】中年男性，病史3个月，症状表现为消瘦、无力，需警惕恶性肿瘤，患者症状有呕吐宿食，考虑幽门梗阻可能，X线钡餐检查示胃小弯侧胃窦部有充盈缺损，需考虑胃癌并幽门梗阻之可能。胃癌发病年龄以中老年居多，35岁以下较低，55~70岁为高发年龄段。胃腺癌的好发部位依次为胃窦、贲门、胃体、全胃或大部分胃。早期胃癌多无症状，进展期胃癌最早出现的症状是上腹痛，常同时伴有食欲缺乏、厌食、体重减轻。X线检查对胃癌的诊断仍然有较大的价值，可表现为充盈缺损、位于胃轮廓之内的龛影。该患者与上述表现相符合，可疑胃癌并幽门梗阻。故选 E。

144.【答案】D

【解析】消化性溃疡合并穿孔治疗包括非手术治疗和手术治疗。前者适应证包括：①临床表现轻，腹膜炎趋于局限。②空腹穿孔者。③不属于顽固性溃疡，不伴有溃疡出血、幽门梗阻、可疑癌变等情况。④全身条件差，难以耐受麻醉与手术者。该患者胃溃疡病史5年，近1月来加重，2小时前餐后出现穿孔，手术治疗最为合适。可考虑行胃大部切除术，同时解决穿孔和溃疡两个问题。故选 D。

145.【答案】D

146.【答案】B

147.【答案】A

【解析】胃十二直肠溃疡的手术方式包括胃大部切除术和迷走神经切断术两种。胃溃疡治疗的首选术式是胃大部切除术。胃肠道重建以毕Ⅰ式为好。毕Ⅰ式吻合术即残胃与十二指肠直接吻合，多用于胃溃疡患者。其优点有：①方法简单，符合生理。②能减少或避免胆汁、胰液反流入残胃，从而减少了残胃炎、残胃癌的发生。③毕Ⅰ吻合术后食物经过十二指肠，能有效地刺激缩胆囊素细胞分泌缩胆囊素，降低了术后胆囊炎、胆囊结石的发病率。该患者为中年男性，胃窦部巨大溃疡，首选术式当为毕Ⅰ式胃大部切除术。故选 A。

148.【答案】E

【解析】中年男性，上腹隐痛，便隐血试验（+），结合X线钡餐检查示胃小弯水平部黏膜纹理紊乱，胃壁僵直不规则，诊断应考虑胃癌。故选 E。

149.【答案】E

【解析】十二指肠残端破裂是胃大部切除术后的并发症之一，发生于毕Ⅱ吻合式术后，多发生于术后24~48小时。主要临床表现是突然发生右上腹部疼痛、发热、腹膜炎体征及血白细胞增多。该患者为青壮年男性，毕Ⅱ式胃大部切除术后第5天突发右上腹剧痛、高热，查体见右上腹压痛、肌紧张（腹膜炎表现），白细胞计数升高，符合上述十二指肠残端破裂的病理过程。查体肝浊音界存在，胸腹透视膈下未见游离气体，可除外溃疡穿孔。故选E。

150.【答案】E

151.【答案】D

【解析】中年男性患者，十二指肠溃疡并发上消化道出血，6小时内输血600ml，血压10/6kPa（75/45mmHg），脉率120次/分，已出现休克，结合听诊肠鸣音活跃，考虑仍有活动性出血，为抢救患者生命，应行手术加输血治疗。依据：上消化道大量出血病情急、变化快，严重者可危及生命，应采取积极措施进行抢救。抗休克、迅速补充血容量治疗应放在一切医疗措施的首位。内科积极治疗仍大量出血不止危及患者生命，须不失时机行手术治疗。手术指征包括：出血速度快，短期内发生休克，或较短时间内（6~8小时）需要输入较大量血液（800ml）方能维持血压和血细胞比容者。该患者虽经积极内科抢救治疗仍出现休克，且仍有活动性出血，有手术指征，需及时选择手术治疗。故选D。

152.【答案】B

153.【答案】C

【解析】中年男性患者，上腹胀痛不适伴呕吐宿食，考虑存在幽门梗阻，查体上腹部可扪及一3.5cm×3cm肿块，质地偏硬，活动度小，考虑为恶性肿瘤可能性大。胃窦部是胃癌的好发部位，且病变位于胃窦近幽门部时易并发幽门梗阻。结合患者年龄、症状及体征，考虑最可能诊断为胃窦癌。故选C。

154.【答案】C

【解析】患者为青壮年男性，根据病史，考虑诊断十二指肠溃疡穿孔，既往曾有上消化道出血史。手术治疗应考虑根治性手术，优点是手术同时解决了穿孔和溃疡两个问题。具体适应证如下：①病史长、反复发作。②曾有溃疡穿孔或出血病史。③此次穿孔伴有出血、幽门狭窄或修补后易致狭窄。④疑有癌变。国内多采用胃大部切除术。毕Ⅱ式吻合术将残胃与近端空肠吻合，十二指肠残端关闭，对难以切除的十二指肠溃疡可行Bancroft溃疡旷置术，更适合十二指肠溃疡患者。故选C。

155.【答案】D

【解析】青年男性患者，上腹隐痛3日，4小时前腹痛突发加重，上腹持续性剧烈疼痛，随呼吸加剧，伴恶心。查体全腹压痛、肌紧张，肝浊音界缩小。考虑最可能的诊断为溃疡病急性穿孔。依据：溃疡病发生穿孔后胃肠的内容物漏入腹腔可引起急性腹膜炎，临床表现：多数患者既往有溃疡病史，骤起上腹部刀割样剧痛，迅速波及全腹，常伴恶心、呕吐。查体全腹压痛、反跳痛，腹肌紧张呈“板样”强直，尤以右上腹最明显。叩诊肝浊音界缩小或消失，可有移动性浊音，听诊肠鸣音消失或明显减弱。故选D。

156.【答案】C

157.【答案】B

【解析】少数胃溃疡可发生癌变，而十二指肠溃疡则不会恶变。长期慢性GU病史、年龄在45岁以上、溃疡顽固不愈者应提高警惕。患者中年男性，规律性上腹痛5年，为消化性溃疡的典型临床表现。近半年腹痛加剧，伴厌食、消瘦，便隐血试验持续阳性（粪便隐血实验呈持续阳性对胃癌有辅助诊断意义）。需考虑溃疡恶变可能。故选B。

158.【答案】B

【解析】中年男性，十二指肠球溃疡，近2月来出现呕吐宿食，查体见消瘦、脱水征、胃型及腹部振水声。根据病史特点，诊断考虑十二指肠球溃疡合并瘢痕性幽门梗阻。本病必须经手术治疗方能解除梗阻。手术前应注意改善患者的营养状态，纠正脱水、低氯低钾性碱中毒，持续性胃肠减压和温生理盐水洗胃以减轻胃组织水肿，有利于术后愈合。手术方式包括：①胃大部切除术：国内多采取此术式。②迷走神经切断加胃窦部切除术。③胃空肠吻合术：适用于胃酸低、全身状况差的老年人。故选B。

159.【答案】C

160.【答案】C

【解析】青年男性，上腹痛半年，伴黑粪3天，实验室检查示贫血，X线钡餐检查见胃角部2.5cm突出腔外的龛影，为消化性溃疡的典型X线表现。结合临床表现，该患者应考虑诊断胃角溃疡。故选C。

161.【答案】D

【解析】消化道出血量的估计：据研究，成人每日消化道出血>5ml，粪便隐血试验出现阳性；每日出血量50~100ml，可出现黑粪。胃内储积血量在250~300ml，可引起呕血。一次出血量不超过400ml时，因轻度血容量减少可由组织液及脾脏贮血所补充，一般不引起全身症状。出血量超过400ml，可出现全身症状，如头晕、心悸、乏力等。短期内失血量超过800ml，可出现休克症状。短时间内出血量超过1000ml，可出现周围循环衰竭表现。该患者出现呕血、黑粪，伴出冷汗、脉搏细速、呼吸浅促、血压下降等休克表现，出血量应为>800ml。故选D。

162.【答案】B

163.【答案】D

【解析】患者平卧时膈下部位最低，急性腹膜炎时腹腔内的脓液易积聚此处。细菌亦可由门静脉和淋巴系统到达膈下。约70%的急性腹膜炎患者经手术或药物治疗后腹腔内的脓液可被完全吸收；约30%的患者发生局限性脓肿。脓肿的位置与原发病有关。十二指肠溃疡穿孔、胆囊及胆管化脓性感染、阑尾炎穿孔，其脓液常积聚在右膈下，形成右膈下脓肿；胃穿孔、脾切除术后感染，脓肿常发生在左膈下。该患者为60岁男性，溃疡穿孔行单纯修补术，术后7天出现发热，伴右上腹痛；查体肝区叩痛，右肺下野呼吸音减弱；结合X线检查示右侧膈肌抬高，考虑最可能的诊断应为右膈下脓肿。故选D。

164.【答案】C

【解析】60岁女性，病程1月余，反复黑粪，呕吐咖啡色样液体，辅助检查示Hb 50g/L，为重度贫血，系长期失血所致，考虑为上消化道出血。伴消瘦、腹胀，考虑最可能的诊断应为胃癌。故选C。

165.【答案】C

【解析】中年男性患者，上腹隐痛，伴上消化道出血病史。结合X线钡餐结果示胃窦小弯侧黏膜纹理紊乱、胃壁僵直，为胃癌的典型X线表现。故选C。

166.【答案】B

【解析】青年男性，劳动中发病，突发上腹刀割样疼痛，迅速波及全腹。查体见全腹膜刺激征，肝浊音界不清，肠鸣音消失，诊断应为消化性溃疡并发急性穿孔、腹膜炎。依据：患者骤起上腹部刀割样剧痛并迅速扩展为全腹，疼痛是上消化道穿孔的特征性的临床表现，该病查体有明显腹膜刺激征，叩诊肝浊音界缩小或消失，可有移动性浊音，听诊肠鸣音消失或明显减弱。该患者30岁，属消化性溃疡易发年龄，结合上述典型临床表现，可诊断消化性溃疡穿孔伴腹膜炎。故选B。

167.【答案】C

【解析】消化性溃疡穿孔多在夜间空腹或饱食后突然发生，表现为骤起上腹部刀割样剧痛，迅速波及全腹，在站立位X线检查时，80%的患者可见膈下新月状游离气体影。该患者青年男性，饱食后发病，结合症状及X线表现，可诊断胃十二指肠溃疡穿孔。故选C。

168.【答案】E

169.【答案】E

【解析】上消化道大量出血病情急、变化快，严重者可危及生命，应采取积极措施进行抢救。抗休克、迅速补充血容量治疗应放在一切医疗措施的首位。急性大出血严重程度的估计最有价值的指标是血容量减少所导致周围循环衰竭的临床表现，而周围循环衰竭又是急性大出血导致死亡的直接原因。下列情况为紧急输血指征：①改变体位出现晕厥、血压下降和心率加快。②失血性休克。③血红蛋白低于70g/L或血细胞比容低于25%。该患者十二指肠溃疡大出血，6小时内已输血900ml，脉率110次/分，血压70/50mmHg，出现休克，仍需紧急输血，内科积极治疗仍大量出血不止危及患者生命，须及时选择手术治疗。故选E。

170.【答案】C

【解析】青年女性，病史4年，上腹不适，餐后加重，伴嗳气，BAO、MAO均明显下降，壁细胞总数显著减少，考虑慢性萎缩性胃炎可能性大。故选C。

171.【答案】B

172.【答案】B

【解析】患者为中年男性，临床表现为上腹不适，餐后加重，嗳气。胃液分析示BAO为0，MAO为5mmol/L，明显降低，胃pH升高，因胃黏膜腺体萎缩导致泌酸功能下降。因此最可能的诊断应为慢性萎缩性胃炎。故选B。

173.【答案】E

【解析】胃镜检查并同时取活组织做病理组织学检查是诊断慢性胃炎的最可靠方法。内镜下非萎缩性胃炎可见红斑（点、片状或条状）、黏膜粗糙不平、出血点/斑、黏膜水肿、渗出等基本表现。内镜下萎缩性胃炎有两种类型，即单纯萎缩性胃炎和萎缩性胃炎伴增生。前者主要表现为黏膜红白相间/白相为主、血管显露、色泽灰暗、皱襞变平甚至消失；后者主要表现为黏膜呈颗粒状或结节状。该患者为青年女性，慢性病程，病史2年，症状为上腹痛，胃镜检查符合上述单纯萎缩性胃炎胃镜下特点，可诊断该病。故选E。

174.【答案】B

【解析】慢性胃炎的过程是胃黏膜损伤与修复的慢性过程，主要组织病理学特征是炎症、萎缩和肠化生。炎症表现为黏膜层以淋巴细胞和浆细胞为主的慢性炎症细胞浸润。慢性炎症过程中出现胃黏膜萎缩，主要表现为胃黏膜固有腺体数量减少甚至消失。慢性非萎缩性胃炎是指不伴有胃黏膜萎缩性改变、胃黏膜层见以淋巴细胞和浆细胞为主的慢性炎症细胞浸润的慢性胃炎。本病可无症状，有症状者表现为上腹痛或不适、上腹胀、早饱、嗳气、恶心等消化不良症状。该患者为中年男性，病史5年，上腹饱胀感、嗳气，胃镜活检示炎症细胞浸润及肠上皮化生，未见腺体萎缩，应诊断为慢性非萎缩性胃炎。故选B。

175.【答案】C

【A_3/A_4型题】

176.【答案】B

【解析】进行性咽下困难是绝

大多数患者就诊时的主要症状，但却是食管癌的较晚期表现。由不能咽下固体食物发展至液体食物亦不能咽下。本病发病率男性高于女性，其比例为（1.3~3）：1；中老年易患，我国80%的患者发病在50岁以后。该患者为50岁男性，属本病高发年龄段，临床表现为吞咽困难，只能进半流质食物，首先应考虑食管癌可能。故选B。

177.【答案】A

【解析】内镜检查与活组织检查是发现与诊断食管癌的首选方法。可直接观察病灶的形态，并可在直视下做活组织病理学检查，以确定诊断。内镜下食管黏膜染色法有助于提高早期食管癌的检出率。该患者可疑食管癌，为明确诊断，应首选食管镜检查。故选A。

178.【答案】A

【解析】老年男性，病程2个月，症状为进行性吞咽困难，目前仅能进流质食物，伴消瘦，结合食管X线钡餐透视检查结果，考虑可拟诊食管癌。根据第177题解析，应进一步行食管镜检查以确诊及进行病理分型。故选A。

179.【答案】D

【解析】食管癌患者肿瘤转移如压迫喉返神经可导致声音嘶哑。故选D。

180.【答案】B

【解析】食管癌的扩散和转移方式包括：①直接扩散：早中期食管癌主要为壁内扩散，因食管无浆膜层，容易直接侵犯其邻近器官。②淋巴转移是食管癌转移的主要方式。③晚期血行转移至肝、肺、骨、肾、肾上腺、脑等处。该例患者肝内多发转移瘤来源于其血行转移途径。故选B。

181.【答案】E

【解析】消化性溃疡发作时上腹痛呈节律性，胃溃疡疼痛多发生在进餐后0.5~1小时，十二指肠溃疡则表现为空腹痛即餐后2~4小时或/及午夜痛，腹痛多为进食或服用抗酸药所缓解。故选E。

182.【答案】D

【解析】胃镜是确诊消化性溃疡首选的检查方法。胃镜检查不仅可对胃、十二指肠黏膜直接观察、摄像，还可在直视下取活组织做病理学检查及幽门螺杆菌检测，因此胃镜检查对消化性溃疡的诊断及胃良、恶性溃疡鉴别诊断的准确性高于X线钡餐检查。胃的良、恶性溃疡鉴别必须由活组织检查来确定。X线钡餐检查适用于对胃镜检查有禁忌或不愿接受胃镜检查者。故选D。

183.【答案】D

【解析】患者为中年女性，胃溃疡病史10年，近1年加重，胃镜示胃角溃疡，HP（+），宜选择根除HP治疗。以PPI为基础的方案所含PPI能通过抑制胃酸分泌提高口服抗生素的抗菌活性从而提高根除率，再者PPI本身具有快速缓解症状和促进溃疡愈合作用，因此是临床中最常用的方案。而其中，又以PPI加克拉霉素再加阿莫西林或甲硝唑的方案根除率最高。故选D。

184.【答案】C

185.【答案】B

【解析】消化道穿孔患者X线腹部透视检查可见膈下游离气体，为其特征性表现。而怀疑消化道穿孔患者，X线钡餐透视检查为禁忌。故选B。

186.【答案】B

【解析】溃疡病灶向深部发展穿透浆膜层则并发穿孔。溃疡穿孔临床上可分为急性、亚急性和慢性三种类型，以第一种常见。急性穿孔的溃疡常位于十二指肠前壁或胃前壁。故选B。

187.【答案】C

【解析】少数GU可发生癌变，长期慢性GU病史、年龄在45岁以上、溃疡顽固不愈者尤应提高警惕。题干示该患者为中年男性，胃溃疡病史15年，近3个月复发，内科药物治疗8周无效，便隐血试验持续阳性，需考虑胃溃疡癌变可能。故选C。

188.【答案】A

189.【答案】B

【解析】90%的十二指肠溃疡穿孔发生在球部前壁，而胃溃疡穿孔60%发生在胃小弯，40%分布于胃窦及其他各部。故选B。

190.【答案】D

【解析】消化道发生急性穿孔后，有强烈刺激性的胃酸、胆汁、胰液等消化液和食物溢入腹腔，引起化学性腹膜炎。导致剧烈的腹痛和大量腹腔渗出液，6~8小时后细菌开始繁殖并逐渐转变为化脓性腹膜炎。一般认为：穿孔时间超出8小时，腹腔内感染及炎症水肿严重，有大量脓性渗出液，由于强烈的化学刺激、细胞外液的丢失以及细菌毒素吸收等因素，患者可出现休克，导致患者病情加重。因此，急性穿孔诊断后手术时机宜选择8小时内。故选D。

191.【答案】D

【解析】幽门管位于胃远端，与十二指肠交界，长约2cm。幽门管溃疡与DU相似，胃酸分泌一般较高。幽门管溃疡上腹痛的节律性不明显，对药物治疗反应较差，呕吐较多见，较易发生幽门梗阻、出血和穿孔等并发症。根据上述对幽门管溃疡特点的描述，结合该患者症状发作特点及对制酸剂反应差，考虑其最可能的诊断应为幽门管溃疡。故选D。

192.【答案】A

193.【答案】A

【解析】溃疡侵蚀周围血管可

引起出血。出血是消化性溃疡最常见的并发症，而消化性溃疡也是上消化道大出血最常见的病因。该患者为青年男性，主要症状为呕血，既往有胃溃疡病史，呕血原因应首先考虑胃溃疡并发出血。故选A。

194.【答案】C

【解析】周围循环衰竭是急性上消化道大出血导致死亡的直接原因。对急性消化道大出血患者，应将对周围循环状态的评估放在首位，并据此作出相应的紧急处理。若患者由平卧位改为坐位时出现血压下降（下降幅度大于15~20mmHg）、心率加快（上升幅度大于10次/分），已提示血容量明显不足，是紧急输血的指征。如收缩压低于90mmHg、心率大于120次/分，伴有面色苍白、四肢湿冷、烦躁不安或神志不清则已进入休克状态，属严重大量出血，需积极抢救。该患者为青年男性，烦躁、冷汗，提示已出现休克，且现仍呕血不止，需立即查血型和配血，建立有效的静脉输液通道，紧急输血，尽快补充血容量。故选C。

195.【答案】B

196.【答案】A

197.【答案】A

【解析】溃疡病引起幽门梗阻的原因有三种：①痉挛性：由幽门括约肌反射性痉挛引起。②水肿性：幽门附近溃疡炎症水肿所致。③瘢痕性：在溃疡愈合过程中形成过多瘢痕，造成幽门狭窄。前两种梗阻属于间歇性的、可逆性的，系活动性溃疡所致。溃疡疼痛症状、梗阻症状为间歇性，经胃肠减压和应用解痉制酸药，在炎症消退、痉挛缓解后幽门恢复通畅，疼痛和梗阻症状可缓解。而瘢痕造成的梗阻是永久性的，需经过手术治疗方能解除梗阻。该患者幽门梗阻内科治疗5天后缓解。考虑其幽门梗阻为痉挛性和/或水肿性，机制为溃疡周围黏膜炎症、水肿及痉挛所致。故选A。

198.【答案】B

【解析】幽门梗阻经内科治疗1周无好转，需考虑瘢痕性幽门梗阻可能。瘢痕性幽门梗阻必须经过手术治疗方能解除梗阻。据此，该患者应选择手术治疗。故选B。

199.【答案】B

【解析】溃疡穿孔多在夜间空腹或饱食后突然发生，表现为骤起上腹部刀割样剧痛，迅速波及全腹，患者疼痛难忍，可有面色苍白、出冷汗、脉搏细速、血压下降等表现。常伴恶心、呕吐。当胃内容物沿右结肠旁沟向下流注时，可出现右下腹痛，疼痛也可放射至肩部。查体时患者表情痛苦，腹式呼吸减弱或消失；全腹压痛、反跳痛，腹肌紧张呈“板样”强直，尤以右上腹最明显。叩诊肝浊音界缩小或消失，可有移动性浊音；听诊肠鸣音消失或明显减弱。实验室检查示白细胞计数增加。在站立位X线检查时，80%的患者可见膈下新月状游离气体影。该患者青年男性，为十二指肠溃疡易发人群，其病史及体格检查、实验室检查与上述相符合。最可能的诊断是十二指肠溃疡急性穿孔。故选B。

200.【答案】D

【解析】突发上腹部剧烈疼痛并迅速扩展为全腹疼痛伴腹膜刺激征等上消化道穿孔的特征性的临床表现，结合X线检查腹部发现膈下游离气体，诊断性腹腔穿刺抽出液含胆汁或食物残渣，消化性溃疡穿孔不难作出正确诊断。可疑溃疡穿孔首选的检查应为立位腹部平片。故选D。

201.【答案】B

202.【答案】A

【解析】胃大部切除术后并发十二指肠残端破裂的主要原因包括：①十二指肠残端处理不当：多因手术中强行切除低位、较大且与周围粘连较重的十二指肠溃疡，此时常因局部水肿和瘢痕的影响致十二指肠残端游离不够长、十二指肠残端血运与肠壁受损、缝合与包埋不满意等。②空肠输入袢梗阻：积聚在输入袢内的胆汁、胰液和肠液等使输入袢内张力过大，导致十二指肠残端破裂。该并发症最常见于十二指肠巨大溃疡行毕Ⅱ式胃大部切除术后。故选A。

203.【答案】B

204.【答案】C

【解析】十二指肠残端破裂若发生在术后48小时内，应急诊行破裂口缝合修补、十二指肠造口术及腹腔引流术；发生在48小时以后的患者，因局部炎症水肿重，缝补很难奏效应放弃，此时仅宜行经十二指肠裂口置管引流和腹腔引流。术后应注意纠正水、电解质紊乱和酸碱失衡，给予营养代谢支持，全身应用广谱抗生素。该患者十二指肠残端破裂发生在术后第3天，已超过48小时，最关键的处理措施应为手术引流。故选C。

205.【答案】A

【解析】溃疡的X线征象有直接和间接两种：龛影是直接征象，对溃疡有确诊价值；局部压痛、十二指肠球部激惹和球部畸形、胃大弯侧痉挛性切迹均为间接征象，仅提示可能有溃疡。该患者胃镜检查发现胃小弯侧溃疡，X线钡餐透视检查应可见龛影。故选A。

206.【答案】B

【解析】胃溃疡手术适应证如下：①经内科系统治疗3个月以上仍不愈合或治愈后短期内又复发者。②并发急性穿孔、急性大出血、瘢痕性幽门梗阻或溃疡已穿透至胃壁外者。③经X线钡餐或胃镜检查证实溃疡直径较大、超过2.5cm，高位溃疡者或胃十二指肠复合溃疡。④不能除外癌变或已经癌变者。该患者治愈后短期内复发，有手术指征。胃溃疡手术治疗的首选术式是胃大部切除术，胃肠道重建以毕Ⅰ式为好。故选B。

207.【答案】D

【解析】胃大部切除术后出血包括：①腹腔内出血：原因是血管结扎不够确切或是腹腔内有感染或吻合口瘘，使裸露的血管受腐蚀而出血。术后患者有失血的临床表现，腹腔引流管有较多的新鲜血引出即可确诊。②胃出血：正常情况下术后经胃管可有少量出血，一般24小时不超过300ml，并逐渐减少至自行停止。术后24小时内的出血多属术中止血不确切；术后4~6天出血，常为吻合口处黏膜坏死脱落而致；若出血发生在10~20天，多为缝线处感染或黏膜下脓肿腐蚀血管所致。该患者出血出现于术后第6天，考虑原因应为吻合口处黏膜坏死脱落。故选D。

208.【答案】C

【解析】进展期胃癌按Borrmann分型法分为4型：①Ⅰ型：息肉（肿块）型。②Ⅱ型：无浸润溃疡型，癌肿与正常胃界限清楚。③Ⅲ型：有浸润溃疡型，癌灶与正常胃界限不清楚。④Ⅳ型：弥漫浸润型。该患者胃镜发现大弯侧胃壁1cm大小肿块，与周围组织界限不清，病理为恶性，按上述Borrmann分型标准，应属Ⅲ型。故选C。

209.【答案】D

210.【答案】D

【解析】由于胃癌病因未明，故缺乏有效的一级预防（病因预防）。二级预防的重点是早期诊断与治疗，早期诊断是根治胃癌的前提。故选D。

【B_1型题】

211.【答案】B

【解析】中晚期食管癌的病理形态分型可分为5型，即：髓质型、蕈伞型、溃疡型、缩窄型和未定型。①髓质型呈坡状隆起，侵及食管壁各层及周围组织，切面灰白色如脑髓，本型多见，恶性程度最高。②蕈伞型多呈圆形或卵圆形，向食管腔内突起，边缘外翻如蕈伞状，表面常有溃疡，属高分化癌，预后较好。③溃疡型表面常有较深的溃疡，边缘稍隆起，出血和转移较早，而发生梗阻较晚。④缩窄型呈环形生长，质硬，涉及食管全周，食管黏膜呈向心性收缩，出现梗阻较早，而出血和转移发生较晚，本型较少见。⑤少数中、晚期食管癌不能归入上述各型者，称未定型。故选B。

212.【答案】C

213.【答案】A

214.【答案】A

【解析】24小时食管pH监测是诊断胃食管反流病的重要检查方法。应用便携式pH记录仪在生理状态下对患者进行24小时食管pH连续监测，可提供食管是否存在过度酸反流的客观证据，并了解酸反流的程度及其与症状发生的关系。常用的观察指标：24小时内pH<4的总百分时间、pH<4的次数、持续5分钟以上的反流次数以及最长反流时间等指标。但要注意在行该项检查前3日应停用抑酸药与促胃肠动力的药物。故选A。

215.【答案】B

【解析】内镜检查是诊断反流性食管炎最准确的方法，并能判断反流性食管炎的严重程度和有无并发症，结合活检可与其他原因引起的食管炎和其他食管病变（如食管癌等）做鉴别。内镜下无反流性食管炎不能排除胃食管反流病。根据内镜下所见食管黏膜的损害程度可进行反流性食管炎分级，有利于病情判断及指导治疗。故选B。

216.【答案】D

【解析】消化性溃疡上腹痛呈节律性，表现为空腹痛即餐后2~4小时或/及午夜痛，腹痛多为进食或服用抗酸药所缓解，典型节律性表现在DU多见。故选D。

217.【答案】A

【解析】结核性腹膜炎早期腹痛不明显，以后可出现持续性隐痛或钝痛，也可始终没有腹痛。故选A。

218.【答案】D

219.【答案】E

220.【答案】B

221.【答案】C

222.【答案】A

223.【答案】C

【解析】胃泌素瘤患者，大量促胃液素可刺激壁细胞增生，分泌大量胃酸，BAO（基础酸排量）和MAO（最大酸排量）均明显升高。故选C。

224.【答案】E

【解析】DU患者中约有1/3存在五肽促胃液素刺激的最大酸排量（MAO）增高，其余患者MAO多在正常高值，GU患者基础酸排量（BAO）及MAO多属正常或偏低，对此，可能解释为GU患者多伴多灶萎缩性胃炎，因而胃体壁细胞泌酸功能已受影响；而DU患者多为慢性胃窦炎，胃体黏膜未受损或受损轻微，因而仍能保持旺盛的泌酸能力。故选E。

225.【答案】A

226.【答案】B

227.【答案】A

【解析】急性完全性输入袢梗阻多发生于结肠前毕Ⅱ式输入袢对胃小弯的吻合术式。输出袢系膜悬吊过紧压迫输入袢，或是输入袢过长穿过输出袢与横结肠系膜之间的间隙形成内疝，是造成输入袢梗阻的主要原因。临床表现为突发上腹部剧烈疼痛，呕吐频繁，呕吐物量少，多不含胆汁，呕吐后症状不缓解。故选A。

228.【答案】B

229.【答案】C

【解析】胃排空障碍，也称胃瘫。临床表现为：术后拔除胃管后，患者出现上腹持续性饱胀、钝痛，并呕吐带有食物和胆汁的胃液。X线上消化道造影检查，见残胃扩张、无张力，蠕动波少而弱，胃肠吻合口通过欠佳。故选C。

230.【答案】C

231.【答案】C

232.【答案】E

【解析】胃大部切除术后低血糖综合征也称晚期倾倒综合征。多在餐后2~4小时出现，表现为心悸、出汗、眩晕、无力、苍白、手颤等。其原因是胃大部切除术后切除了胃窦，含糖食物快速进入空肠后被过快吸收使血糖急剧升高，刺激胰岛B细胞释放大量胰岛素。而当血糖下降后，胰岛素未能相应减少，故出现上述症状，并无呕吐发生。故选E。

233.【答案】A

234.【答案】E

【解析】碱性反流性胃炎指胃大部切除术后碱性胆汁、胰液、肠液反流入残胃中，破坏胃黏膜屏障，导致胃黏膜充血、水肿、糜烂等改变。多在毕Ⅱ式吻合术后数月至数年发生。临床主要表现为呕吐胆汁样液；上腹部或胸骨后烧灼痛，进食后加重，抑酸治疗无效；体重减轻。该患者与上述表现符合，考虑该诊断。故选E。

235.【答案】B

【解析】慢性不完全性输入袢梗阻，发生在毕Ⅱ式输入袢对胃小弯的术式。临床表现为餐后30分钟左右即感上腹胀痛或绞痛，随即突然喷射性呕吐，呕吐物为大量不含食物的胆汁样液，呕吐后症状缓解消失。产生的原因是输入袢过长扭曲，或输入袢受牵拉在吻合口处呈锐角影响到肠道排空。由于消化液潴积在输入袢内，进食时消化液分泌增加，输入袢内压力突增并刺激肠管剧烈收缩，引发喷射样呕吐，也称输入袢综合征。该患者表现符合该病临床特点，可诊断。故选B。

236.【答案】D

【解析】输出袢梗阻原因为粘连压迫、大网膜炎性肿块压迫形成梗阻，或是结肠后胃空肠吻合，将横结肠系膜裂口固定在小肠侧，引起缩窄或压迫导致梗阻。临床表现为上腹部饱胀，呕吐含胆汁的胃内容物。该患者胃大部切除术后，餐后上腹部饱胀，呕吐物既含胆汁，又有食物，符合上述特点，考虑该诊断。故选D。

第二章　肝脏疾病

【A_1型题】

1.【答案】C

【解析】各种因素导致肝细胞损伤，发生变性坏死，进而肝细胞再生和纤维结缔组织增生，肝纤维化形成，最终发展为肝硬化。其病理演变过程包括以下4个方面：①致病因素的作用使肝细胞广泛的变性、坏死、肝小叶的纤维支架塌陷。②残存的肝细胞不沿原支架排列再生，形成不规则结节状的肝细胞团（再生结节）。③各种细胞因子促进纤维化的产生，自汇管区-汇管区或自汇管区-肝小叶中央静脉延伸扩展，形成纤维间隔。④增生的纤维组织使汇管区-汇管区或汇管区-肝小叶中央静脉之间纤维间隔相互连接，包绕再生结节或将残留肝小叶重新分割，改建成为假小叶，形成肝硬化典型形态改变。故选C。

2.【答案】E

【解析】乳果糖口服后在小肠不会被分解，到达结肠后可被乳酸杆菌、粪肠球菌等细菌分解为乳酸、乙酸而降低肠道的pH。肠道酸化后对产尿素酶的细菌生长不利，但有利于不产尿素酶的乳酸杆菌的生长，使肠道细菌所产的氨减少；此外，酸性的肠道环境可减少氨的吸收，并促进血液中的氨渗入肠道排出。口服抗生素可抑制肠道产尿素酶的细菌，减少氨的生成。常用的抗生素有新霉素、甲硝唑、利福昔明等。C项为静脉用药不恰当。灌肠禁用碱性肥皂水，而用生理盐水或弱酸性溶液，保持肠道酸性环境，B项错误。水合氯醛是肝性脑病的诱因之一，A项错误。肝性脑病应限制蛋白饮食，D项错误。故选E。

3.【答案】C

【解析】诱发电位是大脑皮质或皮质下层接受到由各种感觉器官受刺激的信息后所产生的电位，其有别于脑电图所记录的大脑自发性电活动。可用于轻微肝性脑病的诊断和研究。肝性脑病的检查中，脑电诱发电位检查对轻微型肝性脑病价值较大。故选C。

4.【答案】D

【解析】心理智能测验的方法简便，无须特殊器材，适合于肝性脑病的诊断和轻微肝性脑病的筛选。其缺点是受年龄、教育程度的影响。老年人和教育层次比较低者在进行测试时较为迟钝。故选D。

5.【答案】E

【解析】肝性脑病的临床过程分为四期。一期（前驱期）有焦虑、欣快激动、淡漠、睡眠倒错、健忘等轻度精神异常，可有扑翼样震颤。故选E。

6.【答案】D

【解析】多巴胺用于治疗休克和肾衰竭，对肝性脑病无效。余选项均用于治疗肝性脑病，参见第2题解析。故选D。

7.【答案】D

【解析】镇静、催眠、镇痛药及麻醉剂可诱发肝性脑病，在肝硬化特别是有严重肝功能减退时应尽量避免使用。当患者发生肝性脑病出现烦躁、抽搐时禁用阿片类、巴比妥类、苯二氮䓬类镇静药，可试用异丙嗪、氯苯那敏（扑尔敏）等抗组胺药。故选D。

8.【答案】B

【解析】暴发性肝炎又称急性坏死型肝炎也称急性重型肝炎，初期与黄疸性肝炎相似，但病情迅速恶化，肝脏进行性缩小。故选B。

9.【答案】B

【解析】肝性脑病的常见诱因包括：①上消化道出血：最常见的诱因。大量血液在肠道内分解形成氨或其他具有神经毒性物质吸收后而诱发肝性脑病。②摄入过多的含氮物质：如饮食中蛋白质过多，口服铵盐、蛋氨酸等。③水电解质紊乱及酸碱平衡失调。④缺氧与感染：增加组织分解代谢而增加产氨，缺氧与高热则增加氨的毒性。⑤低血糖：葡萄糖的氧化磷酸过程有助于NH_3与谷氨酸的结合，故低血糖可增加氨的毒性。⑥便秘：使含氨、胺类和其他有毒衍生物与结肠黏膜接触时间延长，有利于毒物吸收。⑦安眠药、镇静药及手术：麻醉及手术可增加肝、肾和脑功能的负担。镇静安眠药可直接抑制大脑，同时抑制呼吸中枢造成缺氧。故选B。

10.【答案】A

11.【答案】C

12.【答案】C

【解析】四期（昏迷期）患者昏迷，不能唤醒。由于患者不能合作，扑翼样震颤无法引出。浅昏迷时，腱反射和肌张力仍亢进；深昏迷时，各种反射消失，肌张力降低。故选C。

13.【答案】E

14.【答案】B

【解析】虽然肾脏和肌肉均可产氨，但消化道是氨产生的主要部位，当其被吸收后通过门静脉进入体循环。肠道氨来源于：①谷氨酰胺在肠上皮细胞代谢后产生。②肠道细菌对含氮物质（摄入的蛋白质及分泌的尿素）的分解。故选B。

15.【答案】C

【解析】氨在肠道的吸收主要以NH_3弥散入肠黏膜，当结肠内pH>6时，NH_3大量弥散入血；pH<6时，可与H^+结合成毒性小的NH_4^+后随粪排泄。低钾性碱中毒促进NH_3透过血脑屏障进入脑内。故选C。

16.【答案】B

【解析】暴发性肝功能衰竭时，血氨往往正常。故选B。

17.【答案】B

【解析】经普查检出的肝癌可无任何症状和体征，称为亚临床肝癌。故选B。

18.【答案】C

【解析】原发性肝癌起病隐匿，早期缺乏典型症状；临床症状明显者，病情大多已进入中、晚期，E选项正确；肝区疼痛是肝癌最常见的症状，半数以上患者有肝区疼痛，多呈持续性胀痛或钝痛，是因癌肿生长过快、肝包膜被牵拉所致，A选项正确；黄疸一般出现在肝癌晚期，多为阻塞性黄疸，少数为肝细胞性黄疸。前者常因癌肿压迫或侵犯胆管或肝门转移性淋巴结肿大而压迫胆管造成阻塞所致，后者可由于癌组织肝内广泛浸润或合并肝硬化、慢性肝炎引起，B、D选项正确，而C选项错误。故选C。

19.【答案】D

20.【答案】D

【解析】血清AFP浓度通常与肝癌大小呈正相关。在排除妊娠、肝炎和生殖腺胚胎瘤的基础上，血清AFP检查诊断肝细胞癌的标准为：①大于500μg/L持续4周以上。②AFP在200μg/L以上的中等水平持续8周以上。③AFP由低浓度逐渐升高不降。故选D。

21.【答案】B

22.【答案】C

【解析】甲胎蛋白的阳性可早于肝癌出现临床症状8~11个月，所以，确认原发性肝癌最早的指标是AFP。现已广泛用于原发性肝癌的普查、诊断、判断治疗效果及预测复发。故选C。

23.【答案】A

24.【答案】B

【解析】手术切除仍是目前根治原发性肝癌的最好手段，凡有手术指征者均应积极争取手术切除。故选B。

25.【答案】B

【解析】在我国，慢性病毒性肝炎是原发性肝癌诸多致病因素中最主要的病因。原发性肝癌患者中约1/3有慢性肝炎史，流行病学调查发现肝癌患者HBsAg阳性率可达90%，提示乙型肝炎病毒（HBV）与肝癌高发有关。故选B。

26.【答案】D

【解析】①块状型：最多见，

呈单个、多个或融合成块，直径≥5cm。大于 10cm 者称巨块型。此型易液化、坏死及出血，故常出现肝破裂、腹腔内出血等并发症。②结节型：较多见，有大小和数目不等的癌结节，一般直径不超过 5cm，单个癌结节直径小于 3cm 或相邻两个癌结节直径之和小于 3cm 者称为小肝癌。③弥漫型：最少见，有米粒至黄豆大的癌结节弥漫地分布于整个肝脏，不易与肝硬化区分，肝大不显著，甚至可以缩小，患者往往因肝功能衰竭而死亡。故选 D。

27.【答案】C

28.【答案】D

29.【答案】B

【解析】肝动脉化疗栓塞治疗（TACE）为原发性肝癌非手术治疗的首选方案，疗效好，可提高患者的 3 年生存率。故选 B。

30.【答案】C

【解析】在生殖腺胚胎瘤、少数转移性肿瘤以及妊娠、活动性肝炎、肝硬化炎症活动期时 AFP 可呈假阳性，但升高不如肝癌明显。在排除妊娠、肝炎和生殖腺胚胎瘤的基础上，血清 AFP 检查诊断肝细胞癌的标准为：①大于 500μg/L 持续 4 周以上。② AFP 在 200μg/L 以上的中等水平持续 8 周以上。③AFP 由低浓度逐渐升高不降。故选 C。

31.【答案】E

【解析】病毒性肝炎活动时血清 AFP 往往呈短期低度升高，应定期多次随访测定血清 AFP 和 ALT，或联合检测 AFP 异质体及其他肝癌标志物并进行分析，如：①AFP 和 ALT 动态曲线平行或同步升高，或 ALT 持续增高至正常的数倍，则肝炎的可能性大；②二者曲线分离，AFP 持续升高，往往超过 400μg/L，而 ALT 正常或下降，呈曲线分离现象，则多考虑原发性肝癌。故选 E。

32.【答案】B

33.【答案】E

【解析】血清 AFP 检查诊断肝细胞癌的标准之一为：AFP 在 200μg/L 以上的中等水平持续 8 周以上，A 错误；原发性肝癌 AFP 可显著增高，但转移性肝癌一般不显著增高，B 错误；部分慢性病毒性肝炎和肝硬化病例血清 AFP 可呈低浓度升高，但多不超过 200μg/L，常先有血清 ALT 明显升高，AFP 呈同步关系，C 选项最可能诊断为病毒性肝炎或肝硬化，故 C 选项错；在生殖腺胚胎瘤、少数转移性肿瘤以及妊娠、活动性肝炎、肝硬化炎症活动期时 AFP 可呈假阳性，但升高不如肝癌明显，D 错误。故选 E。

34.【答案】C

【解析】肝硬化有腹水的患者常并发自发性细菌性腹膜炎（SBP），SBP 是指在无任何邻近组织炎症的情况下发生的腹膜和/或腹水的细菌性感染。病原菌多为来自肠道的革兰阴性菌。临床表现为发热、腹痛、短期内腹水迅速增加，查体发现轻重不等的全腹压痛和腹膜刺激征。腹水检查如白细胞$>500\times10^6$/L 或中性粒细胞$>250\times10^6$/L，可诊断 SBP，腹水细菌培养有助确诊。应早期选择对肠道革兰阴性菌有效、腹水浓度高、肾毒性小的广谱抗生素，故选 C。

35.【答案】B

【解析】腹水形成及机制包括：①门静脉压力升高：门静脉高压时肝窦压升高，大量液体进入 Disse 间隙，造成肝脏淋巴液生成增加，当超过胸导管引流能力时，淋巴液从肝包膜直接漏入腹腔而形成腹水。门静脉压增高时内脏血管床静水压增高，促使液体进入组织间隙，也是腹水成因之一。②血浆胶体渗透压下降：肝脏合成清蛋白能力下降而发生低蛋白血症，血浆胶体渗透压下降，至血管内液体进入组织间隙，在腹腔可形成腹水。③有效血容量不足：肝硬化时机体呈高心排血量、低外周阻力的高动力循环状态，此时内脏动脉扩张，大量血液滞留于扩张的血管内，导致有效循环血容量下降，从而激活交感神经系统、肾素-血管紧张素-醛固酮系统等，导致肾小球滤过率下降及水钠重吸收增加，发生水钠潴留。④其他因素：心房钠尿肽相对不足及机体对其敏感性下降、抗利尿素分泌增加可能与水钠潴留有关。B 选项错误，故选 B。

36.【答案】E

37.【答案】D

【解析】反映肝纤维化的血清学指标包括Ⅲ型前胶原氨基末端肽（PⅢP）、Ⅳ型胶原、透明质酸、层粘连蛋白等。故选 D。

38.【答案】C

【解析】①腹水：门脉高压是使水分潴留在腹腔的主要原因，血清清蛋白减少是引起腹水的重要因素。出现腹水提示门脉高压已存在和/或清蛋白合成减少。②白蛋白：降低提示肝细胞损害严重，合成白蛋白减少，不能维持血浆白蛋白浓度。③血清电解质：肝硬化时肝脏对醛固酮的灭活减弱，导致水钠潴留。也可出现其他电解解质紊乱，但对预后相对影响不大。④凝血酶原时间：凝血酶原时间延长提示肝细胞损伤严重，不能合成足够的凝血酶原，导致机体凝血功能障碍。⑤肝性脑病：肝硬化发展到晚期才会出现肝性脑病，预示肝硬化的预后不良。故选 C。

39.【答案】D

【解析】肝活组织检查见假小叶形成是诊断肝硬化的金标准。故选 D。

40.【答案】C

【解析】引起肝硬化病因很多，在我国以病毒性肝炎为主，欧美国家以慢性酒精中毒多见。故选 C。

41.【答案】B

【解析】肝硬化脾功能亢进时白细胞、红细胞和血小板计数减少。故选 B。

42.【答案】B

【解析】门静脉高压造成的后果有：脾大，脾脏因长期淤血而肿大，可发生脾功能亢进，表现为外周血白细胞、红细胞和血小板减少。故选 B。

43.【答案】D

【解析】门-体侧支循环开放：门静脉高压时门静脉回流受阻导致这些交通支开放。主要侧支循环有：①食管和胃底静脉曲张：为门静脉系的胃左、胃短静脉与腔静脉系的奇静脉之间胃底和食管黏膜下静脉开放。②腹壁静脉曲张：门静脉高压时脐静脉重新开放，通过腹壁静脉进入腔静脉，而形成腹壁静脉曲张。③痔静脉扩张：为门静脉系的直肠上静脉与下腔静脉系的直肠中、下静脉交通，可扩张为痔核。故选 D。

44.【答案】D

【解析】肝硬化失代偿期诊断主要依据是腹水形成，此时门脉高压，侧支循环建立。其他几项非本病特异征象。故选 D。

45.【答案】C

【解析】参见第 44 题解析。

46.【答案】D

【解析】门脉高压的特异性表现是侧支循环的建立和开放，最主要的侧支循环是食管胃底静脉丛，加上食管胃底静脉丛离门脉最近，门脉高压时，食管胃底静脉丛也最早发生曲张，故相对其他静脉丛最能说明门脉高压存在。故选 D。

47.【答案】B

【解析】肝硬化并发肝肾综合征是指发生在严重肝病基础上的肾衰竭，但肾脏本身并无器质性损害，故又称功能性肾衰竭。故选 B。

48.【答案】E

【解析】临床上常用 AST/ALT 的比值来反映肝细胞的损害情况。正常人 AST/ALT 比值为 1.15 左右，也就是 AST 较 ALT 稍高。当肝细胞轻度病变时，仅有肝细胞质内的酶释出，ALT 上升幅度较 AST 为大。当肝细胞严重损害时，胞质、线粒体中的酶释放血，以致血清 AST 升高幅度较 ALT 为大。如肝硬化时，比值可增高至 1.44，慢性活动性肝炎比值也常高于正常。总之，肝病时 AST/ALT 比值<1，常提示肝脏损害较轻；AST/ALT 比值>1，则提高肝脏损害较重。故选 E。

49.【答案】B

【解析】ERCP（逆行性胰胆管造影）将十二指肠镜插入十二指肠降部，通过内镜活检孔道插入造影管至十二指肠乳头开口部，注入造影剂，做 X 线胰胆管造影，称为 ERCP。此检查方法已成为诊断胰腺、胆道疾病的重要手段。治疗性 ERCP 包括乳头肌切开，取石，放支架，可为 95%胆道梗阻的患者进行胆道减压。ERCP 可在内镜下直接判断病变，并可取活检，同时可进行治疗。故选 B。

50.【答案】C

【解析】吲哚菁绿静脉注射后，由肝脏摄取，排泄于胆汁，无肠肝循环，主要用于血中滞留率、清除率和肝血流量等肝功能测定。故选 C。

51.【答案】C

【解析】早期肝硬化在影像学上可无明显异常，但已经有了病理学上的改变，只有通过活检才可以明确诊断。故选 C。

52.【答案】B

【解析】肝功能代偿期大部分患者可无症状或症状较轻，常缺乏特异性。肝功能失代偿期有明显的症状出现，主要有两大类：①肝功能损害所引起的血浆清蛋白降低、水肿、腹水、黄疸、肝性脑病等。②门静脉梗阻及高压所产生的侧支循环形成，包括脾大、脾功能亢进及腹水等。脾大属于门静脉梗阻及高压所产生的侧支循环造成，不属于肝功能损害所引起。故选 B。

53.【答案】D

【解析】基础治疗无效或腹水较大量者应使用利尿药。临床常用的利尿药为螺内酯和呋塞米。过猛的利尿会导致水电解质紊乱，严重者诱发肝性脑病和肝肾综合征。因此，使用利尿药时应监测体重变化及血生化。故选 D。

54.【答案】C

55.【答案】C

【解析】肝硬化肝实质损害的最重要依据是清蛋白减少，凝血酶原时间延长。故选 C。

56.【答案】E

【解析】食管胃底静脉曲张是诊断门静脉高压的最可靠指标，食管吞钡 X 线检查显示虫蚀样或蚯蚓状充盈缺损。腹部超声检查 B 型超声可提示肝硬化，但不能作为确诊依据，而且约 1/3 的肝硬化患者超声检查无异常发现。故选 E。

57.【答案】C

【解析】肝硬化后因为肝功能损害，对雌激素灭活能力降低，男性可有性功能减退、男性乳房发育，女性可发生闭经、不孕。故选 C。

58.【答案】C

【解析】小结节性肝硬化其特征是结节大小相仿，直径小于 3mm，不超过 1cm，纤维间隔较窄，均匀。多见于酒精性肝硬化。所以 C 是错误的。血吸虫性肝硬化属于不完全分隔性肝硬化。故选 C。

59.【答案】C

【解析】Child（1964 年）将血清胆红素、腹水、血清白蛋白浓度、凝血酶原时间及一般状况等 5 个指标的不同程度，分为三个层次（1、2、3）进行计分，5 个指标的最低分为 5 分，最高分为 15 分，根据计分的多少分为 A、B、C 三级。5 个指标不包括食管静脉曲张程度，故选 C。

60.【答案】D

【解析】肝癌的转移途径包括肝内转移和肝外转移。肝癌最早在肝内转移，易侵犯门静脉及分支并形成癌栓，脱落后在肝内引起多发性转移灶。如门静脉干支有癌栓阻塞，可引起或加重原有门静脉高压，形成顽固性腹水。故选 D。

61.【答案】B

【解析】甲胎蛋白的阳性可早于临床症状 8~11 个月。故选 B。

62.【答案】D

63.【答案】D

【解析】阿米巴肝脓肿是肠道阿米巴感染的并发症，行抗阿米巴（甲硝唑、氯喹）治疗，必要时反复穿刺吸脓肿及支持治疗为主。故选 D。

64.【答案】E

65.【答案】D

【解析】细菌性肝脓肿较小，常为多发性，继发于胆道感染或其他化脓性疾病病情急骤严重，全身中毒症症状明显，有寒战、高热，白细胞计数及中性粒细胞可明显增加，血液细菌培养可阳性；阿米巴肝脓肿较大，多为单发，多见于肝右叶，部分患者可找到阿米巴滋养体或包囊大，脓肿多为棕褐色脓液，无臭味，镜检有时可找到阿米巴滋养体。故选 D。

66.【答案】B

【解析】肝蒂指肝十二指肠韧带的上端及其所含出入肝门的结构，其中包含门静脉、肝动脉、胆总管及肝脏自主神经和淋巴结、淋巴管。故选 B。

67.【答案】E

【解析】经皮肝穿刺脓肿置管引流术适用于单个较大的脓肿，在 B 型超声引导下行穿刺。切开引流：①适用于较大脓肿，估计有穿破可能，或已穿破胸腔或腹腔。②胆源性肝脓肿。③位于肝左外叶脓肿，穿刺易污染腹腔。④慢性肝脓肿。故选 E。

68.【答案】A

【解析】原发性肝癌常需与继发性肝癌、肝硬化、肝脓肿等疾病进行鉴别。原发性肝癌常发生在肝硬化的基础上，二者的鉴别常有困难。若肝硬化病例有明显的肝大、质硬的大结节，或肝萎缩变形而影像检查又发现占位性病变，则肝癌的可能性很大，反复检测血清 AFP 或 AFP 异质体，密切随访病情，最终能做正确诊断。故选 A。

69.【答案】C

70.【答案】B

【解析】门脉高压手术治疗的目的主要是切断或减少曲张静脉的血流来源、降低门静脉压力和消除脾功能亢进，一般用于食管胃底静脉曲张破裂大出血各种治疗无效而危及生命者，或食管胃底静脉曲张破裂大出血后用于预防再出血特别是伴有严重脾功能亢进者。故选 B。

71.【答案】A

【解析】以肝裂和门静脉及肝静脉在肝内分布为基础的 Couinaud 分段法，将肝脏分为 8 段：相当于尾状叶为Ⅰ段，左外叶为Ⅱ、Ⅲ段，左内叶为Ⅳ段，右前叶为Ⅴ段、Ⅷ段，右后叶为Ⅵ段、Ⅶ段。故选 A。

72.【答案】D

73.【答案】D

【解析】在肝实质内，由于门静脉、肝动脉和肝胆管的管道分布大体上相一致，且共同被包裹在 Glisson 纤维鞘内。故选 D。

74.【答案】C

75.【答案】B

76.【答案】B

【解析】门静脉高压症时，在解剖上离门脉最近的是胃食管静脉丛，其压力升高亦最早。故选 B。

77.【答案】A

78.【答案】B

【解析】非选择性门体分流术：是将人肝的门静脉血完全转流入体循环，代表术式是门静脉与下腔静脉端侧分流术。门静脉分流术将门静脉肝端结扎，防止发生离肝门静脉血流，致门静脉压下降明显；下腔静脉侧侧分流术是离肝门静脉血流一并转流入下腔静脉，减低肝窦压力，有利于控制腹水形成。非选择性门体分流术治疗食管胃底曲张静脉破裂出血效果好，但肝性脑病发生率高达 30%~50%，易引起肝衰竭。非选择性门体分流术还包括肠系膜上静脉与下腔静脉“桥式”（H 形）分流术和中心性脾-肾静脉分流术。故选 B。

79.【答案】C

【解析】食管胃底曲张静脉一旦破裂引起出血，就会有很大可能反复出血，而每次出血必将给肝脏带来损害。积极采取手术止血，不但可以防止再出血，而且是预防发生肝昏迷的有效措施。故选 C。

80.【答案】D

【解析】三腔管压迫止血：原理是利用充气的气囊分别压迫胃底和食管下段的曲张静脉，以达止血目的。三腔管压迫可使 80% 食管胃底曲张静脉出血得到控制，为选项中非手术治疗方法中最有效的止血方法。故选D。

81.【答案】A

82.【答案】B

【解析】门静脉高压自然发展成肝性脑病的原因为A、C、D选项，门腔静脉分流术后门静脉血绕行肝脏，导致氨等不能代谢与解毒而进入体循环。故选B。

83.【答案】C

【A_2型题】

84.【答案】B

【解析】原发性胆汁性肝硬化血清免疫球蛋白增加，特别是IgM；90%～95%以上患者血清抗线粒体抗体阳性，滴度>1∶40有诊断意义，AMA的特异性可达98%，其中以M2型的特异性最好；约50%的患者抗核抗体阳性，主要是抗GP210S和抗SP100阳性，具有一定特异性。故选B。

85.【答案】D

【解析】根据题意，该患者出现肝性脑病，A，B，C，D项均为诊断肝性脑病常用检查，而急性肝性脑病患者进行头部CT或MRI检查时可发现脑水肿。慢性肝性脑病患者则可发现有不同程度的脑萎缩，对诊断肝性脑病没有特异性，故选D。

86.【答案】B

【解析】一期（前驱期）患者出现焦虑、欣快激动、淡漠、睡眠倒错、健忘等轻度精神异常，可有扑翼样震颤。此期临床表现不明显，易被忽略。二期（昏迷前期）出现嗜睡、行为异常（如衣冠不整或随地大小便）、言语不清、书写障碍及定向力障碍。有腱反射亢进、肌张力增高、踝阵挛及Babinski征阳性等神经体征，有扑翼样震颤。三期（昏睡期）出现昏睡，但可唤醒，各种神经体征持续或加重，有扑翼样震颤，肌张力高，腱反射亢进，锥体束征常阳性。四期（昏迷期）出现昏迷，不能唤醒。由于患者不能合作，扑翼样震颤无法引出。浅昏迷时，腱反射和肌张力仍亢进；深昏迷时，各种反射消失，肌张力降低。根据题意，患者出现睡眠障碍，脑电异常，应属于Ⅱ期。故选B。

87.【答案】C

【解析】肝性脑病灌肠禁用碱性液体如碱性肥皂水等，而应用生理盐水或弱酸性溶液，保持肠道酸性环境。故选C。

88.【答案】D

【解析】参见第87题解析。

89.【答案】C

【解析】精氨酸对氨合成尿素的鸟氨酸循环系统有催化作用，通过促进氨的代谢清除可降低血氨。精氨酸可以对于合并碱中毒的患者具有很好的疗效。其溶液为酸性，且不含钠，无导致水钠潴留之弊。故选C。

90.【答案】A

【解析】患者尿蛋白及糖定性阴性，可除外尿毒症和糖尿病昏迷；瞳孔等大，没有瞳孔缩小，可除外安眠药中毒；患者肌张力对称性增高，脑血管意外可能性小；患者急性昏迷、肌张力增大、黄疸，最可能诊断为肝性脑病昏迷。故选A。

91.【答案】E

92.【答案】C

【解析】肝肺综合征（HPS）是指发生在严重肝病基础上的低氧血症。临床特征为严重肝病、肺内血管扩张、低氧血症/肺泡-动脉氧梯度增加的三联征。晚期肝硬化患者常有轻度的低氧血症，主要与大量腹水导致膈肌抬高所引起的呼吸障碍有关，但当动脉氧分压明显下降而排除了相关的心肺疾病时应考虑HPS。患者多伴有呼吸困难，尤以立位时加重。本症无有效治疗，预后差。故选C。

93.【答案】B

94.【答案】C

【解析】患者昏迷期治疗后好转，现无昏睡，属于肝性脑病期（昏迷前期）：嗜睡、行为异常（如衣冠不整或随地大小便）、言语不清、书写障碍及定向力障碍。故选B。

95.【答案】E

96.【答案】B

【解析】患者既往乙型病毒性肝炎病史，肝区疼痛，肝区可扪及肿块、质地坚硬，腹水为血性腹水，最可能的诊断为原发性肝癌。故选B。

97.【答案】D

【解析】患者的病史和实验室检查血BUN 16mmol/L，24小时尿蛋白不高，不能支持诊断慢性肾炎或肾小球肾病合并尿毒症，故A和C项可除外。题中述“颈静脉无怒张”提示右心房的压力不高，那么右心功能不全致体循环淤血可以排除。缩窄性心包炎时颈静脉可见明显怒张，故也可除外。虽然题干中所给的条件不能明确诊断肝硬化合并肾病综合征，但却在所有选项中是最可能的。故选D。

98.【答案】C

【解析】患者肝硬化腹水、尿少、四肢水肿，考虑低蛋白血症和门静脉高压的患者诱发了肾前性肾衰竭。肾衰竭造成了高血容量和腹水，引起膈肌上抬，患者出现端坐呼吸。在本题的选项中只有放腹水可以迅速缓解症状，利尿强度太小，不适合口服急救。故选C。

99.【答案】D

【解析】患者出现消化道出血，最常见的原因为消化道溃疡，该患者有脾大体征，首先考虑肝硬化食管胃底静脉曲张破裂出血。故选D。

100.【答案】D

【解析】该患者主要特点为乙肝病毒抗原阳性，肝区疼痛、肝大。原发性肝癌常发生在肝硬化的基础上，二者的鉴别常有困难。若肝硬化病例有明显的肝大、质硬的大结节，或肝萎缩变形而影像检查又发现占位性病变，则肝癌的可能性很大。该患者B超提示肝内大小不等的结节样回声，AFP值升高，所以最大可能为原发性肝癌。故选D。

101.【答案】B

【解析】腹水的鉴别：①肝硬化并肝癌：需要AFP和B超的初步筛查。②肝硬化并结核性腹膜炎：有结核病史，结核性腹水血清腹水清蛋白梯度（SAAG）< 11g/L。③肿瘤性腹水：肿瘤性腹水比重介于渗出液和漏出液之间，SAAG < 11g/L，腹水LDH > 血LDH。④肝硬化腹水：为漏出液，SAAG>11g/L。合并自发性腹膜炎时为渗出液，以中性粒细胞为主，腹水透明度降低，比重介于漏出液和渗出液之间，Rivalta试验阳性，白细胞数增多，常在500×10^6/L以上，分类以中性粒细胞为主。并发结核性腹膜炎时，则以淋巴细胞为主。腹水呈血性者应高度怀疑癌变。该患者腹水常规：浅黄色比重1.018，Revalta（+），细胞数为560×10^6/L，淋巴细胞0.74。所以最可能的诊断是B。

102.【答案】C

【解析】有腹水的患者常并发自发性细菌性腹膜炎（SBP），SBP是指在无任何邻近组织炎症的情况下发生的腹膜和/或腹水的细菌性感染。临床表现为发热、腹痛、短期内腹水迅速增加。该患者症状符合SBP表现，最可能诊断为SBP，故选C。

103.【答案】D

【解析】该患者有腹水、黄疸并且清蛋白20g/L很低，考虑不能耐受手术。又有门静脉右支闭塞，不适合做肝动脉结扎术。因为肝脏有两套血供：肝动脉和门静脉。现在患者门静脉已经不通了，再将动脉结扎，肝脏没有血液供应，很快会衰竭的。患者巨大肿瘤，放化疗不适合。故选D。

104.【答案】B

105.【答案】C

【解析】原发性胆汁性肝硬化碱性磷酸酶（ALP）与γ-谷氨酰转移酶（γ-GT）在黄疸及其他症状出现前多已增高，比正常高出2~6倍。美国肝病研究协会建议诊断标准如下：①胆汁淤积的生化指标如碱性磷酸酶等升高大于6个月。②B超或胆管造影检查示胆管正常。③抗线粒体抗体（AMA）或$AMA-M_2$亚型阳性。④如血清$AMA/AMA-M_2$阴性，行肝穿刺组织学检查符合PBC。故最可能诊断为C。

106.【答案】D

【解析】肝硬化特别是病毒性肝炎肝硬化和酒精性肝硬化发生肝细胞癌的危险性明显增高。当患者出现肝区疼痛、肝大、血性腹水、无法解释的发热时要考虑此病，血清甲胎蛋白升高及B超提示肝占位性病变时应高度怀疑，CT可确诊。该患者出现肝区疼痛、肝大，不规则发热，应考虑肝癌。故选D。

107.【答案】D

【解析】该患者坐位颈静脉充盈，心音低沉，腹水穿刺为漏出液，提示缩窄性心包炎。故选D。

108.【答案】C

【解析】患者有HBsAg（+）史，现有呕血、黑粪，考虑为肝硬化食管静脉曲张破裂出血，三腔双囊管压迫止血是首选的止血措施。故选C。

109.【答案】C

【解析】患者大量利尿，造成K^-和Cl^-大量丢失，根据患者血气分析提示代谢性碱中毒，考虑肝硬化合并低钾低氯性代谢性碱中毒。故选C。

110.【答案】D

【解析】细菌性肝脓肿是指由化脓性细菌侵入肝脏形成的肝内化脓性感染病灶。临床上主要以寒战、高热、肝区疼痛、肝大和局部压痛为主要表现。全身性细菌感染，特别是腹腔内感染时，细菌可侵入肝脏，如患者抵抗力弱，就可能发生肝脓肿。患者临床表现及辅助检查符合上述特点。故选D。

111.【答案】E

112.【答案】B

113.【答案】E

114.【答案】C

【解析】根据题意，患者为胃癌肝转移。小肠类癌和胃、胰腺的神经内分泌癌肝转移，容易切除，故该患者最适宜行胃大部切除加肝左叶切除术。故选C。

115.【答案】A

【解析】根据临床表现及辅助检查。患者为原发性肝癌。下述情况可作根治性肝切除：①单发的微小肝癌。②单发的小肝癌。③单发的向肝外生长的大肝癌或巨大肝癌，表面较光滑，周围界限较清楚，受肿瘤破坏的肝组织少于30%。④多发性肿瘤，但肿瘤结节少于3个，且局限在肝的一段或一叶内。B超示患者为单发微小肝癌，最适宜手术切除治疗。故选A。

116.【答案】B

117.【答案】B

【解析】阿米巴性肝脓肿是肠道阿米巴感染的并发症，绝大多数是单发的，主要应与细菌性肝脓肿鉴别。主要鉴别点参见第65题解析。根据患者症状、体征，首先考虑阿米巴性肝脓肿。故选B。

【A_3/A_4型题】

118.【答案】E

119.【答案】E

120.【答案】B

121.【答案】E

122.【答案】A

123.【答案】D

124.【答案】D

125.【答案】C

【解析】根据意识障碍程度、神经系统体征和脑电图改变，可将肝性脑病的临床过程分为四期：①Ⅰ期（前驱期）表现为焦虑、欣快、激动、淡漠、睡眠倒错、健忘等轻度精神异常，可有扑翼样震颤。此期临床表现不明显，易被忽略。②Ⅱ期（昏迷前期）表现为嗜睡、行为异常、言语不清、书写障碍及定向力障碍。有腱反射亢进、肌张力增高、踝阵挛及Babinski征阳性等神经体征，有扑翼样震颤。③Ⅲ期（昏睡期）表现为昏睡，但可唤醒，各种神经体征持续或加重，有扑翼样震颤，肌张力高，腱反射亢进，锥体束征常阳性。④Ⅳ期（昏迷期）表现为昏迷，不能唤醒。由于患者不能合作，扑翼样震颤无法引出。浅昏迷时，腱反射和肌张力仍亢进；深昏迷时，各种反射消失，肌张力降低。该患者表现为睡眠倒错、言语不清，考虑为肝性脑病Ⅱ期。故选C。

126.【答案】C

127.【答案】B

【解析】AFP升高是诊断原发性肝癌的重要指标。该患者AFP升高，考虑诊断原发性肝癌。CT具有更高分辨率，兼具定位与定性的诊断价值，且能显示肝癌病变范围、数目、大小及其与邻近器官和重要血管的关系等，因此是肝癌诊断的重要手段，列为临床疑诊肝癌者和确诊为肝癌拟行手术治疗者的常规检查。故选B。

128.【答案】D

【解析】选择性腹腔动脉或肝动脉造影检查对血管丰富的癌肿，其分辨率低限约1cm，对<2.0cm的小肝癌其阳性率可达90%。故选D。

129.【答案】E

【解析】经普查检出的肝癌可无任何症状和体征，称为亚临床肝癌。患者体检时发现AFP升高，但无临床症状，最可能诊断为亚临床肝癌。故选E。

130.【答案】E

【解析】患者上腹不适、乏力，就诊发现AFP>500μg/L，提示肝癌的可能，而B超检查结果为正常肝脏声像图，查体未见异常，为定位诊断应选择肝血管造影，故选E。

131.【答案】D

【解析】患者有患肝癌的可能，但患者无明显肝癌症状，仅为上腹不适、乏力，B超检查结果为正常肝脏声像图，查体未见异常，则考虑亚临床肝癌。故选D。

132.【答案】A

【解析】肝癌三型为：①单纯型：临床和实验室检查无明显肝硬化表现者。②硬化型：有明显的肝硬化临床和实验室检查表现者。③炎症型：病情发展迅速并伴有持续癌性高热或血清谷丙转氨酶升高1倍以上者。肝癌的分期为：①Ⅰ期：无明显的肝癌症状与体征者。②Ⅱ期：介于Ⅰ期与Ⅲ期之间者。③Ⅲ期：有黄疸、腹水、远处转移或恶病质之一者。通过临床表现及辅助检查，患者肝癌单纯型Ⅰ期。故选A。

133.【答案】E

134.【答案】E

【解析】临床上约30%的肝癌患者AFP为阴性。AFP阴性不能完全排除肝癌。故选E。

135.【答案】A

136.【答案】C

【解析】患者为肝硬化、腹水，在使用利尿药后出现性情改变，应考虑肝性脑病前驱期（Ⅰ期）。Ⅰ期脑电图正常。故选C。

137.【答案】A

【解析】患者考虑肝性脑病前驱期（Ⅰ期）。发生的原因是使用排钾利尿药后，导致低钾血症，使细胞内钾向细胞外转移补充，在此移动过程中细胞外液H^+减少（H^+-K^+交换），有利于NH_3透过血脑屏障，诱发或加重肝性脑病。故选A。

138.【答案】E

【解析】肝性脑病的治疗中，口服或静脉输注以支链氨基酸为主的氨基酸混合液，从理论上可纠正氨基酸代谢不平衡，提供能量，抑制大脑中假神经递质的形成，但对门体分流性脑病的疗效尚有争议。对于不能耐受蛋白食物者，补充支链氨基酸无疑有助于改善患者氮平衡。故选E。

139.【答案】B

【解析】清（白）蛋白明显降低提示肝细胞合成蛋白能力下降，提示肝功能受损；转氨酶明显提高提示现症有肝细胞大量坏死，也提示仍有相当数量的肝细胞存活。重度肝硬化转氨酶可不升或降低；重度黄疸提示肝功能受损；大量腹水是失代偿的表现；扑翼样震颤是失代偿的表现。故选B。

140.【答案】E

141.【答案】C

142.【答案】A

143.【答案】D

【解析】大量顽固性腹水用利尿药效果较差，一般给予腹穿及腹腔内注射药物，以利腹水排出。抽腹水加输清蛋白，首次不超过1000ml，以后每次4000～6000ml，3次/周。故选D。

144.【答案】E

145.【答案】D

【解析】患者有乙肝病史，现右上腹胀痛、肝脾大、腹水，检查示肝右叶占位，最可能的诊断为肝癌。故选D。

146.【答案】A

147.【答案】E

【解析】肝癌确诊应行肝穿刺细胞学检查。故选E。

148.【答案】A

【解析】肝癌患者的症状主要有肝区疼痛、肝大、黄疸，出现恶性肿瘤的全身性表现等。该患者右上腹胀痛、黄疸、肝大、腹水，应考虑肝癌。故选A。

149.【答案】E

【解析】肝癌的并发症包括肝性脑病、上消化道出血、肝癌结节破裂出血和继发感染，很少发生脑转移。故选E。

150.【答案】B

【解析】原发性肝癌的病因可能与下列因素有关：病毒性肝炎，肝硬化，黄曲霉毒素，饮用水污染，遗传因素，其他一些化学物质如亚硝胺类、偶氮芥类、有机氯农药、酒精等均是可疑的致肝癌物质。肝小胆管中的华支睾吸虫感染可刺激胆管上皮增生，为导致原发性胆管细胞癌的原因之一。故选B。

151.【答案】D

【解析】患者出现寒战、黄疸、肝大、腹痛部位为右上腹，肝脓肿的诊断比较合适。故选D。

152.【答案】A

【解析】血源性肝脓肿，应积极治疗原发感染灶。故选A。

153.【答案】B

【解析】患者诊断为肝脓肿，行阑尾切除术并不能治疗肝脓肿。故选B。

154.【答案】D

155.【答案】D

156.【答案】A

157.【答案】A

158.【答案】C

【解析】A、B、D、E选项为常用的肝硬化食管胃底静脉曲张破裂出血止血方法，患者已合并失血性休克，暂不宜行急诊剖腹探查止血手术。故选C。

159.【答案】E

【解析】门静脉高压时门静脉回流受阻导致这些交通支开放。主要侧支循环有：①食管和胃底静脉曲张：为门静脉系的胃左、胃短静脉与腔静脉系的奇静脉之间胃底和食管黏膜下静脉开放。②腹壁静脉曲张：门静脉高压时脐静脉重新开放，通过腹壁静脉进入腔静脉，而形成腹壁静脉曲张。③痔静脉扩张：为门静脉系的直肠上静脉与下腔静脉系的直肠中、下静脉交通，可扩张为痔核。此外，肝与膈、脾与肾韧带、腹部器官与腹膜后组织间的静脉，也可形成侧支相互连接从而形成临床上少见的异位静脉曲张。故选E。

【B_1型题】

160.【答案】B

【解析】兴奋性递质多巴胺不能透过血脑屏障，而其前体左旋多巴却能进入脑组织。在理论上大剂量左旋多巴可补充正常神经递质，竞争性地排斥假神经递质。早期报道此药对急性和慢性肝性脑病均有效，能使患者暂时苏醒，但在推广使用后疗效未得充分证实。故选B。

161.【答案】A

【解析】乳果糖口服到达结肠可被乳酸杆菌、粪肠球菌等细菌分解为乳酸、乙酸而降低肠道的pH。肠道酸化后对产尿素酶的细菌生长不利，但有利于不产尿素酶的乳酸杆菌的生长，使肠道细菌所产的氨减少；此外，酸性的肠道环境可减少氨的吸收，并促进血液中的氨渗入肠道排出。故选A。

162.【答案】E

【解析】口服抗生素可抑制肠道产尿素酶的细菌，减少氨的生成。常用的抗生素有新霉素、甲硝唑、利福昔明等。故选E。

163.【答案】A

164.【答案】E

【解析】脑水肿宜用高渗糖脱水。故选E。

165.【答案】B

【解析】血清AFP检查诊断肝细胞癌的标准为：①大于500μg/L持续4周以上。②AFP在200μg/L以上的中等水平持续8周以上。③AFP由低浓度逐渐升高不降。故选B。

166.【答案】A

【解析】胆管细胞癌的AFP一般为阴性。故选A。

167.【答案】D

【解析】无合并SBP的肝硬化腹水为漏出液性质，血清-腹水清蛋白梯度（SAAG）>11g/L；合并SBP时则为渗出液或中间型，腹水白细胞及PMN增高、细菌培养阳性。故选D。

168.【答案】A

169.【答案】C

【解析】肝性脑病应限制蛋白质饮食，起病数日内禁食蛋白质（Ⅰ～Ⅱ期肝性脑病可限制在20g/d以内），神志清楚后从蛋白质20g/d开始逐渐增加至1g/(kg·d)。植物蛋白较好，因其含支链氨基酸较多，且所含非吸收性纤维被肠菌酵解产酸有利氨的排出。故选C。

170.【答案】A

【解析】限钠饮食和卧床休息是肝硬化腹水的基础治疗，对上述基础治疗无效或腹水较大量者应使用利尿药。提高血浆胶体渗透压对低蛋白血症患者，每周定期输注白蛋白或血浆，可通过提高胶体渗透压促进腹水消退。故选 A。

171.【答案】D

【解析】肝硬化合并上消化道出血应禁食水，止血，积极补充血容量。故选 D。

172.【答案】A

【解析】单发的向外生长的大肝癌，受肿瘤破坏的肝组织少（题干说肝功能正常）可行根治性肝切除术。因肿瘤局限在左外叶，所以考虑做肝局部切除。故选 A。

173.【答案】C

【解析】患者肝右叶中央 10cm 占位，肿瘤较大，且位置于中间（右半肝脏是主要的肝脏部位，比例大），无法行切除术，对不能切除的肝癌的外科治疗为术中采用肝动脉结扎、肝动脉化疗栓塞、射频、冷冻、激光、微波等治疗，都有一定的疗效。故选 C。

174.【答案】A

【解析】肝癌术后复发，对根治性切除术后患者进行定期随诊，检测甲胎蛋白和 B 超等影像学检查，早期发现复发。如一般情况良好、肝功能正常，病灶局限允许切除，可施行再次切除，故选 A。

第三章 胆道疾病

【A_1 型题】

1.【答案】C

【解析】胆管有丰富的血液供应，主要来自胃十二指肠动脉、肝总动脉和肝右动脉，这些动脉的分支在胆总管周围相互吻合成丛状。故选 C。

2.【答案】D

【解析】胆囊动脉常于胆囊三角内起自肝右动脉。胆囊动脉常有变异，可起自肝固有动脉或其左支、胃十二指肠动脉或具有双胆囊动脉等。故选 D。

3.【答案】D

【解析】Oddi 括约肌主要包括胆管括约肌、胰管括约肌和壶腹括约肌，它具有控制和调节胆总管和胰管的排放，以及防止十二指肠内容物反流的重要作用。故选 D。

4.【答案】A

【解析】B 超检查诊断胆囊结石的准确率接近 100%。B 超检查发现胆囊内有强回声团、随体位改变而移动、其后有声影即可确诊为胆囊结石。故选 A。

5.【答案】D

【解析】经皮肝穿刺胆管造影（PTC）是在 X 线电视或 B 超监视下，经皮经肝穿刺入肝内胆管，直接注入造影剂而使肝内外胆管迅速显影，可显示肝内外胆管病变部位、范围、程度和性质等，有助于对胆道疾病，特别是梗阻性黄疸的诊断和鉴别诊断。本法对有胆管扩张者更易成功，结果不受肝功能和血胆红素浓度的影响。故选 D。

6.【答案】C

7.【答案】D

【解析】内镜逆行胰胆管造影（ERCP）是在纤维十二指肠镜直视下通过十二指肠乳头将导管插入胆管和/或胰管内进行造影。可直接观察十二指肠及乳头部的情况和病变，取材活检；收集十二指肠液、胆汁、胰液。造影可显示胆道系统和胰腺导管的解剖和病变。适应证：①原因不明的阻塞性黄疸疑有肝外胆道梗阻者。②疑有各种胆道疾病如结石、肿瘤、硬化性胆管炎等诊断不明者。③疑有先天性胆道异常或胆囊术后症状再发者。④胰腺疾病：胰腺肿瘤、慢性胰腺炎、胰腺囊肿等。⑤Oddi 括约肌测压。⑥胰管或胆管的组织活检。故选 D。

8.【答案】A

【解析】胆囊结石主要为胆固醇结石或以胆固醇为主的混合性结石和黑色胆色素结石。主要见于成年人，发病率在 40 岁后随年龄增长而增高，女性多于男性。临床表现大多数患者可无症状，仅在体格检查、手术和尸体解剖时偶然发现，称为静止性胆囊结石，随着健康检查的普及，无症状胆囊结石的发现明显增多。故选 A。

9.【答案】E

【解析】Murphy 征，即墨菲氏征，又称胆囊触痛征。检查方法：受检者仰卧下肢屈曲，检查者站其右侧，用左手拇指按压于胆囊点处（右腹直肌外缘与右肋缘交点），中等以上力度，其余四指及手掌平放于右前下胸壁。让受检者缓慢深吸气，如在吸气过程中因拇指压迫处疼痛而突然屏气者为 Murphy 征阳性。见于急性胆囊炎尚未突出于肋下缘者。故选 E。

10.【答案】A

11.【答案】C

12.【答案】D

13.【答案】E

【解析】胆管结石和急性胆管炎发作的典型症状为 Charcot 三联征，即腹痛、寒战高热、黄疸的临床表现。故选 E。

14.【答案】E

【解析】有下列情况应同时行胆总管探查术：①术前病史、临床表现或影像检查证实或高度怀疑胆总管有梗阻，包括有梗阻性黄疸，胆总管结石，反复发作胆绞痛、胆管炎、胰腺炎。②术中证实胆总管有病变，如术中胆道造影证实或探及胆总管内有结石、蛔虫、肿块，胆总管扩张直径超过1cm，胆管壁明显增厚，发现胰腺炎或胰头肿物，胆管穿刺抽出脓性、血性胆汁或泥沙样胆色素颗粒。③胆囊结石小，有可能通过胆囊管进入胆总管。故选E。

15.【答案】A

【解析】由细菌感染导致的急性胆囊炎其致病菌多从胆道逆行进入胆囊，或循血液循环或淋巴途径进入胆囊，在胆汁流出不畅时造成感染。致病菌主要是革兰阴性杆菌，以大肠埃希菌最常见，其他有克雷伯菌、粪肠球菌、铜绿假单胞菌等，常合并厌氧菌感染。故选A。

16.【答案】C

17.【答案】A

【解析】急性梗阻性化脓性胆管炎的病因在我国最常见的原因是肝内胆管结石，其次为胆道寄生虫和胆管狭窄。在国外，恶性肿瘤、胆道良性病变引起狭窄、先天性胆道解剖异常、原发性硬化性胆管炎等较常见。近年随着手术及介入治疗的增加，由胆肠吻合口狭窄、PTC、ERCP、置放内支架等引起者逐渐增多。故选A。

18.【答案】D

【解析】急性梗阻性化脓性胆管炎的治疗原则是立即解除胆道梗阻并引流。当胆管内压降低后，患者情况常常能暂时改善，有利于争取时间继续进一步治疗。故选D。

19.【答案】E

【解析】腹腔镜胆囊切除的优点有：①创伤小。②痛苦轻。③术后恢复快。④住院时间短。⑤术中出血少，术后腹腔粘连少。手术时应该明确胆囊三角的解剖关系，解剖困难时应转为开腹手术，避免损伤胆总管。故选E。

20.【答案】A

【解析】治疗以非手术治疗为主，仅在出现并发症才考虑手术治疗。非手术治疗包括：①解痉镇痛。②利胆驱虫。③抗感染。④纤维十二指肠镜取虫。手术治疗对于经积极非手术治疗未能缓解，或者合并胆管结石，或有急性重症胆管炎、肝脓肿、重症胰腺炎等并发症者，可行胆总管切开探查、T形管引流手术。术中应用胆道镜检查，以去除蛔虫残骸。术后仍需要服药驱除肠道蛔虫。故选A。

21.【答案】D

【解析】据肿瘤生长的部位，胆管癌分为上段、中段、下段胆管癌，上段胆管癌又称肝门部胆管癌，位于左右肝管至胆囊管开口以上部位，占50%~75%；中段胆管癌位于胆囊管开口至十二指肠上缘，占10%~25%；下段胆管癌位于十二指肠上缘至十二指肠乳头，占10%~20%。故选D。

22.【答案】B

【A_2型题】

23.【答案】E

24.【答案】B

25.【答案】A

【解析】根据题干患者患胆道蛔虫症的可能性大，首选B超检查多能确诊，可显示胆道内有平行强光带及蛔虫影。故选A。

26.【答案】D

【解析】患者夜间上腹部不适3年，进食油腻食物后诱发右上腹阵发性绞痛，提示急性胆囊炎可能性大。故选D。

27.【答案】C

【解析】患者急性胆囊炎经非手术治疗无好转，病情加重，体温升高，白细胞数增多，出现腹膜刺激症状，提示可能出现胆囊坏疽、穿孔或胆囊积脓，对高危患者或局部粘连解剖不清者，可先行造口术减压引流，3个月后再行胆囊切除。故选C。

28.【答案】D

【解析】患者表现为腹痛、寒战高热、黄疸即Charcot三联征，临床上考虑胆管结石继发胆管炎可能性大。故选D。

29.【答案】D

【解析】患者有Reynold五联征：除Charcot三联症外，还有休克、神经中枢系统受抑制表现的临床表现，考虑为急性梗阻性化脓性胆管炎的可能性大。治疗原则是立即解除胆道梗阻并引流。当胆管内压降低后，患者情况常常能暂时改善，有利于争取时间继续进一步治疗。故选D。

30.【答案】C

31.【答案】D

32.【答案】D

33.【答案】D

【解析】患者突发剑突下阵发性剧烈绞痛，发作时辗转不安，呻吟痛苦，伴恶心呕吐，发作过后如常人，检查腹平软无明显压痛，呈现剧烈的腹痛与较轻的腹部体征不相称，所谓“症征不符”。结合年龄考虑胆道蛔虫症可能性大。故选D。

34.【答案】D

【解析】患者Courvoisier征阳性且胰头部无肿块，提示胆管癌可能性大。故选D。

35.【答案】C

【解析】患者右上腹绞痛、寒战高热、黄疸，即Charcot三联征。Courvoisier征：又称胆总管渐进阻塞征。在胰头癌压迫胆总管导致阻塞时，发生明显黄疸且逐渐加深，胆囊显著肿大但无压痛，称为Courvoisier征阳性。Murphy征：即墨菲征，又称胆囊触痛征，常见于急性胆囊炎。Grey-Turner征：即双侧或者单侧腰部皮肤出现蓝-绿-棕色大片不规则瘀斑，常见于以下疾病：重症急性胰腺炎（急性出血坏死性胰腺炎）、胰腺外伤、腹膜后血肿。Reynold征：除Charcot三联征外，还有休克、神经中枢系统受抑制表现，称为Reynold五联征，常见于急性梗阻性化脓性胆管炎。故选C。

36.【答案】C

【解析】患者胆囊结石病史5年，右上腹痛半年，近期出现黄疸、体重下降、食欲缺乏。查体扪及右上腹肿块，无移动性，B超显示胆囊部位有一实质性占位病变，并可见强光团及声影。提示胆囊结石合并胆囊癌可能性大。故选C。

【A_3/A_4型题】

37.【答案】E

【解析】患者有Charcot三联征的临床表现，伴有恶心、呕吐，并出现休克的表现，临床上考虑急性梗阻性化脓性胆管炎可能性大。故选E。

38.【答案】E

【解析】急性梗阻性化脓性胆管炎的治疗原则是立即解除胆道梗阻并引流。当胆管内压降低后，患者情况常常能暂时改善，有利于争取时间继续进一步治疗。故选E。

39.【答案】E

40.【答案】E

【解析】患者近半年数次发作性右上腹疼痛，伴有恶心、呕吐，多为夜间睡眠后发作，并向右肩部放射，符合胆囊结石的临床表现。故选E。

41.【答案】D

【解析】胆囊结石经治疗未缓解，反而持续性疼痛加重、体温升高、出现腹膜刺激症状，提示结石引起急性坏疽性胆囊炎可能性大。故选D。

42.【答案】E

43.【答案】A

【解析】患者进行性黄疸，体重减轻，Courvoisier征阳性。考虑下段胆管癌或胰头癌可能性大。故选A。

44.【答案】E

【解析】为诊断胆管癌，影像学检查首选B超，可见肝内胆管扩张或见胆管肿物。彩色多普勒超声检查可了解门静脉及肝动脉有无受侵犯；内镜超声探头频率高且能避免肠气的干扰，检查中、下段和肝门部胆管癌浸润深度的准确性分别达到82.8%和85%。在超声导引下还可行PTC检查，穿刺抽取胆汁做CEA，CA19-9、胆汁细胞学检查和直接穿刺肿瘤活检。故选E。

45.【答案】D

【解析】胆管癌切除手术应争取做根治性切除，各个部位的切除手术方法不尽相同。①上段胆管癌：各型采用不同的切除手术，同时必须清除肝十二指肠韧带内除肝动脉、静脉以外的所有淋巴结及结缔组织（肝十二指肠韧带“脉络化”）。②中段胆管癌：切除肿瘤及距肿瘤边缘0.5cm以上的胆管，肝十二指肠韧带“脉络化”，肝总管-空肠吻合术。③下段胆管癌：需行胰十二指肠切除术。如幽门上、下组淋巴结无转移，可行保留幽门的胰十二指肠切除，以便保留胃的贮存和消化功能。故选D。

46.【答案】E

【解析】患者表现为腹痛、寒战高热、黄疸即Charcot三联征，临床上考虑胆管结石继发胆管炎可能性大。故选E。

47.【答案】C

【解析】B超检查能发现结石并明确大小和部位，可作为首选的检查方法，如合并梗阻可见肝内、外胆管扩张，胆总管远端结石可因肥胖或肠气干扰而观察不清，但应用内镜超声检查可不受影响，对胆总管远端结石的诊断有重要价值。故选C。

48.【答案】B

【B_1型题】

49.【答案】E

50.【答案】B

51.【答案】B

52.【答案】A

53.【答案】E

【解析】行胆囊切除时，有下列情况应同时行胆总管探查术：①术前病史、临床表现或影像检查证实或高度怀疑胆总管有梗阻。②术中证实胆总管有病变。③胆囊结石小，有可能通过胆囊管进入胆总管。术中应争取行胆道造影或胆道镜检查，以避免盲目地胆道探查和不必要的并发症。胆总管探查后一般需作T管引流。故选E。

54.【答案】A

55.【答案】D

56.【答案】B

第四章　胰腺疾病

【A_1型题】

1.【答案】B

【解析】胰头癌所致的黄疸为梗阻性黄疸。梗阻性黄疸的特点：由于胆道梗阻，结合胆红素反流入血，尿胆红素升高；因肠肝循环途径被阻断，故尿胆原及粪胆素减少或确如，故选B。

2.【答案】C

【解析】腹痛是急性胰腺炎的主要症状，腹胀与腹痛同时存在。

恶心、呕吐症状早期即可出现，常与腹痛伴发，呕吐物为胃十二指肠内容物，偶可呈咖啡色，呕吐后腹痛不缓解。其他较轻的急性水肿性胰腺炎可不发热或轻度发热，合并胆道感染常伴有寒战、高热。一般不会出现腹泻症状。故选 C。

3.【答案】C

【解析】急性胰腺炎的局部并发症包括胰腺坏死、胰腺脓肿、急性胰腺假性囊肿及胃肠道瘘。胰腺水肿是急性胰腺炎的基本病理表现，急性胰腺炎的病理基本病理改变是胰腺呈不同程度的水肿、充血、出血和坏死。故选 C。

4.【答案】B

【解析】急性出血坏死性胰腺炎病变以胰腺实质出血、坏死为特征。少数严重患者可因外溢的胰液经腹膜后途径渗入皮下造成出血。在腰部、季肋部和下腹部皮肤出现大片青紫色斑，称 Grey-Turner 征；若出现在脐周，称 Cullen 征。故选 B。

5.【答案】E

【解析】慢性胰腺炎是各种原因所致的胰实质和胰管的不可逆慢性炎症，其特征是反复发作的上腹部疼痛伴不同程度的胰腺内、外分泌功能减退或丧失。临床表现腹痛最常见。故选 E。

6.【答案】B

【解析】我国急性胰腺炎的病因以胆道疾病为主，占 50% 以上，称胆源性胰腺炎。故选 B。

7.【答案】C

【解析】急性胰腺炎的非手术治疗包括：①禁食、胃肠减压。②补液、防治休克。③镇痛解痉：在诊断明确的情况下给予镇痛药，同时给予解痉药（山莨菪碱、阿托品）。禁用吗啡，以免引起 Oddi 括约肌痉挛。④抑制胰腺分泌。⑤营养支持。⑥抗生素的应用：对重症急性胰腺炎，应经静脉使用致病菌敏感广谱抗生素。故选 C。

8.【答案】A

【解析】急性重症胰腺炎实验室检查：血糖升高（> 11.1 mmol/L），血钙降低（< 1.87 mmol/L）。其余选项急性轻型胰腺炎也可出现。故选 A。

9.【答案】A

【解析】急性胰腺炎的创伤因素包括：上腹部钝器伤、穿通伤、手术操作，特别是经 Vater 壶腹的操作，如内镜逆行胰胆管造影（ERCP）和内镜经 Vater 壶腹胆管取石术等。故选 A。

10.【答案】A

11.【答案】E

【解析】胰岛有多种细胞，以 B 细胞为主，分泌胰岛素；其次是：A 细胞分泌胰升糖素，以及 D 细胞分泌生长抑素；还有少数 PP 细胞分泌胰多肽，G 细胞分泌促胃液素（胃泌素）和 D1 细胞分泌血管活性肠肽（VIP）等。故选 E。

12.【答案】D

13.【答案】D

【解析】血清淀粉酶在发病数小时后开始升高，24 小时后达高峰，4~5 天后逐渐降至正常；尿淀粉酶在 24 小时后才开始升高，48 小时后到高峰，下降缓慢，1~2 周后恢复正常。淀粉酶值愈高诊断正确率也越大。但升高的幅度和病变严重程度不成正相关。故 A、B、E 错误，D 选项正确，血清淀粉酶超过正常 3 倍可确诊急性胰腺炎，C 错误。故选 D。

14.【答案】A

【解析】腹痛、体重下降、糖尿病和脂肪泻称之为慢性胰腺炎的四联症。故选 A。

15.【答案】A

【解析】慢性胰腺炎是各种原因所致的胰实质和胰管的不可逆慢性炎症，其特征是反复发作的上腹部疼痛伴不同程度的胰腺内、外分泌功能减退或丧失。病因主要病因是长期酗酒，在我国则以胆道疾病为主。故选 A。

16.【答案】C

【解析】慢性胰腺炎的饮食疗法：少食多餐，高蛋白、高维生素、低脂饮食，按糖尿病的要求控制糖的摄入。故选 C。

17.【答案】A

18.【答案】A

【解析】急性胰腺炎有多种致病危险因素，国内以胆道疾病为主，占 50% 以上，称胆源性胰腺炎。故选 A。

19.【答案】B

【解析】急性胰腺炎的基本病理改变是胰腺呈不同程度的水肿、充血、出血和坏死。故选 B。

20.【答案】D

【解析】出血坏死性胰腺炎患者可有脉搏细速、血压下降，乃至休克。早期休克主要是由低血容量所致，后期继发感染使休克原因复杂化且难以纠正。故选 D。

21.【答案】E

【解析】急性胰腺炎患者恶心、呕吐症状早期即可出现，常与腹痛伴发，呕吐物为胃十二指肠内容物，偶可呈咖啡色，呕吐后腹痛不缓解。故选 E。

22.【答案】A

23.【答案】C

24.【答案】D

【解析】血清、尿淀粉酶测定是最常用的诊断方法。血清淀粉酶值超过 500U（正常值 40~180U，Somogyi 法），尿淀粉酶也明显升高（正常值 80~300U，Somogyi 法），有诊断价值。淀粉酶值愈高诊断正确率也越大。故选 D。

25.【答案】B

26.【答案】A

27.【答案】D

【解析】胰岛细胞瘤的典型症

状为清晨自发性低血糖，也可由进餐延误、运动、劳累、精神刺激或发热等诱发，给予葡萄糖后症状缓解。临床表现分两类：①低血糖诱发儿茶酚胺释放症：表现心悸、发抖、苍白、出汗、心动过速和饥饿等。②神经性低血糖症：因低血糖造成脑组织缺乏葡萄糖而引起的症状，如人格改变、精神错乱、癫痫发作和昏迷等。半数患者两类临床表现兼具。为避免发作，患者常因加餐而致肥胖。故选 D。

28.【答案】B

【解析】90%的胰腺癌为导管细胞腺癌，少见黏液性囊腺癌和腺泡细胞癌。故选 B。

29.【答案】A

30.【答案】A

【解析】急性胰腺炎的实验室检查：白细胞增多（$>16\times10^9/L$），血糖升高（>11.1mmol/L），血钙降低（<1.87mmol/L），血尿素氮或肌酐增高，酸中毒。故选 A。

31.【答案】B

【解析】B 超可显示胰腺癌中肝内、外胆管扩张，胆囊胀大，胰管扩张，胰头部占位病变，同时可观察有无肝转移和淋巴结转移，是怀疑胰腺癌的首选检查方法。故选 B。

32.【答案】D

【解析】急性胰腺炎非手术治疗适应于急性胰腺炎全身反应期、水肿型胰腺炎及尚无感染的出血坏死性胰腺炎。手术适应证：①不能排除其他急腹症时。②胰腺和胰周坏死组织继发感染。③经非手术治疗，病情继续恶化。④暴发性胰腺炎经过短期（24 小时）非手术治疗多器官功能障碍仍不能得到纠正。⑤伴胆总管下端梗阻或胆道感染者。⑥合并肠穿孔、大出血或胰腺假性囊肿。故选 D。

33.【答案】D

34.【答案】A

【解析】黄疸是胰头癌最主要的临床表现，呈进行性加重。而胆总管结石不会出现进行性黄疸。故选 A。

35.【答案】A

【解析】上腹疼痛、不适是胰腺癌最常见的首发症状。早期因胰管梗阻致管腔内压增高，出现上腹不适，或隐痛、钝痛、胀痛。少数患者可无疼痛。故选 A。

36.【答案】E

【解析】胰岛素瘤实验室检查：①反复测定空腹血糖可低至 2.2 mmol/L 以下。②葡萄糖耐量试验可呈低平曲线。③禁食后发生的症状性低血糖常伴有血清胰岛素水平升高大于 25μU/ml（正常值<24μU/ml）。④患者经一夜禁食，胰岛素（μU/ml）/血糖（mg/dl）比值（胰岛素释放指数）大于 0.4（正常值<0.3）。其中，血胰岛素测定为胰岛素瘤诊断中最准确的方法。Whipple 三联征：低血糖症状、昏迷及精神神经症状，空腹或劳动后易发作，不是所有的胰岛素瘤患者都出现典型的 Whipple 三联征，故选 E。

【A_2 型题】

37.【答案】E

【解析】慢性胰腺炎临床表现腹痛最常见，疼痛位于上腹部剑突下或偏左，常放射到腰背部，呈束腰带状。疼痛持续的时间较长。ERCP 可见胰管扩张或不规则呈串珠状，可见钙化或结石影，也可见囊肿。十二指肠溃疡常表现为空腹痛。该患者慢性腹痛病史，近 1 年常出现空腹痛，结合十二指肠镜检查及 ERCP 检查结果可诊断慢性胰腺炎合并十二指肠溃疡。故选 E。

38.【答案】A

【解析】通常将腹痛、体重下降、糖尿病和脂肪泻称之为慢性胰腺炎的四联症。CCK-PZ（缩胆囊素-肠促胰酶素）增高常见于胰腺外分泌功能不足的患者以胃溃疡、胃切除术后和肠激惹综合征等患者慢性胰腺炎特征是反复发作的上腹部疼痛伴不同程度的胰腺内、外分泌功能减退或丧失。该患者出现长期腹痛，腹泻，CCK-PZ 显著增高，结肠镜检查未见异常除外炎症性肠病，符合慢性胰腺炎的特征。故选 A。

39.【答案】E

【解析】慢性胰腺炎特征是反复发作的上腹部疼痛伴不同程度的胰腺内、外分泌功能减退或丧失。典型的病理病变是胰腺缩小，呈不规则结节样变硬。胰管狭窄伴节段性扩张，其内可有胰石或囊肿形成。显微镜下见：大量纤维组织增生，腺泡细胞缺失，胞体皱缩，钙化和导管狭窄。胰分泌减少时血及尿中 PABA 含量均下降。该患者长期腹痛病史，CT 可见胰腺缩小，尿中 PABA 排除减少，均符合慢性胰腺炎的特点，该患者血糖正常而糖耐量异常，符合隐形糖尿病诊断。故选 E。

40.【答案】E

【解析】急性重症胰腺炎可伴休克，也可并发脏器功能障碍和严重的代谢障碍。结合病史及实验室检查，该患者出现少尿，肌酐及尿素氮明显增高，血钾也明显增高，为急性胰腺炎急性肾损伤，且患者现气促、全身水肿、两下肺湿啰音，提示同时合并心功能不全，应及时透析，故选 E。

41.【答案】B

42.【答案】E

43.【答案】E

【解析】慢性胰腺炎特征是反复发作的上腹部疼痛伴不同程度的胰腺内、外分泌功能减退或丧失。腹部 X 线平片可显示胰腺钙化或胰石影。患者临床表现及辅助检查符合此诊断。故选 E。

44.【答案】B

45.【答案】E

【解析】急性胰腺炎多于暴饮暴食或饮酒后发病，上腹偏左侧腹痛，持续剧烈，可向肩部放射。恶心、呕吐后腹痛不缓解。实验室检查血或尿淀粉酶明显升高，血脂肪酶升高更有诊断价值。该患者饮酒后出现急腹症，疼痛部位为胰腺部位，腹平片未见膈下游离气体，除外穿孔，最可能的诊断是急性胰腺炎。故选 E。

46.【答案】E

【解析】尿淀粉酶在 24 小时才开始升高，48 小时才到高峰，且下降缓慢，1~2 周后恢复正常。患者患病，4 小时尿淀粉酶还未升高。故选 E。

47.【答案】E

【解析】急性重症胰腺炎可伴休克，也可并发脏器功能障碍和严重的代谢障碍。该患者上腹痛后出现呼吸困难，最可能的诊断是急性出血坏死型胰腺炎合并 ARDS。故选 E。

48.【答案】B

【解析】患者出现右上腹疼痛，有胆结石可能。后患者出现上腹部疼痛，向腰背部放射，伴豆油色尿，考虑患急性胰腺炎，且胆源性胰腺炎可能大。急性胆囊炎向右肩部放射，肾绞痛部位常在腰部；高位阑尾穿孔可出现转移性右下腹痛；肠系膜血管栓塞多表现为突然发生腹部持续性剧烈绞痛，伴有频繁呕吐，初起时腹软，压痛不明显，肠鸣音存在，与腹痛程度不相称。综上所述，该患者胆源性胰腺炎可能大。故选 B。

49.【答案】E

【解析】急腹症如急性阑尾炎、肠梗阻、胰腺癌、溃疡病穿孔等均可引起血清淀粉酶升高。急性胰腺炎血清淀粉酶在发病数小时开始升高，24 小时达高峰，4~5 天后逐渐降至正常。血清淀粉酶值超过 500U（正常值 40~180U，Somogyi 法），有诊断价值。该患者急腹症症状合并休克，故 A、B、C、D 的诊断都有可能。急性胰腺炎血清淀粉酶在发病数小时开始升高，该患者发病 6 小时，血清淀粉酶正在升高时期，不能排除急性胰腺炎。故选 E。

50.【答案】E

51.【答案】B

【解析】急腹症合并休克，血淀粉酶升高超过 500U，最可能诊断为急性胰腺炎。故选 B。

52.【答案】C

【解析】患者腹胀、肌紧张，血淀粉酶升高，提示急性胰腺炎可能，血钙降低（<1.87mmol/L），提示出血坏死性胰腺炎，故选 C。

53.【答案】D

【解析】急性胰腺炎的非手术治疗包括：①禁食、胃肠减压。②补液、防治休克。③镇痛解痉。④抑制胰腺分泌。⑤营养支持。⑥抗生素的应用。糖皮质激素抑制炎症介质和改善微循环的作用可降低重症急性胰腺炎的严重程度，可明显改善病情，缩短病程，降低治疗费用。具体用药指征为：①有肾上腺功能减退表现者。②严重呼吸困难或已发生 ARDS 者。③有休克加重表现者。④中毒症状特别明显者。治疗重症急性胰腺炎过程中可早期、短程使用糖皮质激素，轻症胰腺炎或不伴休克的全身性感染患者，不推荐应用糖皮质激素。所以及早应用肾上腺皮质激素是错误的。故选 D。

54.【答案】D

55.【答案】D

【解析】急性胰腺假性囊肿胰腺周围液体积聚，被纤维组织包裹形成假性囊肿。该患者有撞击上腹部病史，有胰腺损伤可能，囊性肿块最可能为胰腺假性囊肿。故选 D。

56.【答案】E

【解析】消化性溃疡的并发症有出血、穿孔、梗阻、癌变。患者有溃疡病史，腹部剧痛，出现肝浊音界下降，腹膜刺激征明显，移动性浊音阳性，最可能为消化道溃疡合并穿孔。故选 E。

57.【答案】C

【解析】胃泌素瘤的临床特点是高促胃液素血症、高胃酸分泌和上消化道难治性溃疡，50% 病例伴有水样性腹泻。胃泌素瘤临床表现多种多样，最常见的是以下三种：消化性溃疡、腹泻、脂肪泻。该患者胃窦部可见溃疡，除外 A，D；溃疡黏膜皱襞集中，良性可能大，除外 B、E。故选 C。

58.【答案】A

【解析】该患者有 4 天的病程，表现为发热、恶心、呕吐，血清淀粉酶正常而尿淀粉酶升高。急性胰腺炎血清淀粉酶 4~5 天后逐渐降至正常。尿淀粉酶在 24 小时才开始升高，1~2 周后恢复正常。符合急性胰腺炎的检查结果。故选 A。

59.【答案】C

【解析】患者急性胰腺炎可能大，非手术治疗原则参见第 53 题解析。

60.【答案】C

【解析】Whipple 三联征的诊断依据①自发性周期性发作低血糖症状，昏迷及其精神神经症状，每天空腹或劳动后发作者。②发作时血糖低于 2.78mmol/L。③口服或静脉注射葡萄糖后，症状可立即消失。Whipple 三联征为典型的胰岛素瘤表现。根据患者病史，应考虑诊断胰岛素瘤。故选 C。

61.【答案】D

【解析】患者腹部剧痛、恶心、呕吐，合并休克，体格检查有腹膜刺激征，实验室检查白细胞增多、血清淀粉酶增高，血钙降低，应考虑诊断急性出血坏死性胰腺炎。故选D。

62.【答案】E

【解析】壶腹周围癌系指乏特壶腹、胆总管下端、胰管开口处、十二指肠乳头及其附近的十二指肠黏膜等处的癌肿。临床表现：黄疸，腹痛，间歇性寒战、发热，消化道症状（食欲缺乏、饱胀、消化不良、腹泻或脂肪痢、灰白大便和体重下降等），肝、胆囊增大。血液学检查可有：血清胆红素增高多在256.5～342μmol/L，碱性磷酸酶（AKP或ALP）、γ-谷氨酰转肽酶增高，转氨酶轻至中度增高，癌胚抗原CA19-9和CA125均可升高。本题中患者出现黄疸（如有波动更有意义），消化道症状，肝胆增大，谷草转氨酶（AST）升高（AST的正常值为10～40μ/L）。患者临床表现及辅助检查考虑壶腹周围癌。故选E。

【A_3/A_4型题】

63.【答案】B

【解析】急性胰腺炎常于饱餐和饮酒后突然发作，腹痛剧烈，多位于左上腹，向左肩及左腰背部放射，弯腰时可减轻腹痛。胆源性者腹痛始发于右上腹，逐渐向左侧转移。病变累及全胰时，疼痛范围较宽并呈束带状向腰背部放射。根据患者症状，胆源性胰腺炎可能性大，应行血淀粉酶检查。故选B。

64.【答案】B

65.【答案】D

66.【答案】B

【解析】患者出现酒后上腹痛、腹膜刺激征、血淀粉酶升高，首先考虑急性胰腺炎。故选B。

67.【答案】A

【解析】血钙降低（< 1.87 mmol/L），提示出血坏死性胰腺炎，预后不良。淀粉酶值越高诊断正确率也越大。但升高的幅度和病变严重程度不成正相关。B、C、D错误。血清钾、镁不影响急性胰腺炎预后。故选A。

68.【答案】D

69.【答案】C

70.【答案】E

【解析】参见第53题解析。治疗重症急性胰腺炎过程中可早期、短程使用糖皮质激素，该患者属于急性重症胰腺炎，D正确，静脉补钙无决定性意义。故选E。

71.【答案】A

72.【答案】A

【解析】急性胰腺炎常于饱餐和饮酒后突然发作，腹痛剧烈，多位于左上腹，呕吐后腹痛不缓解为其特点。急性出血坏死性胰腺炎压痛明显，并有肌紧张和反跳痛，范围较广或延及全腹。移动性浊音多为阳性。肠鸣音减弱或消失。患者临床表现及辅助检查符合急性胰腺炎的诊断。故选A。

73.【答案】C

74.【答案】C

75.【答案】A

【解析】急性胰腺炎的局部并发症包括胰腺坏死、胰腺脓肿、急性胰腺假性囊肿及胃肠道瘘。故选A。

【B_1型题】

76.【答案】E

77.【答案】C

78.【答案】A

79.【答案】B

80.【答案】C

【解析】①磷脂酶A可产生有细胞毒性的溶血卵磷脂，后者可溶解破坏细胞膜和线粒体膜的脂蛋白结构，致细胞死亡。②弹力蛋白酶可破坏血管壁和胰腺导管，使胰腺出血和坏死。③脂肪酶将脂肪分解成脂肪酸后，与钙离子结合形成脂肪酸钙，可使血钙降低。④细胞内胰蛋白酶造成细胞内的自身消化也与胰腺炎发生有关，人胰腺炎标本的电镜观察发现细胞内酶原颗粒增大和较大的自家吞噬体形成。胰液中的各种酶被激活后发挥作用的共同结果是胰腺和胰周组织广泛充血、水肿甚至出血、坏死。⑤激肽释放酶使激肽酶原变为缓激肽和胰激肽，使血管舒张和通透性增加，引起休克和水肿。⑥胰舒血管素可使血管扩张，通透性增加。故选C。

81.【答案】A

82.【答案】B

【解析】急性腹痛常与饮食有关，如胆囊炎、胆石症常发生于进油腻食物后；急性胰腺炎常与过度饮食或过量饮酒有关；胃十二指肠溃疡穿孔在饮食后多见；剧烈活动后突然腹痛应考虑肠扭转之可能；驱虫不当可以是胆道蛔虫病的诱因。故选B。

83.【答案】D

【解析】胆石症合并胆道感染时表现为右上腹绞痛或持续性疼痛伴阵发加剧，疼痛向右肩放射，伴畏寒发热。右上腹局部压痛、反跳痛，可触及肿大的胆囊，Murphy征阳性。胆囊坏疽穿孔时有弥漫性腹膜炎表现，但X线检查膈下无游离气体。B超提示胆囊炎或胆囊结石。故选D。

84.【答案】A

85.【答案】B

86.【答案】C

第五章 肠道疾病

【A_1 型题】

1.【答案】C

【解析】肠易激综合征起病隐匿，症状反复发作或慢性迁延，病程可长达数年至数十年，但全身健康状况却不受影响。精神、饮食等因素常诱使症状复发或加重。B错误，C正确。腹痛、腹胀在排便或排气后缓解，A错误。患者极少睡眠中痛醒，排便不影响睡眠，E错误。患者一般不会出现便失禁，D错误。故答案选C。

2.【答案】A

3.【答案】D

【解析】腹泻是溃疡型肠结核的主要临床表现之一。排便次数因病变严重程度和范围不同而异，一般每日2~4次，重者每日达10余次。粪便呈糊样，一般不含脓血，不伴有里急后重。有时患者会出现腹泻与便秘交替，这与病变引起的胃肠功能紊乱有关。增生型肠结核可以是便秘为主要表现。故选D。

4.【答案】C

【解析】肠结核在活体组织病检能找到干酪性肉芽肿具有确诊意义，活检组织中找到抗酸染色阳性杆菌有助诊断。对高度怀疑肠结核的病例，如抗结核治疗数周内（2~6周）症状明显改善，2~3个月后肠镜检查病变明显改善或好转，可作出肠结核的临床诊断。故选C。

5.【答案】B

6.【答案】A

【解析】肿块型肿瘤向肠腔内生长，好发于右侧结肠，特别是盲肠。故选A。

7.【答案】D

8.【答案】D

【解析】溃疡性结肠炎的并发症中毒性巨结肠多发生在暴发型或重症溃疡性结肠炎患者。此时结肠病变广泛而严重，累及肌层与肠肌神经丛，肠壁张力减退，结肠蠕动消失，肠内容物与气体大量积聚，引起急性结肠扩张，一般以横结肠为最严重。常因低钾、钡剂灌肠、使用抗胆碱能药物或阿片类制剂而诱发。临床表现为病情急剧恶化，毒血症明显，有脱水与电解质平衡紊乱，出现鼓肠、腹部压痛，肠鸣音消失。血常规白细胞计数显著升高。X线腹部平片可见结肠扩大、结肠袋形消失。本并发症预后差，易引起急性肠穿孔，是溃疡性结肠炎最严重的并发症，故选D。

9.【答案】A

【解析】肠套叠的三大典型症状是腹痛、血便和腹部肿块。故选A。

10.【答案】B

11.【答案】B

【解析】结肠癌病因虽未明确，但其相关的高危因素渐被认识，如过多的动物脂肪及动物蛋白饮食，缺乏新鲜蔬菜及纤维素食品；缺乏适度的体力活动。遗传易感性在结肠癌的发病中也具有重要地位，如遗传性非息肉性结肠癌的错配修复基因突变携带的家族成员，应视为结肠癌的一组高危人群。有些病如家族性肠息肉病，已被公认为癌前期疾病；结肠腺瘤、溃疡性结肠炎以及结肠血吸虫病肉芽肿，与结肠癌的发生有较密切的关系。故选B。

12.【答案】B

【解析】氨基水杨酸制剂柳氮磺吡啶（SASP）是治疗克罗恩病的首选药物。该药口服后大部分到达结肠，经肠菌分解为5-氨基水杨酸（5-ASA）与磺胺吡啶，前者是主要有效成分，其滞留在结肠内与肠上皮接触而发挥抗炎作用。该药适用于轻度回结肠型及轻、中度结肠型患者。糖皮质激素对急性发作期有较好疗效。适用于对氨基水杨酸制剂疗效不佳的轻、中度患者，特别适用于重度患者及急性暴发型患者。免疫抑制剂硫唑嘌呤或巯嘌呤可试用于对激素治疗效果不佳或对激素依赖的慢性持续型病例，加用这类药物后可逐渐减少激素用量甚至停用，故选B。

13.【答案】C

14.【答案】D

【解析】溃疡性结肠炎的紧急手术指征为：并发大出血、肠穿孔、重型者，特别是合并中毒性巨结肠经积极内科治疗无效且伴严重毒血症状者。择期手术指征：并发癌变、脓肿与瘘管形成、顽固性全结肠炎等内科治疗效果不理想者。故选D。

15.【答案】C

【解析】结核分枝杆菌侵犯肠道主要是经口感染。患者多有开放性肺结核或喉结核，因经常吞下含结核分枝杆菌的痰液而引起本病。经常与开放性肺结核患者密切接触，也可被感染。故选C。

16.【答案】E

【解析】常常是因为肠袢及其系膜过长，系膜根部附着处过窄或粘连收缩靠拢等解剖上的因素，并因肠内容重量骤增，肠管动力异常，以及突然改变体位等诱发因素而引起。肠扭转部分在其系膜根部，以顺时针方向旋转为多见。故选E。

17.【答案】B

【解析】肠梗阻临床表现尽管由于肠梗阻的原因、部位、病变程度、发病急慢的不同，可有不同的临床表现，但肠内容物不能顺利通过肠腔则是都具有的，其共同表现是腹痛、呕吐、腹胀及停止自肛门排气排便。故选B。

18.【答案】B

【解析】非手术治疗：主要适用于单纯性粘连性（特别是不完全性）肠梗阻，麻痹性或痉挛性肠梗阻，蛔虫或粪块堵塞引起的肠梗阻，肠结核等炎症引起的不完全性肠梗阻，肠套叠早期等。手术治疗：各种类型的绞窄性肠梗阻、肿瘤及先天性肠道畸形引起的肠梗阻，以及非手术治疗无效的患者，适应手术治疗。故选B。

19.【答案】E

20.【答案】B

【解析】机械性肠梗阻发生时，由于梗阻部位以上强烈肠蠕动，表现为阵发性绞痛，疼痛多在腹中部，也可偏于梗阻所在的部位。故选B。

21.【答案】E

【解析】肠梗阻的基础疗法即不论采用非手术或手术治疗，均需应用的基本处理。①胃肠减压：是治疗肠梗阻的重要方法之一。通过胃肠减压，吸出胃肠道内的气体和液体，可以减轻腹胀，降低肠腔内压力，减少肠腔内的细菌和毒素，改善肠壁血液循环，有利于改善局部病变和全身情况。②矫正水、电解质紊乱和酸碱失衡：不论采用手术和非手术治疗，纠正水、电解质紊乱和酸碱失衡是极重要的措施。③防治感染和中毒：应用抗肠道细菌，包括抗厌氧菌的抗生素。一般单纯性肠梗阻可不应用，但对单纯性肠梗阻晚期，特别是绞窄性肠梗阻以及手术治疗的患者，应该使用。A、B、C、D均正确，故选E。

22.【答案】D

【解析】排便习惯与粪便性状的改变常为结肠癌最早出现的症状。多表现为排便次数增加、腹泻、便秘、粪便中带血、脓或黏液。故选D。

23.【答案】E

24.【答案】C

【解析】溃疡性结肠炎所见X线征主要有：①黏膜粗乱和/或颗粒样改变。②多发性浅溃疡，表现为管壁边缘毛糙呈毛刺状或锯齿状以及见小龛影，亦可有炎症性息肉而表现为多个小的圆或卵圆形充盈缺损。③肠管缩短，结肠袋消失，肠壁变硬，可呈铅管状。结肠镜检查比X线钡剂灌肠检查准确，有条件宜做结肠镜全结肠检查，检查有困难时辅以钡剂灌肠检查。病变部位呈跳跃征象是肠结核的X线钡餐造影表现，故选C。

25.【答案】E

【解析】WHO提出克罗恩病的诊断要点：①病变呈非连续性或节段性病变。②铺路石样表现或纵行溃疡。③肠壁全层性炎症。④非干酪性肉芽肿。⑤裂沟、瘘管。⑥肛门部病变。具有上述①②③者为疑诊；再加上④⑤⑥三项中任意一项者可确诊；有④者，只要加上①②③三项中的任何两项亦可确诊。故选E。

26.【答案】C

【解析】克罗恩病的并发症以肠梗阻最常见，其次是腹腔内脓肿，偶可并发急性穿孔或大量便血。直肠或结肠黏膜受累者可发生癌变。故选C。

27.【答案】B

28.【答案】C

【解析】中毒性巨结肠常因低钾、钡剂灌肠、使用抗胆碱能药物或阿片类制剂而诱发。临床表现为病情急剧恶化，毒血症明显，有脱水与电解质平衡紊乱，出现鼓肠、腹部压痛、肠鸣音消失。故选C。

29.【答案】C

30.【答案】E

【解析】完全性梗阻呕吐频繁，如为低位梗阻腹胀明显，完全停止排便排气；X线腹部检查见梗阻以上肠袢明显充气和扩张，梗阻以下结肠内无气体。不完全梗阻呕吐与腹胀都较轻或无呕吐；X线所见肠袢充气扩张都较不明显，而结肠内仍有气体存在。故选E。

31.【答案】B

【解析】克罗恩病、肠结核、血吸虫病一般无里急后重表现，而溃疡性结肠炎累及直肠会有里急后重症状。故选B。

32.【答案】B

【解析】机械性肠梗阻发生时，由于梗阻部位以上强烈肠蠕动，表现为阵发性绞痛。听诊肠鸣音亢进，有气过水声或金属音，为机械性肠梗阻表现。麻痹性肠梗阻时，则肠鸣音减弱或消失。故选B。

33.【答案】D

34.【答案】D

【解析】有下列表现者，应考虑绞窄性肠梗阻的可能：①腹痛发作急骤，起始即为持续性剧烈疼痛，或在阵发性加重之间仍有持续性疼痛。肠鸣音可不亢进。有时出现腰背部痛，呕吐出现早、剧烈而频繁。B、C选项正确，而D选项错误。②病情发展迅速，早期出现休克，抗休克治疗后改善不显著。A选项正确。③有明显腹膜刺激征，体温上升、脉率增快、白细胞计数增高。④腹胀不对称，腹部有局部隆起或触及有压痛的肿块（胀大的肠袢）。⑤呕吐物、胃肠减压抽出液、肛门排出物为血性，或腹腔穿刺抽出血性液体。⑥经积极非手术治疗而症状体征无明显改善。E选项正确。⑦腹部X线检查见孤立、突出胀大的肠袢，不因时间而改变位置，或有假肿瘤状阴影；或肠间隙增宽，提示有腹水。故选D。

35.【答案】E

【解析】低钾血症最早的临床表现是肌无力，先是四肢软弱无力，以后可延及躯干和呼吸肌，一旦呼吸肌受累，可致呼吸困难或窒息。心脏受累主要表现为传导阻滞和节律异常。典型的心电图改变为早期出现T波降低、变平或倒置，随后出现ST段降低、QT间期延长和U波。低钾血症可致代谢性碱中毒，这是由于一方面K^+由细胞内移出，与Na^+，H^+的交换增加（每移出3个K^+，即有2个Na^+和1个H^+移入细胞内），使细胞外液的H^+浓度降低；另一方面，远曲肾小管Na^+-K^+交换减少，Na^+-H^+交换增加，使排H^+增多。这两方面的作用即可使患者发生低钾性碱中毒。此时，尿却呈酸性（反常性酸性尿）。肠梗阻患者可出现皮肤苍白，但肠梗阻患者有低钾血症一般不会出现口苦，故选E。

36.【答案】A

【解析】糖皮质激素对急性发作期有较好疗效。适用于对氨基水杨酸制剂疗效不佳的轻、中度患者，特别适用于重度患者及急性暴发型患者。一般予口服泼尼松40～60mg/d；重症患者先予较大剂量静脉滴注，如氢化可的松300mg/d、甲泼尼龙48mg/d或地塞米松10mg/d，7～10天后改为口服泼尼松60mg/d。病情缓解后以每1～2周减少5～10mg用量至停药。减量期间加用氨基水杨酸制剂逐渐接替激素治疗。故选A。

37.【答案】B

【解析】溃疡性结肠炎的结肠病变一般限于黏膜与黏膜下层，很少深入肌层，所以并发结肠穿孔、瘘管或周围脓肿少见。少数暴发型或重症患者病变涉及结肠全层，可发生中毒性巨结肠，肠壁重度充血、肠腔膨大、肠壁变薄，溃疡累及肌层至浆膜层，常并发急性穿孔。故选B。

38.【答案】D

【解析】克罗恩病是一种病因尚不十分清楚的胃肠道慢性炎性肉芽肿性疾病。故选D。

39.【答案】C

【解析】肠易激综合征（IBS）起病隐匿，症状反复发作或慢性迁延，病程可长达数年至数十年，但全身健康状况却不受影响。故B选项错误。IBS最主要的临床表现是腹痛与排便习惯和粪便性状的改变。几乎所有IBS患者有不同程度的腹痛，多于排便或排气后缓解。睡眠中痛醒者极少。A、D、E选项错误。精神、饮食等因素常诱使症状复发或加重。故选C。

40.【答案】D

【解析】肠结核主要位于回盲部即回盲瓣及其相邻的回肠和结肠，腹痛多位于右下腹或脐周，间歇性发作，常为痉挛性阵痛伴腹鸣，进餐后加重，排便或肛门排气后缓解。故选D。

41.【答案】E

【解析】溃疡性结肠炎主要为内科治疗，治疗目的是控制急性发作，维持缓解，减少复发，防治并发症。所以E选项错误，故选E。

42.【答案】D

【解析】如在解除梗阻原因后有下列表现，则说明肠管已无生机：①肠壁已呈黑色并塌陷；②肠壁已失去张力和蠕动能力，肠管麻痹、扩大、对刺激无收缩反应；③相应的肠系膜终末小动脉无搏动。故选D。

43.【答案】E

44.【答案】C

【解析】增生型肠结核病变多局限在回盲部，可有大量结核肉芽肿和纤维组织增生，使局部肠壁增厚、僵硬，亦可见瘤样肿块突入肠腔，上述病变均可使肠腔变窄，引起梗阻。故选C。

45.【答案】E

46.【答案】D

【解析】有远处转移为结肠癌的手术禁忌，故排除C、E项。全身皮肤、黏膜黄染，可能为肝转移表现。故排除A项。中等量以上腹水不除外腹腔转移可能，故排除B项。结肠癌的症状就会出现腹部肿块或肠梗阻，并非手术禁忌证。故选D。

47.【答案】D

【解析】克罗恩病的手术指征：药物治疗无效、合并消化道梗阻、穿孔、消化道瘘、腹腔脓肿、难以控制的消化道出血，应选用手术治疗，尤其是疑有癌变者须尽早手术治疗。故选D。

【A_2型题】

48.【答案】B

【解析】肠易激综合征（IBS）是一种以腹痛或腹部不适伴排便习惯改变为特征的功能性肠病，经检查排除可引起这些症状的器质性疾病。患者主要以腹痛为主，排便后腹痛缓解，该患者症状符合IBS，而结肠镜检查未见异常，可排除器质性疾病，故C与E项排除。功能性消化不良排便后不能缓解，所以最可能的诊断为IBS。故选B。

49.【答案】A

50.【答案】E

51.【答案】A

【解析】患者为青年男性，左下腹痛伴脓血便半个月，症状发生时间较短，首先应考虑细菌性痢疾，首选检查为便常规及细菌培养。故选A。

52.【答案】A

【解析】肠结核腹痛部位主要在右下腹，X线小肠钡剂造影对肠结核的诊断具有重要价值。在溃疡型肠结核，钡剂于病变肠段呈现激惹征象，排空很快，充盈不佳，而在病变的上、下肠段则钡剂充盈良好，称为X线钡影跳跃征象。加上患者出现低热、乏力、盗汗等结核中毒症状，诊断较明确，应为肠结核。故选A。

53.【答案】E

【解析】患者为青年男性，左下腹痛伴脓血便6年，发病时间较长，首先应考虑溃疡性结肠炎，不除外结肠癌可能，首选检查为结肠镜。故选E。

54.【答案】A

【解析】如有以下情况应考虑肠结核：①中青年患者有肠外结核，主要是肺结核。②临床表现有腹泻、腹痛、右下腹压痛，也可有腹块、原因不明的肠梗阻，伴有发热、盗汗等结核毒血症状。③X线小肠钡剂检查发现跳跃征、溃疡、肠管变形和肠腔狭窄等征象。④结肠镜检查发现主要位于回盲部的肠黏膜炎症、溃疡、炎症息肉或肠腔狭窄。⑤PPD（结核菌素）试验强阳性。如活体组织病检能找到干酪性肉芽肿具有确诊意义，活检组织中找到抗酸染色阳性杆菌有助诊断。该患者低热、腹泻，大便无脓血，右下腹包块，红细胞沉降率快，PPD强阳性，首先考虑结核感染，且根据患者症状体征，增生型肠结核可能最大，故选A。

55.【答案】B

56.【答案】B

【解析】参见第54题解析，患者肠结核诊断成立。溃疡型肠结核会出现X线钡影跳跃征象，可以排除E。故选B。

57.【答案】A

58.【答案】E

【解析】有下列表现者，应考虑绞窄性肠梗阻的可能：①腹痛发作急骤，起始即为持续性剧烈疼痛，或在阵发性加重之间仍有持续性疼痛。肠鸣音可不亢进。②病情发展迅速，早期出现休克，抗休克治疗后改善不显著。③有明显腹膜刺激征，体温上升、脉率增快、白细胞计数增高。该患者既往手术史，符合上述①③两点，最可能为绞窄性肠梗阻。故选E。

59.【答案】D

60.【答案】E

【解析】溃疡型结肠炎具有持续或反复发作腹泻和黏液脓血便、腹痛、里急后重，伴有（或不伴）不同程度全身症状，X线钡剂灌肠检查可有炎症性息肉而表现为多个小的圆或卵圆形充盈缺损。首先考虑诊断溃疡型结肠炎。肠结核一般不会出现便血，暂不考虑肠结核的诊断，可以排除B、D选项。该患者X线钡剂灌肠检查距肛门25cm，排除A、C项诊断。故选E。

61.【答案】B

62.【答案】D

【解析】大肠癌可有贫血、低热表现，多见于右侧大肠癌。晚期患者有进行性消瘦、恶病质、腹水等。左、右侧大肠癌临床表现有一定差异。一般右侧大肠癌以全身症状、贫血和腹部包块为主要表现；左侧大肠癌则以便血、腹泻、便秘和肠梗阻等症状为主。患者临床表现与体征、辅助检查符合回音部癌的诊断。故选D。

63.【答案】E

【解析】肠套叠的三大典型症状是腹痛、血便和腹部肿块。除急性肠套叠外，尚有慢性复发性肠套叠，多见于成人，其发生原因常与肠息肉、肿瘤等病变有关。多呈不完全梗阻，故症状较轻，可表现为阵发性腹痛发作，而发生便血的不多见。该患者最可能诊断为肠套叠。故选E。

64.【答案】A

【解析】麻痹性肠梗阻无阵发性绞痛等肠蠕动亢进的表现，相反为肠蠕动减弱或消失，腹胀显著。而机械性肠梗阻胀气限于梗阻以上的部分肠管，即使晚期并发肠绞窄和麻痹，结肠也不会全部胀气。高位小肠梗阻的特点是呕吐发生早而频繁，腹胀不明显；低位小肠梗阻的特点是腹胀明显，呕吐出现晚而次数少，并可吐粪样物。根据患者肠鸣音亢进、腹胀，无排便排气5天，未描述呕吐症状，以及X线表现，符合机械性肠梗阻诊断。故选A。

65.【答案】B

66.【答案】D

【解析】患者常便秘，腹部持续性疼痛，阵发性加剧，呕吐胆汁，肠鸣音亢进，考虑机械性肠梗阻可能性大。故选D。

67.【答案】C

【解析】根据题意，患者术后出现肠梗阻，需应用的基本处理是胃肠减压支持疗法。故选C。

68.【答案】D

【解析】患者症状以腹胀痛、停止排气排便为主，首先考虑肠梗阻。腹部查体肠鸣音消失，考虑麻痹性肠梗阻。故选D。

69.【答案】D

【解析】急性肠扭转多见于青壮年。常有饱食后剧烈活动等诱发因素。表现为突然发作剧烈腹部绞痛，多在脐周围，常为持续性疼痛阵发性加重；腹痛常牵涉腰背部，患者往往不敢平仰卧，喜取胸膝位或蜷曲侧卧位；呕吐频繁，腹胀不显著或者某一部位特别明显，可以没有高亢的肠鸣音。腹部有时可叩及压痛的扩张肠袢。根据该患者症状体征，急性肠扭转可能性大。故选D。

70.【答案】C

【解析】肠套叠是小儿肠梗阻的常见病因，80%发生于2岁以下的儿童。三大典型症状是腹痛、血便和腹部肿块，表现为突然发作剧烈的阵发性腹痛，病儿阵发哭闹不安、面色苍白、出汗，伴有呕吐和果酱样血便。腹部检查常可在腹部触及腊肠形、表面光滑、稍可活动、具有一定压痛的肿块，常位于脐右上方，而右下腹触诊有空虚感。该患者A、B选项诊断均已成立，但目前最重要的是并发了肠套叠。故选C。

71.【答案】B

【解析】根据题意，该患者出现膈下游离气体，考虑肠穿孔。但A、C、D不会出现腹泻、大便暗红色，故排除。肠伤寒由于伤寒杆菌由口进入消化道，侵犯小肠黏膜的淋巴组织，在淋巴结内繁殖增多，再进入血液引起发热、恶心、呕吐、腹泻等症状，肠伤寒溃疡达到一定深度、大小，可以引起出血和穿孔。穿孔前多有腹痛、呕吐、高度腹胀或肠出血。穿孔时腹部剧痛，右下腹有触痛和肌紧张，迅速弥漫至全腹。患者临床表现符合肠伤寒穿孔的诊断。故选B。

72.【答案】B

【解析】溃疡性结肠炎具有持续或反复发作腹泻和黏液脓血便、腹痛、里急后重，具有以下结肠镜检查重要改变中至少1项及黏膜活检组织学所见可以诊断本病：①黏膜血管纹理模糊、紊乱或消失、充血、水肿、易脆、出血及脓性分泌物附着，并常见黏膜粗糙，呈细颗粒状。②病变明显处见弥漫性糜烂和多发性浅溃疡。③慢性病变见假息肉及桥状黏膜，结肠袋往往变浅、变钝或消失。患者结肠镜检查符合溃疡性结肠炎诊断。故选B。

73.【答案】E

【解析】参见第72题解析，该患者诊断为溃疡性结肠炎。氨基水杨酸制剂柳氮磺吡啶（SASP）是治疗本病的常用药物。适用于轻、中度患者或重度经糖皮质激素治疗已有缓解者。故选E。

74.【答案】B

75.【答案】A

76.【答案】E

77.【答案】C

【解析】中毒性巨结肠多发生在暴发型或重症溃疡性结肠炎患者。临床表现为病情急剧恶化，毒血症明显，有脱水与电解质平衡紊乱，出现鼓肠、腹部压痛，肠鸣音消失。X线腹部平片可见结肠扩大，结肠袋形消失。患者临床表现及辅助检查符合中毒性巨结肠诊断。故选C。

78.【答案】C

【解析】根据症状及结肠镜检查结果，可诊断溃疡性结肠炎。其临床分度：①轻度：腹泻每日4次以下，便血轻或无，无发热、脉速，贫血无或轻，红细胞沉降率正常。②重度：腹泻每日6次以上，并有明显黏液脓血便，体温>37.5℃、脉搏>90次/分，血红蛋白$<100g/L$，红细胞沉降率$>30mm/h$。③中度：介于轻度与重度之间。根据症状，该患者属于轻度。故选C。

79.【答案】C

80.【答案】B

【解析】患者表现为溃疡性结肠炎症状，但本次结肠镜下表现并无黏膜血管纹理模糊、紊乱或消失、充血、水肿、易脆、出血及脓性分泌物附着，以及黏膜粗糙呈细颗粒状等表现，只能疑诊为溃疡性结肠炎。故选B。

【A_3/A_4型题】

81.【答案】C

82.【答案】B

【解析】患者低热、便秘与腹泻交替，肿块位于右下腹，首先考虑肠结核，结肠镜检查最有诊断意义。故选B。

83.【答案】E

84.【答案】C

【解析】结核分枝杆菌侵犯肠道主要是经口感染。患者多有开放性肺结核或喉结核，因经常吞下含结核分枝杆菌的痰液而引起本病。肠结核主要位于回盲部即回盲瓣及其相邻的回肠和结肠，抗结核治疗最常见的方案同肺结核，为异烟肼+利福平+链霉素三联疗法。故选C。

85.【答案】C

【解析】根据患者餐后发作腹痛，时有停止排气排便，腹部体征可见肠型，肠鸣音亢进，诊断肠梗阻可能性大。腹部X线检查：一般肠梗阻发生4~6小时，X线检查即显示出肠腔内气体；立位或侧卧位透视或拍片，可见多数液平面及气胀肠袢。为诊断肠梗阻最有意义的检查。故选C。

86.【答案】B

【解析】诊断急性粘连性肠梗阻主要是小肠机械性肠梗阻的表现，患者多有腹腔手术、创伤或感染的病史，以往有慢性肠梗阻症状和多次急性发作者多为广泛粘连引起的梗阻。该患者有腹腔手术中，现腹胀，腹软无压痛，肠鸣者亢进，未出现绞窄性肠梗阻表现，最可能为粘连性肠梗阻。故选B。

87.【答案】A

【解析】胃肠减压是治疗肠梗阻的重要方法之一。通过胃肠减压，吸出胃肠道内的气体和液体，可以减轻腹胀，降低肠腔内压力，减少肠腔内的细菌和毒素，改善肠壁血液循环，有利于改善局部病变和全身情况。因为手术治疗并不能消除粘连，相反地，术后还可能形成新的粘连，所以对单纯性肠梗阻、不完全性梗阻，特别是广泛性粘连者，一般选用非手术治疗。故选A。

88.【答案】B

89.【答案】C

90.【答案】C

【解析】结肠癌早期症状多不明显，易被忽视。凡40岁以上有以下任一表现者应列为高危人群：①Ⅰ级亲属有结直肠癌史者。②有癌症史或肠道腺瘤或息肉史。③大便隐血试验阳性者。④以下五种表现具两项以上者：黏液血便、慢性腹泻、慢性便秘、慢性阑尾炎史及精神创伤史。对此组高危人群，行纤维结肠镜检查或X线钡剂灌肠或气钡双重对比造影检查，不难明确诊断。肠结核一般无脓血和黏液，血红蛋白不会降低；肠套叠会出现腹痛、腹部肿块和血便。患者根据症状、体征首先考虑诊断结肠癌，首选手术治疗。故选C。

91.【答案】C

【解析】动力性肠梗阻是由于神经反射或毒素刺激引起肠壁肌功能紊乱，使肠蠕动丧失或肠管痉挛，以致肠内容物不能正常运行，但无器质性的肠腔狭窄。常见的如急性弥漫性腹膜炎、腹部大手术、腹膜后血肿或感染引起的麻痹性肠梗阻。根据患者腹部手术时出现回肠末端血运障碍，肠鸣音弱。首先考虑麻痹性肠梗阻。故选C。

92.【答案】A

93.【答案】B

【解析】非手术治疗：主要适用于单纯性粘连性（特别是不完全性）肠梗阻，麻痹性或痉挛性肠梗阻，蛔虫或粪块堵塞引起的肠梗阻，肠结核等炎症引起的不完全性肠梗阻，肠套叠早期等。患者未出现腹痛发作急骤，明显腹膜刺激征、休克等绞窄性肠梗阻表现，暂不行手术治疗，主要采用胃肠减压，矫正水、电解质紊乱和酸碱失衡，防治感染和中毒，应用抗肠道细菌等支持疗法。故选B。

94.【答案】B

【解析】患者黏液脓血便，伴里急后重，左下腹轻压痛，溃疡性结肠炎可能性大，主要应与细菌性痢疾、肠结核、结肠癌等鉴别。故A、C、D、E项均需询问，而精神创伤史与以上几种疾病的鉴别无关。故选B。

95.【答案】D

96.【答案】B

97.【答案】E

【解析】患者出现黏液脓血便2年，最可能的诊断是溃疡性结肠炎。该病出现中毒性巨结肠并发症时临床表现为病情急剧恶化，毒血症明显，有脱水与电解质平衡紊乱，出现鼓肠、腹部压痛、肠鸣音消失。血常规白细胞计数显著升高。X线腹部平片可见结肠扩大，结肠袋形消失。该患者腹痛，病情急剧恶化，出现鼓肠、腹部压痛，肠鸣音消失，出现中毒性巨结肠并发症可能大，应行X线腹部平片检查。故选E。

98.【答案】D

【解析】中毒性巨结肠常因低钾、钡剂灌肠、使用抗胆碱能药物或阿片类制剂而诱发。应禁止用钡剂灌肠。故选D。

99.【答案】B

【B_1型题】

100.【答案】A

101.【答案】B

102.【答案】C

103.【答案】A

【解析】克罗恩病X线表现为肠道炎性病变，可见黏膜皱襞粗乱、纵行性溃疡或裂沟、鹅卵石征、假息肉、多发性狭窄或肠壁僵硬、瘘管形成等X线征象，病变呈节段性分布。溃疡性结肠炎所见X线征象主要有：①黏膜粗乱和/或颗粒样改变。②多发性浅溃疡，表现为管壁边缘毛糙呈毛刺状或锯齿状以及见小龛影，亦可有炎症性息肉而表现为多个小的圆或卵圆形充盈缺损。③肠管缩短，结肠袋消失，肠壁变硬，可呈铅管状。C选项为溃疡性肠结核表现。在溃疡型肠结核，钡剂于病变肠段呈现激惹征象，排空很快，充盈不佳，而在病变的上、下肠段则钡剂充盈良好，称为X线钡影跳跃征象。D选项为增生性肠结核表现。故选A。

104.【答案】A

105.【答案】B

【解析】溃疡性肠结核腹泻多见，增生性肠结核便秘多见。

106.【答案】E

107.【答案】E

108.【答案】C

【解析】①渗出型腹膜充血、水肿，表面覆有纤维蛋白渗出物。腹腔内有浆液纤维蛋白渗出物积聚，腹水少量至中等量，呈草黄色，有时可为淡血性，偶见乳糜性腹水。②粘连型有大量纤维组织增生，腹膜、肠系膜明显增厚。肠袢相互粘连，并和其他脏器紧密缠结在一起，肠管常因受到压迫与束缚而发生肠梗阻。③干酪型以干酪样坏死病变为主，肠管、大网膜、肠系膜或腹腔内其他脏器之间相互粘连，分隔成许多小房，小房腔内有混浊积液，干酪样坏死的肠系膜淋巴结参与其中，形成结核性脓肿。小房可向肠管、腹腔或阴道穿破而形成窦道或瘘管。故选C。

109.【答案】A

110.【答案】B

【解析】结核分枝杆菌感染腹膜的途径以腹腔内的结核病灶直接蔓延为主，肠系膜淋巴结结核、输卵管结核、肠结核等为常见的原发病灶。少数病例由血行播散引起，常可发现活动性肺结核（原发感染或粟粒性肺结核）、关节、骨、睾丸结核，并可伴结核性多浆膜炎、结核性脑膜炎等。故选 B。

111.【答案】D

【解析】急性出血性肠炎又称急性坏死性肠炎，夏秋季多发，是一种好发于小肠的局限性急性出血坏死性炎症，病变主要在空肠或回肠，甚至整个小肠，偶尔也可累及结肠。症状为腹痛、腹泻、便血、恶心呕吐、发热，可出现中毒性休克。故选 D。

112.【答案】B

113.【答案】A

【解析】肠伤寒溃疡达到一定深度、大小，可以引起出血和穿孔。发生肠穿孔时病情危重，多发生在病程第 3 周。穿孔前多有腹痛、呕吐、高度腹胀或肠出血。穿孔时腹部剧痛，右下腹有触痛和肌紧张，迅速弥漫至全腹，出现弥漫性腹膜炎。患者一般情况急剧恶化，体温下降，又迅速上升，脉搏增快，烦躁不安，神志不清。故选 A。C 选项为克罗恩病，E 选项为溃疡性结肠炎。

114.【答案】A

【解析】机械性肠梗阻最常见。是由于各种原因引起肠腔变狭小，使肠内容通过发生障碍。可因：肠腔堵塞，如粪块、大胆石、异物等；肠管受压，如粘连带压迫、肠管扭转、嵌顿疝或受肿瘤压迫等；肠壁病变，如肿瘤、先天性肠道闭锁、炎症性狭窄等。故选 A。

115.【答案】D

【解析】动力性肠梗阻是由于神经反射或毒素刺激引起肠壁肌功能紊乱，使肠蠕动丧失或肠管痉挛，以致肠内容物不能正常运行，但无器质性的肠腔狭窄。常见的如急性弥漫性腹膜炎、腹部大手术、腹膜后血肿或感染引起的麻痹性肠梗阻。故选 D。

第六章 阑尾炎

【A_1 型题】

1.【答案】B

【解析】阑尾炎典型的腹痛发作始于上腹，逐渐移向脐部，数小时（6~8 小时）后转移并局限在右下腹。此过程的时间长短取决于病变发展的程度和阑尾位置。70%~80%的患者具有这种典型的转移性腹痛的特点。右下腹压痛是急性阑尾炎最常见的重要体征。压痛点通常位于麦氏点，可随阑尾位置的变异而改变，但压痛点始终在一个固定的位置上。发病早期腹痛尚未转移至右下腹时，右下腹便可出现固定压痛。压痛的程度与病变的程度相关。腰大肌试验和闭孔内肌试验阳性可作为辅助诊断。故选 B。

2.【答案】D

【解析】X 线钡剂灌肠透视检查，可见阑尾不充盈或充盈不全，阑尾腔不规则，72 小时后透视复查阑尾腔内仍有钡剂残留，即可诊断慢性阑尾炎。故选 D。

3.【答案】A

4.【答案】B

【解析】小儿急性阑尾炎由于小儿大网膜发育不全，不能起到足够的保护作用，加之患儿也不能清楚地提供病史，最易穿孔形成弥漫性腹膜炎。其临床特点：①病情发展较快且较重，早期即出现高热、呕吐等症状。②右下腹体征不明显、不典型，但有局部压痛和肌紧张，是小儿阑尾炎的重要体征。③穿孔率较高，并发症和死亡率也较高。故选 B。

5.【答案】B

6.【答案】B

【解析】阑尾残端的处理方法：在距盲肠 0.5 cm 处用钳轻轻钳夹阑尾后用丝线或肠线结扎阑尾，再于结扎线远侧 0.5 cm 处切断阑尾，残端用碘酒、酒精涂擦处理。于盲肠壁上缝荷包线将阑尾残端埋入。故选 B。

【A_2 型题】

7.【答案】D

8.【答案】B

【解析】患者有典型的转移性腹痛的特点和右下腹压痛，提示阑尾炎。出现腹膜刺激征，右下腹穿刺抽得黄色混浊液，镜检脓细胞（++），故考虑阑尾炎穿孔合并弥漫性腹膜炎可能性大。故选 B。

9.【答案】E

10.【答案】E

【解析】根据创伤和外科手术中污染的可能性将手术切口分为三类：①Ⅰ类切口即无菌切口。如颅脑、视觉器官、四肢躯干及不切开空腔脏器的胸、腹部手术切口。②Ⅱ类切口即可能污染的切口。即手术切口部位有污染的可能。如手术中必须切开或离断与体表相通连并有污染可能的空腔器疗的手术切口。包括消化道、呼吸道、泌尿道、阴道等以及阴囊、会阴部等不易彻底消毒皮肤的切口。③Ⅲ类切口即污染切口。即在邻近感染区域组织及直接暴露于感染物的切口。如各个系统或部位的脓肿切开引流，化脓性腹膜炎等手术切口均属此类。切口愈合分为三级：①甲级：愈合优良，即没有不良反应的初级愈合，用“甲”字表示。②乙级：愈合欠佳，即愈合有缺点，但切口未化脓。为了反应愈合欠佳具体情况，可备注说明，如血肿、积液、皮肤坏死、切口破裂等，用“乙”字表示。③丙级：切口化脓，并因化脓需要敞开切口或切开引流者。用“丙”字表示。故选E。

【A_3/A_4 型题】

11.【答案】C

【解析】患者转移性右下腹疼痛，伴恶心、呕吐，发热，出现腹膜刺激症状，提示阑尾炎可能性大。故选C。

12.【答案】B

【解析】绝大多数急性阑尾炎一旦确诊，应早期施行阑尾切除术。故选B。

13.【答案】A

14.【答案】E

【解析】阑尾炎切除术后并发症包括：①出血。②切口感染：是最常见的术后并发症。③粘连性肠梗阻：也是阑尾切除术后的较常见并发症，与局部炎症重、手术损伤、切口异物、术后卧床等多种原因有关。④阑尾残株炎。⑤粪瘘：很少见。故选E。

【B_1 型题】

15.【答案】B

【解析】①急性胆囊炎主要是上腹部疼痛，开始时仅有上腹胀痛不适，逐渐发展至呈阵发性绞痛；夜间发作常见，饱餐、进食肥腻食物常诱发发作。疼痛放射到右肩及胸背部。②急性阑尾炎的典型表现为转移性腹痛和右下腹压痛。③胃十二指肠溃疡急性穿孔过去有溃疡病史，突然发生的持续性上腹剧烈疼痛，很快扩散到全腹，常伴有轻度休克症状。体格检查时有明显的腹膜刺激征，特别是肝浊音界缩小或消失。④急性胰腺炎多于暴饮暴食或饮酒后发病，上腹偏左侧腹痛，持续剧烈，可向肩部放射。⑤输尿管结石典型表现为阵发性腰部或上腹部疼痛，并沿输尿管行径放射至同侧腹股沟，还可涉及同侧睾丸或阴唇。故选B。

16.【答案】D

17.【答案】E

第七章　直肠肛管疾病

【A_1 型题】

1.【答案】B

【解析】直肠长度12～15cm，分为上段直肠和下段直肠，以腹膜返折为界。肛管长约4cm，上续直肠，向后下绕尾骨尖终于肛门。故选B。

2.【答案】D

【解析】肛管直肠环由肛管内括约肌、直肠壁纵肌的下部、肛管外括约肌的深部和邻近的部分肛提肌（耻骨直肠肌）纤维共同组成的肌环，绕过肛管和直肠分界处，在直肠指诊时可清楚扪到。此环是括约肛管的重要结构，如手术时不慎完全切断，可引起大便失禁。故选D。

3.【答案】E

【解析】直肠肛管周围间隙包括肛提肌以上和以下两部分。在肛提肌以上的间隙有：①骨盆直肠间隙，在直肠两侧，左右各一，位于肛提肌之上，盆腔腹膜之下。②直肠后间隙，在直肠与骶骨间，与两侧骨盆直肠间隙相通。在肛提肌以下的间隙有：①坐骨肛管间隙（亦称坐骨直肠间隙），位于肛提肌之下，坐骨肛管横膈之上，左右各一，相互经肛管后相通（此处亦称深部肛管后间隙）。②肛门周围间隙，位于坐骨肛管横膈以下至皮肤之间，左右各一，左右两侧也于肛管后相通（亦称为浅部肛管后间隙）。故选E。

4.【答案】A

【解析】直肠肛管的动脉，齿状线以上的供应动脉主要来自肠系膜下动脉的终末支——直肠上动脉，其次为来自髂内动脉的直肠下动脉和骶正中动脉。齿状线以下的血液供应为肛管动脉。它们之间有丰富的吻合。故选A。

5.【答案】C

【解析】齿状线不但是直肠肛管的交界线，也是内、外胚层的交界处。因而既是重要的解剖学标志，也有重要的临床意义。包括4方面：①齿状线以上的供应动脉主要来自肠系膜下动脉的终末支—直肠上动脉，其次为来自髂内动脉的直肠下动脉和骶正中动脉。齿状线以下的血液供应为肛管动脉。②齿状线以上是直肠上静脉，经肠系膜下静脉回流入门静脉。以下是直肠下静脉，在直肠、肛管的外侧汇集成直肠下静脉和肛管静脉，分别通过髂内静脉和阴部内静脉回流到下腔静脉。③齿状线以上的淋巴主要引流至肠系膜下动脉旁淋巴结或髂内淋巴结，齿状线以下则引流到腹股沟淋巴结及髂外淋巴结。④齿状线以上由交感神经和副交感神经支配，故齿状线以上的直肠黏膜无疼痛感，齿状线以下的肛管及其周围结构主要由阴部神经的分支支配。肛直肠下神经的感觉纤维异常敏锐，故肛管的皮肤为“疼痛敏感区”。故选C。

6.【答案】B

【解析】直肠息肉，成人大多为腺瘤，腺瘤直径大于2cm者约半数癌变。绒毛状腺瘤癌变的可能性较大。故选B。

7.【答案】D

【解析】患者的体位对直肠、肛管疾病的检查很重要，体位不当可能引起疼痛或遗漏疾病的检查，应根据患者的身体情况和检查目的，选择不同的体位。①左侧卧位。②膝胸位，是检查直肠肛管的最常用体位，肛门部显露清楚，肛窥、硬式乙状结肠镜插入方便，亦是前列腺按摩的常规体位。③截石位，是直肠肛管手术的常用体位，双合诊检查亦选择该体位。④蹲位，用于检查内痔、脱肛和直肠息肉等。⑤弯腰前俯位，该方法是肛门视诊最常见体位。故选D。

8.【答案】C

【解析】乙状结肠扭转，多见于男性老年人，常有便秘习惯，或以往有多次腹痛发作经排便、排气后缓解的病史。临床表现除腹部绞痛外，有明显腹胀，而呕吐一般不明显。如做低压灌肠，往往不足500ml便不能再灌入。腹部X线平片显示马蹄状巨大的双腔充气肠袢，圆顶向上，两肢向下；立位可见两个液平面。钡剂灌肠X线检查见扭转部位钡剂受阻，钡影尖端呈“鸟嘴”形。故选C。

9.【答案】D

10.【答案】B

11.【答案】B

【解析】肛裂多见于青中年人，绝大多数肛裂位于肛管的后正中线上，也可在前正中线上，侧方出现肛裂者极少。若侧方出现肛裂应想到肠道炎症性疾病（如结核、溃疡性结肠炎及克罗恩病等）或肿瘤的可能。故选B。

12.【答案】C

13.【答案】D

【解析】肛裂慢性裂口上端的肛门瓣和肛乳头水肿，形成肥大乳头；下端皮肤因炎症、水肿及静脉、淋巴回流受阻，形成袋状皮垂向下突出于肛门外，称为前哨痔。因肛裂、前哨痔、乳头肥大常同时存在，称为肛裂“三联征”。故选D。

14.【答案】D

【解析】肛裂患者有典型的临床表现，即疼痛、便秘和出血。疼痛多剧烈，有典型的周期性：排便时由于肛裂内神经末梢受刺激，立刻感到肛管烧灼样或刀割样疼痛，称为排便时疼痛；便后数分钟可缓解，称为间歇期；随后因肛门括约肌收缩痉挛，再次剧痛，此期可持续半到数小时，临床称为括约肌挛缩痛。直至括约肌疲劳、松弛后疼痛缓解，但再次排便时又发生疼痛。以上称为肛裂疼痛周期。故选D。

15.【答案】D

【解析】绝大部分直肠肛管周围脓肿由肛腺感染引起。肛腺开口于肛窦，多位于内外括约肌之间。因肛窦开口向上，腹泻、便秘时易引发肛窦炎，感染延及肛腺后首先易发生括约肌间感染。故选D。

16.【答案】A

【解析】直肠肛管周围脓肿，临床表现为：①肛周脓肿，肛门周围脓肿最常见。常位于肛门后方或侧方皮下部，一般不大。②坐骨肛管间隙脓肿，又称坐骨肛门窝脓肿，也比较常见。③骨盆直肠间隙脓肿，又称骨盆直肠窝脓肿，较为少见，但很重要。④其他，有肛管括约肌间隙脓肿、直肠后间隙脓肿、高位肌间脓肿、直肠壁内脓肿（黏膜下脓肿）。故选A。

17.【答案】C

18.【答案】D

【解析】大部分肛瘘由直肠肛管周围脓肿引起，脓肿自行破溃或切开引流处形成外口，位于肛周皮肤。故选D。

19.【答案】D

20.【答案】D

【解析】肛瘘手术治疗原则是将瘘管切开，形成敞开的创面，促使愈合。手术方式很多，手术应根据内口位置的高低、瘘管与肛门括约肌的关系来选择。手术的关键是尽量减少肛门括约肌的损伤，防止肛门失禁，同时避免瘘的复发。故选D。

21.【答案】C

22.【答案】B

23.【答案】C

【解析】内痔是肛垫的支持结构、静脉丛及动静脉吻合支发生病理性的改变或移位所形成。外痔是齿状线远侧皮下静脉丛的病理性扩张或血栓形成。内痔通过丰富的静脉丛吻合支和相应部位的外痔相互融合为混合痔。故选C。

24.【答案】B

【解析】内痔的主要临床表现是出血和脱出。内痔的分度：Ⅰ度：便时带血、滴血或喷射状出血，便后出血可自行停止，无痔脱出；Ⅱ度：常有便血，排便时有痔脱出，便后可自行还纳；Ⅲ度：偶有便血，排便或久站、咳嗽、劳累、负重时痔脱出，需用手还纳；Ⅳ度：偶有便血，痔脱出不能还纳或还纳后又脱出。故选B。

25.【答案】E

【解析】胶圈套扎疗法，可用于治疗Ⅰ度、Ⅱ度、Ⅲ度内痔。故选E。

【A_2型题】

26.【答案】C

27.【答案】B

【解析】而电灼切除适用于息肉位置较高，无法自肛门切除者。经肛门切除适用于直肠下段息肉。肛门镜下显微手术切除适用于直肠上段的腺瘤和早期直肠癌的局部切除术。开腹手术适用于内镜下难以彻底切除、位置较高的癌变息肉，或直径大于2cm的广基息肉。患者有一单个基底较宽（<2cm）肠息肉，距肛门20cm左右，说明息肉位置较高。故选B。

28.【答案】C

【解析】直肠癌的手术方式主要有：①局部切除术：适用于早期瘤体小、局限于黏膜或黏膜下层、分化程度高的直肠癌。②腹会阴联合直肠癌根治术（Miles手术）：原则上适用于腹膜返折以下的直肠癌。③经腹直肠癌切除术（直肠低位前切除术、Dixon手术）：是目前应用最多的直肠癌根治术，适用于距齿状线5cm以上的直肠癌。④经腹直肠癌切除、近端造口、远端封闭手术（Hartmann手术）：适用于因全身一般情况很差，不能耐受Miles手术或急性梗阻不宜行Dixon手术的直肠癌患者。患者病变距肛门5cm，可选用Miles手术。故选C。

29.【答案】D

【解析】患者考虑诊断为直肠癌的可能性大。当癌肿浸润周围器官组织，如精囊、前列腺、膀胱、子宫、阴道以及骶部等，如能与侵犯脏器或其部分一并切除时尽量切除，如不能切除，应行乙状结肠造口术。可视癌肿梗阻情况做结肠造口术。而该患者的肿瘤已与盆壁及骶部固定有远处脏器转移的患者，只要局部能切除，可做姑息性切除术。故选D。

30.【答案】B

【解析】①肛门周围脓肿：主要症状为肛周持续性跳动性疼痛，行动不便，坐卧不安，全身感染性症状不明显。病变处明显红肿，有硬结和压痛，脓肿形成可有波动感，穿刺时抽出脓液。②坐骨肛管间隙脓肿：又称坐骨直肠窝脓肿，发病时患侧出现持续性胀痛，逐渐加重，继而为持续性跳痛，坐立不安，排便或行走时疼痛加剧，可有排尿困难和里急后重；全身感染症状明显，如头痛、乏力、发热、食欲缺乏、恶心、寒战等。早期局部体征不明显，以后出现肛门患侧红肿，双臀不对称；局部触诊或直肠指检时患侧有深压痛，甚至波动感。如不及时切开，脓肿多向下穿入肛管周围间隙，再由皮肤穿出，形成肛瘘。③骨盆直肠间隙脓肿：又称骨盆直肠窝脓肿。由于此间隙位置较深，空间较大，引起的全身症状较重而局部症状不明显。早期就有全身中毒症状，如发热、寒战、全身疲倦不适。局部表现为直肠坠胀感，便意不尽，排便时尤感不适，常伴排尿困难。直肠指诊可在直肠壁上触及肿块隆起，有压痛和波动感。诊断主要靠穿刺抽脓，经直肠以手指定位，从肛门周围皮肤进针。④其他有肛门括约肌间隙脓肿、直肠后间隙脓肿、高位肌间脓肿、直肠壁内脓肿、黏膜下脓肿，由于位置较深，局部症状大多不明显，主要表现为会阴、直肠部坠胀感，排便时疼痛加重，患者同时有不同程度的全身感染症状。患者临床表现与体征符合坐骨肛管间隙脓肿的诊断。故选B。

31.【答案】D

32.【答案】B

【解析】肛周脓肿切开引流后，绝大多数形成肛瘘。临床表现为外口流出少量脓性、血性、黏液性分泌物为主要症状。由于分泌物的刺激，使肛门部潮湿、瘙痒，有时形成湿疹。当外口愈合，瘘管中有脓肿形成时，可感到明显疼痛，同时可伴有发热、寒战、乏力等全身感染症状，脓肿穿破或切开引流后，症状缓解。上述症状的反复发作是瘘管的临床特点。患者手术史及临床表现符合肛瘘诊断。故选B。

33.【答案】C

34.【答案】D

35.【答案】D

36.【答案】B

37.【答案】E

【解析】患者大便时常有鲜血染于粪便表面，便后无不适感，结合年龄优先考虑直肠息肉。故选E。

38.【答案】B

39.【答案】C

40.【答案】A

41.【答案】C

【解析】内痔的常见症状为无痛性、间歇性便后鲜血，未发生血栓、嵌顿、感染时内痔无疼痛，且好发部位为截石位3、7、11点。患者临床表现及肛镜检查符合内痔的诊断。故选C。

42.【答案】C

【A_3/A_4型题】

43.【答案】D

44.【答案】A

45.【答案】C

46.【答案】C

47.【答案】E

48.【答案】A

49.【答案】D

50.【答案】E

51.【答案】B

52.【答案】A

【B_1型题】

53.【答案】B

【解析】肛裂患者有典型的临床表现，即疼痛、便秘和出血。疼痛多剧烈，有典型的周期性，排便时常在粪便表面或便纸上见到少量血迹，或滴鲜血，大量出血少见。故选B。

54.【答案】A

【解析】内痔的主要临床表现是出血和脱出。无痛性、间歇性便后鲜血是内痔的常见症状。未发生血栓、嵌顿、感染时内痔无疼痛，部分患者可伴发排便困难。

故选A。

55.【答案】E

【解析】外痔主要临床表现是肛门不适、潮湿不洁，有时有瘙痒。如发生血栓形成及皮下血肿有剧痛。血栓性外痔最常见。故选E。

56.【答案】C

【解析】直肠癌早期无明显症状，癌肿破溃形成溃疡或感染时才出现症状。①直肠刺激症状：便意频繁，排便习惯改变；便前肛门有下坠感、里急后重、排便不尽感，晚期有下腹痛。②肠腔狭窄症状：癌肿侵犯致肠管狭窄，初时大便变形、变细，当造成肠管部分梗阻后，有腹痛、腹胀、肠鸣音亢进等不全性肠梗阻表现。③癌肿破溃感染症状：大便表面带血及黏液，甚至有脓血便。故选C。

57.【答案】D

【解析】内痔多较柔软不易扪及，如有血栓形成，可扪及硬结，有时有触痛、出血。肛瘘沿瘘外口向肛门方向延伸，双指合诊常可扪及条索状物或瘘内口处小硬结。肠息肉可扪及质软可推动的圆形肿块，多发息肉则可扪及大小不等的质软肿块，移动度大的息肉多可扪及蒂部。直肠癌可扪及高低不平的硬结、溃疡、菜花状肿物，肠腔可有狭窄，指套上常有脓血和黏液。故选D。

58.【答案】E

59.【答案】B

第八章　消化道大出血

【A_1型题】

1.【答案】D

【解析】胃镜检查是目前诊断上消化道出血病因的首选检查方法。胃镜检查在直视下顺序观察食管、胃、十二指肠球部直至降段，从而判断出血病变的部位、病因及出血情况。多主张在出血后24～48小时内进行检查，称急诊胃镜检查。一般认为这可大大提高出血病因诊断的准确性，对同时存在2个或多个病变者可确定其出血所在。故选D。

2.【答案】C

【解析】病史、症状与体征可为出血的病因诊断提供重要线索，但确诊出血的原因与部位需靠器械检查。肝功能试验结果异常有助于肝硬化诊断。而血常规不能作为急性上消化道出血原因的判断。故选C。

3.【答案】A

4.【答案】B

【解析】球后溃疡是指球部远端十二指肠的溃疡，易并发出血。故选B。

5.【答案】A

【解析】呕血与黑粪是上消化道出血的特征性表现。上消化道大量出血之后，均有黑粪。出血部位在幽门以上者常伴有呕血。若出血量较少、速度慢亦可无呕血。呕血为多棕褐色呈咖啡渣样，消化性溃疡出血前疼痛加剧，出血后减轻或缓解，有助于消化性溃疡的诊断。上消化道大量出血后，多数患者在24小时内出现低热，持续3～5天后降至正常。在上消化道大量出血后，由于大量血液蛋白质的消化产物在肠道被吸收，血中尿素氮浓度可暂时增高，称为肠源性氮质血症。故选A。

6.【答案】B

【解析】在上消化道大量出血后，由于大量血液蛋白质的消化产物在肠道被吸收，血中尿素氮可暂时增高，称为肠源性氮质血症。一般于一次出血后数小时血尿素氮开始上升，24～48小时达高峰，大多不超出14.3mmol/L（40mg/dl），3～4日后降至正常。下消化道出血一般无此症状，所以鉴别上下消化道出血血尿素氮升高有帮助。故选B。

7.【答案】C

【解析】据研究，成人消化道出血短时间内出血量超过1000ml，可出现周围循环衰竭表现。急性大出血严重程度的估计最有价值的指标是血容量减少所导致周围循环衰竭的临床表现，而周围循环衰竭又是急性大出血导致死亡的直接原因。故选C。

8.【答案】E

【解析】据研究，成人每日消化道出血>5ml，粪便隐血试验出现阳性；每日出血量50～100ml可出现黑粪。胃内储积血量在250～300ml可引起呕血。一次出血量不超过400ml时，因轻度血容量减少可由组织液及脾脏贮血所补充，一般不引起全身症状。出血量超过400ml，可出现全身症状，如头晕、心悸、乏力等。故选E。

9.【答案】A

10.【答案】D

11.【答案】B

【解析】上消化道出血的临床表现主要取决于出血量和出血速度。呕血与黑粪是上消化道出血的特征性表现。其他表现有失血性周围循环衰竭、贫血和血象变化、发热、氮质血症。选项D（全身皮肤出血）不正确。其他几个选项中，选项B最恰当。急性大量失血由于循环血容量迅速减少而导致周围循环衰竭，未出现急性大量失血可以不出现休克症状。故选B。

12.【答案】A

13.【答案】B

【解析】上消化道大量出血病情急、变化快，严重者可危及生命，应采取积极措施进行抢救。抗休克、迅速补充血容量治疗应放在一切医疗措施的首位。大出血患者应立即行深静脉穿刺插管或使用加压输血器以保证输血的速度，无条件行深静脉穿刺插管时可采用大隐静脉切开术。该患者出现低血容量性休克，必须及早、快速、大量补充血容量，根据原有的病因补充相应的全血、血浆等。需立即查血型和配血，尽快建立有效的静脉输液通道。在配血过程中，需先输平衡液或葡萄糖盐水，同时进行中心静脉压测定指导调整补液速度及补液量。故选B。

14.【答案】E

【解析】胆道出血多因胆道感染结石蛔虫引发，常有发热、胆绞痛、黄疸三联征。临床并不少见。故选E。

15.【答案】A

【解析】上消化道疾病及全身性疾病均可引起上消化道出血。临床上最常见的病因是消化性溃疡、食管胃底静脉曲张破裂、急性糜烂出血性胃炎和胃癌。慢性、周期性、节律性上腹痛多提示出血来自消化性溃疡，特别是在出血前疼痛加剧，出血后减轻或缓解，更有助于消化性溃疡的诊断。故选A。

16.【答案】E

17.【答案】A

【解析】①分流手术利与弊：将高压的门静脉系统血流导入下腔静脉，显著降低了门静脉系统的压力，使胃底、食管曲张静脉获得有效引流，其预防和治疗复发出血的效果是肯定的。肝脏失去了部分门静脉血灌流，肠道吸收的毒性代谢产物绕过肝脏使术后脑病的发生率上升。②断流术评价：各种断流术，除了脾切除术本身可能因为减少了脾静脉血的回流对降低门静脉压力有利之外，都是通过阻断门静脉系统与胃底、食管曲张静脉间反常的血流联系，降低曲张静脉的压力来治疗和预防出血的。这可导致门静脉系统的压力上升，与曲张静脉之间压力差更易扩大，重新形成侧支通路，因而手术后复发出血率较高。而且断流手术后，门静脉压力上升，易于引发门静脉血流淤滞、术后腹水及胃黏膜充血、水肿等胃黏膜病变甚至出血的发生率上升。A选项中患者的肝脏储备功能不好，不宜行脾切除加大网膜腹膜后固定术。故选A。

18.【答案】E

19.【答案】B

【解析】食管、胃底静脉曲张破裂出血往往出血量大、再出血率高、死亡率高。故选B。

【A_2型题】

20.【答案】C

【解析】临床上出现下列情况应考虑继续出血或再出血：①反复呕血，或黑粪次数增多、粪质稀薄，伴有肠鸣音亢进。②周围循环衰竭的表现经充分补液输血而未见明显改善，或虽暂时好转而又恶化。③血红蛋白浓度、红细胞计数与血细胞比容继续下降，网织红细胞计数持续增高。④补液与尿量足够的情况下，血尿素氮持续或再次增高。A、B、D、E均为持续出血或再出血的表现，C选项能判断上消化道出血基本停止。故选C。

21.【答案】A

22.【答案】C

23.【答案】B

【解析】慢性、周期性、节律性上腹痛多提示出血来自消化性溃疡，特别是在出血前疼痛加剧，出血后减轻或缓解，更有助于消化性溃疡的诊断。患者虽然有HBsAg（+），但是根据患者的症状体征，3年来间断性上腹痛，多在春秋发作，考虑此次消化道出血的主要原因还是消化性溃疡，所以选择B。

24.【答案】D

25.【答案】B

【解析】三腔二囊管止血法用于食管胃底静脉曲张破裂出血。该患者为胃溃疡出血。故选B。

26.【答案】B

27.【答案】B

【解析】该患者为消化道出血合并休克，答案参见第13题解析。故选B。

28.【答案】B

【解析】该患者为消化道出血合并休克，答案参见第13题解析。故选B。

29.【答案】D

30.【答案】B

【解析】贲门周围血管离断术的禁忌证：肝功能分级Ⅲ级或Child分级C级，即有黄疸、腹水、凝血机制障碍或肝性脑病。故选B。

31.【答案】E

32.【答案】B

【解析】出血性胃炎，又名急性糜烂性胃炎，常因服用乙酰水杨酸、保泰松、吲哚美辛、肾上腺皮质激素，或因酗酒、严重创伤、大手术、重要脏器（心、肝、肾）功能衰竭引起。所有选项中最可能出现术后消化道出血的为B选项。故选B。

33.【答案】C

34.【答案】A

【解析】消化性溃疡是消化道出血最常见的原因。胃十二指肠溃疡有15%~20%可以无症状，所以最可能的原因为消化性溃疡。故选A。

【A_3/A_4型题】

35.【答案】B

【解析】该患者巩膜黄染，有肝病与门静脉高压的临床表现者，最可能是门静脉高压导致食管胃底静脉曲张破裂出血。故选B。

36.【答案】C

【解析】患者有四肢湿冷及脉细速等休克症状，休克时血压可以正常。此时应输血抗休克。故选C。

37.【答案】A

【解析】胃镜检查在直视下顺序观察食管、胃、十二指肠球部直至降段，从而判断出血病变的部位、病因及出血情况。该患者最可能为食管胃底静脉曲张破裂出血，行胃镜检查可明确诊断。故选A。

38.【答案】C

【解析】胆道出血多因胆道感染、结石、蛔虫引发，常有发热、胆绞痛、黄疸三联征。该患者症状符合胆道出血。故选C。

39.【答案】D

【解析】胆道出血的量一般不大，多可经非手术疗法，包括抗感染和止血药物的应用而使出血停止。故选D。

40.【答案】A

【解析】胆道出血手术治疗的适应证之一就是肝外伤后所致的胆道出血。故选A。

【B_1型题】

41.【答案】B

【解析】胃溃疡大出血首选胃大部切除。故选B。

42.【答案】C

【解析】应激性溃疡首先是处理原发病，其次是维持胃内pH在4.0以上，包括：预防性应用制酸剂和抗生素的使用，以及控制感染，静脉应用止血药等措施，必要时手术治疗。故选C。

第九章　腹　膜　炎

【A_1型题】

1.【答案】D

【解析】腹膜的生理功能包括：①分泌功能。②吸收功能。③再生功能。④防御功能。⑤调理功能。故选D。

2.【答案】B

【解析】腹膜炎：按累及的范围可分为弥漫性和局限性两类。急性化脓性腹膜炎累及整个腹腔称为急性弥漫性腹膜炎。按发病机制可分为原发性和继发性两类：①继发性腹膜炎：继发性化脓性腹膜炎是最常见的腹膜炎。腹腔内空腔脏器穿孔、外伤引起的腹壁或内脏破裂，是急性继发性化脓性腹膜炎最常见的原因。如胃十二指肠溃疡急性穿孔、急性胆囊炎、外伤造成的肠管、膀胱破裂。腹腔内脏器炎症扩散也是急性继发性腹膜炎的常见原因，如急性阑尾炎、急性胰腺炎、女性生殖器官化脓性感染等，含有细菌的渗出液在腹腔内扩散引起腹膜炎。其他如腹部手术中的腹腔污染，胃肠道、胆管、胰腺吻合口渗漏；腹前、后壁的严重感染也可引起腹膜炎。②原发性腹膜炎：又称为自发性腹膜炎，腹腔内无原发性病灶。细菌进入腹腔的途径一般为：血行播散：婴儿和儿童的原发性腹膜炎大多属于这一类；上行性感染；直接扩散；透壁性感染。故选B。

3.【答案】E

4.【答案】C

5.【答案】D

6.【答案】E

7.【答案】C

【解析】急性腹膜炎的主要临床表现，早期为腹膜刺激症状如（腹痛、压痛、腹肌紧张和反跳痛等）。腹部压痛、腹肌紧张和反跳痛是腹膜炎的标志性体征，尤以原发病灶所在部位最为明显。腹肌紧张的程度随病因和患者的全身状况不同而不同。后期由于感染和毒素吸收，主要表现为全身感染中毒症状。故选C。

8.【答案】C

【解析】镇静、镇痛、吸氧，可减轻患者的痛苦与恐惧心理。已经确诊、治疗方案已定的及手术后的患者，可用镇痛药。而诊断不清或需进行观察的患者，暂不用镇痛药，以免掩盖病情。故选C。

9.【答案】E

【解析】急性腹膜炎，腹部叩诊因胃肠胀气而呈鼓音。胃十二指肠穿孔时，肝浊音界缩小或消失。腹腔内积液较多时可叩出移动性浊音。听诊时肠鸣音减弱，肠麻痹时肠鸣音可能完全消失。故选E。

10.【答案】E

【解析】腹膜受到刺激，可引起反射性恶心、呕吐，吐出物多是胃内容物。发生麻痹性肠梗阻时可吐出黄绿色胆汁，甚至棕褐色粪水样内容物。故选E。

11.【答案】B

12.【答案】B

13.【答案】D

14.【答案】D

15.【答案】D

【解析】急性腹膜炎，腹痛是最主要的临床表现。疼痛的程度与发病的原因、炎症的轻重、年龄、身体素质等有关。疼痛一般都很剧烈，难以忍受，呈持续性。深呼吸、咳嗽、转动身体时疼痛加剧。患者多不愿改变体位。疼痛先从原发病变部位开始，随炎症扩散而延及全腹。故选D。

16.【答案】D

17.【答案】B

【解析】结核性腹膜炎的病理特点可为三型，即渗出型、粘连型及干酪型。以粘连型为最多见，渗出型次之，干酪型最少。在疾病的发展过程中，可由一个类型转变为另一类型，或二、三种类型同时存在。故选B。

18.【答案】A

【解析】结核性腹膜炎多数起病较缓，但急性发病者亦为数不少。主要症状为倦怠，发热、腹胀和腹痛，亦有畏寒、高热骤然起病者。轻型病例开始呈隐蔽状态。故选A。

19.【答案】B

20.【答案】B

【解析】粘连型及干酪型患者的腹部常可触及肿块，多位于中下腹部。肿块多由增厚的大网膜、肿大的肠系膜淋巴结、粘连成团的肠曲或干酪样坏死脓性物积聚而成，其活动度小，大小不一，边缘不整，表面不平，有时呈横形块状物或有结节感，多有轻微触痛。故选B。

21.【答案】E

22.【答案】A

【解析】腹水检查对鉴别腹水性质有重要价值。结核性腹膜炎腹水为草黄色渗出液，静置后有自然凝固块，少数为淡血色，偶见乳糜性，以淋巴细胞为主。但有时因低白蛋白血症，腹水蛋白含量减少，检测血清-腹水白蛋白梯度有助诊断。结核性腹膜炎的腹水腺苷脱氨酶活性常增高，有一定特异性。结核性腹膜炎的腹水普通细菌培养结果为阴性，结核分枝杆菌培养的阳性率很低。故选A。

23.【答案】E

【解析】结核性腹膜炎，腹腔镜检查对诊断有困难者有确诊价值。一般适用于有游离腹水的患者，可窥见腹膜、网膜、内脏表面有散在或集聚的灰白色结节，浆膜失去正常光泽，呈混浊粗糙。活组织检查有确诊价值。腹腔镜检查在腹膜有广泛粘连者属禁忌。故选E。

24.【答案】D

【解析】结核性腹膜炎手术适应证包括：①并发完全性肠梗阻或有不全性肠梗阻经内科治疗而未见好转者。②急性肠穿孔，或腹腔脓肿经抗生素治疗未见好转者。③肠瘘经抗结核化疗与加强营养而未能闭合者。④本病诊断有困难，与急腹症不能鉴别时，可考虑剖腹探查。故选D。

【A_2型题】

25.【答案】D

【解析】患者腹膜炎手术后，出现体温升高、直肠刺激症状，里急后重，提示可能有盆腔脓肿。直肠指检可发现肛管括约肌松弛，在直肠前壁可触及向直肠腔内膨起、有触痛、有时有波动感的肿物。故选D。

26.【答案】E

27.【答案】D

28.【答案】E

【解析】胃十二指肠急性穿孔时抽出液呈黄色、混浊、含胆汁、无臭味。患者术中发现阑尾外观无明显异常，右髂窝内有淡黄色混浊液，提示十二指肠穿孔可能性大。故选E。

29.【答案】B

【解析】患者转移性右下腹痛30小时，伴呕吐、发热。体温38.5℃，下腹部有压痛，右侧为重，并有反跳痛、肌紧张，提示急性阑尾炎穿孔可能性大，急性阑尾炎穿孔时抽出液为稀薄、脓性、略有臭味。故选B。

30.【答案】D

【解析】患者胃大部切除术后，出现呃逆、高热、上腹持续钝痛。查体有右季肋叩击痛，肝浊音界扩大，符合膈下脓肿的临床表现。故选D。

31.【答案】C

32.【答案】C

【解析】患者1周前患上感，然后出现腹膜炎症状，考虑可能是致病菌通过血行播散至腹膜所致，提示原发性腹膜炎可能性大。故选C。

33.【答案】E

34.【答案】B

【解析】患者胃穿孔术后，现出现高热、直肠和膀胱刺激症状、下腹坠胀、大便次数增多、尿频，符合盆腔脓肿的临床表现。故选B。

35.【答案】E

36.【答案】C

37.【答案】B

38.【答案】A

【解析】患者低热、盗汗，腹痛、腹胀，移动性浊音阳性。腹水：比重1.018、蛋白质含量在30g/L以上、白细胞计数超过500×10^6/L、以淋巴细胞为主，符合结核性腹膜炎的诊断。故选A。

39.【答案】D

40.【答案】B

41.【答案】A

42.【答案】E

43.【答案】C

44.【答案】C

【A_3/A_4型题】

45.【答案】B

【解析】患者饱餐后突发上腹部剧烈疼痛，并迅速扩展为全腹疼痛伴腹膜刺激征，符合上消化道穿孔合并腹膜炎特征性的临床表现。故选B。

46.【答案】D

47.【答案】C

【解析】①毕Ⅰ式：当十二指肠溃疡伴有炎症、瘢痕及粘连时，采用这种术式常有困难，有时为了避免胃十二指肠吻合口的张力过大，切除胃的范围不够，就容易引起溃疡复发。对胃酸分泌高的十二指肠溃疡患者不太适合，故此术式多用于胃溃疡。②毕Ⅱ式：是在胃大部切除后，将十二指残端闭合，而将胃的剩余部分与空肠上段吻合。胃切除多少不因吻合的张力而受限制，胃体可以切除较多。溃疡复发的机会较少，由于食物和胃酸不经过十二指肠，直接进入空肠，十二指肠溃疡即使未能切除（旷置式胃大部切除术），也因不再受刺激而愈合。因此临床上应用较广，适用于各种情况的胃十二指肠溃疡，特别用于十二指肠溃疡。故选C。

48.【答案】A

【解析】患者突起转移性右下腹痛，伴恶心、呕吐、发热。查体：右下腹明显压痛、反跳痛、肌紧张，符合急性阑尾炎的诊断。故选A。

49.【答案】E

【解析】患者阑尾炎术后，出现直肠和膀胱刺激症状，下腹坠胀、里急后重、大便次数增多、排尿困难，符合盆腔脓肿的临床表现。故选E。

50.【答案】B

【解析】患者突发上腹部剧烈疼痛，并迅速扩展为全腹疼痛伴腹膜刺激征，符合上消化道穿孔合并腹膜炎特征性的临床表现。该病在站立位X线检查时，80%的患者可见膈下新月状游离气体影。故选B。

51.【答案】E

52.【答案】A

【解析】结核性腹膜炎是由结核分枝杆菌引起的慢性弥漫性腹膜感染。以儿童、青壮年多见。女略多于男。临床表现主要为倦怠、发热、腹痛与腹胀等，可引起肠梗阻、肠穿孔和形成瘘管等并发症。故选A。

53.【答案】B

【解析】对血行播散或结核毒血症严重的患者，在应用有效的抗结核药物治疗的基础上，亦可加用肾上腺皮质激素，以减轻中毒症状，防止肠粘连及肠梗阻发生。故选B。

【B_1型题】

54.【答案】D

55.【答案】E

56.【答案】B

57.【答案】C

58.【答案】C

59.【答案】A

【解析】高梯度腹水提示存在门静脉高压。常见疾病包括：①肝源性（肝硬化、酒精性肝炎、暴发性肝衰竭、肝癌）。②心源性（右心衰、三尖瓣关闭不全、缩窄性心包炎）。③肝静脉或下腔静脉阻塞（布加综合征、肝小静脉闭塞症）。④门静脉栓塞（血栓、瘤栓等）。⑤甲状腺功能减退症（黏液性水肿）。故选A。

第十章 腹外疝

【A_1型题】

1.【答案】C

【解析】腹股沟斜疝和直疝的鉴别如表4-15-1。

表4-15-1 腹股沟斜疝和直疝的鉴别

项目	斜疝	直疝
患者年龄	多见于儿童及青壮年	多见于老年人
突出途径	经腹股沟管突出，可进阴囊	由直疝三角突出，不进阴囊
疝块外形	椭圆或梨形，上部呈蒂柄状	半球形，基底较宽
回纳疝块后压住内环	疝块不再突出	疝块仍可突出
精索与疝囊的关系	精索在疝囊后方	精索在疝囊前外方
疝囊颈与腹壁下动脉的关系	疝囊颈在腹壁下动脉外侧	疝囊颈在腹壁下动脉内侧
嵌顿机会	较多	极少

故选C。

2.【答案】B

3.【答案】C

【解析】加强或修补腹股沟管前壁的方法：以Ferguson法最常用。它是在精索前方将腹内斜肌下缘和联合腱缝至腹股沟韧带上，目的是消灭腹内斜肌弓状下缘与腹股沟韧带之间的空隙。适用于腹横筋膜无显著缺损、腹股沟管后壁尚健全的病例。加强或修补腹股沟管后壁的方法常用的有四种：Bassini法、Halsted法、McVay法、Shouldice法。故选C。

4.【答案】A

【解析】嵌顿性疝，疝囊颈较小而腹内压突然增高时，疝内容物可强行扩张囊颈而进入疝囊，随后因囊颈的弹性收缩，又将内容物卡住，使其不能回纳，这种情况称为嵌顿性疝。疝发生嵌顿后，如其内容物为肠管，肠壁及其系膜可在疝囊颈处受压，先使静脉回流受阻，导致肠壁充血和水肿，疝囊内肠壁及其系膜渐增厚，颜色由正常的淡红逐渐转为深红，囊内可有淡黄色渗液积聚。于是肠管受压情况加重而更难回纳。肠管嵌顿时肠系膜内动脉的搏动可扪及，嵌顿如能及时解除，病变肠管可恢复正常。肠管嵌顿如不及时解除，肠壁及其系膜受压情况不断加重可使动脉血流减少，最后导致完全阻断，即为绞窄性疝。此时肠系膜动脉搏动消失，肠壁逐渐失去其光泽、弹性和蠕动能力，最终变黑坏死。故选A。

5.【答案】D

【解析】有少数病程较长的疝，因内容物不断进入疝囊时产生的下坠力量将囊颈上方的腹膜逐渐推向疝囊，尤其是髂窝区后腹膜与后腹壁结合得极为松弛，更易被推移，以至盲肠（包括阑尾）、乙状结肠或膀胱随之下移而成为疝囊壁的一部分。这种疝称为滑动疝，也属难复性疝。故选D。

【A_2型题】

6.【答案】D

【解析】患者嵌顿性股疝，经用力按压还纳疝块后，腹部持续性痛伴下腹压痛、肌紧张、反跳痛，肠鸣音消失，提示嵌顿性股疝发展为绞窄性疝。故选D。

7.【答案】E

【解析】患者右腹股沟肿块10年，可回纳，今晨咳嗽后，突然出现肿块增大，局部出现持续性痛，阵发性加重。查体见肿块局部红肿有压痛，穿出暗红液体少许，提示腹股沟疝发生嵌顿。疝一旦嵌顿，自行回纳的机会较少，多数患者的症状逐步加重。如不及时处理，将会发展成为绞窄性疝。因此，嵌顿疝一旦确诊，应急诊手术，解除嵌顿，观察疝内容物是否坏死，进一步确定下一步治疗方案。故选E。

8.【答案】D

【解析】患儿，1岁3个月，右腹股沟区肿块约鸽卵大小，在哭闹时明显，压迫内环后肿块不出现，提示患儿腹股沟斜疝。婴幼儿的腹肌在发育中可逐渐强壮而使腹壁加强，单纯疝囊高位结扎常能获得满意的疗效，不需施行修补术。故选D。

9.【答案】D

【解析】患者，右腹股沟可复性肿块5年并逐渐增大，站立时出现，平卧后消失，且外环扩大，压迫内环后肿块不出现，符合腹股沟斜疝的临床表现。故选D。

10.【答案】B

【解析】患者老年男性，双侧腹股沟区出现半圆形肿块，站立时明显，平卧后消失，压迫内环肿块仍出现，符合腹股沟直疝的临床表现。故选B。

【A_3/A_4型题】

11.【答案】D

【解析】患者右腹股沟肿块10年，站立时明显，平卧后消失，有时可降入阴囊，可还纳，且外环扩大，压迫内环后肿块不再出现，符合腹股沟斜疝的临床表现。故选D。

12.【答案】E

【解析】腹股沟疝手术的基本原则是疝囊高位结扎、加强或修补腹股沟管管壁。故选E。

13.【答案】D

14.【答案】C

【解析】Halsted法，与Bassini法（提起精索，在其后方把腹内斜肌下缘和联合腱缝至腹股沟韧带上，置精索于腹内斜肌与腹外斜肌腱膜之间）很相似，但把腹外斜肌腱膜也在精索后方缝合，从而把精索移至腹壁皮下层与腹外斜肌腱膜之间。故选C。

【B_1型题】

15.【答案】E

【解析】发病机制有先天性和后天性之分。①先天性解剖异常：如鞘突不闭锁或闭锁不完全，就成为先天性斜疝的疝囊。右侧睾丸下降比左侧略晚，鞘突闭锁也较迟，故右侧腹股沟疝较多。②后天性腹壁薄弱或缺损：任何腹外疝，都存在腹横筋膜不同程度的薄弱或缺损。此外，腹横肌和腹内斜肌发育不全对发病也起着重要作用。已知腹肌松弛时弓状下缘与腹股沟韧带是分离的。但在腹内斜肌收缩时，弓状下缘即被拉直而向腹股沟韧带靠拢，有利于覆盖精索并加强腹股沟管前壁。因此，腹内斜肌弓状下缘发育不全或位置偏高者，易发生腹股沟疝（特别是直疝）。故选E。

16.【答案】D

17.【答案】A

【解析】交通性鞘膜积液，又称先天性鞘膜积液。是由于精索部位鞘突在出生后仍未闭合，借鞘突与腹腔相通，囊肿与鞘突间为一细小裂孔。故选A。

18.【答案】B

【解析】难复性疝疝内容物不能回纳或不能完全回纳入腹腔内，但并不引起严重症状者，称难复性疝。疝内容物反复突出，致疝囊颈受摩擦而损伤，并产生粘连是导致疝内容物不能回纳的常见原因。这种疝的内容物多数是大网膜。故选B。

19.【答案】A

【解析】疝内容物是进入疝囊的腹内脏器或组织，以小肠为最多见，大网膜次之。此外如盲肠、阑尾、乙状结肠、横结肠、膀胱等均可作为疝内容物进入疝囊，但较少见。故选A。

20.【答案】C

【解析】滑动性疝是指自腹股沟管突出的脏器和/或其系膜构成部分疝囊的疝。滑出的脏器右侧常见为盲肠，左侧则为乙状结肠。盲肠或乙状结肠的浆膜层构成疝囊的后壁，并向两侧返折构成疝囊的两侧和前壁。有时滑出的脏器为膀胱。故选C。

第十一章　腹部损伤

【A_1 型题】

1.【答案】B

【解析】胃肠道、胆道、膀胱等空腔脏器破裂的主要临床表现是弥漫性腹膜炎。除胃肠道症状（恶心、呕吐、便血、呕血等）及稍后出现的全身性感染的表现外，最为突出的是腹部有腹膜刺激征，其程度因空腔器官内容物不同而异。通常是胃液、胆汁、胰液刺激最强，肠液次之，血液最轻。故选B。

2.【答案】D

【解析】结肠损伤发生率比小肠低，由于结肠内容物细菌含量多而液体成分少，腹膜炎出现较晚，但较严重。一部分结肠位于腹膜后，受伤后容易漏诊，常导致严重的腹膜后感染。故选D。

3.【答案】B

【解析】诊断性腹腔穿刺术和腹腔灌洗术的阳性率可达90%以上，对于判断腹腔内脏有无损伤和哪一类脏器损伤有很大帮助。故选B。

4.【答案】B

【解析】诊断性腹腔穿刺术如果抽到不凝血，提示系实质性器官破裂所致内出血，因腹膜的去纤维作用而使血液不凝。抽不到液体并不完全排除内脏损伤的可能性，应继续严密观察，必要时可重复穿刺，或改行腹腔灌洗术。故选B。

5.【答案】E

6.【答案】B

【解析】闭合性损伤可能仅局限于腹壁，也可同时兼有内脏损伤。开放性损伤即使涉及内脏，其诊断常较明确；但如体表无伤口，要确定有无内脏损伤，有时很困难，故闭合性损伤更具有重要的临床意义。闭合性损伤诊断中需要认真考虑的是判断是否有内脏损伤，且绝大部分内脏损伤者需早期手术治疗；如不能及时诊断，可能贻误手术时机而导致严重后果。为此，腹部闭合性损伤的诊断应包括以下各点：①有无内脏损伤；②什么脏器受到损伤；③是否有多发性损伤；④诊断遇有困难怎么办。以上检查和分析未能明确诊断时，可采取以下措施：其他辅助检查：诊断性腹腔穿刺术和腹腔灌洗术；X线检查；B超检查；CT检查。进行严密观察。剖腹探查。故选B。

7.【答案】B

8.【答案】D

9.【答案】C

【解析】脾破裂的处理：①无休克或容易纠正的一过性休克，影像学检查证实脾裂伤比较局限、表浅，无其他腹腔脏器合并伤者，可在严密观察血压、脉搏、腹部体征、血细胞比容及影像学变化的条件下行非手术治疗。②观察中如发现继续出血或发现有其他脏器损伤，应立即中转手术。不符合非手术治疗条件的伤员，应尽快剖腹探查，以防延误。③彻底查明伤情后明确可能保留脾者，可根据伤情，采用生物胶粘合止血、物理凝固止血、单纯缝合修补、脾破裂捆扎、脾动脉结扎及部分脾切除等。④脾中心部碎裂，脾门撕裂或有大量失活组织，高龄及多发伤情况严重者需迅速施行全脾切除术。为防止小儿日后发生脾切除后凶险性感染，有主张可将1/3脾组织切成薄片或小块埋入大网膜囊内进行自体移植。成人的脾切除后凶险性感染发生率甚低，多无此必要。⑤在野战条件下或原先已呈病理性肿大的脾发生破裂，应行脾切除术。⑥脾被膜下破裂形成的血肿和少数脾真性破裂后被网膜等周围组织包裹形成的局限性血肿，可因轻微外力影响或胀破被膜或血凝块而发生为延迟性脾破裂。一般发生在伤后两周，也有迟至数月以后的。此种情况下应切除脾。故选C。

10.【答案】E

【解析】抽不到液体并不完全排除内脏损伤的可能性，应继续严密观察，必要时可重复穿刺，或改行腹腔灌洗术。故选E。

11.【答案】D

12.【答案】E

【解析】腹膜外位空腔脏器破裂，气体进入腹膜后间隙，腹部X线平片可见腹膜后积气。横结肠和乙状结肠是腹膜内位器官，直肠上部和十二指肠球部为腹膜间位器官。十二指肠水平部是腹膜外位器官。故选E。

13.【答案】D

【解析】小肠破裂后可在早期即产生明显的腹膜炎，故诊断一般并不困难。小肠破裂后，只有少数患者有气腹，所以如无气腹表现，并不能否定小肠穿孔的诊断。一部分患者的小肠裂口不大，或穿破后被食物渣、纤维蛋白素甚至突出的黏膜所堵塞，可能无弥漫性腹膜炎的表现。故选D。

14.【答案】E

15.【答案】E

16.【答案】C

【解析】结肠损伤发病率较小肠为低，但因结肠内容物液体成分少而细菌含量多，故腹膜炎出现得较晚，但较严重。一部分结肠位于腹膜后，受伤后容易漏诊，常常导致严重的腹膜后感染。故选C。

17.【答案】C

【解析】脾切除的主要适应证为外伤性脾破裂、门静脉高压症脾功能亢进，其次为脾原发性疾病及占位性病变，以及造血系统疾病等。故选C。

18.【答案】D

【解析】脾原发性疾病及占位性病变中下列疾病有手术指征，需行脾切除或部分脾切除：①游走脾，又称异位脾。②脾囊肿。③脾肿瘤。④脾脓肿。故选D。

19.【答案】B

【解析】由于幼儿脾切除后易发生感染，故一般在4岁以下的儿童不宜施行脾切除。故选B。

20.【答案】E

【解析】脾功能亢进症，简称脾亢，许多疾病可以引起脾功能亢进，其中以各种不同原因引起的肝硬化最为多见，如肝炎后肝硬化，血吸虫性肝硬化、门脉性肝硬化等；其次为慢性感染引起，如疟疾等；而血液系统中的遗传性球形红细胞增多症，自身免疫性贫血，原发性血小板减少性紫癜等疾病也可引起脾功能亢进。临床表现为脾大，一种或多种血细胞减少，而骨髓造血细胞相应增生，脾切除后血象恢复，症状缓解。故选E。

21.【答案】C

【解析】常见受损内脏在开放性损伤中依次是肝、小肠、胃、结肠、大血管等；在闭合性损伤中依次是脾、肾、小肠、肝、肠系膜等。脾是腹部内脏最容易受损的器官，在腹部闭合性损伤中，脾破裂占20%~40%。故选C。

22.【答案】A

23.【答案】C

【解析】脾切除术后凶险性感染是脾切除术后远期的一个特殊问题。脾切除后机体免疫功能削弱和抗感染能力下降，不仅易感性增高，而且可发生脾切除术后凶险性感染，主要是婴幼儿。故对脾损伤和某些脾疾病而有保留部分脾适应证者，可以选用部分脾切除术或部分脾动脉栓塞治疗。故选C。

【A_2型题】

24.【答案】E

【解析】对于腹部闭合性损伤，但又一时不能明确诊断的患者，进行短时间的严密观察十分必要。观察期间要反复检查伤情的演变，并根据这些变化，不断综合分析，尽早作出结论而不致贻误治疗。观察的内容一般应包括：①每15~30分钟测定一次脉率、呼吸和血压。②每30分钟检查一次腹部体征，注意腹膜刺激征程度和范围的改变。③每30~60分钟测定一次红细胞数、血红蛋白和血细胞比容，了解是否有所下降，并复查白细胞数是否上升。④必要时可重复进行诊断性腹腔穿刺术或灌洗术。除了随时掌握伤情变化外，观察期间应做到：①不随便搬动伤者，以免加重伤情。②不注射镇痛药，以免掩盖伤情。③不给饮食，以免万一有胃肠道穿孔而加重腹腔污染。为了给可能需要进行的手术治疗创造条件，观察期间还应进行以下处理：①积极补充血容量，并防治休克。②注射广谱抗生素以预防或治疗可能存在的腹内感染。③疑有空腔脏器破裂或有明显腹胀时，应进行胃肠减压。故选E。

25.【答案】C

【解析】患者肝破裂，出现血压下降、脉率增快、血红蛋白下降，提示肝破裂失血性休克可能性大，由于肝破裂出血速度快，应当在抗休克的同时早手术争取时间止血。故选C。

26.【答案】D

【解析】腹腔游离气体为胃肠道（主要是胃、十二指肠和结肠，少见于小肠）破裂的证据，立位腹部平片可表现为膈下新月形阴影。故选D。

27.【答案】C

28.【答案】C

【解析】患者有上腹部外伤史，查体见面色苍白、四肢厥冷、血压下降、脉率增快等休克征象，全腹轻度压痛、肌紧张及反跳痛，考虑腹腔实质性脏器损伤导致腹腔内出血可能性大。故选C。

29.【答案】D

【解析】患者有胸腹部外伤史，X线检查：右侧膈肌升高及右7、8、9肋骨骨折，提示肝破裂的可能性大。故选D。

30.【答案】C

【解析】患者2天前左胸部外伤，X线检查：左7、8肋骨骨折。今日下楼梯突然腹痛，查体见面色苍白、血压下降、脉率增快等休克征象及腹膜刺激征，且腹腔穿刺抽出不凝血，提示迟发性脾破裂可能性大。故选C。

31.【答案】D

【解析】对于腹部损伤一时不能明确诊断的患者，不能注射镇痛药，以免掩盖伤情。故选D。

32.【答案】C

33.【答案】E

34.【答案】D

【解析】患者翻高低杠折腹，上腹受到挤压，突然上腹部疼痛，疼痛主要位于右上腹，曾有血性呕吐物，X线检查见腹膜后积气提示腹膜后十二指肠被压在脊柱上而断裂的可能性大。故选 D。

【A_3/A_4 型题】

35.【答案】B

【解析】患者腹部闭合性损伤后查体表现为腹膜刺激征阳性，提示腹腔内脏器损伤可能性大。血压正常，移动性浊音不明显，尿无异常，提示腹腔内实质脏器损伤及泌尿系统损伤的可能性小。故选 B。

36.【答案】A

【解析】对于已确诊或高度怀疑腹内脏器损伤者的处理原则是做好紧急术前准备，力争早期手术。故选 A。

37.【答案】E

【解析】患者移动性浊音阳性，诊断性腹腔穿刺术对于判断腹腔内脏有无损伤和哪一类脏器损伤有很大帮助。抽到液体后，应观察其性状（血液、胃肠内容物、混浊腹水、胆汁或尿液），借以推断哪类脏器受损。必要时可做液体的涂片检查。故选 E。

38.【答案】A

【解析】患者被车撞伤后，右肋部擦伤。查体见右上腹压痛、全腹轻度肌紧张、移动性浊音阳性，出现血压下降、脉率增快等休克表现，考虑肝破裂失血性休克可能性大。故选 A。

【B_1 型题】

39.【答案】A

【解析】有膈面腹膜刺激表现——同侧肩部牵涉痛者，提示上腹脏器损伤，其中尤以肝和脾的破裂为多见。故选 A。

40.【答案】C

【解析】腹部闭合性损伤时胃很少受累，只在胃膨胀时偶可发生。若损伤未波及胃壁全层（如浆膜或浆肌层裂伤、黏膜裂伤），可无明显症状。若全层破裂，立即出现剧烈腹痛及腹膜刺激征、肝浊音界消失，膈下有游离气体，胃管引流出血性物。但单纯胃后壁破裂时症状体征不典型，诊断有时不易。故选 C。

第十六篇　泌尿系统（含男性生殖系统）

第一章　尿液检查

【A_1型题】

1.【答案】E

【解析】肾小球性蛋白尿：由于肾小球滤过屏障因炎症、免疫代谢等各种因素损伤后静电屏障作用减弱或滤过屏障孔径增大，甚至断裂，使血浆蛋白大量滤入原尿，超过肾小管重吸收能力所致的蛋白尿。故选E。

2.【答案】E

【解析】血尿是指尿液中排出大量的红细胞，即新鲜晨尿离心后每高倍镜视野红细胞超过3个。根据血尿来源不同临床上血尿分为肾小球性和非肾小球性血尿。故选E。

3.【答案】A

【解析】肾小球源性血尿的特征是：全程血尿、无痛性血尿、尿中无疑血，可见红细胞管型、变形红细胞为主（>70%）以及伴有其他肾小球疾病表现。故选A。

4.【答案】E

5.【答案】C

6.【答案】E

【解析】肾小球源性血尿由于肾小球基底膜挤压变形和肾小管各段的渗透压变化，其血液来自肾小球内的毛细血管破裂，故为变形红细胞。故选E。

7.【答案】C

【解析】因机体内、外环境因素的变化所产生的蛋白尿，称生理性蛋白尿。包括功能性蛋白尿，体位性蛋白尿和偶然性蛋白尿。体位性蛋白尿又称直立性蛋白尿，在直立时出现蛋白尿而卧位时尿蛋白消失，且无血尿、高血压、水肿等现象。故选C。

8.【答案】C

【解析】蛋白尿是指尿中的蛋白质含量超过正常值。定性检查：尿蛋白（+）以上；定量检查：尿蛋白>150mg/d，大于3.5g/d为大量蛋白尿。分为假性蛋白尿、选择性蛋白尿和非选择性蛋白尿。故选C。

9.【答案】E

【解析】根据蛋白尿的发生机制，蛋白尿可以分为肾小球性蛋白尿、肾小管性蛋白尿、溢出性蛋白尿和生理性蛋白尿。故选E。

10.【答案】B

【解析】选择性蛋白尿，指蛋白质电泳特点是以分子量较小的蛋白质为主，如白蛋白、α_1球蛋白、转铁蛋白及γ球蛋白，而分子量较大的蛋白质，如α_2球蛋白、纤维蛋白原、β脂蛋白等含量较少。故选B。

11.【答案】B

12.【答案】D

【解析】血清β_2-微球蛋白的增多可反映肾小球滤过功能受损或滤过负荷是否增加的情况；而尿液中排出β_2-微球蛋白增多，则提示肾小管损害或滤过负荷增加。肾小管性蛋白尿是由于肾小管对滤出蛋白的回吸收障碍所致，见于肾小管间质病变、肾盂肾炎、先天性肾小管病、低钾肾病等，表现为尿β_2-微球蛋白增多，而血β_2-微球蛋白不增多。故选D。

13.【答案】A

【解析】尿流量低、尿液浓缩或酸性环境均可促进透明管型的形成。同样，正常人在脱水或剧烈运动的情况，尿液之中亦可出现透明管型。老年人清晨浓缩尿中亦可见。在运动、发热、麻醉和应用利尿药时透明管型可一过性增多。在肾病综合征、慢性肾炎、恶性高血压和心力衰竭时可见透明管型增多。故选A。

14.【答案】A

15.【答案】E

【解析】血尿和血红蛋白尿是完全不同的，但在临床上很难从肉眼加以区别，但尿沉渣镜检可以作出区别。血红蛋白尿与血尿不同，离心沉淀后前者上清液仍为红色；血尿时离心后上清透明，镜检时不见红细胞或偶见溶解红细胞之碎屑，潜血试验强阳性。故选E。

16.【答案】B

【解析】蜡样管型外形宽大，色淡均匀，见于慢性肾炎晚期、肾淀粉样变、慢性肾衰竭。故选B。

【A_2型题】

17.【答案】A

【解析】无症状性血尿和/或蛋白尿指无水肿、高血压及肾功能损害，而仅表现为肾小球源性血尿和/或蛋白尿的一组肾小球疾病。根据患者临床表现应诊断为无症状性蛋白尿和/或血尿。故选A。

【B_1型题】

18.【答案】E

【解析】由于肾小球滤过膜的滤过作用和肾小管的重吸收作用，

健康人尿中蛋白质（多指分子量较小的蛋白质）的含量很少（每日排出量小于150mg），蛋白质定性检查时，呈阴性反应。当尿中蛋白质含量增加，普通尿常规检查即可测出，称蛋白尿。如果尿蛋白含量≥3.5g/24h，则称为大量蛋白尿。故选E。

19.【答案】D

20.【答案】A

21.【答案】B

【解析】尿毒症患者尿沉渣检查可有为数不等的红细胞、白细胞、上皮细胞和颗粒管型，如能发现粗而短、均质性、边缘有裂口的蜡样管型，对诊断有意义。故选B。

22.【答案】D

【解析】白细胞管型：管型内含有白细胞，由退化变性坏死的白细胞聚集而成，可单独存在，或与上皮细胞管型、红细胞管型并存。白细胞管型增多见于急性肾盂肾炎、间质性肾炎、肾病综合征等。如白细胞变化则称为脓细胞管型，见于化脓性炎症。故选D。

23.【答案】E

【解析】几乎所有急性肾小球肾炎患者均有肾小球源性血尿，约40%患者可有肉眼血尿。尿沉渣除红细胞外，早期尚可见白细胞和上皮细胞稍增多，并可有颗粒管型和红细胞管型等。故选E。

第二章 肾小球疾病

【A_1型题】

1.【答案】D

【解析】肾病综合征时大量白蛋白从尿中丢失，促进肝脏代偿性合成白蛋白增加，同时由于近端肾小管摄取滤过蛋白增多，也使肾小管分解蛋白增加。当肝脏白蛋白合成增加不足以克服丢失和分解时，则出现低白蛋白血症。胃肠道黏膜水肿导致食欲缺乏、蛋白质摄入不足、吸收不良或丢失，也是加重低白蛋白血症的原因。故肾病综合征低蛋白血症的主要原因是肾小球毛细血管壁通透性增强，大量白蛋白从尿中丢失。故选D。

2.【答案】E

3.【答案】C

【解析】尿少时使用螺内酯易出现高钾血症。螺内酯仅作用于远曲小管和集合管，对肾小管其他各段无作用，故利尿作用较弱。另外，对肾小管以外的醛固酮靶器官也有作用。下列情况慎用螺内酯：无尿。肾衰竭。肝衰竭，因本药引起的电解质紊乱可诱发肝性脑病。低钠血症。酸中毒，一方面酸中毒可加重或促发本药所致的高钾血症；另一方面本药可加重酸中毒。乳房增大或月经失调者。肾衰竭及血钾偏高者忌用螺内酯。故选C。

4.【答案】D

【解析】无论急性肾炎还是急进性肾炎均可有前驱链球菌感染史，均可表现为急性肾炎综合征，如血尿、蛋白尿、水肿、高血压等，因此可首先排除答案A、B、C、E。急进性肾炎多在早期出现少尿或无尿，肾功能进行性恶化为其临床特征。急性肾炎虽可有肾功能损害，但多为一过性轻度受损，多于1~2周逐渐恢复正常。故肾功能下降的速度和严重程度为两者最主要的鉴别点。故选D。

5.【答案】C

【解析】肾小球疾病时，由于水、钠排泄障碍，水、钠潴留而形成水肿。其中肾炎性水肿由于肾小球滤过率降低，肾小管重吸收功能正常，造成“球-管失衡”和肾小环滤过分数下降，因而水、钠排泄减少。故选C。

6.【答案】C

【解析】肾病综合征发生血栓、栓塞并发症，低分子量肝素的抗凝作用肯定。故选C。

7.【答案】D

【解析】于链球菌感染后1~3周发生血尿、蛋白尿、水肿和高血压，甚至少尿及肾衰竭等急性肾炎综合征表现，伴血清C3下降，病情在发病8周内逐渐减轻到完全恢复正常者，即可临床诊断为急性肾炎。血尿和红细胞管型尿是急性肾小球肾炎的诊断依据中最关键的，故选D。

8.【答案】E

9.【答案】D

【解析】急进性肾小球肾炎病理通常表现为新月体肾炎。如50%肾小球有新月体形成，诊断则可成立。急进性肾小球肾炎的诊断要点：①临床上有急进性肾炎综合征的临床表现。②肾活检病理有大量肾小球新月体形成（>50%）。③除外其他原发性肾小球疾病。④除外继发性肾小球疾病。故选D。

10.【答案】A

【解析】急性肾小球肾炎时，由于肾小球滤过率降低，肾小管重吸收功能正常，造成“球-管失衡”和肾小球滤过分数下降，因而水、钠排泄减少，造成水肿。此外，毛细血管通透性增高可进一步加重水肿。故选A。

11.【答案】E

【解析】系膜毛细血管性肾小球肾炎：①约50%~60%患者表现为明显的肾病综合征，约30%患者表现为无症状性蛋白尿，

20%～30%患者起始表现为急性肾炎综合征。②几乎都有蛋白尿和血尿，蛋白尿为非选择性，血尿常为持续性镜下血尿。多伴有高血压。常于起病后即有较严重的贫血，其程度与肾功能减退程度不成比例。半数患者伴肾功能减退。③50%～70%患者C3呈持续性低水平。故选E。

12.【答案】C

13.【答案】D

【解析】乙型溶血性链球菌感染是引起急性肾小球肾炎的常见病因，故选D。

14.【答案】D

【解析】IgA肾病是以肾小球系膜区IgA沉积引起系膜增生性病变为特征的肾小球肾炎。青少年多见，多发生在上呼吸道感染（胃肠道或泌尿系感染）后数小时到1～2天；大多数患者呈慢性进行性发展，治疗不佳者有30%～40%患者发展为慢性肾衰竭。D项有误，故选D。

15.【答案】C

【解析】血尿及微量蛋白尿在急性肾小球肾炎临床表现中消失或恢复正常最慢，有的患者在肾炎治愈后，血尿始终存在。故选C。

16.【答案】E

【解析】肾病综合征患者，糖皮质激素通过抑制免疫炎症反应，抑制醛固酮和抗利尿激素分泌，影响肾小球基底膜通透性等综合作用而发挥其利尿、消除尿蛋白的疗效。故选E。

17.【答案】E

18.【答案】B

【解析】正常生理情况下，肾小球滤过膜具有分子屏障及电荷屏障作用，这些屏障作用受损致使原尿中蛋白含量增多，当其增多明显超过近曲小管回吸收量时，形成大量蛋白尿。肾病综合征出现大量蛋白尿的主要机制为肾小球滤过膜电荷屏障受损。故选B。

19.【答案】D

【解析】乙酰唑胺使用注意事项：①长期应用需同时加服钾盐，以防血钾过低。②长期应用可发生代谢性酸中毒。③肝性脑病、肾功能及肾上腺皮质功能严重减退、代谢性酸中毒以及伴有低钾血症的水肿患者不宜用，亦不宜用于肺心病、心力衰竭患者。④严重不良反应为粒细胞缺乏症和尿结石。⑤可引起肾脏并发症，如肾绞痛、结石症、磺胺尿结晶、肾病综合征等。⑥应避免应用钙、碘及广谱抗生素等可增强碳酸酐酶活性的药物。⑦困倦、面部和四肢麻木感。⑧主要用于治疗青光眼，少做利尿药应用。故选D。

20.【答案】C

21.【答案】C

22.【答案】A

23.【答案】C

24.【答案】C

【解析】肾病综合征分为原发性和继发性两大类，可由多种不同类型的肾小球疾病所引起。原发性肾病综合征在儿童为微小病变型肾病，在青少年为系膜增生性肾小球肾炎、微小病变型肾病、局灶节段性肾小球硬化和系膜毛细血管性肾小球肾炎，在中老年人为膜性肾病。故选C。

25.【答案】C

【解析】感染是肾病综合征的常见并发症，由于应用糖皮质激素，其感染的临床征象常不明显。感染与蛋白质营养不良、免疫功能紊乱及应用糖皮质激素治疗有关。常见的感染部位顺序为呼吸道、泌尿道和皮肤。故选C。

26.【答案】D

【解析】抗肾小球基底膜抗体就是血清中会“攻击”基底膜的一种抗体。肺出血-肾炎综合征为抗肾小球基底膜疾病，在GBM内出现IgG和C3的线状沉积，部分患者的抗GBM抗体与肺泡基底膜发生交叉反应，临床反复出现咯血，并有肾功能改变，此类病例称为肺出血-肾炎综合征。故选D。

27.【答案】A

28.【答案】E

29.【答案】D

【解析】急性肾小球肾炎发病初期血清C3及总补体下降，8周内逐渐恢复正常，对诊断本病意义很大。血清抗链球菌溶血素“O”滴度升高，提示近期内曾有过链球菌感染。另外，部分患者起病早期循环免疫复合物及血清冷球蛋白可呈阳性。故选D。

30.【答案】C

【解析】急性肾炎治疗以休息和对症治疗为主。急性肾损伤患者可予透析治疗，待其自然恢复。本病为自限性疾病，不宜使用糖皮质激素及细胞毒药物治疗。急性期应予低盐饮食，由于本病主要为链球菌感染后造成的免疫反应所致，急性肾炎发作时感染灶多数已经得到控制，因此，以往主张病初注射青霉素10～14天，但其必要性颇有争议。对于反复发作的慢性扁桃体炎，待病情稳定后可考虑扁桃体摘除，术前、术后2周需注射青霉素。故选C。

31.【答案】C

32.【答案】A

【解析】急性肾小球肾炎常因乙型溶血性链球菌感染所致，常见于上呼吸道感染、猩红热、皮肤感染等链球菌感染后。急性肾小球肾炎主要是由感染所诱发的免疫反应引起，目前认为链球菌的致病抗原系胞质成分或分泌蛋白，诱发免疫反应后可通过循环免疫复合物沉积于肾小球致病，或种植于肾小球的抗原与循环中的特异抗体相结合形成原位免疫复合物而致病。自身免疫反应也可能参与了发病机制。故选A。

33.【答案】D

34.【答案】A

【解析】急性肾炎治疗以休息和对症治疗为主。故选 A。

35.【答案】B

36.【答案】D

【解析】肺出血-肾炎综合征可能系病毒感染和/或吸入某些化学性物质引起原发性肺损害。诊断要点：①肺出血，肺泡基膜 IgG 呈线样沉积。②急进性肾炎综合征，肾脏大量新月体形成（毛细血管外增生性肾炎）可伴毛细血管坏死，GBM 有 IgG 呈线样沉积。③血清抗 GBM 抗体阳性。故选 D。

37.【答案】E

【解析】以急性肾炎综合征起病的慢性肾炎需与感染后急性肾炎鉴别。前者潜伏期较短，补体 C3 始终正常或持续降低，起病 8 周后也不恢复。慢性肾炎无自愈倾向，疾病不会在 1~2 个月内明显好转。故选 E。

38.【答案】A

【解析】微小病变型肾病 30%~40%病例可能在发病后数月内自发缓解。90%病例对糖皮质激素治疗敏感，治疗 2 周左右开始利尿，尿蛋白可在数周内迅速减少至阴性，血清白蛋白逐渐恢复正常水平，最终可达临床完全缓解。故选 A。

39.【答案】E

【解析】慢性肾炎的高血压的治疗目标：力争把血压控制在理想水平（<130/80mmHg）。慢性肾炎常有水、钠潴留引起的容量依赖性高血压，故应限盐(<6g/d)，可选用噻嗪类利尿药，如Ccr<30ml/min 时，噻嗪类无效应改为袢利尿药。ACEI 和 ARB 除具有降低血压作用外，还有减少蛋白尿和延缓肾功能恶化的肾脏保护作用。避免使用加重肾脏损害的药物如甘露醇。故选 E。

40.【答案】A

【解析】急进性肾小球肾炎根据免疫病理可分为三型：Ⅰ型为抗肾小球基底膜型肾小球肾炎；Ⅱ型为免疫复合物型肾小球肾炎；Ⅲ型为少免疫复合物型肾小球肾炎，肾小球内无或仅有微量免疫球蛋白沉积。急进性肾小球肾炎免疫学检查主要为抗肾小球基底膜（GBM）抗体阳性和 ANCA 阳性。故选 A。

41.【答案】A

【解析】新月体肾炎为肾小球肾炎中最严重类型。临床表现为少尿或无尿性肾衰竭，呈快速进行性发展，多伴肉眼血尿、肾病综合征，早期出现贫血。病理显示有大于 50%的肾小球存在大型新月体。可用糖皮质激素冲击治疗。故选 A。

42.【答案】E

【解析】紫癜性肾炎是过敏性紫癜出现肾脏损害时的表现。临床表现除有皮肤紫癜、关节肿痛、腹痛、便血外，主要为血尿和蛋白尿，多发生于皮肤紫癜后 1 个月内，有的或可以同时并见皮肤紫癜、腹痛，有的仅是无症状性的尿异常。因此其与慢性肾炎的鉴别点是既往有过敏性紫癜史，故选 E。

43.【答案】C

【解析】原发性肾小球疾病的病理分型为轻微肾小球病变、局灶节段性病变（包括局灶性肾小球肾炎）、弥漫性肾小球肾炎（包括膜性肾病、增生性肾炎、硬化性肾小球肾炎）和未分类的肾小球肾炎。故选 C。

44.【答案】A

【解析】营养治疗是慢性肾衰竭治疗的基础，核心是低蛋白饮食。蛋白质摄入量宜根据肾小球滤过滤（GFR）做适当调整，其中 60%以上的蛋白必须是高生物价优质蛋白。慢性肾衰竭的治疗中多数患者要限盐，每天 3~5g。故选 A。

45.【答案】A

【解析】肾病综合征最容易发生血栓、栓塞并发症，其中以肾静脉血栓最为常见，发生率为 10%~50%，其中 3/4 病例因血栓慢性形成，临床并无症状；此外，肺血管血栓、栓塞，下肢静脉，冠状血管血栓和脑血管血栓也不少见。血栓、栓塞并发症是直接影响肾病综合征治疗效果和预后的重要原因。故选 A。

46.【答案】E

47.【答案】E

【解析】呋塞米适用于水肿性疾病包括充血性心力衰竭、肝硬化、肾脏疾病（肾炎、肾病及各种原因所致的急、慢性肾衰竭），尤其是应用其他利尿药效果不佳时，应用本类药物仍可能有效。故选 E。

48.【答案】C

49.【答案】B

【解析】微小病变型肾病综合征出现大量蛋白尿主要是由于肾小球基膜糖蛋白成分变化，负电荷消失。故选 B。

50.【答案】E

【解析】IgA 肾病诊断依靠肾活检免疫病理学检查，即肾小球系膜区或伴毛细血管壁 IgA 为主的免疫蛋白呈颗粒样或团块样沉积。故选 E。

51.【答案】D

【解析】肾病出现蛋白尿的机制基本相似，其中主要的是滤过膜的电荷屏障发生变化。微小病变型肾病出现大量蛋白尿需要考虑肾病综合征，而肾病综合征是选择性蛋白尿，当病变较轻，肾小球基膜糖蛋白成分变化，负电荷消失，则仅有白蛋白滤过增多，称为选择性蛋白尿。故选 D。

52.【答案】C

【解析】多数肾小球疾病是免疫介导性炎症疾病。免疫机制是肾小球疾病的始发机制，在此基础上炎症介质的参与，最终导致肾小球损伤和产生临床症状。故免疫反应激活炎症细胞，使之释放炎症介质和细胞因子而造成肾损害。故选C。

【A_2型题】

53.【答案】C

【解析】IgA肾病是指肾小球系膜区以IgA或IgA沉积为主的原发性肾小球病。病变类型包括局灶节段性病变、毛细血管内增生性病变、系膜增生性病变、新月体病变及硬化性病变等。其临床表现为反复发作性肉眼血尿或镜下血尿，可伴有不同程度蛋白尿，以及水肿、高血压。

54.【答案】D

【解析】青年女性，慢性起病，以少尿、水肿、腰痛为主要临床表现，检查发现蛋白尿、高血压、血尿、血肌酐明显升高，故考虑为慢性肾炎。故选D。

55.【答案】C

【解析】中年男性，急性起病，以水肿为主要表现，少尿、大量尿蛋白、血尿，考虑为急性肾炎。故选C。

56.【答案】C

57.【答案】E

【解析】青少年男性，上呼吸道感染后，急性起病，水肿、蛋白尿、红细胞管型，考虑为急性肾炎。患者血压明显升高，出现剧烈头痛、意识不清等症状，考虑为高血压脑病。故选E。

58.【答案】A

【解析】此患者为急性肾炎，目前存在高血压、肉眼血尿，临床上治疗应卧床休息，对症降压治疗。急性期应卧床休息，待肉眼血尿消失、水肿消退及血压恢复正常后逐步增加活动量。故选A。

59.【答案】A

60.【答案】E

【解析】微小病变型肾小球肾炎病理：光镜下肾小球基本正常，免疫荧光检查一般无免疫沉积物，电镜下的弥漫性上皮足突消失或融合为其典型病变。根据患儿临床表现：水肿、蛋白尿、镜下血尿、低蛋白血症，肾功能一过性轻度损伤（Scr 90μmol/L），抗核抗体阴性（无免疫反应），应考虑诊断为微小病变型肾小球肾炎，本病对糖皮质激素治疗敏感，故选择泼尼松足量、足疗程治疗，以达完全缓解。故选E。

61.【答案】E

【解析】急进性肾炎综合征指在肾炎综合征（血尿、蛋白尿、水肿和高血压）基础上短期内出现少尿、无尿，肾功能急骤下降的一组临床症候群。病理改变特征为肾小球内新月体形成，又名新月体性肾炎。故选E。

62.【答案】B

【解析】此患者符合急进性肾炎的特征，青年女性，水肿、少尿、血尿、蛋白尿，肾活检示新月体形成，故为急进性肾炎。急进性肾炎为急性快速进展性肾小球肾炎的简称。它起病急骤，可在数日数周或数月内肾功能急剧恶化，以少尿（无尿）性急性肾衰竭为多见。故选B。

63.【答案】E

【解析】急进性肾炎是以肾功能急剧恶化、多在早期出现少尿性急性肾损伤为特征。故选E。

64.【答案】D

【解析】慢性肾炎指以蛋白尿、血尿、高血压、水肿为基本临床表现，起病方式各有不同，病情迁延，病变缓慢进展，可有不同程度的肾功能减退，具有肾功能恶化倾向和最终将发展为慢性肾衰竭的一组肾小球病。此患者为青年男性，慢性起病，蛋白尿、高血压、水肿、肾功能减退，伴有颗粒管型，故考虑为慢性肾炎。故选D。

65.【答案】C

66.【答案】A

67.【答案】E

【解析】此患者为慢性肾炎，近期出现少尿、水肿、贫血、高血压，应首选血肌酐浓度检查以明确肾功能损害程度。故选E。

68.【答案】D

【解析】肾病综合征（NS）诊断标准是：①尿蛋白大于3.5g/d。②血浆白蛋白低于30g/L。③水肿。④高脂血症。其中①②两项为诊断所必需。此患者符合肾病综合征的特点，故选D。

69.【答案】D

【解析】此患者考虑为肾病综合征，而肾病综合征的并发症包括感染，血栓、栓塞并发症，急性肾损伤，蛋白质及脂肪代谢紊乱等。故选D。

70.【答案】B

【解析】根据此患者的临床特征，考虑为肾病综合征，血栓、栓塞并发症容易出现，而此患者表现为突然右下肢疼痛考虑为右下肢血栓形成。故选B。

71.【答案】B

72.【答案】B

【解析】青少年女性，少尿、水肿，实验室检查有蛋白尿，此患者的临床表现及实验室检查符合肾病综合征诊断，而近2日发热，实验室检查是尿中白细胞明显增多，故考虑为肾病综合征合并泌尿系统感染。故选B。

73.【答案】D

【解析】此患者全身高度水肿，腹水，大量蛋白尿，低蛋白血症，考虑为肾病综合征。而肾病综合征最主要的依据是大量蛋白尿。故选D。

74.【答案】A

【解析】糖皮质激素通过抑制

免疫炎症反应，抑制醛固酮和抗利尿激素分泌，影响肾小球基底膜通透性等综合作用而发挥其利尿、消除尿蛋白的疗效。所以判断此患者激素治疗有效的依据是尿量明显增多、水肿消退。故选A。

75.【答案】B

76.【答案】B

77.【答案】D

78.【答案】A

【解析】此患者水肿、大量蛋白尿、低蛋白血症、高脂血症，考虑为肾病综合征。激素治疗的原则是：①起始足量，常用泼尼松1mg/(kg·d)，口服8周，必要时延长至12周。②缓慢减药。③长期维持。此患者已服用糖皮质激素4周，尿量增加，水肿消退，应继续原剂量治疗。故选A。

79.【答案】B

80.【答案】B

【解析】环磷酰胺是国内、外最常用的细胞毒药物，在体内被肝细胞微粒体羟化，代谢产物具有较强的免疫抑制作用。应用剂量为2mg/（kg·d），分1~2次口服；或200mg，隔日静脉注射。累积量达6~8g后停药。主要不良反应为骨髓抑制及中毒性肝损害，并可出现性腺抑制、脱发、胃肠道反应及出血性膀胱炎。故选B。

81.【答案】C

【解析】此患者为青年女性，少尿、水肿、大量蛋白尿，肌酐正常，根据病理示微小病变型肾病，90%对糖皮质激素治疗敏感。故选C。

82.【答案】B

【解析】IgA肾炎是以反复发作性肉眼或镜下血尿，肾小球系膜细胞增生，基质增多，伴广泛IgA沉积为特点的原发性肾小球疾病。此患者已明确诊断为IgA肾病，故主要依据应为肾活检免疫病理示肾小球系膜区或伴毛细血管壁IgA为主的免疫蛋白呈颗粒样或团块样沉积。故选B。

83.【答案】C

【解析】IgA肾病是以反复发作性肉眼或镜下血尿，肾小球系膜细胞增生，基质增多，伴广泛IgA沉积为特点的原发性肾小球疾病。最常见的临床表现为肉眼或镜下血尿。故选C。

84.【答案】B

【解析】氢氯噻嗪为利尿药，主要适用于心源性水肿、肝源性水肿和肾性水肿。例如：肾病综合征、急性肾小球肾炎、慢性肾衰竭以及肾上腺皮质激素与雌激素过多引起的水肿；高血压；尿崩症。长期应用可引起低钾血症。此患者长期服用氢氯噻嗪，近1周感觉腹胀、双下肢无力，首先应考虑低钾血症。故选B。

【A_3/A_4型题】

85.【答案】B

【解析】微小病变型肾病是儿童最常见的一种肾小球疾病。临床常表现为肾病综合征，即有大量蛋白尿、低蛋白血症、水肿、高脂血症等。对糖皮质激素治疗敏感，一般预后良好。该患者18岁，有水肿、蛋白尿、低蛋白血症，肾功能正常，无异常免疫反应，应考虑微小病变型肾病的诊断，故选B。

86.【答案】E

【解析】微小病变型肾病90%对糖皮质激素治疗敏感。但复发率高达60%，若长期反复发作或长期大量蛋白尿未得到控制，本病可能转变为系膜增生性肾小球肾炎。故选E。

87.【答案】B

【解析】此患者急性扁桃体炎后出现水肿、血压高、少尿，考虑为急性肾小球肾炎，应查血、尿常规，血清补体等明确诊断。故选B。

88.【答案】A

【解析】此患者目前的症状考虑为急性肾小球肾炎，出现血压高、少尿、呼吸困难、不能平卧等，考虑存在急性左心衰竭。故选A。

89.【答案】C

【解析】急性肾小球肾炎约80%患者出现一过性轻、中度高血压，常与水、钠潴留有关，利尿后血压可逐渐恢复正常。少数患者可出现严重高血压，甚至高血压脑病。此患者为急性肾小球肾炎，高血压考虑与水、钠潴留有关，故选C。

90.【答案】B

【解析】慢性肾衰竭患者应限制蛋白及磷的摄入量，应采用优质低蛋白饮食［<0.6g/(kg·d)］，限盐。富含维生素饮食，如鸡蛋、牛奶和瘦肉等优质蛋白质。患者必须摄入足量热卡，一般为30~35kcal/(kg·d)。必要时主食可采用去植物蛋白的麦淀粉。故选B。

91.【答案】D

【解析】慢性肾衰竭透析指征：内生肌酐清除率（Ccr）<10ml/min；BUN>28.6mmol/L，或SCr>707.2μmol/L；高钾血症；代谢性酸中毒；口中有尿毒症气味伴食欲丧失和恶心、呕吐等；慢性充血性心力衰竭、肾性高血压或尿毒症性心包炎用一般治疗无效者；出现尿毒症神经系统症状，如性格改变、不安腿综合征等。此患者慢性肾衰竭，目前血肌酐已高达1220μmol/L，应进行透析治疗。故选D。

92.【答案】E

【解析】慢性肾衰竭患者血液系统表现主要为肾性贫血和出血倾向。多数患者有轻、中度贫血，主要由于肾组织分泌促红细胞生成素减少所致。同时伴有缺铁、营养不良、出血等因素，可加重贫血程度。故选E。

93.【答案】E

【解析】糖皮质激素用于肾脏疾病，能减轻急性炎症时的渗出，稳定溶酶体膜，减少纤维蛋白的沉着，降低毛细血管通透性而减少尿蛋白漏出；此外，尚可抑制慢性炎症中的增生反应，降低成纤维细胞活性，减轻组织修复所致的纤维化。此患者为肾病综合征，应首先使用泼尼松治疗，故选E。

94.【答案】D

【解析】糖皮质激素对疾病的疗效反应在很大程度上取决于其病理类型，微小病变的疗效最为迅速和肯定。使用原则和方案一般是：起始足量，缓慢减药，长期维持。起始足量，泼尼松1mg/(kg·d)，每日1次晨服。故选D。

95.【答案】E

【解析】泼尼松减量的标准是尿蛋白消失。故选E。

96.【答案】C

97.【答案】A

【解析】系膜增生性肾小球肾炎是根据光镜所见的一种病理形态学诊断的肾炎，是一组以弥漫性肾小球系膜细胞增生及不同程度系膜基质增多为主要特征的肾小球疾病。故选A。

98.【答案】D

【B_1型题】

99.【答案】B

【解析】急性肾小球肾炎的肾脏体积可较正常增大，病变主要累及肾小球。病变类型为毛细血管内增生性肾小球肾炎。故选B。

100.【答案】D

【解析】急进性肾炎的肾脏体积常较正常增大。病理类型为新月体性肾小球肾炎。故选D。

101.【答案】A

102.【答案】C

【解析】慢性肾炎多见于多种肾脏病理类型，主要为系膜增生性肾小球肾炎（包括IgA和非IgA系膜增生性肾小球肾炎）。故选C。

103.【答案】B

104.【答案】E

105.【答案】C

106.【答案】E

107.【答案】B

【解析】慢性肾炎常有水、钠潴留引起的容量依赖性高血压，患者应限盐，可选用噻嗪类利尿药，Ccr<30ml/min时，噻嗪类无效改用袢利尿药。故选B。

108.【答案】C

109.【答案】A

【解析】根据患者对糖皮质激素的治疗反应，可将其分为“激素敏感型”（用药8~12周内肾病综合征缓解）、“激素依赖型”（激素减药到一定程度即复发）和“激素抵抗型”（激素治疗无效）三类，用药2周尿蛋白阴性见于肾病综合征对激素高度敏感，故选A。

110.【答案】B

111.【答案】C

第三章　尿路感染

【A_1型题】

1.【答案】B

【解析】无症状细菌尿是一种隐匿型尿路感染，即患者有细菌尿而无任何尿路感染症状，其发病率随年龄的增长而增加，超过60岁的妇女，可达10%。细菌尿可来自膀胱或肾，其致病菌多为大肠埃希菌。故选B。

2.【答案】D

【解析】慢性肾盂肾炎的疗效判定中治愈为症状消失，尿菌阴性，疗程结束后2周、6周复查尿菌仍阴性。故选D。

3.【答案】E

【解析】慢性肾盂肾炎的预防包括多饮水，勤排尿；注意会阴部清洁；尽量避免尿路器械的应用，必须使用时严格无菌操作，如必须留置导尿管前3天给予抗生素可延迟尿路感染的发生；与性生活有关的尿感，应于性交后立即排尿，并口服一次常用量抗生素；膀胱-输尿管反流者，要“二次排尿”，即每次排尿后数分钟，再排尿一次。故选E。

4.【答案】E

5.【答案】B

【解析】急性肾盂肾炎疗程通常为14天，90%可治愈。如尿菌仍阳性，应参考药敏试验选用有效抗生素继续治疗4~6周。故选B。

6.【答案】E

7.【答案】D

【解析】尿路感染的易感因素包括：尿路梗阻、膀胱-输尿管反流、机体免疫力低下（长期应用免疫抑制剂、糖尿病、长期卧床、严重的慢性病和艾滋病等）、神经源性膀胱、妊娠、性别和性活动、医源性因素、泌尿系统结构异常和遗传因素等。故选D。

8.【答案】B

【解析】孕妇患急性肾盂肾炎应静脉滴注抗生素，可用半合成广谱青霉素或第三代头孢菌素，疗程为2周。故选B。

9.【答案】E

【解析】慢性肾盂肾炎的诊断除有反复发作尿路感染病史之外，尚需结合影像学及肾脏功能检查：B超示肾外形凸凹不平，且双肾大小不等；静脉肾盂造影可见肾盂、肾盏变形，缩窄；持续性肾小管功能损害。故选E。

10.【答案】A

【A_2 型题】

11.【答案】E

【解析】肾盂肾炎是由致病菌感染直接引起的肾盂、肾盏和肾实质的炎症。肾盂肾炎一般都伴有下尿路感染，好发于20~40岁女性。此患者尿中有红、白细胞，考虑为尿路感染，而尿中有白细胞管型，应考虑为肾盂肾炎。故选E。

12.【答案】B

【解析】病原菌经尿道上行至膀胱，甚至输尿管、肾盂引起的感染称为上行感染。此患者为上行感染，故选B。

13.【答案】C

【A_3/A_4 型题】

14.【答案】D

【解析】急性肾盂肾炎以育龄妇女最多见，起病急骤，高热、寒战，伴头痛、全身酸痛，热退时大汗等。有腰痛，多为钝痛或酸痛，程度不一，少数有腹部绞痛，沿输尿管向膀胱方向放射，查体时在上输尿管点或肋腰点有压痛，肾叩痛阳性。患者常有尿频、尿急、尿痛等膀胱刺激症状。此患者高热、腰痛、尿频、尿急、肾区叩击痛，尿中白细胞及白细胞管型，考虑为急性肾盂肾炎。故选D。

15.【答案】E

【解析】尿常规检查是最简便而可靠的检测尿路感染的方法。此患者诊断急性肾盂肾炎的主要依据为尿蛋白阳性，白细胞管型及尿中白细胞数量明显增多。故选E。

16.【答案】D

【解析】清洁中段尿培养菌落计数$>10^5$/ml有临床意义。故对于此患者如果确诊还需要进行尿细菌培养，故选D。

17.【答案】D

18.【答案】C

【解析】急性肾盂肾炎在留取尿细菌检查标本后立即开始治疗，首选对革兰阴性杆菌有效的药物。故选C。

19.【答案】A

【解析】72小时显效者无须换药，否则应按药敏结果更改抗生素。故选A。

【B_1 型题】

20.【答案】B

21.【答案】A

22.【答案】C

【解析】急性肾盂肾炎在留取尿细菌检查标本后立即开始治疗，首选对革兰阴性杆菌有效的药物。72小时显效者无须换药，否则应按药敏结果更改抗生素，疗程10~14天。故选C。

23.【答案】A

【解析】慢性肾盂肾炎的治疗应是敏感抗生素分组轮流使用，其治疗的关键是积极寻找并去除易感因素。故选A。

第四章 男性生殖系统感染

【A_2 型题】

1.【答案】B

【解析】淋病性尿道炎是由淋球菌引起的尿道感染，常累及泌尿、生殖系的黏膜。淋球菌急性感染后，经过2~5日潜伏期发病。感染初期患者尿道口黏膜红肿、发痒和轻微刺痛，尿道排出多量脓性分泌物，排尿不适。病情发展可使黏膜红肿延伸到前尿道全部，阴茎肿胀，尿频、尿急、尿痛明显，有时可见血尿。两侧腹股沟淋巴结呈急性炎症反应。故选B。

2.【答案】A

【解析】患者青年男性，尿频、尿不尽感，前列腺液白细胞增多，考虑为慢性前列腺炎。故选A。

【A_3/A_4 型题】

3.【答案】C

【解析】肾周围炎是肾周围组织的化脓性炎症，主要临床表现为畏寒、发热、腰部疼痛和肌紧张，局部压痛明显。此患者左肾术后出现腰痛、高热，尿中白细胞，考虑为肾周围炎。故选C。

4.【答案】A

【解析】肾周围炎X线检查腹部平片示脊柱弯向患侧，腰大肌及肾影模糊。胸透可见患侧膈肌抬高，活动受限。排泄性尿路造影示患肾显影差或呼吸时移动范围减少，甚至不随呼吸移动。故选A。

5.【答案】B

【解析】早期肾周围炎在脓肿未形成前，若能及时应用合适的抗生素和局部理疗，炎症可以吸收。一旦脓肿形成，自行吸收而愈合的机会较少，应行切开引流术。此患者肾周围炎如有脓肿形成，应做穿刺或切开引流。如不是继发于肾脏疾病的肾周围脓肿早期进行切开引流术，预后良好。故选B。

第五章 肾结核

【A₁型题】

1.【答案】B

【解析】膀胱刺激症状是肾结核的最重要、最主要也是最早出现的症状。当结核分枝杆菌对膀胱黏膜造成结核性炎症时，患者开始先有尿频，排尿次数在白天和晚上都逐渐增加，可以由每天数次增加到数十次，严重者每小时要排尿数次，直至可出现类似尿失禁现象。多数患者有尿频症状。在尿频的同时，可出现尿急、尿痛、排尿不能等待，必须立即排出，难以忍耐。故选B。

2.【答案】B

【解析】泌尿、生殖系统结核原发灶大多在肺，其次为骨关节及肠道。结核分枝杆菌经血行入侵泌尿、生殖系统首先在肾脏形成结核病灶，如治疗不及时，细菌可经尿流下行，依次感染输尿管、膀胱、尿道甚至生殖系统，泌尿、生殖系统结核最显著的临床表现多由膀胱结核引起。故选B。

3.【答案】D

【解析】血尿是肾结核的第二个重要症状。一般与尿频、尿急、尿痛等症状同时出现。血尿的来源大多来自膀胱病变，但也可来自肾脏本身。血尿的程度不等，多为轻度的肉眼血尿或为显微镜下血尿。血尿的出现多数为终末血尿，乃是膀胱的结核性炎症和溃疡在排尿时膀胱收缩引起出血。若血尿来自肾脏，则可为全程血尿。故选D。

4.【答案】E

【解析】膀胱挛缩和双侧肾积水是肾结核常见的晚期并发症。从肾结核而来的结核分枝杆菌经常反复侵袭膀胱，造成严重的结核性膀胱炎，在膀胱的黏膜膀胱肌层产生充血水肿、结核结节、结核溃疡、结核性肉芽，有大量淋巴细胞浸润和纤维组织形成，最后造成膀胱挛缩。膀胱挛缩引起膀胱的容量显著缩小，患者出现尿频现象。故选E。

5.【答案】C

6.【答案】B

【解析】部分肾切除术是药物治疗的补充。前提是所保留的肾组织基本是健康的，输尿管和膀胱功能良好。故选B。

7.【答案】A

8.【答案】D

【解析】泌尿系统结核多起源与肾，肾结核绝大多数起源于肺结核，少数起源于骨、关节结核或消化道结核。肺结核经血型播散引起肾结核要经过3~10年或更长时间，所以肾结核极少在10岁以内小儿发生。输尿管、膀胱和尿道结核继发于肾结核。故选D。

9.【答案】D

10.【答案】E

【解析】判断病变在何侧肾及损害程度是确定肾结核治疗方案必不可少的检查方法。泌尿系统造影在肾实质有明显破坏时才出现改变，早期表现肾盏边缘不光滑，继而肾盏失去杯形，形成空洞。逆行泌尿系统造影可以显示肾空洞型破坏，输尿管僵硬成“虫蛀”状，管腔狭窄。故选E。

11.【答案】C

【解析】肾结核药物治疗的适应证：尿中有结核分枝杆菌而肾盂、肾盏无明显形态学改变。如1~2个肾盏黏膜水肿、糜烂、溃疡引起肾盏杯形阴影模糊、不规则或“虫蛀”样改变，只要没有肾盂颈梗阻，药物可望治愈。故选C。

12.【答案】E

13.【答案】E

14.【答案】E

【解析】肾切除术的适应证：双侧肾结核，一侧破坏成“无功能”状态，一侧病变较轻，可在药物治疗一段时间后选择切除严重破坏的肾，留存肾继续药物治疗，肾结核对侧肾积水，梗阻严重，肾功能代偿不良，应争取先引流解决肾积水，挽救肾功能，而后再切除结核病肾。故选E。

15.【答案】C

16.【答案】B

【解析】肾结核手术治疗前、后均需配合抗结核药物治疗，手术前用药不应少于2周。前列腺、精囊结核一般用抗结核药物治疗。附睾结核有脓肿或有窦道形成时，应在药物配合下进行手术，术中尽可能保留睾丸；附睾结核病变稳定无脓肿者，可以药物治疗。故选B。

17.【答案】E

【解析】膀胱镜检查是肾结核的重要诊断手段，可以直接看到膀胱内的典型结核变化而确立诊断。早期膀胱结核可见膀胱黏膜有充血水肿及结核结节，病变范围多围绕在肾脏病变的同侧输尿管口周围，以后向膀胱三角区和其他部位蔓延。较严重的膀胱结核可见黏膜广泛充血水肿，有结核结节和溃疡，输尿管口向上回缩呈“洞穴”样变化。故选E。

【A₂型题】

18.【答案】E

【解析】患者肾结核，右肾不显影，肾盂、肾盏严重积水扩张，故应采取右肾切除术，术前、术后抗结核治疗。故选E。

19.【答案】E

【解析】泌尿系统结核出现以下情况时应考虑尿道改流术：①上尿路积水导致肾衰竭时，先引流尿液以挽救肾功能。②输尿管狭窄段过长，无法行重建术。③尿失禁严重影响生活且药物治疗无效。④膀胱以下尿路严重梗阻。先行尿道改流术，以改善肾功能（并为择期的手术调整患者的生理状态）。后可择期行肾切除。故选E。

20.【答案】D

【解析】此患者抗结核药物治疗效果不佳，所以应该保右侧的肾脏，解决膀胱挛缩容量小的情况，可行结肠扩大膀胱术。结核未治愈并不影响一些手术。如不进行，则肾功能进行性损害，结果更坏。故选D。

21.【答案】A

【解析】患者有尿路刺激症状伴终末血尿，尿检有脓细胞和红细胞，IVU示左肾未显影，左肾区可见斑片状高密度影，右肾盂、肾盏光滑少量积水，尿细菌培养阴性，考虑为左肾结核。故选A。

22.【答案】C

【解析】左肾积水，尿道无法扩张，最佳的处理就是输尿管腹壁造口。乙状结肠膀胱扩大术适应证：①泌尿系结核，病肾已切除，膀胱已经瘢痕化，膀胱容量不足100ml，经抗结核药物治疗半年以上，尿内已无脓细胞、结核菌，体内其他部位结核已稳定者。②非炎症性尿频，膀胱容量在50ml以内者。③女性间质性膀胱炎久治不愈者。④膀胱肿瘤行膀胱部分切除术膀胱容量太小，或膀胱全切除者。⑤输尿管乙状结肠吻合术后有严重并发症，不能控制，而下尿路已恢复正常者。故选C。

23.【答案】E

24.【答案】D

【解析】肾结核的病变过程非常缓慢，临床表现以膀胱刺激症状为主。因此对肾结核的诊断，是以膀胱炎的症状（尿频、尿急、尿痛）为线索。除有引起膀胱炎的明显原因外，都应考虑肾结核的可能，诊断必须做进一步的系统性检查。此患者有膀胱刺激症状，终末血尿，抗感染治疗无效，考虑为肾结核。故选D。

25.【答案】D

【解析】肾自截：指整个肾脏的多个干酪空洞发生广泛钙化。当肾功能完全丧失，输尿管完全闭塞，含有结核分枝杆菌的尿液不能流入膀胱，膀胱继发性结核病变逐渐好转和愈合，膀胱刺激症状也逐渐缓解甚至消失，尿液检查趋于正常，这种情况临床称为肾自截。肾自截为肾结核终末期病变。腹部平片显示病变肾不同程度钙化，IVP检查病变肾无造影剂充填，同侧输尿管未显示。CT在平肾门水平可见花瓣状或弯曲充盈肠腔样钙化，为CT诊断肾自截的典型特征。故选D。

26.【答案】A

【解析】此患者尿路刺激症状，IVU示右肾未显影，抗炎治疗无效，应高度怀疑右肾结核，应查尿找抗酸杆菌。故选A。

27.【答案】D

【解析】患者左肾切除术2年后出现上段输尿管狭窄引起的右肾积水，首先考虑最大限度保留右肾功能，治疗首先行肾造口术以引流尿液，继续抗结核治疗，同时密切监测右肾功能。故选D。

28.【答案】D

【解析】题中患者考虑为肾结核，IVU示左肾实质内有数个大小不等异常充盈区，肾盂显示不佳，符合肾结核IVU的晚期表现，故考虑行左肾切除。右肾有轻度积水，但题中未提及有右肾功能不全。故暂不行尿道改流术，反之则要行尿道改流术。肾结核时，肾切除的手术指征：无功能肾；肾实质破坏2/3或2个大盏以上，且化疗无效；肾结核并发难以控制的高血压；肾结核并输尿管严重梗阻。故选D。

【A_3/A_4型题】

29.【答案】B

30.【答案】B

31.【答案】D

32.【答案】A

【解析】此患者青年男性，尿路刺激症状，抗炎治疗无效，尿常规示红、白细胞，肾图示右肾严重损害，左肾积水，符合肾结核的临床特征，故初步诊断为肾结核，应进一步查IVU明确肾脏情况。故选A。

33.【答案】A

【解析】患者目前考虑为右肾结核，但因肾图示右肾严重损害、左肾积水，故应进一步查血清肌酐水平了解肾功能情况。故选A。

34.【答案】E

【解析】患者肾结核，右肾严重受损，左肾积水，左肾功能不佳，最佳治疗是抗结核治疗的同时给予左肾造瘘。故选E。

【B_1型题】

35.【答案】A

【解析】膀胱刺激症状是肾结核的最重要、最主要也是最早出现的症状。血尿是肾结核的第二个重要症状，一般与尿频、尿急、尿痛等症状同时出现。由于肾脏和膀胱的结核性炎症，造成组织破坏，尿液中可出现大量脓细胞，同时在尿液内亦可混有干酪样物质，使尿液混浊不清，严重者呈米汤样脓尿。脓尿的发生率为20%左右。故选A。

36.【答案】C

【解析】大约有90%以上的膀胱癌患者最初的临床表现是血尿，通常表现为无痛性、间歇性、肉眼全程血尿，有时也可为镜下血尿。出血量与血尿持续时间的长短，肿瘤的恶性程度、大小、范围和数目并不一定成正比。膀胱癌的主要表现为无痛性肉眼血尿。故选C。

37.【答案】E

38.【答案】D

【解析】Wilms瘤（肾母细胞瘤）是一种胚胎性恶性肿瘤。肾母细胞瘤患儿绝大多数是无意中被发现腹部肿块，通常肿块表面光滑平整、质地硬、无压痛，肿块通常比较固定。有的患儿腹部膨隆或两侧不对称。成人肾母细胞瘤的临床表现与肾癌患者的临床表现相似，表现为无症状血尿，腰、腹痛，腹部肿块等。故选D。

第六章 尿路结石

【A_1型题】

1.【答案】C

【解析】体外冲击波碎石是通过X线、B超对结石进行定位，将冲击波聚焦后作用于结石。大多数上尿路结石均适用此法。但结石远端尿路梗阻，妊娠，出血性疾病，严重心、脑血管病，安置心脏起搏器，血肌酐>265μmol/L，急性尿路感染，育龄妇女下端输尿管结石等，不宜使用。故选C。

2.【答案】A

【解析】腹部平片是尿路结石最有价值的检查，大约有95%的结石患者能在X线片上显影。必要时进一步做静脉肾盂造影，以了解肾功能和肾积水情况。故诊断上尿路结石首选的方法是腹部平片+静脉尿路造影。故选A。

3.【答案】B

【解析】肾和输尿管结石的主要表现是与活动有关的血尿和疼痛。有时活动后镜下血尿是上尿路结石的唯一临床表现。故选B。

4.【答案】A

【解析】双侧输尿管结石，先处理梗阻严重侧，条件许可，可同时取出双侧结石。一侧输尿管结石、对侧肾结石，先处理输尿管结石。双侧肾结石，根据结石情况及肾功能决定，原则上尽可能保留肾，一般先处理易于取出和安全的一侧，若肾功能极坏，梗阻严重，全身情况差，宜先行经皮肾造瘘，待情况改善后再处理结石。双侧上尿路结石或孤立肾上尿路结石引起急性完全性梗阻无尿时，在明确诊断后，若全身情况允许，应及时施行手术。故选A。

5.【答案】B

【解析】肾绞痛患者首要的任务是镇痛和解除肾盂和输尿管平滑肌痉挛。如注射阿托品、哌替啶，同时应用钙离子通道阻断剂、吲哚美辛、黄体酮等。故选B。

6.【答案】E

【解析】结石引起肾严重破坏、损失功能，或合并肾积脓时，而对侧肾功能良好，可切除病肾。故选E。

7.【答案】E

【解析】泌尿系结石可以引起泌尿系的直接损伤、梗阻、感染甚至恶变。但不导致憩室。故选E。

8.【答案】B

【解析】肾和输尿管结石，又称上尿路结石，主要症状是疼痛和血尿。①疼痛：肾、输尿管结石引起的疼痛常位于肋脊角、腰部、腹部，呈阵发性或持续性，可表现为钝痛或绞痛。大而活动度小的肾结石可无痛。小、活动度大的结石疼痛较重，甚至出现肾绞痛。疼痛呈刀割样，位于腰、腹部，并向下腹、外阴放射，常伴恶心、呕吐。②血尿：疼痛后出现血尿，多在身体活动时出现。③膀胱刺激症状：下段输尿管结石或伴感染时，可出现尿频、尿急、尿痛。④恶心、呕吐。故选B。

9.【答案】B

【解析】上尿路结石的主要症状是疼痛和血尿。其程度和结石部位、大小、活动与否及有无损伤、感染、梗阻等有关。故选B。

10.【答案】D

11.【答案】E

12.【答案】E

【解析】膀胱结石的膀胱区摄X线平片多能显示结石阴影，B超检查可探及膀胱内结石声影，膀胱镜检查可以确定有无结石及结石大小、形状、数目，而且还能发现X线透光的阴性结石及其他病变，如膀胱炎、前列腺增生、膀胱憩室等。故选E。

13.【答案】A

14.【答案】B

【解析】变形杆菌等所含的尿素酶可分解尿中的尿素，使尿素呈碱性，而磷酸盐在碱性尿中的溶解度明显降低，易产生沉淀而形成磷酸铵镁和磷灰石性结石。故选B。

15.【答案】E

【解析】尿路结石的复发率较高，碎石后往往有残石的遗留，提高了结石的复发率，预防尿结石的复发有以下措施：①饮水和运动。②含钙结石的预防：含钙结石的形成与高钙尿症、高草酸尿有关，在预防的同时，要检查排除甲状旁腺功能亢进、特发性高钙尿和肾小管性酸中毒等疾病。③尿酸结石的预防：尿酸结石患者除在饮食方面应减少海产品的摄入外，还要少饮酒，适量选用尿酸生成抑制剂，如别嘌呤醇，并用碱化尿液制剂，效果更佳。④感染结石的预防：对感染性结石，在去除病因、使用抗生素的同时，可酸化尿液，选用氯化铵等。故选 E。

【A_2 型题】

16.【答案】C

【解析】体外震波碎石适用于大多数上尿路结石，最适宜于直径<2.5cm 的结石。故选 C。

17.【答案】D

18.【答案】C

【解析】一侧输尿管结石合并对侧肾结石时，首先处理输尿管结石，因其对肾功能影响较大。双侧均为输尿管结石时，如果总肾功能正常，应当首先处理肾功能较差一侧的结石，尽早解除梗阻，挽救肾功能；如果总肾功能较差，应先治疗肾功能较好一侧的结石，亦可同时做对侧经皮肾穿刺造瘘，目的在于运用有限的残存肾功能来纠正氮质血症、改善全身状况以挽救患者生命。双侧输尿管结石的情况相似时，应先处理主观症状较重的或技术上容易处理的一侧，如果患者全身条件许可，亦可将双侧结石同时处理。题中此患者出现尿闭，首先解除尿路梗阻，膀胱镜下输尿管插管引流尿液缓解肾功能损伤。故选 C。

19.【答案】E

【解析】膀胱结石的典型表现为排尿突然中断，并感疼痛，放射至阴茎头部和远端尿道，伴排尿困难和膀胱刺激症状。经跑跳及改变姿势后，能缓解症状和继续排尿。此患者为膀胱结石，故选 E。

20.【答案】E

【解析】上尿路结石，结石直径小于 0.6cm，光滑，无尿路梗阻，无感染，纯尿酸石及胱氨酸结石，可以采用保守治疗。此患者左肾结核，肾功能正常，右输尿管结石，结石直径 0.8cm，故采用抗结核治疗同时进行输尿管结石体外震波碎石治疗。故选 E。

21.【答案】E

【解析】膀胱结石的典型症状是排尿中断并感疼痛，放射至阴茎头部及远端尿道，伴排尿困难和膀胱刺激症状。本例患者排尿困难，尿流中断，跑动或改变体位姿势后又可排尿，符合膀胱结石的诊断，故选 E。

22.【答案】A

【解析】此患者右肾结石，引起积水，穿刺液为脓性，结石引起严重破坏、损失功能，或合并肾积脓时，而对侧肾功能良好，可切除病肾。故选 A。

23.【答案】E

【解析】纯磷酸钙结石比较少见，主要发生于肾小管酸中毒。磷酸铵镁结石用抗生素（控制菌尿）+乙酰氧肟酸（解脲酶竞争性抑制剂）治疗。对有尿路感染证据者，可使有广谱抗生素，或根据药敏选用。减少钙吸收：服用氢氧化铝凝胶、氧化镁或氯化镁都可减少钙的吸收。同时镁还可和草酸结合，减少草酸钙的形成。磷酸盐结石，在治疗上选用抗感染和限制钙的吸收，故选 E。

24.【答案】C

【解析】输尿管切开取石术适用于嵌顿较久或经非手术治疗无效的结石。此患者已经出现右肾中度积水、输尿管上段扩张，结石下输尿管狭窄，故应行右输尿管切开取石，输尿管成形术。故选 C。

25.【答案】B

【解析】此患者为右肾鹿角结石，轻度积水，右肾功能受损，左肾正常，输尿管正常，故考虑可行体外震波碎石术。故选 B。

26.【答案】C

【解析】输尿管下段结石，临床症状均表现为右下腹痛。膀胱内结石主要表现为排尿不畅、尿痛、尿血。输尿管间壁段结石也可以疼痛，可放射至阴茎头。故选 C。

【A_3/A_4 型题】

27.【答案】D

28.【答案】D

【解析】肾结石患者大量饮水，保持每天尿量在 2000ml 以上。含钙结石应限制含钙、草酸成分丰富的食物，避免高动物蛋白、高糖和高动物脂肪饮食。食用含纤维素丰富的食物。尿酸结石不宜服用高嘌呤食物如动物内脏。M 型胆碱受体阻断药可以松弛输尿管平滑肌，缓解痉挛。肌内注射黄体酮可以抑制平滑肌的收缩而缓解痉挛，对镇痛和排石有一定的疗效；钙离子通道阻断剂硝苯地平，对缓解肾绞痛有一定的作用；α 受体阻断药在缓解输尿管平滑肌痉挛，治疗肾绞痛中具有一定的效果。也可以中、西医结合治疗。故选 D。

29.【答案】C

【解析】此患者为膀胱结石，治疗后为预防结石，定期行 X 线或 B 超检查，观察有无复发，大量饮水，根据结石成分调节饮食，少进食高糖和含盐多的食物。故选 C。

30.【答案】C

【解析】此患者为膀胱结石，上尿路未见异常改变，尿中无感染。膀胱结石多采用手术治疗，此患者结石较大，并且无感染，可行耻骨上膀胱切开取石术。故选 C。

31.【答案】A

【解析】膀胱结石的治疗原则是取净结石，纠正结石成因。膀胱感染严重时，应用抗生素治疗。

此患者膀胱结石合并感染，尿中白细胞满视野，故应先给予导尿，给予抗炎后再切开取石。故选 A。

32.【答案】B

【解析】除营养不良的因素外，下尿路梗阻如前列腺增生、尿道狭窄、膀胱颈部肿瘤感染、膀胱异物、代谢性疾病等，均因尿液滞留诱发膀胱结石形成。此患者老年男性，排尿困难 3 年，尿流中断半年，故考虑膀胱结石的原因为前列腺增生。故选 B。

33.【答案】E

【解析】此患者右肾疼痛，行 IVU 明确诊断为输尿管结石，考虑为肾绞痛，输尿管结石绞痛发作时应给予药物解除绞痛症状，常用的解痉药物有盐酸消旋山莨菪碱、阿托品、硝苯地平、盐酸坦洛新；常用的镇痛药物有非甾体抗炎药（NSAIDs）和麻醉性镇痛药，如吗啡、哌替啶、布桂嗪、吲哚美辛栓等。故选 E。

34.【答案】C

【解析】此患者输尿管结石，肾绞痛缓解，突然出现尿流中断及排尿终末痛，考虑为输尿管结石排到膀胱。故选 C。

35.【答案】D

【B_1型题】

36.【答案】C

【解析】尿液中尿酸溶解度下降和过饱和化是尿酸盐结石形成的前提。导致尿酸溶解度下降的因素主要有尿 pH 下降、尿酸量增加和尿量减少。碳酸氢钠可以碱化尿液，是有效的溶石方法。故选 C。

37.【答案】B

【解析】磷酸钙、磷酸镁铵结石易碎，表面粗糙，不规则，呈灰白色、黄色或棕色，在 X 光片中可见分层现象，常形成鹿角形结石。磷酸钙结石占结石的 6%~9%，在碱性尿中形成，也以男性青壮年多发。可用氯化铵碱化尿液。故选 B。

38.【答案】E

39.【答案】A

【解析】草酸盐结石患者可口服维生素 B_6 或氧化镁，以减少尿中草酸含量或增加尿中草酸溶解度。故选 A。

第七章　泌尿、男性生殖系统肿瘤

【A_1型题】

1.【答案】B

【解析】泌尿系统的肾盂、输尿管、膀胱均覆有移行上皮，其肿瘤的病因、病理等相似，且可同时或先后在不同部位出现肿瘤。肾盂肿瘤多数为移行上皮细胞乳头状瘤。亦有鳞状上皮细胞癌和腺癌。故选 B。

2.【答案】C

【解析】对局限性或局部进展性（早期或中期）肾癌患者采用以外科手术为主的治疗方式，对转移性肾癌（晚期）应采用以内科为主的综合治疗方式。根治性肾切除术是一侧肾癌的主要治疗方法。故选 C。

3.【答案】B

【解析】肾盂癌仍然以手术为主，辅助放疗、化疗进行治疗，除行根治性肾切除外，还应将全部输尿管及输尿管口周围的膀胱壁一并切除。各类肾恶性肿瘤于确诊后均应早期施行根治性肾切除术，包括肾周围脂肪组织、腹主动脉旁淋巴结、大部输尿管及周围组织、受累的肾上腺；如肾静脉内瘤栓已延及腔静脉则应将其一并摘除，然后再修复腔静脉。故选 B。

4.【答案】E

5.【答案】B

【解析】膀胱肿瘤是全身比较常见的肿瘤之一，是泌尿系统最常见的肿瘤。多数为移行上皮细胞癌。在膀胱侧壁及后壁最见多，其次为三角区和顶部，其发生可为多中心。膀胱肿瘤可先后或同时伴有肾盂、输尿管、尿道肿瘤。故选 B。

6.【答案】C

【解析】血尿为膀胱癌最常见的首发症状，85%的患者可出现反复发作的无痛性间歇性肉眼血尿。出血量可多可少，严重时带有血块。故选 C。

7.【答案】E

【解析】膀胱肿瘤 TNM 分期：T 指原发肿瘤：T_x表示原发肿瘤无法评估；T_0无原发肿瘤证据；T_a表示非浸润性乳头状癌；T_{is}原位癌；T_1肿瘤侵犯上皮下结缔组织；T_2肿瘤侵犯肌层；T_{2a}肿瘤侵犯浅肌层；T_{2b}肿瘤侵犯深肌层；T_3肿瘤侵犯膀胱周围组织；T_{3a}纤维镜下见；T_{3b}肉眼见；T_4肿瘤侵犯下列任何一器官：前列腺、子宫、阴道、盆腔、腹壁；T_{4a}肿瘤侵犯前列腺、子宫、阴道；T_{4b}肿瘤侵犯盆腔、腹壁。N 指区域淋巴结：N_X区域淋巴结无法评判；N_0无区域淋巴结转移；N_1单个淋巴结转移，最大直径 ≤ 2cm；N_2单个淋巴结转移，最大直径>2cm，≤5cm，或多个淋巴结转移，但无以最大直径>5cm 者；N_3单个淋巴结转移，最大直径>5cm。M 表示远处转移：M_X远处转移无法评估；M_0无远处转移；M_1有远处转移。膀胱肿瘤浸润浅肌层的分期应是 T_{2a}，故选 E。

8.【答案】E

9.【答案】B

【解析】膀胱癌在病理上最重要的是分化程度。Ⅰ级分化良好，为低度恶性；Ⅱ级中度恶性；Ⅲ级分化不良，属高度恶性。故选B。

10.【答案】D

11.【答案】D

【解析】睾丸肿瘤治疗以早期手术为主。精原细胞瘤对放射治疗敏感，可配合进行，亦可同时配合苯丙酸氮芥等烷化剂治疗。故选D。

12.【答案】C

【解析】阴茎癌绝大多数发生于包茎或包皮过长的人。阴茎癌是长期包皮垢积聚在包皮内刺激所引起，是可以预防的肿瘤。最好的预防措施即为包皮环切术，故选C。

13.【答案】B

14.【答案】D

【解析】肾母细胞瘤患儿绝大多数是无意中被发现腹部肿块，如在给孩子洗澡、换衣服或触摸患儿腹部时触到肿块。通常肿块表面光滑平整、质地硬、无压痛，肿块通常比较固定。有的患儿腹部膨隆或两侧不对称。少数患儿有腹痛或恶心、呕吐、食欲缺乏的消化系统疾病症状。故选D。

15.【答案】E

【解析】睾丸肿瘤分为精原细胞瘤和非精原细胞瘤。非精原细胞瘤如胚胎癌、畸胎癌、畸胎瘤、绒毛膜上皮细胞癌、卵黄囊肿瘤等。故选E。

【A_2型题】

16.【答案】A

【解析】此患者具有肾癌的典型三大症状：血尿、疼痛、肿块。间歇性无痛性血尿是肾癌的表现，且肾盂造影可见右肾中盏移位拉长变形。故选A。

17.【答案】E

18.【答案】D

【解析】患者间歇性肉眼血尿，腰痛，贫血，IVU示右肾未显影，肾动脉造影示右肾中、下极血管丰富，有肿瘤血管染色，故考虑为右肾肿瘤，故选D。

19.【答案】B

【解析】患儿，左上腹包块，可活动，首先考虑左肾母细胞瘤。肾母细胞瘤早期无症状，虚弱婴幼儿腹部有巨大包块是本病的特点，绝大多数是在给小儿洗澡、穿衣服时发现。肿块增长迅速，肿瘤很少侵入肾盂、肾盏，故血尿不明显。常见发热和高血压，血中肾素活性和红细胞生成素可高于正常。故选B。

20.【答案】A

【解析】此患者右肾下极恶性肿瘤，左肾形态和功能正常，故应行根治性右肾切除术。故选A。

21.【答案】E

【解析】前列腺癌早期常无症状，随着肿瘤的发展，前列腺癌引起的症状可概括为两大类：①压迫症状：进行性排尿困难，尿频、尿急、夜尿增多，甚至尿失禁，排便困难或肠梗阻，射精缺乏，会阴部疼痛。②转移症状：血尿、血精、阳痿，双下肢水肿。前列腺癌常易发生骨转移，引起骨痛或病理性骨折、截瘫。前列腺癌也可侵及骨髓引起贫血或全血细胞减少。对于Ⅲ期、Ⅳ期癌以内分泌治疗为主，行睾丸切除术，必要时配合抗雄激素制剂，可提高生存率。体外放射治疗或放射性核素也可改善局部骨痛。故选E。

22.【答案】D

23.【答案】B

【解析】膀胱癌手术方法包括：①电灼或电切法：对小的表浅肿瘤，可经尿道施行肿瘤电灼或电切术，对较大的肿瘤亦可进行经尿道肿瘤切除，对多发表浅肿瘤可切开膀胱施行电灼及电切术。②肿瘤及膀胱部分切除术：对已侵犯肌层的肿瘤可选择此种治疗方法，切除包括肿瘤的全层膀胱壁，切缘距肿瘤不少于2cm，肿瘤若邻近输尿管口则一并切除，另行输尿管膀胱移植术。③膀胱全切术：适用于肿瘤浸润深、范围广或肿瘤位于三角区内难以上述方法手术治疗者则采用膀胱全切术。膀胱全切术又分单纯膀胱全切术及膀胱肿瘤根治全切术。后者包括清扫盆腔淋巴结及切除除直肠外的盆腔内器官。膀胱切除后尿流改道方式较多，如直肠膀胱术、回肠膀胱术、膀胱再生术，可控性肠管膀胱等，目前仍以回肠膀胱尿流改道者为多。故选B。

24.【答案】C

25.【答案】B

26.【答案】C

【解析】恶性程度高的肿瘤在生长旺盛时，血供丰富，注射噻替哌后隆起会较快消失。如隆起不消失，提示肿物内血供较差，可能恶性程度不高。膀胱乳头状癌在膀胱黏膜表面形成乳头状突起，有蒂与膀胱黏膜相连。恶性程度较高的肿瘤多无蒂，基底宽，突出于黏膜表面，并向壁内做不同程度的浸润。有些肿瘤不形成突起，表现为膀胱黏膜局部增厚呈扁平斑块状。这种类型早期可局限于黏膜内，但多数浸润至黏膜下，其恶性程度往往比乳头状癌高，表现可有溃疡形成、出血和伴发感染。此患者为一带蒂的肿瘤，术中肿瘤注射噻替哌见肿物隆起，初步推断其为恶性程度较低的肿瘤，故行膀胱肿瘤单纯切除治疗。故选C。

【A_3/A_4型题】

27.【答案】A

28.【答案】E

29.【答案】B

30.【答案】E

【解析】本例患者无痛性肉眼血尿+B超见膀胱右侧壁有一个1cm×2cm软组织影，有蒂，应考虑膀胱肿瘤，故选E。

31.【答案】E

【解析】为明确膀胱肿瘤的性质，最有价值的检查方法是膀胱镜检查+活检，故选E。

32.【答案】B

【解析】老年男性患者，无痛性肉眼血尿伴血块，左肾积水，细胞学检查未见癌细胞，故进一步查尿路平片和排泄性尿路造影以协助诊治。故选B。

33.【答案】D

34.【答案】E

【解析】肾盂癌大多数为移行上皮癌，少数为鳞状上皮癌及腺癌。肾盂长期受到慢性刺激，如结石和炎症，有时可诱发肾盂鳞状上皮癌或腺癌。鹿角形肾结石有较高的并发移行上皮癌的概率。部分肾盂移行上皮癌患者可同时出现膀胱移行上皮癌。如肾盂与输尿管同时有肿瘤，则出现膀胱癌的可能性增至75%。肾盂癌最常见的症状为血尿，早期可出现淋巴结转移肾盂造影常可显示肾盂内有充盈缺损。应早期施行根治性肾切除术，包括肾周围脂肪组织、腹主动脉旁淋巴结、大部输尿管及周围组织、受累的肾上腺。故选E。

【B_1型题】

35.【答案】C

36.【答案】E

37.【答案】B

【解析】肾母细胞瘤患儿绝大多数是无意中被发现腹部肿块，通常肿块表面光滑平整、质地硬、无压痛，肿块通常比较固定。有的患儿腹部膨隆或两侧不对称。故选B。

38.【答案】E

【解析】肾盂癌除行根治性肾切除外，还应将全部输尿管及输尿管口周围的膀胱壁一并切除，故选E。

第八章　泌尿系统梗阻

【A_1型题】

1.【答案】B

【解析】前列腺增生的早期由于代偿，症状不典型，随着下尿路梗阻加重，症状逐渐明显，临床症状包括储尿期症状、排尿期症状及排尿后症状。进行性排尿困难是良性前列腺增生的最重要的症状，发病常很缓慢。故选B。

2.【答案】D

【解析】腰麻术后护理要注意排尿时间，术后6~8小时不能自行排尿者，应诱导排尿，无效者给予导尿。因此，腰麻术后出现急性尿潴留应及时导尿，故选D。

3.【答案】E

【解析】前列腺增生的症状主要取决于梗阻的程度、病变发展的速度、是否合并感染和结石。前列腺增生的症状不在于前列腺本身的增生程度。故选E。

4.【答案】B

【解析】急性尿潴留是泌尿外科最常见的急症之一，发病急，患者痛苦，需要紧急诊断和及时处理，包括机械性梗阻和动力性梗阻。其中机械性梗阻包括尿道损伤或结石、异物的突然阻塞或前列腺增生、尿道狭窄等。动力性梗阻包括中枢和周围神经急性损伤、炎症、肿瘤水肿出血、使用各种松弛平滑肌药物如阿托品、溴丙胺太林。故选B。

5.【答案】B

【解析】充盈性尿失禁是指由于尿道梗阻（尿道狭窄、前列腺增生）和膀胱收缩无力等原因所导致的慢性尿潴留后，膀胱在极度充盈的情况下，膀胱内压力超过正常尿道括约肌的阻力，尿液从尿道溢出。当尿液增加使膀胱内压超过最大尿道压时，即使有少量尿液也不自主地溢出。长期升高的膀胱内压可造成上尿路梗阻而损害肾功能。临床常见病因有前列腺增生症、前列腺癌和神经源性膀胱等疾病。故选B。

6.【答案】B

【解析】前列腺增生伴尿潴留，首先考虑导尿，并保留导尿。故选B。

7.【答案】D

【解析】前列腺增生症应与如下疾病进行鉴别：①膀胱颈挛缩。②前列腺癌：前列腺癌尤其是导管癌类型可能以下尿路梗阻为首发症状。部分患者则是在前列腺增生的同时伴发前列腺癌，血清前列腺特异性抗原（PSA）升高，多大于10.0ng/ml。直肠指检前列腺表面不光滑，“岩石”样感觉。经直肠活检，B超引导更佳，经病理检查可明确诊断。③神经源性膀胱，逼尿肌、括约肌协同失调。④无力性膀胱。故选D。

8.【答案】C

【解析】前列腺增生手术治疗，前列腺切除术是切除前列腺的增生部分，而非整个前列腺。故选C。

9.【答案】C

10.【答案】D

【解析】急性尿潴留的治疗原则是解除病因，恢复排尿。但有时病因不能解除，或梗阻一时难以解除时，只能先做尿液引流，然后再做处理。导尿是急性尿潴留最常用的方法。不能插入导尿管时，可自耻骨上缘穿刺膀胱，抽出尿液，如需长期引流，可以行膀胱造瘘术。故选 D。

【A_2 型题】

11.【答案】B

【解析】此患者为老年男性，渐进性排尿困难，夜尿增多，查体前列腺增大，超声示残余尿增多，前列腺侧叶增大，考虑为前列腺增生严重，只能做从耻骨后前列腺切除术。故选 B。

12.【答案】C

【解析】此患者前列腺增生，目前出现急性尿潴留、肾衰竭、泌尿系感染，应首先解决急性尿潴留症状，给予留置导尿。故选 C。

13.【答案】B

【解析】前列腺增生手术适应证：①症状明显，严重影响生活质量且药物治疗效果不好；②最大尿流率 < 10ml/s，和/或残余尿>60ml；③伴并发症，如慢性尿潴留、膀胱结石、尿路感染、肾功能不全。该患者前列腺增生合并膀胱结石，应行经膀胱前列腺切除术。故选 B。

14.【答案】C

【解析】前列腺增生症早期最常见症状是尿频，逐渐加重，尤其夜尿次数增多更有临床意义，进行性排尿困难是前列腺增生最重要症状。目前常用经尿道前列腺电切术、经尿道前列腺电气化术、经尿道前列腺等离子双极电切术和激光手术。本例患者前列腺Ⅱ度肿大，膀胱残余尿 80ml，梗阻严重，宜选择 C 项。

15.【答案】D

【解析】前列腺增生症手术适应证为：有下尿路梗阻症状，尿流动力学检查已明显改变，或残余尿在 60m 以上；不稳定膀胱症状严重；已引起上尿路梗阻及肾功能损害；多次发作急性尿潴留、尿路感染、肉眼血尿；并发膀胱结石者。患者老年男性，前列腺增生，轻度，曾有尿潴留病史，目前存在泌尿系感染，故可行经尿道前列腺切除术。故选 D。

16.【答案】E

【解析】此患者考虑为前列腺增生，残余尿 200ml，考虑存在尿潴留，为前列腺增生症手术适应证，故可行前列腺切除术。故选 E。

【A_3/A_4 型题】

17.【答案】E

18.【答案】B

19.【答案】E

20.【答案】E

【解析】直肠指诊为简单而重要的诊断方法，在膀胱排空后进行。应注意前列腺的界限、大小、质地。前列腺增生时，腺体可在长度或宽度上增大，或二者均有增大。但直肠指诊估计前列腺大小有一定误差。如中叶突向膀胱，直肠指诊时前列腺腺增大则不明显。同时，直肠指诊如发现前列腺上有可疑硬结，应做穿刺活检，以排除前列腺癌的可能。同时应注意肛门括约肌收缩功能，以排除神经源性膀胱功能障碍。前列腺增生的症状不在于前列腺增生的程度。故选 E。

21.【答案】B

【解析】此患者老年男性，渐进性排尿困难，夜尿增多，考虑为前列腺增生症，可进一步查残余尿量，排尿后行 B 超检查是测定残余尿的最简便的无创方法。故选 B。

22.【答案】A

【解析】前列腺增生的危害性在于引起下尿路梗阻后所产生的病理生理改变。其病理个体差异性很大，而且也不都呈进行性发展。一部分病变至一定程度即不再发展，所以即便出现轻度梗阻症状也并非均需手术。此患者应根据全身情况、梗阻程度、前列腺增生部位等确定治疗方法。故选 A。

【B_1 型题】

23.【答案】C

【解析】泌尿系统梗阻在不同的性别和年龄有一定的区别。在小儿先天性畸形较多见，成年人常见原因为结石、损伤、肿瘤和结核等。女性可能与盆腔内疾病有关。老年男性患者最常见的原因是前列腺增生。故选 C。

24.【答案】A

25.【答案】B

26.【答案】D

第九章　泌尿系统损伤

【A_1 型题】

1.【答案】B

【解析】骨盆骨折易致后尿道损伤（前列腺部尿道和膜部尿道）。由于耻骨前列腺韧带固定于耻骨联合后下方，膜部尿道穿过尿生殖膈并被其固定，当骨盆骨折导致骨盆环前后径增大左右径变小，或前后径变小左右径增大时，耻骨前列腺韧带受到急剧的牵拉连同前列腺突然移位，致使前列腺尿道与膜部尿道交界处撕裂或断裂；或因骨折致尿生殖膈撕裂，致使穿过其中的膜部尿道被撕裂或断裂。故选B。

2.【答案】C

【解析】肾损伤后治疗原则是在保证生命安全前提下尽可能保肾。①损伤较轻者（如肾挫伤，实质轻微裂伤）可行非手术治疗，包括密切监测病情变化、抗休克、绝对卧床、使用抗生素和止血药物等措施。②损伤严重者（如开放性损伤、实质严重裂伤、粉碎伤、肾盂或肾蒂的损伤）可行手术治疗。以彻底止血，引流血肿和尿液，尽量保存肾组织。依肾损伤的程度和部位不同可选用肾修补术、肾部分切除术、肾切除术等不同的手术方法。③支持疗法。④追踪观察有无后期的各种并发症（如肾性高血压、肾积水、肾周感染等）及相应治疗。只有在肾严重碎裂或肾血管撕裂，无法修复，而对侧肾良好时，才施行肾切除。故选C。

3.【答案】D

4.【答案】E

【解析】尿道造影显示造影剂外溢于后尿道周围未进入膀胱，可确诊为后尿道完全撕裂。故选E。

5.【答案】B

【解析】逆行肾盂造影易导致感染，不适宜于肾损伤患者。故选B。

6.【答案】E

【解析】肾损伤非手术治疗措施如下：①病情观察：定时测量生命体征，观察血尿情况，观察腰、腹部肿胀程度，观察腹膜刺激症状，定时检查血常规，了解失血程度及有无感染发生。②绝对卧床2~4周，即使血尿消失，仍需继续卧床休息至预定时间，防止再出血；提供必要的生活护理。③输液、输血，应用止血药物和抗生素。④对症处理：高热者物理或药物降温；腰、腹部疼痛明显者可给予镇痛、镇静药，以减轻疼痛、避免躁动而加重出血。故选E。

7.【答案】E

【解析】已诊肾损伤有休克，需要先抗休克治疗，其他的是需要手术的。故选E。

8.【答案】D

【解析】若肾损伤患者在保守治疗期间发生以下情况，需施行手术治疗：经积极抗休克治疗后生命体征仍未见改善，提示有内出血；血尿逐渐加重，血红蛋白和红细胞比容继续降低；腰、腹部肿块明显增大；有腹腔脏器损伤可能。故选D。

9.【答案】A

【解析】肾挫伤可出现少量血尿，严重肾挫伤可出现大量肉眼血尿，并有血块阻塞尿路。血尿与损伤程度不一致，肾挫伤或轻微肾裂伤会导致肉眼血尿，而严重的肾裂伤可能只有轻微血尿或无血尿，如肾蒂血管断裂、肾动脉血栓形成、肾盂、输尿管断裂或血块阻塞等。故选A。

10.【答案】D

【解析】多数肾挫伤可用保守治疗，仅少数需手术。故选D。

11.【答案】E

【解析】闭合性肾损伤绝对卧床2~4周，病情稳定，血尿消失后才可以允许患者离床活动。故选E。

12.【答案】B

13.【答案】D

【解析】肾重度损伤患者经腹部切口施行手术，先探查并处理腹腔损伤脏器，再切开后腹膜，显露肾静脉、肾动脉，并阻断之，而后切开肾周围筋膜和肾脂肪囊，探查患肾。故选D。

14.【答案】B

15.【答案】B

16.【答案】C

【解析】骨盆骨折最易造成尿道膜部损伤。故选C。

17.【答案】B

【解析】尿道球部损伤时，血液及尿液渗入会阴浅筋膜包绕的会阴浅袋，使会阴、阴囊、阴茎肿胀，有时向上扩展至腹壁。故选B。

18.【答案】D

【A_2型题】

19.【答案】D

【解析】肾裂伤的诊断：①腰部或上腹部外伤史。②休克。③血尿，尿常规有大量红细胞。④腰部疼痛与包块。⑤静脉肾盂造影或CT或MRI显示肾周血肿，造影剂外渗，皮质裂伤或肾蒂损伤。此患者应考虑为肾裂伤，故选D。

20.【答案】B

【解析】尿道损伤在严格无菌操作下，如能顺利插入导尿管，则说明尿道连续而完整。一旦插入导尿管，应留置导尿1周以引流尿液并支撑尿管。故选B。

21.【答案】B

【解析】此患者骑跨伤，排尿通畅，尿道痛，考虑为尿道挫伤，可用抗生素预防感染，并鼓励患者多饮水稀释尿液，减少刺激。故选B。

22.【答案】C

【解析】此患者骨盆骨折，不能排尿，并且出现低血压和心率增快，考虑为严重出血导致休克，应立即采取抗休克措施，实行膀胱造瘘术。故选C。

23.【答案】C

【解析】若导尿管不能进入膀胱，患者一般情况可（题中患者有休克，不宜），应早期行尿道会师复位术。若患者的一般情况差，或尿道会师手术不成功，可只做高位膀胱造瘘。该患者外伤后10小时，生命体征提示患者处于休克状态，应该在抗休克的基础上治疗原发疾病。故选C。

24.【答案】D

【解析】此患者后尿道断裂、膀胱破裂，损伤严重伴大出血，故应在输血、补液下行膀胱修补，根据情况尿道行会师或缝合术。故选D。

25.【答案】E

【解析】患者阴囊明显肿大、青紫，能触有波动感提示可能为球部远端和阴茎的尿道完全断裂，会阴、阴茎、阴囊形成巨大血肿，应即时经会阴部切口，清除血肿，直接行尿道端端吻合，留置导尿管2~3周。故选E。

26.【答案】D

27.【答案】B

28.【答案】E

【解析】患者车撞左腰部，后出现腰痛、全程肉眼血尿伴血块，低血压，脉率增快，左腰包块伴触痛，输血后左腰部肿块增大，而B超示对侧肾正常，故考虑为肾裂伤伴休克，因对侧肾正常，应继续输血，先阻断肾蒂探查肾脏，根据情况采取肾修补，肾部分切除或肾切除术。故选E。

29.【答案】E

【解析】此患者考虑为肾裂伤伴腹腔出血，对侧肾正常，B超发现脾裂伤，故应经腹探查脾，先阻断肾蒂后探查肾脏。故选E。

30.【答案】C

31.【答案】E

【解析】肾蒂损伤后肾蒂血管撕裂时可致大出血，如肾蒂完全断裂，伤肾甚至可被挤压通过破裂的横膈进入胸腔。此患者左腰撞伤后休克，输血无好转，导尿尿色清亮，故考虑为肾蒂损伤，故选E。

【A_3/A_4型题】

32.【答案】C

【解析】骨盆骨折常导致尿道膜部损伤，故选C。

33.【答案】E

【解析】尿道球部（前尿道）损伤特点：一般无休克；尿道流血较明显；损伤较严重时，因疼痛和括约肌痉挛，出现排尿困难；尿道完全断裂时，可发生急性尿潴留；尿外渗波及会阴、阴囊、阴茎和下腹部。尿道膜部（后尿道）损伤特点：出血量较多，约半数出现休克；尿道流血较少；急性尿潴留；尿外渗至耻骨后间隙和膀胱、前列腺周围的血肿。故选E。

34.【答案】A

【解析】此患者治疗应预防和治疗休克，立即给予抗感染、补充血容量及合并损伤处理等，行耻骨上高位膀胱造瘘。故选A。

35.【答案】D

【解析】患者若不能恢复排尿，造瘘后3个月再行尿道瘢痕切除及尿道端端吻合术。故选D。

36.【答案】B

【解析】骑跨伤常导致球部尿道损伤，表现为尿道出血、疼痛、排尿困难、局部血肿和尿外渗。故选B。

37.【答案】D

【解析】此患者尿道断裂，会阴部血肿，可以进行会阴部血肿清除，再做尿道端端吻合术。故选D。

38.【答案】A

39.【答案】B

【B_1型题】

40.【答案】D

【解析】肾损伤的患者根据损伤程度施行破裂的肾实质缝合修复、肾部分切除、肾切除或选择性肾动脉栓塞术。题中患者肾下极严重裂伤，不必全切肾脏，考虑部分切除。故选D。

41.【答案】A

42.【答案】A

43.【答案】B

【解析】对侧肾良好，患侧肾动脉损伤，可施行血管修复术，以挽救肾功能。故选B。

第十章 泌尿、男性生殖系统先天性畸形及其他疾病

【A_1型题】

1.【答案】E

【解析】隐睾是指睾丸未下降至阴囊，包括睾丸下降不全和睾丸异位。临床上绝大多数隐睾为睾丸下降不全。临床表现有：①不育症。②恶性变。③疝气。④睾丸扭转：隐睾可能有睾丸引带、提睾肌附着异常或睾丸鞘膜的附着异常，易于发生睾丸扭转。尽管未下降睾丸很少发生扭转，但在腹痛或腹股沟疼痛伴同侧阴囊空虚者应考虑睾丸扭转。故选E。

2.【答案】E

【解析】隐睾的治疗，保留生育能力的理想年龄是在出生后12~24个月。睾丸未降的决定性治疗应在出生后6~12个月间完成，此时间是行睾丸下降固定术的最佳时间。具体治疗为：①激素治疗：β-HCG用于不可触及隐睾或一些重做病例的术前准备，其可增加睾丸血供，便于手术。②手术治疗：对于出生后6个月，睾丸仍未下降至阴囊者，应及早手术。对于青春期隐睾患者，一经发现及时行睾丸下降固定术，术中如发现睾丸已萎缩或不能下降引入阴囊，必要时可施行睾丸切除术。故选E。

3.【答案】E

【解析】精索静脉曲张患者常常由于缺乏自觉症状而得不到及时诊治，最终导致部分患者生精

能力受损。少数患者可有立位时阴囊肿胀，局部坠胀疼痛感，可向下腹部、腹股沟区或后腰部放射，劳累或久站后症状加重，平卧休息后症状减轻或消失。故选E。

4.【答案】B

【解析】继发性精索静脉曲张的病因可能有腹腔内或腹膜后肿瘤、肾积水、异位血管压迫上行的精索静脉等。故选B。

5.【答案】E

【解析】左侧精索内静脉呈直角注入左肾静脉，并受到前方乙状结肠的压迫，而且左肾静脉在主动脉和肠系膜上动脉动之间通过。当站立或结缔组织松弛时，肠系膜上动脉动使左肾静脉受挤压，形成近端钳夹现象，右髂总动脉有时也压迫左髂总静脉，形成远端钳夹现象，以上因素均影左精索内静脉的回流。正常左精索内静脉进入左肾静脉的入口处有瓣膜防止逆流，如静脉发育不全或静脉壁的平滑肌或弹性纤维薄弱，也会导致精索静脉曲张。故选E。

6.【答案】B

【解析】原发性睾丸鞘膜积液原因可能是由于鞘膜分泌增加、吸收减少，睾丸、附睾炎，鞘膜腔淋巴管系统存在缺陷等。继发性鞘膜积液有原发性疾病，如急性睾丸炎、附睾炎、精索炎等，刺激鞘膜渗出增加，造成积液。阴囊手术损伤淋巴管造成回流障碍及高热、心衰、腹水等，表现为急性鞘膜积液；慢性继发性积液常见于慢性睾丸炎、慢性附睾炎、梅毒、结核病、睾丸肿瘤等，造成鞘膜分泌增加而积液。另外，丝虫病和血吸虫病也可引起鞘膜积液，液体内常含有白细胞。故选B。

7.【答案】D

【A_2型题】

8.【答案】D

【解析】此患者右侧阴囊包块，卧位不消失，透光试验阳性，故为右侧睾丸鞘膜积液。故选D。

9.【答案】A

【解析】此患者不育，结合患者体征，考虑左精索静脉曲张。精索静脉曲张患者常常由于缺乏自觉症状而得不到及时诊治，最终导致部分患者生精能力受损。少数患者可有立位时阴囊肿胀，局部坠胀疼痛感，可向下腹部、腹股沟区或后腰部放射，劳累或久站后症状加重，平卧休息后症状减轻或消失。故选A。

10.【答案】C

【解析】对于出生后6个月，睾丸仍未下降至阴囊者，应及早手术。可触及隐睾者行睾丸下降固定术。一般进腹股沟入路，在腹股沟行斜切口，游离精索，结扎未闭的鞘状突或疝囊，无张力放置、固定睾丸于阴囊，如有斜疝，行斜疝修补术。故选C。

11.【答案】B

【解析】精索鞘膜积液的特点是鞘状突两端闭合，精索部分形成局限性鞘膜积液，与腹腔和睾丸鞘膜腔不相通。如为交通性鞘膜积液，则肿块大小可随体位的改变而改变。阴囊部囊性肿块，透光试验（+），如鞘膜增厚，则透光试验（-）。精索鞘膜积液一般体积较小，位于睾丸上方。睾丸鞘膜积液如积液较多，则往往摸不到睾丸。交通性鞘膜积液囊肿的大小可随体位变化而变化。故此患者为精索鞘膜积液，故选B。

12.【答案】D

【A_3/A_4型题】

13.【答案】D

【解析】睾丸未降的决定性治疗应在出生后6~12个月间完成，此时间是行睾丸下降固定术的最佳时间。β-HCG用于不可触及隐睾或一些重做病例的术前准备，其可增加睾丸血供。故选D。

14.【答案】A

【解析】若2岁以后仍未下降，宜采取手术治疗。手术治疗适用于小儿单侧隐睾或双侧隐睾，经内分泌激素治疗仍未下降者。一般多采用睾丸固定术。故选A。

15.【答案】B

【解析】对已萎缩的睾丸，不宜通过手术再使其回到阴囊内，应将其切除。合并腹股沟斜疝者，同时做疝修补术。故选B。

第十一章 肾功能不全

【A_1型题】

1.【答案】E

【解析】急性与慢性肾衰竭多数鉴别并不困难，一般根据患者的病史即可鉴别。但在患者病史不详时，可借助影像学（如B超、CT等）或肾图检查结果分析，如双肾明显缩小，或肾图提示慢性病变，则支持慢性肾衰竭的诊断。故选E。

2.【答案】B

【解析】慢性肾衰竭（CRF）患者血液系统异常主要表现为肾性贫血和出血倾向。大多数患者一般均有轻、中度贫血，其原因主要由于促红细胞生成素缺乏，故称为肾性贫血。如同时伴有缺铁、营养不良、出血等因素，可加重贫血程度。晚期 CRF 患者出现血小板功能异常，有出血倾向，如皮下或黏膜出血点、瘀斑、胃肠道出血、脑出血等。故选 B。

3.【答案】D

4.【答案】D

【解析】慢性肾衰竭渐进性发展的危险因素有高血糖、高血压、蛋白尿、低蛋白血症、吸烟、贫血、高脂血症、高同型半胱氨酸血症、老年、营养不良、尿毒症毒素蓄积等。慢性肾衰竭急性加重的危险因素包括：累及肾脏的疾病（原发性或继发性肾小球肾炎、高血压、糖尿病、缺血性肾病）复发或加重；有效血容量不足（低血压、脱水、大出血或休克等）；肾脏局部血供急剧减少（肾动脉狭窄患者应用 ACEI、ARB 等药物）；严重高血压未能控制；肾毒性药物；泌尿道梗阻；其他（严重感染、高钙血症、肝衰竭、心力衰竭等）。故选 D。

5.【答案】B

【解析】肾性骨营养不良包括纤维囊性骨炎、骨生成不良、骨软化症及骨质疏松症。在透析前患者中骨骼 X 线发现异常者约 35%，但出现骨痛、行走不便和自发性骨折相当少见。而骨活检约 90% 可发现异常，故早期诊断要靠骨活检。纤维囊性骨炎主要由于甲状旁腺素（PTH）过高引起，易发生骨盐溶化、肋骨骨折。X 线检查可见骨骼囊样缺损及骨质疏松表现。故选 B。

6.【答案】C

【解析】慢性肾衰竭患者周围神经病变很常见，以感觉神经障碍为主，最常见的是肢端袜套样分布的感觉丧失，也可有肢体麻木、烧灼感或疼痛感、深反射迟钝或消失，并可有神经、肌肉兴奋性增加（如肌肉震颤、痉挛、不宁腿综合征）以及肌萎缩、肌无力等。所以慢性肾衰竭周围神经病变中较明显症状的表现是不宁腿综合征，其他备选答案均为运动神经病变表现。不宁腿综合征是一种临床上比较常见的疾病，症状与体征分离，安静状态下表现严重，活动后反而消失，多发生在夜间睡眠时。故选 C。

7.【答案】B

【解析】对于慢性肾衰竭严重高钾血症，血钾>6.5 mmol/L，且伴有少尿、利尿效果不佳者，应及时给予血液透析治疗。故选 B。

8.【答案】A

【解析】慢性肾衰竭时的水与电解质、紊乱表现为：①低钠血症：常感疲乏无力、头晕、直立性低血压、肌肉抽搐、脉细而速，严重者可发生休克。②低钙和高磷：虽有明显低钙血症，但很少发生手足搐搦，这是因为 pH 下降时钙与血浆蛋白结合减少，游离钙增加。一旦酸中毒纠正，就会出现手足搐搦症。③高钾血症。④代谢性酸中毒：严重的酸中毒可导致呼吸中枢和血管运动中枢麻痹，是尿毒症最常见的死因之一。故选 A。

9.【答案】D

【解析】CRF 患者血液系统异常主要表现为肾性贫血和出血倾向。大多数患者一般均有轻、中度贫血，如同时伴有缺铁、营养不良、出血等因素，可加重贫血程度。晚期 CRF 患者出现血小板功能异常，有出血倾向，如皮下或黏膜出血点、瘀斑、胃肠道出血、脑出血等。故选 D。

10.【答案】B

【解析】高磷血症、低钙血症或肾性骨病者，宜低磷饮食；使用氢氧化铝凝胶、碳酸钙、维生素 D。高钾血症者，限制含钾的食物和药物摄入；促使钾离子移入细胞内，治疗代谢性酸中毒，提高血 pH；10%～15% 葡萄糖 300ml 加胰岛素，10% 葡萄糖酸钙 10～20ml 加 50% 葡萄糖 40ml；加速钾离子排出，呋塞米，钠型交换树脂，20% 甘露醇，导泻；持续血清钾>6.5mmol/L 者，应行透析治疗。除非存在需要快速纠正贫血的并发症，慢性肾衰竭贫血患者通常无须输注红细胞治疗。如发现有神经症状和体征时，应尽快解除病因，改善神经营养功能，并增强体质。故选 B。

11.【答案】D

12.【答案】C

【解析】累及肾脏的疾病（原发性或继发性肾小球肾炎、高血压、糖尿病、缺血性肾病）复发或加重是慢性肾衰竭急性加重的危险因素。故选 C。

【A_2 型题】

13.【答案】E

【解析】急性肾损伤患者，血钾增高，心率 40 次/分，考虑首选透析疗效是最好的，但如果没有条件，可以用静脉注射 10% 葡萄糖酸钙缓解症状。故选 E。

14.【答案】E

15.【答案】E

【解析】患者微小病变型肾病，激素治疗过程中出线大量蛋白尿、水肿加重、肾功能恶化，故考虑为急性肾损伤，故选 E。

16.【答案】C

【解析】此患者有慢性肾炎病史，近来出现无力、尿少、水肿、贫血、高血压，考虑慢性肾衰竭，故肌酐清除率最先出现异常。故选 C。

17.【答案】C

【解析】患者胰腺炎腹腔引流术后，出线尿量减少、高钾血症，故考虑目前主要问题为肾衰竭，故选 C。

18.【答案】E

【解析】患者高血压、水肿 4 年，近期出现出血、夜尿多、贫血，并有消化道出血及昏迷，考虑为慢性肾衰竭急性加重，故最先查血肌酐水平，故选E。

19.【答案】E

20.【答案】E

【解析】尿毒症期患者虽有明显低钙血症，但很少发生手足搐搦，这是因为pH下降时钙与血浆蛋白结合减少，游离钙增加。一旦酸中毒纠正，则会出现手足搐搦症。此患者纠酸过程中突然出现手足搐搦，考虑可能为补碱引起。故选E。

21.【答案】B

【解析】高血钾使心肌受抑，心肌张力减低，故有心动过和心脏扩大，心音减弱，易发生心律失常，甚至心搏骤停。心电图有特征性改变且与血钾升高的程度相关。当血钾大于5.5mmol/L时心电图表现为Q-T间期缩短，T波高尖对称，基底狭窄而呈帐篷状；血钾为7~8mmol/L时P波振幅降低，P-R间期延长以至P波消失。此患者急性肾损伤，血钾高达7.4mmol/L，故死亡原因考虑为高钾血症。故选B。

22.【答案】B

【解析】痛风性肾病简称痛风肾，是由于血尿酸产生过多或排泄减少形成高尿酸血症所致的肾损害。痛风性肾病的临床表现可有尿酸结石，小分子蛋白尿，水肿，夜尿，高血压，血、尿尿酸升高及肾小管功能损害。患者有关节炎史，尿酸明显增高，尿蛋白、血尿、血肌酐明显升高，故考虑为痛风肾，肾衰竭。故选B。

23.【答案】A

24.【答案】D

【解析】此患者慢性肾炎，高钾血症，K^+ 6.5mmol/L，并出现急性左心衰，故最宜采用血液透析。故选D。

25.【答案】C

【解析】患者有慢性肾炎，肾衰竭病史，目前尿毒症，少尿、利尿效果差、呼吸困难、肺底水泡音、心率明显增快，出现急性左心衰症状，故考虑为尿毒症合并急性左心衰，应给予强心、扩血管药物治疗。故选C。

26.【答案】E

【解析】肺出血-肾炎综合征可能系病毒感染和/或吸入某些化学性物质引起原发性肺损害。由于肺泡壁毛细血管基膜和肾小球基底膜存在交叉反应抗原，故可以引起继发性肾损伤。此患者病程特点考虑为肺出血-肾炎综合征诊断。对于常规治疗无效或治疗较迟而进入终末期肾脏病，以血液透析或腹透维持生命的患者。故此患者急需采取血液透析治疗，故选E。

27.【答案】E

【解析】患者目前症状及实验室检查考虑为尿毒症，急性心力衰竭，血压明显增高，应该紧急给予血管扩张剂，降压、强心、利尿。故选E。

28.【答案】E

【解析】患者肾衰竭，高度水肿、轻度左心衰，合并有严重的代谢性酸中毒，故应在药物纠正酸中毒时最好用5%碳酸氢钠。故选E。

29.【答案】D

【解析】患者肾炎，出现呼吸深大，查体双肺无啰音，心率不快，考虑可能存在代谢性酸中毒，治疗上应给与静脉滴注碳酸氢钠纠正酸中毒。故选D。

30.【答案】A

【解析】此患者肾衰竭，持续少尿，呼吸困难，查体：血压明显升高，心率增快，肺底湿啰音，考虑存在急性左心衰竭，二氧化碳结合力15mmol/L，呋塞米治疗效果欠佳，故应该考虑给予血液透析，故选A。

【A_3/A_4型题】

31.【答案】E

32.【答案】E

【解析】此患者昏迷，呼吸深大，血压高，贫血，尿蛋白阳性，血氨正常。查体：心、肺、腹无异常。考虑为尿毒症昏迷，主要依据是尿中有蜡样管型和血尿素氮升高，提示肾衰竭。故选E。

33.【答案】E

【解析】此患者考虑为尿毒症，呼吸深大，二氧化碳结合力18mmol/L，故考虑昏迷的原因为酸中毒。故选E。

34.【答案】A

【解析】患者出现少尿、蛋白尿、贫血、高钾血症、血肌酐明显升高，有使用庆大霉素史，故考虑为庆大霉素导致的急性肾损伤。庆大霉素引起肾功能减退的发生率较妥布霉素为高。听力减退、耳鸣或耳部饱满感（耳毒性）、血尿、排尿次数显著减少或尿量减少、食欲缺乏、极度口渴（肾毒性）、步履不稳、眩晕（耳毒性，影响前庭；肾毒性）。发生率较低者有呼吸困难、嗜睡、极度软弱无力（神经肌肉阻滞或肾毒性）。故选A。

35.【答案】D

36.【答案】E

【解析】此患者考虑为急性肾损伤，血肌酐高达884μmol/L，并且出现高钾血症，血钾升高达6.5mmol/L，合并少尿，最应给予血液透析治疗。故选E。

37.【答案】D

【解析】此患者少尿、血尿、蛋白尿、昏迷、高血压、血尿素氮明显升高，故考虑可能为尿毒症昏迷，紧急给予静脉滴注呋塞米及降压治疗。故选D。

38.【答案】E

【解析】患者血肌酐升高到1030μmol/L，血尿素氮仍进行性升高，是血液透析的适应证，故最有效的措施是血液透析。故选E。

39.【答案】E

【解析】此患者肾衰竭，故肾活检是进一步确定诊断应采取的检查。故选E。

40.【答案】D

【解析】患者急性肾损伤，嗜睡，高血压，心电图示高钾血症表现，突然意识丧志，考虑为尿毒症昏迷，高钾血症，是血液透析的适应证，应紧急给予血液透析。故选D。

41.【答案】E

【解析】高钾血症时T波高尖对称，此患者心电图示T波高尖，为高钾血症的表现。故选E。

42.【答案】D

【解析】此患者青年男性，反复水肿，近日出现乏力、少尿、贫血、高血压，并且出现呼吸困难，不能平卧，肺底水泡音，考虑存在心力衰竭，结合血肌酐明显升高，考虑为尿毒症，心力衰竭，应给予扩血管药物及强心治疗。故选D。

43.【答案】E

【解析】患者尿毒症，肌酐清除率<10ml/min，为血液透析的适应证，应给予血液透析治疗，故选E。

44.【答案】E

45.【答案】A

46.【答案】E

47.【答案】A

【解析】此患者青年男性，反复水肿，近日出现恶心、呕吐、头痛、呼吸困难、发热，查体血压明显升高，可闻及心包摩擦音，贫血，血肌酐明显升高，此患者曾行血液透析治疗，考虑目前肾功能恶化，结合病史及实验室检查，考虑为发热是引起肾功能恶化的诱因。故选A。

48.【答案】B

【解析】心包摩擦音是心包炎的表现，心包炎一般为尿毒症晚期的临床表现。故选B。

第十七篇　女性生殖系统

第一章　女性生殖系统解剖

【A_1型题】

1.【答案】D

【解析】卵巢动脉自腹主动脉分出（左侧可来自左肾动脉）。在腹膜后沿腰大肌前下行至骨盆腔，跨过输尿管与髂总动脉下段，经骨盆漏斗韧带向内横行，再经卵巢系膜进入卵巢门。故选D。

2.【答案】A

【解析】成年人子宫呈前后略扁的倒置梨形，长7~8cm，宽4~5cm，厚2~3cm。宫体与宫颈的比例因年龄和卵巢功能而异，青春期前为1∶2，育龄期妇女为2∶1，绝经后为1∶1。宫颈管成年妇女长2.5~3.0cm。宫颈主要由结缔组织构成，亦含有平滑肌纤维、血管及弹性纤维。宫颈黏膜受性激素影响也有周期性变化。故选A。

3.【答案】C

【解析】子宫的正常位置呈轻度前倾前屈位，主要靠子宫韧带及骨盆底肌和筋膜的支托作用。故选C。

4.【答案】D

【解析】圆韧带起于宫角的前面、输卵管近端的下方，有维持子宫前倾位置的作用。阔韧带位于子宫两侧呈翼状，自子宫侧缘向两侧延伸达盆壁而成，能够限制子宫向两侧倾斜。在宫体两侧的阔韧带中有丰富的血管、神经、淋巴管及大量疏松结缔组织。子宫动、静脉和输尿管均从阔韧带基底部穿过。主韧带在阔韧带的下部，横行于宫颈两侧和骨盆壁之间，是固定宫颈位置、防止子宫下垂的主要结构。宫骶韧带从宫颈后面的上侧方向两侧绕过直肠到达第2、3骶椎前面的筋膜，将宫颈向后向上牵引，维持子宫处于前倾位置。故选D。

5.【答案】B

【解析】子宫动脉为髂内动脉前干分支，在腹膜后沿骨盆侧壁向下向前行。故选B。

6.【答案】E

【解析】卵巢表面无腹膜，由单层立方上皮覆盖，称为生发上皮，上皮的深面有一层纤维组织称卵巢白膜。再往内为卵巢实质，分皮质与髓质。故选E。

7.【答案】D

8.【答案】A

【解析】根据输卵管的形态由内向外可分为4部分：①间质部：为通入子宫壁内的部分，管腔最窄。②峡部：在间质部外侧，管腔较窄。③壶腹部：在峡部外侧，管腔宽大且弯曲。④伞部：为输卵管的末端，开口于腹腔，游离端呈漏斗状，有许多须状组织。故选A。

9.【答案】D

【解析】在宫体与宫颈之间形成最狭窄的部分称子宫峡部，宫颈下端伸入阴道内的部分称宫颈阴道部；在阴道以上的部分称宫颈阴道上部。故选D。

10.【答案】C

【解析】参见第2题、第9题解析。子宫峡部其上端因解剖上较狭窄，又称解剖学内口，其下端因在此处由宫腔内膜转变为宫颈黏膜，又称组织学内口。未产妇的宫颈外口呈圆形，已产妇的宫颈外口受分娩影响形成大小不等的横裂。故选C。

11.【答案】C

【解析】输卵管为一对细长而弯曲的管，全长8~14cm。根据输卵管的形态可分为间质部、峡部、壶腹部、伞部，伞部有“拾卵”作用。输卵管内层为黏膜层，由单层高柱状上皮组成。输卵管肌肉的收缩和黏膜上皮细胞的形态、分泌及纤毛摆动均受性激素影响，有周期性变化。故选C。

12.【答案】A

【解析】女性外生殖器又称外阴，指生殖器官的外露部分。阴阜青春期皮肤开始生长阴毛，分布呈尖端向下的三角形。两侧小阴唇前端相互融合，再分为两叶包绕阴蒂，前叶形成阴蒂包皮，后叶与对侧结合形成阴蒂系带。阴道前庭为两小阴唇之间的裂隙。前庭大腺向内侧开口于前庭后方小阴唇与处女膜之间的沟内。故选A。

13.【答案】B

14.【答案】A

【解析】子宫动脉为髂内动脉前干分支，距宫颈内口水平约2cm处横跨输尿管至子宫侧缘分为上、下两支：上支沿子宫上缘迂曲上行，称宫体支，至宫角处又分为宫底支（分布于宫底部）、卵巢支（与卵巢动脉末梢吻合）及输卵管支（分布于输卵管）；下支较细，分布于宫颈及阴道上段。阴道动脉为髂内动脉前干分支，有许多小分支分布于阴道中下段前后壁、膀胱顶、膀胱颈。故选A。

15.【答案】E

【解析】对角径也称骶耻内径，是自耻骨联合下缘至骶岬上缘中点的距离。正常值为 12.5 ~ 13cm。对角径值减去 1.5~2cm，即为骨盆入口前后径的长度，又称真结合径。故选 E。

16.【答案】D

【解析】耻骨弓角度正常值为 90°，小于 80°为不正常，此角度反映骨盆出口横径的宽度。坐骨棘间径正常值 10cm，过小会影响分娩过程中胎头的下降。坐骨切迹宽度为坐骨棘与骶骨下部间的距离，即骶棘韧带宽度，正常值为 5.5~6.0cm（能容纳 3 横指）。坐骨结节间径又称出口横径，为两坐骨结节内侧缘之间的距离，正常值为 8.5 ~ 9.5cm，平均值 9cm。故选 D。

17.【答案】B

18.【答案】D

【解析】阔韧带为一对翼状皱襞，由覆盖在子宫前后壁的腹膜沿子宫两侧缘向骨盆壁延伸形成。膀胱为一囊状肌性器官，位于耻骨联合之后、子宫之前。因此 D 选项是错误的。

19.【答案】C

【解析】参见第 10 题解析。宫颈管黏膜上皮呈单层高柱状，其腺体可分泌碱性黏液，形成黏液栓堵塞子宫颈管，具有防御病原体入侵的功能；宫颈突向阴道部分为复层鳞状上皮覆盖，宫颈外口柱状上皮与鳞状上皮交接部是子宫颈癌的好发部位。因此 C 选项是错误的。

20.【答案】E

【解析】骨盆底有 3 层组织：外层为浅层筋膜与肌肉，包括肛门外括约肌；中层为泌尿生殖膈，由上、下两层坚韧的筋膜和一层薄肌肉组成；内层为盆膈，由肛提肌及其内、外面各覆的一层筋膜组成。会阴指阴道口与肛门之间的软组织，厚 3~4cm，表面为皮肤及皮下脂肪，由外向内逐渐变窄呈楔状，内层为中心腱，又称会阴体。因此会阴体属于盆底组成部分，故 E 选项是错误的。

21.【答案】E

【解析】阴道下段淋巴引流主要入腹股沟浅淋巴结。阴道上段淋巴回流基本与宫颈淋巴回流相同，大部汇入闭孔淋巴结与髂内淋巴结，小部分汇入髂外淋巴结，并经髂总淋巴结汇入腰淋巴结或骶前淋巴结。宫体、宫底淋巴与输卵管、卵巢淋巴均汇入腰淋巴结。宫体两侧淋巴沿圆韧带汇入腹股沟浅淋巴结。当内、外生殖器官发生感染或癌瘤时，往往沿各部回流的淋巴管扩散或转移。故选 E。

【A_3/A_4 型题】

22.【答案】A

【解析】大阴唇是靠近两股内侧一对隆起的皮肤皱襞，起于阴阜，止于会阴。大阴唇皮下脂肪层厚，内含丰富的血管、淋巴管和神经，局部受伤时，易出血形成大阴唇血肿。故选 A。

【A_3/A_4 型题】

23.【答案】E

24.【答案】C

【解析】患者因骨盆狭窄，诊断头盆不称，不宜静脉滴注缩宫素加强宫缩，以避免发生子宫破裂。因此 C 项描述错误。故选 C。

25.【答案】B

26.【答案】A

【解析】患者由于中骨盆和出口狭窄，经阴道分娩的可能性很小。若要尽快结束分娩，宜采取急诊剖宫产。故选 A。

【B_1 型题】

27.【答案】B

28.【答案】A

29.【答案】E

第二章　女性生殖系统生理

【A_1 型题】

1.【答案】C

【解析】绝经过渡期指开始出现绝经趋势直至最后一次月经的时期，一般自 40 岁开始，可历时 10~20 年。绝经开始表现为月经不规律，最终因卵巢功能衰竭，月经永久性停止，一般绝经年龄在 44 ~ 54 岁。世界卫生组织（WHO）将卵巢功能开始衰退至绝经后 1 年的时间称为围绝经期。此期由于卵巢功能逐渐减退，雌激素水平明显降低。无排卵性功血主要发生于青春期和围绝经期。故选 C。

2.【答案】A

3.【答案】D

【解析】发育成熟的卵细胞被排出卵巢的过程称排卵，多发生在下次月经来潮前 14 日左右。孕激素使女性体温发生改变，其兴奋下丘脑体温调节中枢，使女性排卵后基础体温升高 0.3~0.5℃，可作为判断排卵日期的标志之一。故选 D。

4.【答案】A

5.【答案】B

【解析】卵巢主要分泌雌激素、孕激素和少量雄激素。①雌激素在卵泡期随卵泡发育逐渐增多，排卵前形成第一次高峰；排卵后黄体分泌雌激素，约在黄体成熟时形成第二次高峰，此峰值较平坦，峰的均值低于另一高峰；月经前雌激素水平降至最低。雌激素主要包括雌二醇、雌酮和雌三醇。②孕激素在排卵后由黄体分泌，至黄体成熟时形成高峰，以后逐渐下降。孕激素主要是孕酮。③卵巢能分泌少量雄激素，主要是睾酮。故选B。

6.【答案】D

【解析】孕激素的生理作用如下：①作用于生殖系统，使子宫肌纤维松弛，抑制子宫收缩，降低妊娠子宫对缩宫素的敏感性；使子宫内膜在增生的基础上转化为分泌状态；使子宫颈口闭合，黏液减少、质稠，拉丝易断；抑制输卵管收缩；促进阴道上皮细胞的脱落。②作用于乳腺，促进乳腺腺泡的发育。③代谢作用，促进水、钠排泄。④参与下丘脑、垂体的正、负反馈性调节。⑤使女性体温发生改变，其兴奋下丘脑体温调节中枢，使女性排卵后基础体温升高0.3～0.5℃，可作为判断排卵日期的标志之一。故选D。

7.【答案】A

【解析】雌激素的生理作用如下：①作用于生殖系统，促进子宫发育，增加子宫平滑肌收缩力及对缩宫素的敏感性；促进子宫内膜增生及修复；使子宫颈口松弛，宫颈黏液量增加、稀薄、易拉丝；促进输卵管发育；促进阴道上皮增生角化，增加细胞内糖原，增强局部抵抗力；可协同卵泡刺激素（FSH）促进卵泡发育；促进外生殖器官发育。②作用于乳腺，促进乳腺腺管增生，使乳头、乳晕着色。③代谢作用，促进钙盐和磷盐在骨质中的沉积；促进水、钠潴留。④参与下丘脑、垂体的正负反馈性调节。故选A。

8.【答案】C

【解析】排卵前随着雌激素水平逐渐增高，宫颈黏液分泌量增加、稀薄透明，至排卵期拉丝可达10cm以上，取黏液涂于玻片，干燥后可见“羊齿植物叶”状结晶。故选C。

9.【答案】B

【解析】子宫内膜的周期性变化受雌激素、孕激素的影响，子宫颈黏液、输卵管及阴道黏膜也发生周期性变化。故选B。

10.【答案】A

11.【答案】D

12.【答案】D

【解析】卵巢分泌雌激素、孕激素，后两者又通过正、负反馈作用影响下丘脑及垂体的分泌功能，从而保证月经周期的循环变化。故选D。

13.【答案】B

【解析】女婴出生时卵泡总数约200万个，至青春期卵泡总数下降至约30万，性成熟期每月一般只有一个优势卵泡可以成熟并排卵，妇女一生中有400～500个卵泡发育成熟，其余卵泡自行退化。故选B。

14.【答案】B

【解析】排卵前随雌激素水平逐渐增高，宫颈黏液分泌量增加、稀薄透明，至排卵期拉丝可达10cm以上，取黏液涂于玻片，干燥后可见羊齿植物叶状结晶；排卵后受孕激素影响，黏液分泌量减少、黏稠，拉丝易断，涂片可见成排的椭圆体。故选B。

15.【答案】C

【解析】功能层子宫内膜剥脱随月经血排出，仅留下基底层，在雌激素作用下内膜逐渐增厚，子宫内膜的增生与修复在月经期即已开始。月经周期的第15～23天，黄体形成，分泌孕激素和雌激素，子宫内膜继续增厚，为孕卵着床和发育提供充足营养。故选C。

16.【答案】E

17.【答案】C

【解析】卵巢能分泌少量雄激素——睾酮，睾酮主要来自肾上腺皮质，卵巢也分泌一部分。睾酮不仅是合成雌激素的前体，而且也是维持女性正常生殖功能的重要激素。雌激素虽能使生殖器官发育完善及与孕激素可使月经周期的各种特征完整地表现出来，但这并不意味雌激素和孕激素能代表全部卵巢功能，仍可存在某些特征的贫乏，如阴毛稀少。临床验证垂体功能减退患者若单用雌激素治疗，往往不生长阴毛和腋毛，同时加用少量雄激素，则能促进阴毛和腋毛的生长。此外，少女在青春期生长迅速，也有雄激素的影响。雄激素为雌激素拮抗物：在雄激素影响的基础上，可减缓子宫及其内膜的生长及增生，抑制阴道上皮的增生和角化，促使阴蒂、阴唇和阴阜的发育。但若长期使用，可出现男性化的表现。故选C。

18.【答案】C

【解析】雌激素在月经中期可起正反馈作用。在卵泡开始发育时，雌激素分泌量很少，随着卵泡渐趋成熟，雌激素分泌也逐渐增加，于排卵前形成一高峰，排卵后分泌稍减少，在排卵后7～8日黄体成熟时，形成又一高峰，但第二高峰较平坦，峰的均值低于第一高峰。黄体萎缩时，雌激素水平急骤下降，在月经前达最低水平。故选C。

19.【答案】C

20.【答案】C

【解析】黄体生成素（LH）能促进卵泡发育及成熟、促进排卵并形成黄体。故选C。

【A_2型题】

21.【答案】B

【解析】阴道黏膜排卵前在雌激素作用下阴道上皮增生、角化，细胞内糖原在阴道杆菌作用下分解成乳酸，使阴道处于酸性环境，防止致病菌的繁殖；排卵后在孕激素的作用下阴道上皮细胞大量脱落。临床上可通过检查阴道脱落细胞了解排卵情况及雌激素水平。故选 B。

22.【答案】E

【解析】排卵后受孕激素影响，黏液分泌量减少、黏稠、拉丝易断。涂片检查时结晶逐渐模糊。至月经周期第 22 日左右完全消失，可见成排的椭圆体。患者宫颈黏液涂片见大量椭圆体结晶，所以患者现在处于月经周期第 22 日。故选 E。

23.【答案】E

【解析】患者停经 40 天，基础体温未升高，提示无排卵，且年龄 50 岁，无排卵性功血可能性大。宫颈黏液涂片可见“羊齿植物叶”状结晶，提示雌激素水平增高，子宫内膜呈增生过长图像。故选 E。

【A_3/A_4 型题】

24.【答案】C

【解析】分段诊刮适应证：子宫异常出血或阴道排液者，证实或排除子宫内膜癌或其他病变（如子宫内膜炎、流产等）；功能失调性子宫出血或怀疑子宫性闭经者，了解子宫内膜变化及其对性激素的反应；女性不孕症患者，了解有无排卵及子宫内膜病变；功能失调性子宫出血或疑有宫腔内组织残留致长期多量出血者，刮宫有助于诊断并可快速止血。故选 C。

25.【答案】D

【解析】患者 45 岁，不规则阴道流血 1 年多，加重 20 多天，伴贫血，且排出器质性病变，且基础体温单相，无排卵性功血的可能性大。故选 D。

26.【答案】E

【解析】无排卵性功血患者治疗原则为：青春期和育龄期功血应以止血、调整月经、促使卵巢功能恢复为原则；绝经过渡期功血以止血、调整月经、减少经量，防止子宫内膜病变为原则。故选 E。

【B_1 型题】

27.【答案】C

【解析】雄激素功能为维持女性正常生育功能，维持第二性征，促进阴毛、腋毛的生长。促进蛋白质合成，促进肌肉和骨骼的发育，在青春期后可导致骨骺愈合，促进红细胞生成，促进血红蛋白及骨髓的红细胞增生。故选 C。

28.【答案】B

【解析】孕激素对阴道上皮的作用是使增生阴道上皮中层和表层细胞脱落加快。故选 B。

29.【答案】A

【解析】雌激素对阴道上皮的作用是促进阴道上皮增生和角化。故选 A。

第三章　妊娠生理

【A_1 型题】

1.【答案】B

【解析】血容量自妊娠 6 周起开始增加，至 32~34 周达高峰，约增加 35%，平均增加 1500ml，直至分娩。故选 B。

2.【答案】D

【解析】自胚胎 11~12 周开始卵原细胞进入第一次减数分裂，并静止于前期双线期。故选 D。

3.【答案】E

【解析】整个孕期卵巢略增大，排卵和新卵泡发育停止。妊娠 6~7 周前孕妇卵巢中的妊娠黄体产生雌激素及孕激素，以维持妊娠。妊娠 10 周后胎盘形成，取代黄体功能，黄体萎缩。故选 E。

4.【答案】E

【解析】乳腺细胞膜有垂体催乳激素受体，细胞质内有雌激素和孕激素受体，胎盘形成后大量雌激素、孕激素、人胎盘生乳素产生，刺激乳腺腺管和腺泡发育，垂体催乳激素、胰岛素、皮质醇、甲状腺激素等也参与其中。妊娠晚期接近分娩时挤压乳房可有少量淡黄色稀薄液体溢出，称为初乳。产前无乳汁分泌可能与大量雌、孕激素抑制乳汁生成有关。分娩后新生儿频繁吸吮乳头，乳汁开始分泌。故选 E。

5.【答案】B

【解析】人绒毛膜促性腺激素（HCG）均由 α 与 β 亚基组成，α 亚基几乎相同，相互间能发生交叉反应，β-HCG 亚基羧基端最后的 24 个氨基酸片段为其所有，故临床利用 β-HCG 特异抗血清即可检测母体血清 β-HCG。故选 B。

6.【答案】A

【解析】妊娠期肾脏略增大，肾血浆流量（RPF）及肾小球滤过率（GFR）于妊娠早期均增加，妊娠期间维持高水平，与非孕时相比，RPF 约增加 35%，GFR 约增加 50%。故选 A。

7.【答案】C

【解析】受精卵着床必须具备的条件有：①透明带消失。②囊胚细胞滋养细胞分化出合体滋养细胞。③囊胚和子宫内膜同步发育且相互协调。④孕妇体内分泌足够量的孕酮。子宫有一个极短的窗口期允许受精卵着床。故选 C。

8.【答案】D

【解析】子宫肌壁厚度非孕时约 1cm，妊娠中期逐渐增厚达 2.0~2.5cm，妊娠末期至足月厚度为 1.0~1.5cm 或更薄。D 项错误，故选 D。

9.【答案】E

10.【答案】E

【解析】当胎盘剥离娩出后，产妇血中胎盘生乳素、雌激素、孕激素水平急剧下降，缩宫素增加，抑制下丘脑分泌的催乳素因子释放，低雌激素、高催乳素水平导致乳汁开始分泌。故选 E。

11.【答案】C

【解析】胎儿血自脐动脉至绒毛毛细血管网，与绒毛间隙间的母血进行物质交换，含氧量高且营养物质丰富的血液经脐静脉返回胎儿体内。故选 C。

12.【答案】C

【解析】受精后第 6 日受精卵滋养层形成时，胚胎合体滋养细胞开始分泌微量 HCG。故选 C。

13.【答案】A

【解析】胎盘由胎儿部分的羊膜、叶状绒毛膜和母体部分的底蜕膜构成。故选 A。

14.【答案】B

【解析】受精卵着床后 10 周血清 HCG 浓度达最高峰，持续约 10 日迅速下降，一般于产后 2 周内消失。故选 B。

15.【答案】B

【解析】妊娠期垂体增大，妊娠后期尤为明显。催乳素自妊娠 7 周开始增多，随妊娠进展逐渐增加分泌量，妊娠足月分娩前达高峰约 150μg/L，为非孕妇女的 10 倍。PRL 促进乳腺发育，为产后泌乳做准备。分娩后若不哺乳，于产后 3 周内降至非孕时水平，哺乳者多在停止哺乳后一段时间内降至非孕时水平。故选 B。

16.【答案】D

【解析】妊娠早期的羊水主要来源是母体血清经胎膜进入羊膜腔的透析液。妊娠中期以后胎儿尿液成为羊水的主要来源。妊娠晚期胎儿肺参与羊水的生成。此外，羊膜、脐带华通胶及胎儿皮肤渗出液也参与少量羊水的形成。故选 D。

17.【答案】C

【解析】妊娠期凝血因子Ⅱ、Ⅴ、Ⅶ、Ⅷ、Ⅸ、Ⅹ均增加，使血液处于高凝状态，血小板数量轻度减少。妊娠后期红细胞沉降率加快，可达 100mm/h。故选 C。

18.【答案】D

【解析】胎盘附着部位全部修复要至产后 6 周。故选 D。

19.【答案】B

【A_2 型题】

20.【答案】C

【解析】脐带表面有羊膜覆盖，呈灰白色，里面中央有一条脐静脉，两侧有两条脐动脉。故选 C。

21.【答案】B

【解析】预产期以末次月经第 1 日算起，月份减 3 或加 9，日数加 7。若为农历，则月份减 3 或加 9，日数加 15。患者末次月经（LMP）4 月 1 日，排卵应在 4 月 15 日左右，受精约 16 日，着床为 22~23 日。故选 B。

22.【答案】D

【B_1 型题】

23.【答案】C

【解析】乳头、乳晕着色加深，乳头变大，易勃起。乳晕外围的皮脂腺肥大形成散在结节状隆起，称为蒙氏结节。故选 C。

24.【答案】D

【解析】自妊娠 12~14 周起，子宫可出现不规律无痛性收缩，持续时间不足 30 秒，不伴有宫颈扩张，宫腔压力低于 25mmHg，属于生理性无痛宫缩，称为 Braxton Hicks 收缩。故选 D。

第四章　妊娠诊断

【A_1 型题】

1.【答案】D

【解析】胎方位是指胎儿先露部的指示点与母体骨盆的关系。先露部不同，指示点也不相同。故选 D。

2.【答案】B

【解析】孕妇停经 6 周左右出现食欲缺乏、择食或厌恶油腻饮食，恶心、晨起呕吐、头晕、乏力、嗜睡等一系列症状，称早孕反应。多在停经 12 周左右自行消失。故选 B。

3.【答案】A

【解析】一般在妊娠 18 周后 B 型超声检查可发现胎动，初产妇妊娠 20 周后可感觉到胎动，经产妇略早。正常胎动≥6 次/2 小时。故选 A。

4.【答案】A

【解析】头先露中枕先露约占 95.75%。故选 A。

5.【答案】A

【解析】骶耻外径是骨盆外测量中最重要的径线。孕妇取左侧卧位，左腿屈曲，右腿伸直。测量第五腰椎棘突下（米氏菱形窝顶点）至耻骨联合上缘中点之间的距离，正常值为 18~20cm。此径线可间接推测骨盆入口平面前后径长短。故选 A。

6.【答案】C

【解析】听诊时应注意与腹主动脉搏动音、子宫血流杂音、脐带杂音相鉴别。子宫杂音、腹主动脉音与孕妇脉搏频率一致，脐带杂音与胎心频率一致，呈吹风样低音。故选C。

7.【答案】E

【解析】妊娠早期超声检查的主要目的是确定宫内妊娠、排除异位妊娠和滋养细胞疾病，估计胎龄、排除盆腔肿块或子宫异常等。故选E。

8.【答案】B

【解析】胎盘物质交换的主要转运方式有：①简单扩散：O_2、CO_2、水、钠、钾、电解质等通过细胞质膜从高浓度区向低浓度区扩散，为被动转运。②易化扩散：葡萄糖借助特异性载体通过细胞质膜从高浓度区向低浓度区扩散，但不消耗能量。③主动运输：氨基酸、水溶性维生素及钙、铁等物质借助载体通过细胞质膜从低浓度区转运至高浓度区，需要消耗能量。④其他：较大物质如大分子蛋白质、免疫球蛋白等，可通过细胞膜裂隙或细胞质膜内陷吞噬，将细胞外大分子物质移入细胞内。胎儿所需营养物质是以多种形式获得，胎盘相当于胎儿出生后消化系统的功能。葡萄糖以易化扩散方式通过胎盘供应，氨基酸、电解质及维生素以主动运输方式通过胎盘。故选B。

9.【答案】E

10.【答案】C

11.【答案】C

【解析】停经是妊娠最早也是最重要的症状，但并不是妊娠的特有症状。育龄期有性生活史且月经周期正常的妇女，一旦月经延期10天以上，首先考虑妊娠。若停经达2个月以上，妊娠的可能性更大。故选C。

12.【答案】D

【解析】临床有经腹部超声和经阴道超声两种途径诊断早期妊娠，方法简捷、快速、准确、对受检者无创伤。停经5周时，宫腔内可见到圆形或椭圆形光环，即妊娠囊。停经6周左右，妊娠囊内见到胚芽和有节律的原始心管搏动，可确诊为宫内妊娠、活胎并可了解孕周。故选D。

13.【答案】C

【解析】停经6~8周时，双合诊检查子宫峡部极软，感觉宫颈与宫体之间似不相连，称黑加（Hegar）征。故选C。

14.【答案】C

15.【答案】D

【解析】用腹部四步触诊法检查子宫大小、胎产式、胎先露、胎方位及先露部是否衔接。第一步目的是了解子宫形态及子宫底高度，估计胎儿大小与孕周是否相符，判断宫底部的胎儿部分，检查者将两手置于子宫底部。第二步目的是确定胎背及胎儿四肢的位置，检查者两手分别置于腹部左右两侧。第三步目的是判断胎先露部是胎头还是胎臀，先露部是否衔接。检查者右手拇指与其余4指分开，置于耻骨联合上方握住胎先露部并左右推动。第四步目的是再次判断胎先露部的诊断是否正确，并确定胎先露部入盆的程度。检查者两手分别置于胎先露部两侧，沿骨盆入口方向向下深按。故选D。

【A_2 型题】

16.【答案】B

【解析】受精10日后在母血中用特异β-HCG抗血清即可检测出HCG，是诊断早孕的最敏感方法。受精卵着床后10周血清HCG浓度达最高峰，持续约10日迅速下降，产后2周内消失。患者既往月经规律，现停经37天，若受精现为受精20日。故选B。

17.【答案】A

【解析】正常妊娠40周末宫底位于脐与剑突之间或略高，宫高33（30.0~35.3）cm。患者现宫高33cm，符合正常妊娠宫底高度。故选A。

18.【答案】D

【解析】产妇末次月经4月7日，预产期为元月14日，产妇于11月10日就诊，妊娠应该满31周。但产妇宫底才脐上三横指，而正常妊娠28周末宫底应该脐上3横指。所以患者宫底高度低于正常妊娠。故选D。

【B_1 型题】

19.【答案】C

【解析】胎体纵轴与母体纵轴的关系称胎产式。两纵轴平行称纵产式，占足月妊娠分娩总数的99.75%；两纵轴垂直称横产式，占足月分娩总数的0.25%；两纵轴交叉称斜产式，斜产式属过渡产式，在分娩过程中大多转为纵产式，偶尔转成横产式。故选C。

20.【答案】A

21.【答案】B

【解析】最先进入骨盆入口的胎儿部分称胎先露。纵产式有头先露、臀先露，横产式为肩先露。头先露时可根据胎头屈伸程度分为枕先露、前囟先露、额先露及面先露。臀先露包括混合臀先露、单臀先露、单足先露、双足先露。偶见到胎儿头先露或臀先露与胎手或胎足同时入盆，称复合先露。故选B。

22.【答案】D

【解析】骨盆轴又称产道轴，为连接骨盆各平面中点的假想曲线，具有一定屈度。产妇直立位时此轴上段向下、向后，中段向下，下段向下、向前。分娩时胎儿即沿此轴娩出。产妇长时间平卧、仰卧或截石位都不利于胎儿沿产轴下降。故选D。

第五章 产前检查与孕期保健

【A_1型题】

1.【答案】B

【解析】我国现阶段围产期是指妊娠满28周（即胎儿体重≥1000g或身长≥35cm）至产后1周。故选B。

2.【答案】E

【解析】首次产前检查从确诊早孕开始，妊娠20~36周期间每4周检查一次，自妊娠37周后每周检查一次，共9~11次。高危妊娠者应酌情增加产前检查次数。故选E。

3.【答案】D

【解析】对角径也称骶耻内径，是自耻骨联合下缘至骶岬上缘中点的距离。检查者示指、中指深入阴道，用中指指尖触及骶岬上缘中点，示指上缘近虎口处紧贴耻骨联合下缘，另一手手指标注此接触点。用标尺测量中指尖到此接触点的距离，正常值为12.5~13cm，即为对角径。对角径值减去1.5~2cm，即为骨盆入口前后径的长度，又称真结合径。若中指不能触及骶岬上缘，表示对角径值大于12.5cm。此径可判断骨盆入口前后径的大小，与胎先露衔接有关。故选D。

4.【答案】C

【解析】孕妇对胎动的自我监测是评估胎儿宫内情况最简便、有效的方法之一。孕妇自测胎动的方法为：每日早、中、晚分别左侧卧位1小时，数1小时胎动次数，每小时胎动次数应不少于3次，胎动≥6次/2小时为正常，2小时内胎动计数少于6次，或减少50%者，均提示子宫胎盘功能不良、胎儿宫内缺氧，应及时进行诊断和处理。故选C。

5.【答案】D

6.【答案】D

【解析】正常胎心率（FHR）为110~160bpm，若FHR>160bpm或<110bpm，历时10分钟称为心动过速或心动过缓。故选D。

7.【答案】C

【解析】妊娠期羊水量逐渐增加，妊娠38周约1000ml，此后羊水量逐渐减少。故选C。

8.【答案】A

【解析】孕妇在20周后即能感觉到胎动，随着妊娠进展而逐渐加强且次数增加，至接近孕足月时因胎体逐渐增大，羊水量有所减少，胎儿活动空间缩小而胎动逐渐减少。故选A。

9.【答案】C

【解析】坐骨结节间径又称出口横径。孕妇取仰卧位，双下肢屈曲，双手抱膝略分开。测量两坐骨结节内侧缘之间的距离，正常值为8.5~9.5cm，平均值9cm。若出口横径小于8cm，应测量骨盆出口后矢状径，出口横径和出口后矢状径之和大于15cm，一般足月胎儿可以经阴道分娩。故选C。

10.【答案】C

【解析】通过胎盘功能检查可以间接了解胎儿在宫内的健康状况，可选择的检查方法有：①胎动：与胎盘功能状态关系密切，胎盘功能低下时，胎动较前期有所减少。②孕妇尿雌三醇值检测：用于评估胎儿胎盘单位功能。正常值>15mg/24h，10~15mg/24h为警戒值，<10mg/24h为危险值。还可测尿雌激素/肌酐比值，>15为正常值，10~15为警戒值，<10为危险值。③孕妇血清人胎盘生乳素（HPL）测定：足月妊娠HPL值应为4~11mg/L。若足月妊娠时HPL<4mg/L或突然降低50%，提示胎盘功能低下。故选C。

【A_2型题】

11.【答案】C

【解析】患者末次月经2013年4月25日，预产期以末次月经第1日算起，月份减3或加9，日数加7，该产妇预产期应该为2014年2月1日。故选C。

12.【答案】B

【解析】患者子宫呈纵椭圆形提示为纵式。胎先露较软且不规则，提示臀先露。且臀先露时胎心在脐右（左）上方，患者胎心就在脐上偏左。故选B。

13.【答案】C

【解析】患者有停经史，阴道流血3天伴腹痛，妇科检查子宫增大。应行妊娠超声检查，主要目的是确定宫内妊娠、排除异位妊娠和滋养细胞疾病、估计胎龄、排除盆腔肿块或子宫异常等。故选C。

14.【答案】C

15.【答案】E

【解析】孕妇尿雌三醇值检测用于评估胎儿胎盘单位功能。患者停经才40天，不能行胎儿胎盘功能检查。故选E。

16.【答案】E

【解析】受精卵着床后10周血清HCG浓度达最高峰，持续约10日迅速下降。患者现已经妊娠36周，检测HCG意义不大。故选E。

17.【答案】D

【B_1型题】

18.【答案】B

【解析】产前检查妊娠20~36周期间每4周检查一次，自妊娠37周后每周检查一次。故选B。

19.【答案】C

【解析】骨盆内测量一般在孕24~36周孕妇阴道松弛时测量，骨盆外测量有狭窄者可进行骨盆内测量。故选C。

20.【答案】A

【解析】在妊娠18~24周期间，通过超声对胎儿的各器官进行系统筛查，目的是发现严重致死性畸形。故选A。

21.【答案】E

【解析】行染色体检查的羊水穿刺一般在妊娠16~21周进行，有条件的单位可以扩展到妊娠晚期。故选E。

第六章　正常分娩

【A_1型题】

1.【答案】C

【解析】通过肛门或阴道检查了解宫颈软硬度、厚薄，宫口扩张程度，胎头下降程度，胎方位，骨产道情况。故选C。

2.【答案】B

【解析】胎头进入骨盆入口时多呈半俯屈状态，以枕额径衔接，由于枕额径大于骨盆入口前后径，枕左前位时胎头矢状缝坐落在骨盆入口右斜径上，胎儿枕骨在骨盆左前方。故选B。

3.【答案】D

【解析】胎头完成内旋转后，下降达阴道外口时，宫缩和腹压迫使胎头继续下降，而肛提肌收缩力又将胎头向前推进，两者的合力作用使胎头沿骨盆轴下段向下方向转向前，胎头枕骨下部达耻骨联合下缘时，以耻骨弓为支点，使胎头逐渐仰伸，胎头的顶、额、鼻、口、颏相继娩出。当胎头仰伸时，胎儿双肩径进入骨盆入口左斜径上。故选D。

4.【答案】D

【解析】枕先露时，胎头枕部位置最低，到达骨盆底，肛提肌收缩力将胎头枕部推向阻力小、部位宽的前方，枕左前位的胎头枕部向前旋转45°，后囟门转至耻骨弓下方。故选D。

5.【答案】D

【解析】第一产程潜伏期可每隔1~2小时听胎心1次，进入活跃期后，在宫缩间歇时每15~30分钟听胎心1次，每次听诊1分钟，并及时记录。第二产程观察产程，通常每5~10分钟或每1~2次宫缩间歇时听诊，或用胎儿监护仪监测胎心率及其基线变异。故选D。

6.【答案】A

【解析】第二产程又称胎儿娩出期，为从宫口开全至胎儿娩出。故选A。

7.【答案】E

【解析】胎头为适应骨盆纵轴而旋转，使其矢状缝与中骨盆及骨盆出口前后径相一致，称内旋转，多在第一产程末完成。故选E。

8.【答案】D

9.【答案】C

【解析】胎头娩出后，接产者右手仍应注意保护会阴，不要急于娩出胎肩，而应先以左手自鼻根向下颏挤压，挤出胎儿口鼻内黏液和羊水。故选C。

10.【答案】D

【解析】单臀先露又称腿直臀先露，胎儿双髋关节屈曲、双膝关节伸直，以臀部为先露。故选D。

11.【答案】B

【解析】影响分娩的主要因素包括产力、产道、胎儿及产妇的精神心理因素。胎儿因素包括胎儿大小、胎位及有无畸形。故选B。

12.【答案】D

【解析】肛诊触诊两侧坐骨棘是否突出，判断胎头下降位置。故选D。

13.【答案】A

【解析】当胎头继续下降至骨盆底时，即骨盆轴弯曲处时，原来处于半俯屈状态的胎头遇肛提肌阻力，借杠杆作用进一步俯屈，使下颏接近胸部，将胎头衔接时的枕额径（11.3cm）变为枕下前囟径（9.5cm），以适应产道的最小径线，有利于胎头进一步下降。故选A。

14.【答案】C

【解析】子宫收缩特征如下。①节律性：节律性宫缩是临产后子宫最重要的特性。宫缩与间歇时间形成一定节律。临产开始时宫缩持续约30秒，间歇5~6分钟，随着产程进展，宫缩时间逐渐延长，间歇期渐短，宫腔内压力逐渐增大，宫口开全后，宫缩持续可达60秒，间歇期可短至1~2分钟。②收缩具有对称性。③极性：宫缩以宫底部最强、最持久，向下逐渐减弱，宫底部收缩力的强度几乎是子宫下段的2倍，此为宫缩的极性。④缩复作用：宫缩时子宫体部肌纤维缩短变宽，间歇期肌纤维虽然松弛，但不能恢复到原来长度，经反复收缩，肌纤维越来越短。故选C。

15.【答案】C

【解析】胎头下降程度是决定产妇能否经阴道分娩的重要观察指标。以胎儿颅骨的最低点与坐骨棘平面的关系为标志，胎头颅骨最低点平坐骨棘时记为“0”，在坐骨棘平面以上1cm记为“-1”，以下1cm时记为“+1”。故选C。

16.【答案】D

【解析】骨盆轴为连接骨盆各平面中点的假想曲线，具有一定屈度。产妇直立位时此轴上段向下、向后，中段向下，下段向下、向前。故选 D。

17.【答案】D

【解析】接产者站在产妇右侧，在会阴部铺无菌巾，当胎头拨露时，接产者右肘支在产床上，拇指与其他四指分开，手掌大鱼际肌顶住会阴体，当宫缩时向上、内方托压保护会阴；左手轻轻下压胎头枕部，协助胎头俯屈。宫缩间歇时，右手稍放松，以免引起会阴水肿。当胎头枕部逐渐露出于耻骨弓时，左手应协助胎头缓慢仰伸，此时若胎头娩出过快，应嘱产妇呼气以消除腹压，在宫缩间歇时稍向下屏气，使胎头缓慢娩出，以免过强的产力造成会阴撕裂。故选 D。

18.【答案】B

【解析】子宫下段的形成：非孕时子宫峡部长约 1cm。妊娠12 周后，子宫峡部逐渐扩展成宫腔的一部分，孕末期子宫峡部被拉长、变薄，形成子宫下段。临产后由于子宫肌纤维的缩复作用，子宫上段肌壁越来越厚，子宫下段肌壁被牵拉伸长且越来越薄，达 7～10cm，构成软产道的一部分。故选 B。

19.【答案】C

【解析】当胎头枕部逐渐露出于耻骨弓时，左手应协助胎头缓慢仰伸，此时若胎头娩出过快，应嘱产妇呼气以消除腹压，在宫缩间歇时稍向下屏气，使胎头缓慢娩出，以免过强的产力造成会阴撕裂。故选 C。

20.【答案】C

21.【答案】C

【解析】衔接又称入盆，指胎头双顶径进入骨盆入口平面，胎头颅骨最低点接近或达到坐骨棘水平。故选 C。

22.【答案】E

【解析】进入活跃期后，宫口不再扩张达 4 小时以上，称活跃期停滞。故选 E。

23.【答案】A

【解析】临产前子宫颈管长 2～3cm，初产妇较经产妇稍长。临产后规律宫缩牵拉子宫颈内口的肌纤维及周围韧带，胎先露部前羊水囊呈楔状，使子宫颈内口向上外扩张，宫颈管形成漏斗状，随后逐渐变短直至消失，成为子宫下段的一部分。初产妇一般子宫颈管先消失，继之宫口扩张；经产妇则多是子宫颈管消失与宫口扩张同时进行。故选 A。

24.【答案】D

【解析】胎肩在盆腔内继续下降，前（右）肩向前、向中线旋转 45°时，胎儿双肩径转成与骨盆出口前后径相一致的方向，胎儿枕部则需在外继续向左旋转 45°以保持胎儿与胎肩的垂直关系，称为外旋转。故选 D。

25.【答案】D

【解析】接产者站在产妇右侧，在会阴部铺无菌巾，当胎头拨露时保护会阴。故选 D。

26.【答案】B

27.【答案】C

【解析】阴道检查方法：以示指端掌侧探查子宫颈口，触清胎头的矢状缝及囟门，摸清其四周边缘，确定胎位及宫口扩张程度。故选 C。

28.【答案】B

【解析】产后妇女体温多在正常范围内。部分产妇产后 24 小时体温轻微升高，一般不超过 38℃，多在 24 小时后降为正常，可能与分娩过程中疲劳、脱水有关。产妇因乳房血管、淋巴管极度充盈，于产后 3～4 日可有发热，体温达 37.8～39℃，这种现象称泌乳热，一般持续 4～16 小时后降至正常。产后妇女脉搏每分钟60～70 次，在正常范围内。胎盘娩出后，子宫复旧开始。子宫收缩呈球形，圆而硬，宫底在脐下一横指。产后第 1 日宫底上升至脐平，以后每日下降 1～2cm（1～2 横指），一般于产后 10 日宫底降入盆腔内。浆液恶露见于产后 4 日，持续约 10 日。正常产后 10 日内，白细胞计数增多。故选 B。

29.【答案】E

【解析】临产的标志是规律并逐渐增强的子宫收缩，持续时间 30 秒及以上，间歇 5～6 分钟，同时伴有进行性的子宫颈管消失、宫口扩张和胎先露下降。故选 E。

30.【答案】D

【解析】初产妇宫口扩张<4cm、经产妇<2cm 时，可行温肥皂水灌肠，既能清除粪便，避免污染消毒区，又能通过反射作用刺激宫缩，加速产程进展。故选 D。

31.【答案】D

【解析】胎盘剥离征象有：①阴道少量流血。②脐带外露部分自行下降。③在耻骨联合上轻压子宫下段，宫体上升但外露脐带不再回缩。④宫底升高达脐上。故选 D。

【A_2 型题】

32.【答案】A

【解析】产妇现在宫缩好，胎儿不大，胎位正常，产道正常，且已进入活跃期，胎头平棘，因此无须干涉产程。故选 A。

33.【答案】E

【解析】患者宫口全开，进入第二产程。产力包括子宫收缩力、腹肌及膈肌收缩力和肛提肌收缩力。第二产程是三种产力全部参与的过程。故选 E。

34.【答案】D

【解析】患者由于疲乏致协调性宫缩乏力，此时提供利于产妇睡眠的休息环境，关心和安慰产妇，解除其紧张情绪，必要时遵医嘱应用镇静药，缓慢静脉推注地西泮 10mg 或肌内注射哌替啶 100mg。故选 D。

35.【答案】C

【解析】产后 1~2 日因子宫强烈收缩，产妇自觉下腹部阵发性疼痛，称产后宫缩痛，一般持续 2~3 日消失，以经产妇多见。产后的体温多数在正常范围内。若产程延长致过度疲劳时，体温可在产后最初 24 小时内略升高，一般不超过 38℃。不哺乳者于产后 3~4 日因乳房血管、淋巴管极度充盈也可发热，体温达 38.5℃，一般仅持续数小时，最多不超过 12 小时，体温即下降，不属病态。白细胞总数于产褥早期增多，一般 1~2 周恢复正常。患者无咽红，无腹泻，无感染征兆。故选 C。

36.【答案】C

【解析】胎膜破裂，应立即听胎心，观察羊水颜色、性状和流出量，并记录破膜时间。若羊水呈黄绿色，混有胎粪，应立即行阴道检查，注意有无脐带脱垂。破膜超过 12 小时者应遵医嘱给予抗生素预防感染。产妇现有规律宫缩，宫口 1 指，先露浮，处于第一产程。而第二产程，才需要加强对产妇屏气和用力的指导。故选 C。

37.【答案】A

【解析】产妇现在产程进展顺利，胎心好，不用干涉，严密观察产程进展即可。故选 A。

38.【答案】D

【解析】初产妇宫口开全、经产妇宫口扩张 4cm 且宫缩规律有力时，应做好接产准备工作。故选 D。

39.【答案】C

【解析】活跃期为宫口开大 3cm 至宫口开全。目前国际上倾向于将宫口扩张 4cm 作为活跃期的开始。活跃期宫口扩张速度明显加快，需 4~8 小时，超过 8 小时为活跃期延长。产妇现宫口开大 5cm。故选 C。

40.【答案】D

【解析】内旋转是胎头为适应骨盆纵轴而旋转，使其矢状缝与中骨盆及骨盆出口前后径相一致，多在第一产程末完成。产妇宫口开全 1 小时，已经进入第二产程。胎心正常，头棘下 3cm，但为 LOT，所以应该徒手将其转为枕前位。故选 D。

【A_3/A_4 型题】

41.【答案】A

【解析】产妇胎头矢状缝与骨盆横径一致，说明胎头为横位。后囟门在 3 点，前囟门在 9 点，提示为 LOT。故选 A。

42.【答案】B

【解析】枕先露时，胎头枕部位置最低，到达骨盆底，肛提肌收缩力将胎头枕部推向阻力小、部位宽的前方，枕左前位的胎头枕部向前旋转 45°，后囟门转至耻骨弓下方。产妇现为 LOT，为横位。枕前位需要转 45°，枕横位需要转 90°。故选 B。

43.【答案】B

【解析】潜伏期为临产至宫口开大 3cm。此期宫口扩张速度较慢，平均 2~3 小时扩张 1cm，初产妇潜伏期约 8 小时，超过 16 小时为潜伏期延长。产妇宫口开大 2cm，处于潜伏期，现已经临产 17 小时，为潜伏期延长。故选 B。

44.【答案】E

【解析】产妇羊水淡绿色，胎心率 162 次/分，为胎儿窘迫，应该吸氧、左侧卧位，而不能给予缩宫素，以免加重缺氧。故选 E。

45.【答案】C

【解析】晚期减速提示胎儿宫内窘迫，产妇频繁地晚期减速，提示胎儿缺氧严重，而产妇此时为潜伏期，短时间根本不可能经阴道分娩，只能剖宫产迅速终止妊娠。故选 C。

46.【答案】A

【解析】早期减速是由于宫缩时胎头受压引起，不受孕妇体位或吸氧而改变。特点是 FHR 曲线下降几乎和宫缩曲线上升同时开始，FHR 曲线最低点和宫缩高峰相一致，即波谷对波峰，下降幅度 < 50bpm，子宫收缩后迅速恢复，持续时间短，不表示胎儿缺氧，且胎儿现在胎心率正常。故选 A。

47.【答案】D

【解析】产妇现处于第一产程潜伏期，宫缩正常，不需要加强宫缩。故选 D。

【B_1 型题】

48.【答案】E

【解析】类人猿型骨盆：占 14.2%~18%。入口呈长椭圆形，各横径均缩短，两侧壁稍内聚，坐骨棘较突出，耻骨弓较窄，但骶骨向后倾斜，故骨盆前部较窄而后部较宽。故选 E。

49.【答案】C

【解析】扁平型骨盆：占 23.2%~29%。入口呈扁椭圆形，前后径短而横径长，耻骨弓宽。故选 C。

50.【答案】D

【解析】男性型骨盆：占 1%~3.7%。入口略呈三角形，两侧壁内聚，坐骨棘突出，耻骨弓角度小，骶骨较直而前倾呈漏斗形，往往导致难产。故选 D。

第七章 正常产褥

【A_1 型题】

1.【答案】B

【解析】胎盘娩出后宫体逐渐缩小，产后1周在耻骨联合上方可触及子宫底；产后10日子宫降到骨盆腔内，此时在腹部检查触摸不到子宫底；产后6周时，子宫恢复至正常妊娠前大小。产后随着子宫下段的肌肉收缩，逐渐恢复至非孕时的子宫峡部。产后宫颈变得松软、充血、壁薄，外口如袖口状。由于收缩作用，宫颈渐渐闭合。产后2~3日，宫颈口可通过2指；产后7日，宫颈内口闭合，宫颈管恢复至未孕状态；产后4周宫颈完全恢复正常形态。由于分娩过程中，宫颈外口常会发生轻度裂伤，多发生在宫颈的3点及9点部位，使子宫颈外口由产前圆形（未产型）变为产后"一"字形（已产型）。故选B。

2.【答案】B

【解析】产后7日内分泌的乳汁称初乳，含有丰富的蛋白质，易消化，是新生儿早期的天然食物；产后7~14日分泌的乳汁为过渡乳，脂肪和乳糖含量逐渐增多；产后14日以后分泌的乳汁为成熟乳。初乳和成熟乳均含有大量的免疫抗体。故选B。

3.【答案】D

【解析】血性恶露见于产后3~4日。恶露呈鲜红色，量多，内含大量的红细胞、少量胎膜和坏死蜕膜组织，有时可有小血块。浆液恶露见于产后4日，持续约10日，色淡红，含少量红细胞、白细胞、较多的坏死蜕膜组织、宫腔渗出液、宫颈黏液、阴道排液及细菌。白色恶露见于产后2周，约持续3周。白色恶露颜色较白，质地黏稠，内含有大量白细胞、表皮细胞、坏死蜕膜组织和细菌。故选D。

4.【答案】A

【解析】初乳呈淡黄色，含有丰富蛋白质、矿物质及β-胡萝卜素，尤其是免疫球蛋白G（IgG）和分泌型免疫球蛋白A（sIgA），脂肪和乳糖含量较成熟乳少，极易消化，有防御感染和泻胎粪作用。故选A。

5.【答案】E

【解析】初产妇孕期乳房护理不良、哺乳方法不当或过度使用肥皂及干燥剂清洗乳头，易发生乳头皲裂，表现为乳头红、裂开，有时有出血，哺乳时疼痛。乳头皲裂者，应该哺乳前热敷乳房和乳头3~5分钟，大部分乳晕含在婴儿口内，增加哺乳次数，缩短每次哺喂时间，避免母亲乳头皲裂最主要的措施为保持新生儿正确吸吮母乳的姿势。故选E。

6.【答案】D

【解析】乳房胀痛护理要点：产后半小时内尽早哺乳。哺乳前热敷、按摩乳房3~5分钟，促使乳腺管畅通。两次哺乳间冷敷乳房，减少局部充血。让新生儿多吸吮双乳，婴儿吸吮力不足时，增加哺乳次数。乳汁过多不能吸尽者，应将余乳挤出。口服维生素B_6或中药芒硝或如意金黄散外敷。穿戴合适的、有支托性的乳罩扶托乳房。故选D。

7.【答案】D

【B_1 型题】

8.【答案】E

【解析】当胎盘娩出后，子宫内原胎盘附着面立即缩小至原来的一半，压迫血管使出血减少直至停止，子宫内膜逐渐再生，形成新的子宫内膜。内膜完全恢复大约需要6周时间。故选E。

9.【答案】D

【解析】产后2~3日，宫颈口可通过2指；产后7日，宫颈内口闭合，宫颈管恢复至未孕状态；产后4周宫颈完全恢复正常形态。故选D。

10.【答案】C

【解析】胎盘娩出后宫体逐渐缩小，产后1周在耻骨联合上方可触及子宫底；产后10日子宫降到骨盆腔内，此时在腹部检查触摸不到子宫底；产后6周时，子宫恢复至正常妊娠前大小。故选C。

11.【答案】A

【解析】会阴侧切伤口一般在3~5日愈合。故选A。

第八章 病理妊娠

【A_1 型题】

1.【答案】D

2.【答案】E

【解析】前置胎盘阴道流血多，出现失血性休克者，无论胎儿成熟与否，均应行剖宫产术终止妊娠。故选E。

3.【答案】C

【解析】死胎时孕妇自觉胎动停止，子宫停止增长，检查时听不到胎心，子宫大小与停经日期不符，B 超检查可确诊。故选 C。

4.【答案】B

【解析】输卵管妊娠流产若胚胎受损或死亡，滋养细胞活力消失，蜕膜自宫壁剥离而发生阴道流血。故选 B。

5.【答案】D

【解析】完全性前置胎盘又称中央性前置胎盘，宫颈内口全部被胎盘组织所覆盖。因此不可能胎头已经衔接。故选 D。

6.【答案】D

【解析】重度妊娠期高血压疾病保证充足的蛋白质和热量，食盐不必过分严格限制，但全身水肿的孕妇应限制食盐摄入。故选 D。

7.【答案】D

【解析】B 型超声检查可清楚看到胎盘与宫颈口的关系，并能明确前置胎盘的类型。其方法简单可靠，且无损伤性，是目前最常用的诊断前置胎盘方法。前置胎盘应该减少刺激，避免增加腹压的动作，严禁肛查及阴道检查，以免诱发活动性出血。故选 D。

8.【答案】B

【解析】宫颈妊娠确诊后可行搔刮宫颈管术或行吸刮宫颈管术，术前应该做好输血准备或于术前行子宫动脉栓塞术以减少术中出血；术后用纱布条填塞宫颈管创面，或者应用小水囊压迫止血。故选 B。

9.【答案】B

10.【答案】A

【解析】Rh 溶血病一般不发生在第一胎，是因为自然界无 Rh 血型物质，Rh 抗体只能由人类红细胞 Rh 抗原刺激产生。Rh 阴性母亲首次妊娠，于妊娠末期或胎盘剥离（包括流产及刮宫）时，Rh 阳性的胎儿血（>0.5m）进入母血中，经过 8~9 周产生 IgM 抗体（初发免疫反应），此抗体不能通过胎盘，以后虽可产生少量 IgG 抗体，但胎儿已经娩出。如母亲再次妊娠（与第一胎 Rh 血型相同），妊娠期可有少量（0.05ml）胎儿血进入母体循环，于几天内便可产生大量 IgG 抗体（次发免疫反应），该抗体通过胎盘引起胎儿溶血。故选 A。

11.【答案】D

12.【答案】B

【解析】控制子痫 24 小时硫酸镁总量用 25~30g，疗程 24~48 小时。预防子痫发作一般静脉滴注 6~12 小时，24 小时总量不超过 25g。故选 B。

13.【答案】D

【解析】胎盘附着子宫下段前壁时，在耻骨联合上方可听到胎盘杂音。故选 B。

14.【答案】C

【解析】复发性流产指同一性伴侣连续发生 3 次及以上的自然流产。复发性流产大多数为早期流产，其原因多为染色体异常、免疫因素、黄体功能不全、甲状腺功能低下等；晚期复发性流产常见于子宫解剖异常、子宫肌瘤、自身免疫异常等。故选 C。

15.【答案】C

【解析】凡平时月经周期规则，妊娠达到或超过 42 周（≥294 日）尚未分娩者，称为过期妊娠。其发生率占妊娠总数的 3%~15%，过期妊娠是胎儿窘迫、胎粪吸入综合征、过期综合征、新生儿窒息、围生儿死亡的重要原因。过期妊娠胎儿生长模式有如下三种：正常生长儿及巨大儿、胎儿过熟综合征、胎儿生长受限。故选 C。

16.【答案】A

17.【答案】A

【解析】B 型超声检查是诊断和监护双胎妊娠的最好方法。妊娠 6 周后宫腔内可见两个原始心管搏动；超声检查亦可判断两个胎儿的胎位，筛查胎儿畸形，如联体双胎、开放性神经管畸形等。故选 A。

18.【答案】C

【解析】完全性前置胎盘宫颈内口全部被胎盘组织所覆盖，因此初次出血时间早，多在妊娠 28 周左右，反复出血次数频繁，量较多，一次性大出血可致休克。故选 C。

19.【答案】C

【解析】重度子痫前期；出现下述任一不良情况可诊断：①血压持续升高：收缩压≥160mmHg 和/或舒张压≥110mmHg。②蛋白尿≥5.0g/24h 或随机蛋白尿≥（+++）。③持续性头痛或视觉障碍或其他脑神经症状。④持续性上腹部疼痛，肝包膜下血肿或肝破裂症状。⑤肝脏功能异常。⑥肾功能异常。⑦低蛋白血症伴胸腔积液或腹水。⑧血液系统异常。⑨心力衰竭、肺水肿。⑩胎儿生长受限或羊水过少。⑪早发型即妊娠 34 周以前发病。故选 C。

20.【答案】D

【解析】注射硫酸镁时应该注意观察：①患者膝反射存在。②呼吸≥16 次/分。③尿量≥17ml/h 或≥400ml/24h。若以上指征改变，提示出现硫酸镁毒性反应，而最先出现的毒性反应是膝反射减弱或消失。故选 D。

21.【答案】A

【解析】输卵管妊娠根治手术适用于无生育要求的输卵管妊娠、内出血并发休克的急症患者。应在积极纠正休克时，迅速打开腹腔，提出病变输卵管，用卵圆钳钳夹出血部位，暂时控制出血，并加快输血、输液，待血压上升后继续手术切除输卵管，并酌情处理对侧输卵管。故选 A。

22.【答案】B

23.【答案】E

【解析】胎盘早剥Ⅲ度：胎盘剥离面积超过1/2，临床症状较Ⅱ度更重，可伴有恶心、呕吐、面色苍白、出冷汗、血压下降等休克表现。休克程度与母血丢失成比，而与阴道出血量不成正比例。子宫常大于孕周，宫体呈持续收缩状态，坚硬如板，全腹有压痛，胎位不清，胎心异常或消失。故选E。

24.【答案】B

【解析】边缘性前置胎盘出血不多，胎心无异常者可经阴道试产，若试产失败，应立即改剖宫产结束分娩。故选B。

25.【答案】E

【解析】若为完全性前置胎盘，即使胎儿死亡，也要行剖宫产。故选E。

26.【答案】C

【解析】胚胎或胎儿染色体异常是早期流产的最常见原因，占50%~60%。染色体异常包括数目异常与结构异常，多为数目异常。染色体异常主要与遗传因素有关，此外，感染、药物因素亦可导致胚胎染色体异常。故选C。

27.【答案】D

【解析】子痫前期基础上孕妇出现抽搐，不能用其他原因解释。根据其发生时间分为产前、产时和产后子痫，以产前子痫最常见。发生于妊娠晚期或临产前，称产前子痫；少数发生于分娩中，称产时子痫；个别发生在产后24小时，称产后子痫。故选D。

28.【答案】E

【解析】坐骨棘间径：测量两坐骨棘间的距离。以右手示指、中指伸入阴道内，触及两侧坐骨棘，估计之间的距离；也可用中骨盆测量器测量。坐骨棘间径是中骨盆最短的径线，正常值10cm，此径线过小会影响分娩过程中胎头的下降。坐骨切迹宽度：为坐骨棘与骶骨下部间的距离，即骶棘韧带宽度，代表中骨盆后矢状径。检查者将右手示指置于阴道内，触及骶尾关节及坐骨棘，在之间移动手指，正常值为5.5~6cm（能容纳3横指）。故选E。

29.【答案】E

【解析】心排血量自妊娠10周起逐渐增加，至妊娠32~34周达高峰，左侧卧位测量心排血量较未孕时约增加30%，每次心排血量平均约为80ml。故选E。

30.【答案】C

【解析】输卵管妊娠子宫稍大变软。胚胎死亡后，常有不规则阴道流血，呈暗红或深褐色，一般不超过月经量。阴道流血可伴有蜕膜管型或蜕膜碎片排出。故选C。

31.【答案】A

【解析】流产发生时间不同，病理变化也不同。孕8周前的早期流产，胚胎多先死亡，继而底蜕膜出血，胚胎与宫壁分离后刺激子宫收缩，此时胎盘绒毛发育不成熟，与子宫蜕膜联系不牢固，故妊娠物多能完全排出，出血不多。妊娠8~12周胎盘绒毛发育茂盛，与底蜕膜联系较牢，此时发生流产，胎盘绒毛不易完全从子宫壁剥离，部分组织残留在宫腔内而影响子宫收缩，造成出血不止。而妊娠12周以后，胎盘已完全形成，其流产过程与足月产相似，先出现子宫收缩，继而胎儿及胎盘组织排出。故选A。

32.【答案】C

【解析】晚期复发性流产常见于子宫解剖异常、子宫肌瘤、自身免疫异常等。故选C。

33.【答案】D

【解析】胎盘早剥严重威胁母儿的安全，可并发母体产后出血、羊水栓塞、急性肾衰竭，严重时可导致DIC；也可造成胎儿急性缺氧、新生儿窒息、早产，使围生儿死亡率明显增高。故选D。

34.【答案】C

【解析】妊娠期高血压疾病终止妊娠的指征：妊娠期高血压疾病、轻度子痫前期的孕妇可期待至足月。重度子痫前期患者：①妊娠不足26周经治疗病情不稳定者建议终止妊娠。②妊娠26~28周根据母、胎情况及当地母儿诊治能力决定是否期待治疗。③妊娠28~34周，如病情不稳定，经积极治疗24~48小时病情仍加重，促胎肺成熟后终止妊娠。④子痫前期患者孕周已超过34周，胎儿成熟后可考虑终止妊娠。⑤妊娠37周后的重度子痫前期患者应终止妊娠。⑥子痫控制后2小时可考虑终止妊娠。故选C。

35.【答案】B

【解析】发现有子宫胎盘卒中，在按摩子宫时可以用热盐水纱垫湿热敷子宫，多数子宫收缩转佳。若发生难以控制的大出血，应该快速输入新鲜血、凝血因子，并行子宫切除术。故选B。

36.【答案】D

【解析】胎盘早剥治疗原则为早期识别、积极纠正休克、及时终止妊娠、防治并发症。可根据胎儿宫内状况、产程进展等情况决定分娩方式。Ⅰ度胎盘早剥的患者，一般情况良好，可行阴道分娩，产程中严密观察胎心、血压、阴道出血等变化；Ⅱ度或Ⅲ度胎盘早剥患者必须剖宫产终止妊娠。故选D。

37.【答案】B

【解析】患者体温升高，白细胞总数增加，有感染的指征。因此必须先抗感染，再刮宫。故选B。

38.【答案】D

【解析】先兆流产停经后出现少量阴道流血，出血量少于月经量，有时伴下腹轻微酸胀痛，无妊娠物排出。妇科检查：宫颈口关闭，胎膜未破，子宫大小与停经周数相符。难免流产已不可避免。患者阴道流血量增多，下腹部阵发性疼痛加剧或出现阴道流液（胎膜破裂）。妇科检查：宫颈口已扩张，有时可见胚胎组织堵塞宫颈口内，子宫大小与停经周数相符或稍小。故两者的主要鉴别点是宫口开大与否。故选 D。

39.【答案】A

【解析】稽留流产时间过长，坏死退化的胎盘蜕膜释放凝血酶进入血液循环而引起弥散性血管内凝血，造成严重出血。故选 A。

40.【答案】A

【解析】流产合并感染应该积极控制感染，尽快清除宫腔残留组织。若阴道流血不多，先选用广谱抗生素 2~3 日，待感染控制后再行刮宫。若阴道流血量多，静脉滴注抗生素及输血的同时，先用卵圆钳将宫腔内残留大块组织夹出，且不可用刮匙全面搔刮宫腔，以免造成感染扩散。术后继续用广谱抗生素，待感染控制后彻底刮宫。故选 A。

41.【答案】D

【解析】流产的治疗：①先兆流产：保胎治疗者，需绝对卧床休息，禁止性生活，减少刺激。必要时给予黄体酮、维生素 E 及对胎儿危害小的镇静药。②难免流产及不全流产：一旦确诊，应尽早清除宫腔内胚胎组织。有休克者应输血、输液抗休克同时实施清宫术，术后应用缩宫素和抗生素，以防大出血和感染。③完全流产：随诊观察，不需特殊处理。④复发性流产：认真查找原因，进行针对性治疗。宫颈功能不全者宜在妊娠 14~18 周之间行宫颈环扎术。⑤流产合并感染：积极控制感染，尽快清除宫腔残留组织。故选 D。

42.【答案】E

【解析】孕妇羊水过多易并发妊娠期高血压疾病；子宫张力增高，胎膜早破、早产的发生率增加；宫腔内压力骤然降低易发生胎盘早剥、休克；子宫肌纤维伸展过度可致子宫收缩乏力、产后出血。故选 E。

43.【答案】C

【解析】胎盘早剥是妊娠期发生 DIC 最常见原因，约 1/3 伴有死胎患者可发生，一旦发生 DIC，病死率较高，应该积极预防。故选 C。

44.【答案】D

45.【答案】A

【解析】胎盘早剥Ⅲ度：胎盘剥离面积超过 1/2，临床症状较Ⅱ度更重。子宫常大于孕周，宫体呈持续收缩状态，坚硬如板，宫底逐渐升高，少量阴道流血，全腹有压痛，胎位不清，胎心异常或消失。故选 A。

46.【答案】C

【解析】难免流产时阴道流血增加，下腹痛加剧。妇科检查宫颈口已扩张，有时可见胚胎组织堵塞宫颈口内，子宫大小与停经周数相符或稍小。故选 C。

47.【答案】E

48.【答案】D

【解析】前置胎盘子宫软无压痛，大小与停经周数相符，胎位清楚，因子宫下段有胎盘占据，影响胎先露入盆，先露高浮，常伴有胎位异常，出血量少时胎心音无异常，出血量多时胎儿可发生宫内窘迫，出现胎心音异常，甚至宫内死亡。故选 D。

49.【答案】C

【解析】稽留流产子宫小于 12 周者，可行刮宫术，术中肌内注射缩宫素，手术应该特别小心，避免子宫穿孔，一次不能刮净，于 5~7 日后再次刮宫。故选 C。

50.【答案】C

【解析】10%~20% 的分娩中会出现羊水胎粪污染，羊水中胎粪污染不是胎儿窘迫的征象。故选 C。

51.【答案】E

【解析】输卵管妊娠的发生部位以壶腹部最多见，约占 78%，其次为峡部，伞部及间质部妊娠少见。故选 E。

52.【答案】A

【解析】多数学者认为过期妊娠与胎儿肾上腺素皮质功能有关，如头盆不称、无脑儿畸胎合并羊水过多等情况。故选 A。

53.【答案】D

【解析】参见第 39 题解析。故选 D。

54.【答案】A

【解析】凡妊娠不足 28 周、胎儿体重不足 1000g 而终止者，称流产。故选 A。

55.【答案】D

56.【答案】B

【解析】产妇为胎盘早剥Ⅲ度，其宫口开大 4cm，短时间内无法经阴道分娩，因此必须剖宫产终止妊娠。故选 B。

57.【答案】B

【解析】妊娠 20 周后或分娩期，正常位置的胎盘在胎儿娩出前，部分或全部从子宫壁剥离，称胎盘早剥。故选 B。

58.【答案】D

【解析】一般完全性前置胎盘、部分性前置胎盘或伴有胎儿宫内窘迫多以剖宫产结束分娩；边缘性前置胎盘出血不多，胎心无异常者可经阴道试产，若试产失败，应立即改剖宫产结束分娩。故选 D。

59.【答案】E

【解析】阴道后穹隆穿刺是一种简单可靠的诊断方法，主要用于怀疑腹腔有内出血的患者。内出血易积聚于直肠子宫陷凹，可经阴道后穹隆穿刺抽出血液。若抽出暗红色不凝血有助于诊断，但穿刺阴性不能排除输卵管妊娠。故选E。

60.【答案】D

【解析】羊水过少的原因胎儿疾病方面以胎儿泌尿系统畸形为主，如胎儿肾缺如、肾发育不良、输尿管或尿道梗阻引起少尿或无尿导致羊水过少。染色体异常、水囊状淋巴管瘤、小头畸形、法洛四联症、甲状腺功能减退、脐膨出等也可引起羊水过少。故选D。

61.【答案】D

【解析】血β-HCG测定是早期诊断异位妊娠的重要方法。故选D。

62.【答案】C

【解析】正常妊娠时，受精卵着床于子宫体腔内。受精卵在子宫体腔以外着床称为异位妊娠。故选C。

63.【答案】B

【解析】输卵管妊娠流产手术治疗适用于：①生命体征改变或腹腔出血量较多者。②诊断不明确者。③异位妊娠病变进展者（如血HCG升高明显、附件区包块增大）。④药物治疗禁忌证或无效。⑤随诊不可靠者。故选B。

64.【答案】B

【解析】子痫时脑血管痉挛可导致脑水肿、局部缺血、血栓形成及出血等。患者出现头晕、头痛、恶心、呕吐，严重时抽搐和昏迷。血管痉挛时间长，可引起脑血栓和脑出血。故选B。

65.【答案】B

【解析】由于双胎子宫肌纤维伸展过度，常发生原发性宫缩乏力，致产程延长，也致产后出血。故选B。

66.【答案】A

【解析】输卵管妊娠流产多见于妊娠8~12周的输卵管壶腹部妊娠。故选A。

67.【答案】D

68.【答案】B

【解析】输卵管妊娠流产未破裂，经阴道后穹隆穿刺抽不出血液，但不能排除输卵管妊娠。故选B。

69.【答案】E

【解析】双胎妊娠容易并发流产、妊娠期高血压疾病、贫血、妊娠期肝内胆汁淤积症、羊水过多、胎膜早破、胎盘早剥及产后出血等，危及孕产妇的健康。易发生早产、胎儿生长受限、双胎输血综合征、脐带异常、胎头交锁及胎儿畸形等，导致围产儿发病率和死亡率升高。故选E。

【A_2型题】

70.【答案】A

【解析】难免流产患者阴道流血量增多，下腹部阵发性疼痛加剧或出现阴道流液（胎膜破裂）。妇科检查：宫颈口已扩张，有时可见胚胎组织堵塞宫颈口内，子宫大小与停经周数相符或稍小。患者有停经史，阴道流血多。妇科检查宫口开，有组织堵塞。符合“难免流产”的诊断。故选A。

71.【答案】C

72.【答案】A

【解析】稽留流产又称过期流产，指胚胎或胎儿已死亡滞留在宫腔尚未自然排出者。患者可有先兆流产症状，但随着孕周增加，子宫不增大反而缩小，早孕反应消失。若已到中期妊娠，孕妇腹部不见增大，无胎动感或胎动消失。妇科检查：宫口未开，子宫较停经周数小，未闻及胎心音。若胎儿死于宫腔过久，可发生凝血功能障碍。患者妊娠19周，但子宫只有8周大小。B超检查无胎心。符合“稽留流产”的诊断。故选A。

73.【答案】C

74.【答案】D

【解析】患者有妊娠期高血压疾病病史，现突发腹痛，宫底升高、子宫硬、有压痛，胎心消失，贫血程度与阴道少量流血不符。符合Ⅲ度胎盘早剥的诊断。Ⅱ度或Ⅲ度胎盘早剥患者必须剖宫产终止妊娠。故选D。

75.【答案】B

【解析】输卵管妊娠时滋养细胞产生的HCG维持黄体生长，孕期甾体激素分泌增多，故子宫可稍大变软，子宫内膜也出现蜕膜样改变。若胚胎死亡，滋养细胞活力消失，激素水平下降，蜕膜从宫壁剥离，可有阴道出血和三角形的蜕膜管型或蜕膜碎片排出。患者人工流产吸出物中见绒毛组织，可以明确排除输卵管妊娠。故选B。

76.【答案】D

【解析】患者血压升高，有头痛、头晕、视物模糊症状，现突发抽搐。符合“妊娠36周、子痫”的诊断。子痫的处理：一旦抽搐发作，应尽快控制。子痫抽搐控制后2小时应考虑终止妊娠。故选D。

77.【答案】C

78.【答案】E

【解析】患者血压升高，有头痛、呕吐症状，尿蛋白阳性。符合“妊娠38周、子痫前期”的诊断。OCT示频繁晚期减速，提示胎盘功能不良、胎儿缺氧。应考虑积极控制症状，预防子痫发生，立即终止妊娠。故选E。

79.【答案】B

【解析】输卵管妊娠多有6~8周停经史。输卵管妊娠发生流产或破裂前，常表现为一侧下腹部隐痛或酸胀感；发生流产或破裂后，患者突感一侧下腹部撕裂样疼痛。胚胎死亡后，常有不规则阴道流血，呈暗红或深褐色，一般不超过月经量。若出血多，患者可有面色苍白、出冷汗、脉搏细数、血压下降等休克表现。

有腹腔内出血时，患者下腹部有明显压痛及反跳痛，尤以患侧为重。出血较多时，叩诊有移动性浊音。发生流产或破裂者，阴道后穹隆饱满，有触痛。宫颈举痛阳性。子宫稍大变软，内出血多时，检查子宫有漂浮感，在子宫一侧可触及边界不清楚，触痛明显的包块。患者有停经史、突发腹痛、休克体征、宫颈举痛阳性、附件包块。符合“输卵管妊娠”的诊断。故选B。

80.【答案】C

【解析】B型超声检查可以观察有无妊娠囊、妊娠囊形态及大小、有无胎心搏动，确定流产类型。故选C。

81.【答案】C

【解析】流产过程中，若阴道流血时间长，宫腔组织残留，有可能导致宫腔感染，严重者可引起盆腔炎、腹膜炎、败血症及感染性休克。患者有人流史，现腹痛、阴道流血不止、分泌物有臭味，妇科检查宫体压痛，白细胞数增加。符合“流产合并感染”的诊断。故选C。

82.【答案】A

【解析】患者子宫大小明显小于妊娠周数，B型超声检查未见胎心、胎动，符合“死胎”的诊断。死胎易发生凝血功能障碍，因此刮宫前要行凝血功能检查。故选A。

83.【答案】D

【解析】参见第79题解析。患者有停经史、突发腹痛、宫颈举痛阳性、附件包块，且β-HCG阳性。符合“输卵管妊娠”的诊断。故选D。

84.【答案】B

85.【答案】C

【解析】患者有停经史，阴道流血量增多，下腹部阵发性疼痛加剧。妇科检查宫颈口已扩张，子宫大小与停经周数相符。符合“难免流产”的诊断。难免流产一旦确诊，应尽早清除宫腔内胚胎组织。故选C。

86.【答案】D

【解析】患者有停经史，阴道流血量增多，血压下降。妇科检查宫颈口已扩张，可见胚胎组织堵塞宫颈口内，子宫大小与停经周数相比稍小。符合“难免流产”的诊断。故选D。

87.【答案】D

88.【答案】E

【解析】患者停经16周，阴道少量流血量1月余。妇科检查子宫大小明显小于停经周数。符合“稽留流产”的诊断。故选E。

89.【答案】A

【解析】患者有停经史，现阴道大出血，血压下降。妇科检查可见胚胎组织堵塞宫颈口内，子宫大小小于停经周数，符合“不全流产”的诊断。且患者畏寒、发热、子宫压痛，白细胞数升高。符合“不全流产伴感染”的诊断。不全流产一旦确诊，应尽早清除宫腔内胚胎组织。有休克者应输血、输液抗休克同时实施清宫术，术后应用缩宫素和抗生素，以防止大出血和感染发生。故选A。

90.【答案】E

【解析】患者有停经史，妇科检查子宫稍大、附件包块，且β-HCG阳性，人流未见绒毛。符合“输卵管妊娠”的诊断。故选E。

91.【答案】E

【解析】患者风心病，心功能Ⅲ级，为妊娠禁忌证。因此在行输卵管妊娠手术治疗过程中，行患侧输卵管切除、正常输卵管结扎。故选E。

92.【答案】A

【解析】患者虽然为部分性前置胎盘，但宫口4cm，S+2，估计能在短时间内结束分娩，可在输血、输液的条件下人工破膜，破膜后胎头下降压迫前置胎盘部位而止血，并可促进子宫收缩加快产程。故选A。

93.【答案】B

【解析】孕妇诊断为“妊娠36周、前置胎盘”。现阴道出血多、血压下降，虽然宫口4cm，但S-2，估计短时间不能经阴道分娩，所以应该立即行剖宫产结束分娩。故选B。

94.【答案】D

【解析】孕妇无痛性阴道流血，宫颈着色，前置胎盘诊断的可能性大。而期待疗法适用于阴道流血量不多，全身情况良好，胎儿存活但体重<2kg，妊娠<34周的孕妇。目的是在保证孕妇安全的前提下，尽可能延长孕周，等待胎儿达到或接近足月以提高胎儿存活率。患者妊娠34周，少量阴道流血，可行可以期待疗法，适当给予宫缩抑制剂、镇静药、止血药及抗生素等药物。故选D。

95.【答案】C

【解析】前置胎盘患者禁止行肛诊、阴道检查。B型超声检查可清楚看到胎盘与宫颈口的关系，并能明确前置胎盘的类型。其方法简单可靠，且无损伤性，是目前最常用的诊断方法。故选C。

96.【答案】D

【解析】孕妇符合“孕39周，前置胎盘”的诊断。阴道流血多，出现失血性休克者，无论胎儿成熟与否，均应终止妊娠。患者无宫缩，估计短时间不能经阴道分娩，应立即行剖宫产结束分娩。故选D。

97.【答案】E

【解析】孕妇符合“孕33周，前置胎盘，臀位”的诊断。期待疗法适用于阴道流血量不多，全身情况良好，胎儿存活但体重<2000g，妊娠<34周的孕妇。患者妊娠33周，少量阴道流血，生命体征平稳，胎心好，可行期待疗

法，待胎儿成熟再决定分娩时机与方式。故选E。

98.【答案】C

【解析】妊娠期高血压疾病、慢性肾炎和慢性高血压是导致胎盘早剥的重要原因。患者血压升高，尿蛋白阳性。符合“子痫前期”的诊断。孕妇宫体呈持续收缩状态，坚硬如板，胎位不清、胎心弱。符合“胎盘早剥重度”的诊断。故选C。

99.【答案】D

【解析】孕妇有妊娠期高血压疾病病史，子宫呈强直性收缩、无间歇并呈板状硬，触痛明显，胎位无法触清，胎心消失。符合“Ⅱ度或Ⅲ度胎盘早剥”的诊断。现必须剖宫产终止妊娠。故选D。

100.【答案】D

【解析】硫酸镁毒性反应：①患者膝反射存在。②呼吸≥16次/分。③尿量≥17ml/h或≥400ml/24h。一旦出现硫酸镁中毒反应，立即静脉注射10%葡萄糖酸钙10ml解毒，宜在3分钟以上推完，必要时可每小时重复一次，直至呼吸、排尿和神经抑制恢复正常，但24小时内不超过8次。故选D。

101.【答案】B

【解析】参见第30题解析。患者血压160/110mmHg，尿蛋白5.0g/24h，有先兆子痫症状。符合“子痫前期重度”的诊断。故选B。

102.【答案】C

【解析】患者血压升高，有头痛、头晕症状，尿蛋白阳性。符合“妊娠38周、子痫前期重度”的诊断。OCT示频繁晚期减速，提示胎盘功能不良、胎儿缺氧。应考虑剖宫产终止妊娠。故选C。

103.【答案】E

【解析】患者血压升高，尿蛋白阳性，头痛剧烈，伴视物模糊、呕吐症状。符合“子痫前期重度”的诊断。孕妇现妊娠36周，胎心好。患者应住院观察治疗，积极处理，原则是镇静、解痉、有指征地降压、利尿、适时终止妊娠。故选E。

104.【答案】C

【解析】参见第101解析，产妇符合“子痫前期重度”的诊断。应积极处理，镇静、解痉。孕妇现妊娠38周已经足月，可以立即终止妊娠。故选C。

105.【答案】A

【解析】患者诊断为重度胎盘早剥，但宫口1cm，不可能立即经阴道分娩，必须剖宫产终止妊娠。故选A。

106.【答案】C

【解析】孕妇胎盘早剥，分度不清。现在胎心加快，若继续观察有可能胎儿宫内窘迫，且妊娠已经35周，胎儿出生存活概率较大，所以必须剖宫产终止妊娠。故选C。

107.【答案】D

【解析】患者虽然宫口开大4cm，但头S-2，短时间内不能经阴道分娩，且大出血，有休克征兆，应该立即行剖宫产结束分娩。故选D。

108.【答案】A

109.【答案】C

【解析】患者有停经史、阴道流血、腹痛、宫口开、有组织堵塞宫口，子宫大小与妊娠周数相符。符合“难免流产”的诊断。故选C。

110.【答案】B

【解析】患者白细胞总数增加，且附件有炎症。应该先行抗感染，再人流。故选B。

111.【答案】D

【解析】陈旧性宫外孕发生输卵管妊娠流产或破裂时，由于反复内出血形成盆腔血肿未吸收，时间长血肿可机化变硬，并与周围组织粘连形成包块。患者有停经史，下腹隐痛，现阴道少量流血。符合“陈旧性宫外孕”的诊断。故选D。

112.【答案】C

【解析】患者有停经史、尿HCG阳性、突发腹痛、休克体征、宫颈举痛阳性、附件包块。符合“输卵管妊娠破裂”的诊断。故选C。

113.【答案】C

【解析】孕妇妊娠30周，无痛性阴道流血，前置胎盘诊断的可能性大。B型超声检查可清楚看到胎盘与宫颈口的关系，并能明确前置胎盘的类型。故选C。

114.【答案】C

【解析】孕妇妊娠晚期发生无痛性阴道流血，符合“前置胎盘”的诊断。前置胎盘阴道流血多，出现失血性休克者，无论胎儿成熟与否，均应终止妊娠并应同时输血、补液纠正休克。故选C。

115.【答案】C

【解析】患者羊水多，破膜后放羊水也可能导致胎盘早剥。患者子宫呈强直性收缩、无间歇并呈板状硬，触痛明显，胎位无法触清，胎心消失。符合“Ⅱ度或Ⅲ度胎盘早剥”的诊断。此时应该行B型超声检查明确诊断。故选C。

116.【答案】D

117.【答案】D

118.【答案】A

【解析】难免流产阴道流血量增多，下腹部阵发性疼痛加剧或出现阴道流液（胎膜破裂）。妇科检查：宫颈口已扩张，有时可见胚胎组织堵塞宫颈口内，子宫大小与停经周数相符或稍小。故选A。

119.【答案】B

【解析】患者有不洁流产史，现在体温升高，白细胞增加，经抗感染治疗感染未控制。符合“流产合并感染”的诊断。应该积极控制感染，尽快清除宫腔残留组织。故选 B。

【A_3/A_4 型题】

120.【答案】D

【解析】据题意分析：患者停经 40 天+突发右下腹剧痛 4 小时伴头晕及肛门坠胀感及休克征+下腹部压痛及反跳痛（+），右侧为著，肌紧张不明显，移动性浊音（+），以及宫颈举痛，宫体稍大，右附件区触及有压痛的不规则包块，最可能的诊断是输卵管妊娠破裂，故选 D。

121.【答案】E

【解析】对于输卵管妊娠破裂疑有腹腔内出血的患者，经阴道后穹隆穿刺抽出暗红色不凝血，说明有血腹症存在，是一种简单可靠的诊断方法。故选 E。

122.【答案】A

【解析】对于生命体征不稳定或有腹腔内出血征象的输卵管妊娠破裂患者应首选手术治疗。故选 A。

123.【答案】D

【解析】复发性流产指同一性伴侣连续发生 3 次及以上的自然流产。患者有 3 次晚期自然流产史，现在妊娠 4 月余，又出现阴道流血、下腹下坠感。符合“复发性流产”的诊断。故选 D。

124.【答案】E

【解析】患者子宫符合孕周大小，宫口开大约 2cm，提示宫颈功能不全。宫颈功能不全者宜在妊娠 14~18 周之间行宫颈环扎术。故选 E。

125.【答案】C

【解析】患者妊娠 26 周，现在胎动停止 2 周，腹部不增大，B 超未见胎心。符合“死胎”的诊断。故选 C。

126.【答案】C

【解析】死胎在宫腔内停留太久能引起母体凝血功能障碍，所以患者需要行凝血功能检查。故选 C。

127.【答案】D

【解析】患者现在妊娠 26 周，但近 2 周未感到胎动，可以推断发生死胎 2 周，胎儿有 24 周大小，应该行中期妊娠引产术。故选 D。

128.【答案】E

129.【答案】A

【解析】患者阴道流血量增多，下腹部阵发性疼痛加剧。妇科检查：宫颈口已扩张，可见胚胎组织堵塞宫颈口内，子宫大小与停经周数相符。符合“难免流产”的诊断。故选 A。

130.【答案】A

【解析】难免流产一旦确诊，应尽早清除宫腔内胚胎组织。有休克者应输血、输液抗休克同时实施清宫术，术后应用缩宫素和抗生素，以防大出血和感染。故选 A。

131.【答案】B

132.【答案】C

【解析】现在检测阴道液体 pH，以明确是否发生胎膜早破。故选 C。

133.【答案】C

【解析】患者现在妊娠 4 月余，若发生胎膜早破，不可能继续妊娠，所以应该行引产术。故选 C。

134.【答案】B

【解析】患者有停经史，阴道流血不止伴腹痛，有组织排出。符合“不全流产”的诊断。故选 B。

135.【答案】A

【解析】B 型超声检查可以观察有无妊娠囊、妊娠囊形态及大小、有无胎心搏动，确定流产类型。故选 A。

136.【答案】A

【解析】不全流产一旦确诊，应尽早清除宫腔内胚胎组织。故选 A。

137.【答案】C

【解析】患者有停经史，不规则阴道流血，现突发腹痛、有休克症状。子宫正常大小、软，附件包块，且 β-HCG 阳性、后穹隆穿刺抽出不凝血。符合“输卵管妊娠破裂”的诊断。故选 C。

138.【答案】A

【解析】患者诊断明确，有休克征象，为了抢救生命，必须抗休克同时手术。故选 A。

139.【答案】C

【解析】患者有子宫、阴道畸形，B 超示宫腔内未见胎囊，但宫旁肿块有胚胎图像。符合“子宫残角妊娠”的诊断。故选 C。

140.【答案】B

【解析】胚胎于子宫残角内无法继续生长发育，所以应该切除子宫残角，以免再次妊娠时又发生子宫残角妊娠。故选 B。

141.【答案】D

【解析】孕妇有妊娠期高血压疾病病史，现在剧烈腹痛，呈持续性，阵发加重，伴阴道流血及尿蛋白，考虑诊断为胎盘早剥，其体征可有子宫呈强直性收缩、无间歇并呈板状硬，触痛明显，胎位无法触清，胎心消失。故选 D。

142.【答案】D

【解析】B 型超声检查可见胎盘与子宫壁之间出现边缘不清的液性低回声区，亦可明确胎儿情况。故选 D。

143.【答案】B

144.【答案】E

【解析】患者头胀、头痛、下肢水肿、血压升高，提示妊娠期高血压疾病。患者有休克表现，宫体呈持续收缩状态，坚硬如板，全腹有压痛，胎位不清、胎心异常。提示妊娠期高血压疾病致胎盘早剥，先兆子痫，并有死胎可能。故选 E。

145.【答案】A

146.【答案】C

【解析】患者重度胎盘早剥，且现在妊娠37周，必须剖宫产终止妊娠。故选C。

147.【答案】B

【解析】妊娠晚期或临产时发生无诱因、无痛性、反复阴道流血是前置胎盘的典型症状。故选B。

148.【答案】C

【解析】B型超声检查可清楚看到胎盘与宫颈口的关系，并能明确前置胎盘的类型。故选C。

149.【答案】E

【解析】前置胎盘应该减少刺激，避免增加腹压的动作，严禁肛查及阴道检查，以免诱发活动性出血；加强营养，给予高蛋白、高维生素及富含铁的食物。故选E。

150.【答案】B

【解析】患者晚期发生无诱因、无痛性、反复阴道流血。符合“前置胎盘”的诊断。前置胎盘时先露已衔接的可能性很小。故选B。

151.【答案】C

152.【答案】D

【解析】孕妇诊断“前置胎盘合并休克”现胎心加快。阴道流血多，出现失血性休克者，无论胎儿成熟与否均应终止妊娠。故选D。

【B_1型题】

153.【答案】B

【解析】凡在妊娠任何时期羊水量超过2000ml者，称为羊水过多。发生率为0.5%~1%。羊水量在数日内急剧增加，称为急性羊水过多；羊水增加缓慢，在较长时间内形成，称为慢性羊水过多。故选B。

154.【答案】E

【解析】妊娠晚期羊水量少于300ml者，称为羊水过少。发生率为0.4%~4%。故选E。

155.【答案】C

【解析】妊娠开始至38周前羊水量逐渐增至约1000ml，此后逐渐减少。妊娠足月羊水量约800ml，过期妊娠则减至300ml以下。故选C。

156.【答案】A

157.【答案】A

【解析】应用硫酸镁应该注意观察：①患者膝反射存在。②呼吸≥16次/分。③尿量≥17ml/h或≥400ml/24h。一旦出现硫酸镁中毒反应，立即静脉注射10%葡萄糖酸钙10ml解毒。故选A。

158.【答案】C

【解析】胎儿娩出后，孕妇腹部放置沙袋，以防腹压骤降而诱发心衰。要防止产后出血过多而加重心肌缺血，加重心衰。可静脉注射或肌内注射缩宫素10~20U，禁用麦角新碱，以防静脉压增高。故选C。

159.【答案】D

【解析】胎盘早剥内出血严重时，血液向子宫肌层内浸入，引起肌纤维的变性、分离、断裂，当血液渗透到子宫浆膜层时，子宫表面呈紫蓝色瘀斑，称为子宫胎盘卒中。此时子宫肌层被血液浸润，收缩力减弱，易造成产后出血。故选D。

160.【答案】B

【解析】胎盘绒毛植入于子宫肌层为胎盘植入。均可分为完全性或部分性。完全性胎盘粘连或植入时因胎盘未剥离而无出血；部分性胎盘粘连或植入时，已剥离面血窦开放，可发生大出血，甚至危及生命。故选B。

161.【答案】C

【解析】孕妇为胎盘早剥内出血表现。故选C。

162.【答案】B

【解析】妊娠晚期或临产时发生无诱因、无痛性、反复阴道流血是前置胎盘的典型症状。故选B。

163.【答案】A

【解析】胎盘早剥是妊娠期发生DIC最常见原因，约1/3伴有死胎患者可发生。故选A。

164.【答案】D

165.【答案】B

【解析】患者子宫大小小于妊娠月份。故选B。

166.【答案】C

167.【答案】E

168.【答案】A

【解析】稽留流产坏死退化的胎盘蜕膜释放凝血酶进入血液循环而引起弥散性血管内凝血。故选A。

169.【答案】B

【解析】不全流产患者阴道出血量多或持续不止，下腹部疼痛较重，出血过多可致休克。故选B。

170.【答案】D

第九章 妊娠合并内、外科疾病

【A_1型题】

1.【答案】C

【解析】心脏病不影响受孕。病情轻、心功能Ⅰ~Ⅱ级、无心力衰竭史、无其他并发症者可以妊娠。病情重、心功能≥Ⅲ级、有心力衰竭病史、严重心律失常、肺动脉高压、围生期心肌病遗留有心脏扩大、右向左分流型先天性心脏病、风湿热活动期、心脏病并发细菌性心内膜炎、急性心肌炎等情况不宜妊娠。年龄在35岁以上，心脏病病程较长者不宜妊娠。故选C。

2.【答案】D

【解析】早期心力衰竭征象：①轻微活动后即出现胸闷、心悸、气促。②休息时心率超过每分钟110次，呼吸超过每分钟20次。③夜间常因胸闷而坐起呼吸，或需到窗口呼吸新鲜空气。④肺底部出现少量持续性湿啰音，咳嗽后不消失。故选D。

3.【答案】D

4.【答案】A

【解析】分娩期为心脏负担最重的时期。第一产程宫缩增加了回心血量；第二产程腹压加大进一步使回心血量增加；第三产程胎盘娩出后，子宫收缩使子宫血窦内血液突然进入体循环，回心血量骤增也会增加心脏负担。故选A。

5.【答案】C

6.【答案】D

7.【答案】D

【解析】妊娠期心脏负担加重。妊娠期血容量增加，尤其在32~34周达到高峰，引起心排血量增加和心率增快，心脏工作量增大，导致心肌轻度肥大。妊娠晚期子宫增大，膈肌上升使心脏向上向左移位，大血管扭曲。以上因素均增加了心脏负担，易诱发心力衰竭。故选D。

8.【答案】B

【解析】风心病产妇处理原则如下。①第二产程：每10分钟测血压、脉搏、呼吸、心率各1次，每5~10分钟测胎心率1次，或者上述指标使用监护仪连续监测。避免产妇屏气使用腹压；采用阴道助产术尽量缩短第二产程；做好抢救新生儿的准备工作。②第三产程：胎儿娩出后，立即在腹部放置沙袋24小时，以防腹压骤降诱发心力衰竭。肌内或静脉注射缩宫素10~20U加强宫缩以预防产后出血，禁用麦角新碱，以防静脉压升高。出血多者，遵医嘱输血、补液，严格控制输液速度，防止急性肺水肿发生。③产后3天，尤其24小时内，仍是发生心衰的危险时期，产妇应继续卧床休息，并密切观察心率、呼吸、血压和体温等变化。④应用广谱抗生素预防感染至产后1周左右，无感染征象时停药。心功能Ⅲ级或以上者不宜哺乳。不宜再妊娠者，可在产后1周行绝育术。故选B。

9.【答案】A

10.【答案】A

【解析】心脏病产妇胎儿娩出后，立即在腹部放置沙袋24小时，以防腹压骤降诱发心力衰竭。故选A。

11.【答案】B

【解析】病毒性肝炎对妊娠的影响：①对孕产妇的影响：病毒性肝炎可使孕妇早孕反应加重，持续时间延长；妊娠期高血压疾病发生率增高；肝脏功能受损后，凝血因子合成减少，导致分娩时出血增多。妊娠合并肝炎与非妊娠期相比，易发展为重症肝炎。妊娠合并重型肝炎病死率可高达60%。②对围生儿的影响：妊娠早期感染肝炎病毒后，胎儿畸形发生率可增高2倍。妊娠晚期合并肝炎，容易早产、胎儿窘迫、死胎，新生儿死亡率增高。肝功能异常的孕产妇，围生儿死亡率高达46‰。故选B。

12.【答案】A

【解析】乙型肝炎母婴具体传播途径有：①宫内传播，可能与胎盘屏障受损或通透性增强引起母血渗漏有关。②产时传播，占母婴传播的40%~60%。胎儿通过产道时吞入含有HBV的母血、羊水、阴道分泌物，或子宫收缩使胎盘绒毛血管断裂，母血进入胎儿血液循环。③产后传播：可通过母乳及接触母体唾液传播。故选A。

13.【答案】E

14.【答案】E

15.【答案】B

【解析】肝脏功能受损后，凝血因子合成减少，导致分娩时出血增多。妊娠合并肝炎与非妊娠期相比，易发展为重症肝炎。妊娠合并重型肝炎病死率可高达60%。故选B。

16.【答案】D

【解析】非重型肝炎孕妇可以继续妊娠，但应加强监护；妊娠中、晚期尽量避免终止妊娠，避免手术、药物对肝脏的影响；分娩方式选择以产科指征为主；经阴道分娩者，做好输血准备，宫口开全后行阴道助产缩短第二产程，预防产后出血及感染。重型肝炎孕妇在积极治疗后24小时尽快结束分娩，以剖宫产方式为宜。终止妊娠前用维生素K预防出血及肝脏功能受损后，凝血因子合成减少，导致分娩时出血增多，故选D。

17.【答案】E

【解析】妊娠合并病毒性肝炎分娩期处理措施：①第一产程：允许家属陪伴，减少产妇的紧张、恐惧心理。鼓励产妇在宫缩间歇期休息，及时进食和排尿。专人守护，严密观察产程进展，勤听胎心率。分娩时将产妇置于隔离产房，注意消毒与隔离。②第二产程：采取阴道助产术缩短第二产程。正确保护会阴，避免软产道损伤。注意保护新生儿以减少产时母婴传播概率。严格遵守无菌技术操作规程，避免交叉感染。③第三产程：胎儿娩出后即可给予缩宫素肌内注射以促进子宫收缩，减少出血。协助胎盘胎膜娩出并检查是否完整，防止残留。仔细检查软产道，正确缝合会阴切口。准确评估阴道出血量。监测产妇的生命体征，发现异常及时处理。接触产妇的医疗用物用2000mg/L的含氯消毒液浸泡后按相关规定处理。故选E。

18.【答案】E

【解析】重型肝炎患者易发生胆道、腹腔、肺部等部位的细菌感染，可以有计划地逐步升级使用强有力的广谱抗生素。故选E。

19.【答案】B

20.【答案】D

【解析】病毒性肝炎孕妇有出血倾向者，静脉给予维生素K、氨甲苯酸等，必要时输新鲜血。故选D。

【A_2型题】

21.【答案】E

【解析】风湿性心脏病患者产后出血过多时，应及时输血、输液，注意输液速度不可过快。故选E。

22.【答案】D

【解析】经阴道分娩的双胎妊娠平均产后出血量≥500ml，与子宫过度膨胀致产后宫缩乏力及胎盘附着面积增大有关。故选D。

【A_3/A_4型题】

23.【答案】D

【解析】无皮肤损伤的瘙痒是绝大多数妊娠期肝内胆汁淤积症（ICP）患者的首发症状。约80%的患者在妊娠30周后出现，个别出现较早。瘙痒程度不一，常呈持续性，夜间加剧，严重者可致失眠。瘙痒多始于手掌和脚掌，逐渐向肢体近端延伸甚至可发展到面部。多于分娩后24～48小时缓解，少数在1周及以后缓解。患者有无诱因的皮肤瘙痒，无其他不适。以前有同样病史。符合“妊娠期肝内胆汁淤积症”的诊断。故选D。

24.【答案】C

【解析】血清总胆汁酸测定是诊断ICP最主要的实验室证据，也是判断病情严重程度和胎儿预后的重要指标。无诱因的皮肤瘙痒及血清TBA>10μmol/L可作为ICP的诊断依据；血清TBA≥40μmol/L提示病情较重。故选C。

25.【答案】E

【解析】HBsAg是HBV感染的特异性标志，滴度高低与传染性相关。故选E。

26.【答案】B

【解析】外周血血红蛋白<110g/L及血细胞比容<0.3，血清铁小于6.5μmol/L为妊娠期缺铁性贫血。产妇有头晕、乏力、食欲缺乏临床表现，且实验室检查符合缺铁性贫血条件。故选B。

27.【答案】B

【解析】当血红蛋白<100g/L时应补充铁剂。以口服铁剂为主，如硫酸亚铁0.3g或琥珀酸亚铁0.1g，3次/日，同时服用0.1～0.3g维生素C，以促进铁吸收。故选B。

28.【答案】A

【解析】经产妇，现妊娠35周，空腹血糖6.2mmol/L，尿糖（+），应诊断为妊娠糖尿病，对该患者最有意义的辅助检查是葡萄糖耐量试验，故选A。

29.【答案】E

【解析】患者经控制饮食2周后，空腹血糖仍高于正常。无应激试验无反应型提示胎儿功能储备能力降低。目前处理应全面评估胎儿状况进行胎儿生物物理评分，若胎儿有明显缺氧应及时终止妊娠。故选E。

30.【答案】E

【解析】糖尿病产妇的新生儿出生时应常规留脐血，进行血糖、胰岛素、胆红素、血细胞比容、血红蛋白、钙、磷镁的测定。均应按高危儿监护。故选E。

【B_1型题】

31.【答案】B

【解析】妊娠期因子宫增大膈肌抬高，心脏向左、上、前移位，更贴近胸壁，心尖搏动左移1～2cm，心浊音界稍扩大，心电图检查因心脏左移出现电轴轻微左偏。心脏移位使大血管轻度扭曲，加之血流量增加及血流速度加快，多数孕妇在心尖区可闻及Ⅰ～Ⅱ级柔和收缩期吹风样杂音，产后逐渐消失。故选B。

32.【答案】C

33.【答案】A

【解析】妊娠并早期心力衰竭征象：①轻微活动后即出现胸闷、心悸、气促。②休息时心率超过每分钟110次，呼吸超过每分钟20次。③夜间常因胸闷而坐起呼吸，或需到窗口呼吸新鲜空气。④肺底部出现少量持续性湿啰音，咳嗽后不消失。故选A。

34.【答案】B

【解析】有心力衰竭病史不宜妊娠。患者有心力衰竭病史，所以不宜妊娠。不宜妊娠者，在妊娠12周内行治疗性人工流产术。故选B。

35.【答案】E

【解析】对顽固性心力衰竭孕妇行剖宫取胎术。故选E。

36.【答案】C

【解析】心功能Ⅰ～Ⅱ级、胎儿不大、胎位正常、宫颈条件良好的孕妇，可在严密监护下行阴道分娩，采取阴道助产术缩短第二产程。患者一般情况良好，宫口开全，头S+3，能短时间经阴道分娩。故选C。

第十章　遗传咨询、产前筛查、产前诊断

【A_1 型题】

1.【答案】C

【解析】就咨询者提出的家庭中遗传性疾病发病原因、遗传方式、诊断、预后、复发风险率及防治等问题予以解答，对婚育问题提出医学建议，使咨询者对该遗传病有较全面了解。遗传咨询者可及时确定遗传性疾病患者和携带者，预测其生育后代患病风险，有助于减少遗传性疾病儿的出生，降低遗传性疾病的发生率，提高人群遗传素质和人口质量。故选 C。

2.【答案】D

【解析】咨询对象为遗传病高风险人群，主要包括：①夫妇双方或家系成员有某些遗传病或先天畸形者，曾生育过遗传疾病患儿或先天畸形的夫妇。②不明原因智力低下或先天畸形儿的父母。③有不明原因的反复流产或死胎、死产等情况的夫妇。④妊娠期接触不良环境因素以及患某些慢性疾病的孕妇。⑤常规检查或常见遗传病筛查发现异常者。⑥其他需咨询者，如婚后多年不育的夫妇，35 岁及以上的高龄孕妇。故选 D。

3.【答案】C

【解析】目前广泛应用产前筛查的疾病有唐氏综合征和神经管畸形。唐氏综合征筛查方法主要有孕妇的血清学检查和超声检查，必要时羊水穿刺检查。胎儿神经管畸形的筛查方法：①血清学筛查：绝大部分患者血清和羊水中的 AFP 水平增高，血清 AFP 可作为神经管畸形的筛查指标。筛查应在妊娠 14～22 周进行，阳性率为 3%～5%，敏感性至少 90%，阳性预测值为 2%～6%。②超声筛查：99% 的神经管畸形可通过妊娠中期超声检查确诊。故选 C。

4.【答案】E

【解析】产前诊断常用方法如下：①观察胎儿结构：利用超声、X 线检查、胎儿镜等观察胎儿的结构。②染色体核型分析：利用绒毛、羊水、胎儿细胞培养，检测胎儿染色体。③基因检测：利用 DNA 分子杂交、聚合酶链反应技术、限制性内切酶、原位荧光杂交等技术，检测胎儿基因的核苷酸序列，诊断胎儿基因疾病。④检测基因产物：通过对羊水、羊水细胞、绒毛细胞或血液进行蛋白质、酶和代谢产物检测，诊断胎儿神经管缺陷、先天性代谢性疾病。故选 E。

【B_1 型题】

5.【答案】D

6.【答案】B

【解析】先天性心脏病多无遗传背景。对有先天性心脏病分娩史的孕妇，妊娠 20～22 周应进行胎儿超声心动图检查。此期所有心脏结构均能通过超声检查，一旦发现异常，有足够时间终止妊娠。但部分心脏发育不良或闭锁等疾病可在妊娠晚期出现，因此在妊娠晚期应当复查。故选 B。

7.【答案】C

第十一章　异常分娩

【A_1 型题】

1.【答案】A

【解析】协调性宫缩乏力（低张性宫缩乏力）子宫收缩具有正常的节律性、对称性和极性，但收缩力弱。协调性宫缩乏力时由于宫腔内压力低，宫缩时产妇腹痛感不强，对胎儿也影响不大，但胎先露下降及子宫颈口扩张速度缓慢。由于宫缩乏力，较多的手术干预和并发产伤等，产后宫缩乏力影响胎盘剥离、娩出和子宫壁的血窦关闭，容易引起产后出血。协调性宫缩乏力容易造成胎先露下降缓慢，使产程延长，增加手术产和胎儿损伤的可能性。故选 A。

2.【答案】D

【解析】一般情况下初产妇在预产期前 1～2 周胎头已经衔接，若骨盆入口狭窄时，即使临产胎头仍未入盆。故选 D。

3.【答案】E

【解析】从宫口扩张 3cm 开始至宫口开全称活跃期。故选 E。

4.【答案】D

【解析】进入活跃期后，宫口不再扩张达 4 小时以上，称活跃期停滞。故选 D。

5.【答案】C

【解析】不协调性子宫收缩乏力：调节宫缩以恢复子宫收缩的极性和对称性，可遵医嘱肌内注射哌替啶 100mg 或静脉推注地西泮 10mg。故选 C。

6.【答案】A

【解析】①人工破膜：宫口扩张≥3cm、无头盆不称、胎头已经衔接者，可行人工破膜。破膜后胎头可直接紧贴子宫下段，引起反射性子宫收缩，加速产程进展。②缩宫素静脉滴注：适用于协调性宫缩乏力、宫口扩张≥3cm、胎心良好、胎位正常、头盆相称者。

一般将缩宫素2.5U加于生理盐水500ml内，从4~5滴/分开始，根据宫缩强弱进行调整，调整间隔为15~30分钟，每次增加4~5滴/分为宜，最大给药剂量通常不超过60滴/分。对于不敏感者，可酌情增加缩宫素剂量。缩宫素静脉滴注过程中，必须专人守护并随时记录，严密观察血压、宫缩、胎心率及产程进展情况。若10分钟内宫缩≥5次、宫缩持续1分钟以上或胎心率异常，应立即停止缩宫素滴注。故选A。

7.【答案】D

【解析】临产后由于胎臀不能紧贴子宫颈反射性加强宫缩，常出现宫缩乏力和产程延长，手术产可能性增多，故B是错误的。骶右前位时，胎臂的粗隆间衔接于骨盆入口右斜径，故A是错误的。胎臂进入盆腔，有胎便是正常现象，故C错误。臀位易发生脐带脱垂，故不宜灌肠，故D错误。故选D。

8.【答案】D

【解析】缩宫素静脉滴注适用于协调性宫缩乏力、宫口扩张≥3cm、胎心良好、胎位正常、头盆相称者。故选D。

9.【答案】A

【解析】因胎先露部下降受阻，子宫呈强直性或痉挛性收缩，子宫体部肌肉增厚变短，子宫下段肌肉变薄拉长，在两者之间形成环状凹陷，并逐渐上升达脐平或脐上，压痛明显，称为病理性缩复环。故选A。

10.【答案】D

【解析】髂棘间径：孕妇取仰卧位，双下肢伸直，测量两髂前上棘外缘之间的距离，正常值为23~26cm。中骨盆平面为骨盆最小平面，呈前后径长的纵椭圆形，其前方为耻骨联合下缘，两侧为坐骨棘，后方为骶骨下端，有两条径线：①中骨盆前后径，即耻骨联合下缘中点通过两侧坐骨棘连线中点至骶骨下端间的距离，正常值平均11cm。②中骨盆横径，也称坐骨棘间径，指两坐骨棘间的距离，是中骨盆平面最短的径线，正常值平均10cm，径线长短与胎先露内旋转关系密切，若胎头双顶径不能通过此径线将发生难产。故选D。

11.【答案】B

【解析】均小骨盆骨盆外形仍属正常女型骨盆，但骨盆入口、中骨盆及骨盆出口平面均狭窄，每个平面径线均小于正常值2cm或更多。多见于身材矮小、体型匀称的妇女。故选B。

12.【答案】E

【解析】坐骨结节间径与出口后矢状径之和<15cm，难以经阴道分娩，应行剖宫产术。故选E。

13.【答案】E

14.【答案】C

【解析】女性型骨盆：入口呈横椭圆形，髂骨翼宽浅，入口横径较前后径稍长，耻骨弓较宽，两侧坐骨棘间径≥10cm。故选C。

15.【答案】A

【解析】相对性骨盆狭窄、轻度头盆不称、估计胎儿体重小于3kg者，可在严密监护下试产。故选A。

16.【答案】D

17.【答案】A

【解析】初产妇臀位胎儿偏大时多选择剖宫产结束分娩，经产妇或初产妇胎儿小可行臀位助产分娩。横位足月活胎不能经阴道分娩，需要择期剖宫产。持续性枕后位/持续性枕横位可在阴道助产中协助转成枕前位娩出。面先露、额先露者常需要剖宫产结束分娩。故选A。

18.【答案】A

【A_2型题】

19.【答案】A

【解析】协调性宫缩乏力子宫收缩具有正常的节律性、对称性和极性，但收缩力弱。表现为宫缩频率<2次/10分，持续时间短，间歇期长且不规律。患者胎头已经位于棘下，第一产程进展好，但由于宫缩乏力，导致第二产程延长。故选A。

20.【答案】C

【解析】若宫口开全，胎头已经位于棘下，骨盆测量正常，估计可经阴道分娩，应及时采取加强宫缩的措施。故选C。

21.【答案】B

【解析】产妇宫缩好，产程进展佳，现在行阴道检查排除骨产道异常后可以经阴道分娩。故选B。

22.【答案】E

【解析】骨盆入口平面狭窄Ⅱ级为相对性狭窄，对角径10.0~11.0cm（入口前后径8.5~9.5cm），此时需要经过试产后才能决定是否可以阴道分娩。患者对角径11.0cm，为相对性狭窄，现在产妇虽然产力正常，但胎头高浮，宫口2cm，阴道分娩不可能，应该尽快剖宫产。故选E。

23.【答案】E

24.【答案】C

【解析】进入活跃期后，宫口不再扩张达4小时以上，称活跃期停滞。产妇宫口4cm，进入活跃期，但4.5小时宫口扩展无进展，为活跃期停滞。故选C。

25.【答案】C

【解析】臀位臀小于头，后出头困难，易发生胎膜早破、脐带脱垂、胎儿窘迫、新生儿产伤等并发症，围生儿死亡率是枕先露的3~8倍。现发现产妇脐带脱垂，应该立即结束分娩，以免发生死产。因为宫口已经开全，所以立即行臀牵引术。故选C。

26.【答案】C

【解析】产妇为初产妇，临产

10小时，宫口开大4cm，跨耻征阳性，可以诊断头盆不称。头盆不称或产力异常至无法经阴道分娩或导致胎儿宫内窘迫的产妇尽快剖宫产。故选C。

27.【答案】D

【解析】产妇胎头拨露，因胎儿窘迫需缩短第二产程，尽快结束分娩者，可以行会阴侧切、胎头吸引助产分娩。故选D。

28.【答案】E

【A_3/A_4型题】

29.【答案】B

【解析】持续性枕后位/持续性枕横位为宫口近开全时，胎头的矢状缝仍在母亲骨盆的斜径或横径上。产妇宫口7cm，但胎头的矢状缝仍在母亲骨盆的横径上，枕骨在母体右侧。为持续性枕横位。故选B。

30.【答案】C

【解析】产妇有子宫病理性缩复环、胎心率改变、血尿及下腹压痛，这是先兆子宫破裂的四大表现。故选C。

31.【答案】A

【解析】先兆子宫破裂必须立即剖宫产。故选A。

32.【答案】A

33.【答案】A

【B_1型题】

34.【答案】E

【解析】骨盆出口平面狭窄：以坐骨结节间径及骨盆出口后矢状径狭窄为主。按狭窄程度可分为3级：Ⅰ级为临界性狭窄，坐骨结节间径7.5cm，坐骨结节间径加出口后矢状径<15cm；Ⅱ级为相对性狭窄，坐骨结节间径6.0~7.0cm，坐骨结节间径加出口后矢状径12.0~14.0cm；Ⅲ级为绝对性狭窄，坐骨结节间径≤5.5cm，坐骨结节间径加出口后矢状径≤11.0cm。故选E。

35.【答案】B

【解析】漏斗骨盆：骨盆入口各径线值正常，两侧骨盆壁向内倾斜，状似漏斗。其特点是中骨盆及骨盆出口平面均明显狭窄，使坐骨棘间径、坐骨结节间径缩短，耻骨弓角度<90°，坐骨结节间径与出口后矢状径之和<15cm。故选B。

36.【答案】A

【解析】从临产规律宫缩至宫口扩张3cm称为潜伏期。初产妇潜伏期正常约需8小时，最大时限16小时，超过16小时称潜伏期延长。故选A。

37.【答案】D

【解析】从宫口扩张3cm开始至宫口开全称活跃期。初产妇活跃期一般约需4小时，最大时限8小时，超过8小时称活跃期延长。故选D。

38.【答案】C

【解析】进入活跃期后，宫口不再扩张达4小时以上称活跃期停滞。故选C。

39.【答案】E

【解析】第二产程达1小时胎头下降无进展称第二产程停滞。故选E。

40.【答案】B

【解析】第二产程中如初产妇超过2小时（硬膜外麻醉无痛分娩时以超过3小时为标准），称第二产程延长。故选B。

41.【答案】C

【解析】原发性宫缩乏力：指产程一开始就出现宫缩乏力，表现为宫口不能如期扩张，胎先露部不能如期下降，产程延长。故选C。

42.【答案】D

【解析】继发性宫缩乏力：指产程开始后子宫收缩正常，随着产程进展，在产程的某一个时间段子宫收缩转弱，出现产程进展缓慢甚至停滞。故选D。

43.【答案】A

【解析】协调性宫缩乏力（低张性宫缩乏力）：子宫收缩具有正常的节律性、对称性和极性，但收缩力弱。表现为宫缩频率<2次/10分，持续时间短，间歇期长且不规律。故选A。

44.【答案】B

【解析】不协调性宫缩乏力（高张性宫缩乏力）：子宫收缩的极性倒置，子宫收缩节律不协调，宫缩时宫腔内压力高，宫缩间歇期子宫壁也不完全松弛。故选B。

45.【答案】C

【解析】胎头下降延缓：活跃期晚期至宫口开全，胎头下降速度<1.0cm/h。故选C。

46.【答案】A

【解析】活跃期延长：从宫口扩张3cm开始至宫口开全称活跃期。目前国际上倾向于将宫口扩张4cm作为活跃期的起点。初产妇活跃期一般约需4小时，最大时限8小时，超过8小时为活跃期延长。故选A。

第十二章　分娩期并发症

【A_1型题】

1.【答案】D

【解析】产时胎心率异常：是急性胎儿窘迫的重要表现。早期可表现为胎心代偿性加快>160次/分，严重缺氧时胎心率<110次/分。胎儿电子监护可出现多发性晚期减速、重度变异减速，

胎心率<100次/分，基线变异≤5次/分，伴频繁晚期减速提示胎儿严重缺氧，可随时死于宫内。胎动异常：初期胎动频繁，继而减弱、减少，甚至消失。羊水胎粪污染：不是胎儿窘迫的征象，需结合胎儿监护进行评估。出现羊水胎粪污染，如胎心监护正常，不需特殊处理；如胎心监护异常，存在宫内缺氧，会引起胎粪吸入综合征，造成胎儿不良结局。胎动减少或消失：胎动减少为胎儿缺氧的重要表现，应予警惕，临床常见胎动消失24小时后胎心消失。孕妇尿雌三醇值检测：用于评估胎儿胎盘单位功能，正常值>15mg/24h。故选D。

2.【答案】C

【解析】产后出血指胎儿娩出后24小时内失血量超过500ml，剖宫产时超过1000ml，是分娩期严重并发症之一，其发病率为2%~3%，居我国产妇死亡原因之首。故选C。

3.【答案】D

【解析】羊水进入母体血液循环，其有形成分可直接形成栓子，经肺动脉进入肺循环阻塞小血管，肺小血管阻塞，反射性刺激迷走神经，使肺小血管痉挛，引起肺动脉高压。另外羊水中抗原成分引起变态反应，反射性引起肺内小血管痉挛，也可导致肺动脉压力升高。肺动脉高压可引起急性右心衰，继而呼吸循环衰竭。故选D。

4.【答案】D

5.【答案】D

【解析】双胎妊娠第二个胎儿娩出后立即使用宫缩剂，并使其作用维持到产后2小时以上。故选D。

6.【答案】D

【解析】羊水栓塞一经发现，立即紧急处理。重点是解除肺动脉高压，缓解低氧血症，纠正呼吸、循环衰竭；抗过敏、抗休克；防止DIC和肾衰竭。在第二产程发生者可根据情况经阴道助产。故选D。

7.【答案】D

【解析】胎儿娩出后，胎盘未及时娩出，并伴有大量阴道出血，应考虑胎盘因素，因此胎盘娩出后应该仔细检查胎盘、胎膜是否完整，特别留意胎儿面有无血管断裂，确定有无副胎盘残留。故选D。

8.【答案】E

【解析】胎儿电子监护可出现多发性晚期减速、重度变异减速，胎心率<100次/分，基线变异≤5次/分，伴频繁晚期减速提示胎儿严重缺氧，可随时死于宫内。早期减速一般发生在第一产程后期，由于宫缩时胎头受压引起，不受孕妇体位或吸氧而改变。故选E。

9.【答案】D

【解析】病理性缩复环常见于产程长、有梗阻性难产因素（如头盆不称）的产妇。故选D。

10.【答案】A

【解析】胎儿娩出后，怀疑有胎盘滞留，立即宫腔检查，若胎盘已经完全剥离但未排出，可一手按摩子宫，另一手牵拉脐带协助胎盘排出；若胎盘部分剥离可行人工剥离胎盘术；如怀疑胎盘植入，应考虑手术切除子宫；若是胎盘残留，则可行刮宫术或钳刮术；胎盘粘连可行人工剥离胎盘术。故选A。

11.【答案】E

【解析】胎儿电子监护可出现多发性晚期减速、重度变异减速，胎心率<100次/分，基线变异≤5次/分，伴频繁晚期减速提示胎儿严重缺氧，可随时死于宫内。故选E。

【A_2型题】

12.【答案】D

【解析】分娩过程中，因阴道助产、胎儿过大、急产等因素可导致软产道撕裂，引起产后出血。软产道损伤症状是胎儿娩出后，立即出现大量、持续阴道流血，呈鲜红色。患者总产程少于3小时，为急产。患者胎儿娩出后立即出现大量、持续、鲜红色阴道流血，但胎盘胎膜娩出完整，符合软产道损伤的表现。故选D。

13.【答案】C

【解析】患者胎盘娩出后仔细检查胎盘、胎膜，发现有血管断裂，确定有副胎盘残留。胎盘部分残留可影响子宫收缩，导致产后出血。故选C。

14.【答案】C

【解析】产妇宫口开全，头棘下2cm，但羊水重度污染，胎心加快，提示胎儿宫内窘迫。现因胎儿宫内窘迫需缩短第二产程，尽快结束分娩者，所以行产钳助产。故选C。

15.【答案】D

【解析】患者有产钳史，胎儿娩出后阴道大量鲜血流出，且患者子宫收缩好，符合软产道损伤的表现。目前患者急性失血，血压偏低，应建立静脉通路，积极补液，同时缝合损伤的软产道。故选D。

16.【答案】D

【解析】产妇胎心监测晚期减速，pH 7.16，提示胎儿宫内窘迫，现宫口4~5cm，无法立即阴道分娩，宜行剖宫产。故选D。

【A_3/A_4型题】

17.【答案】C

【解析】产妇肛门坠胀有便意，考虑血肿或肠线穿过直肠。故选C。

18.【答案】C

【解析】缝合后检查阴道内及会阴伤口有无活动性出血，行肛门指诊以了解有无缝线穿过直肠黏膜或阴道壁血肿。如无异常，取出阴道内带尾纱条。故选C。

19.【答案】A

【解析】子宫肌纤维病变如子宫肌瘤或子宫畸形，可影响子宫产后正常收缩。产妇产后软产道无裂伤，胎盘胎膜完整，但子宫收缩欠佳，产后出血多，产妇又有子宫肌瘤病史。符合子宫收缩乏力的表现。故选A。

20.【答案】C

【解析】子宫收缩乏力处理原则：加强子宫收缩，是迅速有效的止血方法。具体有：①按摩子宫：有单手按摩子宫法、双手腹壁按摩子宫法、腹部-阴道双手按摩子宫法。②合理应用宫缩剂：缩宫素10U加入生理盐水500ml中静脉滴注，必要时缩宫素10U直接注射于宫体；缩宫素无效时，尽早使用前列腺素类药物。③无菌纱条填塞宫腔局部止血，24小时后取出，取出前应先静脉滴注缩宫素。填塞纱条过程中应预防性使用抗生素，警惕感染发生。④对于子宫收缩乏力、前置胎盘及DIC等引起的严重持久的产后出血，可采取结扎盆腔血管、栓塞髂内动脉或子宫动脉。⑤难以控制危及产妇生命的出血可切除子宫。故选C。

21.【答案】D

【解析】边缘性前置胎盘为胎盘边缘附着于子宫下段、不超越宫颈内口。其初次出血多发生在妊娠晚期或临产后，出血量少。产妇妊娠40周，无痛性阴道流血，宫口未见胎盘组织，提示边缘性前置胎盘。故选D。

22.【答案】C

【解析】羊水栓塞表现为在分娩过程中，尤其破膜不久，产妇突然出现寒战、恶心、呕吐、呛咳、烦躁不安、气促等症状，继而出现呼吸困难、抽搐、昏迷等，迅速进入休克状态，严重时产妇仅惊叫一声或打一哈欠后呼吸心搏骤停，于数分钟内死亡。产妇度过第一阶段后，即进入凝血功能障碍阶段，表现为阴道流血不止、手术切口、针眼渗血等，有时可出现呕血、便血、血尿等，严重者可死于失血性休克。经抢救存活的产妇因DIC导致肾缺血、缺氧引起肾组织损害，进入少尿、无尿等肾衰竭阶段。患者临床表现符合上述表现，故选C。

23.【答案】E

【B_1型题】

24.【答案】D

【解析】羊水栓塞在分娩过程中，尤其破膜不久，产妇突然出现寒战、恶心、呕吐、呛咳、烦躁不安、气促等症状，继而出现呼吸困难、抽搐、昏迷等呼吸功能障碍症状。故选D。

25.【答案】D

【解析】Ⅲ度胎盘早剥胎盘剥离面积超过1/2，临床症状较Ⅱ度更重，突然剧烈腹痛，可伴有恶心、呕吐、面色苍白、出冷汗、血压下降等休克表现。休克程度与母血丢失成比例，而与阴道出血量不成正比。子宫常大于孕周，宫体呈持续收缩状态，坚硬如板，全腹有压痛，胎位不清、胎心异常或消失。故选D。

26.【答案】D

【解析】子宫不协调性收缩使宫颈内口附近肌肉痉挛性收缩，导致胎盘嵌顿于宫腔。故选D。

27.【答案】C

【解析】第三产程过早挤压子宫或牵拉脐带，引起胎盘剥离不全都能使血窦不能关闭而导致出血。故选C。

28.【答案】E

【解析】胎盘绒毛植入于子宫肌层为胎盘植入。均可分为完全性或部分性。完全性胎盘粘连或植入时因胎盘未剥离而无出血；部分性胎盘粘连或植入时，已剥离面血窦开放，可发生大出血，甚至危及生命。故选E。

第十三章　产褥期并发症

【A_1型题】

1.【答案】C

【解析】产褥病率指分娩24小时以后到10日内，每日用口温表测量体温4次，间隔时间4小时，有2次≥38℃。产褥病率主要由产褥感染引起，也可由生殖道以外的感染，如急性乳腺炎、泌尿系统感染、上呼吸道感染、血栓性静脉炎等原因引起。故选C。

2.【答案】A

【解析】产褥感染指分娩期及产褥期生殖道受病原体侵袭，引起局部或全身感染。寄生于正常孕妇生殖道或其他部位的病原体，多数并不致病，当孕妇抵抗力降低或因分娩后产道有创面等感染诱因出现时可致病。孕期及产褥期生殖道内寄生大量需氧菌、厌氧菌、假丝酵母菌、衣原体及支原体等，以厌氧菌为主。故选A。

3.【答案】C

【A_2型题】

4.【答案】C

【解析】盆腔栓塞静脉炎于产后1~2周多见，表现为寒战、高热并反复发作。若为下肢血栓静脉炎，病变多在股静脉、腘静脉及大隐静脉，表现为弛张热，下肢持续性疼痛，局部静脉压痛或触及硬索条状物，血液回流受阻引起下肢水肿，皮肤发白，称“股白肿”。病变轻时无明显阳性体征，彩色超声多普勒检查可协助诊断。产妇产后1周寒战、高热、左下肢持续性疼痛，符合“血栓性静脉炎”的诊断。故选C。

5.【答案】B

【解析】病原体经胎盘剥离面侵入，扩散到子宫蜕膜层称为子宫内膜炎；侵及子宫肌层称子宫肌炎，两者常伴发。患者临床表现为发热、恶露增多有臭味、下腹痛及压痛等。符合“子宫内膜炎及子宫肌炎”的诊断。故选B。

【A_3/A_4型题】

6.【答案】D

【解析】子宫病理性缩复环、胎心率改变、血尿及下腹压痛是先兆子宫破裂的四大表现。患者只有宫体压痛，无其他症状。不符合“先兆子宫破裂”的诊断。故选D。

7.【答案】D

【解析】患者胎心慢，有晚期减速，提示胎儿宫内窘迫，因此不能静脉滴注缩宫素促进阴道分娩，应该尽早剖宫产终止妊娠。故选D。

8.【答案】E

【解析】感染性血栓脱落进入血液循环，可形成迁徙性脓肿，如肺、脑、肾脓肿或肺栓塞；产妇可出现持续寒战、高热等全身中毒症状及感染性休克症状，可危及产妇生命。患者临床表现符合上述表现，所以诊断为“脓毒血症及败血症”。而脓毒血症及败血症抗休克同时行子宫切除术。故选E。

【B_1型题】

9.【答案】B

10.【答案】C

第十四章　女性生殖系统炎症

【A_1型题】

1.【答案】A

【解析】正常情况下有需氧菌及厌氧菌寄居于阴道内，形成正常阴道菌群。正常阴道内乳酸杆菌占优势，在维持阴道正常菌群中起关键作用。故选A。

2.【答案】B

【解析】细菌性阴道病首选方案是甲硝唑400mg，口服，2次/日，共7日；或甲硝唑阴道栓（片）200mg，阴道上药，1次/日，共7日。妊娠期用甲硝唑需采取知情选择原则，哺乳期选择局部用药，无须常规治疗性伴侣。故选B。

3.【答案】C

【解析】孕妇、糖尿病患者、长期使用抗生素、激素及免疫抑制剂者最易感染假丝酵母菌；肥胖、穿紧身化纤内裤、偏嗜甜食、性交过频等因素均与外阴阴道假丝酵母菌病（VVC）发病有关。故选C。

4.【答案】B

【解析】根据流行情况、临床表现、微生物学、宿主情况，VVC可分为单纯性VVC和复杂性VVC，单纯性VVC宿主免疫功能正常，复杂性VVC免疫功能低下或应用免疫抑制剂或未控制糖尿病、妊娠。单纯性VVC真菌种类为白假丝酵母菌，复杂性VVC为非白假丝酵母菌。妊娠合并VVC不能口服用药。故选B。

5.【答案】A

【解析】阴道内糖原增多，酸度增高，最适应于病菌大量繁殖而引起炎症。VVC目前不主张阴道灌洗，因反复灌洗会破坏阴道正常的酸碱平衡。故选A。

6.【答案】C

【解析】萎缩性阴道炎症状主要为阴道分泌物增多及外阴瘙痒、灼热感。阴道分泌物稀薄，呈淡黄色，严重者呈脓血性白带。由于阴道黏膜萎缩，可伴有性交痛。如炎症侵犯尿道，可伴有尿频、尿痛等泌尿系统症状。妇科检查见阴道呈老年性改变，上皮萎缩、菲薄，皱襞消失，上皮变平滑。阴道黏膜充血，常伴有小出血点，严重者可出现浅表小溃疡。故选C。

7.【答案】E

8.【答案】B

【解析】绝经后阴道pH为5~7，嗜酸性的乳杆菌不再为优势菌，局部抵抗力降低。萎缩性阴道炎治疗应该增加阴道抵抗力，给予雌激素制剂是主要治疗方法，可局部使用雌三醇软膏涂抹，口服雌激素制剂，维持2~3个月，必要时用性激素替代治疗。故选B。

9.【答案】D

【解析】阴道毛滴虫能吞噬精子，可致不孕。故选D。

10.【答案】B

【解析】生理情况下，雌激素使阴道上皮增生变厚并富含糖原，增加对病原体的抵抗力，阴道乳杆菌可使糖原分解为乳酸，维持正常阴道的酸性环境（pH4~5），可抑制其他病原体的生长繁殖称为阴道自净作用。故选B。

11.【答案】D

【解析】输卵管黏膜上皮细胞的纤毛向子宫腔方向摆动以及输卵管的蠕动，均有利于阻止病原体的侵入。故选D。

12.【答案】D

【解析】阴道灌洗可破坏正常阴道的酸性环境，使其他病原体生长繁殖。故选D。

13.【答案】D

【解析】萎缩性阴道炎主要为阴道分泌物增多及外阴瘙痒、灼热感。阴道分泌物稀薄，呈淡黄色，严重者呈脓血性白带。故选D。

14.【答案】C

15.【答案】C

16.【答案】A

【解析】盆腔炎性疾病诊断标准的附加标准应该是体温超过38.3℃（口表）。故选A。

17.【答案】D

【解析】盆腔炎性疾病诊断标准的特异标准应该是腹腔镜检查发现盆腔炎性疾病征象。故选D。

18.【答案】B

【解析】细菌性阴道病的诊断包括：①阴道分泌物为均匀一致的稀薄白带。②阴道 pH > 4.5。③氨试验阳性。④线索细胞阳性。故选B。

19.【答案】D

20.【答案】B

【解析】盆腔炎性疾病手术可根据情况选择经腹手术或腹腔镜手术。故选B。

21.【答案】A

22.【答案】D

【解析】宫颈炎病原体主要为：①性传播疾病病原体，如淋病奈瑟菌、沙眼衣原体。②内源性病原体，如支原体感染及细菌性阴道病等。故选D。

23.【答案】C

24.【答案】A

【解析】①急性子宫内膜炎和急性子宫肌炎：子宫内膜充血、水肿，镜下可见大量炎细胞浸润，严重者内膜坏死、脱落形成溃疡。子宫内膜炎可向深部播散形成子宫肌炎。②急性输卵管炎、输卵管积脓、输卵管卵巢脓肿：急性输卵管炎主要由化脓菌引起，轻者输卵管仅有轻度充血、肿胀、略增粗；重者输卵管明显增粗、弯曲，纤维素性脓性渗出物增多，造成与周围组织粘连。卵巢很少单独发生炎症，白膜是良好的防御屏障，卵巢常与发炎的输卵管伞端粘连而发生卵巢周围炎，称输卵管卵巢炎，习称附件炎。③急性盆腔腹膜炎：盆腔内器官发生严重感染时，往往蔓延到盆腔腹膜，使腹膜充血、水肿，并有少量含纤维素的渗出液，形成盆腔脏器粘连。④急性盆腔结缔组织炎：内生殖器急性炎症时，病原体经淋巴管进入盆腔结缔组织而引起结缔组织充血、水肿及中性粒细胞浸润。以宫旁结缔组织炎最常见，局部增厚，边界不清，以后向两侧盆壁浸润，若组织化脓则形成盆腔腹膜外脓肿，可自发破入直肠或阴道。⑤败血症及脓毒血症：当病原体毒性强、数量多、患者抵抗力降低时，常发生败血症。⑥肝周围炎：是指肝包膜炎症，无肝实质损害，淋病奈瑟菌及衣原体感染均可引起。临床表现为继下腹痛后出现右上腹痛，或下腹疼痛与右上腹疼痛同时出现。⑦如果急性盆腔炎治疗不彻底，或患者体质较差病程迁延，可能发生一系列后遗症，即盆腔炎性疾病后遗症。主要病理改变为输卵管增粗、阻塞，输卵管积水、输卵管卵巢囊肿，当形成慢性盆腔结缔组织炎时，局部纤维组织增生、变硬，可使子宫粘连固定。故选A。

25.【答案】E

【解析】滴虫阴道炎不适宜全身用药者可选择阴道局部给药，但疗效低于口服用药。对于复发患者提倡全身和局部联合用药。故选E。

26.【答案】C

【解析】异位内膜在卵巢皮质内生长、反复周期性出血，形成单个或多个大小不一的囊肿，直径多在5cm左右，最大可达20cm，称为卵巢子宫内膜异位囊肿，因其内含似巧克力样黏稠陈旧血性液体，故又称为卵巢巧克力囊肿，其不是急性生殖器炎症后表现。故选C。

27.【答案】E

28.【答案】D

【解析】阴道平时闭合，阴道前后壁紧贴；阴道分泌物中的乳铁蛋白、溶菌酶，可抑制细菌侵入子宫内膜；阴道中的乳酸菌维持正常阴道的酸性环境，抑制其他病原体生长，成为阴道自净作用。故选D。

29.【答案】B

【解析】萎缩性阴道炎卵巢功能衰退，雌激素水平明显低于正常，阴道黏膜萎缩变薄，上皮细胞内糖原含量减少，阴道内 pH 增高，嗜酸性乳杆菌不再成为优势菌，局部抵抗力弱，杀灭致病菌能力降低，其他致病菌容易繁殖或侵入引起炎症。此外，不注意外阴的清洁卫生，营养不良等，也易患此病。手术切除双侧卵巢、盆腔放疗后而致卵巢功能丧失、长期哺乳等均可引起萎缩性阴道炎。故选B。

30.【答案】D

【解析】滴虫阴道炎传播途径如下：①直接传播：经性交途径直接传播。②间接性传播：经公共浴室、浴巾、坐式便器、内衣裤及各种卫生用具等间接传播；还可通过污染的器械及敷料传播。

故选D。

31.【答案】C

【解析】盆腔炎后遗症：①有低热、疲乏感，下腹隐痛，腰骶部酸痛、肛门坠胀等慢性盆腔疼痛。②月经前后或性交后症状常加重。③易发生异位妊娠。④可有月经失调或经量增多、痛经及经期延长等，常伴有不孕症。⑤查体子宫常呈后倾后屈，活动受限或粘连固定。⑥盆腔炎性疼痛反复发生。故选C。

32.【答案】C

【解析】如果急性盆腔炎治疗不彻底，或患者体质较差病程迁延，可能发生一系列后遗症，即盆腔炎性疾病后遗症。主要病理改变为输卵管增粗、阻塞，输卵管积水、输卵管卵巢囊肿，当形成慢性盆腔结缔组织炎时，局部纤维组织增生、变硬，可使子宫粘连固定。故选C。

【A_2型题】

33.【答案】C

【解析】患者白带增多，分泌物黏液脓性，性交后出血。妇科检查见宫颈黏膜外翻，符合“急性宫颈炎”的诊断。急性宫颈炎以抗生素药物治疗为主。故选C。

34.【答案】A

【解析】患者典型增多的稀薄泡沫状白带及外阴瘙痒，符合“滴虫阴道炎”的诊断。其治疗：甲硝唑200mg口服，每日3次，7天为1疗程；对初次感染患者单次口服甲硝唑2g，可收到同样效果。故选A。

35.【答案】C

【解析】患者主要表现为阴道分泌物增多，有鱼腥臭味。妇科检查分泌物为灰白色，稀薄、均匀一致。发现线索细胞，符合“细菌性阴道病”的诊断。故选C。

36.【答案】B

【解析】患者消瘦、下腹疼痛，伴发热，体温38～40℃。妇科检查子宫两侧触及包块且压痛明显。符合“盆腔炎后遗症输卵管、卵巢囊肿”的诊断。盆腔炎后遗症输卵管、卵巢囊肿药物治疗无效者、患者中毒症状严重者可手术治疗以免脓肿破裂，对于可疑脓肿破裂者需立即开腹探查。故选B。

37.【答案】B

【解析】内生殖器急性炎症时，病原体经淋巴管进入盆腔结缔组织而引起结缔组织充血、水肿及中性粒细胞浸润。以宫旁结缔组织炎最常见，局部增厚，边界不清，以后向两侧盆壁浸润，若组织化脓则形成盆腔腹膜外脓肿，可自发破入直肠或阴道导致急性盆腔结缔组织炎。患者有不孕史，现寒战、高热、下腹痛，附件区压痛，白细胞增加。符合“急性盆腔结缔组织炎”的诊断。故选B。

【A_3/A_4型题】

38.【答案】B

【解析】患者人流后出现高热、腹痛等症状+宫颈脓性分泌物，宫颈举痛，子宫及附件有压痛明显等体征+白细胞及中性粒细胞显著增高，符合急性盆腔炎的诊断，故选B。

39.【答案】B

【解析】对急性盆腔炎的治疗最有价值的辅助检查项目是病原体检查，据此选择敏感抗生素以利迅速控制感染，故选B。

40.【答案】B

【解析】留取标本前24~48小时避免性交、阴道灌洗或局部用药，取分泌物时窥器不涂润滑剂，分泌物取出后应及时送检并注意保暖，否则滴虫活动减弱，造成辨认困难。故选B。

41.【答案】C

【解析】患者典型增多的稀薄泡沫状白带及外阴瘙痒。妇科检查见阴道黏膜充血，有散在出血斑点。符合“滴虫阴道炎”的诊断。故选C。

42.【答案】B

【解析】参见第34题解析。故选B。

43.【答案】C

【解析】患者人流术后下腹痛伴发热，有阴道分泌物增多。妇科检查：宫颈管内有大量脓性臭味分泌物；宫颈举痛；宫体增大，有压痛，活动受限。符合“急性盆腔腹膜炎”的诊断。故选C。

44.【答案】C

【解析】盆腔炎性疾病以抗生素治疗感染为主，辅以支持疗法、中药、理疗等。抗生素治疗以广谱、及时和个体化为原则。根据细菌培养和药敏试验选择细菌敏感抗生素。抗生素应用要求达到足量，注意毒性反应。故选C。

【B_1型题】

45.【答案】C

【解析】急性盆腔腹膜炎：盆腔内器官发生严重感染时，往往蔓延到盆腔腹膜，使腹膜充血、水肿，并有少量含纤维素的渗出液，形成盆腔脏器粘连。故选C。

46.【答案】D

【解析】急性盆腔结缔组织炎：内生殖器急性炎症时，病原体经淋巴管进入盆腔结缔组织而引起结缔组织充血、水肿及中性粒细胞浸润。以宫旁结缔组织炎最常见，局部增厚，边界不清，以后向两侧盆壁浸润，若组织化脓则形成盆腔腹膜外脓肿，可自发破入直肠或阴道。故选D。

47.【答案】B

【解析】女性不孕的病因包括以下几点。①输卵管性不孕：包括感染、子宫内膜异位症、输卵管结核、输卵管绝育术后等。其中输卵管炎症是最常见的病因。②排卵障碍导致的不孕。③免疫性不孕。④不明原因的不孕。故选 B。

48.【答案】C

【解析】急性宫颈炎妇科检查见宫颈充血、水肿，有脓性分泌物从宫颈管流出，宫颈触痛，触之易出血是阴道脓血性分泌物最常见的病因。故选 C。

49.【答案】B

【解析】急性盆腔炎子宫多后倾、后屈，活动受限或粘连固定。一侧或两侧宫旁有片状增厚、压痛，宫骶韧带常增粗、变硬，有触痛。输卵管积水或输卵管卵巢囊肿时，盆腔一侧或两侧可触及活动受限的囊性肿物。故选 B。

50.【答案】E

【解析】卵巢巧克力囊肿时可以出现经期周期性下腹痛和附件区肿块。故选 E。

51.【答案】C

52.【答案】A

【解析】滴虫能吞噬精子，可致不孕。故选 A。

53.【答案】B

【解析】阴道内糖原增多，酸度增高，最适应于病菌大量繁殖而引起炎症。孕妇、糖尿病患者、长期使用抗生素、激素及免疫抑制剂者最易感染假丝酵母菌；肥胖、穿紧身化纤内裤、偏嗜甜食、性交过频等因素均与外阴阴道假丝酵母菌病有关。故选 B。

54.【答案】A

55.【答案】A

【解析】该患者为滴虫阴道炎，该病不适宜全身用药者可选择阴道局部用甲硝唑，但疗效低于口服用药。故选 A。

56.【答案】D

【解析】该患者特点符合外阴阴道假丝酵母菌病。局部用药：首选阴道用药，用咪康唑栓剂 400mg，每晚 1 次，共 3 日；或咪康唑栓剂 200mg，每晚 1 次，共 7 日；或克霉唑栓剂 500mg，单次用药；或克霉唑栓剂 100mg，每晚 1 次，共 7 日；或制霉菌素栓剂 10 万 U，每晚 1 次，共 14 日。故选 D。

57.【答案】E

【解析】多数急性宫颈炎患者无临床自觉症状。少数患者可出现阴道脓性分泌物增多，分泌物刺激可引起外阴瘙痒及灼热感，也可有性交后出血等症状，此外，还可有泌尿道症状，如尿急、尿频、尿痛。妇科检查见宫颈充血、水肿，有脓性分泌物从宫颈管流出，宫颈触痛，触之易出血。故选 E。

58.【答案】A

【解析】轻者症状轻微或无明显症状。常见症状为下腹痛伴发热，有阴道分泌物增多；重者可有高热、寒战、头痛、食欲缺乏。病程时间较长者可能出现神经衰弱症状，如失眠、精神不振、全身不适等。盆腔炎性疾病后遗症会出现不孕、异位妊娠和慢性盆腔痛。妇科检查：子宫多后倾、后屈，活动受限或粘连固定。一侧或两侧宫旁有片状增厚、压痛，宫骶韧带常增粗、变硬，有触痛。输卵管积水或输卵管卵巢囊肿时，盆腔一侧或两侧可触及活动受限的囊性肿物。血白细胞增加。故选 A。

59.【答案】A

60.【答案】C

【解析】假丝酵母菌为机会致病菌，其繁殖、致病取决于宿主的抵抗力及阴道内环境的变化，当女性机体抵抗力降低及阴道内生态平衡失调时，假丝酵母菌由酵母相转为致病的菌丝相，侵袭组织而致病。故选 C。

第十五章　女性生殖器官肿瘤

【A_1 型题】

1.【答案】E

【解析】宫颈癌 Ⅰ A1 期为间质浸润深度≤3mm，宽度≤7mm。故选 E。

2.【答案】C

【解析】经量增多及经期延长为子宫肌瘤最常见症状，多见于较大肌壁间肌瘤和黏膜下肌瘤。故选 C。

3.【答案】E

【解析】较大的浆膜下肌瘤或肌壁间肌瘤使子宫增大超过 3 个月妊娠大小时，可在下腹扪及包块；若黏膜下肌瘤脱出至阴道内或阴道外口，患者可有阴道内异物感，并可触及肿物。故选 E。

4.【答案】C

【解析】子宫黏膜下肌瘤的临床表现：①白带增多。②不孕。③继发性贫血。④月经改变。为最常见的症状，表现为月经周期缩短，经量增多，经期延长，不规则阴道流血等。故选 C。

5.【答案】B

【解析】子宫肌瘤患者长期经量增多可继发贫血，出现乏力、心悸等症状。故选 B。

6.【答案】E

【解析】黏膜下和引起宫腔变形的肌壁间肌瘤可以引起不孕或流产。故选 E。

7.【答案】D

【解析】子宫肌瘤红色样变多见于妊娠期或产褥期，是一种特殊类型的肌瘤坏死。但采取保守治疗通常可以缓解。故选 D。

8.【答案】E

【解析】子宫肌瘤肉瘤样变少见，见于绝经后妇女，其伴有疼痛和阴道出血。故选E。

9.【答案】E

【解析】子宫内膜癌是发生于子宫内膜的一组上皮性恶性肿瘤，以腺癌为主。本病多见于老年女性，是女性生殖系统三大恶性肿瘤之一，占女性生殖道恶性肿瘤的20%~30%，近年来发病率在世界范围内有上升趋势。故选E。

10.【答案】E

【解析】子宫内膜癌发病可能与长期持续的雌激素刺激有关，易发生在肥胖、高血压、糖尿病、不孕或不育及绝经延迟的妇女，约20%患者有家族史。故选E。

11.【答案】E

【解析】宫颈癌与HPV感染、性生活紊乱、性生活过早（≤16岁）、慢性宫颈炎、性传播疾病、经济状况低下、吸烟、口服避孕药和免疫抑制有关。故选E。

12.【答案】C

13.【答案】E

【解析】子宫内膜癌镜下可见5种病理类型，即内膜样腺癌、腺癌伴鳞状上皮分化、浆液性癌、黏液性癌和透明细胞癌。其中以内膜样腺癌最常见，占80%~90%。故选E。

14.【答案】B

【解析】分段诊断性刮宫是目前诊断子宫内膜癌最常用、最有价值的方法。先环刮宫颈管，后探宫腔，再搔刮宫腔内膜，标本分瓶做好标记，送病理检查。其目的是鉴别子宫内膜癌和子宫颈管腺癌，也可明确子宫内膜癌是否累及宫颈管，为制订治疗方案提供依据。故选B。

15.【答案】D

16.【答案】A

【解析】手术治疗为子宫内膜癌首选治疗方法。Ⅰ期患者行筋膜外全子宫切除及双侧附件切除术，必要时行盆、腹腔淋巴结切除或取样。故选A。

17.【答案】A

18.【答案】A

【解析】卵巢恶性肿瘤早期常无症状，肿瘤生长迅速，出现症状时往往已属晚期，主要表现为腹胀、腹水、腹部包块和胃肠道症状，症状轻重取决于肿瘤大小、位置、侵犯邻近器官程度、有无并发症及肿瘤的组织学类型。当肿瘤向组织浸润或压迫神经，可引起腹痛、腰痛或下肢疼痛；压迫盆腔静脉，可出现水肿；晚期呈明显消瘦、贫血等恶病质表现。妇科检查可在直肠子宫陷凹处扪及质硬的结节或肿块，表面凹凸不平，固定，与子宫分界不清，有时可在腹股沟、腋下或锁骨上扪及肿大的淋巴结。故选A。

19.【答案】D

【解析】卵巢纤维瘤多见于中年妇女。多为单侧，中等大小，表面光滑或结节状，切面灰白色，实性，坚硬。1%~5%纤维瘤患者可伴有腹水或胸腔积液，称梅格斯综合征，手术切除肿瘤后胸腔积液、腹水自行消失。故选D。

20.【答案】A

【解析】卵巢肿瘤蒂扭转为常见妇科急腹症，好发于瘤蒂较长、活动度大、中等大小、重心偏于一侧的肿瘤，如成熟畸胎瘤。常在体位突然改变或妊娠期、产褥期子宫大小和位置改变时发生蒂扭转。发生急性扭转后，肿瘤可发生坏死、破裂和继发感染。典型症状为体位改变后，突然发生一侧下腹剧痛，常伴恶心、呕吐甚至休克。盆腔检查可触及压痛的肿块，以蒂部最明显。故选A。

21.【答案】B

【解析】盆腔B型超声检查可了解肿瘤的部位、大小、形态、性质和来源。临床诊断符合率>90%，对直径≤1~2cm的实性肿瘤不易测出。彩色多普勒超声扫描可测定卵巢肿瘤的血流信号，有助于诊断。故选B。

22.【答案】A

【解析】卵巢浆液性囊腺瘤约占卵巢良性肿瘤的25%，为最常见的卵巢肿瘤。多为单侧，球形囊性感，大小不等，表面光滑，囊内充满淡黄色清亮液体。故选A。

23.【答案】B

【解析】卵巢恶性肿瘤以手术治疗为主，化疗是主要的辅助治疗方法。晚期患者主要行肿瘤细胞减灭术，目的是切除所有原发灶，尽可能切除转移灶。故选B。

24.【答案】D

25.【答案】D

26.【答案】B

【解析】卵巢无性细胞瘤好发于青春期及生育期妇女，中度恶性。颗粒细胞瘤是最常见的功能性肿瘤；成人型颗粒细胞瘤占95%，属低度恶性肿瘤，好发于45~55岁妇女。卵泡膜细胞瘤常与颗粒细胞瘤合并存在，良性，多为单侧，大小不一，实性，质地较硬，表面光滑；由于可分泌雌激素，故有女性化作用；恶性卵泡膜细胞瘤较少见，预后较卵巢上皮性癌好。常见的库肯勃瘤是一种特殊的卵巢转移性腺瘤，其原发部位在胃肠道；镜下见典型的印戒细胞，能产生黏液，故又称印戒细胞癌；其恶性程度高，预后极差。卵黄囊瘤又称内胚窦瘤，较罕见，好发于儿童和青少年；恶性程度高，生长迅速，易发生早期转移，预后差，但对化疗十分敏感。故选B。

27.【答案】A

【解析】浆液性囊腺癌为最常见的卵巢恶性肿瘤，占卵巢上皮性癌的75%。多为双侧，囊实性相间，体积较大，呈结节状或分叶状，灰白色，囊壁有乳头生长，囊液混浊。肿瘤生长速度快，预后差，5 年生存率仅 20%～30%。故选 A。

28.【答案】C

29.【答案】E

【解析】蒂扭转为卵巢肿瘤最常见的并发症，约 10% 卵巢肿瘤并发蒂扭转。故选 E。

30.【答案】E

31.【答案】D

【解析】在原始鳞-柱交接部和生理性鳞-柱交接部之间形成的区域称为移行带区，也称转化区，是宫颈癌的好发部位。故选 D。

32.【答案】D

【解析】宫颈 CIN Ⅲ级包括重度异型和原位癌。镜下见上皮全层细胞发生病变，细胞核异常增大，核分裂象多，细胞排列紊乱，极性消失。故选 D。

33.【答案】C

【解析】宫颈癌转移途径主要为直接蔓延和淋巴转移，血行转移较少见，直接蔓延最常见。①直接蔓延：癌组织直接侵犯邻近器官和组织，常向下累及阴道壁，少数向上经子宫颈管累及宫腔，向两侧扩散到宫颈旁和阴道旁组织，甚至延伸至骨盆壁；晚期可向前、后蔓延侵犯膀胱、直肠。②淋巴转移：癌灶局部浸润后浸入淋巴管形成瘤栓，随淋巴液引流进入局部淋巴结，在淋巴管内扩散。③血行转移：较见少，晚期可转移至肺、肝或骨骼等。故选 C。

34.【答案】D

35.【答案】D

【解析】宫颈癌早期病例应采用宫颈细胞学检查和/或高危型 HPV-DNA 检测、阴道镜检查及宫颈活组织检查的“三阶梯检查法”，宫颈癌确诊依据为活组织检查。故选 D。

36.【答案】B

【解析】宫颈癌的预后与临床期别、病理类型等密切相关，有淋巴结转移者预后差。故选 B。

37.【答案】C

【解析】宫颈癌阴道流血常表现为接触性出血，即性交或妇科检查后阴道流血，量少。也可表现为不规则阴道流血，或经量增多、经期延长。老年患者可出现绝经后不规则阴道流血。随着病灶扩大，阴道流血量可逐渐增多，一旦病灶侵蚀大血管，可导致阴道大流血，甚至危及生命。故选 C。

38.【答案】A

39.【答案】D

40.【答案】D

【解析】子宫内膜癌治疗口服醋酸甲羟孕酮 200～400mg/d；己酸孕酮 500mg，肌内注射每周两次。长期使用可有水、钠潴留，水肿，药物性肝炎等不良反应，停药后即可恢复。故选 D。

41.【答案】B

【A_2 型题】

42.【答案】B

【解析】患者不规则出血，阴道有脱出物，“子宫黏膜下肌瘤”的可能性大，可以手术摘除并送病理检查，以明确诊断。黏膜下肌瘤可经阴道或宫腔镜切除，术后有 50%左右复发。故选 B。

43.【答案】B

【解析】肌瘤可压迫输卵管或改变宫腔形状，引起不孕或流产。患者有习惯性流产史，且 B 超提示肌壁间肌瘤。患者年轻，有生育要求，所以应行肌瘤剜除术。肌瘤剜除术适用于希望保留生育功能的患者，可经腹或经腹腔镜下切除肌瘤。故选 B。

44.【答案】B

【解析】子宫肌瘤红色样变多见于妊娠期或产褥期，是一种特殊类型的肌瘤坏死，患者可有剧烈腹痛伴恶心、呕吐、发热，白细胞数增加，检查发现肌瘤迅速增大、压痛。本产妇临床表现和妇科检查符合“妊娠合并子宫肌瘤红色样变”的诊断。故选 B。

45.【答案】B

【解析】宫颈活组织检查是确诊宫颈上皮内瘤变最可靠方法。任何肉眼可见病灶均应做单点或多点活检。若无明显病变时，应在阴道镜引导下，选择转化区的 3 点、6 点、9 点、12 点处取 4 点组织进行活组织检查，或在碘试验不着色区，取多处组织进行活检。必要时还应搔刮宫颈管，将刮出物送病理检查，以避免漏诊。故选 B。

46.【答案】A

【解析】子宫内膜癌Ⅰ期为肿瘤局限于子宫体。患者宫颈未侵犯，腹腔液未见癌细胞。符合“子宫内膜癌Ⅰ期”的诊断。手术治疗为首选治疗方法。Ⅰ期患者行筋膜外全子宫切除及双侧附件切除术，必要时行盆、腹腔淋巴结切除或取样。故选 A。

47.【答案】D

48.【答案】D

【解析】子宫内膜癌Ⅱ期为肿瘤侵犯宫颈间质，但无宫体外蔓延。患者宫颈被侵犯。符合“子宫内膜癌Ⅱ期”的诊断。Ⅱ期患者行改良广泛性子宫切除术、双侧附件切除术及盆腹腔淋巴结切除术。故选 D。

49.【答案】E

【解析】卵巢蒂扭转为常见妇科急腹症，好发于瘤蒂较长、活动度大、中等大小、重心偏于一侧的肿瘤，如成熟畸胎瘤。常在体位突然改变或妊娠期、产褥期子宫大小和位置改变时发生蒂扭转。患者附件区见一拳头大小包块，重心不均，容易发生蒂扭转。故选 E。

50.【答案】D

【解析】妊娠合并卵巢肿瘤的处理原则：早期妊娠发现肿瘤者可以等待至妊娠12周后手术，以免引起流产；妊娠晚期发现者可以等待至妊娠足月行剖宫产，同时切除肿瘤。患者妊娠8周，良性肿瘤可能性大，可以待1个月后手术治疗。故选D。

51.【答案】B

【解析】卵巢肿瘤发生急性扭转后，肿瘤可发生坏死、破裂和继发感染。典型症状为体位改变后，突然发生一侧下腹剧痛，常伴恶心、呕吐甚至休克。盆腔检查可触及压痛的肿块，以蒂部最明显。患者的表现符合“卵巢肿瘤蒂扭转”的诊断。故选B。

52.【答案】C

【解析】卵巢颗粒细胞瘤好发于45~55岁妇女。肿瘤能分泌雌激素，青春期前患者可出现性早熟，生育年龄患者出现月经紊乱，绝经后妇女则有子宫内膜增生过长，甚至发生子宫内膜癌变。肿瘤表面光滑，圆形或卵圆形，多为单则，实性或部分囊性，大小不一。患者56岁，绝经后阴道出血，附件区扪及囊性肿物，子宫内膜呈腺囊性增生。符合“卵巢颗粒细胞瘤”的诊断。故选C。

53.【答案】B

【解析】库肯勃瘤是特殊的卵巢转移性腺瘤，其原发部位在胃肠道。镜下见典型的印戒细胞，能产生黏液。患者胃部不适，月经不规则，双附件区实行包块。高度怀疑“库肯勃瘤”的诊断。故选B。

54.【答案】C

【解析】卵巢内胚窦瘤好发于儿童和青少年。恶性程度高，生长迅速。肿瘤多为单侧，圆形或卵圆形，切面部分囊性质脆。瘤细胞可产生甲胎蛋白（AFP），测定患者血清中AFP浓度可作为诊断和治疗监测时的重要指标。患者17岁，下腹包块生长迅速，血性腹水，AFP阳性。符合“卵巢内胚窦瘤”的诊断。故选C。

55.【答案】B

【解析】卵巢成熟畸胎瘤多为单侧，中等大小，表面光滑，壁厚，囊性但张力较大，囊内充满油脂和毛发，有时可见牙齿和骨质。患者右侧附件见囊性肿物、活动，腹部平片见肿物有钙化点。符合“成熟畸胎瘤”的诊断。故选B。

56.【答案】A

【解析】卵巢纤维瘤多见于中年妇女。多为单侧，中等大小，表面光滑或结节状，切面灰白色，实性，坚硬。1%~5%纤维瘤患者可伴有腹水或胸腔积液。患者48岁，附件区扪及实性肿物，腹水、胸腔积液。符合“卵巢纤维瘤”的诊断。故选A。

57.【答案】D

58.【答案】B

【解析】宫颈癌$Ⅱ_B$为有宫旁浸润，但未达盆壁。患者左侧宫旁组织厚硬。符合“宫颈癌ⅡB期”的诊断。故选B。

59.【答案】D

【解析】患者阴道穹隆部有浸润，但未及盆壁。符合“宫颈癌$Ⅱ_B$期”的诊断。放射治疗适用于各期宫颈癌患者。主要用于有手术禁忌证、年老或晚期不能手术以及术后需做补充治疗的患者。故选D。

60.【答案】A

61.【答案】C

【解析】约20% CINⅡ会发展为CINⅢ，5%发展为浸润癌。故所有CINⅡ和CINⅢ均需要治疗。治疗方法可选择激光、冷冻、电熨等物理治疗，或者行宫颈锥切术，包括宫颈环形电切术（LEEP）和冷刀锥切术。LEEP采用环型钨丝电极，通过热效应切除病变宫颈，创面电凝止血，术后3~6个月随访一次。故选C。

62.【答案】A

【解析】患者诊断与第61题一致，但处理方式不一样，上题患者29岁，有生育要求；本题患者50岁，无生育要求。故选A。

63.【答案】D

【解析】本题患者也合并其他系统疾病，不能手术，所以选择放疗。故选D。

64.【答案】A

【A_3/A_4型题】

65.【答案】A

【解析】据题例分析：患者宫颈光滑可排除宫颈癌。盆底可触及多个质硬结节，左侧附件区可触及包块，约6cm×5cm大小，呈囊实性，界限不清。腹部膨隆，移动性浊音（+），应考虑卵巢肿瘤腹腔转移。因此腹水查癌细胞，血肿瘤标志物检测，B超检查以明确诊断，消化道内镜检查用于排除转移性卵巢肿瘤（库肯勃瘤）。故A项宫腔镜检查对卵巢肿瘤意义不大。

66.【答案】C

【解析】80%卵巢上皮性癌患者血清CA125水平显著升高，90%以上患者CA125水平与病程进展相关。若患者检查示CA125 1260U/ml，最可能的诊断是卵巢上皮性癌，故选C。

67.【答案】D

【解析】卵巢上皮性癌对化疗较敏感，即使已有广泛转移也能取得一定疗效。故选D。

68.【答案】C

【解析】经量增多及经期延长为子宫肌瘤最常见症状，多见于较大肌壁间肌瘤和黏膜下肌瘤。妇科检查：较大的浆膜下肌瘤或肌壁间肌瘤使子宫增大超过3个月妊娠大小时，可在下腹扪及包块。患者经量多，妇科检查子宫增大、凹凸不平。符合“多发性子宫肌瘤”的诊断。故选 C。

69.【答案】D

【解析】子宫肌瘤手术治疗适应证：月经过多而致严重贫血，药物治疗无效；腹痛严重或蒂扭转引起的急性腹痛；肿瘤引起压迫症状；证实肌瘤导致反复流产或不孕；疑有肌瘤恶变者，则需手术治疗。常用的手术方式有：①肌瘤切除术：适用于希望保留生育功能的患者，可经腹或经腹腔镜下切除肌瘤；黏膜下肌瘤可经阴道或宫腔镜切除，术后有50%左右复发。②子宫切除术：疑有肌瘤恶变，且不需要保留生育功能的患者，可行子宫切除术。患者40岁，无生育要求，且为多发性子宫肌瘤，可行子宫切除术。故选 D。

70.【答案】A

【解析】盆腔 B 型超声检查可了解肿瘤的部位、大小、形态、性质和来源。临床诊断符合率>90%，对直径≤1cm 的实性肿瘤不易测出。彩色多普勒超声扫描可测定卵巢肿瘤的血流信号，有助于诊断。故选 A。

71.【答案】A

【解析】成熟畸胎瘤多为单侧，中等大小，表面光滑，壁厚，囊性但张力较大，囊内充满油脂和毛发，有时可见牙齿和骨质。患者 B 超示肿块有强光团，且 LDH 升高。符合“成熟畸胎瘤”的诊断。故选 A。

72.【答案】C

【解析】卵巢良性肿瘤根据患者年龄、有无生育要求、肿瘤大小、对侧卵巢情况决定手术范围。常采用腹腔镜下或开腹行肿瘤剥除术、患侧附件切除术，绝经后女性宜行全子宫及双侧附件切除术。患者年轻，且良性肿瘤的可能性大，可以行肿块单纯切除术，术中送病检。故选 C。

73.【答案】E

74.【答案】D

【解析】宫颈癌ⅢB 期为肿瘤扩展到骨盆壁和/或累及阴道下1/3 和/或引起肾盂积水或肾无功能。患者宫旁浸润达盆腔。符合“宫颈癌ⅢB期”的诊断。故选 D。

75.【答案】D

【解析】放射治疗适用于各期宫颈癌患者。主要用于有手术禁忌证、年老或晚期不能手术以及术后需做补充治疗的患者。故选 D。

76.【答案】B

【解析】宫颈癌ⅠA1 期为间质浸润深度≤3mm、宽度≤7mm。患者宫颈间质浸润深度<3mm。符合“宫颈癌ⅠA1 期”的诊断。故选 B。

77.【答案】E

【解析】宫颈癌ⅠA1 期多主张行全子宫切除术，对要求保留生育功能的年轻患者，可在充分沟通的前提下行宫颈锥形切除术，术后定期随访。故选 E。

78.【答案】B

【解析】宫颈癌ⅠA2 期为间质浸润深度>3mm 至≤5mm，宽度≤7mm。患者癌细胞突破基底膜3~5mm。符合“宫颈癌ⅠA2期”的诊断。故选 B。

79.【答案】D

【解析】宫颈癌ⅠA2 期至ⅡA2期原则上行广泛性子宫切除术及盆腔淋巴结切除术，必要时采取新辅助化疗后再行手术。故选 D。

80.【答案】B

【B_1 型题】

81.【答案】A

【解析】子宫肌瘤小且无明显症状或已接近绝经期的妇女一般不需要治疗，每3~6个月随访一次。故选 A。

82.【答案】D

【解析】患者子宫肌瘤体积大，无生育要求，可行子宫切除术。故选 D。

83.【答案】E

【解析】疑有肌瘤恶变，且不需要保留生育功能的患者，可行子宫切除术加双侧附件切除术。故选 E。

84.【答案】C

85.【答案】C

【解析】宫颈癌Ⅱ期为肿瘤侵犯宫颈间质，但无宫体外蔓延。故选 C。

86.【答案】B

【解析】宫颈癌Ⅰ期为肿瘤局限于子宫体。故选 B。

87.【答案】D

【解析】宫颈癌ⅢA为肿瘤累及浆膜层和/或附件。故选 D。

88.【答案】E

【解析】宫颈癌$Ⅳ_A$为肿瘤侵犯膀胱和/或直肠黏膜。故选 E。

89.【答案】B

90.【答案】A

91.【答案】E

92.【答案】D

【解析】1%~5%卵巢纤维瘤患者可伴有腹水或胸腔积液，称梅格斯综合征。故选 D。

93.【答案】A

94.【答案】B

95.【答案】C

96.【答案】D

97.【答案】C

【解析】卵巢恶性肿瘤主要以直接蔓延、腹腔种植及淋巴转移为主要转移途径，血行转移较少见。故选 C。

98.【答案】E

【解析】绒毛膜癌主要的播散方式为血行转移，最常发生肺转移，其次可发生阴道、脑、肝、肾及消化道转移。

99.【答案】B

【解析】黄素囊肿在滋养细胞疾病中出现。由于滋养细胞显著增生，产生大量HCG，刺激卵巢颗粒细胞及卵泡膜细胞，使之过度黄素化所致，直径约10cm，多为双侧，表面光滑，一般无手术指征。故选E。

100.【答案】E

【解析】滤泡囊肿是卵泡在发育过程中，因停滞致不成熟或成熟但不排卵、卵泡液潴留而形成。囊壁薄，滤泡液清，一般自然消退。故选E。

101.【答案】E

【解析】内胚囊瘤可分泌甲胎蛋白（AFP），故血清AFP浓度明显升高。内胚囊瘤生长迅速，易早期转移，预后差。故选E。

102.【答案】D

103.【答案】C

【解析】支持细胞-间质细胞瘤也称睾丸母细胞瘤，罕见，多发生于40岁以下妇女。常为单侧、较小、实性，表面光滑。肿瘤具有男性化作用，能分泌雄激素，少数无内分泌功能或呈现女性化。故选C。

104.【答案】A

【解析】库肯勃瘤镜下见典型的印戒细胞，能产生黏液，故又称印戒细胞癌。其恶性程度高，预后极差。故选A。

105.【答案】C

【解析】宫颈癌ⅡB期为有宫旁浸润，但未达盆壁。故选C。

106.【答案】A

【解析】宫颈癌ⅠA期为肉眼未见癌灶，仅为镜下浸润癌。故选A。

107.【答案】B

【解析】宫颈癌ⅡA期为病灶侵犯阴道上2/3，无明显宫旁浸润。故选B。

108.【答案】D

【解析】宫颈癌ⅢA期为肿瘤累及阴道下1/3，没有扩展到骨盆壁。故选D。

109.【答案】E

【解析】宫颈癌ⅣA期为肿瘤侵犯邻近的盆腔器官。故选E。

110.【答案】C

【解析】早期病例应采用宫颈细胞学检查和/或高危型HPV-DNA检测、阴道镜检查及宫颈活组织检查的“三阶梯检查法”，宫颈癌确诊依据为活组织检查。故选C。

111.【答案】A

112.【答案】D

【解析】宫颈癌ⅠB期原则上行广泛性子宫切除术及盆腔淋巴结切除术，必要时采取新辅助化疗后再行手术。故选D。

113.【答案】E

【解析】宫颈癌ⅠA_2期原则上行改良性子宫切除术及盆腔淋巴结切除术，必要时采取新辅助化疗后再行手术。故选E。

114.【答案】A

【解析】宫颈癌是最常见的妇科恶性肿瘤，高发年龄为30～55岁，严重威胁广大妇女的生命健康。故选A。

115.【答案】E

【解析】由于卵巢位于盆腔深部，体积小，无法直接扪及和窥视，导致早期病变不易发现。卵巢恶性肿瘤一旦发现时，往往已属晚期，其治疗效果和预后不佳，死亡率居妇科恶性肿瘤之首，已成为严重威胁妇女生命和健康的主要肿瘤。故选E。

116.【答案】D

117.【答案】A

【解析】政府高度重视宫颈癌的普查、普治工作，大力开展宫颈细胞学筛查，使宫颈癌及CIN得以早期发现、早期诊断和早期治疗，晚期宫颈癌的发病率和死亡率明显下降。故选A。

第十六章　妊娠滋养细胞疾病

【A_1型题】

1.【答案】C

【解析】由于葡萄胎迅速增长及宫腔内积血，约半数患者子宫质软、大于停经月份，并伴有HCG水平异常增高；少部分患者因水泡状物退行性变，子宫大小与停经月份相符或小于停经月份。故选C。

2.【答案】B

【解析】绒毛膜癌多继发于葡萄胎，也可继发于流产、足月产或异位妊娠后，恶性程度高，早期即可通过血行转移。故选B。

3.【答案】D

【解析】超声检查是诊断葡萄胎敏感可靠的检查。完全性葡萄胎可见子宫大于妊娠月份，无胎心搏动，宫腔内充满不均质密集状回声，呈“落雪状”或“蜂窝状”，子宫动脉血流丰富，但未侵及子宫肌层，常可探及卵巢囊肿。故选D。

4.【答案】C

【解析】黄素囊肿在滋养细胞疾病中出现。由于滋养细胞显著增生，产生大量HCG，刺激卵巢颗粒细胞及卵泡膜细胞，使之过度黄素化所致，直径约10cm，多为双侧，表面光滑，一般无手术指征。故选C。

5.【答案】B

【解析】脑转移为绒癌主要致死原因，一般同时有肺转移及阴道转移，初期多无症状。脑转移可分为3期，首先为瘤栓期，可表现为一过性脑缺血症状，如猝然跌倒，暂时性失语、失明；继而发展为脑瘤期，表现为头痛、喷射样呕吐、偏瘫等；最后进入脑疝期，患者因颅内出血水肿，导致颅内压升高，甚至脑疝死亡。故选 B。

6.【答案】C

【解析】化疗为绒癌首要治疗方法，一线化疗药物有氨甲蝶呤（MTX），放线菌素 D（Act-D）（或放线菌素 D，KSM），氟尿嘧啶（5-FU），环磷酰胺（CTX）等。低危患者选择单一药物化疗，高危患者选择联合化疗。故选 C。

7.【答案】D

8.【答案】C

【解析】超声检查常用经阴道彩色多普勒超声，是诊断葡萄胎敏感可靠的检查。故选 C。

9.【答案】E

【解析】①侵蚀性葡萄胎可见水泡状组织侵入子宫肌层，病灶接近浆膜层时，子宫表面见紫蓝色结节，亦可穿透子宫浆膜层或侵入阔韧带；镜下可见绒毛结构及增生的滋养细胞侵入肌层，绒毛结构也可退化仅留绒毛阴影。②绒毛膜癌可见病灶侵入子宫肌层，可突向宫腔或穿破浆膜，与周围组织分界清楚，质软而脆，伴明显出血坏死；镜下可见大量滋养细胞高度增生，广泛侵入子宫肌层破坏血管，造成出血坏死，但不形成绒毛或水泡状结构。故选 E。

10.【答案】A

【解析】葡萄胎一旦确诊应及时清宫，对于子宫大于妊娠 12 周或者术中一次刮净有困难者，于 1 周后再次刮宫。卵巢黄素化囊肿在葡萄胎清宫后会自行消退，一般不需要处理。对有高危因素和随访困难的完全性葡萄胎患者可采用预防性化疗，但不常规推荐。对年龄接近绝经、无生育要求者可行全子宫切除术，保留两侧卵巢，术后定期随访。故选 A。

11.【答案】E

【解析】侵蚀性葡萄胎可见水泡状组织侵入子宫肌层，病灶接近浆膜层时，子宫表面见紫蓝色结节，亦可穿透子宫浆膜层或侵入阔韧带。故选 E。

12.【答案】A

【解析】侵蚀性葡萄胎镜下可见绒毛结构及增生的滋养细胞侵入肌层，绒毛结构也可退化仅留绒毛阴影。故选 A。

13.【答案】A

【解析】葡萄胎随访的内容包括：①定期 HCG 测定。②询问病史：包括月经状况，有无异常阴道流血；有无咳嗽、咯血、胸痛、呼吸困难；有无头痛、一过性失语、失明等。③妇科检查，必要时行 B 型超声、X 线胸片或 CT 检查。故选 A。

14.【答案】D

【解析】葡萄胎应定期 HCG 测定：葡萄胎清宫后每周 1 次，直至连续 3 次阴性；以后每个月 1 次，共 6 个月；再改为每 2 个月 1 次，共 6 个月，自第一次阴性后共随访 1 年。故选 D。

15.【答案】E

【A_2 型题】

16.【答案】C

【解析】绒毛膜癌多继发于葡萄胎，也可继发于流产、足月产或异位妊娠后。胸部 X 线摄片是诊断肺转移主要方法，典型表现是肺部结节状或团块状阴影。患者有流产史，现阴道流血，尿 HCG 阳性，胸部平片见阴影。符合“绒毛膜癌”的诊断。故选 C。

17.【答案】C

【解析】侵蚀性葡萄胎一般无腹痛，当病灶穿孔，或坏死继发感染时，可引起腹痛和腹腔内出血症状。患者有葡萄胎病史，现假孕、阴道不规则出血、咯血，子宫异常增大，HCG 阳性。现在突发腹痛，血压下降，有移动性浊音。符合“侵蚀性葡萄胎穿孔”的诊断。故选 C。

18.【答案】D

【解析】葡萄胎临床表现为停经后阴道流血、子宫异常增大、变软、妊娠呕吐、子痫前期征象、腹痛、卵巢黄素化囊肿、甲状腺功能亢进。患者有停经后阴道流血、子宫异常增大、变软以及双侧附件区囊性肿块的表现。符合“葡萄胎”的诊断。故选 D。

19.【答案】C

【解析】葡萄胎排空后或流产、足月产、异位妊娠后，血 HCG 未如期下降、持续高水平或下降后又上升，排除妊娠残留及再次妊娠，结合临床表现即可确诊滋养细胞肿瘤。脑转移为绒癌主要致死原因，初期多无症状。脑转移可分为 3 期，首先为瘤栓期，可表现为一过性脑缺血症状，如猝然跌倒，暂时性失语、失明；继而发展为脑瘤期，表现为头痛、喷射样呕吐、偏瘫等；最后进入脑疝期，患者因颅内出血、水肿，导致颅内压升高，甚至脑疝死亡。患者有葡萄胎病史，现阴道不规则流血，且头痛、偏瘫、失语、抽搐，不排除“绒癌”的诊断。血清 HCG 定量测定：HCG 水平是诊断的主要依据。CT 和磁共振成像：CT 用于肺部较小病灶和肝、脑的转移灶，而磁共振成像用于脑和盆腔病灶的诊断。故选 C。JP

20.【答案】D

【解析】绒癌Ⅳ期为所有其他部位转移。故选 D。

21.【答案】B

【解析】完全性葡萄胎可见子宫大于妊娠月份，B 超示无胎心搏动，宫腔内充满不均质密集状回声，呈“落雪状”或“蜂窝状”，子宫动脉血流丰富，但未侵及子宫肌层，常可探及卵巢囊肿。患者停经11周，但子宫大于孕周，且B超示“落雪状”。符合“葡萄胎”的诊断。故选B。

22.【答案】A

【解析】绒毛膜癌多继发于葡萄胎，也可继发于流产、足月产或异位妊娠后，绒毛膜癌可见病灶侵入子宫肌层，可突向宫腔或穿破浆膜，与周围组织分界清楚，质软而脆，伴明显出血坏死；镜下可见大量滋养细胞高度增生，广泛侵入子宫肌层破坏血管，造成出血坏死，但不形成绒毛或水泡状结构。患者曾患葡萄胎，现阴道不规则流血，病理检查未见绒毛。符合“绒毛膜癌”的诊断。故选A。

23.【答案】D

【A_3/A_4型题】

24.【答案】E

【解析】滋养细胞肿瘤采取化疗为主，手术和放疗为辅的综合治疗措施。根据患者的临床分期、预后评分、全身情况、生育要求等，制订合适的治疗方案。故选E。

25.【答案】A

26.【答案】D

【解析】患者有停经后阴道流血、子宫异常增大、变软以及未闻胎心的表现。符合“葡萄胎”的诊断。超声检查是诊断葡萄胎敏感可靠的检查。故选D。

27.【答案】A

【解析】葡萄胎一旦确诊应及时清宫。故选A。

28.【答案】B

【解析】患者此时怀疑滋养细胞肿瘤，应该化疗。故选B。

29.【答案】C

【解析】患者有药物流产史，现在阴道不规则流血，附件区见一包块。可测HCG，以明确是否与妊娠或妊娠滋养细胞疾病相关，再行B超检查。故选C。

30.【答案】B

【解析】绒癌Ⅱ期为病变扩散，但仍局限于生殖器官（附件、阴道、阔韧带）。故选B。

31.【答案】B

32.【答案】C

【解析】绒毛膜癌多继发于葡萄胎，也可继发于流产、足月产或异位妊娠后。患者足月产后，阴道不规则出血，咳嗽、咳血痰，HCG阳性。高度怀疑“绒癌肺转移”。故选C。

33.【答案】B

【B_1型题】

34.【答案】A

35.【答案】E

第十七章　生殖内分泌疾病

【A_1型题】

1.【答案】C

【解析】由于卵巢发育异常或卵巢功能异常引起卵巢分泌性激素水平低下，子宫内膜不能发生周期性变化而导致闭经，如卵巢功能性肿瘤、先天性卵巢未发育或发育不全、卵巢早衰和多囊卵巢综合征等。故选C。

2.【答案】D

【解析】产后严重失血导致腺垂体丧失正常功能的希恩综合征（Sheehan综合征），均能引发闭经。故选D。

3.【答案】D

【解析】雌激素、孕激素序贯试验：适用于孕激素试验阴性的闭经患者。具体方法：每晚睡前口服妊马雌酮1.25mg，连续21日，最后10日每日加服醋酸甲羟孕酮10mg，停药后出现撤药性出血为阳性反应，提示子宫内膜功能正常，排除子宫性闭经，闭经是患者体内雌激素水平低落引起，为Ⅱ度闭经，应进一步寻找病因。停药后无撤药性出血（阴性反应），应再重复试验一次，若仍为阴性反应，提示闭经是子宫内膜缺陷或受到破坏引起，为子宫性闭经。故选D。

4.【答案】E

【解析】Asherman综合征为子宫性闭经中最常见的原因，是人工流产刮宫过度或产后、流产后出血刮宫损伤引起，尤其当伴有子宫内膜炎时，更易导致宫腔粘连而闭经，仅宫颈管粘连者可有月经产生、但不能流出，宫腔完全粘连者无月经。故选E。

5.【答案】A

【解析】下丘脑性闭经指中枢神经系统及下丘脑各种功能或器质性疾病引起的闭经，是最常见的一类闭经，以功能性原因为主。故选A。

6.【答案】B

【解析】基础体温测定、阴道脱落细胞检查、宫颈黏液涂片等均可评估患者体内雌孕激素水平及有无排卵，其中基础体温测定是简单易行的方法。故选B。

7.【答案】B

【解析】孕激素试验：每日肌内注射黄体酮注射液20mg或口服醋酸甲羟孕酮10mg，连用5日。若停药后发生撤药性出血为阳性反应，说明体内存在一定水平雌激素，为Ⅰ度闭经。若停药后无撤药性出血者为阴性反应，应进行雌激素、孕激素序贯试验。故选B。

8.【答案】E

【解析】垂体兴奋试验：又称 GnRH 刺激试验，用于评估垂体对 GnRH 的反应性。方法：溶解 LHRH 100μg 于 5m 0.9%氯化钠注射液中，于 30 秒钟内静脉注射完毕。分别在注射前及注射后 15 分钟、30 分钟、60 分钟、120 分钟采血测定 LH 含量。若注射后 15~60 分钟 LH 高峰值较注射前升高 2~4 倍，提示垂体功能正常，下丘脑功能异常；若反复重复试验 LH 值无升高或升高不明显，提示垂体功能减退。故选 E。

9.【答案】C

【解析】诊断性刮宫可了解子宫内膜情况，但不能确定闭经类型。故选 C。

10.【答案】E

【解析】多囊卵巢综合征（PCOS）内分泌水平测定：激素水平测定显示血清 FSH 值偏低，LH 值升高，LH/FSH≥3；血清睾酮水平升高；雌二醇为正常值或稍增高，缺乏周期性变化，$E_1/E_2>1$，高于正常周期水平；部分患者血清 PRL 轻度增高。此外，PCOS的肥胖患者，应测定空腹血糖及进行 OGTT 试验。故选 E。

11.【答案】A

【解析】更年期症状是由于卵巢功能停止所致，提示卵巢功能衰退，生育能力终止。故选 A。

12.【答案】D

【解析】在下丘脑-垂体-卵巢轴的正常调节下，女性的正常月经周期、经期、经量呈现规律性和自限性。如果由于调节生殖的神经内分泌功能失常引起异常子宫出血，而全身及内、外生殖器无明显器质性疾病存在，称为功能失调性子宫出血，简称功血。故选 D。

13.【答案】B

【解析】无排卵性功血有各种不同的临床表现，最常见的症状是子宫不规则出血。故选 B。

14.【答案】C

15.【答案】C

【解析】宫颈黏液结晶检查、阴道脱落细胞检查等可以提示有无排卵。阴道脱落细胞涂片：无排卵型功血时反映有雌激素作用；黄体功能不全时反映孕激素作用不足，缺乏典型的细胞堆集和皱褶。故选 C。

16.【答案】C

【解析】促排卵常用药物有氯米芬、人绒毛膜促性腺激素（HCG）、人绝经期促性腺激素和促性腺激素释放激素激动剂。促进卵泡发育首选氯米芬，HCG 可以促进月经中期 LH 峰值形成，刺激黄体功能形成。故选 C。

17.【答案】B

18.【答案】E

【解析】对肥胖型 PCOS 患者，通过调节饮食和增加运动降低体重，降低睾酮、胰岛素水平，从而恢复排卵及生育功能。故选 E。

19.【答案】B

【解析】无排卵性功能失调性子宫出血由于子宫内膜受雌激素持续作用而无孕激素拮抗，呈不同程度的增生性反应，少数可呈萎缩改变。无排卵性功血主要发生于青春期和绝经过渡期。无排卵性功血基础体温呈单相型。故选 B。

20.【答案】C

【解析】功血对于药物治疗效果不佳或不宜用药、无生育需求，尤其是不易随访的年龄较大的患者、病例报告为癌前病变的患者，应考虑子宫内膜切除术或全子宫切除术。故选 C。

21.【答案】D

【解析】孕激素疗法适用于青春期或活组织检查为增生期内膜的功血患者，使增生期内膜出现分泌期改变。故选 D。

22.【答案】C

【解析】排卵性功血多发生于生育期妇女。子宫内膜形态一般表现为分泌期内膜，可能存在腺体分泌不良，间质水肿不明显或腺体与间质发育不同步，内膜活检显示分泌反应落后 2 日。表现如下：①月经过多：表现为月经周期和经期正常但经量增多。②黄体功能不足：表现为月经周期缩短。③子宫内膜不规则脱落：表现为月经周期正常，经期延长且经量增多。④围排卵期出血：在排卵前后出血，出血时间不超过 7 日，量少。有排卵性功血黄体功能发育不良者基础体温虽呈双相型，但排卵后体温上升缓慢，或上升幅度偏低，高温相维持 9~10 日即下降。故选 C。

23.【答案】E

24.【答案】A

【解析】为明确有无排卵或了解黄体功能应于月经来潮前或月经来潮 6 小时内刮宫。故选 A。

25.【答案】C

26.【答案】B

【A_2 型题】

27.【答案】B

【解析】黄体功能不足可应用低剂量雌激素、氯米芬等促进卵泡发育，还可以在排卵后使用 HCG、天然黄体酮等延长黄体期，也可口服避孕药。故选 B。

28.【答案】D

【解析】患者 15 岁，月经周期不规则，经期延长，诊断为“无排卵性功能失调性子宫出血”。为了止血，可用雌激素治疗。大剂量雌激素可迅速促进子宫内膜生长，短期内修复创面而止血，被称为“内膜修复法”。适用于急性大量出血的患者，常用药物如结合雌激素、苯甲酸雌二醇。故选 D。

29.【答案】E

【解析】患者月经不调，但基础体温双相，诊断为“排卵性功能失调性子宫出血”，但黄体期短，提示黄体功能不足。黄体功能不足可应用低剂量雌激素、氯米芬等促进卵泡发育，还可以在排卵后使用HCG、天然黄体酮等延长黄体期，也可口服避孕药。故选E。

30.【答案】B

【解析】患者月经不规律，基础体温单相。符合“无排卵性功能失调性子宫出血”的诊断。故选B。

31.【答案】A

【解析】排卵性功能失调性子宫出血有时月经周期虽在正常范围内，但卵泡期延长，黄体期缩短，患者不易受孕或易早期流产。患者有习惯性流产史，基础体温双相，高温相短，符合“黄体功能不足”的诊断。故选A。

32.【答案】A

【解析】患者月经周期及经期不规律，基础体温单相。符合“无排卵性功能失调性子宫出血”的诊断。故选A。

33.【答案】D

【解析】患者月经周期延长，基础体温双相。符合“排卵性功能失调性子宫出血”的诊断，但高温相下降迟缓，提示子宫内膜不规则脱落。故选D。

34.【答案】C

【解析】患者月经周期正常，经期延长，基础体温双相。符合“排卵性功能失调性子宫出血”的诊断，但高温相下降迟缓，提示子宫内膜不规则脱落。月经第5天子宫内膜有增生及分泌表现。故选C。

35.【答案】B

【解析】若月经周期中两次测定血FSH>40U/L，提示卵巢功能衰竭。故选B。

36.【答案】C

37.【答案】B

38.【答案】C

39.【答案】A

40.【答案】D

【解析】为了确定排卵或黄体功能，应在经前3~7天或月经来潮6小时内刮宫。故选D。

41.【答案】C

【解析】产后严重失血导致使腺垂体丧失正常功能的希恩（Sheehan）综合征，均能引发闭经。患者有产后大出血史，现在闭经、毛发脱落。符合“希恩综合征”的诊断。故选C。

42.【答案】A

【解析】若月经周期中两次测定血FSH>40U/L，提示卵巢功能衰竭。患者34岁，闭经1年，有更年期症状，且血FSH>40U/L。符合“卵巢功能早衰”的诊断。故选A。

43.【答案】E

【解析】患者45岁，阴道不规则出血，基础体温单相。符合“无排卵性功能失调性子宫出血”的诊断。对绝经过渡期及病程长的育龄期患者首先考虑刮宫术。刮宫可迅速止血，还可取内膜标本进行病理检查。故选E。

【A_3/A_4型题】

44.【答案】D

【解析】青春期患者，月经不规律2年，阴道大量流血2周，子宫及双侧附件及血FSH、LH、T、PRL检查均未见异常，符合功血的诊断，故选D。

45.【答案】B

【解析】功血的治疗原则为：止血、调经、促排卵。本例患者经过治疗止血并撤退性出血后，应调整月经周期。首选人工周期疗法。故选B项雌孕激素序贯疗法。

46.【答案】C

47.【答案】D

【解析】绝经过渡期及病程长的育龄期患者首先考虑刮宫术。故选D。

48.【答案】B

【解析】对于药物治疗效果不佳或不宜用药、无生育需求，尤其是不易随访的年龄较大的患者、病例报告为癌前病变的患者，应考虑子宫内膜切除术或全子宫切除术。故选B。

49.【答案】D

【解析】患者为育龄妇女，尿HCG阴性，排除与妊娠和滋养细胞疾病有关的诊断。宫颈黏液涂片为羊齿状结晶，提示雌激素作用。结合病史患者阴道不规则流血1月余。符合“功能失调性子宫出血”的诊断。故选D。

50.【答案】A

【解析】现在采用刮宫术，刮宫可迅速止血，还可取内膜标本进行病理检查。故选A。

51.【答案】B

52.【答案】E

【解析】由于卵巢发育异常或卵巢功能异常引起卵巢分泌性激素水平低下，子宫内膜不能发生周期性变化而导致闭经，如卵巢功能性肿瘤、先天性卵巢未发育或发育不全、卵巢早衰和多囊卵巢综合征等。患者37岁，闭经，有更年期症状，雌激素试验阳性，子宫附件无异常可排除器质性疾病。符合“卵巢功能早衰”的诊断。故选E。

53.【答案】C

【解析】若月经周期中两次测定血FSH>40U/L，提示卵巢功能衰竭，所以患者FSH应该上升。故选C。

54.【答案】A

【解析】明确病因后，给予相应激素以补充机体激素不足或拮抗其过多，用雌-孕激素序贯治疗以达到治疗目的。故选A。

【B_1 型题】

55.【答案】B

56.【答案】A

57.【答案】C

58.【答案】A

【解析】Asherman 综合征：为子宫性闭经最常见原因。月经的调节功能正常，第二性征发育也正常，由于人工流产刮宫过度或产后、流产后出血刮宫损伤子宫内膜导致宫腔粘连而闭经。故选 A。

59.【答案】B

【解析】Turner 综合征属于性腺先天发育不全、性染色体异常。表现为原发性闭经、卵巢不发育、身体矮小、第二性征不发育。故选 B。

60.【答案】D

【解析】产后严重失血导致使腺垂体丧失正常功能的 Sheehan 综合征，均能引发闭经。故选 D。

第十八章　子宫内膜异位症和子宫腺肌病

【A_1 型题】

1.【答案】D

【解析】腹腔镜检查是确诊内异症的最佳方法，尤其对不孕及慢性盆腔痛者，可在镜下确诊并给予相应治疗，同时可以确定其临床分期。故选 D。

2.【答案】E

【解析】疼痛是内异症的主要症状，表现为继发性痛经、进行性加重。常于月经来潮时出现，以下腹部、腰骶部疼痛为主，可放射至会阴部及肛门，并持续至整个经期；一些患者表现为深部性交痛，尤其以月经来潮前性交最明显。故选 E。

3.【答案】C

【解析】子宫腺肌病约 15% 合并内异症，约 50% 合并子宫肌瘤。子宫腺肌病患者多有分娩、人工流产等导致子宫内膜基底层损伤的病史，故认为本病是由于子宫内膜基底层侵入肌层生长所致。镜检可见肌层内有呈岛状分布的异位内膜腺体及间质，异位内膜细胞对卵巢激素，特别是孕激素不敏感，故异位腺体常呈增生期改变。故选 C。

4.【答案】C

5.【答案】B

【解析】痛经常于月经来潮时出现，以下腹部、腰骶部疼痛为主，可放射至会阴部及肛门，并持续至整个经期。故选 B。

6.【答案】E

【解析】子宫内膜异位症的预防包括①避免医源性内膜异位种植：凡进入宫腔内的经腹手术，如剖宫产术，均应用纱布垫保护好子宫切口周围，以防子宫内膜随宫腔内容物溢入腹腔或腹壁切口；缝合子宫肌壁时应避免缝线穿透子宫内膜；关闭腹膜后应用生理盐水冲洗腹壁切口。②正确掌握妇科手术时机：各种经阴道及宫颈、宫腔的手术，如宫内节育器的放置和取出、输卵管通畅试验等，均不宜在经前及经期实施，否则有导致经血中的内膜碎片种植于手术创面或进入腹腔的危险。③减少宫腔内操作：积极宣传计划生育措施，选择恰当的避孕手段，尽量避免行人工流产术。在人工流产吸宫时，宫腔内负压不宜过高，以免内膜碎片被吸入腹腔引起种植。故选 E。

【A_2 型题】

7.【答案】D

【解析】子宫腺肌病主要表现为月经量增多、经期延长及进行性痛经，伴有腰骶部疼痛和肛门坠胀感，妇科检查子宫体一般呈均匀性增大，质地坚硬，有压痛，有时与子宫肌瘤难以鉴别。患者进行性痛经，妇科检查：子宫体一般呈均匀性增大、质地坚硬。符合“子宫腺肌病”的诊断。故选 D。

8.【答案】C

【解析】患者继发性痛经、进行性加重。妇科检查时可发现子宫活动欠佳，阴道后穹隆可见隆起的小结节。符合“子宫内膜异位症”的诊断。故选 C。

9.【答案】D

【解析】患者继发性痛经、进行性加重，不孕，触及痛性小结节。符合“子宫内膜异位症”的诊断。腹腔镜检查是确诊内异症的最佳方法，尤其对不孕及慢性盆腔痛者，可在镜下确诊并给予相应治疗，同时可以确定其临床分期。故选 D。

10.【答案】B

【解析】患者继发性痛经、进行性加重，不孕，子宫活动欠佳，阴道后穹隆可见隆起的小结节。符合“子宫内膜异位症”的诊断。药物治疗适用于慢性盆腔痛、痛经症状明显、有生育要求及无卵巢囊肿形成患者。临床常用使患者假孕或假绝经的性激素疗法。促性腺激素释放激素激动剂通过抑制垂体功能导致卵巢激素水平明显下降，出现暂时性闭经，又称药物性卵巢切除。故选 B。

11.【答案】B

【解析】患者有人工流产史，临床表现为月经量增多、经期延长及进行性痛经，伴有腰骶部疼痛，妇科检查子宫体一般呈均匀性增大，质地坚硬。符合“子宫腺肌病”的诊断。故选 B。

【A_3/A_4型题】

12.【答案】C

【解析】患者继发性痛经、进行性加重，不孕，子宫活动欠佳，可扪及痛性小结节，附件有小囊性包块。符合“子宫内膜异位症”的诊断。故选C。

13.【答案】C

【解析】患者痛经症状明显、有生育要求，可使用药物疗法。临床常用使患者假孕或假绝经的性激素疗法。促性腺激素释放激素激动剂通过抑制垂体功能导致卵巢激素水平明显下降，出现暂时性闭经。故选C。

【B_1型题】

14.【答案】B

【解析】长期连续服用避孕药造成类似妊娠的人工闭经，称假孕疗法。一般采用低剂量高效孕激素和炔雌醇复合制剂，每日1片口服，连续用6~9个月。故选B。

15.【答案】E

【解析】促性腺激素释放激素激动剂通过抑制垂体功能导致卵巢激素水平明显下降，出现暂时性闭经，又称药物性卵巢切除。故选E。

16.【答案】A

【解析】通过应用大量孕激素，造成高孕激素性闭经和内膜蜕膜样变化形成假孕。故选A。

17.【答案】D

【解析】米非司酮为孕激素受体阻断药。故选D。

18.【答案】B

【解析】对于症状轻微或无症状子宫内膜异位症患者，可采用定期随访，必要时给予前列腺素合成酶抑制剂处理病变引起的经期腹痛。希望生育者应尽早促使其受孕，一般妊娠后病灶可萎缩，分娩后症状缓解并有望治愈。故选B。

19.【答案】D

【解析】手术治疗适用于药物治疗效果不满意或病变加剧者、卵巢内膜异位囊肿较大且迫切希望生育子宫内膜异位症患者。故选D。

20.【答案】A

【解析】保留卵巢功能手术适用于症状明显且无生育要求的45岁以下子宫内膜异位症患者。术中切除子宫及盆腔内病灶，保留至少一侧或部分卵巢。故选A。

第十九章　盆底功能障碍性及生殖器损伤性疾病

【A_1型题】

1.【答案】E

【解析】子宫韧带：子宫主要靠4对韧带及骨盆底和筋膜的支托作用来维持正常位置。①圆韧带呈圆索状，起于两侧子宫角的前面，向前下方伸展达两侧骨盆壁，穿过腹股沟止于大阴唇前端，使子宫保持前倾位。②阔韧带为一对翼状皱襞，由覆盖在子宫前后壁的腹膜沿子宫两侧缘向骨盆壁延伸形成，维持子宫处于骨盆腔的正中位置。③主韧带横行于宫颈两侧和骨盆侧壁之间，为一对坚韧的平滑肌与结缔组织纤维束，又称宫颈横韧带，是固定子宫位置、防止其向下脱垂的重要组织。④宫骶韧带为起自子宫颈的后上侧方，向两侧绕过直肠，止于第2、3骶椎前面的筋膜，可将宫颈向后上牵引，保持子宫前倾位置。故选E。

2.【答案】E

3.【答案】C

【解析】分娩损伤，特别是产钳或胎头吸引器困难的阴道助产，会使盆底肌、筋膜以及子宫韧带受到过度牵拉而降低其支持力，导致子宫脱垂的发生。故选C。

4.【答案】B

【解析】Ⅱ度子宫脱垂重型为宫颈及部分宫体已脱出阴道口。故选B。

5.【答案】C

6.【答案】C

【解析】以患者平卧用力向下屏气时子宫下降的最低点，将子宫脱垂分为3度。Ⅱ度子宫脱垂轻型为宫颈脱出阴道口，宫体仍在阴道内。故选C。

7.【答案】E

【解析】重度子宫脱垂多伴有排便排尿困难，或出现压力性尿失禁且易并发膀胱炎。由于脱出肿物长期与裤子摩擦使得阴道壁和宫颈发生溃疡、出血，合并感染时常有脓性分泌物渗出。故选E。

【A_2型题】

8.【答案】C

【解析】Ⅱ度子宫脱垂轻型为宫颈脱出阴道口，宫体仍在阴道内。患者临床表现符合此诊断。故选C。

9.【答案】B

【解析】Ⅱ度子宫脱垂重型为宫颈及部分宫体已脱出阴道口。患者临床表现符合此诊断。手术治疗适用于重度有症状、且能耐受手术的患者。根据患者的年龄、生育要求和健康状况选择手术方式，包括曼氏手术（Manchester手术）。故选B。

10.【答案】E

【解析】Ⅲ度子宫脱垂为宫颈和宫体全部脱出阴道口外。患者临床表现符合此诊断。此型采用经阴道子宫全切术及阴道前后壁修补术。故选E。

11.【答案】C

12.【答案】B

【解析】I度子宫脱垂轻型为宫颈外口距处女膜缘<4cm，未达处女膜缘。患者临床表现符合此诊断。故选B。

【B₁型题】

13.【答案】A

14.【答案】B

第二十章　不孕症与辅助生育技术

【A_1型题】

1.【答案】A

【解析】女性无避孕性生活至少12个月而未孕者，称为不孕症。故选A。

2.【答案】C

【解析】卵巢功能检查：主要有排卵监测和黄体功能检查，如B型超声监测排卵、基础体温测定、黄体期子宫内膜活检、宫颈黏液检查、女性激素水平测定等。故选C。

3.【答案】B

【解析】女性不孕盆腔因素占35%，其中输卵管因素又为主要原因。故选B。

4.【答案】C

【解析】在正常情况下，射精后大部分的精液射入阴道底部及子宫颈口，数分钟后精子进入子宫颈管。30分钟左右即可在输卵管出现，精子在女性生殖道内，能生存和保持活力为2~3天。故选C。

5.【答案】A

【解析】卵巢排出的卵，受精能力保持12~24小时，但精子与卵子结合的受精能力则仅为1~2天。故选A。

6.【答案】E

7.【答案】E

【解析】正常精液量为2~6ml，平均3ml，pH 7.0~7.8，在室温中放置30分钟内液化，精子密度（20~200）$\times10^9$/L，精子活率>50%，正常形态精子占66%~88%。故选E。

8.【答案】A

【解析】辅助生殖技术（ART）是指在体外对配子和胚胎采用显微操作技术，帮助不孕夫妇受孕的一组方法。包括人工授精（AI）、体外授精与胚胎移植（IVF-ET）、卵细胞浆内单精子注射及其他衍生技术等。人工授精是将精子通过非性交方式放入女性生殖道内使其受孕的一种技术，人工授精按精子来源不同分为：使用丈夫精子人工授精（AIH）和使用供精者人工授精（AID）。故选A。

9.【答案】D

【解析】体外授精与胚胎移植（IVF-ET）是将不孕夫妇的卵子与精子取出于体外，于培养皿内授精并培育3~5日，再将发育到卵裂期或囊胚期的胚胎移植到宫腔内，使其着床发育成胎儿的全过程，又称“试管婴儿”。故选D。

10.【答案】E

【解析】诱发排卵常用药物有氯米芬、人绒毛膜促性腺激素、人绝经期促性腺激素和促性腺激素释放激素激动剂。促进卵泡发育首选氯米芬，HCG可以促进月经中期LH峰值形成，刺激黄体功能形成。故选E。

【A_2型题】

11.【答案】D

【解析】患者有流产史，现在继发不孕。其月经正常。妇科检查附件区有炎症，为了排除输卵管炎症，可行输卵管通畅度检查。常用方法有输卵管通液术及子宫输卵管造影。输卵管通液术操作简便，可判断输卵管是否通畅；子宫输卵管造影不仅能了解输卵管是否通畅，而且能观察阻塞部位及宫腔形态。故选D。

12.【答案】E

【解析】患者未见明显生殖器官器质性疾病，但月经紊乱，功能性子宫出血的可能性大，为了明确诊断，可行诊刮并送病检。故选E。

13.【答案】A

【A_3/A_4型题】

14.【答案】A

【解析】曾有过妊娠而后未避孕连续12个月不孕者称继发性不孕。患者妊娠3次，有流产史，且妇科检查附件区有炎症。符合“继发性不孕及附件炎”的诊断。故选A。

15.【答案】C

【解析】可行输卵管通液术，判断输卵管是否通畅，并予全身抗炎治疗。故选C。

【B_1型题】

16.【答案】C

【解析】曾有过妊娠而后未避孕连续12个月不孕者称继发性不孕。故选C。

17.【答案】B

第二十一章 计划生育

【A_1型题】

1.【答案】D

【解析】子宫穿孔是手术流产的严重并发症。多见于哺乳期子宫、瘢痕子宫、子宫过度屈曲或畸形、术前未查清子宫大小及位置或操作技术不熟练。故选D。

2.【答案】A

【解析】术后阴道出血超过10日，血量过多，或流血停止后再次多量出血，均应考虑为吸宫不全。故选A。

3.【答案】E

【解析】宫内节育器放置术的不良反应：①阴道流血：常发生于放置IUD最初3个月内。一般表现为经量过多、经期延长或月经中期点滴出血。若经治疗无效，应考虑取出IUD或改用其他避孕方法。②腰腹部酸胀感：常因宫内节育器和宫腔大小形态不符所致。轻症无须处理，重者应考虑更换节育器。故选E。

4.【答案】A

【解析】手术流产：包括负压吸引术（妊娠10周以内）和钳刮术（妊娠11~14周）。故选A。

5.【答案】E

【解析】排空的膀胱位于耻骨联合之后、子宫之前，其大小、形状可因其盈、虚程度及邻近器官的情况而变化。膀胱充盈时可凸向骨盆腔甚至腹腔。因此膀胱排空与否可直接影响着妇科的诊疗质量，充盈的膀胱影响和妨碍着妇科双合诊的检查，不能够确切地诊断子宫、输卵管、卵巢、子宫韧带和宫旁结缔组织以及盆腔内其他器官和组织是否异常。医生在给患者做妇科手术前也必须查清子宫的大小、位置及形态，方可进行手术。在手术中，由于充盈的膀胱影响着子宫正常的解剖位置，除给手术操作带来不便外，手术中还易损伤膀胱。因此排空膀胱在做妇科检查及妇科手术中显得尤为重要和必不可少。故选E。

6.【答案】A

【解析】吸宫不全为手术流产后宫腔内部分妊娠产物残留，是最常见的人工流产并发症，与子宫体过度屈曲或操作技术不熟练有关。故选A。

7.【答案】C

【解析】宫内节育器是我国育龄期妇女接受的主要避孕措施，是一种易于接受，且安全、有效、简便、经济、可逆的避孕方法。故选C。

8.【答案】E

【解析】宫内节育器放置术术后注意事项：①术后休息3日，忌重体力劳动1周。②术后禁性生活、盆浴2周。③保持外阴部清洁。④术后3个月内每次行经或排便时注意有无宫内节育器脱落。⑤术后3、6、12个月各复查1次，以后每年复查1次，直至取出。⑥术后可有少量阴道出血及下腹部不适，无须特殊处理。若有发热、下腹痛加剧、阴道流血量增多、分泌物异常等，随时就诊。故选E。

9.【答案】B

【解析】人工流产综合征为少数妇女在术中或手术刚结束时出现心搏减慢、血压下降、面色苍白、出冷汗、头晕、恶心、呕吐及胸闷，严重者甚至出现晕厥和抽搐，多在手术停止后逐渐恢复。故选B。

10.【答案】A

【解析】人工流产综合征多出现在未采用麻醉镇痛的流产手术中，多因受术者精神紧张、疼痛及术中局部刺激，引起迷走神经反射所致。故选A。

11.【答案】E

【解析】妊娠14周以上需要终止妊娠者，需行引产术。可采用依沙吖啶（利凡诺）引产和水囊引产，前者多用。故选E。

12.【答案】E

【解析】宫内节育器并发症：①感染：手术无菌操作不严格、尾丝过长、生殖道存在感染灶、术后局部卫生不良等均可导致宫腔感染。明确宫腔感染者应取出宫内节育器，并选用广谱抗生素积极治疗。②宫内节育器脱落：宫内节育器与宫腔大小不符或未放置于宫底部，宫颈内口过松或经量过多等原因可导致宫内节育器脱落。脱落常发生在放置术后1年内。发现宫内节育器脱落者应及时再次放置或根据情况采取其他避孕措施。③宫内节育器嵌顿或断裂：多由于放置时损伤子宫壁、放置时间过长或绝经后取出过晚等引起，确诊后需尽快取出。④宫内节育器异位：常因术前未查清子宫大小及位置、术中操作不当导致子宫穿孔而使宫内节育器置于子宫外。一旦发生，需及时经腹或经阴道取出。⑤带器妊娠：多见于IUD下移、脱落或异位。一旦发生，可行人工流产同时取出IUD。故选E。

13.【答案】C

【解析】人工流产术前做好心理护理；术中动作轻柔；吸宫时注意掌握负压；进出宫颈时阻断负压；一旦出现症状，给予硫酸阿托品0.5~1mg静脉注射即可迅速缓解。故选C。

14.【答案】C

【解析】人工流产术后阴道出

血超过10日，血量过多，或流血停止后再次多量出血，均应考虑为吸宫不全。故选C。

15.【答案】C

【解析】绝经过渡期指妇女40岁左右开始出现内分泌、生物学变化与临床表现直至绝经。故选C。

16.【答案】D

【解析】非孕妇女在月经干净3~4日可以行输卵管结扎术。故选D。

17.【答案】E

【解析】探亲避孕药主要有抑制排卵、改变子宫内膜形态与功能、宫颈黏液变稠的作用。故选E。

18.【答案】C

【解析】输卵管结扎术禁忌证：①有感染情况，如腹部皮肤感染，产时、产后感染，盆腔炎等。②全身情况差，不能耐受手术者，如产后出血、休克、心力衰竭和其他疾病的急性阶段。③24小时内2次测量体温（间隔4小时）均为37.5℃以上者。故选C。

【A_2型题】

19.【答案】C

【解析】避孕药禁忌证：①严重心血管疾病患者，如冠状动脉硬化、高血压等。②急、慢性肝炎或肾炎、肝肾功能不良者。③内分泌疾病患者，如糖尿病、甲状腺疾病等。④血液病或血栓性疾病患者。⑤恶性肿瘤、癌前病变、子宫肿瘤或乳房肿块者。⑥精神病生活不能自理者。⑦月经异常者，如月经稀少等。⑧哺乳期妇女。⑨年龄大于35岁的吸烟妇女不宜长期服用避孕药。故选C。

20.【答案】B

【解析】患者手术流产后阴道出血超过10日，应考虑为吸宫不全。故选B。

21.【答案】B

22.【答案】C

【解析】探亲避孕药口服方法为在探亲前1日或当日中午服1片，以后每晚服1片，每月不少于12片。如探亲结束未服完12片，则需每日服1片，直至服满12片。故选C。

23.【答案】E

【解析】阴茎套又称避孕套，为男性使用的避孕工具，性生活时使精液排在阴茎套内，精子不能进入宫腔，从而达到避孕目的，同时可防止性传播疾病。患者患有乙型肝炎，使用阴茎套可防止性传播疾病。故选E。

24.【答案】D

【解析】患者流产手术时出现心搏减慢、血压下降及胸闷，提示发生人工流产综合征。此时应该给予硫酸阿托品0.5~1mg静脉注射即可迅速缓解。故选D。

25.【答案】C

【解析】滴虫性阴道炎为性传播疾病，阴茎套可防止性传播疾病。故选C。

26.【答案】E

【解析】输卵管结扎术适用于患严重全身性疾病或遗传性疾病不宜生育者。患者患有慢性肾炎，应该行输卵管结扎术。故选E。

27.【答案】C

【解析】宫内节育器禁忌证：①妊娠或可疑妊娠者。②月经过频、经量过多或不规则阴道流血者。③生殖器官肿瘤，急、慢性生殖器官炎症，子宫畸形者。④产后或流产后疑有妊娠组织残留或感染者。⑤宫颈内口过松、重度宫颈裂伤或Ⅲ度子宫脱垂者。⑥患严重全身性疾病者。⑦铜过敏者禁止放置含铜IUD。患者子宫脱垂，所以不适合上宫内节育器。安全期避孕并不十分可靠，不推荐使用。阴道隔膜供应少，且患者阴道前后壁膨出，不适合使用。故选C。

【A_3/A_4型题】

28.【答案】B

【解析】患者手术流产后1周阴道又出血，且无发热，附件正常。应考虑为吸宫不全。故选B。

29.【答案】C

【解析】B型超声检查有助于诊断吸宫不全，了解是否有残留。故选C。

30.【答案】A

【解析】吸宫不全无明显感染征象者，行刮宫术，刮出物送病理检查，术后应用抗生素预防感染；伴感染者，需控制感染后再行刮宫术，术后继续抗感染治疗。患者现无感染症状，可行刮宫术。故选A。

31.【答案】D

【解析】在未采用麻醉镇痛的流产手术中患者出现心搏减慢、血压下降、面色苍白、出冷汗、头晕、恶心、呕吐及胸闷。符合“人工流产综合征”的诊断。故选D。

32.【答案】A

【解析】一旦出现人工流产综合征症状，给予硫酸阿托品0.5~1mg静脉注射即可迅速缓解。故选A。

33.【答案】B

【解析】人工流产术前做好心理护理；术中动作轻柔；吸宫时注意掌握负压；进出宫颈时阻断负压。故选B。

34.【答案】B

【解析】输卵管结扎术适应于自愿接受绝育手术且无禁忌证者；患严重全身性疾病或遗传性疾病不宜生育者。患者患有风心病，应该行输卵管结扎术。故选B。

35.【答案】A

【解析】输卵管结扎术时间为足月顺产者产后24小时内手术，

剖宫产术同时可行绝育术。故选A。

36.【答案】D

【解析】经阴道输卵管结扎术手术视野小，偶有邻近器官如膀胱、直肠损伤者，异常情况需开腹处理，现在已经基本不做。故选D。

【B_1型题】

37.【答案】C

【解析】Asherman综合征：为子宫性闭经最常见原因。月经的调节功能正常，第二性征发育也正常，由于人工流产刮宫过度或产后、流产后出血刮宫损伤子宫内膜导致宫腔粘连而闭经。故选C。

38.【答案】E

【解析】子宫穿孔是手术流产的严重并发症。多见于哺乳期子宫、瘢痕子宫、子宫过度屈曲或畸形、术前未查清子宫大小及位置或操作技术不熟练。故选E。

39.【答案】D

【解析】人工流产术器械进出宫颈时应该阻断负压，以免引起人工流产综合征。故选D。

40.【答案】B

【解析】吸宫不全是手术流产后宫腔内部分妊娠产物残留，与子宫体过度屈曲或操作技术不熟练有关。术后阴道出血超过10日，血量过多，或流血停止后再次多量出血，均应考虑为吸宫不全，出血量多时可引起失血性休克。故选B。

第二十二章　妇女保健

【A_1型题】

1.【答案】B

【解析】妇女保健是开展以维护生殖健康为核心的贯穿妇女青春期、围婚期、生育期、围生期、围绝经期及老年期的各项保健工作，降低孕产妇及围生儿死亡率，减少患病率和伤残率，控制某些疾病发生及性传播疾病的传播，从而促进妇女身心健康。故选B。

2.【答案】A

【解析】妇女保健三级预防指青春期女性疾病的治疗和康复。故选A。

3.【答案】C

【解析】围婚期保健是指围绕结婚前后，为保障婚配双方及其后代健康所进行的一系列保健工作。包括婚前医学检查、围婚期健康教育及婚前卫生咨询。故选C。

4.【答案】E

【解析】生育期保健应该以加强一级预防为重点：普及孕产期保健和计划生育技术指导；二级预防：使妇女在生育期因孕育或节育导致的各种疾病，能做到早发现、早防治，提高防治质量；三级预防：提高对高危孕产妇的处理水平，降低孕产妇死亡率和围产儿死亡率。故选E。

5.【答案】C

【解析】围生期保健包括：①孕前期保健：指导夫妇双方选择最佳的受孕时期。长时间使用药物避孕者应停药改为工具避孕半年后再妊娠。积极治疗对妊娠有影响的疾病。对有不良孕产史者、遗传病、传染病史者，应接受产前咨询。对有严重疾病有可能危及孕妇生命安全者，应给予必要的医学指导。②孕期保健：孕期保健工作应从孕早期开始。包括孕期接受定期的产前检查；对胎儿生长发育、安危状况、成熟度的监护；对孕妇妊娠期间出现的一些症状予以及时处理；进行卫生指导。孕早期应该加强孕期卫生，饮食营养，休息与活动，心理适应等方面的健康教育。孕中期是胎儿生长发育较快的时期。应定期进行产前检查；对高危妊娠进行筛查；预防妊娠并发症；加强孕妇营养，指导孕妇体检和胎教。孕晚期是胎儿发育最快，孕妇体重增加最明显。应指导孕妇注意补充营养，防止贫血等并发症发生；重点指导孕妇掌握家庭自我监护胎儿宫内情况的方法；做好分娩前身体上、心理上和物质上的准备；注意监测胎盘功能及早发现并纠正胎儿宫内缺氧；做好乳房准备，以利产后哺乳。③分娩期保健：保健人员应了解护理对象的妊娠经过，通过全面护理评估，推测产时可能出现的问题。抓好“五防”“一加强”。五防是指防难产、防感染、防产伤、防出血、防窒息。一加强是指加强对高危妊娠的产时监护和产程处理，保证母儿平安。④产褥期保健：保持会阴、乳房的局部清洁，指导产妇的饮食营养和起居，提供计划生育指导，产褥期禁止性生活，及时做好产后检查。⑤哺乳期保健：中心任务是促成纯母乳喂养，广泛宣传母乳喂养的优越性，采取促进母乳喂养成功的措施，明确哺乳期保健护理人员的职责。故选C。

6.【答案】C

【解析】妇女的老年保健主要目的是提高围绝经期妇女的自我保健意识和生活质量。介绍围绝经期生理卫生常识、常见病和多发病，保持外阴清洁以预防感染，鼓励进行缩肛运动，每天2次，每次15分钟，有助于预防发生子宫脱垂及张力性尿失禁，指导合理补充性激素及钙剂，以防治更年期骨质疏松症和心血管疾病。故选C。

7.【答案】D

【解析】国际老龄学会规定60~65岁为老年前期，指导老年人定期体检，适度参加社会活动和从事力所能及的工作，适当参加社会活动；注意合理饮食；保持生活规律性，注意劳逸结合，保证身体健康。故选D。

8.【答案】C

9.【答案】E

第十八篇　血液系统

第一章　贫　　血

【A_1型题】

1.【答案】B

2.【答案】C

【解析】根据病因及发病机制，贫血分为红细胞生成减少性贫血、红细胞破坏过多性贫血和失血性贫血。故选C。

3.【答案】D

【解析】缺铁性贫血时，血清铁降低对诊断最有意义，其他还有总铁结合力升高，转铁蛋白饱和度降低和血清铁蛋白降低。故选D。

4.【答案】A

5.【答案】C

【解析】网织红细胞绝对数是外周血中反应骨髓幼红细胞增生程度准确的指标。故选C。

6.【答案】E

7.【答案】D

【解析】阵发性睡眠性血红蛋白尿（PNH）典型患者有血红蛋白尿发作，易与再生障碍性贫血鉴别，但PNH不典型者无血红蛋白尿发作，全血细胞减少，骨髓可增生减低，易误诊为AA，PNH患者骨髓或外周血可发现CD55，CD59的各系血细胞。故选D。

8.【答案】E

【解析】溶血性贫血的根本原因是红细胞寿命缩短。在溶血性贫血的一般实验室检查中，红细胞寿命测定是最可靠的指标。故选E。

9.【答案】C

【解析】缺铁性贫血时，血清铁低于8.95μmol/L，总铁结合力升高，大于64.44μmol/L；转铁蛋白饱和度降低，小于15%，sTfR浓度超过8mg/L。血清铁蛋白低于12μg/L。故选C。

10.【答案】E

【解析】蚕豆病多见于10岁以下儿童，男性多于女性，40%的患者有家族史。发病集中于每年蚕豆成熟季节（3~5月），起病急，一般食新鲜蚕豆或其制品后2小时至几天（一般1~2天，最长15天）突然发生急性血管内溶血。溶血程度与食蚕豆的量无关。为自限性过程，溶血持续1周左右停止。实验室检查为G6PD活性筛选试验和定量测定两类。故选E。

11.【答案】C

【解析】IDA早期为铁消耗期或称隐性缺铁前期，特点是血清铁水平正常，血清铁蛋白降低，骨髓铁储备减少，形态学改变为正细胞正色素性贫血。病情继续发展则进入隐性缺铁期，又称为缺铁性红细胞生成期，此期铁储备消耗竭，运铁蛋白饱和度降低，红细胞游离原卟啉升高，但血红蛋白仍保持在正常范围内。如缺铁继续加重，血红蛋白低于正常则进入IDA期。故选C。

12.【答案】E

13.【答案】C

【解析】再生障碍性贫血（AA，简称再障）诊断标准：①全血细胞减少，网织红细胞绝对值减少。②一般无脾大。③骨髓检查显示至少一部位增生减低或重度减低（如增生活跃，巨核细胞应明显减少，骨髓小粒成分中应见非造血细胞增多。有条件者应做骨髓活检等检查）。④能除外其他引起全血细胞减少的疾病，如阵发性睡眠性血红蛋白尿、骨髓增生异常综合征中的难治性贫血、急性造血功能停滞、骨髓纤维化、急性白血病、恶性组织细胞病等。⑤一般抗贫血药物治疗无效。故选C。

14.【答案】B

15.【答案】E

【解析】小细胞低色素性贫血常见疾病为：缺铁性贫血、铁粒幼细胞性贫血和珠蛋白生成障碍性蛋白。再生障碍性贫血属于正常细胞性贫血。故选E。

16.【答案】C

【解析】治疗缺铁性贫血的原则是：根除病因，补足贮铁。故选C。

17.【答案】D

18.【答案】C

【解析】原位溶血，又叫无效性红细胞生成，指骨髓内的幼红细胞在释入血液循环之前已在骨髓内破坏，可伴有黄疸，其本质是一种血管外溶血。见于巨幼细胞贫血、骨髓增生异常综合征等。故选C。

19.【答案】B

【解析】巨幼细胞贫血主要是由于缺乏叶酸或维生素B_{12}引起DNA合成障碍所致的贫血。叶酸和维生素B_{12}都是合成DNA过程中重要辅酶。当其缺乏时，DNA合成障碍，全身多种组织均可受累，以造血组织最为严重，引起幼红细胞增殖成熟障碍，骨髓内出现形态上和功能上均异常的巨幼红细胞。这些异常的巨幼红细胞寿命较正常短，往往被过早破坏造成贫血。妊娠期本病95%是叶酸缺乏，少数孕妇因维生素B_{12}缺乏而发病。故选B。

20.【答案】C

21.【答案】B

22.【答案】C

【解析】部分PNH患者可有全血细胞减少，有时在某一时期亦可发生骨髓增生低下，容易与再障相混淆。此外，再障与阵发性睡眠性血红蛋白尿有时可同时存在或互相转化。二者鉴别点为：PNH常有轻度黄疸，网织红细胞常有轻度增多，酸化血清溶血试验（Ham试验）、糖水试验、尿含铁血黄素试验均阳性，而再障则为阴性。故选C。

23.【答案】D

【解析】再生障碍性贫血的血象：呈全血细胞减少，贫血属正常细胞型，亦可呈轻度大红细胞。红细胞轻度大小不一，但无明显畸形及多染现象，一般无幼红细胞出现。网织红细胞显著减少。骨髓象：急性型呈多部位增生减低或重度减低，三系造血细胞明显减少，尤其是巨核细胞和幼红细胞；非造血细胞增多，尤为淋巴细胞增多。慢性型不同部位穿刺所得骨髓象很不一致，可从增生不良到增生象，但至少要有一个部位增生不良；如增生良好，晚幼红细胞比例常增多，其核不规则分叶状，呈现脱核障碍，但巨核细胞明显减少。骨髓涂片肉眼观察油滴增多，骨髓小粒镜检非造血细胞和脂肪细胞增多，一般在60%以上。故选D。

24.【答案】E

25.【答案】A

【解析】口服铁剂有效的表现先是外周血网织红细胞增多，高峰在开始服药后5~10天，2周后血红蛋白浓度上升，一般2个月左右恢复正常。铁剂治疗应在血红蛋白恢复正常后至少持续4~6个月，待铁蛋白正常后停药。故选A。

26.【答案】D

【解析】脾切除对遗传性球形红细胞增多症有显著疗效，术后90%的患者贫血及黄疸可改善，但球形细胞依然存在。年龄在10岁以上，贫血症状影响生活质量，无手术禁忌证，可考虑脾切除。贫血严重时输注红细胞，注意补充叶酸以预防叶酸缺乏而加重贫血或诱发危象。故选D。

27.【答案】D

【解析】缺铁性贫血时血红蛋白、红细胞均减少，以血红蛋白减少更为明显。轻度贫血时红细胞形态无明显异常，中度以上贫血时红细胞体积减小，中心淡染区扩大，严重时红细胞可呈环状，并有嗜多色性红细胞及点彩红细胞增多。网织红细胞轻度增多或正常。白细胞计数及分类一般正常。血小板计数一般正常。故选D。

28.【答案】D

【解析】急性溶血性贫血多为血管内溶血，起病急骤，临床表现为严重的腰背及四肢酸痛，伴头痛、呕吐、寒战，随后出现高热、面色苍白和血红蛋白尿、黄疸。严重者出现周微循环衰竭和急性肾衰竭。慢性溶血性贫血多为血管外溶血，临床表现为贫血、黄疸、脾大。长期高胆红素血症可并发胆石症和肝功能损害。慢性溶血病程中，感染等诱因可使溶血加重，发生溶血危象及再障危象。故选D。

29.【答案】A

【解析】红细胞生成分化的异常有两个方面：一是红细胞内合成较多的2,3-二磷酸甘油酸，以降低血红蛋白对氧的亲和力，使氧解离曲线右移，组织获得更多的氧，二是因贫血种类不同而异的改变，如红细胞膜、酶、血红蛋白的异常以及某些贫血时并发的白细胞和血小板质的改变。故选A。

30.【答案】C

【解析】再障的骨髓活检显示造血组织均匀减少。故选C。

31.【答案】D

【解析】血管内溶血指红细胞在血液循环中被破坏，释放游离血红蛋白形成血红蛋白血症。游离的血红蛋白能与血液中的结合珠蛋白结合。结合体分子量大，不能通过肾小球排出，需经肝细胞摄取并在肝内进行胆红素代谢。未被结合的游离血红蛋白从肾小球滤出，形成血红蛋白尿排出体外，其中部分血红蛋白被近曲小管上皮细胞重吸收并分解为卟啉、珠蛋白及铁。反复血管内溶血时，铁以珠蛋白或含铁血黄素的形式沉积在上皮细胞内并可随尿排出，形成含铁血黄素尿。故选D。

32.【答案】D

【解析】缺铁性贫血（IDA）的临床表现为：①贫血表现：常见乏力、易倦、头晕、头痛、耳鸣、心悸、气促、食欲缺乏等；伴苍白、心率增快。②组织缺铁表现：精神行为异常，如烦躁、易怒、注意力不集中、异食癖；体力、耐力下降；易感染；儿童生长发育迟缓、智力低下；口腔炎、舌炎、舌乳头萎缩、口角炎、缺铁性吞咽困难；毛发干枯、脱落；皮肤干燥、皱缩；指（趾）甲缺乏光泽、脆薄易裂，重者指（趾）甲变平，甚至凹下呈勺状（匙状甲）。③缺铁原发病表现。故选D。

33.【答案】D

【解析】缺铁在早期会动员体内的铁储存，因而骨髓贮存铁是减少或者缺乏的，而其他的各项在最初不会有明显变化，故选D。

34.【答案】E

35.【答案】E

【解析】缺铁性贫血患者是先出现贮存铁减少，继之血清铁减少，然后再出现贫血，故选E。

36.【答案】A

37.【答案】C

38.【答案】D

39.【答案】E

40.【答案】B

【解析】急性重型再障以上呼吸道感染最常见，其次为牙龈炎、支气管炎、扁桃体炎，而肺炎、败血症等重症感染少见。常见感染菌种为革兰阴性杆菌和各类球菌。故选B。

41.【答案】A

【解析】正常细胞性贫血包括：再生障碍性贫血、纯红细胞再生障碍性贫血、溶血性贫血、骨髓病性贫血、急性失血性贫血。故选A。

42.【答案】A

【解析】急性溶血性贫血起病急骤，临床表现为严重的腰背及四肢发痛，伴头痛、呕吐、寒战，随后高热、面色苍白和血红蛋白尿、黄疸。严重者出现周围循环衰竭和急性肾衰竭。故选A。

43.【答案】E

44.【答案】A

【解析】溶血后可引起骨髓红系代偿性增生，此时外周血网织红细胞比例增加，可达0.05～0.20。血涂片可见有核红细胞，严重溶血时尚可见到幼稚粒细胞。骨髓涂片检查显示骨髓增生活跃，红系比例升高，以中幼、晚幼红细胞为主，粒、红比例可倒置。部分红细胞内含有核碎片，如Howell-Jolly小体和Cabot环。故选A。

45.【答案】C

【解析】再生障碍性贫血的发病机制检查：$CD4^+$细胞：$CD8^+$细胞比值减低，Th1：Th2型细胞比值增高，$CD8^+$ T抑制细胞和$\gamma\delta TCR^+$ T细胞比例增高，血清IL-2、IFN-γ、TNF水平增高；骨髓细胞染色体核型正常，骨髓铁染色示贮铁增多，中性粒细胞碱性磷酸酶染色强阳性；溶血检查均阴性。故选C。

46.【答案】C

【解析】雄激素通过直接刺激骨髓干细胞增加，提高内源性EPO生成治疗再障。故选C。

47.【答案】E

【解析】贮存铁，包括铁蛋白和含铁血黄素。铁吸收部位主要在十二指肠及空肠上段。吸收入血的二价铁经铜蓝蛋白氧化成三价铁，与转铁蛋白结合后转运到组织或通过幼红细胞膜转铁蛋白受体胞饮入细胞内，再与转铁蛋白分离并还原成二价铁，参与形成血红蛋白。多余的铁以铁蛋白和含铁血黄素形式贮存于肝、脾、骨髓等器官的单核巨噬细胞系统，待铁需要增加时动用。人体排铁主要通过肠黏膜脱落细胞随粪便排出，少量通过尿、汗液排出，哺乳妇女还通过乳汁排出，故选E。

48.【答案】A

【解析】慢性再障性贫血的首选治疗药物应是雄激素，其治疗机制可能是直接刺激骨髓造血及增加EPO的作用。故选A。

49.【答案】B

50.【答案】D

【解析】缺铁性贫血应该补充铁剂，同时胃切除后引起缺铁性贫血为胃肠道正常解剖部位发生改变而影响铁的吸收，故用铁剂注射治疗，因此可以选择右旋糖酐铁注射。故选D。

51.【答案】D

【解析】原位溶血指骨髓内的幼红细胞在释入血液循环之前已在骨髓内破坏。故选D。

52.【答案】D

53.【答案】E

54.【答案】B

【解析】抗人球蛋白试验（Coombs试验）阳性是温抗体型溶血性贫血最具有诊断意义的实验室检查，主要为抗IgG及抗补体C3型。故选B。

55.【答案】D

【A_2型题】

56.【答案】B

【解析】此患者粪便钩虫卵为阳性，贫血，考虑为肠道寄生虫感染导致的缺铁性贫血，首选口服铁剂，尽可能地去除导致缺铁的病因。寄生虫感染者应驱虫治疗。故选B。

57.【答案】D

【解析】缺铁性贫血呈小细胞低色素性贫血，平均红细胞体积低于80fl，平均红细胞血红蛋白量小于27pg，平均红细胞血红蛋白浓度小于32%，血片中可见红细胞体积小、中央淡染区扩大。网织红细胞数多正常或轻度增加。白细胞和血小板计数可正常或减低，也有部分患者血小板计数升高。故此患者应考虑缺铁性贫血。故选D。

58.【答案】E

59.【答案】B

【解析】此患者考虑为缺铁性贫血，口服铁剂有效，首先表现为外周血网织红细胞增多，高峰在开始服药后5～10天，2周后血红蛋白浓度上升。此患者口服铁剂7天，表现为网织红细胞升高，血红蛋白较前无变化。故选B。

60.【答案】C

【解析】此患者存在月经过多导致失血，贫血，网织红细胞正常，血清铁降低，总铁结合力升高，故考虑为缺铁性贫血。故选C。

61.【答案】B

【解析】此患者贫血，伴压疮，实验室检查为正细胞贫血，血清铁 460μg/L，总铁结合力 210μg/L，骨髓储存铁（++），考虑为慢性感染性贫血。故选 B。

62.【答案】C

【解析】缺铁性贫血是体内铁的储存不能满足正常红细胞生成的需要而发生的贫血。是由于铁摄入量不足、吸收量减少、需要量增加、铁利用障碍或丢失过多所致。形态学表现为小细胞低色素性贫血。此患者青年女性，贫血，白细胞正常，血清铁降低，故考虑可能为缺铁性贫血，故选 C。

63.【答案】B

【解析】此患者长期胃痛伴间断黑粪，考虑为消化性溃疡并出血，存在慢性失血，血常规示白细胞和血小板正常，血红蛋白明显减少，贫血考虑为缺铁性贫血的可能性大。故选 B。

64.【答案】C

【解析】此患者贫血，白细胞和血小板正常，血片为红细胞大小不均，以小细胞为主，中心染色过浅，考虑为缺铁性贫血，故治疗上首选补充铁剂。故选 C。

65.【答案】C

66.【答案】A

【解析】此患者贫血，白细胞和血小板正常，血清铁降低，骨髓铁阴性，考虑缺铁性贫血诊断正确，口服铁剂 3 周后无效，可能原因为依从性差、胃肠道吸收障碍、存在干扰铁利用的因素或者患者仍存在慢性失血。故选 A。

67.【答案】C

【解析】自身免疫性溶血性贫血是因免疫调节功能发生异常，产生抗自身红细胞抗体致使红细胞破坏的一种溶血性贫血。以贫血、脾大和黄疸为特征，长期高胆红素血症可并发胆石症和肝功能损害。可并发血栓栓塞性疾病，以抗磷脂抗体阳性者多见。感染等可诱发溶血加重，发生溶血危象及再障危象。Coombs 试验阳性，考虑为自身免疫性溶血性贫血。Ham 试验阴性，排除阵发性睡眠性血红蛋白尿。故选 C。

68.【答案】D

【解析】溶血性贫血是由于红细胞破坏速率增加（寿命缩短），超过骨髓造血的代偿能力而发生的贫血。此患者发热、黄疸、肝大，尿胆原阳性，尿隐血阳性，头晕可能提示贫血，故考虑可能为溶血性贫血，故选 D。

69.【答案】E

【解析】参见 67 题解析。此患者黄疸、肝大、贫血、Coombs 试验阳性，提示可能为自身免疫性溶血性贫血，故选 E。

70.【答案】E

【解析】血红蛋白尿可能为阵发性睡眠性血红蛋白尿的首发症状，重者尿液呈酱油或红葡萄酒样。此患者表现为浓茶色尿、贫血、黄疸、血小板减少、网织红细胞增多，肝、脾不大，考虑可能为阵发性睡眠性血红蛋白尿，应进一步查酸化血清溶血试验明确诊断。故选 E。

71.【答案】D

【解析】自身免疫性溶血性贫血的贫血轻重不一，多成正细胞正色素性，网织红细胞比例增高，白细胞和血小板多正常，急性溶血阶段白细胞可增多，外周血涂片可见数量不等的球形红细胞及幼红细胞，骨髓呈代偿性增生，以幼红细胞增生为主，可达 80%。此患者表现为腰痛，发热，贫血，黄疸，肝、脾大，白细胞增加，尿胆原阳性，血清胆红素升高，骨髓增生活跃，中晚幼红细胞增多，故诊断为自身免疫性溶血性贫血。故选 D。

72.【答案】C

73.【答案】C

【解析】遗传性球形红细胞增多症是一种遗传性红细胞膜缺陷导致的溶血性贫血，脾切除对本病有显著疗效。故选 C。

74.【答案】C

【解析】自身免疫性溶血性贫血患者，感染等诱因可使溶血加重，发生溶血危象及再障危象。再障危象时全血细胞减少，网织红细胞减低，甚至缺如，骨髓增生减低。故选 C。

75.【答案】D

76.【答案】B

【解析】阵发性冷性血红蛋白尿是全身或局部受寒后突然发生的以血红蛋白尿为特征的一种罕见疾病。诱发溶血的因素多为受寒后急性发病，但也有不明显者。数分钟或数小时后出现，短暂的寒战、发热、全身无力、腹部不适、腰背及下肢疼痛、恶心、呕吐。随后第 1 次尿液为血红蛋白尿，呈暗红色或黑色。从出现症状至血红蛋白尿发作数分钟至 8 小时。急性全身反应及血红蛋白尿可在几小时内消失，也可持续数天。患者有脾大及高胆红素血症。反复发作后可有含铁血黄素尿。除典型临床表现外，冷、热溶血试验阳性为诊断该病的依据。诊断标准和依据：①受寒后急性发病，严重贫血，血红蛋白尿。②冷、热溶血试验阳性。③Coombs 试验阳性，C3 型。故选 B。

77.【答案】E

【解析】此患者以腰痛、下肢活动困难为主要临床表现，实验室检查示贫血、红细胞沉降率明显增高、尿蛋白阳性，故应考虑多发性骨髓瘤。骨痛为多发性骨髓瘤的常见症状，以腰骶部最多见，其次为胸背部、肋骨和下肢骨骼，活动或扭伤后剧痛者有自发性骨折的可能。故选 E。

【A_3/A_4 型题】

78.【答案】C

【解析】此患者为中年女性，头晕、乏力、月经量大，实验室检查示贫血，白细胞和血小板均正常，血片示红细胞中心淡染区扩大，符合缺铁性贫血的特征，故考虑为缺铁性贫血，除C项外其他选项的检查都应该做。故选C。

79.【答案】B

【解析】此患者中年女性，贫血的原因可能为月经量多导致慢性失血过多，所以应进一步查妇科检查明确病因。故选B。

80.【答案】B

81.【答案】C

【解析】缺铁性贫血患者进行口服铁剂治疗之后，对疗效反应最早的指标是网织红细胞计数。故选C。

82.【答案】B

83.【答案】C

84.【答案】D

85.【答案】A

【解析】此患者的临床表现为发热、鼻出血、皮肤紫癜，查体浅表淋巴结不大，实验室检查示贫血、白细胞和血小板均降低，三系降低提示骨髓增生障碍，合并右下肺炎，考虑为急性再生障碍性贫血，预后不良，如不积极治疗多于6～12个月内死亡。故选A。

86.【答案】D

【解析】此患者黄疸、贫血、脾大、网织红细胞升高，白细胞数量正常，血小板正常，外周血涂片成熟红细胞形态正常，故考虑为溶血性贫血。故选D。

87.【答案】B

【解析】Coombs试验即抗人球蛋白试验，是检测血液中温反应性抗体的一种方法，也是诊断自身免疫性溶血性贫血的重要指标。此患者考虑为自身免疫性溶血性贫血，应进一步查Cooms试验明确诊断，故选B。

88.【答案】C

【解析】糖皮质激素为自身免疫性溶血性贫血的首选治疗，有效率80%以上。故选C。

89.【答案】B

【解析】脾切除为自身免疫性溶血性贫血的二线治疗方法，有效率60%。指征为：糖皮质激素无效；泼尼松维持量大于10mg/d；有激素应用禁忌证或不能耐受。故选B。

90.【答案】C

【解析】此患者主要表现为酱油色尿，贫血，网织红细胞升高，肝、脾不大，白细胞和血小板数量正常，尿隐血阴性，故考虑为阵发性睡眠性血红蛋白尿。故选C。

91.【答案】E

【解析】此患者为阵发性睡眠性血红蛋白尿，应做Ham试验明确诊断。故选E。

92.【答案】B

【解析】阵发性睡眠性血红蛋白尿的治疗包括支持对症治疗（输注红细胞、雄激素、铁剂）、控制溶血发作（糖皮质激素、碳酸氢钠、抗氧化药物、抗补体单克隆抗体）、血栓形成的防治（抗凝）和异基因造血干细胞移植。B选项中补全血是错误的，必要时可输注红细胞，宜采用去白红细胞。故选B。

93.【答案】A

第二章　白　血　病

【A_1型题】

1.【答案】B

【解析】过氧化物酶（POX）染色意义：POX主要存在于粒细胞系，除原粒细胞外，随细胞成熟，POX阳性反应增强（嗜碱性粒细胞反应阴性）。单核细胞系从幼单核细胞起呈弱阳性反应，淋巴细胞系、红细胞系及巨核细胞系则任何阶段均呈阴性反应。本染色法最主要用于鉴别急性白血病细胞类型，急性粒细胞性白血病呈强阳性，单核细胞性白血病呈弱阳性，急性淋巴细胞性白血病呈阴性反应。非特异性酯酶染色：急单细胞呈强阳性，能被氟化钠明显抑制（>50%）；急粒细胞呈阳性或弱阳性，氟化钠轻度抑制（<50%）；急淋细胞一般呈阴性。故本题选B。

2.【答案】A

【解析】急性白血病是造血干细胞的恶性克隆性疾病，发病时骨髓中异常的原始细胞及幼稚细胞大量增殖并抑制正常造血，广泛浸润肝、脾、淋巴结等脏器。表现为贫血、出血、感染和浸润等征象。急性白血病患者正常骨髓造血受抑制，可出现贫血。故选A。

3.【答案】B

【解析】急性白血病患者中，大量白血病细胞在血管中淤滞及浸润、血小板减少、凝血异常及感染是出血的主要原因。故选B。

4.【答案】D

【解析】急性髓细胞白血病（AML）M_3亚型（急性早幼粒细胞白血病）的出血比急性淋巴细胞白血病ALL和AML其他亚型更严重而多见，其明显出血往往与血小板减少的程度不相适应，这是因为白血病细胞破坏，大量促凝物质和组织因子释放可发生弥散性血管内凝血伴原发纤维蛋白溶解。AML-M_3是最易发生DIC的白血病。故选D。

5.【答案】D

【解析】慢性粒细胞白血病患者出现脾区疼痛明显，并有脾摩擦感，可能发生脾梗死、脾周围炎。故选D。

6.【答案】A

【解析】M_1（急性粒细胞白血病未分化型）：未分化原粒细胞（Ⅰ型+Ⅱ型）≥90%（NEC），细胞为过氧化物酶染色（+）≥3%。故选A。

7.【答案】C

8.【答案】B

【解析】95%以上的慢性粒细胞白血病（CML）细胞中出现Ph染色体（小的22号染色体），显带分析为t（9；22）（q34；q11）。9号染色体长臂上C-ABL原癌基因易位至22号染色体长臂的断裂点簇集区（BCR）形成BCR-ABL融合基因。故选B。

9.【答案】D

10.【答案】A

【解析】急性淋巴细胞白血病是一种起源于淋巴细胞的B系或T系细胞在骨髓内异常增生的恶性肿瘤性疾病。异常增生的原始细胞可在骨髓聚集并抑制正常造血功能，同时也可侵及骨髓外的组织，如脑膜、淋巴结、性腺、肝等。表现为贫血、出血、感染和浸润征象。为儿童最常见的急性白血病。故选A。

11.【答案】C

【解析】M_3为急性早幼粒细胞白血病，POX、SB、AS-D-NCE和ACP染色均呈阳性或强阳性反应。AS-D-NAE可呈阳性反应，但不被氟化钠抑制，α-萘酚丁酸酯酶染色阴性。髓系标志为主，CD13、CD33、MPO、CD68等阳性，而HLA-DR、CD34为阴性。故选C。

12.【答案】A

【解析】Ph染色体（费城染色体）是一种特异性染色体。约有95%CML患者为Ph阳性，即Ph染色体对CML是特异性的，也可作为确诊CML的主要依据，5%的CML有BCR-ABL融合基因阳性，而Ph染色阴性。Ph染色体除见于CML外尚可见于急性白血病、骨髓增生异常综合征、淋巴瘤和骨髓瘤等其他疾病。故选A。

13.【答案】E

【解析】按白血病细胞分化程度可分为急性及慢性两大类。急性白血病的细胞分化停滞在较早阶段，多为原始细胞及早期幼稚细胞，病情发展迅速，自然病程仅几个月。慢性白血病的细胞分化停滞在较晚的阶段，多为较成熟幼稚细胞和成熟细胞，病情发展缓慢，自然病程为数年。故选E。

14.【答案】C

15.【答案】B

【解析】慢性白血病中性粒细胞碱性磷酸酶（NAP）活性减低或呈阴性反应，治疗有效时中性粒细胞碱性磷酸酶活性可以恢复，疾病复发时又下降，合并细菌性感染时可略升高。故选B。

16.【答案】C

【解析】慢性白血病中性粒细胞碱性磷酸酶活性减低或呈阴性反应，故选C。

17.【答案】A

【解析】慢性粒细胞白血病加速期常有发热、虚弱、进行性体重下降、骨骼疼痛，逐渐出现贫血和出血。脾持续或进行性肿大。原来治疗有效的药物无效。加速期可维持几个月到数年。外周血或骨髓原始细胞≥20%，不明原因的血小板进行性减少或增加。除Ph染色体以外又出现其他染色体异常。粒-单系祖细胞培养，集簇增加而集落减少，骨髓活检显示胶原纤维显著增生。故选A。

18.【答案】C

【解析】白血病细胞侵犯蛛网膜或蛛网膜邻近神经组织而产生的临床症状和体征称为中枢神经系统白血病。由于多种化疗药物不易透过血脑屏障，隐藏在中枢神经系统的白血病细胞不能有效被杀灭，成为白血病细胞的庇护所，为髓外白血病复发的首要原因。白血病细胞进入中枢神经系统可由血流播散、颅骨骨髓白血病细胞的浸润或颅内点状出血所致。故选C。

19.【答案】D

【解析】类白血病反应：红细胞与血红蛋白测定值基本正常，血小板计数正常。粒细胞型类白血病反应：白细胞计数50×10^9/L以上，或外周血出现原粒和幼粒细胞。成熟中性粒细胞胞质中往往出现中毒性颗粒和空泡，骨髓象除了有增生和左移现象外，没有白血病的细胞形态畸形，NAP活性明显增高。故选D。

20.【答案】C

【解析】CML各期特点如下。慢性期：①白细胞增多，一般>20×10^9/L。②外周血碱性粒细胞增多。③外周血及骨髓原始细胞<5%，可见大量中晚幼粒细胞。加速期：①外周血及骨髓原始细胞占10%～19%。②外周血碱性粒细胞≥20%。③持续血小板减少。④出现白血病细胞克隆进化的细胞遗传学。急变期：①外周血及骨髓原始细胞≥20%。②骨髓外原始细胞侵犯。故此题选C。

21.【答案】B

22.【答案】E

23.【答案】C

【解析】类白血病反应是某种因素刺激机体的造血组织而引起的某种细胞增多或左移反应，似白血病现象。类白血病反应NAP活性增高，故选C。

24.【答案】C

25.【答案】E

【解析】中枢神经系统白血病的治疗措施包括颅脊椎照射、鞘内注射化疗药（氨甲蝶呤、阿糖胞苷、糖皮质激素等）和高剂量的全身化疗药。故选E。

26.【答案】B

【解析】羟基脲为细胞周期特异性化疗药，起效快，用药后两三天白细胞即可下降，停药后又很快回升。耐受性好，单独应用羟基脲的患者中位生存期约为5年，为治疗慢性粒细胞白血病首选化疗药。故选B。

【A_2 型题】

27.【答案】D

【解析】慢性粒细胞白血病NAP活性明显降低，积分值常为0；类白血病反应的NAP活性极度增高，故可作为与慢性粒细胞白血病鉴别的一个重要指征，故选D。

28.【答案】D

【解析】此患者表现为贫血、出血、胸骨痛，实验室检查示白细胞、血红蛋白及血小板均降低，且可见幼稚细胞，符合急性白血病的特征，故最可能为急性白血病。故选D。

29.【答案】D

30.【答案】D

【解析】常见AL的细胞化学鉴别如表4-18-1，故选D。

表4-18-1 常见AL的细胞化学鉴别

项目	急淋白血病	急粒白血病	急单白血病
髓过氧化物酶（MPO）	（-）	分化差的原始细胞（-）~（+） 分化好的原始细胞（+）~（+++）	（-）~（+）
糖原染色（PAS）	（+）成块或粗颗粒状	（-）或（+） 弥漫性淡红色或细颗粒状	（-）或（+） 弥漫性淡红色或细颗粒状
非特异性酯酶（NSE）	（-）	（-）~（+） NaF抑制<50%	（+） NaF抑制≥50%

31.【答案】C

【解析】未经治疗的慢性粒细胞性白血病患者血液与尿中尿酸常常较高。如果使用大量的白消安容易导致血尿酸增高而发生继发性痛风性关节炎。白消安适用于慢性粒细胞白血病慢性斯的缓解治疗，虽然其不能治愈该症，但能非常有效地减轻粒细胞的总负荷，缓解症状及改善患者状态。故选C。

32.【答案】C

【解析】此患者青年女性，贫血、出血、感染、全血细胞减少，但外周血无幼稚细胞，骨髓穿刺可以鉴别各种血液病的诊断、鉴别诊断及治疗随访、不明原因的红细胞、白细胞、血小板数量增多或减少及形态学异常，故此患者需行骨髓穿刺明确骨髓增生程度及原始细胞多少，故选C。

33.【答案】B

【解析】急性粒细胞白血病多数患者骨髓极度增生，正常造血细胞被白血病细胞取代；少数患者骨髓增生低下，但原始细胞仍在30%以上。白血病细胞常有形态异常和核质发育不平衡。如胞质内发现Auer小体，更有助于排除ALL而确诊为AML。故选B。

34.【答案】A

【解析】此患者青年男性，白血病化疗后部分缓解，后出现左下肢疼痛，查体示腰椎椎旁压痛，直腿抬高试验阳性，故考虑为中枢神经系统白血病，应行腰穿检查脑脊液，鞘内注射MTX。故选A。

35.【答案】C

36.【答案】A

【解析】M_2（急性粒细胞白血病部分分化型）：原粒细胞（Ⅰ型+Ⅱ型）占30%～89%（NEC），单核细胞<20%，其他粒细胞>10%。故选A。

37.【答案】C

【解析】M_5（急性单核细胞白血病）：骨髓原单核、幼单核≥30%（NEC）。如果原单核细胞（Ⅰ型+Ⅱ型）≥80%为M_{5a}，<80%为M_{5b}。故选C。

38.【答案】A

【解析】出血、贫血、感染、骨髓原始细胞明显增多，考虑急性白血病。POX（-），非特异性酯酶（-），考虑为急性淋巴细胞白血病。故选A。

39.【答案】A

【解析】慢性髓系白血病急变期为CML的终末期，多数急粒变，少数为急淋变或急单变，偶有巨核细胞及红细胞等类型的急性变。外周血中原粒+早幼粒细胞>30%，骨髓中原始细胞或原淋+幼淋或原单+幼单>20%，原粒+早幼粒细胞>50%，出现髓外原始细胞浸润。故选A。

40.【答案】C

【A_3/A_4 型题】

41.【答案】E

【解析】患者中年男性，发

热、咽痛，抗生素无效。查体：颈部浅表淋巴结肿大，下肢瘀斑。患者贫血、出血、感染，外周血白细胞及原始细胞明显增多，符合急性白血病的特征，考虑为急性白血病。故选E。

42.【答案】B

【解析】此患者贫血、出血、感染，外周血原始细胞明显增多，考虑为急性白血病，故查体中应注意有无胸骨压痛，故选B。

43.【答案】E

【解析】此患者考虑为急性白血病，故明确诊断需要骨髓穿刺了解骨髓情况。故选E。

44.【答案】D

【解析】患者青年男性，发热，皮肤散在紫癜；查体：颈部及腋下可触及肿大淋巴结，脾大，实验室检查示血红蛋白、白细胞、血小板都降低。发热、出血、贫血、脾大，三系减少，应考虑血液系统疾病，骨髓检查对诊断帮助最大，故选D。

45.【答案】C

【解析】患者出现神经系统阳性体征，故考虑为中枢神经系统白血病，应给予化疗+鞘内注射MTX。故选C。

46.【答案】E

【解析】此患者考虑为中枢神经系统白血病。脑脊液的改变：压力增高（>0.02kPa 或 $200mmH_2O$），或大于60滴/分。白细胞计数>10×10^6/L。涂片见到白血病细胞。蛋白>450mg/L，或潘迪试验阳性。故选E。

47.【答案】C

【解析】此患者中年男性，贫血、乏力、脾大、晚幼粒细胞增多，NAP（-），考虑为慢性粒细胞白血病，为了明确诊断应首先查骨髓穿刺了解骨髓情况。故选C。

48.【答案】B

【解析】大约95%的慢性粒细胞性白血病病例都是Ph阳性，因此它可以作为诊断的依据，也可以用以区别临床上相似但Ph为阴性的其他血液病（如骨髓纤维化等）。此患者考虑为慢性粒细胞白血病，应查Ph染色体，故选B。

49.【答案】E

【解析】根据症状、体征及辅助检查，此患者考虑为慢性粒细胞白血病，羟基脲是常用的化疗药物，故选E。

50.【答案】A

【解析】同种异基因骨髓移植是唯一可治愈CML的方法。故选A。

【B_1型题】

51.【答案】A

52.【答案】C

【解析】急性淋巴细胞白血病：髓过氧化物酶（-），糖原染色（+）成块或粗颗粒状，非特异性酯酶（-）。故选C。

53.【答案】B

54.【答案】E

【解析】急性单核细胞白血病：髓过氧化物酶（-）~（+），糖原染色（-）或（+），弥漫性淡红色或细颗粒状，非特异性酯酶（+），NaF抑制≥50%。故选E。

55.【答案】D

【解析】再生障碍性贫血患者的骨髓抑制，骨髓增生低下，造血细胞减少。故选D。

56.【答案】B

57.【答案】A

【解析】Auer小体：在瑞氏或吉姆萨的血或骨髓涂片中，白细胞胞质中出现染红色细杆状物质，1条或数条不等，长1~6μm，称为Auer小体（棒状小体），这种Auer小体出现在急性髓细胞白血病（AML）、急性单核细胞白血病中，在骨髓增生异常综合征（MDS）的RAEB-t型也可检出。故选A。

58.【答案】C

【解析】急性早幼粒细胞白血病是急性髓细胞白血病的一种特殊类型，被FAB协作组定为急性髓细胞白血病M_3型。外周血：贫血，白细胞数量的变化，并可见幼稚细胞，血小板减少。骨髓象：以异常的颗粒增多的早幼粒细胞增生为主>30%，多数>50%，且细胞形态较一致，原始细胞以下各阶段细胞较少，细胞核形态多不规则，有内外浆，外浆中无颗粒，内浆中有大小不均的颗粒。故选C。

第三章 骨髓增生异常综合征

【A_1型题】

1.【答案】C

【解析】骨髓增生异常综合征（MDS）是一组克隆性造血干细胞疾病，其特征为血细胞减少，髓系细胞一系或多系病态造血，无效造血及高风险向白血病转化。故选C。

2.【答案】D

【解析】骨髓增生异常综合征的FAB分型为：难治性贫血（RA）；环形铁粒幼细胞性难治性贫血（RAS）；难治性贫血伴原始细胞增多（RAEB）；难治性贫血伴原始细胞增多转变型（RAEB-T）；慢性粒-单核细胞白血病（CMML）。故选D。

3.【答案】D

【解析】MDS 的治疗：①支持治疗：严重贫血和有出血症状者可输注红细胞和血小板，粒细胞减少和缺乏者应防治感染。长期输血致铁超负荷者应行除铁治疗。②促造血治疗：可使用雄激素、造血生长因子等。③诱导分化治疗：可使用全反式维 A 酸和 1,25-$(OH)_2D_3$，少部分患者会出现血象改善。④生物反应调节剂：沙利度胺及来那度胺，免疫抑制剂。⑤去甲基化药物：5-氮杂-2′-脱氧胞苷。⑥联合化疗。⑦异基因造血干细胞移植：是目前唯一可能治愈 MDS 的方法。故选 D。

【A_2 型题】

4.【答案】D

5.【答案】E

【解析】MDS 的治疗包括支持治疗、促造血治疗、诱导分化治疗、生物反应调节剂、去甲基化药物、联合化疗及异基因造血干细胞移植。无放疗，故选 E。

【A_3/A_4 型题】

6.【答案】C

【解析】RAEB-1：①外周血：血细胞减少，原始细胞<5%，无 Auer 小体，单核细胞$<1\times10^9$/L。②骨髓象：一系或多系病态造血，原始细胞 5%～9%，无 Auer 小体。RAEB-2：①外周血：血细胞减少，原始细胞 5%～19%，有或无 Auer 小体，单核细胞$<1\times10^9$/L。②骨髓象：一系或多系病态造血，原始细胞 10%～19%，有或无 Auer 小体。故选 C。

7.【答案】E

【解析】MDS 国际预后积分系统（IPSS）是依据患者血细胞减少的数量、骨髓中原始细胞比例及染色体核型评价预后，指导治疗，见表 4-18-2。故选 E。

表 4-18-2 MDS 的 IPSS 修订版（IPSS-R）

项目	0	1	1.5	1.5	2.5	3.5	5
染色体	VG		G		Int	P	VP
骨髓原始细胞/%	<5%			5%～10%	11%～30%		
血红蛋白/$g\cdot dl^{-1}$	≥10			<10			
中性粒细胞/μl^{-1}	>0.8	≤0.8					
血小板/$\times10^9\cdot L^{-1}$	≥100		<100				

8.【答案】D

【解析】预后非常良好组：0～2 分；良好组：2～3.5 分；中危组：3.5～5 分；不良组：5～6 分；极度不良组：>6 分。故选 D。

第四章 淋巴瘤

【A_1 型题】

1.【答案】D

【解析】间变大细胞淋巴瘤占所有非霍奇金淋巴瘤的 2%～7%。免疫表型可为 T 细胞型，临床发展迅速。故选 D。

2.【答案】A

【解析】R-S 细胞见于霍奇金淋巴瘤，是霍奇金淋巴瘤含有的一种独特的瘤巨细胞。瘤组织中常有多种炎症细胞浸润和纤维化。R-S 细胞对霍奇金淋巴瘤最具有诊断意义。故选 A。

3.【答案】C

【解析】滤泡性小裂细胞型：低度恶性。小无裂细胞型：高度恶性。免疫母细胞型：高度恶性。小淋巴细胞型：低度恶性。弥漫小裂细胞型：中度恶性。故选 C。

4.【答案】D

【解析】淋巴瘤的首发症状常是无痛性颈部或锁骨上淋巴结进行性肿大。故选 D。

【A_2 型题】

5.【答案】A

【解析】此患者考虑为霍奇金淋巴瘤，治疗选用 MOPP 疗效最快。故选 A。

6.【答案】E

【解析】Ⅰ期：病变限于单个淋巴结（Ⅰ）或淋巴结以外的单个器官或部位（ⅠE）Ⅱ期：病变侵犯横膈同一侧的 2 个或更多的淋巴结区（Ⅱ）；或限局侵犯淋巴结以外的单个器官或部位，伴横膈同一侧的 1 个或更多的淋巴结区（ⅡE）。Ⅲ期：病变侵犯两侧淋巴结（Ⅲ）；或同时侵犯淋巴结以外的单个限局器官或部位（ⅢE）；或侵犯脾（ⅢS）；或两者都受侵（ⅢE）。Ⅳ期：弥漫性病变，侵及1个或多个淋巴结以外的器官或部位，伴有或不伴有淋巴结受侵。每个分期可按症状分为A、B两组。A组：无B组所述症状。B组：发热（38℃以上）、盗汗、6个月内体重下降>10%。故选E。

7.【答案】D

【解析】此患者右颈部肿块，病理检查为大细胞性淋巴瘤，早期霍奇金淋巴瘤的治疗给予适量全身化疗，放疗趋向于降低放疗的总剂量，缩小照射野的范围。故选D。

【A_3/A_4型题】

8.【答案】D

【解析】此患者中年男性，高热、皮肤瘙痒、右颈及锁骨上淋巴结肿大，无压痛，实验室检查示贫血，无痛性淋巴结增大，伴发热，皮肤瘙痒，贫血，骨髓中找到R-S细胞，故考虑为淋巴瘤。故选D。

9.【答案】C

【解析】此患者根据目前的症状、体征及辅助检查，考虑为淋巴瘤可能性大，但明确诊断需行淋巴结活检，霍奇金淋巴瘤的基本病理形态学改变是在以多种炎症细胞的混合增生背景中见到诊断性的R-S细胞及其变异型细胞。非霍奇金淋巴瘤淋巴结或组织病理见正常淋巴结或组织结构破坏，肿瘤细胞散在或弥漫浸润，根据不同的病理类型有各自独特的病理表现和免疫表型。故选C。

10.【答案】E

11.【答案】A

【解析】霍奇金淋巴瘤是相对少见但治愈率较高的恶性肿瘤，治疗上主要采用化疗加放疗的综合治疗。MOPP方案是主要化疗方案，但由于MOPP治疗延续3个月以上的患者第二肿瘤的发生率为3%~5%，不孕率高达50%，故目前ABVD已替代MOPP方案成为霍奇金淋巴瘤的首选化疗方案。

【B_1型题】

12.【答案】D

【解析】ABVD方案是霍奇金淋巴瘤的主要化疗方案。故选D。

13.【答案】A

【解析】非霍奇金淋巴瘤常用CHOP化疗方案。故选A。

14.【答案】E

15.【答案】B

16.【答案】B

17.【答案】A

第五章　多发性骨髓瘤

【A_1型题】

1.【答案】D

【解析】多发性骨髓瘤（MM）主要有贫血、骨痛、肾功能不全、感染、出血、神经症状、高钙血症、淀粉样变等。①骨痛、骨骼变形和病理骨折。②贫血和出血。③肝、脾、淋巴结和肾脏病变：肝、脾大，颈部淋巴结肿大，骨髓瘤肾。④神经系统症状：肢体瘫痪、嗜睡、昏迷、复视、失明、视力减退。⑤多见细菌感染，最常见为细菌性肺炎、泌尿系感染、败血症。⑥肾功能损害，慢性肾衰竭、高磷酸血症、高钙血症、高尿酸血症，可形成尿酸结石。⑦高黏滞综合征。⑧淀粉样变。故选D。

2.【答案】D

【解析】多发性骨髓瘤肾衰竭的发病机制：①游离轻链被近曲小管吸收后沉积在上皮细胞胞质内，使肾小管细胞变性，功能受损，如蛋白管型阻塞，导致肾小管扩张。②高血钙引起多尿以及少尿。③尿酸过多，沉积在肾小管，导致尿酸性肾病。而轻链蛋白沉积于肾小管内为最常见的原因，故选D。

3.【答案】B

【解析】多发性骨髓瘤患者正常多克隆免疫球蛋白及中性粒细胞减少，免疫力下降，容易发生各种感染。故选B。

【A_3/A_4型题】

4.【答案】C

【解析】此患者为老年男性，腰腿痛、贫血，实验室检查示尿蛋白阳性，肌酐升高，无浅表淋巴结肿大，无胸骨压痛，肝、脾不大，肝炎指标正常，故首先应考虑多发性骨髓瘤，故选C。

5.【答案】D

【解析】为明确是否是多发性骨髓瘤，应查骨髓穿刺看浆细胞是否大于30%，并且进行活组织检查，查血尿蛋白鉴定，血清中M蛋白及尿中本周蛋白。故选D。

【B_1型题】

6.【答案】E

7.【答案】B

第六章　白细胞减少和粒细胞缺乏症

【A_1 型题】

1.【答案】E

【解析】粒细胞减少常继发于多种全身性疾病，临床表现以原发病为主。粒细胞缺乏起病急骤，因短期内大量粒细胞破坏，患者可突然畏寒、高热、出汗、周身不适。几乎都在2~3天内发生严重感染。肺、泌尿系、口咽部和皮肤最易发生感染。黏膜可有坏死性溃疡。感染时的体征和症状通常不明显。故选E。

2.【答案】D

【解析】粒细胞缺乏患者出现发热即应做血、尿和其他有关的培养，并立即给予广谱抗生素治疗。对急性粒细胞缺乏症者必须给予严格的消毒隔离保护，最宜于置入空气净化的无菌室内，加强皮肤、口腔护理，以防交叉感染。粒细胞缺乏症者抗感染治疗常为抢救成功与否的关键。G-CSF对周期性粒细胞减少和严重的先天性粒细胞缺乏儿童效果较好，它能加速化疗引起白细胞减少的恢复，亦可用于预防强烈化疗引起的白细胞减少和发热。故选D。

【A_2 型题】

3.【答案】B

【解析】外周血中性粒细胞数目小于$1.5\times10^9/L$定义为中性粒细胞减少症，$(1.0\sim1.5)\times10^9/L$为轻度减少，$(0.5\sim1.0)\times10^9/L$为中度减少，$(0.2\sim0.5)\times10^9/L$为重度减少，$<0.2\times10^9/L$为极重度减少。故选B。

4.【答案】A

【解析】此患者中年女性，头晕、乏力，实验室检查示白细胞减少，血红蛋白和血小板是正常的，故应详细询问长期用药情况明确白细胞减少的原因。故选A。

第七章　出血性疾病

【A_1 型题】

1.【答案】E

【解析】特发性血小板减少性紫癜（ITP）是一组免疫介导的血小板过度破坏所致的出血性疾病。以广泛皮肤黏膜及内脏出血、血小板减少、骨髓巨核细胞发育成熟障碍、血小板生存时间缩短及血小板膜糖蛋白特异性自身抗体出现等为特征。故选E。

2.【答案】D

【解析】ITP患者骨髓增生活跃，巨核细胞一般明显增多，有时正常，较为突出的改变是巨核细胞的核质成熟不平衡，胞质中颗粒较少，产血小板巨核细胞明显减少或缺乏。ITP患者做骨髓检查为了除外血小板减少的其他疾病。故选D。

3.【答案】A

【解析】ITP一般起病隐袭，表现为散在的皮肤出血点及其他较轻的出血症状，如鼻出血、牙龈出血等。紫癜及瘀斑可出现在任何部位的皮肤或黏膜，但常见于下肢及上肢远端。血小板数在$(20\sim50)\times10^9/L$，轻度外伤即可引起出血，少数为自发性出血，如瘀斑、瘀点等，血小板数小于$20\times10^9/L$，有严重出血的危险，血小板数小于$10\times10^9/L$，可能出现颅内出血。但ITP患者较少出现肌肉血肿。故选A。

4.【答案】C

【解析】ITP患者骨髓增生活跃，巨核细胞一般明显增多，有时正常，产血小板巨核细胞明显减少或缺乏。故选C。

5.【答案】E

6.【答案】D

【解析】抗凝治疗是终止DIC病理过程，减轻器官损伤，重建凝血-抗凝平衡的重要措施。DIC的抗凝治疗应在处理基础疾病的前提下，与凝血因子补充同步进行。临床常用的抗凝药为肝素，包括普通肝素和低分子量肝素。故选D。

7.【答案】A

【解析】过敏性紫癜分为单纯型过敏性紫癜（紫癜型）、腹型过敏性紫癜、关节型过敏性紫癜、肾型过敏性紫癜、混合型过敏性紫癜和其他。其中，单纯型过敏性紫癜最常见，主要表现为皮肤紫癜，局限于四肢，尤其是下肢及臀部，躯干极少累及。故选A。

8.【答案】A

【解析】单纯型过敏性紫癜的紫癜常成批反复发生、对称分布，可同时伴发皮肤水肿、荨麻疹。紫癜大小不等，初呈深红色，按之不褪色，可融合成片形成瘀斑，数日内渐变成紫色、黄褐色、淡黄色，经7~14日逐渐消退。故选A。

9.【答案】C

【解析】关节型过敏性紫癜除皮肤紫癜外，因关节部位血管受累出现关节肿胀、疼痛、压痛及功能障碍等表现，多发生于膝、踝、肘、腕等大关节，呈游走性、反复性发作，经数日而愈，不遗留关节畸形。故选 C。

10.【答案】C

【解析】凝血酶原时间是外源凝血系统较为敏感和最为常用的筛选试验。主要反映外源性凝血是否正常。凝血酶原时间延长见于：先天性凝血因子缺乏，获得性凝血因子缺乏如继发性或原发性纤维蛋白溶解功能亢进、严重肝病等，使用肝素等。凝血酶原时间缩短见于妇女口服避孕药、血栓栓塞性疾病及高凝状态等。血友病患者 PT 正常，APTT 延长。故选 C。

11.【答案】C

【解析】纤溶异常的测定包括：鱼精蛋白副凝（3P）试验，FDP、D-二聚体、纤溶酶原、t-PA、纤溶酶原激活物抑制剂（PAI）及纤溶酶-抗纤溶酶复合物（PIC）测定等。故选 C。

【A_2 型题】

12.【答案】B

13.【答案】B

【解析】消耗性低凝状态：出血倾向，血小板及多种凝血因子水平低下，此期持续时间较长，常构成 DIC 的主要临床特点及实验室检测异常。故选 B。

14.【答案】D

【解析】患者幼年发病，关节出血而没有皮肤出血及紫癜，PT 正常，凝血时间延长，提示患者可能为Ⅷ因子缺乏的血友病，而血友病主要的障碍就是Ⅷ因子缺乏或者活性差，影响了内源性凝血的途径，为凝血活酶生成障碍。故选 D。

15.【答案】B

【解析】单纯性紫癜临床特点为皮肤细小的瘀点及大小不等的瘀斑，常见于下肢及臂部，反复发作，易发作于月经期，少数患者束臂试验可为阳性。患者青年女性，反复发作肢体紫癜，血小板计数、功能及凝血相关检查正常，考虑为单纯型紫癜。故选 B。

16.【答案】B

【解析】患者有鼻出血及躯干四肢瘀点、瘀斑，实验室检查示血小板减少，出血时间延长，血小板功能正常，骨髓象增生，巨核细胞数量增多，幼稚巨核细胞增多，产血小板型巨核细胞显著减少，故考虑为急性 ITP，选 B。

【A_3/A_4 型题】

17.【答案】D

18.【答案】E

【解析】过敏性紫癜的致病因素：感染（细菌、病毒、寄生虫感染），食物（鱼、虾、蟹、蛋、鸡、牛奶），药物（抗生素类、解热镇痛药、其他）和其他（花粉、尘埃、疫苗接种、虫咬、寒冷刺激）等。故选 E。

19.【答案】B

【解析】糖皮质激素有抑制抗原抗体反应、减轻炎症渗出、改善血管通透性等作用。此患者目前考虑为过敏性紫癜，故首选治疗措施应为给予糖皮质激素治疗。故选 B。

20.【答案】A

【解析】此患者目前考虑为过敏性紫癜，如糖皮质激素疗效不佳，或者近期内反复发作，可以使用免疫抑制剂、抗凝疗法、中医中药等，环磷酰胺属于免疫抑制剂。故选 A。

21.【答案】E

【解析】ITP 诊断要点：①至少 2 次实验室检查血小板计数减少，血细胞形态无异常。②查体脾一般不大。③骨髓检查巨核细胞数正常或增多，有成熟障碍。④排除其他继发性血小板减少症。故选 E。

22.【答案】E

【解析】ITP 的实验室检查：①血小板：血小板计数减少，血小板平均体积偏大，出血时间延长，血小板的功能一般正常。②骨髓象：骨髓巨核细胞数量正常或增加，巨核细胞发育成熟障碍，幼稚巨核细胞增多，有血小板形成的巨核细胞显著减少，红系及粒、单核系正常。③血小板动力学：超过 2/3 的患者动力学无明显加速。④血浆血小板生成素水平：与正常人无统计学差异。⑤其他：可有程度不等的正常细胞或小细胞低色素性贫血，少数可发现自身免疫性溶血的证据。故选 E。

23.【答案】A

【解析】此患者考虑为特发性血小板减少性紫癜，糖皮质激素一般情况下为首选治疗，近期有效率约为 80%。故选 A。

24.【答案】C

25.【答案】A

【解析】此患者青年女性，牙龈出血、月经过多，双下肢散在出血点及紫癜，查体是肝、脾不大、贫血、血小板减少，白细胞及其分类正常，尿常规正常，故考虑为特发性血小板减少性紫癜，进一步明确诊断需做骨髓检查，骨髓象为巨核细胞数正常或增多，有成熟障碍。故选 A。

26.【答案】D

27.【答案】E

【解析】ITP 的一线治疗为糖皮质激素和静脉输注免疫球蛋白；二线治疗为脾切除，药物治疗（抗 CD20 单克隆抗体、血小板生成药物、长春新碱、环孢素 A、硫唑嘌呤、环磷酰胺、霉酚酸酯等免疫抑制剂等）。故选 E。

28.【答案】D

【解析】患者存在多发性出血倾向，休克，血小板下降，凝血酶原时间延长 3 秒以上，骨髓穿刺示增生活跃，巨核细胞多，故考虑为DIC。故选D。

29.【答案】B

【解析】此患者考虑为DIC，进一步应查D-二聚体或3P试验明确诊断。D-二聚体升高或3P试验阳性可协助诊断。D-二聚体是深静脉血栓、肺栓塞、DIC的关键指标。3P试验阳性常见于DIC伴继发性纤溶的早期。故选B。

30.【答案】D

31.【答案】E

【解析】此患者考虑为DIC，抗凝治疗是终止DIC病理过程、减轻器官损伤、重建凝血-抗凝平衡的重要措施。常用普通肝素和低分子量肝素。故选E。

【B_1型题】

32.【答案】C

【解析】过敏性紫癜是一种常见的血管变态反应性疾病，因机体对某些致敏物质产生变态反应，导致毛细血管脆性及通透性增加，血液外渗，产生紫癜、黏膜及某些器官出血，可同时伴有血管神经性水肿、荨麻疹等其他过敏表现。故选C。

33.【答案】B

34.【答案】A

【解析】DIC是以微血管体系损伤为病理基础，凝血及纤溶系统被激活，导致全身微血管血栓形成，凝血因子大量消耗并激发纤溶亢进，引起全身出血及微循环衰竭的临床综合征。故选A。

35.【答案】D

36.【答案】D

【解析】抗凝异常的实验室检查：AT抗原及活性或TAT测定，PC、PS及TM测定等。故选D。

37.【答案】E

第八章 输　　血

【A_1型题】

1.【答案】B

【解析】常见的输血不良反应有变态反应、非溶血性发热反应、输血后紫癜、移植物抗宿主病、输血性血色病等。发热反应是指输血后短期内或输血过程中即发生寒战、发热，体温可到38~41℃，是最常见的早期输血不良反应，患者可出现恶心、呕吐、皮肤潮红，反应持续1~2小时。反应发生时应立即停止输血，密切观察病情，寒战时给予保暖、镇静药，发热时可用退热药。故选B。

2.【答案】E

【解析】Hb<60g/L并伴有严重代偿不全症状或在安静时也有贫血症状时可考虑输血。故选E。

3.【答案】E

【解析】溶血反应是最严重的并发症，绝大多数是免疫性的，即输入ABO血型不配合的红细胞所致，少数是非免疫性的，如输入低渗液体、冷冻或过热破坏红细胞等。典型症状是输入几十毫升血后，出现休克、寒战、高热、呼吸困难、腰背酸痛、心前区压迫感、头痛、血红蛋白尿、异常出血等，可致死亡。麻醉中的手术患者唯一最早的征象是伤口渗血和低血压。故选E。

4.【答案】A

【解析】输血可能传播疾病，最常见而严重的是输血后肝炎，主要有乙型肝炎和丙型肝炎。艾滋病、疟疾、梅毒、巨细胞病毒感染、黑热病、回归热和布鲁菌病等，均可通过输血传播。故选A。

5.【答案】B

6.【答案】A

【解析】血红蛋白大于100g/L不需要输血。故选A。

7.【答案】A

【解析】鲜血在采集后的3天之内，在4℃恒温保存。库存血保存在4℃的冰箱内，有效期2~3周，其成分以红细胞和血浆蛋白为主，适用于各种原因引起的大出血患者。库存血保存时间越长，血液成分变化越大，即酸性增加，钾离子浓度增高，故大量输库存血时，要防止酸中毒和高血钾。故选A。

8.【答案】A

【解析】无偿献血是保证血液安全的前提和基础。故选A。

9.【答案】C

【解析】自体输血禁忌证：血液已被细菌污染，血液可能被肿瘤细胞污染，严重贫血者及出凝血功能障碍者，脓毒血症或菌血症者，胸、腹开放性损伤超过4小时或血液在体腔中存留过久，全身重要脏器功能不全者。故选C。

10.【答案】C

【解析】大量输血的影响：①出血倾向：可因患者体内凝血因子被稀释、消耗引起。治疗可根据凝血因子缺乏的情况，补充有关血液成分，如新鲜冷冻血浆、凝血酶原复合物、血小板等。②酸碱平衡电解质紊乱：库血保存时间越长，血浆酸性物质和钾离子浓度越高；大量枸橼酸盐代谢后产生碳酸氢钠，可引起代谢性碱中毒；大量含枸橼酸钠的血制品可引起暂时性低血钙。③低体温：可因大量输入冷藏血引起。故选C。

【A_2型题】

11.【答案】D

【解析】输血的细菌污染反应较少见，但后果严重。临床表现轻者仅有畏寒、发热，与发热反应不易区别；重者表现为烦躁不安、剧烈寒战、高热、呼吸困难、发绀、腹痛等，甚至可发生中毒性休克、急性肾衰竭、肺水肿，致患者短期内死亡。常见的细菌为G^-杆菌，如大肠埃希菌，可在4~6℃的血液冷藏期内迅速繁殖，有时也可为G^+球菌。此患者出现高热、意识不清、烦躁、休克表现，考虑为细菌污染反应。

12.【答案】E

【解析】溶血性输血反应是指在输血中或输血后数分钟至数小时内发生的溶血。常出现高热、寒战、心悸、气促、腰背痛、血红蛋白尿甚至尿闭、急性肾衰竭和DIC等，甚至造成患者死亡。此患者输血后立即发生畏寒、发热、恶心、酱油色尿、低血压，故考虑为溶血性输血反应。故选E。

【A_3/A_4型题】

13.【答案】A

【解析】参见12题解析。此患者输血20ml后出现头晕、恶心、寒战、呼吸困难、心前区压迫感，应怀疑溶血反应，故选A。

14.【答案】E

【解析】当怀疑有溶血反应时应立即停止输血，核对受血者与供血者姓名和血型，并抽静脉血以观察血浆色泽。溶血者血浆呈粉红色。同时做离心涂片检查，溶血时血清内含血红蛋白。观察患者每小时尿量及尿色，溶血时尿呈褐色或深褐色，做尿血红蛋白测定可发现尿内血红蛋白。收集供血者血袋内血和受血者输血前后血样本，重新做血型鉴定、交叉配合试验及做细菌涂片和培养以查明溶血的原因。故选E。

15.【答案】A

【解析】若怀疑有溶血反应时，应立即停止输血，抽取静脉血离心后观察血浆色泽，若为粉红色即证明有溶血。应进行以下治疗：①抗休克：静脉输入血浆、低分子右旋糖酐或同型新鲜全血以纠正休克，改善肾血流灌注。②保护肾功能：血压稳定时静脉输注20%甘露醇或呋塞米；静脉滴注5%碳酸氢钠碱化尿液。③维持水、电解质与酸碱平衡。④防治DIC。⑤发生少尿、无尿时按急性肾衰竭处理。故选A。

【B_1型题】

16.【答案】A

【解析】大量输入冷藏血可以引起低体温。低温反应由于快速大量输入从冰柜中取出的冷血液，如每5分钟输入量达1升时，正常体温将降至30℃以下，可发生心室纤颤。一般抢救输血常不须达到上述程度，如确实需要时，则稍加温后输注为宜。故选A。

17.【答案】B

18.【答案】C

第十九篇　代谢、内分泌系统

第一章　内分泌及代谢疾病概述

【A_1 型题】

1.【答案】D

【解析】激素具有调节新陈代谢、维持内环境的稳态、调节生长发育和生殖功能及增强机体对有害刺激的抵抗能力等基本生理功能。激素作用的一般特性：①激素的信息传递作用。不论何种激素，只能对靶细胞的生理、生化过程起加强或减弱的作用，在这些作用中，激素既不能添加成分，也不能提供能量，仅仅起将生物信息传递给靶细胞的“信使”作用，从而调节靶细胞固有的生理、生化反应。②激素的高效能生物放大作用。激素含量甚微，但其作用显著。③激素作用的相对特异性。激素只能与具有其相应受体的细胞结合而起效。④激素间的相互作用。表现为竞争作用、协同作用、拮抗作用和允许作用，以维持机体功能活动的稳态。故选D。

2.【答案】D

【解析】内分泌腺无排泄管，腺细胞排列缺乏极性，多聚集成团块状或索状。其分泌物（激素）直接进入细胞周围的血管和淋巴，由血液和淋巴输送到各组织或器官中。外分泌腺一般是由腺体和排泄分泌物的导管即排泄管两部分构成的，所以也称为导管腺。外分泌腺有排泄管，称腺导管，其分泌物通过腺导管输送到相应的组织或器官发挥其调节作用。故选D。

3.【答案】B

【解析】内分泌系统除其固有的内分泌腺（垂体、甲状腺、甲状旁腺、肾上腺、性腺和胰岛）外，尚有分布在心血管、胃肠、肾、脂肪组织、脑（尤其下丘脑）部位的内分泌组织和细胞。故选B。

4.【答案】C

5.【答案】D

【解析】恶性肿瘤可通过产生激素而导致相应临床表现的出现，称为伴瘤内分泌综合征，又称异位激素综合征，包括起源于非内分泌组织的肿瘤产生了某种激素，或是起源于内分泌腺的肿瘤（如甲状腺髓样癌）除产生此内分泌腺正常时分泌的激素（如降钙素）外，还释放其他激素（如ACTH）。异位激素主要为多肽激素，大多数多肽激素可由起源于非内分泌恶性肿瘤产生。故选D。

6.【答案】C

【解析】根据激素受体所在的部位不同，可将激素作用机制分为两类：①肽类激素、胺类激素、细胞因子、前列腺素作用于细胞膜受体。②类固醇激素、三碘甲腺原氨酸（T_3）、维生素D、视黄酸（维生素A酸）作用于细胞核内受体。故选C。

7.【答案】E

【解析】第二信使包括环磷酸腺苷（cAMP）、环磷酸鸟苷（cGMP）、钙离子（Ca^{2+}）、三磷酸肌醇（IP_3）、二酰基甘油（DAG）、蛋白激酶C（PKC）等。故选E。

8.【答案】A

【解析】含氮类激素包括：①蛋白质激素：主要有胰岛素、甲状旁腺激素及腺垂体激素等。②肽类激素：包括下丘脑调节肽、神经垂体激素、降钙素和胃肠激素等。③胺类激素：如去甲肾上腺素、肾上腺素、甲状腺激素等。其中甲状腺激素通过细胞内受体发挥作用，其他含氮类激素主要与细胞膜受体结合而发挥作用。故选A。

9.【答案】E

【解析】甲状腺功能亢进症：甲状腺激素分泌增多。库欣综合征：糖皮质激素分泌增多。肢端肥大症：生长激素分泌增多。原发性醛固酮增多症：醛固酮分泌增多。嗜铬细胞瘤：儿茶酚胺分泌增多。故选E。

10.【答案】C

【解析】内分泌系统直接由下丘脑所调控，下丘脑含有重要的神经核，具有神经分泌细胞的功能，可以合成、释放激素和抑制激素，通过垂体门静脉系统进入腺垂体，调节腺垂体各种细胞激素的合成和分泌。神经垂体不能合成激素，下丘脑视上核及室旁核分别分泌血管升压素（抗利尿激素）与催产素（缩宫素），经过神经轴突进入神经垂体贮存并由此向血液释放激素。故选C。

11.【答案】C

【解析】神经内分泌细胞是指某些特化的神经细胞（结构上属于神经系统而非内分泌系统）能分泌一些生物活性物质，经血液循环或通过局部扩散调节其他器官的功能。这些生物活性物质叫作神经激素。神经内分泌细胞的特点是仍保留着神经细胞的结构和功能特征。从结构上看，这种细胞也是由胞体和突起（树突和轴突）组成，并具有尼氏体。细胞的一端与其他神经细胞具有突触联系。从功能上看，与一般神经细胞相似，它们也能兴奋和传播动作电位，并能对某些神经递质发生反应。故选 C。

12.【答案】C

【解析】精氨酸加压素（AVP）又称血管升压素、抗利尿激素，由下丘脑的视上核和室旁核细胞产生。催乳素、黄体生成素、促甲状腺素及促黑激素由腺垂体产生。故选 C。

13.【答案】E

【解析】抗利尿激素是由下丘脑的视上核和室旁核的神经细胞分泌的 9 肽激素，经下丘脑-垂体束到达神经垂体后释放出来。生理剂量的抗利尿激素可促进肾远曲小管和集合管对水的重吸收，发挥抗利尿作用；在机体脱水和失血等情况下，抗利尿激素的释放量明显增加，能发挥其升高和维持血压以及保持体液的作用。损伤下丘脑的视上核、室旁核时引起的尿崩症称为继发性尿崩症，而不是特发性尿崩症。故选 E。

14.【答案】D

【解析】完整的内分泌疾病诊断应包括功能诊断、定位诊断和病因诊断三个方面，首先易于确定的是功能诊断。故选 D。

15.【答案】C

【解析】原发性靶腺功能减低时，靶腺本身存在病变，此时促靶腺激素水平正常或升高，但靶腺反应低下或无反应。继发性靶腺功能减低时，靶腺本身没有病变，功能正常，但促靶腺激素缺乏，故导致靶腺功能低下。所以测定促激素水平可以鉴别原发性和继发性靶腺功能减低。故选 C。

16.【答案】E

【解析】甲状腺激素的分泌调节涉及促甲状腺激素的分泌调节、自身碘需求的调节、自主神经系统的调节，和钾离子无关。故选 E。

17.【答案】C

【解析】内分泌疾病的病因诊断包括自身抗体检测、染色体检查及 HLA 鉴定等。视野测定为视觉功能检查，不属于病因学检查。故选 C。

18.【答案】B

【解析】对于功能减退性的内分泌疾病主要采用：①有关缺乏激素的替代治疗。②内分泌腺组织移植。故选 B。

19.【答案】A

【解析】内分泌功能亢进的原因：①内分泌腺肿瘤。②多内分泌腺瘤 1 型、2A 型、2B 型。③异位内分泌综合征。④激素代谢异常。⑤自身免疫。⑥基因的异常导致激素合成和释放调节的异常及激素分泌过量。⑦外源激素过量摄入。而内分泌腺破坏是内分泌功能减低的原因。故选 A。

【A_2 型题】

20.【答案】E

【解析】根据题干，患者除多饮外，无其他症状和体征，主动限水耐受性好，禁水试验尿比重达 1.018，且影像学检查无异常，故最可能诊断为精神性多饮。故选 E。

21.【答案】B

【解析】患者表现为躯体生长迟缓，身材矮小；性器官不发育，第二性征缺如；智力发育正常；胰岛素低血糖兴奋试验生长激素峰值 < 5μg/L（正常人可超过 10μg/L），符合垂体性侏儒症的诊断。Laron 侏儒症患者有严重生长激素缺乏的临床表现，但血浆生长激素水平正常或者升高。克汀病性侏儒患者除身材矮小外，常伴有甲状腺功能减退症的其他变化，智力常迟钝低下。体质性侏儒症患者智力发育正常，青春期无延迟现象，性器官发育也正常。青春期延迟患者身材矮小，但智力正常，无内分泌系统或全身性慢性疾病的证据。故选 B。

22.【答案】C

【解析】甲亢一般 FT_3、FT_4 升高，TSH 下降；甲减一般 FT_3、FT_4 下降，TSH 升高。该患者轻度甲减，FT_3、FT_4 升高，TSH 也升高，应考虑外周组织摄取障碍。故选 C。

23.【答案】A

【解析】Nelson 综合征，为治疗库欣综合征行双侧肾上腺切除术后出现的进行性的皮肤黑色素沉着，并可出现垂体瘤或原有垂体瘤增大，血浆 ACTH 浓度显著升高，血皮质醇显著降低。故选 A。

【A_3/A_4 型题】

24.【答案】D

【解析】患者产后大出血伴晕厥，产后无乳汁分泌，然后继发闭经伴长期畏寒、乏力，毛发稀疏，双侧乳房萎缩，子宫体积小，体重下降，血压降低，血皮质醇、雌二醇降低，希恩综合征的诊断明确。故选 D。

25.【答案】E

【解析】胰岛素负荷试验会引起低血糖，对于这个患者来说是具有危险性的。故选 E。

26.【答案】A

【解析】对于功能减退性的内分泌疾病主要采用有关缺乏激素的替代治疗。故选 A。

【B_1 型题】

27.【答案】D

【解析】对内分泌学的认识，经历了三个阶段：①腺体内分泌学研究：将内分泌腺切除，观察切除前、后的生理生化改变以及激素补充后的恢复情况，丰富了对各个内分泌腺的认识。②组织内分泌学研究：激素的提纯及其抗体制备，进行放射免疫测定，奠定了微量激素测定较特异而敏感的方法，由此又推动了微量检测技术的发展。③分子内分泌学研究：目前内分泌学的研究已从细胞水平进入分子水平，通过激素与其受体的基因克隆、表达、转录和翻译的调控以及基因点突变、基因缺失、敲除和插入研究，探讨激素作用机制及对细胞代谢、增生、分化、凋亡的调节效应等。故选D。

28.【答案】C

【解析】参见27题解析。

29.【答案】B

【解析】螺内酯属于利尿药，结构与醛固酮相似，为醛固酮的竞争性抑制剂，可对抗醛固酮对组织的作用。故选B。

30.【答案】D

【解析】先天性肾上腺皮质增生症是由于肾上腺皮质激素生物合成酶系中某种或数种酶的先天性缺陷，使皮质醇等激素水平改变所致的一组疾病。由于皮质醇水平降低，负反馈抑制垂体释放ACTH的作用减弱，致ACTH分泌过多。糖皮质激素可负反馈抑制ACTH起到治疗作用。故选D。

31.【答案】A

【解析】甲巯咪唑为抗甲状腺药物。其作用机制是抑制甲状腺内过氧化物酶，从而阻碍吸聚到甲状腺内碘化物的氧化及酪氨酸的偶联，阻碍T_4和T_3的合成。故选A。

32.【答案】E

【解析】有些激素并不能直接对某些器官组织或细胞产生生物效应，但在他存在的条件下，却可使另一种激素的作用明显增强，这种现象称为激素的允许作用。如糖皮质激素本身对心肌和血管平滑肌无收缩作用，但是只有在糖皮质激素存在的时，儿茶酚胺才能充分发挥它对心血管的调节作用。故选E。

第二章　下丘脑-垂体病

【A₁型题】

1.【答案】B

2.【答案】D

【解析】垂体瘤占位性病变可影响局部和邻近组织，若向前上方发展可压迫视神经交叉出现视力减退、视野缺损，主要为颞侧偏盲或双颞侧上方偏盲。故选D。

3.【答案】C

【解析】在手术切除的垂体瘤中以分泌催乳素、生长激素和阿片-黑素-促皮质素原腺瘤占绝大多数，其中催乳素瘤占1/3以上，促性腺激素瘤及促甲状腺激素瘤仅占不到5%。故选C。

4.【答案】A

【解析】腺垂体功能减退症时，促性腺激素、生长激素和催乳素缺乏为最早表现，促甲状腺激素缺乏次之，然后可伴有ACTH缺乏。故选A。

5.【答案】C

【解析】催乳素瘤在女性多为微腺瘤，仅7%~14%可持续生长，高催乳素血症可导致月经稀发、停经、不育和溢乳。对于仍存在月经的患者，因黄体期的异常可导致不育。未予治疗的催乳素瘤女性停经后可以导致雌激素减少，使骨量减少而易致骨质疏松症，增加骨折风险；而仍有月经的高催乳素女性，骨量可以正常。大腺瘤可以压迫促性腺激素细胞，从而导致性腺功能低下。故选C。

6.【答案】B

【解析】腺垂体功能减退症的病因有：①垂体瘤：为成人最常见的原因。②下丘脑病变。③垂体缺血性坏死：如产后大出血、糖尿病等。④蝶鞍区手术、放射治疗和创伤。⑤感染和炎症。⑥糖皮质激素长期治疗。⑦垂体卒中。⑧其他：自身免疫性垂体炎、空泡蝶鞍、海绵窦处颈内动脉瘤也可压迫垂体引起。故选B。

7.【答案】C

【解析】垂体瘤的影像学诊断主要采用CT、MRI，无创伤且费用低。MRI不仅可以发现直径3mm的微腺瘤，而且可以显示下丘脑结构，对于临床判断某些病变有肯定价值。故选C。

8.【答案】E

【解析】抗利尿激素是下丘脑视上核和室旁核分泌的，在神经垂体中贮藏和释放，促性腺激素、促甲状腺激素、催乳素和促肾上腺皮质激素都是腺垂体分泌的，垂体门脉系统损伤时影响的是腺垂体，不影响神经垂体。故选E。

9.【答案】E

【解析】腺垂体合成和分泌的激素共7种，即促甲状腺激素（TSH）、促肾上腺皮质激素（ACTH）、促卵泡激素（FSH）、黄体生成素（LH）、生长激素（GH）、催乳素（PRL）和促黑细胞激素（MSH）。其中GH和ACTH与糖代谢有关，二者具有升糖作用。故选E。

【A₂型题】

10.【答案】D

【解析】患者以原发性闭经为表现，子宫体积小，触发泌乳征阳性，血雌二醇水平减低，血催乳素水平210μg/L，垂体CT正常，应考虑催乳素瘤，且为微腺瘤。故选D。

11.【答案】B

【解析】手术及放疗后，血催乳素水平123μg/L仍高，应用多巴胺激动剂进行治疗，通过增强多巴胺的抑制作用可减少催乳素的分泌，恢复下丘脑-垂体促性腺激素周期性分泌及卵巢对促性腺激素的反应性，消除闭经。溴隐亭属于多巴胺受体激动药，故选B。

12.【答案】E

13.【答案】A

【解析】患者分娩后出现无乳、闭经、食欲缺乏、怕冷、面色苍白、毛发脱落，最可能是由产后大出血导致垂体缺血性坏死，从而引起的腺垂体功能减退症。故选A。

【A_3/A_4型题】

14.【答案】C

【解析】巨人症，垂体生长激素瘤，血生长激素升高，过多生长激素可拮抗胰岛素作用，在葡萄糖负荷试验后可呈糖耐量减低或糖尿病，升高的生长激素水平不为糖负荷所抑制。故选C。

15.【答案】E

【解析】CT示垂体增大向鞍上发展，应行手术治疗，术后予以放疗辅助。故选E。

16.【答案】C

17.【答案】E

【解析】鉴别原发性或继发性肾上腺皮质功能减低，ACTH刺激试验最有意义，原发性肾上腺皮质功能减低经ACTH兴奋后，血皮质醇无明显增多。故选E。

18.【答案】D

【解析】Nelson综合征，为治疗库欣综合征行双侧肾上腺切除术后出现的进行性的皮肤黑色素沉着，并可出现垂体瘤或原有垂体瘤增大。此时需要确定是否有垂体瘤。故选D。

19.【答案】D

【解析】Nelson综合征，血浆ACTH浓度显著升高，血皮质醇显著降低。故选D。

20.【答案】B

【B_1型题】

21.【答案】A

22.【答案】B

【解析】溴隐亭为多巴胺受体激动药，通过增强多巴胺的抑制作用可减少催乳素的分泌，恢复下丘脑-垂体促性腺激素周期性分泌及卵巢对促性腺激素的反应性，消除闭经。故选B。

23.【答案】E

24.【答案】B

【解析】垂体性尿崩症缺乏AVP，注射加压素后尿量减少，尿比重增加；肾性尿崩症，肾脏对AVP不敏感，注射加压素后无反应。故选B。

25.【答案】D

26.【答案】A

第三章　甲状腺疾病

【A_1型题】

1.【答案】E

【解析】甲状腺危象是甲亢的严重并发症。临床观察发现，危象发生与术前准备不够、甲亢症状未能很好控制及手术应激有关。术前使基础代谢率降至正常是预防甲亢术后甲状腺危象的关键。故选E。

2.【答案】A

【解析】术后呼吸困难和窒息发生多在甲状腺大部切除术后48小时内，是术后最危急的并发症。常见原因为：①切口内出血压迫气管，因手术时止血（特别是腺体断面止血）不完善，或血管结扎线滑脱所引起。②喉头水肿，主要是手术创伤所致，也可因气管插管引起。③气管塌陷，是气管壁长期受肿大的甲状腺压迫，发生软化，切除甲状腺体的大部分后软化的气管壁失去支撑的结果。④双侧喉返神经损伤。故选A。

3.【答案】C

4.【答案】E

5.【答案】A

【解析】甲亢诊断：①高代谢症状和体征。②甲状腺肿大。③血清TT_4、FT_4增高，TSH减低。故选A。

6.【答案】D

7.【答案】D

【解析】甲亢的术前准备包括：①一般准备，对精神过度紧张或失眠者可适当给予镇静和安眠药以消除患者的恐惧心情。心率过快者可给予普萘洛尔。发生心力衰竭者应予以洋地黄制剂。②术前检查除全面的体格检查和必要的实验室检查外，还应包括：a. 颈部透视或摄片，了解有无气管受压或移位；b. 详细检查心脏有无扩大、杂音或心律不齐等，并做心电图检查；c. 喉镜检查，确定声带功能；d. 测定基础代谢率，了解甲亢程度，选择手术时机。③药物准备，是术前用于降低基础代谢率的重要环节。有两种方法：a. 可先用硫脲类药物，待甲亢症状得到基本控制后，改服碘剂2周，再进行手术；b. 开始即用碘剂。故选D。

8.【答案】E

【解析】目前认为抗甲状腺药物维持治疗18~24个月可以停药。

下述指标预示甲亢可以治愈：①甲状腺肿消失。②TSAb 转为阴性。③T_3 抑制试验恢复正常。故选 E。

9.【答案】A

【解析】妊娠期女性，可疑甲亢时，禁忌用放射性同位素诊断、治疗，以防对胎儿的影响。故选 A。

10.【答案】E

11.【答案】A

12.【答案】C

【解析】WTO 推荐的成人每日碘摄入量为150μg。尿碘是监测碘营养水平的公认指标，尿碘中位数（MUI）100～200μg/L 是最适当的碘营养状态。碘与甲状腺肿的患病率呈现一条“U”字形曲线，即碘缺乏时，甲状腺肿的患病率增加，称之为“低碘性甲状腺肿”；随着摄碘入量的增加，甲状腺肿的患病率逐渐下降，达到5%以下（即“U”字形曲线的底端）；如果摄入碘量再继续增多，甲状腺肿的患病率则回升，部分学者称这类甲状腺肿为“高碘性甲状腺肿”。故选 C。

13.【答案】C

14.【答案】E

【解析】Graves 病的主要特征是血清中存在针对甲状腺细胞 TSH 受体的特异性自身抗体，称为 TSH 受体抗体（TRAb），也称为 TSH 结合抑制性免疫球蛋白（TBⅡ）。TRAb 有两种类型，即 TSH 受体刺激性抗体（TSAb）和 TSH 受体刺激阻断性抗体（TSB-Ab）。50%～90%的 GD 患者也存在针对甲状腺的其他自身抗体，如甲状腺过氧化物酶抗体（TPO-Ab）、甲状腺球蛋白抗体（TgAb）。故选 E。

15.【答案】B

16.【答案】C

【解析】甲状腺癌的病理组织学类型有乳头状癌、滤泡型癌、髓样癌、未分化癌四大类，其中恶性程度最高的为未分化癌。故选 C。

17.【答案】E

【解析】妊娠期雌激素刺激肝脏甲状腺激素结合球蛋白（TBG）增高，引起血清 TT_4 和 TT_3 增高，所以妊娠期甲亢的诊断应依赖血清 FT_4、FT_3 和 TSH。故选 E。

18.【答案】E

19.【答案】C

20.【答案】D

21.【答案】B

22.【答案】B

【解析】甲状腺功能亢进症，简称甲亢，是指甲状腺腺体本身产生甲状腺激素过多而引起的甲状腺毒症，其病因包括弥漫性毒性甲状腺肿（也称 Graves 病）、结节性毒性甲状腺肿和甲状腺自主高功能腺瘤等，Graves 病是甲状腺功能亢进的最常见病因，约占全部甲亢的 80%～85%。故选 B。

23.【答案】B

24.【答案】C

【解析】甲状腺乳头状癌是最常见的甲状腺癌，恶性度也最轻。多见于年轻（40 岁前）女性患者。甲状腺核素扫描时呈冷结节；颈部 X 线检查可显示瘤体有细点状或同心圆钙盐沉着。主要为局部淋巴结转移，且发生较早。故选 C。

25.【答案】A

26.【答案】C

27.【答案】C

28.【答案】B

【解析】桥本甲状腺炎，甲状腺功能正常时，TPOAb 和 TgAb 滴度显著增高，是最具有意义的诊断指标。发生甲状腺功能损伤时，可出现亚临床甲减（血清 TSH 增高，TT_4、FT_4 正常）和临床甲减（血清 TSH 增高，TT_4、FT_4 减低）。^{131}I 摄碘率减低。甲状腺扫描核素分布不均，可见“冷结节”。甲状腺细针穿刺细胞学检查有助于确立诊断。故选 B。

29.【答案】D

30.【答案】D

【解析】甲状腺滤泡状癌是较乳头状癌少见的一种甲状腺癌的类型，发病率约占甲状腺癌的 20%。本病可见于任何年龄，多发生在中、老年人，女性多于男性，肿瘤生长较快为中度恶性肿瘤。早期易发生血道转移，预后较乳头状癌差。来源于甲状腺滤泡旁细胞的是甲状腺髓样癌。故选 D。

31.【答案】E

【解析】丙硫氧嘧啶治疗甲亢的不良反应有：①粒细胞缺乏症：中性粒细胞<1.5×10^9/L 时应当停药，也不应该换另外一种抗甲状腺药物，应为它们之间存在交叉反应。②皮疹：发生严重皮疹者，需要停药，不能换用其他抗甲状腺药物，选择^{131}I 或者手术治疗。③中毒性肝病。④血管炎。故选 E。

32.【答案】E

33.【答案】A

34.【答案】A

【解析】原发性甲状腺功能减退症一般血清 TSH 增高，TT_4、FT_4 减低；继发性甲状腺功能减退症一般血清 TSH 正常或减低，TT_4、FT_4 减低。故选 A。

35.【答案】D

【解析】放射性核素扫描对甲状腺自主高功能腺瘤的诊断最有意义，患者结节部分呈放射性浓聚的“热结节”，周围萎缩的甲状腺组织仅部分显示，甚至可在扫描时完全不显示。如用外源性 TSH 兴奋，周围甲状腺组织能重新显影。故选 D。

36.【答案】A

【解析】甲亢的手术指征为：①继发性甲亢或高功能腺瘤。②中度以上的原发性甲亢。③腺体较大伴有压迫症状，或胸骨后甲状腺肿等类型甲亢。④抗甲状腺药物或^{131}I治疗后复发者，或坚持长期用药有困难者。此外，鉴于甲亢对妊娠可造成不良影响（流产、早产等），而妊娠有可能加重甲亢。因此，妊娠早、中期的甲亢患者凡具有上述指征者，仍应考虑手术治疗。手术禁忌证为：①青少年患者。②症状较轻者。③老年患者或有器质性疾病不能耐受手术者。故选A。

37.【答案】B

【解析】碘剂的作用在于抑制蛋白水解酶，减少甲状腺球蛋白分解，从而抑制甲状腺素的释放。碘剂还能减少甲状腺的血流量使腺体充血减少，因而缩小变硬。但由于碘剂只抑制甲状腺素的释放，而不抑制其合成，因此一旦停服碘剂后，贮存于甲状腺滤泡内的甲状腺球蛋白大量分解，甲亢症状可重新出现，甚至比原来更严重。因此，凡不准备实施手术者，不要服用碘剂。故选B。

38.【答案】A

【解析】^{131}I摄取率正常值为3小时5%～25%，24小时20%～45%，高峰在24小时出现。甲亢时^{131}I摄取率表现为总摄取量增加，摄取高峰提前。故选A。

39.【答案】A

【解析】甲状腺髓样癌起源于甲状腺滤泡旁细胞。故选A。

40.【答案】C

【解析】Graves病的眼征分为两类：一类为单纯性突眼；另一类为浸润性突眼。病因与甲状腺毒症所致的交感神经兴奋性增高有关的是单纯性突眼。故选C。

【A_2型题】

41.【答案】A

【解析】根据题例分析：年轻女性甲状腺恶性肿瘤最常见的是乳头状癌，恶性程度较低，预后良好。A项为其典型病理组织学特征。

42.【答案】E

【解析】患者有甲亢心脏病，考虑^{31}I治疗。^{131}I治疗的适应证：①成人Graves甲亢伴甲状腺肿大Ⅱ度以上。②ATD治疗失败或过敏。③甲亢手术后复发。④甲状腺毒症心脏病或甲亢伴其他病因的心脏病。⑤甲亢合并白细胞和/或血小板减少或全血细胞减少。⑥老年甲亢。⑦甲亢合并糖尿病。⑧毒性多结节性甲状腺肿。⑨自主功能性甲状腺结节合并甲亢。故选E。

43.【答案】D

44.【答案】D

45.【答案】B

【解析】在使用抗甲状腺药物的治疗过程中出现甲状腺功能低下或甲状腺明显增大时可酌情加用左甲状腺素（L-T_4），同时减少ATD的剂量。故选B。

46.【答案】E

【解析】普萘洛尔能阻断$β_2$受体，可使支气管平滑肌收缩，对支气管哮喘患者可诱发或加重急性发作。故选E。

47.【答案】D

【解析】T_3抑制试验用药是甲状腺激素，甲状腺激素作用于心脏可引起心率加快，并能引起血容量增加，使心脏的负荷增加。本项试验对合并有高血压、器质性心脏病、心房颤动以及心力衰竭的患者禁用。故选D。

48.【答案】E

【解析】亚急性甲状腺炎甲状腺摄碘功率正常或者减低。故选E。

49.【答案】D

50.【答案】E

【解析】抗甲状腺药物（ATD）治疗，是否停药主要依据临床症状和体征。目前认为ATD维持治疗18～24个月可以停药。下述指标预示甲亢可能治愈：①甲状腺肿明显缩小。②TSAb（或TRAb）转为阴性。③T_3抑制试验恢复正常。故选E。

51.【答案】D

52.【答案】E

【解析】ATD可以引起白细胞减少，发生率约为5%，严重者可发生粒细胞缺乏症，发生率0.37%左右。主要发生在治疗开始后的2～3个月内，外周血白细胞低于$3×10^9$/L或中性粒细胞低于$1.5×10^9$/L时应当停药。由于甲亢本身也可以引起白细胞减少，所以要区分是甲亢所致，还是ATD所致。治疗前和治疗后定期检查白细胞是必须的，发现有白细胞减少时，应当先使用促进白细胞增生药。故选E。

53.【答案】B

54.【答案】E

55.【答案】C

【解析】患者检查发现右侧甲状腺结节，且患者有食量增加，易怒等表现，考虑甲状腺结节合并甲亢可能性大，FT_3、FT_4和TSH对甲亢有诊断意义。故选C。

56.【答案】D

【解析】患者气促，X线片可见上纵隔的肿瘤阴影压迫气管，提示胸骨后甲状腺肿压迫气管可能性大。故选D。

57.【答案】D

58.【答案】E

【解析】患者颈部结节，质硬，颈部淋巴结肿大，首选考虑甲状腺癌。故选E。

59.【答案】B

【解析】患者发现甲状腺结节20年，结节大小不等，不对称，结节逐渐增大引起压迫症状出现呼吸困难，符合结节性甲状腺肿的临床表现，患者家住山区，考虑由缺碘引起的结节性甲状腺肿可能性大。故选B。

60.【答案】D

【解析】患者上呼吸道感染史，甲状腺弥漫性肿大、质硬、疼痛，可放射至耳部，吞咽时疼痛加重，摄碘率减低，符合亚急性甲状腺炎的临床表现。故选D。

61.【答案】E

62.【答案】E

【解析】甲状腺危象时患者主要表现为：高热（>39℃）、脉快（>120次/分），同时合并神经、循环及消化系统严重功能紊乱如烦躁、谵妄、大汗、呕吐、水泻等。喉上神经分内（感觉）、外（运动）两支。若损伤外支会使环甲肌瘫痪，引起声带松弛、音调降低。内支损伤，则喉部黏膜感觉丧失，进食特别是饮水时，容易误咽发生呛咳。出血致气管受压及喉头水肿，临床表现为进行性呼吸困难、烦躁、发绀，甚至发生窒息。喉返神经含支配声带的运动神经纤维，一侧喉返神经损伤，大都引起声嘶。双侧喉返神经损伤，视其损伤全支、前支抑或后支等不同的平面，可导致失音或严重的呼吸困难，甚至窒息，需立即做气管切开。该患者符合喉返神经损伤的特点。故选E。

63.【答案】E

【解析】手足抽搐因手术时误伤甲状旁腺或其血液供给受累所致，多在术后1~3天出现手足抽搐。发生手足抽搐后，应限制肉类、乳品和蛋类等食品，因含磷较高，影响钙的吸收。抽搐发作时，立即静脉注射10%葡萄糖酸钙或氯化钙10~20ml。故选E。

64.【答案】D

【解析】患者甲状腺弥漫性肿大，基础代谢率正常，无突眼，无甲状腺结节，摄碘率升高，符合单纯性甲状腺肿的临床表现。故选D。

65.【答案】E

【解析】患者甲状腺结节，出现Horner综合征及右侧声带麻痹，提示甲状腺癌。故选E。

66.【答案】C

【解析】患者颈部肿块，随吞咽上下移动，B超显示该肿块实性有包膜，相较其他选项，甲状腺腺瘤可能性大，颏下皮样囊肿、甲状腺舌管囊肿及囊状淋巴管瘤的肿块应有囊性感。故选C。

【A_3/A_4型题】

67.【答案】C

【解析】桥本甲状腺炎^{131}I摄碘率减低。参见9题解析。故选C。

68.【答案】D

【解析】桥本甲状腺炎尚无针对病因的治疗措施。限制碘摄入量在安全范围（尿碘100~200μg/L）可能有助于阻止甲状腺自身免疫破坏进展。仅有甲状腺肿、无甲减者一般不需要治疗。左甲状腺素（$L\text{-}T_4$）治疗可以减轻甲状腺肿，但是尚无证据有阻止病情进展的作用。临床治疗主要针对甲减和甲状腺肿的压迫症状。甲状腺迅速肿大、伴局部疼痛或压迫症状时，可给予糖皮质激素治疗（泼尼松30mg/d，分3次口服，症状缓解后减量）。压迫症状明显、药物治疗后不缓解者，可考虑手术治疗。但是手术治疗发生术后甲减的概率甚高。故选D。

69.【答案】E

【解析】患者消瘦、乏力、多食、心悸，符合的甲亢临床表现，甲状腺肿大，上、下极可触及震颤，闻及血管杂音，为诊断甲亢的重要体征。故选E。

70.【答案】B

【解析】FT_3、FT_4不受血TBG变化的影响，直接反映甲状腺功能状态。其敏感性和特异性高于TT_3和TT_4。是临床诊断甲状腺功能亢的首选指征。促甲状腺激素（TSH）测定目前大多用敏感TSH（sTSH），有很高的灵敏度，甲亢中明显低于正常。TSH浓度的变化是反映甲状腺功能最敏感的指标。故选B。

71.【答案】C

72.【答案】B

【解析】妊娠时可以给予抗甲状腺药物治疗。因为抗甲状腺药物可以通过胎盘影响胎儿的甲状腺功能，尽可能地使用小剂量的抗甲状腺药物实现控制甲亢的目的。首选丙硫氧嘧啶，因该药不易通过胎盘。经丙硫氧嘧啶治疗控制甲亢症状后，可选择在妊娠4~6个月时做甲状腺次全切除。故选B。

73.【答案】A

74.【答案】D

75.【答案】C

【解析】患者最初表现为甲亢，但药物治疗仅2周就迅速出现甲减表现。考虑桥本甲亢或药物性甲低。故选C。

76.【答案】B

【解析】桥本甲状腺炎，甲状腺有广泛的淋巴细胞浸润。大多数患者TgAb、TPOAb明显升高。故选B。

77.【答案】D

78.【答案】C

79.【答案】E

【解析】患者的症状尚不重，暂不具有次全甲状腺切除术和放射性碘治疗的适应证，因有慢性活动性肝炎，也不宜使用抗甲状腺药物，可先予一般治疗，补充足够的热量和营养，限制碘的摄入，酌情给镇静药。故选E。

80.【答案】D

【解析】患者术后第2天突然发生窒息，面肌和手足持续性痉挛，考虑因手术时误伤及甲状旁腺或其血液供给受累所致。其血钙浓度下降。治疗：①发生手足抽搐后，应限制肉类、乳品和蛋类等食品（因含磷较高，影响钙的吸收）。②抽搐发作时，立即静脉注射10%葡萄糖酸钙或氯化钙10~20ml。③症状轻者可口服葡萄糖酸钙或乳酸钙。④症状较重或长期不能恢复者，可加服维生素D_3。⑤口服双氢速甾醇（DT10）油剂能明显提高血中钙含量，降低神经、肌肉的应激性。⑥同种异体带血管的甲状腺-甲状旁腺移植。预防：切除甲状腺时，注意保留腺体背面部分的完整。切下甲状腺标本时要立即仔细检查其背面甲状旁腺有无误切，发现时设法移植到胸锁乳突肌中等，均是避免此并发症发生的关键。故选D。

81.【答案】A

82.【答案】E

83.【答案】C

【解析】甲状腺细针抽吸细胞学检查是诊断甲状腺结节最准确、最经济的方法。故选C。

84.【答案】D

85.【答案】B

86.【答案】D

87.【答案】C

【解析】胸骨后甲状腺肿常有压迫症状，部分有继发性甲状腺功能亢进表现，其恶变倾向大，一旦确诊，应尽早行胸内甲状腺肿及甲状腺肿瘤切除术。故选C。

【B_1型题】

88.【答案】B

【解析】亚急性甲状腺炎，病因与病毒感染有关，如流感病毒、柯萨奇病毒、腺病毒和腮腺炎病毒等，可以在患者甲状腺组织发现这些病毒，或在患者血清发现这些病毒抗体。10%~20%的病例在疾病的亚急性期发现甲状腺自身抗体，疾病缓解后这些抗体消失，推测它们可能继发于甲状腺组织破坏。故选B。

89.【答案】D

【解析】甲状腺髓样癌来源于甲状腺滤泡旁细胞（又称C细胞），分泌降钙素。故选D。

90.【答案】A

【解析】Graves病的发生与自身免疫有关，属于器官特异性自身免疫病。它与自身免疫甲状腺炎等同属于自身免疫性甲状腺病。故选A。

91.【答案】E

92.【答案】A

【解析】甲硫氧嘧啶为硫脲类抗甲状腺药，主要抑制甲状腺素的合成。故选A。

93.【答案】D

【解析】普萘洛尔属于β受体阻断药，其治疗甲亢的作用机制是：①阻断甲状腺激素对心脏的兴奋作用。②阻断外周组织T_4向T_3的转化。故选D。

94.【答案】B

【解析】复方碘溶液的作用在于抑制蛋白水解酶，减少甲状腺球蛋白分解，从而抑制甲状腺素的释放。故选B。

95.【答案】E

【解析】^{131}I治疗甲亢的目的是破坏甲状腺组织，减少甲状腺激素产生。治疗机制是^{131}I被甲状腺摄取后释放出β射线，破坏甲状腺组织细胞。故选E。

96.【答案】C

【解析】Graves病手术治疗主要并发症：①术后呼吸困难和窒息，多发生在术后48小时内，是术后最危急的并发症。常见原因为：a. 切口内出血压迫气管；b. 喉头水肿；c. 气管塌陷；d. 双侧喉返神经损伤。②喉返神经损伤。③喉上神经损伤。④甲状旁腺功能减退。⑤甲状腺危象。故选C。

97.【答案】A

98.【答案】A

【解析】Graves病的症状主要有易激动、烦躁失眠、心悸、乏力、怕热、多汗、消瘦、食欲亢进、大便次数增多或腹泻、女性月经稀少。可伴发周期性瘫痪（亚洲、青壮年男性多见）和近端肌肉进行性无力、萎缩，后者称为甲亢性肌病，以肩胛带和骨盆带肌群受累为主。Graves病有1%伴发重症肌无力。少数老年患者高代谢症状不典型，相反表现为乏力、心悸、食欲缺乏、抑郁、嗜睡、体重明显减少，称之为“淡漠型甲亢”。Graves病大多数患者有程度不等的甲状腺肿大。Graves病的眼部表现分为两类：一类为单纯性突眼，病因与甲状腺毒症所致的交感神经兴奋性增高有关；另一类为浸润性突眼，即Graves眼病，病因与眶后组织的炎症反应有关。故选A。

99.【答案】C

100.【答案】E

【解析】亚急性甲状腺炎起病前1~3周常有病毒性咽炎、腮腺炎、麻疹或其他病毒感染的症状。甲状腺区发生明显疼痛，可放射至耳部，吞咽时疼痛加重。可有全身不适、食欲缺乏、肌肉疼痛、发热、心动过速、多汗等。体格检查发现甲状腺轻至中度肿大，有时单侧肿大明显，甲状腺质地较硬，显著触痛，少数患者有颈部淋巴结肿大。故选E。

第四章　甲状旁腺疾病

【A_1 型题】

1.【答案】B

【解析】原发性甲旁亢是由于甲状旁腺本身病变（肿瘤或增生）引起的甲状旁腺激素（PTH）合成与分泌过多，通过其对骨与肾的作用，导致血钙增高和血磷降低。主要临床表现为反复发作的肾结石、消化性溃疡、精神改变与广泛的骨吸收。病因包括：①甲状旁腺腺瘤，占总数的75%～80%。②增生，占10%～20%。③甲状旁腺癌，较少见。故选B。

2.【答案】E

【解析】血钙增高所引起的症状可影响多个系统：①中枢神经系统，可出现记忆力减退、情绪不稳定、轻度个性改变、抑郁、嗜睡，有时由于症状无特异性，患者可被误诊为神经症。②神经、肌肉系统，可出现倦怠，四肢无力，以近端肌肉为甚，可出现肌萎缩，常伴有肌电图异常。当血清钙超过3mmol/L时，容易出现明显精神症状，如幻觉、狂躁，甚至昏迷。③消化系统，可表现为食欲缺乏、腹胀、消化不良、便秘、恶心、呕吐；约5%的患者有急性或慢性胰腺炎发作；也可引起顽固性消化性溃疡，除十二指肠球部外，还可发生胃窦、十二指肠球后溃疡甚至十二指肠降段、横段或空肠上段等处溃疡。④软组织钙化影响肌腱、软骨等处可引起非特异性关节痛。⑤皮肤钙盐沉积可引起皮肤瘙痒。故选E。

3.【答案】C

【解析】低钙血症增高神经、肌肉应激性，可出现指端或口周麻木和刺痛，手、足与面部肌肉痉挛，严重时出现手足搐搦（血清钙一般<2mmol/L），典型表现为双侧拇指强烈内收，掌指关节屈曲，指骨间关节伸展，腕、肘关节屈曲，形成鹰爪状。有时双足也呈强直性伸展，膝关节与髋关节屈曲。发作时可有疼痛，但由于形状可怕，患者常异常惊恐，因此加重手足搐搦。有些轻症或久病患者不一定出现手足搐搦，其神经、肌肉兴奋性增高主要表现为面神经叩击征（Chvostek征）阳性，用手指叩击耳前和颧弓下的面神经，同侧面肌抽动。束臂加压试验（Trousseau征）阳性，维持血压稍高于收缩压（10mmHg）2～3分钟，如出现手足搐搦即为阳性。故选C。

4.【答案】D

【解析】甲状旁腺功能亢进症表现为甲状旁腺素（PTH）分泌过多，通过对骨和肾的作用，导致高钙血症和低磷血症。因此实验室检查结果应是高血钙、低血磷和高尿钙，故选D。

【A_3/A_4 型题】

5.【答案】C

6.【答案】A

【解析】测定血清PTH可直接了解甲状旁腺的功能。全分子PTH1-84测定是原发性甲状旁腺亢进症的主要诊断依据。故选A。

7.【答案】A

【解析】手术切除是该病最佳治疗方法。故选A。

【B_1 型题】

8.【答案】B

【解析】甲状旁腺功能亢进症表现为高血钙、低血磷。故选B。

9.【答案】A

【解析】甲状旁腺功能减退症表现为低血钙、高血磷。故选A。

第五章　肾上腺疾病

【A_1 型题】

1.【答案】D

【解析】皮质醇增多症典型病例表现为向心性肥胖、满月脸、多血质、紫纹等。故选D。

2.【答案】A

【解析】Cushing综合征患者红细胞数、血红蛋白增多是因为皮质醇刺激骨髓红细胞增生。故选A。

3.【答案】E

【解析】Cushing综合征患者发生高血压的原因：①肾素-血管紧张素系统激活。②对血管活性物质加压反应增强、血管舒张系统受抑制。③皮质醇可作用于盐皮质激素受体。④Cushing综合征患者常伴有动脉硬化和肾小球动脉硬化。故选E。

4.【答案】C

【解析】肾上腺皮质腺瘤血ACTH降低，异位ACTH综合征血ACTH升高。故选C。

5.【答案】C

【解析】患者尿皮质醇增高，血ACTH增高明显，小剂量及大剂量地塞米松抑制试验均不能抑制，考虑异位ACTH综合征的可能性大。Cushing综合征大剂量地塞米松抑制试验抑制能被抑制。肾上腺皮质腺瘤血 ACTH 降低。故选 C。

6.【答案】C

【解析】库欣综合征是由多种病因引起的以高皮质醇血症为特征的临床综合征。因此库欣综合征分泌过多的激素是皮质醇，故选 C。

7.【答案】D

【解析】Cushing 综合征的治疗：①经蝶窦切除垂体微腺瘤为治疗本病的首选疗法。大部分患者可找到微腺瘤，摘除瘤后可治愈，少数患者手术后可复发。手术创伤小，并发症较少，术后可发生暂时性垂体肾上腺皮质功能不足，需补充糖皮质激素，直至垂体肾上腺功能恢复正常。②如经蝶窦手术未能发现并摘除垂体微腺瘤或某种原因不能做垂体手术，对病情严重者，宜做一侧肾上腺全切，另一侧肾上腺大部分或全切除术，术后做激素替代治疗。术后应做垂体放疗，最好用直线加速器治疗。如不做垂体放疗，术后发生 Nelson 综合征的可能性较大，表现为皮肤、黏膜色素沉着加深，血浆 ACTH 明显升高，并可出现垂体瘤或原有垂体瘤增大。对病情较轻者以及儿童病例，可做垂体放疗，在放疗奏效之前用药物治疗，控制肾上腺皮质激素分泌过度。③对垂体大腺瘤患者，需做开颅手术治疗，尽可能切除肿瘤，但往往不能完全切除，为避免复发，可在术后辅以放射治疗。④影响神经递质的药物可做辅助治疗，对于催乳素升高者，可试用溴隐亭治疗。⑤经上述治疗仍未满意奏效者可用阻滞肾上腺皮质激素合成的药物，必要时行双侧肾上腺切除术，术后激素替代治疗。故选 D。

8.【答案】B

【解析】肾上腺皮质癌，占 Cushing 综合征的 5% 以下，病情重，进展快。瘤体积大，直径 5~6cm 或更大，肿瘤浸润可穿过包膜，晚期可转移至淋巴结、肝、肺等处。呈现重度 Cushing 综合征表现，伴显著高血压，可见低血钾、碱中毒。可同时产生雄激素，女性呈多毛、痤疮、阴蒂肥大。可有腹痛、背痛、侧腹痛，查体有时可触及肿块，转移至肝者伴肝大。故选 B。

9.【答案】E

10.【答案】D

【解析】肾上腺危象为原发性慢性肾上腺皮质功能减退症（Addison 病）急骤加重的表现。常发生于感染、创伤、手术、分娩、过劳、大量出汗、呕吐、腹泻、失水或突然中断肾上腺皮质激素治疗等应激情况下。表现为恶心、呕吐、腹痛或腹泻、严重脱水、血压降低、心率快、脉细弱、精神失常，常有高热、低血糖症、低钠血症，血钾可低可高。如不及时抢救，可发展至休克、昏迷、死亡。故选 D。

11.【答案】A

【解析】Addison 病的治疗应使患者明了疾病的性质，应终身使用肾上腺皮质激素。①糖皮质激素替代治疗根据身高、体重、性别、年龄、体力劳动强度等，确定一合适的基础量。宜模仿激素分泌昼夜节律在清晨睡醒时服全日量的 2/3，下午 4 时前服余下 1/3。于一般成人，每日剂量开始时氢化可的松 20~30mg 或可的松 25~37.5mg，以后可逐渐减量，氢化可的松 15~20mg 或相应量可的松。在有发热等并发症时适当加量。②食盐及盐皮质激素食盐的摄入量应充分，每日至少 8~10g，如有大量出汗、腹泻时应酌情加食盐摄入量，大部分患者在服用氢化可的松和充分摄盐下即可获满意效果。有的患者仍感头晕、乏力、血压偏低，则需加用盐皮质激素。如有水肿、高血压、低血钾则减量。如有活动性结核者，应积极给予抗结核治疗。补充替代剂量的肾上腺皮质激素并不影响对结核病的控制。故选 A。

12.【答案】C

【解析】原发性慢性肾上腺皮质功能减退症最具特征性者为全身皮肤色素加深，暴露处、摩擦处、乳晕、瘢痕等处尤为明显，黏膜色素沉着见于齿龈、舌部、颊黏膜等处，系垂体 ACTH、黑素细胞刺激素（MSH）分泌增多所致。故选 C。

13.【答案】E

14.【答案】B

【解析】皮质醇增多症的病因分类如下：①依赖 ACTH 的 Cushing 综合征包括：a. Cushing 病，指垂体 ACTH 分泌过多，伴肾上腺皮质增生；b. 异位 ACTH 综合征，系垂体以外肿瘤分泌大量 ACTH，伴肾上腺皮质增生。②不依赖 ACTH 的 Cushing 综合征包括：a. 肾上腺皮质腺瘤；b. 肾上腺皮质癌；c. 不依赖 ACTH 的双侧肾上腺小结节性增生，可伴或不伴 Carney 综合征；d. 不依赖 ACTH 的双侧肾上腺大结节性增生。故选 B。

15.【答案】A

【解析】原发性慢性肾上腺皮质功能减退症（Addison 病）的病因：①感染：肾上腺结核为常见病因，常先有或同时有其他部位结核病灶，如肺、肾、肠结核等。②自身免疫性肾上腺炎。③其他较少见病因：恶性肿瘤转移、淋巴瘤、白血病浸润、淀粉样变性、双侧肾上腺切除、放射治疗破坏、肾上腺酶系抑制药长期应用、血管栓塞等。故选 A。

16.【答案】C

【解析】肾上腺危象是内科急症，应积极抢救。①补充液体：典型的危象患者液体损失量约达细胞外液的1/5，故于初治的第1、2日内应迅速补充生理盐水，每日2000~3000ml。对于以糖皮质激素缺乏为主、脱水不甚严重者补盐水量适当减少。补充葡萄糖液以避免低血糖。②糖皮质激素：立即静脉注射氢化可的松或琥珀酸氢化可的松100mg，使血皮质醇浓度达到正常人在发生严重应激时的水平。以后每6小时加入补液中静脉滴注100mg，第2、3天可减至每日300mg，分次静脉滴注。如病情好转，继续减至每日200mg，继而100mg。呕吐停止，可进食者，可改为口服。③积极治疗感染及其他诱因。故选C。

17.【答案】D

【解析】高血压伴低钾血症、肢体无力，夜尿多，符合原发性醛固酮增多症的临床表现，考虑原发性醛固酮增多症可能性大。故选D。

18.【答案】E

【解析】原发性醛固酮增多症时过量醛固酮引起潴钠、排钾，大量失钾引起一系列神经、肌肉、心脏及肾的功能障碍。神经、肌肉功能障碍：①肌无力及周期性瘫痪：血钾越低，肌肉受累越重。常见诱因为劳累，或服用氢氯噻嗪、呋塞米等促进排钾的利尿药。麻痹多累及下肢，严重时累及四肢，甚而出现呼吸、吞咽困难。②肢端麻木，手足搐搦。在低钾严重时，由于神经、肌肉应激性降低，手足搐搦可较轻或不出现，而在补钾后，手足搐搦变得明显。故选E。

19.【答案】B

20.【答案】B

【解析】嗜铬细胞瘤位于肾上腺者占80%~90%，大多为一侧性，少数为双侧性或一侧肾上腺瘤与另一侧肾上腺外瘤并存，多发性者较多见于儿童和家族性患者。故选B。

21.【答案】D

【解析】肾上腺外嗜铬细胞瘤称为副神经节瘤，主要位于腹部，多在腹主动脉旁（占10%~15%），其他少见部位为肾门、肾上极、肝门区、肝及下腔静脉之间、近胰头部位、髂窝或近髂窝血管处如卵巢内、膀胱内、直肠后等。腹外者甚少见，可位于胸内（主要在后纵隔或脊柱旁，也可在心脏内）、颈部、颅内。肾上腺外肿瘤可为多中心的，局部复发的比例较高。故选D。

22.【答案】A

【解析】嗜铬细胞瘤起源于肾上腺髓质、交感神经节或其他部位的嗜铬组织，这种瘤持续或间断地释放大量儿茶酚胺，引起持续性或阵发性高血压和多个器官功能及代谢紊乱。约10%为恶性肿瘤。本病以20~50岁最多见，男、女发病率无明显差异。嗜铬细胞瘤位于肾上腺者占80%~90%，大多为一侧性，少数为双侧性或一侧肾上腺瘤与另一侧肾上腺外瘤并存，多发性者较多见于儿童和家族性患者。肾上腺髓质的嗜铬细胞瘤可产生去甲肾上腺素和肾上腺素，以前者为主，极少数只分泌肾上腺素，家族性者可以肾上腺素为主，尤其在早期、肿瘤较小时；肾上腺外的嗜铬细胞瘤，除主动脉旁嗜铬体所致者外，只产生去甲肾上腺素，不能合成肾上腺素，因为将去甲肾上腺素转变为肾上腺素的苯乙醇胺N-甲基转移酶需要高浓度的皮质醇才能激活，只有肾上腺髓质及主动脉旁嗜铬体才具备此条件。故选A。

23.【答案】D

24.【答案】A

【解析】嗜铬细胞瘤以心血管症状为主，兼有其他系统的表现。①心血管系统表现：高血压为最主要症状，有阵发性和持续性两型，持续性者亦可有阵发性加剧。阵发性高血压型为特征性表现。本病可发生低血压，甚至休克；或出现高血压和低血压相交替的表现。大量儿茶酚胺可引起儿茶酚胺性心肌病，伴心律失常，如期前收缩、阵发性心动过速，甚至心室颤动。部分患者可发生心肌退行性变、坏死、炎性改变。患者可因心肌损害发生心力衰竭，或因持久性血压过高而发生心肌肥厚、心脏扩大、心力衰竭、非心源性肺水肿。心电图可出现穿壁性心肌梗死图形，此种表现又可消失。②代谢紊乱：基础代谢率增高、糖代谢紊乱、脂代谢紊乱、电解质代谢紊乱。③其他临床表现。故选A。

25.【答案】B

26.【答案】C

【解析】当患者骤发高血压危象时，应积极抢救：立即静脉缓慢推注酚妥拉明1~5mg。同时密切观察血压，当血压下降至160/100mmHg左右即停止推注，继之以10~15mg溶于5%葡萄糖生理盐水500ml中缓慢静脉滴注。也可舌下含服硝苯地平10mg，以降低血压。故选C。

27.【答案】E

【解析】嗜铬细胞瘤阵发性高血压型：发作时血压骤升，收缩压往往达200~300mmHg，舒张压亦明显升高，可达130~180mmHg（以释放去甲肾上腺素为主者更明显），伴剧烈头痛、面色苍白、大汗淋漓、心动过速（以释放肾上腺素为主者更明显），心前区及上腹部紧迫感。特别严重者可并发急性左心衰竭或脑血管意外。发作终止后，可出现面颊部及皮肤潮红、全身发热、流涎、瞳孔缩小等迷走神经兴奋症状，并可有尿量增多。诱发因素可为情绪激动、体位改变、吸烟、创伤、小便、大便、灌肠、扪压肿瘤、麻醉诱导和药物等。发作时间一般数分钟，长者可达1~2小时或更久。发作频繁者一日数次，少者数月一次。随着病程演进，发作渐频，时间渐长，一部分患者可发展为持续性高血压伴阵发性加剧。故选E。

28.【答案】B

【解析】嗜铬细胞瘤持续性高血压型：对常用降压药效果不佳，但对α受体阻断药、钙离子通道阻断药有效；伴交感神经过度兴奋、高代谢、头痛、焦虑、烦躁，伴直立性低血压或血压波动大。故选B。

29.【答案】B

【解析】嗜铬细胞瘤手术切除前采用α受体阻断药使血压下降，减轻心脏的负担，并使原来缩减的血管容量扩大。在手术治疗前，α受体阻断药的应用一般不得少于2周，并进正常或含盐较多的饮食（心衰者除外），以使原来缩减的血容量恢复正常。术前β受体阻断药不必常规应用，如患者有心动过速或心律失常则需采用。在用β受体阻断药之前，必须先用α受体阻断药使血压下降，如单独用β受体阻断药，则由于阻断β受体介导的舒血管效应而使血压升高，甚而发生肺水肿，尤其是分泌肾上腺素为主的患者。嗜铬细胞瘤被切除后，血压一般降至90/60mmHg。如血压低，周围循环不良，表示血容量不足，应补充适量全血或血浆，必要时也可静脉滴注适量去甲肾上腺素，但不可用缩血管药来代替补充血容量。嗜铬细胞瘤切除后，血压多能恢复正常，但在手术后第1周，血压仍可偏高，同时尿、血儿茶酚胺也可偏高。故选B。

【A_2型题】

30.【答案】E

【解析】每次0.5mg，6小时1次，共2天，为小剂量地塞米松抑制试验，用于鉴别单纯性肥胖与皮质醇增多症。患者肥胖，小剂量地塞米松抑制试验被抑制，考虑单纯性肥胖的可能性大。故选E。

31.【答案】B

【解析】血ACTH水平增高或仍处于正常范围提示为ACTH依赖型（Cushing病升高，异位ACTH综合征更高）；如明显降低则为非ACTH依赖型（如肾上腺皮质瘤、肾上腺皮质癌等）。故选B。

32.【答案】C

33.【答案】E

【解析】原发性慢性肾上腺皮质功能减退症，应用激素替代治疗，在有发热等并发症时激素适当加量。故选E。

34.【答案】B

【解析】嗜铬细胞瘤持续性高血压型患者尿儿茶酚胺及其代谢物香草基杏仁酸（VMA）及甲氧基肾上腺素（MN）和甲氧基去甲肾上腺素（NMN）皆升高，常在正常高限的2倍以上，其中MN、NMN的敏感性和特异性最高。故选B。

35.【答案】C

【解析】酚妥拉明试验：注射酚妥拉明2~3分钟内血压迅速下降，较注射前下降4.67/3.33kPa（35/25mmHg）以上，且持续3~5分钟者为阳性反应。嗜铬细胞瘤患者一般酚妥拉明试验呈阳性；而无嗜铬细胞瘤的高血压患者一般酚妥拉明试验呈阴性。故选C。

36.【答案】E

【解析】患者血糖升高，且因体位改变可诱发高血压，考虑嗜铬细胞瘤阵发性高血压型可能性大。妊娠高血压综合征、原发性高血压病和原醛症一般不因体位改变而使血压恢复正常。Addison病血压一般降低。故选E。

【A_3/A_4型题】

37.【答案】A

【解析】糖皮质激素分泌异常，皮质醇分泌增多，失去昼夜分泌节律，且不能被小剂量地塞米松抑制，Cushing综合征诊断成立。故选A。

38.【答案】B

【解析】①促肾上腺皮质激素释放激素（CRH）兴奋试验：主要应用于Cushing综合征的病因诊断。一般肾上腺性或垂体性Cushing综合征对外源性CRH反应正常，而异位ACTH分泌性肿瘤或肾上腺皮质肿瘤却对CRH无反应。②ACTH兴奋试验：可用来区分ACTH依赖性和非依赖性Cushing综合征，若测定值<10pg/ml则为非ACTH依赖性（病灶在肾上腺，可能为肾上腺皮质腺瘤或增生），若测定值>20pg/ml则为ACTH依赖性Cushing综合征。③小剂量地塞米松抑制试验：用于鉴别皮质醇增多症还是正常人或单纯型肥胖。④大剂量地塞米松抑制试验：不受抑制则提示肾上腺有自主性腺瘤、癌或异位ACTH分泌综合征。⑤甲吡酮试验，即美替拉酮试验：主要用于鉴别Cushing综合征为垂体性还是肾上腺性。故选B。

39.【答案】B

40.【答案】E

【解析】血浆皮质醇正常成人早晨8时均值为（276±66）nmol/L（范围165~441nmol/L）；下午4时均值为（129.6±52.4）nmol/L（范围55~248nmol/L）；夜12时均值为（96.5±33.1）nmol/L（范围55~138nmol/L）。E选项血皮质醇浓度早晨及下午4时均高于正常，不支持治疗有效。故选E。

41.【答案】C

【解析】患者午后低热，消瘦，红细胞沉降率50mm/h，结核抗体试验阳性，OT试验强阳性，说明存在活动性结核。肾上腺结核是国内Addison病的首要致病原因。故选C。

42.【答案】A

【解析】如有活动性结核者，应积极给予抗结核治疗。补充替代剂量的肾上腺皮质激素并不影响对结核病的控制。利福平是一种强的肝微粒酶的诱导剂，它促进皮质醇氧化转变为6β-羟皮质醇增多，使血皮质醇的半寿期缩短。因此，在应用利福平抗结核治疗时，应补充替代剂量的肾上腺皮质激素，以防止Addison危象的发生。故选A。

43.【答案】D

44.【答案】D

【解析】患者发热、咽痛、咳嗽。查体：双肺听诊呼吸音粗，右下肺可闻及少许湿啰音，说明患者存在感染，由于患者既往Addison病史，发生昏迷可能是由于感染诱发了肾上腺危象。故选D。

45.【答案】C

【解析】肾上腺危象表现为恶心、呕吐、腹痛或腹泻、严重脱水、血压降低、心率快、脉细弱、精神失常，常有高热、低血糖症、低钠血症，血钾可低可高。如不及时抢救，可发展至休克、昏迷、死亡。因此，患者急需实验室检查电解质及血糖。故选C。

46.【答案】E

47.【答案】A

【解析】Addison病应用激素替代治疗，在有发热等并发症时激素适当加量。故选A。

【B_1型题】

48.【答案】B

49.【答案】D

50.【答案】D

【解析】酮康唑可使皮质醇类固醇产生量减少。故选D。

51.【答案】C

【解析】氨鲁米特能抑制胆固醇转变为孕烯醇酮，故皮质激素的合成受阻，对肾上腺癌不能根治的病例有一定疗效。故选C。

52.【答案】B

【解析】美替拉酮能抑制肾上腺皮质11β-羟化酶，从而抑制皮质醇的生物合成。故选B。

53.【答案】A

【解析】双氯苯二氯乙烷可使肾上腺皮质束状带及网状带萎缩、出血、细胞坏死，主要用于肾上腺癌。故选A。

54.【答案】C

【解析】Cushing综合征皮质醇分泌增多，失去昼夜分泌节律（患者血皮质醇浓度早晨高于正常，晚上不明显低于清晨），且不能被小剂量地塞米松抑制。尿游离皮质醇增多。故选C。

55.【答案】D

【解析】肥胖症患者尿游离皮质醇不高，血皮质醇昼夜节律保持正常，且能被小剂量地塞米松抑制。故选D。

56.【答案】A

【解析】原发性慢性肾上腺皮质功能减退症，最具特征性者为全身皮肤色素加深，暴露处、摩擦处、乳晕、瘢痕等处尤为明显，黏膜色素沉着见于齿龈、舌部、颊黏膜等处，系垂体ACTH、黑素细胞刺激素（MSH）分泌增多所致。故选A。

57.【答案】B

【解析】继发性慢性肾上腺皮质功能减退症，无色素沉着，且皮色变浅，甚至苍白无华，水、盐代谢紊乱较轻，血糖波动大，低血糖倾向明显；兼有多腺体功能障碍；血浆ACTH明显降低。故选B。

58.【答案】A

【解析】嗜铬细胞瘤：①基础代谢率增高。②糖代谢紊乱：肝糖原分解加速及胰岛素分泌受抑制而肝糖异生加强，可引起血糖过高，糖耐量减低。③脂代谢紊乱、脂肪分解加速、血游离脂肪酸增高。④电解质代谢紊乱、少数患者可出现低钾血症，可能与儿茶酚胺促使K^+进入细胞内及促进肾素、醛固酮分泌有关。也可出现高钙血症，可能为肿瘤分泌甲状旁腺激素相关蛋白。故选A。

59.【答案】C

【解析】甲亢患者基础代谢增高，^{131}I摄取率表现为总摄取量增加，摄取高峰提前。故选C。

第六章 糖尿病与低血糖症

【A_1型题】

1.【答案】D

【解析】在中国，糖尿病是导致成人失明、非创伤性截肢的主要原因，是终末期肾脏病的常见原因。糖尿病使心脏、脑和周围血管疾病风险增加2~7倍，与非糖尿病患者群相比，糖尿病患者群所有原因死亡、心血管病死亡、失明和下肢截肢风险均明显增高。其中心血管疾病是糖尿病患者致残致死的主要原因。故选D。

2.【答案】D

3.【答案】D

4.【答案】B

5.【答案】C

【解析】1型糖尿病分为两型：

①自身免疫性1型糖尿病（1A型）：诊断时临床表现变化很大，可以是轻度非特异性症状、典型“三多一少”症状或昏迷，取决于病情发展阶段。多数青少年患者起病较急，症状较明显；未及时诊断治疗，当胰岛素严重缺乏或病情进展较快时，可出现糖尿病酮症酸中毒（DKA），危及生命。某些成年患者，起病缓慢，早期临床表现不明显，经历一段或长或短的糖尿病不需胰岛素治疗的阶段，有称为“成人隐匿性自身免疫性糖尿病（LADA）”。尽管起病急缓不一，一般很快进展到糖尿病需用胰岛素控制血糖或维持生命。这类患者很少肥胖，但肥胖不排除本病可能性。血浆基础胰岛素水平低于正常，葡萄糖刺激后胰岛素分泌曲线低平。胰岛β细胞自身抗体检查可以阳性。②特发性1型糖尿病（1B型）：通常急性起病，胰岛β细胞功能明显减退甚至衰竭，临床上表现为糖尿病酮症甚至酸中毒，但病程中β细胞功能可以好转以至于一段时期无须继续胰岛素治疗。胰岛β细胞自身抗体检查阴性。2型糖尿病为一组异质性疾病，包含许多不同病因者。可发生在任何年龄，但多见于成人，常在40岁以后起病；多数发病缓慢，症状相对较轻，半数以上无任何症状；不少患者因慢性并发症、伴发病或仅于健康检查时发现。很少自发性发生DKA，但在感染等应激情况下也可发生DKA。T_2DM的IGR和糖尿病早期不需胰岛素治疗的阶段一般较长，随着病情进展，相当一部分患者需用胰岛素控制血糖、防治并发症或维持生命。常有家族史。临床上肥胖症、血脂异常、脂肪肝、高血压、冠心病、IGT或T_2DM等疾病常同时或先后发生，并伴有高胰岛素血症，目前认为这些均与胰岛素抵抗有关，称为代谢综合征。有的早期患者进食后胰岛素分泌高峰延迟，餐后3~5小时血浆胰岛素水平不适当的升高，引起反应性低血糖，可成为这些患者的首发临床表现。故选C。

6.【答案】B

【解析】西格列汀二肽基肽酶4（DPP-4）抑制剂，在2型糖尿病患者中可通过增加活性肠促胰岛激素的水平而改善血糖控制。肠促胰岛激素包括胰高糖素样多肽-1（GLP-1）和葡萄糖依赖性促胰岛素分泌多肽（GIP），由肠道全天释放，并且在进餐后水平升高。GLP-1可以抑制胰腺α细胞分泌胰高糖素。胰高糖素浓度的降低和胰岛素水平的升高可降低肝葡萄糖生成，从而降低血糖水平。故选B。

7.【答案】B

【解析】妊娠糖尿病是指妊娠期间发生的不同程度的糖代谢异常。不包括孕前已诊断或已患糖尿病的患者，后者称为糖尿病合并妊娠。故选B。

8.【答案】C

【解析】由于胎儿先天性畸形危险性最大的时期是停经9周前及受孕7周内，因而糖尿病妇女应于接受胰岛素治疗使血糖控制达标后才受孕。孕前应进行全面检查，由内分泌医师和妇产科医师共同决定是否适合妊娠。应选用胰岛素控制血糖。密切监测孕妇血糖水平，避免低血糖。通常孕36周前早产婴儿死亡率较高，38周后胎儿宫内死亡率增高，故主张选择36~38周进行引产或剖宫产。但目前认为应根据胎儿和母亲的具体情况综合考虑，特别是妊娠糖尿病，可争取足月妊娠自然分娩。产后注意对新生儿低血糖症的预防和处理。故选C。

9.【答案】D

【解析】糖化血红蛋白（GHbA1）是葡萄糖或其他糖与血红蛋白的氨基发生非酶催化反应（一种不可逆的蛋白糖化反应）的产物，其量与血糖浓度呈正相关。GHbA1有a、b、c三种，以GHbA1C（HbA1C）最为主要。正常人HbA1C占血红蛋白总量的3%~6%，不同实验室之间其参考值有一定差异。血糖控制不良者HbA1C升高，并与血糖升高的程度和持续时间相关。由于红细胞在血循环中的寿命约为120天，因此HbA1C反映患者近8~12周平均血糖水平，为糖尿病控制情况的主要监测指标之一。对大多数非妊娠成人，HbA1C＜7.0%，而相对于病程短、预期寿命长、无明显CVD等患者可考虑更严格的HbA1C目标，对于有严重低血糖病史、预期寿命有限、已有显著微血管或大血管并发症糖尿病病程长的患者，应采用较为宽松的HbA1C目标。故选D。

10.【答案】C

【解析】微血管病变是糖尿病的特异性并发症，其典型改变是微循环障碍和微血管基底膜增厚。微血管病变可累及全身各组织器官，主要表现在视网膜、肾、神经和心肌组织，其中以糖尿病肾病和视网膜病尤为重要。故选C。

11.【答案】C

【解析】糖尿病肾病：慢性肾脏病变的一种重要类型，是导致终末期肾衰的常见原因，是T_1DM患者的主要死亡原因；在T_2DM，其严重性仅次于心、脑血管病。故选C。

12.【答案】B

13.【答案】D

【解析】糖尿病的诊断标准为：糖尿病症状加任意时间血浆葡萄糖≥11.1mmol/L或空腹血糖（FPG）≥7.0mmol/L或OGTT 2h PG≥11.1mmol/L。需再测一次予以证实，诊断才能成立。随机血糖是指不考虑上次用餐时间，一天中任意时间的血糖。故选D。

14.【答案】B

【解析】糖尿病诊断以血糖异常升高作为依据，血糖的正常值和糖代谢异常的诊断切点是依据血糖值与糖尿病和糖尿病特异性并发症（如视网膜病变）发生风险的关系来确定。故选B。

15.【答案】C

16.【答案】E

17.【答案】E

18.【答案】B

【解析】磺脲类（SUs）不良反应：①低血糖反应：最常见而重要，常发生于老年患者（60岁以上），肝、肾功能不全或营养不良者，药物剂量过大，体力活动过度，进食不规则或减少，饮含酒精饮料等为常见诱因。②体重增加。③皮肤变态反应：皮疹、皮肤瘙痒等。④消化系统：上腹不适、食欲缺乏等，偶见肝功能损害、胆汁淤积性黄疸。⑤心血管系统：某些SUs可减弱心肌缺血的预处理能力，可能会对心血管系统带来不利影响，但目前尚无资料证实会增加T_2DM患者心血管疾病的发病率和病死率。故选B。

19.【答案】B

20.【答案】E

【解析】糖尿病酮症酸中毒（DKA）为最常见的糖尿病急症，临床表现为早期“三多一少”症状加重；酸中毒失代偿后，病情迅速恶化，疲乏、食欲缺乏、恶心、呕吐、多尿、口干、头痛、嗜睡、呼吸深快、呼气中有烂苹果味（丙酮）；后期严重失水，尿量减少，眼眶下陷，皮肤、黏膜干燥，血压下降，心率加快，四肢厥冷；晚期不同程度意识障碍，反射迟钝、消失，昏迷。感染等诱因引起的临床表现可被DKA的表现所掩盖。少数患者表现为腹痛，酷似急腹症，易误诊。虽患者常有感染，但其临床表现可被DKA的表现所掩盖且往往因外周血管扩张而体温不高，甚至偏低，是预后不良的表现。故选E。

21.【答案】D

【解析】DKA的治疗：对早期酮症患者，仅需给予足量胰岛素及补充液体，严密观察病情，定期查血糖、血酮体，调整胰岛素剂量；对酸中毒甚至昏迷患者一旦确诊应立即积极抢救。治疗原则：①尽快补液以恢复血容量、纠正失水状态。②降低血糖。③纠正电解质及酸碱平衡失调。④同时积极寻找和消除诱因，防治并发症，降低病死率。故选D。

22.【答案】D

23.【答案】E

【解析】高渗昏迷的胰岛素治疗方法与DKA相似，目前均采用小剂量（短效）胰岛素治疗方案。鱼精蛋白锌胰岛素（PZI）为长效胰岛素。故选E。

24.【答案】D

【解析】糖尿病酮症酸中毒主要由酮体中酸性代谢产物引起，经输液和胰岛素治疗后，酮体水平下降，酸中毒可自行纠正，一般不必补碱。严重酸中毒影响心血管、呼吸和神经系统功能，应给予相应治疗，但补碱不宜过多、过快，补碱指征为血$pH<7.1$，$HCO_3^-<5mmol/L$。补碱过多、过快，可产生不利影响，包括脑脊液反常性酸中毒加重、组织缺氧加重、血钾下降和反跳性碱中毒等。故选D。

25.【答案】D

【解析】糖尿病酮症酸中毒一般采用小剂量短效胰岛素，每小时每千克体重0.1U，成人体重在40~60千克，故每小时静脉滴注4~6U。故选D。

26.【答案】C

【解析】根据低血糖典型表现（Whipple三联征）可确定：①低血糖症状。②发作时血糖低于2.8mmol/L。③供糖后低血糖症状迅速缓解。少数空腹血糖降低不明显或处于非发作期的患者，应多次检测有无空腹或吸收后低血糖，必要时采用48~72小时禁食试验。

故选C。

27.【答案】C

【解析】胰岛素瘤指因胰岛β细胞瘤或β细胞增生造成胰岛素分泌过多，进而引起低血糖症；其胰岛素分泌不受低血糖抑制。故选C。

28.【答案】E

【解析】高渗高血糖综合征，是糖尿病急性代谢紊乱的另一临床类型，以严重高血糖、高血浆渗透压、脱水为特点，无明显酮症酸中毒，患者常有不同程度的意识障碍或昏迷。多见于老年糖尿病患者，原来无糖尿病病史，或仅有轻度症状，用饮食控制或口服降糖药治疗。故选E。

29.【答案】E

【解析】低纤维饮食能使食物中的碳水化合物吸收过快，消化液分泌量大（中间存在一个肠-胰岛轴机制），增加对胰岛素的分泌刺激，使胰岛素的分泌量增大，进而导致功能性低血糖的发作。故选E。

【A_2型题】

30.【答案】A

【解析】糖尿病患者自主神经病变较常见，并可较早出现，影响胃肠、心血管、泌尿生殖系统功能。临床表现为瞳孔改变（缩小且不规则、光反射消失、调节反射存在），排汗异常（无汗、少汗或多汗），胃排空延迟（胃轻瘫）、腹泻（饭后或午夜）、便秘等，直立性低血压、持续心动过速、心搏间距延长等，以及残尿量增加、尿失禁、尿潴留、阳痿等。故选A。

31.【答案】A

【解析】患者为青少年，有明显的症状，经胰岛素治疗，症状时轻时重，提示1型糖尿病的可能性大。眼睑及下肢水肿，乏力，腰痛，BP 160/100mmHg，尿蛋白(++)，颗粒管型少许，尿糖(++)，均提示肾脏损害，且患者病史已经10年，符合糖尿病肾病的诊断。故选A。

32.【答案】D

【解析】糖尿病的诊断标准为：糖尿病症状加任意时间血浆葡萄糖（PG）≥11.1mmol/L，或空腹血糖≥7.0mmol/L，或口服葡萄糖耐量试验（OGTT）2hPG≥11.1mmol/L。需重复一次确认，诊断才能成立。故选D。

33.【答案】B

【解析】OGTT 2hPG<7.7mmol/L为正常糖耐量；7.8~11.0mmol/L为糖耐量低减（IGT）；≥11.1 mmol/L应考虑糖尿病。故选B。

34.【答案】C

【解析】患者，妊娠后出现“三多”症状，空腹血糖11.7 mmol/L，餐后2小时血糖16.3mmol/L，尿糖（+++），可诊断为糖尿病，因其既往无糖尿病，故为妊娠糖尿病。故选C。

35.【答案】C

【解析】双胍类药物能增强无氧酵解，抑制肝脏及肌肉对乳酸的摄取，抑制糖异生作用，故有致乳酸性酸中毒的作用。乳酸性酸中毒的临床表现特异性不强，视病因不同而异。症状轻者可仅有恶心、腹痛、食欲下降、头晕、嗜睡、呼吸稍深快。病情较重或严重患者可有恶心、呕吐、头痛、头晕、全身酸软、口唇发绀、低血压、体温低、脉弱、心率快、脱水、呼吸深大、意识障碍、四肢反射减弱、瞳孔扩大、深度昏迷或休克。糖尿病酮症酸中毒昏迷：①尿酮体强阳性。②呼吸有酮味。③血压低而尿量仍多。④血糖多数为16.7~33.3mmol/L，有时可达55.5mmol/L以上。非酮症高渗性糖尿病昏迷：①多见于老年人。②约2/3患者于发病前无糖尿病史，或仅有轻度症状。③常见诱因：急性胃肠炎。④无酮症或较轻。血尿素氮及肌酐升高。⑤突出表现：血糖常高于33.3mmol/L以上，一般为33.3~66.6mmol/L。⑥血钠升高可达155mmol/L。糖尿病肾病尿毒症昏迷：①明显的“三多一少”症状，常见于病史超过10年的患者，是1型糖尿病的主要死亡原因。②眼睑及下肢水肿、腰痛、高血压。③尿蛋白、管型。故选C。

36.【答案】C

【解析】患者空腹血糖5.6 mmol/L，OGTT 1小时11.1mmol/L、2小时8.7mmol/L、3小时4.6 mmol/L，可诊断为糖耐量减低。血浆胰岛素浓度及变化可能是空腹时正常，口服葡萄糖后迅速升高，持续时间长，以后下降。故选C。

37.【答案】B

【解析】患者OGTT 2hPG<7.7mmol/为正常糖耐量。故选B。

38.【答案】D

【解析】患者血压、血尿素氮、二氧化碳结合力均正常，既往糖尿病病史，胰岛素治疗，故考虑低血糖昏迷的可能性大。故选D。

39.【答案】E

【解析】此患者单独使用二甲双胍治疗后，空腹血糖现在正常范围，但餐后2小时血糖均高，且糖化血红蛋白偏高，说明近期血糖控制均不理想，因患者现空腹血糖正常而餐后2小时血糖高，故应加用α葡萄糖苷酶抑制剂，因其尤其适用于空腹血糖正常（或不太高）而餐后血糖明显升高者。故选E。

40.【答案】B

【解析】饮食治疗是糖尿病一项重要的基础治疗措施，应长期严格执行。患者胰岛素释放试验低平型，提示内源性胰岛素分泌不足，应给予胰岛素治疗，此时用格列吡嗪效果差。血糖常在16.7mmol/L以上，易出现酮症，胰岛素释放试验低平型的患者，因缺乏内源性胰岛素去促使骨骼肌吸收利用葡萄糖，因此机体所需能量将由脂肪动员和分解的方式产生，大量脂肪酸在肝脏经β氧化产生大量酮体，导致酮症的产生。所以易产生酮症的患者在进行运动前，必须要使血糖在16.7mmol/L以下，血酮、尿酮阴性，方可适当运动。故选B。

41.【答案】E

【解析】患者夜间有低血糖，晨起又出现高血糖，考虑Somogyi效应。Somogyi效应即在夜间曾有低血糖，在睡眠中未被察觉，但导致体内胰岛素拮抗素激素分泌增加，继而发生低血糖后的反跳性高血糖。应减少睡前胰岛素剂量，或睡前加餐。故选E。

42.【答案】D

43.【答案】C

【解析】糖尿病患者如需施行择期大手术，尤其是在全身麻醉下施行手术，应至少在手术前3天即开始使用或改用胰岛素治疗，宜选用短效胰岛素或联合应用短效和中效制剂，术后恢复期再调整糖尿病治疗方案。故选C。

44.【答案】B

45.【答案】E

【解析】糖尿病患者在急性应激时，如重症感染、急性心肌梗死、脑卒中或急症手术等，容易促使代谢紊乱迅速恶化。此时不论哪一种类型糖尿病，也不论原用哪一类药物，均应按实际需要，使用胰岛素治疗以度过急性期，待急性并发症痊愈或缓解后再调整糖尿病治疗方案。故选E。

46.【答案】D

47.【答案】E

【解析】患者45岁，肥胖，空腹血糖8.3mmol/L，提示2型糖尿病。部分2型糖尿病患者在患病初期由于餐后胰岛素分泌高峰延迟，可出现反应性低血糖，大多发生在餐后2~4小时，尤以单纯进食碳水化合物时为著。主要表现为发作性的心悸、出汗、乏力，有“不由自主”感。故选E。

48.【答案】C

【解析】患者进食减少后仍按原剂量注射胰岛素而出现低血糖症，急诊处理应滴注葡萄糖以纠正低血糖。故选C。

49.【答案】A

50.【答案】E

【解析】黎明现象：即夜间血糖控制良好，也无低血糖发生，仅于黎明短时间内出现高血糖，可能由于清晨皮质醇、生长激素等胰岛素拮抗素激素分泌增多所致。故选E。

【A_3/A_4型题】

51.【答案】E

【解析】患者嗜睡，神志蒙眬，皮肤干燥失水，尿糖（++++），尿酮体（±），既往无糖尿病史，再结合年龄，提示高渗高血糖综合征可能性大。故选E。

52.【答案】A

53.【答案】D

【解析】高渗昏迷的胰岛素治疗方法与DKA相似，目前均采用小剂量（短效）胰岛素治疗方案。故选D。

54.【答案】A

55.【答案】C

【解析】二甲双胍治疗T_2DM尚伴有体重减轻、血脂改善、纤溶系统活性增加、血小板聚集性降低、动脉壁平滑肌细胞和成纤维细胞生长受抑制等，被认为可能有助于延缓或改善糖尿病血管并发症。该患者肥胖，易选用二甲双胍进行治疗。故选C。

56.【答案】E

57.【答案】D

【解析】患者45岁，肥胖，近期出现口渴症状，尿糖阳性，空腹血糖7.9mmol/L，餐后2小时血糖12.1mmol/L，符合2型糖尿病的诊断。故选D。

58.【答案】D

59.【答案】B

60.【答案】E

【解析】血浆有效渗透压=2×（钠离子+钾离子）+血糖浓度。血浆渗透压=血浆有效渗透压+BUN。故选E。

61.【答案】C

【解析】尽快补液以恢复血容量、纠正失水状态、降低血糖、纠正电解质及酸碱平衡失调，同时积极寻找和消除诱因，防治并发症，降低病死率。血钠高于155mmol/L，可考虑输入适量低渗溶液。胰岛素治疗目前均采用小剂量（短效）胰岛素治疗方案，即每小时给予每千克体重0.1U胰岛素，通常将短效胰岛素加入生理盐水中持续静脉滴注，亦可间歇静脉注射，剂量均为每小时每千克体重0.05~0.1U。故选C。

62.【答案】C

【解析】患者为1型糖尿病，根据此次发病的症状特点及辅助检查结果考虑发生了酮症酸中毒。目前对患者合理的胰岛素使用方案是静脉小剂量短效胰岛素治疗，故选C。

63.【答案】B

【解析】酮症酸中毒经输液（通常使用生理盐水）和胰岛素治疗后，酮体水平下降，酸中毒纠正，一般不必补碱，小剂量补碱指征为pH<7.1，HCO_3^-<5mmol/L。但酮症酸中毒患者有不同程度失钾，治疗开始即予静脉补钾。故选B。

64.【答案】E

65.【答案】D

【解析】妊娠糖尿病患者的医学营养治疗原则与非妊娠患者相同，务使孕妇体重正常增长。应选用短效和中效胰岛素，注意调节剂量。禁用口服降血糖药。在整个妊娠期间应密切监测孕妇血糖水平和胎儿情况。通常孕36周前早产婴儿死亡率较高，38周后胎儿宫内死亡率增高，故主张选择36~38周进行引产或剖宫产。故选D。

66.【答案】C

67.【答案】A

【解析】糖调节受损即糖尿病前期，主要包括空腹血糖受损（IGT）和糖耐量减低（IGT）。见表4-19-1。

表4-19-1　糖尿病前期的分类

糖代谢分类	静脉血浆葡萄糖/mmol·L−1	
	空腹血糖（FPG）	糖负荷后2小时血糖（2hPPG）
空腹血糖受损（IFG）	6.1~7.0	<7.8
糖耐量减低（IGT）	<7.0	≥7.8~11.1

故选A。

68.【答案】E

【解析】患者已有糖尿病病史10年，出现尿蛋白、颗粒管型等肾脏受损表现，考虑为糖尿病肾病。故选E。

69.【答案】D

【解析】糖尿病肾损害的发

生、发展可分五期：①Ⅰ期：为糖尿病初期，肾体积增大，肾小球入球小动脉扩张，肾血浆流量增加，肾小球内压增加，肾小球滤过率（GFR）明显升高。②Ⅱ期：肾小球毛细血管基底膜增厚，尿白蛋白排泄率（UAER）多数正常，可间歇性增高（如运动后、应激状态），GFR轻度增高。③Ⅲ期：早期肾病，出现微量白蛋白尿，即UAER持续在20~200μg/min（正常<10μg/min），GFR仍高于正常或正常。④Ⅳ期：临床肾病，尿蛋白逐渐增多，UAER>200μg/min，相当于尿蛋白总量>0.5g/24h，GFR下降，可伴有水肿和高血压，肾功能逐渐减退。⑤Ⅴ期：尿毒症，多数肾单位闭锁，UAER降低，血肌酐升高，血压升高。故选D。

70.【答案】D

【解析】糖尿病肾病患者应用血管紧张素转换酶抑制药（ACEI）或血管紧张素Ⅱ受体阻断药（ARB）除可降低血压外，还可减轻微量白蛋白尿；减少蛋白质摄入量对早期肾病及肾功能不全的防治均有利，临床肾病（Ⅳ期）即要开始低蛋白饮食，肾功能正常的患者，饮食蛋白量为每天每kg体重0.8g，GFR下降后进一步减至0.6g并加用复方旷酮酸。故选D。

71.【答案】C

72.【答案】E

【B_1型题】

73.【答案】D

【解析】格列酮类被称为胰岛素增敏剂，明显减轻胰岛素抵抗，主要刺激外周组织的葡萄糖代谢，降低血糖；还可改善血脂谱、提高纤溶系统活性、改善血管内皮细胞功能、使C反应蛋白下降等，对心血管系统和肾脏显示出潜在的器官保护作用。主要不良反应为水肿、体重增加，有心脏病、心力衰竭倾向或肝病者不用或慎用。现有两种制剂：①罗格列酮。②吡格列酮。故选D。

74.【答案】E

【解析】双胍类药物能增强无氧酵解，抑制肝脏及肌肉对乳酸的摄取，抑制糖异生作用，故有致乳酸性酸中毒的作用。故选E。

75.【答案】A

【解析】α葡萄糖苷酶抑制剂（AGI）：AGI抑制α-葡萄糖苷酶，可延迟碳水化合物吸收，降低餐后高血糖。常见不良反应为胃肠反应，如腹胀、排气增多或腹泻。现有两种制剂：①阿卡波糖；②伏格列波糖饮。

故选A。

76.【答案】D

77.【答案】B

【解析】肾性糖尿是指在血糖浓度正常或低于正常肾糖阈的情况下，由于近端肾小管重吸收葡萄糖功能减低所引起的糖尿的疾病。故选B。

78.【答案】A

79.【答案】A

【解析】Addison病，即原发性慢性肾上腺皮质功能减退症，由于双侧肾上腺的绝大部分被毁，导致肾上腺无法分泌足够的皮质醇所引发的疾病。故选A。

80.【答案】D

81.【答案】E

82.【答案】B

83.【答案】D

【解析】青年人中的成年发病型糖尿病（MODY）：是一组高度异质性的单基因遗传病。主要临床特征：①有三代或以上家族发病史，且符合常染色体显性遗传规律。②发病年龄小于25岁。③无酮症倾向，至少5年内不需用胰岛素治疗。故选D。

84.【答案】C

【解析】线粒体基因突变糖尿病的临床特点为：①母系遗传。②发病早，β细胞功能逐渐减退，自身抗体阴性。③身材多消瘦（BMI<24）。④常伴神经性耳聋或其他神经、肌肉表现。故选C。

85.【答案】A

【解析】糖尿病肾病的病理改变有3种类型：①结节性肾小球硬化型，有高度特异性。②弥漫性肾小球硬化型，最常见，对肾功能影响最大，但特异性较低，类似病变也可见于系膜毛细血管性肾小球肾炎和系统性红斑狼疮等疾病。③渗出性病变，特异性不高，也可见于慢性肾小球肾炎。肾活检所见组织学改变与临床表现和肾功能损害程度缺乏恒定的相关性。故选A。

86.【答案】B

87.【答案】D

88.【答案】E

第七章　水、电解质代谢和酸碱平衡失调

【A_1型题】

1.【答案】C

2.【答案】A

【解析】高渗性失水，血钠（>145mmol/L）和血浆渗透压均升高（>310mOsm/L），尿量减少，尿比重升高。等渗性失水，血钠、血浆渗透压正常，尿量少，尿钠少或正常。低渗性失水，血钠（<130mmol/L）和血浆渗透压降低（<280mOsm/L），尿量减少，

尿比重低。

故选A。

3.【答案】D

4.【答案】D

【解析】高渗性缺水又称原发性缺水。虽有水和钠的同时丢失，但因缺水更多，故血清钠高于正常范围，细胞外液的渗透压升高。机体对高渗性缺水的代偿机制是：高渗状态刺激位于视丘下部的口渴中枢，患者感到口渴而饮水，使体内水分增加，以降低细胞外液渗透压。故选D。

5.【答案】A

【解析】代谢性碱中毒，大多数是由于各种原因致肾小管 HCO_3^- 重吸收过多（如血容量不足，Cl^- 或钾丧失）引起。故选A。

6.【答案】A

【解析】代谢性酸中毒是细胞外液 H^+ 增加或 HCO_3^- 丢失而引起的以血浆 HCO_3^- 浓度原发性减少为特征的酸碱平衡紊乱类型。故选A。

7.【答案】D

8.【答案】A

9.【答案】A

10.【答案】C

11.【答案】C

12.【答案】D

【解析】正常血钾浓度为3.5~5.5mmol/L低钾血症是指血清钾<3.5mmol/L的一种病理生理状态。高钾血症是指血清钾浓度>5.5mmol/L的一种病理生理状态，此时的体内钾总量可增多（钾过多）、正常或缺乏。故选D。

13.【答案】C

14.【答案】E

【解析】一般静脉补钾的速度以20~40mmol/h为宜，不能超过50~60mmol/h。故选E。

15.【答案】D

16.【答案】A

17.【答案】A

【解析】等渗性失水病因包括：①消化道丢失：呕吐、腹泻、胃肠引流（减压、造瘘）或肠梗阻等致消化液丢失。②皮肤丢失：大面积烧伤、剥脱性皮炎等渗出性皮肤病变。③组织间液贮积：胸、腹腔炎性渗出液的引流，反复大量放胸腔积液、腹水等。故选A。

18.【答案】B

19.【答案】B

【解析】代谢性酸中毒时钾转移到细胞外，H^+ 进入细胞内，血pH降低，血清钾升高。故选B。

20.【答案】C

【解析】血钾降至3.5mmol/L时，T波宽而低、Q-T间期延长，出现U波；重者T波倒置，ST段下移，出现多源性期前收缩或室性心动过速；更严重者可因心室扑动、心室颤动、心搏骤停或休克而猝死。故选C。

21.【答案】E

22.【答案】D

【解析】转移性高钾血症，常由细胞内钾释放或转移到细胞外所致，少尿或无尿诱发或加重病情，但机体总钾量可增多、正常或减少。常见于：①组织破坏：细胞内钾进入细胞外液，如重度溶血性贫血、大面积烧伤、创伤、肿瘤接受大剂量化疗、血液透析、横纹肌溶解症等。②细胞膜转运功能障碍：a. 代谢性酸中毒时钾转移到细胞外，H^+ 进入细胞内，血pH降低，血清钾升高；b. 严重失水、休克致组织缺氧；c. 剧烈运动、癫痫持续状态、破伤风等；d. 使用琥珀胆碱、精氨酸等药物。故选D。

23.【答案】E

【解析】肾衰竭，少尿可由于肾排钾减少而导致高钾血症。故选E。

24.【答案】D

25.【答案】E

【解析】轻度高渗性失水：失水量达体重的2%~3%；中度：失水量达体重的4%~6%；重度：失水量达体重的7%~14%。故选E。

【A_3/A_4 型题】

26.【答案】B

【解析】高渗性失水：①轻度：失水多于失钠，细胞外液量减少，渗透压升高。当失水量达体重的2%~3%时，渴感中枢兴奋，刺激抗利尿激素释放，水重吸收增加，尿量减少，尿比重增高。如伴有多饮，一般不造成细胞外液容量不足和渗透压异常，如伴渴感减退，可发生高渗性失水。②中度：当失水量达体重的4%~6%时，醛固酮分泌增加和血浆渗透压升高，此时口渴严重，咽下困难，声音嘶哑；有效循环容量不足，心率加快；皮肤干燥、弹性下降；进而因细胞内失水出现乏力、头晕、烦躁。③重度：当失水量达7%~14%时，脑细胞失水严重，出现神经系统异常症状如躁狂、谵妄、定向力失常、幻觉、晕厥和脱水热。当失水量超过15%时，可出现高渗性昏迷、低血容量性休克、尿闭及急性肾衰竭。故选B。

27.【答案】C

【解析】补液总量应包括已丢失液体量及继续丢失的液体量两部分。已丢失量有4种计算方法：①依据失水程度：轻度失水相当于体重的2%~3%；中度失水相当于体重的4%~6%，即2400~3600ml；重度失水相当于体重的7%~14%，更严重者可达15%以上。②依据体重减少量。③依据血钠浓度：有3种计算方法，a. 丢失量=正常体液总量-现有体液总量。正常体液总量=原体重×0.6。现有体液总量=正常血清钠÷实测血清钠×正常体液总量；

b. 丢失量=（实测血清钠-正常血清钠）×现体重×0.6÷正常血清钠；c. 丢失量=现体重×K×（实测血清钠-正常血清钠）。公式中的系数K在男性为4，在女性为3；d. 依据血细胞比容适用于估计低渗性失水的失水量。继续丢失量是指就诊后发生的继续丢失量，包括生理需要量（约1500ml/d）及继续发生的病理丢失量（如大量出汗、肺呼出、呕吐等）。本题不包括当天生理需要量，依据失水程度估算，该患者符合中度失水，失水相当于体重的4%~6%，即2400~3600ml。故选C。

28.【答案】C

【解析】宜在尿量>30ml/h后补钾，一般浓度为3g/L，当尿量>500ml/d时，日补钾量可达10~12g。故选C。

29.【答案】C

30.【答案】C

【B₁型题】

31.【答案】D

【解析】低渗性缺水的主要病因有：①胃肠道消化液持续性丢失，如反复呕吐、长期胃肠减压引流或慢性肠梗阻，以致大量钠随消化液而排出。②大创面的慢性渗液。③应用排钠利尿药时，未注意补给适量的钠盐，以致体内缺钠程度多于缺水。④等渗性缺水治疗时补充水分过多。故选D。

32.【答案】B

【解析】代谢性酸中毒的主要病因：①碱性物质丢失过多，见于腹泻、肠瘘、胆瘘和胰瘘等，经粪便、消化液大量丢失HCO_3^-。②酸性物质过多失血性及感染性休克致急性循环衰竭、组织缺血缺氧，可使丙酮酸及乳酸大量产生，发生乳酸性酸中毒，这在外科很常见。糖尿病或长期不能进食，体内脂肪分解过多，可形成大量酮体，引起酮症酸中毒。抽搐、心搏骤停等也能同样引起体内有机酸的过多形成。为某些治疗的需要，应用氯化铵或盐酸精氨酸过多，以致血中Cl^-增多，也可引起酸中毒。③肾功能不全由于肾小管功能障碍，内生性H^+不能排出体外，或HCO_3^-吸收减少，均可致酸中毒。其中，远曲小管性酸中毒系泌H^+功能障碍所致，近曲小管性酸中毒则是HCO_3^-再吸收功能障碍所致。故选B。

33.【答案】E

【解析】高钾血症的常见原因为：①进入体内（或血液内）的钾量太多，如口服或静脉输入氯化钾，使用含钾药物，以及大量输入保存期较久的库血等。②肾排钾功能减退，如急性及慢性肾衰竭、应用保钾利尿药以及盐皮质激素不足等。③细胞内钾的移出，如溶血、组织损伤（如挤压综合征），以及酸中毒等。故选E。

34.【答案】C

35.【答案】A

36.【答案】B

37.【答案】D

【解析】水过多是指机体摄入或输入水过多，以致水在体内潴留，引起血液渗透压下降和循环血量增多的一种病理状态。若过多的水进入细胞内，导致细胞内水过多则称为水中毒。水过多和水中毒是稀释性低钠血症的病理表现。故选D。

38.【答案】C

39.【答案】B

【解析】①高渗性失水以补水为主，补钠为辅。②等渗性失水补充等渗溶液为主，首选0.9%氯化钠液，但长期使用可引起高氯性酸中毒。因为正常细胞外液的钠、氯比值是7∶5，下述配方更符合生理需要：0.9%氯化钠液1000ml+5%葡萄糖液500ml+5%碳酸氢钠液100ml。③低渗性失水补充高渗液为主。故选B。

40.【答案】D

【解析】高钾血症对机体的主要威胁是心脏抑制，治疗原则是迅速降低血钾水平，保护心脏。葡萄糖和胰岛素使血清钾转移至细胞内，降低血钾水平。故选D。

41.【答案】A

第二十篇 神经、精神系统

第一章 神经病学概论

【A_1型题】

1.【答案】D

【解析】楔束与深感觉传导有关。脊髓丘脑前束为触觉传导通路。脊髓丘脑后束为痛觉、温度觉传导通路。胶状质为脊髓后角Ⅱ层，传导痛、温觉。外侧丘系传导听觉。

2.【答案】D

【解析】传导感觉的神经纤维由脊髓后根进入，故脊髓前根病损无感觉障碍。

3.【答案】D

【解析】舌咽、迷走神经的运动核受双侧皮质脑干束支配，当双侧皮质延髓束损伤时才出现构音障碍和吞咽困难，而咽反射存在，称假性球麻痹。

4.【答案】C

【解析】脊髓半离断型病变侧损伤平面以下深感觉障碍及上运动神经元性瘫痪。对侧损伤平面以下痛、温觉缺失。

5.【答案】C

【解析】去皮质综合征为大脑皮质功能减退或丧失，皮质下功能仍保存，即上运动神经元功能受损，而下运动神经元功能保留。患者表现为上肢屈曲内收，腕及手指屈曲，双下肢伸直，足屈曲。因此患者上肢伸肌群比屈肌群瘫痪程度重。尽管锥体束主要支配对侧躯体，但仍有一小部分锥体束纤维始终不交叉，支配同侧脑神经运动核和脊髓前角运动神经元。因四肢远端比近端的同侧支配更少，锥体束损害导致的四肢瘫痪一般远端较重。

6.【答案】B

【解析】感觉过敏：指一般情况下对正常人不会引起不适感觉或只能引起轻微感觉的刺激，患者却感觉非常强烈，甚至难以忍受。感觉过度：①潜伏期长。②感受性降低，兴奋阈增高。③不愉快的感觉。④扩散性。⑤延时性。感觉倒错：指对刺激产生的错误感觉，如冷的刺激产生热的感觉，触觉刺激或其他刺激误认为痛觉等。痛性麻痹：常见于脊髓空洞症，中枢神经、神经根或神经干刺激病变时，疼痛不仅发生在局部，而且扩散到受累神经的支配区。题干描述为感觉异常的特点。

7.【答案】D

【解析】一侧视束损害出现双眼对侧视野同向性偏盲，常见于颞叶肿瘤向内侧压迫时，故本题选D。糖尿病性视神经盘水肿多引起周边部视野缺损及生理盲点扩大。Graves病浸润性突眼主要因眼球活动受限而表现出复视，斜视。嗜铬细胞瘤阵发高血压眼底出血短期可出现视神经萎缩，以致失明。垂体瘤卒中导致整个视交叉损害，可引起全盲。

8.【答案】C

【解析】脊髓半侧损害表现为病变侧损伤平面以下深感觉障碍及上运动神经元性瘫痪，对侧损伤平面以下痛、温觉缺失，亦称为脊髓半切综合征。

9.【答案】D

【解析】视盘水肿是颅内压增高的主要客观体征之一，是由于颅内压增高影响视网膜中央静脉和淋巴回流所致。视盘水肿患者早期视力常正常，晚期减退。

10.【答案】E

【解析】角膜反射通路为：角膜→三叉神经眼支→三叉神经半月神经节→三叉神经感觉主核→两侧面神经核→面神经→眼轮匝肌（出现闭眼反应）。角膜反射是由三叉神经的眼神经与面神经共同完成的。角膜直接反射存在，间接反射消失说明传出障碍，病变在对侧面神经。

11.【答案】A

【解析】上运动神经元起源于额叶中央前回运动区的大椎体细胞（Betz细胞）及其轴突组成的皮质脊髓束（从大脑皮质至脊髓前角的纤维束）和皮质脑干束（从大脑皮质至脑干脑神经运动核的纤维束），故称其为椎体系统。

12.【答案】D

13.【答案】A

【解析】脊髓颈膨大位于$C_4 \sim T_1$，内含颈丛，属于下运动神经元。颈膨大以上属于上运动神经元系统，损伤后出现上运动神经元性瘫痪，即中枢性瘫痪。

14.【答案】C

【解析】舌咽神经和迷走神经均为混合性神经，都包括特殊内脏运动、一般内脏运动（副交感）、一般内脏感觉和躯体感觉四种成分。此外，舌咽神经还包含特殊内脏感觉纤维。

15.【答案】C

【解析】舌下神经位于延髓第四脑室底舌下神经三角深处的舌下神经核发出轴突在橄榄体与椎体之间出脑，经舌下神经管出颅，分布于同侧舌肌。

16.【答案】E

【解析】广义的椎体系统是指椎体系统以外的所有躯体运动的神经系统结构，包括纹状体和前庭小脑系统，如大脑皮质、纹状体、丘脑底核、中脑顶盖、红核、黑质、脑桥、前庭核、小脑、脑干的某些网状结构以及它们的联络纤维等。

17.【答案】B

【解析】内囊是感觉、运动等传导束的集中地，损伤时出现“三偏”综合征，即偏瘫、偏身感觉障碍和偏盲。

18.【答案】D

【解析】深感觉指来自肌腱、肌肉、骨骼和关节的运动觉、位置觉和振动觉。图形觉为复合感觉。

19.【答案】E

【解析】苍白球和黑质病变多表现为运动减少和肌张力增高症候群；尾状核和壳核病变多表现为运动增多和肌张力减低症候群；丘脑底核病变可发生偏侧投掷运动。

20.【答案】D

21.【答案】A

【解析】咀嚼肌由三叉神经运动纤维支配。

22.【答案】D

【解析】摇摆步态：又称“鸭步”，指行走时躯干部，特别是臀部左右交替摆动的一种步态；多见于进行性肌营养不良、进行性脊肌萎缩、少年型脊肌萎缩。跨阈步态：又称“鸡步”，表现为向前迈步抬腿过高，脚悬起，落脚时总是足尖先触及地面，如跨门槛样；常见于腓总神经损害、脊髓灰质炎或进行性腓骨肌萎缩。痉挛性截瘫步态：又称“剪刀样步态”，表现为患者站立时双下肢伸直，大腿靠近，小腿略分来，双足下垂伴有内旋。行走时两大腿强烈内收，膝关节几乎紧贴，足前半和趾底部着地，用足尖走路，交叉前进，似剪刀状；常见于脑瘫。慌张步态：表现为身体前屈，头向前探，肘、腕、膝关节屈曲，双臂略内收于躯干前；行走时起步困难，小碎步前进，双上肢自然摆臂减少，停步困难，极易跌倒；转身时以一脚为轴，挪蹭转身；为帕金森病典型症状。题干描述为小脑步态的特征。

23.【答案】E

【解析】下运动神经元瘫痪临床表现为：①受损的下运动神经元支配的肌力减弱。②肌张力减低或消失。③腱反射减弱或消失。④肌肉萎缩明显。

24.【答案】D

【解析】舌下神经核性损害的一侧病变表现为患侧舌肌瘫痪，伸舌偏向患侧；两侧病变则伸舌受限或不能，同时伴有舌肌萎缩。核性病变可伴有肌颤动。咽反射减弱或消失见于延髓麻痹。

25.【答案】A

【解析】一侧小脑半球病变时表现为同侧肢体共济失调，上肢比下肢重，远端比近端重，精细动作比粗略动作重，指鼻试验、跟膝胫试验、轮替试验笨拙，常有水平性也可为旋转性眼震。

26.【答案】B

【解析】皮质脊髓束为下行纤维束，又称运动传导束，将大脑皮质运动区、红核、前庭核、脑干网状结构及上丘的冲动传至脊髓前角或侧角，继而支配躯干肌和四肢肌，参与锥体束和锥体外系的形成，与肌肉的随意运动、姿势和平衡有关。红核脊髓束支配屈肌的运动神经元，协调肢体运动。顶盖脊髓束兴奋对侧颈肌及抑制同侧颈肌活动，为头颈反射及视听反射的结构基础。前庭脊髓束主要兴奋躯干和肌肉的伸肌，以调节身体平衡。网状脊髓束主要参与躯干和肢体近端肌肉运动的控制。

27.【答案】D

【解析】痛觉、温度觉传导通路的第 2 级神经元，进白质前联合交叉至对侧外侧索，组成脊髓丘脑束，终止于丘脑腹后外侧核。因此一侧脊髓丘脑束损害可出现对侧皮肤痛、温觉减退或缺失。

28.【答案】C

【解析】传导痛、温觉的第 2 级神经元发出纤维经在白质前联合交叉至对侧，因此左侧颈膨大（$C_5 \sim T_2$）病变不会出现病变水平以下左侧痛、温觉减退。

29.【答案】C

30.【答案】D

【解析】鼻黏膜感觉由三叉神经上颌支支配，真性球麻痹时不会出现咀嚼费力。

31.【答案】A

【解析】脊髓前角细胞病变表现为节段性、弛缓性瘫痪而无感觉障碍。

32.【答案】D

【解析】脑干型感觉障碍为交叉性感觉障碍。延髓背外侧病变损害脊髓丘脑侧束及三叉神经脊束和脊束核，出现同侧面部和对侧半身分离性感觉障碍（痛、温觉缺失而触觉存在），如 Wallenberg 综合征。

33.【答案】B

【解析】内囊型感觉障碍为偏身型感觉障碍，即对侧偏身（包括面部）感觉缺失或减退，常伴有偏瘫及偏盲，称三偏综合征。

34.【答案】B

【解析】上肢桡侧为 $C_5 \sim C_7$ 支配，前臂及手的尺侧为 C_8 及 T_1 支配，上臂内侧为 T_2 支配。前连合为两侧脊髓丘脑束的交叉纤维集中处，$C_5 \sim T_2$ 前连合受损意味着双上肢双侧节段性分布的对称性分离性感觉障碍，表现为痛、温觉消失而深感觉和触觉存在。

35.【答案】C

【解析】舌下神经只受对侧皮质脑干束的支配。

36.【答案】C

【解析】咀嚼肌由三叉神经的运动支支配，真性球麻痹时不会出现咀嚼费力。

37.【答案】D

【解析】瞳孔散大见于动眼神经麻痹。直接对光反射是将光线直接照射被检查者瞳孔时，瞳孔立即缩小；间接对光反射是指光线直接照射一眼瞳孔时，对侧眼瞳孔立即缩小。光反射的传导通路为：光线→视网膜→视神经→视交叉→视束→上丘臂→上丘→中脑顶盖前区→两侧埃-魏核（E-W核）→动眼神经→睫状神经节→节后纤维→瞳孔括约肌。传导径路上任何一处损害均可引起瞳孔光反射消失和瞳孔散大。视神经损害时，该眼的直接对光反射消失，间接对光反射存在；动眼神经受损时，该眼的直接和间接对方反射都消失，对侧间接光反射存在。

38.【答案】B

【解析】运动系统由上运动神经元（椎体系统）、下运动神经元、椎体外系统和小脑组成。丘脑属于感觉系统。

39.【答案】C

【解析】面神经中枢性损伤主要表现为病灶对侧下面部表情肌瘫痪，即鼻唇沟变浅，口角轻度下垂，而上部面肌（额肌和眼轮匝肌）不受累，皱眉，皱额和闭眼动作均无障碍。而面神经周围性损伤表现为同侧面肌瘫痪。

40.【答案】D

【解析】对侧患肢不同程度的共济失调，深感觉障碍多不重或呈一过性，为大脑顶叶性共济失调。

41.【答案】D

【解析】上运动神经元瘫痪指脊髓前角细胞和脑神经运动核以上的锥体系损伤及锥体细胞或其轴突组成的锥体束的损伤。表现为：①随意运动障碍。②肌张力增高，故称痉挛性瘫痪（硬瘫），这是由于上运动神经元对下运动神经元的抑制作用丧失的缘故。③深反射亢进（因失去高级控制），浅反射（如腹壁反射，提睾反射等）减弱或消失（因锥体束的完整性被破坏）。④出现病理反射（如Babinski征，为锥体束损伤确凿症状之一）等，因锥体束的功能受到破坏所致。下运动神经元损伤表现为失去神经直接支配所致的随意运动障碍，肌张力降低，故之称弛缓性瘫痪。

42.【答案】B

【解析】一侧视束病变引起双眼对侧视野同向性偏盲，偏盲侧瞳孔直接对光反射消失。视交叉正中部病变，可出现双眼颞侧偏盲。

43.【答案】C

【解析】迷走神经的一般躯体感觉纤维中枢突终止于三叉神经脊束核；一般内脏感觉纤维中枢突终止于孤束核；特殊内脏运动纤维起自疑核；副交感纤维起自迷走神经背核。

44.【答案】C

【解析】核上性眼肌麻痹又称为中枢性眼肌麻痹，是指大脑皮质眼球同向运动中枢，脑桥侧视中枢及其传导束损害，使双眼出现同向注视运动障碍。临床上有三个特点：①双眼同时受累。②无复视。③反射性运动仍保存。核上性眼肌麻痹不累及内侧纵束。

45.【答案】D

【解析】参见20题解析。

46.【答案】C

【解析】一个半综合征指一侧脑桥被盖部病变，引起脑桥侧视中枢和对侧已交叉过来的联络同侧动眼神经内直肌核的内侧纵束同时受累。表现为患侧眼球水平注视时既不能内收又不能外展；对侧眼球水平注视时不能内收，可以外展，但有水平眼震。

47.【答案】B

【解析】脊髓横贯性损害为病变平面以下所有感觉（温、痛、触、深）均缺失或减弱，平面上部可能有过敏带。

48.【答案】C

【解析】视觉径路的不同部位损害，可产生不同程度的视力障碍及不同类型的视野缺损。视束病变多引起两眼对侧视野的偏盲即同向性偏盲，故本题选C。右侧视神经损害产生同侧（右侧）视力下降或全盲。视交叉外侧部病变引起同侧眼鼻侧视野缺损；视交叉正中部病变，可出现双眼颞侧偏盲；整个视交叉损害，可引起全盲。左侧颞叶视辐射受损出现双眼右侧视野的同向上象限盲。左侧顶叶视辐射受损出现双眼右侧视野的同向下象限盲。

49.【答案】B

【解析】Brudzinski征为脑膜刺激征：患者仰卧屈颈时出现双侧髋、膝部屈曲；一侧下肢膝关节屈曲位，检查者使该侧下肢向腹部屈曲，对侧下肢亦发生屈曲（下肢征），均为Brudzinski征阳性。

50.【答案】D

【解析】动眼神经为支配眼肌的主要运动神经，包括运动纤维和副交感纤维两种成分。动眼神经核可分为三部分：①外侧核：为运动核，支配上睑提肌、上直肌、内直肌、下斜肌和下直肌。②正中核或称佩利阿核：发出副交感纤维至两眼内直肌，主管两眼的辐辏运动。③E-W核：发出副交感神经节前纤维入睫状神经节交换神经元，其节后纤维支配瞳孔括约肌和睫状肌，参与缩瞳和调节反射。

51.【答案】B

52.【答案】A

【解析】下运动神经元瘫痪时，因失去神经直接支配所致的随意运动障碍，肌张力降低。由于神经营养障碍，还导致肌肉萎缩。因所有反射弧均中断，故浅反射和深反射都消失，也不出现病理反射。

53.【答案】D

【解析】丘脑为深感觉的第3级神经元起始部，损害时出现对侧偏身（包括面部）完全性感觉缺失或减退。其特点是深感觉和触觉障碍重于痛、温觉，远端重于近端，并常伴发患侧肢体的自发性疼痛。

54.【答案】D

【解析】上运动神经元损伤无肌肉萎缩。下运动神经元损伤出现肌肉萎缩。

55.【答案】D

【解析】舌咽、迷走神经彼此邻近，有共同的起始核，常同时受损，表现为声音嘶哑、吞咽困难、饮水呛咳及咽反射消失，称延髓麻痹（真性延髓麻痹）。舌咽、迷走神经的运动核受双侧皮质脑干束支配，当双侧皮质延髓束损伤时才出现构音障碍和吞咽困难，而咽反射存在，称假性球麻痹。

56.【答案】C

【解析】传导深感觉的第1级神经元为脊神经节细胞，终止于$C_8 \sim L_2$节段胸核。由胸核发出的2级纤维在同侧脊髓侧索组成脊髓小脑后束，向上经小脑小脚进入旧小脑皮质，传导躯干（除颈部外）和下肢深感觉。传导痛、温觉的第1级神经元为脊神经节细胞，在后根的外侧部入脊髓经背外侧束再终止于第2级神经元。第2级神经元发出纤维经白质前联合交叉至对侧，组成脊髓丘脑束，上行终止于背侧丘脑的腹后外侧核。腹后外侧核内的第3级神经元发出纤维称丘脑中央辐射，经内囊后肢投射到中央后回中、上部和中央旁小叶后部。因此右侧胸髓损伤可出现右下肢深感觉障碍和左侧损伤平面以下痛、温觉障碍。同时右侧胸髓损伤了脊髓前角细胞，出现下运动神经元损伤，所有反射弧均中断，浅反射、深反射均消失，也不出现病理发射，故右下肢膝反射消失、Babinski 征（-）。

57.【答案】D

【解析】出现病理征为锥体系损害的特点。

58.【答案】E

【解析】牵涉性疼痛是指内脏病变时出现在相应体表区的疼痛。三叉神经痛引起的疼痛为局部性疼痛。神经根受到肿瘤或椎间盘的压迫出现的疼痛为放射性疼痛。牙痛时，疼痛扩散到其他三叉神经的分支区域为扩散性疼痛。感到被切断的肢体仍然存在，且出现疼痛为幻肢痛。

59.【答案】D

【解析】支配下肢的脊髓节段：股前为$L_1 \sim L_3$，小腿前面为$L_4 \sim L_5$，小腿及股后为$S_1 \sim S_2$。

60.【答案】B

【解析】面神经为混合性神经，其主要成分为运动神经，司面部的表情运动；次要成为为中间神经，含特殊内脏感觉纤维，司味觉；躯体感觉纤维，司内耳，外耳道等处的皮肤感觉；以及副交感神经纤维，司腺体（泪腺及唾液腺）的分泌。

61.【答案】B

【解析】三叉神经脊束核损害表现为同侧面部洋葱皮样分离性感觉障碍，其特点为：①分离性感觉障碍：痛、温觉缺失而触觉和深感觉存在。②洋葱皮样分布。

62.【答案】B

【解析】分离性感觉障碍见于髓内型感觉障碍侧索型。

63.【答案】C

【解析】位置觉和运动觉为深感觉，深感觉传导通路由三级神经元组成，第一级神经元位于脊神经节内，周围突分布于深部感受器；中枢突从脊髓后根内侧进入后索，分别形成薄束和楔束。薄束和楔束起始于第二级神经元，交叉后形成内侧丘系，止于丘脑腹后外侧核。由此发出第三级神经元形成丘脑皮质束，经内囊后肢投射于大脑皮质中央后回的中上部及中央旁小叶后部。

64.【答案】A

【解析】一侧病变时，伸舌偏向病灶对侧。因为正常时两侧颏舌肌运动将舌推向前方，若一侧颏舌肌肌力减弱，则健侧肌运动将舌推向偏瘫侧。

65.【答案】C

【解析】泪腺分泌由面神经的副交感神经纤维支配。

66.【答案】D

【解析】核性眼肌麻痹为脑干病变至眼球运动神经核（动眼、滑车和展神经核）损害所引起的眼球运动障碍。主要特点有：①损伤范围：动眼神经核位于中线，两侧靠近，核性损伤多双侧。②损伤程度：核群呈长柱状分散，较小损害多呈部分损伤，表现为分离性眼肌麻痹。③眼轮匝肌：动眼神经核有部分纤维至面神经核而支配眼轮匝肌，核性损害可伴眼轮匝肌麻痹。④瞳孔括约肌：瞳孔括约肌受 E-W 核副交感纤维支配，核性损害可不累及 E-W 核，瞳孔括约肌正常。⑤其他结构：多伴脑干邻近结构受累，出现相应症状。

67.【答案】D

【解析】浅感觉指来自皮肤和黏膜的痛觉、温度觉及触觉。

68.【答案】D

【解析】Hunt 综合征为面神经膝状神经节损害。表现为周围性面神经麻痹，舌前2/3味觉障碍及泪腺、唾液腺分泌障碍（鼓索受累），可伴有听觉过敏（镫骨肌神经受累），耳后剧烈疼痛，鼓膜和外耳道疱疹。患者无听力下降。

69.【答案】C

【解析】核间性眼肌麻痹，病变主要损害脑干的内侧纵束，故又称内侧纵束综合征。内侧纵束是眼球水平性同向运动的重要联络通路，它连接一侧动眼神经的内直肌核与对侧展神经核，同时还与脑桥的侧视中枢相连，而实现眼球的水平同向运动。

70.【答案】C

【解析】阿-罗瞳孔为顶盖前区的光反射径路受损所致。表现为两侧瞳孔较小，大小不等，边缘不整，光反射消失而调节发射存在。由于顶盖前区内支配光反射和调节反射的神经纤维并不相同，所以调节反射仍然存在。A、B、D为埃迪瞳孔特征，E为埃迪综合征特征。

71.【答案】D

【解析】脑干病损时出现交叉性瘫痪，即病变侧脑神经麻痹和对侧肢体中枢性瘫痪。

72.【答案】B

【解析】面神经的感觉纤维为中间神经，分为两种：①味觉纤维：是感觉纤维中最主要的部分，司舌前2/3味觉。②一般躯体感觉纤维：接受来自鼓膜、内耳、外耳及外耳道皮肤的感觉冲动。这些纤维病变时则产生耳痛。

【A_2型题】

73.【答案】E

【解析】右侧面神经病变可出现右耳部皮肤感觉障碍，右额纹消失，不能闭眼，口角歪向左侧，右鼻唇沟变浅；泪腺、下颌下腺、舌下腺分泌障碍，舌前2/3味觉障碍。右侧三叉神经病变可出现右侧头面部皮肤、口腔、鼻腔黏膜，牙和牙龈感觉障碍；右侧咀嚼肌瘫痪。左侧面神经病变类型同右侧面神经，但是病变部位在左侧。左侧动眼神经病变为左侧瞳孔散大，左眼的直接和间接对方反射都消失，左眼不能内收。右侧动眼神经病变可出现右侧瞳孔散大，右侧直接间接对光反射消失，右眼不能外展。

74.【答案】C

【解析】题干描述患者为前核间性眼肌麻痹的特点。后核间性眼肌麻痹表现为两眼同时注视时，患侧眼球不能外展，健侧眼球内收正常，辐辏反射正常。核上性眼肌麻痹表现为双眼同向注视运动障碍。核性眼肌麻痹表现为双眼球运动障碍，并有脑干内邻近结构损害及分离性眼肌麻痹。左侧动眼神经麻痹表现为左侧瞳孔散大，左眼不能内收。

75.【答案】C

【解析】患者额纹对等，闭目有力可排除面神经病损；三叉神经病变为患侧受损，故左侧下颌抽搐为左三叉神经痛。

76.【答案】B

【解析】中枢性面瘫表现为病灶对侧下部面部表情肌瘫痪，额支无损，皱额、皱眉和闭眼动作无障碍，本题患者右眼闭合不全，右侧额纹消失，故为周围性面瘫。

77.【答案】E

【解析】大脑皮质中央后回和旁中央小叶后部为皮质感觉中枢，受损时出现病灶对侧复合感觉障碍较重，而痛、温觉障碍轻；如为刺激性病灶，则出现局限性感觉性癫痫即发作性感觉异常。患者右侧复合感觉障碍重，深、浅感觉障碍轻，并伴有右上肢发作性感觉异常，则病损部位为左侧顶叶皮层。

78.【答案】E

【解析】下运动神经元性瘫痪指脊髓前角的运动神经元以及它们的轴突组成的前根、神经丛及其周围神经受损所致。上运动神经元性瘫痪是由于上运动神经元，即大脑皮质运动区神经元及其发出的下行纤维病变所致。传导躯体运动的皮质脊髓束经过两次交叉（延髓锥体交叉和白质前联合交叉），终止于同侧前角运动神经元。皮质脊髓束终止于上胸节，故左侧颈膨大病变可出现左下肢上运动神经元瘫痪，而左上肢下运动神经元瘫痪。

79.【答案】D

【解析】双上肢弛缓性瘫痪为下运动神经元性瘫痪，双下肢痉挛性瘫痪为上运动神经元性瘫痪，故病变部位为颈膨大。

80.【答案】B

【解析】脊髓半侧损害的主要特点是病变阶段以下同侧上运动神经元性瘫痪，深感觉障碍、精细触觉障碍，对侧痛、温觉障碍。乳头平对T_4，患者右乳头痛、温觉消失，左病理征阳性提示左侧上运动神经元性瘫痪，同时伴有左侧深感觉障碍，提示病变在左侧胸髓4水平半侧损害。

81.【答案】A

【解析】患者讲话缓慢是由于小脑性共济失调导致发声器官如口唇、舌、咽喉等肌肉的共济失调；小脑蚓部病变可引起头和躯干的共济失调，导致平衡障碍，姿势和步态异常，故病变可能在小脑。

82.【答案】B

【解析】颈膨大（$C_5 \sim T_2$）损伤双上肢呈下运动神经元性瘫痪。双下肢呈上运动神经元性瘫痪。病灶平面以下各种感觉缺失。因为传导痛、温觉障碍的纤维交叉至对侧，所以左侧痛温觉障碍为右侧颈膨大受损。

83.【答案】C

【解析】上腹壁反射平对的是$T_7 \sim T_8$胸髓，左上腹壁反射消失提示左侧胸髓7~8节段病损。

84.【答案】D

【解析】肌张力高，腱反射亢进，病理征阳性为上运动神经元系统损害，故病变部位为椎体束。

85.【答案】D

【解析】来自后角的痛、温觉纤维在白质前联合处交叉，该处病变产生双侧对称的分离性感觉障碍，痛、温觉减弱或消失，触觉保留。

86.【答案】B

【解析】末梢型感觉障碍表现为四肢对称性的末梢各种感觉障碍（温、痛、触觉和深感觉），呈手套-袜套样分布，远端重于近端，常伴有自主神经功能障碍，见于多发性神经病。神经干型感觉障碍表现为受损害的某一种神经干分布区内各种感觉均减退或消失。髓内型感觉障碍后角型表现为损伤侧节段性分离性感觉障碍，出现病变侧痛、温觉障碍，而触觉和深感觉保存。后根受压为髓内型感觉障碍后索型，薄束、楔束损害，受损平面以下深感觉和精细触觉障碍，出现感觉性共济失调。横贯性脊髓损害表现病变平面以下所有感觉（温、痛、触、深）均缺失或减弱，平面上部可能有过敏带。

【A_3/A_4型题】

87.【答案】C

【解析】腹股沟为T_{12}支配，左侧Babinski阳性提示左侧锥体系受损，传导躯体运动的皮质脊髓束经过两次交叉（延髓锥体交叉和白质前联合交叉），终止于同侧前角运动神经元。因此病变定位为左半T_{12}节段。

88.【答案】B

【解析】患者右腹股沟以下痛、温觉减退，左下肢音叉振动觉消失，左膝反射、踝反射亢进，左侧病理征阳性提示病变侧损伤平面以下深感觉障碍及上运动神经元性瘫痪，对侧损伤平面以下痛、温觉缺失，为脊髓半切综合征表现，也称为髓内感觉障碍半离断型。

89.【答案】D

【解析】患者有阳性病理征提示上运动神经元损害，双侧肋缘下痛觉减退为感觉障碍，排尿困难为括约肌功能障碍。脊髓横贯性损害常有受损部位以下的运动、感觉及括约肌三大功能障碍。肌病：最常见的症状是肌无力以及病态性疲劳、肌痛与触痛、肌肉萎缩、肌肉假性肥大及肌强直等，无明显的感觉障碍。周围神经病变：由于脊神经是混合神经，受损时在其支配区有运动、感觉和自主神经的症状；运动障碍为下运动神经元性瘫痪。神经-肌肉接头病：存在病态性疲劳，无感觉障碍。颅内病变：表现为有意识水平和内容及精神障碍、偏瘫、偏身感觉障碍、偏盲、癫痫发作等。

90.【答案】C

【解析】皮质脊髓束为上运动神经元（锥体系统）传动通路；脊髓丘脑束为痛、温觉传导通路。红核脊髓束为锥体外系传导通路；网状脊髓束为锥体外系传导通路，红核脊髓束和网状脊髓束均调节骨骼肌的随意运动；顶盖脊髓束调节视听反射。

91.【答案】B

【解析】双侧肋缘下痛觉减退，提示病变部位在胸髓。

【B_1型题】

92.【答案】A

【解析】视神经病变同侧全盲。视束病变出现双眼对侧视野同向性偏盲，偏盲侧瞳孔直接对光反射消失。视交叉中部病变出现双眼颞侧偏盲。视辐射全部受损，出现双眼对侧视野的同向性偏盲；视辐射下部受损，出现两眼对侧视野的同向上象限盲；视辐射上部受损，出现两眼对侧视野的同向下象限盲。枕叶病变：一侧枕叶视皮质中枢局限性病变，可出现对侧象限盲；一侧枕叶视中枢完全损害，可引起对侧偏盲，偏盲侧光反射存在，黄斑回避；枕叶视中枢刺激性损害，可使对侧视野出现闪光型幻视，枕叶前部受损引起视觉失认。

93.【答案】D

94.【答案】B

95.【答案】C

96.【答案】D

【解析】Kerning征为脑膜刺激征。分离性感觉障碍见于脊髓后角型损害，这是由于痛、温觉纤维进入后角，而一部分触觉和深感觉纤维不经过后角直接进入后索。Babinski征阳性为病理征，上运动神经元性瘫痪。共济失调为小脑病变。屈颈试验阳性：患者被动屈颈受限，称为颈强直，颈上节段的脊神经根受刺激引起颈强直。

97.【答案】E

98.【答案】C

99.【答案】B

100.【答案】A

101.【答案】C

102.【答案】D

【解析】左小脑半球病变表现为左侧肢体共济失调，右小脑半球病变表现为右侧肢体共济失调。

103.【答案】B

【解析】周围神经含有感觉和运动成分。感觉传入神经由脊神经后根神经节和脑神经的神经节构成，将皮肤、关节、肌腱和内脏神经的冲动由感受器传向中枢神经系统；运动传出神经由脊髓前角和侧角发出的脊神经前根和脑干运动核发出的脑神经构成，将神经冲动由中枢神经系统传出到周围的效应器。脊髓后角细胞为痛觉传导路第2级神经元。延髓下部薄束核及楔束核为深感觉传导路第2级神经元。脊神经后根神经节为痛觉及深感觉传导路第1级神经元。丘脑腹后外侧核为痛觉传导路第3级神经元。

104.【答案】E

105.【答案】C

106.【答案】C

107.【答案】D

108.【答案】B

【解析】去脑强直表现为四肢伸直、肌张力增高或角弓反张。去皮层强直表现为肌强直，双上肢屈曲，双下肢伸直。锥体束受损表现为四肢肌强直，呈“折刀”样。锥体外系受损表现为四肢肌强直，呈“铅管”样。小脑受损则出现共济失调。

109.【答案】C

110.【答案】D

111.【答案】D

112.【答案】B

113.【答案】E

114.【答案】A

115.【答案】D

116.【答案】B

第二章　周围神经病

【A_1型题】

1.【答案】D

【解析】病原体某些组分与周围神经某些成分结构相同，集体免疫系统发生识别错误，自身免疫性细胞和自身抗体对正常的周围神经组分进行免疫攻击，致周围神经脱髓鞘，故吉兰-巴雷综合征（GBS）的病因可能是周围神经自身免疫性炎症。

2.【答案】E

【解析】GBS首发症状多为肢体对称性弛缓性肌无力，肢体远端重于近端，感觉缺失相对轻。

3.【答案】C

【解析】脑脊液蛋白-细胞分离是GBS的特征之一，多数患者在发病数天内蛋白含量正常，2~4周内蛋白不同程度升高；糖和氯化物正常；白细胞计数一般$<10\times10^6/L$。

4.【答案】D

【解析】GBS免疫治疗主要为血浆交换和免疫球蛋白静脉注射。A项适用于脊髓灰质炎；B项适用于重症肌无力；C项适用于急性横贯性脊髓炎；E项低钾性周期性瘫痪。

5.【答案】C

【解析】继发性三叉神经痛为持续性，伴患侧面部感觉减退、角膜反射迟钝等，常合并其他脑神经损害症状。原发性三叉神经痛神经系统检查无阳性体征。

6.【答案】B

【解析】卡马西平为治疗原发性三叉神经痛的首选治疗药物，有效率可达70%~80%。

7.【答案】C

【解析】面部感觉减退为继发性三叉神经痛的症状。

8.【答案】C

【解析】耳后或下颌角后疼痛为三叉神经痛的症状。

【A_2型题】

9.【答案】A

【解析】脊髓灰质炎起病时多有发热，肢体瘫痪常局限于一侧下肢，无感觉障碍；周期性瘫痪为迅速出现的四肢弛缓性瘫，无感觉障碍，腱反射正常；急性脊髓炎发病前1~2周有发热病史，起病急，1~2日出现截瘫，受损平面以下运动障碍伴传导束性感觉障碍，早期出现尿、便障碍，脑神经不受累；重症肌无力受累骨骼肌病态疲劳，症状波动、晨轻暮重。

10.【答案】B

【解析】该患者为特发性面神经麻痹，急性期应尽早使用激素治疗。

11.【答案】A

【解析】三叉神经感觉纤维支配头皮前部和面部的皮肤；运动神经纤维支配咀嚼肌和鼓膜张肌等。翼内、外肌的功能是将下颌推向前下，故一侧神经麻痹时，张口时下颌向患侧偏斜。当三叉神经第1支（眼神经）或面神经损害时，可出现同侧直接角膜反射消失、间接角膜反射存在。因此该患者病损部位在左侧三叉神经。

【A_3/A_4型题】

12.【答案】B

【解析】周期性瘫痪为迅速出现的四肢弛缓性瘫痪；癔症性瘫痪起病前多有暗示，肌肉瘫痪程度轻；急性脊髓炎发病前1~2周有发热史；受损平面以下运动障碍伴传导束性感觉障碍，早期出现尿、便障碍；重症肌无力受累骨骼肌病态疲劳、症状波动、晨轻暮重，新斯的明试验阳性。

13.【答案】B

【解析】腰椎穿刺检查出现脑脊液蛋白-细胞分离是GBS的特征之一。

14.【答案】E

【解析】GBS的免疫治疗为血浆交换（PE）和免疫球蛋白静脉注射（IVIG）。

15.【答案】B

【解析】三叉神经痛常局限于三叉神经第1支或第2支分布区，以上颌支、下颌支多见。

16.【答案】C

【解析】三叉神经痛常与牙痛

相鉴别。X线检查可发现龋齿、肿瘤等有助于鉴别。

17.【答案】D

【解析】面神经麻痹患者露齿时口角歪向健侧。

18.【答案】B

【解析】面神经麻痹治疗原则为改善局部血液循环，减轻面神经水肿，缓解神经受压，促进神经功能恢复。急性期尽早使用皮质激素。

19.【答案】C

【解析】原发性三叉神经痛面部感觉减退、角膜反射正常。

20.【答案】B

【解析】经皮半月神经节射频电凝疗法适用于年老体衰有系统疾病、不能耐受手术者。三叉神经显微血管减压术，镇痛同时不产生感觉及运动障碍，但可出现听力减退、气栓及滑车神经、展神经、面神经暂时性麻痹等并发症。

第三章 脊髓病变

【A_1型题】

1.【答案】E

【解析】腰椎穿刺禁忌证为：①颅内压明显升高，或已有脑疝迹象，特别是怀疑后颅窝存在占位性病变。②穿刺部位有感染灶、脊柱结核或开放性损伤。③明显出血倾向或病情危重不宜搬动。④脊髓压迫症的脊髓功能处于即将丧失的临界状态。

【A_2型题】

2.【答案】A

【解析】脊髓震荡为最轻微的脊髓损伤。脊髓遭受强烈震荡后立即发生弛缓性瘫痪，损伤的平面以下感觉、运动反射及括约肌功能全部丧失。因为在组织形态学上并没有病理变化发生，只是暂时性功能抑制，可以在数分钟或数小时内可以完全恢复。

3.【答案】B

【解析】患者起病前无上呼吸道感染、消化道感染或有预防接种史，且患者为慢性起病，故排除脊髓炎。患者无癌症及结核相关体征，故排除脊柱转移癌和脊柱结核。患者右侧肢体膝反射、踝反射亢进，Babinski征阳性提示上运动神经元性瘫痪，左侧痛、温觉消失，则为脊髓半切综合征表现，脊髓半切综合征在髓内病变时少见，髓外硬膜内病变多见，结合胸段MRI结果，此患者考虑髓外肿瘤。

【A_3/A_4型题】

4.【答案】C

【解析】患者急性起病，迅速出现脊髓横贯性损害考虑为急性脊髓炎。脊髓出血很少见，起病急骤伴有剧烈背痛、肢体瘫痪和尿、便潴留，可有血性脑脊液；脊髓肿瘤多起病缓慢；GBS多有前驱感染史，呈急性起病，进行性加重，多在2周左右达高峰；大脑旁脑膜瘤患者起病时不会有胸背部疼痛。

5.【答案】D

【解析】患者脐以下各种感觉障碍，脐平对T_{10}，故应进行胸椎MRI检查。

6.【答案】C

【解析】患者慢性起病，病变从下往上发展，无全身结核及肿瘤相关症状，故排除脊柱结核、脑肿瘤和脊髓髓内肿瘤。患者右下肢上运动神经元性瘫痪，左侧痛温觉障碍，为右侧脊髓半切综合征，故考虑为右髓外硬膜内肿瘤。

7.【答案】E

【解析】左腹股沟平对T_9，故首先做的检查为T_9为中心X线片。

第四章 颅脑损伤

【A_1型题】

1.【答案】B

【解析】头皮血肿诊断时应考虑是否伴有颅骨骨折，对伴有颅骨骨折者不宜强力加压包扎，以防血液经骨折缝流入颅内，引起硬脑膜外血肿。

2.【答案】A

【解析】头皮裂伤如发现脑脊液或脑组织外溢，应按开放性脑损伤处理，须立即缝合头皮，变开放损伤为闭合损伤，术后给予抗生素。

3.【答案】A

【解析】颅盖线形骨折除可能伴有的头皮损伤（挫裂伤、头皮血肿）外，骨折本身仅靠触诊很难发现，常需要依赖X线平片或CT骨窗相。

4.【答案】D

【解析】与颅盖骨折不同，颅底骨折的诊断主要依靠临床表现，头颅X线平片的价值有限。但CT扫描对颅底骨折有诊断意义，通过对窗宽和窗距的调节（骨窗相）常能显示骨折部位，还能发现颅内积气。

5.【答案】E

【解析】颅底骨折的诊断主要依靠临床表现，主要有：①耳、鼻出血或脑脊液漏。②脑神经损伤。③皮下或黏膜下淤血、瘀斑。

6.【答案】D

【解析】颅底骨颞骨岩部骨折常发生面神经损伤，但为周围性面瘫而非中枢性面瘫。

7.【答案】E

8.【答案】E

【解析】脑震荡神经系统检查多无明显阳性体征。如做腰椎穿刺，颅内压力和脑脊液在正常范围。CT检查颅内无异常。

9.【答案】C

【解析】弥漫性轴索损伤时头部遭受加速性旋转外力作用时，因剪应力而造成的以内脑神经轴索肿胀断裂为主要特征的损伤。组织撕裂出血在高分辨率CT上表现为胼胝体、脑干上端、内囊和底节区、白质等部位的小灶性高密度影，一般不伴周围水肿或其他损害，因此无广泛的脑皮层损伤。

10.【答案】B

【解析】下视丘损伤多表现为尿崩症，下视丘功能紊乱可出现高血糖、中枢性高热、应激性溃疡。但无早期锥体束征。

11.【答案】B

【解析】硬膜外血肿的主要来源是脑膜中动脉。该动脉经颅中窝底的棘孔入颅后，沿脑膜中动脉沟走行，在近翼点处分为前后两支，主干及分支均可因骨折而撕破，于硬脑膜外形成血肿。

12.【答案】D

13.【答案】C

【解析】颅内血肿最根本措施是采用骨瓣或骨窗开颅，清除血肿，妥善止血。

14.【答案】A

【解析】颅前窝骨折多累及额骨水平部（眶顶）和筛骨，常伴嗅神经损伤。

15.【答案】E

【解析】颅中窝骨折可累及蝶骨和颞骨。颞骨岩部骨折常发生面神经和听神经损伤。

16.【答案】B

【解析】迟发性瞳孔散大而无脑疝表现为弥漫性轴索损伤的临床表现。

17.【答案】A

【解析】进行性意识障碍为急性硬膜外血肿的主要症状。临床有三种情况：①原发脑损伤轻，伤后无原发昏迷，待血肿形成后始出现意识障碍（清醒→昏迷）。②原发脑损伤略重，伤后一度昏迷，随后完全清醒或好转，但不久又陷入昏迷（昏迷→中间清醒或好转→昏迷）。③原发脑损伤较重，伤后昏迷进行性加重或持续。

18.【答案】C

【解析】慢性硬膜下血肿好发于老年人，多有轻微头部外伤史。部分患者无外伤，可能与营养不良、维生素C缺乏、硬脑膜出血性或血管性疾病等相关。

19.【答案】C

【解析】进行性意识障碍为急性颅内血肿的主要症状，头痛、恶心、呕吐则为颅内压增高症状，这些均为外伤后急性脑受压最可靠的临床表现。

20.【答案】A

【解析】颅内血肿是颅脑损伤中最常见、最严重的继发病变，如不能及时诊断、处理，多因进行性颅内压增高，形成脑疝而危及生命。

21.【答案】A

【解析】钝器或头部碰撞造成的头皮裂伤多不规则，创缘有挫伤痕迹，常伴有颅骨骨折或脑损伤。

22.【答案】E

【解析】开放性颅脑损伤应争取在6~8小时内施行清创术，在无明显污染并应用抗生素的前提下，早期清创的时限可延长到72小时。

23.【答案】A

【A_2型题】

24.【答案】C

【解析】硬膜外血肿最多见于颞部、额顶部和颞顶部。患者原发损伤轻，伤后无原发昏迷，伤后1小时出现昏迷；瞳孔散大提示颅内压增高形成脑疝，当血肿增大引起小脑幕切迹疝时，则可出现对侧锥体束征。硬膜下血肿多表现为持续昏迷或昏迷进行性加重。

25.【答案】A

【解析】硬膜外血肿患者可出现原发脑损伤轻，伤后无原发昏迷，待血肿形成后始出现意识障碍，故不能因为患者意识清楚，就让其回家观察。

26.【答案】D

【解析】患者意识清楚，但存在恶心，呕吐提示存在颅内压增高，患者可能存在硬膜外血肿，此时给予镇静药会掩盖患者的意识障碍。

27.【答案】A

【解析】颅底骨折合并脑脊液漏时，须预防颅内感染，不可堵塞或冲洗，不做腰穿，取头高位卧床休息，避免用力咳嗽、打喷嚏和擤鼻涕，给予抗生素。

28.【答案】D

【解析】由于枕骨内面比较平滑，而颅前窝和颅中窝底凹凸不平，即使着力部位在枕部，脑损伤均多见于额、颞叶前部和底部。患者左侧瞳孔散大，血肿部位是左额颞部。

29.【答案】E

【解析】颅底骨折如为闭合性，骨折本身无特殊处理。合并脑脊液漏时，须预防颅内感染，不可堵塞或冲洗，不做腰穿，取头高位卧床休息，给予抗生素。绝大多数漏口会在伤后1~2周内自行愈合。如超过1个月仍未停止漏液，可考虑行手术修补硬脑膜，以封闭瘘口。对伤后视力减退，疑为碎骨片挫伤或血肿压迫视神经，应争取在12小时内行视神经探查减压术。

30.【答案】E

【解析】颅内血肿患者CT扫描不仅可以直接显示硬脑膜外血肿，还可了解脑室受压和中线结构移位的程度及并存的脑挫裂伤、脑水肿等情况，应及早应用与疑有颅内血肿患者的检查。

31.【答案】D

【解析】根据伤后立即出现的意识障碍、局灶性症状和体征及较明显的头痛、恶心、呕吐等，脑挫裂伤的诊断多可成立。典型CT表现为局部脑组织内有高、低密度混杂影，点片状高密度影为出血灶，低密度影则为水肿区。腰穿脑脊液是否含血，可与脑震荡鉴别。脑脊液鼻漏多提示颅骨骨折。

32.【答案】C

【解析】脑挫裂伤CT表现为局部脑组织内有高、低密度混杂影，点片状高密度影为出血灶，低密度影则为水肿区。硬膜下血肿CT显示脑表面新月形或半月形低密度或等密度影，MRI则为短T_1，长T_2信号影。硬膜外血肿CT表现为颅骨内板与硬脑膜之间的双凸镜形或弓形高密度影。脑内血肿表现为脑挫裂伤区附近或脑深部白质内类圆形或不规则高密度影。高血压脑出血表现为高密度影区，出血可破入脑室或合并脑积水。

33.【答案】B

34.【答案】C

【解析】患者2个月前的外伤史，CT显示右额颞顶新月状低密度影，考虑慢性硬膜下血肿。

35.【答案】D

【解析】CT否认脑挫伤，排除B；脑震荡和颅底骨折不会出现深昏迷和去脑强直发作，排除A、E；轴索损伤的确诊需要影像学检查，排除C。患者去脑强直发作提示脑干损伤。

36.【答案】D

【解析】患者为全头型帽状腱膜下血肿，血肿较大，应在严格皮肤准备和消毒下穿刺抽吸，然后再加压包扎。

37.【答案】C

【解析】颅底骨折合并脑脊液漏时，要预防颅内感染，不可堵塞或冲洗，不做腰穿。

38.【答案】E

【解析】开放性颅脑损伤应争取在6~8小时内施行清创术，在无明显污染并应用抗生素的前提下，早期清创的时限可延长到72小时。

39.【答案】D

【解析】颅脑损伤昏迷患者应取侧俯卧位，及时清除口、鼻、气管内的血液、呕吐物或分泌物，必要时做气管插管，以确保呼吸道通畅。

40.【答案】B

【解析】患者有昏迷→清醒→昏迷期，提示硬膜外血肿。

41.【答案】A

【解析】脑震荡表现为伤后立即出现短暂的意识丧失，持续数分钟至10余分钟，一般不超过半小时。意识恢复后，对受伤当时和伤前近期的情况不能回忆，即逆行性遗忘。

42.【答案】D

【解析】急性硬膜外血肿患者的进行性意识障碍为颅内血肿的主要症状，其变化过程与原发性脑损伤的轻重和血肿形成的速度密切相关。

43.【答案】E

【解析】左枕部着地，可能存在对冲伤，患者出现进行性意识障碍，可考虑额颞硬膜下血肿，因右侧瞳孔散大，则为右额颞硬膜下血肿。

44.【答案】C

【解析】慢性硬膜下血肿好发于老年人，多有轻微头部外伤史。以颅内压增高症状为主，缺乏定位症状。

45.【答案】B

【解析】伤后立即出现与脑挫裂伤部位相应的神经功能障碍或体征，腰椎穿刺检查脑脊液是否含血，可与脑震荡鉴别。

【A_3/A_4型题】

46.【答案】B

【解析】患者有头部外伤史，伤后即有意识障碍，CT示右额颞叶高密度新月影，提示急性或亚急性脑膜下血肿，患者右侧瞳孔散大，提示脑疝形成。

47.【答案】B

【解析】急性硬脑膜下血肿的出血来源主要是脑皮质血管，大多由对冲性脑挫裂伤所致，患者左顶枕部头皮下血肿，CT示右侧额颞部硬膜下高密度影，即为对冲伤所致。

48.【答案】E

【解析】急性硬膜下血肿的治疗原则与硬脑膜外血肿相仿，最重要治疗为清除血肿，妥善止血。

49.【答案】D

【解析】头皮富含血管，遭受钝性打击或碰撞后，可使血管破裂，而头皮仍保持完整，形成血肿。CT示右额颞头皮肿胀，触之有波动性，患者为儿童，无神经系统定位症状，可考虑为帽状腱膜下血肿。

50.【答案】D

【解析】帽状腱膜下血肿较小者可加压包扎，待其自行吸收；若血肿较大，则应穿刺抽吸，然后再加压包扎。

51.【答案】B

【解析】患者有意识不清→清醒→昏迷，CT示右颞梭形高密度影，则提示右颞硬膜外血肿；患者已出现脑室中线受压移位，入院时右瞳孔散大，则提示脑疝形成。

52.【答案】B

【解析】当硬膜外血肿伴脑疝发生时，应优先处理脑疝。脑疝的处理原则是快速静脉输注高渗降颅内压药物，故选20%甘露醇静脉滴注。

53.【答案】E

【解析】硬膜外血肿的根本治疗措施是血肿清除术。

54.【答案】B

【解析】患者有意识障碍→好转→意识障碍期，CT示右额颞顶低密度新月状影像，患者病程有3个月，故为右额颞顶慢性硬膜下血肿。

55.【答案】D

【解析】患者已出现脑疝，病情危急，应直接手术钻孔探查，再扩大成骨窗清除血肿。故选钻孔冲洗引流术。

56.【答案】B

【解析】已行钻孔冲洗引流术减压，就无须进行术后20%甘露醇静脉滴注。

57.【答案】C

【解析】患者车祸左顶枕部着地，左耳流出血性脑脊液即可考虑颅底骨折，脑脊液耳漏。

58.【答案】E

【解析】颅底骨折如为闭合性，骨折本身无特殊处理。合并脑脊液漏时，须预防颅内感染，不可堵塞或冲洗，不做腰穿，取头高位卧床休息，避免用力咳嗽，打喷嚏和擤鼻涕，给予抗生素。

59.【答案】D

60.【答案】E

61.【答案】C

【解析】凹陷骨折的整复指征为：①凹陷深度>1cm。②位于重要功能区。③骨折片刺入脑内。④骨折引起瘫痪、失语等功能障碍或局限性癫痫者，应手术治疗。

【B_1型题】

62.【答案】D

【解析】脑震荡是最轻的脑损伤，其特点为伤后即刻发生短暂的意识障碍和经事遗忘。脑挫伤与脑震荡的鉴别为腰椎穿刺检查脑脊液是否含血。

63.【答案】C

【解析】原发性脑干损伤表现为伤后昏迷，伴去脑强直发作。

64.【答案】E

65.【答案】A

66.【答案】B

【解析】颅前窝骨折出血可经鼻流出，或进入眶内在眼睑和球结膜下形成淤血斑，俗称“熊猫眼”或“眼镜征”。

67.【答案】D

【解析】颅中窝骨折可累及蝶骨和颞骨。若骨折线累及颞骨岩部，血液和脑脊液可经中耳和破裂的鼓膜由外耳道流出，形成耳漏；如鼓膜未破，则可沿耳咽管入鼻腔形成鼻漏。

68.【答案】C

【解析】颅后窝骨折常累及岩骨和枕骨基底部。在乳突和枕下部可见皮下淤血，或在咽后壁发现黏膜下淤血。

69.【答案】A

70.【答案】C

71.【答案】D

第五章　脑血管疾病

【A_1型题】

1.【答案】D

2.【答案】E

【解析】颈内动脉系统TIA临床表现与受累血管分布有关。大脑中动脉供血区TIA可出现缺血对侧肢体的单瘫、轻偏瘫、面瘫和舌瘫，可伴有偏身感觉障碍和对侧同向偏盲，优势半球受损常出现失语和失用，非优势半球受损可出现空间定向障碍。大脑前动脉供血区缺血可出现人格和情感障碍、对侧下肢无力等。颈内动脉主干TIA主要表现为眼动脉交叉瘫，Horner交叉瘫。

3.【答案】A

【解析】跌倒发作表现为下肢突然失去张力而跌倒，无意识丧失，常可很快自行站起，系脑干下部网状结构缺血所致，属椎基底动脉系统TIA表现。

4.【答案】B

【解析】TIA是由于局部脑或视网膜缺血引起的短暂性神经功能缺损，临床症状一般不超过1小时，最长不超过24小时，且无责任病灶证据。

5.【答案】B

6.【答案】E

7.【答案】A

【解析】椎-基底动脉系统TIA最常见表现是眩晕、平衡障碍、眼球运动异常和复视。

8.【答案】A

【解析】椎-基底动脉系统TIA的短暂性全面遗忘症表现为发作时出现短时间记忆丧失，发作时对时间、地点定向障碍，但谈话、书写和计算能力正常，一般症状持续数小时，然后完全好转，不遗留记忆损害。

9.【答案】C

【解析】TIA患者都伴有高血压、动脉粥样硬化、糖尿病或高血脂等脑血管病危险因素。发病突然，局部脑或视网膜功能障碍历时短暂，最长时间不超过 24 小时，不留后遗症状。由于微栓塞导致的脑缺血范围很小，一般神经功能缺损的范围和严重程度比较有限。TIA 常反复发作，每次发作表现相似。

10.【答案】A

11.【答案】C

【解析】TIA 的发病与动脉粥样硬化、动脉狭窄、心脏病、血液成分改变及血流动力学变化等多种病因有关。

12.【答案】A

【解析】颈内动脉系统中大脑中动脉供血区 TIA 可出现缺血对侧肢体的单瘫、轻偏瘫、面瘫和舌瘫，可伴有偏身感觉障碍和对侧同向偏盲，优势半球受损常出现失语和失用，非优势半球受损可出现空间定向障碍。

13.【答案】B

【解析】大脑中动脉供血区的 TIA 可出现缺血对侧肢体的单瘫、轻偏瘫、面瘫和舌瘫，可伴有偏身感觉障碍和对侧同向偏盲，优势半球受损常出现失语和失用，非优势半球受损可出现空间定向障碍。

14.【答案】C

【解析】脑血栓形成可见于颈内动脉和椎-基底动脉系统任何部位，以动脉分叉处多见，如颈总动脉与颈内、外动脉分叉处，大脑前、中动脉起始段，椎动脉在锁骨下动脉的起始部，椎动脉进入颅内段，基底动脉起始段及分叉部，其中最常发生于大脑中动脉。

15.【答案】C

16.【答案】B

17.【答案】E

【解析】脑膜刺激征见于脑膜炎、蛛网膜下腔出血、脑水肿及颅内压增高。

18.【答案】B

【解析】心源性脑栓塞可采用抗凝治疗，主要包括肝素、低分子量肝素和华法林。

19.【答案】B

【解析】大脑中动脉主干闭塞导致三偏症状，即病灶对侧偏瘫（包括中枢性面、舌瘫和肢体瘫痪）、偏身感觉障碍及偏盲。

20.【答案】D

【解析】大脑中动脉皮质支闭塞特点：①上部分支闭塞导致病灶对侧面部、上肢、下肢瘫痪和感觉缺失，但下肢瘫痪较上肢轻，而且足部不受累，头、眼向病灶侧凝视程度轻，伴 Broca 失语（优势半球）和体象障碍（非优势半球），通常不伴意识障碍。②下部分闭塞较少单独出现，导致对侧同向性上 1/4 视野缺损，伴 Wernicke 失语（优势半球），急性意识模糊状态（非优势半球），无偏瘫。

21.【答案】D

【解析】延髓背外侧综合征由小脑后下动脉或椎动脉供应延髓外侧的分支动脉闭塞所致。

22.【答案】D

【解析】椎-基底动脉血栓形成的表现有眩晕、呕吐、四肢瘫痪、共济失调、肺水肿、消化道出血、昏迷和高热等；脑桥病变出现针尖样瞳孔。不会出现失语。

23.【答案】E

【解析】急性脑梗死溶栓治疗禁忌之一是发病至静脉溶栓治疗开始的最大可能时间超过 4.5 小时。急性脑梗死患者在发病 24 小时后逐渐显示低密度梗死灶，如果患者头部 CT 出现低密度灶，则提示发病时间超过 4.5 小时，此时已不适合溶栓治疗。

24.【答案】D

【解析】基底动脉的脑桥支闭塞致双侧脑桥基底部梗死出现闭锁综合征。患者意识清醒，语言理解无障碍，出现双侧中枢性瘫痪，只能以眼球上、下运动示意，眼球水平运动障碍，不能讲话，双侧面瘫，舌、咽、构音及吞咽运动障碍，不能转颈耸肩，四肢全瘫，可有双侧病理反射，常被误认为昏迷。

25.【答案】E

【解析】脑梗死多数病例发病 24 小时后逐渐显示低密度梗死灶，发病后 2~15 日可见均匀片状或楔形的明显低密度灶。

26.【答案】C

【解析】内囊病变导致病灶对侧三偏综合征，故病变为右侧内囊。

27.【答案】E

28.【答案】C

29.【答案】A

【解析】心源性栓子占脑栓塞的 60%~75%，栓子在心内膜和瓣膜产生，脱落入脑后致病。

30.【答案】B

【解析】栓子常停止于颅内血管的分叉处或其他管腔的自然狭窄部位，常见于颈内动脉系统，其中大脑中动脉尤为多见，特别是上部的分支最易受累，而椎-基底动脉系统少见。

31.【答案】D

32.【答案】B

【解析】绝大多数高血压脑出血发生在基底核的壳核及内囊区，约占 ICH 的 70%。

33.【答案】B

【解析】豆纹动脉和旁正中动脉等深穿支动脉，自脑底部的动脉直角发出，承受压力较高的血流冲击，易导致血管破裂出血，故又称为出血动脉。

34.【答案】E

【解析】局限性丘脑出血常有对侧偏瘫、偏身感觉障碍。

35.【答案】D

【解析】脑出血最常见的病因是高血压合并细小动脉硬化。

36.【答案】C

【解析】脑出血多在情绪激动或活动中突然发病，发病后病情常于数分钟至数小时内达到高峰。

37.【答案】A

38.【答案】D

【解析】积极控制脑水肿、降低颅内压是脑出血急性期治疗的重要环节，因此需静脉滴注甘露醇。

39.【答案】B

40.【答案】E

【解析】脑出血总体预后较差。脑水肿、颅内压增高和脑疝形成是致死的主要原因。预后与出血量、出血部位、意识状态及有无并发症有关。

41.【答案】E

【解析】脑桥大量出血（血肿>5ml）累及双侧被盖部和基底部，患者迅即出现昏迷、双侧针尖样瞳孔、呕吐咖啡样胃内容物、中枢性高热、中枢性呼吸障碍、眼球浮动、四肢瘫痪和去大脑强直发作。

42.【答案】C

43.【答案】C

【解析】CT扫描时诊断脑出血的首选方法，起病后即可见高密度异常影，CT可清楚显示出血部位、出血量大小、血肿形态，是否破入脑室以及血肿周围有无低密度水肿带和占位效应等。病灶多呈圆形或卵圆形均匀高密度区，边界清楚，脑室大量积血时多呈高密度铸型，脑室扩大。

44.【答案】E

【解析】脑水肿可使颅内压增高，并致脑疝形成，是影响脑出血死亡率及功能恢复的主要因素。

45.【答案】E

【解析】均匀血性脑脊液是蛛网膜下腔出血（SAH）的特征性表现。

46.【答案】C

【解析】颅内动脉瘤是SAH最常见的病因，其中先天性粟粒样动脉瘤最常见。

47.【答案】E

【解析】皮质侧视中枢（额中回后部）受损可产生双眼侧视麻痹。破坏性病变（如脑室出血）出现双眼向病灶对侧凝视麻痹，故表现双眼向病灶侧共同偏视；刺激性病变（如癫痫）可引起双眼向病灶对侧共同偏视。蛛网膜下腔出血不会出现侧视麻痹，其他选项症状均会出现。

48.【答案】A

【解析】颈内动脉-后交通动脉瘤患者出现动眼神经受压的表现，常提示后交通动脉瘤。

49.【答案】D

【解析】SAH的主要临床特征为头痛、脑膜刺激征、眼部症状以及精神症状等。

50.【答案】A

【解析】均匀血性脑脊液是SAH的特征性表现。血性脑脊液离心后上清液发生黄变，或者发现吞噬的红细胞、含铁血黄素或胆红素结晶的吞噬细胞，这些均提示脑脊液中红细胞已存在一段时间，支持SAH的诊断。

51.【答案】D

【解析】颈内动脉-后交通动脉瘤患者出现动眼神经受压的表现，常提示后交通动脉瘤。

【A_2型题】

52.【答案】D

【解析】老年患者突发局灶性脑功能损害症状，符合椎-基底动脉系统及其分支缺血表现（右侧偏盲），无病理征，CT阴性，故考虑短暂性脑缺血发作。

53.【答案】D

【解析】颈内动脉系统中大脑中动脉供血区的TIA可出现缺血对侧肢体的单瘫、轻偏瘫、面舌瘫，可伴有偏身感觉障碍和对侧同向偏盲，优势半球受损常出现失语和失用，非优势半球受损可出现空间定向障碍。

54.【答案】B

【解析】中老年患者突然出现局灶性脑功能损害症状，符合大脑中动脉缺血表现，并在短时间内症状完全恢复（持续20分钟），头CT检查正常，考虑为短暂性脑缺血发作。

55.【答案】C

【解析】TIA在短期时间内症状完全恢复。该患者病情进行性加重，故排除。

56.【答案】D

【解析】老年患者，有高血压病史，静息状态下起病，迅速出现局灶性脑损害的症状和体征，患者出现眼球活动障碍。基地动脉尖端分出小脑上动脉和大脑后动脉，闭塞后可导致眼球运动障碍。故患者可能为椎基底动脉系统血栓形成。

57.【答案】E

【解析】中年以上动脉硬化患者，静息状态下起病，迅速出现局灶性脑损害的症状和体征，如延髓背外侧综合征。主要表现为：①眩晕、呕吐（前庭神经核损害）。②声音嘶哑、吞咽困难（疑核及舌咽、迷走神经损害）。③病灶侧共济失调，如左侧指鼻试验不准（绳状体及脊髓小脑束、部分小脑半球损害）。④Horner综合征，如左眼裂小、瞳孔小（交感神经下行纤维损害）。⑤交叉性感觉障碍，即左侧面部痛、温觉缺失（三叉神经脊束核损害），右侧偏身痛、温觉减退（脊髓丘脑束损害），因此考虑左侧小脑后下动脉血栓形成。

58.【答案】D

【解析】中年患者，有风湿性心脏病史，急性起病，迅速出现局灶性脑损害的症状和体征，考虑脑栓塞。

59.【答案】C

【解析】老年患者，急性起病，有局灶性脑损害的体征，CT检查可鉴别脑梗死和脑出血。

60.【答案】D

【解析】患者突然出现深昏迷，双侧瞳孔不等大，提示有脑水肿合并脑疝。首要处理为降颅压，减轻脑水肿，预防脑疝发生。

61.【答案】B

【解析】患者为青年女性，有心源性疾病，活动中急性起病，无前驱症状，突发右侧肢体活动不灵，考虑脑栓塞。

62.【答案】D

【解析】青壮年男性，有心脏病史，骤然起病，数分钟出现抽搐、偏瘫等局灶神经功能缺损，考虑为脑栓塞。

63.【答案】A

【解析】患者为老年男性，有高血压病史，急性起病，CT检查可与脑梗死相鉴别。

64.【答案】B

【解析】小脑出血常有头痛、呕吐、眩晕和共济失调明显，起病突然，可伴有枕部疼痛。

65.【答案】A

【解析】CT是高密度影，提出脑出血，双侧瞳孔不等大，右侧光反射消失，提示脑疝发生。

66.【答案】C

【解析】老年患者，突发局灶性脑功能损害症状，并在短期内症状完全恢复（多不超过1小时)，则考虑TIA。

67.【答案】B

【解析】CT示高密度影，提示脑出血，此时不易抗凝治疗，容易引起再出血。

68.【答案】C

【解析】患者CT显示左侧豆状核区有高密度影，考虑为基底节区壳核出血。左侧脑室体部有高密度影，考虑为继发性脑室出血，双侧瞳孔不等大，左侧光反应消失，则为颞叶钩回疝形成。

69.【答案】E

【解析】青年女性，突发持续性剧烈头痛、呕吐、脑膜刺激征阳性，无局灶神经系统体征，应高度怀疑蛛网膜下腔出血，首选头颅CT平扫检查，出血早期敏感性高，可检出90%以上的SAH。

70.【答案】A

【解析】青年男性，突然发生的持续性剧烈头痛、呕吐，脑膜刺激征阳性，考虑为蛛网膜下腔出血。

71.【答案】D

【解析】患者动脉瘤破裂导致SAH，此时不能静脉滴注罂粟碱，会导致继发性出血。

【A_3/A_4型题】

72.【答案】B

【解析】颈内动脉颅内段缺血表现为眼动脉交叉瘫，即患者单眼一过性黑矇，对侧肢体偏瘫。

73.【答案】E

【解析】老年女性，有高血压病史，急性起病，应做头颅CT鉴别是脑缺血性还是出血性卒中。

74.【答案】A

75.【答案】C

76.【答案】A

【解析】脑出血最主要的处理是降颅压，预防脑水肿和脑疝形成。

77.【答案】B

【解析】中年女性，有心脏病史，急性起病，可考虑为脑栓塞，病灶对侧出现偏瘫，故可能诊断为左半球脑栓塞。

78.【答案】A

79.【答案】A

【解析】CT示高密度影提示脑出血。

80.【答案】A

【解析】患者左侧瞳孔散大，对光反射消失，可考虑颞叶钩回疝。

81.【答案】C

82.【答案】E

【解析】中年男性，突然发生剧烈头痛，呕吐，脑膜刺激征阳性，无高血压病史，CT示脑正中裂、大脑外侧裂高密度影。故优先考虑蛛网膜下腔出血。

83.【答案】A

【解析】患者右侧瞳孔散大，右上眼睑下垂，右眼球向上、向下、向内运动不能，受损脑神经为右侧动眼神经。

84.【答案】C

【解析】均匀血性脑脊液是蛛网膜下腔出血的特征性表现。

85.【答案】A

【解析】蛛网膜下腔出血的急性并发症是再出血。

【B_1型题】

86.【答案】C

【解析】蛛网膜下腔出血：突然发生的持续性剧烈头痛、呕吐、脑膜刺激征阳性，伴或不伴意识障碍，检查无局灶性神经系统体征，应高度怀疑蛛网膜下腔出血。同时CT证实脑池和蛛网膜下腔高密度征象或腰穿检查示压力增高和血性脑脊液等科临床确诊。

87.【答案】A

【解析】脑血栓形成：中年以上的高血压及动脉硬化患者，静息状态下或睡眠中急性起病，迅速出现局灶性脑损害的症状和体征，并能用某一动脉供血区功能损伤解释。

88.【答案】A

【解析】脑出血：中老年患者在活动中或情绪激动时突然发病，迅速出现局灶性神经功能缺损症状以及头痛、呕吐等颅高压症状应考虑出血的可能，结合头颅CT检查可明确诊断。

89.【答案】B

90.【答案】D

【解析】脑栓塞：骤然起病，数秒至数分钟达到高峰，出现偏瘫、失语等局灶性神经功能缺损，有栓子来源的基础疾病，如果心脏病，严重的骨折等，可初步作出临床诊断。

91.【答案】A

92.【答案】B

93.【答案】E

94.【答案】D

95.【答案】B

【解析】颈内动脉血栓形成可出现单眼一过性黑矇，偶见永久性失明或Horner征。

96.【答案】C

【解析】大脑前动脉血栓形成可出现对侧足和下肢的感觉、运动障碍，而上肢和肩部的瘫痪轻，面部和手部不受累。可出现尿失禁、淡漠、反应迟钝、欣快和缄默等，对侧出现强握及吸吮反射和痉挛性强直。

97.【答案】A

【解析】A 椎-基底动脉系统TIA最常见表现是眩晕、平衡障碍、眼球运动异常和复视。

98.【答案】A

第六章 颅内肿瘤

【A_1型题】

1.【答案】A

【解析】颈内动脉系统动脉瘤，约占颅内动脉瘤的90%，包括颈内动脉-后交通动脉瘤，大脑前动脉-前交通动脉瘤，大脑中动脉动脉瘤，其中以大脑中动脉最好发。

2.【答案】C

【解析】来自神经系统胶质细胞和神经元细胞，统称胶质瘤，是颅内最常见恶性肿瘤，占颅内肿瘤的40%~50%。

3.【答案】C

【解析】顶叶的中央前、后回肿瘤可发生一侧肢体运动和感觉障碍。

4.【答案】A

5.【答案】D

6.【答案】A

7.【答案】E

【解析】停经泌乳综合征见于催乳素腺瘤，为蝶鞍区垂体肿瘤的一种。

8.【答案】A

【解析】一侧枕叶视中枢完全损害，可引起对侧偏盲，多见于枕叶肿瘤压迫。

第七章 颅内压增高

【A_1型题】

1.【答案】A

【解析】视神经盘水肿是颅内压增高重要客观体征之一。

2.【答案】B

【解析】颅内压急剧增高时，患者出现心搏和脉搏缓慢、呼吸节律减慢，血压升高，称为库欣反应。这种危象多见于急性颅内压增高病例。

3.【答案】C

【解析】颅内压增高可一侧或双侧展神经麻痹和复视，但无定位诊断价值。

4.【答案】B

【解析】颅内压增高时可见颅骨骨缝分离，指状压迹增多，鞍背骨质稀疏及蝶鞍扩大。

5.【答案】D

【解析】治疗脑水肿常用注射剂有：① 20% 甘露醇 250ml。②20%尿素转化酶或尿素山梨醇溶液200ml。③呋塞米20~40mg。④浓缩2倍血浆100~200ml。⑤20%人血清清蛋白20~40ml。

6.【答案】E

【解析】位于脑室或中线部位的肿瘤，虽然体积不大，但由于堵塞室间孔、中脑导水管或第Ⅳ脑室脑脊液循环通路，易产生梗阻性脑积水，因而颅内压增高症状可早期出现而且显著。

7.【答案】C

【解析】颅高压患者需用轻泻剂来疏通大便，不能让患者用力排便，不可做高位灌肠，以免颅内压骤然增高。

8.【答案】E

【解析】CT快速、精确、无创伤，是诊断颅内病变首选检查，对绝大多数病变可作出定位诊断，也助于定性诊断。

9.【答案】C

【解析】颅内压的调节除部分依靠颅内的静脉血被排挤到颅外血液循环外，主要是通过脑脊液量的增减来调节。当颅内压高于70mmH_2O时，脑脊液的分泌较前减少而吸收增多，使颅内脑脊液量保持在正常范围，以代偿增加的颅内压。当颅内压低于70mmH_2O时，脑脊液的分泌则增加，而吸收减少，使颅内脑脊液量增多，以维持正常颅内压不变。

10.【答案】D

11.【答案】E

【解析】婴幼儿及小儿的颅缝未闭合或尚未牢固融合，颅内压增高可使颅缝裂开而相应地增加颅腔容积，从而延缓病情进展。

12.【答案】E

【解析】视神经盘水肿是颅内压增高的重要客观体征之一，表现为视神经盘充血，边缘模糊不清，中央凹陷消失，视盘隆起，静脉怒张。

13.【答案】D

14.【答案】A

【解析】颅内压增高患者，病情出现加重，应立即查头颅 CT 以明确病变的情况，同时行降颅压处理。

15.【答案】D

【解析】颅内压增高患者应用轻泻剂来疏通大便，不能让患者用力排便，不可做高位灌肠，以免颅内压骤然增高。

16.【答案】D

【解析】对昏迷的颅高压患者及咳嗽困难者要考虑做气管切开术，以保持呼吸道通畅，防止因呼吸不畅而使颅内压更加增高。

【A_2 型题】

17.【答案】E

【解析】引起颅内压增高原因可分为五大类：①颅内占位性病变挤占了颅内空间，如颅内血肿、脑肿瘤、脑脓肿等。②脑组织体积增大，如脑水肿。③脑脊液循环和/或吸收障碍所致梗阻性脑积水和交通性脑积水。④脑血流过度灌注或静脉回流受阻，见于脑肿胀、静脉窦血栓等。⑤先天性畸形使颅腔的容积变小，如狭颅症、颅底凹陷等。

18.【答案】E

19.【答案】E

【解析】颅内压急剧增高时，患者出现心搏和脉搏缓慢、呼吸节律减慢，血压升高，称为库欣反应。

【A_3/A_4 型题】

20.【答案】E

【解析】患者头痛、呕吐、视盘水肿，考虑颅内压增高。

21.【答案】D

22.【答案】D

23.【答案】B

【解析】患者右侧肢体无力，右下肢病理征阳性，不完全运动性失语，考虑为左额叶病变。

24.【答案】D

第八章　脑　　疝

【A_1 型题】

1.【答案】E

【解析】颅内任何部位占位性病变发展到严重程度均可导致颅内压各分腔压力不均而引起脑疝。

2.【答案】B

【解析】小脑幕切迹疝时动眼神经麻痹，患侧瞳孔逐渐散大。

3.【答案】C

【解析】小脑幕切迹疝由于脑干内网状上行激动系统受累，患者随脑疝进展可出现嗜睡、浅昏迷至深昏迷。枕骨大孔疝由于脑脊液循环通路被堵塞，颅内压高，生命体征紊乱出现较早，意识障碍出现较晚。

4.【答案】B

【解析】脑疝是由于急剧的颅内压增高造成的，在作出脑疝诊断的同时应按颅内压增高的处理原则快速静脉输注高渗降颅内压药物，如 20% 甘露醇，以缓解病情，争取时间。当确诊后，应尽快手术去除病因。如难以确诊或虽确诊而病因无法去除时，可进行姑息性手术，以降低颅内高压和抢救脑疝。姑息手术包括侧脑室外引流术、脑脊液分流术和减压术。

5.【答案】B

【解析】小脑幕切迹疝又称为颞叶钩回疝，为颞叶海马回、钩回通过小脑幕切迹被推移至幕下，故颞叶肿瘤最易形成小脑幕切迹疝。

6.【答案】B

【解析】小脑幕切迹疝临床特点：①颅内压增高的症状：剧烈头痛、呕吐和烦躁不安。②瞳孔改变：瞳孔散大，光反射消失。③运动障碍：病变对侧肢体的肌力减弱或麻痹，病理征阳性。④意识改变：嗜睡，浅昏迷或深昏迷。⑤生命体征紊乱。

7.【答案】A

【解析】大脑半球肿瘤可导致小脑幕切迹疝。

8.【答案】C

【解析】枕骨大孔疝因脑干缺氧、瞳孔可忽大忽小。

9.【答案】E

【解析】枕骨大孔疝或小脑扁桃体疝，为小脑扁桃体及延髓经枕骨大孔推挤向椎管内形成。

10.【答案】B

11.【答案】C

【解析】侧脑室外引流术特别适用于严重脑积水患者，这是临床上常用的颅脑手术前的辅助性抢救措施之一。

12.【答案】A

【解析】小脑幕切迹疝（颞叶钩回疝）病初由于患侧动眼神经受刺激导致患侧瞳孔变小，对光反射迟钝，随病情进展患侧动眼神经麻痹，患侧瞳孔逐渐散大，直接和间接对光反射均消失，并有患侧上睑下垂、眼球外斜。

13.【答案】B

【解析】颞叶钩回疝或小脑幕切迹疝，为颞叶海马回、钩回通过小脑幕切迹被推移至幕下形成。

【A_2 型题】

14.【答案】C

【解析】小脑幕切迹疝由于患侧动眼神经受刺激导致患侧瞳孔

变小，对光反射迟钝，随病情进展患侧动眼神经麻痹，患侧瞳孔逐渐散大，直接和间接对光反射均消失。

15.【答案】A

【解析】小脑幕切迹疝被移位的脑组织堵塞，从而使脑脊液循环通路受阻，进一步加剧了颅内压增高，形成恶性循环，使病情迅速恶化。

16.【答案】C

【解析】患者瞳孔散大，昏迷，CT已明确病因时，因快速降颅压，手术去除病因。故此应快速静脉滴注甘露醇，并行右颞脓肿穿刺抽脓。

17.【答案】E

【解析】枕骨大孔疝生命体征紊乱出现较早，意识障碍出现较晚。

18.【答案】D

【解析】侧脑室外引流术特别适于严重脑积液患者，这是临床上常用的颅脑手术前的辅助性抢救措施之一。

19.【答案】E

20.【答案】A

【解析】颅内压增高患者，进行腰穿，放出脑脊液过多过快，使各分腔间的压力差增大，则可促使脑疝形成。

21.【答案】C

【A_3/A_4型题】

22.【答案】B

【解析】脑疝诊断作出时应按颅内压增高的处理原则快速静脉输注高渗降颅内压药物，以缓解病情，争取时间。

23.【答案】D

24.【答案】E

【解析】脑疝确诊后，根据病情尽快手术去除病因，本患者因车祸头部受伤致颅内血肿，故应行血肿清除术。

【B_1型题】

25.【答案】B

【解析】枕骨大孔疝时，由于位于延髓的呼吸中枢受损严重，患者早期可突发呼吸骤停而死亡。

26.【答案】C

27.【答案】D

28.【答案】A

第九章　帕金森病

【A_1型题】

1.【答案】E

【解析】黑质多巴胺能神经元通过黑质-纹状体通路将多巴胺输送到纹状体，参与基底核的运动调节。由于帕金森病患者的黑质多巴胺能神经元显著变性丢失，黑质-纹状体多巴胺能通路变性，纹状体多巴胺递质水平下降70%～80%则会出现临床症状。

2.【答案】E

【解析】帕金森病主要表现为锥体外系症状，而无锥体系受损体征，故无瘫痪。

3.【答案】E

4.【答案】D

【解析】帕金森病患者的震颤为静止性震颤，常为首发症状，多始于一侧上肢远端，静止位时出现或明显，随意运动时减轻或停止，紧张或激动时加剧，入睡后消失。

5.【答案】A

【解析】帕金森病患者运动症状包括静止性震颤、肌强直、运动迟缓和姿势障碍。

6.【答案】C

【解析】帕金森病患者纹状体多巴胺水平显著降低，造成乙酰胆碱系统功能相对亢进，这种递质失衡与皮质-基底核-丘脑-皮质环路活动紊乱和肌张力增高及动作减少等运动症状的产生密切相关。故左旋多巴是接近震颤麻痹病因治疗的药物。

7.【答案】E

【解析】吩噻嗪类药物有拮抗多巴胺作用，帕金森病患者禁用。

8.【答案】E

【解析】帕金森病患者为静止性震颤，多始于一侧上肢远端，静止位时出现或明显，随意运动时减轻或停止，紧张或激动时加剧，入睡后消失。

9.【答案】D

10.【答案】C

【解析】左旋多巴远期并发症有症状波动和异动症。症状波动包括疗效减退（剂末现象）和“开-关”现象。异动症包括剂峰异动症、双相异动症和肌张力障碍。

11.【答案】B

【解析】帕金森病有两大病理特征，其一是黑质多巴胺能神经元及其他含色素的神经元大量变性或丢失；其二是在残留的神经元胞质内出现嗜酸性包涵体。

【A_3/A_4型题】

12.【答案】E

【解析】“开-关”现象为帕金森病患者药物治疗后的远期并发症。

13.【答案】C

14.【答案】B

第十章　阿尔茨海默病

【A_1 型题】

1.【答案】E

2.【答案】D

3.【答案】B

第十一章　偏　头　痛

【A_1 型题】

1.【答案】D

【解析】无先兆偏头痛是最常见的偏头痛类型，约占偏头痛的80%。临床表现为反复发作的一侧或双侧额颞部疼痛，呈搏动性，常伴有恶心、呕吐、畏光、出汗、全身不适、头皮触痛等症状。

2.【答案】E

3.【答案】C

【解析】偏头痛并发症包括：①慢性偏头痛。②偏头痛持续状态。③无梗死的持续先兆。④偏头痛性脑梗死。⑤偏头痛诱发的痫样发作。

4.【答案】E

【解析】偏头痛血管学说认为偏头痛是原发性血管性疾病，由血管舒缩功能障碍引起。颅内血管收缩引起偏头痛先兆症状，随后颅外、颅内血管扩张导致搏动性的头痛产生。因此偏头痛发作时禁用血管扩张药。

【A_2 型题】

5.【答案】A

【解析】患者头痛为单侧性，搏动性，持续10小时，神经系统检查无异常，脑电图正常，可排除癫痫精神运动性发作和颅内占位性病变，故考虑诊断为偏头痛。

6.【答案】E

【解析】患者反复发作性头痛3年，发作前有先兆症状，头痛呈搏动性，伴恶心、呕吐，考虑诊断为偏头痛。

7.【答案】B

【解析】麦角类制剂为5-HT_1受体非选择性激动药，其半衰期长、治疗偏头痛的复发率低，适用于发作持续时间长的患者。

【B_1 型题】

8.【答案】A

【解析】轻-中度头痛单用非甾体类抗炎药有效。中-重度头痛可选用偏头痛特异性治疗药物。麦角类制剂为5-HT_1受体非选择性激动药，曲普坦类为5-$HT_{1B/1D}$受体选择性激动药。偏头痛预防性治疗可选用β肾上腺素受体阻断药普萘洛尔和美托洛尔；钙离子拮抗药氟桂利嗪和维拉帕米；抗癫痫药丙戊酸、托吡酯和加巴喷丁；抗抑郁药阿米替林；5-HT用受体阻断药苯噻啶。

9.【答案】B

10.【答案】D

11.【答案】C

第十二章　单纯疱疹性脑炎

【A_1 型题】

1.【答案】B

2.【答案】A

第十三章　癫　　痫

【A_1 型题】

1.【答案】C

【解析】临床上每次发作或每种发作的过程称为痫性发作，一个患者可有一种或数种形式的痫性发作。

2.【答案】C

【解析】癫痫全面性发作最初的症状学和脑电图提示发作起源于双侧脑部，多在发作初期就有意识丧失。

3.【答案】E

【解析】假性癫痫发作又称癔症样发作，是一种非癫痫性的发作性疾病，可有运动、感觉和意识模糊等类似癫痫发作症状，与癫痫全面强直-阵挛发作难以区分。

4.【答案】D

【解析】脑电图是诊断癫痫最重要的辅助检查方法。脑电图对发作性症状的诊断有很大价值，有助于明确癫痫的诊断及分型和确定特殊综合征。

5.【答案】A

【解析】癫痫成人部分性发作治疗药物A级：卡马西平和苯妥英钠；B级：丙戊酸钠；C级：加巴喷丁、拉莫三嗪、奥卡西平、苯巴比妥、托吡酯、氨己烯酸。

6.【答案】E

【解析】癫痫停药应遵循缓慢和逐渐减量的原则。全面强直-阵挛性发作、强直性发作、阵挛性发作完全控制4~5年后，失神发作停止半年后可考虑停药，但停药钱应有缓慢减量的过程，一般不少于1~1.5年无发作者方可停药。

7.【答案】E

【解析】癫痫持续状态最常见的原因是不恰当地停用抗癫痫药物，全面强直-阵挛发作持续状态是临床最常见、最危险的癫痫状态。

8.【答案】A

【解析】理想的抗癫痫持续状态的药物应：①能静脉给药；②可快速进入脑内，阻止癫痫发作；③无难以接受的不良反应，可在脑内存在足够长的时间以防止再次发作。故地西泮为首选用药。

9.【答案】D

【解析】癫痫阵挛性发作几乎都发生于婴幼儿，特征是重复阵挛性抽动伴意识丧失，之前无强直期。

10.【答案】E

【解析】功能影像学检查如SPECT，PET等能从不同的角度反映脑局部代谢变化，辅助癫痫灶的定位。

11.【答案】E

【解析】症状性癫痫是指由各种明确的中枢神经系统结构损伤或功能异常所致。

12.【答案】E

【解析】假性癫痫发作又称癔症样发作，是一种非癫痫性的发作性疾病，是由心理障碍而非脑电紊乱引起的脑部功能异常。假性癫痫发作患者瞳孔正常，对光反射存在。

【A_2型题】

13.【答案】C

【解析】经典的癫痫复杂部分性发作可从先兆开始，以上腹部异常感觉最常见。该患者有咀嚼、吞咽动作，喃喃自语，走动，似在找东西，呼唤无反应的自动症表现。自动症是指在癫痫发作过程中或发作后意识模糊状态下出现的具有一定协调性和适应性的无意识活动。故该患者发作类型为复杂部分性发作。

14.【答案】A

【解析】肌阵挛发作表现为快速、短暂、触电样肌肉收缩，可遍及全身，也可限于某个肌群或某个肢体。

15.【答案】A

【解析】单纯部分性发作：发作时程短，一般不超过1分钟，发作起始与结束均较突然，无意识障碍。故该患者为部分运动性发作。

16.【答案】B

【解析】典型失神发作的特征性表现是突然短暂的意识丧失和正在进行的动作中断，双眼茫然凝视，呼之不应，可伴简单自动性动作，或伴失张力如手中持物坠落或轻微阵挛，一般不会跌倒，事后对发作全无记忆，每日可发作数次至数百次。发作后立即清醒，无明显不适，可继续先前活动。醒后不能回忆。

17.【答案】E

【解析】复杂部分性发作，也称为精神运动性发作，可表现为意识障碍和自动症。

18.【答案】D

【解析】Jackson发作：异常运动从局部开始，沿大脑皮质运动区移动，临床表现为抽搐自手指—腕部—前臂—肘—肩—口角—面部逐渐发展，称为Jackson发作。

19.【答案】D

【解析】全面强直-阵挛发作分为：强直期、阵挛期和发作后期。强直期表现为全身骨骼肌持续性收缩。阵挛期肌肉交替性收缩与松弛，可发生舌咬伤，并伴呼吸停止、血压升高、心率加快、瞳孔散大、对光反射消失、唾液和其他分泌物增多，Babinski征可为阳性。发作后期全身肌肉松弛，括约肌松弛，尿液可自行流出而发生尿失禁，呼吸首先恢复，随后瞳孔、血压心率渐至正常。

【A_3/A_4型题】

20.【答案】B

【解析】典型失神发作为儿童期起病，青春期前停止发病。特征性表现是突然短暂的意识丧失和正在进行的动作中断，双眼茫然凝视、呼之不应。

21.【答案】E

【解析】丙戊酸是一种广谱抗癫痫药，是全面性发作，尤其是全面强直-阵挛发作合并典型失神发作的首选药。

22.【答案】A

【解析】地西泮静脉注射是癫痫持续状态的首选药物。

23.【答案】A

【解析】传统定义认为癫痫持续状态指“癫痫连续发作之间

意识尚未完全恢复又频繁再发，或癫痫发作持续30分钟以上未自行停止”。目前观点认为，如果患者出现全面强直-阵挛性发作持续5分钟以上即有可能发生神经元损伤，对于全面强直-阵挛性发作的患者，若发作持续时间超过5分钟就该考虑癫痫持续状态的诊断。

24.【答案】B

【解析】癫痫持续状态最常见的原因是不恰当地停用抗癫痫药物。故应嘱患者正规服药。

第十四章　神经-肌肉接头与肌肉疾病

【A_1型题】

1.【答案】B

【解析】重症肌无力患者全身骨骼肌均可受累，多以脑神经支配的肌肉最先受累。首发症状常为一侧或双侧眼外肌麻痹，但瞳孔括约肌不受累。

2.【答案】D

【解析】重症肌无力患者胸腺有与其他自身免疫疾病相似的改变，80%患者有胸腺肥大，淋巴滤泡增生，10%~20%的患者合并胸腺瘤。胸腺切除后的70%患者的临床症状可得到改善或痊愈。

3.【答案】C

【解析】重症肌无力患者首发症状常为一侧或双侧眼外肌麻痹，如上睑下垂、斜视和复视，重者眼球运动明显受限，甚至眼球固定，但瞳孔括约肌不受累。

4.【答案】E

【解析】抗胆碱酯酶药物试验阳性有助于重症肌无力的诊断。

5.【答案】E

【解析】重症肌无力危象的诱因包括呼吸道感染、手术（包括胸腺切除术）、精神紧张、全身疾病等。大约10%的重症肌无力患者会出现危象。

6.【答案】D

【解析】治疗重症肌无力的药物包括胆碱酯酶抑制剂，肾上腺皮质激素和免疫抑制剂。重症肌无力的治疗还包括胸腺治疗、血浆置换、大剂量静脉注射免疫球蛋白等方法。

7.【答案】B

【解析】重症肌无力患者受累肌肉的分布与某一运动神经受损后出现肌无力不相符合，临床特点为受累肌肉在活动后出现疲劳无力，经休息或胆碱酯酶抑制剂治疗可以缓解，肌无力表现为“晨轻暮重”的波动现象。结合药物试验，肌电图以及免疫学等检查的典型表现可以作出诊断。

8.【答案】D

9.【答案】D

【解析】周期性瘫痪分为低钾型、高钾型和正常钾型三类，临床上以低钾型者多见。

10.【答案】C

【解析】低钾型周期性瘫痪可表现为肢体肌肉对称性不同程度的无力或完全瘫痪，下肢重于上肢、近端重于远端；也可从下肢逐渐累及上肢。

11.【答案】A

【解析】正常钾型周期性瘫痪无心电图改变，补充钾盐可诱发，补钠后可好转。

【A_2型题】

12.【答案】B

【解析】该患者双睑下垂，晨轻暮重，眼球活动受限，故应该考虑为重症肌无力。

13.【答案】D

【解析】胆碱能危象是由抗胆碱酯酶药物过量引起的，患者肌无力加重，并且出现明显胆碱酯酶抑制剂的不良反应，应立即停用抗胆碱酯酶药物，待药物排除后可重新调整剂量。

14.【答案】D

【解析】患者为胆碱能危象，应停用新斯的明。

15.【答案】C

【解析】重症肌无力禁用和慎用药物：氨基糖苷类抗生素、新霉素、多黏菌素、巴龙霉素等可加重神经-肌肉接头传递障碍；奎宁、奎尼丁等药物可以降低肌膜兴奋性；另外吗啡、地西泮、苯巴比妥、苯妥英钠、普萘洛尔等药物也应该禁用或慎用。庆大霉素为氨基糖苷类抗生素。

16.【答案】A

【解析】患者在吡啶斯的明治疗过程中出现呼吸肌无力，新斯的明试验阴性，阿托品试验阳性，应考虑其发生了胆碱能危象，应立即停用吡啶斯的明。

17.【答案】D

【解析】患者在新斯的明治疗过程中出现肌无力加重，并且出现明显胆碱酯酶抑制剂的不良反应如肌束颤动及毒蕈碱样反应。应考虑为胆碱能危象。

18.【答案】D

【解析】吡啶斯的明的毒蕈碱样反应可用阿托品对抗。

19.【答案】C

【解析】不论何种危象，发生时均应注意确保患者呼吸道通畅，经早期处理病情无好转时，应立即进行气管插管或气管切开，应用人工呼吸器辅助呼吸；停用抗胆碱酯酶药物以减少气管内的分泌物。

20.【答案】C

【解析】该患者四肢无力，休息后缓解，新斯的明试验阳性，应考虑为重症肌无力，应用抗胆碱酯酶药物治疗。

21.【答案】D

【解析】患者四肢无力，晨轻暮重，有甲亢病史，应考虑为重症肌无力，重症肌无力患者不能使用氨基糖苷类抗生素，因此应用庆大霉素治疗是错误的。

22.【答案】D

【解析】反拗危象：由于对抗胆碱酯酶药物不敏感而出现严重的呼吸困难，依酚氯铵试验无反应，此时应停用抗胆碱酯酶药物，对气管插管或切开的患者可采用大剂量类固醇激素治疗。

23.【答案】E

【解析】患者在吡啶斯的明治疗过程中出现肌无力加重，应考虑为胆碱能危象，此时不应加大吡啶斯的明剂量。

24.【答案】E

【解析】患者应考虑为重症肌无力，不宜做椎管造影。

25.【答案】D

【解析】脊髓硬膜外脓肿应行紧急外科手术减压和排脓。

26.【答案】C

【解析】患者出现明显胆碱酯酶抑制剂的不良反应如肌束颤动及毒蕈碱样反应，应考虑为胆碱能危象，应立即停用抗胆碱酯酶药物，并静脉注射阿托品。

27.【答案】B

【解析】重症肌无力应用胆碱酯酶抑制剂治疗的目的是通过抑制胆碱酯酶，减少乙酰胆碱的水解，改善神经-肌肉接头间的传递，以增加肌力，治疗时应从小剂量开始，逐步加量，以能维持患者日常起居的剂量为宜。

28.【答案】C

【解析】如果患者的症状晨轻暮重，就应考虑为重症肌无力。

29.【答案】B

【解析】患者静脉注射滕喜龙后症状明显好转，可考虑为肌无力危象，此时应加大抗胆碱酯酶药物的剂量。

30.【答案】D

【解析】如果患者的症状晨轻暮重，应考虑为重症肌无力。

31.【答案】C

【解析】患者新斯的明试验阳性，应考虑为重症肌无力。

32.【答案】B

【解析】该患者应考虑为重症肌无力。Lamber-Eaton 肌无力综合征为一组自身免疫性疾病，其自身抗体的靶器官为周期神经末梢突触前膜的钙离子通道和乙酰胆碱囊泡释放区。多见于男性，约 2/3 患者伴发癌肿，尤其是燕麦细胞型支气管肺癌。

33.【答案】C

【解析】重症肌无力患者禁用氨基糖苷类抗生素，因此不能使用卡那霉素。

34.【答案】E

35.【答案】A

【解析】患者应考虑为重症肌无力，无须做肌肉病理检查。

36.【答案】E

【解析】患者反复发作性肢体弛缓性瘫痪，四肢近端累及更重，应考虑低钾型周期性瘫痪。

37.【答案】A

【解析】周期性瘫痪临床表现：常于饱餐后、夜间睡眠或清晨起床时发现肢体肌肉对称性不同程度的无力或完全瘫痪，下肢重于上肢，近端重于远端；也可以从下肢逐渐累及上肢。

38.【答案】D

【解析】患者突发四肢弛缓性瘫痪，应考虑为低钾型周期性瘫痪，应测血钾浓度以确诊。

39.【答案】C

【解析】患者四肢瘫痪，心电图呈 U 波改变，应考虑为低钾型周期性瘫痪，首选口服或静脉补充钾。

40.【答案】D

【解析】患者考虑为低钾型周期性瘫痪，应测血钾浓度以确诊。

41.【答案】A

【解析】脊髓灰质炎有 5 ~ 14 天的潜伏期，有发热等前驱症状。

42.【答案】D

【解析】Gower 征为进行性肌营养不良的特有体征。由于腹肌和髂腰肌无力，患儿自仰卧位起立时必须先翻身转为俯卧位，依次屈膝关节和髋关节，并用手支撑躯干成俯跪位，然后以两手及双腿共同支撑躯干，再用手按压膝部以辅助股四头肌的肌力，身体呈深鞠躬位，最后双手攀附下肢缓慢地站立，因十分用力而出现面部发红。上述动作称为 Gower 征。

43.【答案】C

【解析】疲劳、饱餐后起病，血钾低，应考虑为低钾型周期性瘫痪。发作时可给予 10% 氯化钾或 10% 枸橼酸钾 40 ~ 50ml 顿服，24 小时内再分次口服，一日总量为 10g。

44.【答案】E

45.【答案】B

【解析】患者为低钾型周期性瘫痪，静脉滴注 10% 的葡萄糖会让钾离子进入细胞内，使组织间液缺钾。

46.【答案】A

【A_3/A_4 型题】

47.【答案】D

【解析】患者为重症肌无力，此时已发生了危象，不论何种危象，均应确保患者的呼吸道通畅，故此患者应急行血气分析，以确定是否需要进行气管插管。

48.【答案】E

【解析】患者发生肌无力危象，最急需的治疗是肌内注射新斯的明。

49.【答案】D

【解析】重症肌无力成年型（Osserman分型）Ⅲ型为急性重症型：急性起病，常在数周内累及延髓肌、肢带肌、躯干肌和呼吸肌，肌无力严重，有重症肌无力危象，需做气管切开，死亡率较高。

50.【答案】B

【解析】重症肌无力禁用和慎用的药物有氨基糖苷类抗生素、新霉素、多黏菌素、巴龙霉素等，它们可加重神经-肌肉接头传递障碍。

51.【答案】C

【解析】血浆置换是通过用正常人血浆或血浆代用品置换患者血液，清除重症肌无力患者血浆中乙酰胆碱受体抗体、补体及免疫复合物。其起效快，但疗效持续时间短，仅能维持1周~2个月，随抗体水平增高而症状复发且不良反应大，仅适用于危象和难治性重症肌无力。

52.【答案】C

【解析】胆碱酯酶抑制剂治疗有效是重症肌无力的一个重要的临床特征。

53.【答案】D

【解析】胆碱能危象是由抗胆碱酯酶药物过量引起，患者肌无力加重，并出现明显胆碱酯酶抑制剂的不良反应。此患者静脉注射滕喜龙后病情加重，应考虑为胆碱酯酶危象。

54.【答案】A

55.【答案】E

【解析】胸腺切除可以去除患者自身免疫反应的始动抗原，减少参与自体免疫反应的T细胞、B细胞和细胞因子。适用于年轻女性全身型重症肌无力患者。

56.【答案】C

【解析】患者疲劳、饱餐后起病，突发四肢弛缓性瘫痪，应考虑为低钾型周期性瘫痪，应进行血清钾测定。

57.【答案】A

58.【答案】C

【B_1型题】

59.【答案】A

【解析】氨基糖苷类药物和Lambert-Eaton肌无力综合征（癌性类重症肌无力）可使乙酰胆碱合成和释放减少。自身抗体破坏而使乙酰胆碱受体数目减少为重症肌无力的发病机制。乙酰胆碱酯酶活力抑制使乙酰胆碱作用过度延长为有机磷中毒。因缺乏酶或载体不能产生足够的ATP导致的能量代谢障碍见于线粒体肌病。终板电位下降而引起去极性阻断引起肌细胞膜电位异常为周期性瘫痪的发病机制。

60.【答案】E

61.【答案】B

62.【答案】D

63.【答案】B

【解析】患者为进行性肌营养不良，应行支持治疗。

64.【答案】E

【解析】患者为重症肌无力，应给予新斯的明治疗。

65.【答案】A

【解析】患者为低钾型周期性瘫痪，应进行补钾治疗。

66.【答案】B

【解析】患者可能为视神经脊髓炎，应用免疫抑制剂治疗。

67.【答案】A

【解析】患者可能未帕金森病，应用左旋多巴治疗。

68.【答案】C

【解析】患者为重症肌无力，应用新斯的明治疗。

69.【答案】C

70.【答案】A

71.【答案】B

72.【答案】C

【解析】患者为低钾型周期性瘫痪，应用氯化钾治疗。

73.【答案】D

【解析】患者为吉兰-巴雷综合征，应用大量丙种球蛋白注射治疗。

第十五章　精神障碍

【A_1型题】

1.【答案】D

【解析】精神病学是临床医学的一个分支学科，是研究精神疾病病因、发病机制、临床表现、疾病发展规律以及治疗和预防的一门学科。

2.【答案】D

3.【答案】C

4.【答案】A

【解析】精神分裂症患者阳性症状（幻觉、妄想等）可能与大脑皮层下边缘系统多巴胺功能亢进有关，而阴性症状（情感淡漠、意志减退等）则可能为大脑皮层内尤其是前额叶皮质多巴胺功能相对低下所致。

5.【答案】E

【解析】可塑性是神经系统的重要特征，不论在发育阶段还是成年时期（甚至老年时期），也不论是外周神经还是中枢神经系统，从神经元到神经环路都可能存在可塑性变化。神经系统的可塑性是行为适应性的生物学基础。

6.【答案】D

7.【答案】E

【解析】心理、社会因素可以在躯体疾病的发生、发展中起重要作用，如心身疾病。

8.【答案】E

9.【答案】A

【解析】生物精神病学是从生物学角度探讨精神疾病的病因、发病机制、治疗和预后的一门学科。

10.【答案】B

【解析】感知觉包括感觉和知觉两个心理过程。感觉是大脑对客观刺激作用于感觉器官所产生的对事物个别属性的反映；知觉是在感觉基础上，大脑对事物的各种不同属性进行整合，并结合以往经验而形成的整体印象。

11.【答案】B

【解析】错觉是对客观事物歪曲的知觉。A空间知觉障碍指患者对周围事物的距离、空间位置等感知错误。C幻觉是没有现实刺激作用于感觉器官时出现的知觉体验，是一种虚幻的知觉。D妄想指思维内容障碍，它是在病态推理和判断基础上形成的一种病理性的歪曲的信念。E非真实感又称现实解体，指患者感到周围事物和环境变得不真实，犹如隔了一层窗纱。

12.【答案】E

【解析】错觉可见于正常人，如在光线暗淡的环境中看错物体，在恐惧、紧张和期待等心理状态下产生错听等，但正常人的错觉经过验证后可以认识到自己的错误并加以纠正；病理性错觉常在意识障碍时出现，多表现为错视和错听，并常带有恐怖色彩，多见于器质性精神障碍的谵妄状态。

13.【答案】C

【解析】病理性错觉常在意识障碍时出现，多表现为错视和错听，并常带有恐怖色彩。

14.【答案】C

【解析】幻觉是没有现实刺激作用于感觉器官时出现的知觉体验，是一种虚幻的知觉。

15.【答案】B

【解析】幻味：患者尝到食物或水中并不存在的某种特殊的怪味道，因而常常拒食拒饮。幻味经常与被害妄想同时存在，多见于精神分裂症。

16.【答案】D

【解析】幻听可见于多种精神障碍，其中评论性幻听、议论性幻听和命令性幻听是精神分裂症的典型症状。

17.【答案】D

【解析】幻觉是没有现实刺激作用于感觉器官时出现的知觉体验，是一种虚幻的知觉。

18.【答案】A

【解析】争论性幻听见于以患者作为第三者听到他人的对话。

19.【答案】B

【解析】评论性幻听指患者听到的声音是言语性的，如评论、赞扬、辱骂、斥责或命令等。

20.【答案】E

【解析】感知综合障碍指患者对客观事物的整体属性能够正确感知，但对某些个别属性如大小、形状、颜色、距离、空间位置等产生错误的感知。视物变形症为感知综合障碍的一种，指患者看到周围的人或物体的形状、大小、体积等方面发生了变化。

21.【答案】D

【解析】患者看到周围的人或物体的形状、大小、体积等方面发生了变化，为视物变形症；看到物体的形象比实际增大称为视物显大症。

22.【答案】E

【解析】与视物显大症类似，看到物体的形象比实际缩小称为视物显小症。

23.【答案】B

【解析】患者为感知综合障碍的视物变形症。

24.【答案】C

【解析】非真实感又称现实解体，指患者感到周围事物和环境变得不真实，犹如隔了一层窗纱。

25.【答案】E

【解析】正常人的思维具有如下特征：①目的性：指思维围绕一定的目的进行，并解决某一问题。②连贯性：指思维过程中的概念前后衔接，相互联系。③逻辑性：指思维过程符合思维逻辑规律，有一定的道理。④实践性：指思维能够通过客观实践的检验。

26.【答案】C

【解析】思维形式障碍主要为思维过程的联想和逻辑障碍。常见的症状如下：思维奔逸、思维迟缓、思维贫乏、思维散漫、思维破裂、语词杂拌、思维不连贯、思维中断、思维被夺、思维插入、强制性思维和病理性赘述、思维化声、语词新作、象征性思维。

27.【答案】D

【解析】抑郁症是一种心境障碍，核心症状包括情绪低落、兴趣缺乏和易疲乏，可伴有多种躯体不适症状、食欲缺乏、睡眠障碍、自杀观念和行为等。Ⅰ型精神分裂症以阳性症状（指精神活动功能的异常或亢进）为主。Ⅱ型精神分裂症以阴性症状（指精神活动功能的减退或缺失）为主。强迫性神经症是指以反复出现强迫思维和/或强迫动作或仪式行为为主要特征的神经症性障碍。游离转换障碍是一类复杂的心理生理紊乱过程，患者非自主地、间断地丧失部分或全部心理生理功能的整合能力，在感知觉、自我（身份）意识及环境意识等方面失整合，相应生理无改变。故选D。

28.【答案】C

【解析】思维迟缓指思维联想速度减慢、数量减少和转换困难。表现为语量少，语速慢，语音低和反应迟缓。患者感到脑子就像生锈了的机器一样，变笨了，反应变慢了，思考问题困难。多见于抑郁发作。

29.【答案】A

【解析】强制性思维是思维联想的自主性障碍。表现为患者感到脑内涌现大量无现实意义、不属于自己的联想，是被外力强加的。这些联想常常突然出现，突然消失，内容多变。多见于精神分裂症。

30.【答案】A

【解析】思维破裂表现为患者的言语或书写内容有结构完整的句子，但各句含意互不相关，变成了语句堆积，整段内容令人不能理解。多见于精神分裂症。

31.【答案】B

【解析】思维奔逸思维联想速度加快、数量增多和转换加速。患者说话的语速快，语量多，主题极易随环境而发生改变（随境转移），也可有音韵联想（音联）或字意联想（意联）。多见于躁狂发作。

32.【答案】C

【解析】思维破裂表现为患者的言语或书写内容有结构完整的句子，但各句含意互不相关，变成了语句堆积，整段内容令人不能理解。多见于精神分裂症。

33.【答案】B

【解析】思维贫乏指联想概念与词汇贫乏，患者表现为寡言少语，谈话时言语内容空洞单调或词穷句短，回答问题简单，严重者对什么问题都回答“不知道”。多见于精神分裂症、脑器质性精神障碍及精神发育迟滞。

34.【答案】E

【解析】超价观念是一种具有强烈情感色彩的错误观念，其发生一般均有一定事实根据，不十分荒谬离奇，也没有明显的逻辑推理错误。多见于人格障碍和心因性障碍。

35.【答案】B

【解析】妄想为思维内容障碍，思维内容障碍是在病态推理和判断基础上形成的一种病理性的歪曲的信念。妄想内容与事实不符，缺乏客观现实基础，但患者仍坚信不疑。

36.【答案】A

【解析】思维散漫属于思维形式障碍。

37.【答案】E

【解析】物理影响妄想又称被控制感，患者感到自己的思想、情感或意志行为受到某种外界力量的控制而身不由己。该症状是精神分裂症的典型症状。

38.【答案】D

【解析】原发性妄想是没有发生基础的妄想。表现为内容不可理解，不能用既往经历、当前处境及其他心理活动等加以解释。原发性妄想是精神分裂症的典型症状，对精神分裂症具有重要诊断价值。

39.【答案】C

【解析】妄想是在病态推理和判断基础上形成的一种病理性的歪曲的信念。

40.【答案】E

【解析】妄想特征包括：①妄想内容与事实不符，缺乏客观现实基础，但患者仍坚信不疑。②妄想内容涉及患者本人，且与个人有利害关系。③妄想内容具有个体独特性，是个体的心理现象，并非集体信念。④妄想内容与患者的文化背景和经历有关，且通常有浓厚的时代色彩。

41.【答案】B

【解析】原发性妄想是没有发生基础的妄想。表现为内容不可理解，不能用既往经历、当前处境及其他心理活动等加以解释。

42.【答案】D

【解析】A 感知综合障碍指患者对客观事物的整体属性能够正确感知，但对某些个别属性如大小、形状、颜色、距离、空间位置等产生错误的感知。B 错觉是对客观事物歪曲的知觉。C 内脏幻觉是患者身体内部某一种部位或某一脏器虚幻的知觉体验。

43.【答案】B

【解析】自知力又称领悟力或内省力，是指患者对自己精神状态的认识和判断能力。

44.【答案】A

【解析】谵妄状态是指患者在意识清晰度降低的同时出现大量的幻觉、错觉，这些幻觉和错觉以形象鲜明的恐怖性幻视和错视为主。

45.【答案】E

【解析】谵妄状态患者意识清晰度降低，有恐怖性幻觉、错觉、周围定向力障碍，部分患者甚至会丧失自我定向力。

46.【答案】D

【解析】注意转移为注意转换性增强和稳定性降低，表现为主动注意不能持久，很容易受外界环境的影响而使注意对象不断转换。多见于躁狂发作等。

47.【答案】D

【解析】界限性遗忘指对某一特定时间段内的经历不能回忆，遗忘的发生通常与该时间段内的不愉快事件有关。多见于分离（转换）障碍，又称为分离性遗忘。

48.【答案】C

【解析】记忆减退是记忆各个基本过程功能的普遍减退。多见于神经症、脑器质性精神障碍，也可见于正常老年人。

49.【答案】B

【解析】虚构指在遗忘的基础上，患者以想象的、未曾亲身经历的事件来填补记忆的缺损。由于虚构患者有严重的记忆障碍，因而虚构的内容自己也不能再记住，所以其叙述的内容常常变化，且容易受暗示的影响。

51.【答案】A

【解析】逆行性遗忘指对疾病发生之前一段时间内的经历不能

回忆。多见于脑外伤、脑卒中发作后。

51.【答案】E

【解析】遗忘综合征多见于酒精中毒性精神障碍、颅脑损伤所致精神障碍、脑肿瘤及其他脑器质性精神障碍。

52.【答案】D

【解析】遗忘综合征又称为柯萨可夫综合征，患者无意识障碍，智能相对完好，主要表现为近事记忆障碍、定向力障碍和虚构。

53.【答案】A

【解析】脑器质性精神障碍如痴呆，临床上以缓慢出现的智能减退为主要特征。

54.【答案】C

【解析】全面性痴呆表现为大脑弥散性损害，智能活动的各个方面均受累及、从而影响患者全部的精神活动。常出现人格改变、定向力障碍及自知力缺乏。

55.【答案】A

【解析】痴呆是指较严重的、持续的认知障碍。临床上以缓慢出现的智能减退为主要特征，伴有不同程度的人格改变，但无意识障碍。

56.【答案】D

【解析】痴呆综合征是慢性全面性的精神功能紊乱，以缓慢出现的智能减退为主要临床特征，包括记忆、思维、理解、判断、计算等功能的减退和不同程度的人格改变，而没有意识障碍。

57.【答案】E

【解析】假性痴呆：在强烈的精神创伤后，部分患者可产生一种类似痴呆的表现，而大脑组织结构无任何器质性损害。经治疗后，痴呆样表现很容易消失。可见于分离（转换）障碍及应激障碍等。

58.【答案】D

【解析】情感倒错指情感表现与其内心体验或处境明显不相协调，甚至截然相反。

59.【答案】B

【解析】焦虑是指在缺乏相应的客观刺激情况下出现的内心不安状态。表现为患者顾虑重重、紧张恐惧、坐立不安，严重时可表现为搓手顿足，惶惶不可终日，似有大祸临头的感觉，常伴有心悸、出汗、手抖、尿频等自主神经功能紊乱症状。多见于焦虑症。

60.【答案】C

【解析】木僵指动作行为和言语活动被完全抑制，但无意识障碍。表现为患者不语、不动、不饮、不食，肌张力增高，面部表情固定，对刺激缺乏反应，经常保持一种固定姿势，甚至大小便潴留。

61.【答案】A

62.【答案】E

【解析】木僵可见于精神分裂症、严重抑郁发作、应激障碍、脑器质性精神障碍，严重药物反应等。

63.【答案】A

【解析】在木僵的基础上，患者出现肢体任人摆布，即使是极不舒服的姿势，也能较长时间维持不动，形似蜡塑一般，故称为蜡样屈曲。

64.【答案】D

【解析】违拗症多见于紧张型精神分裂症。

65.【答案】D

【解析】刻板言语指患者机械刻板地反复重复某一单调的言语。

66.【答案】C

【解析】刻板言语或动作常见于精神分裂症、孤独症等。

67.【答案】B

【解析】协调性精神运动性兴奋表现为患者增多的动作行为及言语与思维、情感、意志等精神活动协调一致，并与环境保持较密切联系。多见于躁狂发作。

68.【答案】C

【解析】意识障碍可表现为意识清晰度的降低、意识范围缩小及意识内容的变化。定向力障碍是判断意识障碍的重要指标。

69.【答案】D

【解析】意识障碍主要见于脑器质性精神障碍、躯体疾病所致精神障碍及中毒所致精神障碍等。

70.【答案】E

【解析】谵妄状态指患者在意识清晰度降低的同时出现大量的幻觉、错觉，这些幻觉和错觉以形象鲜明的恐怖性幻视和错视为主。是意识障碍的一种。

71.【答案】D

【解析】谵妄状态是意识障碍的一种，意识障碍主要见于脑器质性精神障碍、躯体疾病所致精神障碍及中毒所致精神障碍等。

72.【答案】B

【解析】谵妄状态患者在意识清晰度降低的同时出现大量的幻觉、错觉，以恐怖性幻视和错视为主。

73.【答案】E

【解析】谵妄状态患者突然变得安静，可能出现意识障碍加剧。

74.【答案】E

【解析】蒙眬状态指在意识清晰度降低的同时伴有意识范围缩小。常突然发作与终止，持续数分钟至数小时不等，事后遗忘或部分遗忘。

75.【答案】A

【解析】朦胧状态患者可发生定向力障碍。

76.【答案】D

【解析】精神检查的沟通技巧之一就是肯定，指肯定患者感受的真实性，理解患者所叙述的感觉。

77.【答案】C

【解析】在诊断过程中，要根据等级诊断，首先确定患者是否有器质性因素，只有排除了器质性问题，才考虑“功能”性精神障碍。

78.【答案】A

79.【答案】B

【解析】精神科横向诊断包括了精神科现状检查与精神活动的动态观察两个方面。纵向诊断过程即要结合患者的年龄、性别、职业、生活环境、既往人格特点、疾病史、家族史以及起病形式、病程特点来考虑诊断。

80.【答案】C

81.【答案】B

82.【答案】E

【解析】自杀的危险因素：(一)①精神应激：重大的负性生活事件常成为自杀的直接原因或诱因。②心理特征：自杀者一般存在不良的认知模式以及各种慢性的痛苦、焦虑、抑郁、愤怒、厌倦和内疚的情绪特征，多数自杀者表现为情绪不稳定、不成熟的神经质倾向具有冲动性和盲目性，不计后果等特点。(二)社会学因素：年龄、婚姻家庭、职业与社会阶层、地域与信仰。(三)生物学因素：性别、神经生物学因素、遗传。(四)疾病因素：精神障碍、躯体疾病。(五)其他因素：以往的自杀经历、社会支持系统及社会交往、教育年限、战争、移民、社会经济状况及社会认可度、媒体对自杀的报道等。

【A_2 型题】

83.【答案】A

【解析】情感低落是负性情感活动的明显增强。表现为忧愁、苦闷、唉声叹气、暗自落泪等，有时感到前途灰暗，没有希望，严重时可因悲观绝望而出现自杀企图及行为。

84.【答案】B

【解析】假性幻觉是存在于自己的主观空间内，不通过感觉器官而获得的幻觉。其特点为幻觉内容往往比较模糊、不清晰和不完整，故患者常常描述为没有通过耳朵或眼睛，大脑内就隐约出现了某种声音或影像。

85.【答案】C

【解析】幻触是在没有任何刺激时，患者感到皮肤上有某种异常的感觉。

86.【答案】B

【解析】蒙眬状态指在意识清晰度降低的同时伴有意识范围缩小。表现为患者在狭窄的意识范围内，可有相对正常的感知觉，以及协调连贯的复杂行为，但除此范围以外的事物却不能进行正确感知。常突然发作与终止，持续数分钟至数小时不等，事后遗忘或部分遗忘。

87.【答案】D

【解析】思维破裂表现为患者的言语或书写内容有结构完整的句子，但各句含意互不相关，变成了语句的堆积，整段内容令人不能理解。

88.【答案】D

思维云集又称为强制性思维，是思维联想的自主性障碍。表现为患者感到脑内涌现大量无现实意义、不属于自己的联想，是被外力强加的。

89.【答案】B

【解析】情感淡漠是指对外界刺激缺乏相应的情感反应，缺乏内心体验。表现为面部表情呆板、对周围发生的事物漠不关心，即使对与自身有密切利害关系的事情也如此。

90.【答案】E

【解析】情感倒错指情感表现与患者内心体验或处境明显不协调，甚至截然相反。

91.【答案】A

【解析】焦虑是指在缺乏相应的客观刺激情况下出现的内心不安状态。表现为患者顾虑重重、紧张恐惧，坐立不安，严重时可表现为搓手顿足，惶惶不可终日，似有大祸临头的感觉。

92.【答案】C

【解析】原发性妄想是没有发生基础的妄想。表现为内容不可理解，不能用既往经历、当前处境及其他心理活动等加以解释。

93.【答案】E

【解析】思维破裂表现为患者的言语或书写内容有结构完整的句子，但各句含意互不相关，变成了语句堆积，整段内容令人不能理解。

94.【答案】B

【解析】原发性妄想是没有发生基础的妄想。表现为内容不可理解，不能用既往经历、当前处境及其他心理活动等加以解释。

95.【答案】C

【解析】意志增强指意志活动增多。表现为在病态情感或妄想的支配下，患者持续地坚持某些行为，具有极大的顽固性。

96.【答案】C

【解析】意志减退指意志活动的减少。表现为动机不足，缺乏积极主动性及进取心，对周围一切事物缺乏兴趣，不愿活动，工作学习感到非常吃力，严重时整日呆坐或卧床不起，日常生活也懒于料理。

97.【答案】E

【解析】假性痴呆是指在强烈的精神创伤后，部分患者可产生一种类似痴呆的表现，而大脑组织结构无任何器质性损害。

98.【答案】A

【解析】错觉是对客观事物歪曲的知觉。多见于器质性精神障碍的谵妄状态。

99.【答案】C

【解析】假性幻觉是存在于自己的主观空间内，不通过感觉器官而获得的幻觉。其特点为幻觉内容往往比较模糊、不清晰和不完整，故患者常常描述为没有通过耳朵或眼睛，大脑内就隐约出现了某种声音或影像，患者往往仍然比较肯定地相信幻觉内容。

100.【答案】E

【解析】遗忘综合征又称为柯萨可夫综合征，患者无意识障碍，智能相对完好，主要表现为近事记忆障碍、定向力障碍和虚构。多见于酒精中毒性精神障碍、颅脑损伤所致精神障碍，脑肿瘤及其他脑器质性精神障碍。

101.【答案】B

【解析】主动违拗为动作行为障碍，表现为不但拒绝执行他人要求，而且还作出与要求截然相反的行为。

102.【答案】E

【解析】假性幻觉是存在于自己的主观空间内，不通过感觉器官而获得的幻觉。其特点为幻觉内容往往比较模糊、不清晰和不完整，故患者常常描述为没有通过耳朵或眼睛，大脑内就隐约出现了某种声音或影像。虽然此类幻觉与一般知觉不同，但患者往往仍然比较肯定地相信幻觉内容。

103.【答案】B

【解析】真性幻觉是来自于外部客观空间，通过感觉器官而获得的幻觉。其特点为幻觉内容就像感知外界真实事物一样生动、鲜明，故患者常述说是亲耳听到或亲眼看到的。患者对幻觉内容深信不疑，并作出相应的情感与行为反应。

104.【答案】D

【解析】关系妄想是指患者认为周围环境中所发生的与自己无关的事情均与自己有关。如认为周围人的谈话是在议论自己，别人的咳嗽是针对自己的，甚至认为电视上播出的和报纸上登载的内容也与自己有关。

105.【答案】E

【解析】真性幻觉是来自于外部客观空间，通过感觉器官而获得的幻觉。其特点为幻觉内容就像感知外界真实事物一样生动、鲜明，故患者常述说是亲耳听到或亲眼看到的。患者对幻觉内容深信不疑，并作出相应的情感与行为反应。

106.【答案】B

【解析】思维散漫表现为在交谈时，患者联想松弛，内容散漫，缺乏主题，话题转换缺乏必要的联系。说话东扯西拉，以致别人弄不懂患者要阐述的是什么主题思想。

107.【答案】B

【解析】被害妄想指患者坚信自己被某些人或某组织进行迫害，如投毒、跟踪、诽谤等。

108.【答案】A

【解析】内感性不适是躯体内部产生的不舒适和难以忍受的异样感觉，如咽喉部堵塞感、胃肠扭转感、腹部气流上涌感等，可继发疑病观念。

109.【答案】D

【解析】内脏幻觉是患者身体内部某一部位或某一脏器虚幻的知觉体验。如感到骨头里的虫爬感、血管的拉扯感、肠道的扭转感、肺叶的被挤压感等。

110.【答案】A

【解析】视物变形症指患者看到周围的人或物体的形状、大小、体积等方面发生了变化。

111.【答案】D

【解析】时间感知综合障碍指患者对时间的快慢出现不正确的感知体验。如感到时间凝固了，岁月不再流逝，外界事物停滞不前；或者感到时间在飞逝，似乎身处于“时空隧道”之中，外界事物的变化异乎寻常地快。

112.【答案】C

【解析】思维奔逸指思维联想速度加快、数量增多和转换加速。患者表现为特别健谈，说话滔滔不绝，口若悬河，感到脑子特别灵活，就像机器加了“润滑油”一样难以停顿下来。患者说话的语速快，语量多，主题极易随环境而发生改变（随境转移），也可有音韵联想（音联），或字意联想（意联）。

113.【答案】B

【解析】思维贫乏指联想概念与词汇贫乏，患者感到脑子空空荡荡，没有什么思想。表现为寡言少语，谈话时言语内容空洞单调或词穷句短，回答问题简单，严重者对什么问题都回答“不知道”。

114.【答案】E

【解析】病理性赘述指思维联想活动迂回曲折，联想枝节过多。表现为患者对某种事物做不必要的过分详尽的描述，言语啰唆，但最终能够回答出有关问题。如果要求患者简明扼要，患者则无法做到。

115.【答案】A

【解析】思维破裂表现为患者的言语或书写内容有结构完整的句子，但各句含意互不相关，变成了语句堆积，整段内容令人不能理解。

116.【答案】C

【解析】思维不连贯表现与语词杂拌类似，但产生背景不同，它是在意识障碍背景下出现的言语支离破碎和杂乱无章状态，多见于谵妄状态。

117.【答案】A

【解析】刻板言语指患者机械刻板地反复重复某一单调的言语。

118.【答案】C

【解析】模仿言语指患者无目的地模仿别人的语言。

119.【答案】C

【解析】关系妄想指患者认为周围环境中所发生的与自己无关的事情均与自己有关。被害妄想指患者坚信自己被某些人或某组织进行迫害，如投毒、跟踪、监视、诽谤等。

【B₁型题】

120.【答案】A

【解析】精神分裂症患者阳性症状可能与皮层下边缘系统多巴胺功能亢进有关，而阴性症状则可能为皮层内尤其是前额叶皮质多巴胺功能相对低下所致。5-羟色胺功能活动降低与抑郁症患者的抑郁心境、食欲缺乏、失眠、昼夜节律紊乱、内分泌功能紊乱、性功能障碍、焦虑不安、不能应付应激、活动减少等密切相关；而5-羟色胺功能活动增高可能与躁狂症的发病有关。

121.【答案】A

122.【答案】B

123.【答案】A

【解析】兴奋性氨基酸：谷氨酸；抑制性氨基酸：γ-氨基丁酸、甘氨酸；单胺类及相关神经递质：去甲肾上腺素、多巴胺、5-羟色胺。

124.【答案】B

125.【答案】C

126.【答案】D

【解析】思维被夺属于思维联想障碍，患者感到自己思想被某种外力突然抽走。思维被洞悉指患者觉察到内心所想的事情，虽然没有说出，也没有用文字书写出来，但被别人知道了。思维贫乏指联想概念与词汇贫乏，患者感到脑子空空荡荡，没有什么思想。思维散漫表现为在交谈时，患者联想松弛，内容散漫，缺乏主题，话题转换缺乏必要的联系。思维迟缓指思维联想速度减慢、数量减少和转换困难，表现为语量少，语速慢，语音低和反应迟缓。

127.【答案】C

128.【答案】B

【解析】被控制感又称物理影响妄想，患者感到自己的思想、情感或意志行为受到某种外界力量的控制而身不由己。运动性幻觉：是关于本体感受器如肌肉、肌腱、关节等运动位置的幻觉。

129.【答案】A

130.【答案】B

131.【答案】C

132.【答案】E

【解析】强制性思维是思维联想的自主性障碍。表现为患者感到脑内涌现大量无现实意义、不属于自己的联想，是被外力强加的。思维插入属于思维联想障碍，表现为患者感到有某种不属于自己的思想被强行塞入。联想散漫是思维的连贯性障碍，即联想概念之间缺乏必要的联系。思维奔逸是思维联想速度加快、数量增多和转换加速。强迫思维指在患者脑中反复出现的某一概念或相同内容的思维，明知不合理和没有必要，但又无法摆脱，常伴有痛苦体验。

133.【答案】D

134.【答案】C

【解析】物理影响妄想又称被控制感，患者感到自己的思想、情感或意志行为受到某种外界力量的控制而身不由己。强制性思维是思维联想的自主性障碍。表现为患者感到脑内涌现大量无现实意义、不属于自己的联想，是被外力强加的。痴呆是指较严重的、持续的认知障碍。临床上以缓慢出现的智能减退为主要特征，伴有不同程度的人格改变，但无意识障碍。关系妄想指患者认为周围环境中所发生的与自己无关的事情均与自己有关。木僵指动作行为和言语活动被完全抑制。表现为患者不语、不动、不饮、不食，肌张力增高，面部表情固定，对刺激缺乏反应，经常保持一种固定姿势，甚至大、小便潴留。

135.【答案】C

136.【答案】A

137.【答案】B

138.【答案】D

139.【答案】B

【解析】情感淡漠指对外界刺激缺乏相应的情感反应，缺乏内心体验。表现为面部表情呆板，对周围发生的事物漠不关心，即使对与自身有密切利害关系的事情也如此。多见于晚期精神分裂症。情感低落是负性情感活动的明显增强。表现为忧愁、苦闷、唉声叹气、暗自落泪等，有时感到前途灰暗，没有希望，严重时可因悲观绝望而出现自杀企图及行为。多见于抑郁发作。情绪高涨是正性情感活动的明显增强。表现为不同程度的、与周围环境不相称的病态喜悦，患者自我感觉良好，整日喜笑颜开，谈话时语音高昂，眉飞色舞，表情丰富。多见于躁狂发作。情感不稳是情感活动的稳定性障碍，表现为患者的情感反应极易发生变化，从一个极端波动至另一极端，显得喜怒无常，变化莫测。多见于脑器质性精神障碍。恐惧指面临某种事物或处境时出现的紧张不安反应。病态的恐惧是指与现实威胁不相符的恐惧反应，表现为过分害怕，提心吊胆，且常伴有明显的自主神经功能紊乱症状。多见于恐惧症。

140.【答案】A

141.【答案】C

142.【答案】E

【解析】童样痴呆是以行为幼稚、模仿幼儿的言行为特征。表现为成人患者的言行类似儿童一样。见于分离（转换）障碍及应激障碍等。情感高涨是正性情感活动的明显增强。表现为不同程度的、与周围环境不相称的病态喜悦，患者自我感觉良好，整日喜笑颜开，谈话时语音高昂，眉飞色舞，表情丰富。多见于躁狂发作。强制性哭笑多见于脑血管性精神障碍。情感倒错指情感表现与其内心体验或处境明显不相协调，甚至截然相反。多见于精神分裂症。

143.【答案】D

144.【答案】B

145.【答案】A

146.【答案】A

【解析】被洞悉感又称为内心被揭露感，为思维联想内容障碍。强制性思维是思维联想的自主性障碍，属于思维形式障碍。

147.【答案】E

148.【答案】A

【解析】思维破裂为思维的连贯性障碍，即联想概念之间缺乏必要的联系。妄想内容与事实不符，缺乏客观现实基础，但患者仍坚信不疑。刻板言语指患者机械刻板地反复重复某一单调的言语。强迫思维指在患者脑中反复出现的某一概念或相同内容的思维，明知不合理和没有必要，但又无法摆脱，常伴有痛苦体验。

149.【答案】E

150.【答案】D

151.【答案】B

152.【答案】A

153.【答案】C

154.【答案】B

155.【答案】A

【解析】SCL-90（症状自评量表）广泛用于评定不同群体的心理卫生水平，如老年痴呆患者家属的心理健康状况、考试应激对学生心理状态的影响等。MMPI（明尼苏达多相个性调查表）既可以了解受评者的个性特征，又可以对精神科诊断起到一定的提示作用。Hamilton rating scale for depression（Hamilton 抑郁量表）主要用于评定抑郁患者的病情严重程度。PANSS（阳性与阴性症状量表）用于评定不同类型精神分裂症患者症状存在与否及其严重程度。MMSE（简易精神状态检查）可作为中重度痴呆患者的筛查与评定。

156.【答案】C

157.【答案】D

158.【答案】B

第十六章　脑器质性疾病所致精神障碍

【A_1 型题】

1.【答案】E

【解析】器质性精神障碍是指由于脑部疾病或躯体疾病引起的精神障碍。躯体疾病所致精神障碍是由脑以外的躯体疾病引起。

2.【答案】E

3.【答案】D

【解析】脑器质性精神障碍包括脑变性疾病、脑血管病、颅内感染、脑外伤、脑肿瘤、癫痫等所致精神障碍。

4.【答案】C

【解析】与阿尔茨海默病（AD）相比，血管性痴呆（VD）起病较急，病程可呈阶梯式恶化且波动较大。VD较出现夜间精神错乱，人格改变较少见，早期自知力存在，可伴发抑郁、情绪不稳和情感失控等症状。患者有卒中或短暂性脑缺血发作的病史或有脑血管障碍危险因素病史，体格检查可有局灶性神经系统症状和体征。VD的认知功能缺损通常较局限，记忆缺损可能不太严重。CT及MRI可见多发性梗死灶，Hachinski缺血评分≥7（≤4分为AD，5~6分为混合性痴呆）。

5.【答案】B

【解析】近记忆障碍常为阿尔茨海默病的首发及最明显症状。

6.【答案】A

【解析】痴呆是指较严重的、持续的认知障碍。临床上以缓慢出现的智能减退为主要特征，伴有不同程度的人格改变，但无意识障碍。

7.【答案】E

【解析】谵妄是一组表现为急性、一过性、广泛性的认知障碍，尤以意识障碍为主要特征。谵妄的特征包括：意识障碍，神志恍惚，注意力不能集中，以及对周围环境与事物的觉察清晰度降低等。定向障碍包括时间和地点的定向障碍，严重者会有人物定向障碍。记忆障碍以即刻记忆和近记忆障碍最明显，患者尤对新近事件难以识记。感知障碍尤其常见，包括感觉过敏、错觉和幻觉。患者可因错觉和幻觉产生继发性片段妄想、冲动行为。

8.【答案】E

【解析】HIV所致的精神障碍无法治愈。

9.【答案】C

【解析】老年性痴呆的病理学特点为脑萎缩、脑回变窄、脑沟增宽和脑室扩大；老年斑大量出现与大脑皮质和神经原纤维缠结大量出现于神经元，是诊断AD的两个主要依据。

【A_2 型题】

10.【答案】D

【解析】谵妄是一组表现为急性、一过性、广泛性的认知障碍，尤以意识障碍为主要特征。谵妄的特征包括：意识障碍，神志恍惚，注意力不能集中，以及对周围环境与事物的觉察清晰度降低等。定向障碍包括时间和地点的定向障碍，严重者会有人物定向障碍。记忆障碍以即刻记忆和近记忆障碍最明显，患者尤对新近事件难以识记。感知障碍尤其常见，包括感觉过敏、错觉和幻觉。

患者可因错觉和幻觉产生继发性片段妄想、冲动行为。

11.【答案】A

【解析】患者脑电图提示各区暴发性尖慢活动，头部CT正常，患者出现人格改变如人际关系紧张，敏感多疑，同时伴随幻觉，结合精神症状，可考虑为癫痫性精神障碍。

12.【答案】D

【解析】患者有头部外伤史，然后出现人格改变，应考虑为脑外伤所致精神障碍。

13.【答案】B

【解析】患者脑电图见阵发性棘慢波，出现精神行为异常，应考虑为癫痫所致精神障碍。

14.【答案】C

【解析】患者有高血压史，CT示数个小的梗死灶，并出现人格改变，行为异常，应考虑为脑血管病所致精神障碍。

15.【答案】E

【解析】患者有脑血管病史，并出现人格改变，精神行为异常，应考虑为脑血管病所致精神障碍。

16.【答案】D

【解析】患者有脑外伤史，出现易激惹等人格改变，同时出现了精神病性症状，如精神分裂样症状、情感症状和偏执症状等。应考虑为脑外伤所致精神障碍。

17.【答案】A

【解析】患者脑电图出现棘波和尖波，躯体检查正常，患者有朦胧状态，并出现了偏执。应考虑为癫痫性精神障碍。

18.【答案】A

【解析】病毒性脑炎所致精神障碍多为急性或亚急性起病，部分患者病前有上呼吸道或肠道感染史。部分患者可有轻度或中度发热。精神症状可以是首发症状，也可以是主要临床表现。精神运动性抑制症状多见，也可表现为精神运动性兴奋。可有视听幻觉、各种妄想等。多数患者在早期有意识障碍，表现为嗜睡、精神萎靡、神志恍惚、定向障碍、大小便失禁，甚至昏迷或呈去皮质状态。脑脊液检查压力增高，淋巴细胞增多或淋巴与多形核细胞增多，蛋白质正常或轻度增高，糖、氯化物正常。脑电图检查大多呈弥漫性改变或在弥漫性改变的基础上出现局灶性改变，且随临床症状好转而恢复正常，对诊断病毒性脑炎所致精神障碍有重要价值。

19.【答案】D

【解析】颅内肿瘤可损害正常脑组织、压迫邻近脑实质或脑血管，造成颅内压增高，出现局灶性神经系统症状、癫痫发作或精神症状。患者有自杀企图，并出现幻觉症状，头颅平片示蝶鞍明显扩大，鞍背及后床突已吸收消失。应考虑为垂体瘤所致精神障碍。

【A_3/A_4 型题】

20.【答案】A

【解析】患者为老年女性，急性起病，头痛，血压200/90mmHg，性格急躁，易激惹，应做头部CT检查。该患者可考虑为脑血管病所致精神障碍。

21.【答案】A

22.【答案】D

【解析】脑血管病所致精神障碍应在脑血管病治疗的同时进行抗精神病治疗。

23.【答案】C

【解析】患者为老年男性，有高血压病史，慢性起病，肌张力高，双手震颤，应做头颅CT用来筛查脑血管意外。

24.【答案】C

【解析】老年男性，有高血压病史，并出现精神记忆障碍，行为异常，应考虑为脑血管病所致精神障碍。

25.【答案】E

【解析】脑血管病所致精神障碍应在治疗脑血管病的同时进行抗精神病治疗。

26.【答案】A

【解析】患者为老年男性，隐匿起病，进行性加重，无缓解。记忆障碍为首发症状，出现人格改变，生活不能自理。CT示脑萎缩，血清和脑脊液梅毒试验阴性。应考虑为阿尔茨海默病。

27.【答案】A

【解析】目前尚无特效药物可逆认知功能受损或有效阻止阿尔茨海默病病情进展。阿尔茨海默病预后不良。

28.【答案】A

【解析】患者有精神行为异常，有癫痫大发作病史，喷射性呕吐，眼底视盘水肿，右侧肢体肌张力增高，脑膜刺激征阳性，脑电图异常，应做头部CT，筛查脑器质性病变。

29.【答案】D

【解析】年轻患者，慢性起病，有躁狂发作，有癫痫发作，并出现病理征，应考虑为脑肿瘤所致精神障碍。

30.【答案】D

【解析】颅内肿瘤所致精神障碍患者，一经确诊，应及时转入神经外科进行手术治疗。

31.【答案】D

【解析】患者人格改变，记忆障碍，有冶游史，双侧瞳孔不等大，右瞳孔边缘不整齐，右侧瞳孔对光反射消失，可考虑为梅毒所致精神障碍，应做血清和脑脊液梅毒试验。

32.【答案】A

33.【答案】E

【解析】梅毒治疗首选青霉素。

34.【答案】A

35.【答案】B

【解析】老年女性患者，既往

有高血压病史，脑梗死病史，此次起病时在脑梗死后，患者还发生了精神行为异常，应考虑为血管性痴呆，应做头部CT检查，以明确诊断。

36.【答案】A

37.【答案】B

38.【答案】B

【解析】患者有"兴奋，大声喊叫"等易激惹症状，同时伴有妄想等症状，"右瞳孔缩小，对光反射消失"即为阿-罗瞳孔，"有冶游史"等可考虑为梅毒所致精神障碍。血清和脑脊液梅毒试验阳性便可诊断。神经梅毒的治疗均应选择青霉素或其他抗生素治疗，但治疗剂量需确保脑脊液中可达到有效治疗浓度，抗精神病药和抗抑郁药可用于对症治疗。

39.【答案】A

40.【答案】A

【解析】老年女性，逐渐出现的记忆障碍，伴人格改变和行为异常，应考虑为老年性痴呆，应做头部CT以了解是否有脑血管事件发生。

41.【答案】A

42.【答案】C

43.【答案】E

【解析】病毒性脑炎所致精神障碍急性起病者，起病前可有上呼吸道感染史。精神运动性抑制症状较多见，表现为言语减少或缄默不语、情感淡漠、迟钝、呆板甚至不饮不食呈木僵状态。脑电图检查大多呈弥漫性改变或在弥漫性改变的基础上出现局灶性改变，且随临床症状好转而恢复正常，对诊断本病有重要价值。脑脊液检查压力增高，淋巴细胞增多或淋巴与多形核细胞增多，蛋白质正常或轻度增高，糖、氯化物正常。因此患者应行脑脊液检查。早期抗病毒治疗是关键，该患者可行抗病毒及抗精神病治疗。

44.【答案】D

45.【答案】D

46.【答案】C

【解析】患者有典型癫痫症状发生，同时伴有神游症，如无目的漫游以及人格、行为异常，应考虑为癫痫性精神障碍，应做脑电图检查。癫痫性精神障碍的治疗应在治疗癫痫的基础上根据精神症状选用药物，注意选择致癫痫作用较弱的药物。

第十七章　躯体疾病所致精神障碍

【A_1型题】

1.【答案】C

【解析】精神自动综合征是意识清晰状态下产生的一组症状，其中包括假性思维、被控制感、内心被揭露感，以及系统性的被害妄想、物理影响妄想等相互联系的症状综合。多见于精神分裂症。

2.【答案】C

【解析】躯体疾病在急性期、慢性期、迁延期均可以叠加精神病性症状、情感症状及神经症症状等。

3.【答案】D

【解析】甲状腺功能减退症所致精神障碍临床常表现抑郁，出现思维迟缓、言语缓慢、反应迟钝、记忆力减退和注意力不集中等症状。严重的患者可出现淡漠、退缩和痴呆表现，甚至会有幻觉和妄想等精神病性症状。

4.【答案】C

【解析】症状性精神病是由各种严重感染、中毒及内脏器官疾病所引起的精神障碍。症状性精神病以意识障碍为多见，可表现为时间、地址、人物定向障碍。

5.【答案】E

【解析】谵妄是一组表现为急性、一过性、广泛性的认知障碍，尤以意识障碍为主要特征。因急性起病、病程短暂、病情发展迅速，故又称为急性脑综合征。

6.【答案】D

【解析】急性脑病综合征即谵妄，其特征包括：意识障碍，神志恍惚，注意力不能集中，以及对周围环境与事物的觉察清晰度降低等。定向障碍包括时间和地点的定向障碍，严重者会出现人物定向障碍。感知障碍包括感觉过敏、错觉和幻觉。情绪紊乱非常突出，包括恐怖、焦虑、抑郁、愤怒或者欣快等。谵妄不会有关系妄想。

7.【答案】D

【解析】谵妄的治疗主要包括病因治疗、支持治疗和对症治疗。在整个患者精神状态改变期间，建议适当的环境控制以给患者充分的支持。应当给予患者强烈的白天或黑夜的线索提示。在白天，应当保持灯亮着，并营造一个活动的环境；在晚上，灯光应暗淡一些，居室应安静柔和。

8.【答案】A

【解析】甲状腺功能减退症患者有严重精神病性症状时应给予抗精神病药物治疗，但应注意吩噻嗪类药物可能引起甲状腺功能减退患者出现低体温性昏迷。利培酮为5-羟色胺和多巴胺受体阻断药。

9.【答案】B

【解析】甲状腺功能亢进所致精神障碍主要表现为精神运动性兴奋，包括失眠、话多、烦躁、易激惹等。严重者可出现精神病性症状如幻听、幻想和被害妄想、关系妄想等。

10.【答案】D

【解析】躯体疾病所致的精神障碍治疗原则如下：①病因治疗：首先必须积极治疗原发的躯体疾病，停用可能引起精神障碍的药物等。②支持治疗：纠正水、电解质紊乱和酸碱平衡失调；补充营养、能量、维生素和水分；加强脑保护治疗。③控制精神症状：因年龄、躯体疾病、药物间的相互作用等原因，对于躯体疾病所致精神障碍的患者，使用精神药物要慎重，起始剂量应更低，剂量应逐渐增加，症状稳定时，应考虑逐渐减少剂量。④护理：保持宁静与安全的环境，防自杀、防冲动伤人和毁物、防跌倒和走失及其他意外发生。

【A_2 型题】

11.【答案】D

【解析】对于甲状腺功能亢进所致精神障碍，患者的甲状腺功能正常时，抑郁和焦虑症状常不需要治疗即可消失。精神症状持续者应给予精神药物对症处理，同时也需要注意心理治疗对患者的作用，此外需要加强护理，防止患者产生出走、冲动等行为。

12.【答案】A

【解析】甲状腺功能低下所致精神障碍临床常表现抑郁、出现思维迟缓、言语缓慢、反应迟钝、记忆力减退和注意力不集中等症状。严重的患者出现淡漠、退缩和痴呆表现，甚至会有幻觉和妄想等精神病性症状。

13.【答案】C

【解析】甲状腺功能低下所致躯体和精神症状经甲状腺素替代治疗后均可以缓解。

【A_3/A_4 型题】

14.【答案】D

15.【答案】B

16.【答案】D

【解析】甲状腺功能亢进所致精神障碍主要表现为精神运动性兴奋，包括失眠、话多、烦躁、易激惹等。同时患者有双手细震颤、语速快，应测定 T_3、T_4、TSH，以检测甲状腺功能。如果确诊为甲状腺功能亢进，患者可以进行外科手术治疗。

17.【答案】C

18.【答案】A

19.【答案】D

【解析】患者为中年男性，有多尿，多饮，多食病史，应考虑诊断为糖尿病。糖尿病患者中最常见的精神障碍是抑郁和焦虑状态。在发生糖尿病严重并发症的前驱期（高血糖阶段），患者可出现急性认知损害，临床表现为行为紊乱，病情加重后可出现意识障碍，包括谵妄状态。因此血糖测定对诊断有所帮助。患者应优先进行控制糖尿病的治疗，抗抑郁药物治疗和心理治疗均能在改善抑郁症状的同时促进血糖控制，并全面改善功能状态。

20.【答案】A

21.【答案】B

【解析】甲状腺功能亢进所致精神障碍主要表现为精神运动性兴奋，包括失眠、话多、烦躁、易激惹等。患者精神运动水平明显提高，并出现精神病性症状如幻听、幻视和被害妄想、关系妄想，应考虑为甲状腺功能亢进所致精神障碍。甲状腺功能检查可以帮助诊断。

第十八章　精神活性物质所致精神障碍

【A_1 型题】

1.【答案】E

【解析】精神活性物质是指能够影响人类情绪、行为、改变意识状态，并有致依赖作用的一类化学物质，人们使用这些物质的目的在于取得或保持某些特殊的心理、生理状态。

2.【答案】B

【解析】我国的毒品主要指阿片类、可卡因、大麻、苯丙胺类兴奋剂等药物。

3.【答案】D

【解析】阿片类毒品包括天然、人工合成或半合成的阿片类物质，如海洛因、吗啡、鸦片、美沙酮、二氢埃托啡、哌替啶（杜冷丁）、丁丙诺啡等。

4.【答案】A

【解析】依赖是一组认知、行为和生理症状群，使用者尽管明白滥用成瘾物质会带来问题，但仍然继续使用。

5.【答案】E

【解析】精神活性物质滥用的相关因素：①社会因素：容易获得、家庭因素、同伴影响，同伴间压力、文化背景，社会环境等因素。②心理因素。③生物学因素：脑内的“犒赏系统”与药物依赖、代谢速度、遗传学因素。

6.【答案】A

【解析】可卡因与苯丙胺类药物具有类似的药理作用。苯丙胺类药物较难产生躯体依赖而更容易产生精神依赖。苯丙胺类药物的急性中毒临床表现为中枢神经系统和交感神经系统的兴奋症状。使用苯丙胺类药物后，特别是静脉使用后，使用者很快出现头脑活跃、精力充沛，能力感增强，可体验到难以言表的快感，即所谓腾云驾雾感或全身电流传导般的快感。

7.【答案】C

【解析】替代治疗的理论基础是利用与毒品有相似作用的药物来替代毒品，以减轻戒断症状的严重程度，使患者能较好地耐受。然后在一定的时间（如14～21天）内将替代药物逐渐减少，最后停用。美沙酮首日剂量为30～60mg，然后根据患者的躯体反应逐渐减量，原则是只减不加、先快后慢、限时减完。

8.【答案】D

【解析】戒断状态是指停止使用药物或减少使用剂量或使用拮抗剂占据受体后所出现的特殊的心理生理症状群，其机制是由于长期用药后，突然停药引起的适应性的反跳。不同药物所致的戒断症状因其药理特性不同而不同，一般表现为与所使用药物的药理作用相反的症状。

9.【答案】C

【解析】苯丙胺为中枢神经系统兴奋剂。

10.【答案】E

【解析】中枢神经系统兴奋剂能兴奋中枢神经系统，如咖啡因、苯丙胺类药物、可卡因等。

11.【答案】B

【解析】哌替啶即杜冷丁，为阿片类物质。

12.【答案】A

【解析】吗啡成瘾不会出现智能障碍。

13.【答案】B

【解析】吗啡和海洛因等短效药物的戒断反应一般在停药后8～12小时出现，极期在48～72小时，持续7～10天。

14.【答案】E

【解析】阿片类物质滥用的认知行为治疗主要目的在于：①改变导致适应不良行为的认知方式。②改变导致吸毒的行为方式。③帮助患者应付急性或慢性渴求。④提高患者社会技能、强化患者不吸毒行为。

15.【答案】C

【解析】阿片类物质依赖的非替代治疗，常用药物及治疗手段包括：①可乐定，为α_2受体激动药，主要用于脱毒治疗的辅助治疗。②中草药、针灸：与替代治疗相比，中药在缓解戒药后的前3天的戒断症状方面较差，但能有效促进机体的康复，促进食欲，重要的是不存在撤药困难问题。③其他：如镇静催眠药、莨菪碱类。

16.【答案】C

【解析】经口摄入的酒精，多数在小肠的上部吸收，经血液循环进入全身的脏器，2%～10%的酒精经呼气、尿、汗排泄；剩余的部分在体内代谢为乙醛、乙酸，最后代谢成水和二氧化碳。酒精的代谢场所主要在肝脏内，酒精脱氢酶系统和微粒体酒精氧化系统参与酒精的代谢。其中乙醛脱氢酶是酒精脱氢酶系统的限速酶。

17.【答案】A

【解析】酒精代谢场所主要在肝脏内，酒精脱氢酶系统和微粒体酒精氧化系统参与酒精的代谢。其中乙醛脱氢酶是酒精脱氢酶系统的限速酶。

18.【答案】E

【解析】酒中毒性脑病为慢性酒中毒症状。

19.【答案】D

【解析】长期大量饮酒后停止或减少饮酒量，则会出现单纯性戒断反应，表现为在数小时后出现手、舌或眼睑震颤，并有恶心或呕吐、失眠、头痛、焦虑、情绪不稳和自主神经功能亢进，如心搏加快、出汗、血压增高等，少数患者可有短暂性幻觉或错觉。

20.【答案】B

【解析】多巴胺是一种与愉快情绪有关的神经递质，在人高兴时，有关犒赏通路上的神经细胞会发出较多的兴奋性冲动，并释放出一定量的多巴胺。可卡因、苯丙胺类药物是通过抑制突触间隙多巴胺重吸收而增加多巴胺释放，而阿片类可能是通过激动μ、δ受体及解除GABA神经元对多巴胺的抑制作用，间接促进多巴胺的释放，使突触间隙中多巴胺增加，过多的多巴胺连续刺激下一个神经元受体，便产生了一连串强烈而短暂的刺激“高峰”，于是大脑犒赏中枢发出愉悦的信号，使吸食者主观上产生某种陶醉感和欣快感。

21.【答案】A

【解析】长期大量饮酒如果突然断酒，大约在48小时后会出现震颤谵妄，表现为意识模糊，分不清东西南北，不识亲人，不知时间，有大量的知觉异常。另一重要的特征是全身肌肉粗大震颤，伴有发热、大汗淋漓、心搏加快。

22.【答案】C

【解析】由于酒精与苯二氮䓬类药理作用相似，在临床上常用此类药物来缓解酒精的戒断症状。

23.【答案】A

【解析】苯二氮䓬类药物用于缓解酒精的戒断症状。首次要足量，不要缓慢加药，这样不仅可抑制戒断症状，而且还能预防可能发生的震颤谵妄、戒断性癫痫发作。以地西泮为例，剂量一般为每次10kg，3次/日。首次剂量可更大些，口服即可，2～3日后逐渐减量，不必加用抗精神病药物。由于酒依赖者有依赖素质，所以应特别注意用药时间不宜太长，以免发生对苯二氮䓬类的依赖。

24.【答案】E

【解析】酒精戒断反应包括单纯性戒断反应、震颤谵妄、癫痫样发作，少数单纯性戒断反应患者可有短暂性幻觉或错觉。

25.【答案】B

【解析】病理性醉酒是少量饮酒后，出现不成比例的极度兴奋，带有攻击和暴力的特征，并常有被害观念。病理性醉酒属于精神疾病的一种。

26.【答案】D

【解析】长期大量饮酒者如果突然断酒，大约在48小时后会出现震颤谵妄，表现为意识模糊，分不清东南西北，不识亲人，不知时间，有大量的知觉异常。

27.【答案】C

28.【答案】E

【解析】长期大量饮酒者如果突然断酒，大约在48小时后出现震颤谵妄。

29.【答案】E

【解析】海洛因为阿片类物质。

30.【答案】A

【解析】大麻是世界上最古老、最有名的致幻剂，适量吸入或食用可使人欢快，增加剂量可使人进入梦幻，陷入深沉而爽快的睡眠之中，其主要成分为Δ9-四氢大麻酚。

【A_2型题】

31.【答案】B

【解析】患者有长期饮酒史，有激惹，幻听，应考虑为酒精中毒性幻觉。

32.【答案】B

【解析】酒精依赖者神经系统的特有症状之一是记忆障碍，称之为Korsakoff综合征，主要表现为记忆障碍、虚构、定向障碍三大特征，患者还可能有幻觉。夜间谵妄等表现。

【A_3/A_4型题】

33.【答案】C

34.【答案】E

35.【答案】D

36.【答案】E

【解析】年轻男性，出现严重躯体症状和行为异常，应考虑药物滥用。患者要求注射哌替啶，可能是药物依赖而导致的成瘾性。尿检能准确而又方便地识别患者是否有阿片类物质依赖。

【B_1型题】

37.【答案】B

【解析】巴比妥类为中枢神经系统抑制剂。苯丙胺为中枢神经系统兴奋剂。Δ9-四氢大麻酚为大麻的主要成分。丁丙诺啡为阿片类物质。丙酮为挥发性溶剂。

38.【答案】A

39.【答案】C

40.【答案】D

41.【答案】E

42.【答案】D

43.【答案】B

44.【答案】A

45.【答案】D

【解析】哌替啶为阿片类物质。地西泮为苯二氮䓬类物质。苯丙胺为中枢神经系统兴奋剂。麦角酸二乙酰胺为致幻剂。尼古丁为烟草中的依赖性成分。

46.【答案】C

47.【答案】A

第十九章　精神分裂症

【A_1型题】

1.【答案】D

【解析】听幻觉是精神分裂症最常见的阳性症状。幻听可以是非语言性的，也可以是言语性的。通常在意识清晰状态下出现评论性幻听、争论性幻听或命令性幻听常指向精神分裂症。

2.【答案】D

【解析】精神分裂症的阳性症状包括幻觉、妄想和瓦解症状群。瓦解症状群包括思维形式障碍、怪异行为、紧张症行为以及不适当的情感。

3.【答案】B

【解析】精神分裂症约占半数是偏执型。临床表现以相对稳定的妄想为主，往往伴有幻觉（特别是幻听）。多中年起病、缓慢发展，以关系、被害妄想最多见。此型自发缓解者少见，如能尽早系统治疗，预后较好。

4.【答案】A

【解析】精神分裂症紧张型大多起病于青、中年，起病较急，常表现紧张性兴奋和紧张性木僵交替出现，亦可单独发生，以木僵为多见。

【A_2型题】

5.【答案】C

【解析】青年男性，慢性起病，出现个人行为异常，思维破裂，被控制感和妄想，同时出现紧张性行为，应考虑为精神分裂症。

6.【答案】C

【解析】青年男性，慢性起病，出现个人行为异常，对父母冷漠，孤僻，表情淡漠，应考虑为精神分裂症。

7.【答案】B

【解析】患者为年轻女性，慢性起病，行为紊乱，出现幻听和被害妄想，应考虑为精神分裂症。

8.【答案】B

【解析】患者青年男性，病程5年，有社交退缩如“性格孤僻、不上班”，行为异常，如“将自己的东西都卖掉、流浪街头、睡门洞、在饭店讨饭吃”；妄想如坚信“不能利用出现的一种倾向掩盖另一种倾向”，应考虑为精神分裂症。

9.【答案】A

【解析】老年男性患者，病程3~4年，社交退缩如“不愿与他人接触，喜独处沉思”，意志减退如“赤足露胸、生活懒散、衣着不整、不洗澡”，思维障碍如“思维贫乏”，应考虑为精神分裂症。

【A_3/A_4型题】

10.【答案】B

11.【答案】B

12.【答案】C

【解析】精神分裂症半数为偏执型。临床表现以相对稳定的妄想为主，往往伴有幻觉，尤其是幻听。多中年起病，缓慢发展，初起多疑敏感逐渐发展成妄想，以关系、被害妄想最多见。患者在妄想、幻觉的支配下表现出相应的行为，如闭门不出，恐惧不安、报复、跟踪等。大多数患者不愿暴露自己的病态体验，沉湎于妄想或幻觉体验之中，行为孤僻，不与外界接触。利培酮是氟哌啶醇与$5\text{-}HT_{2A}$阻滞剂坦色林化合而成的新型药物，对精神分裂症疗效较好。除药物治疗外，要防止发生意外。

13.【答案】B

14.【答案】D

15.【答案】E

【解析】“多次给公安机关写信反映母亲被害之事”为被害妄想，“失眠、情绪低沉、不愿与人交往”为情感低落，“感到自己的思维、情感不由自己支配，自己的想法还未说出已人人皆知”为被洞悉感，“近3个月来独处时常听见有声音对她讲话，说母亲病故与某人有关”为言语性幻听，应考虑为精神分裂症。应用利培酮治疗。

16.【答案】A

17.【答案】E

18.【答案】D

【解析】情感低落是负性情感活动的明显增强。表现为忧愁、苦闷、唉声叹气、暗自落泪等，有时感到前途灰暗，没有希望，严重时可因悲观绝望而出现自杀企图及行为。患者有紧张性行为，如蜡样屈曲、违拗及木僵，可考虑为精神分裂症，应选择抗精神病药物进行治疗。

第二十章　心境障碍（情感性精神障碍）

【A_1型题】

1.【答案】E

【解析】躁狂发作患者睡眠明显减少，患者常诉“我的睡眠质量非常高，不愿把有限的时间浪费在睡眠上”，终日奔波但无困倦感，是躁狂发作特征之一。

2.【答案】D

【解析】多数心境障碍患者有反复发作的倾向，每次发作多可以缓解。多数心境障碍患者预后较好，经治疗临床症状可基本或完全消失，社会功能可恢复。

3.【答案】C

【解析】锂盐的中毒早期不良反应主要有：无力、疲乏、嗜睡、手指震颤、厌食、上腹部不适、恶心、呕吐、稀便、腹泻、多尿、口干等。

4.【答案】C

【解析】躁狂发作的典型临床表现是情感高涨、思维奔逸、活动增多“三高”症状，可伴有夸大观念或妄想、冲动行为等。若躁狂发作较重，可伴有精神病性症状，可随着情感症状的好转而消失。

5.【答案】E

【解析】抑郁发作的生物学症状包括：①睡眠障碍：主要表现为早醒，一般比平时早醒2~3小时，早醒后不能再入睡。②食欲下降、性欲减退：抑郁障碍对食欲的影响尤为明显。③精力缺失：抑郁障碍患者常诉说“太累了”或“完不成任务”、“缺乏动力”。④其他躯体不适：可有非特异性的疼痛，躯体不适的主诉可涉及各脏器，如恶心、呕吐、心悸、胸闷、出汗、尿频、尿急、便秘、性欲减退、阳痿、闭经等。

6.【答案】C

【解析】SSRIs为选择性5-羟色胺抑制剂，与传统药物相比疗效相当，毒副作用小，使用安全，为一线抗抑郁药。

7.【答案】A

【解析】锂盐的治疗窗狭窄，中毒剂量与治疗剂量接近，易中毒。一旦出现毒性反应需立即停用锂盐，大量给予生理盐水或高渗钠盐加速锂的排泄，或进行人工血液透析。

8.【答案】D

【解析】应用最广泛的抗抑郁药为苯二氮䓬类药物，其他还有$5\text{-}HT_A$受体部分激动剂丁螺环酮、β肾上腺素受体阻断药如普萘洛尔。

9.【答案】E

【解析】影响抑郁复发的因素主要有：①维持治疗的抗抑郁药剂量及时间不足。②生活事件和应激。③社会适应不良。④慢性躯体疾病。⑤缺乏社会和家庭的支持。⑥阳性心境障碍家族史。

10.【答案】C

【解析】多数心境障碍患者预后较好，经治疗临床症状可基本或完全消失，社会功能可恢复。抑郁障碍大多数为急性或亚急性起病，好发于秋冬季。单相抑郁发病年龄较双相障碍晚。发作间期一般缓解完全，多次发作后可慢性化。

11.【答案】D

【解析】躁狂发作临床表现：①情绪高涨：患者自我感觉良好，主观体验特别愉快，生活快乐、幸福，整日兴高采烈、得意扬扬、笑逐颜开。②思维奔逸：患者联想速度明显加快，思维内容丰富多变，自觉脑子聪明，反应敏捷。③活动增多、意志行为增强：多为协调性精神运动性兴奋，即内心体验、行为方式与外界环境相协调。④夸大观念及夸大妄想：患者的思维内容多与心境高涨一致。⑤睡眠需求减少。⑥其他症状：可有食欲增加，性欲亢进，有时则可在不适当的场合出现与人过分亲热而不顾别人的感受。

12.【答案】B

【解析】躁狂发作患者可存在持续数天的心境高涨、精力充沛、活动增多，有显著的自我感觉良好，注意力不集中、不持久，轻度挥霍，社交活动增多。

13.【答案】C

【解析】躁狂发作患者可表现为情绪高涨、思维奔逸、活动增多、意志行为增强、夸大观念及夸大妄想，可存在持续数天的精力充沛、活动增多，有显著的自我感觉良好，注意力不集中、不持久，轻度挥霍，社交活动增多。

14.【答案】A

【解析】躁狂发作的典型临床表现是情感高涨、思维奔逸、活动增多“三高”症状，可伴有夸大观念或妄想、冲动行为等。

15.【答案】B

【解析】抑郁发作时患者自觉情绪低沉、苦恼忧伤，情绪的基调是低沉、灰暗的。典型病例常有晨重夜轻节律改变的特点，即情绪低落在早晨较为严重，而傍晚时可有所减轻。

16.【答案】D

【解析】三环类抗抑郁药的应用应从小剂量开始，并根据副作用和临床疗效，用1~2周的时间逐渐增加到最大有效剂量，例如丙米嗪应以25~50mg/d开始治疗，每日（甚至在更长时间内）增加25mg，直到日剂量达到100mg左右。患者维持此剂量大约1周后，如没有或只有轻微疗效，应在下一周把剂量增加到100~200mg/d。如果仍没有进一步改善，应检测血药浓度，如剂量足够，治疗6~8周无效或疗效不明显者，可考虑换药。因此三环类抗抑郁药每日治疗的常规剂量为100~200mg。

17.【答案】D

【解析】抑郁发作的诊断标准：患者通常具有心境低落、兴趣和愉快感丧失、精力不济或疲劳感等典型症状。其他常见症状有：①集中注意和注意的能力降低。②自我评价降低。③自罪观念和无价值感（即使在轻度发作中也有）。④认为前途暗淡悲观。⑤自伤或自杀的观念或行为。⑥睡眠障碍。⑦食欲下降。病程持续至少2周。

18.【答案】D

【解析】情感性精神障碍的鉴别诊断包括继发性心境障碍和精神分裂症，脑器质性疾病、躯体疾病、某些药物和精神活性物质等均可引起继发性心境障碍。

19.【答案】C

【解析】抑郁发作主要表现为情绪低落、思维迟缓、意志活动减退“三低”症状。

20.【答案】C

【解析】抑郁发作患者意志活动呈显著持久的抑制。表现为行动缓慢，生活被动、懒散，不想做事，不愿与周围人交往，常独坐一旁或整日卧床，少出门或不出门。回避社交。严重时不修边幅，甚至发展为不语、不动、不食，可达木僵状态，即“抑郁性木僵”。因此抑郁发作患者的木僵无意识障碍。

21.【答案】A

【解析】抑郁发作患者的核心症状为情绪低落、思维迟缓、意志活动减退“三低”症状。

22.【答案】D

【解析】躁狂发作的典型临床表现是情感高涨、思维奔逸、活动增多“三高”症状。

23.【答案】C

【解析】抗抑郁药的治疗原则为：①全面考虑患者症状特点、年龄、躯体状况、药物的耐受性、有无并发症，因人而异的个体化合理用药。②剂量逐步递增，尽可能采用最小有效剂量，使不良反应减至最少，以提高服药依从性。停药时应逐渐减量，不要骤停，避免出现撤药综合征。③小剂量疗效不佳时，根据不良反应和耐受情况，增至足量（有效药物上限）和足够长的疗程（>4~6周）。④如仍无效，可考虑换药，换用同类另一种药物或作用机制不同的另一类药。⑤尽可能单一用药，足量、足疗程治疗。⑥治疗前向患者及其家人阐明药物性质、作用和可能发生的不良反应及对策，争取他们的主动配合，使患者能遵守医嘱按时按量服药。⑦治疗期间密切观察病情变化和不良反应，并及时处理。⑧抗抑郁药治疗过程中应密切关注诱发躁狂或快速循环发作的可能。⑨在药物治疗基础上辅以心理治疗，可望取得更佳效果。⑩积极治疗与抑郁共病的其他躯体疾病、物质依赖、焦虑障碍等。

24.【答案】C

【解析】在心境障碍的长期自然病程中，始终仅有躁狂或轻躁狂发作者很少见。但是躁狂可一生仅发作一次，也可反复发作。

【A_2型题】

25.【答案】E

【解析】躯体形式障碍是一种以持久地担心或相信各种躯体症状的优势观念为特征的精神障碍。患者因这些症状反复就医，但各种医学检查未发现异常。尽管症状的发生和持续与不愉快的生活事件、困难或冲突密切相关，但患者常否认心理因素的存在。病程多为慢性波动性病程。

26.【答案】D

【解析】患者情绪低落，兴趣缺乏、快感缺失、思维迟缓、食欲下降，精力缺失，应考虑为抑郁症。

27.【答案】E

【解析】患者自我感觉良好，主观体验特别愉快，整日兴高采烈，得意扬扬，笑逐颜开，思维奔逸，活动增多，意志行为增强，易激惹，行为鲁莽，应考虑为躁狂发作。

【A_3/A_4型题】

28.【答案】C

29.【答案】D

30.【答案】E

31.【答案】B

【解析】患者“兴高采烈”为情感高涨，“自觉思维敏捷，脑子特别灵”为思维奔逸，自觉“自己有超人才能”为夸大妄想，“整日忙碌不停，精力旺盛”为活动增多。罪恶妄想又称自罪妄想，指患者毫无根据地坚信自己犯了严重的错误或罪恶，甚至认为自己罪大恶极、死有余辜，应受严厉惩罚。躁狂发作患者多为协调性精神运动性兴奋，即患者内心体验、行为方式与外界环境相协调。表现为患者自觉精力旺盛，能力强、爱接近异性，无疲倦感。患者无意志减退的表现。躁狂发作的药物治疗以心境稳定剂为主。目前比较公认的心境稳定剂主要包括锂盐（碳酸锂）和卡马西平、丙戊酸盐。

32.【答案】D

33.【答案】A

34.【答案】C

【解析】夸大妄想是指患者认为自己拥有非凡的才能、智慧、财富、权利、地位等。该患者以情绪低落，自我评价低为主。思维云集又称强制性思维，是思维联想的自主性障碍，表现为患者感到脑内涌现大量无现实意义、不属于自己的联想，是被外力强加的，这些联想常常突然出现，突然消失，内容多变，多见于精神分裂症。该患者“认为自己成了家庭和社会的累赘”，此为自杀观念，同时患者“多次自杀未遂”，因此首要注意的问题是防止患者自杀发生。

35.【答案】D

36.【答案】C

37.【答案】D

38.【答案】C

【解析】患者学习成绩下降，自我评价降低，自罪观念和无价值感，有自伤或自杀的观念或行为，睡眠障碍，应考虑为抑郁症。抑郁症首选抗抑郁治疗。抗抑郁药治疗应该足量足疗程。严重抑郁症的治疗，一般药物治疗2~4周起效。如果患者用药治疗6~8周无效，换用作用机制不同的另一类药物可能有效，或者加一种作用机制不同的抗抑郁药物。巩固治疗的目的是防止症状复发。巩固治疗至少4~6个月。

第二十一章　神经症性及分离（转换）性障碍

【A_1型题】

1.【答案】C

【解析】神经症性障碍为一种非器质性精神障碍，症状的特异性较差。

2.【答案】D

【解析】焦虑障碍患者常常有不明原因的提心吊胆、紧张不安、并有显著的自主神经功能紊乱症状、肌肉紧张及运动性不安。焦虑障碍患者无幻听。

3.【答案】B

【解析】神经衰弱常见症状包括：①肌肉疼痛感；②头晕；③紧张性头痛；④睡眠紊乱；⑤不能放松；⑥易激惹；⑦消化不良。意志减退为抑郁发作症状。

4.【答案】E

5.【答案】E

【解析】焦虑障碍不是脑器质性病变导致的精神障碍，因此焦虑障碍患者的发病与脑内病毒感染无关。

6.【答案】E

【解析】具有抗强迫作用的药物有SSRIs（氟西汀、氟伏沙明、舍曲林、帕罗西汀、西酞普兰）和氯米帕明（氯丙米嗪）。

7.【答案】D

【解析】暴露和反应预防是治疗强迫障碍强迫性仪式动作有效的行为治疗方法。暴露疗法是使患者面对引起焦虑的物品和环境；反应预防要求患者推迟、减少甚至放弃能减轻焦虑的行为。

8.【答案】A

【解析】分离性运动和感觉障碍症状临床表现复杂多样，主要为运动和感觉功能障碍，包括分离性运动障碍、分离性抽搐和分离性感觉障碍，其中分离性感觉障碍包括感觉缺失、感觉过敏、感觉异常（如患者常感到咽部有异物感或梗阻感，咽喉部检查不能发现异常，称为“癔症球”）、视觉障碍、听觉障碍。

9.【答案】C

【解析】分离（转换）性障碍的患者中，男性少见，多数学者认为文化落后、经济状况差的地区患病率较高。大多数患者在35岁以前发病，我国部分地区有儿童、青少年的集体发作的情况。

10.【答案】E

11.【答案】D

【解析】分离（转换）性障碍确诊必须存在以下各点：具有分离（转换）性障碍中各种障碍的临床特征；不存在可以解释症状的躯体障碍的证据；有心理致病的证据，表现在时间上与应激性事件、问题或紊乱的关系有明确的联系（即使患者否认这一点）。

12.【答案】C

【解析】分离性抽搐也称假性癫痫发作，是一种类似于癫痫发作的状态，但没有癫痫发作的临床特征和相应的电生理改变，常于情绪激动或受到暗示时突然发生，大多历时数十分钟后症状缓解，比癫痫时间长，发作后没有神情呆滞、睡眠，但可有木僵或意识状态改变，发作时没有 EEG 的相应改变。

13.【答案】E

【解析】分离（转换）性障碍的共同特点是部分或全部丧失了对过去的记忆或身份，或出现具有发泄特点的情感暴发。患者可暂时性的同时丧失个人身份感和对周围环境的完全意识，对过程有全部或部分遗忘（出神与附体）。可有分离性感觉障碍（包括感觉缺失、感觉过敏、感觉异常、视觉障碍、听觉障碍）和分离性运动障碍。

14.【答案】A

【解析】心理治疗在分离（转换）性障碍的治疗中有十分重要的作用。大多数分离（转换）性障碍患者多会自然缓解或经过行为治疗、暗示、环境支持缓解。早期充分治疗对防止症状反复发作和疾病的慢性化十分重要。

15.【答案】E

【解析】分离（转换）性障碍患者各项医学检查通常是正常的。

16.【答案】C

【解析】分离性抽搐也称假性癫痫发作，是一种类似于癫痫发作的状态，但没有癫痫发作的临床特征和相应的电生理改变，常于情绪激动或受到暗示时突然发生。发作时患者缓慢倒地或卧于床上，呼之不应，全身僵直，肢体一阵阵抖动，或在床上翻滚，或呈角弓反张姿势，呼吸时急时停，可有揪衣服、抓头发、捶胸，咬人等动作，有的患者表情痛苦，双眼噙泪，但无咬破舌头或大小便失禁；大多历时数十分钟后症状缓解，发作后没有神情呆滞、睡眠障碍，但可有木僵或意识状态改变，发作时没有 EEG 的相应改变。

【A_2 型题】

17.【答案】E

【解析】患者为青年女性，由于长期处于紧张和压力下，出现精神易兴奋和脑力易疲乏，并常伴有情绪烦恼、易激惹、睡眠障碍等。症状与心理社会因素有关，应考虑为神经衰弱。

18.【答案】C

【解析】患者为中年男性，“1年前提拔到领导岗位”可能存在紧张和压力的因素，“出现脑力活动效率明显下降”为脑力易疲劳，“回忆和联想增多且控制不住”为精神易兴奋，易激惹，“肢体肌肉酸痛”为肌肉紧张性疼痛。符合神经衰弱的症状，应考虑为神经衰弱。

19.【答案】A

【解析】抗焦虑、抗抑郁药物可改善患者的焦虑和抑郁，也可使肌肉放松，消除一些躯体不适感。支持性和解释性的心理治疗可帮助患者认识疾病的性质和消除继发焦虑。

20.【答案】A

【解析】地西泮为苯二氮䓬类抗焦虑药物，可以改善神经衰弱患者的焦虑和抑郁症状。

21.【答案】E

【解析】患者为分离（转换）性障碍中的分离性抽搐，也称假性癫痫发作，是一种类似于癫痫发作的状态，但没有癫痫发作的临床特征和相应的电生理改变，常于情绪激动或受到暗示时突然发生。

22.【答案】D

23.【答案】E

【解析】该患者为分离（转换）性障碍中的情感暴发。情感暴发常在受到严重的精神创伤之后突然起病，意识障碍较轻，常在与人争吵、情绪激动时突然发作，表现为哭啼、叫喊、在地上打滚、捶胸顿足、撕衣毁物、扯头发或以头撞墙，其言语行为有尽情发泄内心情绪的特点。患者3个月前因工作失误，造成企业损失，在经理批评其时突然嚎啕痛哭，所以该患者应诊断为分离（转换）性障碍。

24.【答案】C

【解析】患者为分离（转换）性障碍中的出神与附体症状，出神与附体表现为暂时性的同时丧失个人身份感和对周围环境的完全意识，对过程有全部或部分遗忘。处于出神状态的人，如果其身份为神灵、鬼、他人或已死去的人所替代（患者自称村里一位已死 2 年的青年男性附在其身上），声称自己是某神或已死去的某人在说话，则称为附体状态。

25.【答案】A

【解析】患者为分离（转换）性障碍中的分离性运动障碍。患者在精神创伤后（“两日前因与邻居发生口角”）出现运动功能障碍，体格检查、神经系统检查都不能发现其内脏器官和神经系统有相应的器质性损害，其症状和体征不符合神经系统解剖生理特征，如“对方用镰刀砍中其右臂，之后其右下肢马上瘫痪”，经暗示治疗后可恢复，故该患者应考虑为分离（转换）性障碍。

26.【答案】B

【解析】患者为分离（转换）性障碍中的分离性运动障碍失声症。患者性格好强，有精神刺激诱因（“1 周前上课过程中，老师提问其未能正确回答，受到老师批评”），失声症为患者想说话，但发不出声音。查体：神经系统和发声器官无器质性病变，患者也无其他精神病状存在，故该患者最可能的诊断为分离（转换）性障碍。

27.【答案】D

【解析】患者为分离（转换）性障碍中的分离性感觉障碍。患者因“与丈夫争吵后”出现躯体感觉麻木。患者皮肤麻木的区域接近患者关于躯体疾病的概念，但与神经解剖不同，如“患者自述从头到脚均为左侧麻木，以正中为界限”，也与客观检查不符，如患者“头部 CT、MRI 均未见异常”。故应考虑为分离（转换）性障碍。

28.【答案】C

【解析】患者为分离（转换）性障碍中的分离性感觉障碍的视觉障碍。患者因“2 周前夜间路上遇劫”起病，表现为双目失明，突然发生“回家后即双目失明”，眼科检查无器质性疾病，故该患者最可能的诊断为分离（转换）性障碍。

29.【答案】C

【解析】患者为分离（转换）性障碍中的分离性感觉障碍的听觉障碍。听觉障碍患者多表现为突然听力丧失，电测听和听诱发电位检查正常。患者暗示治疗后听力恢复，故该患者最可能的诊断为分离（转换）性障碍。

30.【答案】E

【解析】患者为分离（转换）性障碍中的分离性抽搐，也称为假性癫痫发作，是一种类似于癫痫发作的状态，但没有癫痫发作的临床特征和相应的电生理改变。

【B_1 型题】

31.【答案】D

【解析】分离性抽搐：也称假性癫痫发作，是一种类似于癫痫发作的状态，但没有癫痫发作的临床特征和相应的电生理改变，常于情绪激动或受到暗示时突然发生。发作时患者缓慢倒地或卧于床上，呼之不应，全身僵直，肢体一阵阵抖动，或在床上翻滚，或呈角弓反张姿势，呼吸时急时停，可有揪衣服、抓头发、捶胸，咬人等动作，有的患者表情痛苦，双眼噙泪，但无咬破舌头或大小便失禁；大多历时数十分钟后症状缓解，发作后没有神情呆滞、睡眠障碍但可有木僵或意识状态改变，发作时没有 EEG 的相应改变。情感暴发：常在受到严重的精神创伤之后突然起病，意识障碍较轻，常在与人争吵、情绪激动时突然发作，表现为哭啼、叫喊、在地上打滚、捶胸顿足、撕衣毁物、扯头发或以头撞墙，其言语行为有尽情发泄内心情绪的特点。在多人围观的场合发作尤为剧烈。一般历时数十分钟即可安静下来，事后可有部分遗忘。出神与附体：表现为暂时性的同时丧失个人身份感和对周围环境的完全意识，对过程有全部或部分遗忘。处于出神状态的人，如果其身份为神灵、鬼、他人或已死去的人所替代，声称自己是某神或已死去的某人在说话，则称为附体状态。分离性木僵：常在精神创伤之后或被创伤体验所触发，患者出现精神活动的全面抑制，表现为在相当长时间维持固定的姿势，完全或几乎没有言语及自发的有目的运动，行为符合木僵的标准，检查找不到躯体疾病的证据，一般数十分钟即可自行醒转。分离性感觉障碍：可表现为躯体感觉麻木、丧失、过敏或异常，或特殊感觉障碍。患者皮肤麻木的区域接近患者关于躯体疾病的概念，而与神经解剖不同，也与客观检查不符。

32.【答案】A

第二十二章 应激相关障碍

1.【答案】D

【解析】急性应激障碍，又称为急性应激反应，是指以急剧、严重的精神刺激作为直接原因，患者在受刺激后立即（通常在数分钟或数小时内）发病，表现有强烈恐惧体验的精神运动性兴奋，行为有一定的盲目性，或者为精神运动性抑制，甚至木僵。如果应激源被消除，症状往往历时短暂，一般在几天至一周内完全恢复，预后良好，缓解完全。

2.【答案】B

【解析】延迟性心因反应即创伤后应激障碍，是由于受到异乎寻常的威胁性、灾难性心理创伤，导致延迟出现和长期持续的精神障碍。其症状无晨重夜轻的节律变化。

3.【答案】C

【解析】适应障碍是指在明显的生活改变或环境变化时产生的、短暂的和轻度的烦恼状态和情绪失调，常有一定程度的行为变化等，但并不出现精神病性症状。

4.【答案】D

【解析】创伤后应激的临床特征有：①闯入性再体验：在重大创伤性事件发生后，患者有各种形式的反复发生的闯入性地出现以错觉、幻觉构成的创伤性事件的重新体验，叫症状闪回。②警觉性增高。③回避。

5.【答案】E

【解析】心理应激状态下无情感淡漠。

6.【答案】A

【解析】急性应激障碍表现的精神病性障碍主要以精神运动性兴奋或精神运动性抑制为主。

7.【答案】C

【解析】可造成创伤后应激障碍的事件包括战争、严重事故、地震、被强暴、被绑架等。

8.【答案】A

【解析】急性应激障碍治疗干预原则：及时、就近、简洁、紧扣重点。

9.【答案】E

【解析】创伤后应激障碍的药物治疗，可选择的药物包括：抗抑郁药、抗焦虑药、抗惊厥药物、锂盐等。

10.【答案】A

【解析】适应障碍治疗重点以心理治疗为主，心理治疗主要是解决患者的心理应对方式和情绪发泄的途径问题。支持性心理疗法、短程动力疗法、认知行为疗法等都可酌情选用。治疗中要抓住的三个环节：消除或减少应激源，包括改变对应激事件的态度和认识；提高患者的应对能力；消除或缓解症状。

【A_2 型题】

11.【答案】B

【解析】患者遭受异乎寻常的创伤性事件或处境（如地震生还后），反复重现创伤性体验（病理性重现），可表现为不由自主地回想受打击的经历，反复出现有创伤性内容的噩梦（如患者经常被逃跑、追踪、地震复现等噩梦所惊醒），反复发生错觉、幻觉、反复出现触景生情的精神痛苦，持续的警觉性增高（如患者有“发作性惊恐、心悸、气闷，腿软”），故该患者可应考虑为创伤后应激障碍。

12.【答案】C

【解析】适应障碍患者有明显的生活事件为诱因，尤其是生活环境或社会地位的改变，如患者“1个月前其妻子向法院提出离婚要求，并带女儿离家”。适应障碍患者以抑郁、焦虑、害怕等情感症状为主，表现为适应不良的行为障碍，如患者“不与人交往、沉默、闭门不出，伴有食欲缺乏、睡眠差”，适应障碍患者精神障碍开始于心理社会刺激发生后1个月内，故该患者应考虑为适应障碍。

13.【答案】E

【解析】患者为急性应激障碍，急性应激障碍是指以急剧、严重的精神刺激作为直接原因，患者在受刺激后立即（通常在数分钟或数小时内）发病，表现有强烈恐惧体验的精神运动性兴奋，行为有一定的盲目性，或者为精神运动性抑制。该患者表现为精神运动性抑制。如果应激源被消除，症状往往历时短暂，一般在几天至一周内完全恢复，预后良好，缓解完全。

14.【答案】A

【解析】患者有急剧、严重的精神刺激作为直接发病诱因，如“与男友回家途中遭遇车祸，双双被送进医院。其男友不治身亡”。急性应激障碍患者表现为强烈恐惧体验的精神运动性兴奋，行为有一定的盲目性，表现为激越，叫喊，行为过多或情感暴发，内容常涉及心因与个人经历，如该患者“口中不停呼唤男友的名字”，故该患者应考虑为急性应激障碍。

【A_3/A_4 型题】

15.【答案】A

16.【答案】A

【解析】患者有急剧、严重的精神刺激作为直接发病诱因，如患者“听闻其母因急性心梗去世后，不认识家人”，急性应激障碍患者表现为“茫然”，如“反复念叨，不可能，你们骗我”。因此应考虑为急性应激障碍。此时药物治疗主要是对症治疗。患者有明显焦虑、恐惧症状，急诊处理应给予抗焦虑药物，可予以地西泮10mg镇静。

17.【答案】A

【解析】患者应考虑为创伤后应激障碍。创伤后应激障碍主要表现为闯入性再体验。创伤后应激障碍的诊断要点有：反复重现创伤性体验（病理性重现），可表现为不由自主地回想受打击的经历，反复出现有创伤性内容的噩梦，如该患者“反复梦见其母”；出现持续的警觉性增高，如该患者“易激惹，注意力不集中，入睡困难”；对与刺激相似或有关的情景的回避，表现为极力不想有关创伤性经历的人与事，避免参加能引起痛苦回忆的活动，如该患者有“不敢看其母遗像等表现”。故该患者应考虑为创伤后应激障碍。

18.【答案】A

19.【答案】B

【解析】警觉性增高是创伤后应激障碍的特征表现之一，表现为过度警觉，惊跳反应增强，注意力不集中，易激惹及焦虑情绪和躯体不适症状。患者感到“每天都在心惊胆战中度过，怕得要死”属于焦虑情绪。此患者应为考虑为创伤后应激障碍，因为该患者经历了异乎寻常的创伤性事件，如“乘坐电梯时，被困在电梯里十几个小时后被救”。创伤后应激障碍患者可反复重现创伤性体验（病理性重现），可表现为不由自主地回想受打击的经历，反复出现触景生情的精神痛苦，如“患者开始反复不自主地回忆起被困在电梯里的情景，仿佛又回到当时，感觉非常逼真。内心非常恐惧”。创伤后应激障碍患者还可有持续的警觉性增高，如此患者睡眠差，易激惹，过分地担惊受怕。创伤后应激障碍患者对于刺激相似或有关的情景的回避，表现为避免参加能引起痛苦回忆的活动，如此患者“为回避坐电梯，将自家高层住房卖掉”。故该患者最可能的诊断为创伤后应激障碍。

第二十三章　心理生理障碍

【A_1型题】

1.【答案】D

【解析】心理因素相关生理障碍是指由心理、社会因素为主要发病原因，以生理障碍为主要临床表现的一类疾病的总称。

2.【答案】E

【解析】心理因素相关生理障碍是一类疾病，其病因主要源于多种相互联系和相互影响的心理因素，例如情绪、行为方式、生活事件、个体素质易感性等，通过人体的自主神经系统、内分泌系统和免疫系统等活动作为中介机制，导致人体生理健康的损伤。

3.【答案】C

4.【答案】A

【解析】神经性厌食是指有意节制饮食，导致体重明显低于正常标准的一种进食障碍。有些患者即使已骨瘦如柴，仍认为自己肥胖，即使体重很低，仍强烈地害怕体重增加或发胖而不肯进食并拒绝治疗。患者有特异的精神病理形式的体象扭曲，强加给自己一个较低的体重标准。

5.【答案】D

【解析】神经性厌食的诊断标准是体重指数小于或等于17.5，或体重保持在至少低于正常体重的15%以上的水平。

6.【答案】B

【解析】神经性厌食的药物治疗主要是针对某些患者存在的抑郁、焦虑情绪进行对症治疗。常用的有5-羟色胺再摄取抑制剂及三环类抗抑郁药物。

7.【答案】B

【解析】对非器质性失眠的诊断需要考虑以下问题：①主诉是入睡困难、难以维持睡眠或睡眠质量差。②这种睡眠紊乱每周至少发生3次并持续1个月以上。③日夜专注于失眠，过分担心失眠的后果。④睡眠量和/或质的不满意引起了明显的苦恼或影响了社会及职业功能。

8.【答案】D

【解析】神经性厌食患者往往存在某些人格弱点，比如过分依赖、过分追求完美、逃避等。

9.【答案】C

【解析】神经性厌食治疗的关键是医务人员与患者之间建立良好的治疗关系，使其了解厌食的危害和康复的好处，克服内心抵触的阻力，取得患者的合作，使患者愿意主动接受治疗。治疗的原则是首先纠正营养不良，增加体重，同时或稍后开展心理治疗以及辅助的药物治疗，包括纠正营养不良和电解质平衡，心理治疗、药物治疗。其中心理治疗通常采用认知疗法、行为疗法，最近几年对青少年患者进行家庭治疗的效果也得到了一致的认可；药物治疗主要是针对某些患者存在的抑郁、焦虑情绪进行的对症治疗。

10.【答案】A

【解析】神经性厌食是指有意节制饮食，导致体重明显低于正常标准的一种进食障碍。有些患者即使已骨瘦如柴，仍认为自己肥胖，即使体重很低，仍强烈地害怕体重增加或发胖而不肯进食并拒绝治疗；患者体重减轻是自己有意造成的，通常采用一些手段如：自我引吐、自行导泻、运动过度、服用食欲抑制剂和/或利尿药等；有特异的精神病理形式的体象扭曲，强加给自己一个较低的体重标准；患者可有内分泌障碍，女性表现为闭经，男性多表现为性欲减退及阳痿；患者如在青春期发病，青春期发育会放慢甚至停滞。

11.【答案】E

【解析】神经性贪食的患者反复出现发作性大量进食，有难以控制的进食欲望，吃到难以忍受的腹胀为止。患者往往过分关注自己的体重和体型，存在担心发胖的恐惧心理。在发作期间，为避免体重增加，常反复采用不适当的代偿行为包括自我诱发呕吐、滥用泻药、间歇进食、使用厌食剂等。这种暴食行为又常常是偷偷进行的，有时可伴有其他偷窃和欺骗行为。患者体重变化并不一定明显。

12.【答案】D

【解析】对神经性贪食的诊断标准要满足如下条件：①对食物有种不可抗拒的欲望；难以克制的发作性暴食。②患者试图抵消食物的“发胖”作用，常采用自我引吐、滥用泻药、间断禁食、使用某些药物如食欲抑制剂，甲状腺素制剂或利尿药等方式。③患者对肥胖的病态恐惧。患者多有神经性厌食发作的既往史。

13.【答案】C

【解析】神经性呕吐又称心因性呕吐，指进食后出现自发地或故意诱发地反复呕吐，不影响下次进食的食欲。呕吐常与心理社会因素有关，如心情不愉快、心理紧张、内心冲突等，未发现明显器质性病变，无害怕发胖和减轻体重的想法，呕吐后可再进食或边吐边吃，由于总的进食量不减少，所以体重无明显减轻。

14.【答案】E

【解析】嗜睡症又称原发性过度睡眠。诊断的主要根据是白天睡眠过多，或有睡眠发作；不存在睡眠时间不足；不存在从唤醒到完全清醒的时间延长或睡眠中呼吸暂停；无发作性睡病的附加症状（如猝倒症、睡眠瘫痪、入睡前幻觉、醒前幻觉等）。患者为此明显感到痛苦或影响社会功能。几乎每天发生，并至少已1个月。不是由于睡眠不足、药物、酒精、躯体疾病所致，也不是某种精神障碍症状的组成部分。

15.【答案】C

【解析】睡行症是指一种在睡眠过程尚未清醒时起床在室内或户外行走，或做一些简单活动的睡眠和清醒的混合状态。发作时难以唤醒，刚醒时意识障碍，定向障碍，警觉性下降，反应迟钝，常持续数分钟到数十分钟，待次日醒来，对睡行经过完全遗忘。本症在儿童中发病率较高，男孩多见。

16.【答案】D

【解析】夜惊指一种常见于儿童的睡眠障碍，主要为反复出现从睡眠中突然醒来并惊叫的症状。通常发生在睡眠前1/3阶段，发生于非快速动眼睡眠时段。每次发作约持续1~10分钟，对发作不能回忆。

17.【答案】A

【解析】梦魇指在睡眠中被噩梦突然惊醒，引起恐惧不安、心有余悸的睡眠行为障碍。儿童在白天听恐怖故事，看恐怖影片后，常可发生梦魇；成人在应激事件，如遭遇抢劫、强暴等灾难性事件后，可经常发生噩梦和梦魇。患者一旦醒来就变得清醒，对梦境中的恐怖内容能清晰回忆，并仍处于惊恐之中。通常在夜间睡眠的后期发作。发生于快动眼睡眠阶段。

【A_2 型题】

18.【答案】B

【解析】患者有意节制饮食，体重明显减轻，并且体重减轻是自己有意造成的，如自行诱发呕吐，故应考虑为神经性厌食。

19.【答案】D

【解析】患者有特异的精神病理形式的体象扭曲，如“认为自己过胖，每日专注于自己的体重”；患者体重减轻是自己有意造成的，如“自行呕吐，或服泻剂”，患者出现内分泌障碍，如果“月经停止”，患者体重比标准体重减轻25%，因此该患者最可能的诊断是神经性厌食。

【A_3/A_4 型题】

20.【答案】C

21.【答案】E

【解析】患者对“肥胖”的恐惧和对体型的过分关注，使患者拒绝保持与年龄相称的最低正常体重，并已出现闭经等内分泌障碍。神经性厌食患者即使已骨瘦如柴，仍认为自己肥胖，即使体重很低，仍强烈地害怕体重增加或发胖而不肯进食并拒绝治疗。故该患者正确的诊断为神经性厌食。神经性厌食治疗的一般原则是首先纠正营养不良和水电解质平衡，治疗初期是以恢复体重，挽救生命为基本目标，同时或稍后开展心理治疗以及辅助的药物治疗。

22.【答案】B

23.【答案】A

24.【答案】D

【解析】失眠症是指睡眠启动和睡眠维持障碍，致使睡眠质量不能满足个体需要的一种状况。失眠有多种形式，包括入睡困难、睡眠不深、易醒、多梦早醒、再睡困难、醒后不适或疲乏感，或白天困倦。急性应激是失眠的常见原因，主要有一过性兴奋、思虑、精神紧张、近期居丧、躯体不适及睡眠环境改变、时差反应等。失眠的治疗主要有：①认知疗法，主要是提高患者对睡眠的正确认识以及减少睡眠前焦虑而达到治疗的目的。②行为治疗，主要是帮助患者建立有规律的睡眠节律，克服睡前焦虑的行为调整方法，包括放松训练、刺激控制训练、自由想象训练等。③药物治疗，临床上主要使用苯二氮䓬类药物。

第二十一篇 运动系统

第一章 骨折概论

【A_1型题】

1.【答案】D

【解析】影响骨折愈合的因素：①全身性因素：营养不良或患有各种代谢障碍性疾病等健康状况不佳者愈合慢。②局部性因素：a. 骨折的部位、类型、程度等影响愈合。b. 治疗或护理不当，如复位或固定欠妥、不恰当的手术处理、功能锻炼不够或过度等也影响愈合；c. 骨折端的血供不良或周围软组织较少或软组织损伤重，骨折愈合慢；d. 骨折局部有感染则影响愈合；e. 金属内固定器材质量不佳或使用不当等。因此，影响骨折愈合的最重要因素是断端血供，故选D。

2.【答案】C

【解析】骨折急救的目的是用最为简单而有效的方法抢救生命、保护患肢、迅速转运，以便尽快得到妥善处理。其包括抢救休克、包扎伤口、妥善固定、迅速转运。

3.【答案】D

【解析】稳定性骨折，骨折端不易移位的骨折，如裂缝骨折、青枝骨折、横形骨折、压缩性骨折、嵌插骨折等。

4.【答案】C

【解析】压缩性骨折：骨质因压缩而变形，多见于松质骨，如脊椎骨和跟骨。

5.【答案】C

6.【答案】C

【解析】骨折的特有体征：畸形、异常活动、骨擦音或骨擦感。

7.【答案】A

【解析】股骨颈骨折按骨折线部位分类，可分为股骨头下骨折，经股骨颈骨折，股骨颈基底骨折。其中股骨头下骨折，骨折线位于股骨头下，使旋股内、外侧动脉发出的营养支损伤，中断了股骨头的血供，使股骨头仅有供血量很少的股骨头小凹动脉供血，致使股骨头严重缺血，故发生股骨头缺血坏死的机会很大。

8.【答案】B

【解析】随着肢体活动和负重，根据Wolff定律，骨的机械强度取决于骨的结构，成熟骨板经成骨细胞和破骨细胞相互作用，在应力轴线上成骨细胞相对活跃，有更多的新骨使之形成坚强的半层骨。

9.【答案】B

【解析】大多数骨折均可采用手法复位的方法矫正其复位，切开复位只在一定的条件下进行。切开复位的缺点：切开复位分离软组织和骨膜，减少骨折部位的血液供应；增加局部软组织损伤的程度，降低局部抵抗力，若无菌操作不严，易于发生感染，导致化脓性骨髓炎；切开复位后所用的内固定器材如选择不当，术中可能发生困难或影响固定效果，内固定器材的取出，大多需再一次手术。

10.【答案】E

【解析】功能复位的标准是：①骨折部位的旋转移位、分离移位必须完全矫正。②缩短移位在成人下肢骨折不超过1cm；儿童若无骨骺损伤，下肢缩短在2cm以内，在生长发育过程中可自行矫正。③成角移位：下肢骨折轻微地向前或向后成角，与关节活动方向一致，日后可在骨痂改造期内自行矫正。④长骨干横形骨折，骨折端对位至少达1/3左右，干骺端骨折至少应对位3/4左右。

11.【答案】E

【解析】骨折的晚期并发症常见：①坠积性肺炎：多发生于骨折长期卧床的患者，特别是老年、体弱和患有慢性病的人。②压疮。③下肢深静脉血栓。④感染。⑤损伤性骨化。⑥创伤性骨关节炎。⑦关节僵硬。⑧急性骨萎缩。⑨缺血性骨坏死。⑩缺血性肌挛缩。

12.【答案】B

【解析】闭合性骨折，因为局部血肿吸收，常有发热，但温度一般不超过38℃。

13.【答案】C

【解析】脂肪栓塞发生于成人，是由于骨折处髓腔内血肿张力过大，骨髓被破坏，脂肪滴进入破裂的静脉窦内，可引起肺、脑脂肪栓塞。

14.【答案】A

【解析】骨折后易发生骨缺血性坏死的部位有腕舟状骨骨折近侧骨折端缺血性坏死，股骨颈骨折后股骨头缺血性坏死。

15.【答案】C

【解析】骨折治疗原则为复位、固定、康复治疗。药物治疗不属于此范畴。

16.【答案】D

【解析】切开复位的缺点：

①切开复位分离软组织和骨膜，减少骨折部位的血液供应影响愈合。②增加局部软组织损伤的程度，降低局部抵抗力，若无菌操作不严，易发生感染，导致化脓性骨髓炎。③切开复位后所用的内固定器材如选择不当，可能发生操作困难或影响固定效果。

17.【答案】C

【解析】髓内针对骨折周围组织破坏小，不需切开骨折部位肌肉组织，减少肿瘤扩散。

18.【答案】B

【解析】骨折端易移位或者复位后易再移位者，如斜行骨折、螺旋形骨折、粉碎性骨折等为不稳定性骨折。

19.【答案】A

20.【答案】A

【解析】缺血性肌挛缩是严重的骨折晚期并发症，是骨筋膜室综合征的严重后果，由于上、下肢的血液供应不足或包扎过紧超过一定时限，肢体肌群缺血而坏死，终致机化，形成瘢痕组织，逐渐挛缩而形成特有畸形。前臂多见。肱骨髁间粉碎骨折，局部血肿严重，影响局部肢体血运，容易出现缺血性肌挛缩。

21.【答案】D

22.【答案】C

23.【答案】A

24.【答案】B

【解析】骨折晚期并发症包括：①坠积性肺炎。②压疮。③下肢静脉血栓。④感染。⑤损伤性骨化。⑥创伤性关节炎。⑦关节僵硬。⑧急性骨萎缩。⑨缺血性骨坏死。⑩缺血性肌痉挛。

25.【答案】D

【解析】骨筋膜室综合征如有大量毒素进入血液循环，可导致休克、心律不齐和肾衰竭。

26.【答案】E

27.【答案】B

【解析】健康的骨组织要发生骨折，非有巨大暴力不可。但在骨的某些相对纤细部位或骨结构形态变化大的部位，都易产生应力集中，当受到较长时间的反复、集中的轻微伤力后，首先发生骨梁骨折，并随即进行修复，但在修复过程中继续受到外力作用，使修复障碍，骨吸收增加，反复这一过程，终因骨吸收大于骨修复而导致完全骨折。疲劳骨折好发于第2跖骨干和肋骨。第3、4跖骨、腓骨远侧和胫骨近侧和股骨远侧也可发生。

28.【答案】A

29.【答案】E

【A_2 型题】

30.【答案】E

【解析】骨折的专有体征：畸形、反常活动、骨擦音或骨擦感。以上三种体征只有发现其中之一，即可确诊。本例左大腿受伤后X线片示坐骨皮质连续性中断，应诊断为坐骨骨折。对该诊断最有意义的临床表现是反常活动。

31.【答案】C

【解析】前臂骨折患者，手法复位后骨折部位血肿，使骨筋膜室内压力升高，动、静脉受压，引起局部缺血表现。

32.【答案】D

33.【答案】E

【解析】骨折1年后髓腔硬化，提示骨折不愈合，需要行植骨融合，内固定结合外固定术，促进骨折愈合。

34.【答案】A

【解析】多发骨折，首先应观察生命体征，预防失血性休克。

35.【答案】C

【解析】短缩成角畸形首先考虑尺骨、桡骨双骨折，单纯的尺骨或桡骨骨折，没有短缩畸形。

36.【答案】D

【解析】股四头肌剧烈收缩导致髌骨间接暴力骨折。

37.【答案】E

【解析】骨折的急救强调妥善固定，股骨干闭合性骨折，因下肢肌肉力量发达，常将双下肢捆扎在一起。

38.【答案】B

【解析】上臂较对侧短4cm提示短缩移位，同时合并成角畸形，提示有成角移位。

39.【答案】C

【解析】关节内骨折，关节面遭到破坏，又未能准确复位，骨愈合后使关节面不平整，长期磨损易引起创伤性关节炎，致使关节活动时出现疼痛。

40.【答案】A

【解析】5岁儿童，肱骨髁上骨折出现骨筋膜室综合征早期表现，不建议早期手术，应牵引后使骨折断端复位，固定。

41.【答案】B

42.【答案】B

43.【答案】B

【解析】拇指骨折不能不处理，清创应在6~8小时内进行，为减少出血应使用止血带，肌腱神经损伤，必要时可行二期修复。清创从浅层到深层是正确的。

44.【答案】C

【解析】骨折患者并发脂肪栓塞临床上出现呼吸功能不全、发绀，胸部拍片有广泛性肺突变。动脉低血压可致烦躁不安、嗜睡，甚至昏迷和死亡。

【A_3/A_4 型题】

45.【答案】A

46.【答案】A

【解析】开放性骨折不适合使用内固定，为达到良好的复位与固定效果，外固定架为首选。

47.【答案】D

【解析】桡神经损伤导致垂腕畸形，尺神经损伤导致爪形手畸形，正中神经损伤导致猿手畸形。

48.【答案】E

49.【答案】D

【解析】外伤明确，左小腿肿胀提示局部压力高，有骨折可能大，足背动脉搏动不清，提示压力增大后影响动脉血供。所以，骨筋膜室综合征可能最大。

50.【答案】C

【B_1型题】

51.【答案】E

52.【答案】A

53.【答案】B

54.【答案】C

55.【答案】D

56.【答案】C

57.【答案】D

第二章 上肢骨折

【A_1型题】

1.【答案】D

【解析】桡神经在肱骨中下1/3处贴近骨干，此处肱骨骨折时桡神经易受损伤。

2.【答案】E

【解析】肱骨中段横行骨折，为稳定性骨折，手法复位外固定，创伤小。

3.【答案】A

4.【答案】D

5.【答案】B

【解析】肱骨髁上血管、神经分布相对集中，此处骨折容易合并血管、神经损伤。

6.【答案】B

【解析】肘内翻是常见的髁上骨折晚期畸形，发生率达30%。肘内翻畸形并不影响肘关节的伸屈活动，但影响外观及患者心理。畸形超过20°以上，伤后1~2年畸形稳定则可行肱骨髁上外侧楔形截骨术矫正。

7.【答案】C

【解析】肘后三角关系异常是肘关节脱位的特征表现。

8.【答案】C

9.【答案】E

【解析】锁骨后有臂丛神经及锁骨下血管经过，若暴力作用强大，骨折移位明显，局部肿胀严重，有可能合并其他部位的骨折、肺部损伤、血管损伤和臂丛神经的损伤。

10.【答案】B

【解析】锁骨骨折治疗：①儿童的青枝骨折及成人的无移位骨折可不做特殊治疗。仅用三角巾悬吊患肢3~6周即可开始活动。②对有移位的锁骨中段骨折，手法复位满意的可采用横形“8”字绷带固定。③切开复位内固定。

11.【答案】E

12.【答案】B

【解析】Colles骨折的特征畸形是“银叉”样畸形。

13.【答案】C

【解析】Colles骨折X线片可见骨折远端向桡、背侧移位，近端向掌侧移位。

14.【答案】A

【解析】Smith骨折X线拍片可发现近折端向背侧移位，远折端向掌侧、桡侧移位。

15.【答案】C

【A_2型题】

16.【答案】C

【解析】腕关节不能背伸，桡神经损伤可能，局部畸形异常活动，考虑骨折后合并神经损伤，切开复位内固定，神经探查是最合理的处理方法。

17.【答案】C

【解析】畸形伴反常活动提示骨折，伴有创口流血，考虑开放性骨折，腕、手活动自如暂不考虑神经损伤。

18.【答案】E

【解析】骨折6个月，骨端有硬化现象，伴有骨折线，骨痂极少，考虑骨折延迟愈合，此时需切开植入内固定加外固定术。

19.【答案】C

20.【答案】E

【解析】儿童肱骨髁上骨折，短缩移位，成角移位，旋转移位需完全矫正，而不需完全矫正桡侧方移位。

21.【答案】D

【解析】前臂尺骨、桡骨骨折，经手法复位失败，应考虑切开复位内固定，防止畸形愈合。

22.【答案】A

【解析】锁骨骨折常合并臂丛神经损伤，术中应行探查术。

23.【答案】E

24.【答案】B

25.【答案】B

【解析】骨折8个月不愈合，骨折断端骨髓腔已封闭硬化，应切除硬化骨，植骨，钢板内固定加牢固的外固定。

26.【答案】C

27.【答案】E

【解析】老年患者桡骨远端骨折，对位、对线良好，嵌插畸形，手法复位、石膏固定即可。

【A_3/A_4型题】

28.【答案】D

【解析】锁骨中外1/3骨折，血压低，首先抢救休克。

29.【答案】E

【解析】患者出现桡动脉搏动触不到，手部发凉，皮色苍白，考虑血管损伤可能大，同时伴有休克，应积极抢救休克同时切开复位内固定加适当外固定。

30.【答案】B

31.【答案】D

【解析】首先应清创，预防感染，同时应行骨折复位固定，桡神经探查，加外固定。

32.【答案】A

【解析】伸直型肱骨髁上骨折表现为儿童有手着地受伤史，肘部出现疼痛、肿胀、皮下瘀斑，肘部向后突出并处于半屈位，应想到肱骨髁上骨折的可能。

33.【答案】E

【B_1 型题】

34.【答案】A

35.【答案】B

36.【答案】C

第三章 下肢骨折

【A_1 型题】

1.【答案】B

【解析】股骨干下 1/3 骨折时，远折端由于腓肠肌牵拉及肢体重力作用而向后方移位，近折端由于股前、外、内肌的牵拉而向前上移位。故选 B。

2.【答案】E

3.【答案】D

4.【答案】A

【解析】①按照骨折线的部位，将股骨颈骨折分为股骨头下型、经股骨颈型和股骨颈基底型。②按骨折线 Pauwells 角指股骨颈骨折时远端骨折线与两髂嵴连线所形成的角度。外展型：Pauwel 角<30°，为稳定骨折，多有嵌插，剪力小、较稳定，愈合率高；常可用持续牵引治疗，处理不当可发生移位，转为不稳定型。内收骨折：Pauwel 角 >50°，为不稳定骨折，常有移位，剪力大，固定困难，不连接率高，常需要内固定治疗。

5.【答案】E

【解析】由于股骨粗隆间骨折为关节囊外骨折，骨折远端处于极度外旋位。

6.【答案】A

7.【答案】A

8.【答案】C

【解析】伴有血管损伤的股骨干骨折，应尽早切开复位内固定，血管探查术。

9.【答案】D

10.【答案】B

【解析】成人股骨干骨折患者、切开复位内固定治疗时多采用钢板、带锁髓内钉、弹性钉内固定或外固定架外固定。

11.【答案】E

12.【答案】C

【解析】3 岁以下儿童采用垂直悬吊皮肤牵引。在牵引过程中，要定时测量肢体长度和进行床旁 X 线片，了解牵引力是否足够。

13.【答案】A

14.【答案】E

15.【答案】D

【解析】腓骨小头与腓总神经毗邻，所以腓骨小头骨折时，可伴有腓总神经损伤，腓总神经分为腓浅神经和腓深神经，其中腓深神经支配小腿肌前群、足背肌及第 1、2 趾背面的相对缘皮肤。

16.【答案】D

【解析】开放性骨折，强调彻底清创，防止感染，尽可能一期愈合。

【A_2 型题】

17.【答案】E

【解析】下肢外旋角度大，粗隆间骨折可能性大。

18.【答案】C

19.【答案】A

【解析】稳定性骨折，可先采用皮牵引的方法，下肢免负重。

20.【答案】E

【解析】老年患者 76 岁，头下型股骨颈骨折，考虑股骨头置换术。

21.【答案】C

【解析】外伤后股骨局部肿胀畸形，足背动脉搏动消失，足趾发凉，最大可能是骨折伴有股动脉损伤。

22.【答案】D

【解析】右大腿外伤，中段肿胀，皮温高，畸形成角，血白细胞正常，股骨干骨折可能大。

23.【答案】E

【解析】骨折不愈合的治疗，应切除硬化骨，植骨，内固定加牢固的外固定。

24.【答案】D

【解析】注意刀砍伤后休克状态，应积极抢救休克，尽快清创，手术探查。

25.【答案】B

【解析】股骨干骨折手术治疗的指征：①非手术疗法失败。②同一肢体或其他部位有多处骨折。③合并神经、血管损伤。④老年人的骨折，不宜长期卧床者。⑤陈旧骨折不愈合。⑥开放性骨折。

26.【答案】E

27.【答案】C

28.【答案】A

【解析】胫骨或胫腓骨骨折会有小腿内侧的疼痛，有骨擦音存在，骨折的特有体征。

【A_3/A_4 型题】

29.【答案】C

【解析】中、老年人有摔倒受伤史，伤后感髋部疼痛，下肢活动受限，不能站立和行走，应怀疑股骨颈骨折。检查时可发现患肢外旋畸形，45°~60°。

30.【答案】A

31.【答案】D

32.【答案】C

【解析】多发外伤，尤其腹部外伤，应警惕腹部实质性脏器的损伤，注意失血性休克的抢救。

33.【答案】B

【B_1型题】

34.【答案】C

35.【答案】E

36.【答案】B

37.【答案】E

【解析】桡骨远端骨折主要采用手法复位，石膏或夹板外固定。

38.【答案】C

【解析】参见12题解析。

第四章　脊柱、脊髓损伤和骨盆骨折

【A_1型题】

1.【答案】C

2.【答案】D

【解析】体格检查比辅助检查具有更重要的临床意义。

3.【答案】B

【解析】按照轻重缓急，应先抢救休克，然后尿道损伤，最后骨盆骨折。

4.【答案】C

5.【答案】B

【解析】因为胸椎骨性椎管相对较窄，所以胸椎骨折脱位更容易出现脊髓损伤，且多为完全性。

6.【答案】C

【解析】骨盆骨折的体征：①骨盆分离试验与挤压试验阳性。②肢体长度不对称。③会阴部的瘀斑是耻骨和坐骨骨折的特有体征。

7.【答案】A

【解析】脊髓休克是脊髓功能短时间内的传导功能抑制，最终脊髓功能是可以恢复的。

8.【答案】C

【解析】颈椎压缩性骨折最常见于$C_{4\sim5}$或$C_{6\sim6}$节段。Ⅰ度的压缩骨折可行颈部支具固定8~12周，Ⅱ度或Ⅲ度的不稳定骨折应行骨折椎体次全切除，内固定植骨融合。

9.【答案】A

【解析】骨盆骨折最危险的并发症为腹膜后出血，术中禁忌将血肿切开，否则易因止血困难，导致大出血。

10.【答案】E

【解析】骨盆骨折合并尿道完全断裂，最好的处理为尿道吻合术。膀胱穿刺和造瘘术仅是临时采用的尿液引流。

11.【答案】B

12.【答案】B

【解析】耻骨骨折无明显移位，卧床休养，定时复查X线即可。

13.【答案】C

14.【答案】E

15.【答案】B

【解析】齿状突骨折分为Ⅰ、Ⅱ、Ⅲ三型。Ⅰ型骨折为齿状突尖端撕脱骨折；Ⅱ型骨折又称基底部骨折，为齿状突与枢椎体连接处的骨折；Ⅲ型骨折为枢椎体上部骨折，骨折线常涉及一侧或两侧的枢椎上关节突。其中Ⅱ型骨折不易愈合。

16.【答案】C

17.【答案】D

【解析】脊髓休克也称脊休克。当脊髓与高位中枢断离时，脊髓暂时丧失反射活动的能力而进入无反应状态的现象称为脊髓休克。

18.【答案】A

【解析】下肢瘫痪是脊髓损伤直接导致的临床症状，而不是并发症。

19.【答案】C

【解析】Chance骨折指横越椎骨的屈曲牵张性骨折，多见于高速公路紧急刹车时上身突然前屈所致。

20.【答案】B

【解析】高位颈脊髓损伤早期即可出现因呼吸肌无力导致的呼吸衰竭，需借助呼吸机辅助。

21.【答案】D

【解析】神经源性休克是动脉阻力调节功能严重障碍，血管张力丧失，引起血管扩张，导致周围血管阻力降低，有效血容量减少的休克。多见于严重创伤、剧烈疼痛（胸腔、腹腔或心包穿刺等）刺激，高位脊髓麻醉或损伤，起病急，及时诊断、治疗预后良好。其余各项描述为脊髓休克的相关内容。

22.【答案】E

23.【答案】C

【解析】膝腱反射的神经节段为$L_{2\sim4}$，跟腱反射的神经节段为S_1。

24.【答案】C

【解析】脊髓排尿中枢位于$S_{2\sim4}$水平，相当于脊椎的$T_1\sim L_{12}$水平。

25.【答案】E

【A_2型题】

26.【答案】D

【解析】患者骨盆骨折，休克状态，已明确有腹膜后血肿，应首先积极抢救休克，病情稳定后考虑骨折复位内固定，禁忌打开腹膜止血。

27.【答案】E

28.【答案】E

【解析】2个月前外伤致腰椎压缩性骨折，目前腰1椎体后缘骨嵴压迫脊髓，应积极手术治疗，后方椎板切除减压术，其他方法不适合陈旧骨折。

29.【答案】B

【解析】明确的外伤史，之后出现四肢瘫痪，排尿障碍，可以明确脊髓损伤，目前脊髓休克状态。

30.【答案】B

【解析】齿状突骨折最先采取的措施，应为颅骨牵引固定，该方法固定可靠，且有复位的作用，条件允许下完善术前准备，行切开复位内固定术。

31.【答案】D

【解析】颈脊髓损伤后，患者体温调节功能下降，持续高热，首先应采用物理降温。

32.【答案】D

33.【答案】B

【A_3/A_4 型题】

34.【答案】E

【解析】患者由高处跌落摔伤腰部，活动受限，不能站立，提示腰部损伤。为明确有无合并神经损伤，最有意义的体格检查是上下肢感觉运动，故选E。

35.【答案】E

【解析】为明确是否有腰椎骨折，首选的影像学检查是X线片。在X线片上可见椎体高度改变，脊柱弯曲度改变，严重滑脱可见附件的损伤。凡有中柱损伤或有神经症状均需CT检查。故选E。

36.【答案】C

【解析】CT片可显示椎体骨折情况，但不能显示脊髓损伤和软组织损伤情况。为此应做MRI检查，可以看到出血和血肿信号，还可看到因脊髓损伤所表现得异常高信号。故选C。

37.【答案】D

【解析】不能排尿提示尿道损伤，直肠指诊指套染血提示直肠损伤。

38.【答案】A

39.【答案】D

【解析】休克难以纠正时应结扎髂内动脉，止血，防止休克加重。

【B_1 型题】

40.【答案】A

41.【答案】B

【解析】颈4~5骨折后脊髓损伤，上肢屈肘伸腕等功能丧失，四肢瘫。

42.【答案】C

【解析】颈6~7骨折后脊髓损伤，常可保留屈肘功能。

第五章　关节脱位与损伤

【A_1 型题】

1.【答案】E

2.【答案】D

3.【答案】D

【解析】桡骨头半脱位是婴幼儿常见的肘部损伤之一。多发生在5岁以下儿童。本病的治疗主要是依靠手法复位，复位时不用麻醉，将肘关节从伸到屈的过程中旋转前臂，复位成功时可感觉到肱骨桡关节处的弹跳感。复位后肘部及前臂可活动自如，无须石膏固定。

4.【答案】D

【解析】只有对复杂性后脱位病例，目前在治疗方面还有争论，但考虑到合并有关节内骨折，日后产生创伤性骨关节炎的机会明显增多，因此主张早期切开复位与内固定。伤后3个月内患肢不能负重。

5.【答案】C

6.【答案】C

7.【答案】E

8.【答案】A

【解析】脱位通常影响活动的关节，如踝、膝、髋、腕、肘，但最常见的是肩和手指关节。

9.【答案】E

10.【答案】B

【解析】髋关节后脱位，指股骨头多有髂股韧带与坐股韧带之间的薄弱区穿出脱位，造成后关节囊及圆韧带撕裂。临床最为多见，占髋关节脱位的85%~90%。

11.【答案】A

【解析】肩关节脱位按肱骨头的位置分为前脱位和后脱位。肩关节前脱位者很多见，常因间接暴力所致。

12.【答案】C

【解析】髋关节后脱位一般均可手法复位，很少有困难。复位方法以屈髋屈膝位顺股骨轴线牵引较为稳妥可靠，Allis法为仰卧位牵引，Stimson法为俯卧位牵引。Allis法最为常用。

13.【答案】B

14.【答案】B

15.【答案】A

16.【答案】C

17.【答案】C

18.【答案】D

【A_2 型题】

19.【答案】C

【解析】股骨颈骨折多为下肢外旋短缩畸形，而该患者患肢短缩，屈曲，内收，内旋畸形符合髋关节后脱位表现。

20.【答案】C

【解析】儿童的腕、手有被向上牵拉的受伤史，患儿感肘部疼痛，活动受限，前臂处于半屈位及旋前位。检查肘部外侧有压痛，即应诊断为桡骨头、半脱位。X线摄片常不能发现桡骨头有脱位改变。

21.【答案】C

【解析】肩关节脱位，出现方肩畸形。

22.【答案】C

【解析】髋关节后脱位患者有明显外伤史，通常暴力很大。有明显的疼痛，髋关节不能主动活动。患肢缩短，髋关节呈屈曲、内收、内旋畸形。可以在臀部摸到脱出的股骨头，大转子上移明显。

【A_3/A_4型题】

23.【答案】D

【解析】患肢屈曲内收内旋畸形，髋关节后脱位表现。

24.【答案】A

【解析】髋关节后脱位可合并坐骨神经损伤，发生率约为10%。多表现以腓总神经损伤的体征，出现足下垂、趾背伸无力和足背外侧感觉障碍等。

25.【答案】E

【解析】首先选择的方法为皮牵引，最安全可靠的方法为Allis手法复位。

26.【答案】C

27.【答案】D

【解析】桡骨头半脱位可能大，首选手法复位。

28.【答案】C

29.【答案】B

【B_1型题】

30.【答案】A

31.【答案】A

32.【答案】C

第六章　手外伤及断肢（指）再植

【A_1型题】

1.【答案】D

2.【答案】E

3.【答案】B

【解析】Allen试验，检查手部的血液供应，桡动脉与尺动脉之间的吻合情况。①术者用双手同时按压桡动脉和尺动脉。②嘱患者反复用力握拳和张开手指5~7次至手掌变白。③松开对尺动脉的压迫，继续保持压迫桡动脉，观察手掌颜色变化。若手掌颜色15秒之内迅速变红或恢复正常，即Allen试验阳性，表明尺动脉和桡动脉间存在良好的侧支循环；相反，若15秒手掌颜色仍为苍白，即Allen试验阴性，这表明手掌侧支循环不良。禁做介入、动静脉内瘘等手术。

4.【答案】D

5.【答案】E

6.【答案】B

【解析】该患者已有骨外露，不适合皮片植皮。

7.【答案】A

【解析】皮瓣是由具有血液供应的皮肤及其附着的皮下脂肪组织所形成。在皮瓣形成与转移过程中，必须有一部分与本体（供皮瓣区）相连，此相连的部分称为蒂部，以保持血液供应，其他在面及深面均与本体分离，转移到另一创面后（受皮瓣区），暂时仍由蒂部血运供应营养，等受皮瓣区创面血管长入皮瓣，建立新的血运后，再将蒂部切断，始完成皮瓣转移的全过程，故又名带蒂皮瓣。

8.【答案】C

【解析】不能因为预防感染，而过多的切除皮缘，否则导致伤口缝合困难。

9.【答案】C

【解析】鼻烟窝为位于手背外侧部的浅凹，在拇指充分外展并后伸时明显。其桡侧界为拇长展肌腱和拇短伸肌腱，尺侧界为拇长伸肌腱，近侧界为桡骨茎突，窝底为手舟骨和大多角骨。窝内有桡动脉通过，可扪及其搏动。

10.【答案】B

【解析】屈腱修复后容易产生粘连，粘连是最重要影响功能的并发症，其次为指关节僵硬。任何缝合材料和缝合方法都不能允许患者能早日自主屈指而不引起断裂。国内外较为有用的方法有控制的自主活动及持续被动活动，或两者的结合。

11.【答案】E

【解析】若受伤现场离医院较远，离断肢（指）应采用干燥冷藏法保存，即将断肢（指）清洁或无药敷料包裹，置入塑料袋中密封，再放于加盖的容器内，外周放入冰块保护。

12.【答案】C

13.【答案】E

14.【答案】E

15.【答案】B

16.【答案】E

17.【答案】A

18.【答案】B

【解析】中国九分法：适于较大面积烧伤。头、面、颈部三者各占3%，也就是9%×1=9%（一个9%）。双上肢即双手、双前臂、双上臂各占5%、6%、7%，也就是18%，即9%×2=18%（两个9%）。躯干的前躯干、后躯干、会阴部各占13%、13%、1%，也就是9%×3=27%（三个9%）。双下肢包括臀、双大腿、双小腿和双足，依次各占5%、21%、13%、7%，即双下肢总面积为5%+21%+13%+7%=46%，也就是9%×5+1%（5个9%加上1%）。

19.【答案】E

【A_2 型题】

20.【答案】D

21.【答案】B

22.【答案】A

23.【答案】D

24.【答案】C

【解析】切割伤，早期清创后尽可能一期缝合。

25.【答案】A

26.【答案】C

27.【答案】C

28.【答案】B

【解析】发现患指指甲发绀，指腹肿胀，毛细血管反应存在，皮温尚正常，提示动脉灌注尚可，除外A、C，考虑为B。正常情况下再植肢体的指（趾）腹饱满，如果切开指趾腹侧方，将在1~2秒内流出鲜红色液。如颜色由红润变成淡红色液，则是动脉血供不足的表现；如果颜色变成苍白、皮温下降、毛细血管回流消失、指腹干瘪，指腹切开不出血，则表示动脉供血中断；如指腹由红润变成暗紫色且指腹张力高、毛细血管回流加快、皮温从略升高而逐渐下降、指腹切开流出暗紫色血液，则是静脉回流障碍的表现。

29.【答案】E

30.【答案】D

31.【答案】D

【A_3/A_4 型题】

32.【答案】E

【解析】中指呈伸直位，考虑屈指肌腱损伤；感觉障碍，手指苍白，考虑固有神经和指动脉损伤。

33.【答案】A

34.【答案】C

【解析】颜色变成苍白、皮温下降、毛细血管回流消失、指腹干瘪，指腹切开不出血，则表示动脉供血中断。应尽早探查。

35.【答案】B

36.【答案】D

37.【答案】A

【解析】如指腹由红润变成暗紫色且指腹张力高、毛细血管回流加快、皮温从略升高而逐渐下降、指腹切开流出暗紫色血液，则是静脉回流障碍的表现。

38.【答案】A

【B_1 型题】

39.【答案】B

40.【答案】C

41.【答案】D

42.【答案】A

43.【答案】B

44.【答案】E

第七章　周围神经损伤

【A_1 型题】

1.【答案】A

【解析】尺神经易在腕部和肘部损伤，腕部损伤主要表现为骨间肌、蚓状肌、拇内收肌麻痹所致环、小指爪形手畸形及手指内收、外展障碍和Froment征以及手部尺侧半和尺侧一个半手指感觉障碍，特别是小指感觉消失。故选A。

2.【答案】B

【解析】①上臂受损时正中神经支配的肌肉完全麻痹，前臂不能旋前，屈腕力弱，拇指、示指和中指不能屈曲，握拳无力；拇指、示指也不能过伸，拇指不能对掌和外展，大鱼际肌萎缩，状如猿手；手指功能严重损害，持物困难，表现手严重伤残。②前臂中或下1/3损伤时，旋前圆肌、腕屈肌、指屈肌功能仍可保存，运动障碍仅限于拇指外展、屈曲和对掌。

3.【答案】E

4.【答案】E

【解析】拇指感觉障碍是正中神经或桡神经损伤后的表现。

5.【答案】A

6.【答案】D

7.【答案】C

8.【答案】A

【解析】胫神经于腘窝中间最浅，伴行腘动脉、腘静脉经比目鱼肌腱弓深面至小腿，小腿上2/3部行走于小腿三头肌和胫后肌之间，于内踝后方穿屈肌支持带进入足底，支配小腿后侧屈肌群和足底感觉。股骨髁上骨折及膝关节脱位易损伤胫神经，引起小腿后侧屈肌群及足底内在肌麻痹，出现足跖屈、内收、内翻，足趾跖屈、外展和内收障碍，小腿后侧、足背外侧、跟外侧和足底感觉障碍。

9.【答案】A

【A_2 型题】

10.【答案】D

【解析】股骨髁上骨折及膝关节脱位易损伤胫神经，引起小腿后侧屈肌群及足底内在肌麻痹，出现足跖屈、内收、内翻，足趾跖屈、外展和内收障碍，小腿后侧、足背外侧、跟外侧和足底感觉障碍。

11.【答案】D

【A_3/A_4 型题】

12.【答案】D

13.【答案】E

【解析】肱骨闭合性骨折并发桡神经损伤，多属神经挫伤，较少为断裂伤，一般先行保守治疗，2~3个月无效后手术探查。

第八章　运动系统慢性损伤

【A_1 型题】

1.【答案】C

【解析】中央型的腰椎间盘突出可压迫马尾神经、出现大小便障碍，鞍区感觉异常。急性发病时应作为急症手术的指征。

2.【答案】A

【解析】由于95%左右的椎间盘突出发生在腰$_{4\sim5}$及腰$_5$～骶$_1$间隙，故多伴有坐骨神经痛。坐骨神经痛多为逐渐发生，疼痛为放射性，由臀部、大腿后外侧、小腿外侧至足跟部或足背。

3.【答案】C

4.【答案】D

5.【答案】B

【解析】MRI是检查和诊断股骨头坏死的“金标准”。股骨头坏死在MRI上出现的改变早于X线和CT，而且MRI能够发现骨髓水肿，这种骨坏死的早期表现无法用X线和C检查。MRI可以有效筛查无症状的高危患者。因此诊断早期股骨头坏死最敏感的检查是MRI，故选B。

6.【答案】B

7.【答案】E

【解析】腰椎间盘突出症，直腿抬高试验多为阳性。

8.【答案】D

【解析】骨性关节炎多见于中老年人，女性多于男性。

9.【答案】C

【解析】骨关节炎为一种退行性病变，系由于增龄、肥胖、劳损、创伤、关节先天性异常、关节畸形等诸多因素引起的关节软骨退化损伤、关节边缘和软骨下骨反应性增生，又称骨关节病。

10.【答案】D

11.【答案】B

12.【答案】B

【解析】肱骨外上髁炎，诊断后首选保守治疗。

13.【答案】E

【解析】早期行局部封闭：用醋酸氢化可的松或泼尼松12.5～25mg加1%普鲁卡因2ml行局部鞘管内注射，每周一次，连续3～4次为一疗程。药物应准确注入鞘管内，疗效多满意。

14.【答案】E

15.【答案】B

16.【答案】E

【解析】无论肩关节周围炎病程长、短，症状轻、重，均应每日进行肩关节的主动活动锻炼，活动时以不引起剧痛为限。故选E。

17.【答案】D

【解析】①经正规非手术疗法3个月以上无效，临床表现、影像学所见及神经学定位相一致。②有进行性肌肉萎缩及疼痛剧烈。③虽非手术疗法有效，但由于症状反复发作影响工作、学习和生活。

18.【答案】B

19.【答案】C

20.【答案】D

【解析】类风湿关节炎（RA）是一种病因未明的慢性、以炎性滑膜炎为主的系统性疾病。其特征是手、足小关节的多关节、对称性、侵袭性关节炎症，经常伴有关节外器官受累及血清类风湿因子阳性，可以导致关节畸形及功能丧失。手术治疗：早期可行受累关节滑膜切除术，以减少关节液渗出，防止血管翳形成，保护软骨和软骨下骨组织，改善关节功能；也可在关节镜下行关节清理、滑膜切除术；晚期，可根据病情行人工关节置换术。

21.【答案】E

22.【答案】A

【解析】桡骨茎突狭窄性腱鞘炎是由于拇指或腕部活动频繁，使拇短伸肌和拇长展肌腱在桡骨茎突部腱鞘内长期相互反复摩擦，导致该处肌腱与腱鞘产生无菌性炎症反应，局部出现渗出、水肿和纤维化，鞘管壁变厚，肌腱局部变粗，造成肌腱在腱鞘内的滑动受阻而引起的临床症状。握拳尺偏试验（Finkelstein征）阳性。

23.【答案】D

24.【答案】D

【解析】骨关节炎由于关节软骨破坏、关节面不平、关节活动时出现骨擦音（感）、多见于膝关节。

25.【答案】C

26.【答案】C

【解析】胫骨结节骨软骨病好发于青春发育期，12～14岁的男孩，多为单侧性多为发育加快，喜好运动者，可有剧烈运动或外伤史。

27.【答案】E

【解析】胫骨结节骨软骨病有自限性，即自行痊愈，无须药物治疗，仅嘱托患者注意休息，限制膝关节活动，避免跑、跳、蹦，长久步行。

28.【答案】D

29.【答案】C

30.【答案】A

【解析】颈椎病分为神经根型、脊髓型、椎动脉型、交感神经型、混合型。其中神经根型最为常见。

31.【答案】C

32.【答案】C

【解析】人工关节置换术是指采用金属、高分子聚乙烯、陶瓷等材料，根据人体关节的形态、构造及功能制成人工关节假体，通过外科技术植入人体内，代替患病关节功能，达到缓解关节疼痛，恢复关节功能的目的。年龄已非人工关节置换的决定性因素。最初，受限于早期的人工关节假体设计及材料磨损性能的限制，以及手术技术尚不成熟，一度认为人工关节置换只适用于65岁以上人群。越来越多的高龄人群和年轻人因为严重的关节疾病接受人工关节置换术。

33.【答案】D

【解析】鼓槌指又称杵状指，就是手指或脚趾第一节背面的软组织呈无痛性增大，致使指趾的末端变形，酷似鼓槌而得名。有鼓槌指者，要警惕呼吸道疾病。

34.【答案】C

【A_2型题】

35.【答案】D

【解析】Mills征又称为伸肌腱牵拉试验：嘱患者肘伸直，握拳、屈腕，前臂旋前，发生肘外侧疼痛为阳性，或患者前臂旋前位，做对抗外力的旋后运动，发生肘外侧疼痛为阳性，可见于肱骨外上髁炎。根据患者右肘关节外侧疼痛半年+右侧Mills征阳性，考虑网球肘（肱骨外上髁炎）。治疗和预防该病复发的关键是限制腕关节活动，故选D。

36.【答案】B

【解析】Mills征，又称为伸肌腱牵拉试验：嘱患者肘伸直，握拳、屈腕，前臂旋前，发生肘外侧疼痛为阳性，或患者前臂旋前位，做对抗外力的旋后运动，发生肘外侧疼痛为阳性，可见于肱骨外上髁炎。

37.【答案】E

【解析】年龄在12～14岁，X线提示胫骨结节骨骺增大，无发热及骨破坏表现，考虑为骨软骨病。

38.【答案】B

【解析】直腿抬高试验阳性，符合腰椎间盘突出症表现，但在压痛区可触及肚大肿块，考虑肌疝可能大。

39.【答案】E

【解析】强直性脊柱炎（AS）是以骶髂关节和脊柱附着点炎症为主要症状的疾病。该病病因尚不明确，是以脊柱为主要病变部位的慢性病，累及骶髂关节，引起脊柱强直和纤维化，造成不同程度眼、肺、肌肉、骨骼病变，属自身免疫性疾病。

40.【答案】E

41.【答案】D

42.【答案】E

【解析】踝反射异常，足趾跖屈力减弱，提示骶$_1$神经根损伤，所以可能的诊断为：腰$_5$骶$_1$间盘突出。

43.【答案】E

44.【答案】A

【解析】单节段颈椎间盘突出，考虑人工间盘置换术。

45.【答案】D

46.【答案】C

【解析】患者有明确的感觉平面，下肢肌张力增高，肌力减退，提示脊髓受压可能大。X线提示颈椎骨质退变，所以脊髓型颈椎病可能大。

47.【答案】C

【解析】患者有2年的病史，四肢麻木无力，此次外伤X线未提示骨折表现，除外颈椎骨折。患者有明确的感觉平面，四肢不能自主活动，病理征阳性，证实脊髓损伤存在。

48.【答案】A

【解析】颈椎病可分为颈型、神经根型、脊髓型、椎动脉型、交感神经型和食管压迫型。神经根型颈椎病具有较典型的根性症状（麻木、疼痛），且范围与颈脊神经所支配的区域相一致。压头试验或臂丛牵拉试验阳性。根据患者颈肩痛伴右手麻木，颈部压痛，伴右上肢放射痛，压头试验阳性，右侧伸腕肌肌力减弱，Hoffmann症阳性，应考虑神经根型颈椎病，故选A。

【A_3/A_4型题】

49.【答案】E

50.【答案】D

51.【答案】A

【解析】对非甾体抗炎药治疗4~6周无效的严重骨关节炎或不能耐受非甾体药物治疗持续疼痛、炎症明显者，可行关节腔内注射糖皮质激素。

52.【答案】B

【解析】脊髓型颈椎病的典型临床表现。

53.【答案】D

【解析】颈椎MRI可以了解颈椎管内脊髓受压情况。

54.【答案】D

【解析】脊髓型颈椎病，一旦诊断，早期应该手术治疗。

55.【答案】C

56.【答案】D

【解析】对患者最为不利的是，颈部突然剧烈运动，在颈椎退变的基础上，这种运动容易导致脊髓损伤。

57.【答案】E

【解析】老年女性，长期吸烟史，下肢疼痛伴有间歇性跛行，既可能是腰椎管狭窄症，也可能是动脉闭塞性脉管炎。

58.【答案】E

59.【答案】E

【B_1型题】

60.【答案】D

【解析】Heberden结节是指手指的远端指间关节病，临床常见，主要病变是指间关节的软骨变性和骨质肥大增生。多见于骨性关节炎。

61.【答案】C

62.【答案】A

63.【答案】A

64.【答案】E

65.【答案】C

【解析】肱骨外上髁炎患者逐渐出现肘关节外侧痛，在用力握拳、伸腕时疼痛加重以至不能持物。

66.【答案】B

67.【答案】D

68.【答案】A

第九章　非化脓性关节炎

【A_1 型题】

1.【答案】A

【解析】结缔组织病是泛指结缔组织受累的疾病，包括红斑狼疮、类风湿关节炎、硬皮病、皮肌炎、结节性多动脉炎、韦格纳肉芽肿、巨细胞动脉炎及干燥综合征等。美国风湿病学会1983年修订的风湿病分类中，结缔组织病还可包括变应性血管炎、贝赫切特综合征、结节性非化脓性发热性脂膜炎等。

2.【答案】B

【解析】95%以上的类风湿关节炎患者出现晨僵。晨僵是指病变关节在夜间静止不动之后，晨起时出现较长时间的受累关节僵硬和活动受限。

3.【答案】B

【解析】类风湿关节炎药物治疗主要包括非甾类抗炎药、抗疟药、金属制剂、柳氮磺胺吡啶、免疫抑制剂、激素等。青霉素不是治疗类风湿关节炎的药物。

4.【答案】E

5.【答案】B

【解析】皮肌炎是一种主要累及横纹肌，以淋巴细胞浸润为主的非化脓性炎症病变，可伴有或不伴有多种皮肤损害。临床上以对称性肢带肌、颈肌及咽肌无力为特征，常累及多脏器，亦可伴发肿瘤和其他结缔组织病。

6.【答案】D

【解析】美国风湿病学会1987年修订的RA分类标准如下（≥4条可以确诊RA）：①晨僵至少1小时（≥6周）。②3个或3个以上的关节受累（≥6周）。③手关节（腕、MCP或PIP关节）受累（≥6周）。④对称性关节炎（≥6周）。⑤有类风湿皮下结节。⑥X线片改变。⑦血清类风湿因子阳性（滴度>1∶32）。

7.【答案】D

【A_2 型题】

8.【答案】C

【A_3/A_4 型题】

9.【答案】D

10.【答案】E

【B_1 型题】

11.【答案】B

【解析】抗Sm抗体是诊断红斑狼疮的特异性抗体。在我国系统性红斑狼疮患者中，阳性率占30%，因此抗Sm抗体阴性也不能排除红斑狼疮，要结合其他检查，符合诊断标准才能诊断。

12.【答案】C

【解析】SSB是干燥综合征中最常见的一种抗体。

13.【答案】E

【解析】自从1980年Nishikai首次发现抗Jo-1抗体、并证实该抗体与肌炎密切相关后，人们又陆续发现抗PL-7、PL-12、OJ及EJ等抗氨酰-tRNA合成酶抗体。它们与抗SRP、Mi-2及抗Mas抗体等同属于“肌炎特异性自身抗体”。

第十章　骨与关节感染

【A_1 型题】

1.【答案】C

【解析】急性骨髓炎在急性期中，经过及时、积极的治疗，多数病例可获得治愈。形成慢性骨髓炎常见的原因如下：在急性期未能及时和适当治疗，有大量死骨形成；有死骨或弹片等异物和死腔的存在；局部广泛瘢痕组织及窦道形成，循环不佳，利于细菌生长，而抗菌药物又不能达到。

2.【答案】C

3.【答案】D

4.【答案】B

5.【答案】C

【解析】如干骺端位于关节囊内（如股骨颈位于髋关节囊内），则脓肿亦可穿破干骺端骨皮质进入关节，形成化脓性关节炎。

6.【答案】C

7.【答案】D

【解析】急性骨髓炎如已形成脓肿，应及时切开引流，以免脓液自行扩散，造成广泛骨质破坏。手术除切开软组织脓肿外，还需要在患骨处钻孔开窗，去除部分骨质，暴露髓腔感染部分，以求充分减压引流。

8.【答案】D

9.【答案】E

10.【答案】E

11.【答案】D

12.【答案】E

【解析】关节液是否培养出革兰阳性球菌是鉴别的关键。化脓性关节炎最多见的致病菌是金黄色葡萄球菌，而关节结核的致病菌是结核分枝杆菌，是不能培养出革兰阳性球菌的。

【A_2 型题】

13.【答案】B

【解析】左大腿近端肿胀，皮温升高，提示为感染性病变，腹股沟韧带中点下方深压痛，提示髋关节感染可能大，结合全身不适、胃寒、发热，考虑为髋关节急性化脓性关节炎。

14.【答案】D

15.【答案】C

16.【答案】B

【解析】患者目前是急性骨髓炎表现，分层穿刺见软组织内与骨膜下大量蓄脓，切开引流后体温下降，急性症状消退，但转归仍为慢性骨髓炎可能大。

17.【答案】E

【解析】局部治疗包括关节穿刺，患肢固定及手术切开引流等。如为闭合性者，应尽量抽出关节液，再注入抗生素，每日进行一次。如为脓汁或伤后感染，应及早切开引流，伤口也可用抗菌药物滴注引流法处理，或局部湿敷，尽快控制感染，而不是立即切开引流。

【B_1 型题】

18.【答案】D

19.【答案】A

20.【答案】C

21.【答案】E

第十一章 骨肿瘤

【A_1 型题】

1.【答案】A

【解析】内生软骨瘤是发生于骨内的良性软骨肿瘤，10~50 岁多见。男性与女性发病率相当，发病部位多见于管状骨髓腔。大多数长骨孤立性软骨瘤的病例可经刮除而痊愈，病灶内应用自体骨、异体骨或人工骨植骨。

2.【答案】B

【解析】用外科 GTM 分期来指导骨肿瘤的治疗已被公认为是一个合理而有效的措施。外科分期是将外科分级（grade，G）、肿瘤解剖定位（territory，T）和区域性或远处转移（metastasis，M）结合起来综合评价。外科分级 G 决定于临床表现、影像学特点、组织学形态和实验室检查等变化，分为三级：G_0 属良性，G_1 属低度恶性，G_2 属高度恶性。肿瘤解剖定位 T 是指肿瘤侵袭范围，以肿瘤囊和间室为界，T_0 囊内；T_1 间室内；T_2 间室外。转移 M 指肿瘤区域或远处发现转移病灶。M_0：无转移，M_1：转移。骨软骨瘤是儿童期常见的良性骨肿瘤，通常位于干骺端的一侧骨皮质，向骨表面生长，又称外生骨疣。故其分期为 B

3.【答案】D

【解析】骨软骨瘤不属于严格意义上的肿瘤，是生长方面的异常或称错构瘤。病变位于干骺端。以股骨远端、胫骨近端和肱骨近端最为多见。临床上骨软骨瘤无疼痛或压痛，压迫神经时产生相应症状。

4.【答案】B

【解析】骨巨细胞瘤为常见的原发性骨肿瘤之一。骨巨细胞瘤具有较强侵袭性，对骨质的溶蚀破坏作用大，极少数有反应性新骨生成及自愈倾向，可穿过骨皮质形成软组织包块，刮除术后复发率高，少数可出现局部恶性变或肺转移（即所谓良性转移）。骨巨细胞瘤为交界性或行为不确定的肿瘤。

5.【答案】B

6.【答案】C

7.【答案】C

8.【答案】C

【解析】典型的骨肉瘤的 X 线表现为骨组织同时具有新骨生成和骨破坏的特点。肿瘤多位于长管状骨的干骺端，边缘不清，骨小梁破坏，肿瘤组织密度增高，穿破骨皮质后，肿瘤将骨膜顶起，产生该病具有特征性的 X 线征象：Codman 三角或呈“日光射线”形态。

9.【答案】D

10.【答案】A

11.【答案】C

【解析】骨肉瘤经病理确诊后，即开始前期的化学或放射性治疗，切除肿瘤组织是骨肉瘤治疗中重要的步骤。随着肿瘤外科技术的提高和内置物研究的发展，肢体保存疗法显示了较好的治疗前景。肿瘤组织切除后的巩固性化学或放射性治疗对控制肿瘤转移，提高生存率非常重要。单纯根治性切除，5 年存活率不高，主要原因是骨肉瘤早期有血行转移。近年来由于早期诊断和化疗迅速发展，骨肉瘤的 5 年存活率提高至 50%以上。

【A_2 型题】

12.【答案】B

13.【答案】A

【解析】如内生软骨瘤诊断成立，则应行病灶刮除术及自体骨植骨术。手术疗效较好。如果需要第二次手术，则应将第 1 次入路经过的组织一并切除。如果有恶性变或复发可采用局部整块切除。

14.【答案】B

15.【答案】A

【解析】可能起源于骨髓结缔组织间充质细胞，以基质细胞和多核细胞为主要结构，是一种潜在恶性或介于良恶之间的溶骨性肿瘤。病理特征按分化程度分为三级：Ⅰ级，基质细胞颇稀疏，核分裂少，多核细胞甚多；Ⅱ级，基质细胞多而密集，核分裂较多，多核细胞数目减少；Ⅲ级，以基质细胞为主，核异形性明显，分裂极多，多核细胞甚少。因此，Ⅰ级偏良性，Ⅱ级为中间性，Ⅲ级为恶性。本题目治疗选择截肢术。但目前研究发现，肿瘤的生物学行为、良恶性并不完全与病理分级一致。

16.【答案】B

17.【答案】B

18.【答案】C

【解析】青年患者，疼痛3个月，夜间重，股骨下端可见溶骨性破坏，Codman三角等表现符合骨肉瘤的诊断。

19.【答案】C

20.【答案】D

【解析】青年男性，无发热，股骨下端局部疼痛肿胀，有骨皮质破坏，恶性骨肿瘤可能大。

21.【答案】E

【解析】骨肉瘤经病理确诊后，即开始前期的化学或放射性治疗，切除肿瘤组织是骨肉瘤治疗中重要的步骤。肿瘤组织切除后的巩固性化学或放射性治疗对控制肿瘤转移，提高生存率非常重要。

【A_3/A_4型题】

22.【答案】D

23.【答案】D

24.【答案】C

25.【答案】D

【解析】边缘膨胀，中央肥皂泡样改变，无骨膜反应，为骨巨细胞瘤的特征表现。

26.【答案】B

27.【答案】E

【解析】骨巨细胞瘤的治疗以手术切除为主，应用切刮术加灭活处理，植入自体或异体松质骨或骨水泥，骨巨细胞瘤如为恶性，范围较大，有软组织浸润或术后复发，应根据具体情况考虑局部切除或截肢，安装假体。

28.【答案】B

29.【答案】E

【解析】诊断与鉴别诊断最有价值的是：组织活检，病理检查。

30.【答案】D

【解析】尤因肉瘤对放疗极为敏感，经小剂量照射后，肿瘤可迅速缩小，局部疼痛明显减轻。但由于易早期转移，单纯放疗远期疗效差。化疗也有效，但预后仍差。现采用放疗加化疗和手术（保肢或截肢）的综合治疗。

31.【答案】E

【解析】从题目描述看符合骨巨细胞瘤表现，1个月来出现肿胀加重，夜间疼痛难忍，X线摄片肥皂泡样阴性消失，云雾状，侵入软组织，考虑为骨巨细胞瘤恶变。

32.【答案】D

【解析】骨巨细胞瘤的治疗以手术切除为主，应用切刮术加灭活处理，植入自体或异体松质骨或骨水泥，骨巨细胞瘤如为恶性，范围较大，有软组织浸润或术后复发，应根据具体情况考虑局部切除或截肢。

33.【答案】B

【解析】复查时应注意，恶变后肿瘤的转移情况，应进行局部和胸部X线检查。

34.【答案】A

35.【答案】E

【解析】乳腺癌术后3年，出现股骨近端疼痛，X线发现有溶骨性骨破坏，首先考虑乳腺癌骨转移。骨转移肿瘤中以乳腺癌、肺癌、前列腺癌转移骨者为高。

36.【答案】E

37.【答案】A

【解析】乳腺癌出现骨转移癌后，应尽早除外肺部转移灶，应行胸部X线检查。

38.【答案】B

【解析】ECT成像是一种具有较高特异性的功能显像和分子显像。对一些较易发生骨转移的癌症。如乳腺癌、肺癌、前列腺癌、食管癌等，即使没有骨痛，也可做术前或术后检查，以期早期发现转移灶。

【B_1型题】

39.【答案】A

40.【答案】E

41.【答案】B

42.【答案】B

43.【答案】D

44.【答案】C

45.【答案】D

【解析】骨肉瘤经病理确诊后，即开始前期的化学或放射性治疗，切除肿瘤组织是骨肉瘤治疗中重要的步骤。肿瘤组织切除后的巩固性化学或放射性治疗对控制肿瘤转移，提高生存率非常重要。

46.【答案】C

【解析】软骨肉瘤最有效的治疗是手术切除。明确诊断后，根据具体情况考虑做局部大块切除、节段截除或截肢术。多数软骨肉瘤的外科手术应力求局部彻底切除，对复发者或原发恶性程度高、发展快的病例做截肢或关节离断术。

第二十二篇　风湿免疫性疾病

第一章　风湿性疾病总论

【A₁型题】

1.【答案】A

【解析】风湿性疾病是泛指影响骨、关节及其周围软组织，如肌肉、滑囊、肌腱、筋膜、神经等的一组疾病。其病因可以是感染性、免疫性、代谢性、内分泌性、退行性、地理环境性、遗传性、肿瘤性等。故选A。

2.【答案】E

【解析】风湿性疾病的临床特点：①多为慢性起病，病程较长。②病程中发作与缓解交替出现。③同一疾病的临床表现有很大个体差异。④有复杂的免疫学异常。⑤对治疗的个体差异较大。故选E。

3.【答案】B

【解析】早晨起床后关节及其周围僵硬感，称“晨僵”，持续时间超过1小时者意义较大。晨僵出现在95%以上的类风湿关节炎（RA）患者。其他病因的关节炎也可出现晨僵，但不如RA明显和持久。故选B。

4.【答案】E

【解析】改变病情抗风湿药（DMARDs）包括：①氨甲蝶呤。②来氟米特。③柳氮磺吡啶。④羟氯喹和氯喹。⑤其他DMARDs：金制剂、青霉胺、硫唑嘌呤、环孢素。双氯芬酸（扶他林）属于非甾体抗炎药。故选E。

5.【答案】A

6.【答案】E

【解析】RA最为常见的关节畸形是腕和肘关节强直、掌指关节的半脱位、手指向尺侧偏斜和呈“天鹅颈”样及“纽扣花样”表现。故选E。

7.【答案】B

【解析】骨关节炎的一般易感因素包括高龄、遗传、肥胖、性激素、骨密度、过度运动、吸烟以及存在其他疾病等。故选B。

8.【答案】A

【解析】弥漫性结缔组织病包括类风湿关节炎、红斑狼疮、硬皮病、多肌炎、重叠综合征、血管炎等。强直性脊柱炎属于脊柱关节病。故选A。

9.【答案】C

10.【答案】D

【B₁型题】

11.【答案】B

【解析】系统性红斑狼疮，其80%患者在病程中出现皮疹，包括颊部呈蝶形分布的红斑、盘状红斑、指掌部和甲周红斑、指端缺血、面部及躯干皮疹，其中以鼻梁及双颧颊部呈蝶形分布的红斑最具特征性。故选B。

12.【答案】C

【解析】类风湿关节炎，关节痛最常出现的部位为腕、掌指关节、近端指间关节，其次是足趾关节、膝关节、踝关节、肘关节、肩关节等关节。骨关节炎，好发部位为手、膝、髋、足及脊柱等。痛风单侧第1跖趾关节最常见，其余为跖关节、踝关节、膝关节、腕关节、指关节、肘关节。故选C。

13.【答案】A

【解析】猖獗性龋齿：为牙齿逐渐变黑，继而小片脱落，最终只留残根。见于约50%的患者，是干燥综合征患者的特征之一。故选A。

第二章　系统性红斑狼疮

【A₁型题】

1.【答案】C

【解析】系统性红斑狼疮（SLE），其80%患者在病程中出现皮疹，包括颊部呈蝶形分布的红斑、盘状红斑、指掌部和甲周红斑、指端缺血、面部及躯干皮疹，其中以鼻梁及双颧颊部呈蝶形分布的红斑最具特征性。故选C。

2.【答案】B

【解析】抗双链DNA（dsDNA）抗体：多出现在SLE的活动期，抗dsDNA抗体的滴度与疾病活动性密切相关。抗Sm抗体：有助于早期和不典型患者的诊断或回顾性诊断，它与病情活动性不相关。故选B。

3.【答案】E

【解析】系统性红斑狼疮的分类标准（美国风湿病学会1997年推荐的SLE分类标准）：①颊部红斑。②盘状红斑。③光过敏。④口腔溃疡。⑤关节炎。⑥浆膜炎。⑦肾脏病变。⑧神经病变。⑨血液学疾病。⑩免疫学异常：

抗 dsDNA 抗体阳性，或抗 Sm 抗体阳性，或抗磷脂抗体阳性（包括抗心磷脂抗体，或狼疮抗凝物，或至少持续 6 个月的梅毒血清试验假阳性，三者中具备一项阳性）。⑪抗核抗体：在任何时间和未用药物诱发"药物性狼疮"的情况下，抗核抗体滴度异常。该分类标准的 11 项中，符合 4 项或 4 项以上者，在除外感染，肿瘤和其他结缔组织病后，可诊断系统性红斑狼疮，同时具备第 7 条肾脏病变即可诊断为狼疮性肾炎。故选 E。

4.【答案】B

【解析】肾活检显示肾脏受累几乎为 100%。故选 B。

5.【答案】A

6.【答案】E

【解析】SLE 的血液系统改变为：活动性 SLE 中血红蛋白下降、白细胞和/或血小板减少常见。其中 10%属于 Coombs 试验阳性的溶血性贫血。类白血病反应是指患者在某些情况下出现外周血白细胞显著增高（$>50\times10^9/L$）和/或存在有异常未成熟白细胞，与某些白血病相类似，但随后病程或尸检证实没有白血病。故选 E。

7.【答案】E

8.【答案】E

【解析】病情处于缓解期达半年以上者，没有中枢神经系统、肾脏或其他脏器严重损害，口服泼尼松剂量低于每日 10mg，一般能安全地妊娠，并分娩出正常婴儿。非缓解期的 SLE 患者容易出现流产、早产和死胎，发生率约 30%，故应避孕。妊娠前 3 个月至妊娠期应用大多数免疫抑制剂均可能影响胎儿的生长发育，故必须停用半年以上方能妊娠。妊娠可诱发 SLE 活动，特别在妊娠早期和产后 6 周内。激素通过胎盘时被灭活（但是地塞米松和倍他米松例外）不会对胎儿有害，妊娠时及产后 1 个月可按病情需要给予激素治疗。产后避免哺乳。

故选 E。

9.【答案】A

【解析】目前认为环磷酰胺冲击联合静脉应用甲泼尼龙是治疗重症狼疮性肾炎，防止发展成肾衰竭的最佳治疗方案。故选 A。

【A_2 型题】

10.【答案】D

【解析】患者面颊对称性红斑，手指关节肿痛，抗 dsDNA 抗体阳性，符合系统性红斑狼疮的临床特点，考虑 SLE 的可能性大。故选 D。

【B_1 型题】

11.【答案】A

【解析】SLE 可出现面部对称性红斑。类风湿关节炎可出现手关节天鹅颈样畸形。贝赫切特病可出现口腔、外阴溃疡。皮肌炎可出现眼睑向阳性皮疹。系统性硬化症可出现面容刻板、张口困难。故选 A。

12.【答案】B

13.【答案】E

14.【答案】B

【解析】抗核抗体（ANA）：见于几乎所有的 SLE 患者，由于它特异性低，它的阳性不能作为 SLE 与其他结缔组织病的鉴别。抗 Sm 抗体：特异性 99%，但敏感性仅 25%，有助于早期和不典型患者的诊断或回顾性诊断，它与病情活动性不相关。抗双链 DNA（dsDNA）抗体：多出现在 SLE 的活动期，抗 dsDNA 抗体的滴度与疾病活动性密切相关。抗磷脂抗体：可表现为动脉和/或静脉血栓形成，习惯性自发性流产，血小板减少。故选 B。

15.【答案】C

16.【答案】D

17.【答案】A

第三章　类风湿关节炎

【A_1 型题】

1.【答案】B

【解析】改变病情抗风湿药该类药物（DMARDs）：一般认为类风湿关节炎（RA）诊断明确都应尽早使用，药物的选择和应用的方案要根据患者的病情活动性、严重性和进展而定。一般首选氨甲蝶呤 MTX，并将它作为联合治疗的基本药物。故选 B。

2.【答案】A

【解析】类风湿关节炎的关节外表现为：①类风湿结节。②类风湿血管炎。③肺：受累很常见，其中男性多于女性，有时可为首发症状。肺间质病变；结节样改变；Caplan 综合征；胸膜炎；肺动脉高压。④心脏受累：其中心包炎最常见。⑤胃肠道。⑥肾：本病的血管炎很少累及肾，偶有轻微膜性肾病、肾小球肾炎、肾内小血管炎以及肾脏的淀粉样变等报道。⑦神经系统。⑧血液系统。⑨干燥综合征。故选 A。

3.【答案】B

【解析】Felty 综合征是指 RA 患者伴有脾大、中性粒细胞减少，有的甚至有贫血和血小板减少。RA 患者出现 Felty 综合征时并非都处于关节炎活动期，其中很多患者合并有下肢溃疡、色素沉着，皮下结节，关节畸形，以及发热、乏力、食欲缺乏和体重下降等全身表现。HLA-B27 与强直性脊柱炎高度相关。故选 B。

【A_2 型题】

4.【答案】D

【解析】患者双手近端指间关节、掌指关节、腕关节肿痛伴晨僵，抗 CCP 抗体阳性，符合类风湿关节炎的特点，故考虑 RA 的可能性大。故选 D。

5.【答案】A

【解析】根据题干，患者 RA 的可能性大。RA 新的抗体不断被发现，其中有些抗体诊断的特异性较 RF 明显提高，且可在疾病早期出现，如抗环瓜氨酸肽（CCP）抗体，抗核周因子（APF）抗体、抗角蛋白抗体（AKA）以及抗 Sa 抗体等。故选 A。

【B_1 型题】

6.【答案】E

【解析】非甾体抗炎药（NSAID）分为两大类，非选择性 COX 抑制剂和选择性 COX-2 抑制剂。非选择性 COX 抑制剂（如布洛芬、双氯芬酸、美洛昔康等），对 COX-1 和 COX-2 均有抑制作用，其对 COX-1 的抑制导致胃肠道保护能力降低，消化道不良反应（溃疡、出血等）发生率较高。而选择性 COX-2 抑制剂，针对性抑制 COX-2，抗炎镇痛的同时大大降低了消化道不良反应，成功解决了传统 NSAID 胃肠损伤方面的难题。故选 E。

7.【答案】B

【解析】双氯芬酸为一种新型的强效消炎镇痛药，其镇痛、消炎及解热作用比吲哚美辛强 2~2.5 倍，比阿司匹林强 26~50 倍。故选 B。

8.【答案】C

第四章　脊柱关节炎

【A_1 型题】

1.【答案】A

【解析】临床上约 90%的强直性脊柱炎患者 HLA-B27 阳性，而亚洲普通人群 HLA-B27 阳性率仅 4% ~ 8%，提示本病与 HLA-B27 高度相关。故选 A。

2.【答案】D

【解析】强直性脊柱炎骶髂关节 X 线表现分级：0 级为正常；Ⅰ级为可疑；Ⅱ级为轻度异常，可见局限性侵蚀、硬化，但关节间隙正常；Ⅲ级为明显异常，存在侵蚀、硬化、关节间隙增宽或狭窄、部分强直等 1 项或 1 项以上改变；Ⅳ级为严重异常，表现为完全性关节强直。故选 D。

【A_3/A_4 型题】

3.【答案】C

【解析】患者排尿时疼痛继而出现，左膝、右腕关节肿痛，压痛明显，HLA-B27 阳性，符合反应性关节炎的表现。反应性关节炎是指发生于尿道炎、宫颈炎和/或腹泻后短期内出现的炎症性、非对称性寡关节炎，可伴有结膜炎、虹膜炎或皮肤、黏膜损害等关节外表现。本病与 HLA-B27 相关。炎症性关节炎一般为非对称性小关节炎，可累及膝关节、踝关节、肩关节、腕关节、肘关节和髋关节，指（趾）也常累及。故选 C。

4.【答案】B

5.【答案】D

【B_1 型题】

6.【答案】A

【解析】强直性脊柱炎常见体征为骶髂关节压痛，脊柱前屈、后伸、侧弯和转动受限，胸廓活动度减低，枕墙距>0 等。故选 A。

7.【答案】E

8.【答案】E

第五章　痛　　风

【A_1 型题】

1.【答案】D

【解析】10% ~ 25% 的痛风患者肾有尿酸结石，较小者呈沙砾状随尿排出，可无明显症状。较大者引起肾绞痛、血尿、排尿困难、肾积水、肾盂肾炎或肾周围炎等。纯尿酸结石能被 X 线透过而不显影，所以对尿路平片阴性而 B 超阳性的肾结石患者应常规检查血尿酸并分析结石的性质。故选 D。

2.【答案】E

【解析】痛风临床多见于 40 岁以上的男性，女性多在更年期后发病，近年发病有年轻化趋势。常有家族遗传史。表现为：①无症状期。②急性关节炎期，常有以下特点：a. 多在午夜或清晨突然起病，关节剧痛，呈撕裂样、刀割样或咬噬样，难以忍受；数小时内出现受累关节的红、肿、热、痛和功能障碍；b. 单侧第 1 跖趾关节最常见，其余为跖、踝、膝、腕、指、肘关节；c. 发作常呈自限性，多于数天或 2 周内自行缓解，受累关节局部皮肤脱屑和瘙痒；d. 可伴高尿酸血症，但部分患者急性发作时血尿酸水平正常；e. 关节液或皮下痛风石抽吸物中发现双折光的针形尿酸盐结晶是确诊本病的依据；f. 秋水仙碱可以迅速缓解关节症状；g. 可有发热等。常见的发病诱因有受寒、劳累、饮酒、高蛋白高嘌呤饮食、外伤、手术、感染等。③痛风石及慢性关节炎期。④肾脏病变，主要表现在两方面：痛风性肾病和尿酸性肾石。故选E。

3.【答案】C

【解析】海鲜、动物内脏等富含嘌呤。牛奶、鸡蛋、黄瓜及米饭嘌呤含量很少。故选C。

4.【答案】C

【A_3/A_4型题】

5.【答案】A

【解析】患者1年前发现血尿酸升高，当时无症状，未予重视。晨起右跗趾关节疼痛，局部肿胀、发热，以饮酒、高蛋白高嘌呤饮食为诱因。考虑痛风急性关节炎发作。故选A。

6.【答案】B

【解析】急性痛风性关节炎期的治疗包括：绝对卧床、抬高患肢、避免负重，以下三类药物均应及早、足量使用，见效后逐渐减停。三类药物为：①非甾体抗炎药：吲哚美辛、双氯芬酸和依托考昔。②秋水仙碱。③糖皮质激素。苯溴马隆不能在痛风急性发作期服用，因为开始治疗阶段，有可能加重病症。故选B。

【B_1型题】

7.【答案】B

8.【答案】D

【解析】别嘌呤醇通过抑制黄嘌呤氧化酶，使尿酸的生成减少，适用于尿酸生成过多或不适合使用排尿酸药物者。故选D。

第二十三篇　儿科疾病

第一章　绪　论

【A_1型题】

1.【答案】B

2.【答案】C

【解析】新生儿期为自胎儿娩出脐带结扎时开始至28天之前，按年龄划分，此期实际包含在婴儿期内。故选C。

3.【答案】A

【解析】自出生到1周岁之前为婴儿期。此期是生长发育极其迅速的阶段，因此对营养的需求量相对较高。故选A。

4.【答案】D

【解析】自1岁至满3周岁之前为幼儿期。此期体格生长发育速度较前稍减慢，而智能发育迅速，同时活动范围渐广，接触社会事物渐多。故选D。

5.【答案】D

【解析】正常足月儿皮肤红润、皮下脂肪丰满和毳毛少。早产儿皮肤绛红、水肿和毳毛多。故选D。

第二章　生长发育

【A_1型题】

1.【答案】B

【解析】2岁至青春前期体重增长减慢，年增长值约2kg。故选B。

2.【答案】D

【解析】婴儿出生时前囟1~2cm，以后随颅骨生长而增大，6月龄左右逐渐骨化而变小，最迟于2岁闭合。故选D。

3.【答案】C

【解析】婴儿出生时身长平均为50cm，生后第1年身长增长最快，约为25cm；第2年身长增长速度减慢，为10~12cm，即2岁时身长约87cm；2岁以后身高每年增长6~7cm。故选C。

4.【答案】B

【解析】生后4~10个月乳牙开始萌出，13个月后未萌出者为乳牙萌出延迟。乳牙萌出顺序一般为下颌先于上颌、自前向后，大多于3岁前乳牙出齐。故选B。

5.【答案】A

【解析】小儿生长发育遵循由上到下、由近到远、由粗到细、由低级到高级、由简单到复杂的规律。故选A。

6.【答案】D

【解析】腕部于出生时无骨化中心，其出生后的出现次序为：头状骨、钩骨（3个月左右）、下桡骨骺（约1岁）、三角骨（2~2.5岁）、月骨（3岁左右）、大小多角骨（3.5~5岁）、舟骨（5~6岁）、下尺骨骺（6~7岁）、豆状骨（9~10岁）。10岁时出全，共10个。故1~9岁腕部骨化中心的数目大约为其岁数加1。故选D。

7.【答案】E

【解析】12个月婴儿体重为10kg；1~12岁体重（kg）= 年龄（岁）×2+8。故选E。

8.【答案】A

【解析】3~4个月前的婴儿肌张力较高，凯尔尼格征可为阳性，2岁以下儿童Babinski征阳性亦可为生理现象。故选A。

9.【答案】A

【解析】语言的发育与大脑、咽喉部肌肉的正常发育及听觉的完善有关。要经过发音、理解和表达三个阶段。故选A。

10.【答案】D

【解析】前囟检查在儿科临床很重要，如脑发育不良时头围小、前囟小或关闭早，甲状腺功能低下时前囟闭合延迟，颅内压增高时前囟饱满，脱水时前囟凹陷。故选D。

【A_2型题】

11.【答案】B

【解析】正常小儿6月龄能独坐一会；用手摇玩具；能认识熟人和陌生人；自拉衣服；自握足玩。此小儿符合6月龄神经精神的发育规律。正常小儿前囟出生时1~2cm，以后随颅骨生长而增大，6月龄左右逐渐骨化而变小。此小儿符合6月龄小儿前囟的发育规律。故选B。

12.【答案】D

【解析】正常小儿7月龄会翻身；自己独坐很久；将玩具从一手换入另一手；能发“爸爸”、“妈妈”等复音，但无意识；能听懂自己的名字；自握饼干吃。此小儿符合7月龄小儿神经精神的发育规律。故选D。

13.【答案】C

【解析】正常小儿12月龄会独走；弯腰拾东西；会将圈套在

木棍上；能叫出物品的名字，如灯、碗；指出自己的手、眼；对人和事物有喜憎之分；穿衣能合作，用杯喝水。此小儿符合12月龄小儿神经精神的发育规律，且12月龄小儿体重为10kg。故选C。

14.【答案】C

【解析】婴儿出生时头围相对大，平均33～34cm，1岁时头围约为46cm；出生时胸围32cm，略小于头围1～2cm。1岁左右胸围约等于头围，为46cm。故选C。

15.【答案】C

【解析】1岁至青春前期胸围应大于头围，约为头围+年龄−1cm，即该男孩胸围为53+9−1=61（cm）。故选C。

16.【答案】D

【解析】2～12岁身高为年龄（岁）×7+75，即该女孩身长为7×5+75=110（cm）；1～12岁体重为年龄（岁）×2+8，即该女孩体重为5×2+8=18（kg）。故选D。

17.【答案】E

【解析】正常4岁小儿身高为4×7+75=103（cm）；体重为4×2+8=16（kg）。有人认为在无条件测量体重和身高的地方，可用测量左上臂围来筛查1～5岁儿童营养状况：>13.5cm为营养良好，12.5～13.5cm为营养中等，<12.5cm为营养不良。此小儿体重、身高符合正常小儿的发育规律，上臂围13cm为营养中等。故选E。

【A_3/A_4型题】

18.【答案】A

【解析】婴儿生后1周内可出现暂时性体重下降或称生理性体重下降，约在生后第3～4日达最低点，以后逐渐回升，至出生后第7～10日应恢复到出生时的体重。此小儿体重与出生时的体重一样。故选A。

19.【答案】C

【解析】婴儿生后1周内因奶量摄入不足、水分丢失、胎粪排出，可出现暂时性体重下降或称生理性体重下降，约在生后第3～4日达最低点，下降范围为3%～9%。故选C。

20.【答案】D

【解析】1～9岁腕部骨化中心的数目大约为小儿岁数加1。故此小儿年龄为7−1=6（岁），身高为6×7+75=117（cm），体重为6×2+8=20（kg）。此小儿体重、身高均符合6岁的发育规律。故选D。

21.【答案】C

【解析】腕部于出生时无骨化中心，其出生后的出现次序为：头状骨、钩骨（3个月左右）、下桡骨骺（约1岁）、三角骨（2～2.5岁）、月骨（3岁左右）、大小多角骨（3.5～5岁）、舟骨（5～6岁）、下尺骨骺（6～7岁）、豆状骨（9～10岁）。10岁时出全，共10个。故选C。

22.【答案】C

【解析】坐高是头顶到坐骨结节的长度。坐高增长代表头颅与脊柱的生长。故选C。

23.【答案】E

【解析】以坐高（顶臀长）与身高（长）的比例反映下肢的生长情况。坐高（顶臀长）占身高（长）的比例由出生时的0.67下降到14岁时的0.53。任何影响下肢生长的疾病，可使坐高（顶臀长）与身高（长）的比例停留在幼年状态，如甲状腺功能减退与软骨营养不良。患儿坐高（顶臀长）与身高（长）的比例为65/100=0.65，处于幼年状态。故选E。

第三章 儿童保健

【A_1型题】

1.【答案】B

【解析】见表4-23-1。

表4-23-1 我国卫健委规定的儿童计划免疫程序

年龄	接种疫苗
出生	卡介苗 乙肝疫苗
1个月	乙肝疫苗
2个月	脊髓灰质炎三价混合疫苗
3个月	脊髓灰质炎三价混合疫苗、百白破混合制剂
4个月	脊髓灰质炎三价混合疫苗、百白破混合制剂
5个月	百白破混合制剂
6个月	乙肝疫苗
8个月	麻疹疫苗
1.5～2岁	百白破混合制剂复种
4岁	脊髓灰质炎三价混合疫苗复种
6岁	麻疹疫苗复种、百白破混合制剂复种

故选B。

2.【答案】A

3.【答案】A

4.【答案】B

5.【答案】B

第四章　营养和营养障碍疾病

1.【答案】C

【解析】皮下脂肪消耗的顺序首先是腹部，其次为躯干、臀部、四肢，最后为面颊。皮下脂肪层厚度是判断营养不良程度的重要指标之一。故选C。

2.【答案】E

【解析】2岁儿童膳食中宏量营养素比例应当适当，即蛋白质应占总能量的10%~15%，脂类占总能量的25%~30%，碳水化合物占总能量的50%~60%。

3.【答案】A

【解析】体重不增是营养不良的早期表现。随营养不良加重，体重逐渐下降，患儿主要表现为消瘦，皮下脂肪逐渐减少以致消失。故选A。

4.【答案】A

【解析】蛋白质-能量营养不良可有多种维生素缺乏，尤以脂溶性维生素A缺乏常见。营养不良时，维生素D缺乏的症状不明显，恢复期生长发育加快时可伴有维生素D缺乏。故选A。

5.【答案】D

【解析】牛乳中的乳糖含量低于人乳，主要为甲型乳糖，有利大肠埃希菌的生长。故选D。

6.【答案】D

【解析】初期佝偻病多见于6个月以内的婴幼儿，特别是3个月以内的小婴儿。多为神经兴奋性增高的表现，如易激惹、烦闹、汗多刺激头皮而摇头等。但这些并非佝偻病的特异症状，仅作为临床早期诊断的参考依据。故选D。

7.【答案】C

【解析】小于6个月的佝偻病婴儿，以颅骨软化为主，表现为囟门增大，边缘薄而软，呈“乒乓”颅。6个月以后的佝偻病婴儿，颅骨软化逐渐消失，至7~8个月时，额顶和枕顶骨向双侧呈对称性隆起，称方颅，重者可成马鞍状。手腕、足踝部亦可形成圆形隆起，称手足镯。1岁左右小儿可有胸骨畸形如串珠肋、鸡胸、漏斗胸及肋膈沟，还有“O”形腿、“X”形腿。由此可见，9~10个月婴儿最常见的表现为方颅。故选C。

8.【答案】E

【解析】佝偻病婴儿骨骺端因骨样组织堆积而膨大，沿肋骨方向于肋骨与肋软骨交界处可扪及圆形隆起，从上至下如串珠样突起，以第7~10肋骨最明显，称佝偻病串珠。故选E。

9.【答案】B

【解析】佝偻病活动期给予维生素D的治疗目的在于控制活动期，防止骨骼畸形。治疗的原则应以口服为主，一般剂量为每日50~125μg（2000~5000IU），1月后改预防量400IU/d。故选B。

10.【答案】C

【解析】佝偻病激期X线显示长骨钙化带消失，干骺端呈毛刷样、杯口状改变；骨骺软骨盘（生长板）增宽（>2mm）；骨质稀疏，骨皮质变薄；可有骨干弯曲畸形或青枝骨折，骨折可无临床症状。故选C。

11.【答案】A

【解析】当重症佝偻病有并发症或无法口服（维生素D）者可大剂量肌内注射维生素D 20万~30万IU一次，3个月后改预防量。故选A。

12.【答案】D

【解析】体重低于同年龄、同性别参照人群值的均值减2SD以下为体重低下。如低于同年龄、同性别参照人群值的均值减2SD~3SD为中度；低于均值减3SD以下为重度。该项指标主要反映慢性或急性营养不良。故选D。

13.【答案】D

【解析】参见本单元第1题解析。故选D。

14.【答案】A

【解析】皮肤的光照合成是人类维生素D的主要来源。人类皮肤中的7-脱氢胆骨化醇，是维生素D生物合成的前体，经日光中紫外线（波长290~320nm）照射变为胆骨化醇，即内源性维生素D_3。皮肤产生维生素D_3的量与日照时间、波长、暴露皮肤的面积有关。故选A。

15.【答案】A

【解析】参见本单元第6题解析。故选A。

16.【答案】D

【解析】血清25-(OH)D_3水平为最可靠的诊断标准，但很多单位不能检测。血生化与骨骼X线的检查为维生素D缺乏诊断的“金标准”。故选D。

17.【答案】B

【解析】佝偻病活动早期维生素D治疗原则应以口服为主，1月后改预防量。故选B。

18.【答案】A

【解析】佝偻病恢复期治疗2~3周后骨骼X线改变有所改善，出现不规则的钙化线，以后钙化带致密增厚，骨骺软骨盘<2mm，逐渐恢复正常。故选A。

19.【答案】C

【解析】维生素D缺乏时，血钙下降而甲状旁腺不能代偿性分泌物增加；血钙继续降低，当总血钙低于1.75~1.88mmol/L（7~7.5mg/dl），或离子钙低于1.0mmol/L（4mg/dl）时可引起神经肌肉兴奋性增高，出现抽搐。故选C。

20.【答案】D

【解析】维生素D缺乏性手足搐搦症血清钙多在1.75～1.88mmol/L，没有典型发作的症状，但可通过刺激神经肌肉而引出下列体征：①面神经征［佛斯特征（Chvostek征）］：以手指尖或叩诊锤骤击患儿颧弓与口角间的面颊部（第Ⅶ脑神经孔处），引起眼睑和口角抽动为面神经征阳性，新生儿期可呈假阳性。②腓反射（peroneal reflex）：以叩诊锤骤击膝下外侧腓骨小头上腓神经处，引起足向外侧收缩者即为腓反射阳性。③陶瑟征（Trousseau sign）：以血压计袖带包裹上臂，使血压维持在收缩压与舒张压之间，5分钟之内该手出现痉挛症状属陶瑟征阳性。故选D。

21.【答案】B

【解析】维生素D缺乏性手足搐搦典型发作包括惊厥、手足搐搦和喉痉挛。三种症状以无热惊厥为最常见，多见于婴儿；手足搐搦多见于较大的婴儿及幼儿；喉痉挛多见于婴儿。故选B。

22.【答案】C

23.【答案】B

【解析】参见本章第20题解析。故选B。

24.【答案】B

【解析】维生素D缺乏性急救处理：氧气吸入、迅速控制惊厥或喉痉挛、钙剂治疗、维生素D治疗。故选B。

25.【答案】C

【解析】营养性维生素D缺乏性手足抽搐在痉挛发作时应该先用镇静药迅速控制惊厥或喉痉挛，再用钙剂提高血钙浓度。故选C。

26.【答案】E

【解析】营养性维生素D缺乏性钙剂治疗：尽快给予10%葡萄糖酸钙5～10ml加入10%葡萄糖液5～20ml，缓慢静脉注射或滴注，迅速提高血钙浓度，惊厥停止后口服钙剂，不可皮下或肌内注射钙剂以免造成局部坏死。故选E。

【A_2型题】

27.【答案】B

【解析】佝偻病活动期（激期）X线显示长骨钙化带消失，干骺端呈毛刷样、杯口状改变；骨骺软骨盘（生长板）增宽（>2mm）；骨质稀疏，骨皮质变薄；可有骨干弯曲畸形或青枝骨折，骨折可无临床症状。严重佝偻病可有肋膈沟或郝氏沟、方头。血钙稍降低，血磷明显降低。患儿临床表现、体征、实验室检查符合“佝偻病活动期（激期）”的诊断。故选B。

28.【答案】D

【解析】佝偻病活动期（激期）可出现PTH功能亢进和钙、磷代谢失常的典型骨骼改变；出现佝偻病串珠，手、足镯等症状。血钙稍降低，血磷明显降低。患儿临床表现、体征、实验室检查符合“佝偻病活动期（激期）”的诊断。故选D。

29.【答案】D

【解析】维生素D缺乏性手足搐搦症血清钙低于1.75mmol/L时可出现惊厥、喉痉挛和手足搐搦。惊厥为突然发生四肢抽动，两眼上窜，面肌颤动，神志不清，发作时间可短至数秒钟，或长达数分钟以上，发作时间长者可伴口周发绀。发作停止后，意识恢复，精神萎靡而入睡，醒后活泼如常，发作次数可数日1次或1日数次，甚至多至1日数十次。而低血糖症常发生于清晨空腹时，有进食不足或腹泻史，重症病例惊厥后转入昏迷，一般口服或静脉注射葡萄糖液后立即恢复，血糖常低于2.2mmol/L。患儿血钙稍降低，血糖正常。患儿临床表现、体征、实验室检查符合“维生素D缺乏性手足搐搦症”的诊断。故选D。

30.【答案】C

【解析】婴儿需8%糖牛乳100ml/(kg·d)，此小儿体重为5 kg，所以糖牛乳量为500 ml。故选C。

31.【答案】B

【解析】体重低于同年龄、同性别参照人群值的均值减2SD以下为体重低下。如低于同年龄、同性别参照人群值的均值减2～3SD为中度；低于均值减3SD以下为重度。该项指标主要反映慢性或急性营养不良。故选B。

32.【答案】C

【解析】婴儿需8%糖牛乳100ml/(kg·d)。全牛奶喂养时，因蛋白质与矿物质浓度较高，应两次喂哺之间加水，使奶与水量（总液量）达150ml/(kg·d)。6×100＝600ml，6×150＝900ml，900-600＝300ml。故选C。

33.【答案】C

【解析】参见本单元第2题解析。

34.【答案】E

【解析】患儿由于喂养不当导致营养摄入不足，皮下脂肪减少，符合“营养不良”的诊断。营养不良的早期表现为体重不增或减轻。故选E。

35.【答案】D

【解析】患儿冬季出生，因紫外线不能透过玻璃窗，婴幼儿被长期过多地留在室内活动，使内源性维生素D生成不足。大城市高大建筑可阻挡日光照射，大气污染如烟雾、尘埃可吸收部分紫外线。气候的影响，如冬季日照短，紫外线较弱，亦可影响部分内源性维生素D的生成。佝偻病早期多见6个月以内，特别是3个月以内小婴儿。多为神经兴奋性增高的表现，如易激惹、烦闹、汗多刺激头皮而摇头等。但这些并非佝偻病的特异症状，仅作为临床早期诊断的参考依据。此期常无骨骼病变，骨骼X线可正常，或钙化带稍模糊；血清25-（OH）D_3下降，PTH升高，一过性血钙下降，血磷降低，碱性磷酸酶正常或稍高。患儿临床表现、体征、实验室检查符合“佝偻病早期”的诊断。故选D。

36.【答案】E

【解析】维生素D缺乏性手足搐搦症表现有突发无热惊厥，且反复发作，发作后神志清醒无神经系统体征，同时有佝偻病存在，总血钙低于1.75mmol/L，离子钙低于1.0mmol/L。急救处理应氧气吸入、迅速控制惊厥或喉痉挛、钙剂治疗、维生素D治疗。故选E。

37.【答案】C

【解析】患儿突发无热惊厥，且反复发作，发作后神志清醒无神经系统体征，同时有佝偻病体征（郝氏沟、方颅）存在，血钙为1.0mmol/L。患儿临床表现、体征、实验室检查符合“维生素D缺乏性手足搐搦症”的诊断。维生素D缺乏性手足搐搦症是维生素D缺乏性佝偻病的伴发症状之一，多见6个月以内的小婴儿。故选C。

38.【答案】E

【解析】营养不良性维生素D缺乏性佝偻病可以看成是机体为维持血钙水平而对骨骼造成的损害。长期严重维生素D缺乏造成肠道吸收钙、磷减少和低血钙症，以致甲状旁腺功能代偿性亢进，PTH分泌增加以动员骨钙释出，使血清钙浓度维持在正常或接近正常的水平；但PTH同时也抑制肾小管重吸收磷，继发机体严重钙、磷代谢失调，特别是严重低血磷的结果。故选E。

39.【答案】A

【解析】患儿消化吸收不良，现在体重不增，符合“营养不良”的诊断，而营养不良首先表现为皮下脂肪减少。故选A。

40.【答案】D

【解析】当重症佝偻病有并发症或无法口服维生素D者，可大剂量肌内注射维生素D 20万~30万IU 1次，3个月后改预防量。此患儿出现肺炎的症状与体征，故可以采取上述措施。故选D。

41.【答案】C

【解析】佝偻病正确的诊断必须依据维生素D缺乏的病因、临床表现、血生化及骨骼X线检查。血生化与骨骼X线的检查为诊断的“金标准”。故选C。

42.【答案】E

【解析】维生素D缺乏性手足搐搦症主要临床表现为惊厥、喉痉挛和手足搐搦，并有程度不等的活动期佝偻病的表现。①隐匿型：血清钙多在1.75~1.88mmol/L，没有典型发作的症状，但可通过刺激神经肌肉而引出下列体征：面神经征、腓反射、陶瑟征。②典型发作：血清钙低于1.75mmol/L时可出现惊厥、喉痉挛和手足搐搦。故选E。

43.【答案】E

【解析】患儿临床表现、体征、实验室检查符合“佝偻病活动期（激期）”的诊断。此期骨骺端因骨样组织堆积而膨大，沿肋骨方向于肋骨与肋软骨交界处可扪及圆形隆起，从上至下如串珠样突起，以第7~10肋骨最明显，称佝偻病串珠；手腕、足踝部亦可形成钝圆形环状隆起，称手、足镯。1岁左右的小儿可见到胸骨和邻近的软骨向前突起，形成“鸡胸样”畸形；严重佝偻病小儿胸廓的下缘形成一水平凹陷，即肋膈沟或郝氏沟。故选E。

【A_3/A_4型题】

44.【答案】D

【解析】此小儿正常身高应该为2×7+75=89cm，体重应为2×2+8=12kg。该患儿由于喂养不当导致营养摄入不足，身高、体重低于正常值，且重度营养不良可有重要脏器功能损害，如心脏功能下降，可有心音低钝、血压偏低、脉搏变缓、呼吸浅表等。故选D。

45.【答案】A

【解析】眼部的症状和体征是维生素A缺乏症的早期表现。干眼症的表现为外观眼结膜、角膜干燥，失去光泽，自觉痒感，泪减少，眼部检查可见结膜近角膜边缘处干燥起皱褶，角化上皮堆积形成泡沫状白斑，称结膜干燥斑或毕脱斑。故选A。

46.【答案】C

【解析】低血糖症常发生于清晨空腹时，有进食不足或腹泻史，重症病例惊厥后转入昏迷，一般口服或静脉注射葡萄糖液后立即恢复，血糖常低于2.2mmol/L。该患儿临床表现、体征、实验室检查符合“低血糖症”的诊断。故选C。

47.【答案】E

【解析】该患儿表现为突发无热惊厥，无神经系统体征，同时有佝偻病体征（枕部乒乓球感）存在，符合“维生素D缺乏性手足搐搦症”的诊断。故选E。

48.【答案】A

【解析】①迅速控制惊厥或喉痉挛可用10%水合氯醛，每次40~50mg/kg，保留灌肠；或地西泮每次0.1~0.3mg/kg肌内或静脉注射。②钙剂治疗：尽快给予10%葡萄糖酸钙5~10ml加入10%葡萄糖液5~20ml，缓慢静脉注射或滴注，迅速提高血钙浓度。故选A。

49.【答案】C

【解析】小儿处于生长发育的阶段，对营养素尤其是蛋白质的需要相对较多，喂养不当是导致营养不良的重要原因。重度营养不良可有精神萎靡、反应差、体温偏低、脉细无力、无食欲、腹泻、便秘交替。根据小儿年龄及喂养史、体重下降、皮下脂肪减少、全身各系统功能紊乱及其他营养素缺乏的临床症状和体征，此病例的诊断并不困难。体重低于同性别、同身高参照人群值的均值减2SD为消瘦。如低于同性别、同身高参照人群值的均值减2~3SD为中度；低于均值减3SD为重度，该小儿符合“重度营养不良”的诊断。故选C。

50.【答案】C

51.【答案】E

【解析】患儿由于未添加辅食致营养摄入不足。患儿突发无热惊厥，发作后神志清醒无神经系统体征（颈强直阴性），同时有佝偻病体征（方颅）存在。符合“营养不良性维生素D缺乏性手足搐搦症”的诊断。故选E。

52.【答案】A

53.【答案】A

【解析】佝偻病早期PTH升高，血钙下降，血磷降低，碱性磷酸酶正常或稍高。故选D。

54.【答案】D

【解析】患儿由于未添加辅食致营养摄入不足。佝偻病初期（早期）多为神经兴奋性增高的表现，如易激惹、烦闹、汗多刺激头皮而摇头等。早期维生素D缺乏的婴儿未经治疗，病情继续加重，可出现PTH功能亢进和钙、磷代谢失常的典型骨骼改变。6月龄以后，尽管病情仍在进展，但颅骨软化消失。正常婴儿的骨缝周围亦可有乒乓球样感觉。额骨和顶骨中心部分常常逐渐增厚，至7~8个月时，变成“方盒样”头型即方颅（从上向下看），头围也较正常增大。该患儿符合“佝偻病初期（早期）”的诊断。故选D。

55.【答案】A

56.【答案】E

【解析】佝偻病病因：①围生期维生素D不足：母亲妊娠期，特别是妊娠后期维生素D营养不足，如母亲严重营养不良、肝肾疾病、慢性腹泻，以及早产、双胎均可使得婴儿的体内维生素D贮存不足。②日照不足：因紫外线不能通过玻璃窗，婴幼儿被长期过多地留在室内活动，使内源性维生素D生成不足。大城市高大建筑可阻挡日光照射，大气污染如烟雾、尘埃可吸收部分紫外线。气候的影响，如冬季日照短、紫外线较弱，亦可影响部分内源性维生素D的生成。③生长速度快，需要增加：如早产及双胎婴儿生后生长发育快，需要维生素D多，且体内贮存的维生素D不足。婴儿早期生长速度较快，也易发生佝偻病。重度营养不良婴儿生长迟缓，发生佝偻病者不多。④食物中补充维生素D不足：因天然食物中含维生素D少，即使纯母乳喂养，婴儿若户外活动少亦易患佝偻病。⑤疾病影响：胃肠道或肝胆疾病影响维生素D吸收，如婴儿肝炎综合征、慢性腹泻等，肝、肾严重损害可致维生素D羟化障碍，1,25-(OH)$_2$D$_3$生成不足而引起佝偻病。长期服用抗惊厥药物可使体内维生素D不足，如苯妥英钠、苯巴比妥，可刺激肝细胞微粒体的氧化酶系统活性增加，使维生素D和25-(OH)D$_3$加速分解为无活性的代谢产物。糖皮质激素有对抗维生素D对钙的转运作用。故选E。

【B_1型题】

57.【答案】D

58.【答案】C

59.【答案】E

60.【答案】B

61.【答案】A

【解析】小儿每日水的需要量见表4-23-2，故选A。

表4-23-2 小儿每日需水量

年龄	需水量/ml·kg^{-1}
<1岁	120~160
1~3岁	100~140
4~9岁	70~110
10~14岁	50~90

62.【答案】E

63.【答案】D

64.【答案】C

第五章 新生儿与新生儿疾病

【A_1型题】

1.【答案】C

【解析】改良直接抗人球蛋白试验即改良Coombs试验，是用“最适稀释度”的抗人球蛋白血清与充分洗涤后的受检红细胞盐水悬液混合，如有红细胞凝聚为阳性，表明红细胞已致敏。Rh溶血病其阳性率高，而ABO溶血病阳性率低。该项为该新生儿溶血病的确诊试验。故选C。

2.【答案】E

【解析】多数ABO溶血病的患儿黄疸在生后第2~3天出现。故选E。

3.【答案】D

【解析】足月儿生后2~3天出现黄疸，4~5天达高峰，5~7天消退，最迟不超过2周。故选D。

4.【答案】C

【解析】足月儿：37周≤GA<42周（260~293天）的新生儿。故选C。

5.【答案】E

【解析】抗体释放试验：通过加热使患儿血中致敏红细胞的血型抗体释放于释放液中，将与患儿相同血型的成人红细胞（ABO系统）或O型标准红细胞（Rh系统）加入释放液中致敏，再加入抗人球蛋白血清，如有红细胞凝聚为阳性。Rh和ABO溶血病一般均为阳性。该项试验是检测致敏红细胞的敏感试验，故也是新生儿溶血病的确诊实验。故选E。

6.【答案】A

7.【答案】A

【解析】病理性黄疸的特点为：①生后24小时内出现黄疸；②血清总胆红素值已达到相应月龄及相应危险因素下的光疗干预标准，或每日上升>85μmol/L（5mg/dl）或每小时>0.85μmol/L（0.5mg/dl）；③黄疸持续时间足月儿>2周，早产儿>4周；④黄疸退而复现；⑤血清结合胆红素>34μmol/L（2mg/dl）。具备上述任何一项者均可诊断为病理性黄疸。故选A。

8.【答案】C

【解析】新生儿缺氧缺血性脑病是指围生期窒息引起的部分或完全缺氧、脑血流减少或暂停而导致胎儿或新生儿脑损伤。故选C。

9.【答案】E

【解析】通常认为，血清胆红素：足月儿<221μmol/L（12.9mg/dl）和早产儿<257μmol/L（15mg/dl）定为生理性黄疸的界限。故选E。

10.【答案】B

【解析】新生儿系指从脐带结扎到生后28天内的婴儿。故选B。

11.【答案】A

【解析】引起新生儿败血症的病原菌因不同地区和年代而异。我国新生儿败血症的病原菌与发达国家有很大的区别，多年来一直以葡萄球菌最多见，其次为大肠埃希菌等革兰阴性杆菌。近年来随着NICU的发展，静脉留置针、气管插管和广谱抗生素的广泛应用以及极低出生体重儿存活率明显提高，已经使凝固酶阴性的葡萄球菌成为新生儿血培养的首位菌。B族溶血性链球菌和李斯特菌虽然为欧美等发达国家新生儿感染常见的致病菌，但我国及发展中国家少见。故选A。

12.【答案】A

【解析】参见本单元第6题解析。故选A。

13.【答案】B

【解析】早产儿：GA<37周（<259天）的新生儿。故选B。

14.【答案】E

【解析】血浆置换适应证：对血Rh抗体效价明显增高，但又不宜提前分娩的孕妇，可对其进行血浆置换，以换出抗体，减少胎儿溶血。故选E。

15.【答案】C

【解析】大多数Rh溶血病患儿生后24小时内出现黄疸并迅速加重。故选C。

16.【答案】C

【解析】新生儿呼吸频率较快，安静时约为40次/分，如持续超过60~70次/分称呼吸急促，常由呼吸或其他系统疾病所致。故选C。

17.【答案】D

18.【答案】B

【解析】出生体重指出生后1小时内的体重。①低出生体重儿：BW<2500g的新生儿，其中BW<1500g称极低出生体重儿，BW<1000g称超低出生体重儿。低出生体重儿中大多是早产儿，也有足月或过期小于胎龄儿。②正常出生体重儿：BW≥2500g并≤4000g的新生儿。③巨大儿：BW>4000g的新生儿。故选B。

19.【答案】A

【解析】正常足月儿生后半小时即可抱至母亲处哺乳，以促进乳汁分泌，提倡按需哺乳。无母乳者可给配方乳。早产儿也应酌情尽早母乳喂养。故选A。

20.【答案】B

【解析】溶血病换血治疗的血源：Rh溶血病应选用Rh系统与母亲同型、ABO系统与患儿同型的血液，紧急或找不到血源时也可选用O型血；母O型、子A或B型的ABO溶血病，最好用AB型血浆和O型红细胞的混合血；有明显贫血和心力衰竭者，可用血浆减半的浓缩血。故选B。

21.【答案】A

【解析】新生儿缺氧缺血性脑病控制惊厥首选苯巴比妥，负荷量20mg/kg，于15~30分钟静脉滴入，若不能控制惊厥，1小时后可加10mg/kg。12~24小时后给维持量，每日3~5mg/kg。肝功能不良者改用苯妥英钠，剂量同苯巴比妥；顽固性抽搐者加用地西泮，每次0.1~0.3mg/kg静脉滴注；或加用水合氯醛50mg/kg灌肠。故选A。

22.【答案】D

【解析】胎便由胎儿肠道分泌物、胆汁及咽下的羊水等组成，呈糊状，为墨绿色。足月儿在生后24小时内排胎便，约2~3天排完。若生后24小时仍不排胎便，应排除肛门闭锁或其他消化道畸形。故选D。

23.【答案】C

【解析】免疫球蛋白IgG虽可通过胎盘，但与胎龄相关，胎龄越小，IgG含量越低；IgA和IgM不能通过胎盘，因此新生儿易患细菌感染，尤其是革兰阴性杆菌感染。故选C。

24.【答案】B

【解析】新生儿早发型败血症：①生后7天内起病。②感染发生在出生前或出生时，与围生因素有关，常由母亲垂直传播引起，病原菌以大肠埃希菌等革兰阴性杆菌为主。③常伴有肺炎，并呈暴发性起病，多器官受累，死亡率高达5%~20%。故选B。

25.【答案】D

【解析】新生儿基础热量消耗为209kJ/kg（50kcal/kg），每日总热量需418~502kJ/kg（100~120kcal/kg）。早产儿吸吮力弱，消化功能差，在生后数周内常不能达到上述需要量，因此常需肠道外营养。故选D。

26.【答案】D

【解析】足月儿出生时吞咽功能已经完善，但食管下部括约肌松弛，胃呈水平位，幽门括约肌较发达，易溢乳甚至呕吐。消化道面积相对较大，管壁薄、黏膜通透性高，有利于大量的流质及乳汁中营养物质的吸收，但肠腔内毒素和消化不全产物也容易进入血液循环，引起中毒症状。除淀粉酶外，消化道已能分泌充足的消化酶，因此不宜过早喂淀粉类食物。故选D。

27.【答案】A

【解析】早产儿缺氧缺血性脑病主要表现为脑室周围白质软化和脑室周围-脑室内出血。故选A。

28.【答案】A

【解析】采用国际公认的ABCDE复苏方案。①A（airway）清理呼吸道。②B（breathing）建立呼吸。③C（circulation）维持正常循环。④D（drugs）药物治疗。⑤E（evaluation）评估。前三项最重要，其中A是根本，B是关键，评估贯穿于整个复苏过程中。故选A。

29.【答案】C

【解析】母乳性黄疸，可能与母乳中的β-葡糖醛酸酐酶较高，增加肝肠循环有关，见于母乳喂养儿。几乎2/3母乳喂养新生儿在出生后1周内可出现。停喂母乳24~48小时，黄疸明显减轻或消退有助于诊断。故选C。

30.【答案】D

【解析】ABO溶血主要发生在母亲O型而胎儿A型或B型，如母亲为AB型或婴儿O型，则不发生ABO溶血病。故选D。

31.【答案】D

【解析】胆红素脑病为新生儿溶血病的最严重并发症。多于生后1周内出现症状，临床将其分为4期。故选D。

32.【答案】D

【解析】光照疗法指征：各种原因导致的足月儿血清总胆红素水平>205μmol/L（12mg/dl），均可给予光疗。早产儿治疗更应积极。高危新生儿，可放宽指征，极低和越低出生体重儿可预防性光疗。故选D。

33.【答案】E

【解析】足月儿大脑皮层兴奋性低，睡眠时间长，觉醒时间一昼夜仅为2~3小时，大脑对下级中枢抑制较弱，且锥体束、纹状体发育不全，常出现不自主和不协调动作。新生儿出生时已具备多种暂时性原始反射。临床上常用的原始反射如下：觅食反射、吸吮反射、握持反射、拥抱反射。正常情况下，上述反射生后数月自然消失。新生儿期如这些反射减弱或消失，或数月后仍不消失，常提示有神经系统疾病。此外，正常足月儿也可出现年长儿的病理性反射如克氏征（Kernig征）、巴宾斯基征（Babinski征）和佛斯特征（Chvostek征）等，腹壁和提睾反射不稳定，偶可出现阵发性踝阵挛。故选E。

34.【答案】B

35.【答案】D

【解析】新生儿初步复苏步骤：①保暖：新生儿娩出后立即置于预热的辐射保暖台上。②摆好体位：置新生儿头轻微伸仰位。③清理呼吸道：肩娩出前助产者用手挤捏出新生儿的口、咽、鼻中的分泌物。新生儿娩出后，立即用吸球或吸管，先口咽，后鼻腔，吸净口、咽和鼻腔的黏液。如羊水混有较多胎粪，且新生儿无活力，在婴儿呼吸前，应做气管插管，将胎粪吸出。如羊水清或羊水污染但新生儿有活力（有活力的定义：呼吸规则、肌张力好及心率>100次/分），则可以不进行气管内吸引。④擦干：用温热干毛巾快速擦干全身。⑤刺激：用手拍打或手指轻弹患儿的足底或摩擦背部2次以诱发自主呼吸。以上步骤应在30秒内完成。故选D。

36.【答案】C

【解析】Apgar评分作为判断新生儿窒息的标准，即8~10分为正常，4~7分为轻度窒息，0~3分为重度窒息。故选C。

37.【答案】D

【解析】足月儿血压平均为70/50mmHg（9.3/6.7kPa）。早产儿心率偏快，血压较低，部分可伴有动脉导管开放。故选D。

38.【答案】B

【解析】由于新生儿胆红素代谢特点，约85%足月儿和绝大多数早产儿出现生理性黄疸，其特点为：①一般情况良好。②足月儿生后2~3天出现黄疸，4~5天达高峰，5~7天消退，最迟不超过2周；早产儿黄疸多于生后3~5天出现，5~7天达高峰，7~9天消退，最长可延迟到3~4周。故选B。

【A_2型题】

39.【答案】E

【解析】生理性黄疸一般情况良好。足月儿生后2~3天出现黄疸，4~5天达高峰，5~7天消退，最迟不超过2周。每日血清胆红素升高<85μmol/L（5mg/dl）。足月儿<221μmol/L（12.9mg/dl）定为生理性黄疸的界限。故选E。

40.【答案】C

41.【答案】A

【解析】大多数 Rh 溶血病患儿生后 24 小时内出现黄疸并迅速加重，此患儿怀疑为“新生儿溶血病”，为了明确诊断可进行：①母子血型检查。检查母子 ABO 和 Rh 血型，证实有血型不合存在。②检查有无溶血。溶血时红细胞和血红蛋白减少，早期新生儿血红蛋白<145g/L 可诊断为贫血；网织红细胞增高（>6%）；血涂片有核红细胞增多（>10/100 个白细胞）；血清总胆红素和非结合胆红素明显增加。③致敏红细胞和血型抗体测定。故选 A。

42.【答案】D

【解析】见表 4-23-3。

表 4-23-3　新生儿 Apgar 评分标准

体征	评分标准			评分	
	0 分	1 分	2 分	1 分钟	5 分钟
皮肤颜色	青紫或苍白	身体红，四肢青紫	全身红		
心率（次/分）	无	<100	>100		
弹足底或插鼻管反应	无反应	有些动作，如皱眉	哭，喷嚏		
肌张力	松弛	四肢略屈曲	四肢活动		
呼吸	无	慢，不规则	正常，哭声响		

根据新生儿 Apgar 评分标准，患儿为轻度窒息，应给予复苏。初步复苏步骤：保暖、摆好体位、清理呼吸道、擦干、刺激。故选 D。

43.【答案】A

【解析】参见 42 题解析，患儿评分为 0 分。故选 A。

44.【答案】E

【解析】参见 42 题解析，患儿评分为 6 分。故选 E。

45.【答案】B

【解析】多数 ABO 溶血病的患儿黄疸在生后第 2~3 天出现。故选 B。

46.【答案】C

【解析】生理性黄疸足月儿生后 2~3 天出现黄疸。参见第 18 题解析。故选 C。

47.【答案】E

【解析】新生儿呼吸窘迫综合征又称肺透明膜病，是由于肺表面活性物质缺乏所致，为生后不久出现呼吸窘迫并进行性加重的临床综合征。多见于早产儿，胎龄越小，发病率越高。故选 E。

48.【答案】A

【解析】患儿有血型不合存在，抗体释放试验为阳性，该试验为新生儿溶血病的确诊试验。光照疗法是降低血清非结合胆红素的简单而有效的方法。故选 A。

49.【答案】E

50.【答案】C

【解析】足月儿：37 周≤GA<42 周（260~293 天）的新生儿；适于胎龄儿：婴儿的 BW 在同胎龄儿平均出生体重的第 10~90 百分位之间；正常出生体重儿：BW≥2500g 并≤4000g 的新生儿。故选 C。

51.【答案】C

【解析】正常足月儿肌腱反射较弱，凯尔尼格征（Kernig 征）、巴宾斯基征和佛斯特征等可以阳性，腹壁和提睾反射不稳定，偶可出现阵发性踝阵挛。故选 C。

52.【答案】C

【解析】参见本单元第 42 题解析，患儿评分为 7 分。故选 C。

53.【答案】D

【解析】早产儿为 GA<37 周（<259 天）的新生儿。早产儿呼吸浅快、不规则，易出现周期性呼吸及呼吸暂停或青紫。呼吸暂停是指呼吸停止>20 秒，伴心率<100 次/分及发绀。此为早产儿正常现象，无须处理。故选 D。

54.【答案】E

【解析】患儿 1 分钟与 5 分钟 Apgar 评分分别为 3 分、7 分。新生儿缺氧缺血性脑病是指围生期窒息引起的部分或完全缺氧、脑血流减少或暂停而导致胎儿或新生儿脑损伤。临床分度见表 4-23-4。

表 4-23-4　新生儿缺血缺氧性脑病临床分度

临床表现	分度		
	轻度	中度	重度
意识	激惹	嗜睡	昏迷
肌张力	正常	减低	松软

续 表

临床表现	分度		
	轻度	中度	重度
原始反射			
拥抱反射	活跃	减弱	消失
吸吮反射	正常	减弱	消失
惊厥	可有肌阵挛	常有	有，可呈持续状态

新生儿缺氧缺血性脑病轻度为激惹，拥抱反射活跃。根据该患儿临床表现，可诊断为新生儿缺氧缺血性脑病轻度。故选E。

55.【答案】B

【解析】新生儿败血症晚发型为出生7天后起病。该患儿临床表现（黄疸迅速加重、消退延迟、呕吐、休克体征）符合“新生儿败血症晚发型”的诊断。故选B。

56.【答案】D

【解析】母血型O，子血型A，证实有血型不合存在。改良直接抗人球蛋白试验为阳性，表明红细胞已致敏。Rh溶血病改良直接抗人球蛋白试验阳性率高而ABO溶血病阳性率低。该试验为新生儿溶血病的确诊试验。Rh和ABO溶血病抗体释放试验一般均为阳性，该试验是检测致敏红细胞的敏感试验，故也为新生儿溶血病的确诊实验。故选D。

57.【答案】D

【A_3/A_4型题】

58.【答案】D

【解析】大多数Rh溶血病患儿生后24小时内出现黄疸并迅速加重。Rh溶血病患儿多有不同程度的肝脾增大。胆红素脑病为新生儿溶血病的最严重并发症，早产儿更易发生。一般于重度黄疸高峰后12~48小时出现症状。临床将其分为4期。警告期表现为嗜睡、反应低下、吮吸无力、拥抱反射减弱、肌张力减低等，偶有尖叫和呕吐。持续12~24小时。该患儿临床表现符合“新生儿溶血病警告期”的诊断。故选D。

59.【答案】E

【解析】光疗副作用可出现发热、腹泻和皮疹，但多不严重，可继续光疗；蓝光可分解体内核黄素，光疗超过24小时可引起核黄素减少，并进而降低红细胞谷胱甘肽还原酶活性而加重溶血，故光疗时应补充核黄素（光疗时每日3次，每次5mg；光疗后每日1次，连服3日）。血清结合胆红素增高的患儿，光疗可使皮肤呈青铜色即青铜症，停止光疗后，青铜症可自行消退。故选E。

60.【答案】B

【解析】早产儿为GA<37周（<259天）的新生儿。早产儿外观特点男婴表现为睾丸未降或未全降，皮肤绛红、水肿和毳毛多等。故选B。

61.【答案】C

【解析】婴儿生后第1天需水量为每日60~100ml/kg，以后每日增加30ml/kg，直至每日150~180ml/kg。故选C。

62.【答案】E

【解析】早产儿黄疸多于生后3~5天出现，5~7天达高峰，7~9天消退，最长可延迟到3~4周。故选E。

63.【答案】B

【解析】缺氧是新生儿缺氧缺血性脑病发病的核心，其中围生期窒息是最主要的病因。病变在脑干、丘脑者，可出现中枢性呼吸衰竭、瞳孔缩小或扩大、顽固性惊厥等脑干症状，并且常在24~72小时病情恶化或死亡。CT有助于了解颅内出血范围和类型，但对于脑水肿、基底核和丘脑损伤、脑梗死有一定的参考作用。该患儿临床表现符合“新生儿缺氧缺血性脑病”的诊断。故选B。

64.【答案】D

【解析】新生儿缺氧缺血性脑病控制惊厥首选苯巴比妥。故选D。

65.【答案】D

【解析】新生儿缺氧缺血性脑病支持疗法：①维持良好的通气功能是支持疗法的核心，保持PaO_2>60~80mmHg、$PaCO_2$和pH在正常范围。根据血气给予不同方式的氧疗，严重者可选用机械通气、NO吸入，但应避免PaO_2过高或$PaCO_2$过低。②维持脑和全身良好的血液灌注是支持疗法的关键措施，避免脑灌注过低或过高。低血压可用多巴胺（3~5mg/kg），也可同时加用等剂量的多巴酚丁胺。③维持血糖在正常高值［4.16～5.55mmol/L（75~100mg/dl）］，以提供神经细胞代谢所需能源。故选D。

66.【答案】C

67.【答案】D

68.【答案】E

【B_1型题】

69.【答案】E

【解析】乳腺肿大：男女新生儿生后 4~7 天均可有乳腺增大，如蚕豆或核桃大小，2~3 周消退，切忌挤压，以免感染。故选 E。

70.【答案】A

【解析】早产儿皮肤绛红、水肿和毳毛多，足月儿皮肤红润、皮下脂肪丰满和毳毛少。故选 A。

71.【答案】B

72.【答案】D

【解析】早产儿呼吸浅快不规则，易出现周期性呼吸及呼吸暂停或青紫。呼吸暂停是指呼吸停止>20 秒，伴心率<100 次/分及发绀。其发生率与胎龄有关，胎龄越小、发生率越高，且常于生后第 1、2 天出现。故选 D。

73.【答案】C

【解析】原因为肝细胞处理胆红素能力差。胆红素进入肝细胞后被肝细胞的受体蛋白 Y、Z 蛋白结合转运至滑面内质网，主要通过尿苷二磷酸葡糖醛酸基转移酶（UDPGT）的催化，形成水溶性的结合胆红素，经胆汁排泄至肠道。新生儿出生时肝细胞内 Y 蛋白含量极微（生后 5~10 天达正常），UDPGT 含量低且活性不足（仅为正常的 0~30%），故新生儿不仅摄取胆红素的能力不足，同时结合胆红素的能力低下，生成结合胆红素的量较少，早产儿更为明显，可出现暂时性肝内胆汁淤积。故选 C。

第六章　遗传性疾病

【A_1 型题】

1.【答案】A

【解析】21-三体综合征又称唐氏综合征。细胞遗传学特征是第 21 号染色体呈三体征，其发生主要是由于生殖细胞在减数分裂形成配子时，或受精卵在有丝分裂时，21 号染色体发生不分离，使胚胎体细胞内存在一条额外的 21 号染色体。故选 A。

2.【答案】B

【解析】21-三体综合征易位型染色体总数为 46 条，其中一条是额外的 21 号染色体的长臂与一条近端着丝粒染色体长臂形成的易位染色体，即发生于近着丝粒染色体的相互易位，称罗伯逊易位，亦称着丝粒融合。以 14 号及 13 号染色体最为常见，最常见的核型为 46，XY（或 XX），-14，+t（14q21q）。故选 B。

3.【答案】B

【解析】先天愚型典型病例根据特殊面容、智能与生长发育落后、皮纹特点等不难作出临床诊断，但应做染色体核型分析以确诊。新生儿或症状不典型者更需核型分析确诊。故选 B。

4.【答案】C

5.【答案】C

【解析】苯丙酮尿症是一种常染色体隐性遗传疾病，是先天性氨基酸代谢障碍中较为常见的一种，因患儿尿液中排出大量苯丙酮酸代谢产物而得名。发病率随种族不同而异，我国的发病率总体为 1∶11000。故选 C。

6.【答案】C

【解析】苯丙酮尿症是由于患儿肝脏缺乏苯丙氨酸羟化酶活性，不能将苯丙氨酸转化为酪氨酸，导致苯丙氨酸在血液、脑脊液、各种组织中的浓度极度增高，通过旁路代谢产生大量苯丙酮酸、苯乙酸、苯乳酸和对羟基苯乙酸。高浓度的苯丙氨酸及其代谢产物能导致脑组织损伤。故选 C。

7.【答案】B

【解析】苯丙酮尿症患儿出生时正常，通常在 3~6 个月时始出现症状，1 岁时症状明显。故选 B。

8.【答案】E

【解析】苯丙酮尿症新生儿疾病筛查：新生儿哺乳 3 天后，针刺足跟采集外周血，滴于专用采血滤纸上，晾干后即寄送至筛查实验室，进行苯丙氨酸浓度测定。如苯丙氨酸浓度大于切割值，应进一步检查和确诊。故选 E。

【A_2 型题】

9.【答案】B

10.【答案】E

【解析】在易位型中，再发风险为 4%~10%，若母亲为 21q22q 平衡易位携带者，子代发病风险率为 100%。故选 E。

11.【答案】B

12.【答案】A

【解析】苯丙酮尿症患儿出生时正常，通常在 3~6 个月时始出现症状，1 岁时症状明显，表现为神经系统智能发育落后最为突出，智商常低于正常。有行为异常，如兴奋不安、忧郁、多动、孤僻等。可有癫痫小发作，少数呈现肌张力增高和腱反射亢进。患儿在出生数月后因黑色素合成不足，头发由黑变黄，皮肤白皙。皮肤湿疹较常见。由于尿和汗液中排出较多苯乙酸，可有明显鼠尿臭味。患儿临床表现符合“苯丙酮尿症”的诊断。故选 A。

13.【答案】D

【解析】根据患儿智能发育落后、头发由黑变黄、体鼠尿臭味和血苯丙氨酸升高，符合“苯丙酮尿症”的诊断。尿三氯化铁（$FeCl_3$）及 2，4-二硝基苯肼试验（DNPH）一般用于较大儿童的初筛。新生儿苯丙酮尿症因苯丙氨酸代谢旁路尚未健全，患儿尿液测定为阴性。故选D。

14.【答案】B

【解析】见表4-23-5。

表4-23-5 不同年龄血苯丙氨酸理想控制范围

年龄	血苯丙氨酸浓度/μmol·L^{-1}
0~3岁	120~240
3~9岁	180~360
9~12岁	180~480
12~16岁	180~600
>16岁	180~900

患儿现2岁。故选B。

【A_3/A_4型题】

15.【答案】B

【解析】患儿主要特征为智能落后、特殊面容和生长发育迟缓。符合21-三体综合征的诊断。故选B。

16.【答案】C

【解析】应做染色体核型分析以确诊。新生儿或症状不典型者更需核型分析确诊。故选C。

17.【答案】B

【解析】患儿智能发育落后、头发由黑变黄、体鼠尿臭味和血苯丙氨酸升高，符合苯丙酮尿症的诊断。故选B。

18.【答案】D

【解析】患儿主要采用低苯丙氨酸配方奶治疗，待血浓度降到理想浓度时，可逐渐少量添加天然饮食，其中首选母乳，因母乳中苯丙氨酸含量仅为牛奶的1/3。较大婴儿及儿童可加入牛奶、粥、面、蛋等，添加食品应以低蛋白、低苯丙氨酸食物为原则，其量和次数随血苯丙氨酸浓度而定。苯丙氨酸浓度过高或者过低都将影响生长发育。故选D。

【B_1型题】

19.【答案】A

【解析】患儿主要特征为智能落后、特殊面容和生长发育迟缓。故选A。

20.【答案】C

【解析】多数先天性甲状腺功能减低症患儿常在出生半年后出现典型症状：①特殊面容和体态：头大，颈短，皮肤粗糙、面色苍黄，毛发稀疏、无光泽，面部黏液水肿，眼睑水肿，眼距宽，鼻梁低平，唇厚，舌大而宽厚、常伸出口外。患儿身材矮小，躯干长而四肢短小，上部量/下部量>1.5，腹部膨隆，常有脐疝。②神经系统症状：智能发育低下，表情呆板、淡漠，神经反射迟钝；运动发育障碍，如翻身、坐、立、走的时间都延迟。③生理功能低下的表现：精神差、安静少动、对周围事物反应少、嗜睡、食欲缺乏、声音低哑、体温低而怕冷、脉搏、呼吸减慢，心音低钝、肌张力低、肠蠕动慢、腹胀、便秘。故选C。

第七章 风湿免疫性疾病

【A_1型题】

1.【答案】B

【解析】IgG是唯一能通过胎盘的Ig类别，其转运过程为主动性。大量IgG通过胎盘发生在妊娠后期。胎龄小于32周的胎儿或未成熟儿的血清IgG浓度低于400mg/dl，而足月新生儿血清IgG高于其母体5%~10%。故选B。

2.【答案】D

【解析】人体血清免疫球蛋白的主要成分是IgG。IgG在机体合成的年龄要晚于IgM，在出生后第3个月开始合成，3~5岁接近成人水平。故选D。

3.【答案】C

【解析】风湿热是A族大乙型溶血性链球菌咽峡炎后的晚期并发症。0.3%~3%因该菌引起的咽峡炎患儿于1~4周后发生风湿热。皮肤及其他部位A族乙型溶血性链球菌感染不会引起风湿热。故选C。

4.【答案】D

【解析】见表4-23-6。

表4-23-6 风湿热的诊断标准

主要表现	次要表现	链球菌感染证据
心脏炎	发热 关节痛	咽拭子培养阳性
多发性关节炎	关节痛	抗链球菌抗体滴度升高
舞蹈病	红细胞沉降率增高	近期患过猩红热
环形红斑	CRP阳性	
皮下小结节	P-R间期延长、Q-T间期延长	

注：主要表现为关节炎者，关节痛不再作为次要表现；主要表现为心脏炎者，P-R间期延长不再作为次要表现。在有链球菌感染证据的前提下，存在以下3项之一者亦应考虑风湿热：①排除其他原因的舞蹈病。②无其他原因可解释的隐匿性心肌炎。③以往已确诊为风湿热，存在一项主要表现，或有发热和关节痛，或急性期反应物质增高，提示风湿热复发。确诊风湿热后，应尽可能明确发病类型，特别应了解是否存在心脏损害。以往有风湿热病史者，应明确是否有风湿热活动。故选D。

5.【答案】C

6.【答案】D

【解析】心包炎早期积液量很少时，临床上难以发现，可有心前区疼痛，有时于心底部听到心包摩擦音。积液量多时心前区搏动消失，心音遥远，有颈静脉怒张、肝大等心脏压塞表现。X线检查心影向两侧扩大呈烧瓶形；心电图示低电压，早期ST段抬高，随后ST段回到等电线，并出现T波改变；超声心动图可确诊少量心包积液。故选D。

7.【答案】C

8.【答案】E

【解析】临床上有心包炎表现者，提示心脏炎严重，易发生心力衰竭。风湿性心脏炎初次发作有5%～10%患儿发生充血性心力衰竭，再发时发生率更高。风湿性心脏瓣膜病患儿伴有心力衰竭者，提示有活动性心脏炎存在。故选E。

9.【答案】C

【解析】有充血性心力衰竭时应视为心脏炎复发，及时给予大剂量静脉注射糖皮质激素，如氢化可的松或甲基泼尼松龙每日1次，10～30 mg/kg，共1～3次。多数情况在用药后2～3天即可控制心力衰竭，应慎用或不用洋地黄制剂，以免发生洋地黄中毒。应予以低盐饮食，必要时氧气吸入、给予利尿药和血管扩张剂。故选C。

10.【答案】E

【解析】心脏炎时宜早期使用糖皮质激素，泼尼松每日2mg/kg，最大量≤60mg/d，分次口服，2～4周后减量，总疗程8～12周。无心脏炎的患儿可用阿司匹林，每日100mg/kg，最大量≤3g/d，分次服用，2周后逐渐减量，疗程4～8周。故选E。

11.【答案】C

12.【答案】A

13.【答案】A

【解析】风湿心脏炎心电图示P-R间期延长，伴有T波低平和ST段异常，或有心律失常。故选A。

14.【答案】E

【解析】关节炎占急性风湿热总数的50%～60%，典型病例为游走性多关节炎，以膝、踝、肘、腕等大关节为主。表现为关节红、肿、热、痛，活动受限。每个受累关节持续数日后自行消退，愈后不留畸形，但此起彼伏，可延续3～4周。故选E。

15.【答案】D

【解析】风湿热活动指标包括白细胞计数和中性粒细胞增多、红细胞沉降率增快、C-反应蛋白阳性、α_2球蛋白和黏蛋白增高等，但仅能反映疾病的活动情况，对诊断本病并无特异性。故选D。

16.【答案】E

【解析】风湿性心肌炎心尖部轻度收缩期吹风样杂音，75%的初发患儿主动脉瓣区可闻舒张中期杂音。故选E。

17.【答案】E

【解析】参见第6题解析。故选E。

18.【答案】C

【解析】风湿热环形红斑较少见，环形或半环形边界明显的淡色红斑，大小不等，中心苍白，出现在躯干和四肢近端，呈一过性，或时隐时现呈迁延性，可持续数周。故选C。

19.【答案】C

【解析】舞蹈病占风湿热患儿的3%～10%。表现为全身或部分肌肉的无目的不自主快速运动，如伸舌歪嘴、挤眉弄眼、耸肩缩颈、语言障碍、书写困难、细微动作不协调等，兴奋或注意力集中时加剧，入睡后即消失。患儿常伴肌无力和情绪不稳定。舞蹈病常在其他症状出现后数周至数月出现；如风湿热其他症状较轻，舞蹈病可能为首发症状。舞蹈病病程1～3个月，个别病例在1～2年内反复发作。少数病儿遗留不同程度神经精神后遗症，如性格改变、偏头痛、细微运动不协调等。故选C。

20.【答案】C

【解析】咽拭子培养可发现A族乙型溶血性链球菌，链球菌感染1周后血清抗链球菌溶血素O（ASO）滴度开始上升，2个月后逐渐下降。故选C。

21.【答案】A

【解析】心包炎心电图示低电压，早期ST段抬高，随后ST段回到等电线，并出现T波改变。故选A。

22.【答案】A

【解析】参见第18题解析。故选A。

23.【答案】B

【解析】皮下小结见于2%～16%的风湿热患儿，常伴有严重心肌炎，呈坚硬无痛结节，与皮肤不粘连，直径0.1～1cm，出现于肘、膝、腕、踝等关节伸面，或枕部、前额头皮以及胸、腰椎脊突的突起部位，经2～4周消失。故选B。

24.【答案】A

【解析】急性风湿热应用青霉素80万单位肌内注射，每日2次，持续2周，以彻底清除链球菌感染。青霉素过敏者可改用其他有效抗生素如红霉素等。故选A。

25.【答案】C

【解析】风湿热心脏炎时宜早期使用糖皮质激素。无心脏炎的患儿可用阿司匹林。故选C。

26.【答案】C

【解析】风湿热激素治疗总疗程：泼尼松每日2mg/kg，最大量≤60mg/d，分次口服，2～4周后减量，总疗程8～12周。故选C。

27.【答案】B

【解析】急性风湿热不伴心脏炎患儿，给予阿司匹林每日100mg/kg，最大量≤3 g/d，分次服用，2周后逐渐减量，疗程4~8周。故选B。

【A_2型题】

28.【答案】B

【解析】风湿热多呈急性起病，临床主要表现为心脏炎、关节炎、舞蹈病、皮下小结和环形红斑，发热和关节炎是最常见的主诉。心肌炎轻者可无症状，重者可伴不同程度的心力衰竭；安静时心动过速，与体温升高不成比例；心脏扩大，心尖搏动弥散；心音低钝，可闻奔马律；心尖部轻度收缩期吹风样杂音，75%的初发患儿主动脉瓣区可闻舒张中期杂音。心电图示P-R间期延长，伴有T波低平和ST段异常，或有心律失常。患儿临床表现符合风湿热的诊断。故选B。

29.【答案】D

【解析】参见第28题解析，风湿热的诊断成立。咽拭子培养可发现A族乙型溶血性链球菌，链球菌感染1周后血清抗链球菌溶血素O（ASO）滴度开始上升，2个月后逐渐下降。80%风湿热患儿ASO升高，同时测定抗脱氧核糖核酸酶B、抗链激酶、抗透明质酸酶则阳性率可提高到95%。故选D。

30.【答案】D

【解析】风湿热预防复发应该每3~4周肌内注射苄星青霉素（长效青霉素）120万单位，预防注射期限至少5年，最好持续至25岁；有风湿性心脏病者，宜做终生药物预防。故选D。

31.【答案】C

【解析】风湿热有充血性心力衰竭时应视为心脏炎复发，及时给予大剂量静脉注射糖皮质激素，如氢化可的松或甲基泼尼松龙每日1次，10~30mg/kg，共1~3次。多数情况在用药后2~3天即可控制心力衰竭，应慎用或不用洋地黄制剂，以免发生洋地黄中毒，用时应给予1/3~1/2的最小量。故选C。

32.【答案】C

【解析】风湿热无心脏炎的患儿可用阿司匹林，每日100mg/kg，最大量≤3g/d，分次服用，2周后逐渐减量，疗程4~8周。故选C。

33.【答案】B

【解析】参见第28题解析。患儿临床表现符合风湿热的诊断。清除链球菌感染应用青霉素80万单位肌内注射。无心脏炎的患儿可用阿司匹林，每日100mg/kg。故选B。

34.【答案】A

【解析】急性风湿热发生前1~5周有链球菌咽峡炎病史。参见第28题解析。患儿临床表现符合风湿热心肌炎的诊断。故选A。

35.【答案】D

【解析】应用青霉素清除链球菌感染。故选D。

36.【答案】C

【解析】风湿热是A族乙型溶血性链球菌咽峡炎后的晚期并发症。故选C。

37.【答案】C

【解析】风湿热卧床休息的期限取决于心脏受累程度和心功能状态。急性期无心脏炎患儿卧床休息2周，随后逐渐恢复活动，于2周后达正常活动水平；心脏炎无心力衰竭患儿卧床休息4周，随后于4周内逐渐恢复活动；心脏炎伴充血性心力衰竭患儿则需卧床休息至少8周，在以后2~3个月内逐渐增加活动量。故选C。

38.【答案】E

【解析】此患儿为风湿热、心脏炎，目前出现心力衰竭的表现，无心脏炎的患儿使用阿司匹林，有心脏炎患儿应用糖皮质激素。故选E。

39.【答案】E

40.【答案】B

【解析】链球菌感染1周后血清抗链球菌溶血素O（ASO）滴度开始上升，2个月后逐渐下降。80%风湿热患儿ASO升高。故选B。

41.【答案】C

【解析】参见第28题解析。患儿链球菌感染为2个月前，现在查ASO无意义。故选C。

42.【答案】A

【解析】风湿热心脏炎时宜早期使用糖皮质激素。故选A。

【A_3/A_4型题】

43.【答案】D

【解析】小儿皮肤黏膜淋巴结综合征（川崎病）的诊断条件：发热5天以上，抗生素无效，同时伴有以下五项中的四项：球结合膜充血、口唇充血皲裂及草莓舌、手足硬性水肿、皮肤多形性红斑、颈部淋巴结肿大。该小儿发热8天，抗生素治疗7天无效，全身淡红色斑丘疹，双眼结膜充血，口唇鲜红、干裂，草莓舌，右颈淋巴结蚕豆大，指、趾端硬性肿胀，符合川崎病的诊断条件。故选D。

44.【答案】C

45.【答案】C

【解析】川崎病容易引起冠状动脉的损害，为观察预后，应定期做心脏彩超。故选C。

46.【答案】B

47.【答案】A

48.【答案】C

【B_1型题】

49.【答案】B

【解析】应用青霉素80万单

位肌内注射，每日 2 次，持续 2 周。故选 B。

50.【答案】E

【解析】心脏炎时宜早期使用糖皮质激素分次口服，2~4 周后减量，总疗程 8~12 周。故选 E。

51.【答案】C

【解析】无心脏炎的患儿可用阿司匹林，2 周后逐渐减量，疗程 4~8 周。故选 C。

52.【答案】D

【解析】每 3~4 周肌内注射苄星青霉素 120 万单位，预防注射期限至少 5 年，最好持续至 25 岁；有风湿性心脏病者，宜做终生药物预防。故选 D。

53.【答案】B

54.【答案】D

55.【答案】D

56.【答案】C

第八章　感染性疾病

【A_1 型题】

1.【答案】E

【解析】麻疹患者是唯一的传染源。感染早期病毒在患者呼吸道大量繁殖，含有病毒的分泌物经过患者的呼吸、咳嗽、喷嚏排出体外并悬浮于空气中，通过呼吸道进行传播。密切接触者亦可经污染病毒的手传播。故选 E。

2.【答案】B

【解析】皮疹先出现于耳后、发际，渐及额、面、颈部，自上而下蔓延至躯干、四肢，最后达手掌与足底。故选 B。

3.【答案】C

4.【答案】B

【解析】麻疹黏膜斑（Koplik 斑）：是麻疹早期具有特征性的体征，一般在出疹前 1~2 天出现。开始时见于下磨牙相对的颊黏膜上，为直径 0.5~1.0mm 的灰白色小点，周围有红晕，迅速增多，可累及整个颊黏膜并蔓延至唇部黏膜，于出疹后 1~2 天逐渐消失。故选 B。

5.【答案】A

【解析】接触麻疹后 5 天内立即给予免疫血清球蛋白 0.25 ml/kg 可预防发病。如果是使用量不足或接触麻疹 5 天以后使用，仅可减轻症状。被动免疫只能维持 3~8 周，以后应采取主动免疫。故选 A。

6.【答案】B

【解析】采用麻疹减毒活疫苗预防接种。我国儿童计划免疫程序规定出生 8 个月为麻疹疫苗的初种年龄，1 岁 6 个月至 2 岁儿童要完成第 2 次接种。此外，根据麻疹流行病学情况，在一定范围、短时间内对高发人群开展强化免疫接种。故选 B。

7.【答案】B

【解析】对麻疹患者要做到早发现、早报告、早隔离、早治疗。一般隔离至出疹后 5 天，合并肺炎者延长至出疹后 10 天。对接触麻疹的易感儿应隔离检疫 3 周，并给予被动免疫。故选 B。

8.【答案】D

9.【答案】A

【解析】麻疹由麻疹病毒感染，临床表现为呼吸道卡他性炎症，结膜炎，发热第 2~3 天口腔麻疹黏膜斑，红色斑丘疹，自头面部→颈→躯干→四肢，退疹后有色素沉着及细小脱屑，发热 3~4 天后出疹，出疹期为发热的高峰期。风疹由风疹病毒感染，临床表现为全身症状轻，耳后、枕部淋巴结肿大并触痛，面部→躯干→四肢，斑丘疹，疹间有正常皮肤，退后无色素沉着及脱屑，症状出现后 1~2 天后出疹。故选 A。

10.【答案】B

【解析】接触麻疹后 5 天内立即给予免疫血清球蛋白 0.25 ml/kg 可预防发病。故选 B。

11.【答案】C

【解析】麻疹患者出疹前、后的 5 天均有传染性，有并发症的患者传染性可延长至出疹后 10 天。以冬春季发病为多。故选 C。

12.【答案】A

13.【答案】A

【解析】水痘皮疹特点：①首发于头、面和躯干，继而扩展到四肢，末端稀少，呈向心性分布。②最初的皮疹为红色斑疹和丘疹，继之变为透明饱满的水疱，24 小时后水疱内容物变混浊并中央凹陷，水疱易破溃，2~3 天迅速结痂。③皮疹陆续分批出现，伴明显痒感，在疾病高峰期可见到斑疹、丘疹、疱疹和结痂同时存在。④黏膜皮疹还可出现在口腔、眼结膜、生殖器等处，易破溃形成浅溃疡，全身症状和皮疹较轻。皮疹结痂后一般不留瘢痕。故选 A。

14.【答案】D

15.【答案】B

【解析】猩红热由乙型溶血性链球菌感染引起，临床表现为高热、中毒症状重、咽峡炎、杨梅舌、环口苍白圈、扁桃体炎，皮肤弥漫充血，上有密集针尖大小丘疹，持续 2~3 天退疹，疹退后伴大片状脱皮，发热 1~2 天出疹，出疹时高热。故选 B。

【A_2 型题】

16.【答案】E

【解析】麻疹前驱期主要表现为发热，在发热同时出现咳嗽、喷嚏、咽部充血等上呼吸道感染症状，特别是流涕、结膜充血、眼睑水肿、畏光、流泪等明显的眼、鼻卡他症状是本病特点。麻疹黏膜斑是麻疹早期具有特征性的体征。出疹期皮疹先出现于耳后、发际，渐及额、面、颈部，自上而下蔓延至躯干、四肢，最后达手掌与足底。皮疹初为红色斑丘疹，呈充血性，疹间可见正常皮肤，不伴痒感。患儿临床表现符合麻疹的诊断。故选E。

17.【答案】B

【解析】典型麻疹的临床表现分为潜伏期、前驱期、出疹期和恢复期四期。此患儿的临床表现符合前驱期。故选B。

18.【答案】B

19.【答案】C

【解析】参见第16题解析，患儿临床表现符合麻疹的诊断。患儿出疹后5天热不退，伴咳、喘重，查体肺部有水泡音，提示肺炎的可能；肝大、心率加快、发绀，提示心力衰竭。故选C。

20.【答案】E

【解析】对接触麻疹的易感儿应隔离检疫3周，并给予被动免疫。故选E。

21.【答案】B

【解析】风疹临床表现为全身症状轻，耳后、枕部淋巴结肿大并触痛，症状出现后1~2天出疹。患儿临床表现符合风疹的诊断。故选B。

22.【答案】D

【解析】幼儿急疹由人疱疹病毒6型感染引起，患儿一般情况好，高热时可有惊厥，耳后枕部淋巴结亦可肿大，常伴有轻度腹泻，有红色细小密集斑丘疹，头面颈及躯干部多见，四肢较少，1天出齐，次日开始消退。高热3~5天，热退疹出。患儿临床表现符合幼儿急疹的诊断。故选D。

23.【答案】E

24.【答案】D

【解析】参见第15题解析，患儿临床表现符合猩红热的诊断。首选青霉素治疗。故选D。

25.【答案】C

【A_3/A_4型题】

26.【答案】A

【解析】麻疹皮疹先出现于耳后、发际，渐及额、面、颈部，自上而下蔓延至躯干、四肢，最后达手掌与足底。皮疹初为红色斑丘疹，呈充血性，疹间可见正常皮肤，不伴痒感。以后部分融合成片，色加深呈暗红。此期肺部可闻干湿啰音，X线检查可见肺纹理增多或轻重不等弥漫性肺部浸润。故选A。

27.【答案】C

【解析】麻疹患者出疹前后的5天均有传染性，有并发症的患者传染性可延长至出疹后10天。故选C。

28.【答案】B

【解析】接触麻疹后5天内立即给予免疫血清球蛋白0.25 ml/kg可预防发病。如果是使用量不足或接触麻疹5天以后使用，仅可减轻症状。被动免疫只能维持3~8周，以后应采取主动免疫。故选B。

29.【答案】A

【解析】参见第16题解析，患儿临床表现符合麻疹的诊断。故选A。

30.【答案】B

【解析】多核巨细胞检查：于出疹前2天至出疹后1天，取患者鼻、咽分泌物或尿沉渣涂片，瑞氏染色后直接镜检，可见多核巨细胞或包涵体细胞，阳性率较高。故选B。

31.【答案】C

【解析】高热时可酌情使用退热剂，但应避免急骤退热，特别是在出疹期。烦躁可适当给予镇静药。频繁剧咳可用镇咳药或雾化吸入。继发细菌感染可给抗生素，但患儿无继发感染症状，无须抗生素治疗。故选C。

【B_1型题】

32.【答案】C

【解析】参见第22题解析，患儿热退疹出。符合幼儿急疹的诊断。故选C。

33.【答案】B

【解析】参见第16题解析，患儿有麻疹黏膜斑，皮疹先出现于耳后、发际。符合麻疹的诊断。故选B。

34.【答案】D

【解析】参见第15题解析，患儿有杨梅舌、扁桃体炎、密集针尖大小丘疹、出疹时高热。符合猩红热的诊断。故选D。

35.【答案】A

【解析】参见第21题解析，患儿全身症状轻，耳后、枕部淋巴结肿大并触痛，发热半天至1天后出疹。符合风疹的诊断。故选A。

第九章 结 核 病

【A_1型题】

1.【答案】C

【解析】PPD阳性反应见于：①接种卡介苗后。②年长儿无明显临床症状，仅呈一般阳性反应，表示曾感染过结核分枝杆菌。③婴幼儿尤其是未接种卡介苗者，阳性反应多表示体内有新的结核病灶。年龄越小，活动性结核可能性越大。④强阳性反应者，表示体内有活动性结核病。⑤由阴性反应转为阳性反应，或反应强度由原来小于 10mm 增至大于 10mm，且增幅超过 6mm 时，表示新近有感染。故选 C。

2.【答案】B

【解析】小儿初次接触结核分枝杆菌后是否发展为结核病，主要与机体的免疫力、细菌的毒力和数量有关，尤其与细胞免疫力强弱相关。机体在感染结核菌后，在产生免疫力的同时，也产生变态反应，均为致敏 T 细胞介导的，是同一细胞免疫过程的两种不同表现。其发病机制包括细胞介导的免疫反应及迟发型变态反应两方面。故选 B。

3.【答案】C

4.【答案】B

【解析】小儿受结核感染 4~8 周后，做结核菌素试验即呈阳性反应。结核菌素反应属于迟发型变态反应。故选 B。

5.【答案】E

6.【答案】D

7.【答案】C

【解析】结核病恶化：麻疹患儿因免疫反应受到暂时抑制，可使体内原有潜伏的结核病灶重趋活动恶化，甚至播散而致粟粒性肺结核或结核性脑膜炎。故选 C。

8.【答案】A

9.【答案】B

【解析】抗结核预防用化疗方法：异烟肼（INH）每日 10mg/kg（≤300mg/d），疗程 6~9 个月；或 INH 每日 10mg/kg（≤300mg/d）联合利福平（RFP）每日 10mg/kg（≤300mg/d），疗程 3 个月。故选 B。

10.【答案】B

11.【答案】D

【解析】结核菌涂片阳性患者是小儿结核病的主要传染源，早期发现及合理治疗结核菌涂片阳性患者，是预防小儿结核病的根本措施。故选 D。

12.【答案】A

【解析】原发型肺结核是原发性结核病中最常见者，为结核分枝杆菌初次侵入肺部后发生的原发感染，是小儿肺结核的主要类型，占儿童各型肺结核总数的 85.3%。故选 A。

13.【答案】B

【解析】支气管淋巴结结核当胸内淋巴结高度肿大时，可产生一系列压迫症状：压迫支气管使其部分阻塞可出现喘鸣；压迫气管分叉处可出现类似百日咳样痉挛性咳嗽；压迫喉返神经可致声嘶；压迫静脉可致胸部一侧或双侧静脉怒张。故选 B。

14.【答案】D

15.【答案】E

16.【答案】C

【解析】结核性脑膜炎早期（前驱期）1~2 周，主要症状为小儿性格改变，如少言、懒动、易倦、烦躁、易怒等。可有发热、食欲缺乏、盗汗、消瘦、呕吐、便秘（婴儿可为腹泻）等。故选 C。

17.【答案】B

【解析】结核性脑膜炎中期（脑膜刺激期）可出现脑神经障碍，最常见者为面神经瘫痪，其次为动眼神经和展神经瘫痪。故选 B。

18.【答案】D

【解析】结核性脑膜炎中期（脑膜刺激期）1~2 周，因颅内压增高致明显脑膜刺激征。幼婴则表现为前囟膨隆、颅缝裂开。故选 D。

19.【答案】C

【解析】不典型结核性脑膜炎表现为：①婴幼儿起病急，进展较快，有时仅以惊厥为主诉。②早期出现脑实质损害者，可表现为舞蹈症或精神障碍。③早期出现脑血管损害者，可表现为肢体瘫痪。④合并脑结核瘤者可似颅内肿瘤表现。⑤当颅外结核病变极端严重时，可将脑膜炎表现掩盖而不易识别。⑥在抗结核治疗过程中发生脑膜炎时，常表现为顿挫型。故选 C。

20.【答案】E

【解析】结核性脑膜炎中期（脑膜刺激期）因颅内压增高致剧烈头痛、喷射性呕吐、嗜睡或烦躁不安、惊厥等。出现明显脑膜刺激征。故选 E。

21.【答案】B

22.【答案】E

【解析】结核性脑膜炎早期诊断主要依靠详细的病史询问，周密的临床观察及对本病高度的警惕性，综合资料全面分析，最可靠的诊断依据是脑脊液中查见结核分枝杆菌。故选 E。

23.【答案】D

【解析】结核性脑膜炎脑脊液改变：白细胞数多为（50~500）×10^6/L，分类以淋巴细胞为主，但急性进展期，脑膜新病灶或结核瘤破溃时，白细胞数可>1000×10^6/L，其中 1/3 病例分类以中性粒细胞为主。糖和氯化物均降低为结核性脑膜炎的典型改变。蛋白量增高，一般多为 1.0~3.0 g/L，椎管阻塞时可高达 40~50 g/L。对脑脊液改变不典型者，需重复实验室检查，动态观察变化。脑脊液（5~10ml）沉淀物涂片抗酸染色镜检阳性率可达 30%。故选 D。

24.【答案】D

【解析】结核性脑膜炎治疗一般使用泼尼松，每日 1~2 mg/kg（<45 mg/d），1 个月后逐渐减量，疗程 8~12 周。故选 D。

【A_2 型题】

25.【答案】C

【解析】支气管淋巴结结核是小儿原发型肺结核X线胸片最为常见者。肺门周围呈小结节状及小点片状模糊阴影。压迫气管分叉处可出现类似百日咳样痉挛性咳嗽。故选C。

26.【答案】D

【解析】结核病恶化：麻疹患儿因免疫反应受到暂时抑制，可使体内原有潜伏的结核病灶重趋活动恶化，甚至播散而致粟粒性肺结核或结核性脑膜炎。患儿有麻疹病史，现出现低热、食欲缺乏、疲乏、盗汗等结核中毒症状，但PPD阴性，为了明确诊断，须行胸部X线检查。故选D。

27.【答案】B

【解析】活动性原发型肺结核宜采用直接督导下短程化疗（DOTS）。强化治疗阶段宜用3~4种杀菌药：INH、RFP、吡嗪酰胺（PZA）或链霉素（SM），2~3个月后以INH，RFP或乙胺丁醇（EMB）巩固维持治疗。常用方案为2HRZ/4HR。故选B。

28.【答案】B

29.【答案】C

【解析】原发复合征肺内原发灶大小不一。局部炎性淋巴结相对较大而肺部的初染灶相对较小是原发性肺结核的特征。婴幼儿病灶范围较广，可占据一肺段甚至一肺叶；年长儿病灶周围炎症较轻，阴影范围不大，多呈小圆形或小片状影。部分病例可见局部胸膜病变。小儿原发型肺结核在X线胸片上呈现典型哑铃状双极影者已少见。患儿临床表现及辅助检查符合原发复合征的诊断。故选C。

30.【答案】D

31.【答案】E

【解析】若患儿结核变态反应强烈，如患疱疹性结膜炎、结节性红斑或一过性多发性结核过敏性关节炎等，宜用1个结核菌素单位的PPD试验，以防局部的过度反应及可能的病灶反应。故选E。

32.【答案】D

【解析】硬结平均直径不足5 mm为阴性，5~9 mm为阳性（+）；10~19 mm为中度阳性（++），≥20 mm为强阳性（+++），局部除硬结外，还有水疱、破溃、淋巴管炎及双圈反应等为极强阳性反应（++++）。故选D。

33.【答案】D

34.【答案】D

【解析】PPD阳性反应见于：①接种卡介苗后。②年长儿无明显临床症状仅呈一般阳性反应，表示曾感染过结核分枝杆菌。③婴幼儿尤其是未接种卡介苗者，阳性反应多表示体内有新的结核病灶。年龄越小，活动性结核可能性越大。④强阳性反应者，表示体内有活动性结核病。⑤由阴性反应转为阳性反应，或反应强度由原来小于10 mm增至大于10 mm，且增幅超过6 mm时，表示新近有感染。故选D。

35.【答案】C

【解析】患儿患百日咳，有使结核病恶化的诱因。其临床表现为剧烈头痛、喷射性呕吐、嗜睡或烦躁不安、惊厥等，出现明显脑膜刺激征。且脑脊液结核试验阳性。患儿临床表现及辅助检查符合结核性脑膜炎中期的诊断。故选C。

36.【答案】B

【解析】病毒性脑膜脑炎脑脊液外观清亮，压力正常或增加。白细胞数正常或轻度增多，分类早期以中性粒细胞为主，之后逐渐转为淋巴细胞为主，蛋白质大多正常或轻度增高，糖含量正常。患儿脑膜刺激征阳性，但脑脊液结核试验阴性，且白细胞计数正常。因此，病毒性脑膜炎可能性大。故选B。

37.【答案】A

38.【答案】C

39.【答案】D

40.【答案】E

【解析】应抓住抗结核治疗和降低颅高压两个重点环节。抗结核治疗：联合应用易透过血脑屏障的抗结核杀菌药物，分阶段治疗。强化治疗阶段联合使用INH、RFP、PZA及SM。糖皮质激素能抑制炎症渗出从而降低颅内压，可减轻中毒症状及脑膜刺激症状，有利于脑脊液循环，并可减少粘连，从而减轻或防止脑积水的发生，是抗结核药物有效的辅助疗法，早期使用效果好。故选E。

41.【答案】B

【解析】脑脊液检查对本病的诊断极为重要，糖和氯化物均降低为结核性脑膜炎的典型改变。故选B。

42.【答案】E

【A_3/A_4型题】

43.【答案】D

【解析】肺部原发病灶多位于右侧，肺上叶底部和下叶的上部，近胸膜处。基本病变为渗出、增生、坏死。渗出性病变以炎症细胞、单核细胞及纤维蛋白为主要成分；增生性改变以结核结节及结核性肉芽肿为主；坏死的特征性改变为干酪样改变，常出现于渗出性病变中。故选D。

44.【答案】C

【解析】活动性原发型肺结核宜采用直接督导下短程化疗（DOTS）。强化治疗阶段宜用3~4种杀菌药：INH、RFP、PZA或SM，2~3个月后以INH，RFP或EMB巩固维持治疗。常用方案为2HRZ/4HR。故选C。

45.【答案】D

46.【答案】D

【解析】标准剂量是5结核菌素单位（0.1ml），进行皮下注射，并在48~72小时后观察结果。故选D。

47.【答案】E

48.【答案】C

49.【答案】C

【解析】患儿低热、痉挛性咳嗽、眼疱疹性结膜炎、淋巴结肿大、肝大、肺门阴影，心肺体征无异常。符合支气管淋巴结结核的诊断。故选C。

50.【答案】C

51.【答案】C

【解析】密切接触家庭内开放性肺结核者预防措施：INH每日10 mg/kg（≤300 mg/d），疗程6~9个月；或INH每日10 mg/kg（≤300 mg/d）联合RFP每日10 mg/kg（≤300 mg/d），疗程3个月。故选C。

52.【答案】E

【解析】结核性脑膜炎强化治疗阶段：联合使用INH、RFP、PZA及SM。疗程3~4个月，其中INH每日15~25 mg/kg，RFP每日10~15 mg/kg（<450mg/d），PZA每日20~30 mg/kg（<750 mg/d），SM每日15~20 mg/kg（<750 mg/d）。开始治疗的1~2周，将INH全日量的一半加入10%葡萄糖中静脉滴注，余量口服，待病情好转后改为全日量口服。糖皮质激素能抑制炎症渗出，减轻中毒症状及脑膜刺激症状。一般用泼尼松1~2mg/kg。故选E。

53.【答案】D

【解析】一般使用泼尼松疗程8~12周。故选D。

54.【答案】E

【解析】糖皮质激素能抑制炎症渗出从而降低颅内压，可减轻中毒症状及脑膜刺激症状，有利于脑脊液循环，并可减少粘连，从而减轻或防止脑积水的发生。故选E。

【B_1型题】

55.【答案】A

【解析】治疗量的异烟肼不良反应少，毒性小，可有头痛、眩晕等轻微反应。较大剂量（每日超过6mg/kg）常见外周神经炎、四肢感觉异常、反射消失、肌肉轻瘫和精神失常等，因而有癫痫、嗜酒、精神病史者慎用。故选A。

56.【答案】E

【解析】吡嗪酰胺不良反应与剂量疗程有关，目前应用常规剂量后，不良反应已少见。①肝损害：包括肝大、压痛、转氨酶升高、黄疸等。②关节痛：PZA的代谢产物可抑制尿酸的排泄，引致高尿酸血症和痛风样表现，停药后可恢复。故选E。

57.【答案】C

【解析】乙胺丁醇不良反应：①发生率较多者为视物模糊、眼痛、红绿色盲或视力减退、视野缩小（视神经炎每日按体重剂量25mg/kg以上时易发生）。视力变化可为单侧或双侧。②发生率较少者为畏寒、关节肿痛（尤其大趾、髁、膝关节）、病变关节表面皮肤发热拉紧感（急性痛风、高尿酸血症）。③发生率极少者为皮疹、发热、关节痛等变态反应；或麻木，针刺感、烧灼痛或手足软弱无力（周围神经炎）。故选C。

58.【答案】D

【解析】链霉素对第八对脑神经损害：耳前庭系损害，主要表现眩晕、头痛等。以后出现运动性共济失调等；耳蜗系损害：一般发生较迟，常在用药数月后或停药以后发生。其主要症状是耳鸣和耳聋。故选D。

59.【答案】C

60.【答案】D

第十章　消化系统疾病

【A_1型题】

1.【答案】C

【解析】由于婴儿贲门和胃底部肌张力低，幽门括约肌发育较好，故易发生幽门痉挛而出现呕吐。故选C。

2.【答案】C

【解析】体液的总量分布于血浆、间质及细胞内，前两者合称为细胞外液。年龄越小，体液总量相对越多，这主要是间质液的比例较高，而血浆和细胞内液量的比例则与成人相近。故选C。

3.【答案】A

【解析】假膜性小肠结肠炎由难辨梭状芽孢杆菌引起。除万古霉素和胃肠道外用的氨基糖苷类抗生素外，几乎各种抗生素均可诱发本病。可在用药1周内或迟至停药后4~6周发病。亦见于外科手术后或患有肠梗阻、肠套叠、巨结肠等病的体弱患者。故选A。

4.【答案】D

【解析】产毒性大肠埃希菌可黏附在小肠上皮刷状缘，在细胞外繁殖，产生不耐热肠毒素和耐热肠毒素而引起腹泻。故选D。

5.【答案】C

【解析】轮状病毒肠炎是秋、冬季婴幼儿腹泻最常见的病原，故曾被称为秋季腹泻。呈散发或小流行，经粪-口传播，也可通过气溶胶形式经呼吸道感染而致病。故选C。

6.【答案】D

【解析】中度脱水表示有5%~10%的体重减少或相当于体

液丢失 50～100ml/kg。患儿精神萎靡或烦躁不安；皮肤苍白、干燥、弹性较差；眼窝和前囟明显凹陷，哭时泪少，口唇黏膜干燥；四肢稍凉，尿量明显减少。故选D。

7.【答案】C

【解析】重度脱水表示有10%以上的体重减少或相当于体液丢失 100～120ml/kg。患儿呈重病容，精神极度萎靡，表情淡漠，昏睡甚至昏迷。皮肤发灰或有花纹、弹性极差；眼窝和前囟深凹陷，眼闭不合，两眼凝视，哭时无泪；口唇黏膜极干燥。因血容量明显减少可出现休克症状，如心音低钝、脉搏细速、血压下降、四肢厥冷、尿极少甚至无尿。故选C。

8.【答案】C

【解析】低渗性脱水严重者可发生血压下降，进展至休克。由于血压下降，尿量减少，而出现氮质血症。尿中钠、氯离子极度减少，尿比重降低。临床表现多较严重。初期可无口渴的症状，除一般脱水现象如皮肤弹性降低、眼窝和前囟凹陷外，多有四肢厥冷、皮肤花斑、血压下降、尿量减少等休克症状。由于循环血量减少和组织缺氧，严重低血钠者可发生脑细胞水肿，因此多有嗜睡等神经系统症状，甚至发生惊厥和昏迷。高热、烦渴是高渗性脱水的表现。故选C。

9.【答案】D

【解析】高渗性脱水临床脱水体征并不明显，皮肤常温暖、有揉面感；神经系统可表现为嗜睡，但肌张力较高，反射活跃。尿量减少。因细胞外液减少并不严重，故循环衰竭和肾小球滤过率减少都较其他两种脱水轻。由于细胞内缺水，患儿常有剧烈口渴、高热、烦躁不安、肌张力增高等表现，甚至发生惊厥。由于脱水后肾脏负担明显增加，既要尽量回吸收水分，同时又要将体内废物排出体外，如果脱水继续加重，最终将出现氮质血症。故选D。

10.【答案】C

【解析】婴儿腹泻轻型：常由饮食因素及肠道外感染引起。起病可急可缓，以胃肠道症状为主，食欲缺乏，偶有溢乳或呕吐，大便次数增多，但每次大便量不多，稀薄或带水，呈黄色或黄绿色，有酸味，常见白色或黄白色奶瓣和泡沫。无脱水及全身中毒症状，多在数日内痊愈。重型：多由肠道内感染引起。常急性起病，也可由轻型逐渐加重、转变而来，除有较重的胃肠道症状外，还有较明显的脱水、电解质紊乱和全身感染中毒症状，如发热、精神烦躁或萎靡、嗜睡，甚至昏迷、休克。故选C。

11.【答案】E

12.【答案】D

13.【答案】E

14.【答案】B

【解析】一般当血清钾低于3mmol/L时即可出现症状。包括：①神经肌肉：神经肌肉兴奋性降低，表现为骨骼肌、平滑肌及心肌功能的改变，如肌肉软弱无力，重者出现呼吸肌麻痹或麻痹性肠梗阻、胃扩张；膝反射、腹壁反射减弱或消失。②心血管：出现心律失常、心肌收缩力降低、血压降低，甚至发生心力衰竭；心电图表现为T波低宽、出现U波、Q-T间期延长，T波倒置以及ST段下降等。③肾损害：低血钾使肾脏浓缩功能下降，出现多尿，重者有碱中毒症状；长期低血钾可致肾单位硬化、间质纤维化，在病理上与慢性肾盂肾炎很难区分。此外，慢性低血钾可使生长激素分泌减少。故选B。

15.【答案】E

【解析】腹泻治疗原则为：调整饮食，预防和纠正脱水，合理用药，加强护理，预防并发症。不同时期的腹泻病治疗重点各有侧重，急性腹泻多注意维持水、电解质平衡及抗感染；迁延及慢性腹泻则应注意肠道菌群失调及饮食疗法，不可长期应用广谱抗生素。故选E。

16.【答案】A

【解析】腹泻时进食和吸收减少，而肠黏膜损伤的恢复，发热时代谢旺盛，侵袭性肠炎丢失蛋白等因素使得营养需要量增加，如限制饮食过严或禁食过久常造成营养不良，并发酸中毒，以致病情迁延不愈影响生长发育。故应强调继续饮食，满足生理需要，补充疾病消耗，以缩短腹泻后的康复时间。有严重呕吐者可暂时禁食4～6小时（不禁水），好转后继续喂食，由少到多，由稀到稠。病毒性肠炎多有继发性双糖酶（主要是乳糖酶）缺乏，对疑似病例可暂停乳类喂养，改为淀粉代乳品，或发酵奶，或去乳糖配方奶粉以减轻腹泻，缩短病程。腹泻停止后逐渐恢复营养丰富的饮食。故选A。

17.【答案】D

【解析】溶液中电解质溶液与非电解质溶液的比例应根据脱水性质（等渗性、低渗性、高渗性）分别选用，一般等渗性脱水用1/2张含钠液、低渗性脱水用2/3张含钠液、高渗性脱水用1/5～1/3张含钠液。故选D。

18.【答案】C

【解析】若临床判断脱水性质有困难时，可先按等渗性脱水处理。故选C。

19.【答案】D

【解析】小儿腹泻第1天补液：总量：包括补充累积损失量、继续损失量和生理需要量，一般轻度脱水为90～120 ml/kg、中度脱水为120～150 ml/kg、重度脱水为 150~180 ml/kg，对少数合并营养不良、肺炎以及心、肾功能不全的患儿应根据具体病情分别做较详细的计算。故选 D。

20.【答案】B

【解析】小儿腹泻第一天补液方法定性：等渗——1/2 张含钠液（2：3：1）；低渗——2/3 张含钠液（4：3：2）；高渗——1/3 张含钠液（2：6：1）。故选 B。

21.【答案】E

22.【答案】A

【解析】重度脱水伴循环障碍者，用 2：1 等张含钠液 20ml/kg，30~60 分内静脉推注或快速滴注。故选 A。

23.【答案】C

【解析】小儿腹泻累积损失量（扣除扩容液量）一般在 8~12 小时内补完，每小时 8~10 ml/kg。故选 C。

24.【答案】E

【解析】因输入的混合溶液中已含有一部分碱性溶液，输液后循环和肾功能改善，酸中毒即可纠正。也可根据临床症状结合血气测定结果，另加碱性液纠正。对重度酸中毒可用 1.4%碳酸氢钠扩容，兼有扩充血容量及纠正酸中毒的作用。故选 E。

25.【答案】A

【解析】低钾的治疗主要为补钾。一般每天可给钾 3mmol/kg，严重低钾者可给 4~6mmol/kg。故选 A。

26.【答案】E

【解析】补钾常以静脉输入，但如患儿情况允许，口服缓慢补钾更安全。应积极治疗原发病，控制钾的进一步丢失。静脉补钾时应精确计算补充的速度与浓度。因细胞对钾的恢复速率有一定的限制，即使在严重低钾患者快速补钾也有潜在危险，包括引起致死性的心律失常。肾功能障碍无尿时影响钾的排出，此时应见尿才能补钾。在补钾时应多次监测血清钾水平，有条件者给予心电监护。一般补钾的输注速度应小于每小时 0.3mmol/kg，浓度小于 40mmol/L（0.3%）。当低钾伴有碱中毒时，常伴有低血氯，故采用氯化钾液补充可能是最佳策略。故选 E。

27.【答案】C

【解析】当血清钾下降 1mmol/L 时，体内总钾下降已达 10%~30%。此时大多数患儿能耐受；起病缓慢者，体内缺钾虽达到严重的程度，而临床症状不一定很重。一般当血清钾低于 3mmol/L 时即可出现症状。故选 C。

28.【答案】A

【A_2 型题】

29.【答案】C

30.【答案】C

【解析】生理性腹泻多见于 6 个月以内婴儿，外观虚胖，常有湿疹，生后不久即出现腹泻，除大便次数增多外，无其他症状，食欲好，不影响生长发育。近年来发现此类腹泻可能为乳糖不耐受的一种特殊类型，添加辅食后，大便即逐渐转为正常。患儿年龄、临床表现符合生理性腹泻的诊断。故选 C。

31.【答案】E

【解析】呼吸性酸中毒合并代谢性酸中毒，此种混合型酸碱平衡障碍可使血浆 pH 显著下降，血浆 HCO_3^- 可明显下降，$PaCO_2$ 可显著上升。患儿血气分析示 pH 降低，为失代偿性酸中毒，$PaCO_2$ 60mmHg 升高，为呼吸性酸中毒表现，BE 负值增加，考虑为代谢性酸中毒，故患儿符合呼吸性酸中毒合并代谢性酸中毒表现。故选 E。

32.【答案】E

33.【答案】B

【解析】等渗性脱水血清钠 130~150mmol/L，患儿血清钠为 135mmol/L，所以是等渗性脱水。等渗性脱水用 1/2 张含钠液（2：3：1）。第一天补液定量=累计损失量+继续损失量+生理需要量。中度脱水为 120~150ml/kg，120×6=720ml，150×6=900ml。故选 B。

34.【答案】D

【解析】经第 1 天补液后，脱水和电解质紊乱已基本纠正，第 2 天及以后主要是补充继续损失量（防止发生新的累积损失）和生理需要量，继续补钾，供给热量。一般可改为口服补液。故选 D。

35.【答案】E

【解析】患儿由于腹泻使碳酸氢盐经肾脏或小肠液丢失，出现代谢性酸中毒，此患者血气示 pH 明显降低，BE 负值明显增大，均提示代谢性酸中毒。当 pH<7.3 时应使用碱性液体纠酸治疗。故选 E。

36.【答案】C

【解析】轮状病毒肠炎是秋、冬季婴幼儿腹泻最常见的病原。多发生在 6~24 个月婴幼儿。起病急，常伴发热和上呼吸道感染症状，无明显感染中毒症状。病初 1~2 天常发生呕吐，随后出现腹泻。大便次数多、量多、水分多，黄色水样或蛋花样便带少量黏液，无腥臭味。患儿年龄（7 个月）、发病季节（9 月）、临床表现（发热、腹泻、蛋花样便）符合轮状病毒肠炎的诊断。故选 C。

37.【答案】B

【解析】产毒性细菌引起的肠炎重症腹泻频繁，量多，呈水样或蛋花样混有黏液，镜检无白细胞。而患儿为黏液便，镜检有红白细胞。可以排除产毒性大肠埃希菌肠炎。故选 B。

38.【答案】C

【解析】题中患儿为急性腹

泻，考虑此时不宜用鞣酸蛋白。鞣酸蛋白在胃内不分解，至小肠分解出鞣酸，使蛋白凝固，形成一层保护膜而减轻刺激，减少炎症渗透物和减慢肠蠕动而起收敛止泻作用。鞣酸蛋白用于消化不良性腹泻、慢性腹泻。故选C。

39.【答案】D

【解析】补钾原则：见尿补钾，浓度低于0.3%，0.15～0.30g/(kg·d)。疗程需4～6天。故选D。

40.【答案】E

41.【答案】C

【解析】患儿大便镜检：白细胞2～3/HP，大便细菌培养阴性，没有提示有细菌感染。可排除A、B、D。真菌性肠炎多为白念珠菌所致，2岁以下婴儿多见；常伴鹅口疮；大便次数增多，黄色稀便，泡沫较多带黏液，有时可见豆腐渣样细块（菌落）；大便显微镜检查有真菌孢子和菌丝。患儿大便镜检未见真菌孢子和菌丝，可排除E。故选C。

42.【答案】A

【解析】患儿3个月，除大便次数增多外，无其他症状，食欲好，生长发育好。参见第30题解析，符合生理性腹泻的诊断。故选A。

43.【答案】D

【解析】低渗性脱水时血清钠低于130mmol/L，患儿血清钠为125mmol/L，所以患儿是低渗性脱水。重度脱水患儿现为精神极度萎缩、昏睡，甚至昏迷；口渴非常严重，啼哭时无泪流出，尿量及尿次数明显数少。检查见患儿两眼窝明显下陷，口舌非常干燥，所以患儿是重度脱水。故选D。

44.【答案】B

【解析】患儿便泻频繁，丢失大量的肠液，肠液是呈碱性的，大量的丢失易出现酸中毒。同时缺水导致组织灌注不良、缺氧、代谢产物堆积，也易产生酸中毒。故选B。

45.【答案】D

【解析】中度脱水患儿出现烦躁，易激惹；想喝水，啼哭时泪少，尿量及次数也减少。检查见患儿两眼窝下陷，口舌干燥，所以患儿是中度脱水。低渗性脱水时血清钠<130mmol/L，患儿血清钠为128mmol/L，所以患儿是低渗性脱水。故选D。

46.【答案】D

【解析】中度脱水患儿出现烦躁，易激惹；想喝水，啼哭时泪少，尿量及次数也减少。检查见患儿两眼窝下陷，口舌干燥，所以患儿是中度脱水。等渗性脱水时血清钠130～150mmol/L，患儿血清钠为136mmol/L，所以患儿是等渗性脱水。故选D。

47.【答案】A

【解析】重度脱水患儿现为精神极度萎缩、昏睡，甚至昏迷；口渴非常严重，啼哭时无泪流出，尿量及尿次数明显数少。所以患儿为重度脱水。腹泻丢失大量碱性物质可致代谢性酸中毒。参见第14题解析，患儿肠鸣音亢进，低钾血症证据不足。患儿未查血清钠，脱水性质不详。故选A。

48.【答案】A

【解析】分析题干患儿中度脱水。第1天补液：①总量：包括补充累积损失量、继续损失量和生理需要量，一般轻度脱水为90～120 ml/kg、中度脱水为120～150 ml/kg、重度脱水为150～180 ml/kg，所以A选项是对的。②溶液种类：应根据脱水性质（等渗性、低渗性、高渗性）分别选用，一般等渗性脱水用1/2张含钠液、低渗性脱水用2/3张含钠液、高渗性脱水用1/3张含钠液。临床判断脱水性质有困难时，可先按等渗性脱水处理，所以B、C选项是错的。③输液速度：主要取决于脱水程度和继续损失的量和速度，对重度脱水有明显周围循环障碍者应先快速扩容，20 ml/kg等渗含钠液，30～60分钟内快速输入，所以D选项是错的。④纠正低血钾：有尿或来院前6小时内有尿即应及时补钾；浓度不应超过0.3%，所以E选项是错的。故选A。

49.【答案】C

【解析】补充碳酸氢钠量(mmol/L)＝（正常CO_2CP－检验CO_2CP）×（体重×0.6）。(13－8)×（8kg×0.6）＝24mmol/L。5%碳酸氢钠溶液，每毫升含0.6mmol碳酸氢钠，推算1.4%碳酸氢钠液每毫升含0.17mmol。24mmol/L÷0.17mmol＝141.17ml。接近C。故选C。

50.【答案】A

【解析】低渗性脱水时血清钠<130mmol/L，患儿血清钠为127mmol/L，所以患儿是低渗性脱水。低渗性脱水用2/3张含钠液(4∶3∶2)。故选A。

51.【答案】B

【解析】题干没有给血钠值，不能明确判断属于什么性质的脱水，临床上针对无法判断的多按照等渗性脱水处理。等渗性脱水用1/2张含钠液（2∶3∶1）。故选B。

52.【答案】D

【解析】题中患儿为低渗性脱水，低渗性脱水用2/3张含钠液(4∶3∶2)。患儿中度脱水，中度脱水第一天补液为120～150 ml/kg，见尿后补钾。故选D。

53.【答案】E

【解析】等渗性脱水时血清钠在130～150mmol/L，患儿血清钠为136mmol/L，所以患儿是等渗性脱水。等渗性脱水用1/2张含钠液（2∶3∶1）。患儿血钾低，应继续纠正低血钾。故选 E。

54.【答案】C

【解析】中度脱水时临床表现较明显，精神不振或躁动不安、口渴、尿少、口唇干，眼窝凹陷，皮肤弹性差。此患儿是中度脱水。中度脱水第一天补液为 120～150ml/kg。故选 C。

55.【答案】C

【A3/A4 型题】

56.【答案】D

【解析】检查见患儿两眼窝下陷，口舌干燥，所以患儿是中度脱水。低渗性脱水时血清钠<130mmol/L，患儿血清钠为128mmol/L，所以患儿是低渗性脱水。故选 D。

57.【答案】D

【解析】中度脱水第一天补液为 120～150ml/kg。故选 D。

58.【答案】E

59.【答案】C

【解析】轮状病毒肠炎多发生在 6～24 个月婴幼儿，4 岁以上者少见。起病急，常伴发热和上呼吸道感染症状，无明显感染中毒症状。病初 1～2 天常发生呕吐，随后出现腹泻。大便次数多、量多、水分多，黄色水样或蛋花样便带少量黏液，无腥臭味。常并发脱水、酸中毒及电解质紊乱。患儿年龄（10 个月）、临床表现（发热和上呼吸道感染症状、呕吐、腹泻、蛋花样便）符合轮状病毒肠炎的诊断。故选 C。

60.【答案】E

【解析】大便显微镜检查偶有少量白细胞，感染后 1～3 天即有大量病毒自大便中排出，最长可达 6 天。病毒较难分离，有条件可直接用电镜检测病毒，或用 ELISA 法检测病毒抗原和抗体，或 PCR 及核酸探针技术检测病毒抗原。故选 E。

61.【答案】D

【解析】在脱水未纠正前，由于血液浓缩，酸中毒时钾由细胞内向细胞外转移，尿少而致钾排出量减少等原因，体内钾总量虽然减少，但血清钾多数正常。随着脱水、酸中毒被纠正、排尿后钾排出增加、大便继续失钾以及输入葡萄糖合成糖原时使钾从细胞外进入细胞内等因素使血钾迅速下降，出现不同程度的缺钾症状，如精神不振、无力、腹胀、心律失常、碱中毒等。患儿临床表现符合低钾血症。故选 D。

62.【答案】C

【解析】纠正低血钾应及时补钾，浓度不应超过 0.3%。故选 C。

63.【答案】B

【解析】坏死性肠炎表现为中毒症状较严重，腹痛、腹胀、频繁呕吐、高热，大便暗红色糊状，渐出现典型的“赤豆汤”样血便，常伴休克。患儿临床表现（腹痛、频繁呕吐、高热、典型的“赤豆汤”样血便）符合坏死性肠炎的诊断。故选 B。

64.【答案】E

【解析】坏死性肠炎腹部立、卧位 X 线摄片呈小肠局限性充气扩张，肠间隙增宽，肠壁积气等。故选 E。

65.【答案】A

【解析】重度脱水患儿表现为精神极度萎缩、昏睡，甚至昏迷；口渴非常严重，啼哭时无泪流出，尿量及尿次数明显数少。此患儿是重度脱水。二氧化碳结合力为 8mmol/L，考虑酸中毒。故选 A。

66.【答案】A

【解析】重度脱水伴循环障碍者，用 2：1 等张含钠液 20ml/kg，30～60 分内静脉推注或快速滴注。患儿是重度脱水，有循环衰竭表现，未告知体重。所以先估算体重。小于 6 个月时体重＝出生体重＋月龄×0.7，7～12 个月时体重＝6＋月龄×0.25。6 个月时体重，暂估计 7.5kg。重度脱水第一天补液总量为＝7.5×150 或 180＝1125ml 或 1350ml。因有循环衰竭表现，故先要扩容，用 2：1 液，20ml/kg，大概要 150ml。故选 A。

67.【答案】E

【解析】第一天补液计划定量＝累计损失量＋继续损失量＋生理需要量。重度：150～180ml/kg。6 个月时体重，暂估计 7.5kg。E 选项最接近。故选 E。

68.【答案】D

【解析】产毒性大肠埃希菌肠炎起病较急，病情轻重不一。大便呈黄绿色蛋花汤样，有腥臭味，可发生脱水、电解质紊乱和酸中毒。大便镜检偶见白细胞。患儿临床表现（腹泻、黄绿色蛋花汤样便）和实验室检查（大便镜检偶见白细胞）符合产毒性大肠埃希菌肠炎的诊断。故选 D。

69.【答案】C

【解析】患儿临床表现提示重度脱水。血清钠值提示等渗性脱水。故选 C。

70.【答案】A

【解析】重度脱水伴循环障碍者，用 2：1 等张含钠液 20ml/kg，30～60 分内静脉推注或快速滴注。故选 A。

71.【答案】D

【解析】由于胃肠液中含钾较多，呕吐和腹泻丢失大量钾盐；进食少，钾的摄入量不足；肾脏保钾功能比保钠差，缺钾时仍有一定量钾继续排出，所以腹泻病时常有体内缺钾。但在脱水未纠正前，由于血液浓缩，酸中毒时钾由细胞内向细胞外转移，尿少而致钾排出量减少等原因，体内钾总量虽然减少，但血清钾多数正常。随着脱水、酸中毒被纠正、排尿后钾排出增加、大便继续失钾以及输入葡萄糖合成糖原时使钾从细胞外进入细胞内等因素使血钾迅速下降，出现不同程度的缺钾症状，如精神不振、无力、腹胀、心律失常、碱中毒等。患儿临床表现（腹胀、心律失常等）符合低钾血症的诊断。故选D。

72.【答案】B

【解析】患儿考虑低钾血症，为明确诊断，应该查血电解质。故选B。

73.【答案】D

【解析】纠正低血钾：有尿或来院前6小时内有尿即应及时补钾。故选D。

74.【答案】D

【B_1型题】

75.【答案】B

【解析】生理性腹泻生后不久即出现腹泻，除大便次数增多外，无其他症状。故选B。

76.【答案】C

【解析】侵袭性细菌腹泻频繁，大便呈黏液状，带脓血，有腥臭味。故选C。

77.【答案】D

【解析】坏死性肠炎大便暗红色糊状，渐出现典型的"赤豆汤"样血便。故选D。

78.【答案】A

【解析】金黄色葡萄球菌肠炎典型大便为暗绿色，量多带黏液，少数为血便。故选A。

79.【答案】E

【解析】真菌性肠炎大便次数增多，黄色稀便，泡沫较多带黏液，有时可见"豆腐渣"样细块（菌落）。故选E。

80.【答案】B

【解析】低渗性脱水时，水从细胞外进入细胞内，使循环容量在体外丢失的情况下，因水向细胞内转移更进一步减少，严重者可发生血压下降，进展至休克。由于血压下降，内脏血管发生反射性收缩，肾血流量减少，肾小球滤过率减低，尿量减少，而出现氮质血症。肾小球滤过率降低的另一后果是进入肾小管内的钠离子减少，因而钠几乎全部被重吸收，加之血浆容量缩减引起醛固酮分泌增加，钠的回吸收更为完全，故尿中钠、氯离子极度减少，尿比重降低。故选B。

81.【答案】C

【解析】在高渗性脱水，水从细胞内转移至细胞外，使细胞内、外的渗透压达到平衡，其结果是细胞内容量降低。由于细胞内缺水，患儿常有剧烈口渴、高热、烦躁不安、肌张力增高等表现，甚至发生惊厥。故选C。

第十一章　呼吸系统疾病

【A_1型题】

1.【答案】A

【解析】控制药物是支气管哮喘抑制气道炎症需长期使用的药物，用于哮喘慢性持续期。包括：①吸入型糖皮质激素。②白三烯调节剂。③缓释茶碱。④长效β_2受体激动药。⑤肥大细胞膜稳定剂。⑥全身性糖皮质激素等。故选A。

2.【答案】C

【解析】呼吸道合胞病毒肺炎简称合胞病毒（RSV）肺炎，是最常见的病毒性肺炎。故选C。

3.【答案】B

【解析】小儿肺活量为50~70 ml/kg。在安静情况下，年长儿仅用肺活量的12.5%来呼吸，而婴幼儿则需用30%左右，说明婴幼儿呼吸功能储备量较小。故选B。

4.【答案】B

【解析】支气管肺炎有缺氧表现，如烦躁、口周发绀时需吸氧，多用鼻前庭导管给氧，经湿化的氧气的流量为0.5~1 L/min，氧浓度不超过40%。故选B。

5.【答案】C

【解析】小儿呼吸频率快，年龄越小，频率越快。新生儿40~44次/分，1岁前30次/分，1~3岁24次/分，3~7岁22次/分，7~14岁20次/分，14~18岁16~18次/分。故选C。

6.【答案】B

【解析】急性支气管炎大多先有上呼吸道感染症状，之后以咳嗽为主要症状，开始为干咳，以后有痰。故选B。

7.【答案】B

【解析】各种病毒和细菌均可引起急性上呼吸道感染，但90%以上为病毒，主要有鼻病毒、呼吸道合胞病毒、流感病毒、副流感病毒、腺病毒、冠状病毒等。故选B。

8.【答案】C

9.【答案】C

【解析】疱疹性咽峡炎病原体为柯萨奇A组病毒。好发于夏、秋季。起病急骤，临床表现为高热、咽痛、流涎、食欲缺乏、呕吐等。故选C。

10.【答案】A

【解析】①急性肺炎：病程<1个月。②迁延性肺炎：病程1~3个月。③慢性肺炎：病程>3个月。故选A。

11.【答案】A

【解析】支气管肺炎严重缺氧时，体内需氧代谢发生障碍，无氧酵解增加，酸性代谢产物增加，加上高热、进食少、脂肪分解等因素，常引起代谢性酸中毒；同时由于二氧化碳排出受阻，可产生呼吸性酸中毒，因此，严重者存在不同程度的混合性酸中毒。故选A。

12.【答案】B

【解析】新生儿或婴幼儿可用面罩、氧帐、鼻塞给氧，面罩给氧流量为2~4 L/min，氧浓度为50%~60%。故选B。

13.【答案】E

【解析】沙眼衣原体肺炎主要见于婴儿，多为1~3个月婴儿。起病缓慢，多不发热或仅有低热，一般状态良好。开始可有鼻塞、流涕等上呼吸道感染症状。主要表现为呼吸增快和具有特征性的明显的阵发性不连贯的咳嗽，一阵急促的咳嗽后继以一短促的吸气，但无百日咳样回声。阵咳可引起发绀和呕吐，亦可有呼吸暂停。肺部偶闻及干、湿啰音，甚至捻发音和哮鸣音。故选E。

14.【答案】C

15.【答案】B

16.【答案】A

【解析】支气管肺炎是累及支气管壁和肺泡的炎症，为小儿时期最常见的肺炎，2岁以内儿童多发。故选A。

17.【答案】B

【解析】毛细支气管炎主要由呼吸道合胞病毒（RSV）引起，副流感病毒、鼻病毒、某些腺病毒及肺炎支原体也可引起本病。故选B。

18.【答案】D

19.【答案】E

【解析】肺炎合并心力衰竭的治疗：吸氧、镇静、利尿、强心、给予血管活性药物。强心药可使用地高辛或毛花苷C静脉注射。故选E。

20.【答案】A

【解析】肺炎支原体和衣原体首选大环内酯类抗生素如红霉素、罗红霉素及阿奇霉素。故选A。

21.【答案】B

【解析】支气管肺炎用药时间：一般应持续至体温正常后5~7天，症状、体征消失后3天停药。支原体肺炎至少使用抗菌药物2~3周。葡萄球菌肺炎在体温正常后2~3周可停药，一般总疗程≥6周。故选B。

22.【答案】B

【解析】肺炎早期合理治疗者并发症少见。若延误诊断或病原体致病力强者可引起并发症，如脓胸、脓气胸、肺大疱等。以上三种并发症多见于金黄色葡萄球菌肺炎和某些革兰阴性杆菌肺炎。故选B。

23.【答案】A

【解析】支气管肺炎病原体和毒素侵袭心肌，引起心肌炎；缺氧使肺小动脉反射性收缩，肺循环压力增高，使右心负荷增加。肺动脉高压和中毒性心肌炎是诱发心衰的主要原因。故选A。

24.【答案】D

【解析】支原体肺炎X线检查：早期肺纹理增强，透光度减低，以后两肺下野、中内带出现大小不等的点状或小斑片状影，或融合成片状阴影，甚至波及节段。可有肺气肿、肺不张。故选D。

25.【答案】D

【解析】金黄色葡萄球菌肺炎治疗：甲氧西林敏感者首选苯唑西林钠或氯唑西林钠，耐药者选用万古霉素或联用利福平。故选D。

26.【答案】B

【解析】肺炎合并脓胸和脓气胸者应及时进行穿刺引流，若脓液黏稠，经反复穿刺抽脓不畅或发生张力性气胸时，宜考虑胸腔闭式引流。故选B。

27.【答案】E

【解析】金黄色葡萄球菌肺炎以肺组织广泛出血性坏死和多发性小脓肿形成为特点。由于病变发展迅速，组织破坏严重，故易形成肺脓肿、脓胸、脓气胸、肺大疱、皮下气肿、纵隔气肿。并可引起败血症及其他器官的迁徙性化脓灶，如化脓性心包炎、脑膜炎、肝脓肿、皮肤脓肿、骨髓炎和关节炎。故选E。

28.【答案】D

【解析】腺病毒肺炎临床特点为起病急骤、高热持续时间长、中毒症状重、啰音出现较晚、X线改变较肺部体征出现早，易合并心肌炎和多器官衰竭。故选D。

29.【答案】C

【解析】小儿重症肺炎发生中毒性肠麻痹时表现为频繁呕吐、严重腹胀，膈肌升高，加重了呼吸困难，听诊肠鸣音消失。故选C。

30.【答案】A

【解析】病毒分离和血清学试验：取气管吸取物、肺泡灌洗液接种于敏感的细胞株，进行病毒分离是诊断病毒性病原体的好方法。故选A。

31.【答案】B

32.【答案】D

【解析】预防支气管哮喘发作应避免接触变应原，去除各种诱发因素（吸烟、呼吸道感染和气候变化等）。哮喘患儿的教育与管理是提高疗效、减少复发、提高患儿生活质量的主要措施。

33.【答案】B

【解析】咳嗽变异型哮喘标准：①持续咳嗽>4周，常在夜间和/或清晨发作或加剧，以干为主。②临床上无感染征象，或经较长时间抗生素治疗无效。③抗哮喘药物诊断性治疗有效。④排除其他原因引起的慢性咳嗽。⑤支气管激发试验阳性和/或PET每日变异率≥20%。⑥有个人或家族过敏史、家族哮喘病史、变应原检测阳性可作辅助诊断。故选B。

34.【答案】D

【解析】哮喘患者常有家族史。哮喘表现为咳嗽和喘息呈阵发性发作，以夜间和清晨为重。发作前可有流涕、打喷嚏和胸闷，发作时呼吸困难，呼气相延长伴有喘鸣声。严重病例呈端坐呼吸，恐惧不安，大汗淋漓，面色青灰。体格检查可见桶状胸、三凹征，肺部满布哮鸣音，严重者气道广泛堵塞，哮鸣音反可消失，称“闭锁肺”，是哮喘最危险的体征。故选D。

35.【答案】E

36.【答案】E

【解析】哮喘持续状态的处理包括：①氧疗：所有危重哮喘患儿均存在低氧血症，需用密闭面罩或双鼻导管提供高浓度湿化氧气。②补液、纠正酸中毒。③糖皮质激素：全身应用糖皮质激素作为儿童危重哮喘治疗的一线药物，应尽早使用。④支气管扩张剂的使用。⑤镇静药：可用水合氯醛灌肠，慎用或禁用其他镇静药。⑥抗生素酌情使用。⑦辅助机械通气。故选E。

37.【答案】C

【解析】支气管扩张剂的使用：可用吸入型速效β_2受体激动药、氨茶碱静脉滴注以及抗胆碱能药物、肾上腺素皮下注射。故选C。

【A_2型题】

38.【答案】A

【解析】呼吸道合胞病毒肺炎多见于婴幼儿，尤多见于1岁以内小儿。轻症患者发热、呼吸困难等症状不重；中、重症者有较明显的呼吸困难、喘憋、口唇发绀、鼻扇及三凹征。发热可为低、中度热和高热。肺部听诊多有中、细湿啰音。X线表现为两肺可见小点片状、斑片状阴影，部分病儿有不同程度的肺气肿。外周血白细胞总数大多正常。正常小儿血象特点：出生时中性粒细胞约占0.65，淋巴细胞约占0.30；生后4~6天时两者比例约相等；以后淋巴细胞约占0.60，中性粒细胞约占0.35，至4~6岁时两者又相等；7岁后白细胞分类与成人相似。患儿5个月，由此可见此男孩淋巴细胞增高，应为病毒感染所致。且患儿年龄（5个月）、临床表现（呼气性呼吸困难、鼻扇、三凹征，双肺以哮鸣音为主，肺底部可闻及细湿啰音）符合呼吸道合胞病毒肺炎的诊断。故选A。

39.【答案】C

【解析】重症肺炎由于严重的缺氧及毒血症，除呼吸系统改变外，可发生循环、神经和消化等系统功能障碍。肺炎合并心衰的表现：①呼吸突然加快>60次/分。②心率突然>180次/分。③突然极度烦躁不安，明显发绀，面色苍白或发灰，指（趾）甲微血管再充盈时间延长。以上三项不能用发热、肺炎本身和其他并发症解释者。④心音低钝、奔马律，颈静脉怒张。⑤肝脏迅速增大。⑥尿少或无尿，眼睑或双下肢水肿。具备前5项即可诊断为肺炎合并心力衰竭。患儿临床表现及体征符合肺炎合并心衰的诊断。故选C。

40.【答案】B

【解析】腺病毒肺炎多见于6个月至2岁小儿。症状表现为：①发热：可达39℃以上，呈稽留高热或弛张热，热程长，可持续2~3周。②中毒症状重：面色苍白或发灰，精神不振，嗜睡与烦躁交替。③呼吸道症状：咳嗽频繁，呈阵发性喘憋，轻重不等的呼吸困难和发绀。④消化系统症状：腹泻、呕吐和消化道出血。⑤可因脑水肿而致嗜睡、昏迷或惊厥发作。体格检查发现：①肺部啰音出现较迟，多于高热3~7天后才出现，肺部病变融合时可出现实变体征。②肝、脾大。③麻疹样皮疹。④出现心率加速、心音低钝等心肌炎表现；亦可有脑膜刺激征等中枢神经系统体征。患儿年龄（18个月）、临床表现（呈稽留高热或弛张热，面色苍白或发灰，萎靡嗜睡，烦躁不安，咳嗽剧烈并频繁）及体征（肺部啰音、肝大、心率加速、心音低钝）符合腺病毒肺炎的诊断，并伴有心率加快及心律不齐，心电图有ST-T改变，考虑为心肌炎。故选B。

41.【答案】E

【解析】金黄色葡萄球菌肺炎发热多呈弛张热型；患者面色苍白、烦躁不安、咳嗽、呻吟，呼吸浅快和发绀。肺部体征出现较早，两肺有散在中、细湿啰音，发生脓胸、脓气胸和皮下气肿时则有相应体征。可有各种类型皮疹，如荨麻疹或猩红热样皮疹等。X线检查：胸部X线可有小片状影，病变发展迅速，甚至数小时内可出现小脓肿、肺大疱或胸腔积液。患儿临床表现（呈稽留高热或弛张热，面色苍白，咳嗽、呻吟、呼吸困难，皮肤呈猩红热样或荨麻疹样皮疹）符合金黄色葡萄球菌肺炎的诊断。如出现皮疹就选金葡菌肺炎，这是提示点。故选E。

42.【答案】E

43.【答案】E

【解析】肺炎并发中毒性脑病至今尚无可靠的诊断方法，在确认肺炎后出现下列症状与体征者，可考虑为中毒性脑病：①烦躁、嗜睡，眼球上窜、凝视。②球结膜水肿，前囟隆起。③昏睡、昏迷、惊厥。④瞳孔改变：对光反应迟钝或消失。⑤呼吸节律不整，呼吸、心搏解离（有心搏，无呼吸）。⑥有脑膜刺激征，脑脊液检查除压力增高外，其他均正常。

在肺炎的基础上，除外高热惊厥、低血糖、低血钙及中枢神经系统感染（脑炎、脑膜炎），如有①②提示脑水肿，伴其他一项以上者可确诊。患儿发热、咳嗽、气促、肺部中细湿啰音肺炎可能性大。脑脊液检查除压力增高外，其他均正常可以排除化脓性脑膜炎、结核性脑膜炎。患儿临床表现（嗜睡、凝视）、实验室检查（前囟隆起、脑膜刺激征阳性等）符合肺炎并发中毒性脑病的诊断。故选E。

44.【答案】A

【解析】呼吸道合胞病毒肺炎中、重症者有较明显的呼吸困难、喘憋、口唇发绀、鼻扇及三凹征。发热可为低、中度热和高热。肺部听诊多有中、细湿啰音。X线表现为两肺可见小点片状、斑片状阴影，部分病儿有不同程度的肺气肿。患儿临床表现（中低度发热，三凹征明显）符合呼吸道合胞病毒肺炎的诊断。第39题解析给予肺炎合并心衰的表现，患儿呼吸突然加快，心率突然>180次/分，肝脏迅速增大可诊断为肺炎合并心力衰竭。故选A。

45.【答案】E

【解析】腺病毒肺炎多见于6个月至2岁小儿。表现为稽留高热或弛张热，中毒症状重，阵发性喘憋。患儿年龄（14个月）、临床表现（呈稽留高热或弛张热，咳嗽剧烈）符合腺病毒肺炎的诊断。发生中毒性肠麻痹时表现为严重腹胀，膈肌升高，加重了呼吸困难，听诊肠鸣音消失。重症患儿还可呕吐咖啡样物，粪潜血阳性或柏油样便。患儿临床表现（腹胀明显、肠鸣音消失）符合中毒性肠麻痹的诊断。故选E。

46.【答案】D

【解析】肺炎2岁以下的婴幼儿多见，起病多数较急，发病前数日多先有上呼吸道感染，主要临床表现为发热、咳嗽、气促以及肺部固定性的中、细湿啰音。患儿肺炎诊断成立。脓胸临床表现为：高热不退、呼吸困难加重、患侧呼吸运动受限、语颤减弱、叩诊呈浊音；听诊呼吸音减弱，其上方有时可听到管性呼吸音。当积脓较多时，患侧肋间隙饱满，纵隔和气管向健侧移位。胸部X线（立位）示患侧肋膈角变钝，或呈反抛物线阴影。胸腔穿刺可抽出脓液。患儿临床表现（呼吸困难加重）、体征（患侧呼吸运动受限、叩诊呈浊音、听诊呼吸音减弱）符合脓胸的诊断。故选D。

47.【答案】D

【解析】通过第46题解析，肺炎诊断成立。脓气胸肺边缘的脓肿破裂与肺泡或小支气管相通即造成脓气胸。表现为突然呼吸困难加剧，剧烈咳嗽，烦躁不安，面色发绀。胸部叩诊积液上方呈鼓音，听诊呼吸音减弱或消失。若支气管破裂处形成活瓣，气体只进不出，形成张力性气胸，可危及生命，必须积极抢救。立位X线检查可见液气面。患儿临床表现（呼吸困难加重、剧烈咳嗽、烦躁不安）、体征（面色青紫、胸部叩诊积液上方呈鼓音而下方浊音，听诊呼吸音减弱或消失）符合脓气胸的诊断。故选D。

48.【答案】C

【解析】急性支气管炎大多先有上呼吸道感染症状，之后以咳嗽为主要症状，开始为干咳，以后有痰。婴幼儿症状较重，常有发热、呕吐及腹泻等。一般无全身症状。双肺呼吸音粗糙，可有不固定的散在的干啰音和粗中湿啰音。婴幼儿有痰常不易咳出，可在咽喉部或肺部闻及痰鸣音。婴幼儿期伴有喘息的支气管炎，如伴有湿疹或其他过敏史者，少数可发展为哮喘。患儿临床表现双肺呼吸音粗糙及有不固定的干、湿啰音，胸片示肺纹理增粗。符合急性支气管炎的诊断。故选C。

49.【答案】A

50.【答案】C

【解析】患儿弛张高热，皮肤可见猩红热样皮疹，双肺闻及湿啰音，X线胸片可见多发性肺脓肿。符合金黄色葡萄球菌肺炎的诊断。故选C。

51.【答案】E

【解析】患儿临床表现（中低度发热、呼吸困难、喘憋、口唇发绀、鼻扇及三凹征），肺部听诊有中、细湿啰音，X线表现为两肺可见小点片状阴影。符合呼吸道合胞病毒肺炎的诊断。故选E。

52.【答案】A

【解析】患儿临床表现（弛张高热、咳嗽、呼吸浅快和发绀，皮肤有荨麻疹样皮疹），肺部听诊有散在中、细湿啰音，血白细胞总数和中性粒细胞比例明显增加，X线表现为两肺可见小片状影。符合金黄色葡萄球菌肺炎的诊断。故选A。

53.【答案】B

【解析】典型的支气管肺炎肺部啰音早期不明显，可有呼吸音粗糙、减低，以后可闻及较固定的中、细湿啰音，以背部两侧下方及脊柱两旁较多，于深吸气末更为明显。故选B。

54.【答案】B

【解析】一般类型上感全身症状多有发热，体温可高达39～40℃，热程2天至1周，起病1~2天可因高热引起惊厥。体格检查可见咽部充血，扁桃体肿大。肺部听诊一般正常。患儿符合高热引起惊厥的表现。患儿白细胞数正常，脑膜刺激征阴性可以排除中毒性脑病、脑炎。故选B。

55.【答案】C

【解析】急性支气管炎双肺呼吸音粗糙，可有不固定的散在的干啰音和粗中湿啰音。支气管肺炎肺部啰音早期不明显，可有呼吸音粗糙、减低，以后可闻及较固定的中、细湿啰音，以背部两侧下方及脊柱两旁较多，于深吸气末更为明显。故选C。

56.【答案】D

【解析】咳嗽为肺炎支原体肺炎突出的症状，初为干咳，后转为顽固性剧咳。肺部体征多不明显，甚至全无。故体征与剧咳及发热等临床表现不一致，为本病特点之一。体征轻而X线改变明显是它的又一特点。综上所述，患儿肺炎支原体肺炎可能性大。冷凝集试验≥1∶64有很大参考价值，该试验为非特异性，可作为过筛试验。故选D。

57.【答案】D

【解析】毛细支气管炎发生于2岁以下小儿，多数在6个月以内，常为首次发作。喘憋和肺部哮鸣音为其突出表现。主要表现为下呼吸道梗阻症状，出现呼气性呼吸困难，呼气相延长伴喘鸣。呼吸困难可呈阵发性，间歇期呼气性哮鸣消失。故选D。

58.【答案】C

【解析】支气管肺炎的体征：①呼吸增快：40~80次/分，并可见鼻翼扇动和吸气性凹陷。②发绀：口周、鼻唇沟和指（趾）端发绀，轻症可无发绀。③肺部啰音：早期不明显，可有呼吸音粗糙、减低，以后可闻及固定的中、细湿啰音，以背部两侧下方及脊柱旁较多，于深吸气末更为明显。故选C。

59.【答案】D

【解析】肺炎支原体肺炎好发学龄儿童及青年，咳嗽为突出的症状，体征与剧咳及发热等临床表现不一致。本病的重要诊断依据为肺部X线改变。特点为：①支气管肺炎。②间质性肺炎。③均匀一致的片状阴影似大叶性肺炎改变。④肺门阴影增浓。患儿咳嗽剧烈、肺部体征不明显、X线片示云雾状影。符合的支原体肺炎诊断。故选D。

60.【答案】B

【解析】支气管肺炎的诊断比较简单，一般有发热、咳嗽、呼吸急促的症状，肺部听到中、细湿啰音或X线有肺炎的改变均可诊断为支气管肺炎。患儿临床表现、辅助检查符合支气管肺炎的诊断。故选B。

61.【答案】E

【解析】患儿呼吸突然加快>60次/分，心率180次/分，突然极度烦躁不安，明显发绀，面色苍白或发灰。心音低钝、奔马律，颈静脉怒张。肝脏迅速增大。参见第39题解析，可诊断为肺炎合并心力衰竭。故选E。

62.【答案】D

【解析】金黄色葡萄球菌肺炎一般为弛张高热，皮肤可见猩红热样皮疹，X线胸片可见多发性肺脓肿。患儿有皮肤感染史，弛张热4天，两肺有散在中、细湿啰音，胸部X线出现多发脓肿。患儿临床表现、辅助检查符合金黄色葡萄球菌肺炎的诊断。脓胸语颤减弱，叩诊呈浊音；脓气胸应该有液气平面，上方叩诊为清音，下方为浊音。患儿右肺叩诊浊音，提示合并脓胸。故选D。

63.【答案】B

【解析】患儿有痰咳不出，双肺未闻及中、小湿啰音为支气管炎诊断要点。故选B。

64.【答案】E

【解析】脓胸临床表现为高热不退、呼吸困难加重，患侧呼吸运动受限、语颤减弱，叩诊呈浊音，听诊呼吸音减弱，其上方有时可听到管性呼吸音。当积脓较多时，患侧肋间隙饱满，纵隔和气管向健侧移位。胸部X线（立位）示患侧肋膈角变钝，或呈反抛物线阴影。胸腔穿刺可抽出脓液。患儿在肺炎进展期间，突发呼吸困难，并咳嗽，且合并中毒症状。符合脓胸的诊断。故选E。

65.【答案】B

【解析】患儿右肺底闻及细小水泡音，这是支气管肺炎的诊断关键。故选B。

66.【答案】D

【解析】毛细支气管肺炎是一种婴幼儿较常见的下呼吸道感染，多见于1~6个月的小婴儿，以喘憋、三凹征和气促为主要临床特点。肺部体征主要为呼气相哮鸣音，亦可闻及中、细湿啰音，叩诊可呈鼓音。肝、脾可由于肺气肿而推向肋缘下，因此可触及肝脏和脾脏。患儿症状为喘、鼻扇（+），胸片示双肺纹理增强，双肺透过度增加。符合毛细支气管肺炎的诊断。故选D。

67.【答案】B

【解析】毛细支气管肺炎控制喘憋：重症患儿可用沙丁胺醇喷射雾化吸入。糖皮质激素用于严重的喘憋发作或其他治疗不能控制者，琥珀酸氢化可的松5~10mg/(kg·d)或甲泼尼松龙1~2mg/(kg·d)，数小时内静脉滴入。也可采用喷射雾化吸入吸入型糖皮质激素。故选B。

68.【答案】D

【解析】患儿表现为哮喘急性发作，出现咳嗽、喘息、呼吸困难、大汗淋漓，甚至表现出严重发绀及心肺功能不全的征象。符合支气管哮喘的诊断。故选D。

69.【答案】B

【解析】患儿反复发作的喘息，发作时双肺可闻及弥漫性哮鸣音。符合支气管哮喘的诊断。故选B。

70.【答案】A

【解析】儿童哮喘病情较重的急性病例应给予口服泼尼松短程治疗（1~7天），每日1~2mg/kg，分2~3次。一般不主张长期使用口服糖皮质激素治疗儿童哮喘。故选 A。

71.【答案】E

【解析】哮喘急性期胸片正常或呈间质性改变，可有肺气肿或肺不张。胸片还可排除肺部其他疾病，如肺炎、肺结核、气管支气管异物和先天性畸形等。故选 E。

72.【答案】E

【解析】患儿持续咳嗽>1 个月，以夜间和/或清晨为著，运动后加重，痰少，经较长时间抗生素治疗无效。使用支气管舒张剂诊断性治疗可使咳嗽发作缓解。符合咳嗽变异型哮喘的诊断。故选 E。

73.【答案】D

【解析】毛细支气管炎的治疗主要为氧疗、控制喘憋、病原治疗及免疫疗法。故选 D。

【A_3/A_4 型题】

74.【答案】A

【解析】患儿发热，咳嗽，喘憋，白细胞数正常。胸片示双肺见小片状影，肺纹理增强，肺气肿。符合肺炎的诊断。入院后第 2 天患儿突然面色灰白，极度烦躁不安，呼吸明显增快，60 次/分。心率 180 次/分，呈奔马律，双肺闻及广泛的水泡音（可能有左心功能不全），肝肋下 3cm（有右心功能不全的表现），下肢有水肿（有右心功能不全）。符合支气管肺炎合并心力衰竭的诊断。故选 A。

75.【答案】B

【解析】病原体和毒素侵袭心肌，引起心肌炎；缺氧使肺小动脉反射性收缩，肺循环压力增高，使右心负荷增加。肺动脉高压和中毒性心肌炎是诱发心衰的主要原因。重症患儿常出现微循环障碍、休克甚至弥散性血管内凝血（DIC）。故选 B。

76.【答案】C

【解析】肺炎合并心力衰竭的治疗：吸氧、镇静、利尿、强心、血管活性药物。强心药可使用地高辛或毛花苷 C 静脉注射。故选 C。

77.【答案】D

【解析】金黄色葡萄球菌肺炎主要表现为发热、皮肤有皮疹，双肺早期可闻及散在中细湿啰音。实验室检查白细胞计数和中性粒细胞比例升高。该小儿发热、咳嗽，躯干可见散在脓疱疹，双肺可闻及散在中、小水泡音。实验室检查：血 WBC 18×10^9/L，N 0.85，L 0.12。符合金黄色葡萄球菌肺炎的临床特点。故选 D。

78.【答案】B

【解析】金黄色葡萄球菌肺炎最常见的并发症是脓胸、脓气胸。患儿病情突然加重，出现高热及呼吸困难加重。右肺呼吸音减低，符合脓胸或脓气胸的表现。故选 B。

79.【答案】B

【解析】金黄色葡萄球菌肺炎的治疗首选苯唑西林或万古霉素。脓胸、脓气胸治疗应胸腔穿刺或闭式引流。小儿患有金黄色葡萄球菌肺炎合并脓胸或脓气胸，治疗首选苯唑西林或万古霉素，同时进行胸腔穿刺或闭式引流。故选 B。

80.【答案】E

【解析】患儿有皮肤感染史，发热、咳嗽，两肺有散在中、细湿啰音，白细胞数增高。患儿临床表现、辅助检查符合金黄色葡萄球菌肺炎的诊断。金黄色葡萄球菌肺炎使用糖皮质激素可减少炎症渗出，解除支气管痉挛，改善血管通透性和微循环，降低颅内压。使用指征为：①严重憋喘或呼吸衰竭。②全身中毒症状明显。③合并感染中毒性休克。④出现脑水肿。上述情况可短期应用激素。患儿现在病情无使用的指征。故选 E。

81.【答案】E

【解析】脓胸临床表现为：高热不退，呼吸困难加重；患侧呼吸运动受限，语颤减弱；叩诊呈浊音；听诊呼吸音减弱，其上方有时可听到管性呼吸音。当积脓较多时，患侧肋间隙饱满，纵隔和气管向健侧移位。胸部 X 线（立位）示患侧肋膈角变钝，或呈反抛物线阴影。胸腔穿刺可抽出脓液。患儿临床表现（呼吸困难加重）、体征（患侧呼吸运动受限、叩诊呈浊音、听诊呼吸音减弱）符合脓胸的诊断。脓胸和脓气胸者应及时进行穿刺引流，若脓液黏稠，经反复穿刺抽脓不畅或发生张力性气胸时，宜考虑胸腔闭式引流。故选 E。

82.【答案】A

83.【答案】A

【解析】腺病毒肺炎临床特点为起病急骤、高热持续时间长、阵发性喘憋、中毒症状重、啰音出现较晚、X 线改变较肺部体征出现早。患儿临床表现、辅助检查符合腺病毒肺炎的诊断。在确认肺炎后出现下列症状与体征者，可考虑为中毒性脑病：①烦躁、嗜睡，眼球上窜、凝视。②球结膜水肿，前囟隆起。③昏睡、昏迷、惊厥。④瞳孔改变：对光反应迟钝或消失。⑤呼吸节律不整，呼吸、心搏解离（有心搏，无呼吸）。⑥有脑膜刺激征，脑脊液检查除压力增高外，其他均正常。在肺炎的基础上，除外高热惊厥、低血糖、低血钙及中枢神经系统感染（脑炎、脑膜炎），如有①②提示脑水肿，伴其他一项以上者可确诊。患儿临床表现、辅助检查符合中毒性脑病的诊断。肺炎合并中毒性脑病的治疗：脱水疗法、改善通气、扩血管、止痉、糖皮质激素、促进脑细胞恢复。

故选 A。

84.【答案】A

85.【答案】E

【解析】肺炎体征：①呼吸增快：40~80 次/分，并可见鼻翼扇动和三凹征。②发绀：口周、鼻唇沟和指趾端发绀，轻症病儿可无发绀。③肺部啰音：早期不明显，可有呼吸音粗糙、减低，以后可闻及较固定的中、细湿啰音，以背部两侧下方及脊柱两旁较多，于深吸气末更为明显。肺部叩诊多正常，病灶融合时，可出现实变体征。故选 E。

86.【答案】C

【解析】肺炎 X 线检查：早期肺纹理增强，透光度减低，以后两肺下野、中内带出现大小不等的点状或小斑片状影，或融合成片状阴影，甚至波及节段。可有肺气肿、肺不张。伴发脓胸时，早期患侧肋膈角变钝；积液较多时，可呈反抛物线状阴影，纵隔向健侧移位。并发脓气胸时，患侧胸腔可见液平面。肺大疱时则见完整薄壁、无液平面的大疱。故选 C。

87.【答案】D

【解析】肺炎采用综合治疗，原则为控制炎症、改善通气功能、对症治疗、防止和治疗并发症。故选 D。

88.【答案】C

【解析】患儿临床表现（喘憋、三凹征）、肺部听诊（有中、细湿啰音）、辅助检查（X 线表现为两肺可见小点片状阴影以及肺气肿）。符合呼吸道合胞病毒肺炎的诊断。故选 C。

89.【答案】A

【B_1 型题】

90.【答案】E

【解析】支原体肺炎咳嗽为本病突出的症状，一般于病后 2~3 天开始，初为干咳，后转为顽固性剧咳，常有黏稠痰液，偶带血丝，少数病例可类似百日咳样阵咳，可持续 1~4 周。故选 E。

91.【答案】C

【解析】金黄色葡萄球菌肺炎可有各种类型皮疹，如荨麻疹或猩红热样皮疹等。故选 C。

92.【答案】B

【解析】腺病毒肺炎咳嗽频繁，呈阵发性喘憋，轻重不等的呼吸困难和发绀。故选 B。

93.【答案】A

【解析】呼吸道合胞病毒肺炎中、重症者有较明显的呼吸困难、喘憋、口唇发绀、鼻扇及三凹征。故选 A。

94.【答案】A

【解析】腺病毒肺炎发热可达 39℃以上，呈稽留高热或弛张热，热程长，可持续 2~3 周。故选 A。

95.【答案】E

【解析】支原体肺炎 2~3 天后出现发热，体温常达 39℃左右，可持续 1~3 周，可伴有咽痛和肌肉酸痛。故选 E。

96.【答案】B

【解析】金黄色葡萄球菌肺炎发热多呈弛张热型，但早产儿和体弱儿有时可无发热或仅有低热。故选 B。

97.【答案】C

【解析】金黄色葡萄球菌肺炎 X 线检查：胸部 X 线可有小片状影，病变发展迅速，甚至数小时内可出现小脓肿、肺大疱或胸腔积液，因此在短期内应重复摄片。故选 C。

98.【答案】B

【解析】腺病毒肺炎 X 线特点：①肺部 X 线改变较肺部啰音出现早，故强调早期摄片。②大小不等的片状阴影或融合成大病灶，甚至一个大叶。③病灶吸收较慢，需数周或数月。故选 B。

99.【答案】A

【解析】呼吸道合胞病毒肺炎 X 线表现为两肺可见小点片状、斑片状阴影，部分病儿有不同程度的肺气肿。故选 A。

100.【答案】E

【解析】支原体肺炎重要诊断依据为肺部 X 线改变。特点为：①支气管肺炎。②间质性肺炎。③均匀一致的片状阴影似大叶性肺炎改变。④肺门阴影增浓。故选 E。

101.【答案】A

【解析】呼吸道合胞病毒肺炎临床上轻症患者发热、呼吸困难等症状不重；中、重症者有较明显的呼吸困难、喘憋、口唇发绀、鼻扇及三凹症。故选 A。

102.【答案】D

【解析】腺病毒肺炎肺部啰音出现较迟，多于高热 3~7 天后才出现，肺部病变融合时可出现实变体征。故选 D。

103.【答案】D

【解析】腺病毒肺炎临床特点为起病急骤、高热持续时间长、中毒症状重、啰音出现较晚、X 线改变较肺部体征出现早，易合并心肌炎和多器官衰竭。发热可达 39℃以上，呈稽留高热或弛张热，热程长，可持续 2~3 周。故选 D。

第十二章　心血管系统疾病

【A_1 型题】

1.【答案】D

【解析】胎儿时期的营养和气体代谢是通过脐血管和胎盘与母体之间以弥散方式而进行交换的。由胎盘来的动脉血经脐静脉进入胎儿体内，至肝脏下缘，约50%血流入肝与门静脉血流汇合，另一部分经静脉导管入下腔静脉，与来自下半身的静脉血混合，共同流入右心房，因此脑静脉的血氧含量最高。由于下腔静脉瓣的阻隔，使来自下腔静脉的混合血（以动脉血为主）入右心房后，约1/3经卵圆孔入左心房，再经左心室流入升主动脉，主要供应心脏、脑及上肢；其余的流入右心室。从上腔静脉回流的、来自上半身的静脉血，入右心房后绝大部分流入右心室，与来自下腔静脉的血一起进入肺动脉。由于胎儿肺处于压缩状态，故肺动脉的血只有少量流入肺脏经肺静脉回到左心房，而约80%的血液经动脉导管与来自升主动脉的血汇合后，进入降主动脉（以静脉血为主），供应腹腔器官及下肢，同时经过脐动脉回至胎盘，换取营养及氧气。故胎儿期供应脑、心、肝及上肢的血氧量远远较下半身为高。右心室在胎儿期不仅要克服体循环的阻力，同时承担着远较左心室多的容量负荷。故选D。

2.【答案】E

【解析】足月儿约80%在生后10~15小时形成功能性关闭。约80%婴儿于生后3个月、95%婴儿于生后1年内形成解剖上关闭。若动脉导管持续未闭，可认为有畸形存在。脐血管则在血流停止后6~8周完全闭锁，形成韧带。故选E。

3.【答案】E

【解析】当左心房压力超过右心房时，卵圆孔瓣膜先在功能上关闭，到出生后5~7月，解剖上大多闭合。故选E。

4.【答案】B

【解析】出生后脐血管被阻断，呼吸建立，肺泡扩张，肺小动脉管壁肌层逐渐退化，管壁变薄并扩张，肺循环压力下降。故选B。

5.【答案】B

【解析】原始心脏于胚胎第2周开始形成后，约于第4周起有循环作用，至第8周房室间隔已完全长成，即成为四腔心脏。先天性心脏畸形的形成主要就是在这一时期。故选B。

6.【答案】D

【解析】测量血压时应根据不同的年龄选择不同宽度的袖带，袖带的宽度通常应为上臂长度的1/2~2/3。袖带过宽时测得的血压值较实际值偏低，过窄时则较实际值为高。故选D。

7.【答案】E

【解析】若体检发现心脏有典型的器质性杂音（胸骨左缘有Ⅱ级以上收缩期杂音）或有心脏扩大、形态异常，即可初步确定存在心血管畸形。其中以杂音最为重要，一般3岁以前听到的器质性杂音多为先天性心脏病。杂音于3、4岁以后出现，则也有可能是获得性心脏病，同时应与功能性杂音相鉴别。

8.【答案】B

【解析】震颤为器质性心脏病的体征。故选B。

9.【答案】B

【解析】出生后左心房压高于右心房，房间隔缺损时则出现左向右分流，分流量与缺损大小、两侧心房压力差及心室的顺应性有关。生后初期左、右心室壁厚度相似，顺应性也相近，故分流量不多。随年龄增长，肺血管阻力及右心室压力下降，右心室壁较左心室壁薄，右心室充盈阻力也较左心室低，故分流量增加。由于右心血流量增加，舒张期负荷加重，故右房、右心室增大。故选B。

10.【答案】C

11.【答案】A

12.【答案】B

13.【答案】E

【解析】原发孔型房间隔缺损也称为Ⅰ孔型房间隔缺损，约占15%，缺损位于心内膜垫与房间隔交接处。常合并二尖瓣或三尖瓣隔瓣裂，此时称为部分型房室间隔缺损，无肺动脉瓣裂。故选E。

14.【答案】A

【解析】房间隔缺损听诊有以下四个特点：①第一心音亢进，肺动脉第二心音增强。②由于右心室容量增加，收缩时喷射血流时间延长，肺动脉瓣关闭更落后于主动脉瓣，出现不受呼吸影响的第二心音固定分裂。③由于右心室增大，大量的血流通过正常肺动脉瓣时（形成相对狭窄）在左第二肋间近胸骨旁可闻及2~3级喷射性收缩期杂音。④当肺循环血流量超过体循环达1倍以上时，则在胸骨左下第4~5肋间隙处可出现三尖瓣相对狭窄的短促与低频的舒张早中期杂音，吸气时更响，呼气时减弱。随着肺动脉高压的进展，左向右分流逐渐减少，第二心音增强，固定性分裂消失，收缩期杂音缩短，舒张期杂音消失，但可出现肺动脉瓣及三尖瓣关闭不全的杂音。故选A。

15.【答案】A

【解析】肺门舞蹈征是肺动脉高压特征性的伴随征象。常见于左向右分流或双向分流的先天性心脏病，如房、室间隔缺损及后天性二尖瓣病变等引起的右心室压力增高和排血受阻。故选A。

16.【答案】C

【解析】继发孔型房间隔缺损最为常见，约占75%。缺损位于房间隔中心卵圆窝部位，亦称为中央型。故选C。

17.【答案】A

18.【答案】C

【解析】房间隔缺损由于右心室增大，大量的血流通过正常肺动脉瓣时（形成相对狭窄）在左第二肋间近胸骨旁可闻及2~3级喷射性收缩期杂音。故选C。

19.【答案】A

【解析】室间隔缺损是先天性心脏病里最常见的类型。室间隔缺损种类很多，最多见为膜周部缺损，位于主动脉下，由膜部向与之接触的三个区域（流入道、流出道或小梁肌部）延伸而成。故选A。

20.【答案】D

【解析】室间隔缺损体格检查发现心界扩大，搏动活跃，胸骨左缘第3、4肋间可闻及Ⅲ~Ⅳ级粗糙的全收缩期杂音，向四周广泛传导，可扪及收缩期震颤。故选D。

21.【答案】B

22.【答案】A

【解析】室间隔缺损大型缺损伴有明显肺动脉高压时（多见于儿童或青少年期），右心室压力显著升高，逆转为右向左分流，出现青紫，并逐渐加重，此时心脏杂音较轻而肺动脉第二音显著亢进。故选A。

23.【答案】D

【解析】室间隔缺损有时因扩张的肺动脉压迫喉返神经，引起声音嘶哑。故选D。

24.【答案】C

【解析】室间隔缺损小型缺损心电图可正常或表现为轻度左心室肥大；中型缺损主要为左心室舒张期负荷增加表现，V_5、V_6导联R波升高伴深Q波，T波直立高尖对称，以左心室肥厚为主；大型缺损为双心室肥厚或右心室肥厚。症状严重、出现心力衰竭时，可伴有心肌劳损。故选C。

25.【答案】C

【解析】动脉导管未闭的心导管检查：当肺血管阻力增加或疑有其他合并畸形时有必要施行心导管检查，它可发现肺动脉血氧含量较右心室为高。有时心导管可以从肺动脉通过未闭导管插入降主动脉。故选C。

26.【答案】C

【解析】小型室缺（Roger病）：缺损直径小于5mm或缺损面积<$0.5cm^2/m^2$体表面积。缺损小，心室水平左向右分流量少，血流动力学变化不大，可无症状。故选C。

27.【答案】D

【解析】动脉导管未闭肺动脉瓣区第二音增强，婴幼儿期因肺动脉压力较高，主动脉、肺动脉压力差在舒张期不显著，因而往往仅听到收缩期杂音，当合并肺动脉高压或心力衰竭时，多仅有收缩期杂音。故选D。

28.【答案】B

29.【答案】C

【解析】动脉导管未闭体征：胸骨左缘上方有一连续性“机器”样杂音，占整个收缩期与舒张期，常伴有震颤，杂音向左锁骨下、颈部和背部传导，当肺血管阻力增高时，杂音的舒张期成分可能减弱或消失。分流量大者因相对性二尖瓣狭窄而在心尖部可闻及较短的舒张期杂音。肺动脉瓣区第二音增强，新生儿期因肺动脉压力较高，主、肺动脉压力差在舒张期不显著，因而往往仅听到收缩期杂音，当合并肺动脉高压或心力衰竭时，多仅有收缩期杂音。由于舒张压降低，脉压增宽，并可出现周围血管体征，如水冲脉、指甲床毛细血管搏动等。早产儿动脉导管未闭时，出现周围动脉搏动洪大，锁骨下或肩胛间闻及收缩期杂音（偶闻及连续性杂音），心前区搏动明显，肝脏增大，气促，并易发生呼吸衰竭而依赖机械辅助通气。故选B。

30.【答案】E

【解析】动脉导管未闭时当肺动脉压力超过主动脉压时，左向右分流明显减少或停止，产生肺动脉血流逆向分流入主动脉，患儿呈现差异性发绀，下半身青紫，左上肢有轻度青紫，右上肢正常。故选E。

31.【答案】E

【解析】法洛四联症股动脉血氧饱和度降低，常小于89%，说明右向左分流的存在。故选E。

32.【答案】C

【解析】法洛四联症患儿多有蹲踞症状，每于行走、游戏时，常主动下蹲片刻。蹲踞时下肢屈曲，静脉回心血量减少，减轻了心脏负荷，同时下肢动脉受压，体循环阻力增加，使右向左分流量减少，从而缺氧症状暂时得以缓解。不会行走的小婴儿，常喜欢大人抱起，双下肢屈曲状。故选C。

33.【答案】D

【解析】法洛四联症X线检查：心脏大小一般正常或稍增大，典型者前后位心影呈“靴状”，即心尖圆钝上翘，肺动脉段凹陷，上纵隔较宽，肺门血管影缩小，两侧肺纹理减少，透亮度增加，年长儿可因侧支循环形成，肺野呈网状纹理，25%的患儿可见到右位主动脉弓阴影。故选D。

34.【答案】A

【解析】法洛四联症患儿青紫为其主要表现，其程度和出现的早晚与肺动脉狭窄程度有关。多见于毛细血管丰富的浅表部位，如唇、指（趾）甲床、球结合膜等。故选A。

35.【答案】E

【解析】法洛四联症常见的并发症为脑血栓、脑脓肿及感染性心内膜炎。故选E。

36.【答案】E

【解析】近年来外科手术不断地进展，法洛四联症根治术的死亡率在不断下降。轻症患者可考虑于5~9岁行一期根治手术，但临床症状明显者应在生后6个月后行根治术。对重症患儿也可先行姑息手术，待一般情况改善，肺血管发育好转后，再做根治术。目前常用的姑息手术有：锁骨下动脉-肺动脉吻合术，上腔静脉-右肺动脉吻合术等。故选E。

【A_2型题】

37.【答案】A

【解析】根据杂音特点，正常儿童在吸气时可有生理性P_2分裂，P_2固定性分裂是房间隔缺损的独特体征。故选A。

38.【答案】B

【解析】患儿易患反复呼吸道感染，体格检查胸骨左缘第3、4肋间可闻及Ⅲ~Ⅳ级粗糙的全收缩期杂音，可扪及震颤。符合室间隔缺损的诊断。故选B。

39.【答案】A

【解析】根据患儿杂音特点，P_2亢进伴固定分裂，胸片肺野充血，上述改变符合房间隔缺损特点。室间隔缺损为胸骨左缘第3、4肋间可闻及Ⅲ~Ⅳ级粗糙的全收缩期杂音，动脉导管未闭是全期杂音；法洛四联症是青紫型心脏病；肺动脉狭窄肺血少，而患儿胸片肺野充血。故选A。

40.【答案】E

【解析】患儿胸骨左缘第2、3肋间有一连续性杂音，伴震颤，提示动脉导管未闭。患儿"下肢水肿、气促、咳嗽、肝大"说明心力衰竭。感染性动脉炎、充血性心力衰竭、心内膜炎等是动脉导管未闭常见的并发症。亚急性感染性心内膜炎常发生于风湿性心脏瓣膜病、室间隔缺损、动脉导管未闭等心脏病的基础上，原无心脏病者也可发生。主要表现为低、中度发热、进行性贫血，乏力，盗汗，肝、脾大，杵状指（趾）。故选E。

41.【答案】B

【解析】房间隔缺损时左向右分流量较大时可在胸骨左缘下方听到舒张期杂音，系三尖瓣相对狭窄所致。故选B。

42.【答案】A

【解析】患儿临床表现（发育差、发绀）、体征（胸骨左缘可闻及Ⅲ级喷射性收缩期杂音）、X线检查心影呈"靴状"，两侧肺纹理减少，透亮度增加。符合法洛四联症的诊断。故选A。

43.【答案】D

【解析】房间隔缺损的症状随缺损大小而有所不同。缺损小的可无症状，仅在体格检查时发现胸骨左缘2~3肋间有收缩期杂音。心电图为电轴右偏，右心房和右心室肥大。P-R间期延长，V_1及V_{3R}导联呈rSr′或rsR′等不完全性右束支传导阻滞的图形。故选D。

44.【答案】B

【解析】室间隔缺损较大时左向右分流量多，体循环血流量相应减少，患儿多生长迟缓，体重不增，有消瘦、喂养困难、活动后乏力、气促、多汗、易患反复呼吸道感染等。体格检查发现心界扩大，搏动活跃，胸骨左缘第3、4肋间可闻及Ⅲ~Ⅳ级粗糙的全收缩期杂音，向四周广泛传导，可扪及收缩期震颤。大型缺损伴有明显肺动脉高压时（多见于儿童或青少年期），右心室压力显著升高，逆转为右向左分流，出现青紫，并逐渐加重，此时心脏杂音较轻而肺动脉第二音显著亢进。患儿临床表现（反复呼吸道感染、无发绀）、体征（胸骨左缘可闻及Ⅲ级粗糙喷射性收缩期杂音）。符合室间隔缺损的诊断。故选B。

45.【答案】D

【解析】艾森门格综合征临床表现为轻至中度发绀，于劳累后加重，逐渐出现杵状指（趾）、气促、乏力、头晕。体征示心脏浊音界增大，心前区有抬举性搏动，原有左至右分流时的杂音消失（动脉导管未闭连续性杂音的舒张期部分消失）或减轻（心室间隔缺损的收缩期杂音减轻），肺动脉瓣区出现收缩喷射音和收缩期吹风样喷射型杂音，第二心音亢进并可分裂，以后可有吹风样舒张期杂音（相对性肺动脉瓣关闭不全），胸骨左下缘可有收缩期吹风样反流型杂音（相对性三尖瓣关闭不全）。X线检查示右室、右房增大，肺动脉及左、右肺动脉均扩大，肺野轻度淤血或不淤血，血管纹理变细，左心情况因原发性畸形而定。故选D。

46.【答案】C

【解析】患儿症状（反复呼吸道感染）、体征（胸骨左缘可闻及Ⅲ级粗糙喷射性收缩期杂音）。符合室间隔缺损的诊断。患儿发热，呼吸明显增快，心率快，双肺闻及广泛的水泡音（可能有左心功能不全），肝大（有右心功能不全的表现），下肢有水肿（有右心功能不全）。符合肺炎合并心力衰竭的诊断。故选C。

47.【答案】E

【解析】患儿临床表现提示合并心力衰竭。室间隔缺损有自然闭合可能，中小型缺损可先在门诊随访至学龄前期，有临床症状如反复呼吸道感染和充血性心力衰竭时进行抗感染、强心、利尿、扩血管等内科处理。故选E。

48.【答案】E

49.【答案】D

【解析】患儿可能为室间隔缺损。超声心动图可解剖定位和测量大小，但<2mm 的缺损可能不被发现。二维超声可从多个切面显示缺损直接征象——回声中断的部位、时相、数目与大小等。彩色多普勒超声可显示分流束的起源、部位、数目、大小及方向。频谱多普勒超声可测量分流速度，计算跨隔压差和右室收缩压，估测肺动脉压。还可通过测定肺动脉瓣口和二尖瓣口血流量计算肺循环血流量（Qp）；测定主动脉瓣口和三尖瓣口血流量计算体循环血流量（Qs），正常时Qp/Qs≈1，此值增高≥1.5 提示为中等量左向右分流，≥2.0 为大量左向右分流。超声心动图应该为首选。B与C都是有创性检查。故选D。

50.【答案】A

【解析】胸骨左缘第3、4肋间闻及Ⅲ级粗糙收缩期杂音，肺动脉第二音稍强，是室间隔缺损的表现。患儿咳嗽、呼吸困难、肺部细小水泡音提示可能并发肺炎。故选A。

51.【答案】D

【解析】大型室间隔缺损伴有明显肺动脉高压时（多见于儿童或青少年期），右心室压力显著升高，所以右心室肥厚明显。故选D。

52.【答案】A

【解析】中型室间隔缺损，左、右心室增大，以左室增大为主。故选A。

53.【答案】C

【解析】由于主动脉在收缩期和舒张期的压力均超过肺动脉，因而通过未闭动脉导管的左向右分流的血液连续不断，肺动脉扩张，使肺循环及左心房、左心室、升主动脉的血流量明显增加。故选C。

54.【答案】B

【解析】患儿胸骨左缘第2~4肋间听到Ⅱ~Ⅲ级喷射性收缩期杂音提示收缩期负荷过高。法洛四联症临床上的杂音由右心室流出道梗阻所致而非室间隔缺损。右心室流出道的梗阻使右心室后负荷加重，引起右心室的代偿性肥厚。故选B。

55.【答案】D

【解析】肺纹理减少提示肺血流量减少，减少只有法洛四联症，其他畸形都是肺血流量增多。故选D。

56.【答案】C

【解析】法洛四联症临床症状出现的时间、发绀的严重性和右室肥厚程度取决于肺动脉血流梗阻的程度。当右室流出道梗阻严重时，肺动脉血流显著减少，表现为不同程度的缺氧。在缺氧发作时，可给予去氧肾上腺素、普萘洛尔，必要时皮下注射吗啡。普萘洛尔可减慢心率，改善心脏的血流动力学，减轻右心室流出道的梗阻状态，以治疗缺氧状态。故选C。

57.【答案】A

【解析】这几种先心病都会引起肺的血流动力学改变，前三种是充血，后一种是缺血。因为前三种先心病都会导致肺循环血量不同程度的增加，出现不同程度的肺淤血，且体循环血量不足导致患儿的营养不佳，故最容易发生肺炎。故选A。

58.【答案】E

【解析】室间隔缺损于生后第一年可通逐渐变小或自然愈合，20%~50%的小型室间隔缺损、膜周部、肌部缺损可能在5岁以内有自然闭合的可能，但大多发生在1岁内。故选E。

59.【答案】B

【解析】早产儿动脉导管未闭的处理视分流大小、呼吸窘迫综合征情况而定。症状明显者，需抗心力衰竭治疗，生后1周内使用吲哚美辛治疗，但仍有10%的患者需手术治疗。采用介入疗法，选择蘑菇伞等关闭动脉导管。故选B。

60.【答案】D

【解析】动脉导管未闭肺动脉高压时，肺门处肺动脉总干及其分支扩大，而远端肺野肺小动脉狭小，左心室有扩大肥厚征象。主动脉结正常或凸出。故选D。

61.【答案】B

【解析】患儿左第2肋间闻及Ⅱ~Ⅲ级喷射性收缩期杂音，X线表现示心影呈梨形，心电图示电轴右偏，V_1 导联呈rsR型。符合房间隔缺损的诊断。故选B。

62.【答案】E

63.【答案】C

【解析】患儿胸骨左缘第2~3肋间闻及Ⅲ~Ⅳ级收缩期、Ⅱ级舒张期杂音，杂音部位在胸骨左缘上方，提示房间隔缺损或动脉导管未闭。杂音占据了整个收缩期和舒张期，进一步提示为动脉导管未闭（房间隔缺损时，胸骨左缘为收缩中期喷射性杂音）。主动脉弓增宽主要考虑动脉导管未闭。故选C。

64.【答案】D

【解析】法洛四联症肺动脉高压，所以肺纹理减少。而且题干胸片显示靴型心也说明是法洛四联症。故选D。

【A_3/A_4 型题】

65.【答案】A

【解析】出现毛细血管搏动等外周血管征时首先考虑动脉导管未闭。小儿出生后喂养困难，生长发育落后，多次患肺炎，胸骨左缘上方闻及粗糙响亮的收缩期杂音（婴幼儿期动脉导管未闭只能听到收缩期杂音）。手指甲床可见毛细血管搏动，是动脉导管未闭的临床特点。故选 A。

66.【答案】D

【解析】动脉导管未闭由于动脉导管的开放，主动脉血液向肺动脉分流，体循环血流量减少，外周血管阻力降低，动脉舒张压降低，脉压增大，出现外周血管征。故选 D。

67.【答案】C

【解析】动脉导管未闭容易并发肺炎、充血性心力衰竭、细菌性心内膜炎，肺炎时容易诱发充血性心力衰竭。该小儿目前并发了肺炎，肺炎最常见的并发症是充血性心力衰竭。故选 C。

68.【答案】C

【解析】根据患儿咳嗽、气促、发热病史及两肺背部有细湿啰音、胸片示两肺下部有炎性渗出病灶，可以考虑诊断为肺炎。根据心前区隆起，胸骨左缘第 3~4 肋间有收缩期震颤伴Ⅲ级全收缩期杂音，广泛传导；动脉段凸出，左心室扩大，主动脉弓小。考虑为室间隔缺损。故选 C。

69.【答案】B

【解析】患者右室流出有障碍，不适宜用强心类。故选 B。

70.【答案】D

【解析】房间隔缺损时，胸骨左缘为收缩中期喷射性杂音，这几种先心病只有房间隔缺损伴有房室传导阻滞。故选 D。

71.【答案】C

【解析】多普勒彩色血流显像可以提高诊断的可靠性并能判断分流的方向，应用多普勒超声可以估测分流量的大小，估测右心室收缩压及肺动脉压。故选 C。

72.【答案】E

73.【答案】A

【解析】法洛四联症 X 线检查示心脏大小一般正常或稍增大，典型者前后位心影呈“靴状”，即心尖圆钝上翘，肺动脉段凹陷，上纵隔较宽，肺门血管影缩小，两侧肺纹理减少，透亮度增加，年长儿可因侧支循环形成，肺野呈网状纹理，25% 的患儿可见到右位主动脉弓阴影。故选 A。

74.【答案】D

【解析】法洛四联症常见的并发症为脑血栓、脑脓肿及感染性心内膜炎。故选 D。

75.【答案】A

【解析】房间隔缺损胸骨左缘 2~3 肋间有收缩期杂音，P_2 亢进伴固定分裂。心电图为电轴右偏，呈不完全性右束支传导阻滞的图形。故选 A。

76.【答案】B

【解析】M 型超声心动图可以显示右心房、右心室增大及室间隔的矛盾运动。二维超声可以显示房间隔缺损的位置及大小，结合彩色多普勒超声可以提高诊断的可靠性并能判断分流的方向，应用多普勒超声可以估测分流量的大小，估测右心室收缩压及肺动脉压力。故选 B。

77.【答案】A

【解析】X 线表现对分流较大的房间隔缺损具有诊断价值。心脏外形轻至中度增大，以右心房及右心室为主，心胸比大于 0.5。肺动脉段突出，肺叶充血明显，主动脉影缩小。透视下可见肺动脉总干及分支随心脏搏动而一明一暗的“肺门舞蹈”征，心影略呈“梨形”。原发孔型房缺伴二尖瓣裂缺者，左心房及左心室增大。故选 A。

78.【答案】B

79.【答案】C

【解析】脑血栓为法洛四联症常见并发症。室间隔缺损易并发支气管炎、充血性心力衰竭、肺水肿及感染性心内膜炎。故选 C。

80.【答案】B

【解析】中型缺损心影轻度到中度增大，左、右心室增大，以左室增大为主。大型缺损心影中度以上增大，呈二尖瓣型，左、右心室增大，多以右心室增大为主。此患儿无青紫，无心脏杂音轻而 P_2 显著无进的体征、故考虑为中型缺损。故选 B。

【B_1 型题】

81.【答案】D

82.【答案】E

【解析】动脉导管未闭由于舒张压降低，脉压增宽，并可出现周围血管体征，如水冲脉、指甲床毛细血管搏动等。故选 E。

83.【答案】B

【解析】动脉导管未闭当肺动脉压力超过主动脉压时，左向右分流明显减少或停止，产生肺动脉血流逆向分流入主动脉，患儿呈现差异性发绀，下半身青紫，左上肢有轻度青紫，右上肢正常。故选 B。

84.【答案】D

【解析】法洛四联症阵发性缺氧发作多见于婴儿，发生的诱因为吃奶、哭闹、情绪激动、贫血、感染等。表现为阵发性呼吸困难，严重者可引起突然昏厥、抽搐，甚至死亡。其原因是在肺动脉漏斗部狭窄的基础上，突然发生该处肌部痉挛，引起一时性肺动脉梗阻，使脑缺氧加重所致。故选 D。

85.【答案】A

86.【答案】D

【解析】小型室间隔缺损心肺 X 线检查无明显改变，或肺动脉段延长或轻微突出，肺野轻度充血。中型缺损心影轻度到中度增大，左、右心室增大，以左室增大为主，主动脉弓影较小，肺动脉段扩张，肺野充血。大型缺损心影中度以上增大，呈二尖瓣型，左、右心室增大，多以右心室增大为主，肺动脉段明显突出，肺野明显充血。当肺动脉高压转为双向或右向左分流时，出现艾森门格综合征，主要特点为肺动脉主支增粗，而肺外周血管影很少，宛如枯萎的秃枝，心影可基本正常或轻度增大。故选D。

87.【答案】C

【解析】动脉导管细者心血管影可正常。大分流量者心胸比率增大，左心室增大，心尖向下扩张，左心房亦轻度增大。肺血增多，肺动脉段突出，肺门血管影增粗。当婴儿有心力衰竭时，可见肺淤血表现，透视下左心室和主动脉搏动增强。肺动脉高压时，肺门处肺动脉总干及其分支扩大，而远端肺野肺小动脉狭小，左心室有扩大肥厚征象。主动脉结正常或凸出。故选C。

88.【答案】A

【解析】肺动脉轻、中度狭窄时心脏大小正常，重度狭窄时如心功能尚可，心脏仅轻度增大；如有心力衰竭，心脏则明显增大，主要为右心室和右心房扩大。狭窄后的肺动脉扩张为本病特征性的改变，有时扩张延伸到左肺动脉，但在婴儿期扩张多不明显。故选A。

第十三章　泌尿系统疾病

【A_1型题】

1.【答案】B

【解析】新生女婴尿道长仅1cm（性成熟期3~5cm），且外口暴露而又接近肛门，易受细菌污染。男婴尿道虽较长，但常有包茎，尿垢积聚时也易引起上行性细菌感染。故选B。

2.【答案】B

【解析】儿童肾脏虽具备大部分成人肾的功能，但其发育是由未成熟逐渐趋向成熟。在胎龄36周时肾单位数量（每肾85万~100万）已达成人水平，出生后上述功能已基本具备，但调节能力较弱，贮备能力差，一般至1~2岁时接近成人水平。故选B。

3.【答案】C

【解析】正常排尿机制在婴儿期由脊髓反射完成，以后建立脑干-大脑皮层控制，至3岁已能控制排尿。在1.5~3岁，儿童主要通过控制尿道外括约肌和会阴肌控制排尿，若3岁后仍保持这种排尿机制，不能控制膀胱逼尿肌收缩，则出现不稳定膀胱，表现为白天尿频、尿急，偶然尿失禁和夜间遗尿。故选C。

4.【答案】A

【解析】尽管急性肾小球肾炎有多种病因，但绝大多数的病例属A族乙型溶血性链球菌急性感染后引起的免疫复合性肾小球肾炎。溶血性链球菌感染后，肾炎的发生率一般在0~20%。故选A。

5.【答案】C

【解析】急性肾小球肾炎往往有前期链球菌感染史，急性起病，具备血尿、蛋白尿和管型尿、水肿及高血压等特点，急性期血清ASO滴度升高，C3浓度降低。故选C。

6.【答案】D

【解析】急性肾小球肾炎70%的病例有水肿，一般仅累及眼睑及颜面部，重者2~3天遍及全身，呈非凹陷性。故选D。

7.【答案】E

【解析】急性肾小球肾炎病程早期突然惊厥，应首先想到高血压脑病。因此时患儿血压可很高，有时收缩压可达200mmHg以上，极易引起惊厥。抽风前多有头晕、目眩或呕吐等症状。故选E。

8.【答案】B

【解析】急性肾小球肾炎在前驱感染后经1~3周无症状的间歇期而急性起病。咽炎为诱因者病前6~12天（平均10天）多有发热、颈淋巴结大及咽部渗出。皮肤感染见于病前14~28天（平均20天）。故选B。

9.【答案】B

【解析】急性肾炎少数患儿在疾病早期（2周之内）可出现严重症状。故选B。

10.【答案】A

【解析】急性肾炎的水肿一般最先出现在眼睑，呈下行性。故选A。

11.【答案】D

【解析】急性肾炎ASO滴度升高仅表示近期有过链球菌感染，与急性肾小球肾炎的严重性无直接相关性。故选D。

12.【答案】E

【解析】肾病综合征诊断标准：大量蛋白尿（尿蛋白+++~++++，1周内3次，24小时尿蛋白定量≥50mg/kg）；血浆清蛋白低于30g/L；血浆胆固醇高于5.7mmol/L；明显水肿。以上四项中以大量蛋白尿和低清蛋白血症为必要条件。故选E。

13.【答案】B

【解析】急性肾炎有水肿、高血压者应限食盐及水。食盐以60mg/(kg·d)为宜。故选B。

14.【答案】C

【解析】肾病综合征发病年龄多为学龄前儿童，3~5岁为发病高峰。故选C。

15.【答案】C

【解析】急性肾炎急性期需卧床2~3周，直到肉眼血尿消失，水肿减退，血压正常，即可下床做轻微活动。红细胞沉降率正常可上学，但应避免重体力活动。

尿检正常后方可恢复体力活动。故选 C。

16.【答案】D

17.【答案】A

18.【答案】C

【解析】凡具有以下四项之一或多项者属于肾炎型肾病：①2 周内分别 3 次以上离心尿检查 RBC≥10/HPF，并证实为肾小球源性血尿者。②反复或持续高血压，学龄儿童≥130/90mmHg，学龄前儿童≥120/80mmHg，并除外糖皮质激素等原因所致。③肾功能不全，并排除由于血容量不足等所致。④持续低补体血症。故选 D。

19.【答案】B

【解析】肾病综合征初治病例诊断确定后应尽早选用泼尼松治疗。故选 B。

20.【答案】E

21.【答案】E

【解析】急性肾炎有感染灶时用青霉素 10~14 天。故选 E。

22.【答案】B

【解析】肾病综合征显著水肿和严重高血压时应短期限制水、钠摄入，病情缓解后不必继续限盐。故选 B。

23.【答案】E

【解析】肾病综合征并发症有感染、电解质紊乱和低血容量、血栓形成、急性肾衰竭、肾小管功能障碍。故选 E。

24.【答案】D

【解析】免疫抑制剂主要用于肾病综合征频繁复发，糖皮质激素依赖、耐药或出现严重副作用者。在小剂量糖皮质激素隔日使用的同时可选用免疫抑制剂。故选 D。

【A_2 型题】

25.【答案】C

【解析】患儿有前期链球菌感染史，急性起病，具备血尿、蛋白尿和管型尿、水肿及高血压等特点，急性期血清 ASO 滴度升高，C3 浓度降低。考虑急性肾炎。故选 C。

26.【答案】D

【解析】急性肾炎严重循环充血常发生在起病 1 周内，由于水、钠潴留，血浆容量增加而出现循环充血。当肾炎患儿出现呼吸急促和肺部有湿啰音时，应警惕循环充血的可能性，严重者可出现呼吸困难、端坐呼吸、颈静脉怒张、频咳、咳粉红色泡沫痰、两肺满布湿啰音、心脏扩大，甚至出现奔马律、肝大而硬、水肿加剧。少数可突然发生，病情急剧恶化。故选 D。

27.【答案】B

【解析】参见第 12 题解析。单纯性肾病多发生于 2~7 岁儿童，有"三高一低"的特征，没有血尿、高血压、补体下降，尿素氮在正常范围。故选 B。

28.【答案】E

【解析】急性肾炎急性期需卧床 2~3 周，直到肉眼血尿消失，水肿减退，血压正常，即可下床做轻微活动。红细胞沉降率正常可上学，但应避免重体力活动。尿检正常后方可恢复体力活动。患儿红细胞沉降率正常，但尿沉渣细胞绝对计数不正常。故选 E。

29.【答案】D

30.【答案】E

【解析】病毒性肾炎与急性肾炎相比，病毒性肾炎的临床症状较轻，常无明显水肿、少尿和高血压；尿变化往往发生在病毒感染的极期或感染后的 3~5 天以内，开始有蛋白尿，但较轻微并迅速消失，以血尿为主，且镜下血尿持续较久；肾功能多正常，C3 不降低，抗"O"滴定度不升高，预后一般良好。故选 E。

31.【答案】B

【解析】患儿为近 3 年夜尿增多，一般超过 1 年是慢性肾炎，而且特点是多尿、夜尿、低比重尿。所以符合慢性肾炎表现。故选 B。

32.【答案】D

【解析】高血压脑病的治疗原则为选用降血压效力强而迅速的药物。首选硝普钠，5~20mg 加入 5% 葡萄糖液 100ml 中，以 1 μg/(kg·min) 速度静脉滴注，用药时严密监测血压，随时调节药液滴速，每分钟不宜超过 8μg/kg，以防发生低血压。滴注时针筒、输液管等须用黑纸覆盖，以免药物遇光分解。故选 D。

33.【答案】B

【解析】急进性肾小球肾炎：起病急，有尿改变（血尿、蛋白尿、管型尿）、高血压、水肿，并常有持续性少尿或无尿，进行性肾功能减退。若缺乏积极有效的治疗措施，预后严重。本病例血尿素氮升高，出现颗粒管型，均提示短时间内迅速出现肾功能不全，应为急进性肾炎。故选 B。

34.【答案】A

35.【答案】B

【解析】患儿不恰当长期禁用食盐或长期食用不含钠的食盐代用品、过多使用利尿药以及感染、呕吐、腹泻等因素均可致低钠血症。其临床表现可有食欲缺乏、乏力、懒言、嗜睡、血压下降甚至出现休克、抽搐等。另外由于低蛋白血症、血浆胶体渗透压下降、显著水肿、而常有血容量不足，尤在各种诱因引起低钠血症时易出现低血容量性休克。故选 B。

36.【答案】C

【解析】肾炎性肾病除了具有肾病的四大特征外，凡具有以下四项之一或多项者属于肾炎型肾病：①2 周内分别 3 次以上离心尿检查 RBC≥10/HPF，并证实为肾小球源性血尿者。②反复或持续高血压，学龄儿童≥130/90mmHg，学龄前儿童≥120/80mmHg。并除外糖皮质激素等原因所致。③肾功能不全，并排除由于血容量不足等所致。④持续低补体血症。患儿尿血常规红细胞多，血压高。符合肾炎性肾病的诊断。故选C。

37.【答案】C

38.【答案】A

【解析】参见第27、36题解析，患儿肾炎性肾病诊断成立。但微小病变型肾病一般不伴血尿。故选A。

39.【答案】D

【解析】患儿急性肾炎的诊断成立。有感染灶时用青霉素10~14天。故选D。

40.【答案】B

【解析】患儿符合肾病综合征的诊断。初治病例诊断确定后应尽早选用泼尼松治疗。中、长期疗法：可用于各种类型的肾病综合征。先以泼尼松2mg/(kg·d)，最大量60mg/d，分次服用。若4周内尿蛋白转阴，则自转阴后至少巩固2周方始减量，以后改为隔日2mg/kg早餐后顿服，继用4周，以后每2~4周减总量2.5~5mg，直至停药。疗程必须达6个月（中程疗法）。开始治疗后4周尿蛋白未转阴者可继服至尿蛋白阴转后2周，一般不超过8周。以后再改为隔日2mg/kg早餐后顿服，继用4周，以后每2~4周减量一次，直至停药，疗程9个月（长程疗法）。故选B。

41.【答案】C

【解析】水痘患者如果使用激素可以造成播散性水痘，所以应用激素不妥。故选C。

42.【答案】B

【A_3/A_4型题】

43.【答案】D

【解析】急性肾炎需抗感染，有感染灶时用青霉素10~14天。故选D。

44.【答案】E

【解析】急性肾小球肾炎是免疫复合物引起的肾炎，发病前往往有链球菌引起的咽喉部感染。故选E。

45.【答案】C

46.【答案】C

【解析】急性肾炎急性期需卧床2~3周，直到肉眼血尿消失，水肿减退，血压正常，即可下床做轻微活动。故选C。

47.【答案】E

48.【答案】B

【解析】参见第16题解析。肾炎肾病和单纯性肾病主要是有无血尿和高血压。患儿血压正常，尿常规红细胞少。符合单纯性肾病的诊断。故选B。

49.【答案】A

【解析】儿童原发性肾病综合征的病理观察有以下类型：微小病变（76.4%），局灶性节段性肾小球硬化（6.9%），膜性增生性肾小球肾炎（7.5%），单纯系膜增生（2.3%），增生性肾小球肾炎（2.3%），局灶性球性硬化（1.7%），膜性肾病（1.5%），其他（1.4%）。儿童肾病综合征最主要的病理变化是微小病变型。故选A。

50.【答案】C

【解析】原发性单纯型肾病综合征表现为水肿、大量蛋白尿、低蛋白血症和高胆固醇血症，无高血压、血尿（RBC>10/HP）、低补体血症和氮质血症。该小儿有凹陷性水肿，大量的蛋白尿、低蛋白血症和高胆固醇血症，血压、血补体、肾功能正常，RBC 10/HP，符合原发性单纯型肾病综合征的临床特点。故选C。

51.【答案】A

【解析】该患儿是原发性单纯型肾病综合征，治疗首选糖皮质激素泼尼松。故选A。

52.【答案】A

【解析】原发性单纯型肾病综合征由于低蛋白血症，血浆胶体渗透压降低，液体向血管外为转移，有效循环血容量减少，容易并发低血容量休克。该小儿应用利尿药后尿量明显增加，水肿消退，随后出现尿量明显减少，BP 66/45mmHg，四肢凉，是休克的表现。故选A。

53.【答案】E

【解析】原发性肾病综合征治疗时有高血压或严重水肿时需短期限盐外，尽量正常饮食，避免出现低钠血症。使用泼尼松、免疫调节剂、抗凝利尿治疗。肾病复发，需要加用免疫抑制剂治疗，与小剂量的泼尼松联合应用。该患儿肾病复发，无高血压和严重水肿，不需要限盐。需要加用免疫抑制剂治疗，并与小剂量泼尼松联合应用，而不需要按初次方案大剂量应用泼尼松重新开始治疗。故选E。

【B_1型题】

54.【答案】A

【解析】短程疗法：泼尼松2mg/(kg·d)（按身高标准体重，以下同），最大量60mg/d，分次服用，共4周。4周后不管效应如何，均改为泼尼松1.5mg/kg隔日晨顿服，共4周，全疗程共8周，然后骤然停药。现已经很少用。故选B。

55.【答案】B

【解析】泼尼松中、长程疗法：①先用泼尼松每日1.5~2.0mg/kg，分3~4次服用，共4周。②若4周内尿蛋白阴转，则改为泼尼松2mg/kg，隔日早餐后顿服，继用4周，以后每2~4周减量一次，直至停药。疗程达6个月者为中程疗法，达9个月者为长程疗法。故选B。

56.【答案】D

57.【答案】A

【解析】激素疗法疗效判断：①激素敏感：激素治疗后8周内尿蛋白转阴，水肿消退。②激素部分敏感：治疗8周内水肿消退，但尿蛋白仍“+～++”。③激素耐药上治疗满8周，蛋白尿仍在“++”以上。④激素依赖：激素治疗后尿蛋白转阴，但停药或减量后又出现“+”以上，再次用药或恢复用量后尿蛋白转阴两次以上者（除外感染及其他因素）。以上尿变化指分布在7～10天内3次尿常规检查结果。故选A。

58.【答案】D

59.【答案】C

第十四章　血液系统疾病

【A_1型题】

1.【答案】D

【解析】我国小儿血液会议（1989年）暂定：血红蛋白在新生儿期<145g/L，1～4月时<90g/L，4～6个月时<100g/L者为贫血。根据血红蛋白含量可分为4度：①血红蛋白从正常下限至90g/L者为轻度；②至60g/L者为中度；③至30g/L者为重度；④<30g/L者为极重度。故选D。

2.【答案】D

【解析】在正常情况下，骨髓外造血极少。出生后，尤其在婴儿期，当发生感染性贫血或溶血性贫血等造血需要增加时，肝、脾和淋巴结可随时适应需要，恢复到胎儿时的造血状态，出现肝、脾、淋巴结肿大。同时外周血中可出现有核红细胞和/或幼稚中性粒细胞。这是小儿造血器官的一种特殊反应，称为“骨髓外造血”，感染及贫血纠正后即恢复正常。故选D。

3.【答案】C

【解析】胚胎第3周开始出现卵黄囊造血。自胚胎第6～8周开始，肝脏出现活动的造血组织，并成为胎儿中期的主要造血部位。胚胎第6周开始出现骨髓，但至胎儿4个月时才开始造血活动，并迅速成为主要的造血器官，直至出生2～5周后成为唯一的造血场所。故选C。

4.【答案】D

【解析】出生时婴儿中性粒细胞约占0.65，淋巴细胞约占0.30。随着白细胞总数的下降，中性粒细胞比例也相应下降，生后4～6天时两者比例约相等；至1～2岁时淋巴细胞约占0.60，中性粒细胞约占0.35，之后中性粒细胞比例逐渐上升，至4～6岁时两者比例又相等；以后白细胞分类与成人相似。此外，初生儿外周血中也可出现少量幼稚中性粒细胞，但在数天内即消失。故选D。

5.【答案】C

【解析】婴儿生长发育迅速，循环血量迅速增加等因素，红细胞数和血红蛋白量逐渐降低，至2～3个月时（早产儿较早）红细胞数降至$3.0\times10^{12}/L$、血红蛋白量降至100g/L左右，出现轻度贫血，称为“生理性贫血”。“生理性贫血”呈自限性，3个月以后，红细胞数和血红蛋白量又缓慢增加，于12岁时达成人水平。故选C。

6.【答案】E

【解析】由于胎儿期处于相对缺氧状态，红细胞生成素合成增加，故红细胞数和血红蛋白量较高，出生时红细胞数（5.0～7.0）$\times10^{12}/L$，血红蛋白量150～220g/L。故选E。

7.【答案】E

【解析】肝脾和淋巴结肿大是婴幼儿贫血常见的体征。肝、脾轻度肿大多提示髓外造血；如肝脾明显肿大且以脾大为主者，多提示遗传性溶血性贫血。故选E。

8.【答案】B

【解析】约4月龄以后，从母体获取的铁逐渐耗尽，加上此期生长发育迅速，造血活跃，因此对膳食铁的需要增加，而婴儿主食人乳和牛乳的铁含量均低，不能满足机体之需，贮存铁耗竭后即发生缺铁，故6个月至2岁的小儿缺铁性贫血发生率高。故选B。

9.【答案】C

10.【答案】C

【解析】初生时白细胞总数$(15\sim20)\times10^9/L$，生后6～12小时达$(21\sim28)\times10^9/L$，然后逐渐下降，1周时平均为$12\times10^9/L$，婴儿期白细胞数维持在$10\times10^9/L$左右，8岁以后接近成人水平。故选C。

11.【答案】E

【解析】足月新生儿体内总铁约75 mg/kg，其中25%为贮存铁。生后由于“生理性溶血”释放的铁较多，随后是“生理性贫血”期造血相对较低下，加之从母体获取的铁一般能满足4个月之需，故婴儿早期不易发生缺铁。但早产儿从母体获取铁少，且生长发育更迅速，可较早发生缺铁。故选E。

12.【答案】B

【解析】铁摄入量不足是缺铁性贫血的主要原因。人乳、牛乳、谷物中含铁量均低，如不及时添加含铁较多的辅食，容易发生缺铁性贫血。故选B。

13.【答案】D

【解析】营养性巨幼细胞贫血可出现烦躁不安、易怒等症状。维生素B_{12}缺乏者表现为表情呆滞、目光发呆、对周围反应迟钝，嗜睡、不认亲人，少哭不笑，智力、动作发育落后甚至退步。重症病例可出现不规则性震颤，手足无意识运动，甚至抽搐、感觉异常、共济失调、踝阵挛和 Babinski 征阳性等。叶酸缺乏不发生神经系统症状，但可导致神经精神异常。故选 D。

14.【答案】B

【解析】营养性缺铁性贫血外周血象血红蛋白减少比红细胞数减少明显，呈小细胞低色素性贫血。外周血涂片可见红细胞大小不等，以小细胞为多，中央淡染区扩大。故选 B。

15.【答案】D

16.【答案】E

【解析】血清铁蛋白可较敏感地反映体内贮存铁的情况，因而是诊断缺铁性贫血缺铁 ID 期的敏感指标。其放射免疫法测定的正常值：<3 个月婴儿为 194～238μg/L，3 个月后为 18～91μg/L；低于 12μg/L，提示缺铁。故选 E。

17.【答案】B

18.【答案】C

【解析】红细胞内缺铁时红细胞游离原卟啉（FEP）不能完全与铁结合成血红素，血红素减少又反馈性地使 FEP 合成增多，未被利用的 FEP 在红细胞内堆积，导致 FEP 值增高，当 FEP >0.9μmol/L（500μg/dl）即提示细胞内缺铁。故选 C。

19.【答案】C

【解析】血清铁（SI）、总铁结合力（TIBC）和转铁蛋白饱和度（TS）这三项检查是反映血浆中铁含量，通常在 IDA 期才出现异常：即 SI 和 TS 降低，TIBC 升高。故选 C。

20.【答案】D

【解析】总铁结合力（TIBC）>62.7 μmol/L（350μg/dl）有意义；其生理变异较小，在病毒性肝炎时可增高。故选 D。

21.【答案】E

【解析】营养性缺铁性贫血根据病史，特别是喂养史、临床表现和血象特点，一般可作出初步诊断。进一步做有关铁代谢的生化检查有确诊意义。必要时可做骨髓检查。用铁剂治疗有效可证实诊断。故选 E。

22.【答案】D

【解析】营养性缺铁性贫血主要治疗原则为去除病因和补充铁剂。故选 D。

23.【答案】B

【解析】营养性缺铁性贫血根治的关键是去除病因。对饮食不当者应纠正不合理的饮食习惯和食物组成，有偏食习惯者应予纠正。如有慢性失血性疾病，如钩虫病、肠道畸形等，应予及时治疗。故选 B。

24.【答案】E

【解析】营养性缺铁性贫血一般不必输红细胞，输注红细胞的适应证是：①贫血严重，尤其是发生心力衰竭者。②合并感染者。③急需外科手术者。贫血越严重，每次输注量应愈少。Hb 在 30g/L 以下者，应采用等量换血方法；Hb 在 30～60g/L 者，每次可输注浓缩红细胞 4～6ml/kg；Hb 在 60g/L 以上者，不必输红细胞。故选 E。

25.【答案】E

【解析】营养性缺铁性贫血常用的口服铁剂有硫酸亚铁（含元素铁 20%）、富马酸亚铁（含元素铁 33%）、葡萄糖酸亚铁（含元素铁 12%）、琥珀酸亚铁（含元素铁 35%）等。口服铁剂的剂量为元素铁每日 4～6mg/kg，分 3 次口服，一次量不应超过元素铁 1.5～2mg/kg；以两餐之间口服为宜，为减少胃肠不良反应，可从小剂量开始，如无不良反应，可在 1～2 日内加至足量。同时服用维生素 C，可增加铁的吸收。牛奶、茶、咖啡及抗酸药等与铁剂同服均可影响铁的吸收。故选 E。

26.【答案】B

【解析】补充铁剂 12～24 小时后，细胞内含铁酶开始恢复，烦躁等精神症状减轻，食欲增加。网织红细胞于服药 2～3 天后开始上升，5～7 日达高峰，2～3 周后下降至正常。治疗 1～2 周后血红蛋白逐渐上升，通常于治疗 3～4 周达到正常。如 3 周内血红蛋白上升不足 20g/L，注意寻找原因。如治疗反应满意，血红蛋白恢复正常后再继续服用铁剂 6～8 周，以增加铁储存。故选 B。

27.【答案】E

28.【答案】D

【解析】营养巨幼细胞贫血的病因：①摄入量不足：单纯母乳喂养而未及时添加辅食的婴儿、人工喂养不当及严重偏食的婴幼儿，其饮食中缺乏肉类、动物肝、肾及蔬菜，可致维生素 B_{12} 和叶酸缺乏。羊乳中叶酸量很低，单纯以羊奶喂养者，可致叶酸缺乏。②需要量增加：婴儿生长发育较快，对叶酸、维生素 B_{12} 的需要量也增加，严重感染者维生素 B_{12} 的消耗量增加，需要量相应增加。③吸收和运输障碍：食物中维生素 B_{12} 必须与胃底部壁细胞分泌的糖蛋白结合成复合物才能由末端回肠黏膜吸收，进入血液循环后再与转钴蛋白结合，运送到肝脏。慢性腹泻影响叶酸吸收，先天性叶酸代谢障碍也可致叶酸缺乏。故选 D。

29.【答案】D

【解析】缺铁性贫血消化系统症状：食欲缺乏，少数有异食癖（如嗜食泥土、墙皮、煤渣等）。故选 D。

30.【答案】A

【解析】营养巨幼细胞贫血缺乏维生素 B_{12}，维生素 B_{12} 能促使脂肪代谢产生的甲基丙二酸转变成琥珀酸而参与三羧酸循环，此作用与神经髓鞘中脂蛋白形成有关，因而能保持中枢和外周髓鞘神经纤维的功能完整性；当其缺乏时，可导致中枢和外周神经髓鞘受损，因而出现神经精神症状。故选A。

31.【答案】C

【解析】营养巨幼细胞贫血的发病机制：叶酸经叶酸还原酶的还原作用和维生素 B_{12} 的催化作用后变成四氢叶酸，后者是DNA合成过程中必需的辅酶。当维生素 B_{12} 或叶酸缺乏后，使四氢叶酸减少，导致DNA合成减少。幼稚红细胞内的DNA合成减少使其分裂和增生时间延长，出现细胞核的发育落后于细胞质的发育而血红蛋白的合成不受影响，使红细胞的胞体变大，形成巨幼红细胞。由于红细胞生成速度慢，巨幼红细胞在骨髓内易被破坏，进入血液循环的红细胞寿命也较短，从而出现贫血。故选C。

32.【答案】D

【解析】维生素 B_{12} 缺乏性巨幼细胞贫血的确诊依据是血清维生素 B_{12} 和叶酸测定。血清维生素 B_{12} 正常值为 200～800ng/L，<100ng/L为缺乏。血清叶酸水平正常值为5～6μg/L，<3μg/L为缺乏。故选D。

33.【答案】C

34.【答案】E

【解析】营养性巨幼细胞贫血有精神神经症状者，应以维生素 B_{12} 治疗为主，如单用叶酸反而有加重症状的可能。维生素 B_{12} 500～1000μg一次肌内注射；或每次肌内注射100μg，每周2～3次，连用数周，直至临床症状好转、血象恢复正常为止。故选E。

35.【答案】B

【解析】叶酸口服剂量为每次5 mg，每日3次，连续数周至临床症状好转、血象恢复正常为止。同时口服维生素C有助叶酸的吸收。故选B。

36.【答案】B

37.【答案】D

【解析】用维生素 B_{12} 治疗后6～7小时骨髓内巨幼红细胞可转为正常幼红细胞；一般精神症状2～4天后好转；网织红细胞2～4天开始增加，6～7天达高峰，2周后降至正常；精神神经症状恢复较慢。故选D。

38.【答案】C

39.【答案】A

40.【答案】B

【解析】使用叶酸、维生素 B_{12} 治疗贫血，新生的红细胞迅速利用钾，使钾进入细胞内，导致低钾血症。故选B。

41.【答案】E

42.【答案】B

43.【答案】A

44.【答案】E

【解析】做好喂养指导，无论是母乳或人工喂养的婴儿，均应及时添加含铁丰富且铁吸收率高的辅助食品，如精肉、血、内脏、鱼等，并注意膳食合理搭配，婴儿如以鲜牛乳喂养，必须加热处理以减少牛奶过敏所致肠道失血。故选E。

【A_2 型题】

45.【答案】A

【解析】患儿外观虚胖、面色发黄、皮肤散在出血点、头部时而震颤，提示营养性巨幼细胞贫血。其外周血象应呈大细胞性贫血，MCV>94 fl，MCH>32 pg。血涂片可见红细胞大小不等，以大细胞为多，易见嗜多色性和嗜碱点彩红细胞，可见巨幼变的有核红细胞，中性粒细胞呈分叶过多现象。红细胞总数减少多于血红蛋白减少。网织红细胞、白细胞、血小板计数常减少。故选A。

46.【答案】B

【解析】参见第45题解析。患儿临床表现、外周血象提示营养性巨幼细胞贫血。正常血清铁值为12.8～31.3μmol/L，患儿血清铁为正常范围，排除营养性缺铁性贫血。故选B。

47.【答案】C

【解析】参见第45题解析。患儿皮肤呈现蜡黄色、表情呆滞、舌震颤；中性粒细胞呈分叶过多现象，均提示营养性巨幼细胞贫血。故选C。

48.【答案】D

【解析】参见第45题解析。患儿腹泻、少哭不笑，智力发育落后、手足震颤、腱反射亢进，均提示营养性巨幼细胞贫血。故选D。

49.【答案】E

【解析】患儿Hb40 g/L，为重度贫血，且患营养性缺铁性贫血合并支气管肺炎。重度贫血合并感染治疗应输血。故选E。

50.【答案】B

【解析】根据患儿病史特别是喂养史（10个月龄母乳喂养）、临床表现（面色苍白，易疲乏，不爱活动）、体征（肝、脾轻度大）和血象特点，符合营养性缺铁性贫血的诊断。故选E。

51.【答案】C

【解析】参见第50题解析。根据患儿病史特别是喂养史（14个月龄牛奶喂养）、异食癖、肝、脾轻度大和血象特点，符合营养性缺铁性贫血的诊断。故选C。

52.【答案】E

【解析】参见第50题解析。根据患儿临床表现（面色苍白，食欲欠佳），肝、脾轻度大和血象特点，符合营养性缺铁性贫血的诊断。故选E。

53.【答案】D

【解析】参见第50题解析。根据患儿喂养史（10个月龄牛奶喂养）、临床表现（面色苍白，易疲乏，不爱活动）和血象特点，符合营养性缺铁性贫血的诊断。血清铁蛋白降低说明储存铁减少，是早期诊断的指标。故选D。

54.【答案】D

【解析】皮肤散在出血点为巨幼细胞贫血特点之一。根据临床表现、血象可诊断为巨幼细胞贫血。其血涂片可见红细胞大小不等，以大细胞为多，易见嗜多色性和嗜碱点彩红细胞，可见巨幼变的有核红细胞，中性粒细胞呈分叶过多现象。故选D。

55.【答案】D

【解析】血红蛋白（Hb）从正常下限至90g/L者为轻度；60～90g/L者为中度；30～60g/L者为重度；<30g/L者为极重度。故选D。

56.【答案】B

【解析】初生时白细胞总数（15～20）$\times10^9$/L，生后6～12小时达（21～28）$\times10^9$/L，然后逐渐下降，1周时平均为12$\times10^9$/L，婴儿期白细胞数维持在10$\times10^9$/L左右，8岁以后接近成人水平。白细胞分类主要是中性粒细胞与淋巴细胞比例的变化。出生时中性粒细胞约占0.65，淋巴细胞约占0.30。故选B。

57.【答案】B

【解析】根据病史特别是喂养史（母乳喂养）、临床表现（面色苍白、乏力）和血象特点，符合营养性缺铁性贫血的诊断。故选B。

58.【答案】D

【解析】根据病史特别是喂养史（母乳喂养）、临床表现（面色苍白、乏力、食欲差）、体征（肝、脾轻度大）和血象特点，符合营养性缺铁性贫血的诊断。营养性缺铁性贫血由于髓外造血，肝、脾可轻度大。故选D。

59.【答案】B

【解析】铁摄入量不足是缺铁性贫血的主要原因。人乳、牛乳、谷物中含铁量均低，如不及时添加含铁较多的辅食，容易发生缺铁性贫血。故选B。

60.【答案】E

【解析】缺铁性贫血补铁治疗1～2周后血红蛋白逐渐上升，通常于治疗3～4周达到正常。如3周内血红蛋白上升不足20g/L，注意寻找原因。故选E。

61.【答案】B

【解析】对早产儿，尤其是非常低体重的早产儿，宜自2个月左右给予铁剂预防。故选B。

62.【答案】B

【解析】根据喂养史（母乳喂养、母亲偏食）、临床表现（面色黄、呆滞、手颤）、体征（肝大、膝反射亢进）、血象和骨髓象可诊断为巨幼红细胞贫血。故选B。

63.【答案】C

【解析】出生时中性粒细胞约占0.65，淋巴细胞约占0.30。随着白细胞总数的下降，中性粒细胞比例也相应下降，生后4～6天时两者比例约相等；至1～2岁时淋巴细胞约占0.60，中性粒细胞约占0.35，之后中性粒细胞比例逐渐上升，至4～6岁时两者比例又相等；以后白细胞分类与成人相似。C最接近。故选C。

64.【答案】D

【解析】网织红细胞于服药2～3天后开始上升，5～7日达高峰，2～3周后下降至正常。故选D。

65.【答案】E

【解析】营养性巨幼细胞贫血外周血象呈大细胞性贫血，MCV>94fl，MCH>32pg。血涂片可见红细胞大小不等，以大细胞为多，易见嗜多色性和嗜碱点彩红细胞，可见巨幼变的有核红细胞，中性粒细胞呈分叶过多现象。患儿血象符合此特点。故选E。

66.【答案】D

【A_3/A_4型题】

67.【答案】D

【解析】根据病史特别是喂养史（偏食，不食鱼肉蛋）、临床表现（面色苍白、乏力）、体征（肝大）和血象特点，符合营养性缺铁性贫血的诊断。故选D。

68.【答案】B

【解析】血清铁蛋白可较敏感地反映体内贮存铁的情况，因而是诊断缺铁ID期的敏感指标。故选B。

69.【答案】D

【解析】外源性铁主要来自食物，占人体铁摄入量的1/3；分为血红素铁和非血红素铁，前者吸收率高于后者。动物性食物含铁高且为血红素铁，吸收率达10%～25%；母乳与牛乳含铁量均低；但母乳的铁吸收率比牛乳高2～3倍。植物性食物中的铁是非血红素铁，吸收率1.7%～7.9%。患儿不食鱼、肉、蛋，所以血红素铁摄入少。故选D。

70.【答案】C

【解析】常用的口服铁剂有硫酸亚铁（含元素铁20%）、富马酸亚铁（含元素铁33%）、葡萄糖酸亚铁（含元素铁12%）、琥珀酸亚铁（含元素铁35%）等。口服铁剂的剂量为元素铁每日4～6 mg/kg，分3次口服，一次量不应超过元素铁1.5～2mg/kg；以两餐之间口服为宜，为减少胃肠不良反应，可从小剂量开始。故选C。

71.【答案】D

【解析】网织红细胞于服药2～3天后开始上升，5～7日达高峰，2～3周后下降至正常。治疗1～2周后血红蛋白逐渐上升，通常于治疗3～4周达到正常。故选D。

72.【答案】D

【解析】如治疗反应满意，血红蛋白恢复正常后再继续服用铁剂 6～8 周，以增加铁储存。故选 D。

73.【答案】C

【解析】单纯母乳喂养而未及时添加辅食的婴儿、人工喂养不当及严重偏食的婴幼儿，其饮食中缺乏肉类、动物肝、肾及蔬菜，可致维生素 B_{12} 和叶酸缺乏。且患儿面色黄、呆滞、手颤，可诊断为巨幼红细胞贫血。故选 C。

74.【答案】D

【解析】骨髓穿刺术是采集骨髓液的一种常用诊断技术，临床上骨髓穿刺液常用于血细胞形态学检查，也可用于造血干细胞培养、细胞遗传学分析及病原生物学检查等，以协助临床诊断、观察疗效和判断预后等。包括各种血液病的诊断、鉴别诊断及治疗随访；不明原因的红细胞、白细胞、血小板数量增多或减少及形态学异常；不明原因发热的诊断与鉴别诊断，可做骨髓培养，骨髓涂片找寄生虫等。故选 D。

75.【答案】E

76.【答案】D

【解析】根据患儿病史特别是喂养史（14 个月龄母乳喂养），异食癖，肝、脾轻度大和血象特点，符合营养性缺铁性贫血的诊断。故选 D。

77.【答案】B

【解析】血清铁蛋白可较敏感地反映体内贮存铁情况，因而是诊断缺铁 ID 期的敏感指标。故选 B。

78.【答案】A

【解析】口服铁剂同时服用维生素 C，可增加铁的吸收。故选 A。

【B_1 型题】

79.【答案】D

【解析】血清铁蛋白可较敏感地反映体内贮存铁的情况，因而是诊断缺铁减少期的敏感指标。<12μg/L 提示缺铁。故选 D。

80.【答案】A

【解析】红细胞游离原卟啉（FEP）>500μg/dl 提示细胞内缺铁，如血清铁蛋白降低，FEP 升高而未出现贫血，是缺铁红细胞生成缺铁期的表现。故选 A。

81.【答案】B

82.【答案】C

【解析】根据世界卫生组织（WHO）的资料，血红蛋白的低限值在 6 个月至 6 岁者为 110g/L，6～14 岁为 120g/L。根据外周血血红蛋白含量或红细胞数可分为 4 度：①血红蛋白（Hb）从正常下限～90g/L 者为轻度。②90～60g/L 者为中度。③60～30g/L 者为重度。④<30g/L 者为极重度。新生儿 Hb 为 144～120g/L 者为轻度，～90g/L 者为中度，～60g/L 者为重度，<60g/L 者。故选 C。

83.【答案】D

第十五章 神经系统疾病

【A_1 型题】

1.【答案】E

【解析】年龄小于 3 个月的幼婴儿和新生儿化脓性脑炎表现多不典型，主要差异在：①体温可高可低或不发热，甚至体温不升。②颅内压增高表现可不明显。幼婴不会诉头痛，可能仅有吐奶、尖叫或颅缝开裂。③惊厥可不典型，如仅见面部、肢体局灶或多灶性抽动、局部或全身性肌阵挛，或呈眨眼、呼吸不规则、屏气等各种不显性发作。④脑膜刺激征不明显，与婴儿肌肉不发达、肌力弱和反应低下有关。故选 E。

2.【答案】E

【解析】小儿化脓性脑炎使用肾上腺皮质激素不仅可抑制多种炎症因子的产生，还可降低血管通透性，减轻脑水肿和颅内高压。常用地塞米松 0.6mg/(kg·d)，分 4 次静脉注射。一般连续用 2~3 天，过长使用并无益处。故选 E。

3.【答案】B

【解析】小儿化脓性脑炎典型病例表现为压力增高，外观混浊似米汤样。白细胞总数显著增多，≥1000×10^6/L，但有 20% 的病例可能在 250×10^6/L 以下，分类中性粒细胞为主。糖含量常有明显降低，蛋白显著增高。故选 B。

4.【答案】C

【解析】新生儿化脓性脑炎脑膜刺激征不明显，与婴儿肌肉不发达，肌力弱和反应低下有关。故选 C。

5.【答案】E

【解析】化脓性脑膜炎脑脊液检查参见 3 题解析。而病毒性脑膜炎临床表现与化脓性脑膜炎相似，感染中毒及神经系统症状均比化脓性脑膜炎轻，病程自限，大多不超过 2 周。其脑脊液清亮，白细胞数 0 至数百×10^6/L，分类以淋巴细胞为主，糖含量正常。故选 E。

6.【答案】E

【解析】30%～60% 的化脓性脑膜炎并发硬脑膜下积液，若加上无症状者，其发生率可高达 80%。本症主要发生在 1 岁以下婴儿。凡经化脓性脑膜炎有效治疗 48～72 小时后脑脊液有好转，但体温不退或体温下降后再升高；或一般症状好转后又出现意识障碍、惊厥、前囟隆起或颅压增高等症状，首先应怀疑本病的可能性。头颅透光检查和 CT 扫描可协助诊断，但最后确诊仍有赖硬膜下穿刺放出积液。故选E。

7.【答案】D

【解析】少量硬膜下积液无须处理。如积液量较大引起颅压增高症状时，应做硬膜下穿刺放出积液，放液量每次、每侧不超过15 ml。有的患儿需反复多次穿刺，大多数患儿积液逐渐减少而治愈。个别迁延不愈者，需外科手术引流。故选D。

8.【答案】D

【解析】化脓性脑膜炎并发脑积水是由于炎症渗出物粘连堵塞脑室内脑脊液流出通道，如导水管、第Ⅳ脑室侧孔或正中孔等狭窄处，引起非交通性脑积水；也可因炎症破坏蛛网膜颗粒，或颅内静脉窦栓塞致脑脊液重吸收障碍，造成交通性脑积水。故选D。

9.【答案】D

【解析】确认致病菌对明确化脓性脑膜炎的诊断和指导治疗均有重要意义，涂片革兰染色检查致病菌简便易行，检出阳性率甚至较细菌培养高。细菌培养阳性者应行药物敏感试验。以乳胶颗粒凝集法为基础的多种免疫学方法可检测出脑脊液中致病菌的特异性抗原，对涂片和培养未能检测到致病菌的患者诊断有参考价值。故选D。

10.【答案】E

【解析】参见第5题解析。结核性脑膜炎脑脊液外观呈毛玻璃样，白细胞数多$<500\times10^6/L$，分类以单核细胞为主，薄膜涂片抗酸染色和结核菌培养可帮助诊断确立。故选E。

11.【答案】B

【解析】许多化脓菌都能引起化脓性脑膜炎。但2/3以上患儿是由脑膜炎球菌、肺炎链球菌和流感嗜血杆菌三种细菌引起。2个月以下幼婴和新生儿以及原发或继发性免疫缺陷病者，易发生肠道革兰阴性杆菌和金黄色葡萄球菌脑膜炎，前者以大肠埃希菌最多见，其次如变形杆菌、铜绿假单胞菌或产气荚膜梭菌等。然而与国外不同，我国很少发生B族乙型溶血性链球菌颅内感染。由脑膜炎球菌引起的脑膜炎呈流行性。故选B。

12.【答案】C

【解析】2个月以下幼婴和新生儿以及原发或继发性免疫缺陷病者，易发生肠道革兰阴性杆菌和金黄色葡萄球菌脑膜炎，前者以大肠埃希菌最多见。故选C。

13.【答案】A

【解析】化脓性脑膜炎致病菌最常见的途径是通过血流，即菌血症抵达脑膜微血管。当小儿免疫防御功能降低时，细菌通过血脑屏障到达脑膜。致病菌大多由上呼吸道入侵血流，新生儿的皮肤、胃肠道黏膜或脐部也常是感染的侵入门户。故选A。

14.【答案】D

【解析】病原菌明确前的抗生素选择：包括诊断初步确立但致病菌尚未明确，或院外不规则治疗者。应选用对肺炎链球菌、脑膜炎球菌和流感嗜血杆菌3种常见致病菌皆有效的抗生素。目前主要选择能快速在患者脑脊液中达到有效灭菌浓度的第三代头孢菌素，包括头孢噻肟或头孢曲松，疗效不理想时可联合使用万古霉素。对β内酰胺类药物过敏的患儿，可改用氯霉素100 mg/(kg·d)。故选D。

15.【答案】D

【解析】皮肤瘀点、瘀斑找菌是发现脑膜炎球菌重要而简便的方法。故选D。

【A_2型题】

16.【答案】E

【解析】参见第6题解析。患儿10个月，化脓性脑膜炎有效治疗后有好转，现体温再升高，又出现惊厥、前囟隆起或颅压增高等症状，首先应怀疑硬膜下积液的可能性。故选E。

17.【答案】B

【解析】患儿惊厥发作，应该及时控制惊厥发作，并防止再发。故选B。

18.【答案】B

【解析】参见第5题解析，通过脑脊液检查，患儿为“化脓性脑膜炎”。主要选择能快速在患者脑脊液中达到有效灭菌浓度的第三代头孢菌素。头孢曲松易透过血脑屏障，在脑脊液中对最主要的脑膜炎病原菌可达到高的活性浓度，其抑制指数（脑脊液药浓度/最低杀菌浓度）明显高于青霉素和阿米卡星。故选B。

19.【答案】E

【解析】参见第3题解析，通过脑脊液检查，患儿为“化脓性脑膜炎”。患儿9个月，脑膜炎有效治疗后有好转，现体温再升高，又出现高热、呕吐、惊厥、前囟隆起症状，首先应怀疑硬膜下积液的可能性。故选E。

20.【答案】C

【解析】参见第6题解析，患儿应怀疑硬膜下积液的可能性。少量积液无须处理。如积液量较大引起颅压增高症状时，应做硬膜下穿刺放出积液，放液量每次、每侧不超过15ml。有的患儿需反复多次穿刺，大多数患儿积液逐渐减少而治愈。个别迁延不愈者，需外科手术引流。故选C。

21.【答案】E

【解析】患儿现无化脓性脑膜炎的并发症硬膜下积液的临床表现及体征。只有积液量较大引起颅压增高症状时，才做硬膜下穿刺放出积液。故选E。

22.【答案】C

【解析】凡急性发热起病，并伴有反复惊厥、意识障碍或颅内压增高表现的婴幼儿，均应注意化脓性脑膜炎可能性，应进一步依靠脑脊液检测确立诊断。故选 C。

23.【答案】C

【解析】参见第 19 题解析，患儿为“化脓性脑膜炎”。患儿 9 个月，脑膜炎经抗生素治疗后有好转，现体温再升高，又出现高热、抽搐、前囟隆起症状，首先应怀疑硬膜下积液的可能性。故选 C。

24.【答案】B

【解析】硬脑膜下积液最后确诊仍有赖硬膜下穿刺放出积液，同时也达到治疗目的。积液应送常规和细菌学检查。正常婴儿硬脑膜下积液量不超过 2 ml，蛋白定量小于 0.4g/L。前囟膨，为硬膜下积液所致。故选 B。

25.【答案】C

【解析】PPD 直径 0.5cm 可排除结核性脑膜炎。参见第 3 题解析，通过脑脊液检查，患儿为化脓性脑膜炎。故选 C。

26.【答案】C

【解析】化脓性脑膜炎有脑膜刺激征，以颈项强直最常见，其他如 Kernig 征和 Brudzinski 征阳性。故选 C。

27.【答案】D

【解析】患儿有脑水肿征象、脑疝先兆，需要控制脑水肿和颅内高压，可酌情采用以下方法：①严格限制液体入量。②过度通气，将 $PaCO_2$ 控制于 20～25kPa。③静脉注射脱水剂，如甘露醇等。故选 D。

28.【答案】C

【解析】化脓性脑膜炎发生脑积水后，患儿出现烦躁不安、嗜睡、呕吐、惊厥发作、头颅进行性增大、骨缝分离、前囟扩大饱满、头颅破壶音和头皮静脉扩张。至疾病晚期，持续的颅内高压使大脑皮层退性萎缩，患儿出现进行性智力减退和其他神经功能倒退。患儿符合化脓性脑膜炎合并脑积水的诊断。故选 C。

29.【答案】D

【解析】患儿临床表现符合化脓性脑膜炎的诊断。2 个月以下幼婴和新生儿以及原发或继发性免疫缺陷病者，易发生肠道革兰阴性杆菌和金黄色葡萄球菌脑膜炎，前者以大肠埃希菌最多见，其次如变形杆菌、铜绿假单胞菌或产气荚膜梭菌等。故选 D。

【A_3/A_4 型题】

30.【答案】C

31.【答案】B

【解析】脑脊液检查是确诊化脓性脑膜炎的重要依据。故选 B。

32.【答案】C

【解析】化脓性脑膜炎是在细菌毒素和多种炎症相关细胞因子作用下，形成以软脑膜、蛛网膜和表层脑组织为主的炎症反应，表现为广泛性血管充血、大量中性粒细胞浸润和纤维蛋白渗出，伴有弥漫性血管源性和细胞毒性脑水肿。故选 C。

33.【答案】C

【解析】患儿符合化脓性脑膜炎的诊断。因为患儿为出生后 24 天的新生儿，所以症状不明显，脑膜刺激征可以是阴性的。故选 C。

34.【答案】C

【解析】硬脑膜下积液主要发生在 1 岁以下婴儿。故选 C。

35.【答案】D

【解析】头颅透光检查和 CT 扫描可协助诊断。故选 D。

【B_1 型题】

36.【答案】A

【解析】化脓性脑膜炎合并硬脑膜下积液主要发生在 1 岁以下婴儿。故选 A。

37.【答案】B

【解析】结核性脑膜炎呈亚急性起病，不规则发热 1～2 周才出现脑膜刺激征、惊厥或意识障碍等表现，或于昏迷前先有脑神经或肢体麻痹。具有结核接触史、PPD 阳转或肺部等其他部位结核病灶者支持结核诊断。故选 B。

38.【答案】C

【解析】脑膜炎双球菌感染易有瘀点、瘀斑和休克。故选 C。

39.【答案】B

【解析】化脓性脑膜炎脑脊液典型病例表现为压力增高，外观混浊似米汤样。白细胞总数显著增多，$\geqslant 1000\times10^6$/L，但有 20% 的病例可能在 250×10^6/L 以下，分类中性粒细胞为主。糖含量常有明显降低，蛋白显著增高。故选 B。

40.【答案】D

【解析】病毒性脑膜炎脑脊液临床表现与化脓性脑膜炎相似，感染中毒及神经系统症状均比化脓性脑膜炎轻，病程自限，大多不超过 2 周。脑脊液清亮，白细胞数 0 至数百$\times10^6$/L，分类以淋巴细胞为主，糖含量正常。脑脊液中特异性抗体和病毒分离有助诊断。故选 D。

41.【答案】B

【解析】脑膜炎球菌大多数对青霉素依然敏感，故首先选用，剂量同前。少数耐青霉素者需选用上述第三代头孢菌素。故选 B。

42.【答案】A

【解析】由于当前半数以上的肺炎链球菌对青霉素耐药，故应继续按病原菌未明确方案选药头孢噻肟或头孢曲松。仅当药敏试验提示致病菌对青霉素敏感，可改用青霉素 20 万~40 万 U/(kg · d)。故选 A。

43.【答案】C

【解析】致病菌为金黄色葡萄球菌者应参照药敏试验选用万古霉素或利福平等。革兰阴性杆菌者除考虑上述第三代头孢菌素外，可加用氨苄西林或氯霉素。故选 C。

第十六章　内分泌系统疾病

【A_1 型题】

1.【答案】B

【解析】先天性甲状腺功能低下根据病因的不同可分为两类：①散发性：系先天性甲状腺发育不良、异位或甲状腺激素合成途径中酶缺陷所造成，发生率约为1/7000。②地方性：多见于甲状腺肿流行的山区，是由于该地区水、土和食物中碘缺乏所致，随着我国碘化食盐的广泛应用，其发病率明显下降。故选B。

2.【答案】B

【解析】先天性无甲状腺或酶缺陷患儿在婴儿早期即可出现症状，甲状腺发育不良者常在生后3~6个月时出现症状，亦偶有数年之后才出现症状。故选B。

3.【答案】A

【解析】地方性先天性甲低多因孕妇饮食缺碘，致使胎儿在胚胎期即因碘缺乏而导致甲状腺功能低下。故选A。

4.【答案】B

【解析】新生儿甲状腺功能减退症患儿胎便排出延迟，生后常有腹胀、便秘、脐疝，易被误诊为先天性巨结肠；生理性黄疸期延长；患儿常处于睡眠状态，对外界反应低下，肌张力低，吮奶差，呼吸慢，哭声低且少，体温低（常<35℃），四肢冷，末梢循环差，皮肤出现斑纹或有硬肿现象等。以上症状和体征均无特异性，极易误诊为其他疾病。故选B。

5.【答案】D

【解析】新生儿甲状腺功能减退症患儿常为过期产，出生体重常大于第90百分位数，身长和头围可正常，前、后囟大。故选D。

6.【答案】C

【解析】多数先天性甲状腺功能减退症患儿常在出生半年后出现典型症状。故选C。

7.【答案】E

【解析】先天性甲状腺功能减退症应早期确诊，尽早治疗，以减小对脑发育的损害。一旦诊断确立，应终身服用甲状腺制剂，不能中断，否则前功尽弃。故选E。

8.【答案】D

【解析】我国1995年6月颁布的“母婴保健法”已将先天性甲状腺功能减退症列入筛查的疾病之一。目前多采用出生后2~3天的新生儿干血滴纸片检测TSH浓度作为初筛，结果大于20mU/L（须根据所筛查实验室阳性切割值决定）时，再检测血清T_4、TSH以确诊。故选D。

9.【答案】B

【解析】新生儿甲状腺功能减低症应在开始治疗2~4周内使血清T_4水平上升至正常高限，6~9周内使血清TSH水平降至正常范围。

10.【答案】D

【解析】L-甲状腺素钠：每片100μg，或每片50μg，含T_4，半衰期为1周，因T_4浓度每日仅有小量变动，血清浓度较稳定，故每日服一次即可，一般起始剂量为每日8~9μg/kg，维持量个体差异较大。故选D。

11.【答案】B

【解析】一般L-甲状腺素钠起始剂量为每日8~9μg/kg，大剂量为每日10~15μg/kg。故选B。

12.【答案】E

【解析】见表4-23-7。

表4-23-7　甲状腺素替代治疗参考剂量

年龄	μg/d	μg/(kg·d)
0~6个月	25~50	8~10
6~12个月	50~100	5~8
1~5岁	75~100	5~6
6~12岁	100~150	4~5
12岁到成人	100~200	2~3

故选E。

【A_2 型题】

13.【答案】E

【解析】患儿常为过期产，出生体重为4.5kg，大于第90百分位数；便秘，生理性黄疸期延长，对外界反应低下，肌张力低，吮奶差。高度怀疑“新生儿甲状腺功能减低症”。本病应早期确诊，尽早治疗，以减小对脑发育的损害。一旦诊断确立，应终身服用甲状腺制剂。故选E。

14.【答案】E

【解析】考虑为地方性先天性甲减，由于该地区水、土和食物中碘缺乏所致，孕妇饮食缺碘，致使胎儿在胚胎期即因碘缺乏而导致甲状腺功能低下。应该补充含碘食物，其发病率可明显下降。故选E。

15.【答案】A

【解析】甲状腺片药物过量可出现烦躁、多汗、消瘦、腹痛、腹泻、发热等。因此，在治疗过程中应注意随访，治疗开始时每2周随访1次；血清TSH和T_4正常后，每3个月1次；服药1~2年后，每6个月1次。在随访过程中根据血清T_4、TSH水平，及时调整剂量，并注意监测智能和体格发育情况。故选A。

16.【答案】E

17.【答案】E

【解析】患儿具有先天性甲状腺功能减退症患儿的典型症状：特殊面容和体态、神经系统症状以及生理功能低下。为了明确诊断，任何新生儿筛查结果可疑或临床可疑的小儿都应检测血清 T_4、TSH 浓度。故选 E。

18.【答案】A

【解析】患儿常为过期产，出生体重为 4.2kg，大于第 90 百分位数；哭声低哑、吮奶差、腹胀，生理性黄疸期延长。高度怀疑新生儿甲状腺功能减退症。故选 A。

19.【答案】B

【A_3/A_4 型题】

20.【答案】C

【解析】参见第 4 题解析，患儿高度怀疑"新生儿甲状腺功能减退症"。故选 C。

21.【答案】C

22.【答案】C

【解析】先天性甲状腺功能减低应早期确诊，尽早治疗，应终身服用甲状腺制剂。故选 C。

23.【答案】C

【解析】参见第 4 题解析，患儿高度怀疑"新生儿甲状腺功能减低症"。故选 C。

24.【答案】B

【B_1 型题】

25.【答案】A

【解析】先天性甲状腺功能减退症特殊面容和体态：头大，颈短，皮肤粗糙、面色苍黄，毛发稀疏、无光泽，面部黏液水肿，眼睑水肿，眼距宽，鼻梁低平，唇厚，舌大而宽厚、常伸出口外。神经系统症状：智能发育低下，表情呆板、淡漠，神经反射迟钝；运动发育障碍，如翻身、坐、立、走的时间都延迟。故选 A。

26.【答案】D

【解析】垂体性侏儒症外观矮小，全身比例匀称，智能正常。故选 D。

27.【答案】C

【解析】软骨发育不全又称胎儿型软骨营养障碍、软骨营养障碍性侏儒等。是一种由于软骨内骨化缺陷的先天性发育异常，主要影响长骨，临床表现为特殊类型的侏儒-短肢型侏儒。智力及体力发育良好，患者常作为剧团或马戏团的杂技小丑。故选 C。

28.【答案】E

29.【答案】D

30.【答案】C

【解析】为一组少见的先天性遗传疾病，主要因降解黏多糖（现称糖氨聚糖）所需的溶酶体水解酶的缺陷，致使组织内有大量黏多糖蓄积，造成骨骼发育障碍、肝脾大、智力迟钝和尿中黏多糖类排出增多。故选 C。

第二十四篇　传染病、性传播疾病

第一章　传染病总论

【A_1 型题】

1.【答案】E

【解析】感染是病原体与人体之间相互作用、相互斗争的过程。引起感染的病原体可来自宿主体外，也可来自宿主体内。来自宿主体外病原体引起的感染称为传染，传染主要指病原体通过一定方式从一个宿主个体到另一个宿主个体的感染。故选E。

2.【答案】C

3.【答案】B

【解析】潜伏性感染又称潜在性感染，病原体感染人体后，寄生于某些部位，由于机体免疫功能足以将病原体局限化而不引起显性感染，但又不足以将病原体清除时，病原体便可长期潜伏起来，待机体免疫功能下降时，则可引起显性感染。故选B。

4.【答案】C

5.【答案】C

【解析】传染病的流行过程就是传染病在人群中发生、发展和转归的过程。流行过程的发生需要有三个基本条件，包括传染源、传染途径和人群易感性。这三个环节必须同时存在，若切断任何一个环节，流行即告终止。流行过程本身又受社会因素和自然因素的影响。故选C。

6.【答案】D

7.【答案】B

【解析】感染过程可出现五种不同的结局：①清除病原体。②隐性感染，在大多数病毒性传染病中隐性感染是最常见的表现形式，其数量常远远超过显性感染（10倍以上）。③显性感染。④病原携带状态。⑤潜伏性感染。故选B。

8.【答案】A

9.【答案】B

10.【答案】C

【解析】传染病与其他疾病的主要区别在于其具有下列四个基本特征：①病原体。②传染性。③流行病学特征。④感染后免疫。故选C。

11.【答案】B

【解析】早期明确传染病的诊断有助于患者的隔离和治疗。传染病的诊断要综合分析下列三个方面的资料：①临床资料；②流行病学资料；③实验室及其他检查资料。故选B。

12.【答案】B

【解析】治疗传染病的目的不仅在于促进患者康复而且还在于控制传染源，防止进一步传播。要坚持综合治疗的原则，即治疗与护理，隔离与消毒并重，一般治疗、对症治疗与病原治疗并重的原则。故选B。

13.【答案】A

【解析】传染病的预防也是传染病工作者的一项重要任务。作为传染源的传染病患者总是由临床工作者首先发现因而及时报告和隔离患者就成为临床工作者不可推卸的责任。同时，应当针对构成传染病流行过程的三个基本环节采取综合性措施，并且根据各种传染病的特点，针对传播的主导环节，采取适当的措施，防止传染病继续传播。①管理传染源。②切断传播途径。③保护易感人群。故选A。

14.【答案】C

【解析】①甲类传染病是指鼠疫、霍乱。②乙类传染病是指传染性非典型肺炎（严重急性呼吸综合征）、艾滋病、病毒性肝炎、脊髓灰质炎、人感染高致病性禽流感、麻疹、流行性出血热、狂犬病、流行性乙型脑炎、登革热、炭疽、细菌性和阿米巴性痢疾、肺结核、伤寒和副伤寒、流行性脑脊髓膜炎、百日咳、白喉、新生儿破伤风、猩红热、布氏菌病、淋病、梅毒、钩端螺旋体病、血吸虫病、疟疾、人感染H7N9禽流感。③丙类传染病是指流行性感冒（含甲型H1N1流感）、流行性腮腺炎、风疹、急性出血性结膜炎、麻风病、流行性和地方性斑疹伤寒、黑热病、包虫病、丝虫病，除霍乱、细菌性和阿米巴性痢疾、伤寒和副伤寒以外的感染性腹泻病、手足口病。故选C。

15.【答案】A

【A_2 型题】

16.【答案】E

17.【答案】D

【解析】患者持续发热17天伴腹泻，肥达反应“O”1：160，“H”1：320，符合伤寒的特点，患者6个月前有血吸虫疫水接触史并伴有肝大，考虑伤寒合并血吸虫病可能性大。故选D。

18.【答案】C

【解析】患者急性起病，有黄疸，肝性脑病及凝血机制障碍等肝衰竭表现，故考虑急性重型肝炎可能性大。故选C。

19.【答案】E

【解析】患者8月发病，以高热、抽搐、休克症状为主，血白细胞21×10^9，符合休克型中毒性菌痢的特点，考虑中毒性菌痢可能性大。故选E。

20.【答案】D

【解析】病原体携带状态是指病原体侵入人体后，可以停留在入侵部位或侵入较远的脏器继续生长、繁殖，人体不出现任何的疾病状态，但能携带并排出病原体，成为传染病流行的传染源。患者HBsAg阳性，而无临床症状，考虑为病原体携带状态。故选D。

【A_3/A_4型题】

21.【答案】C

【解析】患者有发热、出血、肾损害的临床表现，考虑流行性出血热即肾综合征出血热的可能性大。尿中突然出现大量蛋白尿对诊断有很大帮助，血尿素氮及肌酐在低血压休克期开始升高，移行期末达高峰，多尿后期开始下降。故应行尿常规及肾功能检查以协助诊断。故选C。

22.【答案】B

【解析】该患者目前处于发热期，治疗包括：①抗病毒。②减轻外渗：每天输平衡盐溶液或盐水1000ml左右，可给予路丁、维生素C等。③改善中毒症状。④预防DIC。故选B。

23.【答案】B

【解析】患者持续发热，表情淡漠，肝、脾大、白细胞减少，提示伤寒的可能性大。由于骨髓中的单核吞噬细胞吞噬伤寒杆菌较多，伤寒杆菌存在的时间也较长，所以，骨髓培养的阳性率比血培养稍高，可达80%~95%。对血培养阴性或使用过抗菌药物诊断有困难的疑似患者，骨髓培养更有助于诊断。故选B。

24.【答案】D

【解析】目前，在没有伤寒药物敏感性试验的结果之前，伤寒经验治疗的首选药物推荐使用第三代喹诺酮类药物，儿童和孕妇伤寒患者宜首先选用第三代头孢菌素。故选D。

【B_1型题】

25.【答案】C

【解析】在感染过程中IgM首先出现，但持续时间不长，是近期感染的标志。IgG随后出现，并持续较长时间，IgG是唯一能通过胎盘的抗体。IgA主要是呼吸道和消化道黏膜上的局部抗体。IgE则主要作用于入侵的原虫和蠕虫。故选C。

26.【答案】A

27.【答案】B

第二章　常见传染病

【A_1型题】

1.【答案】B

2.【答案】A

3.【答案】E

4.【答案】A

【解析】杀灭病原菌是治疗钩端螺旋体病的关键和根本措施，因此强调早期应用有效的抗生素。钩端螺旋体对多种抗菌药物敏感，青霉素为治疗钩端螺旋体病的首选药物。青霉素首剂后易发生赫氏反应，赫氏反应是一种青霉素治疗后加重反应，多在首剂青霉素治疗后半小时至4小时发生，是因为大量钩端螺旋体被青霉素杀灭后释放毒素所致，当青霉素剂量较大时，容易发生，故用青霉素治疗钩端螺旋体病时，宜首剂小剂量和分次给药。其表现为患者突然出现寒战、高热、头痛、全身痛，心率和呼吸加快，原有症状加重，部分患者出现体温骤降、四肢厥冷，一般持续30分钟至1小时。故选A。

5.【答案】D

【解析】钩端螺旋体需氧，常用含兔血清培养基培养，培养的适宜温度为28~30℃，生长缓慢，约需1周以上。钩端螺旋体抵抗力弱，在干燥环境下数分钟死亡，但在pH7.0~7.5的潮湿土壤和水中，可存活1~3个月。故选D。

6.【答案】B

【解析】霍乱的典型临床表现为：急性起病，剧烈的腹泻、呕吐，以及由此引起的脱水、肌肉痉挛，严重者导致循环衰竭和急性肾衰竭。病程分为以下三期：①泻吐期：腹泻是发病的第1个症状；呕吐一般发生在腹泻后，多为喷射状，少有恶心。②脱水期：脱水；肌肉痉挛；低血钾；尿毒症、酸中毒；循环衰竭。③恢复期或反应期。故选B。

7.【答案】D

【解析】肾综合征出血热治疗以综合治疗法为主，早期应用抗病毒治疗，中晚期则针对病理生理进行对症治疗。“三早一就”仍然是本病的治疗原则，即早发现、早期休息、早期治疗和就近治疗。治疗中应注意防治休克、肾衰竭和出血。故选D。

8.【答案】E

9.【答案】C

10.【答案】C

【解析】肺出血型中的肺弥漫性出血型，原称肺大出血型，本型是在渐进性变化的基础上突然恶化，来势猛，发展快，是近年来无黄疸型钩端螺旋体病的常见死因，其进展可分为：先兆期、出血期和垂危期。故选C。

11.【答案】D

【解析】粪便内检查虫卵和孵出毛蚴是确诊血吸虫病的直接依据。一般急性期检出率较高，而慢性和晚期患者的阳性率不高。故选D。

12.【答案】E

13.【答案】E

【解析】肾综合征出血热的传播途径：①呼吸道传播。②消化道传播。③接触传播，被鼠咬伤或破损伤口接触带病毒的鼠类排泄物或血液后亦可导致感染。④垂直传播。⑤虫媒传播。虽本病四季均能发病，但有较明显的高峰季节，其中姬鼠传播者以11~1月份为高峰，5~7月为小高峰。家鼠传播者以3~5月为高峰。林区姬鼠传播者以夏季为流行高峰。故选E。

14.【答案】E

15.【答案】B

16.【答案】D

【解析】重症肝炎和肝硬化时，由于醛固酮分泌过多和利钠激素的减少导致钠潴留。钠潴留是早期腹水产生的主要原因。门脉高压、低蛋白血症和肝淋巴液生成增多是后期腹水的主要原因。故选D。

17.【答案】E

【解析】流脑的诊断：①疑似病例：有流脑流行病学史；临床表现及脑脊液检查符合化脓性脑膜炎的表现。②临床诊断病例：有流脑流行病学史；临床表现及脑脊液检查符合化脓性脑膜炎的表现，伴有皮肤、黏膜瘀点、瘀斑。或虽无化脑表现，但在感染中毒性休克表现的同时伴有迅速增多的皮肤、黏膜瘀点、瘀斑。③确诊病例：在临床诊断病例的基础上，细菌学或流脑特异性血清免疫学检查阳性。故选E。

18.【答案】B

19.【答案】D

【解析】HIV感染者和艾滋病患者是获得性免疫缺陷综合征唯一的传染源。故选D。

20.【答案】D

【解析】钩端螺旋体病主要流行于夏、秋季节，6~10月份发病最多，但全年均可发生。故选D。

21.【答案】C

【解析】肾综合征出血热，又称流行性出血热，是由汉坦病毒属的各型病毒引起的，以鼠类为传染源的一种自然疫源性疾病。故选C。

22.【答案】A

【解析】根据HIV基因的差异，目前可将HIV分为HIV-1型和HIV-2型。包括我国在内，全球流行的主要毒株是HIV-1。故选A。

23.【答案】A

【解析】艾滋病的高危人群为男同性恋、静脉药物依赖者、性乱者、血友病、多次接受输血或血制品者。故选A。

24.【答案】E

【解析】钩端螺旋体病后期（恢复期或后发症期）：少数患者退热后于恢复期可再次出现症状和体征，称钩体后发症。包括：①后发热。②眼后发症，以葡萄膜炎、虹膜睫状体炎常见。③反应性脑膜炎。④闭塞性脑动脉炎。故选E。

25.【答案】E

26.【答案】D

【解析】带菌者或患者为伤寒的唯一传染源。带菌者有以下几种情形：①潜伏期带菌者，即伤寒患者在潜伏期已经从粪便排菌。②暂时带菌者，即恢复期仍然排菌但在3个月内停止者。③慢性带菌者，即恢复期排菌超过3个月者是伤寒不断传播甚至流行的主要传染源。故选D。

27.【答案】B

【解析】伤寒的并发症包括：①肠出血，为最常见的并发症。②肠穿孔，为最严重的并发症。③中毒性肝炎。④中毒性心肌炎。⑤其他并发症。故选B。

28.【答案】D

【解析】皮下结节应常规做活组织检查，病理切片中见到囊腔中含囊尾蚴头节可确诊。故选D。

29.【答案】D

【解析】中毒性菌痢，起病急骤，突起畏寒、发热，病势凶险，全身中毒症状严重，可有嗜睡、昏迷及抽搐，迅速发生呼吸和循环衰竭。临床以严重毒血症状、休克和/或中毒性脑病为主，而局部肠道症状很轻或缺如。故选D。

30.【答案】E

【解析】急性肝衰竭，又称暴发型肝炎，特征是起病急，发病2周内出现Ⅱ度以上肝性脑病为特征的肝衰竭症候群。发病多有诱因。本型病死率高，病程不超过3周。故选E。

31.【答案】A

【解析】囊尾蚴病又称囊虫病，猪囊尾蚴病由猪带绦虫幼虫（囊尾蚴）寄生于人体各组织器官所致的疾病，为较常见的人畜共患病。故选A。

32.【答案】C

【解析】肾综合征出血热的主要病理变化是全身小血管和毛细血管广泛性损害，临床上以发热、低血压休克、充血出血和肾损害为主要表现。故选C。

33.【答案】A

【解析】动物及临床试验证明吡喹酮的毒性较低、疗效好、给药方便、适应证广，可用于各期各型血吸虫病患者，是目前用于治疗日本血吸虫病最有效药物。故选A。

34.【答案】B

【解析】间日疟和卵形疟既有速发型子孢子，又有迟发型子孢子。速发型子孢子在肝细胞内的发育较快，只需经过 12~20 天就能发育为成熟的裂殖体。迟发型子孢子则发育较缓慢，需经 6~11 个月才能发育为成熟的裂殖体。迟发型子孢子，又称为休眠子，是间日疟和卵形疟复发的根源。三日疟和恶性疟无迟发型子孢子，故无复发。故选 B。

35.【答案】D

36.【答案】B

【解析】血培养和骨髓培养阳性有确诊意义。骨髓培养阳性率比血培养稍高，可达 80%~95%。对血培养阴性或使用过抗菌药物诊断有困难的疑似患者，骨髓培养更有助于诊断。故选 B。

37.【答案】C

【解析】肾综合征出血热潜伏期 4~46 天，一般为 7~14 天，以 2 周多见。故选 C。

38.【答案】E

【解析】急性丙型肝炎病毒（HCV）感染一般临床表现较轻，也可能出现较重的临床表现，但很少出现重型肝炎，且往往几周后随着 ALT 的降低，症状更加隐匿。丙型肝炎的慢性化率为 60%~85%。HCV 相关肝细胞癌发生率在感染 30 年后平均为 1%~3%，主要见于肝硬化和进展性肝纤维化患者，一旦发展为肝硬化，肝癌的年发生率为 1%~7%。故选 E。

39.【答案】A

【解析】钩端螺旋体病中期（器官损伤期）：①流感伤寒型，无明显器官损害，是早期临床表现的继续，经治疗热退或自然缓解，病程一般为 5~10 天。此型最多见。②肺出血型。③黄疸出血型。④肾衰竭型。⑤脑膜脑炎型。故选 A。

40.【答案】B

【解析】阿苯达唑对皮下组织和肌肉、脑囊尾蚴病均有良好疗效，目前已成为治疗重型脑囊尾蚴病的首选药物。故选 B。

41.【答案】C

【解析】艾滋病的传播途径：①性接触传播。②血液接触传播。③母婴传播。④其他：接受 HIV 感染者的器官移植、人工授精或污染的器械等，医务人员被 HIV 污染的针头刺伤或破损皮肤受污染也可受染。目前无证据表明食物、水、昆虫或生活接触传播。故选 C。

42.【答案】E

【解析】腹泻导致失水，使胆汁分泌减少，因而腹泻出的粪便可呈“米泔水”样。故选 E。

43.【答案】B

【解析】流脑典型的脑膜炎期，压力增高，外观呈混浊“米汤”样甚至脓样；白细胞数增加至 1000×10^6/L 以上，以多核细胞为主；糖及氯化物明显减少，蛋白含量升高。故选 B。

44.【答案】C

【解析】伤寒是由伤寒沙门菌引起的一种急性肠道传染病。伤寒沙门菌不产生外毒素，其菌体裂解所释放的内毒素在发病机制中起主要作用。故选 C。

45.【答案】E

46.【答案】D

47.【答案】C

【解析】重型肝炎出血主要是因为肝细胞坏死时凝血因子合成减少所致。故选 C。

48.【答案】C

49.【答案】B

【解析】细菌性痢疾简称菌痢，是由志贺菌（又称痢疾杆菌）引起的肠道传染病。菌痢主要通过消化道传播，全年散发，夏、秋季可引起流行。故选 B。

50.【答案】B

【解析】异位血吸虫病见于门脉系统以外的器官或组织的血吸虫虫卵肉芽肿，人体常见的异位损害部位在肺和脑。故选 B。

51.【答案】E

【解析】肝性脑病的诱因有：大量利尿引起低钾和低钠血症、消化道大出血、高蛋白饮食、合并感染、使用镇静药、大量放腹水等。故选 E。

52.【答案】B

【解析】钩端螺旋体在我国有 19 群，74 型，并有新群不断发现，常见的流行群是黄疸出血群、波摩那群、犬群、流感伤寒群、澳洲群、秋季群、七日群和爪哇群。波摩那群分布最广，是洪水型和雨水型的主要菌群；黄疸出血群毒力最强，是稻田型的主要菌群。故选 B。

53.【答案】A

【解析】我国曾先后发生多次流脑全国性大流行，流行菌株以脑膜炎球菌 A 群为主，自 1985 年开展 A 群疫苗接种之后，发病率持续下降，未再出现全国性大流行。近几年有上升趋势，尤其是 B 群和 C 群有增多趋势，在个别省份先后发生了 C 群引起的局部流行。故选 A。

54.【答案】C

55.【答案】E

56.【答案】C

【解析】在起病后 3 天内，为早期（钩端螺旋体败血症阶段），主要为全身感染中毒表现。急起发热伴畏寒或寒战；头痛明显，一般为额前部；全身肌肉酸痛，包括颈、胸、腹、腰背肌和腿肌，其中第 1 病日即可出现腓肠肌疼痛；发病第 1 天即可出现眼结膜充血，以后迅速加重，可发生结膜下出血；病后第 2 天可出现浅表淋巴结肿大，以腹股沟淋巴结多见，其次是腋窝淋巴结群；其他还可以咽部疼痛和充血，扁桃体肿大，软腭小出血点，恶心，呕吐，腹泻，肝、脾轻度肿大等。故选 C。

57.【答案】E

58.【答案】B

【解析】血培养和骨髓培养阳性对伤寒与副伤寒有确诊意义。肥达反应有辅助诊断意义。故选B。

59.【答案】B

【解析】肾综合征出血热病程的3~7天常出现低血压休克，称为原发性休克，少尿期以后发生的休克为继发性休克。原发性休克发生的主要原因是由于病毒及免疫反应广泛损伤全身小血管与毛细血管，加上血管活性物质的作用，导致血管扩张、血管通透性增加，血浆外渗使血容量下降。此外，由于血浆外渗使血液浓缩，血液黏稠度升高，促进DIC的发生，导致血液循环淤滞，血流受阻，因而使有效循环血量进一步降低。继发性休克的原因主要是大出血，继发感染和多尿期水与电解质补充不足，导致有效循环血量不足。故选B。

60.【答案】B

【解析】菌痢的潜伏期一般为1~4天，短者数小时，长者可达7天。粪便镜检可见白细胞（≥15个/高倍镜视野）、脓细胞和少数红细胞，如有巨噬细胞则有助于诊断。其主要病理变化为直肠、乙状结肠的炎症与溃疡。故选B。

61.【答案】D

62.【答案】C

【解析】感染人类的疟原虫共有4种：①间日疟原虫。②卵形疟原虫。③三日疟原虫。④恶性疟原虫。故选C。

63.【答案】B

【解析】甲型肝炎无病毒携带状态，传染源为急性期患者和隐性感染者，后者数量远较前者多，故选B。

64.【答案】D

65.【答案】A

66.【答案】E

【解析】血管壁的损伤、血小板减少和功能异常、肝素类物质增加和DIC导致的凝血机制异常是肾综合征出血热出血的原因。故选E。

67.【答案】A

【解析】显微凝集试验：检测血清中存在特异性抗体，一般在病后1周出现阳性。15~20天到达高峰，1次凝集效价≥1：400，或早、晚期两份血清比较，效价增加4倍既有诊断意义。此法是国内最常用的钩端螺旋体血清学检测方法。酶联免疫吸附试验（ELISA）：其特异性和敏感性均高于显微凝集试验。该法还可用于检测脑脊液中的钩端螺旋体IgM抗体，在鉴定原因不明的脑膜炎病因方面有较高的价值。故选A。

68.【答案】D

【解析】暴发性流脑休克型的治疗：①尽早应用抗菌药物。②迅速纠正休克：a. 扩充血容量及纠正酸中毒治疗；b. 血管活性药物应用：首选药物为莨菪类，首选不良反应较小的山莨菪碱（654-2）。③DIC的治疗。④肾上腺皮质激素的使用：适应证为毒血症症状明显的患者。⑤保护重要脏器的功能。故选D。

69.【答案】E

【解析】有下列情况之一者，确诊为霍乱：①有腹泻、呕吐等症状，粪便、呕吐物或肛拭子细菌培养分离到O_1群和/或O_{139}群霍乱弧菌。②在疫源检索中，粪便培养检出O_1群和/或O_{139}群霍乱弧菌前后各5天内有腹泻症状者。故选E。

70.【答案】E

【解析】钩端螺旋体病的宿主相当广泛，在我国证实有80多种动物，鼠类和猪是主要的储存宿主和传染源。鼠类以黑线姬鼠、黄胸鼠、褐家鼠和黄毛鼠为最重要，是我国南方稻田型钩端螺旋体病的主要传染源。鼠类所带的菌群主要为黄疸出血群，其次为波摩那群、犬群和流感伤寒群。猪是我国北方钩端螺旋体病的主要传染源，猪带菌率高，排菌时间长和排菌量大，与人密切接触，是洪水型和雨水型的主要传染源。猪所带的菌群主要为波摩那群，其次犬群和黄疸出血群。犬的带菌率也较高，由于犬的活动范围大，因而污染面广，是造成雨水型流行的重要传染源。犬所带的菌群主要为犬群，其毒力较低，所致钩端螺旋体病较轻。故选E。

71.【答案】C

72.【答案】B

73.【答案】A

【解析】高蛋白饮食容易诱发肝性脑病。故选A。

74.【答案】A

【解析】伤寒临床表现：高热多呈稽留热，表情淡漠，相对缓脉，玫瑰疹，肝、脾肿大，白细胞计数一般在（3~5）×10^9/L，中性粒细胞减少，嗜酸性粒细胞减少或消失，肥达试验“H”“O”抗体效价升高。故选A。

75.【答案】A

【解析】典型疟疾的临床表现是间歇发作性寒战、高热、大量出汗，贫血和脾大。故选A。

76.【答案】B

【解析】霍乱弧菌在小肠的碱性、富含营养素和胆盐的环境中迅速繁殖，可产生外毒素性质的霍乱肠毒素（也称霍乱原）。霍乱肠毒素是引起霍乱症状的主要物质。故选B。

77.【答案】A

78.【答案】E

【解析】中毒性菌痢做肛拭子或生理盐水灌肠镜检粪便，可见大量脓、白细胞。故选E。

79.【答案】B

【解析】急性肝炎包括急性黄疸型肝炎和急性无黄疸型肝炎，其中急性黄疸型肝炎总病程一般为

2~4个月，急性无黄疸型肝炎恢复较快，病程多在3个月内。故选B。

80.【答案】E

【解析】霍乱患者由于吐泻使钠盐大量丢失，低钠可引起腓肠肌和腹直肌痉挛，表现为痉挛部位疼痛，肌肉呈强直状态。故选E。

81.【答案】A

82.【答案】C

【解析】黄疸出血型，又称外耳病，于病程4~8天后出现进行性加重的黄疸、出血和肾损害。其中肾衰竭是黄疸出血型的主要死因，占死亡病例的60%~70%。故选C。

83.【答案】A

【解析】药物预防是目前较常应用的措施，间断预防性治疗每周1次，有助于减少高危人群的感染，对高疟区的健康人群及外来人群可酌情选用。孕妇、儿童宜服用氯喹做预防。故选A。

84.【答案】D

【解析】临床观察提示被激活的巨噬细胞对伤寒沙门菌的细胞内杀伤机制起重要作用，巨噬细胞吞噬伤寒沙门菌、红细胞、淋巴细胞及细胞碎片，称为“伤寒细胞”。伤寒细胞聚集成团，形成小结节，称为“伤寒小结”或“伤寒肉芽肿”，具有病理诊断意义。故选D。

85.【答案】E

【解析】疟原虫在人体内的裂体增殖阶段为无性繁殖期。寄生于雌性按蚊体内的感染性子孢子于按蚊叮人吸血时随其唾液腺分泌物进入人体，经血液循环而迅速进入肝脏。在肝细胞内经过9~16天由裂殖子发育为成熟的裂殖体。当被寄生的肝细胞破裂时，释放出大量裂殖子，它们很快进入血液循环侵犯红细胞，开始红细胞内的无性繁殖周期。裂殖子侵入红细胞后发育为早期滋养体，即环状体，经滋养体发育为成熟的裂殖体。裂殖体内含数个至数10个裂殖子，当被寄生的红细胞破裂时，释放出裂殖子及其代谢产物，引起临床上典型的疟疾发作。血中的裂殖子再侵犯未被感染的红细胞，重新开始新一轮的无性繁殖，形成临床上周期性发作。间日疟和卵形疟于红细胞内的发育周期约为48小时。三日疟多为72小时。恶性疟的发育周期为36~48小时，且发育先后不一，故临床发作亦不规则。故选E。

86.【答案】E

【解析】急性肝衰竭，发病初期肝脏无明显缩小，约1周后肝细胞大块坏死或亚大块坏死或桥接坏死，坏死肝细胞占2/3以上，周围有中性粒细胞浸润，无纤维组织增生，亦无明显的肝细胞再生。故选E。

87.【答案】D

88.【答案】B

【解析】慢性肝炎抗病毒治疗的一般适应证：①HBV DNA≥10^5拷贝/ml。②ACT≥2×正常上限（VLN），如用干扰素素治疗，ACT应≤10×ULN，血TBil≤2×ULN。③如ACT<2×ULN，应排除其他原因引起的ACT升高。④HCV RNA阳性。故选B。

89.【答案】B

【解析】抗-HBs是一种保护性抗体，在急性感染后期，HBsAg转阴后一段时间开始出现，6~12个月内逐步上升至高峰，可持续多年。故选B。

90.【答案】C

【解析】脑囊尾蚴病根据囊尾蚴寄生部位及病理变化的不同可分为4型：①皮质型。②脑室型。③蛛网膜下隙型或颅底型。④混合型。故选C。

91.【答案】C

【解析】肺出血型是钩端螺旋体病中期（器官损伤期）的一型。钩端螺旋体病在早期感染中毒表现的基础上，肺出血型于病程3~4天开始，病情加重而出现不同程度的肺出血。故选C。

92.【答案】A

93.【答案】E

【解析】钉螺是日本血吸虫病必需的唯一中间宿主，消灭钉螺是预防本病的关键。故选E。

94.【答案】B

【解析】肾综合征出血热少尿期的治疗原则为“稳、促、导、透”，即：①稳定内环境。②促进利尿。③透析疗法。④导泻和放血疗法。少尿期应低蛋白饮食。故选B。

95.【答案】B

【解析】艾滋病的潜伏期平均9年，可短至数月，长达15年。故选B。

96.【答案】B

97.【答案】E

98.【答案】C

99.【答案】C

100.【答案】A

【解析】晚期血吸虫病，根据晚期主要临床表现，可分为以下4型：①巨脾型，最为常见，占晚期血吸虫病绝大多数。②腹水型。③结肠肉芽肿型。④侏儒型，极少见。故选A。

101.【答案】D

102.【答案】A

【解析】肾综合征出血热休克期治疗：①补充血容量：液体应晶胶结合，以平衡盐为主，切忌单纯输入葡萄糖液。②纠正酸中毒；主要用5%碳酸氢钠溶液。③血管活性药和肾上腺皮质激素的应用：经补液、纠酸后，血压仍不稳者可用多巴胺。故血管活性药物不宜首先使用。故选A。

103.【答案】C

【解析】带菌者和流脑患者是流脑的传染源。人是脑膜炎奈瑟菌（又称脑膜炎球菌）唯一的天然宿主。本病隐性感染率高，流行期间人群带菌者高达50%，病原菌主要经过咳嗽、打喷嚏借飞沫由呼吸道直接传播。流行菌株以A群为主。全年经常有散发病例出现，但在冬、春季节会出现发病高峰。故选C。

104.【答案】E

105.【答案】B

【解析】肝衰竭并发肝性脑病者，可口服乳果糖、诺氟沙星等抑制肠道细菌等措施减少氨的产生和吸收；也可采用乳果糖保留灌肠，及时清除肠内含氨物质。故选B。

106.【答案】D

【解析】脑组织是囊尾蚴寄生常见部位，病变也最为严重。故选D。

107.【答案】C

【解析】肾综合征出血热典型病程中有发热期、低血压休克期、少尿期、多尿期和恢复期的五期经过，其中脑水肿多发生在少尿期。故选C。

108.【答案】A

【解析】钩端螺旋体病的病变基础是全身毛细血管感染中毒性损伤。故选A。

109.【答案】B

【解析】在我国，重要的疟疾传播媒介是中华按蚊，是平原地区间日疟的主要传播媒介。山区的疟疾传播以微小按蚊为主。在丘陵地区则以嗜人按蚊为重要媒介。在海南省的山林地区，主要的传播媒介是大劣按蚊。故选B。

110.【答案】A

【解析】血培养：病程第1~2周阳性率最高，可达80%~90%，第2周后逐渐下降，第3周末50%左右，以后迅速降低。再燃和复发是可出现阳性。肥达反应：多数患者病程第2周起出现阳性，第3周阳性率大约50%，第4~5周可上升至80%，痊愈后阳性可持续几个月。粪便培养：病程第2周起阳性率逐渐升高，第3~4周阳性率最高，可达75%。尿培养：初期多为阴性，病程第3~4周阳性率仅为25%。故选A。

111.【答案】A

112.【答案】D

113.【答案】D

【解析】直接接触病原体是感染钩端螺旋体病的主要传播途径，带钩端螺旋体的动物排尿污染周围环境，人与环境中污染的水接触是钩端螺旋体病的主要感染方式。皮肤，尤其是破损的皮肤及黏膜是钩端螺旋体病最主要的人侵途径。故选D。

114.【答案】E

【解析】甲型肝炎主要由粪-口途径传播。乙型肝炎的主要传播途径有：①母婴传播。②血液、体液传播。③其他途径传播。丙型肝炎主要传播途径有：①输血及血制品。②注射、针刺、器官移植、骨髓移植、血液透析。③生活密切接触传播。④性传播。⑤母婴传播。丁型肝炎传播途径与乙型肝炎相似。戊型肝炎传播途径与甲型肝炎相似。故选E。

115.【答案】B

116.【答案】C

【解析】参见128题解析。

117.【答案】B

【解析】日本血吸虫主要寄在肠系膜下静脉和直肠痔上静脉内。虫卵沉积于宿主肠壁黏膜下层，并可顺门静脉血流至肝内分支，故病变以肝和结肠最为显著。故选B。

118.【答案】C

【解析】输血后肝炎70%以上是丙型肝炎。故选C。

119.【答案】D

120.【答案】E

121.【答案】B

【解析】高热时可进行物理降温，使用冰袋冷敷和/或25%~35%酒精四肢擦浴。发汗退热药，如阿司匹林有时可引起低血压，以慎用为宜。故选B。

122.【答案】C

【解析】日本血吸虫雌雄异体，寄生在人或其他哺乳类动物的门静脉系统。成虫在血管内交配产卵，大部分产卵滞留于宿主肝及肠壁内，部分虫卵从肠壁穿破血管，随粪便排出体外。从粪便中排出的虫卵入水后在适宜温度（25~30℃）下孵出毛蚴，毛蚴又侵入中间宿主钉螺体内。故选C。

123.【答案】D

【解析】乙型肝炎疫苗为主动免疫，免疫球蛋白属于被动免疫。故选D。

124.【答案】D

125.【答案】E

【解析】在艾滋病期会出现各种机会性感染及肿瘤：①呼吸系统：肺孢子菌引起的肺孢子菌肺炎，表现为咳嗽、发热、发绀，血氧血压降低。②中枢神经系统：新隐球菌脑膜炎、结核性脑膜炎、弓形虫脑病、各种病毒性脑膜炎。③消化系统。④口腔：鹅口疮、舌毛状白斑、复发性口腔溃疡、牙龈炎等。⑤皮肤：带状疱疹、传染性软疣等。⑥眼部表现。⑦肿瘤：恶性淋巴瘤、卡波西肉瘤等。故选E。

126.【答案】E

127.【答案】B

【解析】菌痢反复发作或迁延不愈达2个月以上者，即为慢性菌痢。根据临床表现可分为三型：①慢性迁延型；②急性发作型；③慢性隐匿型。故选B。

128.【答案】A

【解析】肾综合征出血热的主要宿主动物是啮齿类，其他动物包括猫、猪、犬和兔等。在我国以黑线姬鼠、褐家鼠为主要宿主动物和传染源。故选A。

129.【答案】C

130.【答案】D

【解析】霍乱患者泻吐期：①腹泻：是发病的第1个症状，其特点为无发热，无里急后重感，多数不伴腹痛，排便后自觉轻快感。起初粪便含粪质，后为黄色水样便或“米泔水”样便，有肠道出血者排出洗肉水样便，无粪臭。粪便量多次频，每天可达数十次，甚至排便失禁。②呕吐，一般发生在腹泻后，多为喷射状，少有恶心。呕吐物初为胃内食物，后为水样，严重者可呕吐“米泔水”样液体。轻者可无呕吐。故选D。

131.【答案】A

【解析】霍乱弧菌对热、干燥、酸及一般消毒剂均甚敏感。干燥2小时或加热55℃ 10分钟，霍乱弧菌即可死亡，煮沸后立即被杀死。故选A。

132.【答案】B

【解析】ALT在肝细胞损伤时释放入血，是目前临床上反映肝细胞功能的最常用指标，对肝病诊断的特异性比AST高。故选B。

133.【答案】D

【解析】特异性IgM抗体测定：该抗体在病后3~4天即可出现，脑脊液中最早在病程第2天即可检测到，2周时达高峰，可作为早期诊断指标。补体结合试验：补体结合抗体为IgG抗体，具有较高的特异性，多在发病后2周出现，5~6周达高峰，抗体水平可维持1年左右，不能用于早期诊断，主要用于回顾性诊断或流行病学调查。血凝抑制试验：血凝抑制抗体出现较早，一般在病后4~5天出现，2周时达高峰，抗体水平可维持1年以上。病毒分离：由于乙脑病毒主要存在于脑组织中，血及脑脊液中不易分离出病毒，在病程第1周内死亡病例的脑组织中可分离到病毒。故选D。

134.【答案】C

【解析】肾综合征出血热病程1~2天白细胞计数多属正常，第三病日后逐渐增多，可达（15~30）$\times 10^9$/L，少数重型患者可达（50~100）$\times 10^9$/L。早期中性粒细胞增多，核左移，有中毒颗粒，重症患者可见幼稚细胞呈类白血病反应。第4~5病日后，淋巴细胞增多，并出现较多的异型淋巴细胞。由于血浆外渗，血液浓缩，所以从发热后期开始至低血压休克期，血红蛋白和红细胞数均升高，血小板从第二病日起开始减少，并可见异型血小板。故选C。

135.【答案】D

【解析】粪便培养出相应病原体可确诊。故选D。

136.【答案】E

137.【答案】A

138.【答案】C

139.【答案】B

【解析】在常年流行地区多采用多价钩端螺旋体菌苗接种，目前常用的钩端螺旋体疫苗是一种灭活全菌疫苗，对易感人群在钩端螺旋体病流行前1个月完成菌苗接种，一般是在4月底或5月初。接种后1个月左右产生免疫力，该免疫力可保持1年左右。故选B。

140.【答案】D

【解析】伤寒沙门菌被单核-吞噬细胞系统吞噬、繁殖后再次进入血循环，伤寒杆菌血肝、胆、脾、骨髓、肾和皮肤等器官、组织播散，临床上处于初期和极期。故选D。

141.【答案】A

【解析】在全球致死的寄生虫病中，疟疾居第一位，其次是血吸虫病和阿米巴病。故选A。

142.【答案】E

143.【答案】C

【解析】流脑病初或休克型患者，脑脊液多无改变，应12~24小时后复查。故选C。

144.【答案】A

145.【答案】A

146.【答案】E

【解析】妊娠急性脂肪肝多以急性腹痛起病或并发急性胰腺炎，黄疸深，肝缩小，严重低血糖及低蛋白血症，尿胆红素阴性。故选E。

147.【答案】E

【解析】虫肉芽肿反应是日本血吸虫病的基本病理改变，但自尾蚴钻入皮肤至成虫产卵，每个发育阶段均可造成人体损害。①第1阶段：尾蚴钻入皮肤部位。②第2阶段：幼虫随血流至右心而达肺。③第3阶段：成虫及其代谢产物。④第4阶段：虫卵引起本病主要病理损害，形成典型的虫卵肉芽肿和纤维化病变。故选E。

148.【答案】E

149.【答案】E

【解析】甲型肝炎病毒（HAV）归类于微小RNA病毒科的嗜肝RNA病毒属。很多灵长类动物，如黑猩猩、狨猴、狒狒等均对HAV易感。在细胞培养中，HAV复制生长缓慢，接种后约4周才可检出抗原，滴度低，很少释放到细胞外，一般不引起细胞病变，经多次传代后，HAV的致病性大大减弱甚至消失。在血清型方面，能感染人的血清型只有1个，因此只有1个抗原抗体系统。故选E。

150.【答案】A

【解析】重型肝炎患者ACT快速下降，胆红素不断升高的“胆酶分离”现象，提示肝细胞大量坏死。故选A。

151.【答案】E

152.【答案】E

153.【答案】C

【A_2型题】

154.【答案】B

【解析】抗-HAVIgG阳性是既往感染甲型肝炎或免疫接种后的标志，HBeAg阳性表示患者处于高感染低应答期。故选B。

155.【答案】B

【解析】急性肝炎病程超过6个月，而目前仍有肝炎症状、体征及肝功能异常者，可以诊断为慢性肝炎。慢性肝炎根据病情轻重可分为轻、中、重三度：①轻度：病情较轻，可反复出现乏力、头晕、食欲缺乏、厌油、尿黄、肝区不适、睡眠欠佳、肝稍大有轻触痛，可有轻度脾大。部分病例症状、体征缺如。肝功能指标仅1项或2项轻度异常。②中度：症状、体征、实验室检查居于轻度和重度之间。③重度：有明显或持续的肝炎症状，如乏力、食欲缺乏、腹胀、尿黄、便溏等，伴有肝病面容、肝掌、蜘蛛痣、脾大，ALT和/或AST反复或持续升高，清蛋白降低、丙种球蛋白明显升高。故选B。

156.【答案】C

【解析】患者慢性乙肝病史，近1周出现黄疸加深，腹水及凝血酶原活动度30%等肝衰竭症候群，符合慢加急性肝衰竭的诊断。故选C。

157.【答案】B

【解析】患者无慢性肝炎史，1个月来出现重度乏力，黄疸进行性加深，移动性浊音（+），凝血酶原时间显著延长等肝衰竭症候群，符合亚急性肝衰竭的诊断。故选B。

158.【答案】D

【解析】患者有梗阻性黄疸的临床表现：皮肤瘙痒，粪便颜色变浅，肝大；B超显示：未见肿瘤、结石，肝内胆管无扩张，考虑淤胆型肝炎的可能性大。故选D。

159.【答案】D

【解析】患者肝硬化史，劳累受凉发热5天，出现黄疸进行性加深凝血酶原时间显著延长等肝衰竭症候群，符合急性肝衰竭的诊断。故选D。

160.【答案】C

161.【答案】A

【解析】HCV RNA阳性是丙肝病毒感染和复制的直接标志。抗-HCV阳性不是保护性抗体，是HCV感染的标志。抗-HBcIgG阳性提示为以往感染，无传染性。故选A。

162.【答案】C

163.【答案】B

【解析】患者起病急，黄疸进行性加深，病程第9天出现肝衰竭症候群，符合急性肝衰竭的诊断。故选B。

164.【答案】B

165.【答案】C

166.【答案】A

【解析】患者起病急，发热伴乏力、食欲缺乏、恶心、呕吐，尿色加深，皮肤、巩膜黄染，符合急性黄疸型肝炎的临床表现。故选A。

167.【答案】E

【解析】患者有黄疸表现。抗-HAV IgM阳性是新近甲型肝炎感染的证据。无症状携带者和慢性患者HBsAg可持续多年存在。抗-HBc IgG阳性提示为以往感染，无传染性。故选E。

168.【答案】E

【解析】女性患慢性乙型肝炎10年，HBeAg阳性表示患者处于高感染低应答期。其女儿3岁，抗-HBs阳性表示对HBV有免疫力，可见于乙型肝炎恢复期、既往感染或乙肝疫苗接种后，而其女儿无任何临床症状，也未注射乙肝疫苗，考虑出生时垂直感染。故选E。

169.【答案】E

【解析】患者起病初期仅有持续性乏力、腹胀、上腹部疼痛。2周后孕妇出现黄疸，且进行性加深，肝界缩小，血胆红素升高，但尿胆红素阴性，符合妊娠期急性脂肪肝即产科急性假性黄色肝萎缩的临床表现。故选E。

170.【答案】C

【解析】抗-HAVIgM阳性是新近甲型肝炎感染的证据，患者无黄染，尿胆红素定量正常，考虑为急性甲型无黄疸型肝炎。抗-HBs阳性表示对HBV有免疫力，可见于乙型肝炎恢复期、既往感染或乙肝疫苗接种后。故选C。

171.【答案】D

【解析】患者慢性乙型肝炎，抗-HDVIgM（+），抗-HDVIgM不保护性抗体，阳性表示近期HDV感染。故选D。

172.【答案】A

【解析】患者慢性乙型肝炎，伴恶心、呕吐，尿色加深，抗-HEV IgM阳性是近期HEV感染的标志。故选A。

173.【答案】C

174.【答案】A

【解析】中毒性菌痢脑型与乙脑的临床表现有相似之处，应予以鉴别。故选A。

175.【答案】C

【解析】自身免疫性肝炎治疗的主要目的是缓解症状，改善肝功能及病理组织异常，减慢向肝纤维化的进展。单独应用糖皮质激素或联合硫唑嘌呤治疗是目前自身免疫性肝炎的标准治疗方案。故选C。

176.【答案】D

【解析】患者皮肤、巩膜黄染进行性加深，皮肤瘙痒，粪便颜色变浅，CT显示：未见肝外梗阻征象，肝内胆管无扩张，考虑淤胆型肝炎的可能性大。故选D。

177.【答案】E

【解析】HBeAg的存在表示病毒复制活跃且有较强的传染性。故选E。

178.【答案】E

179.【答案】D

【解析】患者发热、出血、尿蛋白（+++）、白细胞35×10^9，符合肾综合征出血热的表现。故选D。

180.【答案】D

181.【答案】A

182.【答案】C

【解析】患者已经肾破裂，随时可能出现失血性休克等危及生命的情况，应当绝对卧床减少活动，严密观察病情变化。不宜转院以免加重病情。故选C。

183.【答案】B

【解析】肾综合征出血热患者少尿期的主要表现为尿毒症、酸中毒和水、电解质紊乱。严重者可出现高血容量综合征和肺水肿，表现为体静脉充盈，脉搏洪大，腹部胀满，心率增快，呼吸困难和咯血。故选B。

184.【答案】E

【解析】肺水肿可以由肺毛细血管受损，肺泡内大量渗液所致，亦可由高血容量或心肌受损引起。故选E。

185.【答案】C

【解析】患者目前为多尿期，此期若水和电解质补充不足或继发感染，可发生继发性休克，亦可发生低血钠、低血钾等症状。患者尿量增多后出现乏力、心悸等症状，考虑钾丢失过多。故选C。

186.【答案】B

187.【答案】A

188.【答案】B

【解析】高血钾时心电图出现T波高尖，低血钾时出现U波。胸部X线对监测血钾无意义。故选B。

189.【答案】C

【解析】患者发热、充血出血、腰痛、尿蛋白（+++），符合肾综合征出血热的表现，提示肾综合征出血热的可能性大。故选C。

190.【答案】E

191.【答案】D

【解析】肾综合征出血热患者尿常规，病程第2天可出现尿蛋白，第4~6病日尿蛋白常达（+++~++++,）突然出现大量尿蛋白对诊断很有帮助。故选D。

192.【答案】C

【解析】患者发热，头痛，咽部充血，皮下淤血，无尿，符合肾综合征出血热发热、充血出血、肾损害的临床表现。故选C。

193.【答案】D

【解析】患者出现全腹压痛、肌紧张、反跳痛，考虑急腹症而误诊。故选D。

194.【答案】B

195.【答案】E

【解析】高血容量综合征发生的基础是肾小管功能严重受损，肾小球滤过率下降，少尿。循环系统因尿少和体液过负荷，表现为高血压和心力衰竭。同时病毒诱发各种细胞因子的释放，减少了肾脏的血流量和肾小球滤过率，激活肾素-血管紧张素系统等。此时表现为水过多、代谢性酸中毒、高钾血症、低钠血症。故选E。

196.【答案】A

【解析】根据题干患者并发心衰、肺水肿，此时应控制输液或停止输液，并用强心药毛花苷C、镇静药地西泮及扩张血管和利尿药物，还可以进行导泻或透析治疗。故选A。

197.【答案】B

【解析】肾综合征出血热透析疗法的适应证：少尿4天以上后无尿24小时以上，或出现下列情况者：①明显氮质血症，血尿素氮>28.56 mmol/L，有严重尿毒症表现者。②高分解状态，每天血尿素氮升高>7.14mmol/L。③血钾>6 mmol/L，心电图有高耸T波的高钾表现。④高血容量综合征。故选B。

198.【答案】C

199.【答案】D

【解析】肾综合征出血热根据发热高低、中毒症状轻重和出血、休克、肾功损害严重程度的不同，临床上可分为五型：①轻型：体温39℃以下，中毒症状轻，除出血点外无其他出血现象，肾损害轻，无休克和少尿。②中型：体温39~40℃，中毒症状较重，有明显球结膜水肿，病程中收缩压低于90mmHg或脉压小于30mmHg，有明显出血及少尿期，尿蛋白（+++）。③重型：体温>40℃，中毒症及渗出征严重，可出现中毒性精神症状，并出现休克，有皮肤瘀斑和腔道出血，休克和肾损害严重，少尿持续5天以内或无尿2天以内。④危重型：在重型基础上并出现以下之一情况者：难治性休克；有重要脏器出血；少尿超出5天或无尿2天以内，BUN超出42.84mmol/L；出现心衰、肺水肿；出现脑水肿、脑出血或脑疝等中枢神经合并症；严重继发感染。⑤非典型：发热38℃以下，皮肤黏膜可有散在出血点，尿蛋白（±），血、尿特异性抗原或抗体阳性者。故选D。

200.【答案】D

201.【答案】B

【解析】肾综合征出血热休克，因患者血浆外渗严重，血液浓缩，导致血液中的血红蛋白和红细胞均升高。故选B。

202.【答案】E

【解析】患者有黑粪，考虑消化道出血可能性大。故选E。

203.【答案】A

【解析】患者有发热，充血出血，腰部叩击痛等表现，并且患者为下水道工人，易接触到疫源，考虑肾综合征出血热的可能性大。故选A。

204.【答案】E

【解析】患者发热、头痛、全身酸痛、突然出现心悸、气促，咳痰带血，肺部湿啰音，X线显示肺纹理增多，散在点片状阴影，符合钩体病肺出血型的诊断。故选E。

205.【答案】D

【解析】患者发热、头痛、呕吐，颜面、结膜充血，大量蛋白尿，伴脑膜脑炎表现及脑脊液改变，符合钩体病脑膜脑炎型的诊断。故选D。

206.【答案】B

【解析】患者发热、全身酸痛、腓肠肌压痛，后出现黄疸进行性加重、出血和肾损害，符合钩体病黄疸出血型的诊断。故选B。

207.【答案】E

208.【答案】C

【解析】钩端螺旋体病后期（恢复期或后发症期）：少数患者退热后于恢复期可再次出现症状和体征，称钩体后发症。包括：①后发热，热退后1~5天，再次出现发热，38℃左右，不需要抗生素治疗，经1~3天自行退热。后发热与青霉素剂量、疗程无关。②眼后发症，以葡萄膜炎、虹膜睫状体炎常见。③反应性脑膜炎。④闭塞性脑动脉炎。故选C。

209.【答案】E

【解析】青霉素为治疗钩端螺旋体病的首选药物。青霉素首剂后易发生赫氏反应，赫氏反应是一种青霉素治疗后加重反应，多在首剂青霉素治疗后半小时至4小时发生，是因为大量钩端螺旋体被青霉素杀灭后释放毒素所致，当青霉素剂量较大时，容易发生，故用青霉素治疗钩端螺旋体病时，宜首剂小剂量和分次给药。其表现为患者突然出现寒战、高热、头痛、全身痛，心率和呼吸加快，原有症状加重，部分患者出现体温骤降、四肢厥冷，一般持续30分钟至1小时。故选E。

210.【答案】C

211.【答案】E

【解析】患者起病急，发热、头痛、全身酸痛、结膜充血、浅表淋巴结肿大，脑脊液无菌性脑膜炎改变，符合钩体病早期，即钩体败血症期的临床表现。故选E。

212.【答案】A

【解析】青霉素为治疗钩端螺旋体病的首选药物。产用剂量为40万U，每6~8小时肌内注射一次，疗程7天，或退热后3天。故选A。

213.【答案】C

【解析】患者持续发热，伴有畏寒、头痛、腹泻，右下腹轻压痛，肝、脾大，肥达反应"H"1∶160，"O"1∶80，符合伤寒的诊断，此外，患者肝肋下2cm，HBsAg（+），故考虑合并乙型肝炎。故选C。

214.【答案】A

【解析】急性菌痢，根据毒血症和肠道症状轻重，可分成四型：①普通型：起病急，有畏寒、发热，体温可达39℃以上，伴头痛、乏力、食欲缺乏，并出现腹痛、腹泻，多先为稀水样便，1~2天后转成黏液脓血便，每天排便十余次至数十次，便量少，有时为脓血便，此时里急后重明显。常伴有肠鸣音亢进，左下腹压痛。自然病程1~2周，多数可自行恢复，少数转为慢性。②轻型（非典型）：全身中毒症状轻微，可无发热或仅有低热。表现为急性腹泻，每天排便10次以内，稀便有黏液但无脓血。有轻微腹痛及左下腹压痛，里急后重较轻或缺如。1周左右可自愈，少数转为慢性。③重型：多见于老年、体弱、营养不良患者，急起发热，腹泻每天30次以上，为稀水脓血便，偶尔排出片状假膜，甚至大便失禁，腹痛、里急后重明显。后期可出现严重腹胀及中毒性肠麻痹，常伴呕吐，严重失水可引起外周循环衰竭。④中毒型菌痢：以2~7岁儿童多见，成人偶有发生。起病急骤，突起畏寒、高热，病势凶险，全身中毒症状严重，可有嗜睡、昏迷及抽搐，迅速发生呼吸和循环衰竭，临床以严重毒血症状、休克和/或中毒性脑病为主，而局部肠道症状很轻或缺如。开始时可无腹痛及腹泻症状，但发病24小时内可出现痢疾样粪便。中按临床表现分为三型：休克型、脑型（呼吸衰竭型）及混合型。故选A。

215.【答案】B

【解析】患者持续发热，伴有腹泻，每日2~3次，肝、脾大，肥达反应"H"1∶160，"O"1∶160，符合伤寒的诊断。故选B。

216.【答案】A

【解析】患者突发高热，剧烈头痛，皮肤瘀点、瘀斑，颈强直，符合流脑的诊断。故选A。

217.【答案】A

【解析】根据题干，患者可诊断为伤寒，血培养和骨髓培养阳性有确诊意义。血培养在病程1~2周阳性率最高，可达80%~90%，第2周后逐渐下降，第3周末50%左右，以后迅速降低。再燃和复发时刻出现阳性。骨髓培养在病程中出现阳性的时间和血培养相仿。由于骨髓中的单核吞噬细胞吞噬伤寒沙门菌较多，伤寒沙门菌存在的时间也较长，所以骨髓培养阳性率比血培养稍高，可达80%~95%。对血培养阴性或使用过抗菌药物诊断有困难的疑似患者，骨髓培养更有助于诊断。

故选A。

218.【答案】C

【解析】伤寒的再燃：部分患者于缓解期，体温还没有下降到正常时，又重新升高，持续5～7天后退热，称为再燃。此时血培养可再次出现阳性，可能与伤寒沙门菌菌血症尚未得到完全控制有关。复发：患者在退热后1～3周临床症状再度出现，称为复发。此时血培养可再获阳性结果，与病灶内的细菌未被完全清除，重新侵入血流有关。故选C。

219.【答案】B

220.【答案】A

【解析】伤寒患者，血培养和骨髓培养阳性有确诊意义。故选A。

221.【答案】A

222.【答案】C

【解析】患者起病急，高热，呕吐，抽搐，迅速出现循环衰竭，再结合年龄和发病季节，符合中毒性菌痢休克型的诊断。故选C。

223.【答案】B

【解析】菌痢的治疗，喹诺酮药物，抗菌谱广，口服吸收好，不良反应小，耐药菌株相对较少，可作为首选药物。故选B。

224.【答案】B

【解析】根据题干患者菌痢的可能性大，参见223题解析。故选B。

225.【答案】A

【解析】患者消瘦明显，黏液脓血便，所以尚需与结肠癌相鉴别。故选A。

226.【答案】C

227.【答案】D

228.【答案】C

【解析】患者急性起病，剧烈腹泻，呕吐，由水样转为"米泔水"样物，符合霍乱的临床表现。故选C。

229.【答案】D

【解析】根据题干，患者诊断为霍乱的可能性大。霍乱的治疗原则为严格隔离，及时补液，辅以抗菌和对症治疗。故选D。

230.【答案】A

【解析】剧烈腹泻"米泔水样"物，诊断为霍乱的可能性大。霍乱可经患者及带菌者的粪便或排泄物污染水源或食物而引起暴发。故选A。

231.【答案】B

【解析】根据题干，患者诊断为休克型流脑的可能性大。应迅速纠正休克：①补充血容量及纠正酸中毒；②血管活性药物的应用。故选B。

232.【答案】C

【解析】患者发热，头痛，呕吐，皮肤瘀点、瘀斑，脑膜刺激征阳性，糖和氯化物明显降低，蛋白含量明显升高，符合普通型流脑脑膜脑炎期的临床表现。故选C。

233.【答案】C

【解析】疟疾再燃：指疟疾初发停止后，体内尚存少量红细胞内的疟原虫，此时，患者为带虫者，外周血中可检出疟原虫，患者若无再感染，经数周到数月又引起疟疾发作，称为疟疾的再燃。再燃是由血液中残存的疟原虫引起的，因此四种疟疾都有发生再燃的可能性。疟疾复发：疟疾患者在适当治疗后，停止发作，症状消失，外周血中已检不出疟原虫，在无新感染的情况下，经数周至年余，又出现疟疾发作。复发是由寄生于肝细胞内的迟发型子孢子引起的，只见于间日疟和卵形疟。故选C。

234.【答案】B

【解析】患者突发寒战、高热和大量出汗，隔日发作1次，血培养阴性，符合间日疟的临床表现，且患者8月曾去海南（疟原虫流行区），有疫源接触史，考虑诊断为疟疾。故选B。

235.【答案】A

【解析】氯喹对少数患者，可引起心律失常，严重者可致阿-斯综合征，值得重视，若不及时抢救，可能导致死亡。所以冠心病患者不宜使用氯喹。故选A。

236.【答案】D

【解析】患者发热，腹泻稀便，周身可见荨麻疹，肝、脾大，有轻压痛，外周血嗜酸性粒细胞显著增高，符合急性血吸虫病的临床表现，且患者为浙江人，曾捕鱼有疫水接触史，考虑诊断为急性血吸虫病。故选D。

237.【答案】B

【解析】患者腹部皮下触及黄豆大小球型结节，活动度好，无压痛，且囊虫免疫试验阳性，考虑诊断为皮下组织囊尾蚴病。故选B。

238.【答案】C

【解析】根据题干，患者考虑诊断为皮下组织囊尾蚴病，皮下结节活检，找到猪囊尾蚴可直接确诊。故选C。

239.【答案】C

【解析】HIV-1/HIV-2抗体检测是HIV感染诊断的金标准。经筛查试验（初筛和复检）确证试验两步。采用酶联免疫吸附法、化学发光法或免疫荧光检测法初筛/复检血清gp24及gp120抗体，灵敏度达99%。抗体初筛检测结果通常要经蛋白印迹检测确认即确证试验。故选C。

240.【答案】E

【解析】诊断HIV/ARDS必须是经确证试验证实HIV抗体阳性。故选E。

241.【答案】C

【解析】患者有冶游史，发热，头痛，全身不适，全身淋巴结肿大，$CD4^+/CD8^+$比例倒置，考虑艾滋病可能性大。故选C。

242.【答案】C

243.【答案】B

【解析】治疗艾滋病的抗反转录病毒的药物有六类，包括：①核苷类反转录酶抑制剂。②非核苷类反转录酶抑制剂。③蛋白酶抑制剂。④融合抑制剂。⑤整合抑制剂。⑥CCR5抑制剂。叠氮脱氧胸苷为核苷类反转录酶抑制剂。而α-干扰素是一种广谱抗病毒剂，并不直接杀伤或抑制病毒，而主要是通过细胞表面受体作用使细胞产生抗病毒蛋白。戊烷脒在体外能直接杀死利什曼原虫治疗黑热病。故选B。

244.【答案】D

【A_3/A_4型题】

245.【答案】A

【解析】患者起病急，周身乏力，食欲缺乏，恶心呕吐，尿色加深，皮肤巩膜黄染，肝大可扪及，并有轻度叩痛，符合急性黄疸型肝炎的临床表现。故选A。

246.【答案】B

【解析】抗-HAV IgM阳性是新近感染甲型肝炎的证据。抗-HBs阳性表示对HBV有免疫力，见于乙型肝炎恢复期、既往感染及乙肝疫苗接种后。故选B。

247.【答案】A

248.【答案】B

249.【答案】D

250.【答案】E

【解析】患者考虑为亚急性重症肝炎，因存在大量肝细胞坏死，故易发生坏死后肝硬化。故选E。

251.【答案】C

【解析】患者发热，头痛，有出血表现，尿蛋白（++），外周血白细胞明显增高，血小板减少，出现异型淋巴细胞，符合肾综合征出血热的诊断。故选C。

252.【答案】A

【解析】根据题干该患者出现低血压休克，此时的治疗原则为积极补充血容量、注意纠正酸中毒和改善微循环。故选A。

253.【答案】C

【解析】患者持续发热，体温呈稽留热，表情淡漠，肝、脾大可扪及，肥达反应阳性“H”1∶160，“O”1∶80，符合伤寒的诊断。患者ALT增高，考虑合并肝炎。故选C

254.【答案】A

255.【答案】D

【解析】血清、血细胞和尿中检出肾综合征出血热病毒抗原和血清中检出特异性IgM抗体可以明确诊断。故选D。

256.【答案】B

257.【答案】C

258.【答案】E

【解析】肾综合征出血热出血的原因：①血管壁的损伤。②血小板减少和功能异常。③肝素类物质增加。④DIC导致凝血机制异常。故选E。

259.【答案】E

260.【答案】A

261.【答案】E

【解析】患者发热，伴全身肌肉酸痛，浅表淋巴结肿大，并发有出血、肾损害，凝集溶解试验阳性，考虑钩端螺旋体病的可能性大。故选E。

262.【答案】A

263.【答案】D

264.【答案】C

【解析】特异性血清学检查或病原学检查阳性，可明确诊断。故选C。

265.【答案】C

【解析】患者发热、头痛、肌肉酸痛、皮肤出血点，入院1天后突然出现心悸、气促，咳血痰，X线显示双肺广泛片状阴影，考虑钩端螺旋体病肺出血型的可能性大。故选C。

266.【答案】E

【解析】青霉素为治疗钩端螺旋体病的首选药物。青霉素首剂后易发生赫氏反应，赫氏反应是一种青霉素治疗后加重反应，多在首剂青霉素治疗后半小时至4小时发生，是因为大量钩端螺旋体被青霉素杀灭后释放毒素所致，当青霉素剂量较大时，容易发生，故用青霉素治疗钩端螺旋体病时，宜首剂小剂量和分次给药。故选E。

267.【答案】D

【解析】肺出血型的治疗：及早加强镇静药使用，及早给予氢化可的松缓慢静脉注射，对于严重者，每日可达1000～2000mg。根据心率、心音情况，可给予强心药毛花苷C。应注意慎用升压药和提高血容量的高渗溶液，补液不宜过快过多，以免加重出血。故选D。

268.【答案】C

269.【答案】B

【解析】患者持续发热，便秘，肝、脾大可扪及，肥达反应阳性“H”1∶160，“O”1∶160，符合伤寒的诊断。故选B。

270.【答案】D

271.【答案】A

【解析】目前，在没有伤寒药物敏感性试验的结果之前，伤寒经验治疗的首选药物推荐使用第三代喹诺酮类药物，儿童和孕妇伤寒患者宜先应用第三代头孢菌素。治疗开始以后，必须密切观察疗效，尽快取得药物敏感性试验的结果，以便决定是否需要进行治疗方案的调整。故选A。

272.【答案】B

【解析】便秘的治疗：可使用生理盐水300～500ml低压灌肠。无效时改用50%甘油60ml或液状石蜡100ml灌肠。禁用高压灌肠和泻剂。故选B。

273.【答案】C

274.【答案】C

【解析】骨髓培养在病程中出现阳性的时间和血培养相仿。由于骨髓中的单核吞噬细胞吞噬伤寒沙门菌较多，伤寒沙门菌存在的时间也较长，所以骨髓培养阳性率比血培养稍高，可达80%~95%。对血培养阴性或使用过抗菌药物诊断有困难的疑似患者，骨髓培养更有助于诊断。故选C。

275.【答案】E

【解析】腹胀的治疗：饮食应减少豆奶、牛奶等容易产气的食物。腹部使用松节油涂擦，或者肛管排气。禁用新斯的明等促进肠蠕动的药物。故选E。

276.【答案】A

【解析】患者腹泻，排黏液脓血便，里急后重，伴寒战、发热，符合菌痢的诊断。故选A。

277.【答案】D

【解析】粪便培养出痢疾杆菌可以确诊。故选D。

278.【答案】E

【解析】菌痢的治疗，喹诺酮药物，抗菌谱广，口服吸收好，不良反应小，耐药菌株相对较少，可作为首选药物。故选E。

279.【答案】A

280.【答案】B

【解析】患者起病急，剧烈腹泻、呕吐，腓肠肌痉挛、皮肤弹性差等脱水表现以及脉细数、血压下降等循环衰竭表现，符合霍乱的典型临床表现。故选B。

281.【答案】E

【解析】霍乱的治疗原则：严格隔离，及时补液，辅以抗菌和对症治疗。其中补充液体和电解质是治疗霍乱的关键。故选E。

282.【答案】D

【解析】患者突发高热、剧烈头痛、呕吐频繁，皮肤瘀点，颈项强直（±），血白细胞明显增加、中性粒细胞比例升高，脑脊液检查外观呈米汤样，白细胞总数明显增高，糖明显减少，符合普通型流脑脑膜脑炎期的表现。故选D。

283.【答案】E

【解析】流脑早期抗菌药物治疗，并发症和后遗症均已很少见。有中耳炎、化脓性关节炎、心内膜炎、心包炎、肺炎、脑积水、硬脑膜下积液、肢端坏死、眼病等，也可有瘫痪、癫痫和精神障碍。故选E。

284.【答案】A

【解析】目前，青霉素对脑膜炎球菌仍为一种高度敏感的杀菌药物。故选A。

285.【答案】C

【解析】患者，突发寒战、高热和大量出汗，出汗后热退，符合疟疾的临床表现。且患者曾去南方出差，有疫源接触史，考虑诊断为疟疾。故选C。

286.【答案】B

【解析】血液的厚、薄涂片经吉姆萨染色后用显微镜油镜检查，寻找疟原虫，具有确定诊断和判断疟原虫密度的重要意义。故选B。

287.【答案】B

【解析】疟原虫在人体内的裂体增殖阶段为无性繁殖期。寄生于雌性按蚊体内的感染性子孢子于按蚊叮人吸血时随其唾液腺分泌物进入人体，经血液循环而迅速进入肝脏。在肝细胞内经过9~16天由裂殖子发育为成熟的裂殖体。当被寄生的肝细胞破裂时，释放出大量裂殖子，它们很快进入血液循环侵犯红细胞，开始红细胞内的无性繁殖周期。裂殖子侵入红细胞后发育为早期滋养体，即环状体，经滋养体发育为成熟的裂殖体。裂殖体内含数个至数十个裂殖子，当被寄生的红细胞破裂时，释放出裂殖子及其代谢产物，引起临床上典型的疟疾发作。故选B。

288.【答案】B

【解析】根据题干，患者考虑诊断为急性血吸虫病。急性血吸虫病患者外周血嗜酸性粒细胞显著增高。故选B。

289.【答案】C

【解析】血吸虫病患者血清中球蛋白显著增高，血清ALT、AST轻度增高。晚期患者出现血清白蛋白减少，球蛋白增高，常出现白蛋白与球蛋白比例倒置现象。故选C。

290.【答案】E

【解析】动物及临床使用证明吡喹酮的毒性小、疗效好、给药方便、适应证广，可用于各型各期血吸虫病患者，是目前用于治疗日本血吸虫病最有效的药物。故选E。

291.【答案】B

【解析】患者经常生尝猪肉馅，有猪肉绦虫疫源接触史，发现四肢多个皮下结节，活动度好，无触痛，考虑诊断为皮下组织囊尾蚴病。故选B。

292.【答案】E

293.【答案】A

【解析】阿苯达唑对皮下组织和肌肉、脑囊尾蚴病均有良好疗效，目前已成为治疗重型脑囊尾蚴病的首选药物。吡喹酮具有强烈杀死囊尾蚴的作用，疗效较阿苯达唑强且迅速，但不良反应发生率高且严重。故选A。

294.【答案】D

【解析】患者国外居住史，持续发热，周身淋巴结肿大，口腔黏膜反复感染，大量抗生素治疗效果不佳，考虑艾滋病的可能性大。故选D。

295.【答案】B

【解析】HIV-1/HIV-2抗体检测是HIV感染诊断的金标准。故选B。

【B_1型题】

296.【答案】B

【解析】乙型肝炎病毒为DNA病毒，甲、丙、丁、戊型肝炎病毒均为RNA病毒。故选B。

297.【答案】D

【解析】丁型肝炎病毒是一种缺陷病毒，在血液中由HBsAg包被，其复制、表达抗原及引起肝损害须有HBV及其他嗜肝DNA病毒的辅佐。故选D。

298.【答案】C

【解析】输血后肝炎70%以上是丙型肝炎。故选C。

299.【答案】B

300.【答案】C

【解析】HCV基因组具有显著的异质性，同一基因组不同区段变异程度有显著差别。故选C。

301.【答案】D

【解析】甲、戊型不转为慢性，成年急性乙型肝炎约10%转为慢性，丙型超过50%，丁型约70%转为慢性。故选D。

302.【答案】E

303.【答案】A

304.【答案】B

【解析】HBsAg本身只有抗原性，无传染性。抗-HBs是一种保护性抗体，其阳性表示对HBV有免疫力。故选B。

305.【答案】C

【解析】HBeAg的存在表示患者处于高感染低应答期，病毒复制活跃且有较强的传染性。故选C。

306.【答案】C

307.【答案】E

308.【答案】A

309.【答案】C

【解析】忌用对肾脏有毒性作用的抗生素。故选C。

310.【答案】E

【解析】甲硝唑类广泛用于厌氧菌感染的治疗。故选E。

311.【答案】B

312.【答案】B

313.【答案】B

314.【答案】A

315.【答案】D

316.【答案】B

317.【答案】C

【解析】传染性单核细胞增多症是主要由EB病毒原发感染所致的急性疾病。故选C。

318.【答案】B

319.【答案】A

【解析】艾滋病是获得性免疫缺陷综合征（AIDS）的简称，系由人免疫缺陷病毒（HIV）引起的慢性传染病。故选A。

320.【答案】A

【解析】肾综合征出血热的传染源：主要宿主动物为啮齿类，其他动物包括猫、猪、犬和兔。艾滋病的传染源：HIV感染者和艾滋病患者是本病唯一的传染源。乙脑的传染源：乙脑是人畜共患的一种自然疫源性疾病，人与许多动物（如猪、牛、马、羊、鸡、鸭、鹅等）都可以成为本病的传染源。狂犬病的传染源：我国狂犬病的主要传染源是病犬，其次是猫、猪、牛、马等。故选A。

321.【答案】D

322.【答案】B

323.【答案】D

【解析】钩端螺旋体病的宿主：钩体病的动物宿主相当广泛，鼠类和猪是主要的存储宿主和传染源。鼠类是我国南方稻田型钩端螺旋体病的主要传染源。猪是我国北方钩端螺旋体病的主要传染源是洪水型和雨水型的主要传染源。犬的带菌率也较高，由于犬的活动范围大，因而污染面广，是造成雨水型流行的重要传染源。故选D。

324.【答案】B

【解析】包虫病的传染源：包虫病也称棘球蚴病，我国流行的人体棘球蚴病有细粒棘球蚴病和泡型棘球蚴病，细粒棘球绦虫的宿主广泛，在我国终宿主主要是犬，中间宿主主要是羊、牛及骆驼等。故选B。

325.【答案】A

【解析】布鲁菌病的传染源：与人类有关的传染源主要是羊、牛及猪，其次是犬、鹿、马、骆驼等。故选A。

326.【答案】C

【解析】肾综合征出血热的传染源：主要宿主动物为啮齿类，其他动物包括猫、猪、犬和兔。故选C。

327.【答案】E

【解析】弓形虫病的传染源：主要是动物，猫和猫科动物因其粪便中排卵数量多，且持续时间长，是本病最重要的传染源。故选E。

328.【答案】A

【解析】钩体病典型的临床经过可分为3期：早期、中期和后期。早期（钩体败血症期）：在起病后3天内，为早期钩体败血症阶段，主要为全身感染中毒表现。中期（器官损伤期）：起病后3~10天，为症状明显阶段，其表现因临床类型而异。①流感伤寒型，无明显器官损害，是早期临床表现的继续，经治疗热退或自然缓解，病程一般为5~10天。此型最多见。②肺出血型。③黄疸出血型。④肾衰竭型。⑤脑膜脑炎型。后期（恢复期或后发症期）：少数患者退热后于恢复期可再次出现症状和体征，称钩体后发症。包括：①后发热。②眼后发症，以葡萄膜炎、虹膜睫状体炎常见。③反应性脑膜炎。④闭塞性脑动脉炎。故选A。

329.【答案】B

330.【答案】D

【解析】赫氏反应是一种青霉素治疗后加重反应，是因为大量钩端螺旋体被青霉素杀灭后释放毒素所致，其表现为患者突然出现寒战、高热、头痛、全身痛，心率和呼吸加快，原有症状加重，部分患者出现体温骤降、四肢厥冷，一般持续30分钟至1小时。因可诱发肺弥漫性出血，须高度重视。赫氏反应亦可发生于其他钩体敏感抗菌药物的治疗过程中。故选 D。

331.【答案】A

332.【答案】E

【解析】乙型肝炎的主要传播途径有：①母婴传播。②血液、体液传播。③其他途径传播。故选 E。

333.【答案】C

【解析】丙型肝炎主要传播途径有：①输血及血制品。②注射、针刺、器官移植、骨髓移植、血液透析。③生活密切接触传播。④性传播。⑤母婴传播。故选 C。

334.【答案】A

【解析】戊型肝炎传播途径与甲型肝炎相似。故选 A。

335.【答案】D

【解析】钩体病的传播途径：直接接触病原体是感染钩端螺旋体病的主要传播途径，带钩端螺旋体的动物排尿污染周围环境，人与环境中污染的水接触是钩端螺旋体病的主要感染方式。皮肤，尤其是破损的皮肤及黏膜是钩端螺旋体病最主要的入侵途径。故选 D。

336.【答案】B

【解析】乙脑的传播途径：乙脑主要通过蚊叮咬而传播。库蚊、伊蚊和按蚊的某些种都能传播本病，而三带喙库蚊是主要传播媒介。故选 B。

337.【答案】A

【解析】小儿伤寒：年龄越小临床表现越不典型。一般起病比较急，呕吐和腹泻等胃肠症状明显，热型不规则，便秘较少。多数患儿无相对缓脉，玫瑰疹较少见，肝、脾肿大明显。外周白细胞计数可不减少。容易并发支气管炎或肺炎，肠出血和肠穿孔少见。故选 A。

338.【答案】E

【解析】逍遥型伤寒：起初症状不明显，患者能照常生活甚至工作，部分患者直至发生肠出血或肠穿孔才被诊断。故选 E。

339.【答案】C

【解析】志贺菌血清型繁多，根据生化反应和 O 抗原不同，将志贺菌属分为 4 个血清型，即痢疾志贺菌、福氏志贺菌、鲍氏志贺菌和宋内志贺菌，又依次称为 A、B、C、D 群。我国以福氏和宋内志贺菌占优势。福氏志贺菌感染易转为慢性；宋内志贺菌感染引起症状轻，多呈不典型发作；痢疾志贺菌的毒力最强，可引起严重症状。志贺菌所有菌株都能产生内毒素，内毒素是引起全身反应如发热，毒血症及休克的重要因素，外毒素又称志贺毒素，有肠毒性、神经毒性和细胞毒性，分别导致相应临床症状。故选 C。

340.【答案】D

【解析】参见 339 题解析。

341.【答案】A

【解析】参见 339 题解析。

342.【答案】B

【解析】霍乱弧菌：在小肠的碱性、富含营养素和胆盐的环境中迅速繁殖，并产生外毒素性质的霍乱肠毒素，霍乱肠毒素是引起霍乱症状的主要物质。激活环磷酸腺苷系统可刺激肠黏膜隐窝细胞过度分泌水、氯化物及碳酸氢盐，同时抑制肠绒毛细胞对钠的正常吸收，以致出现大量水分和电解质聚集在肠腔，形成本病特征性的剧烈水样腹泻。

343.【答案】C

【解析】痢疾杆菌：志贺菌经口进入，穿过胃酸屏障后，侵袭和生长在结肠黏膜上皮细胞经基底膜进入固有层，并在其中繁殖、释放毒素，引起炎症反应和小血管循环障碍，炎症介质的释放使志贺菌进一步侵入并加重炎症反应，导致肠黏膜炎症、坏死及溃疡。故选 B。

344.【答案】B

【解析】流脑败血症期：主要病变是血管内皮损害，血管壁炎症、坏死和血栓形成，血管周围出血。皮肤黏膜局灶性出血，肺、心、胃肠道及肾上腺皮质亦可有广泛出血。也常见心肌炎和肺水肿。故选 B。

345.【答案】D

【解析】流脑脑膜炎期：主要病变部位在软脑膜和蛛网膜，表现为血管充血、出血、炎症和水肿；大量纤维蛋白、中性粒细胞及血浆外渗，引起脑脊液混浊。颅底部由于化脓性炎症的直接侵袭和炎症后粘连引起的脑神经损害。暴发型脑膜炎的病变主要在脑实质，引起脑组织坏死、充血、出血及水肿。故选 D。

346.【答案】D

【解析】硝基咪唑类对阿米巴滋养体有强大杀灭作用，是目前治疗肠内、外各型阿米巴病的首选药物，硝基咪唑类包括甲硝唑、替硝唑等。二氯尼特，又名糠酯酰胺是目前最有效的杀包虫药物。故选 D。

347.【答案】A

【解析】药物预防是目前较常应用的措施，间断预防性治疗每周 1 次，有助于减少高危人群的感染，对高疟区的健康人群及外来人群可酌情选用。成人常用氯喹，在耐氯喹疟疾流行区，可用甲氟喹亦可选用乙胺嘧啶或多西环素。孕妇、儿童宜服用氯喹做预防。故选 A。

348.【答案】A

【解析】抗疟药根据其主要环节分为两大类：①杀灭红细胞内裂体增殖疟原虫的药物：如青蒿琥酯、氯喹等。②杀灭红细胞内疟原虫配子体和迟发子孢子的药物：如磷酸伯氯喹、他非诺喹（特芬喹）等。故选 A。

349.【答案】C

350.【答案】B

【解析】伤寒病外周血象：白细胞计数一般为（3~5）×10^9/L，中性粒细胞减少，可能与骨髓的粒细胞系统受到细菌毒素的抑制、粒细胞的破坏增加及分布异常有关。嗜酸性粒细胞减少或消失，病情恢复后逐渐回升到正常，复发时再度减少或消失。嗜酸性粒细胞计数对诊断和评估病情均有重要的参考意义。故选B。

351.【答案】A

【解析】日本血吸虫病的外周血象：患者在急性期以嗜酸性粒细胞显著增多为其主要特点。白细胞总数在10×10^9/L以上。嗜酸性粒细胞一般占20%~40%，最多者可高达90%以上。慢性血吸虫患者一般轻度增多，在20%以内，而极重型急性血吸虫患者常不增多，甚至消失。晚期患者常因脾功能亢进引起红细胞、白细胞及血小板减少。故选A。

352.【答案】D

353.【答案】C

【解析】流脑的外周血象：白细胞总数明显增加，一般在（10~20）×10^9/L，中性粒细胞数升高在90%以上。并发DIC者血小板减少。故选C。

354.【答案】E

355.【答案】B

【解析】囊尾蚴病，又称囊虫病、猪肉绦虫病，由猪带绦虫幼虫（囊尾蚴）寄生于人体各组织器官所致的疾病，为较常见的人畜共患病。故选B。

356.【答案】A

【解析】华支睾吸虫病俗称肝吸虫病，是由华支睾吸虫寄生在人体肝内胆管引起的寄生虫病。成虫寄生在人或哺乳动物肝内的中、小胆管内，有时移居较大胆管或胆总管。产卵后，虫卵随胆汁进入肠道，随粪便排出体外。虫卵入水后被第一中间宿主（淡水螺）吞食后，在螺消化道内孵出毛蚴，并穿过肠壁向肝脏移行经胞蚴、雷蚴的无性增殖阶段产生大量尾蚴。尾蚴成熟后从螺体逸出，在水中侵入第二中间宿主（淡水鱼、虾）体内发育成囊蚴。终宿主（人或哺乳动物）因食入未煮熟的淡水鱼虾而受感染。故选A。

357.【答案】D

【解析】布鲁菌病可由食用含菌的乳类、水和食物而受染。故选D。

358.【答案】C

359.【答案】A

【解析】叠氮脱氧胸苷为核苷类反转录酶抑制剂（NRTIs），选择性抑制HIV反转录，掺入正在延长的DNA链中，抑制HIV复制。故选A。

360.【答案】B

【解析】α-干扰素，可用于慢性乙型肝炎和丙型肝炎抗病毒治疗，它主要通过诱导宿主产生细胞因子起作用，在多个环节抑制病毒复制。故选B。

361.【答案】C

第三章　性传播疾病

【A_1型题】

1.【答案】D

【解析】淋病主要通性接触传播，淋病患者是其传染源。少数情况下也可因接触含淋球菌的分泌物或被污染的用具（如衣裤、被褥、毛巾、浴盆、坐便器等）而被传染。故选D。

2.【答案】E

【解析】梅毒的传播途径：①性接触传播。②垂直传播。③其他途径传播：冷藏3天以内的梅毒患者血液仍具有传染性，可经医源性途径输入此种血液发生感染；少数患者可通过接吻、握手、哺乳或接触污染衣物、用具而感染。故选E。

3.【答案】C

【解析】梅毒治疗：青霉素为首选药物。对青霉素过敏者可选用四环素、红霉素等。阿昔洛韦为核苷类抗病毒药。故选C。

4.【答案】C

【解析】妊娠期淋病治疗选用青霉素，过敏者每选用红霉素。根据孕妇梅毒的分期不同，采用相应的方案进行治疗，用法及用量与同期其他梅毒患者相同，但妊娠初3个月及妊娠末3个月各进行1疗程的治疗。故选C。

5.【答案】B

【解析】尖锐湿疣的治疗：治疗原则以局部去除疣体为主，辅助抗病毒和提高免疫功能药物。包括：①物理治疗：如激光、冷冻、电灼、微波等，可酌情选用，巨大疣体可手术切除。妊娠患者接受物理治疗可能诱发流产。②光动力治疗：适用于疣体较小者、尿道口尖锐湿疣及采用物理治疗或外用药物去除疣体后预防复发治疗。③外用药物。④抗病毒和提高免疫功能药物：可选用干扰素、转移因子或胸腺素等。故选B。

6.【答案】B

【解析】梅毒的分期：获得性梅毒（后天性梅毒）：①早期梅毒：一期梅毒、二期梅毒、早期潜伏梅毒。②晚期梅毒：三期梅毒、心血管梅毒、神经梅毒、晚期潜伏梅毒。胎传性梅毒（先天性梅毒）：①早期先天梅毒。②晚期先天梅毒：皮肤、黏膜、骨骼梅毒，心血管梅毒、神经梅毒、潜伏梅毒。故选B。

7.【答案】C

【解析】淋病由淋病奈瑟菌（简称淋球菌）感染引起，主要表现为泌尿生殖道系统的化脓性感染，也可导致眼、咽、直肠感染和播散性淋球菌感染。淋病潜伏期短，传染性强，可导致多种并发症和后遗症。故选 C。

8.【答案】A

【解析】治疗淋菌性尿道炎，可选用头孢曲松 250mg 一次肌内注射，或大观霉素 2.0g 一次肌内注射，或环丙沙星 500mg 顿服，或左氧氟沙星 400mg 顿服，或阿奇霉素 1g 顿服。故选 A。

9.【答案】C

10.【答案】B

11.【答案】D

12.【答案】C

【解析】尖锐湿疣由人类乳头瘤病毒所致，常发生在肛门及外生殖器等部位，主要通过性行为传染。故选 C。

13.【答案】D

【解析】生殖器疱疹是由单纯疱疹病毒感染泌尿生殖器及肛周皮肤黏膜而引起的一种慢性、复发性、难治愈的性传播疾病。生殖器疱疹患者、亚临床或无表现排毒者及不典型生殖器疱疹患者是主要传染源，有皮损表现者传染性强单纯疱疹病毒存在于皮损渗液、精液、前列腺液、宫颈及阴道分泌物中，主要通过性接触传播。故选 D。

14.【答案】E

15.【答案】B

【解析】生殖器疱疹由单纯疱疹病毒引起，抗病毒治疗一般选用阿昔洛韦。阿昔洛韦：可选择性地抑制病毒复制，减少新损害的发生，减轻疼痛，缩短创面愈合及排毒时间。故选 B。

16.【答案】C

17.【答案】D

18.【答案】E

【解析】性传播疾病目前以宣传教育为主、标本兼治、综合治理的防治策略，政府领导、多部门合作、全社会参与的防治局面正在形成。包括：①完善法律保障。②重视宣传教育。③规范疫情报告。④加强行为干预。⑤避免交叉感染、酗酒或劳累，配偶或性伴同时治疗。故选 E。

19.【答案】C

【解析】一期梅毒无神经梅毒。二期、三期才出现神经梅毒。故选 C。

【A_2 型题】

20.【答案】D

【解析】患者男性，有冶游史，之后出现尿痛、尿频、尿道口有大量黄色分泌物，符合男性急性淋病的特点，考虑淋病可能性大。故选 D。

21.【答案】A

【解析】患者症状符合淋病的特点，进行淋球菌涂片检查即便捷又准确。故选 A。

22.【答案】C

【解析】根据患者症状及醋酸白试验阳性，考虑尖锐湿疣可能性大。故选 C。

【A_3/A_4 型题】

23.【答案】B

【解析】患者有性接触史，躯干、四肢可见玫瑰色椭圆形斑疹，且掌跖部黄豆大小铜红色领圈样脱屑具有一定的特征性，符合掌跖部位梅毒疹的特点，考虑梅毒可能性大。故选 B。

24.【答案】A

【解析】梅毒血清学试验是梅毒主要的检查方法和确诊的主要依据，分为特异性试验（包括 RPR、TRUST 和 VDRL 试验）和非特异性试验（包括 TPHA、TPPA 和 FTA-ABS）。故选 A。

25.【答案】D

【解析】梅毒治疗：青霉素为首选药物。对青霉素过敏者可选用四环素、红霉素等。故选 D。

26.【答案】C

【解析】患者有性接触史，之后出现尿道灼烧感，并出现黄色脓性分泌物，尿急，尿痛，符合男性急性淋病的特点，考虑淋病可能性大。故选 C。

27.【答案】B

28.【答案】E

【解析】男性生殖道衣原体感染主要表现为尿道黏液性或黏液脓性分泌物，并有尿痛、尿道不适等症状。并发症有附睾丸、前列腺炎等。确诊需细胞培养法检测沙眼衣原体。通常采用阿奇霉素单剂口服，其他还可选择米诺环素、红霉素、四环素、氧氟沙星等。故选 E。

29.【答案】A

30.【答案】C

【B_1 型题】

31.【答案】B

【解析】梅毒的病原体为梅毒螺旋体（TP），TP 通常不易着色，又称苍白螺旋体。故选 B。

32.【答案】D

【解析】尖锐湿疣由人乳头瘤病毒所致，常发生在肛门及外生殖器等部位，主要通过性行为传染。故选 D。

33.【答案】A

【解析】一期梅毒主要表现为硬下疳和硬化性淋巴结炎，一般无全身症状。玫瑰疹和躯干红斑一般可出现在二期梅毒。故选 A。

34.【答案】B

35.【答案】C

36.【答案】D

37.【答案】B

38.【答案】A

第二十五篇 其 他

第一章 围手术期处理

1.【答案】B

【解析】术后恶心、呕吐的原因：①常见为麻醉反应。②其他，如胃扩张、肠梗阻、颅压增高、糖尿病酸中毒、尿毒症、低钾、低钠等。故选B。

2.【答案】E

【解析】术前胃肠道准备：从术前8~12小时开始禁食，术前4小时开始禁止饮水，以防因麻醉或手术过程中的呕吐而引起窒息或吸入性肺炎。必要时可用胃肠减压。故选E。

3.【答案】D

4.【答案】E

5.【答案】C

【解析】物品经高压灭菌后，可保持包内无菌2周。故选C。

6.【答案】E

【解析】对糖尿病患者的术前评估包括糖尿病慢性并发症（如心血管、肾疾病）和血糖控制

情况，并做相应处理：①仅以饮食控制病情者，术前不需特殊准备。②口服降糖药的患者，应继续服用至手术的前1天晚上；如果服长效降糖药如氯磺丙脲，应在术前2~3日停服。禁食患者需静脉输注葡萄糖加胰岛素维持血糖轻度升高状态（5.6~11.2 mmol/L）较为适宜。③平时用胰岛素者，术前应以葡萄糖和胰岛素维持正常糖代谢。在手术日晨停用胰岛素。④伴有酮酸中毒的患者，需要接受急症手术，应当尽可能纠正酸中毒、血容量不足、电解质失衡（特别是低血钾）。故选E。

7.【答案】C

8.【答案】B

9.【答案】E

【解析】施行颅脑手术后，如无休克或昏迷，可取头高脚低斜坡卧位。施行颈、胸手术后，多采用高半坐位卧式，以便于呼吸及有效引流。腹部手术后，多取低半坐位卧式或斜坡卧位，以减少腹壁张力。脊柱或臀部手术后，可采用俯卧或仰卧位。故选E。

10.【答案】E

【A_3/A_4型题】

11.【答案】D

【解析】患者术后出现腹痛及面色苍白、皮肤湿冷、心率过快、血压下降等休克表现，考虑术后腹腔内出血可能性大。故选D。

12.【答案】D

13.【答案】E

【解析】诊断为术后出血后，应当迅速再手术止血，清除血凝块，用盐水冲洗腹腔。故选E。

14.【答案】B

【解析】患者60岁，平时嗜烟，行上腹部手术后，痰多且无力咳出。查体：体温37.8℃，右下肺部呈实音，呼吸音消失。考虑患者右下肺不张可能性大。预防和治疗肺不张应叩击胸、背部，鼓励咳嗽和深呼吸，经鼻气管吸引分泌物。故选B。

15.【答案】E

【B_1型题】

16.【答案】A

【解析】心脏病患者手术前准备的注意事项：①长期低盐饮食和使用利尿药物、水和电解质失调的患者，术前需纠正。②贫血患者携氧能力差，术前应少量多次输血。③心律失常者，根据不同原因区别对待。对偶发室性期前收缩，一般无须特别处理，如有房颤伴心室率增快达100次/分以上者，可给以毛花苷C静脉注射或口服普萘洛尔。老年人有冠心病者，如出现心动过缓、心室率在50次/分以下者，手术前可给阿托品注射。④急性心梗患者，6个月内不施行择期手术。心力衰竭患者，最好在心衰控制3~4周后再施行手术。故选A。

17.【答案】C

18.【答案】B

第二章 营 养

【A_1型题】

1.【答案】C

【解析】肠外营养的禁忌证：①胃肠功能正常、适应肠内营养或5天内可恢复胃肠功能者。②不可治愈、无存活希望、临终或不可逆昏迷患者。③需急诊手术、术前不可能实施营养支持者。

④心血管功能或严重代谢紊乱需要控制者。故选 C。

2.【答案】B

【解析】人体测量体重变化可反映营养状态，但应排除脱水或水肿等影响因素。体重低于标准体重的 15%，提示存在营养不良。故选 B。

3.【答案】E

【解析】血清清蛋白正常值应该大于 35g/L，28～34g/L 是轻度营养不良，21～27g/L 是中度营养不良，小于 21g/L 是重度营养不良。故选 E。

4.【答案】C

5.【答案】B

【解析】肠内营养并发症包括：①误吸：由于患者年老体弱，昏迷或存在胃潴留，当通过鼻胃管输入营养液时，可因呃逆后误吸而导致吸入性肺炎。②腹胀、腹泻：发生率 30%～50%，与输入速度及溶液浓度有关，与溶液的渗透压也有关。输注太快是引起症状的主要原因，故应强调缓慢输入。故选 B。

6.【答案】A

【解析】由于全营养混合液的渗透压不高，故经周围静脉输注并无困难，适宜于用量小、肠外营养（PN）支持不超过 2 周者。对于需长期 PN 支持者，则以经中心静脉导管输入为宜。该导管常经颈内静脉或锁骨下静脉穿刺置入至上腔静脉。故选 A。

7.【答案】B

第三章　感　　染

【A_1 型题】

1.【答案】E

【解析】预防手术后感染的措施包括：①防止病原微生物侵入：a. 加强卫生宣教，注意个人清洁和公共卫生，减少体表、体内病原微生物滞留；b. 严格规范的无菌手术操作，及时地正确处理各种新鲜伤口清创，清除污染的细菌和异物，去除血块与无活力组织，减少组织创伤，正确使用引流有助于防止与减少创口感染。②增强机体的抗感染能力。③切断病原菌传播环节。故选 E。

2.【答案】C

【解析】丹毒是皮肤淋巴管网的急性炎症感染，为乙型溶血性链球菌侵袭所致。好发部位是下肢与面部。起病急，开始即可有畏寒、发热、头痛、全身不适等。病变多见于下肢，表现为片状皮肤红疹、微隆起、色鲜红、中间稍淡、境界较清楚。局部有烧灼样疼痛，病变范围向外周扩展时，中央红肿消退而转变为棕黄。有的可起水疱，附近淋巴结常肿大、有触痛，但皮肤和淋巴结少见化脓破溃。故选 C。

3.【答案】B

4.【答案】C

【解析】深部脓肿的特点：①局部水肿。②局部压痛明显，可触及肿块，无明显波动感。③穿刺可抽出脓液。④全身症状明显。故选 C。

5.【答案】D

【解析】皮下浅层急性淋巴管炎在表皮下可见红色线条，中医称红丝疗。病变部位有触痛，扩展时红线向近心端延伸。皮下深层的淋巴管炎不出现红线，但有条形触痛区。故选 D。

6.【答案】D

【解析】破伤风的前驱症状是全身乏力、头晕、头痛、咀嚼无力、局部肌肉发紧、扯痛、反射亢进等。典型症状是在肌紧张性收缩（肌强直、发硬）的基础上，阵发性强烈痉挛，通常最先受影响的肌群是咀嚼肌，随后顺序为面部表情肌、颈、背、腹、四肢肌，最后为膈肌。发作时神志清楚，表情痛苦。强烈的肌痉挛，可使肌断裂，甚至发生骨折。膀胱括约肌挛缩可引起尿潴留。故选 D。

7.【答案】A

8.【答案】E

9.【答案】C

【解析】痈的治疗：初期仅有红肿时，可用 50% 硫酸镁湿敷，鱼石脂软膏、金黄散等敷贴，也可以碘附原液稀释 10 倍后每日涂 3 次。同时静脉给予抗生素，争取病变范围缩小。已出现多个脓点、表面紫褐色或已破溃流脓时，需要及时切开改善引流。在静脉麻醉下做“+”或“++”形切口切开引流，切口线应超出病变边缘皮肤，清除已化脓和尚未成脓、但已失活的组织；然后填塞生理盐水纱条，外加干纱布绷带包扎。故选 C。

10.【答案】E

11.【答案】D

【解析】全身性感染的常见致病菌：①革兰染色阴性杆菌，当代外科感染中革兰阴性杆菌感染已超越革兰阳性球菌，常见为大肠埃希菌、铜绿假单胞菌、变形杆菌，克雷伯菌、肠杆菌等。②革兰染色阳性球菌，较常见的有 3 种：金黄葡萄球菌、表皮葡萄球菌、肠球菌。③无芽孢厌氧菌，常见的无芽孢厌氧菌是拟杆菌、梭状杆菌、厌氧葡萄球菌和厌氧链球菌。④真菌。破伤风梭菌是有芽孢厌氧菌，由它引起的破伤风是常和创伤相关联的一种特异性感染。故选 D。

12.【答案】C

【解析】外科感染按病菌种类

和病变性质可分为：①非特异性感染：亦称化脓性感染或一般性感染，占外科感染的大多数。致病菌有金黄葡萄球菌、溶血性链球菌、大肠埃希菌、变形杆菌、铜绿假单胞菌等，可由单一病菌导致感染，也可由几种病菌共同致病形成混合感染。②特异性感染：结核、破伤风、气性坏疽、炭疽、念珠菌病等属特异性感染，引起感染的致病菌如结核分枝杆菌、破伤风梭菌、产气荚膜梭菌、炭疽杆菌、白念珠菌等的致病作用不同于一般性感染的病菌，可以引起较为独特的病变。故选 C。

13.【答案】E

【解析】脓血症是指局部化脓性病灶的细菌栓子或脱落的感染血栓，间歇地进入血液循环，并在身体各处的组织或器官内发生转移性脓肿者。故选 E。

【A_3/A_4 型题】

14.【答案】E

15.【答案】E

【解析】患儿出现转移性脓肿，故考虑脓毒血症可能性大。故选 E。

16.【答案】C

17.【答案】C

18.【答案】E

【解析】确定致病菌应做体液和分泌物的细菌培养，但由于在发生脓毒症前多数患者已经抗菌药物治疗，以至血液培养常得不到阳性结果，故应多次、最好在发生寒战、发热时抽血做细菌培养，可提高阳性率。对多次血液细菌培养阴性者，应考虑厌氧菌或真菌性脓毒症，可抽血做厌氧性培养，或做尿和血液真菌检查和培养。故选 E。

19.【答案】E

【B_1 型题】

20.【答案】B

【解析】①革兰阳性细菌败血症：主要致病菌为金黄色葡萄球菌。多见于痈、蜂窝织炎或大面积烧伤时。表现为稽留热或弛张热，寒战少见，皮疹多见，谵妄、昏迷多见。血白细胞总数及中性粒细胞明显增多。②革兰阴性杆菌败血症：常为大肠埃希菌、铜绿假单胞菌、变形杆菌引起，多见于胆道、尿路、肠道和大面积烧伤感染时。一般以突发寒战开始，间歇发热；严重者体温不升；有时白细胞计数升高不明显，甚至减少；休克发生早，持续时间长；多无转移性脓肿。故选 B。

21.【答案】A

22.【答案】E

第四章 创伤和火器伤

【A_1 型题】

1.【答案】C

【解析】初期处理火器伤清创后伤口一般不做一期缝合，可做延期处理。但头、胸、腹及关节的伤口均应缝闭其体腔同时保持一定的引流。故选 C。

2.【答案】C

【解析】大多数火器伤需要清创，一般应在伤后 8~12 小时内施行。清创后伤口一般不做一期缝合，可做延期处理火器伤二期处理：①火器伤伤口的延期缝合：在清创处理后 4~7 天，伤口已有少量的肉芽组织形成，如创面无大量的脓液或渗液，周围组织无明显的炎症，可缝合伤口。伤口可能接近一期愈合。②二期缝合：清创后伤口发生感染，或因为其他原因错过了延期缝合的时机，此后所实行的伤口缝合称为二期缝合。早二期缝合在初期清创处理后 8~14 天内缝合；晚二期缝合在初期清创处理 14 天后缝合。故选 C。

【A_3/A_4 型题】

3.【答案】B

4.【答案】D

【解析】患者目前四肢活动好，无异常活动、畸形、骨擦音及骨擦感等骨折的特征、暂不考虑左股骨骨折。

5.【答案】E

【解析】患者目前血压正常，心率无明显增快，无休克表现，不需输血。故选 E。

【B_1 型题】

6.【答案】A

【解析】根据创伤和外科手术中污染的可能性将手术切口分为三类：①Ⅰ类切口即无菌切口。如颅脑、视觉器官、四肢躯干及不切开空腔脏器的胸、腹部手术切口。②Ⅱ类切口即可能污染的切口。即手术切口部位有污染的可能。如手术中必须切开或离断与体表相通连并有污染可能的空腔器疗的手术切口。包括消化道、呼吸道、泌尿道、阴道等以及阴囊、会阴部等不易彻底消毒皮肤的切口。③Ⅲ类切口即污染切口。即在邻近感染区域组织及直接暴露于感染物的切口。如各个系统或部位的脓肿切开引流，化脓性腹膜炎等手术切口均属此类。切口愈合分为三级：①甲级：愈合优良，即没有不良反应的初级愈合，用“甲”字表示。②乙级：愈合欠佳，即愈合有缺点，但切口未化脓。为了反应愈合欠佳具体情况，可备注说明，如血肿、积液、皮肤坏死、切口破裂等，用“乙”字表示。③丙级：切口化脓，并因化脓需要敞开切口或切开引流者。用“丙”字表示。

故选 A。

7.【答案】C

8.【答案】E

第五章　烧　　伤

【A_1 型题】

1.【答案】E

【解析】中国新九分法：将成人体表面积分为 11 个 9%的等份，另加 1%构成 100%的体表面积，其中头面颈部为 9%（发部 3%、面部 3%、颈部 3%），双上肢为 2 个 9%（双上臂 7%，双前臂 6%，双手 5%），躯干前后（各占 13%）及会阴（占 1%）为 3 个 9%，双下肢包括臀部为 5 个 9%+1%=46%（双大腿 21%，双小腿 13%，双臀和双足在成年男性分别为 5%和 7%，在成年女性各占 6%）。儿童头大，下肢小，可按下法计算：头颈部面积=［9+（12-年龄）］%，双下肢面积=［46-（12-年龄）］%。所以成年女性背部、会阴和双臀的烧伤面积为 13%+1%+6%=20%。故选 E。

2.【答案】D

【解析】感染是救治烧伤中突出的问题。烧伤死亡原因中，感染居首位（占 51.8%）。故选 D。

3.【答案】C

【解析】按照患儿的烧伤面积和体重计算，伤后第一个 24 小时，每 1%烧伤面积Ⅱ度、Ⅲ度每千克体重应补胶体 0.5ml 和电解质液 1.0ml，共 1.5ml（广泛深度烧伤者与小儿烧伤其比例可改为 1∶1，即共 2.0ml），另加基础水分 2000ml。故选 C。

4.【答案】C

【解析】组织烧伤后的立即反应是体液渗出，一般要持续 36~48 小时。小面积浅度烧伤，体液的渗出量有限，通过人体的代偿，不致影响全身的有效循环血量。烧伤面积大而深者，由于体液的大量渗出和其他血流动力学的变化，可急剧发生休克。烧伤早期的休克基本属于低血容量性休克，但与一般急性失血不同之处在于体液的渗出是逐步的，伤后 2~3 小时最为急剧，8 小时达高峰，随后逐渐减缓，至 48 小时渐趋恢复，渗出于组织间的水肿液开始回收。故选 C。

5.【答案】E

【解析】电接触烧伤有较多特性。电压越高，电流强度越大；电流导入人体后，因不同组织的电阻不同（依大小顺序为骨、脂肪、皮肤、肌腱、肌肉、血管和神经），局部损害程度有所不同。如骨骼的电阻大，局部产生的热能也大，所以在骨骼周围可出现“套袖式”坏死。体表的电阻又因皮肤的厚薄和干湿情况而异。如手掌、足掌因角质层厚，电阻也高；皮肤潮湿、出汗时，因电阻低，电流易通过，迅速沿电阻低的血管运行，全身性损害重；反之皮肤干燥者，局部因电阻高，损害也较重，但全身性损害相对减轻。“入口”处邻近的血管易受损害，血管进行性栓塞常引起相关组织的进行性坏死和继发性血管破裂出血。电流通过肢体时，可引发强烈挛缩，关节屈面常形成电流短路，所以在肘、腋、膝、股等处可出现“跳跃式”深度烧伤。此外，交流电对心脏损害较大，电流通过脑、心等重要器官，后果较重。故选 E。

【A_2 型题】

6.【答案】C

【解析】参见 3 题解析。额外丢失补液量=2.0×10×10=200ml。故选 C。

7.【答案】C

【解析】参见 1 题解析。患者烧伤面积为右足+右小腿=7%÷2+13%÷2=10%。烧伤深度的识别采用三度四分法，即Ⅰ度、浅Ⅱ度、深Ⅱ度和Ⅲ度烧伤。Ⅰ度烧伤：仅伤及表皮浅层，生发层健在，再生能力强。表面红斑状、干燥，烧灼感，3~7 天脱屑痊愈，短期内有色素沉着。浅Ⅱ度：伤及表皮的生发层、真皮乳头层。局部红肿明显，大小不一的水疱形成，内含淡黄色澄清液体，水疱皮如剥脱，创面红润、潮湿、疼痛明显。上皮再生靠残存的表皮生发层和皮肤附件（汗腺、毛囊）的上皮增生，如不感染，1~2 周内愈合，一般不留瘢痕，多数有色素沉着。深Ⅱ度：伤及皮肤的真皮层，介于浅Ⅱ度和Ⅲ度之间，深浅不尽一致，也可有水疱，但去疱皮后，创面微湿，红白相间，痛觉较迟钝。由于真皮层内有残存的皮肤附件，可赖其上皮增殖形成上皮小岛，如不感染，可融合修复，需时 3~4 周。但常有瘢痕增生。Ⅲ度烧伤：是全皮层烧伤甚至达到皮下、肌或骨骼。创面无水疱，呈蜡白或焦黄色甚至炭化，痛觉消失，局部温度低，皮层凝固性坏死后形成焦痂，触之如皮革，痂下可显树枝状栓塞的血管。因皮肤及其附件已全部烧毁，无上皮再生的来源，必须靠植皮而愈合。只有很局限的小面积Ⅲ度烧伤，才有可能靠周围健康皮肤的上皮爬行而收缩愈合。根据题干描述，该患者属于浅Ⅱ度烧伤。故选 C。

【A_3/A_4型题】

8.【答案】A

【解析】参见1题解析。患者烧伤面积为面部+躯干前面+双前臂+双手+双小腿+双足=3%+13%+6%+5%+13%+7%=47%。故选A。

9.【答案】B

10.【答案】B

【解析】参见3题解析。烧伤第一个24小时补充晶体液、胶体液量=1.5×47×60+2000=6230ml。故选B。

【B_1型题】

11.【答案】C

12.【答案】A

第六章 乳房疾病

【A_1型题】

1.【答案】A

【解析】粉刺癌是乳腺导管原位癌的一种，癌细胞体积较大，位于扩张的导管内，排列紧密，异型性明显，胞质丰富，嗜酸，中央有大片坏死。大体观切面可见扩张的导管内含灰黄色软膏样坏死物质，挤压时可由导管内溢出，状如皮肤粉刺，故称之粉刺癌。故选A。

2.【答案】D

3.【答案】C

【解析】乳腺癌的临床表现：早期表现为患侧乳房出现无痛、单发的小肿块，常是患者无意中发现而就医的主要症状。肿块质硬，表面不光滑，与周围组织分界不很清楚，在乳房内不易被推动。随着肿瘤增大，可引起乳房局部隆起。若累及Cooper韧带，可使其缩短而致肿瘤表面皮肤凹陷，即所谓“酒窝征”。邻近乳头或乳晕的癌肿因侵入乳管使之缩短，可把乳头牵向癌肿一侧，进而可使乳头扁平、回缩、凹陷。癌块继续增大，如皮下淋巴管被癌细胞堵塞，引起淋巴回流障碍，出现真皮水肿，皮肤呈“橘皮样”改变。故选C。

4.【答案】B

【解析】乳腺癌的TNM分期如下。T_0，原发癌瘤未查出；Tis，原位癌（非浸润性癌及未查到肿块的乳头湿疹样乳腺癌）；T_1，癌瘤长径≤2cm；T_2，癌瘤长径>2cm，≤5cm；T_3，癌瘤长径>5cm；T_4，癌瘤大小不计，但侵及皮肤或胸壁（肋骨、肋间肌、前锯肌），炎性乳腺癌亦属之。N_0，同侧腋窝无肿大淋巴结；N_1，同侧腋窝有肿大淋巴结，尚可推动；N_2，同侧腋窝肿大淋巴结彼此融合，或与周围组织粘连；N_3，有同侧胸骨旁淋巴结转移，有同侧锁骨上淋巴结转移。M_0，无远处转移；M_1，有远处转移。根据以上情况进行组合，可把乳腺癌分为以下各期：0期$TisN_0M_0$；Ⅰ期$T_1N_0M_0$；Ⅱ期$T_{0\sim1}N_1M_0$，$T_2N_{0\sim1}M_0$，$T_3N_0M_0$；Ⅲ期$T_{0\sim2}N_2M_0$，$T_3N_{1\sim2}M_0$，T_4任何NM_0，任何TN_3M_0；Ⅳ期任何T，任何N，M_1。故选B。

5.【答案】E

【解析】急性乳腺炎的临床表现：患者感觉乳房疼痛、局部红肿、发热。随着炎症发展，患者可有寒战、高热、脉搏加快，常有患侧淋巴结肿大、压痛，白细胞计数明显增加。故选E。

6.【答案】D

【解析】脓肿形成后，主要治疗措施是及时做脓肿切开引流。手术时要有良好的麻醉，深部脓肿或乳房后脓肿可沿乳房下缘做弧形切口，经乳房后间隙引流之。切开后以手指轻轻分离脓肿的多房间隔，以利引流。脓腔较大时，可在脓腔的最低部位另加切口做对口引流。故选D。

7.【答案】E

【解析】乳腺囊性增生病，也称慢性囊性乳腺病，简称乳腺病，是妇女多发病，常见于中年妇女。是乳腺实质的良性增生，其病理形态复杂，增生可发生于腺管周围并伴有大小不等的囊肿形成；或腺管内表现为不同程度的乳头状增生，伴乳管囊性扩张，也有发生于小叶实质者，主要为乳管及腺泡上皮增生。本病系体内女性激素代谢障碍，尤其是雌、孕激素比例失调，使乳腺实质增生过度和复旧不全。部分乳腺实质成分中女性激素受体的质和量异常，使乳房各部分的增生程度参差不齐。临床表现突出的表现是乳房胀痛和肿块，特点是部分患者具有周期性。疼痛与月经周期有关，往往在月经前疼痛加重，月经来潮后减轻或消失，有时整个月经周期都有疼痛。少数患者可有乳头溢液。本病病程较长，发展缓慢。故选E。

8.【答案】A

9.【答案】B

10.【答案】D

11.【答案】A

【解析】乳腺囊性增生病的治疗：主要是对症治疗，可用中药或中成药调理，包括疏肝理气，调和冲任及调整卵巢功能。对局限性乳腺囊性增生病，应在月经后1周至10天内复查，若肿块变软、缩小或消退，则可予以观察并继续中药治疗。若肿块无明显消退者，或在观察过程中，对局部病灶有恶性病变可疑时，应予切除并做快速病理检查。如果有不典型上皮增生，则可结合其他因素决定手术范围，如有对侧乳腺癌或有乳腺癌家族史等高危因素者，以及年龄大，肿块周围乳腺组织增生也较明显者，可做单纯乳房切除术。故选 A。

12.【答案】C

13.【答案】B

【解析】急性乳腺炎的发病，有以下两方面原因：①乳汁淤积：乳汁是理想的培养基，乳汁淤积将有利于入侵细菌的生长繁殖。②细菌入侵：乳头破损或皲裂，使细菌沿淋巴管入侵是感染的主要途径。细菌也可直接侵入乳管，上行至腺小叶而致感染。故选 B。

14.【答案】A

15.【答案】C

16.【答案】B

【解析】炎性乳腺癌的预后最差。局部皮肤可呈炎症样表现，开始时比较局限，不久即扩展到乳房大部分皮肤，皮肤发红、水肿、增厚、粗糙、表面温度升高。故选 B。

17.【答案】D

【A_2 型题】

18.【答案】A

19.【答案】B

【解析】乳房纤维腺瘤，是女性常见的乳房肿瘤，高发年龄是 20～25 岁，其次为 15～20 岁和 25～30 岁。好发于乳房外上象限，约 75% 为单发，少数属多发。除肿块外，患者常无明显自觉症状。肿块增大缓慢，质似硬橡皮球的弹性感，表面光滑，易于推动。月经周期对肿块的大小并无影响。故选 B。

20.【答案】C

21.【答案】C

【解析】手术治疗是乳腺癌的主要治疗方法之一，还有辅助化学药物、内分泌、放射治疗，以及生物治疗。故选 C。

22.【答案】E

23.【答案】D

24.【答案】B

【解析】参见 4 题解析。患者为 $T_2N_1M_0$ 属于第Ⅱ期。故选 B。

25.【答案】D

【解析】患者乳房出现质韧、边缘清晰、活动度大、无压痛且生长缓慢的肿块，结合年龄优先考虑乳房纤维腺瘤。故选 D。

26.【答案】C

【解析】放射治疗是乳腺癌局部治疗的手段之一。在保留乳房的乳腺癌手术后，放射治疗是一重要组成部分，应于肿块局部广泛切除后给予较高剂量放射治疗。单纯乳房切除术后可根据患者年龄、疾病分期分类等情况，决定是否应用放疗。根治术后是否应用放疗，多数认为对Ⅰ期病例无益，对Ⅱ期以后病例可能降低局部复发率。故选 C。

27.【答案】B

【解析】患者右乳外上象限无痛，质硬，边界欠清肿块，结合年龄考虑乳腺癌可能性大。故选 B。

28.【答案】A

【解析】切开后以手指轻轻分离脓肿的多房间隔，以利引流。故选 A。

【A_3/A_4 型题】

29.【答案】E

30.【答案】A

【解析】患者右乳外上象限肿物，质硬，结合年龄考虑乳腺癌可能性大。故选 A。

31.【答案】C

32.【答案】B

33.【答案】A

【解析】炎性乳腺癌发病特点：酷似急性炎症改变，乳腺弥漫性增大，乳腺皮肤红、肿、热、痛，易误诊为急性乳腺炎。约 50% 的炎性乳腺癌摸不到肿块，多数患者在就诊时就发现腋窝和/或锁骨上淋巴结转移。本例患者右乳皮肤红肿，呈橘皮样改变，未触及肿块，右腋窝可触及多个肿大、质硬、融合淋巴结。皮肤活检在淋巴管内查见癌栓，ER、PR 阳性，完全符合炎性乳腺癌的诊断，故选 A。

34.【答案】E

【解析】炎性乳腺癌患者常在确诊断时肿瘤已扩散出现转移，单纯局部治疗，如外科手术或放射治疗，对转移灶没有作用，故疗效差。治疗炎性乳腺癌应采用综合治疗。首先进行新辅助化疗；对 HER-2 检测阳性的炎性乳腺癌患者，化疗中还可联合应用曲妥珠单抗（即靶向治疗）。新辅助化疗获得临床缓解的患者，化疗结束后再进行手术或放疗。故选 E。

【B_1 型题】

35.【答案】D

【解析】乳腺癌表现为患侧乳房出现无痛、单发的小肿块，肿块质硬，表面不光滑，与周围组织分界不很清楚，在乳房内不易被推动。故选 D。

36.【答案】B

【解析】乳房纤维腺瘤，是女性常见的乳房肿瘤，患者常无明显自觉症状。肿块增大缓慢，质似硬橡皮球的弹性感，表面光滑，易于推动。月经周期对肿块的大小并无影响。故选 B。

37.【答案】E

【解析】急性乳腺炎表现为乳房疼痛、局部红肿、发热。随着炎症发展，患者可有寒战、高热、脉搏加快，常有患侧淋巴结肿大、压痛，白细胞计数明显增加。故选 E。

第七章 中　毒

【A1型题】

1.【答案】A

2.【答案】B

3.【答案】B

4.【答案】B

5.【答案】E

【解析】清除胃肠道尚未吸收的毒物的方法包括：①催吐。②鼻胃管抽吸。③洗胃。④导泻。⑤灌肠。故选E。

6.【答案】D

7.【答案】E

8.【答案】C

【解析】有机磷农药中毒所致的急性肺水肿属于毒蕈碱样症状，又称M样症状。解除M症状首选阿托品。故选C。

9.【答案】C

【解析】急性中毒诊断分级：轻度中毒仅有M样症状，胆碱酯酶活力50%～70%。中度中毒M样症状加重，出现N样症状，胆碱酯酶活力30%～50%。重度中毒具有M、N样症状，并伴有肺水肿、抽搐、昏迷，呼吸肌麻痹和脑水肿，胆碱酯酶活力30%以下。故选C。

10.【答案】E

【解析】有机磷农药中毒所致的呼吸肌麻痹是烟碱样症状，胆碱酯酶复能药能有效解除烟碱样毒性作用。故选E。

11.【答案】A

【解析】有机磷农药的毒性作用是与真性胆碱酯酶酯解部位结合成稳定的磷酰化胆碱酯酶，使胆碱酯酶丧失分解乙酰胆碱能力，乙酰胆碱大量积聚引起一系列毒蕈碱、烟碱样和中枢神经系统症状，严重者常死于呼吸衰竭。长期接触有机磷农药的毒性时，胆碱酯酶活力虽明显下降，而临床症状往往较轻，可能是由于人体对积聚的乙酰胆碱耐受性增强。故选A。

12.【答案】B

13.【答案】D

【解析】美曲膦酯（敌百虫）与碳酸氢钠或含碳酸氢钠等碱性药物合用可转变为剧毒的敌敌畏而引起中毒。故选D。

14.【答案】C

【解析】中毒的治疗原则：①立即终止毒物接触。②紧急复苏和对症支持治疗。③清除体内尚未吸收的毒物。④应用解毒药。⑤预防并发症。昏迷、惊厥、休克状态、腐蚀性毒物摄入和无呕吐反射者禁用催吐。故选C。

15.【答案】E

【解析】根据病情，阿托品每10～30分钟或1～2小时给药一次，直到患者M样症状消失或出现“阿托品化”。阿托品化指征为瞳孔较前扩大、口干、皮肤干燥、心率增快和肺湿啰音消失。此时，应减少阿托品剂量或停用。如出现瞳孔明显扩大、神志模糊、烦躁不安、抽搐、昏迷和尿潴留等为阿托品中毒，立即停用阿托品。故选E。

16.【答案】D

【解析】阿托品化指征为瞳孔较前扩大、口干、皮肤干燥、心率增快和肺湿啰音消失。此时，应减少阿托品剂量或停用。如出现瞳孔明显扩大、神志模糊、烦躁不安、抽搐、昏迷和尿潴留等为阿托品中毒，立即停用阿托品。故选D。

17.【答案】C

18.【答案】D

【解析】有机磷中毒表现为：①急性中毒。中毒后，出现急性胆碱能危象，表现为：a. 毒蕈碱样症状，又称M样症状，主要是副交感神经末梢过度兴奋，产生类似毒蕈碱样作用；b. 烟碱样症状，又称N样症状；c. 中枢神经系统症状，过多乙酰胆碱刺激所致，表现头晕、头痛、烦躁不安、谵妄、抽搐和昏迷，有的发生呼吸、循环衰竭死亡；d. 局部损害，有些有机磷杀虫药接触皮肤后发生过敏性皮炎、皮肤水疱或剥脱性皮炎，污染眼部时，出现结膜充血和瞳孔缩小。②迟发性多发神经病。③中间型综合征。有机磷中毒呼出气为大蒜味。故选D。

19.【答案】E

【解析】有机磷农药中毒的解救药物包括：①胆碱酯酶复能药，有氯解磷定、解磷定和双复磷。②胆碱受体阻断药，包括M胆碱受体阻断药和N胆碱受体阻断药。③复方制剂，是将生理性拮抗药与中毒酶复能药组成的复方制剂。故选E。

20.【答案】C

【解析】有机磷杀虫药主要在肝内进行生物转化和代谢。有的有机磷杀虫药氧化后毒性反而增强，如对硫磷通过肝细胞微粒体的氧化酶系统氧化为对氧磷，后者对胆碱酯酶抑制作用要比前者强300倍。故选C。

21.【答案】B

【解析】烟碱样症状，又称N样症状。在横纹肌神经-肌肉接头处乙酰胆碱蓄积过多，出现肌纤维颤动，甚至全身肌肉强直性痉挛，也可出现肌力减退或瘫痪，呼吸肌麻痹引起呼吸衰竭或停止。交感神经节受乙酰胆碱刺激，其节后交感神经纤维末梢释放儿茶酚胺，表现血压增高和心律失常。故选B。

22.【答案】A

23.【答案】A

【解析】解磷定属于胆碱酯酶复能药，胆碱酯酶复能药能有效解除烟碱样毒性作用，对M样症状和中枢性呼吸抑制作用无明显影响。故选A。

24.【答案】E

【解析】解磷定和氯解磷定属于胆碱酯酶复能药，胆碱酯酶复能药对甲拌磷、内吸磷、对硫磷、甲胺磷、碘依可酯和肟硫磷等中毒疗效好，对敌敌畏、美曲膦酯中毒疗效差，对乐果和马拉硫磷中毒疗效不明显。双复磷对敌敌畏及美曲膦酯中毒疗效较碘解磷定为好。故选E。

25.【答案】C

26.【答案】D

27.【答案】A

28.【答案】C

【解析】血胆碱酯酶活力是诊断有机磷农药中毒的特异性实验指标，对判断中毒程度、疗效和预后极为重要。故选C。

29.【答案】A

30.【答案】B

31.【答案】C

32.【答案】E

【解析】急性CO中毒的症状与血液中COHb浓度有密切关系，同时也与患者中毒前的健康状况，如有无心、脑血管病及中毒时体力活动等情况有关。故选E。

33.【答案】A

【解析】有机磷杀虫药主要经过胃肠道、呼吸道、皮肤或黏膜吸收。吸收后迅速分布至全身各器官，其中以肝内浓度最高，其次为肾、肺、脾等，肌肉和脑含量最少。故选A。

34.【答案】D

【解析】CO中毒时应迅速将患者转移到空气新鲜处，终止CO继续吸入。卧床休息，保暖，保持呼吸道畅通。故选D。

35.【答案】B

【解析】在体内，对硫磷和甲基对硫磷氧化分解为对硝基酚，美曲膦酯代谢为三氯乙醇。尿中测出对硝基酚或三氯乙醇有助于诊断上述毒物中毒。

故选B。

36.【答案】B

【解析】由皮肤和黏膜吸收中毒处理：①除去污染的衣物，清除皮肤黏膜上的毒物，清洗被污染的皮肤与黏膜；皮肤接触腐蚀性毒物者，冲洗时间要求达15~30分钟，并用适当的中和液或解毒液冲洗。②由伤口或其他原因进入局部的药物中毒，要用止血带结扎，尽量减少毒物吸收，必要时做伤口引流排毒。③眼内污染毒物，必须立即用清水冲洗至少5分钟，并滴入相应的中和剂；对固体的腐蚀性毒物颗粒，要用器械的方法取出结膜和角膜异物。故选B。

37.【答案】C

【解析】洗胃时，患者取左侧卧位，头稍低并转向一侧。应用较大口径胃管，涂液状石蜡润滑后由口腔将胃管向下送进50cm左右。如能抽出胃液，证明胃管确在胃内；如果不能肯定胃管是否在胃内，可向胃管注入适量空气，如在胃区听到"咕噜"声，证明在胃内。首先吸出全部胃内容物，留送毒物分析。然后，每次向胃内注入200~300ml温开水。一次注入量过多则易促使毒物进入肠腔内。洗胃时，需要反复灌洗，直至洗出液清亮为止。洗胃液总量至少2~5L，甚至可用到6~8L，或更多。拔胃管时，要先将胃管尾部夹住，以免拔胃管过程中管内液体反流入气管内。故选C。

38.【答案】B

39.【答案】D

40.【答案】E

【解析】急性CO中毒的治疗包括：①终止CO吸入：迅速将患者转移到空气新鲜处，终止CO继续吸入。卧床休息，保暖，保持呼吸道畅通。②氧疗：给予氧疗，迅速纠正缺氧状态。方法包括吸氧和高压氧舱。③机械通气。④防治脑水肿：静脉注射甘露醇，葡萄糖或呋塞米。⑤促进脑细胞代谢。⑥防治并发症和后发症。故选E。

41.【答案】B

【解析】有机磷农药分为：①剧毒类，如甲拌磷、内吸磷、对硫磷、速灭磷等。②高毒类，如甲基对硫磷、甲胺磷、氧乐果、敌敌畏、磷胺、久效磷、水胺硫磷、杀扑磷和亚砜磷等。③中度毒类，如乐果、倍硫磷、除线磷、碘依可酯、美曲膦酯、乙酰甲胺磷、敌匹硫磷（二嗪农）和亚胺硫磷等。④低毒类，如马拉硫磷、肟硫磷（辛硫磷）、甲基乙酯磷、碘硫磷和溴硫磷等。故选B。

42.【答案】E

【解析】毒蕈碱样症状，又称M样症状。主要是副交感神经末梢过度兴奋，产生类似毒蕈碱样作用。平滑肌痉挛表现：瞳孔缩小、胸闷、气促、呼吸困难、恶心、呕吐、腹痛、腹泻；括约肌松弛表现：大、小便失禁；腺体分泌增加表现：大汗、流泪和流涎；气道分泌物明显增多：表现咳嗽、气促，双肺有干性或湿啰音，严重者发生肺水肿。肌束颤动属于烟碱样症状。故选E。

43.【答案】C

44.【答案】C

【解析】监测血中COHb浓度，不仅能明确诊断，而且有助于分型和估计预后。故选C。

【A_2型题】

45.【答案】D

【A_3/A_4 型题】

46.【答案】C

【解析】患者血液 COHb 为 60%，提示 CO 中毒可能性大。故选 C。

47.【答案】E

48.【答案】D

【B_1 型题】

49.【答案】D

50.【答案】B

51.【答案】E

52.【答案】C

53.【答案】A

【解析】胆碱酯酶复能药对氨基甲酸酯杀虫药引起的胆碱酯酶抑制无复活作用，且可出现不良反应，故禁用。故选 A。

54.【答案】B

【解析】美曲膦酯与碳酸氢钠或含碳酸氢钠等碱性药物合用可转变为剧毒的敌敌畏而引起中毒。故选 B。

55.【答案】D

56.【答案】A

57.【答案】B

第八章　中　　暑

【A_1 型题】

1.【答案】A

2.【答案】A

3.【答案】E

4.【答案】E

第二十六篇　实践综合

第一章　发热、咳嗽与咳痰、咯血、发绀、呼吸困难

【A_1型题】

1.【答案】D

2.【答案】C

3.【答案】C

【解析】外源性致热原多为大分子物质，特别是细菌内毒素分子量非常大，不能通过血脑屏障直接作用于体温调节中枢，而是通过激活血液中的中性粒细胞、嗜酸性粒细胞和单核-吞噬细胞系统，使其产生并释放内源性致热原，引起发热。外源性致热原的种类甚多，包括：①各种微生物病原体及其产物，如细菌、病毒、真菌及支原体等。②炎性渗出物及无菌性坏死组织。③抗原抗体复合物。④某些类固醇物质。⑤多糖体成分及多核苷酸、淋巴细胞激活因子等。内源性致热原，又称白细胞致热原，如白介素（IL-1）、肿瘤坏死因子（TNF）和干扰素等。通过血-脑脊液屏障直接作用于体温调节中枢的体温调定点，使调定点（温阈）上升，体温调节中枢必须对体温加以重新调节发出冲动，并通过垂体内分泌因素使代谢增加或通过运动神经使骨骼肌阵缩（临床表现为寒战），使产热增多；另外可通过交感神经使皮肤血管及竖毛肌收缩，停止排汗，散热减少。这一综合调节作用使产热大于散热，体温升高引起发热。故选C。

4.【答案】C

【解析】临床上常见的热型有以下几种：①稽留热，是指体温恒定地维持在39～40℃的高水平，达数天或数周，24小时内体温波动范围不超过1℃。常见于大叶性肺炎、斑疹伤寒及伤寒高热期。②弛张热，又称败血症热型。体温常在39℃以上，波动幅度大，24小时内波动范围超过2℃，但都在正常水平以上。常见于败血症、风湿热、重症肺结核及化脓性炎等。③间歇热，体温骤升达高峰后持续数小时，又迅速降至正常水平，无热期（间歇期）可持续1天至数天，如此高热期与无热期反复交替出现。常见于疟疾、急性。肾盂肾炎等。④波状热体温逐渐上升达39℃或以上，数天后又逐渐下降至正常水平，持续数天后又逐渐升高，如此反复多次。常见于布鲁菌病。⑤回归热，体温急剧上升至39℃或以上，持续数天后又骤然下降至正常水平。高热期与无热期各持续若干天后规律性交替一次。可见于回归热、霍奇金淋巴瘤病等。⑥不规则热，发热的体温曲线无一定规律，可见于结核病、风湿热、支气管肺炎、渗出性胸膜炎等。故选C。

5.【答案】E

【解析】咳嗽是一种反射性防御动作，通过咳嗽可以清除呼吸道分泌物及气道内异物。但是咳嗽也有不利的一面，例如咳嗽可使呼吸道内感染扩散，剧烈的咳嗽可导致呼吸道出血，甚至诱发自发性气胸等。因此如果频繁的咳嗽影响工作与休息，则为病理状态。痰是气管、支气管的分泌物或肺泡内的渗出液，借助咳嗽将其排出称为咳痰。咳嗽是由于延髓咳嗽中枢受刺激引起。来自耳、鼻、咽、喉、支气管、胸膜等感受区的刺激传入延髓咳嗽中枢，该中枢再将冲动传向运动神经，即喉下神经、膈神经和脊髓神经，分别引起咽肌、膈肌和其他呼吸肌的运动来完成咳嗽动作，表现为深吸气后，声门关闭，继以突然剧烈的呼气，冲出狭窄的声门裂隙产生咳嗽动作和发出声音。咳痰是一种病态现象。故选E。

6.【答案】E

【解析】咯血量大小的标准尚无明确的界定，但一般认为每日咯血量在100ml以内为小量，100～500ml为中等量，500ml以上或一次咯血100～500ml为大量。故选E。

7.【答案】B

8.【答案】E

9.【答案】D

【解析】心性混合性发绀：由于异常通道分流，使部分静脉血未通过肺进行氧合作用而入体循环动脉，如分流量超过心排血量的1/3，即可出现发绀。常见于发绀型先天性心脏病，如法洛四联症、Eisenmenger综合征等。故选D。

10.【答案】E

【解析】高铁血红蛋白血症：当血中高铁血红蛋白量达到30g/L（3g/dl）时可出现发绀。常见于苯胺、硝基苯、伯氨喹、亚硝酸盐、磺胺类等中毒所致发绀，其特点是发绀出现急剧，抽出的静脉血呈深棕色，虽给予氧疗但发绀不能改善，只有给予静脉注射亚甲蓝或大量维生素C，发绀方

可消退，用分光镜检查可证实血中高铁血蛋白存在。故选 E。

11.【答案】E

12.【答案】B

【解析】吸气性呼吸困难：主要特点表现为吸气显著费力，严重者吸气时可见“三凹征”，表现为胸骨上窝、锁骨上窝和肋间隙明显凹陷，此时亦可伴有干咳及高调吸气性喉鸣。“三凹征”的出现主要是由于呼吸肌极度用力，胸腔负压增加所致。常见于喉部、气管、大支气管的狭窄与阻塞。故选 B。

13.【答案】C

【解析】呼气性呼吸困难：主要特点表现为呼气费力、呼气缓慢、呼吸时间明显延长，常伴有呼气期哮鸣音。主要是由于肺泡弹性减弱和/或小支气管的痉挛或炎症所致。常见于慢性支气管炎（喘息型）、慢性阻塞性肺气肿、支气管哮喘、弥漫性泛细支气管炎等。故选 C。

14.【答案】D

【解析】混合性呼吸困难：主要特点表现为吸气期及呼气期均感呼吸费力、呼吸频率增快、深度变浅，可伴有呼吸音异常或病理性呼吸音。主要是由于肺或胸膜腔病变使肺呼吸面积减少导致换气功能障碍所致。常见于重症肺炎、重症肺结核、大面积肺栓塞（梗死）、弥漫性肺间质疾病、大量胸腔积液、气胸、广泛性胸膜增厚等。故选 D。

15.【答案】C

【解析】代谢性酸中毒可导致血中代谢产物增多，刺激颈动脉窦、主动脉体化学受体或直接兴奋刺激呼吸中枢引起呼吸困难。其主要表现为：①有引起代谢性酸中毒的基础病因，如尿毒症、糖尿病酮症等。②出现深长而规则的呼吸，可伴有鼾音，称为酸中毒大呼吸（Kussmaul 呼吸）。故选 C。

16.【答案】B

【解析】某些药物如吗啡类、巴比妥类等中枢抑制药物和有机磷杀虫药中毒时，可抑制呼吸中枢引起呼吸困难。其主要特点为：①有药物或化学物质中毒史。②呼吸缓慢、变浅伴有呼吸节律异常的改变如 Cheyne-Stokes 呼吸（潮式呼吸）或 Biots 呼吸（间停呼吸）。故选 B。

17.【答案】B

18.【答案】D

【解析】神经精神性呼吸困难：①神经性呼吸困难主要是由于呼吸中枢受增高的颅内压和供血减少的刺激，使呼吸变为慢而深，并常伴有呼吸节律的改变，如双吸气（抽泣样呼吸）、呼吸遏制（吸气突然停止）等。临床上常见于重症颅脑疾患，如脑出血、脑炎、脑膜炎、脑脓肿、脑外伤及脑肿瘤等。②精神性呼吸困难主要表现为呼吸频率快而浅，伴有叹息样呼吸或出现手足搐搦。临床上常见于癔症患者，患者可突然发生呼吸困难。其发生机制多为过度通气而发生呼吸性碱中毒所致，严重时也可出现意识障碍。故选 D。

【A_2 型题】

19.【答案】B

【解析】夜间咳嗽常见于左心衰竭和肺结核患者，引起夜间咳嗽的原因，可能与夜间肺淤血加重及迷走神经兴奋性增高有关。故选 B。

20.【答案】B

21.【答案】B

【解析】支气管扩张症典型的症状有慢性咳嗽、咳大量脓痰和反复咯血。故选 B。

22.【答案】A

23.【答案】C

【解析】根据题干，提示患者癔症发作，发生精神性过度通气的可能性大，精神性过度通气是呼吸性碱中毒的常见原因。故选 C。

24.【答案】E

【解析】呼吸性碱中毒的临床表现：①手、足、面部特别是口周麻木并有针刺样感觉。②胸闷、胸痛、头晕、恐惧，甚至四肢抽搐。③呼吸浅而慢。故选 E。

【A_3/A_4 型题】

25.【答案】D

26.【答案】C

【解析】患者稽留热，玫瑰疹，肝、脾大，符合伤寒的特点。故选 C。

27.【答案】C

【解析】患者突然呼吸困难，右侧胸痛，发绀，既往肺结核史，再结合年龄为青壮年男性，考虑自发性气胸可能性大。故选 C。

28.【答案】D

【解析】胸部 X 线检查：气胸可显示不同程度的肺萎陷和胸膜腔积气，有时尚伴有少量胸腔积液。早期在哮喘发作时可见两肺透亮度增加，呈过度通气状态；在缓解期多无明显异常。故选 D。

29.【答案】B

【解析】气胸积气量多时，患侧胸廓饱满，肋间隙变宽，呼吸动度减弱；语音震颤及语音共振减弱或消失。气管、心脏移向健侧。叩诊患侧呈鼓音。右侧气胸时肝浊音界下移。听诊患侧呼吸音减弱或消失。故选 B。

30.【答案】C

31.【答案】B

【解析】患者突发呼吸困难，呼气时间延长，常伴有双肺哮鸣音，符合呼气性呼吸困难的特点。故选 B。

32.【答案】B

【解析】青年男性，急性起病，突发呼吸困难，查体两肺哮喘音，考虑为支气管哮喘。故选B。

33.【答案】E

【解析】支气管哮喘两肺满布干啰音。心源性哮喘两肺可闻及广泛的湿啰音和哮鸣音。故选E。

【B_1型题】

34.【答案】A

【解析】发热的伴随症状：①寒战：常见于大叶性肺炎、败血症、急性胆囊炎、急性肾盂肾炎、流行性脑脊髓膜炎、疟疾、钩端螺旋体病、药物热、急性溶血或输血反应等。②结膜充血：常见于麻疹、流行性出血热、斑疹伤寒、钩端螺旋体病等。③单纯疱疹：口唇单纯疱疹多出现于急性发热性疾病，常见于大叶性肺炎、流行性脑脊髓膜炎、间日疟、流行性感冒等。④淋巴结肿大：常见于传染性单核细胞增多症、风疹、淋巴结结核、局灶性化脓性感染、丝虫病、白血病、淋巴瘤、转移癌等。⑤肝、脾大：常见于传染性单核细胞增多症、病毒性肝炎、肝及胆道感染、布鲁菌病、疟疾、结缔组织病、白血病、淋巴瘤及黑热病、急性血吸虫病等。⑥出血：发热伴皮肤黏膜出血可见于重症感染及某些急性传染病，如流行性出血热、病毒性肝炎、斑疹伤寒、败血症等。也可见于某些血液病，如急性白血病、重症再生障碍性贫血、恶性组织细胞病等。⑦关节肿痛：常见于败血症、猩红热、布鲁菌病、风湿热、结缔组织病、痛风等。⑧皮疹：常见于麻疹、猩红热、风疹、水痘、斑疹伤寒、风湿热、结缔组织病、药物热等。⑨昏迷：先发热后昏迷者常见于流行性乙型脑炎、斑疹伤寒、流行性脑脊髓膜炎、中毒伴菌痢、中暑等；先昏迷后发热者见于脑出血、巴比妥类药物中毒等。故选A。

35.【答案】D

36.【答案】B

37.【答案】C

38.【答案】C

【解析】黏液性痰多见于急性支气管炎、支气管哮喘及大叶性肺炎的初期，也可见于慢性支气管炎、肺结核等。浆液性痰见于肺水肿。脓性痰见于化脓性细菌性下呼吸道感染。血性痰是由于呼吸道黏膜受侵害、损害毛细血管或血液渗入肺泡所致。铁锈色痰为典型肺炎链球菌肺炎的特征。粉红色泡沫痰是肺水肿的特征。砖红色胶冻痰为典型肺炎克雷伯菌肺炎的特征。故选C。

39.【答案】B

40.【答案】A

41.【答案】E

42.【答案】A

【解析】咳嗽的伴随症状：①咳声嘶哑：是声带发炎或肿瘤所致，可见于喉炎、喉结核、喉癌、喉返神经麻痹等。②犬吠样咳嗽：咳嗽声音如犬吠，多见于会厌、喉头疾患或气管受压。③咳声低微：咳嗽声音低微，可见于极度衰弱或声带麻痹的患者。④金属音调咳嗽：可由于纵隔肿瘤、主动脉瘤或支气管癌等直接压迫气管所致。故选A。

43.【答案】B

44.【答案】C

45.【答案】E

46.【答案】E

47.【答案】D

【解析】咯血的伴随症状：①咯血伴发热：多见于肺结核，肺炎、肺脓肿、流行性出血热、肺出血型钩端螺旋体病、支气管肺癌等。②咯血伴胸痛：多见于肺炎链球菌肺炎、肺结核、肺栓塞（梗死）、支气管肺癌等。③咯血伴呛咳：多见于支气管肺癌、支原体肺炎等。④咯血伴脓痰：多见于支气管扩张、肺脓肿、空洞性肺结核继发细菌感染等。其中干性支气管扩张则仅表现为反复咯血而无脓痰。⑤咯血伴皮肤、黏膜出血：可见于血液病、风湿病及肺出血型钩端螺旋体病和流行性出血热等。⑥咯血伴杵状指：多见于支气管扩张、肺脓肿、支气管肺癌等。⑦咯血伴黄疸：须注意钩端螺旋体病、肺炎链球菌肺炎、肺栓塞等。故选E。

48.【答案】A

49.【答案】B

50.【答案】B

【解析】血液中还原血红蛋白增加（真性发绀）包括：①中心性发绀。一般可分为：a. 肺性发绀，常见于各种严重的呼吸系统疾病，如喉、气管、支气管的阻塞、肺炎、阻塞性肺气肿、弥漫性肺间质纤维化、肺淤血、肺水肿、急性呼吸窘迫综合征、肺栓塞、原发性肺动脉高压等；b. 心性混合性发绀，常见于发绀型先天性心脏病，如 Fallot 四联症、Eisenmenger 综合征等。②周围性发绀。此型发绀可分为：a. 淤血性周围性发绀，常见于右心衰竭、渗出性心包炎心脏压塞、缩窄性心包炎、血栓性静脉炎、上腔静脉阻塞综合征、下肢静脉曲张等；b. 缺血性周围性发绀，常见于严重休克、暴露于寒冷中和血栓闭塞性脉管炎、雷诺病、肢端发绀症、冷球蛋白血症等。③混合性发绀：中心性发绀与周围性发绀同时存在，可见于心力衰竭等。故选B。

51.【答案】C

52.【答案】D

53.【答案】E

54.【答案】A

【解析】发绀的伴随症状：①发绀伴呼吸困难，常见于重症心、肺疾病及急性呼吸道梗阻、大量气胸等，而高铁血红蛋白血症虽有明显发绀，但一般无呼吸困难。②发绀伴杵状指（趾），提示病程较长。主要见于发绀型先天性心脏病及某些慢性肺部疾病。③发绀伴意识障碍及衰竭，主要见于某些药物或化学物质中毒、休克、急性肺部感染或急性心力衰竭等。故选A。

55.【答案】B

56.【答案】C

57.【答案】D

第二章　水肿、胸痛、心悸、晕厥

【A_1型题】

1.【答案】E

【解析】水肿是指人体组织间隙有过多的液体积聚使组织肿胀。水肿可分为全身性与局部性。当液体在体内组织间隙呈弥漫性分布时呈全身性水肿（常为凹陷性）；液体积聚在局部组织间隙时呈局部水肿；发生于体腔内称积液，如胸腔积液、腹水、心包积液。一般情况下，水肿这一术语，不包括内脏器官局部的水肿，如脑水肿、肺水肿等。故选E。

2.【答案】C

【解析】在正常人体中，血管内液体不断地从毛细血管小动脉端滤出至组织间隙成为组织液，另一方面组织液又不断从毛细血管小静脉端回吸收入血管中，两者经常保持动态平衡，因而组织间隙无过多液体积聚。保持这种平衡的主要因素有：①毛细血管内静水压。②血浆胶体渗透压。③组织间隙机械压力（组织压）。④组织液的胶体渗透压。当维持体液平衡的因素发生障碍出现组织间液的生成大于回吸收时，则可产生水肿。产生水肿的几项主要因素为：①钠与水的潴留，如继发性醛固酮增多症等。②毛细血管滤过压升高，如右心衰竭等。③毛细血管通透性增高，如急性肾炎等。④血浆胶体渗透压降低，如血清清蛋白减少、肾病综合征等。⑤淋巴回流受阻，如丝虫病等。故选C。

3.【答案】A

4.【答案】B

5.【答案】D

6.【答案】E

7.【答案】A

8.【答案】B

【解析】心悸伴晕厥或抽搐常见于高度房室传导阻滞、心室颤动或阵发性室性心动过速、病态窦房结综合征等。故选B。

9.【答案】E

【解析】心悸是一种自觉心脏跳动的不适感或心悸感。当心率加快时感到心脏跳动不适，心率缓慢时则感到搏动有力。心悸时，心率可快、可慢，也可有心律失常，心率和心律正常者亦可有心悸。故选E。

10.【答案】D

【解析】直立性低血压（体位性低血压）：表现为在体位骤变，主要由卧位或蹲位突然站起时发生晕厥。可见于：①某些长期站立于固定位置及长期卧床者。②服用某些药物，如氯丙嗪、胍乙啶、亚硝酸盐类等或交感神经切除术后患者。③某些全身性疾病，如脊髓空洞症、多发性神经根炎、脑动脉粥样硬化、急性传染病恢复期、慢性营养不良等。发生机制可能是由于下肢静脉张力低，血液蓄积于下肢（体位性）、周围血管扩张淤血（服用亚硝酸盐药物）或血循环反射调节障碍等因素，使回心血量减少、心排血量减少、血压下降导致脑供血不足所致。故选D。

【A_2型题】

11.【答案】B

【解析】患者由病毒性心肌炎引起心源性晕厥。心源性晕厥是由于心脏病心排血量突然减少或心脏停搏，导致脑组织缺氧而发生。最严重的为Adams-Stokes综合征，主要表现是在心搏停止5~10秒出现晕厥，停搏15秒以上可出现抽搐，偶有大、小便失禁。故选B。

12.【答案】E

【解析】根据题干，患者甲状腺放射治疗后引起甲减，甲减引起的水肿为非凹陷性水肿。故选E。

13.【答案】A

【解析】患者心尖区舒张期隆隆样杂音，肝大，下肢水肿，肝功能正常，排除肝源性水肿，考虑心源性水肿可能性大。故选A。

14.【答案】A

【解析】依据患者的临床表现：双下肢见凹陷性水肿，浅静脉呈蚯蚓状改变，身体检查未见其他异常，考虑单纯性下肢浅静脉曲张。由于严重下肢静脉曲张使血液回流障碍，导致下肢静脉压增高而致水肿，休息或抬高下肢使血液回流障碍有所改善，水肿程度可以缓解出现晨轻暮重。故选A。

15.【答案】C

【解析】根据题干，患者的腹水有肝硬化引起的可能性大。肝硬化腹水的形成机制：①门静脉压增高：使腹腔静水压增高导致组织液回流减少。②低蛋白血症：由于腹水会引起清蛋白渗出，血浆胶体渗透压下降，压力改变内外环境失衡。③肝淋巴液生成过多。④肾因素：肝硬化时会导致有效循环回流不足，肾灌注下降会使人体肾素-血管紧张素-醛固酮系统的活性增强，三者的作用相加促使肾小球滤过率降低，从而使钠、水潴留。⑤内分泌因素：继发的 ADTH 分泌增多，醛固酮增多症等。故选 C。

16.【答案】A

【A_3/A_4 型题】

17.【答案】D

18.【答案】E

19.【答案】D

20.【答案】E

【解析】心源性水肿静脉压升高。故选 E。

第三章　颈静脉怒张、心脏杂音

【A_1 型题】

1.【答案】A

【解析】正常人立位或坐位时颈外静脉常不显露，平卧时可稍见充盈，充盈的水平仅限于锁骨上缘至下颌角距离的下 2/3 以内。在坐位或半坐位（身体呈 45°）时，如颈静脉明显充盈、怒张或搏动，为异常征象，提示颈静脉压升高，见于右心衰。故选 A。

2.【答案】C

3.【答案】A

4.【答案】B

【解析】舒张早期奔马律：最为常见，是病理性的第三心音。常伴有心率增快，使第二心音和第三心音的间距与第一心音和第二心音的间距相仿，听诊音调低、强度弱，又称第三心音奔马律。它与生理性第三心音的主要区别是后者见于健康人，尤其是儿童和青少年，在心率不快时易发现，第三心音与第二心音的间距短于第一心音与第二心音的间距，左侧卧位及呼气末明显，且在坐位或立位时第三心音可消失。故选 B。

5.【答案】C

【解析】舒张晚期奔马律：又称收缩期前奔马律或房性奔马律，发生于第四心音出现的时间，为增强的第四心音。该奔马律的发生与心房收缩有关，是由于心室舒张末期压力增高或顺应性减退，以致心房为克服心室的充盈阻力而加强收缩所产生的异常心房音。多见于阻力负荷过重引起心室肥厚的心脏病，如高血压性心脏病、肥厚型心肌病、主动脉瓣狭窄等。听诊特点为音调较低，强度较弱，距第二心音较远，较接近第一心音（在第一心音前约 0.1 秒），在心尖部稍内侧听诊最清楚。故选 C。

6.【答案】E

【解析】生理性杂音必须符合以下条件：只限于收缩期、心脏无增大、杂音柔和、吹风样、无震颤。故选 E。

7.【答案】B

【解析】二尖瓣关闭不全杂音特点：杂音性质粗糙、吹风样、高调，强度≥3/6 级，持续时间长，可占全收缩期，甚至遮盖第一心音，并向左腋下传导。故选 B。

8.【答案】C

【解析】Austin Flint 杂音，主要见于中、重度主动脉瓣关闭不全，导致左室舒张期容量负荷过高，使二尖瓣基本处于半关闭状态，呈现相对狭窄而产生杂音。故选 C。

9.【答案】D

【解析】连续性杂音：常见于先天性心脏病动脉导管未闭。杂音粗糙、响亮似机器转动样，持续于整个收缩与舒张期，其间不中断，掩盖第二心音。在胸骨左缘第 2 肋间稍外侧闻及，常伴有震颤。故选 D。

10.【答案】E

【解析】收缩期杂音的强度一般采用 Levine 6 级分级法，见表 4-26-1。

表 4-26-1　Levine 6 级分级法

级别	响度	听诊特点	震颤
1	很轻	很弱，易被初学者或缺少心脏听诊经验者所忽视	无
2	轻度	能被初学者或缺少心脏听诊经验者听到	无
3	中度	明显的杂音	无
4	中度	明显的杂音	无
5	响亮	杂音很响	明显
6	响亮	杂音很响，即使听诊器稍离开胸壁也能听到	明显

故选E。

11.【答案】D

【解析】Graham steell杂音，多由于肺动脉扩张导致相对性关闭不全所致的功能性杂音。杂音柔和、较局限、呈舒张期递减型、吹风样，于吸气末增强，常合并P_2亢进，常见于二尖瓣狭窄伴明显肺动脉高压。故选D。

【A_2型题】

12.【答案】A

13.【答案】B

【解析】患者可闻及第四心音，肺感染后出现心悸、气促，查体心尖区闻及舒张期奔马律，提示舒张晚期奔马律可能性大。舒张晚期奔马律的特点参见17题解析。舒张早期奔马律，是病理性的第三心音。故选B。

14.【答案】C

15.【答案】D

16.【答案】A

【解析】患者触及心尖区舒张期震颤，提示二尖瓣狭窄。舒张期隆隆样杂音及开放拍击音（开瓣音）为二尖瓣狭窄的典型体征。故选A。

17.【答案】D

18.【答案】B

【解析】第一心音增强：常见于二尖瓣狭窄。由于心室充盈减慢、减少，以致在心室开始收缩时二尖瓣位置低垂，以及由于心室充盈减少，使心室收缩时左室内压上升加速和收缩时间缩短，造成瓣膜关闭振动幅度大，因而第一心音亢进。但是，二尖瓣狭窄时如果伴有严重的瓣叶病变，瓣叶显著纤维化或钙化，使瓣叶增厚、僵硬，瓣膜活动明显受限，则S_1反而减弱。故选B。

19.【答案】D

20.【答案】D

21.【答案】D

22.【答案】E

【解析】周围血管征是指由于脉压增大而导致周围动脉和毛细血管搏动增强的一组体征，如水冲脉、明显颈动脉搏动、点头运动、毛细血管搏动征、肝-颈静脉回流征、枪击音、Duroziez双重杂音交替脉和奇脉等。常见于主动脉瓣关闭不全、动脉导管未闭、主动脉窦瘤破裂、动静脉瘘、甲状腺功能亢进、严重贫血、老年主动脉硬化等疾患。故选E。

【A_3/A_4型题】

23.【答案】A

【解析】患者冠心病史，突然出现呼吸困难，咳粉红色泡沫状态，提示出现心力衰竭。一般认为舒张早期奔马律是由于心室舒张期负荷过重，心肌张力减低与顺应性减退，以致心室舒张时，血液充盈引起室壁振动。舒张早期奔马律的出现，提示有严重器质性心脏病，常见于心力衰竭、急性心肌梗死、重症心肌炎与扩张型心肌病等。根据舒张早期奔马律不同来源又可分为左室奔马律与右室奔马律，以左室占多数。听诊部位为左室奔马律在心尖区稍内侧，呼气时响亮；右室奔马律则在剑突下或胸骨左缘第5肋间，吸气时响亮。故选A。

24.【答案】C

25.【答案】B

26.【答案】E

27.【答案】D

28.【答案】B

29.【答案】C

【解析】患者X线显示：心脏呈靴型扩大。靴型心主要是由于心脏浊音界向左下扩大，心腰部由钝角变为近似直角，使心浊音界呈靴型，因其常见于主动脉瓣关闭不全，也可见于主动脉瓣狭窄，又称为主动脉型心，也可见于高血压性心脏病，法洛四联症。主动脉瓣关闭不全时可有心尖搏动呈抬举性，胸骨左缘3~4肋间舒张期杂音，Duroziez杂音等。故选C。

30.【答案】D

31.【答案】B

32.【答案】D

33.【答案】D

【B_1型题】

34.【答案】D

【解析】①Graham steell杂音：多由于肺动脉扩张导致相对性关闭不全所致的功能性杂音。杂音柔和、较局限、呈舒张期递减型、吹风样，于吸气末增强，常合并P_2亢进，常见于二尖瓣狭窄伴明显肺动脉高压。②Austin F1int杂音：主要见于中、重度主动脉瓣关闭不全，导致左室舒张期容量负荷过高，使二尖瓣基本处于半关闭状态，呈现相对狭窄而产生杂音。③梗阻性肥厚型心肌病：胸骨左缘下段心尖内侧可听到收缩中期或晚期喷射性杂音，向心尖而不向心底传播，可伴有收缩期震颤，见于有心室流出道梗阻的患者。④收缩中晚期喀喇音：高调、短促、清脆，可伴收缩晚期杂音，在心尖区及其稍内侧最清楚，常见于二尖瓣脱垂。由于二尖瓣脱垂可造成二尖瓣关闭不全，血液由左室反流至左房，因而二尖瓣脱垂患者可同时伴有收缩晚期杂音。收缩中、晚期喀喇音合并收缩晚期杂音也称二尖瓣脱垂综合征。⑤连续性杂音：杂音粗糙、响亮似机器转动样，持续于整个收缩与舒张期，其间不中断，掩盖第二心音。在胸骨左缘第2肋间稍外侧闻及，常伴有震颤。常见于先天性心脏病动脉导管未闭。故选D。

35.【答案】C

36.【答案】E

第四章　消化系统、泌尿系统、血液系统、神经精神系统症状

【A_1 型题】

1.【答案】B

【解析】正常成人24小时尿量为1000～2000ml。如24小时尿量少于400ml，或每小时尿量少于17ml称为少尿；如24小时尿量少于100ml，12小时完全无尿称为无尿；如24小时尿量超过2500ml称为多尿。故选B。

2.【答案】D

【解析】内脏性腹痛是腹内某一器官的痛觉信号由交感神经传入脊髓引起，其疼痛特点为：①疼痛部位不确切，接近腹中线。②疼痛感觉模糊，多为痉挛、不适、钝痛、灼痛。③常伴恶心、呕吐、出汗等其他自主神经兴奋症状。腹痛可体位变化而加重是躯体性腹痛的特点。故选D。

3.【答案】A

4.【答案】A

【解析】全身性疾病所致的腹痛包括：腹型过敏性紫癜、糖尿病酸中毒、尿毒症、铅中毒、血卟啉病等。故选A。

5.【答案】B

【解析】意识障碍伴伴瞳孔缩小　可见于吗啡类、巴比妥类、有机磷杀虫药等中毒。故选B。

6.【答案】D

7.【答案】B

【解析】十二指肠淤滞症主要是由于Treitz韧带短，十二指肠位置较高，肠系膜上动脉根部淋巴结肿大，或肠系膜纤维组织增生肥厚粘连，或内脏下垂牵拉肠系膜所引起的肠系膜上动脉压迫十二指肠横部造成十二指肠梗阻，故又称肠系膜上动脉压迫综合征。主要的临床表现为十二指肠梗阻的表现，进食后上腹部饱胀、疼痛，随后出现恶心、呕吐，呕吐量较大，类似于幽门梗阻，本病突出的特点为症状与体位有关，仰卧位时由于向后压迫症状加重，而俯卧位，膝胸位，左侧位时可使症状缓解。故选B。

8.【答案】C

9.【答案】C

【解析】头痛的伴随症状：①头痛伴剧烈呕吐者为颅内压增高，头痛在呕吐后减轻者见于偏头痛。②头痛伴眩晕者见于小脑肿瘤、椎－基底动脉供血不足。③头痛伴发热者常见于感染性疾病，包括颅内或全身性感染。④慢性进行性头痛出现精神症状者应注意颅内肿瘤。⑤慢性头痛突然加剧并有意识障碍者提示可能发生脑疝。⑥头痛伴视力障碍者可见于青光眼或脑肿瘤。⑦头痛伴脑膜刺激征者提示有脑膜炎或蛛网膜下腔出血。⑧头痛伴癫痫发作者可见于脑血管畸形、脑内寄生虫病或脑肿瘤。⑨头痛伴神经功能紊乱症状者可能是神经功能性头痛。故选C。

10.【答案】C

11.【答案】A

12.【答案】C

13.【答案】D

【解析】引起意识障碍的颅脑感染疾病包括：脑炎、脑膜脑炎、脑型疟疾等。引起意识障碍的颅脑非感染性疾病包括：①脑血管疾病：脑缺血、脑出血、蛛网膜下腔出血、脑栓塞、脑血栓形成、高血压脑病等。②脑占位性疾病：如脑肿瘤、脑脓肿。③颅脑损伤：脑震荡、脑挫裂伤、外伤性颅内血肿、颅骨骨折等。④癫痫。故选D。

14.【答案】D

15.【答案】A

16.【答案】A

【解析】浅昏迷：意识大部分丧失，无自主运动，对声、光刺激无反应，对疼痛刺激尚可出现痛苦的表情或肢体退缩等防御反应。角膜反射、瞳孔对光反射、眼球运动、吞咽反射等可存在。故选A。

17.【答案】D

18.【答案】A

19.【答案】D

20.【答案】C

【解析】恶心的伴随症状：①伴腹痛、腹泻者多见于急性胃肠炎或细菌性食物中毒、霍乱、副霍乱及各种原因的急性中毒。②伴右上腹痛及发热、寒战或有黄疸者应考虑胆囊炎或胆石症。③伴头痛及喷射性呕吐者常见于颅内高压症或青光眼。④伴眩晕、眼球震颤者，见于前庭器官疾病如梅尼埃病。⑤应用某些药物如抗生素与抗癌药物等，则呕吐可能与药物副作用有关。⑥已婚育龄妇女早晨呕吐者应注意早孕。呕吐物的性质：带发酵、腐败气味提示胃潴留；带粪臭味提示低位小肠梗阻；不含胆汁说明梗阻平面多在十二指肠乳头以上，含多量胆汁则提示在此平面以下；含有大量酸性液体者多有胃泌素瘤或十二指肠溃疡，无酸味者可能为贲门狭窄或贲门失弛缓症所致。上消化道出血常呈咖啡色样呕吐物。故选C。

21.【答案】D

【解析】皮下出血根据其直径大小及伴随情况分为以下几种：①小于2mm称为瘀点。②3～5mm称为紫癜。③大于5mm称为瘀斑。④片状出血并伴有皮肤显著隆起称为血肿。故选D。

22.【答案】E

【解析】腹泻的发病机制相当

复杂，有些因素又互为因果，从病理生理角度可归纳为下列几个方面：①分泌性腹泻，系肠道分泌大量液体超过肠黏膜吸收能力所致。②消化功能障碍性腹泻，由消化液分泌减少所引起。③渗透性腹泻，是由肠内容物渗透压增高，阻碍肠内水分与电解质的吸收而引起。④动力性腹泻，由肠蠕动亢进致肠内食糜停留时间缩短，未被充分吸收所致的腹泻。⑤吸收不良性腹泻，由肠黏膜的吸收面积减少或吸收障碍所引起。故选E。

23.【答案】D

24.【答案】D

25.【答案】E

26.【答案】A

【解析】意识障碍伴瞳孔散大：可见于颠茄类、酒精、氰化物等中毒以及癫痫、低血糖状态等。故选A。

27.【答案】C

【解析】正常情况下脾脏不能触及。内脏下垂或左侧胸腔积液、积气时膈下降，可使脾脏向下移位。除此以外，能触到脾脏则提示脾脏肿大至正常2倍以上。脾脏明显肿大而位置又较表浅时，用右手单手稍用力触诊即可查到。如果肿大的脾脏位置较深，应用双手触诊法进行检查，患者仰卧，两腿稍屈曲，医生左手绕过患者腹前方，手掌置于其左胸下部第9~11肋处，试将其脾脏从后向前托起，并限制了胸廓运动，右手掌平放于脐部，与左肋弓大致成垂直方向，自脐平面开始配合呼吸，如同触诊肝脏一样，迎触脾尖，直至触到脾缘或左肋缘为止。在脾脏轻度肿大而仰卧位不易触到时，可嘱患者取右侧卧位，双下肢屈曲，此时用双手触诊则容易触到。故选C。

28.【答案】D

29.【答案】E

【解析】躯体性腹痛是由来自腹膜壁层及腹壁的痛觉信号，经体神经传至脊神经根，反映到相应脊髓节段所支配的皮肤所引起。其特点是：①定位准确，可在腹部一侧。②程度剧烈而持续。③可有局部腹肌强直。④腹痛可因咳嗽、体位变化而加重。常伴自主神经兴奋症状是内脏性腹痛的特点。故选E。

30.【答案】D

31.【答案】C

【解析】意识障碍是指人对周围环境及自身状态的识别和觉察能力出现障碍。多由于高级神经中枢功能活动（意识、感觉和运动）受损所引起，可表现为嗜睡、意识模糊、谵妄和昏睡，严重的意识障碍为昏迷。故选C。

32.【答案】E

【解析】巨大的卵巢囊肿，亦可使腹部出现大面积浊音，其浊音非移动性，鉴别点如下：①卵巢囊肿所致浊音，于仰卧时常在腹中部，鼓音区则在腹部两侧，这是由于肠管被卵巢囊肿压挤至两侧腹部所致。②卵巢囊肿的浊音不呈移动性。③尺压试验也可鉴别，即当患者仰卧时，用一硬尺横置于腹壁上，检查者两手将尺下压，如为卵巢囊肿，则腹主动脉的搏动可经囊肿壁传到硬尺，使尺发生节奏性跳动；如为腹水，则搏动不能被传导，硬尺无此种跳动。故选E。

33.【答案】B

34.【答案】D

【解析】临床上不少疾病的腹痛涉及多种发生机制，如阑尾炎早期疼痛在脐周或上腹部，常有恶心、呕吐，为内脏性疼痛。随着疾病的发展，持续而强烈的炎症刺激影响相应脊髓节段的躯体传入纤维，出现牵涉痛，疼痛转移至右下腹麦氏（McBurney）点；当炎症进一步发展波及腹膜壁层，则出现躯体性疼痛，程度剧烈，伴以压痛、肌紧张及反跳痛。故选D。

35.【答案】D

【解析】腹痛与体位的关系：某些体位可使腹痛加剧或减轻，有可能成为诊断的线索。如胃黏膜脱垂患者左侧卧位可使疼痛减轻，十二指肠淤滞症患者膝胸或俯卧位可使腹痛及呕吐等症状缓解，胰体癌患者仰卧位时疼痛明显，而前倾位或俯卧位时减轻，反流性食管炎患者烧灼痛在躯体前屈时明显，直立位时减轻。故选D。

36.【答案】B

【A_2型题】

37.【答案】A

【解析】呕吐中枢位于延髓，它有两个功能不同的机构，一是神经反射中枢，即呕吐中枢，位于延髓外侧网状结构的背部，接受来自消化道、大脑皮质、内耳前庭、冠状动脉以及化学感受器触发带的传入冲动，直接支配呕吐的动作；二是化学感受器触发带，位于延髓第四脑室的底面，接受各种外来的化学物质或药物（如阿扑吗啡、洋地黄、吐根碱等）及内生代谢产物（如感染、酮中毒、尿毒症等）的刺激，并由此引发出神经冲动，传至呕吐中枢再引起呕吐。故选A。

38.【答案】E

【解析】腹痛的机制可分为三种，即内脏性腹痛、躯体性腹痛和牵涉痛。①内脏性腹痛，是腹内某一器官的痛觉信号由交感神经传入脊髓引起。②躯体性腹痛是由来自腹膜壁层及腹壁的痛觉信号，经体神经传至脊神经根，反映到相应脊髓节段所支配的皮肤所引起。③牵涉痛指内脏性疼痛牵涉到身体体表部位，即内脏痛觉信号传至相应脊髓节段，引起该节段支配的体表部位疼痛。特点是定位明确，疼痛剧烈，有压痛、肌紧张及感觉过敏等。故选 E。

39.【答案】A

40.【答案】A

41.【答案】E

【解析】出血量占循环血容量10%以下时，患者一般无明显临床表现；出血量占循环血容量10%~20%时，可有头晕、无力等症状，多无血压、脉搏等变化；出血量达循环血容量的20%以上时，则有冷汗、四肢厥冷、心悸、脉搏增快等急性失血症状；若出血量在循环血容量的30%以上，则有神志不清、面色苍白、心率加快、脉搏细弱、血压下降、呼吸急促等急性周围循环衰竭的表现。故选 E。

42.【答案】C

43.【答案】D

44.【答案】C

【解析】腹腔内有较多的液体存留时，因重力作用，液体多潴积于腹腔的低处，故在此处叩诊呈浊音。检查时先让患者仰卧，腹中部由于含气的肠管在液面浮起，叩诊呈鼓音，两侧腹部因腹水积聚叩诊呈浊音。检查者自腹中部脐水平面开始向患者左侧叩诊，发现浊音时，板指固定不动，嘱患者右侧卧，再度叩诊，如呈鼓音，表明浊音移动。同样方法向右侧叩诊，叩得浊音后嘱患者左侧卧，以核实浊音是否移动。这种因体位不同而出现浊音区变动的现象，称移动性浊音。这是发现有无腹水的重要检查方法。当腹腔内游离腹水在1000ml以上时，即可查出移动性浊音。故选 C。

45.【答案】E

46.【答案】B

47.【答案】D

48.【答案】B

【解析】正常成人24小时尿量为1000~2000ml。如24小时尿量少于400ml，或每小时尿量少于17ml称为少尿；如24小时尿量少于100ml，12小时完全无尿称为无尿；如24小时尿量超过2500ml称为多尿。夜尿增多是指夜尿量超过白天尿量或者夜尿持续超过750ml。故选 B。

49.【答案】C

【解析】意识障碍可有下列不同程度的表现。①嗜睡：是最轻的意识障碍，是一种病理性倦睡，患者陷入持续的睡眠状态，可被唤醒，并能正确回答和作出各种反应，但当刺激去除后很快又再入睡。②意识模糊：是意识水平轻度下降，较嗜睡为深的一种意识障碍。患者能保持简单的精神活动，但对时间、地点、人物的定向能力发生障碍。③昏睡：是接近于人事不省的意识状态。患者处于熟睡状态，不易唤醒。虽在强烈刺激下（如压迫眶上神经，摇动患者身体等）可被唤醒，但很快又再入睡。醒时答话含糊或答非所问。④昏迷：是严重的意识障碍，表现为意识持续的中断或完全丧失。按其程度可分为三阶段。a. 轻度昏迷：意识大部分丧失，无自主运动，对声、光刺激无反应，对疼痛刺激尚可出现痛苦的表情或肢体退缩等防御反应。角膜反射、瞳孔对光反射、眼球运动、吞咽反射等可存在。b. 中度昏迷：对周围事物及各种刺激均无反应，对于剧烈刺激可出现防御反射。角膜反射减弱，瞳孔对光反射迟钝，眼球无转动。c. 深度昏迷：全身肌肉松弛，对各种刺激全无反应。深、浅反射均消失。故选 C。

【A_3/A_4 型题】

50.【答案】D

51.【答案】E

52.【答案】C

【解析】临床上不少疾病的腹痛涉及多种发生机制，如阑尾炎早期疼痛在脐周或上腹部，常有恶心、呕吐，为内脏性疼痛。随着疾病的发展，持续而强烈的炎症刺激影响相应脊髓节段的躯体传入纤维，出现牵涉痛，疼痛转移至右下腹麦氏（McBurney）点；当炎症进一步发展波及腹膜壁层，则出现躯体性疼痛，程度剧烈，伴以压痛、肌紧张及反跳痛。故选 C。

53.【答案】C

54.【答案】E

【解析】患者进餐后出现右上腹绞痛，考虑胆囊结石引起急性胆囊炎的可能性大。B超检查可见胆囊增大、囊壁增厚（>4 mm），明显水肿时见“双边征”，囊内结石显示强回声、其后有声影；对急性胆囊炎的诊断准确率为85%~95%。在未确诊之前，禁用镇痛药镇痛，以免掩盖病情。急性胆囊炎患者体格检查Murphy征阳性。故选 E。

55.【答案】A

56.【答案】D

57.【答案】B

58.【答案】B

【解析】正常血清总胆红素为1.7~17.1μmol/L（0.1~1mg/dl）。胆红素在17.1~34.2μmol/L（1~2mg/dl），临床不易察觉，称为隐性黄疸，超过34.2μmol/L（2mg/dl）时出现临床可见黄疸。故选 B。

59.【答案】B

【解析】胆总管结石引起的黄疸属于胆汁淤积性黄疸。胆汁淤积性黄疸时，由于结合胆红素不能从肝细胞和毛细胆管排出，总胆红素可达510μmol/L以上，以结合胆红素为主，结合胆红素和总胆红素比值常在60%以上，最高的可达90%。故选 B。

60.【答案】C

【解析】胆汁淤积性黄疸时，胆汁淤积使肝胆管内压增高，导致毛细胆管破裂，DBIL不能排入肠道而逆流入血由尿中排出，故尿胆红素检查阳性；胆汁淤积性黄疸时，由于肝内、外胆汁淤积，胆汁排入肠道受阻，肠道中胆素原减少，由肠肝循环而漏入门静脉的胆素原也减少，故尿胆原排出减少。故选C。

61.【答案】D

62.【答案】D

【解析】漏出液比重多在1.018以下，渗出液因含有多量蛋白及细胞，比重多高于1.018。根据题干患者腹水比重1.010，考虑漏出液可能性大。漏出液蛋白总量常小于25g/L，而渗出液的蛋白总量常在30g/L以上。蛋白质如为25～30g/L，则难以判明其性质。故选D。

63.【答案】C

【解析】传统检测中，积液的比重和蛋白量测定被认为是最有价值的分类标准，但近年研究表明，应用积液/血清总蛋白的比值，积液/血清乳酸脱氢酶的比值和乳酸脱氢酶三项检测，可作出100%正确的积液分类。在解释实验室结果时应结合临床考虑，若为渗出液，要区别是炎症性还是肿瘤性，此时应进行细胞学和细菌学检测。故选C。

64.【答案】B

65.【答案】A

【解析】检查锁骨上淋巴结时，让被检查者取坐位或卧位，头部稍向前屈，用双手进行触诊，左手触诊右侧，右手触诊左侧，由浅部逐渐触摸至锁骨后深部。故选A。

66.【答案】D

67.【答案】B

【解析】胃癌多向左侧锁骨上窝淋巴结群转移，因此处系胸导管进颈静脉的入口，这种肿大的淋巴结称为Virchow淋巴结，常为胃癌、食管癌转移的标志。故选B。

68.【答案】C

69.【答案】E

第五章　异常阴道流血

【A_1型题】

1.【答案】D

【解析】创伤及全身疾病（见于肝脏病、再生障碍性贫血、血小板减少性紫癜白血病及妇产科疾病并发的弥散性血管内凝血）也可以引起阴道流血。故选D。

【A_2型题】

2.【答案】E

【B_1型题】

3.【答案】B

【解析】①停经后阴道出血：育龄妇女多育龄妇女则多考虑与妊娠有关的疾病，如流产、宫外孕、葡萄胎等；绝经后妇女则多有恶性肿瘤的可能。②接触性出血：可见于急、慢性宫颈炎、宫颈息肉、子宫颈癌等。③经间出血：发生在两次月经之间，历时3～4天，血量极少时，大多为排卵期出血。④经前、经后点滴出血：月经来潮前或后数日少量血性分泌物，一般为卵巢功能异常，亦可能是子宫内膜异位症。⑤故选B。

4.【答案】C

5.【答案】E

【解析】萎缩性阴道炎，一般指老年性阴道炎。老年性阴道炎常见于绝经后的老年妇女，因卵巢功能衰退，雌激素水平降低，阴道壁萎缩，黏膜变薄，上皮细胞内糖原含量减少，阴道内pH上升，局部抵抗力降低，致病菌易入侵繁殖引起炎症。主要症状为阴道分泌物增多及外阴瘙痒、灼热感。检查见阴道呈老年性改变，上皮萎缩，皱襞消失，上皮变平滑、菲薄。阴道黏膜充血，有小出血点，有时见浅表溃疡。故选E。